Clínica
Psiquiátrica

VOLUME 2

As grandes síndromes psiquiátricas

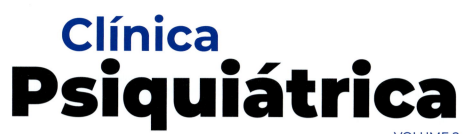

Clínica Psiquiátrica

VOLUME 2
As grandes síndromes psiquiátricas

2ª EDIÇÃO ampliada e atualizada

EDITORES

Euripedes Constantino Miguel
Beny Lafer
Helio Elkis
Orestes Vicente Forlenza

EDITORES DE ÁREA

Chei Tung Teng
Débora Pastore Bassitt
Eduardo de Castro Humes
Florindo Stella
Guilherme Vanoni Polanczyk
Inah Carolina Galatro Faria Proença
José Gallucci Neto
Marcio Eduardo Bergamini Vieira
Monica Kayo
Renato Luiz Marchetti
Renério Fráguas Júnior
Sandra Scivoletto
Tânia Corrêa de Toledo Ferraz Alves

COORDENADOR EDITORIAL

Flávio Guimarães-Fernandes

MANOLE

Copyright © Editora Manole Ltda., 2021, por meio de contrato com a Fundação Faculdade de Medicina da Universidade de São Paulo (FMUSP).

"A edição desta obra foi financiada com recursos da Editora Manole Ltda., um projeto de iniciativa da Fundação Faculdade de Medicina em conjunto e com a anuência da Faculdade de Medicina da Universidade de São Paulo – FMUSP."

Logotipos *Copyright* © Faculdade de Medicina da Universidade de São Paulo
Copyright © Hospital das Clínicas – FMUSP
Copyright © Instituto de Psiquiatria do HCFMUSP

Editor gestor: Walter Luiz Coutinho
Editora: Juliana Waku
Editora de arte: Anna Yue
Projeto gráfico: Departamento de Arte da Editora Manole
Editoração eletrônica: Elisabeth Miyuki Fucuda, Formato Editoração, HiDesign Estúdio, Luargraf Serviços Gráficos, Triall Editorial
Ilustrações: Elisabeth Miyuki Fucuda, Freepik, Formato Editoração, HiDesign Estúdio, Luargraf Serviços Gráficos, Triall Editorial
Capa: Ricardo Yoshiaki Nitta Rodrigues
Imagem da capa: Sirio José Braz Cançado

CIP-BRASIL. CATALOGAÇÃO NA PUBLICAÇÃO
SINDICATO NACIONAL DOS EDITORES DE LIVROS, RJ

C572
2. ed.
v. 2

Clínica psiquiátrica : as grandes síndromes psiquiátricas, volume 2 / editores Euripedes Constantino Miguel ... [et al.] ; editores de área Débora Pastore Bassitt ... [et al.] ; coordenador editorial Flávio Guimarães-Fernandes. - 2. ed., ampl. e atual. - Barueri [SP] : Manole, 2021.
il. ; 28 cm.

ISBN 978-65-5576-253-2

1. Psiquiatria. 2. Doenças mentais - Diagnóstico. 3. Neuropsiquiatria. 4. Psicologia clínica. I. Miguel, Euripedes Constantino. II. Bassitt, Débora Pastore. III. Guimarães-Fernandes, Flávio.

20-66672

CDD: 616.89
CDU: 616.89

Camila Donis Hartmann - Bibliotecária - CRB-7/6472

Todos os direitos reservados.
Nenhuma parte deste livro poderá ser reproduzida, por qualquer processo, sem a permissão expressa dos editores.
É proibida a reprodução por xerox.

1ª edição – 2011
2ª edição – 2021

Editora Manole Ltda.
Avenida Ceci, 672 – Tamboré
06460-120 – Barueri – SP – Brasil
Tel.: (11) 4196-6000
www.manole.com.br | https://atendimento.manole.com.br

Impresso no Brasil | *Printed in Brazil*

Editores

Euripedes Constantino Miguel
Professor Titular do Departamento de Psiquiatria da Faculdade de Medicina da Universidade de São Paulo. Professor Associado Adjunto da Faculdade de Medicina da Universidade de Yale.

Beny Lafer
Professor Associado III da Faculdade de Medicina da Universidade de São Paulo. Professor Associado Adjunto da Faculdade de Medicina da Universidade de Toronto.

Helio Elkis
Professor Associado III do Departamento de Psiquiatria da Faculdade de Medicina da Universidade de São Paulo.

Orestes Vicente Forlenza
Professor Associado, Livre-Docente e Chefe do Departamento de Psiquiatria da Faculdade de Medicina da Universidade de São Paulo.

Coordenador editorial

Flávio Guimarães-Fernandes
Médico formado pela Faculdade de Medicina da Universidade de São Paulo (FMUSP). Psiquiatra pelo Instituto de Psiquiatria do Hospital das Clínicas da Faculdade de Medicina da Universidade de São Paulo (IPq-HCFMUSP). Docente em Psicopatologia Fenomenológica pela Faculdade de Ciências Médicas da Santa Casa de São Paulo. Médico voluntário do Hospital Dia e da Enfermaria de Agudos do IPq-HCFMUSP. Editor-chefe da *Revista Psicopatologia Fenomenológica-Contemporânea*.

Editores de área

Chei Tung Teng
Coordenador do Serviço de Interconsultas e Pronto-Socorro do Instituto de Psiquiatria do Hospital das Clínicas da Faculdade de Medicina da Universidade de São Paulo (IPq-HCFMUSP). Professor Colaborador do Departamento de Psiquiatria da FMUSP. Médico Supervisor do HCFMUSP. Membro da Associação Brasileira de Familiares, Amigos e Portadores de Transtornos Afetivos (ABRATA). Membro da Comissão de Emergência Psiquiátrica da Associação Brasileira de Psiquiatria (ABP). Doutorado pela FMUSP.

Débora Pastore Bassitt
Doutora em Psiquiatria pela Faculdade de Medicina da Universidade de São Paulo (FMUSP). Professora colaboradora do Departamento de Psiquiatria da FMUSP. Coordenadora da Enfermaria de Psicogeriatria do Instituto de Psiquiatria do Hospital das Clínicas da FMUSP (IPq-HCFMUSP).

Eduardo de Castro Humes
Psiquiatra com doutorado pelo Departamento de Psiquiatria da Faculdade de Medicina da Universidade de São Paulo (FMUSP). Chefe do Ambulatório de Psiquiatria do Hospital Universitário da USP (HU-USP) e coordenador médico do Grupo de Apoio Psicológico ao Aluno FMUSP (GRAPAL). Membro do Comitê Executivo do Fórum de Serviços de Apoio aos Estudantes de Medicina (FORSA) e representante internacional da Association for College Psychiatry (AfCP).

Florindo Stella
Psiquiatra. Professor Visitante e Pesquisador do Laboratório de Neurociências (LIM-27), Departamento e Instituto de Psiquiatria da Faculdade de Medicina da Universidade de São Paulo. Professor Livre-Docente da Universidade Estadual Paulista, Instituto de Biociências, Campus de Rio Claro, SP.

Guilherme Vanoni Polanczyk
Professor Associado Livre-Docente da Disciplina de Psiquiatria da Infância e Adolescência do Departamento de Psiquiatria da Faculdade de Medicina da Universidade de São Paulo (FMUSP). Coordenador do Programa de Diagnóstico e Intervenções Precoces e da Unidade de Internação do Serviço de Psiquiatria da Infância e Adolescência do Instituto de Psiquiatria do Hospital das Clínicas da FMUSP (IPq-HCFMUSP).

Inah Carolina Galatro Faria Proença
Médica formada pela Universidade de Taubaté. Residência médica pelo Hospital Dr. Fernando Mauro Pires da Rocha (Secretaria Municipal de São Paulo). Mestre em Psiquiatria pela Universidade de São Paulo. Médica colaboradora do PROJEPSI do Instituto de Psiquiatria do Hospital das Clínicas da Faculdade de Medicina da Universidade de São Paulo (IPq-HCFMUSP).

José Gallucci Neto
Mestre em Psiquiatria pela Faculdade de Medicina da Universidade de São Paulo (FMUSP). Chefe da Unidade Metabólica do Instituto de Psiquiatria do Hospital das Clínicas da FMUSP (IPq-HCFMUSP). Diretor dos Serviços de ECT e Vídeo-EEG do IPq-HCFMUSP. Supervisor do Programa de Neuropsiquiatria do IPq-HCFMUSP. *International Fellow* da American Psychiatric Association. *Fellow* em ECT pela Columbia University – City of New York.

Marcio Eduardo Bergamini Vieira
Médico formado pela Faculdade de Medicina da Universidade de São Paulo (FMUSP). Residência em Psiquiatria pelo Hospital das Clínicas da FMUSP. Especialista em Psiquiatria pela ABP e AMB. Mestrado em Ciências pela USP. MBA Executivo em Gestão em Saúde pela APM e Proahsa HCFMUSP. Membro das Comissões de Residência Médica e de Ligas Acadêmcias da ABP. Médico supervisor de internos e residentes no Hospital Universitário da USP e Docente do Curso Médico da Uninove.

Monica Kayo
Psiquiatra pela Universidade Federal de São Paulo (UNIFESP). Mestre em Ciências pela Faculdade de Medicina da Universidade de São Paulo (FMUSP).

Renato Luiz Marchetti
Psiquiatra. Doutor em Psiquiatria pela Faculdade de Medicina da Universidade de São Paulo (FMUSP). Médico assistente do Instituto de Psiquiatria do Hospital das Clínicas da FMUSP (IPq--HCFMUSP). Coordenador do PROJEPSI do IPq-HCFMUSP.

Renério Fráguas Júnior
Professor Associado, Departamento e Instituto de Psiquiatria do Hospital das Clínicas da Faculdade de Medicina da Universidade de São Paulo (IPq-HCFMUSP). Diretor da Divisão de Psiquiatria e Psicologia do Hospital Universitário (HU) – USP. Coordenador do Grupo de Pesquisa em Depressão na Interface da Psiquiatria com outras Especialidades. Laboratório de Investigação Médica, LIM-21.

Sandra Scivoletto
Psiquiatra. Doutorado em Psiquiatria pela Faculdade de Medicina da Universidade de São Paulo (FMUSP). Professora de Psiquiatria da Infância e Adolescência do Departamento de Psiquiatria da FMUSP. Chefe do Serviço de Psiquiatria da Infância e Adolescência do Instituto de Psiquiatria do Hospital das Clínicas da FMUSP (IPq-HCFMUSP). Coordenadora do Programa de Residência em Psiquiatria da Infância e Adolescência do IPq-HCFMUSP. Coordenadora do Programa Equilíbrio e Chefe do Ambulatório de Adolescentes do IPq-HCFMUSP.

Tânia Corrêa de Toledo Ferraz Alves
Psiquiatra, especialista em psicogeriatria. Diretora das Unidades de Internação do Instituto de Psiquiatria do Hospital das Clínicas da Faculdade de Medicina da Universidade de São Paulo (IPq--HCFMUSP). Doutorado pelo Departamento de Psiquiatria da FMUSP.

Revisores científicos

Alan Campos Luciano
Psiquiatra. Residência de Psiquiatria pela Faculdade de Medicina da Universidade de São Paulo (FMUSP). Doutorando em Ciências Médicas pela FMUSP. Médico Assistente do Hospital das Clínicas da FMUSP (HCFMUSP). Psiquiatra e docente do Programa de Ansiedade (AMBAN) do Instituto de Psiquiatria do HCFMUSP (IPq-HCFMUSP).

Aline Jimi Myung Cho
Psiquiatra da Infância e Adolescência, graduada na Faculdade de Medicina da Universidade de São Paulo (FMUSP), com residência de Psiquiatria e subespecialidade em Psiquiatria da Infância e Adolescência no Instituto de Psiquiatria do Hospital das Clínicas da FMUSP (IPq-HCFMUSP). Preceptora da Disciplina de Psiquiatria da Infância e Adolescência do IPq-HCFMUSP.

André Henrique Oliveira Gonçalves
Psiquiatra formado na Universidade Federal da Bahia. Residente em Psiquiatria da Infância e Adolescência pela Faculdade de Medicina da Universidade de São Paulo.

Camila Truzzi Penteado
Médica e Psiquiatra pela Faculdade de Ciências Médicas da Universidade Estadual de Campinas (UNICAMP). Psicogeriatra pelo Instituto de Psiquiatria do Hospital das Clínicas da Faculdade de Medicina da Universidade de São Paulo (IPq-HCFMUSP).

Flávio Guimarães-Fernandes
Médico formado pela Faculdade de Medicina da Universidade de São Paulo (FMUSP). Psiquiatra pelo Instituto de Psiquiatria do Hospital das Clínicas da Faculdade de Medicina da Universidade de São Paulo (IPq-HCFMUSP). Docente em Psicopatologia Fenomenológica pela Faculdade de Ciências Médicas da Santa Casa de São Paulo. Médico voluntário do Hospital Dia e da Enfermaria de Agudos do IPq-HCFMUSP. Editor-chefe da *Revista Psicopatologia Fenomenológica-Contemporânea*.

Gabriel Henrique Beraldi
Psiquiatra pelo Instituto de Psiquiatria do Hospital das Clínicas da Faculdade de Medicina da Universidade de São Paulo (IPq-HCFMUSP). Preceptor do Departamento de Psiquiatria da FMUSP. Membro do Programa Esquizofrenia (PROJESQ) do IPq-HCFMUSP.

Guilherme Braga Cliquet
Graduado em Medicina pela Faculdade de Medicina da Universidade de São Paulo (FMUSP). Residente de Psiquiatria pelo Instituto de Psiquiatria do Hospital das Clínicas da FMUSP.

Isabella D'Andrea Garcia da Cruz
Médica graduada pela Faculdade de Medicina da Universidade de São Paulo (FMUSP). Residente médica em Psiquiatria pelo Instituto de Psiquiatria do Hospital das Clínicas da FMUSP.

Liana Silva Tortato
Graduada em Medicina pela Faculdade de Medicina da Universidade de São Paulo (FMUSP). Formada em Psiquiatria pelo Instituto de Psiquiatria do Hospital das Clínicas da FMUSP. Atualmente trabalhando como preceptora da graduação da FMUSP na disciplina de Psiquiatria.

Lucas Tokeshi
Graduação em Medicina pela Faculdade de Medicina da Universidade de São Paulo (FMUSP). Residência em Psiquiatria pelo Instituto de Psiquiatria do Hospital das Clínicas da FMUSP (IPq-HCFMUSP). Psiquiatra do Grupo de Apoio Psicológico ao Aluno FMUSP (GRAPAL).

Natália L. Saldanha
Psiquiatra da Infância e Adolescência, com residência no Instituto Bairral de Psiquiatria e subespecialização no Instituto de Psiquiatria do Hospital das Clínicas da Faculdade de Medicina da Universidade de São Paulo (IPq-HCFMUSP). Preceptora da disciplina de Psiquiatria da Infância e Adolescência do IPq-HCFMUSP.

Pedro Fukuti

Graduação e Residência na Faculdade de Medicina da Universidade de São Paulo (FMUSP). Psiquiatra preceptor da graduação (2019-2020) e da residência médica (2020-2021) no Instituto de Psiquiatria do Hospital das Clínicas da FMUSP.

Rodolfo Furlan Damiano

Médico Residente de Psiquiatria pelo Hospital das Clínicas da Faculdade de Medicina da Universidade de São Paulo (HCFMUSP). Membro do Programa de Saúde, Espiritualidade e Religiosidade (Pro-SER) do HCFMUSP, do Grupo de Pesquisa em Educação Médica da Universidade Federal de Juiz de Fora (UFJF) e atualmente mentor Jr. do Programa de Mentoria da FMUSP. Co-organizador dos livros: *Uma nova medicina para um novo milênio: a humanização do ensino médico*, *Cartas ao Dr. Bezerra de Menezes* e *Spirituality, religiousness and health, from research to clinical practice*, publicado este ano pela editora Springer-EUA. Coautor do livro *O problema do ser, do destino e da dor: 100 anos depois* e revisor técnico da terceira edição do livro *Espiritualidade no cuidado com o paciente*, do prof. Harold Koenig.

Rodrigo Darouche Gimenez

Psiquiatra com graduação e residência médica pela Faculdade de Medicina da Universidade de São Paulo (FMUSP). Colaborador do Programa de Saúde Mental da Mulher (ProMulher) do Instituto de Psiquiatria do Hospital das Clínicas da FMUSP.

Thiago Viegas Gomes Lins

Psiquiatra pelo Instituto de Psiquiatria do Hospital das Clínicas da Faculdade de Medicina da Universidade de São Paulo (IPq-HCFMUSP). Pós-graduado em Psicopatologia Fenomenológica pela Faculdade de Ciências Médicas da Santa Casa de São Paulo (FCMSCSP). Psiquiatra da Universidade Federal da Paraíba (UFPB). Psiquiatra do Instituto Federal da Paraíba (IFPB).

Autores

Adriana Regina Ferreira Marciano
Psiquiatra da Infância e da Adolescência pela Universidade de São Paulo (USP). Mestre em Psiquiatria pela USP. Psicanalista pela Sociedade Brasileira de Psicanálise de São Paulo e Membro da international Psychoanalytical Association.

Adriana Trejger Kachani
Mestre e Doutora em Ciências pela Faculdade de Medicina da Universidade de São Paulo (FMUSP). Graduada em Nutrição pelo Centro Universitário São Camilo e em Relações Públicas pela Escola de Comunicações e Artes da USP. Especialista em Fitoterapia (FAIARA). Coordenadora da Equipe de nutrição do Programa da Mulher Dependente Química do Instituto de Psiquiatria do Hospital das Clínicas da FMUSP (Promud-IPq-HCFMUSP).

Alan Campos Luciano
Psiquiatra. Residência de Psiquiatria pela Faculdade de Medicina da Universidade de São Paulo (FMUSP). Doutorando em Ciências Médicas pela FMUSP. Médico Assistente do Hospital das Clínicas da FMUSP (HCFMUSP). Psiquiatra e docente do Programa de Ansiedade (AMBAN) do Instituto de Psiquiatria do HCFMUSP (IPq-HCFMUSP).

Alexandre Andrade Loch
Coordenador e Docente do Ambulatório de Psicoses, Laboratório de Neurociências (LIM-27), Instituto de Psiquiatria do Hospital das Clínicas da Faculdade de Medicina da Universidade de São Paulo (IPq-HCFMUSP). Doutor em Ciências pelo IPq--HCFMUSP. Global Award 2019, Schizophrenia International Research Society. Bacharel em Filosofia pela Faculdade de Filosofia, Letras e Ciências Humanas (FFLCH-USP).

Alexandre Jack Dwan
Médico formado pela Faculdade de Medicina da Universidade de São Paulo (FMUSP). Psiquiatra formado pelo Instituto de Psiquiatria do Hospital das Clínicas da FMUSP (IPq--HCFMUSP). Coordenador do Serviço de Interconsulta Psiquiátrica do IPq-HCFMUSP. Coordenador do Grupo de Interconsultas do IPq-HCFMUSP. Colaborador do Ambulatório de Psicodermatoses do Departamento de Dermatologia do HC-FMUSP. Colaborador do Ambulatório de Dor do Departamento de Anestesiologia do HCFMUSP. Médico responsável pelo Ambulatório de Cetamina do IPq-HCFMUSP.

Alexandre Okanobo Azuma
Médico Psiquiatra pela Faculdade de Medicina da Universidade de São Paulo (FMUSP). Colaborador do Programa de Saúde Mental da Mulher do Instituto de Psiquiatria do Hospital das Clínicas da FMUSP (IPq-HCFMUSP).

Alexandre Pinto de Azevedo
Psiquiatra. Assistente do Programa de Transtornos do Sono do Instituto de Psiquiatria do Hospital das Clínicas da Faculdade de Medicina da Universidade de São Paulo (IPq-HCFMUSP). Coordenador do Grupo de Estudos em Comer Compulsivo e Obesidade do Programa de Transtornos Alimentares (AMBU-LIM) do IPq-HCFMUSP. Supervisor do Programa de Residência Médica em Medicina do Sono do HCFMUSP e do Programa de Residência Médica em Psiquiatria do HCFMUSP.

Alexandre Saadeh
Psiquiatra e Psicodramatista. Doutor em Ciências pelo Departamento de Psiquiatria da Faculdade de Medicina da Universidade de São Paulo (FMUSP). Coordenador do Ambulatório Transdisciplinar de Identidade de Gênero e Orientação Sexual do Instituto de Psiquiatria do Hospital das Clínicas da FMUSP (AMTIGOS-IPq-HCFMUSP). Professor Colaborador no Departamento de Psiquiatria da FMUSP. Professor Doutor do Curso de Psicologia da Faculdade de Ciências Humanas e da Saúde da Pontifícia Universidade Católica de São Paulo (PUC-SP).

Alexandrina Maria Augusto da Silva Meleiro
Doutora em Medicina pelo Departamento de Psiquiatria da Faculdade de Medicina da Universidade de São Paulo (FMUSP). Médica Psiquiatra pela Associação Brasileira de Psiquiatria (ABP). Vice-Presidente da Comissão de Atenção à Saúde Mental do Médico – ABP. Vice-Presidente da Associação Brasileira de Estudo e Prevenção de Suicídio (ABEPS). Vice-Presidente do Conselho Científico da ABRATA.

Aline Jimi Myung Cho
Psiquiatra da Infância e Adolescência, graduada na Faculdade de Medicina da Universidade de São Paulo (FMUSP), com residência de Psiquiatria e subespecialidade em Psiquiatria da Infância e Adolescência no Instituto de Psiquiatria do Hospital das Clínicas da FMUSP (IPq-HCFMUSP). Preceptora da Disciplina de Psiquiatria da Infância e Adolescência do IPq-HCFMUSP.

Álvaro Cabral Araújo
Psiquiatra e Analista do Comportamento. Pesquisador do Programa de Ansiedade do Instituto de Psiquiatria do Hospital das Clínicas da Faculdade de Medicina da Universidade de São Paulo. Doutorando em Neurociências e Comportamento pelo Instituto de Psicologia da USP.

Ana Carolina de Oliveira Costa
Psicoterapeuta com especialização em Psicodrama e Psicanálise. Mestre em Psicologia Clínica pela Pontifícia Universidade Católica de São Paulo (PUC-SP). Especialista em Psicologia Hospitalar pela Santa Casa de São Paulo. Psicóloga colaboradora do LIM-27 do Instituto de Psiquiatria do Hospital das Clínicas da Faculdade de Medicina da Universidade de São Paulo (IPq-HCFMUSP). Coordenadora de grupos de psicoterapia com familiares de pacientes com Alzheimer no HCFMUSP.

Ana Cláudia Melcop
Psiquiatra da Infância e Adolescência pela Universidade Federal de São Paulo (UNIFESP). Médica assistente da Enfermaria Infantil do Instituto de Psiquiatria do Hospital das Clínicas da Faculdade de Medicina da Universidade de São Paulo (IPq-HCFMUSP). Coordenadora do Programa de Psicose na Infância e Adolescência (PROPIA) do IPq-HCFMUSP.

Ana Gabriela Hounie
Psiquiatra. Doutora em Ciências pela Faculdade de Medicina da Universidade de São Paulo (FMUSP). Colaboradora do Projeto Transtornos do Espectro Obsessivo-Compulsivo (PROTOC) do Instituto de Psiquiatria do Hospital das Clínicas da FMUSP (IPq-HCFMUSP).

Ana Kleinman
Médica pesquisadora do Programa de Transtorno Bipolar (PROMAN) do Instituto de Psiquiatria do Hospital das Clínicas da Faculdade de Medicina da Universidade de São Paulo. Doutora em Psiquiatria da Infância e Adolescência pelo Departamento de Psiquiatria da Universidade de São Paulo. Pós-Graduação em Psiquiatria da Infância e Adolescência pelo Institute of Psychiatry, King's College London, Londres.

Ana Luiza Sagin Bornello
Médica formada pela Universidade Nove de Julho.

Analin Ono Baraniuk
Psiquiatra formada pelo Hospital de Clínicas de Porto Alegre (HCPA). Médica Residente em Psiquiatria da Infância e Adolescência do Instituto de Psiquiatria do Hospital das Clínicas da Faculdade de Medicina da Universidade de São Paulo (IPq-HCFMUSP).

André Brooking Negrão
Doutor em Ciências Médicas pela Faculdade de Medicina da Universidade de São Paulo (FMUSP). Médico assistente do Programa Interdisciplinar de Estudos de Álcool e Drogas (GREA) do Instituto e Departamento de Psiquiatria do Hospital das Clínicas da FMUSP.

André Luís Campos Lima
Programa de Pesquisa em Transtornos do Espectro Obsessivo, Compulsivo e Ansioso, Instituto de Psiquiatria, Universidade Federal do Rio de Janeiro.

André Malbergier
Psiquiatra. Mestrado em Saúde Pública pela Universidade de Illinois em Chicago (EUA). Doutorado em Medicina pela Faculdade de Medicina da Universidade de São Paulo (FMUSP). Professor Colaborador do Departamento de Psiquiatria da FMUSP. Coordenador do Grupo Interdisciplinar de Estudos de Álcool e Drogas (GREA) do Instituto de Psiquiatria do Hospital das Clínicas da FMUSP.

Andre Russowsky Brunoni
Professor Associado da Faculdade de Medicina da Universidade de São Paulo (FMUSP). Professor Visitante da Universidade Ludwig-Maximilians de Munique. Livre-Docente pelo Departamento de Psiquiatria da FMUSP. Doutor em Neurociências e Comportamento pelo Instituto de Psicologia da USP, com Doutorado-Sanduíche na Harvard Medical School. Psiquiatra graduado pela FMUSP.

Anna Maria Andrei
Doutora em Cardiologia pela Faculdade de Medicina da Universidade de São Paulo (FMUSP). Médica cardiologista do Corpo Clínico do Hospital Israelita Albert Einstein.

Anne Fonseca Meira Brito
Psiquiatra e Psiquiatra da Infância e Adolescência pelo Instituto de Psiquiatria do Hospital das Clínicas da Faculdade de Medicina da Universidade de São Paulo (IPq-HCFMUSP). Psiquiatra do Hospital Sírio-Libanês. Docente do curso de Medicina

da Faculdade das Américas. Colaboradora do Programa de Ansiedade (AMBAN) do IPq-HCFMUSP.

Anny de Mattos Barroso Maciel
Psiquiatra. Ex-coordenadora da Equipe de Bulimia Nervosa no Hospital das Clínica da Faculdade de Medicina da Universidade de São Paulo (HCFMUSP). Terapeuta Interpessoal pelo PROVE – Universidade Federal de São Paulo (UNIFESP).

Antonio Cesar Ribeiro Devesa da Silva
Médico Colaborador do Programa de Epilepsia e Neuropsiquiatria (Projepsi) do Instituto de Psiquiatria do Hospital das Clínicas da Faculdade de Medicina da Universidade de São Paulo (IPq-HCFMUSP). Mestre em Filosofia, Cultura e Literatura Sânscrita pela Faculdade de Filosofia, Letras e Ciências Humanas da Universidade de São Paulo.

Antônio Paulo Rinaldi Asciutti
Graduado em Medicina pela Faculdade de Medicina da Universidade de São Paulo (FMUSP). Residente de Psiquiatria pelo Instituto de Psiquiatria do Hospital das Clínicas da FMUSP.

Arthur Caye
Psiquiatra pelo Hospital de Clínicas de Porto Alegre. Doutor em Psiquiatria pela Universidade Federal do Rio Grande do Sul, Universidade Federal de São Paulo e Universidade de São Paulo. Pesquisador do Programa de Depressão na Infância e na Adolescência do Hospital de Clínicas de Porto Alegre.

Arthur Guerra de Andrade
Coordenador do Programa Redenção da Prefeitura Municipal de São Paulo. Professor Titular de Psicologia Médica e Psiquiatria da Faculdade de Medicina do ABC. Professor Associado do Departamento de Psiquiatria da Faculdade de Medicina da Universidade de São Paulo (FMUSP). Coordenador do Programa do Grupo Interdisciplinar de Estudos de Álcool e Drogas (GREA) do Instituto de Psiquiatria do Hospital das Clínicas da FMUSP. Presidente Executivo do Centro de Informações sobre Saúde e Álcool (CISA). Foi Presidente do International Council on Alcohol and Addictions (ICAA). Livre-Docente pelo Departamento de Psiquiatria da FMUSP. Pós-doutorado na School of Public Health, Johns Hopkins University (EUA), Fullbright Commission. Doutorado em Psiquiatria pela FMUSP. Graduado em Medicina pela Faculdade de Medicina do ABC.

Arthur Hirschfeld Danila
Médico formado e especialista em Psiquiatria pela Faculdade de Medicina da Universidade de São Paulo (FMUSP). Especialista em Medicina do Estilo de Vida pelo International Board of Lifestyle Medicine. Coordenador do Programa de Mudança de Hábito e Estilo de Vida do Instituto de Psiquiatria do Hospital das Clínicas da FMUSP (IPq-HCFMUSP). Colaborador do Programa de Ansiedade do IPq-HCFMUSP. Coordenador do Serviço de Acolhimento Integrado do Núcleo de Apoio ao Estudante da FMUSP.

Arthur Lopes Ribeiro Penido
Psiquiatra voluntário do Programa de Terceira Idade (PROTER) do Instituto de Psiquiatria do Hospital das Clínicas da Faculdade de Medicina da Universidade de São Paulo (IPq-HCFMUSP).

Belquiz S. Avrichir
Assistente do Instituto de Psiquiatria do Hospital das Clínicas da Faculdade de Medicina da Universidade de São Paulo (IPq-HCFMUSP). Mestre e Doutora pela FMUSP. Membro do Projeto Esquizofrenia e responsável pelo estágio do 2º ano da Residência na área de Esquizofrenia e outros Transtornos Psicóticos.

Beny Lafer
Professor Associado III do Departamento de Psiquiatria da Faculdade de Medicina da Universidade de São Paulo (FMUSP). Coordenador do Programa de Transtorno Bipolar (PROMAN) do Instituto de Psiquiatria do Hospital das Clínicas da FMUSP. Professor Associado Adjunto do Departamento de Psiquiatria da Faculdade de Medicina da Universidade de Toronto, Canadá.

Bianca Silva Pinto
Pesquisadora do Serviço Interdisciplinar de Neuromodulação do Instituto de Psiquiatria do Hospital das Clínicas da Faculdade de Medicina da Universidade de São Paulo (IPq-HCFMUSP).

Bruna Bartorelli
Psiquiatra assistente, fundadora e chefe do Ambulatório de Transtornos Somáticos (SOMA) do Instituto de Psiquiatria do Hospital das Clínicas da Faculdade de Medicina da Universidade de São Paulo.

Bruna Basso Boaretto
Psiquiatra colaboradora do Programa de Atendimento, Ensino e Pesquisa em Transtornos Alimentares na Infância e Adolescência (PROTAD) do Instituto de Psiquiatria do Hospital das Clínicas da Faculdade de Medicina da Universidade de São Paulo (IPq-HCFMUSP). Psiquiatra com especialização em Psicologia Analítica.

Bruno Batitucci Castrillo
Médico pela Universidade Federal do Espírito Santo (UFES). Neurologista pela Universidade de São Paulo (USP). Neuroimunologista pelo Programa de *Fellowship* do Hospital das Clínicas da Faculdade de Medicina da Univerdade de São Paulo (HC-FMUSP). Título de Neurologista pela Academia Brasileira de Neurologia (ABN). Membro titular da ABN.

Bruno Fukelmann Guedes
Graduado em Medicina pela Faculdade de Medicina da Universidade de São Paulo (FMUSP). Médico assistente do Departamento de Neurologia da FMUSP.

Bruno Mendonça Coêlho
Psiquiatra da infância e adolescência e de adultos. Pesquisador do Núcleo de Epidemiologia Psiquiátrica do Instituto de Psiquiatria do Hospital das Clínicas da Faculdade de Medicina da Universidade de São Paulo (IPq-FMUSP). Doutor em Ciências pela USP.

Bruno Pinatti Ferreira de Souza
Graduação em Medicina pela Faculdade de Medicina da Universidade de São Paulo (FMUSP). Residência em Psiquiatria pelo Instituto de Psiquiatria do Hospital das Clínicas da FMUSP (IPq-HCFMUSP). Psiquiatra assistente do Grupo de Interconsultas do IPq-HCFMUSP.

Bruno Sakiyama
Médico colaborador do Ambulatório do Trauma (AMBAN) do Instituto de Psiquiatria do Hospital das Clínicas da Faculdade de Medicina da Universidade de São Paulo (IPq-HCFMUSP). Residência Médica em Psiquiatria pelo IPq-HCFMUSP.

Caio Borba Casella
Formado em Medicina pela Universidade de São Paulo (USP). Residência médica em Psiquiatria Geral e Psiquiatria da Infância e Adolescência pelo Instituto de Psiquiatria do Hospital das Clínicas da Faculdade de Medicina da USP (IPq-HCFMUSP). Coordenador da Equipe Médica do Hospital Dia Infantil do IPq-HCFMUSP. Psiquiatra do Instituto da Criança e do Adolescente do HCFMUSP.

Camila Luisi Rodrigues
Mestre e Especialista em Psicologia Hospitalar em Avaliação Psicológica e Neuropsicológica pelo Instituto de Psiquiatria do Hospital das Clínicas da Faculdade de Medicina da Universidade de São Paulo (IPq-HCFMUSP). Neuropsicóloga colaboradora do Programa dos Transtornos Ansiosos na Infância e Adolescência.

Camila Magalhães Silveira
Psiquiatra e Psicoterapeuta. Professora Colaboradora do Instituto de Psiquiatria do Hospital das Clínicas da Faculdade de Medicina da Universidade de São Paulo (IPq-HCFMUSP). Pesquisadora do Núcleo de Epidemiologia Psiquiátrica do IPq-HCFMUSP. Pesquisadora do Grupo Interdisciplinar de Estudos de Álcool e Outras Drogas (GREA) do IPq-HCFMUSP. Coordenadora do Núcleo de Políticas e Direitos Humanos do GREA do IPq-HCFMUSP.

Camila Nascimento
Bióloga Neurocientista, Pesquisadora do Programa de Transtorno Bipolar (PROMAN) do Instituto de Psiquiatria do Hospital das Clínicas da Faculdade de Medicina da Universidade de São Paulo (IPq-HCFMUSP). Mestre em Biologia Celular e Tecidual pelo Instituto de Ciências Biomédicas da Universidade de São Paulo. Doutora em Ciências pela Fisiopatologia Experimental da FMUSP. Pós-doutora em Psiquiatria pela McGill University.

Camila Siebert Altavini
Psicóloga Clínica no Centro de Atendimento e Estudos Psicológicos da Universidade de Brasília. Graduação pela Universidade Católica de Brasília. Pós-graduação em Teorias Psicanalíticas pela Universidade de Brasília. Mestranda do Programa de Pós-graduação do Departamento de Psiquiatria da Faculdade de Medicina da Universidade de São Paulo (FMUSP).

Camila Truzzi Penteado
Médica e Psiquiatra pela Faculdade de Ciências Médicas da Universidade Estadual de Campinas (UNICAMP). Psicogeriatra pelo Instituto de Psiquiatria do Hospital das Clínicas da Faculdade de Medicina da Universidade de São Paulo (IPq-HCFMUSP).

Carla Cristina Adda
Psicóloga especialista em Neuropsicologia. Doutoranda em Ciências pelo Departamento de Neurologia da Faculdade de Medicina da Universidade de São Paulo (FMUSP). Neuropsicóloga da Divisão de Psicologia do Instituto Central do Hospital das Clínicas da FMUSP.

Carlos Eduardo Borges Marra
Psiquiatra, especialista em Psicogeriatria. Membro do Projeto Terceira Idade (PROTER) do Instituto de Psiquiatria do Hospital das Clínicas da Faculdade de Medicina da Universidade de São Paulo.

Carlos Ewerton Maia Rodrigues
Professor Adjunto da Pós-graduação em Ciências Médicas da Universidade de Fortaleza e da Universidade Federal do Ceará. Doutor em Reumatologia pela Universidade de São Paulo.

Carlos Vicente Serrano Jr.
Professor Associado da Faculdade de Medicina da Universidade de São Paulo (FMUSP). Diretor da Unidade Clínica de Aterosclerose do Instituto do Coração do Hospital das Clínicas da FMUSP (InCor-HCFMUSP).

Carmita Helena Najjar Abdo
Psiquiatra, Livre-Docente e Professora Associada do Departamento de Psiquiatria da Faculdade de Medicina da Universidade de São Paulo (FMUSP). Coordenadora do Programa de Estudos em Sexualidade (ProSex) do Instituto de Psiquiatria do Hospital das Clínicas da FMUSP. Presidente da Associação Brasileira de Estudos em Medicina e Saúde Sexual (ABEMSS).

Carolina Guimarães
Acadêmica de Psicologia pela Pontifícia Universidade Católica de São Paulo (PUC-SP).

Caroline Louise Mesquita Uchôa
Psiquiatra e Preceptora dos residentes do Instituto de Psiquiatria do Hospital das Clínicas da Faculdade de Medicina da Universidade de São Paulo.

Chei Tung Teng
Coordenador do Serviço de Interconsultas e Pronto-Socorro do Instituto de Psiquiatria do Hospital das Clínicas da Faculdade de Medicina da Universidade de São Paulo (IPq-HCFMUSP). Professor Colaborador do Departamento de Psiquiatria da FMUSP. Médico Supervisor do HCFMUSP. Membro da Associação Brasileira de Familiares, Amigos e Portadores de Transtornos Afetivos (ABRATA). Membro da Comissão de Emergência Psiquiátrica da Associação Brasileira de Psiquiatria (ABP). Doutorado pela FMUSP.

Christian Kieling
Psiquiatra, Psiquiatra da Infância e da Adolescência pelo Hospital de Clínicas de Porto Alegre. Doutor em Ciências Médicas: Psiquiatria pela Universidade Federal do Rio Grande do Sul. Professor Adjunto do Departamento de Psiquiatria e Medicina Legal da Faculdade de Medicina, Universidade Federal do Rio Grande do Sul. Diretor do Programa de Depressão na Infância e na Adolescência do Hospital de Clínicas de Porto Alegre.

Claudia Ballestero Gracindo
Psicóloga clínica e Neuropsicóloga. Mestre em Ciências da Saúde pela Faculdade de Medicina da Universidade de São Paulo (FMUSP). Psicóloga colaboradora do Programa Ansiedade (AMBAN) do Instituto de Psiquiatria do Hospital das Clínicas da FMUSP.

Claudia Kimie Suemoto
Professora Doutora da Disciplina de Geriatria da Faculdade de Medicina da Universidade de São Paulo (FMUSP). Mestrado e Pós-Doutorado pela Faculdade de Saúde Pública da Universidade de Harvard. Doutorado pela FMUSP.

Cláudia Lopes Carvalho
Fonoaudióloga. Graduada pela Faculdade de Medicina da Santa Casa. Especialização em Neurolinguística pela Universidade de São Paulo (USP). Especialização em Fonoaudiologia Clínica com ênfase na avaliação e reabilitação da linguagem do adulto e idoso. Especialista em Reabilitação Cognitiva pela USP. Aprimoramento em Gerontologia. MBA em Gestão Estratégica da Saúde. Pesquisadora do Laboratório de Neurociências (LIM-27) do Hospital das Clínicas da Faculdade de Medicina da USP.

Cleverson Higa Kaio
Psiquiatra. Mestre em saúde da criança e do adolescente pela UFPR. Médico colaborador do ambulatório do Programa de Atendimento aos Transtornos Afetivos (PRATA) do Serviço de Psiquiatria da Infância e Adolescência (SEPIA) do Instituto de Psiquiatria do Hospital das Clínicas da Faculdade de Medicina da Universidade de São Paulo (IPq-HCFMUSP).

Cristiana Castanho de Almeida Rocca
Psicóloga Supervisora do Serviço de Psicologia e Neuropsicologia, e em atuação no Hospital Dia Infantil do Instituto de Psiquiatria do Hospital das Clínicas da Faculdade de Medicina da Universidade de São Paulo (IPq-HCFMUSP). Mestre e Doutora em Ciências pela FMUSP. Professora Colaboradora na FMUSP e Professora nos cursos de Neuropsicologia do IPq-HCFMUSP.

Cristiane de Fátima Carnavale
Graduada em Psicologia pela UNIP. Pós-graduanda em Teoria Cognitivo-Comportamental pelo CETCC.

Daniel Augusto Mori Gagliotti
Médico graduado pela Faculdade de Medicina da Universidade de São Paulo (FMUSP). Residência em Psiquiatria pelo Instituto de Psiquiatria do Hospital das Clínicas da FMUSP (IPq-HCFMUSP). Psiquiatra do Ambulatório Transdisciplinar de Identidade de Gênero e Orientação Sexual (AMTIGOS) do IPq-HCFMUSP e do Grupo de Apoio Psicológico ao Aluno FMUSP (GRAPAL). Atua também em consultório privado. É membro da World Professional Association for transgender Health (WPATH), Associação Brasileira de Psiquiatria (ABP) e American Psychiatric Association (APA).

Daniel Ciampi A. de Andrade
Neurologista, Professor Livre-Docente pelo Departamento de Neurologia da Faculdade de Medicina da Universidade de São Paulo (FMUSP). Coordenador do Centro de Dor do Departamento de Neurologia do Hospital das Clínicas da FMUSP. Médico Assistente do Instituto do Câncer do Estado de São Paulo. Supervisor da Residência Médica em Neurologia e Neurocirurgia da FMUSP – Área de Atuação em Dor.

Daniel Fatori
Psicólogo e Mestre em Distúrbios do Desenvolvimento pela Universidade Presbiteriana Mackenzie e Doutor em Psiquiatria pelo Departamento de Psiquiatria da Faculdade de Medicina da Universidade de São Paulo (FMUSP). Especialista em Terapia Cognitivo-Comportamental pelo Instituto de Psiquiatria do Hospital das Clínicas da FMUSP (IPq-HCFMUSP). Pesquisador Pós-Doutorando e Professor Colaborador do Departamento de Psiquiatria da FMUSP.

Daniel Guilherme Suzuki Borges
Psiquiatra especialista em Medicina do Sono. Médico Assistente junto ao Laboratório do Sono e Ambulatório do Sono (ASONO) do Instituto de Psiquiatria do Hospital das Clínicas da Faculdade de Medicina da Universidade de São Paulo.

Daniel Kawakami
Psiquiatra. Coordenador de Psiquiatria do Pronto-Socorro do Instituto Central do Hospital das Clínicas da Faculdade de Medicina da Universidade de São Paulo (PS-ICHC-FMUSP).

Assistente de Interconsultas de Psiquiatria do HCFMUSP (IPq-HCFMUSP).

Daniel Lucas da Conceição Costa
Psiquiatra. Doutor em Ciências pelo Departamento de Psiquiatria da Faculdade de Medicina da Universidade de São Paulo (FMUSP). Pesquisador do Programa Transtornos do Espectro Obsessivo-Compulsivo (PROTOC) do Instituto de Psiquiatria do Hospital das Clínicas da FMUSP.

Daniel Santos Martins
Psicólogo. Mestrando em Psicologia Clínica. Especialista em Terapia Cognitivo-Comportamental. Colaborador do Programa de Ansiedade do Instituto de Psiquiatria do Hospital das Clínicas da Faculdade de Medicina da Universidade de São Paulo.

Daniela Andrea Medina Macaya
Graduada em Medicina pela Faculdade de Medicina da Universidade de São Paulo (FMUSP).

Daniela Kurcgant
Médica-assistente do Instituto de Psiquiatria do Hospital das Clínicas da Faculdade de Medicina da Universidade de São Paulo (IPq-HCFMUSP). Supervisora do Grupo de Neuropsiquiatria (PROJEPSI) do IPq-HCFMUSP. Doutora em Ciências pela FMUSP.

Débora Luciana Melzer-Ribeiro
Médica Psiquiatra assistente do serviço de Eletroconvulsoterapia do Instituto de Psiquiatria do Hospital das Clínicas da Faculdade de Medicina da Universidade de São Paulo (IPq-HCFMUSP). Supervisora do Ambulatório do PROJESQ e do Grupo de Interconsultas do IPq-HCFMUSP. Mestre e Doutora em Ciências pela FMUSP.

Débora Pastore Bassitt
Doutora em Psiquiatria pela Faculdade de Medicina da Universidade de São Paulo (FMUSP). Professora colaboradora do Departamento de Psiquiatria da FMUSP. Coordenadora da Enfermaria de Psicogeriatria do Instituto de Psiquiatria do Hospital das Clínicas da FMUSP (IPq-HCFMUSP).

Deise Palermo Puertas Ruiz
Psicóloga e neuropsicóloga. Mestranda em Psiquiatria e Psicologia Médica pela Universidade Federal de São Paulo (UNIFESP). Pesquisadora e colaboradora do Programa Transtornos do Espectro Obsessivo-Compulsivo (PROTOC) do Instituto de Psiquiatria do Hospital das Clínicas da FMUSP.

Doris Hupfeld Moreno
Mestre-Doutora em Medicina pelo Departamento de Psiquiatria da Faculdade de Medicina da Universidade de São Paulo (FMUSP). Médica Assistente do Instituto de Psiquiatria do Hospital das Clínicas da FMUSP (IPq-HCFMUSP). Médica

Pesquisadora do Grupo de Estudos de Doenças Afetivas (GRUDA) do IPq-HCFMUSP.

Dorli Kamkhagi
Doutora em Psicologia Clínica. Mestre em Gerontologia. Cordenadora de Grupos do Amadurecimento /Pesquisadora do LIM-27 do Instituto de Psiquiatria do Hospital das Clínicas da Faculdade de Medicina da Universidade de São Paulo.

Douglas Motta Calderoni
Médico formado pela Faculdade de Medicina da Universidade de São Paulo. Psiquiatra formado pelo Instituto de Psiquiatria do Hospital das Clínicas da FMUSP.

Edoardo Filippo de Queiroz Vattimo
Médico graduado pela Faculdade de Medicina da Universidade de São Paulo (FMUSP). Residência médica em Psiquiatria pela FMUSP. Doutorando do Departamento de Psiquiatria da FMUSP e pesquisador do Programa Transtornos do Espectro Obsessivo-Compulsivo (PROTOC) do Instituto de Psiquiatria do Hospital das Clínicas da FMUSP (IPq-HCFMUSP).

Edson Luiz de Toledo
Psicólogo. Mestre em Ciências pelo Departamento de Psiquiatria da Faculdade de Medicina da Universidade de São Paulo (FMUSP). Coordenador Voluntário das Sessões de Tricotilomania e Automutilação do Programa Ambulatorial Integrado dos Transtornos do Impulso do Instituto de Psiquiatria do Hospital das Clínicas da FMUSP (IPq-HCFMUSP). Supervisor Clínico na Universidade Paulista (UNIP).

Eduardo de Castro Humes
Psiquiatra com doutorado pelo Departamento de Psiquiatria da Faculdade de Medicina da Universidade de São Paulo (FMUSP). Chefe do Ambulatório de Psiquiatria do Hospital Universitário da USP (HU-USP) e coordenador médico do Grupo de Apoio Psicológico ao Aluno FMUSP (GRAPAL). Membro do Comitê Executivo do Fórum de Serviços de Apoio aos Estudantes de Medicina (FORSA) e representante internacional da Association for College Psychiatry (AfCP).

Eduardo Genaro Mutarelli
Membro titular da Academia Brasileira de Neurologia. Professor Doutor do Departamento de Neurologia da Faculdade de Medicina da Universidade de São Paulo (FMUSP). Presidente do conselho de administração da Clínica DFVNeuro. Coordenador do Núcleo de Neurociências do Hospital Sírio-Libanês. Colaborador do Ambulatório de Transtornos Somatoformes do Instituto de Psiquiatria do Hospital das Clínicas da FMUSP. *Fellow* da American Academy of Neurology.

Eduardo Martinho Jr.
Doutor em Psiquiatria pelo Departamento de Psiquiatria da Faculdade de Medicina da Universidade de São Paulo (FMUSP). Um dos fundadores e coordenador do ADRE (Ambulatório para

o Desenvolvimento dos Relacionamentos e das Emoções) do Serviço de Psiquiatria da Infância e Adolescência do Instituto de Psiquiatria do Hospital das Clínicas da FMUSP (SEPIA-IPq-HCFMUSP). Colaborador de pesquisa do Hospital McLean da Harvard Medical School. Treinador Oficial de Good Psychiatric Management pelo Gunderson Personality Disorders Institute do McLean Hospital (Harvard Medical School). Mentor em DBT pela Behavior Tech. Treinamento Avançado no Tratamento Baseado na Mentalização pelo Gunderson Personality Disorders Institute.

Eduardo Wagner Aratangy
Psiquiatra. Médico Supervisor da Enfermaria de Comportamento Alimentar (ECAL) do Instituto de Psiquiatria do Hospital das Clínicas da Faculdade de Medicina da Universidade de São Paulo.

Egberto Reis Barbosa
Livre-Docente do Departamento de Neurologia da Faculdade de Medicina da Universidade de São Paulo (FMUSP). Coordenador do Grupo de Estudo de Distúrbios do Movimento da Divisão de Neurologia do Hospital das Clínicas da FMUSP.

Elizabeth F. Albregard
Psicóloga clínica. Graduada em Psicologia pela Universidade de São Paulo. Psicóloga colaboradora do Programa de Ansiedade (AMBAN) do Instituto de Psiquiatria do Hospital das Clínicas da Faculdade de Medicina da Universidade de São Paulo (IPq-HCFMUSP).

Erica Rosanna Siu
Graduação em Ciências Biológicas – Modalidade Médica pela Escola Paulista de Medicina da Universidade Federal de São Paulo (EPM-UNIFESP). Mestrado e Doutorado em Ciências pelo Programa de Pós-graduação em Farmacologia, EPM-UNIFESP. Especialização em Dependência Química pelo Programa do Grupo Interdisciplinar de Estudos de Álcool e Drogas (GREA) do Instituto de Psiquiatria do Hospital das Clínicas da Faculdade de Medicina da Universidade de São Paulo (IPq-HCFMUSP). Vice-Presidente Executiva do Centro de Informações sobre Saúde e Álcool (CISA) e Pesquisadora do Núcleo de Epidemiologia do IPq-HCFMUSP.

Fabienne Yaemi Cutrim Ohki
Psiquiatra colaboradora do SOMA, ambulatório especializado no atendimento de pacientes com transtornos somáticos e relacionados do Instituto de Psiquiatria do Hospital das Clínicas da Faculdade de Medicina da Universidade de São Paulo.

Fabio Armentano
Psiquiatra e Psicogeriatra ABP/AMB.

Fabio Carezzato
Médico formado pela Faculdade de Medicina da Universidade de São Paulo (FMUSP). Residência em Psiquiatria pelo Instituto

de Psiquiatria do Hospital das Clínicas da FMUSP (IPq-HCFMUSP). Coordenador e professor em cursos do Instituto Sedes Sapientiae. Psiquiatra voluntário do PROMUD-IPq-HCFMUSP. Membro da Associação Brasileira Multidisciplinar de Estudos sobre Drogas (ABRAMD).

Fábio Henrique de Gobbi Porto
Neurologista cognitivo e do comportamento. Doutorado em Neurologia pelo Hospital das Clínicas da Faculdade de Medicina da Universidade de São Paulo e Colaborador e pesquisador do PROTER (HCFMUSP).

Fábio Moraes Corregiari
Médico Psiquiatra graduado pela Faculdade de Medicina da Universidade de São Paulo (FMUSP). Doutor pelo Departamento de Psiquiatria da FMUSP. Pesquisador do Programa de Ansiedade do Instituto de Psiquiatria do Hospital das Clínicas da FMUSP.

Fábio Sato
Médico Colaborador e Coordenador do Ambulatório dos Transtornos do Espectro Autista (PROTEA) do Serviço de Psiquiatria da Infância e Adolescência do Instituto de Psiquiatria do Hospital das Clínicas da Faculdade de Medicina da Universidade de São Paulo (IPq-HCFMUSP).

Fábio Tápia Salzano
Médico formado pela Faculdade de Medicina da Universidade de São Paulo (FMUSP). Residência médica em Psiquiatria pelo Instituto de Psiquiatria do Hospital das Clínicas da FMUSP (IPq-HCFMUSP). Mestrado em Ciências pela FMUSP. Vice-coordenador do Programa de Transtornos Alimentares (AMBULIM) do IPq-HCFMUSP.

Felipe Corchs
Professor Colaborador Médico do Departamento de Psiquiatria da Faculdade de Medicina da Universidade de São Paulo (FMUSP). Médico Assistente do Instituto de Psiquiatria do Hospital das Clínicas da FMUSP (IPq-HCFMUSP). Coordenador do Grupo de Trauma e do Núcleo de Análise do Comportamento do Serviço de Psicoterapia do IPq-HCFMUSP.

Fernanda Marques Saraiva
Psiquiatra da infância e da adolescência pela Universidade de São Paulo. Colaboradora do programa Equilíbrio, que atende crianças em situação de vulnerabilidade social no Instituto de Psiquiatria do Hospital das Clínicas da Faculdade de Medicina da Universidade de São Paulo (IPq-HCFMUSP).

Fernanda Pisciolaro
Nutricionista. Especialista em Distúrbios Metabólicos e Risco Cardiovascular. Coordenadora da equipe de Nutrição Clínica e Supervisora do Programa de Transtornos Alimentares (AMBULIM) do Instituto de Psiquiatria do Hospital das Clínicas da Faculdade de Medicina da Universidade de São Paulo (IPq-

-HCFMUSP). Membro do GENTA (Grupo Especializado em Nutrição e Transtornos Alimentares) e Colaboradora do Instituto Nutrição Comportamental.

Fernando Ramos Asbahr
Psiquiatra da Infância e Adolescência. Doutor pelo Departamento de Psiquiatria da Faculdade de Medicina da Universidade de São Paulo (FMUSP). Coordenador do Programa de Ansiedade na Infância e Adolescência do Instituto de Psiquiatria do Hospital das Clínicas da FMUSP (IPq-HCFMUSP).

Flávia Barreto Garcez
Especialista em Geriatria pelo Hospital das Clínicas da Faculdade de Medicina da Universidade de São Paulo (HCFMUSP). Médica colaboradora do Serviço de Geriatria do HCFMUSP. Doutoranda em Ciências Médicas na FMUSP. Equipe de Retaguarda de Geriatria do Hospital Sírio-Libanês.

Flávia Cardoso
Médica formada pela Faculdade de Medicina da Universidade de São Paulo (FMUSP). Residência em Psiquiatria pelo Instituto de Psiquiatria do Hospital das Clínicas da FMUSP (IPq--HCFMUSP). Preceptora na residência médica em rede em Psiquiatria da Secretaria Municipal de Saúde de SP e Psiquiatra do CAPS II Perdizes em São Paulo. Ex-preceptora da graduação da FMUSP. Psiquiatra voluntária do Programa da Mulher Dependente Química (PROMUD) do IPq-HCFMUSP.

Florindo Stella
Psiquiatra. Professor Visitante e Pesquisador do Laboratório de Neurociências (LIM-27), Departamento e Instituto de Psiquiatria da Faculdade de Medicina da Universidade de São Paulo. Professor Livre-Docente da Universidade Estadual Paulista, Instituto de Biociências, Campus de Rio Claro, SP.

Francisco Baptista Assumpção Junior
Professor Livre-Docente pela Faculdade de Medicina da Universidade de São Paulo. Professor associado do Instituto de Psicologia da Universidade de São Paulo. Pós-doutorado pela Pontifícia Universidade Católica de São Paulo (PUC-SP). Membro das Academias Paulista de Medicina (cad. 103) e de Psicologia (cad. 17) .

Francisco Lotufo Neto
Professor Associado da Faculdade de Medicina e do Instituto de Psicologia da Universidade de São Paulo.

Gabriel Henrique Beraldi
Psiquiatra pelo Instituto de Psiquiatria do Hospital das Clínicas da Faculdade de Medicina da Universidade de São Paulo (IPq--HCFMUSP). Preceptor do Departamento de Psiquiatria da FMUSP. Membro do Programa Esquizofrenia (PROJESQ) do IPq-HCFMUSP.

Gabriel Taricani Kubota
Neurologista, área de atuação em Dor, Faculdade de Medicina da Universidade de São Paulo.

Gabriela Viegas Stump
Psiquiatra da Infância e Adolescência. Coordenadora de ensino do PROTEA do Instituto de Psiquiatria do Hospital das Clínicas da Faculdade de Medicina da Universidade de São Paulo (IPq-HCFMUSP).

Gilberto Ochman da Silva
Médico assistente da Divisão de Neurocirurgia Funcional do Instituto de Psiquiatria do Hospital das Clínicas da Faculdade de Medicina da Universidade de São Paulo (IPq-HCFMUSP). PhD pelo Departamento de Anatomia da USP.

Giuliana Franco Facco
Médica. Laboratório de Neurociências (LIM-27), Departamento e Instituto de Psiquiatria do Hospital das Clínicas da Faculdade de Medicina da Universidade de São Paulo.

Graça Maria Ramos de Oliveira
Psicóloga Especialista em Psicologia Hospitalar pelo Conselho Federal de Psicologia (CFP). Especialista em Psicoterapia Psicodinâmica – Intervenção Institucional e Clínica de Adultos do Instituto Sedes Sapientiae. Psicóloga Supervisora do Serviço de Psicologia e Neuropsicologia do Instituto de Psiquiatria do Hospital das Clínicas da Faculdade de Medicina da Universidade de São Paulo (IPq-HCFMUSP). Psicóloga Responsável pela Enfermaria Agudos e Psicóloga Colaboradora junto ao Projeto de Esquizofrenia (PROJESQ) no IPq-HCFMUSP.

Guilherme Braga Cliquet
Graduado em Medicina pela Faculdade de Medicina da Universidade de São Paulo (FMUSP). Residente de Psiquiatria pelo Instituto de Psiquiatria do Hospital das Clínicas da FMUSP.

Guilherme Kenzzo Akamine
Psiquiatra e psicogeriatra pelo Hospital das Clínicas da Faculdade de Medicina da Universidade de São Paulo (HCFMUSP). Colaborador e pesquisador do PROTER (HCFMUSP).

Guilherme Vanoni Polanczyk
Professor Associado Livre-Docente da Disciplina de Psiquiatria da Infância e Adolescência do Departamento de Psiquiatria da Faculdade de Medicina da Universidade de São Paulo (FMUSP). Coordenador do Programa de Diagnóstico e Intervenções Precoces e da Unidade de Internação do Serviço de Psiquiatria da Infância e Adolescência do Instituto de Psiquiatria do Hospital das Clínicas da FMUSP (IPq-HCFMUSP).

Gustavo Nogueira Lima
Psiquiatra. Médico colaborador do ambulatório do Programa de Atendimento aos Transtornos Afetivos (PRATA) do Serviço

de Psiquiatria da Infância e Adolescência (SEPIA) do Instituto de Psiquiatria do Hospital das Clínicas da Faculdade de Medicina da Universidade de São Paulo (IPq-HCFMUSP).

Helena Brentani
Psiquiatra. Professora Doutora do Departamento de Psiquiatria da Faculdade de Medicina da Universidade de São Paulo (FMUSP).

Helio Elkis
Professor Associado III do Departamento de Psiquiatria da Faculdade de Medicina da Universidade de São Paulo (FMUSP). Coordenador do Programa de Esquizofrenia (PROJESQ) do Instituto de Psiquiatria do Hospital das Clínicas da FMUSP. Membro do International Psychopharmacology Algorithm Project (IPAP) e do Treatment Response and Resistance in Psychosis (TRRIP) Working Group.

Henrique Gonçalves Ribeiro
Psiquiatra. Núcleo Técnico-Científico de Cuidados Paliativos do Hospital das Clínicas da Faculdade de Medicina da Universidade de São Paulo. Hospital Sírio-Libanês. Docente do Instituto Paliar.

Henrique Moura Leite Bottura
Psiquiatra. Mestre em Pedagogia da Motricidade Humana, Estados Emocionais no Esporte pela Universidade Estadual Paulista (UNESP). Colaborador do Ambulatório Integrado de Transtornos do Impulso do Instituto de Psiquiatria do Hospital das Clínicas da Faculdade de Medicina da Universidade de São Paulo (IPq-HCFMUSP). Fundador e Diretor do Instituto de Psiquiatria Paulista.

Hermano Tavares
Professor-Associado do Departamento de Psiquiatria da Faculdade de Medicina da Universidade de São Paulo (FMUSP). Coordenador do Programa Ambulatorial Integrado dos Transtornos do Impulso do Instituto de Psiquiatria do Hospital das Clínicas da FMUSP (IPq-HCFMUSP).

Inah Carolina Galatro Faria Proença
Médica formada pela Universidade de Taubaté. Residência médica pelo Hospital Dr. Fernando Mauro Pires da Rocha (Secretaria Municipal de São Paulo). Mestre em Psiquiatria pela Universidade de São Paulo. Médica colaboradora do PROJEPSI do Instituto de Psiquiatria do Hospital das Clínicas da Faculdade de Medicina da Universidade de São Paulo (IPq-HCFMUSP).

Isabella D'Andrea Garcia da Cruz
Médica graduada pela Faculdade de Medicina da Universidade de São Paulo (FMUSP). Residente médica em Psiquiatria pelo Instituto de Psiquiatria do Hospital das Clínicas da FMUSP.

Ivan Aprahamian
Médico especialista em Clínica Médica, Geriatria e Psiquiatria. Mestrado em Gerontologia pela UNICAMP. Doutorado em Psiquiatria e Livre-Docência em Geriatria pela Faculdade de Medicina da Universidade de São Paulo (FMUSP). Professor Associado e Chefe da Disciplina de Geriatria, Faculdade de Medicina de Jundiaí. Professor de Medicina da Universidade Cidade de São Paulo. Coordenador do Ambulatório de Alterações Comportamentais da Disciplina de Geriatria, FMUSP. *Honorary Research Fellow*, Department of Geriatric Psychiatry, University Center for Psychiatry, University of Groningen.

Ivania Pantarotto
Psicóloga Especialista em Psicologia Hospitalar e Neuropsicologia pelo Serviço de Psicologia e Neuropsicologia do Instituto de Psiquiatria do Hospital das Clínicas da Faculdade de Medicina da Universidade de São Paulo (IPq-HCFMUSP) reconhecido pelo Conselho Federal de Psicologia (CFP). Especialista em Psicoses pelo Instituto Sedes Sapientiae. Docente e supervisora do estágio do curso de pós-graduação em Neuropsicologia do Hospital Israelita Albert Einsten.

Jackeline Giusti
Mestre e doutora em Ciência pela Faculdade de Medicina da Universidade de São Paulo. Psiquiatra supervisora no ambulatório de Adolescentes Impulsivos (uso de drogas e automutilação) no Serviço de Psiquiatria da Infância e Adolescência (SEPIA) do Instituto de Psiquiatria do Hospital das Clínicas da Faculdade de Medicina da Universidade de São Paulo (IPq-HCFMUSP).

Jacy Bezerra Parmera
Neurologista Assistente do Grupo de Distúrbios do Movimento do Hospital das Clínicas da Faculdade de Medicina da Universidade de São Paulo (HCFMUSP). Doutorado em andamento pela FMUSP. Membro Titular da Academia Brasileira de Neurologia.

Jader Piccin
Psiquiatra, Psiquiatra da Infância e da Adolescência pelo Hospital de Clínicas de Porto Alegre. Mestre pelo Programa de Pós-graduação em Psiquiatria e Ciências do Comportamento da Universidade Federal do Rio Grande do Sul. Pesquisador do Programa de Depressão na Infância e na Adolescência do Hospital de Clínicas de Porto Alegre.

Jamila Aparecida Rocha Pimentel
Psicóloga colaboradora do Programa Transtornos do Espectro Obsessivo-Compulsivo (PROTOC) do Instituto de Psiquiatria do Hospital das Clínicas da Faculdade de Medicina da Universidade de São Paulo.

Jefferson Cunha Folquitto
Doutor em Psiquiatria pela Faculdade de Medicina da Universidade de São Paulo (FMUSP). Professor colaborador do

Departamento de Psiquiatria da FMUSP. Médico assistente da Enfermaria de Psicogeriatria do Instituto de Psiquiatria do Hospital das Clínicas da FMUSP.

Jerusa Smid
Neurologista. Grupo de Neurologia Cognitiva e do Comportamento (GNCC) do Departamento de Neurologia do Hospital das Clínicas da Faculdade de Medicina da Universidade de São Paulo. Instituto de Infectologia Emílio Ribas. Grupo Médico Assistencial de Memória e Distúrbios Cognitivos do Hospital Israelita Albert Einstein.

Joana Portolese
Neuropsicóloga. Mestranda pelo Instituto de Psiquiatria do Hospital das Clínicas da Faculdade de Medicina da Universidade de São Paulo (IPq-HCFMUSP). Coordenadora Geral do Programa de Diagnóstico do Ambulatório de Autismo (PROTEA) do Serviço de Psiquiatria da Infância e Adolescência do IPq-HCFMUSP.

João Afif Abdo
Urologista. Mestre em Urologia pela Escola Paulista de Medicina da Universidade Federal de São Paulo (EPM-UNIFESP). Chefe do Serviço de Urologia do Hospital Santa Cruz, de São Paulo. Vice-presidente da Sociedade Latino-Americana de Medicina Sexual (SLAMS). Tesoureiro da Associação Brasileira de Estudos em Medicina e Saúde Sexual (ABEMSS).

João Maurício Castaldelli-Maia
Professor Auxiliar de Psiquiatria do Departamento de Neurociência do Centro Universitário Saúde ABC. Orientador da Pós-graduação do Departamento de Psiquiatria da Faculdade de Medicina da USP. Pesquisador do Programa Interdisciplinar de Estudos de Álcool e Drogas (GREA). Presidente do Centro de Estudos em Saúde Mental do ABC.

Joel Rennó Júnior
Professor Colaborador Médico do Departamento de Psiquiatria da Faculdade de Medicina da Universidade de São Paulo (FMUSP). Diretor do ProMulher – Programa Saúde Mental da Mulher do Instituto de Psiquiatria do Hospital das Clínicas da FMUSP (IPq-HCFMUSP). Coordenador da Comissão de Saúde Mental da Mulher da Associação Brasileira de Psiquiatria (ABP).

Jorge Augusto Alves Silveira
Graduado pela Universidade Federal de Mato Grosso (UFMT). Psiquiatra e Psicogeriatra pelo Instituto de Psiquiatria do Hospital das Clínicas da Faculdade de Medicina da Universidade de São Paulo (IPq-HCFMUSP). Colaborador do Programa Terceira Idade (PROTER).

José Gallucci Neto
Mestre em Psiquiatria pela Faculdade de Medicina da Universidade de São Paulo (FMUSP). Chefe da Unidade Metabólica do Instituto de Psiquiatria do Hospital das Clínicas da FMUSP

(IPq-HCFMUSP). Diretor dos Serviços de ECT e Vídeo-EEG do IPq-HCFMUSP. Supervisor do Programa de Neuropsiquiatria do IPq-HCFMUSP. *International Fellow* da American Psychiatric Association. *Fellow* em ECT pela Columbia University – City of New York.

Jozélio Freire de Carvalho
Médico reumatologista. Professor Livre-Docente da Universidade de São Paulo. Professor associado do Instituto de Ciências da Saúde da Universidade Federal da Bahia. Pós-doutorado pela Universidade de Tel-Aviv, Israel.

Júlia Cunha Loureiro
Psiquiatra. Graduação, Residência Médica e Subespecialidade em Psiquiatria Geriátrica pela Universidade Estadual de Campinas (UNICAMP). Doutoranda no Instituto de Psiquiatria do Hospital das Clínicas da Faculdade de Medicina da Universidade de São Paulo (IPq-HCFMUSP). Pesquisadora do Laboratório de Neurociências (LIM-27) do IPq-FMUSP.

Juliana Emy Yokomizo
Doutorado pela Faculdade de Medicina da Universidade de São Paulo (FMUSP). Especialista em Neuropsicologia e Psicologia Hospitalar. Psicóloga do Serviço de Psicologia e Neuropsicologia do Instituto de Psiquiatria do Hospital das Clínicas da FMUSP. Pesquisadora colaboradora do Programa Terceira Idade (PROTER).

Juliana Hangai Vaz Guimarães Nogueira
Psiquiatra, com pós-graduação em Psicopatologia Fenomenológica e colaboradora do PROJEPSI do Instituto de Psiquiatria do Hospital das Clínicas da Faculdade de Medicina da Universidade de São Paulo.

Julio Renó Sawada
Psiquiatra. Graduação em Medicina pela Faculdade de Medicina da Universidade de São Paulo (FMUSP). Residência em Psiquiatria e Ano Adicional em Psiquiatria da Infância e Adolescência pelo Instituto de Psiquiatria do Hospital das Clínicas da FMUSP (IPq-HCFMUSP). Colaborador do Programa Transtornos de Ansiedade na Infância e Adolescência (PROTAIA) do Serviço de Psiquiatria da Infância e Adolescência (SEPIA) do IPq-HCFMUSP.

Kaê Leopoldo
Graduação em Psicologia pelo Instituto de Psicologia da Universidade de São Paulo. Mestrado em Ciências pelo Programa de Psicologia Experimental do Instituto de Psicologia da Universidade de São Paulo. Doutorando pelo Programa de Neurociências e Comportamento da Universidade de São Paulo e pesquisador do Centro de Informações sobre Saúde e Álcool (CISA).

Karla Mathias de Almeida
Mestre em Saúde Comunitária pelo Instituto de Saúde Coletiva da Universidade Federal da Bahia. Doutora em Ciências pela

Universidade de São Paulo (USP). Professora Colaboradora do Departamento de Psiquiatria da Faculdade de Medicina da USP (FMUSP). Médica Assistente e Supervisora de Residentes do Instituto de Psiquiatria do Hospital das Clínicas da FMUSP (IPq-HCFMUSP). Vice-Coordenadora do Programa de Transtorno Bipolar (PROMAN) do IPq-HCFMUSP.

Karolina G. César
Doutorado em Ciências pelo Departamento de Neurologia da Faculdade de Medicina da Universidade de São Paulo (FMUSP). Neurologista do Grupo de Neurologia Cognitiva e do Comportamento do Hospital das Clínicas da FMUSP. Professora de Neurologia da Universidade de Taubaté.

Kelly dos Santos Prado
Psiquiatra pelo Instituto de Psiquiatria do Hospital das Clínicas da Faculdade de Medicina da Universidade de São Paulo (IPq-HCFMUSP). Colaboradora no Ambulatório de Gestantes do Grupo de Interconsulta do IPq-HCFMUSP.

Klára Kapronezai Winstanley
Médica formada pela Faculdade de Medicina da Universidade de São Paulo (FMUSP). Residente em Psiquiatria do Departamento de Psiquiatria da FMUSP.

Laís Lundstedt Kahtalian
Graduação em Medicina pela Universidade de Santo Amaro (UNISA). Residência em Psiquiatria pelo Hospital do Servidor Público Estadual de São Paulo (IAMSPE). Docente da Pós-graduação em Suicidologia da Universidade Municipal de São Caetano do Sul (USCS). Colaboradora do Ambulatório de Psicogeriatria (PROTER) do Instituto de Psiquiatria do Hospital das Clínicas da Faculdade de Medicina da Universidade de São Paulo (IPq-HCFMUSP).

Leandro da Costa Lane Valiengo
Médico graduado pela Faculdade de Medicina da Universidade de São Paulo (FMUSP). Residência em Psiquiatria pelo Hospital das Clínicas da FMUSP (HCFMUSP). Doutor em Ciências Médicas pela FMUSP. Coordenador do Ambulatório de Psicogeriatria e do Serviço Interdisciplinar do Instituto de Psiquiatria do HCFMUSP. Professor da pós-graduação do Programa de Fisiopatologia Experimental da FMUSP.

Lécio Figueira Pinto
Neurologista, Especialista em Epilepsia e Neurofisiologia Clínica. Doutor em Neurologia pela Faculdade de Medicina da Universidade de São Paulo (FMUSP). Médico Assistente da Divisão de Clínica Neurológica do Hospital das Clínicas da FMUSP (HCFMUSP), do Grupo de Epilepsia e Coordenador do Ambulatório de Epilepsia de Adultos do HCFMUSP. Médico Assistente da Unidade de VídeoEEG do Instituto de Psiquiatria do HCFMUSP.

Lee Fu-I
Psiquiatra da infância e adolescência. Doutora em Psiquiatria pela Faculdade de Medicina da Universidade de São Paulo (FMUSP). Médica Supervisora do Serviço de Psiquiatria da Infância e da Adolescência do Instituto de Psiquiatria do Hospital das Clínicas da FMUSP. Responsável pelo Programa de Atendimento aos Transtornos Afetivos (PRATA) no mesmo serviço.

Leonardo Afonso dos Santos
Psiquiatra. Colaborador do Projeto de Epilepsia e Psiquiatria (PROJEPSI) e do Serviço Interdisciplinar de Neuromodulação (SIN) do Instituto de Psiquiatria do Hospital das Clínicas da Faculdade de Medicina da Universidade de São Paulo (IPq-HCFMUSP). Mestrando em Psiquiatria pela Universidade de São Paulo. Médico assistente no Instituto Bairral de Psiquiatria (IBP).

Leonardo F. Fontenelle
Programa de Pesquisa em Transtornos do Espectro Obsessivo, Compulsivo e Ansioso, Instituto de Psiquiatria, Universidade Federal do Rio de Janeiro. Instituto D'Or de Pesquisa e Ensino, Rio de Janeiro. Turner Institute for Brain and Mental Health, Monash University, Victoria, Australia.

Leonel Tadao Takada
Neurologista – Grupo de Neurologia Cognitiva e do Comportamento (GNCC) do Departamento de Neurologia do Hospital das Clínicas da Faculdade de Medicina da Universidade de São Paulo (HCFMUSP) e Centro de Referência em Distúrbios Cognitivos (CEREDIC) do HCFMUSP.

Letícia Maria Furlanetto
Psiquiatra, Mestrado e Doutorado em Psiquiatria pela Universidade Federal do Rio de Janeiro (UFRJ). Pós-doutorado em Psiquiatria de Hospital Geral na Rush University, Chicago, EUA. Coordenadora do Departamento de Interconsulta da ABP (2002-2004). Professora Associada aposentada de Psiquiatria do Departamento de Clínica Médica da Universidade Federal de Santa Catarina (UFSC).

Leticia Santoro Azevedo Soster
Neuropediatra, Neurofisiologista Clínica e Médica do Sono. Doutora em Ciências pela Universidade de São Paulo (FMUSP). Responsável pelo Serviço de Sono Infantil do Instituto da Criança e do Adolescente do Hospital das Clínicas da FMUSP (ICr-HCFMUSP). Neurofisiologista Clínica da Polissonografia e Coordenadora da Pós-graduação em Sono do Hospital Israelita Albert Einsten.

Lia Arno Fiore
Médica do Instituto de Psiquiatria do Hospital das Clínicas da Faculdade de Medicina da Universidade de São Paulo (IPq-HCFMUSP). Laboratório de Neuroimagem em Psiquiatria do HCFMUSP (LIM-21).

Livea Carla Fidalgo Garcêz Sant'Ana
Psicóloga. Graduada pela Faculdade de Ciências e Letras da Universidade Estadual de São Paulo. Especialização em Neuropsicologia pelo Hospital das Clínicas da Faculdade de Medicina da Universidade de São Paulo (HCFMUSP). Pesquisadora do Laboratório de Neurociências (LIM-27) do HCFMUSP.

Lívia Emy Fukuda
Médica graduada pela Faculdade de Medicina da Universidade de São Paulo (FMUSP). Residência em Psiquiatra pelo Instituto de Psiquiatria do Hospital das Clínicas da FMUSP. Membro da Sociedade Brasileira de Psicopatologia Fenômeno-Estrutural (SBPFE).

Livia Souza Santos
Graduação em Medicina pela Faculdade de Medicina da Universidade de São Paulo (FMUSP). Residência Médica em Psiquiatria pelo Instituto de Psiquiatria do Hospital das Clínicas da FMUSP (IPq-HC-FMUSP). Título de Especialista em Psiquiatria pela Associação Brasileira de Psiquiatria (ABP). Médica Colaboradora do Programa de Neuropsiquiatria (PROJEPSI) do IPq-HCFMUSP. Psiquiatra do Ambulatório de Neurologia do Hospital Santa Marcelina.

Luan Carvalho
Departamento de Psiquiatria, Instituto de Psiquiatria, Departamento de Neurologia, Universidade de São Paulo.

Luana Dongue Martinez
Psiquiatra com subespecialidade em Psiquiatria Geriátrica. Colaboradora do Laboratório de Neurociências (LIM-27), Departamento e Instituto de Psiquiatria do Hospital das Clínicas da Faculdade de Medicina da Universidade de São Paulo.

Luara Nagata Otoch
Psiquiatra Geral e Psiquiatra da Infância e Adolescência pelo Instituto de Psiquiatria do Hospital das Clínicas da Faculdade de Medicina da Universidade de São Paulo (IPq-HCFMUSP). Colaboradora do Serviço de Psiquiatria da Infância e Adolescência do IPq-HCFMUSP.

Luciana Mendonça Barbosa
Neurologista, área de atuação em Dor, Faculdade de Medicina da Universidade de São Paulo.

Luciene Stivanin
Diretora do ReEscreva - Clínica Especializada em Aprendizagem. Professora contratada do curso de Fonoaudiologia da Faculdade de Medicina da Universidade de São Paulo (FMUSP), responsável pelo Laboratório de Investigação Fonoaudiológica em Leitura e Escrita, pelo Estágio Supervisionado em Fonoaudiologia Educacional/Programa Escola (2016-2018). Pesquisadora no Instituto de Psiquiatria do Hospital das Clínicas da FMUSP, no ambulatório Programa Equilíbrio, especializado no atendimento a crianças e adolescentes em situação de vulnerabilidade social e vítimas de maus tratos. Professora de cursos de Pós-graduação Latu Sensu do Centro Universitário Faculdades Metropolitanas Unidas (FMU).

Luis Antonio Bozutti
Psiquiatra, com pós-graduação em Psicopatologia Fenomenológica, membro da Sociedade Brasileira de Psicopatologia Fenômeno-estrutural e colaborador do PROJEPSI do Instituto de Psiquiatria do Hospital das Clínicas da Faculdade de Medicina da Universidade de São Paulo (IPq-HCFMUSP).

Luis Augusto Rohde
Professor Titular do Departamento de Psiquiatria e Medicina Legal da Universidade Federal do Rio Grande do Sul (UFRGS). Professor Colaborador da Pós-graduação em Psiquiatria da Universidade de São Paulo. Coordenador do Programa de TDAH do Hospital das Clínicas de Porto Alegre (HCPA) da UFRGS.

Luís Fernando Rangel
Médico formado pela Faculdade de Medicina da Universidade de São Paulo (FMUSP). Residência em Clínica Médica e Geriatria pela FMUSP. Doutorando pelo Programa de Ciências Médicas da FMUSP.

Luísa Shiguemi Sugaya
Psiquiatra da Infância e Adolescência. Psiquiatra colaboradora do Programa de Diagnóstico e Intervenções Precoces do Serviço de Psiquiatria da Infância e Adolescência do Instituto de Psiquiatria do Hospital das Clínicas da Faculdade de Medicina da Universidade de São Paulo (IPq-HCFMUSP).

Luisa Terroni
Psiquiatra. Doutora em Ciências pela Faculdade de Medicina da Universidade de São Paulo.

Luiz Fernando de Almeida Lima e Silva
Psiquiatra. Mestre em Ciências Médicas pela Universidade Estadual de Campinas (UNICAMP). Assistente do Departamento de Psicologia Médica e Psiquiatria da FCM-UNICAMP. Coordenador do Serviço de Psiquiatria Geriátrica e Neuropsiquiatria do HC-UNICAMP.

Luiz Teixeira Sperry Cezar
Médico Assistente do Instituto de Infectologia Emílio Ribas. Médico Pesquisador do Grupo de Interconsulta Hospitalar do Instituto de Psiquiatria do Hospital das Clínicas da Faculdade de Medicina da Universidade de São Paulo.

Marcello Menta Simonsen Nico
Professor Associado do Departamento de Dermatologia da Faculdade de Medicina da Universidade de São Paulo (FMUSP). Responsável pelo Ambulatório de Psicodermatoses da Divisão de Dermatologia do Hospital das Clínicas da FMUSP.

Marcelo Camargo Batistuzzo

Professor do Departamento de Métodos e Técnicas do Curso de Psicologia da Faculdade de Ciências Humanas e da Saúde da Pontifícia Universidade Católica de São Paulo (PUC-SP). Graduado em Psicologia pela PUC-SP e Doutor em Ciências Médicas pela Departamento de Neurologia da Faculdade de Medicina da Universidade de São Paulo (FMUSP). Pós-Doutorado no Departamento de Psiquiatria da FMUSP. Especialista em Neuropsicologia pelo Conselho Federal de Psicologia (CFP).

Marcelo José Abduch Adas Brañas

Médico e psiquiatra pela Faculdade de Medicina da Universidade de São Paulo (FMUSP). Supervisor e cofundador do ADRE (Ambulatório para o Desenvolvimento dos Relacionamentos e das Emoções) do Serviço de Psiquiatria da Infância e Adolescência do Instituto de Psiquiatria do Hospital das Clínicas da FMUSP (SEPIA-IPq-HCFMUSP). *Research Fellowship* no Mclean Hospital, Harvard University. Treinador Oficial de *Good Psychiatric Management* pelo Gunderson Personality Disorders Institute do McLean Hospital (Harvard Medical School). Treinamento em DBT pela Behavior Tech e em Tratamento Baseado na Mentalização pelo Gunderson Personality Disorders Institute.

Marcelo Queiroz Hoexter

Vice-coordenador do Programa Transtornos do Espectro Obsessivo-Compulsivo (PROTOC) e orientador do Programa de Pós-graduação do Departamento de Psiquiatria da Faculdade de Medicina da Universidade de São Paulo (FMUSP). Graduação em Medicina pela Universidade Federal de São Paulo (UNIFESP). Doutorado em Psiquiatria e Psicologia Médica pela UNIFESP. Pós-Doutorado pelo Departamento de Radiologia e pelo Departamento de Psiquiatria da FMUSP.

Márcia Morikawa

Médica pela Faculdade de Medicina da Universidade de São Paulo (FMUSP). Psiquiatra pelo Instituto de Psiquiatria do Hospital das Clínicas da FMUSP (IPq-HCFMUSP). Psiquiatra da Infância e Adolescência pelo Serviço de Psiquiatria Infantil (SEPIA) do IPq-HCFMUSP. Médica Assistente da Psiquiatria Infantil do SEPIA IPq-HCFMUSP. Médica Colaboradora do Grupo de Apoio Psicológico ao Aluno FMUSP (GRAPAL).

Márcia Radanovic

Médica Neurologista. Mestrado e Doutorado em Neurologia pela Faculdade de Medicina da Universidade de São Paulo (FMUSP). Pós-doutorado pelo Departamento de Psiquiatria da FMUSP. Pesquisadora do Laboratório de Neurociências (LIM-27), Departamento e Instituto de Psiquiatria da FMUSP.

Márcio Antonini Bernik

Médico Psiquiatra graduado pela Faculdade de Medicina da Universidade de São Paulo (FMUSP). Doutor pelo Departamento de Psiquiatria da FMUSP. Coordenador do Programa de Ansiedade (AMBAN) do Instituto de Psiquiatria do Hospital das Clínicas da FMUSP.

Marcio Eduardo Bergamini Vieira

Médico formado pela Faculdade de Medicina da Universidade de São Paulo (FMUSP). Residência em Psiquiatria pelo Hospital das Clínicas da FMUSP. Especialista em Psiquiatria pela ABP e AMB. Mestrado em Ciências pela USP. MBA Executivo em Gestão em Saúde pela APM e Proahsa HCFMUSP. Membro das Comissões de Residência Médica e de Ligas Acadêmcias da ABP. Médico supervisor de internos e residentes no Hospital Universitário da USP e Docente do Curso Médico da Uninove.

Márcio Gerhardt Soeiro-de-Souza

Professor e orientador da Pós-graduação em Psiquiatria da Faculdade de Medicina da Universidade de São Paulo (FMUSP). Médico Pesquisador do GRUDA do Instituto de Psiquiatria do Hospital das Clínicas da FMUSP (IPq-HCFMUSP).

Marcio Nattan P. Souza

Neurologista pelo Hospital das Clínicas da Faculdade de Medicina da Universidade de São Paulo. Membro da Sociedade Brasileira de Cefaleia, da International Headache Society e da American Headache Society.

Marcionilo Gomes Laranjeiras Neto

Psiquiatra. Mestre pelo Departamento de Psiquiatria da Faculdade de Medicina da Universidade de São Paulo (FMUSP). Colaborador do Programa de Ansiedade do Instituto de Psiquiatria do Hospital das Clínicas da FMUSP.

Marco de Tubino Scanavino

Médico pela Universidade Federal de Ciências da Saúde de Porto Alegre (UFCSPA). Mestre e Doutor em Ciências da Saúde, na Área de Concentração da Psiquiatria. Colaborador do Programa Ambulatorial Integrado dos Transtornos do Impulso (ProAMITI) do Instituto de Psiquiatria do Hospital das Clínicas da Faculdade de Medicina da Universidade de São Paulo (IPq-HCFMUSP). Pós-Doutor na área de concentração das Moléstias Infecciosas e Parasitárias, pela FMUSP. Médico assistente do IPq-HCFMUSP no Centro de Reabilitação e Hospital-Dia (CRHD). Fundador e Coordenador do Ambulatório de Impulso Sexual Excessivo e de Prevenção aos Desfechos Negativos associados ao Comportamento Sexual (AISEP-IPq-HCFMUSP). Professor do Departamento de Psiquiatria da FMUSP e Orientador Pleno da Pós-graduação em Fisiopatologia Experimental da FMUSP.

Marcos Carvalho Alves

Graduado em Medicina pela Universidade Federal da Bahia (UFBA). Residência médica em Psiquiatria pelo Instituto de Psiquiatria do Hospital das Clínicas da Faculdade de Medicina da Universidade de São Paulo (IPq-HCFMUSP). Médico colaborador do Grupo de Trauma do IPq-HCFMUSP.

Marcos Signoretti Croci

Médico e psiquiatra pela Faculdade de Medicina da Universidade de São Paulo (FMUSP). Supervisor e cofundador do ADRE (Ambulatório para o Desenvolvimento dos Relacionamentos e das Emoções) do Serviço de Psiquiatria da Infância e Adolescência do Instituto de Psiquiatria do Hospital das Clínicas da FMUSP (SEPIA-IPq-HCFMUSP). Research Fellowship no Mclean Hospital, Harvard University. Treinador Oficial de *Good Psychiatric Management* pelo Gunderson Personality Disorders Institute do McLean Hospital (Harvard Medical School). Treinamento em DBT pela Behavior Tech e em Tratamento Baseado na Mentalização pelo Gunderson Personality Disorders Institute.

Marcos Vasconcelos Pais

Psiquiatra. Graduado pela Faculdade de Medicina da Universidade de Brasília. Residência Médica em Psiquiatria pelo Instituto de Assistência Médica ao Servidor Público Estadual em São Paulo (IAMSPE). Pesquisador do Laboratório de Neurociências (LIM-27) do Hospital das Clínicas da Faculdade de Medicina da Universidade de São Paulo.

Maria Alice de Mathis

Psicóloga. Doutora em Ciências pela Universidade de São Paulo. Pós-doutoranda do Departamento de Psiquiatria da Faculdade de Medicina da Universidade de São Paulo.

Maria Alice Scardoelli

Psiquiatra. Médica-assistente do Programa de Esquizofrenia (PROJESQ) do Instituto de Psiquiatria do Hospital das Clínicas da Faculdade de Medicina da Universidade de São Paulo (IPq-HCFMUSP).

Maria Conceição do Rosário

Professora Associada do Departamento de Psiquiatria da Universidade Federal de São Paulo (UNIFESP). Coordenadora da Unidade de Psiquiatria da Infância e Adolescência (UPIA) da UNIFESP. Coordenadora do Programa de Apoio a Primeira Infância (PAPI) da UPIA-UNIFESP.

Maria Elisa Martins Bezerra

Psiquiatra formada pelo Instituto Bairral de Psiquiatria e Psiquiatra da Infância e da Adolescência formada pelo Instituto de Psiquiatria do Hospital das Clínicas da Faculdade de Medicina da Universidade de São Paulo (IPq-HCFMUSP).

Maria José Azevedo de Brito

Pós-Doutora em Ciências pela Universidade Federal de São Paulo (UNIFESP) com foco na psicopatologia da cirurgia plástica – transtorno dismórfico-corporal. Pesquisadora colaboradora do PRO-AMITI do Instituto de Psiquiatria do Hospital das Clínicas da Faculdade de Medicina da Universidade de São Paulo.

Maria Odila Buti de Lima

Psiquiatra e psicoterapeuta. Analista junguiana pela Sociedade Brasileira de Psicologia Analítica, filiada à International for Analytical Psychology. Supervisora de residentes do Serviço de Psiquiatria da Infância e Adolescência do Instituto de Psiquiatria do Hospital das Clínicas da Faculdade de Medicina da Universidade de São Paulo (IPq-HCFMUSP). Supervisora de residentes do Serviço de Psicoterapia do IPq-HCFMUSP.

Maria Paula Maziero

Aluna de Medicina da Universidade Cidade de São Paulo (UNICID), aluna de Iniciação Científica e pesquisadora do Programa de Transtornos do Espectro Obsessivo-Compulsivo (PROTOC) do Instituto de Psiquiatria do Hospital das Clínicas da Faculdade de Medicina da Universidade de São Paulo.

Marina Aranha Fondello

Médica pela Pontifícia Universidade Católica de Campinas (PUC-Campinas). Psiquiatra pelo Hospital das Clínicas da Faculdade de Medicina de Ribeirão Preto da Universidade de São Paulo (HC-FMRP-USP). Psiquiatra da Infância e Adolescência pelo Instituto de Psiquiatria do Hospital das Clínicas da Faculdade de Medicina da Universidade de São Paulo (IPq-HCFMUSP).

Marina Flaborea Mazzoco

Médica psiquiatra graduada pela Faculdade de Medicina da Universidade de São Paulo (FMUSP) com pós-graduação em psicopatologia fenomenológica. Preceptora da residência em Psiquiatria do Instituto de Psiquiatria do Hospital das Clínicas da FMUSP (IPq-HCFMUSP) e colaboradora do ambulatório PROJEPSI do IPq-HCFMUSP.

Marina Maria Biella

Residência em Clínica Médica pela Faculdade de Medicina do ABC e em Geriatria pelo Hospital das Clínicas da Faculdade de Medicina da Universidade de São Paulo (HCFMUSP). Especialização em Psiquiatria Geriátrica pelo Instituto de Psiquiatria do HCFMUSP (IPq-HCFMUSP). Título de especialista em Geriatria. Coordenadora do Ambulatório de Alterações Comportamentais em Idosos (ACId) do Serviço de Geriatria do HCFMUSP. Doutoranda em Psiquiatria Geriátrica pelo IPq-HCFMUSP.

Mario Rodrigues Louzã

Doutor em Medicina pela Universidade de Würzburg, Alemanha. Médico Assistente e Coordenador do Programa de Esquizofrenia (PROJESQ) e do Programa de Déficit de Atenção e Hiperatividade no Adulto (PRODATH) do Instituto de Psiquiatria do Hospital das Clínicas da Faculdade de Medicina da Universidade de São Paulo.

Marisa Fortes

Jornalista, Neuropsicóloga e Psicóloga Clínica. Mestre em Desenvolvimento Humano (UNIMARCO) e Especialista em

Terapias Cognitivo-Comportamentais e Medicina Comportamental (UNIFESP). Psicóloga voluntária colaboradora do Programa de Esquizofrenia (PROJESQ) do Instituto de Psiquiatria do Hospital das Clínicas da Faculdade de Medicina da Universidade de São Paulo (IPq-HCFMUSP).

Martinus Theodorus van de Bilt
Médico Assistente do Instituto de Psiquiatria do Hospital das Clínicas da Faculdade de Medicina da Universidade de São Paulo. Coordenador do Grupo de Psicoses do Laboratório de Neurociências (LIM-27).

Mary Ann von Bismark
Médica Assistente do Centro de Reabilitação e Hospital Dia (CRHD) do Instituto de Psiquiatria do Hospital das Clínicas da Faculdade de Medicina da Universidade de São Paulo (IPq--HCFMUSP). Mestre em Ciências da Saúde – área de psiquiatria IPq, especializada em neuropsiquiatria e psicodramatista.

Mateus Boaventura
Neurologista do grupo de doenças desmielinizantes do Hospital das Clínicas da Faculdade de Medicina da Universidade de São Paulo. *Fellow* em Esclerose Múltipla pelo ECTRIMS no Centro de Esclerose Múltipla da Catalunha, Barcelona, Espanha. Membro da Academia Brasileira de Neurologia.

Mateus Mistieri Simabukuro
Neurologista Assistente do Pronto-Socorro Neurológico do Hospital das Clínicas da Faculdade de Medicina da Universidade de São Paulo (HCFMUSP). Membro do Ambulatório das Encefalites Imunomediadas do HCFMUSP. Neurologista do Instituto do Câncer do Estado de São Paulo (ICESP).

Mauricio Wajngarten
Professor Livre-Docente em Cardiologia pela Faculdade de Medicina da Universidade de São Paulo.

Mauro Victor de Medeiros Filho
Psiquiatra e Psiquiatra Infantil pelo Instituto de Psiquiatria do Hospital das Clínicas da Faculdade de Medicina da Universidade de São Paulo (IPqHCFMUSP). Médico Assistente do Serviço de Psiquiatria da Infância e Adolescência (SEPIA) do IPq-HCFMUSP.

Michele de Oliveira Gonzalez
Psiquiatra com residência médica pela Faculdade de Medicina do ABC e título de especialista pela Associação Brasileira de Psiquiatria (ABP). Médica colaboradora do Programa de Transtornos Alimentares (AMBULIM) do Instituto de Psiquiatria do Hospital das Clínicas da Faculdade de Medicina da Universidade de São Paulo.

Michelle Martins Vieira
Psicóloga graduada pela Universidade Federal de Juiz de Fora (UFJF). Especialista em Psicologia do Desenvolvimento Humano – UFJF. Aprimoramento em Terapia Cognitivo-Comportamental pelo AMBAN do Hospital das Clínicas da Faculdade de Medicina da Universidade de São Paulo (HCFMUSP) e Colaboradora do Programa de Ansiedade do Instituto de Psiquiatria do HCFMUSP.

Milena Gross de Andrade
Psiquiatra formada pela Faculdade de Medicina da Universidade de São Paulo. Psicanalista formada pelo IBPW.

Mirella Martins de Castro Mariani
Bióloga e psicóloga. Mestre em Distúrbios do Desenvolvimento pela Universidade Presbiteriana Mackenzie. Vice-presidente da comissão de voluntários do Instituto de Psiquiatria do Hospital das Clínicas da Faculdade de Medicina da Universidade de São Paulo (IPq-HCFMUSP). Diretora de Gestão do Programa Ambulatorial do Jogo.

Miriam Cristiane de Souza Campos
Psicóloga, especialista em Neuropsicologia pelo Instituto de Psiquiatria do Hospital das Clínicas da Faculdade de Medicina da Universidade de São Paulo (IPq-HCFMUSP).

Monica Kayo
Psiquiatra pela Universidade Federal de São Paulo (UNIFESP). Mestre em Ciências pela Faculdade de Medicina da Universidade de São Paulo (FMUSP).

Nadir A. Gil Ocanha Silva
Psicóloga Clínica. Especialização em Psicoterapia Psicanalítica no Instituto de Psicologia da Universidade de São Paulo. Membro da Associação de Psicoterapia Psicanalítica.

Natália L. Saldanha
Psiquiatra da Infância e Adolescência, com residência no Instituto Bairral de Psiquiatria e subespecialização no Instituto de Psiquiatria do Hospital das Clínicas da Faculdade de Medicina da Universidade de São Paulo (IPq-HCFMUSP). Preceptora da disciplina de Psiquiatria da Infância e Adolescência do IPq-HCFMUSP.

Natalia Mansur Haddad
Psiquiatra com graduação e especialização pela Faculdade de Medicina do ABC. Psiquiatra assistente da Faculdade de Medicina do ABC. Integrante da equipe de supervisores do Grupo de Psicoses do LIM-27 do Instituto de Psiquiatria do Hospital das Clínicas da Faculdade de Medicina da Universidade de São Paulo (IPq-HCFMUSP). Pós-graduanda pelo IPq-HCFMUSP.

Natalia Nasser Ximenes
Médica pela Escola Superior de Ciências da Saúde. Neurologista e Neuroimunologista pelo Hospital das Clínicas da Faculdade de Medicina da Universidade de São Paulo (HCFMUSP). Título de Neurologista pela Academia Brasileira de Neurologia (ABN).

Nicole Rezende da Costa
Psiquiatra. Residente no Programa de Dependência Química e Transtornos do Impulso e Colaboradora do Programa Ambulatorial Integrado dos Transtornos do Impulso (PRO-AMITI) e do Programa Ambulatorial do Jogo (PROAMJO) do Instituto de Psiquiatria do Hospital das Clínicas da Faculdade de Medicina da Universidade de São Paulo (IPqHCFMUSP).

Octávio Gonçalves Ribeiro
Médico Geriatra. Graduação pela Faculdade de Medicina da Universidade de São Paulo (FMUSP). Residência em Clínica Médica e Geriatria pelo Hospital das Clínicas da FMUSP (HC-FMUSP). Pós-graduação em Cuidados Paliativos pelo IEP-Sírio-Libanês. Médico colaborador do ambulatório de Psiquiatra Geriátrica LIM-27 do Instituto de Psiquiatria do HCFMUSP (IPq-HCFMUSP). Médico geriatra do Ambulatório de Envelhecimento em Síndrome de Down LIM-27 do IPq-HCFMUSP.

Orestes Vicente Forlenza
Professor Associado, Livre-Docente e Chefe do Departamento de Psiquiatria da Faculdade de Medicina da Universidade de São Paulo (FMUSP). Coordenador do Programa de Psiquiatria Geriátrica do LIM-27 (Laboratório de Neurociências), Instituto de Psiquiatria do Hospital das Clínicas da FMUSP.

Osvaldo Moreira Leal
Mestre em Alergia e Imunopatologia pela Universidade de São Paulo. Médico assistente do Hospital Universitário da Universidade de São Paulo.

Patricia Brunfentrinker Hochgraf
Psiquiatra. Coordenadora do PROMUD (Programa de Atenção à Mulher Dependente Química) do Instituto de Psiquiatria do Hospital das Clínicas da Faculdade de Medicina da Universidade de São Paulo (IPq-HCFMUSP). Médica assistente do IPq-HCFMUSP. Doutora em Medicina na área de Psiquiatria pela FMUSP. Professora Colaboradora da FMUSP. Autora do livro *Como lidar com o alcoolismo* (Hogrefe, 2018).

Patricia Buchain
Terapeuta Ocupacional. Doutorado em Ciências pelo Departamento de Psiquiatria da Faculdade de Medicina da Universidade de São Paulo (FMUSP). Treinamento no método *Taillored Activity Program* (TAP) pelo Johns Hopkins Hospital. Formação em reabilitação cognitivo-funcional e treinamento para o LOTCA com Noomi Katz. Terapeuta Ocupacional do Instituto de Psiquiatria do Hospital das Clínicas da FMUSP (IPq-HCFMUSP). Colaboradora do PROTER do IPq-HCFMUSP. Coordenadora de cursos de Aperfeiçoamento em Terapia Ocupacional.

Paula Villela Nunes
Médica Psiquiatra Colaboradora e Pesquisadora do Programa de Transtorno Bipolar (PROMAN) do Instituto de Psiquiatria do Hospital das Clínicas da Faculdade de Medicina da Universidade de São Paulo (IPq-HCFMUSP). Doutora em Medicina pelo Departamento de Psiquiatria da FMUSP. Coordenadora da Disciplina de Psiquiatria da Faculdade de Medicina de Jundiaí.

Paulo Cenacchi
Psicólogo Clínico. Mestrando pelo Programa de Pós-graduação em Neurociências e Comportamento (NEC) do Instituto de Psicologia da Universidade de São Paulo (USP). Participante do programa de Estágio de Pesquisador da Faculdade de Medicina da USP (FMUSP).

Paulo Clemente Sallet
Doutor em Psiquiatria pela Faculdade de Medicina da Universidade de São Paulo (FMUSP). Professor Colaborador do Departamento de Psiquiatria da FMUSP. Coordenador do Programa de Residência Médica em Psiquiatria da FMUSP. Coordenador da Unidade de Agudos do Instituto de Psiquiatria do Hospital das Clínicas da FMUSP.

Paulo Mattos
Professor Associado da Universidade Federal do Rio de Janeiro (UFRJ). Doutor em Psiquiatria. Pesquisador do Instituto D'Or de Pesquisa e Ensino.

Pedro Fukuti
Graduação e Residência na Faculdade de Medicina da Universidade de São Paulo (FMUSP). Psiquiatra preceptor da graduação (2019-2020) e da residência médica (2020-2021) no Instituto de Psiquiatria do Hospital das Clínicas da FMUSP.

Pedro Gomes de Alvarenga
Psiquiatra, Doutor pela Faculdade de Medicina da Universidade de São Paulo. Docente no Hospital Sírio-Libanês.

Pedro Henrique Silva Maranhão
Médico Psiquiatra formado pelo Instituto de Psiquiatria da Universidade Federal do Rio de Janeiro (IPUB-UFRJ). Residente em Psiquiatria da Infância e Adolescência do Instituto de Psiquiatria do Hospital das Clínicas da Faculdade de Medicina da Universidade de São Paulo (IPq-HCFMUSP).

Priscila Chacon
Psicóloga clínica, colaboradora do Programa Transtornos do Espectro Obsessivo-Compulsivo (PROTOC) do Instituto de Psiquiatria do Hospital das Clínicas da Faculdade de Medicina da Universidade de São Paulo.

Priscila Dib Gonçalves
Psicóloga e neuropsicóloga. Doutora (Faculdade de Medicina da Universidade de São Paulo – FMUSP). Pós-doutorado (Universidade da Califórnia, San Diego). Supervisora no Serviço de Psicologia e Neuropsicologia. Professora colaboradora do Departamento de Psiquiatria da FMUSP. Psicóloga pesquisadora no Programa Interdisciplinar de Estudos de Álcool e Drogas (GREA) do Instituto de Psiquiatria do Hospital das Clínicas da

FMUSP (IPq-HCFMUSP) e no Grupo de Neuroimagem dos Transtornos Neuropsiquiátricos (LIM-21) do IPq-HCFMUSP.

Rafael Conceição dos Santos
Graduado em Medicina pela Universidade de São Paulo.

Rafael Garcia Benatti
Psiquiatra do Instituto do Câncer do Estado de São Paulo (ICESP).

Raphael Felice Neto
Psiquiatra Geral e Psiquiatra da Infância e Adolescência pelo Instituto de Psiquiatria do Hospital das Clínicas da Faculdade de Medicina da Universidade de São Paulo (IPq-HCFMUSP). Colaborador do Serviço de Psiquiatria da Infância e Adolescência do IPq-HCFMUSP.

Raphaella Moura Cardoso
Médica pela Universidade Federal de Alagoas. Neurologista pela Casa de Saúde Santa Marcelina. Neuroimunologista pelo Programa de *Fellowship* do Hospital das Clínicas da Faculdade de Medicina da Univerdade de São Paulo (HCFMUSP). Título de Neurologista pela Academia Brasileira de Neurologia (ABN). Membra titular da ABN.

Renata de Melo Felipe da Silva
Psiquiatra. Doutoranda em Psiquiatria pelo Instituto de Psiquiatria do Hospital das Clínicas da Faculdade de Medicina da Universidade de São Paulo (IPq-HCFMUSP). Colaboradora do Programa Transtornos do Espectro Obsessivo-Compulsivo (PROTOC) do IPq-HCFMUSP.

Renata Ferraz Torrez
Médica psiquiatra pelo Hospital das Clínicas da Faculdade de Medicina da Universidade de São Paulo (HCFMUSP). Membro analista da Sociedade Brasileira de Psicologia Analítica. Membro da International Association for Analytical Psychology.

Renato Luiz Marchetti
Psiquiatra. Doutor em Psiquiatria pela Faculdade de Medicina da Universidade de São Paulo (FMUSP). Médico assistente do Instituto de Psiquiatria do Hospital das Clínicas da FMUSP (IPq--HCFMUSP). Coordenador do PROJEPSI do IPq-HCFMUSP.

Renato Teodoro Ramos
Psiquiatra. Residência médica, Doutorado e Livre Docência pela Faculdade de Medicina da Universidade de São Paulo. Médico assistente do Frederick W. Thompson Anxiety Disorders Centre, Departamento de Psiquiatria, Sunnybrook Health Sciences Centre, Toronto. Professor Associado, Departamento de Psiquiatria, Faculdade de Medicina da Universidade de Toronto, Canada.

Renê Cabral Jorge
Psicólogo. Especialista em Terapia Comportamental Cognitiva em Saúde Mental pela Escola de Educação Permanente do Hospital das Clínicas da Faculdade de Medicina da Universidade de São Paulo (HCFMUSP). Colaborador do Programa de Ansiedade do Instituto de Psiquiatria do HCFMUSP.

Renério Fráguas Júnior
Professor Associado, Departamento e Instituto de Psiquiatria do Hospital das Clínicas da Faculdade de Medicina da Universidade de São Paulo (IPq-HCFMUSP). Diretor da Divisão de Psiquiatria e Psicologia do Hospital Universitário (HU) – USP. Coordenador do Grupo de Pesquisa em Depressão na Interface da Psiquiatria com outras Especialidades. Laboratório de Investigação Médica, LIM-21.

Ricardo Abrantes do Amaral
Mestre e Doutor pela Faculdade de Medicina da Universidade de São Paulo (FMUSP). Professor colaborador do Departamento de Psiquiatria da FMUSP. Médico Psiquiatra pela Faculdade de Medicina da Pontifícia Universidade Católica de São Paulo (PUC-SP). Coordenador do setor de ensino do Programa Interdisciplinar de Estudos de Álcool e Drogas (GREA) do Instituto e Departamento de Psiquiatria do Hospital das Clínicas da FMUSP.

Ricardo Alberto Moreno
Fundador e Diretor do Programa de Transtornos Afetivos (GURDA) do Instituto de Psiquiatria do Hospital das Clínicas da Faculdade de Medicina da Universidade de São Paulo (IPq-HCFMUSP). Professor de disciplina e orientador da pós-graduação da FMUSP. Fundador da Associação Brasileira de Familiares, Amigos e portadores de Transtornos Afetivos (ABRATA).

Ricardo Nitrini
Professor Titular de Neurologia da Faculdade de Medicina da Universidade de São Paulo (FMUSP). Coordenador do Grupo de Neurologia Cognitiva e do Comportamento (GNCC) do Departamento de Neurologia do Hospital das Clínicas da FMUSP e Centro de Referência em Distúrbios Cognitivos (CEREDIC) do Hospital das Clínicas da FMUSP.

Ricardo William Muotri
Doutor e Mestre em Ciências pela Faculdade de Medicina da Universidade de São Paulo (FMUSP). Especialista em Educação Física Adaptada e Saúde. Professor de Educação Física graduado pela UNESP – Rio Claro. Professor Titular da Universidade Paulista. Colaborador do Programa de Ansiedade (AM-BAN) do Instituto de Psiquiatria do Hospital das Clínicas da FMUSP. Principais áreas de atuação: Exercício Físico, Transtornos Mentais, Transtornos de Ansiedade e Depressão.

Rita Cecília Rocha Ferreira

Psiquiatra do Programa de Terceira Idade (PROTER) do Instituto de Psiquiatria do Hospital das Clínicas da Faculdade de Medicina da Universidade de São Paulo (IPq-HCFMUSP).

Rodrigo Boavista

Psicólogo e pesquisador do Programa Transtornos do Espectro Obsessivo-Compulsivo (PROTOC) do Instituto de Psiquiatria do Hospital das Clínicas da Faculdade de Medicina da Universidade de São Paulo.

Rodrigo da Silva Dias

Psiquiatra, Mestre e Doutor em Medicina pela Faculdade de Medicina da Universidade de São Paulo. Pesquisador do Grupo de Estudo em Transtorno Bipolar (PROMAN) do Instituto de Psiquiatria do Hospital das Clínicas da Faculdade de Medicina da Universidade de São Paulo.

Rodrigo Darouche Gimenez

Psiquiatra com graduação e residência médica pela Faculdade de Medicina da Universidade de São Paulo (FMUSP). Colaborador do Programa de Saúde Mental da Mulher (ProMulher) do Instituto de Psiquiatria do Hospital das Clínicas da FMUSP.

Rodrigo Díaz Olmos

Professor Doutor do Departamento de Clínica Médica da Faculdade de Medicina da Universidade de São Paulo. Médico Assistente da Divisão de Clínica Médica do Hospital Universitário da USP.

Rodrigo Menezes Machado

Psiquiatra. Psiquiatra Colaborador do Ambulatório Integrado dos Transtornos do Impulso (PRO-AMITI) do Instituto de Psiquiatria do Hospital das Clínicas da Faculdade de Medicina da Universidade de São Paulo (IPq-HCFMUSP). Residência Médica em Psiquiatria pela Santa Casa de São Paulo. Título de Especialista em Psiquiatria pela Associação Brasileira de Psiquiatria. Professor do Curso de Transtornos de Controle dos Impulsos, organizado pelo PRO-AMITI.

Romel Lenin Ibarra Fernandez

Médico Neurologista. Laboratório de Neurociências (LIM-27), Departamento e Instituto de Psiquiatria do Hospital das Clínicas da Faculdade de Medicina da Universidade de São Paulo.

Rosa Hasan

Neurologista especialista em Medicina do Sono. Coordenadora do Laboratório do Sono e Ambulatório do Sono (ASONO) do Instituto de Psiquiatria do Hospital das Clínicas da Faculdade de Medicina da Universidade de São Paulo.

Rosana Ramos de Freitas

Psiquiatra pela Universidade Estadual de Campinas (UNICAMP). Psiquiatra colaboradora do Programa de Esquizofrenia (PROJESQ) do Instituto de Psiquiatria do Hospital das Clínicas da

Faculdade de Medicina da Universidade de São Paulo de 2012 a 2018. Mestre em Ciências pela Faculdade de Medicina da Universidade de São Paulo (FMUSP).

Rosane Lowenthal

Professora Assistente do Departamento de Saúde Mental da Faculdade de Ciências Médicas da Santa Casa de São Paulo. Mestrado e Doutorado em Distúrbios do Desenvolvimento pela Universidade Presbiteriana Mackenzie. Pós-doutorado em Psiquiatria e Psicologia Médica pela Universidade Federal de São Paulo.

Roseli Gedanke Shavitt

Psiquiatra. Professora Colaboradora-Médica do Departamento de Psiquiatria da Faculdade de Medicina da Universidade de São Paulo (FMUSP). Coordenadora do Programa Transtornos do Espectro Obsessivo-Compulsivo (PROTOC) do Instituto de Psiquiatria do Hospital das Clínicas da FMUSP.

Salma Rose Imanari Ribeiz

Professora Adjunta da Faculdade de Medicina de Jundiaí. Professora Coordenadora do Curso de Aperfeiçoamento em Psicogeriatria pela Faculdade de Medicina da Universidade de São Paulo (FMUSP). Pós-doutorado pela FMUSP. Doutorado pela FMUSP, tendo realizado parte na Universidade de Duke (Durham, NC, EUA). Médica pesquisadora no Programa Terceira Idade (PROTER) do Instituto de Psiquiatria do Hospital das Clínicas da FMUSP (IPqHCFMUSP). Residência em Psiquiatria e Psiquiatria Geriátrica pelo IPq-HCFMUSP. Graduação em Medicina pela Universidade Estadual Paulista Júlio de Mesquita Filho (UNESP).

Samira Luisa dos Apostolos Pereira

Coordenadora da Especializacão em Neuroimunologia da Faculdade de Medicina da Universidade de São Paulo. Doutora em Neurociências pela Universidade de São Paulo.

Samoara Correa Barbosa

Graduação em Medicina pela Universidade Estadual do Oeste do Paraná (UNIOESTE). Residência em Psiquiatria pela Universidade Federal do Rio Grande do Sul (UFRGS). Residência em Psiquiatria Geriátrica pela Universidade Federal de São Paulo (UNIFESP).

Samuel Araujo Leite

Neuropsicólogo. Mestrando em Psiquiatria pela Faculdade de Medicina da Universidade de São Paulo (FMUSP). Especializado em Neuropsicologia pelo Departamento de Neurologia do Hospital das Clínicas da FMUSP (HCFMUSP). Membro clínico e pesquisador do Programa Esquizofrenia (PROJESQ) do Instituto de Psiquiatria do HCFMUSP (IPq-HCFMUSP). Pesquisador colaborador do Laboratório de Ressonância Magnética em Neurorradiologia (LIM 44) do Instituto de Radiologia do HCFMUSP (InRad-HCFMUSP).

Sandra Scivoletto

Psiquiatra. Doutorado em Psiquiatria pela Faculdade de Medicina da Universidade de São Paulo (FMUSP). Professora de Psiquiatria da Infância e Adolescência do Departamento de Psiquiatria da FMUSP. Chefe do Serviço de Psiquiatria da Infância e Adolescência do Instituto de Psiquiatria do Hospital das Clínicas da FMUSP (IPq-HCFMUSP). Coordenadora do Programa de Residência em Psiquiatria da Infância e Adolescência do IPq-HCFMUSP. Coordenadora do Programa Equilíbrio e Chefe do Ambulatório de Adolescentes do IPq-HCFMUSP.

Sandra Selem Ferreira Adami

Psiquiatra, Psicanalista e Colaboradora do Ambulatório de Luto no Hospital das Clínicas da Faculdade de Medicina da Universidade de São Paulo.

Saulo Vito Ciasca

Psiquiatra com graduação e residência pela Universidade de São Paulo. Formação em Psicoterapia Psicodinâmica Breve pelo Instituto de Psiquiatria do Hospital das Clínicas da Faculdade de Medicina da Universidade de São Paulo (IPq-HCFMUSP) e Psicodrama pelo Instituto Sedes Sapientiae. Coordenador de Saúde da Aliança Nacional LGBTI+. Professor da disciplina de saúde LGBTQIA+ na graduação em Medicina pela UNINOVE. Pesquisador e colaborador do Ambulatório Transdisciplinar de Identidade de Gênero e Orientação Sexual (AMTIGOS) do IPq-HCFMUSP. Membro da Comissão de Diversidade Sexual e Gênero da OAB. Membro da World Professional Association for Transgender Health (WPATH).

Sérgio de Barros Cabral

Médico graduado e com residência médica pela Faculdade de Medicina da Universidade de São Paulo. Mestre pelo Departamento de Psiquiatria da Faculdade de Medicina da Universidade de São Paulo. Diretor substituto do serviço de ambulatório e médico Assistente do Programa de Ansiedade do Instituto de Psiquiatria do Hospital das Clínicas da Faculdade de Medicina da Universidade de São Paulo.

Sheila C. Caetano

Professora Adjunta do Departamento de Psiquiatria da Escola Paulista de Medicina da Universidade Federal de São Paulo (EPM-UNIFESP). Coordenadora do Programa DICA – Desenvolvimento Integral de Crianças e Adolescentes da UNIFESP. Doutorado e Pós-Doutorado pelo Departamento de Psiquiatria da Universidade de São Paulo.

Shirley Moreira Burburan

Graduação em Medicina pela Universidade Federal do Rio de Janeiro, Residência Médica em Anestesiologia pela Universidade Estadual do Rio de Janeiro e Título de Especialista em Anestesiologia pela Sociedade Brasileira de Anestesiologia e Associação Médica Brasileira. Mestre em Cirurgia Geral/Anestesiologia pela Universidade Federal do Rio de Janeiro e Doutora em Clínica Médica/Pneumologia pela Universidade Federal do Rio de Janeiro. Especialização em Clínica de Dor e Cuidados Paliativos pela Universidade Federal do Rio de Janeiro. Anestesiologista com Certificado de Área de Atuação em Dor (CAAD) concedido pela Associação Médica Brasileira e pela Sociedade Brasileira de Anestesiologia. Atua na Coordenação de Ensino Médico e Pesquisa do Instituto Nacional de Câncer e na Coordenação Assistencial no Hospital Federal de Ipanema.

Sigride Thome-Souza

Pediatra, Neurologista Infantil e neurofisiologista clínica, com especialização em epilepsia. Mestre e Doutora pela Universidade de São Paulo. Supervisora do Laboratório de Neurofisiologia Clínica do Hospital das Clínicas da Faculdade de Medicina da Universidade de São Paulo. Pós-doutorado pelo Boston Children's Hospital (Harvard Medical School).

Silvia Brasiliano

Psicóloga. Doutora em Ciências pela Faculdade de Medicina da Universidade de São Paulo (FMUSP). Coordenadora do PROMUD do Instituto de Psiquiatria do Hospital das Clínicas da FMUSP (IPq-HCFMUSP). Coautora do livro *Como lidar com o alcoolismo* (Hogrefe, 2018). Sócia fundadora da ABRAMD.

Silvia Sztamfater

Psicóloga clínica. Doutora em Ciências da Saúde pela Faculdade de Medicina da Santa Casa de Misericórdia de São Paulo. Psicóloga colaboradora do Programa Ansiedade (AMBAN) do Instituto de Psiquiatria do Hospital das Clínicas da Faculdade de Medicina da Universidade de São Paulo (IPq-HCFMUSP). Docente de cursos do Programa Ansiedade (AMBAN) do IPq-HCFMUSP.

Simone Maria de Santa Rita Soares

Psiquiatra assistente do Instituto do Câncer de São Paulo entre 2011 e 2018. Residência em Psiquiatria pelo Instituto de Psiquiatria do Hospital das Clínicas da Faculdade de Medicina da Universidade de São Paulo.

Sonia Borcato

Psicóloga clínica, colaboradora do Programa Transtornos do Espectro Obsessivo-Compulsivo do Instituto de Psiquiatria do Hospital das Clínicas da Faculdade de Medicina da Universidade de São Paulo.

Sonia Maria Dozzi Brucki

Professora Livre Docente em Neurologia pela Faculdade de Medicina da Universidade de São Paulo (FMUSP). Coordenadora do Grupo de Neurologia Cognitiva e do Comportamento do Hospital das Clínicas da FMUSP. Responsável pelo Ambulatório de Neurologia Cognitiva do Hospital Santa Marcelina.

Taís Michele Minatogawa-Chang

Médica formada pela Faculdade de Medicina da Universidade de São Paulo (FMUSP). Psiquiatra pelo Instituto de Psiquiatria do Hospital das Clínicas da FMUSP (IPq-HCFMUSP).

Taís S. Moriyama
Psiquiatra da infância e da adolescência pela Universidade Federal de São Paulo (UNIFESP). Mestre e Doutora em Ciência pelo Departamento de Psiquiatria e Psicologia Médica da UNIFESP. Atua como Diretora técnica do Instituto Bairral.

Tais Tanamatis
Graduada em Psicologia pela Universidade de São Paulo.

Táki Athanássios Cordás
Coordenador da Assistência Clínica do Instituto de Psiquiatria do Hospital das Clínicas da Faculdade de Medicina da Universidade de São Paulo (IPq-HCFMUSP). Coordenador do Programa de Transtornos Alimentares (AMBULIM) do IPq-HCFMUSP. Professor dos Programas de Pós-graduação do Departamento de Psiquiatria da FMUSP, do Programa de Neurociências e Comportamento do Instituto de Psicologia da USP e do Programa de Fisiopatologia Experimental da FMUSP.

Talita Di Santi
Graduada em Medicina pela Faculdade de Ciências Médicas da Santa Casa. Médica Residente de Psiquiatria do Instituto de Psiquiatria do Hospital das Clínicas da Faculdade de Medicina da Universidade de São Paulo (IPq-HCFMUSP).

Tânia Corrêa de Toledo Ferraz Alves
Psiquiatra, especialista em psicogeriatria. Diretora das Unidades de Internação do Instituto de Psiquiatria do Hospital das Clínicas da Faculdade de Medicina da Universidade de São Paulo (IPq-HCFMUSP). Doutorado pelo Departamento de Psiquiatria da FMUSP.

Tânia Maria Alves
Psiquiatra, Mestre e Doutora pela Universidade de São Paulo (USP). Coordenadora do Ambulatório de Luto no Hospital das Clínicas da Faculdade de Medicina da USP.

Tania Yumi Takakura
Psiquiatra. Especialista em Psiquiatria da Infância e Adolescência. Psiquiatra do Programa Equilíbrio do Departamento e Instituto de Psiquiatria da Faculdade de Medicina da Universidade de São Paulo. Projeto especializado no atendimento de crianças e adolescentes vítimas de maus tratos em situação de vulnerabilidade social.

Telma Pantano
Fonoaudióloga e Psicopedagoga do Serviço de Psiquiatria Infantil do Hospital das Clínicas da Faculdade de Medicina da Universidade de São Paulo (HCFMUSP). Coordenadora da equipe multidisciplinar do Hospital Dia Infantil do Instituto de Psiquiatria do HCFMUSP. Especialista em Linguagem, Mestre e Doutora em Ciências pela FMUSP. Master em Neurociências pela Universidade de Barcelona - Espanha, Pós-doutora em Psiquiatria pela FMUSP.

Thiago Junqueira Avelino da Silva
Doutor em Ciências pela Universidade de São Paulo. Professor Colaborador da Faculdade de Medicina da Universidade de São Paulo. Professor Assistente da Faculdade Israelita de Ciências da Saúde Albert Einstein.

Thiago Pacheco de Almeida Sampaio
Psicólogo. Doutor em Psicologia Clínica (IPUSP). Mestre em Ciências – área de concentração, psiquiatria (Faculdade de Medicina da Universidade de São Paulo – FMUSP). Professor e supervisor clínico do curso de especialização em terapia comportamental cognitiva dos transtornos psiquiátricos do Programa de Ansiedade (AMBAN) do Instituto de Psiquiatria do Hospital das Clínicas da FMUSP.

Thiago Viegas Gomes Lins
Psiquiatra pelo Instituto de Psiquiatria do Hospital das Clínicas da Faculdade de Medicina da Universidade de São Paulo (IPq-HCFMUSP). Pós-graduado em Psicopatologia Fenomenológica pela Faculdade de Ciências Médicas da Santa Casa de São Paulo (FCMSCSP). Psiquiatra da Universidade Federal da Paraíba (UFPB). Psiquiatra do Instituto Federal da Paraíba (IFPB).

Tiago Turci Ribeiro
Psiquiatra voluntário do Programa de Terceira Idade (PROTER) do Instituto de Psiquiatria do Hospital das Clínicas da Faculdade de Medicina da Universidade de São Paulo (IPq-HCFMUSP).

Valéria Antakly de Mello
Psiquiatra com Mestrado pelo Departamento de Psiquiatria da Faculdade de Medicina da Universidade de São Paulo. Coordenadora e supervisora da Equipe de Psiquiatria do Instituto de Infectologia Emílio Ribas

Valéria de Paula Richinho
Médica geriatra pela Faculdade de Medicina da Universidade de São Paulo (FMUSP). Médica clínica do Instituto de Psiquiatria do Hospital das Clínicas da FMUSP.

Valéria Santoro Bahia
Doutora em Neurologia pelo Hospital das Clínicas da Faculdade de Medicina da Universidade de São Paulo. Docente da Universidade Cidade de São Paulo. Coordenadora do Departamento de Neurologia do Hospital Heliópolis.

Vanessa de Albuquerque Citero
Psiquiatra. Mestrado e Doutorado em Psiquiatria pela Universidade Federal de São Paulo (UNIFESP). Pós-doutorado em Psiquiatria na Virginia Commonwealth University (Richmond, VA) EUA. Professora Afiliada do Departamento de Psiquiatria da Escola Paulista de Medicina da UNIFESP e Coordenadora do Serviço de Saúde Mental do HU-UNIFESP. Membro efetivo da Academy of Consultarion-Liaison Psychiatry (EUA).

Vanessa Dentzien Pinzon
Coordenadora do Programa de Atendimento, Ensino e Pesquisa em Transtornos Alimentares na Infância e Adolescência (PROTAD). Mestre em Ciências pela Faculdade de Medicina da Universidade de São Paulo (FMUSP).

Vera Tess
Psiquiatra, Mestre em Medicina pela Faculdade de Medicina da Universidade de São Paulo (FMUSP). Assistente do Instituto de Psiquiatria do Hospital das Clínicas da FMUSP (IPq-HCFMUSP). Responsável pelo Ambulatório de Gestantes do Serviço de Interconsultas do IPq-HCFMUSP.

Victoria Fogaça Doretto
Psiquiatra Geral e Psiquiatra da Infância e Adolescência pelo Instituto de Psiquiatria do Hospital das Clínicas da Faculdade de Medicina da Universidade de São Paulo (IPq-HCFMUSP). Colaboradora do Serviço de Psiquiatria da Infância e Adolescência do IPq-HCFMUSP.

Vitor Breseghello Cavenaghi
Médico formado pela Faculdade de Ciências Médicas da Santa Casa de São Paulo (FCMSCSP). Residência em Psiquiatria pelo Hospital das Clínicas da Faculdade de Medicina da Universidade de São Paulo (HCFMUSP). Assistente do Pronto-Socorro do HCFMUSP.

Vitor Vincenzo Silva Tancredi
Psiquiatra Colaborador do Programa Ambulatorial Integrado dos Transtornos do Impulso (PRO-AMITI) e do Programa Ambulatorial do Jogo (PRO-AMJO) do Instituto de Psiquiatria do Hospital das Clínicas da Faculdade de Medicina da Universidade de São Paulo (IPq-HCFMUSP).

Vivaldo Ferreira dos Santos Junior
Psiquiatra formado pela Universidade Federal de Pernambuco (UFPE/NCV). Psiquiatra da Infância e da Adolescência formado pelo Instituto de Psiquiatria do Hospital das Clínicas da Faculdade de Medicina da Universidade de São Paulo (IPq-HCFMUSP). Colaborador do Programa de Atendimento, Ensino e Pesquisa de Transtornos Alimentares da Infância e Adolescência (PROTAD-IPq-HCFMUSP). Docente do curso de Aprimoramento Interdisciplinar de Transtornos Alimentares do AMBULIM-IPq-HCFMUSP.

Wagner de Sousa Gurgel
Psiquiatra colaborador do Programa de Diagnóstico e Intervenções Precoces (PRODIP) e do Programa de Atendimento, Ensino e Pesquisa em Transtornos Alimentares na Infância e Adolescência (PROTAD) do Serviço de Psiquiatria da Infância e Adolescência do Instituto de Psiquiatria do Hospital das Clínicas da Faculdade de Medicina da Universidade de São Paulo (IPq-HCFMUSP). Coordenador do PROTAD. Psiquiatra da Infância e Adolescência pelo IPq-HCFMUSP com Aprimoramento em Transtornos Alimentares pelo AMBULIM.

Yuan-Pang Wang
Psiquiatra formado pela Faculdade de Medicina da Universidade de São Paulo (FMUSP). Mestrado e Doutorado pelo Departamento de Psiquiatria da FMUSP. Orientador do Programa de Pós-graduação do Departamento de Psiquiatria da FMUSP. Médico assistente do Instituto de Psiquiatria do Hospital das Clínicas da FMUSP (IPq-HCFMUSP).

Yuri Tebelskis Nunes Dias
Médico formado pela Faculdade de Medicina da Universidade de São Paulo.

Sumário

Apresentação XLV

Prefácio XLVII
Prof. Dr. Tarcisio Eloy Pessoa de Barros Filho

Prefácio XLIX
Prof. Dr. Valentim Gentil Filho

Prefácio: Uma visão pessoal sobre o desenvolvimento do Departamento e Instituto de Psiquiatria do Hospital das Clínicas da FMUSP LI
Sir Robin Murray

Prefácio: A personal view on the development of the Departamento and Instituto de Psiquiatria do Hospital das Clínicas da FMUSP. LIII
Sir Robin Murray

Prefácio: O futuro da psiquiatria LV
John H. Krystal, M.D

Prefácio: The future of psychiatry LIX
John H. Krystal, M.D

Seção 1 – As grandes síndromes psiquiátricas na infância e adolescência

Editores de área: Sandra Scivoletto, Guilherme Vanoni Polanczyk

1 Desenvolvimento na infância normal 2
Mauro Victor de Medeiros Filho, Pedro Henrique Silva Maranhão, Guilherme Vanoni Polanczyk

2 Desenvolvimento na adolescência normal. . . 9
Mauro Victor de Medeiros Filho, Pedro Henrique Silva Maranhão, Sandra Scivoletto

3 Deficiência intelectual 18
Luara Nagata Otoch, Cristiana Castanho de Almeida Rocca, Miriam Cristiane de Souza Campos

4 Transtornos da comunicação 31
Luciene Stivanin, Telma Pantano

5 Transtorno específico da aprendizagem 40
Telma Pantano

6 Transtorno do espectro autista. 47
Fábio Sato, Gabriela Viegas Stump, Joana Portolese, Guilherme Vanoni Polanczyk, Helena Brentani

7 Transtorno de déficit de atenção/hiperatividade 58
Analin Ono Baraniuk, Luis Augusto Rohde, Guilherme Vanoni Polanczyk

8 Tiques e síndrome de Tourette 72
Maria Alice de Mathis, Maria Conceição do Rosário, Maria Paula Maziero, Sonia Borcato, Marcelo Queiroz Hoexter, Ana Gabriela Hounie

9 Esquizofrenia e outras psicoses na infância e adolescência. 79
Ana Cláudia Melcop, Natália L. Saldanha, Taís S. Moriyama

10 Transtornos de humor bipolares em crianças e adolescentes. 86
Cleverson Higa Kaio, Gustavo Nogueira Lima, Lee Fu-I

11 Depressão na infância e na adolescência . . . 97
Jader Piccin, Arthur Caye, Christian Kieling

12 Transtornos de ansiedade na infância e adolescência. 108
Julio Renó Sawada, Márcia Morikawa, Camila Luisi Rodrigues, Fernando Ramos Asbahr

13 Transtorno de estresse pós-traumático na infância e adolescência 119
Victoria Fogaça Doretto, Sandra Scivoletto

14 Transtorno obsessivo-compulsivo na infância e adolescência 128
Daniel Fatori, Marcelo Camargo Batistuzzo, Márcia Morikawa, Julio Renó Sawada, Fernando Ramos Asbahr

15 Somatização e dissociação na infância e adolescência 140
Caio Borba Casella, Márcia Morikawa

16 Transtorno factício imposto a outro 151
Caio Borba Casella, Márcia Morikawa

17 Transtornos alimentares na infância e na adolescência 157
Vivaldo Ferreira dos Santos Junior, Bruna Basso Boaretto, Wagner de Sousa Gurgel, Vanessa Dentzien Pinzon

18 Transtornos de eliminação 167
Vivaldo Ferreira dos Santos Junior, Maria Elisa Martins Bezerra

19 Transtornos do sono na infância e adolescência 175
Leticia Santoro Azevedo Soster

20 Disforia de gênero na infância e na adolescência 189
Saulo Vito Ciasca, Daniel Augusto Mori Gagliotti, Márcia Morikawa, Alexandre Saadeh

21 Emergências psiquiátricas na infância e na adolescência 199
Ana Kleinman, Sheila C. Caetano

22 Transtornos disruptivos do comportamento 213
Luísa Shiguemi Sugaya, Wagner de Sousa Gurgel, Guilherme Vanoni Polanczyk

23 Transtornos relacionados ao uso de substâncias e comportamentos aditivos na infância e adolescência 223
Marina Aranha Fondello, Sandra Scivoletto

24 Abuso, negligência e maus-tratos na infância. 238
Victoria Fogaça Doretto, Fernanda Marques Saraiva, Sandra Scivoletto

25 Autolesão na infância e adolescência 250
Mauro Victor de Medeiros Filho, Jackeline Giusti

26 Transtornos mentais nos cuidadores de crianças e adolescentes 257
Raphael Felice Neto, Luara Nagata Otoch, Rafael Conceição dos Santos, Maria Odila Buti de Lima

Seção 2 – As grandes síndromes psiquiátricas no adulto

Editora de área: Monica Kayo

1 Deficiência intelectual no adulto. 264
Francisco Baptista Assumpção Junior

2 Transtorno do espectro autista no adulto ... 274
Gabriela Viegas Stump, Joana Portolese, Rosane Lowenthal

3 Transtorno de déficit de atenção/hiperatividade em adultos 281
Analin Ono Baraniuk, Paulo Mattos, Luis Augusto Rohde, Guilherme Vanoni Polanczyk

4 Esquizofrenia 292
Helio Elkis, Monica Kayo, Rosana Ramos de Freitas, Graça Maria Ramos de Oliveira, Samuel Araujo Leite, Marisa Fortes, Ivania Pantarotto, Mario Rodrigues Louzã

5 Transtornos psicóticos breves e agudos transitórios 307
Paulo Clemente Sallet, Lívia Emy Fukuda, Helio Elkis

6 Transtorno esquizoafetivo 316
Belquiz S. Avrichir, Gabriel Henrique Beraldi, Helio Elkis

7 Transtorno delirante 326
Maria Alice Scardoelli, Paulo Clemente Sallet, Helio Elkis

8 Pródromos da esquizofrenia 338
Alexandre Andrade Loch

9 Transtorno bipolar 345
Beny Lafer, Camila Nascimento, Paula Villela Nunes, Karla Mathias de Almeida

10 Transtorno depressivo e distimia 359
Doris Hupfeld Moreno, Ricardo Alberto Moreno, Márcio Gerhardt Soeiro-de-Souza

11 Transtornos de ansiedade e transtorno de ansiedade generalizada 373
Alan Campos Luciano, Thiago Pacheco de Almeida Sampaio, Renato Teodoro Ramos, Márcio Antonini Bernik

12 Transtorno do pânico e agorafobia. 393
Anne Fonseca Meira Brito, Alan Campos Luciano, Sérgio de Barros Cabral, Marcionilo Gomes Laranjeiras Neto, Márcio Antonini Bernik

13 Transtorno de ansiedade social 408
Alan Campos Luciano, Fábio Moraes Corregiari, Daniel Santos Martins, Márcio Antonini Bernik

14 Fobias específicas 421
Michelle Martins Vieira, Francisco Lotufo Neto, Renê Cabral Jorge

15 Transtorno de ansiedade de separação no adulto. 428
Arthur Hirschfeld Danila, Ricardo William Muotri

16 Transtorno obsessivo-compulsivo 437
Daniel Lucas da Conceição Costa, Carolina Guimarães, Cristiane de Fátima Carnavale, Deise Palermo Puertas Ruiz, Edoardo Filippo de Queiroz Vattimo, Jamila Aparecida Rocha Pimentel, Luan Carvalho, Maria Alice de Mathis, Maria Conceição do Rosário, Maria Paula Maziero, Pedro Gomes de Alvarenga, Priscila Chacon, Renata de Melo Felipe da Silva, Rodrigo Boavista, Tais Tanamatis, Roseli Gedanke Shavitt

17 Transtorno dismórfico corporal 451
Maria José Azevedo de Brito, Hermano Tavares, Táki Athanássios Cordás

18 Transtorno de acumulação 463
André Luís Campos Lima, Leonardo F. Fontenelle

19 Tricotilomania e transtorno de escoriação (*skin-picking*) 469
Edson Luiz de Toledo

20 Transtorno de estresse pós-traumático e transtorno de estresse pós-traumático complexo 484
Marcos Carvalho Alves, Álvaro Cabral Araújo, Bruno Sakiyama, Paulo Cenacchi, Elizabeth F. Albregard, Silvia Sztamfater, Francisco Lotufo Neto, Felipe Corchs

21 Transtorno de estresse agudo e transtorno de ajustamento 495
Marcos Carvalho Alves, Álvaro Cabral Araújo, Paulo Cenacchi, Elizabeth F. Albregard, Claudia Ballestero Gracindo, Silvia Sztamfater, Bruno Sakiyama, Francisco Lotufo Neto, Felipe Corchs

22 Transtorno do luto complexo persistente (luto complicado) 504
Tânia Maria Alves, Nadir A. Gil Ocanha Silva, Sandra Selem Ferreira Adami

23 Transtorno dissociativo 516
Bruna Bartorelli, Antônio Paulo Rinaldi Asciutti, Guilherme Braga Cliquet

24 Transtorno de sintomas somáticos e transtornos relacionados 527
Bruna Bartorelli, Fabienne Yaemi Cutrim Ohki, Daniela Andrea Medina Macaya

25 Transtornos alimentares 539
Michele de Oliveira Gonzalez, Fábio Tápia Salzano, Eduardo Wagner Aratangy, Alexandre Pinto de Azevedo, Fernanda Pisciolaro, Anny de Mattos Barroso Maciel, Táki Athanássios Cordás

26 Transtornos do sono 559
Daniel Guilherme Suzuki Borges, Alexandre Pinto de Azevedo, Rosa Hasan

27 Transtorno disfórico pré-menstrual 578
Joel Rennó Júnior, Rodrigo Darouche Gimenez

28 Transtornos mentais na gestação e no puerpério 585
Vera Tess, Kelly dos Santos Prado, Rodrigo da Silva Dias

29 Transtornos mentais e menopausa 596
Joel Rennó Júnior, Alexandre Okanobo Azuma

30 Disfunções sexuais 603
Carmita Helena Najjar Abdo, João Afif Abdo

31 Identidade de gênero, variações de gênero e incongruência de gênero 616
Alexandre Saadeh, Daniel Augusto Mori Gagliotti, Saulo Vito Ciasca

32 Transtornos relacionados ao uso de substâncias psicoativas 627
André Malbergier

33 Transtornos relacionados ao uso de álcool . . 636
Arthur Guerra de Andrade, Camila Magalhães Silveira, Natalia Mansur Haddad, Erica Rosanna Siu, Kaê Leopoldo

34 Transtornos relacionados ao uso de cocaína/crack 645
Ricardo A. Amaral

35 Transtornos relacionados ao uso de maconha 653
André Malbergier

36 Transtornos relacionados ao uso de sedativos/hipnóticos e alucinógenos 662
André Brooking Negrão

37 Transtornos relacionados ao uso de tabaco 671
Priscila Dib Gonçalves, André Brooking Negrão, João Maurício Castaldelli-Maia

38 Transtornos relacionados a abuso e dependência de drogas e fármacos na mulher 677
Patricia Brunfentrinker Hochgraf, Adriana Trejger Kachani, Fabio Carezzato, Flávia Cardoso, Silvia Brasiliano

39 Impulsividade e transtornos do controle do impulso 686
Hermano Tavares, Vitor Vincenzo Silva Tancredi, Henrique Moura Leite Bottura, Rodrigo Menezes Machado, Nicole Rezende da Costa, Edson Luiz de Toledo

40 Transtorno do jogo 702
Mirella Martins de Castro Mariani, Hermano Tavares

41 Transtorno do comportamento sexual compulsivo 716
Marco de Tubino Scanavino

42 Parafilias e transtornos parafílicos 725
Carmita Helena Najjar Abdo

CLÍNICA PSIQUIÁTRICA • VOLUME 2 • AS GRANDES SÍNDROMES PSIQUIÁTRICAS

43 Transtornos de personalidade 735
Hermano Tavares, Renata Ferraz Torrez, Marcelo José Abduch Adas Brañas, Marcos Signoretti Croci, Eduardo Martinho Jr.

44 Emergências psiquiátricas 750
Débora Luciana Melzer-Ribeiro, Daniel Kawakami, Gabriel Henrique Beraldi, Chei Tung Teng

45 Suicídio 767
Alexandrina Maria Augusto da Silva Meleiro, Chei Tung Teng

46 Manifestações psiquiátricas no contexto das pandemias: Covid-19 777
Pedro Fukuti, Isabella D'Andrea Garcia da Cruz, Talita Di Santi, Camila Truzzi Penteado, Aline Jimi Myung Cho, Natalia L. Saldanha, Caroline Louise Mesquita Uchôa, Marina Flaborea Mazzoco

Seção 3 – As grandes síndromes psiquiátricas no idoso

Editores de área: Tânia Corrêa de Toledo Ferraz Alves, Débora Bassitt, Florindo Stella

1 Saúde mental do idoso 794
Tânia Corrêa de Toledo Ferraz Alves, Carlos Eduardo Borges Marra

2 Envelhecimento normal e patológico: impacto das comorbidades 800
Luís Fernando Rangel, Paula Villela Nunes, Claudia Kimie Suemoto

3 Avaliação cognitiva e funcional na população idosa brasileira 805
Sonia Maria Dozzi Brucki, Karolina G. César

4 *Delirium* 816
Flávia Barreto Garcez, Thiago Junqueira Avelino da Silva

5 Comprometimento cognitivo leve 825
Júlia Cunha Loureiro, Marcos Vasconcelos Pais, Márcia Radanovic, Orestes Vicente Forlenza

6 Doença de Alzheimer 835
Ricardo Nitrini, Leonel Tadao Takada, Jerusa Smid

7 Comprometimento cognitivo e demência vascular 854
Márcia Radanovic, Giuliana Franco Facco, Romel Lenin Ibarra Fernandez, Orestes Vicente Forlenza

8 Demência com corpos de Lewy e demência na doença de Parkinson 861
Florindo Stella, Luiz Fernando de Almeida Lima e Silva, Júlia Cunha Loureiro, Orestes Vicente Forlenza

9 Demência frontotemporal 874
Valéria Santoro Bahia, Jacy Bezerra Parmera

10 Demências potencialmente reversíveis 883
Guilherme Kenzzo Akamine, Fábio Henrique de Gobbi Porto

11 Sintomas comportamentais associados às demências 895
Débora Pastore Bassitt, Jefferson Cunha Folquitto, Camila Truzzi Penteado, Jorge Augusto Alves Silveira

12 Transtornos cognitivos e comportamentais relacionados ao envelhecimento da pessoa com síndrome de Down 904
Cláudia Lopes Carvalho, Livea Carla Fidalgo Garcêz Sant'Ana, Luana Dongue Martinez, Octávio Gonçalves Ribeiro, Orestes Vicente Forlenza

13 Transtornos mentais e cognitivos relacionados a doenças clínicas no idoso 915
Ivan Aprahamian, Marina Maria Biella

14 Transtorno depressivo no idoso 926
Salma Rose Imanari Ribeiz, Laís Lundstedt Kahtalian, Samoara Correa Barbosa

15 Transtorno bipolar no idoso 937
Leandro da Costa Lane Valiengo, Bianca Silva Pinto, Valéria de Paula Richinho

16 Transtornos de ansiedade no idoso 946
Marcos Vasconcelos Pais, Livea Carla Fidalgo Garcêz Sant'Ana

17 Transtornos psicóticos no idoso 951
Martinus Theodorus van de Bilt

18 Abuso e negligência no idoso 959
Rita Cecília Rocha Ferreira, Arthur Lopes Ribeiro Penido, Tiago Turci Ribeiro

19 Transtornos mentais nos cuidadores de idosos 966
Juliana Emy Yokomizo, Ana Carolina de Oliveira Costa, Patricia Buchain, Dorli Kamkhagi

Seção 4 – Neuropsiquiatria

Editores de área: Renato Luiz Marchetti, José Gallucci Neto, Inah Carolina Galatro Faria Proença

1 Introdução à neuropsiquiatria e neurologia do comportamento 974
Leonardo Afonso dos Santos, José Gallucci Neto, Renato Luiz Marchetti

2 Síndromes mentais orgânicas 986
Inah Carolina Galatro Faria Proença, Renato Luiz Marchetti

3 Amnésia global 1002
Livia Souza Santos, Renato Luiz Marchetti

4 Catatonia 1012
José Gallucci Neto, Lécio Figueira Pinto

5 Doença de Parkinson e outros transtornos do movimento 1018
Leandro da Costa Lane Valiengo, Egberto Reis Barbosa

6 Neuropsiquiatria das encefalites 1031
Bruno Batitucci Castrillo, Livia Souza Santos, Natalia Nasser Ximenes, Rafael Garcia Benatti, Raphaella Moura Cardoso, Mateus Mistieri Simabukuro

7 Neuropsiquiatria da esclerose múltipla 1039
Juliana Hangai Vaz Guimarães Nogueira, Luis Antonio Bozutti, Mateus Boaventura, Samira Luisa dos Apostolos Pereira

8 Neuropsiquiatria da epilepsia 1048
José Gallucci Neto, Inah Carolina Galatro Faria Proença, Lia Arno Fiore, Sigride Thome-Souza

9 Neuropsiquiatria da enxaqueca e outras cefaleias 1061
Marcio Nattan P. Souza, Thiago Viegas Gomes Lins

10 Neuropsiquiatria na AIDS, sífilis e hepatite C 1069
Leonardo Afonso dos Santos, Bruno Fukelmann Guedes

11 Síndromes psiquiátricas e trauma cranioencefálico 1081
Marina Flaborea Mazzoco, Yuri Tebelskis Nunes Dias, José Gallucci Neto

12 Neuropsiquiatria dos tumores cerebrais 1090
Gilberto Ochman da Silva, Rafael Garcia Benatti

13 Neuropsiquiatria dos transtornos psicogênicos 1098
Daniela Kurcgant, Antonio Cesar Ribeiro Devesa da Silva, Inah Carolina Galatro Faria Proença

14 Neuropsiquiatria da dor 1107
Leandro da Costa Lane Valiengo, Gabriel Taricani Kubota, Luciana Mendonça Barbosa, Daniel Ciampi A. de Andrade

Seção 5 – Interconsulta em psiquiatria

Editores de área: Renério Fráguas Júnior, Eduardo de Castro Humes, Marcio Eduardo Bergamini Vieira, Chei Tung Teng

1 Interconsulta psiquiátrica: conceitos 1120
Renério Fráguas Júnior, Bruno Pinatti Ferreira de Souza

2 Interconsulta psiquiátrica: funções, limites e dificuldades 1127
Marcio Eduardo Bergamini Vieira, Ana Luiza Sagin Bornello, Eduardo de Castro Humes

3 Emergências psiquiátricas no hospital geral 1132
Daniel Kawakami, Gabriel Henrique Beraldi, Débora Luciana Melzer-Ribeiro, Chei Tung Teng

4 Interconsulta no paciente com risco de suicídio 1147
Camila Siebert Altavini, Bruno Mendonça Coêlho, Yuan-Pang Wang

5 Interconsulta em unidade de terapia intensiva 1161
Marcio Eduardo Bergamini Vieira

6 Interconsulta no paciente com transtorno factício e transtornos somáticos 1166
Bruna Bartorelli, Eduardo Genaro Mutarelli

7 Interconsulta no paciente com dor 1176
Letícia Maria Furlanetto, Shirley Moreira Burburan, Vanessa de Albuquerque Citero

8 Interconsulta em doenças neurológicas 1189
Renério Fráguas Júnior, Leandro da Costa Lane Valiengo, Luisa Terroni, Carla Cristina Adda

9 Interconsulta psiquiátrica em cuidados paliativos 1205
Henrique Gonçalves Ribeiro, Eduardo de Castro Humes

10 Interconsulta em cardiologia 1213
Renério Fráguas Júnior, Bruno Pinatti Ferreira de Souza, Anna Maria Andrei , Milena Gross de Andrade, Carlos Vicente Serrano Jr., Mauricio Wajngarten

11 Interconsulta em infectologia 1233
Eduardo de Castro Humes, Luiz Teixeira Sperry Cezar, Klára Kapronezai Winstanley, Valéria Antakly de Mello

12 Interconsulta em doenças respiratórias 1255
Andre Russowsky Brunoni, Osvaldo Moreira Leal, Rodrigo Diaz Olmos, Táki Athanássios Cordás

13 Interconsulta em doenças do sistema gastrointestinal 1271
Eduardo de Castro Humes, Taís Michele Minatogawa-Chang

14 Interconsulta em oncologia 1286
Simone Maria de Santa Rita Soares

15 Interconsulta em doenças do sistema endocrinológico 1302
Débora Luciana Melzer-Ribeiro, Taís Michele Minatogawa--Chang, Chei Tung Teng

16 Interconsulta em doenças reumatológicas e musculoesqueléticas 1318
Renério Fráguas Júnior, Bruno Pinatti Ferreira de Souza, Carlos Ewerton Maia Rodrigues, Jozélio Freire de Carvalho

17 Interconsulta em transplante 1337
Vitor Breseghello Cavenaghi, Renério Fráguas Júnior

18 Interconsulta em unidades de queimados . . . 1355
Marcio Eduardo Bergamini Vieira

19 Interconsulta em dermatologia 1361
Alexandre Jack Dwan, Douglas Motta Calderoni, Marcello
Menta Simonsen Nico, Taís Michele Minatogawa-Chang

20 Interconsulta psiquiátrica no paciente
idoso 1373
Jorge Augusto Alves Silveira, Fabio Armentano , Tânia
Corrêa de Toledo Ferraz Alves

21 Interconsulta em crianças
e adolescentes 1382
Adriana Regina Ferreira Marciano, Tania Yumi Takakura,
Mauro Victor de Medeiros Filho

Índice remissivo 1399

Clínica Psiquiátrica – volumes 1 e 3

VOLUME 1

Seção 1 – A psiquiatria: limites e interfaces

1. História da Psiquiatria
2. Reforma psiquiátrica
3. A evolução dos conceitos em psiquiatria
4. Psiquiatria e seus limites
5. Telemedicina e telepsiquiatria: método de cuidados médicos não presenciais por teletecnologias assistenciais
6. Psiquiatria e neurociências
7. Psiquiatria e psicologia
8. Psiquiatria, sociologia, antropologia e filosofia
9. Influência da cultura sobre a psiquiatria
10. Psiquiatria, religião e espiritualidade
11. Psiquiatria e enfermagem
12. Psiquiatria e serviço social
13. Terapia ocupacional em saúde mental: da antiguidade à prática clínica baseada em evidências
14. Psiquiatria e nutrição
15. Psiquiatria e educação física
16. Psiquiatria e outras áreas da medicina
17. Psiquiatria baseada em valores
18. A nova psiquiatria frente à ética médica e à bioética

Seção 2 – Psicopatologia

1. Introdução à psicopatologia
2. Psicopatologia metodológica de Karl Jaspers
3. Consciência e atenção
4. Memória
5. Inteligência
6. Alterações da sensopercepção
7. Pensamento, linguagem e fala
8. Juízo
9. Afetividade
10. Conação
11. Alterações da psicomotricidade

Seção 3 – Conceitos e investigação diagnóstica em psiquiatria

1. O conceito de transtorno mental
2. Diagnóstico em psiquiatria: desde os primórdios até as classificações contemporâneas
3. RDoC: aplicações em pesquisa e na prática clínica
4. Anamnese psiquiátrica na infância e adolescência
5. Anamnese psiquiátrica no adulto
6. Anamnese psiquiátrica no idoso
7. Formulação biopsicossocial
8. Avaliação neuropsicológica ao longo da vida
9. Avaliação da personalidade: testes projetivos, escalas e inventários
10. Exame físico em psiquiatria
11. O exame neurológico para psiquiatras
12. Exames laboratoriais, marcadores genéticos e biomarcadores humorais
13. Exames de imagem cerebral ao longo da vida
14. Aplicabilidade da eletroencefalografia na clínica psiquiátrica
15. Videoeletroencefalograma na prática psiquiátrica
16. Avaliação do sono

Seção 4 – Modelos de assistência em psiquiatria e saúde mental

1. A estrutura de acesso à saúde mental no Sistema Único de Saúde do estado de São Paulo
2. Psiquiatria na comunidade (atenção primária)
3. Pronto-socorro em psiquiatria
4. Centros de Atenção Psicossocial (CAPS)
5. Residências terapêuticas
6. Psiquiatria nos ambulatórios de especialidades (secundária)
7. Políticas, serviços e ações voltados para o atendimento de crianças e adolescentes: aspectos jurídicos, articulação com a rede de proteção à criança e educação
8. Serviços voltados para o tratamento da dependência química e integração com políticas gerais
9. Saúde mental no trabalho
10. Saúde mental do profissional e do estudante de saúde
11. O ambulatório terciário em saúde mental
12. A importância do hospital-dia na atenção terciária
13. Atenção terciária em psiquiatria: enfermaria
14. Mediação de conflitos em uma ouvidoria no hospital psiquiátrico
15. Saúde mental e apoio psicossocial em emergências humanitárias

Seção 5 – Ensino em psiquiatria

1. Ensino da Psiquiatria na graduação
2. A formação do psiquiatra: residência médica
3. Pós-graduação em Psiquiatria
4. Pós-graduação em psicologia clínica

Seção 6 – Pesquisa em psiquiatria

1. Aspectos éticos da pesquisa clínica na psiquiatria
2. Psiquiatria baseada em evidências
3. Desenho de estudos observacionais
4. Desenhos clínicos experimentais em psiquiatria
5. Pesquisa translacional em psiquiatria
6. Pesquisa qualitativa
7. Ensaios clínicos não farmacológicos
8. Estudos em animais experimentais
9. Estudos em cadáveres
10. Métodos em estudos genéticos e epigenéticos
11. Proteômica e neuroquímica
12. Métodos na avaliação em neurofisiologia
13. Métodos na investigação neurocognitiva
14. Métodos de investigação em neuroimagem

15. Uso de tecnologia e inovação na avaliação diagnóstica, prognóstica e terapêutica
16. Instrumentos de mensuração em psiquiatria
17. Avaliação crítica da evidência e inferência bayesiana
18. Análise de dados com apoio de *softwares* em pesquisa qualitativa
19. Psiquiatria de precisão, *big data* e *machine learning*
20. Análise de dados secundários: revisões sistemáticas e metanálises

Seção 7 – Bases etiológicas em psiquiatria

1. Epidemiologia dos transtornos mentais na população geral adulta
2. Fatores de risco e proteção dos transtornos mentais
3. Neuroanatomia funcional: circuitos cerebrais
4. Bases fisiológicas da sinalização sináptica
5. Genética dos transtornos psiquiátricos: variações comuns e raras
6. Epigenética e transcriptoma
7. Aspectos imunes na patogênese dos transtornos mentais
8. Desenvolvimento cerebral nas diversas fases da vida
9. Desenvolvimento cognitivo nas diversas fases da vida
10. Compreendendo as relações entre temperamento e desenvolvimento infantil
11. Envelhecimento celular e telômeros

Seção 8 – Ética e psiquiatria forense

1. Dilemas éticos em psiquiatria
2. Internações involuntárias e compulsórias
3. Transtornos mentais e comportamentos violentos
4. A perícia em psiquiatria
5. Avaliação multidisciplinar em psiquiatria forense
6. Psiquiatria forense nos extremos da vida
7. Impacto forense dos transtornos mentais

VOLUME 3

Seção 1 – Aspectos gerais do tratamento psicofarmacológico

1. História e novas perspectivas da psicofarmacologia
2. Nomenclatura baseada em neurociência (NbN): nova classificação de psicotrópicos com orientação farmacológica
3. Bases fisiológicas da psicofarmacologia
4. Serotonina
5. Dopamina
6. Noradrenalina

7 Glutamato

8 Ácido gama-aminobutírico (GABA)

9 Lítio

10 Acetilcolina

11 Histamina

12 Melatonina, orexinas e opioides

13 Farmacogenômica aplicada à psiquiatria

14 Interação medicamentosa

15 Guia de manejo de outros efeitos colaterais dos psicofármacos

16 Manejo dos transtornos do movimento induzidos por drogas

Seção 2 – Psicoterapias na infância e adolescência

1 Psicoterapia psicodinâmica na infância e na adolescência

2 Psicoterapia breve na infância e na adolescência

3 Terapia cognitivo-comportamental na infância e na adolescência

4 Análise do comportamento na infância e na adolescência

5 Psicoterapia de grupo com crianças: uma revisão da literatura

6 Terapia familiar sistêmica na infância e na adolescência

7 Orientação parental na infância e na adolescência

Seção 3 – Psicoterapias no adulto

1 Psicoterapias: conceitos e aspectos comuns às diferentes abordagens

2 Psicanálise e psicoterapias de orientação psicanalítica

3 Psicodrama

4 Psicologia analítica

5 A psicoterapia pela perspectiva analítico-comportamental

6 Terapia comportamental dialética

7 Terapia cognitivo-comportamental

8 Psicoterapia dinâmica breve

9 Psicoterapia de grupo

10 Psicoterapia familiar e de casal

11 Psicoterapia de orientação fenomenológica

12 Psicoterapia interpessoal

13 Psiquiatria e psicologia positiva

Seção 4 – Tratamentos com neuromodulação e neurocirurgia

1 Neuromodulação invasiva e não invasiva e convulsoterapias: história, técnicas e mecanismos de ação

2 Neuromodulação não invasiva na depressão: estimulação magnética transcraniana e estimulação transcraniana por corrente contínua

3 Neuromodulação não invasiva em outros transtornos mentais

4 Neuromodulação não invasiva na neurologia e neurocirurgia

5 Eletroconvulsoterapia na depressão

6 Eletroconvulsoterapia em outros transtornos mentais

7 Tratamentos neurocirúrgicos para transtornos psiquiátricos

Seção 5 – Reabilitação psiquiátrica ao longo da vida

1 Introdução à reabilitação psiquiátrica ao longo da vida

2 Classificação Internacional de Funcionalidade (CIF) e o diagnóstico de disfunção

3 Hospital-dia adulto

4 Hospital-dia infantil

5 Hospital-dia do idoso

6 Equipe multi/transdisciplinar e plano terapêutico

7 Terapia ocupacional no adulto

8 Terapia ocupacional na infância e adolescência

9 Terapia ocupacional no idoso

10 Fonoaudiologia ao longo da vida

11 Fisioterapia ao longo da vida

12 Reabilitação neuropsicológica

13 Reabilitação socioprofissional

14 Reabilitação psicossocial

15 Intervenções psicossociais para pessoas em situação de rua

16 Acompanhamento terapêutico

17 Cuidados complementares e integrativos

18 Novas modalidades de intervenção: atividade física

19 Novas modalidades de intervenção: terapia assistida por animais

20 Residências terapêuticas

21 O atendimento às famílias na atenção psicossocial

22 Tecnologia em reabilitação

Seção 6 – Medicina do estilo de vida aplicada à psiquiatria

1 Por que uma seção de medicina do estilo de vida em um tratado de psiquiatria?

2 Psiquiatria nutricional: estado da arte e prática clínica

3 Exercício físico e promoção de saúde mental

4 *Mindfulness* e yoga: manejo do estresse como ferramenta terapêutica nos transtornos mentais

5 Isolamento social, solidão: intervenções para a construção de uma rede de relacionamentos saudáveis

Seção 7 – Abordagem terapêutica específica na infância e adolescência

1 Psicofarmacoterapia na infância e adolescência

2 Tratamento do transtorno do espectro autista

3 Tratamento do transtorno de déficit de atenção/hiperatividade

4 Tratamento de tiques e da síndrome de Tourette

5 Tratamento dos transtornos psicóticos na infância e adolescência

6 Tratamento do transtorno de humor bipolar na infância e adolescência

7 Tratamento da depressão na infância e na adolescência

8 Tratamentos dos transtornos de ansiedade em crianças e adolescentes

9 Tratamento dos transtornos de estresse pós-traumático na infância e adolescência

10 Tratamento do transtorno obsessivo-compulsivo na infância e adolescência

11 Tratamento dos transtornos alimentares da infância e adolescência

12 Tratamento dos transtornos disruptivos do comportamento na infância e adolescência

Seção 8 – Abordagem terapêutica das principais síndromes psiquiátricas no adulto

1 Tratamento do transtorno de déficit de atenção/hiperatividade em adultos

2 Tratamento da esquizofrenia

3 Tratamento do transtorno esquizoafetivo

4 Tratamento do transtorno bipolar e transtornos relacionados

5 Tratamento dos transtornos depressivos

6 Tratamento do transtorno de ansiedade generalizada

7 Tratamento do transtorno de pânico e agorafobia

8 Tratamento do transtorno de ansiedade social

9 Tratamento das fobias específicas

10 Tratamento do transtorno de ansiedade de separação

11 Tratamento do transtorno obsessivo-compulsivo

12 Tratamento do transtorno dismórfico corporal

13 Tratamento do transtorno de acumulação

14 Tratamento da tricotilomania e transtorno de escoriação (*skin-picking*)

15 Tratamento do transtorno de estresse pós-traumático e do transtorno de estresse pós-traumático complexo

16 Intervenções na fase aguda do pós-trauma, tratamento do transtorno de estresse agudo e do transtorno de ajustamento

17 Tratamento dos transtornos dissociativos, somáticos e relacionados

18 Tratamento dos transtornos alimentares

19 Tratamento dos transtornos psiquiátricos na gestação

20 Tratamento dos transtornos psiquiátricos no puerpério

21 Tratamento dos transtornos por uso de substâncias

22 Tratamento dos transtornos do controle de impulsos e dependências comportamentais

23 Tratamento dos transtornos de personalidade

24 Tratamento dos transtornos do sono

25 Tratamento farmacológico das emergências psiquiátricas

26 Suicídio: aspectos gerais do tratamento psicofarmacológico

Seção 9 – Abordagem terapêutica específica do idoso

1 Particularidades no tratamento farmacológico do idoso

2 Tratamento dos transtornos neurocognitivos: comprometimento cognitivo leve e doença de Alzheimer

3 Tratamento dos transtornos neurocognitivos e outros sintomas associados às demências: demência na doença de Parkinson, demência com corpos de Lewy, degeneração lobar frontotemporal e demência vascular

4 Tratamento dos sintomas neuropsiquiátricos nas demências

5 Tratamento dos transtornos do humor no idoso

6 Tratamento dos transtornos de ansiedade no idoso

7 Tratamento dos transtornos psicóticos no idoso

8 Cuidados paliativos em idosos

Seção 10 – Abordagem terapêutica das manifestações psiquiátricas na interface com outras especialidades

1 Princípios da abordagem terapêutica em interconsulta

2 Impacto psiquiátrico de terapêuticas farmacológicas clínicas

3 Impacto cardiológico de terapêuticas farmacológicas psiquiátricas e seu manejo

4 Impacto metabólico de terapêuticas farmacológicas psiquiátricas e seu manejo

5 Impacto neurológico de terapêuticas farmacológicas psiquiátricas e seu manejo

6 Intervenções psicológicas e formação de terapeutas no contexto do hospital geral: o papel das linhas analítico-comportamental, cognitiva e psicodinâmica

7 Intervenções psicossociais no hospital geral

Apresentação

Nós, editores da segunda edição do tratado *Clínica Psiquiátrica*, temos o orgulho de apresentar esta mais recente obra realizada em conjunto pelo Departamento de Psiquiatria da Faculdade de Medicina da Universidade de São Paulo (FMUSP), pelo Instituto de Psiquiatria do Hospital das Clínicas da FMUSP e pela Editora Manole. Nove anos após o lançamento da primeira edição, vencedora do Prêmio Jabuti na área de Ciências da Saúde em 2012, apresentamos esta nova edição, reformulada e ampliada. Esta publicação, como não poderia deixar de ser, acompanha o que há de mais atual e se apoia nas melhores evidências científicas no campo da psiquiatria.

Conquanto os terríveis efeitos que a pandemia da Covid-19 causou em nossa sociedade por sua repercussão na saúde e na economia, podemos afirmar que esse evento decretou, apesar do crescente movimento já em andamento, a entrada da psiquiatria como área fundamental da medicina no século XXI. Esse movimento pode ser analisado em nosso primeiro volume, a respeito das bases teóricas e científicas que sustentam a nossa prática clínica. Além disso, ele promoveu alterações na forma de como exercer a profissão, sendo um exemplo a telemedicina, abordada neste livro, ou mesmo um capítulo específico sobre os efeitos da pandemia na saúde mental.

Temos também a publicação do DSM-5 e perspectivas a respeito da iminente publicação da CID-11, que modificaram alguns conceitos e formas de abordagem dos critérios diagnósticos envolvendo a especialidade e que merecem uma atualização cuidadosa como a aqui presente – alterações essas em parte provocadas pelos recentes avanços em pesquisas científicas nos campos das neurociências, da prática clínica, da farmacologia e da psicopatologia. Nosso tratado aborda em detalhes a metodologia dos mais diversos tipos de estudo em psiquiatria e suas aplicações no cotidiano do psiquiatra. Dessa forma, a obra se alinha aos objetivos de ensino, pesquisa e extensão do Departamento de Psiquiatria da FMUSP e, desta feita, cumpre com a nossa missão de investir na formação de recursos humanos qualificados, realizar pesquisa de ponta, com relevância so-

cial e voltada a orientar políticas públicas e de buscar excelência na assistência psiquiátrica para melhor atender às novas demandas da população.

Esta obra foi realizada primariamente pelos profissionais do Departamento & Instituto de Psiquiatria bem como de outras instituições ligadas a eles, dentre as quais podemos destacar o Hospital Universitário da USP e o Centro de Saúde Escola "Samuel Barnsley Pessoa".

São 582 autores das mais diversas especialidades, a saber: médicos, psicólogos, enfermeiros, terapeutas ocupacionais, fonoaudiólogos, fisioterapeutas, educadores físicos, ouvidores, advogados..., o que denota uma importante característica da multidisciplinaridade em psiquiatria que perpassa os 3 volumes desta edição. Além de multi, o tratado é transdisciplinar e detém os valores que comportem a ética profissional, o respeito ao paciente e seus familiares e o trabalho em equipe. Entendemos que os conhecimentos aqui gerados são universais e, para disseminá-los, investimos em inúmeras atividades de extensão como, por exemplo cursos de educação continuada e o Congresso Clínica Psiquiátrica. Incentivamos o convívio com diferentes vertentes do conhecimento, sempre buscando evidências científicas que possam aumentar nosso arsenal terapêutico para o alívio do sofrimento dos nossos pacientes. Foram contempladas, pois, diferentes visões acerca da prática psiquiátrica da instituição, uma marca da sua riqueza e de seu valor universitário. Dessa forma, este tratado está inserido nas diretrizes estabelecidas pela nossa instituição desde 2019, ou seja o de: "Promover saúde mental e melhorar a vida das pessoas e famílias afetadas por transtornos mentais".

Assim como nos grandes compêndios internacionais em psiquiatria, focamos em aspectos formais da prática médica, incluindo as bases conceituais do diagnóstico, realizadas em nosso volume 1, e em questões relacionadas à caracterização das síndromes psiquiátricas e seus diferenciais em relação às outras especialidades médicas, abordadas em nosso volume 2. Destacamos, no entanto, uma característica distinta em nosso tratado: o volume 3 é eminentemente prático para os desafios do tratamento realizado pelo psiquiatra. Além dos já consagrados tratamentos medicamentosos e psicoterapêuticos, realizamos uma investigação detalhada do que há de mais atual nos procedimentos em psiquiatria, na reabilitação psicossocial e nas recentes descobertas em relação à nova área de medicina do estilo de vida e seu impacto na saúde mental.

Enfim, oferecemos aos nossos leitores um conteúdo informativo atualizado e abrangente sobre saúde mental, que busca contemplar de forma multi e transdisciplinar o conhecimento contemporâneo aplicado à prática clínica, elaborado com a visão crítica dos nossos colaboradores e baseado nas melhores evidências científicas.

Esperamos que todos tenham uma ótima leitura!

Os Editores

Prefácio

Prof. Dr. Tarcisio Eloy Pessoa de Barros Filho

Inicialmente, nosso agradecimento ao Departamento de Psiquiatria da Faculdade de Medicina da Universidade de São Paulo (FMUSP) e ao Instituto de Psiquiatria do Hospital das Clínicas da FMUSP (IPq-HCFMUSP), pelo honroso convite para prefaciar este tratado de psiquiatria, representado pela obra *Clínica Psiquiátrica*, em sua 2ª edição, em três volumes, digna representante dessa Escola de Psiquiatria.

A obra é abrangente e plural; reflete o estado da arte atual do conhecimento e da prática psiquiátrica. Não se propõe a ser polêmica. Os editores, aliados aos profissionais dos numerosos grupos autônomos existentes, cada um com sua característica e especificidade de conhecimentos e ações, em constante interação complementar, definiram um projeto acadêmico no qual, do conjunto, emerge uma propriedade essencial, no caso, a atenção integral à saúde do ser humano, na situação de saúde ou de enfermidade. Assumiram, conscientemente, o conceito holístico de que o ser humano é uma unidade biopsicossocial indivisível, portanto, multidimensional, cujas dimensões físico-biológicas, mentais e sociais estão em contínua interação e interdependência. Nessa visão sistêmica do ser humano, a enfermidade, necessariamente biopsicossocial, ora incide com predomínio do componente físico-biológico, ora com predomínio do componente psíquico ou com predomínio do componente social (patologias sociais), como nos crimes, agressões físicas e/ou psicológicas, abuso de drogas etc.

A fim de dar maior concretude ao que relatamos, explicitamos, a seguir, em linhas gerais, o conteúdo temático dos três volumes:

Volume 1: aborda os limites e interfaces da Psiquiatria; descreve sua história e a evolução dos conceitos; estabelece suas interfaces com as Neurociências, a Psicologia, a Sociologia, a Antropologia, a Filosofia, a cultura, a espiritualidade e a religião; destaca sua interface com os enfoques multiprofissionais; com os valores, com a ética médica e biomédica; enfoca questões da psicopatologia e em noções abstratas sobre consciência, atenção, memória, inteligência, sensopercepção, pensamento, linguagem e fala, juízo, afetividade e conação; comenta sobre os diferentes modelos de assistência psiquiátrica; sobre a Saúde Mental no SUS (nos 3 níveis de atenção à saúde – primária, secundária e terciária); relata sobre o ensino da Psiquiatria na graduação, residência e pós-graduação *estrito senso* e psicologia clínica; descreve a pesquisa quantitativa e qualitativa e suas diferentes modalidades; aponta para as bases etiológicas em Psiquiatria – epidemiologia dos transtornos mentais e descreve os conceitos e a investigação diagnóstica em Psiquiatria.

Volume 2: descreve a anamnese na infância e na adolescência, no adulto e no idoso; destaca a formulação biopsicossocial, as avaliações neurológicas e da personalidade; descreve o exame físico e neurológico, os exames laboratoriais, os marcadores genéticos e biomarcadores, os exames de imagem, de eletroencefalografia e a avaliação do sono; descreve as grandes síndromes psiquiátricas na infância e adolescência, no adulto e no idoso; e relata sobre a neuropsiquiatria e a interconsulta em psiquiatria.

Volume 3: aborda os aspectos gerais do tratamento psicofarmacológico; as modalidades de psicoterapias na infância, na adolescência e no adulto; os tratamentos com neuromodulação não invasiva e neurocirúrgica; a reabilitação psiquiátrica ao longo da vida; a medicina do estilo de vida aplicada à psiquiatria; a abordagem terapêutica específica na infância e na adolescência; a abordagem terapêutica das principais síndromes psiquiátricas no adulto e no idoso; a abordagem terapêutica das manifestações psiquiátricas na interface com outras especificidades médicas.

Esse voo panorâmico pelos três volumes da obra mostra, claramente, que a intenção dos editores e dos profissionais dos diferentes grupos que participaram desta empreitada foi a de produzir um texto que, no conjunto, reflete a atenção integral à saúde do ser humano. Cremos que atingiram plenamente esse objetivo.

Prof. Dr. Tarcisio Eloy Pessoa de Barros Filho
Diretor da Faculdade de Medicina
da Universidade de São Paulo

Prefácio

Prof. Dr. Valentim Gentil Filho

Clínica Psiquiátrica, na 2ª edição – em apenas dez anos, é um compêndio de proporções enciclopédicas, que encerra sínteses e recortes atuais das principais áreas de interesse, investigação e atuação do Departamento & Instituto de Psiquiatria do Hospital das Clínicas da Faculdade de Medicina da Universidade de São Paulo (IPq-HCFMUSP). São 351 capítulos escritos por profissionais especializados que trabalham no IPq e em outros serviços e instituições do país e do exterior, com os quais há importante interação e frutífera colaboração. Parabéns aos autores e, em particular, aos editores gerais e editores de áreas, que conseguiram reunir temas tão relevantes para a formação, a educação continuada e o desenvolvimento da Arte de Curar e de promoção da Saúde Mental.

O nome deste livro remete à tradição dessa Instituição. Há 100 anos, a Faculdade de Medicina e Cirurgia de São Paulo (FM-SP) contratou Franco da Rocha para lecionar "clínica psiquiátrica". Em 1935, Pacheco e Silva ganhou o concurso e assumiu a Cadeira de "Clínica Psiquiátrica". Uma das suas mais importantes contribuições foi a criação de uma unidade psiquiátrica no Hospital das Clínicas da Faculdade de Medicina da Universidade de São Paulo (FMUSP), a que denominou Hospital de Clínica Psiquiátrica (HCP). Parcialmente inaugurado em 1952 e concluído alguns anos depois, desde 1990 o HCP foi redefinido como "Instituto de Psiquiatria Antônio Carlos Pacheco e Silva" (IPq). Tive o privilégio de nele me formar e o prazer de participar da modernização do IPq, um projeto de dez anos consistentemente apoiado pela FMUSP, pelo HC, pelo Governo do Estado e conduzido com brilhantismo pelo Professor Geraldo Serra e sua equipe, com base nas observações e demandas dos profissionais que aqui exercem, muitos como trabalho voluntário, as atividades de assistência, ensino, pesquisa e serviços técnicos descritos ou relacionados com os fundamentos descritos neste livro.

As publicações científicas e a memória dos primeiros 100 anos da Clínica Psiquiátrica da FM e HC revelam uma história coerente de perseverança e capacidade de adaptação diante das demandas, dos desafios, das ameaças e dos progressos do campo da saúde mental. A identidade médica da psiquiatria foi fortalecida na segunda metade do século XX graças, em grande parte, à descoberta de medicamentos com eficácia diferencial, exigindo maior acuidade de diagnóstico e classificação nosológica, numa época em que algumas correntes propunham a dissolução dos diagnósticos e o abandono do modelo médico, ou, até mesmo, a desconstrução da psiquiatria, por considerarem que os problemas psiquiátricos eram fruto exclusivo de fatores intrapsíquicos e socioambientais, ou que a doença mental era um mito. A partir daí, a interação dos psiquiatras com as ciências básicas e do comportamento e com as demais áreas da Medicina se adensou e passou a exigir formação ampla e educação continuada para o exercício da clínica psiquiátrica.

Além dos aspectos teóricos e práticos fundamentais, a familiaridade com a metodologia científica tornou-se indispensável para quem pretende participar ou mesmo apenas entender os resultados das investigações sobre etiopatogenia, fisiopatologia e abordagens terapêuticas. Isso tornou-se ainda mais necessário desde que a geração de dados ficou volumosa demais e de difícil avaliação quanto à sua qualidade e relevância. Livros como este têm o objetivo de auxiliar seus leitores a identificar informações fidedignas e relevantes, apontando as que já foram refutadas. Certamente, além dos conhecimentos recentes, é importante reconhecer o valor do que resistiu ao teste do tempo, mesmo que ainda não tenha recebido validação científica. Faltam evidências que comprovem várias observações consagradas do nosso ofício milenar. Daqui a dez anos, na já esperada 3ª edição deste livro, será possível saber o quanto de hoje sobreviveu e o que de novo surgiu, nessa permanente busca da prevenção e superação dos males que tanto nos desafiam.

Prof. Dr. Valentim Gentil Filho
Professor Emérito da FMUSP

Prefácio

Uma visão pessoal sobre o desenvolvimento do Departamento e Instituto de Psiquiatria do Hospital das Clínicas da FMUSP

Sir Robin Murray

Em 1984, fui convidado pelo Conselho Britânico a visitar o Departamento de Psiquiatria na Faculdade de Medicina da Universidade de São Paulo, para aconselhar sobre pós-graduação e pesquisa em psiquiatria. Eu não era a primeira escolha do Departamento. Eles haviam indicado o Professor Michael Shepherd, um ilustre epidemiologista inglês, mas ele não aceitou o convite e eu fui como seu substituto. Fui recebido pelo Professor Fortes, então Chefe do Departamento, que foi muito cortês e gentil comigo, mas estava um tanto perplexo com a minha visita, concatenada pelo Dr. Valentim Gentil, que não fazia parte do Departamento naquela época. O Departamento realizava pouca atividade de pesquisa e sua vida acadêmica parecia dominada por discussões entre os fenomenologistas que seguiam a escola francesa de antes da guerra e os que seguiam a escola alemã. Eu não acompanhava nenhuma delas. De qualquer forma, eu tive uma boa experiência, apreciando a maravilhosa cozinha e hospitalidade de São Paulo e procurando entusiasmar os jovens psiquiatras em relação aos novos horizontes que se abriam nas neurociências e nas ciências sociais.

Para minha surpresa, logo fui contatado pelo Valentim Gentil, que me informou estar tentando convencer o Conselho Britânico e a FAPESP a financiar uma colaboração entre o nosso Instituto de Psiquiatria de Londres e o Instituto de Psiquiatria em São Paulo. Mais surpreendentemente, eles aceitaram e foi estabelecido um programa de Visitas de Professores de Londres a São Paulo e de psiquiatras e psicólogos em treinamento ao Instituto de Londres, para desenvolver trabalhos de doutorado.

Voltei à USP para ver o início das mudanças. O Dr. Gentil tinha conseguido uma sala no Departamento, próxima ao banheiro e à saída, e o trabalho de pós-graduação foi se tornando mais sistemático. Cada professor visitante de Londres foi encarregado de iniciar treinamento em pesquisa ou novas técnicas clínicas e o Departamento ficou cada vez mais embasado em ciências. No Instituto de Psiquiatria de Londres, os orientadores começaram a se dar conta de que os estagiários brasileiros eram de nível muito elevado e, consequentemente, passaram a competir para ter esses alunos de PhD em seus grupos de pesquisa.

Nós, é claro, estávamos (arrogantemente) familiarizados com o conceito do pesquisador "autômato", cujas habilidades acadêmicas são aperfeiçoadas pela experiência de um PhD em centros dos Estados Unidos ou da Europa, mas gradualmente as abandonam quando voltam aos seus países de origem. Surpreendentemente, isso não aconteceu na USP, pois os que retornavam se inseriam em um ambiente que os encorajava a continuar em pesquisa. Um fluxo constante de publicações conjuntas de colegas dos dois Institutos passou a chegar às revistas científicas. Cada vez que eu voltava para visitar, mais impressionado eu ficava com a evolução fomentada pelo Valentim Gentil, agora Professor Titular e Chefe do Departamento. Pessoalmente, eu desenvolvi pesquisas colaborativas muito produtivas com vários colegas brasileiros competentes, particularmente com Homero Vallada, Paulo Menezes, Geraldo Busatto e Osvaldo Almeida, em genética, epidemiologia, imagem em esquizofrenia e psiquiatria geriátrica, respectivamente. Para surpresa de outras especialidades da USP, supostamente mais prestigiosas, o montante das verbas de pesquisa obtidas pelo Instituto de Psiquiatria começou a superar o de outros departamentos médicos.

Mais ainda, outros Departamentos de Psiquiatria no Brasil começaram a se tornar mais orientados para a pesquisa, particularmente na Universidade Federal de São Paulo, onde a pesquisa foi impulsionada pelo Professor Jair Mari. A consequência foi que, no início do século XXI, uma avaliação quinquenal dos periódicos psiquiátricos internacionais de alta qualidade revelou que, no seu conjunto, os artigos do Brasil superaram os da França em termos de citações e impacto – um feito impressionante!

Os Chefes de Departamento que se seguiram – Wagner Gattaz, Zacaria Ramadan, Helio Elkis, Euripedes Miguel, Francisco Lotufo e agora Orestes Forlenza – continuaram a fomentar essa visão acadêmica e o Departamento da USP floresceu. Também surpreendentemente, uma grande verba foi conseguida e um novo e maravilhoso Instituto de Psiquiatria surgiu com enfermarias muito melhores e instalações especialmente concebidas para pesquisa, ensino e assistência. O resultado disso tudo é que o Departamento é hoje o mais conceituado da América do Sul e suas pesquisas, ensino e cuidados clínicos continuam florescendo. Um dos principais objetivos do Departamento é proporcionar educação da mais alta qualidade no campo da psiquiatria para formar jovens psiquiatras e psicólogos bem preparados para a prática clínica. A alta qualidade deste livro é testemunho do sucesso do Departamento!

Sir Robin Murray
Professor de Pesquisa Psiquiátrica
Instituto de Psiquiatria, Psicologia e Neurociências
King's College, Londres

Tradução: Professores Helio Elkis e Valentim Gentil Filho

Prefácio

A personal view on the development of the Departamento and Instituto de Psiquiatria do Hospital das Clínicas da FMUSP

Sir Robin Murray

In 1984 I was invited to visit the Department of Psychiatry at the University of São Paulo and advise on postgraduate education and research in psychiatry. I was not the Department's first choice. They had asked a distinguished English epidemiologist, Professor Michael Shepherd, but he declined the invitation so I came as a substitute. I was met by the Professor Fortes, then Head of the Department. He was very gracious and kind to me but somewhat mystified by my arrival which had been negotiated by Dr Valentim Gentil who wasn't actually based in the Department at that time. The Department did little research, and academic life appeared to be dominated by arguments between those phenomenologists who followed the pre-war French school and those who followed the German school. I could follow neither. Anyway, I had a great time enjoying the wonderful São Paulo food and hospitality, and tried to enthuse young psychiatrists about the new vistas that were opening up in neuroscience and social science.

To my surprise I was shortly contacted by Valentim Gentil who told me he was trying to persuade the British Council to fund a collaboration between my Institute of Psychiatry in London and the Institute in São Paulo. Even more surprisingly, the British Council agreed and a programme of Visits of London Professors to São Paulo was established with trainee psychiatrists and psychologists going the other way to get PhD's at the London Institute.

So, I arrived back in USP to see the beginning of change. Firstly, Dr Gentil had managed to secure a room in the Department next to the toilet and the way out, and postgraduate training was becoming more systematic. Each visiting academic from London was tasked with initiating training in research or new clinical techniques and the Department became steadily more science based. In the London Institute of Psychiatry, academics began to realise that the Brazilian trainees who were coming were of a very high standard and consequently our Institute academics competed to have such PhD students in their research groups.

Of course, we were (arrogantly) familiar with the concept of the "clockwork" researcher whose academic skills would be wound up by his PhD experience in a centre in the USA or Europe but would then gradually wind down when he returned to his own country. Strikingly this did not happen in USP, as returning trainees with their PhDs fitted into an atmosphere which encouraged then to continue in research, and a steady stream of joint publications between colleagues in our two Institutes began hitting the journals. Each time I visited I was more impressed by the developments, fostered by Valentim Gentil, now Professor and Head of Department. I myself had very productive research collaborations with many able colleagues but especially Homero Vallada, Paulo Menezes, Geraldo Busatto and Osvaldo Almeida, in the genetics, epidemiology, imaging of schizophrenia and geriatric psychiatry, respectively. To the surprise of other supposedly more prestigious specialties in USP, the research income of the Institute of Psychiatry began to overtake that of other medical departments.

In addition, other Psychiatric Departments in Brazil started to become more research orientated particularly the Universidade Federal de São Paulo, where research was driven by Professor Jair Mari. The consequence was that by the beginning of the 21st century a 5 years audit of high quality international journals of psychiatry revealed that, overall, articles from Brazil outranked those from France in their citations and impact – an impressive achievement!

Succeeding Heads of Department, Wagner Gattaz, Zacaria Ramadan, Helio Elkis, Euripedes Miguel, Francisco Lotufo and now Orestes Forlenza continued to foster academia and the USP Department flourished. Amazingly a huge amount of money was raised and a wonderful new Institute built with much improved wards and tailor-made research and teaching facilities. The result has been that the Department is the most prestigious in South America and its teaching, research, and clinical care are flourishing. One of the major goals of the Department is to provide education of the highest quality in the field of psychiatry in order to develop young psychiatrists and psychologists well prepared for clinical practice. This high quality of this book is testament to the Department's success!

Sir Robin Murray
Professor of Psychiatric Research
Institute of Psychiatry, Psychology and Neuroscience
King's College, London

Prefácio
O futuro da psiquiatria

John H. Krystal, M.D

Não somos muito bons em prever o futuro. O programa de televisão e a série de filmes *Star Trek*, por exemplo, previram que as espaçonaves viajariam mais rápido que a velocidade da luz e que a matéria seria transportada através do espaço. Por outro lado, também previram que desenvolveríamos comunicadores portáteis e computadores ativados por voz que poderiam monitorar o que dizíamos e responder às nossas perguntas. Algumas previsões exageradas serão impossíveis, enquanto outras poderão se concretizar mais rápido do que se espera. Ah, se pudéssemos prever o que vai acontecer de fato!

Também não somos muito bons em prever o futuro da psiquiatria. Nossas tecnologias são espetaculares. Mas com exceção da avaliação da demência, ainda não conseguimos dar o primeiro passo, que é a validação de um teste diagnóstico ou prognóstico. Na década de 1960, parecia que a descoberta da desregulação da monoamina nos transtornos psiquiátricos anunciava o rápido surgimento de uma psiquiatria científica fundamentada na neurociência. Na década de 1980, o teste de supressão de dexametasona e os estudos de provocação farmacológica fizeram com que acreditássemos que os biomarcadores auxiliares no diagnóstico e que caracterizam a fisiopatologia estavam ao nosso alcance. Na década de 1990, o surgimento da genética molecular, da ressonância magnética e da tomografia por emissão de pósitrons fez com que estudássemos mais diretamente o cérebro. Desde então, vieram à tona análises do cérebro e de outros tecidos graças ao uso da transcriptômica, epigenômica, proteômica e de outras tecnologias, bem como de novas plataformas, como os modelos celulares baseados em neurônios e em outros tipos de células derivadas de células-tronco pluripotentes. Assim, estamos adquirindo uma visão cada vez mais profunda sobre a biologia dos transtornos psiquiátricos.

Atualmente, temos ciência na psiquiatria, mas não temos psiquiatria científica. Nossos diagnósticos se fundamentam exclusivamente em sintomas e comportamentos. Em nossos diagnósticos, não entendemos a heterogeneidade dos pacientes nem compreendemos os limites diagnósticos atribuíveis aos mecanismos genômicos transdiagnósticos ou a mecanismos ambientais ou fisiopatológicos. Nossos tratamentos são paliativos, ineficazes para muitos de nossos pacientes e, basicamente, são os mesmos que já estavam disponíveis há 50 anos.

E por que deveríamos esperar por outro panorama? Fica claro que, basicamente, subestimamos a complexidade de nossa tarefa. É provável que o cérebro seja o órgão mais complexo em todo universo. As nossas expectativas de obter soluções rápidas para problemas científicos de inimaginável complexidade eram meras expressões de uma esperança ingênua. Diante das limitações da neurociência na década de 1950, é incrível que os tratamentos modernos, em sua maioria, tenham sido descobertos ou desenvolvidos naquela época: lítio, eletroconvulsoterapia, inibidores da monoamina oxidase, antagonistas do transportador de monoamina e antipsicóticos bloqueadores do receptor D2 da dopamina. Mas as histórias por trás dessas descobertas são testemunhos de um misto de ousadia e sorte – não são triunfos da própria ciência.

No entanto, vêm ocorrendo mudanças fundamentais sobre a natureza do conhecimento científico em psiquiatria. Finalmente estão sendo estabelecidas as bases para a biologia dos transtornos psiquiátricos. Depois de transcorridas décadas de investimento, a genética está começando a dar seus frutos. Com isso, quero dizer que ocorreram descobertas reprodutíveis que implicam variantes genéticas raras e comuns específicas no risco da ocorrência de transtornos psiquiátricos. Mais recentemente, ficou claro que estamos no limiar de descobertas reprodutíveis relacionadas à transcriptômica ligada a transtornos, ou seja, os padrões de expressão gênica no cérebro, e à epigenômica, isto é, os padrões de mudanças nos mecanismos que regulam a expressão gênica. Estamos aprendendo que a biologia dos transtornos psiquiátricos é a biologia de células cerebrais individuais; não apenas neurônios, mas também as células da glia. Estão sendo enfrentados dois desafios fundamentais que provavelmente não serão resolvidos pela minha geração de cientistas. O primeiro desafio: nossos transtornos psiquiátricos comuns são altamente poligênicos, com envolvimento de centenas de genes. Ainda não sabemos como estudar a biologia de padrões tão complexos de processos biológicos convergentes e divergentes. Em segundo lugar, ficou evidenciado que, a partir da genômica e da transcriptômica, os mecanismos biológicos implicados nos transtornos psiquiátricos não são singulares. Ocorre sobreposição de genes implicados em vários transtornos psiquiátricos. Essa descoberta sugere que transtornos psiquiátricos distintos podem estar incorporados em populações de pacientes que, na aparência, são clinicamente semelhantes. E também sugere que o próprio sistema diagnóstico deva talvez ser alterado, de modo a refletir a inter-relação genômica dos distúrbios. O que torna a solução desse problema tão espinhosamente difícil é que estamos tentando lançar mão da biologia (genética, epigenética, metabolômica, microbioma etc.) para ajudar a esclarecer a estrutura dos diagnósticos psiquiátricos, ao mesmo tempo em que usamos nosso sistema diagnóstico com o objetivo de estruturar nossos estudos de risco genômico. É mais ou menos como construir um avião enquanto ele está sendo pilotado. Para lidar com essas questões transdiagnósticas, são necessárias amostras enormes, da ordem talvez de milhões de participantes. No entanto, a pesquisa aceitou esse desafio.

Ao mesmo tempo, estamos apenas começando a entender as propriedades dos circuitos cerebrais, e isso leva à geração de conhecimentos sobre a natureza dos sintomas. Quando em seus primórdios, a neurociência cognitiva psiquiátrica se concentrava na regulação de "centros" cerebrais, ou seja, um centro do prazer (*nucleus accumbens*), um centro do medo (amígdala), entre outros. No entanto, em um grau sem comparação em qualquer outra parte do corpo, o cérebro é um órgão de conexão – e o comportamento é uma propriedade emergente de sua comunicação interna. Existem algumas implicações fundamentais a partir dessa perspectiva. Em primeiro lugar, tal perspectiva sugere uma mudança na maneira como os psiquiatras consideram os transtornos. Houve um tempo em que os psiquiatras tentavam diferenciar entre distúrbios "funcionais" e "orgânicos". No entanto, todos os distúrbios e, na verdade, todo o comportamento humano são atualmente considerados "orgânicos" (por envolverem a estrutura e a química dos neurônios inseridos em circuitos) e também "funcionais" (por envolverem a atividade dos circuitos).

Essa perspectiva também está subjacente ao potencial da unidade, no âmbito da psiquiatria, de pacientes da "mente" (comportamentos, atividade de circuito) e do "cérebro" (estrutura, propriedades biológicas). Embora hoje em dia tenhamos apenas um entendimento limitado de como a biologia define as propriedades dos circuitos e provoca patologias comportamentais, essa unidade é essencial, pois nos possibilita compreender os efeitos convergentes de tratamentos que produzem resultados clínicos semelhantes mediante a manipulação de circuitos (psicoterapia, reabilitação cognitiva, neuroestimulação) e da química (farmacoterapia, terapia genética). Esse "cruzamento de linhas" fica ilustrado com o uso da cetamina, um agente antidepressivo de ação rápida. Esse agente farmacológico ativa os circuitos corticais e desencadeia o ressurgimento da conectividade sináptica, permitindo que os circuitos cerebrais envolvidos na regulação da emoção funcionem de forma mais adaptativa. Podemos aliviar a mente consertando o cérebro. Esse ponto também fica ilustrado pelo impacto da psicoterapia nos circuitos cerebrais. Com o envolvimento da mente, é possível sintonizar o cérebro.

À medida que os mecanismos moleculares que governam o desenvolvimento do cérebro vão sendo mapeados e concomitantemente vão sendo identificadas as principais variantes gênicas patológicas que contribuem para o risco de ocorrência de transtornos psiquiátricos, surgem oportunidades para intervenções preventivas precoces que podem envolver o uso de pequenas moléculas e de terapias genéticas. O resgate de pacientes com atrofia muscular espinhal (um distúrbio letal do neurodesenvolvimento), tanto com o tratamento com oligonucleotídeos *anti-sense* como com a terapia genética, é um triunfo para a neurociência clínica. Mas, e quanto aos transtornos psiquiátricos mais comuns? Com o advento dos avanços na detecção genômica de indivíduos de alto risco com a maior brevidade possível, além do direcionamento específico para os mecanismos patológicos, o enriquecimento ambiental também pode desempenhar uma função moderadora em termos da redução do risco de ocorrência de transtornos psicóticos e também do humor.

Outra fronteira se situa em entender o cérebro como o órgão do comportamento social – o que, por sua vez, é fundamental para a patologia psiquiátrica. Sabemos relativamente pouco sobre a neurociência subjacente à maioria dos processos sociais fundamentais. Qual é a neurociência dos relacionamentos românticos, parentais, familiares e entre pares? Qual é a neurociência da patologia nesses domínios sociais? Os distúrbios nesses mecanismos neurais subjacentes à cognição social em nível individual estão relacionados à patologia expressa em comunidades mais amplas, por exemplo, sexismo, racismo, crime e guerra?

A revolução científica que se aproxima também está associada ao surgimento da "psiquiatria computacional", com envolvimento de novos parceiros importantes, os cientistas da computação. São duas as funções principais desses cientistas computacionais: informática/análise e modelagem. Nossas tecnologias transformadoras se baseiam em canais informáticos e em abordagens computacionais atualmente em acelerada evolução, de modo a permitir o acesso e a manipulação de volumes extraordinários de dados. As abordagens de inteligência artificial, por exemplo, possibilitam a identificação de biomarcadores informativos com base na análise do tipo de dados clínicos coletados rotineiramente em estudos clínicos. A modelagem computacional da química do cérebro, dos circuitos cerebrais e dos comportamentos nos propicia uma teoria rigorosa, que serve para orientar a interpretação entre níveis de análise e também para que possamos testar o impacto dos tratamentos potenciais.

Sessenta anos após o surgimento da "psiquiatria biológica", estamos nos preparando para o surgimento da psiquiatria científica. Até agora, as descobertas da neurociência relacionadas à psiquiatria constituíam novas instâncias que raramente podiam ser integradas de forma significativa no tecido do conhecimento básico do campo. Por conhecimento básico, quero dizer as informações que, supomos, todos os psiquiatras precisariam aprender em seu treinamento para que possam ter um desempenho de excelência em suas áreas. Certamente a expansão do conhecimento da neurociência, no âmbito do conhecimento essencial de nosso campo, será intimidante para alguns. Já tomamos conhecimento de artigos que questionam se a psiquiatria "enlouqueceu" nessa busca por fundamentos na neurociência. Da mesma forma, outros sugeriram que a neurociência é, de alguma forma, intrinsecamente "inacessível". Além disso, ainda outros acham que o enfoque nos fundamentos científicos da psiquiatria desvaloriza o enfoque humanístico do campo. Embora essas colocações críticas possam ser objeto de discussão, fica claro que, para que possamos estabelecer as bases científicas emergentes de nosso campo, será preciso enfrentar o desafio de educar os psiquiatras e a sociedade com respeito a essas mudanças.

Mas a transformação da psiquiatria também virá de outros avanços na área. Acima de tudo, os psiquiatras, as instituições médicas, as empresas seguradoras e os sistemas nacionais de saúde devem ser responsabilizados pelos resultados, bem como pelos processos terapêuticos. São pouquíssimos os programas de psiquiatria que medem sistematicamente os desfechos clínicos de seus pacientes, e isso faz com que seja impossível responsabilizar o sistema geral de saúde pelos resultados em qualquer nível considerado. Para que essa transformação seja viável, haverá necessidade de avanços que promovam uma coleta eficiente de dados de resultados confiáveis e válidos e sua inclusão no prontuário eletrônico (PE). Provavelmente esses avanços incluirão autoavaliações do paciente e dados coletados passivamente com o uso de telefones celulares e outros meios que possam ser baixados diretamente para o PE. Esses dados forneceriam aos médicos informações confiáveis sobre as trajetórias de longo prazo de seus pacientes. Além disso, também proporcionariam um incrível recurso nacional em apoio ao desenvolvimento de biomarcadores.

A falta de prestação de contas pelos resultados pode contribuir para um suporte profundamente inadequado para as intervenções psicossociais e para a existência de percentuais relativamente baixos de utilização de muitos dos nossos tratamentos farmacológicos mais eficazes, como clozapina, terapia eletroconvulsiva e cetamina. Apesar do progresso, ainda são profundas as disparidades nos níveis de atendimento que oferecemos aos pacientes com transtornos psiquiátricos, em comparação com pacientes portadores de outras enfermidades. Além disso, no âmbito da psiquiatria, são observadas disparidades igualmente graves no acesso ao tratamento e nos resultados terapêuticos obtidos. Os reais impactos dessas disparidades são invisíveis, por não serem medidos e também porque os resultados do tratamento não são publicamente relatados. Por outro lado, a falta de responsabilidade pelos resultados da psiquiatria também faz com que a sociedade ignore os determinantes sociais de saúde (raça, idade etc.) que influenciam o acesso aos recursos (moradia, dieta saudável, prática de exercícios, acesso aos serviços de saúde, segurança pública, proteção contra exposição ao chumbo e a outras toxinas etc.), que exercem enorme impacto na saúde mental.

Estamos nos aproximando do fim do começo do campo da psiquiatria. Até agora, a psiquiatria podia contar apenas com a relação médico-paciente para informar o diagnóstico e o tratamento. Embora reconfortante, essa confiança acabou gerando um sistema de diagnósticos que suspeitamos ser enganoso, além de promover disparidades no acesso ao tratamento; além disso, resultou em tratamentos ineficazes para muitos pacientes. Estamos acumulando o conhecimento e as tecnologias de que precisamos para que possamos superar essa situação. Ainda não é possível prever quando os biomarcadores diagnósticos, prognósticos ou terapêuticos passarão a fazer parte da prática da psiquiatria, orientando a promoção de tratamentos clínicos personalizados. Nesse ponto, posso apenas postular que esses biomarcadores serão uma consequência da transformação científica de nosso campo e de sua confiança cada vez maior nos dados empíricos. Talvez ainda mais complicados do que a ciência, são os desafios para lidar com os determinantes sociais da saúde e com as barreiras ao acesso aos biomarcadores e tratamentos. Mesmo assim, acredito que esse processo seja inevitável; que ele é estimulante e inspirador; e que nos permitirá atender melhor nossos pacientes.

Agradecimentos: O autor agradece H.L. Krystal, E. Nestler, D. Ross e R. Rohrbaugh pelas opiniões e comentários sobre o esboço anterior deste prefácio.

John H. Krystal, M.D.
Robert L. McNeil, Jr. Professor of Translational Research and Professor of Psychiatry and of Neuroscience; Co-Director, Yale Center for Clinical Investigation; Chair, Department of Psychiatry; Chief of Psychiatry, Yale-New Haven Hospital; Director: NIAAA Center for the Translational Neuroscience of Alcoholism; Director, Clinical Neuroscience Division, VA National Center for PTSD.

Prefácio

The future of psychiatry

John H. Krystal, M.D

We are not very good at predicting the future. For example, the television show and movie series "Star Trek" predicted that spaceships would travel faster than the speed of light and that matter would be transported across space. Yet this show also predicted that we would develop portable communicators and voice-activated computers that could monitor what we were saying and answer our questions. Some far-fetched predictions may be impossible, while others attainable faster than can be expected. If only we could predict which was which!

We are also not very good at predicting the future of psychiatry. Our technologies are spectacular. However, with the exception of the evaluation of dementia, we have not achieved the first step, i.e., the validation of a diagnostic or prognostic test. In the 1960s, the discovery of monoamine dysregulation in psychiatric disorders seemed to portend the rapid emergence of a scientific psychiatry founded in neuroscience. In the 1980's, the dexamethasone suppression test and pharmacologic challenge studies created the belief that biomarkers aiding diagnosis and characterizing pathophysiology were within our grasp. In the 1990's, the emergence of molecular genetics, magnetic resonance imaging, and positron emission tomography brought us to study the brain more directly. Since then, analyses of brain and other tissues using transcriptomics, epigenomics, proteomics, and other technologies as well as new platforms, such as cellular models based on neurons and other cell types derived from pluripotent stem cells, have emerged to generate increasingly deep insights into the biology of psychiatric disorders.

Today, we have science in psychiatry, but not scientific psychiatry. Our diagnoses are based purely on symptoms and behavior. We do not understand the heterogeneity of patients within our diagnoses and we do not understand the diagnostic boundaries attributable to transdiagnostic genomic or environmental etiologic or pathophysiologic mechanisms. Our treatments are palliative, they are ineffective for too many, and they are basically the same treatments as were available 50 years ago.

What should we have expected? It is apparent that we fundamentally underestimated the complexity of our task. The brain may be the most complex organ in the universe. The expectations for rapid solutions to scientific problems of unimaginable complexity were expressions of naïve hope. Given the limitations of neuroscience in the 1950s, it is amazing that most modern treatments were discovered or developed in this era: lithium, electroconvulsive therapy, monoamine oxidase inhibitors, monoamine transporter antagonists, and dopamine-2 receptor blocking antipsychotics. However, the stories behind these discoveries are testimonies to boldness and luck, not triumphs of the science itself.

Yet, something fundamental is changing about the nature of scientific knowledge in psychiatry. We are finally laying a foundation for the biology of psychiatric disorders. After decades of investment, genetics is starting to pay off. By this I mean that there are replicable findings implicating specific rare and common gene variants in the risk for psychiatric disorders. More recently, we appear to be on the verge of replicable findings regarding disorder-related transcriptomics, i.e., the patterns of gene expression in the brain, and epigenomics, i.e., the patterns of changes in mechanisms regulating gene expression. We are learning that the biology of psychiatric disorders is the biology of individual brain cells; not only neurons but glia as well. We are encountering two fundamental challenges that are not likely to be solved by my generation of scientists. First, our common psychiatric disorders are highly polygenic, involving hundreds of genes. We do not yet know how to study the biology of such complex patterns of converging and diverging biological processes. Second, it is clear from genomics and transcriptomics that the biological mechanisms implicated in psychiatric disorders are not unique. There is overlap in genes implicated in various psychiatric disorders. This suggests that different psychiatric disorders may be embedded in populations of patients who appear similar clinically. It also suggests that the diagnostic system, itself, might need to change to reflect the genomic inter-relatedness of disorders. What makes solving this problem so daunting is that we are trying to use biology (genetics, epigenetics, metabolomics, microbiome, etc.)

to shed light on the structure of psychiatric diagnoses at the same time that we are using our diagnostic system to structure our studies of genomic risk. It is a bit like building an airplane while you are flying it. To tackle these transdiagnostic questions requires enormously large samples, perhaps millions of participants. Nonetheless, research has accepted this challenge.

At the same time, we are just beginning to understand properties of brain circuits, generating knowledge about the nature of symptoms. Psychiatric cognitive neuroscience, when in its infancy, focused on the regulation of brain "centers", i.e., a pleasure center (nucleus accumbens), a fear center (amygdala), among others. Yet, to a degree unmatched elsewhere in the body, the brain is an organ of connection and behavior is an emergent property of its internal communication. There are some fundamental implications of this perspective. First it suggests a shift in the way that psychiatrists think about disorders. There was a time when psychiatrists tried to distinguish "functional" and "organic" disorders. Yet all disorders, in fact all of human behavior, are now seen as both "organic" (involving structure and chemistry of neurons embedded in circuits) and "functional" (involving activity of circuits).

This perspective also underlies the potential for unity within psychiatry of people of the "mind" (behaviors, circuit activity) and "brain" (structure, biological properties). Although we have only limited understanding of how biology defines the properties of circuits and produces behavioral pathology, this unity is essential for enabling us to understand the convergent effects of treatments that produce similar clinical outcomes by manipulating circuits (psychotherapy, cognitive rehabilitation, neurostimulation) and chemistry (pharmacotherapy, gene therapy). This cross-talk is illustrated by the rapidly-acting antidepressant, ketamine. This drug activates cortical circuits and triggers the regrowth of synaptic connectivity that enables brain circuits involved in the regulation of emotion to function more adaptively. We can ease the mind by fixing the brain. It is also illustrated by the impact of psychotherapy on brain circuits. We can tune the brain by engaging the mind.

As we map the molecular mechanisms governing the development of the brain and identify the key pathological gene variants contributing to the risk for psychiatric disorders, opportunities for early preventative interventions arise that may include small molecules and gene therapies. The rescue of spinal muscular atrophy patients, a lethal neurodevelopmental disorder, with both anti-sense oligonucleotide and gene therapy is a triumph for clinical neuroscience. But what about more common psychiatric disorders? By using advances in genomic detection of individuals at high risk as early as possible, in addition to specifically targeting pathological mechanisms, environmental enrichment may also play a moderating role in reducing the risk for both psychotic and mood disorders.

Another frontier is understanding the brain as the organ of social behavior which, in turn, is central to psychiatric pathology. We understand relatively little about the neuroscience underlying most fundamental social processes. What is the neuroscience of romantic, parental, familial, and peer rela-

tionships? What is the neuroscience of pathology in these social domains? Are disturbances in these neural mechanisms underlying social cognition within individuals related to pathology expressed in broader communities, i.e., sexism, racism, crime, and war?

The coming scientific revolution is also associated with the emergence of "computational psychiatry" and engages important new partners, computational scientists. There are two key roles for these computational scientists, informatics/analytics and modeling. Our transformative technologies build on rapidly evolving informatic pipelines and computational approaches to enable access to and manipulation of extraordinary amounts of data. Artificial intelligence approaches, for example, enable the identification of informative biomarkers based on analysis of the type of clinical data collected routinely in clinical trials. Computational modeling of brain chemistry, brain circuits and behaviors provide rigorous theory to guide translation across levels of analysis and to test the impact of potential treatments.

Sixty years after the emergence of "biological psychiatry," we are getting ready for the emergence of scientific psychiatry. Until this point, neuroscience discoveries related to psychiatry were novel instances that rarely could be woven meaningfully into the fabric of the foundational knowledge of the field. By foundational knowledge, I mean the information that we would expect that all psychiatrists would need to learn in their training to function at the top of their field. The expansion of neuroscience knowledge within the core knowledge of our field will be threatening to some. Already we have seen articles questioning whether psychiatry has "lost its mind" in searching for foundations in neuroscience. Similarly, others have suggested that neuroscience is somehow intrinsically "inaccessible." Further, some have felt that a focus on the scientific foundations of psychiatry detracts from the humanistic focus of the field. While these critical assertions may be debated, it is clear that in order to establish the emerging scientific foundations of our field, we will need to grapple with the challenge of educating psychiatrists and society about these changes.

The transformation of psychiatry, however, also will come from other advances in the field. First and foremost, psychiatrists, institutions, insurance companies, and national healthcare systems must be held responsible for the outcomes as well as the processes of treatment. Very few psychiatry programs measure the clinical outcomes of their patients systematically, making it impossible to hold the overall healthcare system accountable for outcomes at any level. To enable this transformation, we will need advances that promote the efficient collection of reliable and valid outcome data and its inclusion in the electronic health record (EHR). These advances will likely include patient self-ratings and data passively collected from mobile phones and other sources that can be uploaded directly into the HER. These data would provide clinicians with reliable information about the long-term trajectories for their patients. It would also provide an incredible national resource to support biomarker development.

The lack of accountability for outcomes may contribute to the profoundly inadequate support for psychosocial interventions and the relatively low rates of utilization of many of our most effective pharmacologic treatments, including clozapine, electroconvulsive therapy, and ketamine. Despite progress, there are profound disparities in the levels of care that we provide to patients with psychiatric disorders relative to patients with other illnesses. Further, within psychiatry, there are similarly serious disparities in access to treatment and the outcomes of treatment. The true impacts of these disparities are invisible because we do not measure and publicly report treatment outcomes. Further, lack of accountability for psychiatry outcomes also enables society to ignore social determines of health (race, age, etc.) that influence access to resources (housing, healthy diet, exercise, access to healthcare, public safety, protection from exposure to lead and other toxins, etc.) that have an enormous impact on mental health.

We are approaching the end of the beginning of the field of psychiatry. Until now, psychiatry could rely only on the doctor-patient relationship to inform diagnosis and treatment. While heartwarming, this reliance has produced a diagnostic system that we suspect is misleading, disparities in the access to treatments, and treatments that are inadequately effective for many. We are garnering the knowledge and technologies that we need to move beyond this situation. We cannot yet say when diagnostic, prognostic, or therapeutic biomarkers will become part of the practice of psychiatry, guiding the delivery of personalized medical treatments. Here, I posit only that these biomarkers will be the outgrowth of the scientific transformation of our field and its increasing reliance on empirical data. Perhaps even more vexing that the science are the challenges to addressing the social determinants of health and the barriers to access to biomarkers and to treatments. Nonetheless, I believe that this process is inevitable; that it is exciting and inspiring; and that it will enable us to better serve our patients.

Acknowledgements: The author thanks H.L. Krystal, E. Nestler, D. Ross, and R. Rohrbaugh for feedback on an earlier draft of this preface.

John H. Krystal, M.D.
Robert L. McNeil, Jr. Professor of Translational Research and Professor of Psychiatry and of Neuroscience; Co-Director, Yale Center for Clinical Investigation; Chair, Department of Psychiatry; Chief of Psychiatry, Yale-New Haven Hospital; Director: NIAAA Center for the Translational Neuroscience of Alcoholism; Director, Clinical Neuroscience Division, VA National Center for PTSD.

A Medicina é uma área do conhecimento em constante evolução. Os protocolos de segurança devem ser seguidos, porém novas pesquisas e testes clínicos podem merecer análises e revisões, inclusive de regulação, normas técnicas e regras do órgão de classe, como códigos de ética, aplicáveis à matéria. Alterações em tratamentos medicamentosos ou decorrentes de procedimentos tornam-se necessárias e adequadas. Os leitores, profissionais da saúde que se sirvam desta obra como apoio ao conhecimento, são aconselhados a conferir as informações fornecidas pelo fabricante de cada medicamento a ser administrado, verificando as condições clínicas e de saúde do paciente, dose recomendada, o modo e a duração da administração, bem como as contraindicações e os efeitos adversos. Da mesma forma, são aconselhados a verificar também as informações fornecidas sobre a utilização de equipamentos médicos e/ou a interpretação de seus resultados em respectivos manuais do fabricante. É responsabilidade do médico, com base na sua experiência e na avaliação clínica do paciente e de suas condições de saúde e de eventuais comorbidades, determinar as dosagens e o melhor tratamento aplicável a cada situação. As linhas de pesquisa ou de argumentação do autor, assim como suas opiniões, não são necessariamente as da Editora.

Esta obra serve apenas de apoio complementar a estudantes e à prática médica, mas não substitui a avaliação clínica e de saúde de pacientes, sendo do leitor – estudante ou profissional da saúde – a responsabilidade pelo uso da obra como instrumento complementar à sua experiência e ao seu conhecimento próprio e individual.

Do mesmo modo, foram empregados todos os esforços para garantir a proteção dos direitos de autor envolvidos na obra, inclusive quanto às obras de terceiros e imagens e ilustrações aqui reproduzidas. Caso algum autor se sinta prejudicado, favor entrar em contato com a Editora.

Finalmente, cabe orientar o leitor que a citação de passagens desta obra com o objetivo de debate ou exemplificação ou ainda a reprodução de pequenos trechos desta obra para uso privado, sem intuito comercial e desde que não prejudique a normal exploração da obra, são, por um lado, permitidas pela Lei de Direitos Autorais, art. 46, incisos II e III. Por outro, a mesma Lei de Direitos Autorais, no art. 29, incisos I, VI e VII, proíbe a reprodução parcial ou integral desta obra, sem prévia autorização, para uso coletivo, bem como o compartilhamento indiscriminado de cópias não autorizadas, inclusive em grupos de grande audiência em redes sociais e aplicativos de mensagens instantâneas. Essa prática prejudica a normal exploração da obra pelo seu autor, ameaçando a edição técnica e universitária de livros científicos e didáticos e a produção de novas obras de qualquer autor.

Seção 1

As grandes síndromes psiquiátricas na infância e adolescência

Editores de área

Sandra Scivoletto

Guilherme Vanoni Polanczyk

1

Desenvolvimento na infância normal

Mauro Victor de Medeiros Filho
Pedro Henrique Silva Maranhão
Guilherme Vanoni Polanczyk

Sumário

Introdução
Definições
Princípios básicos
Teorias do desenvolvimento
Estágios do desenvolvimento normal
    Do nascimento aos 3 anos
    Do nascimento aos 6 meses
    Dos 6 meses aos 12 meses
    Dos 12 meses aos 18 meses
    Dos 18 meses aos 36 meses
    Dos 3 anos aos 6 anos
    Dos 6 anos aos 11 anos
Considerações finais
Referências bibliográficas

Pontos-chave

- A partir da descrição do que é normal, podem-se definir os limites para os transtornos, que são grupos de variações psicopatológicas dos comportamentos esperados para certa idade.
- O desenvolvimento humano é multidirecional, influenciado pelo contexto histórico-cultural e multidisciplinar.
- As teorias tentam explicar por qual processo um fenômeno emergiu do desenvolvimento anterior e o que leva ao desenvolvimento subsequente

INTRODUÇÃO

Os estudos científicos que acompanham a saúde mental de crianças, adolescentes e adultos ao longo do tempo mostram que a maioria dos sintomas e transtornos mentais surge na infância e adolescência[1]. Dezenas de estudos indicam que, em diferentes populações ao redor do mundo, a prevalência de transtornos mentais em crianças e adolescentes se mantém entre 10 e 15%[2]. Entende-se que, se a investigação é ampliada para sintomas subclínicos, o número de crianças afetadas aumenta. Assim, há uma demanda crescente para o estudo da psicopatologia desenvolvimental com a consequente organização de intervenções terapêuticas cada vez mais precoces.

No entanto, não há como ampliar o estudo dos sintomas e transtornos mentais sem garantir o estudo do desenvolvimento saudável, principalmente a partir do entendimento de que são extremos da distribuição de comportamentos distribuídos de forma dimensional na população. Para discriminar e compreender um transtorno mental, é fundamental entender as reações e os comportamentos normais e esperados para cada idade a partir de teorias e evidências que embasam o entendimento do desenvolvimento nos seus distintos domínios. Da mesma forma, é fundamental contextualizar os diferentes sintomas e transtornos, compreendendo a importância do ambiente familiar, social e cultural. Assim, o conhecimento a respeito do desenvolvimento normal é fundamental para o detalhamento e a especificidade da anamnese e da observação clínica conforme a faixa etária, para a discriminação de comportamentos normais daqueles que potencialmente indicam psicopatologia, bem como para a formulação diagnóstica e seleção de tratamentos específicos para a idade[3].

O objetivo deste capítulo é revisar os conceitos fundamentais a respeito do desenvolvimento normal da infância, do nascimento aos 11 anos. O capítulo seguinte, por sua vez, aborda o desenvolvimento na adolescência normal, dos 10 aos 18 anos. O capítulo inicia-se por uma revisão da definição de desenvolvimento, dos princípios básicos e um breve resumo das principais teorias do desenvolvimento humano, para em seguida descrever os marcos físicos, cognitivos e socioemocionais das crianças a partir de faixas etárias (do nascimento até 3 anos, de 3 anos até 6 anos e de 6 anos até 11 anos).

DEFINIÇÕES

O desenvolvimento humano pode ser definido como "a sequência de continuidades e descontinuidades sistemáticas da concepção até a morte"[4]. Continuidades são processos, traços e características biológicas, psicológicas e sociais com constância, ou seja, estáveis ao longo do tempo, enquanto descontinuidades são processos, traços e características que representam mudanças, independentemente de sua direção ou natureza. A palavra "sistemática" refere-se a um padrão ordenado e certa permanência temporal das continuidades e descontinuidades, num processo contínuo e acumulativo da concepção à morte[4].

O estudo do desenvolvimento humano possui quatro funções básicas. A primeira é descrever padrões normativos e não normativos a partir de observações naturalísticas e experimentais de populações. Os padrões normativos são aquelas mudanças típicas, esperadas em determinada idade ou contexto cultural ao qual o indivíduo é exposto (como o estudo de certa população exposta à negligência física ou deficiência nutricional em tempos de guerra). Já os padrões não normativos são mudanças ideográficas, específicas a determinado indivíduo (como as variações emocionais dos indivíduos diante de uma doença ou luto familiar). A partir da descrição do que é normal, podem-se definir os limites para os transtornos, que são grupos de variações psicopatológicas dos comportamentos esperados para certa idade. A segunda função do estudo desenvolvimental é explicar os fenômenos por meio da identificação de fatores biológicos e ambientais e de processos fisiológicos e patogênicos. A terceira e quarta funções são a de prever e intervir precocemente em trajetórias desenvolvimentais no intuito de prevenir ou atenuar prejuízos cumulativos[4].

PRINCÍPIOS BÁSICOS

O desenvolvimento humano possui princípios básicos, e alguns dos mais conhecidos foram descritos e integrados por Paul Baltes et al.[5,6]. O desenvolvimento humano é vitalício, ou seja, permanente, da concepção até a morte, e cada período possui características particulares e uma influência considerável no legado do período anterior, sem supremacia de um período sobre o outro.

O desenvolvimento humano é multidimensional, ou seja, ocorre em diferentes domínios, divididos neste capítulo em domínio físico (incluindo motor), domínio cognitivo (que engloba atenção, memória, raciocínio lógico, abstração, planejamento, linguagem, imaginação, criatividade e crenças sobre si mesmo e sobre os outros) e domínio psicossocial (que engloba identificação, entendimento, modulação e expressão de emoções e sentimentos, desenvolvimento dos interesses e da personalidade e sociabilidade). Esses domínios se organizam em velocidades distintas, mas interagem mutuamente entre si de formas dinâmicas. A atividade física afeta o bem-estar e a capacidade motivacional; o sono interfere na capacidade atencional; a linguagem amplifica a capacidade de elaborar emoções e situações sociais; a confiança e a segurança emocional aumentam a chance de um aprendizado eficiente. Assim, a integração dos diferentes domínios é mais do que meramente a soma do funcionamento de cada domínio em separado[5].

Há dois processos que influenciam o desenvolvimento dos domínios citados. Um deles é a maturação, que se refere à força biológica ligada à hereditariedade, ou seja, às características inatas fruto da herança genética. O outro é a aprendizagem, que se refere às mudanças pelas experiências no contato com o ambiente, no processamento implícito e explícito de informações sensoriais, emocionais, linguísticas e sociais em torno do indivíduo[7].

O desenvolvimento humano é multidirecional, ou seja, mudanças em um domínio possuem diferentes padrões e tendências, sem predeterminação rígida. Tais mudanças ocorrem de forma paralela e concomitante, com velocidades e sensibilidades distintas ao longo do tempo. As mudanças são dependentes da plasticidade, ou seja, da variabilidade individual para mudanças e desenvolvimento dos domínios a partir do estímulo e da aprendizagem. Nesse contexto, o período sensível refere-se ao intervalo de tempo específico em que certa característica é mais suscetível a influências ambientais, ou seja, mais suscetível à mudança.

O desenvolvimento é influenciado pelo contexto histórico e cultural, ou seja, o contexto com o qual o indivíduo interage possui forte impacto no aprendizado e desenvolvimento; é só imaginarmos a mesma criança vivendo em ambiente rural ou metropolitano; numa cultura latina ou oriental; ou no século XIX ou XXI.

Por último, o desenvolvimento humano é multidisciplinar, com os desafios de integração de múltiplos campos de estudo que possuem um enfoque comum. Profissionais que atendem crianças e adolescentes devem deixar de ter um conhecimento segmentado e restrito para um olhar mais amplo de diferentes ciências integradas.

Outras três teorias merecem destaque, já que influenciam de forma ampla o estudo das ciências desenvolvimentais. A primeira é o modelo transacional, que descreve o padrão interativo, contínuo e bidirecional entre a criança e o ambiente. As crianças influenciam seus ambientes, enquanto os ambientes influenciam as crianças. As experiências pessoais e mudanças relacionadas ao ambiente não são fruto de uma força independente ambiental, mas de uma força dependente da interação do próprio indivíduo com o ambiente[8]. Ou seja, o estudo das mudanças da criança deve focar no seu padrão de interação com o ambiente, e não somente nas forças individuais da criança ou na influência majoritária do ambiente.

A segunda teoria é a teoria do apego[9]. Apego é a capacidade predisponente biológica e psicológica de um ser humano construir uma relação de intimidade e conexão específica, que gera conforto na proximidade e sofrimento e desconforto à separação. Essa construção de intimidade, no início da vida, esperada entre pais e filhos, serve de modelo para a organização de outras relações de intimidade. A relação de apego, na evolução da humanidade, teve função adaptativa de proteção dos indivíduos mais jovens diante de perigos naturais e da garantia de atendimento de suas necessidades básicas pelos adultos cuidadores. As principais funções evolutivas do apego, presentes na constituição vincular entre crianças e seus cuidadores, são: garantia de cuidados básicos (como higiene, nutrição, limite e proteção da criança), referência e uso do cuidador pela criança para interpretação e manejo da realidade, referência e uso das ferramentas cognitivas e socioemocionais do cuidador para ajuda na exploração experiencial e regulação emocional da criança e modelo relacional para futuras relações interpessoais[9]. Assim, é fundamental entender o padrão vincular entre pais e filhos, já que este influencia diretamente o desenvolvimento físico, cognitivo e socioemocional das crianças.

O terceiro é o conceito de temperamento[10]. Temperamento pode ser entendido como um conjunto singular de características constitucionais da criança que descrevem a diferença na sua reatividade e autorregulação diante dos estímulos externos e internos, que servirá de base para a constituição da personalidade de um indivíduo adulto[11]. Essas características: (a) são inatas e biológicas, por estarem presentes desde o nascimento da criança (com etiologia tanto genética quanto ambiental intraútero com influência epigenética), (b) tendem a ser estáveis ao longo do tempo, em diferentes situações ambientais, (c) sofrem influências tanto biológicas quanto ambientais ao longo do desenvolvimento e (d) interagem com o ambiente, tendo função primordial na adaptação do indivíduo[11]. O temperamento, dessa forma, é a base emocional do indivíduo para a interação contínua e complexa com o ambiente, até a consolidação da personalidade na idade adulta, a partir de traços nucleares temperamentais. À medida que a criança cresce, é um desafio separar os traços temperamentais de sua personalidade construída pelo aprendizado na interação com o ambiente, ainda mais levando em conta que as mesmas disposições temperamentais podem se expressar de maneiras distintas, dependendo da idade[12].

Chess e Thomas indicam que as crianças podem ser divididas em três grupos, de acordo com o tipo de temperamento: temperamento fácil (comportamento previsível e regular às respostas oferecidas pelo cuidador, com boa capacidade de adaptação nos ambientes e predominância de afetos positivos); temperamento difícil (padrão mais errático, com afetos mais negativos e de alta intensidade e baixa adaptação a novos ambientes); temperamento "difícil de aquecer/reagir" (crianças mais inibidas, com adaptação mais lenta a novos ambientes, porém com maior facilidade do que as de temperamento difícil)[13].

TEORIAS DO DESENVOLVIMENTO

A forma de pensar o desenvolvimento humano tem acontecido de diferentes maneiras no decorrer da história. O que é crítico em uma teoria do desenvolvimento é a forma como ela descreve as modificações do indivíduo ao longo do tempo. Ou seja, as teorias tentam explicar por qual processo um fenômeno emergiu do desenvolvimento anterior e o que leva ao desenvolvimento subsequente. Essas mudanças são analisadas em diversas áreas do comportamento ou atividade psicológica, como

pensamento, linguagem, comportamento social ou percepção ambiental[14]. A seguir, citamos as principais teorias psicológicas desenvolvimentais.

A teoria psicossexual do desenvolvimento emocional estrutura-se no processo da experiência de Sigmund Freud com a psicoterapia de adultos. Ela prioriza as identificações e os vínculos afetivos que marcam as relações com os cuidadores, especialmente os pais, ao longo das fases do desenvolvimento psicossexual, desde a infância até a genitalidade adulta. Freud faz uma análise teórica sobre as motivações conscientes e inconscientes da experiência emocional e da interação humana. A abordagem freudiana introduz o uso definitivo da concepção de fases, mais tarde apropriada pela ciência do desenvolvimento como um todo: todas as características humanas são compreendidas como potencialidades crescentes, sempre presentes ao longo do ciclo de vida, modificando-se gradualmente de forma particular em cada etapa. Para o psicanalista austríaco, a sexualidade infantil possui um sentido distinto da sexualidade da idade adulta: não está relacionada ao aspecto biológico (genital), e sim ao prazer, à descoberta do próprio corpo e das tensões ligadas ao desejo e à fantasia que permeiam a relação com os pais, expressas em diferentes fases: oral (nascimento até 1 ano de idade), anal (1 a 3 anos), fálica (3 a 5 anos), da latência (5 anos até início da puberdade) e genital, durante a adolescência[15].

Derivada dos fundamentos freudianos, a teoria psicossocial do desenvolvimento emocional foi criada pelo psicanalista Erik Erikson. Para o teórico alemão, o desenvolvimento se dá em direção à formação da identidade por meio de oito diferentes estágios que ele denominou de "crises vitais". Cada uma das idades está caracterizada, essencialmente, pela resolução de uma importante crise, através da qual o indivíduo evolui buscando um equilíbrio. A passagem por esses processos possibilita aquisições socioemocionais distintas, fortalecendo de maneira evolutiva o ego ou enfraquecendo-o diante das exigências da sociedade[16].

A teoria construcionista da cognição de Jean Piaget aponta quatro diferentes estágios no desenvolvimento cognitivo ligados a pré-condições biológicas, de acordo com modalidades de entendimento do mundo. O principal objetivo dentro de seus estudos foi investigar como o sujeito passa de um estado de menor conhecimento para um estado de maior conhecimento. Por isso, sua teoria é denominada epistemologia genética (estudo da gênese do conhecimento). Esses estágios foram definidos como: sensório-motor (do nascimento aos 2 anos de idade, com início da experimentação do ambiente e predominância de movimentos reflexos); pré-operatório (2 a 7 anos, maior desenvolvimento da fala/linguagem e predominância de pensamento egocêntrico); operatório concreto (7 a 11 anos, o egocentrismo é substituído pelo pensamento operatório, sendo possível, a partir de então, enxergar o mundo na perspectiva do outro e ter raciocínio lógico de maneira limitada); operatório formal (11 anos ao final da adolescência, com elaboração da capacidade de pensar de forma abstrata, raciocinar de forma dedutiva, criar hipóteses e definir conceitos; é assim denominado pensamento formal, hipotético-dedutivo)[17].

Para o pensador soviético Lev Semionovich Vygotsky, que concebeu a teoria sociocultural, os processos de desenvolvimento do ser humano teriam ênfase na dimensão sócio-histórica e na interação do indivíduo com o outro dentro do ambiente social. Essa interação acontece com o auxílio de mediadores construídos culturalmente, descritos por Vygotsky como instrumentos (objetos de auxílio na interação) e signos (sobretudo a linguagem). Ao contrário da teoria de Piaget, na qual o indivíduo constrói a compreensão do mundo de forma individualizada e guiada pelo que é inato, Vygotsky concebia o desenvolvimento cognitivo como dependente das interações interpessoais e ambientais. Ele buscava caracterizar os aspectos tipicamente humanos do comportamento e elaborar hipóteses sobre como as características humanas se formam ao longo da história do indivíduo pela sua participação em um contexto social. Dentro dessa ótica, sua teoria tem raízes na teoria marxista do materialismo dialético, para o qual as mudanças históricas na sociedade e a vida material são fenômenos que produzem mudanças na natureza humana[18].

ESTÁGIOS DO DESENVOLVIMENTO NORMAL

Do nascimento aos 3 anos

Três domínios do desenvolvimento no decorrer da infância foram reconhecidos no curso de uma vida saudável: físico, cognitivo e socioemocional[19]. A criança apresenta mudanças rápidas e significativas desde o nascimento, quando a dependência em relação ao adulto é absoluta, até o terceiro ano de vida, quando há um aumento do poder de autonomia por meio da capacidade de andar, falar, contar histórias, cooperar e se expressar por meio de diferentes emoções. Pela rápida velocidade de mudança desse período, os marcos do desenvolvimento estão divididos neste capítulo em quatro subgrupos: nascimento a 6 meses, 6 meses a 12 meses, 12 meses a 18 meses e 18 meses a 36 meses de idade.

Do nascimento aos 6 meses

Os eventos perinatais possuem uma forte relevância para o desenvolvimento normativo da criança, a ponto de crianças pré-termo ou com baixo peso terem mais riscos de transtornos do neurodesenvolvimento, como o transtorno de déficit de atenção e hiperatividade ou transtorno do espectro autista[20,21].

- Domínio físico: o bebê, quando nasce, possui um padrão de sono de, em média, 16-18 horas por dia e, com o estímulo ambiental dos pais, vai progressivamente dormindo mais à noite, até chegar aos 6 meses com a mesma média de 15 horas de sono, porém mais concentrada no período noturno, com despertares para a amamentação[22]. O bebê consegue progressivamente desenvolver a apreensão de pegar objetos, sentar-se com apoio e depois sem apoio, com a sustentação cefálica.
- Domínio cognitivo: o bebê interage inicialmente por meio de diferentes reflexos. Para cada estímulo específico

é esperado um comportamento herdado biologicamente para reações iniciais diante do ambiente. Por exemplo, o reflexo de sucção é estimulado por meio do toque nos lábios ou na gengiva, quando então o bebê inicia automaticamente o movimento de sucção; já o reflexo de Moro é estimulado quando o bebê é derrubado ou por um som mais intenso, quando ele estica as pernas e os braços, curva-se e joga a cabeça para trás[23]. A capacidade de processamento cognitivo ocorre inicialmente através das explorações sensoriais, com a ajuda dos cinco sentidos, que geram sensações prazerosas, neutras ou desconfortáveis e são repetidas ou evitadas ao longo do tempo. No campo linguístico, o bebê adquire rapidamente a capacidade de perceber e discriminar vozes conhecidas e desconhecidas e progressivamente vocaliza sons e arrulhos para comunicações simples e rudimentares, até começar a balbuciar sons que, em sequências e variações de tonalidade, lembram uma fala primitiva com possibilidade de comunicação com o outro. É o começo de um caminho de possibilidades para a comunicação com os pais e outras pessoas.
- Domínio socioemocional: o bebê começa a ter os primeiros sorrisos e assim interage quase por reflexos com o cuidador, ao mesmo tempo que busca a interação olho a olho para a comunicação social. Aos 6 meses, essas trocas comunicacionais entre bebê e cuidador são frequentes, com percepção e imitação de expressões faciais e reações de risadas, sorrisos, sons, choros e gritos de desconforto[24]. No campo do apego, a criança começa a ter discriminação com cuidadores familiares, como a mãe e o pai, a ponto de estranhar o contato com pessoas novas. Em geral, tanto o reconhecimento facial dos bebês como a sua discriminação pelos cuidadores fazem os pais se sentirem bem, aumentando as interações recíprocas positivas com maior chance de um vínculo seguro.

Dos 6 meses aos 12 meses

- Domínio físico: o bebê começa a diminuir o número de horas que dorme por dia, chegando aos 12 meses com um sono noturno de 10 a 11 horas e complementado por 3 horas de sono diurno, num total de 14 horas ao dia. Até os 12 meses, o bebê engatinha, fica de pé (inicialmente com apoio e depois sem apoio) e começa a andar sem ajuda[25].
- Domínio cognitivo: a maior parte dos reflexos se extingue até os 12 meses de idade. O bebê nessa fase começa a coordenar ações e intenções em diferentes situações. Melhora progressivamente sua capacidade gestual para imitar, brincar e se comunicar, desenvolve a preferência pela voz dos cuidadores e começa a compartilhar momentos, olhando os mesmos itens ou eventos, num processo fundamental para o desenvolvimento cognitivo e social que se chama atenção compartilhada[26,27]. Aos 12 meses, a criança já possui a capacidade de imitar sons e diferentes gestos sociais e passa a falar as primeiras palavras, além de manter o balbucio frequentemente[28].

- Domínio socioemocional: o bebê realiza conversas por meio dos balbucios e é capaz de realizar pequenos jogos sociais, como esconder o rosto ou brincar de cavalinho no colo do cuidador. Começa a ter expressões emocionais mais discriminadas que diferenciam alegria, medo, tristeza, raiva e surpresa. Há um aumento expressivo da discriminação com o cuidador de maior intimidade (em geral mãe e pai), a ponto de a criança desenvolver uma ansiedade de separação na ausência e afastamento parental e um conforto frente ao reencontro da mãe ou do pai[28]. A partir disso, a criança passa a ter reticência, por vezes, na exploração de situações novas e diferentes e busca o cuidador para amparo e acolhimento emocional.

Dos 12 meses aos 18 meses

- Domínio físico: a criança passa a dormir 13 horas no total, com 10 horas de sono noturno[22]. Até 18 meses, anda com facilidade, sobe escadas e consegue pegar peças pequenas e montar uma torre de até dois cubos.
- Domínio cognitivo: a criança continua a expandir sua capacidade de imitação gestual e verbal e aumenta o uso de gestos para comunicação (como apontar para algum objeto com a função de se comunicar ou fazer um gesto de "não" com a mão). Consegue responder a perguntas simples por meio de gestos ou de sons ou palavras. Verbaliza a função de objetos comuns quando questionada (por exemplo, modo de uso de uma escova de dentes, telefone etc). É capaz de seguir comandos verbais de um passo, sem a necessidade de gestos de demonstração[28].
- Domínio socioemocional: a criança começa a fazer brincadeiras simbólicas (por exemplo, brincar com bonecos e bonecas), imaginativas, de faz de conta, e aumenta a exploração de diferentes ambientes com o uso socioemocional do cuidador tanto no incentivo e na persistência da exploração de novas atividades e interações quanto na regulação emocional diante de emoções como medo e tristeza. A criança começa a desenvolver confiança e senso de capacidade e tolerância diante de conquistas e dificuldades da rotina. Por outro lado, passa a sentir medo de estranhos e desenvolver ataques de birra quando contrariada[28].

Dos 18 meses aos 36 meses

- Domínio físico: a criança passa a dormir 12 horas no total, com 10 horas de sono noturno[22]. Até os 3 anos, pode aprender, com estímulo, a correr com coordenação, subir escadas rapidamente, pular no mesmo lugar, montar cubos de até seis a nove peças e andar de bicicleta.
- Domínio cognitivo: a criança começa a dar os primeiros passos no pensamento simbólico, imaginando e pensando nas situações sem necessariamente agir. Consegue entender categorias como cor, animais, objetos com diferentes funções e ter a noção grosseira de tempo, espaço e distâncias. Até os 3 anos, compreende progressivamente duas

orientações simples, entende pequenas histórias, imita expressões e palavras e nomeia objetos e figuras. De 2 anos para 3 anos, a criança deve passar de 50 palavras para um vocabulário de mais de 200 palavras e ter a capacidade de falar frases (ainda com constantes erros de sintaxe e somente 50 a 80% inteligível). Consegue, com 3 anos, ter pequenas conversas sustentadas com perguntas como quando, o que, onde e por quê.
- Domínio socioemocional: a criança começa a ter maior interesse de participar do contato social com outras crianças; compartilha interesses com os outros e tem facilidade de brincar simbolicamente, imaginando diferentes situações e diferentes personagens para si mesma. Ainda há uma confusão sobre o que é fantasia e realidade nesse espaço imaginativo. As brincadeiras passam a ser compartilhadas, e a criança perto dos 3 anos é na maior parte do tempo calma, alegre e com reações de felicidade. Também começa a ser capaz de se acalmar sozinha ou com menor ajuda do cuidador. Nessa fase, ocorre comumente uma tensão entre as vontades da criança e os limites dados pelo ambiente, com comportamentos por vezes opositores, hostis e desafiadores. Diante ainda de um baixo controle de impulso, a criança costuma apresentar birras diante de frustrações, mas deve aumentar sua flexibilidade para aprender a esperar, negociar e cumprir combinados.

Dos 3 anos aos 6 anos

- Domínio físico: a criança continua reduzindo progressivamente o número de horas de sono, até chegar aos 6 anos com a média de 10 a 11 horas de sono noturno sem necessidade, muitas vezes, de qualquer cochilo diurno[22]. Adquire maior controle para parar de correr e girar e consegue saltar distâncias acima de 50 cm. Pode descer uma escada rapidamente, alterando os pés, e progressivamente saltitar mais usando somente um pé. Usa brinquedos com diferentes partes e funções, faz o movimento de pinça para pegar lápis e canetas para desenhar uma pessoa com até 6 partes e figuras geométricas. Perto dos 6 anos, consegue dar cambalhotas, usar garfo e muitas vezes faca para comer, além de agarrar e jogar bolas em jogos esportivos.
- Domínio cognitivo: a criança passa a desenvolver raciocínio lógico, o que lhe permite ser capaz de contar o tempo e ter previsibilidade sobre o ciclo sono-vigília. Ao longo do terceiro ano de vida, é capaz de montar quebra-cabeças com três a quatro peças. Na área da linguagem, consegue apontar para dividir interesse, entende comandos distintos, emite frases com pronomes e nomeia diferentes objetos. Ao longo do quarto ano de vida, responde a três comandos diferentes, entende descrições com diferentes adjetivos e passa a ter um discurso 100% inteligível, com um vocabulário de mil palavras e a capacidade de expressar sentimentos. É capaz tanto de entender histórias contadas quanto de contar histórias e falar sobre igualdade e diferença de objetos e situações. Até o final do quinto ano

de vida, consegue entender rimas, ritmos e músicas e compreender instruções que envolvam direções como "direita" e "esquerda", bem como falar frases inteligíveis com seis a oito palavras, definindo termos, usando vocabulário de mais de duas mil palavras e recontando histórias com facilidade. Além disso, consegue desenhar letras e palavras isoladas.

- Domínio socioemocional: a criança nessa faixa etária amplia rapidamente o seu repertório emocional. Emoções como vergonha, culpa, orgulho, inveja, ciúmes, empatia e constrangimento surgem a partir das interações sociais e ajudam a construir os limites e comportamentos diante das normas e dos códigos sociais. Essas emoções dependem da modulação das respostas emocionais parentais e de outros cuidadores para que as crianças tenham referência da adequação ou inadequação de seus comportamentos. Também nessa faixa, aparece e cresce uma discriminação em relação ao gênero masculino e ao feminino que gera uma busca de interesses, atividades e brinquedos relacionados ao gênero identificado, ao mesmo tempo que surge um movimento de maior segregação pelo gênero com o qual a criança se apresenta[7].

A criança no terceiro ano de vida continua a expandir sua capacidade simbólica do brincar, passa a demonstrar cada vez mais afeto por outras crianças, aumenta a variedade de expressão emocional e a facilidade de lidar com a separação dos pais diante da permanência em instituições de ensino. No quarto ano de vida, passa a ampliar a cooperação com outras crianças, agora participando de brincadeiras livres e estruturadas em grupo. Consegue descrever emoções, gosta de realizar brincadeiras sobre enganar e possui atenção para não ser enganada (capacidade que envolve a habilidade de inferir as intenções e emoções de outras crianças, ou seja, de ter capacidade empática para avaliar o que o outro está pensando e sentindo). Até o final do quinto ano, a criança em geral escolhe o primeiro melhor amigo para uma relação de maior intimidade, ao mesmo tempo que se preocupa em ser gentil com os amigos e imitar seus comportamentos grupais, em um movimento que organiza coesão de grupo. O desenvolvimento socioemocional a faz ter diferentes estratégias para impor e conseguir suas vontades, ao mesmo tempo que organiza diferentes comportamentos para ser empática e seguir as demandas de outras pessoas.

Dos 6 anos aos 11 anos

O período dos 6 aos 11 anos é classicamente chamado de período "escolar", já que é a idade quando se inicia o ensino fundamental, com um aumento do envolvimento infantil no mundo social e acadêmico por meio da escola. Nessa fase, as crianças ficam ainda mais próximas dos pares, de crianças da mesma idade, ao mesmo tempo que ficam sintonizadas às regras e normas sociais.

- Domínio físico: a criança diminui progressivamente a necessidade de dormir, de uma média de 10 horas para 9 horas, sem necessidade de cochilo diurno. As crianças usam todas as suas ferramentas motoras para brincadeiras mais impetuosas, muitas vezes com uso de chutes, quedas, gritos, lutas, risadas e divertimento. Essas brincadeiras mais intensas fisicamente parecem ser universais, mais presentes em meninos, e parecem ter a função de manter o desenvolvimento muscular e esquelético, além de estimular o desenvolvimento de ferramentas sociais, como o manejo de competição, agressividade, hierarquia de grupo, dominância e empatia. Nessa fase, o controle motor fino é estimulado por um ganho de habilidades específicas desenvolvidas pelos diferentes esportes e atividades artísticas e musicais.

- Domínio cognitivo: a criança dá um salto qualitativo e quantitativo de sua capacidade cognitiva. Consegue seriar diferentes componentes conforme um critério (por exemplo, organizar, num grupo de maçãs, uma sequência da maior para a menor maçã), ter pensamento tanto indutivo (de criar uma hipótese por meio da observação) quanto dedutivo (de aplicar certa regra para uma situação observada em particular). Melhora progressivamente sua capacidade atencional, de memorização, de automatização de tarefas e de velocidade de execução de certa tarefa. Além disso, aumenta a qualidade da atenção seletiva, aquela fundamental para redirecionar para novos estímulos, aprender novas informações e ter pensamento crítico[29]. O raciocínio lógico também melhora progressivamente e aumenta a capacidade da criança de organizar, ser criativa e flexível para pensar em soluções. Além disso, começa a pensar sobre seu próprio pensamento e sua própria identidade (metacognição), que expande sua capacidade de automonitoramento, crítica em relação a suas ações, autocontrole e revisão delas. Durante esses anos, a criança consegue expandir o aprendizado matemático, com o uso de equações, e sua capacidade literária, lendo, compreendendo e interpretando textos. Academicamente, tem um salto na quantidade de informações aprendidas por diferentes matérias escolares. Com 11 anos a criança possui vocabulário de cerca de dez mil palavras quando estimulada, e à parte delas entende ironia, sarcasmos e metáforas.

- Domínio socioemocional: o salto cognitivo e físico vem acompanhado de maior capacidade de regulação emocional. A criança possui um aprendizado significativo na maneira como reconhece e diferencia emoções, como controla e atenua reações e como expressa seus sentimentos. Passa a ter consciência de suas emoções e dos conflitos diante do que sente, do que quer e do que recebe das relações interpessoais. Além disso, com a ajuda de pais e educadores, amplia suas ferramentas emocionais tanto para resolver problemas e atuar na mudança de situações quanto para aceitar as questões que não têm possibilidade de mudança, redimensionando sua relação com o mundo. Os pais possuem função primordial nesse processo, de corregulação, quando dividem maior responsabilidade e poder com os filhos ao mesmo tempo que continuam a reconhecer emoções e ajudá-los a construírem ferramentas emocionais saudáveis.

Nessa fase, diante de tantos desafios físicos, acadêmicos e sociais, da capacidade metacognitiva, a autoestima passa a ter um papel relevante na construção da identidade infantil e sua consequente maneira de se relacionar com outras pessoas. Emoções intensas e recorrentes de culpa e vergonha podem atrapalhar o desenvolvimento saudável da autoestima, enquanto cooperação, enaltecimento e orgulho podem construir um senso de importância social para a identidade em formação.

Os grupos com os pares passam ter maior relevância no desenvolvimento social emocional. A criança pode, por meio de grupos de amigos, experimentar e aumentar seu poder de comunicação, socialização e exercício de diferentes papéis sociais. Para isso, precisa aprender a lidar com regras, cooperação, competição, conflitos e brigas por liderança, além de ajustar seu desejo individual às demandas grupais. No grupo, a criança encontra um senso de intimidade e afiliação em nível horizontal e, se bem-sucedida, consegue organizar um senso de segurança emocional e ter referências e maior independência dos pais. Quando pensamos em grupo, automaticamente teremos de lidar com dinâmicas que escolhem lideranças populares e que excluem e rejeitam outras crianças pelas mais diversas razões, dependendo do grupo e do contexto cultural. Nessa fase, o desafio dos educadores é mediar as relações interpessoais para evitar os abusos, o *bullying*, a vitimização e conseguir cuidar das dinâmicas de inclusões, exclusões e mudanças relacionais ao longo dos anos escolares.

CONSIDERAÇÕES FINAIS

A compreensão dos marcos do desenvolvimento normal da criança como um processo continuado e cumulativo tem sua importância ao servir de base para o conhecimento das habilidades que se espera dos indivíduos em cada momento da infância. Sem esse entendimento do processo normativo, não é possível pensar em psicopatologia, tampouco em intervenções relacionadas aos transtornos mentais nas diversas fases do desenvolvimento humano. Seguindo nessa linha de raciocínio, o próximo capítulo aborda o desenvolvimento na adolescência normal.

REFERÊNCIAS BIBLIOGRÁFICAS

1. Kim-Cohen J, Caspi A, Moffitt TE, Harrington H, Milne BJ, Poulton R. Prior juvenile diagnoses in adults with mental disorder: developmental follow-back of a prospective-longitudinal cohort. Arch Gen Psychiatry. 2003;60(7):709-17.
2. Polanczyk GV, Salum GA, Sugaya LS, Caye A, Rohde LA. Annual Research Review: A meta-analysis of the worldwide prevalence of mental disorders in children and adolescents. J Child Psychol Psychiatry. 2015;56(3):345-65.
3. Holmbeck GN, Devine KA. Commentary: family assessment in pediatric psychology. J Pediatr Psychol. 2011;36(5):642-6.
4. Baltes PB, Baltes MM. Psychological perspectives on successful aging: the model of selective optimization with compensation. In: Baltes PB, Baltes MM, editors. Successful aging: perspectives from the behavioral sciences. Cambridge: Cambridge University Press; 1990. p. 1-34.
5. Baltes PB, Smith J. Lifespan psychology: from developmental contextualism to developmental biocultural co-constructivism. Research in Human Development. 2009;1(30):123-44.
6. Staudinger UM, Bluck S. A view on midlife development from life-span theory. In: Lachman ME, editor. Handbook of midlife development. Nova Jersey: John Wiley & Sons; 2001. p. 3-39.
7. Shaffer DR, Kipp K. Developmental psychology: childhood & adolescence. 9. ed. New York: Cengage Learning; 2013.
8. Sameroff AJ, Mackenzie MJ. Research strategies for capturing transactional models of development: the limits of the possible. Dev Psychopathol. 2003;15(3):613-40.
9. Pearce C. A short introduction to attachment and attachment disorder. London: Jessica Kingsley Publishers; 2016.
10. Chess S, Thomas A. Temperament in clinical practice. New York: Guilford Press; 1986.
11. Rothbart MK, Ahadi SA. Temperament and the development of personality. J Abnorm Psychol. 1994;103(1):55-66.
12. Rothbart MK. Temperament in childhood: a framework. In: Kohnstamm GA, Bates JE, Rothbart MK, editores. Temperament in childhood. Oxford: John Wiley and Sons; 1989:59-73.
13. Chess S, Thomas A. The New York Longitudinal Study (NYLS): the young adult periods. Can J Psychiatry. 1990;35(6):557-61.
14. Miller PH. Theories of developmental psychology. 6. ed. New York: Worth Publishers; 2016.
15. Freud S. A general introduction to psychoanalysis. New York: Washington Square Press; 1960.
16. Erikson E. Identidade, juventude e crise. Rio de Janeiro: Zahar; 1976.
17. Piaget J. A representação do mundo na criança. Rio de Janeiro: Record; s.d.
18. Vygotsky LS. Pensamento e linguagem. Rio de Janeiro: Martins Fontes; 1998.
19. Maggi S, Irwin LG, Siddiqi A, Poureslami I, Hertzman E, Hertzman C. Knowledge network for early childhood development: international perspectives on early child development. World Health Organization; Commission on the Social Determinants of Health; 2005.
20. Wang C, Geng H, Liu W, Zhang G. Prenatal, perinatal, and postnatal factors associated with autism: a meta-analysis. Medicine (Baltimore). 2017;96(18):e6696.
21. Franz AP, Bolat GU, Bolat H, Matijasevich A, Santos IS, Silveira RC, et al. Attention-deficit/hyperactivity disorder and very preterm/very low birth weight: a meta-analysis. Pediatrics. 2018;141(1):e20171645.
22. Davis KF, Parker KP, Montgomery GL. Sleep in infants and young children: Part one: normal sleep. J Pediatr Health Care. 2004;18(2):65-71.
23. Salandy S, Rai R, Gutierrez S, Ishak B, Tubbs RS. Neurological examination of the infant: a comprehensive review. Clin Anat. 2019;32(6):770-7.
24. Walker-Andrews AS. Infants' perception of expressive behaviors: differentiation of multimodal information. Psychol Bull. 1997;121(3):437-56.
25. Scharf RJ, Scharf GJ, Stroustrup A. Developmental Milestones. Pediatr Rev. 2016;37(1):25-47.
26. Bakeman R, Adamson L. Coordinating attention to people and objects in mother-infant and peer-infant interaction. Child Dev. 1984;55(4):1278-89.
27. Carpenter M, Liebal K. Joint attention, communication, and knowing together in infancy. In: Seemann A, editor. Joint attention: new developments in psychology, philosophy of mind, and social neuroscience. Cambridge: MIT Press; 2011. p. 159-81.
28. Centers for Disease Control and Prevention. CDC's Developmental Milestones. [acesso em 13 de setembro de 2020]. Disponível em: https://www.cdc.gov/ncbddd/actearly/milestones/index.html
29. Berk LE. Development through the lifespan. 4. ed. Pearson International Edition; 2007.

2

Desenvolvimento na adolescência normal

Mauro Victor de Medeiros Filho
Pedro Henrique Silva Maranhão
Sandra Scivoletto

Sumário

Introdução
A puberdade e o desenvolvimento físico
O desenvolvimento neurocognitivo
O desenvolvimento socioemocional
Investimento e prevenção
Para aprofundamento
Referências bibliográficas

Pontos-chave

- A adolescência é um período associado a significativas alterações físicas, cognitivas e socioemocionais que ocorrem tanto pela biologia da puberdade quanto pela mudança ambiental relacionada aos diferentes papéis e responsabilidades sociais do adolescente.
- O estudo da psicologia e da psicopatologia desenvolvimental na adolescência é fundamental para a discriminação de mudanças normais e esperadas daquelas que indicam psicopatologia.
- Devem-se conhecer os principais marcos biológicos da puberdade para meninos e meninas e as mudanças biológicas e ambientais do ciclo sono-vigília.
- As mudanças cognitivas dos adolescentes podem ser estudadas por meio de neuroimagem e marcos neuropsicológicos.
- O adolescente constrói sua identidade por meio de grupos e se fortalece quando se sente incluído, ao mesmo tempo que está mais vulnerável às regras e códigos específicos do grupo e muitas vezes se autodeprecia quando experiencia reprovação social e ameaça de rejeição.

INTRODUÇÃO

A adolescência é definida, pela Organização Mundial da Saúde, como o período entre 10 e 19 anos. Esse conceito é seguido pelo Ministério da Saúde do Brasil[1], apesar dos limites do início e fim da adolescência não serem precisos nem arbitrários na prática clínica. É um período que está associado a significativas alterações físicas, cognitivas e socioemocionais que ocorrem tanto pela biologia da puberdade quanto pela mudança ambiental relacionada aos diferentes papéis e responsabilidades sociais do adolescente. Assim, a adolescência ocorre por meio de um processo dinâmico quando diferentes domínios (físico, cognitivo e socioemocional) interagem entre si e com o ambiente, com consequente reestruturação da identidade social.

Os dados epidemiológicos apontam que a prevalência de transtornos mentais na infância e adolescência em diferentes países é de 10 a 15%[2]. No entanto, estudos científicos que acompanham a saúde mental exclusivamente de adolescentes indicam que a prevalência de transtornos mentais nessa faixa etária pode ser ainda maior do que a vista em média na população infantil. Alguns estudos mostram que a prevalência recente de transtornos mentais em adolescentes é de 15 a 20% nos últimos 30 dias e 30 a 40% nos últimos 12 meses[3,4]. Isso equivale a dizer que numa classe de 40 alunos do ensino médio, 6 a 8, em média, possuem transtornos psiquiátricos; e 12 a 24 alunos terão transtornos psiquiátricos ao longo de 12 meses. Assim, os dados indicam que há uma demanda crescente para o estudo da psicopatologia em adolescentes, com a consequente organização de intervenções preventivas e terapêuticas, focando em medidas universais e condutas específicas para grupos de risco.

Porém, para expandir o estudo da psicopatologia do adolescente, é necessário garantir a definição do que é desenvolvimento normal, para a possível discriminação de comportamentos normais daqueles que indicam psicopatologia, sintomas e possíveis transtornos. Mas como discriminar normalidade e psicopatologia numa fase desenvolvimental com tantas mudanças biológicas, psicológicas e sociais? Essa separação é um desafio que aparece não só nos estudos, mas também na prática clínica. Há um perigo tanto de minimizarmos os problemas comportamentais que indicam psicopatologia quanto de exagerarmos e transformarmos em sintomas comportamentos tidos como típicos da transição do adolescente à fase adulta. Assim, é fundamental o entendimento do desenvolvimento normal do adolescente com o objetivo de melhorar a qualidade da assistência clínica relacionada ao detalhamento e especificidade da anamnese e da observação clínica. A partir disso, o profissional terá maior capacidade para discriminar comportamentos normais daqueles que potencialmente indicam psicopatologia, formular hipóteses etiológicas para os comportamentos, realizar psicoeducação com pais e professores e indicar os melhores caminhos para intervenções tanto preventivas quanto terapêuticas[5].

O objetivo deste capítulo é fazer uma breve revisão do desenvolvimento normal da adolescência. O capítulo inicia-se por uma revisão da puberdade e do desenvolvimento físico, para depois descrever o desenvolvimento neurocognitivo e, por último, socioemocional do adolescente.

A PUBERDADE E O DESENVOLVIMENTO FÍSICO

A puberdade é a força biológica que impulsiona a transformação do indivíduo entre a infância e a idade adulta[6]. É um processo fisiológico que envolve a maturação das gônadas (testículo nos meninos e ovários nas meninas) com o início da capacidade da função reprodutiva, a secreção de hormônios sexuais (testosterona nos meninos e estradiol e progesterona nas meninas), o desenvolvimento físico e o desenvolvimento de caracteres secundários masculinos e femininos (como mudanças de traços faciais, pele, voz, distribuição muscular e adiposa e de pelos)[6]. Além disso, a puberdade envolve mudanças no ciclo circadiano e padrão de sono. A puberdade é controlada tanto por fatores genéticos e neuroendócrinos quanto nutricionais e ambientais.

Para as meninas, a média de início da puberdade, caracterizado pelo início do desenvolvimento dos caracteres secundários, como os brotos mamários (telarca), ocorre aos 10 anos, com a variação normal entre 8 a 12 anos de idade[7]. A média da menarca, que indica o início do ciclo menstrual, ocorre aos 12 anos de idade, com a variação normal entre 11 e 14 anos[7]. O estirão do crescimento começa em média aos 10 anos de idade e atinge o auge da velocidade de crescimento entre 11 e 13 anos, com posterior decréscimo progressivo da velocidade do crescimento até os 16 anos de idade[7]. Os fatores de risco femininos para a precocidade puberal, ainda que dentro do normativo, são obesidade e maus-tratos[7]. As meninas desse grupo precoce possuem maior risco para psicopatologia quando possuem história de maus-tratos ou amizades estritamente baseadas no sexo oposto[7].

Para os meninos, todos processos descritos ocorrem, na média populacional, mais tarde[7]. O desenvolvimento dos caracteres secundários, como o aumento progressivo dos testículos, ocorre aos 11 anos, com a variação normal entre 9 a 13 anos[7]. A média do desenvolvimento testicular mais avançado ocorre com 14 anos, com variação normal entre 11 e 16 anos[7]. O estirão do crescimento começa em média aos 12 anos de idade e atinge o auge da velocidade de crescimento entre 13 e 15 anos, com decréscimo da velocidade do crescimento até os 18 anos de idade[7]. A puberdade mais precoce em meninos está associada a maior popularidade social em grupo com pares, ao mesmo tempo que aumenta o risco de comportamentos desviantes, disruptivos e antissociais quando os jovens estão em grupos com adolescentes mais velhos[7].

A puberdade ocorre mais cedo para as meninas, em relação aos meninos, e isso implica, por vezes, em contrastes de interesses e comportamentos entre os gêneros quando comparamos meninos e meninas entre 10 e 15 anos de idade. Essas diferenças do tempo do desenvolvimento puberal devem ser levadas em conta por pais e educadores quando forem adaptar sua percepção e cuidado socioemocional para meninos e meninas no início da adolescência.

A puberdade precoce é definida para as meninas como o surgimento da telarca antes dos 8 anos de idade ou da menarca antes dos 10 anos de idade; e para os meninos como o surgimento da pubarca (pelos) e desenvolvimento testicular antes dos 9 anos idade[6]. As causas podem estar associadas a diferentes mecanismos que alteram a expressão hormonal no sistema nervoso central ou nas próprias gônadas. Para as meninas, existe uma associação evidente entre sobrepeso/obesidade e início precoce da puberdade, associado ao metabolismo da leptina em adipócitos. Já para a obesidade em meninos, os achados são conflitantes[6].

A puberdade tardia é definida como a ausência de caracteres secundários até os 13 anos em meninas e 14 anos em meninos, ou ainda pela ausência de menarca até os 15 anos[6]. Já a puberdade retardada é a demora do início, progressão ou término do desenvolvimento puberal, com um tempo total de puberdade maior do que 4 a 5 anos[6]. As causas também podem estar associadas a diferentes mecanismos que alteram a expressão hormonal no sistema nervoso central ou nas próprias gônadas. O diagnóstico das alterações do processo puberal normativo devem ser encaminhadas para o pediatra, hebiatra ou ainda para o endocrinologista infantil.

O padrão médio de sono do adolescente diminui progressivamente dos 11 até os 18 anos de idade, de 9 a 10 horas de sono no início da adolescência até 8 horas de sono no final dela[8]. A boa qualidade do sono está associada a maior capacidade cognitiva (atenção, memória e função executiva) e emocional (regulação do sistema de recompensa e regulação emocional).

Na adolescência, o ciclo circadiano é postergado e há maior tolerância para o início do sono, ao mesmo tempo que as mudanças sociais trazem maior autonomia e novos hábitos que por vezes são barreiras para o sono noturno[9]. A maior parte das atividades escolares são concentradas em período matinal, e, portanto, o adolescente muitas vezes restringe o tempo diário de sono, apesar de não diminuir a necessidade associada a ele[9].

A restrição de sono abaixo do esperado está associada a variações do humor e aumento da reatividade emocional[9]. Uma porcentagem alta de adolescentes possui insônia, mais associada ao sexo feminino, à ansiedade de desempenho escolar e ao uso indevido de café ou exposição excessiva às telas e mídias digitais[10]. A literatura que indica o sono como ferramenta crucial para o desenvolvimento dos diferentes domínios do adolescente lista algumas dicas para um sono saudável e reparador, como ter rotina para o início do sono, evitar luz branca e telas eletrônicas ao deitar para dormir, evitar atividades intensas 30 minutos antes de dormir – ao mesmo tempo que buscar atividades relaxantes, como rituais precedentes ao sono.

O DESENVOLVIMENTO NEUROCOGNITIVO

O cérebro do adolescente passa por um período de transformação contínua. Na adolescência, a partir de 11 anos de idade, há um aumento de transmissão neuronal das áreas tegmental ventral, localizada na região mesencefálica (ligado ao sistema de recompensa) e da amídala para o córtex frontal (ligado ao sistema de alerta e de respostas de medo e estresse)[11,12]. A literatura interpreta esses dados descrevendo o possível aumento de sensibilidade e percepção de estímulos afetivos relacionados ao processamento cognitivo. A percepção aumentada de estímulos afetivos também explica a maior sensibilidade dos adolescentes a críticas e o receio de rejeição. No entanto, o amadurecimento das áreas frontais, ligadas ao planejamento, raciocínio, julgamento, controle de impulsos e modulação emocional ocorre mais tardiamente. Assim, a neurobiologia cerebral do adolescente indica a sua maior busca por novidades, com excitação intensa diante de estímulos novos do presente e ferramentas de planejamento e autocontrole ainda imaturas, em comparação ao adulto[13]. Esse desbalanço entre sensibilidade emocional e capacidade de controle e planejamento das ações podem, em parte, nos ajudar a compreender o maior risco do adolescente para comportamentos impulsivos, como exposição a morte por acidentes, violência, delinquência, suicídio, uso de substâncias, comportamento sexual de risco e gravidez não planejada.

A adolescência é um período de "poda sináptica", quando sinapses cerebrais não utilizadas são desativadas, enquanto há permanência e fortalecimento de sinapses remanescentes por aceleração de mielinização, aumentando a velocidade de processamento de informações do ambiente[14]. Por outro lado, a literatura evidencia a formação de novas sinapses e redes neurais, indicando a sensibilidade do período à neuroplasticidade[14].

Existem mudanças significativas nos volumes de substância cinzenta e branca nas regiões do cérebro responsáveis por comportamentos humanos complexos, notadamente o córtex pré-frontal e as regiões temporoparietais[15-18]. Essas regiões estão envolvidas em uma variedade de funções cognitivas, incluindo cognição social, mentalização e processamento de informações. Nesse contexto, o cérebro social é definido como a rede de regiões cerebrais que servem à cognição social, ou seja, aquelas que nos permitem reconhecer e avaliar os estados mentais de si e dos outros[19,20]. Essa habilidade de reconhecimento das emoções, conhecida como mentalização ou teoria da mente, nos permite entender o comportamento e as ações de outras pessoas em termos de estados mentais subjacentes, como intenções, desejos e crenças[20].

Usando imagens funcionais e uma ampla gama de estímulos, vários estudos mostraram notável consistência na identificação das regiões do cérebro que estão envolvidas na teoria da mente. Em cada caso, a tarefa de mentalização resultou na ativação de uma rede de regiões incluindo a amídala, o sulco temporal, a junção parietotemporal, os polos temporais e a porção medial do cortex pré-frontal. Cada um deles agiria contribuindo para diferentes subprocessos envolvidos na mentalização[21]. Por exemplo, a amídala está envolvida no processamento de expressões faciais emocionais[22]; regiões do sulco temporal e da junção parietotemporal estão envolvidas na previsão de movimentos complexos[23,24]; os polos temporais ligam entradas perceptivas altamente processadas a uma resposta emocional[25]; e a porção medial do cortex pré-frontal pode ter um papel especial na compreensão de nossas próprias intenções comunicativas e das dos outros, particularmente a sub-região rostral anterior[21]. Entretanto, há uma sobreposição considerável entre essas regiões sociais do cérebro e regiões que ainda estão se desenvolvendo estruturalmente no adolescente.

A período da adolescência é um momento interessante para investigar o desenvolvimento da cognição social, porque esse período da vida é caracterizado por mudanças no comportamento social[26] e na autoconsciência[27,28]. Essa é uma época na qual os pares se tornam mais influentes na formação do comportamento em sociedade[29]. No início da adolescência, as crianças tornam-se cada vez mais autoconscientes e preocupadas com as opiniões dos outros[30,31]. Assim, pode-se esperar que as funções sociais do cérebro (incluindo a mentalização e a autoconsciência) se desenvolvam durante essa fase. Vários experimentos de neuroimagem investigaram o desenvolvimento da mentalização durante a adolescência e mostraram consistentemente que a atividade da porção medial do córtex pré-frontal diminui entre a adolescência e a idade adulta.

Diferentes hipóteses tentam explicar as mudanças na atividade neural durante as tarefas de cognição social. Uma possibilidade é que adolescentes e adultos usem diferentes estratégias cognitivas para realizar tarefas de cognição social. Outra possibilidade é que as diferenças funcionais sejam uma consequência do desenvolvimento estrutural que ocorre durante esse período da vida.

Vários estudos comportamentais mostraram mudanças no desenvolvimento dessa habilidade durante o curso da adolescência[32-34], e estudos de neuroimagem funcional também encontraram evidências de mudança no desenvolvimento. Thomas et al.[35] compararam adolescentes jovens (idade média de 11 anos) com adultos usando exame de ressonância magnética funcional durante a visualização passiva de rostos amedrontados e neutros. Eles descobriram que, enquanto os adultos ativavam a amídala apenas para faces com medo, os adolescentes ativavam a amídala mais para faces neutras, possivelmente porque as últimas eram mais ambíguas, ou possivelmente porque a amígdala é menos seletiva no início do desenvolvimento. No entanto, existem descobertas conflitantes nesta área. Por exemplo, Guyer et al.[36] encontraram maior ativação da amídala para rostos temerosos em adolescentes (com idades entre 9-17 anos) do que em adultos. O desenvolvimento da resposta do córtex pré-frontal às faces também foi encontrado. Yurgelun-Todd e Killgore[37] relataram aumento da atividade em várias regiões pré-frontais laterais e superiores (bilateralmente para meninas e lado direito para meninos) em resposta a rostos temerosos entre as idades de 8 e 15 anos. Assim, a atividade frontal aumentou entre a infância e a adolescência neste estudo. Seria interessante comparar as respostas de adultos dentro de um desenho semelhante, pois poderia ser previsto que a atividade do córtex pré-frontal diminuiria novamente, em linha com os estudos de mentalização.

Quanto à memorização, na adolescência o indivíduo amplia essa capacidade e, quando estimulado, consegue ter um vocabulário acima de 40 mil palavras para amplo uso. Ele expande sua capacidade de raciocínio abstrato, com consequente capacidade de organizar reflexões e inferências que se distanciam da realidade pragmática[38]. Isso ajuda na exploração acadêmica da literatura, filosofia, física, química, matemática, entre outros assuntos. Aumenta também sua capacidade crítica e metacognitiva, relacionada a "pensar sobre o que está se pensando", ou seja, pensar sobre si mesmo e sobre os próprios processos de aprendizagem[38]. Com isso, o adolescente está apto a iniciar uma nova etapa de melhorar seu autogerenciamento e de questionar seus sentimentos, ideias, ações e relações interpessoais. A capacidade de conhecimento o insere na sociedade adulta, que envolve maior raciocínio e maior conhecimento das consequências de suas ações, apesar da sua menor maturidade, em comparação ao adulto, em avaliar as consequências – o adolescente tem conhecimento da ética e moral vigentes, sabe distinguir certo e errado, ainda que tenha dificuldade em controlar seus impulsos. É capaz de ter um entendimento aguçado das regras e valores sociais específicos de determinado contexto cultural[39], sendo por vezes cooperativo e agradável e outras vezes questionador, com a elaboração de próprios julgamentos com base em princípios muitas vezes distintos daquele disseminado do ambiente social[40].

Com o aumento da capacidade cognitiva, há uma maior demanda da sociedade para um aumento tanto da aprendizagem acadêmica quanto da sua autoeficácia, que é a capacidade de regular sua própria aprendizagem. Tanto a autoeficácia quanto a participação ativa em ambiente acadêmico, por meio de iniciativa e engajamento, organização de interesses e capacidade de planejamento estão associados ao sucesso acadêmico[41].

O DESENVOLVIMENTO SOCIOEMOCIONAL

O adolescente possui como norma o aumento de exploração de novas experiências e sensações, ao mesmo tempo que possui significativa sensibilidade emocional a novidades. Por conta disso, o aprendizado formal e não formal está fortemente ligado às respostas emocionais e sociais e não somente à lógica racional das situações, sendo que ambientes que o reprovam e o desqualificam possuem forte impacto emocional para ele[42]. As flutuações da autoestima e da intensidade das reações emocionais são marcantes e a expressão de afeto negativo (como tristeza, ansiedade, raiva ou irritabilidade) podem ser mais frequentes. Em alguns momentos, o adolescente pode ter sua autoestima e sua importância inflada para no outro ter uma autocobrança exagerada, sentindo-se menos capaz de usar suas potencialidades. Nessa fase, o adolescente, com ajuda de colegas, pais e tutores, continua aprimorando sua capacidade de identificar reações emocionais, selecionar estratégias para aceitar ou mudar as contingências da realidade e agindo conforme o seu planejamento[42].

A construção de identidade da criança passa por um período crítico na adolescência. Marcia et al.[43] descrevem que o processo conflitivo relacionado à construção de identidade é parte de um processo natural, e não necessariamente uma crise que indica patologia do *self*. As crises relacionadas ao desconhecimento de si ou falta de pertencimento e identificação com si mesmo podem gerar buscas de novas alternativas de experimentações emocionais e sociais, e a identificação gradual com modelos e grupos pode ordenar uma realização que solidifica a experiência de autoconhecimento e autoaceitação[43]. Na infância, as amizades surgem das atividades que as crianças têm em comum: amigos das aulas de esporte, da escola, de brincadeiras no condomínio; na adolescência, começam a se agrupar por afinidade e identificação, o que exige maior conscientização de sua própria identidade. A convivência em diferentes grupos pode ajudar nesse processo de busca de identidade; é como montar um quebra-cabeça: buscam nos diferentes grupos as possíveis identidades e as experimentam, podendo adotá-las ou trocar de grupo periodicamente, até encontrarem o grupo no qual se sentem confortáveis e inseridos. É claro que todo esse processo gera insegurança e medo de rejeição, que dependerá da autoestima e autoconfiança do adolescente, assim como entende e vivencia esse processo.

Nessa busca pela estruturação sólida da identidade, a capacidade de autoconsciência (ou seja, de se observar e se avaliar), é acompanhada frequentemente de distorções cognitivas que amplificam a vivência de ser o centro da atenção dos olhares dos outros, como se o adolescente tivesse sempre uma audiência imaginária[44]. A sensibilidade ao olhar do outro e a busca por identidade, sentido e pertencimento aumenta a importância da interação com os pares e a necessidade de estar em grupos. É comum e vivenciado como um imperativo estar em alguma "panela", que são grupos que possuem estética, normas, atitudes e valores específicos. A convivência com o grupo de pares é fundamental para o desenvolvimento do cérebro social: é no grupo que o adolescente se sente acolhido em suas ansiedades diante do novo, aprende a reconhecer e interpretar as nuances emocionais na relação com o outro e tem a oportunidade de desenvolver as habilidades de regulação emocional diante das dificuldades de convivência inerentes ao grupo. A partir dos desafios interpessoais o adolescente emprega diferentes estratégias cognitivas para lidar com as demandas emocionais[28].

O adolescente torna-se agente do grupo e se fortalece quando se sente incluído, ao mesmo tempo que está mais vulnerável às regras e códigos específicos do grupo e muitas vezes se autodeprecia, quando experiencia reprovação social e ameaça de rejeição[45]. Nesse contexto, perfis específicos de traços de personalidade possuem maior vulnerabilidade para serem suscetíveis a fazer/sofrer *bullying*, ter comportamentos antissociais e usar substâncias psicoativas lícitas e ilícitas[46]. Por outro lado, grupos com comportamentos de riscos, como os ligados à delinquência ou ao uso de substâncias, são um alerta como fator de risco, precipitante e perpetuante para adolescentes que apresentam sintomas psicológicos e psiquiátricos[47].

A puberdade também acende o interesse sexual e exacerba os comportamentos estereotipados dos gêneros. A alteração biológica da puberdade traz grandes mudanças hormonais, uma das quais é o aumento da produção de androgênios em meninos e meninas, o que aumenta dramaticamente o impulso sexual[48-51]. Os novos impulsos que sentem tornam os adolescentes cada vez mais conscientes de sua própria sexualidade. Um grande obstáculo que eles enfrentam é descobrir como gerenciar e expressar adequadamente seus sentimentos sexuais. Vale ressaltar que essa questão é fortemente influenciada pelos contextos sociais e culturais em que vivem[52].

Os padrões de comportamento sexual mudaram ao longo dos anos nessa faixa etária. Geralmente, os adolescentes de hoje estão envolvidos em formas mais íntimas de atividade sexual (masturbação, carícias e relações sexuais) em idades mais precoces do que adolescentes de épocas anteriores[53,54]. Cerca de 20% dos adolescentes europeus e 30% dos afro-americanos tiveram relações sexuais aos 15 anos[55,56]. O controle da sexualidade adolescente parece ser o ponto de grande parte do debate sobre o conteúdo da educação sexual, que muitas vezes é direcionada para a abstinência, a gravidez e as IST (infecções sexualmente transmissíveis), com pouca ou nenhuma menção de masturbação, prazer sexual ou orgasmo[57-59]. Os comportamentos sexuais dos adolescentes mudaram dramaticamente nos últimos tempos, tanto que algum tipo de envolvimento sexual agora faz parte da experiência do adolescente[60]. Isso acontece em todos os principais grupos étnicos e classes sociais, e as diferenças na atividade sexual entre os grupos sociais estão diminuindo drasticamente[54,61,62].

Parte da tarefa de estabelecer a identidade sexual de alguém é tomar conhecimento de sua orientação sexual – sua preferência por parceiros sexuais do mesmo sexo ou do outro sexo. A orientação sexual existe em um *continuum*[63,64] e nem todas as culturas categorizam as preferências sexuais como as nossas[65], mas comumente descrevemos as pessoas como tendo orientações principalmente heterossexuais, homossexuais ou bissexuais. Curiosamente, cerca de 15% dos adolescentes experimentam alguma (geralmente passageira) atração emocional e sexual por membros de seu próprio sexo[66], embora a maioria dos adolescentes estabeleça uma orientação heterossexual sem muito afinco afetivo. Para 5 a 9% dos jovens que permanecem atraídos por membros do seu próprio sexo, o processo de aceitar que eles têm uma orientação homossexual e estabelecer uma identidade positiva em face de atitudes sociais negativas pode ser longo e sofrido[67]. Adolescentes que são atraídos por membros do seu próprio sexo geralmente expressam níveis mais baixos de autoestima do que seus pares heterossexuais e podem ficar ansiosos ou mesmo deprimidos com sua orientação *gay* ou lésbica, muitas vezes porque temem a rejeição de membros da família ou os abusos físicos e verbais dos pares em decorrência do conhecimento de sua orientação sexual[67]. Consequentemente, eles podem não reunir coragem para "assumir" (normalmente dizendo a um amigo ou irmão) até os 16-19 anos[68] e não contar aos seus pais até um ou dois anos depois[69].

Como os adolescentes se tornam homossexuais, bissexuais ou heterossexuais? Uma perspectiva é que esta não é uma escolha que fazemos, mas sim algo que é basicamente biológico; simplesmente nascemos dessa maneira[70]. Claramente, parte da resposta para o mistério da orientação sexual reside no código genético. Michael Bailey e seus colegas[71-73] descobriram que gêmeos idênticos são mais semelhantes na orientação sexual do que gêmeos fraternos. Além disso, que fatores ambientais podem ajudar a determinar se uma pessoa com predisposição genética para a homossexualidade passe a ser atraída por companheiros do mesmo sexo? Ainda não temos essa resposta. A maioria dos indivíduos com orientação homossexual foi criada por pais heterossexuais, e não há evidências de que crescer com pais *gays* ou mães lésbicas influencie a tipificação de gênero das crianças[74] ou sua eventual orientação sexual[75].

Quanto à parentalidade nessa fase da vida, sabe-se que a influência dos pais no desempenho social e comportamento dos adolescentes está bem estabelecida na literatura. Um dos papeis parentais no ambiente familiar ocorre no preparo dos filhos para a vida adulta por meio de regras e disciplina. Durante a adolescência, entretanto, a influência dos pares também serve como um importante agente de socialização. Apesar dessa nova esfera de influência, estudos demonstraram que as atitudes parentais são os maiores responsáveis por promover uma maior variação nos comportamentos externalizantes na adolescência, mais do que qualquer outro fator[76,77]. Além disso, pesquisas empíricas recentes sugeriram que os processos parentais durante a adolescência fornecem um exemplo convincente de relações bidirecionais entre aprendizagem ambiental, experiências e desenvolvimento biológico, potencialmente gerando efeitos em cascata de vulnerabilidade ou resiliência[78]. Por exemplo, as diferenças individuais no desenvolvimento do cérebro do adolescente estão associadas ao comportamento dos adolescentes durante as interações pais-filhos, sugerindo que a neurobiologia pode influenciar o comportamento interpessoal em contextos familiares[79].

O período da adolescência pode ser difícil tanto para os pais quanto para os filhos. Portanto, compreender a importância de manter uma parentalidade suficientemente boa é particularmente essencial. Originalmente, o trabalho de Baumrind sobre a parentalidade foi baseado na dimensão do controle parental para formar três estilos parentais diferentes, que incluíam autoritativo, autoritário e permissivo[80]. O controle parental é definido como "as reivindicações que os pais fazem aos filhos para que se integrem à família como um todo, por meio de suas demandas de maturidade, supervisão, esforços disciplinares e disposição para confrontar a criança que desobedece"[81]. Altos níveis de exigência podem ser descritos como estrutura e controle. Os comportamentos parentais incluídos nesta dimensão incluem monitoramento e práticas de disciplina parental. Com base na estrutura do estilo parental de Baumrind, Maccoby e Martin[82] adicionaram a capacidade de resposta dos pais como outra dimensão de lidar com a criança/adolescente. Os comportamentos parentais que medem a responsividade dos pais incluem acolhimento, apoio dos pais e envolvimento/engajamento nas ações dos seus filhos[82].

Pais com comportamento autoritativo são altamente responsivos e exigentes e exibem mais apoio do que comportamentos rudes. Esse estilo parental incentiva o "dar e receber verbalmente", transmitir o raciocínio por trás das regras e usar a razão, o poder e a modelagem para reforçar os objetivos. É um estilo que está mais frequentemente associado a resultados positivos para os adolescentes e foi considerado o mais eficaz e benéfico de parentalidade entre a maioria das famílias. Adolescentes com pais autoritativos são menos propensos a comportamentos externalizantes e, especificamente, são menos propensos a se envolver no uso de drogas do que indivíduos com pais não envolvidos[83]. Descobertas recentes mostram que os efeitos positivos da parentalidade autoritativa são amplificados quando ambos os pais adotam esse mesmo estilo de cuidado. Os resultados desse estudo sugerem que o estilo parental autoritativo está associado aos níveis mais baixos de depressão e aos níveis mais altos de comprometimento escolar entre os adolescentes[84]. Outro estudo sugere que, independentemente do gênero do pai, a presença de até mesmo um pai autoritativo é benéfica para o desenvolvimento dos adolescentes[85].

O estilo parental autoritário representa aqueles pais que são pouco responsivos, mas altamente exigentes. São pais que enfatizam a obediência e a conformidade e esperam que as regras sejam obedecidas sem explicação em um ambiente menos acolhedor[86]. Além disso, os pais autoritários exibem baixos níveis de confiança e envolvimento em relação aos filhos, desencorajam a comunicação aberta e se envolvem em um controle restrito. Mais especificamente, a hostilidade verbal e o controle psicológico foram considerados os mais prejudiciais dos comportamentos autoritários distintivos e coercitivos de poder assertivo. Descobriu-se que adolescentes da maioria das famílias autoritárias exibem habilidades sociais pobres, baixos níveis de autoestima e altos níveis de depressão[87].

A parentalidade permissiva é caracterizada por altos níveis de responsividade e baixos níveis de exigência. Os pais permissivos se comportam de maneira afirmativa em relação aos impulsos, desejos e ações do adolescente, enquanto consultam o adolescente sobre as decisões familiares. Além disso, os pais permissivos não estabelecem regras, evitam se envolver em controle comportamental e definem poucas expectativas comportamentais para os adolescentes[86]. Adolescentes de famílias permissivas relatam maior frequência de uso de substâncias, má conduta escolar e são menos engajados e menos orientados positivamente para a escola em comparação com indivíduos de famílias autoritativas ou autoritárias[88]. O estilo parental permissivo também está associado à baixa autoestima e baixa orientação motivacional extrínseca entre adolescentes[89].

Além dos três estilos clássicos de parentalidade descritos acima, hoje considera-se um quarto estilo, denominado estilo parental não envolvido/engajado. Essa forma de cuidado tem o efeito mais negativo sobre o desenvolvimento dos adolescentes, quando comparado com os outros três estilos parentais. Pais não envolvidos muitas vezes falham em monitorar ou supervisionar o comportamento de seus filhos e não apoiam ou incentivam a autorregulação dos mesmos. O estilo parental não envolvido é descrito como de baixa capacidade de resposta e baixa exigência. Em geral, esses pais muitas vezes mostram não comprometimento com as responsabilidades de criação dos filhos e muitas vezes são vistos como desinteressados em relação às necessidades de seus filhos[86]. Os adolescentes de pais não envolvidos frequentemente se envolvem em comportamentos mais externalizantes. Por exemplo, estudos anteriores descobriram uma associação entre um estilo parental não envolvido e atos delinquentes que variam de vandalismo e pequenos furtos a agressão e estupro[90]. Além disso, há relatos de que adolescentes com pais de estilo parental não envolvido bebiam álcool quase duas vezes mais e fumavam duas vezes mais do que seus colegas que viviam em famílias de outro estilo de cuidado parental[91].

O adolescente da atualidade nasceu, diferentemente de outras gerações, numa era na qual o impacto do uso de tecnologia e das mídias sociais é significativo em todos os momentos do dia. O uso de aparelhos eletrônicos para acesso a jogos e redes virtuais está transformando o modo de vida de milhares de adolescentes. Adolescentes possuem forte motivação para manter e intensificar a relação com os pares e as interações nas redes sociais dão a oportunidade sedutora e conveniente de ter essa relação de forma contínua e imediata. Os jogos virtuais, além de manter a sensação de interação de forma contínua, são uma plataforma interativa com forte poder de estímulo e reatividade emocional, de maneira excitante e imediata. Além disso, as diferentes plataformas digitais são atraentes na medida em que parecem mais distantes do controle e monitoramento parental. Esses elementos organizam um cenário com fatores tanto positivos (como intensificação e ampliação de desenvolvimento de ferramentas socioemocionais e o suporte social) quanto negativos (como a dependência do uso de eletrônicos, a maior incapacidade de relações interpessoais cara a cara, o sedentarismo, o *cyberbullying* com menor monitoria, o fácil acesso à pornografia, o mimetismo de comportamentos extremos e patológicos sem maior cuidado social). Portanto, para cuidar de um adolescente é vital entender sua relação com a tecnologia.

INVESTIMENTO E PREVENÇÃO

Os estudos desenvolvimentais da adolescência estão avançando rapidamente e nem todos os pontos de discussão foram esgotados neste capitulo. Entretanto, um ponto fundamental a ser assimilado é que a adolescência é um período de intenso desenvolvimento humano, sensível para a aprendizagem de novas experiências, a partir da facilidade do ser humano para pertencer, sentir-se valorizado e respeitado e encontrar uma maneira de dar uma contribuição valiosa à sociedade.

Ao projetar intervenções específicas para adolescentes, é importante ter em mente que eles não são apenas "alunos passivos" que se conformam com os valores adultos. Embora os adolescentes sejam fortemente influenciados por valores familiares e culturais, eles também buscam naturalmente maior autonomia e independência.

Levando em consideração o potencial cognitivo e social desse período da vida, fazem-se necessárias intervenções de prevenção e cuidado, que apoiem e forneçam suporte social para o desenvolvimento e a proteção dessa janela sensível de aprendizagem social e também do próprio desenvolvimento da identidade do adolescente. Investimentos que dão ênfase na criação de experiências de aprendizagem, que maximizam a aprendizagem social e aumentam o *status* de autonomia do adolescente podem promover significativo impacto positivo na saúde e na educação.

Para aprofundamento

- Dahl RE, Allen NB, Wilbrecht L, Suleiman AB. Importance of investing in adolescence from a developmental science perspective. Nature. 2018;554(7693):441-50.
    ⇒ Artigo recente mostrando tecnicamente a importância do investimento na adolescência como uma janela potencial para o desenvolvimento humano.
- Brasil. Ministério da Saúde, Secretaria de Atenção à Saúde, Departamento de Ações Programáticas e Estratégicas. Proteger e cuidar da saúde de adolescentes na atenção básica. 2 ed. Brasília: Ministério da Saúde; 2018.
    ⇒ Manual que contextualiza o desenvolvimento na adolescência no contexto brasileiro.
- Sawyer SM, Azzopardi PS, Wickremarathne D, Patton GC. (2018). The age of adolescence. Lancet Child Adolesc Health. 2018;2(3):223-8.
    ⇒ Artigo que descreve didaticamente as mudanças durante a adolescência.

REFERÊNCIAS BIBLIOGRÁFICAS

1. Brasil. Ministério da Saúde, Secretaria de Atenção à Saúde, Departamento de Ações Programáticas e Estratégicas. Proteger e cuidar da saúde de adolescentes na atenção básica. 2 ed. Brasília: Ministério da Saúde; 2018.
2. Polanczyk GV, Salum GA, Sugaya LS, Caye A, Rohde LA. Annual research review: a meta-analysis of the worldwide prevalence of mental disorders in children and adolescents. J Child Psychol Psychiatry. 2015;56(3):345-65.
3. Kessler RC, Avenevoli S, Costello EJ, Geordiades K, Green JG, Gruber MJ, et al. Prevalence, persistence, and sociodemographic correlates of DSM-IV disorders in the National Comorbidity Survey Replication Adolescent Supplement. Arch Gen Psychiatry. 2012;69(4):372-80.
4. Ormel J, Raven D, van Oort F, Hartman CA, Reijneveld SA, Veenstra R, et al. Mental health in Dutch adolescents: a TRAILS report on prevalence, severity, age of onset, continuity and co-morbidity of DSM disorders. Psychol Med. 2015;45(2):345-60.
5. Holmbeck GN, Devine KA. Commentary: family assessment in pediatric psychology. J Pediatr Psychol. 2011;36(5):642-6.
6. Alotaibi MF. Physiology of puberty in boys and girls and pathological disorders affecting its onset. J Adolesc. 2019;71:63-71.
7. Bordini B, Rosenfield RL. Normal pubertal development: part II: clinical aspects of puberty. Pediatr Rev. 2011;32(7):281-92.
8. Carter JC, Wrede JE. Overview of sleep and sleep disorders in infancy and childhood. Pediatr Ann. 2017;46(4):e133-e138.
9. Tarokh L, Saletin JM, Carskadon MA. Sleep in adolescence: physiology, cognition and mental health. Neurosci Biobehav Rev. 2016;70:182-8.
10. De Zambotti M, Goldstone A, Colrain IM, Baker FC. Insomnia disorder in adolescence: Diagnosis, impact, and treatment. Sleep Med Rev. 2018;39:12-24.
11. Benes FM, Vincent SL, Molloy R, Khan Y. Increased interaction of dopamine-immunoreactive varicosities with GABA neurons of rat medial prefrontal cortex occurs during the postweanling period. Synapse. 1996;23:237-45.
12. Cunningham MG, Bhattacharyya S, Benes FM. Amygdalo-cortical sprouting continues into early adulthood: implications for the development of normal and abnormal function during adolescence. J Comp Neurol. 2002;453:116-30.
13. Bjork JM, Knutson B, Fong GW, Caggiano DM, Bennett SM, Hommer DW. Incentive-elicited brain activation in adolescents: similarities and differences from young adults. J Neurosci. 2004;24(8):1793-802.
14. Drzewiecki CM, Willing J, Juraska JM. Synaptic number changes in the medial prefrontal cortex across adolescence in male and female rats: a role for pubertal onset. Synapse. 2016;70:361-8.
15. Giedd JN, Blumenthal J, Jeffries NO, Castellanos FX, Liu H, Zijdendbos AP, et al. Brain development during childhood and adolescence: a longitudinal MRI study. Nature Neurosci. 1999;2(10):861-3.
16. Gogtay N, Giedd JN, Lusk L, Hayashi KM, Greenstein D, Vaituzis AC, et al. Dynamic mapping of human cortical development during childhood through early adulthood. Proc Natl Acad Sci USA. 2004;101(21):8174-9.
17. Shaw P, Kabani NJ, Lerch JP, Ekstrand K, Lenroot R, Gogtay N, et al. Neurodevelopmental trajectories of the human cerebral cortex. J Neurosci. 2008;28:3586-94.
18. Sowell ER, Thompson P M, Holmes CJ, Batth R, Jernigan TL, Toga AW. Localizing age-related changes in brain structure between childhood and adolescence using statistical parametric mapping. Neuroimage. 1999;9:587-97.
19. Brothers L. The social brain: A project for integrating primate behavior and neurophysiology in a new domain. Concepts in Neuroscience. 1990;1:27-51.
20. Frith CD, Frith U. Social cognition in humans. Current Biology. 2007;17:R724-R732.
21. Frith CD. The social brain? Philos Trans R Soc Lond B Biol Sci. 2007;362(1480):671-8.
22. Morris JS, Öhman A, Dolan RJ. Conscious and unconscious emotional learning in the human amygdale. Nature. 1998;393(4):467-70.
23. Pelphre K, Morri J, Michelic C, Allison T, McCarthy G. Functional anatomy of biological motion perception in posterior temporal cortex: an fMRI study of eye, mouth and hand movements. Cerebral Cortex. 2005;15:1866-76.
24. Saxe R, Xiao DK, Kovacs G, Perrett DI, Kanwisher N. A region of right posterior superior temporal sulcus responds to observed intentional actions. Neuropsychol. 2004;42:1435-46.

25. Olson IR, Plotzker A, Ezzyat Y. The enigmatic temporal pole: a review of findings on social and emotional processing. Brain. 2007;130(7):1718-31.
26. Brown BB. Adolescent relationships with peers. In. Lerner RM, Steinberg L. Handbook of adolescent psychology. 2 ed. New Jersey: John Wiley & Sons; 2004.
27. Harter S. Developmental differences in the nature of self-representations: Implications for the understanding, assessment, and treatment of maladaptive behaviour. Cognitive Therapy and Research. 1990;14(2):113-42.
28. Sebastian C, Burnett S, Blakemore SJ. Development of the self-concept during adolescence. Trends Cogn Sci. 2008;12(11):441-6.
29. Steinberg L, Silverberg SB. The vicissitudes of autonomy in early adolescence. Child Development. 1986;57(4):841-51.
30. Parker JG, Rubin KH, Erath SA, Wojslawowicz JC, Buskirk AA. A developmental psychopathology perspective. In. Cicchetti D, Cohen DJ. Developmental psychopathology. 2 ed.. Theory and methods. New Jersey: John Wiley & Sons Inc.; 2006. p. 96-161.
31. Vartanian LR. Revisiting the imaginary audience and personal fable constructs of adolescent egocentrism: a conceptual review. Adolescence. 2000;35:639-61.
32. Herba CM., Landau S, Russell T, Ecker C, Phillips ML. (2006). The development of emotion-processing in children: effects of age, emotion, and intensity. J Child Psychol Psychiatry. 2006;47(11):1098-106.
33. McGivern RF, Andersen J, Byrd D, Mutter KL, Reilly J. Cognitive efficiency on a match to sample task decreases at the onset of puberty in children. Brain Cogn. 2002;50:73-89.
34. Thomas LA, De Bellis MD, Graham R, LaBar KS. Development of emotional facial recognition in late childhood and adolescence. Developmental Science. 2007;10(5):547-58.
35. Thomas KM, Drevets WC, Whalen PJ, Eccard CH, Dahl RE, et al. Amygdala response to facial expressions in children and adults. Biological Psychiatry. 2001;49(4):309-16.
36. Guyer AE, Monk CS, McClure-Tone EB, Nelson EE, Roberson-Nay R, et al. A developmental examination of amygdala response to facial expressions. J Cogn Neurosci. 2008;20(9):1565-82.
37. Yurgelun-Todd DA, Killgore WD. Fear-related activity in the prefrontal cortex increases with age during adolescence: A preliminary fMRI study. Neurosci Letters
38. Crone EA. Executive functions in adolescence: inferences from brain and behavior. Dev Sci. 2009;12(6):825-30.
39. Burnett S, Blakemore SJ. The development of adolescent social cognition. Ann N Y Acad Sci. 2009;1167(1):51-6.
40. Eisenberg N. Emotion, regulation, and moral development. Annu Rev Psychol. 2000;51:665-97.
41. Larson R, Wilson S. Adolescence across place and time: globalization and the changing pathways to adulthood. In. Lerner RM, Steinberg L. Handbook of adolescent psychology. New Jersey: John Wiley & Sons Inc.; 2004. p. 299-361.
42. Schweizer S, Gotlib IH, Blakemore SJ. The role of affective control in emotion regulation during adolescence. Emotion. 2020;20(1):80-6.
43. Marcia JE. Identity and psychosocial development in adulthood. Int J Theory Res. 2002; 2(1):7-28.
44. Berk LE. Child development. 7 ed. Boston, MA: Pearson Education, Inc.; 2006.
45. Tarrant M, North AC, Edridge MD, Kirk LE, Smith EA, Turner RE. Social identity in adolescence. J Adolesc. 2001;24(5):597-609.
46. Whitesell M, Bachand A, Peel J, Brown M. Familial, social, and individual factors contributing to risk for adolescent substance use. J Addict. 2013;2013:579310.
47. Murray J, Farrington DP. Risk factors for conduct disorder and delinquency: key findings from longitudinal studies. Can J Psychiatry. 2010;55(10):633-42.
48. Graber J, Bastiani A. Psychosocial change at puberty and beyond: understanding adolescent sexuality and sexual orientation. In. A Augelli, Patterson G. Lesbian, gay and bi-sexual identities and youth: psychological perspectives. London: Oxford University Press; 2001.
49. Herdt G, McClintock M. The magical age of 10. Arch Sex Behav. 2000;29:587-606.
50. Smith LH, Guthrie BJ, Oakley DJ. Studying adolescent male sexuality: where are we? J Youth Adolesc. 2005;34:361-77.
51. Spencer J, Zimet G, Aslsma M, Orr D. Self-esteem as a predictor of initiation of coitus in early adolescents. Pediatrics. 2002;109:581-4.
52. Weisfeld GB, Woodward L. Current evolu- tionary perspectives on adolescent romantic relations and sexuality. J Am Acad Child Adolesc Psychiatry. 2004;43:11-9.
53. Bingham CR, Crockett LJ. Longitudinal adjustment patterns of boys and girls experiencing early, middle, and later sexual intercourse. Dev Psychol. 1996;32:647-58.
54. Forrest JD, Singh S. The sexual and reproductive behavior of american women, 1982-1988. Family Planning Perspectives. 1990;22:206-14.
55. Althaus F. Levels of sexual experience among U.S. teenagers have declined for the first time in three decades. Family Planning Perspectives. 2001;33:180.
56. Dilorio C, Dudley WN, Kelly M, Soet JE, Mbwarn J, Sharpe Potter J. Social cognitive correlates of sexual experience and condom use among 13- through 15-year-old adolescents. J Adoles Health. 2001; 29:208-16.
57. Koyama A, Corliss HL, Santelli JS. Global lessons on healthy adolescent sexual development. Curr Opin Pediatr. 2009;21:444-9.
58. Ott MA, Santelli JS. Abstinence and abstinence-only education. Curr Opin Obstet Gynecol. 2007;19:446-52.
59. Santelli JS. Medical accuracy in sexuality education: ideology and the scientific process. Am J Public Health. 2008;98:1786-92.
60. McKenna MAJ. US, Georgia get welcome news on teenagers and sex. Atlanta Constitution. 1997. p. D1.
61. Centers for Disease Control and Prevention. Sexual behavior among high school students – United States, 2001. Atlanta: CDC. 2003
62. Hendrick B. Teen sexual activity increases, as does kids' use of condoms. Atlanta Constitution; 1994; p. A1, A6.
63. Diamond LM. Female bisexuality from adolescence to adulthood: Results from a 10-year longitudinal study. Developmental Psychology. 2008;44:5-14.
64. Morgan-Thompson E, Morgan EM. "Mostly straight" young women: variations in sexual behavior and identity development. Developmental Psychology. 2008;44:15-21.
65. Paul JP. Childhood cross-gender behavior and adult homosexuality: the resurgence of biological models of sexuality. J Homosex. 1993;24:41-54.
66. Carver PR, Egan SK, Perry DG. Children who question their heterosexuality. Dev Psychol. 2004;40:43-53.
67. Diamond LM, Lucas S. Sexual-minority and heterosexual youth's peer friendships: experiences, expectations, and implications for well-being. J Res Adoles. 2004;14:313-40.
68. Savin-Williams RC, Diamond LM. Sexual identity trajectories among sexual-minority youths: gender comparisons. Arch Sex Behav. 2000;29(6): 607-27.
69. Savin-Williams RC, Ream GL. Sex variations in the disclosure to parents of same-sex attractions. J Family Psychology. 2003;17:429-38.
70. Money J. Gay, straight, and in-between: the sexology of erotic orientation. New York: Oxford University Press; 1988.
71. Bailey JM, Pillard RC. A genetic study of the male sexual orientation. Arch Gen Psychiatry. 1991;48:1089-96.
72. Bailey JM, Pillard RC, Neale MC, Agyei Y. Heritable factors influence sexual orientation in women. Arch Gen Psychiatry. 1993;50:217-23.
73. Bailey JM, Dunne MP, Martin NG. Genetic and environmental influences on sexual orienta- tion and its correlates in an Australian twin sample. J Pers Soc Psychol. 2000;78:524-36.
74. Golombok S, Perry B, Burston A, Murray C, Mooney-Somers J, Stevens M, et al. Children with lesbian parents: A community study. Developmental Psychology. 2003;39:20-33.
75. Patterson CJ. Gay fathers. In. Lamb ME. The role of the father in child development. 4 ed. New Jersey: John Wiley & Sons Inc.; 2004.
76. Dekovic M, Janssens JM, van As NMC. Parental predictors of antisocial behavior in adolescence. Fam Process. 2003;42:223-35.
77. Crosswhite JM, Kerpelman J. Coercion theory, self-control, and social information processing: Understanding potential mediators for how parents influence deviant behaviors. Deviant Behav. 2009;30:611-46.
78. Dahl RE, Allen NB, Wilbrecht L, Suleinman AB. Importance of investing in adolescence from a developmental science perspective. Nature. 2018;554:441-50.

79. Whittle S, Yap MBH, Yucel M, Fornito A, Simmons JG, Barret A, Sheeber L, Allen NB. Prefrontal and amygdala volumes are related to adolescent's afective −behaviors during parent-adolescent interactions. Proc Natl Acad Sci USA. 2008;105:3652-7.

80. Baumrind D. The discipline controversy revisited. Fam Relat. 1996;45:405-14.

81. Baumrind D. Effective parenting during the early adolescent transition. In. Cowan PA, Hetherington H. Family transitions. Eribaum: Hillsdale, NJ, USA;1991. p. 111-64.

82. Maccoby EE, Martin JA. Socialization in the context of the family: parent-child interaction. In. Mussen PH. Handbook of child psychology. New Jersey: John Wiley & Sons Inc.; 1983. p. 1-103.

83. Gonzalez A, Holbein M, Quilter S. High school student's goal orientations and their relationship to perceived parenting styles. Contemp Educ Psychol. 2002;27:450-71.

84. Simons LG, Conger RD. Linking mother-father differences in parenting to a typology of family parenting styles and adolescent outcomes. J Fam Issues. 2007;28:212-41.

85. Bronte-Tinkew J, Moore KA, Carrano J. The father-child relationship, parenting styles, and adolescent risk behaviors in intact families. J Fam Issues. 2006;27:850-81.

86. Baumrind D, Larzelere RE, Owens EB. Effects of preschool parent power: assertive patterns and practices on adolescent development. Parenting. 2010;10:157-201.

87. Milevsky A, Schlechter M, Netter S, Keehn D. Maternal and paternal parenting styles in adolescents: associations with self-esteem, depression and life-satisfaction. J Child Fam Stud. 2007;73:39-47.

88. Querido JG, Warner TD, Eyberg SM. Parenting styles and child behavior in African American families of preschool children. J Clin Child Psychol. 2002;31:272-7.

89. Ginsburg GS, Bronstein D. Family factors related to children's intrinsic/extrinsic motivational orientation and academic performance. Child Dev. 1993;64:1461-74.

90. Hoeve M, Dubas JS, Eichelsheim VI, van der Laan PH, Smeenk W, Gerris JR. The relationship between parenting and delinquency. J Abnorm Child Psychol. 2009;37;749-75.

91. Luyckx K, Tildeley EA, Soenens B, Andrews JA, Hampson SE, Peterson M, et al. Parenting and trajectories of children's maladaptive behaviors: a 12-year prospective community study. J Clin Child Adolesc Psychol. 2011;40:468-78.

3

Deficiência intelectual

Luara Nagata Otoch
Cristiana Castanho de Almeida Rocca
Miriam Cristiane de Souza Campos

Sumário

Introdução
Definição de deficiência intelectual
Epidemiologia
Diagnóstico
Instrumentos para avaliação do nível intelectual
Apresentação clínica e classificação
Etiologia
Investigação clínica
    Testes genéticos
    Investigação metabólica e bioquímica
Condições associadas
Manejo
Problemas comportamentais
Farmacoterapia
Inclusão de deficiência intelectual
Prevenção
Caso clínico

Pontos-chave

- A deficiência intelectual (DI) é caracterizada por um acentuado comprometimento das funções cognitivas essenciais ao desenvolvimento global.
- Em geral, as pessoas com DI têm dificuldades com a compreensão verbal, raciocínio perceptivo, memória operacional e velocidade de processamento.
- O comprometimento cognitivo em pessoas com DI está associado a dificuldades em diferentes domínios de aprendizagem, incluindo conhecimentos acadêmicos e práticos.
- Pessoas com DI normalmente manifestam dificuldades no comportamento adaptativo e para atender às demandas da vida diária esperadas para a idade.
- Pessoas com DI frequentemente têm dificuldades em gerenciar seu comportamento, emoções, relacionamentos interpessoais e motivação no processo de aprendizagem.

INTRODUÇÃO

Deficiência intelectual (DI) é o termo atualmente utilizado para o que previamente se denominava retardo mental. Pessoas com DI, em comparação à população geral, apresentam maiores taxas de doenças crônicas, maior risco para transtornos mentais, maior utilização da atenção primária e secundária de saúde, além de taxas mais altas de mortalidade[1,2].

Além disso, há uma escassez de informações e *expertise* nos cuidados de saúde aos pacientes com DI, o que pode resultar em um cuidado subótimo a estes indivíduos[1,3].

DEFINIÇÃO DE DEFICIÊNCIA INTELECTUAL

A DI é atualmente entendida como um transtorno do neurodesenvolvimento, ou seja, é uma condição que se inicia precocemente, em um período no qual está havendo o desenvolvimento do cérebro e suas funções. Além disso, o termo desenvolvimento implica uma perspectiva de processos que, embora tenham início precocemente, permanecem ocorrendo durante toda a vida, e dá ênfase ao caráter dinâmico destes[4].

Segundo a Associação Americana de Deficiências Intelectuais e do Desenvolvimento (AAIDD)[5], a DI é caracterizada por prejuízos significativos tanto no funcionamento intelectual quanto nos comportamentos adaptativos. A manifestação de tais déficits ocorre antes dos 18 anos (AAIDD) (Tabela 1).

EPIDEMIOLOGIA

Em uma metanálise recente sobre a epidemiologia da DI, a prevalência encontrada foi de 1 a 2% e variou de acordo com a renda dos países: a maior prevalência ocorre em países de bai-

Tabela 1 Características do funcionamento intelectual e do comportamento adaptativo

Funcionamento intelectual	Comportamento adaptativo
Capacidade mental geral: ■ Aprendizado ■ Raciocínio ■ Solução de problemas, etc.	Conjunto de habilidades nas esferas: ■ Social: habilidades interpessoais; empatia; responsabilidade social, etc. ■ Prática: cuidados pessoais e com a saúde; habilidades ocupacionais; cumprimento de horários/rotinas; uso de dinheiro, etc. ■ Conceitual: linguagem e alfabetização; conceitos de dinheiro, tempo e número, etc.

Quadro 1 Critérios diagnósticos para deficiência intelectual segundo o DSM-5[7]

Os três critérios a seguir devem ser preenchidos:

A. Déficits em funções intelectuais como raciocínio, solução de problemas, planejamento, pensamento abstrato, juízo, aprendizagem acadêmica e aprendizagem pela experiência confirmados tanto pela avaliação clínica quanto por testes de inteligência padronizados e individualizados.

B. Déficits em funções adaptativas que resultam em fracasso para atingir padrões de desenvolvimento e socioculturais em relação a independência pessoal e responsabilidade social. Sem apoio continuado, os déficits de adaptação limitam o funcionamento em uma ou mais atividades diárias, como comunicação, participação social e vida independente, e em múltiplos ambientes, como em casa, na escola, no local de trabalho e na comunidade.

C. Início dos déficits intelectuais e adaptativos durante o período do desenvolvimento.

Especificar a gravidade atual:
(F70) Leve
(F71) Moderada
(F72) Grave
(F73) Profunda

xa e média renda, onde as taxas são quase o dobro das dos países de alta renda.

O maior acometimento é no sexo masculino, tanto na população adulta quanto na de crianças e adolescentes. Entre os adultos, a proporção entre sexo masculino e sexo feminino variou em 0,9:0,7, enquanto nas crianças e adolescentes variou entre 1:0,4[6].

DIAGNÓSTICO

Segundo o DSM-5[7], para se firmar o diagnóstico de DI, os três critérios abaixo devem ser atendidos (Quadro 1):

A. Presença de déficits em funções intelectuais.
B. Déficits em funções adaptativas.
C. Início no período de desenvolvimento.

O funcionamento intelectual pode ser mensurado por diversos testes de inteligência (avaliam o quociente de inteligência – QI), que devem ser culturalmente adequados à população do indivíduo a ser testado e ter validade psicométrica.

Atualmente, os resultados dos testes são padronizados em relação a uma amostra representativa da população: os escores de QI para crianças são relativos a crianças da mesma idade. O resultado mediano é definido como 100 e o desvio-padrão é de 15 pontos; portanto, 95% da população possui escores dentro de dois desvios-padrão da média (ou seja, estão dentro de um intervalo de QI entre 70 a 130)[8].

Indivíduos com DI apresentam escores de QI em torno de dois ou mais desvios-padrão abaixo da média populacional, o que significa escores de QI ≤ 70.

Cabe salientar que os escores de QI são aproximações do nível de funcionamento conceitual, porém podem ser insuficientes para a avaliação do raciocínio em situações da vida real. Dessa forma, apesar da testagem ser necessária para definir o déficit no funcionamento intelectual, o nível de gravidade é definido com base no funcionamento adaptativo, e não em escores de QI (DSM-5)[7].

O funcionamento adaptativo refere-se a quão bem uma pessoa alcança os padrões de sua comunidade em termos de independência pessoal e responsabilidade social em comparação aos pares (idade e condições socioculturais similares). Como citado na Tabela 1, o funcionamento adaptativo envolve os domínios conceitual, social e prático. Considera-se déficit quando pelo menos um destes domínios encontra-se prejudicado, necessitando de apoio contínuo (ou intermitente, em caso de DI leve) para que a pessoa consiga desempenhar as tarefas de vida cotidiana em casa, na escola ou no trabalho. O funcionamento adaptativo é investigado tanto pela avaliação clínica quanto por medidas individualizadas, culturalmente e psicometricamente adequadas (DSM-5)[7].

INSTRUMENTOS PARA AVALIAR NÍVEL INTELECTUAL E COMPORTAMENTO ADAPTATIVO

Como já citado, avaliações cognitiva e funcional em indivíduos com DI são fundamentais para o diagnóstico e o tratamento, uma vez que fornecem informações fundamentais e permitem a validação de tal patologia. Para avaliar indivíduos com DI, é imprescindível que a bateria seja composta por testes que verifiquem o nível de inteligência, além de escalas que caracterizem o comportamento adaptativo, visto que são aspectos de grande comprometimento nessa população.

Na descrição dos resultados da avaliação, além da apresentação dos resultados obtidos nas das provas formais, geralmente corrigidas por tabelas de normatizações utilizadas para obtenção de dados quantitativos, é de fundamental importância registrar as observações qualitativas, as quais podem versar sobre como as tarefas propostas são realizadas, quais comentários espontâneos são emitidos a respeito do que está sendo feito ou de como o examinando se sente naquela situação, quais atitudes são emitidas ao enfrentar dificuldades e de que forma estabelece a relação com o psicólogo que está conduzindo a avaliação.

Há uma gama de instrumentos psicométricos no Brasil que verificam o nível intelectual na DI. A Tabela 2 mostra alguns dos instrumentos para a aquisição deste tipo de informação.

Tabela 2 Instrumentos para avaliação do nível intelectual

Instrumento	Autor(es)	Breve descrição
Escala Wechsler de Inteligência para Crianças (WISC-IV)	Wechsler, 2013[9]	Instrumento clínico composto por 15 subtestes, divididos em quatro categorias que visam a medir compreensão verbal, organização perceptual, memória operacional e velocidade de processamento. Abrange a faixa etária de 6 anos a 16 anos e 11 meses, sendo sua aplicação individual. O tempo de aplicação para concluir a bateria varia de acordo com as características individuais da criança (motivação, atenção e nível de engajamento), mas não é possível ser realizada em apenas um encontro[9,12].
Escala Wechsler de Inteligência para Adultos (WAIS)	Wechsler, 1997[10]	Utilizada para avaliar adolescentes e adultos, abrangendo a faixa etária de 16 a 89 anos.
Escala Wechsler de Inteligência Abreviada (WASI)	Wechsler, 2014[11]	Quando é possível apenas uma avaliação abreviada, com ênfase nas habilidades de raciocínio lógico, pode-se usar a escala abreviada, a qual é composta por quatro provas presentes nas outras duas escalas (WISC-IV e WAIS-III), isto é, vocabulário, semelhanças, cubos e raciocínio matricial, que apresentam forte associação com o fator geral de inteligência.
Teste Não Verbal de Inteligência (SON-R 2 ½-7) [a]	Laros et al., 2016[13]	É um instrumento não verbal para a avaliação da inteligência geral em crianças na faixa etária de 2 anos e 6 meses a 7 anos e 11 meses. Por ser um teste não verbal, não necessita ser administrado utilizando a linguagem falada ou escrita. As instruções podem ser fornecidas verbalmente ou por meio de gestos, levando em consideração as habilidades de comunicação da criança a ser avaliada. É composto por quatro subtestes que visam a medir a capacidade de raciocínio concreto, raciocínio abstrato, habilidades espaciais e habilidades visuomotoras.
Neupsilin Instrumento de Avaliação Neuropsicológica Breve	Fonseca et al., 2009[14]	Utilizado para fornecer um perfil neuropsicológico breve entre indivíduos de 12 a 90 anos de idade. O teste é composto por 32 subtestes que visam a mensurar as seguintes capacidades cognitivas: orientação temporoespacial, atenção concentrada, percepção visual, raciocínio aritmético, linguagem, fluência verbal, memória verbal, memória visual, praxias e funções executivas.
R-1 – Teste Não Verbal de Inteligência	Alves, 2009[15]; Silva e Alves 2018[16]	Este instrumento tem como objetivo avaliar a inteligência em adultos a partir de 18 anos e foi construído com base no Teste de matrizes Progressivas de Raven. Consiste na apresentação de um caderno com 40 figuras, cujo grau de dificuldade é gradativamente aumentado, exigindo o uso tanto do raciocínio concreto quanto do abstrato. A administração pode ser individual ou em grupo, e o tempo limite de execução é de 30 min.
R-1 Forma B Teste não Verbal de Inteligência	Alves 2004[17]; Noronha et al., 2005[18]	É uma forma paralela do R-1 e pode ser aplicado em indivíduos acima de 15 anos de idade. Assim como o R1, este teste consiste na apresentação de um caderno com 40 figuras concretas e abstratas, cuja complexidade aumenta de forma gradual. Foi um instrumento elaborado para ser utilizado em indivíduos com baixa escolaridade, analfabetos e/ou com dificuldades de compreender a língua portuguesa.
G-36 - Teste Não Verbal de Inteligência	Boccalandro, 2003[19]; Santos et al., 2005[20]	Mensura a inteligência não verbal em adultos a partir de 18 anos. Consiste na apresentação de alguns itens, variando a complexidade em ordem crescente. É um teste que requer o uso do raciocínio e foi elaborado utilizando os pressupostos do teste matrizes progressivas de Raven. A aplicação pode ser individual ou coletiva.
HTM – Teste de Habilidade para o Trabalho Mental	Santarosa e Wainstein, 1983[21]	Instrumento que tem por finalidade medir as habilidades básicas para o trabalho mental e é composto por 3 subtestes: raciocínio lógico verbal, raciocínio lógico numérico e raciocínio lógico abstrato. Pode ser utilizado a partir do 5ª ano até o ensino superior.

(continua)

Tabela 2 Instrumentos para avaliação do nível intelectual *(continuação)*

Instrumento	Autor(es)	Breve descrição
V-47 – Teste Verbal de Inteligência	Boccalandro, 1971[22]	Avalia a capacidade de compreensão verbal de adolescentes e adultos a partir do ensino médio. São apresentados pares de itens, para os quais o indivíduo deve comparar a extensão do significado das palavras e buscar a relação entre elas. Exige o conhecimento das palavras adquiridas previamente e depende da experiência educacional e dos conhecimentos adquiridos pelo indivíduo ao longo da vida.
Teste dos Relógios – Teste de Inteligência	Cambraia, 2002[23]; Noronha et al., 2005[18]	Instrumento clínico composto por 4 exemplos iniciais e 40 problemas para resolução. Cada problema apresenta 9 relógios, em que o sujeito deve examinar sequência deles e marcar a resposta certa para a continuação do raciocínio. Atualmente, o teste está na 4ª edição e tem como objetivo minimizar a influência da escolaridade sobre os resultados do Q.I.
TI – Teste de Inteligência	Rueda e Castro, 2012[24]; Rueda e Castro, 2013[25]	Mensura a inteligência com base no fator G de inteligência e é destinado a indivíduos entre 18 e 67 anos de idade. Este instrumento consiste na apresentação de 30 desenhos incompletos e o avaliando deve escolher, dentre as alternativas, qual considera correta. O tempo de aplicação é de aproximadamente 20 min, e pode ser realizado em grupo ou individualmente.
TNVRI – Teste não Verbal de Raciocínio para Crianças	Pasquali, 2005[26]	Avalia o potencial intelectual de crianças e jovens, com base no fator G de inteligência. Abarca a faixa etária de 5 a 13 anos. O teste é composto por 58 figuras de objetos concretos e abstratos, que são distribuídos em dois fatores: Fator 1 – Raciocínio analógico abstrato (44 itens); e Fator 2 – Raciocínio analógico concreto (13 itens).
Toni-3 (Forma A) – Forma Não Verbal de Inteligência	Santos et al., 2006[27]; Santos et al., 2010[28]	Instrumento cujo objetivo é avaliar a inteligência geral em crianças entre 6 e 10 anos de idade. Consiste na apresentação de 45 figuras abstratas organizadas por nível de dificuldade crescente, em que o sujeito deve solucionar o problema observando as figuras e escolhendo a alternativa que considerar correta. As imagens variam em relação a forma, rotação, direção e localização. Nos itens de menos dificuldade, as dimensões variam simultaneamente; já nos mais complexos, a variação das dimensões das figuras é menor. Não há limite de tempo de aplicação, mas, no geral, leva entre 10 e 15 min.
R-2 – Teste Não Verbal de Inteligência para Criança	Rosa e Alves 2000[29]; Rosa et al, 2013[30]	Avalia o fator G de inteligência em crianças entre 5 e 11 anos de idade. É um teste composto por 30 pranchas com figuras coloridas, que devem ser apresentadas uma de cada vez à criança. As figuras possuem uma parte faltando e o sujeito deve escolher, dentre as alternativas, qual melhor completa a imagem. Elas são apresentadas em ordem crescente de dificuldade e se dividem entre imagens concretas e figuras geométricas. Não há limite de tempo para a aplicação, mas, no geral, leva cerca de 8 min.

AVALIAÇÃO DA FUNCIONALIDADE

No Brasil, já há a validação da Escala de Comportamento Adaptativo de Vineland (Vineland-3), a qual visa mensurar o comportamento adaptativo do indivíduo desde o nascimento até os 90 anos. Consiste em uma entrevista semiestruturada em formato de questionário que verifica cinco domínios do comportamento adaptativo: comunicação, habilidades cotidianas, socialização, habilidades motoras e comportamentos mal adaptados[31]. Cada um desses domínios possui subdomínios conforme listados a seguir:

- Comunicação: receptivo, expressivo e escrito.
- Habilidades cotidianas: pessoal, doméstica e comunidade.
- Socialização: relacionamentos interpessoais, brincadeira e lazer e habilidades de enfrentamento.
- Habilidades motoras: coordenação motora grossa e fina.
- Comportamentos mal adaptados: internalizantes e externalizantes.

A Escala Vineland é um instrumento fundamental na avaliação funcional de DI e outros transtornos do neurodesenvolvimento. Além disso, ela auxilia na identificação das necessidades individuais, possibilitando que sejam elaboradas melhores intervenções clínicas e educacionais.

O perfil comportamental e a possibilidade de quadros comórbidos podem ser investigados ainda pela *Child Behaviour Check-list* (CBCL), instrumento muito utilizado no mundo para identificar problemas de saúde mental em crianças e adolescentes a partir de informações dos pais[32]. Atualmente, estão disponíveis em português, nas versões pré-escolar (para crianças de 18 meses a 5 anos) e para crianças e adolescentes de 6 a 18 anos[33-35]. A CBCL também pode ser empregada como instrumento auxiliar de identificação de comorbidade e sintomas psiquiátricos sobrepostos. A leitura por *software* oferece relatórios que caracterizam os sintomas em perfis, classificando-os em níveis clínicos, limítrofes e não clínicos. São investigados 8 perfis, quais sejam:

- Perfil ansioso/depressivo.
- Perfil isolamento/depressivo.
- Perfil predominância de somatização.
- Perfil com socialização comprometida.
- Perfil com predomínio de problemas instintivos e cognitivos.
- Perfil com problemas de atenção.
- Perfil com desobediência a regras e autoridades.
- Perfil com predomínio de agressividade.

As Figuras 1 e 2 são apenas ilustrativas das saídas dos gráficos gerados pelo programa de análise das respostas da CBCL; toda identificação do paciente foi excluída neste recorte.

APRESENTAÇÃO CLÍNICA E CLASSIFICAÇÃO

A apresentação clínica de pacientes com DI varia de acordo com a idade e com o grau de comprometimento do quadro. Quanto mais grave o comprometimento, maior a probabilidade de a DI se apresentar e ser diagnosticada mais cedo. Do mesmo modo, quanto mais leve o comprometimento, maior a probabilidade dos déficits serem reconhecidos em uma idade mais avançada, com o aumento das demandas de vida cotidianas[36].

Uma criança com DI pode apresentar, inicialmente, atrasos no desenvolvimento da linguagem e dificuldade em se expressar, atrasos nas habilidades adaptativas (como ir ao banheiro, vestir-se sozinha), déficits motores finos, dificuldades nas habilidades de resolução de problemas, imaturidade social e dificuldades em controlar emoções, impulsos e agressividade.

De acordo com a gravidade dos déficits adaptativos, a DI pode ser classificada em leve, moderada, severa e profunda. A Tabela 3 mostra o perfil geral de acordo com o nível de gravidade.

ETIOLOGIA

A DI abrange um amplo grupo de condições heterogêneas que resultam em interferência significativa no crescimento e na maturação cerebral durante suas fases iniciais de desenvolvimento, incluindo os períodos pré-natal, perinatal e pós-natal.

A Tabela 4 traz possíveis fatores etiológicos na DI.

INVESTIGAÇÃO CLÍNICA

Existem diversas razões para se procurar por um diagnóstico específico em uma criança que se apresenta com DI. Como citado na Tabela 4, há condições muito heterogêneas que subjazem essa apresentação, portanto, encontrar um diag-

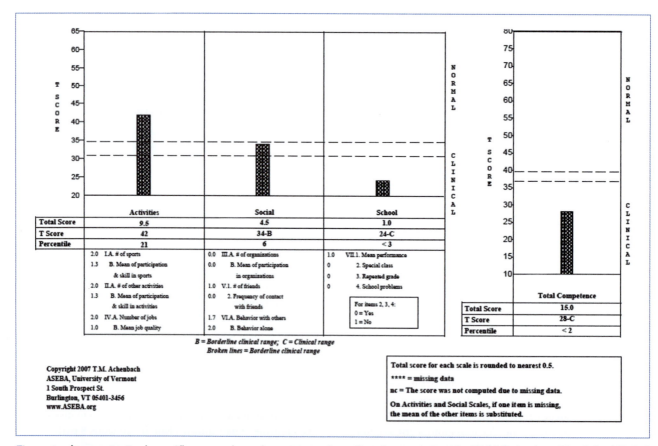

Figura 1 Apresentação dos gráficos gerados pelo programa de análise das respostas da *Child Behaviour Check-list* (CBCL) que caracterizam a competência em atividades, no social e na escola por meio das medidas de escore T e percentis.

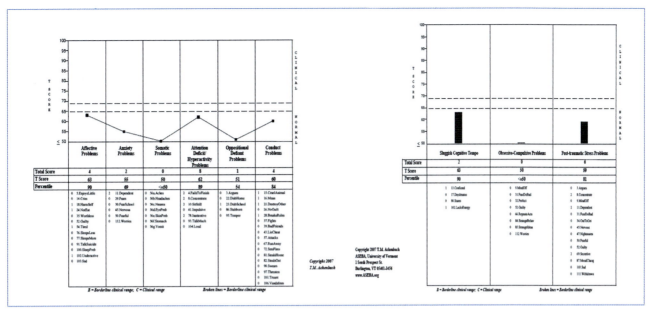

Figura 2 Apresentação dos gráficos gerados pelo programa de análise das respostas da *Child Behaviour Check-list* (CBCL) que caracterizam as nove síndromes clínicas por meio das medidas de escore T e percentis.

Tabela 3 Perfil comportamental de acordo com o nível de gravidade da DI

Nível de gravidade (% de crianças com DI)	Escore de QI estimado associado	Domínio conceitual	Domínio social	Domínio prático	Nível de assistência requerida
Leve (85%)	55-70	Crianças pré-escolares: pode não haver diferenças conceituais óbvias. Crianças em idade escolar e adultos: dificuldades em aprender habilidades acadêmicas, com necessidade de apoio	Imaturidade nas relações sociais. A comunicação e o pensamento podem ser mais concretos. Podem existir dificuldades de regulação emocional e comportamental	Podem funcionar de acordo com a idade em cuidados pessoais. Podem precisar de apoio nas situações complexas da vida diária	Intermitente
Moderado (10%)	40-55	Habilidades conceituais são marcadamente prejudicadas em relação aos pares durante todo o desenvolvimento	Linguagem falada pobre. Dificuldade em perceber ou interpretar com exatidão as pistas sociais. Julgamento social e capacidade de tomar decisões limitados	Necessidade de período prolongado de ensino para desenvolver autonomia nas atividades pessoais cotidianas (alimentar-se, vestir-se, higiene)	Contínua
Severo (3-4%)	25-40	Pouca compreensão da linguagem escrita ou de conceitos que envolvam números, quantidade, tempo e dinheiro	Linguagem falada limitada e compreensão da linguagem falada ou gestual empobrecida. Comunicação com foco no aqui e agora dos eventos diários	Necessidade de apoio/ supervisão para todos os aspectos do cuidado pessoal e da vida diária	Extensiva
Profundo (1-2%)	<25	Habilidades conceituais não vão além do concreto. Podem manipular objetos de maneira direcionada	Compreensão muito limitada da comunicação simbólica na fala ou nos gestos	Dependência de apoio de um cuidador para todos os aspectos do cuidado físico diário, saúde e segurança	Pervasiva

nóstico etiológico pode fornecer à família e à equipe pediátrica informações sobre evolução e prognóstico, discussão de planejamento familiar e risco de recorrência em gravidez futura, opções possíveis de tratamento, vigilância de complicações conhecidas, acesso à educação especial e assistência social necessária[38-40].

A investigação inicia-se pela avaliação clínica, que deve ser abrangente e incluir os seguintes aspectos:

Tabela 4 — Fatores etiológicos na deficiência intelectual

Condições pré-natais	Condições perinatais	Condições pós-natais
Doenças genéticas: ■ Distúrbio cromossômicos (p. ex., síndrome de Down) ■ Deleções de um único gene (p. ex., síndrome do X frágil, síndrome de Rett) ■ Exclusões contíguas de genes (p. ex., síndrome de Williams, síndrome de Angelman) ■ Erros inatos do metabolismo (p. ex., fenilcetonúria) Influências ambientais adversas: ■ Desnutrição materna grave ■ Doenças infecciosas durante a gestação (p. ex., rubéola) ■ Exposição gestacional a toxinas adversas (poluentes, radiação excessiva, uso de substâncias psicoativas, metais pesados, medicamentos nocivos, etc.)	■ Complicações tardias da gravidez (p. ex., disfunção placentária) ■ Complicações no parto (p. ex., asfixia, trauma no nascimento) ■ Prematuridade grave ■ Complicações neonatais (p. ex., icterícia grave; septicemia precoce)	■ Traumatismo cerebral ■ Encefalopatias infecciosas ■ Exposição crônica ao chumbo ■ Desnutrição infantil grave e prolongada ■ Falta de estimulação psicossocial grave e prolongada

Fonte: Purugganan, 2018[36]; Bertelli et al., 2016[37].

■ História familiar (três gerações ou mais): buscar presença de consanguinidade ou outros membros conhecidos com quadro de DI.

■ História gestacional: abortos prévios, uso de medicamentos/álcool/outras substâncias, doenças maternas prévias ou gestacionais, intercorrências gestacionais, etc.

■ História do período perinatal: prematuridade, traumas neonatais, hipoxemia, icterícia, malformações congênitas, etc.

■ História do período pós-natal: marcos do desenvolvimento neuropsicomotor, déficits sensoriais (auditivo, visual; devem ser corrigidos se identificados), presença de convulsões/epilepsia, admissões hospitalares, história de imunização, etc.

■ Exame físico detalhado: avaliar parâmetros de crescimento, buscar dismorfismos – abordagem "da cabeça aos pés".

■ Exame neurológico e padrões de comportamentos: possibilidade de síndromes genéticas conhecidas.

Se o clínico suspeitar de uma síndrome específica como etiologia para a DI, devem ser realizados exames laboratoriais para confirmar ou descartar essa síndrome. Para pacientes com suspeita de infecção por TORCH e Zika, recomendam-se testes sorológicos, neuroimagem, exame oftalmológico e testes auditivos[36].

Testes genéticos

Análise cromossômica por microarray

A análise cromossômica por *microarray* é atualmente considerada um teste de diagnóstico de primeira linha para as crianças com DI nas quais não há indicador etiológico encontrado por meio da história clínica e do exame físico[38,39,41]. Esse teste detecta uma ampla gama de causas cromossômicas, incluindo aneuploidias autossômicas (como a síndrome de Down), anomalias em cromossomos sexuais e deleções e duplicações de partes dos cromossomos (denominadas variantes do número de cópias – CNV, do inglês *copy number variation*). Essa técnica também detecta síndromes de microdeleção, como a síndrome de Williams (deleção 7q11.23) e a síndrome velocardiofacial (deleção 22q11.2)[40]. É importante que a interpretação do resultado do teste seja realizada em colaboração com o geneticista, particularmente quando "variantes de significado desconhecido" são identificadas[39].

Síndrome do X frágil

A síndrome do X frágil afeta aproximadamente 1/5.000 nascimentos, geralmente causando DI moderada em meninos e um fenótipo variável em meninas. Embora ela seja responsável por menos de 1% da DI, firmar o diagnóstico é importante porque sua herança é ligada ao X e pelo consequente alto risco de recorrência nas famílias. A avaliação da síndrome do X frágil como teste de rotina de primeira linha permanece em debate atualmente[38-41].

Investigação metabólica e bioquímica

Erros inatos do metabolismo são responsáveis por uma pequena porcentagem (0 a 5%) das crianças com DI sem fator etiológico conhecido. A maioria dessas condições está associada a sintomas neurológicos (hipotonia, ataxia, demência, epilepsia, espasticidade), déficits sensoriais (deficiência visual e auditiva), sintomas gastrintestinais, achados dermatológicos, odor atípico e problemas em crescimento[36].

Uma revisão sistemática da literatura sobre distúrbios metabólicos realizada por van Karnebeek et al. identificou 81 distúrbios metabólicos genéticos tratáveis que se apresentam com DI como característica principal. Destes, 62% foram identificados por exames de urina e sangue rotineiramente disponíveis. Modalidades terapêuticas como dieta, suplementação de cofator/vitaminas, reposição de enzimas, entre outros, tiveram efeito na melhora da regressão neurocognitiva. Esta literatura apoia a necessidade de considerar a triagem de crianças que apresentam DI para condições metabólicas tratáveis[42].

Condições associadas

Crianças com DI apresentam maior risco de apresentar problemas de saúde comparadas à população geral. Dentre as condições clínicas, destacam-se epilepsia (22%), paralisia cerebral (20%), déficits sensoriais (problemas visuais e auditivos) e condições diversas, como doença pulmonar obstrutiva crônica (DPOC), doenças gástricas e esofágicas, doenças osteomusculares, entre outras[43].

Em relação à saúde mental, crianças com DI, quando comparadas com crianças com desenvolvimento típico, apresentam taxas significativamente mais altas de problemas comportamentais, dificuldades emocionais, hiperatividade, dificuldade no relacionamento com pares e comportamento pró-social[44].

Em sua revisão da literatura, Oesenburg et al.[43] encontraram ainda as seguintes taxas de prevalência para transtornos mentais em crianças com DI: transtornos de ansiedade (17%), transtorno opositor desafiador (12%), transtorno do espectro autista (10%), transtorno de conduta (5%).

MANEJO

Em todos os casos de pacientes com DI, o ponto crucial do tratamento é a detecção e a intervenção precoce. Quando um diagnóstico etiológico é encontrado, o tratamento para tal condição deve ser realizado. No entanto, na maioria dos casos, o objetivo do tratamento é minimizar os déficits, aumentar a funcionalidade do paciente, melhorar a qualidade de vida e apoiar a família.

A fisioterapia e a terapia ocupacional podem contribuir para o tratamento, porque a DI é frequentemente acompanhada por tônus muscular inadequado, déficits de coordenação e das habilidades motoras. Crianças com DI geralmente apresentam também limitações significativas na fala e na linguagem. A fonoterapia auxilia na promoção da capacidade de fala, linguagem e comunicação. Um plano terapêutico detalhado e as modalidades de tratamento necessárias a cada indivíduo dependerão da etiologia, da gravidade da DI e das condições comórbidas.

Problemas comportamentais

Problemas comportamentais (PC) é um termo usado para descrever comportamentos que interferem na vida cotidiana de indivíduos com DI e seus cuidadores, reduzindo sua qualidade de vida. Eles representam uma ampla gama de comportamentos que incluem agressividade, automutilação, destruição de objetos, comportamentos socialmente inadequados, entre outros.

O manejo dos problemas comportamentais deve iniciar pela tentativa de identificação da causa subjacente ao comportamento. Pode haver muitas razões para os PC, que incluem:

- Desconfortos físicos/dor.
- Dificuldade de comunicação em pacientes com déficits de linguagem.
- Fatores internos, como dificuldade em lidar com experiências negativas, dificuldade de adaptação a mudanças, estratégias de enfrentamento inadequadas para uma situação.

- Problemas no ambiente externo (casa, escola, trabalho, etc.).

Deb et al.[45] sugerem que uma formulação diagnóstica multiaxial para o manejo dos PC deve compreender:

- Lista dos PC a ser gerenciados.
- Descrição clara do PC, incluindo frequência e gravidade.
- Avaliação das causas que deram origem ao PC.
- Registro de reações e resultados do comportamento.
- Avaliação dos fatores de risco predisponentes, precipitantes e perpetuantes.
- Consideração de todas as opções de gerenciamento e seus resultados.
- A justificativa para a opção de gerenciamento proposta.

Uma equipe multidisciplinar pode ser necessária durante a implementação e o monitoramento das opções de gerenciamento.

Farmacoterapia

O uso de psicotrópicos para o gerenciamento dos PC, na ausência de outro diagnóstico psiquiátrico, é comum na prática clínica. Entretanto, as estratégias comportamentais, a partir de um plano de assistência centrado no indivíduo, devem ser a primeira escolha.

O uso de medicação pode ser necessário em situações como: falha em intervenções não baseadas em medicamentos; risco de danos a si próprio ou a terceiros; alta frequência/intensidade dos PC. Sob tais circunstâncias, o medicamento deve ser utilizado na menor dose e pelo período mais curto possível. Atualmente, não é possível recomendar o tipo de medicamento para o tratamento de PC específicos, pois não existem evidências que sustentem essa especificidade[45].

INCLUSÃO E DEFICIÊNCIA INTELECTUAL

As leis para defender a inclusão de indivíduos com deficiências são bem difundidas mundialmente e, no Brasil, houve maior avanço na garantia de direitos a essas pessoas a partir da Lei Brasileira de Inclusão da Pessoa com Deficiência (Estatuto da Pessoa com Deficiência). Esta lei assegura e promove às pessoas com deficiências a igualdade, a inclusão social e a cidadania, sendo garantido o direito ao acesso a saúde, educação e trabalho de maneira igualitária, sem sofrer qualquer discriminação (Lei n. 13.146/2015)[46].

Pessoas com deficiências, no geral, sofrem com a exclusão, entretanto, pessoas com DI são as que enfrentam um grau de dificuldade maior para serem inseridas no contexto social[47]. No âmbito educacional, mesmo com leis nacionais e internacionais – como a Declaração de Salamanca[48], que determina as diretrizes básicas para o acesso a educação especial em um nível mundial, garantindo o acesso à educação –, observa-se pouca efetividade nas práticas inclusivas. O investimento na formação dos professores é bem reduzido e há poucos projetos que viabilizem melhorias nas condições de trabalho desses profissionais[49,50].

Tabela 5 Prevenção da deficiência intelectual

Nível	Ação	Intervenção
Primário Prevenção da ocorrência de DI	Promoção de saúde	Educação em saúde Melhoria do estado nutricional na comunidade Acesso facilitado aos serviços de saúde Melhorias nos cuidados pré, peri e pós-natal
	Proteção específica	Iodização universal do sal Imunização contra rubéola para mulheres antes da gravidez Administração de ácido fólico no início da gravidez Aconselhamento genético Triagem pré-natal para malformação congênita e distúrbios genéticos Detecção e atendimento de gestantes de alto risco Prevenção de danos por incompatibilidade de Rh Imunização universal para crianças
Secundário Interromper a progressão da doença	Diagnóstico precoce e tratamento	Diagnóstico e tratamento precoces Triagem neonatal para distúrbios tratáveis Intervenção com bebês "em risco" Detecção e intervenção precoces de atraso no desenvolvimento
Terciário Prevenção de complicações e melhora do funcionamento	Limitar/reabilitar disfuncionalidades	Estimulação, treinamento, educação e oportunidades profissionais Integração à comunidade Apoio às famílias

Fonte: adaptado de IACAPAP, 2012[8].

Para que a inclusão escolar ocorra com eficácia, é necessária a adaptação curricular. Esta adaptação deve incluir situações de aprendizagem que estimulem e promovam maior desenvolvimento das pessoas com DI. O currículo deve ser pensando de maneira individualizada, considerando o nível de desenvolvimento cognitivo de cada aluno e organizado em etapas. Além disso, o método de aprendizagem comportamental tem se mostrado eficiente em alunos com DI, pois propõe a aquisição de novos comportamentos por meio da modelagem e do reforço de respostas desejadas[49,51].

Assim como a inclusão escolar é um desafio para as pessoas com DI, a inserção no mercado de trabalho também se configura em mais um obstáculo na vida desses indivíduos. O ambiente de trabalho também favorece desenvolvimento e proporciona independência às pessoas com DI, mas elas encontram muitas dificuldades tanto na busca pelo emprego quanto para mantê-lo, visto que muitas empresas ainda enxergam a DI de maneira preconceituosa e reducionista. Além disso, a falta de escolaridade se configura em um critério excludente para a contratação de profissionais com DI, ressaltando a importância de ações efetivas para a inclusão no meio escolar e medidas de aperfeiçoamento profissional[52].

Diante da importância de ações eficientes que proporcionem a inclusão das pessoas com DI na sociedade, a família possui papel fundamental na garantia dos direitos desses indivíduos. Todavia, é necessário que inicialmente haja um trabalho de psicoeducação que possibilite orientar no manejo e na conscientização sobre a importância da estimulação cognitiva para o melhor desenvolvimento deles, pois isso poderá trazer satisfação e autonomia. Também é necessário informar sobre os direitos existentes, para que a família consiga obter melhores recursos e propicie melhor qualidade de vida[53].

PREVENÇÃO

A prevenção da DI é de extrema importância, uma vez que se trata de uma condição vitalícia, com alto impacto na saúde e na qualidade de vida dos indivíduos. As ações em prevenção são amplas e podem ser divididas em três níveis: primário, referente a um conjunto de abordagens que reduzem o risco para DI; secundário, que visa a diagnóstico e tratamento precoces; e terciário, que busca limitar as disfuncionalidades (Tabela 5).

Vinheta clínica

X., 10 anos, destro, sexo masculino, cursava o 5º ano do ensino fundamental (aprovação continuada) por meio de inclusão escolar e residia em um abrigo de São Paulo. Foi admitido em condição de internação parcial em hospital-dia infanto-juvenil (HDI), no Instituto de Psiquiatria do HCFMUSP, em virtude de comportamentos heteroagressivos e intolerância à frustração de difícil manejo. Além disso, apresentava compulsão alimentar e aparentava ter pouca percepção de saciedade, assim como não conseguia realizar uma leitura do ambiente que lhe permitisse modular o comportamento de forma mais adaptativa.

Nasceu na 31ª semana de gestação, não foi amamentado e a genitora descobriu a gravidez após ter realizado um procedimento de urgência para retirada de um rim, quando ainda era adolescente (tinha menos de 18 anos).

Cuidados iniciais foram prestados pela avó materna, que relatou aos profissionais do abrigo que o paciente tinha dificuldades para dormir. Quando bebê "tinha um sono agitado, pois dormia no chão para não cair da cama" [sic].

Tabela 6 Resultados do paciente X. obtidos na WASI

WASI	Resultado bruto	Resultado ponderado	QI e percentil	Faixa de desempenho
QI total	100	-	52 (p 0,1)	Muito inferior
QI verbal	41	-	46 (p < 0,1)	Muito inferior
QI execução	59	-	65 (p 1)	Muito inferior
Subtestes	Resultado bruto	Resultado ponderado	Percentil	Faixa de desempenho
Vocabulário	5	2	< 1	Abaixo da média
Cubos	4	4	2	Abaixo da média
Semelhanças	2	< 1	< 0,1	Abaixo da média
Raciocínio matricial	8	4	2	Abaixo da média

Em relação ao desenvolvimento neuropsicomotor (DNPM), X. falou aos 5 anos; antes dessa idade, apenas balbuciava e apontava para os objetos quando os desejava. Engatinhou e andou na idade esperada, mas não souberam precisar esta informação. Aos 7 anos de idade, apresentou convulsões, chegando a três nesse período, porém, atualmente, não manifesta tais sintomas.

X. foi morar em um abrigo aos 6 anos, pois a avó tinha esclerose múltipla e estava impossibilitada de cuidar dele. Todavia, esta avó mantinha contato e o visitava sempre que possível.

Em relação à vida escolar, seu rendimento era muito aquém quando comparado aos pares da mesma idade. X. deixou de frequentar a escola oficialmente aos 9 anos, porém, nos anos anteriores, sua assiduidade era irregular e, quando comparecia às aulas, tinha muita dificuldade de permanecer na sala de aula.

Quando foi avaliado, X. ainda não estava totalmente alfabetizado. Além disso, por causa dos comportamentos heteroagressivos, a escola chegou a tentar impedi-lo de frequentar as aulas. Os profissionais do abrigo eram regularmente convocados a buscá-lo na tentativa de conter tais comportamentos.

A hipótese diagnóstica era de transtorno de conduta, mas após avaliação cognitiva e funcional, ficou constatada DI.

Avaliação cognitiva

Para avaliação cognitiva de entrada no HDI, a qual foi realizada de forma reduzida, foram utilizados os seguintes instrumentos: Escala Wechsler de Inteligência Abreviada (WASI) e Bateria Psicológica para Avaliação da Atenção – Coleção BPA – atenção concentrada, dividida e alternada[54].

A Tabela 6 apresenta os dados obtidos na aplicação da Escala WASI.

Os resultados obtidos na bateria BPA encontram-se na Tabela 7.

Tabela 7 Resultados do paciente X. obtidos na WASI

Provas BPA	Resultado em percentil	Faixa de desempenho
Atenção concentrada	15	Limítrofe
Atenção alternada	10	Limítrofe
Atenção dividida	Menor que 5	Abaixo da média

Descrição dos resultados obtidos na avaliação cognitiva

O paciente apresentou comportamento colaborativo e demonstrou interesse em realizar todas as tarefas. Tinha a necessidade de saber sobre seu desempenho e de ser validado, pois sempre questionava se estava "fazendo tudo direitinho e acertando" [sic].

O desempenho intelectual de X. está na classificação muito inferior de acordo com sua faixa etária, não havendo discrepâncias entre a esfera verbal e de execução (ambas com classificação muito inferior).

Em relação às habilidades verbais, em tarefa na qual foi solicitado a definir alguns vocábulos, X. obteve classificação abaixo da média, demonstrando muita dificuldade na expressão do conhecimento semântico e na fluência verbal (subteste Vocabulário). Demonstrou um nível funcional de pensamento, quase tendendo para o concreto, pois não conseguia definir corretamente as palavras, apenas descrevia a utilidade ou as características físicas dos vocábulos. Geralmente, as respostas tinham relação com o contexto no qual ele estava inserido; por exemplo, quando foi solicitado que definisse a palavra *camisa*, a resposta dada foi: "é para você colocar para ver as minas" [sic].

Também teve muita dificuldade para categorizar pares de palavras, conseguindo apenas identificar as diferenças entre elas, como no item em que deveria dizer a semelhança entre uvas e morangos, ao qual respondeu: "o morango é vermelho e a uva é verde" [sic] (subteste Semelhanças).

Seu rendimento também foi insatisfatório em prova que exigia a abstração não verbal. Esta tarefa solicitava que ele encontrasse a figura geométrica/abstrata que completaria uma sequência fazendo uso do raciocínio dedutivo e indutivo, o que demandava maior nível de concentração e processamento visual (subteste Raciocínio Matricial).

Para avaliar a capacidade de organização visuoespacial e planejamento prático, foi solicitado que X. transformasse algumas figuras apresentadas em modelo bidimensional em construções tridimensionais utilizando cubos coloridos. Era necessário que ele formulasse um plano de ação que possibilitasse a construção das imagens com agilidade e fluidez de raciocínio; além disso, era imprescindível que ele automonitorasse seu desempenho continuamente. Seu rendimento ficou abaixo da média, indicando prejuízo em relação a análise e síntese de dados visuoespaciais, extrema desorganização e falhas diante da habilidade de planejamento, sendo capaz de reproduzir apenas figuras simples (subteste Cubos).

Na esfera atencional, os resultados das provas atencionais se revelaram aquém do esperado (atenção concentrada, alternada e dividida), o que significa que é complicado para X. se concentrar em apenas uma informação enquanto se exclui outras que estão no entorno (capacidade de atenção concentrada e seletividade atencional). A atenção concentrada é comumente descrita como atentividade (prova BPA – atenção concentrada).

Também foi bastante complicado para ele alternar o foco atencional entre estímulos na execução de uma tarefa, ou dividir a atenção entre três tipos de estímulos. Atenção dividida é a habilidade de responder simultaneamente a múltiplas tarefas, processando duas ou mais respostas ou reagindo a duas ou mais demandas diferentes simultaneamente (provas BPA – atenção alternada e dividida).

Estes resultados revelam que X. precisa de auxílio para entender relações entre fatos e eventos, posto que as inferências que outros meninos da mesma idade já conseguem fazer, ele só consegue depois de muitos direcionamentos. Desta forma, parece importante que a estimulação destas áreas de raciocínio vise à funcionalidade, ou seja, tenha foco em temas de interesse e de uso na vida prática. Atividades práticas são muito complicadas para ele em razão da dificuldade nas habilidades de análise, síntese e planejamento, que precisam também ser estimuladas.

Avaliação da funcionalidade

A aplicação da Escala de Comportamento Adaptativo de Vineland (Vineland-3) não foi possibilitada porque a avó não tinha condições de responder e a cuidadora do abrigo o acompanhava fazia pouco tempo. Desta forma, dados para compreensão do funcionamento de X. foram obtidos nas avaliações específicas da terapeuta ocupacional, da fonoaudióloga e da psicomotricista do HDI.

No entanto, por causa das condições de vida de X., muitas limitações puderam ser claramente observadas durante o período em que esteve presente. Noções de autocuidado precisaram ser trabalhadas, e muitos manejos comportamentais precisaram ser combinados para ajudá-lo a se relacionar com as outras crianças. A linguagem receptiva estava mais bem desenvolvida do que a expressiva, o que parecia contribuir com os comportamentos reativos.

Avaliação dos aspectos afetivo-emocionais

Para avaliar as condições emocionais, foram utilizadas provas projetivas, que possibilitam a compreensão de aspectos internos, fantasias, medos e defesas do paciente.

Quanto à qualidade gráfica, X. apresenta produções com características de fases anteriores do desenvolvimento. Os desenhos eram pouco legíveis e rudimentares.

Na análise das provas projetivas, foi observado que, estruturalmente, X. apresentava traços de imaturidade, agressividade, impulsividade, sentimentos de insegurança, inadequação e dificuldade de interação com o meio. Ele se sentia desamparado afetivamente e havia sentimentos de insegurança diante das figuras de cuidado, dado a história de abandono. X. percebia a relação familiar como conturbada e havia a idealização de uma figura paterna como um sujeito que poderia lhe prestar auxílio emocional. Seu desejo era de que esta figura fosse de acolhimento e, de certa forma, suprisse a carência excessiva.

Paralelamente, ele também tinha necessidade de ser visto e percebido pelo ambiente, de ser validado e valorizado em suas características. Assim, quando sentia rejeição do ambiente, X. se tornava reativo e fazia uso da agressividade como meio para se defender, pois ele não aprendeu outro modelo para manifestar suas emoções e não tinha recursos intelectuais suficientes para elaborar seus pensamentos, emoções e comportamento.

Vivências traumáticas causavam-lhe sentimentos de tristeza e, por seu rebaixamento cognitivo, havia maior comprometimento na capacidade de autorregulação emocional. Em resumo, X. apresentava necessidades básicas para uma criança, como afeto, acolhimento e segurança, mas o fato de ter rebaixamento cognitivo dificultava o desenvolvimento da capacidade de autorregulação emocional e da modulação de comportamento.

A DI caracteriza-se por limitações nas habilidades mentais gerais, como raciocínio, resolução de problemas e praxia, entre outras, havendo um impacto negativo na funcionalidade. A DI pode se apresentar de várias maneiras e em diferentes idades no paciente pediátrico. Quanto mais grave o comprometimento, maior a probabilidade de a DI se apresentar e ser diagnosticada mais cedo. Do mesmo modo, quanto mais leve o comprometimento, maior a probabilidade de ser identificada em uma idade mais avançada. É possível que formas mais brandas de DI não sejam reconhecidas até a idade escolar.

No caso de X., fatores pré-natais, de desenvolvimento e de vulnerabilidade social compõe os aspectos de seu perfil comportamental, resultando em evidente comprometimento cognitivo, funcional e emocional, que só ficaram delimitados quando ele estava com 10 anos e precisou ser submetido a um programa de internação parcial, dada a gravidade do comportamento agressivo.

Para aprofundamento

- Associação de Pais e Amigos dos Excepcionais (APAE Brasil) – www.apae.com.br
  ⇨ **A APAE é uma associação conhecida nacionalmente, destacando-se por seu pioneirismo e abrangência, atendendo a mais de dois mil municípios em todo o território nacional. Foi criada por familiares e amigos empenhados na busca por melhores condições de vida para seus parentes com deficiência.**
- Deb S, Kwok H, Bertelli M, Salvador-Carulla L, Bradley E, Torr J, et al. International guide to prescribing psychotropic medication for the management of problem behaviours in adults with intellectual disabilities. World Psychiatry. 2009;8(3):181-6.

⇨ Guia internacional baseado em evidências sobre o uso de medicamentos psicotrópicos para comportamentos problema em adultos com deficiência intelectual, desenvolvido pela seção sobre Deficiência Intelectual da Associação Mundial de Psiquiatria (WPA).

- Redig AG. Inserção profissional de jovens e adultos com deficiência intelectual. Curitiba: Appris; 2016.

⇨ O livro apresenta uma pesquisa sobre um programa de colocação de jovens e adultos com deficiência intelectual em atividades ocupacionais. Este livro foi fundamentado em um programa de inclusão laboral americano e adaptado para a realidade brasileira, com a finalidade de garantir que indivíduos com deficiência intelectual tenham a oportunidade de trabalhar, respeitando suas habilidades e interesses, além da necessidade da empresa.

REFERÊNCIAS BIBLIOGRÁFICAS

1. Carey IM, Hosking FJ, Harris T, DeWilde S, Beighton C, Cook DG. An evaluation of the effectiveness of annual health checks and quality of health care for adults with intellectual disability: an observational study using a primary care database. Health Services and Delivery Research. 2017;5(25):1-170.
2. Ng N, Flygare Wallén E, Ahlström G. Mortality patterns and risk among older men and women with intellectual disability: a Swedish national retrospective cohort study. BMC Geriatrics. 2017;17(1):1-13.
3. Heslop P, Blair PS, Fleming P, Hoghton M, Marriott A, Russ L. The Confidential Inquiry into premature deaths of people with intellectual disabilities in the UK: A population-based study. Lancet. 2014;383(9920):889-95.
4. Carulla LS, Reed GM, Vaez-Azizi LM, Cooper S-A, Martinez-Leal R, Bertelli M, et al. Intellectual developmental disorders: towards a new name, definition and framework for "mental retardation/intellectual disability" in ICD-11. World Psychiatry. 2011;10(3):175-80.
5. American Association on Intellectual and Developmental Disabilities. Disponível em: www.aaidd.org/intellectual-disability/definition. Acesso em: 3 mar. 2020.
6. Maulik PK, Mascarenhas MN, Mathers CD, Dua T, Saxena S. Prevalence of intellectual disability: a meta-analysis of population-based studies. Res Dev Disabil. 2011;32(2):419-36.
7. American Psychiatric Association (APA). Diagnostic and statistical manual of mental disorders (DSM-5). 5. ed. Arlington: American Psychiatric Publishing; 2013.
8. Ke X, Liu J. Intellectual Disability. In: Rey JM, Martin A, editors. JM Rey's IACAPAP e-Textbook of child and adolescent mental health. Genebra: The International Association for Child and Adolescent Psychiatry and Allied Professions (Iacapap); 2012. 1-25. Disponível em: https://iacapap.org/iacapap-textbook-of-child-and-adolescent-mental-health/.
9. Wechsler D. Escala Wechsler de inteligência para crianças (WISC IV): manual de instruções para aplicação e avaliação. Trad. Maria de Lourdes Duprat. 4.ed. São Paulo: Casa do Psicólogo; 2013.
10. Wechsler D. Escala de inteligência Wechsler para adultos (WAIS-III) – Manual. Adaptação brasileira: Elizabeth do Nascimento. São Paulo: Casa do Psicólogo; 1997.
11. Wechsler D. Escala Wechsler abreviada de inteligência (WASI). Adaptação brasileira: Trentini CM, Yates DB, Stumpf Heck V. Trad. Maria de Lourdes Duprat. São Paulo: Casa do Psicólogo; 2014.
12. Santos EC, Rocca CCA, Achá MFF. Avaliação neuropsicológica nos transtornos da infância e da adolescência. In: Serafim AP, Rocca CCA, Saffi F, Yokomizo JE, organizadores. Psicologia hospitalar em psiquiatria. São Paulo: Vetor; 2017. p.95-118.
13. Laros JA, Tellegen PJ, Jesus GR, Karino GA. Teste não-verbal de inteligência SON-R 2 ½-7 [a] Manual. 2.ed. São Paulo. Hogrefe; 2016.
14. Fonseca RP, Salles JF, Parente MAMP. Neupsilin – Instrumento de avaliação neuropsicológica breve. Manual. São Paulo: Vetor; 2009.
15. Alves ICB. R-1 Teste não verbal de inteligência: manual. 3. ed. ampl. São Paulo: Vetor; 2009.
16. Silva MA, Alves ICB. Estudo normativo do R-1: Teste não verbal de inteligência para uma região da Bahia-Brasil. Estudos Interdisciplinares em Psicologia. 2018;9(3, Supl. 1):38-53.
17. Alves ICB. R-1 Forma B teste não verbal de inteligência: manual. São Paulo: Vetor; 2004.
18. Noronha APP, Santos AAAD, Sisto FF. Teste dos relógios e R-1 - Forma B: evidências de validade. PSICO. 2005;36(3):243-9.
19. Boccalandro ER. G36: teste não verbal de inteligência – Manual. São Paulo: Vetor; 2003.
20. Santos AAA, Noronha APP, Sisto FF. Teste de inteligência R1-Forma B e G36: evidência de validade convergente. Estud Psicol. 2005;10(2):191-7.
21. Santarosa LMC, Wainstein O, Prado ZR. HTM – Teste de habilidade para o trabalho mental. São Paulo: Vetor; 1983.
22. Boccalandro NER. V-47 Teste verbal de inteligência. São Paulo: Vetor; 1971.
23. Cambraia SV. Teste dos relógios – Forma B e C. Manual. 4.ed. São Paulo: Vetor; 2002.
24. Rueda FJM, Castro NR. Teste de inteligência (TI): manual. São Paulo: Vetor; 2012.
25. Rueda FJM, Castro NR. Análise das variáveis idade e sexo no desempenho do teste de inteligência (TI). Psicologia: Teoria e Prática. 2013;15(2):166-79.
26. Pasquali L. TNVRI: manual técnico e de aplicação. São Paulo: Vetor; 2005.
27. Santos AAA, Noronha APP, Sisto FF. TONI-3 Forma A – Teste de inteligência não verbal: manual. São Paulo: Vetor; 2006.
28. Santos AAA, Sisto FF, Noronha APP. TONI 3: Forma A e teste de Cloze: evidências de validade. Psic: Teor Pesq. 2010;26(3):399-405.
29. Rosa HR, Alves ICB. R-2: teste não verbal de inteligência para crianças. Manual. São Paulo: Vetor; 2000.
30. Rosa HR, Pires MLN, Alves ICB, Esteves C. Estudo normativo do R-2: Teste não verbal de inteligência para crianças. Boletim Academia Paulista de Psicologia. 2013;33(85):373-87.
31. Sparrow SS, Cicchetti DV, Saulnier CA. Vineland-3 Escalas de Comportamento Adaptativo Vineland – Manual. 3. ed. São Paulo: Pearson Clinical Brasil; 2016.
32. Achenbach TM, Edelbrock CS. Behavioral problems and competencies reported by parents of normal and disturbed children aged four through sixteen. Monogr Soc Res Child Dev. 1981;46(1):1-82.
33. Bordin IAS, Mari JJ, Caeiro MF. Validação da versão brasileira do "Child Behavior Checklist" (CBCL) (Inventário de Comportamentos da Infância e Adolescência): dados preliminares. Rev ABP-APAL. 1995;17(2):55-6.
34. Duarte CS, Bordin IAS. Instrumento de avaliação. Rev Bras Psiquiatr 2000;22(suppl. 2):55-8.
35. Achenbach TM. Manual of the child behavior checklist 4-18 and 1991 profile. Burlington: University of Vermont Department of Psychiatry;1991.
36. Purugganan O. Intellectual disabilities. Pediatrics in Review. 2018;39(6):299-309. Revisão clínica sobre a deficiência intelectual e sua abordagem.
37. Bertelli MO, Munir K, Harris J, Salvador-Carulla L. "Intellectual developmental disorders": reflections on the international consensus document for redefining "mental retardation-intellectual disability" in ICD-11. Adv Ment Health Intellect Disabil. 2016;10(1):36-58. Artigo que traz reflexões sobre o consenso produzido pelo Grupo de Trabalho da Organização Mundial da Saúde (OMS) sobre a Classificação da Deficiência Intelectual.
38. Vasudevan P, Suri M. A clinical approach to developmental delay and intellectual disability. Clin Med. 2017;17(6):558-61.
39. Moeschler JB, Shevell M, Committee on Genetics Comprehensive evaluation of the child with intellectual disability or global developmental delays. Pediatrics. 2014;134(3):e903-e918. Este artigo descreve a abordagem diagnóstica em paciente com deficiência intelectual.
40. Amor DJ. Investigating the child with intellectual disability. J Paediatr Child Health. 2018;54(10):1154-8.

41. Mithyantha R, Kneen R, McCann E, Gladstone M. Current evidence-based recommendations on investigating children with global developmental delay. Arch Dis Child. 2017;102(11):1071-6.

42. Van Karnebeek CDM, Stockler S. Treatable inborn errors of metabolism causing intellectual disability: a systematic literature review. Molecular Genetics and Metabolism. 2012;105(3):368-81.

43. Oeseburg B, Dijkstra GJ, Groothoff JW, Reijneveld SA, Jansen DEMC. Prevalence of chronic health conditions in children with intellectual disability: A systematic literature review. Intellectual and Developmental Disabilities. 2011;49(2):59-85.

44. Emerson E, Einfeld S, Stancliffe RJ. The mental health of young children with intellectual disabilities or borderline intellectual functioning. Social Psychiatry and Psychiatric Epidemiology. 2010;45(5):579-87.

45. Deb S, Kwok H, Bertelli M, Salvador-Carulla L, Bradley E, Torr J, et al. International guide to prescribing psychotropic medication for the management of problem behaviours in adults with intellectual disabilities. World Psychiatry. 2009;8(3):181-6.

46. Brasil. Lei n. 13.146, de 06 de julho de 2015. Estatuto da pessoa com deficiência. Brasília, D.O.U.; 2015. Lei Brasileira que assegura a inclusão de pessoas com Deficiência intelectual em todas as esferas da sociedade.

47. Barbosa AJG, Moreira PS. Deficiência mental e inclusão escolar: produção científica em Educação e Psicologia. Rev Bras Educ Espec. 2009;15(2):337-52.

48. Unesco. Declaração de Salamanca. Sobre princípios, políticas e práticas na área das necessidades educativas especiais. 1994. Disponível em: http://portal.mec.gov.br/seesp/arquivos/pdf/salamanca.pdf.

49. Barbosa M, Duarte L. Deficiência intelectual e escolarização: uma análise das produções científicas. Comunicações. 23(3):351-68.

50. Maturana APPM, Mendes EG. Inclusão e deficiência intelectual: escola especial e comum sob a óptica dos próprios alunos. Educ Rev. 2017;(66):209-26.

51. Freitas PM, Nishiyama PB, Ribeiro DO, Freitas LM. Adaptações curriculares para crianças com deficiência intelectual moderada: contribuições da neuropsicologia do desenvolvimento. Psicologia em Ação. 2016;8(2):Edição Especial – Dossiê.

52. Pereira-Silva NL, Furtado AV, Andrade JFCM. A inclusão no trabalho sob a perspectiva das pessoas com deficiência intelectual. Trends in Psychology. 2018;26(2):1003-16.

53. Júlio-Costa A, Lopes-Silva JB, Moura R, Rio-Lima B, Haase VG. Como avaliar suspeita de deficiência intelectual. In: Malloy-Diniz LF, Mattos P, Abreu N, Fuentes D, orgs. Neuropsicologia: aplicações clínicas. Porto Alegre: Artmed; 2016. p.146-61. O capítulo oferece reflexões acerca da condução de uma avaliação neuropsicológica em casos com suspeita de deficiência intelectual.

54. Rueda FJM Bateria psicológica para avaliação da atenção – BPA. São Paulo: Vetor; 2013.

55. Campos AF, Malloy-Diniz LF, Nascimento JA, de Amorim RHC. Aspectos neuropsicológico e neurológico de crianças nascidas prematuras e com peso inferior a 1.500 gramas. Psicologia: Reflexão e Crítica. 2011;24(4):630-9.

56. De Kieviet JF, Zoetebier L, Van Elburg RM, Vermeulen RJ, Oosterlaan J. Brain development of very preterm and very low-birthweight children in childhood and adolescence: a meta-analysis. Developmental Medicine & Child Neurology. 2012;54:313-23.

57. Fernandez-Baizan C, Alcántara-Canabal L, Solis G, Mendez M. The association between perinatal and neonatal variables and neuropsychological development in very and extremely low-birth-weight preterm children at the beginning of primary school. Applied Neuropsychology. 2020;19(2):173-89.

58. Houwen S, Visser L, van der Putten A, Vlaskamp C. The interrelationships between motor, cognitive, and language development in children with and without intellectual and developmental disabilities. Res Dev Disabil. 2016;53-54:19-31.

4 Transtornos da comunicação

Luciene Stivanin
Telma Pantano

Sumário

Introdução
Etiologia
Diagnóstico
    Transtorno da linguagem
    Transtorno da fala
    Transtorno da fluência
    Transtorno da comunicação social (pragmática)
Consequências dos transtornos da comunicação
Comorbidades
Intervenção
Considerações finais
Vinheta clínica
Para aprofundamento
Referências bibliográficas

Pontos-chave

- Os transtornos da comunicação envolvem dificuldades persistentes na aquisição e no desenvolvimento da linguagem, da fala, da fluência e da comunicação social.
- A alteração em áreas cerebrais envolvidas no processamento da comunicação é determinada por fatores genéticos e ambientais.
- As dificuldades inerentes aos transtornos caracterizam subtipos de transtornos de comunicação, e dentro de cada subtipo há manifestações diversas envolvendo domínios e níveis de processamento distintos.
- As consequências refletem-se principalmente na vida acadêmica e no relacionamento interpessoal.
- Há comorbidades especialmente com os outros transtornos do neurodesenvolvimento como o transtorno de déficit de atenção/hiperatividade (TDAH) e o transtorno do espectro autista (TEA).
- O fonoaudiólogo deve atentar-se para aspectos de outras áreas do desenvolvimento e basear suas práticas em evidências científicas.

INTRODUÇÃO

Após o nascimento, a criança começa o processo de aquisição e desenvolvimento de habilidades que lhe permitem interagir com o mundo e as pessoas ao seu redor. A percepção dos sons, das imagens e das ações dos adultos associam-se aos seus próprios movimentos. Aos poucos, e testando suas ações sobre os objetos e com as pessoas, a criança desenvolve a intencionalidade e amplia a necessidade de dominar um meio eficiente para entender as pessoas e comunicar suas necessidades.

A comunicação, forma de interação entre as pessoas, começa antes mesmo da produção das primeiras palavras. Com a intenção de atingir seus objetivos, a criança aprimora a discriminação entre os sons, aprende o significado das palavras, amadurece seu sistema motor e forma memórias. O desenvolvimento da linguagem e da fala propiciam o meio mais eficiente de compreender e se expressar.

Durante a comunicação, o ouvinte e o falante utilizam sinais verbais e não verbais: para entender o interlocutor, a criança decodifica a mensagem ouvida, acessa os significados das palavras de acordo com sua disposição na frase e forma a mensagem final. Aspectos contidos na voz como a prosódia emocional, as expressões faciais do falante e movimentos corporais são associados ao conteúdo da mensagem, e a criança entende a intenção do falante. Com a intenção de comunicar oralmente algo, a criança acessa as palavras referentes às suas ideias, organiza-as em sentenças, planeja e executa a sequência de atos motores para produzir sua fala; novamente, associados ao conteúdo, a prosódia e as expressões complementam a emissão da mensagem.

A linguagem receptiva e expressiva e a fala desenvolvem-se rapidamente no período pré-escolar, e, com esses domínios, a criança consegue compreender e contar histórias, participar de jogos, expressar emoções, oferecer explicações e regular seu comportamento.

Comum na infância, o atraso na aquisição e no desenvolvimento desse complexo processo de comunicação merece atenção. O atraso pode ocorrer por condições ambientais, mais relacionadas às situações de rotina, qualidade e quantidade do estímulo linguístico. Quando essas questões são ajustadas (com ou sem tratamento especializado), o desempenho da criança atinge o que é esperado para sua faixa etária. Entretanto, uma parcela dessas crianças não se recupera e esse atraso constitui-se um dos sintomas do transtorno da comunicação.

De acordo com a American Speech-Language-Hearing Association (ASHA)[1], os transtornos da comunicação são definidos como impedimentos na habilidade para receber e/ou processar um sistema simbólico, podendo ser observáveis na audição (sensibilidade, função, processamento e fisiologia), na linguagem (forma, conteúdo e função comunicativa) e nos processos de fala (articulação, voz e fluência). Os transtornos podem variar em gravidade, ser de origem desenvolvimental ou adquirida, resultar de déficit primário (doenças de manifestação primária ou idiopáticas) ou secundário (doenças de manifestação secundária, decorrentes de manifestação maior) e, ainda, ocorrer isolados ou combinados.

Este capítulo trata dos transtornos da comunicação que se manifestam durante o desenvolvimento, ou seja, não são consequências de danos neurológicos, deficiência auditiva, atrasos globais no desenvolvimento, disfunções motoras ou outras condições médicas. Nesse transtorno, as capacidades de linguagem, fala e fluência estão, de forma substancial e quantificável, abaixo do esperado para a idade, resultando em limitações funcionais na comunicação efetiva, na participação social, no sucesso acadêmico ou no desempenho profissional, individualmente ou em qualquer combinação[2].

No Brasil, não há dados estatísticos sobre a prevalência dos transtornos da comunicação.

De acordo com o National Institute on Deafness and Other Communication Disorders (NIDCD-USA)[3], aproximadamente 7,7% das crianças norte-americanas com idade entre 3 e 17 anos apresentam alteração de voz, fala, linguagem ou de deglutição; entre estas, 34% das crianças com idade entre 3 e 10 anos têm alterações em várias áreas da comunicação. A prevalência de transtornos da comunicação é mais alta em crianças com idade entre 3 e 6 anos (11%), comparada com crianças entre 7 e 10 anos (9,3%) e crianças entre 11 e 17 anos (4,9%).

No Reino Unido, a prevalência do atraso/transtorno de linguagem é de aproximadamente 2,63 a 3,59% (linguagem receptiva), 2,81 a 16% (linguagem expressiva) e 2,02 a 3,01% (ambas), em crianças de até 7 anos de idade[4]. Pesquisas têm mostrado que 7,6% das crianças com 5 anos de idade têm dificuldade de linguagem com causas primárias e 2,3% em associação com outras condições[5].

Os transtornos dos sons da fala são os mais comuns, apresentados por 48,1% das crianças de 3 a 10 anos e 24% daquelas com 11 a 17 anos com transtornos da comunicação[6]. Já a prevalência da gagueira pode ser menor do que 1%[7].

ETIOLOGIA

A neurobiologia dos transtornos da comunicação ainda não é bem estabelecida. As primeiras informações acerca das áreas cerebrais responsáveis pelo processamento da linguagem e da fala originaram dos estudos de pacientes após danos neurológicos como acidente vascular encefálico e traumatismo craniano. Em crianças com transtornos da comunicação, os estudos são menos numerosos e com resultados heterogêneos, porém direcionam-se para o papel de áreas temporais, temporoparietais e frontais, com lateralização reduzida à esquerda[8].

A formação dos neurônios, o processo de mielinização, as sinapses e as redes neurais, que serão responsáveis pelos processamentos da linguagem e da fala, sofrem influência de aspectos genéticos e ambientais. Certo grau de herdabilidade dos transtornos da comunicação já era constatado por vários membros da mesma família com dificuldades de linguagem e fala, assim como sua maior prevalência entre gêmeos monozigóticos, seguidos pelos dizigóticos e por último nos irmãos não gêmeos. O advento das pesquisas genéticas contribuiu para a busca dos genes implicados nesses transtornos. Identificou-se primeiramente a mutação no gene *FOXP2*, pertencente a um grupo de genes produtores de proteínas que regulam a expressão de outros genes durante o neurodesenvolvimento, levando a anormalidades cerebrais incluindo o córtex motor, o cerebelo e o corpo estriado, e a manifestações comportamentais envolvidas na fala e na linguagem. A partir da descoberta do *FOXP2*, outros genes foram identificados como candidatos aos transtornos: *GNPTAB*, *AP4E1*, *GNPTG* e *NAGPA* (gagueira); *CMIP*, *ATP2C2* e *CNTNAP2* (transtorno do desenvolvimento da linguagem [TDL])[9].

Pesquisadores apontam o papel de outros fatores ambientais no desenvolvimento atípico da comunicação, nos períodos peri, pré e pós-natais[10-14]: idade e educação materna, exposição materna a infecções e drogas, baixa ingestão de ácido fólico na gestação, prematuridade, número de crianças na mesma casa. Ambientes pobres em estimulação e com violência física e/ou verbal podem levar a atrasos no desenvolvimento e agravar os transtornos da comunicação. Um interessante estudo provou o efeito do ambiente no desenvolvimento de áreas cerebrais relacionadas à linguagem: Hutton et al.[15] analisaram as áreas cerebrais de crianças enquanto ouviam histórias; aquelas que tiveram maior acesso a livros variados e receberam estimulação direta dos pais mostraram maior ativação em áreas do hemisfério esquerdo e do córtex associativo, corroborando o papel do ambiente estimulador na formação das redes neurais.

As pesquisas atuais atuam na investigação da interação entre genes, ambiente, funções cerebrais e manifestações comportamentais, para determinar o peso de cada fator no desencadeamento dos transtornos da comunicação. Isso possibilitará a identificação de fatores de risco e de proteção para os diferentes quadros dos transtornos da comunicação. Por enquanto, a atenção volta-se ao histórico familiar de transtornos da comunicação, aos cuidados pré-natais e ao ambiente estimulador após o nascimento.

DIAGNÓSTICO

A classificação dos transtornos da comunicação, segundo a Classificação Internacional das Doenças (CID-11)[16], o *Manual diagnóstico e estatístico de transtornos mentais* (DSM-5)[2] e a ASHA[1], encontra-se no Quadro 1. Para descrição das características clínicas, o texto seguirá a classificação do DSM-5, segundo o qual os transtornos da comunicação incluem o transtorno da linguagem, o transtorno da fala, o transtorno da comunicação social (pragmática) e o transtorno da fluência com início na infância (gagueira). Tal como outros transtornos do neurodesenvolvimento, os transtornos da comunicação iniciam-se precocemente e podem acarretar prejuízos funcionais durante toda a vida[2].

Quadro 1 Terminologia dos transtornos da comunicação segundo CID-11, DSM-5 e ASHA

Terminologia segundo a Classificação Internacional das Doenças (CID-11)
6A01 Transtornos do desenvolvimento da fala e da linguagem
6A01.0 Transtorno do desenvolvimento dos sons da fala
6A01.1 Transtorno do desenvolvimento da fluência da fala
6A01.2 Transtorno do desenvolvimento da linguagem
6A01.Y Outros transtornos desenvolvimentais da fala ou da linguagem
6A01.Z Transtornos do desenvolvimento da fala e da linguagem não especificados
Terminologia segundo o *Manual diagnóstico e estatístico de transtornos mentais* (DSM-5)
315.32 Transtorno da linguagem
315.39 Transtorno da fala
315.35 Transtorno da fluência com início na infância (gagueira)
(Nota: casos com início tardio são diagnosticados como 307.0 – transtorno da fluência com início na idade adulta)
315.39 Transtorno da comunicação social (pragmática)
306.9 Transtorno da comunicação não especificado
Classificação segundo a American Speech-Language-Hearing Association (ASHA)
Transtorno da linguagem falada (*spoken language disorder*)
▪ Transtorno da linguagem
▪ Transtorno do desenvolvimento da linguagem (*specific language impairment* – SLI)
Transtorno da fala
▪ Transtorno dos sons da fala
▪ Transtorno da fluência
▪ Transtorno da voz
Transtorno da comunicação social – transtorno da linguagem pragmática

Transtorno da linguagem

A linguagem é um sistema de símbolos convencionais, que pode incluir palavras faladas, escritas e outros símbolos como os gestos. As habilidades de compreensão e expressão envolvem cinco domínios: fonologia (regras de organização dos sons), morfologia (como as palavras são modificadas), sintaxe (regras que governam as palavras e palavras nas sentenças), semântica (significado das palavras) e pragmática (habilidade para comunicar-se por meio verbal e não verbal).

Embora o conceito de linguagem abranja a forma escrita, o quadro transtorno da linguagem refere-se somente à linguagem falada. O transtorno da linguagem refere-se a condições em que a criança não atinge o desempenho esperado para a faixa etária. Essas dificuldades são persistentes ao longo da vida e podem se manifestar na recepção ou na expressão da linguagem, ou em ambas; e podem afetar diferentemente os domínios da linguagem (fonologia, semântica e sintaxe).

Recentemente, um grupo de pesquisadores sobre o transtorno da linguagem revisou a terminologia, havendo consenso entre os estudiosos o uso do termo transtorno do desenvolvimento da linguagem (TDL) para substituir os termos transtorno específico de aprendizagem (DEL) ou *specific language disorder* (SLI) e o termo transtorno da linguagem, quando há associação com outras condições clínicas, como o transtorno do espectro autista (TEA)[17].

No transtorno de linguagem receptiva, as dificuldades variam em graus, indo desde a formação de vocabulário restrito, ou seja, as crianças não armazenam o significado das palavras ouvidas, até a falha na compreensão de falas contendo sentenças extensas e com elementos gramaticais complexos. Por exemplo, uma criança pode compreender "o menino ficou na sala", mas não entender "o menino ficará na sala desde que não esteja sozinho". As falhas na compreensão dificultam o engajamento da criança em brincadeiras e jogos, pois suas respostas e ações podem ser incoerentes às regras do grupo.

No transtorno da linguagem expressiva, a criança compreende o que lhe dizem, ou seja, acessa o significado e realiza a associação entre as ideias, porém tem dificuldade para acessar as palavras, organizá-las em sentenças e produzir um discurso. Por exemplo, a criança já viu vários tipos de animais diferentes, mas utiliza a palavra "cachorro" para todos; conhece os tipos de peças de vestuário e pega aquela solicitada, mas nomeia todos como "roupa" ou "aquilo que se veste"; produz "eu saiu" ou "eles vai", em faixa etária avançada e em contexto no qual não é exposta a essas variações culturais; pode ocorrer a produção incompleta de palavras, especialmente as mais extensas como "tador" para "computador"; troca entre palavras semelhantes como "termômetro" e "cronômetro"; reconto de histórias com omissão ou inversão de fatos. Alterações fonológicas, ou seja, troca de fonemas na fala, são também observadas. Porém, se a dificuldade for específica ao domínio fonológico, recebe outra denominação, inclusa no transtorno da fala. No transtorno de linguagem, há trocas referentes às observadas no desenvolvimento típico, que persistem além da idade prevista para eliminação; também é comum a ocorrência de trocas não observadas no desenvolvimento típico.

As manifestações linguísticas são variadas e transitam entre os vários domínios da linguagem. As alterações fonológicas podem ser superadas inicialmente e a criança formar um vocabulário razoável, mas persistir com dificuldades morfológicas e sintáticas. Crianças com déficits na linguagem receptiva têm problemas mais persistentes do que aquelas com déficits em expressão, pois necessitam de outros meios, não verbais, para entender as instruções e as pessoas.

Durante a avaliação, a caracterização das áreas receptiva e expressiva, assim como dos domínios (fonologia, semântica, sintaxe e pragmática), é necessária para o plano terapêutico. Do mesmo modo que nos demais transtornos da comunicação, é importante garantir que a sensibilidade auditiva e a produção motora estejam intactas. Também é imprescindível a avaliação neuropsicológica, para descartar que as dificuldades de compreensão sejam decorrentes de deficiência intelectual.

Transtorno da fala

A fala é o meio de expressão da linguagem, composto por sons ou segmentos fonéticos, regulados pelas regras da língua e características do falante. Para uma fala efetiva, aspectos sensoriais (audição), motores (movimentação dos órgãos fonoarticulatórios) e linguísticos (símbolos) são imprescindíveis: a criança precisa ouvir os sons da fala, aprender as regras de organização fonológica, planejar a sequência de atos motores e executá-los para a produção da fala. Ou seja, a fala envolve diferentes níveis de planejamento que vão desde a geração de uma mensagem, a sua formulação até a articulação. A aquisição do sistema fonológico de uma língua, incluindo seu inventário fonético e as regras fonológicas, ocorre de forma contínua e gradativa até os 7 anos[18].

O transtorno da fala representa condições em que há dificuldade persistente na produção da fala, interferindo na inteligibilidade da fala ou impedindo a comunicação verbal de mensagens. Envolve dificuldades na percepção, produção motora e/ou representação fonológica dos sons da fala. Na literatura, o termo transtorno da fala engloba transtorno dos sons fala (transtorno fonológico, transtorno articulatório e apraxia de fala na infância), transtorno da fluência e transtorno da voz (ASHA). O DSM-5 propõe o termo transtorno da fala para se referir aos transtornos fonológico e articulatório.

O transtorno fonológico caracteriza-se pela permanência de processos fonológicos que deveriam já ter sido eliminados. O processo fonológico refere-se a omissões ou trocas que a criança realiza na tentativa de aproximar sua fala à fala do adulto. No Brasil, a caracterização dos tipos de processos fonológicos observados durante o desenvolvimento e as faixas etárias em que devem ser superados foram estudadas[19]. Alguns tipos de substituições não são observados no desenvolvimento típico, o que leva o profissional da saúde a ter atenção à presença de trocas na fala de crianças, mesmo muito novas, pois o tipo e a persistência de trocas podem trazer consequências negativas.

Por exemplo, redução de sílaba como "bo" para "bola" é esperada até os 2 anos e meio de idade, pois a criança está ampliando sua capacidade na memória de trabalho a fim de armazenar sequências mais longas de sons; trocas como em "reloZio" para "relóGio" devem ser eliminadas até os 4 anos e meio de idade; trocas como "faca" para "vaca" e "tato" para "dado" não são comumente observadas no desenvolvimento e sua presença na fala merece atendimento especializado. Nesse tipo de transtorno, a criança apresenta dificuldade com a representação dos sons, ou seja, ela tem condições motoras para produção correta, mas precisa aprender as regras do sistema e consolidar as representações fonológicas. Trocas na fala merecem atenção, por afetar a comunicação, mas também porque as falhas nas representações fonológicas frequentemente afetam o desenvolvimento da leitura e da escrita.

No transtorno da articulação, a dificuldade não está na percepção auditiva e na representação fonológica dos sons, mas nos aspectos motores envolvidos na produção, que podem ocorrer mesmo na ausência de alterações na anatomia dos órgãos fonoarticulatórios. Por exemplo, uma criança não consegue produzir o "r" como em "barata" porque apresenta respiração oral, lábios entreabertos, língua apoiada no assoalho bucal, sem o tônus para vibração de língua e produção desse "r"; a produção final é "balata". Com a intervenção adequada, geralmente o tratamento é mais rápido do que no transtorno fonológico. Nem sempre a classificação em erros fonológicos ou articulatórios é simples; geralmente provas detalhadas envolvendo percepção auditiva, processamento fonológico e avaliação da motricidade oral são necessárias.

No DSM-5, há menção à terminologia dispraxia verbal, dentro dos transtornos da fala. Embora a maior ocorrência seja nas condições neurológicas, associadas ou não a síndromes, o quadro tem sido estudado e identificado em condições do desenvolvimento, recebendo a denominação apraxia de fala na infância. O quadro envolve prejuízo com o aprendizado e a execução de sequência de movimentos coordenadores de lábios, língua e palato, gerando erros inconsistentes que pioram com a extensão e a complexidade da produção (ASHA). Nos primeiros anos de vida, pode ser difícil o diagnóstico em uma criança que não inicia a fala. Algumas características como dificuldades sensoriais, trocas inconsistentes de sons e busca do ponto articulatório podem ser sinais da presença de apraxia.

Transtorno da fluência

O transtorno da fluência é descrito como um subtipo de transtorno da comunicação no DSM-5, independente do transtorno da fala, enquanto na classificação da ASHA aparece com transtorno da fala. Mais conhecido como gagueira, é um transtorno multifatorial, caracterizado por interrupções atípicas e involuntárias no fluxo da fala, contendo repetições de sons e de sílabas, prolongamentos de sons, bloqueios, pausas extensas e intrusões nas palavras (sons ou segmentos fonológicos não pertinentes), causando alterações na velocidade e fluidez com discurso[20].

A maioria das crianças começa a gaguejar antes dos 5 anos de idade, e junto às rupturas do fluxo de fala podem ocorrer movimentos associados, como piscar olhos e mexer o corpo. No início do desenvolvimento da linguagem e da fala, pode haver um período no qual as rupturas são frequentes, reflexo do rápido desenvolvimento de vários domínios da comunicação. Nem todas as crianças passam por essa fase, e, das que começam a gaguejar precocemente, 20 a 30% continuam gaguejando, caracterizando a gagueira persistente[7].

Por isso, deve-se ter atenção à criança pequena que gagueja. Mesmo tendo conhecimento de que pode ser uma fase esperada e passageira, um especialista em fluência e gagueira pode mapear os fatores de risco que sugerem remissão ou cronicidade. Ainda na avaliação, a análise da fala da criança em discurso espontâneo permite quantificar as rupturas comuns e gagas, assim como a velocidade de fala e a taxa de informação produzida[21].

Transtorno da comunicação social (pragmática)

No quadro descrito pelo DSM-5, o transtorno da comunicação social abrange as dificuldades persistentes no uso social da comunicação verbal e não verbal como manifestado por déficits no uso da comunicação com fins sociais, como em saudações e compartilhamento de informações, de forma adequada ao contexto social; prejuízo da capacidade de adaptar a comunicação para se adequar ao contexto ou às necessidades do ouvinte, como falar de forma diferente em uma sala de aula e em uma praça, falar de forma diferente a uma criança do que a um adulto e evitar o uso de linguagem excessivamente formal; dificuldades de seguir regras para conversar e contar histórias, como aguardar a vez, reconstituir o que foi dito quando não entendido e saber como usar sinais verbais e não verbais para regular a interação; dificuldades para compreender o que não é dito de forma explícita (fazer inferências), sentidos não literais ou ambíguos da linguagem (expressões idiomáticas, humor, metáforas, múltiplos significados que dependem do contexto para interpretação).

Há crescente número de estudos em busca de características mais específicas para esse quadro. Um debate sugere o transtorno como forma mais branda de autismo ou condição intermediária entre autismo e TDL. Gibson et al.[22], em estudo com crianças com TEA, TDL e transtorno da comunicação social, chegaram à seguinte caracterização: os três grupos apresentam as dificuldades sociais relatadas anteriormente; as crianças com transtorno da comunicação não encontram critérios diagnósticos para TEA, como interesses restritos e movimentos repetitivos e estereotipados; também não preenchem critérios para dificuldades persistentes e significativas em domínios como fonologia e sintaxe, conforme visto no TDL.

Embora as dificuldades pragmáticas sejam bem definidas, avaliação multidisciplinar é imprescindível. Mais estudos poderão definir dificuldades pragmáticas mais específicas de cada grupo.

CONSEQUÊNCIAS DOS TRANSTORNOS DA COMUNICAÇÃO

Os transtornos da comunicação, principalmente se não abordados precocemente, têm grandes chances de afetar a vida acadêmica e social.

O conhecimento linguístico adquirido e armazenado durante a primeira infância é intencionalmente acessado e aplicado durante a instrução formal. Devido à natureza alfabética do nosso sistema de escrita, a criança precisa ter o sistema fonológico organizado durante a alfabetização: é necessário que perceba a diferença entre os fonemas, selecione o fonema correspondente ao grafema e mantenha-o na memória enquanto decodifica o restante da palavra. Após a decodificação ou ao mesmo tempo, a criança pode acessar o significado da palavra e extrair a ideia contida nas sentenças, o que permite entender e interpretar o que está escrito. Para escrever, as ideias devem ser acessadas, organizadas e expressas em palavras organizadas nas sentenças, buscando coesão e coerência.

Estudo feito pelo Institute of Child Health and Human Development[23] concluiu que a compreensão oral da criança aos 3 anos de idade está relacionada ao seu conhecimento sobre os sons e vocabulário aos 4 anos e meio de idade; conhecer os sons e ter um vocabulário razoável aos 4 anos e meio de idade está relacionado à leitura da palavra na 1ª série e a compreensão da leitura na 3ª série. As habilidades fonológicas, ou seja, conhecimento sobre os sons da língua, influenciam o início do desenvolvimento da leitura, quando as crianças devem decodificar e reconhecer a palavra escrita. As habilidades semânticas, sintáticas e narrativas, sobre significados, associações, relação entre as palavras, influenciam o desempenho nas séries mais avançadas para auxiliar a compreensão da leitura.

Além do prejuízo pedagógico, crianças com dificuldades de linguagem participam menos, são menos habilidosas nas interações sociais e têm mais chances de serem excluídas; a rejeição recorrente está associada a maior frequência de problemas de comportamento na adolescência[24,25]. Crianças com atraso de linguagem demonstram pobre controle de suas emoções, têm mais problemas de comportamento e são socialmente mais imaturas. Têm dificuldade em introduzir e manter tópicos de conversação, assim como para elaborar suas respostas para atender às necessidades do ouvinte. Outras crianças então gastam menos tempo tentando engajar-se com as que têm com problemas, reduzindo a oportunidade da criança de desenvolver as habilidades sociais.

Em estudo longitudinal, Johnson et al.[26] concluíram que crianças pequenas (5 anos) com transtornos de linguagem e de fala, isolados ou combinados, têm a mesma chance de apresentar sintomas psiquiátricos, como hiperatividade, déficit de atenção e ansiedade. Conforme amadurecem (aos 12 anos), o impacto é maior para indivíduos com o transtorno de linguagem e fala (57%), seguido pelo transtorno de linguagem (42%) e de fala (26%). Na vida adulta, o transtorno de linguagem traz impactos na vida acadêmica e ocupacional mais expressivos do que apenas o transtorno de fala.

COMORBIDADES

Neste capítulo, considera-se o transtorno da comunicação que se manifesta durante o desenvolvimento, de origem idiopática. Embora não seja causado por danos sensoriais, motores, neurológicos, intelectuais e outras condições médicas, pode ocorrer associado a outros transtornos.

Como existe uma relação intrínseca entre as diversas áreas do desenvolvimento, transtornos diferentes podem compartilhar sintomas semelhantes. Por exemplo: a queixa de sinais de agitação e oposição podem ocorrer porque a criança não entende o que os adultos falam e/ou não consegue formular verbalmente suas explicações? A queixa de atraso no desenvolvimento da linguagem pode ocorrer porque a criança é agitada e desatenta, e perde informações importantes para o processamento linguístico? Essas questões devem ser sempre levantadas pelos profissionais da saúde. Em alguns casos, a avaliação após resultados de intervenções terapêuticas é necessária para analisar a remissão ou a cronicidade das dificuldades de comunicação.

As pesquisas buscam aprofundar a relação entre diversos sintomas, entretanto, nem sempre trazem (ou analisam) se os sujeitos apresentam comorbidade entre os sintomas. Em uma revisão envolvendo 22 estudos e 1.171 crianças com problemas emocionais e comportamentais atendidos em serviços de educação especial, os autores concluíram que 81% dos indivíduos apresentaram dificuldades em linguagem e 47% problemas severos de linguagem[27].

Uma das comorbidades mais comuns com o transtorno de linguagem e de fala é o transtorno de déficit de atenção com hiperatividade (TDAH)[28], observado em 30 a 50% das crianças com TDAH[29]. Além de dificuldades na linguagem receptiva e expressiva, um estudo apontou que crianças com TDAH apresentam também duas vezes mais disfluências comuns à fala (interjeição, revisão e repetição de sílabas e frases) e três vezes mais disfluências gagas (repetição de palavras monossílabas, prolongamentos e bloqueios), especialmente em tarefas de reconto de histórias, em que há maior demanda em habilidades metacognitivas, como memória e atenção[30]. Independentemente de suas habilidades receptivas preservadas, crianças com TDAH parecem ter dificuldades pragmáticas, especialmente entender sarcasmos apresentados de formas sutis, sugerindo que a dificuldade em entender linguagem não literal pode contribuir para alguns dos déficits nas habilidades sociais observadas nesse quadro[31].

Um outro quadro que merece atenção é o TEA. Crianças com TEA e transtorno de linguagem apresentam comprometimento no desenvolvimento da linguagem receptiva e dificuldades nas interações sociais. Crianças com transtorno da linguagem têm dificuldade para se entender e/ou se expressar, levando ao isolamento ou agressão diante de uma interação frustrada. Entretanto, as dificuldades no relacionamento interpessoal e em habilidades de autoajuda são menos graves nas crianças com transtorno de linguagem[32].

O estudo de Löytömäki et al.[33] explorou as habilidades de reconhecimento de emoções de crianças com TEA, TDAH e TDL, levando em conta o fundo etiológico semelhante composto por fatores genéticos ou hereditários[34]. No geral, esse estudo sugere que, em comparação entre si e com os pares da idade do TDL, crianças com TEA, TDAH e transtorno da linguagem têm dificuldades semelhantes no reconhecimento da emoção.

Outro fator importante é a questão diagnóstica quanto ao transtorno da linguagem e DEL. Sintomas do transtorno da linguagem são percebidos, em alguns casos, durante o processo de aprendizagem formal. Dessa forma, muitas crianças podem ser consideradas como tendo dislexia, enquanto têm, na realidade, dificuldades com o processamento linguístico, anteriores e que afetam a linguagem escrita. A identificação correta é importante, pois a conduta terapêutica é diferente.

INTERVENÇÃO

A comunicação pode ser avaliada mesmo antes de as crianças produzirem suas primeiras palavras. Aspectos como atenção ao interlocutor, a direção e a manutenção do olhar, a emissão de vocalizações, o uso de gestos e de expressões faciais, a intencionalidade e o movimento dos órgãos fonoarticulatórios são fatores imprescindíveis para impulsionar a aquisição e o desenvolvimento da linguagem e da fala, e podem sinalizar se algo não está dentro do desenvolvimento esperado.

Algumas crianças começam a produção das primeiras palavras na idade esperada, porém a rápida expansão vocabular não ocorre. Outras crianças, mesmo na ausência de fala ou emitindo poucas palavras e frases simples, conseguem se comunicar com gestos ou já demonstrando independência do adulto para obter o que deseja, retardando a busca por orientação profissional. Dessa forma, é importante já desde a gestação a educação aos pais sobre o desenvolvimento típico, como estimular e buscar ajuda especializada em caso de dúvidas.

Na entrevista inicial com o fonoaudiólogo, são coletados: informações pré, peri e pós-natais, histórico familiar, dados sobre o desenvolvimento e adaptação escolar, rotina e dinâmica familiar. A observação da criança em diversos contextos fornece seu perfil comunicativo em situações espontâneas, com diferentes interlocutores e diversos desafios. Embora no Brasil haja carência de testes padronizados para avaliação da linguagem e da fala em todos os seus domínios, a associação de informações trazidas pelos responsáveis, o desempenho em situações de comunicação e os resultados dos testes formais levam a hipóteses sobre os tipos de transtorno da comunicação e os domínios afetados.

A consciência sobre as dificuldades e a expectativa do tratamento, comunicadas por crianças mais velhas e adolescentes, auxiliam no delineamento da conduta terapêutica. Aspectos relacionados à frustração durante a interação social, isolamento, agressividade ou agitação podem ser indicativos de causas, consequências ou comorbidade. Por isso, o fonoaudiólogo deve estar atento para possíveis encaminhamentos.

Para crianças e adolescentes com transtornos da comunicação, a terapia fonoaudiológica deve ser baseada em evidência, quanto às melhores ferramentas para cada área e domínio afetado, frequência da terapia, estabelecimento de objetivos, avaliação sistemática da evolução e revisão periódica de metas e estratégias. A troca com a equipe multidisciplinar é extremamente importante para o planejamento e a hierarquia das condutas.

Finalizando, a intervenção fonoaudiológica abrange atuação direta e indireta, desde as ações preventivas, de avaliação, terapia e educação aos familiares e equipe escolar e envolvimento com a equipe multidisciplinar.

CONSIDERAÇÕES FINAIS

O transtorno da comunicação, incluindo prejuízos na linguagem, fala, fluência e comunicação social, merece a atenção dos profissionais da saúde e educação. O processamento da comunicação envolve níveis de diversas complexidades, tem relação intrínseca com processos perceptuais, cognitivos e motores. A avaliação por um especialista permite a identificação exata dos níveis e domínios afetados, assim como os fatores de risco envolvidos, o que conduzirá à decisão sobre as melhores práticas terapêuticas.

Orientações como "espere o tempo da criança" ou "espere até o início da escolarização formal" retardam a intervenção precoce necessária. O sucesso acadêmico depende, dentre vários fatores, do domínio linguístico intacto; essa aquisição e o desenvolvimento ocorrem significativamente na primeira infância. Além disso, a recusa de participação em situações sociais ou a agressividade por dificuldade em se expor estão associados a níveis de ansiedade e sofrimento emocional.

Os estudos ainda debatem terminologias e caracterização dos quadros e estão em busca da precisão sobre etiologia, neurobiologia, construção de testes e práticas baseadas em evidências. Entretanto, as consequências negativas dos transtornos da comunicação são bem conhecidas. A comunicação é essencial para o indivíduo, para sua expressão, seu convívio social, vida acadêmica e profissional.

Vinheta clínica

A. B. C., sexo feminino, com 5 anos e 10 meses, estudante do 1º ano do Ensino Fundamental, chegou para avaliação fonoaudiológica com as seguintes queixas: "troca de sons na fala, produção de palavras incompletas, uso de frases simples, dificuldade em contar e recontar histórias, incapacidade em manter uma conversa". Os responsáveis relataram ausência de problemas gestacionais e no parto. Verbalizaram que a filha é muito agitada e opositora, com dificuldades na adaptação na educação infantil. As queixas atuais da escola concentram-se nos problemas comportamentais e de socialização. A. B. C. passara por tratamento fonoaudiológico prévio, por 2 anos, sem melhora significativa na fala e relato de constante confronto com os terapeutas.

Na avaliação de linguagem e fala, A. B. C. apresentou vocabulário receptivo e habilidade de compreensão oral adequada para a idade. Foram observados déficits na retenção de informações verbais em curto prazo, déficits em processamento fonológico (manipular sons verbais mentalmente, como identificar palavras que rimam ou segmentar palavras), uso de frases curtas, diretas e sem subordinação, alteração na concordância verbal e nominal, produção incompleta de palavras extensas e presença de processos fonológicos (trocas comuns durante o desenvolvimento, mas que deveriam ter sido eliminadas) na ausência de alterações estruturais nos órgãos fonoarticulatórios. Em situação de seu interesse, durante brincadeira com o jogo Lince, demonstrou compreensão e utilização das regras do jogo, mas ao perder em uma das partidas, não quis mais jogar; ao ser questionada sobre sua atitude, não manteve contato e não quis explicar. Seu discurso, embora com sentenças simples, acompanha expressões faciais e atitudes corporais condizentes ao conteúdo. A avaliação audiológica constatou perda auditiva condutiva à direita.

Foram feitos encaminhamentos para avaliação otorrinolaringológica, neuropsicológica e psiquiátrica, e deu-se início às terapias fonoaudiológicas. Após 1 mês de tratamento otorrinolaringológico, os limiares auditivos se normalizaram. A avaliação neuropsicológica apontou quociente intelectual na média inferior, com melhores pontuações em habilidades não verbais e índices inferiores em memória operacional. Nessa avaliação e na avaliação psiquiátrica, descartou-se o diagnóstico de TEA. Os sinais de agitação, impulsividade e desatenção estiveram presentes, mas não fecharam critérios para o diagnóstico de TDAH naquele momento. Foi recomendado que os pais recebessem orientação para manejo do comportamento da criança.

As terapias fonoaudiológicas tiveram como objetivo o treino da memória verbal, o processamento fonológico, a compreensão e o uso das estruturas sintáticas, a fim de ampliar e organizar o discurso oral e a adequação da fala. As estratégias foram jogos e atividades formais. Após 1 ano de terapia fonoaudiológica, notaram-se avanço no processamento fonológico, ampliação do discurso oral e desenvolvimento da linguagem escrita (leitura sem erros, mas ainda lenta; escrita com erros fonológicos como trocas entre v/f, t/d, p/b). Os problemas comportamentais de oposição foram reduzidos, a agitação e a desatenção são observadas em tarefas envolvendo material linguístico, como as lições de casa e a explicação verbal de certas atitudes. A equipe escolar não relata problemas comportamentais, apenas atraso na área pedagógica. A conduta é continuar a terapia fonoaudiológica semanal e observar cuidadosamente o desenvolvimento pedagógico.

Ilustrou-se aqui um caso de transtorno de linguagem, com dificuldades persistentes na expressão oral, nos domínios fonológico e sintático, principalmente. A avaliação auditiva e o tratamento otorrinolaringológico puderam eliminar a perda auditiva como fator causal, mas esta pode ter agravado a comunicação e o processo terapêutico naquele momento inicial. A conduta tomada pela equipe multidisciplinar levou à constatação de que os problemas comportamentais são originários de uma dificuldade de comunicação. Ainda assim, a criança realiza consultas com psiquiatra e neuropsicólogo para acompanhamento.

> **Para aprofundamento**
>
> - Lamônica DAC, Britto DBO. Tratado de linguagem: perspectivas contemporâneas. Ribeirão Preto: Booktoy; 2016.
>   ⇨ Livro com informações sobre linguagem e fala: desenvolvimento típico, avaliação, classificações recentes e tratamento.
> - Richard AE, Hodges EK, Carlson MD. Differential diagnosis of autism spectrum disorder versus language disorder in children ages 2 to 5 years: contributions of parent-reported development and behavior. Clinical Pediatrics. 2019;58(11-12):1232-8.
>   ⇨ O artigo traz estudo interessante sobre as características encontradas no TEA e no Transtorno de Linguagem.
> - Topal Z, Demir Samurcu N, Taskiran S, Tufan AE, Semerci B. Social communication disorder: a narrative review on current insights. Neuropsychiatr Dis Treat. 2018;14:2039-46.
>   ⇨ Transtorno inserido no DSM-5, o transtorno da comunicação social mantém características comuns com o TEA e o transtorno de linguagem.

REFERÊNCIAS BIBLIOGRÁFICAS

1. American Speech and Hearing Association (ASHA). Meaning of Communication Disorders [acesso em 20 maio 2020]. Disponível em: http://ajslp.pubs.asha.org.
2. American Psychiatric Association. Diagnostic and statistical manual of mental disorders, 5th ed. (DSM-V). Arlington: American Psychiatric Association; 2013.
3. National Institute on Deafness and Other Communication Disorders. NIDCD-USA [acesso em 20 jan. 2020]. Disponível em: https://www.nidcd.nih.gov/health/statistics/quick-statistics-voice-speech-language.
4. Law J, Boyle J, Harris F, Harkness A, Nye C. Prevalence and natural history of primary speech and language delay: Findings from a systematic review of the literature. International Journal of Language and Communication Disorders. 2000;35(2):165-88.
5. Norbury CF, Gooch D, Wray C, Baird G, Charman T, Simonoff E, et al. The impact of nonverbal ability on prevalence and clinical presentation of language disorder: evidence from a population study. Journal of Child Psychology and Psychiatry. 2016;57(11):1247-57.
6. Black LI, Vahratian A, Hoffman HJ. Communication disorders and use of intervention services among children aged 3–17 years; United States, 2012 (NHS Data Brief No. 205). Hyattsville, MD: National Center for Health Statistics; 2015
7. Yairi E, Ambrose N. Epidemiology of stuttering: 21st century advances. J Fluency Disord. 2013;38(2):66-87.
8. Kurth F, Luders E, Pigdon L, Morgan T. Altered gray matter volumes in language-associated regions in children with developmental language disorder and speech sound disorder. Developmental Psychobiology. 2018;60(7):814-24.
9. **Fisher S. Evolution of language: lessons from the genome. Psychon Bull Rev. 2017;24:34-40.**
   ⇨ Descrição dos genes já estudados relacionados aos transtornos da comunicação.
10. Roth C, Magnus P, Schjølberg S, Stoltenberg C, Surén P, McKeague IW, et al. Folic acid supplements in pregnancy and severe language delay in children. JAMA. 2011;306(14):1566-73.
11. Prior M, Bavin E, Cini E, Eadie P, Reilly S. Relationships between language impairment, temperament, behavioural adjustment and maternal factors in a community sample of preschool children. Int J Lang Commun Disord. 2011;46(4):489-94.
12. Muluk NB, Bayoglu B, Anlar B. Language development and affecting factors in 3- to 6-year-old children. Eur Arch Otorhinolaryngol. 2014;271:871-78.
13. Xueman LL, Zahrt DM, Simms MD. An interprofessional team approach to the differential diagnosis of children with language disorders. Pediatric Clinics of North America. 2018;65(1):73-90.
14. Zimmerman E. Do infants born very premature and who have very low birth weight catch up with their full term peers in their language abilities by early school age? Journal of Speech Language and Hearing Research. 2018;61:53-65.
15. Hutton JS, Horowitz-Kraus T, Mendelsohn AL, DeWitt T, Holland SK; C-MIND Authorship Consortium. Home reading environment and brain activation in preschool children listening to stories. Pediatrics. 2015;136(3,):465-78.
16. World Health Organization. International Classification of Diseases, 11th Revision. The global standard for diagnostic health information; 2018. Disponível em: https://icd.who.int/en.
17. **Bishop DVM. Why is it so hard to reach agreement on terminology? The case of developmental language disorder (DLD). Int J Lang Commun Disord. 2017;52(6):671-80.**
    ⇨ Histórico sobre a terminologia referente ao transtorno da linguagem e fatores relacionados à revisão da terminologia.
18. Wertzner HF. Fonologia: desenvolvimento e alterações. In: Ferreira LP, Befi-Lopes DM, Limongi SCO. Tratado de fonoaudiologia. São Paulo: Roca; 2004. p. 772-86.
19. Wertzner HF. Estudo da aquisição do sistema fonológico: o uso de processos fonológicos em crianças de três a sete anos. Pró-Fono Rev Atual Cient. 1995;7:21-6.
20. Andrade CRF. Abordagem neurolinguística e motora da gagueira. In: Fernandes FDM, Mendes BCA, Navas ALPGP, editores. Tratado de Fonoaudiologia. São Paulo: Roca; 2009. p. 423-33.
21. Andrade CRF, et al. ABFW: Teste de linguagem infantil nas áreas de Fonologia, Vocabulário, Fluência e Pragmática. Carapicuíba: Pró-Fono; 2000. 90 p.
22. Gibson J, Adams C, Lockton E, Green J. Social communication disorder outside autism? A diagnostic classification approach to delineating pragmatic language impairment, high functioning autism and specific language impairment. J Child Psychol Psychiatry. 2013;54(11):1186-97.
23. **National Institute of Child Health and Human Development (NICHID). Early Child Care Research Network. Pathways to reading: the role of oral language in the transition to reading. Developmental Psychology. 2005;41(2):428-42.**
    ⇨ Importante estudo longitudinal, aponta habilidades linguísticas preditoras do desenvolvimento da linguagem escrita.
24. Curtis PR, Frey JR, Watson CD, Hampton LH, Roberts MY. Language disorders and problem behaviors: a meta-analysis. Pediatrics. 2018;142(2).
25. Chow JC. Comorbid language and behavior problems: development, frameworks, and intervention. School Psychology Quarterly. 2018;33(3):356-60.
26. Johnson CJ, Beitchman JH, Brownlie EB. Twenty-year follow-up of children with and without speech-language impairments: family, educational, occupational, and quality of life outcomes. American Journal of Speech-Language Pathology. 2010;19(1):51-65.
27. Hollo A, Wehby JH, Oliver RM. Unidentified language deficits in children with emotional and behavioral disorders: a meta-analysis. Exceptional Children. 2014;80(2):169-86.
28. Mueller KL, Tomblin JB. Examining the comorbidity of language disorders and ADHD. Top Lang Disord. 2012;32(3):228-46.
29. Tannock R, Schachar R. Executive dysfunction as an underlying mechanism of behavior and language problems in attention deficit hyperactivity disorder. In Beitchman JH, Cohen NJ, Konstantareas MM, Tannock R, editores. Language, learning, and behavior disorders: developmental, biological, and clinical perspectives. Cambridge University Press; 1996. p. 128-55.
30. Lee H, Sim H, Lee E, Choi D. Disfluency characteristics of children with attention-deficit/hyperactivity disorder symptoms. Journal of Communication Disorders. 2017;65:54-64.

31. Ludlowa AC, Chadwickb E, Moreyb A, Edwardsa R, Gutierrez R. An exploration of sarcasm detection in children with attention hyperactivity deficit disorder. J Commun Disord. 2017;70:25-34.
32. Richard AE, Hodges EK, Carlson MD. Differential diagnosis of autism spectrum disorder versus language disorder in children ages 2 to 5 years: contributions of parent-reported development and behavior. Clinical Pediatrics. 2019;58(11-12):1232-8.
33. Löytömäki J, Ohtonen P, Laakso ML, Huttunen K. The role of linguistic and cognitive factors in emotion recognition difficulties in children with ASD, ADHD or DLD. Int J Lang Commun Disord. 2019;00(0):1-12.
34. Smoller JW, Craddock N, Kendler K, Lee PH, Neale BM, Nurnberger JI, et al. Identification of risk loci with shared effects on five major psychiatric disorders: a genome-wide analysis. Lancet. 2013;381:1371-9.

5

Transtorno específico da aprendizagem

Telma Pantano

Sumário

Considerações a respeito do transtorno de aprendizagem
    Transtorno ou dificuldade?
Transtorno específico da aprendizagem
Diagnóstico pelo DSM-5 – transtorno específico de aprendizagem
Etiologia e prevalência
Avaliação diagnóstica
Evolução e intervenção
Para aprofundamento
Referências bibliográficas

Pontos-chave

- Considerar o transtorno de aprendizagem na situação educacional brasileira.
- Diferenciar dificuldade de aprendizagem de transtorno de aprendizagem.
- Definição de transtorno de aprendizagem.
- Caracterização clínica do transtorno específico de aprendizagem.
- Avaliação multidisciplinar.
- Intervenção multidisciplinar.

CONSIDERAÇÕES A RESPEITO DO TRANSTORNO DE APRENDIZAGEM

O transtorno de aprendizagem envolve um conjunto de alterações que comprometem a aquisição, organização e retenção de conteúdo verbal e/ou não verbal[1]. Um dos principais aspectos a serem considerados são os aspectos de exclusão, uma vez que a aprendizagem também sofre uma série de interferências intensas do ambiente e principalmente da escolarização (se for considerada a aprendizagem formal). As falhas observadas no transtorno não devem ser atribuídas a alterações emocionais, falhas educacionais, diferenças culturais ou sociais ou mesmo à capacidade intelectual. Dessa forma, deve-se observar uma discrepância entre as aquisições acadêmicas e a capacidade de aprendizagem da criança em outros contextos (emocional, social, lúdico).

Para compreender o conceito de aprendizagem, deve-se entender que é a interface entre o neurodesenvolvimento e o ambiente que permite a construção do processo de aquisição do conhecimento com flexibilidade e adequação. Sendo assim, as questões ambientais e sociais devem ser consideradas para o diagnóstico.

Porém, a questão das definições e diagnósticos em relação à aprendizagem é uma das áreas da ciência que enfrenta maiores controvérsias. Talvez um dos motivos que poderiam justificar essa dificuldade na organização e utilização de uma nomenclatura única para esses transtornos possa ser as diferenças educacionais e metodológicas entre os países, que faz com que as questões sociais e educacionais influenciem sobremaneira os aspectos neurodesenvolvimentais, dificultando a uniformização da nomenclatura.

É evidente a realidade brasileira com relação às questões do processo de ensino-aprendizagem. O último censo escolar realizado em 2017, por meio do sistema de avaliação da educação básica – SAEB[2] e a Prova Brasil[3], de acordo com os resultados fornecidos por Castro[4], mostram que somente 65% das crianças matriculadas na rede pública terminam o Ensino Fundamental. A avaliação da qualidade da educação no Brasil, medida pelo Programa Internacional de Avaliação de alunos – PISA[5], demonstra que, dentre 56 países avaliados, o Brasil é o último colocado, apresentando, assim, o pior desempenho com relação à qualidade da educação.

Atualmente, os estudos de neurociência[6,7] vêm confirmando essas inter-relações por meio da observação das modificações neurológicas e cerebrais decorrentes do processo de aprendizagem desde que o meio possa prover, de forma mínima, esses estímulos e promover a interação reflexiva do sujeito com o objeto da aprendizagem. A escrita e a aprendizagem do cálculo matemático não dependem somente dos aspectos desenvolvimentais. Torna-se fundamental uma aprendizagem efetiva e coerente para o reconhecimento das letras e a conversão grafo-fonêmica, no caso da leitura, e a organização do raciocínio matemático e das noções de quantidade para que as quatro operações básicas possam se estabelecer.

TRANSTORNO OU DIFICULDADE?

De acordo com a 5ª edição do *Manual diagnóstico e estatístico de transtornos mentais* (DSM-5), o transtorno deve ser caracterizado por "uma perturbação clinicamente significativa na cognição, na regulação emocional ou no comportamento de um indivíduo que reflete uma disfunção nos processos psicológicos, biológicos ou de desenvolvimento subjacentes ao funcionamento mental"[8].

Essa definição deve ser aplicada também à aprendizagem, considerando a natureza da integração cérebro-ambiente e as consequências resultantes desse processo. Assim como outros transtornos mentais, os transtornos de aprendizagem estão frequentemente relacionados ao sofrimento ou a incapacidades significativas que afetam atividades sociais, profissionais ou outras atividades importantes[8]. Considerando-se esses aspectos, respostas naturais a estressores ambientais como a morte de um parente ou a separação dos pais, assim como comportamentos sociais e/ou que se relacionam diretamente a comportamentos sociais não devem ser considerados transtorno.

No Brasil, autores como Ciasca[9], Zorzi e Capellini[10] e Pantano e Zorzi[11], que estudam e atuam na área de educação, consideram as alterações do processo de ensino-aprendizagem por meio dos seguintes critérios de diagnóstico:

- Dificuldades ou problemas de aprendizagem: falhas decorrentes de condições ambientais inadequadas ou falhas pedagógicas, alterações entre as modalidades de ensino e de aprendizagem.
- Distúrbio de aprendizagem ou transtorno de aprendizagem: alterações resultantes de processos cognitivos intrínsecos ao sujeito da aprendizagem. De acordo com o DSM-5, devem ser constatados déficits referentes à percepção e ao processamento de informação escolares mesmo na presença de ensino adequado. Os resultados só são atingidos com muito esforço por parte da criança/adulto. Deve se manifestar durante o início dos anos escolares (aprendizagem formal). Pode estar presente em pessoas com altas habilidades intelectuais e apresentar-se somente em condições de avaliação e não podem ser vencidas por estratégias educacionais comuns. Os prejuízos afetam não somente o ambiente educacional, mas podem persistir inclusive no desempenho profissional[8].

Dentre os principais tipos de transtornos de aprendizagem, podem-se citar:

- Transtorno de leitura (normalmente chamado de dislexia): representa cerca de 80% dos transtornos de aprendizagem[1]. Caracteriza-se por dificuldades em produzir uma leitura fluente mesmo com inteligência normal, suporte ambiental e educacional adequado, ausência de déficits sensoriais e relativa resistência aos tratamentos convencionais. Reflete uma dificuldade na integração e maturação cerebral de áreas que envolvem o reconhecimento das letras e sua associação com os fonemas (sons), ou seja, acometimento em áreas cerebrais predominantemente temporoparietais predominantemente esquerdas[12].
- Transtorno do cálculo matemático (discalculia): dificuldade em compreender e realizar as quatro operações básicas, assim como organizar espacialmente os números e o raciocínio matemático, dificuldade em realizar cálculos com várias etapas, assim como organizar/sequenciar corretamente os números (23 por 32, mesmo com as capacidades intelectuais preservadas e a instrução adequada para a aprendizagem). Essas alterações envolvem prejuízos cerebrais predominantemente em áreas frontoparietais nos hemisférios direito e esquerdo[12].
- Transtorno da escrita (disgrafia): alterações na escrita, mesmo com o processo educacional adequado, que resultam em grafia inadequada e ilegível das palavras, confusões e trocas entre os diversos tipos de letras (maiúsculas e minúsculas, bastão, cursiva, imprensa...), dificuldades de escrever em folhas com linha e margens. Também são associadas dificuldades em atividades motoras finas como no uso da tesoura, preensão na escrita, posicionamento das mãos e/ou dedos para a escrita, colorir dentro de espaços limitados, uso da pontuação e organização do material gráfico. Essas alterações sugerem prejuízos em áreas cerebrais predominantemente frontoparietais nos hemisférios direito e esquerdo[12].
- Distúrbio de aprendizagem não verbal: caracteriza-se por alterações em atividades que não envolvem diretamente funções verbais, porém estão envolvidas na estruturação da linguagem: resolução de problemas, tarefas visuoespaciais, falhas em leitura corporal e/ou facial e reconhecimento de pistas sociais.

TRANSTORNO ESPECÍFICO DA APRENDIZAGEM

O DSM-5[8] incluiu todos os transtornos de aprendizagem anteriormente citados em um único critério diagnóstico cuja natureza do transtorno deve ser evidenciada de forma qualitativa. De acordo com o DSM-5, as características descritas do transtorno específico de aprendizagem devem persistir por pelo menos 6 meses, mesmo com as intervenções pontuais requeridas para o desenvolvimento das habilidades.

Devem ser consideradas e especificadas características pertencentes aos prejuízos:

- Leitura: leitura imprecisa de palavras isoladas ou lentas com esforço, ocasionando falhas na fluência ou velocidade da leitura.
- Expressão escrita: dificuldades para significar o conteúdo decodificado, dificuldades de ortografia (escrita convencional da língua escrita cometendo falhas como omissão, substituição e inversão de grafemas), falhas na construção gramatical ou no uso de recursos estruturais da língua como a pontuação, dificuldades para expressar o pensamento e reproduzir o pensamento de forma gráfica.
- Matemática: dificuldades de dominar o cálculo ou conceito de quantidade e dificuldades em compreender o raciocínio ou as operações matemáticas.

A observação qualitativa das dificuldades deve ser avaliada e documentada e o início deve ser observado desde os anos escolares, podendo se manifestar com mais intensidade em momentos com maior demanda pedagógica e organizacional. As dificuldades observadas não podem ser explicadas por outros transtornos mentais ou neurológicos, condições sociais adversas, ausência de sistema educacional estruturado ou instrução pedagógica em língua na qual o sujeito é pouco proficiente.

Da mesma forma, as alterações citadas devem vir especificadas com relação ao grau de comprometimento em um ou mais domínios acadêmicos:

- Leve: permite a compensação funcional por meio de adaptação e apoio adequados.
- Moderada: necessidade de ensino intensivo e especializado. Adaptações ou serviços de apoio na escola, no trabalho e em casa.
- Grave: necessidade de um suporte individualizado e contínuo. O indivíduo pode não ser capaz de realizar de forma eficiente suas atividades, mesmo com o apoio e as adaptações em diversos ambientes.

DIAGNÓSTICO PELO DSM-5 – TRANSTORNO ESPECÍFICO DE APRENDIZAGEM

Considerando os aspectos desenvolvimentais, ambientais e de aprendizagem dessas habilidades acadêmicas, o DSM-5[8] propõe a classificação de transtorno específico de aprendizagem para essas alterações desenvolvimentais com os seguintes critérios diagnósticos:

- Presença de pelo menos um dos seguintes sintomas que tenha persistido por pelo menos seis meses:
  - » Leitura de palavras de forma imprecisa ou lenta e com esforço.
  - » Dificuldade para compreender o sentido do que é lido.
  - » Dificuldade para escrever ortograficamente;
  - » Dificuldades com a expressão escrita.

  - » Dificuldade para dominar o senso numérico, fatos numéricos ou cálculos.
  - » Dificuldades no raciocínio.

Essas alterações devem estar de forma substancial e quantitativamente abaixo do esperado para a idade cronológica e causar interferência significativa no desempenho acadêmico, profissional ou em atividades cotidianas, confirmadas por desempenho abaixo do esperado em testes padronizados e por avaliação clínica abrangente. No caso de adultos, a avaliação padronizada pode ser substituída pela história documentada.

As dificuldades devem se iniciar nos anos escolares, mas podem não se manifestar completamente até que as exigências excedam a capacidade do indivíduo. Não podem ser explicadas por déficits intelectuais, alterações sensoriais como audição e visão ou outros transtornos mentais ou neurológicos, assim como adversidade psicossocial, falta de proficiência acadêmica ou instrução educacional inadequada.

Dessa forma, teríamos o diagnóstico de transtorno específico da aprendizagem com prejuízo na leitura (F81.0), quando as alterações no processo de decodificação da escrita apresentarem falhas por meio de imprecisão, falhas na velocidade, na fluência ou na compreensão da leitura.

O transtorno específico da aprendizagem com prejuízo na expressão escrita (F81.1) seria utilizado quando o prejuízo no processo de expressão da escrita estiver alterado por meio de dificuldades na precisão ortográfica, na gramática e na pontuação ou na clareza e organização da expressão escrita.

Cabe ressaltar mais uma vez que o desenvolvimento da linguagem oral e escrita possui o apoio nas habilidades de expressão e compreensão da oralidade (fala). Sendo assim, caso essas dificuldades encontrem ressonância com as dificuldades observadas na expressão oral, o diagnóstico deve ser de transtorno de linguagem.

O transtorno específico de aprendizagem com prejuízo na matemática (F81.2) deve ser utilizado quando o indivíduo apresentar dificuldades em desenvolver o senso numérico, a memorização de fatos aritméticos, a precisão ou fluência de cálculo e a precisão no raciocínio matemático.

É importante observar que, assim como acontece no transtorno da leitura e da expressão escrita no caso do prejuízo na matemática, a falha não deve ser atribuída a dificuldades de compreensão de enunciado linguístico.

Uma característica importante desses transtornos é a dificuldade ser persistente mesmo com a escolarização adequada e coerente, uma vez que essas habilidades dependem de um processo educacional e não são resultantes somente da maturação cerebral.

O transtorno de aprendizagem é considerado específico, uma vez que não pode ser atribuível a fatores externos como questões econômicas, emocionais, sociais ou educacionais, transtorno do desenvolvimento intelectual e transtornos motores ou deficiências visual ou auditiva. O diagnóstico só pode ser realizado a partir da entrada da criança na educação formal. Nos anos escolares é comum a presença de transtornos atencionais, de linguagem ou em habilidades motoras. O componente familiar deve ser considerado nesses transtornos.

ETIOLOGIA E PREVALÊNCIA

A origem dos transtornos de aprendizagem inclui uma interação de fatores ambientais e genéticos que influenciam a capacidade cerebral correspondente. Ao contrário de marcos do desenvolvimento motor que envolvem fundamentalmente a maturação cerebral, a interação ambiental deve ser considerada de forma bastante enfática no reconhecimento e investigação das origens dos transtornos da aprendizagem.

Essas dificuldades básicas no ensino inicial da leitura, escrita e cálculo matemático podem relacionar-se a dificuldades maiores em anos posteriores do contexto educacional, uma vez que são fundamentais para aprendizagens mais complexas e o aumento da demanda pode evidenciar falhas leves que foram suprimidas com pequenos ajustes e suportes ambientais.

Não existem sinais neurológicos evidentes para o diagnóstico dos transtornos de aprendizagem. Alguns estudos relacionam essas alterações com disfunções cerebrais, falhas no processamento cognitivo e de linguagem, assim como genéticas, porém as correlações diretas com o transtorno não estão claras, ou seja, não são todas as pessoas diagnosticadas que apresentam as mesmas alterações, assim como não se sabe se essas alterações são as causas ou as consequências dos transtornos de aprendizagem.

De acordo com a American Psychiatric Association[8], a prevalência dos transtornos específicos de aprendizagem varia de 5 a 15% da população escolar[1] e 4% em adultos[8]. Comumente são observadas mudanças nos sinais observados ao longo da vida de acordo com os estímulos ambientais realizados e das intervenções clínicas. Porém, os transtornos de aprendizagem tendem a persistir e acompanhar o paciente na vida adulta.

O comportamento evitativo ou até opositor às atividades relacionadas a escolarização e aprendizagem são comumente relacionadas ao diagnóstico e tendem a se intensificar na adolescência[13].

AVALIAÇÃO DIAGNÓSTICA

O diagnóstico deve ser multidisciplinar, baseado na investigação precisa e específica das habilidades comprometidas, e deve ser realizada uma avaliação de forma longitudinal e transversal. Dessa forma, devem ser investigados o contexto escolar pregresso e inicial com relação a discrepâncias metodológicas, incoerências pedagógicas, ausência de suporte educacional apropriado em etapas-chave para a aprendizagem como a alfabetização e o ensino de habilidades matemáticas básicas, assim como quedas bruscas no desempenho escolar causadas por estressores ambientais que podem resultar em perdas ou comprometimentos na aprendizagem educacional em anos posteriores.

Da mesma forma, as habilidades requeridas para o desenvolvimento das habilidades pedagógicas devem ser testadas no momento da avaliação, sendo observadas questões referentes ao desempenho intelectual, cognitivo, linguístico e emocional caso seja necessário. Uma avaliação ampla pode ser necessária para o diagnóstico, e principalmente as intervenções apropriadas e adequadas.

O diagnóstico pode ser comórbido a outros transtornos do desenvolvimento (como TDAH, transtornos da comunicação, TEA), assim como a outros transtornos mentais (transtorno depressivo, ansiedade). Falhas em processos atencionais e em linguagem também podem ser comórbidos aos transtornos de aprendizagem, principalmente nos anos pré-escolares. Comumente são relatadas alterações como defasagem de linguagem em anos anteriores à alfabetização, assim como dificuldade na manipulação dos sons das línguas (fonemas), considerados precursores do processo de alfabetização[14], falhas em processos visuoespaciais e organização sequencial[15], falhas na motricidade fina[16] e dificuldades comportamentais na realização das atividades que envolvam as habilidades anteriormente destacadas são normalmente relacionadas aos transtornos de aprendizagem, porém é necessário que o processo educacional formalize e estimule essas habilidades precursoras antes de considerar o diagnóstico.

Podem-se observar também discrepâncias entre as habilidades pedagógicas, como capacidades matemáticas extremamente bem estruturadas enquanto as habilidades para a leitura e para escrita estão extremamente defasadas. Alterações cognitivas como atenção, memórias e funções executivas estão correlacionadas, porém, ainda são necessários estudos para definir se são causa ou consequência dessas alterações.

Exames complementares

A avaliação e a aplicação de testes padronizados são necessárias de forma multidisciplinar. Os profissionais que devem fazer parte da avaliação diagnóstica dos transtornos específicos de aprendizagem são fonoaudiólogo, neuropsicólogo, psicopedagogo, psicólogo e psicomotricista. As avaliações devem ser realizadas por meio de testes quantitativos que comprovem o desempenho a partir de 1,5 desvios padrões abaixo do esperado[8] para as funções avaliadas com relação às habilidades acadêmicas.

Anamnese
É essencial para conhecer a realidade atual e pregressa da criança: aspectos sociais, educacionais, familiares e alimentares, hábitos de sono, marcos do desenvolvimento neuropsicomotor, habilidades sociais, emocionais e comportamentais, história familiar e comprometimento pregresso de outros membros da família com relação à aprendizagem escolar e/ou a quadros neuropsiquiátricos e histórico médico.

Avaliação de nível intelectual
Realizada por neuropsicólogos. Avaliação necessária para verificar o funcionamento cognitivo geral por meio de testes de inteligência. O mais utilizado é o Wisc-4 (*Wechsler's Intelligence Scale for Children*, 4th ed.)[17]. Em crianças com transtorno

específico da aprendizagem, é o baixo desempenho nos testes de aritmética, codificação, informação e Digit Span. Baixo desempenho também pode ser observado nos testes de compreensão verbal, memória operacional e velocidade de processamento[18].

Habilidades prévias ao processo de alfabetização

Teste para crianças que estejam ingressando no processo de alfabetização. Envolve um rastreio em habilidades visuomotoras, visuoespaciais, organização auditivo-visual e linguagem[19].

Linguagem expressiva e compreensiva

Realizada por fonoaudiólogos. Consiste na utilização de baterias específicas para verificar nível de linguagem expressiva-compreensiva, produção e compreensão sintáticas e discursivas. Aspectos pragmáticos da comunicação também são fundamentais para verificar diagnósticos comórbidos ou excludentes.

Provas de lecto-escrita

A prova tradicional constitui-se de escrita do próprio nome, palavras e frases, leitura de palavras, frases e textos, verificação das noções de rima e/ou aliteração e se permanecem características relacionadas ao realismo nominal (relação da grafia da palavra com a imagem do objeto). O desenvolvimento da escrita deve ser observado de acordo com as teorias de Emília Ferreiro[20]. Atualmente há testes padronizados, como o teste de desempenho escolar 2ª edição (TDE-II)[21], que relaciona o desempenho em leitura, escrita e matemática com o conteúdo pedagógico esperado para cada série de acordo com escolas públicas ou privadas. Também há testes como a Prova de Avaliação dos Processos de Leitura Prolec[22], que envolve a identificação de letras, leitura e reconhecimento de pseudopalavras, processos sintáticos em estruturas gramaticais e pontuação, compreensão de orações e textos. Para avaliações mais gerais, é possível utilizar os protocolos de Seabra et al.[23], que envolve habilidades de leitura, escrita e matemática.

Fluência em leitura

Avaliação da velocidade de leitura como um instrumento importante para decodificação por meio da avaliação do desempenho em fluência de leitura (ADFLU)[24].

Testagem de habilidades acadêmicas

Devem-se observar reconhecimento das letras do alfabeto com relação a sua produção sonora, escrita cursiva e bastão, habilidades visuomotoras, escrita serial de números, reconhecimento de números com relação a números que os sucedem e precedem, discriminação visual, memória visual, discriminação auditiva, memória auditiva, linguagem expressiva/receptiva, leitura, compreensão aritmética, habilidades visuoespaciais.

Observação do material didático

Verificar como o sujeito se vincula com a aprendizagem formal. **É i**mportante observar a participação do aluno em relação ao conteúdo escolar. Observar se o aluno consegue acompanhar temporalmente as atividades escolares como cópias de lousa. Observar se consegue se organizar no espaço do caderno, qual o conteúdo de série envolvido, o método de ensino por parte da escola, facilitações no processo de ensino-aprendizagem, adequação com o nível de pensamento da criança, organização espaço-têmporo-sequencial, pressão do tônus muscular, ordem, uso excessivo da borracha, espaçamentos, cuidados, grafismo, ortografia e as possíveis anotações dos professores que constem no caderno.

Narrativa espontânea com ou sem apoio visual

Visa a conhecer aspectos relacionados à estruturação da linguagem oral, suas etapas em relação ao desenvolvimento, ordenação lógico-temporal dos elementos da narrativa, coesão e coerência textuais, organização e planejamento discursivo, erros de produção fonológico e/ou fonêmicos. No caso da narrativa sem apoio visual, é possível observar o conteúdo abordado e, no caso da narrativa com apoio visual, a compreensão de imagens.

Provas de compreensão

Realizadas por meio da leitura, pela criança ou pelo psicopedagogo, de um texto seguido de questionamentos. O potencial do paciente para elaboração do conteúdo apresentado deve ser observado pela reflexão das ideias centrais fornecidas pelo texto. Atualmente há um teste estruturado (teste de compreensão leitora de textos expositivos[25]) que objetiva a compreensão a partir de textos divididos por série com leitura silenciosa, leitura em voz alta, verificação de conhecimento prévio, relato do texto lido e algumas perguntas caso seja necessário completar o relato do paciente.

Provas de consciência silábica e fonológica

Realizadas por fonoaudiólogos por envolverem conhecimento acentuado na produção e percepção dos signos da fala, assim como as relações grafema-fonema, tanto para a produção quanto para a verificação das respostas dos pacientes[26].

Avaliação das noções de quantidade e cálculos matemáticos

Desafios lúdicos e problemas retirados do cotidiano da criança propiciam a observação da noção de quantidade e do raciocínio que envolve as quatro operações. Deve-se verificar a noção de quantidade e o raciocínio que envolve cada um dos cálculos envolvidos nos desafios e na atividade lúdica. O cálculo mental e a execução de cálculos escritos devem ser observados. Além disso, deve-se verificar a elaboração de cálculos mentais e a execução de cálculos escritos. O TDE-II[21] fornece alguns cálculos matemáticos divididos por nível e série escolar.

Provas de dominância e lateralidade e maturidade psicomotora

Verificar a dominância manual, pedal e ocular, assim como a elaboração e a coordenação motora com ambas as mãos. Verificar o controle postural, a coordenação oculomotriz e possíveis questões motoras (tônus muscular, falhas de movimento) associadas. Um exemplo é o protocolo de observação psicomotora

(POP-TT)[27]. O estágio do desenvolvimento motor pode ser observado por meio de escalas de desenvolvimento, como a escala de desenvolvimento de Denver[21].

EVOLUÇÃO E INTERVENÇÃO

As dificuldades aqui relatadas acabam por interferir no desenvolvimento de outros conteúdos pedagógicos, sendo comum o indivíduo apresentar dificuldades em outras matérias em razão da dificuldade em leitura, escrita ou cálculo. Os sintomas devem ser observados e investigados pela aplicação de escalas e de entrevista clínica e são persistentes, tornando o desempenho acadêmico desses indivíduos bem defasado em relação ao dos colegas.

A interferência escolar e o baixo desempenho costumam ser a característica mais comum, porém implicações sociais, profissionais e nas atividades cotidianas também podem ser observadas. Crianças com transtorno específico de aprendizagem com comprometimento grave tendem a apresentar um aumento de comprometimentos sociais e comportamentais que há muito tempo são investigados e estudados[13,28,29].

O processo de intervenção deve ser individualizado de acordo com as dificuldades mais evidentes e prementes no processo educacional. O trabalho deve ser realizado preferencialmente por uma equipe multidisciplinar que deve trabalhar de forma integrada e principalmente saber priorizar os momentos de intervenção de cada profissional, deixando muito claros os objetivos em cada intervenção.

De uma forma geral, pode-se citar a atuação dos seguintes profissionais:

- Fonoaudiólogo: pode reorganizar a integração entre os processamentos auditivos e visuais, melhorando a percepção e as habilidades acústico-auditivas da informação. Também é o profissional que estimula as funções relacionadas à linguagem oral e escrita no que se refere à aquisição, compreensão e elaboração do sistema de linguagem.
- Psicopedagogo: reorganiza a rotina educacional e escolar da criança desenvolvendo estratégias eficazes no processo de ensino-aprendizagem no contexto tanto educacional quanto familiar.
- Psicólogo: auxilia nas questões comportamentais frequentemente associadas contribuindo para o manejo e a estruturação de estratégias ambientais nos contextos educacionais e familiar que auxiliem e regulem o comportamento da criança de acordo com o ambiente.
- Terapeuta ocupacional ou psicomotricista: atuariam na reorganização psicomotora global e fina, propriocepção corporal e em desorganizações sensoriais que podem estar associadas às crianças com transtorno específico de aprendizagem.
- Médico neuropsiquiatra: não só deve auxiliar na avaliação inicial, mas também deve acompanhar o curso da condição, auxiliando no diagnóstico de comorbidades comportamentais e/ou emocionais conjuntas ao quadro. Também deve auxiliar legalmente a criança para que consiga os suportes de intervenção e escolar necessários para sua reorganização.

Autores como Shah et al.[30] classificam as atuações e/ou intervenções para crianças diagnosticadas com transtorno específico da aprendizagem:

- Acomodações: auxiliam o aluno a compreender o material educacional. Incluem-se nesta categoria: lápis com apoio para os dedos ou com diâmetro aumentado, audiobooks, suporte de leitura por parte da escola, uso de recursos tecnológicos como o computador nas dificuldades de expressão escrita e calculadora para matemática, tempo aumentado de prova, letras maiores, entre outras.
- Modificações: mudanças nas expectativas acadêmicas do conteúdo pedagógico da série. Modificações nas instruções e na apresentação do material educacional podem ser solicitadas. No Brasil, essas modificações devem vir com um diagnóstico preciso e suporte de equipe multidisciplinar. Nesses casos, é necessário estabelecer um plano pedagógico individualizado (PEI), a ser confeccionado pela escola com a equipe multidisciplinar.
- Modificação da estrutura educacional: intervenções sistemáticas que devem ser adequadas à idade e à capacidade da criança para cada habilidade. É necessário proporcionar suporte educacional em contraturno com conteúdos de séries específicas de forma multissensorial, repetição e intensificação de conteúdos específicos. O PEI também deve ser confeccionado em conjunto com o diagnóstico realizado por equipe multidisciplinar.

De acordo com o Ministério da Educação dos Estados Unidos, melhoras no quadro são observadas por intermédio de mudanças na performance educacional, assim como melhoras nos parâmetros das testagens realizadas. Porém, diversos estudos[31] indicam o alto nível de abandono aos estudos por essa população, assim como dificuldades em se manterem empregados em relação a crianças sem o diagnóstico ou com intervenções apropriadas. No Brasil, não foram encontrados estudos observacionais longitudinais que caracterizem o curso dessa população.

O prognóstico depende da gravidade do transtorno e das habilidades e incapacidades apresentadas pela criança, assim como a possibilidade da realização de intervenções apropriadas nos momentos adequados e com a intensidade necessária de forma específica para cada momento e dificuldade apresentada[29]. A apresentação conjunta de estressores ambientais como *bullying*, vulnerabilidade social e ambiental, desenvolvimento de baixa autoestima, irritação e agressividade podem dificultar ou em alguns casos até impedir a reinserção escolar e, consequentemente, a reestruturação da aprendizagem em condições saudáveis[32].

Para aprofundamento

- Pantano T, Rocca C, organizadoras. Como se estuda? Como se aprende? São José dos Campos: Pulso; 2017.
  ⇨ Livro que contém exemplos práticos e exercícios para trabalhar as dificuldades de aprendizagem com relação às questões linguísticas, emocionais e organizacionais do estudo.
- Soares N, Evans T, Patel DR. Specific learning disability in mathematics: a comprehensive review. Transl Pediatr. 2018;7(1):48-62.
  ⇨ Revisão sistemática específica para os transtornos da matemática, extremamente simples e clara para compreender o transtorno e as intervenções mais favoráveis.
- Rimrodt SL, Lipkin, PH. Learning disabilities and school failure. Pediatr Rev. 2011;32(8):315-24.
  ⇨ Revisão sistemática sobre a relação entre transtornos de aprendizagem e falência escolar. Importante para considerar as condições que levam o aluno à evasão escolar e à redução do tempo dentro do sistema de ensino.

REFERÊNCIAS BIBLIOGRÁFICAS

1. Dominguez. O, Carugno, P. Learning disability. StatPearls [Internet]. Treasure Island: StatPearls; 2020.
2. Instituto Nacional de Estudos e Pesquisas Educacionais Anísio Teixeira (Inep). Sistema Nacional de Educação Básica – SAEB, 2005. Disponível em: http://www.inep.gov.br/
3. Instituto Nacional de Estudos e Pesquisas Educacionais Anísio Teixeira (Inep). Prova Brasil, 2007. Disponível em: http://www.inep.gov.br/
4. Castro MHG. A nova Política Educacional do Estado de São Paulo. In: 1ª Jornada da Educação do Tribunal de Contas do Estado de São Paulo. São Paulo: Brasilform; 2008.
5. Organisation for Economic Co-operation and Development (OECD). Programme for International Student Assessment (PISA); 2018. Disponível em: http://www.oecd.org/pisa/.
6. Organisation for Economic Co-operation and Development (OECD). Preliminary Synthesis of the Second High Level Forum and Learning Sciences and Brain Research: Potential Implications for Education Policies and Practices. Brain Mechanisms and Youth Learning. OECD Report, Granada, Espanha. 2001.
7. Snowling M, Hulme C. The science of reading: a handbook. Oxford: Blackwell; 2005.
8. American Psychiatric Association. Manual diagnóstico e estatístico de transtornos mentais: DSM-5. 5. ed. Porto Alegre: Artmed; 2014.
9. Ciasca SM. Distúrbios de aprendizagem – proposta de avaliação interdisciplinar. São Paulo: Casa do Psicólogo; 2003.
10. Zorzi J, Capellini S. Dislexia e outros problemas de aprendizagem. São José dos Campos: Pulso; 2008.
11. Pantano T, Zorzi J. Neurociência aplicada à aprendizagem. São José dos Campos: Pulso; 2009.
12. **Dresler T, Bugden S, Gouet C, Lallier M, Oliveira DG, Pinheiro-Chagas P, Pires AC, Wang Y, Zugarramurdi C, Weissheimer J. A translational framework of educational neuroscience in learning disorders. Front Integr Neurosci. 2018;12:25.**
    ⇨ Artigo de revisão sobre os achados neurocientíficos dos transtornos de aprendizagem.
13. Bishop TW. Mental disorders and learning disabilities in children and adolescents: learning disabilities. FP Essent. 2018;475:18-22.
14. Milledge SV, Blythe HI. the changing role of phonology in reading development. Vision (Basel). 2019;3(2). pii: E23.
15. Plourde V, Boivin M, Brendgen M, Vitaro F, Robaey P, Tremblay RE, Dionne G. Cognitive mechanisms underlying the associations between inattention and reading abilities. Dev Neuropsychol. 2018;43(1):92-105.
16. Lin YC, Chao YL, Wu SK, Lin HH, Hsu CH, Hsu HM, et al. Comprehension of handwriting development: Pen-grip kinetics in handwriting tasks and its relation to fine motor skills among school-age children. Aust Occup Ther J. 2017;64(5):369-80.
17. Wechsler D. WISC IV – Escala Wechsler de inteligência para crianças. Adaptação brasileira: Fabián Javier Marín Rueda, Ana Paula Porto Noronha, Fermino Fernandes Sisto, Acácia Aparecida Angeli dos Santos e Nelimar Ribeiro de Castro. São Paulo: Casa do Psicólogo; 2013. 290p.
18. **Poletti, M. Wisc-IV intellectual profiles in Italian children with specific learning disorder and related impairments in reading, written expression and mathematics. J Learn Disabil. 2016; 49:320-35.**
    ⇨ Artigo bastante completo com as relações entre o WISC-IV e as alterações observadas nos transtornos específicos de aprendizagem.
19. Capelini S, Cesar ABPC, Germano G. Avaliação neuropsicológica cognitiva: leitura, escrita e aritmética. Ribeirão Preto: Book Toy; 2017.
20. Ferreiro E. Alfabetização em processo. São Paulo: Cortez; 1996. 144p.
21. Milnitsky L, Giacomoni CH, Fonseca RP. Teste de desempenho escolar II. 2. ed. São Paulo: Vetor; 2019.
22. Cuetos F, Rodrigues B, Ruano EE. Prolec – Provas de avaliação dos processos de leitura. São Paulo: Casa do Psicólogo; 2012.
23. Seabra A, Dias MN, Capovilla FC. Avaliação neuropsicológica cognitiva: leitura, escrita e aritmética. São Paulo: Memnon; 2013.
24. Martins MA, Capelini S. ADFLU – Avaliação do desempenho em fluência de leitura. Ribeirão Preto: Book Toy; 2018.
25. Saraiva RA, Moojen SMP, Munarski R. Teste da compreensão leitora de textos expositivos. São Paulo: Casa do Psicólogo; 2004.
26. Moojen S, organizadora. CONFIAS – Consciência fonológica instrumento de avaliação sequencial – Kit completo. Casa do Psicólogo; 2015.
27. Pantano T, Borghi T. POP-TT – Protocolo de observação psicomotora. Relações entre aprendizagem, psicomotricidade e as neurociências. São José dos Campos: Pulso; 2010.
28. Lyon GR. Learning disabilities. Future Child. 1996 Spring; 6(1):54-76.
29. **Brown KA, Parikh S, Patel DR Understanding basic concepts of developmental diagnosis in children. Transl Pediatr. 2020;9 (Suppl 1):S9-S22.**
    ⇨ Importante artigo de revisão sobre os transtornos de neurodesenvolvimento na infância e adolescência.
30. Shah HR, Sagar JKV, Somaiya MP, Nagpal JK. Clinical practice on assessment and management of specific learning disorders. Indian J Psychiatry. 2019;61(2):S211-S225.
31. Rimrodt SL, Lipkin PH. Learning disabilities and school failure. Pediatr Rev. 2011;32(8):315-24.
32. Spencer TJ, Faraone SV, Tarko L, McDermott K, Biederman J. Attention-deficit/hyperactivity disorder and adverse health outcomes in adults. J. Nerv Ment Dis. 2014; 202(10):725-31.
33. Berninger VW, May MOM. Evidence-based diagnosis and treatment for specific learning disabilities involving impairments in written and/or oral language. J Learn Disabil. 2011;44(2):167-83.
34. Lagae L. Learning disabilities: definitions, epidemiology, diagnosis, and intervention strategies. Pediatr Clin North Am. 2008;55(6):1259-68, vii.
35. U.S. Department of Education. Thirty-five years of progress in educating children with disabilities through IDEA, 2010 [acesso em: 11 set. 2020]. Disponível em: http://www2.ed.gov/about/offices/list/osers/idea35/history/idea-35-history.pdf

6

Transtorno do espectro autista

Fábio Sato
Gabriela Viegas Stump
Joana Portolese
Guilherme Vanoni Polanczyk
Helena Brentani

Sumário

Introdução
Etiopatogenia
   Neurobiologia
Epidemiologia
   Curso
Quadro clínico
   Detecção precoce
   Diagnóstico diferencial
   Comorbidades
   Instrumentos de avaliação
   Instrumentos diagnósticos
   Instrumentos de avaliação de sintomas
   Avaliações de desenvolvimento geral
Tratamento
Vinheta clínica
Para aprofundamento
Referências bibliográficas

Pontos-chave

- Conhecer a construção histórica desde o conceito de autismo infantil até a formulação atual do transtorno do espectro autista (TEA), compreendendo assim a introdução e consolidação da palavra espectro.
- Entender o que é um transtorno do neurodesenvolvimento multifatorial através dos estudos genéticos e epigenéticos que envolvem a sua etiopatogenia.
- Conhecer a distribuição dos casos de TEA na população geral; do contingente de crianças com o quadro sintomático (e seus diferentes graus) discriminados até o momento. Associado a isso, pode discriminar o conjunto de sinais e sintomas que compõem os critérios diagnósticos formalmente descritos pelo DSM-5 e entender que indivíduos com TEA apresentam uma enorme possibilidade de transtornos comórbidos
- Entender que o diagnóstico e tratamento de TEA é multidisciplinar, sendo assim, realizado através da avaliação de uma equipe multiprofissional que envolve a avaliação clínica direta, associada a aplicação de instrumentos específicos (testes e escalas) que ajudam a entender (quantificar e qualificar) os sintomas envolvidos e os seus déficits consequentes.

INTRODUÇÃO

O transtorno do espectro autista (TEA) é um transtorno do neurodesenvolvimento caracterizado por prejuízos significativos na comunicação social e padrões de comportamento restritos e repetitivos. A primeira descrição foi feita pelo psiquiatra norte-americano Leo Kanner em 1943 no artigo "Distúrbio autístico do contato afetivo", no qual relata o caso de 11 crianças cuja característica "patognomônica fundamental é a incapacidade de se relacionarem de uma forma normal com as pessoas e situações do início da vida"[1]. No ano seguinte, na Áustria, Hans Asperger descreveu meninos com quadro de transtorno de personalidade autística. A inclusão do transtorno em manuais diagnósticos ocorreu a partir do DSM-III, sendo definido como transtorno global do desenvolvimento e diferenciado das psicoses infantis[2]. Em 1994, o DSM-IV criou a categoria de síndrome de Asperger com base nos critérios descritos pelo autor. Entre esta edição e o DSM-5, muito se questionou se haveria diferença entre autistas de "alto desenvolvimento" e pessoas com síndrome de Asperger. A partir de então, passou-se a entender as diferentes manifestações como um único transtorno que se distribui dimensionalmente, como um espectro, passando a ser chamado TEA[3].

ETIOPATOGENIA

TEA é considerado um transtorno do neurodesenvolvimento com etiologia multifatorial. A herdabilidade é estimada entre 50 e 80%, dependendo dos estudos epidemiológicos feitos com pares de gêmeos[4]. TEA apresenta arquitetura genética complexa, ou seja, vem sendo associado a alterações genéticas de naturezas distintas. Alguns casos foram associados com síndromes genéticas como X-frágil, esclerose tuberosa, entre outras, sugerindo um efeito monogênico[5]. Há evidências de que também variantes de base única ou estruturais muito raras ou *de novo* (não herdada dos pais) com impacto funcional associam-se ao TEA. A presença de maior quantidade de variantes estruturais denominadas variações do número de cópias (CNV) em casos comparados com controles ou irmãos do probando vem sendo continuamente confirmada. O que também ocorre com variações de nucleotídeo único (SNV, do inglês *single nucleotide variation)* em certos genes. No entanto, é importante enfatizar que raramente dois pacientes apresentam a mesma variante. É interessante que genes que evolutivamente não toleram variações de base ou variação de dose são muito frequentemente associados ao TEA[6]. Por outro lado, variantes comuns ao longo do genoma de pequeno impacto individual agem de forma aditiva na vulnerabilidade ao transtorno, sugerindo um modelo poligênico[7].

Considerando a arquitetura complexa do transtorno, é importante considerar que uma rede de vulnerabilidade genética relacionada com processos biológicos definidos é consistentemente replicada em estudos de CNVs, SNVs e risco de escore poligênico[8]. Um ponto a ser ressaltado é que muitas das variações genéticas de qualquer tipo costumam ser descritas em outros transtornos do neurodesenvolvimento, ou seja, existe uma rede gênica de vulnerabilidade comum a esses quadros, mas não sabemos ainda se e quais variantes, ou combinações destas, seriam específicas para o TEA. Esses achados são consistentes com achados de estudos de famílias, que mostram agregação de diferentes transtornos psiquiátricos nelas e não a presença de um transtorno específico.

Uma teoria clara quanto ao componente genético em TEA é a existência de um fator protetor no sexo feminino: a partir dessa teoria, meninas precisam de uma quantidade de variantes e/ou impacto maior destas para apresentarem TEA[9,10]. De forma geral, investigações moleculares de genética explicam em torno de 35% dos casos de TEA e, portanto, investigação ativa de história familial de transtornos psiquiátricos, exame físico detalhado com atenção a comorbidades com síndromes clássicas ou a presença de dismorfismos devem sempre ser feitos. A avaliação por geneticista ou solicitação de exames específicos é cada vez mais preconizada na prática clínica[11].

Diferentes fatores de risco ambientais nos períodos iniciais do desenvolvimento cerebral associam-se ao TEA, principalmente exposição a ácido valproico na gestação, obesidade, diabetes, hipertensão, entre outros[12]. O modelo mais estudado refere-se à contribuição do sistema imune durante a gestação[13]. A mediação dessas exposições se daria por mecanismos epigenéticos e trabalhos avaliando metilação do DNA ou expressão gênica cerebral em casos de TEA comparados a controles descrevem alterações de padrões[14]. Claramente padrões de expressão gênica cerebral associados com o início da gestação, assim como fim desta e primeiro ano de vida, apresentam alterações associadas ao TEA[15]. Muitos desses estudos implicam vias inflamatórias e imunológicas como processos afetados[16]. Aqui, mais uma vez, tanto fatores de risco como alterações de metilação e expressão gênica cerebral achados em TEA também estão associados com outros transtornos do neurodesenvolvimento[15]. As alterações moleculares tempo-dependentes refletem-se em diferentes fases do neurodesenvolvimento[17].

Estudos indicam que pode ocorrer aceleração anormal do crescimento cerebral na primeira infância, acompanhada de comprometimento do desenvolvimento morfológico de neurônios e citoarquitetura cerebral, assim como posicionamento laminar anormal de neurônios de projeção cortical em TEA[18]. O aumento do número de neurônios no córtex pré-frontal pode indicar que o excesso de neurogênese associa-se a um aumento no tamanho cerebral em TEA[19]. Alterações da migração neural refletem-se nas alterações de microcolunas cerebrais, consideradas a unidade básica do funcionamento cerebral[20]. Tanto o desenvolvimento de laminação adequada e número de neurônios corticais dependem do controle temporal da proliferação de células progenitoras; portanto, defeitos nos mecanismos de controle de proliferação de progenitores neurais podem estar presentes em crianças com TEA. Embora os astrócitos sejam gerados do mesmo grupo progenitor que os neurônios, um aumento associado de células gliais não é observado. Além disso, os dados sugerem que a substância branca cerebral, que contém glia e as projeções mielinizadas de neurônios corticais, não aumenta em pacientes com TEA com macrocefalia; no entanto, alguns relatos indicam atrasos na maturação e integridade comprometida da substância branca[21].

Neurobiologia

Durante a corticogênese, os progenitores neuronais migram de uma localização periventricular para um destino-alvo dentro do córtex cerebral. As divisões celulares assimétricas dentro da matriz germinativa periventricular geram uma célula que permanece nesse local e a outra migra ao longo de um caminho radial para se tornar neurônios, astrócitos ou oligodendrócitos (ver capítulo "Desenvolvimento cerebral nas diversas fases da vida" no Volume 1 desta obra). Os interneurônios surgem principalmente das eminências ganglionares medial e caudal e migram tangencialmente para chegar ao seu destino na placa cortical. Esses neurônios inibitórios se estabelecem inicialmente nas camadas corticais inferiores e amadurecem ao longo de estratos ascendentes, fazendo contato com células piramidais. A confluência dos fluxos migratórios tangencial e radial na placa cortical resulta em díades de interação entre neurônios excitatórios e inibitórios. A superposição e interdependência dessas díades celulares e suas projeções é chamada de minicoluna. Neurônios dentro de uma minicoluna desempenham função compartilhada. A periferia da minicoluna é povoada por células inibitórias que ajudam a estabelecer a inibição lateral. A base desse esquema organizacional fornece conectividade intracolunar aumentada em comparação com o espaço entre minicolunas. Estudos de neuropatologia em TEA sugerem diminuição de interneurônios parvalbumin positivos (PV), e um menor espaçamento entre minicolunas[22], o que gera um déficit inibitório e interfere com o balanço excitatório-inibitório cortical. Estudos de EEG em repouso em TEA mostram baixo poder espectral nas bandas delta/theta e aumentado em beta/gama (alta frequência), enquanto a potência em alfa (frequência média) é reduzida caracterizando baixa conectividade cerebral[23,24]. ERPs (*event-related potential*) são derivados do EEG feito com paradigmas neuropsicológicos para processos perceptivos, cognitivos e processos motores. Um dos principais pontos fortes dos ERPs é sua capacidade de resolver o decurso de tempo de fração de segundo de processamento de informações. Uma vez que os déficits nas respostas a estímulos externos são as principais características do TEA, o ERP tem sido amplamente utilizado para explorar o processamento sensorial em TEA em ambientes clínicos desde o início dos anos 1980[25].

Um achado comum no ERP é o aumento atípico da latência do N100 em TEA[26], que pode refletir mudanças funcionais da conectividade das redes neuronais nos pacientes. Alguns outros estudos também relataram que as amplitudes de P50 e N100 são mais baixas em TEA, o que poderia refletir feedback reduzido em loops corticotalâmicos[27]. Quando os estímulos usados foram associados ao som da fala revelaram anomalia da amplitude e latência do P300[28] e N290 and P400 em crianças, e N170 em adultos em paradigmas sociais (reconhecimento de faces)[29,30].

Técnicas de neuroimagem baseadas em fluxo de sangue ou metabolismo cerebral não apresentam alta resolução temporal fundamental para revelar o momento exato, sequência ou frequência de oscilação dos processos do cérebro e seus substratos neurais como EEG/ERP. No entanto, destacam-se na resolução espacial.

As funções de comunicação social associadas a orientação social, processamento de pistas sociais e compreensão dos outros são apoiadas por uma rede distribuída de regiões cerebrais coletivamente referida como o "cérebro social". Essa coleção de redes cerebrais envolvidas em processamento de sinais sociais inclui os córtices pré-frontais mediais dorsal e ventral (dMPFC e vMPFC), córtex cingulado anterior e posterior (ACC e PCC), amígdala, sulco temporal superior posterior (pSTS), junção temporoparietal (TPJ), giro occipital inferior (IOG), área fusiforme da face (FFA) e a ínsula. Vários estudos de neuroimagem realizados em TEA têm reportado disfunção consistente (principalmente hipoativação durante tarefas sociais) da maioria das regiões individuais do "cérebro social" já mencionadas[31-34]; no entanto, há um crescimento do consenso de que as anormalidades cerebrais em TEA não estão localizadas em uma ou algumas regiões, mas em vez disso implicam alterações na conectividade de redes cerebrais distribuídas[35]. Uma deficiência de poda de conexões no processo de desenvolvimento pode promover disfunção de conectividade cerebral com aumento dela entre áreas de curta distância e diminuição entre áreas de longa distância[36]. Estudos de conectividade funcional enfatizam essas alterações, mas também apresentam um modelo de transição alterada entre áreas com atividade elétrica basal no repouso (descrito como sistema de conectividade *default*), e áreas de circuitos orientados a tarefa, como circuito atencional. Como produto, o acoplamento de sistemas *bottom-up* e *top-down* encontra-se prejudicado, mais especificamente ao que se refere a comportamentos importantes para sociabilidade. Uma pior integração entre circuitos importantes para controle executivo, motor e sensorial já começando nos primeiros meses de vida gera alterações, por exemplo, no direcionamento e engajamento do olhar, percepção de movimento biológico entre outros precursores da sociabilidade[37].

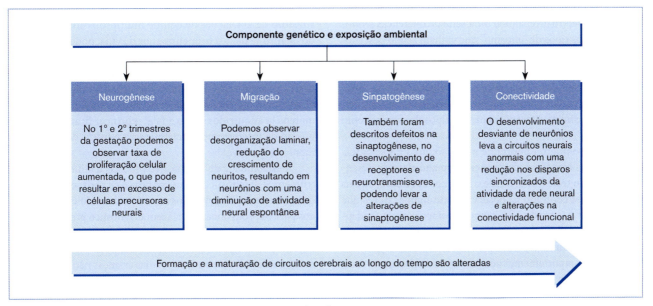

Figura 1 Etiopatogenia do transtorno do espectro autista (TEA).

EPIDEMIOLOGIA

Os estudos epidemiológicos atuais mostram uma variabilidade bastante grande entre diferentes regiões do mundo. Um estudo norte-americano aponta para uma prevalência de 1 para 54 crianças aos 8 anos de idade[38], já a Organização Mundial de Saúde fala de 1 para 160. O aumento de prevalência é atribuído principalmente ao fato do alargamento do espectro pelas mudanças dos critérios diagnósticos, bem como maior conhecimento do quadro pelos profissionais de saúde e conscientização da população geral[39,40]. Há uma maior prevalência no sexo masculino de 3,5:1, cujos motivos ainda não são plenamente conhecidos.

Curso

O curso ou a evolução clínica das crianças com o TEA – seja das que permanecem não verbais até àquelas que conseguem alcançar uma autonomia no decorrer da vida – é uma grande preocupação dos pais e familiares, aumentando a pressão sobre os resultados das intervenções (psicológicas e farmacológicas) disponíveis até o momento. O "autismo" clássico tem o início dos sintomas de forma precoce e contundente, alterando o neurodesenvolvimento. A estabilidade dos sintomas ocorre até os 3 anos de idade, e os déficits na comunicação social (reciprocidade no olhar, empatia, intenção comunicativa, dificuldades na fala, falhas na atenção compartilhada) ficam evidentes, assim como os comportamentos restritos e as alterações sensoriais[41]. No entanto, grandes ganhos de desenvolvimento podem ocorrer quando a linguagem e a comunicação não verbal são estimuladas e adquiridas nesse período[42]. As mudanças desse padrão após os 5 anos são menos expressivas, mais lineares e tendem a ser permanentes. Na pré-escola, as dificuldades de interação com os pares da mesma idade se tornam mais evidentes e alguns dos sintomas de adaptação podem se agravar[43]. Com a mudança dos critérios diagnósticos em 2013, com o DSM-5, o espectro arrebanhou uma série de diferenças fenotípicas ou vários tipos de "autismo" que vinham sendo descritos desde o final da década de 1970[44]; portanto, alguns quadros de TEA acabam por ser diagnosticados após os 5 anos, com evoluções diferentes dos casos típicos, nos quais os déficits apresentados têm menos impacto na sua funcionalidade global, evidenciando assim as diferenças entre os tipos de crianças com TEA[45].

Um outro ponto importante no curso dos TEA se baseia no estudo das trajetórias de crianças com alto risco de desenvolvimento do transtorno. Desde o final dos anos 2000, alguns estudos têm se centrado na observação de alguns fatores que podem alterar o curso do TEA, como os comportamentos adaptativos (habilidades que cada indivíduo precisa adquirir para alcançar a autonomia esperada para sua idade cronológica)[46,47]. Déficits nos comportamentos adaptativos podem aparecer muito cedo no desenvolvimento infantil e acabam por ser um parâmetro importante na avaliação do prognóstico funcional e até na detecção de sinais precoces em crianças com TEA[48], mui-

tas vezes não associados a deficiência intelectual[49]. O estudo de Lori-Ann R. Sacrey et al.[50], baseado no modelo proposto por Ozonoff et al.[51], evidencia que:

- O comportamento adaptativo foi caracterizado por três trajetórias de desenvolvimento, abrangendo 12-36 meses de idade;
- Pontuações na Mullen Scales of Early Learning e na Autism Observation Scale for Infants realizadas aos 6 e 12 meses previram associação com trajetórias de comportamento adaptativo; e
- As trajetórias de comportamento adaptativo foram associadas a resultados no desenvolvimento.

Os resultados destacam a natureza heterogênea do TEA e sugerem que as crianças com TEA têm prejuízos no comportamento adaptativo começando aos 12 meses, muito antes do período padrão do diagnóstico. Atrasos no comportamento adaptativo impactam negativamente não só no curso e prognóstico (resultados funcionais) de crianças com TEA, mas também naquelas em que existem outras preocupações com o neurodesenvolvimento, abrindo um espaço importante para intervenções específicas e precoces que poderiam alterar a evolução natural do transtorno, uma vez que essas habilidades podem ser ensinadas[52].

QUADRO CLÍNICO

Detecção precoce

Um dos grandes esforços do momento é a detecção precoce de crianças de risco, pois está claro que quanto mais cedo se inicia uma intervenção adequada, melhor o prognóstico e menor a carga familiar e social do transtorno. Os sintomas de alerta estão elencados na Figura 2. O diagnóstico de TEA ainda é exclusivamente clínico, feito por médico qualificado com subsídio de avaliações de equipe multiprofissional. O início do quadro se dá nos primeiros anos de vida, podendo se apresentar com um atraso na aquisição dos marcos de desenvolvimento social, sendo que o atraso de fala tende a ser a primeira preocupação dos pais. Em aproximadamente 30% ocorre uma regressão no segundo ano de vida, com perda de marcos já adquiridos como a fala, o brincar funcional, diminuição de interesse por sociabilização e início de comportamentos repetitivos[53].

A estabilidade do diagnóstico precoce, a utilidade dos instrumentos diagnósticos para crianças e os padrões de mudança de sintomas nos primeiros anos de vida estão entre os desafios para os profissionais que fazem diagnóstico precoce. O TEA pode ser detectado aos 18 meses ou menos. Aos 2 anos, o diagnóstico por um profissional experiente pode ser considerado muito confiável[54]. No entanto, muitas crianças não recebem um diagnóstico até o início da adolescência e esse atraso significa que crianças com TEA podem não obter a ajuda de que precisam para o seu desenvolvimento.

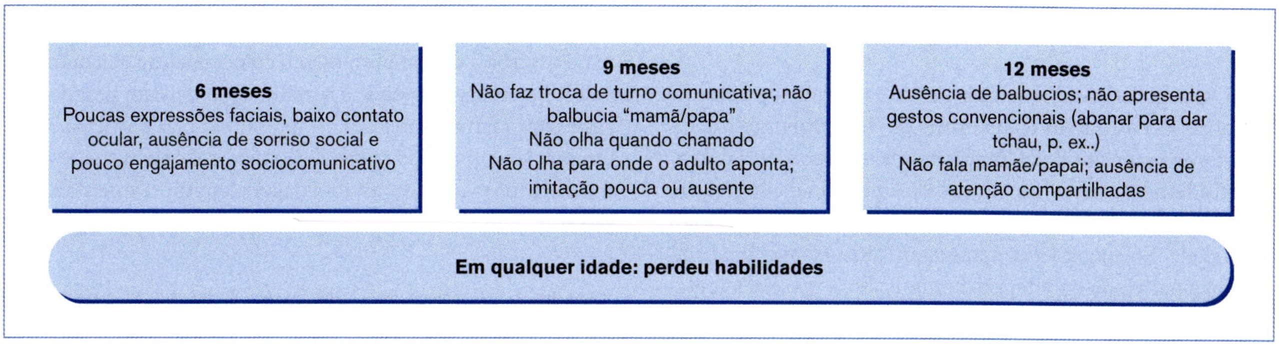

6 meses	9 meses	12 meses
Poucas expressões faciais, baixo contato ocular, ausência de sorriso social e pouco engajamento sociocomunicativo	Não faz troca de turno comunicativa; não balbucia "mamã/papa" Não olha quando chamado Não olha para onde o adulto aponta; imitação pouca ou ausente	Ausência de balbucios; não apresenta gestos convencionais (abanar para dar tchau, p. ex..) Não fala mamãe/papai; ausência de atenção compartilhadas

Em qualquer idade: perdeu habilidades

Figura 2 Sinais de alerta para transtorno do espectro autista (TEA).
Fonte: Parikshak et al., 2013[15].

Apresentação clínica

Segundo o DSM-5, para que seja feito o diagnóstico, não é necessário que a criança apresente todos os sintomas antes dos 3 anos de idade, pois nos quadros mais leves os prejuízos podem não estar plenamente manifestos até o final da idade pré-escolar devido às demandas sociais ainda serem reduzidas. Devem estar presentes todos os critérios A (Quadro 1) que se referem a alterações na comunicação e interação social, ocorrendo em múltiplos contextos.

Crianças com TEA podem não responder a interação social ou terem menor busca por amigos para brincar e, quando o fazem, a aproximação é inadequada e há dificuldade em manter uma brincadeira ou conversa com troca de turno. O compartilhamento de interesses e emoções é diminuído. Nos quadros mais leves em que as crianças buscam interação é frequente que ela consiga brincar quando está apenas com outra criança, mas encontre dificuldades em interações mais complexas com mais crianças. Nessas situações, ela pode se afastar progressivamente da interação, ou brinque e fale de temas de seu foco de interesse, com dificuldades de perceber o retorno que os outros dão a respeito da atividade. O compartilhar da atenção é diminuído ou pode estar ausente. A comunicação não verbal é diminuída e pouco compreendida, há pouca integração do uso de gestos, falas e expressão facial. Por exemplo, as crianças não aprendem ou demoram para utilizar gestos sociais como mandar beijo ou dar tchau. A oscilação da prosódia tende a ser diminuída e pouco percebida.

Na infância é muito importante o brincar imaginativo, que se inicia com imitações simples de cenas cotidianas, como falar "alô" ao telefone, e evolui até o "faz de conta", com histórias complexas de encadeamento de ideias e encenações. Essa habilidade não se desenvolve ou ocorre de forma mais lenta e rudimentar. A compreensão e manutenção de relações sociais é prejudicada, bem como a adequação do comportamento ao contexto social. Um exemplo é a dificuldade em diferenciar um colega de melhor amigo e com isso modular suas atitudes[55,56]. A literalidade do pensamento, não consonante com a capacidade cognitiva global, e a falta de percepção de ironias e falas de duplo sentido são bastante características[57].

As crianças com TEA, diferentemente de seus pares com desenvolvimento típico, apresentam, desde cedo, pouco interesse pela face humana, contato ocular fugaz, respondem menos quando chamadas pelo nome, não procuram chamar a atenção do interlocutor para algum objeto ou evento sobre os quais tenham interesse e também têm dificuldade em dar respostas contextualizadas, imitar comportamentos e participar de jogos e brincadeiras interpessoais[58]. Tais comportamentos são considerados subjacentes ao desenvolvimento da linguagem e garantem a interação entre criança e parceiro comunicativo.

A inabilidade em integrar informações, com contexto e significado, a falta de sintonia e de sincronia nas relações interpessoais e a ausência de empatia comprometem demasiadamente o desempenho comunicativo verbal e a própria reciprocidade social[59]. Esse conjunto de dificuldades no uso da linguagem fazem parte do critério A do diagnóstico e são tarefas difíceis de serem executadas sem a modelagem de um interlocutor atento às falhas comunicativas dos indivíduos com TEA.

Os sintomas do critérios B são comportamentos restritos e repetitivos (Quadro 1), que consistem em dificuldade de sair da rotina, busca por padrões estereotipados de comportamentos e brincadeiras, além de inflexibilidade mental, por isso normalmente indivíduos dentro do espectro são extremamente corretos e aderem às regras de forma rígida. Os interesses restritos podem ter intensidade e foco acima do esperado, com conhecimento profundo sobre o tema. As crianças tendem a ter dificuldade em mudar de brincadeiras ou atividade quando estão entretidas com algo de que gostem. Pode haver alterações sensoriais, que consistem na busca ou evitação a estímulos específicos, como intolerância a sons ou encostar objetos no rosto ou na boca, cheirar objetos, selecionar determinados tipos de alimentos baseado em textura, cor ou sabor.

Movimentos estereotipados são frequentes, porém "*flapping*" e balanceio são mais característicos de quadros graves. Em crianças com TEA leve, percebem-se movimentos mais sutis, como movimentos com mãos e dedos, pulos movimentação da musculatura ocular. As ecolalias entram como parte das estereotipias vocais, que podem ser imediatas, mas por vezes são repetições tardias de partes de falas de desenho animado, por exemplo, e podem ser usadas como forma de comunicação funcional[55,56].

Diagnóstico diferencial

Os diagnósticos diferenciais para o TEA, quando feitos na infância, são os outros transtornos de desenvolvimento. Os transtornos específicos da linguagem devem ser especialmente considerados e envolvem atraso da aquisição da linguagem compreensiva e/ou expressiva, o que pode comprometer a sociabilidade. No entanto, não apresentam dificuldades com brincar imaginativo ou na intenção comunicativa, ou seja, a tentativa de comunicação está preservada, mas faltam as habilidades necessárias para que esta ocorra de forma eficaz. No transtorno de comunicação social (pragmática), os critérios A do TEA se sobrepõem, porém estão ausentes os comportamentos restritos e repetitivos.

Como no TEA são frequentes alterações atencionais e agitação psicomotora, o transtorno de déficit de atenção e hiperatividade (TDAH) deve ser considerado como diagnóstico diferencial. É importante considerar que muitas crianças com TDAH apresentam prejuízos da sociabilidade e também de linguagem, mas os déficits não são tão acentuados em termos da comunicação verbal e não verbal e não apresentam sintomas dos critérios B. No mutismo seletivo, há clara recusa em conversar com determinadas pessoas, mas a fala e contato social é normal com pessoas próximas, normalmente no ambiente familiar. É importante ainda que se façam avaliações auditivas e visuais, pois acarretam dificuldades de comunicação social.

Por fim, a deficiência intelectual (DI) pode ser uma comorbidade ou um diagnóstico diferencial e quanto maior o déficit cognitivo global, menor é a especificidade dos prejuízos de cognição social. No entanto, quando a cognição social é mais prejudicada do que o esperado para o nível cognitivo, há comorbidade. A aplicação de testes neuropsicológicos é a maneira mais precisa para essa diferenciação[55].

Comorbidades

A ocorrência de comorbidades é muito frequente no TEA, podendo ser comorbidades e função de síndromes genéticas, como X-frágil e síndrome de Angelman, epilepsia (que ocorre em até 25% dos casos), alterações de sono, intestinais e imunológicas, entre outras. As comorbidades psiquiátricas ocorrem em até 70% das pessoas com TEA e muitas vezes são responsáveis por alterações e piora de comportamentos já extintos, por exemplo, uma criança que passa a apresentar piora de estereotipias ou agressividade pode estar apresentando um quadro de depressão ou ansiedade. A dificuldade de percepção de si mesmo e incapacidade de comunicar seus sentimentos fazem com que muitos quadros emocionais não sejam diretamente identificados, a menos que haja grande suspeita pelo examinador. Estudos mostram que ansiedade e transtorno de déficit de atenção e hiperatividade (TDAH) são as comorbidades mais frequentes, ocorrendo em aproximadamente 50% dos pacientes. Depressão ocorre mais comumente em pessoas com TEA de alto funcionamento. É também mais frequente que na população geral a ocorrência de transtorno obsessivo-compulsivo, tiques e síndrome de Tourrete[60]. Distúrbios de comportamento como agitação psicomotora, auto e heteroagressividade e irritabilidade, causam grande desgaste para a família, prejuízo no aprendizado, na participação de terapias e na inclusão social e são alvo das intervenções medicamentosas quando as abordagens comportamentais não são suficientes.

Quadro 1 Critérios do DSM-5 para o diagnóstico de trasntorno do espectro autista (TEA)

Critérios diagnósticos

A. Déficits persistentes na comunicação social e na interação social em múltiplos contextos, conforme manifestado pelo que segue, atualmente ou por história prévia (os exemplos são apenas ilustrativos, e não exaustivos; ver o texto):
  1. Déficit na reciprocidade sócio emocional, variando, por exemplo, de abordagem social anormal e dificuldade para estabelecer uma conversa normal ou a compartilhamento reduzido de interesses, emoções ou afeto, a dificuldade para iniciar ou responder a interações sociais.
  2. Déficits nos comportamentos comunicativos não verbais usados para interação social, variando, por exemplo, de comunicação verbal e não verbal pouco integrada a anormalidade no contato visual e linguagem corporal ou déficits na compreensão e uso de gestos, a ausência total de expressões faciais e comunicação não verbal.
  3. Déficits para desenvolver, manter e compreender relacionamentos, variando, por exemplo, de dificuldade em compartilhar brincadeiras imaginativas ou em fazer amigos, a ausência de interesse por pares.

B. Padrões restritivos e repetitivos de comportamento, interesses ou atividades, conforme manifestado por pelo menos dois dos seguintes, atualmente ou por história prévia (os exemplos são apenas ilustrativos, e não exaustivos; ver o texto):
  1. Movimentos motores, uso de objetos ou fala estereotipados ou repetitivos (p. ex., estereotipias motoras simples, alinhar brinquedos ou girar objetos, ecolalia, frases idiossincráticas).
  2. Insistência nas mesmas coisas, adesão inflexível a rotinas ou padrões ritualizados de comportamento verbal ou não verbal (p. ex., sofrimento extremo em relação a pequenas mudanças, dificuldades com transições padrões rígidos de pensamento, rituais de saudação, necessidade de fazer o mesmo caminho ou ingerir os mesmos alimentos diariamente).
  3. Interesses fixos e altamente restritos que são anormais em intensidade ou foco (p. ex., forte apego a ou preocupação com objetos incomuns, interesse excessivamente circunscritos ou perseverativos).
  4. Hiper ou hiporreatividade a estímulos sensoriais ou interesse incomum por aspectos sensoriais do ambiente (p. ex., indiferença aparente a dor/temperatura, reação contrária a sons ou texturas específicas, cheirar ou tocar objetos de forma excessiva, fascinação visual por luzes ou movimento).

C. Os sintomas devem estar presentes precocemente no período do desenvolvimento (mas podem não se tornar plenamente manifestos até que as demandas sociais excedam as capacidades limitadas ou podem ser mascarados por estratégias aprendidas mais tarde na vida).

D. Os sintomas causam prejuízo clinicamente significativo no funcionamento social, profissional ou em outras áreas importantes da vida do indivíduo no presente.

(continua)

Quadro 1 Critérios do DSM-5 para o diagnóstico de trasntorno do espectro autista (TEA) *(continuação)*

E. Essas perturbações não são mais bem explicadas por deficiência intelectual (transtorno do desenvolvimento intelectual) ou por atraso global do desenvolvimento. Deficiência intelectual ou transtorno do espectro autista costumam ser comórbidos; para fazer o diagnóstico da comorbidade de transtorno do espectro autista e deficiência intelectual, a comunicação social deve estar abaixo do esperado para o nível geral do desenvolvimento.

Especificar se:
Com ou sem comprometimento intelectual concomitante
Com ou sem comprometimento de linguagem concomitante
Associado a alguma condição médica ou genética conhecida ou a fator ambiental
Associado a outro transtorno do neurodesenvolvimento, mental ou comportamental
Com catatonia

Fonte: American Psychiatry Association, 2014[55].

Instrumentos de avaliação

É grande o desafio da avaliação diagnóstica e prognóstico dos pacientes com TEA, tanto para a prática clínica como atividade de pesquisa. As razões para isso são, entre outras:

- A grande heterogeneidade na apresentação fenotípica do TEA.
- A gravidade dos sintomas comportamentais que interferem nos níveis de funcionamento adaptativo às atividades da vida diária.
- A presença de comorbidades clínicas e psiquiátricas que modificam a apresentação clínica.
- A arquitetura genética complexa, possibilitando mudanças na proposta de acompanhamento clínico e risco de recorrência[61]. Para avaliação diagnóstica, incluindo diagnósticos diferenciais, e proposta terapêutica individualizada, são necessárias equipes multiprofissionais capacitadas e instrumentos traduzidos e validados. No Brasil, há uma falta de instrumentos validados que possam ser utilizados ampla e gratuitamente pelo serviço público de saúde. A prática recomendada para a avaliação de pré-escolares com TEA envolve a avaliação de múltiplos domínios, incluindo habilidades cognitivas, de linguagem, comportamentos repetitivos, déficits sociais e habilidades adaptativas[62], medidas de diagnóstico e triagem, além de medidas dimensionais dos sintomas.

As ferramentas de diagnóstico geralmente se baseiam em duas fontes principais de informação: descrições dos pais ou responsáveis pelo desenvolvimento do filho e observação de um profissional sobre o comportamento da criança, mas nenhuma ferramenta deve ser usada como base isolada para o diagnóstico. Em alguns casos, o profissional de saúde pode optar por encaminhar a criança e a família a um especialista para avaliação e diagnóstico adicionais. Esses especialistas incluem psiquiatras da infância e adolescência, pediatras do desenvolvimento, neurologistas infantis, geneticistas e programas de intervenção precoce que fornecem serviços de avaliação.

Instrumentos de rastreamento

Algumas ferramentas padronizadas foram desenvolvidas para facilitar a avaliação de riscos em várias idades. Por exemplo, o *Modified Checklist for Autism in Toddlers* (M-CHAT)[63] é um questionário preenchido pelos pais, desenvolvido para identificar crianças em risco de autismo na população em geral. O ASQ (*Autism Screening Questionnaire*)[64], também preenchido pelos pais, examina as habilidades de comunicação, motricidade grossa, motricidade fina, resolução de problemas e adaptação pessoal. Recomenda-se o uso repetido dessas ferramentas para monitorar sinais de risco ao longo do tempo. A M-CHAT deve ser aplicada por pediatras como rotina na prática clínica.

Instrumentos diagnósticos

O *Autism Diagnostic Interview-Revised*-ADI-R[65], administrado junto aos pais, é um instrumento de diagnóstico clínico para avaliar o autismo em crianças e adultos. O instrumento foca em três áreas principais: interação social recíproca; comunicação e linguagem; interesses e comportamentos restritos e repetitivos e estereotipados. O ADI-R é apropriado a partir dos 18 meses de idade.

O *Autism Diagnostic Observation Schedule* (ADOS)[66] é uma avaliação semiestruturada e padronizada da interação social, comunicação, brincadeira e uso imaginativo de materiais para indivíduos com suspeita de TEA. A observação consiste em quatro módulos de 30 minutos, cada um projetado para ser administrado a diferentes indivíduos, de acordo com seu nível de linguagem expressiva. É importante ressaltar que tanto a ADOS quanto a ADI-R só podem ser utilizadas por pessoas devidamente capacitadas com treino validado pelos autores. A modificação da forma de pontuação da ADOS-2 também permite a classificação da gravidade do quadro clínico. Atualmente, no Brasil, temos pessoas com treino validado para uso em pesquisa.

Instrumentos de avaliação de sintomas

A *Repetitive Behavior Scale-Revised* (RBS-R)[67] pode apresentar oportunidades mais escaláveis para medir essas alterações. É um questionário que avalia o comportamento repetitivo de cinco domínios: comportamento compulsivo, comportamento ritualístico, comportamento restrito, comportamento autolesivo e comportamento estereotipado[68]. A *Social Responsiveness Scale-2* (SRS)[69] é usada para medir os sintomas de TEA, incluindo informações sobre a percepção social das crianças, cognição social e motivação social, bem como maneirismos motores.

A *Childhood Autism Rating Scale*-CARS[70] é um instrumento utilizado para avaliação da gravidade dos sintomas de autismo, para uso com crianças a partir de 2 anos de idade. Avalia o comportamento do paciente por meio de um informante (pais ou responsáveis) em 15 domínios que incluem: relações pessoais, imitação, resposta emocional, uso corporal, uso de objetos, resposta a mudanças, resposta visual, resposta auditiva, resposta e uso do paladar, olfato e tato, medo ou nervosismo, comunicação verbal, comunicação não verbal, nível de atividade, nível e consistência da resposta intelectual e impressões gerais do examinador. Escores entre 30 e 36 indicam autismo leve a moderado e escores acima de 36 evidenciam autismo grave.

Avaliações de desenvolvimento geral

Avaliações complementares são necessárias para avaliar o comprometimento funcional, definir os pontos fortes e fracos da criança para o planejamento educacional e identificar condições associadas (p. ex., comprometimento intelectual e comprometimento de linguagem). Aproximadamente 45% das pessoas com autismo podem ser não verbais e ter deficiência intelectual (DI), enquanto os outros 55% estão na faixa média ou superior do QI[71]. A avaliação neuropsicológica identifica habilidades cognitivas preservadas e vias de acesso para aprendizagem, bem como áreas comprometidas, contribuindo na elaboração de um programa individualizado de intervenção.

Avaliação do nível de desenvolvimento da linguagem (avaliação fonoaudiológica) é importante já que entre 20 e 25% das pessoas com TEA apresentam um histórico de desenvolvimento de regressão da fala, adquirida anteriormente[72]. Algumas habilidades pré-verbais, como atenção conjunta, resposta a fala, gestos, imitação e jogo simbólico são considerados fortes preditores da comunicação verbal precoce[73,74]. A identificação de deficiências dessas habilidades é importante para a intervenção, pois representa habilidades fundamentais para a aquisição da linguagem.

A *Mullen Scales of Early Learning* (MSEL)[75], apesar de não ser validada no Brasil, é uma avaliação padronizada como uma medida do desenvolvimento cognitivo, do nascimento até 5 anos e meio. Está organizada em cinco subescalas:

- Motor grosso.
- Motor fino.
- Recepção visual (ou resolução de problemas não verbais).
- Linguagem receptiva.
- Linguagem expressiva.

Para crianças pequenas, esse escore composto de aprendizado precoce é considerado equivalente a um escore de inteligência mais tradicional ou a um escore padrão de desenvolvimento. Embora seja mais comumente usado para obter o composto de aprendizado inicial ou a medida da cognição, os subtestes incluídos no MSEL também podem ser usados individualmente para medir as habilidades motoras finas e grossas[75].

As escalas de comportamento adaptativo da Vineland-II (VABS)[76] são utilizadas para avaliar comportamentos adaptativos para todas as faixas etárias e incluem os domínios: comunicação, habilidades de vida diária, socialização e habilidades motoras. A avaliação de habilidades adaptativas ajuda a estabelecer prioridades no planejamento da intervenção; o comprometimento funcional é um dos critérios de diagnóstico para TEA e DIA VABS II tem sido considerado um importante instrumento para avaliar prognóstico de diferentes trajetórias do TEA[77]. A avaliação sensório-motora pode fazer parte das avaliações para planejamento do tratamento, principalmente para as crianças que apresentam muitas alterações sensoriais e para aquisição de atividades de vida diária.

TRATAMENTO

Uma vez estabelecido e confirmado o diagnóstico, deve ser implementado um plano de tratamento baseado nas necessidades, que leve em consideração as deficiências da criança, bem como seus pontos fortes e habilidades cognitivas e comportamentais. Também deve levar em consideração a situação familiar e educacional[78,79].

Intervenções atuais se baseiam na análise aplicada do comportamento (ABA), como a intervenção comportamental intensiva precoce (EIBI), e sugerem que a intervenção será eficaz se for precoce, intensiva e de longo prazo. A intervenção requer atenção individual de um terapeuta treinado por 20 ou mais horas por semana, por dois ou mais anos e estabelecimento de metas individualizadas com os pais como coterapeutas. Algumas intervenções concentram-se no contexto natural para aumentar a comunicação social e as habilidades emocionais, incluindo o Modelo de Denver do Início Precoce (ESDM), enquanto outras envolvem treinamento de pares ou pais. Até o momento, uma medicação específica para o tratamento dos sintomas centrais (comunicação social e comportamentos ritualizados e repetitivos) dos TEA não existe. As medicações formalmente liberadas pelo Food and Drug Administration (FDA) são utilizadas para tratar apenas sintomas acessórios, como agitação e irritabilidade; mas há estudos promissores em andamento sobre outras medicações mais específicas para o *core* central (ver capítulo "Tratamento do transtorno do espectro autista na infância e adolescência" no Volume 3 desta obra).

Vinheta clínica

F., sexo masculino, 2 anos e 8 meses de idade, é trazido pelos pais para avaliação pois eles percebem que o desenvolvimento da fala e da comunicação de forma mais ampla está atrasada. A criança não fala nada além de "mamã" e "tata" (que entendem ser referência à irmã mais velha), embora não o faça consistentemente. Contam que não estavam muito preocupados, pois todos dizem que os meninos demoram mais para falar. No entanto, passaram a ver que ele estava mais atrasado inclusive em relação aos outros meninos quando ele ingressou na escola.

Na anamnese com os pais, fica claro que F. não apresenta alguns gestos comunicativos como mandar beijo e dar tchau. Tem sido muito difícil aos pais ensiná-lo: ele não tem boa imitação, não aprendeu a bater palminha tampouco se engaja em brincadeiras musicais de imitação. Ele chama os pais para pedir algo que não esteja ao seu alcance, mas é muito independente e pega inclusive comida sozinho se possível.

Na escola ele busca pouco os colegas para brincar, mas se engaja em brincadeira de correr quando é chamado, porém parece não entender a mudança de quem foge e quem pega, ele apenas corre conjuntamente. Em casa brinca com brinquedos de montar, ou de fazer torres de blocos e derrubá-los, repetidas vezes. Gosta muito de brincar sozinho, procura muito pouco pela irmã ou pais para brincar. Ele tem alguns movimentos repetidos com as mãos e pula quando fica mais empolgado, muitas vezes assistindo desenhos animados. Gosta muito de voltar e ver a mesma parte repetidas vezes.

De cerca 6 meses para cá, tem se tornado uma criança mais difícil: quer que as coisas sejam feitas do jeito dele, fica muito bravo se os pais tentam brincar com ele e modificam a forma da brincadeira. Quando está assistindo desenhos, recusa-se a parar e apresenta crises de raiva quando os pais o interrompem.

Tem muita sensibilidade a som, não tolera que cantem parabéns nas festas, quaisquer sons mais elevados o deixam irritado e tampa os ouvidos com as mãos.

Dados da gestação indicam que a gestação foi espontânea, o pai apresentava 45 anos e a mãe, 37 anos. A mãe teve ganho de peso excessivo e diabetes gestacional. Parto cesárea com 39 semanas, peso 3.800 g, est. 51 cm, APGAR 9,10. Sem intercorrências na maternidade.

Ao exame, F. tem pouca resposta ao ser chamado pelo nome, tanto pela examinadora quanto pelos pais. Olha apenas quando falamos que olhe para um brinquedo de seu interesse. Ele se engaja de forma repetitiva na montagem de blocos, montando e derrubando a torre, por vezes associando blocos por cores. Apresenta estereotipias manuais quando os blocos caem. Não chama nenhum dos presentes para integrar a brincadeira e quando tentamos intervir, brincar junto, fica bravo e repete "nã, nã, nã" várias vezes. Ao ser frustrado, apresenta crise de raiva, jogando-se no chão, chorando, gritando e batendo na cabeça com as próprias mãos.

Ao exame físico, o paciente apresenta alguns dismorfismos faciais menores, como implantação baixa das orelhas, alteração da região de implantação dos cabelos, ponte nasal baixa, lábios espessos, proporção alterada do tamanho das palmas das mãos e dos dedos.

O menino foi diagnosticado com TEA e a conduta foi encaminhamento para 1) intervenção comportamental (ABA), 2) fonoterapia para desenvolvimento de fala e comunicação alternativa caso não haja bom desenvolvimento da mesma, 3) avaliação de terapeuta ocupacional para verificar desenvolvimento motor e alterações sensoriais, 4) avaliação de geneticista clínico devido aos dismorfismos menores.

Não há qualquer necessidade de medicação, pois a criança não apresenta sintomas alvo a serem tratados. Mesmo as crises comportamentais que ocorrem nos momentos de frustração deverão ser inicialmente cuidadas com intervenção comportamental e orientação de manejo aos pais. Elas também tenderão a diminuir com a melhora da função comunicativa.

Para aprofundamento

- Volkmar FR, Wiesner LA. A Practical guide to autism. What every parent, family member, and teacher needs to know. John Wiley & Sons; 2009.
  ⇒ Este livro aborda de forma didática pontos fundamentais que devem ser considerados em TEA.
- Haker H, Schneebeli M, Stephan KE. Can bayesian theories of autism spectrum disorder help improve clinical practice? Front Psychiatry. 2016;7:107.
  ⇒ Apresenta TEA como um transtorno de predição e como um modelo matemático pode auxiliar o entendimento do TEA.
- Lord C, Brugha TS, Charman T, Cusack J, Dumas G, Frazier T, et al. Autism spectrum disorder. Nat Rev Dis Primers. 2020;6(5).
  ⇒ Revisão atual da apresentação clínica, diagnóstico e tratamento de TEA.

REFERÊNCIAS BIBLIOGRÁFICAS

1. Kanner L. Autistic disturbances of affective contact. Nervous Child, New York. 1943;2:217-250.
2. Tantam D. Asperger's syndrome. J ChiU Psychol Psychiat. 1998;29(3):245-55.
3. Chown N, Hughes L. History and first descriptions of autism: Asperger versus Kanner revisited. J Autism Dev Disord. 1916.
4. Risch N, Hoffmann TJ, Anderson M, Croen LA, Grether JK, Windham GC. Familial recurrence of autism spectrum disorder: evaluating genetic and environmental contributions. Am. J. Psychiatry. 2014;171:1206-130.
5. Woodbury-Smith M, Scherer SW. Progress in the genetics of autism spectrum disorder. Dev Med Child Neurol. 2018;60:445-51.
6. **Rylaarsdam L, Guemez-Gamboa A. Genetic causes and modifiers of autism spectrum disorder. Front Cell Neurosci. 2019;13:385.**
   ⇒ Revisão da contribuição genética e ambiental no TEA.
7. Grove J, Ripke S, Als TD, Mattheisen M, Walters R, Won H, et al. Common risk variants identified in autism spectrum disorder. BioRxiv. 2017;224774.
8. Pinto D, Delaby E, Merico D, Barbosa M, Merikangas A, Klei L, et al. Convergence of genes and cellular pathways dysregulated in autism spectrum disorders. Am J Human Genetics. 2014; 94(5):677-694.
9. Werling DM, Geschwind DH. Sex differences in autism spectrum disorders. Curr Opin Neurol. 2013;26:146-53.
10. Jacquemont S, Coe BP, Hersch M, Duyzend MH, Krumm N, Bergmann S, et al. A higher mutational burden in females supports a "female protective model" in neurodevelopmental disorders. Am J Hum Genet. 2014;94,415-25.
11. Fernandez BA, Scherer SW. Syndromic autism spectrum disorders: moving from a clinically defined to a molecularly defined approach. Dialogues in Clinical Neuroscience. 2017;19(4):353.
12. Karimi P, Kamali E, Mousavi SM, Karahmadi M. Environmental factors influencing the risk of autism. J Res Med Sci. 2017;22:27.
13. Beversdorf DQ, Stevens HE, Jones KL. Prenatal stress, maternal immune dysregulation, and their association with autism spectrum disorders. Current Psychiatry Reports. 2018;20(9):76.
14. Ladd-Acosta C, Hansen KD, Briem E, Fallin MD, Kaufmann WE, Feinberg AP. Common DNA methylation alterations in multiple brain regions in autism. Mol Psychiatry. 2014;19:862-71.
15. Parikshak NN, Luo R, Zhang A, Won H, Lowe JK, et al. Integrative functional genomic analyses implicate specific molecular pathways and circuits in autism. Cell. 2013;155:1008-21.

16. Nardone S, Elliott E. The interaction between the immune system and epigenetics in the etiology of autism spectrum disorders. Front Neurosci. 2016;10:329.

17. Courchesne E, Pramparo T, Gazestani VH, Lombardo MV, Pierce K, Lewis NE. The ASD Living Biology: from cell proliferation to clinical phenotype. Molecular psychiatry. 2019;24(1):88-107.

18. Gilbert J, Man H-Y. Fundamental elements in autism: rrom neurogenesis and neurite growth to Ssynaptic plasticity. Front Cell Neurosci. 2017;11:359.

19. Courchesne E, Mouton PR, Calhoun ME, Semendeferi K, Ahrens-Barbeau C, Hallet MJ, et al. Neuron number and size in prefrontal cortex of children with autism. JAMA. 2011;306(18):2001-10.

20. Casanova MF, El-Baz AS, Kamat SS, Dombroski BA, Khalifa F, Elnakib A, et al. Focal cortical dysplasias in autism spectrum disorders. Acta neuropathologica communications. 2013;1(1):67.

21. Di X, Azeez A, Li X, Haque E, Biswal BB. Disrupted focal white matter integrity in autism spectrum disorder: a voxel-based meta-analysis of diffusion tensor imaging studies. Progress in Neuro-Psychopharmacology and Biological Psychiatry. 2018;82:242-8.

22. **Hutsler JJ, Casanova MF. Cortical construction in autism spectrum disorder: columns, connectivity and the subplate. Neuropathol Appl Neurobiol. 2016;42(2):115-34.**
⇨ **Texto que explica alterações anatomopatológicas e conectividade cerebral em TEA**

23. Wang J, Barstein J, Ethridge LE, Mosconi MW, Takarae Y, Sweeney JA, et al. Resting state EEG abnormalities in autism spectrum disorders. J Neurodev Disord. 2013;5:24.

24. Billeci L, Sicca F, Maharatna K, Apicella F, Narzisi A, Campatelli G, et al. On the application of quantitative EEG for characterizing autistic brain: a systematic review. Front Hum Neurosci. 2013;7:442.

25. Jeste SS, Nelson CA 3rd. Event related potentials in the understanding of autism spectrum disorders: An analytical review. J Autism Dev Disord. 2009;39:495-510.

26. Wang S, Yang C, Liu Y, Shao Z, Jackson T. Early and late stage processing abnormalities in autism spectrum disorders: An ERP study. PLoS ONE. 2017;12:e0178542.

27. Chien YL, Hsieh MH, Gau SS. P50-N100-P200 sensory gating deficits in adolescents and young adults with autism spectrum disorders. Prog Neuropsychopharmacol Biol Psychiatry. 2019;95:109683.

28. Cui T, Wang PP, Liu S, Zhang X. P300 amplitude and latency in autism spectrum disorder: A meta-analysis. Eur Child Adolesc Psychiatry. 2017;26:177-90.

29. De Haan M, Johnson MH, Halit H. Development of face-sensitive event-related potentials during infancy: a review. Int J Psychophysiol. 2003;51:45-58.

30. Kang E, Keifer CM, Levy EJ, Foss-Feig JH, McPartland JC, Lerner MD. Atypicality of the N170 event-related potential in autism spectrum disorder: a meta-analysis. Biol Psychiatry Cogn Neurosci Neuroimaging. 2018;3(8):657-66.

31. Dickstein DP, Pescosolido MF, Reidy BL, Galvan T, Kim KL, Seymour KE, et al. Developmental meta-analysis of the functional neural correlates of autism spectrum disorders. J Am Acad Child Adolesc. Psychiatry. 2013;52:279-89.

32. Nickl-Jockschat T, Rottschy C, Thommes J, Schneider F, Laird AR, Fox PT, et al. Neural networks related to dysfunctional face processing in autism spectrum disorder. Brain Struct Funct. 2015;220:2355-71.

33. Yang J, Hofmann J. Action observation and imitation in autism spectrum disorders: an ALE meta-analysis of fMRI studies. Brain Imaging Behav. 2016;10:960-969.

34. Patriquin MA, DeRamus T, Libero LE, Laird A, Kana R. Neuroanatomical and neurofunctional markers of social cognition in autism spectrum disorder. Hum Brain Mapp. 2016;37:3957-78.

35. Picci G, Gotts SJ, Scherf KS. A theoretical rut: revisiting and critically evaluating the generalized under/over-connectivity hypothesis of autism. Dev Sci. 2016;19:524-49.

36. Müller R-A, Fishman I. Brain connectivity and neuroimaging of social networks in autism. Trends Cogn Sci. 2018;22(12):1103-116.

37. Piven J, Elison JT, Zylka MJ. Toward a conceptual framework for early brain and behavior development in autism. Mol Psychiatry. 2017;22(10):1385-1394.

38. Maenner MJ, Shaw KA, Baio J, Washington A, Patrick M, DiRienzo M, et al. Prevalence of autism spectrum disorder among children aged 8 years – autism and developmental disabilities monitoring network, 11 sites, United States, 2016. Surveillance Summaries. March 27 2020;69(4):1-12. Resumo da epidemiologia do TEA.

39. Baio J, Wiggins L, Christensen DL, Maenner MJ, Daniels J, Warren Z, et al. Prevalence of autism spectrum disorder among children aged 8 years: autism and developmental disabilities monitoring network, 11 sites, United States, 2014. MMWR Surveill Summ 2018;67(No. SS-6):1-23.

40. World Health Organization. Autism spectrum disorders. Disponível em: https://www.who.int/news-room/fact-sheets/detail/autism-spectrum-disorders, atualizado em 7 de novembro de 2019. Acesso em: 8 jan. 2020.

41. **Drmic IE, Szatmari P, Volkmar F. Handbook of life course health development, N. Halfon, et al. (eds.). 2018.**
⇨ **Este texto apresenta caracterização e curso do transtorno.**

42. Pickles A, Anderson DK, Lord C. Heterogeneity and plasticity in the development of language: a 17-year follow-up of children referred early for possible autism. J Child Psychol Psychiatry. 2014;55:1354-62.

43. Jones RM, Pickles A, Lord C. Evaluating the quality of peer interactions in children and adolescents with autism with the Penn Interactive Peer Play Scale (PIPPS). Mol Autism. 2017;8:28.

44. Wing L, Gould J. Severe impairments of social interaction and associated abnormalities in children: epidemiology and classification. J Autism and Developmental Disord. 1979;9(1).

45. Lord C, Elsabbagh M, Baird G, Veenstra-Vanderweele J. Autism spectrum disorder. 2018. Disponível em: http://dx.doi.org/10.1016/S0140-6736(18)31129-2.

46. Sparrow S, Balla D, Cicchetti D. Vineland Adaptive Behavior Scales: Interview edition, survey form. Circle Pines: American Guidance Service; 1984.

47. Tassé MJ, Schalock RL, Balboni G, Bersani H, Jr, Borthwick-Duffy SA, Spreat S, et al. The construct of adaptive behavior: its conceptualization, measurement, and use in the field of intellectual disability. Am J Intellectual and Developmental Disabilities. 2012;117:291-303.

48. Ventola P, Saulnier CA, Steinberg E, Chawarska E, Klin A. Early-emerging social adaptive skills in toddlers with autism spectrum disorders: An item analysis. Journal of Autism and Developmental Disorders. 2014;44:283-293.

49. Szatmari P, Georgiades S, Duku E, Bennett TA, Bryson S, Fombonne E, et al. Developmental trajectories of symptom severity and adaptive functioning in an inception cohort of preschool children with autism spectrum disorder. Journal of the American Medical Association Psychiatry. 2015;72:774-84.

50. Sacrey LAR, Zwaigenbaum L, Bryson S, Brian J, Smith IM, Raza S, et al. Developmental trajectories of adaptive behavior in autism spectrum disorder: a high-risk sibling cohort. J Child Psychol Psychiatry. 2019;60(6):697-706.

51. Ozonoff S, Young GS, Steinfeld MB, Hill MM, Cook I, Hutman T, et al. How early do parent concerns predict later autism diagnosis? J Developmental and Behavioral Pediatrics. 2009;30:367-75.

52. Dawson G, Rogers S, Munson J, Smith M, Winter J, Greenson J, et al. Randomized, controlled trial of an intervention for toddlers with autism: The Early Start Denver Model. Pediatrics. 2010;125:317-23.

53. Boterberg S, Charman T, Marschik PB, Bölte S, Roeyers H, et al. Regression in autism spectrum disorder: A critical overview of retrospective findings and recommendations for future research. Neuroscience and Biobehavioral Reviews. 2019;102:24-55.

54. Lord C, Risi S, DiLavore PS, Shulman C, Thurm A, Pickles A. External icon Autism from 2 to 9 years of age. Arch Gen Psychiatry. 2006;63(6):694-701.

55. American Psychiatry Association. Manual diagnóstico e estatístico de transtornos mentais. 5. ed. Porto Alegre: Artmed; 2014.

56. Departamento Científico de Pediatria do Desenvolvimento e Comportamento da Sociedade Brasileira de Pediatria. Manual de orientação do transtorno do espectro autista, n. 5; 2019.

57. Happé FGE. Communicative competence and theory of mind in autism: A test of relevance theory. Cognition. 1993;8(2).

58. Wetherby AM, Prizant BM, Schuler AL. Enhancing language and communication: Theoretical foundations. In: Cohen D, Volkmar F (eds.). Handbook of autism and pervasive developmental disorders, 2nd ed.; 1997.

59. Perissinoto J, Tamanaha AC, Isotoni SM. Evidência científica de terapia fonoaudiológica nos distúrbios do espectro do autismo. In: Terapia foanoaudiológica baseada em evidências. São Paulo: Pró-Fono; 2013, v.1, p. 261-82.

60. Belardinelli C, Raza M, Taneli T. Comorbid Behavioral Problems and Psychiatric Disorders in Autism Spectrum Disorders. J Child Dev Disord. 2016:2:2.
61. Lord C, Bishop S, Anderson D. Developmental trajectories as autism phenotypes. American journal of medical genetics. Part C, Seminars in medical genetics. 2015;169(2):198-208. https://doi.org/10.1002/ajmg.c.31440.
62. Richler J, Huerta M, Bishop SL, Lord C. Developmental trajectories of restricted and repetitive behaviors and interests in children with autism spectrum disorders. Development and psychopathology. 2010;22(1):55-69. https://doi.org/10.1017/S0954579409990265.
63. Robins DL, Fein D, Barton ML, Green JA. The Modified Checklist for Autism in Toddlers: an initial study investigating the early detection of autism and pervasive developmental disorders. J Autism Dev Disord. 2001;31:131-44.
64. Berument SK, Rutter M, Lord C, Pickles A, Bailey A. Autism Screening Questionnaire: diagnostic validity. Br J Psychiatry. 1999;175:444-51.
65. Lord C, Rutter ML, Le Couteur A. Autism Diagnostic Interview – Revised: a revised version of a diagnostic interview for caregivers of individuals with possible pervasive developmental disorders. J Autism Dev Disord. 1994;24:659-85.
66. Lord C, Rutter M, Dilavore P, Risi S. The Autism Diagnostic Observation Schedule: manual. Los Angeles: Western Psychological Corporation; 1999.
67. Lam KS, Aman MG. The Repetitive Behavior Scale-Revised: independent validation in individuals with autism spectrum disorders. Journal of Autism and Developmental Disorders. 2007;37(5):855-866.
68. Bodfish JW, Symons FJ, Lewis MH. The repetitive behavior scale. Western Carolina Center Research Reports. 1999.
69. Bölte S, Poustka F, Constantino JN. Assessing autistic traits: Cros--cultural validation of the Social Responsiveness Scale (SRS). Autism Research. 2008;1(6):354-363.
70. Schopler E, Reichler RJ, DeVellis RF, Daly K. Toward objective classification of childhood autism: Childhood Autism Rating Scale (CARS). J Autism Dev Disord. 1980;10:91-103.
71. Lord C, Shulman C, DiLavore P. Regression and word loss in autistic spectrum disorders. J Child Psychol Psychiatry. 2004;45:936-55.
72. Paul R, Chawarska K, Fowler C, Cicchetti D, Volkmar F. Listen my children and you shall hear: auditory preferences in toddlers with autism spectrum disorders. J Speech Lang Hear Res. 2007;50:1350-64.
73. Paul R. Communication development and assessment. In: Chawarska K, Klin A, Volkmar FR, eds. Autism spectrum disorders in infants and toddlers: diagnosis, assessment and treatment. New York: Guilford Press; 2008. p. 76-103.
74. **Zheng S, Hume KA, Able H, Bishop SL, Boyd BA, et al. Exploring Developmental and Behavioral Heterogeneity among Preschoolers with ASD: A Cluster Analysis on Principal Components. Autism Research. 2020.**
    ⇨ **Apresenta uma proposta de análise de sintomas diferente e que evidencia a heterogeneidade do TEA.**
75. Mullen, Eileen M. et al. Mullen scales of early learning. Circle Pines, MN: AGS, 1995.
76. Sparrow SS, Cicchetti DV, Balla DA, Doll EA. Vineland adaptive behavior scales: Survey forms manual. American Guidance Service. 2005.
77. Al-Dewik N, Al-Jurf R, Styles M, Tahtamouni S, Alsharshani D, Alsharshani M, et al. Overview and Introduction to Autism Spectrum Disorder (ASD). In: Essa M, Qoronfleh M (eds.). Personalized food intervention and therapy for autism spectrum disorder management. Advances in Neurobiology. 2020;24.
78. Charman T. Editorial: trials and tribulations in early autism intervention research. J Am Acad Child Adolesc. Psychiatry. 2019;58:846-848.
79. Dawson G, Rogers S, Munson J, Smith M, Winter J, Greenson J, et al. Randomized, controlled trial of an intervention for toddlers with autism: the Early Start Denver Model. Pediatrics. 2010;125:e17-e23.
80. Lai M-C, Lombardo MV, Baron-Cohen S. Autism. The Lancet. 383(9920):896-910.
81. Bussu G, Jones EJH, Charman T, Johnson MH, Buitelaar JK, BASIS Team Molecular Autism. Latent trajectories of adaptive behaviour in infants at high and low familial risk for autism spectrum disorder. Molecular Autism. 2019;10:13. https://doi.org/10.1186/s13229-019-0264-6)

7

Transtorno de déficit de atenção/hiperatividade

Analin Ono Baraniuk
Luis Augusto Rohde
Guilherme Vanoni Polanczyk

Sumário

Introdução
Aspectos históricos
Aspectos epidemiológicos
Etiopatogenia
    Fatores de risco
    Substrato neuropsicológico
    Neurobiologia
Quadro clínico e diagnóstico
Curso dos sintomas
Comorbidades
Diagnóstico diferencial
Exames complementares
Tratamento
Considerações finais
Vinheta clínica
Para aprofundamento
Referências bibliográficas

Pontos-chave

- Conhecer os sintomas centrais que caracterizam o transtorno de déficit de atenção/hiperatividade (TDAH): desatenção, hiperatividade e impulsividade.
- Saber que o TDAH é um transtorno do neurodesenvolvimento, cuja origem geralmente ocorre na infância e que pode persistir na idade adulta.
- Saber que o TDAH é um transtorno heterogêneo do ponto de vista etiológico, refletindo na heterogeneidade patofisiológica e clínica.
- Compreender que o TDAH está associado a prejuízos funcionais, frequentemente está associado a outras comorbidades e aumenta o risco de morbidade e mortalidade.

INTRODUÇÃO

O transtorno de déficit de atenção/hiperatividade (TDAH) é um transtorno comum do neurodesenvolvimento, de origem multifatorial, caracterizado por dificuldades atencionais, inquietude motora e impulsividade. Os sintomas manifestam-se de forma persistente e estão associados a prejuízos nos âmbitos social, familiar, acadêmico e ocupacional, refletindo a importância do diagnóstico precoce e tratamento dessa condição. Este capítulo aborda os avanços no entendimento de aspectos históricos, epidemiológicos, clínicos e fisiopatológicos do transtorno.

ASPECTOS HISTÓRICOS

Algumas referências históricas relatam características semelhantes ao que atualmente entendemos como TDAH. Um dos primeiros registros foi feito em 1798, quando o médico escocês Alexander Crichton descreveu um estado mental de "incapacidade de prestar atenção com o grau necessário de constância a qualquer objeto". O autor defende que o quadro poderia ter início precoce e que a sintomatologia reduziria com a idade, com o potencial de impactar o desempenho escolar[1]. Posteriormente, em 1846, o psiquiatra Heinrich Hoffmann descreveu, em um livro de contos infantis, crianças com comportamento marcado por distratibilidade, impulsividade e hiperatividade.

Em 1902, o pediatra britânico George Still publicou, no periódico *The Lancet*, o resultado de uma avaliação de crianças que manifestavam dificuldade em manter a atenção, com prejuízo no controle de impulsos e necessidade de gratificação imediata. De acordo com seus estudos, tais características aconteciam por um "defeito no controle moral"[1]. Em 1934, os médicos alemães Franz Kramer e Hans Pollnow descreveram uma síndrome a que se referiram como "doença hipercinética", cujas principais características correspondiam a uma acentuada inquietação motora e distratibilidade[2].

Nas décadas seguintes, a identificação de alterações comportamentais decorrentes de infecções e lesões cerebrais levou ao surgimento do termo "dano cerebral mínimo", que poderia justificar o comportamento hiperativo e os problemas de aprendizagem[3,4]. Ao mesmo tempo que se investigavam os fatores etiológicos relacionados aos sintomas, o psiquiatra Charles Bradley, em 1937, descobriu que o uso da substância estimulante benzedrina levou à melhora da *performance* acadêmica e da regulação emocional, além da redução da atividade motora, em um grupo de crianças com alterações comportamentais[5]. Em 1962, o termo foi modificado para "disfunção cerebral mínima", devido ao reconhecimento de que as alterações características da síndrome, composta por hiperatividade, desatenção e impulsividade, relacionam-se mais a disfunções em vias nervosas do que a lesões cerebrais propriamente ditas[6,7].

A criação de sistemas classificatórios e a busca pela definição de entidades nosológicas válidas e confiáveis beneficiaram significativamente o estudo e o entendimento do TDAH. A Organização Mundial da Saúde (OMS) incluiu, na nona versão da Classificação Internacional de Doenças (CID-9)[8], a síndrome hipercinética da infância e, em sua versão subsequente, na CID-10[9], acrescentou os transtornos hipercinéticos. A American Psychiatric Association incluiu, na segunda versão do *Manual diagnóstico e estatístico de transtornos mentais* (DSM-II)[10], a "reação hipercinética da infância". A partir do final da década de 1970, o foco sobre a hiperatividade foi sendo deslocado para uma maior ênfase na desatenção Dessa forma, na revisão subsequente do manual, a terminologia foi modificada para "transtorno de déficit de atenção com ou sem hiperatividade" (DSM-III)[11], reconhecendo-se que o aumento da atividade motora já não era um critério diagnóstico essencial.

O conceito de "transtorno de déficit de atenção e hiperatividade" foi utilizado a partir das versões do DSM-III-R[12] e DSM-IV[13], e, atualmente, os critérios para o diagnóstico de TDAH seguem a quinta e mais recente versão do DSM, descrevendo o padrão de comportamento com base em uma lista de dezoito sintomas, divididos entre sintomas de desatenção e hiperatividade-impulsividade[14].

Em paralelo à evolução na definição diagnóstica, foi gerado um extenso corpo de conhecimento sobre o transtorno a partir de diferentes perspectivas e metodologias, como estudos clínicos transversais e longitudinais, com foco em genética comportamental e molecular, funcionamento cognitivo e neuroimagem[15]. Tais estudos nos possibilitaram entender com maior profundidade o TDAH. Um dos importantes avanços foi a conceitualização do transtorno como uma condição crônica, que pode acompanhar os indivíduos ao longo de todo o desenvolvimento[16]. O extenso conhecimento acumulado na literatura científica sobre o TDAH coloca-o atualmente como uma das condições mais bem estudadas da Medicina[17].

ASPECTOS EPIDEMIOLÓGICOS

Os estudos de prevalência são imprescindíveis para a elaboração de políticas públicas eficazes que visem à promoção de saúde. As pesquisas iniciais, dos anos 1970 e 1980, mostraram uma grande variação na taxa estimada de prevalência do TDAH, o que levou a um cenário de preocupação sobre um possível excesso de diagnósticos, criando conflitos e debates inclusive com relação à existência da doença[18]. Porém, metanálises demonstram que a heterogeneidade é decorrente de diferentes características metodológicas entre os estudos individuais, especialmente em relação aos critérios diagnósticos utilizados, fontes de informação e exigência de prejuízo funcional para o diagnóstico[19]. Verificou-se que a prevalência mundial de TDAH é estável quando os métodos dos estudos são consistentes, sem grandes variações entre as diferentes localizações geográficas, e, nas últimas décadas, a prevalência estimada tem sido de 5,29% entre crianças e adolescentes ao redor do mundo[19,20].

O Estudo de Carga Global de Doenças (*Global Burden of Disease*) de 2010 incluiu pela primeira vez o TDAH em suas análises, destacando essa condição como um grande problema de saúde pública. Apesar de ser um transtorno que costuma surgir na infância, é comum que persista na idade adulta, levando ao aumento do risco de diversos eventos adversos, como acidentes, baixo nível educacional, uso de substâncias psicoativas, envolvimento com criminalidade e associação a outras condições de saúde física e mental. Acima de tudo, o transtorno está associado a maior chance de mortalidade por causas não naturais (por exemplo, acidentes), principalmente em adultos[21]. Demonstrou-se que o TDAH ocupa a 98ª posição de carga de doenças representada pelos anos vividos com incapacidade (YLD – *years lived with disability*) no *ranking* de todas as idades. Em meninos na faixa etária de 10 a 14 anos, o TDAH obteve a 34ª posição nessa classificação[22].

Meninos são mais comumente afetados pelo TDAH do que meninas, o que é condizente com os aspectos epidemiológicos dos transtornos de neurodesenvolvimento no geral[23]. A proporção de TDAH entre indivíduos do sexo masculino em relação ao sexo feminino varia de 2:1 a 3:1[24]. No entanto, a literatura mostra que essa diferença pode ser secundária a um baixo reconhecimento e subdiagnóstico do TDAH em meninas, uma vez que a proporção de meninas com o transtorno é maior em amostras comunitárias do que em amostras clínicas[25]. Crianças do sexo feminino geralmente apresentam mais sintomas de desatenção do que de hiperatividade ou impulsividade, podendo gerar uma menor motivação dos pais a buscarem tratamento médico para elas na infância[26].

Estudos têm mostrado correlação positiva entre baixo nível socioeconômico e TDAH[27]. Larsson et al. avaliaram uma amostra de 811.803 indivíduos suecos e observaram que aqueles que foram expostos a um nível socioeconômico desfavorecido na infância tiveram maior probabilidade de desenvolverem TDAH[28]. Tendo em vista a possibilidade de causalidade reversa no achado, uma vez que o transtorno leva a vários prejuízos, incluindo desvantagens no âmbito educacional e ocupacional, podendo ter impacto negativo na esfera socioeconômica, Russel e et al.[29], além de demonstrarem a existência de associação entre baixo nível socioeconômico e TDAH, descartaram a causalidade reversa ao observarem que, durante o tempo do estudo longitudinal, não houve redução da renda em famílias cujo filho tinha TDAH ao serem comparadas aos controles. Os autores observaram que a falta de envolvimento parental e a presença de conflitos familiares, que são mais comuns em famílias com menores níveis socioeconômicos, podem ser fatores contribuintes para essa associação. A baixa escolaridade materna, a monoparentalidade e a maternidade precoce também podem ser indicadores de desvantagem socioeconômica relacionada ao TDAH. Um estudo americano mostrou que o impacto do nível socioeconômico foi modificado em famílias com história parental de TDAH, sugerindo que, entre as crianças sem forte vulnerabilidade genética, os fatores de risco ambientais podem se tornar mais evidentes[30]. Baixo nível socioeconômico está associado ao TDAH mesmo com o ajuste de análise para confundidores como transtornos disruptivos comórbidos, que comumente estão associados ao TDAH e podem influenciar o resultado[31].

Sabe-se que, na maioria dos países, o TDAH ainda é frequentemente subdiagnosticado e pouco reconhecido[24]. Uma revisão sistemática destacou que as dificuldades para o cuidado dos indivíduos com TDAH operam em diversos níveis, incluindo fatores econômicos e disparidades de gênero e etnia, que podem influenciar o reconhecimento, busca por ajuda, diagnóstico adequado e tratamento para essa condição[32]. A correlação positiva encontrada em alguns estudos entre prevalência de TDAH e etnicidade pode estar relacionada a barreiras de cuidado que afetam de forma desproporcional alguns grupos étnicos[33]. Observou-se, por exemplo, que crianças brancas tiveram probabilidade duas vezes maior de terem acesso a serviços de saúde para abordagem do TDAH em relação a crianças afro-americanas. No âmbito de diferenças entre sexos, os meninos tiveram uma probabilidade cinco vezes maior de receberem ajuda profissional para o transtorno em relação às meninas[32].

Outra barreira pode ser a tomada de decisão dos pais para o acesso aos serviços de saúde, que é influenciada pela sua capacidade de reconhecimento de comportamentos sugestivos de TDAH. Crenças individuais sobre a percepção do que constitui um comportamento adequado da criança e sobre a eficácia do tratamento são fatores que influenciam o reconhecimento do transtorno e a subsequente busca por ajuda. Diferenças culturais também podem ser observadas com relação a esse julgamento dos pais sobre comportamentos possivelmente problemáticos[32].

Há, ainda, o estigma do transtorno, que pode causar impacto negativo no acesso e envolvimento do paciente no tratamento, o que reflete a importância de intervenções psicoeducativas principalmente junto aos adolescentes com TDAH, cuja percepção do estigma da população em relação à condição psiquiátrica pode representar uma barreira importante para o engajamento no processo terapêutico e levar a uma baixa adesão ao tratamento[32].

ETIOPATOGENIA

Fatores de risco

A etiologia do TDAH é entendida como multifatorial, incluindo fatores genéticos, neurobiológicos e ambientais, que interagem entre si por meio de mecanismos complexos e variáveis e que, em conjunto, elevam o risco do transtorno. Não existem, até o momento, condições identificadas como suficientes ou necessárias para o surgimento do transtorno. As evidências atuais indicam a existência de mecanismos psicopatológicos heterogêneos que levam ao desenvolvimento de TDAH, o que possivelmente se relaciona à heterogeneidade do transtorno em diferentes níveis.

Estudos de famílias e gêmeos portadores de TDAH estimam que o coeficiente de herdabilidade (isto é, a proporção da variância do traço que pode ser explicada por fatores genéticos) encontra-se entre 70% e 80%[18]. Assim, um grande investimento vem sendo realizado na identificação de fatores de risco genéticos para o transtorno. Na década de 1990, estudos em genética molecular eram praticamente limitados aos estudos de associação de genes candidatos, selecionados com base nas teorias etiológicas do TDAH[34]. Nesse contexto, vários pesquisadores buscaram genes relacionados ao sistema catecolaminérgico, uma vez que a disfunção desse sistema é um dos substratos neurobiológicos mais consistentemente associados ao transtorno[35]. Genes serotoninérgicos, nicotínicos e alguns relacionados ao neurodesenvolvimento também foram investigados[36].

Metanálises desses estudos encontraram oito variantes de DNA associadas ao TDAH, indicando a associação significativa de polimorfismos nos genes do transportador de serotonina (5HTT), do transportador de dopamina (DAT1), do receptor de dopamina D4 (DRD4), do receptor de dopamina D5 (DRD5), do receptor de serotonina 1B (HTR1B) e do gene codificante da proteína reguladora de vesícula sináptica, conhecido como SNAP 25[37]. Porém, embora o resultado das análises tenha mostrado significância estatística, o risco que a variante isolada de cada polimorfismo confere ao TDAH é pequeno, com razões de chance menores que 1,5. Esses resultados sugerem a hipótese de que o TDAH surja a partir do efeito em conjunto de variantes de risco de múltiplos polimorfismos[38].

Tendo em vista que o genoma humano contém cerca de 20 mil genes codificadores de proteínas, além de regiões reguladoras da expressão desses genes, reconhece-se que os estudos de genes candidatos têm um alcance bastante limitado. Com o surgimento de pesquisas de associação genômica ampla (GWA), tornou-se possível, em vez de avaliar a associação de um polimorfismo único com a doença, como fazem os estudos de genes candidatos, avaliar variantes de DNA em todo o genoma, fornecendo informações sobre associações do TDAH a qualquer gene ou elemento regulador[34,39]. O surgimento dessa tecnologia levou à possibilidade de testar a hipótese de variantes genéticas comuns a outras doenças. Ao contrário do enfoque de estudos de genes candidatos, essa abordagem não é guiada por hipóteses previamente definidas. Testes estatísticos são aplicados para milhões de polimorfismos de nucleotídeos únicos, sendo necessário um número muito grande de amostras para a obtenção de resultados confiáveis[34].

Para atingir esse objetivo, uma metanálise incluiu amostras populacionais de estudos de diferentes países e alcançou um total de 20.183 indivíduos portadores de TDAH e 35.191 controles. Os pesquisadores descobriram que 12 *loci* abrigam variantes do genoma que aumentam o risco de TDAH. Um desses *loci* contém o gene FOXP2, cujas variantes aumentam o risco de prejuízos graves na fala e na linguagem. Nenhum dos *loci* identificados incluiu os genes candidatos anteriormente encontrados, mas possivelmente tais variantes poderiam se tornar significativas com o aumento do tamanho amostral. Os pesquisadores desse mesmo estudo reforçaram que o TDAH tem uma condição poligênica, em que são necessárias múltiplas variantes do DNA para que ocorra a modificação do risco para a doença[23,40].

Embora as GWA tenham sido desenvolvidas para testar variantes comuns, esse método também pode ser usado para a detecção de variações no número de cópias (CNV) grandes e raras. As CNV consistem em variações estruturais genômicas, como duplicações ou deleções que são individualmente raras, mas que afetam segmentos cromossômicos de tamanhos relevantes. Devido à capacidade de gerar grandes lesões genômicas, podem levar a consequências no funcionamento do gene, podendo exercer efeitos importantes sobre o risco de TDAH. Harich et al. analisaram 11 estudos sobre CNV, as quais foram reconhecidas em indivíduos com TDAH, e localizaram 2.241 códigos de RNA mensageiro de genes candidatos elegíveis nas 1.532 CNV identificadas. Foram selecionados 432 genes candidatos como sendo de alta prioridade para o TDAH. Destes, após uma bateria de análises com uso de bioinformática, os autores chegaram a um total de 26 genes candidatos que foram mais consistentemente associados a um possível papel na fisiopatologia do TDAH[41].

Os estudos de genética demonstram que o TDAH é o extremo de um traço contínuo presente em toda a população geral e que o risco para o transtorno também é dimensional. Assim, todas as pessoas carregam algumas variantes de DNA associadas ao TDAH, mas apenas alguns indivíduos têm um número suficiente de variantes para desenvolver o transtorno[23]. Apesar do forte impacto da genética, Demontis et al. observaram que a arquitetura poligênica explica somente 22% da herdabilidade do TDAH[40]. Então, é provável que boa parte da herdabilidade ocorra por uma interação entre gene e ambiente[34].

Ainda é necessário maior entendimento sobre como os genes interagem entre eles e como exatamente a genética e o ambiente agem de forma conjunta na etiologia do TDAH[16]. Um dos possíveis mecanismos se baseia em modificações epigenéticas, em que exposições ambientais podem levar a uma alteração na expressão dos genes. Assim, eventos epigenéticos permitem que ocorra a metilação de DNA em genes relacionados aos sistemas monoaminérgicos e gabaérgicos e em genes envolvidos no processo de neurodesenvolvimento[18].

Com relação aos fatores ambientais, vários estudos têm mostrado o efeito de fatores de risco pré-natais sobre o desenvolvimento do TDAH, mas a maioria deles se baseia em estudos observacionais, resultando em evidências insuficientes para a inferência causal[18,42]. Para que os resultados identificados nos estudos tenham relação de causalidade, é importante que características metodológicas sejam satisfeitas. Dentre elas, destacam-se a relação temporal entre o fator de risco e o desfecho, demonstrada por estudos longitudinais, e o controle de potenciais variáveis de confusão. Entre as condições com evidências conclusivas de associação a relação temporal, destaca-se a prematuridade, que eleva a probabilidade do desenvolvimento de TDAH em 2,64 vezes. A literatura também mostra um aumento do risco em bebês que nascem com baixo peso, embora haja inconsistência entre os estudos. Confundidores não mensurados podem interferir nos resultados, como a própria prematuridade associada ou o hábito tabágico materno durante a gestação[42].

As evidências também são limitadas à exposição intrauterina ao tabaco. Pesquisadores observaram que o uso da substância aumenta a chance de desenvolvimento do TDAH em 2,4 vezes em relação aos indivíduos não expostos. Porém, a correlação de variantes genéticas para transtornos mentais e o tabagismo indica a possibilidade de causalidade reversa ou correlação gene-ambiente. Existe maior prevalência de tabagismo em mães com TDAH, consequentemente o aumento do risco poderia ser mais relacionado à herança genética do que ao consumo da substância[34].

Há evidências inconclusivas e insuficientes com relação à exposição intrauterina ao álcool e a drogas, às condições psicológicas maternas durante a gestação e às complicações no período pré e perinatal[18,42]. Um fator de risco que está bem documentado é a institucionalização com privação extrema na primeira infância, que pode trazer prejuízos de longo prazo em diversos aspectos do funcionamento[43]. Essa associação é demonstrada por um estudo longitudinal que analisou crianças que passaram os primeiros anos de vida em orfanatos romenos, com privações importantes (sem estimulação cognitiva, com dieta e higiene precárias e mínima interação social). Essas crianças tiveram maior risco de apresentarem transtornos do neurodesenvolvimento, incluindo TDAH, principalmente nos casos de privação prolongada[44]. Entretanto, o estudo também carece de um melhor controle para TDAH nos pais.

O ambiente familiar em que uma criança com TDAH está inserida é frequentemente descrito como conflituoso e exaustivo. A disfunção familiar pode ser um preditor de início e de persistência dos sintomas do TDAH, mas não é considerada um fator de risco específico da doença. É comum que os sintomas de TDAH evoquem comportamentos parentais mais hostis, marcados por falta de apoio e envolvimento afetivo, contribuindo para o agravamento do quadro clínico e desencadeando um ciclo de interações coercivas entre os familiares. Estudos mostram que há melhora do comportamento da criança com o tratamento que envolve a dinâmica familiar[18,45].

A exposição a toxinas ambientais, como chumbo, pesticidas e policloretos de bifenila, pode aumentar o risco de TDAH, especialmente se ocorrer no período intrauterino. Evidências são insuficientes para demonstrar relação causal do transtorno com o consumo de açúcar, alimentos com corantes artificiais e deficiências nutricionais[45]. Estudos longitudinais demonstram um risco duas vezes maior de diagnóstico de TDAH em pacientes que tiveram traumatismo craniano leve, com probabilidade ainda mais alta nos traumas de maior gravidade. Entretanto, como o TDAH leva ao aumento do risco de envolvimento em acidentes, há incertezas quanto à existência prévia do quadro, com possíveis sintomas subclínicos[25].

Em resumo, as evidências disponíveis apontam para diversos potenciais agentes causais, tanto de natureza ambiental como genética, para o desenvolvimento do TDAH. No entanto, assim como nenhum dos fatores de risco identificados até o momento parece ser necessário para o desenvolvimento do TDAH, eles se mostram inespecíficos, pois se associam a outros transtornos mentais e alterações do neurodesenvolvimento. Ainda, as magnitudes de associação detectadas são pequenas. Essas evidências podem ser entendidas a partir de diferentes perspectivas: uma delas seria a de que a maior parte dos casos de TDAH é gerada por múltiplos fatores de risco que, uma vez somados e alcançando um determinado limiar, desencadearia o transtorno. Outra perspectiva seria que existem múltiplas vias causais, independentes entre elas, e que os diferentes agentes causais se relacionam a diferentes vias, cada uma delas explicando uma pequena proporção de todos os casos de TDAH. É possível que ambas as perspectivas sejam corretas. Já existem estudos longitudinais, com grande tamanho amostral, que possivelmente trarão bons resultados, novas descobertas e contribuições para esse complexo desafio nas próximas décadas.

Substrato neuropsicológico

O TDAH é associado a prejuízos em vários domínios cognitivos. A função executiva inclui um conjunto de processos necessários para o planejamento, monitoramento e controle de ações específicas. Para isso, requerem as seguintes funções cognitivas básicas: controle inibitório (para resistir aos comportamentos impulsivos e às próprias reações, de acordo com a ponderação daquilo que se deseja obter), controle de interferências (com atenção seletiva e inibição cognitiva, por meio de controle de estímulos externos irrelevantes), memória de trabalho e flexibilidade cognitiva. A partir dessas funções centrais, surgem as habilidades mais complexas, como o raciocínio, o planejamento e a tomada de decisão. As disfunções executivas foram amplamente estudadas em indivíduos com TDAH e são vistas principalmente no controle inibitório, na memória de trabalho visuoespacial e verbal, na vigilância e no planejamento[36,46]. A resposta inibitória é necessária para a regulação de todos os comportamentos e processos cognitivos. Em média, os indivíduos com TDAH têm um controle inibitório mais lento, refletido em tempos mais longos de reação em testes que avaliam a resposta em uma instrução para ação e instrução de parada (*stop signal test*). Uma metanálise relatou um tamanho de efeito médio de 0,62 para a diferença entre casos e controles no tempo de reação ao sinal de parada[47].

A memória de trabalho, por sua vez, corresponde a um sistema de processos e mecanismos que permite que informações relevantes a uma tarefa sejam temporariamente mantidas em um estado ativo, para que sejam mais adiante processadas ou lembradas, a serviço de um processo cognitivo complexo. Esse registro interno, continuamente atualizado por novas informações relevantes, controla a atenção e guia a tomada de decisões[48]. Evidências sugerem que déficits na memória de trabalho também são considerados um dos principais prejuízos cognitivos no TDAH[36].

Além de prejuízos em funções executivas, alguns indivíduos com TDAH apresentam diferentes padrões de motivação e alteração na sensibilidade à recompensa. A partir de uma excitação insuficiente, proveniente de um possível estado hipodopaminérgico, ocorreria uma necessidade constante de estímulo, com a exigência de um alto nível de reforço para motivar o desempenho[49]. Além disso, há redução do controle exercido pela recompensa futura sobre o comportamento atual; assim, os indivíduos manifestam a preferência por uma gratificação menor e imediata em detrimento a aguardar por uma gratificação maior[18,50]. Tal comportamento pode ser controlado por dois componentes: uma preferência incondicional pelo imediatismo, associada a uma sinalização deficitária de recompensas futuras (*delay discounting*), e uma reação emocional negativa à imposição em aguardar (*delay aversion*)[50].

Apesar da diferença entre os indivíduos com TDAH e controles com relação à *performance* nos diferentes testes que avaliam as funções cognitivas, pesquisadores têm mostrado que o desempenho daqueles que apresentam o transtorno pode variar de acordo com fatores energéticos e motivacionais associados ao contexto em que se encontram. O modelo cognitivo energético sugere que prejuízos em processos executivos e tarefas que exijam o controle da atenção podem ocorrer, em parte, por deficiências na ativação, prontidão para agir e esforço, que são estados do organismo que controlam a alocação de recursos cognitivos[51]. As diferenças observadas entre os indivíduos com TDAH e controles nos testes de tempo de reação, por exemplo, tendem a diminuir ou desaparecer quando a apresentação dos estímulos é mais rápida ou quando há alguma recompensa[52,53]. Tal variabilidade intraindividual no desempenho das tarefas cognitivas tem sido uma característica bem reconhecida no TDAH. As investigações com relação às bases neurológicas desse constructo indicam uma disfunção no sistema dopaminérgico, que levam a essa flutuação do desempenho[54]. Estudos também sugerem uma herdabilidade genética associada ao tempo de reação e sua variabilidade em um mesmo indivíduo[55].

A partir da avaliação neuropsicológica de indivíduos com TDAH em outros domínios, observa-se que também pode haver um prejuízo em funções de processamento de informação temporal, fala e linguagem, controle motor, velocidade de processamento, amplitude de memória etc.[33] Além disso, o quociente de inteligência (QI) pode ter uma média mais baixa em indivíduos com TDAH[56]. Entretanto, ressalta-se que atualmente há consenso de que o TDAH é caracterizado por uma grande variação interindividual na expressão dessas alterações motivacionais e nos domínios cognitivos. Alguns indivíduos apresentam alteração em vários domínios cognitivos, outros em uma função específica, e é possível que indivíduos com o transtorno não apresentem nenhum déficit clinicamente observável[18].

Neurobiologia

As funções executivas dependem de circuitos neurais que parecem estar localizados principalmente no córtex pré-frontal, envolvendo neurotransmissores como noradrenalina e dopamina. A partir dos prejuízos cognitivos observados em indivíduos com TDAH e das similaridades entre estes e pessoas com acometimento do lobo frontal, foi proposta a hipótese de que uma desordem frontoestriatal estaria subjacente ao transtorno[57]. De forma geral, entende-se que disfunções nessa área estejam associadas ao TDAH, mas essa não é a única disfunção encontrada.

As áreas corticais mais afetadas são o córtex pré-frontal dorsolateral, responsável pela memória de trabalho e pela atenção seletiva; o córtex pré-frontal ventromedial, associado ao planejamento e à tomada de decisão; e o córtex parietal, responsável pela orientação da atenção. As áreas subcorticais envolvidas são o córtex cingulado anterior e o posterior, responsáveis pelo processamento afetivo e cognitivo do controle executivo, e os gânglios da base[33]. Adicionalmente, estudos apontam acometimentos estruturais e funcionais na amígdala e no cerebelo. O papel do circuito estriatal ventral mesolímbico também tem despertado interesse, particularmente em função de déficits relacionados aos processos de recompensa e motivação[58].

As evidências que sugerem uma desregulação catecolaminérgica no TDAH são as seguintes: 1) é sobre a regulação de dopamina e noradrenalina no circuito corticoestriatal que atuam os estimulantes utilizados no tratamento para TDAH; 2) há inúmeros genes associados ao sistema catecolaminérgico que parecem elevar o risco do transtorno; 3) modelos animais em que os genes catecolaminérgicos são silenciados e que são submetidos a desafios farmacológicos produzem sintomas de TDAH; 4) noradrenalina e dopamina, embora amplamente distribuídas no cérebro, estão presentes de forma importante nas regiões implicadas em déficits cognitivos do TDAH. Além disso, estudos de tomografia por emissão de pósitrons (PET) mostraram aumento da densidade de transportadores de dopamina em indivíduos com TDAH[36,59]. Apesar das evidências relacionadas à disfunção dopaminérgica, relações de causa e efeito são difíceis de serem demonstradas, e há interações complexas com o sistema noradrenérgico[59]. Alterações em sistemas de outros neurotransmissores, como glutamato, serotonina e acetilcolina, também parecem estar associadas ao TDAH[36].

O avanço da tecnologia em ferramentas de neuroimagem tem contribuído significativamente para o entendimento desses aspectos fisiopatológicos do TDAH. Pesquisas têm mostrado alterações cerebrais morfológicas e funcionais em grupos de pacientes com TDAH ao serem comparados com os controles saudáveis. Estudos neuroanatômicos descobriram que existe uma redução de cerca de 3% a 4% do volume cerebral total de indivíduos com TDAH[60]. O consórcio ENIGMA-TDAH, que congrega 36 grupos de pesquisa ao redor do mundo que avaliam características cerebrais de indivíduos com TDAH, publicou dados recentes que demonstram redução na área de superfície cerebral e na espessura cortical de algumas regiões neuroanatômicas em crianças. Observou-se menor área de superfície em região frontal, temporal e córtex cingulado, e tais efeitos foram mais proeminentes em crianças mais jovens (4 a 9 anos). Além disso, detectou-se menor espessura cortical no polo temporal e giro fusiforme nas crianças com TDAH, especialmente na faixa etária de 10 a 11 anos. Outro achado importante foi que as duas mensurações não tiveram diferenças significativas entre os casos e controles em adolescentes e adultos[61]. Wang et al. demonstraram um atraso, também, na maturação de estruturas subcorticais (núcleo caudado, amígdala, hipocampo, putâmen, tálamo e globo pálido)[62]. Tais estruturas são responsáveis pela regulação das emoções, motivação e pelo sistema de recompensas do cérebro.

A divergência que ocorre entre as idades sustenta a teoria de atraso da maturação cerebral no TDAH. Essa teoria foi desenvolvida com base em um avanço importante no entendimento da neurobiologia do TDAH que ocorreu a partir do estudo da evolução da maturação cortical em crianças e adolescentes com o transtorno, e que foi possível por meio da realização de exames seriados de ressonância magnética (RM). Tal estudo comparou a maturação de diferentes regiões cerebrais, avaliada pela espessura cortical de 223 crianças com TDAH e 223 controles, por meio de 880 exames. Os pesquisadores demonstraram que indivíduos com TDAH não têm um desvio no desenvolvimento cerebral típico, já que áreas sensitivas e motoras primárias atingem o pico de espessura cortical antes das áreas de associação superiores em ambos os grupos, mas possuem um atraso global para o alcance do pico de espessura cortical. Crianças com desenvolvimento típico alcançam o pico da espessura cortical global em média aos 7,5 anos, enquanto crianças com TDAH o alcançam com idade média de 10,5 anos. Os pesquisadores observaram um atraso mais proeminente em regiões pré-frontais, importantes para o controle do funcionamento executivo, atenção e planejamento motor[63]. Outro estudo longitudinal avaliou a relação entre a espessura cortical e desfechos clínicos de indivíduos com TDAH, evidenciando uma redução global da espessura cortical em pacientes com o transtorno; entre aqueles com melhor desfecho, foi detectada uma normalização da espessura do córtex parietal direito[64].

Os estudos utilizando exames de RM funcional (RMf) têm buscado elucidar mecanismos neurais subjacentes aos prejuízos comportamentais e executivos observados em indivíduos com TDAH. A técnica detecta alterações no fluxo sanguíneo e na oxigenação de tecidos cerebrais, sendo possível avaliar a atividade neuronal. Em paradigmas que envolvem controle inibitório, memória de trabalho e tarefas que exigem atenção, estudos têm mostrado uma hipoativação nas redes frontoestriatais, frontoparietais e ventrais. Em paradigmas de processamento de recompensa, estudos revelam menor ativação do estriado ventral nos indivíduos com TDAH em relação a controles, refletindo a alteração no circuito de recompensa[33,65].

Alternativamente a esse modelo, estudos de RMf podem avaliar o funcionamento cerebral em um estado de descanso, sem que os indivíduos estejam realizando tarefas, assim analisam ativações espontâneas que ocorrem no cérebro. Na última década, muitos pesquisadores no campo do TDAH têm focado em estudos de neuroimagem que buscam o entendimento das disfunções das redes neuronais distribuídas. A rede mais investigada nos estudos de RM no estado de repouso é a chamada rede de modo padrão (*default mode network* – DMN), que permanece ativa nessas situações de baixo estímulo. Quando os indivíduos são demandados para a execução de uma ação ou uma tarefa cognitiva específica, as conexões do DMN enfraquecem, enquanto as conexões nas áreas necessárias àquela atividade são ativadas. Estudos mostram que os indivíduos com TDAH apresentam atraso na maturação dessa rede neurofuncional, o que é compatível com o atraso observado na maturação do córtex cerebral. Além disso, ocorre uma disfunção nesse processo, com falta de supressão do DMN, resultando em maior quantidade de lapsos atencionais e distratibilidade[36,66].

QUADRO CLÍNICO E DIAGNÓSTICO

O TDAH é caracterizado por um padrão persistente de desatenção, hiperatividade e impulsividade, e esses domínios podem manifestar-se de forma isolada ou coexistir. Por definição, os sintomas manifestam-se desde a infância e devem ser inapropriados para o estágio de desenvolvimento em que o indivíduo se encontra.

A dimensão de desatenção refere-se a um padrão de comportamento caracterizado por dificuldade em iniciar uma tarefa, em manter-se engajado e atento e em concluí-la. Inclui também a dificuldade de organização, distratibilidade, esquecimento de compromissos e perda frequente de objetos. O indivíduo parece não escutar quando alguém lhe dirige a palavra, apresenta dificuldade de planejamento e geralmente reluta em envolver-se em tarefas que exigem um esforço mental prolongado. Em adolescentes, é comum a alteração da noção de tempo, resultando em tempo subestimado para as tarefas que devem ser realizadas e em procrastinação.

A hiperatividade caracteriza-se como um padrão de comportamento com excesso de atividade motora e um sentimento de inquietude que impossibilita o indivíduo de permanecer inativo quando seria esperado ou desejado. O indivíduo com o transtorno pode ter dificuldade em permanecer sentado e envolver-se calmamente nas atividades. A hiperatividade não ocorre relacionada a uma determinada tarefa, ou seja, não tem propósito, e afeta de forma negativa o ambiente em que a pessoa se encontra.

A impulsividade refere-se a um padrão de comportamento marcado pela dificuldade de adiar uma ação ou resposta, apesar da antecipação de que haverá consequências negativas. Está associada à necessidade de obter gratificações imediatas, em oposição à capacidade de adiá-las para avaliar a situação que se apresenta. Apesar de experiências prévias que mostraram as consequências negativas dos atos, indivíduos impulsivos têm grande dificuldade para modificar o comportamento em função apenas do aprendizado. A impulsividade pode ser observada na incapacidade de aguardar a vez para falar, para utilizar um brinquedo e para atravessar a rua de forma segura. Pode ser observada, também, por meio do tempo curto de reação aos estímulos, o que se reflete em respostas rápidas a questões ou testes, levando a erros e respostas curtas, muitas vezes não relacionadas às perguntas.

A manifestação dos sintomas de desatenção, hiperatividade e impulsividade é influenciada pela estruturação do ambiente, pelo nível de motivação do indivíduo e pelo nível de desenvolvimento. Quanto mais estruturado for o ambiente, com regras explícitas, objetivos claros e monitoramento externo próximo, menor será a chance da manifestação dos sintomas. Quanto maior for a motivação do indivíduo para realizar determinada tarefa, maiores serão o seu engajamento e atenção na execução. Tarefas divertidas, prazerosas, dinâmicas e que oferecem recompensas rápidas geralmente motivam mais os indivíduos com TDAH e, consequentemente, tendem a receber maior atenção.

Sabe-se que a apresentação clínica do TDAH varia de acordo com cada estágio de desenvolvimento. Na idade pré-escolar, os indivíduos com o transtorno frequentemente são identificados em função do excesso de agitação e impulsividade, que podem impactar o ambiente escolar, afetar negativamente a relação intrafamiliar e da família nuclear com amigos ou com a família extensa. Esses sintomas comumente se associam a acidentes, brigas com outras crianças e dificuldade de manejo por parte de pais e professores. Os comportamentos são mais frequentemente identificados nessa faixa etária quando associados à agressividade e a comportamento opositor. Atrasos de neurodesenvolvimento também podem ser vistos nesse período[25,67].

Na idade escolar, os sintomas de desatenção podem ser percebidos com mais clareza, a exemplo da dificuldade em completar tarefas, desorganização e distratibilidade, resultando em prejuízo no desempenho escolar. As crianças manifestam dificuldade em permanecer sentadas, ouvir os professores e seguir as regras na sala de aula. Nesse período, nota-se ainda um prejuízo no relacionamento com os pares, que pode ter como fatores contribuintes a falta de habilidades para resolver problemas, manejar a raiva e tolerar frustrações. Esses aspectos refletem uma possível desregulação emocional, que pode ser uma característica marcante em indivíduos com TDAH, mesmo não fazendo parte dos sintomas essenciais para o diagnóstico de acordo com os sistemas classificatórios mais modernos (DSM-5 e CID-10). Os prejuízos nos relacionamentos interpessoais e no desempenho acadêmico podem afetar negativamente a autoestima, contribuindo para eventos adversos futuros associados ao TDAH, como evasão escolar, comportamentos disruptivos, transtornos depressivos e uso de substâncias[25,67].

Na adolescência, a hiperatividade motora tende a reduzir ou modificar-se, passando a ser referida como uma sensação subjetiva de inquietude. Adolescentes com TDAH apresentam-se com dificuldade de organização e planejamento, de manter a atenção em leituras e de controlar os impulsos. Podem se envolver em situações potencialmente perigosas, como brigas e esportes arriscados. Adicionalmente, o impacto negativo da doença no desempenho acadêmico e no relacionamento com os pares pode se tornar ainda mais significativo nessa faixa etária[67].

A percepção do indivíduo sobre os sintomas tende a aumentar à medida que suas capacidades cognitivas se tornam mais sofisticadas. Durante a infância, a busca de atenção médica em função dos sintomas é geralmente motivada pelo comportamento disruptivo ou por dificuldades no aprendizado. Com frequência, os pais se adaptam aos sintomas, de forma a minimizar os agravos ocasionados pelo transtorno (passam a evitar locais em que o comportamento disruptivo será muito disfuncional ou organizam sua rotina em função das obrigações escolares dos filhos, por exemplo). Nessas situações, em geral são os professores que identificam os sinais e sintomas disfuncionais. Na adolescência, é frequente a busca por atendimento médico em função de comorbidades, como abuso de substâncias ou depressão, de prejuízos acarretados pelo transtorno, como as dificuldades nos relacionamentos interpessoais, ou pelo sofrimento gerado a partir das limitações impostas pelos sintomas[59]. Quando os sintomas não são distônicos para o indivíduo afetado, ou seja, quando este entende que, porque sempre os apresentou, este é o seu "modo de ser", ou quando há ideias superestimadas de seu próprio funcionamento, a busca por atendimento é muito menos comum[59,68].

O diagnóstico de TDAH é fundamentalmente clínico, com base em critérios gerados por sistemas classificatórios como o DSM-5 e a CID-11[69]. A avaliação deve levar em consideração a intensidade, duração, pervasividade dos sintomas e estágio do desenvolvimento do indivíduo. Como apresentado no Quadro 1, o DSM-5 define o TDAH em crianças e adolescentes (com menos de 17 anos) como a presença de 6 ou mais sintomas em qualquer um de seus dois domínios (desatenção ou hiperatividade-impulsividade). Os sintomas devem ter início antes dos 12 anos, estar presentes por pelo menos 6 meses, e devem determinar um padrão de comportamento incompatível com o esperado a indivíduos da mesma idade ou nível de desenvolvimento. A partir dos 17 anos, são necessários no mínimo cinco sintomas para que o diagnóstico seja estabelecido[14]. A futura versão da CID proposta pela OMS (CID-11) descreve somente as características principais da doença, sem especificar critérios operacionais como a idade de início, duração ou número de sintomas.

Quadro 1 Critérios diagnósticos da 5ª edição do *Manual diagnóstico e estatístico de transtornos mentais* (DSM-5) para o transtorno de déficit de atenção e hiperatividade

A. Presença de pelo menos 6 dos sintomas a seguir*, de desatenção e/ou de hiperatividade/impulsividade, por pelo menos 6 meses, em um grau que seja inconsistente com o nível de desenvolvimento e que tenha impacto negativo diretamente nas atividades sociais e acadêmicas/profissionais:

* Para indivíduos com mais de 17 anos, pelo menos 5 sintomas são necessários.

Desatenção:
a) Frequentemente presta atenção em detalhes ou comete erros por descuido em tarefas escolares, no trabalho ou durante outras atividades.
b) Frequentemente tem dificuldade de manter a atenção em tarefas ou atividades lúdicas.
c) Frequentemente parece não escutar quando alguém lhe dirige a palavra diretamente.
d) Frequentemente não segue instruções até o fim e não consegue terminar trabalhos escolares, tarefas ou deveres no local de trabalho (por exemplo, começa as tarefas, mas rapidamente perde o foco e facilmente perde o rumo).
e) Frequentemente tem dificuldade de organizar tarefas e atividades.
f) Frequentemente evita, não gosta ou reluta em se envolver em tarefas que exijam esforço mental prolongado (por exemplo, trabalhos escolares ou lições de casa).
g) Frequentemente perde coisas necessárias para tarefas ou atividades (por exemplo, materiais escolares, lápis, livros, celular etc.).
h) Frequentemente é distraído por estímulos externos.
i) Frequentemente é esquecido em relação a atividades cotidianas (para realizar tarefas e obrigações, por exemplo)

Hiperatividade e impulsividade:
a) Frequentemente remexe ou batuca as mãos ou os pés ou se contorce na cadeira.
b) Frequentemente se levanta da cadeira em situações em que se espera que permaneça sentado.
c) Frequentemente corre ou sobe nas coisas em situações em que isso é inapropriado (em adolescentes, pode se limitar a sensações de inquietude).
d) Frequentemente é incapaz de brincar ou se envolver em atividades de lazer calmamente.
e) Frequentemente "não para", agindo como se estivesse "com o motor ligado" (por exemplo, não consegue ou se sente desconfortável em ficar parado por muito tempo; outros podem ver o indivíduo como inquieto ou difícil de acompanhar).
f) Frequentemente fala demais.
g) Frequentemente deixa escapar uma resposta antes que a pergunta tenha sido concluída (por exemplo, termina as frases dos outros, não consegue aguardar a sua vez de falar).
h) Frequentemente tem dificuldade de esperar a sua vez.
i) Frequentemente interrompe ou se intromete (por exemplo, intromete-se nas conversas, jogos ou atividades).

B. Vários sintomas de desatenção ou hiperatividade/impulsividade estavam presentes desde os 12 anos.

(continua)

Quadro 1 Critérios diagnósticos da 5ª edição do *Manual diagnóstico e estatístico de transtornos mentais* (DSM-5) para o transtorno de déficit de atenção e hiperatividade *(continuação)*

C. Vários sintomas de desatenção ou hiperatividade/impulsividade estão presentes em dois ou mais ambientes (por exemplo, em casa e na escola).
D. Há evidências claras de que os sintomas interferem no funcionamento social, acadêmico ou ocupacional ou de que reduzem sua qualidade.
E. Os sintomas não ocorrem exclusivamente com o curso da esquizofrenia ou outro transtorno psicótico ou não são mais bem explicados por outro transtorno mental (por exemplo, transtorno do humor, transtorno de ansiedade, intoxicação ou abstinência de substância etc.).

Fonte: American Psychiatric Association, 2013[14].

Conforme o número de sintomas em cada uma das duas dimensões, há três possíveis apresentações de TDAH no momento da avaliação: apresentação predominantemente desatenta, predominantemente hiperativa/impulsiva e combinada. Porém, ressalta-se que há uma baixa estabilidade dessa classificação ao longo do desenvolvimento, possibilitando mudanças na forma de manifestação da doença em um mesmo indivíduo[33]. Além do número de sintomas, o DSM-5 exige que exista prejuízo funcional significativo no âmbito acadêmico, social e/ou ocupacional. Existe, ainda, a possibilidade de caracterizar os casos de TDAH como quadros de remissão parcial, ao se identificar um menor número de sintomas, nos últimos 6 meses, que causem algum prejuízo em indivíduos que anteriormente tenham preenchido os critérios para o diagnóstico.

O DSM-5 inclui também o critério de pervasividade, exigindo que os sintomas estejam presentes em dois ambientes distintos. A avaliação de pervasividade deve ser preferencialmente realizada diretamente com pessoas que observam o indivíduo em diferentes ambientes. Assim, são colhidas informações de mais de um informante, frequentemente pais e professores. Esse critério evita que o diagnóstico seja feito em casos em que os sintomas se manifestam em apenas um ambiente, por fatores desencadeantes específicos, como sintomas secundários a uma situação familiar ou escolar problemática[69]. As discrepâncias entre as diversas fontes de informação e relatos são comuns, e cabe ao clínico agregar e julgar as informações obtidas.

Além da investigação de sintomas com os pais e professores, o exame do estado mental da criança é obrigatório. Inicialmente, a avaliação objetiva da criança pode não acrescentar informações significativas para o diagnóstico de TDAH, em função do encontro com o médico coibir, pelo menos inicialmente, a manifestação dos sintomas. Além disso, a criança frequentemente não tem condições cognitivas de identificar os sintomas e relatá-los verbalmente. Por outro lado, a avaliação dela é fundamental para descartar possíveis comorbidades, e, à medida que a criança se familiariza com o profissional, é possível que passe a manifestar os sintomas no próprio ambiente de avaliação.

Na adolescência, é frequente que os indivíduos, pensando retrospectivamente em sua infância, não se lembrem de apresentar determinados sintomas. Com a investigação mais cuidadosa, pode-se perceber que interpretam os sintomas como comportamentos adaptativos ou minimizam suas repercussões. O relato de pais ou a investigação do histórico escolar pode fornecer informações relevantes, assim como o relato de pessoas de sua convivência[70]. Entretanto, estudos prospectivos mostram que uma proporção significativa de pais de indivíduos que apresentaram TDAH na infância não se recordam dos sintomas quando seus filhos chegam à idade adulta[71].

CURSO DOS SINTOMAS

Há uma grande variação na evolução dos sintomas entre os indivíduos com TDAH. Estudos longitudinais sugerem a possibilidade de pelo menos quatro possíveis trajetórias: início precoce (3 a 5 anos); início na segunda infância (6 a 14 anos), com quadro persistente ou com remissão dos sintomas na adolescência; e início na adolescência ou na idade adulta (16 anos ou mais)[18]. A literatura mostra que dois terços das crianças diagnosticadas com TDAH na idade escolar continuam apresentando sintomas na vida adulta[39]. Ao investigar os possíveis preditores de persistência, uma metanálise observou que a maior gravidade dos sintomas na infância, a presença de transtorno opositivo-desafiador (TOD) ou de transtorno depressivo comórbidos e a história de tratamento para TDAH foram associados a maior probabilidade de manutenção dos sintomas de TDAH na vida adulta[72]. Esse curso do transtorno associa-se a diversos desfechos negativos ao longo do desenvolvimento, como prejuízo educacional, maiores taxas de divórcio, baixo rendimento laboral, desemprego, envolvimento em acidentes de trânsito, maior risco de exposição a doenças sexualmente transmissíveis, gravidez precoce, suicídio e morte prematura[17,39]. Recentemente, uma calculadora de risco de persistência do TDAH no início da idade adulta com base em múltiplas variáveis presentes na infância foi desenvolvida a partir de dados de diferentes estudos de coorte ao redor do mundo[73].

COMORBIDADES

O TDAH apresenta uma alta taxa de comorbidades. A prevalência de crianças e adolescentes que possuem outros transtornos mentais associados varia de 40% a 80%, com a taxa ainda maior naqueles que são encaminhados para tratamento (67% a 87%)[74]. O padrão de comorbidades varia de acordo com o estágio de desenvolvimento[25], e as crianças devem ser avaliadas rotineiramente para os seguintes transtornos psiquiátricos: TOD, transtornos de aprendizagem, transtorno de desenvolvimento da coordenação, transtornos de linguagem, deficiência intelectual, transtornos depressivos, transtornos de ansiedade, transtornos de tique, transtorno de conduta, enurese e transtorno do espectro autista (TEA)[69].

Em crianças com TDAH, os transtornos disruptivos são as comorbidades mais frequentes: 50% a 60% são diagnosticadas com TOD, e 20% a 50% têm transtorno de conduta. Crianças com TDAH e transtorno de conduta tendem a apresentar um quadro clínico mais grave e menos responsivo ao tratamento, com um prognóstico menos favorável[74]. Os indivíduos com esse perfil apresentam maior risco de personalidade antissocial na idade adulta e piores índices de adaptação social e ocupacional[25,75]. Além disso, o TDAH está associado à idade mais precoce de uso de substâncias, como álcool, drogas e nicotina, e essa relação parece ser influenciada pela presença de transtorno de conduta, que aumenta o risco de forma substancial[25,76].

A literatura mostra que 13% a 51% das crianças com TDAH apresentam transtornos de ansiedade comórbidos, como fobias específicas, ansiedade social e transtorno de ansiedade generalizada. Os transtornos de ansiedade podem alterar o quadro de TDAH, reduzindo a autoestima e aumentando o grau de desatenção, o que ressalta a importância da identificação desse perfil de comorbidades[77]. Os transtornos depressivos acometem cerca de 16% a 26% das crianças com TDAH, e o transtorno do humor bipolar é identificado em uma menor proporção[74,78].

Estudos demonstram que a deficiência intelectual ocorre cerca de 10 a 20 vezes mais em crianças com diagnóstico de TDAH em relação aos indivíduos sem o transtorno[25]. Uma pesquisa que analisou uma amostra de crianças nascidas na Suécia observou que grande parte da correlação entre TDAH e deficiência intelectual foi explicada por fatores genéticos comuns[79]. A comorbidade entre TDAH e transtornos de aprendizagem também é frequente, com o acometimento de uma proporção estimada de 25% a 40% dos casos[74]. A suspeita deve ser feita quando há dificuldades específicas em leitura, escrita ou cálculos, por exemplo, ou quando o desempenho escolar está bastante prejudicado, principalmente em crianças com adequada capacidade cognitiva, que, apesar da redução dos sintomas centrais do TDAH com o tratamento, não obtiveram melhora do desempenho escolar. Os transtornos de tique também são comuns, podendo estar presentes em até 20% dos pacientes com TDAH[25,74].

A versão atual do DSM modificou os critérios de exclusão presentes nas versões anteriores, passando a aceitar o diagnóstico de TEA e TDAH em um mesmo indivíduo, já que a literatura não traz evidências consistentes que suportem a exclusão de TDAH na presença de TEA, e que pacientes com TEA e TDAH se beneficiam de tratamento específico para ambas as condições. Os sintomas de TEA e de TDAH frequentemente coexistem, mesmo em indivíduos sem o diagnóstico categorial[25]. Um estudo de coorte que incluiu mais de um milhão de indivíduos suecos demonstrou que indivíduos com TEA tiveram um aumento na chance de apresentarem o quadro de TDAH[80]. A associação foi maior nos indivíduos com autismo de alto funcionamento, e houve um maior risco nos gêmeos monozigóticos, ao serem comparados com os gêmeos dizigóticos, representando a sobreposição genética entre as duas condições[80].

Em relação aos adolescentes, 50% também preenchem critérios para os transtornos disruptivos, e há um aumento do risco para desenvolvimento de transtornos por uso de substân-

cias, além de transtorno de personalidade antissocial, transtornos de ansiedade e de humor[25,67,69]. Cabe observar que a associação genética do TDAH não se restringe aos transtornos mentais. A literatura demonstra também o compartilhamento de fatores de risco genéticos com condições como insônia, obesidade, asma, diabetes *mellitus* e tabagismo[22].

DIAGNÓSTICO DIFERENCIAL

O processo diagnóstico do TDAH pode ser um desafio, devido ao caráter dimensional e heterogêneo do transtorno. Em vista disso, é essencial a distinção entre o comportamento típico para a idade e o comportamento em que o limiar patológico foi transposto. Por esse motivo, o conhecimento extensivo sobre o desenvolvimento humano é necessário para o diagnóstico de TDAH, visto que mesmo crianças e adolescentes sem o transtorno podem ter algum grau de desatenção, hiperatividade ou impulsividade.

O exame físico pode contribuir para a exclusão de diagnósticos diferenciais que possam estar causando os sintomas sugestivos de TDAH. A avaliação da audição e visão deve ser uma das etapas iniciais, pois muitas vezes o atraso no desenvolvimento e prejuízo no desempenho escolar podem ser justificados pela presença de uma deficiência sensorial[69]. O padrão de sono também deve ser investigado, pois os sintomas associados ao TDAH podem ocorrer em estados de privação de sono e de exaustão excessiva, e alterações de sono são frequentes em indivíduos com o transtorno[25]. Condições médicas como hipertireoidismo e encefalite podem apresentar alguns dos sintomas centrais do transtorno, mas geralmente apresentam outros sintomas tipicamente relacionados às patologias[70].

Outros transtornos mentais também podem gerar sintomas que se confundem com um quadro de TDAH. Prejuízos atencionais ocorrem em transtornos depressivos primários e transtornos de ansiedade, e pacientes em mania podem apresentar comprometimento importante no controle de impulsos[70]. Além disso, é importante investigar com detalhes a dificuldade em seguir as instruções, a recusa para atividades que exijam esforço cognitivo e prejuízos de aprendizagem, pois tais aspectos podem estar associados à conduta opositora, relacionada ao diagnóstico de TOD, à dificuldade de compreensão, que pode ser uma manifestação de deficiência intelectual, ou a transtornos específicos de aprendizagem da leitura e escrita[25,69].

EXAMES COMPLEMENTARES

A entrevista clínica detalhada com os pais permite a avaliação minuciosa de cada sintoma, com a descrição dos comportamentos, entendimento da história do desenvolvimento da criança, adaptação à escola, relacionamentos com os pares e familiares, condições médicas associadas e investigação de outros transtornos mentais que podem explicar os sintomas ou coexistir com o TDAH. Escalas e inventários de sintomas (preenchidos por pais e professores) não são fundamentais para o diagnóstico, mas podem ser úteis para a avaliação como ferramentas de auxílio ao diagnóstico e como forma de análise objetiva da evolução dos sintomas com o tratamento.

Nos casos em que há dúvidas sobre o comprometimento intelectual da criança ou do adolescente, suspeita de transtornos de aprendizagem associados ou identificação de prejuízos graves nos domínios cognitivos, testes neuropsicológicos, avaliação fonoaudiológica e psicopedagógica podem ser necessários[69]. A avaliação do potencial e do desempenho cognitivo por meio de instrumentos psicométricos validados, como a Escala de Avaliação da Inteligência de Wechsler (com diferentes versões, dependendo da idade do indivíduo), é importante para o processo diagnóstico e o plano de tratamento. Além disso, desempenhos em determinados subtestes podem fornecer dados objetivos sobre a capacidade atencional e distratibilidade, corroborando a impressão clínica.

A avaliação neurológica é relevante quando há suspeita de patologias neurológicas subjacentes, que possam mimetizar o TDAH ou que ocorram em comorbidade, como a epilepsia, podendo fornecer dados que corroboram o diagnóstico. Não há evidências de que eletroencefalograma e exames de neuroimagem, como tomografia computadorizada, RM, tomografia computadorizada por emissão de fóton único (SPECT) e PET apresentem propriedades diagnósticas que justifiquem a sua incorporação à avaliação clínica de rotina[69].

TRATAMENTO

O tratamento do TDAH requer uma abordagem que contemple, além dos sintomas centrais incluídos nos critérios diagnósticos, os diferentes domínios do desenvolvimento e funcionamento acometidos (Figura 1). Portanto, o tratamento deve ser multimodal, ou seja, integrar psicoeducação a respeito da doença com a família e a escola, suporte acadêmico, intervenções psicoterápicas, treinamento de habilidades parentais e farmacoterapia, com um olhar individualizado para cada indivíduo, família e contexto social em que o paciente esteja inserido[18,81]. O tratamento do TDAH em crianças e adolescentes será apresentado em maior profundidade no capítulo "Tratamento do transtorno de déficit de atenção/hiperatividade na infância e adolescência" no Volume 3 desta obra.

CONSIDERAÇÕES FINAIS

O TDAH é uma condição frequente e extensivamente estudada, com evidências consistentes e de alta qualidade que demonstram a sua validade e morbidade associadas. Cabe observar que a falta de treinamento adequado de profissionais, estigma e concepções errôneas são barreiras importantes para o reconhecimento e tratamento dessa condição[17].

Vinheta clínica

Um menino de 7 anos de idade, natural e procedente de São Paulo, estudante do segundo ano do ensino fundamental, vive atualmente com a mãe, o padrasto e o meio-irmão mais novo. Os pais divorciaram-se quando ele tinha 2 anos de idade e, a partir de então, manteve pouco contato com o pai. Foi iniciado atendimento psiquiátrico por iniciativa da mãe, que buscou auxílio profissional principalmente pelas queixas da escola sobre o comportamento do filho.

Segundo o relato da mãe, o paciente já manifestava inquietude aos 2 anos, notando que ele era diferente das crianças da mesma idade por não conseguir ficar parado por muito tempo. Nessa época, quando passou a frequentar a creche, as cuida-

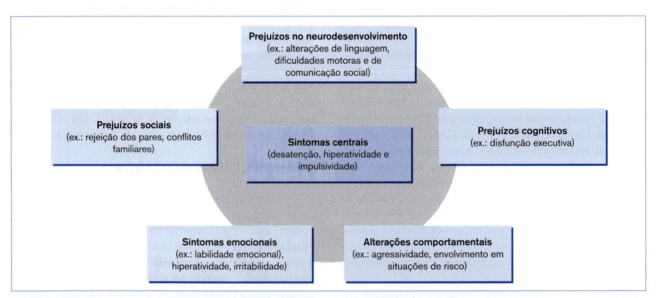

Figura 1 Diferentes domínios que podem ser afetados no TDAH, além dos sintomas centrais, e que também necessitam de intervenção.
Fonte: adaptada de Taphar et al., 2017[81].

doras queixavam-se de que o paciente se apresentava sempre muito agitado e não conseguia se envolver calmamente nas brincadeiras. Além disso, ficava muito nervoso e gritava ao ser contrariado. Tal comportamento se repetia em casa. A mãe passou a perceber alguns sintomas de desatenção a partir dos 3 anos de idade. Observava que o filho estava sempre distraído e perdia os brinquedos com frequência. Passou a notar também um comportamento impulsivo nas brincadeiras, nas quais ele parecia não conseguir avaliar os riscos, machucando-se em diversas situações. No início do período escolar, aos 4 anos de idade, as professoras relataram que o paciente não acompanhava o ritmo de aprendizagem dos demais alunos, pois não conseguia se concentrar e terminar as atividades propostas em sala, além de manifestar baixa perseverança em aprender. Manifestava comportamento cada vez mais hiperativo, não conseguindo ficar parado nem para sentar-se à mesa nas refeições. Houve também aumento na frequência das birras. Muitas vezes o paciente gritava e jogava-se no chão ao ter de realizar atividades básicas diárias, como tomar banho e escovar os dentes. Aos 5 anos, as professoras da escola queixavam-se de que o paciente frequentemente se recusava a obedecer a regras e não aceitava os limites que lhe eram impostos. A dificuldade de se relacionar com as crianças de sua idade tornou-se notória. O paciente não era cooperativo nas brincadeiras, apresentando-se sempre muito agitado, com uma hiper-reatividade emocional que o levava a comportamentos disfuncionais inclusive com os pares. Foi nesse período que a mãe foi orientada a procurar o atendimento médico.

Em relação aos antecedentes gestacionais, a mãe relata que a gravidez não foi planejada, contudo bem recebida. Fez uso de tabaco até o quarto mês de gestação e informa que passou por alguns momentos de estresse, pois, na época, estava em processo de divórcio do pai da criança. O paciente nasceu prematuro, por meio de parto cesárea, após identificação de sofrimento fetal agudo. Nasceu com baixo peso e necessitou de internação em unidade de terapia intensiva durante 15 dias, para monitoramento e recuperação nutricional. Não houve outras intercorrências no parto e puerpério, e o desenvolvimento neuropsicomotor ocorreu dentro do esperado. O paciente não apresenta comorbidades clínicas que justifiquem os sintomas apresentados.

Na avaliação psiquiátrica, identificou-se o diagnóstico de TDAH, associado a TOD comórbido. Realizou-se, inicialmente, abordagem psicoeducativa, com orientações à mãe e professoras para o entendimento das psicopatologias e envolvê-las no processo terapêutico. Iniciou-se tratamento farmacológico com metilfenidato, associado à psicoterapia comportamental com foco em orientação parental e individual voltada à autorregulação. Há encontros periódicos com a escola para orientação do manejo e contato semanal entre família e escola. Além disso, há atendimento psicopedagógico combinado, com adaptações escolares em termos de tempo de espera e duração de atividades, possibilidade de levantar-se periodicamente, envolvimento do paciente nas rotinas da sala de aula auxiliando a professora, entre outras.

Esse relato exemplifica um caso de TDAH moderado a grave, com irritabilidade e oposição proeminentes, prejuízo social, familiar e em termos de aprendizado, retratando a importância do diagnóstico e tratamento especializado que contemple todos os domínios afetados. Desde o início da intervenção, o paciente tem apresentado melhora progressiva do comportamento, desempenho acadêmico e relacionamentos interpessoais. O relato da escola é que ele passou a ser uma criança tranquila, obediente, com respeito aos colegas e professores, e interesse em participar das atividades propostas.

Para aprofundamento

- Faraone SV, Asherson P, Banaschewski T, Biederman J, Buitelaar JK, Ramos-Quiroga JA, et al. Attention-deficit/hyperactivity Disorder. Nat Rev Dis Primers. 2015;1:15020.
  - ⇨ Artigo de revisão que reúne informações científicas sobre mecanismos fisiopatológicos e características gerais do TDAH, apresentando os principais achados de forma ilustrativa.
- Posner J, Polanczyk GV, Sonuga-Barke E. Attention-deficit hyperactivity disorder. Lancet. 2020;395(10222):450-62.
  - ⇨ Artigo de revisão, publicado recentemente no *The Lancet*, que aborda aspectos gerais do TDAH, incluindo epidemiologia, fisiopatologia, tratamento e desafios encontrados no cenário clínico e científico.
- Rohde LA, Buitelaar JK, Gerlach M, Faraone SV, editores. Guia para compreensão e manejo do TDAH da World Federation of ADHD. Porto Alegre: Artmed; 2019.
  - ⇨ Livro com informações atualizadas sobre o TDAH, voltado para profissionais de saúde, escrito por alguns dos principais pesquisadores mundiais envolvidos nesse campo de estudo.

REFERÊNCIAS BIBLIOGRÁFICAS

1. Palmer ED, Finger S. An Early description of ADHD (inattentive subtype): Dr Alexander Crichton and 'mental restlessness' (1798). Child Psychology and Psychiatry Review. 2001;6(2):66-73.
2. Sharkey L, Fritzgerald M. The History of attention deficit hyperactivity disorder. In: Fitzgerald M, Bellgrove M, Gill M, editores. Handbook of attention deficit hyperactivity disorder. 1. ed. West Sussex: John Wiley & Sons; 2007.
3. Hohman LB. Post-encephalitic behavior disorder in children. Johns Hopkins Hosp Bull. 1922;33:89-97.
4. Kahn E, Cohen L. Organic drivenness: a brain stem syndrome and experience. N Engl J Med. 1934;210:748-56.
5. Bradley C. The behavior of children receiving benzedrine. Am J Psychiatry. 1937;94:577-88.
6. Still G. Some abnormal psychical conditions in children. Lancet. 1902;1008-12.
7. Clements SD, Peters JE. Minimal brain dysfunctions in the school-age child. Diagnosis and treatment. Arch Gen Psychiatry. 1962;6:185-97.
8. World Health Organization. Manual of the international statistical classification of diseases, injuries, and causes of death. v. 1. Genebra: World Health Organization; 1977.
9. World Health Organization. The ICD-10 Classification of Mental and Behavioral Disorders: Diagnostic Criteria for Research. Genebra: World Health Organization; 1993.

10. American Psychiatric Association. Diagnostic and statistical manual of mental disorders, 2. ed. Washington: American Psychiatric Press; 1968.
11. American Psychiatric Association. Diagnostic and statistical manual of mental disorders, 3. ed. Washington: American Psychiatric Press. 1980.
12. American Psychiatric Association. Diagnostic and statistical manual of mental disorders, 3. ed rev. Washington: American Psychiatric Press; 1987.
13. American Psychiatric Association. Diagnostic and statistical manual of mental disorders, 4. ed. Washington: American Psychiatric Association; 1994.
14. American Psychiatric Association. Diagnostic and statistical manual of mental disorders, 5. ed. (DSM-5). Arlington: American Psychiatric Association; 2013.
15. Biederman J, Faraone SV. Attention-deficit hyperactivity disorder. Lancet. 2005;366(9481):237-48.
16. Cortese S, Coghill D. Twenty years of research on attention-deficit/hyperactivity disorder (ADHD): looking back, looking forward. Evid Based Ment Health. 2018;21(4):173-6.
17. Polanczyk GV, Casella EB, Miguel EC, Reed UC. Attention deficit disorder/hyperactivity: a scientific overview. Clinics (Sao Paulo). 2012;67(10):1125-6.
18. Posner J, Polanczyk GV, Sonuga-Barke E. Attention-deficit hyperactivity disorder. Lancet. 2020;395(10222):450-62.
19. Polanczyk GV, Willcutt EG, Salum GA, Kieling C, Rohde LA. ADHD prevalence estimates across three decades: an updated systematic review and meta-regression analysis. Int J Epidemiol. 2014;43(2):434-42.
20. **Polanczyk G, de Lima MS, Horta BL, Biederman J, Rohde LA. The worldwide prevalence of ADHD: a systematic review and metaregression analysis. Am J Psychiatry. 2007;164(6):942-8.**
    ⇨ **Estudo que identificou a prevalência mundial do TDAH, esclarecendo sobre a grande variabilidade das estimativas no âmbito global.**
21. Dalsgaard S, Østergaard SD, Leckman JF, Mortensen PB, Pedersen MG. Mortality in children, adolescents, and adults with attention deficit hyperactivity disorder: a nationwide cohort study. Lancet. 2015;385(9983):2190-6.
22. Erskine HE, Ferrari AJ, Polanczyk GV, Moffitt TE, Murray CJL, Vos T, et al. The global burden of conduct disorder and attention-deficit/hyperactivity disorder in 2010. J Child Psychol Psychiatry. 2014;55(4):328-36.
23. Thapar A. Discoveries on the Genetics of ADHD in the 21st Century: New Findings and Their Implications. Am J Psychiatry. 2018;175(10):943-50.
24. Sayal K, Prasad V, Daley D, Ford T, Coghill D. ADHD in children and young people: prevalence, care pathways, and service provision. Lancet Psychiatry. 2018;5(2):175-86.
25. Franke B, Michelini G, Asherson P, Banaschewski T, Bilbow A, Buitelaar JK, et al. Live fast, die young? A review on the developmental trajectories. Eur Neuropsychopharmacol. 2018;28(10):1059-88.
26. Nussbaum NL. ADHD and female specific concerns: a review of the literature and clinical implications. J Atten Disord. 2012;16(2):87-100.
27. Russell AE, Ford T, Williams R, Russell G. The association between socioeconomic disadvantage and attention deficit/hyperactivity disorder (ADHD): a systematic review. Child Psychiatry Hum Dev. 2016;47(3):440-58.
28. Larsson H, Sariaslan A, Långström N, D'Onofrio B, Lichtenstein P. Family income in early childhood and subsequent attention deficit/hyperactivity disorder: a quasi-experimental study. J Child Psychol Psychiatry. 2014;55(5):428-35.
29. Russell G, Ford T, Rosenberg R, Kelly S. The association of attention deficit hyperactivity disorder with socioeconomic disadvantage: alternative explanations and evidence. J Child Psychol Psychiatry. 2014;55(5):436-45.
30. Rowland AS, Skipper BJ, Rabiner DL, Qeadan F, Campbell RA, Naftel AJ, et al. Attention-deficit/hyperactivity disorder (ADHD): interaction between socioeconomic status and parental history of ADHD determines prevalence. J Child Psychol Psychiatry. 2018;59(3):213-22.
31. Miller LL, Gustafsson HC, Tipsord J, Song M, Nousen E, Dieckmann N, et al. Is the association of ADHD with socio-economic disadvantage explained by child comorbid externalizing problems or parent ADHD?. J Abnorm Child Psychol. 2018;46(5):951-63.

32. Wright N, Moldavsky M, Schneider J, Chakrabarti I, Coates J, Daley D, et al. Practitioner review: pathways to care for ADHD - a systematic review of barriers and facilitators. J Child Psychol Psychiatry. 2015;56(6):598-617.
33. Faraone SV, Asherson P, Banaschewski T, Biederman J, Buitelaar JK, Ramos-Quiroga JA, et al. Attention-deficit/hyperactivity disorder. Nat Rev Dis Primers. 2015;1:15020.
34. Faraone SV, Cruz LP, de la Peña Olvera FR. Understanding the essentials of the etiology of ADHD. In: Rohde LA, Buitelaar JK, Gerlach M, Faraone SV, editores. The world federation of ADHD guide. Porto Alegre: Artmed; 2019. p. 1-16.
35. Faraone SV, Perlis RH, Doyle AE, Smoller JW, Goralnick JJ, Holmgren MA, et al. Molecular genetics of attention-deficit/hyperactivity disorder. Biol Psychiatry. 2005;57(11):1313-23.
36. Buitelaar JK, van der Meer D, Richards J. Understanding the essentials of the ADHD neurobiology. In: Rohde LA, Buitelaar JK, Gerlach M, Faraone SV, editores. The world federation of ADHD guide. Porto Alegre: Artmed; 2019.
37. Gizer IR, Ficks C, Waldman ID. Candidate gene studies of ADHD: a meta-analytic review. Hum Genet. 2009;126(1):51-90.
38. 38. Mick E, Faraone SV. Genetics of attention deficit hyperactivity disorder. Child Adolesc Psychiatr Clin N Am. 2008;17(2):261-84, vii-viii.
39. Faraone SV, Larsson H. Genetics of attention deficit hyperactivity disorder. Mol Psychiatry. 2019;24(4):562-75.
40. **Demontis D, Walters RK, Martin J, Mattheisen M, Als TD, Agerbo E, et al. Discovery of the first genome-wide significant risk loci for attention deficit/hyperactivity disorder. Nat Genet. 2019;51(1):63-75.**
    ⇨ **Maior estudo genético sobre o TDAH realizado até os dias atuais. Permitiu avanços importantes nesse campo de pesquisa.**
41. Harich B, van der Voet M, Klein M, Čížek P, Fenckova M, Schenck A, et al. From rare copy number variants to biological processes in ADHD. Am J Psychiatry. 2020;177(9):855-66.
42. **Sciberras E, Mulraney M, Silva D, Coghill D. Prenatal Risk Factors and the Etiology of ADHD-Review of Existing Evidence. Curr Psychiatry Rep. 2017;19(1):1.**
    ⇨ **Artigo de revisão sobre alguns dos fatores de risco associados ao TDAH, mostrando evidências de quais podem ser consistentemente relacionados ao transtorno.**
43. Humphreys KL, Gleason MM, Drury SS, Miron D, Nelson CA, Fox NA, et al. Effects of institutional rearing and foster care on psychopathology at age 12 years in Romania: follow-up of an open, randomised controlled trial. Lancet Psychiatry. 2015;2(7):625-34.
44. Golm D, Sarkar S, Mackes NK, Fairchild G, Mehta MA, Rutter M, et al. The impact of childhood deprivation on adult neuropsychological functioning is associated with ADHD symptom persistence. Psychol Med. 2020;1-10.
45. Thapar A, Cooper M. Attention deficit hyperactivity disorder. Lancet. 2016;387(10024):1240-50.
46. Willcutt EG, Doyle AE, Nigg JT, Faraone SV, Pennington BF. Validity of the executive function theory of attention-deficit/hyperactivity disorder: a meta-analytic review. Biol Psychiatry. 2005;57(11):1336-46.
47. Lipszyc J, Schachar R. Inhibitory control and psychopathology: a meta-analysis of studies using the stop signal task. J Int Neuropsychol Soc. 2010;16(6):1064-76.
48. Castellanos FX, Tannock R. Neuroscience of attention-deficit/hyperactivity disorder: the search for endophenotypes. Nat Rev Neurosci. 2002;3(8):617-28.
49. Hinshaw SP. Attention deficit hyperactivity disorder (ADHD): controversy, developmental mechanisms, and multiple levels of analysis. Annu Rev Clin Psychol. 2018;14:291-316.
50. Sonuga-Barke EJS, Sergeant JA, Nigg J, Willcutt E. Executive dysfunction and delay aversion in attention deficit hyperactivity disorder: nosologic and diagnostic implications. Child Adolesc Psychiatr Clin N Am. 2008;17(2):367-84.
51. Metin B, Roeyers H, Wiersema JR, van der Meere J, Sonuga-Barke E. A meta-analytic study of event rate effects on Go/No-Go performance in attention-deficit/hyperactivity disorder. Biol Psychiatry. 2012;72(12):990-6.

52. Kuntsi J, Wood AC, Van Der Meer J, Asherson P. Why cognitive performance in ADHD may not reveal true potential: findings from a large population-based sample. J Int Neuropsychol Soc. 2009;15(4):570-9.

53. Epstein JN, Langberg JM, Rosen PJ, Graham A, Narad ME, Antonini TN, et al. Evidence for higher reaction time variability for children with ADHD on a range of cognitive tasks including reward and event rate manipulations. Neuropsychology. 2011;25(4):427-41.

54. Bluschke A, Zink N, Mückschel M, Roessner V, Beste C. A novel approach to intra-individual performance variability in ADHD. Eur Child Adolesc Psychiatry. 2020.

55. Kuntsi J, Klein C. Intraindividual variability in ADHD and its implications for research of causal links. Curr Top Behav Neurosci. 2012;9:67-91.

56. Frazier TW, Demaree HA, Youngstrom EA. Meta-analysis of intellectual and neuropsychological test performance in attention-deficit/hyperactivity disorder. Neuropsychology. 2004;18(3):543-55.

57. Castellanos FX, Sonuga-Barke EJ, Milham MP, Tannock R. Characterizing cognition in ADHD: beyond executive dysfunction. Trends Cogn Sci. 2006;10(3):117-23.

58. Gallo EF, Posner J. Moving towards causality in attention-deficit hyperactivity disorder: overview of neural and genetic mechanisms. Lancet Psychiatry. 2016;3(6):555-67.

59. Polanczyk GV, Sawada JR, Andrade ER, Rohde LA. Transtorno de déficit de atenção/hiperatividade. In: Miguel EC, Gentil V, Gattaz WF, editores. Clínica psiquiátrica. v. 1. Barueri: Manole; 2011. p. 1113-32.

60. Castellanos FX, Lee PP, Sharp W, Jeffries NO, Greenstein DK, Clasen LS, et al. Developmental trajectories of brain volume abnormalities in children and adolescents with attention-deficit/hyperactivity disorder. JAMA. 2002;288(14):1740-8.

61. Hoogman M, Muetzel R, Guimaraes JP, Shumskaya E, Mennes M, Zwiers MP, et al. Brain Imaging of the cortex in ADHD: a coordinated analysis of large-scale clinical and population-based samples. Am J Psychiatry. 2019;176(7):531-42.

62. Wang Y, Zuo C, Xu Q, Hao L, Zhang Y. Attention-deficit/hyperactivity disorder is characterized by a delay in subcortical maturation. Prog Neuropsychopharmacol Biol Psychiatry. 2020.

63. **Shaw P, Eckstrand K, Sharp W, Blumenthal J, Lerch JP, Greenstein D, et al. Attention-deficit/hyperactivity disorder is characterized by a delay in cortical maturation. Proc Natl Acad Sci U S A. 2007; 104(49):19649-54.**
   ⇨ **Estudo com achados importantes para a compreensão de aspectos neurobiológicos do TDAH.**

64. Shaw P, Lerch J, Greenstein D, Sharp W, Clasen L, Evans A, et al. Longitudinal mapping of cortical thickness and clinical outcome in children and adolescents with attention-deficit/hyperactivity disorder. Arch Gen Psychiatry. 2006;63(5):540-9.

65. Sáenz AA, Villemonteix T, Massat I. Structural and functional neuroimaging in attention-deficit/hyperactivity disorder. Dev Med Child Neurol. 2019;61(4):399-405.

66. Sonuga-Barke EJS, Castellanos FX. Spontaneous attentional fluctuations in impaired states and pathological conditions: a neurobiological hypothesis. Neurosci Biobehav Rev. 2007;31(7):977-86.

67. Kieling R, Rohde LA. ADHD in children and adults: diagnosis and prognosis. Curr Top Behav Neurosci. 2012;9:1-16.

68. Steward KA, Tan A, Delgaty L, Gonzales MM, Bunner M. Self-awareness of executive functioning deficits in adolescents with ADHD. J Atten Disord. 2017;21(4):316-22.

69. Rohde LA, Coghill D, Asherson P, Banaschewski T. ADHD assessment across the life span. In: Rohde LA, Buitelaar JK, Gerlach M, Faraone SV, editores. The world federation of ADHD guide. Porto Alegre: Artmed; 2019. p. 42-62.

70. Pliszka S. Practice parameter for the assessment and treatment of children and adolescents with attention-deficit/hyperactivity disorder. J Am Acad Child Adolesc Psychiatry. 2007;46(7):894-921.

71. Moffitt TE, Houts R, Asherson P, Belsky DW, Corcoran DL, et al. Is adult ADHD a childhood-onset neurodevelopmental disorder? Evidence from a four-decade longitudinal cohort study. Am J Psychiatry. 2015;172(10):967-77.

72. Caye A, Spadini AV, Karam RG, Grevet EH, Rovaris DL, Bau CHD, et al. Predictors of persistence of ADHD into adulthood: a systematic review of the literature and meta-analysis. Eur Child Adolesc Psychiatry. 2016;25(11):1151-9.

73. Caye A, Agnew-Blais J, Arseneault L, Gonçalves H, Kieling C, Langley K, et al. A risk calculator to predict adult attention-deficit/hyperactivity disorder: generation and external validation in three birth cohorts and one clinical sample. Epidemiol Psychiatr Sci. 2019;29:e37.

74. Reale L, Bartoli B, Cartabia M, Zanetti M, Costantino MA, Canevini MP, et al. Comorbidity prevalence and treatment outcome in children and adolescents with ADHD. Eur Child Adolesc Psychiatry. 2017;26(12):1443-57.

75. Thapar A, van den Bree M, Fowler T, Langley K, Whittinger N. Predictors of antisocial behaviour in children with attention deficit hyperactivity disorder. Eur Child Adolesc Psychiatry. 2006;15(2):118-25.

76. Szobot CM, Bukstein O. Attention deficit hyperactivity disorder and substance use disorders. Child Adolesc Psychiatr Clin N Am. 2008;17(2):309-23, viii.

77. Melegari MG, Bruni O, Sacco R, Barni D, Sette S, Donfrancesco R. Comorbidity of Attention Deficit Hyperactivity Disorder and Generalized Anxiety Disorder in children and adolescents. Psychiatry Res. 2018;270:780-5.

78. Galanter CA, Leibenluft E. Frontiers between attention deficit hyperactivity disorder and bipolar disorder. Child Adolesc Psychiatr Clin N Am. 2008;17(2):325-46, viii-ix.

79. Faraone SV, Ghirardi L, Kuja-Halkola R, Lichtenstein P, Larsson H. The familial co-aggregation of attention-deficit/hyperactivity disorder and intellectual disability: a register-based family study. J Am Acad Child Adolesc Psychiatry. 2017;56(2):167-74.

80. Ghirardi L, Brikell I, Kuja-Halkola R, Freitag CM, Franke B, Asherson P, el al. The familial co-aggregation of asd and adhd: a register-based cohort study. Mol Psychiatry. 2018;23(2):257-62.

81. **Thapar A, Cooper M, Rutter M. Neurodevelopmental disorders. Lancet Psychiatry. 2017;4(4):339-46.**
   ⇨ **Este artigo apresenta aspectos relevantes a serem considerados nos transtornos de neurodesenvolvimento, com uma visão crítica de práticas clínicas e no campo de pesquisas científicas sobre o tema.**

8
Tiques e síndrome de Tourette

Maria Alice de Mathis
Maria Conceição do Rosário
Maria Paula Maziero

Sonia Borcato
Marcelo Queiroz Hoexter
Ana Gabriela Hounie

Sumário

Introdução
Epidemiologia
Quadro clínico
    Tiques
    Síndrome de Tourette
Comorbidades
    Transtornos do espectro obsessivo-compulsivo
    Transtorno do déficit de atenção e hiperatividade
    Transtornos de ansiedade
    Transtornos do humor
    Transtornos do espectro autista
Diagnóstico
Diagnóstico diferencial
Etiopatogenia
    Fatores genéticos
    Fatores neurobiológicos
    Fatores infecciosos e imunológicos
Tratamento
Considerações finais
Vinheta clínica
Referências bibliográficas

Pontos-chave

- Conhecer o padrão de acometimento da síndrome de Tourette (ST) e dos transtornos de tiques (TT) nas diversas populações.
- Distinguir as principais hipóteses etiopatogênicas para a ST e TT.
- Reconhecer o quadro clínico de ST e TT e distingui-los de suas principais comorbidades.
- Conhecer os principais tratamentos atualmente disponíveis.

INTRODUÇÃO

A síndrome de Gilles de la Tourette, ou síndrome de Tourette (ST), foi descrita em 1885 pelo médico francês Georges Gilles de la Tourette em uma publicação científica. Nesse artigo, foram apresentados nove pacientes com tiques motores associados a vocalizações involuntárias, algumas delas com expressões obscenas (coprolalia)[1]. Gilles de la Tourette relatou que os sintomas apresentavam curso crônico, com intensidade que variava ao longo do tempo e eram resistentes às intervenções terapêuticas[2].

A ST tem início na infância e a gravidade dos tiques pode variar desde muito leves até gravíssimos. Na maioria dos casos, os tiques causam impacto no funcionamento social, acadêmico e familiar, não apenas pelos tiques, mas também pelas altas taxas de comorbidade com outros transtornos psiquiátricos[3].

Desde sua primeira descrição, várias teorias foram desenvolvidas para tentar explicar a etiologia dos tiques. Por exemplo, até a metade do século XX, a teoria psicanalítica era a mais aceita como modelo etiológico. Postulava-se que os tiques fossem uma síndrome resultante de excitação psíquica mal canalizada, como uma variante de histeria[4]. Entretanto, após a descrição do êxito terapêutico do haloperidol em um grupo de pacientes com tiques refratários aos tratamentos psicológicos, a hipótese etiológica mais aceita foi a de que os sintomas seriam causados por uma desorganização funcional neuroquímica com regularização após administração de haloperidol[5,6].

Nas décadas de 1980 e 1990, vários estudos tentaram identificar fatores genéticos como causa da ST. No início dos estudos de famílias com ST, levantou-se a hipótese de que apenas um gene poderia causar a ST[7,8], mas atualmente considera-se que o modelo mais adequado é o multifatorial, ou seja, poligênico em combinação com fatores ambientais[3]. O objetivo deste capítulo é apresentar as principais características clínicas e neurobiológicas da ST e seu tratamento.

EPIDEMIOLOGIA

Na infância, estudos relataram altas taxas de prevalência de tiques simples e transitórios, afetando cerca de 6 a 12% das crianças em idade escolar, e alguns estudos chegam a apresentar 24% de prevalência[9]. Para a ST, duas metanálises relataram prevalência de 0,52 a 0,77% em crianças, e essa taxa aumentou para 1,06% quando apenas meninos foram incluídos[10,11]. A ST tem seu pico de incidência entre 4 e 10 anos, sendo mais frequente no sexo masculino. A remissão completa e espontânea dos tiques ao longo da vida adulta pode ocorrer em até 30% dos casos[12]. Um estudo populacional recente relatou que pacientes com tiques crônicos ou ST têm taxas de mortalidade mais altas que a população geral, independentemente da presença de comorbidades[13].

QUADRO CLÍNICO

Tiques

Os tiques são contrações bruscas e involuntárias que podem resultar em movimentos (tiques motores) ou na produção de sons e palavras (tiques vocais)[14]. Os tiques, em geral, não diferem de movimentos, sons ou palavras normais, exceto por sua frequência, intensidade e pelo caráter involuntário ou semivoluntário. Esses movimentos podem envolver desde ações simples até um padrão complexo e coordenado de movimentos[3].

Por definição, os tiques podem ser simples (p. ex., piscar um dos olhos, levantar os ombros, chutar, fazer caretas, tossir, pigarrear, fungar etc.) ou complexos (p. ex., dar uma volta completa no próprio eixo, agachar e levantar, emitir palavras, repetir a última palavra ou frase etc.). Os tiques podem apresentar diferentes graus de intensidade, variando de quase imperceptíveis até tão intensos que podem machucar a própria pessoa e/ou causar lesões em músculos ou outras partes do corpo[15].

Os tiques ocorrem de forma repetitiva, porém não ritmada e, apesar do caráter involuntário, podem ser controlados com esforço por algum tempo, mas não abolidos nem controlados permanentemente[16]. Eles ocorrem de forma intermitente e frequentemente em "surtos" (ocorrência de vários tiques em um curto espaço de tempo). Os tiques surgem precocemente, às vezes antes dos 4 anos, e o período de maior gravidade frequentemente ocorre entre os 10 e 12 anos. Após a puberdade, os tiques tendem a diminuir de intensidade e frequência e podem até desaparecer sem qualquer necessidade de intervenção. Durante a evolução do quadro, ocorrem períodos de melhora e de piora sem qualquer desencadeante observável. Também não é infrequente que ocorram períodos de dias a meses sem qualquer tique aparente. Pacientes com tiques frequentemente descrevem que os tiques são precedidos e/ou acompanhados por sensações desconfortáveis que antecedem a realização dos tiques e que são aliviadas com a realização destes. Essas sensações já foram classificadas de diversas formas por diferentes autores e podem ser chamadas de fenômenos sensoriais[17].

O caráter intermitente e a ocorrência em "surtos" são elementos que ajudam a diferenciar os tiques de outros transtornos do movimento. Do mesmo modo, a presença de história familiar positiva para tiques e/ou transtorno obsessivo-compulsivo (TOC) corrobora esse diagnóstico.

Síndrome de Tourette

A ST é caracterizada pela presença de múltiplos tiques motores e de ao menos um tique vocal – o qual não precisa ocorrer concomitantemente com os demais tiques[18]. Os sintomas podem flutuar, mas eventualmente se tornam persistentes por pelo menos um ano com intervalos de remissão inferiores a três meses. Tipicamente, a ST se inicia com salvas intermitentes de tiques motores simples em olhos, face ou cabeça, e frequentemente avança para grupos musculares dos ombros, tronco e extremidades. Apesar de o curso não ser previsível, alguns pacientes apresentam progressão craniocaudal dos sintomas motores (cabeça-pescoço-ombros-tronco-membros). Na maioria dos casos, os tiques vocais se iniciam de 1 a 2 anos após os primeiros tiques motores, e na sua maioria são tiques simples como "pigarrear", "fungar" ou dar um grunhido.

Os tiques complexos podem se iniciar após alguns anos do surgimento dos primeiros sintomas. Embora sejam sintomas muito exuberantes, a palilalia, a ecolalia e a coprolalia estão presentes em menos de 30% dos pacientes com ST. Apesar de ocorrer em uma minoria dos pacientes com ST, é comum que a coprolalia seja veiculada pela mídia como uma das características centrais e necessárias para o diagnóstico dessa síndrome, o que geralmente assusta muito os pacientes e/ou seus familiares[19]. Em um pequeno número de casos, os tiques motores complexos podem se tornar autoagressivos: desde simples tapas no rosto até golpes na face, mordidas nos punhos e lesões oculares, com risco de perda da visão. Os critérios diagnósticos para a ST de acordo com o DSM-5[18] são os seguintes:

- Múltiplos tiques motores e um ou mais tiques vocais estiveram presentes em algum momento durante o quadro, embora não necessariamente ao mesmo tempo.
- Os tiques podem aumentar e diminuir em frequência, mas persistiram por mais de um ano desde o início do primeiro tique.
- O início ocorre antes dos 18 anos de idade.
- A perturbação não é atribuível aos efeitos fisiológicos de uma substância (p. ex., cocaína) ou a outra condição médica (p. ex., doença de Huntington, encefalite pós-viral).

A frequência dos sintomas demonstra grande variabilidade entre os pacientes. Eles podem ocorrer somente algumas vezes por semana ou podem se manifestar até cem vezes em um único minuto. Na ST, os sintomas tendem a ocorrer em salvas. Além disso, a intensidade dos tiques também varia muito, desde gestos não perceptíveis até comportamentos extravagantes que produzem receio por parte de outros e exaustão física do paciente. A gravidade dos sintomas pode ser influenciada por fatores ambientais. Por exemplo, os tiques podem ser precipitados ou exacerbados por discussões, provas escolares ou exposições públicas. Outras condições que despertam ou pioram os sintomas são episódios de febre ou doenças infecciosas.

COMORBIDADES

Até 90% dos pacientes com ST apresentam comorbidade com transtorno de déficit de atenção/hiperatividade (TDAH), transtorno obsessivo-compulsivo (TOC) e/ou depressão maior. As comorbidades podem ser prioritárias em relação ao tratamento e atuam como moderadores de resposta ao tratamento específico dos tiques. A relação entre o TOC e os tiques é marcada por co-ocorrência familiar dos dois transtornos e pela díade de início precoce do TOC. No *Manual diagnóstico e estatístico de transtornos mentais* – 5ª edição (DSM-5)[18], o TOC associado a tiques é um dos especificadores do TOC. A idade de maior risco para o aparecimento dos transtornos psiquiátricos comórbidos nos pacientes com ST é entre 4 e 10 anos, com exceção dos transtornos alimentares e de abuso de substâncias, iniciados na adolescência[20]. Além disso, alterações no sono também foram relatadas, como dificuldade de iniciar o sono e aumento da atividade motora durante esse período[21].

Transtornos do espectro obsessivo-compulsivo

Atualmente, o transtorno de tiques crônicos (TTC) e a ST são considerados parte dos transtornos do espectro obsessivo-compulsivo (TEOC), junto com o TOC, a tricotilomania e o transtorno dismórfico corporal. Vários estudos identificaram que os TEOC compartilham características genéticas, neurobiológicas, clínicas e de resposta a tratamento entre eles[22,23]. Estudos mostraram que até 40% dos pacientes com ST desenvolvem TOC[24]. Além disso, a prevalência de TOC nos familiares de pacientes com ST também é aumentada em relação à população controle. O TOC relacionado a tiques vem sendo proposto como um subtipo do TOC[25] com características específicas, como: idade de início mais precoce; incidência maior no sexo masculino; frequência aumentada dos fenômenos sensoriais precedendo as compulsões; maior presença de rituais *tic-like*, como "bater", "tocar" ou friccionar. O TOC e a ST/TTC também compartilham achados em neuroimagem e endofenótipos neuropsicológicos, como mencionado anteriormente. Os sintomas relacionados às dimensões de simetria e exatidão, impulsos agressivos e medo do dano foram mais frequentes em pacientes com ST+TOC. A presença da dimensão de simetria e exatidão também foi associada ao aumento da gravidade dos tiques[26].

Transtorno do déficit de atenção e hiperatividade

Apesar de a relação genética entre a ST e o TDAH ser mais controversa do que no TOC[27], estudos evidenciam que 50 a 90% dos pacientes com ST também apresentam diagnóstico de TDAH.

Quando o TDAH está presente em crianças com tiques, o TDAH pode causar maior prejuízo no desempenho acadêmico e nas relações sociais do que os próprios tiques[26,28]. Habitualmente os sintomas do TDAH persistem na vida adulta, ao contrário da tendência dos tiques em diminuir sua intensidade e frequência.

Transtornos de ansiedade

Pacientes com ST apresentam maior frequência de sintomas ansiosos do que a população geral. Estudos epidemiológicos relataram prevalência aumentada de fobia simples, fobia social, agorafobia e transtorno de ansiedade de separação em pacientes portadores de ST[29]. Em um estudo mais recente realizado na população canadense, pacientes com ST apresentaram maiores prevalências de transtornos de ansiedade (p. ex., fobia e transtorno do pânico), TOC, transtornos do humor (p. ex., depressão, transtorno bipolar ou distimia) do que na população geral.

Transtornos do humor

Os transtornos de humor também são mais prevalentes em pacientes com ST. Estudos demonstraram variação entre 13 a 76% para a incidência de distimia e transtorno depressivo maior em pacientes com ST[30]. A depressão nos pacientes com ST está fortemente correlacionada com a gravidade dos tiques, coexistência de ansiedade, transtorno de conduta e problemas de comportamento[31].

Transtornos do espectro autista

Alguns estudos relataram taxas mais altas de transtornos do espectro autista (TEA) entre crianças com ST[32], apesar de alguns autores entenderem que essas taxas aumentadas seriam consequência da dificuldade em discriminar tiques complexos e sintomas de TOC dos sintomas de TEA[33]. Entretanto, alguns autores têm sugerido que a ST e o TEA podem compartilhar traços genéticos comuns ou comprometimento de áreas cerebrais semelhantes[34]. Por exemplo, postulou-se que pacientes com ST e transtorno de Asperger teriam uma disfunção nos interneurônios dos circuitos córtico-estriatais, e que o tônus gabaérgico reduzido em ambos os transtornos poderia gerar um desequilíbrio que provocaria os principais comportamentos dos dois quadros[35].

DIAGNÓSTICO

O diagnóstico é clínico. Não há testes laboratoriais que confirmem a ST, nem o risco de seu surgimento. Contudo, os exames podem servir para excluir diagnósticos diferenciais. Recomenda-se o uso de escalas para graduar a gravidade dos sintomas e acompanhar seu curso ao longo do tempo. Uma das mais usadas é a Yale Global Tic Severity Scale (YGTSS).

Ao considerar a hipótese de ST, deve-se diferenciar seu quadro clínico do transtorno de tiques transitórios e do transtorno de tiques motor ou vocal crônico. No primeiro caso, os sintomas ocorrem por mais do que 4 semanas, mas por menos de 12 meses consecutivos, sendo os episódios únicos ou recorrentes. No segundo, os sintomas têm duração maior que 12 meses e o paciente tem tiques motores ou vocais.

DIAGNÓSTICO DIFERENCIAL

Algumas condições médicas podem vir acompanhadas de movimentos anormais. É importante pesquisar outros sinais e sintomas neurológicos para descartar causas secundárias. Deve-se atentar para o subdiagnóstico ou a falsa interpretação de que os tiques se devem a fatores psicológicos[15]. Outras doenças mais raras, como doença de Huntington, doença de Wilson e síndrome de Lesch-Nyhan, podem se assemelhar à ST. No nosso meio, a coreia de Sydenham é bastante prevalente e precisa ser descartada. Outras causas precisam ser investigadas, tais como traumatismo craniano, esclerose múltipla e encefalite pósviral, entre tantas outras que podem cursar com movimentos anormais semelhantes a tiques.

Os tiques também devem ser diferenciados de outros movimentos vistos nos transtornos de movimentos estereotipados, nos TEA e na síndrome de Rett. Certos tiques motores ou vocais também devem ser diferenciados do comportamento desorganizado ou catatônico da esquizofrenia[4].

Na avaliação de movimentos anormais, é importante considerar:

- Acatisia (sensação de inquietação, efeito colateral de antipsicóticos).
- Balismo (movimentos amplos, intermitentes, com projeção para fora e para a frente, em geral unilaterais, que ocorrem em lesões subtalâmicas ou no estriado contralateral).
- Coreias (movimentos que se assemelham a uma dança, súbitos, não repetitivos, anárquicos, que podem ocorrer por processo infeccioso ou degenerativo).
- Distonias (movimentos de contração, sustentados ou intermitentes, repetitivos, progredindo para posturas anormais, sendo incluídas as distonias de torção como o torcicolo espasmódico e o blefaroespasmo).
- Mioclonias (contrações musculares súbitas, breves, restritas a grupos musculares ou porções, podendo haver deslocamento de um segmento corporal).
- Estereotipias (comportamentos voluntários, repetitivos, sem objetivo aparente, mais comuns em pacientes com déficit cognitivo, transtorno psicótico ou hiperatividade).
- Movimentos da síndrome das pernas inquietas.
- Sensação de inquietação (ocorre geralmente como efeito colateral dos neurolépticos, substâncias estas que podem induzir ou exacerbar os tiques: pemolina, anfetaminas, cocaína, heroína, metilfenidato, antipsicóticos, antidepressivos e anticonvulsivantes).
- Compulsões (atos ou rituais realizados em geral em resposta a um pensamento obsessivo, com o objetivo de prevenir algum dano[36].

Às vezes, torna-se difícil distinguir compulsões de tiques, pois os movimentos executados são uma resposta a uma obsessão ou a regras que devem ser rigidamente aplicadas. As compulsões são precedidas por preocupações persistentes, enquanto os tiques são precedidos por tensões físicas transitórias em uma determinada parte do corpo). Porém, é válido salientar que a associação das duas condições não é incomum, portanto, se existem sintomas de ambas as perturbações, os dois diagnósticos podem ser justificados caso o quadro clínico se encaixe nos critérios diagnósticos de cada uma delas. Os tiques funcionais, também chamados de tiques psicogênicos, tiques não orgânicos ou pseudotiques, fazem parte dos transtornos funcionais do movimento e são considerados raros. São de difícil diagnóstico, pois não há critérios diagnósticos específicos. Sua apresentação pode ser bastante parecida com a dos tiques orgânicos e, assim como outras alterações do movimento, podem coexistir com um transtorno de tique[37].

Essas co-ocorrências de sintomas podem levar à confusão diagnóstica[38]. Sendo assim, deve-se estar atento às peculiaridades do quadro clínico e evoluções particulares de cada doença e, ainda, ter conhecimento de que alguma delas podem ocorrer como comorbidades.

ETIOPATOGENIA

Atualmente acredita-se que a ST seja uma condição de causa multifatorial. Estudos recentes apontam a grande influência de fatores constitucionais e ambientais no seu desenvolvimento. A seguir, serão descritos os pontos mais relevantes em relação aos fatores genéticos, neurobiológicos e imunológicos observados em pacientes com ST.

Fatores genéticos

Estudos realizados com famílias e com gêmeos mostram que a ST é um transtorno altamente hereditário. Existem evidências obtidas por meio de estudos populacionais que demonstraram que a herdabilidade da ST chega a ser de 0,77. O risco de um indivíduo ter ST ou tique crônico quando este tem um irmão(ã) com ST é 15 vezes maior em comparação com a população geral[39]. Por outro lado, apesar de a ST ser um transtorno hereditário, não foram encontradas evidências do envolvimento de genes específicos (genes candidatos) com tamanho de efeito alto implicados em sua etiologia. Pelo contrário, a hipótese atual é que a ST seja um transtorno poligênico, com variabilidade fenotípica explicada pela combinação de variantes comuns, variantes raras (herdadas ou *de novo*) e fatores ambientais (como infecções, estresse materno e/ou tabagismo e uso de drogas ilícitas durante a gestação)[30].

As altas taxas de comorbidades psiquiátricas em pacientes com ST sugerem que exista uma sobreposição de suscetibilidade genética entre vários transtornos. Destaca-se um estudo em grande escala que incluiu vários transtornos neuropsiquiátricos e demonstrou que uma significativa proporção da herdabilidade poligênica associada à ST é compartilhada também com TOC, TDAH e cefaleia, mais especificamente enxaqueca[40].

Fatores neurobiológicos

Circuitos córtico-estriado-tálamo-corticais compostos por estruturas cerebrais do córtex frontal e regiões subcorticais (gânglios da base e tálamo) estão envolvidos na ST. Destes circuitos, três merecem destaque[30]: 1) circuito relacionado a comportamento de hábito composto por conexões entre córtex pré-motor e putâmen; 2) circuito relacionado ao comportamento dirigido a objetivos, composto por conexões do córtex pré-frontal ventromedial e núcleo caudado; e 3) circuito emocional límbico composto por conexões entre hipocampo, amígdala, córtex pré-frontal, cíngulo anterior e estriado ventral. A regulação de neurotransmissores cerebrais que regulam o funcionamento desses circuitos, incluindo serotonina, dopamina, glutamato e acetilcolina, podem estar alterados na ST. Por outro lado, não se tem evidência consistente de algum biomarcador específico para a ST.

Os estudos de neuroimagem na ST apresentam resultados diversos. Do ponto de vista estrutural, observa-se que pacientes com ST comparados a indivíduos com desenvolvimento típico demonstram menor espessura cortical de regiões frontais e sensório-motoras, assim como menor profundidade de sulcos cerebrais[41]. Além disso, menor volume do núcleo caudado em crianças com ST está associado com maior gravidade dos tiques na idade adulta. Os estudos de neuroimagem funcional mostram que pacientes com ST têm hiperfluxo cerebral em regiões do cíngulo anterior e núcleo caudado e diminuição do fluxo cerebral em regiões do córtex pré-frontal (dorsolateral), estriado e regiões temporais.

Fatores infecciosos e imunológicos

Indícios crescentes vinculam a interferência entre as vias neurais e imunes à patogênese da ST. Fatores pré-natais e perinatais podem aumentar a suscetibilidade genética, desencadeando a ativação da micróglia. A micróglia faz parte das células gliais da linhagem monocítica/macrofágica e que está envolvida na formação e eliminação de sinapses. Outros estressores subsequentes a essa fase (p. ex., estressores psicossociais ou infecções) podem ativar a micróglia, influenciando assim a plasticidade sináptica próxima ao início dos sintomas. O efeito dos estressores psicossociais na gravidade dos tiques torna-se mais forte quando uma infecção (como uma faringite estreptocócica do grupo A) co-ocorre com o aumento do estresse psicossocial. Essa influência imunológica pode ser sustentada por interações funcionais com circuitos córtico-estriado-tálamo-corticais, variando desde influências precoces na sinaptogênese e formação de circuitos até influências após o neurodesenvolvimento nesses mesmos circuitos[30]. Essa interação pode culminar em um círculo vicioso sustentado por respostas imunes hiperativas que interferem no funcionamento de circuitos cerebrais, gerando uma modulação comportamental[42].

Atualmente, compreende-se a ST como um conjunto de sintomas que surgem a partir de um modelo multifatorial entre suscetibilidades e estressores ambientais, e não como uma doença de causa única[12]. A estreita relação familiar, clínica e etiopatogê-

nica com o TOC e o TDAH possibilitaram avanço considerável nos tratamentos farmacológicos e não farmacológicos.

TRATAMENTO

Para realizar um planejamento terapêutico adequado e eficaz, é necessária uma avaliação detalhada e abrangente do paciente e de seus familiares. Essa avaliação deve conter avaliação da frequência e da gravidade dos tiques, detalhes sobre a evolução do quadro ao longo do tempo, a presença de possíveis comorbidades e o histórico de tratamentos anteriores. Além disso, é importante avaliar o impacto dos sintomas no funcionamento social, familiar, acadêmico e profissional do paciente, além de suas crenças e das crenças de sua família sobre a ST. O tratamento para tiques e ST deve ser individualizado, pois os tiques variam muito de paciente para paciente e no mesmo paciente ao longo do tempo de tratamento.

O planejamento terapêutico deve sempre envolver estratégias de psicoeducação para o paciente e seus familiares, como indicação de livros e *sites* confiáveis para leitura sobre a ST. As principais formas de tratamento dependem da intensidade dos tiques e do incômodo causado por eles. Para casos leves e moderados, o tratamento psicoterápico é indicado (especialmente a terapia cognitivo-comportamental, que utiliza a técnica de reversão de hábito – RH)[43]. O tratamento farmacológico deve ser considerado caso a psicoterapia não esteja disponível ou não tenha sido eficaz, caso os tiques sejam graves o suficiente para já se iniciar o tratamento farmacológico ou caso o paciente e/ou os familiares solicitem seu uso. Caso o paciente tenha comorbidades com outros transtornos, como ansiedade ou depressão, é importante avaliar se esses sintomas comórbidos necessitam ser tratados primeiro. As substâncias com excelente evidência de benefício para o tratamento dos tiques são os agonistas alfa-adrenérgicos (clonidina e guanfacina) e os neurolépticos (ou antipsicóticos) típicos e atípicos.

CONSIDERAÇÕES FINAIS

A ST é um transtorno relativamente raro em sua forma completa. Entretanto, os TT como um todo atingem um número considerável de indivíduos, principalmente na faixa pediátrica (infância e adolescência). Embora em muitos casos os sintomas sofram remissão espontânea, a ST e TT podem ter um curso crônico e grave. A ST e o TTC são hoje compreendidos como transtornos do espectro obsessivo-compulsivo, pois compartilham com o TOC diversas características clínicas, genéticas e etiopatológicas. Apesar dessas semelhanças, o DSM-5 coloca a ST no grupo de transtornos do neurodesenvolvimento, juntamente com os transtornos do espectro do autismo[18]. Como a prevalência de autismo tem aumentado grandemente na população mundial, é cada vez mais frequente nos depararmos com crianças que apresentam autismo e ST. Assim, é fundamental fazer o correto diagnóstico diferencial e implementar o tratamento adequado dos variados fenômenos que co-ocorrem nessa população, sejam tiques, sejam estereotipias ou compulsões.

Vinheta clínica

Antônio, 18 anos, cursando ensino superior. Filho mais velho de uma prole de três, mora com os pais e irmãos. Os pais procuraram tratamento aos 15 anos quando os tiques tiveram um comprometimento na vida escolar. Em entrevista clínica, relatam o início dos primeiros tiques aos 6 anos de idade. Na ocasião, Antônio apresentou piscar de olhos simples de intensidade leve, com duração de 6 meses. Como os tiques pararam espontaneamente, os pais não procuraram ajuda. Aos 12 anos, os tiques motores de piscar os olhos retornaram de uma forma mais complexa, envolvendo movimentos de levantar a testa. Apresentou também um tique envolvendo o levantar dos dois braços. Além disso, começou a apresentar tiques vocais, como tossir e pigarrear. Os tiques estavam trazendo prejuízos escolares e de autoestima, já que estava sofrendo *bullying* na escola. Nessa ocasião, procuraram tratamento com psiquiatra que orientou terapia cognitivo-comportamental e medicação. Feita a avaliação psiquiátrica, chegaram-se aos seguintes diagnósticos: síndrome de Tourette, transtorno de hiperatividade com déficit de atenção e transtorno de ansiedade generalizada.

Foi introduzido o seguinte esquema medicamentoso: aripiprazol 2,5 mg de manhã, a ser aumentado depois de duas semanas em caso de não resposta e clonidina 0,100 mg ao se deitar.

Na terapia cognitivo-comportamental, foi trabalhada a técnica de reversão de hábito para os tiques, com o objetivo de minimizar sua expressão. Para os tiques vocais, foi instruído que ele fizesse os sons "para dentro". A orientação para os tiques motores foi que Antônio fizesse movimentos contrários aos tiques (p. ex., em vez de levantar os braços, ele voluntariamente teria que colocá-los para baixo, forçando um movimento contrário).

Antônio encontra-se em tratamento medicamentoso e psicoterápico há 3 anos, e houve uma melhora de 60% de acordo com a escala YGTSS. Os tiques ainda estão presentes, mas de uma forma mais atenuada, que não incomoda mais o paciente, nem traz prejuízo a seu dia a dia. A recomendação é que a medicação seja reavaliada com objetivo de reduzir a dose, mantendo a terapia cognitivo-comportamental, que também se concentra em aspectos de ansiedade que o paciente apresenta.

REFERÊNCIAS BIBLIOGRÁFICAS

1. Tourette GG. Étude sur une affection nerveuse caractérisée par des incoordination motrice accompagnée d'écholalie et de coprolalie (jumping, latah, and myriachit). Arch Neurol. 1885;9:19-42,158-200.
2. Kushner HI. A cursing brain?: the histories of Tourette syndrome. Cambridge, Mass: Harvard University Press; 1999.
3. Singer HS. Tics and Tourette syndrome. Continuum (Minneap Minn). 2019; 25(4):936-58.
4. Hounie A, Petribú K. Síndrome de Tourette – revisão bibliográfica e relato de casos. Rev Bras Psiquiatr. 1999;21(1):50-63.
5. Chapel JL, Brown N, Jenkins RL. Tourette's disease: symptomatic relief with haloperidol. Am J Psychiatry. 1964;121:608-10.
6. Shapiro AK, Shapiro ES, Bruun RD, Bruun RD. Sweet RD. Gilles de la Tourette syndrome. New York: Raven Press; 1978. p. 1-9.
7. Pauls DL, Leckman JF. The inheritance of Gilles de la Tourette's syndrome and associated behaviors: evidence for autosomal dominant transmission. N Engl J Med. 1986;315:993-97.
8. Pauls DL, Hurst CR, Kruger SD, Leckman JF, Kidd KK, Cohen DJ. Gilles de la Tourette's syndrome and attention deficit disorder with hyperactivity. Evidence against a genetic relationship. Arch Gen Psychiatry. 1986;43:1177-9.
9. Kurlan R, McDermott MP, Deeley C, Como PG, Brower C, Eapen S, et al. Prevalence of tics in schoolchildren and association with placement in special education. Neurology. 2001. 57(8):1383-8.
10. Knight T, Steeves T, Day L, Lowerison M, Jette N, Pringsheim T. Prevalence of tic disorders: a systematic review and meta-analysis. Pediatr Neurol. 2012;47(2):77-90.
11. Scharf JM, Miller LL, Gauvin CA, Alabiso J, Mathews CA, Ben-Shlomo Y. Population prevalence of Tourette syndrome: a systematic review and meta-analysis. Mov Disord. 2015;30(2):221-8.
12. Leckman JF. Tourette's syndrome. Lancet. 2002;360(9345):1577-86.
13. Meier SM, Dalsgaard S, Mortensen PB, Leckman JF, Plessen KJ. Mortality risk in a nationwide cohort of individuals with tic disorders and with Tourette syndrome. Mov Disord. 2017;32(4):605-9.
14. Jankovic J. Tourette syndrome. Phenomenology and classification of tics. Neurol Clin. 1997;15(2):267-75.
15. Ganos C, Münchau A, Bhatia KP. The semiology of tics, Tourette's, and their associations. Mov Disord Clin Pract. 2014;1(3):145-53.
16. Rawji V, Modi S, Latorre A, Rocchi L, Hockey L, Bhatia K, et al. Impaired automatic but intact volitional inhibition in primary tic disorders. Brain. 2020:pii: awaa024.
17. Prado HS, Rosário-Campos MC, Lee J, Hounie AG. Sensory phenomena in obsessive-compulsive disorder and tic disorders: a review of the literature. CNS Spectrums. 2008;13(5):425-32.
18. **American Psychiatric Association. Manual diagnóstico e estatístico de transtornos mentais: DSM-5. 5. ed. Porto Alegre: Artmed; 2014.**
    ⇨ Manual internacional no qual constam os critérios atuais para os transtornos de tiques.
19. Staley D, Wand R, Shady G. Tourette disorder: a cross-cultural review. Compr Psychiatry. 1997;38(1):6-16.
20. Hirschtritt ME, Lee PC, Pauls DL, Dion Y, Grados MA, Illmann C, et al. Lifetime prevalence, age of risk, and etiology of comorbid psychiatric disorders in Tourette syndrome. JAMA Psychiatry. 2015;72(4):325-33.
21. Modafferi S, Stornelli M, Chiarotti F, Cardona F, Bruni O. Sleep, anxiety and psychiatric symptoms in children with Tourette syndrome and tic disorders. Eur J Paediatr Neurol. 2016;20(5):696-703.
22. Hounie AG, Alvarenga PG, Diniz JB, Miguel EC. 06 - Transtornos do espectro obsessivo-compulsivo. In: Alvarenga PG, Andrade AG, organizadores. Fundamentos em psiquiatria. Barueri: Manole; 2008, v. 1. p. 117-40.
23. Hollander E, Kim S, Braun A, Simeon D, Zohar J. Cross-cutting issues and future directions for the OCD spectrum. Psychiatry Res. 2009;170(1):3-6.
24. Miguel E, Leckman JF, Rauch S, do Rosario-Campos MC, Hounie AG, Mercadante MT, et al. Obsessive-compulsive disorder phenotypes: implications for genetic studies. Mol Psychiatry. 2005;10:258-75.
25. **Bienvenu O, Samuels JF, Riddle MA, Hoehn-Saric R, Liang KY, Cullen BA, Grados MA, Nestadt G. The relationship of obsessive-compulsive disorder to possible spectrum disorders: results from a family study. Biol Psychiatry. 2005;48:287-93.**
    ⇨ Estudo de extrema importância na área de tiques, envolvendo famílias.
26. Hirschtritt ME, Darrow SM, Illmann C, Osiecki L, Grados M, Sandor P, et al. Genetic and phenotypic overlap of specific obsessive-compulsive and attention-deficit/hyperactive subtypes with Tourette syndrome. Psychological Medicine. 2018;48(2):279-93.
27. Ghanizadeh A, Mosallaei S. Psychiatric disorders and behavioral problems in children and adolescents with Tourette syndrome. Brain Dev. 2009;31:15-9.
28. Bloch MH, Panza KE, Landeros-Weisenberger A, Leckman JF. Meta-analysis: treatment of attention-deficit/hyperactivity disorder in children with comorbid tic disorders. J Am Acad Child Adolesc Psychiatry. 2009;48(9):884-93.
29. Kurlan R, Como PG, Miller B, Palumbo D, Deeley C, Andresen EM, Eapen S, McDermott MP. The behavioral spectrum of tic disorders: a community-based study. Neurology. 2002;59:414-20.
30. Robertson M, Eapen V, Singer S, Martino D, Scharf M, Paschou P, et al. Gilles de la Tourette syndrome. Nat Rev Dis Primers. 2017;3:16097.

31. Rizzo R, Gulisano M, Martino D, Robertson M. Gilles de la Tourette syndrome, depression, depressive illness, and correlates in a child and adolescent population. J Child Adolesc Psychopharmacol. 2017;27(3):243-9.

32. Tarazi FI, Sahli ZT, Pleskow J, Mousa SA. Asperger's syndrome: diagnosis, comorbidity and therapy. Expert Rev Neurother. 2015;15(3):281-93.

33. Darrow SM, Grados M, Sandor P, Hirschtritt ME, Illmann C, Osiecki L, et al. Autism spectrum symptoms in a Tourette's disorder sample. J Am Acad Child Adolesc Psychiatry. 2017;56(7):610-617.e1.

34. Zafeiriou DI, Ververi A, Vargìami E. Childhood autism and associated comorbidities. Brain Dev. 2007;29(5):257-72.

35. Rapanelli M, Frick R, Pittenger C. The role of interneurons in autism and Tourette syndrome. Trends Neurosci. 2017;40(7):397-407.

36. Demartini B, Ricciardi L, Parees I, Ganos C, Bhatia KP, Edwards MJ. A positive diagnosis of functional (psychogenic) tics. Eur J Neurol. 2015;22(3):527.

37. Baizabal-Carvallo JF, Jankovic J. The clinical features of psychogenic movement disorders resembling tics. J Neurol Neurosurg Psychiatry. 2014;85(5):573-5.

38. Ganos C, Martino D. Tics and Tourette syndrome. Neurol Clin. 2015;33(1):115-36.

39. Mataix-Cols D, Isomura K, Pérez-Vigil A, Chang Z, Rück C, Larsson KJ, et al. Familial risks of Tourette syndrome and chronic tic disorders. A population-based cohort study. JAMA Psychiatry. 2015;72(8):787-93.

40. Brainstorm Consortium; Anttila V, Bulik-Sullivan B, Finucane HK, Walters RK, Bras J, Duncan L, et al. Analysis of shared heritability in common disorders of the brain. Science. 2018;360(6395).

41. Muellner J, Delmaire C, Valabrégue R, Schüpbach M, Mangin JF, Vidailhet M, et al. Altered structure of cortical sulci in Gilles de la Tourette syndrome: further support for abnormal brain development. Mov Disord. 2015;30(5):655-61.

42. Martino D, Zis P, Buttiglione M. The role of immune mechanisms in Tourette syndrome. Brain Res. 2015;1617:126-43.

43. **Wilhelm S, Deckersbach T, Coffey BJ, Bohne A, Peterson AL, Baer L. Habit reversal versus supportive psychotherapy for Tourette's disorder: a randomized controlled trial. Am J Psychiatry. 2003;160(6):1175-7.**
    ⇨ **Importante artigo sobre tratamento da síndrome de Tourette.**

44. Kushner, Howard I. A brief history of Tourette syndrome. Rev Bras Psiquiatr 2000;22(2):76-9.

45. Leckman JF, Peterson BS, Pauls DL, Cohen DJ. Tic disorders. Psychiatr Clin North Am. 1997 Dec;20(4):839-62.

46. Metzger H, Wanderer S, Veit Roessner V. Tic disorders. In Rey JM (ed), IACAPAP e-Textbook of child and adolescent mental health. Geneva: International Association for Child and Adolescent Psychiatry and Allied Professions; 2012. Section H.2, p. 1-14.

47. Nogueira L, Matos J, Gonçalves J. Síndrome de Tourette, acupuntura como forma de tratamento alternativo. Brasília: ICESP; 2016.

48. **Piacentini J, Woods DW, Scahill L, Wilhelm S, Peterson AL, Chang S, et al. Behavior therapy for children with Tourette disorder: a randomized controlled trial. JAMA. 2010;303(19):1929-37.**
    ⇨ **Estudo importante para os profissionais que vão tratar os tiques, especialmente terapeutas.**

49. Pringsheim T, Doja A, Gorman D, McKinlay D, Day L, Billinghurst L, et al. Canadian guidelines for the evidence-based treatment of tic disorders: pharmacotherapy. Can J Psychiatry. 2012;57(3):133-43.

50. **Quezada J, Coffman KA. Current approaches and new developments in the pharmacological management of Tourette syndrome. CNS Drugs. 2018;32(1):33-45.**
    ⇨ **Atualizações sobre farmacologia nos transtornos de tiques.**

51. Schwind MR, Antoniuk SA, Karuta SCV. Transtornos de tique. Resid Pediatr. 2018;8(0 Supl.1):79-85.

52. Sukhodolsky DG, Scahill L, Zhang H, Peterson BS, King RA, Lombroso PJ, et al. Disruptive behavior in children with Tourette's syndrome: association with ADHD comorbidity, tic severity, and functional impairment. J Am Acad Child Adolesc Psychiatry. 2003;42:98-105.

53. Swedo SE, Leonard HL, Mittleman BB, Allen AJ, Rapoport JL, Dow SP, et al. Identification of children with pediatric autoimmune neuropsychiatric disorders associated with streptococcal infections by a marker associated with rheumatic fever. Am J Psychiatry. 1997;154(1):110-2.

54. Teixeira LC, Pantoja Júnior JMS, Palheta Neto FX, Targinol MN, Palheta ACP, Silva FA. Síndrome de La Tourette: revisão de literatura. Arq Int Otorrinolaringol. 2011;15(4).

55. Yang J, Hirsch L, Osland, S, Martino D, Jette N, Roberts JI, Pringsheim T. Health status, health related behaviours and chronic health indicators in people with Tourette syndrome: a Canadian population-based study. Psychiatry Res. 2017;250:228-33.

9

Esquizofrenia e outras psicoses na infância e adolescência

Ana Cláudia Melcop
Natália L. Saldanha
Taís S. Moriyama

Sumário

Introdução
Epidemiologia
Quadro clínico
    Período pré-mórbido
    Experiências psicóticas
    Sintomatologia aguda
Diagnóstico
Etiologia e fisiopatologia
Evolução e prognóstico/curso e desfecho
Diagnóstico diferencial
Tratamento
Considerações finais
Vinheta clínica
Para aprofundamento
Referências bibliográficas

Pontos-chave

- Esquizofrenia na infância e adolescência é uma condição rara, mas com grande prejuízo cumulativo ao longo da vida.
- Funcionamento pré-mórbido bem marcado por alterações do neurodesenvolvimento: motor, linguagem e sociabilidade.
- Patologia com maior gravidade dos sintomas.
- Maior tempo de psicose não tratada que a esquizofrenia de início na fase adulta e relacionada a pior prognóstico.

INTRODUÇÃO

Esquizofrenia é um transtorno heterogêneo que tipicamente se manifesta na adolescência ou no início da vida adulta. A esquizofrenia de início precoce é definida como a psicose que se inicia antes dos 18 anos, e a esquizofrenia de início muito precoce como a psicose que se inicia antes dos 13 anos[1].

Tradicionalmente, acredita-se que o surgimento tão cedo dos sintomas psicóticos está relacionado a maior disfunção pré-mórbida, psicopatologia mais grave, maior prejuízo cognitivo e pobre resposta ao tratamento[2].

Embora os sintomas psicóticos sejam característicos da esquizofrenia, eles podem estar presentes em outras condições psiquiátricas, como no transtorno afetivo bipolar, transtorno de estresse pós-traumático, transtornos ansiosos, transtorno obsessivo-compulsivo, e em condições não psiquiátricas, como doenças neurológicas, secundários ao uso de substâncias ou a quadros infecciosos.

Neste capítulo vamos abordar vários aspectos da doença e o tratamento será aprofundado no capítulo "Tratamento da psicose na infância e adolescência".

EPIDEMIOLOGIA

A esquizofrenia de início precoce é uma condição rara e os estudos de incidência epidemiológica baseados em avaliações clínicas padronizadas são escassos. Os estudos de coorte do National Institute of Mental Health (NIMH) estimam uma incidência de 0,04%[3] e os estudos de prevalência da esquizofrenia de início muito precoce estimam prevalência de 1 em 10.000 e 1 em 30.000[4].

QUADRO CLÍNICO

Período pré-mórbido

A identificação do período pré-mórbido na esquizofrenia de início precoce e muito precoce é de grande relevância para um bom diagnóstico clínico, pois o período antes do surgimento da psicose já apresenta prejuízos bem definidos. Alterações no desenvolvimento da linguagem, motor e social, além do prejuízo educacional e sintomas ansiosos podem ser identificados em crianças com esquizofrenia. A maioria das crianças com psicose de início precoce (87%) apresenta alteração em pelo menos um domínio[5]. A ecolalia, alterações na articulação da fala, compreensão e lentificação do discurso são alguns dos problemas de linguagem encontrados nessas crianças. Entre as principais alterações motoras estão: o atraso do desenvolvimento motor, tiques e estereotipias[6].

O prejuízo acadêmico também aparece de forma frequente no período pré-mórbido. A maioria das crianças apresenta defasagem escolar ou necessitaram de escola de educação especial anteriormente ao surgimento da doença[7].

Assim como a sintomatologia ansiosa, os sintomas obsessivos também podem ser encontrados no período pré-mórbido e estão associados a presença de sintomas negativos, sexo masculino e maior período prodrômico[8].

Um pior funcionamento pré-mórbido está presente na psicose de início muito precoce quando comparado com as alterações pré-psicóticas da esquizofrenia na adolescência ou na vida adulta[7].

A identificação de sintomas prodrômicos não se deve apenas à possibilidade de diagnóstico precoce da esquizofrenia, mas também como fator de evolução e desfecho do quadro. O prognóstico da doença está positivamente relacionado à presença e severidade das alterações pré-mórbidas[9].

A sobreposição entre esquizofrenia de início precoce e transtorno do espectro autista tem sido cada vez mais estudada. Um estudo do NIMH mostra que 30 a 50% das crianças com esquizofrenia de início precoce preenchem critérios diagnósticos para transtorno do espectro autista[6]. Essa sobreposição se mostra principalmente no que se refere ao prejuízo de socialização. Essa forte relação entre os dois diagnósticos se fortalece em estudos genéticos e de neuroimagem[5].

Tabela 1 Proporção de alterações pré-mórbidas na esquizofrenia na infância e adolescência

Alterações pré-mórbidas	
Social	72%
Acadêmica	55%
Linguagem	50%
Motora	44%

Fonte: adaptada de Driver et al., 2020[3].

Experiências psicóticas

Ao contrário da prevalência dos transtornos psicóticos na infância, as experiências psicóticas parecem ocorrer com uma frequência maior. A prevalência encontrada em metanálise na faixa etária entre 9 e 12 anos foi de 17% e entre 13 e 17 anos foi de 5 a 7%[10].

Esses fenômenos que simulam sintomas positivos na ausência de transtornos psiquiátricos tendem a ser transitórios, mas quando há persistência, eles se tornam fatores de risco para psicose e para outros quadros psiquiátricos. Segundo coorte com duração de 15 anos realizada na Nova Zelândia, a presença de experiências psicóticas aos 11 anos estava associada ao desenvolvimento da esquizofrenia aos 26 anos de idade[11].

Os fatores de risco para experiências psicóticas são os mesmos para a esquizofrenia: sexo masculino, baixo nivel educacional, baixo nível socioeconômico, trauma, uso de substâncias e urbanicidade[10,12,13].

Na teoria do neurodesenvolvimento, sabemos que alterações bem precoces do desenvolvimento estão associadas à esquizofrenia na infância e na adolescência; talvez a presença de experiências psicóticas possa ser incorporada a um fenótipo pré-mórbido.

Sintomatologia aguda

Os sintomas psicóticos na fase aguda da doença são semelhantes aos encontrados na esquizofrenia nos adultos, no entanto poucas crianças preenchem todos os critérios desde o início do quadro[14].

Entre os sintomas positivos as alucinações auditivas (vozes que conversam entre si, vozes de comando, ou de personagens) são os mais comuns dessa fase, seguido dos delírios (Tabela 2). Alucinações visuais ocorrem em menor frequência, mas são mais comuns quando comparadas com os adultos com esquizofrenia. Os delírios tendem a ser persecutórios, autorreferentes ou de grandeza, no entanto menos estruturados, contendo elementos da vivência da criança (monstros, personagens de filmes e jogos) e surgem de forma ameaçadora causando desconforto[4,9].

Tabela 2 Sintomatologia aguda da esquizofrenia na infância e adolescência

Sintomas	Frequência
Alucinações auditivas	81,9%
Delírios	77,5%
Persecutórios	48,5%
Autorreferentes	35,1%
Grandiosos	25,5%
Desorganização do pensamento	65,5%
Desorganização do comportamento/ bizarros	52,8%
Afeto hipomodulado	52,3%
Sintomas negativos	50,4%

Fonte: adaptada do Stentebjerg-Olesen et al., 2016[9].

Além da desorganização do discurso, as crianças e adolescentes apresentam comportamentos desorganizados, bizarros. Podem perder habilidades que já conseguiam desempenhar ou realizá-las de forma bastante desordenada[9].

Os sintomas negativos também estão presentes na fase aguda da doença ou até mesmo antes dela. Hipomimia, afeto hipomodulado, alogia, diminuição da fluência verbal, redução da motivação, isolamento social e deterioração do desempenho cognitivo são identificados nas crianças com sintomas negativos.

Pobreza na linguagem corporal e respostas emocionais inapropriadas também são descritos como sintomas negativos[4,9].

A apresentação catatônica não é comumente observada nessa população[15].

Os sintomas nessa fase não são estáveis e podem se modificar com a idade; os delírios vão se tornando mais frequentes e mais elaborados; e as alucinações se tornam mais fáceis de reconhecer.

Quadro 1 Características clínicas da esquizofrenia na infância e na adolescência comparada com a esquizofrenia na fase adulta

Maior tempo de psicose não tratada
Maior sintomatologia positiva
Maior sintomatologia negativa
Baixo nível socioeducacional

Fonte: adaptado de Coulon et al., 2020[16].

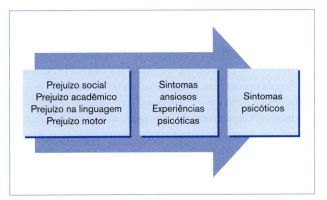

Figura 1 Evolução hipotética para esquizofrenia na infância e adolescência.

DIAGNÓSTICO

Os critérios diagnósticos que compõem a esquizofrenia na infância e na adolescência se baseiam na sintomatologia presente na população adulta (sintomas positivos e negativos, discurso e/ou comportamento desorganizado). A sistematização dos quadros psicopatológicos na infância e adolescência foram criados tomando como ponto de partida a população adulta, devido a escassez de dados nessa faixa etária, principalmente se considerarmos a raridade da esquizofrenia de início precoce. O clínico deve expandir seu olhar para além de uma compilação de sinais e sintomas pois a apresentação clínica nesta faixa etária traz uma fenomenologia específica para esta fase do desenvolvimento, o que torna o diagnóstico desafiador.

A manifestação de um discurso e de um comportamento desorganizado, a redução da expressividade emocional, a perda da motivação para atividades realizadas habitualmente e a perda de habilidades previamente adquiridas devem ser investigadas na avaliação[17].

A esquizofrenia de início precoce é considerada uma variante de maior gravidade quando comparada com a esquizofrenia de surgimento em adultos[18]. A identificação de sintomas psicóticos nesta população deve ser realizada com cautela pois a apresentação dos sintomas é distinta de acordo com a idade e o estágio de desenvolvimento da criança e do adolescente. Diagnósticos diferenciais também devem ser considerados.

Nos quadros psicóticos de início na infância e adolescência, características semelhantes aos transtornos do neurodesenvolvimento se sobrepõem, como atraso no desenvolvimento motor, atraso de fala, prejuízos cognitivos e de socialização e defasagens na aprendizagem, que costumam estar presentes desde os primeiros anos de vida, antes do surgimento dos sintomas da esquizofrenia propriamente ditos[6]. Portanto, estas características devem ser pesquisadas numa anamnese voltada para o neurodesenvolvimento.

Quadro 2 Critérios diagnósticos para esquizofrenia, segundo o DSM-5 (American Psychiatric Association, 2013)

A) Dois ou mais dos seguintes sintomas por no mínimo 1 mês: • Alucinações • Delírios • Desorganização do pensamento e do discurso • Comportamento desorganizado • Sintomas negativos
B) Nível de funcionamento em diferentes áreas (trabalho/educação, relações interpessoais, autocuidado) está prejudicado em relação a padrão anterior.
C) Duração dos prejuízos duram no mínimo 6 meses.
D) Não é mais bem explicado por transtorno esquizoafetivo ou transtorno de humor com sintomas psicóticos.
E) A perturbação não pode ser atribuída aos efeitos fisiológicos de uma substância ou a outra condição médica.
F) Se há história de transtorno do espectro autista ou transtorno de comunicação iniciado na infância, os delírios e alucinações devem ser proeminentes e os demais sintomas exigidos de esquizofrenia devem estar presentes.

Vale ressaltar que o DSM-5 não reconhece a esquizofrenia de início precoce como uma entidade em separado[17], apesar das diferenças nas formas de apresentação dos sintomas. De forma similar ao que ocorre na avaliação da população adulta, o transtorno esquizofreniforme e o transtorno psicótico breve têm os mesmos sintomas da esquizofrenia, porém o primeiro com duração menor de 6 meses e o segundo com duração entre um dia a 30 dias. A esquizofrenia de início precoce (EOS – *early onset schizophrenia*), por definição, ocorre antes dos 18 anos e a esquizofrenia de início muito precoce (COS – *child onset schizophrenia*) ocorre antes dos 13 anos[19], mas esta classificação também não é descrita no DSM-5.

A acurácia diagnóstica pode ser facilitada pela utilização de entrevistas semiestruturadas como a *Kiddie Schedule for Affective Disorders and Schizophrenia* (KSADS)[20], que podem ser usadas de forma complementar a entrevista clínica por meio de uma anamnese completa, que envolva tanto a criança ou o adolescente, como seus familiares. É necessária uma avaliação de história de vida prévia e coleta de informações de outras fontes, como a escola.

Na avaliação diagnóstica das crianças e adolescentes é preciso uma compreensão multifatorial de acordo com o nível de desenvolvimento cognitivo, social e afetivo dos pacientes. Crianças interpretam as percepções dos meios externo e interno de acordo com seu grau de maturidade e são influenciadas mediante a exposição a estressores e gatilhos ambientais, crenças familiares e dinâmicas socioculturais[21].

Também é importante considerar a presença das experiências psicóticas que podem ser uma variante normal em crianças menores e surgir como um sintoma isolado na adolescência, dentro um quadro psicopatológico distinto, como transtornos do humor, transtornos de ansiedade, TEPT, TOC, transtorno de personalidade *borderline* e sintomas dissociativos[22]. Apesar destas experiências não estarem relacionadas necessariamente a um transtorno psicótico do espectro da esquizofrenia, é preciso cautela na avaliação longitudinal devido ao risco de desenvolvimento de outros transtornos psicóticos ao longo do tempo[23], principalmente em crianças e jovens com um risco clínico de desenvolver psicose (*high risk population*).

Na avaliação do paciente psicótico, trazer a sintomatologia à tona espontaneamente pelo paciente pode ser difícil. Delírios persecutórios ou autorreferentes e o medo envolvidos na própria sintomatologia podem fazer com que o paciente esconda os sintomas do entrevistador. É importante que em algum momento da avaliação, a criança ou adolescente seja visto separada dos familiares, mas devemos questionar se ela se sente mais segura num primeiro momento acompanhada ou não de sua figura de referência. Iniciar o assunto com temas mais neutros como família, amigos e escola é uma boa abordagem para abrir um canal de comunicação entre o paciente e o entrevistador. Posteriormente, as queixas do paciente serão abordadas com mais detalhes[14].

O objetivo da avaliação inicial de quadros psicóticos de início precoce não se limita apenas a realizar um diagnóstico consistente, mas também em formular um planejamento terapêutico individualizado de acordo com o estágio da doença, incluindo tanto o tratamento da fase aguda, como as repercussões crônicas e variáveis que surgem ao longo de curso de instalação.

ETIOLOGIA E FISIOPATOLOGIA

A esquizofrenia de início precoce, assim como a esquizofrenia de início na vida adulta, tem etiologia multifatorial na qual se somam fatores de predisposição individual e fatores ambientais[24,25]. A principal diferença que existe entre a gênese da esquizofrenia de início precoce é sua mais forte ligação com fatores genéticos e atraso do neurodesenvolvimento.

A esquizofrenia de início precoce está ligada a uma predisposição genética mais grave e a idade de início do quadro psicótico pode mesmo ser considerada um marcador de vulnerabilidade genética da doença[26]. Quanto mais precoce a idade de início dos sintomas de esquizofrenia maior a tendência a um padrão de agregação familiar. Um estudo de concordância entre gêmeos evidenciou que portadores de esquizofrenia de início mais precoce, quando comparados com portadores de início mais tardio, tinha uma chance 5,69 vezes maior de acometimento do segundo gemelar[26]. Outro estudo mostrou uma concordância da doença para gêmeos monozigóticos de 88,2% em comparação a 22,3% para gêmeos dizigóticos[27]. Esses achados evidenciam o forte componente genético dessa forma de esquizofrenia.

Assim como acontece com a esquizofrenia de início mais tardio, apesar de ser possível afirmar a importância de fatores genéticos de predisposição, não existe um único gene que levaria à doença, pelo contrário, vários genes diferentes têm sido implicados na maior predisposição a doença, sem nenhum deles explicando isoladamente uma parcela significativa dos casos[28]. De forma geral os mesmos genes que contribuem para o aumento da incidência de esquizofrenia também estão relacionados com a esquizofrenia de início na infância, mas além desses a esquizofrenia de início precoce também está associada a alterações genéticas que conferem risco para outros transtornos do neurodesenvolvimento, como autismo, deficiência intelectual e epilepsia[28]. Por exemplo, tanto esquizofrenia de início precoce quanto o autismo estão associados a genes envolvidos nas funções sinápticas, como variações no número de cópias e mutações de novo raras[29]. Diversas alterações de neurodesenvolvimento, como atraso de linguagem, motor, social, cognitivo e de funções executivas são traços premórbidos que antecedem o início da doença[24]. Estudos de neuroimagem estrutural têm associado a esquizofrenia de início precoce a perda progressiva do volume de massa cinzenta e espessura cortical ao longo do desenvolvimento, bem como a velocidade mais baixa de crescimento de substância branca[30]. Assim como os fatores genéticos, os fatores ambientais que mais frequentemente têm sido associados a gênese da doença são intimamente atrelados a atraso do neurodesenvolvimento, como por exemplo complicações obstétricas com hipóxia periparto[31].

EVOLUÇÃO E PROGNÓSTICO/CURSO E DESFECHO

O prognóstico da esquizofrenia de início precoce tende a ser descrito como mais reservado que a esquizofrenia de início na vida adulta, a remissão dos sintomas, isso é incomum nos primeiros anos da doença[32] e a maioria dos portadores serão pessoas cronicamente sintomáticas e com importantes limitações funcionais[24]. Apesar disso, alguns estudos mais recentes têm questionado se essa evolução pior não poderia ser decorrência de um pior funcionamento pré-mórbido e maior tempo de psicose não tratada. Um estudo que investigou a evolução de 636 primeiros episódios psicóticos não encontrou diferenças significativas entre os pacientes com psicose de início precoce e tardio no que se refere a remissão de sintomas ou funcionamento global, no entanto, os pacientes de início precoce tinham maior tempo de psicose não tratada ao diagnóstico e pior funcionamento cognitivo pré-mórbido[33]. Não existem indícios de um processo neurodegenerativo acometendo os pacientes com início precoce, como já foi especulado devido ao prognóstico mais reservado dessa apresentação; o funcionamento cognitivo global desses pacientes, apesar de menor em relação ao de controles, é estável ao longo do tempo, sendo que a intensidade dos sintomas positivos e negativos não prediz uma pior evolução desses déficits[32]. A presença de comorbidades psiquiátricas, como ansiedade, depressão e suicidabilidade, está associada a piora da deterioração cognitiva[32]. Esse achado sugere que a pior evolução da doença pode estar relacionada não somente a sua intensidade e aos mecanismos fisiopatológicos implicados na gênese dos episódios psicóticos em si, mas também na disfunção psicossocial secundária a esse transtorno.

DIAGNÓSTICO DIFERENCIAL

Assim como acontece com outras formas de psicose, na avaliação inicial de um quadro de esquizofrenia de início na infância é imprescindível descartar causas orgânicas. O mais relevante é afastar as condições que podem levar a delírios, alucinações, desorganização do comportamento e deterioração do funcionamento. Cerca de 80 a 100% dos pacientes com encefalites autoimunes, por exemplo, têm a primeira apresentação apenas com sintomas psiquiátricos, sendo particularmente comuns delírios e alucinações[34]. Mas existem diversas outras doenças, sejam congênitas ou adquiridas, que podem cursar com alterações que simulam esquizofrenia; são exemplos doença de Wilson e epilepsia[35]. O ideal é que se faça uma cuidadosa anamnese e exame físico e neurológico e quando indicado exames complementares. Como a lista de acometimentos que podem simular um quadro psicótico é muito extensa, a propedêutica complementar deve ser direcionada de acordo com as características do quadro e disponibilidade de recursos. De forma geral é útil solicitar pelo menos hemograma completo, testes de função hepática e renal, eletrólitos, glicose sérica, níveis séricos de vitamina B12 e ácido fólico, hormônios tireoidianos, velocidade de hemossedimentação, anticorpo antinuclear[35]. Caso fatores de risco para doenças sexualmente transmissíveis estejam presentes deve-se também fazer sorologia para HIV[35]. Se existir associação com transtornos do movimento ceruloplasmina sérica deve ser solicitada. Se existir a possibilidade de uso de substâncias é prudente realizar exame toxicológico[35]. Caso exista história de convulsões ou movimentos repetitivos estereotipados é relevante solicitar eletroencefalograma[35]. Ressonância magnética deve ser realizada se achados localizatórios ou história de traumatismo crânio encefálico[35]. Se uma história de *delirium*, convulsões ou catatonia, a propedêutica complementar deve ser expandida para rastreamento toxicológico, análise de liquor e anticorpos antirreceptor anti-NMDA[35].

Também é importante diferenciar apresentações iniciais de psicose na infância e adolescência de outras condições psiquiátricas que podem eventualmente cursar com psicose ou podem ser confundidas com delírios. É o caso por exemplo das fantasias típicas da infância, dos quadros psicóticos associados a transtorno afetivo bipolar e das psicoses breves em autistas. Apesar de em adultos os quadros psicóticos associados a esquizofrenia serem mais facilmente diferenciados daqueles secundários a outros transtornos mentais, a distinção entre um primeiro episódio de esquizofrenia de início na infância e outras formas de psicose comumente só é possível com acompanhamento prospectivo[36]. Indivíduos do espectro do autismo, por exemplo, podem apresentar quadros psicóticos, mas esses tendem a ser breves e desencadeados por estresse; apenas uma pequena parcela deles vai preencher critérios diagnósticos para esquizofrenia com o acompanhamento de longo prazo[37]. Não é incomum também um primeiro episódio de mania na adolescência se apresentar como um franco episódio psicótico[38].

TRATAMENTO

O tratamento da esquizofrenia na infância e adolescência deve ser iniciado de pronto com objetivo de amenizar o impacto da doença e favorecer um melhor desfecho[39].

É fundamental que qualquer plano terapêutico consista em intervenções farmacológicas e não farmacológicas[3]. O tratamento farmacológico se baseia no uso dos antipsicóticos e não farmacológico em medidas psicossociais e cognitivo-comportamentais. A eficácia apenas do tratamento farmacológico é limitada nos sintomas negativos e na recuperação da funcionalidade. Logo, a implementação das intervenções psicossociais é de grande importância como componentes do tratamento da esquizofrenia[40].

Estes aspectos serão aprofundados no capítulo "Tratamento das psicoses na infância e adolescência".

CONSIDERAÇÕES FINAIS

As nuances de quadros psicóticos na infância e adolescência tornam-se um desafio desde o momento da avaliação inicial e das formas de identificarmos a sintomatologia. A esquizofrenia de início precoce está inserida nos transtornos do neurodesenvolvimento, visto que alterações em esferas como a linguagem, motricidade e aprendizado já estão presentes em fases precoces da vida. Para identificação do quadro em si, apesar de utilizarmos critérios diagnósticos semelhante ao de adultos, temos a expressão fenomenológica da vivência delirante de forma pouco estruturada, com medos difíceis de acessar, com um predomínio de alterações do comportamento com marcada desorganização e perda funcional que inclui habilidades previamente adquiridas. O desafio de uma identificação da psicose nesta faixa etária é importante para a implementação do tratamento, visando um menor tempo de psicose não tratada.

Vinheta clínica

Bento, 11 anos e 6 meses, foi levado ao atendimento psiquiátrico, pois segundo sua mãe ele estava impressionado com os jogos de videogame. Bento sempre foi uma criança tímida e de poucos amigos, gostava de brincar apenas com o vizinho. Aos 5 anos iniciou atividade escolar com algum prejuízo da socialização. Aos 9 anos de idade, foi identificada defasagem escolar, com grande dificuldade na escrita e leitura precisando de auxílio acadêmico. Há 9 meses seus pais se separaram e Bento passou apresentar rituais de contagem. Há 6 meses iniciou discurso incoerente e atitude paranoide, dizia que um "ninja verde" queria roubar seu coração e que um carro do mal estaria lhe perseguindo. Começou a se recusar em ir para escola, alegando medo de sequestro pelo carro do mal. A mãe acreditava que seu filho ficou "impressionado" após ver filmes, jogar videogame e receber notícias de sequestros que haviam ocorrido no bairro. Ao longo dos últimos meses evoluiu com piora gradual do quadro, recusa escolar, progressiva restrição ao contato social. Bento também relatou escutar por várias vezes o "ninja verde" dizendo que iria sequestrá-lo e também viu uma mulher de cara branca com olhos vermelhos que queria lhe fazer mal. Apresentava alteração do sono com despertares noturnos com gritos chamando a mãe. Bento foi apresentando mudança do comportamento, ficava com olhar perdido no ambiente e sem qualquer propósito. Também tinha períodos de inquietação e passou a esconder papel higiênico no seu armário. A mãe contou que Bento apresentou certa demora para falar e andar, por volta dos 2 anos e que seu avô paterno tinha esquizofrenia.

Diante da sintomatologia aguda: alucinações auditivas e visuais, delírio pouco estruturado e desorganização do pensamento e do comportamento, e do funcionamento pré-mórbido: prejuízo acadêmico e social, seguido de sintomas ansiosos, a psiquiatra fez o diagnóstico de esquizofrenia de início muito precoce e iniciou tratamento com risperidona. Em seguida, Bento iniciou terapia cognitiva comportamental e família recebeu orientações sobre a doença.

Para aprofundamento

- Díaz-Caneja, Pina-Camacho L, Rodríguez-Quiroga A, Fraguas D, Parellada M, Arango C. Predictors of outcome in early-onset psychosis: a systematic review. NPJ Schizoph. 2015; 1:14005.
  - ⇨ Revisão sistemática com o objetivo de avaliar estudos longitudinais observacionais que abrangem preditores clínicos, funcionais, cognitivos e biológicos em quadros de esquizofrenia de início precoce.
- Driver DI, Thomas S, Gogtay N, Rapoport JL. Childhood-onset schizophrenia and earlt-onset schizophrenia spectrum disorders: an update. Child Adolesc Psychiatric Clin N Am. 2020;29:71-90.

  ⇨ Excelente artigo que faz uma atualização dos aspectos gerais da doença incluindo pré-mórbido, diagnóstico, etipatogenia e tratamento).
- Rey JM, Martin A (eds). Rey's IACAPAP e-textbook of child and adolescent mental health. Geneva: International Association for Child and Adolescent Psychiatry and Allied Professions; 2019.
  - ⇨ Capítulo do livro IACAPAP que aborda o tema de forma completa.

REFERÊNCIAS BIBLIOGRÁFICAS

1. Werry S. Child and adolescent (earlyonset) schizophrenia: a review in light of DSM-II-R. J Autism Develop Dis. 1992;22:4.
2. Xu L, Guo Y, Cao Q, Li X, Mei T, Ma Z, et al. Predictors of outcome in early onset schizophrenia: a 10-year follow-up study. BMC Psychiatry. 2020;20:67.
3. Driver DI, Thomas S, Gogtay N, Rapoport JL. Childhood-onset schizophrenia and earlt-onset schizophrenia spectrum disorders: an update. Child Adolesc Psychiatric Clin N Am. 2020;29:71-90.
4. Gonthier M, Lyon MA. Childhood-onset schizophrenia: an overview. Psychol Sch. 2004;41:803-11.
5. **Rapoport JL, Giedd JN, Gogtay N. Neurodevelopmental model os schizophrenia: update 2012.**
   ⇨ Artigo não muito recente, mas que traz visão importante da teoria do neurodesenvolvimento.
6. Rapoport J, Chavez A, Greenstein D, Addington A, Gogtay N. Austism-spectrum disorders and chilhood onset schizophrenia: clinical and biological contributions to a relationship revisited. J Am Acad Child Adolesc Psychiatry. 2009;48(1):10-8.
7. Monte RC, Goulding SM, Compton MT. Premorbid functioning of patients with first episode nonaffective psychosis: A comparison of deterioration in academic and social performance, and clinical correlates of premorbid adjustment scale scores. Schizophr Res. 2008;104(1-3):206-213.
8. Baytunca B, Kalyoncu T, Ozel I, Erermis S, Kayahan B, Öngur D. Early onset schizophrenia associated with obsessive-compulsive disorder: clinical features and correlates. Cinical Neuropharmacology. 2017. 40(6);243-245.
9. **Stentebjerg-Olesen M, Pagsberg AK, Fink-Jensen A, Correll CU, Jeppesen P. Clinical characteristics and predictors of outcome of schizophrenia-spectrum psychosis in children and adolescents: a systematic review. J Child Adolesc Psychopharmacol. 2016;26(5):410-27.**
   ⇨ Artigo de grande relevância clínica, faz revisão da psicopatologia e os preditores de desfecho.
10. Kelleher I, Connor D, Clarke MC, Devlin N, Harley M, Cannon M. Prevalence of psychotic symptoms in childhood and adolescence: a systematic review and meta-analysis of population- based studies. Psychol Med 2012;42(9):1857-63.
11. Poulton R, Caspi A, Moffitt TE, Cannon M, Murray R, Harrington H. Children's self-reported psychotic symptoms and adult schizophreniform disorder: a 15-year longitudinal study. Arch Gen Psychiatry. 2000;57(11):1053-8.
12. Moriyama TS, Drukker M, Gadelha A, Pan PM, Salum GA, Manfro GG, et al. The association between psychotic experiences and traumatic life events: the role of intention to harm. Psychol Med. 2018;48:2235-46.
13. Croft J, Heron J, Teufel C, Cannon M, Woke D, Thompson A, et al. Association of trauma type, age of exposure and frequency in childhood and adolescence with psychotic experiences in early adulthood. JAMA Psychiatry. 2019;76(1):79-86.
14. Rey JM, Martin A (eds.). Rey's IACAPAP e-textbook of child and adolescent mental health. Geneva: International Association for Child and Adolescent Psychiatry and Allied Professions; 2019.
15. Shorter E. Making childhood catatonia visible, separate from competing diagnoses. Acta Psychiatrica Scandinavica. 2011.

16. Coulon N, Godin O, Bulzacka E, Dubertret C, Mallet J, Fond G, et al. Early and very early-onset schizophrenia compared with adult-onset schizophrenia: French FACE-SZ database. 2020;10(2).

17. American Psychiatric Association. Diagnostic and statistical manual of mental disorders (DSM-5). Washington: American Psychiatric Publication; 2013.

18. Biswas P, Malhotra S, Malhotra A, Gupta N. Comparative study of neuropsychological correlates in schizophrenia with onset in childhood, adolescence and adulthood. Eur Child Adolesc. Psychiatry. 2006;15(6):360-6.

19. Driver D, Gogtay N, Rapoport J. Childhood onset schizophrenia and early onset schizophrenia spectrum disorders. Child Adolesc Psychiatr Clin N Am. 2013;22:539-55.

20. Kaufman J, Birmaher B, Brent D, Rao U, Flynn C, Moreci P, et al. Schedule for affective disorders and schizophrenia for school-age children-present and lifetime version (K-SADS-PL): initial reliability and validity data. J Am Acad Child and Adol Psych. 1997;36: 980-988.

21. **Abidi S, Mian I, Garcia-Ortega I, Lecomte T, Raedler T, Jackson K, et al. CPA Guidelines for the pharmacological treatment of schizophrenia spectrum and other psychotic disorders in children and youth. Can J Psychiatry. 2017;62(9):635-47.**
   ⇨ *Guideline* **canadense sobre o manejo farmacológico em crianças e adolescentes com psicose de início precoce. Aborda recomendações sobre o manejo passo a passo, com ênfase na fase de instalação da doença e no setting terapêutico mais adequado para o tratamento.**

22. Lachman A. New developments in diagnosis and treatment update: schizophrenia/first episode psychosis in children and adolescents. J Child Adolesc Ment Health. 2014;26(2):109-124.

23. Correll CU, Hauser M, Auther AM, Cornblatt BA. Research in people with psychosis risk syndrome: a review of the current evidence and future directions. J Child Psychol Psychiatry. 2010;51(4):390-431.

24. Kyriakopoulos M, Frangou S. Pathophysiology of early onset schizophrenia. Int Rev Psychiatry. 2007;19(4):315-24.

25. van Os, Kenis JG, Rutten BP. The environment and schizophrenia. Nature. 2010;468(7321):203-12.

26. Hilker R, Helenius D, Fagerlund B, Skytthe A, Christensen K, Werge TM, et al. Is an early age at illness onset in schizophrenia associated with increased genetic susceptibility? Analysis of data from the nationwide danish twin register. EBioMedicine. 2017;18:320-6.

27. Kallmann FJ, Roth B. Genetic aspects of preadolescent schizophrenia. Am J Psychiatry. 1956;112(8):599-606.

28. Forsyth JK, Asarnow RF. Genetics of childhood-onset schizophrenia 2019 update. Child Adolesc Psychiatr Clin N Am. 2020;29(1):157-70.

29. St Pourcain B, Robinson EB, Anttila V, Sullivan BB, Maller J, Golding J, et al. ASD and schizophrenia show distinct developmental profiles in common genetic overlap with population-based social communication difficulties. Molecular Psychiatry. 2018;23:263-70.

30. Ordonez AE, Luscher ZI, Gogtay N. Neuroimaging findings from childhood onset schizophrenia patients and their non-psychotic siblings. Schizophr Res. 2016;173(3):124-31.

31. Rosso IM, Cannon TD, Huttunen T, Huttunen MO, Lonnqvist J, Gasperoni TL. Obstetric risk factors for early-onset schizophrenia in a Finnish birth cohort. Am J Psychiatry. 2000;157(5):801-7.

32. Teigset CM, Mohn C, Brunborg C, Juuhl-Langseth M, Holmen A, Rund BR. Do clinical characteristics predict the cognitive course in early-onset schizophrenia-spectrum disorders?" J Child Psychol Psychiatry. 2018;59(9):1012-23.

33. Schimmelmann BG, Conus P, Cotton S, McGorry PD, Lambert M. Pre-treatment, baseline, and outcome differences between early-onset and adult-onset psychosis in an epidemiological cohort of 636 first-episode patients. Schizophr Res. 2007;95(1-3):1-8.

34. Bost C, Pascual O, Honnorat J. Autoimmune encephalitis in psychiatric institutions: current perspectives. Neuropsychiatr Dis Treat. 2016;12:2775-87.

35. Benjamin S, Lauterbach MD, Stanislawski AL. Congenital and acquired disorders presenting as psychosis in children and young adults. Child Adolesc Psychiatr Clin N Am. 2013;22(4):581-608.

36. Greenstein D, Kataria R, Gochman P, Dasgupta A, Malley JD, Rapoport J, et al. Looking for childhood-onset schizophrenia: diagnostic algorithms for classifying children and adolescents with psychosis. J Child Adolesc Psychopharmacol. 2014;24(7):366-73.

37. Larson FV, Wagner AP, Jones PB, Tantam D, Lai MC, Baron-Cohen S, et al. Psychosis in autism: comparison of the features of both conditions in a dually affected cohort. Br J Psychiatry. 2017;210(4):269-75.

38. Pavuluri MN, Herbener ES, Sweeney JA. Psychotic symptoms in pediatric bipolar disorder. J Affect Disord. 2004;80(1):19-28.

39. Amminger GP, Henry LP, Harrigan SM, Harris MG, Alvarez-Jimenez M, Herman H, et al. Outcome in early-onset schizophrenia revisited: findings from the early psychosis prevention and intervention centre long-term follow-up study. Schizophr Res. 2011;131(1-3):112-9.

40. Armando M, Pontillo M, Vicari S. Psychosocial interventions for very early and early-onset schizophrenia: a review of treatment efficacy.Curr Opin Psychiatry. 2015;28(4):312-23.

41. Starling J, Feijo I. Schizophrenia and other psychotic disorders of early onset (edição em português; Moscoso A, ed.). In: Rey JM (ed). IACAPAP e-textbook of child and adolescent mental health. genebra: international association for child and adolescent psychiatry and allied professions; 2016.

10

Transtornos de humor bipolares em crianças e adolescentes

Cleverson Higa Kaio
Gustavo Nogueira Lima
Lee Fu-I

Sumário

Introdução e aspecto histórico
Epidemiologia
    Diferenças de gênero e idade na prevalência
Impacto da doença
Idade de início e curso ao longo da vida
Fatores etiológicos e de riscos
    Fator genético
    Aspectos neurobiológicos
Principais subtipos e apresentações clínicas
    Apresentações clínicas em crianças e adolescentes
    Episodicidade
    Irritabilidade
    Apresentações subclínicas
    Depressão bipolar
Comorbidades
Diagnóstico diferencial
Avaliação diagnóstica
    Entrevistas estruturadas
    Escalas de avaliação de gravidade do episódio com base no médico
    Escalas de avaliação respondidas por adolescentes, pais e professores
    Diários de humor
    Outras avaliações e monitoramento
Considerações finais
Para aprofundamento
Referências bibliográficas

Pontos-chave

- Crianças e adolescentes com transtorno de humor bipolar (THB) apresentam um *continuum* de agravamento dos sintomas, de quadros subsindrômicos a tipicamente sindrômicos e com frequentes flutuações de humor.
- A história familiar é reconhecida como o melhor preditor de risco para a manifestação de THB.
- Crianças e adolescentes em mania ou hipomania geralmente manifestam felicidade extraordinária ou euforia sem motivo aparente.
- O consenso atual é de que a irritabilidade crônica, independentemente da explosividade ou intensidade, não é suficiente para o diagnóstico de THB.

Embora, a ocorrência de THB em crianças e adolescentes atualmente seja aceita, ainda há dúvidas e controvérsias no que se refere aos índices epidemiológicos, às características clínicas, ao curso da doença, às formas de realizar diagnóstico e tratamento precoce e à busca de fatores de proteção nos grupos de risco[2,3].

No início da década de 1990, investigações epidemiológicas e fenomenológicas de THB em crianças e adolescentes apontaram que as principais dificuldades eram a falta de especificação e a utilização não padronizada de critérios de diagnóstico de THB para crianças e adolescentes. Anos de pesquisas se passaram e muitas dificuldades foram solucionadas, mas outras dificuldades específicas foram percebidas. Diversos aspectos sobre THB de início na infância e na adolescência foram discutidas e aos poucos se chegou ao consenso de especialistas: os critérios de inclusão e exclusão de pesquisas são pouco definidos; há desnível no treinamento dos pesquisadores de campo; verifica-se deficiência de instrumentos de apoio diagnóstico e controle de evolução clínica; os protocolos de pesquisas não são específicos e há grande variação de prevalência e/ou incidência de THB na infância e na adolescência[1].

INTRODUÇÃO E ASPECTO HISTÓRICO

Desde a década de 1970, a possibilidade de ocorrência de transtornos de humor bipolar (THB) na infância e na adolescência tem levantado muita controvérsia. O THB nessas faixas etárias foi menos estudado do que em adultos e frequentemente subdiagnosticado ao longo de quase todo o século XX[1].

Em relação à pouca definição dos critérios de inclusão e exclusão nas pesquisas e à deficiência de instrumento de apoio diagnóstico, o aprimoramento de instrumentos auxiliares para uso no diagnóstico de transtornos psiquiátricos na infância e na adolescência solucionou parte do problema, padronizando a pesquisa de sintomas. Mas permaneceu a questão de que os critérios não são específicos para crianças e adolescentes, o que dificulta o treinamento de pesquisadores de campo e a calibragem de visão clínica entre diversos membros da mesma equipe e, pior ainda, com os grupos de diferentes centros[4,5].

Em relação à grande variação de prevalência e/ou incidência de THB na infância e na adolescência, observou-se que as diferenças de populações amostradas (p. ex., crianças da comunidade, de clínicas psiquiátricas, de clínicas pediátricas, pacientes internados e ambulatoriais), com certeza influencia os resultados obtidos. A dificuldade de levantamento fidedigno inclui também o fato de que diferentes centros de pesquisas adotam diferentes critérios para diagnóstico de THB (Tabela 1). As baixas prevalência e incidência ou a variação de índices também podem ser decorrentes do fato de que as características consideradas atípicas em adultos parecem ser regra e não exceção em crianças e, por isso, muitos profissionais nem chegam a incluir THB como possibilidade de diagnóstico quando avaliam uma criança[6,7].

Tabela 1 Diferentes critérios para diagnosticar transtorno de déficit de atenção/hiperatividade (TDAH) em crianças e adolescentes de acordo com o centro de pesquisa

	Mass General	WASH-U	Case Western	COBY BP-I
Humor exaltado/euforia	25%	89%	86%	90%
Irritabilidade	84%	98%	92%	84%
Aumento de energia	79%	100%	81%	90%
Grandiosidade	57%	86%	83%	72%
Diminuição da necessidade de sono	53%	40%	72%	81%
Pressão na fala	68%	97%	81%	93%
Pensamento acelerado	71%	50%	88%	74%
Distraibilidade	93%	94%	84%	89%
Hiperatividade motora	90%	99%	81%	95%
Falta de crítica	90%	90%	86%	84%
Hipersexualidade	25%	43%	32%	47%

Fonte: adaptada de Axelson et al., 2006[6].

Essas questões têm merecido debates entre pesquisadores renomados da área que mostraram que problemas persistem tanto na esfera de pesquisa quanto nas atuações clínicas. As conclusões desses debates resultaram, invariavelmente, em orientar os pesquisadores a ficarem atentos às escolhas de sujeitos para a pesquisa somente após avaliação diagnóstica por especialista e desenvolver mais instrumentos novos ou aperfeiçoar os já existentes para auxílio de diagnóstico e escalas para mensuração de gravidade dos sintomas. Características consideradas atípicas em adultos parecem ser frequentes nessa faixa etária. Estados mistos, ciclos rápidos, presença de sintomas psicóticos, altas taxas de comorbidade e prejuízo psicossocial grave são comuns[8].

Assim como em adultos, THB com início na infância e adolescência é caracterizado por alternâncias cíclicas de episódios de mania/hipomania e de depressão. Além de THB tipo clássico, categorizado como tipo I, as crianças e os adolescentes também podem manifestar outros subtipos de THB, que incluem casos com predomínio de episódios de depressão com episódios de hipomania (THB tipo II). Também pode haver múltiplos episódios de hipomania, mas sem episódios claros de depressão maior (ciclotimia) e episódios de curta duração de mania ou hipomania, com ou sem depressão (outro THB e transtorno relacionado especificado)[9].

Note-se que há diferenças sutis nos critérios de diagnóstico entre a Classificação Internacional de Doenças-11 (CID-11)[10] e o *Manual diagnóstico e estatístico de transtornos mentais*, quinta edição (DSM-5). Neste capítulo aplicamos principalmente os critérios do DSM[9,11]. O objetivo deste capítulo, além do aspecto histórico controverso já exposto sucintamente, é explanar a epidemiologia, a idade de início e o curso ao longo da vida, os fatores etiológicos e de risco, os principais subtipos, as apresentações clínicas, as comorbidades, os diagnósticos diferenciais, os instrumentos de auxílio ao diagnóstico e mensuração de gravidades de sintomas dos THB.

EPIDEMIOLOGIA

A prevalência de THB e transtornos do espectro bipolar em adultos é de 1-2% e 3-6%, respectivamente, e a maioria deles teve início antes dos 20 anos de idade[1,12]. Em populações clínicas, a prevalência de crianças e adolescentes com THB nos Estados Unidos foi relatada entre 0,6 e 15%, dependendo da localização estudada, do critério diagnóstico aplicado e do método/instrumento para avaliação diagnóstica[13-15].

Alguns estudos, especialmente os norte-americanos, demonstraram aumentos dramáticos na prevalência de THB em crianças e adolescentes nos últimos 20 anos. Alguns pesquisadores e médicos avaliadores contribuíram para o diagnóstico em excesso por estarem adaptando os critérios de diagnóstico a seu modo, enquanto outros destacam a possibilidade de negligenciar a existência da THB, minimizando a ocorrência dessa condição na infância e adolescência[3,5].

Uma metanálise que incluiu 16.222 jovens entre 7 e 21 anos de 1985 a 2007 sobre a epidemiologia de THB em menores de 18 anos ao redor do mundo reportou que a taxa de prevalência foi de 1,8% (IC 95%, 1,1% –3,0%). Este estudo concluiu que:

- A prevalência de THB I em crianças e adolescentes é consistente com as estimativas atuais de prevalência de THB em adultos.

- A prevalência de THB I em crianças e adolescentes não foi diferente nos Estados Unidos em relação a outros países (p. ex., Holanda, Reino Unido, Espanha, México, Irlanda e Nova Zelândia).
- Apesar de o diagnóstico de THB ser mais comum em ambientes clínicos, não há evidência de aumento de prevalência de THB em crianças e adolescentes na população geral[15].

Infelizmente ainda não se há dados sobre a taxa de incidência e prevalência representativas no Brasil. Esperamos que em breve seja possível estruturar estudos para realizar esse levantamento.

Diferenças de gênero e idade na prevalência

Assim como nos adultos, estudos têm mostrado que a prevalência de transtorno do espectro bipolar em crianças e adolescentes é similar em meninos e meninas[3,6]. No entanto, THB II e THB de início precoce parecem ser mais prevalentes nas meninas[16]. Um grande estudo epidemiológico nos Estados Unidos relatou taxas ligeiramente mais altas de THB I e II em meninas do que em meninos (3,3 *versus* 2,6%, respectivamente)[14]. A metanálise de estudos internacionais de THB concluiu que o THB pode ter início na infância, mas a prevalência aumenta na fase da adolescência[15].

IMPACTO DA DOENÇA

A OMS classifica THB como a sexta principal causa de incapacidade no mundo. O THB de início precoce (< 18 anos) é cada vez mais reconhecido como um problema de saúde pública e frequentemente associado a prejuízos familiar e social, baixo desempenho acadêmico, altas taxas de sintomas crônicos de humor, manifestação psicótica, transtornos disruptivos, transtornos de ansiedade, transtornos de uso de substâncias, problemas médicos (p. ex., obesidade, problemas de tireoide, diabetes), hospitalizações e tentativas de suicídio ou suicídio[3,17].

Além dos problemas já citados, crianças e adolescentes com THB representam maiores custos no tratamento de saúde e maior busca de serviços médicos em comparação com indivíduos com depressão unipolar ou outros transtornos psiquiátricos não relacionados ao humor. Crianças e adolescentes com THB não diagnosticados também implicam maiores custos no tratamento quando comparados com aqueles já diagnosticados. Dadas as altas taxas de morbidade e mortalidade e o curso crônico da doença, o diagnóstico e tratamento precoces são cruciais[1,3,18].

IDADE DE INÍCIO E CURSO AO LONGO DA VIDA

Estudos retrospectivos em adultos com THB relataram que 10 a 20% tiveram início antes dos 10 anos e até 60% antes dos 20 anos[12,13,17]. O THB em adultos é frequentemente precedido por transtornos comportamentais e transtorno de ansiedade na infância. O início precoce da THB está associado a um curso mais grave da doença e pior prognóstico. As crianças pré-púberes com THB são aproximadamente duas vezes menos propensas a se recuperar do que aquelas com início pós-puberal. Além disso, as pré-púberes tinham mais sintomas crônicos, mais tempo com sintomas de oscilação de humor subsindrômicos e mais mudanças de polaridade por ano do que aqueles com início pós-puberal[1,8,17,19,20].

Crianças e adolescentes com THB apresentam um *continuum* de agravamento dos sintomas, de quadros subsindrômicos a tipicamente sindrômicos e com frequentes flutuações de humor. Estudos apontam altas taxas de cronificação de manifestações maníacas e recuperação de aproximadamente 14% após 6 meses[21] e altas taxas de ciclagem rápida (50%) com quase nenhuma recuperação entre episódios[22].

Estudos de seguimento naturalísticos relataram que 70 a 100% das crianças e adolescentes com THB se recuperam do episódio inicial (p. ex., não apresentam sintomas significativos por 2 meses). No entanto, 80% poderão apresentar recorrências (p. ex., uma ou mais recorrências em 2 a 5 anos) mesmo em tratamento de manutenção. Além disso, análogo aos achados em adultos, o curso prospectivo nesses jovens é caracterizado por flutuações de humor de intensidades variadas ao longo de 60 a 80% do tempo de tratamento, principalmente sintomas depressivos e mistos. Durante a adolescência, há um aumento drástico nas taxas de ideação e tentativas de suicídio e abuso de substâncias[3,8,17,19].

Um estudo mais detalhado do curso ao longo de um período de 9 anos identificou quatro trajetórias longitudinais de humor[19]:

- Curso "predominantemente eutímico" (24%).
- Curso "moderadamente eutímico" (35%).
- Curso "melhorando aos poucos" (19%).
- Curso "Predominantemente doente" (22%).

Dentro de cada grupo, em média, os jovens eram eutímicos 84, 47, 43 e 12%, respectivamente, durante o período de acompanhamento. Um curso de evolução melhor foi associado ao início mais tardio dos sintomas de humor, menos histórico familiar de THB e abuso de substâncias e menos histórico de depressão grave, sintomas maníacos, comportamento suicida, episódios de humor subsindrômicos e abuso sexual[19].

FATORES ETIOLÓGICOS E DE RISCOS

Além do fator genético, existem outras variáveis neurobiológicas ou socioambientais que podem precipitar ocorrência de THB ou servir como fatores de proteção em pessoas geneticamente predispostas[23,24]. Pesquisas e experiências clínicas também sugerem que traumas ou eventos estressantes da vida podem desencadear um episódio de THB; no entanto, muitos episódios ocorrem sem uma causa óbvia ou identificável. Em resumo, a etiologia é multifatorial, com interação complexa de vulnerabilidades biológicas e influências ambientais.

Fator genético

Até presente data, a história familiar é reconhecida como o melhor preditor de risco para a manifestação de THB em crianças e adolescentes. Estudos com gêmeos e familiares de 1º grau demonstraram que o THB é uma doença com forte componente genético, com concordância entre gêmeos idênticos de cerca de 70%, isto é, pode ocorrer 2 a 3 vezes mais do em que gêmeos não idênticos. Os estudos atuais indicam que provavelmente múltiplos genes são responsáveis pela herança genética de THB[3,25].

Sintomas e sinais de mania/hipomania subclínicos em filhos de pais com THB foram considerados como um fator de alto risco para o desenvolvimento posterior de episódios maníacos, mistos ou hipomaníacos. Análises longitudinais e prospectivas sugerem que os filhos de pais com THB, com instabilidade de humor, depressão/ansiedade, sintomas maníacos subsindrômicos e THB parental de início precoce corriam 50% de risco de desenvolver THB antes de chegar à fase adulta[26].

Os estudos citados informam sobre os fatores de risco para o desenvolvimento de THB nos filhos de pais com THB de forma geral; no entanto, eles não dizem nada sobre o risco de desenvolver THB para uma criança em particular. Há estudos em andamento que procuram desenvolver uma "calculadora" de risco[27], mas a funcionalidade dessa "calculadora" precisa ser validada como uma ferramenta útil para a prática clínica e pesquisa.

Aspectos neurobiológicos

Avanços recentes na neuroimagem, como ressonância magnética (RM) e ressonância magnética funcional (fMRI), indicam que os circuitos neurais envolvidos no processamento e na regulação da emoção em crianças e adolescentes com THB são diferentes de seus pares saudáveis[28-31]. O volume reduzido da amígdala em adolescentes com THB é um dos achados de neuroimagem mais consistentes[28,31]. Os achados de neuroimagem em jovens com THB precisam ser interpretados com cautela, pois trata-se de estudos com amostras pequenas e outros fatores de confusão, como exames realizados em pacientes em diferentes episódios do humor dos sujeitos (p. ex., deprimido, hipomaníaco ou eutímico), presença de comorbidades e medicações.

Crianças e adolescentes com THB apresentam déficits nos domínios neurocognitivos de atenção, memória visuoespacial, memória de trabalho, flexibilidade cognitiva e funções executivas[32,33]. Os déficits neurocognitivos também mostram distinção entre jovens com THB e os com depressão unipolar[34]. A recuperação de episódio agudo de humor pode acompanhar a melhoria do funcionamento neurocognitivo (p. ex., memória verbal e de trabalho); no entanto, estudos sugerem que os déficits neurocognitivos podem existir mesmo quando não há sinais de mania ou depressão, independentemente do estado de humor da criança, e podem ter implicações com prejuízo na capacidade funcional a longo prazo[35,36].

PRINCIPAIS SUBTIPOS E APRESENTAÇÕES CLÍNICAS

Ao diagnosticar THB em crianças e adolescentes, é importante aplicar um critério diagnóstico em comum entre profissionais. Note-se que, apesar de o DSM-5 introduzir diversas alterações na classificação de THB[9], a Academia Americana de Psiquiatria de Criança e do Adolescente (AACAP) mantém a recomendação de que os médicos sigam os critérios de DSM-5, inclusive de duração para diagnóstico de THB em crianças e adolescentes[5]. Obviamente, sabe-se que a idade de uma criança e seu nível de desenvolvimento psicossocial exercem um importante papel na expressão de sinais e manifestações clínicas, assim como variação de prevalência de acordo com a idade, o curso da doença e a relação com os transtornos apresentados na fase adulta. Sendo assim, o consenso atual seria de aplicar critérios diagnósticos de adultos e fazer concessões para adaptar aos aspectos clínicos de acordo com as diferentes fases de desenvolvimento com sintomas equivalentes ou substitutivos para crianças e adolescentes, com exceção da ciclotimia, que é possível diagnosticar com duração menor que em adultos.

O DSM-5 define os seguintes principais subtipos de THB:

- THB tipo I (THB I).
- THB tipo II (THB II).
- Transtorno ciclotímico.
- Outro THB e transtorno relacionado especificado/não especificado.
- THB induzido por medicamento/substância.
- THB decorrente de outra condição médica.

Apresentações clínicas em crianças e adolescentes

Embora a apresentação de THB possa ser heterogênea para crianças em idades pré-escolares, escolares e adolescentes, os sintomas comuns entre os subtipos nesses períodos de desenvolvimento são aumento de energia, irritabilidade, instabilidade do humor, distração e aumento da atividade direcionada a objetivos (todos em aproximadamente 75% dos casos); alucinações e delírios são os menos frequentes (cerca de 26% dos casos). Grandiosidade e hipersexualidade são os sintomas mais específicos, mas não são tão comuns (57 e 32%, respectivamente)[37].

É muito importante avaliar se oscilação de humor, o comportamento e os demais sintomas são diferentes do habitual do jovem e do nível de desenvolvimento, o contexto em que os sintomas ocorrem e o impacto dos sintomas no funcionamento global dos jovens. Os sintomas mais frequentemente encontrados estão na Tabela 2.

A ocorrência de instabilidade do humor (p. ex., variação rápida do humor com vários estados de humor dentro de um breve período de tempo, que aparece internamente sem levar em conta as circunstâncias) e irritabilidade/raiva é mais frequente em casos de episódios de mania com início da infância. Os adolescentes com THB, quando comparados com

Tabela 2 Ocorrências de sintomas de transtorno de humor bipolar (THB) em cada um dos estudos primários da metanálise

Sintomas (%)	Ballenger et al.	Lewinsohn et al.	Wozniak et al.	Findling et al.	Bhangoo et al.	Faedda et al.	Geller et al.
Euforia/elação	33	88,9	14	85,6	88	59,8	89,5
Irritabilidade	22	22,2	77	92,2	82	97,6	97,7
Grandiosidade	78	61,1	n/a	83,3	68	n/a	86
Fuga de ideias	44	44,4	n/a	69	47	n/a	57
Pensamento acelerado	n/a	n/a	n/a	87,8	74	78	46,5
Diminuição da necessidade de sono	67	61,1	n/a	72,2	76	95,1	43
Falta de crítica	44	33,3	n/a	85,6	n/a	n/a	89,5
Hipersexualidade	44	n/a	n/a	32,2	n/a	34,1	45,3
Pressão por falar	67	72,2	n/a	81,1	88	68,3	96,5
Distraibilidade	n/a	61,1	n/a	84,4	88	n/a	93
Aumento de energia	n/a	94,4	n/a	81,1	85	n/a	100

n/a: não aplicável. Fonte: adaptado de Kowatch et al., 2005[42].

crianças, apresentam sintomatologia de mania mais parecida com a do adulto[38].

Dado o estágio de desenvolvimento emocional e cognitivo de crianças em idade pré-escolar (de 3 a 7 anos), foram levantadas questões sobre a validade de sintomas maníacos, como grandiosidade e euforia, nessa idade. Paralelamente, as diretrizes da AACAP sugerem que os médicos devem ser cautelosos ao fazer o diagnóstico de THB em crianças menores de 6 anos[3].

Crianças e adolescentes em mania ou hipomania geralmente manifestam felicidade extraordinária ou euforia sem motivo aparente. Com a elevação repentina da autoestima, é comum apresentarem ideias de grandiosidade, acreditando-se capazes de feitos irreais. A manifestação de extrema altivez ou arrogância deve destoar do comportamento habitual da criança. A irritabilidade e as explosões de raiva muitas vezes são uma reação ao fato de os outros não reconhecerem sua "genialidade" (Quadro 1)[21,39].

Quadro 1 Exemplos de manifestações de alteração de humor, grandiosidade e aumento de energia em crianças com mania[7,21]

Humor elevado ou expansivo: menina de 11 anos – "não estou feliz, estou muito, muito, muito feliz e, nem sei por que, não pode ser só porque vou comer tomar sorvete".

Grandiosidade: garota de 10 anos começa a dar aulas "porque a professora ensina tudo errado" e recusa-se a fazer as tarefas propostas "porque já sabe tudo", apesar de ter notas baixas.

Humor irritado com explosão: menino de 10 anos irrita-se ao receber uma resposta negativa a seu pedido de ir à lanchonete. Sua irritação torna-se cada vez mais intensa e incontrolável até começar a agredir a mãe a socos e pontapés e quebrar o vidro da janela da loja e permanece assim por mais de 1 hora.

Aumento da energia e nível de atividade: menina de 8 anos relata que, após ficar uma semana sentindo muita "dor" e vontade de chorar, passou a ter vontade de fazer muitas coisas, andar de bicicleta, pular o dia todo, brincar sem parar. Dizia: "Eu fazia tanta coisa, tanta coisa... não sei como não ficava cansada".

Evidenciando diferença com o seu habitual, a criança em mania torna-se tagarela, o discurso não se atém aos temas e não pode ser interrompido; a criança parece não se cansar, demonstrando estar sempre cheia de energia, ainda que tenha dormido pouco; o comportamento é extravagante e até bizarro (p. ex., move-se constantemente de um lado para o outro sem se importar com a reação do meio ou repete ações e atividades de risco que lhe causem satisfação, tornando-se impulsiva e imprudente, tendo comportamentos como promiscuidade sexual, condução perigosa ou uso abusivo de álcool e drogas) (Quadro 2)[21,39].

Quadro 2 Exemplos de manifestações de alteração de pensamento, fala, socialização e hipersexualidade em crianças com mania[7,21]

Pensamento abundante: menino de 10 anos não quer mais ir à escola, pois está cheio de letras, números e palavras dentro do seu cérebro.

Pensamento acelerado: menina de 9 anos fala, apontando para a testa: "Eu preciso colocar um semáforo aqui dentro, meus pensamentos estão a mil por hora".

Tagarelice: garota de 8 anos: "tem horas que tenho de falar, falar e falar, falo até como tomei banho ontem para a tia da cantina".

Desinibição social: criança fala muito mais do que habitual, contando para colegas de classe detalhes da intimidade do divórcio dos seus tios.

Hipersexualidade: menino 9 de anos aponta para algumas médicas: quero uma loira, uma morena e uma asiática, "quero todas as panteras". Vai até elas e as abraça, tentando beijá-las na boca.

Brincadeiras e risos inapropriados: criança de 11 anos começa a rir alto e a provocar as crianças do lado durante o culto de sua igreja, quando ninguém mais acha graça.

Envolvimento em situações arriscadas: menino de 9 anos quer pular do terceiro andar e promete ao irmão que vai "cair de pé", porque é mais esperto que o Homem-Aranha.

Mudança de humor (labilidade), distúrbios do sono (p. ex., insônia, pesadelos, falar dormindo, sonambulismo), dificuldade de concentração, aumento de atos impulsivos e consequente piora da interação social são frequentes. Quando os sintomas são leves, moderados ou intermitentes, muitas vezes podem passar despercebidos pelos pais e cuidadores, mas as mudanças também podem ser bastante bruscas e explosivas, havendo relatos de crianças-modelo que subitamente se tornaram "selvagens"[39].

Alguns sintomas de mania ou hipomania (p. ex., instabilidade emocional, mau humor, obstinação, egocentrismo, bravatas e afoitamento a risco) podem ser comportamentos normais e passageiros de uma criança ou adolescente. A intensidade, a constância e o prejuízo funcional dessas reações e desses atos é que tornam essas manifestações significativas para o diagnóstico de mania. Por isso, o diagnóstico, na maioria dos casos, infelizmente só é realizado quando a criança ou o adolescente apresentam grave prejuízo no funcionamento global[39].

Em crianças em idade escolar, o humor instável, exaltado ou irritadiço e diferente do habitual pode chamar a atenção dos professores e colegas. A atitude é de inquietação e de excitação constante, com diminuição da crítica. Esses jovens podem se queixar de excesso de pensamentos na cabeça, mostrar diminuição de objetividade de raciocínio e fuga de ideias. Podem apresentar pensamentos fantasiosos e de grandeza, como o de possuir o poder mágico de entender "a língua dos anjos", ter aparência excepcional, saber mais que os professores ou sentir-se como o "melhor jogador do mundo" ou a "*miss* Brasil". Quando a crise é de menor intensidade, é frequente a confusão entre o diagnóstico de hipomania e o de transtorno do déficit de atenção com hiperatividade (TDAH). A distinção depende da presença ou não de euforia e sintomas psicóticos como alucinações ou delírios, ausentes nos casos de TDAH[40].

A alteração de comportamento geralmente é mais evidente na adolescência do que na infância, e os adolescentes em fase de mania começam a ter apresentação clínica similar à dos adultos. No entanto, a relutância em aceitar a possibilidade de início precoce de THB pode permitir que sintomas como preocupações mórbidas, comportamento exaltado, mau humor ou alterações rápidas de humor, irritabilidade e atitudes oposicionais e desafiantes sejam considerados como manifestações exageradas, até mesmo típicas, da adolescência[39].

Em razão da similaridade com o quadro clínico de adulto e com habilidades linguísticas mais refinadas da adolescência, o humor exaltado é claramente perceptível, e a atitude é de inquietação maníaca e exaltada. Nessa fase, há maior frequência de sintomas psicóticos que na fase adulta, e a confusão com esquizofrenia é muitas vezes inevitável[39].

A chegada da puberdade, assim como a descoberta da sexualidade, poderia confundir e dificultar a investigação de sintomas e sinais de hipersexualidade típica da mania. Analisar de forma cuidadosa possíveis indícios e investigar incessantemente a fim de descartar história de abuso sexual é tarefa obrigatória dos médicos, pois, assim como abuso sexual prévio à instalação da doença, a promiscuidade sexual secundária à hipersexualização em fase de mania também pode trazer graves consequências sociais[39].

Episodicidade

Apesar das sugestões de alguns pesquisadores de que a episodicidade (períodos distintos de humor anormal e sintomas acompanhantes) não é necessária para diagnosticar THB em crianças e adolescentes, a maioria dos pesquisadores, clínicos e as diretrizes da AACAP confirmam sua necessidade para o diagnóstico[5,41]. De fato, sugere-se focar na determinação da presença de episódios de humor primeiro e depois verificar até que ponto os sintomas maníacos/hipomaníacos estão presentes durante um período identificável.

Atualmente acredita-se que crianças e adolescentes com THB não se caracterizam por ciclagem "ultrarrápida" ou mania "crônica", mas sim por episódios recorrentes de humor mais frequentes do que em adultos com THB[8].

Irritabilidade

O consenso atual é de que a irritabilidade crônica, independentemente da explosividade ou intensidade, não é suficiente para o diagnóstico de THB. No entanto, aumento de irritabilidade é comum em jovens com THB[2]. A irritabilidade faz parte dos critérios de diagnóstico de muitos outros transtornos comuns da infância e da adolescência, como transtorno opositivo-desafiador, depressão, ansiedade e transtornos de estresse pós-traumático, e está frequentemente presente em jovens com transtornos do neurodesenvolvimento. Portanto, a irritabilidade seria um sintoma pouco específico para diagnóstico de THB e pode ser considerado análogo à febre ou dor em doenças físicas, o que sugere que "algo está errado"[42]. Por outro lado, é necessário lembrar-se que a ausência de irritabilidade pode diminuir a probabilidade de THB.

Diferente de irritabilidade episódica, a presença de irritabilidade crônica deve ser classificada como transtorno disruptivo de desregulação de humor, uma nova categoria no DSM-5 já devidamente descrita no capítulo sobre depressão unipolar[9].

Apresentações subclínicas

As manifestações subclínicas ou subsindrômicas são aquelas nas quais a criança ou adolescente parece mostrar sintomatologia maníaca significativa, mas não preenche todos os critérios para THB I ou THB II (p. ex., duração do episódio). Estudos prospectivos[8,43] mostraram que a apresentação mais comum de THB de início precoce é subsindrômica, particularmente com sintomatologia mista e depressiva. O estudo COBY mostrou que, em 4 anos de seguimento, 60% de crianças e adolescentes com THB apresentaram sintomas de humor e 40% eram subsindrômicos[8]. Os sintomas subsindrômicos são acompanhados por dificuldades psicossociais significativas, risco de suicídio, problemas legais e abuso de substâncias. Além disso, cerca de 50% dos jovens com a definição do estudo COBY de THB-SOE evoluíram para THB I ou II posteriormente, especialmente se tivessem histórico familiar de THB[44].

Depressão bipolar

Assim como no adulto, os episódios depressivos são as manifestações mais comuns de THB em crianças e adolescentes, tanto em frequência quanto em duração[8]. O estudo COBY mostrou que, durante o seguimento prospectivo, a maioria das recorrências após o primeiro episódio foi de episódios depressivos (60%), seguidos por hipomaníacos (21%), maníacos (15%) e mistos (5%)[8]. No entanto, a depressão é frequentemente subdiagnosticada. A depressão bipolar tende a ser mais grave, ter mais sintomas maníacos mistos e comportamentos de automutilação[45], mais comorbidade com transtornos disruptivos e transtornos de ansiedade[46] e pior funcionamento psicossocial, além de risco de suicídio, quando comparada com casos de depressão unipolar[3]. O monitoramento cuidadoso da progressão do desenvolvimento dos sintomas de humor é fundamental porque muitos adolescentes manifestam episódios de depressão antes da evolução para episódio de mania e a presença de sintomas maníacos subclínicos durante a depressão aumenta significativamente o risco de progressão para um episódio maníaco[47].

COMORBIDADES

Condições comórbidas, particularmente transtornos disruptivos, TDAH e transtornos de ansiedade, são muito comuns. A presença de condições comórbidas afeta adversamente o curso clínico da THB[48,49]. A prevalência de transtornos comórbidos depende dos métodos utilizados e da amostra estudada; por exemplo, mais comum em população clínica *versus* amostra da comunidade e mais em crianças do que em adolescentes, sendo principalmente TDAH (Quadro 3) e transtorno opositivo-desafiador (TOD) em crianças e transtorno de conduta (TC) e uso de substâncias em adolescentes.

As condições comórbidas também podem dificultar o alcance da remissão. Por exemplo, jovens com THB e TDAH apresentam apenas 20% de remissão funcional total dos episódios em 4 anos[40,50]. Diferentes tipos de THB tendem a estar associados a diferentes tipos de comorbidades, ora mais disruptivos e ora mais emocionais (Tabela 3).

DIAGNÓSTICO DIFERENCIAL

É difícil diagnosticar THB na infância e na adolescência, dadas a variabilidade na apresentação clínica, alta taxa de comorbidade, sobreposição de sintomas com outros transtornos psiquiátricos, efeitos do desenvolvimento na expressão dos sintomas e dificuldades das crianças em verbalizar suas emoções[3]. Os subtipos classificados no DSM-5 como THB induzido por medicamento/substância e THB por outra condição médica podem dificultar o reconhecimento de THB genuíno. Os médicos devem ser cautelosos ao atribuir sintomas à mania ou hipomania (Quadro 4), a menos que mostrem uma associação

Quadro 3 Distinção entre transtorno de humor bipolar (THB) e transtorno de déficit de atenção/hiperatividade (TDAH)

Suspeitar da presença de THB em uma criança com TDAH se:

- Os sintomas de "TDAH" apareceram mais tarde na vida (p. ex., aos 10 anos de idade ou mais).
- Os sintomas de "TDAH" apareceram abruptamente em uma criança previamente saudável.
- Os sintomas do TDAH estavam respondendo aos estimulantes e parece que não melhoram mais.
- Os sintomas do "TDAH" vêm e vão e tendem a ocorrer junto com as mudanças de humor.

Suspeitar da presença de THB em uma criança com TDAH se ela:

- Começa a ter períodos de exagero, grandiosidade, depressão, falta de sono, comportamentos sexuais inadequados.
- Tem alterações de humor graves recorrentes e explosões de raiva.
- Tem alucinações e/ou delírios.
- Possui um forte histórico familiar de THB em sua família, principalmente se não estiver respondendo aos tratamentos adequados para o TDAH.

Tabela 3 Comorbidades mais frequentes e fenômenos clínicos graves em diferentes tipos de crianças e adolescentes com transtorno de humor bipolar (THB)

	Total	THB I	THB II	THB-SOE
Transtornos de ansiedade	39,0	37,3	60,0	37,9
TDAH	59,8	60,4	43,3	62,1
Transtorno de conduta	12,8	13,3	13,3	11,8
Transtorno opositivo-desafiador	39,5	40,8	23,3	40,5
Abuso de substâncias	9,1	9,8	6,7	8,5
Transtorno invasivo de desenvolvimento	2,1	2,0	3,3	2,0
Psicoses	27,6	34,5	20,0	17,6
Ideação suicida	76,2	76,8	93,3	71,9
Tentativa de suicídio	30,7	35,0	43,3	20,9
Hospitalização psiquiátrica	52,2	66,1	53,3	28,8

Fonte: adaptada de Axelson et al., 2006[6].

temporal clara com o humor anormalmente elevado, expansivo e/ou irritável.

A presença de condições médicas que podem desencadear ou piorar os sintomas de humor deve ser avaliada (Quadro 4). Não existem testes biológicos ou de imagem para o diagnóstico de THB, no entanto, o funcionamento da tireoide (p. ex., nível sérico de TSH) e os níveis de hemograma, B12, folato e ferro devem ser investigados quando ocorre o primeiro episódio de humor do THB (veja no Quadro 5 os testes laboratoriais

Quadro 4 Condições clínicas que podem assemelhar aos sintomas de mania ou aumentar ciclagem de humor em crianças e adolescentes

Condições que assemelham ao quadro de mania
Epilepsia temporal
Hipertireoidismo
Traumatismo craniano
Esclerose múltipla
Lúpus eritematoso sistêmico
Síndrome alcoólico-fetal
Doença de Wilson
Condições que aumentam a ciclagem de humor
Uso de antidepressivos tricíclicos
Uso de inibidor de recaptura de serotonina
Uso de inibidor de recaptura de serotonina e noradrenanina
Uso de aminofilina
Uso de corticosteroides
Uso de aminas simpatomiméticas (p. ex., pseudoefedrina)
Uso de antibióticos (p. ex., claritromicina, eritromicina, amoxicilina)

Quadro 5 Exames complementares a serem solicitados no início do planejamento terapêutico

- Hemograma completo
- Ferro sérico e ferritina
- TSH e T4 livre
- TGO, TGP, bilirrubinas e gama-GT
- Amilase
- Colesterol total e frações e glicemia de jejum
- Ureia, creatinina, sódio, potássio e cálcio
- BHCG (meninas adolescentes em idade reprodutiva)
- Prolactina e macroprolactina
- Eletroecefalograma, eletrocardiograma
- Tomografia computadorizada ou ressonância nuclear magnética de crânio

adicionais que devem ser realizados antes ou durante o tratamento medicamentoso). Uma avaliação orgânica mais detalhada pode ser necessária se houver presença de sintomas psicóticos para diagnóstico diferencial.

Crianças com THB são frequentemente diagnosticadas como TDAH (Figura 1) e adolescentes com THB são muitas vezes diagnosticados erroneamente com transtorno de personalidade ou esquizofrenia. Sintomas presentes em transtornos disruptivos, como hiperatividade, agressividade e comportamentos antissociais podem estar presentes em crianças com THB. Além disso, a confusão aumenta quando os adolescentes se apresentam particularmente explosivos ou desorganizados, o que os torna mais vulneráveis a agressões físicas e problemas com a sociedade. Estudos têm mostrado que a exposição a fatores psicossociais e psicodinâmicos é a regra e não a exceção na população clínica de psiquiatria da infância e da adolescência. Nos casos de transtornos afetivos, isso também é comum, e não somente em depressão, mas também em THB[40].

O uso de substâncias é uma situação que pode causar confusão diagnóstica, mas a característica essencial de um transtorno de humor induzido por drogas é o aparecimento de sintomas no contexto de uso, intoxicação ou abstinência de drogas. O uso de substâncias e o THB podem ser diagnósticos diferenciais, mas também podem ser condições comórbidas. No entanto, se os sintomas de humor começam antes ou persistem por mais de um mês após a interrupção do uso de drogas, então THB pode ser considerado o transtorno primário[9]. Além disso, sintomas crônicos, como hiperatividade ou distraibilidade, não devem ser considerados evidência de mania, a menos que piorem claramente junto com alteração de humor. Quando ocorrem manifestações prolongadas de sintomas maníacos inespecíficos, que não mudam na intensidade, deve-se considerar a possibilidade de outro diagnóstico psiquiátrico além de THB[3,18].

A presença de sintomas psicóticos exige diagnósticos diferenciais com outros distúrbios psiquiátricos, como a esquizofrenia. No caso de esquizofrenia, o início geralmente é insidioso e o paciente não tem características emocionais/afetivas de um episódio de mania. O bom contato afetivo e a abundância de pensamentos e mudança de forma de fala fazem distinção com casos de esquizofrenia que se manifesta com empobrecimento da fala e do conteúdo de pensamentos. No entanto, o primeiro episódio de mania pode apresentar alterações graves do

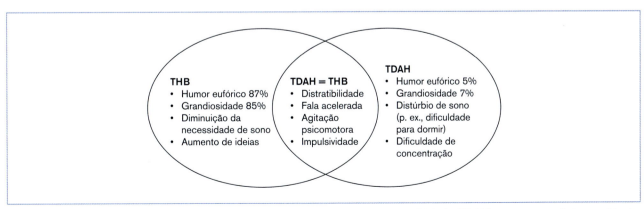

Figura 1 Semelhanças e diferenças entre transtorno de déficit de atenção/hiperatividade (TDAH) e transtorno de humor bipolar (THB) em crianças e adolescentes[7].

pensamento e alucinações, dificultando o diagnóstico diferencial entre esquizofrenia e THB. Nesses casos, um acompanhamento cuidadoso e contínuo ajuda a esclarecer o diagnóstico[3,17].

AVALIAÇÃO DIAGNÓSTICA

Entrevistas estruturadas

Na avaliação de episódios de humor, é necessário investigar a frequência, a intensidade, o número e a duração. Os instrumentos de auxílio de diagnósticos mais usados nos estudos de THB são o *Kiddie Schedule for Affective Disorders and Schizophrenia for School Age Children* – versão *Present and Lifetime* (K-SADS-PL) (disponível gratuitamente no site https://www.pediatricbipolar.pitt.edu/ resources/instruments) e o Washington University – KSADS (WASH-U-KSADS), ambos já disponíveis na versão em português do Brasil. No entanto, essas entrevistas são longas e demoradas, usadas principalmente para fins de pesquisa e requerem treinamento do entrevistador, principalmente para uniformização e alinhamento entre uma equipe de pesquisadores[7].

Escalas de avaliação de gravidade do episódio com base no médico

Atualmente, utilizam-se principalmente duas escalas de avaliação da gravidade de sintomas de mania baseadas em visão médica, a *Young Mania Rating Scale* (YMRS)[39,51] e a *KSADS Mania Rating Scale* (KSADS-MRS) (disponível *on-line* no *link* indicado para o K-SADS). Um estudo recente constatou que o YMRS não parece ser uma escala muito eficiente para mensurar sintomas de crianças e adolescentes com THB[52].

Escalas de avaliação respondidas por adolescentes, pais e professores

Os relatórios dos pais parecem ser mais precisos na identificação da mania do que as escalas respondidas pelo próprio adolescente ou seus professores[53]. O *General Behavior Inventory* (GBI)[52], a versão parental do YMRS (P-YMRS), a versão parental do *Mood Disorder Questionnaire* (MDQ)[54] e, mais recentemente, a versão parental do *Children Mania Rating Scale* (CMRS-P)[55], têm demonstrado possuir propriedades psicométricas mais apropriadas e serem úteis para rastrear os sintomas de THB em crianças e adolescentes.

Ressalta-se que principalmente o MDQ exige menor nível de habilidade de leitura e compreensão por parte dos pacientes e pais, mas não está mais no domínio público. O GBI-10, versão reduzida do GBI após análises de principais itens, tem mais evidências de pesquisa r é sensível aos efeitos do tratamento, mas exige maior habilidade de leitura e compreensão. Foi sugerido que o CMRS-10[56], a versão parental reduzida do CMRS, é o instrumento mais específico para a triagem de THB para crianças e adolescentes e tem uma versão para professores.

Outros instrumentos relatados pelos pais foram usados para rastrear a psicopatologia dimensional em crianças e adolescentes, como a *Child Behavior Checklist* (CBCL), mas esses instrumentos não são específicos ou úteis para monitorar episódios de mania ou depressão[57]. Por outro lado, a CBCL ou suas subescalas (p. ex., a soma de suas subescalas de agressão, atenção e ansiedade/depressão – perfil de desregulação da CBCL, conhecido como "perfil CBCL de THB em crianças") podem refletir a gravidade dos sintomas, comorbidade ou comprometimento funcional e pontuações baixas podem ser úteis para afastar a possibilidade de mania (ou qualquer psicopatologia)[17,58].

Diários de humor

Esses instrumentos, que usam anos escolares, aniversários e feriados como âncoras, podem ajudar crianças, pais e médicos a representar visualmente o curso da evolução de humor, identificar eventos que podem ter desencadeado sintomas e examinar a relação entre tratamento e resposta. Muitos desses instrumentos usam cores ou classificações de 0 a 10 para mapear mudanças diárias de humor, juntamente com fatores de estresse, doenças clínicas e tratamentos recebidos. Os dispositivos/aplicativos para celulares estão sendo cada vez mais usados para monitorar as alterações de humor e os hábitos de sono dos jovens.

Outras avaliações e monitoramento

Nível de funcionamento psicossocial/global

É imperativo obter informações de vários informantes para avaliar com precisão as mudanças e os prejuízos no funcionamento global, que devem ser medidas em relação ao nível esperado de uma criança, dada sua cultura, idade e capacidade intelectual.

Nível de cuidado e suporte

Os médicos também devem avaliar o ambiente sociofamiliar, o suporte interpessoal e a adequação do local de atendimento (p. ex., ambulatório, hospitalização parcial ou integral). Devem-se investigar a compreensão dos pais e do próprio paciente para adesão ao tratamento, a psicopatologia parental e a dinâmica familiar.

CONSIDERAÇÕES FINAIS

Distinguir THB de outros transtornos psiquiátricos geralmente é difícil. Sintomas comuns e presentes em diversos transtornos psiquiátricos, como hiperatividade, agressividade e comportamentos antissociais, podem estar presentes em crianças com THB. A dificuldade de distinção da fronteira diagnóstica em razão da sobreposição de sintomas, as possibilidades comórbidas e a escassez de profissionais especializados são os principais motivos para diagnóstico precoce de THB em crianças e adolescentes.

Para aprofundamento

- Fu-I, Boarati MA, Maia AF. Transtornos afetivos na infância e na adolescência. Porto Alegre: Artmed; 2012.
  - ⇨ Este livro destaca a interface entre o transtorno bipolar na infância e adolescência, estilo de vida e estímulos ambientais, bem como seu impacto direto no processo adaptativo nos contextos social e familiar.
- Rey JM, Martin A, editors. JM Rey's IACAPAP e-Textbook of child and adolescent mental health. Geneva: International Association for Child and Adolescent Psychiatry and Allied Professions; 2019.
  - ⇨ Este texto contextualiza a relevância do tópico da saúde mental na infância e adolescência, apresentando dados epidemiológicos, diagnósticos e tratamentos.
- Angst J. Bipolar disorder in DSM-5: strengths, problems and perspectives. Int J Bipolar Disord. 2013;1(12). https://doi.org/10.1186/2194-7511-1-12
  - ⇨ Este artigo discute importantes aspectos comparativos e diagnósticos do transtorno afetivo bipolar entre o DSM-5 e os DSM anteriores.

REFERÊNCIAS BIBLIOGRÁFICAS

1. Carlson GA, Pataki C. Understanding early age of onset: a review of the last 5 years. Curr Psychiatry Rep. 201618:114. Artigo importante que discute pródromos, fatores de risco e desfechos em crianças e adolescentes com transtorno bipolar.
2. **Goldstein BI, Birmaher B, Carlson GA, DelBello MP, Findling RL, Fristad M, et al. The International Society for Bipolar Disorders Task Force Report on Pediatric bipolar disorder: Knowledge to date and directions for future research. Bipolar Disord. 2017;19:524-43.**
   - ⇨ Este artigo discute aspectos fundamentais sobre limitações da literatura atual, futuros estudos e achados clínicos relevantes no transtorno bipolar.
3. Diler RS, Birmaher B. Bipolar disorders in children and adolescents. In: Rey JM, Martin A, editors. JM Rey's IACAPAP e-Textbook of child and adolescent mental health. Geneva: International Association for Child and Adolescent Psychiatry and Allied Professions; 2019.
   - ⇨ Artigo importante que aprofunda aspectos epidemiológicos e clínicos do transtorno bipolar na infância e adolescência.
4. Fu-I. Transtorno bipolar na infância e na adolescência. São Paulo: Segmento Farma; 2007.
5. Birmaher B. Bipolar disorder in children and adolescents. Child Adolesc Ment Health. 2013;18(3):140-8.
6. Axelson D, Birmaher B, Strober M, Gill MK, Valeri S, Chiappetta L, et al. Phenomenology of children and adolescents with bipolar spectrum disorders. Arch Gen Psychiatry. 2006;63:1139-48.
7. Fu-I L, Boarati MA, Maia APF, Braga ARM, Kunzler LS. Transtornos afetivos na infância e adolescência: diagnóstico e tratamento. Jornal Brasileiro de Psiquiatria. 2012;61(2):114-5.
8. Birmaher B, Axelson D, Goldstein B, Strober M, Gill MK, Hunt J, et al. Four-year longitudinal course of children and adolescents with bipolar spectrum disorders: the Course and Outcome of Bipolar Youth (COBY) study. Am J Psychiatry. 2009;166:795-804.
9. American Psychiatric Association (APA). Diagnostic and statistical manual of mental disorders. 5th ed. (DSM-5). Washington: American Psychiatric Association; 2013.
10. World Health Organization (WHO). International Classification of Diseases 11th revision (ICD 11). Geneva: World Health Organization; 2018.
11. American Psychiatric Association (APA). Diagnostic and statistical manual of mental disorders, disorders. 4th ed. Text revision (DSM-IVTR). Washington: American Psychiatric Association; 2000
12. Perlis RH, Dennehy EB, Miklowitz DJ, Delbello MP, Ostacher M, Calabrese JR, et al. Retrospective age at onset of bipolar disorder and outcome during two-year follow-up: results from the STEP-BD study. Bipolar Disord. 2009;11:391-400.
13. Kozloff N, Cheung AH, Schaffer A, Cairney J, Dewa CS, Veldhuizen S, et al. Bipolar disorder among adolescents and young adults: results from an epidemiological sample. J Affect Disord. 2010;125:350-4.
14. Merikangas KR, He JP, Burstein M. Lifetime prevalence of mental disorders in U.S. adolescents: results from the National Comorbidity Survey Replication-Adolescent Supplement (NCS-A). J Am Acad Child Adolesc Psychiatry. 2010;49:980-9.
15. Van Meter AR, Moreira AL, Youngstrom EA. Metaanalysis of epidemiologic studies of pediatric bipolar disorder. J Clin Psychiatry. 2011;72:1250-6.
16. Birmaher B, Axelson D, Monk K, Kalas C, Goldstein B, Hickey MB, et al. Lifetime psychiatric disorders in school-aged offspring of parents with bipolar disorder: the Pittsburgh Bipolar Offspring study. Arch Gen Psychiatry. 2009;66:287296.
17. Diler RS. Pediatric bipolar disorder: a global perspective. New York: Nova Science Publishers; 2007.
18. Birmaher B, Axelson D. Pediatric psychopharmacology. In: Sadock BJ, Sadock VA, editors. Kaplan and Sadock's comprehensive textbook of psychiatry. 8th ed. Philadelphia: Lippincott Williams & Wilkins; 2005. p. 3363-75.
19. **Birmaher B, Gill MK, Axelson DA. Longitudinal trajectories and associated baseline predictors in youths with bipolar spectrum disorders. Am J Psychiatry. 2014171:990-9.**
    - ⇨ Artigo importante que mostra diferentes trajetórias de humor em avaliação longitudinal e fatores preditores em crianças e adolescentes com transtorno bipolar.
20. Holtzman JN, Miller S, Hooshmand F, Wang PW, Chang KD, Hill SJ, et al. Childhood compared to adolescent-onset bipolar disorder has more statistically significant clinical correlates. J Affect Dis. 2015;179:114-20.
21. Geller B, Zimerman B, Williams M, Bolhofner K, Craney JL, Delbello MP, Soutullo CA. Six-month stability and outcome of a prepubertal and early adolescent bipolar disorder phenotype. J Child Adolesc Psychopharmacol. 2000;10:165-73.
22. Findling RL, Gracious BL, McNamara NK, Youngstrom EA, Demeter CA, Branicky LA, Calabrese JR. Rapid, continuous cycling and psychiatric co--morbidity in pediatric bipolar I disorder. Bipolar Disord. 2001;3:202210.
23. Bootsman F, Brouwer RM, Schnack HG, Kemner SM, Hillegers MHJ, Sarkisyan G, et al. A study of genetic and environmental contributions to structural brain changes over time in twins concordant and discordant for bipolar disorder. J Psychiatr Res. 2016;79:116-24.
24. Pan LA, Goldstein TR, Rooks BT, Hickey M, Fan JY, Merranko J, et al. The relationship between stressful life events and axis i diagnoses among adolescent offspring of probands with bipolar and non-bipolar psychiatric disorders and healthy controls: The Pittsburgh Bipolar Offspring Study (BIOS). J Clin Psychiatry. 2017;78:e234-e243.
25. Ikeda M, Saito T, Kondo K, Iwata N. Genome-wide association studies of bipolar disorder: A systematic review of recent findings and their clinical implications. Psychiatry Clin Neurosci. 2018;72:52-63.
26. Hafeman DM, Merranko J, Axelson D, Goldstein BI, Goldstein T, Monk K, et al. Toward the definition of a bipolar prodrome: dimensional predictors of bipolar spectrum disorders in at-risk youths. Am J Psychiatry. 2016;173:695-704.
27. Hafeman DM, Merranko J, Goldstein TR, Axelson D, Goldstein BI, Monk K, et al. Assessment of a person-level risk calculator to predict new-onset bipolar spectrum disorder in youth at familial risk. JAMA Psychiatry. 2017;74:841-7.
28. Singh MK, DelBello MP, Chang KD. Functional brain imaging in bipolar disorder. In: Strakowski SM, editor. The bipolar brain. New York: Oxford University Press; 2012. p. 103-23.
29. Diler RS, de Almeida JR, Ladouceur C, Birmaher B, Axelson D, Phillips M, et al. Neural activity to intense positive versus negative stimuli can help differentiate bipolar disorder from unipolar major depressive disorder in depressed adolescents: a pilot fMRI study. Psychiatry Res. 2013;214:277-84.
30. Diler RS, Pan LA, Segreti A, Ladouceur CD, Forbes E, Cela SR, et al. Differential anterior cingulate activity during response inhibition in depressed adolescents with bipolar and unipolar major depressive disorder. J Can Acad Child Adolesc Psychiatry. 2014;23:10-9.

31. Hafeman D, Bebko G, Bertocci MA, Fournier JC, Chase HW, Bonar L, et al. Amygdala-prefrontal cortical functional connectivity during implicit emotion processing differentiates youth with bipolar spectrum from youth with externalizing disorders. J Affect Dis. 2017;208:94-100.

32. Pavuluri MN, Schenkel LS, Aryal S, Harral EM, Hill SK, Herbener ES, Sweeney JA. Neurocognitive function in unmedicated manic and medicated euthymic pediatric bipolar patients. Am J Psychiatry. 2006;163:286-93.

33. Dickstein DP, Axelson D, Weissman AB, Yen S, Hunt JI, Goldstein BI, et al. Cognitive flexibility and performance in children and adolescents with threshold and sub-threshold bipolar disorder. Eur Child Adolesc Psychiatry. 2016;25:625-38.

34. Murphy FC, Sahakian BJ, Rubinsztein JS, Michael A, Rogers RD, Robbins TW, Paykel ES. Emotional bias and inhibitory control processes in mania and depression. Psychol Med. 1999;29:13071321.

35. Pavuluri MN, West A, Hill SK, Jindal K, Sweeney JA. Neurocognitive function in pediatric bipolar disorder: 3-year follow-up shows cognitive development lagging behind healthy youths. J Am Acad Child Adolesc Psychiatry. 2009;48:299-307.

36. Frias A, Dickstein DP, Merranko J, Gill MK, Goldstein TR, Goldstein BI, et al. Longitudinal cognitive trajectories and associated clinical variables in youth with bipolar disorder. Bipolar Disord. 2017;19:273-84.

37. Van Meter AR, Burke C, Kowatch RA, Findling RL, Youngstrom EA. Ten-year updated meta-analysis of the clinical characteristics of pediatric mania and hypomania. Bipolar Disord. 2016;18:19-32.
⇨ **O estudo é uma importante atualização de metanálise sobre fenomenologia e diagnóstico de transtorno bipolar na infância e adolescência.**

38. Birmaher B, Axelson D, Strober M. Comparison of manic and depressive symptoms between children and adolescents with bipolar spectrum disorders. Bipolar Disord. 2009;11:52-62.

39. Fu-I, Boarati MA, Maia APF. Transtornos afetivos na infância e na adolescência. Porto Alegre: Artmed; 2011.

40. Boarati MA. Matéria sobre: transtorno bipolar na infância e na adolescência é difícil de diagnosticar?, no Portal ViverSaude.com.br. 2011. (Site).

41. Leibenluft E, Charney DS, Towbin KE, Bhangoo RK, Pine DS. Defining clinical phenotypes of juvenile mania. Am J Psychiatry. 2003;160:430-7.

42. Kowatch RA, Youngstrom EA, Danielyan A, Findling RL. Review and meta-analysis of the phenomenology and clinical characteristics of mania in children and adolescents. Bipolar Disord. 2005;7:483-96.

43. DelBello MP, Hanseman D, Adler CM, Fleck DE, Strakowski SM. Twelve-month outcome of adolescents with bipolar disorder following first hospitalization for a manic or mixed episode. Am J Psychiatry. 2007164:582-90.

44. Axelson DA, Birmaher B, Strober MA, Goldstein BI, Ha W, Gill MK, et al. Course of subthreshold bipolar disorder in youth: diagnostic progression from bipolar disorder not otherwise specified. J Am Acad Child Adolesc Psychiatry. 2011;50:1001-16.

45. Diler RS, Goldstein TR, Hafeman D, Merranko J, Liao F, Goldstein BI, et al. Distinguishing bipolar depression from unipolar depression in youth: preliminary findings. J Child Adolesc Psychopharmacol. 2017;27:310-9.

46. Uchida M, Serra G, Zayas L, Kenworthy T, Faraone SV, Biederman J. Can unipolar and bipolar pediatric major depression be differentiated from each other? A systematic review of cross-sectional studies examining differences in unipolar and bipolar depression. J Affect Disord. 2015;176:1-7.

47. Diler RS, Goldstein TR, Hafeman D. Characteristics of depression among offspring at high and low familial risk of bipolar disorder. Bipolar Disord. 2017;19:344-52.

48. Sala R, Strober MA, Axelson DA, Gill MK, Castro-Fornieles J, Goldstein TR, et al. Effects of comorbid anxiety disorders on the longitudinal course of pediatric bipolar disorders. J Am Acad Child Adolesc Psychiatry. 2014;53:72-81.

49. Yen S, Stout R, Hower H, Killam MA, Weinstock LM, Topor DR, et al. The influence of comorbid disorders on the episodicity of bipolar disorder in youth. Acta Psychiatr Scand. 2016;133:324-34.

50. Biederman J, Mick E, Faraone SV, Van Patten S, Burback M, Wozniak J. A prospective follow-up study of pediatric bipolar disorder in boys with attention-deficit/hyperactivity disorder. J Affect Disord. 2004;82 Suppl 1:S17-23.

51. Young RC, Biggs JT, Ziegler VE, Meyer DA. A rating scale for mania: reliability, validity and sensitivity. Br J Psychiatry. 1978;133:429-35.

52. Youngstrom EA, Egerton GA, Van Meter AR. Multivariate meta-analysis of the discriminative validity of caregiver, youth and teacher rating scales for pediatric bipolar disorder: Mother knows best about mania. Arch Sci Psychol. 2015;3:112-37.

53. Youngstrom EA, Frazier TW, Demeter C, Calabrese JR, Findling RL. Developing a 10-item mania scale from the Parent General Behavior Inventory for children and adolescents. J Clin Psychiatry. 2008;69:831-9.

54. Wagner KD, Hirschfeld RM, Emslie GJ, Findling RL, Gracious BL, Reed ML. Validation of the Mood Disorder Questionnaire for bipolar disorders in adolescents. J Clin Psychiatry. 2006;67:827-30.

55. Pavuluri MN, Henry DB, Devineni B, Carbray JA, Birmaher B. Child mania rating scale: development, reliability, and validity. J Am Acad Child Adolesc Psychiatry. 2006;45:550-60.

56. Henry DB, Pavuluri MN, Youngstrom E, Birmaher B. Accuracy of brief and full forms of the Child Mania Rating Scale. J Clin Psychol. 200864:368-81.

57. Diler RS, Birmaher B, Axelson D, Goldstein B, Gill M, Strober M, et al. The Child Behavior Checklist (CBCL) and the CBCL-bipolar phenotype are not useful in diagnosing pediatric bipolar disorder. J Child Adolesc Psychopharmacol. 2009;19:23-30.

58. Youngstrom E, Youngstrom JK, Starr M. Bipolar diagnoses in community mental health: Achenbach Child Behavior Checklist profiles and patterns of comorbidity. Biol Psychiatry. 2005;58:569-75.

59. Axelson D, Goldstein B, Goldstein T, Monk K, Yu H, Hickey MB, et al. Diagnostic precursors to bipolar disorder in offspring of parents with bipolar disorder: a longitudinal study. Am J Psychiatry. 2015;172:638-46.

60. Diler RS, Uguz S, Seydaoglu G, Erol N, Avci A. Differentiating bipolar disorder in Turkish prepubertal children with attention-deficit hyperactivity disorder. Bipolar Disord. 2007;9:243-51.

61. Geller B, Luby J. Child and adolescent bipolar disorder: a review of the past 10 years[erratum appears in J Am Child Adolesc Psychiatry. 1997;36(11):1642]. J Am Acad Child Adolesc Psychiatry. 1997;36:1168-76.

11

Depressão na infância e na adolescência

Jader Piccin
Arthur Caye
Christian Kieling

Sumário

Introdução
Etiopatogenia
    Fatores do desenvolvimento
    Fatores familiares e genéticos
    Fatores psicossociais
    Fatores neuroendócrinos e cerebrais
Quadro clínico e diagnóstico
Instrumentos na prática clínica
Comorbidades
Diagnóstico diferencial
Exames complementares
Princípios gerais do tratamento
Considerações finais
Vinheta clínica
Para aprofundamento
Referências bibliográficas

Pontos-chave

- Apesar de não tão prevalente na infância, a incidência do transtorno depressivo maior (TDM) aumenta marcadamente na adolescência, estando associada a inúmeros prejuízos psicossociais e interferência no desenvolvimento normal.
- Fatores de risco individuais, biológicos, familiares, ambientais e sociais interagem e associam-se com o aumento do risco para depressão especificamente na infância e na adolescência.
- O diagnóstico do TDM na infância e na adolescência é realizado a partir de informações provenientes do paciente e dos familiares, baseando-se nos mesmos critérios utilizados para o transtorno em adultos, com exceção do humor irritável, que é considerado um sintoma cardinal nessa faixa etária.
- Instrumentos de avaliação são recomendados na prática clínica para auxiliar no diagnóstico, no estabelecimento da gravidade e no seguimento de crianças e adolescentes com depressão.
- O diagnóstico diferencial do TDM na infância e na adolescência deve ser estabelecido principalmente em relação a aspectos do desenvolvimento normal e com o transtorno bipolar.
- Um plano individualizado de tratamento junto ao paciente e à família deve ser estabelecido a partir do diagnóstico adequado e da gravidade do quadro.

Introdução

A depressão é um problema de saúde mental comum entre crianças e sobretudo em adolescentes[1]. Nas últimas décadas, observa-se o desenvolvimento de um corpo mais robusto de evidências científicas para a compreensão do transtorno depressivo maior (TDM) em jovens, situando a apresentação clínica dessa psicopatologia em uma perspectiva desenvolvimental para cada faixa etária[2]. Contudo, o TDM em crianças e adolescentes ainda é pouco reconhecido e cerca de 40% dos adolescentes não recebem tratamento[3]. A depressão também é um dos principais diagnósticos entre indivíduos de 10 a 24 anos de idade em termos de carga de doença, sendo responsável por 6% dos anos de vida perdidos ajustados para incapacidade nessa faixa etária[4]. Além disso, ela está presente entre 49 e 64% dos adolescentes que cometem suicídio, a segunda principal causa de morte entre adolescentes no mundo[5]. O TDM em jovens está associado a maiores prejuízos sociais e educacionais, gravidez precoce, obesidade e abuso de substâncias, além de estar relacionado com persistência de depressão na idade adulta, desenvolvendo cursos mais graves que a depressão de início mais tardio[6,7].

A prevalência de depressão em crianças pré-púberes é relativamente baixa e um pouco maior em meninos (1,3%) que em meninas (0,8%)[8]. Entretanto, as estimativas de prevalência para depressão unipolar no final da adolescência se assemelham às encontradas na população adulta, com 4 a 9% dos indivíduos apresentando um episódio depressivo em um período de 12 meses[9,10]. Já a prevalência ao longo da vida para adolescentes aos 18 anos fica em torno de 11%[1]. A duração mediana de um episódio depressivo maior entre crianças e adolescentes é de 3 a 6 meses em amostras comunitárias e entre 5 a 8 meses em amostras clínicas, com cerca de 20% dos casos tendo duração maior que dois anos[11]. Cerca de 60 a 90% dos episódios de depressão em adolescentes remitem dentro de um ano, mas estudos longitudinais sugerem que 50 a 70% dos pacientes desenvolvem sintomas em até 5 anos após a remissão[12]. Além disso, um dos achados mais consistentes na literatura é o aumento na proporção de depressão no sexo feminino após a puberdade, especialmente no final da adolescência, com uma razão de prevalências de 2:1 e mantendo-se assim ao longo da vida adulta[12].

A depressão na infância e na adolescência comumente se apresenta de forma crônica e recorrente, provocando inúmeros prejuízos psicossociais e interferência no desenvolvimento normal. O objetivo deste capítulo é apresentar uma visão concisa e abrangente das particularidades do TDM na infância e adolescência, com destaque para os aspectos etiológicos e clínicos específicos para a faixa etária.

ETIOPATOGENIA

Fatores do desenvolvimento

Apesar do avanço no entendimento da etiologia do TDM, atualmente não está estabelecido um mecanismo que explique o transtorno por completo. Assim como em outros transtornos mentais, muitos fatores de risco individuais, biológicos, familiares e sociais interagem e se associam com o aumento do risco especificamente entre a infância e a adolescência.

O desenvolvimento social e cognitivo, além das transições interpessoais (p. ex., mudanças de papéis familiares e nas relações com os pares) e as mudanças sociais contextuais (p. ex., transições escolares) da adolescência culminam em mudanças maturacionais dos circuitos neuronais que organizam as respostas a recompensas, ao perigo e ao estresse[13,14]. Além disso, a maturação das regiões cerebrais associadas aos sistemas emocionais, cognitivos e comportamentais ocorre em ritmos diferentes e sob o controle de processos biológicos integrativos e independentes[15-17]. Alguns estudos sugerem que a maturação dessas áreas em diferentes velocidades, em combinação com fatores sociais, ambientais e biológicos, aumenta a predisposição dos adolescentes a transtornos mentais, incluindo o TDM[18].

Fatores familiares e genéticos

A história familiar positiva para depressão é dos fatores mais estudados e replicados na literatura. Considerando a história familiar do ponto de vista genético, estudo com gêmeos monozigóticos apontam que sintomas depressivos apresentam uma herdabilidade em torno de 40%[12]. Maior carga genética, como história de TDM em duas gerações e taxas aumentadas de transtornos de ansiedade nos pais, estão associadas a um risco aumentado de depressão de início precoce[19]. Além disso, outras características psicológicas associadas ao transtorno, como viés cognitivo e dificuldade com regulação emocional, também podem ser transmitidas geneticamente[20]. Mesmo que a literatura não reporte genes específicos associados ao TDM, parece que a patogênese da depressão na adolescência pode estar associada a polimorfismos genéticos compartilhados com outros transtornos (p. ex., transtorno bipolar)[21].

O TDM na infância e adolescência também se associa a aspectos genéticos que aumentam a sensibilidade a estressores (interação gene-ambiente)[22-24] e ao aumento da probabilidade de exposição a ambientes de risco (correlação gene-ambiente)[25]. Considerando as diferenças por faixa etária, um estudo longitudinal com gêmeos demonstrou que efeitos genéticos diferenciais estão mais associados ao início da depressão na adolescência do que na infância, a qual se associa mais com o desenvolvimento de sintomas no contexto de estressores ambientais[26].

Estudos conduzidos após adoção apontam que a depressão parental não se constitui apenas um fator de risco genético, mas também ambiental para o TDM na infância e adolescência[27]. A literatura aponta, nesse sentido, que o tratamento da depressão materna pode resultar em melhora dos sintomas em crianças e adolescentes[28].

Fatores psicossociais

A depressão em crianças e adolescentes também se associa a fatores de risco psicológicos. Indivíduos com um estilo cognitivo negativo e tendência à ruminação mental apresentam predisposição aumentada ao início mais precoce de sintomas depressivos, principalmente no sexo feminino[29]. Além disso, déficits de regulação emocional também se associam a menor habilidade de modificar a atenção sobre as emoções negativas e pensamentos ruminantes, aumentando a predisposição de sintomas depressivos em crianças e adolescentes[30].

A exposição a fatores de risco sociais e ambientais e sua associação com depressão está bem estabelecida na literatura. Os principais fatores de risco associados ao aumento de sintomas depressivos em jovens são os eventos estressores de vida (p. ex., prejuízos pessoais, luto), adversidades crônicas (p. ex., maus tratos, *bullying*, pobreza, doenças físicas) e discriminação sexual. Uma metanálise apontou que a negligência e o abuso emocional são as formas de maus-tratos mais associadas com depressão em crianças e adolescentes[31]. Em relação aos eventos estressores de vida, há uma maior associação com início precoce do que com recorrência de depressão, com risco consideravelmente maior em meninas e em indivíduos com exposição a múltiplos eventos negativos[12]. O *bullying* é um dos fatores de risco que também se associa à depressão e à suicidalidade em adolescentes, com o *cyberbullying* mais fortemente ligado ao estresse emocional e ideação suicida que o *bullying* tradicional[32]. Tomados em conjunto, os fatores de risco sociais e ambientais são bastante inespecíficos e nem sempre levam ao desenvolvimento de depressão em adolescentes.

A associação de depressão na adolescência com o uso de telas e redes sociais tem sido estudada recentemente. Boers et al.[33] demonstraram que o maior tempo gasto em redes sociais e televisão se associa com risco aumentado em reportar sintomas depressivos por adolescentes. Contudo, ainda são necessárias evidências mais robustas para determinar se o uso de tecnologia e as redes sociais exercem algum papel na etiologia do TDM em crianças e adolescentes.

Fatores neuroendrócrinos e cerebrais

O TDM na adolescência associa-se com uma maior sensibilidade de regiões límbicas ao estresse emocional, o que provoca uma tendência a perceber o ambiente de forma mais ameaçadora[34]. Esse processo parece estar associado a alterações sistêmicas crônicas da depressão, como aumento da atividade inflamatória cerebral e do estresse oxidativo, desregulação da atividade da telomerase, de fatores neurotróficos e esteroides neuronais[35]. O aumento da prevalência de TDM em meninas, observado a partir da adolescência, parece estar relacionado com a reatividade do cortisol influenciada pelos níveis de hormônios sexuais relacionados ao desenvolvimento da puberdade[36]. Ainda, alguns estudos apontam que a puberdade precoce parece aumentar o risco de depressão em meninas[35,37]. Cabe ressaltar que achados de estudos ecológicos revelam que o início mais precoce da puberdade, observado nos Estados Unidos e na Europa, coincide com um aumento na prevalência de depressão na adolescência nesses locais[38].

Alguns estudos sugerem que as formas sintéticas de hormônios encontrados em anticoncepcionais orais (ACO) suprimem a produção endógena de estrogênio, progesterona e testosterona a ponto de alterar a vulnerabilidade de mulheres para o desenvolvimento de depressão[39-41]. Em conjunto, os achados disponíveis até o momento sugerem associação do uso de ACO na adolescência e maior probabilidade de desenvolver sintomas depressivos na adolescência e idade adulta. Contudo, ainda não existem evidências s provenientes de estudos com maior rigor metodológico que determinem um risco clinicamente relevante.

Estudos recentes têm demonstrado que adolescentes com TDM apresentam um embotamento da resposta emocional à recompensa, por meio da menor ativação no núcleo estriado, ínsula, tálamo e amígdala durante a antecipação de uma recompensa[42]. Além disso, alguns pesquisadores também revelaram que a depressão na adolescência se associa a déficits de controle cognitivo, demonstrado por meio de ativações diminuídas de sub-regiões do córtex cingulado anterior (CCA) e do córtex pré-frontal (CPF) em tarefas cognitivas[7]. Adolescentes com TDM também expressam respostas neuronais aberrantes a estímulos emocionalmente salientes (p. ex., faces emocionais, avaliação social), demonstrando menor ativação em resposta à rejeição social em áreas como a amígdala, córtex cingulado anterior (CCA) subgenual e ínsula[7]. O TDM na adolescência também se associa com atividades aberrantes em regiões cerebrais relacionadas ao processamento autorreferencial e autorreflexivo, incluindo o córtex pré-frontal (CPF) medial, ínsula e córtex cingulado posterior (CCP). Por fim, cabe ressaltar que, além das pesquisas sobre ativações em regiões anatômicas cerebrais específicas, a literatura tem demonstrado padrões específicos de atividades funcionais coordenadas entre as diversas regiões cerebrais de adolescentes com TDM, principalmente entre as regiões envolvidas no processamento cognitivo (redes frontoparietais), afetivo (redes do sistema límbico, incluindo amígdala, hipocampo, ínsula, CCA e córtex orbitofrontal), autorreferencial (redes entre as estruturas da linha média cortical) e de recompensa (redes frontoestriatais)[7].

QUADRO CLÍNICO E DIAGNÓSTICO

O estabelecimento do diagnóstico do TDM baseado em critérios é fundamental para o planejamento do tratamento baseado em evidências e para orientar a avaliação do custo-benefício entre as estratégias terapêuticas, como a indicação de medicação. Além disso, considerando-se que os transtornos depressivos se desenvolvem em um curso lento, frequentemente existem atrasos entre o início dos sintomas na adolescência e a conversão para o diagnóstico definitivo. Todavia, sintomas depressivos subsindrômicos comumente estão associados a prejuízo clínico, aumentando o risco para o desenvolvimento de TDM no futuro[43]. Quadros subsindrômicos também podem se beneficiar de estratégias de prevenção e mudança de estilo de vida, o que aumenta a ainda mais a importância de o clínico estar atento aos sintomas depressivos, principalmente em populações de alto risco[43].

Uma vez que a depressão pode se manifestar de diferentes formas e com diferentes combinações de sintomas, ela é frequentemente subdiagnosticada em adolescentes. Mesmo que a conscientização sobre o transtorno entre os profissionais de saúde aumente a possibilidade do diagnóstico, estratégias de rastreamento para adolescentes são recomendadas pela literatura. Desde 2009, a Força-Tarefa de Serviço de Prevenção Norte-Americana (U.S. *Preventive Services Task Force*, USPSTF) recomenda o rastreamento universal de TDM para todos os adolescentes entre 12 e 18 anos, por meio da pesquisa dos principais sintomas depressivos, que incluem humor depressivo ou triste, irritabilidade e anedonia em toda a consulta de atenção primária[44]. Mesmo que não existam evidências suficientes para o rastreamento em crianças com idade igual ou inferior a 11 anos, sugere-se que os sintomas sejam avaliados em crianças com múltiplos fatores de risco[44]. Vários instrumentos foram desenvolvidos com o objetivo de auxiliar no rastreamento em ambientes de atenção primária. Apesar de as evidências ainda serem limitadas, os mais frequentemente estudados e disponíveis no nosso meio são o *Patient Health Questionnaire* (PHQ) for Adolescents, nas versões de dois itens (PHQ-2) e de nove itens (PHQ-A)[44]. Mais detalhes sobre o PHQ podem ser encontrados na Tabela 1.

Crianças e adolescentes com rastreamento positivo em instrumentos formais e/ou todos aqueles que se apresentam com queixas emocionais, múltiplos fatores de risco ou suspeita clínica de depressão, devem ser avaliados por meio de entrevista clínica, a qual inclui história psiquiátrica e médica geral, exame do estado mental (EEM), exame físico e exames complementares[44]. A avaliação do TDM pode ser dificultada pela presença de sintomas não específicos, comorbidades e diagnósticos diferenciais, além de, frequentemente, ser um transtorno pouco compreendido pelo próprio adolescente e pelos responsáveis. Nesse sentido, é importante salientar que o estabelecimento do vínculo, por meio de uma relação empática, sensível e de confidencialidade com a criança ou adolescente, deve ser prioridade na abordagem inicial. Adolescentes podem ser entrevistados separadamente e questionados diretamente sobre os sintomas de depressão, sua duração, gravidade e quaisquer prejuízos associados. Além disso, devem-se avaliar diretamente a presença de risco de suicídio (ideação, intenção, plano e tentativas prévias) e aspectos do funcionamento escolar, familiar e social. Possíveis sinais de alerta incluem piora do desempenho escolar ou do engajamento em atividades de lazer, mudanças nos relacionamentos com os amigos e colegas e isolamento social[45]. Já as crianças podem revelar dificuldades em verbalizar seus sentimentos ou mesmo negar quando questionadas sobre sintomas depressivos. Assim, sugere-se investigar por alterações no padrão de sono, queda no desempenho escolar e retraimento social[45].

É fundamental que a investigação de TDM em crianças e adolescentes seja complementada por informações provenientes de indivíduos que convivem com o paciente (pais, cuidadores, professores), uma vez que o relato baseado em vários informantes aumenta a confiabilidade e validação do diagnóstico[44,45]. No contato inicial, é recomendado que o clínico estabeleça com o paciente e com os pais ou responsáveis os limites do relacionamento confidencial que será fornecido. Assim, os pais ou responsáveis terão informações sobre o plano de tratamento, o plano de segurança e o progresso em direção aos objetivos do tratamento. A criança, por sua vez, deve ser esclarecida de que situações de risco de suicídio ou violência serão comunicadas aos pais/responsáveis. Havendo necessidade de priorizar uma das fontes de informação, a literatura parece sugerir que sintomas internalizantes de modo geral – e sintomas depressivos de modo específico – tendem a ser mais relatados pelos pacientes na comparação com cuidadores ou professores. Recomenda-se

Tabela 1 Principais instrumentos de avaliação de transtornos depressivos em crianças e adolescentes

Aplicados pelo entrevistador		
Instrumento	**Faixa etária**	**Descrição**
Kiddie Schedule for Affective Disorders and Schizophrenia (K-SADS-PL)[65]	6 a 17 anos	Entrevista semiestruturada que combina abordagem categórica e dimensional para o diagnóstico de episódios atuais e passados de transtornos mentais em crianças e adolescentes, utilizando critérios do DSM-5.
Development and Well-Being Assessment (DAWBA)[66]	5 a 16 anos	Entrevista estruturada que pergunta os critérios do DSM-IV e da CID-10 para diversos transtornos mentais em crianças e adolescentes, desenvolvida para entrevistadores sem experiência clínica. Quando identificam sintomas positivos, há espaço para descrição livre dos sintomas. O conjunto de respostas é revisado posteriormente por um clínico para designar os diagnósticos adequados.
Children's Depression Rating Scale – Revised version (CDRS-R)[67]	6 a 17 anos	Engloba tópicos como humor deprimido, autoestima, ideação suicida, atividades escolares, capacidade para diversão, queixas físicas e irritabilidade. A escala inclui 17 itens e leva em média 15 a 20 minutos para aplicação junto ao paciente e a seus pais/cuidadores.
Autoaplicáveis		
Instrumento	**Faixa etária**	**Descrição**
Patient Health Questionnaire modified for Adolescents (PHQ-A)[68]	11 a 17 anos	Adaptação do instrumento original (PHQ-9) para adolescentes, incluindo humor irritável na avaliação de humor e adaptando as atividades avaliadas para a faixa etária. Pontua cada um dos nove critérios do DSM de 0 (nenhuma vez) a 3 (quase todos os dias). Uma tradução para português brasileiro está disponível em www.ufrgs.br/prodia
Mood and Feelings Questionnaire (MFQ)[69]	6 a 19 anos	Composto por de 33 itens, engloba sintomas comuns do TDM na adolescência. Possui três versões da escala – uma para o adolescente (MFQ-C), uma para o adulto avaliar o adolescente (MFQ-P) e uma para o adulto sobre si (MFQ-A). Todas as três contam com suas versões curtas, incluindo apenas 13 itens.
Revised Child Anxiety and Depression Scale (RCADS)[70]	8 a 18 anos	Escala com versões preenchidas pelo adolescente e pelo adulto sobre o adolescente. A escala original contém 47 itens, sendo 10 deles sobre depressão e os demais sobre transtornos de ansiedade. Existe uma escala reduzida com 25 itens. Uma tradução para o português da versão longa preenchida pelo adolescente está disponível em https://www.childfirst.ucla.edu/resources/
Beck Depression Inventory (BDI-II)[71]	13 anos ou mais	Inclui 21 perguntas sobre depressão. É necessário comprar os direitos de uso da escala.

que a avaliação da família leve em consideração diversos fatores socioculturais que possam influenciar a apresentação, a descrição e a interpretação de sintomas, não se concentrando apenas em problemas, mas também incluindo aspectos positivos, que poderão ser essenciais no planejamento de abordagens terapêuticas[44,45].

Outro aspecto importante da entrevista clínica é a investigação do contexto dos fatores precipitantes e estressores nas esferas familiar, social e escolar, uma vez que podem estar associados à precipitação e ao prolongamento de um episódio depressivo. Assim, podem-se avaliar, por exemplo, presença de depressão parental, conflitos entre os pais e filhos, história de abuso ou trauma, testemunha de violência ou agressão contra os pares, perdas recentes, atração pelo mesmo sexo ou disforia de gênero. Esses fatores são importantes para compreender o contexto do surgimento de sintomas e para guiar uma intervenção adequada, incluindo o estabelecimento de um plano de tratamento com objetivos direcionados para circunstâncias-alvo que contribuem para a manutenção do transtorno e colocam a criança ou o adolescente sob risco de novos episódios no futuro[45].

Considerando o diagnóstico do TDM em crianças e adolescentes, os dois principais sistemas de classificação diagnóstica – a Classificação Internacional de Doenças (CID-11) e o *Manual diagnóstico e estatístico de transtornos mentais* (DSM-5) – definem a depressão de forma semelhante (Tabela 2)[46,47]. O DSM-5 define ainda que um dos critérios cardinais pode ser preenchido por humor irritável (não necessariamente humor depressivo). A CID-11 descreve que na infância e adolescência são comuns "apresentações atípicas". Mesmo que os critérios atuais sejam razoavelmente aplicáveis a adolescentes mais velhos, sintomas como culpa excessiva, dificuldade para tomar decisões ou ideação suicida podem ter aplicabilidade reduzida entre crianças mais jovens. Além disso, mesmo em adolescentes, a depressão costuma ser menos reconhecida do que em adultos, possivelmente por fatores como flutuação de sintomas, reatividade do humor e irritabilidade[12]. Apesar da importância dos avanços a partir da implementação dos sistemas de classificação diagnóstica, muitas das diferenças desenvolvimentais existentes entre crianças e adolescentes são negligenciadas, já que os critérios são desenvolvidos para a população adulta.

De forma geral, o TDM é uma condição episódica, baseada em um conjunto de sintomas, os quais formam uma síndrome característica que deve coincidir com prejuízo funcional[48]. Para preencher critérios diagnósticos, a criança ou o adolescente deve apresentar humor deprimido ou irritável e/ou perda de interesse ou prazer e apresentar sintomas adicionais de modo a totalizar ao menos cinco sintomas por pelo menos duas semanas[49]. Contudo, estabelecer a periodicidade para o diagnóstico de TDM pode ser difícil, principalmente para crianças, uma vez que os cuidadores podem referir que a criança sempre foi deprimida ou para baixo. Nesse sentido, pode ser útil questionar sobre os sintomas associados a eventos importantes da vida da criança (p. ex., aniversários, festas comemorativas, férias,

Tabela 2 Critérios diagnósticos para depressão segundo o DSM-5[46] e a CID-11[47]

Transtorno depressivo maior segundo o DSM-5	Transtorno depressivo (6A70) segundo a CID-11
A. Pelo menos cinco sintomas, por duas semanas, representando mudança do padrão de funcionamento anterior 1. Pelo menos um dos sintomas deve ser: ■ Humor deprimido ou irritável a maior parte do dia. ■ Diminuição de interesse ou prazer em todas ou quase todas as atividades quase todos os dias. 2. Outros sintomas presentes quase todos os dias: ■ Perda ou ganho de peso ou redução ou aumento de apetite. ■ Insônia ou hipersonia. ■ Agitação ou retardo psicomotor. ■ Fadiga ou perda de energia. ■ Sentimentos de inutilidade ou culpa excessiva. ■ Capacidade diminuída para pensar ou se concentrar ou indecisão. ■ Pensamentos recorrentes de morte ou ideação suicida sem plano ou tentativa de suicídio ou plano específico para cometer suicídio.	1. Presença, por duas semanas, de pelo menos um dos seguintes sintomas: ■ Humor depressivo quase diário. ■ Diminuição de interesse. 2. Presença de outros sintomas como: ■ Dificuldade de concentração. ■ Sentimentos de inutilidade ou culpa excessiva. ■ Desesperança. ■ Pensamentos recorrentes de morte ou suicídio. ■ Mudanças no apetite. ■ Mudanças no sono. ■ Agitação ou retardo psicomotor. ■ Redução de energia ou fadiga. 3. Nunca houve presença de episódio prévio maníaco, hipomaníaco ou episódios mistos, os quais indicassem a presença de transtorno bipolar.
B. Os sintomas causam sofrimento clinicamente significativo ou prejuízo no funcionamento social, acadêmico ou em outras áreas importantes.	
C. O episódio não é atribuível aos efeitos fisiológicos de uma substância ou condição médica.	
D. O episódio não é explicado por transtornos psicóticos ou do espectro da esquizofrenia.	
E. Nunca houve um episódio maníaco ou hipomaníaco.	

início das aulas) com o objetivo de situar o examinador em relação ao início e à remissão dos sintomas entre os episódios[49]. O entendimento da periodicidade é importante para tentar diferenciar o diagnóstico de depressão com outras condições de apresentação mais crônica, como transtornos de ansiedade ou transtorno de déficit de atenção/hiperatividade (TDAH)[49].

A apresentação clínica do TDM em crianças e adolescentes pode manifestar algumas diferenças quando comparadas às apresentações em adultos. Em relação ao humor deprimido, crianças e adolescentes podem se sentir tristes, "para baixo" e impotentes, percebendo os outros como indiferentes ou desagradáveis, acreditando que tudo é injusto ou que desapontam os outros. Contudo, muitas crianças e adolescentes não apresentam vocabulário ou habilidade emocional para identificar e articular a tristeza e a depressão pode se expressar com humor irritável[49]. Crianças e adolescentes com depressão podem apresentar-se incapazes de tolerar a frustração e respondem a pequenas provocações com explosões de raiva[46]. Além disso, comumente manifestam conduta negativista e excessivamente argumentativa, podendo envolver-se em conflitos como forma de transmitir seu sofrimento emocional. Os familiares podem descrever um grande esforço para evitar provocar explosões de raiva e, frequentemente, acabam não percebendo outros sintomas depressivos[50].

Todavia, o humor deprimido parece ser mais comum que o humor irritável no TDM na infância e adolescência. Um estudo prospectivo de crianças e adolescentes com transtornos depressivos (n = 1420) descobriu que o humor deprimido ocorreu em aproximadamente 58% dos indivíduos, o humor deprimido mais irritável em 36% e o humor irritável apenas em 6%[51]. Embora e irritabilidade seja um sintoma inespecífico, encontrado em muitos transtornos mentais da infância, estudos longitudinais indicam que a irritabilidade na infância e adolescência está associada a TDM no adulto[52].

Crianças e adolescentes deprimidos frequentemente culpam-se excessivamente por acontecimentos negativos, como discussões entre os pais. Também podem manifestar exigências irreais quanto ao desempenho, mostrando-se excessivamente autocríticos quando essas exigências não são alcançadas – por exemplo, exigência de notas perfeitas e grande desânimo quando percebem não poder alcançá-las. Cabe ressaltar que as dificuldades de concentração associadas ao quadro depressivo podem dificultar o cumprimento de obrigações escolares e o desempenho acadêmico global, provocando ainda maior autocrítica, a qual pode exacerbar o humor depressivo[49].

Com relação aos sintomas vegetativos específicos, algumas evidências apontam que alterações de apetite e de peso, fadiga e insônia podem ser comuns em crianças e adolescentes com depressão. Pode também se manifestar por meio de dificuldades para acordar pela manhã e sonolência diurna durante as aulas, mesmo após uma noite adequada de sono[53,54]. Embora não façam parte de nenhum critério diagnóstico, os sintomas somáticos e queixas físicas inexplicáveis (dores abdominais, musculoesqueléticas ou cefaleia) também são referidos frequentemente por crianças e adolescentes deprimidos[53-55]. Um estudo importante sobre o perfil de sintomas em adolescentes utilizou a teoria de resposta ao item para avaliar a relação de sintomas depressivos com a dimensão subjacente de depressão[56]. O estudo identificou problemas de concentração, sentimentos de desvalia/culpa e alterações de sono como presentes em quadros de depressão leve, enquanto agitação/retardo psicomotor, alterações de peso e apetite e ideação ou tentativas de suicídio estavam presentes em quadros mais graves[56]. No entanto, ainda há uma escassez de estudos sistemáticos avaliando as diferenças do TDM entre adolescentes e adultos.

Um aspecto altamente relevante na avaliação clínica de crianças e adolescentes com depressão é determinar o risco de suicídio. Nesse contexto, é importante tentar proceder uma classificação de acordo com o espectro de suicidalidade[57]. Assim, deve-se examinar, por exemplo, o grau de ideação suicida e discriminar se o paciente apresenta apenas um desejo de estar morto ou se apresenta pensamentos de suicídio ativos não específicos ou com alguma elaboração de método. Ainda, deve-se avaliar o grau de intenção suicida e se há presença de algum plano específico, além de examinar os comportamentos suicidas prévios (p. ex., tentativas ou atos preparatórios) principalmente nos últimos três meses[58]. Para uma avaliação estruturada do risco de suicídio em adolescentes, sugere-se a Escala de Avaliação do Risco de Suicídio de Columbia (C-SSRS) Ver quadro "Para aprofundamento".

Embora o TDM seja a condição básica do grupo dos transtornos depressivos, cabe ressaltar que o DSM-5 inclui outros diagnósticos no capítulo sobre transtornos depressivos, os quais também podem ser diagnosticados em crianças e adolescentes. O transtorno depressivo persistente (distimia) engloba características diagnósticas que anteriormente faziam parte do transtorno depressivo maior crônico e da distimia e caracteriza-se por uma perturbação crônica do humor[46]. Os critérios diagnósticos são os mesmos utilizados para adultos, com a exceção de que, em crianças e adolescentes, o humor pode estar deprimido ou irritável a maior parte do dia, com duração mínima de um ano[46]. Com o objetivo de contemplar os quadros de irritabilidade que não fecham diagnóstico para transtorno bipolar, o DSM-5 acabou incluindo um novo diagnóstico para indivíduos entre 6 e 18 anos de idade no capítulo de transtornos depressivos: o transtorno disruptivo da desregulação do humor (TDDH)[46]. Mais detalhes sobre o TDDH estão expostos no item "Diagnóstico diferencial".

INSTRUMENTOS NA PRÁTICA CLÍNICA

Mesmo com o desenvolvimento científico da neurociência e de vários instrumentos para rastreamento e avaliação clínica, o padrão para abordar o diagnóstico de TDM em crianças e adolescentes é, ainda, a entrevista clínica por meio de múltiplos informantes[49]. Nesse sentido, pode-se lançar mão de instrumentos formais como entrevistas estruturadas/semiestruturadas que auxiliam na condução da entrevista e podem auxiliar na complementação do diagnóstico e das comorbidades[49]. É interessante ressaltar que a presença de um familiar com depressão aumenta as chances de um diagnóstico ser mais confiável por meio da entrevista estruturada, já aumenta a confiabilidade em reportar sintomas depressivos pelo informante[59]. Por outro lado, pais com sintomas de transtorno de humor podem provocar um viés de atribuição, uma vez que projetam mais facilmente os seus sintomas em seus filhos ou membros da família. A atribuição incorreta de sintomas pode causar estresse no ambiente familiar e, consequentemente, diagnósticos incorretos e tratamentos desnecessários.

Além das entrevistas estruturadas, instrumentos específicos foram desenvolvidos para avaliar sintomas depressivos em escalas de avaliação administradas para os pacientes e informantes pelo clínico ou autoaplicáveis.

A Tabela 1 expõe os principais instrumentos para o diagnóstico e estabelecimento da gravidade do TDM em crianças e adolescentes.

COMORBIDADES

Dentre as crianças e adolescentes com transtornos depressivos, 40 a 90% apresentam ao menos uma comorbidade psiquiátrica, e até 50% dos jovens possuem dois ou mais diagnósticos concomitantes, conforme o contexto clínico[45]. Esses achados foram confirmados por um importante estudo norte-americano, o qual avaliou uma ampla amostra de adolescentes e demonstrou que 60% dos indivíduos deprimidos apresentavam pelo menos uma comorbidade psiquiátrica[1]. As comorbidades geralmente influenciam no prognóstico de crianças e adolescentes deprimidos e são associadas com maior duração do transtorno, baixa resposta ao tratamento e risco aumentado de recorrência dos episódios depressivos[45]. Além disso, elas se associam com problemas sociais, dificuldades escolares e alguns prejuízos de longo prazo, como depressão e suicidalidade durante a idade adulta[6,7].

DIAGNÓSTICO DIFERENCIAL

Um dos principais objetivos da avaliação inicial do TDM em crianças e adolescentes é fazer o diagnóstico diferencial entre depressão clínica e comportamentos normais inerentes ao desenvolvimento de crianças e adolescentes. Embora a adolescência seja um período do ciclo vital em que muitos adolescentes referem sentir-se amargurados, irritados ou entediados, alguns aspectos clínicos podem ajudar a fazer a diferenciação entre o TDM e os sentimentos de infelicidade ou tristeza normais da vida. Primeiro, os sintomas de tristeza normais do desenvolvimento geralmente não apresentam padrão persistente ou duração maior que duas semanas. Além disso, essas apresentações são comumente associadas a respostas a eventos e frustrações normais da vida e não evoluem com prejuízo significativo do funcionamento social, familiar ou escolar. Também cabe ressaltar que as alterações de humor próprias da adolescência raramente evoluem com ideação suicida persistente ou mesmo comportamentos de autolesão.

Uma das áreas de maior incerteza na avaliação de um primeiro episódio depressivo em uma criança ou adolescente diz respeito à dúvida sobre se o episódio faz parte de um TDM ou de um transtorno bipolar, uma vez que episódios depressivos podem fazer parte desse transtorno. Além disso, alguns sintomas da síndrome depressiva também podem compor a síndrome maníaca, como diminuição de concentração, agitação psicomotora e humor irritável[46]. Alguns fatores de risco para o transtorno bipolar podem ser úteis, apesar de isoladamente não constituírem elementos suficientes para uma decisão diagnóstica. Entre eles estão uma forte história familiar de transtorno bipolar ou psicose e um histórico de mania ou hipomania farmacologicamente induzida[45].

A utilização do sintoma irritabilidade não episódica para o diagnóstico de transtorno bipolar em crianças e adolescentes é controversa na literatura, sobretudo por seu baixo valor preditivo para o diagnóstico em idades mais avançadas (sendo a irritabilidade crônica mais preditiva de depressão unipolar na idade adulta)[51]. Assim, o transtorno disruptivo da desregulação de humor (TDDH) foi incluído no capítulo de transtornos depressivos no DSM-5. Este transtorno refere-se a crianças e adolescentes com irritabilidade persistente e episódios frequentes de descontrole comportamental extremos iniciados antes dos 10 anos de idade e que nunca satisfizeram critérios para episódio maníaco ou hipomaníaco prévios ou que não estejam em episódio depressivo atual[46]. A inclusão do TDDH no DSM-5 foi embasada por estudos longitudinais mostrando que irritabilidade crônica na infância está mais associada a transtornos internalizantes na adolescência e idade adulta, particularmente transtornos depressivos e de ansiedade[50,52,60]. A relação entre irritabilidade na infância e depressão na adolescência também foi demonstrada por estudos familiares e genéticos[50,51,61]. Contudo, a validade diagnóstica do TDDH ainda é controversa na literatura e deve ser examinada com cautela durante a formulação diagnóstica[62].

Por fim, é importante ressaltar que algumas condições médicas gerais também se assemelham a quadros depressivos em crianças e adolescentes, principalmente quando causam sintomas como fadiga, anorexia, diminuição de energia, desmotivação ou retardo psicomotor. Essas condições devem ser investigadas quando houver suspeita clínica durante a avaliação ou em casos de depressão crônica ou resistentes ao tratamento. A listagem de condições médicas capazes de induzir depressão maior nunca está completa e é necessário sempre o julgamento clínico para estabelecer o diagnóstico[46]. Entre as principais condições médicas gerais que podem estar associadas a sintomas depressivos em jovens estão hipotireoidismo, doença de Cushing, doença de Addison, anemia, apneia do sono, mononucleose, infeção por HIV ou influenza, epilepsia, enxaqueca, trauma craniencefálico, lúpus eritematoso sistêmico, deficiência de vitamina B12, entre outras. Cabe salientar que alguns medicamentos também possuem potencial para induzir sintomas depressivos como efeitos adversos em crianças e adolescentes, como corticosteroides, interferonas, barbitúricos, topiramato, flunarizina, efavirenz, entre outros[63].

EXAMES COMPLEMENTARES

Para crianças e adolescentes com sintomas depressivos e ausência de sintomas médicos gerais ou sem achados no exame físico, não existem evidências apontando a utilidade de rastreamento laboratorial. Todavia, a solicitação de exames complementares pode ser considerada para situações específicas, como em quadros depressivos iniciados sem um contexto psicossocial precipitante, depressão grave com sintomas psicóticos ou depressão resistente ao tratamento[64]. Geralmente, os exames indicados nesses casos incluem hemograma completo, eletrólitos, exame qualitativo de urina, hormônio tireoestimulante, gonadotrofina coriônica humana (em suspeita de gestação) e exames toxicológicos de urina para triagem de drogas de abuso. Exames adicionais podem ser solicitados guiados pela história médica geral, revisão de doenças sistêmicas e exame físico[64]. Os exames de neuroimagem são reservados para pacientes cuja avaliação sugere a probabilidade de alterações da estrutura anatômica cerebral, como aqueles que apresentam alterações focais no exame neurológico[64].

PRINCÍPIOS GERAIS DO TRATAMENTO

Antes de iniciar qualquer intervenção específica para o tratamento de crianças e adolescentes com TDM, é fundamental que seja estabelecido um plano de tratamento individualizado para o paciente e sua família, levando em consideração aspectos desenvolvimentais, estressores e aspectos de psicoeducação[72-74]. Além disso, dada a natureza crônica e recorrente dos transtornos depressivos, objetivos claros devem ser claramente estabelecidos em conjunto com os pacientes e seus familiares, não apenas para o tratamento agudo do episódio atual, mas também para as etapas de continuação e de manutenção, monitoramento e prevenção de novos episódios[72-74]. Os princípios gerais da abordagem terapêutica inicial, conforme a gravidade do quadro, estão resumidos na Figura 1. Mais detalhes serão discutidos no Capítulo "Tratamento da depressão na infância e adolescência" no Volume 3 desta obra.

CONSIDERAÇÕES FINAIS

A depressão na infância e na adolescência é um transtorno comum, complexo e potencialmente incapacitante, que muitas vezes apresenta um curso longo, crônico e recorrente. A compreensão do TDM sob uma perspectiva do desenvolvimento tem sido crucial para o entendimento de como os fatores de risco biológicos, ambientais, sociais e psicológicos interagem com aspectos do desenvolvimento normal e influenciam a vulnerabilidade para o surgimento de sintomas precocemente no ciclo vital. Apesar dos avanços científicos recentes no entendimento dos aspectos etiológicos e no desenvolvimento de estratégias de intervenção precoce, muitos jovens com TDM no mundo inteiro não possuem acesso a serviços de saúde mental e permanecem sem diagnóstico e tratamento adequados. A literatura tem apontado que um diagnóstico adequado de transtornos mentais favorece o sucesso terapêutico das intervenções e dos desfechos a longo prazo em jovens, principalmente em relação a sintomas depressivos[75]. Nesse sentido, esforços devem ser implementados

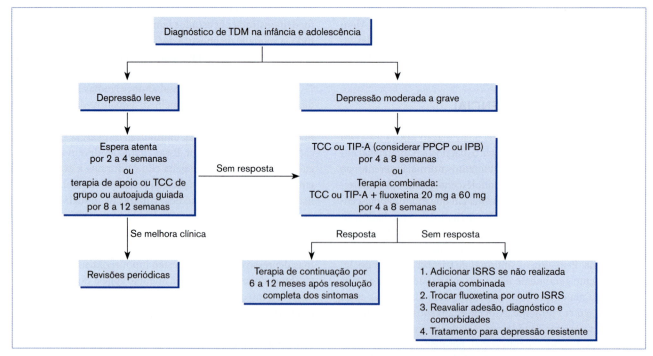

Figura 1 Fluxograma do manejo clínico do TDM na infância e adolescência[72-74]. IPB: intervenção psicossocial breve; ISRS: inibidor seletivo da recaptação de serotonina; PPCP: psicoterapia psicodinâmica de curto prazo; TCC: terapia cognitivo-comportamental; TIP-A: terapia interpessoal para adolescentes.

para o desenvolvimento de serviços de saúde amigáveis para adolescentes, com equipes treinadas em saúde mental, visando ao reconhecimento precoce dos indivíduos que estão sob risco para TDM. Neste capítulo, foram revisados os aspectos etiológicos e os principais fatores de risco para a depressão em crianças e adolescentes, bem como os aspectos clínicos mais relevantes para o estabelecimento de um diagnóstico adequado, o qual é fundamental para o planejamento terapêutico.

Vinheta clínica

MRS, 13 anos, sexo feminino, reside com a mãe, o padrasto e o meio irmão de 3 anos em uma cidade da região metropolitana de Porto Alegre. Possui um relacionamento distante com o pai, o qual foi morar em outra cidade há 2 anos. Está cursando novamente o 7º ano do ensino fundamental após reprovação no ano anterior. A família procurou atendimento psiquiátrico após perceberem postagens de conteúdo depreciativo feitas por M nas redes sociais. Relatam que, há cerca de 6 meses, M vem apresentando piora no desempenho escolar e que, atualmente, persiste com dificuldades de concentração nas atividades e trabalhos da escola. Negam dificuldades acadêmicas anteriores. Há aproximadamente três meses, M demonstrou maior isolamento social, apresentando-se excessivamente crítica, referindo não ter vontade de sair de casa. Além disso, percebem que M apresenta queixas diárias de cansaço, o qual raramente alivia, mesmo quando consegue dormir. Além disso, M passou a esboçar mau humor persistente, com explosões de raiva frequentes direcionadas à mãe e ao padrasto, principalmente quando contrariada. A mãe considera que as mudanças comportamentais iniciaram após M ter enfrentado uma situação de humilhações recorrentes nas redes sociais por conta de seu sobrepeso. Neste período, a paciente permaneceu mais afastada de seus amigos. Durante a avaliação clínica, M referiu diminuição acentuada de interesse nas atividades que adorava anteriormente, como passear com o seu cachorro, praticar dança e olhar vídeos na internet. Referiu, ainda, que permanece vários momentos do dia sentindo-se triste e vazia. M vem fazendo várias visitas ao pediatra por conta de cefaleias de repetição, sem diagnóstico clínico que justificasse o quadro. Ainda, vem apresentando sonolência excessiva durante o dia (dorme 3 a 4 horas durante a tarde), além de aumento do apetite, direcionado, principalmente para doces. Em abordagem individual com a adolescente, a mesma referiu sentir-se inútil e culpada pelas explosões recorrentes de raiva que tem com a família. Referiu, ainda, pensamentos de morte, mas sem elaborar método, plano ou intenção de suicídio. Apresentou dois episódios de autolesão superficial nos antebraços, os quais ocorreram para aliviar sentimentos de raiva.

Na avaliação, ficou evidente o diagnóstico de transtorno depressivo maior, demonstrando 53 pontos na escala CDRS-R. Inicialmente, foi estabelecido um plano individual de tratamento, o qual incluiu combinações em relação aos comportamentos de autolesão e psicoeducação com a família e a paciente. Não foram verificadas comorbidades nas avaliações subsequentes. Em relação ao tratamento específico, foi indicado o uso de fluoxetina na dose até 20 mg e sessões duas vezes por semana de terapia interpessoal para adolescentes (TIP-A), abordando como "área problema" as disputas de papéis nas relações com os pais e com os amigos. Também, foram realizadas sessões familiares a cada duas semanas. No seguimento de 4 semanas, M evoluiu com resposta terapêutica e boa adesão ao tratamento, apresentando CDRS-R = 28. Após 12 semanas do tratamento, M apresentava remissão dos principais sintomas (CDRS-R = 19), melhora no relacionamento familiar e maior interação com os amigos da escola.

Para aprofundamento

- Zuckerbrot R, Cheung AH, Jensen PS, Stein REK, Laraque D. Guidelines for adolescent depression in primary care (GLAD-PC): I. Identification, assessment, and initial management. Pediatrics. 2018;141(3):1-21.
  ⇨ Diretriz recente da Academia Americana de Pediatria sobre identificação, abordagem e manejo inicial do TDM em crianças e adolescentes.
- Singh MK, editor. Clinical handbook for the diagnosis and treatment of pediatric mood disorders. Washington: American Psychiatric Publishing; 2019.
  ⇨ Obra atualizada e concisa explorando abordagem diagnóstica e tratamento dos transtornos de humor na infância e adolescência.
- The Colmbia Lighthouse Project. Disponível em cssrs.columbia.edu
  ⇨ Site onde pode ser obtida a Escala de Avaliação do Risco de Suicídio de Columbia (C-SSRS), além de informações sobre avaliação estruturada de risco de suicídio em crianças e adolescentes.

REFERÊNCIAS BIBLIOGRÁFICAS

1. Avenevoli S, Swendsen J, He JP, Burstein M, Merikangas KR. Major depression in the National Comorbidity Survey–Adolescent Supplement: prevalence, correlates, and treatment. J Am Acad Child Adolesc Psychiatry. 2015;54(1):37-44.
   ⇨ Artigo que explora aspectos epidemiológicos a partir de 10.123 adolescentes norte-americanos entre 13 e 17 nos da National Comorbidity Survey–Adolescent Supplement. Investiga-se a prevalência do TDM em 12 meses e ao longo da vida em adolescentes e é importante referência para entender aspectos epidemiológicos, fatores sociodemográficos e comorbidades associadas.
2. Davey CG, McGorry PD. Early intervention for depression in young people: a blind spot in mental health care. Lancet Psychiatry. 2019;6(3):267-72.
3. Fazel MS, Stein K. Depression in young people often goes undetected. Practitioner. 2015;259(1782).
4. Global Burden of Disease Study 2017 (GBD 2017). Results [Internet]. Seattle: Institute for Health Metrics and Evaluation; 2017 [06 jul. 2020]. Disponível em: http://vizhub.healthdata.org/gbd-compare
5. Gore FM, Bloem PJN, Patton GC, Ferguson J, Joseph V, Coffey C, et al. Global burden of disease in young people aged 10-24 years: A systematic analysis. Lancet. 2011;377(9783):2093-102.

6. Korczak DJ, Goldstein BI. Childhood onset major depressive disorder: course of illness and psychiatric comorbidity in a community sample. J Pediatr. 2009;155(1):118-23.

7. **Chahal R, Gotlib IH, Guyer AE. Research review: Brain network connectivity and the heterogeneity of depression in adolescence–a precision mental health perspective. J Child Psychol Psychiatry. 2020.**
⇨ **Revisão recente sobre fatores anatômicos e funcionais cerebrais no TDM em adolescentes.**

8. Douglas J, Scott J. A systematic review of gender-specific rates of unipolar and bipolar disorders in community studies of pre-pubertal children. Bipolar Disord. 2014;16(1):5-15.

9. Goldman S. Developmental epidemiology of depressive disorders. Child Adolesc Psychiatr Clin. 2012;21(2):217-35.

10. Costello EJ, Egger H, Angold A. 10-year research update review: the epidemiology of child and adolescent psychiatric disorders: I. Methods and public health burden. J Am Acad Child Adolesc Psychiatry. 2005;44(10):972-86.

11. Birmaher B, Arbelaez C, Brent D. Course and outcome of child and adolescent major depressive disorder. Child Adolesc Psychiatr Clin N Am. 2002;11(3):619-38.

12. Thapar A, Collishaw S, Pine DS, Thapar AK. Depression in adolescence. Lancet. 2012;379(9820):1056-67.

13. Fuhrmann D, Knoll LJ, Blakemore SJ. Adolescence as a sensitive period of brain development. Trends Cogn Sci. 2015;19(10):558-66.

14. Guyer AE, Silk JS, Nelson EE. The neurobiology of the emotional adolescent: from the inside out. Neurosci Biobehav Rev. 2016;70:74-85.

15. Casey BJ, Galván A, Somerville LH. Beyond simple models of adolescence to an integrated circuit-based account: a commentary. Dev Cogn Neurosci. 2016;17:128.

16. Blakemore SJ, Burnett S, Dahl RE. The role of puberty in the developing adolescent brain. Hum Brain Mapp. 2010;31(6):926-33.

17. Lamblin M, Murawski C, Whittle S, Fornito A. Social connectedness, mental health and the adolescent brain. Neurosci Biobehav Rev. 2017;80:57-68.

18. Hagan CC, Graham JM, Wilkinson PO, Midgley N, Suckling J, Sahakian BJ, et al. Neurodevelopment and ages of onset in depressive disorders. Lancet Psychiatry. 2015;2(12):1112-6.

19. Weissman MM. Recent advances in depression across the generations. Epidemiology and Social Psychiatry. 2006;15:16-9.

20. Owens M, Stevenson J, Hadwin JA, Norgate R. Anxiety and depression in academic performance: an exploration of the mediating factors of worry and working memory. Sch Psychol Int. 2012;33:433-49.

21. Ripke S, O'Dushlaine C, Chambert K, Moran JL, Kahler AK, Akterin S, et al. Genome-wide association analysis identifies 13 new risk loci for schizophrenia. Nat Genet. 2013;45:1150-9.

22. Caspi A, Sudgen K, Moffit TE, Taylor A, Craig IW, Harrington H, et al. Influence of life stress on depression: moderation by a polymorphism in the 5-HTT gene. Science. 2003;301(5631):386-9.

23. Rocha TB, Hutz M, Salatino-Oliveira A, Genro JP, Polanczyk GV, Sato JR, et al. Gene-environment interaction in youth depression: replication of the 5-HTTLPR moderation in a diverse setting. Am J Psychiatry. 2015;172(10):978-85.

24. **Thapar A, Riglin L. The importance of a developmental perspective in Psychiatry: what do recent genetic-epidemiological findings show? Mol Psychiatry. 2020;25:1631-9.**
⇨ **Referência recente que sintetiza os principais achados sobre risco poligênico nos últimos anos e situa o TDM na infância e adolescência sob o ponto de vista desenvolvimental.**

25. Lehto K, Hagg S, Lu D, Karlsson R, Pedersen NL, Mosing MA. Childhood adoption and mental health in adulthood: the role of gene-environment correlations and interactions in the UK Biobank. Biol Psychiatry. 2020;87(8):708-16.

26. Nivard MG, Dolan CV, Kendler KS, Kan KJ, Willemsen G, Van Beijsterveldt CEM, et al. Stability in symptoms of anxiety and depression as a function of genotype and environment: a longitudinal twin study from ages 3 to 63 years. Psychol Med. 2015;45(5):1039.

27. Tully EC, Iacono WG, McGue M. An adoption study of parental depression as an environmental liability for adolescent depression and childhood disruptive disorders. Am J Psychiatry. 2008;165:1148-54.

28. Weissman JS, Zaslavsky AM, Wolf RE, Ayanian JZ. State Medicaid coverage and access to care for low-income adults. J Health Care Poor Underserved. 2008;19(1):307-19.

29. Hankin CS, Knispel J, Lopes M, Bronstone A, Maus E. Clinical and cost efficacy of advanced wound care matrices for venous ulcers. J Manag Care Pharm. 2012;18(5):375-84.

30. Kovacz M, Lopez-Duran N. Prodromal symptoms and atypical affectivity as predictors of major depression in juveniles: implications for prevention. J Child Psychology and Psychiatry. 2010;51(4):472-96.

31. Mandelli L, Petrelli C, Serretti A. The role of specific early trauma in adult depression: a meta-analysis of published literature. Childhood trauma and adult depression. Eur Psychiatry. 2015;30(6):665-80.

32. Van Geel M, Vedder P, Tanilon J. Relationship between peer victimization, cyberbullying, and suicide in children and adolescents: a meta-analysis. JAMA Pediatr. 2014;168(5):435-42.

33. Boers E, Afzali MH, Newton N, Conrod P. Association of screen time and depression in adolescence. JAMA Pediatr. 2019;173(9):853-9.

34. Dannlowski U, Stuhrmann A, Beutelmann V, Zwanzger P, Lenzen T, Grotegerd D, et al. Limbic scars: long-term consequences of childhood maltreatment revealed by functional and structural magnetic resonance imaging. Biol Psychiatry. 2012;71:286-93.

35. Blom EH, Ho TC, Connolly CG, LeWinn KZ, Sacchet MD, Tymofiyeva O, et al. The neuroscience and context of adolescent depression. Acta Paediatrica. 2016;105(4):358-65.

36. Colich NL, Kircanski K, Foland-Ross LC, Gotlib IH. HPA-axis reactivity interacts with stage of pubertal development to predict the onset of depression. Psychoneuroendocrinology. 2015;55:94-101.

37. Galvao TF, Silva MT, Zimmermann IR, Souza KM, Martins SS, Pereira MG. Pubertal timing in girls and depression: a systematic review. J Affect Disord. 2014;155:13-9.

38. Mouritsen A, Aksglaede L, Sorensen K, Mogensen SS, Leffers H, Main KM, et al. Hypothesis: exposure to endocrine-disrupting chemicals may interfere with timing of puberty. Int J Androl. 2010;33:346-59.

39. Skovlund CW, Mørch LS, Kessing LV, Lidegaard Ø. Association of hormonal contraception with depression. JAMA Psychiatry. 2016;73(11):1154-62.

40. Montoya ER, Bos PA. How oral contraceptives impact social-emotional behavior and brain function. Trends Cogn Sci. 2017;21(2):125-36.

41. Zettermark S, Perez Vicente R, Merlo J. Hormonal contraception increases the risk of psychotropic drug use in adolescent girls but not in adults: a pharmacoepidemiological study on 800 000 Swedish women. PloS One. 2018;13(3):e0194773.

42. Oldham S, Murawski C, Fornito A, Youssef G, Yücel M, Lorenzetti V. The anticipation and outcome phases of reward and loss processing: A neuroimaging meta-analysis of the monetary incentive delay task. Hum Brain Mapp. 2018;39(8):3398-418.

43. Uchida M, Fitzgerald M, Woodworth H, Carrellas N, Kelberman C, Biederman J. Subsyndromal manifestations of depression in children predict the development of major depression. J Pediatr. 2018;201:252-8.

44. Zuckerbrot R, Cheung AH, Jensen PS, Stein REK, Laraque D. Guidelines for adolescent depression in primary care (GLAD-PC): I. Identification, assessment, and initial management. Pediatrics. 2018;141(3):1-21.

45. Birmaher B, Brent D, AACAP Work Group on Quality Issues, Bernet W, Bukstein O, Walter H, et al. Practice parameter for the assessment and treatment of children and adolescents with depressive disorders. J Am Acad Child Adolesc Psychiatry. 2007;46(11):1503-26.

46. American Psychiatric Association. DSM-5: Manual diagnóstico e estatístico de transtornos mentais. Porto Alegre: Artmed; 2014.

47. Reed GM, First MB, Kogan CS, Hyman SE, Gureje O, Gaebel W, et al. Innovations and changes in the ICD-11 classification of mental, behavioural and neurodevelopmental disorders. World Psychiatry. 2019;18(1):3-19.

48. Malhi GS, Mann JJ. Depression. Lancet. 2018;392(10161):2299-312.

49. Singh MK, editor. Clinical handbook for the diagnosis and treatment of pediatric mood disorders. Washington: American Psychiatric Publishing; 2019.

50. **Vidal-Ribas P, Brotman MA, Valdivieso I, Leibenluft E, Stringaris A. The status of irritability in psychiatry: a conceptual and quantitative review. J Am Acad Child Adolesc Psychiatry. 2016;55(7):556-70.**

⇨ **Revisão narrativa que combina achados de revisões sistemáticas e metanálise abordando o constructo da irritabilidade em psiquiatria.**

51. Stringaris A, Zavos H, Leibenluft E, Maughan B, Eley TC. Adolescent irritability: phenotypic associations and genetic links with depressed mood. Am J Psychiatry. 2012;169(1):47-54.

52. Stringaris A, Cohen P, Pine DS, Leibenluft E. Adult outcomes of youth irritability: a 20-year prospective community-based study. Am J Psychiatry. 2009;166(9):1048-54.

53. Rice F, Riglin L, Lomax T, Souter E, Potter R, Smith DJ, et al. Adolescent and adult differences in major depression symptom profiles. J Affect Disord. 2019;243:175-81.

54. Rice F, Riglin L, Thapar AK, Heron J, Anney R, O'Donovan MC, et al. Characterizing developmental trajectories and the role of neuropsychiatric genetic risk variants in early-onset depression. JAMA Psychiatry. 2019;76(3):306-13.

55. Nardi B, Francesconi G, Catena-Dell'osso M, Bellantuono C. Adolescent depression: clinical features and therapeutic strategies. Eur Rev Med Pharmacol Sci. 2013;17(11):1546-51.

56. Cole DA, Cai L, Martin NC, Findling RL, Youngstrom EA, Garber J, et al. Structure and measurement of depression in youths: applying item response theory to clinical data. Psychol Assess. 2011;23(4):819.

57. Posner K, Brown GK, Stanley B, Brent DA, Yershova KV, Oquendo MA, et al. The Columbia–Suicide Severity Rating Scale: initial validity and internal consistency findings from three multisite studies with adolescents and adults. Am J Psychiatry. 2011;168(12):1266-77.

58. Hawton K, Saunders KEA, O'Connor RC. Self-harm and suicide in adolescents. Lancet. 2012;379(9834):2373-82.

59. Verweij KH, Derks EM, Hendriks EJ, Cahn W. The influence of informant characteristics on the reliability of family history interviews. Twin Res Hum Genet. 2011;14(3):217-20.

60. Leibenluft E. Severe mood dysregulation, irritability, and the diagnostic boundaries of bipolar disorder in youths. Am J Psychiatry. 2011;168:129-42.

61. Wiggins JL, Briggs-Gowan MJ, Estabrook R, Brotman MA, Pine DS, Leibenluft E, et al. Identifying clinically significant irritability in early childhood. Wiggins JL, Briggs-Gowan MJ, Estabrook R, et al. Identifying clinically significant irritability in early childhood. J Am Acad Child Adolesc Psychiatry. 2018;57(3):191-199.e192.

62. Stringaris A, Vidal-Ribas P, Brotman MA, Leibenluft E. Practitioner review: definition, recognition, and treatment challenges of irritability in young people. J Child Psychol Psychiatry. 2018;59(7):721-39.

63. Qato DM, Ozenberger K, Olfson M. Prevalence of prescription medications with depression as a potential adverse effect among adults in the United States. JAMA [Internet]. 2018;319(22):2289.

64. Wilde EA, Kim HF, Schulz PE, Yudofsky SC. Laboratory testing and imaging studies in psychiatry. In: Hales RE, Yudofsky SC, Roberts LW, editors. The American Psychiatric Publishing Textbook of Psychiatry. 6th ed. Washington: American Psychiatric Publishing; 2014.

65. Caye A, Kieling RR, Rocha TB, Graeff-Martins AS, Geyer C, Krieger F, et al. Schedule for Affective Disorders and Schizophrenia for School-Age Children – Present and Lifetime Version (K-SADS-PL), DSM-5 update: translation into Brazilian Portuguese. Rev Bras Psiquiatr. 2017;39(4):384.

66. Goodman R, Ford T, Richards H, Gatward R, Meltzer H. The Development and Well-Being Assessment: description and initial validation of an integrated assessment of child and adolescent psychopathology. J Child Psychol Psychiatry. 2000;41(5):645-55.

67. Poznanski E, Mokros H. Children's Depression Rating Scale–Revised (CDRS-R). Los Angeles, CA: Western Psychological Services; 1996.

68. Johnson JG, Harris ES, Spitzer RL, Williams JB. The Patient Health Questionnaire for Adolescents: validation of an instrument for the assessment of mental disorders among adolescent primary care patients. J Adolesc Health. 2002 Mar;30(3):196-204.

69. Rosa et al., 2018.

70. Chorpita BF, Yim LM, Moffitt CE, Umemoto LA, Francis SE. Assessment of symptoms of DSM-IV anxiety and depression in children: a revised child anxiety and depression scale. Behav Res Ther. 2000;38:835-55.

71. Beck AT, Steer RA, Ball R, Ranieri W. Comparison of Beck Depression Inventories -IA and -II in psychiatric outpatients. J Pers Assess. 1996;67(3):588-97.

72. Hopkins K, Crosland P, Elliott N, Bewley S. Diagnosis and management of depression in children and young people: summary of updated NICE guidance. BMJ Br Med J [Internet]. 2015;350(h824):1-3. Disponível em: http://www.bmj.com/cgi/doi/10.1136/bmj.h824

73. MacQueen GM, Frey BN, Ismail Z, Jaworska N, Steiner M, Lieshout RJV, et al. Canadian Network for Mood and Anxiety Treatments (CANMAT) 2016 clinical guidelines for the management of adults with major depressive disorder: Section 6. Special populations: Youth, women, and the elderly. Can J Psychiatry. 2016;61(9):588-603.

74. Cheung AH, Zuckerbrot RA, Jensen PS, Ghalib K, Laraque D, Stein REK. Guidelines for Adolescent Depression in Primary Care (GLAD-PC): II. Treatment and Ongoing Management. Pediatrics [Internet]. 2018;141(3):1-16. Disponível em: http://pediatrics.aappublications.org/cgi/doi/10.1542/peds.2006-1395

75. Rice F, Eyre O, Riglin L, Potter R. Adolescent depression and the treatment gap. Lancet Psychiatry. 2017;4(2):86-7.

76. Caspi A, Hariri AR, Holmes A, Uher R, Moffitt TE. Genetic sensitivity to the environment: the case of the serotonin transporter gene and its implications for studying complex diseases and traits. Am J Psychiatry. 2010;167(5):509-27.

77. **Clayborne ZM, Varin M, Colman I. Systematic review and meta-analysis: adolescent depression and long-term psychosocial outcomes. J Am Acad Child Adolesc Psychiatry. 2019;58(1):72-9.**
⇨ **Revisão recente que explora os principais desfechos a longo prazo associados ao TDM em crianças e adolescentes.**

78. Copeland WE, Shanahan L, Costello EJ, Angold A. Childhood and adolescent psychiatric disorders as predictors of young adult disorders. Arch Gen Psychiatry. 2009;66(7):764-72.

79. D'Angelo EJ, Augenstein TM. Developmentally Informed evaluation of depression: evidence-based instruments. Child Adolesc Psychiatr Clin N Am [Internet]. 2012;21(2):279-98. Disponível em: http://dx.doi.org/10.1016/j.chc.2011.12.003

80. Dean J, Keshavan M. The neurobiology of depression: an integrated view. Asian J Psychiatry. 2017;27:101-11.

81. Findling RL, Youngstrom EA, Fristad MA, Birmaher B, Kowatch RA, Arnold LE, et al. Characteristics of children with elevated symptoms of mania: the Longitudinal Assessment of Manic Symptoms (LAMS) study. J Clin Psychiatry. 2010;71(12):1664.

82. Goldstein BI, Carnethon MR, Matthews KA, McIntyre RS, Miller GE, Raghuveer G, et al. Major depressive disorder and bipolar disorder predispose youth to accelerated atherosclerosis and early cardiovascular disease: a scientific statement from the American Heart Association. Circulation. 2015;132(10):965-86.

83. Johnson D, Dupuis G, Piche J, Clayborne Z, Colman I. Adult mental health outcomes of adolescent depression: a systematic review. Depress Anxiety. 2018;35(8):700-16.

84. Kovacs M. The Children's Depression Inventory. Psychopharmacol Bull. 1985;21:995-8.

85. Musliner KL, Mortensen PB, McGrath JJ, Suppli NP, Hougaard DM, Bybjerg-Grauholm J, et al. Association of polygenic liabilities for major depression, bipolar disorder, and schizophrenia with risk for depression in the Danish population. JAMA Psychiatry. 2019;76(5):516-25.

86. Power RA, Tansey KE, Buttenschøn HN, Cohen-Woods S, Bigdeli T, Hall LS, et al. Genome-wide association for major depression through age at onset stratification: major depressive disorder working group of the psychiatric genomics consortium. Biol Psychiatry. 2017;81(4):325-35.

87. Riglin L, Collishaw S, Richards A, Thapar A, Rice F, Maughan B, et al. The impact of schizophrenia and mood disorder risk alleles on emotional problems: investigating change from childhood to middle age. Psychol Med. 2018;48(13):2153-8.

88. Silk JS, Ziegler ML, Whalen DJ, Dahl RE, Ryan ND, Dietz LJ, et al. Expressed emotion in mothers of currently depressed, remitted, high-risk, and low-risk youth: links to child depression status and longitudinal course. J Clin Child Adolesc Psychol. 2009;38:36-47.

89. Wray NR, Ripke S, Mattheisen M, Trzaskowski M, Byrne EM, Abdellaoui A, et al. Genome-wide association analyses identify 44 risk variants and refine the genetic architecture of major depression. Nat Gen. 2018;50(5):668-81.

12

Transtornos de ansiedade na infância e adolescência

Julio Renó Sawada
Márcia Morikawa
Camila Luisi Rodrigues
Fernando Ramos Asbahr

Sumário

Introdução
Epidemiologia
Fatores de risco
Neurobiologia
    Aspectos neuroanatômicos
    Aspectos genéticos
Quadros clínicos, avaliação e diagnósticos
Transtorno de ansiedade de separação
Mutismo seletivo
Fobia específica
Transtorno de ansiedade social (fobia social)
Transtorno de pânico
Agorafobia
Transtorno de ansiedade generalizada
Diagnóstico diferencial
Tratamento
Vinheta clínica
Para aprofundamento
Referências bibliográficas

Pontos-chave

- A ansiedade e o medo representam reações normais e adaptativas diante do perigo. São considerados anormais quando apresentam uma intensidade excessiva e desproporcional, são persistentes, ocorrem em contextos não apropriados, não respondem à argumentação racional e causam grande sofrimento, trazendo prejuízo significativo ou comprometimento do funcionamento em diversas áreas.
- Os transtornos ansiosos são os que apresentam a maior prevalência dentre os transtornos mentais na faixa etária correspondente à infância e adolescência e estão associados a prejuízos do funcionamento acadêmico, social e familiar.
- Crianças mais novas podem ainda não possuir um nível de compreensão e de linguagem necessário para a comunicação de sintomas ansiosos ou comprometimentos deles decorrentes. Assim, a avaliação de crianças requer a obtenção de informações a partir de diversas fontes.
- É comum a existência de comorbidades em indivíduos com transtornos ansiosos, em especial a presença de outros transtornos ansiosos e transtornos de humor.
- Para a realização do diagnóstico diferencial, um importante aspecto a ser considerado é que a evitação e o sofrimento relacionados aos transtornos ansiosos são desencadeados por situações passíveis de identificação.

INTRODUÇÃO

Transtornos ansiosos são descritos desde a Antiguidade. Encontra-se na literatura médica e filosófica greco-romana antiga uma distinção entre a ansiedade e outros tipos de afetos negativos, sendo os casos de ansiedade patológica relacionados a transtornos de ordem médica[1].

A ansiedade relaciona-se a um estado emocional desencadeado em resposta a uma situação de perigo ou ameaça, à qual o organismo tentará ativamente evitar[2]. Trata-se de um importante mecanismo adaptativo, o qual se torna patológico quando a ansiedade se manifesta de maneira persistente, excessiva ou diante de contextos não apropriados, que não representam um perigo ou uma ameaça, causando sofrimento ou prejuízo ao funcionamento do indivíduo[3].

Na faixa etária correspondente à infância e adolescência, os transtornos ansiosos são os que apresentam a maior prevalência dentre os transtornos mentais. Além disso, apresentam uma idade de início mais precoce em comparação a outros transtornos mentais e estão associados a prejuízos ao funcionamento acadêmico, social e familiar. Quando não tratados, tendem a apresentar um curso crônico e a persistir na idade adulta[4]. Entretanto, frequentemente deixam de ser diagnosticados e tratados[5].

EPIDEMIOLOGIA

De acordo com uma metanálise que avaliou a prevalência mundial de transtornos mentais entre crianças e adolescentes de 4 a 18 anos, verificou-se que 13,4% apresentam algum transtorno mental e que 6,5% apresentam algum transtorno ansioso[6]. Outra metanálise mais recente, que avaliou crianças menores de 7 anos, encontrou uma prevalência mundial de 20,13% para algum transtorno mental e de 8,5% para algum transtorno ansioso[7].

A prevalência cumulativa para algum transtorno ansioso em crianças ou adolescentes de países ocidentais gira em torno de 15 a 20%, e muitos jovens são diagnosticados com mais de um transtorno ansioso[8].

A idade média de início dos transtornos ansiosos é de 6 anos, estando entre os primeiros transtornos psiquiátricos a surgir, precedendo o início de quadros como depressão e transtornos relacionados ao uso de substâncias[9]. Uma metanálise que buscou investigar o início dos transtornos ansiosos demonstrou que, para os quadros de transtorno de ansiedade de separação, fobia específica e transtorno de ansiedade social, o início se daria entre a infância e o início da adolescência, ao passo que os quadros de agorafobia, transtorno de pânico e transtorno de ansiedade generalizada teriam seu começo situado por volta do início da idade adulta. O transtorno de ansiedade de separação mostrou-se o de início mais precoce. Não foram encontradas diferenças entre os sexos relacionadas à idade de início dos transtornos ansiosos[10].

Os transtornos ansiosos mais frequentes em crianças e adolescentes são o transtorno de ansiedade de separação (prevalência entre 2,8 e 8%), as fobias específicas (prevalência aproximada de 15%) e o transtorno de ansiedade social (prevalência em torno de 10%). Agorafobia e transtorno do pânico são os que apresentam a menor prevalência durante a infância, aumentando durante a adolescência[8].

Todos os transtornos ansiosos apresentam maior frequência em pessoas do sexo feminino em relação às do sexo masculino, em uma razão aproximada entre 2:1 e 3:1. Essa diferença tem início desde a infância, aumentando com a idade[11].

Com relação ao curso dos transtornos ansiosos, os estudos mostram que a proporção de jovens diagnosticados novamente com o mesmo transtorno ansioso é considerada baixa a moderada. Entretanto, após o surgimento do primeiro transtorno ansioso, observa-se o desenvolvimento de múltiplos transtornos ansiosos ao longo da adolescência e início da idade adulta. Essa "carga" de ansiedade parece contribuir para o desenvolvimento de outras condições psicopatológicas, como outros transtornos ansiosos, depressão maior, transtornos de uso de substâncias e questões relacionadas ao risco de suicídio/pensamentos com conteúdo suicida. Vale lembrar que os estudos mostram uma forte associação entre os transtornos ansiosos e os transtornos depressivos. Além disso, também foram observados outros desfechos adversos ao longo do desenvolvimento, como o fato de esses jovens atingirem níveis de escolaridade mais baixos e se tornarem pais em idade mais precoce[8].

FATORES DE RISCO

Apesar de terem sido identificados fatores de risco biológicos, ambientais e de desenvolvimento para os transtornos ansiosos, ainda não foram esclarecidas as maneiras como esses fatores interagem entre si de modo a levar ao desenvolvimento de um transtorno ansioso[12].

Os dois maiores preditores relacionados ao desencadeamento de transtornos ansiosos em crianças são:

- Apresentar temperamento caracterizado por comportamento inibido.
- Ao menos um dos pais com um transtorno ansioso[13].

O comportamento inibido é um tipo de temperamento caracterizado por timidez e medo e evitação de situações novas ou desconhecidas. Uma metanálise demonstrou que a presença de comportamento inibido na infância está associada a um aumento em torno de três vezes do risco de desenvolvimento subsequente de um quadro ansioso. De todos os transtornos ansiosos, a relação mais consistente se dá com o transtorno de ansiedade social, mas também foram encontradas associações com o transtorno de ansiedade generalizada e fobias específicas[14].

Estudos realizados com gêmeos, famílias e adoções sugerem uma taxa de herdabilidade entre 25 e 50%, o que evidencia um importante papel do ambiente no desenvolvimento de transtornos ansiosos[13].

As pesquisas relacionadas aos fatores de risco ambientais se voltaram principalmente ao estudo de comportamentos parentais, havendo alguma evidência de que características de controle ou envolvimento excessivo dos pais tenham uma relação causal no desencadeamento de transtornos ansiosos[13]. Além disso, a acomodação familiar também foi identificada como um fator de risco para o desenvolvimento e a potencialização de transtornos ansiosos em jovens. Acomodação familiar se refere ao grau em que uma família muda ou adapta seu comportamento a fim de diminuir a ansiedade da criança ou de fazer com que ela evite um estímulo ansiogênico[12].

Outros fatores de risco identificados são exposição a eventos adversos em períodos precoces da infância, abuso físico ou sexual e histórico de passagens por instituições de abrigamento[3].

NEUROBIOLOGIA

Aspectos neuroanatômicos

Nas últimas décadas, diversos estudos utilizando ressonância magnética têm sido realizados no intuito de examinar os aspectos neuroanatômicos estruturais e funcionais dos transtornos ansiosos na infância e adolescência. De maneira geral, os estudos indicam alterações em diversas redes relacionadas a funções que estão diretamente associadas aos transtornos ansiosos. Dentre elas, podem-se mencionar:

- Rede de saliência: responsável pela detecção de estímulos salientes e pelo recrutamento de outras redes relevantes para a resposta a esses estímulos de maneira apropriada ao contexto. Inclui amígdala e ínsula, além da porção dorsal do córtex cingulado anterior.
- Redes atencionais frontoparietal e ventral: relacionadas aos processos atencionais, incluindo mudanças de foco atencional e atenção orientada às ameaças.
- Rede de modo padrão (*default mode network*): responsável pelo processamento de cognições autorreferentes, pela geração de representações mentais acerca da própria pessoa e de ações futuras, pensamentos e sentimentos, além da atribuição de significância a pensamentos sobre si mesmo. Envolve o córtex pré-frontal medial, pré-cúneo/cúneo e o córtex cingulado posterior[12].

Entre as estruturas que frequentemente estão implicadas na fisiopatologia dos transtornos ansiosos na infância e adolescência, diversos estudos de ressonância magnética funcional apontam para uma hiperativação da amígdala, a qual é responsável pela iniciação das respostas ao medo. Além disso, são descritas alterações relacionadas às redes de conectividade funcional entre a amígdala e outras estruturas, como córtex cingulado anterior, córtex pré-frontal medial, ínsula e cerebelo[11].

Outra estrutura também estudada é o córtex pré-frontal ventrolateral, que participa da regulação da atividade da amígdala e apresenta um papel central nos mecanismos de extinção dentro de contextos de condicionamento do medo, além de apresentar respostas em conjunto com a amígdala às experiências emocionais. Jovens com transtornos ansiosos demonstram hiperativação dessa estrutura, porém o grau de ativação é inversamente proporcional à gravidade dos sintomas ansiosos, o que indica um papel compensatório dessa estrutura com relação à ansiedade[15].

Por fim, em jovens portadores de transtornos ansiosos verifica-se aumento de ativação do córtex cingulado, o qual circunda o sistema límbico e se relaciona a sistemas de motivação e de controle cognitivo. Além disso, o tônus glutamatérgico na região do córtex cingulado anterior correlaciona-se diretamente com a intensidade dos sintomas ansiosos em adolescentes com transtorno de ansiedade generalizada[11].

Aspectos genéticos

Há muito se sabe que os transtornos de ansiedade ocorrem em famílias, sugerindo uma contribuição genética ao risco. Ao contrário das doenças que possuem um padrão de herança claro e são causadas por um único gene, como a doença de Huntington, múltiplos fatores genéticos e ambientais contribuem para os transtornos de ansiedade[16].

Smoller, em recente artigo de revisão de estudos com familiares de indivíduos com transtornos ansiosos e com grandes amostras populacionais, resume os achados genéticos mais significativos relacionados aos transtornos de ansiedade, descritos nos parágrafos seguintes[16].

Estudos familiares sugerem que parentes de primeiro grau de indivíduos afetados (probandos) têm um risco aproximadamente cinco vezes maior de apresentarem transtorno de ansiedade que afeta o probando em comparação a indivíduos da população em geral. A história familiar continua sendo o preditor clínico de risco mais relevante para a presença de um transtorno de ansiedade.

Estudos populacionais apontam para a hereditariedade dos transtornos de ansiedade. Tais estudos mostraram que 20 a 40% do risco para a presença de transtornos de ansiedade é atribuído à variação genética na população.

Com dados de grandes amostras populacionais, os estudos de associação genética de transtornos de ansiedade tiveram sucesso limitado até o momento. Vários genes candidatos foram implicados no risco de diferentes transtornos ansiosos, traços relacionados à ansiedade e fenótipos cerebrais relacionados à ansiedade, mas os resultados foram inconsistentes. Nenhuma variação específica, comum ou rara, foi demonstrada em estudos de associação ao genoma humano.

A partir dos achados obtidos até o momento, conclui-se que os transtornos de ansiedade sejam provavelmente poligênicos, refletindo centenas ou milhares de variantes de efeitos individualmente pequenos. Além disso, as influências genéticas são substancialmente compartilhadas em uma variedade de transtornos de ansiedade e depressão.

QUADROS CLÍNICOS, AVALIAÇÃO E DIAGNÓSTICOS

O medo e a ansiedade representam reações normais e adaptativas diante do perigo. Ambos variam em sua apresentação, intimamente associada à idade da criança ou do adolescente. Essas variações começam com o aumento da ansiedade diante de situações, pessoas ou objetos desconhecidos e da separação dos cuidadores no caso de crianças pequenas. Segue-se, em idade escolar, o medo de danos físicos. A ansiedade relacionada à competência, ameaças abstratas e situações sociais normalmente aumenta durante a adolescência. Períodos de ansiedade relativamente curtos em relação a essas questões representam um aspecto normal do desenvolvimento humano. Como resultado, surgem questões importantes a respeito dos limites entre "normal" ou apropriado para o desenvolvimento naquela fase de vida e as expressões de ansiedade "anormais", conforme manifestadas nos transtornos de ansiedade.

A ansiedade e o medo são considerados anormais quando apresentam uma intensidade excessiva e desproporcional à ameaça, são persistentes, ocorrem em contextos não apropriados (em situações que não apresentam uma ameaça ou quando persistem além dos períodos apropriados do desenvolvimento), não respondem à argumentação racional e causam grande sofrimento, trazendo prejuízo significativo ou comprometimento do funcionamento da criança/adolescente em diversas áreas (escola, relacionamento com familiares e pares, atividades de vida diária)[3,4,17].

Crianças com transtornos ansiosos podem apresentar medos e preocupações intensos e não os reconhecer como irracionais. Além disso, crianças mais novas podem ainda não possuir um nível de compreensão e de linguagem necessário para a comunicação de sintomas ansiosos ou comprometimentos deles decorrentes[5]. Desta maneira, a avaliação de crianças requer a obtenção de informações a partir de diversas fontes, como os pais/cuidadores, psicólogos/terapeutas, professores, coordenadores pedagógicos, pediatras e outras pessoas do convívio regular da criança[3].

De maneira geral, identificam-se algumas características proeminentes relacionadas à ansiedade em crianças e adolescentes. Eles costumam apresentar um quadro de hipervigilância, mostrando-se constantemente tensos e em estado de alerta. Monitoram continuamente sinais de perigo no ambiente em que vivem e reagem a mínimas alterações, pelo fato de apresentarem alta sensibilidade a situações de ameaça. Além disso, costumam adotar uma postura de evitação diante das situações temidas, utilizando diversas estratégias a fim de evitar tais situações, como negociação, lamentações e comportamentos que visam a retardar o enfrentamento da situação (p. ex., andar arrastando os pés)[4].

As queixas somáticas correspondem a outra característica central dos quadros ansiosos e frequentemente são utilizadas como pretexto para evitar uma determinada situação. São comuns as queixas de dores de cabeça e de estômago, tontura, náusea, palpitações, hiperventilação, tensão muscular, tremores, formigamento de extremidades, sudorese, urgência miccional ou fecal, desconforto ou dores no peito, problemas de deglutição, dificuldades para iniciar ou manter o sono, calafrios e ondas de calor[4].

Outra característica diz respeito às reações exacerbadas a novidades ou aos estímulos fóbicos, quando não se consegue evitá-los. Exemplos dessas reações incluem choro, gritos, explosões de raiva, comportamento de se agarrar, imobilidade, recusa a participar da situação, questionamento repetitivo, necessidade excessiva de reasseguramento, dentre outros. Muitas vezes esses comportamentos podem ser tomados como desobediência e birra, quando, na verdade, representam a expressão do medo ou tentativa da criança em evitar, a qualquer custo, o estímulo desencadeante da ansiedade. Um diagnóstico específico é determinado pelo contexto desses sintomas[4].

Diante dessas manifestações, os pais podem naturalmente agir de maneira a tentar resguardar as crianças de situações que desencadeiam esses quadros, no intuito de aliviar o sofrimento de seus filhos. Esse comportamento dos pais que possibilita a evitação é chamado de acomodação parental. Ele pode, de maneira não intencional, levar a um agravamento do quadro ansioso ao privar as crianças de oportunidades para enfrentar seus medos e de desenvolver um senso de autonomia, criando nelas a percepção de que não são capazes de lidar com essas situações. Posteriormente, quando os membros da família que até então auxiliavam a criança em seu comportamento de evitação atingem um limite e começam a demandar que ela enfrente seus medos, esta pode reagir com comportamentos disruptivos e de coerção. Como resultado, podem surgir graves disfunções e intensos conflitos familiares[4].

É bastante comum a existência de comorbidades em crianças e adolescentes com transtornos ansiosos. Em especial, é frequente a presença de outros transtornos ansiosos ao longo de todo o período e de transtornos de humor a partir da adolescência[13].

A seguir, estão descritos os diversos quadros clínicos dos transtornos ansiosos de acordo com a 5ª edição do Manual diagnóstico e estatístico de transtornos mentais (DSM-5). Em relação à edição anterior, o DSM-5 apresenta as seguintes mudanças:

- A agorafobia deixou de ser um quadro relacionado ao transtorno de pânico, passando a ser classificado como um diagnóstico independente dentre os transtornos de ansiedade.
- O transtorno de ansiedade de separação e o mutismo seletivo passaram a fazer parte do capítulo dos transtornos de ansiedade, deixando de pertencer à seção dos transtornos com início usualmente diagnosticados pela primeira vez na infância e adolescência.
- O transtorno obsessivo-compulsivo, o transtorno de estresse pós-traumático e o transtorno de estresse agudo deixaram de fazer parte do capítulo dos transtornos de ansiedade.

Vale mencionar que a CID-11 também eliminou o grupo dos transtornos de comportamento e transtornos emocionais que aparecem habitualmente durante a infância ou a adolescência, passando a agrupar em uma mesma categoria os transtornos mentais que incidem na infância/adolescência e na idade adulta. Assim, passou a reconhecer que um mesmo transtorno pode ocorrer ao longo da vida, com manifestações distintas nas diferentes etapas do desenvolvimento[18].

TRANSTORNO DE ANSIEDADE DE SEPARAÇÃO

A manifestação de ansiedade ou medo ocorre quando a separação da criança dos pais é um fenômeno esperado no desenvolvimento normal na infância. Na maior parte dos casos, o desconforto em momentos de separação se reduz, gradualmente, entre os três e cinco anos de idade. Entretanto, algumas crianças mantêm uma reatividade exagerada às situações de separação, desenvolvendo um transtorno ansioso.

O transtorno de ansiedade de separação (TAS) está entre os quadros psiquiátricos mais comuns na infância e adolescência. Caracteriza-se pela manifestação de medo ou ansiedade excessivos relacionados à perda ou à separação de figuras de apego (pais ou seus substitutos), por uma preocupação persistente acerca de eventos indesejáveis (p. ex., ser sequestrado, ficar perdido) que levem a criança/adolescente a se separar das figuras de apego, ou pelo medo das consequências negativas ao indivíduo ou à figura de apego decorrente caso eles se separem.

As crianças ou os adolescentes com esse transtorno apresentam apego excessivo a seus cuidadores, evitando o afastamento deles, seguindo-os pela casa ou telefonando repetidamente para eles, como forma de se assegurar de seu bem-estar. Comumente necessitam de companhia para dormir e têm pesadelos com conteúdo de separação. Evitam dormir fora de casa ou mesmo passar o dia na casa de um amigo. Nos casos mais graves, chegam a apresentar recusa escolar e sintomas somáticos[3,4,17].

Quadro 1 Critérios diagnósticos para transtorno de ansiedade de separação, segundo o DSM-5[17]

A. Medo ou ansiedade impróprios e excessivos em relação ao estágio de desenvolvimento, envolvendo a separação daqueles com quem o indivíduo tem apego, evidenciados por três (ou mais) dos seguintes aspectos:
1. Sofrimento excessivo e recorrente ante a ocorrência ou previsão de afastamento de casa ou de figuras importantes de apego.
2. Preocupação persistente e excessiva acerca da possível perda ou de perigos envolvendo figuras importantes de apego, como doença, ferimentos, desastres ou morte.
3. Preocupação persistente e excessiva de que um evento indesejado leve à separação de uma figura importante de apego (p. ex., perder-se, ser sequestrado, sofrer um acidente, ficar doente).
4. Relutância persistente ou recusa a sair, afastar-se de casa, ir para a escola, o trabalho ou a qualquer outro lugar, em virtude do medo da separação.
5. Temor persistente e excessivo ou relutância em ficar sozinho ou sem as figuras importantes de apego em casa ou em outros contextos.
6. Relutância ou recusa persistente em dormir longe de casa ou dormir sem estar próximo a uma figura importante de apego.
7. Pesadelos repetidos envolvendo o tema da separação.
8. Repetidas queixas de sintomas somáticos (p. ex., cefaleias, dores abdominais, náusea ou vômitos) quando a separação de figuras importantes de apego ocorre ou é prevista.

B. O medo, a ansiedade ou a esquiva é persistente, durando pelo menos quatro semanas em crianças e adolescentes e geralmente seis meses ou mais em adultos.

C. A perturbação causa sofrimento clinicamente significativo ou prejuízo ao funcionamento social, acadêmico, profissional ou a outras áreas importantes da vida do indivíduo.

D. A perturbação não é mais bem explicada por outro transtorno mental, como a recusa em sair de casa em virtude da resistência excessiva à mudança no transtorno do espectro autista; delírios ou alucinações envolvendo a separação em transtornos psicóticos; recusa em sair sem um acompanhante confiável na agorafobia; preocupações com doença ou outros danos afetando pessoas significativas no transtorno de ansiedade generalizada; ou preocupações envolvendo ter uma doença no transtorno de ansiedade de doença.

MUTISMO SELETIVO

Considerado um transtorno relativamente raro, o mutismo seletivo foi descrito pela primeira vez no século XIX, quando Kussmaul deu o nome de "afasia voluntária", em 1877, a uma

condição em que o indivíduo poderia voluntariamente não falar em determinadas situações. Em 1934, Tramer cunhou o termo "mutismo eletivo", o qual se referia a crianças que intencionalmente escolhiam não falar em determinadas situações ou com determinadas pessoas. A partir do DSM-IV, esta condição passou a ser chamada de "mutismo seletivo", com a palavra seletivo enfatizando as situações seletivas características em que o fracasso de falar ocorre, mais do que a intenção de não falar que os termos prévios implicavam. No DSM-5, o mutismo seletivo passou a integrar o capítulo dos transtornos de ansiedade[19].

O mutismo seletivo é caracterizado pelo fato de a criança ter a capacidade de compreender a linguagem e de falar, mas não o fazer em certas situações em que isso é esperado[17]. A idade média de início se situa entre 2 e 5 anos de idade, mas os sintomas podem se tornar mais evidentes apenas quando a criança passa a frequentar a escola pela primeira vez. O quadro tem uma duração média de 8 anos e maior prevalência em meninas em relação aos meninos, em uma razão de 2:1[19].

A etiologia do mutismo seletivo envolve uma inter-relação entre fatores genéticos, ambientais, do temperamento e do desenvolvimento. Uma variação genética do gene CNTNAP-2 parece estar relacionada ao mutismo seletivo e a características de ansiedade social[19]. Também foram encontradas associações entre mutismo seletivo e temperamento caracterizado por comportamento inibido. Outro achado consistente na literatura diz respeito às maiores taxas de mutismo seletivo em crianças bilíngues pertencentes a famílias de imigrantes. Além disso, foram encontradas maiores taxas de alterações do desenvolvimento, como transtornos de eliminação, atrasos de motricidade e desempenhos mais baixos em testes de cognitivos[20].

Os estudos mostram que, ao longo do desenvolvimento (inclusive na idade adulta), crianças que apresentaram esse quadro podem continuar a manifestar problemas de comunicação, menor desempenho escolar ou no trabalho e maiores taxas de transtornos psiquiátricos, sendo mais comum o transtorno de ansiedade social[19].

Quadro 2 Critérios diagnósticos para mutismo seletivo, segundo o DSM-5[17]

A. Fracasso persistente para falar em situações sociais específicas nas quais existe a expectativa para tal (p. ex., na escola), apesar de falar em outras situações.

B. A perturbação interfere na realização educacional ou profissional ou na comunicação social.

C. A duração mínima da perturbação é de um mês (não limitada ao primeiro mês de escola).

D. O fracasso para falar não se deve a um desconhecimento ou desconforto com o idioma exigido pela situação social.

E. A perturbação não é mais bem explicada por um transtorno da comunicação (p. ex., transtorno da fluência com início na infância) nem ocorre exclusivamente durante o curso de transtorno do espectro autista, esquizofrenia ou outro transtorno psicótico.

FOBIA ESPECÍFICA

Os medos e fobias podem ser observados como reações que se manifestam ao longo de três sistemas: subjetivo ou cognitivo, comportamental ou motor e fisiológico ou corporal. Em relação ao componente cognitivo, podem ser identificados pensamentos relacionados a preocupações antecipatórias, sentimentos de repugnância, julgamentos distorcidos com relação às situações temidas e a expectativa de que o confronto com o objeto temido resultará em dano pessoal ou em algo muito ruim. A resposta comportamental envolve esquiva ou escape de tudo aquilo que é temido, podendo ocorrer tanto na presença quanto em antecipação à situação temida. Em termos fisiológicos, podem ocorrer diversas reações fisiológicas, incluindo aumento da frequência cardíaca, tremores, dores ou desconfortos abdominais, sudorese[21].

Na avaliação de fobias específicas em crianças, devem ser levadas em conta duas questões. Em primeiro lugar, as crianças pequenas podem apresentar manifestações de medo e ansiedade por meio de choro, ataques de raiva, imobilidade ou comportamento de agarrar-se. Além disso, em geral não são capazes de compreender o conceito de esquiva, sendo fundamental a obtenção de informações complementares com os pais/cuidadores, professores e outras pessoas do convívio da criança[17].

Quadro 3 Critérios diagnósticos para fobia específica, segundo o DSM-5[17]

A. Medo ou ansiedade acentuados acerca de um objeto ou situação (p. ex., voar, alturas, animais, tomar uma injeção, ver sangue).
Nota: em crianças, o medo ou ansiedade pode ser expresso por choro, ataques de raiva, imobilidade ou comportamento de agarrar-se.
B. O objeto ou situação fóbica quase invariavelmente provoca uma resposta imediata de medo ou ansiedade.
C. O objeto ou situação fóbica é ativamente evitado ou suportado com intensa ansiedade ou sofrimento.
D. O medo ou ansiedade é desproporcional em relação ao perigo real imposto pelo objeto ou situação específica e ao contexto sociocultural.
E. O medo, ansiedade ou esquiva é persistente, geralmente com duração mínima de seis meses.
F. O medo, ansiedade ou esquiva causa sofrimento clinicamente significativo ou prejuízo ao funcionamento social, profissional ou a outras áreas importantes da vida do indivíduo.
G. A perturbação não é mais bem explicada pelos sintomas de outro transtorno mental, incluindo medo, ansiedade e esquiva de situações associadas a sintomas do tipo pânico ou outros sintomas incapacitantes (como na agorafobia); objetos ou situações relacionados a obsessões (como no transtorno obsessivo-compulsivo); evocação de eventos traumáticos (como no transtorno de estresse pós-traumático); separação de casa ou de figuras de apego (como no transtorno de ansiedade de separação); ou situações sociais (como no transtorno de ansiedade social).

TRANSTORNO DE ANSIEDADE SOCIAL (FOBIA SOCIAL)

O transtorno de ansiedade social se caracteriza pela manifestação de ansiedade ou medo intensos diante de situações de exposição social. Tal quadro decorre de preocupações que o indivíduo apresenta acerca de uma possível avaliação negativa por parte de terceiros[3].

As situações sociais mais temidas são: ler e apresentar trabalhos em sala de aula; participar de competições; iniciar uma conversa (tanto com adultos quanto com colegas); pedir ajuda (particularmente para desconhecidos); escrever na lousa em sala de aula; pedir comida em um restaurante; comer em público; realizar provas escolares; participar de trabalhos em grupo; ir a festas; falar ao telefone; utilizar banheiros públicos[22].

O transtorno de ansiedade social está associado a importantes consequências negativas e altos níveis de comprometimento, afetando diversas áreas da vida. Em adolescentes, há um aumento do risco de abandono escolar, limitando o alcance de níveis mais altos de escolaridade. Tendo em vista as dificuldades de socialização, tendem a apresentar menor quantidade de amigos e empobrecimento da qualidade das relações de amizade e amorosas. São mais propensos a sofrer *bullying* e a apresentar dificuldades para o desempenho de atividades de vida diária, como a realização de compras e de ligações telefônicas. Os comprometimentos podem persistir na idade adulta, refletindo-se em questões de trabalho (maior número de ausências e menor produtividade) e de relacionamentos (menor propensão a casamentos, maior propensão a divórcios, menor propensão a terem filhos)[23].

Quadro 4 Critérios diagnósticos para transtorno de ansiedade social, segundo o DSM-5[17]

A. Medo ou ansiedade acentuados acerca de uma ou mais situações sociais em que o indivíduo é exposto a possível avaliação por outras pessoas. Exemplos incluem interações sociais (p. ex., manter uma conversa, encontrar pessoas que não são familiares), ser observado (p. ex., comendo ou bebendo) e situações de desempenho diante de outros (p. ex., proferir palestras).
Nota: em crianças, a ansiedade deve ocorrer em contextos que envolvem seus pares, e não apenas em interações com adultos.
B. O indivíduo teme agir de forma a demonstrar sintomas de ansiedade que serão avaliados negativamente (i. e., será humilhante ou constrangedor, provocará rejeição ou ofenderá a outros).
C. As situações sociais quase sempre provocam medo ou ansiedade.
Nota: em crianças, o medo ou ansiedade pode ser expresso chorando, com ataques de raiva, imobilidade, comportamento de agarrar-se, encolhendo-se ou fracassando em falar em situações sociais.
D. As situações sociais são evitadas ou suportadas com intenso medo ou ansiedade.

(continua)

CLÍNICA PSIQUIÁTRICA • VOLUME 2 • AS GRANDES SÍNDROMES PSIQUIÁTRICAS NA INFÂNCIA E ADOLESCÊNCIA

Quadro 4 Critérios diagnósticos para transtorno de ansiedade social, segundo o DSM-5[17] *(continuação)*

E. O medo ou ansiedade é desproporcional à ameaça real apresentada pela situação social e o contexto sociocultural.
F. O medo, ansiedade ou esquiva é persistente, geralmente durando mais de seis meses.
G. O medo, ansiedade ou esquiva causa sofrimento clinicamente significativo ou prejuízo ao funcionamento social, profissional ou a outras áreas importantes da vida do indivíduo.
H. O medo, ansiedade ou esquiva não é consequência dos efeitos fisiológicos de uma substância (p. ex., droga de abuso, medicamento) ou de outra condição médica.
I. O medo, ansiedade ou esquiva não é mais bem explicado pelos sintomas de outro transtorno mental, como transtorno de pânico, transtorno dismórfico corporal ou transtorno do espectro autista.
J. Se outra condição médica (p. ex., doença de Parkinson, obesidade, desfiguração por queimaduras ou ferimentos) está presente, o medo, ansiedade ou esquiva é claramente não relacionado ou é excessivo.

TRANSTORNO DE PÂNICO

O transtorno de pânico é caracterizado pelo medo das sensações físicas decorrentes dos ataques de pânico, os quais ocorrem de maneira recorrente. O indivíduo teme tanto a ocorrência quanto as consequências desses ataques, podendo passar a evitar locais e situações em que os tenha apresentado. Pode também passar a evitar atividades que provoquem sensações físicas semelhantes às do ataque de pânico, como a realização de atividade física mais intensa que leve a um aumento da frequência cardíaca e exija um maior esforço respiratório[3].

Os sintomas mais frequentes nos ataques de pânico são taquicardia, tremores, calafrios ou ondas de calor, sudorese, sensações de falta de ar ou sufocamento, medo de morrer, medo de perder o controle ou enlouquecer, sensação de tontura, instabilidade, vertigem ou desmaio. Adolescentes manifestam um quadro clínico semelhantes aos adultos, mas podem se mostrar menos dispostos a conversar sobre os ataques de pânico.

O transtorno de pânico é raro em crianças, apresentando um aumento gradual durante a adolescência e atingindo o pico na idade adulta. É mais frequente em pessoas do sexo feminino em relação às do sexo masculino, em uma razão em torno de 2:1[17].

AGORAFOBIA

A agorafobia se refere ao medo desencadeado pela exposição a locais de onde o escape imediato seja difícil ou nos quais o auxílio possa não estar disponível. Os indivíduos costumam evitar sair de casa ou dependem de um adulto para sair. Costumam também evitar locais em que possa haver multidões e locais fechados[4].

A agorafobia raramente se inicia na infância e sua incidência atinge um pico na adolescência e início da idade adulta. Indivíduos do sexo feminino possuem uma probabilidade duas vezes maior de apresentar o transtorno em relação aos do sexo masculino[17].

Quadro 5 Critérios diagnósticos para transtorno de pânico, segundo o DSM-5[17]

A. Ataques de pânico recorrentes e inesperados. Um ataque de pânico é um surto abrupto de medo intenso ou desconforto intenso que alcança um pico em minutos e durante o qual ocorrem quatro (ou mais) dos seguintes sintomas: Nota: o surto abrupto pode ocorrer a partir de um estado calmo ou de um estado ansioso. 1. Palpitações, coração acelerado, taquicardia. 2. Sudorese. 3. Tremores ou abalos. 4. Sensações de falta de ar ou sufocamento. 5. Sensações de asfixia. 6. Dor ou desconforto torácico. 7. Náusea ou desconforto abdominal. 8. Sensação de tontura, instabilidade, vertigem ou desmaio. 9. Calafrios ou ondas de calor. 10. Parestesias (anestesia ou sensações de formigamento). 11. Desrealização (sensações de irrealidade) ou despersonalização (sensação de estar distanciado de si mesmo). 12. Medo de perder o controle ou "enlouquecer". 13. Medo de morrer.
Nota: podem ser vistos sintomas específicos da cultura (p. ex., tinido, dor na nuca, cefaleia, gritos ou choro incontrolável). Esses sintomas não devem contar como um dos quatro sintomas exigidos.
B. Pelo menos um dos ataques foi seguido de um mês (ou mais) de uma ou de ambas as seguintes características: 1. Apreensão ou preocupação persistente acerca de ataques de pânico adicionais ou sobre suas consequências (p. ex., perder o controle, ter um ataque cardíaco, "enlouquecer"). 2. Uma mudança desadaptativa significativa no comportamento relacionada aos ataques (p. ex., comportamentos que têm por finalidade evitar ter ataques de pânico, como a esquiva de exercícios ou situações desconhecidas).
C. A perturbação não é consequência dos efeitos psicológicos de uma substância (p. ex., droga de abuso, medicamento) ou de outra condição médica (p. ex., hipertireoidismo, doenças cardiopulmonares).
D. A perturbação não é mais bem explicada por outro transtorno mental (p. ex., os ataques de pânico não ocorrem apenas em resposta a situações sociais temidas, como no transtorno de ansiedade social; em resposta a objetos ou situações fóbicas circunscritas, como na fobia específica; em resposta a obsessões, como no transtorno obsessivo-compulsivo; em resposta à evocação de eventos traumáticos, como no transtorno de estresse pós-traumático; ou em resposta à separação de figuras de apego, como no transtorno de ansiedade de separação).

Quadro 6 Critérios diagnósticos para agorafobia, segundo o DSM-5[17]

A. Medo ou ansiedade marcantes acerca de duas (ou mais) das cinco situações seguintes:
1. Uso de transporte público (p. ex., automóveis, ônibus, trens, navios, aviões).
2. Permanecer em espaços abertos (p. ex., áreas de estacionamentos, mercados, pontes).
3. Permanecer em locais fechados (p. ex., lojas, teatros, cinemas).
4. Permanecer em uma fila ou ficar em meio a uma multidão.
5. Sair de casa sozinho.

B. O indivíduo tem medo ou evita essas situações por pensamentos de que pode ser difícil escapar ou de que o auxílio pode não estar disponível no caso de desenvolver sintomas do tipo pânico ou outros sintomas incapacitantes ou constrangedores (p. ex., medo de cair nos idosos; medo de incontinência).

C. As situações agorafóbicas quase sempre provocam medo ou ansiedade.

D. As situações agorafóbicas são ativamente evitadas, requerem a presença de uma companhia ou são suportadas com intenso medo ou ansiedade.

E. O medo ou ansiedade é desproporcional ao perigo real apresentado pelas situações agorafóbicas e ao contexto sociocultural.

F. O medo, ansiedade ou esquiva é persistente, geralmente durante mais de seis meses.

G. O medo, ansiedade ou esquiva causa sofrimento clinicamente significativo ou prejuízo ao funcionamento social, profissional ou a outras áreas importantes da vida do indivíduo.

H. Se outra condição médica (p. ex. doença inflamatória intestinal, doença de Parkinson) está presente, o medo, ansiedade ou esquiva é claramente excessivo.

I. O medo, ansiedade ou esquiva não é mais bem explicado pelos sintomas de outro transtorno mental – por exemplo, os sintomas não estão restritos à fobia específica, tipo situacional; não envolvem apenas situações sociais (como no transtorno de ansiedade social); e não estão relacionados exclusivamente a obsessões (como no transtorno obsessivo-compulsivo), percepção de defeitos ou falhas na aparência física (como no transtorno dismórfico corporal) ou medo de separação (como no transtorno de ansiedade de separação).

Nota: a agorafobia é diagnosticada independentemente da presença de transtorno de pânico. Se a apresentação de um indivíduo satisfaz os critérios para transtorno de pânico e agorafobia, ambos os diagnósticos devem ser dados.

TRANSTORNO DE ANSIEDADE GENERALIZADA

Crianças e adolescentes com transtorno de ansiedade generalizada tendem a exibir preocupações excessivas referentes à sua competência ou à qualidade de seu desempenho, mesmo quando não estão sendo avaliadas. Podem também manifestar preocupação excessiva com pontualidade ou com eventos catastróficos. Tendem a ser extremamente conformistas, perfeccionistas e inseguras, e podem refazer as tarefas diversas vezes por se sentirem insatisfeitas com um desempenho que não seja perfeito. Demonstram excesso de zelo na busca de aprovação e exigem constantes garantias sobre seu desempenho. Durante o curso do transtorno, o foco pode mudar de uma preocupação para[17].

Não é incomum que haja discordância entre o relato dos pais e das crianças, especialmente no caso de crianças menores. Crianças com quadro ansioso tendem a trazer mais queixas relacionadas aos sintomas físicos, como dores de estômago, medo de vomitar, inquietação e palpitações, enquanto os pais tendem relatar mais problemas relacionados à obediência e a comportamentos de evitação manifestados pelas crianças[24].

A presença de sintomas somáticos muitas vezes leva os familiares a procurarem pediatras ou especialistas (p. ex., gastroenterologistas) em um primeiro momento. Dentre os sintomas somáticos mais apresentados estão: cefaleia, sintomas gastrointestinais (dores abdominais, náuseas, preocupações com a deglutição ou com engasgos), inquietação e tontura[24]. Crianças mais velhas e adolescentes relatam um maior número de sintomas somáticos em relação às crianças mais novas, provavelmente por serem mais capazes de identificar os sintomas fisiológicos associados à experiência ansiosa[25].

Jovens portadores de transtorno de ansiedade generalizada que apresentam grande preocupação em cometer erros podem procrastinar o início de suas tarefas, gastar muito tempo na sua execução por ficarem prestando atenção aos mínimos detalhes, apagar inúmeras vezes suas respostas e buscar confirmações repetidamente enquanto executam suas tarefas. Podem inclusive não entregar suas tarefas, mesmo que as tenham completado[4].

Quadro 7 Critérios diagnósticos para transtorno de ansiedade generalizada, segundo o DSM-5[17]

A. Ansiedade e preocupação excessivas (expectativa apreensiva), ocorrendo na maioria dos dias por pelo menos seis meses, com diversos eventos ou atividades (como desempenho escolar ou profissional).

B. O indivíduo considera difícil controlar a preocupação.

C. A ansiedade e a preocupação estão associadas com três (ou mais) dos seguintes seis sintomas (com pelo menos alguns deles presentes na maioria dos dias nos últimos seis meses):
Nota: apenas um item é exigido para crianças.
1. Inquietação ou sensação de estar com os nervos à flor da pele.
2. Fatigabilidade.
3. Dificuldade em concentrar-se ou sensações de "branco" na mente.
4. Irritabilidade.
5. Tensão muscular.
6. Perturbação do sono (dificuldade em conciliar ou manter o sono, ou sono insatisfatório e inquieto).

(continua)

Quadro 7 Critérios diagnósticos para transtorno de ansiedade generalizada, segundo o DSM-5[17] *(continuação)*

D. A ansiedade, a preocupação ou os sintomas físicos causam sofrimento clinicamente significativo ou prejuízo ao funcionamento social, profissional ou a outras áreas importantes da vida do indivíduo.

E. A perturbação não se deve aos efeitos fisiológicos de uma substância (p. ex., droga de abuso, medicamento) ou a outra condição médica (p. ex., hipertireoidismo).

F. A perturbação não é mais bem explicada por outro transtorno mental (p. ex., ansiedade ou preocupação quanto a ter ataques de pânico no transtorno de pânico, avaliação negativa no transtorno de ansiedade social [fobia social], contaminação ou outras obsessões no transtorno obsessivo-compulsivo, separação das figuras de apego no transtorno de ansiedade de separação, lembranças de eventos traumáticos no transtorno de estresse pós-traumático, ganho de peso na anorexia nervosa, queixas físicas no transtorno de sintomas somáticos, percepção de problemas na aparência no transtorno dismórfico corporal, ter uma doença séria no transtorno de ansiedade de doença ou o conteúdo de crenças delirantes na esquizofrenia ou transtorno delirante).

DIAGNÓSTICO DIFERENCIAL

As manifestações relacionadas aos transtornos ansiosos podem ser diversas, e muitas delas também são encontradas como parte do quadro clínico de outros transtornos mentais ou de doenças orgânicas. Um importante aspecto a ser considerado é que a evitação e o sofrimento relacionados aos transtornos ansiosos são desencadeados por situações passíveis de identificação, enquanto em outros transtornos tais sintomas se manifestam em diversas situações[4].

Nas situações em que prevalecem as queixas somáticas, devem ser excluídas as condições clínicas que possam desencadear tais sintomas. Por exemplo, na avaliação de ataques de pânico, devem ser investigados quadros de hipetireoidismo, hiperparatireoidismo, feocromocitoma, distúrbios vestibulares, crises epilépticas, patologias cardíacas (p. ex., arritmias ou taquicardias supraventriculares) e doenças pulmonares (p. ex., asma ou doença pulmonar obstrutiva crônica)[3].

Quadros depressivos estão associados a altos níveis de afetos negativos e baixos níveis de afetos positivos. Em contrapartida, diferentemente da depressão, na ansiedade verificam-se altos níveis de afetos negativos, porém o indivíduo mantém a capacidade de experimentar afetos positivos. Assim, enquanto em pacientes com quadros depressivos o humor depressivo e a anedonia se manifestam em diversas situações, pacientes ansiosos demonstram aumento de afetos negativos, especialmente em contextos que envolvam a situação ou o estímulo temido[3].

Com relação ao transtorno obsessivo-compulsivo, a avaliação do conteúdo dos pensamentos aversivos pode ajudar na determinação do diagnóstico. Por exemplo, nos casos de transtorno de ansiedade generalizada, as preocupações envolvem temas relacionados a problemas "normais" a serem enfrentados, como as relacionadas ao desempenho acadêmico ou à saúde de

pessoas queridas. Nessas situações, o que se considera anormal é a intensidade excessiva das preocupações, e não o conteúdo delas. Por outro lado, as crenças obsessivas geralmente são irracionais e não realistas (p. ex., medo de que os pais morram caso não profira suas preces de maneira perfeita). Além disso, as obsessões tendem a ser vivenciadas por meio de imagens (p. ex., imagens intrusivas de corpos mutilados, cenas de empurrar uma pessoa para o tráfego de carros), enquanto as preocupações são mais frequentemente vivenciadas de maneira verbal ou abstrata[3].

Jovens com quadros de ansiedade podem manifestar reações explosivas que em um primeiro momento podem parecer sem motivo, mas no fundo constituem esforços que visam a evitar o desencadeamento de sintomas ansiosos. Tais reações podem ser confundidas com quadros relacionados ao transtorno disruptivo de desregulação do humor ou ao transtorno bipolar. De maneira semelhante, a adoção de comportamentos disruptivos e posturas questionadoras para fins de evitação pode parecer relacionada ao transtorno opositivo-desafiador. Assim, atentar-se à função e ao contexto dos sintomas é fundamental para a distinção entre os quadros ansiosos e os relacionados a outros transtornos[4].

Uma condição particularmente difícil de diferenciar dos transtornos ansiosos é o transtorno de déficit de atenção/hiperatividade (TDAH). Este é caracterizado por sintomas de desatenção, hiperatividade e impulsividade que trazem grande prejuízo funcional, desenvolvem-se em períodos precoces de vida e se manifestam em diversos contextos. Por sua vez, os sintomas relacionados aos transtornos ansiosos tendem a se manifestar e se intensificar diante de determinadas situações. Crianças portadoras de TDAH dizem que são desatentas e que se distraem facilmente, além de não conseguirem manter o foco nas atividades. Podem ser "esquecidas" e seus pensamentos costumam mudar de tópico constantemente. Em contrapartida, as crianças ansiosas referem dificuldade em prestar atenção porque possuem muitos pensamentos na cabeça e por apresentarem dificuldade para se livrarem de preocupações, medos e receios. Assim, enquanto crianças com TDAH são distraídas por estímulos externos, crianças ansiosas frequentemente são distraídas por seus próprios pensamentos e por estímulos internos[4].

Por fim, vale lembrar que frequentemente se encontram dificuldades para a distinção entre o transtorno de ansiedade social e o transtorno do espectro autista (TEA). A obtenção de um histórico completo do desenvolvimento é de fundamental importância, tendo em vista que os sintomas do TEA surgem em idade mais precoce que os relacionados ao transtorno de ansiedade social. Desta forma, na presença de problemas de interação social, deve-se investigar a ocorrência concomitante de padrões restritos ou repetitivos de comportamento e interesses (p. ex., ecolalia, alta ou baixa reatividade a estímulos sensoriais, aderência a rotinas de maneira inflexível), os quais estão presentes nos quadros de TEA desde idades precoces, mas estão ausentes em crianças com transtorno de ansiedade social. Outros importantes marcadores que ajudam na diferenciação entre os quadros são os atrasos de linguagem e comunicação e os déficits de atenção compartilhada, presentes no TEA. É importante mencionar que os indivíduos com TEA não demonstram medo perante as situações de interação social nem as consideram ameaçadoras, diferentemente daqueles com quadro de transtorno de ansiedade social[3].

TRATAMENTO

A elaboração do plano de tratamento deve levar em conta a gravidade dos sintomas relacionados ao transtorno ansioso e o grau de comprometimento apresentado pelo indivíduo, além do impacto de transtornos comórbidos. De maneira geral, crianças que apresentam quadros de leve intensidade associados a mínimos comprometimentos podem iniciar o tratamento apenas com psicoterapia. Por sua vez, crianças que apresentem quadros moderados a graves podem necessitar de tratamento combinado, constituído de medicação e psicoterapia. Tal combinação visaria à atenuação de sintomas em curto prazo, ao tratamento concomitante de transtornos comórbidos e à potencialização do tratamento nos casos em que o indivíduo apresente resposta parcial à psicoterapia isoladamente[5]. Mais detalhes acerca do tratamento, ver o capítulo "Tratamento dos transtornos de ansiedade na infância e adolescência" no Volume 3 desta obra.

Vinheta clínica

J., menina de 14 anos, estudante do 9º ano do ensino fundamental, foi levada por seus pais ao Programa de Ansiedade na Infância e Adolescência do Instituto de Psiquiatria do HC-FMUSP com queixas de insônia e com a sensação de que "não conseguia desligar a cabeça". Descrevia pensar várias vezes nas coisas e que era incapaz de controlar seus pensamentos na hora em que se deitava na cama para dormir. Quando perguntada sobre o conteúdo e a natureza desses pensamentos, relatava ter "pensamentos ruins" (tirar notas vermelhas na escola, um passe errado no jogo de handebol; que seus pais perderiam os empregos, o dinheiro terminaria e eles teriam de morar na rua). Esses pensamentos "invadiam sua cabeça" tanto à noite quanto durante o dia. Apesar de J. sempre ter tido várias amizades e de fazer muitas atividades esportivas na escola, ela começou a não gostar de ir para a escola porque isso estava causando muito estresse e suas notas passaram a piorar nos últimos 3 a 4 meses. Além disso, nos últimos 45 dias, passou a se queixar de dores de cabeça e dores de estômago que, de acordo com sua pediatra, não tinham qualquer causa física que as explicasse.

Para aprofundamento

- Beidel DC, Alfano CA. Child anxiety disorders: a guide to research and treatment. 2nd ed. New York: Routledge; 2011.
    ⇨ Apesar de não ser uma publicação recente, este livro inclui capítulos excelentes que abordam inúmeros estudos de caso, a estabilidade dos medos na infância e o curso longitudinal dos transtornos de ansiedade em jovens, além da associação comum entre problemas relacionados ao sono e ansiedade.
- Bui E, Charney ME, Baker AW. Clinical handbook of anxiety disorders: from theory to practice (Current Clinical Psychiatry). Cham (Switzerland): Springer; 2020.
    ⇨ Recentemente publicado, este livro apresenta e revisa o embasamento teórico subjacente à psicopatologia da ansiedade e do estresse, abordando os problemas enfrentados pelos clínicos que avaliam indivíduos ansiosos em diferentes contextos. O capítulo escrito por Sophie Palitz e Philip Kendall, que aborda a ansiedade em crianças e adolescentes, é excelente.
- Vasa RA, Roy AK. Pediatric anxiety disorders: a clinical guide (Current Clinical Psychiatry). New York: Humana Press; 2013.
    ⇨ Importante texto de referência que relaciona achados de pesquisa com perspectivas clínicas relevantes. Ótima fonte de informações para clínicos e pesquisadores, bem como para residentes e estagiários em Psiquiatria.

REFERÊNCIAS BIBLIOGRÁFICAS

1. Crocq MA. A history of anxiety: from Hippocrates to DSM. Dialogues Clin Neurosci. 2015;17(3):319-25.
2. Beesdo K, Knappe S, Pine DS. Anxiety and anxiety disorders in children and adolescents: developmental issues and implications for DSM-V. Psychiatr Clin North Am. 2009;32(3):483-524.
3. Freidl EK, Stroeh OM, Elkins RM, Steinberg E, Albano AM, Rynn M. Assessment and treatment of anxiety among children and adolescents. Focus (Am Psychiatr Publ). 2017;15(2):144-56.
4. **Chiu A, Falk A, Walkup JT. Anxiety disorders among children and adolescents. Focus (Am Psychiatr Publ). 2016;14(1):26-33.**
    ⇨ Este artigo resume as alterações recentes introduzidas nos critérios utilizados para o diagnóstico de transtornos de ansiedade (critérios do DSM-5), revisa características essenciais de tais transtornos e discute como reconhecer quadros de ansiedade patológica entre os jovens.
5. Connolly SD, Suarez L, Sylvester C. Assessment and treatment of anxiety disorders in children and adolescents. Curr Psychiatry Rep. 2011;13(2):99-110.
6. Polanczyk GV, Salum GA, Sugaya LS, Caye A, Rohde LA. Annual research review: A meta-analysis of the worldwide prevalence of mental disorders in children and adolescents. J Child Psychol Psychiatry. 2015;56(3):345-65.
7. **Vasileva M, Graf RK, Reinelt T, Petermann U, Petermann F. Research review: A meta-analysis of the international prevalence and comorbidity of mental disorders in children between 1 and 7 years. J Child Psychol Psychiatry. 2020.**
    ⇨ Importante artigo com resultados de metanálise de estudos epidemiológicos em população pediátrica abaixo de 7 anos de idade. Os autores concluem que há um número significativo de crianças pequenas que sofrem de transtornos mentais que precisam de tratamento adequado adaptado à idade.
8. Beesdo-Baum K, Knappe S. Developmental epidemiology of anxiety disorders. Child Adolesc Psychiatr Clin N Am. 2012;21(3):457-78.

9. Merikangas KR, He JP, Burstein M, Swanson SA, Avenevoli S, Cui L, et al. Lifetime prevalence of mental disorders in U.S. adolescents: results from the National Comorbidity Survey Replication – Adolescent Supplement (NCS-A). J Am Acad Child Adolesc Psychiatry. 2010;49(10):980-9.

10. Lijster JM, Dierckx B, Utens EM, Verhulst FC, Zieldorff C, Dieleman GC, Legerstee JS. The age of onset of anxiety disorders. Can J Psychiatry. 2017;62(4):237-46.

11. Wehry AM, Beesdo-Baum K, Hennelly MM, Connolly SD, Strawn JR. Assessment and treatment of anxiety disorders in children and adolescents. Curr Psychiatry Rep. 2015;17(7):52.

12. **Strawn JR, Lu L, Peris TS, Levine A, Walkup JT. Research review: Pediatric anxiety disorders – what have we learnt in the last 10 years? J Child Psychol Psychiatry. 2020.**
    ⇨ **Artigo recentemente publicado que revisa aspectos fundamentais relacionados aos transtornos de ansiedade em jovens, desde a epidemiologia e curso até os potenciais fatores neurobiológicos e de risco de desenvolvimento desses quadros patológicos extremamente prevalentes.**

13. **Creswell C, Waite P, Hudson J. Practitioner review: anxiety disorders in children and young people – assessment and treatment. J Child Psychol Psychiatry. 2020;61(6):628-43.**
    ⇨ **Artigo de revisão bastante abrangente sobre o desenvolvimento e a manutenção de transtornos de ansiedade na faixa etária pediátrica. Ênfase importante sobre os tratamentos atuais mais eficazes para essas condições clínicas.**

14. Sandstrom A, Uher R, Pavlova B. Prospective association between childhood behavioral inhibition and anxiety: a meta-analysis. J Abnorm Child Psychol. 2020;48(1):57-66.

15. Blackford JU, Pine DS. Neural substrates of childhood anxiety disorders: a review of neuroimaging findings. Child Adolesc Psychiatr Clin N Am. 2012;21(3):501-25.

16. Smoller J. The genetics of stress-related disorders: PTSD, depression, and anxiety disorders. Neuropsychopharmacology. 2016;41:297-319.

17. American Psychiatric Association. Manual diagnóstico e estatístico de transtornos mentais: DSM-5. 5ª ed. Porto Alegre: Artmed; 2014.

18. Kogan CS, Stein DJ, Maj M, First MB, Emmelkamp PM, Reed GM. The classification of anxiety and fear-related disorders in the ICD-11. Depress Anxiety. 2016;33(12):1141-54.

19. Muris P, Ollendick TH. Children who are anxious in silence: a review on selective mutism, the new anxiety disorder in DSM-5. Clin Child Fam Psychol Rev. 2015;18(2):151-69.

20. Hua A, Major N. Selective mutism. Curr Opin Pediatr. 2016;28(1):114-20.

21. Silverman WK, Moreno J. Specific phobia. Child Adolesc Psychiatr Clin N Am. 2005;14(4):819-43.

22. Beidel DC, Turner SM, Morris TL. Psychopathology of childhood social phobia. J Am Acad Child Adolesc Psychiatry. 1999;38(6):643-50.

23. Leigh E, Clark DM. Understanding social anxiety disorder in adolescents and improving treatment outcomes: applying the cognitive model of Clark and Wells (1995). Clin Child Fam Psychol Rev. 2018;21(3):388-414.

24. Keeton CP, Kolos AC, Walkup JT. Pediatric generalized anxiety disorder: epidemiology, diagnosis, and management. Pediatr Drugs. 2009;11(3):171-83.

25. Kendall PC, Pimentel SS. On the physiological symptom constellation in youth with Generalized Anxiety Disorder (GAD). J Anxiety Disord. 2003;17(2):211-21.

13
Transtorno de estresse pós-traumático na infância e adolescência

Victoria Fogaça Doretto
Sandra Scivoletto

Sumário

Introdução
Manifestação clínica
Classificação diagnóstica
Epidemiologia
Etiopatogenia e neurobiologia
Fatores de risco
Curso e evolução
Comorbidades
Avaliação
Para aprofundamento
Referências bibliográficas

Pontos-chave

- Um grande número de crianças e adolescentes em todo o mundo são expostas a eventos traumáticos ao longo da vida.
- A expressão clínica dos sintomas de transtorno de estresse pós-traumático (TEPT) varia conforme a fase de desenvolvimento do indivíduo.
- Gravidade e duração do evento traumático, exposição a múltiplos traumas, comorbidade com transtornos psiquiátricos e estilo de parentagem superprotetor ou hostil são fatores de risco para TEPT.
- O TEPT em crianças e adolescentes cursa com comorbidades psiquiátricas em uma grande parcela dos indivíduos.
- Em uma avaliação inicial de saúde mental, deve-se sempre investigar histórico de eventos traumáticos.

INTRODUÇÃO

Um grande número de crianças e adolescentes em todo o mundo são expostas a eventos traumáticos, como violência física ou sexual, guerra, acidentes graves, desastres naturais ou doenças crônicas[1]. O transtorno de estresse pós-traumático (TEPT) é um distúrbio psiquiátrico que se desenvolve após a exposição a eventos traumáticos. De forma geral, os sintomas podem ser reunidos em quatro grupos que incluem: revivência repetida e indesejada do evento; estado de hiperalerta; entorpecimento emocional; e evitação de estímulos. Muitas crianças e adolescentes experimentam pelo menos alguns desses sintomas logo após o evento traumático, mas apenas um subgrupo evolui com sintomas de TEPT. Para esses indivíduos, os sintomas do TEPT podem causar sofrimento substancial e interferir no funcionamento social e educacional[2].

MANIFESTAÇÃO CLÍNICA

A expressão clínica dos sintomas de TEPT pode variar de acordo com a fase de desenvolvimento da criança e do adolescente[3]. Logo após o evento traumático, é provável que as crianças estejam muito angustiadas, chorosas e assustadas. Nesse período inicial, as crianças geralmente apresentam pensamentos repetitivos e intrusivos sobre o incidente, que podem ocorrer a qualquer momento, mas principalmente quando elas estão quietas ou tentando dormir.

Um estudo internacional com crianças e adolescentes colheu dados sobre sintomas de estresse traumático agudo, presentes entre o 2º e o 30º dia após um evento traumático. Os resultados apontaram que os sintomas mais comumente relatados foram evitação de pensamentos, conversas ou sentimentos (51,4%), senso da realidade alterado (42,5%) e memórias angustiantes intrusivas (40,6%). *Flashbacks* ou revivências (15,6%) e sonhos angustiantes (13,6%) foram menos comumente endossados[4]. Ainda assim, algumas crianças podem dar a impressão de que estão muito bem, sem apresentar nenhuma alteração comportamental ou sintoma nos primeiros dias ou semanas.

Crianças muito pequenas podem apresentar menor quantidade de sintomas de TEPT comumente descritos no adulto. Isso pode ocorrer porque muitos sintomas do TEPT exigem uma descrição verbal dos sentimentos e das vivências individuais e, nas fases mais precoces do desenvolvimento, as crianças apresentam limitações para expressar pensamentos e definir emoções[5]. Além disso, outros sintomas são fenômenos internalizantes pouco prováveis de ocorrer nessa faixa de desenvolvimento ou que sua ocorrência é de difícil de detecção (p. ex., evitar pensamentos ou sentimentos relacionados ao evento traumático)[6], mas é possível detectar sintomas observando minuciosamente o comportamento e o brincar dessas crianças. Crianças pequenas podem relatar medos mais generalizados, como medo de estranhos ou de separação e apresentar regressão do comportamento a níveis de desenvolvimento anterior ao atual[7]. Frequentemente expressam irritabilidade, que pode se manifestar por início ou agravamento de crises de birra[6]. Essas crianças podem manifestar os sintomas de revivência por meio da repetição de brincadeiras que contenham o tema ou aspectos relacionados ao trauma[8]. Por outro lado, o comportamento de evitação a estímulos associados ao trauma pode se expressar por uma restrição do brincar ou do comportamento exploratório e, na escola, podem reduzir a participação em novas atividades.

O TEPT em adolescentes tende a apresentar sintomas semelhantes daqueles dos adultos. No entanto, existem algumas características que são diferentes. Adolescentes tendem a relatar uma variedade de sentimentos que não são medo ou terror, mas descrevem sentir-se "confusos" ou "tristes"[6]. Eles aprenderam que a vida é muito frágil. Isso pode levar a uma perda de fé no futuro ou a um senso de futuro abreviado, ou a uma conscientização prematura de sua própria mortalidade. Suas prioridades mudam e enquanto alguns adolescentes acham que devem viver intensamente a vida sem se preocupar com planos futuros, outros repensam seus valores materiais e familiares. Os adolescentes costumam exibir uma gama maior de comportamentos impulsivos, imprudentes e agressivos, muitas vezes se colocando em situações de alto risco, mas, por outro lado, podem evitar comportamentos esperados para a idade, como namorar ou dirigir[9].

CLASSIFICAÇÃO DIAGNÓSTICA

O diagnóstico de TEPT foi introduzido pela primeira vez na 3ª edição do *Manual diagnóstico e estatístico de transtornos mentais* (DSM) (American Psychiatric Association) em 1980. Os critérios prévios de TEPT no DSM-III e IV (2002) não descreviam com precisão a sintomatologia em bebês e crianças pequenas que sofreram trauma. Atualmente os critérios diagnósticos de TEPT foram reformulados e no DSM-5 está incluído entre os transtornos relacionados a trauma e a estressores, caracterizando-se por sintomas intensos relacionados ao evento traumático. A construção dos critérios atuais incorporou uma perspectiva de desenvolvimento apropriada e considerou as diferenças de expressões de TEPT em diferentes faixas etárias, incluindo critérios diagnósticos de TEPT para crianças de 6 anos ou menos. Os critérios diagnósticos de TEPT, de acordo com a DSM-5, encontram-se nos Quadros 1 e 2.

Quadro 1 Transtorno de estresse pós-traumático

Critérios diagnósticos (F43.10)

Nota: os critérios a seguir aplicam-se a adultos, adolescentes e crianças acima de 6 anos de idade. Para crianças com menos de 6 anos, consulte os critérios correspondentes a seguir.

A. Exposição a episódio concreto ou ameaça de morte, lesão grave ou violência sexual em uma (ou mais) das seguintes formas:
1. Vivenciar diretamente o evento traumático.
2. Testemunhar pessoalmente o evento traumático ocorrido com outras pessoas.
3. Saber que o evento traumático ocorreu com familiar ou amigo próximo. Nos casos de episódio concreto ou ameaça de morte envolvendo um familiar ou amigo, é preciso que o evento tenha sido violento ou acidental.
4. Ser exposto de forma repetida ou extrema a detalhes aversivos do evento traumático (p. ex., socorristas que recolhem restos de corpos humanos; policiais repetidamente expostos a detalhes de abuso infantil). Nota: o Critério A4 não se aplica à exposição por meio de mídia eletrônica, televisão, filmes ou fotografias, a menos que tal exposição esteja relacionada ao trabalho.

B. Presença de um (ou mais) dos seguintes sintomas intrusivos associados ao evento traumático, começando depois de sua ocorrência:
1. Lembranças intrusivas angustiantes, recorrentes e involuntárias do evento traumático. Nota: em crianças acima de 6 anos de idade, pode ocorrer brincadeira repetitiva na qual temas ou aspectos do evento traumático são expressos.
2. Sonhos angustiantes recorrentes nos quais o conteúdo e/ou o sentimento do sonho estão relacionados ao evento traumático. Nota: em crianças, pode haver pesadelos sem conteúdo identificável.
3. Reações dissociativas (p. ex., *flashbacks*) nas quais o indivíduo sente ou age como se o evento traumático estivesse ocorrendo novamente (essas reações podem ocorrer em um *continuum*, com a expressão mais extrema na forma de uma perda completa de percepção do ambiente ao redor). Nota: em crianças, a reencenação específica do trauma pode ocorrer na brincadeira.
4. Sofrimento psicológico intenso ou prolongado ante a exposição a sinais internos ou externos que simbolizem ou se assemelhem a algum aspecto do evento traumático.
5. Reações fisiológicas intensas a sinais internos ou externos que simbolizem ou se assemelhem a algum aspecto do evento traumático.

C. Evitação persistente de estímulos associados ao evento traumático, começando após a ocorrência do evento, conforme evidenciado por um ou ambos dos seguintes aspectos:
1. Evitação ou esforços para evitar recordações, pensamentos ou sentimentos angustiantes acerca de ou associados de perto ao evento traumático.
2. Evitação ou esforços para evitar lembranças externas (pessoas, lugares, conversas, atividades, objetos, situações) que despertem recordações, pensamentos ou sentimentos angustiantes acerca de ou associados de perto ao evento traumático.

(continua)

13 • TRANSTORNO DE ESTRESSE PÓS-TRAUMÁTICO NA INFÂNCIA E ADOLESCÊNCIA | 121

Quadro 1 Transtorno de estresse pós-traumático *(continuação)*

Critérios diagnósticos (F43.10)

D. Alterações negativas em cognições e no humor associadas ao evento traumático começando ou piorando depois da ocorrência de tal evento, conforme evidenciado por dois (ou mais) dos seguintes aspectos:
1. Incapacidade de recordar algum aspecto importante do evento traumático (geralmente em decorrência de amnésia dissociativa, e não por outros fatores, como traumatismo craniano, álcool ou drogas).
2. Crenças ou expectativas negativas persistentes e exageradas a respeito de si mesmo, dos outros e do mundo (p. ex., "Sou mau", "Não se deve confiar em ninguém", "O mundo é perigoso", "Todo o meu sistema nervoso está arruinado para sempre").
3. Cognições distorcidas persistentes a respeito da causa ou das consequências do evento traumático que levam o indivíduo a culpar a si mesmo ou os outros.
4. Estado emocional negativo persistente (p. ex., medo, pavor, raiva, culpa ou vergonha).
5. Interesse ou participação bastante diminuída em atividades significativas.
6. Sentimentos de distanciamento e alienação em relação aos outros.
7. Incapacidade persistente de sentir emoções positivas (p. ex., incapacidade de vivenciar sentimentos de felicidade, satisfação ou amor).

E. Alterações marcantes na excitação e na reatividade associadas ao evento traumático, começando ou piorando após o evento, conforme evidenciado por dois (ou mais) dos seguintes aspectos:
1. Comportamento irritadiço e surtos de raiva (com pouca ou nenhuma provocação), geralmente expressos sob a forma de agressão verbal ou física em relação a pessoas e objetos.
2. Comportamento imprudente ou autodestrutivo.
3. Hipervigilância.
4. Resposta de sobressalto exagerada.
5. Problemas de concentração.
6. Perturbação do sono (p. ex., dificuldade para iniciar ou manter o sono, ou sono agitado).

F. A perturbação (critérios B, C, D e E) dura mais de um mês.

G. A perturbação causa sofrimento clinicamente significativo e prejuízo social, profissional ou em outras áreas importantes da vida do indivíduo.

H. A perturbação não se deve aos efeitos fisiológicos de uma substância (p. ex., medicamento, álcool) ou a outra condição médica.

Quadro 2 Transtorno de estresse pós-traumático em crianças de 6 anos ou menos

A. Em crianças de 6 anos ou menos, exposição a episódio concreto ou ameaça de morte, lesão grave ou violência sexual em uma (ou mais) das seguintes formas:
1. Vivenciar diretamente o evento traumático.
2. Testemunhar pessoalmente o evento ocorrido com outras pessoas, especialmente cuidadores primários. Nota: o testemunho não inclui eventos vistos apenas em mídia eletrônica, televisão, filmes ou fotografias.
3. Saber que o evento traumático ocorreu com pai/mãe ou cuidador.

(continua)

Quadro 2 Transtorno de estresse pós-traumático em crianças de 6 anos ou menos *(continuação)*

B. Presença de um (ou mais) dos seguintes sintomas intrusivos associados ao evento traumático, começando depois de sua ocorrência:
1. Lembranças intrusivas angustiantes, recorrentes e involuntárias do evento traumático. Nota: lembranças espontâneas e intrusivas podem não parecer necessariamente angustiantes e podem ser expressas como reencenação em brincadeiras.
2. Sonhos angustiantes recorrentes nos quais o conteúdo e/ou a emoção do sonho estão relacionados ao evento traumático. Nota: pode não ser possível determinar que o conteúdo assustador está relacionado ao evento traumático.
3. Reações dissociativas (p. ex., *flashbacks*) nas quais a criança sente ou age como se o evento traumático estivesse acontecendo novamente (essas reações podem ocorrer em um *continuum*, com a expressão mais extrema manifestada como uma perda completa da percepção do ambiente ao redor). Essa reencenação específica do trauma pode ocorrer na brincadeira.
4. Sofrimento psicológico intenso ou prolongado ante a exposição a sinais internos ou externos que simbolizem ou se assemelhem a algum aspecto do evento traumático.
5. Reações fisiológicas intensas a lembranças do evento traumático.

C. Um (ou mais) dos seguintes sintomas, representando evitação persistente de estímulos associados ao evento traumático ou alterações negativas em cognições e no humor associadas ao evento traumático, deve estar presente, começando depois do evento ou piorando após sua ocorrência.
Evitação persistente de estímulos:
1. Evitação ou esforços para evitar atividades, lugares ou lembranças físicas que despertem recordações do evento traumático.
2. Evitação ou esforços para evitar pessoas, conversas ou situações interpessoais que despertem recordações do evento traumático.
3. Alterações negativas em cognições:
4. Frequência substancialmente maior de estados emocionais negativos (p. ex., medo, culpa, tristeza, vergonha, confusão).
5. Interesse ou participação bastante diminuídos em atividades significativas, incluindo redução do brincar.
6. Comportamento socialmente retraído.
7. Redução persistente na expressão de emoções positivas.

D. Alterações na excitação e na reatividade associadas ao evento traumático, começando ou piorando depois de sua ocorrência, conforme evidenciado por dois (ou mais) dos seguintes aspectos:
1. Comportamento irritadiço ou surtos de raiva (com pouca ou nenhuma provocação) geralmente manifestados como agressão verbal ou física em relação a pessoas ou objetos (incluindo acessos de raiva extremos).
2. Hipervigilância.
3. Respostas de sobressalto exageradas.
4. Problemas de concentração.
5. Perturbação do sono (p. ex., dificuldade em iniciar ou manter o sono, ou sono agitado).

E. A perturbação dura mais de um mês.

F. A perturbação causa sofrimento clinicamente significativo ou prejuízo nas relações com pais, irmãos, amigos ou outros cuidadores ou no comportamento na escola.

G. A perturbação não se deve aos efeitos fisiológicos de uma substância (p. ex., medicamento ou álcool) ou a outra condição médica.

Os critérios diagnósticos do DSM-5 para crianças podem ser resumidos como exposição a um evento traumático acompanhado por pelo menos um sintoma intrusivo, um sintoma de evitação ou alterações negativas na cognição ou no humor e duas alterações na excitação e reatividade associada ao evento traumático, persistindo por pelo menos um mês, provocando comprometimento funcional.

Em contraste com as versões do DSM, a Classificação Internacional de Doenças (CID) da Organização Mundial da Saúde (OMS), propôs uma abordagem substancialmente diferente para o diagnóstico de TEPT na versão mais recente da CID. A nova CID-11 descreve os termos do diagnostico de TEPT de maneira mais reduzida e simplificada. Os sintomas formam estrutura diagnóstica de três grupos (*clusters*), incluindo revivência do evento traumático, evitação persistente e hipervigilância. O diagnóstico requer pelo menos um sintoma de cada *cluster*, persistindo por várias semanas após a exposição a estressores extremos. Além disso, a CID-11 propôs o diagnóstico de TEPT complexo, com o objetivo de contemplar outros tipos de reações pós-traumáticas referidas na literatura, que são mais comuns entre os indivíduos que sofrem traumas crônicos, como maus-tratos e violência doméstica.

EPIDEMIOLOGIA

A exposição a eventos traumáticos é frequente e o desenvolvimento de TEPT na infância e adolescência varia de acordo com o grupo estudado, com o tipo e a intensidade do evento traumático ocorrido e com o método de avaliação diagnóstica utilizado. Em torno de 15 a 82,5% dos adolescentes sofrem um evento traumático significativo ao longo da vida[10,11] e 4,2 a 15,9% evoluem com sintomas de TEPT[11-14].

Uma pesquisa nacional realizada nos Estados Unidos com mais de 6.400 adolescentes identificou que 61,8% dos adolescentes entre 13 e 17 anos haviam experimentado pelo menos um evento traumático incluindo violência interpessoal, acidente ou a ocorrência de evento traumático a um ente querido. A prevalência de TEPT ao longo da vida foi de 4,7%, sendo a taxa mais alta entre o sexo feminino[15]. Dados recentes de uma coorte com 2.232 adolescentes do Reino Unido identificou que 31,1% haviam sido expostos ao menos a uma situação de trauma na vida, e 7,8% desenvolveram TEPT até seus 18 anos[1].

No Brasil, até o momento não há um levantamento nacional que aponte a prevalência de TEPT na população em geral. No entanto, um estudo regional avaliou a prevalência de TEPT em crianças e adolescentes de escolas públicas de São Gonçalo (Rio de Janeiro). A prevalência total de sintomas de TEPT nas crianças e adolescentes foi de 9,5%. As altas taxas encontradas nessa amostra podem estar relacionadas à maior ocorrência de eventos violentos no país[16].

Alguns estudos mostram a prevalência de TEPT em algumas populações específicas de adolescentes. Crianças e adolescentes representam cerca de metade da população de refugiados no mundo, muitos dos quais sofreram experiências potencialmente traumáticas, como separação ou perda de membros da família, condições de vida precária, entre outros. Uma metanálise recente envolvendo 779 crianças e adolescentes refugiados apontou uma prevalência de 22,71% de TEPT nessa população[17].

Desta forma, dados apontam que a exposição ao trauma é comum entre os adolescentes de diferentes culturas e, ao final da adolescência, mais da metade dos indivíduos terá sido exposta a pelo menos um evento traumático. No entanto, a maioria desses adolescentes expostos a trauma não desenvolve TEPT – existem fatores de risco e de proteção que influenciam no desenvolvimento de TEPT, os quais serão discutidos adiante.

ETIOPATOGENIA E NEUROBIOLOGIA

Os mecanismos que levam ao transtorno de estresse pós-traumático ainda não foram totalmente elucidados, mas são considerados multifatoriais, biopsicossociais e complexos. A literatura recente sugere que o sistema neuroendócrino, fatores genéticos[18,19] e a regulação epigenética estão envolvidos na vulnerabilidade e no desenvolvimento do TEPT.

O eixo hipotálamo-hipófise-adrenal (HPA) é fundamental na resposta fisiológica do organismo aos estressores e tem sido implicado na fisiopatologia do TEPT. Normalmente, a ativação do sistema de estresse leva a alterações físicas adaptativas que melhoram a capacidade de sobrevivência de um organismo. A ativação excessiva e prolongada do sistema de estresse, no entanto, pode resultar em consequências físicas e psicológicas negativas[20]. Estudos neuroendócrinos em adultos com TEPT mostraram concentrações elevadas de CRH no líquido cefalorraquidiano basal (CSF). Alguns estudos identificaram níveis elevados de cortisol em crianças com sintomas de TEPT quando comparadas a crianças sem história de trauma[21,22]. Esses achados sugerem que a resposta fisiológica de crianças com sintomas de TEPT pode ser caracterizada por atividade adrenal aumentada.

Uma série de alterações nos processos de aprendizagem que envolvem a aquisição e extinção das respostas ao medo são consideradas centrais na etiologia da psicopatologia relacionada ao TEPT[23,24]. Estudos em adultos mostram que indivíduos com TEPT demonstram maior reatividade a estímulos ameaçadores, generalização do estímulo condicionado de medo e prejuízo na extinção das respostas ao medo[25,26]. Essas respostas alteradas ao medo poderiam resultar em uma hiper-reatividade autonômica, memórias intrusivas, *flashbacks* do trauma e maior evitação de memórias e ambientes relacionados a ele[27]. Até o momento, poucos estudos sobre condicionamento e extinção do medo foram realizados em crianças com TEPT[28]. Um estudo constatou que a gravidade dos sintomas de TEPT está associada a uma maior resposta de condutância da pele (RSC) a estímulos condicionados de medo[29].

Vários estudos recentes demonstraram alterações estruturais e funcionais no cérebro de crianças e adolescentes com TEPT em comparação aos controles saudáveis[30]. Os estudos sugerem anormalidades do neurodesenvolvimento em circuitos frontolímbicos em crianças com TEPT[31]. Uma metanálise constatou redução do volume de substância cinzenta total e de regiões do cortex pré-frontal em crianças e adolescentes com TEPT comparadas aos controles saudáveis[32,33]. Outros estudos também identificaram um volume reduzido de substância cinzenta em áreas responsáveis pela regulação do medo, como menor giro hipocampal[34], amígdala[35] e córtex pré-frontal medial ventral[36].

Nos últimos anos, os avanços no campo da neuroimagem funcional permitiram maior elucidação dos circuitos cerebrais subjacentes aos principais sintomas de TEPT. O córtex pré-frontal (PFC) e o hipocampo possuem muitas conexões com a amígdala, regiões essenciais na resposta de condicionamento do medo. Indivíduos com TEPT frequentemente demonstram atividade aumentada na amígdala e atividade diminuída do córtex pré-frontal medial (CPFm) durante paradigmas de provocação de sintomas comparados a indivíduos sem TEPT[37,38]. Há evidências de que crianças com TEPT apresentam uma conectividade diminuída entre estruturas límbicas e regiões do córtex frontal[39]. Teorias emergentes defendem que uma redução do controle cortical *top-down* resultaria no aumento da ativação da amígdala, como é observado em indivíduos com TEPT[38]. O resultado dessas alterações culminaria em maior sensibilidade ao estresse, generalização da resposta de medo a estímulos neutros e prejuízo na extinção das respostas condicionadas do medo[27]. Alguns autores defendem que alterações na plasticidade sináptica poderiam estar na base das alterações dos circuitos de processamento do medo[40].

Além disso, estudos com gêmeos demonstraram que fatores de risco genéticos podem ser responsáveis por até 30 a 40% da herdabilidade do TEPT. Uma série de genes foram implicados na fisiopatologia do TEPT, assim como a desregulação dos sistemas serotoninérgicos[41]. Vários estudos descobriram que um alto risco de desenvolver TEPT está associado a um polimorfismo específico na região promotora do gene transportador de serotonina *SLC6A4*[42]. Outro neurotransmissor monoaminérgico que provavelmente está envolvido na fisiopatologia do TEPT é a dopamina. Um polimorfismo no gene que codifica o transportador de dopamina (*SLC6A3*, também conhecido como *DAT* ou *DAT1*) possui uma repetição de 40 pares de bases que é polimórfica na população. Variantes genéticas nos transportadores de dopamina têm sido associadas ao TEPT[41].

Modelo cognitivo

Alguns modelos cognitivos tentam explicar o funcionamento cognitivo que contribui para a manutenção do TEPT[43]. A teoria cognitiva descrita por Ehlers e Clark propõe que os sintomas de TEPT tornam-se persistentes quando o indivíduo processa o evento traumático de maneira disfuncional, produzindo uma sensação sustentada de ameaça iminente. É sugerido que esses indivíduos generalizam, a partir do evento traumático, uma série de crenças negativas que podem ser externas (p. ex., "Nenhum lugar é seguro", "As pessoas não me tratam justamente") ou, muito comumente, internas (p. ex., "Coisas ruins sempre acontecem comigo", "Eu sou um covarde") e, em

vez de diminuir o medo com o passar do tempo, passam a reagir mais, pois passam a ver situações comuns como ameaçadoras. Eventos autobiográficos são geralmente incorporados a uma base de conhecimento de memória autobiográfica organizada por temas e períodos da vida. Os autores sugerem que o padrão de memória intrusiva e revivescia do trauma ocorreriam pela maneira como o trauma é codificado e integrado na memória. A memória do trauma seria pouco elaborada e integrada de forma inadequada ao seu contexto no tempo, no local e em outras memórias autobiográficas. Além disso, a memória associativa relativa ao trauma seria particularmente intensa, frequentemente desencadeando memórias do trauma e/ou respostas emocionais por estímulos associados. Por fim, os indivíduos com TEPT tentariam controlar a sensação de ameaça e os sintomas por meio de uma série de estratégias disfuncionais que acabam mantendo os sintomas, como tentar não pensar sobre o trauma ou evitar o local do evento. Assim, esse conjunto de cognições, metacognições e comportamentos contribuiria para a persistência do TEPT[44].

Recentemente estudos têm sustentado o modelo previsto do processo de avaliações mal adaptativas. Um estudo longitudinal prospectivo com crianças e adolescentes vítimas de trauma identificou que cognições negativas sobre o trauma relacionadas a ideias de mudança permanente e angustiantes na vida (p. ex., "Minha vida foi destruída pelo evento assustador", "Minhas reações desde o evento traumático mostram que devo estar ficando louco") mediaram a associação entre sintomas iniciais de TEPT nas primeiras 2 a 4 semanas pós-trauma e diagnóstico de TEPT após 6 meses do evento traumático[45].

FATORES DE RISCO

Muitos estudos se propuseram a investigar os fatores de risco envolvidos no desenvolvimento de TEPT entre as crianças e adolescentes expostos a trauma. Dados da literatura sugerem que uma série de características relacionadas ao tipo da experiência traumática, características do indivíduo e do ambiente influenciam o risco de desenvolver sintomas de TEPT.

Uma revisão sistemática da literatura identificou que vítimas de trauma interpessoal (p. ex., agressão sexual, física ou outra ameaça interpessoal direta) tinham maior chance de desenvolver sintomas de TEPT[1]. Além disso, a gravidade do evento, a duração do evento traumático e a exposição a múltiplos traumas também estavam relacionados a maiores taxas de TEPT em crianças e adolescentes[46,47]. Estudos apontam que gênero feminino[14], presença de comorbidades psiquiátricas (como ansiedade e depressão) e menor inteligência[48] são fatores de risco individuais para o desenvolvimento de TEPT[47].

Em relação a fatores ambientais, evidências sugerem que baixo suporte social e ambiente familiar disfuncional são fatores que aumentam o risco de desenvolver TEPT pós-trauma[2,47,48]. Para as crianças, os pais são frequentemente a principal fonte de apoio social após a exposição ao trauma. É importante ressaltar que as interações pai-filho podem influenciar a maneira pela qual crianças e adolescentes se recordam e pensam sobre eventos[49]. Uma revisão meta-analítica de estudos examinou a associação entre comportamentos parentais e sintomas de estresse pós-traumático em crianças. Os resultados indicaram que superproteção e hostilidade parental eram preditores significativos de sintomas de TEPS em crianças[50]. Supõe-se que parentagem controladora (p. ex., um padrão de regulação excessiva das atividades e rotinas da criança, tomadas de decisão autoritárias dos pais) e superproteção aumentem a percepção da criança de um mundo perigoso e ameaçador[51]. Uma metanálise mostrou que as crianças que percebem maior apoio social experimentam menor sofrimento e menor quantidade de sintomas pós-traumáticos[48]. Cuidadores suportivos e empáticos podem influenciar no desenvolvimento de estratégias emocionais e cognitivas adaptativas para as crianças e adolescentes que sofreram o trauma. O diálogo entre pais e filhos sobre o evento pode ajudar a criança a avaliar e interpretar a experiência, assim como corrigir ideias equivocadas[3,52].

CURSO E EVOLUÇÃO

Sintomas psicológicos transitórios são frequentemente observados após a exposição traumática. A evolução para TEPT na infância e adolescência pode ocorrer imediatamente ou anos após a exposição ao evento traumático, após um período inicial de aparente normalidade. Estudos revelam que os sintomas de TEPT geralmente têm início no primeiro ano pós-trauma e a duração pode variar entre um curto período de meses e uma evolução crônica de anos após o evento traumático[53].

Um estudo recente examinou as trajetórias dos sintomas de TEPT em crianças e adolescentes após desastres naturais e tecnológicos, ao longo de um período de 4 anos. Quatro trajetórias distintas foram identificadas para a evolução dos sintomas de TEPT: um grupo apresentou poucos sintomas e estáveis ao longo do tempo (52%); um segundo grupo apresentou declínios acentuados após os sintomas iniciais (21%); um terceiro grupo apresentou sintomas crescentes (18%); e um quarto grupo apresentou muitos sintomas e estáveis ao longo do tempo (9%)[54]. Dados de mais longo prazo constataram sintomas de TEPT após 33 anos do desastre de Aberfan (deslizamento de terra que cobriu parte de um vilarejo no País de Gales em 1966) em 29% dos indivíduos[55]. Entre os indivíduos em que os sintomas se cronificam, a gravidade dos sintomas flutua ao longo do tempo, com períodos de intensificação provavelmente refletindo a sensibilidade a fatores estressantes, doenças e transições de vida[56].

COMORBIDADES

O TEPT em adolescentes cursa com comorbidades psiquiátricas em uma grande parcela dos indivíduos. Uma revisão da literatura reportou que adolescentes com TEPT apresentam comorbidades como depressão, ansiedade e transtorno de uso de substâncias[57-59]. Os resultados de uma amostra nacional de adolescentes indicam que quase três quartos dos adolescentes diagnosticados com TEPT apresentavam pelo menos um diagnóstico comórbido; destes, 62% apresentavam episódio depressivo maior (MDE) e 26%, transtorno por uso de substâncias[60]. Um estudo avaliou 70 crianças em idade pré-escolar (de 3 a 6 anos) após a passagem do furacão Katrina no Estados Unidos, em 2005. Entre as crianças com TEPT, 88,6% tinham pelo menos um distúrbio comórbido, sendo o transtorno opositivo-desafiador e o transtorno de ansiedade de separação os mais comuns[61]. Outros dados apontam um aumento do risco de suicídio entre os adolescentes com TEPT[62,63]. Um estudo longitudinal identificou que 33% dos adolescentes com TEPT relataram ter ideação suicida em algum momento, comparados a 10,5% daqueles sem história de trauma[64]. Dezessete por cento (17%) dos adolescentes com TEPT relataram ter tentado suicídio em comparação com 1,8% sem trauma ou TEPT[64]. Além disso, adolescentes com TEPT apresentam um risco aumentado de manifestar comportamentos violentos[65] e menor desempenho acadêmico[66].

O funcionamento neuropsicológico pode ser particularmente vulnerável aos efeitos do TEPT na infância e adolescência, particularmente a função executiva[30]. O controle inibitório refere-se à capacidade dos indivíduos de selecionar e atender a informações relevantes para os objetivos, enquanto inibe a atenção e as respostas a estímulos irrelevantes[67]. Em adolescentes com sintomas de TEPT após um terremoto, foi identificado prejuízo significativo do controle inibitório, conforme identificado em tarefas *go/no-go*[68]. Em crianças com histórico de maus-tratos e TEPT, foram relatados déficits na atenção e função executiva em comparação a crianças sem história de maus-tratos ou trauma[69]. Em outros estudos, foi observado prejuízo nas funções relacionadas à memória de trabalho[70] e à memória verbal[71].

Além disso, estudos epidemiológicos encontraram uma associação entre TEPT e um aumento do risco para doenças clínicas, como obesidade, diabetes e síndrome metabólica[72], doenças cardiovasculares[73] e doenças autoimunes[74].

AVALIAÇÃO

É importante realizar uma avaliação de rotina quanto à exposição a eventos traumáticos e sintomas de TEPT em crianças e adolescentes durante uma avaliação inicial de saúde mental, mesmo que o evento traumático não seja o motivo do encaminhamento. Deve-se investigar a exposição aos eventos traumáticos mais comuns, pois é frequente que os adolescentes ocultem o evento e os sintomas da própria família e a realização de um diagnóstico preciso é essencial para uma proposta de tratamento adequada. Caso a exposição a uma situação traumática tenha ocorrido, deve-se prosseguir com uma avaliação completa e estruturada quanto à presença de sintomas de TEPT. Os pais ou outros cuidadores devem ser incluídos nesta avaliação sempre que possível[75].

Na avaliação, a entrevista clínica e o exame do estado mental são fundamentais para identificação dos sintomas e avaliação diagnóstica de possível TEPT. Em crianças pequenas, observar o comportamento, a atitude ao brincar ou mesmo a esquiva de situações normais pode trazer mais informações do que o questionamento direto. Não é incomum que os pais também estejam ansiosos e com isso minimizem alguns sintomas de seus filhos. Para auxiliar na identificação dos sintomas de TEPT, é possível utilizar instrumentos como entrevistas clínicas estruturadas e escalas. Esses instrumentos podem ser utilizados como ferramenta de triagem, avaliação clínica detalhada e para monitoramento da resposta ao tratamento. Existe uma variedade de entrevistas e questionários internacionais disponíveis para a avaliação dos sintomas de estresse pós-traumático e do TEPT em crianças e adolescentes.

Alguns desses instrumentos foram traduzidos e validados para o português e estão disponíveis para avaliação do TEPT na população infantil. A *Child PTSD Symptom Scale-CPSS-SR-5* é um instrumento de autorrelato que avalia os sintomas de TEPT em adolescentes utilizando os critérios de acordo com o DSM-5[76]. Além desses, também podem-se citar o *Trauma Symptom Checklist for Children* (TSCC) e o *Child Posttraumatic Cognitions Inventory* (CPTCI)[77]. Em crianças menores de 7 anos, os instrumentos devem ser administrados aos cuidadores, pois as crianças ainda não desenvolveram habilidades necessárias para um autorrelato preciso dos pais.

Para aprofundamento

- Danese A, Smith P, Chitsabesan P, Dubicka B. Child and adolescent mental health amidst emergencies and disasters. Br J Psychiatry. 2020;216(3):159-62.
  - Artigo sobre práticas de atuação de serviços de saúde mental da Inglaterra no contexto de emergências e desastres para crianças e adolescentes.
- McLaughlin KA, Lambert HK. Child trauma exposure and psychopathology: mechanisms of risk and resilience. Curr Opin Psychol. 2017;14:29-34.
  - Artigo que apresenta um modelo biopsicossocial descrevendo os mecanismos que ligam o trauma na infância à psicopatologia.
- Herringa RJ. Trauma, PTSD, and the developing brain. Curr Psychiatry Rep. 2017;19(10):69.
  - Artigo que discute estudos recentes de neuroimagem em TEPT na infância e adolescência.

 REFERÊNCIAS BIBLIOGRÁFICAS

1. Lewis SJ, Arseneault L, Caspi A, Fisher HL, Matthews T, Moffitt TE, et al. The epidemiology of trauma and post-traumatic stress disorder in a representative cohort of young people in England and Wales. lancet Psychiatry. 2019;6(3).
2. La Greca AM, Lai BS, Llabre MM, Silverman WK, Vernberg EM, Prinstein MJ. Children's postdisaster trajectories of PTS symptoms: predicting chronic distress. Child Youth Care Forum. 2013;42(4).
3. Salmon K, Bryant RA. Posttraumatic stress disorder in children. The influence of developmental factors. Clin Psychol Rev. 2002;22(2).
4. Winston FK, Kassam-Adams N, Vivarelli-O'Neill C, Ford J, Newman E, Baxt C, et al. Acute stress disorder symptoms in children and their parents after pediatric traffic injury. Pediatrics. 2002 Jun;109(6):e90.
5. Scheeringa MS, Zeanah CH, Drell MJ, Larrieu JA. Two approaches to the diagnosis of posttraumatic stress disorder in infancy and early childhood. J Am Acad Child Adolesc Psychiatry. 1995;34(2).
6. Scheeringa MS, Zeanah CH, Cohen JA. PTSD in children and adolescents: toward an empirically based algorithm. Depress Anxiety. 2011;28(9).
7. Practice parameters for the assessment and treatment of children and adolescents with posttraumatic stress disorder. J Am Acad Child Adolesc Psychiatry. 1998;37(10 Suppl).
8. Pynoos RS. Grief and trauma in children and adolescents. Bereavement Care. 1992;11(1):2-10.
9. Pynoos RS, Steinberg AM, Layne CM, Briggs EC, Ostrowski SA, Fairbank JA. DSM-V PTSD Diagnostic criteria for children and adolescents: a developmental perspective and recommendations. J Trauma Stress. 2009;22(5).
10. Breslau N, Wilcox HC, Storr CL, Lucia VC, Anthony JC. Trauma exposure and posttraumatic stress disorder: a study of youths in urban America. J Urban Health. 2004;81(4).
11. Storr CL, Ialongo NS, Anthony JC, Breslau N. Childhood antecedents of exposure to traumatic events and posttraumatic stress disorder. Am J Psychiatry. 2007;164(1).
12. Elklit A. Victimization and PTSD in a Danish national youth probability sample. J Am Acad Child Adolesc Psychiatry. 2002;41(2).
13. Landolt MA, Schnyder U, Maier T, Schoenbucher V, Mohler-Kuo M. Trauma exposure and posttraumatic stress disorder in adolescents: a national survey in Switzerland. J Trauma Stress. 2013;26(2).
14. Alisic E, Zalta AK, van Wesel F, Larsen SE, Hafstad GS, Hassanpour K, Smid GE. Rates of post-traumatic stress disorder in trauma-exposed children and adolescents: meta-analysis. Br J Psychiatry. 2014;204.
15. McLaughlin KA, Koenen KC, Hill ED, Petukhova M, Sampson NA, Zaslavsky AM, Kessler RC. Trauma exposure and posttraumatic stress disorder in a national sample of adolescents. J Am Acad Child Adolesc Psychiatry. 2013;52(8).
16. Ximenes LF, Oliveira RVC, Assis SG. [Violence and post-traumatic stress disorder in childhood]. Cienc Saúde Coletiva. 2009;14(2).
17. Blackmore R, Gray KM, Boyle JA, Fazel M, Ranasinha S, Fitzgerald G, et al. Systematic review and meta-analysis: the prevalence of mental illness in child and adolescent refugees and asylum seekers. J Am Acad Child Adolesc Psychiatry. 2020;59(6):705-14.
18. Daskalakis NP, Rijal CM, King C, Huckins LM, Ressle KJ. Recent genetics and epigenetics approaches to PTSD. Curr Psychiatry Rep. 2018;20(5).
19. Nievergelt CM, Maihofer AX, Klengel T, Atkinson EG, Chen CY, Choi KW, et al. International meta-analysis of PTSD genome-wide association studies identifies sex- and ancestry-specific genetic risk loci. Nat Commun. 2019;10(1).
20. Frodl T, O'Keane V. How does the brain deal with cumulative stress? A review with focus on developmental stress, HPA axis function and hippocampal structure in humans. Neurobiol Dis. 2013;52.
21. Keeshin BR, Strawn JR. Psychological and pharmacologic treatment of youth with posttraumatic stress disorder: an evidence-based review. Child Adolesc Psychiatric Clin N Am. 2014;23(2).
22. De Bellis MD, Baum AS, Birmaher B, Keshavan MS, Eccard CH, Boring AM, et al. Developmental traumatology. Part I: Biological stress systems. Biol Psychiatry. 1999;45(10).
23. McLaughlin KA, Lambert HK. Child trauma exposure and psychopathology: mechanisms of risk and resilience. Curr Opin Psychology. 2017;14.
24. Shin LM, Liberzon I. The neurocircuitry of fear, stress, and anxiety disorders. Neuropsychopharmacology. 2010;35(1).
25. Kaczkurkin AN, Burton PC, Chazin SM, Manbeck AB, Espensen-Sturges T, Cooper SE, et al. Neural substrates of overgeneralized conditioned fear in PTSD. Am J Psychiatry. 2017;174(2).
26. Thome J, Hauschild S, Koppe G, Liebke L, Rausch S, Herzog JI, et al. Generalisation of fear in PTSD related to prolonged childhood maltreatment: an experimental study. Psychol Med. 2018;48(13).

27. Fenster RJ, Lebois LAM, Ressler KJ, Suh J. Brain circuit dysfunction in post-traumatic stress disorder: from mouse to man. Nat Rev Neurosci. 2018;19(9).

28. McGuire JF, Orr SP, Essoe JK, McCracken JT, Storch EA, Piacentini J. Extinction learning in childhood anxiety disorders, obsessive compulsive disorder and post-traumatic stress disorder: implications for treatment. Expert Rev Neurother. 2016;16(10).

29. Gamwell K, Nylocks M, Cross D, Bradley B, Norrholm SD, Jovanovic T. Fear conditioned responses and PTSD symptoms in children: sex differences in fear-related symptoms. Dev Psychobiol. 2015;57(7).

30. Carrion VG, Wong SS. Can traumatic stress alter the brain? Understanding the implications of early trauma on brain development and learning. J Adolesc Health. 2012;51(2 Suppl).

31. Herringa R. Trauma, PTSD, and the developing brain. Curr Psych Rep. 2017;19(10).

32. Carrion VG, Weems CF, Richert K, Hoffman BC, Reiss AL. Decreased prefrontal cortical volume associated with increased bedtime cortisol in traumatized youth. Biol Psychiatry. 2010;68(5):491-3.

33. Milani A, Hoffmann E, Fossaluza V, Jackowski A, Mello M. Does Pediatric post-traumatic stress disorder alter the brain? Systematic review and meta-analysis of structural and functional magnetic resonance imaging studies. Psychiatry Clin Neurosci. 2017;71(3).

34. Keding TJ, Herringa RJ. Abnormal structure of fear circuitry in pediatric post-traumatic stress disorder. Neuropsychopharmacology. 2015;40(3).

35. Wolf RC, Herringer RJ. Prefrontal-amygdala dysregulation to threat in pediatric posttraumatic stress disorder. Neuropsychopharmacology. 2016;41(3).

36. Morey RA, Haswell CC, Hooper SR, De Bellis MD. Amygdala, hippocampus, and ventral medial prefrontal cortex volumes differ in maltreated youth with and without chronic posttraumatic stress disorder. Neuropsychopharmacology. 2016;41(3).

37. Hayes JP, Hayes SM, Mikedis AM. Quantitative meta-analysis of neural activity in posttraumatic stress disorder. Biol Mood Anxiety Disord. 2012;2.

38. Francati V, Vermetten E, Bremner JD. Functional neuroimaging studies in posttraumatic stress disorder: review of current methods and findings. Depress Anxiety. 2007;24(3).

39. Weems CF, Russell JD, Neill EL, McCurdy BH. Annual research review: pediatric posttraumatic stress disorder from a neurodevelopmental network perspective. J Child Psychol Psychiatry. 2019;60(4).

40. Mahan AL, Ressler KJ. Fear conditioning, synaptic plasticity and the amygdala: implications for posttraumatic stress disorder. Trends Neurosci. 2012;35(1).

41. Almli LM, Fani N, Smith AK, Ressler KJ. Genetic approaches to understanding post-traumatic stress disorder. Int J Neuropsychopharmacol. 2014;17(2).

42. Banerjee SB, Morrison FG, Ressler KJ. Genetic approaches for the study of PTSD: advances and challenges. Neurosci Lett. 2017;649.

43. Brewin CR, Holmes EA. Psychological theories of posttraumatic stress disorder. Clin Psychol Rev. 2003;23(3).

44. Ehlers A, Clark DM. A cognitive model of posttraumatic stress disorder. Behav Res Ther. 2000;38(4).

45. Meiser-Stedman R, Dalgleish T, Glucksman E, Yule W, Smith P. Maladaptive cognitive appraisals mediate the evolution of posttraumatic stress reactions: a 6-month follow-up of child and adolescent assault and motor vehicle accident survivors. J Abnorm Psychol. 2009;118(4).

46. Lonigan CJ, Shannon MP, Taylor CM, Finch AJ Jr, Sallee FR. Children exposed to disaster: II. Risk factors for the development of post-traumatic symptomatology. J Am Acad Child Adolesc Psychiatry. 1994;33(1).

47. Copeland WE, Keeler G, Angold A, Costello EJ. Traumatic events and posttraumatic stress in childhood. Arch Gen Psychiatry. 2007;64(5).

48. Trickey D, Siddaway AP, Meiser-Stedman R, Serpell L, Field AP. A meta-analysis of risk factors for post-traumatic stress disorder in children and adolescents. Clin Psychol Rev. 2012;32(2).

49. Williamson V, Creswell C, Butler I, Chistie H, Halligan SL. Parental responses to child experiences of trauma following presentation at emergency departments: a qualitative study. BMJ Open. 2016;6(11).

50. Williamson V, Creswell C, Fearon P, Hiller RM, Walker J, Halligan SL. The role of parenting behaviors in childhood post-traumatic stress disorder: a meta-analytic review. Clin Psychol Rev. 2017;53.

51. JJ W, BD M, M S, WC H, BC C. Parenting and Childhood Anxiety: Theory, Empirical Findings, and Future Directions. Journal of child psychology and psychiatry, and allied disciplines. 2003;44(1).

52. McDonald KL, Vernberg EM, Lochman JE, Abel MR, Jarrett MA, Kassing F, et al. Trajectories of tornado-related posttraumatic stress symptoms and pre-exposure predictors in a sample of at-risk youth. J Consult Clin Psychol. 2019;87(11).

53. Wang CW, Chan CL, Ho RT. Prevalence and trajectory of psychopathology among child and adolescent survivors of disasters: a systematic review of epidemiological studies across 1987-2011. Soc Psychiatry Psychiatr Epidemiol. 2013;48(11).

54. Osofsky J, Osofsky H, Weems C, King L, Hansel T. Trajectories of post-traumatic stress disorder symptoms among youth exposed to both natural and technological disasters. J Child Psychol Psychiatry. 2015;56(12).

55. Morgan L, Scourfield J, Williams D, Jasper A, Lewis G. The Aberfan disaster: 33-year follow-up of survivors. Br J Psychiatry. 2003;182.

56. Shalev A, Liberzon I, Marmar C. Post-traumatic stress disorder. N Engl J Med 2017;376(25).

57. Nooner KB, Linares LO, Batinjane J, Kramer RA, Silva R, Cloitre M. Factors related to posttraumatic stress disorder in adolescence. Trauma Violence Abuse. 2012;13(3).

58. YM C. Profiles of Youth With PTSD and Addiction. Journal of child & adolescent substance abuse. 2016;25(5).

59. Salloum A, Johnco C, Smyth KM, Murphy TK, Storch EA. Co-occurring posttraumatic stress disorder and depression among young children. Child Psychiatry Hum Dev. 2018;49(3).

60. Kilpatrick DG, Ruggiero KJ, Acierno R, Saunders BE, Resnick HS, Best CL. Violence and risk of PTSD, major depression, substance abuse/dependence, and comorbidity: results from the National Survey of Adolescents. J Consult Clin Psychol. 2003;71(4).

61. Scheeringa MS, Zeanah CH. Reconsideration of harm's way: onsets and comorbidity patterns of disorders in preschool children and their caregivers following Hurricane Katrina. J Clin Child Adolesc Psychol. 2008;37(3).

62. Ganz D, Sher L. Suicidal behavior in adolescents with post-traumatic stress disorder. Minerva Pediatr. 2010;62(4).

63. Kerig PK, Vanderzee KL, Becker SP, Ward RM. Deconstructing PTSD: traumatic experiences, posttraumatic symptom clusters, and mental health problems among delinquent youth. J Child Adolesc Trauma. 2014;5(2):129-44.

64. Giaconia RM, Reinherz HZ, Silverman AB, Pakiz B, Frost AK, Cohen E. Traumas and posttraumatic stress disorder in a community population of older adolescents. J Am Acad Child Adolesc Psychiatry. 1995;34(10).

65. Aebi M, Mohler-Kuo M, Barra S, Schnyder U, Maier T, Landolt MA. Posttraumatic stress and youth violence perpetration: a population-based cross-sectional study. Eur Psychiatry. 2017;40.

66. Hong JS, Lee JJ, Kim J, Iadipaolo AS, Espelage DL, Voisin DR. Posttraumatic stress, academic performance, and future orientation as pathways to community violence exposure and sexual risk among African American Youth in Chicago's Southside. Behav Med. 2019:1-11.

67. Koechlin E, Ody C, Kouneiher F. The architecture of cognitive control in the human prefrontal cortex. Science. 2003;302(5648).

68. Wu J, Ge Y, Shi Z, Duan X, Wang L, Sun X, Zhang K. Response inhibition in adolescent earthquake survivors with and without posttraumatic stress disorder: a combined behavioral and ERP study. Neurosci Lett. 2010;486(3).

69. Beers SR, De Bellis MD. Neuropsychological function in children with maltreatment-related posttraumatic stress disorder. Am J Psychiatry. 2002;159(3).

70. Park S, Kim B-N, Choi N-H, Ryu J, McDermott B, Cobham V, et al. The effect of persistent posttraumatic stress disorder symptoms on executive functions in preadolescent children witnessing a single incident of death. Anxiety Stress Coping. 2014 May;27(3):241-52.

71. Samuelson KW, Krueger CE, Burnett C, Wilson CK. Neuropsychological functioning in children with posttraumatic stress disorder. Child Neuropsychol. 2010;16(2).

72. Mellon S, Gautam A, Hammamieh R, Jett, Wolkowitz O. Metabolism, metabolomics, and inflammation in posttraumatic stress disorder. Biol Psychiatry. 2018;83(10).

73. Edmondson D, Kronish IM, Shaffer JA, Falzon L, Burg MM. Posttraumatic stress disorder and risk for coronary heart disease: a meta-analytic review. Am Heart J. 2013;166(5).

74. Spitzer C, Barnow S, Völzke H, John U, Freyberger H, Grabe H. Trauma, posttraumatic stress disorder, and physical illness: findings from the general population. Psychosom Med. 2009;71(9).

75. Smith P, Dalgleish T, Meiser-Stedman R. Practitioner review: posttraumatic stress disorder and its treatment in children and adolescents. J Child Psychol Psychiatry. 2019;60(5).

76. Pinto RJ, Correia-Santos P, Castro M, Jongenelen I, Levendosky A, Maia AC. Assessing reliability and validity of the Child PTSD Symptom Scale in Portuguese adolescents. Eur J Trauma Dissoc. 2019;3(4):263-9.

77. Lobo BOM, Brunnet AE, Ecker KK, Schaefer LS, Arteche AX, Kristensen CH. Cross-cultural adaptation and psychometric properties of the Trauma Symptom Checklist for Children (TSCC) in a sample of Brazilian children: preliminary results. J Child Adolesc Trauma. 2015;8(2):117-25.

14

Transtorno obsessivo-compulsivo na infância e adolescência

Daniel Fatori
Marcelo Camargo Batistuzzo
Márcia Morikawa
Julio Renó Sawada
Fernando Ramos Asbahr

Sumário

Introdução
Características clínicas, diagnóstico e curso
    Características clínicas
    Diagnóstico
    Comorbidades
    Diagnóstico diferencial
    Curso e evolução
Epidemiologia
Acomodação familiar
Etiologia
    Fatores genéticos
    Fatores ambientais
    Bases neurais
    Bases psicológicas
    Bases neuropsicológicas
    Aspectos neuroimunológicos
Tratamento
Para aprofundamento
Referências bibliográficas

Pontos-chave

- O TOC atinge aproximadamente 3% da população de crianças e adolescentes, sendo que 41% dos casos costumam ter uma trajetória crônica.
- Comorbidades são frequentes na maioria dos casos, sendo as mais comuns: transtornos de ansiedade, de humor, TDAH e tiques.
- A etiologia do TOC é multifatorial: estudos apontam uma combinação de fatores neurobiológicos, psicológicos e ambientais, além de uma forte influência de aspectos genéticos no surgimento desse transtorno.
- Alterações no volume de regiões subcorticais parecem estar associadas ao TOC (tálamo aumentado, particularmente no hemisfério esquerdo).
- Pacientes com TOC pediátrico costumam apresentar um pior desempenho neuropsicológico em provas que avaliam planejamento, velocidade de processamento e habilidades visuoespaciais.
- A farmacoterapia com uso de clomipramina e inibidores seletivos da recaptação de serotonina (ISRS), assim como a terapia cognitivo-comportamental (TCC) individual ou em grupo, são tratamentos eficazes para o TOC pediátrico.

INTRODUÇÃO

O transtorno obsessivo-compulsivo (TOC) é um transtorno mental caracterizado por pensamentos obsessivos e/ou comportamentos compulsivos[1,2] e por prejuízo funcional e sofrimento frequentemente graves e incapacitantes. Os primeiros sintomas de TOC comumente se apresentam na infância e na adolescência[3,4], e o diagnóstico costuma seguir uma trajetória crônica[5], causando efeitos deletérios no desenvolvimento e prejudicando a qualidade de vida[6]. A etiologia do TOC ainda não é totalmente compreendida, mas a literatura aponta que uma combinação de fatores biológicos e psicológicos com forte influência de aspectos genéticos e ambientais tenha um papel importante no surgimento desse transtorno mental. Nas últimas décadas, avanços significativos foram realizados em relação ao entendimento do TOC na infância e na adolescência, resultando em diagnósticos mais precoces e tratamentos eficazes. Este capítulo revisa a extensa literatura relativa a manifestações clínicas, diagnóstico, fenomenologia, curso, evolução, aspectos etiológicos e tratamento de jovens com TOC.

CARACTERÍSTICAS CLÍNICAS, DIAGNÓSTICO E CURSO

Características clínicas

Sintomas obsessivos são definidos como pensamentos repetitivos e persistentes ou imagens mentais desconfortáveis, não desejadas ou intrusivas, que geram ansiedade ou sofrimento. Estão geralmente associados a um sentimento de dúvida, incompletude, medo, vergonha ou ansiedade. É comum que comportamentos compulsivos ou rituais sejam executados com objetivo de suprimir ou aliviar sintomas obsessivos. Já os sintomas compulsivos são definidos como ações, comportamentos repetitivos ou rituais mentais realizados com intuito de reduzir ansiedade ou prevenir consequências negativas de acontecerem. Na maioria dos casos, as compulsões não possuem um nexo racional com os eventos negativos que procuram ser prevenidos. Muitos pacientes também apresentam fenômenos sensoriais, isto é, sensações ou percepções físicas de desconforto que usualmente precedem as compulsões. Essas sensações incluem fenômenos como desconforto tátil ou em alguma parte do corpo, sensação de que objetos não estão devidamente organizados, alinhados ou em ordem, sensação de incompletude ou falta, sensação de energia acumulada que precisa ser descarregada por meio de um ritual ou sensação de que algo precisa ser realizado[7].

A maioria das crianças e adolescentes com TOC manifestam sintomas obsessivos e compulsivos concomitantemente. Os sintomas são clinicamente significativos a partir do momento que ocupam mais de 1 hora/dia ou geram sofrimento ou prejuízo que afetam o funcionamento social, ocupacional ou acadêmico da criança/adolescente. Dependendo da fase de desenvolvimento em que a criança se encontra, a presença de certos pensamentos obsessivos e comportamentos ritualísticos pode ser considerada parte do desenvolvimento típico. Repetição de determinados comportamentos e atividades, seguimento de um conjunto de regras e alguns rituais são inclusive importantes para o desenvolvimento. O critério de gravidade, ou seja, a presença de sofrimento significativo ou de importante comprometimento funcional ajuda na diferenciação entre o TOC e os comportamentos que fazem parte do desenvolvimento típico.

É bastante comum que crianças com TOC mantenham seus sintomas em segredo e se esforcem por escondê-los, uma vez que se sentem envergonhadas e os reconhecem como algo sem sentido. Assim, em muitos casos, podem se passar meses até que os pais percebam o problema apresentado pela criança. Em um estudo populacional norte-americano, a maioria dos casos de TOC na infância e na adolescência somente foram efetivamente diagnosticados quando dados da entrevista com a criança/adolescente foram levados em conta juntamente das informações dos pais ou cuidadores[8]. No entanto, com o advento da internet e com a rapidez que a comunicação alcançou nas últimas décadas, juntamente com a conscientização cada vez maior acerca dos transtornos mentais, há possivelmente uma tendência de diminuição dos casos que demoram muito tempo para serem diagnosticados.

O padrão de sintomas obsessivo-compulsivos (SOC) em crianças e adolescentes é semelhante ao de adultos. Trabalhos de análise fatorial de tais sintomas[9] demonstraram 6 dimensões de obsessões/compulsões:

- Agressão, violência, desastres naturais.
- Sexo, religião.
- Simetria, ordem, contagem, arranjo.
- Contaminação, limpeza.
- Colecionismo.
- Diversas.

A avaliação clínica dos tipos de SOC é uma parte extremamente importante do processo diagnóstico e terapêutico, já que diferentes tipos de dimensões necessitam de diferentes tipos de abordagens e psicoeducação. Nesse sentido, a Escala Dimensional de Avaliação da Gravidade de Sintomas Obsessivo-Compulsivos (DY-BOCS) pode auxiliar na identificação dos SOC. O Quadro 1 apresenta uma variedade de sintomas mais comuns de cada umas das dimensões do TOC. Vale ressaltar que, atualmente, na 5ª edição do *Manual diagnóstico e estatístico de transtornos mentais* (DSM-5), o colecionismo foi conceitualizado como transtorno de acumulação, um transtorno mental separado do TOC. Contudo, sujeitos com TOC podem também apresentar sintomas de colecionismo que não configuram transtorno de acumulação.

Os tipos de SOC em crianças e adolescentes frequentemente variam ao longo do desenvolvimento. Além disso, crianças com TOC podem apresentar rituais menos típicos (como rituais relacionados à respiração ou a piscar de olhos) e compulsões que não estejam associadas a quadros obsessivos muito claros. É também bastante comum a presença de múltiplas obsessões e compulsões em pacientes jovens com TOC. As obsessões relatadas com mais frequência são de temáticas de contaminação, agressão/catástrofe e somáticas. Já as compulsões mais relatadas são de checagem, lavagem e contagem[10].

Diagnóstico

O DSM-5 apresenta um capítulo referente ao TOC e a transtornos relacionados que inclui os transtornos mentais relacionados no Quadro 2.

O diagnóstico de TOC é realizado a partir da presença de obsessões, compulsões ou ambas, as quais demandam tempo (mais de 1 hora/dia), causam sofrimento clinicamente significativo ao indivíduo ou trazem prejuízo ao seu funcionamento social, acadêmico ou em outras áreas importantes. De acordo com o DSM-5, deve-se especificar o grau de *insight* apresentado pelo indivíduo com relação às crenças referentes aos seus SOC. Este pode ser descrito como *insight* bom ou razoável (reconhecimento das crenças como definitiva ou provavelmente não verdadeiras), *insight* pobre (crenças são vistas como provavelmente verdadeiras) ou *insight* ausente/crenças delirantes (crenças são vistas como verdadeiras – p. ex., indivíduo está certo de que haverá um incêndio na casa se não verificar o fogão 15 ve-

Quadro 1 Dimensões do transtorno obsessivo-compulsivo e sintomas obsessivo-compulsivos

1. Agressão, violência, desastres naturais
Pensamento de machucar a si mesmo ou outros; verificar se machucou a si mesmo ou outros; obsessão de responsabilidade por algo ruim que aconteceu; imagens violentas intrusivas; pensamento de realizar algum ato vergonhoso; rituais para prevenir que algo ruim aconteça; evitar situações ou pessoas para prevenir tais obsessões/compulsões.

2. Sexo, religião
Imagens ou pensamentos impróprios de conteúdo sexual; obsessões ou dúvidas acerca de homossexualidade; verificar se cometeu algum ato sexual violento ou impróprio; evitar situações ou pessoas para prevenir obsessões/compulsões sexuais; pensamento de blasfêmia ou sacrilégio; dúvidas obsessivas morais; rituais/compulsões de cunho religioso.

3. Simetria, ordem, contagem, arranjo
Obsessão sobre os objetos estarem "certos" ou perfeitos; obsessão por simetria; verificar erros; refazer/reescrever; atos repetitivos; contar ou organizar objetos; tocar em objetos ou pessoas de uma forma específica; medo de não falar corretamente ou da forma "certa"; evitar situações ou pessoas para prevenir tais obsessões/compulsões.

4. Contaminação, limpeza
Obsessão por contaminação, germes, sujeira; preocupação com secreções corporais; obsessões por insetos ou animais; preocupação por substâncias ou resíduos viscosos; preocupação com doenças; lavar as mãos ou tomar banho de forma excessiva ou ritualizada; limpar objetos domésticos; evitar objetos ou situações relacionadas à contaminação.

5. Colecionismo
Obsessão ou dúvida acerca de guardar objetos; preocupação com perder objetos; dificuldade de decidir se é necessário guardar determinado objeto; compulsão por guardar ou colecionar objetos; evitar situações, lugares ou pessoas para prevenir pensamentos relacionados ao colecionismo.

6. Diversos
Preocupação com doenças; medos de natureza supersticiosa; necessidade de lembrar; ter números da sorte ou azar; considerar que cores tem algum significado específico; sons/palavras/músicas intrusivas; imagens intrusivas; necessidade de elaborar listas; obsessão relacionada a se separar de um familiar; obsessão em se tornar outra pessoa; rituais de piscar ou olhar fixamente; preocupação excessiva com o corpo ou parte específica do corpo; obsessões por comida/alimentação, exercícios físicos; arrancar cabelo ou cutucar a pele; evitar situações relacionadas aos diversos tipos de sintoma desta dimensão.

---

zes). Outra especificação que deve ser feita é a presença de história atual ou pregressa de um transtorno de tique[1] (Quadro 3).

Comorbidades

Em um estudo epidemiológico com amostra representativa da população dos Estados Unidos, identificou-se que 90% dos adultos que preencheram critérios diagnósticos para TOC apresentaram outros transtornos mentais ao longo da vida. As comorbidades mais frequentes foram com transtornos de ansiedade (75,8%), transtornos de humor (63,3%), transtornos de controle do impulso (55,9%) e transtornos de uso de substâncias (38,6%)[11]. A presença de comorbidades em crianças e adolescentes com TOC também costuma ser uma regra. Um dos

Quadro 2 Transtorno obsessivo-compulsivo e transtornos relacionados, segundo DSM-5

Transtorno obsessivo-compulsivo
Transtorno dismórfico corporal
Transtorno de acumulação
Tricotilomania
Transtorno de escoriação (*skin-picking*)
Transtorno obsessivo-compulsivo e transtorno relacionado induzido por substância/medicamento
Transtorno obsessivo-compulsivo e transtorno relacionado decorrente de outra condição médica
Outro transtorno obsessivo-compulsivo e transtorno relacionado
Transtorno obsessivo-compulsivo e transtorno relacionado não especificado

Quadro 3 Critérios diagnósticos de transtorno obsessivo-compulsivo de acordo com o DSM-5

A. Presença de obsessões, compulsões ou ambas.
B. As obsessões ou compulsões tomam tempo (p. ex., tomam mais de 1 hora/dia) ou causam sofrimento clinicamente significativo ou prejuízo no funcionamento social, profissional ou em outras áreas importantes da vida do indivíduo.
C. Os sintomas obsessivo-compulsivos não se devem aos efeitos fisiológicos de uma substância (p. ex., droga de abuso, medicamento) ou a outra condição médica.
D. A perturbação não é mais bem explicada pelos sintomas de outro transtorno mental.
Especificadores: Com *insight* bom ou razoável. Com *insight* pobre. Com *insight* ausente/crenças delirantes. Se é relacionado a sintomas de tiques.

primeiros estudos que procuraram elucidar a frequência de comorbidades em crianças e adolescentes com TOC demonstrou que 97,5% da amostra tinha pelo menos uma comorbidade[12]. No emblemático *Pediatric OCD Treatment Study* (POTS), um dos mais importantes ensaios clínicos de TOC infantil, cerca de 80% das crianças e adolescentes tinham uma ou mais comorbidades, sendo que 63% de transtornos internalizantes (como depressão e ansiedade), 27% de transtornos externalizantes (como transtorno déficit de atenção e hiperatividade – TDAH) e 16% de transtornos de tiques[13]. Já no segundo *Pediatric OCD Treatment Study* (POTS II)[14], foi identificado que 59,7% dos participantes apresentavam alguma comorbidade, como 44,4% de transtorno de ansiedade e humor, 21,8% de TDAH, 15,3% de transtornos de tiques e 1,6% de transtornos externalizantes.

Estudos conduzidos no Brasil também reportaram altas taxas de comorbidades. Em um estudo populacional realizado em São Paulo e Porto Alegre com 2.511 crianças com idades entre 6 e 12 anos, pesquisadores dividiram a amostra em 3 grupos: crianças com TOC; crianças com ao menos um SOC, mas que não preenchiam critérios para TOC; e crianças sem SOC ou TOC. Os autores reportaram que 67,5% das crianças do grupo com TOC apresentaram alguma comorbidade. Além disso, demonstraram que o grupo TOC apresentou prevalência significativamente maior dos seguintes transtornos mentais: transtorno depressivo maior, transtornos de humor em geral, transtorno de ansiedade de separação, transtorno de ansiedade generalizada e TDAH, em comparação com o grupo com SOC e o grupo sem SOC ou TOC. Os grupos TOC e SOC foram semelhantes quanto à prevalência das seguintes comorbidades: fobia social, transtornos de ansiedade, transtorno de oposição desafiante, transtornos de tiques e transtornos alimentares[15].

Em um ensaio clínico randomizado que testou estratégias adaptativas para tratamento de TOC pediátrico, os pesquisadores reportaram que 91,4% da amostra tinham alguma comorbidade e que a média do número de comorbidades foi de 2,5 diagnósticos[16]. Transtornos de ansiedade (80,2%) e disruptivos (28,4%) foram os mais frequentes na amostra. Em outro ensaio clínico randomizado conduzido no Brasil, pesquisadores reportaram uma frequência de 70% de crianças e adolescentes com outros transtornos mentais além do TOC[17]. Por fim, vale ressaltar que o padrão de comorbidades é amplo e diverso, geralmente associado com maior gravidade e pior prognóstico[18].

Diagnóstico diferencial

O diagnóstico diferencial do TOC considera os diversos transtornos que apresentam características obsessivas e comportamentos repetitivos. Dentre eles, destacam-se os transtornos de ansiedade, transtorno depressivo maior, outros transtornos relacionados ao TOC, transtornos alimentares, transtornos psicóticos e transtornos de tique.

No transtorno de ansiedade generalizada, os pensamentos recorrentes geralmente se referem a preocupações da vida real (como desempenho acadêmico, trabalho etc.), diferentemente

do TOC. Nas fobias específicas, o objeto temido é mais circunscrito, e o indivíduo apresenta desconforto apenas quando é confrontado com este objeto. Já as ruminações depressivas se diferem por representarem um conteúdo negativo congruente com o humor deprimido ou irritado. No transtorno dismórfico corporal, as preocupações obsessivas estão limitadas às distorções de imagem relacionadas à aparência física. Na tricotilomania, o comportamento compulsivo se limita a arrancar os cabelos, sem a presença de obsessões. Nos transtornos alimentares, os pensamentos obsessivos limitam-se a questões referentes à comida ou ao peso. Nos transtornos psicóticos, além de ausência de *insight*, o indivíduo costuma apresentar outras características presentes em quadros como esquizofrenia ou transtorno esquizoafetivo, como alucinações e/ou delírios[1,2].

Algumas vezes, o diagnóstico diferencial é difícil e pode não ser possível realizar a distinção entre um tique complexo motor e um ritual compulsivo, especialmente em pacientes com diagnósticos de TOC e síndrome de Tourette concomitantes. Entretanto, deve-se sempre buscar fazer esta distinção, uma vez que os dois quadros clínicos são tratados de forma diferente[19]. Em geral, uma ação é considerada um ritual compulsivo quando é precedida de um pensamento específico, enquanto o tique frequentemente é precedido por um impulso sensorial premonitório[1].

Curso e evolução

O surgimento do quadro clínico é comumente precoce (7,5 a 12,5 anos de idade). Parece haver dois picos de surgimento do TOC, sendo um antes da puberdade (TOC pediátrico) e outro no início da vida adulta[20]. O TOC de início precoce tem maior chance de apresentar comorbidades com outros transtornos mentais[4], assim como maior frequência em jovens do sexo masculino[11,12,15]. Na adolescência e no início da idade adulta, o quadro de TOC é mais comum no sexo feminino[21]. Entretanto, os estudos epidemiológicos com populações adultas demonstram que o transtorno acomete igualmente indivíduos de ambos os sexos.

Nos últimos anos, estudos longitudinais contribuíram sobremaneira para o entendimento da trajetória de pacientes diagnosticados com TOC pediátrico. Um estudo de seguimento de 7 a 9 anos conduzido no Brasil após tratamento baseado em evidências demonstrou que 39,4% dos participantes ainda apresentavam diagnóstico de TOC, ao passo que 30,3% apresentavam diagnóstico de algum transtorno mental (excluindo TOC) e 30,3% não apresentaram diagnóstico de transtorno mental. No total, 69,7% foram diagnosticados com pelo menos um transtorno mental (incluindo TOC). A gravidade do TOC na linha de base e a presença de transtorno de ansiedade se mostraram associadas com o TOC 7 a 9 anos depois. A modalidade de tratamento realizada – terapia cognitivo-comportamental (TCC) em grupo ou sertralina – não se mostrou associada à gravidade do TOC no seguimento[22]. Outro estudo de seguimento também realizado no Brasil identificou que resposta ruim ao tratamento (falta de resposta ou diminuição muito lenta dos sintomas) ao longo de 27 semanas (TCC em grupo e/ou fluoxetina) se mostrou associada à gravidade do TOC e à presença de transtorno de ansiedade generalizada 3 a 5 anos depois[22].

Outros estudos longitudinais apresentaram taxas de TOC na avaliação de seguimento semelhantes. Na Inglaterra, pesquisadores reportaram uma taxa de persistência de TOC de 41% 9 anos depois, sendo que 40% dos participantes apresentavam um diagnóstico psiquiátrico diferente do TOC no seguimento[5]. Uma metanálise de 16 estudos analisou a trajetória temporal do TOC pediátrico. Foi encontrada uma taxa de remissão de 39% em estudos de seguimento. Todavia, encontrou-se uma taxa de persistência de 41% para TOC e de 19% para TOC subclínico na idade adulta. Os fatores relacionados à persistência de sintomas foram: maior duração do quadro, necessidade de hospitalização e idade de início precoce. Além disso, a presença de um ou mais transtornos psiquiátricos comórbidos e uma resposta inicial ruim ao tratamento também mostraram ser fatores prognósticos de persistência do TOC[18].

EPIDEMIOLOGIA

A taxa de prevalência de TOC ao longo da vida é estimada em 2,3%[11]. Na infância e na adolescência, estudos epidemiológicos apresentam taxas de prevalência com grande variação. Estudos dos anos 2000, utilizando grandes amostras populacionais e entrevistas diagnósticas padronizadas, apresentaram taxas em torno de 0,2%[23-26]. No Brasil, há uma grande escassez de estudos epidemiológicos com amostras populacionais. Alguns dos principais estudos, todos conduzidos nas regiões Sul e Sudeste, apresentaram taxas de TOC na infância e na adolescência de 0,1%[27,28]. O único estudo epidemiológico brasileiro que buscou avaliar crianças e adolescentes de quatro regiões do país demonstrou uma prevalência de 0,6%[29]. Dados do importante estudo brasileiro *High Risk Cohort Study for Psychiatric Disorders* (também conhecido como Projeto Conexão) apontaram para uma prevalência de TOC de 3,1% na primeira onda de avaliação, quando as crianças tinham entre 6 e 12 anos[15].

Essa grande variação entre taxas de prevalência de estudos nacionais e internacionais está provavelmente relacionada a diversas diferenças metodológicas. A realização de avaliações por profissionais clínicos ou não clínicos, por exemplo, pode impactar fortemente a detecção de transtornos mentais como o TOC, já que alguns sintomas são de difícil detecção, tornando difícil a condução de uma avaliação acurada por um profissional que não tenha conhecimento e experiência na área da psicopatologia da infância e adolescência. Outro fator importante é a escolha dos instrumentos de avaliação, se estes são padronizados, estruturados ou semiestruturados, de diagnóstico ou de rastreamento. Mais ainda, um fator determinante é a coleta de informação feita por mais de um informante. Nesse caso, entrevistas conduzidas com os cuidadores e com a criança ou adolescente são ideais, principalmente quando o objetivo é a detecção do TOC, um transtorno mental com sintomatologia que muitas vezes não é percebida por indivíduos do círculo familiar e social do paciente. Assim, de maneira geral, estudos em que profissionais clínicos se utilizaram de instrumentos diagnósticos estruturados ou semiestruturados, com foco em entrevistar cuidadores e a criança/adolescente, tendem a apresentar taxas de prevalência mais acuradas e confiáveis. Nesse sentido, um estudo epidemiológico populacional conduzido nos Estados Unidos pelo *National Institute of Mental Health* encontrou, entre crianças de adolescentes de 9 a 17 anos de idade, uma taxa de prevalência de TOC de 2,7%, sendo que 0,3% tinham sido identificados por entrevista com os pais ou cuidadores e 2,5% em entrevista com a criança ou adolescente[8].

Sabe-se que alguns indivíduos apresentam SOC, mas não preenchem critérios diagnósticos para TOC. Este fenômeno é usualmente denominado de TOC subclínico e está relacionado à teoria da psicopatologia dimensional, na qual há um entendimento de que existe um contínuo entre saúde-doença[30]. A prevalência do TOC subclínico em crianças e adolescentes é maior que a do TOC clínico, estimada entre 5,5%[31] e 19,4%[15,32]. Estudos mostram que crianças com TOC subclínico sofrem prejuízo funcional e possuem maior risco de desenvolver TOC clínico e outros transtornos mentais[33]. Contudo, evidências demonstram que casos de TOC subclínico raramente recebem atendimento especializado. Uma pesquisa brasileira demonstrou que apenas 7% dos adolescentes com TOC subclínico procurou tratamento[32]. Já um estudo realizado na Espanha revelou que 60% das crianças com TOC subclínico tiveram algum contato com serviço de saúde mental[31]. Todavia, vale ressaltar que, como não há um consenso acerca da definição de TOC subclínico, os dados de prevalência variam amplamente. Além disso, o estudo do TOC subclínico, principalmente em amostras de crianças e adolescentes, encontra-se ainda atrás de estudos acerca de outros transtornos mentais, como TDAH e depressão[34,35].

ACOMODAÇÃO FAMILIAR

Uma particularidade do TOC na infância e na adolescência é a presença frequente da acomodação familiar. Define-se acomodação familiar como a mudança nos indivíduos do círculo familiar com intuito de evitar ou aliviar o estresse ou sofrimento causado pelo transtorno mental. Alguns exemplos: paciente necessitar que os pais ofereçam garantias acerca de incertezas, exigir que demais membros da família executem rituais de limpeza, exigir a remoção de objetos relacionados a pensamentos negativos ou de agressão, entre outros. Dessa forma, os membros da família tomam parte nos comportamentos compulsivos, resultando no reforçamento dos sintomas. Frequentemente, esse fenômeno acontece em razão dos familiares se sentirem coagidos por meio de comportamentos que causam disrupção no ambiente, como ataques de raiva, imposições e demandas constantes por atenção. O fenômeno da acomodação familiar tem se mostrado frequente, com evidências apontando para presença de algum grau de acomodação em 90% dos casos de TOC pediátrico. Altos níveis de acomodação familiar estão frequentemente associados a gravidade do TOC e pior prognóstico. Além disso, a acomodação familiar também está associada a prejuízos importantes no ambiente doméstico e na qualidade de vida dos pais, assim como prejuízo ocupacional, já que, em alguns casos, a acomodação leva à diminuição de horas de trabalho e, em casos mais graves, a perda do trabalho[36]. Atualmente, recomenda-se que a avaliação da acomodação familiar seja realizada durante o processo diagnóstico. Mais ainda, a acomodação familiar também deve ser levada em conta no plano terapêutico, incorporada diretamente na psicoeducação familiar e/ou psicoterapia[37].

ETIOLOGIA

Fatores genéticos

A etiologia do TOC, assim como de outros transtornos mentais, ainda não foi totalmente desvendada. O surgimento do TOC pode ser explicado por uma combinação de fatores biológicos, genéticos, ambientais e psicológicos. A genética tem um papel importante no surgimento do TOC na infância e na adolescência: estudos com familiares reportam que a prevalência de TOC em crianças e adolescentes com parentes de 1º grau com TOC é estimada entre 5% e 22%, ou seja, muito maior que na população geral[38]. Estudos com gêmeos revelam que a herdabilidade do TOC é de 45% a 65% em casos que se iniciam na infância e na adolescência[39]. Todas as dimensões do TOC se mostram altamente associadas à genética, com exceção de limpeza/contaminação, que parece ter grande influência do ambiente[40]. Em razão da influência genética no TOC, o levantamento do histórico familiar de transtornos mentais do paciente é fundamental para auxiliar na avaliação clínica. A presença de TOC ou outro transtorno mental no núcleo familiar da criança/adolescente com TOC pode influenciar a decisão de componentes terapêuticos.

A pesquisa de potenciais genes associados às causas do TOC tem focado em variantes genéticas (ou polimorfismos) de genes relacionados aos neurotransmissores implicados no TOC. Uma metanálise de mais de 551 estudos revelou a associação do TOC com polimorfismos nos genes *5-HTTLPR*, *HTR2A* e, em pacientes do sexo masculino, *COMT*[41], sendo estas associações exclusivas do TOC nos bancos de dados estudados. O maior estudo de *genome-wide association* publicado até o momento apontou que variantes dentro ou próximas dos genes *ASB13*, *RSPO4*, *DLGAP1*, *PTPRD*, *GRIK2*, *FAIM2* e *CDH20* estão associadas ao TOC[42].

Fatores ambientais

De forma geral, o surgimento da psicopatologia tem significativa influência de fatores ambientais. Nesse sentido, o TOC não é uma exceção. Como mencionado previamente, os fatores genéticos não determinam a totalidade dos casos de TOC. Nas últimas décadas, pesquisadores têm se utilizado de desenhos de estudo longitudinais para elucidar o papel dos fatores

ambientais no surgimento do TOC. Um estudo de coorte populacional conduzido na Suécia com uma amostra de mais de 2 milhões de sujeitos revelou que diversos fatores de risco perinatais estão associados com o TOC na idade adulta, a saber: uso de tabaco durante a gravidez, apresentação pélvica no nascimento, cesárea, prematuridade, baixo peso ao nascer, recém-nascido grande para a idade gestacional e baixo escore Apgar ao nascer. O número de eventos perinatais negativos apresentou um padrão de associação de dose-resposta em relação ao risco de desenvolver TOC[43]. Um estudo brasileiro também encontrou fatores perinatais associados ao TOC na idade adulta, como prematuridade, parto prolongado e ganho excessivo de peso durante a gestação[44].

Eventos estressores, principalmente quando ocorridos durante a infância também parecem ter um papel importante no surgimento do TOC. Na famosa coorte de Dunedin, Nova Zelândia, pesquisadores identificaram que abuso físico e sexual antes dos 11 anos se mostraram associados ao TOC na idade adulta. O mesmo estudo também corroborou os achados relacionados a eventos perinatais e, além disso, demonstrou que problemas perinatais se mostraram associados especificamente aos SOC das dimensões simetria/ordem e pensamentos vergonhosos[45]. Outro estudo longitudinal com seguimento de 1 ano realizado nos Estados Unidos encontrou associação entre eventos estressores e nível socioeconômico com TOC[46].

A associação do surgimento do TOC com eventos estressores tem sido replicada em diversos estudos. O grupo de pacientes com TOC na idade adulta que sofreu eventos estressores ou trauma próximo do surgimento dos SOC aparenta ter características diferentes do grupo que não sofreu esse tipo de evento, como surgimento tardio do transtorno, histórico de eventos perinatais, menos histórico familiar e presença de SOC relacionados a contaminação/limpeza[47]. No Brasil, dados do *High Risk Cohort Study* apontaram que baixo nível socioeconômico, altos níveis de estresse durante a gestação e ausência de aleitamento materno estão associados ao desenvolvimento de SOC ao longo da infância e da adolescência[48].

Bases neurais

Desde 1984, quando foi publicado o primeiro estudo de neuroimagem em pacientes com TOC, a literatura sobre a neurobiologia do transtorno mental tem crescido e o conhecimento tem avançado drasticamente[49]. Embora esta seja uma área que ainda carece de replicabilidade, há marcada consistência em relação aos achados sobre aspectos neuroanatômicos do TOC, principalmente em adultos. O modelo conceitual derivado de evidências empíricas demonstra que a sintomatologia do TOC está associada com atividade descontrolada de *loops* em alguns circuitos cerebrais, especificamente entre as conexões dos núcleos da base, córtex pré-frontal (particularmente o orbitofrontal e regiões do cíngulo anterior) e tálamo, denominado circuito córtico-estriado-talâmico-cortical (CCETC). Esse circuito está diretamente envolvido em funções relacionadas a filtragem de informações e a comportamentos repetitivos. O CCETC estaria envolvido no surgimento do TOC por meio de uma via direta e indireta. A via direta é caracterizada por um ciclo de *feedback* positivo relacionado a iniciação e continuação de um pensamento ou ação, enquanto a via indireta funciona verificando, e potencialmente inibindo, a ativação da via direta. Dessa forma, os sintomas do TOC surgiriam de uma disfunção estriatal, causando déficits na filtragem talâmica e, por sua vez, aumentando a atividade cortical orbitofrontal. Assim, a informação processada não é mais filtrada no nível do estriado, invadindo então a consciência. Esses desequilíbrios aconteceriam nos ciclos das vias diretas e indiretas do CCETC, produzindo e alimentando os SOC. Outro modelo sugere que o TOC seria resultado de uma ativação exagerada de um sistema relacionado com o monitoramento do desempenho, consequentemente causando a sensação de que algo não está "adequado" ou "certo". Esse modelo tem suporte em dados que demonstram que pacientes com TOC pediátrico apresentam hiperativação do cingulado anterior[2].

O consórcio de estudos de neuroimagem ENIGMA (*Enhancing Neuroimaging and Genetics through Meta-analysis*), uma grande iniciativa internacional envolvendo dezenas de cientistas, iniciou estudos sobre TOC em 2013. Desde então, o ENIGMA-TOC é composto por 47 amostras de 15 países nos cinco continentes, com mais de 4.500 sujeitos avaliados, entre adultos, crianças e adolescentes, pacientes e controles. Alguns achados de meta e meganálise reportados nos últimos anos apontam novos conhecimentos sobre a neuroanatomia do TOC, colocando o tálamo como uma estrutura central para o entendimento do TOC pediátrico. Embora os pesquisadores do ENIGMA, por meio de metanálise, não tenham reportado diferenças nos volumes de estruturas subcorticais entre pacientes com TOC pediátrico (n = 335) e controles saudáveis (n = 287), a meganálise revelou maior volume talâmico nos pacientes. Análises subsequentes também mostraram maior volume do tálamo e menor volume do núcleo *accumbens* em pacientes com TOC pediátrico não medicado (n = 170)[50]. Em estudo posterior realizado pelo mesmo grupo, também foi encontrado um padrão de assimetria hemisférica no volume do tálamo em 501 crianças e adolescentes com TOC (maior no hemisfério esquerdo) e no globo pálido (menor no hemisfério esquerdo), padrão este que não foi encontrado em adultos com TOC; não houve nenhuma diferença de assimetria entre os pacientes e controles. Com relação ao córtex cerebral, foram analisadas medidas de espessura cortical e de área de superfície cortical; embora não tenham sido encontradas diferenças entre os 407 pacientes pediátricos e 324 controles na análise de superfície, a meganálise indicou córtices parietal inferior esquerdo e direito, parietal superior esquerdo e occipital lateral esquerdo menos espessos que as respectivas regiões cerebrais dos participantes do grupo controle. Os resultados da metanálise foram na mesma direção. Portanto, diferenças na espessura do córtex parietal parecem estar fortemente implicadas no TOC adulto e pediátrico[49,51].

Algumas pesquisas em TOC adulto têm indicado alterações cerebrais avaliadas por neuroimagem funcional e estrutural mediando ou predizendo resposta ao tratamento[52-54]. Nessa direção, uma pesquisa brasileira apontou que o núcleo caudado direito está associado à resposta positiva ao tratamento de TOC pediátrico (fluoxetina ou TCC em grupo), sendo responsável por explicar 20% da variação nas alterações do escore total de gravidade do TOC medido por escala padronizada no final do tratamento (após 3 meses). Esses achados apontam os mecanismos neurais pelos quais os tratamentos tradicionais para TOC atuam, podendo futuramente auxiliar na procura por novas intervenções[55].

Do ponto de vista neuroquímico, sabe-se que o sistema monoaminérgico tem um papel importante no surgimento e na manutenção do TOC. Os neurotransmissores monoaminérgicos se estendem do tronco cerebral até o córtex. Essa hipótese se dá em razão de agonistas da serotonina exacerbarem SOC e ISRS serem efetivos no tratamento do TOC. Contudo, dados acerca da disponibilidade de receptores de serotonina em crianças e adolescentes com TOC ainda são inconsistentes e há uma escassez de estudos na literatura. Há indícios também de que os sistemas dopaminérgico e glutamatérgico possam ter influência no TOC, mas os dados ainda não são conclusivos[2].

Bases psicológicas

A compreensão do TOC com base nas teorias comportamentais e cognitivas avançou significativamente a terapêutica desse transtorno. O modelo comportamental aponta que os SOC surgiriam do pareamento repetido de um estímulo neutro com um sentimento negativo (estresse, ansiedade, medo etc.), fazendo com que o estímulo neutro passasse a provocar continuamente essas reações negativas. A partir disso, o aprendizado de respostas que reduzem os sentimentos negativos (evitação, ritual, compulsão etc.) perpetuam os SOC ao impedir o indivíduo de perceber que compulsões e pensamentos não trazem consequências negativas reais e, com o tempo, os sentimentos negativos diminuem ou desaparecem por meio do fenômeno da habituação. Já o modelo cognitivo aponta que o processamento da situação tem um papel importante no TOC. A maioria dos indivíduos diante de um pensamento intrusivo negativo irá dispensá-lo ou desconsiderá-lo, contudo, os indivíduos com TOC têm uma experiência de sentimento negativo (apreensão, estresse, ansiedade), levando a crença (mesmo que em um primeiro momento circunstancial) de que o pensamento aumenta a probabilidade de o evento negativo associado ao pensamento acontecer (fusão do pensamento com a ação). Nesse sentido, distorções cognitivas associadas a uma ideia exagerada de responsabilidade em evitar danos a si mesmo ou a outros perpetuariam os SOC. Diversas distorções cognitivas estão presentes no TOC, como ameaça superestimada, intolerância à incerteza, responsabilidade superestimada etc.[56]. O modelo psicológico do TOC descrito aqui deu origem à psicoterapia cognitivo-comportamental do TOC, que se utiliza do método de exposição e prevenção de resposta, assim como de técnicas cognitivas para tratar o TOC. Esse modelo de tratamento e suas técnicas são discutidos no item sobre o tratamento do TOC pediátrico.

Bases neuropsicológicas

Estudos neuropsicológicos que se utilizam de testes para avaliar diversas funções cognitivas tentam mapear um perfil das habilidades ou dificuldades em pacientes com TOC. Embora a literatura sobre aspectos neuropsicológicos em adultos com TOC seja farta, no campo pediátrico, ela é restrita a um número pequeno de artigos, o que torna difícil um mapeamento efetivo que permita concluir quais áreas estão impactadas nessa população. Talvez o estudo mais importante dessa área tenha sido a única metanálise publicada até o momento, que contou com apenas 11 estudos (amostra total de 227 pacientes) e apontou que, embora todos os domínios estudados (funções executivas, memória, velocidade de processamento, habilidades visuoespaciais e memória operacional) tenham apresentado menor desempenho em pacientes com TOC, nenhuma das associações foi estatisticamente significativa e os tamanhos de efeito padronizados se mostraram pequenos[57]. Ou seja, com relação aos aspectos neuropsicológicos, não foi possível concluir que há uma diferença significativa entre crianças e adolescentes com TOC pediátrico e controles. No entanto, essa metanálise pode ser considerada prematura por conta do baixo número de estudos envolvidos: nos últimos 5 anos, novos estudos com tamanhos amostrais maiores foram publicados e serão abordados a seguir.

Em 2017, o maior estudo até o momento, com 102 pacientes e 161 controles, apontou para comprometimentos em tarefas que envolviam velocidade de processamento, dentre inúmeros domínios avaliados, como eficiência intelectual, habilidades visuoespaciais, memória operacional, memória não verbal e funções executivas[58]. Como achados secundários, os autores descreveram que crianças e adolescentes com TOC apresentaram pior desempenho em provas que aferiram os subdomínios de praxia construtiva (subteste cubos do *Wechsler Intelligence Scale for Children* – WISC, que avalia habilidades visuoespaciais) e cálculo mental (subteste aritmética do WISC que avalia memória operacional), ambas cronometradas. Por fim, os autores observaram que o desempenho cognitivo de crianças e adolescentes com TOC, embora abaixo dos controles em algumas medidas, ainda estava dentro da média em relação à população. Além disso, nenhum aspecto neuropsicológico esteve associado ao fato do indivíduo estar ou não medicado, às comorbidades clínicas e à idade de início dos sintomas.

No ano seguinte, um grupo inglês publicou um estudo com 36 pacientes e 36 controles com média de 16,6 anos de idade (a maioria menores de 18 anos) usando uma bateria de tarefas computadorizadas e pacientes sem comorbidades, embora grande parte deles já estivesse medicada. Os autores encontraram um pior desempenho nos pacientes de maneira generalizada em quatro tarefas de aprendizado e memória não verbal, além de pior comportamento dirigido a metas e discriminação de padrões e aprendizado reverso, o que poderia sugerir falta de plasticidade cognitiva no início do desenvolvimento do TOC[59]. Em um estudo publicado em 2019, pesquisadores avaliaram não apenas pacientes pediátricos, mas também os seus irmãos não afetados e controles. Foram avaliadas as seguintes funções: flexibilidade cognitiva, tomada de decisão, planejamento, inibição de resposta, memória operacional espacial, atenção, memória não verbal (reconhecimento) e inteligência. O único achado positivo, após rigoroso controle de possíveis covariáveis e correção por comparações múltiplas, foi no domínio do planejamento (em tarefa similar a torre de Londres), impactado tanto nos pacientes como nos irmãos, reforçando as ideias de que os achados neuropsicológicos em pacientes pediátricos com TOC parecem ser mais focados do que os amplos prejuízos cognitivos vistos nos estudos com adultos e de que o planejamento pode ser considerado um possível marcador de risco para TOC pediátrico[60].

Uma metanálise em adultos com TOC mostrou que os pacientes têm quocientes de inteligência (QI) menores do que os controles, com tamanhos de efeito pequenos para o QI verbal e QI total, e médio para QI execução, mas que ainda se encontram na média normativa[61]. Na mesma direção desse estudo, mas analisando uma amostra de pacientes com TOC pediátrico, um estudo brasileiro mostrou maior discrepância entre os QI verbal e execução no grupo de pacientes, principalmente dirigida pelo desempenho no subteste cubos, mas que não foi mais bem explicada pela velocidade de processamento[62]. Esses achados ressaltam a importância do pareamento de grupos de pacientes e de controles por QI com objetivo de reduzir ruído e aumentar a especificidade para detectar aquilo que está apenas relacionado ao transtorno, e não a outros fatores subjacentes.

Em relação a funções cognitivas e a gravidade do TOC, uma recente metanálise mostrou tamanhos de efeito pequenos e moderados para a associação entre gravidade de sintomas e prejuízos nos testes de pacientes adultos[63]. Os autores desse estudo não incluíram estudos com crianças e adolescentes, mas apontaram que, se tivessem optado por incluir, apenas um estudo nessa faixa etária havia avaliado as funções cognitivas e a gravidade do TOC. Embora os desfechos dos estudos conduzidos com a população adulta e infantil com TOC, no campo da neuropsicologia, ainda sejam divergentes entre si, a compreensão do funcionamento cognitivo dos acometidos pelo transtorno pode ajudar a delimitar dificuldades dos pacientes e, assim, auxiliar no delineamento das intervenções que focam na reabilitação dos comprometimentos funcionais desses indivíduos.

Aspectos neuroimunológicos

Há uma clara associação entre o TOC e várias doenças que afetam os núcleos da base, particularmente a síndrome de Tourette, a doença de Parkinson pós-encefalítica, a coreia de Huntington e a coreia de Sydenham (CS) (síndrome neurológica associada à febre reumática)[64,65]. No primeiro estudo a investigar sistematicamente o SOC na CS, pesquisadores realizaram uma avaliação retrospectiva de SOC em 23 crianças e adolescentes com história de CS e em 14 com história de febre reumática (FR) sem coreia. O grupo de coreicos apresentou, de modo mais significativo, mais pensamentos obsessivos e maior número de comportamentos compulsivos quando comparados com os pacientes do grupo com FR sem coreia[64]. Subsequentemente, outros estudos de pacientes com CS confirmaram essa associação.

Asbahr et al. conduziram o primeiro estudo a avaliar prospectivamente o curso e a incidência de SOC em pacientes com FR com e sem CS durante a fase aguda da doença. Foi observado o desenvolvimento de SOC concomitantemente à CS em 70% dos pacientes coreicos durante os 2 primeiros meses, em média, após o início dos movimentos. Desses, 17% preencheram critérios diagnósticos para o TOC. Nenhum SOC foi observado entre os pacientes reumáticos não coreicos. Ao longo de 6 meses de seguimento, a sintomatologia obsessivo-compulsiva havia desaparecido em todos os pacientes que agudamente a desenvolveram[66].

Esses achados levaram à formulação de um modelo médico de transtornos neuropsiquiátricos mediados por anticorpos antineuronais. A partir de uma infecção estreptocócica, esses anticorpos estariam relacionados ao aparecimento ou à piora de transtornos neuropsiquiátricos, como tiques, movimentos coreiformes, hiperatividade/déficit de atenção ou SOC. Essa disfunção autoimune do sistema nervoso central (SNC) pode estar localizada nos núcleos da base, particularmente no putame e no núcleo caudado e em suas vias de associação (região límbica, lobo frontal e tálamo). Alguns tipos de TOC podem resultar dessas alterações cerebrais, mediadas por anticorpos antineuronais, de forma semelhante à que ocorre na CS[64,67,68].

Essa hipótese foi ampliada a partir do acompanhamento longitudinal de um grupo de crianças e adolescentes com TOC. O seguimento revelou um subgrupo de crianças que apresentava um curso episódico, caracterizado por exacerbação abrupta de SOC entremeada com períodos de melhora, semelhante ao observado com os movimentos coreicos em pacientes com CS. A piora sintomática, com frequência, era subsequente a infecções causadas pelo estreptococo beta-hemolítico do grupo A (EBHGA). Diante dessas observações, foi proposto que, em crianças e adolescentes, infecções estreptocócicas causadas por EBHGA poderiam desencadear o início abrupto ou pioras episódicas de TOC ou transtornos de tiques (incluindo a síndrome de Tourette) por meio de um processo autoimune análogo àquele presente na CS[67,68]. A partir dessas observações, Swedo et al. propuseram um único subgrupo de pacientes com transtornos neuropsiquiátricos que poderiam ser identificados por características distintas (Quadro 4). Esse subgrupo foi designado pelo acrônimo PANDAS (transtornos neuropsiquiátricos pediátricos autoimunes associados a infecções estreptocócicas, do inglês *pediatric autoimmune neuropsychiatric disorders associated with streptococcal infections*).

Em um estudo de 2015, pesquisadores levantaram registros médicos de casos de PANDAS em dois locais dos Estados Unidos. Nessa amostra, a maioria dos casos era do sexo masculino e a média da idade de início foi de 7,3 anos. A presença de múltiplas comorbidades se mostrou uma regra entre os pacientes, sendo as mais comuns ansiedade de separação, problemas escolares, problemas do sono, tiques e sintomas urinários[69]. Um raro estudo longitudinal de pacientes com diagnóstico de PANDAS foi publicado em 2018. Foram reavaliados 39 pacientes que haviam realizado tratamento 2 a 5 anos antes. Os autores reportaram que 88% dos pacientes não tinham mais SOC clinicamente importantes. Contudo, no período entre o tratamento original e a reavaliação, 72% dos pacientes tiveram pelo menos um episódio de exacerbação dos sintomas de PANDAS, sendo que alguns pacientes tiveram múltiplos episódios ao longo do tempo. Em geral, os episódios subsequentes se mostraram mais curtos e menos graves que os episódios que aconteceram na linha de base[70].

Do ponto de vista neuroanatômico, os poucos estudos relatam aumento do volume bilateral, principalmente no núcleo caudado e em outras estruturas dos núcleos da base, e hipoperfusão no estriado associado a um processo inflamatório subcortical decorrente da reação à infecção estreptocócica. Também foram encontradas diferenças nos padrões de substâncias cinzenta e branca no córtex frontal, parietal, temporal, áreas subcorticais, cerebelo e núcleos da base. Diferentemente de casos de TOC não relacionados com PANDAS, não foram encontradas diferenças em características corticais, como volume e espessura[71,72].

Mais recentemente, pesquisadores descreveram uma categoria diagnóstica mais ampla, denominada síndrome neuropsiquiátrica pediátrica de início agudo (PANS, do inglês *pediatric acute-onset neuropsychiatric syndrome*). A PANS é caracterizada pela presença do início abrupto de TOC ou grave restrição de ingestão de alimentos, juntamente com outros sintomas neuropsiquiátricos (como ansiedade, labilidade emocional, depressão, irritabilidade, agressão, comportamentos adversos graves), com a etiologia não relacionada exclusivamente a infecções por estreptococos do grupo A[73]. No entanto, supõe-se que fatores infecciosos e autoimunes estejam também presentes na maioria dos casos de PANS.

Somando-se às pesquisas neuroimunológicas supracitadas, estudos neuroanatômicos e de imagem, além de pesquisas relacionadas à psicocirurgia do TOC, reforçam o envolvimento dos núcleos da base na etiopatogenia do TOC[74].

TRATAMENTO

Nas últimas três décadas, o conhecimento acerca do tratamento do TOC pediátrico avançou significativamente de forma sistemática. Atualmente, ensaios clínicos randomizados em-

---

Quadro 4 Critérios diagnósticos de transtornos neuropsiquiátricos pediátricos autoimunes associados a infecções estreptocócicas (PANDAS, *pediatric autoimmune neuropsychiatric disorders associated with streptococcal infections*)

1. Presença de TOC ou de um transtorno de tique.

2. Início dos sintomas anterior à puberdade.

3. Exacerbação ou início abrupto de sintomas associados a infecções causadas por estreptococo beta-hemolítico do grupo A (EBHGA).

4. Associação com anormalidades neurológicas (hiperatividade motora, outros movimentos adventícios – diferentes de coreia, que sugerem o diagnóstico de CS).

basam as recomendações do tratamento do TOC na infância e na adolescência. A farmacoterapia com uso de clomipramina e ISRS (sertralina, fluoxetina, paroxetina e fluvoxamina) é sabidamente eficaz na redução de sintomas de TOC pediátrico[75]. Em termos de psicoterapia, a TCC é primeira linha no tratamento de TOC, demonstrando eficácia comprovada há décadas[56,76,77]. Além da TCC individual, a modalidade em grupo apresenta bons resultados no curto e longo prazo no tratamento de TOC na infância[17,78]. Novas evidências também têm surgido do uso de TCC via internet, ainda que sejam necessários mais estudos para verificar sua eficácia de forma robusta[79,80].

Em relação à combinação de ISRS e TCC, apesar de algumas diretrizes indicarem como terapêutica em casos moderados ou graves, evidências dos últimos anos têm demonstrado que esta combinação tem tamanho de efeito semelhante quando comparada a TCC sozinha[81,82]. Uma metanálise apontou que os ISRS são claramente superiores ao placebo, mas a combinação ISRS e TCC tem pouco efeito adicional na redução dos sintomas em comparação à TCC, enquanto a combinação é superior ao ISRS sozinho[77]. Nesse sentido, um ensaio clínico randomizado conduzido no Brasil recentemente procurou identificar qual a melhor sequência de combinações de TCC em grupo e fluoxetina para o tratamento de TOC pediátrico e encontrou resultados que não apontam diferenças entre oferecer essas modalidades terapêuticas nas primeiras 14 semanas de tratamento. Este estudo apontou que adicionar ou trocar os tratamentos nos casos de indivíduos não respondedores também não ofereceu incremento na redução dos sintomas, isto é, não foram encontradas diferenças entre as estratégias de tratamento[16]. Novos estudos serão necessários para elucidar as melhores estratégias terapêuticas em termos de combinação e sequência da oferta de ISRS e TCC.

> **Para aprofundamento**
>
> - Pittenger C. Obsessive-compulsive disorder: phenomenology, pathophysiology, and treatment. Oxford: Oxford University Press; 2017.
>   ⇨ Livro que oferece um compilado geral de todos os aspectos do TOC, da fenomenologia ao tratamento.
> - Rapoport JL, Shaw P. Obsessive compulsive disorder. In: Thapar A, Pine D, Bishop DVM, Taylor E, Stevenson JS, editores. Rutter's child and adolescent psychiatry. 6. ed. Oxford: Wiley-Blackwell; 2015. p.841.
>   ⇨ Excelente capítulo do livro mais importante da psiquiatria da infância e adolescência que traça um panorama do TOC pediátrico.
> - Alvarenga PG, Mastrorosa RS, Rosário MC. Obsessive compulsive disorder in children and adolescents. In: Rey JM, Martin A, editors. Rey's IACAPAP e-Textbook of Child and Adolescent Mental Health. Edição em português: Dias Silva F, ed. Genebra: International Association for Child and Adolescent Psychiatry and Allied Professions; 2019. Disponível em: https://iacapap.org/content/uploads/F.3-OCD-PORTUGUESE-2019.pdf.
>   ⇨ Detalhada revisão sobre TOC pediátrico disponível em português de forma gratuita.

> **Vinheta clínica**
>
> Todas as manhãs, antes de ir para a escola, Antônio (A.; nome fictício), garoto de 13 anos, gastava quase 3 horas verificando se todas as portas da casa estavam trancadas, se as janelas estavam fechadas, se havia deixado comida para seus dois peixes de estimação. Normalmente ia a pé para a escola, já que morava a 1 km de distância; muitas vezes, quando já estava chegando ao portão da escola, A. voltava para casa para verificar novamente portas, janelas etc., reiniciando todo o ritual. Os atrasos constantes fizeram o desempenho escolar de A. cair vertiginosamente. Para ajudá-lo a ir para a escola sem atraso, seus pais começaram a auxiliá-lo em seus rituais de verificação.
>
> Outro ritual bastante intenso que ocorria todas as noites relacionava-se ao risco de que sua casa pegasse fogo. Em resposta a pensamentos obsessivos, invasivos e catastróficos (pensamentos em que "esquecia" de desligar o aquecedor elétrico ao deitar, causando, assim, um incêndio em sua casa enquanto seus pais estavam dormindo), A. passava várias horas verificando se o fio do aquecedor estava fora da tomada e se este não estava mais quente. Como se não bastasse, tinha que passar os dedos sobre a tomada (vazia) entre 80 e 100 vezes até que pudesse "acreditar" que o fio não estava ligado à tomada. Se "alguma coisa" atrapalhasse seu ritual, ou se A. não o tivesse feito do "jeitinho certo", ele teria que começar tudo novamente.

REFERÊNCIAS BIBLIOGRÁFICAS

1. American Psychiatric Association (APA). Diagnostic and statistical manual of mental disorders (DSM-5). 5. ed. Arlington: American Psychiatric Publishing; 2013.
2. Rapoport JL, Shaw P. Obsessive compulsive disorder. In: Thapar A, Pine D, Bishop DVM, Taylor E, Stevenson JS, editores. Rutter's child and adolescent psychiatry. 6. ed. Oxford: Wiley-Blackwell; 2015. p.841.
3. Kessler RC, Berglund P, Demler O, Jin R, Merikangas KR, Walters EE. Lifetime prevalence and age-of-onset distributions of DSM-IV disorders in the National Comorbidity Survey Replication. Arch Gen Psychiatry. 2005;62:593-602.
4. Chabane N, Delorme R, Millet B, Mouren M-C, Leboyer M, Pauls D. Early-onset obsessive-compulsive disorder: a subgroup with a specific clinical and familial pattern? J Child Psychol Psychiatry. 2005;46:881-7.
5. Micali N, Heyman I, Perez M, Hilton K, Nakatani E, Turner C, et al. Long-term outcomes of obsessive–compulsive disorder: follow-up of 142 children and adolescents. Br J Psychiatry. 2010;197(2):128-34.
6. Lack CW, Storch EA, Keeley ML, Geffken GR, Ricketts ED, Murphy TK, et al. Quality of life in children and adolescents with obsessive-compulsive disorder: base rates, parent-child agreement, and clinical correlates. Soc Psychiatry Psychiatr Epidemiol. 2009;44(11):935-42.
7. Prado HS, Rosário MC, Lee J, Hounie AG, Shavitt RG, Miguel EC. Sensory phenomena in obsessive-compulsive disorder and tic disorders: a review of the literature. CNS Spectr. 2008;13(5):425-32.
8. Rapoport JL, Inoff-Germain G, Weissman MM, Greenwald S, Narrow WE, Jensen PS, et al. Childhood obsessive-compulsive disorder in the NIMH MECA study: parent versus child identification of cases. Methods for the Epidemiology of Child and Adolescent Mental Disorders. J Anxiety Disord. 2000;14(6):535-48.

9. Rosario-Campos MC, Miguel EC, Quatrano S, Chacon P, Ferrao Y, Findley D, et al. The Dimensional Yale-Brown Obsessive-Compulsive Scale (DY-BOCS): an instrument for assessing obsessive-compulsive symptom dimensions. Mol Psychiatry. 2006;11(5):495-504.

10. Geller DA, Biederman J, Faraone S, Agranat A, Cradock K, Hagermoser L, et al. Developmental aspects of obsessive compulsive disorder: findings in children, adolescents, and adults. J Nerv Ment Dis. 2001;189(7):471-7.

11. Ruscio AM, Stein DJ, Chiu WT, Kessler RC. The epidemiology of obsessive-compulsive disorder in the National Comorbidity Survey Replication. Mol Psychiatry. 2010;15(1):53-63.

12. Swedo SE, Rapoport JL, Leonard H, Lenane M, Cheslow D. Obsessive--compulsive disorder in children and adolescents: Clinical phenomenology of 70 consecutive cases. Arch Gen Psychiatry. 1989;46(4):335-41.

13. The Pediatric OCD Treatment Study (POTS) Team. Cognitive-behavior therapy, sertraline, and their combination for children and adolescents with obsessive-compulsive disorder: the Pediatric OCD Treatment Study (POTS) randomized controlled trial. JAMA. 2004;292(16):1969-76.

14. Franklin ME, Sapyta J, Freeman JB, Khanna M, Compton S, Almirall D, et al. Cognitive behavior therapy augmentation of pharmacotherapy in pediatric obsessive-compulsive disorder: the Pediatric OCD Treatment Study II (POTS II) randomized controlled trial. JAMA. 2011;306(11):1224-32.

15. **Alvarenga PG, do Rosario MC, Cesar RC, Manfro GG, Moriyama TS, Bloch MH, et al. Obsessive-compulsive symptoms are associated with psychiatric comorbidities, behavioral and clinical problems: a population-based study of Brazilian school children. Eur Child Adolesc Psychiatry. 2015;25(2):175-82.**
   ⇨ **Importante estudo epidemiológico populacional conduzido no Brasil que apresenta a prevalência do TOC pediátrico e de suas comorbidades**

16. Fatori D, de Bragança Pereira CA, Asbahr FR, Asbahr FR, Requena G, Alvarenga PG, et al. Adaptive treatment strategies for children and adolescents with obsessive-compulsive disorder: a sequential multiple assignment randomized trial. J Anxiety Disord. 2018;58:42-50.

17. Asbahr FR, Castillo AR, Ito LM, Latorre MRD de O, Moreira MN, Lotufo--Neto F. Group cognitive-behavioral therapy versus sertraline for the treatment of children and adolescents with obsessive-compulsive disorder. J Am Acad Child Adolesc Psychiatry. 2005;44(11):1128-36.

18. Stewart SE, Geller DA, Jenike M, Pauls D, Shaw D, Mullin B. Long-term outcome of pediatric obsessive–compulsive disorder: a meta-analysis and qualitative review of the literature. Acta Psychiatr Scand. 2004;110(1):4-13.

19. Piacentini J, Chang S. Habit reversal training for tic disorders in children and adolescents. Behav Modif. 2005;29(6):803-22.

20. Geller D, March J. Practice parameter for the assessment and treatment of children and adolescents with obsessive-compulsive disorder. J Am Acad Child Adolesc Psychiatry. 2012;51(1):98-113.

21. Mathes BM, Morabito DM, Schmidt NB. Epidemiological and clinical gender differences in OCD. Curr Psychiatry Rep. 2019;21(5):36.

22. Fatori D, Polanczyk GV, de Morais RMCB, Asbahr FR. Long-term outcome of children and adolescents with obsessive-compulsive disorder: a 7-9-year follow-up of a randomized clinical trial. Eur Child Adolesc Psychiatry. 2019; published online Dec 19.

23. Ford T, Goodman R, Meltzer H. The British Child and Adolescent Mental Health Survey 1999: the prevalence of DSM-IV disorders. J Am Acad Child Adolesc Psychiatry. 2003;42(10):1203-11.

24. Canino G, Shrout PE, Rubio-Stipec M, Bird HR, Bravo M, Ramirez R, et al. The DSM-IV rates of child and adolescent disorders in Puerto Rico: prevalence, correlates, service use, and the effects of impairment. Arch Gen Psychiatry. 2004;61(1):85-93.

25. Angold A, Erkanli A, Farmer EMZ, Fairbank JA, Burns BJ, Keller G, et al. Psychiatric disorder, impairment, and service use in rural African American and white youth. Arch Gen Psychiatry. 2002;59(10):893-901.

26. Costello EJ, Mustillo S, Erkanli A, Keeler G, Angold A. Prevalence and development of psychiatric disorders in childhood and adolescence. Arch Gen Psychiatry. 2003;60(8):837-44.

27. Fleitlich-Bilyk B, Goodman R. Prevalence of child and adolescent psychiatric disorders in Southeast Brazil. J Am Acad Child Adolesc Psychiatry. 2004;43(6):727-34.

28. Anselmi L, Fleitlich-Bilyk B, Menezes AMB, Araújo CL, Rohde LA. Prevalence of psychiatric disorders in a Brazilian birth cohort of 11-year-olds. Soc Psychiatry Psychiatr Epidemiol. 2010;45(1):135-42.

29. Paula CS, Coutinho ES, Mari JJ, Rohde LA, Miguel EC, Bordin IA. Prevalence of psychiatric disorders among children and adolescents from four Brazilian regions. Rev Bras Psiquiatr. 2015;37(2):178-9.

30. Coghill D, Sonuga-Barke EJS. Annual research review: categories versus dimensions in the classification and conceptualisation of child and adolescent mental disorders--implications of recent empirical study. J Child Psychol Psychiatry. 2012;53(5):469-89.

31. Canals J, Hernández-Martínez C, Cosi S, Voltas N. The epidemiology of obsessive–compulsive disorder in Spanish school children. J Anxiety Disord. 2012;26(7):746-52.

32. Vivan A de S, Rodrigues L, Wendt G, Bicca MG, Braga DT, Cordioli AV. Obsessive-compulsive symptoms and obsessive-compulsive disorder in adolescents: a population-based study. Rev Bras Psiquiatr. 2014;36(2):111-8.

33. Fullana MA, Mataix-Cols D, Caspi A, Harrington H, Grisham JR, Moffitt TE, et al. Obsessions and compulsions in the community: prevalence, interference, help-seeking, developmental stability, and co-occurring psychiatric conditions. Am J Psychiatry. 2009;166(3):329-36.

34. Bertha EA, Balázs J. Subthreshold depression in adolescence: a systematic review. Eur Child Adolesc Psychiatry. 2013;22(10):589-603.

35. Balázs J, Keresztény A. Subthreshold attention deficit hyperactivity in children and adolescents: a systematic review. Eur Child Adolesc Psychiatry. 2014;23(6):393-408.

36. Lebowitz ER, Panza KE, Bloch MH. Family accommodation in obsessive--compulsive and anxiety disorders: a five-year update. Expert Rev Neurother. 2016;16(1):45-53.

37. Lebowitz ER, Omer H, Hermes H, Scahill L. Parent training for childhood anxiety disorders: the SPACE Program. Cogn Behav Pract. 2014;21:456-69.

38. **Pauls DL. The genetics of obsessive-compulsive disorder: a review. Dialogues Clin Neurosci. 2016;12(2):149-63.**
   ⇨ **Essa revisão apresenta um excelente panorama geral dos aspectos genéticos do TOC.**

39. Zai G, Barta C, Cath D, Eapen V, Geller D, Grünblatt E. New insights and perspectives on the genetics of obsessive-compulsive disorder. Psychiatr Genet. 2019;29(5):142-51.

40. Burton CL, Park LS, Corfield EC, Forget-Dubois N, Dupuis A, Sinopoli VM, et al. Heritability of obsessive-compulsive trait dimensions in youth from the general population. Transl Psychiatry. 2018;8(1):191.

41. Taylor S. Disorder-specific genetic factors in obsessive-compulsive disorder: A comprehensive meta-analysis. Am J Med Genet B Neuropsychiatr Genet. 2016;171B(3):325-32.

42. International Obsessive Compulsive Disorder Foundation Genetics Collaborative (IOCDF-GC) and OCD Collaborative Genetics Association Studies (OCGAS). Revealing the complex genetic architecture of obsessive-compulsive disorder using meta-analysis. Mol Psychiatry. 2018;23(5):1181-8.

43. Brander G, Rydell M, Kuja-Halkola R, Fernández de la Cruz L, Lichtenstein P, Serlachius E, et al. Association of perinatal risk factors with obsessive-compulsive disorder: a population-based birth cohort, sibling control study. JAMA Psychiatry. 2016;73(11):1135-44.

44. Vasconcelos MS, Sampaio AS, Hounie AG, Akkerman F, Curi M, Lopes AC, et al. Prenatal, perinatal, and postnatal risk factors in obsessive-compulsive disorder. Biol Psychiatry. 2007;61(3):301-7.

45. Grisham JR, Fullana MA, Mataix-Cols D, Moffitt TE, Caspi A, Poulton R. Risk factors prospectively associated with adult obsessive-compulsive symptom dimensions and obsessive-compulsive disorder. Psychol Med. 2011;41(12):2495-506.

46. Valleni-Basile LA, Garrison CZ, Waller JL, Addy CL, McKeown RE, Jackson KL, et al. Incidence of obsessive-compulsive disorder in a community sample of young adolescents. J Am Acad Child Adolesc Psychiatry. 1996;35(7):898-906.

47. Real E, Labad J, Alonso P, Segalàs C, Jiménez-Murcia S, Bueno B, et al. Stressful life events at onset of obsessive-compulsive disorder are associated with a distinct clinical pattern. Depress Anxiety. 2011;28(5):367-76.

48. **Macul P, do Rosário MC, Szejko N, Polga N, Requena GL, Ravagnani B, et al. Risk factors for obsessive-compulsive symptoms. Follow-up of a community-based youth cohort. Eur Child Adolesc Psychiatry. 2020; published online Feb 19.**
   ⇨ **Estudo epidemiológico longitudinal realizado no Brasil que analisa e apresenta os principais fatores de risco para o surgimen-**

to de sintomas obsessivo-compulsivos em crianças e adolescentes.

49. van den Heuvel OA, Boedhoe PSW, Bertolin S, Bruin WB, Francks C, Ivanov I, et al. An overview of the first 5 years of the ENIGMA obsessive-compulsive disorder working group: The power of worldwide collaboration. Hum Brain Mapp. 2020.

50. Boedhoe PSW, Schmaal L, Abe Y, Ameis SH, Arnold PD, Batistuzzo MC, et al. Distinct subcortical volume alterations in pediatric and adult OCD: a worldwide meta- and mega-analysis. Am J Psychiatry. 2017;174(1):60-9.

51. **Boedhoe PSW, Schmaal L, Abe Y, Alonso P, Ameis SH, Anticevic A, et al. Cortical abnormalities associated with pediatric and adult obsessive-compulsive disorder: findings from the ENIGMA Obsessive-Compulsive Disorder Working Group. Am J Psychiatry. 2018;175(5):453-62.**
    ⇨ **Um dos estudos mais compreensivos acerca dos aspectos neurobiológicos do TOC pediátrico com a maior amostra do mundo até o momento.**

52. Hendler T, Goshen E, Tzila Zwas S, Sasson Y, Gal G, Zohar J. Brain reactivity to specific symptom provocation indicates prospective therapeutic outcome in OCD. Psychiatry Res. 2003;124(2):87-103.

53. Ho Pian KL, van Megen HJGM, Ramsey NF, Mandl R, van Rijk PP, Wynne HJ, et al. Decreased thalamic blood flow in obsessive-compulsive disorder patients responding to fluvoxamine. Psychiatry Res. 2005;138(2):89-97.

54. Hoexter MQ, Diniz JB, Lopes AC, Batistuzzo MC, Shavitt RG, Dougherty D, et al. Orbitofrontal thickness as a measure for treatment response prediction in obsessive-compulsive disorder. Depress Anxiety. 2015;32(12):900-8.

55. Vattimo EFQ, Barros VB, Requena G, Sato JR, Fatori D, Miguel EC, et al. Caudate volume differences among treatment responders, non-responders and controls in children with obsessive–compulsive disorder. Eur Child Adolesc Psychiatry. 2019;28(12):1607-17.

56. Foa EB. Cognitive behavioral therapy of obsessive-compulsive disorder. Dialogues Clin Neurosci. 2010;12(2):199-207.

57. **Abramovitch A, Abramowitz JS, Mittelman A, Stark A, Ramsey K, Geller DA. Research review: neuropsychological test performance in pediatric obsessive-compulsive disorder – A meta-analysis. J Child Psychol Psychiatry. 2015;56(8):837-47.**
    ⇨ **Metanálise mais importante publicada até o momento acerca dos aspectos neuropsicológicos do TOC pediátrico.**

58. Geller DA, Abramovitch A, Mittelman A, Stark A, Ramsey K, Cooperman A, et al. Neurocognitive function in paediatric obsessive-compulsive disorder. World J Biol Psychiatry. 2018;19(2):142-51.

59. Gottwald J, de Wit S, Apergis-Schoute AM, Morein-Zamir S, Kaser M, Cormack F, et al. Impaired cognitive plasticity and goal-directed control in adolescent obsessive-compulsive disorder. Psychol Med. 2018;48(11):1900-8.

60. Negreiros J, Belschner L, Best JR, Lin S, Yamin DF, Joffres Y, et al. Neurocognitive risk markers in pediatric obsessive-compulsive disorder. J Child Psychol Psychiatry. 2020;61(5):605-13.

61. Abramovitch A, Anholt G, Raveh-Gottfried S, Hamo N, Abramowitz JS. Meta-analysis of intelligence quotient (IQ) in obsessive-compulsive disorder. Neuropsychol Rev. 2018;28(1):111-20.

62. Batistuzzo MC, de Marco e Souza M, Bernardes ET, Requena G, Miguel EC, Shavitt RG. Intelligence quotient (IQ) in pediatric patients with obsessive-compulsive disorder. J Obsessive Compuls Relat Disord. 2020;100548.

63. Abramovitch A, McCormack B, Brunner D, Johnson M, Wofford N. The impact of symptom severity on cognitive function in obsessive-compulsive disorder: a meta-analysis. Clin Psychol Rev. 2019;67:36-44.

64. Swedo SE, Leonard HL, Schapiro MB, Casey BJ, Mannheim GB, Lenane MC, et al. Sydenham's chorea: physical and psychological symptoms of St Vitus dance. Pediatrics. 1993;91(4):706-13.

65. Rauch SL, Jenike MA. Neurobiological models of obsessive-compulsive disorder. Psychosomatics. 1993;34(1):20-32.

66. Asbahr FR, Negrão AB, Gentil V, Zanetta DM, da Paz JA, Marques-Dias MJ, et al. Obsessive-compulsive and related symptoms in children and adolescents with rheumatic fever with and without chorea: a prospective 6-month study. Am J Psychiatry. 1998;155(5):1122-4.

67. Swedo SE. Sydenham's chorea. A model for childhood autoimmune neuropsychiatric disorders. JAMA. 1994;272(22):1788-91.

68. Swedo SE, Leonard HL, Kiessling LS. Speculations on antineuronal antibody-mediated neuropsychiatric disorders of childhood. Pediatrics. 1994;93(2):323-6.

69. Swedo SE, Seidlitz J, Kovacevic M, Latimer ME, Hommer R, Lougee L, et al. Clinical presentation of pediatric autoimmune neuropsychiatric disorders associated with streptococcal infections in research and community settings. J Child Adolesc Psychopharmacol. 2015;25(1):26-30.

70. Leon J, Hommer R, Grant P, Farmer C, D'Souza P, Kessler R, et al. Longitudinal outcomes of children with pediatric autoimmune neuropsychiatric disorder associated with streptococcal infections (PANDAS). Eur Child Adolesc Psychiatry. 2018;27(5):637-43.

71. Cabrera B, Romero-Rebollar C, Jiménez-Ángeles L, Genis-Mendoza AD, Flores J, Lanzagorta N, et al. Neuroanatomical features and its usefulness in classification of patients with PANDAS. CNS Spectr. 2019;24(5):533-43.

72. Giedd JN, Rapoport JL, Garvey MA, Perlmutter S, Swedo SE. MRI assessment of children with obsessive-compulsive disorder or tics associated with streptococcal infection. Am J Psychiatry. 2000;157(2):281-3.

73. Chang K, Frankovich J, Cooperstock M, Cunningham MW, Latimer ME, Murphy TK, et al. Clinical evaluation of youth with pediatric acute-onset neuropsychiatric syndrome (PANS): recommendations from the 2013 PANS Consensus Conference. J Child Adolesc Psychopharmacol. 2015;25(1):3-13.

74. Saxena S, Rauch SL. Functional neuroimaging and the neuroanatomy of obsessive-compulsive disorder. Psychiatr Clin North Am. 2000;23(3):563-86.

75. Watson HJ, Rees CS. Meta-analysis of randomized, controlled treatment trials for pediatric obsessive-compulsive disorder. J Child Psychol Psychiatry. 2008;49(5):489-98.

76. O'Kearney RT, Anstey KJ, von Sanden C. Behavioural and cognitive behavioural therapy for obsessive compulsive disorder in children and adolescents. Cochrane Database Syst Rev 2006;(4):CD004856.

77. Ivarsson T, Skarphedinsson G, Kornør H, Axelsdottir B, Biedilæ S, Heyman I, et al. The place of and evidence for serotonin reuptake inhibitors (SRIs) for obsessive compulsive disorder (OCD) in children and adolescents: views based on a systematic review and meta-analysis. Psychiatry Res. 2015;227(1):93-103.

78. Barrett P, Farrell L, Dadds M, Boulter N. Cognitive-behavioral family treatment of childhood obsessive-compulsive disorder: long-term follow-up and predictors of outcome. J Am Acad Child Adolesc Psychiatry. 2005;44(11):1005-14.

79. Aspvall K, Lenhard F, Melin K, Krebs G, Norlin L, Näsström K, et al. Implementation of internet-delivered cognitive behaviour therapy for pediatric obsessive-compulsive disorder: Lessons from clinics in Sweden, United Kingdom and Australia. Internet Interv. 2020;20:100308.

80. Freeman J, Benito K, Herren J, Kemp J, Sung J, Georgiadis C, et al. Evidence base update of psychosocial treatments for pediatric obsessive-compulsive disorder: evaluating, improving, and transporting what works. J Clin Child Adolesc Psychol. 2018;47(5):669-98.

81. Sánchez-Meca J, Rosa-Alcázar AI, Iniesta-Sepúlveda M, Rosa-Alcázar Á. Differential efficacy of cognitive-behavioral therapy and pharmacological treatments for pediatric obsessive–compulsive disorder: a meta-analysis. J Anxiety Disord. 2014;28(1):31-44.

82. Storch EA, Bussing R, Small BJ, Geffken GR, McNamara JP, Rahman O, et al. Randomized, placebo-controlled trial of cognitive-behavioral therapy alone or combined with sertraline in the treatment of pediatric obsessive-compulsive disorder. Behav Res Ther. 2013;51(12):823-9.

15

Somatização e dissociação na infância e adolescência

Caio Borba Casella
Márcia Morikawa

Sumário

Introdução e definições
Aspectos epidemiológicos
Etiopatogenia
    Fatores de risco
    Mecanismos fisiopatológicos
Quadro clínico e diagnóstico
    Classificações diagnósticas
Diagnóstico diferencial
Exames complementares
Tratamento
Considerações finais
Vinheta clínica
Para aprofundamento
Referências bibliográficas

Pontos-chave

- Compreender as definições de transtornos da somatização na infância e adolescência, suas implicações no desenvolvimento da criança/adolescente, bem como compreender quais os fatores frequentemente associados ao surgimento destes.
- Compreender o conceito de dissociação, quais os transtornos associados e quais situações são predisponentes ao surgimento dos quadros dissociativos.
- Conhecer a evolução dos termos e diagnósticos, de acordo com os manuais de transtornos mentais e sua compreensão nosográfica.
- Entender, em linhas gerais, sobre os tratamentos disponíveis, com evidências científicas, para o tratamento dos quadros de somatização e dissociação na faixa etária infanto-juvenil.

INTRODUÇÃO E DEFINIÇÕES

Queixas somáticas são muito frequentes na população pediátrica. No entanto, nem sempre se encontram achados patológicos que justifiquem esses sintomas, o que pode trazer a suspeita de um quadro de somatização. Esse termo corresponde à expressão de sofrimento psíquico por meio de sintomas físicos, como cefaleia e dor estomacal[1]. Como crianças apresentam maior dificuldade em expressar sentimentos e emoções por meio da linguagem, a população pediátrica é especialmente vulnerável a esses quadros. Com frequência os pais reconhecem que esses sintomas estão associados a situações de estresse (como quando a criança apresenta "dor de barriga" associada a um medo de ir para escola), porém muitas vezes esse não é o caso[2].

Nem sempre a somatização constitui um transtorno psiquiátrico. Ela apresenta um grande espectro de gravidade e pode até fazer parte do desenvolvimento normal da criança, sendo uma das formas naturais de expressão de uma situação de estresse. Isso tende a diminuir com o desenvolvimento, conforme surgem outras formas de lidar com essa situação[3,4]. Sabe-se que se está diante de um transtorno mental quando esses sintomas físicos tiverem maior repercussão e trouxerem maiores prejuízos ao paciente, como um grande número de faltas à escola, busca intensa por serviços de saúde para investigação dos sintomas, submissão a um excesso de exames invasivos, ou grande sofrimento psíquico. Em boa parte dos casos a somatização resolve-se espontaneamente, mas podem ser necessárias intervenções mais específicas nesses quadros mais severos.

Não há um padrão quanto à nomenclatura usada para os quadros de somatização. O termo somatização (*somatisieren*) foi criado na década de 1920 por Stekel. Algum tempo antes já havia sido criado o conceito de conversão por Breuer e Freud para denominar justamente esse surgimento de sintomas físicos a partir de um conflito psíquico[5]. A quinta edição do *Manual diagnóstico e estatístico de transtornos mentais* (DSM-5) usa esse último termo para determinar um tipo específico de somatização, em que há a ocorrência de sintomas neurológicos, motores e/ou sensoriais, como paresias, convulsões e perdas sensoriais, sem achados fisiopatológicos compatíveis. Quadros dissociativos, por sua vez, corresponderiam a alterações da integração normal da consciência, memória, identidade, emoção, percepção, representação corporal, controle motor ou comportamento, também sem achados físicos compatíveis e comumente associadas a um evento traumático[6]. A Classificação Internacional de Doenças, por outro lado, utiliza os termos: transtornos dissociativos e transtornos de sofrimento corporal ou da experiência corporal[7].

Outros termos também usados para esses quadros incluem "funcional", "psicossomático", "histérico" e "sintomas sem explicação médica"[8].

Quando se está trabalhando com quadros de somatização e dissociação é preciso tomar cuidado para não reforçar um dualismo entre "mente" e "corpo" que esteve tão presente no modelo médico ocidental. Tradicionalmente na cultura do país sintomas físicos são vistos como válidos, algo do qual o paciente não tem culpa e que o exime de muitas obrigações, como comparecer à escola, enquanto o sofrimento psíquico, considerado como algo "independente" do corpo, é acompanhado de estigmas e considerado menos legítimo. Isso ajuda a reforçar os quadros de somatização. As concepções mais atuais de saúde veem na como algo unitário, sem essa divisão artificial entre mente e corpo[9]. Atualmente, assume-se que os processos "psicológicos" são biológicos (apaixonar-se, p. ex., leva a mudanças químicas no organismo) e que todo processo "biológico" é acompanhado de uma experiência psicológica subjetiva e única[3]. Quebrar esse paradigma dualista pode ser bastante difícil, mas é muito importante no seguimento desses quadros.

ASPECTOS EPIDEMIOLÓGICOS

A somatização, principalmente na forma de queixas dolorosas recorrentes, é bastante comum na infância. Cerca de 2 a 10% das crianças, por exemplo, queixam-se de dores que provavelmente não têm "explicação médica" e em 25 a 50% dos casos de crianças com alguma queixa física são encontrados fatores psicológicos associados[2]. Dois a quatro porcento das consultas pediátricas são por conta de dor abdominal recorrente funcional[10]. Esse quadro tem uma prevalência de 7 a 25% em crianças em idade escolar e é o quadro doloroso funcional mais frequente em pré-escolares[1].

A prevalência dos transtornos somatoformes em si não é tão bem conhecida quanto dessas queixas somáticas mais inespecíficas. Além da escassez de estudos populacionais sobre esse tema, diferenças de classificações usadas por cada grupo somadas a mudanças significativas de critérios referentes aos quadros de somatização entre o DSM-IV e o DSM-5 dificultam comparações. Apesar dessas dificuldades, um estudo alemão em jovens de 14 a 24 anos identificou que 12% teve pelo menos um diagnóstico de um desses transtornos ao longo de sua vida[11]. Em um outro estudo posterior, feito em um pronto-socorro italiano, 8,6% de todas as crianças que chegaram com uma queixa álgica apresentavam um quadro de transtorno de sintomas somáticos[12]. Como regra geral, considera-se que quadros de sintomas somáticos em crianças e adolescentes teriam uma prevalência de 8 a 12,5%, sendo dor a queixa mais comum[12]. Quadros conversivos parecem ser menos comuns em amostras comunitárias, sendo vistos principalmente em centros terciários[13]. Sua prevalência já foi estimada em 2 a 4 a cada 100.000 crianças[14].

Transtornos dissociativos, como transtorno dissociativo de identidade e amnésia dissociativa, não parecem comuns na infância e adolescência, embora não haja dados sólidos de prevalência[15]. Por outro lado, crianças vítimas de maus tratos e filhos de pais com transtornos dissociativos são especialmente vulneráveis a esses quadros, e já foram encontradas prevalências de 19 a 73% de sintomas dissociativos no primeiro grupo e de 9% no segundo[15]. Dessa forma, embora os transtornos dissociativos não pareçam tão comuns na população geral, sintomas dissociativos podem ser relativamente frequentes em populações de risco[16].

Sintomas somatoformes e dissociativos são universais, estando presentes em todas as culturas[4,5], embora características locais possam influenciar a forma de sua apresentação[6].

ETIOPATOGENIA

Fatores de risco

Diversos são os fatores de risco associados, frequentemente, à história dos jovens com transtornos somatoformes, e serão descritos a seguir. Sua identificação, avaliação e manejo são essenciais para um melhor prognóstico do quadro.

Temperamento na infância e estilo de enfrentamento

Há evidências sugerindo que o temperamento de uma criança, logo no primeiro ano de vida, prediz eventos de somatização mais tarde[4]. Os comportamentos de enfrentamento afetam a regulação emocional e o ajuste ao estresse. Crianças com queixas somáticas aumentadas usam estratégias de enfrentamento cada vez menos efetivas[17,18]. Jovens com transtornos somatoformes foram descritos como inseguros, internalizadores, perfeccionistas e conscienciosos[17,19]. Pacientes com estilos de enfrentamento internalizadores têm maior dificuldade de expressar emoções e podem canalizar seu sofrimento emocional por meio de sintomas físicos, sendo que isso pode ocorrer devido a um estressor agudo ou a um padrão aprendido de lidar com o estresse crônico e eventos da vida.

Os pacientes geralmente evitam os efeitos negativos devido ao desconforto interno ou a pressões familiares, culturais e/ou sociais para atenuar a expressão dos efeitos negativos. Crianças com alto desempenho ou traços perfeccionistas podem encontrar alívio subconsciente ao assumir o papel de "doente"[4]. Dessa maneira, o paciente pode ser capaz de se livrar das exigências do lar e acadêmicas sem gerar um efeito angustiante, conflituoso ou comportamental. Outros pacientes podem exibir um temperamento tímido, preocupações pessimistas ou estilo de enfrentamento passivo/esquivo, com aumento do risco de desenvolver sintomas somáticos e disfuncionalidade por consequência[1].

Sexo e idade

Crianças e mulheres mais jovens tendem a ter maior risco de somatização[20]. As taxas são semelhantes entre os sexos até a puberdade, quando as meninas parecem ter aumento das taxas de somatização[21]. Estas podem estar em maior risco devido aos estilos de enfrentamento mais internalizantes ou ruminativos, em comparação com os meninos, que tendem a utilizar comportamentos mais externalizantes[4].

Dificuldades cognitivas e de aprendizagem

As crianças que não possuem a capacidade intelectual, social ou emocional para processar o estresse severo ou contínuo correm maior risco de transtornos somatoformes. Déficits cognitivos e baixo desempenho acadêmico estão associados a uma maior predisposição para somatizações em adolescentes, particularmente naqueles que percebem altas expectativas parentais[22]. Estudos recentes sugerem que jovens com distúrbios neurológicos funcionais obtiveram pontuação mais baixa em QI em escala real, vocabulário e testes de matemática e tiveram mais dificuldades de aprendizado em comparação com seus irmãos. Eles também tiveram um desempenho ruim nos domínios atenção, função executiva e memória do que controles saudáveis[23].

Doença física na infância

A vivência de uma criança com doenças e tratamentos físicos, conjuntamente com o temor e a má interpretação das sensações físicas, está relacionado a um risco aumentado de desenvolvimento de transtornos somatoformes. O gatilho de uma doença pode desencadear uma cascata de sintomas e levar a uma recuperação prolongada, ou à recorrência dos sintomas, mesmo após a resolução da doença. Isso pode ser devido a uma resposta fisiológica condicionada a doenças físicas passadas. A catastrofização e/ou superproteção dos pais, em resposta aos sintomas físicos, podem reforçar a somatização e perpetuar o transtorno[24]. O uso anterior de serviços de saúde também é um forte indicador do uso futuro de serviços de saúde devido ao transtorno somatoforme, incluindo a procura do serviço por condições físicas não relacionadas à somatização. À medida que o número e a gravidade dos sintomas somáticos aumentam, aumenta também a probabilidade de desenvolver o transtorno somatoforme, procurar atendimento, ser hospitalizado e apresentar sintomas persistentes[24].

Antecedentes familiares clínicos e psiquiátricos

Foram demonstradas taxas mais altas de doença física nas famílias de crianças com transtorno somatoforme[10]. Crianças que vivem com uma mãe que tenha doença crônica ou sintomas funcionais correm maior risco de desenvolver somatizações. Isso pode ter correlação com a predisposição genética[4]. Além disso, as teorias de aprendizagem social propõem que jovens vulneráveis podem responder a um modelo de doença familiar, particularmente no contexto de certas crenças e práticas de saúde da família, estilos de enfrentamento familiar, dificuldade em gerenciar sintomas e/ou comportamentos de

papéis de doentes[25]. Os estudos também mostram vínculos familiares entre transtornos somatoformes e psicopatologia familiar: especificamente, as taxas de ansiedade e depressão são mais altas nos familiares dos pacientes somatizadores[10]. Os distúrbios do uso de substâncias parentais também foram identificados como preditores de somatização na prole, com agrupamentos de transtorno somatoforme em famílias com alcoolismo[26].

Adversidades na vida

Os fatores ambientais desempenham um papel significativo no desenvolvimento de transtorno somatoforme infantil. Demonstrou-se que eventos negativos da vida predizem somatizações em adolescentes mais velhos[4]. Jovens com somatização relatam significativamente mais adversidades da vida do que seus irmãos[25]. Os estressores frequentes relatados na escola incluem: o início do ano letivo, a transição para uma nova série e piora no desempenho[27]. As altas expectativas familiares e seus efeitos nas percepções dos pacientes sobre o desempenho acadêmico, atlético e extracurricular podem afetar significativamente a vulnerabilidade à somatização[28].

O *bullying* também foi identificado como um importante fator de risco para o desenvolvimento de transtornos somatoformes na juventude[27]. No ambiente doméstico, as experiências podem incluir: conflitos familiares frequentes, simbiose familiar e eventos importantes da vida, como perda ou divórcio dos pais. Crianças estão muito sintonizadas com o bem-estar físico e emocional das pessoas próximas, e o sofrimento emocional de um membro da família pode contribuir para a somatização.

Traumas na infância (como abuso sexual, físico, emocional e/ou negligência) são considerados importantes no desenvolvimento de transtornos somatoformes. Além do trauma interpessoal, outros eventos ambientais, como terremotos e ataques terroristas, têm sido associados a um aumento da somatização na juventude[4]. Comparado à literatura adulta, entretanto, o trauma não é tão frequentemente endossado em transtornos somatoformes pediátricos[19]. As taxas de experiências traumáticas em jovens com transtorno de sintoma somático são quase 30% e semelhantes às da população em geral[19]. No entanto, quando o trauma está presente em pacientes pediátricos com transtornos somatoformes, o curso clínico do paciente piora.

Especificamente, jovens com trauma e transtornos somatoformes tendem a ter mais comorbidade psiquiátrica, história mais extensa de tratamento psiquiátrico, maior história familiar de saúde mental e maior conflito familiar[19]. Jovens com trauma e transtornos somatoformes que são hospitalizados devido a seus sintomas apresentam taxas mais altas de internação psiquiátrica após alta médica, às vezes três vezes maior que os pacientes com transtornos somatoformes sem histórico de trauma[19].

O trauma induz um estado de hiperexcitação e maior consciência da função corporal, o que pode resultar em dissociação, que resulta em pouca percepção das experiências físicas, tornando mais difícil o envolvimento dos pacientes em seu tratamento[19]. O trauma pode prejudicar o desenvolvimento de apegos confiáveis, resultando em um aumento no comportamento de busca de assistência médica.

O trauma afeta o eixo hipotálamo-hipófise-adrenal, circuitos neuronais e hemodinâmica em resposta ao estresse, tornando o paciente mais vulnerável a estressores futuros[4].

Portanto, devido ao impacto do trauma em pacientes com transtornos somatoformes, é importante rastrear rotineiramente as situações traumáticas, na história de vida dos pacientes, na anamnese inicial, bem como abordá-lo por meio de métodos de tratamento baseados em evidências para reduzir o efeito que ele pode ter sobre curso dos transtornos somatoformes no paciente.

Mecanismos fisiopatológicos

As vulnerabilidades biológicas descritas em pacientes com transtornos somatoformes incluem um sistema nervoso simpático hiperativo, hipersensibilidade à dor, modulação anormal das transmissões sensoriais, percepções corticais alteradas, volumes menores de amígdala e deficiências de substância branca[29]. Comprometimentos nas estruturas cerebrais envolvidas no registro, na percepção e na modulação da dor, como o cíngulo, foram demonstrados[29]. Indivíduos que apresentam hipersensibilidade a estímulos sensoriais são mais propensos a apresentar somatização e mostram maior ativação dos giros cingulados anteriores, ínsula e córtex somatossensorial préfrontal, anterior[30]. Além disso, o metabolismo glicêmico reduzido nos gânglios da base tem sido associado a uma somatização grave[31]. Conforme a evolução técnica da medicina e o entendimento emergente da neurobiologia dos transtornos somatoformes, fica evidente que certos pacientes são mais suscetíveis à somatização e que ela pode influenciar a neurobiologia de maneiras tangíveis.

QUADRO CLÍNICO E DIAGNÓSTICO

Os pacientes com quadros de somatização (e seus familiares) costumam buscar primeiramente o pediatra ou o médico de família e raramente chegam ao psiquiatra, já que os sintomas são predominantemente "físicos". Em geral, há uma desconfiança da ideia de que a origem dos sintomas seja "psicológica", com um medo premente de que se estaria negligenciando uma condição "orgânica" como sua causa[32].

As queixas principais na população pediátrica são de dor abdominal recorrente, cefaleia, fadiga e náusea, porém há uma certa variação com a idade[6]. No início da infância, as queixas predominantes são abdominais (com pico aos 9 anos). Um pouco depois costumam surgir as queixas de cefaleia (pico aos 12 anos) e, ainda mais tarde, queixas de fadiga e de dores muscu-loesqueléticas e torácicas[33]. Preocupações com um diagnóstico específico (p. ex., medo de ter câncer) só costuma surgir na adolescência[6]. Na infância os quadros costumam ser monossintomáticos, porém, com o desenvolvimento, a tendência é surgirem novos sintomas[6,34]. Cefaleia e dor abdominal correspondem à combinação mais comum de sintomas[13].

Quadros conversivos costumam se iniciar na adolescência, embora haja relatos de início desde os 4 anos de idade[35]. Pré-es-colares podem começar a mancar, por exemplo, após um pequeno tropeçar, cujo dano tecidual não explicaria o sintoma apresentado[36]. *Belle indiférence*, um aparente não preocupar-se com o sintoma apresentado, não é típico dos quadros conversivos da infância[36]. O início dos sintomas em geral é abrupto e eles costumam arrefecer alguns meses após o diagnóstico, embora possam cronificar em alguns casos[37].

Embora incomum, pode haver o fenômeno de "contágio", com um grupo de pessoas próximo desenvolvendo sintomas conversivos similares. Um episódio que teve bastante repercussão nos Estados Unidos ocorreu entre 2011 e 2012, quando 19 alunos do ensino médio de uma escola de Nova York subitamente desenvolveram sintomas motores semelhantes a tiques. Alguns deles apresentaram também síncopes e crises não epiléticas psicogênicas. Dois desses indivíduos tinham o diagnóstico prévio de transtorno de tiques. Após uma investigação extensa, acabou fechando-se o diagnóstico de um quadro conversivo. Esses quadros de acometimento de massa costumam ser autolimitados e associados a um grau de ansiedade dentro desse grupo[35].

Na infância, os quadros de somatização são igualmente presentes em ambos os gêneros, mas surgem diferenças a partir da puberdade, com aumento na proporção de casos no sexo feminino[1,13,37]. Essas diferenças podem ser pelo menos parcialmente explicadas a um menor relato desses sintomas pelos adolescentes do sexo masculino[38]. Em amostras clínicas os sintomas conversivos parecem predominar no sexo feminino independentemente da idade[38].

Há um componente no comportamento de somatização que é aprendido. Muitas vezes a criança possui um "modelo" para os sintomas, como um parente com uma doença crônica ou alguma condição clínica que a criança mesmo já apresenta, como epilepsia[37]. Além disso, é comum que a criança experiencie uma maior atenção de seus familiares quando apresenta um quadro doloroso, por exemplo, do que quando mostra ansiedade, medo, raiva ou outras emoções, o que acaba reforçando a ocorrência dessas queixas somáticas[37]. Por conta disso, a resposta dos pais e outros familiares a esses quadros é muito importante em seu surgimento. É a forma de os cuidadores lidarem com essas queixas que "ensina" a criança a como agir com elas e o quanto valorizá-las. Além disso, também depende deles quanto tempo a criança vai perder de aulas, quanto tempo vai despender em consultas médicas e na realização de exames, etc. É dessa busca por serviços médicos, muitas vezes desnecessárias, tentando encontrar uma causa "orgânica", e o consequente afastamento das atividades habituais da criança e a realização de procedimentos muitas vezes invasivos, que resulta boa parte dos prejuízos relacionados aos quadros somatoformes.

Cerca de 30 a 50% das crianças com quadros de somatização podem ter comorbidades. Dentre as comorbidades psiquiátricas, as mais comuns são os quadros de ansiedade e de humor[39]. Sintomas depressivos estão associados à persistência de sintomas de somatização[22]. As crianças tendem a apresentar personalidade mais obsessiva, insegura e ansiosa, com grande preocupação com rendimento[39]. Comorbidades clínicas também não excluem a possibilidade de um quadro de somatização. Um mesmo paciente pode ter, por exemplo, crises epiléticas e crises não epiléticas psicogênicas.

Quanto aos quadros dissociativos, há uma associação importante com vivências traumáticas ou de grande estresse. O sofrimento de maus tratos na infância, por exemplo, está bastante associado a seu desenvolvimento[40]. Muitos entendem a dissociação como um mecanismo de defesa, constituindo uma forma de distanciamento dessas vivências. O pico da capacidade de dissociação seria dos 9 aos 12 anos e diminuiria na adolescência, com o surgimento de outras formas mais maduras de lidar com situações de estresse[15].

A dissociação pode afetar diversos aspectos do funcionamento psicológico, como memória, identidade, emoções e controle comportamental, levando a uma fragmentação de características que normalmente estariam integradas ao *self*. Há, assim, uma perda na continuidade da experiência subjetiva e/ou uma impossibilidade de acesso a informações ou de controle do comportamento que normalmente seriam facilmente obtidos (como amnésia de eventos vitais bastante significativos)[6]. É importante distinguir esses eventos de aspectos normativos da infância, como ter amigos imaginários ou participar de outros jogos de fantasia.

Tanto quadros de somatização quanto de dissociação podem aparecer como sintomas de outros transtornos. No transtorno do estresse pós-traumático, por exemplo, podem estar presentes diversos sintomas dissociativos, como *flashbacks*, amnésia, despersonalização e desrealização[6].

Classificações diagnósticas

O DSM-5 criou a categoria de "Transtornos Somáticos e Transtornos Relacionados" para substituir a categoria de "Transtornos somatoformes" do DSM-IV, objetivando maior clareza e praticidade para o uso clínico[35]. Os transtornos deste capítulo, caracterizados pela proeminência de sintomas somáticos associados a um sofrimento significativo, englobam:

- Transtorno de sintomas somáticos: caracteriza-se pela presença de um ou mais sintomas somáticos associados a uma preocupação ou alteração do funcionamento da vida diária bastante significativos, desproporcionais à severidade do quadro em si. Os sintomas podem ser bastante diversos, como queixas álgicas ou fadiga, e podem estar associados a uma doença clínica de base ou não. Quando há uma doença "médica" de base, faz-se o diagnóstico desse transtorno se os sintomas físicos e prejuízos relatados forem mais intensos do que o esperado pelos achados clínicos. É frequente a busca do paciente (ou de sua família) por serviços médicos por conta desses sintomas e a crença de que estes estariam associados a uma maior gravidade não identificada pela equipe de saúde.
- Transtorno de ansiedade de doença: há uma preocupação intensa em ter ou contrair uma doença grave, que leva a comportamentos excessivos para se assegurar de que está saudável (como busca repetidas por exames clínicos) ou a uma evitação exagerada de serviços médicos, como uma

forma de esquiva. Os sintomas somáticos não estão presentes ou são pouco proeminentes. Raramente está presente na população pediátrica.
- Transtorno conversivo (ou transtorno de sintomas neurológicos funcionais): há alterações motoras e/ou sensoriais incompatíveis com os eventuais achados clínicos/neurológicos. Em boa parte dos casos é possível encontrar um precipitante para os sintomas, como uma situação de grande estresse ou trauma, que pode ser tanto psíquico quanto físico (como um machucado mais leve, que não justificaria todo o déficit desenvolvido pela criança). As extremidades dominantes são as mais acometidas nos quadros conversivos[35]. O DSM-5 pede para especificar o tipo de sintoma: com fraqueza ou paralisia; com movimento anormal (p. ex., tremor, distonia, alteração de marcha); com sintomas de deglutição; com sintomas de fala; com ataques ou convulsões; com anestesia ou perda sensorial; com sintoma sensorial especial (p. ex., perturbação visual); com sintomas mistos.
- Fatores psicológicos que afetam outras condições médicas: fatores psicológicos ou comportamentais agravam uma condição médica, aumentando o risco de sofrimento, morte ou incapacidade (p. ex., crises de asma exacerbadas por ansiedade).
- Transtorno factício: o transtorno factício autoimposto ocorre quando o indivíduo falsifica sinais/sintomas ou induz lesão/doença em si para ficar no papel de doente, sem um objetivo externo mais evidente do que ficar nesse papel. Quando a falsificação de sinais/sintomas é em outro indivíduo (p. ex., uma mãe em seu filho), mais comum na população pediátrica, fala-se de transtorno factício imposto a outro (anteriormente denominado transtorno factício por procuração). Esse assunto será tratado em capítulo próprio.

No DSM-5 os quadros dissociativos estão agrupados em um capítulo próprio e constituem os transtornos a seguir:

- Transtorno dissociativo de identidade: nesse transtorno há uma ruptura da identidade, seja pela presença de dois ou mais estados de personalidade diferentes ou por uma experiência de possessão. Nos episódios em que a pessoa se encontra dissociada, ocorre uma perda no senso de domínio das próprias ações, como se o próprio indivíduo não estivesse no controle. Esses episódios podem ser bastante prolongados e são acompanhados de lacunas na recordação de eventos de vida. Relatos de caso desse transtorno na infância estão presentes há mais de 150 anos e Boysen[41] trouxe uma revisão dessas publicações, tendo encontrado a descrição de 255 casos na literatura desde 1980.
- Amnésia dissociativa: esse quadro caracteriza-se pela perda da capacidade de se lembrar de eventos autobiográficos significativos, que normalmente seriam recordados. Em geral esses eventos são de natureza traumática. A duração do período esquecido e a abrangência dos fatos não recordado podem variar bastante, indo desde um esquecimento de um período curto até a perda completa da história de

vida, o que é raro. Há relatos de amnésia dissociativa em crianças, porém é uma população mais difícil de ser avaliada, já que isso pode ser confundido por situações como desatenção ou uma simples oposição da criança, dizendo que não se recorda de determinados fatos.

- Transtorno de despersonalização/desrealização: nesse transtorno há episódios persistentes ou recorrentes de despersonalização (distanciamento ou sensação de ser um observador externo dos próprios sentimentos e ações) e/ou desrealização (sensação de irrealidade ou distanciamento do mundo externo). Ele pode surgir já na infância, mas a idade média do primeiro episódio é de 16 anos.

Na CID-11, os transtornos dissociativos englobam:

- Transtorno dissociativo neurológico (6B60): que pode cursar com perturbação visual (6B60.0), auditiva (6B60.1), vertigem/tontura (6B60.2), outro prejuízo sensorial (6B60.3), crises não epilépticas (6B60.4), alteração de linguagem (6B60.5), paresia ou fraqueza (6B60.6), distúrbio da marcha (6B60.7), distúrbio do movimento (6B60.8), sintomas cognitivos (6B60.9), outros sintomas especificados (6B60.Y) ou não especificados (6B60.Z).
- Amnésia dissociativa (6B61): caracterizada pela incapacidade de recordar memórias autobiográficas importantes, tipicamente de eventos traumáticos ou estressantes recentes, que são inconsistentes com o esquecimento comum. A amnésia não ocorre exclusivamente durante outro distúrbio dissociativo e não é mais bem explicada por outro distúrbio mental, comportamental ou do desenvolvimento neurológico. A amnésia não se deve aos efeitos diretos de uma substância ou medicamento no sistema nervoso central, incluindo efeitos de abstinência, e não se deve a uma doença do sistema nervoso ou a traumatismo craniano.
- Transtorno de transe (6B62): caracterizado por estados de transe nos quais há uma alteração acentuada no estado de consciência do indivíduo ou uma perda de seu senso costumeiro de identidade pessoal, no qual o indivíduo experimenta um estreitamento da consciência do ambiente imediato ou um foco incomumente estreito e seletivo em estímulos ambientais e restrição de movimentos, posturas e fala repetitivamente um pequeno repertório, com vivência de perda de controle. O estado de transe não é caracterizado pela experiência de ser substituído por uma identidade alternativa. Os episódios de transe são recorrentes ou, se o diagnóstico for baseado em um único episódio, ele durará pelo menos vários dias; é involuntário e indesejado e não é aceito como parte de uma prática cultural ou religiosa coletiva.
- Transtorno de posse de transe (6B63): caracterizado por estados de transe nos quais há uma alteração acentuada no estado de consciência do indivíduo e o senso costumeiro de identidade pessoal do indivíduo é substituído por uma identidade externa de "posse" e na qual os comportamentos ou movimentos do indivíduo são experimentados como sendo controlados pelo agente possuidor. Os episódios de

transe de posse são recorrentes ou, se o diagnóstico for baseado em um único episódio, o episódio durará pelo menos vários dias. O estado de transe de posse é involuntário e indesejado e não é aceito como parte de uma prática cultural ou religiosa coletiva.

- Transtorno dissociativo de identidade (6B64): o distúrbio dissociativo de identidade é caracterizado pela ruptura da identidade, na qual existem dois ou mais estados distintos de personalidade (identidades dissociativas) associados a descontinuidades marcadas no sentido de si e de agência. Cada estado de personalidade inclui seu próprio padrão de experiência, percepção, concepção e relacionamento consigo mesmo, com o corpo e com o meio ambiente. Pelo menos dois estados de personalidade distintos recorrentemente assumem o controle executivo da consciência e do funcionamento do indivíduo na interação com outras pessoas ou com o meio ambiente, como no desempenho de aspectos específicos da vida diária, como pais ou trabalho, ou em resposta a situações específicas (p. ex., aqueles que são vistos como ameaçadores). As mudanças no estado da personalidade são acompanhadas de alterações relacionadas a sensação, percepção, afeto, cognição, memória, controle motor e comportamento. Normalmente existem episódios de amnésia, que podem ser graves.
- Transtorno de identidade dissociativa parcial (6B65): caracterizado pela ruptura da identidade, na qual existem dois ou mais estados distintos de personalidade (identidades dissociativas) associados a descontinuidades marcadas no sentido de si. Cada estado de personalidade inclui seu próprio padrão de experiência, percepção, concepção e relacionamento consigo mesmo, com o corpo e com o meio ambiente. Um estado de personalidade é dominante e normalmente funciona na vida cotidiana, mas é invadido por um ou mais estados de personalidade não dominantes (intrusões dissociativas). Essas intrusões podem ser cognitivas, afetivas, perceptivas, motoras ou comportamentais. Eles são experimentados como interferindo no funcionamento do estado de personalidade dominante e são tipicamente aversivos. Os estados de personalidade não dominantes não assumem recorrentemente o controle executivo da consciência e do funcionamento do indivíduo, mas pode haver episódios ocasionais, limitados e transitórios nos quais um estado de personalidade distinto assume que o controle executivo se envolva em comportamentos circunscritos, como em resposta a situações extremas, estados emocionais ou durante episódios de automutilação ou reencenação de memórias traumáticas.
- Transtorno de despersonalização-desrealização (6B66): o distúrbio de despersonalização-desrealização é caracterizado por experiências persistentes ou recorrentes de despersonalização, desrealização ou ambas. A despersonalização é caracterizada por experimentar o eu como estranho ou irreal, ou sentir-se desapegado ou como se fosse um observador externo de seus pensamentos, sentimentos, sensações, corpo ou ações. A desrealização é caracterizada por experi-

mentar outras pessoas, objetos ou o mundo como estranho ou irreal (p. ex., onírico, distante, nebuloso, sem vida, sem cor ou distorcido visualmente) ou se sentir desapegado dos arredores. Durante experiências de despersonalização ou desrealização, o teste da realidade permanece intacto.

- Síndrome dissociativa secundária (6E65): caracterizada pela presença de sintomas dissociativos proeminentes (p. ex., despersonalização, desrealização) que é considerada a consequência fisiopatológica direta de uma condição de saúde não classificada em transtornos mentais e comportamentais, com base em evidências da história, do exame físico ou de laboratório descobertas. Os sintomas não são explicados pelo *delirium* ou por outro distúrbio mental e comportamental e não são uma resposta psicologicamente mediada a uma condição médica grave (p. ex., como parte de uma reação aguda ao estresse em resposta a um diagnóstico de risco de vida). Essa categoria deve ser usada além do diagnóstico da doença ou da doença subjacente presumida quando os sintomas dissociativos são suficientemente graves para justificar atenção clínica específica.
- Outros transtornos dissociativos especificados (6B6Y).
- Transtornos dissociativos não especificados (6B6Z).

Já o transtorno somatoforme (F45) da antiga CID-10 sofreu reformulação, fazendo agora parte dos transtornos do sofrimento corporal ou da experiência corporal. A esse grupo, foi incorporada a neurastenia (F48.0) e excluído o diagnóstico de hipocrondria (F42.2).

Uma das principais diferenças entre as propostas de abordagens entre a CID-11 e o DSM-5 é a nomenclatura do transtorno. Enquanto o DSM-5 manteve a palavra "somático", o CID propôs evitar esse termo, completamente. Embora nenhum rótulo possa impedir o risco de conotações negativas e más interpretações, uma descrição que evite o termo "somático" pode ser mais aceitável, tanto para os pacientes quanto para os médicos da atenção primária. Enquanto o DSM-5 mantém o conceito de hipocondria dentro do conjunto de Sintomas Somáticos e Transtornos relacionados, a atual proposta da CID-11 alocou a hipocondria dentro do agrupamento de transtornos obsessivo-compulsivos e distúrbios relacionados. O posicionamento do DSM-5 é apoiado por evidências sugerindo uma alta co-ocorrência de hipocondria com distúrbio de somatização, bem como um estilo de percepção cognitiva compartilhado entre as duas condições. Por outro lado, a posição da CID-11 é apoiada por descobertas associando cognição e comportamentos repetitivos, bem como tarefas relacionadas a padrões de ativação neural nos exames de imagem cerebrais, com hipocondria. Além disso, há evidências de que, diferentemente da somatização, a hipocondria responde a alguns tratamentos utilizados para transtornos obsessivo-compulsivos[42].

Na nova classificação CID-11, os transtornos do sofrimento corporal dividem-se da seguinte maneira:

- Transtorno da angústia corporal (6C20): caracterizado pela presença de sintomas corporais angustiantes para o indiví-

duo e atenção excessiva direcionada aos sintomas, que podem se manifestar pelo contato repetido com os prestadores de cuidados de saúde. Se outra condição de saúde estiver causando ou contribuindo para os sintomas, o grau de atenção é claramente excessivo em relação à sua natureza e progressão. A atenção excessiva não é atenuada por exames e investigações clínicas apropriadas e segurança adequada. Os sintomas corporais são persistentes, estando presentes na maioria dos dias por pelo menos vários meses. Normalmente, o distúrbio de angústia corporal envolve vários sintomas corporais que podem variar ao longo do tempo. Ocasionalmente, há um único sintoma – geralmente dor ou fadiga – associado a outras características do distúrbio.

- Disforia da integridade corporal (6C21): caracterizada por um desejo intenso e persistente de se tornar fisicamente incapacitado de maneira significativa (p. ex., amputado de membro principal, paraplégico, cego), com início no começo da adolescência, acompanhado de desconforto persistente ou sentimentos intensos de inadequação em relação aos fatores não atuais. Configuração do corpo desativado. O desejo de se tornar fisicamente incapacitado resulta em consequências prejudiciais, manifestadas pela preocupação com o desejo (incluindo o tempo passado fingindo estar desabilitado) interferindo significativamente na produtividade, nas atividades de lazer ou no funcionamento social (p. ex., a pessoa não está disposta a ter um relacionamento íntimo porque dificultaria fingir) ou por tentativas de se tornar realmente incapacitado que resultaram na pessoa colocando sua saúde ou vida em risco significativo.
- Outros transtornos especificados de sofrimento ou experiência corporal (6C2Y).
- Distúrbios da angústia ou experiência corporal, não especificados (6C2Z).

DIAGNÓSTICO DIFERENCIAL

Muitas vezes não está claro se as queixas somáticas se devem a uma doença subjacente ou a um quadro de somatização. Estabelecer esse diagnóstico envolve três etapas fundamentais[37]:

- Excluir etiologia orgânica para os sintomas apresentados.
- Identificar uma questão psicossocial.
- Identificar possíveis estressores relacionados ao quadro atual.

Se por um lado é necessário excluir um quadro orgânico responsável pelos sintomas, por outro lado investigações excessivas acabam sendo prejudiciais, pois reforçam a ideia de doente para o paciente e para a família, acabam por afastá-lo das atividades habituais, como a escola, além de submetê-lo custos e potenciais danos envolvidos com a realização de procedimentos invasivos desnecessários[2]. Uma "regra" que ajuda a avaliar a importância de se prosseguir na investigação é a busca por sinais de alarme, como perda de peso, febre, anemia, síncope no exercício[34]. Na ausência desses sinais, a investigação complementar pode ser mais breve.

É importante ressaltar que, conforme os passos descritos acima, para um diagnóstico de um quadro somatoforme não basta descartar causas orgânicas, sendo necessário também encontrar pontos na história que falem a favor desse diagnóstico. Entre as características que o sugerem estão uma correlação temporal com conflitos pelos quais a criança está passando (p. ex., uma grande cobrança acadêmica na escola, separação dos pais, etc.), queixas de diversos sintomas somáticos inespecíficos, a presença de outros familiares com condições clínicas com sintomas parecidos ao da criança, uma busca da família por diversos especialistas, entre outras[37].

EXAMES COMPLEMENTARES

Alguns sinais do exame clínico também sugerem o diagnóstico de um quadro funcional, como um aumento da intensidade dos sintomas quando se orienta o paciente a prestar atenção à parte do corpo acometida e uma diminuição deles com manobras distratórias; olhos fechados durante crises, com resistência à abertura pelo examinador; alteração da frequência de um tremor, que adquire a frequência de um movimento voluntário solicitado em outro membro, entre outros[6,35].

Para além dos diagnósticos diferenciais clínicos, a depender da sintomatologia apresentada, há de se levar em consideração os diagnósticos psiquiátricos como transtorno de ansiedade de separação, fobia social, depressão, transtorno do pânico, fobia escolar, transtornos factícios e até mesmo psicoses. Deve-se lembrar sempre da possibilidade de comorbidades psiquiátricas como transtorno opositivo desafiador, transtorno de déficit de atenção e hiperatividade, limitação intelectual etc.

Na Tabela 1, seguem os exames possivelmente usados para descartar problemas clínicos e transtornos psiquiátricos.

TRATAMENTO

Com muita frequência a família vai ter alguma resistência em receber o diagnóstico de um quadro de somatização. É importante sempre lembrar de perguntar quais são as crenças do paciente e da família a respeito do quadro apresentado; ouvir a família é um primeiro passo para estabelecer uma aliança e eles estarem mais receptivos ao diagnóstico. Nunca se deve dizer que a criança "não tem nada". Uma sugestão é reforçar que a dor da criança é real, que tem um componente neural nociceptivo e um componente afetivo, ambos os quais são analisados pelo sistema nervoso central e afetados pelo ambiente e pela genética[37]. Retomar conceitos como o de que é possível ter um "incômodo na barriga" quando se está ansioso pode ajudar a família a aceitar essa influência psicológica em sintomas físicos. Uma outra alternativa seria associar a somatização a uma "amplificação" de sensações corpóreas normais[34]. Uma reunião dos pais e paciente com a equipe multidisciplinar envolvida na avaliação e no manejo do caso pode ajudar a unificar as mensagens passadas pela equipe, reforçar o conceito de multifatorialidade dos quadros de somatização, transmitir confiança e melhorar a aceitação do diagnóstico de somatização[32].

Quadros mais leves e com menor tempo de duração, como náuseas associadas a um período de adaptação a uma nova escola, costumam resolver-se espontaneamente[33]. Outros casos podem beneficiar-se de intervenções psicossociais, como técnicas de relaxamento e outras cognitivo-comportamentais. A terapia cognitivo-comportamental (TCC) deve ajudar a diminuir a percepção de ameaça associada aos sintomas funcionais, promover estratégias saudáveis de *coping*, como aceitação e autoencorajamento, e desencorajar estruturas menos adaptativas e mais passivas, como esquiva de demandas. Além disso, ela pode ajudar a fortalecer o senso de competência e valor da criança e a reforçar comportamentos saudáveis[9]. Uma metanálise de Bonvanie et al.[44] demonstrou que intervenções psicoterápicas diminuem a carga de sintomas e os prejuízos funcionais associados aos quadros de somatização em crianças.

Deve-se atentar aos fatores estressores que estão associados ao surgimento e à manutenção desses sintomas e tentar remediá-los, dentro do possível[14]. É importante também orientar a postura da família para não reforçar a ideia do paciente somatoforme como um doente. Para isso, deve-se enfatizar o retorno precoce às atividades habituais e evitar investigações complementares excessivas. Como consequência do quadro de somatização, muitos pacientes apresentam um nível significativo de absenteísmo escolar. Essa esquiva da escola pode acabar reforçando os sintomas e contribuindo para sua cronificação, de forma que o retorno escolar deve ser o mais breve possível[4,37]. É fundamental um contato próximo com a escola, que deve ser informada do quadro do paciente e orientada a minimizar dispensas pelas queixas somáticas. Sempre que possível, a criança deve permanecer na escola (ainda que não consiga permanecer em sala) durante o horário da escola, ainda que esteja apresentando sintomas de somatização[37]. Em alguns casos mais graves, pode ser necessária a elaboração de um plano de reinserção gradual na escola.

Pode haver a necessidade de encaminhar os pais para orientação parental ou alguma outra abordagem familiar. Com muita frequência os pais de crianças somatizadoras são bastante ansiosos e acabam reforçando eles mesmos qualquer queixa somática da criança. O foco do tratamento deve ser a melhora da funcionalidade e não a remissão completa dos sintomas somáticos[1]. O Quadro 1 aborda os principais pontos-chave da psicoeducação.

No seguimento de quadros crônicos, a realização de consultas regulares com um médico de confiança da família (mui-

Tabela 1 Investigações de condições médicas e transtornos psiquiátricos

Exames de invstigação	Transtornos
EEG, vídeo-EEG	Epilepsia
Teste de quoeficiente intelectual	Retardo mental ou cognição limítrofe
	Abuso de substâncias
Screening para drogas	Lesões estruturais, como tumores
Neuroimagem	cerebrais
Exames de sangue	Problemas clínicos, p. ex., elevação de prolactina pós-ictal

Fonte: Agarwal et al., 2019[43].

Quadro 1 Principais focos na psicoeducação de pais e pacientes com somatização

Deve-se reconhecer que a criança tem sintomas e sofrimentos reais, mas os motivos podem ser psicológicos e não físicos
A inofensividade dos sintomas deve ser enfatizada (deve ser enfatizado que os sintomas não são perigosos ou fatais)
Os sintomas, na ausência de doença física grave, são comuns. Estes poderiam ser mais bem explicados pela relação mente-corpo (p. ex., a ansiedade pode levar a palpitações, tremores, respiração rápida, sudorese, etc.)
As emoções podem causar sintomas físicos e isso pode acontecer mesmo em crianças
Os estressores podem não ser graves ou podem ser sem importância do ponto de vista do adulto, mas pode ser motivo de preocupação muito importante para a criança

Fonte: Agarwal et al., 2019[43].

Quadro 2 Pontos importantes do tratamento

| Tratamento agudo |
| Promover o reasseguramento do paciente |
| Ensinar técnicas ou estratégias de relaxamento |
| Relação médico-paciente e com a família |
| Restaurar a comunicação intrafamiliar |
| Solução realista dos problemas |
| Redução do risco do "papel de doente" e ganhos secundários |
| Promoção de comportamento positivo |
| Ensinar mecanismos de enfrentamento saudáveis |
| Tratamento das comorbidades psiquiátricas e clínicas |
| Tratamento de condição crônica |
| Terapia com foco cognitivo-comportamental para a família |

Fonte: Agarwal et al., 2019[43].

tas vezes o profissional de atenção primária) pode ajudar a manter a aliança terapêutica e a minimizar intervenções invasivas desnecessárias, que seriam muitas vezes pulverizadas na busca por diversos serviços e profissionais de saúde[32].

Com frequência a criança com somatização pode ter quadros comórbidos, como ansiedade ou depressão, e essa possibilidade deve ser sempre analisada, em especial quando os sintomas somatoformes se mostrarem refratários à terapêutica. O uso de medicações psicotrópicas em geral fica restrito ao tratamento dessas comorbidades. Na prática clínica, é comum o uso de antidepressivos para o tratamento de quadros como síndrome do intestino irritável e fibromialgia no adulto. Apesar disso, uma revisão da Cochrane, de Kleinstauber et al.[45], não encontrou evidências sólidas para justificar o uso de psicofármacos em quadros de somatização. Em crianças e adolescentes com quadros funcionais, os estudos de fármacos são ainda mais escassos.

Apesar de o hospitalismo poder reforçar o comportamento de "doente" de pacientes somatizadores, admissão a unidades de internação ou de hospitais-dia pode ser necessária em alguns quadros com maior prejuízo funcional, refratários ao tratamento ambulatorial, ou que necessitem de investigação específica, como videoeletroencefalograma[4].

Há poucos estudos sobre a abordagem de quadros dissociativos em crianças, mas muitos dos princípios do tratamento dos quadros de somatização, como foco na reabilitação e retomada de funcionalidade, importância da abordagem familiar e da psicoeducação e um papel secundário dos psicofármacos, também se aplicam aqui. Diversas abordagens psicoterápicas são usadas, como a cognitivo-comportamental, a *eye movement desensitization and reprocessing* (EMDR, ou *dessensibilização e reprocessamento por movimentos oculares*) e linhas psicodinâmicas. Técnicas de relaxamento também podem ser usadas como parte dessas intervenções. Como regra geral, essas abordagens buscam trabalhar o trauma vivenciado, integrar os aspectos dissociados do paciente e aumentar seu senso de coesão e responsabilidade sobre afetos, cognições e comportamentos[15].

No Quadro 2, estão sintetizados os principais pontos-chave do tratamento.

PROGNÓSTICO

O prognóstico dos quadros de somatização é bastante variável, podendo ir desde quadros conversivos transitórios até quadros crônicos e incapacitantes[1]. Estima-se, por exemplo, que 25 a 50% das crianças com dor abdominal recorrente persistirão sintomáticas na vida adulta[1]. Esses quadros também predizem outras queixas físicas e comorbidades psiquiátricas na vida adulta[46].

Quanto aos quadros conversivos, alguns fatores sugerem melhor prognóstico[14], como:

- Início agudo.
- Menor duração dos sintomas (em especial se < 2 semanas).
- Funcionamento pré-mórbido saudável.
- Ausência de comorbidade orgânica.
- Presença de um estressor identificável.

CONSIDERAÇÕES FINAIS

Queixas somáticas são muito frequentes, de forma que os transtornos de somatização e dissociação na infância e adolescência não devem ser meramente considerados diagnósticos de exclusão e devem ser considerados sempre que houver os sintomas físicos associados aos fatores de risco, descritos anteriormente, na concomitância ou não de doenças clínicas e psiquiátricas associadas.

Sempre se deve realizar a investigação diagnóstica, levando em consideração os diagnósticos diferenciais e possíveis comorbidades, podendo serem necessários exames complementares. Ao mesmo tempo, é importante evitar investigações excessivas, em especial se envolverem procedimentos invasivos, que podem reforçar o papel de "doente" e implicar potenciais iatrogenias.

Os quadros de sintomas somáticos e dissociativos devem ser sempre diferenciados dos transtornos factícios (autoimposto ou imposto a outro) e de simulação[43].

O tratamento deve preconizar a conscientização do paciente e de seus familiares do componente somático dos sintomas, uma boa psicoeducação, e o manejo comportamental dos sintomas e de seus possíveis reforçadores e perpetuadores, para além do tratamento das comorbidades que porventura existam[4]. É importante evitar reforçar o dualismo mente-corpo e buscar uma aliança com o paciente e sua família para o tratamento ser bem-sucedido.

Vinheta clínica

S. L. H. P., 12 anos, 7º ano do ensino fundamental 2, mora com a mãe e a irmã mais nova, tem mais uma 1 meia irmã por parte de pai. Evasão escolar devido às faltas seriadas.

Mãe informa que S. tinha 6 anos quando os pais se separaram e o paciente começou a apresentar comportamento disruptivo, humor mais irritadiço e baixa tolerância a frustrações. Apresentou episódio em que ameaçou suicídio após o pai ter prometido buscá-lo para passear (mas não apareceu e não deu justificativas), teve crises em que arranhava o próprio rosto, fugia de casa e ficava bastante agressivo com a mãe. Situações de estresse bastante associadas à falta de relação com o pai e o seu não cumprimento dos acordos de visitas e passeios.

Há 2 anos passou a apresentar sintomas somáticos como dores pelo corpo, parestesia, diminuição de força, assim como episódios de desmaios em diversas ocasiões, com padrão diário, duração de poucos minutos e associado a situação de estresse. Passou por diversos serviços médicos, não sendo encontradas causas orgânicas dos sintomas. Há 2 anos foi internado no Hospital das Clínicas (HCFMUSP) com cefaleia e dor lombar, suspeita de meningite descartada após análise do liquor. Foi feito acompanhamento ambulatorial na neurologia por 4 meses, sendo encaminhado para o Instituto de Psiquiatria com hipótese de depressão. S. apresentava quedas da própria altura, com perda de consciência, em locais públicos, inclusive, sem pródromo, chegando a se machucar em alguns eventos.

Desde então iniciou acompanhamento psiquiátrico ambulatorial já tendo feito uso de amitriptilina 50 mg + fluoxetina 40 mg. Chega ao Hospital Dia Infantil (HDI) sem uso de medicação (espontaneamente), com melhora do humor, mas com manutenção dos sintomas dissociativos que têm afetado severamente as atividades do seu dia a dia. Sem doenças prévias, história de tia paterna com depressão. Hipóteses diagnósticas na admissão: transtorno depressivo maior e transtorno dissociativo.

Paciente relaciona a piora do humor, da irritação e das dores com a separação dos pais há 6 anos. Contudo, não demonstrava irritabilidade ou sintomas opositores durante as atividades do HDI. Após 1 mês de seguimento, deixou de apresentar desmaios e queixas relacionadas à dor. Em ambiente doméstico, relatava melhora dos sintomas gerais, mas mantinha irritação e dificuldade em lidar com frustrações em situações de estresse. Paciente apresentava idealização em relação ao pai e manifestava bastante vontade de passar mais tempo na casa dele.

Foi relatado bastante sofrimento e irritação em episódios em que o pai combinava uma visita ou passeio e não cumpria. Foi introduzida amitriptilina após 2 meses do seguimento, devido à irritabilidade referida.

Pai foi convocado diversas vezes para participar do tratamento do filho, contudo, negou-se a vir e instigou paciente a abandonar o tratamento. Pai afirmou, segundo o próprio paciente, que S. não tinha nenhum problema, não necessitava de tratamento, e que não deveria estar em tratamento no HC. Em conversas telefônicas com a equipe, ele referia estar disposto a vir ao hospital, mas no horário em que ele desejasse, não nos horários previamente combinados para uma entrevista com a equipe médica. A equipe deixou claro que o pai poderia, então, comparecer para acompanhar o paciente, durante qualquer horário de sua grade no HDI, mas nunca veio.

Mãe e paciente relatam que pai fez acordo de que filho poderia ir morar com ele após alta. Mãe diz que permitiria caso visse que isso poderia ser positivo para o filho. Entretanto, o pai deu indícios (antes mesmo de essa possibilidade ser viabilizada), para o paciente, de que não poderia recebê-lo por conta de custos e de diversas outras desculpas. Foram realizados atendimentos psicoterápicos familiares (S. e sua mãe) e individual de cada um, no sentido de fortalecer S. diante das frustrações impostas por seu pai, para que pudesse se posicionar.

Mãe e paciente relatavam, na ocasião da alta, que não houve mais episódio de desmaio, que o paciente referia estar mais alegre e ter tido menos dores. Mostrava-se animado para receber alta e voltar para a escola.

Para aprofundamento

- Campo JV, Dell ML, Fritz GK. Functional somatic symptoms and disorders. In: Martin A, Bloch MH, Volkmar FR, editores. Lewis's child and adolescent Psychiatry. 5. ed. Philadelphia: Wolters Kluwer; 2018. p. 591603. Capítulo de livro sobre quadros com sintomas "funcionais" na infância e adolescência.
  ⇒ Malas N, Ortiz-Aguayo R, Giles L, Ibeziako P. Pediatric somatic symptom disorders. Curr Psychiatry Rep. 2017;19(2):11. Artigo que traz uma revisão bastante completa sobre transtornos de sintomas somáticos na infância e adolescência
- Rafiq S, Campodonico C, Varese F. The relationship between childhood adversities and dissociation in severe mental illness: a meta-analytic review. Acta Psychiatr Scand. 2018;138(6):509-525.
  ⇒ Metanálise sobre a importância do trauma infantil no surgimento de sintomas dissociativos em transtornos mentais graves.

REFERÊNCIAS BIBLIOGRÁFICAS

1. Dell ML, Campo JV. Somatoform disorders in children and adolescents. Psychiatr Clin North Am. 2011;34(3):643-60.
2. Fiertag O, Taylor S, Tareen A, Garralda E. Somatic symptom, bodily distress and related disorders in children and adolescents. In: Rey JM, Martin A, editores. IACAPAP e-textbook of child and adolescent mental health.

Geneva: International Association for Child and Adolescent Psychiatry and Allied Professions; 2019.

3. Landa A, Peterson BS, Fallon BA. Somatoform pain: a developmental theory and translational research review. Psychosom Med. 2012;74(7):717-27.

4. Malas N, Ortiz-Aguayo R, Giles L, Ibeziako P. Pediatric somatic symptom disorders. Curr Psychiatry Rep. 2017;19(2):11.

5. Woolfolk RL, Allen LA, Tiu JE. New directions in the treatment of somatization. Psychiatr Clin North Am. 2007;30(4):621-44. Review.

6. American Psychiatry Association. Diagnostic and statistical manual of mental disorders. 5. ed. Washington: APA; 2013.

7. World Health Organization. International Classification of Diseases, 11th ed. Genebra: WHO; 2018.

8. Eminson DM. Medically unexplained symptoms in children and adolescents. Clin Psychol Rev. 2007;27(7):855-71. Review.

9. Campo JV, Dell ML, Fritz GK. Functional somatic symptoms and disorders. In: Martin A, Bloch MH, Volkmar FR, editores. Lewis's child and adolescent Psychiatry. 5. ed. Philadelphia: Wolters Kluwer; 2018. p. 591603.

10. Schulte IE, Petermann F, Noeker M. Functional abdominal pain in childhood: from etiology to maladaptation. Psychother Psychosom. 2010;79(2):73-86.

11. Lieb R, Pfister H, Mastaler M, Wittchen HU. Somatoform syndromes and disorders in a representative population sample of adolescents and young adults: prevalence, comorbidity and impairments. Acta Psychiatr Scand. 2000;101(3):194-208.

12. Cozzi G, Minute M, Skabar A, Pirrone A, Jaber M, Neri E, et al. Somatic symptom disorder was common in children and adolescents attending an emergency department complaining of pain. Acta Paediatr. 2017;106(4):586-92.

13. Campo JV. Annual research review: functional somatic symptoms and associated anxiety and depression--developmental psychopathology in pediatric practice. J Child Psychol Psychiatry. 2012;53(5):575-92.

14. Mink JW. Conversion disorder and mass psychogenic illness in child neurology. Ann N Y Acad Sci. 2013;1304:40-4.

15. Diseth TH, Christie HJ. Trauma-related dissociative (conversion) disorders in children and adolescents--an overview of assessment tools and treatment principles. Nord J Psychiatry. 2005;59(4):278-92. Review.

16. Silberg JL. Fifteen years of dissociation in maltreated children: where do we go from here? Child Maltreat. 2000;5(2):119-36.

17. Andresen JM, Woolfolk RL, Allen LA, Fragoso MA, Youngerman NL, Patrick-Miller TJ, et al. Physical symptoms and psychosocial correlates of somatization in pediatric primary care. Clin Pediatr. 2011;50(10):904-9.

18. Allen LA, Woolfolk RL. Cognitive behavioral therapy for somatoform disorders. Psychiatric Clinics of North America. 2010;33(3):579-93.

19. Thomson K, Randall E, Ibeziako P, Bujoreanu S. Somatoform disorders and trauma in medically admitted children, adolescents, and young adults: prevalence rates and psychosocial characteristics. Psychosomatics. 2014;55:630-9.

20. Ibeziako P, Bujoreanu S. Approach to psychosomatic illness in adolescents. Curr Opin Pediatr. 2011;23(4):384-9.

21. Plioplys S, Doss J, Siddarth P, Bursch B, Falcone T, Forgey M, et al. Risk factors for comorbid psychopathology in youth with psychogenic nonepileptic seizures. Seizure. 2016;38:32-7.

22. **Janssens KA, Klis S, Kingma EM, Oldehinkel AJ, Rosmalen JG. Predictors for persistence of functional somatic symptoms in adolescents. J Pediatr. 2014;164(4):900-905.e2.**
   ⇨ **Estudo longitudinal que buscou analisar fatores preditores de persistência de sintomas somatoformes em adolescentes.**

23. Kozlowska K, Palmer DM, Brown KJ, Scher S, Chudleigh C, Davies F, et al. Conversion disorder in children and adolescents: a disorder of cognitive control. J Neuropsychol. 2015;9(1):87-108.

24. Rask CU, Ornbol E, Fink PK, Mette Skovgaard A. Functional somatic symptoms and consultation patterns in 5-to7- year-olds. Pediatrics. 2013;132:e459-67.

25. Rousseau S, Grietens H, Vanderfaeillie J, Hoppenbrouwers K, Wiersema JR, Baetens I, et al. The association between parenting behavior and somatization in adolescents explained by physiological responses in adolescents. Int J Psychophysiol. 2014;93:261-6.

26. Burns AR, Solis JM, Shadur JM, Hussong AM. Comparing psychiatric symptoms among children of substance-abusing parents with different treatment histories. Vulnerable Child Youth Stud. 2013;8(3):10.1080/17450128.2012.738948.

27. Ibeziako P, Choi C, Randall E, Bujoreanu S. Bullying victimization in medically hospitalized pediatric patients with somatic symptom and related disorders: prevalence and associated factors. Hospital Pediatrics. 2016;6(5):290-6.

28. Bujoreanu S, Randall E, Thomson K, Ibeziako P. Characteristics of medically hospitalized pediatric patients with somatoform diagnoses. Hospital pediatrics. 2014;4(5):283-90.

29. Ibeziako P, DeMaso DR. Somatic symptom and related disorders. In: Kliegman RM, Stanton B, Geme JS, Schor NF, Behrma RE, editores. Nelson textbook of pediatrics 2015. 20. ed. Philadelphia: Elsevier Health Sciences; 2015. p. 135-8.

30. Stein DJ, Muller J. Cognitive-affective neuroscience of somatization disorder and functional somatic syndromes: reconceptualizing the triad of depression-anxiety-somatic symptoms. CNS Spectr. 2008;13:379-84.

31. Hakala M, Vahlberg T, Niemi PM, Karlsson H. Brain glucose metabolism and temperament in relation to severe somatization. Psychiatry Clin Neurosci. 2006;60:669-75.

32. **Ibeziako P, Brahmbhatt K, Chapman A, De Souza C, Giles L, Gooden S, et al. Developing a clinical pathway for somatic symptom and related disorders in pediatric hospital settings. Hosp Pediatr. 2019;9(3):147-55.**
   ⇨ **Traz uma proposta de manejo de transtornos de sintomas somáticos no ambiente hospitalar.**

33. Brill SR, Patel DR, MacDonald E. Psychosomatic disorders in pediatrics. Indian J Pediatr. 2001;68(7):597-603.

34. Silber TJ, Pao M. Somatization disorders in children and adolescents. Pediatr Rev. 2003;24(8):255-64.

35. Mink JW. Conversion disorder and mass psychogenic illness in child neurology. Ann N Y Acad Sci. 2013;1304:40-4.

36. Fritz GK, Fritsch S, Hagino O. Somatoform disorders in children and adolescents: a review of the past 10 years. J Am Acad Child Adolesc Psychiatry. 1997;36(10):1329-38. Review.

37. **Silber TJ. Somatization disorders: diagnosis, treatment, and prognosis. Pediatr Rev. 2011;32(2):56-63; quiz 63-4.**
   ⇨ **Revisão didática sobre quadros de somatização.**

38. Campo JV, Fritsch SL. Somatization in children and adolescents. J Am Acad Child Adolesc Psychiatry. 1994;33(9):1223-35.

39. Garralda ME. Somatization in children. J Child Psychol Psychiatry. 1996;37(1):13-33.

40. Putnam FW. Dissociative disorders in children: behavioral profiles and problems. Child Abuse Negl. 1993;17(1):39-45. Review.

41. Boysen GA. The scientific status of childhood dissociative identity disorder: a review of published research. Psychother Psychosom. 2011;80(6):329-34.

42. Gureje O, Reed GM. Bodily distress disorder in ICD-11: problems and prospects. World Psychiatry. 2016;15(3):291-2.

43. **Agarwal V, Sitholey P, Srivastava C. Clinical Practice Guidelines for the management of Dissociative disorders in children and adolescents. Indian J Psychiatry. 2019;61(Suppl 2):247-53.**
   ⇨ **Traz uma proposta de manejo de quadros dissociativos na infância e adolescência.**

44. **Bonvanie IJ, Kallesøe KH, Janssens KAM, Schröder A, Rosmalen JGM, Rask CU. Psychological interventions for children with functional somatic symptoms: a systematic review and meta-analysis. J Pediatr. 2017;187:272-81.e17. Review.**
   ⇨ **Revisão sistemática sobre intervenções psicológicas para quadros de sintomas somatoformes.**

45. Kleinstauber M, Witthoft M, Steffanowski A, van Marwijk H, Hiller W, Lambert MJ. Pharmacologic interventions for somatoform disorders in adults. Cochrane Database Syst Rev. 2014;(11).

46. Hotopf M, Carr S, Mayou R, Wadsworth M, Wessely S. Why do children have chronic abdominal pain, and what happens to them when they grow up? Population based cohort study. BMJ. 1998;316(7139):1196-200.

47. Akyüz F, Gökalp PG, Erdiman S, Oflaz S, Karsidag Ç. Conversion disorder comorbidity and childhood trauma. Noro Psikiyatr Ars. 2017;54(1):15-20.

48. O'Neal MA, Baslet G. Treatment for patients with a functional neurological disorder (conversion disorder): an integrated approach. Am J Psychiatry. 2018;175(4):307-14.

16

Transtorno factício imposto a outro

Caio Borba Casella
Márcia Morikawa

Sumário

Introdução
Epidemiologia
Quadro clínico e diagnóstico
Fatores de risco
    Características do perpetrador
Classificações diagnósticas
Avaliação e manejo
Prognóstico
Considerações finais
Para aprofundamento
Vinheta clínica
Referências bibliográficas

Pontos-chave

- Principais características relacionadas ao transtorno factício imposto a outro, ou síndrome de Münchhausen por procuração.
- Existem sinais de alerta para presença da síndrome, como os critérios diagnósticos, na condução de um caso clínico complexo. O diagnóstico não deve ser de exclusão, mas deve ser considerado sempre que houver incongruências no histórico clínico, na apresentação de sintomas e suspeita do comportamento familiar, na condução do caso.
- 30% das crianças com Münchhausen têm comorbidade com alguma doença clínica.
- É importante conhecer características do perpetrador, seus ganhos ao infringir o abuso à criança e a idade média de surgimento do quadro, bem como as consequências do atraso na sua identificação.
- Morbidade de até 100% e mortalidade de 6 a 10%.

INTRODUÇÃO

O transtorno factício imposto a outro, também conhecido como síndrome de Münchhausen por procuração, corresponde à falsificação ou indução de sinais e sintomas médicos em outra pessoa, com o objetivo de ganho pessoal; a criança pode ser a vítima desse quadro em boa parte das vezes[1]. Também há relatos de Münchhausen por procuração perpetrada em animais de estimação[2].

Quadros factícios já foram descritos há séculos. No século XIX, por exemplo, Hector Gavin começou a usar o termo "transtorno factício" para descrever casos em que o paciente forjava ou alterava evidência clínica[3]. O epônimo "síndrome de Münchhausen" começou a ser usado algum tempo depois, em 1951, por Richard Alan John Asher, um médico britânico, para se referir a pacientes que falsificavam sintomas e apresentavam uma busca recorrente por hospitais. O epônimo deve-se a um nobre alemão do século XVIII, Karl Frierich Hieronymys, Baron von Münchhausen, que contava histórias bastante exageradas de seus feitos. Em 1977, o pediatra Samuel Roy Meadow cunhou a expressão "síndrome de Münchhausen por procuração" para descrever situações em que os pais ou cuidadores de uma criança produziam sintomas falsos nela, levando-as a se sujeitarem a inúmeros procedimentos hospitalares potencialmente danosos[4]. Esse quadro também foi chamado de "síndrome de Polle", que alguns acreditavam ter sido o nome de uma filha do barão de Münchhausen[4].

Transtornos factícios entraram em classificações oficiais em 1980, com a terceira edição do *Manual diagnóstico e estatístico de transtornos mentais* (DSM-III), para descrever pacientes com produção consciente de sintomas, diferenciando-os de histeria, mas tendo como motivação principal questões internas relacionadas ao assumir o papel de doente ou de cuidador de uma pessoa doente[5]. Com o DSM-5, a quinta edição desse manual, o nome "transtorno factício imposto a outro" passou a ser usado, em oposição a "transtorno factício por procuração", usado anteriormente[1].

Diferente de quadros de simulação, em que há a produção de sintoma com um objetivo mais claro de gratificação externa, nos quadros factícios isso ocorreria para suprir necessidades emocionais do perpetrador – ao ser reconhecido pela equipe médica por ser alguém bastante dedicado ao cuidado de uma criança doente, por exemplo[6]. Na prática, no entanto, essa divisão nem sempre está muito clara.

EPIDEMIOLOGIA

Não há dados precisos e abrangentes de prevalência de transtorno factício imposto a outro, com boa parte dos estudos desse tema sendo de relatos de casos. Um estudo prospectivo de McClure et al.[7], realizado no Reino Unido, com duração de dois anos, identificou uma incidência de pelo menos 0,5 a cada 100.000 crianças com menos de 16 anos, sendo 2,8 a cada 100.000 crianças com menos de 1 ano, porém é possível que esses dados sejam subestimados. Nesse levantamento, a maioria das vítimas tinha menos de 5 anos, com uma idade mediana ao diagnóstico de 20 meses, e meninos e meninas foram igualmente acometidos. Uma revisão posterior de Sheridan[8], com 451 casos publicados de síndrome de Münchhausen por procuração, encontrou alguns dados semelhantes, sendo 52% das crianças acometidas do sexo masculino e 48%, feminino. Nessa revisão, a idade média ao diagnóstico foi de 48,6 meses de idade. É bastante incomum o diagnóstico após os 6 anos de idade[9].

Esse quadro está presente em diversas culturas, já tendo sido reportados casos em mais de 50 países[10].

Um estudo do Hospital Geral de Massachussets, em Boston (Estados Unidos), descobriu que um terço das 155 crianças que sofreram eventos recorrentes de ameaças à vida eram, na realidade, vítimas de Münchhausen por procuração[11].

QUADRO CLÍNICO E DIAGNÓSTICO

O transtorno factício imposto a outro tem como componentes o quadro clínico induzido pelo perpetrador, a busca por serviços de saúde decorrentes desse quadro clínico e a negação da etiologia desse quadro clínico por parte do perpetrador.

Há um *continuum* de gravidade na falsificação de quadros clínicos. Os métodos usados para isso podem incluir desde relatos de sintomas inexistentes ou exagero de sintomas existentes, adulteração de documentos médicos (como resultados de exames), alteração de espécimes clínicos (como colocar sangue nas fezes) até a produção direta de sintomas (por envenenamento, uso incorreto de medicações, sufocamento, dentre outros)[12]. No levantamento de Sheridan[8], houve produção ativa dos sintomas pelo perpetrador em 57,2% dos casos.

As apresentações são bastante diversas. Crises convulsivas estariam dentre as formas clínicas mais facilmente fabricáveis, já que são frequentes na população e intermitentes. Em alguns levantamentos, convulsões corresponderam a cerca de 40% dos casos de doença induzida[12]. Outras apresentações possíveis incluem crises de apneia, depressão do sistema nervoso central,

sangramento, diarreia, vômitos, lesões cutâneas ou mesmo sintomas psiquiátricos[13]. Com muita frequência os sintomas são inespecíficos e transitórios, bastante dependentes da história do cuidador. Alterações no exame físico e em exames complementares podem não estar presentes em reavaliações[14]. No levantamento de McClure et al.[7], os anticonvulsivantes foram as drogas mais comumente usadas para envenenamento, seguidos pelos opioides.

Em razão dos sintomas induzidos, a criança vítima do quadro factício é submetida a procedimentos diagnósticos, hospitalizações e intervenções terapêuticas desnecessárias e potencialmente danosas, além de ser retirada das atividades das quais deveria estar participando, como a escola. Isso tudo acaba potencializando o papel da criança como "doente", além de estar associado ao desenvolvimento de problemas emocionais e comportamentais no futuro, incluindo quadros factícios e somatoformes. Sua percepção de saúde pode ficar alterada, já que ela pode não se sentir doente e mesmo assim ser repetidamente examinada e tratada[12,14]. A indução de doenças também pode levar a danos físicos mais sérios e está associada a uma morbidade de até 100%[15] e mortalidade de 6 a 10%[13].

No Quadro 1, constam os principais sinais de alerta para a síndrome de Münchhausen por procuração.

Uma das maiores dificuldades diagnósticas é quando há concomitância do transtorno factício por procuração com algum diagnóstico clínico, o que pode ocorrer em 30% das crianças com Münchhausen. Sabe-se que o atraso no diagnóstico do transtorno factício aumenta o sofrimento à criança e sua exposição a exames/procedimentos desnecessários e demora, em média, 21,8 meses para ser realizado.

O transtorno não deve ser pensado somente como um diagnóstico de exclusão, mas sempre ser lembrado em co-ocorrência com outros diagnósticos, quando houver indicativos de alarme mencionados no Quadro 1.

Quadro 1 Sinais de alerta comuns na síndrome de Münchhausen por procuração

O cuidador não está satisfeito com o tratamento
Os sintomas não se correlacionam com os achados médicos
A vítima não responde ao tratamento
Histórias inconsistentes
Os sintomas começam na presença do cuidador
O irmão da vítima também apresenta sintomas incomuns
O cuidador pede publicamente simpatia ou doações
O cuidador não expressa alívio quando os sintomas ou condição da vítima melhoram
A sintomatologia parece atípica

Fonte: Flaherty e MacMillan HL, 2013[16]; Yates e Bass, 2017[17].

FATORES DE RISCO

Características do perpetrador

O perpetrador desse tipo de abuso costuma apresentar algumas características em comum. Em um levantamento de Yates e Bass[17] de 796 casos de transtorno factício imposto a outro, 97,6% dos perpetradores era do sexo feminino e 3,3% eram homens; o perpetrador era a mãe da criança em 91,2% dos casos, 2,9% era o pai da criança e 5,8% tinha algum tipo de relacionamento com a vítima (tios, avós etc.).

A idade média era de 27,6 anos e uma porcentagem significativa (45,6%) trabalhava na área da saúde. Comorbidades também eram bastante frequentes, sendo transtorno factício autoimposto (30,9%), transtorno de personalidade (18,6%) e depressão (14,2%) as mais comuns.

Quase um terço da amostra apresentava um histórico de maus-tratos na infância. Quadros somatoformes não factícios também foram bastante prevalentes em outras amostras de perpetradores[12].

Em geral o perpetrador é descrito como alguém muito envolvido no cuidado da criança, mas observações com câmeras ocultas já demonstraram que esses mesmos cuidadores podem ignorar a criança por longos períodos quando a equipe de saúde não está próxima[13].

Geralmente veem as crianças mais como "objetos" do que como indivíduos com direitos próprios e sentimentos. Os perpetradores têm a tendência a se preocupar mais com a maneira como são vistos como cuidadores do que com as crianças em si[18].

O outro cuidador, que não é o perpetrador, costuma apresentar um papel mais distante e passivo na dinâmica familiar e é mais ausente no contato com os serviços de saúde[19]. Geralmente tendem a ser mais agressivos com a equipe de saúde, em contraponto ao perpetrador, que tende a ser mais conciliador[9].

No Quadro 2, a seguir, são resumidas as características mais comuns dos perpetradores de Münchhausen por procuração.

Quadro 2 Características comuns dos perpetradores da síndrome de Münchhausen por procuração

Mulher (geralmente a mãe da vítima)
Histórico de ter sofrido abuso infantil
História da síndrome de Münchhausen
Transtorno de personalidade
Falta de apoio/desligamento de outros pais
Frequentemente bem educado
Raramente deixa a cabeceira da criança/vítima
Desenvolve um relacionamento próximo com a equipe do hospital

Fonte: Abeln e Love, 2018[20].

Deve-se ressaltar que o transtorno factício imposto a outro também pode ter um adulto como vítima, como no caso do filho cuidando de seus pais idosos[20].

Quando o perpetrador é o pai, geralmente há correlação de transtorno factício autoinduzido em sua história e eles costumam ser vistos pela equipe de saúde como demandantes em excesso e superprotetores.

Apesar dos perpetradores não terem o objetivo de matar ou mutilar a criança, suas ações colocam as crianças em risco de morte ou desabilidade a longo prazo[8].

CLASSIFICAÇÕES DIAGNÓSTICAS

O DSM-5 agrupa o transtorno factício imposto a outro no capítulo de "Transtorno de sintomas somáticos e transtornos relacionados", que engloba quadros com sintomas somáticos proeminentes e cujos pacientes costumam aparecer primariamente em um ambiente clínico e não de saúde mental.

Para o diagnóstico, é necessária a indução ou falsificação de sinais ou sintomas, a apresentação da vítima como doente a terceiros e que esse comportamento ocorra mesmo na ausência de ganhos externos óbvios (p. ex., que não ocorra unicamente para o recebimento de benefício financeiro). Esse comportamento também não pode ser explicado por outro quadro mental, como um transtorno psicótico. É importante ressaltar que quem recebe esse diagnóstico é o perpetrador e não a vítima.

Na CID-11, o transtorno factício imposto a outros (6D51) valoriza os mesmos pontos descritos no DSM-5. Assim como no manual americano, ele acrescenta que o indivíduo ocasionalmente induz ou falsifica sintomas em um animal de estimação e não em outra pessoa.

AVALIAÇÃO E MANEJO

Ao avaliar uma criança com uma queixa clínica, alguns sinais devem trazer a suspeita de doença fabricada[12,14,20,21]:

- História clínica inconsistente.
- Múltiplos sintomas que surgem e desaparecem sem um padrão claro.
- Sintomatologia atípica ou pouco consistente com os achados médicos.
- Sintomas observados apenas pelo cuidador ou aparentes apenas em sua presença.
- Limitação para atividades de vida diária além do que o que seria esperado pelo estágio de desenvolvimento da criança e/ou pelo seu quadro clínico.
- Irmão do paciente também apresenta sintomas pouco usuais e/ou histórico de múltiplos procedimentos médicos.
- Resposta excepcionalmente pobre ao tratamento prescrito.
- O cuidador não expressa alívio com a melhora clínica; em vez disso, demonstra grande insatisfação com o tratamento e/ou resiste ao asseguramento de que a criança está me-

lhor e apega-se a pequenas alterações sem maior relevância clínica.

- Histórico de busca frequente e intensa por diferentes serviços hospitalares.
- O cuidador tenta manter um relacionamento próximo com os profissionais de saúde, mas fica em uma posição defensiva e argumentativa quando confrontado.
- O cuidador que não é o perpetrador é distante e tem pouco envolvimento com a criança.
- O cuidador busca publicamente doações e simpatia dos outros.

O diagnóstico de transtorno factício imposto a outro não é fácil de ser realizado e demora, em média, 21,8 meses desde o início dos sintomas para ser feito[8]. Não há um teste padrão-ouro para o diagnóstico, embora alguns procedimentos possam agregar informações importantes. O trabalho de uma equipe multidisciplinar, incluindo médico, enfermagem e serviço social, entre outros, é fundamental nesse processo. Em alguns casos, pode ser necessária uma observação longitudinal mais extensa e uma revisão cuidadosa do prontuário médico da criança para identificar alguns desses fatores mencionados, em especial se ela já passou por diversos serviços médicos diferentes. A elaboração de uma linha do tempo com os sintomas e a busca por assistência à saúde ajuda a traçar um padrão para aquele paciente, identificando inconsistências na história e possíveis exemplos de fabricação de sintomas. Os cuidadores podem tentar obliterar o acesso a prontuários antigos, o que também é indício de um quadro factício[10]. Em alguns casos de suspeita de intoxicação exógena, dosagem séricas de algumas substâncias podem contribuir para o diagnóstico, como de varfarina em coagulopatias, de antidepressivos tricíclicos em casos de depressão respiratória, dentre outros. Se a criança já estiver usando alguma medicação, como anticonvulsivante, deve-se colher o nível sérico também, para identificar se níveis tóxicos estariam causando os sintomas apresentados[13].

Se a criança for verbal, é útil fazer uma anamnese com ela sozinha, embora nem sempre ela possa identificar ou assumir a falsificação dos sintomas por parte de seu cuidador. Outra forma que ajuda a identificar esses casos é realizar uma separação temporária da criança de seus cuidadores para observar a evolução dos sintomas, ação com a qual frequentemente o cuidador não concordará[21]. Uma ferramenta que também já foi usada é o monitoramento de crianças internadas, por câmeras escondidas, para documentar a interação do cuidador com o paciente e a possível fabricação dos sintomas. Na revisão de Sheridan[8], em quase metade dos casos em que houve produção ativa de sintomas, essa produção ocorreu mesmo durante a hospitalização. Em um estudo[22] com 41 casos suspeitos desse transtorno, filmagens tiveram um papel importante em 18 dos 23 casos cujo diagnóstico foi confirmado. No entanto, essa prática pode trazer alguns questionamentos éticos, como o risco de deixar a criança sozinha com o cuidador, sujeita à indução dos sintomas, na suspeita de um quadro factício, além da invasão de privacidade.

Quando houver evidências do diagnóstico, o perpetrador deve ser confrontado e informado dos dados clínicos que suportam essa hipótese. Mesmo com esse processo, apenas uma pequena parcela dos cuidadores assume o ocorrido[8]. Também é fundamental notificar os serviços de proteção à criança, como Conselho Tutelar e Vara da Infância e da Juventude, e realizar a separação de vítima e perpetrador. Pode ser necessário deixar a criança hospitalizada, tanto para o tratamento das lesões infligidas quanto para construir uma rede de suporte, incluindo definir quem será seu cuidador após a alta.

Deve ser solicitada avaliação da saúde mental do perpetrador, para analisar se há ocorrência de outros transtornos comórbidos e tentar compreender as motivações para o quadro factício e possíveis fatores predisponentes e perpetuantes para ele. É importante avaliar se o cuidador consegue assumir a responsabilidade da lesão infligida à criança e se há possibilidade de mudança, o que tem um grande impacto no prognóstico e no planejamento terapêutico, já que uma negação persistente dos atos cometidos e as habilidades de engano pelo cuidador estão entre os principais obstáculos para o tratamento[12,23].

O perpetrador deverá ser encaminhado para acompanhamento psicoterápico e o foco inicial da terapia deve incluir justamente o reconhecimento dos danos que seu comportamento causou à criança. Muitos também precisarão do tratamento de quadros comórbidos, incluindo transtornos de humor, de personalidade e outros quadros somatoformes. É importante desenvolver outras estratégias para o perpetrador lidar com suas necessidades emocionais, com a percepção de que seus comportamentos abusivos prévios não seriam mais uma opção, e habilidades de empatia[24]. Em geral, tanto a avaliação quanto o seguimento psiquiátrico e psicoterápico do cuidador são determinados judicialmente.

A criança também deve ser cuidadosamente avaliada e cuidada. Além do tratamento de possíveis sequelas físicas dos sintomas induzidos e de eventuais quadros clínicos de base previamente existentes que necessitem de reabilitação, a criança precisará de cuidados intensivos quanto a sua saúde mental. Mesmo nos casos em que não houve produção direta de sintomas, consequências psicológicas graves podem ocorrer, tendo em vista o impacto de um abuso sofrido por um cuidador próximo. Absenteísmo escolar decorrente da busca repetida por serviços médicos, prejuízos na socialização e na autoimagem, além de respostas a trauma complexo, são bastante comuns[23]. A maioria das crianças também acredita que estava de fato doente e pode ser bastante difícil mudar essa crença, sendo de grande valia o acompanhamento psicoterápico[24]. Há relato do desenvolvimento de dificuldades emocionais e comportamentais ao longo de toda vida, inclusive com o surgimento posterior de quadros psiquiátricos como transtorno do estresse pós-traumático e quadros somatoformes[23]. É preciso ter bastante cuidado ao abordar o quadro factício com a criança, tanto ao escutá-la quanto ao explicar-lhe o ocorrido e o motivo de separá-la do perpetrador.

A decisão sobre uma reunificação futura da criança com os pais, quando um deles for o abusador, dependerá de vários fatores, como uma avaliação das habilidades parentais e a resposta do perpetrador ao tratamento oferecido[12]. As chances de recorrência são elevadas, com um risco estimado de 17 a 50% de a criança sofrer novos abusos com a reunificação[24], portanto é necessário um seguimento muito próximo da família quando se optar por essa conduta. É importante sempre lembrar de avaliar outras crianças da família, pois com muita frequência elas também são vítimas de um quadro factício ou de outras formas de maus-tratos. No levantamento de Sheridan[8], por exemplo, das 451 vítimas analisadas, 210 tinham irmãos conhecidos. Desses, 25% haviam falecido e mais de 60% haviam apresentado sintomas semelhantes aos da vítima ou, no mínimo, de origem suspeita.

PROGNÓSTICO

Algumas características do perpetrador, como um antecedente pessoal de abuso na infância, comorbidades com transtornos graves de personalidade, negação persistente do comportamento abusivo e recusa em pedir ajuda, parecem estar associados a uma pior resposta ao tratamento, embora não haja estudos formais de prognóstico[24]. Como apontado, o risco de recidiva é alto e com muita frequência a reunificação familiar não é possível.

Quando as vítimas chegam à vida adulta, sem uma intervenção adequada, aumenta a chance de se tornarem perpetradores de transtorno factício por procuração[19].

As vítimas do transtorno factício imposto a outro têm um risco elevado de mortalidade em geral (6 a 10%), risco esse que é ainda maior quando os métodos envolvidos para fabricação de sintomas são envenenamento ou sufocamento, podendo chegar a 33% nesses casos[13]. Os riscos de morbidade são ainda mais elevados, incluindo tanto sequelas físicas quanto psicológicas dos maus-tratos sofridos.

CONSIDERAÇÕES FINAIS

O diagnóstico de transtorno factício imposto a outro é um diagnóstico de exceção, mas não deve ser um diagnóstico de exclusão. Apesar da baixa incidência, com dados de literatura apontando para 5 a cada 100.000 crianças, há a possibilidade concreta de subnotificações.

Em razão da alta taxa de morbidade e mortalidade, seu diagnóstico é imprescindível e quanto maior o tempo para sua identificação, maior o tempo infligido de sofrimento à criança, com exposição a exames e procedimentos diagnósticos necessários. O tempo médio para a identificação do transtorno, como já visto, varia em torno de 21 meses e implica a percepção de alguns sinais de alarme, conforme visto no Quadro 1.

O quadro clínico pouco variou ao longo dos manuais de diagnóstico de saúde mental e da CID, mas foram abordados os critérios do DSM-5 e da CID-11.

A busca do diagnóstico precoce visa ao tratamento da criança e do perpetrador, de maneira a evitar a recidiva do transtorno e a melhora do desfecho na vida adulta.

Vinheta clínica

M.S., 14 anos, morava somente com a mãe, filha única.

A paciente iniciou tratamento no serviço em 2017, encaminhada pelo ginecologista, onde estava em seguimento em decorrência de um tumor de ovário, quando foi identificado relato de que ouvia vozes falando da morte materna, além da presença de medos e sintomas obsessivo-compulsivos. Já havia sido caracterizado o abandono escolar desde 2016. Durante o acompanhamento ambulatorial, evidenciaram-se sintomas obsessivos incapacitantes. Iniciou-se terapia cognitivo-comportamental individual em fevereiro de 2018, associada a ajuste medicamentoso constante. Observou-se melhora gradual dos sintomas obsessivos, apesar da manutenção da disfuncionalidade em atividades corriqueiras. Não conseguia reinserção no ambiente escolar, apresentando muita dificuldade de socialização concomitante. Evidenciada relação simbiótica com a mãe, fez-se encaminhamento para terapia familiar semanal em 2018.

Observaram-se situações de intensa intrusão e superproteção materna, prejudicando o desenvolvimento psicológico da paciente, impedindo-a de tomar suas próprias decisões.

Se a mãe dizia que estava frio, a paciente automaticamente colocava blusa de frio, a despeito da temperatura ambiente. A mãe sempre se mostrou pouco aderente às orientações dos profissionais, reforçando a dependência e a infantilização da paciente. M.S. apresentou remissão do quadro obsessivo, porém passou a apresentar sintomas dissociativos, reforçados pela mãe, sendo até questionada sobre a possibilidade de psicose compartilhada. Entretanto, a mãe apresentava evidências de disfuncionalidade nas atividades usuais, a despeito da simbiose intensa. Os fatores sociais descritos atuam tanto como fatores precipitantes como mantenedores para o quadro psicopatológico da paciente. Em sua última consulta no serviço, a paciente referia alucinações auditivas e visuais, vendo um monstro em um azulejo da cozinha, sintoma este que a mãe justificava e significava, dando explicações para tais "aparições". Quando a paciente era questionada sobre SUAS vivências e impressões, a mãe se interpunha e falava pela paciente. Quando a mãe era retirada da sala, para entrevistar a paciente isoladamente, esta mantinha postura de negativismo passivo, respondendo às perguntas com "não sei", sem dar os mesmos dados que havia acabado de descrever, na presença da mãe.

A genitora informou, via e-mail do serviço, de que não daria continuidade aos tratamentos no serviço, fossem psiquiátricos e/ou psicoterápicos, pois tinha encontrado uma causa espiritual para o surgimento dos sintomas da filha. A Vara da Infância e o Conselho Tutelar foram acionados, pela hipótese diagnóstica de transtorno factício ocasionado por outro, para que a paciente continuasse sendo assistida, psiquiátrica e psicologicamente, apesar da contrariedade materna.

REFERÊNCIAS BIBLIOGRÁFICAS

1. American Psychiatry Association (APA). Diagnostic and statistical manual of mental disorders. 5th ed. Washington: APA; 2013.
2. **Amlani A, Grewal GS, Feldman MD. Malingering by proxy: a literature review and current perspectives. J Forensic Sci. 2016;1(S1): 171-6.**
   ⇨ Revisão de 16 casos de fabricação de sintomas, incluindo alguns casos de fabricação de sintomas em animais.
3. Bass C, Halligan P. Factitious disorders and malingering in relation to functional neurologic disorders. Handb Clin Neurol. 2016;139:509-20.
4. Tatu L, Aybek S, Bogousslavsky J. Munchausen syndrome and the wide spectrum of factitious disorders. Front Neurol Neurosci. 2018;42:81-6.
5. Velsor S, Rogers R. Differentiating factitious psychological presentations from malingering: Implications for forensic practice. Behav Sci Law. 2019;37(1):1-15.
6. Burton MC, Warren MB, Lapid MI, Bostwick JM. Munchausen syndrome by adult proxy: a review of the literature. J Hosp Med. 2015;10(1):32-5.
7. McClure RJ, Davis PM, Meadow SR, Sibert JR. Epidemiology of Munchausen syndrome by proxy, non-accidental poisoning, and non-accidental suffocation. Arch Dis Child. 1996;75(1):57-61.
8. Sheridan MS. The deceit continues: an updated literature review of Munchausen syndrome by proxy. Child Abuse Negl. 2003;27(4):431-51.
9. Morrell B, Tilley DS. The role of nonperpetrating fathers in Munchausen syndrome by proxy: a review of the literature. J Pediatr Nurs. 2012;27(4):328-35.
10. Bursch B, Emerson ND, Sanders MJ. Evaluation and management of factitious disorder imposed on another. J Clin Psychol Med Settings. 2019.
11. Truman TL, Ayoub CC. Considering suffocatory abuse and Munchausen by proxy in the evaluation of children experiencing apparent life-threatening events and sudden infant death syndrome. Child Maltreat. 2002;7(2):138-48.
12. **Bass C, Glaser D. Early recognition and management of fabricated or induced illness in children. Lancet. 2014 Apr 19;383(9926):1412-21.**
    ⇨ Revisão bastante abrangente sobre o tema.
13. Galvin HK, Newton AW, Vandeven AM. Update on Munchausen syndrome by proxy. Curr Opin Pediatr. 2005;17(2):252-7.
14. Ban S, Shaw D. Fabricated or induced illness in a child. Br J Nurs. 2019 Nov 14;28(20):1288-90.
15. Rosenberg DA. Web of deceit: a literature review of Munchausen syndrome by proxy. Child Abuse Negl. 1987;11(4):547-63.
16. Flaherty EG, MacMillan HL, Committee on Child Abuse and Neglect. Caregiver-fabricated illness in a child: a manifestation of child maltreatment. Pediatrics. 2013;132(3):590-7.
17. **Yates G, Bass C. The perpetrators of medical child abuse (Munchausen syndrome by proxy) – a systematic review of 796 cases. Child Abuse Negl. 2017;72:45-53.**
    ⇨ Maior revisão sistemática relacionada a casos de transtorno factício por procuração, com 796 casos, analisando o perfil do abuso e dos abusadores.
18. Beard KV. Protect the children: be on the lookout for Munchausen by proxy. RN. 2007;70(12):33-6.
19. Anderson APA, Feldman MD, Bryce J. Munchausen by proxy: a qualitative investigation into online perceptions of medical child abuse. J Forensic Sci. 2018;63(3):771-5.
20. **Abeln B, Love R. An overview of Munchausen syndrome and Munchausen syndrome by proxy. Nurs Clin North Am. 2018;53(3):375-84.**
    ⇨ Revisão atual e abrangente sobre o tema.
21. Petska HW, Gordon JB, Jablonski D, Sheets LK. The intersection of medical child abuse and medical complexity. Pediatr Clin North Am. 2017;64(1):253-264.
22. Hall DE, Eubanks L, Meyyazhagan LS, Kenney RD, Johnson SC. Evaluation of covert video surveillance in the diagnosis of Munchausen syndrome by proxy: lessons from 41 cases. Pediatrics. 2000;105(6):1305-12.
23. Shaw RJ, Dayal S, Hartman JK, DeMaso DR. Factitious disorder by proxy: pediatric condition falsification. Harv Rev Psychiatry. 2008;16(4):215-24.
24. **Sanders MJ, Bursch B. Psychological treatment of factitious disorder imposed on another/Munchausen by proxy abuse. J Clin Psychol Med Settings. 2020;27(1):139-49.**
    ⇨ Traz um modelo de intervenção psicoterápica para membros de uma família afetados por quadro de transtorno factício imposto a outro, incluindo o abusador.

17
Transtornos alimentares na infância e na adolescência

Vivaldo Ferreira dos Santos Junior
Bruna Basso Boaretto
Wagner de Sousa Gurgel
Vanessa Dentzien Pinzon

Sumário

Introdução
Anorexia nervosa
   Definição
   Epidemiologia
   Etiopatogenia e fatores de risco
   Critérios diagnósticos
   Apresentação clínica
   Princípios do tratamento
Bulimia nervosa
   Definição
   Epidemiologia
   Etiopatogenia e fatores de risco
   Critérios diagnósticos
   Apresentação clínica
   Princípios do tratamento
Transtorno de compulsão alimentar
Transtorno alimentar restritivo/evitativo
Pica
Transtorno de ruminação
Considerações finais
Vinheta clínica
Para aprofundamento
Referências bibliográficas

Pontos-chave

- Além de anorexia nervosa e bulimia nervosa, hoje o transtorno de compulsão alimentar e o transtorno alimentar restritivo evitativo também estão bem caracterizados na infância e na adolescência.
- Os transtornos alimentares costumam afetar mulheres jovens (risco maior entre 13 e 17 anos) e ter curso crônico, variável e com alto grau de morbidade e mortalidade.
- Nenhuma causa isolada de transtornos alimentares pode ser apontada, entretanto estudos genéticos ratificam a agregação familiar e o caráter hereditário da anorexia nervosa, da bulimia nervosa e do transtorno da compulsão alimentar.
- Pacientes com transtornos alimentares devem sempre ser amplamente investigados e monitorados quanto a ocorrências de complicações clínicas.

INTRODUÇÃO

A classificação dos transtornos alimentares (TA) teve considerável evolução nos últimos dez anos, incluindo a caracterização do transtorno de compulsão alimentar (TCA) e do transtorno alimentar restritivo evitativo (TARE), além de anorexia nervosa (AN) e bulimia nervosa (BN)[1,2]. A pica e o transtorno de ruminação (TR) também integram esse grupo.

Os critérios diagnósticos para AN, BN, TCA, TARE e TR resultam em um esquema de classificação que é mutuamente excludente, de maneira que, apenas um desses diagnósticos pode ser atribuído em um mesmo episódio. Exceção ao quadro de pica que pode ser diagnosticada em comorbidade com um dos demais diagnósticos[1].

ANOREXIA NERVOSA

Definição

A AN é caracterizada por medo e recusa persistente em manter o peso dentro de uma faixa adequada para idade, gênero e estatura, causando alteração importante do padrão alimentar com restrição de variedade e quantidade de alimentos, atividades físicas excessivas, vômitos e uso de medicações. O indivíduo apresenta perturbação ou distorção na percepção e vivência do próprio corpo, afetando negativamente a forma como se autoavalia, bem como dificultando a crítica de seu estado grave de saúde[1].

Epidemiologia

A incidência da AN tem aumentado, atingindo de forma cada vez mais precoce meninos e meninas, indicando maior risco de afetar o estirão de crescimento pré-puberal e a maturação cerebral[3,4]. A prevalência de AN ao longo da vida é de 0,5 a 2%, com um pico de incidência dos 13 aos 18 anos de idade. Observa-se que 75% dos pacientes que apresentam sintomas clássicos de AN ainda são adolescentes púberes[5].

A AN historicamente é associada a meninas, adolescentes, caucasianas e de classes socioeconômicas mais favorecidas. A relação meninos-meninas é de 1:6 nos pacientes jovens[6]. Contudo, pesquisas demonstram aumento da prevalência de AN no sexo masculino, entre minorias étnicas[7,8], no final da infância[9], nas classes sociais C e D e em países orientais ou em desenvolvimento[10-12].

Etiopatogenia e fatores de risco

A AN é fruto de uma complexa interação entre fatores biológicos, psicológicos e socioculturais. Dentre os fatores biológicos genéticos, evidências sugerem que mulheres, familiares de indivíduos com AN, são 11 vezes mais propensas a desenvolverem a doença. Outras doenças como a BN, depressão maior e transtorno obsessivo-compulsivo apresentam fatores genéticos em comum com a AN. O estudo do genoma (PGC) evidenciou correlações psiquiátricas e metabólicas na etiologia da NA[13].

Os fatores psicológicos predisponentes tais como rigidez, perfeccionismo, acentuada autocrítica, baixa reatividade à recompensa, baixa autoestima e intensa ansiedade interpessoal também são frequentes em crianças e adolescentes com AN.

Os fatores socioculturais constituem aspectos importantes tanto na precipitação da doença como em sua manutenção. Os padrões de beleza, saúde e realização são, atualmente, vinculados à magreza excessiva presentes em diferentes tipos de mídias e famílias, levando à insatisfação corporal, à busca incessante pelo "ideal magro" por meio de práticas que são prejudiciais à saúde[14,15]. As dietas são um dos principais gatilhos para o desenvolvimento dos TA. A Academia Americana de Pediatria (AAP) preconiza que a prevenção de obesidade e de TA deve ser conjunta, uma vez que a prática de dietas e a busca pelo emagrecimento como sinônimos de saúde colocam os indivíduos em risco para ganho de peso progressivo, obesidade, aumento da insatisfação corporal e TA[16].

Critérios diagnósticos

Os critérios diagnósticos estão detalhados no Quadro 1, a seguir.

Apresentação clínica

Na AN, existem preocupações excessivas com o peso, a forma corporal e a alimentação que causam alterações de comportamentos com o objetivo de perder ou controlar o peso. Em indivíduos muito jovens, a modificação dos comportamentos pode aparecer antes dos pensamentos distorcidos. O baixo peso, a estagnação ou uma perda importante de peso consistem em

Quadro 1 Critérios diagnósticos e codificação da anorexia nervosa (DSM-5 e CID-11)

DSM-5

A. Restrição da ingesta calórica em relação às necessidades, levando a um peso corporal significativamente baixo no contexto de idade, gênero, trajetória do desenvolvimento e saúde física. *Peso significativamente baixo* é definido como um peso inferior ao peso mínimo normal ou, no caso de crianças e adolescentes, menor do que o minimamente esperado.

B. Medo intenso de ganhar peso ou de engordar, ou comportamento persistente que interfere no ganho de peso, mesmo estando com peso significativamente baixo.

C. Perturbação no modo como o próprio peso ou a forma corporal são vivenciados, influência indevida do peso ou da forma corporal na autoavaliação ou ausência persistente de reconhecimento da gravidade do baixo peso corporal atual.

Determinar o subtipo:

- Tipo restritiva: durante os últimos três meses, o indivíduo não se envolveu em episódios recorrentes de compulsão alimentar ou comportamento purgativo (i.e., vômitos autoinduzidos ou uso indevido de laxantes, diuréticos ou enemas). Esse subtipo descreve apresentações nas quais a perda de peso seja conseguida essencialmente por meio de dieta, jejum e/ou exercício excessivo.
- Tipo compulsão alimentar purgativa: nos últimos três meses, o indivíduo se envolveu em episódios recorrentes de compulsão alimentar purgativa (i. e., vômitos autoinduzidos ou uso indevido de laxantes, diuréticos ou enemas).

Especificar se:

- Em remissão parcial: depois de terem sido preenchidos previamente todos os critérios para anorexia nervosa, o critério A (baixo peso corporal) não foi mais satisfeito por um período sustentado, porém o Critério B (medo intenso de ganhar peso ou de engordar ou comportamento que interfere no ganho de peso) ou o Critério C (perturbações na autopercepção do peso e da forma) ainda está presente.
- Em remissão completa: depois de terem sido satisfeitos previamente todos os critérios para anorexia nervosa, nenhum dos critérios foi mais satisfeito por um período sustentado.

Especificar a gravidade atual:

- Em adultos, baseado no IMC conforme segue: leve (IMC 17-18,4 kg/m²); moderada (IMC 16-16,99 kg/m²); grave: IMC (15-15,99 kg/m²); extrema (IMC < 15 kg/m²).
- Em crianças e adolescentes, baseado no percentil do IMC/idade correspondentes.

(continua)

Quadro 1 Critérios diagnósticos e codificação da anorexia nervosa (DSM-5 e CID-11) (*continuação*)

CID-11
A anorexia nervosa é caracterizada por um peso corporal significativamente baixo para a altura, idade e estágio de desenvolvimento do indivíduo (IMC menor que 18,5 kg/m² em adultos e IMC/idade abaixo do percentil 5 em crianças e adolescentes). Não ocorre em decorrência de outra condição de saúde ou de indisponibilidade de alimentos. O baixo peso corporal é acompanhado por um padrão persistente de comportamentos para impedir a restauração do peso normal, que pode incluir comportamentos destinados a reduzir a ingestão de energia (restrição de alimentação), comportamentos de purga (p. ex., vômito autoinduzido, uso indevido de laxantes) e comportamentos direcionados no aumento do gasto energético (p. ex., exercício excessivo), geralmente associado ao medo de ganho de peso. O baixo peso ou forma corporal é central para a autoavaliação da pessoa ou é imprecisamente percebida como normal ou até excessiva. Especificar quanto aos subtipos (restritiva ou compulsão-purgação) e quanto à gravidade, conforme segue: • Em adultos, peso corporal significativamente baixo (IMC 14-18,4 kg/m²); peso corporal perigosamente baixo (IMC < 13,99 kg/m²). • Em crianças e adolescentes, peso corporal significativamente baixo (percentil IMC/idade entre 0,3-5); peso corporal perigosamente baixo (percentil IMC/idade < 0,3).
Codificação: CID-10 (F50.0), CID-11 (6B80).

Fonte: adaptado de APA[1] e WHO[2].

um dos critérios diagnósticos da AN na infância e adolescência. Para determiná-la é imprescindível utilizar os percentis ou z-escores de índice de massa corporal (IMC) pela idade (OMS)[17].

O padrão alimentar encontra-se inadequado, irregular ou caótico. As alterações podem ser tanto nas quantidades e nas qualidades dos alimentos, quanto na regularidade da alimentação. A restrição alimentar caracteriza a AN e suas formas mais graves, rígidas e drásticas são ainda mais frequentes nos pacientes mais jovens. Paralelamente, esses indivíduos podem manter o consumo de alimentos preferidos, como doces ou bolos. A ingestão desses alimentos proibidos costuma ser feita em quantidades reduzidas e é acompanhada de muita culpa ou comportamentos compensatórios. O consumo aumentado de alimentos ricos em proteínas é frequentemente observado em meninos com o objetivo de aumentar massa muscular e diminuir gordura. A restrição hídrica também é comum em crianças, acarretando estados graves de desidratação. Menos frequentemente, podem ocorrer recusa em engolir saliva. Se cuidadosamente investigadas, tais condutas demonstram tentativa de controle de peso.

Crianças e adolescentes podem ter ideias peculiares com relação a alimentos. Alimentos como balas e brigadeiros, podem estar associados a baixo valor calórico por serem pequenos. Alimentos maiores podem ser considerados perigosos por terem mais energia (um bife grande). A relação entre o tamanho do prato e o alimento também pode ficar associada a valor calórico: quanto maior o lugar ocupado pelo alimento no prato, maior a sua chance de engordar. Não é raro comerem pequenas porções de alimento em pratos diferentes ou "beliscar" durante as refeições.

Os comportamentos compensatórios são empregados com o objetivo de perder ou evitar ganho de peso. Em pacientes jovens, além da restrição da ingestão alimentar, são comuns a prática de exercícios físicos excessivos e os vômitos autoinduzidos. O excesso de exercícios físicos pode ocorrer tanto por aumento do tempo em atividades físicas formais (esportes, dança), quanto pelo incremento de atividades cotidianas, como arrumar o quarto ou auxiliar nos cuidados com a casa. Os exercícios também podem ser feitos em segredo, à noite (abdominais). Os vômitos e o uso de laxantes são mais usados por adolescentes mais velhos (a partir dos 15-16 anos), em função de maior facilidade de acesso e da vigilância reduzida dos pais[18].

Nos casos de AN do tipo purgativa, pode haver episódios compulsivos que sucedem períodos prolongados de jejum ou restrição alimentar importante. Durante a compulsão, o paciente tende a abusar de alimentos tidos como proibidos, como doces, refrigerantes, pães e frituras. Podem ocorrer à noite, na escola e geralmente são acompanhados de muita culpa, desespero e vergonha. O uso de comportamentos compensatórios, numa tentativa de se livrar dessas emoções e do aumento de peso torna-se praticamente inevitável.

A distorção da imagem corporal constitui uma característica dos TA cuja forma de apresentação varia muito de acordo com o nível de desenvolvimento cognitivo e emocional do paciente. As crianças frequentemente apontam as queixas somáticas como as razões principais para alteração de seu padrão alimentar: náuseas, perda de apetite, dificuldade para engolir. Nos pacientes mais velhos, já são observadas queixas similares àquelas dos adultos, fazendo referência ao tamanho de partes do corpo ou ao corpo como um todo. As meninas tendem a valorizar muito o peso (magreza). Os meninos se preocupam mais com aumento muscular[19].

A investigação diagnóstica deve procurar por ideias ou vontades de perder peso não colocadas em prática pela menor autonomia dos pacientes. Estudos demonstram altas taxas de comorbidades psiquiátricas na AN também em jovens. A depressão unipolar, assim como transtorno obsessivo-compulsivo, fobia social e transtorno de ansiedade generalizada são os mais prevalentes na AN[20].

Princípios do tratamento

O tratamento padrão da AN na infância e na adolescência é multidisciplinar, realizado por profissionais especializados com atenção ao paciente e sua família. A abordagem familiar é um elemento essencial para o sucesso do tratamento da AN[21].

BULIMIA NERVOSA

Definição

A BN é caracterizada por episódios recorrentes de ingestão de grandes quantidades de alimentos (compulsão alimentar) com a sensação de perda de controle em pouco tempo, seguidos de comportamentos compensatórios inadequados. Há também a supervalorização do peso e da forma corporal[6].

Epidemiologia

Em populações de menores de 18 anos, a prevalência de BN é de 0,1 a 2%[22,23]. Em estudo com amostra de 10.123 jovens americanos de 13 a 18 anos, 41,3% relataram comportamentos purgativos, enquanto o restante informou usar outros comportamentos compensatórios como exercícios físicos excessivos e jejum prolongado[24]. Todavia, os estudos apontam que a maior prevalência de BN se mantém em indivíduos a partir dos 18 anos de idade. A BN também tende a ocorrer predominantemente em mulheres, caucasianas e de níveis socioeconômicos mais altos. Todavia, essa patologia não está restrita a esses grupos[25].

Dados de estudos dos EUA, indicam que a maior taxa de comorbidade (88%) dentre todos os pacientes com algum tipo de TA, ocorre entre os adolescentes com BN. Os transtornos de humor (49,9%) e os transtornos ansiosos (66,2%) foram os mais frequentes nessa amostra[24]. Os dados relativos a suicidalidade indicam que mais da metade (53%) dessa população de adolescentes com BN apresentava ideação suicida, mais de 25% tinha planificação e mais de um terço já havia tentado suicídio anteriormente (17,1% com várias tentativas anteriores)[26]. Estudos avaliando desfechos a longo prazo de pacientes com BN indicam que é uma doença persistente e com vários episódios de remissão e recaídas[20].

Etiopatogenia e fatores de risco

A BN também é causada pela interação de diferentes fatores biológicos, psicológicos e socioculturais. Os fatores genéticos da BN são menos conhecidos do que os da AN. Indivíduos com familiares diagnosticados com BN apresentam um risco aumentado de TA e, em particular, de BN. A herdabilidade da BN é estimada em aproximadamente 0,60. AN e BN estão fortemente correlacionados geneticamente (0,46 a 0,79), assim como comportamentos bulímicos e uso indevido de álcool (0,33 a 0,61)[13].

Traços de personalidade, como impulsividade, alta reatividade a recompensa, baixa autoestima, perfeccionismo, autocrítica excessiva e intensa gratificação social são fatores de risco psicológico para BN. Fatores socioculturais com supervalorização da magreza são importantes na etiologia da BN. A exposição às mídias das mais variadas formas e a ambientes familiares que reforçam tal aspecto tendem a aumentar a insatisfação corporal e a utilização de métodos inadequados que viabilizariam o ideal do corpo magro[17].

Critérios diagnósticos

Os critérios diagnósticos estão detalhados no Quadro 2, a seguir.

Quadro 2 Critérios diagnósticos e codificação da bulimia nervosa (DSM-5 e CID-11)

DSM-5

A. Episódios recorrentes de compulsão alimentar. Um episódio de compulsão alimentar é caracterizado pelos seguintes aspectos:
- Ingestão, em um período determinado (p. ex., a cada duas horas), de uma quantidade de alimento definitivamente maior do que a maioria dos indivíduos consumiria no mesmo período sob circunstâncias semelhantes.
- Sensação de falta de controle sobre a ingestão durante o episódio (p. ex., sentimento de não conseguir parar de comer ou controlar o que e o quanto se está ingerindo).

B. Comportamentos compensatórios inapropriados recorrentes a fim de impedir o ganho de peso, como vômitos autoinduzidos, uso indevido de laxantes, diuréticos ou outros medicamentos, jejum ou exercício em excesso.

C. A compulsão alimentar e os comportamentos compensatórios inapropriados ocorrem, em média, no mínimo uma vez por semana durante três meses.

D. A autoavaliação é indevidamente influenciada pela forma e peso corporais.

E. A perturbação não ocorre exclusivamente durante episódios de anorexia nervosa.

Especificar se:
- Em remissão parcial: depois de todos os critérios para bulimia nervosa terem sido previamente preenchidos, alguns, mas não todos os critérios, foram preenchidos por um período sustentado.
- Em remissão completa: depois de todos os critérios para bulimia nervosa terem sido previamente preenchidos, nenhum dos critérios foi preenchido por um período sustentado.

Especificar a gravidade atual: baseia-se na frequência dos comportamentos compensatórios inapropriados, conforme segue: leve (média de 1 a 3 episódios/semana); moderada (média de 4 a 7 episódios/semana); grave (média de 8 a 13 episódios/semana); extrema (média > 14 episódios/semana).

CID-11

A bulimia nervosa é caracterizada por episódios recorrentes de compulsão alimentar (p. ex., uma vez por semana ou mais, durante um período de pelo menos um mês). Um episódio de compulsão alimentar é um período determinado durante o qual o indivíduo experimenta uma perda subjetiva de controle sobre a alimentação, notadamente diferente do habitual, e se sente incapaz de parar de comer ou limitar o tipo ou a quantidade de alimentos ingeridos. A compulsão alimentar é acompanhada por comportamentos compensatórios inadequados repetidos, com o objetivo de prevenir o ganho de peso (p. ex., vômito autoinduzido, uso indevido de laxantes ou enemas, exercícios extenuantes). O indivíduo está preocupado com forma ou peso corporais, o que influencia fortemente a autoavaliação. O indivíduo não está significativamente abaixo do peso e, portanto, não atende aos requisitos de diagnóstico da anorexia nervosa.

Codificação: CID-10 (F50.2), CID-11 (6B81).

Fonte: adaptado de APA[1] e WHO[2].

Apresentação clínica

Na BN existem episódios recorrentes de compulsão alimentar que são caracterizados pela ingestão de quantidades excessivas de comida num período curto, acompanhados da sensação de perda de controle. Em geral, os alimentos consumidos são ricos em doces, carboidratos e gorduras. Caracteristicamente, eles ocorrem em segredo ou fora de casa, como na escola. Os pacientes tendem a acumular alimentos para os momentos de compulsão e tentam esconder evidências desse consumo. Os episódios compulsivos são seguidos de comportamentos compensatórios.

Os comportamentos compensatórios restritivos abrangem dietas restritivas ou períodos prolongados de jejum e/ou incremento das atividades físicas excessivas. Os métodos compensatórios purgativos incluem vômitos, uso de laxantes ou de outras medicações. Observa-se um aumento dos sintomas compulsivos e purgativos em adolescentes a partir dos 15 ou 16 anos com rotinas bem mais independentes[19].

Na BN, a distorção da imagem corporal aparece de forma similar aos quadros clínicos de adultos com referência a partes do corpo ou o corpo como um todo aumentados. Também na BN é importante investigar a intencionalidade de praticar mais dietas, compulsões e compensações que acabem inibidas pela vigilância parental[18].

Princípios do tratamento

Assim como no tratamento da AN na infância e na adolescência, o tratamento da BN é multidisciplinar. Abordagens em terapia cognitivo comportamental (TCC) e terapia familiar baseada na FBT (*Family Based Therapy*) são consideradas os tratamentos de primeira linha para BN entre crianças e adolescentes[27].

TRANSTORNO DE COMPULSÃO ALIMENTAR

O TCA é caracterizado por episódios recorrentes de compulsão alimentar, associadas a angústia com relação à alimentação, comer escondido por culpa ou comer mesmo na ausência de fome. Esses episódios não são seguidos de forma regular por comportamentos compensatórios inadequados como na BN[1].

O TCA é prevalente em crianças e adolescentes, principalmente na adolescência. A maioria dos estudos revela taxas de prevalência entre 1 e 3%, com cerca de duas vezes mais meninas do que meninos afetados[28].

O TCA apresenta maior agregação familiar e herdabilidade. As estimativas de herdabilidade baseadas em estudos recentes com gêmeos se situam entre 0,39 e 0,45. Existem correlações genéticas significativas entre os sintomas da compulsão alimentar e da bulimia, bem como entre a compulsão alimentar e a dependência de álcool. A obesidade e o TCA também estão moderadamente correlacionados geneticamente (0,34)[13].

Crianças que comem na ausência de fome, com sentimento de culpa ou tentam esconder seus excessos alimentares, estão em maior risco de desenvolver o TCA e obesidade na vida adulta[29]. No diagnóstico da compulsão alimentar em crianças, a perda de controle sobre a alimentação pode ser mais importante do que uma quantidade objetivamente grande de alimentos. Entretanto, até o momento, as classificações diagnósticas utilizam os mesmos critérios em todas as faixas etárias, conforme detalhados no Quadro 3, a seguir[1,2].

Quadro 3 Critérios diagnósticos e codificação do transtorno de compulsão alimentar (DSM-5 e CID-11)

DSM-5

A. Episódios recorrentes de compulsão alimentar. Um episódio de compulsão alimentar é caracterizado pelos seguintes aspectos:
  1. Ingestão, em um período determinado (p. ex., dentro de cada período de duas horas), de uma quantidade de alimento definitivamente maior do que a maioria das pessoas consumiria no mesmo período sob circunstâncias semelhantes.
  2. Sensação de falta de controle sobre a ingestão durante o episódio (p. ex., sentimento de não conseguir parar de comer ou controlar o que e quanto se está ingerindo).

B. Os episódios de compulsão alimentar estão associados a três (ou mais) dos seguintes aspectos:
  1. Comer mais rapidamente do que o normal.
  2. Comer até se sentir desconfortavelmente cheio.
  3. Comer grandes quantidades de alimento na ausência da sensação física de fome.
  4. Comer sozinho por vergonha do quanto se está comendo.
  5. Sentir-se desgostoso de si mesmo, deprimido ou muito culpado em seguida.

C. Sofrimento marcante em virtude da compulsão alimentar.

D. Os episódios de compulsão alimentar ocorrem, em média, ao menos uma vez por semana durante três meses.

E. A compulsão alimentar não está associada ao uso recorrente de comportamento compensatório inapropriado como na bulimia nervosa e não ocorre exclusivamente durante o curso de bulimia nervosa ou anorexia nervosa.

Especificar se:

- Em remissão parcial: depois de terem sido previamente satisfeitos os critérios plenos do transtorno de compulsão alimentar, a hiperfagia ocorre a uma frequência média inferior a um episódio por semana por um período sustentado.
- Em remissão completa: depois de terem sido previamente satisfeitos os critérios plenos do transtorno de compulsão alimentar, nenhum dos critérios é mais satisfeito por um período sustentado.

Especificar a gravidade atual: baseia-se na frequência dos episódios de compulsão alimentar, conforme segue: leve (média de 1 a 3 episódios/semana); moderada (média de 4 a 7 episódios/semana); grave (média de 8 a 13 episódios/semana); extrema (média > 14 episódios/semana).

(continua)

Quadro 3 Critérios diagnósticos e codificação do transtorno de compulsão alimentar (DSM-5 e CID-11) (*continuação*)

CID-11
O transtorno de compulsão alimentar é caracterizado por episódios recorrentes de compulsão alimentar (p. ex., uma vez por semana ou mais, durante vários meses). Um episódio de compulsão alimentar é um período determinado durante o qual o indivíduo experimenta uma perda subjetiva de controle sobre a alimentação, notadamente diferente do habitual, e se sente incapaz de parar de comer ou limitar o tipo ou a quantidade de alimentos ingeridos. A compulsão alimentar é experimentada como muito angustiante e, geralmente, é acompanhada de emoções negativas, como culpa ou repulsa. No entanto, diferentemente da bulimia nervosa, os episódios de compulsão alimentar não são seguidos regularmente por comportamentos compensatórios inadequados, com o objetivo de impedir o ganho de peso (p. ex., vômito autoinduzido, uso indevido de laxantes ou enemas e exercícios extenuantes).
Codificação: Não existe código específico CID-10, sendo utilizado o (F50.8) que designa outro transtorno alimentar especificado. CID-11, código (6B82).

Fonte: adaptado de APA[1] e WHO[2].

O tratamento do TCA em crianças e adolescentes ainda não foi adequadamente estudado. Os tratamentos para TCA em adultos com evidências consistentes incluem TCC, terapia interpessoal (TIP), terapia comportamental dialética (DBT) e a utilização da lisdexanfetamina[30,31].

TRANSTORNO ALIMENTAR RESTRITIVO/EVITATIVO

O TARE é caracterizado pela dificuldade e evitação do indivíduo em aceitar determinados tipos de alimentos. Essa dificuldade está relacionada às propriedades sensoriais dos alimentos (textura, aparência e gosto), ao medo de consequências aversivas (engasgar, vomitar) e ao desinteresse pela comida; e deve causar prejuízos significativos, como perda de peso ou falha no ganho ponderal, deficiências nutricionais, dependência de suplementos (bebidas energéticas ou sondas para alimentação) ou problemas psicossociais. Os sintomas não estão associados a distúrbios da imagem corporal[1].

A incidência e a prevalência do TARE na população geral ainda são desconhecidas. Estudo sueco em crianças de 8 a 13 anos encontrou prevalência de 3,2% de TARE[32]. Pesquisa nos Estados Unidos avaliou uma série de casos e estudos clínicos em programas de tratamento de TA e encontrou taxas de 7,2 a 17,4% de pacientes com TARE[33].

O TARE parece ser mais comum no sexo masculino e com início na primeira infância, embora possa ser diagnosticado em qualquer idade, além de ter longo tempo de duração de doença até iniciar tratamento. Literaturas também sugerem sua associação maior com transtornos ansiosos do que com transtornos de humor[34,35].

A etiologia do TARE ainda não é conhecida, mas provavelmente tanto fatores biológicos quanto ambientais contribuam para sua patogênese. Fatores culturais, além da disponibilidade de frutas ou verduras, a exposição a modelos de comer alimentos poucos variados e acomodação familiar podem interferir em possíveis dificuldades alimentares, aumentando a possibilidade de TARE nos indivíduos[36]. Os critérios diagnósticos estão detalhados no Quadro 4.

Na clínica, encontramos três tipos de apresentações heterogêneas: tipo sensorial, tipo medo de consequência aversiva e o tipo de falta de interesse pela comida.

A sensorialidade alterada é encontrada em indivíduos que experimentam as sensações sobre as propriedades da comida

Quadro 4 Critérios diagnósticos e codificação do transtorno alimentar restritivo/evitativo (DSM-5 e CID-11)

DSM-5
A. Uma perturbação alimentar (p. ex., falta aparente de interesse na alimentação ou em alimentos; esquiva baseada nas características sensoriais do alimento; preocupação acerca de consequências aversivas alimentares manifestada por fracasso persistente em satisfazer as necessidades nutricionais e/ou energéticas apropriadas associada a um (ou mais) dos seguintes aspectos: 1. Perda de peso significativa (ou insucesso em obter o ganho de peso esperado ou atraso de crescimento em crianças). 2. Deficiência nutricional significativa. 3. Dependência de alimentação enteral ou suplementos nutricionais orais. 4. Interferência marcante no funcionamento psicossocial. **B.** A perturbação não é mais bem explicada por indisponibilidade de alimento ou por uma prática culturalmente aceita. **C.** A perturbação alimentar não ocorre exclusivamente durante o curso de anorexia nervosa ou bulimia nervosa, e não há evidência de perturbação na maneira como o peso ou a forma corporal é vivenciada. **D.** A perturbação alimentar não é atribuível a uma condição médica concomitante ou mais bem explicada por outro transtorno mental. Quando a perturbação alimentar ocorre no contexto de uma outra condição ou transtorno, sua gravidade excede a habitualmente associada à condição ou ao transtorno e justifica atenção clínica adicional. Especificar se: ▪ Em remissão: depois de terem sido preenchidos os critérios para transtorno alimentar restritivo/evitativo, esses critérios não foram mais preenchidos por um período sustentado.

(continua)

Paciente recebeu alta dentro de 90 dias apresentando Z-escore de IMC/idade de +0,85, passando então para acompanhamento multiprofissional ambulatorial com equipe especializada (psicoterapia individual, terapia familiar, nutricionista, fisioterapeuta e psiquiatra). Encontra-se estável no momento, ainda em amenorreia e apresentando sintomas residuais de distorção de imagem corporal. Segue aceitando 100% das refeições, sem comportamentos compensatórios, mantendo faixa de peso e reconhecendo que os pensamentos que tinha anteriormente eram pouco saudáveis.

Para aprofundamento

- Boarati MA, Pantano T, Scivoletto S (eds.). Psiquiatria da infância e adolescência: cuidado multidisciplinar. Barueri: Manole; 2016.
  ⇨ Livro com compilação de estratégias de cuidado multidisciplinar ilustrado pela experiência do Serviço de Psiquiatria da Infância e Adolescência do IPq-HCFMUSP.
- Cuesto G, Everaerts C, León L, Acebes A. Molecular bases of anorexia nervosa, bulimia nervosa and binge eating disorder: shedding light on the darkness. J Neurogenetics. 2017;31:1-22.
  ⇨ Artigo de revisão abordando tratamentos farmacológicos e psicoterápicos, bem como aspectos neurobiológicos subjacentes aos transtornos alimentares.
- Lask B, Waugh-Bryant R. Eating disorders in childhood and adolescence. 3 ed. London: Routledge; 2013.
  ⇨ Edição mais recente de livro de autores que são referência internacional no tratamento dos transtornos alimentares na infância e adolescência.

REFERÊNCIAS BIBLIOGRÁFICAS

1. American Psychiatric Association. Diagnostic and statistical manual of mental disorders, 5. ed. (DSM-5). Arlington: American Psychiatric Press; 2013.
2. World Health Organization. ICD-11 for mortality and morbidity statistics. 2018.
3. Herpertz-Dahlmann B, Dempfle A, Egberts KM, Kappel V, Konrad K, Vloet JA, et al. Outcome of childhood anorexia nervosa: the results of a five- to ten-year follow-up study. Int J Eat Disord. 2018;51(4):295-304.
4. Steinhausen H, Jensen CM. Time trends in lifetime incidence rates of first-time diagnosed anorexia nervosa and bulimia nervosa across 16 years in a Danish nationwide psychiatric registry study. Int J Eat Disord. 2015;48(7):845-50.
5. Rosen DS. Identification and management of eating disorders in children and adolescents. Pediatrics. 2010;126(6):1240-53.
6. **Campbell K, Peebles R. Eating disorders in children and adolescents: state of the art review. Pediatrics. 2014;134(3):582-92.**
   ⇨ Artigo de revisão sobre o diagnóstico e caracterização dos transtornos alimentares na infância e adolescência publicado em 2014.
7. Alegria M, Woo M, Cao Z, Torres M, Meng X, Striegel Moore R. Prevalence and correlates of eating disorders in Latinos in the United States. Int J Eat Disord. 2007;40(S3):S15-21.
8. Marques L, Alegria M, Becker AE, Chen C, Fang A, Chosak A, et al. Comparative prevalence, correlates of impairment, and service utilization for eating disorders across US ethnic groups: Implications for reducing ethnic disparities in health care access for eating disorders. Int J Eat Disord. 2011;44(5):412-20.
9. Bryant-Waugh R, Lask B. Childhood-onset eating disorders. Eating disorders and obesity: a comprehensive handbook. 2002;210-4.
10. Jackson T, Chen H. Sociocultural experiences of bulimic and non-bulimic adolescents in a school-based Chinese sample. J Abnorm Child Psychol. 2010;38(1):69-76.
11. Chisuwa N, O'Dea JA. Body image and eating disorders amongst Japanese adolescents. A review of the literature. Appetite. 2010;54(1):5-15.
12. Chandra PS, Abbas S, Palmer R. Are eating disorders a significant clinical issue in urban India? A survey among psychiatrists in Bangalore. Int J Eat Disord. 2012;45(3):443-6.
13. **Bulik CM, Blake L, Austin J. Genetics of eating disorders: What the clinician needs to know. Psychiatric Clin. 2019;42(1):59-73.**
    ⇨ Artigo com revisão aprofundada dos atuais conhecimentos sobre predisposições genéticas dos transtornos alimentares.
14. Cavazos-Rehg PA, Krauss MJ, Costello SJ, Kaiser N, Cahn ES, Fitzsimmons-Craft EE, et al. I just want to be skinny. A content analysis of tweets expressing eating disorder symptoms. Plos One. 2019;14(1):e0207506.
15. Turner PG, Lefevre CE. Instagram use is linked to increased symptoms of orthorexia nervosa. Eat Weight Disord. 2017;22(2):277-84.
16. Golden NH, Katzman DK, Sawyer SM, Ornstein RM, Rome ES, Garber AK, et al. Update on the medical management of eating disorders in adolescents. J Adolescent Health. 2015;56(4):370-5.
17. Lask B, Bryant-Waugh R. Eating disorders in childhood and adolescence. Abingdon: Routledge; 2013.
18. Pinzon VD, Souza JAA de M, Sesana CL, Scomparini LB. Intervenção multidisciplinar em crianças e adolescentes com transtornos alimentares. In. Boarati MA, Pantano T, Scivoletto S (eds.). Psiquiatria da infância e adolescência: cuidado multidisciplinar. Barueri: Manole; 2016. p. 497-519.
19. Herle M, De Stavola B, Hübel C, Abdulkadir M, Ferreira DS, Loos RJ, et al. A longitudinal study of eating behaviours in childhood and later eating disorder behaviours and diagnoses. Brit J Psychiat. 2020;216(2):113-9.
20. Pinzon V, Nogueira FC. Epidemiologia, curso e evolução dos transtornos alimentares. Arch Clin Psychiatry (São Paulo). 2004;31(4):158-60.
21. **NICE – The National Institute for Health and Care Excellence. Eating disorders: recognition and treatment. NICE guidelines. London: RCPsych Publications; 2017.**
    ⇨ Diretrizes de tratamento dos transtornos alimentares entre jovens, publicadas pelo NICE do *Royal College of Psychiatrists* do Reino Unido, que recebeu adendo de atualização em maio de 2017.
22. Hudson JI, Hiripi E, Pope Jr HG, Kessler RC. The prevalence and correlates of eating disorders in the National Comorbidity Survey Replication. Biol Psychiatry. 2007;61(3):348-58.
23. Merikangas KR, He J-P, Brody D, Fisher PW, Bourdon K, Koretz DS. Prevalence and treatment of mental disorders among US children in the 2001–2004 NHANES. Pediatrics. 2010;125(1):75-81.
24. Swanson SA, Crow SJ, Le Grange D, Swendsen J, Merikangas KR. Prevalence and correlates of eating disorders in adolescents: Results from the national comorbidity survey replication adolescent supplement. Arch General Psychiatry. 2011;68(7):714-23.
25. Hail L, Le Grange D. Bulimia nervosa in adolescents: prevalence and treatment challenges. Adolescent Health Med Therapeutics. 2018;9:11.
26. Crow SJ, Swanson SA, Le Grange D, Feig EH, Merikangas KR. Suicidal behavior in adolescents and adults with bulimia nervosa. Compr Psychiat. 2014;55(7):1534-9.
27. Couturier J, Isserlin L, Norris M, Spettigue W, Brouwers M, Kimber M, et al. Canadian practice guidelines for the treatment of children and adolescents with eating disorders. J Eat Disord. 2020;8(1):4.
28. Smink FRE, van Hoeken D, Oldehinkel AJ, Hoek HW. Prevalence and severity of DSM-5 eating disorders in a community cohort of adolescents. Int J Eat Disord. 2014;47(6):610-9.
29. Fiechtner L, Fonte ML, Castro I, Gerber M, Horan C, Sharifi M, et al. Determinants of binge eating symptoms in children with overweight/obesity. Child Obes. 2018;14(8):510-7.
30. **Bohon C. Binge eating disorder in children and adolescents. Child Adolesc Psychiatr Clin N Am. 2019;28:549-55.**
    ⇨ Artigo de atualização sobre o transtorno de compulsão alimentar na infância e adolescência avaliando suas particularidades nesta faixa etária e as evidências atuais de tratamento.

31. Cuesto G, Everaerts C, León L, Acebes A. Molecular bases of anorexia nervosa, bulimia nervosa and binge eating disorder: shedding light on the darkness. J Neurogenetics. 2017;31:1-22.

32. Kurz S, Van Dyck Z, Dremmel D, Munsch S, Hilbert A. Early-onset restrictive eating disturbances in primary school boys and girls. Eur Child Adolescent Psychiat. 2015;24(7):779-85.

33. Ornstein RM, Rosen DS, Mammel KA, Callahan ST, Forman S, Jay MS, et al. Distribution of eating disorders in children and adolescents using the proposed DSM-5 criteria for feeding and eating disorders. J Adolescent Health. 2013;53(2):303-5.

34. Norris ML, Robinson A, Obeid N, Harrison M, Spettigue W, Henderson K. Exploring avoidant/restrictive food intake disorder in eating disordered patients: a descriptive study. Int J Eat Dis. 2014;47(5):495-9.

35. Fisher MM, Rosen DS, Ornstein RM, Mammel KA, Katzman DK, Rome ES, et al. Characteristics of avoidant/restrictive food intake disorder in children and adolescents: a "new disorder" in DSM-5. J Adolescent Health. 2014;55(1):49-52.

36. Brigham KS, Manzo LD, Eddy KT, Thomas JJ. Evaluation and treatment of avoidant/restrictive food intake disorder (ARFID) in adolescents. Curr Pediatr Rep. 2018;6(2):107-13.

37. **Thomas JJ, Lawson EA, Micali N, Misra M, Deckersbach T, Eddy KT. Avoidant/restrictive food intake disorder: a three-dimensional model of neurobiology with implications for etiology and treatment. Currt Psychiatry Reports. 2017;19(8):54.**
   ⇨ **Artigo que revisa e aprofunda a caracterização dos subtipos de apresentação do transtorno alimentar restritivo/evitativo.**

38. Spettigue W, Norris ML, Santos A, Obeid N. Treatment of children and adolescents with avoidant/restrictive food intake disorder: a case series examining the feasibility of family therapy and adjunctive treatments. Int J Eat Disord. 2018;6(1):20.

39. Leung AK, Hon KL. Pica: a common condition that is commonly missed-an update review. Current Pediatric Reviews. 2019;15(3):164-9.

40. Marchi M, Cohen P. Early childhood eating behaviors and adolescent eating disorders. J Am Academy Child Adolesc Psychiat. 1990;29(1):112-7.

41. Nchito M, Geissler PW, Mubila L, Friis H, Olsen A. Effects of iron and multimicronutrient supplementation on geophagy: a two-by-two factorial study among Zambian schoolchildren in Lusaka. Trans R Soc Trop Med Hyg. 2004;98(4):218-27.

42. Hartmann AS, Poulain T, Vogel M, Hiemisch A, Kiess W, Hilbert A. Prevalence of pica and rumination behaviors in German children aged 7–14 and their associations with feeding, eating, and general psychopathology: A population-based study. Eur Child Adoles Psy. 2018;27(11):1499-508.

43. Matson JL, Hattier MA, Belva B, Matson ML. Pica in persons with developmental disabilities: Approaches to treatment. Res Dev Disabil. 2013;34(9):2564-71.

44. Rajindrajith S, Devanarayana NM, Perera BJC. Rumination syndrome in children and adolescents: a school survey assessing prevalence and symptomatology. BMC Gastroenterol. 2012;12(1):1-6.

45. Thomas JJ, Murray HB. Cognitive-behavioral treatment of adult rumination behavior in the setting of disordered eating: A single case experimental design. Int J Eat Disord. 2016;49(10):967-72.

46. Crow SJ. Pharmacologic treatment of eating disorders. Psychiatr Clin North Am. 2019;42(2):253-62.

18

Transtornos de eliminação

Vivaldo Ferreira dos Santos Junior
Maria Elisa Martins Bezerra

Sumário

Enurese
    Introdução e definição
    Critérios diagnósticos
    Avaliação do paciente e quadro clínico
    Tratamento
Encoprese
    Introdução e definição
    Critérios diagnósticos
    Avaliação do paciente e quadro clínico
    Tratamento
Considerações finais
Para aprofundamento
Vinheta clínica
Referências bibliográficas

Pontos-chave

- Os transtornos de eliminação compreendem a enurese e a encoprese, que são, respectivamente, a perda de urina e de fezes nas roupas ou em locais inadequados em uma idade em que a aquisição do controle esfincteriano já é esperada.
- A enurese é uma queixa comum em crianças na prática clínica e pode apresentar resolução espontânea ao longo do desenvolvimento.
- A prevalência da encoprese é bastante heterogênea na literatura e estima-se um acometimento de até 8% da população em amostras comunitárias.
- As etiopatogenias dessas afecções são distintas, assim como o tratamento. Entretanto, é importante ressaltar que as crianças podem apresentar apenas um dos sintomas ou ambos e, neste caso, o tratamento deve ser direcionado à encoprese, pois a resolução da enurese pode ocorrer espontaneamente quando a encoprese for solucionada.
- O tratamento da enurese engloba tanto medidas comportamentais e não farmacológicas (p. ex., colchão com alarme) como o tratamento medicamentoso com desmopressina ou imipramina.
- O tratamento da encoprese é baseado em terapia cognitivo-comportamental, além do tratamento das possíveis comorbidades existentes.
- Em ambos os casos, as crianças estão sob risco de abuso físico e maus-tratos e os pais geralmente demonstram frustração e desmotivação para o tratamento, portanto, é de fundamental importância pesquisar esses temas na consulta.

ENURESE

Introdução e definição

A enurese, caracterizada pelo escape de urina em uma idade em que é esperado que a criança já tenha atingido o controle vesical, é uma das queixas mais comuns no consultório e motivo de grande preocupação para as famílias, pelo estigma e pelo estresse que produz. O escape de urina pode ocorrer ao longo do dia ou apenas à noite, voluntária ou involuntariamente, é frequente e traz prejuízo funcional[1]. Tem prevalência estimada em 5 a 10% nas crianças de 5 anos de idade. A prevalência diminui gradualmente quando se observam outros grupos etários e aos 15 anos apenas 1% dos indivíduos mantém a queixa, o que indica que a enurese pode ter resolução espontânea, mesmo que não sejam realizadas intervenções. É classificada como primária, quando não houve relato de controle esfincteriano prévio, ou secundária, quando os sintomas surgem após um período mínimo de 6 meses de controle esfincteriano já estabelecido.

A etiologia da enurese ainda não está completamente estabelecida, entretanto alguns mecanismos patológicos estão em estudo. Sabe-se que crianças com enurese apresentam um aumento do fator natriurético, que inibe a via renina-angiotensina-aldosterona, o que resulta em um aumento da diurese. Essas crianças também mantêm um ritmo circadiano irregular associado à liberação anormal do hormônio antidiurético. Outra causa provável é a instabilidade vesical. A genética também pode ter um papel importante: a idade de resolução da enurese nos pais pode ajudar a prever a idade de resolução do sintoma na criança. No entanto, o comportamento e o atraso na maturação permanecem como as causas mais significativas[2].

Critérios diagnósticos

A queixa mais frequente é de perda de urina involuntária, podendo acontecer apenas durante o período de sono, durante a vigília ou em ambos os momentos. O sintoma é frequente e causa constrangimento ao paciente, por vezes limitando o convívio social por esquiva e medo de ser flagrado durante o episódio. A criança pode evitar se envolver em atividades noturnas com os pares ou viagens em que é necessário dormir fora de casa. Pode apresentar timidez ou tentar impedir o cuidador de falar sobre o assunto na consulta. Os pais podem mostrar-se não compreensivos quanto ao sintoma, frustrados ou desmotivados, com a crença de que a criança, por algum motivo, pode estar perpetuando a enurese por preguiça ou voluntariamente.

O diagnóstico é realizado pelo DSM-5, de acordo com os seguintes critérios:

A. Eliminação repetida de urina na cama ou na roupa, voluntária ou involuntária.
B. O comportamento é clinicamente significativo conforme manifestado por uma frequência de no mínimo duas vezes por semana durante pelo menos três meses consecutivos ou pela presença de sofrimento clinicamente significativo ou prejuízo no funcionamento social, acadêmico (profissional) ou em outras áreas importantes da vida do indivíduo.
C. A idade cronológica mínima é de 5 anos (ou nível de desenvolvimento equivalente).
D. O comportamento não é atribuível aos efeitos fisiológicos de uma substância (p. ex., diuréticos, medicamentos antipsicóticos) ou a outra condição médica (p. ex., diabetes, espinha bífida, transtorno convulsivo).

Determinar o subtipo:

- Exclusivamente noturna: eliminação de urina apenas durante o sono noturno.
- Exclusivamente diurna: eliminação de urina durante as horas de vigília.
- Noturna e diurna: combinação dos dois subtipos.
- Pode-se classificar a enurese em três tipos[2]:
- Enurese monossintomática: o sintoma ocorre exclusivamente no período noturno, durante o sono, principalmente no terço inicial. É o subtipo mais frequente.
- Enurese não monossintomática: o escape de urina ocorre tanto no período noturno como diurno. Está mais associada a problemas físicos.

- Incontinência urinária: a perda de urina ocorre exclusivamente no período em que o paciente está acordado. Está relacionada a sintomas de urgência urinária e instabilidade de detrusor ou ao "adiamento da micção".

Neste capítulo, a ênfase será dada à enurese monossintomática, por se tratar da queixa mais comum no consultório do psiquiatra.

A seguir, são descritas as definições de enurese de acordo com a Classificação Internacional de Doenças (CID-11).

6C00 Enurese

Perda de urina repetida em roupas ou cama, que pode ocorrer durante o dia ou à noite, em um indivíduo que atingiu o desenvolvimento de uma idade em que a continência urinária é esperada (5 anos). A incontinência urinária pode estar presente desde o nascimento (p. ex., uma extensão atípica da incontinência infantil normal), ou pode ter surgido seguindo um período de aquisição de controle esfincteriano já adquirido. Na maioria dos casos, o comportamento é involuntário, mas em alguns casos parece intencional. A enurese não deve ser diagnosticada se a perda de urina é decorrente de uma condição de saúde que interfere na continência (p. ex., doenças do sistema nervoso ou doenças musculoesqueléticas) ou por anormalidades congênitas ou adquiridas no trato urinário.

- Inclui:
  - » Enurese funcional.
  - » Enurese psicogênica.
  - » Incontinência urinária de origem não orgânica.
- Exclui:
  - » Incontinência de estresse (MF50.20).
  - » Incontinência de urgência (MF50.21).
  - » Incontinência urinária funcional (MF50.23).
  - » Incontinência de transbordamento (MF50.2).
  - » Incontinência de reflexo (MF50.24).
  - » Incontinência urinária extrauretral (MF50.2).

6C00.0 Enurese noturna

Perda de urina repetitiva nas roupas ou cama que ocorre apenas durante o sono (p. ex., durante a noite) em um indivíduo que atingiu o desenvolvimento de uma idade em que a continência urinária é esperada (5 anos). A incontinência urinária pode estar presente desde o nascimento (p. ex., uma extensão atípica da incontinência infantil normal), ou pode ter surgido seguindo um período de aquisição de controle esfincteriano já adquirido. Na maioria dos casos, o comportamento é involuntário, mas em alguns casos parece intencional.

6C00.1 Enurese diurna

Perda de urina repetitiva nas roupas que ocorre apenas durante as horas de vigília em um indivíduo que atingiu o desenvolvimento de uma idade em que a continência urinária é esperada (5 anos). A incontinência urinária pode estar presente desde o nascimento (p. ex., uma extensão atípica da incontinência infantil normal), ou pode ter surgido seguindo um período de aquisição de controle esfincteriano já adquirido. Na maioria dos casos, o comportamento é involuntário, mas em alguns casos parece intencional.

6C00.2 Enurese noturna e diurna

Perda de urina repetitiva nas roupas ou cama que ocorre durante o sono (p. ex., durante a noite) e durante as horas de vigília em um indivíduo que atingiu o desenvolvimento de uma idade em que a continência urinária é esperada (5 anos). A incontinência urinária pode estar presente desde o nascimento (p. ex., uma extensão atípica da incontinência infantil normal), ou pode ter surgido seguindo um período de aquisição de controle esfincteriano já adquirido. Na maioria dos casos, o comportamento é involuntário, mas em alguns casos parece intencional.

6C00.Z Enurese, não especificada

Avaliação do paciente e quadro clínico

A enurese é queixa comum na pediatria e na psiquiatria da infância e adolescência, porém raramente é uma queixa única. Com frequência, crianças com enurese apresentam outros sintomas e por isso a avaliação desses pacientes deve conter uma busca ativa por comorbidades. Uma anamnese detalhada é o melhor instrumento para a avaliação do paciente.

Os transtornos de eliminação afetam negativamente a qualidade de vida das crianças e esse efeito cresce com o aumento da idade. Esse achado é consistente ao longo do tempo e em diferentes países e culturas. O impacto negativo da incontinência na saúde e na qualidade de vida pode ser reduzido por intermédio da intervenção precoce. Isso ajuda a minimizar os impactos na autoestima da criança e reduz o estresse familiar e o estigma[3].

O impacto não se limita ao paciente. Para os pais dessas crianças, a enurese é uma das doenças mais frustrantes da infância, podendo levar a um sentimento familiar de ansiedade, culpa, dificuldades de relacionamento e autoestima. Dentre os fatores de estresse familiar encontram-se a elevação de despesas, tempo e esforços associados com a limpeza e compra de novas roupas pessoais e de cama. Frequentemente não é reconhecida pela família como doença, o que pode provocar reações violentas como estratégia corretiva, expondo assim a criança a violência física e emocional e a maus-tratos, principalmente quando a criança é percebida pela família como preguiçosa ou rebelde. Um estudo brasileiro investigou a prevalência de maus-tratos em crianças com enurese e descobriu que algum tipo de agressão com intenção de punição foi observado em 88,6% dos pacientes, e em todos esses casos houve pelo menos a punição verbal. A punição física com contato ocorreu em 48,5% dos casos. O principal agressor foi a mãe dos pacientes e, em 14,4% dos casos, a agressão envolveu mais de uma pessoa do convívio intradomiciliar. Assim, deve fazer parte da consulta atentar para a presença de sinais de violência doméstica contra crian-

ças com enurese[4]. O abuso materno decorrente do transtorno de eliminação está ligado ao funcionamento familiar. Em um estudo, ficou estabelecido que as atitudes maternas abusivas tiveram maior taxa em famílias de menor nível socioeconômico e em crianças que vivem em famílias maiores ou com pais divorciados. Também foi demonstrado que a prevalência das atitudes maternas abusivas foi maior em lares cujas mães eram mais jovens e cujos pais tinham um nível educacional mais baixo. Famílias desorganizadas e caóticas podem precisar de suporte familiar em adição ao manejo comportamental e medicamentoso dos transtornos de eliminação[5].

O transtorno de déficit de atenção/hiperatividade (TDAH) é a comorbidade mais comum em pacientes com enurese. Em um estudo populacional com 1.379 crianças de 6 anos de idade, 9,4% das crianças com enurese apresentavam sintomas relevantes de TDAH, comparadas a 3,4% das crianças não enuréticas[6]. A taxa de TDAH em crianças com enurese atendidas em um hospital pediátrico foi de 28,3%, comparada a 10,3% em uma amostra não selecionada[7]. Sintomas externalizantes são predominantes, porém sintomas internalizantes também podem acontecer. Em um estudo britânico populacional com 8.242 crianças com idade de 7 anos e meio, aquelas com enurese também sofriam de ansiedade de separação (8,0%), ansiedade social (70%), fobias específicas (14,1%), ansiedade generalizada (10,5%), depressão (14,2%), transtorno opositivo-desafiador (8,8%), transtorno de conduta (8,5%) e TDAH (17,6%)[8]. Crianças com enurese não são apenas acometidas de transtornos comórbidos; elas também demonstram mais estresse e sintomas subclínicos, que geralmente melhoram após a obtenção de controle da enurese[9].

Esses pacientes também podem apresentar problemas comportamentais. Um estudo investigou achados comportamentais em crianças com enurese. No estudo, 31% das crianças eram inquietas e hiperativas, com maior prevalência em meninos. Dez por cento das crianças apresentavam atos de autolesão ou lesão a terceiros, enquanto 5% pegavam objetos de terceiros sem pedir permissão. Sintomas de ansiedade também foram observados nessas crianças. Resultados mostram que 43% das crianças eram ansiosas, 39% queixavam-se de cefaleia, 34% de problemas de sono, 32% de sentimento de tristeza ou choro e 31% de inquietação ou hiperatividade[10]. Sintomas depressivos também são mais prevalentes em crianças com enurese. Em um estudo, uma diferença significativa de pontuação na escala de depressão foi detectada entre pacientes enuréticos e o grupo controle. Baixa autoestima, problemas de ajustamento social na escola e com amigos e problemas de comportamento também têm sido encontrados nessas crianças[11,12].

Um percentual pequeno (5-10%) da enurese é causada por condições médicas específicas como a apneia do sono (AS). A polissonografia é o exame padrão-ouro para diagnosticar e quantificar a AS, porém frequentemente não está disponível. Na maioria das crianças, a AS é um diagnóstico clínico baseado na hipertrofia adenotonsilar associado a sintomas diurnos e noturnos de transtornos do sono. Consequentemente, a adenotonsilectomia tornou-se o tratamento de primeira linha para esse transtorno. Em um estudo, a prevalência de enurese em pacientes com AS foi verificada no pré e pós-operatório de adentonsilectomia. No grupo de crianças submetidas à cirurgia, houve uma melhora significativa da enurese. Entretanto, adenotonsilectomia não foi curativa em todos os casos[2].

Tratamento

A abordagem inicial consiste em fornecer aconselhamento, suporte familiar e informação sobre os sintomas, aumentar a motivação para o tratamento e aliviar o sentimento de culpa. Devem-se cessar todas as medidas não efetivas, como punição, restrição de líquidos e medicações não efetivas[9]. O apoio regular da equipe de saúde tem um resultado positivo no tratamento da enurese, na autoestima das crianças e na tolerância parental[13].

Alguns princípios gerais devem reger o tratamento:

- O tratamento deve sempre ser orientado ao sintoma, com o objetivo de atingir a continência.
- Sintomas e transtornos comórbidos devem ser tratados separadamente.
- Quando houver mais de um sintoma de transtornos de eliminação, encoprese e constipação deverão ser tratados primariamente porque algumas crianças cessarão a enurese uma vez que esses problemas sejam resolvidos.
- Incontinência diurna deve ser tratada primeiro, visto que a maioria das crianças cessará a enurese noturna quando a continência diurna for atingida.
- Enurese primária e secundária são tratadas da mesma maneira.

Tratamento não farmacológico

O colchão com alarme funciona alertando a criança para responder rapidamente quando o escape de urina se inicia durante o sono, emitindo um barulho ou vibração para acordar a criança. O sucesso não depende da intensidade do alarme, mas da capacidade da criança em acordar e responder ao sinal. Recomenda-se que a criança inicie o tratamento entre os 6-7 anos, quando é mais provável que consiga responder às expectativas do tratamento. Esta é uma intervenção que demanda tempo e pode levar até 12 semanas para que algum sucesso seja notado[14,15]. Os pais e a criança podem abandonar o tratamento pela ansiedade gerada pelo barulho do alarme durante a noite, por falhas do alarme quando ocorre a enurese, pelo alarme soar mesmo na ausência da enurese e, mais frequentemente, pelo fato de o alarme não acordar a criança, porém todo o resto da casa ser perturbado pelo barulho. Os achados gerais de 8 estudos mostraram que a terapia com alarme a longo prazo foi mais efetiva no tratamento da enurese noturna que a terapia com desmopressina. Os estudos comparando o tratamento com alarme com controles sem tratamento demonstram 65 a 75% de efetividade, com uma taxa de recaída em 6 meses após o tratamento de 15 a 30%[13-15].

Indicadores favoráveis ao bom prognóstico dessa intervenção são enurese frequente e pais e criança motivados. Se os pais apresentam dificuldade em despertar ou se a criança divide o quarto com irmãos, a adesão ao tratamento pode ser difícil. Da mesma forma, o alarme não deve ser a primeira escolha para crianças cuja enurese é infrequente ou periódica. Finalmente, pode não ser a terapia de escolha para a criança que apresenta mais de um escape de urina por noite.

Se a terapia com alarme for escolhida, é importante seguir algumas práticas para a aderência ao tratamento[16]:

- O alarme só deve ser usado em famílias bem motivadas e informadas.
- O dispositivo deve ser demonstrado para a criança e os pais.
- O alarme deve ser usado continuamente, todas as noites, sem interrupção.
- Os pais precisam estar preparados para acordar a criança imediatamente assim que o alarme soar, visto que frequentemente a criança não acorda sozinha com o sinal nas primeiras semanas.
- O médico deve contactar a família de 1 a 3 semanas após o início do tratamento para motivá-los e resolver problemas técnicos durante esse período crucial.
- Se não houver sinal de progresso após 6 semanas, a terapia deve ser suspensa.
- Se houver sucesso, a terapia deve ser continuada até se obter 14 noites consecutivas sem enurese.

Tratamento farmacológico

Desmopressina é um análogo sintético da vasopressina ou hormônio antidiurético. Seu efeito antidiurético decorre da inibição da produção de urina durante a noite, que se adequa ao volume vesical. Seu efeito dura até 8 horas e deve ser administrada 60 minutos antes de se deitar. É importante atentar para o consumo de líquidos uma hora antes de fazer uso da medicação até a manhã seguinte, para prevenir potenciais riscos, como intoxicação por água e hiponatremia. O tratamento pode ser mantido por longos períodos e a terapia pode ser interrompida por pelo menos 1 semana a cada 3 meses para verificar se a criança ainda necessita do tratamento. Aproximadamente um terço dos pacientes obterá sucesso completo durante o tratamento, enquanto um terço não terá qualquer benefício com o uso da droga e um terço apresentará resposta parcial. A eficácia ou falha no tratamento será notada imediatamente e não há justificativa para prolongar o uso da medicação por mais de 2 semanas em uma criança que não obteve sucesso com a terapia[16].

Em estudos, grupos de tratamento com desmopressina apresentaram maiores taxas de recaídas da enurese quando comparados aos grupos de intervenção com a terapia do alarme, e como consequência, os participantes que usaram a terapia do alarme obtiveram maiores taxas de continência que os que fizeram uso da desmopressina. A retirada abrupta ou gradual da desmopressina não produziu diferença na taxa de recaída. Razões para a não adesão do tratamento nos grupos de desmopressina foram medo de dependência da droga, desconforto pelo *spray* nasal e preocupações com questões de saúde não relacionadas[13].

A imipramina, um antidepressivo tricíclico, é uma terapia que pode ser usada como terceira linha de tratamento se a desmopressina e o colchão com alarme não obtiverem sucesso ou forem contraindicados. O mecanismo de ação dessa medicação na enurese deve ocorrer pelas ações noradrenérgica, serotoninérgica e anticolinérgica combinadas na bexiga, na produção da urina e no mecanismo de alerta. Entre as crianças resistentes ao tratamento com desmopressina e colchão com alarme, 30 a 50% podem apresentar benefício com a imipramina.

A cardiotoxicidade é o fator que frequentemente limita o uso dos antidepressivos tricíclicos na enurese. Recomenda-se a realização prévia de uma avaliação cardiológica e eletrocardiograma se houver antecedente de síncopes ou palpitações na criança ou história familiar positiva para morte súbita. A dosagem recomendada nunca deve ser excedida e a família precisa assegurar-se de que a medicação será guardada em local seguro. Os efeitos colaterais mais comuns e limitantes são mudanças de humor, náusea, constipação e xerostomia. Além disso, existe uma tendência à tolerância, por exemplo, efeitos antienuréticos iniciais podem diminuir com a progressão das semanas.

A imipramina deve ser fornecida 1 hora antes de dormir. A dosagem é 25 a 50 mg, a maior dose fornecida a crianças maiores de 9 anos de idade ou se a dose mais baixa não for eficaz e não provocar efeitos colaterais. A resposta terapêutica é avaliada após 1 mês e a desmopressina pode ser acrescentada se o efeito for incompleto. Se o tratamento obtiver sucesso, é imperativo que existam períodos regulares de interrupção da medicação para diminuir o risco de tolerância. A descontinuação do uso deve ser sempre gradual e a dose deve ser diminuída pela metade por 1 a 2 semanas para evitar os efeitos colaterais da descontinuação da droga[16].

ENCOPRESE

Introdução e definição

Encoprese é definida pela evacuação de forma repetida em lugares inapropriados, a partir de 4 anos de idade ou idade mental equivalente (isto é, crianças com mais de 4 anos, mas que apresentam idade mental respectiva igual ou inferior a 4 anos)[1,17]. Geralmente a evacuação ocorre de forma involuntária, porém, e não incomumente, pode se apresentar de forma voluntária. Existe escassez de artigos sobre prevalência e as informações são bastante heterogêneas; estima-se um acometimento mundial de 0,8 a 7,8% em amostras comunitárias e a maioria dos casos atinge o sexo masculino em uma proporção que varia de 3:1 a 6:1 em relação ao sexo feminino[18].

De acordo com o DSM-5, a encoprese é dividida em dois subtipos; a diferença entre eles está na presença ou ausência de constipação. Segundo a literatura, os casos mais comuns envolvem constipação, em torno de 80 a 90%[19]. Na encoprese com constipação e incontinência por extravasamento (escape fecal), as fezes se apresentam malformadas, o extravasamento varia em frequência e ocorrem principalmente durante o dia e raramente durante o sono[20].

Durante a passagem das fezes pelo canal anal, é necessário que haja um movimento coordenado entre o esfíncter anal externo e interno. O controle do esfíncter anal externo é voluntário. A contração desse esfíncter pode atrasar ou fazer as fezes retornarem ao cólon retossigmoide[21]. Quanto mais tempo as fezes ficarem no cólon ou reto, mais água será reabsorvida, fazendo com que as fezes ressequem, dificultando a defecação. Isso ativa um ciclo em que essas fezes ressecadas causam lesão na parede do reto, levando a uma passagem dolorosa. Com isso, a criança começa a ter um comportamento evitativo pelo medo de defecar, que contribui ainda mais para constipação. A longo prazo, essas lesões podem diminuir a sensibilidade de nervos do reto e a criança passa a não conseguir defecar normalmente. Em torno dessa massa fecal ressecada há o escape de fezes malformadas, que podem ser confundidas pelos pais com diarreia, mas, na verdade, é um extravasamento resultado da constipação crônica[20] (Figura 1).

No subtipo sem constipação e incontinência por extravasamento, geralmente as fezes têm aspectos normais e ocorrem de forma intermitente. Ocorrem de forma voluntária e estão mais diretamente associadas a problemas de comportamento. Podem ocorrer como sintomatologia de um transtorno opositivo-desafiador, transtorno de conduta ou em decorrência de um sofrimento psíquico. As crianças podem usar esse comportamento como forma de controle ou para continuar o uso de fraldas. É importante avaliar o ambiente para diferenciar de condições orgânicas como inervação anormal do reto ou lesão do cordão espinal[19-21].

Critérios diagnósticos

Os critérios diagnósticos são divididos da seguinte forma, segundo o DSM-5:

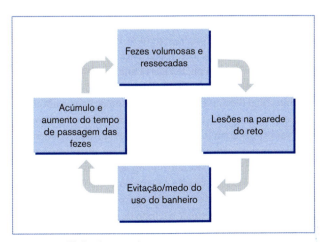

Figura 1 Ciclo de constipação.

A. Eliminação intestinal repetida de fezes em locais inapropriados (p. ex., roupa, chão), voluntária ou involuntária.

B. Pelo menos um evento desse tipo ocorre a cada mês por pelo menos três meses.

C. A idade cronológica mínima é de 4 anos (ou nível de desenvolvimento equivalente).

D. O comportamento não é atribuível aos efeitos fisiológicos de uma substância (p. ex., laxantes) ou a outra condição médica, exceto por um mecanismo envolvendo constipação.

Determinar o subtipo:

- Com constipação e incontinência por extravasamento: há evidência de constipação no exame físico ou pela história.
- Sem constipação e incontinência por extravasamento: não há evidência de constipação no exame físico ou pela história.

Nos critérios diagnósticos elencados pela CID-11, foi mantida a divisão em subtipos da encoprese com ou sem constipação e os demais sintomas exigidos para o diagnóstico. Porém, houve mudança em relação ao período de apresentação dos sintomas. Para conclusão do diagnóstico, seria necessário pelo menos um episódio de encoprese por mês, durante 6 meses.

Avaliação do paciente e quadro clínico

Na avaliação inicial, é importante fazer acolhimento da criança e diminuir a ansiedade dos pais. Geralmente, as crianças que apresentam encoprese têm vergonha, sentem-se culpadas e apresentam risco aumentado de sofrer *bullying*. Pode existir uma má avaliação dos responsáveis, que não encaram o problema como uma questão de saúde, e sim como birra e preguiça. Muitas vezes, sentem-se frustrados e preocupados com o estigma que seus filhos podem sofrer[3,22,23].

Durante a investigação é necessário diferenciar que subtipo está presente (encoprese com ou sem constipação), assim como excluir causas orgânicas e medicamentosas. Para tanto, deve-se perguntar sobre os hábitos alimentares e intestinais da criança, além da frequência, início dos episódios e se estão relacionados a possíveis comportamentos opositores. No caso de encoprese com constipação, espera-se queixa de escape fecal durante o dia, relato de medo da criança para defecar, evitação de banheiros da escola ou de lugares inapropriados, fezes volumosas quando êxito em defecar, além de queixa abdominal, hábito intestinal diminuído e baixo consumo de água e fibras. Na apresentação sem constipação, as fezes são bem formadas e podem ser expostas em locais visíveis. Esses episódios podem estar relacionados a emoções da criança, como ansiedade e medo, ou representar um comportamento opositor. Em ambos os subtipos, é preciso buscar relação com o comportamento da criança e as atitudes dos pais diante dos episódios[20].

É importante investigar o tempo de passagem de mecônio neonatal; se acima de 48 horas, suspeitar de doença de Hirschsprung. Atentar para crianças com TDAH que são mais propensas a desenvolverem constipação e encoprese, porque tendem a ser mais distraídas e podem ignorar o uso do banheiro por estarem envolvidas em alguma atividade e para antidepressivos tricíclicos que possuem efeito colateral de ressecamento das fezes[18,24,25].

Alguns estudos relacionam o ambiente familiar à encoprese. Na literatura, é possível identificar que pais agressivos ou negligentes possuem maior taxa de filhos com encoprese, comparadas a crianças que não vivem em um ambiente hostil[5,26]. Há uma relação com abuso sexual também descrita; nesse caso, não somente se espera escape fecal da criança, mas também um comportamento hipersexualizado. Não existe uma relação direta entre encoprese e abuso sexual. A encoprese faz parte de um conjunto de alterações que a criança pode apresentar após vivenciar um episódio de abuso, seja ele com ou sem penetração[27]. Portanto, para avaliar uma criança com encoprese, se faz necessário um olhar abrangente com profissionais multidisciplinares.

Tratamento

O tratamento varia de acordo com o subtipo de encoprese e deverá ser feito de forma multidisciplinar. No momento inicial, devem-se fornecer informações básicas sobre como se dá o funcionamento da encoprese, utilizando uma linguagem clara tanto para as crianças com para os pais. Durante a consulta, é importante explicar as possíveis causas e desmistificar aspectos sobre a origem do problema. Esse entendimento ajudará na construção de vínculo e comprometimento nas intervenções que deverão ser feitas ao longo do tratamento. Na literatura, há pouco consenso sobre o tratamento; a seguir, serão descritas as mais encontradas.

O treinamento de *biofeedback* abrange o treinamento de hábitos utilizando reforços positivos e instrumentos assistidos, como exercícios, para melhora do controle esfincteriano. Essa técnica não demonstrou evidência de eficácia, apesar de ser recomendada por diversos autores. A terapia comportamental objetiva o treinamento do toalete, associado a um sistema de recompensas para diminuição do medo e ansiedade relacionados ao toalete. Tal intervenção, combinada com terapia cognitivo-comportamental (TCC), tem mostrado resultados positivos. Na TCC, tanto os pais como as crianças recebem apoio e psicoeducação sobre o transtorno, o que ajuda na motivação do tratamento e na diminuição das crenças sobre a encoprese[18].

A evidência de fármacos para o tratamento é limitada. Estudos apontam que além do uso de laxantes, para os casos de encoprese com constipação, pode ser usada a loperamida, que é um agonista opiáceo. Ela atuaria em mecanismos relacionados à diminuição de fezes líquidas, diminuindo o transporte de água e eletrólitos. Seu uso é bem descrito em adultos, porém na infância e adolescência seu resultado é limitado. Em crianças com transtornos comórbidos como TDAH, transtornos ansiosos, transtorno opositivo-desafiador, deficiência intelectual ou transtorno do espectro autista devem ser realizados tratamentos específicos a fim de melhorar o manejo da encoprese[28-31].

CONSIDERAÇÕES FINAIS

Os transtornos de eliminação têm prevalência significativa na comunidade e influenciam na qualidade de vida e no funcionamento social dos pacientes, além de aumentar o risco de maus-tratos e o surgimento de outros sofrimentos psíquicos. Devem-se pesquisar esses sintomas ativamente, pois pode ser uma queixa não relatada espontaneamente na consulta em razão de estigma por parte dos pais ou vergonha dos pacientes. Acolher e explicar sobre o transtorno é um dos pontos principais e sempre que necessário devem-se incluir outros profissionais para o tratamento. Espera-se que este capítulo auxilie na prática clínica para a boa condução desses casos.

Para aprofundamento

- Von Gontard A. Encoprese. In: Rey JM, Martin A (eds). JM Rey's IACAPAP e-Textbook of child and adolescent mental health. (edição em Português; Dias Silva F, ed). Genebra: International Association for Child and Adolescent Psychiatry and Allied Professions; 2019.
  ⇨ Este capítulo do IACAPAP trazem definições, características e tratamento da encoprese.
- Colombo JM, Wassom MC, Rosen JM. Constipation and encopresis in childhood. Pediatr Rev. 2015;36(9):392-401.
  ⇨ Este artigo mostra o quanto a constipação e enconprese pode ser disfuncional na vida das crianças e o impacto ao longo tempo. Além das relações com a parentalidade.
- Nevéus T, Fonseca E, Franco I, Kawauchi A, Koracevic L, Nieuwhof-Leppink A, et al. Management and treatment of nocturnal enuresis-an updated standardization document from the International Children's Continence Society. J Pediatr Urol. 2020;16(1):10-9.
  ⇨ Este artigo é voltado para o tratamento da enurese noturna. Nele são discutidos os tratamentos mais atuais e como é feito o manejo com uma perspectiva clínica abrangente.

REFERÊNCIAS BIBLIOGRÁFICAS

1. American Psychiatric Association. Manual diagnóstico e estatístico de transtornos mentais, 5.ed. DSM-5. Porto Alegre: Artmed; 2014.
2. Jeyakumar A, Rahman SI, Armbrecht ES, Mitchell R. The association between sleep-disordered breathing and enuresis in children. Laryngoscope. 2012;122(8):1873-7.
3. **Collis D, Kennedy-Behr A, Kearney L. The impact of bowel and bladder problems on children's quality of live and their parents: a scoping review. Child Care Health Dev. 2019;45:1-14.**
   ⇨ Este artigo avalia como dificuldades de eliminação estão associadas a qualidade de vida da criança e dos pais.
4. **Sapi MC, Vasconcelos JS, Silva FG, Damião R, da Silva EA. Assessment of domestic violence against children and adolescents with enurese. J Pediatr (Rio J). 2009;85(5):433-7.**
   ⇨ Este estudo avalia os tipos de agressão sofridas em uma amostra de paciente com diagnóstico primário de enuerese noturna, além de discutir as característica do abusador.
5. **Alpaslan AH, Koçak U, Avci K, Güzel HI. Association between elimination disorders and abusive maternal attitudes. J Forensic Leg Med. 2016;40:22-7.**
   ⇨ Este artigo discute quanto o abuso pode ser considerado fator de risco e também mantenedor dos episódios de eliminação.
6. Von Gontard A, Moritz AM, Thome-Granz S, Freitag C. Association of attention deficit and elimination disorders at school entry: a population-based study. J Urol. 2011;186(5):2027-32.
7. Baeyens D, Roeyers H, D'Haese L, Pieters F, Hoebeke P, Vande Walle J. The prevalence of ADHD in children with enuresis: comparison between a tertiary and non-tertiary care sample. Acta Paediatr. 2006;95(3):347-52.
8. Joinson C, Heron J, Emond A, Butler R. Psychological problems in children with bedwetting and combined (day and night) wetting: A UK population-based study. J Pediatr Psychol. 2007; 32(5):605-16.
9. Von Gontard A. Enuresis. In: Rey JM, editor. IACAPAP e-textbook of child and adolescent mental health. Geneva: International Association for Child and Adolescent Psychiatry and Allied Professions; 2012.
10. Mohsenzadeh A, Ahmadipour S, Farhadi A, Shahkarami K. Study of behavioural disorders in children with primary enuresis. Nord J Psychiatry. 2017;71(3):238-44.
11. **Hägglöf B, Andrén O, Bergström E, Marklund L, Wendelius M. Self-esteem before and after treatment in children with nocturnal enuresis and urinary incontinence. Scand J Urol Nephrol. Suppl. 1997;183:79-82.**
    ⇨ Este artigo avalia a autoestima de crianças com enurese, antes e após intervenção terapêutica.
12. Koca O, Akyüz M, Karaman B, Ozcan ZY, Oztürk M, Sertkaya Z, Karaman MI. Evaluation of depression and self-esteem in children with monosymptomatic nocturnal enuresis: a controlled trial. Arch Ital Urol Androl. 2014;86(3):212-4.
13. **Perrin N, Sayer L, While A. The efficacy of alarm therapy versus desmopressin therapy in the treatment of primary mono-symptomatic nocturnal enuresis: a systematic review. Prim Health Care Res Dev. 2015;16(1):21-31.**
    ⇨ Este revisão sistemática compara o uso de desmopressina e o uso de alarme para o tratamento da enurese noturna. No uso do alarme os pacientes e família necessitam de mais auxílio, porém se mantiveram mais tempo sem sintomas.
14. Butler RJ, Gasson SL. Enuresis alarm treatment. Scand J Urol Nephrol. 2005;39(5):349-57.
15. Butler RJ, Robinson JC. Alarm treatment for childhood nocturnal enuresis: an investigation of within-treatment variables. Scand J Urol Nephrol. 2002;36(4):268-72.
16. Nevéus T, Fonseca E, Franco I, Kawauchi A, Kovacevic L, Nieuwhof-Leppink A, et al. Management and treatment of nocturnal enuresis-an updated standardization document from the International Children's Continence Society. J Pediatr Urol. 2020;16(1):10-9.
17. World Health Organization (WHO). International Classification of Diseases for Mortality and Morbidity Statistics: ICD-11. Geneva: WHO; 2018.
18. Rajindrajith S, Devanarayana NM, Benninga MA. Review article: faecal incontinence in children: epidemiology, pathophysiology, clinical evaluation and management. Aliment Pharmacol Ther. 2013;37(1):37-48.
19. Har AF, Croffie JM. Encopresis. Pediatr Rev. 2010;31(9):368-74.
20. Dobson P, Rogers J. Assessing and treating faecal incontinence in children. Nurs Stand. 2009;24(2):49-56.
21. Colombo JM, Wassom MC, Rosen JM. Constipation and encopresis in childhood. Pediatr Rev. 2015;36(9):392-401.
22. Joinson C, Heron J, Butler U, von Gontard A; Avon Longitudinal Study of Parents and Children Study Team. Psychological differences between children with and without soiling problems. Pediatrics. 2006;117(5):1575-84.
23. Joinson C, Heron J, von Gontard A, Butler U, Golding J, Emond A. Early childhood risk factors associated with daytime wetting and soiling in school-age children. J Pediatr Psychol. 2008;33(7):739-50.
24. McKeown C, Hisle-Gorman E, Eide M, Gorman GH, Nylund CM. Association of constipation and fecal incontinence with attention-deficit/hyperactivity disorder. Pediatrics. 2013;132(5):e1210-5.
25. Mellon MW, Natchev BE, Katusic SK, Colligan RC, Weaver AL, Voigt RG, Barbaresi WJ. Incidence of enuresis and encopresis among children with

attention-deficit/hyperactivity disorder in a population-based birth cohort. Acad Pediatr. 2013;13(4):322-7.

26. Kammacher Guerreiro M, Bettinville A, Herzog D. Fecal overflow often affects children with chronic constipation that appears after the age of 2 years. Clin Pediatr (Phila). 2014;53(9):885-9.

27. Mellon MW, Whiteside SP, Friedrich WN. The relevance of fecal soiling as an indicator of child sexual abuse: a preliminary analysis. J Dev Behav Pediatr. 2006;27(1):25-32.

28. Call NA, Mevers JL, McElhanon BO, Scheithauer MC. A multidisciplinary treatment for encopresis in children with developmental disabilities. J Appl Behav Anal. 2017;50(2):332-44.

29. Lomas Mevers J, Call NA, Gerencser KR, Scheithauer M, Miller SJ, Muething C, et al. A pilot randomized clinical trial of a multidisciplinary intervention for encopresis in children with autism spectrum disorder. J Autism Dev Disord. 2020;50(3):757-65.

30. Matson JL, LoVullo SV. Encopresis, soiling and constipation in children and adults with developmental disability. Res Dev Disabil. 2009;30(4):799-807.

31. Niemczyk J, Wagner C, von Gontard A. Incontinence in autism spectrum disorder: a systematic review. Eur Child Adolesc Psychiatry. 2018;27(12):1523-37.

32. Niemczyk J, Equit M, Hoffmann L, von Gontard A. Incontinence in children with treated attention-deficit/hyperactivity disorder. J Pediatr Urol. 2015;11(3):141.e1-6.

19

Transtornos do sono na infância e adolescência

Leticia Santoro Azevedo Soster

Sumário

Introdução
Insônia
    Etiologia
    Definições
    Insônia comportamental da infância
    Insônia em crianças com quadros neurológicos e/ou psiquiátricos
    Tratamento da insônia na infância
Hipersonias
    Narcolepsia
    Síndrome de Kleine-Levin
Distúrbios do ritmo circadiano
    Transtorno de avanço de fase do sono
    Transtorno de atraso de fase do sono
Síndrome da apneia obstrutiva do sono na infância e adolescência
    Quadro clínico e exame físico
    Diagnóstico
    Tratamento
Parassonias
    Parassonias do sono NREM
    Parassonias relacionadas ao sono REM
    Outras parassonias
Transtornos do movimento
    Síndrome das pernas inquietas e movimentos periódicos dos membros durante o sono
Distúrbios da transição sono-vigília
    Distúrbios dos movimentos rítmicos
Distúrbios médicos, neurológicos e psiquiátricos
Considerações finais
Vinheta clínica
Para aprofundamento

Pontos-chave

- Transtornos do sono são comuns em qualquer fase da vida. Eles compreendem as dificuldades em iniciar e manter o sono, excesso de sono, transtornos do movimento e comportamento, movimentações anormais e distúrbios respiratórios.
- Este capítulo abordará de forma prática os principais transtornos e principalmente aqueles com maior interface com a psiquiatria infantil.

INTRODUÇÃO

O sono caracteriza-se por uma perda reversível e periódica da consciência, com redução das funções sensoriais e motoras que ligam o cérebro ao meio ambiente, geração de ritmicidade interna, regulação homeostática e uma qualidade restaurativa que não pode ser duplicada pelo repouso vigil ou por qualquer tipo de alimento, bebida ou agente farmacológico. Acredita-se que o período de sono restabeleça as condições que o cérebro possui no período precedente de vigília e está demonstrado que o sono não é apenas uma fase de repouso muscular, visceral e do sistema nervoso, mas sim serve para outras funções, como processos de maturação do sistema nervoso central (SNC) nos primeiros anos de vida, conservação de energia, reposição de neurotransmissores, regulação gênica, remodelagem de sinapses e receptores do SNC, modulação de sensibilidade de receptores no SNC, regulação emocional e também com processos de consolidação de memória[1].

O sono representa um estado comportamental reversível de desligamento da percepção do ambiente com modificação do nível de consciência[2]. O processo neurobiológico que ocorre no encéfalo durante o sono segue um padrão predeterminado de sequências de estágios e ciclos bem organizados, denominados de arquitetura do sono.

Dados da Organização Mundial da Saúde evidenciam que até 47% da população mundial apresenta algum transtorno do sono entre insônia, transtornos respiratórios, privação crônica de sono e eventos motores. Revisaremos os mais comuns na infância e adolescência neste capítulo.

INSÔNIA

Transtornos noturnos relacionados ao sono e despertares frequentes são comuns na infância, podendo chegar à prevalência de 20 a 30%[3], persistir até a fase de adolescência e cronificar[4]. Podem incluir lutas e recusa em ir para cama, com protestos verbais, choros, sair da cama, solicitações de atenção. Classificam-se dentro da Classificação Internacional dos Distúrbios do Sono (do inglês, ICSD) de 2014[5], como insônia comportamental da infância (ICI).

Culturalmente aceita-se e acredita-se que a insônia na infância seja apenas uma fase que a criança está passando e logo isso se resolverá. Em parte esta afirmação pode ser verdade uma vez que fatores maturacionais e a dinâmica da família são constantes em mudanças. O impacto que estes eventos causam porém, podem ser deletérios no desenvolvimento cognitivo (atenção, consolidação de memória, funcionamento executivo), humor (irritabilidade), atenção, comportamento (agressividade, impulsividade) e saúde (funções metabólicas e imunológicas)[3] bem como no funcionamento da família[6] e surgimento de depressão materna[7].

Etiologia

A combinação de fatores circadianos, biológicos e de neurodesenvolvimento está ligada ao desenvolvimento da ICI, e é influenciada por variáveis comportamentais (crenças, culturas e estilos dos pais) e ambientais[8]. Essa dinâmica tende a ser complexa, uma vez que o principal sujeito (a criança) não é necessariamente quem queixará do problema, o qual será interpretado pela família, onde num geral há mais de um sujeito e habitualmente com pensamentos e ideais diferentes.

Assim, a ICI pode ser vista sob um paradigma semelhante ao da insônia do adulto, onde há envolvimento de fatores predisponentes, precipitantes, perpetuantes e pavlovianos. Fatores predisponentes incluem perturbações homeostáticas e circadianas: a inabilidade de dormir a noite toda em certa idade, por exemplo, pode representar atraso na aquisição de comportamento adequado para a idade (ou de sua regressão), seja de consolidação ou de regulação do sono. Obviamente, os aspectos maturacionais que permeiam o desenvolvimento do padrão de sono, estão ligados também à aquisição de habilidades motoras e cognitivas, controles vesical e intestinal e ao ambiente e contexto em que ocorrem. Assim, considerar o que já é observado como normal em cada faixa etária é importante pois pode-se estar diante de comportamentos aprendidos os quais são sensíveis a abordagens comportamentais.

Os fatores precipitantes e perpetuantes associados à resistência em ir para a cama envolvem fatores extrínsecos (questões dos pais, situações ambientais) e intrínsecos (questões médicas, personalidade da criança)[9]. A própria criança pode ter um perfil mais requisitante e o cuidador pode ter suas questões internas[10], como culpa por longas horas de trabalho (e consequentemente longe da criança), depressão, ansiedade. Isso torna o estabelecimento de limites uma ação mais laboriosa e muitas vezes difícil de ser abordada[11]. Em alguns casos há discrepância entre a expectativa dos pais com relação ao comportamento do sono e a trajetória de desenvolvimento da criança. Além disso, o ambiente (dormir em quarto, dividir quarto, dormir só) e a presença de outras pessoas na vida da criança (avós, irmãos) podem contribuir para a dificuldade em estabelecimento de limites ou dificuldade em estabelecer associações benéficas para o início do sono[12].

Os fatores pavlovianos se referem à habituação da criança para dormir. Cada fator usado na hora de dormir, como "indutor" do sono, tal como aleitamento materno, balançar, colo, pode fazer a criança criar uma associação para início de sono. A partir de um dado momento, a criança passa a "requisitar" esse estímulo para conseguir pegar no sono, uma vez que a associação já foi estabelecida.

Definições

A insônia na infância é caracterizada pela dificuldade apresentada pela criança em iniciar ou manter o sono, semelhante a insônia no adulto. A principal forma de insônia na criança é a "insônia comportamental". A IC pode ser dividida em distúrbio de associação, distúrbio da falta de limites ou se apresentar como uma associação destes dois tipos[13,14]. No entanto, a insônia comportamental é um diagnóstico de exclusão que necessita avaliação extensa para afastar causas clínicas ou outros distúrbios do sono (Quadro 1).

Na avaliação clínica dos distúrbios do sono na infância, algumas questões são fundamentais para o melhor entendimento do quadro, como: horário do sono, rotinas para dormir, eventos associados ao sono, comportamento diurno e funções cognitivas. É importante lembrar que a mistura de elementos próprios da IC, como por exemplo a recusa em ir para a cama, podem estar presentes em associação com outros transtornos primários do sono, como síndrome das pernas inquietas, parassonias e dores e, tanto o tratamento do transtorno associado quanto o uso de técnicas cognitivo-comportamentais precisam ser associados para melhor resolução do quadro.

Insônia comportamental da infância

Uma vez que se descarte causas clínicas, a primeira hipótese a ser aventada é a insônia comportamental, que ocorre em 10 a 30% das crianças pré-escolares. A ICSD define como a característica essencial da insônia comportamental a dificuldade de uma criança em adormecer e/ou manter o sono[15]. Esses problemas estão associados com determinadas atitudes da criança ou dos pais, e podem ser classificados em dois tipos: distúrbio de associação ou distúrbio de falta de limites.

Quadro 1 Diagnósticos diferenciais e condições associadas à insônia na infância

Transtornos do sono
Atraso de fase do sono
Distúrbio respiratório do sono
Síndrome das pernas inquietas
Parassonias do despertar (sonambulismo, terror noturno, despertar confusional)
Condições clínicas
Doença do refluxo gastresofágico
Cólica
Otite
Intolerância a lactose, alergias alimentares
Asma
Obesidade
Dores musculares e articulares
Uso de medicações com efeito psicoestimulante
Condições neurológicas/psiquiátricas
Atraso do desenvolvimento neuropsicomotor
Autismo
Transtorno de déficit de atenção/hiperatividade
Transtornos alimentares
Enurese noturna
Pesadelos
Transtornos de humor
Transtornos de ansiedade (incluindo ansiedade de separação, transtorno de ansiedade generalizada, síndrome do pânico, fobias, transtorno do estresse pós-traumático)
Abuso de álcool, nicotina, drogas ilícitas

Distúrbio de associação

Existem certas condições associadas com o início do sono que são necessárias para a criança adormecer e voltar a dormir após cada despertar no decorrer da noite. Associações positivas são condições que a criança pode prover para si mesma (chupeta, bicho de pelúcia), enquanto associações negativas necessitam de assistência de outra pessoa (mamadeira, embalar). As associações negativas também incluem estímulos externos (TV, carrinho, cadeirinha de carro) ou situações diferentes (cama dos pais, andar de carro). Quando a condição associada ao sono está presente, a criança adormece rapidamente. Se a condição associada com o sono não estiver presente, a criança apresenta despertares noturnos longos e frequentes.

O distúrbio de associação acomete principalmente crianças entre 6 meses a 3 anos de idade. O diagnóstico de insônia comportamental antes dos seis meses de idade não é apropriado, pois a capacidade de dormir ininterruptamente toda a noite é uma aptidão que se desenvolve entre o 3° ao 6° mês de vida. Em lactentes e pré-escolares, os despertares noturnos frequentes e persistentes irão continuar se não houver intervenção. Geralmente, a prevalência dos despertares noturnos se reduz após três anos de idade, porém, o distúrbio de associação pode perdurar até a vida adulta como observado em crianças com problemas de desenvolvimento neuropsicomotor, deficiência mental e algumas síndromes genéticas.

Distúrbio da falta de limites

Apresenta-se como recusa ou retardo para ir para a cama no horário estabelecido. Quando os limites são determinados, as crianças tendem a adormecer com mais facilidade. A recusa caracteriza-se por não ficar pronto para dormir, não ir para a cama, ou não ficar na cama. Por outro lado, prorrogar o horário de dormir pode incluir diversos pedidos (sede, banheiro, mais um beijo de boa-noite) ou atividades adicionais no horário de dormir (ver TV, ler mais uma história). Uma vez que a criança adormece, a qualidade do sono é normal e eles tendem a ter poucos despertares. No entanto, crianças com o distúrbio da falta de limites costumam ter um tempo de sono mais curto (30 a 60 minutos e menos em relação ao tempo total).

O distúrbio da falta de limites está associado ao desenvolvimento da criança. As crianças pré-escolares, que estão aprendendo a se tornar mais independentes durante o dia, frequentemente irão testar essa nova independência no horário de dormir. Além disso, o distúrbio da falta de limites pode ocorrer durante a soneca diurna.

No distúrbio da falta de limites, há dois padrões de comportamento problemáticos[13]. Há pais que colocam pouco ou nenhum limite no comportamento de seus filhos. Por exemplo, os pais podem deixar que a criança determine o horário de dormir ou permitem que durmam assistindo TV no quarto dos pais, prolongando o tempo para início do sono[14]. Há pais que estabelecem limites imprevisíveis e irregulares, enviando mensagens confusas para a criança. Isso resulta na manutenção ou aumento dos comportamentos indesejáveis. Uma forma de descobrir se o comportamento dos pais está contribuindo para a dificuldade da criança dormir é perguntar se a criança tem dificuldade de adormecer na presença de outros cuidadores (escola, creche, casa da avó) ou se a criança dorme espontaneamente no horário de dormir, mas em local indesejado (no quarto dos pais ou em frente à TV).

Insônia em crianças com quadros neurológicos e/ou psiquiátricos

A maioria das síndromes que cursam com disfunção do sistema nervoso central apresenta em seu quadro clínico algum tipo de alteração do sono[7]. Em crianças que apresentam síndromes neurológicas como, por exemplo, a síndrome de Angelman, síndrome de Rett e várias síndromes heredodegenerativas, frequentemente se observa dificuldade para iniciar e manter o sono. As crianças com autismo em geral apresentam uma redução do tempo total de sono e um padrão irregular de ritmo-vigília.

A insônia é prevalente em crianças com depressão e pode ser um dos primeiros sintomas do quadro. No transtorno bipolar há uma redução importante da necessidade de sono. Nos casos de estresse pós-traumático, há dificuldade para iniciar e manter o sono, além de apresentarem frequentemente pesadelos.

Há uma forte associação entre alterações do sono e o transtorno do déficit de atenção/hiperatividade (TDAH). Em geral as crianças com TDAH apresentam fragmentação do sono e dificuldade para iniciar o sono e maior incidência de síndrome das pernas inquietas.

A compreensão sobre os padrões de sono normal em cada faixa etária é fundamental na identificação de uma possível insônia. Quando o sono é anormal, suas características, determinantes e diagnósticos diferenciais também variam conforme a idade.

Tratamento da insônia na infância

O tratamento adequado da insônia em crianças requer uma avaliação detalhada das causas e dos fatores predisponentes. Assim, uma estratégia adequada de tratamento pode ser estabelecida[13,14]. Durante a consulta, é importante saber os horários de dormir e acordar, duração do sono, horário das sonecas, número de despertares noturnos, hábitos de sono, socialização, doenças médicas e uso de estimulantes. Uma avaliação mais detalhada do padrão do sono pode ser feita com diário do sono ou actígrafo. Essas estratégias também são importantes no acompanhamento do tratamento. Não há indicação de polissonografia em crianças menores de 5 anos de idade que não tenham suspeita de um distúrbio intrínseco do sono.

Na insônia secundária a doenças clínicas, o tratamento da doença de base e o controle dos sintomas são fundamentais. No entanto, algumas estratégias para o tratamento da insônia primária podem ser benéficas.

A insônia primária em lactentes e crianças pré-escolares pode ser tratada com diversas medidas. As estratégias mais utilizadas são higiene de sono[13], terapia comportamental[14] e medicações[15].

A higiene de sono é um grupo de medidas importantes, tanto no tratamento como na prevenção de dificuldades de iniciar o sono e despertares frequentes. Como são estratégias benignas e sem efeitos colaterais, devem ser instituídas de forma universal. No momento, há poucas evidências que essas medidas de higiene do sono, isoladamente, são eficazes no tratamento de crianças com problemas para iniciar o sono e despertares frequentes.

As terapias comportamentais levam a resultados efetivos e duradouros. Revisões de literatura recente mostraram que as terapias comportamentais produzem, em lactentes e crianças pré-escolares, mudanças duradouras tanto na resistência de iniciar o sono, como nos despertares sendo as principais técnicas.

Técnicas de terapias comportamentais

- Extinção isolada: pais colocam a criança no berço em horário determinado e a ignoram até a manhã do outro dia. Essa estratégia tem o objetivo de reduzir comportamentos indesejáveis (choro, gritar) por meio da eliminação da atenção paterna.
- Extinção com presença paterna: similar a extinção isolada, mas os pais permanecem no quarto da criança.
- Educação paterna: programas preventivos no pré-natal, na maternidade e nas consultas de puericultura que procuram orientar os pais e prevenir a ocorrência de problemas de sono. Basicamente inclui o desenvolvimento de hábitos de sono positivos, informações sobre horários de sono regulares, aprender a se autoninar e a dormir sozinho.
- Extinção gradativa: os pais ignoram as birras e o choro no horário de dormir por períodos pré-determinados e, em seguida, verificam rapidamente como está a criança. Um plano de aumento gradativo do tempo entre essas verificações (cada 2, 3, 5, 10 minutos) são usados com o objetivo de que a criança desenvolva a capacidade de se autoninar, sem que sejam necessários os elementos de associação (presença paterna, mamadeira, embalar).
- Rotinas positivas: pais desenvolvem uma rotina antes do horário de dormir, caracterizadas por atividade prazerosas e calmas, para estabelecer uma cadeia de comportamento até o início do sono.
- Declínio do horário de dormir: temporariamente atrasar o horário de dormir para próximo do horário que a criança adormece, e nos dias subsequentes, assim que a criança adormece rapidamente, adiantar lentamente o horário do sono. Se a criança não adormecer, os pais devem retirá-la do berço por breve períodos. Essas estratégias se baseiam no controle de estímulos, já que o estímulo primário do comportamento se modifica e há redução de despertares fisiológicos e afetivos no horário de dormir.
- Despertares programados: pais preventivamente acordam seu(sua) filho(a) antes do horário típico de despertar, oferecendo a resposta usual (mamar, embalar, ninar) como se a criança tivesse acordado espontaneamente.

Tratamento farmacológico

É importante ressaltar na abordagem da criança com insônia que o tratamento farmacológico quase nunca é a primeira escolha, embora a necessidade de sono seja biológica, a forma como as pessoas dormem é aprendida. As crianças aprendem como dormir ou formar associações com o sono com base em suas famílias, assim o tratamento farmacológico como citado acima deve sempre ser associado à higiene do sono e a orientação comportamental. Quando e quais fármacos usar é questão com que nos confrontamos na prática clínica, porém existem alguns aspectos que se deve considerar ao prescrever uma medicação para tratamento da insônia.

Crianças que não respondem a intervenções comportamentais devem ser consideradas para o manejo farmacológico da insônia, porque é melhor programar um breve teste terapêutico do que agir depois sobre uma insônia crônica.

Na abordagem farmacológica destas crianças é necessário considerar:

- Avaliação das expectativas dos pais. A compreensão dos pais ou cuidadores sobre o sono e o que esperar de resultado com a medicação deve ser abordada, pois estes apresentam expectativas exagerada.
- Horários da medicação indutora de sono. Na prática clínica a queixa de efeito paradoxal com administração de medicação hipnótica é comum. Os pais ou cuidadores podem declarar: "Ele não dormiu nada" ou "de ter ficado agitado". O tempo incorreto de administração costuma ser a causa mais provável. Humanos têm um período circadiano de alerta à noite, chamado de segunda janela assim quando a medicação é dada muito cedo, ela não atua sobre essa janela o que pode levar a criança a ficar desinibida, comportarem-se de forma inadequada, mas ainda permanecem acordadas.
- Dose e metabolismo. Ao prescrever um medicamento para uma criança, existe uma inclinação natural para dar a menor dose possível. No entanto, as crianças podem ter um metabolismo hepático mais rápido na eliminação de alguns fármacos. Se a dose do agente for muito baixa, a medicação pode alterar o comportamento da criança, mas não ajudar a criança a adormecer, podem ocorrer alucinações hipnagógicas assustadoras. Essa experiência pode ser particularmente perturbadora em crianças com uma condição psiquiátrica ou neurológica subjacente.

Lembrar que se a criança apresenta despertar(es) noturno(s) prolongado(s) e história familiar de insônia, parassonias, cefaleia/enxaqueca, depressão e transtornos do humor provavelmente está por trás uma disfunção serotoninérgica e, portanto, deve ser tratada com drogas serotoninérgicas ou precursora que não tenham efeitos semelhantes aos opiáceos e não limitam o desempenho cognitivo.

Uma criança com dificuldade em adormecer ligada a pernas inquietas ou com hiperatividade noturna e uma história familiar de síndrome das pernas inquietas ou movimentos periódicos dos membros durante o sono, anemia ferropriva e dores de crescimento podem indicar disfunção dopaminérgica e deve ser avaliada para anemia e eventualmente tratada com ferro.

Um lactente apresentando múltiplos despertares noturnos e dificuldade para dormir com história clínica de dermatite atópica ou alergia ao leite ou refluxo gastroesofágico e com alta presença de alergias na família pode revelar uma disfunção histaminérgica. Neste caso, obviamente, o tratamento de escolha deve ser a primeira geração de anti-histamínicos com alta afinidade pelo receptor H1.

Assim, considerando as situações acima, tem-se como as medicações mais utilizadas os anti-histamínicos, hipnóticos benzodiazepínicos e hipnóticos agonistas seletivos GABA-A, melatonina, agonistas dos receptores da melatonina, L-5-hidroxitriptofano e o ferro.

Outros agentes farmacológicos

Outras classes de medicamentos que não são indicados para insônia, mas que foram alegadamente utilizados na prática clínica pediátrica incluem anticonvulsivantes (carbamazepina, ácido valproico, topiramato, gabapentina), antipsicóticos atípicos (risperidona, olanzapina, quetiapina) e hidrato de cloral. Na maioria dos casos, esses medicamentos estão sendo prescritos para indicações alternativas (por exemplo, transtorno bipolar, agressão), e o efeito colateral da sedação diurna que ocorre com esses medicamentos é usado para promover o sono noturno.

Embora esses medicamentos possam ter efeitos sedativos, eles devem ser usados com cuidado, o efeito sedativo pode interferir com o funcionamento e a aprendizagem diurna, podem piorar apneia obstrutiva do sono.

HIPERSONIAS

A sonolência é uma tendência normal em adormecer e uma consequência fisiológica da privação de sono. Se a sonolência é excessiva, indesejável, inapropriada ou inexplicável, frequentemente indica um distúrbio clínico, e é denominada hipersonia. Em crianças, muitas vezes a privação de sono se manifesta paradoxalmente com hiperatividade, problemas atencionais e irritabilidade diurna.

Narcolepsia

A narcolepsia é uma síndrome clínica de especial interesse para a medicina do sono, porque parece ser causada por um "defeito" no processo fundamental da regulação sono-vigília, sendo que a elucidação dessa disfunção poderá levar a uma maior compreensão do mecanismo regulador do sono e da vigília.

A narcolepsia é caracterizada por uma tétrade de sintomas[16,17]:

- Sonolência diurna excessiva.
- Cataplexia: é a perda súbita do tônus muscular, associada a fraqueza envolvendo toda musculatura voluntária do corpo, exceto a musculatura oculomotora extrínseca e o diafragma.
- Paralisia do sono: é a inabilidade de mover-se durante a transição sono-vigília, durando de minutos a segundos, os primeiros episódios são tão assustadoras e vívidas, que podem ser lembradas por muitos anos;
- Alucinações hipnagógicas (ocorrem na transição vigília-sono) e hipnopômpicas (ocorrem na transição sono-vigília): geralmente acompanham os episódios de paralisia do sono e são mais comumente visuais e auditivas.

Os sintomas geralmente começam na segunda ou terceira década de vida, sendo que a presença definitiva de sintomas antes dos cinco anos de idade é rara. É incomum um diagnóstico definitivo de narcolepsia ser estabelecido no período pré-puberal (apenas 4% são diagnosticados antes dos 16 anos de idade).

A avaliação diagnóstica da narcolepsia geralmente inclui uma polissonografia noturna, para afastar outras causas de sonolência excessiva diurna (p. ex.: apneia do sono e movimentos periódicos dos membros), e um teste das latências múltiplas do sono (TLMS) no dia seguinte. O TLMS, além de avaliar subjetivamente a sonolência, é essencial para demonstrar a presença de períodos de sono REM no início do sono.

Narcolepsia está fortemente associada ao HLA DQB1-0602, indicando uma base genética para o distúrbio na maioria dos casos. Entretanto, a presença de tais genes associados ao HLA não é suficiente para induzir a narcolepsia, e a existência de gêmeos monozigóticos discordantes para narcolepsia indica que fatores ambientais desempenham um papel importante no seu desenvolvimento. Testagem do HLA deve ser considerada em crianças sonolentas que não apresentam cataplexia e/ou nas quais o TLMS não é conclusivo.

Nos casos de narcolepsia com cataplexia, observa-se redução de hipocretina-1 (neuroptídio produzido no hipotálamo) no liquor abaixo de 110 pg/mL, com especificidade de 99% e sensibilidade de 87-89%. Em narcolepsia sem cataplexia, esta redução ocorre em apenas 16% dos casos.

No diagnóstico diferencial, outras causas de sonolência excessiva devem ser consideradas. Ataques de sono podem ser confundidos com convulsões, síncope ou ataques isquêmicos transitórios do sistema vertebrobasilar. Comportamentos automáticos e amnésia proeminentes podem sugerir crises convulsivas parciais complexas. A cataplexia deve ser diferenciada de ataques epilépticos atônicos e paralisia periódica. As alucinações hipnagógicas podem ser confundidas com aura visual da migrânea, isquemia no território da artéria cerebral posterior, crises epilépticas occipitais e de psicoses.

O manejo da narcolepsia inclui uma boa higiene de sono e cochilos diurnos programados, duas a três vezes ao dia, por 10 a 60 minutos. Isto pode melhorar o estado de alerta e o desempenho psicomotor por uma a duas horas, diminuindo a necessidade ou a dosagem de medicação estimulante. A sonolência diurna é tratada com estimulantes (modafinil, pemolina, metilfenidato, dextroanfetamina). Embora o tratamento crônico com estimulantes pareça ser seguro na criança, o crescimento precisa ser monitorado. A cataplexia, as alucinações e a paralisia do sono respondem a supressores do sono REM, tais como tricíclicos e inibidores da recaptação seletiva da serotonina.

Síndrome de Kleine-Levin

A síndrome de Kleine-Levin é descrita na forma de episódios recorrentes de hipersonia, claramente associada pelo menos em alguns episódios com padrão de ingesta alimentar compulsiva e/ou outros comportamentos anormais, como desinibição sexual e/ou alterações cognitivas tipo sensação de desrealidade, comportamentos bizarros, confusão mental, alucinações, delírios e sintomas depressivos e de ansiedade[18,19]. Na sua forma típica, apresenta períodos de hipersonia e outros sintomas associados ocorrendo em ciclos. Os episódios aparecem no início da adolescência, geralmente em garotos, raramente

em garotas, e duram de dias a semanas. A sonolência é diária e leva o indivíduo a dormir cerca de 18 horas por dia, com incapacidade para obter vigilância plena quando acordado. Habitualmente, os pacientes parecem confusos e são comuns retraimento social, incoerência e distúrbios de memória. A hiperfagia e a hipersonia levam a um ganho ponderal considerável durante os episódios. A hipersexualidade se manifesta com desinibição social e masturbações frequentes. A tríade completa é pouco comum. A avaliação polissonográfica não é específica e o EEG de vigília pode apresentar atividade teta excessiva, refletindo um estado de subvigilância. Durante os intervalos, os pacientes têm um comportamento normal e estão livres da hipersonia. O tratamento é feito com estimulantes (sintomáticos); antidepressivos tricíclicos e lítio são usados para prevenção da recorrência de novos episódios.

DISTÚRBIOS DO RITMO CIRCADIANO

A habilidade em regular as funções fisiológicas ritmicamente é uma adaptação às mudanças no ambiente que acompanham a rotação e translação da terra. Ritmos circadianos têm sido identificados em virtualmente todos os organismos, de algas unicelulares a primatas. A organização temporal ou ritmo circadiano do ciclo vigília-sono é um ritmo endógeno controlado pelo núcleo supraquiasmático (NSC) localizado no hipotálamo anterior. O NSC funciona em conjunto com a glândula pineal, responsável pela secreção da melatonina. O NSC participa da alternância entre os estados de desativação fisiológica e sonolência e ativação fisiológica-comportamental na vigília. O ritmo circadiano, ao lado do processo homeostático, é um dos importantes determinantes do sono e do grau de sonolência objetiva e subjetiva do indivíduo. Quando o marca-passo circadiano não está em fase com a agenda sono-vigília desejada, podem aparecer sintomas, tais como sonolência quando o alerta é desejado, insônia quando o sono é desejado, ou ambos.

Distúrbios no planejamento da agenda de sono podem se apresentar de várias formas e seu diagnóstico em crianças requer uma compreensão dos ritmos de sono e das variações aceitáveis. Um erro muito frequente é quando os pais tentam colocar a criança para dormir na "zona proibida". Neste período que antecede a fase de sono, a criança se encontra em intensa vigília e certamente não irá dormir. A solução é muito simples e consiste em colocar a criança para dormir mais tarde.

Transtorno de avanço de fase do sono

Este distúrbio ocorre mais em lactentes e escolares, embora seja incomum. A criança tende a ir dormir mais cedo e acordar mais cedo, embora a quantidade e a qualidade de sono se mantenham normais. As refeições e os cochilos diurnos também tendem a ocorrer mais cedo. Os pais costumam se queixar apenas que a criança acorda muito cedo. A síndrome pode ser tratada com avanços de fase de 15 minutos, juntamente com exposição à luz solar pela tarde.

Transtorno de atraso de fase do sono

Neste transtorno, a fase de sono ocorre mais tardiamente que o desejado, e o indivíduo só consegue dormir tarde, levando a dificuldade em iniciar o sono. Como a quantidade e a arquitetura do sono são preservadas, o indivíduo acaba acordando também mais tarde, levando a uma dificuldade em levantar cedo. O distúrbio é mais comum em adolescentes, afetando uma proporção substancial de colegiais. Como o adolescente só consegue ir dormir tarde e a maioria tem que acordar cedo para ir à escola, acaba ocorrendo uma privação de sono. Isto pode levar a uma sonolência excessiva diurna e queda no desempenho escolar. Nos finais de semana, o adolescente dorme até muito tarde para repor o débito de sono. O tratamento pode ser feito com cronoterapia, na qual o adolescente dorme e acorda três horas mais tarde a cada dia, até atingir o horário desejado para o horário de dormir e acordar. Luminoterapia também pode ser usada com exposição à luz pela manhã, no sentido de tentar ajustar o relógio biológico. A melatonina também pode ser tentada.

SÍNDROME DA APNEIA OBSTRUTIVA DO SONO NA INFÂNCIA E ADOLESCÊNCIA

A síndrome da apneia obstrutiva do sono (SAOS) é uma desordem da respiração que acontece durante o sono e se caracteriza por uma obstrução parcial prolongada ou total intermitente que perturba a ventilação normal e o padrão normal do sono.

A apneia obstrutiva do sono faz parte de um espectro de desordens respiratórias do sono, que variam desde o ronco primário, síndrome de resistência das vias aéreas superiores, hipoventilação obstrutiva e a própria apneia obstrutiva do sono (como apresentação mais grave deste espectro)[3,9,10].

A síndrome da apneia obstrutiva do sono (SAOS) na criança é definida como o aumento do índice de apneia/hipopneia (IAH), com mais de 1 evento por hora (um índice derivado do exame de polissonografia) concomitante com outros sintomas, como sonolência excessiva diurna, sono não reparador, comportamento agitado, pausas respiratórias durante o sono com engasgos ou asfixia e/ou ronco alto. A pausa da apneia obstrutiva ocorre apesar de haver esforço respiratório muscular comandado pelo sistema nervoso central (SNC). A SAOS não é uma doença única e sim, como o próprio nome sugere, uma síndrome funcional da patência da via aérea durante o sono com etiologias variadas que podem se sobrepor e sofrer diversas influências genéticas e do meio ambiente[9].

A etiologia da apneia obstrutiva na infância é multifatorial e geralmente são uma combinação variável desses fatores que podem ser: anatomia desfavorável da via aérea (desde malformações craniofaciais, síndromes genéticas ou mesmo o mais comum, a hipertrofia das amígdalas e adenoides), fatores hormonais, menor controle neuromuscular, prematuridade, uso de algumas medicações (benzodiazepínicos, hidrato de cloral, anestésicos, narcóticos), disfunção autonômica, excesso de secreções orais, dentre outros. Também são fatores associados: obesidade (na adolescência), asma, rinite, fumo passivo, dolicocefalia genética[3,6].

Os lactentes são mais susceptíveis a apneia obstrutiva pois sua estrutura da via aérea superior é diferente de crianças mais velhas e adultos[7].

Quadro clínico e exame físico

As queixas mais típicas do paciente adulto com apneia seriam de ronco, sonolência excessiva diurna, fadiga, cansaço diurno, sono não reparador, paradas da respiração ou engasgos durante o sono. Na infância, esses sintomas podem estar presentes, mas não são os únicos mais comuns. O sintoma mais comum é o ronco (que é inespecífico e ocorre independente da posição corporal) e a irritabilidade.

Outros sintomas comuns são movimentos paradoxais da respiração no sono, sono inquieto, parada respiratória, despertares noturnos, sudorese no sono, enurese noturna, cefaleia diurna, problemas de fala. Sintomas bastante importantes diurnos são: nervosismo, agressividade, dificuldade de atenção e baixo rendimento escolar. Tais sintomas são extremamente comuns no consultório clínico porém raramente a apneia obstrutiva do sono entra na lista de possíveis diagnósticos diferenciais[3].

No exame físico é observada respiração bucal, hipertrofia de amígdalas e/ou adenoides (que é objetivamente a principal variável do exame físico dessa condição em crianças), alterações craniofaciais (como micrognatia, retrognatia, hipoplasia maxilar, hipoplasia do terço médio da face), obesidade, alterações nasais (estenoses, desvio de septo, pólipos), macroglossia. A importância da obesidade no adulto com SAOS é bem estabelecida, já na criança isso não era muito implicado, mas vem aumentando sua parcela de contribuição nos fatores de risco. No início dos anos 1990, menos de 15% das crianças com ronco eram obesas, atualmente, em um dos centros estudados nos Estados Unidos, mostrou associação de 50% enviados para pesquisa de SAOS eram obesas[8].

Diagnóstico

Uma história clínica mais detalhada e um exame físico devem ser realizados primeiramente. O método diagnóstico padrão-ouro para a apneia obstrutiva do sono é a polissonografia de noite inteira. Esse método estabelece tanto a presença da doença, como seu nível de gravidade. Pode ser utilizado em qualquer idade. O parâmetro utilizado para a classificação é o índice de apneia e hipopneias obstrutivas (IAH), o nadir de saturação e os níveis de gás carbônico exalado ou transcutâneo. O IAH deriva do cálculo do número de apneias obstrutivas somadas às hipopneias dividido pelo total de horas de sono[3,5,6].

Tratamento

O tratamento de primeira linha para a apneia obstrutiva do sono em crianças é a cirurgia de adenotonsilectomia (levan-

Tabela 1 Classificação diagnóstica da apneia obstrutiva do sono. DRS: Classificação de Katz e Marcus

	Índice de apneias/hipoapneias (eventos/h)	SpO$_2$, Nadir (%)	PetCO$_2$, Pico (tarr)	PetCO$_2$ > 50 (% do TTS)	Despertares (eventos/h)
Ronco primário	< 1	> 92	< 53	< 10	EEG < 11
Síndrome RAVAS	< 1	> 92	< 53	< 10	ERER > 1 EEG > 11
SAHOS leve	1 a 4	86 a 91	> 53	10 a 24	EEG > 11
SAHOS moderada	5 a 10	76 a 85	> 60	25 a 49	EEG > 11
SAHOS grave	> 10	< 75	> 65	> 50	EEG > 11

SAHOS: síndrome da apneia e hipopneia obstrutiva do sono; RAVAS: síndrome da resistência das vias aéreas superiores; SpO$_2$: saturação de oxigênio nas artérias; PetCO$_2$: pressão expiratória final de dióxido de carbono.
Fonte: adaptada de Sadeh et al., 2002[6].

do em conta o exame físico e fatores de risco individualmente). Até 27% das crianças podem persistir com apneia obstrutiva mesmo após a cirurgia (principalmente crianças com IAH elevado, com síndrome de Down, encefalopatia crônica não evolutiva, doença do refluxo gastroesofágico, asma, obesidade), tais crianças necessitariam de um tratamento adjuvante[1].

Nas crianças com patologias específicas, estas devem ser tratadas para averiguar o impacto destas no IAH antes e após tratamento (como por exemplo controlar a asma, tratar a DRGE, reparos ósseos em micrognatias ou hipoplasias maxilares, etc.) e terapias odontológicas e fonoaudiológicas.

O uso de dispositivos de pressão positiva, como o CPAP (*continuous positive airway pressure*), pode ser extremamente efetivo nas crianças que já foram submetidas ou que não são candidatas a adenotonsilectomia.

PARASSONIAS

Parassonias são definidas como comportamentos episódicos, não desejáveis ou desagradáveis que ocorrem no início do sono, durante o sono ou no despertar. Podem ocorrer nos momentos de transição do sono e vigília, durante o período de sono REM ou NREM[5,20].

Antigamente conhecida como um fenômeno único, que guardava o mesmo mecanismo fisiopatológico - o qual era atribuído à doença psiquiátrica[21] – atualmente sabe-se que os subtipos de parassonias possuem diferentes causas, ocorrem em diferentes momentos e levam a consequências distintas. Ativação do SNC, com atividade da musculatura esquelética e sinais de despertar autonômico (midríase, sudorese, aumento da frequência cardíaca e respiratória etc.) ocorrem em muitas das parassonias. Fenômenos físicos podem incluir contrações viscerais, posturais, abalos de extremidades, movimentos violentos, gritos, andar ou correr e automatismos complexos. Fenômenos mentais consistem de pensamentos, imagens, sonhos, pesadelos e emoções.

Por estes motivos, as parassonias foram classificadas segundo o Manual de Classificação de Transtornos do Sono de 2013 e subdivididas em três tipos, o que facilita o entendimento e o manejo clínico (Quadro 1).

Estudos com crianças com parassonias relatou que elas têm maior taxa de resistência a ir para a cama, demoram mais para iniciar do sono, apresentam despertares mais frequentes e tempo de sono mais reduzido. Crianças com sonambulismo apresentam mais problemas no início do sono do que crianças com terror noturno[22].

Parassonias do sono NREM

Também conhecidos como distúrbios do despertar, geralmente ocorrem no início do sono, são comuns na infância e diminuem com a idade. Acredita-se que o maior predomínio destas parassonias na infância deva-se à maior quantidade de sono N3 que as mesmas apresentam, uma vez que é nesta fase em que predominam os transtornos do despertar. Com o passar dos anos a quantidade de sono N3 vai diminuindo, bem como a incidência destas parassonias.

Quadro 1 Classificação das parassonias

Tipo de parassonia
Do sono NREM (transtornos do despertar)   ■ Sonambulimo   ■ Terror noturno   ■ Despertar confusional   ■ Transtorno alimentar relacionado ao sono
Do sono REM   ■ Transtorno comportamental do sono REM   ■ Pesadelos   ■ Paralisia do sono
Outros   ■ Alucinações   ■ Enurese do sono   ■ *Exploding head syndrome*   ■ Parassonias decorrentes de desordens médicas, medicações/substâncias ou não especificadas

Fonte: American Academy of Sleep Medicine, 2014[5].

Na grande maioria apresentam histórico familiar positivo, com predisposição genética. Hublin et al.[23] calcularam a variação fenotípica do sonambulismo atribuível a fatores genéticos em 65% das crianças, e acredita-se que seja resultado de vários genes, dados esses consistentes com os resultados de HLA realizados por Lecendreux et al[24].

Os distúrbios do despertar podem ser compreendidos como sendo uma mudança imperfeita que interrompe a progressão normal da ciclagem do sono. Assim, há momentos em que criança não está totalmente acordada nem totalmente dormindo e o EEG revela uma mistura de diferentes frequências: nesta situação pode-se observar características de ambas as fases sejam elas de sono ou de vigília.

Há vários fatores que podem influenciar os distúrbios do despertar. A idade é importante, uma vez que predominam na infância e muitas vezes desaparecem na adolescência. A privação de sono e um dia mais agitado parecem aumentar a complexidade e frequência dos eventos.

Os três tipos de parassonias do sono NREM guardam a mesma estrutura fisiopatológico, e fatores como febre, privação de sono, medicamentos, atividade física, estresse, ansiedade, álcool, apneia do sono podem aumentar a frequência dos episódios.

Avaliação clínica

História clínica bem detalhada, incluindo momento do aparecimento e característica dos eventos é necessária para o diagnóstico. O diagnóstico diferencial deve ser feito com transtorno comportamental de sono REM e crises parciais complexas (crises epilépticas do lobo frontal ou temporal) durante o sono.

Como visto acima, na maioria das vezes o diagnóstico das parassonias pode ser obtido com uma boa história clínica. O momento do aparecimento, as características do evento, idade do paciente são informações fundamentais para o raciocínio clínico. No entanto alguns casos requerem o exame de polissonografia (PSG) com vídeo para mais adequada avaliação. As principais indicações de PSG nas parassonias são:

- Riscos de lesões ou violência.
- Diagnóstico diferencial com crises epilépticas.
- Presença de sonolência excessiva diurna.
- Ausência de resposta terapêutica.
- Associação com outros distúrbios neurológicos, médicos ou psiquiátricos.
- Presença de características atípicas, tais como: início na adolescência, ocorrência na segunda metade da noite, comportamentos estereotipados, posturas motoras tônicas, olhos fechados.

Diagnóstico diferencial

Despertares confusionais e sonambulismo devem ser diferenciados de sonilóquio, transtorno comportamental do sono REM (TCSREM) e crises epilépticas com sintomas cognitivos. O paciente com despertar confusional usualmente não sai da cama, como o faz com o sonambulismo, não se torna violento (salvo quando obstruído ou manipulado) e parece estar atuando num sonho, como aquele com TCSREM, tem menos ativação autonômica (geralmente sudorese), comparado ao terror noturno, e não se comporta de maneira estereotipada, como os com crises parciais complexas noturnas. O diagnóstico diferencial do terror noturno inclui pesadelos, TCSREM, *delirium* noturno, epilepsia relacionada ao sono e ataques de pânico noturno.

Tratamento

Em geral, as parassonias do sono NREM são benignas e autolimitadas, tendendo a desaparecer com a idade, como descritos nos casos específicos acima. Portanto, o aspecto essencial é orientar e tranquilizar pais e crianças sobre o caráter benigno. Para reduzir a frequência dos episódios, deve-se manter hábitos de sono regulares, evitar privação de sono e minimizar o uso de medicações sedativas, como anti-histamínicos. A família deve ser orientada a adotar medidas de segurança, no sentido de evitar que a criança se machuque durante os episódios (p. ex., quarto da criança no térreo sempre que possível, bloquear janelas e portas, isolar escadas, remover objetos pontiagudos e brinquedos do chão do quarto). Não se deve tentar acordar a criança durante o episódio, pois isso pode aumentar a agitação e prolongar o evento.

Quando um estressor psicológico específico é identificado, ou existe psicopatologia significativa associada, pode ser indicada psicoterapia. Hipnose ou outras terapias comportamentais (técnicas de relaxamento ou de imagens mentais) podem ser úteis em alguns pacientes. Existem relatos de que acordar a criança algumas horas depois do início do sono ou cerca de 15 minutos antes do horário habitual da parassonia (técnica de terapia comportamental conhecida como despertares programados), por cerca de uma semana, pode eliminar os episódios de sonambulismo ou terror noturno por três a seis meses.

Tratamento medicamentoso pode estar indicado quando os episódios são muito disfuncionais para a família ou para a criança, e na ocorrência ou risco de ferimentos. Conforme descrito em cada caso acima, benzodiazepínicos (clonazepam, administrado uma hora antes de dormir) ou antidepressivos tricíclicos (imipramina) ou amitriptilina são geralmente efetivos, administrados por seis meses, seguido por uma retirada gradativa.

Seguem algumas particularidades de cada parassonia NREM.

Sonambulismo

O sonambulismo é caracterizado por episódios de despertar parcial do sono NREM com comportamentos motores estereotipados e automáticos, e amnésia total ao evento. O sonambulismo ocorre predominantemente no sono de ondas lentas com comportamentos de sentar na cama, levantar e deambular e dura de poucos minutos a meia hora. Os episódios apresentam uma tendência de ocorrer no terço inicial da noite provavelmente por ser o momento em que há da maior porcentagem de sono de ondas lentas nesta ocasião.

Apresenta uma prevalência na população de 1-17% e é mais comum em crianças entre 8 e 12 anos, sendo uma desordem autolimitada desaparecendo ao redor de 10 anos[25]. Em 10 a 25% dos casos é possível identificar história familiar de sonambulismo, enurese, terror noturno e sonilóquio.

Terror noturno

O terror noturno consiste de episódios de despertar parcial do sono NREM. Estes episódios são caracterizados por despertar súbito e o paciente em geral grita, sentando-se na cama com um fácies de pavor; há um predomínio de intensas manifestações autonômicas com taquicardia, taquipneia, rubor de pele, sudorese e midríase. Há usualmente amnésia total dos episódios. O terror noturno geralmente ocorre do sono de ondas lentas. Os episódios duram de 3 a 5 minutos e o retorno ao sono é imediato.

Há uma incidência maior entre 4 a 12 anos de idade. O terror noturno é mais comum no sexo masculino e tem caráter autolimitado.

O tratamento é semelhante ao do sonambulismo, realizado apenas se há risco de lesões ou se o impacto dos eventos é muito grande. Há relatos de uso de L-5OH triptofano em alguns países europeus, porém como seu uso não é aprovado no Brasil e ainda não há experiência clínica com este medicamento em nosso país[26].

Despertar confusional

Os despertares confusionais consistem de despertares parciais, com fala arrastada, amnésia ao evento, sudorese, comportamento inadequado como choro inconsolável ou agressividade. Em geral duram de 5-15 minutos, mas podem durar até mais de uma hora.

Os episódios podem ser precipitados por drogas com ação no SNC, atividade física e privação de sono. A prevalência é de 17% entre 3 e 13 anos, geralmente desaparecendo após os 10 anos. A associação com sonambulismo é frequente, sendo que um estudo revelou que 36% das crianças com sonambulismo haviam apresentado despertares confusionais na fase de pré--escolar[27].

Parassonias relacionadas ao sono REM

Dois fenômenos caracterizam a fisiologia do sono REM: os sonhos e a atonia muscular. Anormalidades destes fenômenos determinam a maioria das parassonias do sono REM. Discutiremos aqui os pesadelos, o transtorno comportamental do sono REM e paralisia do sono/alucinações hipnagógicas recorrentes.

Pesadelos

O pesadelo é um episódio em que a criança acorda assustada e a seguir relata estórias de conteúdo desagradável. Ao contrário do terror noturno, os pesadelos geralmente ocorrem durante o sono REM, ou seja, predominam na segunda metade da noite. Os pesadelos raramente incluem fala, gritos ou andar durante o sono. Os pesadelos são mais frequentes entre as idades 3 e 6 anos e então se tornam menos frequentes.

Etiologia e fatores de risco

Pesadelos são muito comuns na infância, ocorrendo em 60 a 75% das mesmas, se iniciando por volta dos 2,5 anos[3]. A ocorrência de pesadelos ocasionais não caracteriza a desordem do pesadelo. Pesadelos frequentes ocorrem, no entanto, em 1 a 5% de crianças na fase pré-adolescente. Estima-se que cerca de 10 a 50% das crianças de 3 a 5 anos de idade apresentem pesadelos ocasionais graves o suficiente para pedir ajuda noturna a seus pais.

Pesadelos frequentes estão associados a características de personalidade e psicopatologia de distúrbios psiquiátricos maiores, inversamente proporcional ao bem-estar da criança. A frequência dos pesadelos é a medida que mais se associa à gravidade do mesmo.

O uso de agentes que interfiram na transmissão da noradrenalina, serotonina e dopamina podem se associar a maior frequência de pesadelos, bem como a retirada de inibidores de recaptação de serotonina, tricíclicos, IMAO, benzodiazepínicos e barbitúricos, possivelmente devido ao aumento rebote do sono REM que acompanha a retirada destas medicações

Avaliação

História clínica completa e detalhada, envolvendo hábitos diurnos e do momento do sono. Em raros casos se faz necessária a polissonografia com vídeo: reserva-se estes exames para quando há dúvidas diagnósticas.

Diagnóstico diferencial

Síndrome do stress pós-traumático (com pesadelos de conteúdo recorrente, com elementos do trauma) e crises convulsivas focais são possíveis diagnósticos diferenciais de pesadelos.

Tratamento

O tratamento na maioria dos casos se restringe à orientação familiar a respeito do caráter benigno dos episódios.

O primeiro aspecto do manejo dos pesadelos é identificar transtorno psiquiátrico subjacente, doença médica ou medicação que está contribuindo para o quadro. Hipnose e abordagens comportamentais, tais como dessensibilização e revivescência do sonho, podem ser úteis. Antidepressivos podem ajudar em alguns pacientes. Doses noturnas de antipsicóticos são úteis em pacientes com pesadelos associados a transtorno psicótico.

Transtorno comportamental do sono REM (TCSREM)

Normalmente, o sono REM é associado a atonia da musculatura somática (exceto diafragma e musculatura ocular extrínseca). Esta atonia é uma medida preventiva para que o sonho não seja atuado. No TCSREM, a atonia esperada no sono REM está ausente, resultando em um comportamento dramático e, ocasionalmente, injurioso durante o sonho[28].

Embora o TCSREM afete mais frequentemente idosos do sexo masculino, ele tem sido descrito em crianças, e pode estar associado a uma variedade de distúrbios neurológicos, principalmente narcolepsia com cataplexia e transtornos do sistema extrapiramidal. O tratamento é feito com baixas doses de clonazepam ou melatonina antes de dormir, com excelente resposta terapêutica.

Paralisia do sono e alucinações hipnagógicas recorrentes

Estes eventos, embora façam parte do quadro clínico da narcolepsia, podem ocorrer espontaneamente em crianças saudáveis. Estas experiências podem ser muito assustadoras para a criança, pois existe uma combinação de conteúdo onírico durante plena consciência do meio ambiente, tornando muito difícil a diferenciação entre a realidade e o sonho.

Paralisia do sono isolada e recorrente é caracterizada por inabilidade de movimentar-se voluntariamente ao início do sono ou no despertar, na ausência do diagnóstico de narcolepsia. Pode caracterizar-se por inabilidade de falar, mover os membros, tronco e cabeça. Habitualmente, a respiração não é afetada e a consciência é preservada. Pode ser abolida pela estimulação sensorial.

Avaliação

História clínica pode ser conclusiva, porém, na dúvida diagnóstica, a persistência da atonia do sono REM em episódios de vigília, durante a polissonografia pode auxiliar no diagnóstico.

Diagnóstico diferencial

Cataplexia, crises atônicas, pânico noturno, paralisia periódica familiar (especialmente a forma hipocalêmica) podem simular quadros de paralisia periódica.

Tratamento

Não há opção terapêutica para paralisia isolada do sono. Habitualmente isto não é uma queixa clínica que leve a pessoa ao auxílio dos profissionais de saúde: a queixa pode aparecer em conjunto a outras, dificilmente como o motivo das consultas.

Outras parassonias

Bruxismo

O bruxismo á atividade repetitiva da musculatura mastigatória, caracterizada por apertar ou ranger os dentes e/ou segurar ou impulsionar a mandíbula associada a desgaste dentário. Essa alteração apresenta alta prevalência, diminuindo com a idade, o que sugere que tenha relação com a maturação do sistema neuromuscular mastigatório, ou que a criança esteja mais exposta aos fatores causais.

O bruxismo do sono é um distúrbio do movimento relacionado ao sono com etiologia multifatorial e envolve processos fisiológicos complexos. Estudos de monitorização neurofisiológica evidenciam que ele ocorre a partir de uma sequência de eventos fisiológicos que culmina com o episódio de atividade muscular mastigatória rítmica, característica do bruxismo. Esta sequência é caracterizada pelo aumento da atividade do sistema nervoso simpático, com ativação cardíaca e autonômica, que começa a acontecer por volta de 8 a 4 minutos antes do episódio.

Fatores psicossociais, predisposição genética e familiar, fatores exógenos (álcool, cafeína, tabaco, drogas ilícitas e medicação com ação no SNC) e comorbidades principalmente neurológicas são associados ao bruxismo.

Enurese noturna (EN)

A enurese noturna (EN) é considerada como a eliminação de urina no período noturno, de forma involuntária, em indivíduos a partir dos cinco anos de idade[31]. O episódio de enurese deve ocorrer pelo menos em duas noites na semana e pode ocorrer mais de uma vez por noite e até todas as noites.

A EN foi mais amplamente abordada no Capítulo "Transtornos de eliminação".

TRANSTORNOS DO MOVIMENTO

Síndrome das pernas inquietas e movimentos periódicos dos membros durante o sono

A síndrome das pernas inquietas (SPI) caracteriza-se por anormalidades sensoriais e motoras que acometem principalmente as pernas. Os critérios diagnósticos essenciais, de acordo com os critérios diagnósticos do Grupo de Estudos Internacionais da Síndrome das Pernas Inquietas (International Restless Leg Syndrome Study Group) incluem:

- Urgência de movimentar os membros, nem sempre associada a sensações desconfortáveis ou incômodas nas pernas.
- Exacerbação das características durante o repouso.
- Alívio parcial ou total com atividade física.
- Variação circadiana, com piora dos sintomas ao entardecer e à noite.
- Os sintomas acima não são explicados por outro transtorno médico primário (mialgia, estase venosa, cãibras, desconforto posicional).

Ainda há limitação no conhecimento sobre SPI na criança. Há subnotificação provavelmente pelo desconhecimento do problema e pelo caráter leve e intermitente dos sintomas. O diagnóstico se baseia em queixas subjetivas. Em crianças menores do que 5 anos pode se manifestar como transtornos de sono como insônia, mascarando facilmente o real diagnóstico.

Cerca de 25% dos adultos com SPI apresentaram seus sintomas entre 10 e 20 anos de idade e 18% apresentaram seus primeiros sintomas antes dos 10 anos de idade. A SPI tem prevalência de 1,9% nas crianças e 2% dos adolescentes nos Estados Unidos e Grã-Bretanha. História familiar positiva foi descrita em 71% de crianças de 8 a 11 anos e 80% dos adolescentes de 12-17 anos. Vários *loci* gênicos foram identificados como associados a SPI, porém sem um único gene candidato.

A etiologia secundária inclui associação com neuropatia periférica, uremia, leucemia, diabetes tipo I, infecção por *Streptococo A.* ou *Mycoplasma*, síndrome de Williams ou uso de medicação (inibidor seletivo de recaptação de serotonina, antidepressivos tricíclicos, anti-histamínicos sedativos e antagonistas dopaminérgicos).

A associação entre SPI e TDAH é complexa, uma vez que a privação de sono na criança pode mimetizar a hiperatividade e a desatenção observadas no TDAH, porém algumas evidências genéticas reforçam a existência de uma via de conexão dopaminérgica em comum: resposta de TDAH a estimulantes (os quais bloqueiam o transporte da dopamina), comum evidência de disfunção do sistema frontoestriatal, disfunção executiva notada no TDAH é secundária a anormalidades na transmissão dopaminérgica e a os baixos índices de ferritina sérica (co-fator da tirosina hidroxilase na formação da dopamina).

Na criança há significante impacto no sono, humor, cognição e mais frequentemente, em domínios comportamentais e educacionais.

O tratamento inclui higiene do sono com horários regulares de dormir, técnicas específicas de colocação de limites para as crianças, restrição de cafeína, tratar deficiência de ferritina, anticonvulsivantes (gabapentina, levetiracetam), clonidina e menos comumente agentes dopaminérgicos. Os agentes dopaminérgicos melhoram a sensação desagradável nas pernas mas não interferem na fragmentação do sono, enquanto a gabapentina age em ambas as situações.

DISTÚRBIOS DA TRANSIÇÃO SONO-VIGÍLIA

Os distúrbios da transição sono-vigília incluem o distúrbio de movimentos rítmicos, os abalos hípnicos, sonilóquio e cãibras noturnas[5]. Ocorrem durante a transição da vigília para o sono, sono para a vigília e de um estágio do sono para outro. Com exceção das cãibras noturnas, os fenômenos associados a estes distúrbios podem ocorrer em crianças saudáveis sendo considerados eventos normais. São considerados distúrbios quando ocorrem com tal frequência que perturbam o sono ou causam ansiedade, desconforto, embaraços sociais ou ferimentos.

Distúrbios dos movimentos rítmicos

São caracterizados por movimentos repetidos e estereotipados, usualmente da cabeça, pescoço e, às vezes, do tronco. Os episódios podem durar de poucos segundos até 20-30 minutos e ocorrem imediatamente precedendo o sono ou durante os estágios mais superficiais do sono. Em crianças com deficiência intelectual, os movimentos podem ocorrer também durante a vigília. Hematoma subdural e dissecção de carótida são extremamente raros, porém descritos.

Abalos hípnicos

São contrações musculares independentes, envolvendo os membros superiores e inferiores e, às vezes, todo o corpo, ocorrendo no início do sono (estágio N1). Abalos mioclônicos mais amplos podem levar a despertares. Sensação de queda ou flutuação, imagens oníricas, fenômenos auditivos e vocalizações podem acompanhar o movimento. A maioria dos casos não requer tratamento, apenas orientações.

Sonilóquio

Consiste em episódios de fala com a emissão de poucas palavras sem maior conteúdo emocional. Parassonia comum, cerca de 10% das crianças falam durante o sono quase todas as noites. Em 80-90% dos casos, os eventos ocorrem durante despertares do estágio N1 do sono NREM, e raramente no sono REM. Pode haver um componente genético. O diagnóstico diferencial inclui falar durante vigília, falar durante despertares confusionais, sonambulismo ou terror noturno, distúrbio comportamental do sono REM, distúrbio dissociativo noturno. Terapia de redução do estresse pode ser útil se o sonilóquio é muito intenso e duas crianças compartilham o mesmo quarto, porém habitualmente não necessita intervenção.

DISTÚRBIOS MÉDICOS, NEUROLÓGICOS E PSIQUIÁTRICOS

Crianças podem apresentar dificuldades em dormir à noite devido a uma variedade de problemas médicos, tais como otite média aguda, refluxo gastroesofágico, alergia ao leite, atopia respiratória, crise convulsiva sem manifestação motora clássica, etc., os quais produzem sintomas noturnos. Em adição, efeitos colaterais de medicações podem levar a distúrbios do sono. Medicações comumente usadas com possíveis efeitos deletérios no sono incluem teofilina, anticonvulsivantes e medicações estimulantes usadas na hiperatividade e no déficit de atenção. Complicações neurológicas graves em crianças podem comprometer o sono, levando a padrões de sono extremamente irregulares e à diminuição da quantidade de sono. Este problema pode ser gerado por disfunções no sistema central que controla o ciclo sono-vigília, e estas situações com frequência são difíceis de manejar, geralmente não ocorrendo a recuperação de um sono normal.

É recomendado identificar, tratar a comorbidade médica, comportamental e ambiental em primeiro lugar, se possível.

CONSIDERAÇÕES FINAIS

Estar alerta, diagnosticar e tratar transtornos do sono na infância e adolescência é de extrema importância para abordagem de aspectos psíquicos, orgânicos e sócio-ambientais. Abordagem adequada evita medicalização, atrasos diagnósticos de outras condições e adequada resposta terapêutica a possíveis questões clínicas subjacentes.

Vinheta clínica

Criança de 2 anos, sem intercorrências pré ou perinatais, desenvolvimento neuropsicomotor adequado, procura assistência médica pois, segundo sua mãe, "nunca dormiu uma noite inteira". De acordo com a mãe, adormece bem, tranquilamente às 23h, mas após 2h30 a 3h de sono acorda e não consegue mais voltar a dormir, precisando de mamadeira para cada retorno ao sono, o que soma até 6 mamadeiras por noite. Acorda às 7h. Não tira soneca a tarde, a não ser que esteja no carro em movimento (o que sempre promove o sono). Durante o dia a criança é irritada, chora sempre que pede algo, e chega a se machucar (já arranhou o próprio braço e arranca frequentemente os cabelos). Quando frustrada suas reações são mais intensas, até batendo a cabeça na parede. Procurou auxílio médico e lhe foi prescrito periciazinha que a mãe não deu pois prefere um remédio "natural". Já fez uso de melatonina, dose escalonada até 3 mg às 23h, sem sucesso.

Na anamnese foi identificado que, apesar de adormecer tranquilamente, a criança depende da mamadeira, colo balançando dos pais e extremo cansaço para dormir. Ao meio da noite, quando a recomposição dos fatores homeostáticos (cansaço extremo) já ocorreu, a criança não consegue voltar a dormir pois não "sabe" dormir. Como também está habituada a resistir ao sono durante o dia, com comportamentos mais agitados (para se manter acordada) não consegue adormecer e tenta repetir o comportamento que inicialmente a fez dormir: a mamada. Os pais, cansados no meio da noite não conseguem dar atenção e o colo com balanço que fazem no início da noite. O uso da melatonina não foi eficaz pois recompôs apenas um fator circadiano, que de fato não é o que a criança necessitava.

Abordagem comportamental, com rotina de sono sustentável, unida à abordagem da ansiedade dos pais e da criança foi eficaz em tratar o quadro de insônia sem uso de medicamentos sedativos.

Para aprofundamento

- Meltzer Lisa J, Jodi A. Mindell. Systematic review and meta-analysis of behavioral interventions for pediatric insomnia. J Pediatric Psychology. 2014;39(8):932-48.
  ⇨ Artigo que revisa todas as técnicas de terapia comportamental para o tratamento da insônia na infância
- Bruni O, Angriman M, Calisti F, Comandini A, Esposito G, Cortese S, et al. Practitioner review: treatment of chronic insomnia in children and adolescents with neurodevelopmental disabilities. J Child Psychology and Psychiatry. 2018;59(5):489-508.
  ⇨ Artigo que revisa as opções de tratamento medicamentoso para a insônia em crianças e adolescentes com questões neurocomportamentais.
- Mason, Thornton BA, and Allan I. Pack. Pediatric parasomnias. Sleep. 2007;30(2):141-51.
  ⇨ Revisão ampla sobre as parassonias.

REFERÊNCIAS BIBLIOGRÁFICAS

1. Jones BJ. Basic mechanisms of sleep-wake states. In: Kryger MH, Roth T, Dement WC, eds. Principles and practice of sleep medicine, 4th ed. Philadelphia: WB Saunders; 2005, pp. 136-153.
2. Carskadon M, Dement WC. Normal human sleep: an overview. In: Kryger MH, Roth T, Dement WC, eds. Principles and practice of sleep medicine, 5th ed. St. Louis: Elsevier Saunders; 2011. p. 16-26.
3. Mindell JA, Kuhn B, Lewin DS, Meltzer LJ, Sahde A. Behavioral treatment of bedtime problems and night wakings in infants and young children. Sleep. 2006;29(10):1263-76.
4. Zuckerman B, Stevenson J, Bailey V. Sleep problems in early childhood: continuities, predictive factors, and behavioral correlates. Pediatrics. 1987;80(5):664-71.
5. American Academy of Sleep Medicine. The International Classification of Sleep Disorders (ICSD), 3nd ed. Diagnostic and coding manual. Westchester: American Academy of Sleep Medicine; 2014. Classificação dos distúrbios do sono com os critérios clínicos de cada condição.
6. Sadeh A, Gruber R, Raviv A. Sleep, neurobehavioral functioning, and behavior problems in school-age children. Child Development. 2002:405-17.
7. Hiscock H, Wake M. Randomised controlled trial of behavioural infant sleep intervention to improve infant sleep and maternal mood. BMJ. 2002;324(7345):1062.
8. Blampied NM, France KG. A behavioral model of infant sleep disturbance. J Appl Behav An. 1993;26(4):477-92.
9. Keener MA, Zeanah CH, Anders TF. Infant temperament, sleep organization, and nighttime parental interventions. Pediatrics. 1988;81(6):762-71.
10. Owens-Stively J, Frank N, Smith A, Hagino O, Spirito A, Arrigan M, et al. Child temperament, parenting discipline style, and daytime behavior in childhood sleep disorders. J Develop Behav Pediatr. 1997;18(5):314-21.
11. Sadeh A, Lavie P, Scher A. Sleep and temperament: Maternal perceptions of temperament of sleep-disturbed toddlers. Early Educ Develop. 1994;5(4):311-22.
12. Van Tassel EB. The relative influence of child and environmental characteristics on sleep disturbances in the first and second years of life. J Develop Behav Pediatr. 1985;6(2):81-6.
13. Owens JA, Mindell JA. Pediatric insomnia. Pediatr Clin North Am. 2011;58(3):555-69. Revisão ampla do transtono da insônia na faixa etária pediátrica.
14. Mindell JA, Owens JA. A clinical guide to pediatric sleep: diagnosis and management of sleep problems. Philadelphia: Lippincott Williams & Wilkins; 2009. Livro prático sobre transtornos do sono pediátrico.
15. Meltzer LJ, Mindell JA. Behavioral sleep disorders in children and adolescents. Sleep Medicine Clinics. 2008;3(2):269-79.
16. Alóe F, coord. Diretrizes clínicas para o diagnóstico e tratamento da narcolepsia. Rio de Janeiro: Elsevier; 2009a.
17. Nevsimalova S. Narcolepsy in childhood. Sleep Medicine Reviews 2009; 13: 169-180.
18. Sheldon SH. Kleine-Levin syndrome and recurrent hypersomnias. In: Sheldon SH, Ferber R, Kryger MH, eds. Principles and practice of pediatric sleep medicine. Philadelphia: Elsevier; 2005c. p. 193-196.
19. Billiard M. Recurrent hypersomnia. Handbook of clinical neurology. 2011;99:815-23.
20. Mindell J, Owens J. A clinical guide to pediatric sleep: diagnosis and management of sleep problems, 2nd ed. Lippincott Williams & Wilkins, 2010.
21. Mahowald MW, Ettinger MG. Things that go bump in the night: the parasomnias revisited. J Clin Neurophysiol. 1990;7(1):119-43.
22. Mehlenbeck R, Spirito A, Owens J, Boergers J. The clinical presentation of childhood partial arousal parasomnias. Sleep Med. 2000;1(4):307-12.
23. Hublin C, Kaprio J, Partinen M, Koskenvu M. Parasomnias: co-occurrence and genetics. Psychiatr Genet. 2001;11(2):65-70.
24. Lecendreux M, Bassetti C, Dauvilliers Y, Mayer G, Neidhart E, Tafti M. HLA and genetic susceptibility to sleepwalking. Mol Psychiatry. 2003;8(1):114-7.
25. Mason TB, 2nd, Pack AI. Pediatric parasomnias. Sleep. 2007;30(2):41-51.
26. Bruni O, Ferri R, Novelli L, Finotti E, Miano S, Guilleminault C. NREM sleep instability in children with sleep terrors: the role of slow wave activity interruptions. Clin Neurophysiol. 2008;119(5):985-92.
27. Laberge L, Tremblay RE, Vitaro F, Montplaisir J. Development of parasomnias from childhood to early adolescence. Pediatrics. 2000;106(1 Pt 1):67-74.
28. Schenck CM, Mahowald MW. REM sleep behavior disorder: Clinical, developmental, and neuroscience perspectives 16 years after its formal identification in sleep. Sleep. 2002;25:120-38.
29. Alóe F. Sleep bruxism neurobiology. Sleep Science. 2009;2:40-8.

30. Alóe F. Sleep bruxism treatment. Sleep Science. 2009;2 49-54.
31. Duchna H. Sleep-related breathing disorders: a second edition of the International Classification of Sleep Disorders (ICSD-2) of the American Academy of Sleep Medicine (AASM)]. Pneumologie (Stuttgart, Germany). 2006;60(9):568.
32. Allen RP, Picchietti D, Hening WA, Trenkwalder C, Walters AS, Montplaisi J, et al. Restless legs syndrome: diagnostic criteria, special considerations, legs syndrome diagnosis and epidemiology workshop at the National Institutes of Health. Sleep Med. 2003;4:101-19.
33. Beltramini AU, Hertzig ME. Sleep and bedtime behavior in preschool-aged children. Pediatrics. 1983;71(2):153-8.
34. Butler RJ, Holland P. The three systems: a conceptual way of understanding nocturnal enuresis. Scandinavian Journal of Urology and Nephrology. 2000;34(4):270-7.
35. Sheldon SH, Ferber R, Kryger MH, Gozal D. Principles & practice of padiatrica sleep medicine. 2. ed. Philadelphia: Elsevier Sauders. 2014.
36. DelRosso LM, Berry RB, Beck SE, Wagner MH, Marcus CL. Pediatric sleep pearls. Elsevier, 2017.
37. Pessoa JHL, Pereira Jr JC, Alves RSC. Distúrbios do sono na criança e no adolescente: uma abordagem para pediatras. São Paulo: Atheneu; 2008.
38. Katz ES, Mitchell RB, D'Ambrosio CM. Obstructive sleep apnea in infants. Am J Respir Crit Care Med. 2012;185(8):805-16.
39. Gozmen S, Keskin S, Akil I. Enuresis nocturna and sleep quality. Pediatric Nephrology. 2008;23(8):1293-6.
40. Hanna M, Gonçalves L, Teixeira V, Tavares S, Alóe F. Síndrome das pernas inquietas. Revista Diagnóstico e Tratamento. 2001;6:9-13.
41. Herman JH. Circadian rhythm disorders: diagnosis and treatment. In: Sheldon SH, Ferber R, Kryger MH, eds. Principles and practice of pediatric sleep medicine. Philadelphia: Elsevier; 2005. p. 101-112.
42. Iber C, Ancoli-Israel S, Chesson A, Quan SF, for the American Academy of Sleep Medicine. The AASM Manual for the scoring of sleep and associated events: rules, terminology and technical specifications, 1st ed. Westchester: American Academy of Sleep Medicine; 2012.
43. Keenan S, Hirshkowitz M. Monitoring and staging human sleep. In: Kryger MH, Roth T, Dement WC, eds. Principles and practice of sleep medicine, 5th ed. St. Louis: Elsevier Saunders; 2011, p. 1602-1609.
44. Mahowald MW, Schenck CH. REM sleep parasomnias. In: Kryger MH, Roth T, Dement WC, eds. Principles and practice of sleep medicine, 5th ed. St. Louis: Elsevier Saunders; 2011b. p. 1083-1097. Capítulo completo sobre parassonias.
45. Marcus CL, Katz ES. Diagnosis of obstructive sleep apnea syndrome in infants and children. In: Sheldon SH, Ferber R, Kryger MH, eds. Principles and practice of pediatric sleep medicine. Elsevier Inc.; 2005. p. 197-210.
46. Nevéus T, von Gontard A, Hoebeke P, Hjälmås K, Bauer S, Bower W, et al. The standardization of terminology of lower urinary tract function in children and adolescents: report from the Standardisation Committee of the International Children's Continence Society. The Journal of urology. 2006;176(1):314-24.
47. Nielsen T, Zadra A. Idiopathic nightmares and dream disturbances associated with sleep-wake transitions. In: Kryger MH, Roth T, Dement WC, eds. Principles and practice of sleep medicine, 5th ed. St. Louis: Elsevier Saunders; 2011. p. 1106-15.
48. Pessoa JHL, Pereira JC Jr., Alves RSC. Distúrbios do sono na criança e no adolescente: uma abordagem para pediatras. São Paulo: Atheneu; 2008. Revisão sobre apnéia na infância.
49. Rosen GM, Mahowald MW. Disorders of arousal in children. In: Sheldon SH, Ferber R, Kryger MH, eds. Principles and practice of pediatric sleep medicine. Philadelphia: Elsevier; 2005. p. 293-304.
50. Picchietti DL, Bruni O, Weerd A, Durmer JS, Kotagal S, Owens JA, et al. Pediatric restless legs syndrome diagnostic criteria: An update by the International Restless Legs Syndrome Study Group. Sleep Med. 2013;14(12):1253-9.
51. Picchietti DL, Arbuckle RA, Abetz L, Durmer JS, Ivanenko A, Owens JA, Croenlein J, Allen RP, Walters AS. Pediatric restless legs syndrome: analysis of symptom descriptions and drawings. J Child Neurol. 2011;26(11):1365-76.
52. Rittig S, Zaontz MR, Hjalmas K, Moffatt MEK, Homsy Y, Djurhuus JC, et al. Predictors of response to desmopressin in children and adolescents with monosymptomatic nocturnal enuresis - Discussion. Scan J Urol Nephrol. 1995:110-1.
53. Sack R, Auckley D, Auger RR, Carskadon MA, Wright Jr KP, Vitiello MV, et al. Circadian rhythm sleep disorders: Part II, advanced sleep phase disorder, delayed sleep phase disorder, free-running disorder, and irregular sleep-wake rhythm. Sleep 2007;30:1484-501.
54. Schenck CH, Bundlie SR, Ettinger MG, Mahowald MW. Chronic behavioral disorders of human REM sleep: a new category of parasomnia. Sleep. 1986;9(2):293-308.
55. Sheldon SH. Polysomnography in infants and children. In: Sheldon SH, Ferber R, Kryger MH, eds. Principles and practice of pediatric sleep medicine. Philadelphia: Elsevier; 2005. p. 49-72.
56. Sheldon SH. Disorders of initiating and mantainig sleep. In: Sheldon SH, Ferber R, Kryger MH, eds. Principles and practice of pediatric sleep medicine. Philadelphia: Elsevier; 2005. p. 127-160.
57. Sheldon SH. Sleep-related enuresis. In: Sheldon SH, Ferber R, Kryger MH, eds. Principles and practice of pediatric sleep medicine. Philadelphia: Elsevier; 2005. p. 317-326.

20

Disforia de gênero na infância e na adolescência

Saulo Vito Ciasca
Daniel Augusto Mori Gagliotti
Márcia Morikawa
Alexandre Saadeh

Sumário

Introdução
Epidemiologia
Etiologia da identidade de gênero e da disforia de gênero
Quadro clínico
Diagnóstico da disforia de gênero e diagnósticos diferenciais
Saúde mental
Abordagem da disforia de gênero na infância e adolescência
    Supressão ou bloqueio puberal (totalmente reversível)
    Hormonização cruzada (parcialmente reversível)
Cirurgias de afirmação de gênero (irreversíveis)
Acompanhamento no Brasil
Considerações finais
Para aprofundamento
Referências bibliográficas

Pontos-chave

- Compreender os conceitos de sexo biológico (sexo reconhecido ao nascimento, sendo masculino, feminino ou intersexo), identidade de gênero (refere-se à experiência individual de cada sujeito, à maneira como ele se identifica, podendo corresponder ao gênero designado a partir do sexo reconhecido ao nascimento ou não) e incongruência de gênero (condição humana, não patológica, quando há discordância entre o gênero atribuído e o experimentado por aquele indivíduo, ao longo de sua vida).
- Compreender o conceito de disforia de gênero, que se refere ao sofrimento vivenciado pelas pessoas que se identificam com um gênero diverso ao atribuído ao nascimento, com diferentes graus de aceitação/rejeição ao seu corpo e ao papel de gênero esperado para aquele indivíduo.
- Saber diferenciar a expressão "diagnóstico psiquiátrico" de patologização da identidade de gênero, compreendendo que cuidados que impliquem modificações corporais (como bloqueio hormonal, hormonioterapia e cirurgias do processo de afirmação sexual) necessitam de acompanhamento médico especializado e, portanto, um diagnóstico associado que justifique seu acompanhamento.
- Entender que vivências em papéis de gênero diferentes, durante a infância (como brincadeiras/fantasias em que se desempenham personagens do gênero oposto, experimentar roupas do sexo oposto) fazem parte do desenvolvimento natural de todas as crianças, que apresentam comumente fluidez de gênero até por volta dos 7 anos. Configura-se uma questão a ser investigada quando esta passa a ser constante e intensa, ou gerar sofrimento para a pessoa.

INTRODUÇÃO

Diversidade humana, sexualidade e, mais especificamente, transexualidade são temas cada vez mais abordados em diversos campos, tanto científicos quanto de mídia, cultura, artes, política e religião. Nos últimos anos tem sido observado um aumento do número de crianças, adolescentes e famílias que buscam avaliação médica e orientação por questões de identidade de gênero. As causas para isso são provavelmente a maior visibilidade de ícones midiáticos de gêneros variantes, à inclusão de pessoas transgêneras em espaços públicos como escolas e universidades e a maior exposição às informações pela internet, o que não traduz necessariamente um aumento real na quantidade de indivíduos transgêneros no mundo[1,2].

A infância e a adolescência trans, por muito tempo, foram invisíveis e negligenciadas por profissionais da saúde. Essa situação precisou ser revisada, dada a alta morbidade relacionada ao estigma, preconceito e discriminação vivenciados no ambiente familiar, na escola, nos espaços sociais, além do próprio sistema de saúde[3].

O sexo biológico é identificado com base no cariótipo (revelando a pessoa ser XX-feminino, XY-masculino ou com outras variações sexuais), no momento da ultrassonografia durante a gestação ou ao nascimento. O sexo identificado pode ser masculino (macho), feminino (fêmea) ou desenvolvimento sexual diferente (intersexo). A partir desse reconhecimento, designa-se um gênero, que é um conceito sociocultural e estabelece comportamentos, adereços, acessórios e gostos para o indivíduo (masculino, feminino ou andrógino/ambíguo). A criança poderá ou não identificar-se com esse gênero, segundo o desenvolvimento da sua identidade de gênero, que se inicia bem precocemente na sua formação. Por exemplo, crianças entre os 12 meses de idade associam vozes masculinas e femininas a determinados objetos tidos como típicos de cada gênero. A criança começa a se dar conta dos significados de ser menino/menina, do que é de menino/menina e dos códigos de gênero da sua sociedade entre 2 e 4 anos de idade[4]. Aos 3 anos as crianças já passam a reconhecer o sexo do outro com base nas características físicas. Entre 6 e 7 anos se dá a estabilidade da identidade sexual, ou seja, a criança compreende que seu gênero permanecerá o mesmo[4].

CONCEITOS GERAIS

A identidade de gênero refere-se à experiência de gênero interna, profunda e pessoal de cada um, podendo ou não corresponder ao sexo reconhecido ao nascimento[5,6]. É subjetiva e pessoal. Trata-se de um espectro que engloba a noção de ser homem, mulher e toda uma gama de variações, inclusive identidade de gêneros neutros. A identidade de gênero é uma construção que envolve fatores biológicos, psicológicos, sociais, ambientais, inter-relacionais, através de uma interação complexa de genes, estrutura cerebral, hormônios sexuais, socialização e desenvolvimento cognitivo[7].

O termo transgênero refere-se a um "guarda-chuva" de identidades, incluindo as identidades transexual, travesti, não binária e outras que não se identificam – em algum grau – com o sexo reconhecido ao nascimento. Tal caracterização independe de a pessoa ter feito ou não tratamento hormonal, ou cirurgias de afirmação de gênero (também chamadas cirurgias de reconstrução sexual, de reconstrução genital, de redesignação de gênero, de confirmação de gênero ou de redesignação sexual). Tais cirurgias implicam mudanças das características anatômicas sexuais, que podem envolver seios, feminilização da face, lipoaspiração, histerectomia, e também cirurgias dos genitais (genitoplastias de feminilização ou de masculinização, como a faloplastia e a construção de neovagina). Visam a adequar as características anatômicas à identidade de gênero desejada, em conformidade com a experiência e identidade de gênero do sujeito.

O termo cisgênero refere-se aos indivíduos que se identificam totalmente com o sexo reconhecido ao nascimento.

O termo "diagnóstico" relativo à identidade de gênero não implica patologia (ou patologização), mas configura uma situação que pode demandar intervenção médica, e esta só pode ser realizada quando existe diagnóstico médico. Temos algumas possibilidades diagnósticas relacionadas ao tema.

Incongruência de gênero é termo diagnóstico da CID-11 (Classificação Internacional de Doenças – 11ª versão), caracterizado por uma incongruência marcada e persistente entre a identidade de gênero vivenciada por um indivíduo e seu sexo reconhecido ao nascimento, podendo ou não estar associada a um sofrimento marcante (Tabela 1). Dessa forma, passa a se referir a qualquer pessoa que possui uma incongruência (de maior ou menor grau) com a identidade de gênero que lhe foi designada a partir do reconhecimento do sexo biológico[8]. Pessoas

Tabela 1 Condições relacionadas à saúde sexual – incongruência de gênero pela CID-11

Diagnóstico	Descrição	Exclusões
Incongruência de gênero na adolescência ou em adultos (HA60)	A incongruência de gênero na adolescência e na idade adulta é caracterizada por uma incongruência acentuada e persistente entre o sexo expresso de um indivíduo e o sexo atribuído, conforme expresso por pelo menos dois dos seguintes: 1. Forte desgosto ou desconforto com as características sexuais primárias ou secundárias (em adolescentes, características sexuais secundárias antecipadas) devido à sua incongruência com o sexo expressado 2. Forte desejo de se livrar de algumas ou de todas as características sexuais primárias e/ou secundárias (em adolescentes, características sexuais secundárias antecipadas) devido à sua incongruência com o sexo expressado 3. Forte desejo de ter as características sexuais primárias e/ou secundárias do gênero expressado O indivíduo experimenta um forte desejo de ser tratado (para viver e ser aceito) como uma pessoa do gênero expressado. A incongruência de gênero vivenciada deve ter estado continuamente presente por pelo menos vários meses. O diagnóstico não pode ser atribuído antes do início da puberdade	Afecções parafílicas (6D30-6D3Z)
Incongruência de gênero na infância (HA61)	A incongruência de gênero na infância é caracterizada por uma incongruência marcante entre o sexo expresso de um indivíduo e o sexo atribuído em crianças pré-púberes. Inclui um forte desejo de ser um gênero diferente do sexo designado; uma forte antipatia por parte da criança à sua anatomia sexual ou características sexuais secundárias antecipadas e/ou um forte desejo pelas características sexuais primárias e/ou antecipadas do sexo que correspondam ao sexo expressado; e brincadeiras de fantasia, brinquedos, jogos ou atividades e companheiros de brincadeiras que são típicos do gênero expresso, e não do sexo atribuído. A incongruência deve ter persistido por cerca de 2 anos. Comportamento variante de gênero e preferências por si só não são uma base para atribuir os diagnósticos nesse grupo	Afecções parafílicas (6D30-6D3Z)

Fonte: CID-11 (WHO, 2018) – traduzida pelos autores.

transexuais, travestis, não binárias e agêneras recebem esse diagnóstico para ter acesso ao sistema de saúde e receber cuidados específicos que demandarem (como cirurgias ou hormonização). Essa nomenclatura não se refere a doença ou transtorno, mas, sim, a mais uma condição da diversidade humana.

Já o termo disforia de gênero é um diagnóstico do *Manual diagnóstico e estatístico de transtornos mentais* – 5ª edição (DSM-5) que se refere ao sofrimento que pode ocorrer em algumas pessoas, devido à incongruência de gênero[9]. Ou seja, uma pessoa transgênera pode apresentar ou não a disforia de gênero, a depender da ocorrência ou não de sofrimento, clinicamente significativo, e/ou prejuízo no funcionamento psicossocial. Os critérios diagnósticos serão explicitados adiante.

Neste capítulo serão utilizados os termos "incongruência de gênero" para se referir à não identificação com o sexo reconhecido ao nascimento e "disforia de gênero" para o sofrimento e estresse significativos associados à não identificação.

EPIDEMIOLOGIA

Muitos trabalhos epidemiológicos nesta área são limitados, devido às divergências diagnósticas, às dificuldades relacionadas ao estudo de populações negligenciadas e à não inclusão dos campos de identidade de gênero e orientação sexual nos bancos de dados de pesquisa existentes. Existem poucos trabalhos epidemiológicos a respeito da prevalência de disforia de gênero na infância, mas com ampla discussão metodológica. Uma estimativa indireta retrospectiva é realizada levando-se em conta que o comportamento variante de gênero é relativamente comum na infância de homens e mulheres cisgêneros homossexuais adultos, mas deve ser questionada. As pesquisas indicam valores próximos a 2 a 6% em garotos e 2% em meninas[10-12].

Estudos na população infantil, que usam a escala CBCL (*Child Behavior Checklist*), que é um questionário autoaplicável para pais e possuem dois itens que se referem ao gênero e sua identidade (1. comporta-se como o sexo oposto; 2. deseja ser do sexo oposto), apontam para prevalências de 2,6% em meninos e 5,0% em meninas com relação ao item 1, e 1,4% em meninos e 2,0% em meninas para o item 2, em estudos da Holanda e da América do Norte[59,60].

Segundo o DSM-5, a prevalência entre meninos e meninas com disforia de gênero varia entre 2:1 e 4,5:1[9]. A prevalência de adolescentes com disforia de gênero costuma ser indiretamente estimada de forma retrospectiva, pela prevalência de transexuais adultos. Em levantamentos populacionais que definiram pessoas transgênero como aquelas que solicitam fazer a cirurgia de redesignação sexual, a prevalência estimada foi de 1 a 30 por 100.000 habitantes (0,001 a 0,03%)[10]. Outro estudo com pessoas que procuram acompanhamento encontrou uma prevalência de 6,8/100.000 para mulheres trans e 2,6/100.000 para homens trans[13]. Por outro lado, em levantamentos que consideraram todos aqueles que se identificam simplesmente como transgênero, independentemente de desejarem ou não fazer hormonização e/ou cirurgia de afirmação de gênero, a prevalência ficou entre 1 a 7 por 1.000 pessoas (ou seja, de 0,1 a 0,7%)[10]. Uma revisão sobre a prevalência de incongruência de gênero em adolescentes e jovens nos Estados Unidos (idades entre 12 e 29 anos) encontrou valores de 0,17 a 1,3%[14].

Os dados sobre a persistência da incongruência de gênero da infância para a vida adulta revelam que aproximadamente 15% mantêm-se um adulto com incongruência de gênero (N = 317). Essa porcentagem refletiu as crianças cuja incongruência de gênero na infância fora mais intensa e marcante. Os cerca de 85% que não mantiveram a incongruência de gênero no período adulto tornaram-se, na sua maioria, adultos cisgêneros com orientação sexual homossexual ou bissexual, e uma pequena parte com orientação heterossexual[15]. Esses dados têm sido questionados em publicações recentes, que criticam a metodologia, bem como os critérios diagnósticos utilizados (p. ex., em alguns estudos foram incluídas crianças que gostavam de brincadeiras relacionadas ao outro gênero, mas que não tinham questões com sua identidade de gênero)[16-18]. De modo geral, as crianças com incongruência que não a mantiveram tendiam a afirmar que desejavam ser do gênero oposto ao sexo biológico de nascimento, e aquelas que se mantiveram com a incongruência afirmavam que eram do gênero oposto ao sexo biológico de nascimento[15].

ETIOLOGIA DA IDENTIDADE DE GÊNERO E DA DISFORIA DE GÊNERO

A discussão das causas e origens da identidade de gênero e da transexualidade é ainda fonte de calorosas disputas entre diversas áreas do conhecimento, como a psicologia, antropologia, biologia, medicina, filosofia e sociologia. Até o presente momento, as causas da identidade de gênero e, consequentemente, da transexualidade permanecem desconhecidas, mas há evidências cada vez maiores de que o fenômeno tenha uma origem multifatorial, com aspectos biológicos, psicológicos e socioambientais que interagem entre si. Os aspectos biológicos dizem respeito ao desenvolvimento sexual intrauterino, no feto, e o extrauterino, no bebê. Estudos sobre genética, fisiologia, aspectos físicos e outros, que podem impactar no desenvolvimento cerebral e genital, têm ganhado cada vez mais consistência e relevância.

Estudos de neuroimagem estrutural e funcional em pessoas com incongruência de gênero têm se mostrado promissores, indicando determinantes biológicos para a identidade de gênero[19].

Mulheres e homens trans apresentam estrutura anatômica cerebral que se assemelham àquelas do sexo biológico em certas regiões, e outras áreas e estruturas assemelham-se às da identidade de gênero. Estudos de ressonância magnética cerebral mostram que o padrão de ativação cerebral em adolescentes trans é semelhante ao de adolescentes cis do sexo vivenciado e que a massa cinzenta de adolescentes trans se assemelha à de adolescentes cis do sexo vivenciado[20]. Um estudo encontrou que o padrão da microestrutura da substância branca em homens transexuais não hormonizados é mais parecido com o de sujeitos que compartilham sua identidade de gênero (homens cis) do que dos que compartilham seu sexo biológico (mulheres cis)[21]. Uma das hipóteses causais mais estudadas refere-se a fatores hormonais. Há evidências de que uma exposição atípica aos hormônios gonadais no período fetal interfere na diferenciação do hipotálamo: a testosterona tem um efeito organizacional no cérebro, masculinizando aspectos do comportamento sexual, em um período espécie-específico do desenvolvimento[22].

Um estudo analisou 33 crianças e encontrou evidências de que baixos níveis de andrógenos pré ou pós-natais contribuem para o desenvolvimento de um comportamento feminino, sendo que altos níveis contribuem para comportamento masculino em crianças com o cariótipo XY[23].

Os *fatores genéticos* influenciam a diferenciação do cérebro através da maior ou menor expressão de genes que codificam receptores para andrógenos e estrógenos cerebrais. Encontraram-se polimorfismos genéticos que têm associação com identidade de gênero trans: *COMT, CYP11A1, CYP17, CYP19, ERα, ERβ, HSD17B6, PGR, SRD5A2 e SULT2A1 e STS, SULT2A1 AR (AR-ERβ, AR-PGR, AR-COMT, CYP17-SRD5A2)*. Por exemplo, o gene *CYP17*, peça-chave na produção de testosterona, está associado a homens trans[24]. O prolongamento de repetição de um alelo CAG do AR (receptor de andrógeno) foi associado a mulheres trans (quanto maior o prolongamento, maior a insensibilidade a andrógenos)[24]. Outro estudo com irmãos gêmeos monozigóticos mostrou 33% de incongruência de gênero em ambos[25].

Vale ressaltar que todo ser humano resulta da interatividade de diversos marcadores, tais como religião, raça, nível socioeconômico, geração, educação e outros, que acabam determinando representações de ser homem ou mulher. O ambiente interfere no papel e na expressão de gênero de um indivíduo, sendo o feminino e o masculino classificações de um mundo social usados na identificação de atividades, lugares, objetos, profissões, podendo mudar com o tempo e com a cultura. Os aspectos psicológicos referem-se ao indivíduo em sua subjetividade, resultado do desenvolvimento afetivo-sexual: a forma com que a pessoa vivencia o afeto, se comporta ou lida com ele faz com que ela seja única em suas experiências e expressões e permite a estruturação e a consolidação de sua identidade. Os aspectos socioculturais dizem respeito às normas culturais relacionadas aos contextos sociais em que esse indivíduo se insere[26].

Fala-se em disforia de gênero quando se evidencia um sofrimento significativo relacionado a conflitos de gênero, podendo este ter inúmeras causas. As mais frequentes são as sociais, ou seja, sofrimento intenso decorrente de vivências de discriminação, violência e estigma por conta da sociedade, relações familiares, escolares e os locais por onde a criança ou adolescente transita. A disforia corporal, ou seja, o sofrimento intenso relacionado aos caracteres sexuais secundários do seu sexo biológico, pode estar vinculada ao desejo de invisibilidade e maior pertencimento social. Por exemplo, um adolescente transexual pode ter intensa disforia em relação às suas mamas, pois elas denunciariam sua condição transexual e o colocariam em uma situação de vulnerabilidade[26].

QUADRO CLÍNICO

Uma criança dizer que não pertence ao seu sexo anatômico/papel sexual social, ou experimentar roupas, adereços e acessórios do sexo oposto, pode simplesmente revelar uma busca por compreender ou entender as diferenças reais entre os dois extremos de identidade e papel de gênero, podendo se revelar uma brincadeira natural e esporádica entre crianças. Configura-se uma questão a ser investigada quando esta passa a ser constante e intensa[27].

Os primeiros sinais que ocorrem na infância geralmente são o desejo da criança em usar adereços, vestir-se com roupas, brinquedos e brincadeiras do gênero oposto, além de um grande interesse pelas diferenças entre os gêneros, com fascinação pelo gênero que não o que lhe foi designado. Trata-se de um assunto recorrente no cotidiano da criança. Comumente a incongruência entre as manifestações de gênero e a identidade de gênero da criança costuma ser percebida como uma fase: a família tenta enquadrar a criança, por vezes à força, no papel de gênero do sexo de nascimento, com intenso sofrimento e conflito[28].

Na adolescência, por sua própria característica de ser um período de determinação biológica e consolidação de traços de caráter e comportamentos, o processo de não identificação com o sexo biológico pode se dar de forma mais dramática. A puberdade se traduz pelo desenvolvimento dos caracteres sexuais secundários, como o desenvolvimento de pelos, mudança de voz, crescimento de mamas ou pênis, distribuição de gordura e massa muscular e o surgimento de manifestações específicas de cada sexo biológico (menstruação, ereção seguida de ejaculação, masturbações etc.). Para a maioria dos adolescentes com incongruência de gênero, é geralmente entre os 10 e os 13 anos de idade a fase em que provavelmente se determinará se o quadro irá persistir ou não, apesar de que alguns poderão precisar de mais tempo[29].

A fantasia de pertencimento a uma identidade de gênero diferente do designado ao nascimento conflita com a realidade corpórea da puberdade, culminando muitas vezes em sofrimento, angústia e isolamento social. A busca pelas transformações corporais, com hormônios sexuais, comumente se inicia nessa época, e as experiências sociais podem ser intensas, com alto potencial destrutivo. Quando há suporte e aceitação familiar e social, o processo pode ser construtivo e mais tranquilo. O desejo pelas mudanças corporais pode dar início ao uso de hormônios sem acompanhamento médico e à busca por cirurgia[30,31].

Dentre as questões puberais que estão relacionadas ao fenômeno da disforia, destacam-se a menstruação, o crescimento das mamas, a baixa estatura e o não crescimento do pênis nos meninos trans. Nas meninas trans, as mudanças corporais como desenvolvimento de pelos indesejados, o crescimento do pênis, a ereção e a ejaculação, a mudança de voz, além dos estigmas ditos masculinos, como o formato do rosto e do pomo-de-adão são frequentemente vivenciadas com importante sofrimento.

DIAGNÓSTICO DA DISFORIA DE GÊNERO E DIAGNÓSTICOS DIFERENCIAIS

Os critérios diagnósticos pela DSM-5 de disforia de gênero na infância e adolescência envolvem dois critérios maiores A e B, sendo o A uma caracterização da incongruência de gênero e o B a disforia em si, ou seja, a ocorrência de sofrimento clinicamente significativo ou prejuízo no funcionamento social[9] (Tabela 2). É interessante salientar que nos critérios há o reconhecimento de identidades de gêneros não binárias (ou seja, que não seguem a binaridade masculino-feminino), ao incluir gêneros alternativos diferentes do sexo reconhecido.

Dessa forma, em crianças e adolescentes, o diagnóstico é clínico e longitudinal, avaliando-se fundamentalmente a intensidade de reinvindicação da identidade de gênero, sua constância, consolidação ou fluidez e maturidade do discurso associado aos aspectos identitários.

Tabela 2 Disforia de gênero pelo DSM-5

Em crianças - 302.6 (F64.2)	Em adolescentes e adultos - 302.85 (F64.1)
A. Incongruência acentuada entre o gênero experimentado/expresso e o gênero designado de uma pessoa, com duração de pelo menos 6 meses, manifestada por no mínimo seis dos seguintes (um deles deve ser o critério A1)	A. Incongruência acentuada entre o gênero experimentado/expresso e o gênero designado de uma pessoa, com duração de pelo menos 6 meses, manifestada por no mínimo dois dos seguintes:
1. Forte desejo de pertencer ao outro gênero ou insistência de que um gênero é o outro (ou algum gênero alternativo diferente do designado)	1. Incongruência acentuada entre o gênero experimentado/expresso e as características sexuais primárias e/ou secundárias (ou, em adolescentes jovens, as características sexuais secundárias previstas)
2. Em meninos (gênero designado), uma forte preferência por cross-dressing (travestismo) ou simulação de trajes femininos; em meninas (gênero designado), uma forte preferência por vestir somente roupas masculinas típicas e uma forte resistência a vestir roupas femininas típicas	2. Forte desejo de livrar-se das próprias características sexuais primárias e/ou secundárias em razão de incongruência acentuada com o gênero experimentado/expresso (ou, em adolescentes jovens, desejo de impedir o desenvolvimento das características sexuais secundárias previstas)
3. Forte preferência por papéis transgêneros em brincadeiras de faz de conta ou de fantasias	3. Forte desejo pelas características sexuais primárias e/ou secundárias do outro gênero
4. Forte preferência por brinquedos, jogos ou atividades tipicamente usados ou preferidos pelo outro gênero	4. Forte desejo de pertencer ao outro gênero (ou a algum gênero alternativo diferente do designado)
5. Forte preferência por brincar com pares do outro gênero	5. Forte desejo de ser tratado como o outro gênero (ou como algum gênero alternativo diferente do designado)
6. Em meninos (gênero designado), forte rejeição de brinquedos, jogos e atividades tipicamente masculinos e forte evitação de brincadeiras agressivas e competitivas; em meninas (gênero designado), forte rejeição de brinquedos, jogos e atividades tipicamente femininas	6. Forte convicção de ter os sentimentos e reações típicos do outro gênero (ou de algum gênero alternativo diferente do designado)
7. Forte desgosto com a própria anatomia sexual	
8. Desejo intenso em adquirir as características sexuais primárias e/ou secundárias compatíveis com o gênero experimentado	
B. A condição está associada ao sofrimento clinicamente significativo ou a prejuízo no funcionamento social, acadêmico ou em outras áreas importantes da vida do indivíduo	B. A condição está associada ao sofrimento clinicamente significativo ou ao prejuízo no funcionamento social, profissional ou em outras áreas importantes da vida do indivíduo
Especificar se: Com um transtorno do desenvolvimento sexual (p. ex., distúrbio adrenogenital congênito, como 255.2 [E25.0] hiperplasia adrenal congênita ou 259.50 [E34.50] síndrome de insensibilidade androgênica) Nota para codificação: codificar tanto o transtorno do desenvolvimento sexual quanto a disforia de gênero	Especificar se: Com um transtorno do desenvolvimento sexual (p. ex., distúrbio adrenogenital congênito, como 255.2 [E25.0] hiperplasia adrenal congênita ou 259.50 [E34.50] síndrome de insensibilidade androgênica) Nota para codificação: codificar tanto o transtorno do desenvolvimento sexual como a disforia de gênero Especificar se: Pós-transição: o indivíduo fez uma transição para uma vida em tempo integral no gênero desejado (com ou sem legalização da mudança de gênero) e fez (ou está se preparando para fazer) pelo menos um procedimento médico ou um regime de tratamento transexual – a saber, tratamento hormonal transexual regular ou cirurgia de redesignação de gênero confirmando o gênero desejado (p. ex., penectomia, vaginoplastia em um gênero masculino ao nascimento; mastectomia ou faloplastia em um gênero feminino ao nascimento)

Fonte: Associação Psiquiátrica Americana, 2013[9].

Em termos de diagnóstico diferencial de disforia de gênero devem-se destacar todos os outros quadros que podem se associar a alterações na identidade de gênero que não têm indicação cirúrgica: travestismo fetichista (fetichismo transvéstico), homossexualidade homofóbica, homofobia internalizada, quadros psicóticos com delírios de identidade de gênero (esquizofrenia e transtornos de humor psicóticos), retardo mental grave e transtorno de personalidade *borderline* grave[32].

Em crianças, os principais diagnósticos diferenciais são os de variações espectrais de papéis de gênero, homossexualidade incipiente com manifestações iniciais relacionadas ao papel de gênero, transtornos de ansiedade e depressão. Estresse familiar, como separação dos pais, nascimento de irmão, morte de alguém afetivamente importante, também pode estar relacionado a comportamentos compatíveis com disforia de gênero na infância, mas geralmente são transitórios e de pouco comprometimento[30].

Já entre adolescentes, os diagnósticos diferenciais mais importantes são os de intersexo, depressão, esquizofrenia, transtorno dismórfico corporal, homossexualidade não aceita, homofobia internalizada, disforia de gênero sem outra especificação, transtornos de conduta e traços de personalidade *borderline*/histriônico[30]. A co-ocorrência de morbidades psiquiátricas ao quadro de disforia de gênero pode afetar negativamente o prognóstico e o desfecho deste e, portanto, é fundamental a avaliação psiquiátrica cautelosa.

SAÚDE MENTAL

Estudos recentes têm se aprofundado sobre a saúde mental de crianças e adolescentes com incongruência de gênero, visando à identificação de fatores de risco predisponentes, de vulnerabilidade e de prognósticos. Alguns dos questionários utilizados para avaliação da saúde mental e da ocorrência de morbidades psiquiátricas nessa população são CBCL (*Child Behavior Checklist*), TRF (*Teacher's Report Form*), YSR (*Youth Self-Report Form*) e DISC-P (*Diagnostic Interview for Children-Parent version*). Um estudo holandês, com 120 crianças entre 4 e 11 anos, encontrou sintomatologia internalizante (transtornos depressivos e ansiosos, principalmente fobia específica e ansiedade de separação) em 37% delas e sintomas externalizantes (transtornos de conduta, transtorno de déficit de atenção e hiperatividade e transtorno opositivo-desafiador) em 23%[33]. Estudos mais recentes contestam e equiparam a saúde mental de crianças trans já transicionadas (vivendo no papel de gênero desejado) e apoiadas pela família, com a saúde mental de crianças cisgêneras. Um estudo não encontrou diferenças em sintomas depressivos, com a presença mais elevada de sintomas ansiosos nas crianças trans (mas ainda abaixo de parâmetros clínicos ou subclínicos)[34].

Recentemente, uma associação entre transtornos do espectro autista (TEA) em crianças com disforia de gênero tem sido aventada. Um estudo encontrou uma prevalência de 7,8% de TEA (cerca de 10 vezes a da população geral), com grande variabilidade de apresentação[35]. Essa associação permanece controversa segundo a discussão de uma metanálise mais recente[36].

Na adolescência, estudos mostram uma menor prevalência de co-ocorrências psiquiátricas que nos adultos, apesar da maior vulnerabilidade para sofrimento psicológico encontrada nessa faixa etária. A puberdade é um fator de risco importante para piora de disforia de gênero, dando-se um aumento da psicopatologia associada principalmente a fatores psicossociais. Um estudo com 105 adolescentes entre 10 e 18 anos na Holanda encontrou 21% com transtornos ansiosos (sendo as principais a fobia social e fobia específica), 12,4% com transtornos do humor (principalmente depressão maior) e 11,4% com transtornos disruptivos (principalmente transtorno opositivo-desafiador). Dois ou mais diagnósticos psiquiátricos foram encontrados em 15,2% dos entrevistados. Além disso, mulheres transexuais com disforia de gênero apresentaram maior probabilidade de ter transtorno de humor, fobia social e transtornos disruptivos do que os homens transexuais[37]. Em uma pesquisa com 91 crianças e adolescentes com disforia de gênero referenciadas para clínicas ambulatoriais, 44,3% tinham diagnóstico prévio de transtornos mentais, 37,1% recebiam medicamentos psicotrópicos e 21,6% manifestaram comportamento autoagressivo no momento ou antes da avaliação[38].

Há aumento de risco de automutilação, depressão, ansiedade, suicídio, abuso de drogas, transtornos alimentares, comportamento sexual de risco, reclusão social e transgressão de normas sociais em crianças e adolescentes, guardando importante nexo causal com o fenômeno da disforia de gênero[39]. A maioria dos estudos encontrou taxas elevadas de tentativas de suicídio ao longa da vida de pessoas transgênero, em torno de 40% (destas, 34% tentaram com menos de 14 anos, 39% tentaram entre os 14 e os 17 anos e 20% entre os 18 e 24 anos). Em relação à ideação e planejamentos suicidas, 82% da população trans já os apresentou ao longo da vida[40]. Um estudo encontrou que crianças transgêneras têm de duas a três vezes mais chances que seus colegas de cometer suicídio ou de sofrer depressão grave[41]. Outro estudo mostrou que, entre adolescentes trans, mais de 40% dos meninos e mais de 30% das meninas já tentou suicídio e 42% da amostra total têm histórico de automutilação[42].

Crianças e adolescentes trans com frequência sofrem bullying (qualquer agressão ou intimidação sistemática, seja ela verbal, física ou psicológica) escolar na sua infância e/ou adolescência. Acabam sendo, ao longo da vida escolar, vítimas de boatos, piadas, xingamentos, comentários, fofocas e apelidos ofensivos. Também sofrem, com frequência, exclusão de seus pares, sofrem cyberbullying (através de mensagens por e-mail, redes sociais), indo tal violência até a agressão física, ameaça de morte, espancamentos e homicídios, o que pode causar abandono da escola, isolamento social, ostracismo e sofrimento psíquico intenso[43].

Há poucos dados na literatura a respeito do histórico de experiências sexuais e afetivas em adolescentes transgêneros, sendo uma exceção um estudo de 2017 em que questionários sobre experiências sexuais foram aplicados em 75 adolescentes transgêneros entre 15 e 17 anos que buscaram acompanhamento em serviço de referência na Holanda: destes, quando comparados à população geral, apresentaram os seguintes resultados: 82% *vs.* 92% já haviam se apaixonado, 66% *vs.* 76% tiveram relacionamentos românticos e 5% *vs.* 40% experimentaram intercurso sexual, sendo observadas menores taxas de experiências afetivo-sexuais de adolescentes transgêneros quando comparados com a população geral[44].

ABORDAGEM DA DISFORIA DE GÊNERO NA INFÂNCIA E ADOLESCÊNCIA

Em 2012, a WPATH (World Professional Association for Transgender Health) lançou a 7ª versão do SOC (*Standards of Care for the Health of Transexual, Transgender and Gender-Nonconforming People*), com diretrizes específicas em relação à abordagem da disforia de gênero na infância e na adolescência, com acompanhamento multidisciplinar e longitudinal[45].

Na infância, a abordagem para questões de gênero consiste na escuta da demanda da criança, sem interferências, julgamentos ou silenciamentos. Pode ser indicada psicoterapia, que auxilia a criança tanto no bem-estar emocional quanto nas possibilidades de vivências no papel de gênero desejado. O trabalho com pais, escolas, abrigos e outros locais de convívio social se faz fundamental. Preconiza-se um modelo de cuidado afirmativo de gênero, baseado na ideia de que variações na identidade e expressão são aspectos normais da diversidade humana e que os problemas de saúde mental nessas crianças surgem do estigma e das experiências negativas, podendo ser evitados com uma família e ambiente social de apoio[46]. Crianças de 3 a 5 anos podem transitar sua autopercepção de identidade de gênero, e o papel do profissional de saúde é o de permitir vivenciar todas as facetas da identidade com aquela que se identificam, sem forçá-las à congruência ou não ao seu sexo biológico. A transição social (uso das roupas, pronomes e nome social do gênero desejado), se desejada pela criança, deve ser abordada estrategicamente, em um momento adequado a fim de se equilibrar os tempos da criança e dos cuidadores, tomando cuidado para não tentar forçar a criança a se encaixar nos padrões de masculino e feminino vigentes[47]. Os benefícios da transição social são a diminuição do estresse causado pelo meio social, efeitos positivos na autoestima e no desenvolvimento da autonomia, dado que a possibilidade de vivência no gênero desejado possui uma ação integradora na estrutura psíquica.

O apoio da família está associado a menos sintomas depressivos, maior satisfação com a vida e percepção menor do "fardo de ser trans"[48]. Pessoas trans cujas famílias não eram suportivas tiveram mais que o dobro de tentativas de suicídio de que as de famílias suportivas, e o sofrimento psicológico é quase 40% menor em pessoas apoiadas pela família. Quanto à escola, os que não completaram o ensino médio tiveram mais que o dobro de tentativa de suicídio no último ano em comparação com a média e quase o dobro da prevalência de sofrimento psicológico daqueles que tinham ensino superior[40].

Em adolescentes, algumas intervenções físicas além do acompanhamento psicológico, familiar/social e da vivência real no gênero desejado podem ser indicadas. As intervenções físicas comumente indicadas para pessoas com disforia de gênero são divididas em três estágios: supressão ou bloqueio puberal, hormonização cruzada e cirurgias de afirmação de gênero.

Supressão ou bloqueio puberal (totalmente reversível)

O bloqueio puberal, tratamento realizado há tempos para puberdade precoce, é indicado para adolescentes durante a puberdade para que se ganhe tempo para a maturidade da formação da identidade de gênero e para redução da disforia de gênero decorrente dos caracteres sexuais secundários indesejados. É realizado através da administração de análogos de GnRH (GnRHa), como a leuprorrelina. Uma vez suspenso o bloqueio, a puberdade retorna seu curso natural.

A recomendação de bloqueio deve ser feita por profissionais da saúde mental, pediatras, ginecologistas ou endocrinologistas.

Os critérios de elegibilidade são os seguintes:

- O adolescente apresenta quadro de disforia de gênero persistente e intenso.
- O estresse gerado pela disforia de gênero intensificou-se com o início da puberdade.
- A supressão puberal não pode acontecer antes de as crianças alcançarem o estádio 2 de Tanner. Esse estádio se refere ao grau da maturação das características sexuais primárias e secundárias em crianças do sexo masculino e feminino, sendo essa fase iniciada, geralmente, aos 12 anos.
- Todas as co-ocorrências médicas, psiquiátricas ou problemas sociais que possam interferir negativamente no tratamento devem ser considerados e registrados, de forma que o médico possa avaliar se a situação do paciente é estável suficiente para se realizar o tratamento.
- O adolescente deve informar o consentimento ao tratamento e compreender suas consequências.
- Deve haver informação de todas as etapas do tratamento e suas consequências e o consentimento dos responsáveis legais para que ele seja iniciado.

Estudos em diversos países mostram importante redução nos problemas de comportamento, redução de sintomas depressivos e ansiosos e melhora no funcionamento global após o bloqueio puberal[49-52]. Pacientes que já desenvolveram caracteres sexuais indesejados também se beneficiam do bloqueio, pois previne maior progressão puberal, aumentando o tempo para a família discutir melhor o assunto, para que o jovem consolide sua identidade de gênero, além de permitir o uso de doses menores de hormônios em uma posterior hormonização cruzada (uso de hormônios do sexo oposto). Possíveis alterações no desenvolvimento neuropsicológico desencadeadas pelo bloqueio puberal foram hipotetizadas, mas estudos prospectivos mais recentes concluíram que não houve efeito deletério do análogo de GnRH após 12 anos de uso[53].

O principal efeito colateral a ser observado durante o uso do bloqueio é a diminuição da densidade mineral óssea. Um estudo mostrou que a densidade mineral óssea diminuiu em adolescentes durante o tratamento com GnRH, mas quando a terapia hormonal foi iniciada o acúmulo de massa óssea foi retomado. Dados de longo prazo sobre efeitos na saúde óssea ainda não estão claros e são necessários, mas estes não justificam a contraindicação do bloqueio dado o claro custo-benefício comprovado.

Hormonização cruzada (parcialmente reversível)

A administração cruzada de hormônios sexuais do sexo oposto pode ser indicada a partir dos 16 anos para adolescentes com disforia de gênero persistente e bem documentada, em acompanhamento multidisciplinar e estável do ponto de vista psicopatológico, de acordo com a Resolução n. 2.265 de setembro de 2019 do Conselho Federal de Medicina[58]. Para início da hormonização é requerido um período mínimo de 6 meses de acompanhamento do adolescente e da família[51]. Nos meninos trans, a testosterona é indicada, com efeitos como aumento de pelos faciais, supressão da menstruação, aumento da massa muscular, distribuição de gordura com padrão masculino, aumento do clitóris, aumento da libido e acne. Os efeitos colaterais da testosterona são diminuição do HDL e aumento de triglicérides, maior resistência à insulina, hepatotoxicidade, policitemia, além de efeitos desconhecidos em mamas, endométrio e ovários. Em meninas trans é geralmente indicado o estrógeno em conjunto com um antiandrógeno (espironolactona, ciproterona ou finasterida). Os efeitos esperados são desenvolvimento das mamas, redistribuição da gordura corporal, diminuição das ereções, diminuição da força muscular e do crescimento dos pelos. Os efeitos colaterais associados são trombose venosa/tromboembolismo, ganho de peso, cefaleia, diminuição da libido, aumento de triglicérides, aumento da pressão arterial, diminuição da tolerância à glicose, aumento da prolactina com galactorreia, maior risco de câncer de mama e infertilidade.

Antes do início da hormonização cruzada, é obrigatória a avaliação e discussão a respeito da preservação da fertilidade. Estudos mostram que aproximadamente 1/3 dos adolescentes tentaram preservar a fertilidade através de algum método oferecido, mas também estão propensos a explorar outros métodos de paternidade, como a adoção[54-56].

Cirurgias de afirmação de gênero (irreversíveis)

As cirurgias de afirmação de gênero estão indicadas para indivíduos com diagnóstico de incongruência de gênero maiores de 18 anos[58]. em acompanhamento multidisciplinar por no mínimo 1 ano com vivência real no gênero desejado e ausência de psicopatologia grave. Esse acompanhamento será explicitado no capítulo de disforia de gênero em adultos deste livro.

ACOMPANHAMENTO NO BRASIL

Há uma quantidade insuficiente de serviços especializados no atendimento de crianças e adolescentes, nos diferentes níveis de complexidade, dentro da rede de atendimento em saú-

de mental no Brasil. O Ambulatório Transdisciplinar de Identidade de Gênero e Orientação Sexual do Núcleo de Psiquiatria e Psicologia Forense (AMTIGOS) do Instituto de Psiquiatria (IPq) do Hospital das Clínicas da Faculdade de Medicina da Universidade de São Paulo (HCFMUSP) é pioneiro no Brasil e propõe, desde 2011, um serviço transdisciplinar voltado para o atendimento de crianças e adolescentes com incongruência/disforia de gênero e seus familiares. Inicialmente, os pacientes passam por avaliações psiquiátrica, neuropsicológica, psicológica, familiar e social. Dentre as abordagens realizadas no AMTIGOS estão os atendimentos clínico-psiquiátrico, psicoterápico (individual e grupal), fonoaudiológico, endocrinológico, pediátrico, ginecológico, de terapia familiar e atendimento social, além de grupos de pais, reuniões de articulação com a rede do Sistema Único de Saúde e reuniões com escolas[25]. O bloqueio puberal é indicado conforme os critérios explicitados anteriormente, atualmente realizado pela Endocrinologia Pediátrica do Instituto da Criança do HCFMUSP[57].

No Brasil, o atendimento dessa população é regulamentado por normas federais do Ministério da Saúde e resolução do Conselho Federal de Medicina[26]. A Resolução CFM n. 2.265/2019, publicada em 09/01/2020, revoga a de 2010 e estipula, entre outras medidas, a obrigatoriedade de equipe mínima formada por pediatra, psiquiatra, endocrinologista, ginecologista, urologista e cirurgião plástico, a redução da idade mínima para hormonização de 18 para 16 anos, reduz a idade mínima da cirurgia de afirmação de gênero de 21 para 18 anos e regulamenta o uso do bloqueio puberal a partir do estágio puberal Tanner 2, este realizado exclusivamente em caráter experimental em protocolos de pesquisa, de acordo com as normas do Sistema CEP/Conep, em hospitais universitários e/ou de referência para o Sistema Único de Saúde[58].

CONSIDERAÇÕES FINAIS

Deve-se reconhecer que, no passado, a psiquiatria, a psicopatologia, a psicologia clínica e a psicanálise desenvolveram, em alguns momentos, teorias pouco científicas sobre a homossexualidade e a transgeneridade. A vivência de ser submetido à violência, seja verbal ou física, causa – em grande parte da população transgênero – marcas que devem ser trabalhadas para haver reparação, ou serem prevenidas quando se trabalha com crianças e adolescentes. Pesquisas históricas e transculturais sobre comportamentos ou manifestações transgêneros na infância e na adolescência são um espaço em branco e abrem um amplo campo de trabalho no futuro.

Crianças não são seres sem opinião e conhecimento sobre si mesmas. Podem e devem ter autonomia de verbalizar suas próprias verdades e, portanto, ser ouvidas. O profissional precisa aprender a ouvi-las, e não tentar validar suas teorias ou nelas as enquadrar. Quanto mais cedo é iniciado o trabalho com as famílias, escolas e crianças, haverá menos adultos isolados e em sofrimento. Isso se dá pelo fato de se sentirem fortalecidos em suas verdades, e não serem tratados como aberrações ou monstruosidades, por não pertencerem à maioria ou por não estarem de acordo com ela.

Para aprofundamento

- Adelson SL; American Academy of Child and Adolescent Psychiatry (AACAP) Committee on Quality Issues (CQI). Practice parameter on gay, lesbian, or bisexual sexual orientation, gender nonconformity, and gender discordance in children and adolescents. J Am Acad Child Adolesc Psychiatry, 2012;51(9):957-74.
  - ⇨ Documento da Associação Americana de Psiquiatria da Infância e Adolescência para orientação de parâmetros com a população LGBT.
- Rafferty J; Committee On Psychosocial Aspects Of Child And Family Health, Committee On Adolescence, Section On Lesbian, Gay, Bisexual, And Transgender Health And Wellness. Ensuring comprehensive care and support for transgender and gender diverse children and adolescents. Pediatrics. 2018;142(4):e20182162.
  - ⇨ Guideline lançado pela associação americana de pediatria, para orientar cuidados da população de crianças e adolescentes transgênera.
- Saadeh A, organizador. Como lidar com a disforia de gênero (transexualidade): guia prático para pacientes, familiares e profissionais de saúde. Hogrefe CETEPP; 2019.
  - ⇨ Livro escrito pelos profissionais do AMTIGOS explicitando de forma didática a prática, fluxo de atendimento e abordagem da disforia de gênero em crianças e adolescentes.

REFERÊNCIAS BIBLIOGRÁFICAS

1. Bonifacio HJ, Rosenthal SM. Gender variance and dysphoria in children and adolescents. Pediatr Clin North Am. 2015;62(4):1001-16.
2. Chen M, Fuqua J, Eugster EA. Characteristics of referrals for gen- der dysphoria over a 13-year period. J Adolesc Health. 2016;58(3):369-71.
3. Kelleher C. Minority stress and health: Implications for lesbian, gay, bisexual, transgender, and questioning (LGBTQ) young people. Counselling Psychology Quarterly. 2009;22(4):373-9.
4. Fausto-Sterling A. The dynamic development of gender variability. J Homosexuality. 2012;59(3):398-421.
5. World Health Organization, 2016. FAQ on health and sexual diversity: an introduction to key concepts [acesso em 28 fev. 2017]. Disponível em: www.who.int/ gender-equity…/sexual-gender-diversity-faq. pdf.
6. Organização Mundial da Saúde (OMS). Classificação de transtornos mentais e de comportamento da CID-10. Porto Alegre: Artes Médicas; 1993.
7. Shumer DE, Nokoff NJ, Spack NP. Advances in the care of transgender children and adolescents. Adv Pediatr. 2016;63(1):79-102.
8. World Health Organization, 2016. FAQ on health and sexual diversity: an introduction to key concepts. Disponível em: www.who.int/ gender-equity…/sexual-gender-diversity-faq.pdf.
9. American Psychiatric Association. Diagnostic and statistical manual of mental disorders (DSM-5®). American Psychiatric Pub; 2013.
10. Collin L, Reisner SL, Tangpricha V, Goodman M. Prevalence of transgender depends on the "case" definition: a systematic review. The Journal of Sexual Medicine. 2016;13(4):613-26.
11. Reisner SL, Poteat T, Keatley J, Cabral M, Mothopeng T, Dunham E, et al. Global health burden and needs of transgender populations: a review. Lancet. 2016;388(10042):412-36.
12. Shields JP, Cohen R, Glassman JR, Whitaker K, Franks H, Bertolini I. Estimating population size and demographic characteristics of lesbian, gay, bisexual, and transgender youth in middle school. Journal of Adolescent Health. 2013;52(2):248-50.
13. Arcelus J, Bouman WP, Van Den Noortgate W, Claes L, Witcomb G, Fernandez-Aranda F. Systematic review and meta-analysis of prevalence studies in transsexualism. Eur Psychiatry. 2015;30(6):807-15.
14. Zucker KJ. Epidemiology of gender dysphoria and transgender identity. Sex Health. 2017;14(5):404-11.
15. Ristori J, Steensma TD. Gender dysphoria in childhood. International Review of Psychiatry. 2016;28(1):13-20.
16. Temple Newhook J, Pyne J, Winters K, Feder S, Holmes C, Tosh J, et al. A critical commentary on follow-up studies and "desistance" theories about transgender and gender-nonconforming children. International Journal of Transgenderism. 2018;19(2):212-24.
17. Winters K, Temple Newhook J, Pyne J, Feder S, Jamieson A, Holmes C, et al. Learning to listen to trans and gender diverse children: a response to Zucker (2018) and Steensma and Cohen-Kettenis (2018). International Journal of Transgenderism. 2018;19(2):246-50.
18. Fuss J, Auer MK, Briken P. Gender dysphoria in children and adolescents: a review of recent research. Current Opinion in Psychiatry. 2015;28(6):430-4.
19. Kreukels BP, Guillamon A. Neuroimaging studies in people with gender incongruence. International Review of Psychiatry. 2016;28(1):120-8.
20. European Society of Endocrinology. Transgender brains are more like their desired gender from an early age. 2018.
21. Rametti G, Carrillo B, Gómez-Gil E, Junque C, Segovia S, Gomez Á, et al. White matter microstructure in female to male transsexuals before cross-sex hormonal treatment. A diffusion tensor imaging study. Journal of Psychiatric Research. 2011;45(2):199-204.
22. Kreukels BP, Steensma TD, De Vries AL. Gender dysphoria and disorders of sex development. Springer; 2015.
23. Jürgensen M, Hiort O, Holterhus PM, Thyen U. Gender role behavior in children with XY karyotype and disorders of sex development. Hormones and Behavior. 2007;51(3):443-53.
24. Saraswat A, Weinand J, Safer J. Evidence supporting the biologic nature of gender identity. Endocrine Practice. 2015;21(2):199-204.
25. Foreman M, Hare L, York K, Balakrishnan K, Sánchez FJ, Harte F, Erasmus J, Vilain E, Harley VR. Genetic link between gender dysphoria and sex hormone signaling. The Journal of Clinical Endocrinology & Metabolism. 2019;104(2):390-6.
26. **Saadeh A, organizador. Como lidar com a disforia de gênero (transexualidade): guia prático para pacientes, familiares e profissionais de saúde. Hogrefe CETEPP; 2019.**
    - ⇨ Livro escrito pelos profissionais do AMTIGOS explicitando de forma didática a prática, fluxo de atendimento e abordagem da disforia de gênero em crianças e adolescentes.
27. Zucker KJ, Bradley SJ. Gender identity disorder and psychosexual problems in children and adolescents. Guilford Press; 1995.
28. Zucker KJ, Wood H, Singh D, Bradley SJ. A developmental, biopsychosocial model for the treatment of children with gender identity disorder. Journal of Homosexuality. 2012;59(3):369-97.
29. Steensma TD, Biemond R, de Boer F, Cohen-Kettenis PT. Desisting and persisting gender dysphoria after childhood: a qualitative follow- up study. Clin Child Psychol Psychiatry. 2011;16(4):499-516.
30. Rowland DL, Incrocci L, editores. Handbook of sexual and gender identity disorders. John Wiley & Sons; 2008.
31. Spack NP, Edwards-Leeper L, Feldman HA, Leibowitz S, Mandel F, Diamond DA, et al. Children and adolescents with gender identity disorder referred to a pediatric medical center. Pediatrics. 2012;129(3):418-25.
32. Heylens G, Elaut E, Kreukels BP, Paap MC, Cerwenka S, Richter-Appelt H, et al. Psychiatric characteristics in transsexual individuals: multicentre study in four European countries. The British Journal of Psychiatry. 2014;204(2):151-6.
33. Wallien MS, Swaab H, Cohen-Kettenis PT. Psychiatric comorbidity among children with gender identity disorder. Journal of the American Academy of Child & Adolescent Psychiatry. 2007;46(10):1307-14.
34. Olson KR, Durwood L, DeMeules M, McLaughlin KA. Mental health of transgender children who are supported in their identities. Pediatrics. 2016;137(3).
35. De Vries AL, Noens IL, Cohen-Kettenis PT, van Berckelaer-Onnes IA, Doreleijers TA. Autism spectrum disorders in gender dysphoric children and adolescents. Journal of Autism and Developmental Disorders. 2010;40(8):930-6.

36. Turban JL, van Schalkwyk GI. "Gender dysphoria" and autism spectrum disorder: is the link real? Journal of the American Academy of Child & Adolescent Psychiatry. 2018;57(1):8-9.e2.

37. de Vries AL, Doreleijers TA, Steensma TD, Cohen-Kettenis PT. Psychiatric comorbidity in gender dysphoric adolescents. Journal of Child Psychology and Psychiatry. 2011;52(11):1195-202.

38. Spack NP, Edwards-Leeper L, Feldman HA, Leibowitz S, Mandel F, Diamond DA, et al. Children and adolescents with gender identity disorder referred to a pediatric medical center. Pediatrics 2012;129:418-25.

39. Hoshiai M, Matsumoto Y, Sato T, Ohnishi M, Okabe N, Kishimoto Y, et al. Psychiatric comorbidity among patients with gender identity disorder. Psychiatry and Clinical Neurosciences. 2010;64(5):514-9.

40. James S, Herman J, Rankin S, Keisling M, Mottet L, Anafi MA. The report of the 2015 US transgender survey. 2016.

41. Puszczyk M, Czajeczny D. Gender dysphoria and gender variance in children: diagnostic and therapeutic controversies. Archives of Psychiatry and Psychotherapy. 2017;3:34-42.

42. Toomey RB, Syvertsen AK, Shramko M. Transgender adolescent suicide behavior. Pediatrics. 2018;142(4):e20174218.

43. Strey MN, Costa AB, Cúnico SD. Gênero e violência: repercussões nos processos psicossociais e de saúde. EdiPUCRS; 2020.

44. Bungener SL, Steensma TD, Cohen-Kettenis PT, De Vries AL. Sexual and romantic experiences of transgender youth before gender-affirmative treatment. Pediatrics. 2017;139(3):e20162283.

45. World Professional Association for Transgender Health, Inc. Statement on Identity Recognition. 2015. Disponível em: http://www.wpath.org/uploaded_files/140/files/WPATH%20Statement%20on%20Legal%20Recognition%20of%20Gender%20Identity%201-19-15.pdf.

46. **World Professional Association for Transgender Health, Inc. Standards of Care for the Health of Transsexual, Transgender, and Gender- Nonconforming People. version 7. 2012.**
⇨ **Diretrizes da mais respeitada associação mundial de profissionais especializados na saúde trans sobre o acompanhamento de crianças, adolescentes e adultos transgêneros.**

47. Bockting WO. Psychotherapy and the real-life experience: from gender dichotomy to gender diversity. Sexol. 2008;17(4):211-24.

48. Simons L, Schrager SM, Clark LF, Belzer M, Olson J. Parental support and mental health among transgender adolescents. Journal of Adolescent Health. 2013;53(6):791-3.

49. de Vries ALC, Steensma TD, Doreleijers TAH, Cohen-Kettenis PT. Puberty suppression in adolescents with gender identity disorder: a prospective follow-up study. J Sex Med. 2011;8:2276-83.

50. De Vries AL, McGuire JK, Steensma TD, Wagenaar EC, Doreleijers TA, Cohen-Kettenis PT. Young adult psychological outcome after puberty suppression and gender reassignment. Pediatrics. 2014;134(4):696-704.

51. Kreukels BP, Cohen-Kettenis PT. Puberty suppression in gender identity disorder: the Amsterdam experience. Nature Reviews Endocrinology. 2011;7(8):466.

52. Costa R, Dunsford M, Skagerberg E, Holt V, Carmichael P, Colizzi M. Psychological support, puberty suppression, and psychosocial functioning in adolescents with gender dysphoria. The Journal of Sexual Medicine. 2015;12(11):2206-14.

53. Staphorsius AS, Kreukels BP, Cohen-Kettenis PT, Veltman DJ, Burke SM, Schagen SE, et al. Puberty suppression and executive functioning: an fMRI-study in adolescents with gender dysphoria. Psychoneuroendocrinology. 2015;56:190-9.

54. Brik T, Vrouenraets LJ, Schagen SE, Meissner A, de Vries MC, Hannema SE. Use of fertility preservation among a cohort of transgirls in the Netherlands. Journal of Adolescent Health. 2019;64(5):589-93.

55. Feigerlová E, Pascal V, Ganne-Devonec MO, Klein M, Guerci B. Fertility desires and reproductive needs of transgender people: challenges and considerations for clinical practice. Clin Endocrinol (Oxf). 2019;91(1):10-21.

56. Chiniara LN, Viner C, Palmert M, Bonifacio H. Perspectives on fertility preservation and parenthood among transgender youth and their parents. Arch Dis Child. 2019;104(8):739-44.

57. Saadeh A, organizador. Como lidar com a disforia de gênero (transexualidade): guia prático para pacientes, familiares e profissionais de saúde. Hogrefe CETEPP; 2019.

58. **Conselho Federal de Medicina. Resolução CFM n. 2.265/2019. Dispõe sobre o cuidado específico à pessoa com incongruência de gênero ou transgênero e revoga a Resolução CFM n. 1.955/2010. Brasil, 2020.**
⇨ **Leitura obrigatória com as diretrizes e entendimentos mais atuais do CFM a respeito do acompanhamento médico de crianças e adolescentes com disforia de gênero.**

59. Verhulst FC, van der Ende J, Koot HM. Handleiding voor de CBCL/4-18 [Manual for the CBCL/4-18]. Erasmus University, Department of Child and Adolescent Psychiatry, Sophia Children's Hospital: Rotterdam; 1996.

60. Zucker KJ, Bradley SJ, Sanikhani M. Sex differences in referral rates of children with gender identity disorder: some hypotheses. Journal of Abnormal Child Psychology. 1997;25:217-27.

21
Emergências psiquiátricas na infância e na adolescência

Ana Kleinman
Sheila C. Caetano

Sumário

Introdução
Exclusão de uma doença clínica que se apresenta como uma doença psiquiátrica
Como manejar um paciente agitado?
Sintomas somáticos e transtornos associados
Efeitos adversos de medicações psiquiátricas
    Efeitos colaterais associados a antipsicóticos
    Síndrome neuroléptica maligna
    Síndrome serotoninérgica
Psicose
Comportamento suicida
Maus-tratos
Considerações finais
Para aprofundamento
Referências bibliográficas

Pontos-chave

- A emergência em psiquiatria da infância é qualquer situação que apresente um risco iminente para a vida daquele jovem ou para a vida de alguém ao seu redor, ou mudanças de comportamento agudo como atitudes que não fazem sentido e perda de contato com a realidade.
- Observamos um aumento da procura por consultas psiquiátricas em pronto-socorro (PS).
- Aproximadamente 50% das crianças e adolescentes procuram o PS como primeiro atendimento.
- Os sintomas psiquiátricos não são exclusivamente causados por transtornos psiquiátricos. O diagnóstico diferencial entre um quadro psiquiátrico primário e secundário a outra condição médica tem que estar sempre presente ao receber uma criança ou adolescente em um serviço de emergência.
- Das crianças e adolescentes, 6 a 10% que procuram os serviços de emergência necessitam de alguma contenção.
- Para a avaliação do suicídio, dois componentes são essenciais, a letalidade e a intencionalidade.
- No PS, deve-se ficar atento a identificar maus-tratos.

INTRODUÇÃO

O que é uma emergência em psiquiatria da infância e adolescência?

De acordo com a Academia Norte-Americana de Psiquiatria da Infância e Adolescência, considera-se uma emergência qualquer situação que apresente um risco iminente para a vida daquele indivíduo ou para a vida de alguém ao seu redor, ou mudanças de comportamento agudo como atitudes que não fazem sentido e perda de contato com a realidade (como delírios ou alucinações)[1].

Alterações psiquiátricas são uma causa frequente de doenças em crianças e adolescentes, visto que uma em cada cinco crianças apresentam transtornos psiquiátricos[2]. No Brasil, segundo estudo epidemiológico baseado em critérios diagnósticos do *Manual diagnóstico e estatístico de transtornos mentais*, 4ª edição (DSM-IV), realizado na região sudeste, 10 a 15% de crianças e adolescentes são acometidos por problemas psiquiátricos[3].

Contudo, apenas 20% dos indivíduos afetados recebem um tratamento adequado[4].

Nos Estados Unidos as queixas psiquiátricas são responsáveis por 1,6 a 6% dos atendimentos em emergências pediátricas[5-7]. Nos últimos anos em diversas regiões do mundo observamos um aumento de 59 a 250% da procura por consultas psiquiátricas em pronto-socorro (PS)[6-9]. Em parte, esse aumento pode estar associado à falta de serviços básicos para o cuidado adequado desta população[4]. Entretanto, de 20 a 45% das visitas ao PS são "retornos ao PS", sugerindo que os serviços ambulatoriais não estão sendo suficientes para o correto manejo dos pacientes[10]. Ademais, os fatores associados a novas buscas pelo PS são um fenômeno complexo que engloba características demográficas e clínicas e não apenas a piora dos sintomas ou a falta de acesso a serviços ambulatoriais, como aumento de procura em grupos de minorias[10]. A facilidade dos serviços de emergências, por exemplo, abertos 24 horas e não exigência de hora marcada ou encaminhamento, corrobora com essa procura[11].

Entretanto, 30% dos diretores de serviços de emergência referem que o ambiente de um PS geral não é seguro para pacientes psiquiátricos. Adiciona-se a dados que um a cada cinco jovens que procuram o PS apresentam comportamentos de risco, colocando as pessoas ao seu redor, dentro do PS, em situações de insegurança[12].

Um estudo canadense analisou 118.851 crianças e jovens entre 10 e 24 anos de idade na visita ao PS: 14% foram hospitalizados e 40 faleceram. Do total que procurou o PS: 26,6% foram por problemas relacionados ao uso de substâncias, 20,4% ansiedade, 18,2% alterações do humor e 14,4% transtornos relacionados a estresse agudo. Em 53,5% era a primeira busca de ajuda psiquiátrica. Dos pacientes internados, 41,2% nunca tinha ido a um ambulatório psiquiátrico. Um achado interessante foi que pessoas com baixo nível social, imigrantes e indivíduos provenientes de zonas rurais foram os grupos com maior chance de procurar o PS como primeiro contato de ajuda psiquiátrica[13].

Nem sempre os casos que buscam os serviços de emergência encontrarão neste espaço o atendimento mais adequado para o caso em si. Aproximadamente 50% das crianças e adolescentes procuram o PS como primeiro atendimento[14,15]. Esse padrão de busca pelo PS como primeiro atendimento pode estar relacionado a: falha das famílias em reconhecer os sintomas psiquiátricos antes de a crise acontecer; pais ansiosos por uma avaliação rápida, falta de conhecimento ou dificuldade de acesso a serviços ambulatoriais e receio de discutir assuntos psiquiátricos com o pediatra ou hebiatra[10,14,16]. Em 2018, um estudo australiano identificou que 56% dos pais que procuraram o PS não sabiam onde buscar ajuda psiquiátrica, corroborando que o desconhecimento por parte dos pais sobre saúde mental e seu tratamento também pode contribuir com o aumento da procura do PS[17].

Entretanto, outro estudo australiano recente identificou que 80% dos pais que foram ao PS já haviam buscado ajuda na saúde básica pelo menos uma vez no último mês, 50% haviam sido encaminhados por outros profissionais de saúde ou pela escola, e apenas 25% apresentaram sintomas considerados como urgências. Os pais justificaram a busca pelo PS: para escutar um profissional confiável (muitos desses pais receberam a indicação de outros profissionais da rede de saúde básica para irem ao PS, ou da escola); desespero relacionado principalmente a pais com crianças com autismo ou com transtorno de déficit de atenção e hiperatividade (TDAH) que já haviam buscado ajuda na saúde básica sem sucesso; a percepção de falta de alternativas associada à hora dos acontecimentos nos quais a saúde básica não estava disponível; respeito às necessidades de segurança em relação aos filhos (filhos reportaram que não estavam se sentindo bem e seguros e solicitaram ajuda hospitalar); e descartar possíveis condições clínicas (filhos somatizando com falta de ar e desmaios)[18]. Nesse contexto, fica claro que a busca pelo PS nem sempre está relacionada a situações

de risco imediato de vida para a criança ou para alguém ao seu redor. O estudo ressalta que realmente há poucas alternativas de serviços de saúde na comunidade para essa população, especialmente em horários noturnos, justificando talvez o uso acentuado do PS[18]. Para políticas de saúde, o uso do PS como porta de entrada para diagnóstico e tratamento pode ser usado como um índice para avaliar o acesso aos serviços de saúde mental pela comunidade[18].

Os pais entrevistados em outro estudo referiram que apenas 35% não tinham confiança na própria capacidade de reconhecer sinais e problemas em relação à saúde mental dos filhos; 35% acreditavam que os problemas passariam sozinhos e seria melhor se não abordados. Destaca-se também que 27% não sabiam que sintomas físicos podem estar relacionados a questões psicossomáticas e 33% acreditavam que eram normais tristeza e choro persistentes em crianças. Pais que descrevem se conectar na maioria dos dias da semana com os filhos se sentem mais confiantes na própria capacidade de reconhecer problemas de saúde mental, entretanto um terço descreve dificuldade para encontrar tempo para se conectar e se dedicar aos filhos. Menos de 44% referiram saber onde procurar ajuda se seus filhos estiverem com dificuldades sociais, emocionais ou de comportamento[17].

A Academia Norte-Americana de Pediatria em 2016 ressaltou o aumento na busca de tratamento na saúde básica, assim como nos PS por pacientes pediátricos com prolemas psiquiátricos. Reforça que casos psiquiátricos alteram o funcionamento do PS e que nem sempre há especialistas para atender problemas de saúde mental em crianças e adolescentes. Comparando outros ambientes de saúde, o PS apresenta um risco aumentado de problemas psiquiátricos como ansiedade, depressão, transtorno de estresse pós-traumático (TSPT) e abuso de substâncias. Contudo, esses diagnósticos nem sempre são reconhecidos pelos profissionais que trabalham no PS, nem identificados pelos próprios pacientes e pais[18-20].

Sempre que possível deve-se entrar em contato com o médico que realiza o acompanhamento ambulatorial do paciente para elucidar possíveis quadros complexos e agudos. Quando o atendimento se dá inicialmente pelo PS, deve-se ter o cuidado de encaminhar na alta para serviços especializados comunicando o paciente e seus familiares com o maior número de informações possíveis para estimular e facilitar o sucesso desse encaminhamento.

A seguir levantamos as principais emergências psiquiátricas, suas características e possíveis manejos.

EXCLUSÃO DE UMA DOENÇA CLÍNICA QUE SE APRESENTA COMO UMA DOENÇA PSIQUIÁTRICA

Os sintomas psiquiátricos não são exclusivamente causados por transtornos psiquiátricos. O diagnóstico diferencial entre um quadro psiquiátrico primário e secundário a outra condição médica tem que estar sempre presente ao receber uma criança ou adolescente em um serviço de emergência. Veja a Tabela 1.

A realização de uma avaliação clínica completa no PS pode auxiliar a diferenciar quadro psiquiátrico primário e secundário, pois frequentemente serviços ambulatoriais de psiquiatria da rede pública de saúde no Brasil não têm recursos para realizar esse tipo de análise, sendo muitas vezes o PS a única possibilidade de um diagnóstico diferencial correto. Soma-se a isso que, em indivíduos com uma doença psiquiátrica de base, a associação de uma doença clínica pode desencadear a piora da sintomatologia psiquiátrica, porém a causa dessa piora deve ser o manejo clínico da doença associada e não apenas o ajuste da medicação psiquiátrica[18].

Estudos em adultos, apesar de ainda escassos, são muito mais frequentes do que na população psiquiátrica pediátrica e sugerem que a realização de exames complementares nem sempre adiciona uma informação essencial para o tratamento específico do caso nos serviços de PS[21]. Dito isso, os achados laboratoriais podem ser valiosos para o tratamento psiquiátrico ambulatorial, visto que em algumas situações, como mencionado anteriormente, só podem ser realizados em serviços de emergências dada a escassez de recursos dos serviços ambulatoriais[22].

O ideal não é uma avaliação completa baseada em um protocolo que se dissocie do quadro clínico atual do paciente, e sim uma avaliação criteriosa clínica do paciente. Uma anamnese cuidadosa, associada a um exame físico completo, deve direcionar a escolha dos exames complementares necessários[23]. A Academia Norte-Americana de Pediatria indica que os exames laboratoriais e de imagem sejam realizados apenas se a anamnese ou o exame físico sugerem tal indicação. Exames de rotina não estão indicados sem alguma suspeita, pois não geram informações significativas para a alteração do manejo do caso no PS. Quando o paciente apresenta-se clinicamente estável (alerta, cooperativo, sinais vitais presentes e normais, exame físico e psiquiátrico sem indicativos relevantes), exames complementares não devem ser realizados. No entanto, se o paciente apresentar questões relevantes na anamnese, exame físico ou mental (alteração ou oscilação do nível de consciência, sinais vitais alterados) ou com um início abrupto da sintomatologia, a avaliação clínica minuciosa pode ser de grande ajuda[23].

Um outro grande desafio do diagnóstico diferencial é realizar a avaliação clínica associada aos exames complementares necessários de uma forma efetiva, mas sem um aumento significativo da permanência do paciente no PS, pois gera um custo alto à saúde[22]. O objetivo é descartar a presença de doenças médicas que tragam instabilidade clínica ao quadro ou que sejam responsáveis por causar ou contribuir com a alteração de comportamento. A ansiedade dos pais de jovens com questões psiquiátricas e o preconceito que existe também em meios médicos não podem ser questões que interfiram no correto atendimento. Ressalta-se também que pacientes psiquiátricos apresentam comorbidade com inúmeras doenças clínicas e podem precisar de ajuda emergencial para esses quadros como asma e diabetes.

A análise de pacientes avaliados em um hospital psiquiátrico e encaminhados para avaliação clínica em um hospital geral identificou que apenas 9,1% dos pacientes precisavam de atenção clínica de um hospital geral. As queixas foram: intoxicações, complicações de doenças clínicas de base, alterações neurológicas, gestação, trauma, ingestão de corpo estranho e abuso sexual. Apesar de um número baixo, a segurança do paciente tem que vir em primeiro lugar[24].

Tabela 1 Exemplos de alterações clínicas que podem mimetizar um transtorno psiquiátrico ou alteração de comportamento

Doenças do sistema nervoso central (SNC)
- Acidente vascular cerebral
- Hemorragias: intracerebral, subdural, subaracnoide, epidural
- Aneurismas, tromboses, ilsquemia, Insuficiência vertebrobasilar
- Tumores do SNC
- Traumas do SNC (lesões primárias, secundárias ou sequelas de traumatismos cranianos)
- Infecções do SNC (meningite, encefalite, abscessos, HIV, sífilis)
- Malformações congênitas
- Hidrocefalia
- Convulsões
- Cefaleias
- Doenças neurodegenerativas: esclerose múltipla e coreia de Huntigton
- Esclerose tuberosa
- *Delirium*

Distúrbios eletrolíticos e endócrinos
- Hiponatremia, hipocalcemia, hipoglicema, hiperglicemia, cetoacidose, hiperamonemia
- Erros inatos do metabolismo
- Alterações da tireoide (hipotireodismo, hipertireodismo)
- Alterações adrenais (doenças de Addison e Cushing)
- Hipopituarismo
- Hipoparatiroidismo ou Hiperparatireodismo
- Feocromocitoma

Alterações respiratórias (hipóxia, falência respiratória)
Medicações ou drogas
- Abstinência: álcool, anfetaminas, barbitúricos, benzodiazepínico, cocaína, medicações psiquiátricas
- Overdose por medicações ou drogas
- Drogas de abuso: heroína, cocaína, machona, MDMA, LSD, álcool, anfetaminas
- Medicações com corticoides, anti-hipertensivos, anticoncepcionais, anticonvulsivantes, barbitúricos, benzodiazepínicos, opioides, anticolinérgicos, antibióticos, antivirais, medicações para asma ou para o coração, relaxantes musculares, anestésicos, descongestionantes, antiarrítmicos, imunossupressores
- Antidepressivos, antipsicóticos, lítio

Outros
- Síndromes paraneoplásicas
- Sarcoidose, lúpus eritematoso sistêmico
- Toxinas como monóxido de carbono, metais pesados, organofosfatos
- Febre
- Abuso físico, sexual ou emocional

Fonte: adaptada de Chun et al., 2016[23].

Estudos anteriores reconhecem que o PS nem sempre promove a mais adequada avaliação de pacientes psiquiátricos, visto que 50% dos pacientes avaliados não apresentaram uma anamnese adequada quanto a antecedentes pessoais clínicos, 48% não receberam uma avaliação física adequada, como aferição dos sinais vitais, e inúmeros pacientes não tinham registro de exame físico nenhum[25].

O *delirium* é considerado uma síndrome complexa consequente de alterações orgânicas e/ou alterações decorrentes de fatores farmacológicos, e não de questões relacionadas a transtornos psiquiátricos. Apesar de ser uma doença clínica que se apresenta com alguns sintomas relacionados a quadros psiquiátricos, optamos por descrevê-lo a seguir, pois pode cursar com agitação psicomotora.

COMO MANEJAR UM PACIENTE AGITADO?

A agitação física e a agressividade em crianças e adolescentes no PS podem trazer um risco à segurança e muita angústia a pacientes, familiares e equipe médica[26]. As taxas mundiais de pacientes agitados com ou sem agressividade que procuram serviços de emergências são entre 2,6 e 52%[27,28] e taxas de aproximadamente 24% no Brasil[29,30]. Das crianças e adolescentes, 6 a 10% que procuram os serviços de emergência necessitam de alguma contenção[31].

Em 2019, dada a falta de literatura científica padronizada, um consenso de especialistas da Associação Norte-Americana de Emergências Psiquiátricas publicou recomendações para avaliação e manejo de agitação psicomotora de crianças e adolescentes nos serviços de emergências pediátricas[32]. No Brasil, uma força-tarefa de psiquiatras publicou recomendações do manejo de pacientes com agitação psicomotora para adultos considerando a literatura científica mundial e a realidade brasileira[27]. Ainda não há estudos brasileiros para a população psiquiátrica infantil.

É consenso que o manejo do paciente deve ser individualizado, multidisciplinar e colaborativo. A medicação é apenas uma parte de uma abordagem mais ampla para conter o comportamento agitado. O profissional deve buscar a etiologia do comportamento agressivo/agitação, usar estratégias não farmacológicas para impedir que a agitação continue escalonando e escolher medicações baseadas nas necessidades específicas e na anamnese daquele indivíduo.

Vale exemplificar que um indivíduo com autismo que evolui com agitação psicomotora pelo excesso de estímulos visuais ou de barulhos pode ser contido apenas com um manejo ambiental encaminhando esse paciente para uma sala com menos estímulos e evitando o uso de psicofármacos.

Gatilhos ambientais, interpessoais ou gatilhos internos como dor e sintomas psiquiátricos agudos devem ser investigados. Uma anamnese detalhada incluindo antecedentes psiquiátricos, medicações em uso e anteriores, possíveis ingestões tóxicas, alergias, antecedentes pessoais de alterações clínicas, história familiar e possíveis traumas deve ser investigada. Em adultos há algumas escalas padronizadas[27], mas na população infantil há poucos instrumentos comprovadamente eficazes, sendo imperativas portanto uma boa história e avaliação clínica.

A agitação é um sintoma inespecífico e pode estar relacionada com inúmeras etiologias e doenças clínicas (dor, *delirium*, catatonia, intoxicação), ansiedade, traumas, mania, psicose, dificuldades físicas ou sensoriais, dificuldade na comunicação das suas necessidades etc.[32] Mesmo se o paciente tem uma história prévia psiquiátrica, como já ressaltado no item anterior, uma doença clínica comórbida ou um evento gatilho devem ser descartados. A compreensão sempre que possível da etiologia da agitação deve conduzir a escolha da melhor conduta. A conduta inicial deve sempre ser revisitada, assim como as hipóteses das possíveis causas da agitação ao longo do tempo. A resposta às condutas iniciais pode ser de grande utilidade para a compreensão do caso e da etiologia.

A contenção pode ser verbal, química ou física. Quatro princípios básicos devem ser seguidos: segurança do paciente e da equipe de saúde; assistência para o paciente com o objetivo de este obter controle novamente das suas atitudes e emoções; usar a menor restrição necessária sempre levando em conta a idade e maturidade do indivíduo; e minimizar atitudes coercivas que possam exacerbar a agitação[23].

A contenção verbal será usada em 100% dos casos e se caracteriza por uma abordagem com medidas de comunicação assertivas: tom calmo, olhar na altura do olho do paciente, uso de linguagem clara, concreta e simples são importantes. Familiares podem ser de grande valia durante um episódio de agitação psicomotora explicitando necessidades especificas daquele indivíduo. Estratégias comportamentais exigem treinamento prévio da equipe de saúde e nem sempre estão disponíveis. Alguns estudos sugerem que em menos de 5 minutos técnicas com o objetivo de diminuir a intensidade da agitação, impedindo o seu escalonamento, se bem aplicadas, obtêm um sucesso significativo. O objetivo tradicional de "acalmar o paciente" evoluiu para uma atitude colaborativa de "ajudar o paciente a se acalmar", capacitando o controle interno pelo próprio paciente. Os 10 mandamentos sugeridos para o uso de estratégias verbais são:

- Respeito ao espaço pessoal do paciente para que este não sinta o ambiente como ameaçador.
- Minimizar provocações.
- Estabelecer o contato verbal adequado.
- Usar um discurso claro e conciso.
- Identificar o objetivo e expectativas do paciente.
- Ouvir o paciente.
- Concordar com o paciente mostrando empatia.
- Pontuar limites claros e respeito mútuo.
- Sugerir atitudes positivas e comportamentos alternativos.
- Explicar para paciente os próximos passos mesmo se estes incluem intervenções não desejadas pelo paciente.

Quando a contenção verbal não foi suficiente, a contenção química pode ser necessária[33].

O objetivo medicamentoso é, quando possível, tratar a causa da agitação e acalmar o paciente para realizar uma avaliação e um tratamento efetivos. A conduta medicamentosa deve buscar acalmar sem sedar para permitir a correta avaliação do paciente o mais rápido possível. As classes de medicamentos mais usadas são: os antipsicóticos típicos e atípicos, e os benzodiazepínicos. Os antipsicóticos apresentam características diferentes entre si. A clorpromazina, por exemplo, é uma medicação que apresenta um potencial sedativo maior, com uma probabilidade menor de efeitos extrapiramidais; enquanto o haloperidol seda menos, entretanto, apresenta uma maior chance de efeitos colaterais neurológicos.

Na Figura 1 descreveremos as recomendações do consenso da Academia Norte-Americana de Emergências Psiquiátricas para o manejo das cinco etiologias mais frequentes de agitação: *delirium*, intoxicação/abstinência de substâncias, agitações relacionadas a atrasos do desenvolvimento e diagnósticos psiquiátricos e de etiologia desconhecida. Recomendações gerais incluem: preferir quando possível a via oral em relação a intramuscular; e lembrar que benzodiazepínicos podem levar a um efeito paradoxal em crianças e não devem ser usados em casos de suspeita de *delirium*[34]. Antipsicóticos são medicações que podem ser usadas na maioria dos casos de agitação. Avalia-se para a escolha do antipsicótico: as necessidades específicas do paciente, via de administração, tempo de efeito, efeitos colaterais potenciais, fatores associados ao quadro apresentado, experiência anterior do paciente com antipsicóticos e características da agitação[32]. Se a primeira dose não foi efetiva, é consenso administrar uma segunda dose da mesma medicação. Um monitoramento cuidadoso deve ser realizado após a administração de qualquer medicação para identificar possíveis efeitos colaterais graves como acatisia, *delirium* e síndrome neuroléptica maligna.

O *delirium* é considerado uma síndrome complexa consequente de alterações orgânicas e/ou alterações decorrentes de fatores farmacológicos e não de questões relacionadas a transtornos psiquiátricos. Seu início é agudo com oscilações do nível de consciência, associado a sintomas de desatenção e outras alterações cognitivas[35]. Seu manejo necessita da identificação e tratamento da etiologia associada. A conduta inicial deve incluir redução ou suspensão das medicações em uso que podem estar contribuindo com o quadro. O tratamento de possíveis quadros álgicos é essencial; entretanto, é importante evitar sedação e medicações que possam piorar o quadro como opiáceos. Para mais detalhes, veja a Figura 1.

Intoxicação ou abstinência também podem levar a quadros de agitação. A escolha do tratamento medicamentoso ocorre dependendo da sintomatologia apresentada e da substância envolvida. Veja a Figura 1 para identificar as particularidades de cada caso e a Tabela 2 para as características dos medicamentos mais usados.

Indivíduos com diagnóstico de autismo ou com questões relacionadas a atraso do neurodesenvolvimento são mais vulneráveis a medicações frequentemente usadas para tratar agitação. Por isso, é essencial iniciar a abordagem com medidas comportamentais sempre que possível. Vale ressaltar que essa população pode ter dificuldade em nomear o seu desconforto físico como dores, constipação ou hiperestímulos sensoriais. Uma anamnese detalhada com os cuidadores e familiares associada a uma observação cautelosa pode elucidar possíveis gatilhos e direcionar o tratamento. Uma dose extra das medicações de uso regular pode ser a melhor conduta inicial. Deve-se evitar medicações intramusculares quando possível, pelo estresse que podem gerar em pacientes com essas dificuldades.

Indivíduos que já apresentam transtornos psiquiátricos diagnosticados também podem evoluir com agitação psicomotora por uma série de razões. A falta da medicação de rotina, por exemplo, pode levar a agitações significativas. Nesse caso, a conduta inicial pode ser o uso dessas medicações com eventual aumento da dose. Entretanto, vale lembrar que a agitação pode não ter relação nenhuma com a doença psiquiátrica de base, e uma investigação clínica com uma boa anamnese e exame físico deve sempre ser realizada.

Quando a etiologia da agitação é desconhecida, sugere-se a conduta dependendo da gravidade do quadro. Desde estratégias comportamentais até uso de medicações como antipsicóticos quando o quadro é mais grave (Figura 1).

A Figura 1 reforça que não há um consenso na literatura quanto ao melhor tratamento medicamentoso apontando apenas uma medicação ou a melhor classe medicamentosa a ser usada. Isso reflete a falta de evidências científicas atuais na literatura, associada a heterogeneidade dos pacientes, origem multifatorial da agitação, práticas distintas entre hospitais, regiões, programas de treinamento e indivíduos. A presença de uma equipe multidisciplinar treinada para trabalhar com a população infantil nos serviços de emergência também influencia no manejo e possíveis condutas adotados.

A contenção física deve ser evitada sempre que possível. A prevalência do uso da contenção física nos serviços de emergências é muito variada; estudos mostram taxas entre 8 a 59%[36]. Não há dados claros na população infantil. O uso de contenção física é associado a complicações físicas, emocionais e óbito[23] e pode gerar traumas nos jovens, pais e na equipe médica. Se aplicada, a reavaliação contínua em intervalos breves em relação à necessidade de manutenção da contenção deve ser realizada. A contenção física só deve ser aplicada por equipe treinada, seguindo as normas vigentes do hospital e promovendo o maior conforto e segurança possível para o paciente[37]. A contenção nunca deve ser feita isolando o indivíduo de qualquer contato, ou deitado de barriga para baixo, nem segurado por profissionais com força, pois já houve relatos de asfixia e morte em situações assim. Na retirada da contenção física sugere-se informar ao paciente qual o comportamento esperado e fazer de forma gradativa (iniciar com membros inferiores, seguir para superiores...) ao lado do mesmo número de profissionais que foram necessários para restringir o paciente[23].

SINTOMAS SOMÁTICOS E TRANSTORNOS ASSOCIADOS

Os transtornos de sintomas somáticos podem ser definidos como a presença de sintomas físicos geralmente múltiplos,

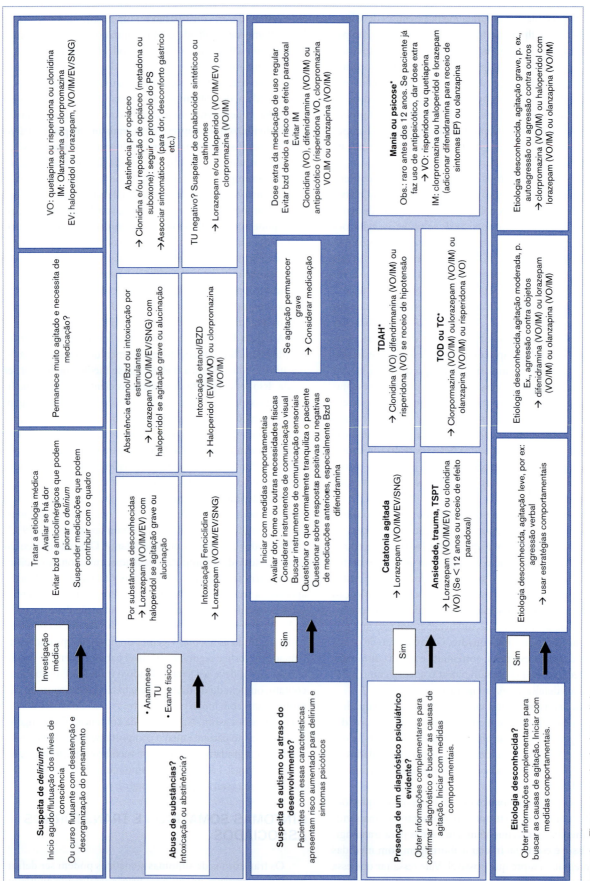

Figura 1 Fluxograma de decisão clínica
* não há consenso – medicações listadas por ordem alfabética; Bzd: benzodiazepínico; EP: sintomas extrapiramidais; EV: endovenoso; IM: intramuscular; TOD: transtorno opositor desafiador; PS: pronto-socorro; SGN: sonda nasogástrica; TC: transtorno de conduta; TDAH: transtorno de déficit de atenção e hiperatividade; TU: exame toxicológico de urina; VO: via oral.
Fonte: adaptada de Gerson et al., 2019[32].

Tabela 2 Características dos medicamentos mais usados em pronto-socorro psiquiátrico pediátrico

Medicamento	Dose	Pico de efeito	Dose máxima diária	Notas/monitoração
Difenidramina (anti-histamínico)	VO/IM: 12,5-50 mg 1 mg/kg/dose	VO: 2 horas	Criança: 50-100 mg Adolescente: 100-200 mg	Evitar se em *delirium*. Pode ser combinado com haloperidol ou clorpromazina se houver preocupações com SEP. Pode causar desinibição ou *delirium* em crianças menores ou jovens com AD.
Lorazepam (benzodiazepínico)	VO/IM/EV/SNG: 0,5 mg-2 mg 0,05 mg-0,1 mg/kg/dose	EV: 10 minutos VO/IM: 1-2 horas	Criança: 4 mg Adolescente: 6-8 mg A depender do peso/ exposição medicamentosa prévia	Pode causar efeito paradoxal ou *delirium* em crianças menores ou jovens com AD. Pode ser associado com haloperidol, clorpromazina ou risperidona. Não administrar com olanzapina (especialmente IM, devido à riscos de evoluir com insuficiência respiratória).
Clonidina (antagonista alfa-2)	VO: 0,05 mg-0,1 mg	VO: 30-60 minutos	27-40,5 kg: 0,2 mg/dia 40,5-45 kg: 0,3 mg/dia > 45 kg: 0,4 mg/dia	Monitorar para hipotensão e bradicardia. Evitar administração conjunta com BZD ou atípicos devido à risco de hipotensão.
Clorpromazina (antipsicótico)	VO/IM: 12,5-60 mg (dose IM deve ser metade da dose VO) 0,55 mg/kg/dose	VO: 30-60 minutos IM: 15 minutos	Criança < 5 anos: 40 mg/dia Criança > 5 anos: 75 mg/dia	Monitorar hipotensão. Monitorar prolongação de QT.
Haloperidol (antipsicótico)	VO/IM: 0,5-5 mg (dose IM deve ser metade da dose VO) 0,55 mg/kg/dose	VO: 2 horas IM: 20 minutos	15-40 kg: 6mg > 40 kg: 15 mg A depender de exposição prévia a antipsicóticos	Monitorar hipotensão. Considerar ECG ou monitoramento cardíaco para prolongamento de QT, especialmente se administrado EV. Risco de SEP com TDM > 3 mg/dia, com dosagem EV tendo risco muito elevado de SEP. Considerar testagem de EMIA.
Olanzapina (antipsicótico)	VO ou IM: 0,25-1 mg (dose IM deve ser metade ou ¼ da dose VO)	VO: 5 horas (alcance 1-8 horas) IM: 15-45 minutos	10-20 mg A depender de exposição prévia a antipsicóticos	Não administrar junto ou com 1 hora de intervalo de qualquer BZD, dado o risco de insuficiência respiratória.
Risperidona (antipsicótico)	VO: 0,25-1 mg 0,005-0,01 mg/kg/dose	VO: 1 hora	Criança: 1-2 mg Adolescente: 2-3 mg A depender de exposição prévia a antipsicóticos	Pode causar acatisia (inquietação/agitação) em doses mais elevadas.
Quetiapina (antipsicótico)	VO: 25-50 mg 1-1,5 mg/kg/dose (ou dividido)	VO: 30 minutos – 2 horas	> 10 anos: 600 mg A depender de exposição prévia a antipsicóticos	Mais sedativo em doses menores. Monitorar hipotensão.

AD: alterações do desenvolvimento; BZD: benzodiazepínicos; CDO: comprimido de dissolução oral; ECG: eletrocardiograma; EMIA: escala de movimento involuntário anormal; EV: endovenoso; IM: intramuscular; mg: miligrama; mg/kg, miligramas por quilo; SEP: sintomas extrapiramidais; SNG: sonda nasogástrica; TDM: transtorno depressivo maior; VO: via oral.
Fonte: adaptada de Gerson et al., 2019[32].

recorrentes e variáveis sem uma causa orgânica associada. Situações nas quais os sintomas apresentados não correspondem ao achado orgânico, como sintomas ou disfunções exacerbadas, também são classificadas como somatizações. Esses pacientes não produzem as lesões ou sintomas de forma intencional nem apresentam um ganho material com a doença. Esses sintomas causam um prejuízo funcional relevante e são responsáveis por um uso excessivo dos serviços de emergência, assim como um alto custo para a saúde[38].

Esses pacientes procuram em excesso todos os serviços assistenciais com uma frequência elevada, tanto serviços ambulatoriais como os de emergência. A incerteza diagnóstica que envolve esses quadros pode levar a realização de exames complementares invasivos ou uso de medicações sem uma necessidade real, expondo o paciente a efeitos adversos significativos[38].

No Quadro 1 encontram-se os sintomas mais frequentemente relatados pelos pacientes. O quadro se caracteriza por sintomas geralmente pouco específicos e descritos com poucos

Quadro 1 Sintomas comuns encontrados em pacientes com transtornos de sintomas somáticos

Sintomas pseudoneurológicos
Amnesia
Dificuldade para engolir ou na voz
Alterações de visão ou audição
Desmaios
Convulsões
Paralisias ou parestesias
Sintomas associados a dor
Cefaleia
Dor nas costas
Dor nas extremidades
Disúria
Sintomas gastrointestinais
Dor abdominal
Náusea
Vômitos
Distensão abdominal
Diarreia
Intolerância a diversos alimentos
Sintomas cardiopulmonares
Dor no peito
Dispneia
Palpitações
Tontura

Fonte: adaptada de Chun et al., 2016[38].

detalhes, é possível identificar eventos gatilhos estressantes recentes; os sintomas flutuam na sua intensidade, associados aos níveis de estresse, falta de achados no exame físico e laboratorial. O diagnóstico de transtorno de sintomas somáticos é complexo de ser feito nos serviços de emergência. Os plantonistas dificilmente terão acesso a dados da história que sejam suficientes para fechar o diagnóstico, associado ao preconceito de pacientes e familiares que podem se sentir desrespeitados e não ouvidos. Alguns estudos sugerem nomear como queixas físicas sem explicação, na tentativa de diminuir o estigma. A comorbidade com doenças psiquiátricas, com ansiedade em primeiro lugar e depressão em seguida, é grande. Um estudo realizado em uma clínica pediátrica especializada em neurologia identificou que 93,5% dos pacientes que não apresentam resultados positivos nos exames complementares apresentaram um diagnóstico psiquiátrico após consulta com um psiquiatra infantil. Estudos similares identificam que independentemente da queixa principal, neurológica, dores no peito, dores abdominais etc., nos indivíduos que não apresentam alterações nos exames complementares os diagnósticos mais frequentemente encontrados foram transtornos do humor, depressão ou ansiedade, ou transtorno de sintomas somáticos[38]. Um estudo interessante sugere uma relação entre mães que apresentam transtornos somatoformes com o aumento do uso dos serviços de emergências para buscar tratamento para seus filhos[39]. Vale ressaltar que na psiquiatria da infância e adolescência a avaliação da saúde mental dos pais pode trazer pistas de possíveis dinâmicas patológicas presentes na estrutura familiar e que trazem um impacto relevante na saúde mental dos filhos.

O prognóstico desses pacientes é incerto. Alguns casos apresentam sintomas pontuais; entretanto, outros evoluem com um curso crônico e resistentes ao tratamento. Especialistas sugerem um tratamento ambulatorial multidisciplinar contínuo com atitudes empáticas por parte da equipe, e ampla troca entre os profissionais atuantes para manter uma conduta e um discurso consistentes e homogêneos. Nos serviços de emergência a sugestão é[38]:

- Promover uma escuta ativa e reconhecer a existência dos sintomas e o sofrimento trazido por eles. Para isso, realizar uma anamnese e exame físicos cuidadosos pode contribuir no cuidado de possíveis medos e sintomas ansiosos do paciente e de seus familiares. Uma abordagem cuidadosa e atenta pode elucidar a dinâmica presente na família e contribuir com dados relevantes para os profissionais de saúde trabalharem com essa hipótese diagnóstica.
- Buscar estratégias colaborativas entre paciente, familiares e profissionais de saúde ao encontrar objetivos comuns em relação a melhora dos prejuízos funcionais, e não a resolução dos sintomas. Informar o paciente e familiares sobre os limites de diagnóstico e conduta encontrados nos serviços de emergência e o benefício de trabalhos mais consistentes e abrangentes de serviços ambulatoriais e multidisciplinares. Quando possível, abordar a possível origem psicológica do quadro, utilizando termos como estresse e ansiedade, que são geralmente mais aceitos na sociedade e menos estigmatizados.
- Quando possível, o contato direto com profissionais que já estejam trabalhando no caso, apesar de demorado, pode contribuir para segurança diagnóstica da equipe de saúde dos serviços de emergência e facilitar a comunicação com o paciente e seus familiares ao perceberem um cuidado no manejo do caso.

EFEITOS ADVERSOS DE MEDICAÇÕES PSIQUIÁTRICAS

O uso aumentado de psicotrópicos nos últimos anos desafia os serviços de emergências que se deparam com possíveis efeitos colaterais antes pouco usuais. O uso de antipsicóticos prescritos tanto com aprovação quanto sem aprovação do FDA (Food and Drug Administration) faz parte hoje dos tratamentos sugeridos para diversos diagnósticos como esquizofrenia, irritabilidade, agressividade, autismo, tiques, transtorno bipolar, transtorno de conduta e transtornos alimentares, entre outros[40,41].

Efeitos colaterais associados a antipsicóticos

Os efeitos colaterais mais frequentes estão descritos na Tabela 3: sintomas extrapiramidais, hiperprolactinemia, taquicardia sinusal, sedação e síndrome metabólica são alguns dos exemplos.

Além dos sintomas descritos na Tabela 3, a maioria dos antipsicóticos podem causar prolongamento do intervalo QT_c por conta de um efeito quinidina-*like*. O risco de arritmias ou *torsades de pointes* associado ao uso de antipsicóticos parece baixo, pois o aumento no intervalo é pequeno com o uso das doses habituais dessas medicações[42]. Antipsicóticos também podem baixar o limiar convulsivo do paciente, de forma dose-dependente, porém convulsões induzidas pelo uso de antipsicóticos são eventos raros, < 1%, com exceção da clozapina, que pode induzir convulsões em doses altas com uma incidência de 5%. Agranulocitose é um potencial efeito colateral associado à clozapina. Pacientes em uso dessa medicação fazem semanalmente ou mensalmente uma avaliação laboratorial para identificar possíveis efeitos.

É importante lembrar que medicações usadas na clínica médica também podem ter ações psicotrópicas dopaminérgicas como antieméticos ou analgésicos, metoclopramida ou prometazina, por exemplo, que são fenotiazinas. Ou o droperidol, uma butirofenona usada como antiemético e também na agitação psicomotora.

Síndrome neuroléptica maligna

A síndrome neuroléptica maligna (SNM) é potencialmente letal. Acredita-se que seja decorrente de uma falta da atividade dopaminérgica do sistema nervoso central associada provavelmente a uma hiperatividade do sistema nervoso simpático[43]. A prevalência é difícil de ser estimada, mas acredita-se que seja aproximadamente de 0,02% a 3%[44]. A mortalidade associada caiu de 76% nos anos 1960 para 10 a 15% atualmente[45]. Considerar a SNM em quadros com alteração do nível de consciência e febre em pacientes em uso de antipsicóticos deve ser mandatório. A SNM ocorre frequentemente após 7 dias do início ou do aumento da dose do antipsicótico e pode durar de 5 a 10 dias mesmo após a suspensão da medicação. Com medicações de depósito o início dos sintomas pode ser insidioso e pode durar mais tempo, de 15 a 30 dias[46]. Antidepressivos tricíclicos e inibidores da recaptação de serotonina, fenotiazinas e lítio também já foram associados com SNM[44].

O diagnóstico é clínico e não há nenhum sintoma ou exame laboratorial patognomônico. A suspeita ocorre quando há sintomas como hipertermia, rigidez muscular, alteração do nível de consciência, elevação da creatina quinase, labilidade do sistema nervoso simpático (aumento da pressão diastólica ou sistólica em 25%, sudorese, incontinência urinária) e hipermetabolismo (aumento da frequência cardíaca em 25% e respiratória em 50%), associados a um quadro não sugestivo de causas infecciosas, tóxicas, metabólicas ou neurológicas. Leucocitose (15.000 a 30.000 células por milímetro cúbico) e eletrólitos sugestivos de desidratação podem estar presentes. A creatina quinase elevada pode levar a rabdomiólise, mioglobinúria aguda e insuficiência renal.

Síndrome serotoninérgica

A síndrome serotoninérgica está associada a altas taxas de morbidade e mortalidade. O quadro clínico pode se apresentar com sintomas leves até sintomas graves com risco de morte para o paciente. O quadro clínico é causado por um excesso de serotonina no sistema nervoso central, eventualmente uma única dose de um agente pró-serotoninérgico pode ser suficiente para desencadear o quadro, mas geralmente está mais associado com o uso de dois agentes concomitantes[38]. A tríade mais relacionada

Tabela 3 Efeitos colaterais associados a antipsicóticos

Neurotransmissor envolvido	Sintomas associados	Antipsicótico mais frequentemente associado ao sintoma
Dopamina: Trato nigroestriatal	Sintomas extrapiramidais (distonia, discinesia, acatisia, parkinsonismo)	Antispicóticos típicos de alta potência (haloperidol)
Trato tuberoinfundibular	Hiperprolactinemia	Antispicóticos típicos e risperidona
Trato preótico	Hipotermia	Raro, possivelmente mais comum em antipsicóticos atípicos
Acetilcolina (muscarínico)	Taquicardia sinusal, mucosas secas, midríase, retenção uinária	Antispicóticos típicos de baixa potência (clorpromazina)
α-adrenérgico	Hipotensão ortostática, taquicardia reflexa	Antipsicóticos atípicos
Histamina	Sedação	Antispicóticos típicos
Mecanismos desconhecidos	Ganho de peso, hiperlipidemia, síndrome metabólica, alteração da tolerância a glicose, hiperglicemia e diabetes tipo II	Antipsicóticos atípicos Alto risco: clozapina, olanzapina Baixo risco: quetiapina, risperidona Risco mais baixo: ziprasidona e aripiprazol

Fonte: adaptada de Chun et al., 2016[38].

ao quadro são alterações do nível de consciência, hiperatividade autonômica e alterações neuromusculares. No entanto, nem todos os pacientes apresentam o quadro completo. Casos graves apresentam: febres altas, hipertensão arterial grave, taquicardia, que pode evoluir com hipotensão, choque, *delirium* agitado, rigidez muscular e hipertonicidade. Casos graves cursam também com rabdomiólise com níveis elevados de creatina quinase, acidose metabólica, níveis elevados de aminotransferase, insuficiência renal, convulsões e coagulopatias. Aproximadamente um quarto dos pacientes precisam de unidades de terapia intensiva. A mortalidade chega a 11%, sendo o manejo inadequado da hipertermia a causa mais frequente de morte. Casos moderados apresentam desde tremores e diarreia até taquicardia e hipertensão sem febre. Mioclonia é o sintoma muscular mais frequente. O início da sintomatologia é geralmente rápido, pode ocorrer em minutos da exposição do agente precipitante. A maioria dos pacientes têm início dos sintomas entre 6 e 24 horas com clônus ocular horizontal, tremores e acatisia[47].

O diagnóstico diferencial inclui: SNM, hipertermia, síndrome anticolinérgica, abstinência, *delirium tremens*, outras doenças do sistema nervoso central como meningite, encefalite, tumores e convulsões, e outras doenças psiquiátricas como catatonia aguda[38]. Alguns autores acreditam que clônus e hiperreflexia associados a uso de medicações serotoninérgicas são os fatores mais claros para realizar o diagnóstico[47].

O tratamento sugerido inclui descontinuar qualquer medicação serotoninérgica, sintomáticos e medicações antagonistas em casos graves como cipro-heptadina (dose pediátrica: 0,25 mg/kg por dia dividido em duas ou três doses, até no máximo 12 mg por dia).

Clorpromazina também é um antagonista serotoninérgico e pode ser usado por via parenteral. Entretanto, pode levar a efeitos colaterais como hipotensão, rigidez muscular, baixar o limiar convulsivo e piorar a SNM. Dessa forma, cipro-heptadina é o mais recomendado[47]. Mais detalhes de conduta podem ser encontrados em Chun et al.[38]. A observação cuidadosa e postura ativa dos profissionais de saúde é essencial, pois o quadro pode evoluir rapidamente. Em quadros leves, a alta hospitalar deve estar atrelada a um cuidado familiar e seguimento ambulatorial breve.

Uma série de medicações, não somente psiquiátricas, pode estar envolvida no quadro; alguns exemplos estão descritos no Quadro 2.

Na Tabela 4 encontra-se um resumo das principais diferenças entre a síndrome serotoninérgica, síndrome neuroléptica maligna, hipertermia maligna e envenenamento por agentes anticolinérgicos.

PSICOSE

Psicose pode ser definida como pensamento desorganizado, acompanhado de delírios ou alucinações. Especificamente em crianças, a fantasia faz parte do processo normal de desenvolvimento e deve ser diferenciada da psicose. A psicose aguda em crianças pode ser primária ou secundária a uma causa orgânica subjacente. Destaca-se que a psicose primária é rara em crianças pré-púberes, e sua possibilidade deve ser considerada após a exclusão de causas secundárias[48].

A investigação de patologias orgânicas causando a psicose começa por uma anamnese detalhada, observando principalmente se o quadro teve início abrupto com sintomas graves. Condições secundárias que devem ser destacadas são doenças orgânicas (infecciosas, autoimune, tóxico, estrutural, epilepsia e metabólico) e questões sociais (abuso infantil, incluindo abuso sexual, *bullying*, outros abusos físicos ou psicológicos). Outras causas, como alterações do sono e febre alta, que podem ser associadas a *delirium*, também devem ser consideradas. É necessário questionar a possibilidade de overdose de drogas ou mesmo a ingestão acidental de medicamentos prescritos para um membro da família, incluindo corticosteroides e anticolinérgicos. Qualquer histórico de doença hepática ou renal é também relevante[47].

Quadro 2 Exemplos de medicações e outros agentes associados com síndrome serotoninérgica

Medicações psiquiátricas
Ansiolíticos: antagonistas diretos da serotonina
Buspirona
Medicações antimaníacas: aumento da sensibilidade pós-sináptica do receptor
Lítio
Antidepressivos
Antidepressivos tricíclicos: amitriptilina, clomipramina, nortriptilina
Antidepressivos inibidores da monoamino oxidase: fenelzina
Antidepressivos inibidores da recaptação de serotonina: citalopram, fluoxetina, paroxetina, sertralina
Antidepressivos de bloqueio dos receptores 5HT2A: nefazodona, trazodona
Antidepressivos inibidores da recaptação de serotonina e norepinefrina: venlafaxina, duloxetina

Medicações não psiquiátricas
Relaxantes musculares: ciclobenzaprina
Opioides analgésicos: fentanil, meperidina, oxicodona, pentazocina, tramadol, hidrocodona
Antibióticos: linezolida
Antiretroviral (inibidor da protease): ritonavir
Anticonvulsantes: carbamazepina, ácido valproico
Antieméticos: metoclopramida
Antagonistas do receptor 5HT3: ondansetrona
Medicações para enxaqueca: ergotaminas e triptanos (agonistas dos receptores 5 HT1B e 5HT1B p. ex., sumatriptano)
Medicações antiparkinsonianas: carbidopa/levodopa
Medicações bariátricas (redução de peso): sibutramina

Drogas de abuso
3, 4-metilenodioximetanfetamina: (*ecstasy*, MDMA)
Cocaína
Dietilamida do ácido lisérgico
Metanfetamina

Medicações sem prescrição
Dextrometorfano (remédios para tosse e resfriado)
Fitoterápicos: *Hypericum perforatum* (erva de São João)
Suplementos dietéticos: ginseng L-triptofano 5-hidroxitriptofano

Fonte: adaptado de Chun et al., 2016[38].

Tabela 4 Comparação das características encontradas na síndrome serotoninérgica, síndrome neuroléptica maligna (SNM), hipertermia maligna e envenenamento por agentes anticolinérgicos

	Síndrome serotoninérgica	Síndrome neuroléptica maligna	Hipertermia maligna	Envenenamento por agentes anticolinérgicos
Etiologia	Excesso de serotonina	Falta de dopamina	Liberação de cálcio do reticulo sarcoplasmático	Inibição da ligação da acetilcolina nos receptores muscarínicos
Gatilho	Drogas pró--serotoninérgicas	antagonistas dopaminérgicos ou abstinência de drogas dopaminérgicas	Inalação de anestésico com ou sem succinilcolina	Exposição a drogas anticolinérgicas ou antimuscarínicas
Anamnese	Não idiossincrático Adição de novo medicamento ou aumento da dose do medicamento em uso	Idiossincrático Exposição a antagonistas dopaminérgicos ou abstinência de drogas dopaminérgicas	Herdado (antecedentes familiares positivo) ou nova mutação genética	Exposição a drogas anticolinérgicas como anti-histamínicos, antidepressivos tricíclicos, medicamentos para resfriados, difenidramina e atropina
Início	Minutos a horas Usual: 6-14 horas	Dias Usual: 1-7 dias	Horas Usual < 12h	Minutos a horas Usual: 0,5-24 horas
Nível consciência	*Delirium* agitado	Variável: alerta, mutismo, estupor, coma	Agitação	*Delirium* agitado
Tonus muscular	Aumentado, extremidades baixas > extremidades altas	Rigidez do cano de chumbo (rigidez uniforme)	Rigidez semelhante a Rigor mortis (masseter ou generalizado)	Normal
Reflexos musculares	Hiperreflexia, clonus, pode ser mascarada pela rigidez muscular	Diminuídos, bradirreflexia	Hiporreflexia	Normal
Exame físico:				
Pele	Sudoreica	Sudoreica	Sudoreica, malhada	Quente, seca, eritema
Pupilas	Midríase	Normal	Normal	Midríase
Membranas mucosas	Sialorreia	Sialorreia	Normal	Secas
Motilidade do trato gastro intestinal	Hiperatividade, com ruídos hidroaéreos aumentados, pode cursar com diarreia	Normal ou hipoativa, com ruídos hidroaéreos diminuídos	Ruídos hidroaéreos diminuídos	Ruídos hidroaéreos diminuídos ou ausentes
Tratamentos				
Geral	Suspender droga precipitante	Tratamento sintomático	Benzodiazepínico para agitação	
Específico	Se grave: usar antagonistas de serotonina $_{2A}$ (p. ex., ciproheptadina)	Se grave: relaxante muscular da baixa potência (p. ex., dantrolene); uso de agonistas dopaminérgicos (p. ex., bromocriptina ou amantadina)	Se grave: dantrolene	Bicarbonato de sódio para prolongamento de QRS ou arritmia, tratar hipertermia, Fisostigmina

Fonte: adaptada de Chun et al., 2016[38].

COMPORTAMENTO SUICIDA

O suicídio é caracterizado por morte autoprovocada com evidências de que a pessoa pretendia morrer, de forma consciente e intencional (mesmo que ambivalente). Os comportamentos suicidas são pensamentos de morte, ideação suicida (pensamento de causar sua própria morte), tentativa de suicídio e suicídio consumado. Suicídio é a segunda causa de morte em crianças e adolescentes em todo o mundo[49]. No Brasil, a taxa de suicídio entre adolescentes aumentou 24% ao longo de 2006 a 2015[50]. Nos Estados Unidos, 80% dos jovens falecidos por suicídio visitaram um provedor de saúde no ano antes de sua morte, e 40% visitaram um ambiente médico um mês antes de se matarem[49]. Portanto, na avaliação do comportamento suicida do jovem no PS é importante não apenas o diagnóstico atual, mas também a avaliação de risco de suicídio.

Para a avaliação do suicídio, dois componentes são essenciais, a letalidade e a intencionalidade. Deve-se obter informações do modo que o paciente pensa, planeja ou tentou suicídio para assim averiguar quão letal poderia ter sido e se de fato o paciente deseja consumar o suicídio. Vale ressaltar que o que pode não parecer um risco real para um adulto, como ingerir 5 comprimidos de paracetamol de uma vez, para crianças pode significar uma tentativa de suicídio real que requer uma avaliação pronta. O relevante nessa situação é o desejo de se matar, e isso necessita de atenção imediata. Crianças não têm sempre a percepção correta do que é letal ou não, mas podem iniciar com os comprimidos e rapidamente evoluir para um ato mais arriscado como se jogar da janela[51].

Na entrevista, expresse a disponibilidade de escutá-lo sem julgamento (reconhecendo a legitimidade do problema) e comece perguntando sobre desesperança, vontade de não mais viver, e de acordo com as respostas, progrida para questionar sobre a vontade de se matar, planos e tentativa. Questione a frequência dos pensamentos suicidas, se há um plano suicida definido e estruturado, e se têm (meios) métodos para cometer suicídio. A presença de transtornos psiquiátricos, principalmente do humor, bipolar e depressão, é frequente em mais de 80% dos casos. Também deve-se avaliar se há fatores protetores que impedem que o jovem cometa suicídio, como frequentar os cultos da sua religião, preocupar-se em não se distanciar de um familiar ou uma pessoa amada, se há esperança de melhorar e se tem suporte familiar. Com essa avaliação da urgência do caso, pode-se planejar o tratamento.

O tratamento deve começar com a decisão de internação em casos graves, ou encaminhamento em casos leves e com fatores protetores como suporte familiar. Como a comorbidade é a regra, o tratamento de transtornos específicos e comportamentos associados, como transtornos de humor, transtornos psicóticos, abuso de substâncias e agressividade, deve ser sempre instituído. É preciso ficar atento também a problemas psicossociais como conflitos familiares, *bullying* e doenças clínicas crônicas.

MAUS-TRATOS

A ocorrência de maus-tratos, que podem ser físicos, psicológicos, sexuais ou negligência, tem efeito tóxico para o cérebro em desenvolvimento de crianças e adolescentes. Os maus-tratos estão associados aos transtornos psiquiátricos, que, portanto, devem ser sempre investigados em tais casos. Em adolescentes brasileiros que sofreram maus-tratos (100% negligência e 58,4% abuso físico ou sexual), os diagnósticos psiquiátricos

mais frequentes foram transtornos de uso de substâncias, transtornos do humor e transtornos específicos da primeira infância. Destaca-se que apenas 13,67% da amostra não teve diagnóstico psiquiátrico[52].

No PS, deve-se ficar atento a identificar abusos. Isso pode ser feito por meio do exame físico em que se encontram diferentes tipos de lesão em diferentes estágios de cicatrização (incluindo fraturas); achados laboratoriais (p. ex., presença de doenças sexualmente transmissíveis); entrevista com a criança e pais apresentando história inconsistente dos pais e filho; e observação da interação entre crianças e seus familiares (p. ex., família recusar deixar o paciente ser avaliado sozinho; reações de medo da criança diante de algum adulto), e observação da criança que pode apresentar alterações do comportamento e de emoções (p. ex., hipervigilância, ansiedade, insegurança, agitação e/ou agressividade). No PS, os profissionais da saúde também devem facilitar uma investigação minuciosa, tratar necessidades médicas, proteger o paciente e seguir as orientações legais[53]. No Brasil, A notificação de violência doméstica, sexual e/ou outras formas de maus-tratos é obrigatória e realizada pelo Sistema de Notificação de Agravos de Notificação (SINAN).

O abuso infantil, especialmente o abuso sexual, é mais bem tratado por uma equipe multidisciplinar, incluindo profissionais da saúde de emergência, enfermeiros, assistentes sociais e policiais treinados no cuidado das vítimas e no tratamento de evidências forenses.

CONSIDERAÇÕES FINAIS

Quando um jovem apresenta um risco iminente para sua vida ou para a vida de alguém ao seu redor, ou mudanças de comportamento agudo, ou perda de contato com a realidade, deve-se procurar um serviço de emergência que está sempre aberto. Essas queixas psiquiátricas são responsáveis por 1,6 a 6% dos atendimentos em emergências pediátricas e vem ocorrendo um aumento de 59 a 250% da procura de consulta psiquiátricas. Aproximadamente 50% das crianças e adolescentes procuram o PS como primeiro atendimento e até 45% desses jovens retornarão ao PS para tratamento. Os sintomas psiquiátricos não são exclusivamente causados por transtornos psiquiátricos; portanto, o diagnóstico diferencial com outras condições médicas é mandatório. Até 10% dos jovens que procuram o PS necessitarão de alguma contenção. Também será necessária a vigilância constante em casos de comportamentos de suicídio, em que terá que ser avaliado o risco de nova tentativa, principalmente pela letalidade e a intencionalidade da tentativa de suicídio. Os profissionais da saúde que trabalham em equipe multidisciplinar terão que fazer a triagem de jovens quanto à gravidade dos sintomas e/ou transtornos psiquiátricos e à necessidade de internação por risco de vida a si ou a outros.

Para aprofundamento

- Hiscock H, Connolly AS, Dunlop K, Perera P, O'Loughlin R, Brown SJ, et al. Understanding parent-reported factors that influence children and young people's anxiety and depression presentations to emergency departments: A multi-site study. Emerg Med Australas. 2020.
    ⇨ Os autores revisam os fatores associados aos pais e o relato parental na avaliação de crianças e adolescentes em serviços de emergência.
- Malas N, Spital L, Fischer J, Kawai Y, Cruz D, Keefer P. National Survey on Pediatric Acute Agitation and Behavioral Escalation in Academic Inpatient Pediatric Care Settings. Psychosomatics. 2017;58(3):299-306.
    ⇨ Nesse artigo é abordada a questão da agitação em crianças e adolescentes, e principalmente a abordagem desse sintoma tão grave.
- Gruhn MA, Compas BE. Effects of maltreatment on coping and emotion regulation in childhood and adolescence: A meta-analytic review. Child Abuse Negl. 2020;103:104446.
    ⇨ Os autores fizeram uma revisão detalhada e crítica sobre os efeitos dos maus-tratos em crianças e adolescentes.

REFERÊNCIAS BIBLIOGRÁFICAS

1. American Academy of Child and Adolescent Psychiatry A. What is a psychiatric emergency? Disponível em: https://www.aacap.org/AACAP/Families_and_Youth/Facts_for_Families/FFF-Guide/What_is_a_Psychiatric_Emergency_126.aspx2016.
2. Costello EJ, Mustillo S, Erkanli A, Keeler G, Angold A. Prevalence and development of psychiatric disorders in childhood and adolescence. Arch Gen Psychiatry. 2003;60(8):837-44.
3. Fleitlich-Bilyk B, Goodman R. Prevalence of child and adolescent psychiatric disorders in southeast Brazil. J Am Acad Child Adolesc Psychiatry. 2004;43(6):727-34.
4. Fatori D, Salum GA, Rohde LA, Pan PM, Bressan R, Evans-Lacko S, et al. Use of mental health services by children with mental disorders in two major cities in Brazil. Psychiatr Serv. 2019;70(4):337-41.
5. Dolan MA, Fein JA, Committee on Pediatric Emergency M. Pediatric and adolescent mental health emergencies in the emergency medical services system. Pediatrics. 2011;127(5):e1356-66.
6. Newton AS, Rosychuk RJ, Dong K, Curran J, Slomp M, McGrath PJ. Emergency health care use and follow-up among sociodemographic groups of children who visit emergency departments for mental health crises. CMAJ. 2012;184(12):E665-74.
7. Mapelli E, Black T, Doan Q. Trends in pediatric emergency department utilization for mental health-related visits. J Pediatr. 2015;167(4):905-10.
8. **Hiscock H, Neely RJ, Lei S, Freed G. Paediatric mental and physical health presentations to emergency departments, Victoria, 2008-15. Med J Aust. 2018;208(8):343-8.**
    ⇨ Este manuscrito faz uma avaliação da procura por atendimento de emergência em psiquiatria da infância e adolescência de 2008 a 2015 na Austrália, trazendo os principais sintomas e diagnósticos psiquiátricos atendidos.
9. Chun TH, Katz ER, Duffy SJ, Gerson RS. Challenges of managing pediatric mental health crises in the emergency department. Child Adolesc Psychiatr Clin N Am. 2015;24(1):21-40.
10. **Cloutier P, Thibedeau N, Barrowman N, Gray C, Kennedy A, Leon SL, et al. Predictors of Repeated Visits to a Pediatric Emergency Department Crisis Intervention Program. CJEM. 2017;19(2):122-30.**
    ⇨ Neste estudo inglês, os autores avaliam por que crianças e adolescentes com problemas mentais voltam a procurar os serviços de emergência e quais características dessa população estão associadas ao retorno ao PS.
11. Newton AS, Ali S, Johnson DW, Haines C, Rosychuk RJ, Keaschuk RA, et al. Who comes back? Characteristics and predictors of return to emergency department services for pediatric mental health care. Acad Emerg Med. 2010;17(2):177-86.
12. Santiago LI, Tunik MG, Foltin GL, Mojica MA. Children requiring psychiatric consultation in the pediatric emergency department: epidemiology, resource utilization, and complications. Pediatr Emerg Care. 2006;22(2):85-9.
13. **Gill PJ, Saunders N, Gandhi S, Gonzalez A, Kurdyak P, Vigod S, et al. Emergency department as a first contact for mental health problems in children and youth. J Am Acad Child Adolesc Psychiatry. 2017;56(6):475-82 e4.**
    ⇨ Este estudo canadense avalia uma coorte de jovens entre 10 e 24 anos de idade e detecta que 50% desses jovens terão sua primeira avaliação psiquiátrica num serviço de emergência. Os autores discutem esta alta taxa de 1a. consulta no PS.
14. Cloutier RL, Walthall JD, Mull CC, Nypaver MM, Baren JM. Best educational practices in pediatric emergency medicine during emergency medicine residency training: guiding principles and expert recommendations. Acad Emerg Med. 2010;17 Suppl 2:S104-13.
15. Liu S, Ali S, Rosychuk RJ, Newton AS. Characteristics of children and youth who visit the emergency department for a behavioural disorder. J Can Acad Child Adolesc Psychiatry. 2014;23(2):111-7.
16. Sayal K, Tischler V, Coope C, Robotham S, Ashworth M, Day C, et al. Parental help-seeking in primary care for child and adolescent mental health concerns: qualitative study. Br J Psychiatry. 2010;197(6):476-81.
17. Rhodes A. Child Mental Health Problems: can parents spot the signs? https://www.rchpoll.org.au/polls/child-mental-health-problemscan-parents-spot-the-signs/10: Australian Bureau of Statistics; 2017.
18. Hiscock H, Connolly AS, Dunlop K, Perera P, O'Loughlin R, Brown SJ, et al. Understanding parent-reported factors that influence children and young people's anxiety and depression presentations to emergency departments: a multi-site study. Emerg Med Australas. 2020.
19. Downey LV, Zun LS, Burke T. Undiagnosed mental illness in the emergency department. J Emerg Med. 2012;43(5):876-82.
20. Pan YJ, Lee MB, Chiang HC, Liao SC. The recognition of diagnosable psychiatric disorders in suicide cases' last medical contacts. Gen Hosp Psychiatry. 2009;31(2):181-4.
21. Ng P, McGowan M, Goldstein M, Kassardjian CD, Steinhart BD. The impact of CT head scans on ED management and length of stay in bizarre behavior patients. Am J Emerg Med. 2018;36(2):213-7.
22. Donofrio JJ, Santillanes G, McCammack BD, Lam CN, Menchine MD, Kaji AH, et al. Clinical utility of screening laboratory tests in pediatric psychiatric patients presenting to the emergency department for medical clearance. Ann Emerg Med. 2014;63(6):666-75 e3.
23. **Chun TH, Mace SE, Katz ER, Medicine AAOPCoPE, Committee ACOEPPEM. Evaluation and Management of Children With Acute Mental Health or Behavioral Problems. Part II: Recognition of Clinically Challenging Mental Health Related Conditions Presenting With Medical or Uncertain Symptoms. Pediatrics. 2016;138(3).**
    ⇨ Os autores apresentam uma síntese de avaliação e manejo de crianças com sintomas psiquiátricos, focando no atendimento emergencial por pediatras.
24. Santillanes G, Donofrio JJ, Lam CN, Claudius I. Is medical clearance necessary for pediatric psychiatric patients? J Emerg Med. 2014;46(6):800-7.
25. Szpakowitz M, Herd A. "Medically cleared": how well are patients with psychiatric presentations examined by emergency physicians. J Emerg Med. 2008;35:369-72.
26. Malas N, Spital L, Fischer J, Kawai Y, Cruz D, Keefer P. National Survey on Pediatric Acute Agitation and Behavioral Escalation in Academic Inpatient Pediatric Care Settings. Psychosomatics. 2017;58(3):299-306.
27. Baldacara L, Ismael F, Leite V, Pereira LA, Dos Santos RM, Gomes Junior VP, et al. Brazilian guidelines for the management of psychomotor agitation. Part 1. Non-pharmacological approach. Braz J Psychiatry. 2019;41(2):153-67.

28. Garriga M, Pacchiarotti I, Kasper S, Zeller SL, Allen MH, Vazquez G, et al. Assessment and management of agitation in psychiatry: Expert consensus. World J Biol Psychiatry. 2016;17(2):86-128.

29. Santos ME, do Amor JA, Del-Ben CM, Zuardi AW. Psychiatric emergency service in a university general hospital: a prospective study. Rev Saude Publica. 2000;34(5):468-74.

30. Padilha VM, Schettini CS, Santos Junior A, Azevedo RC. Profile of patients attended as psychiatric emergencies at a university general hospital. Sao Paulo Med J. 2013;131(6):398-404.

31. Dorfman DH, Mehta SD. Restraint use for psychiatric patients in the pediatric emergency department. Pediatr Emerg Care. 2006;22(1):7-12.

32. Gerson R, Malas N, Feuer V, Silver GH, Prasad R, Mroczkowski MM. Best Practices for Evaluation and Treatment of Agitated Children and Adolescents (BETA) in the Emergency Department: Consensus Statement of the American Association for Emergency Psychiatry. West J Emerg Med. 2019;20(2):409-18.

33. Richmond JS, Berlin JS, Fishkind AB, Holloman GH, Jr., Zeller SL, Wilson MP, et al. Verbal De-escalation of the Agitated Patient: Consensus Statement of the American Association for Emergency Psychiatry Project BETA De-escalation Workgroup. West J Emerg Med. 2012;13(1):17-25.

34. Fiks AG, Mayne SL, Song L, Steffes J, Liu W, McCarn B, et al. Changing patterns of alpha agonist medication use in children and adolescents 2009-2011. J Child Adolesc Psychopharmacol. 2015;25(4):362-7.

35. Malas N, Brahmbhatt K, McDermott C, Smith A, Ortiz-Aguayo R, Turkel S. Pediatric Delirium: evaluation, management, and special considerations. Curr Psychiatry Rep. 2017;19(9):65.

36. Currier GW, Walsh P, Lawrence D. Physical restraints in the emergency department and attendance at subsequent outpatient psychiatric treatment. J Psychiatr Pract. 2011;17(6):387-93.

37. Preisz A, Preisz P. Restraint in paediatrics: a delicate balance. J Paediatr Child Health. 2019;55(10):1165-9.

38. Chun TH, Mace SE, Katz ER, Medicine AAOPCoPE, Committee ACOEPPEM. Evaluation and Management of Children With Acute Mental Health or Behavioral Problems. Part II: Recognition of clinically challenging mental health related conditions presenting with medical or uncertain symptoms. Pediatrics. 2016;138(3).

39. Dang AT, Ho M, Kroenke K, Grupp-Phelan J. Maternal somatic symptoms, psychosocial correlates, and subsequent pediatric emergency department use. Pediatr Emerg Care. 2013;29(2):170-4.

40. Olfson M, King M, Schoenbaum M. Treatment of young people with antipsychotic medications in the United States. JAMA Psychiatry. 2015;72(9):867-74.

41. Carton L, Cottencin O, Lapeyre-Mestre M, Geoffroy PA, Favre J, Simon N, et al. Off-label prescribing of antipsychotics in adults, children and elderly individuals: a systematic review of recent prescription trends. Curr Pharm Des. 2015;21(23):3280-97.

42. Pisano S, Catone G, Veltri S, Lanzara V, Pozzi M, Clementi E, et al. Update on the safety of second generation antipsychotics in youths: a call for collaboration among paediatricians and child psychiatrists. Ital J Pediatr. 2016;42(1):51.

43. Minns AB, Clark RF. Toxicology and overdose of atypical antipsychotics. J Emerg Med. 2012;43(5):906-13.

44. Margetic B, Aukst-Margetic B. Neuroleptic malignant syndrome and its controversies. Pharmacoepidemiol Drug Saf. 2010;19(5):429-35.

45. Perry PJ, Wilborn CA. Serotonin syndrome vs neuroleptic malignant syndrome: a contrast of causes, diagnoses, and management. Ann Clin Psychiatry. 2012;24(2):155-62.

46. Agar L. Recognizing neuroleptic malignant syndrome in the emergency department: a case study. Perspect Psychiatr Care. 2010;46(2):143-51.

47. Boyer EW, Shannon M. The serotonin syndrome. N Engl J Med. 2005;352(11):1112-20.

48. **Israni AV, Kumar S, Hussain N. Fifteen-minute consultation: an approach to a child presenting to the emergency department with acute psychotic symptoms. Arch Dis Child Educ Pract Ed. 2018;103(4):184-8.**
    ⇨ **Esta revisão detalha a avaliação e manejo de jovens apresentando sintomas psicóticos, apresentando um fluxo clínico para o atendimento desta população.**

49. Brahmbhatt K, Kurtz BP, Afzal KI, Giles LL, Kowal ED, Johnson KP, et al. Suicide risk screening in pediatric hospitals: clinical pathways to address a global health crisis. Psychosomatics. 2019;60(1):1-9.

50. Jaen-Varas D, Mari JJ, Asevedo E, Borschmann R, Diniz E, Ziebold C, et al. The association between adolescent suicide rates and socioeconomic indicators in Brazil: a 10-year retrospective ecological study. Braz J Psychiatry. 2019;41(5):389-95.

51. Hayden JC, Kelly L, McNicholas F. A clinician's guide to self-poisoning with paracetamol in youth: The what, when and why? Acta Paediatr. 2020.

52. Scomparini LB, Santos B, Rosenheck RA, Scivoletto S. Association of child maltreatment and psychiatric diagnosis in Brazilian children and adolescents. Clinics (São Paulo). 2013;68(8):1096-102.

53. Leetch AN, Leipsic J, Woolridge DP. Evaluation of child maltreatment in the emergency department setting: an overview for behavioral health providers. Child Adolesc Psychiatr Clin N Am. 2015;24(1):41-64.

22

Transtornos disruptivos do comportamento

Luísa Shiguemi Sugaya
Wagner de Sousa Gurgel
Guilherme Vanoni Polanczyk

Sumário

Introdução e definições
    DSM-5 e CID-11
    Outras classificações: modelos dimensionais
Epidemiologia
Etiopatogenia
    Fatores genéticos
    Fatores neuropsicológicos
    Fatores neurobiológicos
    Neuroendocrinologia e reatividade autonômica
    Fatores ambientais
Diagnósticos diferenciais/comorbidades
Tratamento
Prevenção
Princípios do tratamento
Considerações finais
Vinheta clínica
Para aprofundamento
Referências bibliográficas

Pontos-chave

- Os transtornos disruptivos caracterizam-se por um padrão persistente e pervasivo "de comportamentos que violam direitos básicos de terceiros e/ou colocam o indivíduo em conflito significativo com normas sociais ou figuras de autoridade"[1].
- A prevalência dos transtornos disruptivos é estimada em 5,7%.
- Estudos longitudinais mostram que os transtornos disruptivos apresentam uma continuidade homo e heterotípica e estão associados a diversos desfechos negativos na idade adulta.
- A etiologia dos transtornos disruptivos é multifatorial; composta por uma herança poligênica, fatores ambientais e interações gene-ambiente.
- O diagnóstico dos transtornos disruptivos deve ser feito por meio de uma investigação clínica detalhada, que inclua a avaliação do quadro clínico, contexto familiar e sociocultural.
- Terapias comportamentais são a primeira linha de tratamento.

INTRODUÇÃO E DEFINIÇÕES

Os transtornos disruptivos envolvem problemas na regulação emocional e comportamental, e caracterizam-se por um padrão persistente e pervasivo "de comportamentos que violam direitos básicos de terceiros e/ou colocam o indivíduo em conflito significativo com normas sociais ou figuras de autoridade"[1]. Esses comportamentos comumente se iniciam na infância e persistem ao longo do desenvolvimento, causando prejuízos em diversas áreas do funcionamento do indivíduo.

Na infância e adolescência, os principais transtornos disruptivos são: o transtorno de oposição desafiante (TOD) e o transtorno de conduta (TC). Esses transtornos abrangem uma grande variedade de comportamentos, incluindo: humor irritável, ataques de raiva, comportamentos desobedientes e desafiadores, agressão a pessoas e animais, atos de vandalismo, comportamento desonesto, roubo e graves violações de regras.

DSM-5 E CID-11

Atualmente, as principais classificações dos transtornos mentais são: o *Manual diagnóstico e estatístico de transtornos mentais* – DSM-5[1] e a Classificação Estatística Internacional de Doenças e Problemas Relacionados à Saúde, CID-11[2]. No DSM-5, o transtorno de oposição desafiante e o transtorno de conduta são descritos no capítulo "Transtornos disruptivos, do controle de impulsos e da conduta". Já, na CID-11, o distúrbio desafiador e de oposição (CID-11) e o distúrbio de conduta dissocial (CID-11) são descritos na seção "Comportamentos disruptivos ou distúrbios dissociais". Embora existam diferenças na nomenclatura utilizada pelo DSM-5 e pela CID-11, por conta das similaridades entre as definições e com o intuito de facilitar a compressão do leitor, ao longo do capítulo somente utilizaremos os termos: transtorno de oposição desafiante (TOD) e transtorno de conduta (TC). Os critérios diagnósticos para o TOD e o TC, estabelecidos pelo DSM-5 e pela CID-11, estão descritos nos Quadros 1 e 2.

Quadro 1 Critérios diagnósticos do transtorno de oposição desafiante (DSM-5 e CID-11)[1,2]

DSM-5

A. Um padrão de humor raivoso/irritável, de comportamento questionador/desafiante ou índole vingativa com duração de pelo menos seis meses, como evidenciado por pelo menos quatro sintomas de quaisquer das categorias seguintes e exibido na interação com pelo menos um indivíduo que não seja um irmão.

Humor raivoso/irritável

1. Com frequência perde a calma.
2. Com frequência é sensível ou facilmente incomodado.
3. Com frequência é raivoso e ressentido.

Comportamento questionador/desafiante

4. Frequentemente questiona figuras de autoridade ou, no caso de crianças e adolescentes, adultos.
5. Frequentemente desafia acintosamente ou se recusa a obedecer a regras ou pedidos de figuras de autoridade.
6. Frequentemente incomoda deliberadamente outras pessoas.
7. Frequentemente culpa outros por seus erros ou mau comportamento.

Índole vingativa

8. Foi malvado ou vingativo pelo menos duas vezes nos últimos seis meses.

B. A perturbação no comportamento está associada a sofrimento para o indivíduo ou para os outros em seu contexto social imediato (p. ex., família, grupo de pares ou colegas de trabalho) ou causa impactos negativos no funcionamento social, educacional, profissional ou outras áreas importantes da vida do indivíduo.

C. Os comportamentos não ocorrem exclusivamente durante o curso de um transtorno psicótico, por uso de substância, depressivo ou bipolar. Além disso, os critérios para transtorno disruptivo da desregulação do humor não são preenchidos.

CID-11

É um padrão persistente (p. ex.: 6 meses ou mais) de comportamento marcadamente desafiador, desobediente, provocativo ou rancoroso, que ocorre com mais frequência do que o normalmente observado em indivíduos com idade e nível de desenvolvimento semelhantes, e que não se restringe à interação com irmãos. O transtorno pode se manifestar com humor predominante e persistentemente irritável, em geral acompanhado de ataques de raiva severos, ou comportamento teimoso, argumentativo e desafiador. O padrão de comportamento é de gravidade suficiente para resultar em prejuízos significativos nas áreas pessoais, familiares, sociais, educacionais, ocupacionais ou outras áreas importantes do funcionamento.

Quadro 2 Critérios diagnósticos do transtorno de conduta (DSM-5 e CID-11)[1,2]

DSM-5

A. Um padrão de comportamento repetitivo e persistente no qual são violados direitos básicos de outras pessoas ou normas ou regras sociais relevantes e apropriadas para a idade, tal como manifestado pela presença de ao menos três dos quinze critérios seguintes, nos últimos 12 meses, com ao menos um critério presente nos últimos 6 meses:

Agressão a pessoas e animais

1. Frequentemente provoca, ameaça ou intimida outros.
2. Frequentemente inicia brigas físicas.
3. Usou alguma arma que pode causar danos físicos graves a outros (p. ex.: bastão, tijolo, garrafa quebrada, faca ou arma de fogo).
4. Foi fisicamente cruel com pessoas.
5. Foi fisicamente cruel com animais.
6. Roubou durante o confronto com uma vítima (p. ex.: assalto, roubo de bolsa, extorsão ou roubo à mão armada)
7. Forçou alguém à atividade sexual.

Destruição de propriedade

8. Envolveu-se deliberadamente na provocação de incêndios com a intenção de causar danos graves.
9. Destruiu deliberadamente propriedade de outras pessoas (excluindo provocação de incêndios).

Falsidade ou furto

10. Invadiu a casa, o edifício ou o carro de outra pessoa.
11. Frequentemente mente para obter bens materiais ou favores ou para evitar obrigações (p. ex.: "trapaceia").
12. Furtou itens de valores consideráveis sem confrontar a vítima (p. ex.: furto em lojas, mas sem invadir ou forçar a entrada; falsificação).

Violações graves de regras

13. Frequentemente fica fora de casa à noite, apesar da proibição dos pais, com início antes dos 13 anos.
14. Fugiu de casa, passando a noite fora, pelo menos duas vezes enquanto morando com os pais ou em lar substituto, ou uma vez sem retornar por um longo período.
15. Com frequência falta às aulas, com início antes dos 13 anos.

B. A perturbação comportamental causa prejuízos clinicamente significativos no funcionamento social, acadêmico ou profissional.

C. Se o indivíduo tem 18 anos ou mais, os critérios para transtorno da personalidade antissocial não são preenchidos.

* Com emoções pró-sociais limitadas: para qualificar-se para esse especificador, o indivíduo deve ter apresentado pelo menos duas das seguintes características de forma persistente durante, no mínimo, 12 meses e em múltiplos relacionamentos e ambientes.

■ Ausência de remorso ou culpa.

■ Insensível – falta de empatia.

■ Despreocupado com o desempenho.

■ Afeto superficial ou deficiente.

(continua)

Quadro 2 Critérios diagnósticos do transtorno de conduta (DSM-5 e CID-11)[1,2] *(continuação)*

CID-11

É caracterizado por um padrão repetitivo e persistente de comportamento no qual são violados os direitos básicos de terceiros ou as principais normas, regras ou leis da sociedade apropriadas à idade, como agressão a pessoas ou animais; destruição de propriedade; comportamento desonesto ou roubo; e graves violações de regras. O padrão de comportamento é de gravidade suficiente para resultar em prejuízos significativos nas áreas pessoais, familiares, sociais, educacionais, ocupacionais ou outras áreas importantes do funcionamento. Para ser diagnosticado, o padrão de comportamento deve durar por um período significativo (p. ex.: 12 meses ou mais). Atos dissociais ou criminais isolados não são, por si só, fundamentos para o diagnóstico.

Embora os critérios diagnósticos apresentados sejam semelhantes aos de suas edições anteriores, tanto a CID-11 como o DSM-5 trouxeram algumas mudanças. Na CID-11, a seção "Distúrbios de conduta" passou a ser chamada de "Comportamentos disruptivos ou distúrbios dissociais". E, no DSM-5, o diagnóstico de TOD, que não poderia ser feito caso fossem preenchidos os critérios para TC, passou a poder ocorrer de forma comórbida. Assim, o TOD deixou de ser tratado como uma forma mais precoce e menos grave do TC e passou a ser apresentado como uma entidade distinta. Apesar da comorbidade entre TOD e TC ser frequente e dos dois transtornos apresentarem fatores de risco comuns, os estudos mostram que TOD e TC apresentam correlatos e evoluções clínicas distintas; e que somente uma parcela dos pacientes com TOD evolui com TC[3].

Em suas edições mais recentes, as duas classificações também deixaram de incluir o TOD e o TC no capítulo de transtornos de início na infância e passaram a descrevê-los junto aos outros transtornos disruptivos. Apesar dessa mudança, o DSM-5 e a CID-11 destacam que o início dos sintomas ocorre durante a infância e a adolescência.

Além disso, atualmente, tanto o DSM-5 como a CID-11 apresentam especificadores que distinguem o TC de início na infância, que se inicia antes dos 10 anos, do TC de início na adolescência. Esses especificadores estão de acordo com as evidências de que o início precoce dos sintomas está associado a quadros mais graves e persistentes e a ambientes familiares mais disfuncionais[4].

Ambas as classificações também incluem especificadores para identificar a presença de "limitada emoção pró-social", definida por falta de empatia; falta sensibilidade aos sentimentos dos outros; e falta de remorso, vergonha ou culpa pelo próprio comportamento. Essas características já foram associadas a maior gravidade e persistência dos sintomas, pior resposta aos tratamentos, fatores de risco genéticos e alterações neurobiológicas específicas. No DSM-5, esse especificador é somente utilizado na classificação do TC; no entanto, na CID-11, também pode ser empregado no diagnóstico do TOD[4].

Ademais, somente a CID-11 inclui o especificador "com irritabilidade e raiva crônica", utilizado para caracterizar pacientes que apresentam um "humor predominantemente irritável, frequentemente acompanhado por ataques de raiva severos"[2]. A inclusão desse especificador baseia-se nas evidências de que a irritabilidade crônica está associada a maiores taxas de depressão e transtornos ansiosos ao longo da vida[5]. Entretanto, essa proposta diverge da abordagem apresentada pelo DMS-5, que optou por classificar os quadros de irritabilidade crônica em um novo diagnóstico, o transtorno disruptivo de desregulação do humor (TDDH), incluído no capítulo dos transtornos depressivos. O diagnóstico de TDDH só pode ser feito em crianças a partir dos 6 anos de idade. E, por conta da sobreposição com os sintomas de irritabilidade descritos no TOD, o DSM-5 determina que em situações em que os critérios para TDDH e TOD forem satisfeitos, somente o diagnóstico de TDDH deve ser estabelecido.

Por fim, somente o DSM-5 classifica os transtornos quanto à gravidade. No TOD, a classificação em "leve", "moderada" e "grave" é estabelecida de acordo com o número de ambientes nos quais os sintomas estão presentes. E, no TC, a classificação baseia-se no número de sintomas e no dano que estes representam aos outros.

Outras classificações: modelos dimensionais

Embora as categorias diagnósticas tradicionais já tenham se mostrado válidas e necessárias, essa abordagem apresenta algumas limitações: (1) comportamentos com características distintas são agrupados em um mesmo diagnóstico; (2) sintomas semelhantes são descritos em diferentes transtornos, levando a altas taxas de comorbidade; e (3) os critérios diagnósticos, em sua maioria, não levam em consideração características específicas das diferentes etapas do desenvolvimento. Nesse contexto, iniciativas como a do RDoC (*Research Domain Criteria*), que propõe um novo paradigma de pesquisa com foco na investigação das dimensões básicas do comportamento, têm contribuído de forma significativa para a compreensão mais aprofundada dos comportamentos disruptivos.

Historicamente, diversas classificações dos comportamentos disruptivos já foram propostas, como: comportamento manifesto (p. ex.: ataques de raiva) *versus* comportamento encoberto (p. ex.: mentira, furto); comportamento não destrutivo *versus* comportamento destrutivo; agressividade proativa *versus* agressividade reativa. Embora essas distinções nos ajudem a compreender a complexidade dos comportamentos disruptivos, elas somente abordam aspectos específicos. Assim, mais recentemente, foram propostos modelos multidimensionais. Esses novos modelos trazem avanços importantes, pois levam em consideração a heterogeneidade dos comportamentos disruptivos, contribuem para a identificação de trajetórias específicas e permitem a investigação de mecanismos genéticos e neurobiológicos específicos a cada tipo de comportamento.

Stringaris e Goodman[6], em estudo replicado em uma amostra brasileira[7], demonstraram que o diagnóstico do TOD é composto por três dimensões: irritabilidade, comportamento desafiador e comportamento vingativo; as quais estão associadas, respectivamente, a problemas emocionais, TDAH e problemas de conduta com limitada emoção pró-social[6,7].

Em um outro modelo, Wakschlag et al.[8] propuseram a classificação dos comportamentos disruptivos em cinco dimensões: "pouca preocupação com os outros" ("*low concern to others*"), "descontrole emocional" ("*temper loss*"), "desobediência" ("*noncompliance*"), "agressividade" ("*agression*") e "insensibilidade à punição" ("*insensitivity to punishment*"). Esse modelo, além da abordagem multidimensional, também incorpora uma perspectiva neurodesenvolvimental e inclui a avaliação de aspectos específicos às etapas iniciais do desenvolvimento[9]. Assim, em uma amostra de 1.516 pré-escolares avaliados por meio da escala MAPDB (*Multidimensional Assessment Profile of Disruptive Behavior*), observou-se que sintomas de irritabilidade ocorrem de forma normativa nessa população e somente são atípicos quando frequentes (p. ex.: ataques de raiva diários), intensos (p. ex.: quebrar ou destruir coisas durante um ataque de raiva), ou quando ocorrem fora de contextos esperados (p. ex.: ter um ataque de raiva do nada ou sem nenhum motivo). Em contrapartida, os comportamentos relacionados a "pouca preocupação com os outros", que sugerem limitada emoção pró-social, não ocorrem de forma normativa e indicam uma gravidade maior mesmo quando pouco frequentes[8].

EPIDEMIOLOGIA

De acordo com metanálise, a prevalência dos transtornos disruptivos é de aproximadamente 5,7% (CI 95% 4,0-8,1); do TOD 3,6% (CI 95% 2,8-4,7); e do TC 2,1% (CI 95% 1,6-2,9)[10]. No Brasil, a prevalência dos transtornos disruptivos é estimada em 4,1% (95% CI 2,1-7,9)[11]. A prevalência dos transtornos disruptivos é maior no sexo masculino, com uma proporção de aproximadamente 2:1, mas com taxas que variam de acordo com o transtorno e com a idade. Além disso, nos primeiros anos de vida, o TOD é mais frequente que o TC, cuja prevalência aumenta a partir do início da adolescência[12].

Em relação às tendências temporais, estudos realizados na Inglaterra encontraram um aumento dos comportamentos disruptivos entre adolescentes avaliados em 1979 e 1999[13]; e taxas estáveis entre crianças de 5 a 15 anos avaliadas em 1999 e 2004[14]. No Brasil, estudo que comparou duas coortes de crianças nascidas em 1993 e 2004 encontrou taxas maiores de comportamentos externalizantes entre pré-escolares nascidos em 2004[15]. Apesar desses achados, não foram observadas mudanças na prevalência do TC em estudos realizados entre 1990 e 2005[16].

Embora os critérios diagnósticos atuais não estejam adaptados para a avaliação de crianças pequenas, estudos longitudinais já demonstraram a capacidade preditiva dos diagnósticos de TOD e TC em pré-escolares, tanto em relação à continuidade dos sintomas como à ocorrência de prejuízos na idade escolar[17,18]. Apesar de trajetórias limitadas à infância e adolescência terem sido identificadas[19], os estudos mostram que muitos casos evoluem de forma persistente, levando a um impacto significativo ao longo da vida[20]. Na coorte de nascimento do *Christchurch Health and Development Study*, níveis mais altos de problemas de conduta aos 7 a 9 anos foram associados a diversos desfechos negativos na idade adulta, incluindo uso de substâncias, problemas psiquiátricos, problemas de relacionamento e criminalidade[21].

Os estudos também destacam a associação com outros transtornos mentais. Além da comorbidade com TDAH, uso de substância e transtornos depressivos durante a infância e adolescência[22], estudos longitudinais apontam para a continuidade homo e heterotípica dos transtornos disruptivos. Indivíduos com TOD ou TC apresentam um risco maior de receberem os diagnósticos de transtorno de personalidade antissocial, transtornos relacionados ao uso de substância, depressão e ansiedade na idade adulta[20,23], sendo o risco de evoluir com transtorno de personalidade antissocial maior entre indivíduos com TC e limitada emoção pró-social.

Dessa forma, os transtornos disruptivos representam um alto custo para o indivíduo, sua família e toda a sociedade. Esses pacientes frequentemente necessitam de atendimento em múltiplos serviços, incluindo cuidados de saúde, suporte educacional e serviço social[24]. Os cuidadores, muitas vezes, vivenciam um impacto significativo em suas atividades profissionais. E o envolvimento com a criminalidade e o uso de substância têm um alto impacto social. De acordo com o estudo *Global Burden of Disease*, os transtornos disruptivos estão entre as principais causas de incapacidade na infância e na adolescência[25].

ETIOPATOGENIA

Como outros transtornos psiquiátricos, a etiologia dos transtornos disruptivos é multifatorial, composta por uma herança poligênica heterogênea, fatores ambientais e interações gene-ambiente. Em sua maioria, as evidências sobre a etiopatogenia dos transtornos disruptivos não são específicas a cada transtorno e refletem a variedade de comportamentos apresentada anteriormente.

Fatores genéticos

Fatores genéticos contribuem de forma significativa para a etiopatogenia dos transtornos disruptivos. No estudo *E-risk*, que incluiu 1.116 pares de gêmeos, a herdabilidade dos comportamentos disruptivos foi estimada em 72%, e do TC em 50%[26]. As evidências apontam para a existência de fatores genéticos comuns a diferentes transtornos externalizantes, como TOD, TC, TDAH e transtornos relacionados ao uso de substância[3,27], mas indicam que fatores genéticos distintos estão relacionados a comportamentos disruptivos encobertos e a comportamentos agressivos[28]. Os estudos também mostram que a influência genética é maior entre aqueles que apresentam limitada emoção pró-social[29] e comportamento agressivo[30].

Em relação aos estudos de genética molecular, os dados são limitados. Apesar de estudos de ligação terem encontrado associações significativas, esses resultados não foram consistentemente replicados[31]. De forma semelhante, estudos de GWAS (*genome wide association*) identificaram SNP (*single nucleotide polymorphisms*) associados a problemas de conduta e comportamento agressivo[31,32], mas diversos estudos foram negativos e a replicação desses achados ainda é necessária[22]. Ademais, estudos utilizando genes candidatos encontraram associações significativas entre variantes dos genes: GABRA2, MAOA, SLC6A4 e AVPR1A com comportamento antissocial e agressivo[31]. No entanto, somente o gene AVPR1A foi detectado em estudos de GWAS e associado à agressividade na infância[32]. Limitações desses estudos estão relacionadas a heterogeneidade genética, tamanhos de efeito pequenos e tamanhos amostrais restritos.

Outro aspecto relevante é o de como se dá a interação entre genes e ambiente. Em estudo realizado com crianças adotadas, o comportamento antissocial da mãe biológica foi capaz de predizer traços de limitada emoção pró-social aos 27 meses; no entanto, comportamentos da mãe adotiva com níveis altos de reforçamento positivo apresentaram um efeito protetor[33]. Ademais, em trabalho bastante reconhecido, Caspi et al.[34] demonstraram a interação entre variantes do gene MAOA e maus-tratos infantis no desenvolvimento de comportamentos antissociais. Apesar desses achados terem se mostrado consistentes em metanálises[35,36], outras interações gene-ambiente, como as envolvendo o gene GABRA2, comportamentos parentais e envolvimento com pares com comportamentos desviantes, ainda precisam ser replicadas[37,38].

Pesquisas mais recentes também vêm tentando identificar mecanismos epigenéticos que causam alterações na expressão genética por meio de mudanças na metilação do DNA. Apesar dos desafios metodológicos relacionados a dificuldades na identificação de modificações epigenéticas em tecidos específicos, já existem dados que mostram a associação entre alterações da metilação do DNA com comportamento agressivo crônico e problemas de conduta com limitada emoção pró-social[31,39].

Novos estudos ainda são necessários e, à exemplo de pesquisas sobre outros transtornos mentais, amostras maiores, fenótipos detalhados e métodos analíticos robustos serão fundamentais para o avanço no entendimento dos fatores genéticos relacionados aos transtornos disruptivos.

Fatores neuropsicológicos

Baixo QI, prejuízos em habilidades verbais e funções executivas, e pior desempenho escolar já foram associados à ocorrência problemas de conduta e delinquência[40].

Prejuízos em tomada de decisão e aprendizagem instrumental também estão associados aos transtornos disruptivos. Em diversos estudos, jovens com TOD e TC, quando comparados a controles, foram mais influenciados por recompensas e menos influenciados por estímulos punitivos[41], além de apresentarem menor flexibilidade cognitiva frente a mudanças de contingências[42]. Dessa forma, esses indivíduos estão mais pro-

pensos a apresentar comportamentos impulsivos e a tomar decisões ruins, com menor probabilidade de atingirem seus objetivos. A frustração, por sua vez, aumenta a probabilidade de ocorrerem comportamentos agressivos[43].

Alterações no processamento de emoções também são descritas. No entanto, essas alterações são específicas a determinados grupos. De acordo com as evidências, jovens com problemas de conduta sem limitada emoção pró-social apresentam uma resposta aumentada frente a estímulos de ameaça, e uma tendência a interpretar ações neutras como hostis[44], o que está associado a reações de ansiedade e agressividade em situações de frustração ou ameaça. Já jovens com limitada emoção pró-social caracterizam-se por prejuízo na empatia afetiva e apresentam prejuízos no reconhecimento e na resposta a expressões de medo, tristeza, dor e alegria, sem apresentar, no entanto, alterações no reconhecimento de expressões de raiva ou nojo[45].

É interessante notar que, com exceção da falta de empatia afetiva, as demais alterações cognitivas não são específicas aos transtornos disruptivos e podem ocorrer em outros transtornos mentais como TDAH, TDDH e transtornos ansiosos. Nesse contexto, já foram propostos modelos transdiagnósticos; como o modelo de irritabilidade descrito por Brotman et al.[46], que inclui alterações em aprendizagem instrumental, processamento de recompensa e processamento de estímulos de ameaça.

Fatores neurobiológicos

Neuroimagem funcional

Estudos de ressonância magnética funcional já identificaram diversas alterações em áreas e circuitos cerebrais relacionados aos processos cognitivos descritos anteriormente[43]. De acordo com uma série de estudos, indivíduos com comportamentos disruptivos, diante de estímulos de recompensa, apresentam uma resposta diminuída no estriado e no córtex pré-frontal ventromedial. Já diante de estímulos punitivos, observa-se um aumento da resposta neural nessas mesmas regiões[43]. Também foram observadas atividades reduzidas na ínsula, córtex pré-frontal ventromedial, caudado, tálamo e cíngulo posterior durante tarefas que avaliavam tomada de decisão[43,47]. Prejuízos na tomada de decisão e aprendizagem instrumental estão relacionados a maior probabilidade de respostas agressivas frente a situações de frustração.

Em relação ao processamento de emoções, os estudos de neuroimagem corroboram as diferenças entre indivíduos com e sem limitada emoção pró-social. Diversos estudos mostram que indivíduos com problemas de conduta sem limitada emoção pró-social apresentam um aumento da atividade da amígdala em resposta a estímulos sociais de ameaça ou provocação, o que está associado a uma tendência maior a apresentar agressividade reativa[48]. Em contrapartida, indivíduos com problemas de conduta e limitada emoção pró-social apresentam menor ativação da amigdala diante de faces de medo e menor ativação do córtex pré-frontal ventromedial diante de estímulos de ameaça[49,50]. Menor atividade da amígdala, ínsula anterior e cíngulo anterior diante de expressões de dor também são descritas.

Evidências sobre conectividade funcional, no entanto, são limitadas. Alguns estudos que avaliaram o processamento de emoções encontraram uma conectividade atípica entre amígdala e giro do cíngulo anterior em indivíduos sem limitada emoção pró-social; e entre amígdala e córtex orbitofrontal em jovens com limitada emoção pró-social. Estudos realizados em repouso encontraram alterações na atividade e conectividade cerebral em regiões da *default mode network* e em circuitos envolvendo a amígdala[22].

Neuroimagem estrutural

Metanálises com estudos de ressonância magnética estrutural mostram que indivíduos com problemas de conduta apresentam redução no volume de diversas regiões corticais (i. e., giro frontal superior, giro fusiforme, precuneus, ínsula) e subcorticais (i.e.: amígdala, caudado e putâmen)[51]. Outros estudos encontraram redução da espessura cortical nos córtices pré-frontal ventromedial, córtex orbitofrontal, córtex temporal superior, giro fusiforme, giro pré-central e precuneus, regiões que já foram implicadas em tomada de decisão moral e afetiva, processamento de faces, funções motoras e autopercepção. Além disso, dados indicam alterações na girificação dos córtices pré-frontal medial, córtex orbitofrontal e giro do cíngulo anterior[22]. Até o momento, achados em relação a alterações na substância branca são inconsistentes, possivelmente por questões metodológicas e características das amostras.

Neuroendocrinologia e reatividade autonômica

Apesar de resultados contraditórios em relação a alterações nos níveis basais de cortisol, estudos realizados com indivíduos com TC e comportamento delinquente observaram hiporreatividade do cortisol durante situações de estresse e frustração[52]. Metanálise também encontrou associação entre limitada emoção pró-social, menor frequência cardíaca (FC) basal e menor resposta da FC em situações de estresse[53]. Em relação à condutância da pele, níveis basais baixos e baixa reatividade também foram associados a problemas de conduta e traços de limitada emoção pró-social; enquanto maior reatividade foi associada a comportamento agressivo[54].

Fatores ambientais

Em relação aos fatores de risco ambientais, já foram descritas associações entre transtornos disruptivos e fatores perinatais, familiares e relacionados à comunidade. Entre os fatores perinatais, foram identificadas associações com estresse materno, tabagismo e uso de álcool durante a gestação; além de associações com complicações obstétricas, desnutrição, psicopatologia parental e exposição a metais pesados[22]. Uma hipótese é a de que esses fatores possam estar relacionados a alterações no desenvolvimento cerebral e, consequentemente, levar a prejuízos cognitivos associados aos transtornos disruptivos. No entanto, ainda são necessários mais estudos que investiguem a existência de relações causais.

No ambiente familiar, diversos estudos mostram a associação entre transtornos disruptivos e práticas parentais inadequadas, incluindo parentalidade autoritária e punitiva, disciplina inconsistente, baixo envolvimento e calor afetivo. Negligência, maus-tratos e exposição à violência doméstica também são fatores de risco importantes[55], e expõem a criança e o adolescente a altos níveis de estresse. Estudos em animais e humanos já demonstraram o impacto do estresse tóxico no desenvolvimento cerebral.

Apesar das evidências sobre os fatores de risco no ambiente familiar serem consistentes, a interpretação desses achados deve considerar alguns aspectos importantes: (1) fatores genéticos podem estar relacionados tanto à psicopatologia parental como à psicopatologia da criança ou adolescente; (2) comportamentos parentais podem provocar reações na criança, mas comportamentos da criança também podem evocar reações parentais negativas; e (3) outros fatores do ambiente familiar podem atuar como variáveis confundidoras[55].

Outros fatores de risco incluem rejeição por pares, envolvimento com pares com problemas de conduta e ambiente escolar com níveis altos de delinquência. Os estudos indicam que crianças e adolescentes com comportamento disruptivo apresentam uma maior probabilidade de se relacionar com pares com condutas desviantes, assim como o envolvimento com esses pares também está relacionado à manifestação de mais comportamentos inadequados[56].

Baixo *status* socioeconômico e pobreza também foram associados aos transtornos disruptivos. Estudos mostram que a melhora na renda das famílias está associada a uma redução desses comportamentos[57]. No entanto, é possível que esse efeito positivo seja mediado por outros fatores, como a melhora no cuidado parental.

Nesse contexto, é importante considerar que esses fatores de risco não são específicos aos transtornos disruptivos, podem ocorrer simultaneamente e apresentar um efeito cumulativo. Ainda são necessários estudos que nos ajudem a estabelecer relações causais e a compreender os mecanismos psicopatológicos envolvidos no desenvolvimento dos transtornos disruptivos.

QUADRO CLÍNICO E DIAGNÓSTICO

O quadro clínico dos transtornos disruptivos é bastante variável e pode incluir diferentes dimensões dos comportamentos disruptivos, enquanto o TOD se caracteriza pela ocorrência de humor irritável, ataques de raiva, comportamento desobediente e desafiador, e comportamento vingativo. No TC, são observadas agressões a pessoas e animais, atos de vandalismo, mentiras, furtos e graves violações de regras[1]. Além disso, a apresentação dos sintomas também depende da idade e do contexto no qual o paciente está inserido. Por se tratarem de comportamentos observáveis, que causam dano a terceiros e levam a prejuízos significativos nos relacionamentos interpessoais, as queixas são muitas vezes trazidas por pessoas do convívio do paciente, principalmente pais e cuidadores.

TRATAMENTO

Prevenção

O início precoce dos sintomas, o curso persistente e o impacto negativo dos transtornos disruptivos ao longo do desenvolvimento destacam a importância de medidas preventivas voltadas para crianças que apresentem fatores de risco individuais, familiares ou sociais.

Os programas de prevenção incluem tanto intervenções focadas na família como intervenções implementadas em escolas. Podem ser classificados como programas de prevenção universal, oferecidos à população em geral; de prevenção seletiva, oferecidos a indivíduos que apresentem fatores de risco individuais ou ambientais; ou de prevenção indicada, oferecidos a crianças com sintomas subclínicos. Além disso, as intervenções propostas por esses programas são bastante variáveis e podem incluir: psicoeducação, treinamento parental, intervenções cognitivo-comportamentais, treinamento de habilidades e intervenções multimodais. Estudos mostram resultados significativos, principalmente dos programas de prevenção indicada[58].

Princípios do tratamento

O tratamento de crianças e adolescentes com transtornos disruptivos pode ser bastante desafiador. A própria psicopatologia dos pacientes e familiares, práticas parentais inadequadas e ambientes disfuncionais podem dificultar a construção do vínculo com os profissionais e a adesão ao tratamento. Assim, é importante estabelecer uma aliança terapêutica e manter o engajamento familiar durante o tratamento.

O planejamento terapêutico deve ser feito de maneira individualizada, levar em consideração a idade e contexto sociocultural do paciente, e incluir uma abordagem multidisciplinar. A atuação de profissionais da área da saúde, educação, serviço social e serviços de proteção à infância e adolescência pode ser necessária e deve ser estabelecida de acordo com cada caso.

Além da redução dos comportamentos disruptivos e tratamento das comorbidades, o plano terapêutico também deve buscar o desenvolvimento de habilidades sociais, da aprendizagem e de outras habilidades que contribuam para a adaptação do paciente aos ambientes em que vive. Em alguns casos, também pode ser necessário abordar questões relacionadas a psicopatologia parental e ao ambiente familiar. Assim como pode ser necessário elaborar junto à escola intervenções que auxiliem no manejo dos comportamentos disruptivos, promovam a socialização e ofereçam suporte ao paciente.

Atualmente, diretrizes internacionais[59,60] preconizam o uso de intervenções psicoterápicas comportamentais como primeira linha de tratamento, incluindo intervenções focadas nas crianças e adolescentes e treinamento parental. As intervenções farmacológicas estão reservadas para tratamento de comorbidades; casos que não responderam à intervenção comportamental; ou casos graves que apresentem altos níveis de desregulação emo-

Embora o uso de escalas possa auxiliar na avaliação, o diagnóstico dos transtornos disruptivos é clínico e deve ser feito por meio de uma avaliação clínica detalhada e abrangente. Se possível, as informações devem ser obtidas por múltiplos informantes, incluindo paciente, pais, escola e outros profissionais. No entanto, em decorrência da característica disruptiva dos sintomas, associada a conflitos com figuras de autoridade, deve-se ter atenção à postura estabelecida no contato com os outros profissionais e ao vínculo com o paciente e a família. Também deve-se ter o cuidado de manter uma posição neutra e de deixar claro ao paciente que ele também está sendo ouvido. Nesse contexto, o contato individualizado com a criança ou adolescente também é importante.

A caracterização dos sintomas deve ser feita de forma minuciosa, incluindo: idade de início, evolução, frequência, intensidade, duração, eventos desencadeantes e consequências dos comportamentos. Traços de limitada emoção pró-social também devem ser investigados. Além disso, é necessário realizar uma história detalhada sobre o desenvolvimento e uma investigação ampla sobre a presença de outros sintomas e sobre a funcionalidade do paciente. Informações sobre desempenho acadêmico, socialização, habilidades específicas e comportamento em outros ambientes são importantes não só para o diagnóstico adequado, mas também para a elaboração do plano terapêutico.

A avaliação do ambiente familiar é também fundamental. Deve-se buscar informações sobre a dinâmica familiar e sobre práticas parentais, incluindo avaliação da atitude emocional dos pais em relação à criança, métodos utilizados para estabelecer regras, formas de punição, crenças e expectativas parentais. Além disso, deve-se investigar a presença de psicopatologia parental, situações de negligência, maus-tratos e violência doméstica.

O exame físico pode ajudar na identificação de sinais de maus-tratos, desnutrição, dismorfismos faciais ou outras alterações clínicas. Avaliação neuropsicológica está indicada quando há suspeita de prejuízos cognitivos. E a solicitação de exames complementares deve ser feita, conforme necessário, para a investigação de outras condições médicas.

DIAGNÓSTICOS DIFERENCIAIS/ COMORBIDADES

Na avaliação de pacientes com comportamentos disruptivos, a investigação dos diagnósticos diferenciais merece especial atenção. Isso porque muitos dos sintomas são inespecíficos do ponto de vista psicopatológico e podem estar presentes em outros transtornos mentais; ou, até mesmo, ocorrer no contexto de variações normais do comportamento. Os principais diagnósticos diferenciais incluem: TDAH, transtornos do humor, transtornos ansiosos, transtornos relacionados ao uso de substância, transtornos de aprendizagem, deficiência intelectual, transtorno do espectro autista, transtorno de adaptação e variações do comportamento normal. Além disso, é importante considerar que muitos desses transtornos podem ocorrer de forma comórbida e influenciar tanto a apresentação dos sintomas como a resposta aos tratamentos.

cional ou comportamento agressivo. O tratamento dos transtornos disruptivos do comportamento será discutido em detalhes no capítulo correspondente.

CONSIDERAÇÕES FINAIS

O TOD e o TC são transtornos frequentes e representam um importante problema de saúde pública. Embora avanços importantes tenham sido feitos, ainda são necessários mais estudos voltados à caracterização dos comportamentos disruptivos durante etapas iniciais do desenvolvimento. Nesse contexto, as abordagens dimensionais oferecem uma alternativa interessante e podem contribuir para a compreensão mais aprofundada sobre cada tipo de comportamento disruptivo. Além disso, ainda existem questões importantes a serem respondidas quanto a etiopatogenia destes transtornos. A identificação de fatores de risco causais e o entendimento sobre os mecanismos psicopatológicos subjacentes poderão informar o desenvolvimento de intervenções mais específicas e efetivas, principalmente para aqueles que apresentam limitada emoção pró-social, cujo prognóstico costuma ser mais reservado. Além disso, o investimento em medidas de prevenção, diagnóstico e tratamento precoce serão fundamentais para minimizar os prejuízos causados pelos transtornos disruptivos.

Vinheta clínica

Paciente J., 6 anos, foi trazido para avaliação por sua mãe, em razão de problemas de comportamento. As principais queixas estavam relacionadas à agitação, comportamento desafiador, episódios de descontrole emocional e eventuais comportamentos agressivos direcionados aos colegas. De acordo com a mãe, o paciente sempre foi uma criança "levada"; porém, seu comportamento piorou no último ano. Ela conta que o menino é "difícil", recusa-se a atender solicitações, como guardar brinquedos, desligar televisão, ir à mesa para a refeição. Quando a mãe impõe regras, ele desafia, dizendo que não irá, que não gosta da mãe. Nesses momentos, ele pode receber um castigo ou uma punição física, ou a mãe pode permitir que ele faça do seu jeito, dependendo da energia que ela dispõe naquele momento. Há episódios de descontrole emocional, caso a mãe seja mais dura, em que o menino grita, joga objetos, chora. Nos últimos meses, a mãe esteve com menos paciência para lidar com o paciente, pois a família estava enfrentando dificuldades financeiras. O pai é ausente, não se envolve nos cuidados do filho, chama a esposa quando o menino a desafia.

A partir desse relato inicial, foi feita uma avaliação detalhada da história, quadro clínico, ambiente familiar e sociocultural. Foi realizado contato com a escola e solicitada avaliação neuropsicológica. De acordo com resultado, paciente apresentava QI na faixa limítrofe, prejuízos na atenção e funções executivas. Foram, então, feitas as hipóteses diagnósticas de TDAH e TOD e iniciado uso de metilfenidato. O paciente e a mãe também foram encaminhados para terapia comportamental e treinamento parental. Na escola, foram discutidas estratégias de manejo, e o paciente foi encaminhado para acompanhamento psicopedagógico. Além disso, foi realizado encaminhamento para o serviço social, que passou a acompanhar o caso.

No seguimento, após ajuste do tratamento farmacológico, o paciente apresentou melhora significativa dos sintomas do TDAH. Porém, manteve prejuízos no desempenho escolar e dificuldades no processo de alfabetização. Houve melhora dos episódios de agressividade, mas episódios de descontrole emocional e comportamento opositor continuaram acontecendo, ainda que menos frequentes e intensos. Nesse contexto, foi mantido o uso da medicação e o acompanhamento multidisciplinar e a mãe foi encaminhada para avaliação psiquiátrica por conta da piora de sintomas ansiosos.

Para aprofundamento

- Fairchild G, Hawes DJ, Frick PJ, Copeland WE, Odgers CL, Franke B, et al. Conduct disorder. Nat Rev Dis Primers. 2019;5(1):43.
  ⇒ Esse artigo apresenta uma revisão detalhada e atualizada sobre o transtorno de conduta, incluindo informações sobre aspectos clínicos e mecanismos psicopatológicos
- Salvatore JE, Dick DM. Genetic influences on conduct disorder. Neurosci Biobehav Rev. 2018;91:91-101.
  ⇒ Esse artigo apresenta uma revisão completa e detalhada sobre as alterações genéticas associadas ao transtorno de conduta.
- Blair RJR, Veroude K, Buitelaar JK. Neuro-cognitive system dysfunction and symptom sets: A review of fMRI studies in youth with conduct problems. Neurosci Biobehav Ver. 2018;91:69-90.
  ⇒ Este artigo apresenta uma revisão interessante sobre alterações neurocognitivas e do funcionamento cerebral relacionadas aos transtornos disruptivos.

REFERÊNCIAS BIBLIOGRÁFICAS

1. American Psychiatric Association. Diagnostic and statistical manual of mental disorders, 5.ed. (DSM-5). Washington: American Psychiatric Publishing; 2013.
2. World Health Organization. International classification of diseases for mortality and morbidity statistics (11th revision); 2018. Disponível em: <https://icd.who.int/browse11/l-m/en>.
3. Lahey BB, Waldman ID. Annual research review: phenotypic and causal structure of conduct disorder in the broader context of prevalent forms of psychopathology. J Child Psychol Psychiatry. 2012;53(5):536-57.
4. Buitelaar JK, Smeets KC, Herpers P, Scheepers F, Glennon J, Rommelse NN. Conduct disorders. Eur Child Adolesc Psychiatry. 2013;22(Suppl 1):S49-54.
5. Brotman MA, Kircanski K, Leibenluft E. Irritability in children and adolescents. Annu Rev Clin Psychol. 2017;13:317-41.
6. Stringaris A, Goodman R. Three dimensions of oppositionality in youth. J Child Psychol Psychiatry. 2009;50(3):216-23.

7. Krieger FV, Polanczyk VG, Goodman R, Rohde LA, Graeff-Martins AS, Salum G, Stringaris A, et al. Dimensions of oppositionality in a Brazilian community sample: testing the DSM-5 proposal and etiological links. J Am Acad Child Adolesc Psychiatry. 2013;52(4):389-400.

8. Wakschlag LS, Briggs-Gowan MJ, Choi SW, Nichols SR, Kestler J, Burns JL, Henry D, et al. Advancing a multidimensional, developmental spectrum approach to preschool disruptive behavior. J Am Acad Child Adolesc Psychiatry. 2014;53(1):82-96.

9. **Wakschlag LS, Perlman SB, Blair RJ, Leibenluft E, Briggs-Gowan MJ, Pine DS. The neurodevelopmental basis of early childhood disruptive behavior: irritable and callous phenotypes as exemplars. Am J Psychiatry. 2018;175(2):114-30.**
   ⇒ Este artigo apresenta o modelo multidimensional e discute os aspectos neurodesenvolvimentais relacionados aos comportamentos disruptivos.

10. Polanczyk GV, Salum GA, Sugaya LS, Caye A, Rohde LA. Annual research review: A meta-analysis of the worldwide prevalence of mental disorders in children and adolescents. J Child Psychol Psychiatry. 2015;56(3):345-65.

11. Murray J, Anselmi L, Gallo EA, Fleitlich-Bilyk B, Bordin IA. Epidemiology of childhood conduct problems in Brazil: systematic review and meta-analysis. Soc Psychiatry Psychiatr Epidemiol. 2013;48(10):1527-38.

12. Maughan B, Rowe R, Messer J, Goodman R, Meltzer H. Conduct disorder and oppositional defiant disorder in a national sample: developmental epidemiology. J Child Psychol Psychiatry. 2004;45(3):609-21.

13. Collishaw S, Maughan B, Goodman R, Pickles A. Time trends in adolescent mental health. J Child Psychol Psychiatry. 2004;45(8):1350-62.

14. Maughan B, Collishaw S, Meltzer H, Goodman R. Recent trends in UK child and adolescent mental health. Soc Psychiatry Psychiatr Epidemiol. 2008;43(4):305-10.

15. Matijasevich A, Murray E, Stein A, Anselmi L, Menezes AM, Santos IS, Victora CG, et al. Increase in child behavior problems among urban Brazilian 4-year olds: 1993 and 2004 Pelotas birth cohorts. J Child Psychol Psychiatry. 2014;55(10):1125-34.

16. Erskine HE, Ferrari AJ, Nelson P, Polanczyk GV, Flaxman AD, Vos T, Scott JG, et al. Epidemiological modelling of attention-deficit/hyperactivity disorder and conduct disorder for the Global Burden of Disease Study 2010. J Child Psychol Psychiatry. 2013;54(12):1263-74.

17. Keenan K, Boeldt D, Chen D, Coyne C, Donald R, Duax J, Humphries M, et al. Predictive validity of DSM-IV oppositional defiant and conduct disorders in clinically referred preschoolers. J Child Psychol Psychiatry. 2011;52(1):47-55.

18. Keenan K, Wakschlag LS. Can a valid diagnosis of disruptive behavior disorder be made in preschool children? Am J Psychiatry. 2002;159(3):351-8.

19. Odgers CL, Milne BJ, Caspi A, Crump R, Poulton R, Moffitt TE. Predicting prognosis for the conduct-problem boy: can family history help? J Am Acad Child Adolesc Psychiatry. 2007;46(10):1240-1249.

20. **Erskine HE, Norman RE, Ferrari AJ, Chan GC, Copeland WE, Whiteford HA, Scott JG. Long-term outcomes of attention-deficit/hyperactivity disorder and conduct disorder: a systematic review and meta-analysis. J Am Acad Child Adolesc Psychiatry. 2016;55(10):841-50.**
   ⇒ Este artigo apresenta metanálise sobre desfechos negativos a longo prazo associados ao transtorno de conduta.

21. Fergusson DM, Horwood LJ, Ridder EM. Show me the child at seven: the consequences of conduct problems in childhood for psychosocial functioning in adulthood. J Child Psychol Psychiatry. 2005;46(8):837-49.

22. Fairchild G, Hawes DJ, Frick PJ, Copeland WE, Odgers CL, Franke B, De Brito SA, et al. Conduct disorder. Nat Rev Dis Primers. 2019;5(1):43.

23. Copeland WE, Shanahan L, Costello EJ, Angold A. Childhood and adolescent psychiatric disorders as predictors of young adult disorders. Arch Gen Psychiatry. 2009;66(7):764-72.

24. Garland AF, Hough RL, McCabe KM, Yeh M, Wood PA, Aarons GA. Prevalence of psychiatric disorders in youths across five sectors of care. J Am Acad Child Adolesc Psychiatry. 2001;40(4):409-18.

25. Mokdad AH, Forouzanfar MH, Daoud F, Mokdad AA, El Bcheraoui C, Moradi-Lakeh M, Murray CJ, et al. Global burden of diseases, injuries, and risk factors for young people's health during 1990-2013: a systematic analysis for the Global Burden of Disease Study 2013. Lancet. 2016;387(10036):2383-401.

26. Jaffee SR, Caspi A, Moffitt TE, Dodge KA, Rutter M, Taylor A, Tully LA. Nature X nurture: genetic vulnerabilities interact with physical maltreatment to promote conduct problems. Dev Psychopathol. 2005;17(1):67-84.

27. Bornovalova MA, Hicks BM, Iacono WG, McGue M. Familial transmission and heritability of childhood disruptive disorders. Am J Psychiatry. 2010 167(9):1066-74.

28. Kendler KS, Aggen SH, Patrick CJ. Familial influences on conduct disorder reflect 2 genetic factors and 1 shared environmental factor. JAMA Psychiatry. 2013;70(1):78-86.

29. Viding E, Jones AP, Frick PJ, Moffitt TE, Plomin R. Heritability of antisocial behaviour at 9: do callous-unemotional traits matter? Dev Sci. 2008;11(1):17-22.

30. Burt SA. Are there meaningful etiological differences within antisocial behavior? Results of a meta-analysis. Clin Psychol Rev. 2009;29(2):163-78.

31. Salvatore JE, Dick DM. Genetic influences on conduct disorder. Neurosci Biobehav Rev. 2018;91:91-101.

32. Pappa I, St Pourcain B, Benke K, Cavadino A, Hakulinen C, Nivard MG, Tiemeier H, et al. A genome-wide approach to children's aggressive behavior: The EAGLE consortium. Am J Med Genet B Neuropsychiatr Genet. 2016;171(5):562-72.

33. **Hyde LW, Waller R, Trentacosta CJ, Shaw DS, Neiderhiser JM, Ganiban JM, Leve LD, et al. Heritable and nonheritable pathways to early callous-unemotional behaviors. Am J Psychiatry. 2016;173(9):903-10.**
   ⇒ Este artigo apresenta estudo realizado com crianças adotadas e discute vias hereditárias e não hereditárias associadas a traços precoces de limitada emoção pró-social.

34. Caspi A, McClay J, Moffitt TE, Mill J, Martin J, Craig IW, Poulton R, et al. Role of genotype in the cycle of violence in maltreated children. Science. 2002;297(5582):851-4.

35. Byrd AL, Manuck SB. MAOA, childhood maltreatment, and antisocial behavior: meta-analysis of a gene-environment interaction. Biol Psychiatry. 2014;75(1):9-17.

36. Kim-Cohen J, Caspi A, Taylor A, Williams B, Newcombe R, Craig IW, Moffitt TE. MAOA, maltreatment, and gene-environment interaction predicting children's mental health: new evidence and a meta-analysis. Mol Psychiatry. 2006;11(10):903-13.

37. Dick DM, Latendresse SJ, Lansford JE, Budde JP, Goate A, Dodge KA, Bates JE, et al. Role of GABRA2 in trajectories of externalizing behavior across development and evidence of moderation by parental monitoring. Arch Gen Psychiatry. 2009;66(6):649-57.

38. Villafuerte S, Trucco EM, Heitzeg MM, Burmeister M, Zucker RA. Genetic variation in GABRA2 moderates peer influence on externalizing behavior in adolescents. Brain Behav. 2014;4(6):833-40.

39. Cecil CA, Lysenko LJ, Jaffee SR, Pingault JB, Smith RG, Relton CL, Barker ED, et al. Environmental risk, Oxytocin Receptor Gene (OXTR) methylation and youth callous-unemotional traits: a 13-year longitudinal study. Mol Psychiatry. 2014;19(10):1071-7.

40. Murray J, Farrington DP. Risk factors for conduct disorder and delinquency: key findings from longitudinal studies. Can J Psychiatry. 2010;55(10):633-42.

41. Fairchild G, van Goozen SH, Stollery SJ, Aitken MR, Savage J, Moore SC, Goodyer IM. Decision making and executive function in male adolescents with early-onset or adolescence-onset conduct disorder and control subjects. Biol Psychiatry. 2009;66(2):162-8.

42. Finger EC, Marsh AA, Mitchell DG, Reid ME, Sims C, Budhani S, Blair JR. Abnormal ventromedial prefrontal cortex function in children with psychopathic traits during reversal learning. Arch Gen Psychiatry. 2008;65(5):586-94.

43. Blair RJR, Veroude K, Buitelaar JK. Neuro-cognitive system dysfunction and symptom sets: A review of fMRI studies in youth with conduct problems. Neurosci Biobehav Rev. 2018;91:69-90.

44. **Blair RJR, Leibenluft E, Pine DS. Conduct disorder and callous-unemotional traits in youth. N Engl J Med.2014; 371(23):2207-16.**
   ⇒ Este artigo apresenta os mecanismos psicopatológicos e aspectos clínicos relacionados ao transtorno de conduta e traços de limitada emoção pró-social.

45. Blair RJR. The neurobiology of psychopathic traits in youths. Nat Rev Neurosci.2013; 14(11): 786-799.

46. Brotman MA, Kircanski K, Stringaris A, Pine DS, Leibenluft E. Irritability in youths: A translational model. Am J Psychiatry. 2017;174(6):520-32.

47. White SF, Pope K, Sinclair S, Fowler KA, Brislin SJ, Williams WC, Blair RJ, et al.. Disrupted expected value and prediction error signaling in youths with disruptive behavior disorders during a passive avoidance task. Am J Psychiatry. 2013;170(3):315-23.

48. Choe DE, Shaw DS, Forbes EE. Maladaptive social information processing in childhood predicts young men's atypical amygdala reactivity to threat. J Child Psychol Psychiatry. 2015;56(5):549-57.

49. Viding E, Sebastian CL, Dadds MR, Lockwood PL, Cecil CA, De Brito SA, McCrory EJ. Amygdala response to preattentive masked fear in children with conduct problems: the role of callous-unemotional traits. Am J Psychiatry. 2012;169(10):1109-16.

50. White SF, Marsh AA, Fowler KA, Schechter JC, Adalio C, Pope K, Blair RJ, et al. Reduced amygdala response in youths with disruptive behavior disorders and psychopathic traits: decreased emotional response versus increased top-down attention to nonemotional features. Am J Psychiatry. 2012;169(7):750-8.

51. Rogers JC, De Brito SA. Cortical and subcortical gray matter volume in youths with conduct problems: A meta-analysis. JAMA Psychiatry. 2016;73(1):64-72.

52. Fairchild G, van Goozen SH, Stollery SJ, Brown J, Gardiner J, Herbert J, Goodyer IM. Cortisol diurnal rhythm and stress reactivity in male adolescents with early-onset or adolescence-onset conduct disorder. Biol Psychiatry. 2008;64(7):599-606.

53. Ortiz J, Raine A. Heart rate level and antisocial behavior in children and adolescents: a meta-analysis. J Am Acad Child Adolesc Psychiatry. 2004;43(2):154-162.

54. Lorber MF. Psychophysiology of aggression, psychopathy, and conduct problems: a meta-analysis. Psychol Bull. 2004;130(4):531-52.

55. **Jaffee SR, Strait LB, Odgers CL. From correlates to causes: can quasi-experimental studies and statistical innovations bring us closer to identifying the causes of antisocial behavior? Psychol Bull. 2012;138(2):272-95.**
    ⇨ **Este artigo apresenta e discute a associação a relação causal entre diversos fatores de risco e transtornos e comportamentos disruptivos.**

56. Boivin M, Brendgen M, Vitaro F, Forget-Dubois N, Feng B, Tremblay RE, Dionne G. Evidence of gene-environment correlation for peer difficulties: disruptive behaviors predict early peer relation difficulties in school through genetic effects. Dev Psychopathol. 2013;25(1):79-92.

57. Costello EJ, Compton SN, Keeler G, Angold A. Relationships between poverty and psychopathology: a natural experiment. JAMA. 2003;290(15):2023-9.

58. Hendriks AM, Bartels M, Colins OF, Finkenauer C. Childhood aggression: A synthesis of reviews and meta-analyses to reveal patterns and opportunities for prevention and intervention strategies. Neurosci Biobehav Rev. 2018;91:278-91.

59. National Institute for Health and Care Excellence. Antisocial behaviour and conduct disorders in children and young people: recognition and management. 2013. Disponível em: <http://www.nice.org.uk/guidance/cg158>.

60. Steiner H, Remsing L, Work Group on Quality I. Practice parameter for the assessment and treatment of children and adolescents with oppositional defiant disorder. J Am Acad Child Adolesc Psychiatry. 2007;46(1):126-41.

23

Transtornos relacionados ao uso de substâncias e comportamentos aditivos na infância e adolescência

Marina Aranha Fondello
Sandra Scivoletto

Sumário

Introdução
Epidemiologia
Definição
Fatores de risco
Quadro clínico
Diagnóstico
Diagnósticos diferenciais e comorbidades
    Transtorno desafiador de oposição e transtorno de conduta
    Transtorno de déficit de atenção/hiperatividade
    Depressão
    Transtornos ansiosos
    Esquizofrenia e outras psicoses
Exames complementares
Tratamento
    As modalidades de tratamento
    Tratamento não farmacológico
    Tratamento farmacológico
Prognóstico
Considerações finais
Vinheta clínica
Para aprofundamento
Referências bibliográficas

Pontos-chave

- Dados epidemiológicos evidenciam que o acesso às drogas é fácil na maioria dos países e o uso de drogas na adolescência deve ser considerado um problema de saúde pública.
- Enquanto a experimentação de drogas pode ocorrer de forma autolimitada e não causar prejuízos significativos para muitos adolescentes, também pode levar ao desenvolvimento de padrões de uso com consequências biopsicossociais graves.
- A negação do uso e, principalmente, dos prejuízos secundários a ele faz parte do quadro de transtorno por uso de substância grave em qualquer faixa etária, mas é mais evidente entre os adolescentes, pois é acrescida da onipotência juvenil.
- É imprescindível realizar avaliações clínicas periódicas para classificar adequadamente o uso de substâncias, identificar seus prejuízos, investigar comorbidades clínicas e psiquiátricas e construir um vínculo terapêutico com o adolescente.
- A principal meta do tratamento é auxiliar o paciente a atingir a abstinência completa de qualquer substância psicoativa para que possa reencontrar o trajeto normal de seu desenvolvimento.
- As intervenções terapêuticas devem contar com uma equipe multidisciplinar especializada pois as intervenções não farmacológicas representam o principal pilar do tratamento, enquanto as opções farmacológicas com evidência conhecida para esta população são escassas e restritas ao tratamento de comorbidades ou complicações agudas, incluindo a síndrome de abstinência.

INTRODUÇÃO

O uso de álcool e drogas inicia-se, na maioria das vezes, durante a adolescência[1,2] e tem se tornado cada vez mais precoce com o passar dos anos, apesar de esforços destinados a programas de prevenção[3] – enquanto o primeiro contato ocorria por volta dos 18 anos nas décadas de 1950 e 1960, hoje, o uso de álcool e tabaco é comum antes dos 15 anos de idade no Brasil[4].

O uso de substâncias nessa fase da vida faz parte da experimentação de novos comportamentos, a qual é inerente à busca do jovem pela construção de uma identidade própria e de um papel social. Da mesma maneira que busca diferentes grupos sociais, novas atividades de lazer e formas de treinar suas habilidades vocacionais, o adolescente pode se interessar pelo uso de drogas com base no acesso a elas e na aceitação pelo grupo ao qual pertence.

Embora nenhum tipo de uso seja isento de riscos, a experimentação de substâncias pode ocorrer de forma autolimitada e não causar prejuízos médicos, psicológicos ou sociais significativos para muitos adolescentes. Em contrapartida, também pode ocorrer o desenvolvimento de outros padrões de uso, com consequências biopsicossociais graves.

Este capítulo tem como objetivo descrever as particularidades do uso precoce de substâncias psicoativas, incluindo seu impacto no desenvolvimento normal.

EPIDEMIOLOGIA

Estudos epidemiológicos responsabilizam-se pelo levantamento periódico de dados relacionados ao uso de drogas na população. São informações essenciais para o planejamento em saúde, embasando os programas de prevenção primária e secundária, pois é conhecendo as particularidades do consumo de drogas em determinada região que se torna possível delinear estratégias mais eficazes de combate a ele. No entanto, é necessário pontuar que a detecção da prevalência do uso de drogas muitas vezes envolve a mensuração de atividades ilegais e, por isso, pode ser subestimada, principalmente quando diz respeito a crianças e adolescentes.

Apesar disso, os dados disponíveis evidenciam o quanto o acesso às drogas é fácil na maioria dos países, fazendo com que a experimentação permeie a vida dos jovens e o uso de drogas nesta faixa etária seja considerado um problema de saúde pública. Segundo levantamento realizado em 2010 no Brasil, 60,5% dos estudantes de ensino fundamental e médio da rede pública já haviam feito uso de álcool, 16,9% de tabaco e 25,5% de alguma substância ilícita[5]. Mais preocupantes foram os dados referentes ao uso frequente (6 ou mais vezes no último mês) e ao uso pesado (20 ou mais vezes no último mês), haja vista a associação do consumo dessas substâncias com abandono escolar, acidentes automobilísticos, comportamentos suicidas, entre outros. Foram encontradas taxas de 2,7% para uso frequente de álcool e 0,8% para uso frequente de drogas ilícitas, 1,6% para uso pesado de álcool e 1,1% para uso pesado de drogas ilícitas.

Já em uma pesquisa recente realizada pela Fundação Oswaldo Cruz, foram identificadas as taxas de prevalência de uso descritas na Tabela 1 após entrevista com jovens entre 12 e 17 anos de idade[6]. Além das informações contidas na tabela, vale citar que o uso de álcool em *binge*, ou beber episódico pesado – definido como consumo de 6 ou mais doses de álcool em uma única ocasião ao menos uma vez por mês pela Organização Mundial da Saúde[7] – foi reportado por 5% dos adolescentes, o que está sabidamente associado a violência, acidentes e comportamento sexual de risco.

Entre as substâncias de abuso, é importante destacar o papel dos esteroides anabolizantes entre os adolescentes, sobretudo aqueles do sexo masculino envolvidos em práticas esportivas. Há mais de 20 anos, uma revisão da literatura[8] já identificava prevalência de até 6,6% em meninos, sendo o risco de uso 2 a 3 vezes maior do que no sexo feminino. Estudos americanos também observaram maior risco na população branca do que na afro-americana e média de idade de início do uso de 14 anos, com relatos de uso ainda mais precoce, antes dos 10 anos de idade. Na maioria das vezes, os anabolizantes representam uma solução para a insatisfação com a autoimagem corporal e para as dificuldades sociais.

Mais uma vez, fica claro que, movidos pela curiosidade e pelos movimentos de grupo, os adolescentes se expõem facilmente às drogas. Isso ocorre de forma pouco específica, com busca pelas substâncias disponíveis no mercado, que variam a depender do local e do momento. Nesse sentido, diferenças socioculturais influenciam imensamente o tipo de droga a ser consumida.

DEFINIÇÃO

Apesar do consumo de drogas por crianças e adolescentes ser considerado um dos principais problemas das sociedades atuais, o diagnóstico psiquiátrico formal ainda é um tema controverso. Como a própria adolescência é uma fase do desenvolvimento marcada por modificações corporais, emocionais, culturais e sociais, torna-se difícil definir o uso de substâncias como

Tabela 1 Prevalência do uso de drogas na vida, nos últimos 12 meses e nos últimos 30 dias e idade mediana de início do consumo entre adolescentes de 12 a 17 anos

Substância	Uso na vida (%)	Uso nos últimos 12 meses (%)	Uso nos últimos 30 dias (%)	Idade mediana de início do consumo (anos)
Álcool	34,3	22,2	8,8	13,5
Tabaco	6,3	3,8	2,4	12,6
Medicamentos não prescritos (anabolizantes, anfetamínicos, anticolinérgicos, barbitúricos, benzodiazepínicos, opiáceos)	4,0	1,3	0,3	12,9
Substâncias ilícitas (maconha, cocaína, crack, solventes, ecstasy, ayahuasca, LSD, quetamina, heroína)	4,0	2,3	1,3	13,1

Fonte: ICICT, Fiocruz. III Levantamento Nacional sobre o Uso de Drogas pela População Brasileira.
Nota: as prevalências (%) são relativas ao total da população da pesquisa[6].

um transtorno primário, um transtorno psiquiátrico, um transtorno de ajustamento/adaptação ou uma fase transitória de comportamento[9].

Para alguns autores, a experimentação de drogas, incluindo as ilícitas, é entendida como um comportamento normal da adolescência[10,11]. No entanto, os jovens costumam fazer escolhas com base em suas vivências sociais, sem demonstrar preocupação com consequências futuras ou conhecer e ponderar suas vulnerabilidades, incluindo sua predisposição para evoluir para a dependência de drogas propriamente dita. Além disso, vale lembrar que o uso precoce de substâncias frequentemente afasta o adolescente de seu desenvolvimento normal e o impede de viver outras experiências importantes desta fase da vida.

Por ser a droga ilícita mais consumida no mundo, a maconha tem sido extensamente estudada, inclusive na população jovem, oferecendo dados que contribuem para essa reflexão. Perkonigg et al.[12] acompanharam adolescentes com histórico de uso de maconha por 19,7 meses e identificaram taxa de remissão espontânea do uso de 47,4% para aqueles que relataram ter usado apenas uma vez, 26,1% para aqueles que relataram uso regular, 19% para aqueles com uso considerável e apenas 15% para os que faziam uso intenso. Com isso, concluíram que o uso de maconha na adolescência parece ser menos transitório do que o esperado e que existe uma relação do tipo dose-resposta - quanto mais frequente o uso inicial, maior a probabilidade de uso intenso posterior. Além disso, estudos mais recentes evidenciam prejuízos no funcionamento cognitivo e na motivação e o desenvolvimento de outros transtornos psiquiátricos entre usuários de maconha antes dos 18 anos, sendo algumas destas consequências irreversíveis mesmo após cessação do uso[13,14].

As classificações diagnósticas internacionais utilizadas na prática clínica foram desenvolvidas para adultos, com evidências escassas de sua aplicação na infância e adolescência[15]. O *Manual diagnóstico e estatístico de transtornos mentais* (DSM-5), por exemplo, não diferencia a apresentação clínica de acordo com a faixa etária. Vale citar que tais critérios diagnósticos também têm sido considerados controversos para a população adulta, existindo divergências entre os padrões propostos pela Organização Mundial da Saúde, pela Associação Psiquiátrica Americana, pela Classificação Internacional de Doenças[16] e por clínicos e pesquisadores da área.

Assim, é válido considerar que o diagnóstico de abuso de substâncias em jovens deve depender mais da sensibilidade do médico psiquiatra do que de critérios diagnósticos predefinidos. Para isso, a avaliação deve se basear em um entendimento intuitivo do transtorno, um estilo flexível de abordagem do paciente e algum ceticismo, já que adolescentes usuários de drogas tendem a negar ou minimizar o uso.

FATORES DE RISCO

Felizmente, são muitos os estudos que se propõe a avaliar os fatores de risco envolvidos no uso precoce de substâncias psi-

coativas. Contudo, seus resultados são, muitas vezes, conflitantes, provavelmente em decorrência da complexa interação de fatores externos e internos em diferentes estágios da progressão do envolvimento com as drogas[15,17,18]. De forma geral, é possível afirmar que a etiologia do transtorno é multifatorial, sendo inviável isolar ou medir a influência de um único fator de risco. Quanto maior o número de fatores de risco presentes, maior a intensidade de uso e maior o risco de progressão para drogas com elevado potencial de dependência e o desenvolvimento de transtornos pelo uso de substâncias na vida adulta.

Os fatores mais citados na literatura são: uso de drogas pelos pais e por amigos, desempenho escolar insatisfatório, relacionamento distante ou conflituoso com os pais, ausência de normas e regras claras associada à baixa tolerância do meio às infrações, baixa autoestima, necessidade de novas experiências e emoções, baixo senso de responsabilidade, pouca religiosidade, antecedente pessoal de eventos de vida estressantes, presença de sintomas depressivos e uso precoce de álcool. A seguir, são descritos estes e outros fatores de vulnerabilidade relevantes na infância e, sobretudo, adolescência.

As crianças e adolescentes são indivíduos em franco desenvolvimento e, a partir dos nove ou dez anos, passam a sofrer transformações significativas na forma de pensar e se relacionar com o mundo. Nesta idade, abandonam o pensamento lógico concreto para desenvolverem operações abstratas e a capacidade crítica de fazer julgamentos. No entanto, tal processo não é linear, podendo ocorrer o reaparecimento de características infantis em situações de estresse, como aquelas que envolvem as rápidas transformações do corpo e as dificuldades na construção de novas relações sociais. Além disso, muitas estruturas cerebrais ainda estão em amadurecimento, contribuindo para que os pré-adolescentes e adolescentes sejam especialmente vulneráveis ao abuso de substâncias. É o caso das estruturas responsáveis pela percepção temporal, pelo controle de impulsos, pelo reconhecimento de emoções e pelo estabelecimento de relações interpessoais (cérebro social); ou seja, o jovem é comumente imediatista e impulsivo, com tendência a hipervalorizar o presente e negligenciar riscos e consequências[19]. Assim, fica claro que aspectos normais do desenvolvimento neurocognitivo e emocional têm implicação significativa no risco de comportamentos aditivos nessa fase da vida.

Outra característica típica da adolescência e relevante para o risco de experimentação de drogas é a curiosidade por novas sensações e prazeres. O efeito da maior parte das substâncias vai de encontro a esta busca, oferecendo um prazer passivo e imediato, supostamente isento de prejuízos. Quando se associa a isso o fácil acesso, o baixo custo e a aceitação do uso de algumas drogas, como a maconha, a oportunidade de experimentação se torna significativamente facilitada. Um estudo norte-americano com adolescentes maiores de 12 anos verificou que o tempo entre a primeira oportunidade de uso de drogas como maconha, cocaína, heroína e alucinógenos e a ocorrência do primeiro uso foi de apenas um ano[20]. Este estudo também identificou que meninos e meninas evoluíram da mesma maneira, apesar de ser menos frequente a oportunidade inicial de usar drogas no sexo feminino. O mesmo foi observado em um estudo com 6.477 estudantes no Panamá[21].

Considerando os fatores de risco externos, é notável a influência dos "modismos" no comportamento geral dos adolescentes, que passam a exercer autonomia para fazer as próprias escolhas e definir seu estilo individual[17]. Nesse processo, estão sob influência dos modelos familiares observados desde a infância, dos exemplos de seus ídolos e da pressão do grupo social, os quais podem os aproximar ou distanciar do uso de drogas.

Por diversos motivos, a família constitui fator fortemente implicado no desenvolvimento normal ou patológico dos jovens, incluindo o risco de iniciarem o uso de substâncias[22]. Antes de mais nada, existe o impacto da vulnerabilidade genética: filhos de pais dependentes de álcool e drogas apresentam risco até quatro vezes maior de também se tornarem dependentes. De forma geral, a taxa de herdabilidade para transtornos relacionados ao uso de substâncias parece variar entre 40 e 60% e aumentar ao longo do desenvolvimento[23]. No entanto, também há fatores ambientais presentes nessa trajetória, como mostra um estudo norte-americano realizado com gêmeos mono e dizigóticos em tratamento para abuso de álcool e/ou drogas[24]. A herdabilidade estimada foi maior para o abuso ou dependência de álcool, maconha, estimulantes e cocaína, enquanto fatores ambientais contribuíram mais para seu uso inicial e ocasional. Assim, é possível concluir que fatores externos, incluindo modelos familiares, exercem influência significativa na experimentação de drogas, enquanto a evolução para o uso abusivo depende de características individuais, como a predisposição genética.

Nesse sentido, a dinâmica das relações intrafamiliares, o grau de proximidade emocional, a congruência e consistência na definição de regras e limites entre os pais e sua capacidade de auxiliar a criança a lidar com frustrações são características vitais para o desenvolvimento socioemocional e estão direta ou indiretamente implicadas no envolvimento com as drogas. Enquanto crianças que crescem em um ambiente com regras claras, tornam-se mais seguras, sabem o que devem ou não fazer para agradar o outro e toleram frustrações, aquelas que não recebem regras bem definidas, mostram-se inseguras, têm dificuldade de regular as próprias emoções e buscam limites dentro e fora de casa, frequentemente assumindo uma postura desafiadora[25]. É assim que muitos jovens acabam testando os pais e desenvolvendo comportamentos de risco. Nesse contexto, as drogas são oportunas uma vez que contrariam a própria lei e oferecem alívio imediato, apesar de fugaz, de sentimentos ruins, como frustração, medo e insuficiência.

Além disso, o ambiente familiar pode ser fonte de eventos de vida estressantes, como divórcio dos pais, adversidade socioeconômica e violência doméstica, ou, ainda, de maus tratos. É sabido que um ambiente estressor nos primeiros anos de vida está associado ao início mais precoce de transtornos relacionados ao uso de álcool e à dependência de substâncias na idade adulta. O estresse tóxico impacta o desenvolvimento cognitivo a ponto de prejudicar a capacidade de controle de impulsos e é capaz de provocar alterações perenes no eixo hipotálamo-hi-pófise-adrenal e no circuito corticomesolímbico, envolvido nos mecanismos de recompensa, aumentando o risco de desenvolvimento dos transtornos relacionados ao uso de substâncias[26,27].

São muitos os fatores internos do adolescente que o predispõe ao consumo de drogas, com destaque para o grau de insegurança e insatisfação consigo mesmo[28]. É própria da juventude a necessidade de se reconhecer bom em alguma coisa a fim de fortalecer a própria identidade e seu papel social. Assim, o adolescente que não consegue se destacar em atividades saudáveis, como estudo, esportes, artes ou relacionamentos sociais, pode, facilmente, buscar as drogas como meio de identificação. De forma semelhante, a insegurança quanto ao seu desempenho e a baixa autoestima podem contribuir para o desenvolvimento de comportamentos de risco. Exemplo disso é o uso de esteroides anabolizantes entre jovens insatisfeitos com a autoimagem e vulneráveis à comparação com estereótipos de beleza que hipervalorizam atributos físicos[8]. Do ponto de vista clínico, é essencial avaliar a função que a droga exerce em cada momento da vida do paciente para traçar um planejamento terapêutico adequado.

Ainda sobre os fatores de risco internos, vale citar o papel de características específicas da personalidade e a importância das comorbidades psiquiátricas no desenvolvimento dos transtornos relacionados ao uso de substâncias. Mâsse et al.[29] pesquisaram quais características de personalidade presentes em crianças pequenas seriam preditoras do uso precoce de drogas na adolescência, identificando a maior "busca de sensações" e a menor "evitação de danos" como traços de risco. Quanto à presença de comorbidades, um estudo de Conway et al.[30] avaliou 10.123 adolescentes entre 13 e 18 anos nos Estados Unidos e identificou maior risco entre aqueles que já haviam recebido algum diagnóstico psiquiátrico na vida, com destaque para os transtornos de ansiedade e comportamentais. Foram encontrados resultados semelhantes em um estudo brasileiro que avaliou 2.532 estudantes de 15 a 18 anos de escolas públicas e privadas do estado de São Paulo[31]. Sintomas depressivos na adolescência, por sua vez, também são fatores de risco reconhecidos em diversos estudos e associados à evolução mais rápida da experimentação para o uso regular e ao consumo de drogas com maior potencial de dependência, como a cocaína[32-34].

QUADRO CLÍNICO

Se, por um lado, os jovens usuários de drogas iniciam mais precocemente o tratamento do que os adultos, principalmente porque, na vasta maioria das vezes, são levados pelos pais[35]; por outro lado, costuma haver evolução mais rápida da experimentação para o abuso[36,37] e maior uso de múltiplas substâncias[28]. Além disso, é importante ressaltar que os estudos científicos evidenciam que o consumo de drogas é mais prejudicial nessa faixa etária uma vez que o sistema nervoso central ainda está em fase de amadurecimento.

Frente às limitações dos critérios diagnósticos e às particularidades da infância e adolescência, existem diferentes propostas de avaliação e classificação do uso de substâncias. Nowinski[38], por exemplo, descreve a evolução do uso na adolescência em 5 estágios:

1. Experimental, no qual o uso é motivado pela curiosidade e/ou pelo desejo de correr riscos.
2. Social, cujo uso é associado a eventos sociais.
3. Instrumental, quando a busca pela substância adquire a função de manipular emoções e comportamentos para produzir prazer ou compensar vivências negativas.
4. Habitual, no qual o uso se torna um estilo de vida. Ocorre acomodação e maior risco de desenvolvimento de dependência.
5. Compulsivo, quando a acomodação se torna completa, com deterioração do funcionamento global.

Já com base em conhecimentos recentes de neurociências, Volkow et al.[13] compreendem o comportamento aditivo em 3 estados recorrentes, cada um deles associado à ativação de circuitos neurológicos específicos e a características clínicas distintas:

1. Uso pesado (*binge*) e intoxicação.
2. Abstinência e afeto negativo.
3. Preocupação e antecipação (*craving*).

Todas as substâncias psicoativas produzem alterações do humor, da percepção, do funcionamento cognitivo, do estado vegetativo e do comportamento, as quais levam ao aparecimento de sinais e sintomas semelhantes aos encontrados nas grandes síndromes psiquiátricas. Por isso, é importante investigar o uso de álcool e drogas ativamente em toda consulta com adolescentes, mesmo que a demanda por atendimento não seja esta. Havendo uso de substâncias, passa a ser necessário identificar em que estágio e em que fase do ciclo o paciente se encontra, usando, por exemplo, as classificações descritas acima.

Já segundo o DSM-5, deve-se especificar qual o transtorno identificado para cada substância em uso:

- Transtorno por uso de substância, que corresponde ao uso nocivo e pode ter gravidade leve, moderada ou grave.
- Intoxicação pela substância, associada ao uso leve, moderado ou grave e cujo especificador é a ocorrência de perturbação da percepção.
- Abstinência da substância, com o mesmo especificador em relação à perturbação da percepção.
- Outros transtornos induzidos pelo uso de substância, que se referem a outros sintomas encontrados nos quadros de intoxicação ou abstinência.
- Transtornos relacionados ao uso de substância, que dizem respeito aos sinais e sintomas que se apresentam em intensidade maior daqueles encontrados apenas nos quadros de intoxicação ou abstinência, demandando tratamento clínico específico.

Apesar dos transtornos induzidos pelo uso de substâncias apresentarem relação causal com a droga, sendo, portanto, tem-porários, têm o potencial de serem graves e mais persistentes. Sua apresentação se assemelha a um transtorno mental, como depressão, psicose, transtorno obsessivo-compulsivo e transtornos neurocognitivos. Durante a entrevista clínica, é necessário investigar a relação direta entre o aparecimento dos sintomas e o uso ou a abstinência de alguma substância, além de verificar se a droga em questão é capaz de produzir os sintomas apresentados.

Não existem alterações específicas das síndromes relacionadas ao uso de drogas no exame psíquico, mas são esperadas diferentes alterações a depender da droga consumida, do tipo de uso e da fase do ciclo em que o paciente se encontra. Indícios de quadro psiquiátrico induzido pelo uso recente de drogas (fase de intoxicação) incluem sinais sugestivos de rebaixamento do nível de consciência, como desorientação temporoespacial, diminuição da atenção, discurso desconexo e alucinações, principalmente visuais. Nesta fase, o exame toxicológico é útil para o diagnóstico e o planejamento terapêutico. Já os quadros de abstinência, muitas vezes identificados entre pacientes adultos, não costumam cursar com sintomatologia grave e busca por atendimento na adolescência.

Fora das fases de intoxicação e abstinência, a presença de alterações no exame psíquico sugere fortemente que a droga vem sendo utilizada de maneira regular, com um transtorno por uso de substância grave provavelmente já instalado. Nesse caso, são frequentes alterações do humor e prejuízo da crítica e do juízo, incluindo tônus afetivo aumentado, irritabilidade, episódios de perda de controle, agitação psicomotora e auto ou heteroagressividade. Em decorrência da gravidade, casos assim devem ser reavaliados pelo menos 15 dias após abstinência para a detecção de eventuais comorbidades ou complicações do quadro inicial.

Vale lembrar que a negação do uso e, principalmente, dos prejuízos secundários a ele, faz parte do quadro de transtorno por uso de substância grave. Em adolescentes, essa postura é ainda mais evidente, pois é acrescida da onipotência juvenil característica da faixa etária. Mesmo quando assumem o uso, os adolescentes tendem a referir consumo ocasional e se considerarem capazes de controlar e até cessar o uso da droga.

Em decorrência da variação do quadro clínico e às particularidades do padrão de comportamento do jovem, é imprescindível realizar avaliações clínicas periódicas para classificar adequadamente o uso de substâncias, identificar seus prejuízos, investigar comorbidades clínicas e psiquiátricas e construir um vínculo terapêutico com o adolescente.

DIAGNÓSTICO

Fica claro que o dinamismo do quadro clínico, as características normais da adolescência e as fragilidades das classificações diagnósticas internacionais tornam o processo diagnóstico do transtorno por uso de substâncias bastante desafiador. Para tal, é necessário associar diferentes instrumentos de avaliação: história clínica, incluindo o autorrelato do adolescente e informações de outras fontes (pais, amigos, professores), exame físico e psíquico, entrevistas estruturadas, exames laboratoriais e exames específicos de rastreamento de drogas.

Como na psiquiatria de forma geral, os principais meios de diagnóstico são a entrevista e a avaliação clínica do paciente. Para que o adolescente, tipicamente pré-contemplativo em relação ao uso de drogas, se torne colaborativo e engaje no processo de avaliação, é indispensável a construção de uma boa aliança terapêutica, facilitada pela aplicação do estilo de entrevista motivacional, com abordagem empática e sem julgamento. Nesse sentido, vale reforçar a importância do termo de confidencialidade tanto para o jovem quanto para a família, pois isso aumenta a possibilidade de obtenção de relatos confiáveis. A entrevista com os pais ou responsáveis é útil para obtenção de dados adicionais sobre a queixa atual, as condições de vida e desenvolvimento do jovem, os antecedentes familiares relevantes e as características da dinâmica familiar.

A caracterização do padrão de uso de drogas e seus prejuízos depende de informações como: idade de experimentação ou início do uso, progressão para uso regular, uso atual quanto ao tipo de droga e à frequência, ocorrência de *binge*, gatilhos para a busca pela droga, contexto de uso (local, horário, companhia), comportamentos de risco associados à aquisição da droga ou ao uso, razões que motivam o consumo, consequências positivas e negativas e ocorrência de fissura[39]. Existem questionários estruturados cuja aplicação pode ser útil para a detecção dos problemas relacionados ao uso de álcool, como CAGE e AUDIT, e drogas, como DUSI[40,41].

O DSM-5, principal manual diagnóstico utilizado em psiquiatria, propôs mudanças no capítulo de transtornos aditivos e relacionados a substâncias em relação à versão anterior. Uma delas foi incluir o transtorno do jogo como transtorno não relacionado à substância, mas cuja fisiopatologia envolve a ativação dos sistemas de recompensa tal como ocorre com as drogas de abuso. Outros padrões comportamentais de excesso também foram descritos, como jogo pela internet, mas as pesquisas na área ainda são menos robustas.

Os transtornos relacionados a substâncias abrangem 10 classes de drogas: álcool; cafeína; *cannabis*; alucinógenos (feniciclina e outros alucinógenos); inalantes; opioides; sedativos, hipnóticos e ansiolíticos; estimulantes (anfetamínicos, cocaína e outros); tabaco; outras substâncias e substâncias desconhecidas. Quanto ao padrão de uso, são divididos em 2 categorias – transtorno por uso de substâncias e transtorno induzido por substâncias – e caracterizados quanto à gravidade em função do número de critérios presentes – leve se 2 a 3 critérios; moderado se 4 ou 5 critérios; grave se 6 ou mais critérios.

No entanto, a entrevista psiquiátrica não deve se limitar à detecção de critérios suficientes para satisfazer o diagnóstico nosográfico do transtorno por uso de substâncias, mas, sim, investigar fatores de risco e proteção envolvidos no processo de adoecimento. Assim, é possível realizar a formulação de caso baseada no modelo biopsicossocial, mais adequada para um planejamento terapêutico eficaz. Nesse sentido, é importante conhecer a história de vida do paciente, sua vulnerabilidade biológica, o contexto social em que está inserido e suas potencialidades, incluindo o grau de motivação para o tratamento.

DIAGNÓSTICOS DIFERENCIAIS E COMORBIDADES

É frequente a presença de alterações psicopatológicas de diferentes ordens entre os usuários de substâncias, independente da faixa etária. Por isso, o acompanhamento longitudinal e a avaliação do paciente como um todo são indispensáveis para uma formulação de caso adequada. Somente dessa maneira se torna possível atestar o uso prejudicial das drogas, diferenciando-o de outras condições clínicas com apresentação semelhante, ou identificar comorbidades psiquiátricas merecedoras de tratamento específico.

Sintomas depressivos, ansiosos e psicóticos ou alterações do comportamento em adolescentes suposta ou sabidamente usuários de drogas devem ser, a princípio, atribuídos ao uso recente delas, o que pode ser confirmado por exames toxicológicos. Em contrapartida, alterações persistentes no exame psíquico estão mais fortemente relacionadas à presença de transtornos relacionados ao uso de substâncias e/ou comorbidades, justificando a necessidade de reavaliações periódicas.

Quando presentes, as comorbidades psiquiátricas podem ser consideradas precursoras do uso de substâncias ou consequências dele. Alguns autores sugerem a existência de 4 modelos explicativos para o desenvolvimento de tais transtornos[42-46]:

1. Fatores etiológicos comuns – altas taxas de comorbidades são resultado do compartilhamento de fatores de risco entre o transtorno por uso de substâncias e os demais transtornos psiquiátricos.
2. Transtorno por uso de substâncias secundário à psicopatologia prévia – a presença de algum transtorno psiquiátrico predispõe o indivíduo a desenvolver o transtorno por uso de substâncias.
3. Transtorno psiquiátrico secundário ao transtorno por uso de substâncias – o uso de drogas precipita o aparecimento de outro transtorno mental, o qual provavelmente não se desenvolveria sem que houvesse exposição às substâncias.
4. Modelo bidirecional – um transtorno pode aumentar a vulnerabilidade ao outro.

Um ou mais desses modelos podem ser identificados em diferentes grupos de pacientes[47]. Se, por um lado, o início precoce do uso de substâncias é frequentemente associado a psicopatologias preexistentes, como transtorno de déficit de atenção/hiperatividade, transtorno de conduta, transtornos de humor e transtornos ansiosos, por outro lado, os quadros psiquiátricos podem representar uma complicação do abuso de drogas, como costuma ocorrer com o transtorno depressivo maior[48-55]. Independentemente da direção etiológica dos transtornos, é fato que a presença de comorbidades influencia negativamente a adesão ao tratamento e o prognóstico do paciente[56-58].

Estudos sobre comorbidades psiquiátricas entre adolescentes usuários de substâncias são escassos e, em sua maioria, restritos a amostras clínicas. No entanto, é possível afirmar que elas ocorrem com tamanha frequência que são consideradas regra, não exceção. Crianças e adolescentes portadores de algum transtorno mental apresentam risco aumentado para o desenvolvimento do transtorno por uso de substâncias – 10,3% para uso de álcool e 14,9% para uso de drogas ilícitas[30]. Além disso, estima-se que 89% dos adolescentes usuários de substâncias tenham pelo menos um outro diagnóstico psiquiátrico associado, sendo mais frequentes o transtorno de conduta em meninos e o transtorno depressivo em meninas. Outros diagnósticos comuns nessa faixa etária incluem transtornos ansiosos, esquizofrenia, transtornos de ajustamento, bulimia nervosa e transtorno de déficit de atenção/hiperatividade[15]. Vale ressaltar, ainda, que muitos estudos também associam o abuso de drogas a baixa autoestima, sintomas depressivos, comportamento antissocial, rebeldia, criminalidade, evasão e baixo rendimento escolar e aumento do risco suicida[58-60].

A seguir, são descritos os transtornos mais frequentemente associados ao uso precoce de substâncias e as particularidades clínicas da associação entre eles.

Transtorno desafiador de oposição e transtorno de conduta

Trata-se de dois diagnósticos típicos da infância e adolescência, classificados entre os transtornos do controle do impulso[61]. O transtorno desafiador de oposição (TOD) caracteriza-se por um padrão persistente de comportamento não colaborativo, desafiador e hostil em relação a figuras de autoridade. Já o transtorno de conduta (TC) é definido como um comportamento antissocial, com tendência à violação de regras sociais compatíveis com a faixa etária, sem que haja arrependimento ou capacidade empática.

Em grande parte dos jovens usuários de substâncias, é notável a presença de sintomas disruptivos, violação de regras e postura desafiadora e hostil em relação aos pais, professores e outras figuras de autoridade. Contudo, tais características não representam, necessariamente, comorbidades psiquiátricas, mas podem ser próprias do abuso de substâncias em si, sobretudo quando intenso. Para que a diferenciação seja feita de forma adequada, é útil investigar o padrão de funcionamento prévio do paciente – crianças e adolescentes que não apresentavam comportamentos desafiadores ou ausência de crítica em relação à prática de violência durante o período de desenvolvimento provavelmente não possuem TOD ou TC como comorbidades.

A relação entre uso de drogas e TC é complicada e frequentemente debatida. Pode-se entender que ela ocorre de diferentes maneiras, a depender do paciente e de suas condições de vida e desenvolvimento: comportamentos disruptivos, desviantes e agressivos podem preceder o abuso de drogas, predispondo o indivíduo a ele; o TC pode ser resultado direto da intoxicação por substâncias psicoativas e/ou consequência de mecanismos mediadores do uso, como a associação a grupos antissociais; ou o comportamento antissocial de roubo e agressão pode representar a forma por meio da qual se adquire dinheiro para custear o consumo de drogas. Por isso, é fundamental avaliar cada caso de maneira detalhada e abrangente, com o cuidado de não considerar todo usuário de substâncias como portador de TC, sobretudo no manejo de adolescentes, que tendem a ser impulsivos e inconsequentes em decorrência da própria fase do desenvolvimento.

Além disso, vale lembrar que a presença de comportamentos disruptivos menos pervasivos durante o desenvolvimento, sem que seja possível diagnosticar um transtorno comórbido propriamente dito, representa um fator de risco significativo para o envolvimento precoce com drogas. É comum que tais características contribuam para que os indivíduos sejam tradados de forma negligente e desenvolvam sensação de inadequação social, tornando-se mais vulneráveis ao contato com as drogas. Por isso, crianças e adolescentes considerados "difíceis" merecem avaliação clínica e intervenção psicossocial precoce.

Quando, no entanto, os transtornos disruptivos estão claramente presentes, representam obstáculos ao tratamento, cursando com maiores taxas de má adesão e pior prognóstico. O TC é a comorbidade mais frequente entre adolescentes do sexo masculino com transtorno por uso de substâncias e costuma estar associado com idade de início de uso de drogas mais jovem e evolução para o uso de múltiplas substâncias[62].

Transtorno de déficit de atenção/hiperatividade

Trata-se do diagnóstico com maior taxa de incidência em crianças em idade escolar e é a psicopatologia mais estudada quanto aos critérios diagnósticos e modalidades terapêuticas. Não à toa, são numerosos os estudos que avaliam a associação entre o transtorno de déficit de atenção/hiperatividade (TDAH) e o uso de substâncias ao longo da vida[63].

Por se tratar de um transtorno do neurodesenvolvimento, os sintomas devem estar presentes precocemente, antecedendo o uso de drogas. Assim, se faz necessário reforçar que a ocorrência de sintomas semelhantes aos observados no TDAH durante a fase de intoxicação ou apenas após a instalação do transtorno por uso de substâncias indica que o quadro é consequência do abuso e inviabiliza o diagnóstico de comorbidade com TDAH.

Contudo, é bem documentada a coocorrência dos transtornos, com taxas mais elevadas de abuso ou dependência de substâncias entre jovens e adultos em tratamento para TDAH ou com antecedente deste transtorno ao longo da infância e adolescência, mesmo que não diagnosticado ou tratado de maneira oportuna. Enquanto a prevalência do uso de drogas na população geral varia entre 17 e 27%, a taxa entre adultos com TDAH chega a 52%[64-66]. Além disso, estudos longitudinais apontaram que a não remissão dos sintomas de TDAH na infância, muitas vezes decorrente da falta de tratamento adequado, leva à experimentação de drogas em idade mais precoce, a um risco aumentado de evolução para uso grave e abuso de múltiplas substâncias e a maior número de internações relacionadas ao uso de drogas[52,67-70].

Essa constatação é corroborada pelos prejuízos psicossociais associados ao TDAH. Crianças e adolescentes portadores deste transtorno, principalmente quando se trata das apresentações hiperativa/impulsiva e combinada, apresentam disfunção social e acadêmica significativa. Em decorrência do déficit de controle inibitório e de alterações em outras funções executivas, envolvem-se em brigas com mais frequência, apresentam baixo limiar a frustrações e têm desempenho escolar insatisfatório, com altos índices de abandono escolar. Por isso, são alvo de críticas e punições constantes pelos pais e educadores, sofrendo estigmatização e descriminação em seu meio, e acabam se aproximando de outros jovens que vivem em situação semelhante, inclusive usuários de drogas. É comum que, inicialmente, o uso ocorra em função da curiosidade e da busca por novas experiências e ofereça sensações de bem-estar e alívio de sentimentos negativos. No entanto, cria-se a condição perfeita para que a dependência se instale com o passar do tempo.

Assim, torna-se evidente que o tratamento adequado do TDAH é imprescindível para evitar o desenvolvimento de transtornos relacionados ao uso de substâncias ou contribuir para a cessação do uso já presente. Como a melhor opção terapêutica com eficácia comprovada é representada pelos psicoestimulantes, substâncias próximas ao grupo dos anfetamínicos, existem especulações de que o uso de tais medicações causaria dependência química e sintomas de abstinência. Inúmeros estudos dedicaram-se a avaliar este risco e comprovaram que o tratamento com psicoestimulantes melhora os sintomas do TDAH, não aumenta o risco para abuso e pode, a longo prazo, prevenir os pacientes contra o uso de drogas[71].

Depressão

Aproximadamente 11 a 48% dos adolescentes com transtorno por uso de substâncias apresentam transtornos internalizantes comórbidos, sendo a depressão mais frequentes que os quadros ansiosos. Em uma amostra de adolescentes que participaram do *National Comorbidity Survey – Adolescent Supplement* (NCS-A), 13,9% dos jovens com depressão desenvolveram transtorno por uso de álcool e 19,3% desenvolveram um transtorno por uso de substâncias ilícitas[72]. Em amostras clínicas, as taxas mostram-se ainda maiores e preocupantes: 29% dos pacientes adolescentes do sexo masculino e 49% das pacientes do sexo feminino com transtorno por uso de substâncias também apresentavam o transtorno de humor segundo estudo realizado com análise de prontuários médicos[57].

O transtorno depressivo pode ser primário ou secundário ao uso de substâncias, sendo necessária a abstinência para a realização do diagnóstico diferencial[73]. No segundo caso, os sintomas podem decorrer do uso crônico de substâncias como álcool e maconha ou da abstinência de substâncias estimulantes, como cocaína e anfetaminas[74].

O adolescente deprimido apresenta chances significativamente maiores de utilizar drogas, fazendo da comorbidade entre o transtorno por uso de substâncias e o transtorno depressivo bastante reconhecida[75]. Os efeitos das drogas são capazes de amenizar sentimentos negativos e produzir uma sensação fugaz de bem-estar, contribuindo para que o jovem engaje em uma tentativa de automedicação e, com isso, demore mais para procurar ajuda adequada. De acordo com um estudo com adolescentes brasileiros dependentes, aqueles com sintomas depressivos evoluíram mais rapidamente da experimentação para o uso regular e consumiam drogas como a cocaína sem o uso anterior de substâncias consideradas mais "leves", como a maconha[28].

Transtornos ansiosos

Se, por um lado, dificuldades sociais, incluindo timidez excessiva e sensação de inadequação social, são características frequentemente encontradas em crianças e adolescentes, por outro lado, não é incomum a ocorrência de transtornos ansiosos propriamente ditos nessa faixa etária, como ansiedade social, transtorno de ansiedade generalizada e transtorno de pânico. São transtornos, em geral, subdiagnosticados que, no entanto, provocam sofrimento psíquico e prejuízos sociais significativos.

Quando não identificados e devidamente tratados, os transtornos ansiosos podem contribuir para a experimentação de drogas, principalmente álcool e maconha, que costumam ser escolhidos como facilitadores do contato social – os jovens acreditam que as substâncias minimizam seus sintomas fóbico-ansiosos e, com isso, melhoram seu desempenho dentro do grupo de amigos. É possível que alguns desenvolvam a crença de serem dependentes das substâncias para agirem de maneira mais sociável e, por isso, mantenham ou intensifiquem o padrão de uso, desenvolvendo a dependência biológica da droga, que passa a se fazer necessária para evitar sintomas de abstinência.

Estudos mostram evidências claras de que quadros ansiosos aumentam consideravelmente o risco de desenvolvimento de dependência de substâncias[75]. Entre adolescentes com 13 e 18 anos com algum transtorno de ansiedade prévio nos Estados Unidos, por exemplo, 17,3% desenvolveram transtorno por uso de álcool e 20% desenvolveram algum transtorno por uso de substância ilícita[30].

No entanto, vale lembrar que sintomas ansiosos podem decorrer do uso de substâncias ou da abstinência delas, sem que exista um transtorno de ansiedade subjacente. No contexto de urgência e emergência, é importante ter em mente que o uso de drogas com perfil estimulante, como cocaína e crack, pode se apresentar por meio de sintomas ansiosos francos, muitas vezes semelhantes a um ataque de pânico. Assim, é prioritário investigar a possibilidade de intoxicação exógena e proceder com monitorização e manejo de condições clínicas graves, como arritmias e parada cardiorrespiratória.

Esquizofrenia e outras psicoses

O primeiro episódio de esquizofrenia apresenta pico de incidência entre o fim da adolescência e o início da vida adulta, mas pode ocorrer mais procemente (esquizofrenia de início precoce ou muito precoce). Além disso, sintomas prodrômicos podem ser identificados ainda na infância, sugerindo o risco de um quadro psicótico grave e de curso crônico[76]. Em alguns casos, o uso de substâncias psicoativas, como maconha, é fator desencadeante para o aparecimento da doença em indivíduos predisponentes[77]. Nessa situação, espera-se que os sintomas psicóticos sejam persistentes após período significativo de abstinência da droga ou que ocorra deterioração funcional típica da esquizofrenia.

Em contrapartida, há casos de crianças e adolescentes que apresentam sintomas da mesma ordem apenas na vigência do efeito da droga, com remissão completa após suspensão do uso. Por isso, não é possível realizar o diagnóstico de esquizofrenia ou outro transtorno psicótico durante o período de uso da substância, ainda que o quadro clínico seja grave, envolvendo alucinações, delírios, discurso desorganizado e sintomas negativos. Somente após a abstinência total da droga e a observação clínica ao longo do tempo, o diagnóstico diferencial entre um surto psicótico secundário ao uso de substâncias e a esquizofrenia pode ser realizado adequadamente.

Além disso, vale citar que é comum o uso de álcool e outras substâncias por pacientes portadores de esquizofrenia, muitas vezes para aliviar a estranheza e perplexidade decorrentes da vivência psicótica. São casos que cursam com maiores taxas de má adesão ao tratamento e refratariedade.

EXAMES E AVALIAÇÕES COMPLEMENTARES

Exames laboratoriais têm papel específico no acompanhamento de jovens usuários de substâncias e devem ser solicitados de forma criteriosa. Recomenda-se que sejam realizados após a avaliação inicial e, se necessário, periodicamente: hemograma, marcadores de lesão e função hepática, teste de HIV e sorologia para hepatite. Quando alterados, os resultados de tais exames sinalizam de forma concreta e objetiva a existência de danos causados pelas drogas e podem ter grande utilidade para a psicoeducação dos adolescentes, os quais, em geral, negam ou minimizam os malefícios do uso. Isso é especialmente verdadeiro em relação à maconha, considerada inofensiva, natural e até terapêutica por alguns.

De maneira semelhante, a realização de avaliação neuropsicológica pode apontar prejuízos cognitivos ocasionados pelo consumo de substâncias, particularmente em relação à memória e à capacidade atencional, além de contribuir para a identificação de comorbidades e características psicológicas a serem focos de intervenções.

Por fim, vale destacar o papel dos exames de rastreamento de substâncias na prática clínica. São testes realizados com amostras de urina ou fio de cabelo e funcionam como marcadores diagnósticos para o tipo de substância consumida e como ferramentas de monitoramento da abstinência durante o tratamento. Para ser detectada, a substância deve estar disponível no corpo, o que depende do tempo de meia-vida, da dose utilizada e, também, de diferenças individuais de metabolização[78].

A seguir, estão listados os pontos de corte e os períodos de detecção na urina das substâncias mais frequentemente consumidas[79]:

- Anfetaminas 1000 ng/mL – 2 a 4 dias.
- Barbitúricos 200 ng/mL – 2 a 4 dias e mais de 20 dias quando o uso é prolongado.
- Benzodiazepínicos 200 ng/mL – acima de 30 dias.
- Cocaína/metabólito da cocaína 300 ng/mL – 1 a 3 dias.
- Heroína 300 ng/mL – 1 a 3 dias.
- Maconha 50 ng/mL – 1 a 3 dias e mais de 30 dias quando o uso é crônico.
- Opiáceos 30 ng/mL – 2 a 7 dias e mais de 30 dias quando o uso é crônico.
- Feniciclina 25 ng/mL – 2 a 7 dias e mais de 30 dias quando o uso é crônico.

Já o teste do fio de cabelo baseia-se no fato de as substâncias e seus metabólitos presentes no sangue serem capazes de penetrar nos folículos capilares e crescer dentro da haste do cabelo. O período em que permanece no fio de cabelo é indeterminado e segue o ritmo de crescimento dos fios, tornando possível identificar quando a droga foi consumida.

TRATAMENTO

É urgente a necessidade de criação de programas de tratamento desenvolvidos especificamente para crianças e adolescentes uma vez que se diferenciam enormemente dos adultos usuários de substâncias. Quando buscam ajuda, não demonstram preocupação com prejuízos físicos ou psíquicos relacionados ao consumo de drogas, mas com fatos da vida cotidiana que envolvem a família, os amigos e a escola. Por isso, o tratamento não envolve a reabilitação, mas, sim, a retomada do desenvolvimento normal do adolescente e sua habilitação para a vida adulta.

A principal meta do tratamento é auxiliar o paciente a atingir a abstinência completa de qualquer substância capaz de alterar seu psiquismo pois, somente dessa maneira, se torna possível o reencontro com o trajeto normal de seu desenvolvimento e a construção de uma identidade independente e funcional, que não precisa de drogas para se divertir e superar dificuldades. Para isso, as intervenções terapêuticas devem ser amplas e individualizadas, estimulando mudanças no estilo de vida e o desenvolvimento de novas habilidades socioemocionais.

A abstinência inicial exige a construção de um vínculo terapêutico capaz de transformar o processo psicoeducativo em motivacional. Demonstrar interesse em conhecer o jovem como um todo, em suas dificuldades e potencialidades, é imprescindível para que a aproximação e a confiança se desenvolvam. A seguir, o desafio passa a ser a manutenção da abstinência, a qual depende da avaliação e do tratamento adequados de outros quadros psiquiátricos associados e de intervenções psicossociais com foco nos fatores perpetuadores do transtorno. Além disso, deve ser dada atenção aos comportamentos delinquenciais, pois podem persistir apesar da abstinência, levando às chamadas recaídas secas, em que o jovem se comporta como se tivesse consumido drogas, sem que realmente o tenha feito, quando está entre amigos usuários.

Uma vez superada a abstinência e concretizada a recuperação do paciente – resgate de sua identidade, construção de uma rotina funcional e desenvolvimento de planos para o futuro – torna-se questionável a possibilidade de uso recreacional ou social de algum tipo de droga, incluindo bebidas alcoólicas. Considerando a prática clínica baseada em evidências, ainda são necessários mais estudos que acompanhem a evolução dos adolescentes a longo prazo para direcionar a tomada de decisão quanto a isso[80].

É frequente que os pais ou responsáveis pelo jovem tentem participar do tratamento de forma invasiva, seja por serem rígidos ou por estarem inseguros. No entanto, é imprescindível estabelecer limites para essa relação e reforçar que o adolescente é o paciente em tratamento, portanto merecedor de atenção e confidencialidade. Para isso, deve-se esclarecer ao jovem e à família quais os espaços e funções de cada um e qual a importância do sigilo médico, que deve ser quebrado apenas quando o paciente não está comprometido com o tratamento, continua se expondo a riscos advindos do uso de substâncias ou do envolvimento com práticas ilegais ou quando existe indicação de internação.

Como o tratamento tende a ser longo e desafiador para o adolescente, é necessário traçar metas objetivas, pequenas e de cumprimento a curto prazo e reconhecer todo progresso imediatamente, transformando-o em estímulo para a persistência no tratamento.

As modalidades de tratamento

Os programas de tratamento existentes se diferenciam quanto à intensidade de auxílio destinado ao paciente e incluem: tratamento ambulatorial/hospital-dia; tratamento hospitalar em regime de internação, seguido de acompanhamento ambulatorial; tratamento em comunidades terapêuticas. A escolha da modalidade terapêutica deve ser individualizada, mas as opções acima não são excludentes, devendo haver mobilidade entre elas de acordo com a evolução do quadro clínico.

Sempre que possível, o tratamento ambulatorial deve ser priorizado uma vez que mantém o jovem em seu meio, evitando o sofrimento e o estigma de uma internação psiquiátrica. A equipe profissional deve ser coesa e trabalhar em conjunto com o paciente e sua família para que ele atinja e mantenha a abstinência, retome as atividades esperadas para a faixa etária, desenvolva novas habilidades e solucione possíveis conflitos de forma ativa e realista, sem precisar ser retirado de seu ambiente. Não é raro, no entanto, que os adolescentes minimizem a gravidade de seu quadro e, por isso, não se mobilizem para o tratamento. Algumas vezes, chegam a desafiar a equipe com tentativas deliberadas de manipulação. Nesse caso, o tratamento ambulatorial passa a ser considerado falho e a internação deve ser considerada. Outras indicações de internação hospitalar incluem: riscos associados ao uso descontrolado de drogas (comportamento auto ou heteroagressivo, risco de desenvolver síndrome de abstinência e outras complicações clínicas) ou ao envolvimento com atividades ilegais; risco suicida; necessidade de tratamento de comorbidades psiquiátricas graves; necessidade de induzir abstinência em usuários de *crack* ou de outras drogas cuja abstinência é reconhecidamente difícil.

Quando indicada como melhor recurso terapêutico, a internação deve ter a menor duração possível, usualmente em torno de quatro semanas, e compreender a desintoxicação, a avaliação de outros quadros psiquiátricos associados, o planejamento para manutenção da abstinência e prevenção de recaídas e a preparação para os desafios esperados após a alta. No ambiente hospitalar, a obtenção da abstinência é relativamente fácil pois não exige uma postura ativa do paciente em se manter afastado de situações que o exponham ao risco de usar drogas. Por isso, é imprescindível que sejam desenvolvidas estratégias de enfrentamento individualizadas a serem colocadas em prática após a alta hospitalar e monitoradas durante o acompanhamento ambulatorial subsequente. Quando os riscos de recaída parecem significativos e o jovem não tem suporte familiar adequado ou repertório de atividades que o tornem mais produtivo e, portanto, menos propenso a usar substâncias, a semi-internação no hospital-dia, quando disponível, deve ser considerada a melhor modalidade terapêutica.

O hospital-dia oferece tratamento multidisciplinar diário, com foco em sessões de psicoterapia e terapia ocupacional, individuais ou em grupo, que auxiliam o adolescente a retomar ou iniciar novas atividades fora do hospital. Dessa maneira, o paciente se aproxima mais de um estilo de vida saudável e conquista sua alta com maiores chances de se desenvolver adequadamente e se preparar para o futuro.

Idealmente, os programas de tratamento, tanto ambulatoriais quanto hospitalares, devem ser compostos por uma equipe multidisciplinar capaz de oferecer uma abordagem biopsicossocial que atue em todos os fatores de risco identificados em cada caso e fortaleça os fatores de proteção já presentes. A equipe deve incluir profissionais das seguintes áreas: pediatria ou clínica geral, psiquiatria da infância e adolescência, enfermagem, psicologia, terapia ocupacional, pedagogia e fonoaudiologia. Também cabe a estes profissionais consultar a Vara da Infância e Juventude quando existir necessidade de auxílio com problemas legais associados ao uso de drogas.

Por fim, as comunidades terapêuticas devem ser consideradas em casos de dependência de longa duração de jovens sem comorbidades psiquiátricas, mas com comportamentos antissociais e problemas familiares e sociais. Nesse caso, o tratamento costuma ser conduzido por ex-dependentes e baseia-se em uma rotina rigorosa de atividades que permitem ao jovem desenvolver sua autonomia enquanto aprende a respeitar regras e limites e assumir maior responsabilidade dentro da vida comunitária. Além disso, são realizadas sessões de terapia em grupo, grupos de reflexão e aconselhamento individual. A duração do tratamento varia entre 3 meses e 1 ano e retira o paciente de seu meio; por isso, não deve ser considerado quando o adolescente ainda demonstra capacidade de manter funcionalidade para algumas atividades, como os estudos.

Além do tratamento formal, há recursos da comunidade destinados à população usuária de substâncias que podem ser aliados às modalidades acima, como "0800", serviços de aconselhamento, grupos de mútua ajuda (AA/NA), centros de informação, serviços educacionais e vocacionais e centros comunitários de saúde mental.

Tratamento não farmacológico

É o tratamento de primeira linha para o transtorno por uso de substâncias na infância e adolescência e compreende intervenções psicossociais individuais, em grupo e em família, realizadas tanto no acompanhamento ambulatorial quanto nos demais cenários terapêuticos – hospital-dia e internação hospitalar. As abordagens terapêuticas mais estudas são: entrevista motivacional breve, terapia cognitivo-comportamental, manejo de contingências, estratégia dos doze passos e terapia familiar.

A entrevista motivacional breve é reconhecidamente eficaz para todas as faixas etárias e aplica-se, principalmente, ao atendimento primário em saúde. Tem como objetivos engajar o usuário no tratamento e motivá-lo para mudança. No entanto, parece insuficiente quando aplicada de forma isolada no tratamento a longo prazo de pacientes com quadro grave de transtorno por uso de substâncias[81].

A terapia cognitivo-comportamental, por sua vez, é a psicoterapia com maior embasamento científico para o tratamento de diversos transtornos psiquiátricos e vem sendo estudada em adolescentes usuários de substâncias com resultados positivos ate então[81,82]. Ela aplica ferramentas como o automonitoramento, o questionamento socrático e o ensino de habilidades, com foco na identificação dos gatilhos para o uso de drogas e em estratégias de prevenção de lapsos e recaídas.

Outra abordagem psicoterapêutica que tem recebido a atenção da literatura é o manejo de contingências, baseado no behaviorismo e, com frequência, associado à terapia cognitivo-comportamental. Um dos instrumentos terapêuticos utilizados é o reforçamento positivo, que visa a oferecer reforçadores individualizados para o paciente sempre que ele apresentar os comportamentos desejados em cada fase do tratamento[83].

A estratégia dos doze passos é uma ferramenta de autoajuda, realizada em um contexto de suporte recíproco entre usuários e baseada nos princípios aplicados no Alcoólicos Anônimos[84]. Na maioria das vezes, essa estratégia faz parte de programas de tratamento ambulatoriais compostos por múltiplas abordagens. Vale ressaltar a importância de o grupo ser formado por jovens de idades semelhantes uma vez que o padrão de uso de substâncias na infância e adolescência se distingue do ocorrido nas demais faixas etárias.

Por fim, a terapia familiar merece destaque pois é a abordagem com maior evidência de eficácia para o transtorno por uso de substâncias na adolescência[85]. A família tem papel central no desenvolvimento de qualquer indivíduo e se mantém presente de alguma maneira ao longo de todo o tempo, independente do jovem transitar em outros ambientes, como a escola e a comunidade. São muitos os objetivos da terapia familiar, desenvolvidos, usualmente, em 12 a 18 sessões: melhorar as habilidades parentais, incluindo a construção de um monitoramento positivo do uso de drogas e dos riscos aos quais o jovem se expões; estimular e treinar a comunicação entre os membros da família; melhorar a interação da família com outros sistemas, como a escola; desenvolver estratégias para melhor tomada de decisões e resolução de problemas. Há diversas abordagens teóricas que embasam a terapia familiar: terapia multissistêmica, terapia familiar funcional, terapia familiar multidimensional e terapia familiar estratégica breve[81,84,85].

Tratamento farmacológico

As intervenções medicamentosas têm papel restrito no tratamento de adolescentes usuários de drogas. Não existe nenhuma medicação aprovada pelo FDA (Food and Drug Administration) para o manejo dos transtornos relacionados ao uso de substâncias nessa faixa etária, e ainda são escassos estudos de qualidade com essa população.

Os quadros de abstinência franca, raros na adolescência, devem ser manejados com benzodiazepínicos, seguindo as recomendações para a população adulta, que é mais amplamente estudada[86]. Para o uso de opioides, menos frequente no Brasil, a buprenorfina é indicada para o tratamento dos quadros de abstinência, inclusive em adolescentes, e pode ser associada ao naloxone para a manutenção da abstinência. No entanto, cabe citar que a taxa de recaída após descontinuação de tais medicamentos manteve-se elevada em estudos longitudinais[87].

Quanto à fase de manutenção do tratamento, ensaios clínicos avaliaram possíveis benefícios do uso de naltrexone e dissulfiram para a consolidação da abstinência. O naltrexone parece ser bem tolerado pela população jovem e capaz de reduzir a fissura e o consumo pesado de álcool. Já o uso de dissulfiram, associado a um número maior de dias de abstinência e a poucos efeitos colaterais na população adulta, é considerado controverso no acompanhamento de adolescentes uma vez que apresenta efeitos potencialmente fatais na interação com álcool[86].

Quanto à dependência de tabaco, é possível utilizar patchs de nicotina como terapia de substituição, porém com benefícios reconhecidos apenas a curto prazo[87]. A bupropiona também tem sido estudada, sem evidências consistentes de benefícios até então. Por fim, a n-acetil-cisteína parece ser uma opção terapêutica promissora no tratamento dos transtornos relacionados ao uso de maconha em adolescentes na dose de 1.200 mg/dia[88].

PROGNÓSTICO

Fica evidente quão desafiador é o tratamento do transtorno por uso de substâncias na infância e adolescência e, apesar dele, a taxa de recaída após um ano de tratamento é significativa[89]. Como ocorre com qualquer patologia, a evolução mais favorável depende do diagnóstico e da instituição do tratamento precocemente. Além disso, são fatores relevantes: idade de início do isso, tipo de substância, quantidade e frequência de uso, disponibilidade e aceitação cultural da droga, predisposição genética, presença de comorbidades psiquiátricas e de uma rede de apoio.

A idade de início precoce é reconhecida como forte fator de risco para a rápida progressão para o uso de múltiplas substâncias ilícitas[10]. Também é evidente que os jovens que mantêm o uso de drogas por período prolongado e na vida adulta desenvolvem mais problemas de saúde e arcam com mais prejuízos funcionais, além de apresentarem alterações de seu desenvolvimento. Arria et al.[89], por exemplo, identificaram o impacto do uso pesado de álcool na adolescência sobre o organismo: ocorre supressão dos níveis do hormônio do crescimento, redução dos níveis de testosterona e elevação da produção de hormônios adrenais e da disponibilidade de estrogênio.

Além disso, cabe ressaltar que o uso de substâncias expõe os jovens a acidentes diversos, incluindo acidentes de carro, traumatismos e afogamento, à violência, à iniciação sexual precoce e prática sexual sem proteção, ao envolvimento com o tráfico de drogas, à piora de outros transtornos psiquiátricos subjacentes e a um risco elevado de comportamentos suicidas.

CONSIDERAÇÕES FINAIS

Muitas vezes, o uso de drogas inicia-se na adolescência e está intimamente relacionado com as particularidades deste importante período do desenvolvimento, que é preenchido por incertezas e angústias. Para alguns adolescentes, o uso indevido de drogas restringe-se à experimentação e faz parte da busca de sua identidade própria e da sensação de pertencimento ao grupo. Contudo, outros adolescentes engajam no uso problemático de substâncias, capaz de interromper seu processo de desenvolvimento normal e trazer consequências graves.

A identificação do problema e a busca por tratamento precoce são essenciais para aumentar as chances de retomada da saúde e da qualidade de vida do jovem. O tratamento, no entanto, é bastante desafiador, tanto para a equipe de saúde quanto para o paciente e sua família. Em decorrência das diferenças entre esta população e os pacientes adultos, é necessário um olhar diferenciado e amplo, que reconheça as necessidades específicas de cada jovem e aborde todas as áreas de sua vida enquanto dá oportunidade para a construção de sua identidade e o auxilia no desenvolvimento de novas habilidades socioemocionais.

Por isso, o tratamento deve ser multidisciplinar e incluir atendimentos à família, que, muitas vezes, desempenha algum papel no processo de adoecimento. Além de objetivar a abstinência de toda substância psicoativa, o tratamento deve abordar atividades escolares e profissionalizantes, incertezas vocacionais, dificuldades de relacionamento interpessoal, atividades de lazer e outros talentos e potencialidades identificados em cada paciente.

Vinheta clínica

Adolescente de 15 anos é trazido para atendimento psiquiátrico pelo pai após este ter descoberto que o filho vem fazendo uso quase diário de maconha. Chega ao local de atendimento contrariado e resistente à entrevista, então concorda que a consulta seja iniciada juntamente com o pai.

Pai relata que já tinha conhecimento da experimentação da droga porque viu o paciente compartilhando um cigarro de maconha com amigos ao buscá-lo em uma festa há 6 meses. Ficou bastante desapontado naquela ocasião e repreendeu o jovem de forma autoritária, retirando-lhe o celular. Não conversaram a respeito, mas o pai acreditava que o consumo de drogas tivesse cessado. Nos últimos meses, no entanto, tem notado o filho mais quieto e isolado da família, permanecendo a maior parte do tempo fora de casa ou em seu próprio quarto. As oscilações de humor que já ocorriam e os pais creditavam à própria adolescência têm piorado. No último mês, os pais foram chamados pela coordenadora pedagógica da escola por causa da queda abrupta e significativa do rendimento escolar do paciente. Na reunião, também foram alertados da possibilidade do jovem estar fazendo uso de drogas uma vez que pertence a um grupo de alunos reconhecidos por isso. O pai confrontou o filho, que assumiu o uso frequente da substância.

Durante relato do pai, paciente permanece pouco participativo, demonstrando incômodo. É pedido ao pai que ceda espaço para uma conversa individual e privada com o paciente, que concorda. Nesse momento, o jovem se mostra mais interessado e busca contar a sua "versão da história". Relato que sempre teve dificuldade de iniciar amizades porque se sente inseguro ao se expor socialmente. Teve apenas um melhor amigo durante a infância, que, além de colega de turma, também era filho de amigos de sua família. Ao ingressar no oitavo ano, no entanto, seu amigo mudou de escola, deixando ao paciente o desafio de se aproximar de pessoas novas. Conta que não conseguia iniciar uma conversa espontânea com os colegas porque tinha a crença de que não se interessariam por ele. Apenas no último ano, conseguiu ingressar num grupo de meninos que costumam andar de skate após a aula, hobbie que já praticava.

Disse que lhe foi oferecida maconha há cerca de 10 meses, enquanto passavam a tarde em uma praça próxima à escola, mas que o uso passou a fazer parte dos momentos em que praticavam skate e de festas, nas quais também faz uso de bebidas alcoólicas. Vem utilizando sua mesada para pagar pela droga, mas nega contato com traficantes, dizendo que um de seus amigos costuma mediar a compra. Tem feito uso de dois cigarros de maconha ao dia, um deles pela manhã, antes de iniciar as aulas. Nega uso de outras substâncias.

É perguntado ao paciente quais os benefícios do uso da maconha e quais os fatores que contribuem para isso. O adolescente reconhece que se sente mais leve e desinibido ao usar a droga e que conseguiu ficar com algumas meninas por causa disso. Sobre o relacionamento com sua família, disse se sentir distante e pouco compreendido pelos pais. Descreve a mãe como carinhosa, porém passiva diante da postura mais autoritária do pai. Não costumam passar tempo juntos, e o paciente não acredita que tenha algo em comum com os pais.

Essa vinheta clínica ilustra casos comumente vistos na prática da psiquiatria da infância e adolescência. Após a experimentação, fica evidente que o jovem encontrou, no uso da maconha, uma estratégia para sanear suas dificuldades socioemocionais. Cabe ao médico auxiliá-lo a identificar nesta estratégia uma relação de dependência, que o impede de se manter funcional em suas atividades diárias e, até mesmo, em seus relacionamentos. Além disso, é imprescindível investigar outros transtornos psiquiátricos subjacentes, como o transtorno de ansiedade social. Deve ser indicado acompanhamento ambulatorial com equipe multidisciplinar, focada em técnicas de psicoterapia individuais e de família, capazes de melhorar a comunicação entre os membros da família, realizar treinamento de habilidades sociais e construir planos com o paciente para que sua rotina seja mais produtiva e ele possa desenvolver novas habilidades.

Para aprofundamento

- Thapar A, Pine DS, Leckman JF, Scott S, Snowling MJ (eds.). Rutter's child and adolescent psychiatry. 6ª ed. West Sussex: John Wiley & Sons; 2015.
  - ⇨ **Livro interdisciplinar que fornece uma avaliação ampla e coerente da psiquiatria da infância e adolescência, integrando a pesquisa à prática clínica.**
- Rey JM. Alcohol misuse. In: Rey JM (ed), IACAPAP e-Textbook of child and adolescent mental health. Geneva: International Association for Child and Adolescent Psychiatry and Allied Professions; 2012.
  - ⇨ **Capítulo específico sobre o abuso de álcool na infância e adolescência. Disponível online.**
- Budney AJ, Stanger C. Cannabis use and misuse. In: Rey JM (ed), IACAPAP e-Textbook of child and adolescent mental health. Geneva: International Association for Child and Adolescent Psychiatry and Allied Professions; 2012.
  - ⇨ **Capítulo específico sobre o abuso de maconha na infância e adolescência. Disponível online.**
- Cheung W, Kit-Sum Lam A, Hung S. Other substance use. In: Rey JM (ed), IACAPAP e-Textbook of child and adolescent mental health. Geneva: International Association for Child and Adolescent Psychiatry and Allied Professions; 2012.
  - ⇨ **Capítulo específico sobre o abuso de outras drogas na infância e adolescência. Disponível online.**

REFERÊNCIAS BIBLIOGRÁFICAS

1. Martin CS, Langenbucher JW, Kaczynski NA, Chung T. Staging in the onset of DSM-IV alcohol symptoms in adolescents: survival/hazard analyses. Journal of Studies on Alcohol. 1996;57:549-58.
2. Clark DB, Kirisci L, Tarter RE. Adolescent versus adult onset and the development of substance use disorders in males. Drug and Alcohol Dependence. 1998;49:115-121.
3. **National Institute on Drug Abuse; National Institutes of Health. U.S. Department of Health and Human Services [acesso em 07 jun 2020].** Disponível em: https://www.drugabuse.gov/publications/principles-substance-abuse-prevention-early-childhood/
   - ⇨ **O NIDA é um instituto de pesquisa do governo dos Estados Unidos destinado à produção e divulgação dos conhecimentos científicos relacionados ao abuso de substâncias. Esse suplemento enfoca as estratégias de prevenção do uso na infância e adolescência.**
4. Instituto Nacional de Ciência e Tecnologia para políticas Públicas do Álcool e Outras Drogas [acesso em 07 jun 2020]. Disponível em: http://inpad.org.br
5. Carlini ELA, Noto AR, Sanchez ZM, Carlini CMA, Locatelli CP, Abeid LR, et al. VI Levantamento nacional sobre o consumo de drogas psicotrópicas entre estudantes do ensino fundamental e médio da rede pública de ensino nas 27 capitais brasileiras. SENAD, Secretaria Nacional Antidrogas; 2010.
6. Fundação Oswaldo Cruz. Instituto de Comunicação e Informação Científica e Tecnológica em Saúde; Bastos FIPM, Vasconcellos MTL, De Boni RB, REis NB, Coutinho CFS (orgs.). III Levantamento nacional sobre o uso de drogas pela população brasileira. Rio de Janeiro: FIOCRUZ/ICICT; 2017.
7. World Health Organization. World health statistics anual – 2014. Geneva; 2014.
8. Bahrke MS, Yesalis CE, Brower KJ. Anabolic-androgenic steroid abuse and performance-enhancing drugs among adolescents. Child and Adolescent Psychiatric Clinics of North America. 1998;7(4):821-38.
9. Cohen PR, Estroff TW. Diagnosis of adolescent substance abuse disorders. In Manual of adolescent substance abuse treatment. Estroff, TW. Washington: American Psychiatric Publishing; 2001.
10. Bukstein OG. Influences on the risk and course of substance use and abuse in adolescents. Current Science. 1995;8:218-21.
11. Lawson GW, Lawson AW. Adolescent substance abuse: etiology, treatment and prevention. Gaithersburg: Aspen; 1992.
12. Perkonigg A, Roselind L, Höfler M, Schuster P, Sonntag H, Wittchen H. Patterns of cannabis use, abuse and dependence over time: incidence, progression and stability in a sample of 1228 adolescents. Addiction. 1999;94(11):1663-78.
13. Volkow ND, Swanson JM, Evins AE, DeLisi LE, Meier MH, Gonzalez R, et al. Effects of cannabis use on human behavior, including cognition, motivation, and psychosis: a review JAMA Psychiatry. 2016;73(3):292-7.
14. Lisdahl KM, Wright NE, Kirchner-Medina C, Maple KE, Shollenbarger S. Considering cannabis: the effects of regular cannabis use on neurocognition in adolescents and young adults. Curr Addict Rep. 2014;1(2):144-56.
15. Kaminer Y. Adolescent substance abuse - a comprehensive guide to theory and practice. New York: Plenum; 1994.
16. **Organização Mundial da Saúde. Classificação de transtornos mentais e de comportamento da CID-10: Descrições clínicas e diretrizes diagnósticas. Porto Alegre: Artes Médicas; 1993.**
    - ⇨ **Publicada pela Organização Mundial da Saúde, visa à padronização da classificação de doenças e outros problemas relacionados à saúde.**
17. Kandel DB, Yamaguchi K. From beer to crack: developmental patterns of drug involvement. Am J Public Health. 1993;83(6):851-5.
18. Dupre D, Miller N, Gold M, Rospenda K. Initiation and progression of alcohol, marijuana, and cocaine use among adolescent abusers. Am J Addict. 1995;4:43-8.
19. Sebastian C, Viding E, Williams KD, Blakemore S. Social brain development and the affective consequences of ostracism in adolescence. Brain and Cognition. 2010;72:134-45.
20. Van Etten ML, Anthony JC. Comparative epidemiology of initial drug opportunities and transitions to first use: marijuana, cocaine, hallucinogens and heroin. Drug and Alcohol Dependence. 1999;54:117-25.
21. Delva J, Van Etten M, González GB, Cedeño MA, Penna M, Caris LH, et al. First opportunities to try drugs and the transition to first drug use: evidence from a National School Survey in Panama. Substance Use, Misuse. 1999;34(10):1451-67.
22. McKay JR, Murphy RT, Rivinus TR, Maisto SA. Family dysfunction and alcohol and drug use in adolescent psychiatric inpatients. J Am Academy of Child and Adolescent Psychiatry. 1991;30(6):967-72.

23. Meyers JL, Dick DM. Genetic and environmental risk factors for adolescent-onset substance use disorders. Child Adolesc Psychiatr Clin N Am. 2010;19(3):465-77.

24. Van den Bree MBM, Johnson EO, Neale MC, Pickens RW. Genetic and enviromental influences on drug use and abuse/dependence in male and female twins. Drug and Alcohol Dependence. 1998;52:231-41.

25. Stanton B. Impact of perceived parental monitoring on adolescent risk behavior over 4 years. J Adolesc Health. 2000;27:49-56.

26. Oliveira PA, Silva TF, Scivoletto S. Attention changes and victimization in a sample of adolescents victims of domestic violence. Open Journal of Social Sciences. 2016;4:205-209.

27. Enoch MA. The role of early life stress as a predictor for alcohol and drug dependence. Psychopharmacology. 2011;214(1):17-31.

28. **Scivoletto S. Tratamento psiquiátrico ambulatorial de adolescentes usuários de drogas: características sócio-demográficas, a progressão do consumo de substâncias psicoativas e fatores preditivos de aderência e evolução no tratamento. São Paulo: Faculdade de Medicina, Universidade de São Paulo; 1997.**
    ⇨ **Tese de doutorado de uma das autoras deste capítulo; descreve e analisa as características do uso de substâncias por adolescentes brasileiros.**

29. Mâsse LC, Tremblay RE. Behavior of boys in kindergarten and the onset of substance use during adolescence. Archives of General Psychiatry. 1997;54:62-8.

30. Conway KP, Swendsen J, Husky MM, He JP, Merikangas KR. Association of lifetime mental disorders and subsequent alcohol and illicit drug use: results from the National Comorbidity Survey-Adolescent Supplement. J Am Acad Child Adolesc Psychiatry. 2016;55(4):280-8.

31. Fidalgo TM, Sanchez ZM, Caetano SC, Maia LO, Carlini EA, Martins SS. The association of psychiatric symptomatology with patterns of alcohol, tobacco, and marijuana use among brazilian high school student. Am J Addict. 2016;25(5):416-25.

32. Madianos MG, Gefou-Madianou D, Richardson C, Stefanis CN. Factors affecting illicit and licit drug use among adolescents and young adults in Greece. Acta Psychiatrica Scandinavica. 1994;91:258-64.

33. Yamaguchi K, Kandel DB. Patterns of drug use from adolescence to young adulthood: III. Predictors of progression. Am J Public Health. 1984;74(7):673-81.

34. Scivoletto S, Henriques Jr SG, Andrade AG. A progressão do consumo de drogas entre adolescentes que procuram tratamento. Jornal Brasileiro de Psiquiatria, 1996;45(4):201-7.

35. Kandel DB. Epidemiological trends and implications for understanding the nature of addiction. In Addictive States. O'Brien CP, Jaffe JH, eds. New York: Raven Press; 1992. p. 23-40.

36. Stewart DG, Brown SA. Withdraw and dependency symptoms among adolescent alcohol and drug abusers. Addiction. 1995;90:627-35.

37. Semlitz L, Gold MS. Adolescent drug abuse: diagnosis, treatment, and prevention. Psych Clin North Am. 1986;9:445-73.

38. Nowinski J. Substance abuse in adolescents and young adults: a guide to treatment. New York: WW Norton; 1990, p.38-65.

39. Riggs PD, Davies Rd. A clinical approach to integrating treatment for adolescent depression and substance abuse. J Am Acad Child Adolesc Psychiatry. 2002;41:124-5.

40. Harris SK, Louis-Jacques J, Knight JR. Screening and brief intervention for alcohol and other abuse. Adolesc Med State Art Rev. 2014;25(1):126-56.

41. Fidalgo TM, Formigoni, ML. Instrumentos de avaliação de uso de álcool e drogas. In Instrumentos de Avaliação em Saúde Mental. Goresntein C, Wang YP, Hungerbuhler I. Porto Alegre: Artmed; 2016. p. 224-42.

42. Meyer RE. How to understand the relationship between psychopathology and addictive disorders: Another example of the chicken and the egg. In Psychopathology and Addictive Disorders, Meyer RE. New York: Guildford; 1986. p. 3-16.

43. Lehman AF, Myers CP, Corty E. Assessment and classification of patients with psychiatric and substance abuse syndromes. Hospital and Community Psychiatry, 1989;40:1019-25.

44. Anthony JC. Epidemiology of drug dependence and illicit drug use. Current Opinion in Psychiatry, 1991;4:435-9.

45. Kushner MG, Mueser KT. Psychiatric comorbidity with alcohol use disorders. In Eight special report to the U.S. Congress on alcohol end health. NIH Publication No. 94-3699, Rockville: U.S. Department of Health and Human Services; 1993. p. 37-59.

46. Kosten TR, Ziedonis DM. Substance abuse and schizophrenia: editor's introduction. Schizophrenia Bulletin. 1997;23:181-186.

47. Mueser KT, Drake RE, Wallach MA. Dual diagnosis: a review of etiological theories. Addictive Behaviors. 1998;23(6):717-34.

48. Cloninger CR, Sigvardsso, S, Bohman M. Childhood personality predicts alcohol abuse in young adults. Alcoholism: Clinical and Experimental Research. 1988;12:494-505.

49. Bukstein OG, Brent DA, Kaminer Y. Comorbidity of substance abuse and other psychiatric disorders in adolescents. Am J Psychiatry. 1989;146:1131-41.

50. Buydens-Branchey L, Branchey MH, Noumair D. Age of alcoholism onset: I. Relationship to psychopathology. Arch Gen Psychiatry. 1989;46:225-30.

51. Irwin M, Schuckit M, Smith TL. Clinical importance of age at onset in type 1 and type 2 primary alcoholics. Arch Gen Psychiatry. 1990;47:320-324.

52. Wilens TE, Biederman J, Mick E, Faraone SV, Spencer T. Attention deficit hyperactivity disorder (ADHD) is associated with early onset substance use disorders. J Nervous and Mental Dis. 1997;185(8):475-482.

53. Clark DB, Parker AM, Lynch KG. Psychopathology and substance-related problems during early adolescence: a survival analysis. J Clin Child Psychol. 1999;28:333-341.

54. Costello EJ, Erkanli A, Federman E, Angold A. Development of psychiatric comorbidity with substance abuse in adolescents: effects of timing and sex. J Clinl Child Psychol. 1999;28:298-311.

55. Hanson KL, Medina KL, Padula CB, Tapert SF, Brown SA. Impact of adolescent alcohol and drug use on neuropsychological functioning in young adulthood: 10-year outcomes. J Child Adolesc Subst Abuse. 2011;20(2):135-154.

56. Burgić-Radmanović M, Burgić S. Comorbidity in children and adolescent psychiatry. Psychiatr Danub. 2010;22(2):298-300.

57. Wu L-T, Gersing K, Burchett B, Woody GE, Blazer DG. Substance use disorders and comorbid axis I and II psychiatric disorders among young psychiatric patients: findings from a large electronic health records database. J Psychiatr Res. 2011;45(11):1453-62.

58. Wolitzky-Taylor K, Bobova L, Zinbarg RE et al. Longitudinal investigation of the impact of anxiety and mood disorders in adolescence on subsequent substance use disorder onset and vice versa. Addict Behav. 2012;37(8):982-5.

59. Cunha PC, Oliveira PA, Cortezzi M, Busatto GF, Scivoletto S. Executive dysfunction and low academic attainment in adolescent substance abusers with a history of maltreatment. Medical Express. 2015;2(5):10.

60. Giusti JS, Sañudo A, Scivoletto S. Differences in the pattern of drug use between male and female adolescents in treatment. Rev Bras Psiquiatria, 2002;24(2):80-82.

61. **American Psychiatric Association. Manual diagnóstico e estatístico de transtornos mentais, 5a ed. (DSM-5). Nascimento MIC, tradutor. Porto Alegre: Artmed; 2014.**
    ⇨ **Este Manual diagnóstico e estatístico produzido pela Associação Americana de Psiquiatria é a referência mundial para profissionais da saúde mental.**

62. Whitmore EA, Mikulich SK, Thompson LL, Riggs PD, Aarons GA, Crowley TJ. Influences on adolescent substance dependence: conduct disorder, depression, attention deficit hyperactivity disorder, and gender. Drug and Alcohol Dependence. 1997;47:87-97.

63. Wilens TE. The nature of relationship between attention-deficit/hyperactivity disorder and substance use. J Clin Psychiatry. 2007;68 Suppl11:4-8.

64. Regier DA, Farmer ME, Rae DS, Locke BZ, Keith SJ, Judd LL, et al. Comorbidity of mental disorders with alcohol and other drug abuse: results from the Epidemiologic Catchment Area (ECA) study. JAMA. 1990;264:2511-8.

65. Wilens T, Spencer TJ, Biederman J. Are attention-deficit hyperactivity disorder and the psychoactive substance use disorders really related? Harvard Review Psychiatry. 1995;3:160-162.

66. Kessler RC, Nelson CB, McGonagle KA, Edlund MJ, Frank RG, Leaf PJ. The epidemiology of co-occurring addictive and mental disorders: implications for prevention and service utilization. Am J Orthopsychiatry. 1996;66:17-31.

67. Eyre SL, Rousaville BJ, Kleber HD. History of childhood hyperactivity in a clinic population of opiate addicts. J Nervous and Mental Dis. 1982;170:522-9.

68. Rounsaville BJ, Anton SF, Carrol K, Budde D, Prusoff BA, Gawin F. Psychiatric diagnoses of treatment-seeking cocaine abusers. Arch Gen Psych. 1991;48:43-51.

69. Carrol KM, Rousaville BJ. History and significance of chilhood attention deficit disorder in treatment-seeking cocaine abusers. Comprehensive Psychiatry. 1993;34:75-86.

70. Thompson LL, Riggs PD, Milkulich SK, Crowley TJ. Contribution of ADHD symptoms to substance problems and delinquency in conduct-disordered adolescents. J Abnorm Child Psychol. 1996;24(3):325-47.

71. Mannuzza S, Klein RG, Truong NL, Moulton JL 3rd, Roizen ER, Howell KH, et al. Age of methylphenidate treatment initiation in children with ADHD and later substance abuse: prospective follow-up into adulthood. Am J Psychiatry. 2008;165:604-9.

72. Merikangas K, Avenevoli S, Costello J, Koretz D, Kessler RC. National comorbidity survey replication adolescent supplement (NCS-A): I. Background and measures. J Am Acad Child Adolesc Psychiatry. 2009;48:367-9.

73. Marmorstein NR, Iacono WG, Malone SM. Longitudinal associations between depression and substance dependence from adolescence through early adulthood. Drug Alcohol Depend. 2010;107(2-3):154-60.

74. Horigian VE, Weems CF, Robbins MS, Feaster DJ, Ucha J, Miller M, et al. Reductions in anxiety and depression symptoms in youth receiving substance use treatment. Am J Addict. 2013;22(4):329-37.

75. O'Neil KA, Conner BT, Kendall PC. Internalizing disorders and substance use disorders in youth: comorbidity, risk, temporal order, and implications for intervention. Clin Psychol Rev. 2011;31(1):104-12.

76. Mazzoni P, Kimhy D, Khan S, Posner K, Maayan L, Eilenberg M, et al. Childhood onset diagnoses in a case series of teens at clinical high risk for psychosis. J Child Adolesc Psychopharmacol. 2009;19(6):771-6.

77. Compton MT, Kelley ME, Ramsay CE, Pringle M, Goulding SM, Esterberg ML, et al. Association of pre-onset cannabis alcohol, and tobacco use with age at onset prodrome and age at onset of psychosis in first-episode patients. Am J Psychiatry. 2009;166(11):1251-7.

78. Cone EJ, Dickerson SL. Efficacy of urinalysis in monitoring heroin and cocaine abuse patterns: Implications in clinical trials for treatment of drug dependence. In: Jain RB. Statistical issues in clinical trials for treatment of opiate dependence. Washington: Supt. Of Docs., US Govt Print Off; 1992. p. 46-58.

79. Cone EJ. New development for biological measures of drugs prevalences. In: Harris, Hughes. The validity of self-reporting use: improving the accuracy of survey estimates. Rockveille: US. Research Monograph. 1997;167:108-29.

80. **National Institute on Drug Abuse. Principles of adolescent substance use disorder treatment: a research-based guide [acesso em 7 jun 2020]. Disponível em: https://www.drugabuse.gov/publications/principles-adolescent-substance-use-disorder-treatment-research-based-guide.**
   ⇨ **O NIDA é um instituto de pesquisa do governo dos Estados Unidos destinado à produção e divulgação dos conhecimentos científicos relacionados ao abuso de substâncias. Esse suplemento enfoca os princípios do tratamento baseado em evidências.**

81. Margret CP, Ries RK. Assessment and treatment of adolescent substance use disorders: alcohol use disorders. Child Adolesc Psychiatr Clin N Am. 2016;25(3):411-30.

82. Marsch LA, Borodovsky JT. Technology-based interventions for preventing and treating substance use among youth. Child Adolesc Psychiatr Clin N Am. 2016;25(4):755-68.

83. Stanger C, Budney AJ. Contingency management approaches for adolescent substance use disorders. Child Adolesc Psychiatr Clin N Am. 2010;19(3):547-62.

84. Winters KC, Tanner-Smith EE, Bresani E, Meyers K. Current advances in the treatment of adolescent drug use. Adolesc Health Med Ther. 2014;5:199-210.

85. Horigian VE, Anderson AR, Szapocznik J. Family-based treatments for adolescent substance use. Child Adolesc Psychiatr Clin N Am. 2016;25(4):603-28.

86. Hammond CJ. The role of pharmacotherapy in the treatment of adolescent substance use disorders. Child Adolesc Psychiatr Clin N Am. 2016;25(4):685-711.

87. Belendiuk KA, Riggs P. Treatment of adolescent substance use disorders. Curr Treat Options Psychiatry. 2014;1(2):175-88.

88. Gray KM, Carpenter MJ, Baker NL, DeSantis SM, Kryway E, Hartwell KJ, et al. A double-blind randomized controlled trial of N-acetylcysteine in cannabis-dependent adolescents. Am J Psychiatry. 2012;169:805-12.

89. Arria AM, Tarter RE, Van Thiel DH. The effects of alcohol abuse on the health of adolescents. Special Focus: alcohol and youth. Alcohol Health and Research World. 1991;15:52-57.

24
Abuso, negligência e maus-tratos na infância

Victoria Fogaça Doretto
Fernanda Marques Saraiva
Sandra Scivoletto

Sumário

Introdução
Definição de maus-tratos
Epidemiologia
    Fatores de risco
Consequências neurobiológicas
    Regulação neuroendócrina
    Neuroimagem
Consequências psiquiátricas
    Hipervigilância a ameaças
    Déficit no reconhecimento emocional
    Resposta à recompensa
Resiliência
    Avaliação
Aspectos legais
Prevenção
Intervenção
Programa Equilíbrio
Para aprofundamento
Referências bibliográficas

Pontos-chave

- Os maus-tratos podem ser classificados em quatro tipos: abuso físico, sexual, emocional e negligência.
- A vulnerabilidade a maus-tratos depende em parte de algumas características da criança, como sexo e da idade, bem como características do cuidador e do ambiente.
- Os maus-tratos levam a alterações fisiológicas, neuro-humorais e de desenvolvimento cerebral que persistem durante a vida adulta.
- Crianças vítimas de maus-tratos estão mais propensas a ter transtornos psiquiátricos ao longo da vida.
- Avaliação da criança é feita por equipe multidisciplinar, que inclui psiquiatra, pediatra, psicólogo.
- Programas de intervenção que englobam atividades lúdicas, bem como suporte familiar mostraram uma maior adesão ao tratamento e boa efetividade.

INTRODUÇÃO

O abuso e a negligência de crianças e jovens são questões de grande preocupação social[1]. O abuso e os maus-tratos infantis estão relacionados a uma série de consequências psicológicas, biológicas e sociais, que se tornaram áreas de grande preocupação e de investigação científica.

DEFINIÇÃO DE MAUS-TRATOS

A Organização Mundial de Saúde (OMS) definiu maus-tratos infantis como "todas as formas de maus-tratos físico e/ou emocional, abuso sexual, negligência ou tratamento negligente ou exploração comercial ou de alguma outra forma, resultando em danos reais ou potenciais à saúde, sobrevivência, desenvolvimento ou dignidade da criança no contexto de um relacionamento de responsabilidade, confiança ou poder"[2].

Os maus-tratos podem ser classificados em quatro tipos: abuso físico, sexual, emocional e negligência. As manifestações desses tipos de abuso são descritas mais detalhadamente na Tabela 1.

EPIDEMIOLOGIA

As estimativas de taxa de prevalência atuais variam amplamente, dependendo do país e do método de pesquisa utilizado. Nos Estados Unidos em 2017, o número nacional estimado de maus-tratos infantil foi de 676.000 em um ano, equivalente a uma taxa de 9,1 vítimas por 1.000 crianças na população. Desses, três quartos (74,8%) sofreram negligência, 18,2% abuso físico e 8,5% abuso sexual, sendo, portanto, a negligência e abuso físico os tipos de maus-tratos mais frequentes[3]. No Brasil,

Tabela 1 — Tipos de maus-tratos

Abuso físico	Dano físico real ou potencial devido uma interação ou a falta dela, que está razoavelmente sob controle dos pais ou de uma pessoa em posição de responsabilidade, poder ou confiança.
Abuso emocional	Falha em fornecer um ambiente apropriado para o desenvolvimento, bem como de apoio, e inclui atos que têm um efeito adverso na saúde emocional e no desenvolvimento de uma criança. Tais atos incluem a restrição dos movimentos da criança, menosprezo, ridículo, ameaças e intimidações, discriminação, rejeição e outras formas não físicas de tratamento hostil.
Negligência	Ato de omissão do responsável pela criança ou adolescente em prover as necessidades básicas para o seu desenvolvimento. Pode significar omissão em termos de cuidados básicos relacionados a saúde, educação, desenvolvimento emocional, nutrição e abrigo. A negligência é, portanto, diferenciada das circunstâncias de pobreza, na medida em que a negligência pode ocorrer apenas nos casos em que recursos razoáveis estão disponíveis para a família ou cuidador.
Abuso sexual	Envolvimento de uma criança em atividade sexual que ela não compreende totalmente, é incapaz de dar consentimento ou que não está preparada pela sua fase de desenvolvimento. É todo ato sexual cujo agressor encontra-se em estágio de desenvolvimento psicossexual mais adiantado que a criança e o adolescente e tem por intenção estimulá-la sexualmente ou utilizá-la para obter satisfação sexual. O abuso sexual pode ser por adultos ou crianças que estão em uma posição de responsabilidade, obtiveram a confiança das crianças ou têm poder sobre a vítima.

Fonte: World Health Organization, 1999[2].

uma pesquisa verificou a taxa de história de maus-tratos em indivíduos entre 14 e 35 anos na cidade de Pelotas. Foi identificada uma prevalência de 15,2% de negligência emocional; 13,5% de negligência física; 7,6% de abuso sexual; 10,1% de abuso físico; e 13,8% de abuso emocional. Em 2011, o VIVA/SINAN (Ministério da Saúde) registrou 17.900 notificações de casos de violência contra crianças menores de 9 anos, predominando negligência (47,5%), seguidas de violências físicas (38,5%), sexuais (37%) e psicológica/moral (25,2%)[4].Uma metanálise constatou que o Brasil apresenta as estimativas mais altas de abuso e negligência na infância dentre os demais continentes[5].

Em uma recente metanálise, as taxas de prevalência mundial referentes a autorrelato de maus-tratos na infância foram de 12,7% para abuso sexual, 22,6% para abuso físico, 36,3% para abuso emocional e 34,7% para negligência[6].

Os números existentes de mortes infantis relacionadas a maus-tratos variam de 0,1 a 2,2 por 100.000 crianças em países desenvolvidos , sendo 2 a 3 vezes mais altas em países de baixa e média renda[7].

No entanto, estima-se que o número de vítimas de maus-tratos seja ainda maior do que o relatado pelos estudos devido a subnotificação dos casos, dificuldade na suspeita e identificação de casos por profissionais da saúde (principalmente os casos de negligência) e variação na qualidade metodológica de pesquisa[5].

Fatores de risco

Certos fatores aumentam a probabilidade de uma criança sofrer abuso ou negligência. Alguns deles, ou combinações dos mesmos, podem ser mais evidentes para a ocorrência de um tipo específico de maus-tratos do que outro.

A vulnerabilidade a maus-tratos depende em parte de algumas características da criança, como sexo e da idade[8]. Na maioria dos países, as meninas correm um risco maior do que os meninos de serem vítimas de abuso sexual, negligência educacional e prostituição forçada. Resultados de vários estudos internacionais mostram que as taxas de abuso sexual são 1,5 a 3 vezes maiores entre as meninas do que os meninos[9]. Crianças do sexo masculino parecem estar em maior risco de punições físicas severas e de serem vítimas fatais de maus-tratos[10,11]. A idade também é um fator relacionado a maus-tratos. Casos fatais de abuso físico são encontrados principalmente entre crianças pequenas, com menos de 2 anos de idade. Dados norte-americanos apontam que em 2017 quase três quartos (71,8%) das mortes de crianças envolveram crianças com menos de 3 anos e crianças com menos de 1 ano foram responsáveis por 49,6% de todas as mortes[12]. Além disso, características que possam tornar o cuidado de uma criança difícil, incluindo deficiências físicas, emocionais, comportamentais ou de desenvolvimento, podem aumentar o risco de ocorrer negligência nos cuidados de saúde e maus-tratos pelos cuidadores[13-15].

Estudos relacionaram características do cuidador, bem como características do ambiente familiar, ao abuso e negligência da criança. Dados norte-americanos reportam que cerca de 83,4% dos perpetradores de maus-tratos têm entre 18 e 44 anos, e mais da metade (54,1%) são mulheres[16]. Uma metanálise recente identificou que pais abusivos são mais propensos a perceber a criança como um problema e apresentar hiperreatividade do sistema nervoso autônomo. A qualidade do relacionamento pai-filho foi um fator fortemente relacionado à negligência. Além disso, alto conflito familiar e baixa coesão familiar foram positivamente relacionados a abuso infantil[17]. Estudos também apontam que história de maus-tratos infantil aos cuidadores é um importante fator de risco para todos os tipos de maus-tratos[18,19]. Estudo realizado com crianças e adolescentes vítimas de maus-tratos em São Paulo encontrou que 62,1% dos pais que cometiam maus-tratos tinham transtornos psiquiátricos, 36,5% tinham sofrido abuso físico na sua infância, 24,2% tinham sofrido negligência e cerca de 12% eram vítimas de abuso sexual na infância[20].

Fatores sociodemográficos foram correlacionados a maus-tratos. Níveis mais altos de desvantagem econômica e instabilidade social foram fortemente associados ao aumento do risco de maus-tratos infantis[21,22]. Os resultados de um estudo mostraram que bairros com baixos níveis de status econômico e educacional, com altos níveis de atividade policial e alta concentração de imigrantes apresentaram maior risco comprovado de maus-tratos a crianças[23].

CONSEQUÊNCIAS NEUROBIOLÓGICAS

Os maus-tratos atuam como um fator estressor que desencadeia uma série de reações fisiológicas e neuro-humorais, e leva a alterações no desenvolvimento cerebral[24-26]. Essas experiências estressantes promoveriam alterações neurobiológicas que atuariam como uma forma de adaptação dessas crianças para a sobrevivência em um ambiente hostil[27].

Regulação neuroendócrina

O sistema hipotálamo-hipófise-adrenal (HPA) constitui uma das principais vias da resposta ao estresse nos seres humanos, na qual uma cascata de eventos leva a elevações nos hormônios glicocorticoides[28]. O estresse relativo aos maus-tratos durante a infância tem sido associado à desregulação do eixo hipotálamo-hipófise-adrenocortical (HPA), tanto durante a vigência dos maus-tratos quanto a longo prazo na idade adulta[28]. Os estudos apontam achados muito variados, uma vez que fatores ambientais poderiam promover resiliência e atuar como fatores protetores frente ao prejuízo potencial causado pela vivência de maus-tratos durante o neurodesenvolvimento[29].

Adultos saudáveis com história de maus-tratos na infância tendem a exibir níveis séricos mais baixos de cortisol, resposta diminuída de cortisol às situações de desafios psicossociais e ao teste de dexametasona. O cenário para crianças vítimas de maus-tratos é mais diverso; estudos identificaram padrões de liberação de cortisol diminuídos[30], aumentados[31,32] e até similares a crianças sem história de maus-tratos. Possivelmente essa variabilidade dos níveis de cortisol refletem a presença de comorbidades psiquiátricas, presença de estresse atual e grau atual de suporte social. Entre os achados mais consistentes, crianças vítimas de maus-tratos com sintomas internalizantes apresentam níveis séricos de corticol basal elevado[33]. Alguns modelos teóricos argumentam que frente a situações de estresse agudas ocorre uma abrupta ativação da resposta biológica com aumento de cortisol que, a longo prazo, evoluiria com *down-regulation* do sistema HPA, uma possível resposta adaptativa frente a ameaças crônicas no início da vida[32,34].

Os glicocorticoides também desempenham um papel importante na regulação da função imunológica dos seres humanos. Embora o cortisol iniba agudamente a inflamação, níveis cronicamente altos de cortisol, como o que ocorre em estresse crônico, podem levar o organismo a desenvolver resistência aos glicocorticoides, com o cortisol perdendo sua eficiência anti-inflamatória[35]. A resistência aos glicocorticoides permite que as células imunes produzam citocinas pró-inflamatórias, promovendo um estado inflamatório crônico no corpo[36]. Crianças vítimas de maus-tratos apresentam inflamação elevada em comparação com as sem história de maus-tratos[37]. A associação entre maus-tratos e inflamação elevada persiste na vida adulta[38].

Uma responsividade alterada do HPA foi demonstrada em doenças como artrite reumatoide, doença de Crohn, colite ou doença inflamatória intestinal; esclerose múltipla e condições alérgicas, como asma e dermatite, além de distúrbios psiquiátricos, como depressão e TEPT, que estão associadas a um estado inflamatório aumentado[39]. Em particular, a atividade desregulada do HPA frente a estressores pode tornar as crianças e adolescentes mais propensos ao aparecimento ou exacerbações de doenças inflamatórias e/ou autoimunes, transtornos psiquiátricos e doenças metabólicas[40-42].

Neuroimagem

Sistemas sensoriais

Os sistemas sensoriais podem ser definidos como os primeiros filtros cerebrais para as informações provenientes do ambiente externo. Alguns estudos mostram alterações específicas no córtex sensorial e tratos nervosos diretamente relacionadas com o tipo de abuso sofrido[43].

Adultos vítimas de abuso verbal durante a infância apresentaram diferenças na densidade da substância cinzenta do córtex auditivo primário na parte superior esquerda do giro temporal em análises VBM (*voxel based morphometry*) de ressonância nuclear magnética[44] A análise de tratos nervosos através de TBSS (*tract based spatial statistics*) mostrou uma diferença significativa no fascículo arqueado esquerdo, que interconecta a área de Broca e o córtex frontal adjacente com a área de Wernick e o giro temporal superior. Essa diminuição no fascículo arqueado estaria relacionada com menor QI verbal[45] e também explicaria alterações fonoaudilógicas identificadas nessa população[46].

Presenciar violência doméstica, e não apenas ouvi-la, está associado a uma diminuição da densidade da substância cinzenta de áreas do córtex visual[47] e diminuição da mielinização do trato que interconecta as áreas límbica e visual, responsáveis pelas processos emocionais, de memória e aprendizado dependentes da visão[48]. Abuso sexual está relacionado com uma redução da substância cinzenta em partes do córtex visual envolvidas com o reconhecimento facial[49] e diminuição de porções do córtex somatossensorial envolvidas com o processamento de sensações táteis provenientes da área genital[50]. Abuso emocional, por sua vez, está relacionado com diminuição do córtex cingulado posterior e anterior esquerdo, e pré-cúneo bilateral, regiões envolvidas com autoconsciência e avaliação[50].

Circuito de detecção e resposta a ameaças

Indivíduos com histórico de maus-tratos apresentaram uma hiperresponsividade da amígdala a faces emocionais, particularmente aquelas tidas como ameaçadoras[51]. O circuito cerebral responsável pela regulação da resposta da amígdala aos estímulos auditivos e verbais, incluindo córtex cingulado anterior, córtex pré-frontal ventromedial, hipocampo, subículo, tálamo e córtex sensorial, bem como os tratos interconectando essas regiões, que incluem fascículo longitudinal inferior e superior, fascículo uncinado, cíngulo e fórnix, mostra evidências de integridade diminuída. Dessa forma, indivíduos vítimas de maus-tratos mostram alterações nas medidas de conectividade funcional de repouso. Existe, por exemplo, uma relação inversa entre gravidade dos maus-tratos e conectividade funcional entre amígdala e regiões corticais, de forma que quanto mais graves os maus-tratos menor a conectividade com áreas cerebrais que são responsáveis por modular a intensidade da resposta, o que leva a menor inibição da resposta com consequente hiper – reatividade frente a ameaças[27].

A atividade da amígdala pode, ainda, ser regulada por um circuito cortical, consciente, e um subcortical, inconsciente[52]. A maior reatividade da amígdala em crianças vítimas de maus-tratos ocorre por conta dos circuitos subcorticais, levando dessa forma, a alterações em fases muito precoces de resposta, antes mesmo da tomada de consciência da situação[53,54].

Corpo caloso

Alguns estudos mostram redução no corpo caloso, responsável pela integração inter hemisférica, em crianças vítimas de maus-tratos[55]. Dessa forma, nessas crianças a atividade inter-hemisférica é mais lateralizada e menos integrada[56]. Sabe-se que a espessura do corpo caloso está diretamente relacionada com as medidas de QI e que a conexão inter-hemisférica proporcionada por essas estruturas está diretamente relacionada com habilidades de resolução de problemas[57].

Circuitos cerebrais

Em indivíduos vítimas de maus-tratos observa-se uma alteração na estruturação dos circuitos cerebrais. Existe, por exemplo, uma diminuição na centralização do córtex cingulado anterior esquerdo, polo temporal, e giro frontal médio (regiões que têm um papel importante na regulação emocional, atenção e cognição social) e aumentada na ínsula anterior direita e pré-cúneo (regiões relacionadas com a autoconsciência)[58].

CONSEQUÊNCIAS PSIQUIÁTRICAS

Crianças vítimas de maus-tratos estão mais propensas a desenvolver transtornos psiquiátricos ao longo da vida[42]. Elas podem apresentar, tanto na infância quanto na adolescência, problemas externalizantes ou internalizantes. Dentre os externalizantes podemos citar: transtorno de déficit de atenção e hiperatividade, transtorno opositivo desafiador e transtorno de conduta[59,60]. Esse risco se estende até a idade adulta, quando podem apresentar transtorno de personalidade antisocial[61,62] e maior propensão ao crime[63].

Dentre os transtornos internalizantes, encontramos o transtorno depressivo maior[64], transtornos de ansiedade[59] e transtorno de estresse pós traumático[60,65,66] que podem surgir tanto na infância quanto na idade adulta[59,63,64,67-69].

Na adolescência essas crianças apresentam, ainda, maior risco de automutilação, suicídio[63,64] e psicose[70] e na idade adulta podem desenvolver transtorno de personalidade *borderline*[61,71].

Um estudo brasileiro que avaliou 351 pacientes moradores de abrigo (todos vítimas de negligência e 58,4% vítimas de abuso físico ou sexual), com uma média de idade de 12,41 anos, mostrou uma prevalência de 88,8% para diagnósticos psiquiátricos. Os diagnósticos mais frequentes foram: uso de substâncias (40,4%), distúrbios do humor (35,3%), transtornos hipercinéticos (16,2%) e transtornos de ansiedade (8,8%)[72].

Estudos apontam que maus-tratos na infância e adolescência estão, ainda, relacionados a menor performance cognitiva e escolar[73], menor QI verbal e prejuízo na função executiva (planejamento/organização, atenção, flexibilidade mental)[74-76]. Um estudo brasileiro avaliou 108 crianças, classificando-as de acordo com o tipo e intensidade dos maus-tratos a partir do CTQ (*childhood trauma questionaire*) em três grupos: maus-tratos leves, maus-tratos de médio a moderado e sem maus-tratos. Foram avaliados: percepção visual, processo atencional, processamento e retenção de informações e funcionamento executivo. Houve um pior desempenho em relação a processamento e retenção de informações nos grupos de crianças vítimas de maus-tratos leves, moderado e grave[77].

Vários mecanismos têm sido propostos para explicar como os maus-tratos aumentam o risco para psicopatologia, dentre eles podemos citar: 1) hipervigilância a ameaças; 2) déficit no reconhecimento emocional; 3) sensibilidade diminuída a recompensas.

Hipervigilância a ameaças

Crianças prematuramente expostas a emoções negativas em famílias abusadoras podem se tornar excessivamente sensíveis a estímulos ameaçadores. Elas tendem a desenvolver uma atenção seletiva, buscando sempre sinais que indiquem possíveis situações de perigo[78]. Dessa forma, tendem a interpretar expressões faciais ambíguas como raiva[79,80] ou medo[81]. Esse pode ser, portanto, o mecanismo responsável pelo aumento da ansiedade nessas crianças[82]

O fato de crianças vítimas de maus-tratos atribuírem mais facilmente intenções hostis a comportamentos ambíguos[83-85] pode também explicar o aumento da agressividade nessas crianças, já que elas tendem a reagir de acordo[86].

Déficit no reconhecimento emocional

Uma maior competência social em crianças está relacionada com o reconhecimento adequado das emoções. O reconhecimento facial é uma a habilidade visual muito desenvolvida nos humanos e desempenha um papel significativo nas interações sociais[87].

O reconhecimento de faces costuma ser subdividido em dois grupos distintos: um grupo compreende a percepção de aspectos invariáveis e estruturais de faces, como o reconhecimento da identidade dos indivíduos; e o outro grupo envolve a percepção da mímica facial. A percepção de movimentos faciais permite o reconhecimento das emoções, de modo que essa habilidade desempenha um papel central na comunicação e interação social.

As diferenças no reconhecimento emocional de crianças vítimas de maus-tratos podem ser explicadas parcialmente pelos modelos parentais[88]. Mães abusivas fisicamente produzem menos expressões faciais e menos vocalizações prototípicas de raiva, medo e felicidade[89]. Elas também promovem menos validação e mais invalidação emocional, o que pode levar a um maior risco para desregulação emocional nessas crianças[90]. Portanto, pais abusivos não apenas fornecem modelos atípicos de expressões faciais, mas também modelos alterados de resposta a essas emoções.

Estudo realizado com adolescentes vítimas de maus-tratos mostrou que o déficit no reconhecimento emocional varia de acordo com o tipo e intensidade de maus-tratos sofridos. Um estudo realizado com 50 adolescentes brasileiros que haviam sofrido diferentes tipos e intensidades de abusos avaliou a resposta ao teste de recohecimento emocional em faces humanas (ERTHF). Observou-se que adolescentes vítimas de negligência, que possuem menos interação com os cuidadores, apresentam maior dificuldade para diferenciar expressões faciais[91,92]. Por outro lado, crianças fisicamente abusadas, cuja interação com o cuidador é mais agressiva, têm um maior viés para identificar sentimentos como raiva[78,93,94].

Essas crianças apresentam dificuldades não apenas para reconhecer emoções, mas também para associar o estado emocional com o estímulo ambiental que gerou a emoção. Dessa forma, eventos tanto positivos, quanto negativos, ou neutros, podem ser desencadeantes de raiva ou medo[95].

A dificuldade para reconhecer emoções leva a uma dificuldade para responder apropriadamente quando os outros expressam suas emoções[96], bem como a uma dificuldade para prever as reações que seus próprios comportamentos negativos despertam nos outro[95]. Os comportamentos externalizantes exibidos por essas crianças provocam rejeição pelos pares, o que exacerba ainda mais seus problemas de comportamento[97]. A dificuldade no reconhecimento de emoções pode levar a dificuldades na regulação do comportamento, causando prejuízo no estabelecimento de relacionamentos saudáveis e ajuste social, levando a maior exclusão dessa população[92].

Resposta à recompensa

Crianças vítimas de maus-tratos e adultos que foram vítimas quando crianças são menos sensíveis a recompensa[98,99]. O circuito dopaminérgico mesolímbico que se projeta para os gânglios da base (incluindo estriado ventral e núcleo *accumbens*) está envolvido na resposta a recompensa e na antecipação da recompensa[100]. Em uma tarefa na qual participantes eram submetidos a recompensa, perda ou nenhum tipo de incentivo, Dillon et al. perceberam que adultos jovens que haviam sofrido maus-tratos na infância eram menos sensíveis a recompensa do que o grupo controle. Eles verificaram, ainda, que os indivíduos sem vivência de maus-tratos apresentavam grande ativação dos núcleos da base em resposta a recompensa, o que

não acontecia com participantes vítimas de maus-tratos[98]. Essa resposta reduzida pode ser o mecanismo através do qual essas crianças têm maior propensão a desenvolver um quadro depressivo. Um estudo que seguiu adolescentes dos 13 aos 15 anos que experimentaram negligência emocional mostrou menos mudança na atividade do estriado ventral em resposta a recompensa. As diferenças de atividade no núcleo estriado ventral estavam associadas a ocorrência de negligência emocional na infância e sintomas de depressão na adolescência[101].

RESILIÊNCIA

Quando confrontados com maus-tratos na infância, algumas crianças e adolescentes podem exibir um funcionamento adaptativo ao longo da vida, enquanto outros não. Esse processo de adaptação positiva frente a adversidades significativas é chamado de resiliência[102]. A resiliência de crianças vitimas de maus-tratos é resultado de uma interação complexa entre fatores biológicos, psicológicos e o contexto ambiental[103].

Vários estudos foram conduzidos com crianças e adolescentes vítimas de maus-tratos com o objetivo de avaliar os fatores relacionados à resiliência no nível individual, familiar e social. No nível individual, estudos apontaram que traços de personalidade (resiliência do ego e supercontrole do ego)[104], autoestima elevada[105], maior competência social[106,107], maior QI e capacidade de resolução de problemas são fatores relacionados a um melhor funcionamento psicossocial e maior resiliência.

Dentre os fatores de proteção no nível famíliar, a presença de cuidadores suportivos e um ambiente famíliar afetuoso e estável foram consistentemente relacionados à resiliência em indivíduos vítimas de maus-tratos[108,109]. Em uma amostra de jovens vítimas de abuso sexual, alta satisfação com o apoio emocional recebido dos pais no momento da descoberta do abuso estava relacionado a menor quantidade de sintomas depressivos, melhor autoestima e funcionamento psicossocial após um ano do evento[110].

Dentre os fatores sociais relacionados à resiliência, estudos reportaram a presença de apoio social dos amigos, vizinhança segura prévia, menor quantidade de comportamentos agressivos, melhor funcionamento escolar e maior funcionamento adaptativo (capacidade de lidar com demandas cotidianas e independência)[111,112].

Vale ressaltar que diferentes fatores de proteção foram identificados em diferentes faixas etárias. Em geral, fatores ambientais precoces, como cuidado materno e a qualidade de relacionamento com os pais, desempenharam um papel significativo ao longo da vida, embora especialmente na infância. À medida que as crianças crescem, uma quantidade maior de fatores contribui para a resiliência, ou seja, para adolescentes vítimas de maus-tratos além dos fatores familiares, fatores externos de proteção presentes no período do abuso, como a qualidade do ambiente escolar e do relacionamento com amigos, são importantes[107]. Daí a importância de desenvolver programas que proporcionem maior acolhimento e suporte aos adolescentes vítimas de maus-tratos[113-115]. Da mesma forma, é fundamental a realização de estudos em diferentes ambientes e culturas, pois os fatores promotores de resiliência podem mitigar o impacto dos maus-tratos em suas vítimas.

Avaliação

Embora em alguns casos a identificação do abuso infantil seja evidente (p. ex., se a criança tiver evidências de ferimentos físicos ou de se prostituir na presença de testemunhas), isso não é explicito na maioria dos casos, especialmente com relação à negligência. Os profissionais de saúde desempenham um papel fundamental na identificação de casos de maus-tratos[116].

É preciso distinguir entre uma avaliação de saúde mental de crianças nas quais há suspeita de maus-tratos e a entrevista forense – para obter fatos com o objetivo de ação legal. Idealmente, uma vez que os profissionais suspeitem da ocorrência de maus-tratos, eles devem denunciá-lo às autoridades apropriadas de acordo com a legislação; nessas circunstâncias, não é papel dos médicos investigar se os maus-tratos realmente ocorreram. A notificação da suspeita ou da ocorrência de maus-tratos pode proteger a criança e ajudar a família a receber assistência[117]. É importante reconhecer situações de alto risco e os sinais e sintomas de maus-tratos e fundamentar sua suspeita através de anamnese e exame físico cuidadosos, juntamente com avaliação social e psicológica.

Tabela 2 Sinais de maus-tratos

Abuso físico	▪ Presença de ferimentos inexplicáveis, como queimaduras, machucados ou fraturas ▪ A criança aparenta assustada, ansiosa, deprimida, retraída ou agressiva ▪ Parece ter medo de seus pais ▪ Abusa de animais ou animais de estimação
Abuso emocional	▪ Problemas psicológicos que vão desde a baixa autoestima, problemas no desenvolvimento moral e dificuldades em lidar com a agressividade e a sexualidade ▪ Distúrbios do controle de esfíncteres (enurese, escape fecal) ▪ Mostra comportamentos extremos, como ser excessivamente passivo ou agressivo ▪ É inapropriadamente mais desenvolvido (p. ex., parentalidade de outras crianças) ou mais infantil (p. ex., frequentemente batendo a cabeça) que o esperado para idade ▪ Atraso no desenvolvimento físico ou emocional ▪ Sinais de depressão ou pensamentos suicidas
Negligência	▪ Falta de atendimento médico necessário (incluindo imunizações), atendimento odontológico ou oftalmológico ▪ Com frequência encontra-se sujo e com odor corporal intenso ▪ Roupa insuficiente para o clima ▪ Abusa de álcool ou outras drogas ▪ Relata que não há ninguém em casa para prestar cuidados

(continua)

Tabela 2 Sinais de maus-tratos *(continuação)*

Abuso sexual	▪ Na grande maioria dos casos de abuso sexual não se constatam lesões físicas evidentes ▪ Presença de sangramento, hematomas ou inchaço em partes íntimas ▪ Mudança repentina no apetite; recusa escolar ▪ Demonstra conhecimento ou comportamento sexual bizarro, sofisticado ou incomum para idade

Fonte: Saperia, 2008[118].

Todas as informações devem ser consideradas criticamente e usadas pelo profissional de saúde para informar suspeitas clínicas consideradas no contexto de um possível diagnóstico diferencial.

Uma história cuidadosa e bem documentada é um elemento importante da avaliação médica. As informações que o profissional de saúde deve avaliar podem ter origem em diferentes fontes. Os pais ou outros responsáveis devem ser solicitados a descrever em detalhes os eventos que envolvem lesões ou alterações identificadas[119]. A melhor abordagem é permitir que o cuidador forneça uma narrativa sem interrupções, para que o histórico não seja influenciado pelas perguntas ou interpretações do entrevistador[120,121]. Alguns relatos suscitam suspeita, e incluem quando a história:

- Não é fornecida uma explicação (ou apenas uma explicação vaga) acerca das lesões ou suspeitas de abuso/maus-tratos.
- Existem contradições no relato fornecido pelo cuidador acerca dos fatos apurados pelo médico.
- É fornecida uma explicação inconsistente com o padrão, idade ou gravidade das lesões.
- É dada uma explicação inconsistente com as capacidades físicas e/ou de desenvolvimento da criança.
- Há um atraso notável inexplicável ou inesperado na procura de cuidados médicos.
- Diferentes testemunhas fornecem explicações marcadamente diferentes para a lesão ou lesões[120].

Crianças e adolescentes em idade escolar podem ser uma fonte valiosa de informações, mas recuperar e interpretar essas informações pode ser difícil. Eles podem ter sentimentos de lealdade ao agressor ou ter medo das repercussões, como serem removidos da casa da família, apesar do perigo pessoal[120,122]. As crianças mais jovens tendem a se lembrar de uma quantidade menor de informações e a fornecer relatos mais curtos de suas experiências do que as crianças mais velhas. Ainda mais, uma série de pesquisas mostra que, embora seja claramente possível obter informações confiáveis de crianças pequenas, isso exige uma boa técnica de entrevista e uma percepção realista das capacidades da criança[122,123].

Além da entrevista, observar as interações das crianças com seus cuidadores, bem como com outros parentes, pode revelar informações importantes. Do ponto de vista clínico, sabemos que crianças podem apresentar uma gama de comportamentos específicos com um cuidador e outros totalmente diferentes com outros[124]. A criança pode apresentar-se assustada, ansiosa ou evitando contato visual com um dos cuidadores. Além disso, pode demonstrar vínculo inseguro, manifestado por contato indiscriminado ou intensa busca de afeto, comportamentos agressivos ou inadequado à idade ou estágio de desenvolvimento, baixa autoestima e automutilação[121].

Uma vez realizada a suspeita de maus-tratos, a orientacão dos cuidadores é de extrema importância nessas situações. Deve-se orientar os familiares em relação às conseqüências deletérias dos maus-tratos para o desenvolvimento da criança e o papel fundamental que eles desempenham em mudar essa situação. O agressor também precisará ser alvo de atenção e ajuda, podendo ser encaminhado para cuidados especializados. Além disso, é necessário avaliar o risco imediato de reincidência dos maus-tratos e a potencial gravidade. Em algumas situações é indicada uma internação para avaliar melhor o caso, por exemplo, se há risco de vida envolvido. Caso não seja viável internar, é importante identificar um familiar ou vizinho que possa ajudar a proteger a criança[125].

Nos casos em que a história de maus-tratos está estabelecida, como crianças/adolescentes que são encaminhadas ao psiquiatra por abrigos, CREA ou por meio das equipes técnicas das Varas da Infância e Juventude, deve-se iniciar um período de "processo diagnóstico", no qual a criança/adolescente é avaliada por uma equipe multidisciplinar. A Tabela 3 apresenta as áreas de especificidade profissional que compõem a equipe[126].

Tabela 3 Áreas de especificidade profissional que compõem a equipe

Psiquiatra	Avaliação diagnóstica em psiquiatria; orientação aos responsáveis pelos cuidados das crianças. Encaminha, quando necessário, para avaliações complementares do funcionamento psíquico e exames subsidiários (laboratoriais e de imagem).
Pediatra	Avalia o estado da saúde global da criança/adolescente (inclui situação vacinal), solicita exames complementares quando necessário. Realiza o acompanhamento em puericultura, hebiatria e visando à promoção de saúde integral.
Psicologia	Avaliação do funcionamento cognitivo e emocional para o diagnóstico inicial; identifica possíveis fatores de risco que possam interferir no processo terapêutico.
Neuropsicologia	Realiza entrevistas, observações e aplica testes neuropsicológicos para pesquisa das funções mentais, cognitivas e intelectuais das crianças e adolescentes. Desenvolve pesquisas sobre o impacto neuropsicológico do abuso de substâncias e das vivências estressoras do ponto de vista afetivo-emocional.
Fonoaudiólogo	Avaliação do funcionamento da linguagem oral e escrita, fala, fluência e voz.

(continua)

Tabela 3 Áreas de especificidade profissional que compõem a equipe *(continuação)*

Psicopedagogia	Avalia o atual estágio educacional da criança/adolescente. Contata a escola frequentada pela criança, para completara avaliação inicial.
Fisioterapia	Avaliação cinéticas e/ou posturais, sintomas respiratórios decorrentes do uso abusivo de drogas ou patologias prévias que podem acentuar os sintomas e faz acompanhamento individual ou em grupo quando necessário.
Terapia ocupacional	Avaliação de habilidades da criança/adolescente que possam ser empregadas no plano de tratamento.
Serviço social	Auxilia a equipe de terapia familiar a localizar e contatar a família para convidá-la para avaliação inicial. Faz o diagnóstico da situação social da criança/adolescente e de sua família e a partir das demandas identificadas, busca instituições, ONG ou programas sociais governamentais e outros que possam auxiliar cada família. Faz contato com Conselhos Tutelares, Varas da Infância e Juventude, equipes técnicas de abrigos e CRECA, para orientações e acompanhamento de processos.
Arte-educação	Identifica o estado anímico e expressivo da criança e do jovem e suas necessidades. Coleta dados do universo simbólico cultural da criança/adolescente, o que significa perceber qual a percepção da visão de mundo desse jovem e como ele se posiciona e intervém nessa realidade (em particular os que vivem nas ruas, casas de acolhida, abrigos).

ASPECTOS LEGAIS

Os maus-tratos físicos e psicológicos a crianças e adolescentes atentam contra sua saúde física, mental, moral, espiritual e social. No Brasil, crianças e adolescentes são protegidos por várias normativas jurídicas e institucionais que garantem, ao menos na letra da lei, seus direitos humanos fundamentais. O atual Direito Constitucional da Infância e Adolescência, expresso no Brasil pela Constituição Federal de 1988, em seu artigo 227, prescreve: "É dever da família, da sociedade e do Estado assegurar à criança e ao adolescente, com absoluta prioridade, o direito à saúde, à vida, à alimentação, à educação, ao lazer, à profissionalização, à cultura, à dignidade, ao respeito, à liberdade e à convivência familiar e comunitária, além de colocá-los a salvo de toda forma de negligência, discriminação, exploração, violência, crueldade e opressão"[127].

O Estatuto da Criança e do Adolescente (ECA), Lei n. 8.069/90, de 13 de julho de 1990, concretiza um notável avanço democrático ao regulamentar as conquistas relativas aos direitos de criança e adolescente consubstanciadas no art. 227 da Constituição Federal de 1988. O ECA é a regulamentação num sentido amplo do art. 227 da Constituição, reconhecendo e garantindo os direitos das crianças e dos adolescentes. A criação do ECA representou um marco no enfrentamento dos maus-tratos contra crianças e adolescentes.

A Lei n. 12.010 de 3 de agosto de 2009 reformulou algumas diretrizes, a fim de melhor esclarecê-las e garantir que tais normativas fossem ao encontro dos avanços da sociedade.

O cumprimento dos direitos garantidos pelo ECA é amparado pelo Conselho Tutelar, que é um órgão permanente e autônomo, mantido com recursos públicos. De acordo com o ECA, os municípios deverão ter pelo menos um Conselho Tutelar, composto por cinco membros eleitos diretamente a cada três anos pela comunidade que reside em sua área de abrangência[128].

Segundo os preceitos legais contidos na Lei Federal n. 8.069/90 ECA, qualquer pessoa pode denunciar suspeitas de abuso ou negligência infantil, mas para os profissionais de saúde a notificação é obrigatória e a responsabilidade é intransferível. Segundo a Portaria 104, de 25 de janeiro de 2011, a suspeita de ocorrência de maus-tratos contra crianças e adolescentes é de notificação compulsória.

PREVENÇÃO

A prevenção de maus-tratos na infância e adolescência requer abordagens em diferentes níveis de prevenção e podem ser organizados em uma estrutura de programas primários, secundários e terciários[129].

Os programas de prevenção primária são direcionados à população para evitar maus-tratos antes que ocorram; os programas de prevenção secundária são direcionados a indivíduos ou famílias considerados de maior risco de abuso ou negligência; e programas terciários são direcionados a famílias nas quais os maus-tratos já ocorreram. Estes envolvem reabilitação de vítimas e tentativas de interromper a repetição envolvendo a criança, a família e o agressor[130].

Os esforços de prevenção primária incluem a efetiva implementação das políticas públicas, com garantia de acesso aos direitos fundamentais como educação, emprego, saúde, habitação e assistência social com qualidade. Outras estratégias incluem o desenvolvimento de campanhas de conscientização pública sobre os maus-tratos, com vistas ao seu reconhecimento precoce, atendimento e prevenção de novos casos; educação sobre parentalidade adequada por meio de anúncios ou programas de mídia.

Em nível de prevenção secundária, propõe-se identificar os casos, seu diagnóstico e intervenção precoces. As atividades de prevenção da violência devem atuar em articulação com os outros setores, como a Educação, a Assistência Social, a Justiça, entre outros. Fortes evidências apontam que programas focados na melhoria da parentalidade e apoio dos pais são eficazes na prevenção de maus-tratos na infância. Os dois modelos mais amplamente avaliados e amplamente aplicados para o cumprimento dessas estratégias são os programas de visitas domiciliares e o treinamento em pais[131,132]. Os programas de visitas domiciliares proporcionam um profissional para trabalhar com as famílias em seu próprio ambiente. Durante as visitas domiciliares, são oferecidos informações e apoio, além de outros serviços que visam melhorar o funcionamento da família. Os serviços podem incluir uma avaliação das necessidades, gerenciamento de casos, educação, suporte emocional e modelagem de papéis. Os visitantes domiciliares ajudam as famílias a acessar os serviços necessários, como seguro de saúde, tratamento de saúde mental e abuso de substâncias e assistência habitacional. A maioria dos programas começa durante a gravidez ou logo após o nascimento. Os programas de treinamento para pais têm como objetivo educar os pais sobre o desenvolvimento infantil e ajudá-los a melhorar suas habilidades no manejo do comportamento de seus filhos. Os componentes do programa podem incluir promoção de carinho e interações positivas, comunicação emocional e abordagens disciplinares. Os programas podem ser entregues em casa ou em outro ambiente – como escolas ou clínicas – onde os futuros pais e novos pais podem ser alcançados[133].

O nível terciário refere-se ao atendimento em serviços hospitalares e institucionais, configurando-se em ações de maior complexidade no atendimento. A adequada organização dos serviços de saúde é fundamental para a funcionalidade da atuação frente aos casos de violência.

Uma revisão recente analisou em países da União Europeia as políticas nacionais empregadas para lidar com os maus-tratos infantis. Dos 40 países 30 tinham programas para pais e de conscientização pública dentro de suas políticas. Enquanto 28 possuíam programas escolares de prevenção à violência, 32 tinham alguma forma de treinamento de capacitação para indivíduos que trabalham com crianças e 35 tiveram intervenções na comunidade para ajudar a construir a responsabilidade coletiva pelo bem-estar da criança. Por outro lado, a falta de orçamentos claramente definidos e objetivos quantificados foram os maiores obstáculos identificados nas políticas nacionais analisadas, presentes em apenas 34 e 6% das políticas nacionais, respectivamente[134].

É importante que os formuladores de políticas e os profissionais considerem questões culturais nos esforços de prevenção, dando atenção a como os pais se envolvem em suas comunidades culturais, como a cultura molda as abordagens dos pais e as implicações que podem ter para programas direcionados de prevenção e intervenção contra maus-tratos infantis[135]. Para ajudar a mudar as normas sociais e culturais, a conscientização pública e as campanhas na mídia podem desempenhar um papel importante.

No Brasil, principalmente a partir do Estatuto da Criança e do Adolescente, em 1990, várias iniciativas foram implantadas visando à sua proteção. Em 2013 houve a implantação de um Sistema de Informação para a Infância e Adolescência (Sipia)[3], ligado ao Ministério da Justiça, para o monitoramento contínuo da situação de proteção à criança e ao adolescente, porém com acesso ainda restrito aos Conselhos Tutelares e às Unidades/Programas de Atendimento Socioeducativo[136].

INTERVENÇÃO

Os tratamentos propostos para vítimas de maus-tratos depende de muitos fatores, incluindo a idade e nível de desenvolvimento na criança, tipo de maus-tratos e fatores de estresse relacionados ao ambiente. Por esse motivo, diversas propostas de tratamento foram desenvolvidas, incluindo intervenções para tipos específicos de maus-tratos. Muitos estudos documentaram tratamentos e intervenções em crianças vítimas de abuso sexual, abuso físico e uma quantidade menor referente a negligência e exposição a violência. Dentre as abordagens podemos citar uso de fármacos, terapia cognivo-comportamental focada no trauma (TCC-FT), terapia EMDR ("*eye movement desensitisation and reprocessing*"), terapia familiar e estratégias multidisciplinares[137,138].

PROGRAMA EQUILÍBRIO

O programa Equilíbrio surgiu, na cidade de São Paulo, a partir de uma parceria entre o Instituto de Psiquiatria do HC-FMUSP e a prefeitura, para prestar atendimento a crianças e adolescentes em situação de vulnerabilidade social. O desenvolvimento do programa surgiu a partir do entendimento de que havia uma necessidade de fornecer um espaço em que essas crianças pudessem desenvolver atividades saudáveis, descobrindo novas habilidades, além de ter um suporte de saúde multidisciplinar, passando, assim, a funcionar em um clube esportivo municipal[138].

A equipe era composta por: psiquiatria, pediatria, psicologia, neuropsicologia, fonoaudiologia, psicopedagogia, fisioterapia, terapia ocupacional, serviço social, arte e educação, enfermagem e psicologia familiar. Para cada criança era designado um gerente de caso, que ficava responsável por coordenar os cuidados de saúde propostos. Após a avaliação inicial, a criança tinha seu projeto terapêutico desenvolvido baseado em suas necessidades. A equipe buscava ainda favorecer a aproximação da família e acompanhava longitudinalmente o processo de reintegração sociofamiliar.

Na população atendida, a faixa etária predominante era de 12 a 17 anos, sendo 68,2% do sexo masculino. Verificou-se que a ocorrência de alguma forma de abuso, físico e/ou sexual, foi de 86,8%, sendo 52,7% de abuso físico, 24,8% de abuso sexual e em 9,3% foram constatados os dois tipos de abuso[115].

A efetividade do programa foi comprovada e ele mostrou ser capaz de melhorar o funcionamento global das crianças atendidas após 6 meses de acompanhamento. As crianças mais novas tiveram maior aderência ao tratamento e as que sofreram abuso emocional e negligência foram as que melhor responderam às intervenções. Provavelmente o suporte dado pela equipe, principalmente através do gerente de caso, já era suficiente para promover fatores ambientais de resiliência e melhorar o funcionamento da criança atendida. Esse modelo favorecia também o vínculo dessas crianças com uma figura de cuidado, que desencorajava o abandono do tratamento. Já aquelas com vivência mais grave e maus-tratos necessitavam de maior tempo de acompanhamento e intervenções mais específicas[20,25].

> ### Para aprofundamento
>
> - Salhi C, Beatriz E, McBain R, McCoy D, Sheridan M, Fink G. Physical discipline, deprivation, and differential risk of developmental delay across 17 countries. J Am Acad Child Adolesc Psychiatry. 2020;S0890-8567(20)30163-5.
>   ⇨ Este texto discute associações entre maus-tratos e atraso no desenvolvimento socioemocional e cognitivo de crianças.
> - Teicher M, Samson J, Anderson C, Anderson CM, Ohashi K. The effects of childhood maltreatment on brain structure, function and connectivity. Nat Rev Neurosci. 2016;17:652-66. Disponível em: https://doi.org/10.1038/nrn.2016.111.
>   ⇨ Este artigo explica as principais alterações nos circuitos cerebrais decorrentes da exposição aos maus-tratos na infância, bem como a possível correlação com a psicopatologia.
> - Mark W, Fox NA, Zeanah CH, Nelson CA. Effect of Foster Care Intervention on trajectories of general and specific psychopathology among children with histories of institutional rearing: a randomized clinical trial. JAMA Psychiatry. 2018;75(11):1137-45.
>   ⇨ Este estudo é um dos mais importantes que avaliam os impactos da adoção de crianças institucionalizadas na psicopatologia.

 ## REFERÊNCIAS BIBLIOGRÁFICAS

1. World Health Organization. Global status report on violence prevention. 2014.
2. World Health Organization. Report of the Consultation on Child Abuse Prevention. Geneva: World Health Organization; 1999.
3. U.S. Department of Health & Human Services. Child Maltreatment. 2017. Children's Bureau; 2017.
4. Rates MMM, Mascarenhas M, Malta C. Violência infantil: uma análise das notificações compulsórias, Brasil 2011. Ciência & Saúde Coletiva. 2015;20:655-65.
5. Viola TW, Salum GA, Kluwe-Schiavon B, Sanvicente-Vieira B, Levandowski ML, Grassi-Oliveira R. The influence of geographical and economic factors in estimates of childhood abuse and neglect using the Childhood Trauma Questionnaire: a worldwide meta-regression analysis. Child Abuse Negl. 2016;51:1-11.
6. Stoltenborgh M, Bakermans-Kranenburg MJ, Alink LRA, van IJzendoorn MH. The prevalence of child maltreatment across the globe: review of a series of meta-analyses. Child Abuse Review. 2015.
7. Jenny C, Isaac R. The relation between child death and child maltreatment. Archives of disease in childhood. 2006;91(3).
8. Youssef RM, Salah-El-Din Attia M, Kamel MI. Children experiencing violence. I: Parental use of corporal punishment. Child Abuse & Neglect. 1998;22(10).
9. Moody G C-JR, Hood K, Kemp A, Robling M. Establishing the international prevalence of self-reported child maltreatment: a systematic review by maltreatment type and gender. BMC Public Health. 2018;18(1).
10. Lawrence R. Understanding fatal assault of children: a typology and explanatory theory. Children and youth services review. 2004;26(9):837-52.

11. Nunes J, Sales C. Violence against children in brazilian scenery. Ciencia & Saude Coletiva. 2016;21(3).
12. Child Welfare Information Gateway. Child Abuse and Neglect Fatalities 2017: Statistics and Interventions – Child Welfare Information Gateway 2017. Disponível em: https://www.childwelfare.gov/pubs/factsheets/fatality/.
13. Gwirtzman LW. Prevention of child maltreatment. Pediatr Clin North Am. 2014;61(5).
14. Ammerman RT HM, van Hasselt VB, Lubetsky MJ, Sieck WR. Maltreatment in psychiatrically hospitalized children and adolescents with developmental disabilities: prevalence and correlates. J Am Acad Child and Adolescent Psychiatry. 1994;33(4).
15. Sullivan PM, Knutson JF. Maltreatment and disabilities: a population-based epidemiological study. PsycNET. Child Abuse & Neglect. 2000;24:1257-73.
16. Gateway CWI. Child abuse and neglect fatalities 2017: statistics and interventions – Child Welfare Information Gateway 2017. Disponível em: https://www.childwelfare.gov/pubs/factsheets/fatality/.
17. Stith SM, Liu T, Davies LC, Boykin EL, Alder MC, Harris EL, et al. Risk factors in child maltreatment: a meta-analytic review of the literature. Aggression and Violent Behavior. 2009;14(1):13-9.
18. Boulet M, Ethier L, Couture G. Life events and trauma in chronic negligent mothers. Sante mentale au Quebec. 2004;29(1).
19. Thornberry T, Henry K, Smith C, Ireland T, Greenman S, Lee R. Breaking the cycle of maltreatment: the role of safe, stable, and nurturing relationships. J Adolescent Health. 2013;53(4 Suppl).
20. Scivoletto S, Oliveira A, Oliveira C, Ramos F, Souza A, Chelotti Z, et al. Implantação do Programa Equilíbrio: desafios de uma equipe multidisciplinar no trabalho de integração sócio familiar de crianças e adolescentes em situação de risco em vulnerabilidade social. Atenção em saúde mental para crianças e adolescentes no SUS. 1. ed. São Paulo: Hucitec. p. 231-47. In: Hucitec E, ed. Atenção em Saúde Mental para Crianças e Adolescentes no SUS. 12010. p. 231-47.
21. Hussey M, Chang J, Kotch B. Child maltreatment in the United States: prevalence, risk factors, and adolescent health consequences. Pediatrics. 2006;118(3).
22. Doidge C, Higgins J, Delfabbro P, Segal L. Risk factors for child maltreatment in an australian population-based birth cohort. Child Abuse & Neglect. 2017;64.
23. Gracia E, López-Quílez A, Marco M, Lila M. Mapping child maltreatment risk: a 12-year spatio-temporal analysis of neighborhood influences. Int J Health Geographics. 2017;16(1).
24. Ito Y, Teicher MH, Glod CA, Harper D, Magnus E, Gelbard HA. Increased prevalence of electrophysiological abnormalities in children with psychological, physical, and sexual abuse. J Neuropsychiatry Clin Neurosci. 1993;5(4):401-8.
25. Schiffer F, Teicher MH, Papanicolaou AC. Evoked potential evidence for right brain activity during the recall of traumatic memories. J Neuropsychiatry Clin Neurosci. 1995;7(2):169-75.
26. Teicher MH. Scars that won't heal: the neurobiology of child abuse. Sci Am. 2002;286(3):68-75.
27. Teicher MH, Samson JA, Anderson CM, Ohashi K. The effects of childhood maltreatment on brain structure, function and connectivity. Nat Rev Neurosci. 2016;17(10):652-66.
28. Gunnar M, Quevedo K. The neurobiology of stress and development. Ann Rev Psychol. 2007;58.
29. Ungar M. Resilience after maltreatment: the importance of social services as facilitators of positive adaptation. Child Abuse & Neglect. 2013;37(2-3).
30. Hart J, Gunnar M, Cicchetti D. Salivary cortisol in maltreated children: evidence of relations between neuroendocrine activity and social competence. Development and Psychopathology. 1995;7(1):11-26.
31. Carrion G, Weems F, Ray D, Glaser B, Hessl D, Reiss L. Diurnal salivary cortisol in pediatric posttraumatic stress disorder. Biological Psychiatry. 2002;51(7).
32. Doom R, Cicchetti D, Rogosch A. Longitudinal patterns of cortisol regulation differ in maltreated and nonmaltreated children. J Am Acad Child and Adolescent Psychiatry. 2014;53(11).
33. Tarullo A, Gunnar M. Child maltreatment and the developing HPA axis. Hormones and Behavior. 2006;50(4).
34. Gunnar M, Vazquez D. Low cortisol and a flattening of expected daytime rhythm: potential indices of risk in human development. Development and Psychopathology. 2001;13(3).
35. Silverman N, Esther S. Glucocorticoid regulation of inflammation and its functional correlates: from hpa axis to glucocorticoid receptor dysfunction. Ann New York Academy of Sciences. 2012;1261.
36. Miller GE, Chen E, Parker KJ. Psychological stress in childhood and susceptibility to the chronic diseases of aging: moving toward a model of behavioral and biological mechanisms. Psychological Bulletin. 2011;137(6).
37. Baldwin R, Arseneault L, Caspi A, Fisher H, Moffitt T, Odgers C, et al. Childhood victimization and inflammation in young adulthood: a genetically sensitive cohort study. Brain, Behavior, and Immunity. 2018;67.
38. Fagundes CP, Glaser R, Kiecolt-Glaser JK. Stressful early life experiences and immune dysregulation across the lifespan. Brain, Behavior, and Immunity. 2013;27(1).
39. Silverman MN, Sternberg EM. Glucocorticoid regulation of inflammation and its functional correlates: from hpa axis to glucocorticoid receptor dysfunction. Ann New York Academy of Sciences. 2012;1261.
40. Sinha R, Ania M. Stress as a common risk factor for obesity and addiction. Biological Psychiatry. 2013;73(9).
41. Dube R, Fairweather D, Pearson S, Felitti J, Anda F, Croft B. Cumulative childhood stress and autoimmune diseases in adults. Psychosomatic Medicine. 2009;71(2).
42. Hughes K, Bellis MA, Hardcastle KA, Sethi D, Butchart A, Mikton C, et al. The effect of multiple adverse childhood experiences on health: a systematic review and meta-analysis. The Lancet Public Health. 2017;2(8).
43. 43. Takesian AE, Hensch TK. Balancing plasticity/stability across brain development. Prog Brain Res. 2013;207:3-34.
44. Tomoda A, Sheu YS, Rabi K, Suzuki H, Navalta CP, Polcari A, et al. Exposure to parental verbal abuse is associated with increased gray matter volume in superior temporal gyrus. Neuroimage. 2011;54(Suppl 1):S280-6.
45. Choi J, Jeong B, Rohan ML, Polcari AM, Teicher MH. Preliminary evidence for white matter tract abnormalities in young adults exposed to parental verbal abuse. Biol Psychiatry. 2009;65(3):227-34.
46. Stivanin L, Oliveira CC, Santos FP, Santos BD, Scivoletto S. Co-occurrence of communication disorder and psychiatric disorders in maltreated children and adolescents: relationship with global functioning. Braz J Psychiatry. 2016;38(1):39-45.
47. Tomoda A, Polcari A, Anderson CM, Teicher MH. Reduced visual cortex gray matter volume and thickness in young adults who witnessed domestic violence during childhood. PLoS One. 2012;7(12):e52528.
48. Choi J, Jeong B, Polcari A, Rohan ML, Teicher MH. Reduced fractional anisotropy in the visual limbic pathway of young adults witnessing domestic violence in childhood. Neuroimage. 2012;59(2):1071-9.
49. Tomoda A, Navalta CP, Polcari A, Sadato N, Teicher MH. Childhood sexual abuse is associated with reduced gray matter volume in visual cortex of young women. Biol Psychiatry. 2009;66(7):642-8.
50. Heim CM, Mayberg HS, Mletzko T, Nemeroff CB, Pruessner JC. Decreased cortical representation of genital somatosensory field after childhood sexual abuse. Am J Psychiatry. 2013;170(6):616-23.
51. Hein C, Monk S. research review: neural response to threat in children, adolescents, and adults after child maltreatment – a quantitative meta--analysis. J Child Psychology and Psychiatry, and Allied Disciplines. 2017;58(3).
52. Morris JS, Ohman A, Dolan RJ. A subcortical pathway to the right amygdala mediating "unseen" fear. Proc Natl Acad Sci USA. 1999;96(4):1680-5.
53. Dannlowski U, Kugel H, Huber F, Stuhrmann A, Redlich R, Grotegerd D, et al. Childhood maltreatment is associated with an automatic negative emotion processing bias in the amygdala. Hum Brain Mapp. 2013;34(11):2899-909.
54. Garrett A, Cohen JA, Zack S, Carrion V, Jo B, Blader J, et al. Longitudinal changes in brain function associated with symptom improvement in youth with PTSD. J Psychiatr Res. 2019;114:161-9.
55. Teicher MH, Dumont NL, Ito Y, Vaituzis C, Giedd JN, Andersen SL. Childhood neglect is associated with reduced corpus callosum area. Biol Psychiatry. 2004;56(2):80-5.
56. Rauch SL, van der Kolk BA, Fisler RE, Alpert NM, Orr SP, Savage CR, et al. A symptom provocation study of posttraumatic stress disorder using

positron emission tomography and script-driven imagery. Arch Gen Psychiatry. 1996;53(5):380-7.

57. Luders E, Narr KL, Bilder RM, Thompson PM, Szeszko PR, Hamilton L, et al. Positive correlations between corpus callosum thickness and intelligence. Neuroimage. 2007;37(4):1457-64.

58. Teicher MH, Anderson CM, Ohashi K, Polcari A. Childhood maltreatment: altered network centrality of cingulate, precuneus, temporal pole and insula. Biol Psychiatry. 2014;76(4):297-305.

59. Cohen P, Brown J, Smaile E. Child abuse and neglect and the development of mental disorders in the general population. Dev Psychopathol. 2001;13(4):981-99.

60. Famularo R, Kinscherff R, Fenton T. Psychiatric diagnoses of maltreated children: preliminary findings. J Am Acad Child Adolesc Psychiatry. 1992;31(5):863-7.

61. Johnson JG, Cohen P, Brown J, Smailes EM, Bernstein DP. Childhood maltreatment increases risk for personality disorders during early adulthood. Arch Gen Psychiatry. 1999;56(7):600-6.

62. Luntz BK, Widom CS. Antisocial personality disorder in abused and neglected children grown up. Am J Psychiatry. 1994;151(5):670-4.

63. Thornberry TP, Henry KL, Ireland TO, Smith CA. The causal impact of childhood-limited maltreatment and adolescent maltreatment on early adult adjustment. J Adolesc Health. 2010;46(4):359-65.

64. Brown J, Cohen P, Johnson JG, Smailes EM. Childhood abuse and neglect: specificity of effects on adolescent and young adult depression and suicidality. J Am Acad Child Adolesc Psychiatry. 1999;38(12):1490-6.

65. Crusto CA, Whitson ML, Walling SM, Feinn R, Friedman SR, Reynolds J, et al. Posttraumatic stress among young urban children exposed to family violence and other potentially traumatic events. J Trauma Stress. 2010;23(6):716-24.

66. Milot T, Ethier LS, St-Laurent D, Provost MA. The role of trauma symptoms in the development of behavioral problems in maltreated preschoolers. Child Abuse Negl. 2010;34(4):225-34.

67. Noll JG, Trickett PK, Harris WW, Putnam FW. The cumulative burden borne by offspring whose mothers were sexually abused as children: descriptive results from a multigenerational study. J Interpers Violence. 2009;24(3):424-49.

68. Scott KM, Smith DR, Ellis PM. Prospectively ascertained child maltreatment and its association with DSM-IV mental disorders in young adults. Arch Gen Psychiatry. 2010;67(7):712-9.

69. Widom CS, DuMont K, Czaja SJ. A prospective investigation of major depressive disorder and comorbidity in abused and neglected children grown up. Arch Gen Psychiatry. 2007;64(1):49-56.

70. Arseneault L, Cannon M, Fisher HL, Polanczyk G, Moffitt TE, Caspi A. Childhood trauma and children's emerging psychotic symptoms: A genetically sensitive longitudinal cohort study. Am J Psychiatry. 2011;168(1):65-72.

71. Widom CS, Czaja SJ, Paris J. A prospective investigation of borderline personality disorder in abused and neglected children followed up into adulthood. J Pers Disord. 2009;23(5):433-46.

72. Silva TF, Cunha PJ, Scivoletto S. High rates of psychiatric disorders in a sample of Brazilian children and adolescents living under social vulnerability – urgent public policies implications. Braz J Psychiatry. 2010;32(2):195-6.

73. Ferguson C. Spanking, corporal punishment and negative long-term outcomes: a meta-analytic review of longitudinal studies. Clinical Psychology Rev. 2013;33(1).

74. DeBellis M, Woolley D, Hooper S. Neuropsychological findings in pediatric maltreatment: relationship of ptsd, dissociative symptoms, and abuse/neglect indices to neurocognitive outcomes. Child Maltreatment. 2013;18(3).

75. Kavanaugh B, Holler K. brief report: neurocognitive functioning in adolescents following childhood maltreatment and evidence for underlying planning & organizational deficits. Child Neuropsychology. 2015;21(6).

76. Cowell R, Cicchetti D, Rogosch F, Toth S. Childhood maltreatment and its effect on neurocognitive functioning: timing and chronicity matter. Development and psychopathology. 2015;27(2).

77. Oliveira P. Perfil neuropsicológico e psiquiátrico de adolescentes submetidos a maus-tratos. Universidade de São Paulo; 2011.

78. Pollak SD, Tolley-Schell SA. Selective attention to facial emotion in physically abused children. J Abnorm Psychol. 2003;112(3):323-38.

79. Gibb BE, Schofield CA, Coles ME. Reported history of childhood abuse and young adults' information-processing biases for facial displays of emotion. Child Maltreat. 2009;14(2):148-56.

80. Pollak D, Sinha P. Effects of early experience on children's recognition of facial displays of emotion. Developmental Psychology. 2002;38(1):784-91.

81. Masten CL, Guyer AE, Hodgdon HB, McClure EB, Charney DS, Ernst M, et al. Recognition of facial emotions among maltreated children with high rates of post-traumatic stress disorder. Child Abuse Negl. 2008;32(1):139-53.

82. Briggs-Gowan MJ, Pollak SD, Grasso D, Voss J, Mian ND, Zobel E, et al. Attention bias and anxiety in young children exposed to family violence. J Child Psychol Psychiatry. 2015;56(11):1194-201.

83. Crick R, Dodge A. A review and reformulation of social information-processing mechanisms in children's social adjustment. 1994. p. 74-101.

84. Dodge KA. Social-cognitive mechanisms in the development of conduct disorder and depression. Annu Rev Psychol. 1993;44:559-84.

85. Keil V, Price M. Social information-processing patterns of maltreated children in two social domains. Journal of Applied Developmental Psychology. 2009;30(1):43-52.

86. Dodge KA, Pettit GS, Bates JE, Valente E. Social information-processing patterns partially mediate the effect of early physical abuse on later conduct problems. J Abnorm Psychol. 1995;104(4):632-43.

87. Leppanen JM, Hietanen JK. Emotion recognition and social adjustment in school-aged girls and boys. Scand J Psychol. 2001;42(5):429-35.

88. Brownell CA, Svetlova M, Anderson R, Nichols SR, Drummond J. Socialization of early prosocial behavior: parents' talk about emotions is associated with sharing and helping in toddlers. Infancy. 2013;18:91-119.

89. Shackman JE, Fatani S, Camras LA, Berkowitz MJ, Bachorowski JA, Pollak SD. Emotion expression among abusive mothers is associated with their children's emotion processing and problem behaviours. Cogn Emot. 2010;24(8):1421-30.

90. Shipman L, Schneider R, Fitzgerald M, Sims C, Swisher L, Edwards A. Maternal emotion socialization in maltreating and non maltreating families: implications for children's emotion regulation. Social Development. 2007;16:268-85.

91. Doretto V, Scivoletto S. Effects of early neglect experience on recognition and processing of facial expressions: a systematic review. Brain Sci. 82018.

92. Marta GR, Doretto VF, Scivoletto S. Maltreatment and emotion recognition among brazilian adolescents. Front Psychiatry. 2018;9.

93. Pollak SD, Cicchetti D, Hornung K, Reed A. Recognizing emotion in faces: developmental effects of child abuse and neglect. Dev Psychol. 2000;36(5):679-88.

94. Silva Ferreira G, Crippa J, de Lima Osório F. Facial Emotion processing and recognition among maltreated children: a systematic literature review. Frontiers in psychology. 2014;5.

95. Perlman SB, Kalish CW, Pollak SD. The role of maltreatment experience in children's understanding of the antecedents of emotion. Cognition and Emotion. 2008;22(4):651-70.

96. Klimes-Dougan B, Kistner J. Physically abused preschoolers' responses to peers' distress. Developmental Psychology. 1990;26(4):599-602.

97. Kim J, Cicchetti D. Longitudinal pathways linking child maltreatment, emotion regulation, peer relations, and psychopathology. J Child Psychol Psychiatry. 2010;51(6):706-16.

98. Dillon DG, Holmes AJ, Birk JL, Brooks N, Lyons-Ruth K, Pizzagalli DA. Childhood adversity is associated with left basal ganglia dysfunction during reward anticipation in adulthood. Biol Psychiatry. 2009;66(3):206-13.

99. Guyer AE, Kaufman J, Hodgdon HB, Masten CL, Jazbec S, Pine DS, et al. Behavioral alterations in reward system function: the role of childhood maltreatment and psychopathology. J Am Acad Child Adolesc Psychiatry. 2006;45(9):1059-67.

100. Dunlop BW, Nemeroff CB. The role of dopamine in the pathophysiology of depression. Arch Gen Psychiatry. 2007;64(3):327-37.

101. Hanson JL, Nacewicz BM, Sutterer MJ, Cayo AA, Schaefer SM, Rudolph KD, et al. Behavioral problems after early life stress: contributions of the hippocampus and amygdala. Biol Psychiatry. 2015;77(4):314-23.

102. Luthar SS, Cicchetti D, Becker B. The construct of resilience: a critical evaluation and guidelines for future work. Child Dev. 2000;71(3):543-62.

103. Cicchetti D, Rogosch F. Gene × Environment interaction and resilience: effects of child maltreatment and serotonin, corticotropin releasing hormone, dopamine, and oxytocin genes. Development and psychopathology. 2012;24(2).

104. Cicchetti D, Rogosch F. Personality, adrenal steroid hormones, and resilience in maltreated children: a multilevel perspective. Development and Psychopathology. 2007;19(3).

105. Cicchetti D, Rogosch F. The role of self-organization in the promotion of resilience in maltreated children. Development and Psychopathology. 1997;9(4).

106. Miller-Graff L, Howell K, Martinez-Torteya C, Grein K. Direct and indirect effects of maltreatment and social support on children's social competence across reporters. Child psychiatry and human development. 2017;48(5).

107. Meng X, Fleury M, Xiang Y, Li M, D'Arcy C. Resilience and protective factors among people with a history of child maltreatment: a systematic review. Social Psychiatry and Psychiatric Epidemiology. 2018;53(5).

108. Sagy S, Dotan N. Coping resources of maltreated children in the family: a salutogenic approach. Child Abuse & Neglect. 2001;25(11).

109. Afifi T, Macmillan H. Resilience following child maltreatment: a review of protective factors. Can J Psychiatry. 2011;56(5).

110. Rosenthal S, Feiring C, Taska L. Emotional support and adjustment over a year's time following sexual abuse discovery. Child Abuse & Neglect. 2003;27(6).

111. Collishaw S, Pickles A, Messer J, Rutter M, Shearer C, Maughan B. Resilience to adult psychopathology following childhood maltreatment: evidence from a community sample. Child Abuse & Neglect. 2007;31(3).

112. DuMont A, Widom S, Czaja J. Predictors of resilience in abused and neglected children grown-up: the role of individual and neighborhood characteristics. Child Abuse & Neglect. 2007;31(3).

113. Marques AH, Oliveira PA, Scomparini LB, Silva UM, Silva AC, Doretto V, et al. Community-based global health program for maltreated children and adolescents in Brazil: The Equilibrium Program. Front Psychiatry. 2015;6:102.

114. Scivoletto S, Medeiros Filho MVD, Stefanovics E, Rosenheck RA. Global mental health reforms: challenges in developing a community-based program for maltreated children and adolescents in Brazil. Psychiatric Services. 2014;65:138-40.

115. Stefanovics EA, Filho MV, Rosenheck RA, Scivoletto S. Functional outcomes of maltreated children and adolescents in a community-based rehabilitation program in Brazil: six-month improvement and baseline predictors. Child Abuse Negl. 2014;38(7):1231-7.

116. Dubowicz H. Preventing child neglect and physical abuse: a role for pediatricians. Pediatrics in Review. 2002;23(6).

117. UNICEF. 2016 Annual Results Reports. 2017.

118. Saperia J, Lakhanpaul M, Kemp A, Glaser D. When to suspect child maltreatment: summary of NICE Guidance. BMJ (Clinical research ed). 2009;339.

119. Zeanah CH, Humphreys KL. Child abuse and neglect. J Am Academy of Child & Adolescent Psychiatry. 2018;57(9):637-44.

120. Christian CW. The evaluation of suspected child physical abuse. Pediatrics. 2015;135(5).

121. Saperia J, Lakhanpaul M, Kemp ADG. When to suspect child maltreatment: summary of NICE Guidance. BMJ (Clinical research ed). 2009;339.

122. Stirling J. The conversation: interacting with parents when child abuse is suspected. Pediatr Clin North Am. 2014;61(5).

123. Lamb M, Orbach Y, Hershkowitz I, Esplin P, Horowitz D. A structured forensic interview protocol improves the quality and informativeness of investigative interviews with children: a review of research using the NICHD Investigative Interview Protocol. Child Abuse & Neglect. 2007;31(11-12).

124. Zeanah CH, Scheeringa M, Boris NW, Heller SS, Smyke AT, Trapani J. Reactive attachment disorder in maltreated toddlers. Child Abuse & Neglect. 2004;28(8).

125. Guia de atuação frente a maus-tratos na infância e na adolescência: orientações para pediatras e demais profissionais da saúde. [Internet]. 2019 [cited 10/03/2020]. Disponível em: https://brasil.campusvirtualsp.org/node/180593.

126. Scivoletto S, Oliveira PA, Oliveira CCC, Ramos LF, Souza A, Chelotti GSZ, et al. Implantação do Programa Equilíbrio: desafios de uma equipe multidisciplinar no trabalho de integração sócio familiar de crianças e adolescentes em situação de risco em vulnerabilidade social. Atenção em Saúde Mental para Crianças e Adolescentes no SUS. 1ª ed. São Paulo: Hucitec, 1, 231-47.

127. Ferreira C, Silva L, Gontijo ED. Promoção dos direitos da criança e prevenção de maus-tratos infantis. Ciencia Saude Coletiva. 2019;2020(20).

128. Calza Z, Dell'Aglio D, Castellá Sarriera J. Direitos da criança e do adolescente e maus-tratos: epidemiologia e notificação. Revista da SPAGESP. 2016;17(1):14-27.

129. Covington T. The Public Health Approach for understanding and preventing child maltreatment: a brief review of the literature and a call to action. Child Welfare. 2013;92(2).

130. Gateway CWI. Child maltreatment prevention: past, present, and future: Child Welfare Information Gateway 2017. Disponível em: https://www.childwelfare.gov/pubs/issue-briefs/cm-prevention/.

131. Mikton C, Butchart A. Child maltreatment prevention: a systematic review of reviews. Bulletin of the World Health Organization. 2009;87(5).

132. Lane G. Prevention of Child Maltreatment. Pediatr Clin North Am. 2014;61(5).

133. Donelan-McCall N, Eckenrode J, Olds D. Home visiting for the prevention of child maltreatment: lessons learned during the past 20 years. Pediatr Clin North Am. 2009;56(2).

134. Ramiro-Gonzalez M, Dobermann D, Metilka D, Aldridge E, Yon Y, Sethi D. Child maltreatment prevention: a content analysis of european national policies. European Journal of Public Health. 2019;29(1).

135. Daro D. A Public health approach to prevention: what will it take? Trauma, Violence & Abuse. 2016;17(4).

136. Gomes R, Njaine K. Prevenção à violência contra a criança e o adolescente sob a ótica da saúde: um estudo bibliográfico. Ciênc Saúde Coletiva. 1999. Disponível em: http://www.scielo.br/scielo.php?script=sci_arttext&pid=S1413-81231999000100015&lng=en.

137. Leenarts L, Diehle J, Doreleijers T, Jansma E, Lindauer R. Evidence-based treatments for children with trauma-related psychopathology as a result of childhood maltreatment: a systematic review. European Child & Adolescent Psychiatry. 2013;22(5).

138. Stefanovics E, Medeiros Filho MV, Rosenheck RA, Scivoletto S. Functional outcomes of maltreated children and adolescents in a community-based rehabilitation program in Brazil: six-month improvement and predictors. Child Abuse & Neglect. 2014;38:1231-1237.

139. http://tabnet.datasus.gov.br/cgi/deftohtm.exe?viva/2006/viva06.def.

25
Autolesão na infância e adolescência

Mauro Victor de Medeiros Filho
Jackeline Giusti

Sumário

Introdução
    Aspectos epidemiológicos
Etiopatogenia
    Fatores de risco para suicídio e autolesão
    Mecanismos fisiopatológicos
Quadro clínico e diagnóstico
Comorbidades
Tratamento
    Tratamento farmacológico
    Tratamento psicoterapêutico
Considerações finais
Vinheta clínica
Para aprofundamento
Referências bibliográficas

Pontos-chave

- O conhecimento sobre autolesão não suicida (ALNS) e suicídio é fundamental para aqueles que trabalham com crianças e adolescentes.
- A identificação precoce da ALNS pode prevenir tentativas de suicídio futuras.
- A persistência de ALNS geralmente está associada a outros transtornos psiquiátricos que devem ser identificados e tratados adequadamente.
- Para o tratamento de adolescentes com ALNS não há medicação específica. Medicação que diminuem a impulsividade ajudam a reduzir a ALNS.
- A psicoterapia é fundamental para o tratamento destes adolescentes e a terapia dialética comportamental mostrou ser eficiente para o tratamento destes adolescentes.

INTRODUÇÃO

A autolesão não suicida (ALNS) é definida como qualquer comportamento intencional envolvendo agressão direta ao próprio corpo, não socialmente aceita dentro de sua própria cultura. Diferente da tentativa de suicídio, na ALNS, não há intenção de suicídio[1]. Embora, seja um comportamento distinto de tentativas de suicídio, a ALNS quando se mantém por um período prolongado, está associada ao aumento no risco de pensamentos e tentativas de suicídios posteriores[2].

A prevalência de ALNS, tentativas de suicídio e suicídio vem aumentando entre os adolescentes. Entre os responsáveis por este aumento estão o uso excessivo de redes sociais e aumento de depressão entre esta população[3]. Atenção especial deve ser tomada no atendimento a crianças e adolescentes quanto a estes comportamentos, mesmo quando a queixa que os leva para o tratamento não é esta.

ASPECTOS EPIDEMIOLÓGICOS

É durante a adolescência que a ALNS tem início, geralmente entre os 13 e 14 anos e pode persistir por 10 a 15 anos. Até o momento, os estudos são inconsistentes quanto a diferenças de prevalência entre gêneros. Alguns estudos não identificam diferença entres gêneros e outros mostram maior prevalência entre as mulheres. Estudos clínicos e estudos com população mais jovem tendem a mostrar maior prevalência de ALNS entre as mulheres[4].

A prevalência da ALNS entre os adolescentes varia entre 14 e 24%, dependendo do estudo, e vem aumentando nos últimos anos[4]. Esta divergência na prevalência da ALNS entre adolescentes se deve a diferentes formas como cada estudo considera a ALNS, pois os critérios para diagnóstico da ALNS foram definidos apenas em 2013 com a publicação do DSM-5. Os estudos iniciados após 2013 tendem a utilizar os critérios atuais, mas ainda há publicações que não os consideram integralmente. Em um estudo recente que avaliou adolescentes na comunidade, a prevalência de ALSN "na vida" foi de 21,8%, sendo que 7,6% apresentavam ALSN como descrito no DSM-5, 7,2% apresentavam ALSN subclínico e 6,2% referiam a ALNS no passado[5].

Entre os adolescentes com transtornos psiquiátricos, a prevalência da ALNS é mais elevada e varia entre 21 e 60%, dependendo do estudo[6].

A prevalência da ALNS diminui com o início da idade adulta. Estudos de prevalência de ALNS na fase adulta são escassos. Mas estima-se que 13,4% dos jovens adultos têm esse comportamento, entre 3 e 6% da população adulta e 21% dos adultos com transtornos psiquiátricos apresentem ALNS[7].

No Brasil, não há estudos epidemiológicos quanto a prevalência de ALNS, porém, o estudo epidemiológico que tem norteado programas de intervenções em políticas públicas quando o assunto é autoagressão foi realizado em 2019 pela Secretaria de Vigilância em Saúde do Ministério da Saúde com dados sobre as lesões autoprovocadas. Lesões autoprovocadas compreendem ideação suicida, automutilação (ALNS), tentativas de suicídio e suicídios. As informações foram extraídas a partir das fichas de notificação individual de violência interpessoal/autoprovocada no período de 2011 a 2018 da Vigilância de Violências e Acidentes (VIVA) do Sistema de Informação de Agravos de Notificação (Sinan). Houve aumento de casos notificados de lesão autoprovocadas de 209,5% em mulheres e 194,7% em homens neste período. Foram classificados pela CID-10 como: lesão autoprovocada intencionalmente (X60 a X84), intoxicação exógena de intenção indeterminada (Y10 a Y19) e sequela de lesões autoprovocadas intencionalmente (Y87). Segundo o Sinan, entre 2011 e 2018 foram notificados 339.730 casos de violência autoprovocada e deste total, 154.279 (45,4%) ocorreram na faixa etária de 15 a 29 anos, sendo 103.881(67,3%) nas mulheres e 50.388 (32,7%) nos homens[8].

ETIOPATOGENIA

Fatores de risco para suicídio e autolesão

Embora distintos em sua definição, é comum ocorrerem tentativas de suicídio entre adolescentes com ALNS, assim como a ALNS é comum entre adolescentes com histórico de tentativas de suicídio. As tentativas de suicídio geralmente indicam maior gravidade do quadro de ALNS[9].

Os fatores de risco associados a ALNS são: conflitos familiares; abuso de álcool e tabaco ou outras substâncias pelo adolescente; adolescente vítima de *bullying*; presença de sintomas depressivos e ansiosos, impulsividade e baixa autoestima; ideação ou tentativa de suicídio prévia[10,11]. Transtorno dissociativo associado ou não com transtorno de personalidade *borderline,* história de abuso físico ou sexual, abuso de álcool na família e violência familiar na infância também estão associados a presença de ALNS[12].

As mídias sociais são grandes propagadoras, por contágio, deste comportamento e um dos responsáveis pelo aumento de tentativas de suicídio e ALNS entre os jovens. Apesar disso, não são todas as pessoas que são influenciadas a apresentar estes comportamentos, por ter tido acesso a esta informação. Alguns fatores são responsáveis por deixar alguns mais vulneráveis: desejo de fazer parte de algum grupo em que a ALNS é valorizada e amigos que se mutilam. Os adolescentes são mais influenciados por seus pares e, por isso, mais vulneráveis a adotar este comportamento e por identificação com alguns discursos (situação de vida semelhante). Atualmente, a ALNS tem muito mais visibilidade e maior prevalência, com a divulgação na mídia e redes sociais do que tinha quando era feita às escondidas e/ou menos prevalente[13].

Mecanismos fisiopatológicos

Um fenômeno neurobiológico uniforme parece não existir para explicar a ALNS. A ALNS é um fenômeno heterogêneo associado a vários fatores precipitantes e acompanhado por experiências subjetivas. Há também uma heterogeneidade diagnóstica entre os pacientes que apresentam este comportamento. Estes aspectos indicam que há várias alterações funcionais e neurobiológicas em pacientes que apresentam ALNS.

Sistema dopaminérgico

A teoria de que a modulação da função da dopamina pode promover o início da ALNS deriva de duas hipóteses que incluem alterações no estímulo dopaminérgico ou aumento da sensibilidade dos receptores de dopamina (em particular D1 ou D2).

Goldstein[14] tentou provar a hipótese de que baixos níveis de dopamina ou de seus metabólitos e a diminuição do número de sítios transportadores estriatais de dopamina estavam associados com ALNS em estudos conduzidos com animais. Em um primeiro estudo, usando ratos, o bloqueio químico dos neurônios dopaminérgicos que se projetam para várias regiões do cérebro provocou comportamento de se morder quando seguido da administração de agonistas dopaminérgicos. O comportamento foi inibido quando foi administrado um antagonista para receptores D1 e D2. Em um segundo estudo, macacos que tiveram seus neurônios dopaminérgicos nigroestriatais desnervados também apresentaram ALNS quando receberam L-dopa (agonista dopaminérgico). Nesse estudo, quando um antagonista dopaminérgico seletivo de receptor D2 foi administrado, não houve nenhum efeito quanto a inibir o comportamento de ALNS. Somente quando um antagonista dopaminérgico misto de receptores D1 e D2 foi administrado, os comportamentos foram inibidos. O autor concluiu que, em ambos os modelos, a agressão foi mediada por ativação dos receptores D1 ou em combinação com D2, mas não com D2 somente[14].

Há poucos estudos em humanos que evidenciam que níveis elevados de dopamina estariam associados a ALNS e os estudos são todos com pacientes com transtorno de personalidade *borderline*[15].

Sistema serotoninérgico

Vários estudos em adolescentes têm mostrado níveis mais baixos de serotonina entre os indivíduos que se mutilam, o que sugere que estes são mais vulneráveis a estados de humor negativo, alterações de humor e impulsividade, o que contribui fortemente para o desejo de se mutilarem[13]. Baixas concentrações de 5-hidroxitriptamina (5-HIAA), principal metabólito da serotonina, está relacionada a comportamentos impulsivos e agressivos, tentativas de suicídio e depressão[15]. Esta teoria é indiretamente suportada pelo fato de que alguns pacientes se beneficiam de inibidores seletivos da recaptação de serotonina[13].

Sistema opioide

Níveis mais baixos de opioides endógenos são encontrados em indivíduos com ALNS, quando comparados aos que não apresentam ALNS. Esta deficiência de opioides endógenos pode ser resultado de estresse e traumas ocorridos na infância, como abusos, negligências e perdas. Eventos traumáticos podem alterar ou redefinir os níveis fisiológicos de opioides ou criar um estado de deficiência. A ALNS, neste caso, teria a função de reestabelecer estes níveis de opioides endógenos. Este mecanismo pode explicar duas das características da ALNS: as pessoas que se automutilam sentem muito pouca dor ou nenhuma dor com as lesões e usam a ALNS para melhorar uma sensação ou sentimento ruim.

Cortisol

Estudos mostram redução da secreção de cortisol em indivíduos com ALNS. O eixo hipotalamo-hipófise-adrenal (HPA) interage com opioides endógenos e mecanismos serotoninérgicos e está envolvido com o nível de secreção de cortisol. No transtorno de estresse pós-traumático (TEPT), estresse crônico e distúrbios corporais relacionados ao estresse são correlacionados com uma baixa secreção basal de cortisol. Pacientes com ALNS parecem apresentar eixo HPA hiporresponsivo em situações estressantes, quando comparados com controles saudáveis. Resultados semelhantes foram encontrados em estudos com animais. Ainda não está claro se o eixo HPA hiporresponsivo leva a ALNS, ou se a ALNS é que influencia a capacidade de resposta do eixo HPA[15].

Os resultados mais consistentes de estudos sobre o envolvimento de neurotransmissores na ALNS são níveis reduzidos de cortisol e opioides endógenos, que sugerem uma resposta alterada ao estresse. Achados de outros neurotransmissores como serotonina e dopamina são inconsistentes e necessitam de mais pesquisas nesta área[15].

Um estudo investigou as alterações neurobiológicas, especificamente nos volumes cerebrais regionais do sistema frontolímbico em adolescentes engajados em ALNS em comparação com controles saudáveis; o volume do córtex cingulado anterior mostrou associação significativa com tentativas de suicídio, assim como o menor volume do córtex cingulado anterior em adolescentes engajados em ALNS com história de tentativa de suicídio, incluindo controles saudáveis. Este estudo forneceu evidências das mudanças volumétricas cerebrais dos adolescentes que se engajam em ALNS e sua potencial ligação neurobiológica entre a ALNS e tentativa de suicídio[16].

Aspectos neuropsicológicos

A ALNS é considerada uma maneira disfuncional de enfrentar situações-problema. As pessoas que sofrem desse mal geralmente possuem poucas estratégias de enfrentamento, dificuldade para regular o afeto e limitada capacidade de resolução de problemas[17].

Estudos neuropsicológicos demonstram que adolescentes com comportamento de ALNS apresentam dificuldades em relação ao controle inibitório, tomada de decisão, capacidade de resolução de problemas e na memória de trabalho[18]; já adultos apresentam imaturidade cognitiva e alterações no córtex pré-frontal com déficits no desempenho de algumas funções executivas, como flexibilidade mental, controle inibitório, capacidade de abstração e de resolução de problema[19].

Em um estudo que avaliou 40 pacientes por meio de ressonância magnética por imagem funcional (fMRI) observou que, ao executarem um jogo, os pacientes com ALNS apresentaram ativação aumentada do córtex orbitofrontal após uma recompensa inesperada quando comparados com grupo controle. Além disso, o grupo de ALNS mostrou conectividade funcional diminuída entre o córtex frontal esquerdo e o giro hipocampal direito. Estes achados sugerem uma capacidade diminuída para realizar associações de recompensa de potenciais escolhas em pacientes com ALNS quando estiverem atuando[20].

Esses achados podem auxiliar na compreensão desse comportamento e contribuem para o desenvolvimento de tratamentos mais eficazes, auxiliando na abordagem terapêutica a ser trabalhada.

QUADRO CLÍNICO E DIAGNÓSTICO

Os pacientes que apresentam ALNS não referem dor associada aos ferimentos e, quando presentes, são de leve intensidade. As lesões superficiais e as razões mais comumente referidas como motivação para a ALNS são: aliviar sensação de "tensão interna"; aliviar sensações ruins como a raiva de si mesmo, ansiedade, depressão, disforia e sensação de perda do controle; "para sentir alguma coisa mesmo que seja dor", diante de uma "sensação de vazio" e como autopunição. Motivos menos frequentes são: para pedir ajuda ou para ter a atenção de alguém e para evitar fazer algo que não queria. A ALNS é seguida de sensação de bem-estar e alívio momentâneo e/ou culpa, vergonha, arrependimento. Após curto período as sensações ruins, que precipitaram a ALNS, retornam e o comportamento se repete[21]. A sensação de "alívio" é predominante, assim como a diminuição das emoções negativas após o comportamento de ALNS.

As formas mais frequentes da ALNS são cortes superficiais, arranhões, bater partes do corpo contra a parede ou objetos, queimaduras e mordidas. As áreas no corpo mais atingidas são os braços, as pernas, o tronco e outras áreas na parte frontal do corpo, onde o acesso é mais fácil.

Alguns adolescentes que apresentam ALNS param este comportamento independente de qualquer intervenção, provavelmente devido ao desenvolvimento de mecanismos mais eficientes para lidar com situações adversas que ocorrem naturalmente com o desenvolvimento neurocognitivo[22,23]. A persistência deste comportamento pode estar relacionada à presença de comorbidades[22]. Há evidências de que os quadros mais graves de automutilação, com comportamentos mais frequentes e intensos, são os mais persistentes. Embora, seja um comportamento distinto de tentativas de suicídio, a automutilação quando se mantém por um período prolongado, está associada a aumento no risco de pensamentos e tentativas de suicídios posteriores[2].

A ALNS foi incluída na seção III, nas condições para estudos posteriores, como "autolesão não suicida"[24]. Na CID-11, a ALNS foi incluída no capítulo "Sintomas, sinais ou achados clínicos, não classificado em outra parte. Sintomas ou sinais envolvendo aparência ou comportamento. MB23.E – autolesão não suicida"[25].

COMORBIDADES

Comorbidades entre pacientes com automutilação são comuns. Em estudo que avaliou adolescentes que apresentavam ALNS, 87,6% deles apresentavam algum transtorno psiquiátrico do eixo I e 67,4% apresentavam algum transtorno psiquiátrico do eixo II, segundo o DSM-IV[26]. Os transtornos psiquiátricos frequentemente citados na literatura associados a este comportamento são: transtorno depressivo, transtornos de ansiedade, transtorno obsessivo-compulsivo, transtorno de conduta, transtorno opositivo desafiador, transtornos dissociativos, abuso de substâncias, transtorno explosivo intermitente, transtorno de estresse pós-traumático, transtornos alimentares, transtorno dismórfico corporal, transtornos de personalidade *borderline*, transtornos de personalidade histriônica e transtornos de personalidade antissocial[12,26-28].

TRATAMENTO

Apesar do aumento na prevalência e visibilidade da ALNS, esta ainda é muitas vezes confundida com tentativas de suicídio ou com comportamento manipulativo. Julgamentos e comentários como estes podem piorar ainda mais a tensão psicológica vivenciada pelo adolescente, aumentando o medo do adolescente para procurar ajuda. A maneira como a família e os amigos reagem à revelação da ALNS impacta diretamente no tratamento e nas relações familiares e sociais. Falar sobre ALNS ajuda o adolescente a lidar melhor com situações adversas e também reduz o risco de suicídio[29]. O tratamento precoce destes adolescentes, com o objetivo de ajudar a lidar com dificuldades emocionais, aumentando a resiliência, reduz subsequentemente o risco de automutilação e suicídio. Por isso, facilitar o acesso destes pacientes para o tratamento é importante.

Tratamento farmacológico

Não há medicação definida para o tratamento da ALNS especificamente. Bloqueadores opioides, antidepressivos, anticonvulsivantes, antipsicóticos típicos e atípicos, entre outros, têm sido utilizados no tratamento da ALNS. Os estudos existentes geralmente envolvem pacientes adultos, com transtornos de personalidade *borderline*. São estudos limitados à descrição de casos ou com amostras reduzidas.

Se considerarmos as funções e psicopatologia da ALNS e as frequentes comorbidades, podemos considerar algumas alternativas para tratamento medicamentoso. A ALNS está associada ao aumento de emoções negativas como depressão, ansiedade e impulsividade[30]. Isto nos leva a pensar que medicações que reduzem estas emoções negativas podem ajudar a reduzir consequentemente a ALNS. Estas emoções negativas, na maioria das vezes, são causadas por comorbidades frequentes entre estes pacientes. Nestes casos, o tratamento medicamentoso deve ter como principal objetivo o tratamento destas comorbidades.

Alguns medicamentos diminuem a ALNS por reduzirem a impulsividade, entre eles estão:

- Os inibidores seletivos de recaptação de serotonina: sertralina, venlafaxina, fluoxetina[31]. O aumento da atividade serotoninérgica promovida por essa medicação, diminui a impulsividade e, consequentemente, os comportamentos de ALNS.
- O agonista gaba (topiramato) também está associado à inibição da ALNS, por meio da ação inibitória no sistema de recompensa, ativado pela ação da dopamina.
- Naltrexone provocou diminuição da analgesia e redução da sensação de bem-estar após ALNS. Esses pacientes também apresentaram redução da ALNS[32].
- Buprenorfina, um potente agonista parcial μ-opioide (com baixa atividade intrínseca) e antagonista δ e κ-opioide, diminuiu a ALNS em 6 pacientes estudados[33].
- Antipsicóticos atípicos, antagonistas dopaminérgicos, mostrou-se eficaz no controle da ALNS em pacientes com transtorno *borderline* de personalidade[34,35]. O mecanismo pelo qual os antipsicóticos atípicos agiriam na redução da ALNS seria pelo bloqueio seletivo de receptores dopaminérgicos e, consequentemente, pelo sistema de recompensa.
- A oxcarbazepina, um anticonvulsivante com propriedades estabilizadoras do humor, mostrou ser eficaz em dois casos de pacientes bulímicas que apresentavam também ALNS[36].

Se o antagonista opioide reduz os comportamentos de ALNS, os agonistas opioides parecem exacerbar esses comportamentos. Em um estudo em que foi administrada morfina a um paciente diagnosticado com transtorno *borderline* de personalidade, houve abolição de sua percepção de dor e aumento da ALNS[37]. Drogas que elevam a atividade da dopamina, como os antidepressivos tricíclicos e a bupropiona, também devem ser evitadas em pacientes com ALNS, já que a elevação da atividade dopaminérgica está associada ao aumento de comportamentos impulsivos. Também os benzodiazepínicos devem ser evitados, pois diminuem o autocontrole, o que poderia levar a um aumento da ALNS.

No tratamento da ALNS é fundamental a avaliação detalhada para identificação de possíveis e frequentes comorbidades relacionadas a esse comportamento. O não tratamento dessas comorbidades pode contribuir para a perpetuação do comportamento e para o insucesso no tratamento desses pacientes.

Tratamento psicoterapêutico

É recente o reconhecimento da ALNS como transtorno e não apenas sintoma de transtornos psiquiátricos, como sintoma do transtorno de personalidade *borderline*, o que reflete em poucos estudos científicos publicados com programas terapêuticos e com a eficácia de tratamentos psicoterápicos especificamente para ALNS[38].

Estudos mais recentes têm focado a terapia comportamental dialética (TCD) na ALNS principalmente após a edição do DSM-5[24] ter definido os critérios diagnósticos para a ALNS. No entanto, a grande maioria das pesquisas publicadas menciona a TCD como a abordagem mais efetiva para tratamento de TPB e, consequentemente, para a ALNS frequente nesses casos. A TCD mostrou ser mais eficaz quando comparada a terapia de apoio individual e grupal em adolescentes com desregulação emocional, ALNS e tentativas de suicídio[39]. Há uma versão da TCD adaptada para adolescentes que mostrou ser eficaz na redução de comportamentos impulsivos e ALNS[40]. A terapia individual de regulação emocional para adolescente (ERITA, em inglês) na versão *on-line* para tratamento da ALNS em adolescentes foi responsável pela redução em 55% da ALNS na amostra estudada. O programa com os pais que receberam a orientação de um terapeuta *on-line* foi associado com significativas melhoras em relação a comportamentos adaptativos e com melhoras mantidas após 6 meses de acompanhamento. O estudo termina concluindo que os resultados sugerem que o ERITA *on-line* pode ser um tratamento aceitável para adolescentes com ALNS[41].

A terapia cognitivo-comportamental (TCC) tem se mostrado promissora no tratamento para ALNS. A utilização da terapia de resolução de problemas foi um dos primeiros tratamentos que utilizaram ensaios clínicos randomizados. Ela envolve o treinamento nas habilidades e atitudes necessárias para promover a resolução de um problema[42]. Na TCC, a ALNS é considerada uma maneira disfuncional de enfrentar situações-problema e a melhora das atitudes e habilidades da resolução de problemas leva à diminuição da ALNS.

Mindfulness

Mindfulness tem sido sugerido como uma abordagem para ajudar adolescentes com ALNS. Até o momento, *mindfulness* é uma importante ferramenta de intervenção na terapia dialético-comportamental para adolescentes. Há evidências de que esta intervenção reduza a ALNS e melhore o ajuste psicossocial nestes adolescentes[43].

Há uma versão adaptada para adolescentes de terapia cognitiva baseada em *mindfulness*, que inclui treino com início com tempo mais curto para práticas das técnicas de *mindfulness* e um aumento gradual do tempo das sessões. A linguagem e as atividades também foram adaptadas para a idade[44]. A efetividade desta intervenção parece estar relacionada ao desenvolvimento de habilidades de regulação emocional.

Exercícios físicos

Exercícios físicos regulares ajudam a reduzir os pensamentos e comportamentos a respeito da ALNS e, também, a evitar a ALNS, além de melhorar o humor. Esta melhora está relacionada com a liberação de opioides endógenos que levam a melhora do humor. Esta liberação de opioides endógenos é a mesma sugerida a ocorrer durante a ALNS e que também é responsável pela melhora do humor nos pacientes que se mutilam[6]. Os exercícios físicos podem ser uma opção principalmente para os adolescentes que não gostam de atividades sedentárias. Podem ser usados em momentos de maior e estresse e como substituto para a ALNS. Neste caso, é importante identificar com o paciente alguma atividade que esteja mais disponível[45].

CONSIDERAÇÕES FINAIS

É importante investigar a existência de ALNS e pensamentos suicidas no atendimento inicial do adolescente, mesmo que não seja este o motivo que o traz para o tratamento. A identificação precoce da ALNS é fundamental para a prevenção de tentativas de suicídio.

Uma vez identificada a ALNS é importante obter informações sobre:

- Comportamentos atuais e passados (tipos, métodos utilizados, locais das lesões, frequência, idade de início, gravidade e motivos para ALNS, como iniciou).
- Identificar riscos biopsicossociais e fatores de proteção.
- Avaliar risco de suicídio.
- Avaliar comorbidades (principalmente depressão, abuso de substâncias, transtornos alimentares, transtornos de controle do impulso, transtorno de estresse pós-traumático).
- Avaliar contexto e funções da ALNS.
- Entender e pesquisar possíveis contaminações sociais quanto a ALNS que pode ser presente, principalmente quando se trabalha com grupos escolares ou terapia em grupo[6].

Estratégias motivacionais podem ser necessárias para um tratamento efetivo, tanto antes como durante o tratamento e intervenções. Terapia cognitivo-comportamental é a abordagem terapêutica que parece mais eficaz no tratamento[6]. O treino de habilidades para melhor regulação emocional parece ser o ponto central do tratamento da ALNS[45].

Pode ser necessário focar em aspectos físicos, principalmente quando há preocupação com imagem corporal ou alienação em relação ao corpo[6].

Contratos para "não se mutilar" são ineficazes e podem até incentivar a ALNS. Ao invés destes, é recomendado focar em estratégias para lidar com possíveis situações adversas futuras e planos de prevenção de recaídas[46].

Para aprofundamento

- Aratangy EW (org.). Como lidar com a automutilação: guia prático para familiares, professores e jovens que lidam com o problema da automutilação. São Paulo: Hogrefe; 2017.
  ⇒ Este livro traz em linguagem acessível, informações para quem trabalha com adolescentes, maneiras de conversar sobre a ALNS com estes adolescentes em ambientes diferentes do consultório psiquiátrico ou psicoterápico. Este livro é endereçado a educadores e pais que muitas vezes se deparam com a ALNS e querem aprender como ajudar.

REFERÊNCIAS BIBLIOGRÁFICAS

1. Klonsky ED, Olino TM. Identifying clinically distinct subgroups of self-injurers among young adults: a latent class analysis. J Consult Clin Psychol. 2008;76(1):22-7.
2. Csorba J, Dinya E, Plener P, Nagy E, Páli E. Clinical diagnoses, characteristics of risk behaviour, differences between suicidal and non-suicidal subgroups of Hungarian adolescent outpatients practising self-injury. Eur Child Adolesc Psychiatry. 2009;18:309-20.
3. Belfort EL, Miller L. Relationship between adolescent suicidality, self-injury, and media habits. Child Adolesc Psychiatr Clin N Am. 2018;27(2):159–69.
4. Bresin K, Schoenleber M. Gender differences in the prevalence of non-suicidal self-injury: A meta-analysis. Clin Psychol Rev. 2015;38:55-64.
5. Buelens T, Luyckx K, Kiekens G, Gandhi A, Muehlenkamp JJ, Claes L. Investigating the DSM-5 criteria for non-suicidal self-injury disorder in a community sample of adolescents. J Affect Disord. 2020;260:314-22.
6. Klonsky ED, Muehlenkamp JJ, Lewis SP, Walsh B. Nonsuicidal Self-Injury. 1.ed. Auflage: Hogrefe; 2012. 98 p.
7. Swannell SV, Martin GE, Page A, Hasking P, John NJS. Prevalence of nonsuicidal self-injury in nonclinical samples: systematic review, meta-analysis and meta-regression. Suicide Life Threat Behav. 2014;44(3):273-303.
8. Boletins epidemiológicos [Internet]. [cited 2019 Nov 1]. Disponível em: from: http://www.saude.gov.br/boletins-epidemiologicos
9. Selby EA, Kranzler A, Fehling KB, Panza E. Nonsuicidal self-injury disorder: The path to diagnostic validity and final obstacles. Clin Psychol Rev. 2015;38:79-91.
10. Whitlock J, Eckenrode J, Silverman D. Self-injurious behaviors in a college population. Pediatrics. 2006;117(6):1939-48.
11. Brown RC, Heines S, Witt A, Braehler E, Fegert JM, Harsch D, et al. The impact of child maltreatment on non-suicidal self-injury: data from a representative sample of the general population. BMC Psychiatry. 2018;18(1):181.
12. Zlotnick C, Mattia JI, Zimmerman M. Clinical correlates of self-mutilation in a sample of general psychiatric patients. J Nerv Ment Dis. 1999;187(5):296-301.
13. Whitlock J, Lloyd-Richardson EE. Healing self-injury: a compassionate guide for parents and other loved ones. 1 ed. New York: Oxford University Press; 2019. 368 p.
14. Goldstein M. Dopaminergic mechanisms in self-inflicting biting behavior. Psychopharmacol Bull. 1989;25(3):349–52.
15. Groschwitz RC, Plener PL. The neurobiology of non-suicidal self-injury (NSSI): a review. Suicidol Online. 2012;3(1):24-32.
16. Ando A, Reichl C, Scheu F, Bykova A, Parzer P, Resch F, et al. Regional grey matter volume reduction in adolescents engaging in non-suicidal self-injury. Psychiatry Res Neuroimaging. 2018;280:48-55.
17. Turner BJ, Dixon-Gordon KL, Austin SB, Rodriguez MA, Zachary Rosenthal M, Chapman AL. Non-suicidal self-injury with and without borderline personality disorder: Differences in self-injury and diagnostic comorbidity. Psychiatry Res. 2015;230(1):28-35.
18. Ohmann S, Schuch B, Konig M, Blaas S, Fliri C, Popow C. Self-injurious behavior in adolescent girls. Association with psychopathology and neuropsychological functions. Psychopathology. 2008;41(4):226-35.
19. Garreto AKR. O desempenho executivo em pacientes que apresentam automutilação [internet] [text]. Universidade de São Paulo; 2015 [cited 2019 Oct 28]. Disponível em: http://www.teses.usp.br/teses/disponiveis/5/5142/tde-06082015-124601/
20. Vega D, Ripollés P, Soto À, Torrubia R, Ribas J, Monreal JA, et al. Orbitofrontal overactivation in reward processing in borderline personality disorder: the role of non-suicidal self-injury. Brain Imaging Behav. 2018;12(1):217-28.
21. Klonsky ED. Non-suicidal self-injury in United States adults: prevalence, sociodemographics, topography and functions. Psychol Med. 2011;41(9):1981-6.
22. Moran P, Coffey C, Romaniuk H, Olsson C, Borschmann R, Carlin JB, et al. The natural history of self-harm from adolescence to young adulthood: a population-based cohort study. The Lancet [internet]. 2011. Disponível em: http://linkinghub.elsevier.com/retrieve/pii/S0140673611611410
23. Walsh, B e Rosen. Self-mutilation: theory, research, and treatment. New York: Guilford Press; 1988.
24. American Psychiatry Association. Manual diagnóstico e estatístico de transtornos mentais. 5. ed. (DSM-5). Porto Alegre: Artmed; 2014.
25. World Health Organization (WHO). ICD-11 - Mortality and morbidity statistics [Internet]. 2020. Disponível em: https://icd.who.int/browse11/l-m/en#/http%3a%2f%2fid.who.int%2ficd%2fentity%2f850137482.
26. Nock MK, Joiner TE, Gordon KH, Lloyd-Richardson E, Prinstein MJ. Non-suicidal self-injury among adolescents: diagnostic correlates and relation to suicide attempts. Psychiatry Res. 2006;144(1):65–72.
27. Simeon D, Favazza AR. Self-Injurious Behaviors: Phenomenology an Assessment. In: Self-injurious behaviors: assessment and treatment. Washington: American Psychiatric Publication; 2001. p. 1-28.
28. Giusti JS. Automutilação: características clínicas e comparação com pacientes com transtorno obsessivo-compulsivo [Doutorado]. [Faculdade de Medicina da Universidade de São Paulo - São Paulo]; 2013.
29. Hasking P, Rees CS, Martin G, Quigley J. What happens when you tell someone you self-injure? The effects of disclosing NSSI to adults and peers. BMC Public Health [internet]. 2015. Disponível em: http://www.ncbi.nlm.nih.gov/pmc/articles/PMC4600263/
30. Klonsky ED, Muehlenkamp JJ. Self-injury: a research review for the practitioner. J Clin Psychol. 2007;63(11):1045-56.
31. Markovitz PJ, Wagner SC. Venlafaxine in the treatment of borderline personality disorder. Psychopharmacol Bull. 1995;31(4):773-7.
32. Roth AS, Ostroff RB, Hoffman RE. Naltrexone as a treatment for repetitive self-injurious behaviour:an open-label trial. J Clin Psychiatry. 1996;57(6):233-7.
33. Norelli LJ, Smith HS, Sher L, Blackwood TA. Buprenorphine in the treatment of non-suicidal self-injury: a case series and discussion of the literature. Int J Adolesc Med Health. 2013;25(3):323-30.
34. Nickel MK, Muehlbacher M, Nickel C, Kettler C, Pedrosa Gil F, Bachler E, et al. Aripiprazole in the treatment of patients with borderline personality disorder: a double-blind, placebo-controlled study. Am J Psychiatry. 2006;163(5):833-8.
35. Hough DW. Low-dose olanzapine for self-mutilation behavior in patients with borderline personality disorder. J Clin Psychiatry. 2001;62(4):296-7.
36. Cordás TA, Tavares H, Calderoni DM, Stump GV, Ribeiro RB. Oxcarbazepine for self-mutilating bulimic patients. Int J Neuropsychopharmacol. 2006;9(06):769-71.

37. Thürauf NJ, Washeim HA. The effects of exogenous analgesia in a patient with borderline personality disorder (BPD) and severe self-injurious behaviour. Eur J Pain Lond Engl. 2000;4(1):107–9.

38. Turner BJ, Austin SB, Chapman AL. Treating nonsuicidal self-injury: a systematic review of psychological and pharmacological interventions. Can J Psychiatry Rev Can Psychiatr. 2014;59(11):576-85.

39. McCauley E, Berk MS, Asarnow JR, Adrian M, Cohen J, Korslund K, et al. Efficacy of dialectical behavior therapy for adolescents at high risk for suicide: a randomized clinical trial. JAMA Psychiatry. 2018 01;75(8):777-85.

40. Maffezzoni M, Steinhausen H-C. Dialectical-behavioral outpatient therapy for adolescents with impulsive and self-harming behavior. Z Kinder Jugendpsychiatr Psychother. 2017;45(6):453-62.

41. Bjureberg J, Sahlin H, Hedman-Lagerlöf E, Gratz KL, Tull MT, Jokinen J, et al. Extending research on Emotion Regulation Individual Therapy for Adolescents (ERITA) with nonsuicidal self-injury disorder: open pilot trial and mediation analysis of a novel online version. BMC Psychiatry. 2018;18(1):326.

42. Nezu AM, Nezu CM, D'Zurilla TJ. Problem-Solving Therapy: A Treatment Manual [Internet]. 1st ed. New York: Springer; 2012. Disponível em: http://connect.springerpub.com/lookup/doi/10.1891/9780826109415

43. Miller AL, Rathus JH, DuBose AP, Dexter-Mazza ET, Goldklang, AR. Dialectical behavior therapy for adolescents. In: Dimeff LA, Koerner K. Dialectical behavior therapy in clinical practice: applications across disorders and settings. New York: Guilford; 2007. p. 245-63.

44. Sibinga EMS, Kerrigan D, Stewart M, Johnson K, Magyari T, Ellen JM. Mindfulness-Based stress reduction for urban youth. J Altern Complement Med. 2011;17(3):213-8.

45. Walsh BW. Treating self-injury: a practical guide, 2.ed. New York: Guilford Press; 2012.

46. Gonzales AH, Bergstrom L. Adolescent Non-Suicidal Self-Injury (NSSI) Interventions. J Child Adolesc Psychiatr Nurs. 2013;26(2):124-30.

26

Transtornos mentais nos cuidadores de crianças e adolescentes

Raphael Felice Neto
Luara Nagata Otoch
Rafael Conceição dos Santos
Maria Odila Buti de Lima

Sumário

Introdução
Epidemiologia
Modelos teóricos
   O modelo sistêmico
   O modelo transacional
   O modelo familiar (*the family model*)
Resiliência familiar
Considerações finais
Para aprofundamento
Referências bibliográficas

Pontos-chave

- Diversos modelos foram desenvolvidos para compreender a estrutura familiar de forma organizada e relacional, com diferentes objetivos.
- Resiliência familiar é, na essência, o modo como a dinâmica da família, a rede de apoio e a comunidade podem ajudar a unidade familiar a lidar com situações de estresse e desafios.
- A comunicação é um dos pilares para o desenvolvimento de resiliência familiar e é necessário que a família desenvolva um jeito de falar sobre os transtornos mentais quando um dos pais adoece.

INTRODUÇÃO

Estima-se que até uma em cada cinco crianças convive com um cuidador com transtorno psiquiátrico[1]. A saúde mental e o bem-estar das crianças estão intimamente relacionados à saúde mental de seus pais. A presença de psicopatologia parental pode alterar o equilíbrio do sistema familiar, influenciando a estruturação dos elos parentais e conjugais, capacidade de acolhimento e proteção, assim como mecanismos de individuação e independência dos filhos. Pais com sintomatologia depressiva, por exemplo, passam menos tempo com seus filhos, têm reduzida capacidade suportiva e sentem-se mais inseguros ao exercer funções de cuidado[2]. Pais mais ansiosos, por sua vez, tem maior dificuldade em estimular o desenvolvimento de autonomia, assim como são menos sensíveis às demandas individuais da criança[3].

O transtorno mental parental é considerado também um preditor inespecífico, mas robusto, associado ao desenvolvimento de quadros psiquiátricos em crianças[4]. Estudos longitudinais evidenciam que filhos de mães com esquizofrenia têm elevado risco não apenas de apresentarem sintomas de esquizofrenia, assim como outros transtornos psicóticos, de humor e de personalidade[5]. A compreensão da predisposição genética para transtornos mentais e o impacto negativo de características ambientais no desenvolvimento, como o *Adverse Childhood Experiences Study*[6], indicam a complexa articulação entre hereditariedade e ambiente. O olhar atento para esta relação faz-se necessário para o planejamento de programas preventivos eficientes e a boa prática clínica na área da saúde mental de crianças e adolescentes.

O presente capítulo tem como objetivos revisar modelos que refletem sobre a relação entre o transtorno nos cuidadores e a dinâmica familiar, explorar a influência dos pais acometidos por transtornos psiquiátricos na saúde mental de crianças e adolescentes e a importância da resiliência na estruturação de vínculos familiares suportivos, tendo em vista a diminuição do impacto da doença mental no bem-estar da família.

EPIDEMIOLOGIA

A prevalência de transtornos mentais em cuidadores de crianças e adolescentes é foco de diversos estudos epidemiológicos, com taxas variando entre 12 a 45%[7-9]. Recentemente, Campbell et al.[20] realizaram uma revisão da literatura sobre a presença de doença mental entre pais de crianças em tratamento nos serviços de saúde mental direcionados a crianças e adolescentes. Nos 18 estudos que atenderam aos critérios de inclusão, a prevalência variou amplamente, entre 16 a 79%. Segundo os autores, essa grande variação encontrada se deu provavelmente por diferentes metodologias e rigor utilizados em cada estudo; e porque a prevalência de doença mental entre pais de crianças em tratamento não era o objetivo primário de investigação de todos os estudos. Porém, em um quarto destes (n = 5), a prevalência excedeu 50%, sugerindo a grande proporção de pais que precisam de cuidados em saúde mental.

van Santvoort et al.[21] conduziram uma revisão sistemática na qual compararam 76 estudos sobre diagnósticos em filhos de pais com os seguintes distúrbios: depressão unipolar, transtorno bipolar e transtornos de ansiedade. Eles encontraram alto risco para os filhos de pais com transtornos mentais desenvolverem também algum quadro psiquiátrico. Dependendo do diagnóstico dos pais, o *odds ratio* para depressão unipolar nessas crianças variou de 4,44 a 8,68, enquanto o *odds ratio* para transtorno bipolar infantil variou de 0,58 a 13,72; transtornos de ansiedade infantil de 3,25 a 5,03; transtornos de conduta de 4,35 a 6,10 e transtornos mentais não especificados de 2,88 a 5,04. Esses resultados alertam para a probabilidade dos filhos de pais com doenças mentais constituírem uma nova geração de pacientes psiquiátricos.

Wesseldijk et al.[12], conduziram um estudo naturalístico na Holanda com o objetivo de avaliar se a psicopatologia parental predizia transtornos mentais em sua prole. Sintomas psiquiátricos internalizantes e externalizantes foram avaliados em mães, pais e seus filhos na primeira avaliação ambulatorial em serviços de Psiquiatria da Infância e Adolescência e durante o seguimento (em média, 1,7 anos depois). Crianças cujos pais tiveram maiores escores de sintomas na primeira avaliação tiveram maiores escores de sintomas tanto no início do estudo quanto no seguimento. Os sintomas nas crianças durante o seguimento foram associados à maior pontuação de base e aos sintomas parentais durante o seguimento. Os autores concluem que tais associações entre os sintomas de pais e filhos podem ser resultado de efeitos recíprocos, isto é, sintomas dos pais influenciam nos sintomas dos filhos e vice e versa.

No Brasil, Scivoletto et al.[13] avaliaram as características da população infantil vítima de abuso e maus tratos acompanhados no Programa Equilíbrio. Este programa, iniciativa do Instituto de Psiquiatria do Hospital das Clínicas da Faculdade de Medicina da Universidade de São Paulo (IPq-HCFMUSP) em parceria com a prefeitura de São Paulo, garantia o atendimento de crianças e adolescentes expostos a estressores psicossociais extremos, por meio de uma equipe multidisciplinar, tendo como objetivo a reinserção social e familiar[14]. Os autores identificaram que, num total 301 famílias, 62,1% apresentavam pelo menos um cuidador com transtorno psiquiátrico não tratado. Dentre os pais, a proporção daqueles que haviam sofrido de violência foi alta: 36,5% (n = 110) haviam sofrido abuso físico, 11,96% (n = 36) abuso sexual e 24,25% (n = 73) tiveram ambos os tipos de violações. Conforme os autores, isso evidencia que, caso não haja intervenções para interromper o ciclo de violência, ela tende a se repetir nas gerações seguintes, não havendo outra maneira de promover a reintegração familiar caso os pais das crianças/adolescentes não recebam tratamento adequado. Dessa forma, no Projeto Equilíbrio, um psiquiatra geral para adultos foi incluído na equipe, a fim de garantir o tratamento adequado dos pais[13].

MODELOS TEÓRICOS

Conforme exposto anteriormente, no âmbito da saúde mental, a análise minuciosa do contexto familiar é indispensável para a compreensão ampla do indivíduo e suas relações. O transtorno psiquiátrico não deve ser dissociado do indivíduo, assim como de sua família. Neste contexto, diversos modelos foram desenvolvidos para compreender a estrutura familiar de forma organizada e relacional, com diferentes objetivos, que serão melhor elucidados a seguir.

O modelo sistêmico

A teoria sistêmica considera a família um sistema relacional, constituído por indivíduos conectados por regras, comportamentos e funções dinâmicas em contínua interação entre si e em intercâmbio com ambientes externos (comunidade, sociedade). A família encontra-se em constante transformação e precisa se adaptar aos diferentes níveis de desenvolvimento e adoecimento dos seus integrantes, tendo como finalidade assegurar continuidade e crescimento aos membros que a constituem[6]. No sistema familiar, cada membro influencia os demais, assim como é influenciado por eles[7]. Com base no conceito de causalidade circular, a estrutura familiar é regida por influências recíprocas entre os entes, sendo o transtorno parental fator importante associado ao desequilíbrio da homeostase.

O modelo transacional

O modelo transacional, proposto por Sameroff e Chandler[17], em 1975, surgiu como alternativa ao pensamento biológico determinístico do desenvolvimento. Para o então paradigma vigente, o nascimento de uma criança, tomado como a independência física da sua família, acarretaria também na independência psicológica. A partir desse conceito, o adoecimento mental seria resultado exclusivamente de uma tendência que poderia ser rastreada desde o nascimento.

Para Sameroff e Chandler[17], no entanto, a maneira como uma criança se desenvolve é resultado da complexa combinação de características individuais (genética e temperamento, por exemplo) e das suas experiências no mundo. O modelo transacional integra a criança ao ambiente das relações sociais, que pode amplificar características iniciais e minimizar outras, assim como percebe a influência da criança nesse ambiente[17]. Esse processo bidirecional, que vai ao encontro do conceito de causalidade circular do modelo sistêmico, também valida a complexidade do impacto dos transtornos que acometem cuidadores no desenvolvimento dos filhos.

O modelo integrativo de Goodman e Gotlib[18] parte da perspectiva do desenvolvimento a partir das relações transacionais para explorar os riscos de crianças com mães com transtorno depressivo. Com o objetivo de integrar considerações biológicas e ambientais, sem simplificá-las, este modelo tem papel importante na construção de um raciocínio global sobre o elevado risco de disfunção experimentado por crianças com pais adoecidos.

De acordo com o modelo integrativo, o convívio com uma mãe com depressão aumenta o risco de exposição da criança a estressores ambientais, que por sua vez está associado a resultados adversos em crianças, como disfunção cognitiva, baixa regulação emocional e dificuldade nas relações interpessoais, assim como o surgimento de transtornos que não se restringem à sintomatologia depressiva[19].

Goodman e Gotlib[18] sugerem que o risco genético da depressão e a reduzida capacidade de mães com depressão em atender às necessidades sociais e emocionais de seus filhos se associam a um impacto negativo no desenvolvimento neuropsicossocial da criança. De forma bidirecional, os comportamentos e afetos negativos dos filhos devido à baixa capacidade de cuidado parental influenciam na manutenção dos sintomas depressivos maternos e aumentam ainda mais o risco de desenvolvimento de depressão na idade adulta[18].

O modelo familiar (*the family model*)

O modelo familiar de Adrian Falkov[20] integra conceitos já citados para propor uma compreensão global das influências intrafamiliares, assim como sugere a estruturação de sistemas de saúde mental que comportem o acolhimento integral da família. Falkov considera que a saúde mental e bem-estar de crianças e adultos está ligado ao transtorno mental em pelo menos um dos cuidadores, de seis maneiras diferentes, baseados em uma relação integrativa e transacional[20]:

- O transtorno mental parental pode influenciar negativamente o desenvolvimento, a saúde mental e a segurança dos filho.
- Crianças podem precipitar ou exacerbar o transtorno mental de seus cuidadores.
- Desenvolver-se com um cuidador com transtorno mental pode dificultar o ajustamento dos filhos à vida adulta, assim como na capacidade futura de exercer a parentalidade.
- Circunstâncias adversas como pobreza, isolamento social e estigma podem influenciar a saúde mental da família.
- A qualidade do contato e compromisso entre os pais, filhos e serviços de saúde mental definem o bem-estar familiar.
- Os princípios anteriores interagem entre si, e estão imersos em redes sociais influenciadas pelo momento cultural e social vivenciado pela família.

A partir das possibilidades de interação descritas, o modelo de Falkov[20] ressalta a necessidade de políticas de saúde voltadas para a família, o treinamento de equipes e a implementação de grupos locais, assim como aponta a necessidades de serviços capacitados em intervenção precoce e prevenção.

RESILIÊNCIA FAMILIAR

Resiliência familiar é um tema importante quando abordamos transtornos mentais em pais. Quando ocorre o adoecimento de uma das figuras de cuidado, o sistema familiar acaba por se tornar um suporte tanto para os pais quanto para as crianças, visto seu papel fundamental no seu desenvolvimento, mudando a perspectiva da família apenas como um fator de risco no adoecimento mental[21].

Resiliência familiar é, na essência, o modo como a dinâmica da família, a rede de apoio e a comunidade podem ajudar a unidade familiar a lidar com situações de estresse e desafios[22].

Walsh[23-26] identificou três categorias que comumente estão presentes no desenvolvimento de resiliência familiar:

- Sistema de crenças, que consiste em conseguir absorver sentidos em situações adversas, perspectiva otimista em relação às adversidades, espiritualidade e crenças transcendentais.
- Organização de padrões, que consiste em manter uma rotina estruturada, mas também ser flexível quando necessário, facilitando a sensação de conexão entre os membros da família e o suporte social.
- Comunicação e solução de problemas, que consiste em comunicação clara, abertura para falar sobre sentimentos e auxílio na resolução de problemas.

O sistema de crenças de uma família tem origens tanto culturais quanto religiosas e influencia a forma como os indivíduos da família respondem a situações estressoras. Algumas crenças familiares, como assumir que outras pessoas podem ser confiáveis, que os mais jovens precisam respeitar os mais velhos, noções de segurança ou insegurança social, estruturam o modo como os indivíduos se portam no mundo. Quando existe algum grande trauma na família, seja por acidentes naturais ou o surgimento de um transtorno mental grave, esse sistema de crenças precisa ser reestruturado de modo que permita uma elaboração do ocorrido[26].

Pais com um diagnóstico psiquiátrico muitas vezes passam a apresentar dificuldades em manter uma rotina familiar estruturada e ela se torna caótica. Isso gera uma grande imprevisibilidade na rotina dos filhos, em relação a tarefas básicas, como quem irá levá-los à escola, preparo de refeições, até funções mais complexas, como o auxílio em tratamentos. Rotinas e rituais auxiliam a família a fortalecer os seus vínculos e a noção de pertencimento[26].

A comunicação é um dos pilares para o desenvolvimento de resiliência familiar e é necessário que a família desenvolva um jeito de falar sobre os transtornos mentais quando um dos pais adoece. Falar sobre transtornos mentais permite uma elaboração mais consistente e menos fantasiosa e assustadora do que ocorre. Para tanto, a psicoeducação se torna uma ferramenta útil e muito potente, facilitando a comunicação sobre os transtornos mentais presentes na família.

Receber o suporte de outras pessoas que tiveram pais com diagnóstico de um transtorno mental grave também se mostrou eficiente no auxílio de crianças na mesma situação. Uma abordagem interessante visando uma comunicação mais clara é a biblioterapia, em que filhos de pais com diagnóstico psiquiátrico recebem livros com personagens que passaram por situações parecidas, de modo que possam encontrar na literatura identificação e modelos de ação[27].

Ao longo do desenvolvimento dos filhos, os pais desenvolvem o papel de cuidadores e os filhos de receptores desses cuidados. Com o passar do tempo, os filhos ingressam na vida adulta e cada vez menos necessitam dos cuidados paternos para se desenvolverem. Desse modo, os pais acabam direcionando para si mesmos as habilidades paternas e maternas de cuidado desenvolvidas e passam a exigir dos filhos cuidados que antes eles recebiam[28].

O processo descrito não é tão simples e pode precipitar o agravamento de sintomatologias parentais e também dos filhos. Não seria exagero pensar, baseado no modelo transacional, que esse processo acontece ao longo de toda a relação familiar, não apenas quando os filhos entram na idade adulta, em que por vezes os pais também necessitam de cuidados que os filhos não são capazes de suprir, visto seu desenvolvimento ainda incipiente. Nesse contexto, é importante ressaltar fatores que aumentam a resiliência do sistema familiar para que essa transição não ocorra envolta em muito sofrimento[28].

CONSIDERAÇÕES FINAIS

A presença de psicopatologia parental tem grande relevância na saúde mental da família como um todo, bem como de seus membros individualmente. Dessa forma, considerar não somente o atendimento centrado no indivíduo, mas o atendimento da família como um todo, pode ser de grande relevância no contexto clínico. Em todos os modelos propostos, a família funciona como uma unidade, tanto dos filhos influenciando nos comportamentos e na psicopatologia dos pais quanto o contrário. A depender da saúde dos indivíduos e das relações estabelecidas, a família pode se tornar promotora de saúde ou de adoecimento.

Campbell et al.[10], em sua revisão, sugerem que a procura de pais por serviços de saúde mental para seus filhos pode ser utilizada como um meio de acesso à saúde mental deles próprios. Situações como esta permitiriam não só o rastreamento de psicopatologia parental, como a identificação de fatores de risco para a criança e o planejamento das necessidades de apoio, podendo, assim, desenvolver práticas de resiliência familiar.

Nesse sentido é imprescindível integrar os cuidados em saúde mental de crianças e adultos, levando em conta a inter-relação existente, visando estabelecer uma abordagem de tratamento focada na família.

Para aprofundamento

- Reupert A, Maybery D, Nicholson J, Gopfert M, Seeman MV. Parental psychiatric disorder: distressed parents and their families. Cambridge: Cambridge University Press; 2015.
  - ⇨ Livro-texto bastante amplo sobre tr. parental, com dados estatísticos, transtornos específicos e abordagens possíveis.
- Andolfi M, Prieto E. Terapia familiar: un enfoque interaccional. Buenos Aires: Paidós; 1991.
  - ⇨ Livro com conceitos básicos de terapia familiar.
- Carter B, McGoldrick M. As mudanças no ciclo de vida familiar: uma estrutura para a terapia familiar. 2 ed. Porto Alegre: Artmed; 1995.
  - ⇨ Livro com conceitos psicodinâmicos de terapia familiar.

 ## REFERÊNCIAS BIBLIOGRÁFICAS

1. Reupert AE, Maybery D, Nicholson J, Gopfert M, Seeman MV. Children whose parents have a mental illness: prevalence, need and treatment. Med J Australia. 2013;199(S3).
2. Bronte-Tinkew J, Moore KA, Matthews G, Carrano J. Symptoms of major depression in a sample of fathers of infants. J Family Issues. 2007;28(1):61-99.
3. Pape SE, Collins MP. A systematic literature review of parenting behaviours exhibited by anxious people. Eur Psychiatry. 2011;26(S2):170.
4. **Mclaughlin KA, Gadermann AM, Hwang I, Sampson NA, Al-Hamzawi A, Andrade LH, et al. Parent psychopathology and offspring mental disorders: results from the WHO World Mental Health Surveys. Brit J Psychiatry. 2012;200(4):290-9.**
   - ⇨ Estudo da OMS associando transtorno mental nos pais e transtorno mental nos filhos.
5. Erlenmeyer-Kimling L, Squires-Wheeler E, Adamo U, Bassett AS. The New York high-risk project: major axis I disorders in the adult offspring of schizophrenic parents. Schizophrenia Res. 1995;15(1-2):38.
6. Felitti VJ, Anda RF, Nordenberg D, Williamson DF, Spitz AM, Edwards V, et al. Relationship of childhood abuse and household dysfunction to many of the leading causes of death in adults. Am J Prevent Med. 1998;14(4):245-58.
7. Gatsou L, Yates S, Hussain S, Barrett M. Parental mental illness: incidence, assessment and practice. Mental Health Practice; 2016.
8. Maybery D, Reupert AE. The number of parents who are patients attending adult psychiatric services. Curr Opin Psychiatry. 2018;31(4):358-62.
9. Ruud T, Mayberry D, Reupert A, Weimand B, Foster K, Grant A, et al. Adult mental health outpatients who have minor children: prevalence of parents, referrals of their children, and patient characteristics. Front Psychiatry. 2019;10:163.
10. **Campbell TCH, Reupert AE, Sutton K, Basu S, Davidson G, Middeldorp C, et al. Prevalence of mental illness among parents of children receiving treatment within child and adolescent mental health services (CAMHS): a scoping review. Eur Child Adolescent Psychiatry. 2020;0123456789.**
    - ⇨ Revisão da literatura sobre a prevalência de transtornos mentais em crianças e adolescentes em tratamento para transtornos psiquiátricos.
11. van Santvoort F, Hosman CMH, Janssens JMAM, Doesum KTM van, Reupert A, Loon LMA van. The impact of various parental mental disorders on children's diagnoses: a systematic review. Clin Child Family Psychol Rev. 2015;18(4):281-99.
12. Wesseldijk LW, Dieleman GC, Steensel FJA van, Bleijenberg EJ, Bartels M, Bogels SM, et al. Do parental psychiatric symptoms predict outcome

in children with psychiatric disorders? A naturalistic clinical study. J Am Acad Child Adolesc Psychiatry. 2018;57(9):669-77.

13. Scivoletto S, Silva T, Rosenheck R. Child psychiatry takes to the streets: a developmental partnership between a University Institute and Children and Adolescents from the Streets of Sao Paulo, Brazil. Child Abuse & Neglect. 2011;35(2):89-95.

14. Scomparini LB, Santos B, Rosenheck RA, Scivoletto S. Association of child maltreatment and psychiatric diagnosis in brazilian children and adolescents. Clinics. 2013;68(8):1096-102.

15. Andolfi M, Prieto E. Terapia familiar: un enfoque interaccional. Buenos Aires: Paidós; 1991.

16. Oliveira CCM. A família como modelo desconstruindo a patologia. Campinas: Pleno, 2000.

17. Sameroff AJ, Mackenzie MJ. A quarter-century of the transactional model: how have things changed? Semantic Scholar. 1970. Disponível em: www.semanticscholar.org/paper/A-Quarter-Century-of-the-Transactional-Model:-How-Sameroff-Mackenzie/092e592c4f3c858fc5afc3af-753c7217be29804f

18. Goodman SH, Gotlib IH. Risk for psychopathology in the children of depressed mothers: a developmental model for understanding mechanisms of transmission. Psychol Rev. 1999;106(3):458-90.

19. Reupert A, Maybery D, Nicholson J, Gopfert M, Seeman MV. Parental psychiatric disorder: distressed parents and their families. Cambridge: Cambridge University Press; 2015.

20. **Falkov A. Crossing bridges: training resources for working with mentally ill parents and their children, reader – for managers, practitioners and trainers. London: The Department of Health; 1998.**
    ⇨ **Conceitos sobre o modelo familiar para abordagem e tratamento de famílias com tr. mental parental.**

21. Greeff AP, Vansteenwegen A, Ide M. Resiliency in families with a member with a psychological disorder. Am J Family Ther. 2006;34(4):285-300.

22. **Power J, Goodyear M, Mayberry D, Reupert A, O'Hanion B, Cuff R, et al. Family resilience in families where a parent has a mental illness. J Social Work. 2015;16(1):66-82.**
    ⇨ **Estudo qualitativo com entrevistas de adultos que cresceram com pais portadores de um transtorno mental, no qual procura identificar pontos chaves que fortaleceram a resiliência familiar.**

23. Walsh F. Family resilience: a framework for clinical practice. Family Process. 2003;42(1):1-18.

24. Walsh F. Family resilience: strengths forced through adversity. In. Walsh F. Normal family processes: growing diversity and complexity. 3 ed. New York: Guilford Press; 2003. p.399-423.

25. Walsh F. Strengthening family resilience. 2 ed. New York: Guilford Press; 2006.

26. Walsh F. Traumatic loss and major disasters: strengthening family and community resilience. Family Process. 2007;46(2):207-27.

27. **Reupert AE, Cuff R, Drost L, Foster K, van Doesum KTM, van Santvoort F. Intervention programs for children whose parents have a mental illness: a review. MJA Open. 2012;1(1):18-22.**
    ⇨ **Revisão buscando identificar programas com intervenções eficientes em crianças cujos pais tem algum diagnóstico psiquiátrico, os programas identificados buscam fortalecer a rede suportiva das crianças e as suas competências a fim de minimizar as dificuldades causadas pelos diagnósticos parentais.**

28. Galiás I. Pais e filhos. Uma rua de mão dupla. Revista Junguiana. 2003;21:69-80.

Seção 2

As grandes síndromes psiquiátricas no adulto

Editora de área

Monica Kayo

1

Deficiência intelectual no adulto

Francisco Baptista Assumpção Junior

Sumário

Introdução
Conceito
Etiopatogenia
Quadro clínico e diagnóstico
Diagnóstico diferencial
Exames complementares
Tratamento
Considerações finais
Para aprofundamento
Vinheta clínica
Referências bibliográficas

Pontos-chave

- Deficiência intelectual é condição extremamente heterogênea quanto à etiologia, definida por um funcionamento adaptativo e intelectual abaixo da média, com início dos sintomas ocorrendo antes dos 18 anos.
- A comorbidade com diversos transtornos mentais é mais comum nesse grupo do que na população em geral.
- Ainda que sejam essencialmente os mesmos transtornos incidindo nesses indivíduos, sua apresentação clínica pode variar (em razão de contingências pessoais e habilidades linguísticas do indivíduo afetado), o que pode mascarar a sintomatologia comportamental francamente observável.

"Inteligência é a capacidade de realizar atividades caracterizadas por serem: a) difíceis; b) complexas; c) abstratas; d) econômicas; e) adaptáveis a um certo objetivo; f) de valor social; g) carentes de modelos; e para mantê-las em circunstâncias que requeiram concentração de energia e resistência às forças afetivas."

(Stoddard, 1943)[1]

INTRODUÇÃO

Muito pouco se escreve ou se pensa sobre a deficiência intelectual (DI) dentro da Psiquiatria na atualidade, posto se tratar de quadro com interesse voltado para diferentes áreas médicas que abordam especificamente suas características etiológicas e seu tratamento, tendo a psicofarmacologia (privilegiada enquanto estrela da especialidade nas últimas décadas) um papel muito pequeno como abordagem terapêutica. Como seu diagnóstico é realizado predominantemente durante o desenvolvimento, o adulto com DI é ainda mais ignorado pela Psiquiatria.

No século XVI, o padre beneditino Ponce de León realizou os primeiros ensaios sobre educação de surdos-mudos[2]. Só a partir do século XVII surgiu a escola (substituindo a aprendizagem empírica). Em 1800, foi levado a Paris *Victor* (conhecido posteriormente como "*L'enfant sauvage d'Aveyron*"), jovem que se desenvolveu sem contato humano nos arredores de Saint-Serin, concomitantemente à publicação do *Traité médico-philosophique sur l'aliénation mentale* de Pinel[3]. Seu atendimento por Jean Itard (especialista em surdos-mudos) é considerado a primeira abordagem médico-pedagógica centrada no desenvolvimento[4].

No século XIX, Pereira instaurou a educação sensorial (substituindo a palavra pela visão e pelo tato), enquanto Pestalozzi fundou um instituto de educação pedagógica (pelo método intuitivo e natural) na Suíça. Seguin publicou um livro sobre tratamento moral dos *idiotas** e de outras crianças *retardadas*, apresentando seu método de educação e criando a primeira escola de reeducação na França. Tratava-se de uma pioneira equipe médico-pedagógica a colaboração entre Seguin e o psiquiatra Esquirol, como relata Heuyer[2]. A Psiquiatria da infância e adolescência (PIA) se relacionou diretamente ao estudo da DI desde seus primórdios, com Falret agrupando na Salpêtriére as crianças *idiotas* (em 1821) e Voisin organizando, em

---

* Denominação técnica de uso corrente para identificar os deficientes intelectuais nessa época.

1833, um serviço temporário para crianças epilépticas e *idiotas* em um hospício na Rue de Sévres[4].

No século XX, observou-se divisão do estudo da PIA em duas áreas principais, uma delas, ligada à DI; a outra, aos distúrbios de conduta, conforme apresentado pelo tratado de Nobécourt e Baboneix[5], caracterizando as duas maiores preocupações da época[3]. No início do século, Bourneville abriu um centro médico-pedagógico reservado para os *retardados*. Paralelamente, Claparède instituiu no ensino público de Genebra as chamadas *classes especiais*, voltadas para o ensino de crianças com retardo mental. Junto com o neurologista Naville, criou o primeiro exame médico-pedagógico, com critérios de admissão para os ingressantes da classe especial. A medida do raciocínio (ou atividade intelectual) iniciou-se no final do século XIX e início do século XX, destacando-se as contribuições de Francis Galton (1822-1911), Alfred Binet (1857-1911) e Charles Edward Spearman (1863-1945), precursores no estudo da medida da inteligência. Em 1905, Binet e Simon publicaram a primeira escala de desenvolvimento da inteligência[2], dado que a definição (e aferição) da inteligência se encontra no cerne do estudo da DI.

A diferença entre os relatos anedóticos do século XIX e os levantamentos populacionais mais amplos no século passado[6] se embasou na emergência da escolarização quase universal. Uma vez que a maioria das crianças vive atualmente sob supervisão de instituições e seus profissionais, as formas mais sutis de distúrbio passam a ser identificadas mais precocemente. No século XX, aumentou a necessidade de lidar com as crianças *idiotas* (que até então demandavam assistência asilar), formulando-se uma gama de termos sociais e clínicos para englobá-las[7].

Segundo a definição da American Association on Intellectual and Developmental Disabilities (antes denominada American Association on Mental Retardation), DI seria uma incapacidade, originada antes dos 18 anos[**], caracterizada por limitações significativas tanto quanto ao funcionamento intelectual (também chamado de inteligência) como ao comportamento adaptativo, que abrange habilidades sociais e práticas da vida diária[8]. Inteligência nos remete à capacidade mental geral (aprendizado, raciocínio, resolução de problemas etc.) e a principal maneira de avaliar seu funcionamento é a aferição do quociente intelectual (QI). Geralmente, um teste de QI abaixo de 70-75 indica limitação do funcionamento intelectual. O comportamento adaptativo é um conjunto de habilidades (conceituais, sociais e práticas) aprendidas e desempenhadas pelas pessoas em suas vidas cotidianas, e seu comprometimento também pode ser avaliado a partir de testes estandardizados[8].

Assim, o DI é determinado por um QI cujo valor se encontra dois desvios padrões abaixo da população, equivalendo a um valor igual ou abaixo de 70, ou 2,5% do grupo avaliado, considerando uma distribuição gaussiana da inteligência (Tabela 1)[9].

No Brasil não há estudos recentes que definam a prevalência populacional da DI (ou de qualquer outro transtorno mental). Assim, é necessário ater-se a dados organizados e coletados em outras realidades, informações estas que, na prática, não deveriam ser simplesmente transpostas para o nosso meio[10], considerando-se os diversos fatores (mencionados ao longo do texto) que contribuem para suas características peculiares.

Tabela 1 Classificação e distribuição da deficiência intelectual (DI)[9,11]

Grau da deficiência	QI	Frequência	Descrição
Profunda	Menor que 20	1-2%	Idade de desenvolvimento abaixo dos 2 anos, frequentemente com déficits motores acentuados e total dependência quanto às habilidades adaptativas para a idade.
Grave	20-35	3-4%	Nível de dependência nas atividades cotidianas depende de treinamento. Padrões de desempenho em nível de pensamento pré-operatório.
Moderada	36-50	10%	
Leve	51-70	85%	Depende dos processos de treinamento e de adequação. Padrão de pensamento em nível de operações concretas.

Uma metanálise de 52 estudos (publicados de 1980 a 2009) produziu estimativa geral da prevalência de DI da ordem de 10,37 para cada 1.000 habitantes (1,04%), variando de acordo com a classe econômica, o país de origem, a faixa etária da população estudada e as peculiaridades dos aspectos metodológicos de cada estudo[12]. Também detectou altas taxas de prevalência do DI em países com baixa e média renda. Evidentemente os estudos de identificação de casos baseados na aplicação de avaliações psicológicas foram capazes de identificar uma maior prevalência de DI do que os que utilizavam instrumentos de rastreamento e sistemas de diagnóstico mais básicos, bem como os que se baseavam na avaliação de crianças e adolescentes (em detrimento dos adultos).

Indivíduos com DI apresentam uma prevalência de transtornos mentais da ordem de três a quatro vezes a da população em geral. Pode haver uma etiologia compartilhada, comum ao DI e ao transtorno mental associado, em alguns casos[13]. Todos os tipos de transtorno mental podem ser diagnosticados nessa população específica, sem evidências de alterações na natureza de um determinado transtorno por se manifestar em um indivíduo com DI[14], seja este transtorno de déficit de atenção e hiperatividade, seja transtorno do humor, transtorno do espectro autista, transtorno de movimento estereotipado ou transtorno mental em decorrência de uma condição médica geral[13]. Contudo, o diagnóstico de transtornos mentais comórbidos à DI pode ser prejudicado pelas peculiaridades de apresentação

---

[**] Quadros de perda, sobretudo da memória, frequentemente progressivos e de etiologia orgânica (mas que também comprometem pensamento, julgamento e/ou capacidade de adaptação a situações sociais), cujo surgimento se dá após os 18 anos de idade, fazem parte do grupo das demências.

clínica de acordo com sua gravidade (e/ou por outras deficiências sensoriais porventura associadas).

Outro aspecto de especial relevância para o surgimento de sintomas comportamentais de monta nessa população é a institucionalizada negligência para com condições e doenças físicas que porventura a afete. Em um estudo retrospectivo[15], incluindo 198 prontuários de casos de DI admitidos em regime de enfermaria psiquiátrica (média de permanência de 17,6 dias), constatou-se que o maior número de diagnósticos clínicos se associou a mais dias de internação (p < 0.0001). Também foi identificada uma correlação positiva entre número de problemas clínicos e número de substâncias psicoativas prescritas (p < 0.0001), o que contribui para a crença de que um portador de DI está fadado a receber psicotrópicos (ainda que a origem de seus sintomas não seja psiquiátrica). A comorbidade clínica mais frequente nesse estudo[15] foi a obstipação (em 60% dos pacientes), seguida de refluxo gastroesofágico (em 38%). Indivíduos mais velhos apresentavam correlação com o aumento no número de problemas clínicos, mas o sexo do paciente e o grau de DI ou sua associação a um diagnóstico de transtorno do espectro autista não tiveram um efeito detectável sobre as taxas de diagnósticos médicos (nem de medicações). Em 13 dos admitidos (com diagnóstico de trissomia do 21[***]) foram detectadas as maiores taxas de osteoartrite, problemas cardíacos, perda auditiva, hipotireoidismo e apneia do sono, o que corresponde aos achados típicos nessa síndrome. Além disso, muitos casos foram encaminhados para admissão psiquiátrica em razão de comportamentos agressivos, disruptivos e autolesivos.

Indivíduos com DI decorrente de trissomia do 21 apresentam maior risco para o desenvolvimento precoce de doença de Alzheimer. Alterações patológicas do cérebro associadas com esse transtorno geralmente se desenvolvem ao redor da quinta década de vida, embora os sintomas demenciais sejam percebidos apenas mais tarde[16]. Trata-se de puro mito a crença de que homens com DI apresentam aumento de libido e pobre controle de impulsos, verificando-se (na grande maioria dos casos nos quais o ofensor é uma pessoa com DI) que o fato decorre mais de educação insuficiente ou inapropriada[17]. Revisão de trabalhos (desde 1970) que investigaram a prevalência de transtornos mentais em crianças e/ou adolescentes com DI identificou nove estudos com condições metodológicas consideradas aceitáveis. Desses, quatro comparavam a prevalência de transtornos mentais entre grupos (com ou sem DI), e outros cinco traçavam uma estimativa das taxas de comorbidade psiquiátrica entre portadores de DI. Infelizmente é extremamente provável que um indivíduo com DI jamais seja encaminhado para investigação de possíveis afecções clínicas (as quais podem ser a principal causa dos distúrbios comportamentais que demandam a atenção psiquiátrica). Os autores identificaram taxas de comorbidade entre 30 e 50%, com risco relativo associado entre 2,8 e 4,5. Segue desconhecida a associação da comorbidade psiquiátrica com a idade e o sexo do paciente, a gravidade do DI ou o *status* socioeconômico. O artigo conclui que a avaliação de

comorbidades clínicas necessita ser componente fundamental e imprescindível nos serviços de atendimento a doentes mentais e a deficientes intelectuais[18].

É mito popular, sem qualquer evidência científica, a ideia de que indivíduos com DI estão protegidos de outros problemas mentais (pelos seus déficits intelectuais). Também se parte de outra premissa equivocada: a de que o indivíduo pode ou ter somente o diagnóstico de DI, ou apresentar transtornos mentais (ainda que ambas as categorias possam coexistir). Também se observam sintomas psiquiátricos que são interpretados como decorrentes da DI[14]. Transtornos de ansiedade são comuns, uma vez que o déficit intelectual aumenta as dificuldades educacionais e sociais associadas a experiências emocionais aversivas, a partir das quais se observa a ansiedade[19]. O maior problema do psiquiatra diante da DI e sua relação com outros quadros psiquiátricos é o desconhecimento quanto aos aspectos cardinais que justificam o diagnóstico, o que faz com que o profissional não consiga identificá-lo de forma adequada, ficando limitado à sintomatologia decorrente do próprio déficit cognitivo, para então identificar outros sinais e sintomas psiquiátricos que se sobrepõem à DI[20].

CONCEITO

"Incapacidade de competir em termos de igualdade com indivíduos da mesma idade, sexo e grupo social." (Krynski, 1969)[11]

A DI decorre de etiologias distintas e pode ser vista como via final comum de vários processos patológicos que afetam o funcionamento do sistema nervoso central[21]. Assim, Krynski destaca que o retardo mental "... não corresponde a uma moléstia única, mas a um complexo de síndromes que têm como única característica comum a insuficiência intelectual"[11].

Sua abordagem deve se processar dentro de uma proposta multidimensional, que inclui dimensões biológicas, psicológicas e sociais[22].

A OMS define o retardo mental como

> [...] a parada do desenvolvimento ou o desenvolvimento incompleto do funcionamento intelectual, caracterizados essencialmente por um comprometimento, durante o período de desenvolvimento, das faculdades que determinam o nível global de inteligência, isto é, das funções cognitivas, de linguagem, da motricidade e do comportamento social. O retardo mental pode acompanhar outro transtorno mental ou físico, ou ocorrer de modo independente [...][23].

A quinta edição do *Manual diagnóstico e estatístico de transtornos mentais* da Associação Psiquiátrica Americana (DSM-5) revisa a definição de retardo mental se utilizando do termo deficiência intelectual (ou transtorno do desenvolvimento intelectual). Muda nome, impacto sobre o funcionamento do indivíduo e, a princípio, melhoram os critérios, encorajando uma abordagem mais compreensiva do paciente. Passa a focar as condições do avaliado em vez de uma abordagem multiaxial. O DSM-IV

[***] Também conhecida como síndrome de Down.

inseria o retardo mental no eixo II, buscando garantir a inserção de prejuízos associados a outros transtornos mentais. Nessa nova edição, todos os transtornos mentais são alocados em um único eixo, com igual peso[24].

A identificação da DI não requer idade específica, mas os sintomas devem se iniciar durante o período de desenvolvimento e são diagnosticados com base na gravidade dos déficits do funcionamento adaptativo[24], sendo considerada uma entidade de curso crônico e irreversível, coexistindo com outras condições (como autismo, transtorno de déficit de atenção e hiperatividade etc.).

A Classificação Internacional de Doenças (CID-11)[25] tenta se harmonizar com o DSM-5 e traz como característica importante a descrição dos principais traços de cada patologia com sintomatologia e características tais que o clínico pode reconhecê-las em todos os casos uma vez que foram estabelecidos em diferentes locais e culturas de forma empírica.

Essas informações relacionadas à cultura foram incorporadas embasando-se na literatura, sendo consideradas suas influências na psicopatologia em questão.

Tenta ainda ordenar os grupos diagnósticos a partir de perspectiva desenvolvimentista, agrupando as patologias a partir de elementos etiológicos, fatores fisiopatológicos e fenomenologia.

Como grande tentativa de modificação altera-se o nome e, assim, os transtornos do neurodesenvolvimento (denominação similar à encontrada no DSM-5) continuam a envolver dificuldades significativas na aquisição e execução de funções específicas intelectuais, motoras, linguísticas e sociais, iniciadas durante o período de desenvolvimento, embora amplificando a categoria de maneira marcante, pois incluem muitos outros quadros em seu bojo.

Altera-se o termo retardo mental que considera obsoleto, estigmatizante e não adequado, desconsiderando que não é o termo que estigmatiza mas a sua utilização pela cultura em questão, bastando-se lembrar que o antigo termo idiota, hoje pejorativo, tem sua origem no grego ἰδιώτης (*idhiótis*), enquanto "cidadão privado, individual", utilizado na antiga Atenas para se referir a quem se apartasse da vida pública, da mesma forma que imbecil, do latim *imbecillis*, com o significado literal de "sem bastão", sem conotação negativa e significando "frágil", "débil", "vulnerável", e também "enfermiço".

Conceitualmente, no entanto, continua definindo-as com base nas limitações significativas no funcionamento intelectual e comportamento adaptativo, determinados idealmente e estandardizados a partir da administração individualizada de instrumentos de mensuração normatizados e adequados, aplicados em locais adequados e por pessoal treinado[26].

Foram ainda estruturadas tabelas com funcionamento adaptativo, intelectual e funcionamento adaptativo (conceitual, social e prático) organizadas em três grupos (infância, adolescência e idade adulta) e com quatro níveis de gravidade com os comportamentos procurando indicar níveis de habilidades observados de maneira típica (Tabela 2).

Tabela 2 Graus e características da deficiência intelectual conforme a CID-11[25]

Grau da Deficiência Intelectual	Características
Deficiência intelectual leve	Condição originada durante o período de desenvolvimento, caracterizada por funcionamento intelectual e comportamento adaptativo significativamente abaixo da média (entre os percentis 0,1 e 2,3). Os indivíduos afetados exibem, frequentemente, limitação na aquisição e compreensão de conceitos linguísticos complexos bem como de padrões acadêmicos. Podem apresentar cuidados domésticos básicos, de autocuidado e de atividades práticas. Podem apresentar vida independente relativa e atividades laborais quando adultos, porém podem demandar suportes adequados para tal.
Deficiência intelectual moderada	Condição originada durante o período de desenvolvimento, caracterizada por funcionamento intelectual e comportamento adaptativo quatro desvios-padrão abaixo da média (entre os percentis 0,03 e 0,1). Linguagem e atividades acadêmicas podem ser limitadas em seus padrões básicos. Alguns podem apresentar cuidados domésticos básicos, de autocuidado e de atividades práticas. Grande parte necessita de suportes para vida independente e atividades laborais quando adultos.
Deficiência intelectual grave	Condição originada durante o período de desenvolvimento, caracterizada por funcionamento intelectual e comportamento adaptativo quatro ou mais desvios-padrão abaixo da média (menor que o percentil 0,03). Os indivíduos afetados exibem, frequentemente, limites consideráveis nas habilidades linguísticas e acadêmicas. Podem apresentar déficits motores e requerem suportes ambientais diários com supervisão constante, embora possam adquirir condições de cuidados básicos após intenso treinamento. Transtornos intelectuais graves e profundos são diferenciados por meio de seu comportamento adaptativo uma vez que os testes psicométricos apresentam baixa confiabilidade e especificidade abaixo do percentil 0,03.
Deficiência intelectual profunda	Condição originada durante o período de desenvolvimento, caracterizada por funcionamento intelectual e comportamento adaptativo quatro ou mais desvios-padrão abaixo da média (menor que o percentil 0,03). Os indivíduos afetados exibem, frequentemente, limites muito grandes nas habilidades linguísticas e acadêmicas. Podem apresentar déficits motores e sensoriais e requerem suportes ambientais diários com supervisão constante para os cuidados cotidianos. Transtornos intelectuais graves e profundos são diferenciados por meio de seu comportamento adaptativo uma vez que os testes psicométricos apresentam baixa confiabilidade e especificidade abaixo do percentil 0,03.

Conforme se pode observar, nenhuma modificação significativa foi estabelecida, permanecendo as alterações simplesmente cosméticas e aparentes em relação ao quadro em questão.

ETIOPATOGENIA

Os fatores etiológicos associados à DI podem ser primariamente biológicos ou primariamente psicossociais (ou alguma combinação entre ambos). Em aproximadamente 50% dos indivíduos avaliados em contextos clínicos, não é possível determinar qualquer etiologia associada à DI, apesar de extensos esforços de avaliação[27].

Todas os indivíduos com DI (que não foram previamente submetidos a uma investigação diagnóstica na infância ou adolescência) devem ter colhidos dados detalhados de anamnese e serem fisicamente examinados, assim como passar por uma avaliação compreensiva do desenvolvimento e serem submetidos a *screening* audiológico e visual completo, bem como terem revisados os resultados do *screening* neonatal. Também é preconizada a realização de um microensaio cromossômico (CMA), conhecido no Brasil como hibridação genômica comparativa por *arrays*, a não ser que se suspeite de síndrome específica baseada em características fenotípicas e passíveis de diagnóstico por testagem específica[28,29], como é o caso das trissomias. Se o CMA não estiver disponível, uma cariotipagem com banda G é um substituto apropriado. Também se prefere a cariotipagem para pacientes com síndromes cromossômicas óbvias (como a síndrome de Down), história familiar de rearranjo cromossômico ou antecedente de múltiplos abortos, como estabelecido nos consensos[28].

Costuma-se categorizar as causas associadas à DI pela fase de incidência do agravo que a provoca; assim, há fatores pré, peri e pós-natais. São considerados fatores perinatais aqueles que incidem desde as 22 semanas de gestação (154 dias de vida intrauterina, época em que o peso do nascituro corresponde a aproximadamente 500 g) até os primeiros 7 dias de vida. Denomina-se período neonatal as primeiras quatro semanas (28 dias) de vida após o parto[30]. A Tabela 3 resume as principais entidades (pré, peri e pós-natais) associadas à DI[31].

Abordagem prospectiva acompanhando protocolo escalonado em 281 indivíduos com DI sem diagnóstico etiológico confirmado foi utilizada para buscar possibilidades diagnósticas[32]. Foram necessários procedimentos diagnósticos complexos, fruto de uma abordagem multidisciplinar. Um terço dos avaliados teve diagnóstico estabelecido embasado apenas pela anamnese e pelo exame físico. Para outro terço, a anamnese e o exame físico forneceram dados essenciais para nortear a investigação complementar. Apenas um terço dos avaliados teve seu diagnóstico estabelecido pelos exames complementares. Um diagnóstico etiológico não depende da gravidade da DI. Em um centro de atendimento terciário, ele pode ser estabelecido em um a cada dois pacientes, sendo a anamnese e o exame físico os mais importantes instrumentos para obtê-lo (Quadro 1).

Tabela 3 Etiologias associadas à deficiência intelectual (DI)[31]

Período	Etiologias
Pré-natal (35%)	Alterações genéticas (cromossômicas ou gênicas) Fatores ambientais (infecciosos, nutricionais, físicos, imunológicos, endocrinológicos, intoxicações, hipóxia)
Perinatal (10%)	Anóxia Tocotraumatismos Prematuridade
Pós-natal (5%)	Infecções Traumatismos cranioencefálicos Outros fatores (químicos, físicos, nutricionais) e privações diversas
Influências ambientais e outros transtornos mentais (15-20%)	Privação de afeto (e cuidados), estimulação social, linguística (e outras). Transtornos mentais graves

Quadro 1 Dados de anamnese e exame físico direcionados para a investigação da deficiência intelectual[31]

Histórico de abortos; dados sobre as condições e intercorrências durante a gestação e o parto
Desenvolvimento neuropsicomotor (DNPM); desempenho no âmbito escolar (acadêmico e distúrbios de conduta)
Antecedentes de convulsão, traumatismo craniano, cirurgia, internação ou doenças crônicas
Idade dos pais (quando do parto)
Presença de consanguinidade do casal
Irmãos (ou parentes) afetados pela mesma condição ou por quadros correlatos
Exame físico (buscando estigmas e malformações)
Investigação complementar diagnóstica (se pertinente e sempre norteada pela anamnese e exame físico)

QUADRO CLÍNICO E DIAGNÓSTICO

A DI envolve o prejuízo das habilidades mentais gerais que provocam impacto no funcionamento adaptativo em três áreas (ou domínios), o qual determina quão bem um indivíduo lida com as tarefas cotidianas[24]:

- Conceitual (habilidades de raciocínio, conhecimento, memória, linguagem, leitura, escrita, matemática, memória).
- Social (empatia, julgamento social, comunicação interpessoal, habilidade em fazer e manter amizades).
- Prático (cuidado pessoal, responsabilidades, manejo monetário, recreação, tarefas escolares e trabalho).

O funcionamento adaptativo refere-se ao modo como os indivíduos enfrentam efetivamente as exigências comuns da vida e o grau em que satisfazem os critérios de independência pessoal esperados de alguém de seu grupo etário, bagagem sociocultural e contexto comunitário específico. É influenciado por vários fatores (educação, motivação, características de personalidade, oportunidades sociais e vocacionais e transtornos mentais e condições médicas gerais), que podem coexistir. Os problemas na adaptação habitualmente são mais propensos a apresentar melhora com esforços terapêuticos do que o QI, que tende a permanecer como um atributo mais estável. Isso se reflete na idade adulta, principalmente em atividades laborais e sociais, principalmente no que concerne a relacionamentos de cunho afetivo.

Contrariando correntes psicológicas que desvalorizam e desconsideram as avaliações psicométricas, considerando o "rótulo" da DI "uma construção do social"[33,34], o DSM-5[24] preconiza o diagnóstico baseado na avaliação clínica, bem como na testagem paramétrica da inteligência, recomendando priorizar a gravidade do funcionamento adaptativo em relação ao índice isolado do QI e enfatizando sua importância no processo de diagnóstico. O quociente intelectual está incluído na descrição textual da DI, mostrando não estar ultrapassado (com especial relevância na psicologia forense). Ainda que não citado entre os critérios de diagnóstico do DI, é parte fundamental da avaliação[24].

Dessa maneira. podem-se observar alguns tipos de programa, considerando-se o trabalho como possibilidade (Tabela 4).

Tabela 4 Tipo de programa profissionalizante de acordo com o grau de DI à avaliação psicométrica[31]

Nível da DI	Tipo de programa
Inteligência limítrofe (QI 70 a 79)	Programa profissionalizante inclusivo.
DI leve	Perspectiva de colocação profissional, sob supervisão.
DI moderada	Programa protegido ou ocupacional. Trabalho em ambiente de proteção, sob supervisão, sem exigência de ritmo de produção.
DI grave	Programa ocupacional. Trabalho em ambiente de proteção, sob supervisão, com atividades predominantemente de cunho artesanal.
DI profunda	Cuidados básicos e de proteção. Programa ocupacional.

Quanto à sexualidade e aos relacionamentos interpessoais, pode-se considerar que não há alterações importantes nessa população, a despeito das ideias correntes de serem uma ameaça potencial. As condutas observadas (Tabela 5) são, predominantemente, masturbação em pacientes com DI profunda (decorrente da própria limitação cognitiva e que representam a exploração corporal em nível puramente sensorial). Condutas de caráter delitivo são pouco observadas, ficando restritas a queixas familiares referentes à inadequação do desempenho das condutas usuais do desenvolvimento sexual.

Tabela 5 Conduta sexual e deficiência intelectual[35]

Grau da DI	Conduta sexual	Relações interpessoais	Conduta específica e duradoura
DI grave	Indiferenciada (simples gratificação sensorial como comer, dormir, estimular-se corporalmente).	Ausentes	–
DI moderada	Masturbação solitária. Orgasmo (?). Frustrações; irritabilidade.	Não específicas	Pouco provável. Relações hetero e homossexuais. Indiscriminação de parceiro.
DI leve	Sexual: masturbação mútua, orgasmo ocasional. Frustração: irritabilidade (agressão e crime). Expressão sexual direta no homem, indireta na mulher (conduta histriônica com possibilidade de sedução, passividade, prostituição, perversões).	Possíveis	Com possíveis relações hetero e homossexuais, matrimônio (protegido) com necessidade de se individualizar caso a caso, sentimentos maternais pouco desenvolvidos, incapacidade para criar filhos, divórcio e fracasso frequente nos casamentos.

DIAGNÓSTICO DIFERENCIAL

Os diagnósticos diferenciais mais importantes são mostrados na Tabela 6.

EXAMES COMPLEMENTARES

A avaliação complementar mais importante consiste na avaliação psicométrica que se vale de diferentes instrumentos visando à avaliação não somente da inteligência geral, mas de aspectos específicos que permitem, além de um diagnóstico diferencial, a avaliação de funções que orientam melhor a abordagem terapêutica e as possibilidades de desempenho associadas ao prognóstico.

Pensando-se na população adulta e considerando-se que as avaliações que buscam etiologia já tenham sido realizadas previamente, exames laboratoriais ou de neuroimagem têm as mesmas especificidades do restante da população, uma vez que se destinam ao esclarecimento de condições clínicas advindas do crescimento e da idade desses pacientes.

Tabela 6 Diagnósticos diferenciais da deficiência intelectual[36]

Diagnóstico	Conceito
Transtorno do espectro autista	Prejuízo persistente na comunicação social recíproca e na interação social associado a padrões restritos e repetitivos de comportamentos, interesses e atividades.
Transtorno do déficit de atenção com hiperatividade	Padrão persistente de desatenção e/ou hiperatividade-impulsividade que interfere no funcionamento ou no desenvolvimento.
Transtorno específico de aprendizado	Dificuldade persistente para aprender habilidades acadêmicas fundamentais, iniciada durante o período de escolarização formal e que inclui o aprendizado da leitura, escrita, aritmética e raciocínio matemático. Sua origem inclui fatores genéticos, epigenéticos e ambientais.
Transtorno de linguagem	Dificuldades na aquisição e uso da linguagem por déficit de compreensão, produção de vocabulário, estrutura de frases e discurso, que se apresentam na comunicação falada, escrita ou por intermédio de sinais.

TRATAMENTO

Em relação à idade adulta, o tratamento medicamentoso só se torna importante na medida em que se destina a comorbidades, sendo análogo ao da comorbidade em questão, sem nenhuma especificidade quanto à DI.

Quando comparados à população em geral, indivíduos com DI apresentam maior suscetibilidade para transtornos mentais e apresentam maior incidência e prevalência de transtornos de conduta. Tais quadros podem afetar significativamente uma habilidade funcional previamente comprometida e o paciente pode se beneficiar de intervenções farmacológicas. As características clínicas dos indivíduos com DI garantem especial consideração no que tange ao diagnóstico e tratamento de seus problemas psiquiátricos e comportamentais. Apesar dos sintomas cardinais da DI não serem amenizados pela intervenção farmacológica, o uso de medicações psicotrópicas em seu tratamento tem se tornado um lugar-comum. Tal fato contrasta com preocupações envolvendo a propriedade e fundamentos empíricos de tais medidas. No centro dessa controvérsia está a relativa pobreza de suporte científico para intervenções medicamentosas específicas. No presente momento, a sabedoria clínica convencional sustenta que indivíduos com DI e uma síndrome psiquiátrica específica respondem à medicação, geralmente, em um padrão similar a pacientes sem atraso de desenvolvimento concomitante[37].

As taxas de heteroagressividade entre pessoas com DI têm se mostrado altas em estudos conduzidos em vários continentes e em vários tipos de instituições. A agressividade é a razão primária para pessoas com DI serem admitidas ou readmitidas em ambientes institucionais, e é também a principal razão para indivíduos dessa clientela receberem a prescrição de drogas para o controle de comportamento. A raiva é um ativador significativo de agressividade, mas pouco se sabe a respeito dos aspectos emocionais da vida de pessoas com DI. Há muitas motivações para tal, mas um vácuo de medidas de avaliação validadas e confiáveis é a regra nesse meio.

Uma das principais preocupações de quem trata de indivíduos com DI são os quadros de auto e heteroagressividade. Villalba e Harrington[38] revisam a fenomenologia, fisiopatologia e psicofarmacologia da autoagressividade estereotipada (comportamento autolesivo repetitivo – rSIB, do inglês *repetitive self-injurious behavior*). Numerosos sistemas de neurotransmissores têm sido implicados na deflagração e manutenção do rSIB, mas a maioria dos estudos clínicos destaca o papel da serotonina e dos opioides endógenos. Essa abordagem emergiu da conceituação do rSIB como um problema de controle de impulso (primariamente mediado pela serotonina) e/ou como um comportamento mal adaptado relacionado à dor (em última instância, mediado pelos opioides).

Muitos agentes psicofarmacológicos vêm sendo testados quanto à sua eficácia no tratamento de transtornos psiquiátricos e conductuais entre indivíduos com DI. Muitos desses esforços envolvem estudos abertos para transtornos disruptivos não específicos. Na verdade, tais investigações estão repletas de limitações metodológicas, como amostras pequenas, ausência de medidas evolutivas validadas e estandardizadas, e resultados pouco confiáveis. Tais considerações são importantes se nos lembrarmos do impacto do desenvolvimento e da maturação sobre o efeito das drogas e, talvez, da sensibilidade aos seus efeitos. Finalmente, muitos agentes são estudados em pacientes em uso concomitante de outros psicotrópicos, tornando difícil a interpretação dos resultados[37].

Os antipsicóticos estão entre as medicações mais prescritas a essa população. São frequentemente utilizados visando agir sobre comportamentos disruptivos, mas também para controle de sintomas psicóticos. Muitos estudos, das mais variadas magnitudes, envolvem a indicação dessas medicações para a diminuição de auto e heteroagressividade. Sua proposta mais promissora, entretanto, é a eficácia na supressão de comportamentos estereotipados. O surgimento dos neurolépticos atípicos gerou um grande impacto no tratamento de transtornos psiquiátricos nessa população, em virtude do melhor perfil de efeitos colaterais, caso se considere a maior sensibilidade a reações adversas a drogas entre alguns subgrupos de indivíduos com DI[39]. Alterações de conduta são em geral associadas à DI pelo próprio déficit adaptativo que implica. Assim sendo, a utilização da psicofarmacologia é frequente e de extrema importância. Sua utilização segue, no entanto, as mesmas normas do uso das drogas em psiquiatria.

A questão da reabilitação, fundamental nesses quadros, pressupõe frequência a atividades laborais conforme citado anteriormente e, posteriormente, moradias assistidas (Tabela 7), uma vez que raramente têm condições que reduzam sua expectativa de vida, com a consequente morte dos genitores e perda da proteção por eles oferecida, havendo a necessidade de sistemas de suporte e proteção organizados.

Tabela 7 Tipos de projetos residenciais considerando-se o nível de comprometimento da população envolvida[31]

	Residências grupais	Residências de cuidados	Residências adotivas	Residências satélites
Psiquiatra	Tratamento	–	–	–
AVD	Profissionais	Atendentes	Pais e irmãos	–
Cuidados parciais	Staff	Visitas domiciliares	Visitas domiciliares	Supervisão
Foco	Reabilitação e suporte	Manutenção	Família	Vida independente
Grau	DI leve e moderado	DI leve e moderado	DI leve e moderado	DI leve e moderado
População	8-10	Variável	1-4	1-4

CONSIDERAÇÕES FINAIS

A formação do psiquiatra (e de outros profissionais da saúde) nas últimas décadas carece de intimidade com essa entidade, tão variada e heterogênea, retratada por artistas de várias épocas e reconhecida pela medicina desde a Antiguidade. Infelizmente são cada vez mais raros no Brasil os serviços multidisciplinares envolvidos na detecção precoce e capacitação de profissionais de saúde nessa área de conhecimento. Cabe aos especialistas e formadores de opinião estimular o interesse e conhecimento dessa entidade clínica, cujo impacto e prognóstico justificam todos os esforços para sua prevenção, identificação precoce e reabilitação/inclusão[33].

Vinheta clínica*

K.I., 18 anos, sexo masculino, pardo.

História pregressa da moléstia atual:

"Rancoroso", não aceita conselho, não aceita o "não" (sic). Não estuda e não trabalha (vide "Escolaridade"). Avaliação neuropsicológica realizada quatro anos antes (externa): indivíduo menos habilidoso em atividades que exigem compreensão verbal e memória operacional que requerem capacidade de abstração, categorização e elaboração de estratégia mental. QI total de 79 (médio inferior), com discrepância significativa entre tarefas verbais e visuais. Déficit de memória de curto prazo verbal e bom desempenho em memória visual. Sugerido acompanhamento psiquiátrico e psicopedagógico (que frequentou por dois anos). No relatório, a neuropsicóloga relata ter consultado o laudo de uma tomografia computadorizada de crânio (sem anormalidades). Há um ano, quando confrontado pela mãe (sobre o fato de estar usando cigarro eletrônico), K.I. se precipitou da laje de casa, mas foi amparado pela fiação da viela e apenas machucou a coluna (sic), permanecendo dois dias internado em hospital.

Antecedentes pessoais:

A mãe passou por quatro gestações (e partos). Recebeu vacina de rubéola (ignorando estar grávida do paciente). Parto vaginal quando das 39 semanas de gestação. Pesou 3.850 g ao nascer. Não sabe informar o Boletim de Apgar e perdeu a carteirinha com os dados da maternidade. K.I. sentou-se com sete meses; andou com 12 meses; desfraldou com dois anos. Primeiras palavras aos cinco anos (pai afirma que foi aos dois), após terapia fonoaudiológica. Submetido a amigdalectomia aos dois anos.

Escolaridade:

Encaminhado para atendimento psicológico aos dois anos porque a creche relatava desatenção e agitação (e não interagia com os pares). Aos sete anos, detectada dificuldade de aprendizado. Aos dez, frequentou a Associação de Pais e Amigos dos Excepcionais (Apae) por nove meses. Foi acompanhado por neurologista, fonoaudiólogo e psicólogo aos 12 anos em virtude de mau desempenho acadêmico e agressividade quando contrariado (nessas ocasiões, ficava agitado, quebrava objetos, mas nunca investiu contra os parentes). Nunca houve queixas no colégio quanto à disciplina. Há três anos não frequenta escola (abandonou o primeiro ano do Ensino Médio), mas mal sabe escrever o próprio nome ("passa o dia jogando no celular").

História ocupacional:

Nunca trabalhou. Durante toda a anamnese o pai insiste na preocupação pelo paciente não conseguir emprego.

Antecedentes familiares:

Pais separados há 10 anos. Meio-irmão materno, irmão de 20 anos e irmã de 15 anos são sadios. Paciente vive com a mãe, os dois irmãos e uma prima de primeiro grau materna. O pai mora próximo à residência do paciente. Os pais não são consanguíneos. Vários casos de problemas de aprendizagem entre os tios paternos (DI? Transtorno psiquiátrico?). Mãe é adotada e ignora dados sobre seus antecedentes familiares.

Exame psíquico:

K.I. colabora ao exame, com atitude introvertida e bom contato. Algo pueril para a idade. Sorri para a entrevistadora. Bom desempenho verbal. Sem alterações evidentes de humor, juízo, sensopercepção ou psicomotricidade no presente exame.

Exames complementares:

Eletroencefalograma: sem anormalidades.

Ressonância nuclear magnética de encéfalo: discreta área de alteração de sinal na substância branca periventricular e profunda ao redor dos átrios dos ventrículos laterais, sem efeito expansivo, de aspecto inespecífico (podendo corresponder a rarefação mielínica ou gliose).

---
* Foram citados no texto apenas os dados significativos.

Avaliação neuropsicológica: os resultados obtidos revelam rebaixamento quanto ao potencial intelectual (QI 69), apresentando déficits significativos quanto aos aspectos cognitivos relacionados à atenção alternada e concentrada, abstração de conceitos verbais, conhecimento acadêmico adquirido e capacidade para memória de longo prazo, bem como quanto à flexibilidade cognitiva e controle mental. Melhor desempenho em atividades que exigem capacidade cognitiva relacionada à habilidade visoconstrutiva, noção espacial, capacidade de reproduzir diante de estímulos apresentados, aprendizagem por repetição e memória de curto prazo. Imaturidade emocional acentuada, dificuldades quanto ao manejo das emoções, sendo mais impulsivo nas ações diante de estímulos de maior tensão, restrição afetiva (o que favorece a dificuldade para estabelecer vínculos interpessoais, levando-o ao distanciamento social), inabilidade quanto a lidar com situações novas, demonstrando atitudes estereotipadas, mantendo rituais e tendência à compulsão. O rebaixamento intelectual predispõe à leitura distorcida de seu meio, o que favorece atitudes opositivas, dificuldades para adaptação e sentimentos de inferioridade em relação aos demais. Poderá atuar melhor em meios rotineiros com demandas simples e práticas, sendo direcionado e orientado para suas atividades e que não demandem contatos interpessoais frequentes ou mesmo que lhe gerem tensão ou que necessitem de habilidade para resolução de problemas.

Hipótese diagnóstica:

Deficiência intelectual de grau leve, com comprometimento significativo do comportamento, requerendo vigilância ou tratamento.

Para aprofundamento

- McCarron M Carroll R, Kelly C, McCallion P. Mortality rates in the general Irish population compared to those with an intellectual disability from 2003 to 2012. J Appl Res Intellect Disab 2015;28:406-13.
    ⇨ Ainda que a expectativa de vida dos indivíduos com deficiência intelectual tenha sido incrementada, a taxa de mortalidade dessa população mostra que se trata de um grupo sujeito a maiores riscos.
- Ouellette-Kuntz H, Martin L, McKenzie K. Population aging and intellectual and developmental disabilities: Projections for Canada. J Policy Pract Intellect Disab. 2016;13(4):254-60.
    ⇨ As inovações na Medicina propiciaram a melhora da sobrevida de pacientes com deficiência intelectual que antes estavam fadados a uma menor expectativa de vida em razão das malformações, principalmente cardiológicas. As consequências certamente envolvem o desenvolvimento de comorbidades psiquiátricas e principalmente demência.
- Bratek A, Krysta K, Kucia K. Psychiatric comorbidity in older adults with intellectual disability. Psychiatr Danub. 2017;29(3):590-3.
    ⇨ Diante da escassez de pesquisas na área de deficiência intelectual e envelhecimento, é um artigo relativamente recente.

REFERÊNCIAS BIBLIOGRÁFICAS

1. Stoddard GD. The meaning of intelligence. New York: Macmillan; 1943.
2. Ajuriaguerra J. História e origens da psiquiatria infantil. In: Manual de psiquiatria infantil. 2ª edição revista e ampliada. São Paulo: Masson; s/d. p.3-16.
3. **Malson L. Les enfants sauvages. Paris: 10/18; 1964.**
    ⇨ Texto clássico. Atualmente é possível encontrar versões traduzidas do francês.
4. Postel J, Quetel J. Nouvelle histoire de la psychiatrie. Paris: Dunod; 1994.
5. Nobécourt P, Babonneix L. Les enfants et les jeunes gens anormaux. Paris: Masson; 1939.
6. Rutter M, Tizard J, Yule W, Graham P, Whitmore K. Research report: Isle of Wight studies, 1964-1974. Psychol Med. 1976;6:313-32.
7. Neve M, Turner T. History of child and adolescent psychiatry. In: Rutter M, Taylor E, editors. Child and adolescent psychiatry. 4th ed. Oxford: Blackwell Science; 2002. p. 382-95.
8. Schalock RL, Borthwick-Duffy SA, Bradley VJ, Buntinx WHE, Coulter DL, Craig EM, et al. Intellectual disability: definition, classification, and system of supports. 11th ed. Washington: American Association on Intellectual and Developmental Disabilities; 2010.
9. Assumpção Jr. FB, Kuczynski E. Psiquiatria infantil. In: Meleiro A. Psiquiatria. Estudos Fundamentais. Rio de Janeiro: Guanabara Koogan; 2018. p. 534-44.
10. World Health Organization (WHO). Mental retardation: meeting the challenge. Geneva: WHO; 1985.
11. Krynski S. Deficiência mental. Rio de Janeiro: Atheneu; 1969.
12. Maulik PK, Mascarenhas MN, Mathers CD, Dua T, Saxena S. Prevalence of intellectual disability: a meta-analysis of population-based studies. Res Dev Disabil. 2011;32:419-36.
13. Associação Americana de Psiquiatria. Manual diagnóstico e estatístico de transtornos mentais, 4. ed. (DSM-IV). Porto Alegre: Artes Médicas; 1994.
14. **Assumpção Jr. FB. Aspectos psiquiátricos. In: Assumpção Jr FB, Sprovieri MHS. Deficiência mental: novos rumos. São Paulo: Memnon; 2000. p. 55-62.**
    ⇨ Diante da carência de publicações em âmbito nacional, esta obra se aprofunda na questão da deficiência intelectual em um contexto multidisciplinar.
15. Charlot L, Abend S, Ravin P, Mastis K, Hunt A, Deutsch C. Non-psychiatric health problems among psychiatric inpatients with intellectual disabilities. J Intellect Disabil Res. 2011;55:199-209.
16. Lott IT. Neurological phenotypes for Down syndrome across the life span. Prog Brain Res. 2012;197:101-21.
17. Fegan L, Rauch A, McCarthy W. Sexuality and people with intellectual disability. Sidney: MacLennan & Petty; 1993.
18. Einfeld SL, Ellis LA, Emerson E. Comorbidity of intellectual disability and mental disorder in children and adolescents: a systematic review. J Intellect Dev Disabil. 2011;36:137-43.
19. McNally RJ. Anxiety and phobias. In: Matson JL, Mulick JA. Handbook of mental retardation. 2nd ed. New York: Pergamon; 1991. p. 413-23.
20. Kelley A, Palmer F, Askins KM. TDMHSAS Best practice guidelines. Intellectual disability and comorbid psychiatric disorders in persons under 22 years of age [Internet]. 2013 [acesso: 12 out. 2015]. Disponível em: https://www.tn.gov/assets/entities/behavioral-health/attachments/Pages_from_CY_BPGs_283-296.pdf
21. American Psychiatric Association. Diagnostic and statistical manual of mental disorders. 4th ed. Text revised. Washington: American Psychiatric Association; 2000.
22. Assumpção Jr. FB, Kuczynski E. Deficiência mental. In: Assumpção Jr FB, Kuczynski E, editores. Tratado de psiquiatria da infância e adolescência. 2ª ed. São Paulo: Atheneu; 2012. p. 253-73.
23. Organização Mundial de Saúde. Classificação de transtornos mentais e de comportamento da CID-10: descrições clínicas e diretrizes diagnósticas. (Trad. Dorgival Caetano). Porto Alegre: Artes Médicas; 1993.
24. American Psychiatric Association. Diagnostic and statistical manual of mental disorders, 5. ed. (DSM-5). Arlington: American Psychiatric Publishing; 2012.

25. World Health Organization (WHO). ICD 11; 06 Mental, behavioural or neurodevelopmental disorders. Disponível em: https://icd.who.int/ct11/icd11_mms/en/release.

26. Stein DJ, Szatmari P, Gaebel W, Berk M, Vieta E, Maj M, et al. Mental, behavioral and neurodevelopmental disorders in the ICD-11: an international perspective on key changes and controversies. BMC Med. 2020;18(21):1-24.

27. Rauch A, Hoyer J, Guth S, Zweier C, Kraus C, Becker C, et al. Diagnostic yield of various genetic approaches in patients with unexplained developmental delay or mental retardation. Am J Med Genet A. 2006;1;140(19):2063-74.

28. Shevell M, Ashwal S, Donley D, Flint J, Gingold M, Hirtz D, et al.; Quality Standards Subcommittee of the American Academy of Neurology; Practice Committee of the Child Neurology Society. Practice parameter: evaluation of the child with global developmental delay: report of the Quality Standards Subcommittee of the American Academy of Neurology and The Practice Committee of the Child Neurology Society. Neurology. 2003;11;60(3):367-80.

29. **Miller DT, Adam MP, Aradhya S, Biesecker LG, Brothman AR, Carter NP, et al. Consensus statement: Chromosomal microarray is a first-tier clinical diagnostic test for individuals with developmental disabilities or congenital anomalies. Am J Hum Genet. 2010;86(5):749-64.**
   ⇨ **Artigo de referência para quem se interessa por investigação diagnóstica da deficiência intelectual.**

30. Ministério da Saúde. Departamento de Informática do SUS (Sistema Único de Saúde). Disponível em: http://www.datasus.gov.br/cid10/V2008/WebHelp/definicoes.htm

31. Assumpção Jr FB, Sprovieri MHS. Introdução ao estudo da deficiência mental. São Paulo: Memnon; 2000.

32. **Van Karnebeek CD, Scheper FY, Abeling NG. Etiology of mental retardation in children referred to a tertiary care center: a prospective study. Am J Ment Retard. 2005;110:253-67.**
   ⇨ **Artigo interessante que destaca a importância da anamnese detalhada e do exame físico minucioso na condução da investigação diagnóstica da deficiência intelectual.**

33. Kuczynski E. Retardo mental: Detecção precoce (artigo de atualização). Revista Debates em Psiquiatria. 2014:6-11.

34. Patto MHS. Psicologia e ideologia: uma introdução crítica à psicologia escolar. São Paulo: TA Queiróz; 1984.

35. **Assumpção Jr. FB, Sprovieri MHS. Deficiência mental: sexualidade e família. Barueri: Manole; 2005.**
   ⇨ **Obra pioneira em território nacional ao abordar um tema que por muitas décadas se tornou uma espécie de tabu entre profissionais e pais. Reúne levantamento bibliográfico extenso a respeito da sexualidade do deficiente intelectual).**

36. Associação Americana de Psiquiatria. Manual diagnóstico e estatístico de transtornos mentais, 5ª edição (DSM-5). Porto Alegre: Artes Médicas; 2014.

37. Madrid AL, State MW, King BH. Pharmacologic management of psychiatric and behavioral symptoms in mental retardation. Child Adolesc Psychiatr Clin N Am. 2000;9(1):225-43.

38. Villalba R, Harrington CJ. Repetitive self-injurious behaviour: a neuropsychiatric perspective and review of pharmacologic treatments. Semin Clin Neuropsychiatry. 2000;5(4):215-26.

39. Assumpção Jr. FB, Kuczynski E. Psicofarmacoterapia nas condições psiquiátricas associadas à deficiência mental. In: Assumpção Jr FB, Kuczynski E. Psicofarmacoterapia na infância e adolescência. São Paulo: Atheneu; 2008. p. 223-41.

2
Transtorno do espectro autista no adulto

Gabriela Viegas Stump
Joana Portolese
Rosane Lowenthal

Sumário

Introdução
Etiopatogenia
O diagnóstico no adulto
Diagnóstico diferencial
Curso clínico do TEA
Tratamento do adulto com TEA
    Tratamento medicamentoso
    Intervenções não medicamentosas
Sexualidade
Qualidade de vida
Comportamento de camuflagem em adultos com TEA
Considerações finais
Para aprofundamento
Referências bibliográficas

Pontos-chave

- Como fazer o diagnóstico no adulto, baseando-se nas especificidades dessa fase e seus diferenciais.
- Comorbidades clínicas e psiquiátricas mais importantes e frequentes que devem ser ativamente investigadas e tratadas.
- Abordagens não medicamentosas: a necessidade de olhar amplamente para questões de sexualidade, qualidade de vida e comportamento de camuflagem para o cuidado integral.

mesmo diagnóstico cuja diferença é a gradação de gravidade dos sintomas[3]. A CID-11, que será implementada em 2022, também faz modificação nos seus critérios diagnósticos, incluindo o autismo infantil e a síndrome de Asperger dentro do TEA que por sua vez está sob uma categoria maior de transtornos do neurodesenvolvimento (Quadros 1 e 2)[4].

Quadro 1 Critérios do DSM 5 para o diagnóstico de transtorno do espectro autista (TEA)[3]

A. Déficits persistentes na comunicação social e na interação social em múltiplos contextos, conforme manifestado pelo que segue, atualmente ou por história prévia (os exemplos são apenas ilustrativos, e não exaustivos; ver o texto):
1. Déficit na reciprocidade sócio emocional, variando, por exemplo, de abordagem social anormal e dificuldade para estabelecer uma conversa normal ou a compartilhamento reduzido de interesses, emoções ou afeto, a dificuldade para iniciar ou responder a interações sociais.
2. Déficits nos comportamentos comunicativos não verbais usados para interação social, variando, por exemplo, de comunicação verbal e não verbal pouco integrada a anormalidade no contato visual e linguagem corporal ou déficits na compreensão e uso de gestos, a ausência total de expressões faciais e comunicação não verbal.
3. Déficits para desenvolver, manter e compreender relacionamentos, variando, por exemplo, de dificuldade em compartilhar brincadeiras imaginativas ou em fazer amigos, a ausência de interesse por pares.

(continua)

INTRODUÇÃO

O transtorno do espectro autista (TEA) é um transtorno do neurodesenvolvimento, caracterizado por déficits na comunicação social e comportamentos restritos e repetitivos. As primeiras descrições datam de 1943, quando o psiquiatra Leo Kanner descreveu o "distúrbio autístico do contato afetivo", compatível com o antigo autismo infantil, ou seja, o quadro mais típico[1]. No ano seguinte, na Áustria, Hans Asperger descreveu crianças com características semelhantes de dificuldades do contato social, porém que apresentavam aquisição de linguagem e cognição preservadas[2]. Na terceira edição do *Manual Diagnóstico e Estatístico de Transtornos Mentais* (DSM-III), esses quadros foram elencados como transtornos globais do desenvolvimento, então divididas nas categorias autismo típico, síndrome de Asperger e autismo atípico. Em 2013, no lançamento do DSM-5, essas categorias passaram a ser parte de uma mesma dimensão (o TEA), pois passou-se a entender que fazem parte de um

Quadro 1 Critérios do DSM 5 para o diagnóstico de transtorno do espectro autista (TEA)[3] *(continuação)*

B. Padrões restritivos e repetitivos de comportamento, interesses ou atividades, conforme manifestado por pelo menos dois dos seguintes, atualmente ou por história prévia (os exemplos são apenas ilustrativos, e não exaustivos; ver o texto):
1. Movimentos motores, uso de objetos ou fala estereotipados ou repetitivos (p. ex., estereotipias motoras simples, alinhar brinquedos ou girar objetos, ecolalia, frases idiossincráticas).
2. Insistência nas mesmas coisas, adesão inflexível a rotinas ou padrões ritualizados de comportamento verbal ou não verbal (p. ex., sofrimento extremo em relação a pequenas mudanças, dificuldades com transições padrões rígidos de pensamento, rituais de saudação, necessidade de fazer o mesmo caminho ou ingerir os mesmos alimentos diariamente)
3. Interesses fixos e altamente restritos que são anormais em intensidade ou foco (p. ex., forte apego a ou preocupação com objetos incomuns, interesse excessivamente circunscritos ou perseverativos)
4. Hiper ou hiporreatividade a estímulos sensoriais ou interesse incomum por aspectos sensoriais do ambiente (p. ex., indiferença aparente a dor/ temperatura, reação contrária a sons ou texturas específicas, cheirar ou tocar objetos de forma excessiva, fascinação visual por luzes ou movimento)

C. Os sintomas devem estar presentes precocemente no período do desenvolvimento (mas podem não se tornar plenamente manifestos até que as demandas sociais excedam as capacidades limitadas ou podem ser mascarados por estratégias aprendidas mais tarde na vida).

D. Os sintomas causam prejuízo clinicamente significativo no funcionamento social, profissional ou em outras áreas importantes da vida do indivíduo no presente

E. Essas perturbações não são mais bem explicadas por deficiência intelectual (transtorno do desenvolvimento intelectual) ou por atraso global do desenvolvimento. Deficiência intelectual ou transtorno do espectro autista costumam ser comórbidos; para fazer o diagnóstico da comorbidade de transtorno do espectro autista e deficiência intelectual, a comunicação social deve estar abaixo do esperado para o nível geral do desenvolvimento

Especificar se:
Com ou sem comprometimento intelectual concomitante
Com ou sem comprometimento de linguagem concomitante
Associado a alguma condição médica ou genética conhecida ou a fator ambiental
Associado a outro transtorno do neurodesenvolvimento, mental ou comportamental
Com catatonia

As estatísticas atuais apontam para uma prevalência de 1/68 em estudo americano em crianças de 8 anos[5]. Os estudos mais consistentes de prevalência em adultos chegam a 1%[6]. Existe um claro aumento de consciência da população geral e capacidade diagnóstica dos profissionais de saúde, de forma que a busca por diagnóstico tem aumentado, tanto para crianças, que têm chegado para diagnóstico cada vez mais precocemente, quanto por adultos que passam a suspeitar que suas

Quadro 2 Transtorno do espectro autista segundo a CID-11[43]

Código 6A02
Sob a categoria de distúrbios do neurodesenvolvimento

Descrição
O transtorno do espectro autista é caracterizado por déficits na habilidade de iniciar e manter reciprocidade social, interação e comunicação social e também uma gama e padrões de comportamento inflexíveis, restritos e repetitivos; interesses e atividades que são claramente atípicas ou excessivas para a idade e contexto sociocultural do indivíduo. O início do transtorno se dá no período de desenvolvimento, tipicamente na primeira infância mas os sintomas podem não ser plenamente manifestos até mais tardiamente quando as demandas sociais excedem a capacidade da criança. Os déficits são suficientemente graves para causar prejuízo em diversos contextos como pessoal, familiar, social, acadêmico e ocupacional ou em outras áreas de funcionamento sendo observáveis em todos os contextos da vida do indivíduo embora possa variar de acordo com o contexto sócio educacional ou outro. Os indivíduos com TEA apresentam um amplo espectro de funcionamento intelectual e outras habilidades de linguagem.

dificuldades possam ser resultantes de um TEA não diagnosticado.

ETIOPATOGENIA

O TEA é um quadro bastante heterogêneo, resultante de diversas alterações no processo de sinaptogênese, migração e atividade neuronal, sistema de sinalização, regulação de transcrição e maturação encefálica. Sabe-se que há importante componente genético, com herdabilidade estimada em 50% dos casos. O risco de TEA com um parente de primeiro grau é de aproximadamente 20%. Entre 25 e 30% dos quadros existe uma causa genética, conhecida como X frágil, síndrome de Rett, alterações relacionadas ao cromossomo 15; no entanto, aproximadamente 75% tem etiologia desconhecida[7].

Outras alterações genéticas encontradas são alteração no número de cópias (CNV, do inglês *copy number variation*) e variações de nucleotídeo único (SNV, do inglês *single nucleotide variation*) e se correlacionam com alterações proteicas como neuroliguinas, neurexinas e proteína-2 associada à contactina, que codificam sistema de sinalização de sinaptogênese, arborização dendrítica. Estudos de neuroimagem funcional mostram uma diminuição da conectividade de longa distância anteroposterior e inter-hemisférica e hiperconectividade dentro da mesma região cerebral. Há ainda uma disrupção do equilíbrio inibitório excitatório em detrimento do tônus gabaérgico. A exposição a tóxicos ambientais como organofosforados, bifenilpoliclorados (PCB) e hidrocarbonetos poliaromáticos poderia aparentemente ser responsável por alterações dessas vias[8]. Há ainda outros fatores de risco, como uso de ácido valproico na gestação, obesidade materna, diabetes gestacional, complicações neonatais e aumento da idade materna e paterna[9].

O DIAGNÓSTICO NO ADULTO

O diagnóstico no adulto é feito com base nos critérios do DSM-5, assim como nas crianças, e o grande desafio está em resgatar a presença dos sintomas na primeira infância, que será fundamental para a identificação dos diferenciais mais comuns: os transtornos de personalidade.

Pessoas com TEA diagnosticados na idade adulta são aqueles cuja sintomatologia e prejuízo não eram tão claros na infância, embora seja absolutamente necessário que estivessem presentes. Nesses quadros, a linguagem e a cognição estão preservadas, embora possa haver peculiaridades como diminuição da prosódia, uso de linguagem excessivamente correta e formal, com poucas ou ausência do uso de gírias, dificuldade de abstração e percepção de ironias incompatíveis com a capacidade cognitiva. Não há necessariamente uma diminuição de busca ou desejo por contato social, mas uma dificuldade qualitativa na capacidade de iniciação, manutenção e compreensão das relações sociais. Por exemplo, a conversa com uma pessoa com TEA tende a ser truncada; a pessoa tende a se limitar a responder o que lhe é perguntado e manter a conversa circunscrita a seu tema de interesse, sem se interessar ou perguntar sobre o outro. Tem dificuldade em perceber as intenções e necessidades afetivas dos outros quando não são explicitadas, bem como corresponder a elas e compartilhar as suas. Os sintomas de inflexibilidade são muito confundidos com sintomas obsessivos e os focos de interesses restritos podem se tornar um facilitador para a profissão. A falta de flexibilidade mental compromete sobremaneira a adaptação social e a acomodação familiar.

Com certa frequência o diagnóstico será aventado quando uma criança é levada para avaliação e um adulto da família é identificado. O instituto nacional de saúde e excelência em cuidado do Reino Unido (UK National Institute of Health and Care Excellence) sugere que sejam avaliados os adultos que apresentam as seguintes questões: dificuldade de conseguir e manter-se empregados ou em sistema educacional; dificuldade em iniciar e manter relacionamentos; contato atual ou prévio com sistema de saúde mental ou serviços para dificuldades de aprendizagem; histórico de alteração de neurodesenvolvimento ou problemas psiquiátricos[10].

DIAGNÓSTICO DIFERENCIAL

Como mencionado, os diagnósticos diferenciais no adulto são os transtornos de personalidade esquizoide, esquizotípicos, evitativos, bem como transtorno de déficit de atenção e hiperatividade (TDAH); nesses, não estão presentes os interesses e comportamentos restritos e repetitivos. Outros diferenciais são o transtorno de personalidade obsessivo-compulsivo e o próprio transtorno obsessivo-compulsivo (TOC), nos quais comunicação verbal e não verbal estão preservadas. No entanto, para caracterizar o TEA, é de extrema importância que os sintomas estejam presentes desde a primeira infância e nos transtornos de personalidade as alterações ocorrem a partir do final da adolescência[11].

Do ponto de vista de pesquisa, tem-se como padrão-ouro para o diagnóstico a entrevista estruturada *Autism Diagnostic Interview – Revised* (ADI-R) e a escala de observação *Autism Diagnostic Observation Schedule-2* (ADOS-2), módulo 4, para adolescentes e adultos com linguagem preservada[12].

CURSO CLÍNICO DO TEA

Diferentemente dos quadros que são diagnosticados apenas na idade adulta, em que normalmente há quadros mais brandos que passaram despercebidos, atualmente há uma grande preocupação com o desfecho dos tratamentos, a inserção sócio-ocupacional e a qualidade de vida daqueles cujo diagnóstico se deu na infância.

O TEA é um quadro crônico que perdura ao longo da vida. No entanto, de 12 a 15% dos indivíduos podem deixar de ter o diagnóstico, mantendo apenas traços subclínicos[13].

Há uma tendência natural de melhora da sociabilidade passada a idade escolar e algumas crianças têm ganhos importantes na cognição e comunicação social, tendo na adolescência e início da idade adulta maior interesse em participar de grupos e busca por parceiro afetivo. Os problemas de comportamento tendem a diminuir após os 50 anos mesmo dentre aqueles com deficiência intelectual associada[13]. Estudos mais recentes apontam que apenas 20% têm independência, tendo cursado universidade ou tendo um emprego competitivo, e 56% precisam de auxílio em tempo integral[14].

Nesse momento da vida, as questões de saúde e comorbidades psiquiátricas passam a ser questões centrais. Problemas tireoidianos, hipertensão, obesidade, diabetes, acidente vascular cerebral, Parkinson, perdas auditivas e visuais são mais frequentes que na população geral. Isso em parte é esperado, pois o isolamento e a dificuldade de acomodação aumentam o sedentarismo, as questões sensoriais fazem com que muitos tenham dietas restritas e pouco nutritivas. As medicações de uso corrente, muitas vezes desde a infância, são os antipsicóticos atípicos, causadores de síndrome metabólica. A dificuldade de comunicação diminui ainda mais o acesso aos cuidados com a saúde[15].

As comorbidades psiquiátricas ocorrem em 69 a 89% das pessoas com TEA sem deficiência intelectual (DI), sendo transtornos de humor os mais prevalentes (53% de depressão e 18% de distimia), diferente da infância e adolescência, em que a ansiedade é mais frequente[15,16]. Alguns estudos mostram que até um terço daqueles com depressão apresentam ideação e tentativa de suicídio, não se sabe se essa alta prevalência se dá por um subdiagnóstico de depressão decorrente de alexitimia, inflexibilidade cognitiva ou de um processo diferente para ideação suicida. Esse risco aumentado se dá inclusive em pacientes que recebem o diagnóstico quando adultos, o que justifica uma busca ativa por risco suicida nesses casos.

O risco para ansiedade é 3,7 vezes maior que na população geral, sendo 27% a prevalência de qualquer quadro ansioso. Já o TDAH ocorre em 40% das pessoas com TEA e transtornos psicóticos, em 10 a 17%[14].

Epilepsia é mais uma preocupação, pois há um aumento progressivo de incidência com o passar da idade, sendo 11,2% entre 18 e 29 anos, 22,4% na faixa de 30 a 39 anos e 29,2% nos com mais de 40 anos[17].

A grande importância de diagnosticar e tratar as comorbidades clínicas e psiquiátricas está em melhorar a qualidade de vida e atuar nos sintomas mais facilmente tratados com medicação, dado que até o momento não há atuação farmacológica para os sintomas centrais do TEA. A abordagem deve ser a mesma que na população geral, porém, levando-se em conta que pessoas com TEA tendem a ter um número necessário para causar danos (NNH) menor, é desejável que se inicie em doses menores e a titulação seja mais lenta[18].

A expectativa de vida das pessoas com TEA é de aproximadamente 36 anos menos que a população geral, com um aumento de risco de 2 a 10 vezes de morte prematura. As causas específicas de morte precoce são doença neurológica, dentre elas epilepsia, para casos mais graves (OR = 7,49), e suicídio para os quadros mais leves (OR = 7,55). De todos os grupos estudados, as mulheres com quadros mais graves foram as com maior risco[15].

TRATAMENTO DO ADULTO COM TEA

Tratamento medicamentoso

Até o presente momento, não há intervenção medicamentosa para as características centrais do TEA como alterações na comunicação social e comportamentos restritos e repetitivos. Os medicamentos são indicados para minimizar sintomas-alvo, como irritabilidade, auto e heteroagressividade, estereotipias e distúrbios de sono ou tratar comorbidades.

As únicas medicações aprovadas são haloperidol, risperidona e aripiprazol, eficazes para irritabilidade, agressividade e estereotipias[10]. Clozapina é reservado para aqueles cuja resposta aos anteriores não foi positiva e os comportamentos desadaptativos são bastante graves. A abordagem medicamentosa nunca é a primeira opção e deve ser usada apenas quando foram excluídas condições clínicas, ou quando as comorbidades psiquiátricas e as intervenções comportamentais não surtiram efeito, ou são demasiadamente intensas e interferem negativamente nas terapias[18].

Anticonvulsivantes e inibidores seletivos da recaptação de serotonina também são usados com resposta irregular e poucos estudos mostram efeitos positivos[18].

O maior uso de medicação está diretamente associado a maior idade, comorbidade com deficiência intelectual e viver em ambientes educacionais e domésticos mais restritivos[19].

Outro sintoma-alvo importante para tratamento medicamentoso são problemas no ciclo do sono, os quais ocorrem com mais frequência em pessoas com TEA, muitas vezes com início na primeira infância, e, embora alguns possam melhorar, parte deles tende a ter curso crônico. Adultos com TEA e DI tendem a ter maior latência de sono, maior número de despertares e menor eficiência de sono. Maiores dificuldades de sono estão relacionadas com mais comportamentos restritos e repetitivos, estereotipias, automutilação, agressividade e comorbidades como ansiedade, depressão e TDAH ao longo da vida. Importante ainda lembrar que uma alteração no padrão de sono pode significar início dessas comorbidades. A partir da diferenciação, se as alterações são primárias ou secundárias, deve-se fazer a opção do tratamento, sendo melatonina a primeira escolha na insônia primária ou o tratamento do quadro de base com a medicação adequada[20].

A única medicação que tem algum efeito positivo na comunicação social é o balovaptan, agonista de vasopressina V1a que tem sido estudado e mudaria o paradigma da intervenção medicamentosa no TEA em relação ao que temos até agora[10].

Intervenções não medicamentosas

Com o intuito de garantir os ganhos de intervenções realizadas na infância e adolescência, adultos com TEA podem necessitar de diversos tipos de apoio para atingir melhor funcionalidade e autonomia. As intervenções para adultos com TEA estão diretamente relacionadas às necessidades individuais de cada um e associadas aos relacionamentos interpessoais, autocuidado e independência, bem como os ambientes frequentados, como instituições de ensino superior, locais de trabalho, moradias ou ambientes protegidos[21].

As terapias que apresentam melhores resultados para indivíduos adultos com TEA são terapia cognitivo-comportamental, treino de habilidades sociais e de cognição social. Estudos mostram eficácia, sejam elas aplicadas individualmente ou em grupo, e em adultos com TEA sem deficiência intelectual. A maioria das intervenções é baseada em treinos sistematizados utilizando vídeos para orientar os indivíduos em como agir ou se portar diante de uma situação específica. Esse treino pode compreender diversas habilidades, como cumprimentar uma pessoa desconhecida em uma festa, o modo de se portar no transporte público ou até mesmo como interagir com um grupo de pessoas. Em alguns programas, familiares/cuidadores também são treinados no intuito de garantir apoio e generalização dos comportamentos no dia a dia. Esse tipo de intervenção tem demonstrado melhora não só nas habilidades aprendidas, mas também na redução de ansiedade e depressão, sintomas muito comuns no período adulto[22,23].

Programas de orientação vocacional e trabalho apoiado têm sido desenvolvidos para o suporte no emprego. Estudos realizados nos Estados Unidos e Reino Unido demonstram que mais da metade dos adultos com TEA não estão empregados. Além disso, pode-se observar que não é a capacidade intelectual que determina a manutenção do emprego. Em comparação com adultos com deficiência intelectual, observa-se que há um maior número de trabalhadores empregados, fato este relacionado diretamente ao prejuízo das habilidades de comportamentos sociais que os indivíduos com TEA apresentam. Os programas de emprego apoiado para adultos com TEA mostram melhores resultados nos indivíduos que têm sintomas leves a moderados. Pacientes com sintomatologia grave podem estar inseridos em programas de reabilitação com ênfase em trabalhos que incluem horticultura, artesanato, esportes e lazer[23,24].

Aspectos relacionados à independência, seja no autocuidado, seja em atividades instrumentais, devem ser trabalhados nos adultos com TEA. Pelo menos 50% deles, nos Estados Unidos e na Europa, não conseguem se vestir sozinhos, necessitam de ajuda para se alimentar e para usar o banheiro e não saem sozinhos na rua. Esses dados chamam a atenção ao tipo de tratamento que vem sendo dado a esses indivíduos. Assim, é recomendado o ensino de atividades básicas e instrumentais de vida diária[22,23].

Algumas universidades americanas, como as Universidades da Califórnia e do Alabama, têm serviços de apoio aos estudantes com TEA, com o intuito de proporcionar atividades em grupo como jogos de tabuleiro; no entanto, metade dos estudantes com TEA, nos Estados Unidos, abandonam o ensino superior por vários motivos, incluindo isolamento social e solidão, dificuldade em gerenciar rotinas e horários alterados, dificuldade de vida independente e ausência de monitoramento e orientação[24].

Jovens com TEA são capazes de ter sucesso tanto acadêmico como profissional, quando o processo de transição entre o final da adolescência e a vida adulta é bem planejado. O período entre a saída do ensino médio até o ingresso do ensino superior ou em alguma atividade laboral tem sido estudado por especialistas. É a fase em que cessam os apoios que são dados na escola e há uma escassez de serviços para essa faixa etária. Além disso, é um momento de muita incerteza tanto para o jovem com TEA como para sua família. Estudos mostram que, durante o período do ensino médio, os jovens se mantêm estáveis; entretanto, com o impacto da saída do ensino médio, há uma diminuição significativa da melhora dos sintomas em mais da metade deles. Sintomas internalizantes são os que mais aparecem nesta fase[25]. Há ainda uma piora da assistência médica, dado que muitos dos especialistas em TEA são psiquiatras da infância e adolescência, neuropediatras ou pediatras do desenvolvimento.

SEXUALIDADE

A sexualidade de indivíduos com TEA e a saúde reprodutiva são assuntos pouco explorados mesmo na ciência. Até há muito pouco tempo, pensava-se que jovens e adultos com TEA tinham pouco interesse em atividade sexual, pela natureza dos principais sintomas, como déficit na sociabilidade ou alterações sensoriais. Entretanto, estudos que entrevistaram diretamente essas pessoas mostraram que esses pressupostos são falsos[10].

Adultos com TEA correm maior risco de vitimização sexual. Foi visto que 4 em cada 5 foram expostos a comportamentos sexuais indesejáveis, coerção ou estupro. Adultos relatam que aprendem sobre sexo na televisão e são menos propensos a conversar com colegas, familiares ou profissionais para obter conhecimento sobre doenças sexualmente transmissíveis, comportamento sexual e concepção. Assim, a educação sexual deve ser uma pauta de intervenção a ser discutida e ensinada para jovens e adultos com TEA, dando-se ênfase em como se proteger, e em consentimento e demonstrações adequadas de carinho e afeto. Serviços de saúde, escolas e universidades devem estar atentos em relação a assédio e agressão sexual[26,27].

Em relação à identificação de gênero, os trabalhos são escassos. Um estudo que comparou adultos com e sem TEA encontrou que 77,8% dos homens com TEA se identificavam com o gênero masculino, comparado com 93,1% sem TEA. Entre as mulheres, 67,1% com TEA se identificavam como mulheres, ao passo que, na população sem TEA, eram 87,3%. Além disso, há uma maior identificação como transexual ou outra identidade dentre os indivíduos com TEA[28]. Alguns dados apontam que as mulheres relatam orientação homossexual ou bissexual com maior frequência que os homens[29,30].

QUALIDADE DE VIDA

Segundo a Organização Mundial de Saúde, o conceito de qualidade de vida é composto pela saúde da pessoa, suas crenças e sua relação com o ambiente. Estudos que comparam a qualidade de vida de indivíduos com e sem TEA mostram menor na qualidade de vida no grupo com TEA. Isso está relacionado à independência e à maior necessidade de apoio, tanto na educação como em casa, no lazer e no trabalho, independentemente do nível intelectual. Entendendo que na grande maioria das vezes a qualidade de vida deve estar pior na população com TEA comparada a controles saudáveis, pesquisadores sugerem que sua análise não seja apenas por medidas com instrumentos objetivos, mas que se faça uma análise da trajetória percorrida pelo indivíduo e sua família[31,32].

É fundamental ressaltar que as famílias de pessoas com TEA relatam continuar sobrecarregadas mesmo quando o indivíduo se torna adulto. Estudos realizados em diversos países mostram que as queixas em relação ao suporte social é o mesmo. Vergonha de sair de casa, não se relacionar mais com familiares ou amigos e separação de casais são fatos comumente relatados e que persistem na vida adulta, tendo ainda o agravante que pais/cuidadores estão mais velhos e mais propensos a doenças e incapacidade[33-36].

Pais de crianças com TEA apresentam pior desempenho físico e emocional quando comparados com pais de crianças sem transtornos do desenvolvimento. Essas alterações persistem em famílias de adolescentes e adultos. Os sintomas emocionais de maior prevalência nos familiares são ansiedade, depressão e angústia, além de aumento de cortisol e aumento de pressão arterial[37]. Apoio social, confiança, esperança, otimismo, baixo nível de estresse, além de amigos e familiares para ajudar no cuidado do adulto com TEA, são os fatores que mostram melhora na qualidade de vida dos familiares. Entretanto, estudos com familiares de adultos com TEA são raros[38,39].

COMPORTAMENTO DE CAMUFLAGEM EM ADULTOS COM TEA

A camuflagem é um comportamento no qual adultos com TEA utilizam estratégias em situações sociais para esconder comportamentos associados ao quadro. Com a camuflagem, eles parecem ser socialmente mais eficientes, impedindo que os outros percebam suas dificuldades. Esse comportamento parece ser mais utilizado por mulheres com TEA do que por homens, entretanto ainda é muito difícil de ser avaliado por medidas objetivas. Um estudo que comparou homens e mulheres com TEA verificou que a camuflagem foi mais comum nelas e mostrou associação direta com depressão. Sabe-se que a camuflagem causa um esforço cognitivo, exaustivo e é extremamente desafiador[40,41].

É importante salientar que a camuflagem difere das habilidades adquiridas por meio do treinamento de habilidades sociais. Dentre os comportamentos mais comuns realizados por mulheres com TEA, podem-se citar: tentativas ativas de contato visual apesar de ser causa de desconforto, uso de frases ou piadas fora de contexto, alteração do volume de fala, imitação de gestos de outras pessoas, posicionar-se muito perto de outros indivíduos. Por fim, deve-se ressaltar que essa atitude pode ser um fator de vulnerabilidade social[41,42].

CONSIDERAÇÕES FINAIS

O TEA é um transtorno que cursa ao longo da vida e não existem intervenção única que contemple todos os indivíduos nas diversas fases.

Durante a avaliação, é importante que se priorizem as habilidades a serem desenvolvidas naquele momento. Na primeira infância, o foco está em atingir os marcos de desenvolvimento. Na infância e adolescência, a ênfase passa a ser acadêmica e habilidades sociais, além de início de autonomia compatível com a idade. A transição da adolescência para a vida adulta é um momento delicado para qualquer pessoa, não deixando de ser diferente para aqueles no espectro autista. Dada a falta de serviços que contemplem essa faixa etária, deve-se dar especial atenção a esse momento.

Nos adultos, o foco é a busca de maior autonomia e independência, o que não pode ser perdido de vista independentemente da gravidade do quadro.

Para aprofundamento

- Mazzone L, Vitiello B. Psychiatric symptoms and comorbidities in autism spectrum disorder. Switzerland: Springer; 2016.
  ↪ Livro com abordagem aprofundada do tratamento das comorbidades psiquiátricas mais frequentes nos pacientes com TEA.
- Prelock PA, McCauley RJ. Treatment of autism spectrum disorder: evidence-based intervention strategies for communication & social interactions. Baltimore: Paul H. Brookes Publishing Co.; 2012.
  ↪ Livro com diversas abordagens não farmacológicas de forma aprofundada e prática, levando em conta evidências científicas, com capítulos específicos para adolescentes e adultos.
- Carpenter B, Happé F, Egerton J. Girls and autism: educational, family and personal perspectives. London and New York: Routledge Taylor & Francis Group; 2019.
  ↪ Livro que aborda pontos importantes e ainda pouco explorados das especificidades do TEA no sexo feminino, com pontos a serem cuidados na vida adulta.

REFERÊNCIAS BIBLIOGRÁFICAS

1. Kanner L. Autistic disturbances of affective contact. Nervous Child. 1943;2:217-50.
2. Tantam D. Asperger's syndrome. J Child Psychol Psychiat. 1988;29(3):245-55.
3. Chown N, Hughes L. History and first descriptions of autism: Asperger versus Kanner. Revisited J Autism Dev Disorder. 2016;46(6):2270-2.
4. Reed GM, First MB, Kogan CS, Hyman SE, Gureje O, Gaebel W, et al. Innovations and changes in the ICD-11 classification of mental, behavioural and neurodevelopmental disorders. World Psychiatry. 2019;
5. Prevalence of autism spectrum disorder among children aged 8 years – autism and developmental disabilities monitoring network, 11 Sites, United States, 2014 MMWR, April 67 (6).
6. Halfon N, Forrest CB, Lerner RM, Faustman E, editors. Handbook of life course health development [Internet]. Cham (CH): Springer; 2018.
7. Quesnel-Vallières M, Weatheritt RJ, Cordes SP, Blencowe BJ. Autism spectrum disorder: insights into convergent mechanisms from transcriptomics. Nat Rev Genet. 2019;20:51-63.
8. Stamou M, Streifel KM, Goines PE, Lein PJ. Neuronal connectivity as a convergent target of gene X environment interactions that confers risk for Autism Spectrum Disorders. Neurotoxicol Teratol. 2013;36:3-16.
9. Modabernia A, Velthorst E, Reichenberg A. Environmental risk factor for autism: an evidence-based review of systematic review and meta-analyses. Mol Autism. 2017;17:8-13.
10. **Swetlik C, Earp SE, Franco KE. Adults with autism spectrum disorder: updated considerations for healthcare providers. Cleve Clin J Med. 2019;86(8):543-53.**
    ↪ Artigo completo e mais recente sobre adultos com TEA.
11. American Psychiatry Association. Manual diagnóstico e estatístico de transtornos mentais, 5ª edição. Porto Alegre: Artmed; 2014.
12. Brugha TS, McManus S, Smith J, Scott FJ, Meltzer H, Purdon S, et al. Validating two survey methods for identifying cases of autism spectrum disorder among adults in the community. Psychol Med. 2012;42:647-56.
13. Halfon N, Forrest CB, Lerner RM, Faustman EM, editors. Handbook of life course health development [Internet]. Cham (CH): Springer; 2018.
14. Volkmar FR, Jackson SLJ, Hart L. Transition issues and challenges for youth with autism spectrum disorders. Pediatr Ann. 2017; 46(6):e219-e223.
15. Wise EA. Aging in autism spectrum disorder. Am J Geriatric Psychiatry. 2020;28(3):339-49.
16. Gotham K, Brunwasser SM, Lord C. Depressive and anxiety symptom trajectories from school-age through young adulthood in samples with autism spectrum disorder and developmental delay. J Am Acad Child Adolesc Psychiatry. 2015;54(5):369-76.
17. Fortuna RJ, Robinson L, Smith TH, Meccarello J, Bullen B, Nobis K, Davidson PW. Health conditions and functional status in adults with autism: a cross-sectional evaluation. J Gen Intern Med. 2016;31:77-84.

18. Fung LK, Mahajan R, Nozzolillo A, Bernal P, Krasner A, Jo B, Coury D, et al Pharmacologic treatment of severe irritability and problem behaviors in autism: a systematic review and meta-analysis. Pediatrics. 2016;137(Suppl 2):S124-135.

19. Aman MG, Lam KS, Collier-Crespin A. Prevalence and patterns of use of psychoactive medicines among individuals with autism in the Autism Society of Ohio. J Autism Dev Disord. 2003;33(5):527-34.

20. **Scherck KA, Richdale AL. Sleep problems, behaviour and psychopathology in autism: inter-relationships across the lifespan. Curr Opin Psychol. 2019;34:105-11.**
   ⇨ **Artigo completo sobre distúrbios do sono, comorbidade prevalente nos adultos com TEA.**

21. Murphy CM, Willson E, Robertson DM, Ecker C, Daly EM, Hammond N, et al. Autism spectrum disorder in adults: diagnosis, management and health services development. Neuropsychiatr Dis Treat. 2016;12:1669-86.

22. Howlin P, Moss P. Adults with autism spectrum disorders. Can J Psychiatry. 2012;57(5):275-83.

23. Levy A, Perry A. Outcomes in adolescents and adults with autism: a review of the literature. Res Autism Spectr Disord. 2011;5(4):1271-82.

24. Kuo AA. Autism in adults: an update. Presented at the: American College of Physicians Internal Medicine Meeting, New Orleans, LA, April 17-21, 2018.

25. Cheak-Zamora NC, Yang X, Farmer JE, Clark M. Disparities in transition planning for youth with autism spectrum disorder. Pediatrics. 2013;131(3):447-54.

26. Mehzabin P, Stokes MA. Self-assessed sexuality in young adults with high-functioning autism. Res Autism Spectr Disord. 2011;5(1):614-21.

27. Brown KR. Accessibility for students with ASD: legal perspectives in the United States. In: Alphin HC Jr. Exploring the future of accessibility in higher education. Hershey, PA: IGI Global; 2017.

28. George R, Stokes MA. Gender identity and sexual orientation in autism spectrum disorder. Autism. 2018;22(8):970-82.

29. Byers ES, Nichols S, Voyer SD. Challenging stereotypes: sexual functioning of single adults with high functioning autism spectrum disorder. J Autism Dev Disord. 2013;43(11):2617-27.

30. Gilmour L, Schalomon PM, Smith V. Sexuality in a community based sample of adults with autism spectrum disorder. Res Autism Spectr Disord. 2012;6(1):313-8.

31. McConachie H, Wilson C, Mason D, Garland D, Parr JR, Rattazzi A, et al. What is important in measuring quality of life? Reflections by autistic adults in four countries. Autism Adulthood. 2019;1-9.

32. **Ayres M, Parr JR, Rodgers J, Mason D, Avery L, Flynn D. A systematic review of quality of life of adults on the autism spectrum. Autism. 2018;22(7):774-83.**
   ⇨ **Revisão sistemática recente sobre qualidade de vida em adultos com TEA.**

33. Blanche E I, Diaz J, Barretto T, Cermak SA. Caregiving experiences of Latino families with children with autism spectrum disorder. Am J Occup Ther. 2015;69(5):6905185010p1-11.

34. Daniels AM, Como A, Hergüner S, Kostadinova K, Stosic J, Shih A. Autism in Southeast Europe: a survey of caregivers of children with autism spectrum disorders. J Autism Dev Disord. 2017;47(8):2314-25.

35. Kinnear SH, Link BG, Ballan MS, Fischbach RL. Understanding the experience of stigma for parents of children with autism spectrum disorder and the role stigma plays in families' lives. J Autism Dev Disord. 2016;46(3):942-53.

36. Sirin N, Tekin-Iftar E. Opinions of Turkish parents and teachers about safety skills instruction to children with autism spectrum disorders: a preliminary investigation. J Autism Dev Disord. 2016;46(8):2653-65.

37. van Steijn DJ, Oerlemans AM, van Aken MAG, Buitelaar JK, Rommelse NNJ. The reciprocal relationship of ASD, ADHD, depressive symptoms and stress in parents of children with ASD and/or ADHD. J Autism Dev Disord. 2014;44(5):1064-76.

38. Seltzer MM, Greenberg JS, Hong J, Smith LE, Almeida DM, Coe C, Stawski RS. Maternal cortisol levels and behavior problems in adolescents and adults with ASD. J Autism Dev Disord. 2010;40(4):457-69.

39. Gallagher S, Whiteley J. Social support is associated with blood pressure responses in parents caring for children with developmental disabilities. Res Dev Disabil. 2012;33(6):2099-105.

40. Livingston LA, Shah P, Milner V, Happé F. Quantifying compensatory strategies in adults with and without diagnosed autism Livingston et al. Mol Autism. 2020;11:15.

41. Lai M-C, Lombardo MV, Ruigrok ANV, Chakrabarti B, Auyeung B, Szatmari P, ET AL.; MRC AIMS Consortium. Quantifying and exploring camouflaging in men and women with autism. Autism. 2017;21:690-702.

42. Livingston LA, Colvert E, Social Relationships Study Team, Bolton P, Happé F. Good social skills despite poor theory of mind: exploring compensation in autism spectrum disorder. J Child Psychol Psychiatry. 2019; 60:102-10.

43. Traduzido da fonte: https://icd.who.int/browse11/l-m/en#/http://id.who.int/icd/entity/437815624.

3

Transtorno de déficit de atenção/hiperatividade em adultos

Analin Ono Baraniuk
Paulo Mattos
Luis Augusto Rohde
Guilherme Vanoni Polanczyk

Sumário

Introdução
Aspectos históricos
Aspectos epidemiológicos
Etiopatogenia
 Fatores de risco
 Substrato neuropsicológico e neurobiologia
Quadro clínico e diagnóstico
Comorbidades
Diagnóstico diferencial
Exames complementares
Tratamento
Considerações finais
Vinheta clínica
Referências bibliográficas

Pontos-chave

- O transtorno de déficit de atenção/hiperatividade (TDAH) em adultos transcende os sintomas centrais de desatenção, hiperatividade e impulsividade, incluindo outras características como desregulação emocional, alterações de sono e prejuízo em funções executivas.
- Frequentemente há uma dificuldade no diagnóstico de TDAH em adultos, por cursar com sintomas semelhantes a outros transtornos psiquiátricos.
- O TDAH em adultos tem uma alta prevalência de comorbidades.
- Os adultos com TDAH apresentam prejuízos funcionais em diversos domínios, com comprometimento importante na qualidade de vida e aumento do risco de morbidade.

INTRODUÇÃO

O transtorno de déficit de atenção/hiperatividade (TDAH) é um transtorno que, apesar de geralmente ter origem na infância, continua se manifestando na idade adulta em mais de metade dos casos, frequentemente interferindo na funcionalidade no âmbito social, familiar, acadêmico e ocupacional. Embora seja caracterizado por sintomas de desatenção, hiperatividade e impulsividade, é um transtorno que possui um amplo espectro de características clínicas e que pode se apresentar de formas particulares na idade adulta. Este capítulo aborda os avanços no entendimento de aspectos históricos, epidemiológicos, clínicos e fisiopatológicos do TDAH em adultos.

ASPECTOS HISTÓRICOS

A maior parte das referências históricas que relatam características semelhantes ao que atualmente entendemos como TDAH é baseada em descrições de crianças. No entanto, o primeiro registro de características compatíveis com os sintomas do transtorno foi feito em um personagem adulto, no capítulo "O Homem Obtuso" ("*The Obtuse Man*") de um livro chamado *Personagens* (*Characters*), que foi escrito no século IV a.C. pelo filósofo grego Theophrastus. É possível fazer um paralelo das atitudes do personagem com os sintomas centrais do TDAH, além da descrição de alguns de seus comportamentos que retratam a presença de disfunção executiva e distúrbio do sono[1]. Cabe ressaltar que tal descrição foi realizada mesmo antes do surgimento da sociedade moderna, o que reforça a validade do TDAH e vai de encontro ao estigma social e os intensos debates que colocam em dúvida a existência do transtorno.

No final dos anos 1970 e início dos anos 1980, Paul Wender e outros pesquisadores[2] passaram a publicar estudos de adultos com TDAH e, por meio de observações clínicas, defenderam que muitos desses pacientes apresentavam manifestações que iam além dos sintomas centrais de desatenção e hiperatividade-impulsividade vistos em crianças. Dessa forma, desenvolveram critérios clínicos específicos para o diagnóstico do transtorno em adultos, chamados Critérios de Utah, com a inclusão de sintomas emocionais. Tais contribuições foram importantes para o reconhecimento do transtorno nessa faixa etária[2].

A Associação Americana de Psiquiatria reconheceu oficialmente a forma adulta do TDAH em 1980, sendo considerada um "tipo residual" na terceira versão do *Manual diagnóstico e estatístico de transtornos mentais* (DSM-III). A partir dos anos 1990, várias publicações passaram a demonstrar que um número razoável de crianças e adolescentes com TDAH mantinham o transtorno na vida adulta. Assim, na versão seguinte (DSM-IV), reconheceu-se que o TDAH não é uma doença exclusiva de crianças, mas sim um transtorno crônico, que pode acompanhar os indivíduos ao longo de todo o seu desenvolvimento[3,4]. Na apresentação dos critérios com a sintomatologia do transtorno, essa versão passou a incluir exemplos que contemplavam aspectos do TDAH em adultos.

Atualmente, os critérios para o diagnóstico do TDAH seguem a quinta e mais recente versão do DSM, descrevendo o padrão de comportamento com base em uma lista de dezoito sintomas divididos entre sintomas de desatenção e hiperatividade-impulsividade. Realizou-se uma adaptação dos critérios, com a necessidade de um número menor de sintomas para o diagnóstico de TDAH em adolescentes a partir de 18 anos e adultos[5], ressaltando-se a diferenciação do transtorno nessa faixa etária. Essa decisão reflete os achados de pesquisas que têm mostrado o quanto os adultos apresentam um comprometimento significativo mesmo com um menor número de sintomas[6].

ASPECTOS EPIDEMIOLÓGICOS

A prevalência estimada de TDAH em adultos tem se situado entre 2,5 e 3,4% na população geral[7-9]. Durante muitos anos, presumiu-se que o TDAH em adultos era sempre uma continuidade de um transtorno de neurodesenvolvimento com início na infância. Contudo, estudos prospectivos sugerem a possibilidade de pelo menos quatro possíveis trajetórias: início precoce (3 a 5 anos); início na segunda infância (6 a 14 anos), com quadro persistente ou com remissão dos sintomas na adolescência; e início na adolescência ou na idade adulta (16 anos ou mais)[10].

Observa-se que os indivíduos adultos que preenchem critérios diagnósticos para TDAH não necessariamente preenchiam os critérios na infância[8]. Um estudo longitudinal que acompanhou indivíduos ao longo de 4 décadas mostrou que 90% dos casos diagnosticados na idade adulta não tinham histórico de TDAH na infância e que somente 5% dos casos de TDAH na infância ainda preenchiam os critérios diagnósticos para o transtorno aos 38 anos[11]. Posteriormente, um estudo prospectivo brasileiro que incluiu uma amostra representativa de 5.249 indivíduos observou que apenas 12,6% dos adultos

com o transtorno apresentavam o histórico de TDAH na infância e que 17,2% das crianças mantiveram o diagnóstico de TDAH na idade adulta, de acordo com os critérios do DSM-5 (com a exclusão do critério de idade de início)[12]. Outro estudo semelhante, que analisou uma amostra de indivíduos do Reino Unido, corroborou esses resultados[13], reforçando a hipótese de que as síndromes na infância-adolescência e na idade adulta podem ser fenotipicamente semelhantes, porém distintas em relação aos mecanismos etiológicos e trajetórias. Faraone e Biederman[14], por sua vez, afirmam que ainda é cedo para que essa conclusão seja estabelecida e defendem que provavelmente os indivíduos com o diagnóstico na idade adulta apresentam um histórico de sintomas subclínicos na infância. Os autores argumentam que a boa capacidade cognitiva e/ou presença de um ambiente suportivo e bem estruturado pode dificultar a identificação precoce do transtorno, sendo mais evidente na idade adulta, após a demanda para a independência e mudanças ambientais.

A distribuição da prevalência de TDAH entre sexos é mais equilibrada na idade adulta[15]. Em amostras clínicas de crianças e adolescentes com TDAH, cerca de 80% são do sexo masculino, enquanto, em adultos, essa proporção corresponde a 50%. A literatura mostra que a diferença na prevalência de acordo com o sexo em crianças e adolescentes pode ser secundária a um baixo reconhecimento e subdiagnóstico do TDAH em meninas, uma vez que a proporção de meninas com o transtorno é maior em amostras comunitárias do que em amostras clínicas nesta faixa etária[16]. Crianças do sexo feminino geralmente apresentam mais sintomas de desatenção do que de hiperatividade ou impulsividade, podendo levar a menor percepção e motivação dos pais a buscarem tratamento médico para elas na infância[17]. Por outro lado, na idade adulta as mulheres tendem a buscar mais a ajuda profissional para os problemas de saúde mental do que os homens, o que também pode ser um fator contribuinte para a maior igualdade de proporção nessa faixa etária[16].

A literatura tem mostrado uma correlação positiva entre baixo nível socioeconômico na infância e TDAH[18]. Há escassez de estudos sobre essa associação na idade adulta, mas Caye et al.[19] demonstraram que a condição socioeconômica na infância não influenciou o risco de persistência do TDAH na idade adulta. No que tange às diferenças étnico-raciais, um estudo de coorte que analisou uma população americana identificou uma maior taxa de TDAH em indivíduos adultos brancos, enquanto asiáticos e havaianos nativos tiveram as menores taxas do transtorno[20]. No entanto, tal achado pode estar relacionado a barreiras de cuidado que afetam de forma desproporcional alguns grupos étnicos[21].

O Estudo de Carga Global de Doenças (*Global Burden of Disease*) de 2010 incluiu, pela primeira vez, o TDAH em suas análises, destacando esta condição como um grande problema de saúde pública. É um transtorno que aumenta o risco de vários desfechos negativos, como acidentes, baixo nível educacional, uso de substâncias psicoativas, envolvimento com criminalidade e associação com outras condições de saúde física e mental. Demonstrou-se que o TDAH ocupa a 98ª posição de carga de doenças representada pelos anos vividos com incapacidade (YLD – *years lived with disability*) no *ranking* de todas as idades[22]. Um estudo longitudinal apontou a existência de uma menor expectativa de vida em pacientes com TDAH, indicando mais que o dobro de risco de morte nesses indivíduos em relação aos controles populacionais. Este achado foi principalmente atribuído a mortes por causas não naturais, especialmente acidentes[23]. Um estudo posterior demonstrou que a mortalidade na idade adulta por causas não naturais é largamente explicada por comorbidades que surgem ao longo da vida, como abuso de substâncias, transtornos de humor, alimentares e de personalidade, sendo que o TDAH per se ainda representa um incremento de risco, mas significativamente mais baixo[24].

ETIOPATOGENIA

Fatores de risco

A etiologia do TDAH em adultos ainda não foi bem elucidada. Entende-se que o transtorno possui uma origem multifatorial, que inclui fatores genéticos, neurobiológicos e ambientais que interagem entre si por meio de mecanismos complexos e variáveis, e que, em conjunto, elevam o risco para o transtorno. Um grande investimento vem sendo realizado na identificação de fatores de risco genéticos para o TDAH em crianças, com estudos de genes candidatos, variações no número de cópias (CNV) e pesquisas de associação genômica ampla (GWA), mas a literatura sobre esses aspectos em amostras de adultos ainda é escassa[16].

Observou-se uma taxa estimada de herdabilidade (isto é, a proporção da variância do traço que pode ser explicada por fatores genéticos) de 72% em uma amostra de 37.714 gêmeos adultos com TDAH, demonstrando que a base genética é existente não somente na infância, mas também no transtorno em adultos. Há estimativas que sugerem taxas mais baixas, mas que podem ser secundárias aos vieses de avaliação que alteram a acurácia da análise, a exemplo da investigação do transtorno por autorrelato na idade adulta, enquanto a avaliação de crianças é feita por meio do relato de informantes, como pais e professores[25]. Aponta-se que a persistência do TDAH na idade adulta é associada a uma maior contribuição genética na etiologia do transtorno[26]. Entretanto, a arquitetura genética subjacente à trajetória de vida dos indivíduos com TDAH ainda não foi bem esclarecida.

Uma metanálise associou o TDAH em adultos com o gene candidato *brain-specific angiogenesis inhibitor-1 associated protein 2 (BAIAP2)*, que pode ter um envolvimento na assimetria entre os hemisférios cerebrais, por ter uma maior expressão no córtex cerebral esquerdo[27]. Estudos que avaliaram o gene *SLC6A3*, transportador da dopamina, com o foco especialmente no polimorfismo da região 3'-reguladora do gene, identificaram que os alelos de 9 repetições desse polimorfismo foram associados ao TDAH em adultos[28]. Ainda não há dados suficientes para a análise de evidências da associação entre TDAH em adultos e genes relacionados à sinalização e metabolização nos sistemas dopaminérgico, noradrenérgico, serotoninérgico e de genes relacionados ao neurodesenvolvimento, como encontra-se em crianças[27].

Uma metanálise com estudos de GWA (que avaliam variantes de DNA em todo o genoma) reuniu uma amostra de 20.183 indivíduos (crianças e adultos) portadores de TDAH e 35.191 controles. Os pesquisadores descobriram que 12 *loci* abrigam variantes do genoma que aumentam o risco para o transtorno. Os pesquisadores desse mesmo estudo reforçaram que o TDAH tem uma arquitetura genética poligênica, em que são necessárias múltiplas variantes do DNA para que ocorra a modificação do risco para o transtorno[29].

Os estudos de genética demonstram que o TDAH é o extremo de um traço contínuo presente em toda a população geral e que o risco para o transtorno também é dimensional. Assim, todas as pessoas carregam algumas variantes de DNA associadas ao TDAH, mas apenas alguns indivíduos têm um número suficiente de variantes para desenvolver o transtorno[26]. Apesar do forte impacto de influências genéticas, é provável que boa parte da herdabilidade ocorra por uma interação entre gene e ambiente[30]. Entre os fatores ambientais com evidências mais consistentes em relação à associação com o transtorno destaca-se a prematuridade, institucionalização com privação extrema na primeira infância e exposição a toxinas ambientais, como chumbo, pesticidas e policloretos de bifenila. Sugere-se um aumento na suscetibilidade ao transtorno com fatores como baixo peso ao nascer e exposição intrauterina ao tabaco, mas confundidores podem interferir no resultado desses estudos. Há evidências inconclusivas e insuficientes em relação à exposição intrauterina ao álcool e a drogas, às condições psicológicas maternas durante a gestação e às complicações no período pré e perinatal[10,31,32].

Substrato neuropsicológico e neurobiologia

Estudos neuropsicológicos e de neuroimagem demonstram um claro substrato biológico para o TDAH, envolvendo sistemas neurais e áreas cerebrais que são relacionadas à atenção, função executiva, motivação e ao sistema de recompensa. As alterações em domínios cognitivos nos adultos com TDAH são semelhantes às encontradas em crianças e adolescentes com o diagnóstico[16]. A função executiva inclui um conjunto de processos necessários para o planejamento, monitoramento e controle de ações direcionadas a metas. Em adultos com TDAH, os maiores prejuízos são vistos nos domínios de atenção, memória e comportamento inibitório[33]. Metanálises indicam que o prejuízo é maior na memória verbal, quando comparada à visual, e ocorre como consequência de uma disfunção na codificação desse processo cognitivo[34]. Além disso, observa-se alteração na capacidade de resolução de problemas verbais abstratos e na velocidade de processamento[34,35]. Ressalta-se que existe uma marcante heterogeneidade nos perfis cognitivos dos adultos com TDAH. Alguns indivíduos apresentam alteração em vários domínios cognitivos, outros em uma função específica, e cerca de 11% dessa população não tem disfunção cognitiva mensurável[10,36].

Além de prejuízos em funções executivas, alguns indivíduos com TDAH apresentam diferentes padrões de motivação e alteração na sensibilidade à recompensa. A partir de uma excitação insuficiente, proveniente de um estado hipodopaminérgico, ocorreria uma necessidade constante de estímulo, com a exigência de um alto nível de reforço para motivar o desempenho[37]. Além disso, há redução do controle exercido pela recompensa futura sobre o comportamento atual e, assim, os indivíduos manifestam a preferência por uma gratificação menor e imediata em detrimento a aguardar por uma gratificação maior[10,38]. Tal comportamento pode ser controlado por dois componentes: uma preferência por recompensas imediatas associada a uma sinalização deficitária de recompensas futuras (delay discounting) e uma reação emocional negativa à imposição relacionada à espera (delay aversion)[38]. Um estudo em nosso meio demonstrou uma correlação linear inversa entre sintomas de TDAH e ativação do estriado durante uma tarefa de recompensa[39]. Outro estudo posterior, do mesmo grupo de pesquisadores, demonstrou que o metilfenidato modula as respostas do sistema de recompensas[40].

Estudos de neuroimagem têm mostrado tanto diferenças funcionais quanto morfológicas entre os cérebros de indivíduos com TDAH e controles saudáveis. No entanto, são raros os estudos longitudinais que fazem essa análise em adultos. A maior parte dos estudos são transversais, realizados em crianças, e incluem amostras pequenas que dificultam a reprodutibilidade dos resultados encontrados. O Grupo de Trabalho ENIGMA-TDAH congrega vários grupos de pesquisa ao redor do mundo, com a maior amostra disponível para avaliação de neuroimagem e características clínicas de indivíduos com TDAH. Este grupo publicou dados recentes que demonstram que, embora exista uma redução do volume intracraniano em crianças e adolescentes, tal diferença não foi significativa em adultos. Além disso, observou-se menor volume da amígdala e espessura cortical mais fina em região frontal e temporal apenas no cérebro das crianças[41]. Essas divergências entre as faixas etárias sustentam a teoria de que o TDAH esteja relacionado a um atraso da maturação cerebral. Os achados do grupo ENIGMA relativos ao menor tamanho de hipocampo, amígdala e núcleo accumbens não haviam sido anteriormente descritos, sendo relevantes pois tais estruturas estão relacionadas à motivação e regulação emocional, aspectos importantes no TDAH, apesar de não constarem nos sintomas centrais do transtorno.

Estudos indicam que existem anormalidades nos circuitos frontoestriatais, frontoparietais e frontocerebelares subjacentes às alterações de funções cognitivas encontradas no TDAH em adultos[42]. Uma metanálise de estudos com ressonância magnética funcional (RMf) e paradigmas que envolvem controle inibitório, memória de trabalho e tarefas que exigem atenção demonstrou hipoativação no sistema frontoparietal de adultos com TDAH[43]. Tal região atua nos processos executivos direcionados a objetivos. Além disso, observou-se uma hiperativação na rede visual, na rede de atenção dorsal e na rede de modo padrão (Default Mode Network – DMN). A hiperativação em sistema somatomotor foi vista em crianças, mas não foi detectada em adultos, o que é consistente com a alteração de sintomatologia que ocorre ao longo do desenvolvimento[43]. Diferenças funcionais associadas às tarefas que se relacionam com o sistema de recompensa podem ser observadas no córtex órbito-frontal e em regiões límbicas[42,44]. Adicionalmente, o córtex órbito-frontal, juntamente com o estriado ventral e amígdala, constituem a base neural para o processamento emocional. Assim, a disfunção nessas estruturas contribui para a desregulação emocional que é comumente vista no transtorno[45].

Estudos de RMf podem também avaliar o funcionamento cerebral em um estado de descanso. A rede mais investigada neste âmbito é o DMN, que consiste em regiões corticais que se interconectam, incluindo o córtex pré-frontal ventromedial e córtex cingulado posterior[46]. O DMN permanece ativo nas situações em que não realizam cognitiva e enfraquece quando os indivíduos são demandados para a execução de uma ação ou para uma tarefa cognitiva específica. Neste momento, ativam-se, então, as conexões nas áreas necessárias para aquela atividade. Estudos mostram que tanto crianças e adolescentes quanto adultos com TDAH apresentam uma disfunção nessa rede neurofuncional, resultando em uma falta de supressão do DMN. Desta forma, há uma hiperativação do DMN em atividades diárias, o que resulta em uma maior quantidade de lapsos atencionais e distratibilidade[44,47].

Uma das hipóteses etiológicas do TDAH refere-se à presença de um excesso de "devaneio da mente" (mind wondering - MW), que se caracteriza por momentos em que a atenção e o conteúdo dos pensamentos se afastam involuntariamente de estímulos externos e de tarefas que estão em andamento e se concentram em pensamentos não diretamente relacionados a eles. Estima-se que, na população geral, 50% dos pensamentos do cotidiano fiquem nesse estado, podendo ocorrer de forma espontânea ou deliberada. O excesso de MW na forma espontânea foi recentemente proposto como um dos possíveis mecanismos fisiopatológicos do TDAH por correlacionar-se com os sintomas centrais e prejuízos do transtorno. Sugere-se que a desregulação do DMN possa contribuir para o excesso de MW, existindo uma associação entre os dois processos[46]. Cabe ressaltar que o MW também se associa à ansiedade, de modo independente do TDAH, podendo este ser um fator de confundimento devido à elevada comorbidade entre os transtornos[48].

No campo de estudos dos sistemas neuroquímicos envolvidos no TDAH, há evidências principalmente sobre o comprometimento de vias dopaminérgicas e noradrenérgicas. O sistema dopaminérgico desempenha um papel importante em funções como atenção, planejamento, tomada de decisão, preparo de respostas motoras, e atua no sistema de recompensa do cérebro. A noradrenalina tem uma ação excitatória e também se relaciona com processos cognitivos de aprendizagem[21]. A ação terapêutica de medicamentos que agem nesses sistemas é um dos fatores que corrobora o envolvimento desses neurotransmissores na etiologia do TDAH. O sistema de outros neurotransmissores, como glutamato, serotonina e acetilcolina, também parecem ser associados ao transtorno[47].

QUADRO CLÍNICO E DIAGNÓSTICO

O TDAH é caracterizado por um padrão persistente de desatenção, hiperatividade e impulsividade, que podem manifestar-se de forma isolada ou coexistir. Em adultos, a sintomatologia pode apresentar-se de forma diferente em relação aos estágios prévios do desenvolvimento. Nessa fase, observa-se que há maior semelhança do quadro clínico entre os sexos, visto que o nível de hiperatividade-impulsividade muitas vezes diminui (domínio de sintomas que geralmente na infância tem um maior destaque em meninos), enquanto os sintomas de desatenção tendem a se manter ou tornam-se mais evidentes[16]. Muitos indivíduos que tinham a apresentação de ambos os domínios na infância passam a ter uma apresentação predominantemente desatenta na idade adulta[8].

Em adultos, a hiperatividade pode se manifestar como uma sensação subjetiva de inquietude. Podem ter dificuldade em permanecer sentados em situações em que tal conduta é esperada, como por exemplo em salas de aula e reuniões. A impulsividade pode se apresentar como impaciência, fala em excesso, respostas às perguntas de forma precipitada, e como "agir sem pensar". O comportamento impulsivo frequentemente resulta em conflitos nos relacionamentos interpessoais, instabilidade em empregos e envolvimento em situações potencialmente perigosas[15,49,50], podendo ter consequências mais sérias na idade adulta do que na infância e adolescência.

A desatenção pode ser expressada pelo comprometimento da atenção sustentada, distratibilidade, esquecimento de compromissos e perda frequente de objetos. Os prejuízos de função executiva podem ser notados no cotidiano em forma de dificuldade de organização e hierarquização das tarefas. Notam-se problemas de planejamento e geralmente há relutância no envolvimento de atividades que exijam um esforço mental prolongado. É comum a alteração da noção de tempo, resultando em tempo superestimado para as tarefas que devem ser realizadas e em procrastinação[15].

A manifestação dos sintomas é influenciada pelo nível de motivação do indivíduo. Quanto maior for a motivação para realizar determinada tarefa, maior será o engajamento e atenção na sua execução, ou seja, os indivíduos apresentam a capacidade de se concentrar em atividades que lhe são particularmente estimulantes. Tarefas divertidas, prazerosas, dinâmicas e que oferecem recompensas rápidas geralmente aumentam a motivação e, consequentemente, tendem a receber maior atenção[3]. Há, ainda, a possibilidade de existir um hiperfoco, em que o indivíduo é capaz de ficar horas com excesso de concentração em determinada atividade. Em geral isso ocorre no engajamento em uma atividade de entretenimento, como por exemplo ao usar o computador ou assistir televisão[51].

Nos adultos com TDAH, a desregulação emocional pode ser um aspecto marcante no cenário clínico, tornando-se ainda mais perceptível nessa faixa etária, afetando de 34 a 70% desses indivíduos[45]. A desregulação emocional é entendida como a dificuldade ou a incapacidade do indivíduo de gerenciar a intensidade e duração de suas emoções para promover comportamentos adaptativos. Tal característica pode apresentar-se como humor instável, irritabilidade, baixa tolerância às frustrações, dificuldade para lidar com situações de estresse e no controle da raiva. Este comportamento pode causar prejuízos importantes nas relações interpessoais com amigos, colegas, cônjuges e outros familiares e é um dos principais motivos para a busca de atendimento psiquiátrico[15,45]. Adultos com TDAH muitas vezes apresentam baixa autoestima, são significativamente menos satisfeitos com sua vida pessoal, social e profissional[50]. Biederman et al.[52] observaram que indivíduos adultos com TDAH que apresentavam maiores prejuízos na autorregulação emocional tinham sintomas mais graves do transtorno e pior qualidade de vida.

A alta frequência de alterações de sono em adultos com TDAH mostra-se pelo relato comum de adiar a hora de ir para a cama e de tempo prolongado para iniciar o sono, além de despertares noturnos e maior dificuldade para acordar pela manhã[53]. Os problemas relacionados ao sono podem piorar ainda mais o desempenho acadêmico e aumentar o risco de condições clínicas de saúde como a obesidade[46]. As queixas de qualidade de sono associadas ao relato de outros sintomas sugestivos de TDAH podem ser usadas para apoiar o diagnóstico do transtorno. Por exemplo, muitos adultos com TDAH referem que se sentem fisicamente e mentalmente inquietos inclusive no momento em que precisam adormecer[8].

O diagnóstico do TDAH é fundamentalmente clínico, com base em critérios gerados por sistemas classificatórios como o DSM-5 e a CID-11[6]. A avaliação deve levar em consideração a intensidade, duração, universalidade dos sintomas e estágio de desenvolvimento em que o indivíduo se encontra. Como apresentado no Quadro 1, o DSM-5 define o TDAH em adultos como a presença de 5 ou mais sintomas em qualquer um de seus dois domínios (desatenção ou hiperatividade-impulsividade). De acordo com o DSM-5, os sintomas devem ter início antes dos 12 anos de idade, estar presentes por pelo menos 6 meses, e devem ter um padrão de comportamento incompatível com o esperado para indivíduos da mesma idade ou nível de desenvolvimento[5]. Os pesquisadores que defendem que não necessariamente o TDAH em adultos precisa ter o início na infância sugerem que o critério de idade de início precisa ser revisto. Outro fator que compromete a validade desse critério é a confiabilidade do autorrelato e do relato dos pais sobre o início dos sintomas. Um estudo de coorte brasileiro, que acompanhou longitudinalmente indivíduos com TDAH desde a infância até a idade adulta, demonstrou o quanto os adultos com TDAH podem apresentar dificuldade para recordar o histórico do transtorno na infância. Os autores identificaram que, aos 22 anos, o grau de acurácia do autorrelato sobre os sintomas do transtorno da infância correspondeu a 55,4%, com sensibilidade de apenas 32,8% e valor preditivo positivo de 40,7%[54]. A futura versão da Classificação Internacional de Doenças proposta pela OMS (CID-11), por sua vez, descreve somente as características principais da doença, sem especificar a idade de início, duração ou número de sintomas.

De acordo com o DSM-5, conforme o número de sintomas em cada uma das duas dimensões, há três possíveis apresenta-

Quadro 1 Critérios diagnósticos para o transtorno de déficit de atenção/hiperatividade em adultos (DSM-5)

A. Presença de pelo menos 5 dos sintomas abaixo, de desatencão e/ou hiperatividade/impulsividade, por pelo menos 6 meses, em um grau que seja inconsistente com o nível de desenvolvimento e que tenha impacto negativo diretametne nas atividades sociais e acadêmicas/profissionais:

Desatenção
a. Frequentemente não presta atenção em detalhes ou comete erros por descuido no trabalho ou durante outras atividades.
b. Frequentemente tem dificuldade de manter a atenção em tarefas.
c. Frequentemente parece não escutar quando alguém lhe dirige a palavra diretamente.
d. Frequentemente não segue instruções até o fim e não consegue terminar tarefas ou deveres no local de trabalho (por exemplo, começa as tarefas, mas rapidamente perde o foco e facilmente perde o rumo).
e. Frequentemente tem dificuldade para organizar tarefas e atividades.
f. Frequentemente evita, não gosta ou reluta em se envolver em tarefas que exijam esforço mental prolongado.
g. Frequentemente perde coisas necessárias para tarefas ou atividades (por exemplo, carteira, chaves, documentos etc.).
h. Com frequência, é facilmente distraído por estímulos externos (ou tem pensamentos não relacionados à tarefa que está realizando).
i. Com frequência é esquecido em relação a atividades cotidianas (para realizar obrigações, pagar contas e retornar ligações, por exemplo).

Hiperatividade e impulsividade
a. Frequentemente remexe ou batuca as mãos ou os pés ou se contorce na cadeira.
b. Frequentemente levanta da cadeira em situações em que se espera que permaneça sentado.
c. Frequentemente tem sensação de inquietude.
d. Com frequência é incapaz de se envolver em atividades de lazer calmamente.
e. Com frequência "não para", agindo como se estivesse "com o motor ligado" (por exemplo, não consegue ou se sente desconfortável em ficar parado por muito tempo; outros podem ver o indivíduo como inquieto).
f. Frequentemente fala demais.
g. Frequentemente deixa escapar uma resposta antes que a pergunta tenha sido concluída (por exemplo, termina as frases dos outros, não consegue aguardar a vez de falar).
h. Frequentemente tem dificuldade para esperar a sua vez (por exemplo, ao aguardar em uma fila).
i. Frequentemente interrompe ou se intromete (por exemplo, intromete-se ou assume o controle sobre o que os outros estão fazendo)

B. Vários sintomas de desatenção ou hiperatividade/impulsividade estavam presentes antes dos 12 anos de idade.

C. Vários sintomas de desatenção ou hiperatividade/impulsividade estão presentes em 2 ou mais ambientes (por exemplo, em casa e no trabalho; com amigos ou parentes).

D. Há evidências claras de que os sintomas interferem no funcionamento social, acadêmico ou ocupacional ou de que reduzem sua qualidade.

E. Os sintomas não ocorrem exclusivamente durante o curso de esquizofrenia ou outro transtorno psicótico e não são mais bem explicados por outro transtorno mental (por exemplo, transtorno do humor, transtorno de ansiedade, intoxicação ou abstinência de substância etc.)

Fonte: American Psychiatric Association, 2013[5].

ções de TDAH: apresentação predominantemente desatenta, predominantemente hiperativa/impulsiva e combinada[5]. A apresentação desatenta é a mais prevalente entre adultos, correspondendo a 47% dos casos. A redução dos sintomas de hiperatividade-impulsividade e a maior demanda de funções que exigem a capacidade de manter a atenção, ao longo do desenvolvimento, podem fazer com que essa sintomatologia atencional fique mais evidente[15]. Existe a possibilidade de caracterizar os casos de TDAH como quadros de remissão parcial, ao se identificar um número menor de sintomas, nos últimos 6 meses, que causem algum prejuízo em indivíduos que anteriormente tenham preenchido os critérios para o diagnóstico[5].

Em relação ao curso do TDAH, a literatura mostra que dois terços das crianças diagnosticadas com TDAH na idade escolar continuam apresentando sintomas na vida adulta, mesmo que não mantenham o preenchimento dos critérios diagnósticos[28]. Ao investigar os possíveis preditores de persistência, uma metanálise observou que a maior gravidade dos sintomas na infância, a presença de transtorno de oposição desafiante (TOD) ou de transtorno depressivo comórbidos, bem como a história de tratamento para TDAH, foram associados a maior probabilidade de manutenção dos sintomas de TDAH na vida adulta[12]. Um estudo brasileiro que acompanhou uma amostra clínica de indivíduos que tiveram o diagnóstico de TDAH quando adultos mostrou que os preditores para a persistência do transtorno nesse estágio da vida corresponderam ao alto número de sintomas centrais e à presença de TOD ou ansiedade social comórbidos. Os autores observaram que, após uma média de 7,3 anos de acompanhamento longitudinal, um terço da amostra já não atendia mais aos critérios para o diagnóstico do transtorno[55].

O DSM-5 exige que os sintomas estejam presentes em dois ambientes distintos e que exista um prejuízo funcional significativo. No caso de adultos, geralmente são os próprios pacientes que buscam ajuda e fornecem os dados que permitirão ao profissional avaliar a presença de sintomas em vários contextos, tais como vida conjugal, ambiente familiar, trabalho, administração de recursos financeiros próprios e vida social. Se possível, a coleta de dados deve ser feita com outras fontes de informação (ex.: pais, cônjuges e outros familiares)[3,55], tendo em vista que os adultos com TDAH tendem a minimizar a presença e o grau de prejuízo dos sintomas e podem não lembrar-se do início do quadro[56].

O diagnóstico de TDAH pode passar despercebido, pois muitos indivíduos adultos desenvolvem estratégias compensatórias para lidar com os déficits e prejuízos acarretados pelo transtorno. Deste modo, podem aprender a controlar seus sintomas ou compensá-los de diferentes formas, a exemplo de uma maior quantidade de tempo programada para a execução de determinadas tarefas[50]. O desafio diagnóstico pode estar presente mesmo nos estágios prévios do desenvolvimento. Crianças com TDAH que possuem um alto quociente de inteligência (QI) e habilidades de funções executivas bem desenvolvidas, que estão inseridas em um ambiente familiar e escolar bem estruturados, podem ter um bom rendimento escolar e também desenvolver estratégias que atenuem as dificuldades psicossociais e funcionais do transtorno.

No entanto, os prejuízos podem emergir conforme ocorra um aumento da complexidade das tarefas diárias ao longo da vida, associado a um menor suporte familiar ao conquistarem autonomia e independência, dificultando os mecanismos compensatórios. A busca pelo tratamento em adultos pode ocorrer quando o prejuízo de habilidades em funções executivas se torna mais aparente e diante da dificuldade na regulação das emoções[8,56]. Além disso, é comum que o paciente adulto com TDAH já tenha buscado tratamento pelas comorbidades associadas, como transtornos depressivos, ansiosos ou pelo uso de substâncias psicoativas[36].

Ao considerar a hipótese de que o TDAH é uma manifestação extrema de um traço contínuo, ao invés de ser um transtorno categórico, muitas vezes o que define o limite entre indivíduos que tenham ou não um transtorno clinicamente relevante seria a identificação de um prejuízo funcional significativo[8]. O impacto negativo gerado pelo TDAH é observado em vários âmbitos. Há geralmente um menor desenvolvimento educacional e uma maior probabilidade de evasão escolar. Adultos com TDAH têm também uma maior incidência de desemprego e insucesso profissional, com redução da produtividade, aumento no número de faltas e maior risco de envolvimento em acidentes de trabalho. Tais comprometimentos nas esferas acadêmicas e ocupacionais podem ser decorrentes dos sintomas centrais do transtorno, manifestados por falta de organização, distratibilidade, procrastinação, dificuldade no uso de estratégias de aprendizagem diante das dificuldades e prejuízo nas habilidades para manejar o tempo de estudo[15,50].

No TDAH em adultos, observam-se maiores taxas de divórcio, prejuízos no exercício da parentalidade, problemas financeiros, envolvimento em acidentes de trânsito, maior risco de exposição a doenças sexualmente transmissíveis, gravidez precoce, suicídio e morte prematura[28,50,56,57]. Indivíduos com TDAH podem buscar o consumo de substâncias como uma forma de manejar alguns sintomas do transtorno, como a desregulação emocional e alterações de sono. A impulsividade e o prejuízo no julgamento podem ser fatores associados ao TDAH que aumentam esse risco de uso[58]. Há evidências de que o tratamento precoce do TDAH possa reduzir o risco da co-ocorrência de transtornos por uso de substâncias[56].

Os indivíduos com TDAH têm um maior risco para múltiplos traumas e envolvimento em vários acidentes ao longo da vida[59]. Adultos com TDAH podem conduzir veículos com menor segurança, devido à desatenção e distratibilidade, além de uma maior probabilidade de direção em alta velocidade e imprudência pelo comportamento impulsivo, excesso de confiança ou pela intoxicação por álcool e substâncias ilícitas[56,59]. Outro desfecho negativo associado ao TDAH é o maior índice de criminalidade, possivelmente pela impulsividade e desregulação emocional que pode se expressar por agressividade, mas há controvérsias sobre o tema, pois alguns estudos mostram que, na ausência de transtorno de conduta como comorbidade, não ocorre o aumento desse risco[15,56].

Em resumo, evidencia-se o comprometimento de múltiplas esferas ao longo da trajetória de vida dos indivíduos com TDAH, se não houver diagnóstico e tratamento adequados (Figura 1). É importante considerar que mesmo os níveis baixos de sintomas podem causar impacto aos indivíduos devido à natureza crônica e persistente do transtorno[8].

COMORBIDADES

O TDAH apresenta uma alta taxa de comorbidades, e até 70 a 80% dos adultos com o diagnóstico apresentam pelo menos um transtorno mental coexistente. As comorbidades mais comuns nessa população são: transtornos por uso de substâncias, transtorno depressivo maior, transtorno de humor bipolar, transtornos de ansiedade e transtornos de personalidade[50]. Ressalta-se que crianças com TDAH e TOD têm mais chances de desenvolver transtornos depressivos na vida adulta, contribuindo para um pior prognóstico[16].

O TDAH está associado à idade mais precoce de uso de substâncias, como álcool, drogas e nicotina, e o risco do consumo aumenta ainda mais quando há a presença de um transtorno de conduta. Assim, indivíduos com TDAH estão mais propensos ao abuso e dependência de substâncias psicoativas, com uma prevalência de até 40% de tais comorbidades na vida adulta[16]. O aumento do risco de comportamento aditivo não se restringe às substâncias psicoativas. Há, ainda, a tendência de uso não saudável de jogos eletrônicos e de internet nessa população[51].

A literatura mostra que até 25% dos adultos com TDAH apresentam transtornos de ansiedade comórbidos, como fobias específicas, ansiedade social e transtorno de ansiedade generalizada. Os transtornos de ansiedade podem alterar o quadro de TDAH, reduzindo a autoestima e aumentando o grau de desatenção, o que ressalta a importância da identificação desse perfil de comorbidades[16,60]. Em relação aos transtornos de humor, os indivíduos adultos com TDAH têm uma chance 5,5 vezes maior de apresentarem transtorno depressivo maior[16] e a prevalência de transtorno de humor bipolar como comorbidade do TDAH varia de 5 a 20%[61].

Os transtornos de personalidade, principalmente das categorias *cluster* B ou C (como transtorno de personalidade antissocial e *borderline*), podem estar presentes em mais de 50% dos adultos com TDAH, dependendo da amostra clínica. Há um aumento na incidência quando o indivíduo apresenta desregulação emocional significativa, e a coexistência entre os transtornos resulta em prejuízos mais graves, menos taxa de resposta com o uso de estimulantes e menos persistência no tratamento do TDAH[50,62].

Estima-se que até 78% dos adultos com TDAH apresentam problemas relacionados ao sono e referem uma piora na qualidade do sono em relação aos controles saudáveis[46]. Esses indivíduos comumente apresentam transtornos primários do sono, como insônia, síndrome das pernas inquietas, síndrome da apneia obstrutiva do sono e transtorno do ritmo circadiano do sono[53]. Estudos têm mostrado uma maior frequência de fibromialgia nos indivíduos com TDAH em relação aos controles[63], e a literatura demonstra o compartilhamento de fatores de risco genéticos do TDAH com a insônia, bem como em condições como obesidade, asma, *diabetes mellitus* e tabagismo[26].

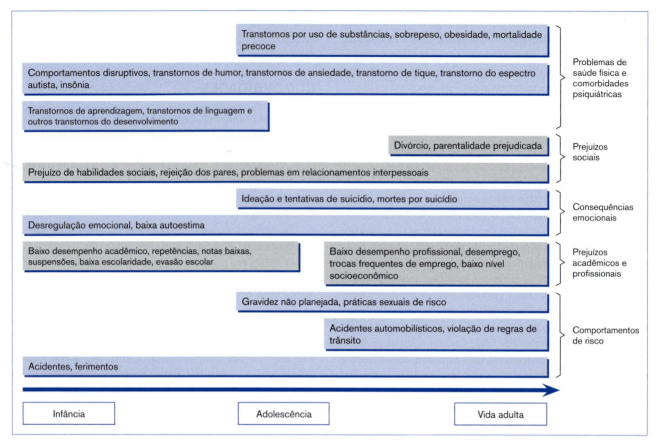

Figura 1 Potenciais prejuízos ocasionados pelo transtorno de déficit de atenção/hiperatividade ao longo do desenvolvimento.
Fonte: adaptada de Faraone et al., 2016[14].

DIAGNÓSTICO DIFERENCIAL

O processo diagnóstico do TDAH pode ser um desafio devido ao caráter dimensional e heterogêneo do transtorno. Atualmente, não há marcadores biológicos que tenham utilidade clínica para o diagnóstico do transtorno. Portanto, o treinamento clínico e o amplo conhecimento dos profissionais são essenciais para que o diagnóstico seja estabelecido, tendo em vista que os sintomas do TDAH devem ser diferenciados do desenvolvimento normal e de outras condições psiquiátricas que se confundem. A anamnese detalhada é imprescindível para a exclusão dos possíveis diagnósticos diferenciais.

Prejuízos atencionais ocorrem em transtornos depressivos primários e em transtornos de ansiedade, e pacientes em mania podem apresentar comprometimento importante no controle de impulsos, além de inquietude psicomotora, fala em excesso e distratibilidade[50,64]. A desregulação emocional do TDAH também pode ser erroneamente diagnosticada como um transtorno de humor. Geralmente há uma maior familiaridade dos profissionais de saúde com transtornos de humor e de ansiedade, o que contribui para o atraso no diagnóstico de TDAH. Um dos aspectos a serem considerados para essa diferenciação é o curso episódico dos transtornos de humor, enquanto, no TDAH, a sintomatologia segue um padrão persistente[50].

A desregulação emocional pode também ocorrer em transtornos de personalidade e outros transtornos. Portanto, uma caracterização detalhada dos sintomas é essencial para a distinção, buscando-se a identificação de outras peculiaridades da personalidade do indivíduo que modulem seus relacionamentos interpessoais e sua forma de interação com o ambiente. No diagnóstico diferencial, é importante avaliar se há a presença de transtornos por uso de substâncias, que podem cursar com alterações cognitivas e comportamentais, como desatenção, distratibilidade e hiperatividade, que podem justificar os sintomas e comprometimentos apresentados.

O padrão de sono também deve ser investigado, pois os sintomas associados ao TDAH podem ocorrer em estados de privação de sono e de exaustão excessiva[16,50]. Condições médicas como hipertireoidismo, encefalite e epilepsia podem apresentar alguns dos sintomas centrais do transtorno, mas geralmente apresentam outros sintomas tipicamente relacionados às patologias[64].

EXAMES COMPLEMENTARES

A entrevista clínica detalhada permite a avaliação minuciosa de cada sintoma, com a descrição dos comportamentos, entendimento do desenvolvimento na infância, histórico de vida na escola e na atividade profissional, funcionamento emocional e interpessoal com os pares e familiares, condições médicas associadas e investigação das comorbidades. Escalas e inventários de sintomas não são necessários para o diagnóstico, mas podem ser úteis para a avaliação como ferramentas de auxílio ao diagnóstico e como forma de análise objetiva da evolução dos sintomas com o tratamento.

As seguintes escalas são as mais utilizadas em adultos: *Adult ADHD Self-Report Scale* (ASRS), *Conners Adult ADHD Rating Scales* (CAARS) e *Wender-Reimherr Adult Attention-Deficit Disorder Scale* (WRAADDS). Esta última é baseada nos critérios de Wender-Utah, que foram desenvolvidos para atender a necessidade do diagnóstico de TDAH em adultos, e que considera a mudança dos sintomas na idade adulta em relação à expressão da sintomatologia na infância. Uma vez que o diagnóstico é estabelecido, o nível de gravidade do prejuízo funcional e do comprometimento da qualidade de vida pode ser avaliado pela *Weiss Functional Impairment Rating Scale* (WFIRS) e pela *Adult ADHD Quality of Life Scale* (AAQoL)[3,50].

Testes neuropsicológicos isoladamente têm baixo poder para discriminar entre TDAH e não TDAH, embora quando usados com inventários padronizados possam contribuir para aumentar a especificidade do seu uso[65]. A avaliação neuropsicológica não deve ser utilizada para confirmar ou descartar o diagnóstico de TDAH, mas sim apresentar um perfil neuropsicológico com aspectos que contribuam para um melhor entendimento do caso em particular, uma vez que os mesmos se associam a desfechos diferentes (presença de déficit de memória operacional ou de funções executivas, para citar alguns exemplos).

A avaliação neurológica é relevante quando há suspeita de patologias neurológicas subjacentes, que possam mimetizar o TDAH ou que ocorram em comorbidade, podendo fornecer dados que corroboram o diagnóstico (ex.: epilepsia, sequela de traumatismo cranioencefálico e infecções do sistema nervoso central). Não há evidências de que eletroencefalograma e exames de neuroimagem, como tomografia computadorizada, ressonância magnética, tomografia computadorizada por emissão de fóton único (SPECT) e tomografia por emissão de pósitrons (PET) apresentem propriedades diagnósticas que justifiquem a sua incorporação à avaliação clínica de rotina[6].

TRATAMENTO

O tratamento do TDAH em adultos requer uma abordagem multimodal, que integre a psicoeducação do transtorno com o paciente e pessoas próximas de sua convivência, e intervenções psicoterápicas e farmacológicas que contemplem todos os domínios afetados. O manejo das comorbidades também é fundamental no processo terapêutico.

O tratamento do TDAH em adultos será apresentado em maior profundidade no capítulo "Tratamento do transtorno de déficit de atenção/hiperatividade em adultos", no Volume 3.

CONSIDERAÇÕES FINAIS

O TDAH é uma condição psiquiátrica prevalente na população adulta, apesar de frequentemente ser subdiagnosticado e não reconhecido[50]. A identificação do transtorno e o tratamento adequado podem mudar a trajetória de vida dos indivíduos acometidos, com redução da morbidade e de potenciais desfechos negativos associados ao quadro.

Vinheta clínica

Paciente do sexo masculino, 33 anos de idade, com formação universitária em Ciências da Computação, atualmente trabalhando com gestão de empresa de tecnologia da informação. Mora com a companheira, com quem mantém um relacionamento há 1 ano e meio. Não tem filhos. O paciente buscou atendimento psiquiátrico em consultório particular por iniciativa própria, com queixa de ansiedade com repercussão importante no cotidiano.

Ao detalhar a sintomatologia percebida pelo paciente como ansiedade, ele referiu incômodo por uma sensação constante de inquietude, não conseguindo permanecer sentado por muito tempo no escritório e nas reuniões do trabalho, com a tendência a querer fazer várias coisas ao mesmo tempo, apresentando impaciência e não conseguindo manter o foco por tempo prolongado em uma tarefa específica. Contou que, à noite, geralmente tinha dificuldade para iniciar o sono, por não conseguir se desligar de assuntos do trabalho. O paciente referiu distratibilidade e dificuldade em se concentrar também em atividades de lazer, como na leitura de um livro e ao tocar violão. Descrevia que o conteúdo dos devaneios eram predominantemente prazerosos e ajudavam a lidar com o desgaste emocional que sentia ao tentar ficar focado por mais tempo. Comentou, ainda, sobre a impressão de não conseguir reter informações ao tentar estudar inglês ou assuntos vinculados ao seu plano de carreira.

O paciente havia recebido o diagnóstico de transtorno de humor bipolar em um atendimento psiquiátrico prévio, cerca de 1 ano antes, sendo que a procura de auxílio profissional ocorreu pelas mesmas queixas. Na época, foi prescrito sertralina 50 mg/dia e ácido valproico 500 mg/dia, mas não houve melhora na sintomatologia, com ocorrência de efeitos adversos como ganho de peso e redução da libido sexual, o que o levou a interromper o uso das medicações por conta própria. O paciente negou o curso episódico dos sintomas relatados e não se identificou um histórico com alterações clinicamente significativas de humor. Ao levantar-se a hipótese de TDAH, quando questionado sobre comportamentos impulsivos, o paciente comentou sobre situações no trabalho em que agia e falava coisas sem pensar, muitas vezes resultando em conflitos com os outros funcionários. Contou, ainda, sobre desentendimentos com a namorada, devido ao mesmo tipo de comportamento, e sobre compras que fazia de forma impulsiva, com dificuldade para se organizar nas finanças.

O paciente informou que, na infância, foi muito agitado, não conseguia se envolver calmamente nas brincadeiras. Comentou que o prejuízo de concentração acontecia desde a idade escolar, mas sempre teve um bom rendimento escolar, com oportunidade de ter estudado em escolas com boas estruturas organizacionais. Em relação aos antecedentes gestacionais, o paciente contou que nasceu a termo, por meio de parto normal, sem conhecimento de intercorrências que possam ter ocorrido com sua mãe durante o período de gestação, parto e puerpério. Negou o conhecimento de possíveis alterações de atraso do desenvolvimento neuropsicomotor. Relatou sobre o uso ocasional de álcool em finais de semana, mas negou o consumo de outras substâncias psicoativas. O paciente não apresentava comorbidades clínicas. Na investigação da história familiar, identificou-se que sua mãe possui diagnóstico de transtorno depressivo e de fibromialgia.

Este relato exemplifica um caso de TDAH em adultos, com início da sintomatologia na infância, retratando os desafios da prática clínica tanto no âmbito da investigação, pela necessidade de distinção entre diagnósticos diferenciais que apresentem sintomas semelhantes, quanto do atendimento que comumente ocorre somente na vida adulta, com uma alta frequência de diagnóstico tardio, resultando em impacto importante ao longo do desenvolvimento.

Ao ser estabelecido o diagnóstico, realizou-se, inicialmente, abordagem psicoeducativa, permitindo a conscientização do paciente sobre o transtorno. Optou-se pelo tratamento farmacológico com metilfenidato, associado a sessões semanais de terapia cognitivo comportamental (TCC) com o foco em treino de habilidades para organização, concentração, planejamento, manejo de tempo e controle de impulsos. Ao longo do processo terapêutico, realizou-se a troca do metilfenidato por um estimulante de ação prolongada (lisdexanfetamina) devido à queixa de uma piora dos sintomas ao final da manhã, na vigência do fim do efeito da medicação, que persistiu, apesar da tentativa de antecipação do horário de administração da dose utilizada no período da tarde. O paciente apresentou melhora significativa das alterações cognitivas e comportamentais ocasionadas pelo TDAH, com uma mudança positiva na qualidade de vida, dinâmica dos relacionamentos interpessoais, desempenho laboral e maior satisfação pessoal.

Para aprofundamento

- Asherson P, Buitelaar J, Faraone SV, Rohde LA. Adult attention-deficit hyperactivity disorder: key conceptual issues. Lancet Psychiatry. 2016;3(6):568-578.
  ⇨ Artigo de revisão sobre TDAH em adultos, que inclui aspectos gerais relevantes para a prática clínica de profissionais que atendem essa população.
- Franke B, Michelini G, Asherson P, Banaschewski T, Bilbow A, Buitelaar JK, et al. Live fast, die young? A review on the developmental trajectories. Eur Neuropsychopharmacol. 2018;28(10):1059-88.
  ⇨ Artigo de revisão que aborda a trajetória do TDAH ao longo do desenvolvimento, demonstrando as possíveis mudanças de sintomatologia, comorbidades, aspectos cognitivos e neurobiológicos que acompanham o curso do transtorno.
- Katzman MA, Bilkey TS, Chokka PR, Fallu A, Klassen LJ. Adult ADHD and comorbid disorders: clinical implications of a dimensional approach. BMC Psychiatry. 2017;17(1):302.
  ⇨ Artigo de revisão que reúne informações científicas sobre as comorbidades associadas ao TDAH em adultos, mostrando o desafio diagnóstico em decorrência das similaridades clínicas.

REFERÊNCIAS BIBLIOGRÁFICAS

1. Victor MM, Silva BS, Kappel DB, Attention-deficit hyperactivity disorder in ancient Greece: the Obtuse Man of Theophrastus. Austr N Z J Psychiatry. 2018;52(6):509-13.
2. Reimherr FW, Marchant BK, Gift TE, Steans TA, Wender PH. Revising the diagnostic criteria for attention-deficit hyperactivity disorder (ADHD): an adulthood perspective. Atten Defic Hyperact Disord. 2015;7(2):113-14.
3. Mattos P, Palmini A, Salgado CA, Segenreich D, Grevet E, Oliveira IR, et al. Painel brasileiro de especialistas sobre diagnóstico do transtorno de déficit de atenção/hiperatividade (TDAH) em adultos. Rev. psiquiatr. Rio Gd. Sul. 2006;28(1):50-60.
4. Lange KW, Reichl S, Lange KM, Tucha L, Tucha O. The history of attention deficit hyperactivity disorder. Atten Defic Hyperact Disord. 2010;2(4):241-55.
5. American Psychiatric Association. Diagnostic and statistical manual of mental disorders, 5th ed (DSM-5). Arlington: American Psychiatric Association; 2013.
6. **Rohde LA, Coghill D, Asherson P, Banaschewski T. ADHD assessment across the life span. In: Rohde LA, Buitelaar JK, Gerlach M, Faraone SV, editors. The world federation of ADHD guide. Porto Alegre: Artmed; 2019. p. 42-62.**
   ⇨ Capítulo que traz informações sobre a sintomatologia do TDAH em cada estágio do desenvolvimento e abordagem diagnóstica.
7. Simon V, Czobor P, Bálint S, Mészáros A, Bitter I. Prevalence and correlates of adult attention-deficit hyperactivity disorder: meta-analysis. Br J Psychiatry. 2009;194(3):204-11.
8. Asherson P, Buitelaar J, Faraone SV, Rohde LA. Adult attention-deficit hyperactivity disorder: key conceptual issues. Lancet Psychiatry. 2016;3(6):568-78.
9. Fayyad J, Sampson NA, Hwang I, Adamowski T, Aguilar-Gaxiola S, Al-Hamzawi A, et al. The descriptive epidemiology of DSM-IV Adult ADHD in the World Health Organization World Mental Health Surveys. Atten Defic Hyperact Disord. 2017;9(1):47-65.
10. Posner J, Polanczyk GV, Sonuga-Barke E. Attention-deficit hyperactivity disorder. Lancet. 2020;395(10222):450-62.
11. Moffitt TE, Houts R, Asherson P, Belsky DW, Corcoran DL, et al. Is adult ADHD a childhood-onset neurodevelopmental disorder? Evidence from a four-decade longitudinal cohort study. Am J Psychiatry. 2015;172(10):967-77.
12. Caye A, Rocha TB, Anselmi L, Murray J, Menezes AMB, Barros FC, et al. Attention-deficit/hyperactivity disorder trajectories from childhood to young adulthood: evidence from a birth cohort supporting a late-onset syndrome. JAMA Psychiatry. 2016;73(7):705-12.
13. Agnew-Blais JC, Polanczyk GV, Danese A, Wertz J, Moffitt TE, Arseneault L. Evaluation of the persistence, remission, and emergence of attention-deficit/hyperactivity disorder in young adulthood. JAMA Psychiatry. 2016;73(7):713-20.
14. Faraone SV, Biederman J. Can attention-deficit/hyperactivity disorder onset occur in adulthood?. JAMA Psychiatry. 2016;73(7):655-6.
15. Zalsman G, Shilton T. Adult ADHD: a new disease? Int J Psychiatry Clin Pract. 2016;20(2):70-6.
16. Franke B, Michelini G, Asherson P, Banaschewski T, Bilbow A, Buitelaar JK, et al. Live fast, die young? A review on the developmental trajectories. Eur Neuropsychopharmacol. 2018;28(10):1059-88.
17. Nussbaum NL. ADHD and female specific concerns: a review of the literature and clinical implications. J Atten Disord. 2012;16(2):87-100.
18. Russell AE, Ford T, Williams R, Russell G. The association between socioeconomic disadvantage and attention deficit/hyperactivity disorder (ADHD): a systematic review. Child Psychiatry Hum Dev. 2016;47(3):440-58.
19. **Caye A, Spadini AV, Karam RG, Grevet EH, Rovaris DL, Bau CHD, et al. Predictors of persistence of ADHD into adulthood: a systematic review of the literature and meta-analysis. Eur Child Adolesc Psychiatry. 2016;25(11):1151-9.**
    ⇨ Artigo que mostra os possíveis fatores preditores de persistência do TDAH na idade adulta.
20. Chung W, Jiang SF, Paksarian D, Nikolaidis A, Castelanos FX, Merikangaset KR, et al. Trends in the prevalence and incidence of attention-deficit/hyperactivity disorder among adults and children of different racial and ethnic groups. JAMA Netw Open. 2019;2(11):e1914344.

21. Faraone SV, Asherson P, Banaschewski T, Biederman J, Buitelaar JK, Ramos-Quiroga JA, et al. Attention-deficit/hyperactivity Disorder. Nat Rev Dis Primers. 2015;1:15020.
22. Erskine HE, Ferrari AJ, Polanczyk GV, Moffitt TE, Murray CJL, Vos T, et al. The global burden of conduct disorder and attention-deficit/hyperactivity disorder in 2010. J Child Psychol Psychiatry. 2014;55(4):328-36.
23. Dalsgaard S, Østergaard SD, Leckman JF, Mortensen PB, Pedersen MG. Mortality in children, adolescents, and adults with attention deficit hyperactivity disorder: a nationwide cohort study. Lancet. 2015;385(9983):2190-6.
24. Sun S, Kuja-Halkola R, Faraone SV, D'Onofrio BM, Dalsgaard S, Chang Z, et al. Association of psychiatric comorbidity with the risk of premature death among children and adults with attention-deficit/hyperactivity disorder. JAMA Psychiatry. 2019;76(11):1141-9.
25. Larsson H, Chang Z, D'Onofrio BM, Lichtenstein P. The heritability of clinically diagnosed attention deficit hyperactivity disorder across the lifespan. Psychol Med. 2014;44(10):2223-9.
26. Thapar A. Discoveries on the genetics of ADHD in the 21st century: new findings and their implications. Am J Psychiatry. 2018;175(10):943-50.
27. **Bonvicini C, Faraone SV, Scassellati C. Attention-deficit hyperactivity disorder in adults: a systematic review and meta-analysis of genetic, pharmacogenetic and biochemical studies. Mol Psychiatry. 2016;21(7):872-84.**
    ⇨ **Revisão sistemática com meta-análise sobre achados nas áreas de genética e bioquímica, que buscam a compreensão da etiologia do TDAH em adultos.**
28. Faraone SV, Larsson H. Genetics of attention deficit hyperactivity disorder. Mol Psychiatry. 2019;24(4):562-75.
29. **Demontis D, Walters RK, Martin J, Mattheisen M, Als TD, Agerbo E, et al. Discovery of the first genome-wide significant risk loci for attention deficit/hyperactivity disorder. Nat Genet. 2019;51(1):63-75.**
    ⇨ **Maior estudo genético sobre o TDAH realizado até os dias atuais. Permitiu avanços importantes nesse campo de pesquisa.**
30. Faraone SV, Cruz LP, de la Peña Olvera FR. Understanding the essentials of the etiology of ADHD. In: Rohde LA, Buitelaar JK, Gerlach M, Faraone SV, editors. The world federation of ADHD guide. Porto Alegre: Artmed; 2019. p. 1-16.
31. Thapar A, Cooper M. Attention deficit hyperactivity disorder. Lancet. 2016;387(10024):1240-50.
32. Sciberras E, Mulraney M, Silva D, Coghill D. Prenatal risk factors and the etiology of ADHD: review of existing evidence. Curr Psychiatry Rep. 2017;19(1):1.
33. Jadidian A, Hurley RA, Taber KH. Neurobiology of Adult ADHD: emerging evidence for network dysfunctions. J Neuropsychiatry Clin Neurosci. 2015;27(3):173-78.
34. Skodzik T, Holling H, Pedersen A. Long-term memory performance in adult ADHD. J Atten Disord. 2017;21(4):267-83.
35. Hervey AS, Epstein JN, Curry JF. Neuropsychology of adults with attention-deficit/hyperactivity disorder: a meta-analytic review. Neuropsychology. 2004;18(3):485-503.
36. Geffen J, Forster K. Treatment of adult ADHD: a clinical perspective. Ther Adv Psychopharmacol. 2018;8(1):25-32.
37. Hinshaw SP. Attention deficit hyperactivity disorder (ADHD): controversy, developmental mechanisms, and multiple levels of analysis. Annu Rev Clin Psychol. 2018;14:291-316.
38. Sonuga-Barke EJ, Sergeant JA, Nigg J, Willcutt E. Executive dysfunction and delay aversion in attention deficit hyperactivity disorder: Nosologic and diagnostic implications. Child and Adolescent Psychiatric Clin North Am. 2008;17(2):367-84.
39. Furukawa E, Bado P, Tripp G, Mattos P, Wickens JR, Bramati IE, et al. Abnormal striatal BOLD responses to reward anticipation and reward delivery in ADHD. PLoS One. 2014;9(2):e89129.
40. Furukawa E, da Costa RQM, Bado P, Hoefle S, Vigne P, Monteiro M, et al. Methylphenidate modifies reward cue responses in adults with ADHD: An fMRI study. Neuropharmacology. 2020;162:107833.
41. **Boedhoe PSW, van Rooij D, Hoogman M, Twisk JWR, Schmaal L, et al. Subcortical brain volume, regional cortical thickness, and cortical surface area across disorders: findings from the ENIGMA ADHD, ASD, and OCD Working Groups. Am J Psychiatry. 2020;appiajp202019030331.**
    ⇨ **Publicação recente sobre as alterações neuroestruturais observadas nos indivíduos com TDAH em um estudo multicêntrico.**
42. Cubillo A, Halari R, Smith A, Taylor E, Rubia K. A review of fronto-striatal and fronto-cortical brain abnormalities in children and adults with atten-

tion deficit hyperactivity disorder (ADHD) and new evidence for dysfunction in adults with ADHD during motivation and attention. Cortex. 2012;48(2):194-215.
43. Cortese S, Kelly C, Chabernaud C, Proal E, Di Martino A, Milham MP, et al. Toward systems neuroscience of ADHD: a meta-analysis of 55 fMRI studies. Am J Psychiatry. 2012;169(10):1038-55.
44. Alexander L, Farrelly N. Attending to adult ADHD: a review of the neurobiology behind adult ADHD. Ir J Psychol Med. 2018;35(3):237-44.
45. Shaw P, Stringaris A, Nigg J, Leibenluft E. Emotion dysregulation in attention deficit hyperactivity disorder. Am J Psychiatry. 2014;171(3):276-93.
46. Helfer B, Cooper RE, Bozhilova N, Maltezos S, Kuntsi J, Asherson P. The effects of emotional lability, mind wandering and sleep quality on ADHD symptom severity in adults with ADHD. Eur Psychiatry. 2019;55:45-51.
47. Buitelaar JK, van der Meer D, Richards J. Understanding the essentials of the ADHD neurobiology. In: Rohde LA, Buitelaar JK, Gerlach M, Faraone SV, editors. The world federation of ADHD guide. Porto Alegre: Artmed; 2019. p. 17-41.
48. Figueiredo T, Lima G, Erthal P, Martins R, Corção P, Leonel M, et al. Mind-wandering, depression, anxiety and ADHD: Disentangling the relationship. Psychiatry Res. 2020;285:112798.
49. Kieling R, Rohde LA. ADHD in children and adults: diagnosis and prognosis. Curr Top Behav Neurosci. 2012;9:1-16.
50. Katzman MA, Bilkey TS, Chokka PR, Fallu A, Klassen LJ. Adult ADHD and comorbid disorders: clinical implications of a dimensional approach. BMC Psychiatry. 2017;17(1):302.
51. Hupfeld KE, Abagis TR, Shah P. Living "in the zone": hyperfocus in adult ADHD. Atten Defic Hyperact Disord. 2019;11(2):191-208.
52. Biederman J, DiSalvo M, Woodworth KY, Fried R, Uchida M, Biederman I, et al. Toward operationalizing deficient emotional self-regulation in newly referred adults with ADHD: a receiver operator characteristic curve analysis. Eur Psychiatry. 2020;63(1):e21.
53. Snitselaar MA, Smits M, van der Heijden KB, Spijker J. Sleep and circadian rhythmicity in adult adhd and the effect of stimulants. J Attention Disord. 2017;21(1):14-26.
54. Breda V, Rohde LA, Menezes AMB, Anselmi L, Caye A, Rovaris DL, et al. Revisiting ADHD age-of-onset in adults: to what extent should we rely on the recall of childhood symptoms?. Psychol Med. 2020;50(5):857-66.
55. Karam RG, Breda V, Picon FA, Rovaris DL, Victor MM, Salgado CAI, et al. Persistence and remission of ADHD during adulthood: a 7-year clinical follow-up study. Psychol Med. 2015;45(10):2045-56.
56. Asherson P, Akehurst R, Kooij JJ, Huss M, Beusterien K, Sasane R, et al. Under diagnosis of adult ADHD: cultural influences and societal burden. J Atten Disord. 2012;16(5 Suppl):20S-38S.
57. Polanczyk GV, Casella EB, Miguel EC, Reed UC. Attention deficit disorder/hyperactivity: a scientific overview. Clinics (Sao Paulo). 2012;67(10):1125-6.
58. Harstad E, Levy S. Committee on Substance Abuse. Attention-deficit/hyperactivity disorder and substance abuse. Pediatrics. 2014;134(1):e293-e301.
59. Kittel-Schneider S, Wolff S, Queiser K, Wessendorf L, Meier AM, Verdenhalven M, et al. Prevalence of ADHD in accident victims: results of the PRADA Study. J Clin Med. 2019;8(10):1643.
60. Melegari MG, Bruni O, Sacco R, Barni D, Sette S, Donfrancesco R. Comorbidity of attention deficit hyperactivity disorder and generalized anxiety disorder in children and adolescents. Psychiatry Res. 2018;270:780-5.
61. Perugi G, Vannucchi G. The use of stimulants and atomoxetine in adults with comorbid ADHD and bipolar disorder. Expert Opin Pharmacother. 2015;16(14):2193-204.
62. Matthies S, Philipsen A. Comorbidity of personality disorders and adult attention deficit hyperactivity disorder (ADHD): review of recent findings. Curr Psychiatry Rep. 2016;18(4):33.
63. Yilmaz E, Tamam L. Attention-deficit hyperativity disorder and impulsivity in female patients with fibromyalgia. Neuropsychiatr Dis Treat. 2018;14:1883-9.
64. Pliszka S. Practice parameter for the assessment and treatment of children and adolescents with attention-deficit/hyperactivity disorder. J Am Acad Child Adolesc Psychiatry. 2007;46(7):894-921.
65. Fair DA, Bathula D, Nikolas MA, Nigg JT. Distinct neuropsychological subgroups in typically developing youth inform heterogeneity in children with ADHD. Proc Natl Acad Sci U S A. 2012;109(17):6769-74.

4

Esquizofrenia

Helio Elkis
Monica Kayo
Rosana Ramos de Freitas
Graça Maria Ramos de Oliveira
Samuel Araujo Leite
Marisa Fortes
Ivania Pantarotto
Mario Rodrigues Louzã

Sumário

Introdução
A evolução do conceito de esquizofrenia
Fenomenologia
    Dimensões psicopatológicas
    Cognição
Critérios diagnósticos da esquizofrenia
    Subtipos de esquizofrenia
Epidemiologia
Etiopatogenia e neurobiologia
Alterações cerebrais estruturais e funcionais
    Neuroimagem estrutural
    Neuroimagem funcional
Fatores de risco genéticos
Fatores de risco precoces
Fatores de risco tardios
Fisiopatologia
    Hipótese dopaminérgica
    Outros sistemas de neurotransmissão
Diagnósticos diferenciais
Curso e evolução
Vinheta clínica
Para aprofundamento
Referências bibliográficas

Pontos-chave

- O conceito de esquizofrenia evoluiu ao longo das décadas. Seu diagnóstico atual inclui sintomas psicóticos, de desorganização e negativos, bem como comprometimento funcional e cognitivo
- A etiologia da esquizofrenia é multifatorial, havendo interação entre fatores genéticos e ambientais.
- O aumento da neurotransmissão dopaminérgica é o modelo que melhor explica os sintomas psicóticos, porém não os sintomas negativos e cognitivos, cuja fisiopatologia está associada a disfunções de outros neurotransmissores cuja ação é menos conhecida, tais como o glutamato, GABA e a serotonina.
- O tratamento da esquizofrenia consiste na combinação de antipsicóticos, cuja ação reduz a neurotransmissão dopaminérgica e intervenções psicossociais, particularmente terapia cognitivo comportamental, orientação familiar e reabilitação cognitiva, que tem alguma evidência de eficácia sobre sintomas negativos e cognitivos.

INTRODUÇÃO

A esquizofrenia é um transtorno psiquiátrico crônico que se manifesta como uma combinação de múltiplos sintomas psicóticos (delírios, alucinações e desorganização) e disfunções motivacionais e cognitivas[1]. O prejuízo do funcionamento social é componente essencial da esquizofrenia[2]. O transtorno possui um fundo genético e neurobiológico heterogêneo que influencia o cérebro desde o início de seu desenvolvimento[1]. Neste capítulo vamos abordar a doença de forma detalhada apresentando ao final uma breve visão do tratamento, cujos detalhes, serão aprofundados na Seção "Abordagem terapêutica das principais síndromes psiquiátricas" no Volume 3.

A EVOLUÇÃO DO CONCEITO DE ESQUIZOFRENIA

O conceito de esquizofrenia sofreu muitas transformações ao longo dos anos. Relatos de quadros que hoje são denominados psicóticos foram descritos em diversos textos médicos, porém somente a partir do final século XIX, autores como Haslam (1810), Hecker (1871) e Kalhbaum (1874) observaram que se manifestavam em jovens e levavam à deterioração cognitiva.

Para diferenciá-los de quadros demenciais associados ao envelhecimento, o psiquiatra belga Benoit Morel, em 1860, criou o termo démence precoce, que foi latinizado posteriormente por Kraepelin como dementia praecox[3].

Kraepelin pode ser considerado o primeiro autor a descrever um quadro psiquiátrico caracterizado por sintomas psicóticos (delírios, alucinações, distúrbios do pensamento) e que levava, na maioria das vezes, à deterioração intelectual. Embora Kraepelin tenha descrito a maioria dos sintomas conhecidos hoje, ele não considerava qualquer deles como patognomônico, privilegiando o diagnóstico longitudinal, isto é, a partir de evolução do quadro clínico. Além disso, considerava a etiologia do quadro exógeno, diferentemente da psicose maníaco-depressiva (hoje conhecida como transtorno bipolar) considerada puramente endógena[3,4].

Em 1911, o psiquiatra suíço Eugen Bleuler rebatizou a demência precoce com o nome de esquizofrenia e, ao contrário de Kraepelin, estabeleceu uma hierarquização entre sintomas que considerava fundamentais (por ex., desorganização do pensamento e embotamento afetivo) em relação a outros que considerava acessórios (delírios e alucinações) para o diagnóstico.

Na ausência de uma definição da etiologia da doença, a busca por sintomas patognomônicos continuou com Kurt Schneider que, em 1939, classificou uma série deles como essenciais ou de primeira ordem para o diagnóstico. Hoje, na prática, tanto a concepção kraepeliana (longitudinal) como a bleuleriana/schneideriana (sintomatológica ou transversal) podem ser reconhecidas nos critérios diagnósticos modernos.

FENOMENOLOGIA

Dimensões psicopatológicas

Os sintomas da esquizofrenia podem ser agrupados em dimensões definidas em "positiva", "negativa" e "cognitiva". Além dessas três dimensões, pessoas com diagnóstico de esquizofrenia podem apresentar sintomas de depressão e ansiedade, e declínio de certas funções cognitivas, como a perda da capacidade de insight e de abstração conceitual.

Os sintomas positivos são os comportamentos e pensamentos que representam a perda de contato com a realidade (psicose). São eles: delírios, alucinações e desorganização do pensamento, discurso e comportamento[1].

A Tabela 1 apresenta as principais dimensões psicopatológicas da esquizofrenia.

Dimensões psicopatológicas da esquizofrenia e sua avaliação

A primeira escala que procurou os principais sintomas das psicoses foi a *Brief Psychiatric Rating Scale* (BPRS)[5] com 16 itens. Esta escala passou a ser a mais utilizada na avaliação da gravidade dos sintomas das psicoses. No entanto a avaliação da gravidade da menor (1) para maior (7) era realizada de forma inteiramente subjetiva e, por isto, ela foi sucedida por uma versão

Tabela 1 Dimensões psicopatológicas da esquizofrenia

Dimensão	Sintomas
Positiva ou psicótica	Delírios e alucinações
Desorganização do pensamento e da conduta	Desorganização conceitual do pensamento, perda das associações, incoerência, descarrilamento; comportamento bizarro; catatonia
Negativa	Afeto inapropriado ou embotado, déficit volitivo
Humor (alterações do humor e da ansiedade)	Depressão, sentimento de culpa, ansiedade psíquica e autonômica; mania
Cognitiva	Perda da capacidade de abstração e *insight*; comprometimento das funções executivas

ancorada (cuja versão em português está disponível), na qual cada nível de gravidade passou a ser definido de acordo com os graus de frequência e intensidade dos sintomas[6].

Posteriormente aos 16 itens da BPRS foram acrescentados mais 14 sintomas, provenientes da *Comphreensive Psychiatric Rating Scale*, surgindo assim a *Positive and Negative Syndrome Scale* (PANSS), com 30 itens[7]. A PANSS tornou-se a escala mais utilizada para avaliação da psicopatologia da esquizofrenia, tanto em estudos descritivos, como para avaliação da eficácia de tratamento farmacológicos e não farmacológicos da esquizofrenia. A mensuração da gravidade dos sintomas da PANSS é análoga ao da BPRS, i. e., por meio da avaliação da frequência e da intensidade dos sintomas. Os níveis 1-2 não representam gravidade; no nível 3 o sintoma está presente, porém, exerce pouco ou nenhum impacto no comportamento do paciente. A partir do nível 4 os sintomas vão ganhando impacto progressivo sobre o comportamento do paciente, até o nível mais grave (7). Por exemplo: alucinações nível 3: o paciente ouve esporadicamente uma ou duas vozes, mas não age em funções das mesmas. Já uma pessoa com nível 7 de gravidade pode obedecer ao comando de múltiplas vozes, que ouve continuamente, agredindo pessoas ou tentando contra a própria vida. Os 30 itens da PANSS estão subdivididos em 3 subescalas: positiva, negativa e psicopatologia geral.

Várias análises fatoriais da PANSS identificaram fatores ou dimensões psicopatológicas que foram extensamente replicadas e são muito semelhantes aqueles apresentados na Tabela 1[8]. A importância destes fatores reside no fato de que os sintomas isolados de uma escala de 30 itens, se agregam de forma coerente, pressupondo diferentes mecanismos fisiopatológicos subjacentes aos mesmos. Além disso os critérios diagnósticos modernos como a DSM-5 e a CID-11 (que deverá ser implantada em 2022) dão ênfase às dimensões psicopatológicas e não subtipos da esquizofrenia (vide critérios diagnósticos)[9].

Cognição

A esquizofrenia foi inicialmente descrita como uma "demência precoce" e, portanto, a deterioração cognitiva representa uma dimensão bastante característica do transtorno. As alterações cognitivas na esquizofrenia não se restringem somente a uma deterioração da inteligência, avaliada pelo QI, mas abrangem várias funções cognitivas. Muito mais que um transtorno psicótico, a esquizofrenia pode ser entendida como um transtorno cognitivo e comportamental decorrente do processamento anormal de informações[1].

As principais dimensões ou domínios cognitivos afetados na esquizofrenia estão apresentados naTabela 2.

Tabela 2 Principais domínios cognitivos a serem avaliados na esquizofrenia

Domínio cognitivo	Descrição
Atenção	Capacidade de filtrar e organizar a entrada de estímulos sensoriais na consciência. Divide-se em: atenção seletiva, atenção sustentada, atenção concentrada, atenção alternada e atenção dividida.
Memória	Função cognitiva responsável pela retenção de informações diversas por meio da codificação, armazenamento e evocação de informações, sendo um processo imprescindível para a aprendizagem. Divide-se em: memória de curto prazo/memória operacional (verbal e visuoespacial) e memória de longo prazo (declarativa e não declarativa).
Funções executivas	Conjunto de processos cognitivos que possibilitam o desenvolvimento de habilidades e a criação de novos comportamentos orientados para: desenvolvimentos de estratégias, resolução de problemas, planejamento, tomada de decisão, flexibilidade cognitiva, controle inibitório, abstração mental, iniciativa, autocrítica, automonitoramento, memória operacional, entre outros.
Percepção	Capacidade de captação, organização, interpretação e reconhecimento de informações sensoriais diversas, de forma a obter compreensão sobre o ambiente, enquanto o ambiente fornece contexto às informações a serem interpretadas.
Cognição social	Habilidade responsável pela capacidade de interação social, incluindo a compreensão sobre as emoções, intenções e comportamentos (de si e de terceiros), bem como a aptidão de adaptação e modulação das próprias atitudes em diferentes situações sociais.
Pensamento	Capacidade de reflexão sobre ideias, memórias, intenções, motivações, entre outros, de maneira organizada e fluente, conectada com a realidade. É uma função subjetiva e sensível às influências ambientais, o que pode comprometer a capacidade do uso de lógica, raciocínio, julgamento e abstração mental.
Metacognição	Capacidade de monitoramento e controle de processos cognitivos por meio do pensamento; também podendo ser aplicado a outros (i. e., mentalização; teoria da mente). Envolve a habilidade de pensar e refletir sobre o próprio pensamento, sendo também essencial para a aprendizagem e capacidade de autoconsciência (*self-awareness*).

Os sintomas cognitivos representam uma importante dimensão da esquizofrenia, porém não fazem parte dos critérios diagnósticos desta entidade clínica, mesmo estando presentes desde as primeiras manifestações da doença, ainda na fase pré-mórbida[1]. Também acometem pacientes de primeiro episódio, atingindo domínios cognitivos específicos e o funcionamento social, variando em gravidade e afetando pacientes com esquizofrenia antes mesmo das primeiras manifestações dos sintomas positivos ou negativos[10].

Pessoas com esquizofrenia apresentam déficits cognitivos em diversos domínios distintos e, ao serem avaliadas por baterias neuropsicológicas, apresentam desempenho concentrado entre abaixo da média e deficitário (entre 0,5 e 0,8 desvios-padrão abaixo da amostra normativa), evidenciando claro comprometimento cognitivo[11]. Além disso, apresentam grave declínio de QI total entre a puberdade e a vida adulta, período comumente associado ao surgimento dos primeiros sintomas prodrômicos e subsequentes crises psicóticas[12].

Um dos domínios cognitivos mais gravemente comprometidos na esquizofrenia são as funções executivas (FE), que correspondem aos processos cognitivos associados ao córtex pré-frontal que modulam e orientam o comportamento para a realização de tarefas com objetivos específicos. Uma vez que os processos cognitivos necessários para FE como atenção, controle inibitório, memória e motivação também estão alterados, o indivíduo com esquizofrenia fica impossibilitado de ter uma vida plenamente funcional, resultando em disfunção executiva[13]. Considerando a progressão natural da esquizofrenia quando não adequadamente tratada e o declínio progressivo da cognição, o impacto às FE e ao comportamento geral é considerável e compromete gravemente as atividades da vida diária do indivíduo.

Outro déficit cognitivo muito significativo na esquizofrenia envolve a capacidade de cognição social, que corresponde à soma das habilidades responsáveis pela aptidão humana de interação social, incluindo a compreensão sobre as emoções, intenções e comportamentos (de si e de terceiros), bem como a possibilidade de adaptação e modulação das próprias atitudes em diferentes situações sociais[14]. Desta forma, a cognição social nos permite desenvolver e sustentar interações interpessoais, nos relacionarmos, entendermos e cooperarmos com outras pessoas. Indivíduos com esquizofrenia, no entanto, exibem deficiências no processamento de informações sociais, o que pode resultar em interpretações equivocadas em relação às intenções de terceiros, resultando, dentre outras coisas, em retraimento e isolamento social[15].

Para melhor avaliar a cognição na esquizofrenia, pesquisadores do National Institute of Mental Health (NIMH) desenvolveram a Bateria Cognitiva Consensual MATRICS (*Measurement and Treatment Research to Improve Cognition in Schizophrenia*)[13]. Na realidade o objetivo primário da criação deste instrumento foi o de avaliar de forma confiável a resposta ao tratamento com antipsicóticos sobre os domínios cognitivos tais como: a velocidade de processamento, atenção/vigília, memória operacional, aprendizagem verbal, aprendizagem visual, raciocínio e resolução de problemas e cognição social, por meio de 10 testes (Tabela 3). No Brasil, a adaptação da bateria MATRICS evidenciou resultados similares à versão original norte-americana, sendo um instrumento adequado para uso na avaliação da população brasileira portadora de esquizofrenia[16].

CRITÉRIOS DIAGNÓSTICOS DA ESQUIZOFRENIA

O diagnóstico de esquizofrenia é principalmente clínico; deve-se pensá-lo na presença de psicose e ausência de patologia orgânica que a justifique. É prioritária uma detalhada anamnese do paciente, incluindo estado psicopatológico atual e histórico, personalidade pré-mórbida, antecedentes pessoais e familiares (clínicos e psiquiátricos) e abuso de substâncias. Isso, junto a exames laboratoriais e de imagens, ajudará a definir o diagnóstico e, principalmente estes últimos, a descartar causas orgânicas de psicoses. Embora a esquizofrenia apresente uma gama de sintomas, não há nenhum sintoma patognomônico da esquizofrenia.

Os critérios diagnósticos mais utilizados no Brasil são os critérios da 10ª revisão da Classificação Internacional das Doenças (CID-10)[17]. Para preencher os critérios destes sistemas são investigados sinais e sintomas por meio de anamnese e exame psíquico. Os critérios diagnósticos tradicionalmente utilizados pela CID-10 serão em breve substituídos pela 11ª edição (CID-11). A formulação diagnóstica mais recente é a trazida pelo *Manual diagnóstico e estatístico dos transtornos mentais*, 5ª edição (DSM-5), organizado pela Associação Americana de Psiquiatria[2].

Pode-se considerar este último mais restritivo que CID-10, uma vez que há a necessidade de disfunção social/ocupacional, e sintomas contínuos pelo período de 6 meses (este período deve incluir um mês de sintomas, ou menos, se tratado com sucesso). Além disso, é necessária a exclusão de transtornos de humor e esquizoafetivo, condição médica ou uso de substâncias psicoativas. Por fim, se existir história de transtorno do espectro do autismo ou transtorno de comunicação de início na infância, o diagnóstico adicional de esquizofrenia pode ser feito somente se houver alucinações ou delírios proeminentes e se outros sintomas requeridos para o diagnóstico de esquizofrenia estiverem presentes há pelo menos um mês (ou menos se tratados com sucesso). O Quadro 1 descreve os critérios diagnósticos da CID-10 para esquizofrenia.

Subtipos de esquizofrenia

Desde o princípio, a heterogeneidade clínica foi identificada como uma das principais características da esquizofrenia, pois Bleuler, já no começo do século XX, preferiu chamar a esquizofrenia de "o grupo das esquizofrenias".

Tabela 3 *Measurement and Treatment Research to Improve Cognition in Schizophrenia* (MATRICS): domínios cognitivos e respectivos testes para sua avaliação

Domínio cognitivo	Testes utilizados
Velocidade de processamento	*Trail Making Test, Part A*
	Brief Assessment of Cognition in Schizophrenia: Symbol Coding
	Category Fluency Test: Animal Naming
Aprendizagem verbal	*Hopkins Verbal Learning Test – Revised, Immediate Recall*
Memória operacional não verbal	*Wechsler Memory Scale III: Spatial Span Subtest*
Memória operacional verbal	*Letter-Number Span Test*
Raciocínio e solução de problemas	*Neuropsychological Assessment Battery: Mazes*
Aprendizagem visual	*Brief Visuospatial Memory Test – Revised*
Cognição social	*Mayer-Salovey-Caruso Emotional Intelligence Test, Managing Emotions*
Atenção e vigilância	*Continuous Performance Test, Identical Pairs Version*

Baseada em Nuechterlein et al., 2008[13].

Quadro 1 Critérios diagnósticos da CID-10[17]

Pelo menos uma das síndromes, dos sintomas e dos sinais listados em (1) abaixo ou pelo menos dois dos sintomas listados em (2) devem estar presentes pela maior parte do tempo durante um episódio de doença psicótica que dure pelo menos um mês (ou por algum tempo durante a maioria dos dias):

1. Pelo menos um dos seguintes sintomas deve estar presente:
a. Eco do pensamento, inserção ou roubo do pensamento ou irradiação do pensamento.
b. Delírios de controle, influência ou passividade, claramente referindo-se ao corpo ou aos movimentos dos membros ou a pensamentos, ações ou sensações específicos; percepção delirante.
c. Vozes alucinatórias comentando o comportamento do paciente ou discutindo entre elas sobre o paciente ou outros tipos de vozes alucinatórias vindas de alguma parte do corpo.
d. Delírios persistentes de outros tipos que sejam culturalmente inapropriados e completamente impossíveis (p. ex., ser capaz de controlar o tempo ou estar em comunicação com alienígenas).

2. Ou, pelo menos, dois dos seguintes:
a. Alucinações persistentes, de qualquer modalidade, de ocorrência diária, por pelo menos um mês, acompanhadas com delírios (os quais podem ser superficiais ou parciais), sem conteúdo afetivo claro, ou quando acompanhadas com ideias superestimadas persistentes.
b. Neologismos, interceptações ou interpolações no curso do pensamento, resultando em discurso incoerente ou irrelevante.
c. Comportamento catatônico, tal como excitação, postura inadequada, flexibilidade cérea, negativismo, mutismo e estupor.
d. Sintomas "negativos" como apatia marcante, pobreza de discurso, embotamento ou incongruência de respostas emocionais (deve ficar claro que esses sintomas não são decorrentes de depressão ou medicação neuroléptica).

Foram descritos cinco subtipos principais da esquizofrenia, que derivam daqueles primariamente descritos por Kraepelin e Bleuler. Os seguintes subtipos ainda constam na 10ª revisão da Classificação Internacional das Doenças (CID-10)[17].

- Paranoide: predomínio de delírios e alucinações, principalmente auditivas;
- Hebefrênico ou desorganizado: predomínio de sintomas de desorganização do pensamento e comportamento, alterações do humor e afetos inapropriados;
- Catatônico: ocorrência de sintomas catatônicos proeminentes (catalepsia, flexibilidade cérea, maneirismos, gesticulações, estereotipias, ecolalia, ecopraxia, negativismo, mutismo), frequentemente depois de meses ou anos de evolução do transtorno em sua forma paranoide ou desorganizada;
- Simples: caracterizada pela ocorrência espontânea de apenas uma síndrome negativa.
- Residual: estado de empobrecimento cognitivo, afetivo e volitivo, correspondendo à fase de estabilização da esquizofrenia, geralmente resultante de anos de evolução do transtorno. A ocorrência de sintomas psicóticos costuma ser esporádica e de pequena intensidade, com delírios não sistematizados.
- Um subtipo não relacionado, mas presente como uma possibilidade diagnóstica na CID-10 e no DSM-IV[18] (porém não mais no DSM-5), é o chamado indiferenciado, reservado para casos em que não há uma predominância clara dentre os subtipos.

É importante enfatizar no entanto que o DSM-5 aboliu os subtipos da esquizofrenia dada a constatação de que estes não têm estabilidade diagnóstica, não têm valor prognóstico para resposta a tratamento e não são associados a fatores hereditário, tendo sido substituídos pelas dimensões psicopatológicas[19] e que a 11ª versão da CID (CID-11), a ser implantada em 2022, seguirá no mesmo caminho, abolindo os subtipos da esquizofrenia, pelas mesmas razões anteriormente descritas [9]. Portanto, os subtipos da esquizofrenia não têm utilidade clínica ou valor prognóstico, sendo mencionados neste capítulo porque ainda constam na CID-10.

Os critérios de esquizofrenia propostos para a 11ª revisão da Classificação Internacional das Doenças (CID-11), que estão sujeitos a modificações, são os apresentados no Quadro 2.

Os critérios diagnósticos da esquizofrenia, de acordo com a DSM-5, encontram-se no Quadro 3.

EPIDEMIOLOGIA

A incidência de esquizofrenia varia entre os países, sendo sua mediana em torno de 15,2/100.000/ano, com uma proporção maior para os homens que para as mulheres (1,4 para 1), havendo maior incidência no grupo de migrantes e predominância em áreas urbanas, quando comparadas às rurais e em latitudes mais elevadas do globo terrestre[21].

Quadro 2 Critérios diagnósticos da esquizofrenia da futura 11ª Revisão da Classificação Internacional das Doenças (CID-11)[9, 20]

Pelo menos 2 dos seguintes 7 sintomas devem estar presentes pelo período de um mês, sendo que, necessariamente, um deles deve situar-se entre os itens a-d
a. Delírios persistentes b. Alucinações persistentes c. Pensamento desorganizado d. Experiências de influência, passividade e controle e. Sintomas negativos f. Comportamento desorganizado ou bizarro g. Distúrbios psicomotores (agitação, inquietação catatônica, negativismo, flexibilidade cérea, negativismo, mutismo ou estupor)

Fonte: Reed et al., 2019[9] e WHO/Global Clinical Practice Network[20].

Quadro 3 Critérios diagnósticos de esquizofrenia de acordo com o DSM-5[2]

A. No mínimo dois dos seguintes sintomas, cada qual presentes por uma porção significativa de tempo durante o período de 1 mês (ou menos, se tratado com sucesso). Ao menos um destes deve ser (1), (2) ou (3): 1. Delírios 2. Alucinações 3. Discurso desorganizado ou incoerente (descarrilamentos ou incoerência) 4. Comportamento desorganizado ou catatônico 5. Sintomas negativos (diminuição da expressão emocional ou avolição)
B. Disfunção social/ocupacional: uma porção significativa do tempo desde o início do transtorno, uma ou mais áreas, tais como trabalho, relações interpessoais ou cuidados pessoais, relações interpessoais estão acentuadamente abaixo do nível alcançado antes do início do transtorno (quando o início se dá na infância ou na adolescência, incapacidade de atingir o nível esperado de realização interpessoal, acadêmica ou profissional)
C. Sinais contínuos pelo período de 6 meses. Este período deve incluir 1 mês (ou menos, se tratado com sucesso) de sintomas do critério A, podendo incluir sintomas prodrômicos ou residuais. Sintomas prodrômicos ou residuais podem incluir sintomas negativos ou dois ou mais sintomas presentes no critério "A" de forma atenuada (por ex., crenças estranhas, experiências perceptuais incomuns)
D. Transtorno esquizoafetivo ou transtorno de humor depressivo ou bipolar psicótico devem ser excluídos devido a: (1): nenhum episódio depressivo maior, maníaco ou misto ocorreu durante a fase ativa ("A"); (2) se os episódios de humor ocorreram durante a fase ativa (sintomas "A"), a duração foi breve com relação à duração dos períodos ativo e residual
E. O transtorno não pode ser atribuído aos efeitos fisiológicos de substâncias (abuso de drogas, medicações) ou qualquer outra condição médica. Se existir história de transtorno do espectro do autismo ou de transtorno de comunicação de início na infância, o diagnóstico adicional de esquizofrenia pode ser feito somente se houver alucinações ou delírios proeminentes e se os outros sintomas requeridos para o diagnóstico de esquizofrenia estiverem presentes há pelo menos um mês (ou menos se tratados com sucesso)

A prevalência varia de acordo com a medida adotada (expressa por 1.000 pessoas): a mediana da prevalência pontual é de 4,6, a prevalência por período é de 3,3 e a prevalência por toda vida é de 4. Um estudo detalhado conduzido na Finlândia encontrou uma prevalência de 0,87%[22]. No caso da prevalência, não há diferença entre gêneros e urbanicidade, porém as taxas são maiores em migrantes, em países desenvolvidos e nas maiores latitudes[23].

No Brasil, no estudo epidemiológico de área de captação abrangendo os bairros do Jardim América e Vila Madalena, na cidade de São Paulo, Andrade et al. encontraram uma prevalência ao longo da vida de 1,9% para as chamadas psicoses não afetivas, o que, teoricamente, pode representar uma estimativa da prevalência de esquizofrenia no Brasil[24].

As pessoas com esquizofrenia têm uma expectativa de vida menor que a população geral; o suicídio é um fator que contribui para maior mortalidade na idade jovem e a doença cardiovascular é o fator de maior impacto na mortalidade em fases mais tardias. Paciente com esquizofrenia apresentam um risco durante a vida de 5%, sobretudo nos primeiros anos da doença[25].

Diversos fatores contribuem para a alta incidência de doença cardiovascular nas pessoas com esquizofrenia: estilo de vida sedentário, uso de medicamentos antipsicóticos e alto índice de tabagismo[1].

ETIOPATOGENIA E NEUROBIOLOGIA

No princípio, a esquizofrenia era concebida como um transtorno do cérebro de curso progressivo e deteriorante (demência precoce), tendo como base um processo neurodegenerativo; os primeiros estudos de Alzheimer e Southard apoiavam essa hipótese. No entanto, tais achados iniciais não foram replicados, e as tentativas de se encontrar uma base neuropatológica da esquizofrenia mostraram-se tão infrutíferas que ficou famosa a frase "a esquizofrenia é o túmulo dos neuropatologistas"[26].

Sob a influência dos primeiros estudos controlados com tomografia computadorizada, nos quais se observou maior predominância de dilatação ventricular e atrofia cortical no grupo de pacientes com esquizofrenia do que nos controles, a concepção da esquizofrenia como uma doença do cérebro ganhou novo impulso[31].

Formulou-se então uma hipótese alternativa em relação à neurodegeneração, que é a do neurodesenvolvimento cerebral. Essa teoria propõe que alterações previamente existentes ou precocemente adquiridas, ao interagirem com fatores desencadeantes, modificariam os circuitos cerebrais, determinando o aparecimento de quadros psicóticos[27-29].

Argumentos favoráveis à hipótese do neurodesenvolvimento – e consequentemente desfavoráveis à hipótese da neurodegeneração:

- Presença de alterações cerebrais estruturais não progressivas e que são identificáveis já nas primeiras manifestações da doença.
- Ausência de gliose, que é uma alteração específica associada à neurodegeneração (p. ex., Alzheimer).
- Alterações da girificação cerebral.
- Redução da arborização com aumento de densidade neuronal em áreas pré-frontais (áreas 9 e 46), também chamada hipótese da redução do "neuropil".
- Maior frequência de complicações obstétricas em pacientes em relação a controles.
- Pessoas com diagnóstico de esquizofrenia apresentam na infância maiores déficits no desenvolvimento cognitivo e motor em relação aos controles.
- Maior frequência de pequenas anomalias físicas.
- Associação com síndromes disgenéticas conhecidas (p. ex., síndrome velocardiofacial).

Na realidade, esses dois processos ocorrem na esquizofrenia e, como proposto por Jarskog e Gimore[28] os processos de alteração do neurodesenvolvimento ocorrem nos períodos pré-mórbido e prodrômico, ao passo que, a partir do primeiro episódio psicótico, ocorrem processos de caráter neurodegenerativo, mas que são limitados[30].

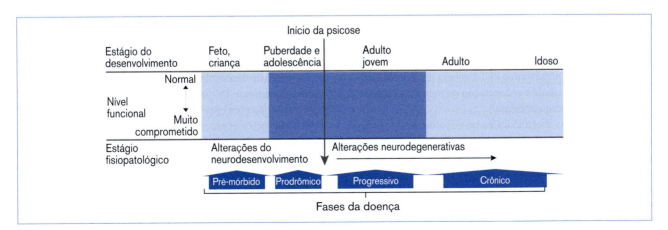

Figura 1 Neurodesenvolvimento e neurodegeneração na esquizofrenia proposto por Jarskog e Gilmore[30].
Fonte: modificada de Jarskog & Gilmore, 2006[30].

ALTERAÇÕES CEREBRAIS ESTRUTURAIS E FUNCIONAIS

Já está bem estabelecido que pacientes com diagnóstico de esquizofrenia, quando comparados a controles normais, apresentam uma série de alterações cerebrais estruturais e funcionais.

Neuroimagem estrutural

Alterações estruturais cerebrais, como dilatação ventricular e atrofia cortical, foram observadas desde 1920 em cérebros de pacientes portadores de esquizofrenia, por meio de técnicas de pneumoencefalografia. No entanto, em razão do caráter invasivo daquela técnica, não havia estudos que pudessem comparar as imagens obtidas com as de controles normais; isso só ocorreu em 1976, graças ao estudo pioneiro de Johnstone et al., por meio de tomografia computadorizada[31].

Desde então, uma quantidade enorme de estudos tem mostrado que os cérebros de pacientes com esquizofrenia apresentam uma série de anormalidades. O achado neuroestrutural mais replicado na esquizofrenia é o alargamento do sistema ventricular, principalmente ventrículos laterais e terceiro ventrículo, quando comparados com controles saudáveis[32].

Esse alargamento ventricular, observado em crianças e adolescentes portadores de esquizofrenia, foi considerado a princípio uma demonstração de que a esquizofrenia é uma alteração do neurodesenvolvimento, estando associada a pior resposta ao tratamento antipsicótico. Posteriormente, com a evolução das pesquisas, tais premissas não se sustentaram, tendo se verificado também que a dilatação ventricular está presente em pacientes com transtornos do humor, embora em menor grau[32].

São frequentes também as reduções do volume cerebral total e de substância cinzenta cerebral. Reduções volumétricas em regiões como córtex frontal, amígdala, cíngulo, hipocampo e giro para-hipocampal, regiões mesiais do lobo temporal e giro temporal superior foram consistentemente replicadas em estudos de pacientes com esquizofrenia, ganhando suporte também de grandes metanálises[33].

Nas últimas décadas, tem sido documentada uma redução bilateral no volume da formação hipocampal, observação embasada por achados de redução do n-acetil aspartato, um marcador de patologia neuronal em pacientes adultos não medicados e em pacientes em primeiro episódio da doença. Além disso, os estudos que utilizam o PET também revelaram disfunção hipocampal durante a recuperação de memória episódica em pacientes com esquizofrenia[34].

Algumas dessas anormalidades, principalmente alargamento de ventrículos e reduções de volume cerebral total e hipocampo, já estão presentes em pacientes com primeiro episódio e também em familiares não afetados[35]. O início precoce da esquizofrenia aparentemente está associado a alterações anatômicas similares, porém de maior gravidade[36].

Woods mostrou em uma metanálise em que a redução dos volumes cerebrais ocorre antes e depois de o cérebro atingir o seu volume máximo[37]. Alterações cerebrais, especialmente dilatação ventricular, progridem em um subgrupo de pacientes, em contraposição à ideia de que as anormalidades seriam estáticas (isto é, de origem exclusivamente no neurodesenvolvimento)[38]. Assim, como salientado anteriormente, essas são evidências de que a esquizofrenia é um transtorno psiquiátrico associado tanto a alterações do neurodesenvolvimento como neurodegenerativas.

Neuroimagem funcional

Vários estudos, corroborados por uma metanálise, demonstraram a presença de um menor fluxo sanguíneo em regiões cerebrais frontais ("hipofrontalidade")[39,40].

- A diminuição do fluxo no córtex pré-frontal esquerdo e medial correlacionou-se com a gravidade da síndrome negativa e foi relacionada a uma diminuição de atividade dopaminérgica, levando a prejuízos em função executiva, memória e atenção sustentada.
- O aumento do fluxo na região medial pré-frontal direita e a diminuição na área de Broca correlacionaram-se com a gravidade da síndrome de desorganização.
- O aumento do fluxo em áreas límbicas apresentou correlação com a gravidade dos sintomas psicóticos.

Pacientes com esquizofrenia têm um baixo desempenho em tarefas cognitivas como memória de trabalho e funções executivas, associadas à redução da atividade do córtex pré-frontal, que foram identificadas inicialmente correlacionando-se o fluxo sanguíneo cerebral com o desempenho em testes como o de Wisconsin.

Há uma vasta literatura que correlaciona a redução da atividade pré-frontal cerebral em pacientes com esquizofrenia e as funções cognitivas[42]. Tais anormalidades foram observadas em familiares de primeiro grau, podendo estar associadas a um aumento da atividade dopaminérgica estriatal, mas não são exclusivas da esquizofrenia, sendo possivelmente observadas em pacientes com transtornos do humor.

FATORES DE RISCO

Genéticos

O risco de desenvolver esquizofrenia ao longo da vida é de aproximadamente 1% para a população geral, 10% para quem tem um irmão com esquizofrenia, 18% para quem tem um gêmeo dizigótico e quase 50% para quem tem um gêmeo monozigótico ou os dois pais afetados pela esquizofrenia. No entanto, 85% das pessoas com esquizofrenia não têm um parente de primeiro grau com a doença[1,43].

Há uma série de genes que podem ser responsáveis pela etiologia da esquizofrenia: neurorregulina 1 (cromossomo 8p), disbindina (6p), catecol-ortometiltransferase (COMT) (22q), receptor 5HT2a (13q), proteína G72 (13q) e DISC (*disrupted in schizophrenia*).

Além da genética, outros fatores de risco podem ter influência no desenvolvimento da esquizofrenia, subdivididos entre os que ocorrem em torno da época do nascimento (precoces) e os que ocorrem depois (tardios)[44].

Estudos utilizando Genome Wide Association (GWAS) tem mostrado que a genética da esquizofrenia, como a de várias outras doenças, é de natureza poligênica. A técnica de GWAS permitiu o desenvolvimento dos chamados "*poligenic risk scores*" permitindo a avaliação do risco para o desenvolvimento da doença. Muito tem se especulado a respeito das chamadas "*copy number variations*" que são deleções ou duplicações da cadeia de DNA, mas elas foram encontradas em somente 2 a 3% de pacientes com esquizofrenia[45].

De modo geral o modelo de risco para desenvolver esquizofrenia calculado a partir de estudos europeus de famílias e de gêmeos entre 1920-1987 proposto por Gottesman[46] é ainda muito útil para compreensão do papel da hereditariedade na esquizofrenia (Figura 2).

OUTROS FATORES

- Complicações obstétricas: há predominância de complicações obstétricas em pacientes com diagnóstico de esquizofrenia quando comparados com controles.
- Infecções pré-natais: houve aumento de diagnóstico de esquizofrenia após epidemia de gripe asiática em 1957. Influenza materna e rubéola também foram associadas a um maior risco de esquizofrenia.
- Abuso de substâncias, principalmente maconha: o uso persistente de anfetaminas, metanfetaminas e cocaína produzem estados psicóticos semelhantes à esquizofrenia. Além disso, o consumo de *Cannabis*, ou de seu ingrediente ativo o tetraidrocanabinol (THC) pode precipitar um quadro psicótico transitório. Além disso, é fato conhecido que fumar maconha pode exacerbar doença psicótica preexistente. Estudos prospectivos têm um risco maior de desenvolver esquizofrenia em fumadores pesados de *Cannabis*, de maneira dose-dependente. O risco é ainda maior em indivíduos que começam a fumar *Cannabis* no início da adolescência, em comparação a usuários mais tardios[1].
- Migração: observou-se que a população afro-caribenha, em Londres, apresentava risco de desenvolvimento de esquizofrenia muitas vezes maior que a população local; este risco aumentado continuava mesmo na segunda geração[47]. Um fato interessante é que os parentes que continuaram vivendo no Caribe apresentavam risco muito menor que os que viviam em Londres[47], mostrando que deve um haver um importante fator ambiental[1].
- Nascimento no inverno no hemisfério norte: crianças nascidas no inverno tem maior risco de desenvolverem esquizofrenia, porém não há evidencias que isto ocorra no hemisfério sul.
- Viver no meio urbano: viver em grandes cidades representa risco maior de esquizofrenia do que viver no campo.
- Trauma na infância: acontecimentos traumáticos na infância podem aumentar em quase 3 vezes os riscos de uma pessoa desenvolver esquizofrenia

Apresentamos na Tabela 4 os riscos expressos em razões de chances (*odds ratio*) cuja interpretação é simples e direta (p. ex., fumar maconha aumenta em 5 vezes o risco para desenvolvimento da esquizofrenia)[45,48].

Assim como ocorre com muitas condições médicas a esquizofrenia hoje é entendida como um processo de natureza epigenética, onde os fatores ambientais desencadeiam.

ETIOPATOGENIA

Hipótese dopaminérgica

Na década de 1950, observou-se que nos primeiros pacientes tratados com clorpromazina, o primeiro dos antipsicóticos, a melhora estava associada a uma síndrome parkinsoniana ("síndrome de impregnação"), que passou a ser considerada, na época, necessária para o efeito terapêutico. Posteriormente, foi descoberto que a doença de Parkinson estava associada a uma diminuição de dopamina no *striatum* e, portanto, surgiu a hipótese de que a síndrome parkinsoniana produzida pelos antipsi-

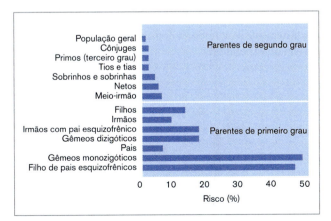

Figura 2 Modelo de Gottesman: risco de esquizofrenia ao longo da vida em parentes de pessoas com esquizofrenia[46].

Tabela 4 Fatores de risco para o desenvolvimento da esquizofrenia[45,48]

Fator de risco	Razão de chances ("*odds ratio*")
Uso de maconha	5,17
Trauma na infância	2,87
Viver no meio urbano	2,19
Imigração (primeira geração)	2,10
Complicações obstétricas	1,84
Nascimento no inverno (hemisfério norte)	1,04

cóticos resultaria de uma diminuição da dopamina no *striatum*. Inversamente, observou-se que substâncias como a anfetamina, que induzem o aumento da dopamina (agonistas dopaminérgicos), produzem psicoses semelhantes às da esquizofrenia.

Tais aspectos podem ser explicados por meio da hipótese dopaminérgica da esquizofrenia, que pode ser assim resumida:

- Os sintomas psicóticos estariam associados a um excesso de dopamina.
- A melhora dos sintomas psicóticos seria devida a um bloqueio da dopamina.
- A síndrome extrapiramidal (SEP) traduziria o bloqueio dopaminérgico.

Atualmente, sabe-se que o sistema dopaminérgico possui cinco tipos de receptores pós-sinápticos: D1, D2 e D3, que são abundantes no núcleo acumbente e estriado (*striatum*), ao passo que os receptores D4 e D5 são mais abundantes no mesencéfalo, na amígdala, no hipocampo e no córtex[49]. Por outro lado, há também os chamados autorreceptores pré-sinápticos de D2, que podem exercer função regulatória de liberação de dopamina por meio de mecanismos de inibição da liberação de tal neurotransmissor; eles têm grande importância no mecanismo de ação de certos antipsicóticos.

Seeman e Kapur[50] mostraram que a base da teoria dos receptores dopaminérgicos nas psicoses radica-se em algumas linhas de evidência:

- A potência clínica dos antipsicóticos está diretamente relacionada com sua capacidade de ocupação de receptores D2 (presentes predominantemente no striatum), havendo uma correlação entre as doses terapêuticas empregadas e as constantes de inibição dos antipsicóticos.
- Em estudos com tomografia por emissão de pósitrons, observa-se que 60 a 80% dos receptores D2 estão ocupados com as doses terapêuticas dos antipsicóticos.
- Há um aumento de receptores D2 em pacientes com esquizofrenia nos estudos em que foram empregados ligantes específicos, como é o caso da metilespiperona.
- Não há evidências de aumento de receptores D1 em pacientes com esquizofrenia.
- Concentrações de dopamina estão aumentadas no cérebro de pacientes com esquizofrenia.

As origens dos sintomas da esquizofrenia passaram a ser explicadas pela "teoria dopaminérgica" nas suas três versões[51]. Na versão II da teoria, coube a Davis et al. apresentarem uma reformulação, que então passou a apresentar uma explicação para a origem dos sintomas negativos: a diminuição de atividade dos receptores dopaminérgicos D1, abundantes no córtex frontal[52]. Assim, a teoria ficou mais completa, de modo que os sintomas positivos passaram a ser explicados por um aumento da atividade dopaminérgica subcortical, enquanto os sintomas negativos poderiam ser explicados por uma diminuição da atividade dopaminérgica cortical.

Com a evolução dos estudos de neuroimagem e o papel de outros receptores dopaminérgicos, como os receptores D3 e a proposta da "teoria da saliência aberrante"[53,54] (que propõe que o aumento da atividade dopaminérgica alteraria a percepção dos estímulos, promovendo uma "saliência aberrante" de certos esquemas cognitivos preexistentes, gerando, por exemplo, sintomas psicóticos, como os delírios), foi formulada a última versão da teoria dopaminérgica (versão III), com quatro componentes[51]:

- A alteração da regulação dopaminérgica é uma via final comum causada por uma série de "golpes".
- O local da alteração da regulação dopaminérgica ocorre em um nível pré-sináptico dos receptores D2.
- A alteração da regulação dopaminérgica está associada à "psicose" e não somente à "esquizofrenia".
- A alteração da regulação dopaminérgica altera a percepção dos estímulos pelo mecanismo da saliência aberrante.

A Figura 3 ilustra essa teoria: o aumento da transmissão dopaminérgica induzida por vários estímulos tais como genes, drogas ou estresse promove a liberação de dopamina e aumento da "saliência aberrante", i.e., a percepção aumentada aos estímulos. A administração de antipsicóticos reduz a transmissão dopaminérgica e, consequentemente, a saliência aberrante[51].

No entanto esta teoria não consegue explicar o fato de que 30% ou mais dos pacientes não respondem a dois tratamentos consecutivos com dois diferentes antipsicóticos sendo considerados resistentes, passando a responder, em grande parte dos casos, ao tratamento com clozapina, cujo bloqueio dopaminérgico é bem menos pronunciado que, por exemplo, antipsicóticos fortemente bloqueadores dopaminérgicos, tais como haloperidol ou risperidona.

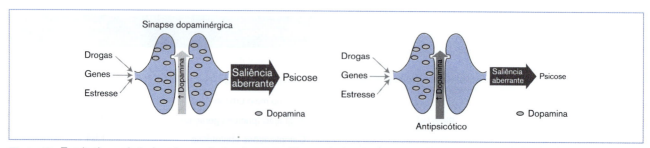

Figura 3 Teoria dopaminérgica da esquizofrenia versão III a partir do modelo proposto por Howes e Kapur, 2009[51].
Fonte: modificada de Howes e Kapur[49].

Howes formulou a hipótese de que estes pacientes teriam uma neurotransmissão dopaminérgica reduzida ou normal ("esquizofrenia normodopaminérgica"), em contraste com os respondedores, que aumento da neurotransmissão dopaminérgica ("esquizofrenia hiperdopaminérgica")[55]. Da mesma forma os pacientes com resistência a tratamento apresentam maiores níveis de glutamato, quando comparados com os respondedores[56].

Outros sistemas de neurotransmissão

Os receptores de N-metil-D-aspartato (NMDA) são um subtipo de receptores de glutamato, com papel importante no aprendizado e memória. Os antagonistas de NMDA (ex.: cetamina) podem induzir estados psicóticos, déficits cognitivos e comportamentos que podem se assemelhar a quadros de esquizofrenia. Isso levou à hipótese de que disfunções do sistema glutamatérgico estejam relacionados à fisiopatologia da esquizofrenia. Entretanto, achados dos estudos têm se mostrado inconsistentes e de difícil interpretação[57].

Alterações no sistema gabaérgico têm sido observadas de maneira mais consistente. Embora os neurônios gabaérgicos não estejam diminuídos em quantidade, a expressão do gene glutamato descarboxilase 1 (GAD1), que codifica a síntese do GABA, está alterada; os marcadores relacionados à atividade neuronal do GABA encontram-se diminuídos no tecido e neurônios de cérebros de pessoas com esquizofrenia[1,58]. Embora as evidências de alterações de marcadores de atividade molecular de GABA sejam fortes, a implicação destas alterações na fisiopatologia da esquizofrenia é incerta. Além disso, alterações do sistema gabaérgico semelhantes ocorrem em outros transtornos psiquiátricos, como a depressão, ansiedade e autismo[59].

A serotonina é o terceiro neurotransmissor associado a gênese das psicoses. Substâncias serotoninérgicas como LSD estão associadas a eclosão de psicoses e, por outro lado, já está bem estabelecido que os antipsicóticos de segunda geração tem importante ação serotoninérgica, reduzindo o risco de desenvolvimento de sintomas extrapiramidais e ação sobre os sintomas negativos[60,61].

DIAGNÓSTICOS DIFERENCIAIS

A esquizofrenia é um transtorno psicótico, mas nem todo transtorno psicótico é esquizofrenia. Várias doenças podem se apresentar com sintomas psicóticos e, por isso, o diagnóstico diferencial é essencial. As condições genéticas, clínicas, neurológicas e psiquiátricas associadas ao aparecimento de quadros psicóticos estão apresentadas nos Quadros 4, 5 e 6.

Para o diagnóstico diferencial, são necessários exames que permitam um *screening* adequado, sobretudo quando se tratar de uma primeira manifestação psicótica: exame físico e neurológico, hemograma, funções tireoidianas e hepáticas, eletroencefalograma, presença de substâncias psicoativas na urina, tomografia ou ressonância magnética do encéfalo, cálcio e cobre

Quadro 4 Doenças de transmissão genética mendeliana de grande ou média probabilidade de associação com psicose[62,63]

Doenças com grande probabilidade de associação com psicose
Doença de Huntington
Leucodistrofia metacromática
Porfiria aguda intermitente e subtipos
Calcificação familial dos gânglios da base

Doenças com certa probabilidade de associação com psicose
Doença de Niemann-Pick
Doença de Gaucher
Doença de Fabry
Narcolepsia
Doença de Kuf
Homocistinúria
Doença de Wilson
Hemocromatose
Deficiência de glicose 6PD
Albinismo
Síndrome de Kartagener
Síndrome de Lawrence-Moon-Biedl
Ataxia familial

Quadro 5 Doenças gerais e neurológicas associadas ao desenvolvimento de sintomas psicóticos[62,63]

Epilepsias
Temporal
Parcial simples
Parcial complexa

Infecções do SNC
HIV
Encefalites
Neurossífilis
Neurocisticercose
Meningites por várias causas
Doença de Creutzsfeldt-Jacob
Herpes
Febre reumática e coreia de Sydenham
Trauma cranioencefálico
Acidentes vasculares cerebrais
Tumores cerebrais

Doenças desmielinizantes
Esclerose múltipla
Doença de Schilder
Leucodistrofia metacromática

Outras
Lúpus eritematoso
Adrenoleucodistrofia
Hiperplasia adrenal congênita
Ataxia de Friedreich
Fenilcetonúria
Síndrome de Turner

Quadro 6 Transtornos psiquiátricos associados a manifestações psicóticas[62,63]

Transtornos psicóticos
Bipolar tipo I
Transtorno psicótico breve
Depressão maior com sintomas psicóticos
Transtorno esquizoafetivo
Transtorno esquizofreniforme
Transtornos de personalidade
Esquizotípico
Esquizoide
Borderline
Paranoide
Uso de substâncias psicoativas
Anfetamina
Cocaína
Crack
Anticolinérgicos
LSD
Mescalina
Maconha
Fenciclidina
Outros
Transtornos de ajustamento
Transtornos do espectro autista
Transtorno delirante
Transtorno de estresse pós-traumático
Retardo mental

séricos, sorologia para sífilis e HIV e, eventualmente, exame de liquor. Medicamentos podem produzir sintomas psiquiátricos, em geral depressivos, mas ocasionalmente sintomas psicóticos, como é o caso de antivirais, antibióticos, antiparkinsonianos (especialmente levodopa e seus derivados), ansiolíticos, antidepressivos, anticonvulsivantes, corticosteroides, digitálicos, psicoestimulantes (principalmente anfetaminas).

Curso e evolução

Em termos do curso ou história natural, a esquizofrenia pode ser dividida nas fases pré-mórbida, prodrômica, progressiva e crônica[64,65].

A fase pré-mórbida é importante e desafiadora, pois raramente se procura ajuda nesta fase, e intervir em fatores de risco para surtos psicóticos pode ter grande impacto na vida do indivíduo.

A fase prodrômica precede o início da doença. Nessa fase já são observadas alterações como atrasos no desenvolvimento motor ou retardo na aquisição da fala, surgindo sintomas como alterações de personalidade, de pensamento e do humor, muitas vezes não detectáveis. É comum nesse período que a família procure ajuda de profissionais por causa do aparecimento de sintomas depressivos, que o quadro seja diagnosticado como um transtorno do humor e, como consequência, o paciente é tratado com antidepressivos, sem resultados. Da mesma forma, é comum que a psicoterapia seja indicada, sem evidências de eficácia nesse período da doença.

O período prodrômico culmina muitas vezes no primeiro episódio de psicose, e nesse ponto inicia-se a chamada fase progressiva do transtorno. Finalmente, o transtorno evolui para a fase de estabilidade ou crônica, ainda sujeita a recaídas (isto é, piora da sintomatologia). É importante lembrar que, na esquizofrenia, os sintomas negativos são detectados muitas vezes desde o princípio, ao passo que os sintomas positivos ou psicóticos ocorrem durante os episódios de exacerbação ("surtos"). A Figura 4 (modificada a partir de Lieberman et al.[64]) mostra essas fases da evolução da esquizofrenia, ilustradas com um exemplo típico.

As bases para o tratamento da esquizofrenia nas suas diversas fases

As bases para o tratamento da esquizofrenia estão apresentadas na Figura 5, tendo como base o modelo proposto por Howes e Murray[44] assim como a revisão feita por McCutcheon et al.[45]

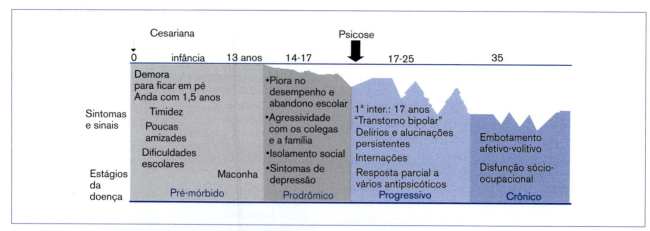

Figura 4 Evolução longitudinal e transversal de um caso hipotético de esquizofrenia.
Fonte: adaptada de Lieberman et al., 2001[64,66].

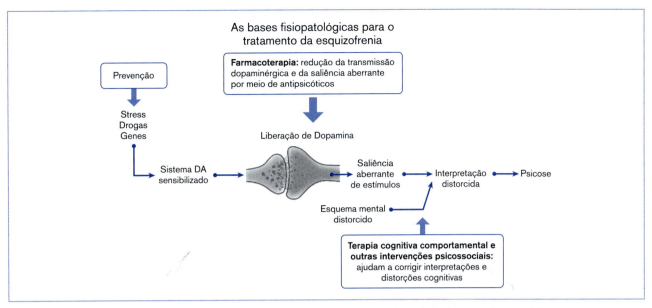

Figura 5 A etiopatogenia da esquizofrenia como base para as intervenções farmacológicas e psicossociais.
Fonte: modificada a partir de Howes & Murray, 2014[44].

Prevenção

A identificação de casos pessoas com risco alto risco de desenvolvimento de esquizofrenia (e.g., filhos com um dos pais ou irmãos com esquizofrenia) e de alterações precoces do neurodesenvolvimento é uma estratégia que tem sido tentada. Assim como aumento de uso de maconha se correlaciona com aumento de casos de esquizofrenia na população, a redução de seu consumo poderá apresentar impacto importante na incidência de novos casos.

Tratamento farmacológico

A eficácia sobre sintomas psicóticos por meio do tratamento com antipsicóticos, reduzindo a neurotransmissão dopaminérgica e diminuindo a saliência aberrante já está bem estabelecida. No entanto, as evidencias de eficácia destes agentes sobre os sintomas negativos e sobre a cognição ainda é pequena.

Terapia cognitivo-comportamental e outras intervenções psicossociais

Embora as evidências de eficácia da terapia cognitiva comportamental sobre a esquizofrenia sejam pequenas esta é a melhor e mais bem tolerada forma de psicoterapia para pacientes portadores de psicose. Da mesma maneira a orientação da família e grupos de autoajuda tem mostrado um papel relevante na melhora dos pacientes.

Thomas Insel[65], em sua grande revisão, fez uma proposta ideal, porém não baseada em evidências clínicas, para o tratamento da esquizofrenia nas suas diversas fases (vide Tabela 5).

Tabela 5 Fases da esquizofrenia e respectivas intervenções[65]

	Pré-mórbida	Prodrômica	Progressiva	Crônica
Características	Vulnerabilidade Genética Exposição a fatores ambientais	Deficiências cognitivas, comportamentais e sociais	Anormalidades nas áreas do pensamento, afetos e comportamento Curso da doença com remissões e recaídas	Perda de funções executivas Complicações clínicas
Diagnóstico	Sequenciamento genético História familiar	Escalas para rastreamento do pródromo Avaliação cognitiva Neuroimagem	Anamnese Exame psíquico Perda do insight	Anamnese e exame psíquico Avaliação da disfunção sócio ocupacional
Disfunção	Pequeno ou nenhum comprometimento cognitivo	Mudanças de comportamento social e escolar	Perda de funções sócio ocupacionais Impacto sobre a família	Alterações funcionais crônicas Desemprego Residir nas ruas
Intervenção	Desconhecida	Treino cognitivo? Ácidos graxos poli-insaturados? Apoio familiar? Antipsicóticos?	Antipsicóticos Intervenções psicossociais	Antipsicóticos Intervenções psicossociais Programas de reabilitação

Estes aspectos serão apresentados em maior profundidade no Capítulo 1 da Seção "Abordagem terapêutica das principais síndromes psiquiátricas" no Volume 3.

Para aprofundamento

- Kahn RS, Sommer IE, Murray RM, Meyer-Lindenberg A, Weinberger DR, Cannon TD, et al. Schizophrenia. Nature Reviews Disease Primers 2015;1(1):15067.
  ⇨ Excelente artigo de revisão que mostra aspectos gerais da doença, incluindo epidemiologia, fisiopatologia e tratamento.
- McCutcheon RA, Reis Marques T, Howes OD. Schizophrenia-An Overview. JAMA Psychiatry. 2019:1-10.
  ⇨ Excelente e moderna revisão da esquizofrenia, com ênfase no tratamento baseado nas melhores evidencias.
- Howes OD, Murray RM. Schizophrenia: An integrated sociodevelopmental-cognitive model. Lancet. 2014;383(9929):1677-87.
  ⇨ Uma excelente visão da etiopatogenia da esquizofrenia.

Vinheta clínica

O paciente com 22 anos foi trazido ao primeiro atendimento médico por estar isolado no quarto e não querer se alimentar há um mês. Segundo sua mãe, há cerca de 6 meses, passou a não frequentar mais sua faculdade de engenharia, queixando-se de depressão. O paciente mora com os pais, tem bom relacionamento com eles, só estuda e depende financeiramente deles. Estes observaram que, há cerca de um ano o paciente passou a ter um comportamento de isolamento, que causou estranheza, uma vez que sempre foi extrovertido e falante. Posteriormente a irmã do paciente procurou-os, pois, ao levar uma das calças para ser lavada, encontrou uma ponta de cigarro de maconha. A família não relacionou o uso de maconha com o aparecimento do quadro atual e levou-a para se consultar com um médico, que diagnosticou "ansiedade e depressão" tendo prescrito sertralina, em doses progressivas de até 150 mg, sem resposta. A partir de então passou a dizer que seus colegas de faculdade haviam colocado um "chip" em seu *notebook* e, por isto, poderiam localizá-lo em qualquer lugar. Posteriormente passou a achar que mais *chips* foram colocados, inclusive no seu cérebro. O quadro foi se agravando a tal ponto que ao andar na rua sentia que as pessoas podiam ler seus pensamentos, e que os apresentadores dos telejornais falavam dele na TV. Posteriormente, passou a achar que haviam colocado veneno na sua comida, razão pela qual deixou de se alimentar. Os familiares, por sua vez, notavam que o paciente havia se tornado "distante" e que já não era tão caloroso e afetivo, como era de seu temperamento. Assim, diante da presença de sintomas psicóticos (delírios e alucinações), sintomas negativos (isolamento social e embotamento afetivo) e comprometimento funcional (abandono da faculdade) o psiquiatra fez o diagnóstico de primeiro episódio psicótico em paciente com esquizofrenia. Passou então a ser medicado com risperidona oral, em doses progressivas, até chegar a 6 mg, com boa adesão e tolerabilidade. Foi posteriormente introduzida a terapia cognitivo-comportamental e a família orientada a respeito da doença por meio de encontros semanais. O paciente evoluiu para remissão dos sintomas psicóticos, porém permanece com sintomas negativos. O paciente não está fazendo mais uso de maconha e planeja retornar a faculdade em breve.

Em termos de antecedentes pessoais, nasceu de parto cesárea, apresentou certa demora para ficar em pé e para falar (ambos por volta de 2 anos). Apresentou dificuldades escolares nas áreas de humanas mas tinha bom desempenho em matemática. Teve uma repetição no colegial, provavelmente associada ao início do uso de maconha, mas entrou na faculdade de engenharia e apresentava bom desempenho. Não tinha muitos amigos, mas era afetivo e sempre se relacionou bem com seu pai e sua irmã. Seu tio materno tem diagnóstico de esquizofrenia.

REFERÊNCIAS BIBLIOGRÁFICAS

1. Kahn RS, Sommer IE, Murray RM, Meyer-Lindenberg A, Weinberger DR, Cannon TD, et al. Schizophrenia. Nat Rev Dis Prim. 2015;
2. American Psychiatric Association. Diagnostic and Statistical Manual of Mental Disorders-5th edition. Washington: American Psychiatric Press; 2013.
3. **Elkis H. A evolução do conceito de esquizofrenia neste século. Rev Bras Psiquiatr. 2000 May;22(suppl 1):23–6.**
  ⇨ Um apanhado histórico sobre a evolução do conceito de esquizofrenia
4. Kraepelin E. Dementia praecox and paraphrenia. Edinburgh: ES & Livingstone (From the German 8th Edition of the Textbook of Psychiatry ed.); 1919. 74–5 p.
5. Overall J, Gorham D. The Brief Psychiatric Rating Scale. Psychol Rep. 1962;10(3):799–811.
6. Romano F, Elkis H. Tradução e adaptação da Brief Psychiatric Rating Scale - Versão Ancorada(BPRS-A). J Bras Psiquiatr. 1996;45(1).
7. Kay SR, Fiszbein A, Opler LA. The positive and negative syndrome scale (PANSS) for schizophrenia. Schizophr Bull. 1987;13(2):261-76.
8. Freitas R, dos Santos B, Altamura C, Bernasconi C, Corral R, Evans J, et al. Can the Positive and Negative Syndrome scale (PANSS) differentiate treatment-resistant from non-treatment-resistant schizophrenia? A factor analytic investigation based on data from the Pattern cohort study. Psychiatry Res. 2019;276:210-7.
9. **Reed GM, First MB, Kogan CS, Hyman SE, Gureje O, Gaebel W, et al. Innovations and changes in the ICD-11 classification of mental, behavioural and neurodevelopmental disorders. World Psychiatry. 2019; 18(1):13-9.**
  ⇨ Neste artigo são explicadas as modificações que serão implantadas a partir de 2022 na CID 11, inclusive no diagnóstico de esquizofrenia
10. Kahn RS, Keefe RSE. Schizophrenia is a cognitive illness: time for a change in focus. JAMA psychiatry [Internet]. 2013;70(10):1107-12. Disponível em: http://www.ncbi.nlm.nih.gov/pubmed/23925787.
11. Reichenberg A. The assessment of neuropsychological functioning in schizophrenia. Dialogues Clin Neurosci. 2010;12(3):1383-92.
12. Meier MH, Caspi A, Reichenberg A, Keefe RSE, Fisher HL, Harrington H, et al. Neuropsychological decline in schizophrenia from the premorbid to the postonset period: evidence from a population-representative longitudinal study. Am J Psychiatry [Internet]. 2014;171(1):91-101. Disponível em: http://www.ncbi.nlm.nih.gov/pubmed/24030246.
13. Nuechterlein KH, Green MF, Kern RS, Baade LE, Barch DM, Cohen JD, et al. The MATRICS consensus cognitive battery, part 1: Test selection, reliability, and validity. Am J Psychiatry. 2008;165(2):203-13.

14. Frith CD, Frith U. Social cognition in humans. Curr Biol [Internet]. 2007;17(16):R724-32. Disponível em: http://www.ncbi.nlm.nih.gov/pubmed/17714666.
15. Green MF, Horan WP, Lee J. Social cognition in schizophrenia. Nat Rev Neurosci [Internet]. 2015;16(10):620–31. Disponível em: http://www.ncbi.nlm.nih.gov/pubmed/26373471.
16. Fonseca AO, Berberian AA, de Meneses-Gaya C, Gadelha A, Vicente M de O, Nuechterlein KH, et al. The Brazilian standardization of the MATRICS consensus cognitive battery (MCCB): Psychometric study. Schizophr Res [Internet]. 2017;185:148-53. Disponível em: http://www.ncbi.nlm.nih.gov/pubmed/28110814.
17. Organização Mundial da Saúde. Classificação Estatística Internacional de Doenças e Problemas Relacionados à Saúde - 10a revisão (CID-10). 3rd ed. Sao Paulo-SP: EDUSP; 1996.
18. American Psychiatric Association. DSM-IV-TR : Diagnostic and Statistical Manual of Mental Disorders. 4th Revise. VA, United States: American Psychiatric Association Publishing; 2000.
19. **Tandon R, Gaebel W, Barch DM, Bustillo J, Gur RE, Heckers S, et al. Definition and description of schizophrenia in the DSM-5. Schizophrenia Research. 2013;150(1):3-10.**
   ⇨ **Excelente artigo a respeito do diagnóstico da esquizofrenia pelo DSM-5.**
20. World Health Organization. Global Clinical Practice Network. Disponível em: https://gcp.network/en/private/icd-11-guidelines/grouping.
21. McGrath J, Saha S, Welham J, El Saadi O, MacCauley C, Chant D. A systematic review of the incidence of schizophrenia: The distribution of rates and the influence of sex, urbanicity, migrant status and methodology. BMC Med. 2004;28:2-3.
22. Perälä J, Suvisaari J, Saarni SI, Kuoppasalmi K, Isometsä E, Pirkola S, et al. Lifetime prevalence of psychotic and bipolar I disorders in a general population. Arch Gen Psychiatry. 2007;64(1):19-28.
23. **McGrath J, Saha S, Chant D, Welham J. Schizophrenia: A Concise Overview of Incidence, Prevalence, and Mortality. Epidemiol Rev. 2008;30(1):67-76.**
   ⇨ **Como diz o título, trata-se de uma revisão concisa sobre a epidemiologia da esquizofrenia**
24. Andrade L, Walters EE, Gentil V, Laurenti R. Prevalence of ICD-10 mental disorders in a catchment area in the city of São Paulo, Brazil. Soc Psychiatry Psychiatr Epidemiol. 2002;37(7):316-25.
25. Palmer BA, Pankratz VS, Bostwick JM. The lifetime risk of suicide in schizophrenia: a reexamination. Archives of General Psychiatry. 2005; 62(3):247-53.
26. Hopkins R, Lewis S. Structural imaging findings and macroscopic pathology. In: Harrison PJ, Roberts G, editors. The neuropathology of schizophrenia: progress and interpretation. Oxford: Oxford University Press; 2000. p. 5-56.
27. Murray RM, Lewis SW. Is schizophrenia a neurodevelopmental disorder? Vol. 296, British medical journal (Clinical research ed.). 1988. p. 63.
28. Murray RM, Lewis SW, Reveley AM. Towards an aetiological classification of schizophrenia. Lancet (London, England). 1985;1(8436):1023–6.
29. Murray RM, O'callaghan E, Castle DJ, Lewis SW. A neurodevelopmental approach to the classification of schizophrenia. Schizophr Bull. 1992;18(2):319-32.
30. Jarskog F, Gilmore J. Neuroprogressive Theories. In: Lieberman JA, Scott-Stroup T, Perkins DO, editors. Textbook of Schizophrenia. 1st ed. Washington; 2006. p. 137-49.
31. Johnstone EC, Frith CD, Crow TJ, Husband J, Kreel L. Cerebral ventricular size and cognitive impairment in chronic schizophrenia. Lancet. 1976 Oct;308(7992):924-6.
32. Elkis H, Friedman L, Wise A, Meltzer HY. Meta-analyses of Studies of Ventricular Enlargement and Cortical Sulcal Prominence in Mood Disorders: Comparisons with Controls or Patients with Schizophrenia. Arch Gen Psychiatry. 1995;52(9):735-46.
33. Wright IC, Rabe-Hesketh S, Woodruff PWR, David AS, Murray RM, Bullmore ET. Meta-analysis of regional brain volumes in schizophrenia. Am J Psychiatry. 2000;157(1):16-25.
34. Bertolino A, Esposito G, Callicott JH, Mattay VS, Van Horn JD, Frank JA, et al. Specific relationship between prefrontal neuronal N-acetylaspartate and activation of the working memory cortical network in schizophrenia. Am J Psychiatry. 2000;157(1):26-33.

35. Steen RG, Mull C, McClure R, Hamer RM, Lieberman JA. Brain volume in first-episode schizophrenia: systematic review and meta-analysis of magnetic resonance imaging studies. Br J Psychiatry. 2006;188:510-8.
36. Kyriakopoulos M, Frangou S. Pathophysiology of early onset schizophrenia. Int Rev Psychiatry. 2007;19(4):315-24.
37. Woods BT, Ward KE, Johnson EH. Meta-analysis of the time-course of brain volume reduction in schizophrenia: implications for pathogenesis and early treatment. Schizophr Res. 2005 Mar;73(2-3):221-8.
38. Kempton MJ, Stahl D, Williams SCR, DeLisi LE. Progressive lateral ventricular enlargement in schizophrenia: a meta-analysis of longitudinal MRI studies. Schizophr Res. 2010;120(1-3):54-62.
39. Davidson LL, Heinrichs RW. Quantification of frontal and temporal lobe brain-imaging findings in schizophrenia: A meta-analysis. Psychiatry Res - Neuroimaging. 2003;122(2):69-87.
40. Liddle PF, Barnes TR. Syndromes of chronic schizophrenia. Br J Ps. 1990;157:558-61.
41. Liddle PF, Barnes TR, Morris D, Haque S. Three syndromes in chronic schizophrenia. Br J Psychiatry Suppl. 1989;(7):119-22.
42. Keshavan MS, Tandon R, Boutros NN, Nasrallah HA. Schizophrenia, "just the facts": What we know in 2008. Part 3: Neurobiology. Schizophr Res. 2008;106(2-3):89-107.
43. Sullivan PF, Kendler KS, Neale MC. Schizophrenia as a Complex Trait: Evidence from a Meta-analysis of Twin Studies. Arch Gen Psychiatry. 2003;60(12):1187-92.
44. Howes OD, Murray RM. Schizophrenia: An integrated sociodevelopmental-cognitive model. Lancet. 2014;383(9929):1677-87.
45. McCutcheon RA, Reis Marques T, Howes OD. Schizophrenia - An Overview. JAMA Psychiatry. 2019.
46. Gottesman I. Schizophrenia Genesis-The origins of madness. New York: W.H. Freeman and Company; 1991.
47. Hutchinson G, Takei N, Fahy TA, Bhugra D, Gilvarry C, Moran P, et al. Morbid risk of schizophrenia in first-degree relatives of White and African-Caribbean patients with psychosis. Br J Psychiatry. 1996;169(6):776–80.
48. **Radua J, Ramella-Cravaro V, Ioannidis JPA, Reichenberg A, Phiphopthatsanee N, Amir T, et al. What causes psychosis? An umbrella review of risk and protective factors. World Psychiatry. 2018;17(1):49-66.**
   ⇨ **Uma excelente visão geral dos fatores de risco da esquizofrenia**
49. Seeman P. Dopamine receptors and the dopamine hypothesis of schizophrenia. Synapse. 1987;1(2):133-52.
50. Seeman P, Kapur S. The dopamine basis of psychosis. In: Breier A, Tram P, Herrera J, Tollefson GD, Bymaster F, editors. Current issues on the psychopharmacology of schizophrenia. Philadelphia: Lippincott Williams and Wilkins; 2001. p. 73-84.
51. Howes OD, Kapur S. The dopamine hypothesis of schizophrenia: Version III - The final common pathway. Schizophr Bull. 2009;35(3):549-62.
52. Davis KL, Kahn RS, Ko G, Davidson M. Dopamine in schizophrenia: A review and reconceptualization. Am J Psychiatry. 1991;148(11):1474-86.
53. Kapur S. Psychosis as a state of aberrant salience: A framework linking biology, phenomenology, and pharmacology in schizophrenia. Am J Psychiatry. 2003;160(1):13-23.
54. Kapur S, Mizrahi R, Li M. From dopamine to salience to psychosis-linking biology, pharmacology and phenomenology of psychosis. Schizophr Res. 2005;79(1):59-68.
55. Howes OD, Kapur S. A neurobiological hypothesis for the classification of schizophrenia: Type a (hyperdopaminergic) and type b (normodopaminergic). Br J Psychiatry. 2014;205(1):1-13.
56. Demjaha A, Egerton A, Murray RM, Kapur S, Howes OD, Stone JM, et al. Antipsychotic treatment resistance in schizophrenia associated with elevated glutamate levels but normal dopamine function. Biological Psychiatry. 2014.
57. Hu W, MacDonald ML, Elswick DE, Sweet RA. The glutamate hypothesis of schizophrenia: evidence from human brain tissue studies. Ann N Y Acad Sci. 2015;1338:38-57.
58. Guillozet-Bongaarts AL, Hyde TM, Dalley RA, Hawrylycz MJ, Henry A, Hof PR, et al. Altered gene expression in the dorsolateral prefrontal cortex of individuals with schizophrenia. Mol Psychiatry. 2014;19(4):478-85.
59. Schmidt MJ, Mirnics K. Neurodevelopment, GABA system dysfunction, and schizophrenia. Neuropsychopharmacology. 2015;40(1):190-206.

60. Meltzer HY, Elkis H, Vanover K, Weiner DM, van Kammen DP, Peters P, et al. Pimavanserin, a selective serotonin (5-HT)2A-inverse agonist, enhances the efficacy and safety of risperidone, 2mg/day, but does not enhance efficacy of haloperidol, 2mg/day: Comparison with reference dose risperidone, 6mg/day. Schizophr Res. 2012;141(2-3):144-52.

61. Stahl SM. Beyond the dopamine hypothesis of schizophrenia to three neural networks of psychosis: Dopamine, serotonin, and glutamate. CNS Spectr. 2018.

62. Zanetti M, Elkis H. Esquizofrenia e outros transtornos psicóticos. In: Alvarenga P, Guerra Andrade A, editors. Fundamentos em Psiquiatria. Barueri: Manole; 2008. p. 190-225.

63. Tandon R, Nasrallah HA, Keshavan MS. Schizophrenia, "just the facts" 4. Clinical features and conceptualization. Schizophr Res. 2009;110(1-3):1-23.

64. Lieberman JA, Perkins D, Belger A, Chakos M, Jarskog F, Boteva K, et al. The early stages of schizophrenia: Speculations on pathogenesis, pathophysiology, and therapeutic approaches. Biol Psychiatry. 2001; 50(11):884-97.

65. Insel TR. Rethinking schizophrenia. Nature. 2010;468(7321):187-93.

66. Elkis H, Kayo M, Louzã Neto MR, Curátolo E. A esquizofrenia ao longo da vida. In: Miguel EC, Forlenza E., editors. Compêndio de clínica psiquiárica. Barueri: Manole; 2012. p. 276-795.

5

Transtornos psicóticos breves e agudos transitórios

Paulo Clemente Sallet
Lívia Emy Fukuda
Helio Elkis

Sumário

Introdução
Etiopatogenia
    Aspectos demográficos
    Herdabilidade (agregação familiar)
    Antecedentes de personalidade
    Fatores desencadeantes
Quadro clínico e diagnóstico
    Transtornos psicóticos agudos e transitórios da CID-11 (TPAT – 6A23 – antigo F23 da CID10)
    Transtorno psicótico breve do DSM-5 (TPB – 298.8)
    Fatores prognósticos
Diagnóstico diferencial
Exames complementares
Tratamento
Considerações finais
Vinheta clínica
Para aprofundamento
Referências bibliográficas

Pontos-chave

- Critérios diagnósticos e identificação dos transtornos psicóticos agudos transitórios (TPAT) descritos na CID-11.
- Critérios diagnósticos e identificação do transtorno psicótico breve (TPB) descrito no DSM-5.
- Identificação das variáveis epidemiológicas e clínicas no diagnóstico diferencial entre os transtornos psicóticos agudos transitórios e outras psicoses.

INTRODUÇÃO

Dentro do "espectro da esquizofrenia e outros transtornos psicóticos", o DSM-5[1] traz a definição do "transtorno psicótico breve", que se manteve igual à edição anterior: envolve início súbito (2 semanas ou menos) de pelo menos um sintoma positivo (delírios, alucinações, desorganização da fala ou comportamento psicomotor grosseiramente desorganizado ou catatônico), com duração mínima de 1 dia e máxima de 1 mês, e com pleno retorno ao nível de funcionamento pré-mórbido. Também foi mantido o conceito de "transtorno esquizofreniforme", com duração entre 1 e 6 meses, cujo diagnóstico exige a presença de pelo menos dois dos sintomas listados anteriormente, além de incluir a possibilidade de que um deles seja sintoma negativo (p. ex., avolição e embotamento afetivo).

Já na CID-11[2] houve mudanças. Os "transtornos psicóticos agudos e transitórios" foram reorganizados: os subtipos "com sintomas de esquizofrenia" e "predominantemente delirantes" da versão anterior foram assimilados em outras partes da seção do espectro esquizofrenia, respectivamente, como transtornos psicóticos primários não especificados e como "transtornos delirantes". O "transtorno esquizofreniforme" não será mais diagnosticado na CID-11[3,4].

Em razão da precariedade de evidências que possam documentar suficientemente os transtornos psicóticos breves (TPB – DSM-5) e os transtornos psicóticos agudos e transitórios (TPAT – CID-11) como entidades nosológicas distintas, o agrupamento dos diversos transtornos sob essas designações é um construto de convenção. Portanto, sua descrição tem um caráter mais heurístico do que a descrição de outros transtornos psíquicos mais bem delimitados.

O registro dos quadros psicóticos agudos com remissão completa tem uma longa história[5,6]. Uma das primeiras descrições de quadros psicóticos com curso favorável foi feita por Meynert (1856-1926), na sua denominada *amentia*. Diversos outros psiquiatras europeus descreveram quadros semelhantes sob diferentes designações (Quadro 1).

Quadro 1 Antecedentes descritivos dos transtornos psicóticos agudos transitórios

Amentia (Meynert, 1889): transtorno psicótico de início agudo caracterizado por confusão, perplexidade, agitação, mudanças rápidas na sintomatologia, alucinações e delírios vívidos, equívocos na identificação de pessoas, ansiedade e apreensão. Foi descrita por Theodore Meynert (1833-1898), que observou associação com doenças clínicas e exaustão em alguns pacientes. Ocorre remissão completa em poucas semanas ou meses. Embora tenha tido alguma relevância na época, a *amentia* não teve muita influência na literatura.

Psicose cicloide: transtorno psicótico caracterizado por início agudo e bom prognóstico, embora com frequentes reagudizações. Caracterizada por confusão, delírios incongruentes com o humor, alucinações, ansiedade extrema, sentimento extremo de felicidade ou êxtase, alterações motoras de tipo acinético ou hipercinético, preocupações exageradas com a morte, oscilações do humor e mudanças rápidas no padrão de sintomas durante o episódio. Karl Kleist (1879-1960) descreveu inicialmente duas variantes: 1) psicose confusional, caracterizada por fases contrastantes de excitação confusa e estupor; e 2) psicose da motilidade, caracterizada também pelo contraste entre fases hipercinéticas e acinéticas. Uma terceira variante foi introduzida mais tarde por Karl Leonhard (1904-1988): a 3) psicose de angústia/felicidade. O diagnóstico de psicose cicloide ainda é utilizado na Alemanha, em países escandinavos e em outros países europeus, tendo influenciado a formulação dos critérios para TPAT da CID-10. Perris e Brockington[7] propuseram um conjunto de critérios diagnósticos para as psicoses cicloides.

Bouffée délirante: transtorno psicótico de início agudo seguido de remissão completa em pacientes sem história psiquiátrica prévia. Os episódios se caracterizam por delírios, alucinações, despersonalização e desrealização, confusão, alterações de humor e oscilação de sintomas durante o curso. Não está associado com transtornos orgânicos ou com abuso de substâncias. Introduzido por Valentin Magnan (1835-1916) e Paul-Maurice Legrain (1860-1939) em 1895, o diagnóstico de *bouffée délirante* ainda é utilizado em países francófonos da Europa, oeste da África e Caribe. O conceito influenciou os critérios para TPAT da CID e do DSM. Pull et al.[8] propuseram uma sistematização diagnóstica do *bouffée délirante*.

Psicose reativa ou psicogênica: transtorno psicótico de início agudo associado com estresse ambiental. Em comparação com a esquizofrenia, o início tende a ser mais agudo, mais tardio e com bom funcionamento pré-mórbido. Sintomas afetivos e confusionais costumam ser mais pronunciados, os sintomas bizarros são menos frequentes e a história familiar de esquizofrenia também é menos frequente. Ao longo do século XX, o diagnóstico de psicose reativa ou psicogênica foi bastante difundido entre psiquiatras escandinavos (Noruega, Suécia, Dinamarca e Finlândia), embora tenha tido pouca repercussão em outros países.

Psicose ou transtorno esquizofreniforme (DSM-III, 1980): o conceito de transtorno esquizofreniforme foi introduzido pelo psiquiatra norueguês Gabriel Langfeldt (1895-1983), designando uma psicose de início súbito, com fator precipitante identificável, em pessoas com personalidade pré-mórbida preservada e com boa evolução. Os pacientes com frequência apresentam alterações de humor e obnubilação da consciência. O termo (embora com diferente conceito) foi adotado a partir do DSM-III como uma síndrome psicótica não afetiva com sintomas esquizofrênicos, distinto da esquizofrenia por duração menor que 6 meses.

Onirofrenia: foi descrita por Ladislas von Meduna (1896-1964) em 1939 como uma síndrome caracterizada pelo início agudo de confusão, alterações perceptivas semelhantes a pesadelos ou sonhos (daí o nome), medo e ansiedade extremas, delírios e alucinações visuais. O prognóstico geralmente é bom, com plena remissão de sintomas. Meduna propôs uma etiologia endócrina para a síndrome.

Psicose histérica: embora a expressão psicose histérica tenha sido usada desde o início do século XX, a primeira descrição formal da síndrome foi apresentada por Marc Hollander e Steven Hirsch em 1964, caracterizada por episódio psicótico dramático de início súbito, associado com evento causador de profundo estresse no contexto de uma personalidade "histérica". Os sintomas incluem alucinações, delírios, despersonalização e comportamento desorganizado. O episódio raramente dura mais do que 1 a 3 semanas.

ETIOPATOGENIA

Sabe-se muito pouco a respeito de etiologia específica no TPAT (CID-11) e do TPB (DSM-5). As escassas evidências disponíveis apontam para fatores biológicos e socioculturais. Há estudos que demonstram incidência aumentada de febre antes do início dos quadros psicóticos agudos, especialmente nos países em desenvolvimento, o que leva à hipótese de que a maior frequência de transtornos nesses países deve-se à prevalência de doenças infecciosas. A elevada incidência de TPAT nos países em desenvolvimento também levou a especulações sobre o papel de fatores socioculturais na etiologia das síndromes. Tem sido sugerido que a rápida mudança cultural e o processo de modernização expõem os indivíduos a mudanças no *status quo* e estresse decorrente, aumentando a vulnerabilidade para reações psicóticas. Nesse sentido, o estresse agudo (dentro de aproximadamente 2 semanas do início da psicose) é considerado característico de alguns indivíduos com TPAT. Contudo, a proporção de pacientes que sofrem estresse agudo nesse período varia consideravelmente entre os estudos (10 a 60%). A avaliação do estresse agudo também é complicada pela falta de uma definição clara de estresse, pelo provável impacto de vieses na sua análise e variabilidade ao longo de diferentes contextos socioculturais.

Castagnini e Berrios[9] apresentaram as evidências relativas à definição do TPAT envolvendo três diferentes níveis de "validadores" nosológicos potenciais: 1) antecedentes: aspectos demográficos, agregação familiar, personalidade pré-mórbida e fatores desencadeantes; 2) fatores concomitantes: biológicos e psicológicos, avaliação sintomatológica; 3) fatores prognósticos: estabilidade diagnóstica, resposta ao tratamento, curso e evolução.

Aspectos demográficos

Com relação à incidência do TPAT, no Reino Unido estimou-se uma taxa anual de 3,9 casos por 100 mil habitantes, com ligeira predominância do sexo masculino (razão de 1,87). Na Dinamarca, dados do registro nacional de 1996 demonstraram uma incidência anual de 9,6 casos por 100 mil habitantes. Tanto no estudo britânico quanto no dinamarquês, a maioria dos casos teve seu diagnóstico mudado ao longo da evolução. Na Alemanha foi descrita uma frequência de 7,9% entre primeiras admissões de psicoses não afetivas.

No que se refere a características clínicas, os casos com predomínio de sintomas típicos de esquizofrenia (sintomas schneiderianos de 1ª ordem e sintomas negativos) são prevalentes em indivíduos do sexo masculino e costumam apresentar início precoce comparados aos demais pacientes com TPAT. Esses aspectos são sugestivos de uma relação de continuidade com a esquizofrenia (início precoce e maior gravidade no sexo masculino – razão por que a CID-11 retirou os transtornos psicóticos agudos com características de esquizofrenia da seção TPAT, alocando-os no subtipo não especificado de esquizofrenia). Contudo, na medida em que a idade de início aumenta, os TPAT passam a prevalecer no sexo feminino[10].

Alguns estudos sobre a incidência de infecções gestacionais e complicações obstétricas em pacientes com psicose cicloide (vide Quadro 1 para definição) revelaram que as mães desses pacientes mais frequentemente apresentaram doenças infecciosas, particularmente influenza e gripe comum, predominantemente durante o primeiro trimestre da gestação. O aumento na incidência de complicações infecciosas na gestação de pacientes com psicose cicloide contrasta com a ausência dessa característica em psicoses com elevada herdabilidade, como no transtorno de humor bipolar e nas esquizofrenias não sistemáticas.

Herdabilidade (agregação familiar)

Estudos realizados na Índia, investigando a prevalência de transtornos psiquiátricos familiares em 40 probandos diagnosticados com TPAT, descobriram que familiares de pacientes com TPAT apresentaram maior prevalência de TPAT do que familiares de pacientes com esquizofrenia. Contudo, os subtipos de TPAT com sintomatologia esquizofrênica (F23.1 e F23.2 da CID-10) apresentavam história familiar de esquizofrenia mais frequente. Esses resultados foram interpretados como sugestivos de que o TPAT constitui um grupo heterogêneo, com alguns subtipos apresentando risco genético diferente da esquizofrenia e outros subtipos (com sintomas psicóticos semelhantes à esquizofrenia) com risco genético similar ao observado em pacientes esquizofrênicos. Em estudo subsequente, foi constatado que pacientes com TPAT sem história familiar de psicose apresentavam um número significativamente maior de estresses vitais associados à crise do que os pacientes com TPAT com história familiar, achado que corrobora a noção de que ambos, estresse ambiental e vulnerabilidade genética, têm papel significativo na etiologia do TPAT.

Antecedentes de personalidade

Pillmann et al.[11] investigaram traços de personalidade em pacientes com TPAT, esquizofrenia e transtorno esquizoafetivo, comparando-os com controles saudáveis. Não houve diferenças significativas entre controles e pacientes TPAT, ao passo que pacientes com esquizofrenia e transtorno esquizoafetivo apresentaram índices elevados de neuroticismo e escores reduzidos de extroversão e conscienciosidade.

Jørgensen et al.[12] observaram que quase dois terços dos pacientes com TPAT apresentavam diagnóstico concomitante de transtorno de personalidade, embora essa tendência tenha desaparecido no ano subsequente. É possível que as alterações de personalidade observadas tenham tido origem no contexto da psicose, posto que outros estudos não revelaram alterações de personalidade pré-mórbida em pacientes que desenvolveram TPAT[13,14].

Fatores desencadeantes

Há estudos mostrando que aproximadamente dois terços dos casos de TPAT estão associados com algum tipo de estresse ambiental, sobretudo nos casos de início abrupto (menos de 48 horas). Embora estudos realizados em países em desenvolvimento demonstrem que o TPAT está associado com fatores sociais e culturais, nos estudos europeus somente uma minoria de casos de TPAT parece ser antecedida de estresse agudo. Estresse agudo é definido como evento que provocaria impacto significativo à maioria das pessoas em circunstâncias semelhantes (luto, perda inesperada de familiar, do emprego etc.).

Estudos sobre as chamadas psicoses reativas, descritas em países escandinavos, sugerem que constituam condições distintas dos TPAT, provavelmente mais associadas com os subtipos "predominantemente delirantes" dos TPAT. As psicoses reativas receberam relativamente pouca atenção nas classificações internacionais, sendo em geral classificadas como síndromes emocionais associadas aos transtornos de humor ou estados confusionais descritos como transtornos dissociativos ou transtorno mental orgânico[9].

QUADRO CLÍNICO E DIAGNÓSTICO

A CID-11 descreve os diversos quadros psicóticos agudos sob a categoria de transtornos psicóticos agudos e transitórios (TPAT). O TPAT é arranjado de acordo com algumas características básicas:

- Início agudo, em menos de 2 semanas, com a transição de um estado sem sintomas psicóticos para um estado francamente psicótico.
- Presença de síndromes características, incluindo-se estados polimórficos (sintomas variáveis que se modificam rapidamente) característicos de psicoses agudas descritas em diversos países.

- Presença ou ausência de estresse agudo durante as 2 semanas que antecedem o início dos sintomas psicóticos.
- Recuperação completa após 1 a 3 meses de evolução.

Características essenciais: o início do transtorno está geralmente associado a uma rápida deterioração do funcionamento social e ocupacional. Após a remissão, a pessoa geralmente é capaz de recuperar o nível pré-mórbido de funcionamento. Frequentemente ocorrem outros sintomas, como alterações afetivas, estados transitórios de perplexidade ou de confusão, ou perturbações da atenção e da concentração. Um episódio de estresse agudo anterior ao início do TPAT é comumente relatado, mas não é requisito diagnóstico. Se os sintomas durarem mais de 3 meses, outros diagnósticos devem ser considerados, dependendo dos sintomas específicos (p. ex., esquizofrenia, transtorno esquizoafetivo, transtorno delirante).

Transtornos psicóticos agudos e transitórios da CID-11 (TPAT – 6A23 – antigo F23 da CID10)

Características essenciais

- Início agudo de sintomas psicóticos, que podem incluir delírios, alucinações, pensamento desorganizado ou experiências de influência, passividade ou controle, que emergem sem pródromo, progredindo de um estado não psicótico para um estado claramente psicótico dentro de 2 semanas. Distúrbios psicomotores também podem estar presentes, incluindo a catatonia.
- Os sintomas mudam rapidamente, tanto na natureza como na intensidade. Tais mudanças podem ocorrer de dia para dia, ou mesmo dentro de um único dia.
- Ausência de sintomas negativos (p. ex., embotamento afetivo, alogia ou escassez da fala, volição, associalidade, anedonia) durante o episódio psicótico.
- A duração dos sintomas não ultrapassa 3 meses, sendo mais comum durar de alguns dias a 1 mês.
- Os sintomas ou comportamentos não constituem manifestação de outra condição médica (p. ex., tumor cerebral) e não se devem ao efeito de uma substância ou medicação no sistema nervoso central (p. ex., corticosteroides), incluindo efeitos de abstinência (p. ex., álcool).
- Qualificadores: especificar se primeiro ou múltiplos episódios, se sintomas ativos, em remissão parcial ou total, ou sem outra especificação.
- Especificadores sobre as manifestações clínicas predominantes: especificar se sintomas predominantes positivos, negativos, depressivos, maníacos, psicomotores ou cognitivos.

(Adaptado de World Health Organization[2]).

Transtorno psicótico breve do DSM-5 (TPB – 298.8)

O transtorno psicótico breve é definido pelo DSM-5 como um estado psicótico caracterizado por sintomas de início súbito, com duração compreendida entre 1 dia e 1 mês, com remissão completa dos sintomas e pleno retorno ao nível de funcionamento pré-mórbido. Assim, indivíduos diagnosticados com transtorno psicótico breve (DSM-5) em sua maioria são também classificados como indivíduos com transtorno psicótico agudo transitório na CID-11. Os critérios para transtorno psicótico breve estão dispostos a seguir.

Critérios para o diagnóstico de transtorno psicótico breve DSM-5

A. Presença de um (ou mais) dos sintomas a seguir. Pelo menos um deles deve ser (1), (2) ou (3):
  1. Delírios.
  2. Alucinações.
  3. Discurso desorganizado (p. ex., descarrilamento ou incoerência frequentes).
  4. Comportamento grosseiramente desorganizado ou catatônico.

Nota: não incluir sintoma que constitua padrão de resposta culturalmente aceito.

B. A duração de um episódio do transtorno é de pelo menos um dia, mas inferior a um mês, com retorno completo ao nível de funcionamento pré-mórbido.

C. O transtorno não é mais bem explicado por transtorno depressivo maior ou transtorno bipolar com características psicóticas, por outro transtorno psicótico como esquizofrenia ou catatonia, nem se deve aos efeitos fisiológicos de uma substância (p. ex., abuso de substância ou medicamento) ou a outra condição médica.

Especificar se:

- Com estressor(es) evidente(s): (psicose reativa breve): se os sintomas ocorrem em resposta a eventos que, isoladamente ou em conjunto, seriam notadamente estressantes a quase todos os indivíduos daquela cultura em circunstâncias similares.
- Sem estressor(es) evidente(s): se os sintomas não ocorrem em resposta a eventos que, isoladamente ou em conjunto, seriam notadamente estressantes a quase todos os indivíduos daquela cultura em circunstâncias similares.
- Com início no pós-parto: se o início é durante a gestação ou em quatro semanas após o parto.

Especificar se:

- Com catatonia (para definição, consultar os critérios para catatonia associada a outro transtorno mental).

Nota para codificação: usar o código adicional 293.89 (F06.1) de catatonia associado ao transtorno psicótico breve para indicar a presença da comorbidade com catatonia. Especificar a gravidade atual:

- A gravidade é classificada por uma avaliação quantitativa dos sintomas primários de psicose, o que inclui delírios, alucinações, discurso desorganizado, comportamento psicomotor anormal e sintomas negativos. Cada um deles pode ser classificado pela gravidade do momento (mais grave nos últimos 7 dias) em uma escala com 5 pontos, variando de 0 (não presente) a 4 (presente e grave)[1].

O DSM-5 traz ainda o transtorno esquizofreniforme, caracterizado por sintomas típicos de esquizofrenia (critérios do item A), com duração intermediária entre 1 mês (TPB) e 6 meses (esquizofrenia).

Fatores prognósticos

Em termos de estabilidade diagnóstica, Castagnini e Berrios[9] revisaram 13 artigos envolvendo 884 pacientes com diagnóstico de TPAT em intervalos de seguimento entre 1 e 15 anos. Verificaram que os estudos realizados nos países em desenvolvimento (p. ex., Egito, Índia e Irã) apresentaram estabilidade diagnóstica relativamente elevada (54-73%) e taxas de recaída relativamente baixas. Um estudo indiano referiu que pacientes de primeira admissão com transtorno psicótico polimórfico agudo sem sintomas esquizofrênicos, de início abrupto (< 48 horas) e duração breve (< 1 mês), apresentaram maior estabilidade diagnóstica em três anos.

Com exceção do estudo de Jørgensen et al.[12], nos estudos europeus, mais de 50% dos casos diagnosticados como TPAT tiveram seu diagnóstico mudado para esquizofrenia ou outros transtornos psicóticos ou para transtornos afetivos. Houve também maior taxa de recorrência comparativamente aos estudos de países em desenvolvimento.

No que se refere ao curso e à evolução dos transtornos agudos transitórios, o estudo de Marneros e Pillmann[15] demonstrou que aproximadamente 75% dos pacientes apresentaram recorrência de episódios afetivos ou psicóticos, 30% desenvolveram transtornos afetivos e um número relativamente reduzido evoluiu para transtorno esquizoafetivo ou esquizofrenia.

Comparados a controles com esquizofrenia, os pacientes com TPAT apresentaram melhores funcionamento global e capacidade de adaptação. Contudo, apenas um terço deles apresentou remissão estável com descontinuação da medicação após 7 anos de evolução[16].

Na Alemanha, em seguimento de 73 pacientes com TPAT de primeira admissão ao longo de 3 a 7 anos, Jäger et al.[17] verificaram que apenas 42% dos casos apresentaram um único episódio, enquanto 58% da amostra apresentou recorrências e prejuízo funcional contínuo. A persistência de sintomas negativos e/ou depressivos mostrou associação com pior evolução funcional.

Na Inglaterra, um estudo com psicoses de primeiro episódio corroborou a ideia de que pacientes com TPAT apresentam evolução mais favorável do que pacientes com esquizofrenia, mesmo com aproximadamente 70% dos casos tendo seu diagnóstico mudado ao longo de três anos[13]. Sexo feminino e bom funcionamento pré-mórbido foram preditores de evolução favorável. O estudo também demonstrou que ambos os subtipos, "psicótico polimórfico" e "predominantemente delirante", apresentam baixa estabilidade diagnóstica.

De modo geral, a revisão de Castagnini e Berrios[9] mostra que a maioria dos pacientes com sintomas psicóticos polimórficos tende a desenvolver principalmente transtornos afetivos, enquanto aqueles com subtipos "predominantemente delirante" ou "semelhante à esquizofrenia" (agora retirados do grupo TPAT na CID-11) tendem a desenvolver diagnósticos dentro do espectro esquizofrênico.

DIAGNÓSTICO DIFERENCIAL

Experiências subjetivas isoladas e incomuns, com eventos alucinatórios esporádicos ou ideação delirante, são frequentemente encontrados na população não clínica em geral. No entanto, no TPAT os sintomas progridem rapidamente para psicose plena, são geralmente polimórficos, flutuando em qualidade e intensidade (p. ex., sintomas que surgem e desaparecem em sucessão relativamente rápida, ou sintomas que mudam com o tempo, como o foco ou a natureza de uma crença ilusória).

Os sintomas psicóticos observados em esquizofrenia e transtorno esquizoafetivo duram pelo menos 1 mês em sua forma mais expressa e tendem a ser mais estáveis ou fixos (p. ex., apresentar o mesmo delírio ou alucinação durante meses). Em contraste, os sintomas do TPAT tendem a flutuar rapidamente em intensidade e tipo ao longo do tempo, de tal forma que o conteúdo e o foco dos delírios ou alucinações muitas vezes mudam, até mesmo diariamente. Os sintomas negativos podem estar presentes nas esquizofrenias, mas são brandos ou não ocorrem no TPAT. A duração do TPAT não excede 3 meses e, na maioria das vezes, dura de alguns dias a 1 mês, ao passo que há um curso tipicamente maior nas esquizofrenias.

Sob o ponto de vista psicopatológico, pacientes com TPAT mais comumente apresentam sintomas psicóticos de caráter polimórfico e flutuante, como variações de humor e temas delirantes diversos, com menos sintomas negativos do que o observado em pacientes com esquizofrenia. Embora os sintomas psicóticos de primeira ordem de Schneider (alucinações auditivas em terceira pessoa, irradiação do pensamento, delírios de controle e percepção delirante) sejam mais frequentes nos quadros esquizofrênicos, comumente ocorrem também em pacientes com TPAT; portanto, não se mostram úteis no diagnóstico diferencial com esquizofrenias (que mais se distinguem pela presença de sintomas negativos).

Em contraste com as esquizofrenias, nas quais o início dos sintomas psicóticos é frequentemente precedido por défices pré-mórbidos e/ou sintomas prodrômicos, no TPAT os sintomas progridem rapidamente a partir de um funcionamento pré-mórbido preservado. Nos casos que atendem tanto aos requisitos diagnósticos de TPAT (ou seja, sintomas flutuantes, início agudo, duração inferior a 3 meses) como aos de esquizofrenia (p. ex., delírios e alucinações por mais de 1 mês), na ausência de uma história prévia de esquizofrenia, recomenda-se dar prioridade ao diagnóstico de TPAT.

Nos casos de transtornos de humor com sintomas psicóticos, as características predominantes são a polaridade do humor (depressivo ou maníaco), que tende a persistir por vários dias ou semanas. Embora os sintomas de humor possam ocorrer nos TPAT, são em geral flutuantes (o que pode gerar confusão nos casos de transtornos de humor com estados mistos), transitórios e não satisfazem a duração necessária ou os sintomas associados para o diagnóstico de um quadro de humor maníaco, misto ou depressivo.

Como ocorre no TPAT, quadros de reação aguda ao estresse e transtornos dissociativos em geral apresentam início agudo, frequentemente em resposta a uma experiência estressante, e costumam resolver em dias ou semanas. Em contraste, os TPAT incluem sintomas psicóticos como alucinações ou delírios que não costumam estar simbolicamente associados aos estressores, como ocorre nos quadros associados ao estresse ou em transtornos dissociativos.

Os quadros de *delirium* cursam com turvação flutuante do estado de consciência (p. ex., capacidade reduzida em focar, sustentar e flexibilizar a atenção; orientação reduzida para o ambiente). Em contraste, no TPAT observa-se um nível regular de alerta e senso de consciência relativamente claro, apesar de estados transitórios de perplexidade, confusão e comprometimento da atenção ou concentração.

EXAMES COMPLEMENTARES

História, exame físico e testes laboratoriais podem ajudar a diferenciar TPAT de outros quadros psicóticos secundários a doenças clínicas, *delirium*, epilepsias e tantos outros transtornos.

Quadros de primeiro episódio psicótico precisam ser investigados quanto à coexistência de possíveis fatores orgânicos causais ou concomitantes. Assim, é necessário proceder com investigações de variada natureza.

Indica-se solicitar de rotina:

- Hemograma completo, glicemia, eletrólitos, funções renal, hepática e de tireoide.

Testes adicionais devem ser guiados pela clínica:

- Perfil lipídico, beta-HCG, qualitativo de urina, screening toxicológico urinário, marcadores inflamatórios (VHS e anticorpos antinucleares), níveis de ceruloplasmina (doença de Wilson), vit. B12 (anemia perniciosa), VDRL + FTA-ABS (sensibilidade de 97% em pacientes com neurossífilis), anti-HIV (pode se manifestar como psicose, prevalente, facilmente diagnosticável e tratável).
- EEG: em jovens hígidos sem história de convulsões provavelmente é desnecessário, mas ficar atento a movimentos incomuns e estados de ausência).
- Punção lombar: se clínica e serologia sugestivas.

- Raio X de tórax: suspeita de síndrome paraneoplásica (tabagismo) ou sarcoidose (granulomas inflamatórios em pulmões e linfonodos, autoimune, adultos jovens).
- Teste de urina para metais pesados (se ambiente de trabalho é suspeito).
- Testes genéticos: quando características individuais e história familiar sugerem.
- Neuroimagem (tomografia [CT] ou ressonância magnética de crânio [MRI]):
  » Argumentos contra: achados acidentais (em 7% dos pacientes de primeiro episódio); achados anormais não estabelecem relação causal; pouco útil.
  » Argumentos a favor: a MRI pode complementar outros exames (p. ex., esclerose temporal mesial nas epilepsias; síndromes metabólicas afetando substância branca); tumores cerebrais, neurocisticercose (endêmica no Brasil), baseline de doenças crônicas.
  » CT/MRI negativas provêm maior segurança no diagnóstico de psicoses endógenas, seja afastando potenciais causas orgânicas, seja ajudando pacientes e familiares a aceitarem o diagnóstico de uma doença psiquiátrica[18].

TRATAMENTO

O tratamento dos estados psicóticos agudos transitórios segue os parâmetros utilizados no tratamento das psicoses em geral, com papel preponderante dos antipsicóticos, sejam convencionais, sejam atípicos. A associação de outras medicações é em geral indicada no tratamento de sintomas-alvo associados à psicose. Assim, determinadas associações, como benzodiazepínicos nos estados com sintomas ansiosos proeminentes ou sintomas catatoniformes, estabilizadores do humor como o lítio e os anticonvulsivantes nos quadros com flutuações de humor mais significativas, antidepressivos duais ou serotoninérgicos em sintomas depressivos ou obsessivo-compulsivos associados, ou mesmo eletroconvulsoterapia em quadros de catatonia grave refratária aos benzodiazepínicos, são práticas seguras e eficazes.

Uma questão que vem sendo mais discutida recentemente diz respeito à manutenção do tratamento em pacientes psicóticos de primeiro episódio (FEP, do inglês *first episode psychosis*). Enquanto a maioria das *guidelines* preconiza manutenção do tratamento farmacológico por pelo menos 1 ou 2 anos após remissão completa dos sintomas, sabe-se que o uso crônico de medicações antipsicóticas também traz riscos à saúde e ao bem-estar dos pacientes. Além dos efeitos colaterais mais conhecidos, como sintomas extrapiramidais e aumento do risco metabólico, alguns estudos vêm mostrando outras consequências nocivas, como redução da espessura cortical[19], comprometimento do bem-estar e da conação produzidos pelo excessivo bloqueio D2[20], piora na performance cognitiva[21], desenvolvimento de hipersensibilidade no sistema dopaminérgico[22], dentre outros. Portanto, não é surpreendente que um grande número de pacientes em remissão de um primeiro episódio psicótico queira interromper o uso da medicação[23].

Alguns estudos vêm tentando identificar fatores preditivos e taxas de recaída em pacientes FEP. Em linhas gerais, estudos de revisão e metanálise demonstram que de fato há uma maior taxa de recaídas em pacientes FEP que descontinuaram a medicação (53%), comparados aos que continuaram o tratamento (19%)[24]. Os fatores em geral associados ao aumento nas taxas de recaída foram a descontinuação abrupta da medicação (retirada gradual escalonada está associada a menor risco de recaída), uso concomitante de substâncias (álcool e cannabis)[25], menor tempo de uso da medicação após o primeiro episódio, diagnóstico de esquizofrenia e vigência de estressores ambientais[26]. Ao contrário do que o intuitivamente esperado, os estudos de revisão não conseguem demonstrar associações consistentes de fatores como duração da psicose não tratada, gravidade dos sintomas e resposta ao tratamento inicial com os índices de recaída. Os estudos de revisão mostraram que o período mais provável para recaídas ocorre entre 7 e 14 meses após a descontinuação da medicação.

Um fator robustamente associado com redução do risco de recaídas são as intervenções psicossociais. Especialmente as psicoterapias cognitivo-comportamentais se mostram de grande valor na prevenção de recaídas de pacientes FEP[27].

CONSIDERAÇÕES FINAIS

Os transtornos psicóticos agudos transitórios (TPAT – CID-11) são caracterizados por delírios diversos e variáveis, alucinações, alterações sensoperceptivas, perplexidade e perturbações emocionais com oscilações diárias ou até mais rápidas e guardam correlação com conceitos diagnósticos oriundos da tradição psiquiátrica europeia (p. ex., *bouffée délirante* e psicoses cicloides).

Consistem em uma síndrome psicótica de início agudo que emerge sem pródromos e costuma alcançar gravidade máxima em duas semanas. Os sintomas tendem a flutuações rápidas em qualidade e intensidade (em dias ou no mesmo dia) e a duração em geral não excede 3 meses.

Os transtornos psicóticos breves (TPB – DSM-5) caracterizam-se pela emergência de sintomas psicóticos tais como descritos na fase inicial de esquizofrenia, duram menos de 1 mês (o DSM-5 não menciona período de início nem sintomas polimórficos).

Os TPAT caracterizados por início abrupto, gênero feminino, idade acima dos 30 anos e bom ajustamento pré-mórbido apresentam maior estabilidade diagnóstica e melhores evoluções.

Castagnini e Berrios[4] descrevem validadores antecedentes, atuais e prognósticos dos TPAT:

Antecedentes:

- Os TPAT apresentam incidência de 1,4-6,7 por 100 mil habitantes/ano e prevalência de 6 a 20% entre os casos de primeiro episódio psicótico (taxas mais altas em países em desenvolvimento).
- Idade média de início entre 26 e 37 anos (menor em países em desenvolvimento) e mais comum em mulheres quando do início acima dos 30 anos.
- Não estão associados com disfunção pré-mórbida ou transtornos de personalidade específicos.
- Apresentam risco familiar menor do que nas esquizofrenias e transtornos de humor, mas há risco aumentado desses transtornos em familiares de indivíduos com TPAT.
- Fatores psicológicos e socioculturais mais frequentemente relatados em países em desenvolvimento e em populações migrantes.

Fatores atuais:

- A confiabilidade diagnóstica não costuma ser boa (especialmente com relação aos sintomas flutuantes).
- Não há sintomas patognomônicos, mas um padrão clínico variável e flutuante, com poucos (se existentes) sintomas negativos.
- Sob o ponto de vista neurobiológico, há associações inconsistentes com alterações metabólicas e neurofisiológicas, neuroimagem sem particularidades e loci genéticos sobrepondo-se à esquizofrenia.

Validadores preditivos:

- Os TPAT apresentam estabilidade diagnóstica em torno de 50%, com taxas de recaída menores do que esquizofrenias (especialmente se com sintomas polimórficos flutuantes – 54% em estudo de seguimento de 9 anos).
- Por definição, apresentam melhor prognóstico clínico e social do que esquizofrenias e transtornos do humor. Não há estudos controlados sobre resposta ao tratamento.
- Apresentam maiores taxas de mortalidade e maior risco de suicídio (especialmente associado aos sintomas polimórficos).

Vinheta clínica

Paciente de 34 anos, apresentou quadro de agitação de início abrupto durante voo internacional de férias. Estava convencida de que agentes federais estariam no avião para assassiná-la e reagiu: gritava por socorro, transtornada, chegando a bater na cabine dos pilotos clamando para que o avião fosse aterrissado. Um clínico experiente tratou de acalmá-la, sentando-se ao seu lado e garantindo que nada de mau lhe seria feito. Aceitou tomar benzodiazepínico e contou que vozes a teriam alertado sobre a perseguição, insistindo na veracidade disso, com afeto vividamente expresso em relação ao conteúdo do pensamento. Ao chegar no país de destino, foi admitida em pronto-socorro, onde apresentou humor expansivo, agregando que tentavam assassiná-la no intuito de evitar que ela cumprisse a missão de redimir os conflitos do mundo por meio de meditação e telepatia, passando a incluir a admissão no pronto-socorro como parte de conluio visando a anular essas ações benéficas. Permaneceu internada por 10 dias, recebendo antipsicótico e benzodiazepínico, ao cabo dos quais teve alta com hipóteses diagnósticas de psicose dissociativa, transtorno *borderline* e/ou decorrente de abuso de substâncias.

Regressou para o Brasil acompanhada de familiares. Durante acompanhamento ambulatorial inicial, pôde-se constatar que a paciente apresentava crítica parcial do delírio, apresentava dúvidas sobre a ideação delirante e sentimentos de vergonha e culpa pelo ocorrido e por ter "atrapalhado as férias" da família. História objetiva afastou uso de substâncias e familiares relataram um bom nível de funcionamento pré-mórbido, com relações sociais consistentes, bom desempenho profissional e nos estudos, mantendo relacionamento homoafetivo com companheira há cerca de 5 anos, com quem ultimamente vinha morando. Mãe relatou que uma tia teria "morrido louca no Juquery", sem outros casos de doença na família. Em consultas subsequentes, pôde-se constatar o retorno da paciente às suas atividades, um contato interpessoal demonstrando adequação afetiva e preocupações com temas existenciais, além de queixas sobre efeitos colaterais da medicação antipsicótica, que após 10 meses assintomática está sendo gradualmente reduzida.

Para aprofundamento

- Fusar-Poli P, Cappucciati M, Bonoldi I, Hui LM, Rutigliano G, Stahl DR, et al. Prognosis of brief psychotic episodes: a meta-analysis. JAMA Psychiatry. 2016;73(3):211-20.
  - ⇨ Revisão metanalítica investigando o risco de recaída em pacientes com diagnósticos de TPAT, TPB, com sintomas psicóticos intermitentes breves (BIPS) e sintomas psicóticos intermitentes breves (BLIPS), comparados a pacientes em remissão de primeiro episódio psicótico esquizofrênico (FES). Indistintamente, todos os grupos com transtornos transitórios tiveram taxas de recaídas semelhantes e menos frequentes do que pacientes com FES.
- Castagnini AC, Fusar-Poli P. Diagnostic validity of ICD-10 acute and transient psychotic disorders and DSM-5 brief psychotic disorder. Eur Psychiatry. 2017;45:104-13.
  - ⇨ Revisão da literatura sobre validadores pré-mórbidos, atuais e prospectivos de TPAT e TPB. Embora haja carência de achados neurobiológicos e pouca estabilidade preditiva nesses diagnósticos (a maioria evolui para espectro esquizofrênico e transtorno bipolar de humor), é importante mantê-los separados das psicoses de longa duração por razões de prática clínica e de pesquisa.
- Biedermann F, Fleischhacker WW. Psychotic disorders in DSM-5 and ICD-11. CNS Spectr. 2016;21(4):349-54.
  - ⇨ Autores descrevem as principais mudanças na CID-10/CID-11 e no DSM-IV/DSM-5 ocorridas na classificação dos transtornos psicóticos.

REFERÊNCIAS BIBLIOGRÁFICAS

1. American Psychiatric Association. Diagnostic and Statistical Manual of Mental Disorders, 5th edition. Arlington, VA, American Psychiatric Association; 2013.
2. World Health Organization, 2018. International classification of diseases 11th revision (ICD-11) [Internet]. [acesso: 29 fev. 2020]. Disponível em: https://icd.who.int/browse11/l-m/en#/http://id.who.int/icd/entity/284410555.
3. Biedermann F, Fleischhacker WW. Psychotic disorders in DSM-5 and ICD-11. CNS Spectr. 2016 Aug;21(4):349-54.
4. Castagnini A, Berrios GE. Approach to refine ICD-11 acute and transient psychotic disorder (polymorphic psychotic disorder). Schizophr Res. 2019;212:239-40.
5. **Pillmann F, Marneros A. Brief and acute psychoses: the development of concepts. Hist Psychiatry. 2003;14(2):161-77.**
   - ⇨ Apanhado histórico sobre o desenvolvimento do conceito de transtornos psicóticos agudos transitórios.
6. Mojtabai R. Acute and transient psychotic disorders and brief psychotic disorder. In: Kaplan HI, Sadock VA, eds. Comprehensive textbook of psychiatry. 8th ed. Vol. 1. Philadelphia (Penn): Lippincott Williams & Wilkins; 2005. p. 1512-22.
7. **Perris C, Brockington IF. Cycloid psychoses and their relation to the major psychoses. In: Perris C, Struwe G, Jansson B, editors. Biological psychiatry. Amsterdam: Elsevier; 1981. p. 447-50.**
   - ⇨ Autores compilaram critérios diagnósticos para psicoses cicloides, categoria descrita na tradição psiquiátrica alemã. Em estudos comparativos, 30 a 55% dos TPAT compartilham critérios diagnósticos com psicoses cicloides.
8. Pull CB, Pull MC, Pichot P. Nosological position of schizoaffective psychoses in France. Psychiatr Clin. 1983;16:141.
9. Castagnini AC, Berrios GE. Acute and transient psychotic disorders (ICD-10 F23): a review from a European perspective. Eur Arch Psychiatry Clin Neurosci. 2009;259(8):433-43.
10. Castagnini AC, Bertelsen A, Berrios GE. Incidence and diagnostic stability of ICD-10 acute and transient psychotic disorders. Compr Psychiatry. 2008;49(3):255-61.
11. Pillmann F, Bloink R, Balzuweit S, Haring A, Marneros A. Personality and social interactions in patients with acute brief psychoses. J Nerv Ment Dis. 2003;191:503-8.
12. Jørgensen P, Bennedsen B, Christensen J, Hyllested A. Acute and transient psychotic disorder: comorbidity with personality disorder. Acta Psychiatr Scand. 1996; 94:460-4.
13. Singh SP, Burns T, Amin S, Jones PB, Harrison G. Acute and transient psychotic disorders: precursors, epidemiology, course and outcome. Br J Psychiatry. 2004;185:452-9.
14. Suda K, Hayashi N, Hiraga M. Predicting features of later development of schizophrenia among patients with acute and transient psychotic disorder. Psychiatry Clin Neurosci. 2005;59:146-50.
15. Marneros A, Pillmann F, Haring A, Balzuweit S, Bloink R. The relation of acute and transient psychotic disorder (ICD-10 F23) to bipolar schizoaffective disorder. J Psychiatr Res. 2002;36:165-71.
16. Pillmann F, Marneros A. Longitudinal follow-up in acute and transient psychotic disorders and schizophrenia. Br J Psychiatry. 2005;187: 286-7.
17. Jäger MDM, Hintermayr M, Bottlender R, Strauss A, Möller HJ. Course and outcome of first-admitted patients with acute and transient psychotic disorders (ICD-10: F23). Focus on relapses and social adjustment. Eur Arch Psychiatry Clin Neurosci. 2003;253:209-15.
18. Freudenreich O, Charles Schulz S, Goff DC. Initial medical work-up of first-episode psychosis: a conceptual review. Early Interv Psychiatry. 2009;3(1):10-8.
19. Andreasen NC, Liu D, Ziebell S, Vora A, Ho BC. Relapse duration, treatment intensity, and brain tissue loss in schizophrenia: a prospective longitudinal MRI study. Am J Psychiatry. 2013;170(6):609-15.
20. Artaloytia JF, Arango C, Lahti A, Sanz J, Pascual A, Cubero P, et al. Negative signs and symptoms secondary to antipsychotics: a double-blind, randomized trial of a single dose of placebo, haloperidol, and risperidone in healthy volunteers. Am J Psychiatry. 2006;163(3):488-93.
21. Faber G, Smid HG, Van Gool AR, Wiersma D, Van Den Bosch RJ. The effects of guided discontinuation of antipsychotics on neurocognition in first onset psychosis. Eur Psychiatry. 2012;27(4):275-80.
22. **Yin J, Barr AM, Ramos-Miguel A, Procyshyn RM. Antipsychotic induced dopamine supersensitivity psychosis: a comprehensive review. Curr. Neuropharmacol. 2017;15:174-83.**

⇨ **Os autores revisam o fenômeno chamado psicose por hipersensibilidade dopaminérgica, possivelmente associado à reemergência de sintomas psicóticos no curso do tratamento antipsicótico.**

23. Wunderink L. Who needs antipsychotic maintenance treatment and who does not? Our need to profile and personalize the treatment of first episode psychosis. Schizophr Res. 2018;197:65-66.

⇨ **Letter em que o autor faz uma síntese crítica dos achados mais recentes sobre os riscos e benefícios em manter ou descontinuar medicação antipsicótica após remissão de primeiro episódio.**

24. Thompson A, Winsper C, Marwaha S, Haynes J, Alvarez-Jimenez M, Hetrick S, et al. Maintenance antipsychotic treatment versus discontinuation strategies following remission from first episode psychosis: systematic review. BJPsych Open. 2018;4(4):215-25.

⇨ **Revisão sistemática sobre descontinuação de antipsicóticos após o primeiro episódio psicótico. A descontinuação aumenta o risco de recaídas, especialmente se abrupta.**

25. Bowtell M, Eaton S, Thien K, Bardell-Williams M, Downey L, Ratheesh A, et al. Rates and predictors of relapse following discontinuation of antipsychotic medication after a first episode of psychosis. Schizophr Res. 2018;195:231-6.

26. Alvarez-Jimenez M, O'Donoghue B, Thompson A, Gleeson JF, Bendall S, Gonzalez-Blanch C, et al. Beyond clinical remission in first episode psychosis: thoughts on antipsychotic maintenance vs. guided discontinuation in the functional recovery era. CNS Drugs. 2016;30(5):357-68.

27. Müller H, Laier S, Bechdolf A. Evidence-based psychotherapy for the prevention and treatment of first-episode psychosis. Eur Arch Psychiatry Clin Neurosci. 2014;264(Suppl 1):S17-25.

28. Amin S, Singh SP, Brewin J, Jones PB, Medley I, Harrison G. Diagnostic stability of first-episode psychosis. Comparison of ICD-10 and DSM-III-R systems. Br J Psychiatry. 1999;175:537-43.

29. Castagnini AC, Fusar-Poli P. Diagnostic validity of ICD-10 acute and transient psychotic disorders and DSM-5 brief psychotic disorder. Eur Psychiatry. 2017;45:104-13.

30. **Castagnini AC, Foldager L, Berrios GE. Acute polymorphic psychotic disorder: concepts, empirical findings, and challenges for ICD-11. J Nerv Ment Dis. 2018;206(11):887-95.**

⇨ **Autores revisam a literatura sobre transtornos psicóticos polimórficos agudos, sua validade e confiabilidade, discutindo as razões das mudanças na classificação da CID-11 com relação aos transtornos psicóticos agudos transitórios.**

31. Fusar-Poli P, Cappucciati M, Bonoldi I, Hui LM, Rutigliano G, Stahl DR, et al. Prognosis of brief psychotic episodes: a meta-analysis. JAMA Psychiatry. 2016;73(3):211-20.

6

Transtorno esquizoafetivo

Belquiz S. Avrichir
Gabriel Henrique Beraldi
Helio Elkis

Sumário

Introdução
Quadro clínico
Diagnóstico
Epidemiologia
Exames complementares
Etiopatogenia
A importâncias dos biomarcadores
Genética
    Neuroimagem estrutural
    Neuroimagem funcional
    Endofenótipos neurocognitivos
    Resumo
Introdução ao tratamento farmacológico
Considerações finais
Vinheta clínica
Para aprofundamento
Referências bibliográficas

Pontos-chave

- Estudos sobre epidemiologia, validade nosológica, neuroimagem estrutural e funcional, genética e cognição revelam que o transtorno esquizoafetivo guarda diferenças e similitudes tanto com a esquizofrenia quanto com o transtorno bipolar e reforçam a hipótese de que esses quadros corresponderiam a um espectro de transtornos psicóticos.
- A sobreposição de padrões genéticos, neuroanatômicos e neurocognitivos sugere que o transtorno esquizoafetivo é uma patologia cerebral generalizada.
- As alterações cerebrais do transtorno esquizoafetivo foram detectadas principalmente em áreas comumente relatadas como anormais na esquizofrenia e, em certa medida, no transtorno bipolar, o que pode explicar a sobreposição clínica e etiológica desses distúrbios.
- Ainda não é possível afirmar que o transtorno esquizoafetivo constitui uma entidade totalmente diferenciada destas outras condições. Contudo, na hipótese de haver um espectro entre elas, o transtorno esquizoafetivo estaria localizado mais perto da esquizofrenia do que do transtorno bipolar, ao menos no que diz respeito a parâmetros biológicos.

INTRODUÇÃO

O termo transtorno esquizoafetivo remete a um quadro composto por sintomas da esquizofrenia (EQZ) e dos transtornos do humor. EQZ e transtorno esquizoafetivo são síndromes que compartilham os mesmos sintomas psicóticos, porém o transtorno esquizoafetivo envolve sintomas de humor e não evolui necessariamente para deterioração funcional. No entanto, desde que foi designado com esse nome, em 1933 por Kasanin[1], o transtorno esquizoafetivo sempre foi alvo de discussão acerca de sua definição e seus limites[2].

QUADRO CLÍNICO

O indivíduo com transtorno esquizoafetivo apresenta sintomas psicóticos e afetivos sequencialmente ou concomitantemente, dependendo de qual manual classificatório das doenças utilizado: a Classificação Internacional das Doenças, em sua 10ª (CID-10) ou 11ª (CID-11) versões, ou o *Manual diagnóstico e estatístico de transtornos mentais*, atualmente em sua 5ª edição (DSM-5).

A CID tem como uma de suas atribuições padronizar a nomenclatura, permitindo a comunicação e o entendimento entre diferentes profissionais da saúde em todas as culturas e em todos os locais do mundo. No momento, estão em vigência os critérios da 10ª versão da CID. Eles incluem um período ininterrupto da doença durante o qual ocorre um episódio de transtorno de humor (depressivo, maníaco ou misto) concomitante com sintomas que preenchem o critério A para EQZ. O Quadro 2 apresenta cada um dos critérios do transtorno esquizoafetivo da 10ª versão. A partir de janeiro de 2022, a 10ª versão da será substituída pela 11ª, na qual foi mantida a concomitância temporal de sintomas da EQZ e sintomas afetivos (na forma de um episódio de humor), porém o foco do diagnóstico é o episódio atual da doença, e não o aspecto da continuidade da doença, uma característica longitudinal.

DIAGNÓSTICO

Manuais diagnósticos internacionais: DSM-5[3], CID-10 e CID-11.

Diagnóstico do transtorno esquizoafetivo pelo DSM-5 (Quadro 1)

Em 2013, foi publicada a 5ª versão do DSM. Naquele momento, diagnosticar pacientes com sintomas psicóticos e do humor representava um grande desafio para a prática psiquiátrica.

Na 5ª versão do DSM, os transtornos psicóticos continuaram organizados em categorias em detrimento de uma abordagem dimensional, visto que a quantidade de informação disponível para uma nova abordagem não foi considerada suficiente para aumentar a validade do conceito. Assim, a elaboração do capítulo "Esquizofrenia e outros transtornos psicóticos" teve como principal objetivo aumentar a clareza dos limites entre os transtornos psicóticos. O uso de critérios mais específicos teve como objetivo aumentar a validade do construto sem perder em confiabilidade, já que o diagnóstico é de uso clínico e em pesquisa em diversos países e circunstâncias[4,5].

Quadro 1 Critérios diagnósticos do DSM-5 para transtorno esquizoafetivo[3]

A. Um período ininterrupto de doença durante o qual há um episódio depressivo maior ou maníaco concomitante com o Critério A da esquizofrenia.
- Nota: O episódio depressivo maior deve incluir o Critério A1: humor deprimido.
B. Delírios ou alucinações por 2 semanas ou mais na ausência de episódio depressivo maior ou maníaco durante a duração da doença ao longo da vida.
C. Os sintomas que satisfazem os critérios para um episódio de humor estão presentes na maior parte da duração total das fases ativa e residual da doença.
D. A perturbação não pode ser atribuída aos efeitos de uma substância (p. ex., droga de abuso, medicamento) ou a outra condição médica.

Determinar o subtipo:
- Tipo bipolar (equivalente ao CID-F25.0): Esse subtipo aplica-se caso um episódio maníaco faça parte da apresentação. Podem também ocorrer episódios depressivos maiores.
- Tipo depressivo (equivalente ao CID-F25.1): Esse subtipo aplica-se somente se episódios depressivos maiores fizerem parte da apresentação.
- Especificar se:
- Com catatonia (consultar os critérios para catatonia associada a outro transtorno metal, p. 119-120, para definição)

Nesse sentido, a principal mudança feita foi no critério C, com a especificação de que a duração do episódio de humor fosse de "pelo menos metade da duração total da doença, desde o aparecimento dos sintomas psicóticos até o diagnóstico atual da doença ativa ou residual". Isso constitui um avanço em relação ao DSM-IV-R, onde estava definido que os sintomas de humor deveriam durar "um período substancial da doença", um critério mais vago e mais sujeito a interpretações.

Outra mudança significativa foi a explicitação de que o transtorno esquizoafetivo deve ser diagnosticado como um transtorno longitudinal, como a EQZ ou transtorno bipolar (TB), e não um fenômeno transversal substituindo o conceito de um episódio (DSM-IV), pela noção de um transtorno que ocorre ao longo da vida.

Diagnóstico do transtorno esquizoafetivo pela CID-10 (Quadro 2)

O Quadro 2 traz os critérios diagnósticos para o transtorno esquizoafetivo na CID-10.

Quadro 2 Critérios diagnósticos da CID-10 para transtorno esquizoafetivo

Nota: Esse diagnóstico depende de um equilíbrio aproximado entre número, gravidade e duração dos sintomas afetivos e esquizofrênicos.
- G1. O transtorno preenche critérios para um transtorno afetivo (F30 [episódio maníaco], F31 [transtorno bipolar], F32 [episódio depressivo]), com intensidade moderada a grave, como especificado por suas respectivas categorias.
- G2. Sintomas de pelo menos um dos grupos listados a seguir devem estar claramente presentes na maior parte do tempo durante um período de pelo menos 2 semanas (esses grupos são quase os mesmos listados para esquizofrenia (F20.0 – F20.3):
1. Eco de pensamento, inserção, bloqueio ou irradiação de pensamento (F20 G1.1a).
2. Delírios de controle, influência ou passividade, claramente relacionados a movimentos do corpo ou membros ou pensamentos, ações ou sensações específicas; percepção delirante (F20 G1.1b).
3. Vozes alucinatórias comentando continuamente o comportamento do paciente ou discutindo entre si, ou outros tipos de vozes alucinatórias vindas de alguma parte do corpo (F20 G1.1c).
4. Delírios persistentes de outros tipos, culturalmente inapropriados e completamente impossíveis, mas não meramente grandiosos ou persecutórios (F20 G1.1d) (p. ex., ter visitado outros mundos, poder controlar as nuvens com a respiração, comunicar-se com plantas ou animais sem falar etc.).
5. Fala grosseiramente irrelevante ou incoerente, ou uso frequente de neologismos (uma forma evidente de F20 G1.2f).
6. Aparecimento frequente embora intermitente de algumas formas de comportamento catatônico, como postura inadequada, flexibilidade cérea e negativismo (F20 G1.2g).

continua

Quadro 2 Critérios diagnósticos da CID-10 para transtorno esquizoafetivo *(continuação)*

G3. Critérios G1 e G2 devem estar presentes dentro do mesmo episódio do transtorno e simultaneamente por pelo menos algum tempo durante o episódio. Sintomas de ambos os critérios G1 e G2 devem ser proeminentes no quadro clínico.

G4. Critério de exclusão mais comumente utilizado: o transtorno não é atribuível a doença cerebral orgânica (no sentido de F0x) ou a intoxicação por substância psicoativa, dependência ou abstinência (F1x).

F25.0 Transtorno esquizoafetivo, tipo maníaco
A. Os critérios gerais para transtorno esquizoafetivo (F25) devem ser preenchidos.
B. Critérios para transtorno maníaco devem ser preenchidos (F30.1 ou F31.1).

F25.1 Transtorno esquizoafetivo, tipo depressivo
A. Os critérios gerais para transtorno esquizoafetivo (F25) devem ser preenchidos.
B. Critérios para transtorno depressivo, pelo menos de moderada gravidade, devem ser preenchidos (F32.1, F32.2, F31.3 ou F31.4).

F25.2 Transtorno esquizoafetivo, tipo misto
A. Os critérios gerais para transtorno esquizoafetivo (F25) devem ser preenchidos.
B. Critérios para transtorno afetivo bipolar misto devem ser preenchidos (F31.6).

F25.8 Outros transtornos esquizoafetivos
F25.9 Transtorno esquizoafetivo não especificado
Comentário: Se desejado, outros subtipos de transtorno esquizoafetivo podem ser especificados de acordo com o curso longitudinal do transtorno, como segue:
F25.x0 – Apenas sintomas esquizofrênicos e afetivos concomitantes (como definido em G2).
F25.x1 – Sintomas esquizofrênicos e afetivos concomitantes, mas persistência dos sintomas esquizofrênicos além da duração dos sintomas afetivos.

Diagnóstico do transtorno esquizoafetivo pela CID-11 (Quadro 3)

A Organização Mundial da Saúde (OMS), agência de saúde pública das Nações Unidas, tem como atribuição constitucional o desenvolvimento de um sistema internacional de classificação das doenças. Todos os membros da OMS têm o compromisso de usar a CID como base para relato de informações de saúde que sejam úteis e comparáveis entre os países.[4]

O grupo de trabalho encarregado pelos transtornos psicóticos realizou a revisão das evidências e o desenvolvimento de uma proposta com aplicabilidade global para o espectro da EQZ e outros transtornos psicóticos primários. O grupo incluiu representantes de todas as regiões do mundo, composto de uma proporção significativa de indivíduos de países de baixa e média renda, que constituíam mais de 80% da população mundial na época. Apesar dos esforços, a versão final da CID-11 contou com uma divisão clara entre os transtornos psicóticos e o transtorno esquizoafetivo, descartando a ideia esperada de uma classificação espectral, e não dimensional. Dessa forma, tanto no DSM-5, de 2013, quanto na CID-10, de

Quadro 3 Critérios diagnósticos da CID-11 para transtorno esquizoafetivo e seus subtipos

6A21 – Transtorno esquizoafetivo
Transtorno esquizoafetivo é um distúrbio episódico no qual os requisitos diagnósticos da esquizofrenia e um episódio depressivo maníaco, misto ou moderado ou grave são atendidos no mesmo episódio da doença, simultaneamente ou em poucos dias um do outro. Sintomas proeminentes de esquizofrenia (p. ex., delírios, alucinações, desorganização na forma de pensamento, experiências de influência, passividade e controle) são acompanhados por sintomas típicos de um episódio depressivo (p. ex., humor deprimido, perda de interesse, energia reduzida), um episódio maníaco (p. ex., humor elevado, aumento da qualidade e velocidade da atividade física e mental) ou um episódio misto. Perturbações psicomotoras, incluindo catatonia, podem estar presentes. Os sintomas devem ter persistido por pelo menos um mês. Os sintomas não são uma manifestação de outra condição de saúde (p. ex., um tumor cerebral) e não são devidos ao efeito de uma substância ou medicamento no sistema nervoso central (p. ex., corticosteroides), incluindo a retirada (p. ex., retirada de álcool).

6A21.0 – Transtorno esquizoafetivo, primeiro episódio
Transtorno esquizoafetivo, primeiro episódio deve ser usado para identificar indivíduos com sintomas que atendem aos requisitos de diagnóstico para o transtorno esquizoafetivo (incluindo duração), mas que nunca experimentaram um episódio durante o qual os requisitos de diagnóstico para o transtorno esquizoafetivo ou a esquizofrenia foram atendidos.
Especificar se: atualmente sintomático, em remissão parcial, em remissão total ou não especificado.

6A21.1 – Transtorno esquizoafetivo, episódios múltiplos
Transtorno esquizoafetivo, múltiplos episódios, deve ser usado para identificar indivíduos com sintomas que atendem aos requisitos de diagnóstico do transtorno esquizoafetivo (incluindo duração) e que também tiveram episódios anteriores nos quais os requisitos diagnósticos para o transtorno esquizoafetivo ou esquizofrenia foram atendidos, com remissão substancial de sintomas entre episódios. Alguns sintomas atenuados podem permanecer durante o período de remissão e remissões podem ter ocorrido em resposta a medicamentos ou outros tratamentos.
Especificar se: atualmente sintomático, em remissão parcial, em remissão total ou não especificado.

6A21.2 - Transtorno esquizoafetivo contínuo
Os sintomas que atendem a todos os requisitos de definição do transtorno esquizoafetivo estão presentes em quase todo o curso da doença durante um período de pelo menos 1 ano, sendo os períodos de sintomas sublimiares muito breves em relação ao curso geral.
Especificar se: atualmente sintomático, em remissão parcial, em remissão total ou não especificado.

6A21.Y – Outro transtorno esquizoafetivo especificado
6A21.Z – Transtorno esquizoafetivo não especificado

1992, o transtorno esquizoafetivo comparece como uma entidade independente de outros transtornos psicóticos.

A aprovação da CID-11 pela Assembleia Mundial de Saúde ocorreu em 2019. Em 2022 será feita a transição da CID-10 para a CID-11, assim como a liberação desta última para uso geral.

As mudanças feitas para o transtorno esquizoafetivo na CID-11 em relação à versão anterior são as seguintes:

- A seção "Esquizofrenia, transtorno delirante e esquizotípico" da CID-10 foi atualizada e renomeada "Esquizofrenia ou outros transtornos psicóticos primários". O termo "primário" refere-se à primazia do processo psicótico nos transtornos do grupo, inclusive o transtorno esquizoafetivo.

- Foi feita uma diminuição na ênfase dada na CID-11 aos sintomas de primeira ordem de Schneider, por não terem se mostrado patognomônicos da EQZ como se concebia anteriormente[6].
- Os subtipos da EQZ foram substituídos por "manifestações sintomáticas", que foram utilizadas nos outros transtornos psicóticos do capítulo, inclusive no transtorno esquizoafetivo: sintomas positivos, negativos, sintomas do humor, depressivos e maníacos, sintomas psicomotores (agitação, retardo e sintomas catatônicos) e sintomas cognitivos (diminuição da velocidade de processamento, atenção, julgamento).
- O diagnóstico do transtorno esquizoafetivo inclui a presença simultânea de sintomas da EQZ e de um episódio de humor. O diagnóstico se refere ao episódio atual da doença e não remete a um quadro longitudinal estável, diferentemente do conceito apresentado no DSM-5.

A maioria dos estudos mostra que o transtorno esquizoafetivo tem mais semelhanças com a EQZ do que com os transtornos do humor, porém foram feitos com amostras reduzidas e critérios diagnósticos diferentes. Poucos estudos examinaram as diferenças qualitativas em amostras representativas como o SHIP de 2015, *Australian Survey of High Impact Psychosis*. O estudo baseou-se em dados demográficos e variáveis clínicas de um grande banco de dados nacional, com 1.469 pessoas com diagnóstico, segundo critérios da CID-10, de EQZ (857), TB com sintomas psicóticos (319) e transtorno esquizoafetivo (293)[7].

Nesse estudo, pacientes com transtorno esquizoafetivo apresentaram mais sintomas depressivos, positivos e menos sintomas negativos do que indivíduos com EQZ. O funcionamento psicossocial mostrou-se semelhante em ambas as condições. Os autores concluem que os dois quadros apresentam mais diferenças do que similitudes e reforçam a hipótese de que eles se distribuiriam num espectro de transtornos psicóticos, com os pacientes com TB em um extremo, EQZ no outro e o transtorno esquizoafetivo entre ambos[8].

EPIDEMIOLOGIA

Em parte decorrente do emprego de diferentes definições diagnósticas nos estudos epidemiológicos que incluíam o transtorno esquizoafetivo, o conhecimento de seus fatores demográficos resultou pouco consistente. A prevalência do transtorno esquizoafetivo tem sido estimada em 0,5 a 0,8% na população geral, ou seja, menos comum do que a EQZ[3,9].

Embora a EQZ tenha sido tradicionalmente diferenciada do TB pelo seu curso de deterioração progressiva, estudos longitudinais mais recentes sugerem que casos graves de TB podem ser refratários ao tratamento e ter uma evolução contínua e com deterioração progressiva. As taxas de recuperação no transtorno esquizoafetivo são bastante variáveis (29 a 83%) e cerca de 20 a 30% dos pacientes apresentam curso deteriorante e persis-

tência de sintomas psicóticos. O transtorno esquizoafetivo costuma apresentar prognóstico intermediário entre a EQZ e o TB[10].

EXAMES COMPLEMENTARES

Apesar das várias hipóteses etiológicas do transtorno esquizoafetivo, o diagnóstico continua sendo clínico. O profissional deve basear sua impressão diagnóstica em dados da história do paciente, observação do comportamento, relatos de terceiros e exame do estado mental.

Exames de neuroimagem, eletroencefalográfico, genéticos ou toxicológicos em geral são realizados em pacientes de primeiro episódio psicótico ou pessoas com sintomas associados a doenças preexistentes, como afecções neurodegenerativas, outras causas médicas ou abuso de substâncias. Não há exame disponível para uso clínico com sensibilidade ou confiabilidade suficientes para fazer o diagnóstico de transtorno esquizoafetivo.

ETIOPATOGENIA

A importância dos biomarcadores

Um dos grandes desafios das classificações diagnósticas em psiquiatria foi revelar que entidades clinicamente distintas representam construtos biologicamente diferentes. No transtorno esquizoafetivo, esse desafio é ainda mais evidente. Inicialmente considerado, por alguns, um subtipo de EQZ[11] e, por outros, um subtipo de TB[2], a comunidade científica demorou a considerá-lo biologicamente uma outra patologia, apesar de relatos clínicos indicarem de antemão tratar-se de uma condição clinicamente diferenciada.

A descoberta de marcadores genéticos, neuroanatômicos e neurocognitivos proporcionaram a validação do transtorno esquizoafetivo como uma entidade biologicamente distinta da EQZ e do TB. Outra consequência da identificação de biomarcadores é a possibilidade de mapeamento de fatores de risco. Até onde se sabe, fatores de risco, personalidade pré-mórbida, características clínicas e comprometimento funcional parecem estar presentes em um espectro de intensidade que varia das psicoses não afetivas aos transtornos de humor com sintomas psicóticos[12]. O próximo passo, portanto, será identificar se o transtorno esquizoafetivo é uma doença categoricamente diferente ou se repousa na mediana de um espectro entre a EQZ e o TB.

GENÉTICA

A prevalência do transtorno esquizoafetivo, de cerca de 0,3%[12], mostra-se inferior às prevalências de EQZ, estimada entre 0,5 e 0,8%[13], e TB, estimada entre 0,4 e 0,6%[14]. A concordância entre gêmeos monozigóticos é de 39,1% para transtorno esquizoafetivo, comparado a um valor próximo de zero em gêmeos dizigóticos. Isso equivale a uma herdabilidade estimada de 85%, que é discretamente maior no subtipo depressivo (87%) do que o subtipo maníaco (80%).

O padrão de herdabilidade para condições específicas é uma importante fonte de informação sobre a natureza da sobreposição clínica. Familiares de pacientes com transtorno esquizoafetivo apresentam risco aumentado de apresentarem TB ou EQZ, demonstrando uma predisposição genética amplamente compartilhada[15,16]. Enquanto familiares de pacientes com o subtipo maníaco estão sob maior risco de desenvolver EQZ e TB, os familiares do subtipo depressivo têm um risco aumentado não somente para EQZ e TB, mas também para depressão unipolar[13].

Em 2009, pesquisadores suecos investigaram aproximadamente 2 milhões de famílias (9 milhões de indivíduos) quanto ao risco de EQZ (36 mil probandos) e TB (40 mil probandos). Trata-se do maior estudo familiar já realizado envolvendo essas condições. O estudo demonstrou que: (1) familiares de pacientes eram afetados na mesma proporção por EQZ e TB; (2) as herdabilidades estimadas mostraram-se igualmente elevadas na EQZ (64%) e no TB (59%); e (3) que os efeitos ambientais explicam uma pequena parcela do desenvolvimento tanto da EQZ (4,5%) quanto do TB (3,4%)[17]. Tais achados demonstram que ambas as doenças compartilham causas genéticas comuns, o que contraria a tradicional dicotomia kraepeliniana na classificação das psicoses endógenas.

Nas últimas décadas, inúmeras evidências convergem para a ideia de que as psicoses endógenas constituem um modelo unitário em que participam diversos genes com efeitos parciais que, quando somados, superam um limiar além do qual se tem, então, a manifestação clínica da psicose. A hipótese de um espectro entre as psicoses endógenas tem origem justamente em estudos que envolvem herdabilidade. Em estudo com 1.254 parentes de pacientes afetados, Gershon et al.[18] evidenciaram uma alta prevalência de transtornos afetivos em familiares de paciente com transtorno esquizoafetivo (37%), TB tipo I (24%), TB tipo II (25%) e depressão unipolar (20%), quando comparados com familiares de controles, que apresentavam apenas 7% de prevalência. Em outro estudo familiar, o *Roscommon Family Study*, realizado na Irlanda, Kendler et al.[15] verificaram que o subtipo depressivo do transtorno esquizoafetivo é mais comum em parentes de probandos com EQZ. A soma desses achados pode sugerir que o tipo depressivo do transtorno esquizoafetivo seja uma versão menos grave de EQZ e que o subtipo bipolar do transtorno esquizoafetivo represente uma dimensão mais grave do TB[19].

Estudos epidemiológicos e de genética molecular sugerem que a coexistência de sintomas psicóticos e afetivos seja causada pelo compartilhamento de genes que conferem suscetibilidade para ambas as doenças[20,21], o que argumenta em favor da comunhão de substratos neurobiológicos entre EQZ e TB e da existência de um espectro, e não uma dicotomia, entre ambas as entidades nosológicas[22]. Estudos de *linkage* sugerem a existência de pelo menos 4 regiões cromossômicas que podem conter genes de suscetibilidade compartilhados entre EQZ e TB[23-25]. Exemplos são o *DAOA*, gene que codifica o ativador d-aminoácido oxidase, localizado no cromossomo 13q, e o *DISC1* (*gene disrupted in schizophrenia 1*), com evidências de polimorfismo associado com EQZ, transtorno esquizoafetivo e TB[20]. Há também evidências de suscetibilidade genética compartilhada entre EQZ, transtorno esquizoafetivo e TB envolvendo genes relacionados com as vias de sinalização do glutamato.[26]

Ao contrário da EQZ e do TB, contudo, os fatores de risco genético para transtorno esquizoafetivo não são bem estabelecidos. Isso porque, além de escassos, os estudos sobre transtorno esquizoafetivo muitas vezes incluem esses pacientes como um fenótipo adjunto, mas têm como principal foco indivíduos com EQZ ou TB[13]. Em 2009, pesquisadores britânicos conduziram um estudo de associação em todo o genoma (GWAS, do inglês *genome-wide association study*) envolvendo 1.868 pacientes diagnosticados com transtornos do espectro bipolar, a fim de verificar se a frequência de polimorfismos de nucleotídeos simples (SNP, do inglês *single nucleotide polymorphisms*) era significativamente diferente entre indivíduos com diagnóstico de TB daqueles com transtorno esquizoafetivo subtipo bipolar. O estudo concluiu que o transtorno esquizoafetivo constituía um construto geneticamente homogêneo e distinto do TB. Os genes mais implicados nessa diferença incluíam especialmente aqueles ligados aos receptores GABA-A. Outros genes também foram identificados, como o candidato de suscetibilidade ao autismo 2 (*AUTS2*), o *BSN* (que codifica uma proteína envolvida na organização do citoesqueleto dos terminais nervosos glutamatérgicos, onde é regulada a liberação desse neurotransmissor em algumas regiões do cérebro), o *PTPRG* (que codifica um membro da família das proteínas tirosina fosfatase, moléculas sinalizadoras que regulam uma variedade de processos celulares, incluindo crescimento celular, diferenciação, ciclo mitótico e transformação oncogênica), o *GRIK2* (receptor de glutamato que codifica uma proteína essencial ao receptor de glutamato 6, o GluR-6) e o *CDH12* (que codifica uma proteína da superfamília das caderinas, integrantes da membrana celular e que medeiam a adesão celular dependente de cálcio)[27]. Avanços nos estudos genéticos permitiram a identificação de outros SNP localizados em genes candidatos ao desenvolvimento de transtorno esquizoafetivo, como TRAIP (*TRAF interacting protein*), cuja mutação já foi associada a microcefalia e nanismo primordial, além de ser um dos componentes de resposta aos danos provocados no DNA durante a replicação celular[28].

Em suma, a partir dos estudos com famílias, gêmeos, filhos adotivos e GWAS, como os já citados, é possível afirmar que há uma sobreposição genética na ordem de 60% entre transtorno esquizoafetivo, EQZ e TAB[29]. Essa sobreposição, contudo, não coloca o transtorno esquizoafetivo exatamente em uma mediana entre estas outras condições, pelo contrário. A partir de estudos poligênicos, pode-se afirmar que a sobreposição do transtorno esquizoafetivo com a EQZ é maior do que aquela com TB[13].

Neuroimagem estrutural

Embora tenha havido, nas últimas décadas, progresso significativo na detecção de alterações estruturais e funcionais no cérebro de indivíduos com EQZ e TB, há poucos estudos de neuroimagem específicos para transtorno esquizoafetivo[30]. O primeiro desses estudos data de 2002[31], indicando ainda um longo caminho a ser percorrido na compreensão das alterações estruturais no transtorno esquizoafetivo. Neste capítulo, serão citados os estudos de maior relevância, especialmente por utilizarem a VBM (*voxel-based morphometry*), uma técnica mais nova e precisa para análise estrutural cerebral.

Em 2012, Ivleva et al.[32] examinaram 16 pacientes com transtorno esquizoafetivo, 19 com EQZ e 17 com TB com sintomas psicóticos, além de 10 controles saudáveis. Eles encontraram diminuição do volume da substância cinzenta nos pacientes com EQZ e houve mudanças semelhantes, embora menos extensas, nos pacientes com transtorno esquizoafetivo; no entanto, os pacientes com TB não diferiram dos controles. Em um estudo maior que combinou dados de ressonância magnética de 4 centros diferentes, o mesmo grupo de pesquisadores verificou que 146 pacientes com EQZ e 90 pacientes com transtorno esquizoafetivo apresentaram reduções no volume de substância cinzenta em inúmeras áreas, em comparação a 200 controles saudáveis. Em contraste, 115 pacientes com TB com sintomas psicóticos apresentaram reduções de volume limitadas ao córtex frontotemporal[33].

Esses achados foram corroborados por Amann et al. (2016)[30], que incluiu 45 pacientes em cada um dos grupos: transtorno esquizoafetivo, EQZ, TB e controles saudáveis. Novamente, paciente com EQZ e transtorno esquizoafetivo apresentaram redução no volume da substância cinzenta em diversas áreas cerebrais, enquanto pacientes com TB não apresentaram. Os autores concluíram, assim, que o padrão de acometimento estrutural de pacientes com transtorno esquizoafetivo os aproximava mais da EQZ do que do TB.

Por fim, em 2017, Landin-Romero et al.[34] realizaram estudo semelhante, mas com a técnica *surface-based morphometry*, e verificaram novamente que, na substância cinzenta, os pacientes com transtorno esquizoafetivo apresentaram alterações nos lobos frontal e temporal, estriado, fusiforme, *cuneus*, *precuneus* e lingual. Anormalidades da substância branca foram também identificadas nos setores que conectam essas áreas, incluindo corpo caloso, fascículos longitudinais superior e inferior, radiação talâmica anterior, fascículo uncinado e feixe de cíngulo.

Neuroimagem funcional

Se os estudos com neuroimagem estrutural no transtorno esquizoafetivo já são escassos, aqueles com neuroimagem funcional são ainda mais raros. Publicado em 2016, Madre et al.[35] conduziram uma revisão sistemática de nada mais do que 6 estudos sobre o tema. O primeiro deles foi publicado apenas em 2006[36], e o maior deles reunia apenas 33 indivíduos com transtorno esquizoafetivo[37]. Eles concluíram que as regiões cerebrais afetadas identificadas nos estudos funcionais eram muito semelhantes àquelas afetadas nos estudos estruturais. Estavam incluídos o córtex pré-frontal superior, o córtex cingulado anterior e posterior, as áreas pré-frontais orbitofrontal e dorsolateral, os córtices parietal, temporal e occipital, a ínsula, o cerebelo, o hipocampo e os núcleos talâmicos. Dessa forma, ao contrário dos estudos estruturais, a neuroimagem fun-

cional não conseguira, até então, diferenciar pacientes com transtorno esquizoafetivo daqueles com EQZ de maneira confiável.

Nos anos subsequentes, foram publicados estudos envolvendo números mais expressivos de pacientes com transtorno esquizoafetivo. Em 2016, Meda et al. incluíram 149 pacientes com transtorno esquizoafetivo, comparados a grupos com EQZ e TB com sintomas psicóticos, além de familiares dos indivíduos de cada grupo. Em relação aos controles, todas as redes apresentaram conectividade reduzida nos três grupos de pacientes. No grupo com transtorno esquizoafetivo, os déficits de conectividade foram significativamente maiores nas redes frontoparietais (atencionais), em comparação com indivíduos com EQZ. Em outras redes, o transtorno esquizoafetivo apresentou tamanhos de efeito semelhantes aos da EQZ e TB. Foram encontradas alterações de conectividade apenas entre os parentes de pacientes com EQZ (redes frontoparietal direita e *default mode network* anterior) e TB (rede cerebelo-occipital), sugerindo que essas redes podem ser boas candidatas a endofenótipos para EQZ e TB[38].

Em 2017, Du et al. avaliaram 132 indivíduos com transtorno esquizoafetivo por meio de ressonância magnética funcional, comparando-os com indivíduos com EQZ, TB com sintomas psicóticos e controles. Os autores confirmaram os achados prévios de que as alterações de conectividade são evidentes em pacientes dos três grupos e evidenciaram que os achados de pacientes com transtorno esquizoafetivo eram mais semelhantes àqueles com EQZ, enquanto o TB se aproximava dos controles. As principais alterações encontradas em indivíduos com transtorno esquizoafetivo foram entre as conexões funcionais ligando os córtices frontal e fusiforme, reforçando as alterações já descritas em estudos anteriores: de função executiva e reconhecimento facial[39].

A Figura 1 resume os principais achados neuroanatômicos estruturais e funcionais encontrados em pacientes com transtorno esquizoafetivo.

Endofenótipos neurocognitivos

Uma área de crescente interesse na investigação dos mecanismos biológicos associados com os transtornos psíquicos é o estudo do funcionamento neurocognitivo. Isso se deve, em grande medida, ao fato de o desempenho cognitivo fornecer dados objetivos e correlacionados com parâmetros neurobiológicos. O comprometimento cognitivo é um achado bem estabelecido na EQZ e no TB. Embora os dados sejam menos robustos no transtorno esquizoafetivo, o padrão de comprometimento parece ser semelhante: o desempenho ruim é visto na maioria ou em todos os domínios da cognição, mas os déficits são marcados desproporcionalmente na função executiva, memória de longo prazo e atenção sustentada[35].

Há indícios de que funções cognitivas mais dependentes de funcionamento temporal (p. ex., memória tardia) estejam mais comprometidas em pacientes com EQZ do que em pacientes com transtorno esquizoafetivo[40]. Algumas outras funções cognitivas comumente comprometidas em EQZ, como memória de trabalho verbal, podem estar preservadas no transtorno esquizoafetivo[36].

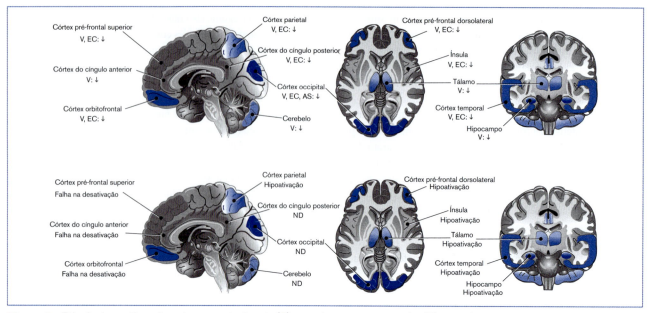

Figura 1 Principais regiões alteradas em estudos de (A) neuroimagem estrutural e (B) neuroimagem funcional no transtorno esquizoafetivo.
AS: área da superfície; EC: espessura cortical; V: volume. A partir de: Madre et al., 2016[35]. (Veja imagem colorida no encarte.)

Em 2009, pacientes com transtorno esquizoafetivo foram incluídos na metanálise de Bora et al.[41], que sumarizou o que se sabia até então sobre o desempenho cognitivo desses pacientes, além de compará-los com paciente com EQZ e psicoses afetivas. Em 6 dos 12 domínios cognitivos estudados, os pacientes com transtorno esquizoafetivo apresentaram desempenho superior àqueles com EQZ. Contudo, a diferença entre os grupos é pequena e as análises apresentaram significativa heterogeneidade. A diferença entre os grupos se deveu, em grande medida, à maior porcentagem de homens, à gravidade de sintomas negativos e à menor idade de início da doença no grupo de pacientes EQZ. Os autores concluíram, então, que os dados neuropsicológicos não forneciam evidência de distinção entre EQZ e os outros grupos, ainda que um subgrupo de pacientes EQZ com sintomatologia negativa grave apresentasse maior prejuízo cognitivo do que pacientes com transtorno esquizoafetivo e psicoses afetivas. Até então, o comprometimento cognitivo era frequentemente considerado maior na EQZ do que no TB, mas esta metanálise encontrou apenas apoio parcial para essa hipótese.

Outra dúvida em relação ao comprometimento cognitivo é se eles representam um traço ou um estado da doença, ou seja, se mudam de acordo com a fase, apresentando ou não melhora nos períodos de remissão dos sintomas. Nesse quesito, os resultados são controversos. Em um estudo preliminar[42], a memória, mas não a função executiva, de pacientes com transtorno esquizoafetivo melhorou significativamente durante a remissão de um episódio maníaco. Por outro lado, nenhum domínio cognitivo mudou significativamente após a recuperação de episódio depressivo nesses mesmos pacientes.

Na EQZ, por exemplo, há evidências pouco robustas que sugerem que a cognição permanece estável, independentemente da presença atual ou não de sintomas[35]. Antigamente, acreditava-se que o comprometimento cognitivo no TB remitia nos períodos de eutimia, suposição que mais recentemente foi refutada, uma vez que esses pacientes apresentam déficits que se mantêm ainda na fase de remissão. De fato, Martinez-Aran et al. encontraram poucas diferenças significativas entre pacientes deprimidos, maníacos e eutímicos com TB e nenhum padrão claro pôde ser identificado para distinguir os três estados clínicos[43].

Tomados em conjunto, os dados disponíveis sugerem que o comprometimento cognitivo na EQZ e no transtorno esquizoafetivo pode ser maior do que no TB. No entanto, os padrões de comprometimento cognitivo parecem semelhantes nos três transtornos, sem expressiva melhora após a remissão dos sintomas[35].

Resumo

A sobreposição de padrões genéticos, neuroanatômicos e neurocognitivos sugere que o transtorno esquizoafetivo se trata de uma patologia cerebral generalizada. As anormalidades foram detectadas sobretudo em áreas comumente relatadas como anormais na EQZ e, em certa medida, no TB, o que pode explicar a sobreposição clínica e etiológica desses distúrbios.

Os estudos de etiopatogenia aqui citados, que integram dados genéticos, neuropsicológicos e neuroanatômicos, sustentam que pacientes com transtorno esquizoafetivo exibem resultados mais próximos àqueles apresentados por pacientes com EQZ do que pacientes com TB. Estudos sobre características clínicas também corroboram essa hipótese. Pagel et al., em uma metanálise que incluiu 50 estudos e 18.312 pacientes, demostrou que, em 7 dos 9 parâmetros clínicos estudados, os pacientes com transtorno esquizoafetivo se assemelhavam mais aos resultados obtidos por indivíduos com EQZ do que aqueles com TB[44].

INTRODUÇÃO AO TRATAMENTO FARMACOLÓGICO

Os antipsicóticos, em monoterapia, são a classe de medicação mais bem estabelecida para tratamento do transtorno esquizoafetivo[45]. A paliperidona é a única medicação com aprovação do Food and Drug Administration (FDA) para tratamento do transtorno esquizoafetivo. O tratamento da fase aguda normalmente requer o uso de antipsicóticos, que, em geral, são mantidos no tratamento de longo prazo. Após os antipsicóticos, os estabilizadores de humor aprecem ser a classe com melhor evidência para o tratamento combinado, seja nos subtipos bipolar ou depressivo do transtorno esquizoafetivo. Os antidepressivos, dado o baixo nível de evidência disponível até o momento, têm seu uso justificado apenas em pacientes que persistam com sintomas depressivos mesmo após tentativas de troca do antipsicótico e potencialização do tratamento com um estabilizador do humor. Quadros refratários podem se beneficiar do uso da clozapina ou eletroconvulsoterapia (ECT)[9,13,46,47].

CONSIDERAÇÕES FINAIS

Estudos sobre epidemiologia, validade nosológica, neuroimagem estrutural e funcional, genética e cognição revelam que o transtorno esquizoafetivo guarda diferenças e similitudes tanto com a EQZ como com o TB e reforçam a hipótese de que eles corresponderiam a um espectro de transtornos psicóticos. Neste sentido, os pacientes com TB estariam em um extremo, aqueles com EQZ estariam no outro extremo e o transtorno esquizoafetivo entre ambos. Ainda não é possível afirmar que o transtorno esquizoafetivo constitui uma entidade totalmente diferenciada destas outras condições. Contudo, na hipótese de haver um espectro entre elas, o transtorno esquizoafetivo estaria localizado mais perto da EQZ do que do TB, ao menos no que diz respeito a parâmetros biológicos.

Quanto ao diagnóstico, há 2 sistemas diferentes que a descrevem de formas diversas: o DSM-5 descreve o transtorno esquizoafetivo como uma doença longitudinal num indivíduo que tenha sintomas psicóticos semelhantes aos da EQZ associados a sintomas de humor com duração significativa em relação aos primeiros. Já na CID-10 e na CID-11, valoriza-se mais a presença de um episódio de humor atual num indivíduo com sintomas de EQZ concomitantemente.

Vinheta clínica

J.O.S., 33 anos, sexo feminino, branca, solteira, católica. Nasceu em São Paulo, onde reside. Aposentada por problemas de saúde mental. Reside com sua mãe e é a mais velha de uma prole de 3 filhos.

Aos 15 anos, durante uma viagem de férias ao exterior, ela apresentou, pela primeira vez, sintomas inespecíficos como estranhamento, agitação psicomotora e agressividade com necessidade de retornar ao Brasil antes do planejado.

Aos 20 anos, teve sua primeira "crise" enquanto fazia um curso preparatório para entrar na universidade. Nos meses anteriores ao episódio, ela passava várias noites estudando, dormindo apenas 6 horas por noite, sem sentir cansaço ou fome. Essa crise consistiu em agitação psicomotora, irritabilidade, comportamento agressivo, fala mais rápida do que o habitual sobre "coisas que não faziam sentido" (como descrito por sua mãe), vontade de sair, vestir-se de forma mais sensual do que o habitual. De acordo com a mãe, ela acreditava que era capaz de fazer telepatia e achava que a televisão estava falando com ela, além de que os fios de eletricidade eram capazes de interferir em seu cérebro.

O primeiro psiquiatra introduziu risperidona. Durante os meses seguintes, ela ainda expressava alguma persecutoriedade com melhora gradual, mas houve remissão do comportamento expansivo. Retornou às suas atividades habituais, mantendo o desempenho anterior ao episódio. Continuou a frequentar o cursinho e começou a trabalhar meio período por dia.

Nos dois anos subsequentes, evoluiu com períodos de irritabilidade, comportamento agressivo e, por duas vezes, precisou ser hospitalizada para tratamento daquilo que, na época, fora diagnosticado como episódios de mania. Iniciou uso irregular de ácido valproico até 1.500 mg/dia e olanzapina até 10 mg/dia, em virtude de episódios de agitação. Chegou a apresentar valproatemia de até 107 mcg/mL, mas interrompia a medicação. Na época, ela começou a apresentar hipersonia, anedonia, aumento do apetite e do peso, tendo sido associado carbonato de lítio até 1.200 mg/dia, com litemia de até 0,4 mmol/L. Após as internações, os sintomas remitiam e ela retornava ao trabalho e à sua funcionalidade anterior.

Aos 23 anos, iniciou uma graduação em pedagogia, que levou aproximadamente 5 anos para concluir por intercorrências resultantes da doença. Desta vez, ela teve que fazer uma pausa de 1 ano e meio antes de voltar para a universidade. Ao terminar a graduação, contudo, acabou por ser demitida do trabalho por não conseguir mais lecionar. Os prejuízos funcionais foram se acentuando e os tratamentos propostos não surtiam o resultado desejado.

Aos 30 anos, houve nova internação hospitalar por aumento da irritabilidade, solilóquios e desorganização do comportamento. Com a manutenção dos sintomas, apesar das diversas estratégias farmacológicas testadas, foi feito o diagnóstico de refratariedade a antipsicóticos e introduzida clozapina até 300 mg/dia. Contudo, apresentou agranulocitose e o medicamento foi suspenso.

Apesar da melhora dos sintomas maniformes, a paciente mantinha sintomas psicóticos, especialmente delírio persecutório, com necessidade de contínuos ajustes farmacológicos. Nessa época, recebeu o diagnóstico de transtorno esquizoafetivo e, aos 35 anos, foi aposentada em razão das limitações impostas pelo quadro psiquiátrico.

Aos 39 anos, foi submetida a uma sequência de quatro internações psiquiátricas. De acordo com a mãe, ela ficou cada vez pior: "ela não queria sair", permanecendo muitos dias em seu quarto, "não dizia uma palavra nem sorria", mantendo apatia e anedonia. As diversas tentativas de tratamento falharam, seja por ineficácia, falta de adesão ou efeitos colaterais graves.

Quanto a outras patologias, não apresenta comorbidades clínicas nem houve alterações no desenvolvimento neuropsicomotor. Nenhum exame complementar apresentou alteração, seja laboratorial ou de neuroimagem. Nega tabagismo, etilismo ou uso de outras substâncias. Tem antecedentes familiares muito relevantes. Seu irmão foi diagnosticado com transtorno bipolar (e faz uso de lítio e lamotrigina). Seu avô materno apresentava transtorno por uso de álcool e seu bisavô materno cometeu suicídio.

Após a falha nos tratamentos medicamentosos, a paciente foi encaminhada para realização de ECT associada a olanzapina 30 m/dia, haloperidol 5 mg/dia e biperideno 2 mg/dia. Com a melhora após 10 sessões de ECT, não foi necessário realizar sessões de manutenção, e a paciente segue atualmente com esta prescrição farmacológica, associada ao processo de reabilitação psicossocial no hospital-dia. Apresenta recuperação funcional parcial, com autonomia para todas as atividades básicas da vida diária, mas parcialmente dependente para atividades instrumentais. A avaliação neuropsicológica revelou déficits de função executiva e atenção, que comprometem a capacidade de planejamento.

Para aprofundamento

- Miller JN, Black DW. Schizoaffective disorder: a review. Ann Clin Psychiatry. 2019;31(1):47-53.
  ⇨ A mais recente revisão publicada sobre transtorno esquizoafetivo, contendo os principais estudos clínicos, etiológicos e de tratamento.
- Kasanin J. The acute schizoaffective psychoses. Am J Psychiatry. 1994;151(6 Suppl):144-54.
  ⇨ Trabalho clássico da literatura científica, no qual o termo "esquizoafetivo" foi utilizado pela primeira vez. Recomendado para quem busca compreender a origem do conceito.
- Peralta V, Cuesta MJ. Exploring the borders of the schizoaffective spectrum: a categorical and dimensional approach. J Affect Disord. 2008;108(1-2):71-86.
  ⇨ Excelente discussão sobre o diagnóstico categorial e dimensional do transtorno esquizoafetivo. Contém algumas das perspectivas nosológicas e etiológicas que fundamentariam, alguns anos depois, as mudanças na seção de transtorno esquizoafetivo do DSM-5.

REFERÊNCIAS BIBLIOGRÁFICAS

1. Kasanin J. The acute schizoaffective psychoses. Am J Psychiatry. 1994;151(6 Suppl):144-54.
2. Lake CR, Hurwitz N. Schizoaffective disorders are psychotic mood disorders; there are no schizoaffective disorders. Psychiatry Res. 2006;143(2-3):255-87.
3. American Psychiatric Association (APA). Diagnostic and statistical manual of mental disorders (DSM-5). 5. ed. Arlington: American Psychiatric Publishing; 2013.
4. Reed GM, First MB, Kogan CS, Hyman SE, Gureje O, Gaebel W, et al. Innovations and changes in the ICD-11 classification of mental, behavioural and neurodevelopmental disorders. World Psychiatry. 2019;18(1):3-19.
5. Murru A, Manchia M, Tusconi M, Carpiniello B, Pacchiarotti I, Colom F, et al. Diagnostic reliability in schizoaffective disorder. Bipolar Disord. 2016 Feb;18(1):78-80.
6. **Guloksuz S, van Os J. The slow death of the concept of schizophrenia and the painful birth of the psychosis spectrum. Psychol Med. 2018;48(2):229-44.**
  ⇨ Uma importante discussão sobre a transição de um diagnóstico categorial para uma proposta dimensional de abordagem do transtorno esquizoafetivo.
7. Morgan VA, Waterreus A, Carr V, Castle D, Cohen M, Harvey C, et al. Responding to challenges for people with psychotic illness: updated evidence from the survey of high impact psychosis. Aust N Z J Psychiatry. 2017;51(2):124-40.
  ⇨ Atualização do *Australian Survey of High Impact Psychosis*, um estudo que se baseou em um grande banco de dados nacional, com indivíduos com EQZ, TB com sintomas psicóticos e transtorno esquizoafetivo. Os autores concluem que os quadros apresentam mais diferenças do que similitudes e reforçam a hipótese de que eles corresponderiam a um espectro de transtornos psicóticos, com os pacientes com TB em um extremo, EQZ no outro e o transtorno esquizoafetivo entre ambos.
8. Kempf L, Hussain N, Potash JB. Mood disorder with psychotic features, schizoaffective disorder, and schizophrenia with mood features: trouble at the borders. Int Rev Psychiatry. 2005;17(1):9-19.
9. **Malhi GS, Green M, Fagiolini A, Peselow ED, Kumari V. Schizoaffective disorder: diagnostic issues and future recommendations. Bipolar Disord. 2008;10(1 Pt 2):215-30.**
  ⇨ Uma síntese da literatura, incluindo evidências de pesquisas cognitivas, neurobiológicas, genéticas e epidemiológicas, com o objetivo de avaliar a utilidade da classificação transtorno esquizoafetivo.
10. Nardi AE, Nascimento I, Freire RC, Melo-Neto VL, Valença AM, Dib M, et al. Demographic and clinical features of schizoaffective (schizobipolar) disorder – A 5-year retrospective study. Support for a bipolar spectrum disorder. J Affect Disord. 2005;89(1-3):201-6.
11. Evans JD, Heaton RK, Paulsen JS, McAdams LA, Heaton SC, Jeste DV. Schizoaffective disorder: a form of schizophrenia or affective disorder? J Clin Psychiatry. 1999;60(12):874-82.
12. Peralta V, Cuesta MJ. Exploring the borders of the schizoaffective spectrum: a categorical and dimensional approach. J Affect Disord. 2008;108(1-2):71-86.
13. Miller JN, Black DW. Schizoaffective disorder: a review. Ann Clin Psychiatry. 2019;31(1):47-53.
14. Grande I, Berk M, Birmaher B, Vieta E. Bipolar disorder. Lancet. 2016;387(10027):1561-72.
15. Kendler KS, McGuire M, Gruenberg AM, O'Hare A, Spellman M, Walsh D. The Roscommon Family Study. I. Methods, diagnosis of probands, and risk of schizophrenia in relatives. Arch Gen Psychiatry. 1993;50(7):527-40.
16. Maier W, Lichtermann D, Minges J, Hallmayer J, Heun R, Benkert O, et al. Continuity and discontinuity of affective disorders and schizophrenia. Results of a controlled family study. Arch Gen Psychiatry. 1993;50(11):871-83.
17. **Lichtenstein P, Yip BH, Björk C, Pawitan Y, Cannon TD, Sullivan PF, et al. Common genetic determinants of schizophrenia and bipolar disorder in Swedish families: a population-based study. Lancet. 2009;373(9659):234-9.**
  ⇨ Um grande estudo populacional envolvendo mais de 2 milhões de indivíduos que avaliou o padrão de herdabilidade e a influência de fatores ambientais na etiologia do transtorno esquizoafetivo.
18. Gershon ES, Hamovit J, Guroff JJ, Dibble E, Leckman JF, Sceery W, et al. A family study of schizoaffective, bipolar I, bipolar II, unipolar, and normal control probands. Arch Gen Psychiatry. 1982;39(10):1157-67.
19. Ghaemi SN. Mood disorders: a practical guide. Philadelphia/London: Lippincott Williams & Wilkins; 2003.

20. Craddock N, O'Donovan MC, Owen MJ. The genetics of schizophrenia and bipolar disorder: dissecting psychosis. J Med Genet. 2005;42(3):193-204.

21. Potash JB. Carving chaos: genetics and the classification of mood and psychotic syndromes. Harv Rev Psychiatry. 2006;14(2):47-63.

22. Craddock N, Owen MJ. The Kraepelinian dichotomy – going, going... but still not gone. Br J Psychiatry. 2010;196(2):92-5.

23. Berrettini WH. Molecular linkage studies of bipolar disorders. Bipolar Disord. 3(6):276-83.

24. Potash JB, Chiu Y-F, MacKinnon DF, Miller EB, Simpson SG, McMahon FJ, et al. Familial aggregation of psychotic symptoms in a replication set of 69 bipolar disorder pedigrees. Am J Med Genet B Neuropsychiatr Genet. 2003;116b(1):90-7.

25. Potash JB, Zandi PP, Willour VL, Lan T-H, Huo Y, Avramopoulos D, et al. Suggestive linkage to chromosomal regions 13q31 and 22q12 in families with psychotic bipolar disorder. Am J Psychiatry. 2003;160(4):680-6.

26. Fallin MD, Lasseter VK, Avramopoulos D, Nicodemus KK, Wolyniec PS, McGrath JA, et al. Bipolar I disorder and schizophrenia: a 440-single-nucleotide polymorphism screen of 64 candidate genes among Ashkenazi Jewish case-parent trios. Am J Hum Genet. 2005;77(6):918-36.

27. Hamshere ML, Green EK, Jones IR, Jones L, Moskvina V, Kirov G, et al. Genetic utility of broadly defined bipolar schizoaffective disorder as a diagnostic concept. Br J Psychiatry. 2009;195(1):23-9..

28. Green EK, Di Florio A, Forty L, Gordon-Smith K, Grozeva D, Fraser C, et al. Genome-wide significant locus for Research Diagnostic Criteria Schizoaffective Disorder Bipolar type. Am J Med Genet B Neuropsychiatr Genet. 2017;174(8):767-71.

29. Cardno AG, Owen MJ. Genetic relationships between schizophrenia, bipolar disorder, and schizoaffective disorder. Schizophr Bull. 2014;40(3):504-15.

30. **Amann BL, Canales-Rodríguez EJ, Madre M, Radua J, Monte G, Alonso-Lana S, et al. Brain structural changes in schizoaffective disorder compared to schizophrenia and bipolar disorder. Acta Psychiatr Scand. 2016;133(1):23-33.**

    ⇨ **Um dos mais importantes estudos sobre neuroimagem em transtorno esquizoafetivo, demonstrando as semelhanças e as diferenças entre essa condição, a EQZ e o TB.**

31. Getz GE, DelBello MP, Fleck DE, Zimmerman ME, Schwiers ML, Strakowski SM. Neuroanatomic characterization of schizoaffective disorder using MRI: a pilot study. Schizophr Res. 2002;55(1-2):55-9.

32. Ivleva EI, Bidesi AS, Thomas BP, Meda SA, Francis A, Moates AF, et al. Brain gray matter phenotypes across the psychosis dimension. Psychiatry Res. 2012;204(1):13-24.

33. Ivleva EI, Bidesi AS, Keshavan MS, Pearlson GD, Meda SA, Dodig D, et al. Gray matter volume as an intermediate phenotype for psychosis: Bipolar-Schizophrenia Network on Intermediate Phenotypes (B-SNIP). Am J Psychiatry. 2013;170(11):1285-96.

34. Landin-Romero R, Canales-Rodríguez EJ, Kumfor F, Moreno-Alcázar A, Madre M, Maristany T, et al. Surface-based brain morphometry and diffusion tensor imaging in schizoaffective disorder. Aust N Z J Psychiatry. 2017;51(1):42-54.

35. Madre M, Canales-Rodríguez EJ, Ortiz-Gil J, Murru A, Torrent C, Bramon E, et al. Neuropsychological and neuroimaging underpinnings of schizoaffective disorder: a systematic review. Acta Psychiatr Scand. 2016;134(1):16-30.

36. Gruber O, Gruber E, Falkai P. Articulatory rehearsal in verbal working memory: a possible neurocognitive endophenotype that differentiates between schizophrenia and schizoaffective disorder. Neurosci Lett. 2006;405(1-2):24-8.

37. Du Y, Pearlson GD, Liu J, Sui J, Yu Q, He H, et al. A group ICA based framework for evaluating resting fMRI markers when disease categories are unclear: application to schizophrenia, bipolar, and schizoaffective disorders. Neuroimage. 2015;122:272-80.

38. Meda SA, Clementz BA, Sweeney JA, Keshavan MS, Tamminga CA, Ivleva EI, et al. Examining functional resting-state connectivity in psychosis and its subgroups in the bipolar-schizophrenia network on intermediate phenotypes cohort. Biol Psychiatry Cogn Neurosci Neuroimaging. 2016;1(6):488-97.

39. Du Y, Pearlson GD, Lin D, Sui J, Chen J, Salman M, et al. Identifying dynamic functional connectivity biomarkers using GIG-ICA: application to schizophrenia, schizoaffective disorder, and psychotic bipolar disorder. Hum Brain Mapp. 2017;38(5):2683-708.

40. Beatty WW, Jocic Z, Monson N, Staton RD. Memory and frontal lobe dysfunction in schizophrenia and schizoaffective disorder. J Nerv Ment Dis. 1993;181(7):448-53.

41. Bora E, Yucel M, Pantelis C. Cognitive functioning in schizophrenia, schizoaffective disorder and affective psychoses: meta-analytic study. Br J Psychiatry. 2009;195(6):475-82.

42. DeRosse P, Burdick KE, Lencz T, Siris SG, Malhotra AK. Empirical support for DSM-IV schizoaffective disorder: clinical and cognitive validators from a large patient sample. PLoS One. 2013;8(5):e63734.

43. Martinez-Aran A, Vieta E, Reinares M, Colom F, Torrent C, Sánchez-Moreno J, et al. Cognitive function across manic or hypomanic, depressed, and euthymic states in bipolar disorder. Am J Psychiatry. 2004;161(2):262-70.

44. Pagel T, Baldessarini RJ, Franklin J, Baethge C. Characteristics of patients diagnosed with schizoaffective disorder compared with schizophrenia and bipolar disorder. Bipolar Disord. 2013;15(3):229-39.

45. Jäger M, Becker T, Weinmann S, Frasch K. Treatment of schizoaffective disorder – A challenge for evidence-based psychiatry. Acta Psychiatr Scand. 2010;121(1):22-32.

46. Swoboda E, Conca A, König P, Waanders R, Hansen M. Maintenance electroconvulsive therapy in affective and schizoaffective disorder. Neuropsychobiology. 2001;43(1):23-8.

47. Munoz-Negro JE, Cuadrado L, Cervilla JA. Current evidences on psychopharmacology of schizoaffective disorder. Actas Esp Psiquiatr. 2019;47(5):190-201.

7
Transtorno delirante

Maria Alice Scardoelli
Paulo Clemente Sallet
Helio Elkis

Sumário

Definição
História
Epidemiologia
Etiopatogenia
    Pertinência diagnóstica do transtorno delirante (categoria nosológica distinta ou forma atípica de transtorno de humor ou esquizofrenia)
    Teorias explicativas
Diagnóstico e características clínicas
    Critérios para o diagnóstico de transtorno delirante no DSM-5
    Relação entre CID-10 e DSM 5 para os critérios diagnósticos para transtorno delirante
    Critérios para o diagnóstico de transtorno delirante persistente na CID-10 (F22)
Diagnóstico diferencial
Classificação Internacional de Doenças 11ª edição (CID-11)
Tratamento
    Opções de tratamento
Curso e prognóstico
Para aprofundamento
Vinheta clínica 1
Vinheta clínica 2
Referências bibliográficas

Pontos-chave

- Presença de delírio geralmente não bizarro, com relativa ausência de outras alterações psicopatológicas.
- Relativamente raro e com idade de início mais tardia.
- Aspecto e comportamento adequado enquanto suas ideias não são questionadas.
- Dificuldade de adesão ao tratamento pela ausência de crítica de doença.
- A base do tratamento são os antipsicóticos de primeira ou segunda geração.
- A aderência à terapêutica é baixa pela ausência de crítica de doença.
- Na ausência de protocolos específicos, são usados os guidelines para esquizofrenia.
- Intervenções cognitivas podem ser benéficas no transtorno delirante.

psíquico e se opõem ativamente ao tratamento psiquiátrico. Até por se apresentarem cognitivamente preservados, esses pacientes costumam ser vistos na comunidade como reclusos, excêntricos ou estranhos, e em geral só têm contato com profissionais de saúde quando obrigados por familiares ou força de segurança pública.

DEFINIÇÃO

A designação transtorno delirante remete a um grupo de transtornos cuja característica principal é a presença de delírio não bizarro, em geral com relativa ausência de outras alterações psicopatológicas. Embora limitadas, as evidências empíricas relativas ao transtorno delirante justificam sua distinção da esquizofrenia e dos transtornos do humor. Em geral, pessoas acometidas por esse transtorno não admitem ter um problema

HISTÓRIA

A palavra paranoia tem origem no grego *paranoos* (*para* [ao lado, além de] + *noos* [mente]), ou conhecimento, ou seja, "conhecimento paralelo", mas o termo designa loucura, insanidade. Hipócrates já aplicara essa designação para quadros de *delirium* associados a febre, mas foi Kahlbaum[1] que classificou a paranoia como doença mental específica, fazendo prevalecer a evolução natural da doença caracterizada pela persistência do quadro delirante ao longo da evolução. Kraepelin manteve o termo *paranoia* restrito à definição de casos relativamente raros (ele teria visto 19 deles), de início insidioso e caráter crônico, caracterizados por delírio sistematizado (persecutório, grandioso, celotípico ou hipocondríaco), ausência de alucinações e ausência de deterioração da personalidade. Diferenciou a paranoia das parafrenias, que surgiam mais tarde que a *dementia praecox* e apresentavam alucinações, e da *dementia paranoides*, com início precoce e curso deteriorante[2].

No entanto, Kraepelin considerava a paranoia uma entidade clínica puramente endógena ou hereditária, ao lado da psicose maníaco-depressiva[2]. Por outro lado, a *dementia praecox* e a parafrenia eram situadas entre o polo puramente endógeno e o puramente exógeno, isto é, por causas ambientais (psicoses ou demências de causa externa [p. ex., demência decorrente do uso de álcool, sífilis etc.]). De fato, a tradução inglesa da última edição do tratado de Kraepelin divide-se em dois volumes: *Manic-depressive insanity and paranoia* e *Dementia-praecox and paraphrenia*[3].

O quadro clínico clássico da paranoia caracteriza-se pela presença de um delírio sistematizado, sem a presença de alucinações. Há famosos casos descritos, infelizmente associados à violência, como o do mestre-escola Ernest Wagner, que se tornou um assassino em série, descrito por Gaupp[4], e o famoso caso do rei Ludwig II da Baviera, que foi deposto por sua doença e que matou um importante psiquiatra que o assistia na época, o professor Bernard Aloys von Gudden, e depois se suicidou. O filme *Ludwig*, de Lucchino Visconti, disponível na internet, apresenta uma magnífica e detalhada biografia do monarca, incluindo o referido episódio.

Recentemente, foi publicado um relato de caso do Rei Ludwig no qual os autores, baseados em novas evidências, argumentam a favor do transtorno de personalidade esquizotípica associado a provável demência frontotemporal[5], o que mostra que vários dos quadros descritos no passado poderiam apresentar comorbidades clínicas e alterações subjacentes não identificadas na época.

Kendler observou que o conceito moderno do termo *paranoia* estabelecido por Kraepelin tem sido objeto de renovadas discussões que evoluíram ao longo de três tendências[6]:

- Como forma branda de esquizofrenia, tendência expressa no DSM-II (1968), em que os estados paranoides eram vistos como possíveis variantes da esquizofrenia.
- Como forma de doença maníaco-depressiva.
- Como uma outra forma de psicose, distinta da esquizofrenia e dos transtornos do humor.

Esta última posição corresponde às ideias originais de Kraepelin e foi assumida por Gaupp[4], Kretschmer[7] e pela Escola Escandinava[8].

Um fator adicional de confusão refere-se à ambiguidade do termo paranoia, que pode designar: 1) suspicácia, desconfiança; 2) um tipo específico de delírio (ou seja, delírio persecutório); ou 3) uma síndrome psiquiátrica cuja característica principal é a presença de delírios, não necessariamente paranoides ou persecutórios.

Na terceira edição do *Manual diagnóstico e estatístico de transtornos mentais* da Associação Americana de Psiquiatria, o DSM-III (1980), o transtorno delirante passa a ser classificado como entidade nosológica separada da esquizofrenia, aproximando-o assim do conceito de paranoia estabelecido por Kraepelin. O *Manual diagnóstico e estatístico de transtornos mentais*, 3ª edição revisada DSM-III-R (1987) trouxe critérios diagnósticos mais confiáveis na identificação de casos e na obtenção de dados mais homogêneos para pesquisa. O termo transtorno delirante foi "oficialmente" introduzido na nomenclatura diagnóstica pelo DSM-III-R. A décima edição da Classificação Internacional de Doenças (CID-10)[9] definiu "transtorno delirante persistente" quase da mesma maneira que o DSM-IV, portanto, ambos os termos podem ser usados como sinônimos[10].

Com o objetivo de evitar a tendência para inclusão apenas de casos com delírios persecutórios ou celotípicos, a expressão "paranoide" (*paranoid*) foi substituída por "delirante" (*delusional*).

EPIDEMIOLOGIA

O transtorno delirante é relativamente raro e estima-se que corresponda a cerca de 1 a 2% das internações psiquiátricas. Embora não haja informações precisas, em grande parte por causa do comportamento esquivo dos pacientes, estima-se uma prevalência ao longo da vida em torno de 0,05 a 0,1%. A idade de início varia entre 18 e 80 anos, mas a maioria dos casos começa entre 34 e 45 anos[11]. O início pode ser agudo ou gradual e parece haver uma ligeira preponderância do gênero feminino. Tendo como base o estudo demográfico de Kendler[12], os casos de início agudo e precoce tendem a apresentar melhor prognóstico. Outras características associadas são imigração e condição celibatária entre homens ou viuvez entre as mulheres. Os subtipos mais frequentes são o persecutório e o de ciúme, e a erotomania é mais comum em mulheres[13].

ETIOPATOGENIA

Como nos demais quadros psicóticos endógenos (não orgânicos), as causas do transtorno delirante são desconhecidas. Os estudos epidemiológicos identificaram diversos fatores de risco, como idade avançada, déficit sensorial, isolamento social, história familiar, características de personalidade (acentuada sensibilidade interpessoal) e história de imigração recente. Contudo, esses achados não são constantes nem implicam relação causal. O fator de risco mais bem documentado é história familiar de doença psiquiátrica, incluindo o transtorno delirante.

O estudo de Joseph já mencionado cita o envolvimento dos gânglios da base e sistema límbico com função cortical preservada, enquanto o estudo de Vicens[14] traz resultados que fornecem evidências de anormalidades cerebrais no córtex frontal anterior/medial e ínsula no transtorno delirante, consistente com várias outras linhas.

A maioria dos estudos genéticos sobre o transtorno delirante é composta por amostras pequenas e apresenta diversas outras limitações metodológicas, o que não esclarece se de fato há uma contribuição genética na origem do transtorno[15]. Da mesma forma, é pouco provável que o transtorno delirante tenha uma relação genética mais forte com os transtornos afetivos ou a esquizofrenia, embora os dados atuais também não excluam associações mais sutis. Os estudos de *linkage* são limitados pela raridade de famílias multiplamente afetadas. Os estudos de associação, embora com amostras pequenas, trazem algumas evidências que implicam polimorfismos de genes codificadores de receptores dopaminérgicos (DA).

Por outro lado, diversos estudos de associação com pequenas casuísticas examinaram polimorfismos de genes codificadores de receptores DA. Estudos com receptores DRD2 e DRD3 resultaram negativos. Já o gene codificador do DRD4 apresentou uma variante de polimorfismo associada com maior suscetibilidade para o transtorno delirante, em comparação com pacientes com esquizofrenia e controles saudáveis[16]. Contudo, esses resultados são preliminares e inconclusivos, visto que, além de limitados pelo pequeno poder amostral, necessitam ser replicados.

Manschreck[17] argumenta que a discussão da etiologia do transtorno delirante implica determinar a pertinência do transtorno delirante como categoria diagnóstica diferente das demais psicoses e examinar as teorias explicativas propostas na patogênese da formação dos delírios em geral. O terceiro passo é integrar as evidências disponíveis em hipóteses empiricamente testáveis.

Pertinência diagnóstica do transtorno delirante (categoria nosológica distinta ou forma atípica de transtorno de humor ou esquizofrenia)

Os estudos epidemiológicos sugerem se tratar de uma condição distinta das demais, por ser menos prevalente, começar mais tarde do que ocorre na esquizofrenia (embora em homens comece mais cedo do que em mulheres) e não ter o predomínio do sexo feminino como observado nos transtornos de humor. Sob o ponto de vista genético, se o transtorno delirante constituísse subtipo de transtorno do humor ou de esquizofrenia, apresentaria incidência familiar mais elevada do que na população em geral, o que não corresponde aos achados disponíveis. Alguns estudos demonstram que probandos com transtorno delirante mais frequentemente têm familiares com traços acentuados de suspicácia, ciúmes e ideação paranoide do que familiares de controles saudáveis. Outros estudos sugerem que transtorno de personalidade paranoide e transtorno de evitação são mais comuns em familiares de pacientes com transtorno delirante do que em indivíduos com esquizofrenia e controles saudáveis.

A história natural do transtorno delirante também é sugestiva de entidade diagnóstica distinta: idade de início tardia e evolução com funções psíquicas mais preservadas que na esquizofrenia. Em geral, a deterioração funcional dos pacientes com transtorno delirante deve-se mais às consequências da crença delirante em si do que a algum déficit cognitivo. Além disso, o padrão comportamental pré-mórbido tende a ser mais extrovertido, assertivo e hipersensível que o observado em pacientes com esquizofrenia. O fator imigração parece estar mais associado com o transtorno delirante que na esquizofrenia, o que parece favorecer o componente etiológico ambiental. Estudos de seguimento também demonstram a estabilidade diagnóstica do transtorno delirante: apenas 3 a 22% dos casos recebem diagnóstico posterior de esquizofrenia e cerca de 6% de transtornos do humor.

Já a distinção entre transtorno delirante e esquizofrenia de início tardio é desafiadora, haja vista que sintomas negativos e deterioração de personalidade geralmente observados na esquizofrenia com início no indivíduo jovem não estarão presentes quando do diagnóstico na faixa etária mais tardia[18].

Teorias explicativas

Há três categorias de hipóteses explicativas na formação do delírio:

1. Os delírios surgem a partir de alteração no interesse motivacional (envolvendo mecanismos psicodinâmicos ou teoria de atribuição social), com sistema cognitivo de outra maneira preservado. O paradigma dessa abordagem encontra-se na análise de Freud sobre os escritos do juiz Schreber, envolvendo mecanismos de negação e projeção[19].

2. Os delírios resultam de alteração cognitiva que compromete a capacidade de o paciente formular conclusões válidas a partir das evidências vividas (alteração do raciocínio). A noção de que os delírios resultem de alteração formal do processo lógico-racional tornou-se popular nos anos 1950, em grande medida por influência de von Domarus, que tentou vincular a linguagem e gramática da esquizofrenia a alterações neurofisiológicas[20].
Elementos mais atuais dessa concepção podem ser verificados nas proposições de que os pacientes delirantes apresentam déficit na lógica bayesiana (ou seja, tendem a formular e aceitar conclusões com base em um nível de evidência demasiado baixo). Outra concepção dessa tendência sugere que os delírios resultam da tendência da pessoa em atribuir significados a partir de julgamentos tendenciosos, com base na teoria de atribuição social.

3. Os delírios têm origem a partir de processos cognitivos normais dirigidos para explicar experiências perceptivas anormais (mecanismo psicobiológico, hipótese da experiência anômala).

Um dos modelos teóricos propostos sugere que a transmissão dopaminérgica, implicada na atribuição de novidade e saliência emocional diante de objetos e associações, encontra-se alterada e empresta uma relevância indevida a fenômenos que, embora destituídos de maior relevância, são então interpretados em uma perspectiva cognitiva compatível com essa "saliência", o que leva à quebra do teste de realidade. O fato de que as medicações antipsicóticas atuam bloqueando a transmissão dopaminérgica é compatível com a hipótese de que a hiperatividade desse sistema resulta nos sintomas psicóticos, especialmente o delírio, cuja regularização leva à melhora clínica. Não erradica os sintomas, mas cria "um estado de indiferença afetivo-cognitiva" a eles[21].

As alterações do conteúdo do pensamento (delírios) vêm sendo mais recentemente examinadas por teorias neurobiológicas envolvendo processos cognitivos e funcionamento cerebral sob a perspectiva das dimensões psicopatológicas, utilizando instrumentos como o RDoC (Research Domain Criteria)[22].

Na hipótese do *self* mínimo ou distúrbio da ipseidade e alienação/hiper-reflexividade, Sass e Byrom[23] definem ipseidade (ou *self* mínimo) como o sentido básico de existir como sujeito da experiência, unificado e vital. Agregam os conceitos de hiper-reflexividade e autovinculação, que remontam aos domínios dos processos sociais (percepção e compreensão do *self*, construtos de agência e autoconhecimento) e sistemas sensório-motores (agência e propriedade)[23].

O modelo da saliência aberrante inicialmente formulado por Kapur[24] recebeu diversos aportes subsequentes obtidos a partir de modelos animais (neurônios dopaminérgicos do mesencéfalo são ativados por eventos salientes inesperados) e de estudos com ressonância magnética funcional (RMf) demonstrando alterações na ativação de campos de projeção dopaminérgica do córtex pré-frontal e estriado durante tarefas de saliência[25].

O modelo do erro de previsão na origem dos delírios se baseia nas teorias de aprendizado associativo formal. Os erros de previsão são utilizados pelos organismos como sinais de aprendizagem, com consequências diretas e indiretas no processo de aprender. De forma direta, a redução da magnitude desses erros leva o organismo a melhorar sua habilidade de prever relações no seu ambiente, desse modo adaptativamente aumentando seu contato com recompensas e evitando frustrações. Portanto, a redução dos erros de predição fortalece diretamente a relação associativa entre indício preditivo e resultado de recompensa. Os sinais de erro de previsão também influenciam o aprendizado indiretamente, alterando a atenção alocada ao estímulo: maior atenção é vinculada a estímulos ocorridos em ambientes imprevisíveis. Quanto maior a atenção prestada a um determinado estímulo, tanto mais forte será a associação do estímulo com o resultado particular no ambiente. Portanto, o aprendizado associativo vincula sinal de erro de previsão, formação de associação e foco atencional[26].

Sob o ponto de vista neuroquímico, estudos animais mostram que os neurônios dopaminérgicos da área tegmental ventral (ATV) codificam o processo de erro de previsão de recompensa, apresentando um padrão de disparo consistente com a teoria do aprendizado associativo. Observa-se uma atividade fásica inicial em resposta a recompensas não previstas. Esses neurônios gradualmente vão perdendo essa resposta na medida em que as recompensas passam a ser previstas. Quando o organismo aprende que certos estímulos preveem a recompensa, esses estímulos, e não a recompensa em si, começam a evocar a atividade dopaminérgica fásica. Ou seja, a resposta dos neurônios dopaminérgicos a estímulos preditivos é governada pela ocorrência de erros de previsão de recompensa, e não simplesmente pela presença de uma associação estímulo-resposta[27].

Estudos com neuroimagem funcional em humanos implicam os sistemas frontoestriatais no aprendizado associativo baseado ou não em recompensa. O córtex pré-frontal (CPF) mantém uma representação dos objetivos do organismo e exerce uma função essencial na aquisição de associações condicionais utilizadas para guiar o organismo na obtenção desses objetivos, as chamadas "regras do jogo". Para que haja comportamento flexível, as representações de objetivos devem ser atualizadas pelas informações novas, um mecanismo governado pelos sinais de erro de previsão a partir dos neurônios da ATV. Na ausência de sinais fásicos da ATV, o CPF apenas mantém sua representação do objetivo, mas quando estímulos aferentes induzem uma resposta dopaminérgica fásica nos neurônios da ATV, o portão do CPF se abre, permitindo atualização da representação em associações que governam o comportamento dirigido para o objetivo. Porém, o comportamento dirigido a objetivos pode falhar quando o portão for aberto para estímulos irrelevantes, induzindo distraibilidade[28].

De modo resumido, o modelo de erro de previsão sugere que sinais discrepantes inapropriados (erros de previsão) sejam responsáveis pelas alterações perceptivas e atencionais que levam à inferência de relações causais errôneas características da psicose, dessa forma deflagrando a construção delirante.

Uma forma alternativa do modelo sugere que alterações na sinalização mediada por glutamato e dopamina envolvendo ATV, estriado e CPF são capazes de explicar sintomas psicóticos como o delírio[27]. A prova do construto serve-se do efeito psicotomimético da quetamina, um antagonista de receptores glutamatérgicos NMDA, que leva ao aumento da atividade dopaminérgica. A quetamina induziria sinais de erro de previsão inadequados, o que levaria ao engajamento de mecanismos pré-frontais, produzindo foco atencional para estímulos irrelevantes (tomados como explicativos) e à formação inadequada de associações entre estímulos, resultando em alteração do comportamento dirigido a objetivos. Essas alterações cognitivas levam ao emprego de estratégias cognitivas supraordenadas para explicar a experiência do indivíduo, que dessa forma constrói explicações delirantes de sua experiência anômala. Esse modelo vem sendo aprimorado nos últimos anos, de forma a constituir uma heurística translacional que busca explicar a formação do delírio, compreendendo estudos com modelos animais e investigações por meio de RMf de forma a constituir uma estrutura teórica capaz de produzir hipóteses testáveis.

Esses modelos ilustram o potencial do paradigma neurocientífico na compreensão de diversos fenômenos vividos subjetivamente pelos pacientes e observados na prática clínica. O refinamento das técnicas de investigação e a sedimentação dos novos conhecimentos podem resultar em intervenções terapêuticas mais específicas e eficazes nas alterações do pensamento.

DIAGNÓSTICO E CARACTERÍSTICAS CLÍNICAS

A característica essencial para o diagnóstico de transtorno delirante, de acordo com o DSM-5[29], é a presença de uma ou mais ideias delirantes por pelo menos um mês, sem que seja cumprido o critério A para esquizofrenia. Se houver alucinações visuais ou auditivas, elas não são importantes para o quadro, mas pode haver alucinações táteis ou olfativas, geralmente relacionadas ao tema delirante (p. ex., sensação tátil de estar infestado por insetos associada a delírios de infestação). No transtorno delirante, o comportamento não é estranho e não há grande deterioração da atividade psicossocial, exceto por consequência direta dos delírios (p. ex., alguém que não sai de casa para evitar ser perseguido e acaba por isso tendo prejuízos no trabalho e nas relações sociais). Em geral, pacientes com transtorno delirante apresentam aspecto e comportamento adequados enquanto suas ideias não são questionadas. É importante ressaltar que, quando há deterioração, não é decorrente de sintomas negativos (como na esquizofrenia), mas de limitações decorrentes das próprias crenças delirantes. Em geral, a deterioração social predomina sobre o intelectual ou laboral.

Os episódios afetivos, se simultâneos às ideias delirantes, são breves quando comparados à duração total do quadro. A ideação delirante não é consequência direta do uso de substâncias (p. ex., cocaína) ou de alguma condição clínica (p. ex., doença de Alzheimer, lúpus eritematoso sistêmico).

O transtorno delirante também difere da esquizofrenia pela ausência de delírios bizarros. Entretanto, o conceito do que seja "bizarro" é difícil de ser estabelecido, sobretudo por causa das diferenças culturais. Considera-se *bizarra* a ideia delirante cujo conteúdo é bastante improvável e incompreensível, *não derivado das experiências da vida cotidiana*. No transtorno delirante, as ideias são compreensíveis e poderiam de fato acontecer no cotidiano (p. ex., ser perseguido, envenenado, amado secretamente, traído), embora sejam infundadas ou exageradas.

O DSM-5 removeu a exigência de ideação delirante não bizarra da definição do transtorno delirante[30], acrescentando assim um novo especificador para *com conteúdo bizarro*: se evidentemente implausíveis e não originados de experiências do dia a dia (p. ex., substituição de vísceras sem deixar marcas).

O transtorno delirante é classificado de acordo com o tema central do delírio em subtipos:

- Persecutório: o indivíduo acredita estar sendo vítima de complôs, conspirações, assédio, obstaculizado na busca para a realização de objetivos futuros, sendo o subtipo mais frequente.
- Erotomaníaco: o indivíduo acredita estar sendo secretamente amado por outra pessoa e atua no sentido de retribuir esse sentimento, por meio de presentes, cartas, chamadas telefônicas ou até perseguindo o objeto de seu delírio. Em amostras clínicas, esse subtipo é mais frequente em mulheres, enquanto em amostras forenses é mais comum em homens.

- Grandioso: o indivíduo está convicto de ter feito algum descobrimento importante à humanidade, de ter algum dom extraordinário ou de ter recebido alguma mensagem especial de uma divindade. Também pode acreditar que tem relações sociais com alguém importante ou mesmo ser aquela pessoa importante (nesse caso, a pessoa real pode ser vista como impostora).
- Celotípico: o indivíduo acredita que o cônjuge ou amante é infiel com base em inferências errôneas e pequenas "provas", usadas para justificar a ideia delirante. Este quadro costuma levar a litígios conjugais e a atitudes tomadas por parte de quem se sente traído a fim de evitar possíveis traições (restringir a liberdade do cônjuge, perseguir, agredir).
- Somático: a ideia delirante está relacionada a supostas alterações no corpo do indivíduo, sejam deformidades, sejam sensações ou alteração de funções corpóreas. Neste caso, não é raro que também estejam presentes alucinações olfativas ou táteis (p. ex., a pessoa sente um cheiro insuportável saindo de seu corpo, sente vermes embaixo da pele etc.).
- Misto: não há tema predominante.
- Não especificado: quando não se consegue determinar claramente a ideia delirante ou quando ela não está descrita nos tipos específicos (p. ex., quando há ideias de autorreferência sem associação significativa com componentes de persecutoriedade ou grandiosidade).

Critérios para o diagnóstico de transtorno delirante no DSM-5

A. A presença de um delírio (ou mais) com duração de um mês ou mais.

B. O Critério A para esquizofrenia jamais foi atendido.

Nota: alucinações, quando presentes, não são proeminentes e têm relação com o tema do delírio (p. ex., a sensação de estar infestado de insetos associada a delírios de infestação).

C. Exceto pelo impacto do(s) delírio(s) ou de seus desdobramentos, o funcionamento não está acentuadamente prejudicado, e o comportamento não é claramente bizarro ou esquisito.

D. Se ocorreram episódios maníacos ou depressivos, eles foram breves em comparação à duração dos períodos delirantes.

E. A perturbação não é atribuível aos efeitos fisiológicos de uma substância ou a outra condição médica, não sendo mais bem explicada por outro transtorno mental, como transtorno dismórfico corporal ou transtorno obsessivo-compulsivo.

Determinar o subtipo:

- Tipo erotomaníaco: este subtipo se aplica quando o tema central do delírio é o de que outra pessoa está apaixonada pelo indivíduo.

- Tipo grandioso: este subtipo se aplica quando o tema central do delírio é a convicção de ter algum grande talento (embora não reconhecido), *insight* ou ter feito uma descoberta importante.
- Tipo ciumento: este subtipo se aplica quando o tema central do delírio do indivíduo é o de que o cônjuge ou parceiro é infiel.
- Tipo persecutório: este subtipo se aplica quando o tema central do delírio envolve a crença de que o próprio indivíduo está sendo vítima de conspiração, enganado, espionado, perseguido, envenenado ou drogado, difamado maliciosamente, assediado ou obstruído na busca de objetivos de longo prazo.
- Tipo somático: este subtipo se aplica quando o tema central do delírio envolve funções ou sensações corporais.
- Tipo misto: este subtipo se aplica quando não há um tema delirante predominante.
- Tipo não especificado: este subtipo se aplica quando a crença delirante dominante não pode ser determinada com clareza ou não está descrita nos tipos específicos (p. ex., delírios referenciais sem um componente persecutório ou grandioso proeminente).

Especificar se:

- Com conteúdo bizarro: os delírios são considerados bizarros se são claramente impossíveis, incompreensíveis e não originados de experiências comuns da vida (p. ex., a crença de um indivíduo de que um estranho retirou seus órgãos internos, substituindo-os pelos de outro, sem deixar feridas ou cicatrizes).

Relação entre CID-10 e DSM 5 para os critérios diagnósticos para transtorno delirante

Os critérios diagnósticos de investigação da CID-10 estabelecem uma duração mínima de sintomas de três meses (diferentemente do DSM-5, que requer duração de um mês ou mais). A CID-11 deverá manter a presença de ideias delirantes persistentes por no mínimo três meses, na ausência de sintomas do humor (episódio depressivo ou maníaco)[31].

Critérios para o diagnóstico de transtorno delirante persistente na CID-10 (F22)

F22.0 Transtorno delirante

A. Presença de delírio ou conjunto de delírios diferentes dos listados como típicos da esquizofrenia sob F20 (que não sejam completamente impossíveis ou culturalmente inapropriados). Os exemplos mais comuns são os delírios de tipo persecutório, grandioso, hipocondríaco, celotípico ou erótico.

B. O delírio em A deve estar presente por pelo menos três meses.

C. Os critérios gerais para esquizofrenia (F20.0 – F20.3) não são preenchidos.

D. Alucinações persistentes em quaisquer modalidades não estão presentes (embora possam ocorrer alucinações auditivas ocasionais ou transitórias, mas não em terceira pessoa ou comentando entre si sobre o paciente).

E. Sintomas depressivos (ou mesmo um episódio depressivo [F32.]) podem ocorrer de modo intermitente, desde que o delírio persista além do período de duração da alteração de humor.

F. Critérios de exclusão mais comumente utilizados: não pode haver evidências de doenças cerebrais primárias ou secundárias, como listado sob F0, ou de transtorno psicótico decorrente do uso de substância psicoativa [F1x.5].

Especificação de subtipos: persecutório, litigioso, autorreferente, grandioso, hipocondríaco (somático), celotípico e erotomaníaco.

F22.8. Outros transtornos delirantes persistentes. Categoria residual que não preenche critérios para F22.0. Transtornos em que os delírios são acompanhados por vozes alucinatórias persistentes ou por sintomas esquizofrênicos insuficientes para firmar diagnóstico de esquizofrenia (F20. -). Transtornos delirantes com duração menor do que três meses devem ser codificados como F23.-.

F22.9 Transtornos delirantes persistentes, SOE.

DIAGNÓSTICO DIFERENCIAL

Ideias delirantes simples, como encontradas no transtorno delirante, podem apresentar etiopatogenia clínica ou serem desencadeadas pelo efeito de alguma substância, devendo, portanto, ser diferenciadas do transtorno delirante. Por exemplo, a doença de Alzheimer pode cursar com ideias persecutórias simples ("alguém entrou em meu quarto e roubou a minha roupa"). O abuso de drogas, como a cocaína ou anfetamínicos, também pode se apresentar com ideias delirantes idênticas às comumente encontradas no transtorno delirante, porém se diferencia dele pela clara correlação temporal com o uso da substância. Outras condições médicas, como tumores no sistema nervoso central, por neoplasia primária ou secundária, ou infecciosas como abcessos[32], por exemplo, devem ser diagnosticadas e adequadamente tratadas, e alguns fármacos podem produzir efeitos adversos que simulem um quadro delirante, sendo então imprescindível a coleta da história médica prévia do paciente de forma bastante pormenorizada, com todas as condutas prescritas e medicações em uso, atentando-se para a relação temporal do início dos sintomas, como já mencionado.

O transtorno delirante difere da esquizofrenia por não apresentar as outras manifestações, como delírios bizarros, alucinações visuais ou auditivas significativas, desorganização de discurso ou de comportamento, catatonia ou sintomas negativos. Em comparação com a esquizofrenia, esse transtorno costuma produzir menor deterioração da capacidade laborativa e social.

Uma revisão dos aspectos psicopatológicos da esquizofrenia e do transtorno delirante propõe que este último representa uma condição distinta e mais leve que a esquizofrenia em termos de psicopatologia e funcionamento global, uma vez que poucos estudos têm sido feitos comparando ambas e isso pode ser pela baixa prevalência do transtorno delirante e/ou por suas particularidades clínicas, nas quais se observa um bom nível de funcionamento global com ausência de crítica sobre o delírio[33]. Muñoz-Negro et al. citam recente estudo, realizado entre transtorno delirante e esquizofrenia paranoide e não paranoide, em que os pacientes com transtorno delirante tendem a ter poucos, mas delírios mais intensos que os pacientes com esquizofrenia, além de melhor funcionamento inclusive em relação a trabalho remunerado[33].

Por vezes, é difícil distingui-lo dos transtornos do humor com sintomas psicóticos, porque nestes as ideias delirantes não costumam ser bizarras e as alucinações não são claras. Além disso, o transtorno delirante também costuma apresentar alguns sintomas afetivos no decorrer do quadro. Nesse caso, o diagnóstico diferencial leva em conta a relação temporal entre as ideias delirantes e os sintomas afetivos, bem como sua gravidade. No transtorno do humor com sintomas psicóticos, as ideias delirantes ocorrem somente durante os episódios afetivos e estão fortemente correlacionadas com a gravidade do quadro afetivo. Já no transtorno delirante, há ideias delirantes presentes mesmo na ausência de sintomas afetivos, como quando há remissão de um quadro depressivo com permanência de sintomas delirantes.

Se existirem sintomas afetivos que cumpram totalmente os critérios para um episódio afetivo ocorrendo simultaneamente às alterações delirantes, é necessário que a duração dos episódios afetivos seja breve quando comparada à duração do delírio. Se as alterações afetivas estiverem presentes durante um período substancial do quadro delirante, o diagnóstico mais apropriado passa a ser transtorno psicótico não especificado acompanhado por transtorno depressivo não especificado ou por transtorno bipolar não especificado.

Os indivíduos com transtorno psicótico compartilhado (ou *folie à deux*) podem apresentar sintomas parecidos com o transtorno delirante, porém com a particularidade de que as ideias delirantes aparecem no contexto de uma relação estreita com outra pessoa, são formalmente idênticas e atenuam ou desaparecem quando o indivíduo com o transtorno psicótico compartilhado é afastado do indivíduo com o transtorno psicótico primário.

A diferença entre o transtorno psicótico breve e o transtorno delirante é dada pela duração dos sintomas delirantes inferior a um mês no transtorno psicótico breve.

Pode ser difícil diferenciar a hipocondria do transtorno delirante. Contudo, na hipocondria, o temor de ter ou contrair certa enfermidade costuma apresentar intensidade menor que as ideias delirantes presentes no transtorno delirante (p. ex., o indivíduo pode admitir a possibilidade de não ter a doença temida). No transtorno dismórfico corporal, há uma preocupação com algum defeito imaginário no aspecto físico do indivíduo. Muitos indivíduos mantêm essa crença com intensidade menor que no transtorno delirante e podem contemplar a possibilidade de que sua percepção esteja distorcida. Porém, alguns indivíduos com transtorno dismórfico sustentam suas crenças com intensidade delirante. Quando são cumpridos critérios para ambos os transtornos, pode-se diagnosticar tanto um transtorno dismórfico quanto um transtorno delirante tipo somático.

No caso do transtorno obsessivo-compulsivo, a capacidade do indivíduo de reconhecer que as obsessões e compulsões são excessivas ou irracionais se dá ao longo de um *continuum*. O juízo de realidade pode se perder e a obsessão pode alcançar proporções delirantes (p. ex., acreditar que causou a morte de alguém por havê-la desejado). Se as obsessões evoluem para crenças delirantes persistentes que representam parte substancial do quadro clínico, pode ser adequado realizar um diagnóstico adicional de transtorno delirante.

No transtorno de personalidade paranoide, não há crenças delirantes persistentes ou bem definidas.

CLASSIFICAÇÃO INTERNACIONAL DE DOENÇAS 11ª EDIÇÃO (CID-11)

É importante ressaltar que, no DMS-5, o transtorno delirante está englobado dentro do "Espectro da esquizofrenia e outros transtornos psicóticos", o mesmo ocorrendo com a versão ainda não definitiva da 11ª revisão da Classificação Internacional das Doenças, a ser publicada em 2022.

Ambas as classificações têm em comum os seguintes aspectos diagnósticos: 1) os delírios não necessitam, obrigatoriamente, ser do tipo "não bizarro"; 2) devem ser excluídos delírios que estão associados ao transtorno obsessivo-compulsivo ou ao transtorno dismórfico corporal[34].

Os critérios diagnósticos atuais, que podem sofrer algum tipo de modificação até sua publicação, são os seguintes[*]:

Transtorno delirante (7A 54):

- O desenvolvimento de um delírio ou conjunto de delírios relacionados que persistem por pelo menos três meses (geralmente muito mais tempo) e que ocorrem na ausência de episódio depressivo ou maníaco.
- Os delírios são variáveis no conteúdo dos indivíduos, enquanto mostram notável estabilidade dentro dos indivíduos, embora possam evoluir ao longo do tempo. Tipos comuns de delírios:
  » Persecutório.
  » Somático.
  » Grandeza.
  » Ciúmes.
  » Erotômano.

Não estão presentes:

- Alucinações, sintomas negativos ou experiências de influência, passividade ou controle.

---

[*] A versão final da CID-11 será lançada em 2022 e no momento estão disponibilizadas versões preliminares (*drafts*) no WHO Global Clinical Practice Network (https://gcp.network/en).

- Em alguns casos, alucinações específicas relacionadas ao conteúdo dos delírios estão presentes, como alucinações táteis em delírios de ser infectado por parasitas ou insetos.
- Com exceção das ações e atitudes diretamente relacionadas ao sistema delirante, a fala e o comportamento normalmente não são afetados.
- Os sintomas não são uma manifestação de outro distúrbio ou doença não classificada, condição clínica, medicação, abuso de álcool ou drogas.

TRATAMENTO

A baixa prevalência e o pouco contato desses pacientes com serviços de saúde mental dificultam a realização de estudos duplo-cegos randomizados para o tratamento de transtorno delirante. As evidências disponíveis vêm de relatos de caso, pequenas séries e revisões retrospectivas. Na ausência de protocolos específicos, são usados os protocolos para esquizofrenia. González-Rodríguez[35] consideram que se trata de uma "doença resistente a tratamento devido à falta de crítica de doença ser a sua característica principal", ou seja, não há adesão a tratamento na maioria das vezes e assim os estudos não conseguem ir além do nível de evidência C (séries de casos) ou D (relato de caso), porém medicamentos são a base para o tratamento do transtorno delirante, principalmente antipsicóticos (de primeira ou segunda geração) e os inibidores seletivos da recaptação da serotonina podem ser usados para o subtipo somático[37].

Pouco tempo de doença, boa aderência e ausência de histórico de dependência química são fatores identificados como preditores de boa resposta. Em revisão retrospectiva comparando o uso de olanzapina e risperidona, Kulkarni et al,[38] não verificaram diferença estatística entre esses fármacos, sendo observada resposta em 80% dos casos e, destes, 52% considerados como boa resposta. González-Rodríguez et al.[36], em artigo de revisão sistemática, afirmam não haver consenso sobre qual a melhor definição a respeito de resposta ao antipsicótico, podendo ser avaliada como a mudança nos escores de desfecho em relação à avaliação procedida no *baseline*. Alguns autores também avaliam taxa de resposta, predefinida por uma escala em um ponto de corte. Este ponto de corte é definido *a priori*, então a eficácia das intervenções varia com essa escolha. Os autores propuseram um ponto de corte com no mínimo 50% de redução para quadros agudamente psicóticos e mais baixos para pacientes crônicos ou resistentes. Tem sido recomendado associar escalas de avaliação, havendo assim melhor correlação clínica de melhora psicopatológica relevante na esquizofrenia, por exemplo a Impressão Clínica Global (CGI, do inglês *Clinical Global Impression*), com redução na Escala Breve de Avaliação Psiquiátrica (BPRS, do inglês *Brief Psychiatric Rating Scale*) ou na Escala dos Sintomas Positivos e Negativos (PANSS, do inglês *Positive and Negative Syndrome Scale*), mas no transtorno delirante ainda há falta de consenso a respeito do curso crônico da doença, da falta de crítica, da baixa aderência ou se os delírios são fixos, e não há reconhecimento clínico relevante quando se avalia a resposta terapêutica entre os subtipos.

O fato de que as medicações antipsicóticas atuam bloqueando a transmissão dopaminérgica é compatível com a hipótese de que a hiperatividade desse sistema resulta nos sintomas psicóticos, especialmente o delírio, cuja regularização leva à melhora clínica. Não erradica os sintomas, mas cria "um estado de indiferença afetivo-cognitiva" a eles[21].

Opções de tratamento

Quando ocorre a adesão, o tratamento com antipsicóticos deve ser prescrito por 6 semanas, iniciando com dose baixa e ir titulando conforme necessário. Caso não haja melhora em relação ao início do tratamento, pode-se então tentar outra classe medicamentosa. Os estabilizadores de humor não são primeira escolha, mas podem ser considerados em associação se a monoterapia com antipsicótico falhar.

Uma revisão de 131 casos mostrou que cerca de 50% dos pacientes têm uma resposta positiva ao tratamento com antipsicóticos[39]. No entanto, esse valor pode ser mais modesto considerando-se que casos com resposta negativa costumam ser menos relatados e há relativa escassez de estudos randomizados duplos-cegos que avaliem a resposta do transtorno delirante ao tratamento medicamentoso. Nessa revisão, nenhum tratamento medicamentoso se mostrou superior e os pacientes apresentaram desfecho favorável independentemente de qual medicação foi utilizada. A clozapina foi usada em apenas cinco pacientes, reservada para casos com efeitos colaterais intratáveis e delírios resistentes ao tratamento. Apesar de não ter mostrado efeito significativo sobre o tema delirante central, houve melhora da qualidade de vida dos pacientes pela redução de sintomas associados aos delírios.

O subtipo somático, quando medicado com pimozida, mostrou melhor desfecho que outros subtipos tratados com a mesma medicação e, de forma geral, também mostrou melhor desfecho que os outros subtipos. Isso levanta questões sobre a singularidade dessa intervenção e sobre a conexão existente entre o subtipo somático e os outros subtipos de transtorno delirante. No entanto, estudos recentes citados na revisão sistemática de Munõz-Negro[37] não confirmam esse favoritismo. Pimozida, por propriedades como antagonista opiáceo, pode ter algum efeito sobre parestesias e, assim, nos delírios com parasitose. Ao longo do tratamento, é frequente a associação de antipsicóticos com antidepressivos, já que a depressão é uma comorbidade frequente (ocorreu em 23% dos casos analisados pela revisão). Além disso, o uso de mais de um tipo de medicação antipsicótica em associação é bastante frequente, o que sugere que a monoterapia seja insuficiente em muitos casos.

Em outro artigo de revisão, Skelton et al.[40] concluíram que ainda não há dados de qualidade, efetivamente baseados em evidências, a respeito do tratamento a ser preconizado. Os estudos encontrados não possuem tamanho de amostra suficiente para permitir recomendações, sendo em sua maioria relatos de caso individuais ou pequenas séries de casos. Assim, considera-se que o tratamento do transtorno delirante está incluído entre os tratamentos para transtornos psicóticos.

Encontra-se como a principal indicação entre as terapêuticas farmacológicas o uso de antipsicóticos, de primeira e segunda geração, com leve predomínio de melhores desfechos para os primeiros em alguns estudos, devendo ser levada em conta a presença de efeitos adversos como efeitos extrapiramidais para os antipsicóticos típicos e síndrome metabólica, efeitos anticolinérgicos e anti-histaminérgicos entre os atípicos, prolongamento do intervalo QTc. Quando se compararam antipsicóticos de segunda geração de uso oral com injetáveis de longa duração, também não se chegou a conclusões definitivas. Existem relatos de prescrição de antidepressivos serotoninérgicos quando houver sintomas depressivos associados e estabilizadores de humor, que podem ser usados em condições crônicas. As condições comórbidas devem ser avaliadas, pois podem influenciar na resposta ao tratamento, tanto comorbidades psiquiátricas (anteriormente citadas) quanto clínicas, uma vez que há que se pensar em possíveis interações farmacológicas. É ainda necessário considerar que, como o transtorno delirante parece ser observado principalmente em fases posteriores da vida, é necessário ter cautela com os efeitos adversos medicamentosos[41], como efeitos extrapiramidais e discinesia tardia[18]. Estes autores também observaram demora na resposta em pacientes que estiveram sob tratamento medicamentoso, de 2 até 8 meses. Formulam as hipóteses de que pode ter sido demora em iniciar o uso da medicação, não aderência, anormalidades cerebrais ou mesmo por um quadro depressivo comórbido. A demora na resposta também foi observada em outros estudos. Entre os sujeitos que tomaram a medicação, 20% apresentaram recuperação mantida e 35% tiveram melhora do quadro delirante. O estudo de Manschreck e Khan[39] mostrou recuperação sustentada em 57% nos pacientes e 34% obtiveram melhora. Baixa aderência equivale a baixa eficácia[35].

Em razão da falta de crítica em relação à doença e da baixa adesão ao tratamento entre os pacientes, é muito importante uma boa relação médico-paciente. Isso destaca a importância de construir e manter relacionamentos terapêuticos para melhorar o *insight*[18]. A melhor resposta é obtida com a associação entre psicoterapia e psicofármacos[13]. Com frequência, o tratamento medicamentoso é associado com outras abordagens terapêuticas, como terapia cognitivo-comportamental (TCC) e eletroconvulsoterapia. Contudo, há poucas evidências de eficácia na associação dessas modalidades terapêuticas.

Entre as terapêuticas não farmacológicas estão as psicoterapias, com a proposta de lidar com distorções cognitivas e ajudar na reabilitação, já que tem sido cada vez mais relatada a ocorrência de prejuízos cognitivos como função executiva e memória de trabalho. Psicoeducação, TCC e remediação cognitiva estão bem indicadas, mas esses estudos também são em pequeno número e com poucos pacientes, não sendo possível concluir qual o de melhor resultado[41,42].

CURSO E PROGNÓSTICO

O transtorno delirante costuma ter início na vida adulta, aproximadamente 49 anos nos homens e 45 anos nas mulheres[17], porém pode aparecer em pessoas mais jovens. O transtorno costuma ser crônico, com algumas oscilações na intensidade das crenças delirantes, especialmente no subtipo persecutório. Também pode haver longos períodos de remissão seguidos por recaídas ou mesmo remissão definitiva. Alguns dados sugerem que o subtipo celotípico pode ter um prognóstico melhor do que o persecutório. Não há consenso sobre o transtorno delirante ser mais frequente em familiares de indivíduos com esquizofrenia, porém alguns dados mostram que os transtornos de personalidade paranoide e evitadora podem ser mais frequentes em familiares de primeiro grau de indivíduos com transtorno delirante. Veras et al.[43] mencionam um estudo em que o transtorno de ansiedade social pode surgir como pródromo no transtorno delirante.

O prognóstico pode ser favorável se houver tratamento adequado e, caso contrário, haverá uma tendência para o empobrecimento socioeconômico para esses casos, pelo risco de violência (homicídio e suicídio) decorrente da ideação delirante não tratada, principalmente nos subtipos de ciúme e erotomania[40]. Outros autores observaram que 50% dos casos têm total recuperação, 20% têm redução dos sintomas e 20% relatam pouca ou nenhuma melhora, sendo o bom prognóstico também mais frequentemente relatado em nível social mais favorecido e bom funcionamento ocupacional, início mais precoce (antes dos 30 anos) e súbito, com tratamento mais rapidamente instituído, e em mulheres[13].

O manejo é complexo e recaídas são frequentes apesar do tratamento. Uma equipe multidisciplinar atuando pode atingir melhores resultados, haja vista que uma das características desse transtorno é a dificuldade de adesão ao tratamento por não haver crítica do paciente em relação à doença. A principal indicação medicamentosa, apesar do número insuficiente de estudos publicados pelo reduzido tamanho de amostra, é para o uso de antipsicóticos, sejam de primeira, sejam de segunda geração, estando sempre atentos à ocorrência de efeitos adversos. Também está indicada a associação com psicoterapia, com abordagem principalmente cognitiva, como a remediação cognitiva e a terapia cognitivo-comportamental[44].

> ### Vinheta clínica 1
>
> L.S., sexo feminino, 59 anos, viúva, 2 filhos, professora, aposentada há 6 anos, reside sozinha. Vem à consulta trazida pelos filhos, que afirmam ser a quarta vez que a paciente muda de residência em pouco tempo: há uns 3 anos, resolveu que iria se mudar, referindo aos filhos que o síndico estaria invadindo seu apartamento em sua ausência, que ele havia feito cópia de sua chave que ela uma vez deixou com ele por não poder esperar uma entrega; que não havia mais "clima" para residir naquele prédio, pois "nem podia sair de casa, tinha que estar lá senão ele entraria". Mudou-se. Alguns meses depois, passou a dizer que alguém da limpeza do prédio havia estado em seu apartamento em sua ausência, uma vez que, quando chegou ao local,

os funcionários haviam se entreolhado e olhado em sua direção; isso já havia se repetido várias vezes e significava que a estavam vigiando; não sabe como eles teriam suas chaves, "mas esse pessoal tudo consegue". Quis se mudar de novo. Passaram-se alguns meses quando falou para sua filha que não podia mais permanecer naquele endereço. A filha passou a achar que a mãe estava excessivamente desconfiada dos demais, não estava mais comparecendo à igreja como sempre fazia, mas quando confrontada tudo justificava, negando que houvesse alteração em seus hábitos. Dizia que "não tinha paz" onde residia, que a vizinha de porta estava sempre observando quando saía ou chegava em casa pelo "olho mágico" da porta, percebia a sombra e a luz nele, portanto queria se mudar. Irritou-se quando os filhos tentaram ponderar, saber melhor como isso acontecia. Assim, mudou-se pela quarta vez em três anos, mas desta vez os filhos acharam interessante ouvir um médico, uma vez que escolheram um apartamento em um prédio recém-construído, portanto nunca habitado, e a paciente começou a falar que o porteiro estava sempre atento e observando quando ela entra ou sai do prédio. Ela parece sempre "alerta", não faz mais o que costumava fazer – trabalhos manuais para a igreja, não frequenta mais as missas, sempre achando que alguém a está observando e sabe isso pelos gestos e olhares das pessoas, afirmando que as mesmas pessoas que ficavam espionando sua vida no prédio onde residia anteriormente são as que a vigiam agora, uma vez que descobriram seu endereço pela internet.

Sempre foi bastante altiva, "desconfiada", com poucas amigas, segundo os filhos. Queria se aposentar, fato ocorrido há 7 anos. Ficou viúva há 5 anos (seu esposo faleceu de câncer gástrico de rápida evolução); tinham um bom relacionamento. Nega outros problemas de saúde; fez avaliação com geriatra recentemente, exames gerais sem alterações. Menopausa aos 51 anos. Tio materno com esquizofrenia.

Feita hipótese diagnóstica de transtorno delirante, subtipo persecutório. Prescrito antipsicótico atípico, risperidona 2 mg ao dia com retorno subsequente para reavaliação, mas a paciente não compareceu. Os filhos entraram em contato informando que ela referiu que "eles" (as pessoas que a vigiavam) "haviam descoberto o endereço do consultório", portanto não poderia retornar. Não fez uso da medicação indicada.

Vinheta clínica 2

A.S., 47 anos, sexo feminino, divorciada, 4 filhos. Auxiliar de serviços. Compareceu à consulta acompanhada pela filha. Há 2 anos passou a ficar deitada, sem ânimo para ir ao trabalho, pouco conversava com seus filhos, "dormindo mal". Investigação clínica, exames laboratoriais e de imagem sem alterações. Encaminhada ao neurologista, que sugeriu avaliação com psiquiatra. Inicialmente foi feito diagnóstico de quadro depressivo e prescrito inibidor seletivo da recaptação de serotonina (ISRS). A paciente não fez uso. Passou a não aceitar sugestões e orientações dos filhos, mostrando-se bem preocupada com o filho mais novo, de 18 anos. Ao mesmo tempo, mostrava-se reticente em retornar ao trabalho, por isso acabou perdendo-o por abandono. Fazia o mínimo necessário das tarefas em casa. A consulta seguinte foi marcada e desmarcada por duas vezes, até que compareceu com a filha. Foi solicitado que a paciente ficasse desacompanhada em um primeiro momento; ela passou a falar sussurrando, pedindo que o computador fosse desligado, bem como o celular, checando se havia mais algum aparelho na sala, como um telefone. Disse estar certa de que o ex-marido é traficante de drogas, e seu filho será vítima dele, que já tentou falar sobre isso com a filha, mas esta não acreditou. Diz não conseguir pensar em outra coisa, e percebe isso pelo muro grafitado da casa ao lado da sua. Seus filhos só querem levá-la a médicos, mas já avisou que não tomará medicamento algum. Bem orientada em relação a si e ao meio, espaço e tempo. Atenta e adequada à situação de entrevista. Não evidencia alterações da sensopercepção. Pensamento evolutivo, apresentando ideação delirante persecutória, bem sistematizada. Ansiosa, afeto preservado, relato de irritabilidade. Memória preservada, inteligência dentro da média. Iniciativa mantida, mas com prejuízo do pragmatismo no momento. Sem noção de morbidez. Hipótese diagnóstica: transtorno delirante, subtipo persecutório. Foi prescrito antipsicótico de segunda geração, dose baixa, com retorno breve para reavaliação. A paciente voltou, mas não fez uso regular da medicação. Foi proposto tratamento sob internação, mas não houve consentimento e assim abandonou o seguimento.

Para aprofundamento

- Joseph SM, Siddiqui W. Delusional disorder pathophysiology. 1–4. NCBI Bookshelf. A service of the National Library of Medicine, National Institutes of Health. Stat Pearls [Internet]. Treasure Island (FL): Stat Pearls Publishing; 2020.
  ↳ O artigo traz uma visão geral a respeito do transtorno delirante, abordando da definição ao tratamento.
- Bourgeois JA, Khan R. Delusional disorder. Drugs & Disease > Psychiatry in Medscape. 2017.
  ↳ Artigo atualizado, detalhando os subtipos do transtorno delirante.
- Días-Caneja CM, Cervilla JA, Haro JM, Arango C, de Portugal E. Cognition and functionality in delusional disorder. Eur Psychiatry.2019;55:52-60.doi: 10.1016/j.eurpsy.2018.09.010
  ↳ Artigo destacando que intervenções cognitivas podem ser benéficas no tratamento desse transtorno.
- Skelton M, Khokhar WA, Thacker SP. Treatments for delusional disorder. Cochrane Database Syst Rev. 2015. doi: 10.1002/14651858.CD009785.pub2.
  ↳ Artigo concluindo ser razoável oferecer tratamentos que têm eficácia em outros transtornos psicóticos, uma vez que ainda não há suficiência de dados de pesquisa nesta área para diagnóstico.
- Nagendra J, Snowdon J. An Australian study of delusional disorder in late life. Int Psychogeriatr. 2019;1-10.
  ↳ Artigo que traz uma revisão do que temos até agora publicado em termos deste diagnóstico e tratamentos medicamentosos propostos.

- González-Rodríguez A, Estrada F, Monreal JA, Palao D, Labad J. A systematic review of the operational definitions for antipsychotic response in delusional disorder. Int Clin Psychopharmacol. 2018;33:261-7.
  ⇨ Os autores fazem uma revisão do que considerar como resposta ao tratamento com antipsicóticos em transtorno delirante.

REFERÊNCIAS BIBLIOGRÁFICAS

1. Kahlbaum. Die Gruppierung der psychischen Krankheiten und die Einteilung der Seelenstörungen. Danzig: Kafemann; 1863.
2. Kraepelin. Maniac-depressive insanity and paranoia. Barclay RM. Edited by George M. Robertson. Edinburgh: E. & S. Livingstone; 1921. [Traduzido da 8. ed. alemã do Psychiatrie – Ein Lehrbuch für Studierende und Ärzte].
3. Elkis H. A evolução do conceito de esquizofrenia neste século. Braz J Psychiatry. 2000;22:23-6.
4. Gaupp R. The scientific significance of the case of Ernst Wagner. In: Hirsh SR, Shepherd M, eds. Themes and variations in European psychiatry. Charlottesville: University Press of Virginia; 1974. p. 121-34.
5. Förstl H, Immler G, Seitz M, Hacker R. Ludwig II, King of Bavaria: a royal medical history. Acta Psychiatr Scand. 2008;118(6):499 502.
6. Kendler KS. The nosologic validity of paranoia (simple delusional disorder). A review. Arch Gen Psychiatry. 1980;37;(6):699 706.
7. Kretschmer E. The sensitive delusion of reference. In: Hirsh SR, Shepherd M, eds. Themes and variations in European psychiatry. Charlottesville: University Press of Virginia; 1974. p. 153-96.
8. Stromgren. Psychogenic psychoses. In: Hirsh SR, Shepherd M, eds. Themes and variations in European psychiatry. Charlottesville: University Press of Virginia; 1974. p. 97-120.
9. World Health Association (WHO). ICD-10 Classification of Mental and Behavioural Disorders. Diagnostic Criteria for Research. Geneva, Switzerland: WHO; 1993.
10. Marneros A, Pillmann F Wustmann T. Delusional disorders: are they simply paranoid schizophrenia? Schizophr Bull. 2012;38:561-8.
11. Crowe RR, Roy MA. Delusional disorders. In: Fatemi SH, Clayton PJ, editors. The medical basis of psychiatry. Totowa, NJ: Humana Press; 2008.
12. Kendler KS. Demography of paranoid psychosis (delusional disorder): a review and comparison with schizophrenia and affective illness. Arch Gen Psychiatry. 1982;39(8):890-902.
13. **Joseph S M, Siddiqui W. Delusional disorder pathophysiology. 1-4. NCBI Bookshelf. A service of the National Library of Medicine, National Institutes of Health. Stat Pearls [Internet]. Treasure Island: Stat Pearls; 2020.**
    ⇨ O artigo traz uma visão geral a respeito do transtorno delirante, abordando da definição ao tratamento.
14. Vicens V, Radua J, Salvador R, Anguera-Camós M, Canales-Rodríguez EJ, Sarró S, et al. Structural and functional brain changes in delusional disorder. Br J Psychiatry. 2016;208:153-9.
15. Cardno AG, McGuffin P. Genetics and delusional disorder. Behav Sci Law. 2006;24:257-76.
16. Catalano M, Nobile M, Novelli E, Nöthen MM SE. Distribution of a novel mutation in the first exon of the human dopamine D4 receptor gene in psychotic patients. Biol Psychiatry. 1993;34:45964.
17. Manschreck TC. Delusional disorder and shared psychotic disorder. In: Sadock BJ, Sadock VA. Kaplan & Sadock's comprehensive textbook of psychiatry. 7th ed. Philadelphia: Lippincott Williams & Wilkins; 2000. p. 1243-64.
18. **Nagendra J, Snowdon J. An Australian study of delusional disorder in late life. Int Psychogeriatrics. 2019;1-10.**
    ⇨ Estudo interessante, voltado à população acima de 65 anos, mostrando uso de antipsicóticos, cuidado com efeitos adversos e a importância de construir um relacionamento terapêutico para melhorar o *insight*.
19. Gottlieb S. Some thoughts on Schreber (and Freud): depression, paranoia and a delusional system. Br J Psychother. 2006;22(4):427-8.
20. Watson CG, Wold J. Logical reasoning deficits in schizophrenia and brain damage. J Clin Psychol. 1981;37(3):466 471.
21. Kapur S, Mizrahi R, Li M. From dopamine to salience to psychosis – linking biology, pharmacology, and phenomenology of psychosis. Schizophr Res. 2005;79:59-68.
22. Cuthbert BN. Research domain criteria: toward future psychiatric nosologies. Dialogues Clin Neurosci. 2015;17(1):89 97.
23. Sass L, Byrom G. Phenomenological and neurocognitive perspectives on delusions: a critical overview. World Psychiatry. 2015;14:2.
24. Kapur S. Psychosis as a state of aberrant salience: a framework linking biology, phenomenology, and pharmacology in schizophrenia. Am J Psychiatry. 2003;160(1):13-23.
25. Winton-Brown TT, Fusar-Poli P, Ungless MA, Howes OD. Dopaminergic basis of salience dysregulation in psychosis. Trends Neurosci. 2014;37(2).
26. Corlett PR, Murray GK, Honey GD, Aitken MR, Shanks DR, Robbins TW, et al. Disrupted prediction-error signal in psychosis: evidence for an associative account of delusions. Brain. 2007;130:2387-400.
27. Corlett PR, Taylor JR, Wang XJ, Fletcher PC, Krystal JH. Toward a neurobiology of delusions. Prog Neurobiol. 2010;92:345-69.
28. Corlett PR, Honey GD, Fletcher PC. Prediction error, ketamine and psychosis: an updated model. J Psychopharmacol. 2016;30:1145-55.
29. American Psychiatric Association. Manual Diagnóstico e Estatístico dos Transtornos Mentais, 5ª edição. Porto Alegre: Artmed; 2014.
30. **Hui CLM, Lee EHM, Chang WC, Chan SK, Lin J, Xu JQ, Chen EY. Delusional disorder and schizophrenia: A comparison of the neurocognitive and clinical characteristics in first-episode patients. Psychol Med. 2015;45:3085-95.**
    ⇨ O artigo traz avaliação de dados sociodemográficos, funcionamento pré-morbido, características clínicas e neurocognição, procurando diferenças entre ambas as condições.
31. Reed GM, First MB, Kogan CS, Hyman SE, Gureje O, Gaebel W, et al. Innovations and changes in the ICD-11 classification of mental, behavioural and neurodevelopmental disorders. World Psychiatry. 2019;18(1):13-9.
32. Gillespie CS, McMahon CJ. Iatrogenic cerebral abscess leading to resolution of severe delusional disorder. BMJ Case Rep. 2019;12(12):e232394.
33. **Muñoz-Negro JE, Ibáñez-Casas I, de Portugal E, Lozano-Gutiérrez V, Martínez-Leal R, Cervilla JA. A psychopathological comparison between delusional disorder and schizophrenia. Can J Psychiatry. 2018;63:12-9.**
    ⇨ Artigo que traz revisão histórica e definição atual para o transtorno delirante.
34. Biedermann F, Fleischhacker WW. Psychotic disorders in DSM-5 and ICD-11. CNS Spectr. 2016;21(4):349 54.
35. González-Rodríguez A, Estrada F, Monreal JA, Palao D, Labad J. A systematic review of the operational definitions for antipsychotic response in delusional disorder. Int Clin Psychopharmacol. 2018;33:261-7.
36. **González-Rodríguez A, Estrada F, Monreal JA, Palao D, Labad J. A systematic review of methods for the measurement of antipsychotic adherence in delusional disorder. J Clin Psychopharmacol. 2018;38:412-4.**
    ⇨ Revisão sistemática a respeito da busca de resposta antipsicótica em transtorno delirante.
37. **Muñoz-Negro JE, Cervilla JA. A systematic review on the pharmacological treatment of delusional disorder. J Clin Psychopharmacol. 2016;36:684-90. –**
    ⇨ Revisão sistemática sobre os tratamentos medicamentosos propostos para Transtornos Delirantes, enfatizando o uso de antipsicótico como primeira escolha.
38. Kulkarni K, Arasappa R, Prasad M K, Zutshi A, Chand PK, Murthy P, et al. Risperidone versus olanzapine in the acute treatment of persistent delusional disorder: a retrospective analysis. Psychiatry Res. 2017;253:270-3.
39. Manschreck TC, Khan NL. Recent advances in the treatment of delusional disorder. Can J Psychiatry. 2006;51:114-9.

40. Skelton M, Khokhar WA, Thacker SP. Treatments for delusional disorder. Schizophr Bull. 2015;41(5):1010-2.
   ⇨ Revisão sistemática dos tratamentos propostos atualmente para transtorno delirante.
41. Jalali Roudsari M, Chun J, Manschreck TC. Current treatments for delusional disorder. Curr Treat Options Psych. 2015;2:151-67.
   ⇨ Artigo que avalia o uso de vários antipsicóticos, outras medicações e propostas terapêuticas possíveis para transtorno delirante.
42. Díaz-Caneja CM, Cervilla JA, Haro JM, Arango C, de Portugal E. Cognition and functionality in delusional disorder. Eur Psychiatry. 2019;55:52-60.
   ⇨ Estudo que avaliou o desempenho neuropsicológico de portadores de Transtorno delirante, embasando assim a indicação para terapias com foco cognitivo.
43. Veras AB, Souza TGE, Ricci TG, de Souza CP, Moryiama MC, Nardi AE, et al. Paranoid delusional disorder follows social anxiety disorder in a long-term case series: evolutionary perspective. J Nerv Ment Dis. 2015;203:477-9.
44. Freeman D, Garety P. Advances in understanding and treating persecutory delusions: a review. Soc Psychiatry Psychiatr Epidemiol. 2014;49(8):1179-89.
   ⇨ O artigo aborda os quadros delirantes persecutórios, propondo abordagens cognitivas entre as indicações de tratamento, com resultados promissores.
45. World Health Organization. Global Clinical Practice Network. Disponível em: https://gcp.network/en/private/icd-11-guidelines/grouping)

8

Pródromos da esquizofrenia

Alexandre Andrade Loch

Sumário

Introdução
É possível prevenir a esquizofrenia?
Descrevendo o pródromo
As síndromes de risco
Instrumentos de avaliação
Problemas com as síndromes de risco
O que fazer com pessoas em risco?
Considerações finais
Vinheta clínica
Para aprofundamento
Referências bibliográficas

Pontos-chave

- A esquizofrenia possui um pródromo; ou seja, a doença começa muitos anos antes do primeiro surto psicótico.
- São três as síndromes prodrômicas: a de sintomas psicóticos atenuados, a de sintomas psicóticos intermitentes, e uma com risco genético + declínio funcional.
- Há intervenções eficazes no pródromo, mas ainda há um longo caminho a ser percorrido na pesquisa para que se previna a esquizofrenia com eficácia e acurácia.

INTRODUÇÃO

A esquizofrenia é um distúrbio mental relativamente pouco frequente, mas grave, relacionado a um amplo escopo de disfunções[1]. Um estudo de revisão e metanálise mostrou que a incidência média do transtorno é de 15,2/100.000 pessoas ao ano, sendo a prevalência média na população geral em torno de 4 por 1.000 pessoas[2]. Apesar dessa ocorrência, considerada baixa, a esquizofrenia está associada ao maior potencial de incapacidade entre os distúrbios psiquiátricos e neurológicos, e tem o terceiro maior DALY* absoluto entre as doenças psiquiátricas[3]. Doenças em outras áreas médicas com taxas de prevalência igualmente baixas, mas com altas taxas de incapacidade ou mortalidade têm iniciativas populacionais amplas de prevenção, como é o caso do câncer cervical[4] e da meningite meningocócica[5]. Mas isso não ocorre com a esquizofrenia. Para mitigar essa deficiência na área da saúde mental, nas últimas décadas um grande esforço tem sido realizado com o intuito de identificar as fases prodrômicas do distúrbio e de prevenir a ocorrência do primeiro surto psicótico.

É POSSÍVEL PREVENIR A ESQUIZOFRENIA?

Para que se conceba a ideia de prevenção de uma doença, é preciso entender sua história natural, o seu curso. Isso é fundamental para que se saiba quando de fato começa a enfermidade–em outras palavras, se há uma fase de pródromo, e se é possível intervir nessa fase. Entende-se aqui como pródromo uma fase que precede o aparecimento dos sinais e sintomas característicos da doença. No pródromo podem-se observar manifestações inespecíficas e subclínicas que antecedem a fase da doença aparente e diagnosticável.

Existe um pródromo da esquizofrenia? Isso foi assunto de debate por muito tempo, principalmente nas décadas de 1980 e 1990. Sabe-se que a esquizofrenia, uma vez ocorrido o primeiro surto psicótico, evolui com sintomas negativos e cognitivos progressivos que podem levar à deterioração funcional do indivíduo. No entanto, o curso não é invariavelmente para essa deterioração, como previa Kraepelin em suas primeiras descrições acerca da *dementia praecox*[6]. Depois do advento da psicofarmacologia moderna e das intervenções psicossociais para o distúrbio – incluindo a reabilitação cognitiva e as diversas linhas

---

* *Disability Adjusted Life Years*, uma medida de disfunção + mortalidade precoce gerada por uma doença.

de psicoterapias – viu-se que o curso da esquizofrenia era na verdade muito variável[7]. Häfner et al. observaram, por exemplo, que quadros com instalação aguda, evolução episódica e recuperação total ou quase total eram responsáveis por 7 a 40% dos casos. Por outro lado, aqueles com início crônico/insidioso e curso moderado a grave podiam acometer de 35 até 50% dos indivíduos com a doença[7].

Diante dessa variabilidade de curso, estudos levantaram a hipótese de que as crises psicóticas da esquizofrenia – crises com alucinações e delírios – poderiam ser neurotóxicas, sendo elas as responsáveis pela deterioração do funcionamento cerebral[8]. Assim, houve um intenso debate na comunidade científica: seria a esquizofrenia um distúrbio neurodegenerativo, ou um distúrbio do neurodesenvolvimento? No primeiro caso, de neurodegeneração, a doença começaria após o primeiro surto psicótico. Só então, após sucessivas crises do distúrbio, é que o indivíduo desenvolveria sintomas negativos e déficits cognitivos. Por sua vez, na teoria do neurodesenvolvimento – defendida à época por Murray et al. em 1993[9] – sintomas negativos e déficits cognitivos começariam de maneira lenta e sutil antes do primeiro surto psicótico, agravando-se após este[10]. Em outras palavras, enquanto no neurodesenvolvimento haveria mais claramente um pródromo, na teoria da neurodegeneração não se observaria um pródromo *a priori*. No entanto, recentemente ficou claro que a perda cognitiva e funcional, acompanhada de alterações cerebrais estruturais correlacionadas, começaria anos antes do surgimento da psicose do primeiro episódio[11]. Haveria, assim, um pródromo da esquizofrenia, em que sinais e sintomas subclínicos estariam presentes de maneira sutil antes da primeira crise psicótica.

DESCREVENDO O PRÓDROMO

De fato, diversas publicações mostraram que o processo patológico da esquizofrenia ocorre muito antes do primeiro episódio psicótico[12,13]. Fatores de risco começam a agir já desde a gestação, indo até a puberdade – incluem-se infecção materna durante a gravidez[14] e trauma na infância[15]. O pródromo, propriamente dito, iniciar-se-ia na adolescência, época em que o cérebro sofre uma grande remodelagem estrutural decorrente do processo de poda sináptica. Em uma fase inicial, mudanças leves ocorrem na volição, no afeto, no pensamento, na percepção e na atividade motora. O indivíduo começa a passar por dificuldades sociais e acadêmicas. Surgem sintomas de humor como depressão e ansiedade, gerando como consequência retração social. Há então uma piora da cognição social, com dificuldade de relacionamento e de reconhecimento de afetos – entender as emoções, ações e intenções das outras pessoas. Em um estágio tardio do pródromo surgem sintomas psicóticos atenuados na forma de pensamentos incomuns, persecutoriedade, paranoia, pensamento bizarro e alterações da sensopercepção. No final da adolescência e início da vida adulta irrompe então o primeiro surto psicótico, dando início à doença diagnosticável[16].

A fase de pródromo tem implicações profundas no prognóstico da doença. Em uma investigação sobre o curso da esquizofrenia publicada por Brill et al.[17], inteligência e funcionamento comportamental pré-mórbidos previram diretamente sintomas negativos após o primeiro surto, e prognosticaram indiretamente sintomas sociais e ocupacionais após a primeira crise psicótica, via sintomas negativos. No mesmo trabalho os autores viram que, por outro lado, sintomas positivos não foram significativamente associados a resultados funcionais. Outro trabalho realizado por Addington e Addington[18] descreveu que o mau funcionamento pré-mórbido e o mau prognóstico da doença estiveram significativamente associados a sintomas negativos. Bailer et al.[19] mostraram que, em 163 indivíduos com esquizofrenia, a adaptação social e ocupacional pré-mórbida foi significativamente associada a sintomas negativos e incapacidade social nos três primeiros anos da doença. Strous et al.[20] analisaram 111 indivíduos com esquizofrenia e descreveram um funcionamento pré-mórbido progressivamente ruim antes do início da doença, relacionando esse fator a piores prognósticos da doença. Todos esses autores não só sugeriram que a esquizofrenia começaria muito antes do primeiro surto psicótico, mas também mostraram que essa fase prodrômica tem importância fundamental no prognóstico da doença. Acabaram por sedimentar a ideia do pródromo da esquizofrenia, estabelecendo um reconhecido campo de pesquisa na área[21].

Quadro 1 Critérios propostos para síndrome de psicose atenuada no DSM-5

> **1.** Ao menos um dos seguintes sintomas está presente na forma atenuada, com teste de realidade relativamente intacto, e é de gravidade ou frequência suficiente para indicar atenção clínica:
> **A.** Delírios.
> **B.** Alucinações.
> **C.** Discurso desorganizado.
>
> **2.** O(s) sintomas(s) deve(m) ter estado presente(s) ao menos uma vez por semana durante o último mês.
>
> **3.** O(s) sintoma(s) deve(m) ter iniciado ou piorado no último ano.
>
> **4.** O(s) sintoma(s) provoca(m) sofrimento e comprometimento suficientes a ponto de indicar atenção clínica ao indivíduo.
>
> **5.** O(s) sintoma(s) não é(são) mais bem explicado(s) por outro transtorno mental, incluindo um transtorno depressivo ou bipolar com características psicóticas e não é(são) atribuído(s) aos efeitos psicológicos de uma substância ou a outra condição médica.

AS SÍNDROMES DE RISCO

No linguajar técnico da literatura científica, o pródromo possui algumas denominações análogas como "risco ultra-alto para psicose" (UHR, do inglês *ultra-high risk for psychosis*), "estado mental de risco" (ARMS, do inglês *at risk mental state*), e "alto risco clínico" (CHR, do inglês *clinical high risk*). Na verdade, há algumas diferenças conceituais entre essas denominações.

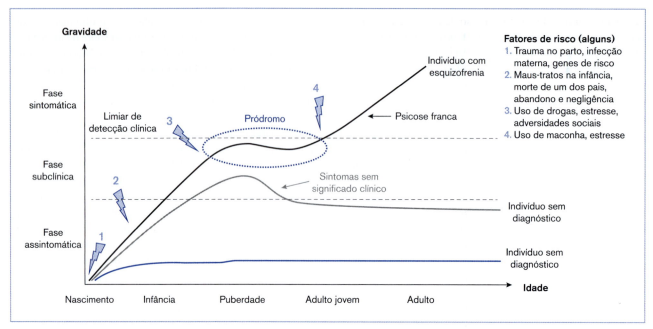

Figura 1 Esquema sobre sintomas subclínicos, pródromo e curso da esquizofrenia.

Define-se como pródromo uma fase precoce com manifestações inespecíficas de uma doença. Mas considera-se que no pródromo a doença já está em curso: ela já está acontecendo, apenas não houve tempo para que seus sinais mais específicos aparecessem. O que ocorre é que as pessoas classificadas como estando em "estados de risco" (em UHR ou CHR) nem sempre desenvolvem esquizofrenia, ou seja, não estão em uma fase inicial da doença. Um grande problema é que os sinais e sintomas utilizados para enquadrar indivíduos como estando em risco são muitas vezes transitórios, remitem e não têm significado clínico. Assim, muitos UHR não são na verdade pródromos da doença, e por isso deve-se teoricamente entender UHR e pródromo como conceitos diferentes. A utilização da denominação de "estado mental de risco" (ARMS) leva em conta que muitos dos indivíduos classificados como em risco para desenvolver esquizofrenia vão, na verdade, desenvolver outras doenças psiquiátricas, e não esquizofrenia. Muitos desenvolvem quadros depressivos, quadros ansiosos, e muitos futuramente receberão o diagnóstico de transtorno afetivo bipolar, por exemplo, e nunca terão esquizofrenia. Mas essas questões também serão discutidas com mais detalhe na sessão seguinte.

Retomando, as síndromes de risco são compostas por três entidades (Tabela 1): síndrome de sintomas psicóticos intermitentes breves (*brief intermittent psychotic symptoms*, doravante BIPS), síndrome de sintomas positivos atenuados (*attenuated positive symptoms syndrome*, doravante APSS), e a síndrome de risco genético com declínio funcional (*genetic risk and deterioration syndrome*, doravante GRD).

Para o diagnóstico da BIPS, um sintoma de intensidade psicótica deve estar presente pelo menos alguns minutos por dia a uma frequência de pelo menos uma vez por mês (critério de frequência). Ele não deve ter sido provavelmente causado por um outro distúrbio (critério de atribuição). Embora esses sintomas positivos estejam ou estivessem presentes em um nível psicótico de intensidade, uma síndrome psicótica atual ou passada deve ser descartada – a pessoa já tem ou já teve um distúrbio psicótico, portanto não está em seu pródromo.

Para o diagnóstico da APSS, faz-se necessária a presença de sintomas positivos atenuados – não são psicóticos, mas têm relevância clínica – recentes com gravidade e frequência suficientes. O sintoma deve ter ocorrido com uma frequência média de pelo menos uma vez por semana (critério de frequência) e não deve ter sido provavelmente causado por outro distúrbio (critério de atribuição).

Para o diagnóstico de síndrome de risco genético e deterioração genética (GRD), é necessária a presença de um risco genético presumido e deterioração funcional. Por risco genético presumido são incluídas pessoas que tenham elas próprias um diagnóstico de personalidade esquizoide e/ou que tenham parente de primeiro grau com distúrbio psicótico (incluindo mania ou depressão psicótica). Para a deterioração funcional, considera-se uma queda de 30% ou mais na pontuação em escalas de funcionamento.

Cabe salientar aqui que se aventou a hipótese de incluir uma "síndrome de psicose atenuada" como diagnóstico no DSM-5, mas ela atualmente está apenas como uma condição para estudos futuros no manual[22]. Os critérios para a síndrome de psicose atenuada são semelhantes aos da APSS, havendo necessidade de uma frequência semanal de sintomas subclínicos ao longo do último mês, e com presença do sintoma ou sua piora nos últimos 12 meses.

INSTRUMENTOS DE AVALIAÇÃO

Há dois instrumentos que avaliam as síndromes de risco para a esquizofrenia. São eles a *Structured Interview for Prodromal*

Tabela 1 — As três síndromes de risco para a esquizofrenia

Nomenclatura	Brief Intermittent Psychotic Symptoms (BIPS)	Attenuated Positive Symptoms Syndrome (APSS)	Genetic Risk and Deterioration Syndrome (GRD)
Requer a presença de:	Sintoma psicótico	Sintoma psicótico subclínico	Queda de 30% no funcionamento + Risco genético presumido (indivíduo tem diagnóstico de transtorno de personalidade esquizoide E/OU tem familiar de 1° grau com diagnóstico de psicose)
Frequência:	1x por mês	1x por semana	Queda em relação aos últimos 12 meses

Syndromes (SIPS)[23] e a *Comprehensive Assessment of At-Risk Mental States* (CAARMS)[24]. Ambos instrumentos utilizam os mesmos conceitos acerca das três síndromes de risco, mas com algumas diferenças[25].

A SIPS é muito semelhante a um instrumento amplamente usado para avaliar quadros psicóticos, a PANSS (*Positive and Negative Syndrome Scale*). Dessa forma, ela é dividida em quatro grupos: sintomas positivos (5 itens), negativos (6 itens), sintomas de desorganização (4 itens) e sintomas gerais (4 itens). Todos são avaliados em uma escala de 0 a 6, sendo 0 ausente e 6 um sintoma psicótico. A escala utiliza a GAF (*Global Assessment of Functioning*) como padrão de funcionamento, sendo pontuada de 0 a 100. Para o diagnóstico de transtorno de personalidade esquizotípica, utiliza-se um *checklist* de 9 itens.

Já a CAARMS também avalia sintomas psicóticos (4 itens em vez dos 5 da SIPS), sintomas negativos, sintomas dissociativos e sintomas básicos (sensações subjetivas de incapacidade em determinadas tarefas). Também são avaliados em uma escala de 0 a 6, como na SIPS. Para a avaliação funcional utiliza-se, no entanto, a *Social and Occupational Functioning Assessment Scale* (SOFAS), que também é pontuada de 0 a 100.

Com relação às diferenças, para a síndrome de psicose atenuada (APSS) atual, a SIPS requer que os sintomas estejam presentes no último mês, ou que tenham piorado em relação aos últimos 12 meses. Na CAARMS eles têm de estar presentes nos últimos 12 meses, mas não devem estar presentes por mais de 5 anos. A ideia é que, se o sintoma subclínico está presente por mais de 5 anos, ele já se estabilizou. Já para a psicose intermitente (BIPS) atual, a SIPS exige que os sintomas estejam presentes nos 3 últimos meses, enquanto para a CAARMS ele tem de ter ocorrido no último mês apenas. Outra diferença importante é sobre as escalas de funcionamento. Além de a SIPS usar a GAF e a CAARMS usar a SOFAS, a CAARMS requer uma queda de 30% do funcionamento para o diagnóstico de qualquer síndrome prodrômica (e não apenas da GRD).

Um consenso atualmente está sendo realizado para que haja uma uniformização de ambos instrumentos. Tanto a SIPS quanto a CAARMS foram desenvolvidas no inglês, e já há traduções para diversas línguas. Há iniciativas de tradução e validação tanto da SIPS quanto da CAARMS para o português, mas até o momento da confecção deste capítulo, pesquisa em mecanismos de busca na internet não mostraram publicações sobre o tema.

PROBLEMAS COM AS SÍNDROMES DE RISCO

Os critérios diagnósticos para as síndromes de risco foram criados para abordar a esquizofrenia antes de seu início[26]. Avanços bem-sucedidos foram obtidos na identificação de marcadores biológicos semelhantes aos da esquizofrenia em indivíduos em risco. Isso foi relatado para diversas características da esquizofrenia, como redução do volume cerebral[27], déficits cognitivos[28], adversidades na infância[29] e alterações em genes[30] e em outras vias que levam à disfunção da neurotransmissão dopaminérgica[31]. No entanto, surgiram várias questões relativas ao uso do paradigma UHR.

A primeira questão diz respeito às taxas de conversão do estado UHR para a esquizofrenia, muito heterogêneas entre os estudos[32]. Os números variam de 50% para as primeiras amostras a 15%[33,34] para as amostras mais recentes. Existe também um consenso atual de que as taxas gerais de transição estão diminuindo à medida que novos estudos estão sendo realizados[35]. Não se sabe se isso se deve a um efeito do recrutamento dessas amostras, que "preveniria" a transição para a psicose ao manter indivíduos em acompanhamento, ou se isso é consequência de uma disseminação maior de tais estudos de prevenção. Não obstante, uma taxa baixa de conversão implica problemas adicionais, como o estigma e o estresse relacionados ao falso-positivo[36]: se apenas 15% das pessoas de minha amostra convertem para a esquizofrenia, significa que 85% ficaram estressadas com um diagnóstico errado de risco para esquizofrenia.

A segunda questão diz respeito ao fato de o paradigma UHR estar muito atrelado a um comportamento de busca de ajuda. A maioria das iniciativas é composta por clínicas de risco (clínicas UHR). A entrada de pessoas para essas clínicas preventivas se dá por referências de outros profissionais de saúde e/ou por busca espontânea de ajuda. Isso tem o potencial de gerar um enorme viés, fazendo com que diversos indivíduos em risco não sejam captados. Muitas pessoas em UHR com psicopatologia paranoide, por exemplo, simplesmente não vão buscar ajuda por acharem que não estão doentes. Faz parte da apresentação da doença a falta de crítica. Chegam ao tratamento frequentemente anos após o primeiro surto, geralmente levados a contragosto por familiares[37]. Outros quadros caracterizados por grande busca por ajuda (p. ex., personalidades *cluster* B) seriam referenciados ou buscariam essas clínicas no lugar, contribuindo também para as baixas taxas de conversão. Recentemente foi relatado que essa estratégia de clínicas de alto risco é altamente ineficaz. Um estudo na Inglaterra demonstrou que apenas uma proporção muito pequena de pacientes com primeiro episódio de psicose estava fazendo acompanhamento anterior em uma clínica de alto risco[38].

Por fim, observou-se que o paradigma UHR não tem especificidade. Como dito anteriormente, além de muitas síndromes UHR evoluírem para a remissão completa, outra grande parcela desses quadros evolui não para a esquizofrenia, mas para diagnósticos psiquiátricos diversos. Isso dificulta o entendimento do significado clínico dessas síndromes, fazendo com que os autores questionem o significado clínico dos sintomas psicóticos em si[39]. Assim, investigações posteriores provaram que o conceito UHR evoluiu de ser usado apenas para prever esquizofrenia para prever diagnósticos psiquiátricos em geral[40]. A progressão de *status* de UHR para transtorno persistente do humor, ansiedade, personalidade e/ou uso de substâncias tem sido observada como um resultado muito comum, pois os transtornos mentais frequentemente seguem um curso heterotípico antes de seu início[41].

O QUE FAZER COM AS PESSOAS EM RISCO?

Mesmo com a diversidade de desfechos apresentados por pessoas em UHR, alguns trabalhos pesquisaram a eficácia de intervenções nessa população[42]. Levando-se em conta ensaios clínicos randomizados, Phillips et al.[43] administraram risperidona associada à terapia cognitivo-comportamental para 31 UHR e 28 controles. Apesar de o grupo de intervenção ter convertido menos, a diferença não foi estatisticamente significante nessas taxas em 12, 24, e 36 meses. O mesmo foi observado com McGlashan et al. administrando olanzapina em 31 UHR *versus* 29 controles que receberam placebo[44]. A taxa de conversão no grupo de intervenção foi quase a metade, mas essa diferença não alcançou significância estatística nos três tempos mencionados anteriormente. A aplicação de terapia cognitivo-comportamental isolada foi utilizada por Morrison et al. em 35 indivíduos em UHR *versus* 23 controles, obtendo resultados semelhantes – diminuição da conversão, mas sem repercussão estatística[45]. É bem provável que o tamanho pequeno das amostras tenha limitado a obtenção de resultados estatisticamente significantes. Por outro lado, Nordentoft et al.[46] obtiveram resultados positivos por meio de um programa intensivo de intervenção familiar por 24 meses. Em 37 pacientes a taxa de conversão foi de apenas 3, ao passo que no grupo controle, com 30 sujeitos, a conversão foi de 10 pessoas. Tal resultado alcançou significância estatística (p = 0,019). Por sua vez, Amminger et al.[47] utilizaram ômega-3 em uma amostra maior, 41 indivíduos *versus* 40 controles. Assim, também obtiveram resultados estatisticamente significantes: 11 dos controles converteram, ao passo que apenas 2 do grupo de intervenção converteram.

Desta forma, a intervenção na fase prodrômica da esquizofrenia parece promissora, com diversos outros estudos defendendo o uso de antipsicóticos em baixa dose, a aplicação de terapia cognitivo-comportamental, ou o uso de moléculas novas, como a N-acetil-cisteína e a glicina[48]. É necessário, no entanto, que se filtre melhor o grupo de pessoas em UHR, e que se achem marcadores específicos de transição, para saber quem deve receber intervenção e quem não deve.

CONSIDERAÇÕES FINAIS

A prevenção da esquizofrenia ainda permanece um desafio. Dentre as três síndromes de risco descritas neste capítulo, sabe-se que as BIPS apresentam maior taxa de conversão para a psicose. No entanto, são raras, sendo as mais comuns as APSS. A GRD possui prevalência e taxa de conversão baixas, atualmente levando os pesquisadores a questionar se ela deve ou não permanecer como uma síndrome de risco. Soma-se a essa heterogeneidade a ampla gama de taxas de conversões vistas em diferentes estudos ao redor do mundo. Isso tudo dificulta a pesquisa de marcadores biológicos que possam se agregar ao diagnóstico clínico de risco para predizer com maior acurácia a conversão para a esquizofrenia ou para outros quadros psiquiátricos. O futuro desta área caminha para a eliminação de vieses na pesquisa de indivíduos em risco (viés de seleção) e para a investigação de biomarcadores certeiros que possam melhorar a predição. Só assim será possível prevenir com eficácia uma doença tão incapacitante como a esquizofrenia.

Vinheta clínica

VF, 23 anos, solteira, 1 filho de 2 anos, desempregada, evangélica. Compareceu ao ambulatório de pesquisa voluntariamente para realização de entrevista clínica para síndromes de risco. No momento sem queixas psiquiátricas. Nega antecedentes psiquiátricos, nega história familiar de transtorno psiquiátrico. Durante a entrevista, refere que há cerca de 2 anos começou a ouvir vozes chamando pelo seu nome. Vozes começaram "do nada", sem desencadeante específico. Na época do início dos fenômenos também se encontrava eutímica, não havendo presença de outros diagnósticos psiquiátricos. Ocorriam o dia inteiro, todos os dias, mas eram mais frequentes à noite. Ouvia seu nome ser chamado, ao que corria para fora de casa para checar se havia alguém no portão. Chegando lá e verificando que não havia ninguém ali que pudesse tê-la chamado, voltava assustada para dentro de casa e se trancava no quarto com seu bebê, na época com 6 meses. Algumas semanas vivenciando tais fenômenos levou-a a ficar insone. Passou a ficar muito tensa dentro de casa e a não dormir, com medo das vozes. Não sabia explicar o que era, mas estava certa de que havia de fato alguém a chamando. Quando perguntada se poderia ser algo de sua cabeça, titubeava, pois tinha certeza de que a voz era real. Após cerca de 2 meses vivendo em tal situação, decidiu desalugar a casa onde morava e ir morar com a mãe. No entanto, mesmo na casa da mãe continuou ouvindo as vozes. Cansada dos fenômenos que não sabia explicar, decidiu compartilhar sua angústia com a mãe. Esta, por sua vez, explicou-lhe que aquilo eram vozes de espíritos, e que às vezes também ouvia vozes que identificava como sendo manifestações mediúnicas. A mãe decidiu levá-la ao culto que frequentava. VF sentiu-se acolhida pelo culto e pelas práticas religiosas da mãe. Perguntada como evoluíram as vozes desde então, VF conta que elas diminuíram em frequência e intensidade. Atualmente as ouve de uma a duas vezes por semana. Mas quando tais fenômenos ocorrem pensa que são manifestações espirituais e lida bem com isso. Estas vivências não mais interferem em seu funcionamento.

Para aprofundamento

- Loch AA. Schizophrenia, not a psychotic disorder: Bleuler revisited. Front Psychiatry. 2019;10:328.
  ⇨ Artigo que apresenta outra visão sobre os sintomas psicóticos, questionando seu lugar na psiquiatria e propondo uma nova maneira de classificar os quadros psicóticos.
- Häfner H. From onset and prodromal stage to a life-long course of schizophrenia and its symptom dimensions: how sex, age, and other risk factors influence incidence and course of illness. Psychiatry J. 2019;9804836.
  ⇨ Revisão ampla sobre todo o curso da esquizofrenia, desde seu pródromo até seu desfecho de longo prazo, abarcando fatores de risco que modificam o curso da doença.
- Addington J, Lewis SW. The prodrome of schizophrenia. In: Weinberger DR, Harrison PJ, editors. Schizophrenia. 3rd ed. Oxford: Blackwell; 2010.
  ⇨ Capítulo de livro sobre pródromo, escrito pelos maiores pesquisadores da área.

 ## REFERÊNCIAS BIBLIOGRÁFICAS

1. Switaj P, Anczewska M, Chrostek A, Sabariego C, Cieza A, Bickenbach J, Chatterji S. Disability and schizophrenia: a systematic review of experienced psychosocial difficulties. BMC Psychiatry. 2012;12:193.
2. Saha S, Chant D, McGrath J. Meta-analyses of the incidence and prevalence of schizophrenia: conceptual and methodological issues. Int J Methods Psychiatr Res. 2008;17(1):55-61.
3. Whiteford HA, Ferrari AJ, Degenhardt L, Feigin V, Vos T. The global burden of mental, neurological and substance use disorders: an analysis from the Global Burden of Disease Study 2010. PloS One. 2015;10(2):e0116820.
4. Arbyn M, Weiderpass E, Bruni L, de Sanjose S, Saraiya M, Ferlay J, Bray F. Estimates of incidence and mortality of cervical cancer in 2018: a worldwide analysis. Lancet Glob Health. Dec 4 2019.
5. Prevention CfDCa. Meningococcal disease: Technical and clinical information. 2020. Disponível em: https://www.cdc.gov/meningococcal/clinical-info.html
6. Kraepelin E. Dementia praecox and paraphrenia. Huntington: R. E. Krieger; 1971.
7. **Häfner H. The concept of schizophrenia: from unity to diversity. Adv Psychiatry. 2014:1-39.**
  ⇨ Excelente revisão de Heinz Häfner sobre a esquizofrenia, incluindo detalhes sobre seu curso pré-mórbido.
8. Rund BR. Does active psychosis cause neurobiological pathology? A critical review of the neurotoxicity hypothesis. Psychol Med. Jun 2014;44(8):1577-90.
9. Murray RM, O'Callaghan E, Castle DJ, Lewis SW. A neurodevelopmental approach to the classification of schizophrenia. Schizophr Bull. 1992;18(2):319-32.
10. Lieberman JA. Is schizophrenia a neurodegenerative disorder? A clinical and neurobiological perspective. Biol Psychiatry. 1999;46(6):729-39.
11. **Murray RM, Bhavsar V, Tripoli G, Howes O. 30 years on: how the neurodevelopmental hypothesis of schizophrenia morphed into the developmental risk factor model of psychosis. Schizophr Bull. 2017;43(6):1190-6.**
  ⇨ Importante artigo descrevendo a esquizofrenia como uma doença do neurodesenvolvimento.
12. Hafner H. Depression as prodrome of schizophrenia. Eur Psychiat. 2005;20:S40-S41.
13. Maurer K, Hafner H. Symptoms of the initial prodrome as indicators for psychotic transition. Acta Psychiatr Scandinav. 2002;105:41.
14. Blomstrom A, Karlsson H, Gardner R, Jorgensen L, Magnusson C, Dalman C. Associations Between maternal infection during pregnancy, childhood infections, and the risk of subsequent psychotic disorder--a Swedish cohort study of nearly 2 million individuals. Schizophr Bull. 2016;42(1):125-33.
15. Morgan C, Fisher H. Environment and schizophrenia: environmental factors in schizophrenia: childhood trauma--a critical review. Schizophr Bull. 2007;33(1):3-10.
16. Addington J, Heinssen R. Prediction and prevention of psychosis in youth at clinical high risk. Ann Rev Clin Psychol. 2012;8:269-89.
17. Brill N, Levine SZ, Reichenberg A, Lubin G, Weiser M, Rabinowitz J. Pathways to functional outcomes in schizophrenia: the role of premorbid functioning, negative symptoms and intelligence. Schizophr Res. 2009;110(1-3):40-6.
18. Addington J, Addington D. Premorbid functioning, cognitive functioning, symptoms and outcome in schizophrenia. J Psychiatry Neurosci. 1993;18(1):18-23.
19. Bailer J, Brauer W, Rey ER. Premorbid adjustment as predictor of outcome in schizophrenia: results of a prospective study. Acta Psychiatr Scandinav. 1996;93(5):368-77.
20. Strous RD, Alvir JM, Robinson D, Gal G, Sheitman B, Chakos M, Lieberman JA. Premorbid functioning in schizophrenia: relation to baseline symptoms, treatment response, and medication side effects. Schizophr Bull. 2004;30(2):265-78.
21. **Fusar-Poli P, Borgwardt S, Bechdolf A, Addington J, Riecher-Rössler A, Schultze-Lutter F, et al. The psychosis high-risk state: a comprehensive state-of-the-art review. JAMA Psychiatry. 2013;70(1):107-20.**
  ⇨ Revisão recente de boa parte das evidências presentes na literatura internacional sobre o pródromo. Fatores de risco, curso, intervenção.
22. Fusar-Poli P, Carpenter WT, Woods SW, McGlashan TH. Attenuated psychosis syndrome: ready for DSM-5.1? Ann Rev Clinical Psychol. 2014;10:155-192.
23. **Miller TJ, McGlashan TH, Rosen JL, Cadenhead K, Cannon T, Ventura J, et al. Prodromal assessment with the structured interview for prodromal syndromes and the scale of prodromal symptoms: predictive validity, interrater reliability, and training to reliability. Schizophr Bull. 2003;29(4):703-15.**
  ⇨ Artigo que lança a SIPS na literatura internacional, descrevendo sua utilidade e todo o seu conteúdo.
24. Yung AR, Yuen HP, McGorry PD, Phillips LJ, Kelly D, Dell'Olio M, et al. Mapping the onset of psychosis: the comprehensive assessment of at-risk mental states. Aust N Z J Psychiatry. 2005;39(11-12):964-71.
25. Fusar-Poli P, Cappucciati M, Rutigliano G, Lee TY, Beverly Q, Bonoldi I, et al. Towards a standard psychometric diagnostic interview for subjects at ultra high risk of psychosis: CAARMS versus SIPS. Psychiatry J. 2016;2016:7146341.
26. Yung A, Nelson B, Stanford C, Simmons MB, Cosgrave EM, Killackey E, et al. Validation of "prodromal" criteria to detect individuals at ultra high risk of psychosis: 2 year follow up. Schizophr Bull. 2009;35:8-8.
27. McIntosh AM, Owens DC, Moorhead WJ, Whalley HC, Stanfield AC, Hall J, et al. Longitudinal volume reductions in people at high genetic risk of schizophrenia as they develop psychosis. Biol Psychiatry. 2011;69(10):953-8.
28. Bora E, Murray RM. Meta-analysis of cognitive deficits in ultra-high risk to psychosis and first-episode psychosis: do the cognitive deficits progress over, or after, the onset of psychosis? Schizophr Bull. 2014;40(4):744-55.

29. Addington J, Stowkowy J, Cadenhead KS, Cornblatt BA, McGlashan TH, Perkins DO, et al. Early traumatic experiences in those at clinical high risk for psychosis. Early Interv Psychiatry. 2013;7(3):300-5.

30. Howes OD, McCutcheon R, Owen MJ, Murray RM. The role of genes, stress, and dopamine in the development of schizophrenia. Biol Psychiatry. 2017;81(1):9-20.

31. Howes O, Bose S, Turkheimer F, Valli I, Egerton A, Stahl D, et al. Progressive increase in striatal dopamine synthesis capacity as patients develop psychosis: a PET study. Mol Psychiatry. 2011;16(9):885-6.

32. de Koning MB, Bloemen OJ, van Amelsvoort TA, Becker HE, Nieman DH, van der Gaag M, Linszen DH. Early intervention in patients at ultra high risk of psychosis: benefits and risks. Acta Psychiatr Scandinav. 2009;119(6):426-42.

33. Haroun N, Dunn L, Haroun A, Cadenhead KS. Risk and protection in prodromal schizophrenia: ethical implications for clinical practice and future research. Schizophr Bull. 2006;32(1):166-78.

34. Miller TJ, McGlashan TH, Rosen JL, Somjee L, Markovich PJ, Stein K, Woods SW. Prospective diagnosis of the initial prodrome for schizophrenia based on the Structured Interview for Prodromal Syndromes: preliminary evidence of interrater reliability and predictive validity. Am J Psychiatry. 2002;159(5):863-5.

35. Hartmann JA, Yuen HP, McGorry PD, Yung AR, Lin A, Wood SJ, et al. Declining transition rates to psychotic disorder in "ultra-high risk" clients: investigation of a dilution effect. Schizophr Res. 2016;170(1):130-6.

36. Yang LH, Link BG, Ben-David S, Gill KE, Girgis RR, Brucato G, et al. Stigma related to labels and symptoms in individuals at clinical high-risk for psychosis. Schizophr Res. 2015;168(1-2):9-15.

37. Addington J, van Mastrigt S, Hutchinson J, Addington D. Pathways to care: help seeking behaviour in first episode psychosis. Acta Psychiatr Scandinav. 2002;106(5):358-64.

38. Ajnakina O, David AS, Murray RM. "At risk mental state" clinics for psychosis - an idea whose time has come - and gone! Psychol Med. 2018:1-6.

39. Loch AA. Schizophrenia, not a psychotic disorder: Bleuler revisited. Front Psychiatry. 2019;10:328.

40. McGorry PD, Hartmann JA, Spooner R, Nelson B. Beyond the "at risk mental state" concept: transitioning to transdiagnostic psychiatry. World Psychiatry. 2018;17(2):133-42.

41. Lin A, Wood SJ, Nelson B, Beavan A, McGorry P, Yung AR. Outcomes of nontransitioned cases in a sample at ultra-high risk for psychosis. Am J Psychiatry. 2015;172(3):249-58.

42. Preti A, Cella M. Randomized-controlled trials in people at ultra high risk of psychosis: a review of treatment effectiveness. Schizophr Res. 2010;123(1):30-6.

43. Phillips LJ, McGorry PD, Yuen HP, Ward J, Donovan K, Kelly D, et al. Medium term follow-up of a randomized controlled trial of interventions for young people at ultra high risk of psychosis. Schizophr Res. 2007;96(1-3):25-33.

44. McGlashan TH, Zipursky RB, Perkins D, Addington J, Miller T, Woods SW, et al. Randomized, double-blind trial of olanzapine versus placebo in patients prodromally symptomatic for psychosis. Am J Psychiatry. 2006;163(5):790-9.

45. Morrison AP, Stewart SL, French P, Bentall RP, Birchwood M, Byrne R, et al. Early detection and intervention evaluation for people at risk of psychosis: multisite randomised controlled trial. BMJ Journal. 2012;344:e2233.

46. Nordentoft M, Thorup A, Petersen L, Ohlenschlaeger J, Melau M, Christensen TO, et al. Transition rates from schizotypal disorder to psychotic disorder forfirst-contact patients included in the OPUS trial. A randomizedclinical trial of integrated treatment and standard treatment. Schizophrenia Research. 2006;83:29-40.

47. Amminger GP, Shäfer MR, Schlogelhofer M, Klier CM, McGorry PD. Longer-term outcome in the prevention of psychotic disorders by the Vienna omega-3 study. Nat Commun. 2015; 6: 7934.

48. **Yung AR. Treatment of people at ultra-high risk for psychosis. World Psychiatry. 2017;16(2):207-8.**
   ⇨ Alison Yung, uma das maiores pesquisadoras da área, faz uma pequena revisão sobre as evidências acerca das intervenções no pródromo da esquizofrenia.

9

Transtorno bipolar

Beny Lafer
Camila Nascimento
Paula Villela Nunes
Karla Mathias de Almeida

Sumário

Introdução
Histórico
Epidemiologia
Quadro clínico e diagnóstico
    Episódio maníaco
    Hipomania
    Estados mistos
    Episódio depressivo – depressão unipolar x depressão bipolar
    Transtorno ciclotímico
    Ciclagem rápida
    Cognição
Comorbidades psiquiátricas
    Comorbidades clínicas
Classificação e critérios diagnósticos
Diagnóstico diferencial
    Exames complementares
Etiopatogenia
    Genética
    Neurobiologia
    Neuroquímica
    Marcadores periféricos – neurotrofinas e fatores inflamatórios
Bases para tratamento
Vinheta clínica
Para aprofundamento
Referências bibliográficas

Pontos-chave

- O transtorno bipolar (TB) é um distúrbio crônico, caracterizado por episódios recorrentes, maníacos e depressivos, intercalados por períodos de normalidade afetiva.
- Afeta mais de 1% da população e tem pico de incidência no adulto jovem.
- É uma das principais causas de incapacidade em adultos, podendo causar prejuízo cognitivo e funcional e aumento da mortalidade, principalmente por suicídio.
- Não existem biomarcadores específicos que determinem o diagnóstico, portanto a detecção de episódios hipomaníacos/maníacos e a avaliação longitudinal são cruciais para diferenciar o TB de outras condições, em especial do transtorno depressivo recorrente.
- O tratamento farmacológico é fundamental para tratar as fases agudas e na profilaxia de novos episódios. Psicoterapia e abordagem psicoeducacional adjuvantes contribuem no tratamento visando à melhora no prognóstico da doença.

INTRODUÇÃO

O transtorno bipolar (TB) é um distúrbio psiquiátrico caracterizado por recorrência de episódios de mania/hipomania, depressão e períodos de normalidade afetiva. A presença de um episódio maníaco/hipomaníaco é condição imprescindível para o diagnóstico de TB. Nos quadros mais graves de humor, podem estar presentes sintomas psicóticos como delírios e alucinações. Trata-se de um transtorno que se inicia, em geral, no começo da vida adulta, frequentemente cursa com elevadas taxas de morbidade e mortalidade, está associado a risco de suicídio de até 15% ao longo da vida, prejuízos psicossociais, presença de sintomas subsindrômicos entre os episódios, cronicidade e déficits cognitivos, sobretudo quando não tratado adequadamente, que resultam em prejuízo no funcionamento global e piora na qualidade de vida do indivíduo[1-3].

HISTÓRICO

Apesar de relatos médicos de estados mórbidos depressivos e de exaltação do humor remontarem à antiguidade[1], foi Areteu da Capadócia quem primeiro relacionou quadros de melancolia com quadros de mania, concebendo essas duas condições como diferentes facetas de uma mesma doença, no início da Era Cristã[1].

Essa noção de uma doença única passa mais ou menos despercebida até o século XIX, quando Falret[4] e Baillanger[5] descreveram, respectivamente, os quadros de *folie circulaire* – transtorno mental caracterizado por ciclos de depressão, mania e intervalos livres de sintomas – e *folie à double forme* – transtorno no qual os ciclos de depressão e mania são contínuos e não apresentam períodos livres de sintomas entre eles. Entretanto, foi Kraepelin (1893) que, no final do século XIX, propôs um sistema de classificação das doenças psiquiátricas e reconheceu a insanidade maníaco-depressiva como entidade nosológica distinta, na qual se observava o caráter cíclico das manifestações maníacas, melancólicas e mistas.

Em 1957, Leonhard[6] propôs a separação entre indivíduos que apresentavam apenas episódios depressivos, denominando-os depressivos monopolares ou unipolares, daqueles que apresentavam também episódios maníacos, os quais classificou como bipolares. Na década de 1960, os trabalhos de Angst[7] e Perris[8] validaram longitudinalmente essa distinção, incorporada nos sistemas de classificação atuais, que diferenciam o transtorno depressivo unipolar do TB. Na década 1970, Dunner et al.[9] deram início à noção de espectro bipolar propondo a divisão do TB em tipos I e II de acordo com a presença de episódios maníacos (maior gravidade e duração dos sintomas) no primeiro tipo e de episódios apenas hipomaníacos e depressivos no segundo. Desde então, diversos grupos vêm questionando a qualidade e a quantidade de sintomas necessários para diagnóstico de hipomania, assim como o número de dias em que eles devem estar presentes para fechar o diagnóstico.

Também vêm sendo sugeridas ampliações desse espectro bipolar incluindo mais formas intermediárias do que as propostas por Dunner et al., bem como a existência de um *continuum* nas manifestações dos sintomas, refletindo a abordagem dimensional do diagnóstico em oposição à abordagem categorial[10]. Akiskal e Pinto[11], por exemplo, propuseram subtipos intermediários, como o TB II e ½, que seria caracterizado por quadros de depressão maior e presença de temperamento ciclotímico. Jules Angst propôs uma abordagem dimensional dos sintomas hipomaníacos e chamou a atenção para a identificação de quadros depressivos "pseudounipolares", os quais seriam caracterizados por episódios depressivos em indivíduos com história de sintomas hipomaníacos que não preenchiam os critérios necessários para diagnóstico de episódio de acordo com o *Manual diagnóstico e estatístico de transtornos mentais* (DSM), da Associação Psiquiátrica Americana, no que dizia respeito ao número ou à duração de sintomas[12].

Até agora, muitas dessas propostas ainda carecem de validação consistente e não foram adotadas pelas classificações contemporâneas, entretanto algumas dessas visões já influenciaram a quinta e mais recente edição do DSM[13], que incluiu o aumento de energia e atividade como um sintoma essencial para o diagnóstico de episódio maníaco/hipomaníaco, excluiu episódio misto do TB, criando o especificador de episódio "com caraterísticas mistas", que pode ser empregado tanto no contexto de uma depressão bipolar quanto na depressão maior unipolar, e criou o subtipo "TB e transtorno relacionado especificado" que inclui manifestações específicas do espectro bipolar que não preenchem critérios para TB I e II (Tabelas 3, 4 e 5).

EPIDEMIOLOGIA

O TB pode ter início em qualquer fase da vida, mas estudos recentes mostram que a média de idade de início é 20 anos[1,14,15]. O TB tipo I apresenta prevalência ao longo da vida que varia entre 0,6 e 2%, com média de 1%, e o de tipo II entre 0,4 e 2,4%, com média de 1,6%[16-19]. No Brasil, estudo epidemiológico na cidade de São Paulo encontrou taxa de prevalência em 12 meses de 1,5% e ao longo da vida de 2,1% para TB (tipos I e II agrupados)[20,21]. Utilizando critérios mais abrangentes, que ainda necessitam de validação mais consistente, pesquisadores encontraram prevalências de 2,4 a 8,3% para as formas ampliadas do espectro bipolar[17,22]. A incidência do TB independe de etnia, nacionalidade e condição socioeconômica[15]. A prevalência de TB I é semelhante em homens e mulheres; já o TB II é mais comum em mulheres[23].

A taxa de mortalidade em portadores de TB, reunidas todas as causas, é duas vezes maior do que na população geral. O TB também está associado a maior risco de mortalidade prematura. Mulheres e homens com TB morrem em média 8,5 e 9 anos mais cedo que a população geral, respectivamente[24]. O suicídio se destaca como a principal causa de mortalidade precoce nesses indivíduos[15,25]. Pessoas com TB apresentam taxas de 10 a 15% de suicídio completo e entre 20 e 55% deles já apresentaram ao menos uma tentativa de suicídio ao longo da vida[1,2]. Em relação à população geral, indivíduos com TB apresentam risco 28 vezes maior de comportamento suicida e risco 15 vezes maior de suicídio. A relação entre tentativa de suicídio e suicídio completo no TB é de 5:1 contra 15:1 na população geral, indicando que indivíduos com TB tendem a usar métodos mais violentos e letais[2]. Outras causas de mortalidade precoce nesses indivíduos incluem doença cardiovascular, diabetes, doença pulmonar obstrutiva crônica e acidente, com riscos 1,5 a 2 vezes, 3 vezes, 1,5 vez e 4 vezes maior que na população geral, respectivamente. Esses dados apontam para a necessidade de cuidados em relação à prevenção de suicídio e acidentes, bem como atenção para a saúde física dos portadores de TB.

QUADRO CLÍNICO E DIAGNÓSTICO

Para o estabelecimento do diagnóstico de TB, é essencial a identificação de episódios maníacos ou hipomaníacos. Como os portadores de TB passam a maior parte do tempo de doença em depressão e os episódios de elevação do humor nem sempre são considerados por eles como patológicos, muitos buscam tratamento apenas durante os episódios depressivos e não informam sobre sintomas pertencentes ao outro polo da doença. Por esse motivo, é imprescindível que o clínico, diante do paciente com depressão, sistematicamente investigue a presença de episódios hipo/maníacos ao longo de sua vida, sendo ne-

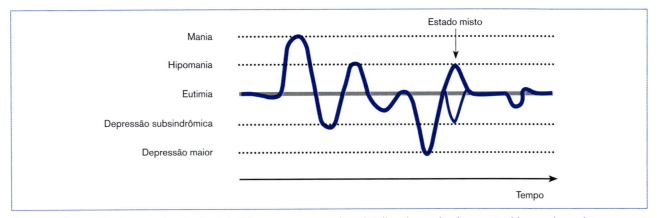

Figura 1 Ilustração do curso longitudinal do TB, com presença de episódios de mania, depressão, hipomania e mistos.
Fonte: adaptada de Grande et al. 2016[14].

cessário, muitas vezes, obter essas informações de familiares ou pessoas próximas a fim de estabelecer o diagnóstico correto. Essa tarefa é mais fácil quando o paciente já se apresenta em episódio maníaco. Entretanto, se há sintomas psicóticos, o diagnóstico diferencial com transtornos psicóticos se faz necessário. Nesse caso, a presença dos sintomas psicóticos apenas nos períodos de alteração do humor e antecedentes de episódios depressivos bem definidos são fatores que podem contribuir para essa diferenciação, entre outros (vide "Diagnóstico diferencial"). Assim, para o diagnóstico do TB, o clínico deve desenvolver habilidades de investigação não apenas para a avaliação transversal do paciente, mas também para a observação longitudinal do curso da doença, como ilustrado na Figura 1.

Episódio maníaco

Os episódios maníacos caracterizam-se por alterações no humor, psicomotricidade e cognição. O humor clássico e característico do episódio maníaco é a euforia, a alegria patológica. O paciente tem sensação de bem-estar intenso, apresenta-se elado, expansivo, desinibido e jocoso, com uma alegria contagiante, excessiva e, no seu grau máximo, inconveniente e prejudicial. Mas, o portador de TB também pode se apresentar, durante um episódio maníaco, com o humor irritado, disfórico, mostrando-se mal-humorado, arrogante e amargo, podendo se tornar agressivo verbal e fisicamente quando se sente contrariado.

Os episódios maníacos são descritos por alguns autores como "caldeirões de sintomas complexos, voláteis e flutuantes"[1]. Carlson e Goodwin[26] descreveram a progressão dos estados maníacos após um estudo observacional de pacientes com TB não medicados e internados. A descrição dos diversos estágios da progressão dos sintomas pode ser vista na Tabela 1.

A maioria dos pacientes maníacos apresenta taquipsiquismo. Eles apresentam diminuição da capacidade de concentração, distraem-se facilmente, sua atenção espontânea fica aumentada e a voluntária, diminuída. Mostram-se loquazes e podem falar de forma incessante e incoercível, tornando-se logorreicos. Seu pensamento fica acelerado e a associação de ideias se faz de forma superficial e rápida, muitas vezes expressa na forma de rimas, assonância e jogos de palavras, podendo chegar à fuga de ideias, na qual há comprometimento da coesão lógica do pensamento, que se apresenta mais rápido que a capacidade de expressão verbal do paciente, portanto seu discurso pode se tornar incompreensível[27]. O paciente em episódio maníaco apresenta autoestima aumentada, com ideias de gran-

Tabela 1 Características clínicas dos estágios da mania

	Estágio I	Estágio II	Estágio III
Humor	Predominantemente euforia; labilidade afetiva e irritabilidade, se contrariado	Aumento da disforia e depressão; hostilidade e raiva visíveis	Disforia clara; pânico e desesperança
Cognição	Expansivo, grandioso e confiante, pensamento coerente, acelerado e com alguma tangencialidade; preocupações religiosas e sexuais	Fuga de ideias, desorganização e delírios	Incoerência, perda das associações, delírios bizarros, alucinações ($1/3$ dos pacientes), desorientação tempo-espaço e ideias ocasionais de autorreferência
Comportamento	Aumento da atividade psicomotora, da quantidade e da velocidade do discurso, de gastos, do uso de cigarros e de telefone	Aumento progressivo da atividade psicomotora e da pressão de discurso, comportamento disruptivo ocasional	Atividade psicomotora frenética e bizarra

Fonte: adaptada de Carlson e Goodwin, 1973[26].

deza, poder e importância social exageradas, que podem ser pseudodelirantes (crença frouxa) ou até mesmo delirantes, caracterizando um episódio com sintomas psicóticos. Nesse sentido, as alucinações parecem representar o extremo dos quadros maníacos e, na maioria das vezes, são auditivas ou visuais. Os delírios, como mencionado, em geral são de grandeza, com conteúdo religioso ou de poder, mas também podem ser de referência ou persecutórios[1,28].

Em relação à atividade e ao comportamento, os pacientes apresentam diminuição da necessidade de sono, ou seja, dormem pouco e já acordam com energia e disposição para as atividades. Nos casos mais graves, passam noites em claro. Apresentam agitação psicomotora, podem trajar-se de forma exuberante e inabitual, envolvem-se em atividades prazerosas de risco, como dirigir em alta velocidade, promiscuidade e sexo sem proteção e/ou realizar compras ou doações exageradas e acima de suas possibilidades financeiras[1]. Os sintomas apresentados pelos pacientes em episódio maníaco são graves a ponto de sempre causarem prejuízo ao funcionamento global do paciente e, em alguns casos, motivarem hospitalização.

Hipomania

Os quadros hipomaníacos são caracterizados por sintomas semelhantes aos dos quadros maníacos, exceto pela ausência de sintomas psicóticos e por se manifestarem em níveis de gravidade menores, não causando prejuízo acentuado ao funcionamento social ou ocupacional e não exigindo a hospitalização do paciente. O humor na hipomania encontra-se elevado, exaltado e o paciente mostra-se excessivamente confiante e algumas vezes irritável. Em relação à cognição, há profusão de ideias com aumento da velocidade do pensamento, embora sem in-

coerências, perda de associações, delírios ou alucinações. Apesar da diminuição na quantidade de horas de sono, o paciente em hipomania apresenta-se com muita energia e autoconfiança, o que pode levar a aumento das atividades, hipersexualidade e impulsividade[1,29]. É importante lembrar que os quadros hipomaníacos muitas vezes são vivenciados pelos pacientes como períodos de melhora na performance social, acadêmica ou profissional e não como alterações patológicas. Portanto, é importante que o clínico investigue ativamente esses sintomas e, quando necessário, busque informações com familiares ou pessoas próximas ao paciente.

Estados mistos

O episódio misto é um estado complexo, heterogêneo, de difícil diagnóstico, mas muito frequente no curso do TB, com prevalência de cerca de 40%. Está associado a aumento de impulsividade, maior risco de suicídio, mais abuso de substâncias, psicopatologia mais grave, maior duração dos episódios e menor frequência de remissão entre eles, além de pior resposta ao tratamento[30]. Sua definição mais ampla consiste na presença simultânea de sintomas maníacos e depressivos em um mesmo episódio e várias propostas de combinações desses sintomas para o diagnóstico de estado misto foram sugeridas ao longo do tempo.

Kraepelin[31] foi um dos autores mais importantes na conceitualização dos estados mistos como estados transitórios entre os episódios de mania e depressão e que, mais tarde ao longo da doença, poderiam acontecer isoladamente. De acordo com o autor, esses episódios resultavam de combinações de sintomas das esferas de humor, atividade e pensamento dos quadros maníacos e depressivos, que originavam seis tipos de estados mistos (Tabela 2).

Tabela 2 Estados mistos de acordo com Kraepelin

	Humor	Atividade	Pensamento	Resumo
Mania deprimida ou ansiosa	Ansioso	Agitação psicomotora	Fuga de ideias	Humor: deprimido Atividade: maníaca Pensamento: maníaco
Depressão agitada ou excitada	Ansioso	Agitação psicomotora	Pensamento inibido	Humor: deprimido Atividade: maníaca Pensamento: depressivo
Mania com pobreza de pensamento	Elado	Agitação psicomotora	Pensamento inibido	Humor: maníaco Atividade: maníaca Pensamento: depressivo
Estupor maníaco	Elado	Retardo psicomotor importante	Pensamento inibido	Humor: maníaco Atividade: deprimida Pensamento: deprimido
Depressão com fuga de ideias	Deprimido	Retardo psicomotor	Fuga de ideias	Humor: deprimido Atividade: deprimida Pensamento: maníaco
Mania inibida	Elado	Retardo psicomotor	Fuga de ideias	Humor: maníaco Atividade: deprimida Pensamento: maníaco

Fonte: adaptada de Goodwin e Jamison, 2007[1].

Tabela 3 Critérios para diagnóstico de episódio maníaco/hipomaníaco ou depressivo com características mistas[13]

Especificador	Tipo de episódio	Pelo menos três dos seguintes sintomas
Episódio maníaco/hipomaníaco com características mistas	Episódio maníaco ou hipomaníaco	Disforia proeminente ou humor deprimido
		Diminuição do interesse ou prazer nas atividades
		Retardo psicomotor percebido por outros
		Fadiga ou falta de energia
		Sentimento de inutilidade ou culpa excessiva
		Ideação suicida ou tentativa de suicídio
Episódio depressivo com características mistas	Episódio depressivo	Humor elevado, expansivo
		Autoestima aumentada, grandiosidade
		Mais falante, pressão de discurso
		Fuga de ideias ou pensamento acelerado
		Aumento de energia ou atividades direcionadas a objetivos
		Envolvimento excessivo em atividades de risco
		Diminuição da necessidade de sono (diferente de insônia)

Sintomas mistos são observáveis por outras pessoas e representam uma mudança em relação ao comportamento habitual do indivíduo.

Desde a década de 1970, houve um ressurgimento do interesse na fenomenologia dos estados mistos, visto que observou-se que além de mania e depressão puras, os pacientes podiam apresentar tanto episódios maníacos com alguns sintomas depressivos, caracterizando os quadros de mania mista e mania disfórica[32], assim como episódios depressivos com alguns sintomas hipomaníacos ou maníacos[33]. De acordo com o a 4ª edição do DSM, para ser diagnosticado em episódio misto, o paciente precisava preencher, ao mesmo tempo, critérios diagnósticos tanto para episódio depressivo quanto maníaco durante uma semana, o que, na visão de muitos estudiosos, era um critério extremamente restritivo. A partir de vários estudos e diferentes propostas de critérios diagnósticos, como os do grupo de Cincinnati[34], o grupo que desenvolveu o DSM-5 entendeu que os estados mistos não constituíam um episódio por si só e seriam melhor representados pelo especificador de episódio (maníaco ou depressivo) denominado "com características mistas" cujos critérios estão descritos na Tabela 3.

Episódio depressivo – depressão unipolar x depressão bipolar

Não há distinção na apresentação clínica e psicopatológica de episódio depressivo bipolar em relação ao unipolar, portanto, para a descrição detalhada do quadro clínico do episódio depressivo, ver Capítulo "Transtorno depressivo e distimia" neste livro.

Como na maior parte dos portadores de TB o primeiro episódio é depressivo, pesquisadores buscaram identificar sintomas específicos em um episódio agudo que permitissem a diferenciação entre depressões bipolares e unipolares, sem, contudo, terem obtido sucesso até o momento. Na comparação de quadros depressivos bipolares e unipolares, algumas características foram encontradas com mais frequência nas depressões bipolares e podem ser consideradas sinais de alerta (ver Quadro 1), mas o que definitivamente distingue a depressão bipolar da unipolar é a presença de episódio maníaco ou hipomaníaco no curso do transtorno[35,36].

Transtorno ciclotímico

O transtorno ciclotímico é uma perturbação crônica e flutuante do humor na qual o paciente apresenta, ao longo de pelo

Quadro 1 Sinais de alerta para depressão bipolar

Início precoce (antes dos 25 anos)
Duração mais curta dos episódios (menos que 6 meses)
Episódios com início e fim abruptos
Maior número de episódios (maior ou igual a 5)
Hipersonia e sonolência diurna
Hiperfagia e aumento de peso
Paralisia de chumbo
Labilidade do humor (TB II)
Sintomas psicóticos
Retardo psicomotor
História familiar positiva para TB

menos dois anos, períodos de sintomas hipomaníacos e sintomas depressivos subsindrômicos com algum prejuízo significativo e breves intervalos livres de sintomas (dois meses ou menos). Em nenhum momento a presença de sintomas é grave o suficiente para preencher os critérios para episódios agudos[13].

Ciclagem rápida

A ciclagem rápida caracteriza-se pela ocorrência de quatro ou mais episódios maníacos ou depressivos em um período de 12 meses. Apesar de ser um fenômeno transitório no curso da doença, está associada a pior prognóstico, maiores taxas de tentativa de suicídio e uso de substâncias, e acomete de 26 a 43% dos portadores de TB ao longo da vida, ocorrendo com maior frequência em mulheres. Alguns fatores precipitantes estão relacionados à ciclagem rápida, como uso de antidepressivos e hipotireoidismo[37].

Cognição

Portadores de TB podem apresentar dificuldades em vários domínios cognitivos durante os episódios de humor e, em até 50% dos casos, as dificuldades persistem mesmo após a remissão dos episódios. De acordo com os estudos, os domínios mais consistentemente alterados em pacientes eutímicos são atenção sustentada, memória verbal e função executiva. Maior duração da doença, maior número de episódios e histórico de sintomas psicóticos estão associados a comprometimento cognitivo mais pronunciado e déficits cognitivos persistentes estão relacionados a grande prejuízo na funcionalidade, menor produtividade no trabalho e altas taxas de desemprego entre indivíduos com TB[38]. Recentemente, esforços vêm sendo feitos no sentido de se desenvolver um protocolo de avaliação neurocognitiva de pessoas com TB, a fim de permitir o desenvolvimento e a avaliação de estratégias que visem a prevenir o surgimento de déficits cognitivos ou mesmo minimizar ou reverter seu impacto na funcionalidade dessa população[39-41].

Comorbidades psiquiátricas

As comorbidades psiquiátricas no TB são extremamente frequentes. Estudos mostram que cerca de 75% dos indivíduos com TB apresentam ao menos uma comorbidade e mais da metade deles apresenta ao menos três. Em geral, a condição comórbida mais comum são os transtornos de ansiedade, especialmente ataques de pânico, seguidos dos transtornos por uso de substâncias[17].

Transtornos de ansiedade

Os transtornos de ansiedade em geral estão presentes em cerca de 40 a 60% dos indivíduos com TB, estão associados a maior gravidade e pior prognóstico do TB e parecem ser mais prevalentes no TB tipo II do que no I[14,17,42].

Transtorno de ansiedade generalizada e transtorno do pânico (TP) são os diagnósticos mais frequentes, seguidos de fobia social e transtorno obsessivo-compulsivo (TOC)[42]. Pessoas com TB comórbido com TP apresentam maior número de episódios depressivos e mais ideação suicida durante os episódios agudos, além de maior tempo para a remissão dos episódios[43]. Fobia social acomete aproximadamente metade dos indivíduos com TB e o transtorno de estresse pós-traumático (TEPT) está presente em 16% dos indivíduos com TB[44]. Pacientes com comorbidade com TEPT apresentam maior frequência de abuso de substâncias e suicídio, menores taxas de remissão do TB e pior qualidade de vida comparados com pacientes sem essa comorbidade[45].

Transtorno obsessivo-compulsivo (TOC), tradicionalmente considerado como transtorno de ansiedade, foi recentemente reclassificado para uma categoria própria no DSM-5. A prevalência de TOC ao longo da vida no TB é 4,4 vezes maior do que na população em geral. A presença dessa comorbidade está associada a sintomatologia mais grave e aumento de morbidade e mortalidade por suicídio[46].

Abuso e dependência de álcool e outras substâncias

Os transtornos por uso de substâncias são frequentes entre os indivíduos com TB. Em estudos populacionais, as taxas de prevalência se situam em torno de 33%, sendo 24% para transtorno por uso de álcool e 17% por uso de drogas ilícitas[47]. Estudos mostram que gênero masculino, maior número de episódios maníacos e comportamento suicida estão associados a maior suscetibilidade a transtornos por uso de substâncias no TB[48].

Em relação ao impacto clínico, a comorbidade entre TB e transtorno por uso de álcool está associada a maior número de episódios depressivos, tentativas de suicídio e hospitalizações, taxas mais altas de refratariedade ao tratamento e ciclagem rápida e pior desempenho em testes cognitivos de função executiva[49].

Em estudos populacionais, a substância ilícita de uso mais frequente em pessoas com TB é a cannabis (17%), seguida da cocaína (7%) e dos opioides (4%)[44]. Em estudo de revisão[50], encontrou-se uma prevalência de 24% de uso de cannabis entre bipolares, acima do esperado para a população (2-7%). Em quadros de psicose induzida por substância, a cannabis é responsável pela maior taxa de conversão para TB[51].

Mesmo quando tratados e remitidos do transtorno relacionado ao uso de substâncias, os pacientes com TB, comparados àqueles sem essa comorbidade, apresentam pior resposta terapêutica, maior tempo para a remissão do quadro agudo e mais sintomas subsindrômicos[52].

Transtornos alimentares

Transtornos alimentares são mais prevalentes entre pessoas com TB em comparação com a população em geral, com taxas que variam de 1,9 a 33%. São mais frequentes a compulsão alimentar e os comportamentos purgativos que os transtornos de característica restritiva. O TB com transtorno alimentar comórbido está associado a maior impulsividade, maiores taxas de transtorno por uso de álcool, comportamento suicida e instabilidade do humor que o TB sem essa comorbidade[53].

Transtornos de personalidade

A prevalência de transtornos de personalidade (TP) entre indivíduos com TB varia de 12 a 89%[54]. A taxa média de comorbidade encontrada nos estudos que avaliaram pacientes ambulatoriais não é muito diferente da taxa média verificada em pacientes com TB internados (40,2 vs. 42,5%). As variações nas porcentagens de comorbidade encontradas devem-se a diferenças metodológicas dos estudos. Nos estudos com metodologia mais rigorosa, ou seja, aqueles que avaliaram indivíduos com TB eutímicos e ambulatoriais utilizando entrevistas estruturadas, a taxa média de prevalência de TP encontrada foi de 38%[54].

Em relação ao tipo de TP, a maior parte dos estudos sugere maior frequência dos transtornos dos agrupamentos B ou C, principalmente TP *borderline* (12,5 a 30%), TP histriônico (17 a 27%) e TP obsessivo-compulsivo (14 a 27%)[55,56].

Os indivíduos com TB com TP apresentam maior número de episódios, taxas mais elevadas de abuso de álcool e sintomas depressivos mais graves, bem como maiores taxas de desemprego e maior número de medicações prescritas. O transtorno de personalidade *borderline* comórbido pode ser um fator de refratariedade ao tratamento no TB[56,57].

Transtorno de déficit de atenção e hiperatividade

Na população geral, a prevalência do TDAH é estimada em 4%, enquanto esse número pode ser o dobro nos pacientes com TB e 20% nos pacientes com início precoce do TB (idade inferior a 13 anos)[58]. O diagnóstico diferencial em crianças pode representar um grande desafio na clínica e será discutido em capítulo específico na Seção 7 do Volume 3.

Comorbidades clínicas

Comorbidade com doenças clínicas é comum em pacientes com TB e causa grande impacto na saúde física e mental, bem como na diminuição da expectativa de vida dessa população[59]. As principais comorbidades encontradas são as doenças endócrinas e cardiovasculares, dentre as quais se destacam *diabetes mellitus* e síndrome metabólica (SM), mais frequentes entre indivíduos com TB do que na população geral[15]. Em uma amostra de pacientes do ambulatório do Programa de Transtorno Bipolar do IPq-HCFMUSP, 29% preenchiam critérios para SM e 36% eram obesos[60]. Fatores como estilo de vida insalubre e uso de medicações associadas a ganho de peso, bem como alterações imunoendócrinas inerentes ao TB, podem ser responsáveis pela maior prevalência de SM, diabetes e doenças cardiovasculares entre os indivíduos com TB[61]. Outras doenças mais encontradas entre indivíduos com TB incluem fibromialgia, osteoporose e enxaqueca[15].

CLASSIFICAÇÃO E CRITÉRIOS DIAGNÓSTICOS

A fim de facilitar a comunicação entre clínicos e pesquisadores, foram criados sistemas de classificação dos transtornos mentais com critérios definidos para o diagnóstico desses transtornos. De acordo com os dois principais sistemas de classificação dos transtornos psiquiátricos vigentes, a 10ª revisão do capítulo V sobre os transtornos mentais e de comportamento da Classificação Internacional das Doenças (CID-10) da Organização Mundial de Saúde[62] e o DSM-5 da Associação Americana de Psiquiatria[13], o TB é caracterizado pela presença de episódios hipomaníacos ou maníacos, nos quais o indivíduo apresenta elevação do humor e aumento de energia e de atividade física e mental (Tabela 4). O DSM-5 divide os transtornos bipolares em subtipos conforme apresentação na Tabela 5. A CID-10 exige a presença de pelo menos dois episódios maníacos para o diagnóstico de TB, incluindo o TB tipo II no item outros transtornos bipolares, sem esclarecer exatamente sua definição, e localiza a ciclotimia no grupo dos transtornos persistentes do humor – e não como subtipo de TB. A CID-11, atualização da CID que entrará em vigor em 2022, aproxima-se do DSM-5, pois exige apenas a presença de um episódio maníaco para o diagnóstico de TB I, reconhece o TB II e traz também o transtorno ciclotímico como um subtipo de TB, porém se distancia na medida em que reconhece o episódio misto como um episódio distinto, não define o número de dias mínimo necessário para diagnóstico de hipomania e mantém o TB incluído nos transtornos de humor[63].

DIAGNÓSTICO DIFERENCIAL

Os diagnósticos psiquiátricos mais comumente confundidos com TB, bem como as características que os distinguem, estão descritos na Tabela 6.

EXAMES COMPLEMENTARES

O diagnóstico do TB é exclusivamente clínico, portanto, não há exame complementar por meio do qual seja possível identificar esse transtorno. Diante de um paciente com suspeita de TB, exames complementares devem ser solicitados apenas para diagnóstico diferencial e/ou monitoramento do tratamento (ver Capítulo "Tratamento do transtorno bipolar e transtornos relacionados" no Volume 3 desta obra). Exames de neuroimagem podem ser usados na prática clínica para o diagnóstico diferencial com condições de natureza orgânica e estão indicados principalmente nos casos de exame neurológico alterado ou idade de início tardio. Eletroencefalograma e exame de liquor, entre outros, estão indicados para descartar doenças neurológicas ou infecciosas. Ressonância magnética funcional e pesquisa genética e de neuroimagem molecular têm sido utilizadas em pesquisa, mas seu uso não foi incorporado na prática clínica.

ETIOPATOGENIA

Apesar de se tratar de um transtorno grave e recorrente, sua causa ainda é desconhecida. Supõe-se que a etiologia do TB

Tabela 4 Critérios diagnósticos para episódio maníaco e hipomaníaco[13]

Episódio maníaco	Episódio hipomaníaco
A. Um período distinto de humor anormal e persistentemente elevado, expansivo ou irritável e energia e atividade dirigida a objetivos persistentemente aumentadas durante pelo menos uma semana (ou qualquer duração, se a hospitalização é necessária).	A. Um período distinto de humor persistentemente elevado, expansivo ou irritável e energia e atividade persistentemente aumentadas durante todo o tempo ao longo de pelo menos quatro dias consecutivos.
B. Durante o período de perturbação do humor, três (ou mais) dos seguintes sintomas persistiram (quatro, se o humor é apenas irritável) e estiveram presentes em um grau significativo:	
1. Autoestima inflada ou grandiosidade.	
2. Necessidade de sono diminuída (p. ex., sente-se repousado depois de apenas três horas de sono).	
3. Mais loquaz que o habitual ou pressão por falar.	
4. Fuga de ideias ou experiência subjetiva de que os pensamentos estão correndo.	
5. Distratibilidade (isto é, a atenção é desviada com excessiva facilidade para estímulos externos insignificantes ou irrelevantes).	
6. Aumento da atividade dirigida a objetivos (socialmente, no trabalho, na escola ou sexualmente) ou agitação psicomotora.	
7. Envolvimento excessivo em atividades prazerosas com alto potencial para consequências dolorosas (p. ex., envolvimento em surtos incontidos de compras, indiscrições sexuais ou investimentos financeiros tolos).	
C. Prejuízo acentuado no funcionamento social ou profissional, hospitalização ou aspectos psicóticos.	C. O episódio está associado a uma inequívoca alteração no funcionamento, que não é característica da pessoa quando assintomática.
D. Os sintomas não se devem aos efeitos fisiológicos diretos de uma substância (p. ex., uma droga de abuso, um medicamento ou outro tratamento).	D. A perturbação do humor e a mudança no funcionamento são observáveis por outros.
	E. O episódio não é suficientemente grave para causar prejuízo acentuado no funcionamento social ou ocupacional, ou para exigir a hospitalização.
	F. Os sintomas não se devem aos efeitos fisiológicos diretos de uma substância.

Nota: um episódio maníaco ou hipomaníaco completo que surge durante tratamento antidepressivo, mas que persiste em um nível de sinais e sintomas além do efeito fisiológico desse tratamento, é evidência suficiente para um episódio maníaco ou hipomaníaco.

Nota: recomenda-se cautela para que um ou dois sintomas (principalmente aumento da irritabilidade, nervosismo ou agitação) após uso de antidepressivo não sejam considerados suficientes para o diagnóstico de episódio hipomaníaco, nem necessariamente indicativos de uma diátese bipolar.

Tabela 5 Definição dos subtipos de TB de acordo com o DSM-5

TB tipo I	Presença de ao menos um episódio maníaco
TB tipo II	Presença de ao menos um episódio hipomaníaco e ao menos um episódio depressivo maior.
Transtorno ciclotímico	Ao menos dois anos de períodos com sintomas hipomaníacos e depressivos, na ausência de episódios.
TB e transtorno relacionado induzido por substância/medicamento	Presença de episódio maníaco induzido por substância ou medicamento.
TB e transtorno relacionado decorrente de outra condição médica	Presença de episódio maníaco induzido por outra condição médica.
Outro TB e transtorno relacionado especificado	1. Episódios maníacos de curta duração (2-3 dias) e episódios depressivos. 2. Episódios hipomaníacos com sintomas insuficientes e episódios depressivos. 3. Episódios hipomaníacos sem episódio depressivo maior anterior. 4. Ciclotimia de curta duração.
TB e outro transtorno relacionado não especificado	Clínico opta por não especificar as razões pelas quais os critérios são insuficientes para diagnóstico.

Tabela 6 Diagnósticos diferenciais do transtorno bipolar (TB)

Espectro da esquizofrenia e outros transtornos psicóticos	Estes transtornos são caracterizados por períodos prolongados de sintomas psicóticos que ocorrem na ausência de sintomas acentuados de humor. No TB, quando ocorre psicose nos episódios de alteração de humor, geralmente há remissão dos sintomas psicóticos em até duas semanas com a normalização do humor.
Transtornos ansiosos	Realizar história clínica cuidadosa para diferenciar ruminações ansiosas de pensamentos acelerados e esforços para minimizar sentimentos de ansiedade de comportamento impulsivo. Distinguir a natureza episódica dos sintomas descritos que ocorre no TB da permanência dos sintomas no TEPT Buscar história de trauma como desencadeador dos sintomas no TEPT
Transtorno de personalidade *borderline*	É importante diferenciar a instabilidade do humor que deriva de uma fase distinta do TB da reatividade de humor do TPB, uma vez que a desregulação emocional pode estar presente em ambas condições[56,64]. Instabilidade e impulsividade do humor não são parâmetros precisos para diferenciar as duas condições. Os episódios maníacos são os preditores mais poderosos de TB, além de uma história familiar positiva de TB. Comportamento automutilante, instabilidade nas relações interpessoais, esforços frenéticos para evitar o abandono, sentimentos crônicos de vazio e história de abuso sexual são mais sugestivos do TPB.

TB: transtorno bipolar; TEPT: transtorno de estresse pós-traumático; TPB: transtorno de personalidade *borderline*.

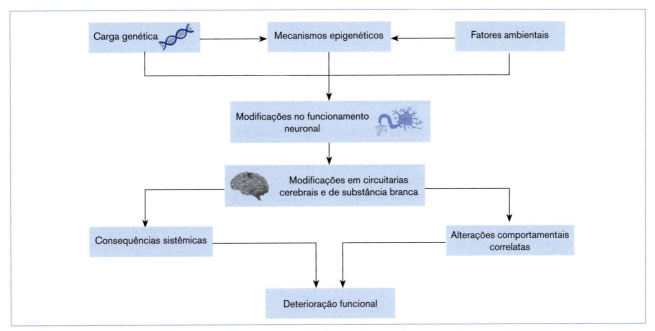

Figura 2 Modelo multifatorial na fisiopatologia do transtorno bipolar. Fonte: adaptada de Vieta et al, 2018[15].

seja complexa, envolvendo influências genéticas e ambientais múltiplas, que podem variar amplamente entre os indivíduos afetados[14,15]. Anormalidades neurobiológicas como disfunção do eixo hipotálamo-hipófise-adrenal, aumento da atividade pró-inflamatória, disfunção na transdução de sinais intracelulares e alterações de neuroimagem estrutural e funcional envolvendo regiões pré-frontal dorsoventral e límbica anterior estão associadas ao TB e podem estar implicadas na fisiopatologia do transtorno[14,15]. A Figura 2 ilustra o modelo multifatorial mais aceito atualmente para explicar os diversos mecanismos envolvidos na fisiopatologia do TB[15].

São múltiplos os focos e campos de conhecimento envolvidos na etiologia e na fisiopatologia do TB. Sinteticamente, a seguir serão apresentados os principais achados da área.

Genética

O TB apresenta herdabilidade média de 60,4%. Parentes de primeiro grau de indivíduos com TB têm aproximadamente 9% de risco de apresentar o transtorno, quase 10 vezes o da população geral[65].

Apesar da alta taxa de herdabilidade, a forma de transmissão genética do TB ainda é desconhecida. A contribuição dos fatores genéticos é complexa, incluindo interação entre múltiplos genes de suscetibilidade e influência do meio ambiente[15]. Os avanços tecnológicos na área de genômica molecular e expressão gênica têm permitido a testagem de diversas hipóteses, sendo a varredura do genoma o mais recente e importante avanço. Diversos genes têm sido estudados e 18 regiões do genoma

Tabela 7 Resumo dos aspectos genéticos do transtorno bipolar (TB)[15,66,67]

Risco para a população geral	1-2%
Risco para parentes de 1° grau	9%
Razão de risco	7-10
Concordância em gêmeos monozigóticos	40-45%
Herdabilidade	60,4%
Citogenética/região associada ao CNV	22q11[a]
Principais regiões de ligação	6q, 8q, 13q, 22q
Principais genes candidatos[b]	*BDNF, DAOA, DISC1, TPH2, SLC6A4*
Genes implicados por varredura do genoma (*genome-wide association studies*) e região do genoma	*PTGFR* (1p31.1), *LMAN2L*[c] (2q11.2), *TRANK1*[c] (3p22.2), *ADCY2* (5p15.31), *MIR2113*[c] e *POU3F2*[c] (6q16.1), *SYNE1*[c] (6q25.2), *MAD1L1* (7p22.3), *ELAVL2* (9p21.3), *ADD3* (10q25.1), *ANK3*[c] (10q21.2), *TENM4*[c] (11q14.1), *CACNA1C*[c] (11q14.1), *RHEBL1*[c] e *DHH*[c] (12q13.12), *DGKH*, (13q14.11), *ERBB2* (17q12), *NCAN* (19p13.11), *TRPC4AP* (20q11.2)
Genes em que foram encontradas alterações epigenéticas (metilação do DNA)	*BDNF, DTNBP1, GPR24, HCG9, MB-COMT, KCNQ3, Reelin, SLC6A4, ST6GALNAC1, ZNF659, 5HTR1A*

[a] Síndrome velocardiofacial/síndrome de DiGeorge. [b] Baseado em estudos independentes e metanálises. [c] Replicados.

foram reconhecidas, nas quais existem genes envolvidos em diferentes vias de sinalização celular, na regulação de canais de cálcio e sódio, produção de fatores inflamatórios, ciclo celular, neurodesenvolvimento, diversos genes relacionados à regulação de expressão gênica, como microRNA e fatores de transcrição (Tabela 7). A heterogeneidade clínica e genética do TB, a contribuição de fatores ambientais desconhecidos e difíceis de quantificar e a transmissão genética complexa do transtorno, envolvendo múltiplos *loci* de pequeno tamanho de efeito, ou variantes raras de alta penetrância, são aspectos que tornam mais difícil a tarefa de elucidar a etiologia genética do TB. Na última década, o estudo de mecanismos epigenéticos nos transtornos psiquiátricos tem recebido atenção e poderá contribuir para esclarecer as relações entre meio ambiente e genes no TB (Tabela 7).

Assim, a pesquisa em genética do TB vem progredindo muito nos últimos anos. Entretanto, os resultados dos estudos realizados não permitiram até o momento a identificação inequívoca de qualquer gene de suscetibilidade ao TB ou de modificações epigenéticas específicas nesse [15,66,67].

Neurobiologia

Neuroanatomia e neuroimagem

Estudos de neuroimagem estrutural, funcional e neuroquímica sugerem que os sintomas afetivos, cognitivos e neurovegetativos do TB originam-se de alterações no circuito neural que envolve o corpo estriado, o tálamo e a córtex pré-frontal, além da participação de estruturas límbicas (como a amígdala e o hipocampo) e cerebelo[68].

Os estudos de ressonância magnética e *post mortem* vêm identificando anormalidades funcionais, anatômicas, morfológicas e neuroquímicas em áreas específicas do cérebro de pacientes com TB. Essas anormalidades incluem redução do volume de substância cinzenta, alterações da integridade de fascículos axonais, aumento de níveis de neurotransmissores como glutamato, diminuição de espinhos dendríticos e diminuição de volume ou de densidade de neurônios e células da glia[69]. Assim, em termos de circuitos neurais, alterações no TB envolvem disfunções paralelas em circuitos corticais, límbicos e estriatais. Essas alterações incluem os circuitos corticais pré-frontais, principalmente ventrolaterais, juntamente com hipocampo e amígdala, implicados no processamento e regulação das emoções. Paralelamente, há alterações do circuito ventricular estriatal-ventrolateral e orbitofrontal cortical, envolvidos no processamento de recompensa, resultando em labilidade emocional, desregulação emocional e maior sensibilidade à recompensa, anormalidades características do TB. Uma base estrutural potencial para essas anormalidades funcionais é a diminuição do volume de substância cinzenta nos córtices pré-frontal e temporal, na amígdala e no hipocampo e a disfunção nos tratos de substância branca que conectam as regiões pré-frontal e subcortical[68]. A duração da doença tem sido associada à redução nas regiões corticais frontal, parietal medial e occipital. O uso do lítio no tratamento foi associado com aumento da espessura cortical[70]. Alterações no hipocampo estão associadas à neuroprogressão no TB, estando mais acentuadas em estágios mais avançados[71].

Anormalidades de substância branca, como hiperintensidades subcorticais, comumente relacionadas com o envelhecimento normal e doenças vasculares, são achados consistentes em pacientes com TB. A aplicação da técnica de imagem por tensor de difusão (DTI, do inglês *diffusion tensor imaging*) evidenciou alterações em fascículos axonais mielinizados que conectam diferentes regiões, incluindo fascículos do pré-frontal, diferentes regiões do giro do cíngulo, conexões cíngulo-amígdala e hipocampo, entre outros fascículos, como corpo caloso, cápsula interna e corona radiata anterior[72].

Neuroquímica

Neurotransmissores e alterações endócrinas

Historicamente, pensava-se que os distúrbios do humor resultavam de um desequilíbrio nos sistemas de neurotransmissores monoaminérgicos, como o serotoninérgico, o noradrenérgico e, em particular no TB, o sistema de neurotransmissão dopaminérgica, porém nenhuma disfunção específica desses sistemas de neurotransmissores foi identificada na gênese dos sintomas[14]. Tal hipótese foi abandonada como explicação da causa do TB, e hoje se considera que as alterações de neurotransmissores são mais provavelmente consequências de disfunções complexas da transdução intracelular de sinais e da expressão gênica. Além disso, foram encontradas alterações nos sistemas de neurotransmissão gabaérgico, glutamatérgico e de neuropeptídeos nos estudos de modelos bioquímicos da fisiopatologia do TB, mostrando o envolvimento de múltiplos sistemas de neurotransmissão na fisiopatologia[14,15].

As funções endócrinas alteradas têm sido amplamente estudadas em transtornos do humor. O TB está associado a anormalidades das vias moleculares relacionadas ao estresse em várias áreas do cérebro. Variantes dos genes relacionados ao eixo hipotálamo-hipófise-adrenal parecem não estar associadas a um risco direto de desenvolver TB, mas a diferentes apresentações clínicas. A disfunção progressiva do eixo hipotálamo-hipófise-adrenal ao longo do curso da doença é um mecanismo putativo que pode estar subjacente à deterioração clínica e cognitiva de pacientes com TB[73].

Marcadores periféricos – neurotrofinas e fatores inflamatórios

Inflamação tem sido cada vez mais reconhecida como um mecanismo subjacente comum de doenças como diabetes, câncer, doenças cardiovasculares e transtornos afetivos. As citocinas, proteínas produzidas por células do sistema imune, são fatores centrais nos processos inflamatórios. Esses mediadores promovem a comunicação entre as células do sistema imune. Citocinas como as interleucinas do tipo 1 (IL-1), tipo 6 (IL-6) e o fator de necrose tumoral têm ação pró-inflamatória, enquanto a IL-4 e IL-10 são anti-inflamatórias. Além da resposta inflamatória, as citocinas também modulam funções do sistema nervoso central, incluindo o controle da neuroplasticidade, a resiliência celular e a regulação da apoptose. Há ainda evidências de uma relação bidirecional entre as citocinas e o eixo hipotálamo-hipófise-adrenal. Níveis elevados de cortisol e ACTH e hiperatividade do eixo hipotálamo-hipófise-adrenal estão presentes na depressão e no TB[74]. A hiperatividade do eixo hipotálamo-hipófise-adrenal (HPA), por sua vez, é um importante estímulo para a inflamação.

Estudos que avaliaram níveis de citocinas em indivíduos com TB descreveram elevação de citocinas pró-inflamatórias, independentemente da fase. De forma geral, a mania é a fase mais associada a estados inflamatórios, seguida da depressão[75], e a remissão dos sintomas de humor está associada à reversão parcial do estado inflamatório[76].

Outros fatores inflamatórios têm sido estudados no TB, como a proteína C-reativa (PCR) de alta sensibilidade. A PCR é uma proteína produzida durante fases agudas do processo inflamatório e é induzida por citocinas. Níveis aumentados de PCR podem ser encontrados em todas as fases do TB, em especial durante a mania[77,78]. O aumento de PCR também pode estar associado com comprometimento cognitivo no TB[78].

Além dos fatores inflamatórios, as neurotrofinas também podem estar envolvidas na perda neuronal e no déficit cognitivo observado no TB. Dentre elas, o fator neurotrófico derivado do cérebro (BDNF, do inglês *brain-derived neurotrophic factor*) tem seu papel na regulação da sobrevivência, estrutura e função neuronal. Níveis séricos de BDNF diminuem à medida em que aumenta a gravidade do episódio depressivo ou maníaco, e normalizam à medida que o paciente retorna à eutimia[79].

Concluindo, pode-se afirmar que nas últimas duas décadas o conhecimento da fisiopatologia do TB evoluiu de hipóteses iniciais sugerindo que o TB poderia ser causado por alterações nos níveis de neurotransmissores até o conceito mais atual, de que sua fisiopatologia poderia estar mais relacionada a complexas alterações estruturais e funcionais de plasticidade neuronal e de circuitos cerebrais influenciadas por fatores genéticos.

BASES PARA TRATAMENTO

O tratamento do TB pode ser dividido em tratamento das fases agudas e de longo prazo (manutenção ou profilaxia). Em todas as fases, o tratamento farmacológico é essencial e indispensável. No tratamento das fases agudas (mania, hipomania, depressão e estados mistos), busca-se a remissão dos sintomas. Para atingir esses objetivos, tem-se como base a farmacoterapia, que será discutida com maior profundidade no Volume 3 desta obra. Na depressão, a farmacoterapia poderá ser associada à psicoterapia. No tratamento de longo prazo, os objetivos são a prevenção de recaída, o tratamento de sintomas subsindrômicos (principalmente depressivos, ansiosos e cognitivos), visando também à melhora nos funcionamentos social e ocupacional e da qualidade de vida. Para atingir os objetivos do tratamento de longo prazo, o recomendado é associação de farmacoterapia a terapias não farmacológicas (psicoterapia, psicoeducação, reabilitação cognitiva e mudanças nos hábitos de vida).

Vinheta clínica

X., paciente do sexo feminino, 21 anos, solteira, faz estágio durante o dia e faculdade à noite, mora com a mãe e dois irmãos menores. É trazida para a consulta pela mãe, pois "está muito agitada e diferente". A mãe conta que há mais ou menos um mês, X., que sempre foi muito tranquila e responsável, passou a ficar "mais agitada, querendo sair toda noite", faltando às aulas da faculdade e chegando de madrugada em casa. Passou a afirmar que estaria grávida de um cantor que conheceu em um bar. Comprou "mais de dez testes de farmácia, todos deram negativo" e continuava afirmando estar grávida, de acordo com o relato da mãe. Fez beta-HCG, também negativo, e ainda assim dizia ter certeza da gestação. Há uma semana, por volta das onze horas da noite, ligou para a mãe chorando por acreditar que a esposa do cantor a estaria perseguindo e pediu que a mãe fosse resgatá-la em uma estação de metrô do outro lado da cidade. A mãe encontrou X. sentada no chão da estação ao lado de um segurança que lhe disse que sua filha não estaria "batendo bem da cabeça", pois dizia estar sendo seguida por uma mulher, mas ele não havia conseguido identificar ninguém suspeito. Foi levada a um pronto-socorro clínico, onde foi medicada com uma injeção cujo nome a mãe desconhece, recebeu prescrição de um "calmante" e foi orientada a buscar atendimento psiquiátrico. A mãe informa que, nesse período de um mês, a paciente "estourou" o cartão de crédito, passou a usar mais o celular, "ela tava acabando o crédito do celular em um dia e ficava me pedindo dinheiro toda hora pra botar mais crédito". A mãe conta que já trabalhou para a dona da empresa em que a paciente faz estágio e por isso ela teria ligado para perguntar o que estaria acontecendo com X., que passou a falar ao celular o tempo todo durante o trabalho, não parecia se concentrar mais como antes e estava deixando todas as tarefas pela metade. A mãe notou também que X. passou a se trajar de forma diferente, "ela está se vestindo de um jeito esquisito, comprou um monte de vestido decotado e saia curta, foi trabalhar com uma calça colada no corpo". Desde que a levou no pronto-socorro, a mãe deixou de trabalhar para ficar em casa com X., não a deixa sair e tem dado para ela um comprimido de 2 mg de clonazepam à noite, "só com esse remédio ela consegue dormir, doutora. Antes se deitava de madrugada, tirava um cochilo de duas horas e já se levantava para tomar banho e ir pro estágio. Teve uma noite que ela nem dormiu". Ao exame, X. está vigil, orientada no tempo e no espaço, e mostra-se cooperativa e cordial. Traja-se adequadamente, porém a maquiagem parece exagerada para a ocasião: batom vermelho, sombra azul e cílios carregados de rímel às oito da manhã. Desinibida, expansiva, sorri e elogia a médica que a atende, diz que suas pulseiras são bonitas, faz perguntas sobre sua vida pessoal, passa a cantar músicas de Ivete Sangalo, levanta da cadeira e dança. Logorreica, é difícil interrompê-la; conta que engravidou de um cantor, mas perdeu o bebê, pois a esposa dele a estava perseguindo. Apresenta crítica parcial de seu estado mórbido, reconhece que "talvez esteja mesmo mais agitada" e aceita as orientações médicas que recebe. Feita então hipótese diagnóstica de transtorno bipolar tipo I, episódio maníaco com características psicóticas. De início, foi indicada internação hospitalar, porém a mãe não concordou e se mostrou disponível para manter a paciente em casa sob seu cuidado intensivo. Foi então prescrito lítio 900 mg/dia, risperidona 2 mg/dia, reduzido clonazepam para 1 mg/dia, solicitados exames, fornecido atestado para afastamento do estágio e das atividades acadêmicas por um mês e orientado acompanhamento ambulatorial semanal. X. evoluiu com sedação excessiva, tendo sido suspenso o clonazepam na consulta seguinte. Na terceira consulta ambulatorial, a paciente apresentava melhora significativa da agitação, dormia bem, não apresentava mais logorreia, porém ainda se mostrava algo expansiva e desinibida e respondia "talvez eu tenha viajado na maionese", quando perguntada sobre o cantor e a suposta gestação. Duas litemias consecutivas revelaram nível sérico de lítio de 1 mEq/L. Na quinta consulta ambulatorial, a paciente mostrava-se eutímica e com crítica em relação ao episódio maníaco e ao sintoma psicótico e havia voltado para o estágio e para a faculdade. Nessa ocasião, X. se queixava de desconforto gástrico associado por ela ao uso de lítio, para o qual foi prescrito omeprazol 20 mg/dia, e de sensação de "corpo duro". Apesar de a paciente não apresentar sinal de efeito colateral extrapiramidal, optou-se por reduzir a risperidona para 1 mg/dia. Após cinco meses, a risperidona foi retirada e o lítio foi reduzido para 600 mg/dia, mantendo-se a litemia em 0,7 mEq/L durante o tratamento de manutenção.

Para aprofundamento

- Vieta E, Berk M, Schulze TG, Carvalho AF, Suppes T, Calabrese JR, et al. Bipolar disorders. Nat Rev Dis Primers. 2018;4:18008.
  ⇨ Excelente artigo de revisão que mostra aspectos gerais da doença, incluindo epidemiologia, fisiopatologia e tratamento.
- Goodwin FK, Jamison KR. Manic-depressive illness: bipolar disorders and recurrent depression. 2nd ed. New York: Oxford University Press; 2007.
  ⇨ Livro muito aprofundado sobre todos os aspectos do transtorno bipolar.
- Yatham LN, Kennedy SH, Parikh SV, Schaffer A, Bond DJ, Frey BN, et al. Canadian Network for Mood and Anxiety Treatments (CANMAT) and International Society for Bipolar Disorders (ISBD) 2018 guidelines for the management of patients with bipolar disorder. Bipolar Disord. 2018;20(2):97-170.
  ⇨ Artigo metodologicamente muito criterioso sobre diagnóstico, abordagem clínica e tratamento do transtorno bipolar.

REFERÊNCIAS BIBLIOGRÁFICAS

1. Goodwin FK, Jamison KR. Manic-depressive illness: bipolar disorders and recurrent depression. 2nd ed. New York: Oxford University Press; 2007.
2. Abreu LN, Oquendo MA, Galfavy H, Burke A, Grunebaum MF, Sher L, Sullivan GM, Sublette ME, Mann J, Lafer B. Are comorbid anxiety disorders a risk factor for suicide attempts in patients with mood disorders? A two-year prospective study. Eur Psychiatry. 2018;47:19-24.
3. Belizario GO, Silva M, Lafer B. Impact of predominant polarity on long--term outcome in bipolar disorder: A 7-year longitudinal cohort study. J Affect Disord. 2018;241:37-40.
4. Falret JP. Mémoire sur la folie circulaire, forme de maladie mentale caractérisée par la reproduction successive et régulière de l'état maniaque, de l'état mélancholique, et d'um intervalle lucide plus ou moins prolongé. Bull Acad Natl Med (Paris). 1854;382-415.
5. Baillanger J. De la folie à double forme. Ann Med-Psycholog. 1854;6:369-89.
6. Leonhard K. Aufteilung der endogenen Psychosen. Berlin: Akademie; 1957.
7. Angst J. Zur Atiologie und nosologie endogener depressiver Psychosen. Eine genetische, soziologische und klinische Studie. Berlin: Springer; 1966.

8. Perris C. The separation of bipolar (manic-depressive) from unipolar recurrent depressive psychoses. Behav Neuropsychiatry. 1969;1(8):17-24.

9. Dunner DL, Fleiss JL, Fieve RR. The course of development of mania in patients with recurrent depression. Am J Psychiatry. 1976;133:905-8.

10. Phelps J, Angst J, Katzow J, Sadler J. Validity and utility of bipolar spectrum models. Bipolar Disord. 2008;10 (1 Pt 2):179-93.

11. Akiskal HS, Pinto O. The evolving bipolar spectrum. Prototypes I, II, III, and IV. Psychiatr Clin North Am. 1999;22(3):517-34.

12. Angst J, Cui L, Swendsen J, Rothen S, Cravchik A, Kessler RC, Merikangas KR. Major depressive disorder with subthreshold bipolarity in the National Comorbidity Survey Replication. Am J Psychiatry. 2010;167(10):1194-201.

13. American Psychiatric Association (APA). Diagnostic and Statistical Manual of Mental Disorders. 5th edition, DSM-5. Washington: American Psychiatric Publishing; 2013.

14. **Grande I, Berk M, Birmaher B, Vieta E. Bipolar disorder. Lancet. 2016;387(10027):1561-72.**
   ⇨ **Revisão completa e atualizada sobre o TB. Ótimo texto para ser utilizados em programas de Residência em Psiquiatria como introdução ao tema.**

15. Vieta E, Berk M, Schulze TG, Carvalho AF, Suppes T, Calabrese JR, et al. Bipolar disorders. Nat Rev Dis Primers. 2018;4:18008.

16. Andrade L, Walters EE, Gentil V, Laurenti R. Prevalence of ICD-10 Mental Disorders in a Catchment a Area in the City of São Paulo, Brazil. Soc Psychiatry Psychiatr Epidemiol. 2002;37(7):316-25.

17. **Merikangas KR, Jin R, He JP, Kessler RC, Lee S, Sampson NA, et al. Prevalence and correlates of bipolar spectrum disorder in the world mental health survey initiative. Arch Gen Psychiatry. 2011;68(3):241-51.**
   ⇨ **Estudo epidemiológico com grande amostra sobre prevalência do TB 1, TB II e transtornos do espectro.**

18. Clemente AS, Diniz BS, Nicolato R, Kapczinski FP, Soares JC, Firmo JO, Castro-Costa É. Bipolar disorder prevalence: a systematic review and meta-analysis of the literature. Braz J Psychiatry. 2015;37(2):155-61. S

19. Blanco C, Compton WM, Saha TD, Goldstein BI, Ruan WJ, Huang B, et al. Epidemiology of DSM-5 bipolar I disorder: results from the National Epidemiologic Survey on Alcohol and Related Conditions – III. J Psychiatr Res. 2017;84:310-7.

20. Andrade LH, Wang YP, Andreoni S, Silveira CM, Alexandrino-Silva C, Siu ER, et al. Mental disorders in megacities: findings from the São Paulo megacity mental health survey, Brazil. PLoS One. 2012;7(2):e31879.

21. Viana MC, Andrade LH. Lifetime Prevalence, age and gender distribution and age-of-onset of psychiatric disorders in the São Paulo Metropolitan Area, Brazil: results from the São Paulo Megacity Mental Health Survey. Braz J Psychiatry. 2012;34(3):249-60.

22. Moreno DH, Andrade LH. The lifetime prevalence, health services utilization and risk of suicide of bipolar spectrum subjects, including subthreshold categories in the São Paulo ECA study. J Affect Disord. 2005;87(2-3):231-41.

23. Nivoli AM, Pacchiarotti I, Rosa AR, Popovic D, Murru A, Valenti M, et al. Gender differences in a cohort study of 604 bipolar patients: the role of predominant polarity. J Affect Disord. 2011;133(3):443-9.

24. Crump C, Sundquist K, Winkleby MA, Sundquist J. Comorbidities and mortality in bipolar disorder: a Swedish national cohort study. JAMA Psychiatry. 2013;70(9):931-9.

25. Fazel S, Runeson B. Suicide. N Engl J Med. 2020;382(3):266-74.

26. Carlson G, Goodwin FK. The stages of mania: a longitudinal analysis of the manic episode. Arch Gen Psychiatry. 1973;28:221-8.

27. Bleuler E. Tratado de psiquiatria. Rio de Janeiro: Guanabara Koogan; 1985.

28. van Bergen AH, Verkooijen S, Vreeker A, Abramovic L, Hillegers MH, Spijker AT, et al. The characteristics of psychotic features in bipolar disorder. Psychol Med. 2019;49(12):2036-48.

29. Moreno DH. Quadro clínico dos subtipos do espectro bipolar. In: Moreno RA, Moreno DH, editores. Da psicose maníaco-depressiva ao espectro bipolar. 2ª ed. São Paulo (SP): Segmento Farma; 2008. p. 147-76.

30. **Swann AC, Lafer B, Perugi G, Frye MA, Bauer M, Banhk WM, et al. Bipolar mixed states: an international society for bipolar disorders task force report of symptom structure, course of illness, and diagnosis. Am J Psychiatry. 2013;170(1):31-42.**
   ⇨ **Revisão conceitual e abrangente sobre os estados mistos**

31. Kraepelin E. Manic-depressive insanity and paranoia. Edinburgh: E & S Livingstone; 1921.

32. Cassidy F, Yatham LN, Berk M, Grof P. Pure and mixed manic subtypes: a review of diagnostic classification and validation. Bipolar Disord. 2008;10(1Pt2):131-43.

33. Benazzi F. Defining mixed depression. Prog Neuropsychopharmacol Biol Psychiatry. 2008;32(4):932-9.

34. McElroy SL, Keck PE Jr, Pope HG Jr, Hudson JI, Faedda GL, Swann AC. Clinical and research implications of the diagnosis of dysphoric or mixed mania or hypomania. Am J Psychiatry. 1992;149(12):1633-44.

35. Mitchell PB, Malhi GS. Bipolar depression: phenomenological overview and clinical characteristics. Bipolar Disord. 2004;6(6):530-9.

36. Hirschfeld RM. Differential diagnosis of bipolar disorder and major depressive disorder. J Affect Disord. 2014;169 Suppl 1:S12-S16.

37. Carvalho AF, Dimellis D, Gonda X, Vieta E, McIntyre RS, Fountoulakis KN. Rapid cycling in bipolar disorder: a systematic review. J Clin Psychiatry. 2014;75(6):e578-e586.

38. Drakopoulos J, Sparding T, Clements C, Pålsson E, Landén M. Executive functioning but not IQ or illness severity predicts occupational status in bipolar disorder. Int J Bipolar Disord. 2020;8(1):7.

39. Burdick KE, Millett CE, Bonnín CDM, Bowie CR, Carvalho AF, Eyler LT, et al. The International Consortium Investigating Neurocognition in Bipolar Disorder (ICONIC-BD). Bipolar Disord. 2019;21(1):6-10.

40. **Miskowiak KW, Burdick KE, Martinez-Aran A, Bonnin CM, Bowie CR, Carvalho AF, et al. Assessing and addressing cognitive impairment in bipolar disorder: The International Society for Bipolar Disorders Targeting Cognition Task Force recommendations for clinicians. Bipolar Disord. 2018;20(3):184-94.**
   ⇨ **Excelente revisão sobre os déficits cognitivos no TB e como avaliá-los de forma simples na prática clínica.**

41. Gomes BC, Rocca CC, Belizario GO, de B F Fernandes F, Valois I, Olmo GC, et al. Cognitive behavioral rehabilitation for bipolar disorder patients: A randomized controlled trial. Bipolar Disord. 2019;21(7):621-33.

42. Yapici Eser H, Kacar AS, Kilciksiz CM, Yalçinay-Inan M, Ongur D3. Prevalence and associated features of anxiety disorder comorbidity in bipolar disorder: a meta-analysis and meta-regression study. Front Psychiatry. 2018;9:229.

43. Toniolo RA, Caetano SC, da Silva PV, Lafer B. Clinical significance of lifetime panic disorder in the course of bipolar disorder type I. Compr Psychiatry. 2009;50(1):9-12.

44. Otto MW, Perlman CA, Wernicke R, Reese HE, Bauer MS, Pollack MH. Posttraumatic stress disorder in patients with bipolar disorder: a review of prevalence, correlates and treatment strategies. Bipolar Disord. 2004; 6:470-9.

45. Simon NM, Otto MW, Wisniewski SR, Fossey M, Sagduyu K, Frank E et al. Anxiety disorder comorbidity in bipolar disorder patients: data from the first 500 participants in the Systematic Treatment Enhancement Program for Bipolar Disorder (STEP-BD). Am J Psychiatry. 2004; 161:2222-9.

46. Ferentinos P, Preti A, Veroniki AA, Pitsalidis KG, Theofilidis AT, Antoniou A, Fountoulakis KN. Comorbidity of obsessive-compulsive disorder in bipolar spectrum disorders: Systematic review and meta-analysis of its prevalence. J Affect Disord. 2020;263:193-208.

47. Hunt GE, Malhi GS, Cleary M, Lai HMX, Sitharthan T. Comorbidity of bipolar and substance use disorders in national surveys of general populations, 1990-2015: systematic review and meta-analysis. J Affect Disord. 2016;206:321-30.

48. Messer T, Lammers G, Muller-Siecheneder F, Schmidt R-F, Latifi S. Substance abuse in patients with bipolar disorder: a systematic review and meta- analysis. Psychiatry Res. 2017;253:338-50.

49. Simhandl C, Radua J, König B, Amann BL. Prevalence and impact of comorbid alcohol use disorder in bipolar disorder: a prospective follow-up study. Aust NZJ Psychiatry. 2016;50(4):345-51.

50. Pinto JV, Medeiros LS, Santana da Rosa G, Santana de Oliveira CE, Crippa JAS, Passos IC, Kauer-Sant'Anna M. The prevalence and clinical correlates of cannabis use and cannabis use T disorder among patients with bipolar disorder: A systematic review with meta-analysis and meta-regression. Neurosci Biobehav Rev. 2019;101:78-84.

51. Starzer MSK, Nordentoft M, Hjorthøj C. Rates and predictors of conversion to schizophrenia or bipolar disorder following substance-induced psychosis. Am J Psychiatry. 2018;175(4):343-50.

52. Gaudiano BA, Uebelacker LA, Miller IW. Impact of remitted substance abuse disorders on the future course of bipolar I disorder: findings from a clinical trial. Psychiatry Res. 2008;160:63-71.

53. McDonald CE, Rossell SL, Phillipou A. The comorbidity of eating disorders in bipolar disorder and associated clinical correlates characterised by emotion dysregulation and impulsivity: A systematic review. J Affect Disord. 2019;259:228-43.

54. Fan AH, Hassell J. Bipolar disorder and comorbid personality psychopathology: a review of the literature. J Clin Psychiatry. 2008;69(11):1794-803.

55. Rosso G, Albert U, Bogetto F, Maina G. Axis II comorbidity in euthymic bipolar disorder patients: no differences between bipolar I and II subtypes. J Affect Disord. 2009;115(1-2):257-61.

56. Beraldi GH, Almeida KM, Lafer B. Chronic mood instability: Bipolar, borderline, or both? Bipolar Disord. 2018;20(7):669-71.

57. McDermid J, Sareen J, El-Gabalawy R, Pagura J, Spiwak R, Enns MW. Co-morbidity of bipolar disorder and borderline personality disorder: findings from the National Epidemiologic Survey on Alcohol and Related Conditions. Compr Psychiatry. 2015;58:18-28.

58. Faraone SV, Asherson P, Banaschewski T, Biederman J, Buitelaar JK, Ramos-Quiroga JA, et al. Attention-deficit/hyperactivity disorder. Nat Rev Dis Primers. 2015;1:15020.

59. Kupfer DJ. The increasing medical burden in bipolar disorder. JAMA. 2005;293:2528-30.

60. Almeida KM, de Macedo-Soares MB, Kluger Issler C, Antonio Amaral J, Caetano SC, da Silva Dias R, Lafer B. Obesity and metabolic syndrome in Brazilian patients with bipolar disorder. Acta Neuropsychiatr. 2009;21(2):84-8.

61. Almeida KM, Moreira CL, Lafer B. Metabolic syndrome and bipolar disorder: what should psychiatrists know? CNS Neurosci Ther. 2012;18(2):160-6.

62. Organização Mundial de Saúde (OMS). Classificação de transtornos mentais e de comportamento da CID-10: descrições clínicas e diretrizes diagnósticas. Tradução de Dorgival Caetano. Porto Alegre: Artes Médicas; 1993.

63. Stein DJ, Szatmari P, Gaebel W, Berk M, Vieta E, Maj M, et al. Mental, behavioral and neurodevelopmental disorders in the ICD-11: an international perspective on key changes and controversies. BMC Med. 2020;18(1):21.

64. Bayes A, Parker G, McClure G. Emotional dysregulation in those with bipolar disorder, borderline personality disorder and their comorbid expression. J Affect Disord. 2016;204:103-11.

65. Johansson V, Kuja-Halkola R, Cannon TD, Hultman CM, Hedman AM. A population-based heritability estimate of bipolar disorder in a Swedish twin sample. Psychiatry Res.2019;278:180-7.

66. **Craddock N, Sklar P. Genetics of bipolar disorder. Lancet. 201311;381(9878):1654-62.**
    ⇨ **Ótima revisão sobre os fatores genéticos na etiologia do TB.**

67. Ludwig B, Dwivedi Y. Dissecting bipolar disorder complexity through epigenomic approach. Mol Psychiatry. 2016;21:1490-8.

68. Phillips ML, Swartz HA. A critical appraisal of neuroimaging studies of bipolar disorder: toward a new conceptualization of underlying neural circuitry and a road map for future research. Am J Psychiatry. 2014;171(8):829-43.

69. Gigante AD, Young LT, Yatham LN, Andreazza AC, Nery FG, Grinberg LT, et al. Morphometric post-mortem studies in bipolar disorder: possible association with oxidative stress and apoptosis. Int J Neuropsychopharmacol. 2011;14(8):1075-89.

70. Hibar D, Westlye L, Doan N, Jahanshad N, Cheung J W, et al. Cortical abnormalities in bipolar disorder: an MRI analysis of 6503 individuals from the ENIGMA Bipolar Disorder Working Group. Molecular Psychiatry. 2018;23:932-42.

71. Cao B, Passos IC, Mwangi B, Amaral-Silva H, Tannous J, Wu MJ, et al. Hippocampal subfield volumes in mood disorders. Mol Psychiatry. 2017;22(9):1352-8.

72. Bellani M, Boschello F, Delvecchio G, Dusi N, Altamura CA, et al. DTI and myelin plasticity in bipolar disorder: integrating neuroimaging and neuropathological findings. Front Psychiatry. 2016;7:21.

73. Belvederi Murri M, Prestia D, Mondelli V, Pariante C, Patti S, Olivieri B, et al. The HPA axis in bipolar disorder: Systematic review and meta-analysis. Psychoneuroendocrinology. 2016;63:327-42.

74. Watson S, Gallagher P, Ritchie JC, Ferrier N, Young AH. Hypothalamic--pituitary-adrenal axis function in patients with bipolar disorder. Br J Psychiatry. 2004;184(6):496-502.

75. Brietzke E, Stertz L, Fernandes BS, Kauer-Sant'Anna M, Mascarenhas M, Vargas AE, et al., 2009. Comparison of cytokine levels in depressed, manic and euthymic patients with bipolar disorder. J Affect Dis. 2009;116(3):214-7.

76. Munkholm K, Vinberg M, Kessing LV. Cytokines in bipolar disorder: a systematic review and meta-analysis. J Affect Disord. 2013;144(1-2):16-27.

77. Fernandes BS, Steiner J, Molendijk ML, Dodd S, Nardin P, Gonçalves C, et al. C-reactive protein concentrations across the mood spectrum in bipolar disorder: a systematic review and meta-analysis. Lancet Psychiatry. 2016;3(12):1147-56.

78. Millett CE, Perez-Rodriguez M, Shanahan M, Larsen E, Yamamoto HS, Bukowski C, et al. C-reactive protein is associated with cognitive performance in a large cohort of euthymic patients with bipolar disorder. Mol Psychiatry. 2019.

79. Rowland T, Perry B, Upthegrove R, Barnes N, Chatterjee J, Gallacher D, Marwaha S. Neurotrophins, cytokines, oxidative stress mediators and mood state in bipolar disorder: systematic review and meta-analyses. Br J Psychiatry. 2018;213(3):514-25.

80. Montgomery SA, Asberg M. A new depression scale designed to be sensitive to change. Br J Psychiatry. 1979;134:382.

10

Transtorno depressivo e distimia

Doris Hupfeld Moreno
Ricardo Alberto Moreno
Márcio Gerhardt Soeiro-de-Souza

Sumário

Introdução
Epidemiologia
Curso e evolução
Etiopatogenia
Quadro clínico e diagnóstico
Classificação e critérios diagnósticos
Distimia
Transtorno misto de ansiedade e depressão
Subtipos depressivos
Diagnóstico diferencial
Exames complementares
Tratamento
Considerações finais
Para aprofundamento
Vinheta clínica
Referências bibliográficas

Pontos-chave

- O transtorno depressivo maior é um problema de saúde pública e figura como a principal ou segunda maior causa de incapacitação mundialmente.
- A distimia é um transtorno depressivo leve crônico que dura pelo menos 2 anos e causa incapacitação significativa.
- Os principais sintomas da depressão são humor depressivo/falta de motivação, anedonia, prejuízos cognitivos, pensamentos/sentimentos negativos, lentificação/agitação psicomotoras e alterações em ritmos biológicos, como sono e apetite.
- A depressão bipolar é o principal diagnóstico diferencial. Fatores de risco e tratamento são distintos.
- O tratamento requer uso de antidepressivos, tanto na fase aguda como na manutenção em casos recidivantes.

INTRODUÇÃO

O termo depressão designa várias condições, inclusive um sentimento normal como a tristeza. Neste capítulo será abordada a forma patológica, caracterizada por um conjunto de sintomas: humor depressivo, alterações afetivas, cognitivas e comportamentais, além de distúrbios dos ritmos biológicos. A depressão apresenta elevadas taxas de morbidade e mortalidade pela natureza recorrente e sintomatologia persistente, levando a diferentes graus de sofrimento, incapacitação e risco de suicídio (Tabela 1)[1,2]. Dependendo do país, a depressão vem sendo a principal ou a segunda maior causa de anos perdidos por incapacitação e morte prematura (DALY, do inglês *disability-adjusted life years*)[2]. Na 11ª edição da Classificação Estatística Internacional de Doenças e Problemas Relacionados à Saúde (CID-11) da Organização Mundial da Saúde[3], ela seguirá sendo classificada como um transtorno do humor, junto dos transtornos bipolares e relacionados, ao passo que na 5ª edição do *Manual diagnóstico e estatístico de transtornos mentais*, da Associação Psiquiátrica Americana (DSM-5), ela passou a ser classificada em separado do transtorno bipolar, na categoria transtornos depressivos (TD)[4] (vide Classificação e critérios diagnósticos).

EPIDEMIOLOGIA

Um grande levantamento em adultos da população geral estimou prevalências durante a vida e nos 12 últimos meses do transtorno depressivo maior (TDM) em 10 países desenvolvidos e 8 em desenvolvimento (Tabela 1)[1,5]. Chama a atenção a prevalência semelhante em vários países desenvolvidos e em desenvolvimento, sugerindo que o TDM não seja decorrente do estilo de vida moderno[6]. Foi incluído o estudo Megacity da grande São Paulo, no qual as taxas de depressão durante a vida e nos 12 últimos meses se situaram entre as maiores do mundo, 18,4 e 10,4%, respectivamente (Tabela 1)[1,5]. Quando se separou os que tinham sintomas maníacos proeminentes durante a vida de indivíduos diagnosticados como TDM, a prevalência caiu para 5%, elevando a do transtorno bipolar (TB) para mais de 5%[7]. A prevalência-vida da distimia, uma depressão crônica de intensidade leve, foi estimada em uma média mundial de 1,55%, sendo 1,82% em mulheres e 1,29% em homens[8].

Tabela 1 Características epidemiológicas e clínicas da depressão maior em 89.750 adultos da população geral de 18 países*, desenvolvidos e em desenvolvimento

Características	Países desenvolvidos	Países em desenvolvimento	Brasil
Prevalência 12 meses (%)	5,5	5,9	10,4
Prevalência-vida (%)	14,6	11,1	18,4
Idade média de início (anos)	28,9	27,2	24,3
N. médio de episódios na vida (n)	14,8	10,9	
Persistência e gravidade em 12 meses			
Duração média (semanas)	27,0	26,0	
Clinicamente grave (%)	33,9	41,8	
Comprometimento ocupacional grave (%)	65,8	49,3	
Média de dias incapacitado (n)	48,3	25,3	

*18 países: 10 classificados pelo Banco Mundial como desenvolvidos (n = 52.485): Bélgica, França, Alemanha, Israel, Itália, Japão, Holanda, Nova Zelândia, Espanha e Estados Unidos; 8 em desenvolvimento (n = 37.265): Brasil (São Paulo Megacity Study), Colômbia, Índia, Líbano, México, África do Sul, Ucrânia e Shenzhen (China). Fonte: Estudos do World Mental Health Survey. Kessler et al., 2010[1].

O risco de desenvolver depressão foi duas a três vezes maior em mulheres que em homens, principalmente na idade fértil. Diferenças hormonais, estressores psicossociais e parto poderiam justificar tal disparidade[9]. A idade de início da depressão foi precoce, em média 24 anos: 40% dos indivíduos tiveram o primeiro episódio antes dos 20 anos de idade, 50% entre 20 e 50 anos, e 10% após os 50 anos[1]. Adultos de 18 a 34 anos têm 3-5,5 vezes mais risco de desenvolver TDM que indivíduos acima de 65 anos[10]. A incidência da distimia aumenta até os 20 anos de idade e se mantém estável até os 80 anos[8]. O diagnóstico diferencial da depressão do transtorno bipolar e do transtorno depressivo é fundamental (vide "Diagnóstico diferencial") e uma das distinções entre depressão do TB e TDM foi a diferença na idade média de início, 20 e 30 anos, respectivamente[11]. Portanto, depressões de início na infância/adolescência devem levantar a suspeita de primeiro episódio de TB.

Praticamente todos os fatores sociodemográficos investigados apresentaram diferenças significativas comparando com controles normais nos 18 países estudados[10]. Independentemente do sexo, indivíduos de países desenvolvidos apresentaram risco 4 a 8 vezes maior de desenvolver TDM que da população geral se fossem solteiros ou separados e nos países em desenvolvimento, o risco foi maior em divorciados e viúvos. Baixa renda mensal dobrou o risco de depressão somente em países desenvolvidos. Em razão do impacto precoce na vida dos jovens, a depressão elevou em 60% o risco de não terminar os estudos. Conforme o esperado, houve maiores taxas de desemprego e incapacitação quando da ocorrência de depressão à época da escolarização, principalmente nos países desenvolvidos. As consequências incluíram significativamente mais faltas ao trabalho e queda na produtividade e na renda, e se estenderam ao comprometimento da capacidade de cuidar dos filhos, especialmente quando menores[10].

CURSO E EVOLUÇÃO

Além da alta prevalência e do impacto sociodemográfico, a morbidade das depressões se agrava pelas recorrências, cronicidade e incapacitação (Tabela 1)[1,10]. O início da depressão pode ser abrupto, mas costuma ser insidioso. Em torno de 80% apresentam mais de um episódio na vida[6]. O curso é episódico, mas muito variável de um paciente a outro, e não se pode prever sua recorrência, o número de episódios e a duração deles ao longo da vida. Quando tratada adequadamente com medicações, a depressão melhora em 3 a 6 meses e depois de 12 meses a maioria se recuperou, ao menos nos pacientes da atenção primária. As chances de recuperação diminuem progressivamente, principalmente se houver sintomas ansiosos concomitantes, e caem para 60% depois de 2 anos e 30% ao cabo de 6 anos[12]. Depois de 2 anos, 21% das depressões se cronificaram, e depois de 6 anos as taxas atingem 55%, principalmente com sintomas ansiosos e hipomaníacos associados[12]. A cada novo episódio, aumenta a probabilidade de recorrências e o prognóstico é pior com idade de início avançada[6]. À medida que a doença progride, o intervalo entre os episódios se encurta e a gravidade aumenta. Uma parcela significativa oscila com sintomas de gravidade e duração variáveis (Tabela 1). Um terço permanece parcial ou totalmente sintomático, os demais se recuperam e 5 a 10% desenvolvem mania ou estado misto[13]. Dentre as depressões crônicas e recorrentes, metade apresenta sintomas hipomaníacos durante o episódio depressivo, o que está associado a depressões de mais longa duração e pior resposta a antidepressivos[14], além de dobrar o risco de tentativas de suicídio durante a vida[15]. Todos os achados relacionados à má evolução das depressões sugerem que a cronificação ou piora do prognóstico se deveram ao diagnóstico impreciso ou a comorbidades não tratadas. No caso da distimia, a resposta ao tratamento é mais lenta que na depressão maior, mas 50% se recuperaram depois de 1 ano e 70,8% depois de 3 anos[16]. Por fim, deve-se ter em mente que a depressão é potencialmente letal e a terapêutica é fundamental para a prevenção do suicídio, estimado em 6,67% dos pacientes[17,18].

ETIOPATOGENIA

Apesar dos grandes avanços nos últimos anos sobre a compreensão do TDM, sua etiopatogenia permanece não totalmente conhecida, mas sabe-se que múltiplos fatores contribuem para seu risco, desenvolvimento e agravamento. O TDM tem sido associado a maior risco de declínio cognitivo[19], atrofia cerebral[20], doenças relacionadas ao envelhecimento[20] e, acima de tudo, maior mortalidade[21,22]. Estudos sugerem a existência de um envelhecimento biológico mais acelerado em vários sistemas do organismo humano no TDM. Tais evidências se originam de estudos mostrando comprimento telomérico menor[23], maior envelhecimento epigenético[24], e envelhecimento cerebral avançado[25]. Pode-se especular que tal desgaste acelerado seria um dos mecanismos fisiopatológicos para a ocorrência de tantas comorbidades no TDM.

Múltiplos sistemas distintos já foram identificados como participando das complexas mudanças biológicas que antecedem o aparecimento do TDM[26]. Dentre eles, destacam-se alterações estruturais[27,28] e funcionais[29] do cérebro, alterações em neurometabólitos cerebrais[30], alterações imunológicas[31], de ritmo circadiano[32], hormonais[26], genéticas[33], do trato gastrointestinal[34,35] e alterações nos sistemas de fatores neurotróficos[36] e estresse oxidativo[37].

Diversas evidências sugerem que no TDM ocorre a ativação de vias inflamatórias, por meio de um aumento nos níveis de citocinas inflamatórias, como as interleucinas IL-1β, IL-2, IL-6, interferon-gama, fator de necrose tumoral alfa (TNF-alfa) e cortisol[38]. Nesse sentido, a inflamação apresenta um possível papel no TDM em decorrência de alterações no eixo hipotálamo-hipófise-adrenal (HHA) neuroendócrino[39], sendo o cortisol o regulador da atividade desse eixo[40]. O HHA está diretamente relacionado com o sistema inflamatório, regulando os processos de neuroplasticidade de estruturas cerebrais[39]. As citocinas, cujo papel é crucial na inflamação, podem ativar o eixo HHA e suprimir o funcionamento dos receptores glicocorticoides, os quais são essenciais para regular os processos inflamatórios[41]. A IL-1-beta e o TNF-alfa induzem uma regulação positiva de transportadores de serotonina, levando a uma maior receptação de serotonina, o que poderia levar a uma depleção desse neurotransmissor na fenda sináptica e, consequentemente, intensificar sintomas depressivos[39]. Estudos prospectivos que buscavam algum marcador que pudesse predizer o risco de desenvolver depressão indicam que o cortisol salivar elevado estaria associado ao desenvolvimento subsequente de depressão[26]. Mais recentemente, a Associação Americana de Cardiologia reconheceu que a presença de sintomas depressivos não tratados piora a evolução de pacientes com cardiopatia isquêmica, provavelmente por seu impacto nas vias inflamatórias, e recomenda que o tratamento do TDM é tão importante quanto o uso de estatinas ou medicações para hipertensão arterial sistêmica nesses pacientes[42,43].

Estudos de neuroimagem cortical utilizando ressonância magnética cerebral, resumidos em metanálises, indicam no TDM alterações volumétricas corticais na região paralímbica, córtex pré-frontal dorsomedial, córtex orbitofrontal e rostral, além do cíngulo anterior, apesar da grande variabilidade entre os estudos[28,44-46]. Entretanto, ressalta-se que diferenças metodológicas, variações no *status* medicamentoso e idade dos sujeitos dificultam o achado de resultados mais consistentes. Em relação a estudos de estruturas subcorticais no TDM, existe um achado bem replicado de menor volume de hipocampo, principalmente na depressão de maior cronicidade[47,48], mas com ideações suicidas[49].

O glutamato, o principal neurometabólito excitatório cerebral, mais recentemente tem sido muito associado à fisiopatologia do TDM, pois descobriu-se que antagonistas dos receptores de glutamato NMDA, como a quetamina, apresentam efeito antidepressivo rápido[50-54]. Além disso, níveis elevados de glutamato foram reportados perifericamente no plasma[55] e em tecidos cerebrais *post mortem* de sujeitos com depressão maior unipolar[56]. Estudos que mediram glutamato cerebral *in vivo* via espectroscopia de prótons (^{1}H-MRS) relatam uma tendência a pacientes com depressão terem menores níveis de glutamato e glutamina (Glx) no cíngulo anterior e córtex medial frontal quando comparados a controles[57,58]. Adicionalmente, foi demonstrado que o tratamento da depressão com antidepressivos, eletroconvulsoterapia e até mesmo quetamina leva ao aumento do Glx no córtex pré-frontal medial[59,60].

A herdabilidade da depressão é estimada em 37% segundo estudos com gêmeos[61], e os fatores ambientais modulam a atividade de genes (epigenética), que conferem diferentes suscetibilidades à depressão entre indivíduos[33]. Estudos genéticos de ampla associação (GWAS, do inglês *genome-wide association study*) para TDM com identificação positiva de algum *loci* são raros, e apenas três estudos tiveram esse sucesso[62-64]. Essa dificuldade indica que o TDM apresenta uma arquitetura poligênica ampla e que o risco da doença é conferido por diversas variantes casuais de pequeno efeito[65]. Dentre os fatores de risco ambientais, destacam-se o uso de substâncias psicoativas (álcool, drogas, inibidores de apetite, antidepressivos), alteração dos ritmos biológicos (privação de sono) e eventos adversos precoces, como perda parental, percepção de falta de carinho dos pais, baixo suporte social e abuso infantil[66].

QUADRO CLÍNICO E DIAGNÓSTICO

A elaboração do diagnóstico do TDM depende do levantamento adequado da história atual e pregressa de episódios depressivos, idade de início, fatores desencadeantes e agravantes, história familiar de transtornos do humor e demais informações que auxiliam no diagnóstico diferencial e de comorbidades. Em razão da natureza neurobiológica dos sintomas, o médico deve se abster de interpretações e inferências acerca das justificativas apontadas pelo paciente como agentes causadores ou características que atribua à sua personalidade[67]. Sempre que possível, as informações devem ser coletadas com base na história objetiva. No Quadro 1 encontram-se os critérios diagnósticos pelo DSM-5.

Ao exame psíquico, a expressão facial reflete o humor depressivo, a aparência pode estar menos cuidada e observam-se os ombros curvados e uma tendência ao choro. Nem todos os estados depressivos se caracterizam por sentimentos de tristeza ou humor depressivo, porque predominam apatia e falta de motivação. O humor é involuntariamente polarizado para depressão, sem que o paciente consiga se distrair do sofrimento por muito tempo, contaminado pelo pensamento de conteúdo pessimista e negativo persistente. O humor também pode ser irritável, manifestado pela tendência a sentir-se facilmente incomodado com tudo, mal-humorado, muito sensível aos estímulos estressantes.

A redução de energia, mas principalmente o desânimo, a falta de vontade e de iniciativa, ocorrem em intensidades variáveis classificando as depressões em leves, moderadas ou graves, dependendo do grau de incapacitação. Se expressa por uma dificuldade em levantar-se de manhã e iniciar tarefas (p. ex., higiene pessoal), melhorando depois de algumas horas, até o extremo mais grave da completa inanição e incapacidade de sair da cama. As queixas são de fadiga, preguiça, sono (sensação de torpor), modorra e necessidade de mais esforço para realizar atividades. Prejuízos na volição se evidenciam pela diminuição da vontade, do ânimo e da falta de iniciativa para realizar atividades habituais. Assim como a fatigabilidade, o retardo psicomotor afeta mente e corpo de diferentes maneiras. Tanto os movimentos como os pensamentos podem se tornar subjetiva e objetivamente mais lentos. Prejuízos cognitivos e de funções executivas se traduzem por dificuldades de raciocínio, lentificação dos pensamentos, redução da capacidade de concentração e prejuízo da memória, além de comprometer a capacidade de organização e planejamento. São comuns a latência de respostas e a sensação de "brancos" no raciocínio, pela dificuldade de sustentar atenção e prejuízo de funções executivas[68]. Para o deprimido, todos os problemas são igualmente difíceis de resolver; ele perde a capacidade de hierarquização entre eles. Em casos extremos, a lentificação psicomotora pode evoluir para o estupor depressivo, condição clínica psicótica na qual o paciente fica alheio à realidade, emudece e deixa de se alimentar. Do contrário, alguns pacientes podem apresentar agitação psicomotora, mostrando-se inquietos, andando de um lado para o outro, mexendo nos cabelos, manipulando objetos, esfregando as mãos e balançando as pernas. Sintomas de lentificação e agitação psicomotora podem coexistir. Entretanto, estudos recentes vêm demonstrando que a agitação psicomotora seria mais característica das depressões mistas bipolares (vide "Classificação e critérios diagnósticos"). Em um estudo com 7.689 deprimidos, metade tinha lentificação psicomotora e 26% tinha agitação psicomotora; ambos se correlacionaram com depressão bipolar, principalmente a agitação[69].

As alterações de humor, volição e psicomotoras se associam a alterações cognitivas e afetivas. Pensamentos e sentimentos se encontram distorcidos para o polo negativo. A depressão altera o juízo de realidade, isto é, a percepção e a interação com o entorno, afetando o ambiente social e o processamento de informações e intelectual[68]. O deprimido avalia a si mesmo e a tudo que o rodeia de forma negativista, e isso se estende a seu passado, presente e futuro, que também são tingidos de pessimismo. Em cada indivíduo preponderam diferentes sentimentos e ideias negativas: insegurança, temor, medo, menos-valia,

baixa autoestima, fracasso, ruína, inferioridade, inutilidade, insuficiência, autorrecriminação, culpa, pecado, perda de inteligência, doença grave, vazio, desesperança, suicídio etc. Os pensamentos negativos costumam se manifestar como ruminações depressivas melancólicas e dominar seus pensamentos a maior parte do dia. O paciente cria problemas que são inexistentes e amplifica o tamanho deles, sempre com um ponto de vista mais negativo. Surgem medos irracionais e preocupações excessivas, desproporcionais, por vezes com os mínimos problemas. Geralmente o deprimido justifica seu sofrimento com eventos estressantes ou dificuldades da vida e muitas vezes é possível concluir que os problemas na realidade surgiram em decorrência da própria depressão. Outras vezes se instala um raciocínio circular, quando explica o sofrimento com outros sintomas depressivos, sejam falta de memória, insônia e generalizações cognitivas, em um processo penoso de retroalimentação: por exemplo, "nada interessa", "nada dá prazer", "nunca nada dá certo", "faço tudo errado", "como é que eu posso estar bem, se não durmo, se nada tem graça, se fui demitido? ", "os outros estariam melhor se eu morresse".

O deprimido costuma manter crítica parcial acerca da doença, mas na depressão psicótica as ideias depressivas são amplificadas a ponto de se tornarem delirantes (p. ex., delírios de pecado, pobreza, culpa, doença, ruína financeira etc.), quando deixam de ser passíveis de argumentação lógica. Neste caso são frequentes as alterações de sensopercepção, como alucinações auditivas, visuais e olfativas. A depressão psicótica é um quadro grave que pode requerer internação, pois o paciente pode o paciente pode recusar alimentação e tratamento, que necessita ser incisivo.

Depressões são acompanhadas de alterações nos ritmos biológicos e sintomas neurovegetativos[6,70]. Esses distúrbios se refletem nas oscilações circadianas do humor e da atividade, com pioras matutinas ou vespertinas, do apetite e do sono. Distúrbios do sono afetam 70 a 80% dos pacientes e podem ser um biomarcador para o início de novo episódio[70]. Apetite e peso podem aumentar ou diminuir. Distúrbios do ciclo sono-vigília acarretam insônia inicial, intermediária ou terminal (despertar precoce, duas horas antes do horário habitual). O sono não costuma ser reparador, nem nos casos de hipersonia (dormir mais de 10 horas/dia): É importante lembrar que hipersonia ou dificuldade de funcionar e levantar da cama pela manhã não são efeitos colaterais do tratamento, mas sim sintomas depressivos. O apetite e o peso podem aumentar ou diminuir na depressão com características atípicas e melancólicas, respectivamente. São comuns sintomas físicos ou dolorosos, queda ou perda do desejo sexual, disfunção erétil ou ejaculação rápida. O deprimido pode concentrar suas queixas em dores e desconfortos físicos (p. ex., cefaleia, epigastralgia, dor precordial), insônia ou inapetência, na ausência de doença física. A depressão pode ocasionar quaisquer sintomas dolorosos ou físicos (difusos, descritos com sofrimento desproporcional), acentuar dores preexistentes, até mesmo confundir-se com uma síndrome dolorosa chamada fibromialgia[71]. Nesses casos, os sintomas dolorosos não se limitam ao TDM, mas são comuns na depressão com características de bipolaridade e mistas[72].

A distimia é um estado depressivo de intensidade leve e crônico (duração maior que 2 anos), marcado por mau humor, desânimo, infelicidade e pessimismo (Quadro 2)[4]. Sintomas físicos e alterações psicomotoras dificilmente ocorrem, e o indivíduo não chega a preencher critérios para o diagnóstico de depressão, o que retarda muito seu reconhecimento como doença. Tornam-se mais sensíveis a eventos estressores e avaliam a realidade de modo pessimista, amplificando os problemas. A cronicidade da distimia aumenta a morbidade e agrava o prognóstico, entre outros pela maior demora (5 a 7 anos) e pouca procura por tratamento[16]. A persistência sintomatológica compromete a crítica sobre o estado mórbido e leva o paciente a atribuir os sintomas à sua personalidade ou a dificuldades da vida, frequentemente causadas pelos próprios sintomas.

A depressão é a principal causa de suicídio, tanto no TDM (6,67%) quanto no transtorno bipolar (7,77%)[17]. Comparando com a população geral, indivíduos com TDM e distimia tentam suicídio 3,5 vezes mais ao longo da vida[73]. O risco é maior nos deprimidos sem tratamento ou tratados inadequadamente e é mandatório investigar e avaliar ativamente ideias de morte. Em graus de gravidade crescente: o deprimido pode preferir estar morto, mas jamais pensar em se matar; pode imaginar o suicídio sem planejá-lo ou, em casos graves, arquitetá-lo detalhadamente. Existem vários fatores de risco e o mais importante é a presença de tentativas prévias (Tabela 2)[18].

Tabela 2 Fatores de risco de suicídio no transtorno depressivo

Riscos não modificáveis	Riscos modificáveis
Homens de mais idade Tentativas prévias História de comportamento de automutilação Pertencer a uma minoria sexual História de problemas legais	Sintomas e eventos vitais
	Ideação suicida atual Desesperança Sintomas psicóticos Ansiedade Impulsividade Estressores financeiros (p. ex., falência) e vitimização
	Comorbidades
	Transtornos por uso de substâncias (principalmente por uso de álcool) Transtorno de estresse pós-traumático Transtornos de personalidade Doenças dolorosas crônicas (enxaquecas, artrites) Câncer

Fonte: Lam et al., 2016[18].

CLASSIFICAÇÃO E CRITÉRIOS DIAGNÓSTICOS

Nesta parte serão apresentados os critérios diagnósticos dos transtornos depressivos do DSM-5 e os códigos da CID-11[3], que entrará em vigor em 2022. As diretrizes diagnósticas de episódio depressivo são dos poucos lugares da CID-11 nas quais uma contagem de sintomas mínima é necessária[74]. Um mínimo de 5 de 10 sintomas é necessário, em vez dos 4 de 9 estipulados pela CID-10 da OMS, para aumentar a congruência com o DSM-5. Os sintomas depressivos são organizados em três grupos: afetivos, cognitivos e neurovegetativos, para auxiliar o clínico na lembrança da pesquisa de toda a sintomatologia depressiva[74]. Para receber o diagnóstico de episódio depressivo, é necessária a presença de humor depressivo ou redução do interesse em atividades quase todos os dias durante pelo menos duas semanas. Existem diferenças na classificação dos transtornos depressivos entre DSM-5 e CID-11 (Tabelas 3 e 4).

Tabela 3 Comparação da classificação dos transtornos depressivos entre CID-11 e DSM-5

DSM-5	CID-11
Transtorno depressivo maior	6A70 Transtorno depressivo episódio único
	6A71 Transtorno depressivo recorrente
Transtorno depressivo persistente (distimia)	6A72 Transtorno distímico (distimia)
–	6A73 Transtorno misto de ansiedade e depressão
Transtorno disfórico pré-menstrual	GA34.41 Transtorno disfórico pré-menstrual
Transtorno disruptivo da regulação do humor	–
Transtorno depressivo por substâncias/medicamentos	6C4_ Transtornos do humor induzidos por substâncias
Transtorno depressivo decorrente de outra condição médica	6E62 Síndrome do humor secundária, com sintomas depressivos
Transtorno depressivo não especificado	6A8Z Transtornos depressivos não especificados
Outro transtorno depressivo	6A8Y Outros transtornos depressivos especificados

Os critérios diagnósticos do DSM-5 são utilizados na prática clínica e muito importantes por serem aceitos internacionalmente nas pesquisas sobre depressão (Quadros 1 e 2). Além disso, facilitam a identificação pelo clínico por meio de critérios operacionais com os principais sintomas depressivos. Para o diagnóstico de TDM, um mínimo de 5 de um total de 9 sintomas precisa ser preenchido (Quadro 1). O diagnóstico de distimia (transtorno depressivo persistente) deve ser feito na presença de 2 sintomas dentre 6, durante um período depressivo de pelo menos 2 anos de duração (Quadro 2). Os sintomas devem causar sofrimento significativo e não serem atribuíveis a outras condições médicas gerais ou psiquiátricas.

CLÍNICA PSIQUIÁTRICA • VOLUME 2 • AS GRANDES SÍNDROMES PSIQUIÁTRICAS NO ADULTO

Tabela 4 Categorias de transtornos depressivos e comparação entre DSM-5 e CID-11

DSM-5	CID-11	Observação
TDM único/recorrente	6A70 – Transtorno depressivo episódio único (TDU) 6A71 – Transtorno depressivo recorrente (TDR)	No DSM-5 são especificadores de curso e gravidade
	6A70.0/6A71.0 – Leve	
	6A70.1 e 6A71.1/6A70.2 e 6A71.2 TDU e TDR moderado sem/com sintomas psicóticos	
	6A70.3 e 6A71.3/6A70.4 e 6A71.4 TDU e TDR grave sem/com sintomas psicóticos	
	6A70.6 e 6A71.6/6A70.7 e 6A71.7 TDU e TDR atualmente em remissão parcial/total	
Transtorno depressivo persistente	6A72 – Transtorno distímico	
Transtorno disfórico pré-menstrual	GA34.41 – Transtorno disfórico pré-menstrual	
Outro TDM especificado	6A70.Y/6A71.Y – Outro TDU/TDR especificado	
Não especificado	6A70.Z/6A71.Z – TDU/TDR não especificado	
–	6A73 – Transtorno misto de ansiedade e depressão	No DSM-5 é um especificador: sintomas ansiosos e sintomas mistos do TDM e do TB
Associado a uma condição médica geral conhecida	6E62.0 – Síndrome do humor secundária com sintomas depressivos	
Induzido por substâncias	6C4_ – Transtornos do humor induzidos por substâncias	
Transtorno disruptivo da desregulação do humor	–	Exclusivamente em crianças

TDM: transtorno depressivo maior; TDU: transtorno depressivo episódio único; TDR: transtorno depressivo recorrente; TB: transtorno bipolar.

Quadro 1 Critérios diagnósticos de depressão maior segundo o DSM-5

A. No mínimo cinco dos sintomas seguintes estiveram presentes durante o mesmo período de duas semanas e representam uma alteração a partir do funcionamento anterior; no mínimo um dos sintomas é (1) humor deprimido ou (2) perda de interesse ou prazer.
Nota: não incluir sintomas nitidamente causados por outra condição médica.
1. Humor deprimido na maior parte do dia, quase todos os dias, indicado pelo relato subjetivo (p. ex., diz sentir-se triste, vazio, sem esperança) ou observações feitas por terceiros (p. ex., parece choroso). Nota: em crianças e adolescentes, pode ser humor irritável.
2. Acentuada diminuição do interesse ou prazer em todas ou quase todas as atividades, na maior parte do dia, quase todos os dias (indicado pelo relato subjetivo ou observações de terceiros).
3. Perda ou ganho significativo de peso sem estar de dieta (p. ex., alteração de mais de 5% do peso corporal em 1 mês) ou aumento ou diminuição do apetite quase todos os dias. Nota: em crianças, considerar a incapacidade de ganhar o peso esperado.
4. Insônia ou hipersonia quase todos os dias.
5. Agitação ou retardo psicomotor quase todos os dias (observáveis pelos outros, não apenas sensações subjetivas de inquietação ou de estar mais lento).
6. Fadiga ou perda de energia quase todos os dias.
7. Sentimentos de inutilidade ou culpa excessiva ou inadequada (que pode ser delirante) quase todos os dias (não apenas autorrecriminação ou culpa por estar doente).
8. Capacidade diminuída de pensar ou se concentrar, ou indecisão, quase todos os dias (por relato subjetivo ou observação de outros).
9. Pensamentos recorrentes de morte (não apenas medo de morrer), ideação suicida recorrente sem um plano específico, tentativa de suicídio ou plano específico de cometer suicídio.

(continua)

Quadro 1   Critérios diagnósticos de depressão maior segundo o DSM-5 (*continuação*)

B. Os sintomas causam sofrimento clinicamente significativo ou comprometimento social, ocupacional ou em outras áreas importantes do funcionamento.
C. O episódio não é atribuível aos efeitos fisiológicos de uma substância ou outra condição médica.
D. O episódio de depressão maior não se explica melhor por transtorno esquizoafetivo, esquizofrenia, transtorno esquizofreniforme, transtorno delirante ou outros transtornos especificados ou não especificados do espectro da esquizofrenia e outros psicóticos.
E. Nunca houve um episódio maníaco ou hipomaníaco.

DISTIMIA

Mais de 95 % dos pacientes com distimia desenvolverá algum episódio depressivo ao longo da vida e não foi encontrada distinção clínica com a depressão maior[4]. Por isso, no DSM-5 a distimia passou a ser uma depressão crônica de qualquer gravidade, chamada transtorno depressivo persistente (TDP) (Quadro 2). Entretanto, a CID-11 manterá o conceito original de transtorno distímico ou distimia como sendo uma depressão crônica mais leve que o franco episódio depressivo. A CID-11 excluirá a categoria Transtornos do humor persistentes da CID-10[75], composta por distimia e ciclotimia, e ambos passarão a ser classificados no transtorno depressivo e no transtorno bipolar, respectivamente. Se o episódio depressivo atual for persistente, ele pode ser assinalado no item Apresentações sintomáticas e de curso da CID-11 (Tabela 5).

Quadro 2   Critérios diagnósticos do transtorno depressivo persistente (distimia) do DSM-5

A. Humor deprimido na maior parte do dia, na maioria dos dias, indicado por relato subjetivo ou observação feita por terceiros, pelo período mínimo de 2 anos. Nota: em crianças e adolescentes, o humor pode ser irritável, com duração mínima de 1 ano.
B. Presença, enquanto deprimido, de duas (ou mais) das seguintes características: 1. Apetite diminuído ou hiperfagia 2. Insônia ou hipersonia 3. Baixa energia ou fadiga 4. Baixa autoestima 5. Concentração fraca ou dificuldade em tomar decisões 6. Sentimentos de desesperança

O transtorno distímico é caracterizado por um humor depressivo persistente (ou seja, com duração de 2 anos ou mais), durante a maior parte do dia, na maioria dos dias (CID-11). Em crianças e adolescentes, o humor deprimido pode se manifestar como irritabilidade generalizada. O humor deprimido é acompanhado por sintomas adicionais, como interesse ou prazer significativamente diminuído em atividades, concentração e atenção reduzidas ou indecisão, baixa autoestima ou culpa excessiva ou inadequada, desesperança sobre o futuro, sono perturbado ou aumento do sono, diminuição ou aumento do apetite, ou baixa energia ou fadiga. Durante os primeiros 2 anos do transtorno, nunca houve um período de 2 semanas durante o qual o número e a duração dos sintomas foram suficientes para preencher o diagnóstico de Episódio depressivo (CID-11). Não há história de episódios maníacos, mistos ou hipomaníacos.

Tabela 5   Apresentações sintomáticas e de curso para episódios de humor em transtornos de humor da CID-11

Subtipos de apresentações sintomáticas e de curso	Características do episódio depressivo
6A80.0 Sintomas de ansiedade proeminentes em episódios de humor	Sintomas de ansiedade clinicamente significativos (p. ex., sentir-se nervoso, ansioso ou no limite, não ser capaz de controlar pensamentos preocupantes, medo de que algo terrível aconteça, ter problemas para relaxar, tensão motora, sintomas autonômicos) durante as últimas 2 semanas.
6A80.1 Ataques do pânico em episódios de humor	Ataques de pânico recorrentes ($\geq$ 2) durante o último mês, especificamente em resposta a cognições características do episódio depressivo que provocam ansiedade.
6A80.2 Episódio depressivo atual persistente	Episódio depressivo durante $\geq$ 2 anos.
6A80.3 Episódio depressivo atual com melancolia	Vários dos sintomas estão presentes: anedonia generalizada, ausência de reatividade do humor (humor não melhora mesmo com estímulos prazerosos), insônia terminal (despertar $\geq$ 2 horas mais cedo que o habitual), piora matinal dos sintomas, acentuada lentificação ou agitação psicomotoras, acentuada perda de apetite ou peso.
6A80.4 Padrão sazonal de início do episódio de humor	Existe um padrão regular de início e término dos episódios em determinada estação e a maioria dos episódios relevantes segue este padrão.

TRANSTORNO MISTO DE ANSIEDADE E DEPRESSÃO

O transtorno misto de ansiedade e depressão foi transferido dos transtornos ansiosos na CID-10 para transtornos depressivos na CID-11 em razão das evidências de superposição com sintomas do humor e sua importancia na atenção primária[74]. É caracterizado por sintomas de ansiedade e depressão, que não são suficientemente graves, numerosos ou persistentes para justificar o diagnóstico de um episódio depressivo, distimia ou um transtorno de ansiedade ou fóbico-ansioso. O humor deprimido ou o interesse diminuído nas atividades devem estar presentes, acompanhados de sintomas depressivos adicionais, bem como múltiplos sintomas de ansiedade. Descartou-se o transtorno bipolar, contudo, nas pesquisas de campo da CID-11, faltou rastrear sintomas hipomaníacos frequentes na presença de ansiedade e depressão[76,77], que podem agravar o prognóstico pelo uso inadequado de antidepressivos no tratamento[78].

SUBTIPOS DEPRESSIVOS

As depressões são condições clínicas heterogêneas, de apresentação clínica e curso variáveis. Os subtipos depressivos são classificados de acordo com a sintomatologia (melancólica, psicótica, atípica), a polaridade (bipolar ou unipolar), o curso (recorrente, persistente), fatores desencadeantes (sazonal, puerperal) e gravidade (leve, moderada ou grave)[79]. O episódio depressivo atual com melancolia da CID-11 equivale à depressão com sintomas somáticos da CID-10[75]. Tanto o TDM quanto a distimia podem ser especificados de acordo com a apresentação clínica. Ambos os sistemas diagnósticos, CID-11 e DSM-5, definem a gravidade como segue: depressão leve não incapacita, mas causa sofrimento significativo; depressão moderada afeta parcialmente as funções do indivíduo e a grave incapacita social e/ou profissionalmente. Na Tabela 6 estão descritos especificadores da depressão maior do DSM-5, que são os subtipos mais importantes, e sua correlação com a CID-11. Aplicam-se ao episódio atual ou mais recente, pois o deprimido pode apresentar diferentes subtipos depressivos ao longo da vida. No DSM-5 foram incluídos os especificadores "com sofrimento ansioso" e "com características mistas". A ansiedade é um sintoma frequente nas depressões, que piora seu prognóstico[12,80].

Os sintomas mistos maníaco-depressivos, que pertenciam ao transtorno bipolar (TB) e integravam a categoria estado misto, também passaram a ser aplicáveis ao TDM não bipolar no DSM-5, a fim de identificar deprimidos propensos a desenvolverem TB (Tabela 6). Isso representou um enorme avanço na classificação dos transtornos do humor, uma vez que o estado misto da CID-10 e do DSM-IV é muito raro e não reflete a prática clínica, porque exigiam um episódio franco de mania e de depressão presentes simultaneamente[81]. Estudos recentes apontam para outra realidade clínica: prevalência de 24% de sintomas mistos no TDM conforme diferentes critérios e de 70 % no transtorno bipolar[82]; comparando com deprimidos sem sintomas maníacos superpostos, apresentaram depressões mais graves e maior risco de suicídio, taxas superiores de comorbidades com transtornos ansiosos e por abuso/dependência de substâncias e se confundem mais frequentemente com transtorno de personalidade *borderline*[83,84]. Quanto ao tratamento, recebem significativamente mais antidepressivos e polifarmácia

com antipsicóticos e estabilizadores do humor[83]. O uso de antidepressivos nessas condições agrava a sintomatologia e aumenta o risco de ciclagem para hipo/mania, devendo ser evitados em monoterapia[78,85]. Apesar da elevada prevalência no TDM e no TB, a CID-11 não incorporou todo o conhecimento científico acumulado na última década sobre a importância clínica e prognóstica dos sintomas mistos[80,82]. A impossibilidade de diagnosticar sintomas mistos depressivos na CID-11 significa que os pacientes receberão outro diagnóstico, possivelmente de transtorno misto de ansiedade e depressão, e correrão o risco de serem inadequadamente tratados. Os diferentes subtipos de depressão são importantes na escolha do tratamento antidepressivo mais adequado. A Tabela 6 traz uma comparação entre DSM-5 e CID-11[79].

O item 6A80 "Apresentações sintomáticas e de curso para episódios de humor em transtornos de humor" da CID-11 apresenta categorias que podem ser aplicadas na descrição da apresentação e características dos episódios de humor durante um episódio único ou recorrente do transtorno depressivo, transtorno bipolar tipo I ou transtorno bipolar tipo II (Tabela 5). Essas categorias nunca devem ser usadas no código primário. São suplementares e se prestam à identificação de características clínicas importantes dos transtornos depressivos. Tais categorias não são mutuamente exclusivas, e várias podem ser adicionadas caso se apliquem. No caso do DSM-5, chamam-se especificadores (Tabela 6).

DIAGNÓSTICO DIFERENCIAL

Depressão é diferente de infelicidade ou sintomas de tristeza típicos. O TDM deve representar uma condição distinta do habitual do indivíduo, uma ruptura ou agravamento importante do padrão prévio de humor. Sintomas de luto se superpõem aos do TDM, mas se forem graves e persistirem além do período agudo do luto, deve-se diagnosticar depressão. Se eles forem atribuídos a outro estressor que não a perda de um ente querido, a alternativa é o transtorno de ajustamento, que se desenvolve em 2 a 3 meses depois do evento[6]. Em nenhum dos casos os critérios diagnósticos de TDM devem ter sido preenchidos porque eventos estressores são comuns no TDM e não o justificam.

No diagnóstico diferencial com a esquizofrenia, é preciso diferenciar resíduos depressivos, que persistem depois da crise, com depressão pós-esquizofrênica ou embotamento afetivo. Quando a depressão é psicótica, frequentemente as alterações sensoperceptivas se limitam à sensação de ouvir barulhos ou a ilusões (p. ex., impressão de ver vultos). Os sintomas psicóticos são menos floridos e intensos que na esquizofrenia, mas acontecem em depressões graves, são de conteúdo negativo e associados à falta de crítica e confusão mental. Entretanto, vale ressaltar que um sujeito com diagnóstico primário de esquizofrenia pode sim desenvolver TDM, o que nessas condições apresenta-se principalmente com melancolia, piora do ânimo e apatia.

O principal diagnóstico diferencial psiquiátrico do TDM é a depressão bipolar, porque os sintomas são os mesmos, mas esta cursa com episódios de hipomania e/ou mania durante a

10 · TRANSTORNO DEPRESSIVO E DISTIMIA — 367

Tabela 6 Especificadores do transtorno depressivo maior do DSM-5 e equivalência com a CID-11

Especificador DSM-5	Características/critérios operacionais DSM-5	Equivalência na CID-11
Sofrimento ansioso	≥ 2 sintomas	6A80.0 Sintomas de ansiedade proeminentes
Observado no TDM e na depressão bipolar Associado a maior risco de suicídio Maior duração da doença e pior resposta a tratamentos	1. Sentir-se tenso ou ligado 2. Sentir-se inquieto 3. Falta de concentração causada por preocupação 4. Medo de acontecer algo horrível 5. Sensação de que a pessoa possa perder o controle de si mesma	
Características mistas	≥ 3 sintomas	–
Fator de risco importante para o desenvolvimento do TB tipo I ou II. Útil no planejamento terapêutico e na monitoração da resposta ao tratamento com antidepressivos, porque estes podem agravar a doença	1. Humor elevado, expansivo 2. Autoestima aumentada ou grandiosidade 3. Mais falante que o habitual ou pressão para continuar falando 4. Fuga de ideias ou sensação subjetiva de que os pensamentos estão acelerados 5. Aumento de energia ou de atividade dirigida a objetivos (socialmente, no trabalho ou na escola) 6. Envolvimento aumentado ou excessivo em atividades de alto potencial de consequências ruins (p. ex., compras desenfreadas, indiscrições sexuais, investimentos em negócios insensatos) 7. Redução da necessidade de sono (sentir-se repousado, apesar de dormir menos que o habitual)	
Melancólica	Anedonia ou humor depressivo não reativo a estímulos prazerosos e ≥ 3 sintomas	6A80.3 Episódio atual com melancolia
Depressão grave, frequente em internados	1. Tristeza de qualidade distinta da normal, morosidade, sensação de vazio 2. Depressão pior de manhã 3. Despertar precoce (2 h ou mais antes do que o habitual) 4. Retardo ou agitação psicomotora acentuadas 5. Acentuada diminuição de apetite, perda de peso 6. Sentimentos de culpa excessivos ou inapropriados	
Atípica	Reatividade do humor a estímulos prazerosos e ≥ 2	–
Mais comum em deprimidos bipolares	1. Aumento de apetite e/ou ganho de peso 2. Hipersonia 3. Exaustão (sensação de peso nas pernas e nos braços) 4. Padrão duradouro de sensibilidade à rejeição interpessoal	
Psicótica Presença de delírios e/ou alucinações	Congruentes com o humor – inadequação pessoal, culpa, doença, morte, niilismo, punição merecida	6A70.2 e 6A70.4 Episódio depressivo único moderado/grave com sintomas psicóticos 6A71.2 e 6A71.4 Episódio depressivo recorrente moderado/grave com sintomas psicóticos
	Incongruentes com o humor – persecutórios, religiosos, em geral associados a delírios/alucinações de conteúdos depressivos	
Com catatonia	Comportamentos ou movimentos estranhos, como imobilidade, atividade motora excessiva despropositada, rigidez ou adoção de posturas bizarras, imitação de gestos e palavras; quadro raro	
Início no periparto	3-6% das mulheres apresentam TDM durante a gestação até as primeiras quatro semanas após o parto, em geral em primíparas; 50% delas apresentam depressão desde a gestação Quando psicótica, está associada ao TB tipo I e história familiar de TB; nestes casos, 30-50% recidivam em novas gestações	6E20 Transtornos mentais ou de comportamento associados a gestação, parto e puerpério sem sintomas psicóticos 6E20.0 Depressão pós-parto 6E21 Transtornos mentais ou de comportamento associados a gestação, parto e puerpério com sintomas psicóticos

(continua)

Tabela 6 Especificadores do transtorno depressivo maior do DSM-5 e equivalência com a CID-11 (*continuação*)

Especificador DSM-5	Características/critérios operacionais DSM-5	Equivalência na CID-11
Padrão sazonal • Associado a TDM e depressão bipolar, mais comum no TB tipo II • Depressões do inverno são mais frequentes em jovens	TDM recorrente no qual por 2 anos seguidos houve início e remissão em determinadas estações do ano, geralmente iniciando no outono ou inverno e remitindo na primavera Remissões totais ou ciclagem para mania ou hipomania também acontecem em determinado período do ano. Devem predominar episódios sazonais em relação aos não sazonais durante a vida	6A80.4 Início do episódio com padrão sazonal
		6A80.1 Com ataques de pânico
Transtorno depressivo persistente		6A80.2 Episódio depressivo atual persistente

TDM: transtorno depressivo maior; TB: transtorno bipolar.

vida e o tratamento requer estabilizadores do humor e/ou antipsicóticos, ao passo que antidepressivos em monoterapia agravam o prognóstico, com desenvolvimento de depressões resistentes à farmacoterapia, sintomas mistos ou ciclagem para hipo/mania[14,80]. O deprimido não tem condições de relatar/lembrar de episódios hipo/maníacos do passado durante um episódio agudo, a não ser que sejam adequada e ativamente pesquisados e isto requer *expertise* do profissional. Frequentemente se necessita coletar informação de terceiros para fechar o diagnóstico e determinar a história familiar de transtornos do humor e TB. Na Tabela 7 estão listadas as características sugestivas de depressão bipolar, a fim de auxiliar no diagnóstico diferencial. A presença de sintomas mistos (hipomaníacos) durante o episódio depressivo deve significar um alerta para a possibilidade de se tratar de um TB ou de que um franco TB esteja em curso[4]. Depressões mistas apresentam uma fenomenologia distinta do TDM puro, com base em vários estudos clínicos recentes: hiper-reatividade, incluindo impulsividade, agressividade, agitação e labilidade do humor[80,84,86]. Depressões com aumento de impulsividade (associadas a uso de substâncias, abuso de sedativos, tranquilizantes, aumento de sexo/libido, compras impulsivas, comer por ansiedade, excesso de internet e jogos etc.) devem levantar a suspeita de TB[79]. A presença de ansiedade pode esconder uma depressão com sintomas mistos que na realidade é bipolar[77,80]. Sintomas mistos correlacionam-se com aumento do risco de suicídio e de comorbidades com abuso de álcool/drogas e obesidade, e são confundidos com transtornos de ansiedade e transtorno de personalidade *borderline*[84,87].

Existem diagnósticos diferenciais com várias condições clínicas e medicações suspeitas de serem associadas a quadros depressivos, mas nem todas vieram a ser comprovadas em estudos controlados (Quadro 3)[67]. Na suposição de depressão associada a alguma medicação, é importante notar se há relação cronológica entre a introdução ou o aumento de dose do fármaco e o início dos sintomas afetivos. Deve-se ter em mente que existem várias doenças crônicas comórbidas com TDM, inclusive cardiovasculares, artrites, hepatites, asma, dor lombar, doenças pulmonares crônicas, hipertensão e enxaqueca[18]. A depressão aumenta em 80% a mortalidade por causas somáticas, principalmente cardiovasculares, especialmente coronariopatias (81%), mas também decorrentes de diabetes (60%),

Tabela 7 Características preditivas de depressão bipolar no episódio depressivo

História clínica	História familiar de transtorno bipolar Início da depressão < 25 anos > número de episódios depressivos Depressão pós-parto Episódio depressivo de início abrupto Depressão mais grave
Resposta a antidepressivos	Pior resposta Perda de resposta Indução de hipomania ou sintomas mistos
Sintomas	Psicóticos Atípicos (hipersonia, aumento de apetite/peso) Hipomaníacos subsindrômicos Impulsividade Agressividade/hostilidade
Comorbidades	Transtornos por uso de substâncias (álcool, drogas, sedativos, benzodiazepínicos)

Fonte: adaptado de Stahl et al., 2017[87].

hipertensão (42%), AVC (34%), doença de Alzheimer (66%) e obesidade (58%)[88]. A depressão é um fator de risco independente de doença cardíaca isquêmica e mortalidade cardiovascular, inclusive em jovens, e fatores de risco cardiovasculares também estão associados ao início da depressão na idade avançada[18]. A depressão de um lado afeta a adesão aos tratamentos e a prevenção primária, e de outro lado doenças médicas gerais comprometem a qualidade de vida dos deprimidos e a resposta aos antidepressivos[87].

EXAMES COMPLEMENTARES

No TDM os exames complementares deverão ser solicitados sempre que houver comorbidades médicas ou condições clínicas que estejam associadas a síndromes depressivas. Em casos de TDM, apresentam um papel importante para o diagnóstico diferencial e a segurança do tratamento antidepressivo em todas as faixas etárias. Tais exames são importantes na avaliação de sintomas clínicos atípicos e de comorbidades com outras doenças sistêmicas.

Quadro 3 Principais condições clínicas associadas à depressão

Cardiovasculares: infarto agudo do miocárdio e circulação extracorpórea
Doenças autoimunes, principalmente lúpus eritematoso sistêmico
Endocrinológicas: hipo e hipertireoidismo, doença de Addison, síndrome de Cushing, hipopituitarismo, hiperparatireoidismo
Hematológicas e metabólicas: anemias, deficiência de folato, deficiência de vitamina B12, deficiência de tiamina, insuficiência hepática, doença de Wilson, porfiria, hipo ou hipercalcemia
Infecções: mononucleose, hepatites, influenza, HIV e infecções do SNC
Neurológicas: lesões cerebrais (p. ex., tumores, lesões vasculares, trauma cranioencefálico, abscesso e outras lesões infecciosas), principalmente acometendo região frontal esquerda; meningites e meningoencefalites; neurolúpus; esclerose múltipla; hidrocefalia; epilepsia; demências; doença de Parkinson
Neoplasias: câncer de pâncreas e de pulmão, síndromes paraneoplásicas
Medicações: reserpina e metildopa (anti-hipertensivos); corticosteroides; anti-inflamatórios não hormonais; interferona; vigabatrina e topiramato (antiepilépticos); uso prolongado de benzodiazepínicos e barbitúricos; intoxicação por depressores do SNC (p. ex., álcool) e abstinência de psicoestimulantes (p. ex., cocaína) e opiáceos

SNC: sistema nervoso central.

TRATAMENTO

No TDM, antidepressivos são o tratamento de escolha no episódio agudo e no tratamento de manutenção em casos que requeiram farmacoterapia para a prevenção de novas recorrências[18,89]. Uma série de marcadores clínicos e laboratoriais apontam para maior ou menor probabilidade de resposta[89]. Entre os fatores de bom prognóstico estão menor tempo de doença não tratada e tempo de resposta ao antidepressivo (< 15 dias), ao passo que a presença de comorbidades psiquiátricas e clínicas gerais (dolorosas, neurológicas, cardiovasculares e cumulativas) indicam má resposta clínica. É fundamental iniciar o tratamento antidepressivo o quanto antes e as diretrizes de tratamento encontram-se no Volume 3, no Capítulo "Tratamento dos transtornos depressivos".

CONSIDERAÇÕES FINAIS

Transtornos depressivos afetam mais de 20% da população geral ao longo da vida, incapacitando parcial ou totalmente as

Tabela 8 Exames complementares de rotina para depressão unipolar

Exame	Justificativa – diagnóstico diferencial
Hemograma completo	Anemia e infecções – também podem levar a letargia e fadiga
TSH, T4 livre, T4, T3	Hipo ou hipertireoidismo – podem causar sintomas semelhantes aos da depressão
Creatinina, ureia	Doenças renais – capazes de mimetizar sintomas depressivos; necessários ao ajuste da dose dos AD no caso de insuficiência renal
AST, ALT, FA, GGT, TP, KTTP	Hepatopatias – também podem causar sintomas semelhantes aos da depressão, como fadiga e letargia. Recomenda-se investigar a função hepática antes do início dos AD
Glicemia de jejum, Hba1c	Pacientes com diabetes apresentam maior risco de depressão. Recomenda-se avaliar a glicemia de jejum antes de iniciar associação de AD com antipsicóticos atípicos pelo risco de síndrome metabólica
Colesterol total e frações	Alguns AD do tipo ISRS podem alterar o perfil lipídico e por isso recomenda-se uma avaliação basal no início do tratamento
Ácido fólico e vitamina B12	Baixos níveis podem mimetizar sintomas depressivos e até mesmo dificultar a resposta antidepressiva
Tomografia ou ressonância magnética cerebral	Para descartar causas secundárias como acidente vascular cerebral, neoplasias e outras lesões de massa, especialmente em idosos ou casos associados a sintomas neurológicos

AD: antidepressivos; ISRS: inibidores seletivos de recaptura de serotonina.

relações pessoais, no trabalho e no lazer, e podem levar ao suicídio. Mulheres são duas a três vezes mais acometidas.

Metade dos casos tem curso recorrente e o risco de outro episódio aumenta a cada nova recorrência; 20% cronificam e mantêm sintomas sindrômicos ou residuais.

O quadro clínico se caracteriza por humor depressivo e/ou falta de motivação, anedonia e pensamentos e sentimentos negativos; sintomas físicos são expressão sintomática comum, além de alterações de apetite/peso, sono e dos ritmos biológicos.

O diagnóstico diferencial é importante, principalmente com depressão bipolar, porque o tratamento com antidepressivos pode agravar o prognóstico.

Antidepressivos são o tratamento de escolha e devem ser iniciados o quanto antes para reduzir o ônus.

Vinheta clínica

Identificação: F.R., 44 anos, sexo feminino, solteira, negra, comerciante.

Queixa principal: facilidade para chorar e pensamentos pessimistas frequentes.

História da doença atual: conta que há 4 meses vem gradualmente perdendo o ânimo para fazer atividades prazerosas de sua rotina, como praticar exercícios e cozinhar. Queixa-se de muita preguiça, demora para levantar da cama todas as manhãs e procrastinação nas tarefas do dia a dia, já relatando prejuízos no trabalho e na sua organização caseira. Também informa problemas para manter o foco em atividades simples como assistir televisão e problemas para se lembrar do nome de objetos, lugares e pessoas. Descreve que nos últimos 30 dias apresenta pessimismo intenso e intrusivo: está se achando menos capaz e duvidando de si mesma em temas nos quais antes tinha muita segurança pessoal, como atender seus clientes no trabalho. Tem dificuldade para iniciar o sono na maior parte das noites, e o sono está fragmentado. Nega pensamentos de morte, mas pensa frequentemente sobre qual é o objetivo de estar viva. Reconhece que se sente triste e com humor fragilizado a maior parte do tempo, apesar de não encontrar motivos claros para isso. Nega perda ou ganho de peso ou alteração de apetite.

História médica pregressa: previamente hígida, relata nunca ter se sentido dessa forma antes. No momento não usa nenhuma medicação de uso contínuo. Ciclo menstrual irregular há pelo menos 3 meses. Sem filhos.

História familiar: na sua família, por parte de ambos pais, apresenta histórico de tios e primos com depressão. Relata que seus pais nunca receberam diagnóstico psiquiátrico, mas reconhece que sua mãe sempre foi uma pessoa muito triste e pessimista.

Para aprofundamento

- Pacchiarotti I, Kotzalidis GD, Murru A, Mazzarini L, Rapinesi C, Valentí M, et al. Mixed features in depression: the unmet needs of Diagnostic and Statistical Manual of Mental Disorders Fifth Edition. Psychiatr Clin North Am. 2020;43(1):59-68.
  - ⇨ Artigo recente que discute os limites do diagnóstico do TDM com o TB, com críticas atuais sobre os critérios diagnósticos do TDM do DSM-5, que nem sequer farão parte da CID-11. Apresenta detalhes do quadro clínico e características que apontam para características clínicas do TDM associadas a ansiedade, gravidade, resistência terapêutica e maior risco de suicídio.
- Kennis M, Gerritsen L, van Dalen M, Williams A, Cuijpers P, Bockting C. Prospective biomarkers of major depressive disorder: a systematic review and meta-analysis. Mol Psychiatry. 2020;25(2):321-338.
  - ⇨ Esta metanálise oferece uma abordagem muito completa sobre biomarcadores no transtorno depressivo.
- Kraus C, Kadriu B, Lanzenberger R, Zarate CA Jr, Kasper S. Prognosis and improved outcomes in major depression: a review. Transl Psychiatry. 2019;9(1):127.
  - ⇨ Esta recente revisão merece uma leitura aprofundada, uma vez que traz o estado da arte sobre marcadores biológicos do TDM, diretrizes de tratamento e novas terapêuticas.

REFERÊNCIAS BIBLIOGRÁFICAS

1. Kessler RC, Birnbaum HG, Shahly V, Bromet E, Hwang I, McLaughlin KA, et al. Age differences in the prevalence and co-morbidity of DSM-IV major depressive episodes: results from the WHO World Mental Health Survey Initiative. Depress Anxiety. 2010 Apr;27(4):351-64.
2. Ferrari AJ, Charlson FJ, Norman RE, Patten SB, Freedman G, Murray CJ, et al. Burden of depressive disorders by country, sex, age, and year: findings from the global burden of disease study 2010. PLoS Med. 2013;10(11):e1001547.
3. World Health Organization. International classification of diseases 11th revision (ICD-11). Disponível em: https://icd.who.int/.
4. American Psychiatric Association (APA). Diagnostic and Statistical Manual of Mental Disorders, Fifth Edition (DSM-5). Washington, DC: APA; 2013.
5. Bromet E, Andrade LH, Hwang I, Sampson NA, Alonso J, de Girolamo G, et al. Cross-national epidemiology of DSM-IV major depressive episode. MC Med. 201126;9:90.
6. **Malhi GS, Mann JJ. Depression. Lancet. 2018;392(10161):2299-312.**
   - ⇨ Artigo que resume bem informações gerais do TDM, integrando epidemiologia, quadro clínico, classificação, curso e terapêutica.
7. Moreno DH, Andrade LH. Prevalence and characteristics of DSM5 manic-depressive spectrum compared to MDD and subthreshold bipolarity in the São Paulo megacity population-based study. Poster 81 [Internet]. Disponível em: https://onlinelibrary.wiley.com/doi/full/10.1111/bdi.12480
8. Charlson FJ, Ferrari AJ, Flaxman AD, Whiteford HA. The epidemiological modelling of dysthymia: application for the Global Burden of Disease Study 2010. J Affect Disord. 2013;151(1):111-20.
9. Slavich GM, Sacher J. Stress, sex hormones, inflammation, and major depressive disorder: extending social signal transduction theory of depression to account for sex differences in mood disorders. Psychopharmacology (Berl). 2019;236(10):3063-79.
10. Kessler RC, Bromet EJ. The epidemiology of depression across cultures. Annu Rev Public Health. 2013;34:119-38.
11. Moreno C, Hasin DS, Arango C, Oquendo MA, Vieta E, Liu S, et al. Depression in bipolar disorder versus major depressive disorder: results from the National Epidemiologic Survey on Alcohol and Related Conditions. Bipolar Disord. 2012 May;14(3):271-82.
12. Verduijn J, Verhoeven JE, Milaneschi Y, Schoevers RA, van Hemert AM, Beekman ATF, Penninx BWJH. Reconsidering the prognosis of major depressive disorder across diagnostic boundaries: full recovery is the exception rather than the rule. BMC Med. 2017;15:.
13. Kessing LV, Willer I, Andersen PK, Bukh JD. Rate and predictors of conversion from unipolar to bipolar disorder: a systematic review and meta-analysis. Bipolar Disord. 2017;19(5):324-35.
14. Jha MK, Malchow AL, Grannemann BD, Rush AJ, Trivedi MH. Do baseline sub-threshold hypomanic symptoms affect acute-phase antidepressant outcome in outpatients with major depressive disorder? Preliminary findings from the randomized CO-MED trial. Neuropsychopharmacology. 2018;43(11):2197-203.
15. Choi KW, Na EJ, Hong JP, Cho MJ, Fava M, Mischoulon D, Jeon HJ. Comparison of suicide attempts in individuals with major depressive disorder with and without history of subthreshold hypomania: a nationwide community sample of Korean adults. J Affect Disord. 2019;1;248:18-25.
16. **Gureje O. Dysthymia in a cross-cultural perspective. Curr Opin Psychiatry. 2011;24(1):67-71.**
    - ⇨ Artigo que resume as principais informações epidemiológico-clínicas do transtorno distímico.
17. Nordentoft M, Mortensen PB, Pedersen CB. Absolute risk of suicide after first hospital contact in mental disorder. Arch Gen Psychiatry. 2011;68(10):1058-64.
18. Lam RW, McIntosh D, Wang J, Enns MW, Kolivakis T, Michalak EE, et al.; CANMAT Depression Work Group. Canadian Network for Mood and Anxiety Treatments CANMAT) 2016 Clinical Guidelines for the Management of Adults with Major Depressive Disorder: Section 1. Disease Burden and Principles of Care. Can J Psychiatry. 2016;61(9):510-23.

19. John A, Patel U, Rusted J, Richards M, Gaysina D. Affective problems and decline in cognitive state in older adults: a systematic review and meta-analysis. Psychol Med. 2019;49(3):353-65.

20. Penninx BWJH. Depression and cardiovascular disease: epidemiological evidence on their linking mechanisms. Neurosci Biobehav Rev. 2017;74(Pt B):277-86.

21. Walker ER, McGee RE, Druss BG. Mortality in mental disorders and global disease burden implications: a systematic review and meta-analysis. JAMA Psychiatry. 2015;72(4):334-41.

22. Katon WJ. Epidemiology and treatment of depression in patients with chronic medical illness. Dialogues Clin Neurosci. 2011;13(1):7-23.

23. Darrow SM, Verhoeven JE, Révész D, Lindqvist D, Penninx BWJH, Delucchi KL, et al. The association between psychiatric disorders and telomere length: a meta-analysis involving 14,827 persons. Psychosom Med. 2016;78(7):776-87.

24. Han LKM, Aghajani M, Clark SL, Chan RF, Hattab MW, Shabalin AA, et al. Epigenetic aging in major depressive disorder. Am J Psychiatr. 2018;175(8):774-82.

25. Koutsouleris N, Davatzikos C, Borgwardt S, Gaser C, Bottlender R, Frodl T, et al. Accelerated brain aging in schizophrenia and beyond: a neuroanatomical marker of psychiatric disorders. Schizophr Bull. 2014;40(5):1140-53.

26. Kennis M, Gerritsen L, van Dalen M, Williams A, Cuijpers P, Bockting C. Prospective biomarkers of major depressive disorder: a systematic review and meta-analysis. Mol Psychiatry. 2019;5(2):321-38.

27. van Velzen LS, Kelly S, Isaev D, Aleman A, Aftanas LI, Bauer J, et al. White matter disturbances in major depressive disorder: a coordinated analysis across 20 international cohorts in the ENIGMA MDD working group. Mol Psychiatry. 2020 Jul;25(7):1511-25.

28. Schmaal L, Hibar DP, Sämann PG, Hall GB, Baune BT, Jahanshad N, et al. Cortical abnormalities in adults and adolescents with major depression based on brain scans from 20 cohorts worldwide in the ENIGMA Major Depressive Disorder Working Group. Mol Psychiatry, .017;22(6):900-9.

29. Shi Y, Li J, Feng Z, Xie H, Duan J, Chen F, Yang H. Abnormal functional connectivity strength in first-episode, drug-naïve adult patients with major depressive disorder. Prog Neuropsychopharmacol Biol Psychiatry. 2020;97:109759.

30. Lener MS, Niciu MJ, Ballard ED, Park M, Park LT, Nugent AC, Zarate CA Jr. Glutamate and gamma-aminobutyric acid systems in the pathophysiology of major depression and antidepressant response to ketamine. Biol Psychiatry. 2017;81(10):886-97.

31. Miller AH, Raison CL. The role of inflammation in depression: from evolutionary imperative to modern treatment target. Nat Rev Immunol. 2016;16(1):22-34.

32. Germain A, Kupfer DJ. Circadian rhythm disturbances in depression. Hum Psychopharmacol. 2008;23(7):571-85.

33. Gonda X, Petschner P, Eszlari N, Baksa D, Edes A, Antal P, et al., Genetic variants in major depressive disorder: from pathophysiology to therapy. Pharmacol Ther. 2019;194:22-43.

34. Clapp M, Aurora N, Herrera L, Bhatia M, Wilen E, Wakefield S. Gut microbiota's effect on mental health: the gut-brain axis. Clin Pract. 2017;7(4):987.

35. Hao WZ, Li XJ, Zhang PW, Chen JX. A review of antibiotics, depression, and the gut microbiome. Psychiatry Res. 2020;112691.

36. Duman RS, Deyama S, Fogaça MV. Role of BDNF in the pathophysiology and treatment of depression: activity-dependent effects distinguish rapid-acting antidepressants. Eur J Neurosci. 2019:10.1111/ejn.14630.

37. Black CN, Bot M, Scheffer PG, Penninx BW. Oxidative stress in major depressive and anxiety disorders, and the association with antidepressant use; results from a large adult cohort. Psychol Med. 2017;47(5):936-48.

38. Rawdin BJ, Mellon SH, Dhabhar FS, Epel ES, Puterman E, Su Y, et al. Dysregulated relationship of inflammation and oxidative stress in major depression. Brain Behav Immun. 2013;31:143-52.

39. Baumeister D, Russell A, Pariante CM, Mondelli V. Inflammatory biomarker profiles of mental disorders and their relation to clinical, social and lifestyle factors. Soc Psychiatry Psychiatr Epidemiol. 2014;49(6):841-9.

40. Schuch FB, Deslandes AC, Stubbs B, Gosmann NP, Silva CT, Fleck MP. Neurobiological effects of exercise on major depressive disorder: a systematic review. Neurosci Biobehav Rev. 2016;61:1-11.

41. Köhler CA, Freitas TH, Stubbs B, Maes M, Solmi M, Veronese N, et al. Peripheral alterations in cytokine and chemokine levels after antidepressant drug treatment for major depressive disorder: systematic review and meta-analysis. Mol Neurobiol. 2018;55(5):4195-206.

42. Lichtman JH, Froelicher ES, Blumenthal JA, Carney RM, Doering LV, Frasure-Smith N, et al. Depression as a risk factor for poor prognosis among patients with acute coronary syndrome: systematic review and recommendations: a scientific statement from the American Heart Association. Circulation. 2014;129(12):1350-69.

43. May HT, Bair TL, Reiss-Brennan B, Knight S, Anderson JL, Horne BD, et al. The association of antidepressant and statin use with death and incident cardiovascular disease varies by depression severity. Psychol Health Med. 2017;22(8):919-31.

44. Kempton MJ, Salvador Z, Munafò MR, Geddes JR, Simmons A, Frangou S, Williams SC. Structural neuroimaging studies in major depressive disorder. Meta-analysis and comparison with bipolar disorder. Arch Gen Psychiatry. 2011;68(7):675-90.

45. Arnone D, McIntosh AM, Ebmeier KP, Munafò MR, Anderson IM. Magnetic resonance imaging studies in unipolar depression: systematic review and meta-regression analyses. Eur Neuropsychopharmacol. 201222(1):1-16.

46. Zhao YJ, Du MY, Huang XQ, Lui S, Chen ZQ, Liu J, et al. Brain grey matter abnormalities in medication-free patients with major depressive disorder: a meta-analysis. Psychol Med. 2014;44(14):2927-37.

47. McKinnon MC, Yucel K, Nazarov A, MacQueen G. A meta-analysis examining clinical predictors of hippocampal volume in patients with major depressive disorder. J Psychiatr Neurosci. 2009;34(1):41-54.

48. Schmaal L, Veltman DJ, van Erp TG, Sämann PG, Frodl T, Jahanshad N, et al. Subcortical brain alterations in major depressive disorder: findings from the ENIGMA Major Depressive Disorder working group. Mol Psychiatry. 2016;1(6):806-12.

49. Rentería ME, Schmaal L, Hibar DP, Couvy-Duchesne B, Strike LT, Mills NT, et al. Subcortical brain structure and suicidal behaviour in major depressive disorder: a meta-analysis from the ENIGMA-MDD working group. Transl Psychiatry. 2017;7(5):p.e1116.

50. Berman RM, Cappiello A, Anand A, Oren DA, Heninger GR, Charney DS, Krystal JH. Antidepressant effects of ketamine in depressed patients. Biol Psychiatry. 2000;47(4):351-4.

51. Diazgranados N, Ibrahim L, Brutsche NE, Newberg A, Kronstein P, Khalife S, et al. A randomized add-on trial of an N-methyl-D-aspartate antagonist in treatment-resistant bipolar depression. Arch Gen Psychiatry. 2010;67(8):793-802.

52. Ibrahim L, Diaz Granados N, Jolkovsky L, Brutsche N, Luckenbaugh DA, et al. A randomized, placebo-controlled, crossover pilot trial of the oral selective NR2B antagonist MK-0657 in patients with treatment-resistant major depressive disorder. J Clin Psychopharmacol. 2012;32(4):551-7.

53. Iadarola ND, Niciu MJ, Richards EM, Vande Voort JL, Ballard ED, Lundin NB, et al. Ketamine and other N-methyl-D-aspartate receptor antagonists in the treatment of depression: a perspective review. Ther Adv Chronic Dis. 2015;6(3):97-114.

54. Zheng W, Cai DB, Xiang YQ, Zheng W, Jiang WL, Sim K, et al. Adjunctive intranasal esketamine for major depressive disorder: a systematic review of randomized double-blind controlled-placebo studies. J Affect Disord. 2020;265:63-70.

55. Mauri MC, Ferrara A, Boscati L, Bravin S, Zamberlan F, Alecci M, et al. Plasma and platelet amino acid concentrations in patients affected by major depression and under fluvoxamine treatment. Neuropsychobiology. 1998;37(3):124-9.

56. Hashimoto K, Sawa A, Iyo M. Increased levels of glutamate in brains from patients with mood disorders. Biol Psychiatry. 2007;62(11):1310-6.

57. **Godfrey KEM, Gardner AC, Kwon S, Chea W, Muthukumaraswamy SD. Differences in excitatory and inhibitory neurotransmitter levels between depressed patients and healthy controls: a systematic review and meta-analysis. J Psychiatr Res. 2018;105:33-44.**
⇒ Metanálise muito bem executada sobre os principais neurometabólitos cerebrais no transtorno depressivo maior.

58. Moriguchi S, Takamiya A, Noda Y, Horita N, Wada M, Tsugawa S, et al. Glutamatergic neurometabolite levels in major depressive disorder: a systematic review and meta-analysis of proton magnetic resonance spectroscopy studies. Mol Psychiatry. 2019;24(7):952-64.

59. Pfleiderer B, Michael N, Erfurth A, Ohrmann P, Hohmann U, Wolgast M, et al. Effective electroconvulsive therapy reverses glutamate/glutamine de-

ficit in the left anterior cingulum of unipolar depressed patients. Psychiatry Res. 2003;122(3):185-92.

60. Moghaddam B, Adams B, Verma A, Daly D. Activation of glutamatergic neurotransmission by ketamine: a novel step in the pathway from NMDA receptor blockade to dopaminergic and cognitive disruptions associated with the prefrontal cortex. J Neurosci. 1997;17(8):2921-7.

61. Sullivan PF, Neale MC, Kendler KS. Genetic epidemiology of major depression: review and meta-analysis. Am J Psychiatry. 2000;157(10):1552-62.

62. CONVERGE consortium. Sparse whole-genome sequencing identifies two loci for major depressive disorder. Nature. 2015;523(7562):588-91.

63. Hyde CL, Nagle MW, Tian C, Chen X, Paciga SA, Wendland JR, et al. Identification of 15 genetic loci associated with risk of major depression in individuals of European descent. Nat Genet. 2016;48(9):1031-6.

64. Zeng Y, Navarro P, Shirali M, Howard DM, Adams MJ, Hall LS, et al. Genome-wide regional heritability mapping identifies a locus within the TOX2 gene associated with major depressive disorder. Biol Psychiatry. 2017;82(5):312-21.

65. Cross-Disorder Group of the Psychiatric Genomics Consortium, Lee SH, Ripke S, Neale BM, Faraone SV, Purcell SM, Perlis RH, et al. Genetic relationship between five psychiatric disorders estimated from genome-wide SNPs. Nat Genet. 2013;45(9):984-94.

66. Goodwin FK, Jamison KR. Manic-depressive illness: bipolar and recurrent unipolar disorders. 2nd edition. New York: Oxford University Press; 2007.

67. Moreno DH, Zanetti MV, Moreno RA. Transtornos do humor. In: Clínica médica: doenças dos olhos, doenças dos ouvidos, nariz e garganta, neurologia, transtornos mentais. 2a ed. Barueri: Manole; 2016.

68. Zuckerman H, Pan Z, Park C, Brietzke E, Musial N, Shariq AS, et al. Recognition and treatment of cognitive dysfunction in major depressive disorder. Front Psychiatry. 2018;4;9:655.

69. Barbuti M, Mainardi C, Pacchiarotti I, Verdolini N, Maccariello G, Angst J, et al. The role of different patterns of psychomotor symptoms in major depressive episode: pooled analysis of the BRIDGE and BRIDGE-II--MIX cohorts. Bipolar Disord. 2019;21(8):785-93.

70. Hong W, Zhang Q. Biological rhythms advance in depressive disorder. Adv Exp Med Biol. 2019;1180:117-33.

71. Alciati A, Sarzi-Puttini P, Batticciotto A, Torta R, Gesuele F, Atzeni F, Angst J. Overactive lifestyle in patients with fibromyalgia as a core feature of bipolar spectrum disorder. Clin Exp Rheumatol. 201230(6 Suppl 74):122-8.

72. Bortolato B, Berk M, Maes M, McIntyre RS, Carvalho AF. Fibromyalgia and bipolar disorder: emerging epidemiological associations and shared pathophysiology. Curr Mol Med. 2016;16(2):119-36.

73. Nock MK, Hwang I, Sampson N, Kessler RC, Angermeyer M, Beautrais A, et al. Cross-national analysis of the associations among mental disorders and suicidal behavior: findings from the WHO World Mental Health Surveys. PLoS Med. 2009;6(8):e1000123.

74. Reed GM, First MB, Kogan CS, Hyman SE, Gureje O, et al. Innovations and changes in the ICD-11 classification of mental, behavioural and neurodevelopmental disorders. World Psychiatry. 2019;18(1):3-19.

75. Organização Mundial da Saúde. Classificação de transtornos mentais e de comportamento da CID-10. 10ª ed. Porto Alegre: Artes Médicas; 1993.

76. Goldberg DP, Lam TP, Minhas F, Razzaque B, Robles R, Bobes J, et al. Primary care physicians' use of the proposed classification of common mental disorders for ICD-11. Fam Pract. 2017;34(5):574-80.

77. Carta MG, Tondo L, Balestrieri M, Caraci F, Dell'osso L, Di Sciascio G, et al. Sub-threshold depression and antidepressants use in a community sample: searching anxiety and finding bipolar disorder. BMC Psychiatry. 2011;11:164.

78. Barbuti M, Pacchiarotti I, Vieta E, Azorin JM, Angst J, Bowden CL, et al.; BRIDGE-II-Mix Study Group. Antidepressant-induced hypomania/mania in patients with major depression: evidence from the BRIDGE-II-MIX study. J Affect Disord. 2017;219:187-92.

79. Moreno DH, Tavares DF, Moreno RA. Subtipos de transtorno bipolar. In: Associação Brasileira de Psiquiatria. Nardi AE, Da Silva AG, Quevedo JL, orgs. PROPSIQ Programa de atualização em psiquiatria: ciclo 6. Sistema de educação continuada a distância, v. 2. Porto Alegre: Artmed; 2017. p. 9-58.

80. **Swann AC, Lijffijt M, Simonetti A. Temporal structure of mixed states: does sensitization link life course to episodes? Psychiatr Clin North Am. 2020;43(1):153-65.**

⇨ **O artigo descreve em detalhes as características das depressões mistas, que podem fazer parte do TDM, mas alerta para o diagnóstico diferencial com transtornos ansiosos, transtorno bipolar, entre outros.**

81. Suppes T, Ostacher M. Mixed features in major depressive disorder: diagnoses and treatments. CNS Spectr. 2017;22(2):155-60.

82. Vázquez GH, Lolich M, Cabrera C, Jokic R, Kolar D, Tondo L, Baldessarini RJ. Mixed symptoms in major depressive and bipolar disorders: a systematic review. J Affect Disord. 2018;225:756-60.

83. McIntyre RS, Allan H Young AH, Haddad PM. Rethinking the spectrum of mood disorders: implications for diagnosis and management - proceedings of a symposium presented at the 30th Annual European College of Neuropsychopharmacology Congress, 4 September 2017, Paris, France. Ther Adv Psychopharmacol. 2018;8(1 Suppl):1-16.

84. Shim IH, Lee J, Kim MD, Jung YE, Min KJ, Kwon YJ, et al. The prevalence and diagnostic classification of mixed features in patients with major depressive episodes: a multicenter study based on the DSM-5. Int J Methods Psychiatr Res. 2019;8(3):e1773.

85. Pacchiarotti I, Bond DJ, Baldessarini RJ, Nolen WA, Grunze H, Licht RW, et al. The International Society for Bipolar Disorders (ISBD) task force report on antidepressant use in bipolar disorders. Am J Psychiatry. 2013;170(11):1249-62.

86. Pacchiarotti I, Kotzalidis GD, Murru A, Mazzarini L, Rapinesi C, Valentí M, et al. Mixed features in depression: the unmet needs of Diagnostic and Statistical Manual of Mental Disorders Fifth Edition. Psychiatr Clin North Am. 2020;43(1):59-68.

87. Stahl SM, Morrissette DA, Faedda G, Fava M, Goldberg JF, Keck PE, et al. Guidelines for the recognition and management of mixed depression. CNS Spectr. 2017;22(2):203-19.

88. Penninx BW, Milaneschi Y, Lamers F, Vogelzangs N. Understanding the somatic consequences of depression: biological mechanisms and the role of depression symptom profile. BMC Med. 2013;11:129.

89. **IsHak WW, Steiner AJ, Klimowicz A, Kauzor K, Dang J, Vanle B, et al. Major depression comorbid with medical conditions: analysis of quality of life, functioning, and depressive symptom severity. Psychopharmacol Bull. 2018;15;48(1):8-25.**

⇨ **Esse artigo dá conta da importância em medicina do TDM com diversas comorbidades clínicas agravando o prognóstico mutuamente.**

90. Kraus C, Kadriu B, Lanzenberger R, Zarate CA Jr, Kasper S. Prognosis and improved outcomes in major depression: a review. Transl Psychiatry. 2019;9(1):127.

11

Transtornos de ansiedade e transtorno de ansiedade generalizada

Alan Campos Luciano
Thiago Pacheco de Almeida Sampaio
Renato Teodoro Ramos
Márcio Antonini Bernik

Sumário

Transtornos de ansiedade
- Modelos neuropsicológicos de ansiedade
- Estudos funcionais e bioquímicos da ansiedade
- Epidemiologia comparada dos transtornos de ansiedade
- O impacto social dos transtornos ansiosos: um problema de saúde pública?
- Impacto de situações externas nos transtornos de ansiedade: a pandemia de Covid-19 de 2020
- Principais mudanças no diagnóstico dos transtornos de ansiedade na CID-11 em relação à CID-10

Transtorno de ansiedade generalizada
- Fenomenologia do TAG
- Epidemiologia do TAG
- Fatores etiológicos do TAG
- Quadro clínico
- Diagnósticos diferenciais do TAG
- Exames complementares
- Tratamento

Considerações finais
Para aprofundamento
Referências bibliográficas

Pontos-chave

- Ansiedade é uma característica selecionada durante a evolução das espécies por trazer vantagens à adaptação dos seres ao ambiente e manutenção da vida. Porém, na presença da ativação desta característica frente a estímulos não apropriados, em intensidade inadequada ou a manutenção desta após desaparecimento do estímulo que a evocou pode gerar sofrimento e prejuízo funcional. Neste momento, então, passamos a caracterizar os transtornos de ansiedade.

- Podemos separar as manifestações da ansiedade em quatro grupos: (1) intelectuais (pensamentos e cognição): principalmente preocupação antecipatória e medo, mas também hipervigilância, distraibilidade e pensamento acelerado; (2) emocional: a ansiedade assume valor emocional negativo, sentido como desprazer, de várias formas (pode ser relatado como angústia ou irritabilidade, por exemplo); (3) fisiológicos (somáticos): taquicardia, dispneia, taquipneia, tensão muscular, desconforto torácico, epigastralgia, sudorese, tremores, parestesias, cefaleia, náuseas, vertigem, entre outros e; (4) comportamentais: destaca-se aqui os comportamentos de esquiva, seja evitando o objeto fóbico, seja buscando agentes ansiolíticos (ex.: bebidas etílicas).

- Os transtornos de ansiedade acumulam algumas características que tornam seu impacto social extremamente importante: alta incidência (classe mais prevalente de todos transtornos psiquiátricos), idade de início precoce, alta taxa de subdiagnóstico e não tratamento, curso crônico e persistente e associação com comorbidades psiquiátricas (outros transtornos de ansiedade, transtornos relacionados ao uso de substâncias, transtornos do humor, suicidalidade) e clínicas (aumenta risco cardiovascular, agrava diversas outras situações clínicas).

- O TAG é caracterizado, principalmente, por preocupações antecipatórias exacerbadas para múltiplas situações, cursando com ansiedade livre e flutuante. Porém, nem toda pessoa muito preocupada ("*high worriers*") preenche critérios diagnósticos para TAG. É comum também encontrarmos casos "subclínicos", que devem ser tratados ao apresentarem sofrimento e prejuízo funcional importantes.

- Características de personalidade, neurobiológicas, vulnerabilidades emocionais e déficit de repertório de regulação emocional parecem estar relacionados à etiologia e manutenção do quadro clínico do TAG. Desregulação emocional, associado a um hipofuncionamento do fascículo uncinado, pode ser o principal fator etiológico, ou predisponente, para o TAG.

TRANSTORNOS DE ANSIEDADE

As manifestações clínicas da ansiedade são frequentemente entendidas a partir de abordagens evolucionistas nas quais indivíduos com níveis maiores de ansiedade tenderiam a ser mais cuidadosos para se proteger de ameaças do ambiente, além de acumularem recursos, por exemplo, alimentos, para aumentarem as chances de sobrevivência própria e de seus descendentes. Dentro desta perspectiva, a ansiedade seria uma característica humana selecionada durante a evolução da espécie por sua propícia função de prolongar a vida ao ser evocada em certas situações. Por ser também uma experiência desgastante em termos de consumo de recursos físicos e mentais como mecanismo de defesa, a experiência ansiosa deveria idealmente também ser desativada quando não mais necessária ou ter sua intensidade modulada de forma proporcional às demandas do ambiente. Portanto, trata-se da ansiedade como uma função adaptativa essencialmente benéfica.

Para descrever este conceito, *Yerkes* e Dodson[1] propuseram um modelo que demonstra a relação entre ansiedade e desempenho mental ou físico em diferentes situações. Inicialmente, o aumento do nível de ansiedade (excitação) provoca aumento correspondente do desempenho do indivíduo. Essa correlação positiva atinge um platô quando um incremento de ansiedade resulta em piora de percepção de novas informações, redução da capacidade de seu processamento e redução das habilidades motoras, ou seja, prejuízo no desempenho geral. Pode-se entender que, ao ultrapassar esse platô, a ansiedade torna-se patológica, como demonstra a Figura 1.

A modulação do comportamento humano pela ansiedade depende da forma pela qual os mecanismos de defesa a ela associados são ativados em diferentes contextos. A percepção de uma possível ameaça como próxima ou distante aparentemente evoca mecanismos cerebrais diferentes envolvendo tanto avaliações de riscos potenciais associada a ansiedade quanto respostas imediatas de defesa associadas a experiência de medo diante de ameaças próximas.

Dentro deste contexto teórico, a ansiedade pode ser vista como normal quando sua intensidade e duração são adequadas para o contexto ambiental que a evoca. O conceito de transtorno de ansiedade, por outro lado, descreve manifestações ansiosas excessivas que persistem além de períodos apropriados e que causam sofrimento excessivo ou prejuízo funcional[2].

Modelos neuropsicológicos de ansiedade

A evolução acabou por selecionar dois sistemas reguladores do comportamento com base na avaliação de risco dos estímulos sensoperceptivos: (1) dedicado ao comportamento de aproximação cautelosa (também conhecido como "processamento de conflito de metas" ou "inibição comportamental") que refere-se à esquiva passiva e (2) dedicado ao comportamento de evitação/evasão que refere-se à esquiva ativa. Esta é uma distinção funcional importante, uma vez que essas duas formas de evitação são mediadas por sistemas de regulação do comportamento diferentes e parcialmente opostos: o primeiro é coordenado pelas estruturas encefálicas do sistema de inibição comportamental (SIC), enquanto o segundo, pelas estruturas do sistema cerebral aversivo (SCA).

A seguir descreveremos as bases neuroanatômicas desses sistemas de defesa, a funcionalidade dos diversos níveis de defesa e, então, propuremos a integração de todos os fatores condicionante sem um modelo integrativo da ansiedade.

Sistema de inibição comportamental

O sistema de inibição comportamental foi descrito por Gray[3] após diversos experimentos sobre reatividade emocional e ansiedade em animais. Ele é formado pelo circuito de Papez (septo-hipocampal, corpo mamilar, tálamo anteroventral e córtex do cíngulo), pelo córtex pré-frontal e pelas vias noradrenérgicas, dopaminérgicas e serotoninérgicas ascendentes. Sua ativação desencadeia o processo de ansiedade após contato com estímulos ambientais ameaçadores ou aversivos, o que resulta em inibição do comportamento motor, exacerbação da sensopercepção do ambiente (hipervigília) e preparo para ação física intensa.

Sistema cerebral aversivo

Diversos estudos de estimulação elétrica de estruturas subcorticais, como a substância cinzenta periaquedutal, o hipotálamo medial e a amígdala, são associados a comportamentos defensivos e mudanças neurovegetativas em animais de diversas espécies, semelhantes ao comportamento que ocorre em circunstâncias ameaçadoras naturais. Essas evidências foram corroboradas por relatos de pacientes submetidos à neurocirurgia que, quando estimulados nessas áreas encefálicas, revelaram sentimentos de medo intenso ou pânico, além de sensação de dor não localizada, associados com alterações autonômicas características: vasodilatação, sudorese, taquicardia e taquipneia. Estas 3 estruturas – substância cinzenta periaquedutal, hipotálamo medial e amígdala – compõem o sistema cerebral aversivo, responsável pela elaboração das manifestações psicológicas e fisiológicas de estados motivacionais negativos quando recebem informações sensoriais ameaçadoras do ambiente externo ou interno.

Desta forma, o córtex pré-frontal parece inibir ou estimular o acionamento ou não dessas estruturas do sistema límbico ao

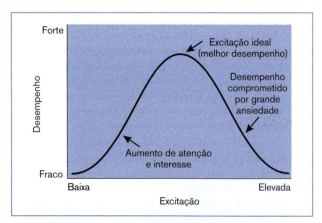

Figura 1 Gráfico de desempenho *versus* excitação com base na proposta de Yerkes e Dodson[1].

reconhecer e interpretar os estímulos sensoriais. O córtex pré-frontal dorsolateral (CPF-dl) tem acesso a informações somáticas, visuais e auditivas, já processadas pelas áreas sensoriais primárias e secundárias do córtex, projetando-se para o córtex do cíngulo, onde essas informações contribuem para a formação de predições sobre o próximo evento esperado. O CPF-dl projeta-se também para o córtex entorrinal, quando, então, essas informações são utilizadas na descrição do estado do mundo sensório. Já o córtex pré-frontal orbitofrontal apresenta projeção intensa para o hipotálamo e a amígdala, que fazem parte do sistema cerebral aversivo[3]. Essas estruturas podem ser observadas na Figura 2.

Entre as estruturas encefálicas envolvidas nestes circuitos, vale pormenorizar três estruturas com funções primordiais: a amígdala, o hipocampo e o núcleo leito da estria terminal.

Quanto aos neurotransmissores, conforme representação na Figura 3, um grande número de corpos neuronais serotoninérgicos e noradrenérgicos localizados no *locus coeruleus* e nos núcleos da rafe comunicam-se com as diversas estruturas dos dois sistemas de defesa, controlando, ao mesmo tempo, a evitação e a inibição comportamental e, desse modo, determinando o tipo e intensidade de comportamento de defesa do organismo. Ainda, os benzodiazepínicos endógenos podem impactar essencialmente todo o SIC, alterando a sensibilidade ao conflito de metas independente da distância defensiva. Da mesma forma, alguns neurônios dopaminérgicos comunicam-se com áreas do córtex frontal e gânglios da base e, portanto, são capazes de modular sistemas de aproximação. Vale considerarmos, também, nesta interface, o papel da dopamina no aprendizado de consequenciamentos mediado pelo sistema de recompensa[4].

Amígdala

A amígdala está envolvida em uma série de reações relacionados ao medo e também aos ataques de pânico, funcionando como um "alarme" frente a um estímulo potencialmente ameaçador. A informação sensorial atravessa o tálamo anterior até o núcleo lateral da amígdala, sendo, então, transferido para o núcleo central da amígdala que faz a disseminação de informações, coordenando as respostas autonômicas e comportamentais através da estimulação das estruturas do tronco cerebral. Esta estimulação é feita por várias aferências, entre elas: (1) para o núcleo parabraquial, produzindo aumento no ritmo respiratório; (2) para o núcleo lateral do hipotálamo, ativando o sistema nervoso simpático; (3) para o *locus coeruleus*, resultando em liberação de norepinefrina com aumento na pressão arterial, frequência cardíaca e resposta comportamental ao medo; (4) para núcleo paraventricular do hipotálamo, gerando liberação de corticosteroides e (5) para a substância cinzenta periaquedutal que controla os comportamentos sociais, gerando comportamentos de defesa e paralisia postural ("congelamento").

Deste modo, a amígdala recebe informações sensoriais diretamente das estruturas do tronco cerebral e do tálamo sensorial e emite respostas rápidas via eferências diretas para várias estruturas do próprio tronco cerebral, permitindo uma rápida resposta a estímulos potencialmente perigosos. Porém, também, recebe aferências de regiões corticais que processam e avaliam a informação sensorial. Sendo assim, havendo déficit no processamento cognitivo cortical, as informações sensoriais podem ser erroneamente interpretadas, levando a uma ativação inapropriada da amígdala[5]. Por exemplo, uma falha no processamento de

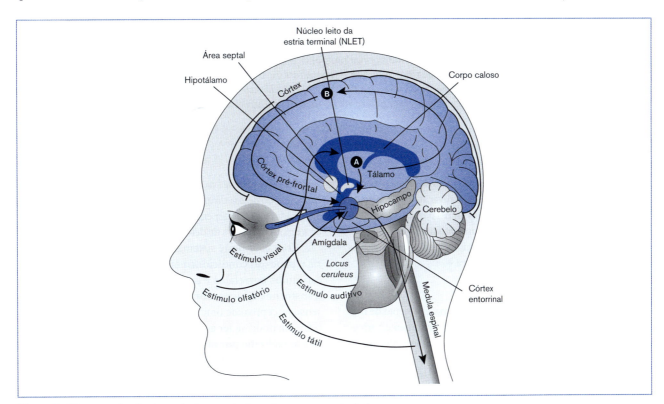

Figura 2 Neuroanatomia das estruturas relacionadas com a ansiedade.

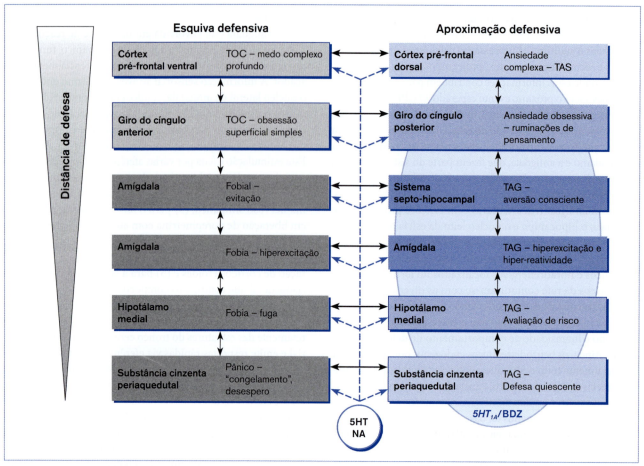

Figura 3 Regulação da serotonina e da noradrenalina sobre os dois sistemas, determinando o tipo e intensidade de comportamento de defesa do organismo e possíveis modulações destes por meio de farmacoterapia. Drogas ansiolíticas – agonistas 5HT1A, BDZ: atuam nas estruturas do SIC, representados nos quadros à direita, para reduzir os efeitos do conflito de metas, mas não afetam os comportamentos de evitação ativa. As formas mais complexas de ansiedade tendem a ser menos afetadas (sombras mais claras). Drogas panicolíticas – via transportadores 5HT e NA e sistemas de degradação de monoaminas: atuam nas estruturas do SCA, representados nos quadros à esquerda, para reduzir o pânico e a evitação e também nas estruturas do SIC (onde o aumento de 5HT leva ao aumento da ativação de 5HT1A) para reduzir o conflito de metas. Devido às variações nos sistemas de transporte 5HT, apenas algumas drogas panicolíticas também reduzem as obsessões (sombreamento mais claro).
Fonte: McNaughton, 2016[4].
TAG: transtorno de ansiedade generalizada.

estímulos sensoriais interoceptivos (um dos componentes do TP), como uma taquicardia, pode levar a ativação do circuito do medo. É o que observamos em pessoas com TP que acabam tendo ataques de pânico ao realizar alguma atividade física.

Estas vias de comunicação da amígdala e seus respectivos efeitos podem ser observados na Figura 4.

Hipocampo

O hipocampo serve como centro de armazenamento de memórias experienciais, fornecendo estes dados diretamente à amígdala, que então compara o caráter desta memória: se a informação sensoperceptiva que afere para a amígdala não tem correspondente nos registros do hipocampo, esta tende a disparar frente à possível ameaça desconhecida. Porém, encontrando correspondente nestes registros, checa, então, a qualidade deste registro: se a experiência prévia foi positiva, de segurança, tende a não acionar os mecanismos de defesa da amígdala, mas, se a experiência prévia foi ameaçadora, de caráter emocionalmente negativo, a amígdala tende a ligar os circuitos de defesa.

Com base neste sistema de comparação, podemos inferir o papel do condicionamento de estímulo-resposta entre estímulos correlatos e a generalização desta resposta nos transtornos fóbicos. Por exemplo, ao receber um estímulo sensoperceptivo de uma faca, ao ver alguém preparando uma refeição, pode-se ter acesso a uma experiência de ameaça de morte realizada por um bandido em um assalto, o que sinaliza para a amígdala ativar os mecanismos de defesa frente a uma situação que não é realmente ameaçadora a ele naquele momento, mas que foi condicionada a uma experiência prévia ameaçadora.

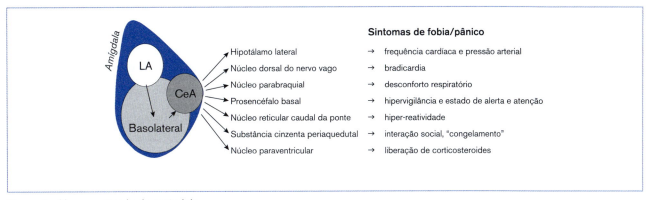

Figura 4 Neuroanatomia da amígdala.
Aferências – três vias principais: duas vias aferentes de informações sensoperceptivas: (1) pelo núcleo parabraqueal / tálamo sensorial (subcorticais) e (2) via transmissão córtico-talâmica que permite o processamento cognitivo e controle destas informações; uma aferência direta do (3) hipocampo que fornece as memórias das experiências vivenciais prévias.
Eferências – cinco vias principais que exercem controle sobre: ativação fisiológica através de liberação de noradrenalina (NA): (1) locus ceruleus; comportamentos de defesa e paralisação postural (inibição comportamental): (2) substância cinzenta periaquedutal; liberação de adrenocorticóides ao ativar o eixo hipotálamo-hipófise-adrenal (H-H-A): (3) núcleo paraventricular do hipotálamo; ativação do sistema nervoso simpático: (4) núcleo hipotalâmico lateral; frequência cardíaca e respiratória: (5) núcleo parabraquial.
Fonte: adaptada de Mezzasalma, 2004[5].

Núcleo leito da estria terminal (NLET)

O núcleo leito da estria terminal (NLET), às vezes, referido como amígdala estendida, é um centro de integração para informações límbicas e monitoramento de valências. Este, sim, é o centro do circuito do hipocampo ao núcleo paraventricular, fundamental na estimulação do eixo hipotálamo-hipófise-adrenal. Além disso, é importante em uma variedade de comportamentos, como a resposta ao estresse, estados de medo de longa duração e comportamento social.

Além disso, inúmeros estudos buscando os mecanismos de ação dos efeitos observados no uso de canabidiol e sua inter-relação com o, relativamente novo, sistema endocanabinoide, identificaram efeito ansiolítico importante ao injetarem canabidiol diretamente no NLET em modelos animais. Após isto, identificaram, ainda, que o pré-tratamento local com WAY100635, um antagonista de receptores 5-HT1A, foi capaz de bloquear este efeito. Com isso, sugere-se que o NLET esteja envolvido nos efeitos ansiolíticos do canabidiol e que este parece envolver a neurotransmissão mediada por receptores 5-HT1A[6].

A função da ansiedade e do medo: níveis de defesa

Blanchard et al.[7] propuseram as estruturas encefálicas que compõem o sistema de inibição comportamental e o sistema cerebral aversivo, organizadas para exercer níveis de defesa distintos.

O primeiro nível é ativado por situações potencialmente perigosas, isto é, situações novas ou similares às ameaças anteriores. Nessas circunstâncias, apresenta-se comportamento exploratório cauteloso, denominado comportamento de avaliação de risco. O sistema septo-hipocampal é a principal estrutura envolvida, exercendo função de comparação de informações provenientes do ambiente, via córtex entorrinal, com a predição provocada pelo circuito de Papez. Este considera as memórias armazenadas no lobo temporal e o planejamento elaborado pelo córtex pré-frontal. Se houver acordo entre os estímulos percebidos e as predições, o comportamento é mantido, porém, se for detectada discordância entre o estímulo real e o esperado, ou se houver antecipação de evento aversivo, há mudança no modo de funcionamento do sistema, que passa de comparador para controlador, provocando inibição comportamental[7].

O segundo nível de defesa é ativado quando os sinais de perigo são explícitos, mas ainda distantes, provocando reação de imobilidade tensa ou congelamento, que ocorre quando a pessoa não tem como escapar da situação. Esta resposta é constituída pelo circuito substância cinzenta periaquedutal, núcleo mediano da rafe e sistema septo-hipocampal[2].

O terceiro nível de defesa ocorre quando o estímulo ameaçador está muito próximo ou em contato direto, desencadeando o comportamento de luta ou fuga. Essa defesa é mediada pelo sistema cerebral aversivo, no qual a amígdala, que tem conexões tanto com o neocórtex quanto com estruturas límbicas mais profundas, funciona como uma interface sensório-emocional, dando um colorido afetivo/motivacional às informações sensoriais provenientes do meio externo (ou mesmo interoceptivos) por intermédio das áreas associativas do neocórtex.

Uma presumível relação dos níveis de defesa observados em animais com algumas reações humanas é apresentada na Tabela 1.

Tabela 1 Relação dos níveis de defesa observados em animais

Ameaça	Comportamento	Estruturas encefálicas	Emoção
Potencial	Investigação cautelosa	Amígdala e septo-hipocampal	Ansiedade
Distante	Imobilidade tensa	Núcleo mediano da rafe	Medo
Próxima	Fuga ou luta	Hipotálamo medial e substância cinzenta periaquedutal	Pânico

Modelo integrativo da ansiedade

Andrew et al.[8] propõem um modelo hipotético que relaciona adversidades, personalidade, resposta de hiperexcitação, estratégias de enfrentamento de problemas (*coping*) e geração de sintomas ansiosos que podem ser vistos na Figura 5. Nesse modelo, o evento inicial pode ser algum estímulo interno ou externo, que é percebido pelo sujeito e, então, avaliado como ameaçador. Essa avaliação aciona um mecanismo de hiperexcitação por meio de ativação simpática e descarga adrenérgica, gerando alterações fisiológicas para o comportamento de luta e fuga. Este processo, se crônico, pode condicionar estas sensações a diversos estímulos não inicialmente ameaçadores do ambiente, gerando medos interpretados como irracionais. Dois fatores modulam predominantemente esse processo de identificação da ameaça e resposta de hiperexcitação: o nível de neuroticismo do indivíduo e suas habilidades de enfrentamento de problemas (*coping*).

O neuroticismo é um traço da personalidade em que o indivíduo interpreta as diversas experiências sensoriais de modo mais negativo, mostrando-se característica estável do indivíduo ao longo do tempo[9]. Barlow[10] usa o termo "afeto negativo" para descrever essa característica com base no modelo de Clark e Watson[11]. Essa característica influencia a percepção e a avaliação do sujeito sobre os eventos de sua vida, determinando o tipo de comportamento em resposta[12]. Há forte relação entre neuroticismo e os transtornos ansiosos, sendo que este, isoladamente, mostrou-se responsável por uma variação de 44% na incidência dos sintomas ansiosos e depressivos. Deste modo, caracteriza-se como um dos principais fatores de vulnerabilidade individual para os transtornos ansiosos, o que justifica também a alta comorbidade entre os diversos transtornos ansiosos e seu curso crônico recorrente[13].

No que diz respeito às características da personalidade na etiologia de sintomas de ansiedade, Eysenck[14] propôs um modelo cognitivo em que o conflito originado pela oposição entre a dimensão "*sensation seeking*" (comportamento de busca de novidades, exploração) e a dimensão "*harm avoidance*" (evitação de situações ameaçadoras) geraria a ansiedade psíquica. Esses dois tratos naturais nos seres humanos são diferentemente combinados na personalidade de cada indivíduo.

Este conceito de ansiedade como resultado de um conflito entre algo que se deseja e o risco avaliado para se obter o desejado pode ser estudado no modelo animal do "labirinto em T elevado", em que sintomas ansiosos surgem no conflito do desejo de se alimentar, sendo que, para se obter a comida, o animal terá que atravessar uma plataforma em espaço aberto em elevação, algo que é naturalmente aversivo. Neste experimento, o animal passa a manifestar sintomas de ansiedade tão logo as duas situações (uma de desejo e outra de ameaça ou medo) lhe são apresentadas[15].

Estudos funcionais e bioquímicos da ansiedade

Para facilitar a organização dos principais estudos que encontraram alterações em exames de neuroimagem funcional e alterações bioquímicas em neurotransmissores e neuropeptídeos, eles serão mostrados nas Tabelas 2, 3 e 4, respectivamente.

Tabela 2 Alterações nos exames de neuroimagem funcional na ansiedade

Estrutura anatômica	Resposta na ansiedade
Córtex insular	Ansiedade aguda ativa a região ventral da ínsula
Córtex cingulado	A ansiedade aguda não tem efeito sobre o córtex cingulado anterior (CCA), mas desativa o córtex cingulado posterior (CCP)
Amígdala	Atividade normal em repouso. Hiperativo durante a provocação dos sintomas. A amígdala direita é mais relevante para a ansiedade

Fonte: Martin, 2009[16].

Tabela 3 Os neurotransmissores e seus sítios específicos nos estados de ansiedade normal ou patológica

Neurotransmissor	Estados de ansiedade
GABA	Densidade diminuída do receptor GABA-A no transtorno de ansiedade generalizada (TAG)
	Os agonistas GABA-A são ansiolíticos
	Afinidade para GABA-A prevê eficácia dos benzodiazepínicos
Serotonina	Concentração diminuída de 5HIAA (metabólito da serotonina) no líquor (em alguns estudos)
Transportador da serotonina (SERT)	Densidade da expressão deste nas membranas sinápticas tem correlação inversa com manifestação dos sintomas no TAG
5HT1A	Ansiolítico nos autorreceptores do núcleo da rafe dorsal
	Ansiogênico nos receptores pós-sinápticos do hipocampo
5HT2	Ansiogênicos.
	Antagonistas são ansiolíticos
Noradrenalina	Sem alterações no TAG

Fonte: Martin, 2009[16].

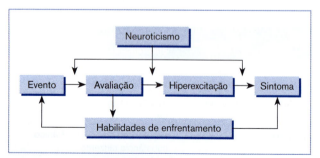

Figura 5 Modelo integrativo da ansiedade.

Tabela 4 Mecanismos de ação dos neuropeptídeos no estresse e na ansiedade

Neuropeptídeo	Ação neurobiológica	Efeito psíquico
Colecistoquinina (CCK)	Secretagogo de ACTH fraco	Ansiogênica CCK exógena evoca ansiedade Pacientes com transtornos de ansiedade são hipersensíveis
Galanina (Gal)	Aumentado por estresse fisiológico, psicológico e dor	Antagonistas de galanina estão sendo desenvolvidos e possuem propriedades antidepressivas
Neuropeptídeo Y (NPY)	Aumentado durante o estresse Funciona como sistema de alarme endógeno Aumento induzido por estresse na alimentação Modula o comportamento para lidar com o estresse crônico	Efeito antidepressivo e ansiolítico em animais de laboratório Pacientes deprimidos têm baixas concentrações plasmáticas de NPY, especialmente no primeiro episódio A concentração plasmática de NPY é normalizada por antidepressivos
Oxitocina (OXT)	Secretagogo fraco de ACTH	Níveis baixos no liquor associado à depressão em mulheres
Vasopressina (AVP)	Aumentado pelo estresse Secretagogo moderado de ACTH se sinergiza para estimular a produção e liberação de ACTH	Potencialmente elevado na depressão
Fator de liberação de corticotrofina (CRF)	Aumentado pelo estresse primário Secretagogo de ACTH	Elevado no transtorno de pânico, na depressão e no transtorno de estresse pós-traumático (TEPT) Associado à hiperatividade do eixo H-H-A na depressão e hipoatividade do eixo H-H-A no TEPT

ACTH: hormônio adrenocorticotrófico ou corticotrofina; H-H-A: hipotálamo-hipófise-adrenal.
Fonte: Martin, 2009[16].

Epidemiologia comparada dos transtornos de ansiedade

Quanto às prevalências de cada distúrbio, a fobia específica é consistentemente estimada como o transtorno mais prevalente, variando de 6 a 12% da população. O transtorno de ansiedade social tipicamente segue a fobia específica, com prevalência de cerca de 10% da população. Agorafobia sem história de transtorno de pânico geralmente é estimada em cerca de 2%; distúrbio de ansiedade por separação da infância, em 2 a 3%. Existe maior variabilidade no transtorno de pânico (2 a 5%) e transtorno de ansiedade generalizada (3 a 5%)[17].

Em estudo na região metropolitana de São Paulo, Viana e Andrade[18] encontraram prevalências ao longo da vida de: 12,4% para fobias específicas, 5,6% para transtorno de ansiedade social, 3,7% para transtorno de ansiedade generalizada, 2,5% para agorafobia sem pânico e 1,7% para transtorno de pânico.

Lijster et al.[19], em uma metanálise na qual avaliou a idade de início de todos os transtornos ansiosos, encontrou uma média de 21,3 anos. A idade de início mais precoce foi para a ansiedade de separação (10,6 anos), seguida pela fobia específica (11 anos) e a fobia social (14,3 anos). A idade de início mais tardia foi para o transtorno de ansiedade generalizada (34,9 anos), seguida pelo transtorno do pânico (30,3 anos). As médias de idade de início de cada transtorno podem ser observadas na Figura 6.

A maioria dos transtornos de ansiedade cursa com evolução crônica. Bruce et al.[20] realizaram um acompanhamento prospectivo de 12 anos analisando as taxas de remissão e recidiva dos transtornos ansiosos. Estes índices são mostrados na Tabela 5. Quanto à probabilidade de alcançar a remissão do quadro, o transtorno do pânico sem agorafobia apresentou os maiores índices, enquanto transtorno de pânico com agorafobia e transtorno de ansiedade social, os menores. Em contrapartida, quanto à probabilidade de recidivas, o transtorno de ansiedade social demonstrou o menor

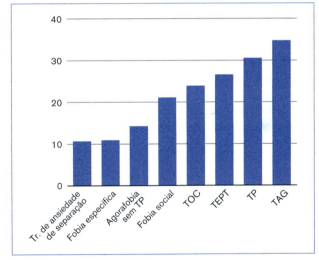

Figura 6 Média de idade de início dos transtornos de ansiedade. TAG: transtorno de ansiedade generalizada; TEPT: transtorno de estresse pós-traumático; TOC: transtorno obsessivo-compulsivo; TP: transtorno de personalidade.
Fonte: adaptada de Lijster et al., 2017[18].

Tabela 5 Curso e prognóstico dos principais transtornos de ansiedade

	Taxa de remissão	Taxa de recorrência
Transtorno de ansiedade generalizada	0,58	0,45
Transtorno de pânico sem agorafobia	0,82	0,56
Transtorno de pânico com agorafobia	0,48	0,58
Transtorno de ansiedade social	0,37	0,39

Fonte: Bruce, 2005[20].

índice, sugerindo um importante papel dos condicionamentos do ambiente na manutenção dos transtornos. Já no transtorno de pânico, a presença ou ausência de agorafobia não altera a taxa de recidiva[20].

O impacto social dos transtornos ansiosos: um problema de saúde pública?

Os transtornos de ansiedade são a classe mais comum de transtornos mentais (28% dos adultos reportam algum transtorno de ansiedade ao longo da vida), em qualquer faixa etária, porém, tipicamente, têm idade de início muito mais precoce que a maioria dos outros transtornos mentais. Este início precoce, além de trazer intenso sofrimento subjetivo, pode levar a importantes prejuízos funcionais ao interferir no desenvolvimento social, educacional e ocupacional. Além disso, é um forte preditor de instalação de outros transtornos mentais, marcadamente o uso abusivo de substâncias psicoativas. Agravando ainda mais este cenário, a maior parte dos indivíduos apresenta um intervalo de 10 anos ou mais após o início dos sintomas para ter acesso ao tratamento, deixando tempo e condições para todas estas interações negativas se desenvolverem[21].

Além de comorbidades psiquiátricas, tais transtornos também estão associados ao aumento de risco para complicações clínicas, as quais também são potencializadas pela instalação precoce da ansiedade, exercendo maior impacto sobre doenças cardiovasculares e suas consequências: doença arterial coronariana, insuficiência cardíaca, acidente vascular encefálico e suas sequelas funcionais, além de acentuado aumento na mortalidade[22].

Pela combinação destes fatores: (1) alta incidência; (2) instalação precoce; (3) elevado tempo de sintomas sem tratamento; (4) uso abusivo de substâncias psicoativas associado[23]; (5) outras comorbidades psiquiátricas associadas e; (6) elevada comorbidade clínica e gravidade destas, os transtornos ansiosos apresentam imenso impacto social e econômico, o maior entre todos os transtornos mentais[24].

Entre suas possíveis consequências, podem-se citar redução da escolaridade, casamento precoce, instabilidade conjugal, baixo nível de emprego, maior absenteísmo e pior situação financeira[25].

A estimativa mais recente do prejuízo global da ansiedade revela que transtornos de ansiedade respondem por 10% das causas de incapacidade ajustada para todas as doenças mentais, neurológicas e uso de substâncias, atrás apenas do transtorno depressivo maior (TDM)[25].

Com base nisso, já há interesse na possibilidade de rastreamento de transtornos mentais no local de trabalho, visto que o tratamento de alguns transtornos de ansiedade pode ter retorno de investimento positivo para empregadores em virtude do aumento do desempenho no local de trabalho, com consequente redução dos custos de saúde associados a outros distúrbios que são parcialmente causados ou exacerbados por distúrbios de ansiedade. Esse tipo de estudo já demonstrou vantagens ao realizar o rastreamento de trabalhadores deprimidos, mas ainda são necessários mais estudos para os transtornos de ansiedade[26].

Diante dessas evidências, os transtornos de ansiedade podem ser considerados um problema de saúde pública significativo, com enormes custos diretos e indiretos. Em razão da complexa rede de fatores envolvidos como causa e desfecho, torna-se muito difícil precisar o impacto que tal medida poderia causar, mas todos os dados favorecem um imenso impacto econômico e social.

Impacto de situações externas nos transtornos de ansiedade: a pandemia de Covid-19 de 2020

Estudando o impacto do isolamento, durante a pandemia de Covid-19 na saúde mental da população, Brooks et al.[27] identificaram aumento de sintomas de irritabilidade, raiva, humor deprimido e ansiedade. Os principais fatores envolvidos foram duração da quarentena, medo de infecção, frustração, tédio, suprimentos inadequados, informações insuficientes, prejuízo financeiro e estigma da infecção[27]. Em estudo prévio, Jeong et al.[28] compararam os impactos psicológicos durante a quarentena em pacientes com MERS (*Middle East respiratory syndrome*) ao período subsequente à quarentena, encontrando sintomas de ansiedade em 7% (126 de 1.656) e de raiva em 17% (275) durante a quarentena e índices de 3 e 6%, respectivamente, no período de 4 a 6 meses após a quarentena, demonstrando além do impacto direto da quarentena, redução dos sintomas após o término desta[28].

Já no que se refere ao impacto da infecção viral propriamente dita, Taquet et al.[29] identificaram em pacientes sem história psiquiátrica anterior, a Covid-19 associou-se a aumento da incidência de diagnósticos psiquiátricos nos 3 meses após a infecção em índices superiores aos de seis outras condições clínicas. Os transtornos ansiosos foram os mais incidentes neste contexto. Encontraram, ainda, que a presença de diagnóstico psiquiátrico no ano anterior foi associada a uma incidência 65% maior de Covid-19.

Principais mudanças no diagnóstico dos transtornos de ansiedade na CID-11 em relação à CID-10

A CID-11 foi construída com base na Taxonomia Hierárquica de Psicopatologia (HiTOP). Este modelo propõe várias dimensões de ordem superior, incluindo dimensões de internalização e externalização, e visa dar um relato etiológico dos transtornos mentais. A dimensão de internalização é proposta para consistir em vários subdomínios, incluindo medo (por exemplo, fobia) e angústia (por exemplo, TAG, transtorno depressivo).

Foi introduzida uma nova categoria de "transtornos relacionados à ansiedade ou ao medo", que contém todos os transtornos de ansiedade, incluindo dois (transtorno de ansiedade de separação e mutismo seletivo) que foram previamente classificados com transtornos infantis. Uma vez que os transtornos de ansiedade compartilham várias características (por exemplo, ativação simpática e comportamento de esquiva), a CID-11 enfatiza o foco da apreensão (por exemplo, medo de avaliação negativa por outros no caso de transtorno de ansiedade social) como base para a diferenciação diagnóstica entre os diversos transtornos de ansiedade. Regras de exclusão hierárquica, que frequentemente impossibilitam o diagnóstico de um transtorno de ansiedade específico, também foram removidas na CID-11.

A CID-11 manteve o TAG separado dos transtornos de humor, apesar de vários dados que mostram o TAG mais relacionado aos transtornos depressivos que a outros transtornos de ansiedade[30].

TRANSTORNO DE ANSIEDADE GENERALIZADA

De modo geral, os transtornos de ansiedade englobam as manifestações patológicas de pelo menos três estados emocionais distintos: ansiedade, medo e pânico. O transtorno de ansiedade generalizada (TAG) é o protótipo clínico dos transtornos do estado emocional de ansiedade, apresentando como seu principal aspecto definidor a dificuldade em controlar as preocupações excessivas sobre temas variados.

Fenomenologia do TAG

Geralmente, a pessoa com TAG considera sua ansiedade diferente da comumente experimentada pelas outras pessoas, seja em natureza (mais aversiva), duração, frequência ou intensidade. Neste caso, quais seriam os fatores distintivos entre as manifestações normais e patológicas da ansiedade e da preocupação? Em outras palavras, qual seria o limite entre a patologia e a normalidade?

Apesar de ser identificado como uma entidade discreta no DSM-5, o fato do TAG ser caracterizado fundamentalmente pela exacerbação da ansiedade e da preocupação sugere que esses processos possuam uma estrutura latente meramente dimensional, diferentemente do que ocorre com outras condições médicas em que se observam alterações clínicas qualitativamente identificáveis (p. ex., em processos infecciosos)[31]. Pelo menos três hipóteses têm sido aventadas para a questão:

- A ansiedade e a preocupação patológicas constituem-se como fenômenos qualitativamente distintos de suas manifestações normais[32].
- A diferença entre as condições funcional e clínica é apenas dimensional (intensidade, duração e frequência)[33,34].
- A morbidade não está em suas manifestações primárias, sejam elas qualitativa ou quantitativamente consideradas, mas nas relações que o indivíduo estabelece com essas (e outras) vivências internas[35,36].

Borkovec e Roemer[37] ainda sugerem que indivíduos com TAG distinguem-se de pessoas sem o transtorno por usarem as preocupações como uma forma de distração de imagens com temas emocionalmente mais perturbadores. Esses achados corroboram modelos etiológicos que apontam para a relação que o indivíduo estabelece com as preocupações como elemento distintivo entre pessoas muito preocupadas, porém dentro dos limites da normalidade, e indivíduos com TAG[38,39].

Epidemiologia do TAG

O TAG é uma condição comum, a prevalência ao longo da vida varia de 2 a 6%. A proporção de mulheres para homens com TAG é de aproximadamente 2 para 1, entretanto, a proporção de mulheres para homens que está recebendo tratamento hospitalar é de 1 para 1. Em clínicas de transtorno de ansiedade, 25% dos pacientes têm TAG. Alguma evidência indica que a prevalência de TAG é particularmente alta em contextos de cuidados primários.

Sua presença em parentes de 1º grau dobra a prevalência de ansiedade ou transtornos internalizantes e um aumento de 5 a 6 vezes na prevalência de TAG em outros membros da família. Esse fato leva a considerar componentes genéticos e ambientais na gênese do transtorno. Estudos mostram que herança genética é responsável por uma moderada parte da variância de TAG entre pais e filhos (0,30 a 0,38). Quanto às influências, supõe-se que os pais com TAG podem prejudicar o processamento de potenciais ameaças do ambiente de seus filhos, transmitindo a mensagem de que o mundo não é seguro, que não é possível suportar a incerteza, que emoções fortes devem ser evitadas e que a preocupação ajuda a lidar com a incerteza, transmitindo, assim, estilos cognitivos que caracterizam o TAG[40].

Fatores etiológicos do TAG

A causa do TAG não é conhecida, afeta um grupo heterogêneo de pessoas. Pelo fato de que certo grau de ansiedade seja normal e adaptativo, é difícil diferenciar a ansiedade normal da patológica, bem como fatores causadores biológicos de fatores psicossociais. Provavelmente ambos os fatores atuem em conjunto.

Personalidade

Kotov et al.[41] propuseram um modelo etiológico hierárquico para os transtornos emocionais como o TAG, em que os traços de personalidade seriam considerados fatores predisponentes de ordem superior (compartilhados por diferentes transtornos), enquanto outros fatores seriam considerados secundários e característicos de quadros clínicos específicos. A partir do modelo dos 5 grandes fatores (*Big five*: neuroticismo, amabilidade, conscienciosidade, abertura para a experiência e extroversão), o neuroticismo, enquanto um traço de temperamento, predispõe o indivíduo a experimentar emoções negativas em resposta ao estresse[42] e está claramente relacionado à maior vulnerabilidade aos transtornos ansiosos e do humor em geral e, particularmente, associado à depressão e ao TAG[12]. Além disso, sujeitos com TAG apresentam níveis significativamente mais elevados de neuroticismo que a população geral, sobretudo nas facetas de ansiedade, depressão e vulnerabilidade[43].

Considerando tal generalidade pré-disposicional, estudos indicam que, embora o grau de neuroticismo seja um claro fator de vulnerabilidade para ambos, a preocupação e a ruminação (pensamentos repetitivos sobre erros ou falhas cometidas) são padrões cognitivos discriminativos entre o TAG e o transtorno depressivo maior, caracterizando-os respectivamente[44]. Além disso, indivíduos com TAG relatam perceber as reações emocionais como mais intensas do que pacientes deprimidos[45] e apresentam maior reatividade cognitiva e afetiva[46]. Assim, enquanto o neuroticismo configura-se claramente como um fator predisponente comum, a preocupação apresenta-se como um fator relacionado etiologicamente ao TAG, de maneira específica.

Processamento cognitivo e função comportamental

Borkovec e Inz[47] detalham o papel das preocupações na gênese do TAG ao descrevê-las como um fenômeno cognitivo verbal em oposição a imagens mentais. Outra característica relevante da preocupação é que seu conteúdo, quando presente de maneira discursiva, está associado a reatividade afetiva menos intensa do que o mesmo conteúdo presente em imagens; e preocupar-se atenua a reatividade autonômica frente a conteúdos fóbicos imaginados. Borkovec e Hu[48] demonstraram que indivíduos com medo de falar em público, quando orientados a se preocupar antes de se submeter a uma sessão de exposição imaginária, apresentaram atenuação da resposta cardiovascular (reação de medo/ansiedade) frente às imagens fóbicas, enquanto aqueles que pensaram em coisas neutras ou relaxantes apresentaram resposta cardíaca intensa, sugerindo que indivíduos com TAG podem utilizar a preocupação como forma de atenuar o impacto emocional de imagens mentais mais aversivas[49].

De acordo com o modelo, esse processo de esquiva seria mantido pela atenuação da reatividade autonômica, que é sabidamente aumentada em pessoas com TAG[46], enquanto impediria o processamento emocional de estímulos aversivos[50], processo necessário para a extinção da resposta ansiosa. Essa falha de processamento emocional levaria à cronificação da preocupação.

Apesar de consistentes, os dados obtidos por Borkovec contrastam com a literatura. Diversos estudos abordando a função e os efeitos das preocupações identificaram o inverso do encontrado por ele. Ou seja, as preocupações (traço e estado) aumentam (e não atenuam) as emoções negativas, tanto em medidas subjetivas quanto fisiológicas[51]. A partir dessa incongruência de achados, Newman et al.[46] propuseram um novo modelo para o TAG, articulando esses dados aparentemente conflitantes, mas que seriam perfeitamente compreensíveis quando consideradas as pesquisas que demonstram que o impacto de uma experiência emocional é modulado pelo estado que o precede. Em outras palavras, um estado emocional desagradável é experimentado como mais desagradável se precedido de um estado positivo, e menos desagradável se precedido por um estado negativo (teoria do contraste afetivo)[52,53]. No caso de indivíduos com TAG, não só a reatividade emocional está aumentada, como há maior sensibilidade ao contraste emocional. As autoras demonstraram que pessoas com TAG declaram sentirem-se mais perturbadas quando experimentam uma mudança brusca de um estado eutímico ou relaxado para um negativo, quando comparadas com pessoas não ansiosas[46]. Possivelmente, pessoas com TAG utilizariam a preocupação crônica como uma forma de se manterem sempre ansiosas, a fim de evitar o contraste emocional negativo.

Essa proposta parece coerente com o que se observa na clínica e também com achados clássicos da pesquisa básica. É bastante comum pacientes com TAG apresentarem necessidade aumentada de previsibilidade e controle sobre os acontecimentos e vivenciarem paradoxalmente o estado de relaxamento como "perigoso". Em nível experimental, ratos apresentam preferência por choques sinalizados (previsíveis), mesmo que mais longos, mais intensos ou mais frequentes do que choques não sinalizados (imprevisíveis). Portanto, por mais incongruente que possa parecer alguém escolher se manter cronicamente ansioso, isso pode ser compreensível para pessoas com as vulnerabilidades emocionais presentes no TAG.

Fatores psicossociais

Os pacientes com TAG respondem de maneira incorreta e imprecisa aos perigos percebidos. Considera-se que isso seja provocado pela atenção seletiva a detalhes negativos no ambiente, por distorções no processamento de informações e por uma visão global negativa sobre a própria capacidade de enfrentar os problemas. Estas peculiaridades são desencadeadas ou potencializadas, frequentemente, por vivências do indivíduo com o ambiente ao seu redor. Alguns modelos animais comportamentais podem ser muito úteis para demonstrar essa interação entre ambiente e sintomas ansiosos, bem como sua evolução e comum associação com sintomas depressivos, situação frequentemente observada na prática clínica diária. A seguir, essa interação será brevemente exemplificada com os modelos experimentais de (1) estresse crônico moderado e de (2) desamparo aprendido.

O estresse crônico moderado é um modelo no qual ratos são expostos a diversos estressores de baixa intensidade por um período prolongado. Os estímulos estressores (barulho intermitente, inclinação da gaiola, alterações do ciclo sono-vigília, privação de água e comida, odores desagradáveis, presença de objetos estranhos) são apresentados individualmente por algumas horas ao longo de aproximadamente 6 semanas. Inicialmente, sintomas de ansiedade como hipervigilância, irritabilidade e aumento de disparos autonômicos simpáticos são facilmente observados, porém, posteriormente, observa-se evolução para sintomas como anedonia, diminuição na atividade locomotora, perda de peso e alterações no sono[54].

Já o modelo de desamparo aprendido avalia os efeitos do contato do indivíduo com eventos aversivos incontroláveis, o que inicialmente gera sintomas ansiosos e comportamento de esquiva. Nesse estudo experimental, os ratos são separados em três grupos: (1) grupo que recebe choques e consegue interrompê-lo ao emitir uma resposta específica; (2) grupo que recebe choque, ou não, de acordo com o comportamento do primeiro grupo, não podendo fazer nada para eliminá-los (incontrolabilidade); e (3) grupo controle não submetido a choques. Em um segundo momento, todos podem eliminar o choque se emitirem uma determinada resposta, sendo observado que o grupo já condicionado para interromper os choques (1) e o grupo controle (3) têm sucesso em aprender e realizar o comportamento que interrompe os choques, porém os sujeitos inicialmente expostos na condição de incontrolabilidade (2) não conseguem fazê-lo[54].

No primeiro modelo, uma analogia com a vida humana moderna em grandes cidades, com uma intensa carga de estímulos sensórios chegando a todo momento aos indivíduos, potencializados, em muito, pela tecnologia (p. ex., aplicativos de mensagens e conversas em tempo real, *feed* de notícias de redes sociais, inserções publicitárias), levam a um estado de hipervigília e ansiedade mantidas constantemente, podendo levar à perda do controle da função adaptativa da ansiedade. Nestes ambientes, realmente observa-se alta prevalência de sintomas ansiosos com evolução com sintomas depressivos[55].

Já no segundo modelo, inicialmente encontra-se um evento estressor adverso que mobiliza mecanismos de defesa de ansiedade a fim de obter um comportamento que controle essa agressão. Pode-se extrapolar a uma situação similar para o comportamento humano, por exemplo, quando o indivíduo é pressionado no trabalho por diversas demandas; ele aciona seus mecanismos de defesa ansiosos para preparar todas as tarefas necessárias para evitar qualquer desfecho negativo para si. Contudo, na presença de um chefe ou colega com perfil agressor, não importa o quanto o funcionário se esforce para cumprir com maestria suas tarefas, será sempre salientado um ponto negativo e ele será criticado por isso. Diante disso, observa-se, então, a evolução para uma passividade comportamental associada à ideação de que "nada do que eu faço faz diferença", o que leva a perda de função de emitir qualquer resposta, coincidindo com aparecimento de sintomas depressivos[55].

Ambos os casos oferecem propostas de manifestação de sintomas ansiosos, e mesmo depressivos, num contínuo de respostas aos estímulos do ambiente em que estão submetidos.

Neurobiologia
Neuroimagem estrutural
Há evidências de comprometimentos de córtex pré-frontal ventrolateral e dorsolateral, cingulado anterior, regiões pa-

rietais posteriores e amígdala em pacientes pediátricos e adultos com TAG, principalmente no hemisfério direito[56].

Neuroimagem funcional
Estudos de neuroimagem sugerem que exista uma hipersensibilidade da amígdala e de outras estruturas límbicas relacionadas a reações emocionais de defesa[57], e que a hiper-responsividade característica do TAG está relacionada com o volume aumentado dessas mesmas estruturas[58]. Estudos por PET demonstram taxa metabólica mais baixa nos gânglios da base e na substância branca de pacientes com TAG que em controles normais.

Ainda, Von Der Heide et al.[59] avaliaram a função do córtex pré-frontal ventrolateral de controlar a atividade emocional, via amígdala pelo fascículo uncinado. Alterações estruturais (anatômicas), como menor diâmetro e volume deste trato, e problemas de mielinização vêm sendo apontados como o primeiro fator causal biológico para diversos transtornos de ansiedade. Até pela especificidade, estaria mais próximo ao conceito de um fator predisponente associado a uma capacidade diminuída de autorregular as reações emocionais[59].

Podemos observar um resumo das principais alterações neuroanatômicas encontradas no TAG representadas na Figura 7.

Neurofisiologia
Anormalidades no eletroencefalograma (EEG) foram observadas no ritmo alfa e nos potenciais evocados. EEG do sono mostraram aumento da descontinuidade do sono, redução do sono delta, redução do estágio 1 e diminuição do sono de movimentos oculares rápidos (REM). Essas alterações, em sua arquitetura, são diferentes das observadas em pacientes com transtorno depressivos.

Bioquímica e neurotransmissores
Diversos sistemas de neurotransmissores, além da serotonina, parecem estar envolvidos na gênese da ansiedade, incluindo norepinefrina, glutamato, colecistocinina e sistemas do sono resultando em sono insatisfatório e inquieto. Evidências apontam menor sensibilidade de receptores alfa-2-adrenérgicos, como indicado pela liberação embotada do hormônio do crescimento após funcionamento social, profissional ou em outras áreas. Ainda, níveis significativos de proteína C reativa (PCR), interferon-gama e fator de necrose tumoral alfa foram relatados em pacientes com TAG em comparação com os controles, porém com um tamanho de efeito pequeno (d = Cohen de 0,38, 0,06-0,69), comparável ao relatado na esquizofrenia[60].

Genética e epigenética
Os genes contribuem entre 40 e 50% no desenvolvimento dos transtornos de ansiedade, sendo que estes já sofrem influências do ambiente externo como estresse e traumas, até mesmo na vida intrauterina, por meio de mecanismos epigenéticos que modulam a atividade/inatividade de transcrição de diversos genes por meio de metilação ou alterações posicionais na cromatina[61,62]. Por exemplo, mães diagnosticadas com transtorno de ansiedade, mas que nunca foram tratadas, demonstram alteração na meti-

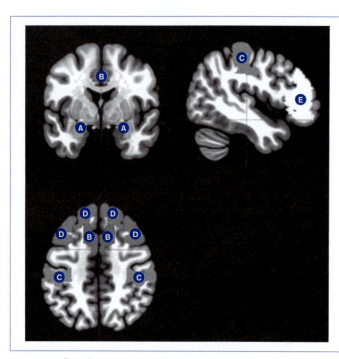

Figura 7 Principais alterações neuroanatômicas encontradas no transtorno de ansiedade generalizada.
Fonte: imagem de Madonna et al., 2019[56].

lação do DNA no gene do receptor de glicocorticoide (NR3C1) no cordão umbilical e genoma; isso, por sua vez, pode aumentar o risco de a criança desenvolver um transtorno de ansiedade[63].

Quadro clínico

Diagnóstico

O TAG é caracterizado por uma saliência generalizada dos comportamentos associados à prevenção e esquiva de riscos em detrimento do restante do repertório comportamental do indivíduo. Pessoas com TAG costumam superestimar riscos e antecipar desfechos negativos ou prejudiciais. Isso ocorre por meio das preocupações relacionadas a diversos temas cotidianos e não restritas ao foco de outros transtornos psiquiátricos (como o medo das crises no transtorno de pânico, o conteúdo das obsessões no transtorno obsessivo-compulsivo (TOC) ou o medo da avaliação negativa por parte dos outros no transtorno de ansiedade social), devendo ser crônicas (pelo menos 6 meses) e ocorrer na maioria dos dias. Vale notar que, embora as preocupações sejam intrinsecamente aversivas e difíceis de controlar, no TAG podem gerar uma sensação de domínio sobre desenlaces negativos. Essa relação ambígua com as preocupações é um elemento que vem sendo explorado pelas pesquisas que buscam identificar padrões distintivos entre pessoas com e sem TAG[36,64,65].

Outros sintomas psicológicos que podem estar presentes são irritabilidade, insônia, dificuldade de concentração e falhas de memória. Associados aos sintomas psicológicos ocorrem sintomas físicos, como tensão muscular, mãos úmidas e frias, boca seca, sudorese, náusea, diarreia, desejo frequente de urinar e dores no corpo.

Os critérios diagnósticos do TAG, segundo o DSM-5, podem ser observados no Quadro 1.

Quadro 1 Critérios diagnósticos do DSM-5 para transtorno de ansiedade generalizada (TAG)

1. Ansiedade e preocupação excessivas (expectativa apreensiva) ocorrendo na maioria dos dias por pelo menos 6 meses, com diversos eventos ou atividades (como desempenho escolar ou profissional).
2. O indivíduo considera difícil controlar a preocupação.
3. A ansiedade e a preocupação estão associadas com 3 (ou mais) dos seguintes 6 sintomas (com pelo menos alguns deles presentes na maioria dos dias nos últimos 6 meses). Nota: apenas um item é exigido para crianças: a. Inquietação ou sensação de estar com os "nervos à flor da pele". b. Fatigabilidade. c. Dificuldade em concentrar-se ou sensação de "branco" na mente. d. Irritabilidade. e. Tensão muscular. f. Perturbação do sono (dificuldade em conciliar ou manter o sono ou sono insatisfatório e inquieto).
4. A ansiedade, a preocupação ou os sintomas físicos causam sofrimento clinicamente significativo ou prejuízo no funcionamento social, profissional ou em outras áreas importantes da vida do indivíduo.
5. A perturbação não se deve aos efeitos fisiológicos de uma substância (p. ex., droga de abuso, medicamentos) ou a outra condição médica (p. ex., hipertireoidismo).
6. A perturbação não é mais bem explicada por outro transtorno mental.

Fonte: APA, 2013[66].

Por fim, vale ressaltar que, recentemente, o Instituto Nacional de Saúde Mental dos Estados Unidos (NIMH) criou o *Research Domain Criteria* (RDoC), um amplo projeto para rever os sistemas diagnósticos categoriais baseados em sinais e sintomas. Os autores propõem o desenvolvimento de um sistema nosológico totalmente novo, baseado em pesquisas sobre processos neurobiológicos e comportamentais. Esse projeto pretende favorecer as pesquisas que buscam um melhor entendimento da etiopatogenia dos transtornos psiquiátricos e, consequentemente, o desenvolvimento de tratamentos mais efetivos e eficazes[67].

Curso e prognóstico

Os estudos relacionados à idade de início do TAG são inconclusivos. Isso decorre, em grande medida, do fato de ter havido muitas revisões de seus critérios diagnósticos, especialmente do DSM-III para o DSM-IV. Estudos baseados nos critérios da 3ª edição do manual indicam início precoce, por volta dos 15 anos de idade, enquanto os pautados em critérios do DSM-IV indicam idade média de início após os 30 anos de idade. Entretanto, de forma geral, considera-se que os sintomas costumam começar no início da vida adulta, mas a instalação na infância ou na adolescência não é rara, ocorrendo em mais ou menos um terço dos casos e estando associada a maior risco de depressão e transtorno por uso de substâncias. Com frequência, a procura por tratamento só ocorre mais de uma década depois do início do quadro[68].

O curso é crônico e flutuante, com piora em períodos de estresse. A probabilidade de remissão do TAG é pequena (cerca de 22% em 1 ano), e o tempo de duração dos sintomas aumenta o risco de depressão, o que destaca a importância da detecção do quadro clínico e do início do tratamento precoces[69].

Comorbidades do TAG

Comorbidades psiquiátricas

- Transtornos do humor: cerca de 88% dos pacientes com TAG apresentam outra doença psiquiátrica associada e, dentre eles, 54,8% possuem mais de um transtorno psiquiátrico concomitante. O transtorno depressivo maior é a comorbidade mais frequente no TAG e é encontrado em aproximadamente 54% dos pacientes. Destes, cerca de 32% tiveram o episódio depressivo concomitante ao TAG, enquanto 16% tinham o diagnóstico de distimia. A prevalência de depressão foi mais de 2 vezes maior em indivíduos com TAG do que na população geral. Dos pacientes que apresentaram TAG, cerca de 80% já apresentaram algum transtorno do humor ao longo da vida, sendo que, em 68% dos casos, os sintomas ansiosos surgem antes ou simultaneamente aos sintomas depressivos, o que faz o TAG, muitas vezes, ser considerado fator de risco para os transtornos de humor, com risco proporcional à intensidade do quadro ansioso. Além disso, quando comórbidos, tendem a ter doenças mais graves e prolongadas do que se as tivessem separadamente[70].

- Transtorno disfórico pré-menstrual (TDPM): mulheres com TAG apresentaram maior probabilidade de apresentar TDPM; na presença da comorbidade, os sintomas de ansiedade, depressão e irritabilidade não diminuem na fase folicular, como ocorre no TDPM isoladamente[71].
- Transtorno do pânico: a associação do TAG com transtorno de pânico ocorre em cerca de 23% dos pacientes. Por volta de 34% têm TAG com fobia social e aproximadamente 35% apresentam TAG com fobias específicas. O paciente com TAG tem 20 vezes mais chances de apresentar transtorno de pânico do que a população geral e tem menor chance de se recuperar dos sintomas ansiosos do que aqueles que não apresentam comorbidades[70].
- Transtorno obsessivo-compulsivo (TOC): Hofer et al.[72] encontraram um risco aumentado de 3,4 vezes para o diagnóstico de TAG em indivíduos com TOC.
- Abuso de álcool e de outras substâncias: esta comorbidade nos pacientes com TAG reduz em até 5 vezes as chances de recuperação e aumenta em 3 vezes os riscos de recorrência do TAG[20].
- Suicidabilidade: foi observado que 54,8% dos indivíduos com TAG tinham risco de suicídio. Esse risco era 4 vezes superior ao da população sem TAG e, quando o TAG estava associado à depressão ou à distimia, o risco de suicídio era cerca de 6 vezes maior. Assim, a presença de comorbidades psiquiátricas no indivíduo com TAG dificulta sua recuperação e pode ter um impacto significativo na vida do paciente, chegando a limitar em até 50% a execução de suas atividades[70].

Comorbidades da clínica médica

Em um grande estudo populacional conduzido em 17 países, com 47.609 indivíduos, foi encontrado que aqueles com história pregressa de transtornos de ansiedade apresentam aumento do risco de patologias clínicas crônicas. Nesse estudo, as condições físicas mais associadas à história prévia do TAG foram as doenças pulmonares, sobretudo asma e doença pulmonar obstrutiva crônica (DPOC)[73]. A seguir, esta e as mais prevalentes condições associadas ao TAG serão abordadas.

- Doença pulmonar obstrutiva crônica (DPOC): condições respiratórias crônicas apresentam risco aumentado para o TAG. As atividades de vida diária podem ser severamente prejudicadas em pacientes com DPOC, levando a um estresse psicológico crônico e dor somática, admissões frequentes em hospitais e dependência de serviços médicos, o que, de certa forma, por si só já aumenta o grau de ansiedade nesses indivíduos[74]. Vale ressaltar que a presença do TAG eleva a deterioração do funcionamento social e da qualidade de vida em portadores dessa patologia e está correlacionada a níveis subjetivos de dispneia e progressão da doença. Dessa forma, diagnosticar o transtorno de ansiedade nesses indivíduos e o tratamento adequado pode melhorar consideravelmente a qualidade de vida e o curso da DPOC[75].

- Migrânea (enxaqueca): o TAG é fortemente associado à presença de migrânea e outras cefaleias, sendo esta associação bidirecional. Ao considerar a abordagem terapêutica dessas condições, os inibidores seletivos da recaptação da serotonina (ISRS) não são efetivos como tratamento profilático da enxaqueca, podendo, inclusive, ter a enxaqueca como um de seus efeitos adversos, segundo alguns relatos. Por outro lado, existem inúmeras evidências demonstrando que os inibidores seletivos da recaptação da serotonina e da noradrenalina (ISRSN), em especial a venlafaxina, podem ser efetivos no tratamento profilático da migrânea, sendo, portanto, uma droga capaz de atuar em ambas as patologias[76].
- Epilepsia: Osman et al.[77] demonstraram que um terço dos pacientes com epilepsia completam critérios para TAG. A elevada associação entre as patologias deve ser considerada no momento da escolha do tratamento farmacológico. Pacientes com histórico de transtornos de ansiedade podem se beneficiar do tratamento com drogas antiepilépticas que tenham propriedades ansiolíticas, como o divalproato, a gabapentina ou a pregabalina[78].
- Doença coronariana: um estudo populacional na Holanda (n = 2.807) demonstrou que indivíduos com transtorno de ansiedade com ou sem depressão têm a prevalência 3 vezes maior de doença cardiovascular[79] do que indivíduos saudáveis. Além disso, um grande número de estudos demonstra que a presença dos sintomas ansiosos está associada à maior mortalidade em pacientes com doença cardiovascular[80]. Esse dado é corroborado por Kemp et al.[81]; em um estudo populacional realizado no Brasil, pacientes unicamente com TAG apresentaram uma chance maior de angina, enquanto aqueles com doença cardiovascular comórbida com TAG apresentaram um risco aumentado para infarto do miocárdio e revascularização coronariana. Esses dados reforçam a importância de se acessar as comorbidades psiquiátricas em pacientes com doença coronariana, sendo que o contrário também é indicado, ou seja, em pacientes com doença psiquiátrica, é importante acessar a presença de condições clínicas. Vale ressaltar que, em pacientes com TAG, ocorre redução da variabilidade da frequência cardíaca (um preditor de mortalidade futura). Esse achado está relacionado à hiperatividade adrenérgica e à diminuição da atividade parassimpática cardíaca, demonstrando, assim, os efeitos adversos das distintas características clínicas, incluindo preocupação frequente e hipervigilância, na função cardíaca[81].

Diagnósticos diferenciais do TAG

Diagnósticos diferenciais psiquiátricos

Mais da metade dos pacientes com diagnóstico de TAG têm ao menos um outro transtorno psiquiátrico concomitante, porém, vale ressaltar que não se pode fazer diagnóstico de TAG quando os sintomas ansiosos decorrem exclusivamente de outros transtornos psiquiátricos[66]. Além disso, muitos dos diagnósticos diferenciais do TAG também podem ser comorbidades frequentemente associadas a este transtorno[82].

Transtorno depressivo maior

Os indivíduos com TAG não costumam apresentar oscilações significativas do humor ao longo do dia, não perdem a capacidade de sentir prazer e dificilmente manifestam ideação suicida e perda do apetite, como ocorre nos indivíduos com depressão. Os indivíduos deprimidos tendem a se criticar por circunstâncias já vivenciadas, enquanto no TAG, as pessoas se preocupam com eventos futuros. No TAG com sintomas depressivos secundários, a ansiedade precede as alterações importantes do humor, e os sintomas depressivos costumam ser menos intensos. Já na depressão atípica, deve-se atentar ao fato de os pacientes deprimidos terem maior desinteresse ao realizar suas atividades do que os pacientes com TAG[83].

Transtorno afetivo bipolar (TAB)

Há vários sintomas presentes no TAG que também podem estar presentes nos pacientes com TAB, principalmente nas fases hipomaníacas, maníacas e mistas. Em ambos os transtornos, é possível observar agitação psicomotora, irritabilidade, aumento no fluxo de pensamentos, distraibilidade e insônia[82,84].

A "aceleração do pensamento" no TAG deve-se a ruminações ansiosas; no TAB, as alterações de humor são mais intensas. Nas fases hipomaníacas, maníacas e mistas, há uma diminuição da necessidade de sono, enquanto nos pacientes com TAG, a insônia geralmente leva à sensação posterior de fadiga[85].

Transtorno de pânico

No transtorno de pânico, as preocupações costumam ser relacionadas à possibilidade de ocorrência de ataques de pânico e à impossibilidade de ser socorrido. Não há preocupações direcionadas a vários temas como no TAG, no qual podem ocorrer ataques de pânico decorrentes de uma preocupação incontrolável, mas não de modo inesperado.

Nos pacientes com transtorno de pânico, os sintomas somáticos aparecem subitamente e há pensamentos episódicos sobre doenças agudas com risco de morte, enquanto os pacientes com TAG tendem a se preocupar por queixas crônicas envolvendo vários segmentos do corpo[66].

Transtorno de ansiedade social (TAS)

No TAS, os indivíduos manifestam preocupações excessivas direcionadas para possíveis avaliações negativas dos outros. A exposição a situações nas quais podem ser alvo da observação e do julgamento das pessoas provoca sintomas ansiosos. No TAG, a ansiedade não costuma surgir apenas em situações específicas e as preocupações são constantes e generalizadas[66].

Transtorno obsessivo-compulsivo (TOC)

Pacientes com TAG podem ter pensamentos intrusivos e comportamentos de checagem similares aos indivíduos com TOC; contudo, estas manifestações não costumam ser egodistônicas, como são nas obsessões, por definição. Os conteúdos

dos pensamentos recorrentes estão relacionados a preocupações ligadas à vida cotidiana (trabalho, filhos, prazos), enquanto no TOC tende a ter alguns temas mais fixos. Além disso, quando há a realização de alguma ação no TAG, esta não é excessiva nem consome muito tempo e tem o intuito de prevenir a ocorrência de algo temido, sempre com ligação lógica[66].

Transtorno de estresse pós-traumático (TEPT)

Indivíduos que foram expostos a alguma situação traumática podem vir a desenvolver sintomas de hiperexcitação e ansiedade relacionados especificamente aos elementos do evento estressor, podendo também estar presentes *flashbacks* e comportamentos de esquiva direcionados, sintomas incomuns nos pacientes com TAG, no qual a ansiedade não é direcionada para um único tema ou situação[86].

Transtorno de sintomas somáticos (somatização) e transtorno de ansiedade de doença (hipocondria)

Indivíduos com transtorno de sintomas somáticos podem se assemelhar aos pacientes com TAG por causa da constante e exagerada preocupação com desconfortos físicos. Contudo, as preocupações no transtorno de sintomas somáticos devem-se à ideia de se ter uma doença grave que ainda não foi descoberta e são direcionadas para os aspectos do corpo, diferentemente da preocupação à múltiplos aspectos do TAG[66,83].

Transtorno de déficit de atenção e hiperatividade (TDAH)

Em ambos, pode-se ter agitação e dificuldade na concentração. Contudo, os indivíduos com TDAH normalmente não apresentam as preocupações frequentes e excessivas presentes nas pessoas com TAG[87].

Transtorno de ansiedade induzido por substância ou medicamento

O uso excessivo de cafeína, de estimulantes como as anfetaminas e de drogas ilícitas como a cocaína pode gerar manifestações ansiosas psíquicas e somáticas, podendo surgir em decorrência do consumo ou na abstinência dessas substâncias. Tais sintomas também são comuns na abstinência de substâncias não estimulantes, como na abstinência ao álcool e aos benzodiazepínicos[84].

Muitas medicações podem ter sintomas ansiosos como efeitos colaterais, como os agonistas dos receptores beta-2-adrenérgicos, corticosteroides, hormônio tireoidiano, anti-hipertensivos e digitálicos. Neurolépticos e ISRS podem causar acatisia, que consiste em uma intensa sensação de inquietação e incapacidade de ficar parado, a qual se assemelha à ansiedade[88].

Diagnósticos diferenciais da clínica médica
Condições endócrinas

Dentre estas, destaca-se o hipertireoidismo e outras tireotoxicoses. O aumento dos hormônios tireoidianos acelera o metabolismo de quase todos os tecidos do corpo, levando a taquicardia, palpitação, tremor, aumento da frequência respiratória, insônia, irritabilidade, ansiedade e instabilidade emocional, sin-

tomas também descritos no TAG, tornando-se, assim, um importante diagnóstico diferencial.

Condições cardiológicas

Destacam-se as síndromes coronarianas agudas e as arritmias cardíacas que, por sua vez, podem ser assintomáticas ou levar subitamente a tontura, síncope, perda da consciência e até mesmo parada cardiorrespiratória. Outra parcela pode se apresentar com sudorese, tremores e palpitações, sendo estes sintomas encontrados tanto nas taquiarritmias quanto nas bradiarritmias. Muitas vezes, pacientes apresentando esses últimos sintomas podem procurar tanto um clínico ou um cardiologista quanto um psiquiatra, sendo fundamental o diagnóstico diferencial entre condições psiquiátricas ou cardiológicas para a condução adequada do tratamento.

Exames complementares

O diagnóstico de TAG é clínico, não necessitando de nenhum exame complementar além da anamnese clínica e psiquiátrica, do exame psíquico e do exame físico geral, com foco nos exames neurológico, cardiovascular, pulmonar e endócrino. Estes ficam reservados para a realização de alguns diagnósticos diferenciais e avaliação de possíveis comorbidades que podem estar relacionadas com o quadro ou na presença de sinais e sintomas que sugiram alguma possível causa orgânica adjacente. Podem ser úteis: testes de função tireoidiana, glicemia, eletrocardiograma, ecocardiograma, perfil toxicológico e metanefrinas plasmáticas livres ou urinárias[89].

Tratamento

Tratamento farmacológico

Tanto o tratamento medicamentoso como a psicoterapia são adequados para o tratamento inicial de pacientes com TAG. Alguns estudos sugerem que a terapia combinando essas duas modalidades é mais eficaz para pacientes com sintomas graves a moderados.

São consideradas medicações de primeira linha os ISRS e os IRSN. Os antidepressivos tricíclicos são eficazes e de menor custo, porém, muitas vezes seus efeitos colaterais limitam o seu uso. Evidências sugerem que a bupropiona pode ter efeitos ansiogênicos em alguns pacientes, portanto, o uso dessa medicação requer a monitoração de sintomas ansiosos quando usados para o tratamento de tabagismo ou transtornos do humor. Esta não é uma medicação aprovada para o tratamento do TAG. Um resumo com as indicações farmacológicas pode ser observado na Tabela 6.

As medicações devem ser iniciadas e retiradas de forma gradual. Por causa da demora no início dos efeitos terapêuticos, esses medicamentos não devem ser considerados inefetivos até atingirem a dose minimamente adequada e serem continuados por 4 a 8 semanas. Uma vez atingida a melhora terapêutica, a medicação escolhida deve ser mantida por 1 ano.

Benzodiazepínicos são efetivos na redução dos sintomas ansiosos, porém têm uma relação dose-resposta associada a tolerância terapêutica, risco de dependência, sedação, sintomas cognitivos e aumento da mortalidade. Quando usados em combinação com os antidepressivos, esses medicamentos podem acelerar a melhora dos sintomas depressivos, mas devem ser usados por um tempo curto e apenas durante crises. Benzodiazepínicos com meia-vida intermediária a longa, como o clonazepam, têm menor potencial de abuso e risco de efeito rebote.

A pregabalina mostra-se útil no tratamento do TAG, podendo ser indicada como tratamento de primeira ou segunda linha[90]. Já a quetiapina é indicada como segunda linha. O ganho de peso é um efeito colateral comum desses medicamentos. As evidências do uso de antipsicóticos para tratar TAG são limitadas. Outros medicamentos recomendados como de segunda linha são hidroxizina e gabapentina.

A Tabela 6 mostra, de forma organizada, as indicações dos fármacos para o tratamento do TAG.

Tratamento psicoterápico

Ainda que as terapias cognitivo-comportamentais (TCC) sejam o tipo de psicoterapia com maior evidência de eficácia no tratamento do TAG, seus resultados são inferiores aos obtidos em outros transtornos de ansiedade[92]. Em virtude disso, observa-se uma proliferação de propostas de tratamentos cognitivo-comportamentais para o TAG. É nesse sentido que a TCC constitui-se como um rótulo que compreende uma variedade de entendimentos baseados em princípios cognitivistas e comportamentalistas e nos achados sobre os mecanismos envolvidos no transtorno, a partir dos quais diferentes modelos clínicos e protocolos de intervenção são elaborados e testados.

Apesar dessa diversidade, podem-se apontar alguns elementos comuns, ou presentes com muita frequência, nas diferentes propostas de intervenção cognitivo-comportamentais para o TAG. As etapas do processo terapêutico da TCC para o TAG podem ser observadas no Quadro 2.

Apesar de haver uma estrutura padrão da TCC para o TAG, uma perspectiva mais recente, denominada de TCC baseada

Quadro 2 Etapas do processo terapêutico da terapia cognitivo-comportamental (TCC) para o transtorno de ansiedade generalizada (TAG)

1. Avaliação clínica: elaborar um entendimento do caso clínico, tomando a análise funcional ou a conceituação cognitiva como base (a depender do embasamento teórico do terapeuta) e utilizando modelos clínicos do TAG.

2. Psicoeducação: apresentar ao paciente, de forma didática, os processos envolvidos em seu quadro clínico e como a terapia pode promover as mudanças necessárias para sua melhora.

3. Automonitoramento: treinar o paciente a se auto-observar, relatar e registrar os episódios de preocupação e ansiedade, aumentando seu autoconhecimento e possibilitando uma avaliação mais objetiva da evolução do tratamento.

4. Exercícios e práticas específicas: normalmente são ensinados durante as sessões e praticados como tarefas de casa, visando à ampliação de um repertório de autorregulação, de acordo com o que é proposto em cada modelo (treino em relaxamento, reestruturação cognitiva, exposição a cenários catastróficos imaginados, práticas formais de atenção plena [mindfulness], entre outros).

5. Aplicação das habilidades desenvolvidas na terapia: na vida cotidiana e em situações mais desafiadoras (p. ex., atenção plena informal e/ou relaxamento aplicado durante as atividades do dia a dia, ou quando a pessoa se expõe a contextos particularmente ansiogênicos).

6. Avaliação dos resultados: além do relato da experiência pessoal do paciente e das impressões do terapeuta, utilizam-se os dados objetivados nos registros de auto-observação, escalas e questionários, sempre relacionando-os às metas traçadas para a terapia.

7. Prevenção de recaída: o paciente é orientado a como utilizar as ferramentas aprendidas na terapia quando houver lapsos (retorno ou piora pontual dos sintomas).

Tabela 6 Recomendações para farmacoterapia para transtorno de ansiedade generalizada

Primeira linha	Agomelatina, duloxetina, escitalopram, paroxetina, paroxetina CR, pregabalina, sertralina, venlafaxina XR.
Segunda linha	Alprazolam, bromazepam, bupropiona XL, buspirona, diazepam, hidroxizina, imipramina, lorazepam, quetiapina XR, vortioxetina.
Terceira linha	Citalopram, divalproato, fluoxetina, mirtazapina, trazodona.
Terapia adjunta	Segunda linha: pregabalina. Terceira linha: aripiprazol, olanzapina, quetiapina, quetiapina XR, risperidona. Não recomendado: ziprasidona.
Não recomendado	Betabloqueadores (propranolol), pexacerfonte, tiagabina.

Fonte: Katzman, 2014[91].

em processo[93], propõe a identificação dos processos envolvidos especificamente no funcionamento patológico de cada indivíduo (i.e., perspectiva ideográfica). Para a modificação desses processos, utilizam-se intervenções cognitivas e comportamentais empiricamente validadas, tanto em nível clínico como translacional, a partir de uma avaliação clínica detalhada do caso.

Vale ressaltar que, a despeito de ser considerada um tratamento de primeira linha para o TAG, a superioridade da TCC comparada às terapias de base humanista, focada nos chamados fatores comuns[94], não foi constatada em metanálise Cochrane[95]. Entretanto, alguns protocolos mais recentes de TCC têm apresentado tamanhos de efeito maiores[96]; protocolos baseados em novos modelos apresentam eficácia similar à TCC[97] e têm se mostrado superiores às terapias de apoio em ensaios clínicos randomizados[98]. Isso indica que a emergência de novos modelos e a atualização e o refinamento de seus protocolos têm representado um avanço da abordagem cognitivo-comportamental no tratamento do TAG.

Além disso, Barlow et al.[99] publicaram dados de um protocolo de TCC transdiagnóstico, demonstrando resultados equivalentes aos protocolos específicos de TCC previamente validados para os transtornos de ansiedade (transtorno de pânico, TAG, TAS e TOC). Houve pouca diferença nos resultados entre os 2 protocolos, com taxa de abandono menor no protocolo unificado. Contudo, ainda são necessários mais estudos para confirmar esses achados.

CONSIDERAÇÕES FINAIS

O TAG é um transtorno caracterizado por ansiedade excessiva e preocupações com diversos eventos e situações rotineiros. As preocupações são aversivas, difíceis de controlar e ocorrem sintomas físicos associados, como tensão muscular, mãos úmidas e frias, boca seca, sudorese, náusea, diarreia, desejo frequente de urinar, dores no corpo, irritabilidade, insônia, dificuldade de concentração e falhas de memória. Não existe um limiar claro entre a ansiedade normal e a patológica, e quadros que não preenchem os critérios diagnósticos (subsindrômicos) podem também levar a comprometimento funcional e a sofrimento importante, necessitando de tratamento.

Pesquisas apontam para a forma de se relacionar com afetos e cognições como fator distintivo das manifestações normais e patológicas da ansiedade e preocupação no TAG. Com efeito, os principais modelos psicológicos do TAG destacam o papel central que o modo do indivíduo se relacionar com suas experiências representa na passagem da condição normal para a patológica. Talvez a distinção taxonômica do tipo de experiência produzida por diferentes estratégias de autorregulação frente a ansiedade e preocupação (p. ex., preocupação tipo 1 ou tipo 2, aceitação ou esquiva experiencial[38,39], possa auxiliar na identificação dos processos envolvidos na produção de sofrimento subjetivo em casos de TAG, distinguindo manifestações normais e patológicas.

Entretanto, ao se levar em conta os dados neurobiológicos que caracterizam o transtorno, torna-se possível uma hipótese integrada de que a dificuldade de autorregulação característica dos pacientes com TAG frente à preocupação e a estados emocionais aversivos se deva a uma vulnerabilidade biológica, possivelmente associada a anormalidades na forma ou funcionamento do fascículo uncinado, levando a um déficit no repertório de comportamentos associados à regulação emocional.

> **Para aprofundamento**
> - Bernik M, Savoia M, Lotufo Neto F. A clínica dos transtornos ansiosos e transtornos relacionados: a experiência do Projeto AMBAN. São Paulo: Edimédica; 2019.
>   ⇨ Livro que aborda de forma ampla e detalhada os transtornos ansiosos e situações associadas. Reúne 35 anos de pesquisas e experiência do Projeto de Tratamento dos Transtornos Ansiosos, AMBAN, do Instituto de Psiquiatria da FMUSP.

> - Blanchard DC. Translating dynamic defense patterns from rodents to people. Neurosci Biobehav Rev. 2017;76(Pt A):22-8.
>   ⇨ Importante trabalho do mais importante autor sobre as origens etológicas da ansiedade e do medo/pânico.
> - Gray JA, McNaughton N. The neuropsychology of anxiety: an enquiry into the functions of the septo-hippocampal system. Oxford: Oxford University Press; 2000.
>   ⇨ Uma revisão do texto original, de 1982, sobre o papel do sistema septo-hipocampal na modelação da ansiedade. Publicada após o falecimento do J. Gray. É o primeiro modelo verdadeiramente psicológico e neurológico sobre o tema e uma leitura fundamental.

REFERÊNCIAS BIBLIOGRÁFICAS

1. Yerkes RM, Dodson JD. The relation of strength of stimulus to rapidity of habit-formation. J Comp Neurol Psychol. 1908;18:459-82.
2. Blanchard DC. Translating dynamic defense patterns from rodents to people. Neurosci Biobehav Rev. 2017;76(Pt A):22-8.
3. Gray JA, McNaughton N. The neuropsychology of anxiety: an enquiry into the functions of the septo-hippocampal system. Oxford: Oxford University Press; 2000.
4. McNaughton N, DeYoung CG, Corr PJ. Approach/avoidance. In: Absher J, Cloutier J. Neuroimaging personality, social cognition, and character. Philadelphia: Academic Press; 2016. pp. 25-49.
5. Mezzasalma MA, Valença AM, Lopes FL, Nascimento I, Zin WA, Nardi AE. Neuroanatomia do transtorno de pânico. Brazilian J Psychiatry. 2004;26(3):202-6.
6. Gomes FV. Envolvimento do núcleo leito da estria terminal nos efeitos ansiolíticos do canabidiol [dissertation]. Ribeirão Preto: University of São Paulo, Faculdade de Medicina de Ribeirão Preto; 2011 [cited 2020-08-16].
7. Blanchard DC, Hynd AL, Minke KA, Minemoto T, Blanchard RJ. Human defensive behaviors to threat scenarios show parallels to fear- and anxiety-related defense patterns of non-human mammals. Neurosci Biobehav Rev. 2001;25(7-8):761-70.
8. Andrew G, Creamer M, Crino R, Hunt C, Lampe L, Page A. The treatment of anxiety disorders: clinician guides and patient manuals. 2.ed. Cambridge: Cambridge University Press; 2003.
9. Mackinnon AJ, Henderson AS, Andrews G. Genetic and environmental determinants of the lability of trait neuroticism and the symptoms of anxiety and depression. Psychol Med. 1990;20(3):581-90.
10. Barlow DH. True alarms, false alarms, and learned anxiety. In: Barlow DH, editores. Anxiety and its disorders: the nature and treatment of anxiety and panic. 2. ed. New York: Guilford Press; 2002. p.219-51.
11. Clark LA, Watson D. Tripartite model of anxiety and depression: psychometric evidence and taxonomic implications. J Abnorm Psychol. 1991;100(3):316-36.
12. Brown TA, Chorpita BF, Barlow DH. Structural relationships among dimensions of the DSM-IV anxiety and mood disorders and dimensions of negative affect, positive affect, and autonomic arousal. J Abnorm Psychol. 1998;107(2):179-92.
13. Duncan-Jones P, Fergusson DM, Ormel J, Horwood LJ. A model of stability and change in minor psychiatric symptoms: results from three longitudinal studies. Psychol Med Monogr Suppl. 1990;18:1-28.
14. Eysenck MW. Anxiety: The cognitive perspective. Hillsdale: Erlbaum; 1992.
15. Graeff FG, Viana MB, Tomaz C. The elevated T maze, a new experimental model of anxiety and memory: effect of diazepam. Braz J Med Biol Res. 1993;26:67-70.
16. Martin EI, Ressler KJ, Binder E, Nemeroff CB. The neurobiology of anxiety disorders: brain imaging, genetics, and psychoneuroendocrinology. Psychiatric Clinics. 2009;32(3):549-75.
17. Kessler RC, Ruscio AM, Shear K, Wittchen H-U. Epidemiology of anxiety disorders. Curr Top Behav Neurosci. 2010;2:21-35.

18. Viana MC, Andrade LH. Lifetime prevalence, age and gender distribution and age-of-onset of psychiatric disorders in the São Paulo Metropolitan Area, Brazil: results from the São Paulo Megacity Mental Health Survey. Rev Brasi Psiq. 2012;34(3):249-60.

19. Lijster JM, Dierckx B, Utens EMWJ, Verhulst FC, Zieldorff C, Dieleman GC, et al The age of onset of anxiety disorders: a meta-analysis. The Canadian Journal of Psychiatry. 2017;62(4):237-46.

20. **Bruce SE, Yonkers KA, Otto MW, Eisen JL, Weisberg RB, Pagano M, et al. Influence of psychiatric comorbidity on recovery and recurrence in generalized anxiety disorder, social phobia, and panic disorder: a 12-year prospective study. Am J Psychiatry. 2005;162(6):1179-87.**
    ⇨ **Acompanhamento longitudinal de 12 anos de pacientes com diagnóstico de transtornos de ansiedade tratados pelas universidades Harvard e Brown.**

21. Sylvester CM, Pine D. Anxiety disorders. In: Luby JL, editor. Handbook of preschool mental health: development, disorders, and treatment. 2. ed. New York: Guilford; 2016.

22. Emdin CA, Odutayo A, Wong CX, Tran J, Hsiao AJ, Hunn BH. Meta-analysis of anxiety as a risk factor for cardiovascular disease. Am J Cardiol. 2016;118(4):511-9.

23. DuPont RL, DuPont CM, Rice DP. Economic costs of anxiety disorders. In: Stein, Hollander DJ, editores. Textbook of anxiety disorders. Washington: American Psychiatric Publishing; 2002.

24. Dyer ML, Heron J, Hickman M, Munafò MR. Alcohol use in late adolescence and early adulthood: the role of generalized anxiety disorder and drinking to cope motives. Drug Alcohol Depend. 2019;204:107480.

25. Le'pine JP. The epidemiology of anxiety disorders: prevalence and societal costs. J Clin Psychiatry. 2002;63(Suppl 14):4-8.

26. Wang PS, Simon GE, Avorn J, Azocar F, Ludman EJ, McCulloch J, et al. Telephone screening, outreach, and care management for depressed workers and impact on clinical and work productivity outcomes: a randomized controlled trial. JAMA. 2007;298(12):1401-11.

27. Brooks SK, Webster RK, Smith LE, Woodland L, Wessely S, Greenberg N, Rubin GJ. The psychological impact of quarantine and how to reduce it: rapid review of the evidence. The Lancet. 2020;14;395(10227):912-20.

28. Jeong H, Yim HW, Song YJ, Ki M, Min JA, Cho J, et al. Mental health status of people isolated due to Middle East respiratory syndrome. Epidemiol Health. 2016; 38: e2016048

29. Taquet M, Luciano S, Geddes JR, Harrison PJ. Bidirectional associations between Covid-19 and psychiatric disorder: a study of 62,354 Covid-19 cases. MedRxiv. 2020.

30. Stein DJ, Szatmari P, Gaebel W, Berk M, Vieta E, Maj M, et al. Mental, behavioral and neurodevelopmental disorders in the ICD-11: an international perspective on key changes and controversies. BMC medicine. 2020;18(1):1-24.

31. Marcus DK, Sawaqdeh A, Kwon P. The latent structure of generalized anxiety disorder in midlife adults. Psychiatry Res. 2014;215(2):366-71.

32. Kotov R, Schmidt NB, Lerew DR, Joiner TE Jr, Ialongo NS. Latent structure of anxiety: taxometric exploration. Psychol Assess. 2005;17(3):369-74.

33. Ruscio AM, Borkovec TD, Ruscio J. A taxometric investigation of the latent structure of worry. J Abnorm Psychol. 2001;110(3):413-22.

34. Olatunji BO, Broman-Fulks JJ, Bergman SM, Green BA, Zlomke KR. A taxometric investigation of the latent structure of worry: dimensionality and associations with depression, anxiety, and stress. Behav Ther. 2010;41(2):212-28.

35. Hayes SC, Wilson KG, Gifford EV, Follette VM, Strosahl K. Experimental avoidance and behavioral disorders: a functional dimensional approach to diagnosis and treatment. J Consult Clin Psychol. 1996;64(6):1152-68.

36. Wells A, Carter K. Preliminary tests of a cognitive model of generalized anxiety disorder. Behav Res Ther. 1999;37(6):585-94.

37. Borkovec TD, Roemer L. Perceived functions of worry among generalized anxiety disorder subjects: distraction from more emotionally distressing topics? J Behav Ther Exp Psychiatry. 1995;26(1):25-30.

38. Wells A. Meta-cognition and worry: a cognitive model of generalized anxiety disorder. Behavioural and Cognitive Psychotherapy. 1995;23(3):301-20.

39. Roemer L, Orsillo SM. Expanding our conceptualization of and treatment for generalized anxiety disorder: integrating mindfulness/acceptance-based approaches with existing cognitive-behavioral models. Clinical Psychology: Science and Practice. 2002;9(1):54-68.

40. Aktar E, Nikolić M, Bögels SM. Environmental transmission of generalized anxiety disorder from parents to children: worries, experiential avoidance, and intolerance of uncertainty. Dialogues Clin Neurosci. 2017;19(2):137-47.

41. 40. Kotov R, Watson D, Robles JP, Schmidt NB. Personality traits and anxiety symptoms: the multilevel trait predictor model. Behaviour Módulo II – Transtorno de ansiedade generalizada (TAG). Behav Res Ther. 2007;45(7):1485-503.

42. Bourgeois ML, Brown TA. Perceived emotion control moderates the relationship between neuroticism and generalized anxiety disorder. Cognit Ther Res. 2015;39(4):531-41.

43. Bienvenu OJ, Samuels JF, Costa PT, Reti IR, Eaton WW, Nestadt G. Anxiety and depressive disorders and the five-factor model of personality: a higher and lower order personality trait investigation in a community sample. Depress Anxiety. 2004;20(2):92-7.

44. Yang M-J, Kim B-N, Lee E-H, Lee D, Yu B-H, Jeon HJ, et al. Diagnostic utility of worry and rumination: a comparison between generalized anxiety disorder and major depressive disorder. Psychiatry Clin Neurosci. 2014;68(9):712-20.

45. Aldao A, Mennin DS, Linardatos E, Fresco DM. Differential patterns of physical symptoms and subjective processes in generalized anxiety disorder and unipolar depression. J Anx Disord. 2010;24(2):250-9.

46. Newman MG, Llera SJ, Erickson TM, Przeworski, A, Castonguay LG. Worry and generalized anxiety disorder: a review and theoretical synthesis of evidence on nature, etiology, mechanisms, and treatment. Annu Rev Clin Psychol. 2013;9:275-97.

47. **Borkovec TD, Inz J. The nature of worry in generalized anxiety disorder: a predominance of thought activity. Behav Res Ther. 1990;28(2):153-8.**
    ⇨ **O estudo inicial sobre a função da preocupação como forma de esquiva fóbica. Fundamental para o entendimento das terapias comportamentais de terceira onda.**

48. Borkovec TD, Hu S. The effect of worry on cardiovascular response to phobic imagery. Behaviour Res Ther. 1990;28(1):69-73.

49. Borkovec TD. Nature, functions, and origins of worry. In: Davey G, Tallis F, editores. Worrying: perspectives on theory, assessment and treatment. Sussex: Wiley & Sons; 1994. p.5-33.

50. Foa EB, Kozak MJ. Emotional processing of fear: exposure to corrective information. Psychol Bull. 1986;99(1):20-35.

51. Brosschot JF, Gerin W, Thayer JF. The perseverative cognition hypothesis: a review of worry, prolonged stress-related physiological activation, and health. J Psychosom Res. 2006;60(2):113-24.

52. Bacon MM, Rood EA, Washburn MF. A study of affective contrast. The American Journal of Psychology. 1914;25:290-93.

53. Dermer M, Cohen SJ, Elaine J, Erling AA. Evaluative judgments of aspects of life as a function of vicarious exposure to hedonic extremes. Journal of Personality and Social Psychology. 1979;37(2):247-60.

54. Nico Y, Leonardi JL, Zeggio L. A depressão como fenômeno cultural da sociedade pós-moderna: Parte I: um ensaio analítico comportamental dos nossos tempos, São Paulo, 2015. 112 p. Disponível em: https://www.researchgate.net/publication/309791434_A_depressao_como_fenomeno_cultural_na_sociedade_pos-moderna_Parte_1_Um_ensaio_analitico-comportamental_dos_nossos_tempos.

55. Luciano AC, Brito AFM, Bernik MA. Estados mistos de ansiedade e depressão: quadros subsindrômicos ou um problema de saúde pública? In: Bernik M, Savoia M, Lotufo Neto F. A clínica dos transtornos ansiosos e transtornos relacionados: a experiência do Projeto AMBAN. São Paulo: Edimédica; 2019. p.233-46.

56. Madonna D, Delvecchio G, Soares JC, Brambilla P. Structural and functional neuroimaging studies in generalized anxiety disorder: a systematic review. Braz J Psychiatry. 2019;41(4):336-62.

57. Schienle A, Hettema JM, Cáceda R, Nemeroff CB. Neurobiology and genetics of generalized anxiety disorder. Psychiatric Annals. 2011;41(2):113-23.

58. Etkin A, Prater KE, Schatzberg AF, Menon V, Greicius MD. Disrupted amygdalar subregion functional connectivity and evidence of a compensatory network in generalized anxiety disorder. Arch Gen Psychiatry. 2009;66(12):1361-72.

59. Von Der Heide RJ, Skipper LM, Klobusicky E, Olson IR. Dissecting the uncinate fasciculus: disorders, controversies and a hypothesis. Brain. 2013;136(Pt 6):1692-707.

60. Costello H, Gould RL, Abrol E, Howard R. Systematic review and meta-analysis of the association between peripheral inflammatory cytokines and generalised anxiety disorder. BMJ Open. 2019;9(7):e027925.

61. Watkeys OJ, Kremerskothen K, Quidé Y, Fullerton JM, Green MJ. Glucocorticoid receptor gene (NR3C1) DNA methylation in association with trauma, psychopathology, transcript expression, or genotypic variation: a systematic review. Neurosci Biobehav Rev. 2018;95:85-122.

62. Gottschalk MG, Domschke K. Novel developments in genetic and epigenetic mechanisms of anxiety. Curr Opin Psychiatry. 2016;29(1):32-8.

63. Schiele MA, Domschke K. Epigenetics at the crossroads between genes, environment and resilience in anxiety disorders. Genes Brain Behav. 2018;17(3):e12423.

64. Mennin DS, Heimberg RG, Turk CL, Fresco DM. Applying an emotion regulation framework to integrative approaches to generalized anxiety disorder. Clinical Psychology: Science and Practice. 2002;9(1):85-90.

65. Ruscio AM, Borkovec TD. Experience and appraisal of worry among high worriers with and without generalized anxiety disorder. Behav Res Ther. 2004;42(12):1469-82.

66. American Psychiatric Association (APA). Diagnostic and statistical manual of mental disorders (DSM-5). 5. ed. Arlington: American Psychiatric Publishing; 2013.

67. Cuthbert BN, Insel TR. Toward the future of psychiatric diagnosis: the seven pillars of RDoC. BMC Med. 2013;11:126.

68. Kessler RC, Amminger GP, Aguilar-Gaxiola S, Alonso J, Lee S, Ustün TB. Age of onset of mental disorders: a review of recent literature. Curr Opin Psychiatry. 2007;20(4):359-64.

69. **Wittchen HU, Lieb R, Pfister H, Schuster P. The waxing and waning of mental disorders: evaluating the stability of syndromes of mental disorders in the population. Compr Psychiatry. 2000;41(2 Suppl 1):122-32.**
    ⇨ **Importante estudo do Instituto max Planck de Munique sobre o curso longitudinal dos transtornos de ansiedade não tratados.**

70. Vasconcelos TC, Dias BRT, Andrade LR, Melo GF, Barbosa L, Souza E. Prevalência de sintomas de ansiedade e depressão em estudantes de medicina. Rev Brasil Educ Med. 2015;39(1):135-42.

71. Yen JY, Lin PC, Huang MF, Chou WP, Long CY, Ko CH. Association between generalized anxiety disorder and premenstrual dysphoric disorder in a diagnostic interviewing study. Int J Environ Res Public Health. 2020;17(3):988.

72. Hofer PD, Wahl K, Meyer AH, Miché M, Beesdo-Baum K, Wong SF, et al. Obsessive-compulsive disorder and the risk of subsequent mental disorders: a community study of adolescents and young adults. Depress Anxiety. 2018;35(4):339-45.

73. Scott KM, Lim C, Al-Hamzawi A, Alonso J, Bruffaerts R, Caldas-de-Almeida JM, Florescu S. Association of mental disorders with subsequent chronic physical conditions: world mental health surveys from 17 countries. JAMA Psychiatry. 2016;73(2):150-8.

74. Kunik ME, Roundy K, Veazey C, Souchek J, Richardson P, Wray NP, et al. Surprisingly high prevalence of anxiety and depression in chronic breathing disorders. Chest. 2005;127(4):1205-11.

75. Crockett AJ, Cranston JM, Moss JR., Alpers JH. The impact of anxiety, depression and living alone in chronic obstructive pulmonary disease. Qual Life Res. 2002;11(4):309-16.

76. Ozyalcin SN, Talu GK, Kiziltan E, Yucel B, Ertas M, Disci R. The efficacy and safety of venlafaxine in the prophylaxis of migraine. Headache. 2005;45(2):144-52.

77. Osman O, Cilingir V, Ozdemir PG, Milanlioglu A, Hamamci M, Yilmaz E. Dissociative experiences in patients with epilepsy. Arq Neuropsiquiatr. 2016;74(3):189-94.

78. Kanner AM. Management of psychiatric and neurological comorbidities in epilepsy. Nat Rev Neurol. 2016;12(2):106-16.

79. Vogelzangs N., Seldenrijk A., Beekman A. T. F., van Hout H. P. J., de Jonge P., Penninx B. W. Cardiovascular disease in persons with depressive and anxiety disorders. J Affect Disord. 2010;125:241-8.

80. Doering LV, Moser DK, Riegel B, McKinley S, Davidson P, Baker H, et al. Persistent comorbid symptoms of depression and anxiety predict mortality in heart disease. Intern J Cardiol. 2010;145(2)L188-92.

81. Kemp AH, Brunoni AR, Bittencourt MS, Nunes MA, Benseñor IM, Lotufo PA. The Association between antidepressant medications and coronary heart disease in Brazil: a cross-sectional analysis on the Brazilian Longitudinal Study of adult health (ELSA-Brazil). Front Public Health. 2015;3:9.

82. Locke AB, Kirst N, Shultz CG. Diagnosis and management of generalized anxiety disorder and panic disorder in adults. Am Fam Physician. 2015;91(9):617-24.

83. Talbott J, Hales R, Yudofsky S. Tratado de psiquiatria, 1. ed. Porto Alegre: Artes Médicas; 1992.

84. Craske M, Stein M. Anxiety. The Lancet. 2016;10063:3048-59.

85. Desviat M, Moreno A. La razón de ser de la psicopatología. In: Desviat M, Moreno A (orgs.). Acciones de salud mental en la comunidad. Madrid: Asociación Española de Neuropsiquiatría; 2012. p. 175-184.

86. Hales RE, Yudofsky SC, Gabbard GO. Tratado de psiquiatría clínica. Porto Alegre: Artmed; 2012.

87. Sadock BJ, Sadock VA. Compêndio de psiquiatria: ciência do comportamento e psiquiatria clínica (9a ed.). Porto Alegre: Artmed; 2007.

88. Nutt D, Ballenger J. Anxiety disorders, panic disorder and social anxiety disorder. Philadelphia: Blackwell; 2007.

89. Munir S, Takov V. Generalized anxiety disorder (GAD). In: StatPearls. Treasure Island (FL): StatPearls Publishing; 2020.

90. Generoso MB, Trevizol AP, Kasper S, Cho HJ, Cordeiro Q, Shiozawa P. Pregabalin for generalized anxiety disorder: an updated systematic review and meta-analysis. Int Clin Psychopharmacol. 2017;32(1):49-55.

91. Katzman MA, Bleau P, Blier P, Chokka P, Kjernisted K, Van Ameringen M, et al. Canadian clinical practice guidelines for the management of anxiety, posttraumatic stress and obsessive-compulsive disorders. BMC Psychiatry. 2014;14(suppl.1):p.S1.

92. **Craske MG, Waters AM. Panic disorder, phobias, and generalized anxiety disorder. Annu Rev Clin Psychol. 2005;1:197-225.**
    ⇨ **Importante trabalho da principal autora da atualidade sobre o tratamento psicológico do transtorno de ansiedade generalizada.**

93. Hayes SC, Hoffman SG. Process-based CBT: the science and core clinical competencies of cognitive behavioral therapy. Oakland: Context Press; 2018.

94. Norcross JC. Psychotherapy relationships that work: evidence-based responsiveness. 2.ed. New York: Oxford University Press; 2011.

95. Hunot V, Churchill R, Silva de Lima M, Teixeira V. Psychological therapies for generalised anxiety disorder. Cochrane Database Syst Rev. 2007;24(1):1-92.

96. Dugas MJ, Ladouceur R, Léger E, Freeston MH, Langlois F, Provencher MD, et al. Group cognitive-behavioral therapy for generalized anxiety disorder: treatment outcome and long-term follow-up. J Consult Clin Psychol. 2003;71(4):821-5.

97. Avdagic E, Morrissey SA, Boschen MJA. Randomised controlled trial of acceptance and commitment therapy and cognitive-behaviour therapy for generalised anxiety disorder. Behaviour Change. 2014;31(2):110-30.

98. Sampaio TPA, Jorge RC, Martins DS, Gandarela LM, Hayes-Skelton S, Bernik MA, et al. Efficacy of an acceptance based group behavioral therapy for generalized anxiety disorder. Depress Anxiety. 2020.

99. Barlow DH, Farchione TJ, Bullis JR, Gallagher MW, Murray-Latin H, Sauer-Zavala S, et al. The unified protocol for transdiagnostic treatment of emotional disorders compared with diagnosis-specific protocols for anxiety disorders: a randomized clinical trial. JAMA Psychiatry. 2017;74(9):875-84.

100. **Bandelow B, Zohar J, Hollander E, Kasper S, Möller H-J, WFSBP Task Force on Treatment Guidelines for Anxiety, Obsessive-Compulsive and Post-Traumatic Stress Disoders, et al. World Federation of Societies of Biological Psychiatry (WFSBP) guidelines for the pharmacological treatment of anxiety, obsessive compulsive and post-traumatic stress disorders - first revision. World J Biol Psychiatry. 2008;9(4):248-312.**
    ⇨ **Importante guideline para o tratamento dos transtornos de ansiedade.**

101. Craig AR, Franklin JA, Andrews G. A scale to measure locus of control of behaviour. Br J Med Psychol. 1984;57(Pt 2):173-80.

102. Dickson KS, Ciesla JA, Reilly LC. Rumination, worry, cognitive avoidance, and behavioral avoidance: examination of temporal effects. Behav Ther. 2012;43(3):629-40.

103. Grant BF, Stinson FS, Dawson DA, Chou SP, Dufour MC, Compton W, et al. Prevalence and co-occurrence of substance use disorders and independent mood and anxiety disorders: results from the National Epidemiologic Survey on Alcohol and Related Conditions. Arch Gen Psychiatry. 2004;61(8):807-16.

104. Grenier S, Préville M, Boyer R, O'Connor K, Béland S-G, Potvin O, et al. The impact of DSM-IV symptom and clinical significance criteria on the prevalence estimates of subthreshold and threshold anxiety in the older adult population. Am J Geriatr Psychiatry. 2011;19(4):316-26.

105. Hirsch CR, Mathews A, Lequertier B, Perman G, Hayes S. Characteristics of worry in generalized anxiety disorder. J Behav Ther Exp Psychiatry. 2013;44(4):388-95.

106. Kessler RC, Chiu WT, Demler O, Merikangas KR, Walters EE. Prevalence, severity, and comorbidity of 12-month DSM-IV disorders in the National Comorbidity Survey Replication. Arch Gen Psychiatry. 2005;62(6):617-27.

107. Monk CS, Telzer EH, Mogg K, Bradley BP, Mai X, Louro HMC, et al. Amygdala and ventrolateral prefrontal cortex activation to masked angry faces in children and adolescents with generalized anxiety disorder. Arch Gen Psychiatry. 2008;65(5):568-76.

108. Ramsawh HJ, Raffa SD, Edelen MO, Rende R, Keller MB. Anxiety in middle adulthood: effects of age and time on the 14-year course of panic disorder, social phobia and generalized anxiety disorder. Psychol Med. 2009;39(4):615-24.

109. Roemer L, Salters K, Raffa SD, Orsillo SM. Fear and avoidance of internal experiences in GAD: preliminary tests of a conceptual model. Cognitive Therapy and Research, 2005;29(1):71-88.

110. Sheehan DV, Lecrubier Y, Sheehan KH, Amorim P, Janavs J, Weiller E, et al. The Mini-International Neuropsychiatric Interview (M.I.N.I.): the development and validation of a structured diagnostic psychiatric interview for DSM-IV and ICD-10. J Clin Psychiatry. 1998;59 Suppl 20:22-33;quiz 34-57.

111. Spielberger CD, Gorsuch RL, Lushene RE. Manual for the state-trait anxiety inventory ("self-evaluation questionnaire"). California: Consulting-Psychologists; 1970.

112. Van Den Bulk BG, Meens PHF, van Lang NDJ, de Voogd EL, van der Wee NJA, Rombouts SARB, et al. Amygdala activation during emotional face processing in adolescents with affective disorders: the role of underlying depression and anxiety symptoms. Front Hum Neurosci. 2014;8:393.

12

Transtorno do pânico e agorafobia

Anne Fonseca Meira Brito
Alan Campos Luciano
Sérgio de Barros Cabral

Marcionilo Gomes Laranjeiras Neto
Márcio Antonini Bernik

Sumário

Introdução
Epidemiologia
Etiopatogenia
    Neurobiologia do pânico
    Influência genética
    Influência da personalidade: temperamento
    Influência da exposição ao estresse
Subtipos de transtorno do pânico
    Transtorno de pânico subtipo respiratório
    Transtorno de pânico subtipo noturno
Quadro clínico e diagnóstico
Curso e prognóstico
Comorbidades
    Comorbidades psiquiátricas
    Comorbidades clínicas
Diagnóstico diferencial
    Transtornos psiquiátricos
    Patologias da clínica médica
    Diagnósticos diferenciais da agorafobia
Exames complementares
Tratamento
    Tratamento farmacológico
    Tratamento psicoterápico
Considerações finais
Para aprofundamento
Referências bibliográficas

Pontos-chave

- O transtorno do pânico consiste na presença de ataques de pânico recorrentes e inesperados associados à presença de preocupação intensa de futuros ataques e suas consequências.
- Os ataques de pânico não são específicos do transtorno do pânico, pois podem ocorrer em outros transtornos psiquiátricos ou condições clínicas.
- Os ataques de pânico caracterizam-se por sintomas somáticos múltiplos (respiratórios, gastrintestinais, cardíacos, neurológicos), o que leva o indivíduo a buscar diversas especialidades médicas.
- A agorafobia consiste na presença de medo intenso desencadeado pela exposição real ou prevista a diversas situações, como uso de transporte, lugares abertos, locais fechados, ficar em meio a uma multidão, sair de casa sozinho(a).
- A presença de agorafobia no transtorno do pânico está associada a maior gravidade do quadro.

INTRODUÇÃO

A palavra pânico deriva do grego *panikós*[1], relativo ao deus Pã, que, de tão feio ao nascer, com chifres, barba, rabo e pernas de bode, sua mãe fugiu dele com medo. Este vingava-se dos que o incomodavam com um grito repentino vindo de um bosque ou gruta e que fazia arrepiar os cabelos[2].

As primeiras descrições da literatura médica de uma síndrome de medo súbito com excesso de sintomas físicos sem correlação anatômica foram feitas sobre a síndrome do coração irritável, na Guerra Civil Americana, em 1860, e por Freud, sobre neurose de ansiedade, em 1895[3].

Freud descreveu a origem psíquica da ansiedade a partir de 1893. Tratou dela sistematicamente em artigo de 1895, justificando separar da neurastenia um certo complexo de sintomas sob o nome de "neurose de angústia". Isolou da síndrome classicamente descrita como neurastenia uma afecção centrada no sintoma principal, a ansiedade. Destacou diversas formas: ansiedade crônica ou espera ansiosa suscetível de se ligar a qualquer conteúdo que pudesse oferecer um suporte, acesso de ansiedade pura, acompanhada ou substituída por equivalentes somáticos[4].

Entretanto, o transtorno de pânico (TP) só foi assim denominado e caracterizado como uma entidade nosológica autônoma e formal na terceira edição do *Manual diagnóstico e estatístico de transtornos mentais* (DSM-III), da Associação Americana de Psiquiatria (APA), nos anos de 1980[5].

O TP consiste na presença de crises severas de ansiedade (ataques de pânico), acompanhadas de graus variados de ansiedade antecipatória entre esses episódios, gerando sofrimento significativo e prejuízos funcionais aos indivíduos que apresentam tal patologia, comprometendo as diversas áreas de suas vidas. Já a agorafobia, é definida pelo medo de situações e lugares nos quais possa ser difícil escapar ou a ajuda não possa estar disponível durante um ataque de pânico.

A seguir, abordaremos de forma detalhada as características destes transtornos.

EPIDEMIOLOGIA

Dados de diversos estudos epidemiológicos no Brasil e no exterior estão sintetizados na Tabela 1. Em estudo epidemiológico realizado com 1.464 moradores na área de captação do Hospital das Clínicas da Faculdade de Medicina da Universidade de São Paulo, usando critérios da CID-10, encontram-se prevalências do TP de 1% para um período de 12 meses e 1,6% para a vida toda. Quanto ao gênero, 0,2% e 0,7% para homens, 1,7% e 2,3% para mulheres, respectivamente[6].

O estudo norte-americano *National Comorbidity Survey Replication*[7] observou prevalências para a vida toda de 22,7% para ataques de pânico isolados, ou seja, sem agorafobia.

Ataques de pânico ocorrem com frequência considerável na população em geral, mas apenas uma pequena parcela desenvolve o TP. O *World Mental Health Surveys*[8] avaliou 142.949 pessoas com 18 anos ou mais em vários países, encontrando uma prevalência de 13,2% para a vida toda de ataques de pânico. Entre as pessoas que alguma vez tiveram algum ataque de pânico, a maioria apresentou ataques de pânico recorrentes (66,5%), enquanto apenas 12,8% preencheram critérios do DSM-5 para TP, ante uma prevalência para a vida toda de 1,7% da população geral. O referido estudo encontrou também uma prevalência para a vida toda de comorbidade com outros transtornos mentais de 80,4% para portadores de TP. A idade média de início para ataques de pânico foi de 34 anos, para ataques de pânico sem TP foi de 35 anos e de 32 anos para TP.

A agorafobia sem TP apresenta uma prevalência para a vida toda de 1,7%[8] a 2,1%, sendo 0,8% para homens e 3% para mulheres[6] e idade de início da doença de 21,1 anos[9].

Lijster et al.[9], em uma metanálise, avaliaram a idade de início de todos os transtornos ansiosos e encontraram uma média de 21,3 anos. A idade de início do TP foi de 30,3 anos, o segundo de início mais tardio, só perdendo para o transtorno de ansiedade generalizada (34,9 anos). Curiosamente, este dado contraria nossa experiência clínica de encontrar, no TP, pacientes mais jovens.

Já a agorafobia sem TP iniciou em média aos 21,1 anos e ficou em um grupo intermediário, seguida pelo transtorno obsessivo-compulsivo (24 anos) e pelo transtorno do estresse póstraumático (26,6 anos). A idade de início mais precoce foi para a ansiedade de separação (10,6 anos), seguida pela fobia específica (11 anos) e a fobia social (14,3 anos). Não foram encontradas diferenças quanto ao gênero.

Apesar das crises agudas e do intenso sofrimento, pessoas com TP parecem ter prognóstico semelhante aos outros transtornos de ansiedade. Hendriks et al.[10], em estudo longitudinal naturalístico, avaliaram comprometimento funcional em pacientes com transtornos ansiosos por um período de 4 anos. Observaram que 64,9% dos que eram portadores de ansiedade social, 68,6% com TP com agorafobia, 65,6% com TP, 79,7% com transtorno de ansiedade generalizada e 51,1% com transtornos ansiosos múltiplos não apresentavam critérios diagnósticos para transtornos de ansiedade após o período de estudo. Maior tempo de doença e maior esquiva fóbica estavam associados à disfunção no longo prazo.

ETIOPATOGENIA

Atualmente, o modelo mais estudado acerca da etiologia do TP e de demais transtornos psiquiátricos é o modelo biopsicossocial. Tal abordagem avalia fatores biológicos, psicológicos e sociais relacionados aos transtornos psiquiátricos[11]. Para conceitualizar o modelo biopsicossocial do TP, é necessário integrar dados de investigação comportamental, fisiológica, neurobiológica e genética. Dessa forma, serão aqui detalhados alguns desses dados, à luz do conhecimento atual.

Neurobiologia do pânico

Gorman et al.[12] sugeriram um modelo neuroanatômico que integra visões biológicas e psicológicas do transtorno. De acordo com Gorman, respostas de medo e ataques de pânico são mediados por uma "conexão do medo" no cérebro, que é centralizada na amígdala e interage com o hipocampo e cór-

Tabela 1 Estudos epidemiológicos em transtorno do pânico

Autores	País	n.	Prevalência para a vida toda
Andrade et al., 2002[6]	Brasil	1.464	Homens: 1,7% Mulheres: 2,3%
Kessler et al., 2006 (NCSR)[7]	EUA	9.282	3,7% para TP sem agorafobia, 0,8% agorafobia sem TP e 1,1% de TP com agorafobia
World Mental Health Surveys, De Jonge et al., 2016[8]	Transnacional	142.949	13,2% de ataques de pânico, mas apenas 12,8% destes tiveram TP

tex pré-frontal medial. Tal modelo neuroanatômico tem estimulado estudos adicionais em neuroimagem. Baseado na teoria de Gorman, Lai[13] postulou que regiões sensoriais do lobo têmporo-parieto-occipital têm papel importante no desenvolvimento do medo e da ansiedade. A ínsula integra informações sensoriais filtradas via tálamo de regiões sensoriais dos lobos occipital, parietal e temporal e envia informações para regiões frontais para o processamento cognitivo e ao sistema límbico para respostas primitivas, o que gera os sintomas do TP.

Com base no modelo, uma conexão cruzada disfuncional entre o *drive* emocional (estruturas límbicas) e a inibição cognitiva (córtex pré-frontal) e o circuito do medo, o eixo amígdala-hipocampo-prefrontal é o correspondente neuroanatômico do TP. A perspectiva neural dá substrato à ideia de que a terapia cognitivo-comportamental regula processos cognitivos na estrutura cerebral, reduzindo a sintomatologia da doença[14].

Iremos demonstrar a seguir algumas características adicionais encontradas em alguns estudos sobre o transtorno do pânico.

Neuroimagem

Estudos mostram redução do metabolismo no lobo parietal inferior esquerdo e redução do fluxo sanguíneo cerebral bilateral em pacientes com pânico, sendo que estes achados correlacionam-se diretamente à gravidade dos sintomas[15]. O pânico, também, foi associado a um aumento significativo da atividade na amígdala direita[16] e hipoatividade frontal bilateral, porém com hiperatividade no lobo frontal medial direito[17]. As principais alterações funcionais estão representadas na Figura 1.

Neurotransmissores
GABA

Em pacientes com TP é observado aumento da afinidade de ligação de benzodiazepínicos no córtex temporal e giro frontal direito e diminuição da afinidade de ligação no hipocampo esquerdo. Na figura 2, podemos observar um estudo de PET-CT demonstrando, também, diminuição da densidade de receptores GABA-A nestas regiões em pacientes com TP[18].

Há, ainda, evidências de diminuição das concentrações de GABA no córtex occipital, giro do cíngulo anterior e gânglios da base em pacientes com TP. Embora não haja evidências de alteração nas concentrações séricas de GABA ou no liquor em pacientes com TP em comparação com sujeitos saudáveis, uma baixa concentração de GABA no liquor correlaciona-se com uma resposta terapêutica pobre ao alprazolam ou imipramina[19,20].

Esta redução na sinalização inibitória, ainda, pode ser o meio pelo qual se dá a hereditariedade dos transtornos ansiosos, uma vez que os pacientes que têm TP e que têm uma história familiar de transtornos de humor e ansiedade exibem uma redução nas concentrações de GABA no córtex[21].

Glutamato

A sinalização glutamatérgica excitatória elevada está associada à panicogenicidade e drogas que reduzem a disponibilidade de glutamato são potenciais ansiolíticos. Por exemplo, a LY354740 (um agonista dos receptores metabotrópicos de glutamato pré-sinápticos que leva a redução da liberação de glutamato) diminui a ansiedade subjetiva em voluntários saudáveis e diminui ataques de pânico provocados em pacientes com TP[22].

Vias serotoninérgicas

Diversas evidências apontam o envolvimento do sistema serotoninérgico (5-HT) na fisiopatologia dos ataques de pânico e do transtorno do pânico[23,24]. Em uma tentativa de acomodar todas as evidências disponíveis no período, Deakin e Graeff[25] propuseram um modelo integrativo, propondo que dois subsistemas 5HT distintos modulam a ansiedade e o medo de formas opostas. Em animais de laboratório, a via 5-HT ascendente, que origina no núcleo dorsal da rafe (NDR) e inerva a amígdala e o córtex frontal, promove reações defensivas diante de perigo potencial ou distante. Esse mecanismo supostamente é responsável pela ansiedade generalizada em huma-

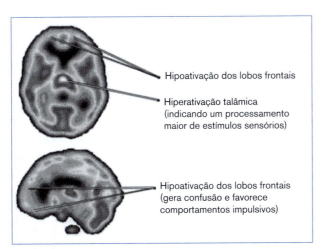

Figura 1 Tomografia computadorizada por emissão de fóton único (SPECT) – regiões encefálicas ativadas durante um ataque de pânico.
(Veja imagem colorida no encarte.)

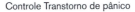
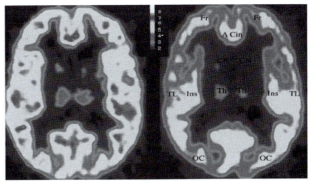

Figura 2 Tomografia computadorizada por emissão de pósitrons (PET-CT) comparando a densidade de receptores GABA-A entre controles e pacientes com TP.
A Cin: giro do cíngulo anterior; CN: caudado; Fr: frontal; Ins: ínsula; OC: córtex occipital; Th: tálamo; TL: córtex temporal lateral.
Fonte: Kim YS, 2017[18]. (Veja imagem colorida no encarte.)

nos[26,27]. Já a via 5-HT periventricular que também se origina no NDR e inerva a substância cinzenta dorsal periaqueductal estaria implicada tanto na patofisiologia do TP quanto na ação terapêutica das drogas antidepressivas[28-30]. Tal hipótese tem sido extensivamente testada em experimentos pré-clínicos[30-32] e clínicos[33], com resultados consistentes. Baseado neste modelo drogas que aumentam a concentração extracelular de 5-HT irá reduzir a propensão para ataques de pânico.

Além disso, estudos de PET-CT vêm demonstrando redução na afinidade de ligação ao receptor 5HT1A no giro do cíngulo e no núcleo da rafe no TP. Enquanto estudos com SPECT mostram diminuição da afinidade de ligação da serotonina aos receptores SERT no mesencéfalo, lobo temporal bilateral e tálamo. A intensidade dessa diminuição se correlaciona com a gravidade dos sintomas e também se normaliza em pacientes com TP em remissão[21].

Fator de liberação de corticotropina e o eixo hipotálamo-hipófise-adrenal (H-H-A)

Foi relatado que pacientes com DP apresentam aumento da concentração do cortisol plasmático basal, que se correlaciona positivamente com o risco de um ataque de pânico após administração de lactato. Esses dados sugerem que o cortisol plasmático basal elevado representa um estado de ansiedade antecipatória, mas não o pânico em si[21].

Além disso, aventou-se a hipótese de hiperssensibilidade de ativação do eixo na gênese das crises de pânico, com alguns estudos iniciais com resultados positivos. Porém, depois do controle adequado do ambiente para não representar um estímulo aversivo adicional, a resposta de ACTH à administração de hormônio secretor de corticotrofinas (CRH) não foi alterada em pacientes que tinham TP, explicitando, assim, a ausência de hipersensibilidade do eixo H-H-A[34].

O fato de o pânico da não desencadear o eixo hipotálamo-hipofisário (HPA) pode ser explicado por em circunstâncias de sufocamento, uma vez que a ativação aguda do HPA aumentaria de forma contraproducente a atividade catabólica e a demanda de oxigênio, a resposta de medo deve ser modificada para permitir a ativação conservadora de energia para possível escape rápido. Confiar na retirada vagal para um rápido aumento do desempenho cardiovascular[35] enquanto suprime a liberação de HPA parece apropriado[36].

Gautier[37] enfatizou que a hipóxia está associada a uma redução da taxa metabólica. Esse hipometabolismo pode ser acompanhado por uma redução do ponto de ajuste termorregulador durante a hipóxia, ambos mediados pelo hipotálamo. Esses dados enfatizam que o desligamento metabólico, ao invés da ativação, pode promover a sobrevivência em condições específicas, como sufocação potencial.

Sistema nervoso autônomo: teoria polivagal

A teoria polivagal[38] argumenta que, nos mamíferos, o vago evoluiu em dois ramos separados, ambos envolvidos no processo procriativo dos mamíferos (alimentação, amamentação, reprodução). O complexo vagal dorsal amielínico (CVDA), fi-logeneticamente mais antigo, regula a digestão e responde a novidades ou ameaças, especificamente à hipóxia, reduzindo a produção metabólica. As projeções hipotalâmicas oxitocinérgicas ativam o CDVA, cujo componente sensorial monitora os níveis circulantes de neuropeptídeos. Este componente vagal suporta as relações de afeto e apego entre os mamíferos, em conjunto com sistemas de neuropeptídeos.

O complexo vagal ventral mielinizado (CVVM), exclusivo dos mamíferos, carrega axônios vagais mielinizados e porções de outros nervos cranianos branquioméricos (V, VII, IX, XI). Juntas, essas duas vias controlam a expressão facial, sucção, deglutição, respiração, choro e vocalização, além de controlar a frequência cardíaca em repouso por inibição tônica do nó sinoatrial. Assim, a inibição do CVVM fornece um sistema de resposta rápida, sem a necessidade de ativar imediatamente o sistema simpático-adrenal, que teria como consequência a elevação do metabolismo basal.

Ainda, o mecanismo de taquicardia aguda durante o pânico induzido por lactato foi atribuído à abstinência vagal[39] em vez de descarga simpática. Por razões desconhecidas, a resposta de abstinência vagal parece excessiva no transtorno do pânico. Por exemplo, pacientes com TP apresentam inibição vagal ao ficar em pé, em contraste com indivíduos normais e deprimidos[40].

Controle da sensibilidade à reação de sufocamento pelos opioides endógenos

Preter et al.[41], considerando que a sensibilidade ao CO_2 está sob controle opioidérgico, propuseram a teoria amplificada do falso alarme de sufocamento, onde os ataques de pânico podem ser desencadeados devido a um déficit funcional episódico de opioide endógeno, liberando assim a via de alarme de sufocamento para ser ativada.

O sistema opioidérgico está envolvido em diversas funções, como percepção da dor, modulação do sistema de recompensa, respiração, homeotermia, ingestão de nutrientes e resposta imunológica[42]. A ativação do receptor μ foi considerada responsável pelos efeitos analgésicos, respiratórios e aditivos de opioides e opiáceos, porém sofrem influência dos receptores δ, também. Dados que demonstram esse papel dos opioides no alarme de sufocamento é a indução de reações semelhantes ao pânico à elevação sérica de lactato em indivíduos normais com a infusão de naloxona.

No sentido contrário, é comum a utilização de morfina ou outros opioides para conforto respiratório de pacientes com quadros de dispneia grave nas UTI. Este uso clínico baseia-se na fisiologia, sendo que receptores opioides estão localizados em todo o trato respiratório. e os opioides endógenos são ativados no desconforto respiratório hipóxico ou hipercápnico[43,44] e são inibidores da liberação de CRH, contribuindo para a não elevação do cortisol durante as crises de pânico. Além disso, modulam o centro termorregulador hipotalâmico, levando à hipotermia, contribuindo para o menor consumo de oxigênio pelas células[45,46]. Em ambientes hipóxicos, os opioides levam a uma modulação da respiração que prolonga a sobrevivência, enquanto o seu bloqueio por naltrexona, bloqueia essa modulação e o impacto na sobrevida.

Influência genética

Várias linhas de pesquisa indicam um componente genético para o transtorno. Parentes de primeiro grau de pacientes com TP têm maiores taxas dessa condição do que familiares de pacientes com depressão e parentes de controles saudáveis[47]. Adicionalmente, as taxas encontradas foram ainda maiores, para indivíduos com início do TP antes dos 20 anos[47]. Já Battaglia et al.[48] encontraram uma covariação entre perdas precoces por morte, separação ou divórcio e hipersensibilidade à inalação por CO_2 e TP na vida adulta entre probandos de uma grande amostra de gêmeos na Noruega. Estudos de gêmeos têm mostrado maior concordância para monozigóticos do que para dizigóticos, 31% e 0%, respectivamente[49]. Um estudo de revisão com essa população sugere uma herdabilidade de aproximadamente 40%, com contribuições de 10% de ambiente familiar compartilhado e maior do que 50% para os efeitos ambientais específicos de cada indivíduo[50].

Influência da personalidade: temperamento

O temperamento ansioso, como medido por altos escores de neuroticismo e sensibilidade à ansiedade, demonstra ser fator de risco para o desenvolvimento do TP ou pode constituir manifestações precoces do transtorno[51]. O neuroticismo é um traço de personalidade que está associado com baixa resiliência ou a maior reatividade ao estresse de vida[51].

A sensibilidade à ansiedade é uma medida do medo dos sintomas físicos de ansiedade. Um estudo mostrou que indivíduos com níveis elevados de sensibilidade à ansiedade foram mais propensos a desenvolver o TP após experimentar estresses de vida, principalmente presenciar comportamentos descontrolados ou a valorização de papel de doente por parentes próximos[52].

O TP também tem sido associado a outro traço comportamental, a inibição comportamental, que não é considerada como específica, pois outros transtornos de ansiedade, principalmente o transtorno de ansiedade social, apresentam esta mesma característica[53]. É provável que esses vários fatores temperamentais ligados à ansiedade moderem ou aumentem a vulnerabilidade a eventos estressantes precoces ou tardios de vida.

Influência da exposição ao estresse

Estudos têm demonstrado que adversidades na infância, como história de abuso físico ou sexual, aumentam o risco de TP em adultos[54]. Fumar na infância e asma parecem aumentar o risco de aparecimento de TP na vida adulta[55-57]. Perdas parentais precoces, como morte, separação ou divórcio de pais, foram relacionadas à hipersensibilidade à sufocação e TP[48].

Estudos revelaram que os indivíduos que experimentam ataques de pânico têm maior frequência de eventos estressantes na vida, principalmente nos últimos 12 meses, quando comparados com controles. Os eventos de ameaça externa ou doença são particularmente importantes[58].

SUBTIPOS DO TRANSTORNO DO PÂNICO

Kircanski et al.[59], em uma revisão crítica, avaliaram a validade dos subtipos dos ataques de pânico. A pesquisa revelou dados relativos a cinco subtipos potenciais: respiratório, noturno, sem experiência de medo, cognitivo e vestibular, mas nenhum subtipo potencial foi associado a critérios externos confiáveis e suficientes indicativos de diferenças funcionais. Em um estudo realizado em nosso serviço, do mesmo modo, pacientes com o subtipo respiratório do TP não se mostraram clinicamente diferentes dos demais[60].

Transtorno de pânico subtipo respiratório

Klein, em 1993, publicou sua "teoria do alarme por falsa sufocação" para explicar a predisposição de grupos de indivíduos com TP para desenvolver ataques de pânico induzidos por lactato ou dióxido de carbono. Ataques espontâneos ocorrem nesses indivíduos quando a percepção de sufocamento do cérebro sinaliza erroneamente uma falta de ar, ativando inapropriadamente o sistema de alarme. Já descrevemos os mecanismos fisiológicos envolvidos nessa resposta acima, na neurobiologia envolvida na etiopatogenia do pânico.

Comparando os pacientes do subtipo respiratório com o não respiratório, os pacientes do subtipo respiratório apresentam maior história familiar de TP, menor comorbidade com depressão, duração mais longa da doença, escores de neuroticismo menores e escores mais elevados nas escalas de gravidade. Ainda segundo estes autores, pacientes que apresentam sintomas respiratórios dominantes são particularmente sensíveis a testes respiratórios. Testes para induzir ataques de pânico, com o uso de CO_2, hiperventilação e cafeína produzem ataques de pânico em uma proporção maior em pacientes do subtipo respiratório. O aumento da sensibilidade ao CO_2, uma maior história familiar de TP distinguem o subtipo respiratório do não respiratório, embora ainda existam achados contraditórios[61].

Com o objetivo de estudar a reação a sensações corpóreas em pacientes com TP, Muotri et al.[62] submeteu 72 sujeitos, entre controles e pacientes com TP, à ergoespirometria, usando a escala de esforço percebido (Escala de Borg) para comparar o score de esforço percebido entre os dois grupos. Dentre os achados, estão que: (1) pacientes com TP possuem dificuldades de interpretar sensações corporais durante exercício intenso; (2) pacientes com TP possuem um consumo de oxigênio máximo (VO_2 máx mL/kg/min) menor do que sujeitos saudáveis; (3) a frequência cardíaca durante a ergoespirométrica em pacientes com TP é menor do que o previsto. Tais achados reforçam outras teorias de que interpretações catastróficas de sensações corpóreas induzidas pelo exercício podem alterar a percepção da fadiga.

Transtorno de pânico subtipo noturno

Ocorre em cerca de 40 a 70% dos pacientes com pânico, e surgem entre 24 e 225 minutos após o indivíduo pegar no sono, na fase 4 do sono não REM. São distintos do terror noturno, da apneia do sono e dos pesadelos[63].

Pacientes com ataques de pânico noturnos têm mais frequentemente depressão e outros sintomas psiquiátricos, e tendência a ter mais anorexia nervosa e transtorno de somatização[64,65].

QUADRO CLÍNICO E DIAGNÓSTICO

Inicialmente, é fundamental distinguir a caracterização de um ataque de pânico do transtorno de pânico. A partir daí, abordaremos, também, o diagnóstico comórbido possível de agorafobia e as recentes alterações conceituais no seu diagnóstico.

Ataque de pânico

O ataque de pânico cursa com pico dos sintomas em até 10 minutos e tem curta duração, comumente até 30 minutos, com resolução espontânea. Caracteriza-se por episódios abruptos de medo, apreensão ou desconforto intensos, associados a sintomas somáticos múltiplos envolvendo os sistemas cardíaco, respiratório, gastrintestinal e vestibular[66], podendo se concentrar em um perfil sintomático referente a um órgão ou sistema específico. Segundo o DSM-5, são necessários pelo menos quatro sintomas de um grupo de 13 para caracterização de um ataque de pânico, como podemos observar no Quadro 1.

Um ataque de pânico pode ocorrer independente de outra condição psiquiátrica, pode ocorrer no contexto do transtorno do pânico ou podem ocorrer no contexto de outros transtornos psiquiátricos, sendo então considerados como especificadores do diagnóstico do transtorno no contexto que ocorrem (por exemplo, TAG com ataque de pânico).

Os ataques de pânico, ainda, podem ser classificados em: (1) esperados, nos quais existe um sinal ou desencadeante óbvio, como as situações em que eles geralmente ocorrem (por exemplo, ataque de pânico desencadeado por fobia específica) ou; (2) inesperados, nos quais não há gatilho ou desencadeante óbvio no momento da ocorrência, mais típicos do transtorno de pânico, podendo ocorrer também em situações de relaxamento ou durante o sono (ataque de pânico noturno).

Transtorno de pânico

De acordo com a quinta edição do *Manual diagnóstico e estatístico de transtornos mentais* (DSM-5)[67], o transtorno de pânico caracteriza-se por ataques de pânico recorrentes e imotivados, seguidos por apreensão ou preocupação persistente por novos ataques ou mudanças significativas no comportamento relacionadas aos ataques. Os critérios diagnósticos podem ser observados no Quadro 2.

Para a 11ª edição da Classificação Internacional de Doenças (CID-11), em seu capítulo de transtornos mentais, do comportamento e do neurodesenvolvimento pela Organização Mundial da Saúde[68], os aspectos essenciais para TP não diferem do descrito pelo DSM-5 e consistem em AP imprevisíveis e recorrentes, não restritos a um estímulo ou situação particular. Soma-se a esses sintomas a ocorrência de preocupação persistente de re-

---

Quadro 1 Critérios diagnósticos para ataques de pânico segundo o DSM-5

Um período distinto de intenso temor ou desconforto, no qual quatro ou mais dos seguintes sintomas se desenvolvem abruptamente e alcançam um pico em 10 minutos
1. Palpitações ou ritmo cardíaco acelerado
2. Sudorese
3. Tremores ou abalos
4. Sensação de falta de ar ou sufocamento
5. Sensação de asfixia
6. Dor ou desconforto no tórax
7. Náuseas ou desconforto abdominal
8. Sensação de tontura, instabilidade, vertigem ou desmaio
9. Desrealização ou despersonalização
10. Medo de perder o controle ou enlouquecer
11. Medo de morrer
12. Parestesias
13. Calafrios ou ondas de calor

Fonte: American Psychiatric Association, 2013[67].

Quadro 2 Critérios diagnósticos para transtorno do pânico segundo o DSM-5

A. Ataques de pânico recorrentes e inesperados.
B. Pelo menos um dos ataques foi seguido de um mês (ou mais) de uma ou de ambas as seguintes características: 1. Apreensão ou preocupação persistente acerca de ataques de pânico adicionais ou sobre suas consequências (p. ex., perder o controle, ter um ataque cardíaco, "enlouquecer").   2. Uma mudança desadaptativa significativa no comportamento relacionada aos ataques (p. ex., comportamentos que têm por finalidade evitar ter ataques de pânico, como a esquiva de exercícios ou situações desconhecidas).
C. A perturbação não é consequência dos efeitos psicológicos de uma substância (p. ex.: droga de abuso, medicamento) ou de outra condição médica (p. ex.: hipertireoidismo, doenças cardiopulmonares).
D. A perturbação não é mais bem explicada por outro transtorno mental (p. ex., os ataques de pânico não ocorrem apenas em resposta a situações sociais temidas, como no transtorno de ansiedade social; em resposta a objetos ou situações fóbicas circunscritas, como na fobia específica; em resposta a obsessões, como no transtorno obsessivo-compulsivo; em resposta à evocação de eventos traumáticos, como no transtorno de estresse pós-traumático; ou em resposta à separação de figuras de apego, como no transtorno de ansiedade de separação).

Fonte: American Psychiatric Association, 2013[67].

corrência ou comportamentos evitativos que resultam em prejuízo nas diversas áreas do funcionamento da vida do indivíduo[69].

Agorafobia

A grande maioria dos casos de agorafobia está associada ao transtorno de pânico, porém existem alguns casos que cursam na ausência deste. Por esse motivo, a partir do DSM-5, o transtorno de pânico perdeu seu especificador de sem agorafobia ou com agorafobia, passando a serem considerados diagnósticos independentes que podem ser comórbidos.

A característica essencial da agorafobia é ansiedade ou medo acentuado ou intenso desencadeado pela exposição real ou prevista a várias situações (Quadro 3), que são ativamente evitadas. Tais situações são temidas ou evitadas por causa de pensamentos de que pode ser difícil escapar ou que o auxílio pode não estar disponível no caso de necessidade. O medo, a ansiedade ou a esquiva, que são persistentes, causam sofrimento ou prejuízo importantes no funcionamento social, profissional ou em outras áreas[67].

A CID-11[68] descreve a agorafobia de forma semelhante ao DSM-5, na qual ocorrem medo excessivo ou ansiedade em resposta a diversas situações em que escapar ou conseguir ajuda pode ser difícil (p. ex.: cinemas, shoppings, mercados). O indivíduo é consistentemente ansioso acerca dessas situações, pois teme que ocorram situações negativas (ataque de pânico ou sintomas físicos incapacitantes). As situações são evitadas ativamente ou enfrentadas apenas em situações específicas, como na presença de uma pessoa de confiança, ou enfrentadas com intenso sofrimento. Os sintomas persistem por alguns meses e são graves o suficiente para gerar prejuízos funcionais[69].

Nas suas formas mais graves, a agorafobia pode levar os indivíduos a ficar completamente restritos à sua casa, incapazes de sair e dependentes de outra pessoa para serviços ou assistência até mesmo às suas necessidades básicas. A desmoralização e os sintomas depressivos, bem como o abuso de álcool e medicamentos sedativos como estratégias inadequadas de automedicação, são comuns.

CURSO E PROGNÓSTICO

Cerca de um quarto dos indivíduos com transtorno do pânico desenvolvem agorafobia[7]. A probabilidade desta evolução

Quadro 3 Critérios diagnósticos para agorafobia segundo o DSM-5

Medo ou ansiedade marcantes acerca de duas (ou mais) das cinco situações:
1. Uso de transporte público
2. Permanecer em espaços abertos
3. Permanecer em locais fechados
4. Permanecer em fila ou ficar em meio à multidão
5. Sair de casa sozinho

Fonte: American Psychiatric Association, 2013[67].

pode ser predita por alguns fatores: gênero feminino, tontura mais severa durante ataques de pânico, fatores cognitivos, traços de personalidade dependente e presença de transtorno de ansiedade social. A presença de agorafobia em conjunção com TP está associada a maior gravidade do quadro[7].

No estudo de acompanhamento das universidades Harvard e Brown, Bruce et al.[70] estudaram o curso clínico de pacientes com TP por um período de 12 anos de seguimento. Foi constatado que os pacientes com TP sem agorafobia remitiram mais rapidamente do que os com TP com agorafobia, mas as taxas de recorrência de ambos transtornos nos 12 anos seguintes eram praticamente idênticas. Pacientes com TP com agorafobia tinham, em média, uma menor idade de início do transtorno e uma duração maior do transtorno que os levou ao tratamento. Pacientes com TP sem agorafobia apresentavam uma maior taxa de recuperação, consideravelmente menos tempo com episódios do transtorno e apresentavam menos condições comórbidas.

COMORBIDADES

Cerca de 2/3 dos indivíduos com transtorno do pânico preenchem critérios diagnósticos para, ao menos, outros dez transtornos psiquiátricos ao longo da vida, sendo que 91% dos pacientes com TP tem, no mínimo, um transtorno psiquiátrico associado no momento do diagnóstico, sendo 15 a 30% comórbidos com o transtorno de ansiedade generalizada. Assim, o TP aumenta significativamente o risco (em relação à população geral) de um segundo diagnóstico psiquiátrico como agorafobia, transtorno de ansiedade generalizada (TAG), transtorno de ansiedade social (TAS), transtorno de estresse pós-traumático (TEPT), transtornos do humor, esquizofrenia, transtornos de personalidade e abuso de substâncias[71].

A presença de comorbidades piora ou exacerba as manifestações clínicas do transtorno de pânico, associando-se a uma maior gravidade e cronicidade do quadro clínico. Compromete a resposta e adesão ao tratamento, agrava o curso e prognóstico do transtorno, com prejuízo da qualidade de vida do sujeito. Portanto, a investigação de comorbidades se faz necessária para definir estratégias terapêuticas para cada uma das condições, evitando complicações. Da mesma forma, o tratamento precoce do TP poderá prevenir o surgimento de comorbidades.

Comorbidades psiquiátricas

Agorafobia
É a mais importante comorbidade do transtorno do pânico. O conceito de agorafobia, antes considerado uma complicação debilitante do transtorno de pânico, foi modificado no DSM-5 e passou a ser um transtorno independente, tornando o diagnóstico mais preciso e mais confiável, facilitando o seu reconhecimento, tratamento e manejo. As situações agorafóbicas quase sempre provocam medo ou ansiedade.

Transtorno de ansiedade generalizada (TAG)

Apresenta incidência entre 55 a 94% na população de pacientes com diagnóstico de transtorno do pânico, sendo que a comorbidade reduz a probabilidade de recuperação do TAG. A coexistência desses transtornos favorece também a evolução para transtorno depressivo maior e abuso de substâncias[72].

Transtorno de ansiedade social (TAS)

Este transtorno pode ocorrer em até 15 a 30% dos indivíduos com transtorno do pânico. Este transtorno geralmente cursa com queixas de ruborização, tensão muscular, tremores, sudorese além da ansiedade relacionada ao temor de sofrer escrutínio quando exposto a situações sociais. Isto torna o diferencial das crises de pânico relativamente simples, onde os sintomas centrais são a sensação de sufocação, tontura, vertigem e medo é de sentir-se mal ou mesmo morrer, independentemente da questão do julgamento de terceiros, na maioria dos casos[73].

Pacientes com TAS podem apresentar desconforto ou até mesmo vir a ter crises de pânico quando submetidos à exposição social. Neste caso é necessário o diagnóstico diferencial com TP, no qual os ataques também podem ocorrer em lugares públicos.

Fobias específicas

Até 2 a 20% dos indivíduos com TP apresentam comorbidade com fobia específica. Os pacientes portadores de FE podem apresentar ataques de pânico se expostos, ou na iminência de se deparar com uma situação ou objeto fóbico reconhecido. No TP, ao menos em teoria, e ao menos em alguma fase da doença, os ataques ocorrem espontaneamente, sem necessidade de exposição ao objeto. Na comorbidade de transtorno de pânico e fobia específica, as crises tendem a ser espontâneas e/ou dissociadas dos objetos ou situações temidas pelo paciente.

Transtorno obsessivo compulsivo (TOC)

A comorbidade entre transtorno obsessivo compulsivo (TOC) e transtorno de pânico é frequente, ocorrendo muitos sintomas semelhantes entre ambos, como a esquiva hipocondríaca e o excesso de avaliação de risco. Até 30% dos indivíduos portadores de transtorno de pânico tem TOC ou sintomas obsessivos compulsivos (SOC) associados. Já a chance de ocorrência de TP em um paciente com TOC, ao longo da vida, é de 12%[74].

Os ataques de pânico podem preceder o início do quadro do TOC, porém, pacientes com TOC podem apresentar crises de pânico diante de estímulos temidos. Muitas vezes, uma crise considerada espontânea pode ser secundária a uma cognição mal investigada em um paciente com TOC. Para dificultar mais o diagnóstico diferencial, pacientes com TP também podem desenvolver comportamentos supersticiosos, com a ideia mágica de controle de crises inesperadas, como talismãs, usar vestimentas de determinadas cores, etc. Ainda, o transtorno do pânico, a agorafobia e o transtorno de humor, correlacionaram-se mais à dimensão sexual-religiosa do TOC[75].

Transtornos depressivos

Pânico é o transtorno ansioso mais frequentemente associado à depressão, com prevalência entre 15 a 30%. Na outra via, cerca de 56% de pacientes com transtorno do pânico apresentaram depressão ao longo de suas vidas, sendo que esta frequência de ocorrência pode variar de 45 a 70%. Em aproximadamente 1/3 dos indivíduos com TP, a depressão maior antecedeu ao pânico, e 2/3 experimentaram TP pelo menos uma vez no curso da DM[76].

Esta comorbidade eleva também significativamente o risco de suicídio ao longo da vida, com uma taxa de 19,5% de tentativas comparado com a de transtorno do pânico e depressão isolados, respectivamente 7 e 7,9%. Ataques de pânico foram preditores de suicídios consumados. A sintomatologia ansiosa favorece ideação, tentativas de suicídio principalmente em indivíduos jovens do sexo masculino com DM[77].

Quando transtorno de ansiedade e depressão são comórbidos, o prejuízo funcional pode pior que aquele associado a doenças médico sistêmicas crônicas.

Transtorno afetivo bipolar (TAB)

Sintomas ansiosos geralmente antecedem, até por vários anos, o início do TAB. Estudos do National Institute of Mental Health (NIMH) mostram alta prevalência de transtorno de pânico em portadores de TAB entre 10 e 36%, dependendo da população avaliada. Dados populacionais do estudo ECA revelaram uma prevalência do pânico ao longo da vida significativamente maior em indivíduos com TAB (20,8%) do que em sujeitos controles (0,8%), e mais frequente do que na depressão maior (10%). De acordo com o estudo NCS, aproximadamente 1/3 dos pacientes com TAB tipo 1 preencheram critérios para TP. Altas taxas de prevalência para transtorno do pânico, com ou sem agorafobia, estiveram mais associados a TAB tipo 1 (18% ao longo da vida) do que TAB tipo 2 (14%), apesar desses achados serem divergentes da teoria sobre TAB tipo 2 e sua relação com ansiedade[77].

Alguns estudos genéticos forneceram evidências para que pacientes bipolares e aqueles com transtorno do pânico, comparados a deprimidos unipolares, possam compartilham algumas alterações genéticas em comum, assim como história familiar de TAB é fator de risco para transtorno de pânico[78].

Abuso de substâncias

O transtorno do pânico pode ser um fator de risco paro o abuso de substâncias, em particular benzodiazepínicos e álcool, muitas vezes usados para aliviar sintomas, uma vez que o uso destes pode inicialmente aliviar os sintomas de pânico e a ansiedade antecipatória. A síndrome de abstinência de substâncias também pode precipitar transtornos psiquiátricos.

Substâncias como a cocaína, outros psicoestimulantes e cannabis têm sido observadas na prática clínica como precipitadoras de ataques de pânico em adolescentes e adultos jovens, bem como sua síndrome de abstinência.

Existe uma relação bidirecional com tabagismo, com risco aumentado para ataques de pânico e TP entre tabagistas. Estudos epidemiológicos mostram prevalência de tabagismo de 47% em pacientes com transtorno do pânico[79]. A cafeína também pode induzir e exacerbar ataques de pânico em indivíduos com transtorno do pânico[80].

Suicidalidade

Indivíduos com TP tem 4,39 vezes mais chance de expressar ideação suicida e 3,96 vezes de tentar suicídio em comparação a indivíduos sem essa condição. Uma metanálise mais recente demonstrou alguns fatores de risco para tentativa e ideação suicida em pacientes com TP, sendo eles dependência de álcool, agorafobia e, principalmente, depressão comórbida[81].

Comorbidades clínicas

Além da questão da elucidação diagnóstica, a coexistência de transtornos de ansiedade com patologias clínicas deve ser investigada devido ao risco aumentado de comorbidade nesta população. A associação de transtornos de ansiedade com outras doenças é elevada e por vezes sua associação leva à maior incapacitação. Especial atenção deve ser dada ao TP de início tardio, que normalmente está associado a doenças clínicas ou condições médicas subjacente. Merece maior atenção também ataques de pânico com características atípicas, como cefaleia, ataxia, fala pastosa, urgência miccional ou esfincteriana, perda de equilíbrio, vertigem, amnésia, alteração da consciência, como despersonalização e desrealização deverão ser investigadas. A presença desses sintomas durante uma crise ansiosa deve servir de alerta para uma condição médico-sistêmica preexistente.

Condições neurológicas

A atividade epiléptica pode mimetizar episódios agudos de ansiedade mesmo quando a manifestação psiquiátrica é evidente, portanto faz-se necessária investigação neurológica criteriosa no manejo de pacientes com epilepsia e sintomas psiquiátricos associados. O TP é mais comumente encontrado em indivíduos epilépticos do que em voluntários sadios, sendo esta associação mais frequente em pacientes com epilepsia focal, especialmente do lobo temporal. A comorbidade entre epilepsia e transtorno de ansiedade é de 23 a 39%[82].

Condições cardiológicas

Ataques de pânico podem predispor o indivíduo a patologias cardiovasculares, e o TP está associado a inúmeras dessas doenças e morte súbita, fazendo-se necessária investigação sistemática de TP em pacientes cardiopatas e vice-versa. A ansiedade aumenta o risco de doença coronariana em torno de 26% e mortalidade nos indivíduos com esta patologia em 48%[83].

O TP associa-se ao desenvolvimento de alterações cardíacas como isquemia miocárdica, diminuição da variabilidade da frequência cardíaca, mudança no complexo QRS, preferencialmente o intervalo QT, níveis reduzidos da densidade da lipoproteína, alterações microvasculares como baixo fluxo coronário, angina microvascular, parede arterial enrijecida, e fatores de risco como populações de tabagistas, etilistas e sedentários.

Indivíduos com dor torácica e resultados de exames normais para quadro agudo coronariano, tem forte associação com tabagismo e transtorno do pânico (32 a 64%)[84].

Transtorno do pânico subsindrômico pode estar associado à doença coronariana, sendo que indivíduos com queixas de dor torácica têm 4 vezes mais chance de serem portadores de transtorno do pânico. Este transtorno com frequência não é diagnosticado, levando esses indivíduos a recorrentes visitas a emergências médicas e maior morbidade.

Em geral, os pacientes com crises de pânico referem dor com características pouco sugestivas de angina ou IAM, sendo geralmente mais jovens, apresentando muitas vezes comorbidade psiquiátrica, e interpretações cognitivas catastróficas em relação à situação. Populações específicas, como obesos e hipertensos, com queixa de dor torácica, devem ser avaliados com maior cautela, acrescentando aos exames de avaliação inicial, um teste ergométrico, radiografia de tórax e ecocardiograma.

Cinco variáveis foram identificadas em uma recente metanálise como fatores preditores de transtorno do pânico em pacientes com dor torácica: (1) indivíduos jovens; (2) sexo feminino; (3) dor torácica atípica; (4) ausência de doença coronariana prévia; e (5) alto nível de ansiedade autorreferida[84].

Além disso, episódios de síncope também podem estar presentes em até 20% dos indivíduos com ataques de pânico. Vale ressaltar que diferente do que se acreditou por longo período, o prolapso da válvula mitral não tem uma correlação com o TP[85].

Condições respiratórias

Estudos epidemiológicos mostram a alta frequência de comorbidade entre o TP com a asma e a doença pulmonar obstrutiva crônica (DPOC). Em pacientes com TP a prevalência de doenças respiratórias ao longo da vida está acima de 47%. Entre asmáticos sintomas ansiosos e depressivos são preditores de uma pior evolução, com prejuízo funcional e má resposta ao tratamento.

Aproximadamente um terço de pacientes com DPOC tem um transtorno de ansiedade, enquanto um quarto deles tem transtorno do pânico. A prevalência de TP em pacientes com DPOC é até 10 vezes maior do que na população geral. Uma ansiedade clinicamente significante, além da redução na qualidade de vida dos pacientes com DPOC, aumenta os custos do tratamento[77].

DIAGNÓSTICO DIFERENCIAL

Crises de pânico frequentemente estão presentes em outros transtornos mentais ou mesmo em doenças médico sistêmicas, ou seja, ataques isolados não caracterizam o diagnóstico de TP. Quando o indivíduo descreve o medo ou o ataque de pânico, se faz necessário avaliar o contexto e o significado desses sintomas na situação específica para diagnosticar se há transtorno subjacente.

Além disso, a grande maioria dos pacientes com TP queixam-se de dor no peito, palpitações e dispneia. Outros sintomas comuns incluem diaforese, tremor, sensação de engasgo, náusea, sensação de resfriamento em alguma parte do corpo, parestesia ou sensação de despersonalização. Pelo fato de a maior parte dos pacientes queixar-se de sintomas físicos, eles costumam questionar se seus sintomas, de fato, são de origem mental. Com frequência eles se esquivam de buscar ajuda com profissionais de saúde mental; em vez disso, buscam assistência em médicos especialistas. Vale ressaltar que condições como síndrome do intestino irritável, asma e disfunções das cordas vocais podem ter alguns sintomas similares ao TP[86].

Transtornos psiquiátricos

TAG e outros transtornos ansiosos

Fazer o diagnóstico diferencial entre TAG e TP, em algumas circunstâncias, pode ser uma tarefa difícil, pois muitos sintomas são comuns a ambos os transtornos. A ansiedade intercrises no pânico, por exemplo, pode ser mais intensa do que o esperado na forma de ansiedade antecipatória pelo medo de novas crises (medo do medo), o que também dificulta o diagnóstico. Porém, o padrão com pico de ansiedade em alguns minutos, com duração menor que uma hora e com sensação de iminência de morte é característico do transtorno do pânico. Lembrar também que crises de pânico podem ocorrer em consequência de outra condição, como um indivíduo com transtorno de ansiedade social exposto à situação muito aversiva ou na fobia específica, também por estímulo do agente fóbico, não configurando mesmo que em mais de um episódio um transtorno do pânico, pois apresentam um fator desencadeante específico.

Transtornos do humor

Sabe-se que transtornos do humor, como a depressão podem apresentar episódios de pânico durante o seu curso, sendo este, inclusive, um especificador diagnóstico.

Outros episódios paroxísticos (ex.: "ataques de raiva")

Os ataques de pânico não devem ser diagnosticados se os episódios não envolvem a característica essencial de um surto abrupto de intenso medo ou desconforto, e sim outros estados emocionais (ex.: raiva, tristeza)[67].

Patologias da clínica médica

Pacientes com TP geralmente procuram vários atendimentos clínicos até a elucidação diagnóstica, muitas vezes por exclusão de todas alternativas diagnósticas possíveis para os múltiplos sintomas físicos das crises de ansiedade, característica principal deste transtorno. Esses indivíduos tendem a interpretar de forma catastrófica seus sintomas físicos, minimizando aspectos emocionais. É fácil compreender a conduta dos médicos generalistas ou de outras especialidades. Os sintomas somáticos relatados são indistinguíveis daqueles de outras patologias. Portanto, faz-se necessário, em muitos casos, uma investigação clínica criteriosa para fechar o diagnóstico[71]. Tal

característica pode ser a responsável pela baixa identificação e tratamento de pacientes com TP na comunidade. Apesar da significativa incapacidade associada aos transtornos de ansiedade mais comuns e a disponibilidade de tratamentos efetivos, somente uma minoria desses indivíduos (15 a 36%) são diagnosticados e tratados adequadamente na atenção primária[87].

Podemos observar no Quadro 4 uma relação das principais situações clínicas que podem fazer diagnóstico diferencial com ataques de pânico. A seguir, discutiremos de forma mais detalhada os principais.

Condições neurológicas

Ansiedade ictal associada à epilepsia temporal pode ser caracterizada desde uma sensação de tensão até intenso medo e pânico, associados a sintomas autonômicos (palpitações, desconforto epigástrico, náusea, aumento da frequência respiratória, palidez ou rubor). Por outro lado o fenômeno epiléptico geralmente é associado a sinais clínicos objetivos, como generalização da crise ou crises complexas. Esses critérios podem ser enganosos, principalmente em pacientes com comorbidades psiquiátricas, por exemplo epilepsia do temporal que podem desenvolver sintomas psiquiátricos persistentes e possível exacerbação dos sintomas ansiosos associados. As crises parciais podem se manifestar com sintomas de um ataque de pânico, da mesma forma, a epilepsia do lobo temporal pode

Quadro 4 Patologias que devem ser consideradas no diagnóstico diferencial do transtorno de pânico (TP)

Patologias neurológicas	Epilepsia (principalmente do lobo temporal), enxaqueca
Patologia cardiovascular	Taquicardia supraventricular, fibrilação atrial, angina pectoris, infarto agudo do miocárdio, insuficiência cardíaca crônica, hipertensão arterial sistêmica, valvulopatias
Patologias pulmonares	Asma brônquica, doença pulmonar obstrutiva crônica, embolia pulmonar, hiperventilação, insuficiência respiratória aguda, pneumonia
Disfunção das paratireoides	Hiperparatireoidismo
Disfunção adrenal	Feocromocitoma, doença de Cushing, doença de Addison
Disfunção vestibular	Vertigem, *tinnitus* (zumbido)
Uso de psicoestimulantes	Cocaína, anfetaminas
Abstinência de drogas	Barbitúricos, álcool
Distúrbios metabólicos	Hipoglicemia
Doenças gastrointestinais	Síndrome do cólon irritável, retocolite ulcerativa, doença de Crohn, gastrite, úlcera péptica

ter como sintoma ictal o medo (10 a 15% dos pacientes), sendo essas condições um desafio diagnóstico. Comumente, no ataque de pânico a ansiedade é mais intensa e breve e se resolve em poucos minutos, enquanto na ansiedade ictal os sintomas são mais leves e seu curso é mais prolongado, acompanhado de outros sintomas característicos, como prejuízo do nível de consciência e automatismos. Sintomas como despersonalização e desrealização, que podem estar presentes no pânico, podem ser fatores de confusão diagnóstica. Em geral, diante de sintomas neurológicos atípicos deve ser solicitado EEG ou RNM de crânio para avaliar possibilidade de epilepsia temporal, esclerose múltipla ou processo expansivo cerebral[88].

Condições cardiológicas

A ansiedade se manifesta por sintomas que se assemelham aos cardíacos, como dor torácica e dispneia, mas não existem evidências de que tais sintomas sejam pródromos de doença cardíaca. As interpretações catastróficas desses sintomas somáticos vulnerabilizam o indivíduo a repetidas descargas autonômicas e ao evento cardíaco. O diagnóstico diferencial por vezes torna-se difícil, pois os sintomas característicos do pânico se sobrepõem às apresentações clínicas de doenças coronarianas, arritmias e miocardiopatias. Pacientes que chegam a um pronto-socorro, independentemente da idade ou fatores de risco, com esses sintomas devem ser imediatamente avaliados, uma cuidadosa anamnese e exame físico, além de exames laboratoriais bem dirigidos, como ECG, dosagem de enzimas cardíacas, permitem um diagnóstico mais preciso. À medida que a condição clínica é afastada, deve-se suspeitar de uma crise ansiosa intensa como o ataque de pânico. O diagnóstico de transtorno de pânico não exclui a presença de patologias cardiovasculares e é alta a probabilidade de TP em pacientes com sintomas cardíacos sem alteração nos exames.

Condições respiratórias

Alguns pacientes com TP, apesar da função pulmonar normal, avaliam de forma catastrófica os primeiros sintomas de um ataque de pânico, podendo apresentar sintomas respiratórios tão intensos e frequentes, quanto os pacientes asmáticos. Nestes últimos, por outro lado, a hiperventilação está intimamente relacionada ao grau de obstrução das vias aéreas superiores[89]. A teoria cognitiva de Clark preconiza que ataques de pânico ocorrem a partir de interpretações catastróficas de sensações físicas ambíguas (respiração curta ou aumento da frequência cardíaca), como um perigo iminente, intensificando ou disparando sensações físicas que geram maior desconforto e mais interpretações disfuncionais em um *looping* crescente de ansiedade[90].

A embolia pulmonar também pode se manifestar com sintomas semelhantes de um ataque de pânico como dispneia, dor torácica súbita (geralmente mais intensa que em um ataque de pânico), taquicardia, hiperventilação, sudorese e desmaios, exigindo do clínico conhecimento para diferenciar os diagnósticos, pois diferentemente de uma crise de pânico, a embolia pulmonar é potencialmente fatal[91].

Diagnósticos diferenciais da agorafobia

Fobia específica, tipo situacional

Nesta o medo, ansiedade ou esquiva está limitado a apenas uma das situações agorafóbicas. A exigência de medo de duas ou mais situações agorafóbicas é uma forma eficiente de diferenciar agorafobia de fobias específicas, particularmente o subtipo situacional. As características diferenciadoras adicionais incluem a cognição associada. Assim, se a situação é temida por outras razões além dos sintomas do tipo pânico ou outros sintomas incapacitantes ou constrangedores (p. ex., medos de ser diretamente prejudicado pela situação em si, como o medo de se sair de casa pelo fato de poder se desequilibrar e cair na fobia de espaço), então o diagnóstico de fobia específica pode ser o mais apropriado.

Transtorno de ansiedade de separação

Apresenta pensamentos relacionados à separação de pessoas significativas e do ambiente doméstico (i. e., pais ou outras figuras de apego), enquanto na agorafobia o foco está nos sintomas do tipo pânico ou outros sintomas incapacitantes ou constrangedores nas situações temidas.

Transtorno de ansiedade social

Neste o foco está no medo de ser avaliado negativamente por outras pessoas, o que pode levar ao comportamento de evitar sair de casa, como na agorafobia.

Transtorno de estresse agudo e transtorno de estresse pós-traumático

Medo, ansiedade ou esquiva está relacionado somente com situações que lembram o indivíduo de um evento traumático.

Transtorno depressivo

O indivíduo pode evitar sair de casa devido a apatia, perda da energia, baixa autoestima e anedonia, não por esquiva agorafóbica[67].

EXAMES COMPLEMENTARES

O diagnóstico do transtorno do pânico é clínico. Exames complementares devem ser solicitados para esclarecer possíveis diagnósticos diferenciais conforme avaliação inicial ou para monitorar atividade de possíveis comorbidades. Portanto, de acordo com os diagnósticos diferenciais que vimos acima, pode ser útil.

TRATAMENTO

O tratamento para o TP consiste em intervenções psicológicas e farmacológicas, frequentemente usadas de forma combinada[92,93].

Existe uma sobreposição de sintomas entre o TP e a agorafobia tanto em amostras clínicas quanto populacionais[94], entretanto, pouco se sabe sobre a eficácia do tratamento em pacientes com agorafobia sem transtorno do pânico. Dessa forma, as referências trazidas a seguir foram no tratamento do TP com e sem agorafobia, mas não no tratamento da agorafobia isoladamente[95].

Evidências sugerem que tanto o tratamento farmacológico, quanto o psicológico, quando realizados de forma isolada tem eficácia semelhante na fase aguda do tratamento[96] e, quando realizados de forma combinada, este tratamento é ainda superior do que cada um deles realizados separadamente[97].

Tratamento psicoterápico

No que diz respeito ao tratamento psicoterápico, a terapia cognitiva comportamental é a técnica de escolha, baseada nas amplas evidências clínicas[92] e será abordada em capítulo específico.

Tratamento farmacológico

Historicamente, a intervenção farmacológica era baseada no uso de inibidores da monoaminoxidase (IMAOs) e antidepressivos tricíclicos (ADT)[98]. Entretanto, como essas classes de medicação estão associadas a efeitos colaterais severos, como crises hipertensiva no caso dos IMAOs e sintomas anticolinérgicos, como boca seca, sedação ou hipotensão postural, no caso dos ADT, seu uso acaba sendo limitado ou restrito, sobretudo nos extremos de idade, como no caso de idosos[99].

As diretrizes recomendam os antidepressivos, sobretudo os inibidores seletivos da recaptação de serotonina (ISRS), como tratamento de primeira linha para o TP[100-102]. Os benzodiazepínicos, particularmente o clonazepam e o alprazolam, também são amplamente prescritos no tratamento do TP[103]. Entretanto, os ISRS são preferíveis, em função do seu perfil mais favorável de efeitos adversos em comparação com os IMAO e ADT e menor incidência de dependência e sintomas de ansiedade rebote quando comparado aos BZD[104]. Além disso, os benzodiazepínicos sozinhos não são efetivos na depressão comórbida[105] e teria piores resultados a longo prazo[101].

Além dos medicamentos descritos acima, inibidores seletivos da recaptação da serotonina e noradrenalina (IRSN) como a venlafaxina e a mirtazapina e alguns anticonvulsivantes (valproato de sódio, gabapentina e pregabalina) podem ser opções no tratamento do TP[106]. Alguns apontam para o fato da vortioxetine, a duloxetina e a estimulação magnética transcraniana (EMT) serem eficazes no tratamento do TP[102,107].

Com relação aos antipsicóticos, alguns estudos demonstraram propriedades ansiolíticas da quetiapina[108]. Além disso, foi encontrado alguma evidência no uso da risperidona no TP[109]. Já a olanzapina e aripiprazol foram úteis em estratégias de potencializar a ação de ISRS em pacientes refratários[110,111]. Considerando que as evidências de efetividade dos antipsicóticos atípicos no TP são poucas e podem induzir mais efeitos colaterais do que os antidepressivos, essa classe de medicação não é recomendada como primeira escolha no tratamento do TP[102,107].

Recomenda-se manter o tratamento medicamentoso por um período de pelo menos seis meses a um ano, mas a duração ideal do tratamento para o TP é incerta[112].

Para facilitar a compreensão das medidas para o manejo farmacológico no tratamento do TP, estas foram organizadas no Quadro 5.

Quadro 5 Recomendação de manejo farmacológico no transtorno do pânico

1. Detecção e diagnóstico:

- Avaliar sinais e sintomas e fazer o diagnóstico acurado do TP.
- Investigar a presença de sintomas depressivos ou outro transtorno comórbido.
- Investigar a presença de agorafobia.
- Em pacientes com sintomas físicos inexplicáveis, questionar agorafobia ou ataques de pânico.

2. Tratamento (da fase aguda até 12 semanas):

- Escolher um tratamento baseado em evidências: farmacológico = todos os ISRS, alguns ADT (clomipramina e imipramina), venlafaxina, alguns BZD (alprazolam, clonazepam, diazepam, lorazepam), alguns anticonvulsivantes (gabapentina, pregabalina e valproato) e psicológico – TCC.
- Evitar prescrever bupropiona, buspirona ou propranolol.
- Utilizar ISRS como primeira escolha.
- No caso de resposta insuficiente, checar a adesão do paciente e considerar aumento da dose.
- Efeitos colaterais iniciais podem ser minimizados pelo aumento lento da dose ou adicionando BZD por algumas semanas.
- Em até 12 semanas, avaliar a eficácia do tratamento.

3. Tratamento (fase de manutenção):

- Continuar o tratamento por pelo menos 6 meses para aqueles que obtiveram resposta.
- Monitorar efetividade e aceitação ao longo do curso do tratamento.
- Quando parar o tratamento, reduzir a dose gradativamente durante um período de 3 meses para evitar sintomas de descontinuação ou recaída.

4. Os tratamentos farmacológico e psicoterápicos combinados têm maior eficácia e reduzem a taxa de recaídas comparados ao tratamento farmacológico sozinho.

5. Se o tratamento inicial falhar:

- Considerar aumento da dose até o nível tolerado e seguro.
- Considerar mudança para outra medicação baseada em evidência.
- Considerar a terapia combinada entre dois medicamentos com evidência.
- Considerar tratamento medicamentoso e farmacológico combinados.

ADT: antidepressivos tricíclicos; BZD: benzodiazepínicos; ISRS: inibidores seletivos de recaptação de serotonina; TCC: terapia cognitiva comportamental; TP: transtorno de pânico. Fonte: adaptado de Baldwin et al., 2014[106].

Para aprofundamento

- Bernik M, Savoia M, Neto FL. A clínica dos transtornos ansiosos e transtornos relacionados: a experiência do Projeto AMBAN. São Paulo: Edimédica; 2019.
  ⇨ Livro que aborda de forma ampla e detalhada os transtornos ansiosos e situações associadas. É um projeto que reúne 35 anos de pesquisas e experiência do Projeto de Tratamento dos Transtornos Ansiosos (AMBAN) do Instituto de Psiquiatria da FMUSP.
- Corchs F, Nutt DJ, Hince DA, Davies SJ, Bernik MA, Hood SD. Evidence for serotonin function as a neurochemical difference between fear and anxiety disorders in humans? J Psychopharmacol. 2015;29:1061-9.
  ⇨ Revisão fundamental sobre o papel dual da serotonina na fisiopatologia dos transtornos de ansiedade e de medo/pânico de acordo com o modelo de Deakin & Graeff.
- Preter M, Klein DF. Panic, suffocation false alarms, separation anxiety and endogenous opioids. Progress in Neuro-Psychopharmacology and Biological Psychiatry. 2008;32(3):603-12.
  ⇨ Desenvolvimento do modelo de Donald Klein sobre o transtorno de pânico e hipersensibilidade do alarme de sufocação.

REFERÊNCIAS BIBLIOGRÁFICAS

1. Cunha, G. A. Dicionário etimológico nova fronteira da língua portuguesa. 2. ed. Rio de Janeiro: Nova Fronteira; 1982.
2. Graves, R. The Greek Myths. Aylerbury: Hazel Watson & Viney; 1979. v. 1.
3. Kaplan H, Sadock, BJ. Tratado de psiquiatria. 6. ed. Porto Alegre: Artmed; 1999.
4. Laplanche, J.; Pontalis, B. Vocabulário da Psicanálise, 3. ed. Lisboa: Moraes Editores, 1976.
5. Crocq MA. A history of anxiety: from Hippocrates to DSM. Dialogues Clin Neurosci. 2015;17(3):319-25.
6. **Andrade L, Walters EE, Gentil V, Laurenti R. Prevalence of ICD-10 mental disorders in a catchment area in the city of São Paulo, Brasil. Soc Psychiatry Epidemiol. 2002;37(7):316-25.**
   ⇨ Trabalho fundamental para entendimento da dimensão médico social dos transtornos de ansiedade na cidade de São Paulo.
7. Kessler RC, Chiu WT, Jin R, Ruscio AM, Shear K, Walters EE. The epidemiology of panic attacks, panic disorder, and agoraphobia in the National Comorbidity Survey Replication. Arch Gen Psychiatry. 2006;63(4):415-24.
8. de Jonge P, Roest AM, Lim CC, Florescu SE, Bromet EJ, Stein DJ, et al. Cross-national epidemiology of panic disorder and panic attacks in the world mental health surveys. Depress Anxiety. 2016;33(12):1155-77.
9. Lijster JM, Dierckx B, Utens EM, Verhulst FC, Zieldorff C, Dieleman GC, et al. The age of onset of anxiety disorders: a meta-analysis. Can J Psychiatry. 2017;62(4):237-46.
10. Hendriks SM, Spijker J, Licht CM, Hardeveld F, de Graaf R, Batelaan NM, et al. Long-term disability in anxiety disorders. BMC Psychiatry. 2016;16:24
11. Park SC, Kim YK. A novel bio-psychosocial-behavioral treatment model of panic disorder. Psychiatry Investig. 2019;16(1):4-15.
12. Gorman JM, Kent JM, Sullivan GM, Coplan JD. Neuroanatomical hypothesis of panic disorder, revised. Am J Psychiatry. 2000;157(4):493-505.
13. Lai CH. Fear network model in panic disorder: the past and the future. Psychiatry Investig 2019;16:16-26.
14. Kim YK. Panic disorder: current research and management approaches. Psychiatry Investig. 2019;16(1):1-3.
15. Lee YS, Hwang J, Kim SJ, Sung YH, Kim J, Sim ME, et al. Decreased blood flow of temporal regions of the brain in subjects with panic disorder. J Psychiatr Res. 2006;40:528-34.
16. Pfleiderer B, Zinkirciran S, Arolt V, Heindel W, Deckert J, Domschke K. fMRI amygdala activation during a spontaneous panic attack in a patient with panic disorder. World J Biol Psychiatry. 2007; 8:269-72.
17. Engel K, Bandelow B, Gruber O, Wedekind D. Neuroimaging in anxiety disorders. J Neural Transm. 2009;116:703-16.
18. Kim YS, Yoon BE. Altered GABAergic signaling in brain disease at various stages of life. Experimental neurobiology. 2017;26(3):122-31.
19. **Goddard AW, Mason GF, Appel M, Rothman DL, Gueorguieva R, Behar KL, et al. Impaired GABA neuronal response to acute benzodiazepine administration in panic disorder. Am J Psychiatry. 2004;161:2186-93.**
   ⇨ Estudo que visa, com uma metodologia acurada, estabelecer o padrão ouro no tratamento do transtorno de pânico.
20. Ham BJ, Sung Y, Kim N, Kim SJ, Kim JE, Kim DJ, et al. Decreased GABA levels in anterior cingulate and basal ganglia in medicated subjects with panic disorder: a proton magnetic resonance spectroscopy (1H-MRS) study. Prog Neuropsychopharmacol Biol Psychiatry. 2007;31:403-11.
21. Kent JM, Mathew SJ, Gorman JM. Molecular targets in the treatment of anxiety. Biol Psychiatry. 2002;52:1008-30.
22. Cortese BM, Phan KL. The role of glutamate in anxiety and related disorders. CNS Spectr. 2005;10:820-30.
23. Lowry CA,Johnson PL, Hay-Schmidt A, Mikkelsen J, Shekar A. Modulation of anxiety circuits by serotonergic systems. Stress. 2005;8:233-46.
24. Maron E, Shlik J. Serotonin function in panic disorder: important, but why? Neuropsychopharmacology. 2006;31:1-11.
25. **Deakin JFW, Graeff FG. 5-HT and mechanisms of defence. J. Psychopharmacol. 1991;5:305-15.**
   ⇨ Manuscrito fundamental para o entendimento da fisiopatologia dos transtornos de ansiedade e medo/pânico.
26. Graeff FG, Zangrossi Jr H. Animal models of anxiety disorders. In: D'Haenen H, den Boer JA, Westenberg H, Wilner P (eds). Textbook of biological psychiatry. London: Wiley; 2002. pp. 879-93.
27. Mc Naughtoon N, Corr PJ. A two-dimensional neuropsychology of defense: fear/anxiety and defensive distance. Neurosci Biobehav Rev. 2004;28:285-305.
28. Griebel FG, Blanchard DC, Agnes RS. Blanchard RJ Differential modulation of antipredator defensive behavior in Swiss Webster mice following acute and chronic administration of imipramine and fluoxetine. Psychopharmacology. (Berl). 1995;120:57-66.
29. Del-Ben CM, Graeff FG. Panic disorder: is the PAG involved? Neural Plast. 2009;1-9.
30. Graeff FG, Ferreira Neto C, Zangrossi Jr H. The elevated T maze as an experimental model of anxiety. Neurosc Biobehav Rev. 1998;23:237-46.
31. Pobbe RLH, Zangrossi Jr H. 5HT-1A and 5-HT2A receptors in the rat dorsal periaqueductal gray mediate the antipanic-like effect induced by the stimulation of serotonergic neurons in the dorsal raphe nucleus. Psychopharmacology (Berl). 2005;183:314-21.
32. Pobbe RL, Zangrossi Jr H, Blanchard DC, Blanchard RJ. Involvement of dorsal raphe nucleus and dorsal periaqueductal gray 5-HT receptors in the modulation of mouse defensive behaviors. Eur Neuropsychopharmacol. 2011;21:306-15.
33. Corchs F, Nutt DJ, Hince DA, Davies SJ, Bernik MA, Hood SD. Evidence for serotonin function as a neurochemical difference between fear and anxiety disorders in humans? J Psychopharmacol. 2015;29:1061-9.
34. Abelson JL, Khan S, Liberzon I, Young EA. HPA axis activity in patients with panic disorder: review and synthesis of four studies. Depress Anxiety. 2007;24:66-76.
35. Cevese A, Verlato G. Haemodynamic effects of withdrawal of efferent cervical vagal stimulation on anesthetized dogs: relative importance of chronotropic and non-chronotropic mechanisms. J Auton Nerv Syst. 1985;14:125-36.
36. Porges SW. Orienting in a defensive world: mammalian modifications of our evolutionary heritage: a polyvagal theory. Psychophysiology. 1995;32:301-18.
37. Gautier H. Interactions among metabolic rate, hypoxia, and control of breathing. J Appl Physiol. 1996;81:521-7.
38. Porges SW. The polyvagal perspective. Biol Psychol. 2007;74:116-43.
39. Yeragani VK, Srinivasan K, Balon R, Ramesh C, Berchou R. Lactate sensitivity and cardiac cholinergic function in panic disorder. Am J Psychiatry. 1994;151:1226-8.

40. Yeragani VK, Balon R, Pohl R, Ramesh C, Glitz D, Weinberg P, et al. Decreased R-R variance in panic disorder patients. Acta Psychiatr Scand. 1990;81:554-9.

41. Preter M, Klein DF. Panic, suffocation false alarms, separation anxiety and endogenous opioids. Progress in Neuro-Psychopharmacology and Biological Psychiatry. 2008;32(3):603-12.

42. Stefano GB, Liu Y, Goligorsky MS. Cannabinoid receptors are coupled to nitric oxide release in invertebrate immunocytes, microglia, and human monocytes. J Biol Chem. 1996;271:19238-42.

43. Santiago TV, Edelman NH. Opioids and breathing. J Appl Physiol. 1985;59:1675-85.

44. Olson GA, Olson RD, Kastin AJ. Endogenous opiates: 1996. Peptides 1997;18:1651-88.

45. De Souza EB, Nemeroff CB, editors. Corticotropin-releasing factor: basic and clinical studies of neuropeptides. Boca Raton: CRC Press; 1989.

46. Dunn AJ, Berridge CW. Physiological and behavioral responses to corticotropin-releasing factor administration: is CRF a mediator of anxiety or stress responses? Brain Res Brain Res Rev 1990;15:71-100.

47. Goldstein RB, Wickramaratne PJ, Horwath E, Weissman MM. Familial aggregation and phenomenology of 'early'-onset (at or before age 20 years) panic disorder. Arch Gen Psychiatry. 1997;54(3):271-8.

48. Battaglia M Pesenti-Gritti P, Medland SE, Ogliari A, Tambs K, Spatola CAM. A genetically informed study of the association between childhood separation anxiety, sensitivity to CO_2, panic disorder, and the effect of childhood parental loss. Arch Gen Psychiatry. 2009;66(1):64-71.

49. Torgersen S. Genetic factors in anxiety disorders. Arch Gen Psychiatry. 1983;40(10):1085-9.

50. Hettema JM, Neale MC, Kendler KS. A review and meta-analysis of the genetic epidemiology of anxiety disorders. Am J Psychiatry. 2001;158(10):1568-78.

51. Hettema JM, Neale MC, Myers JM, Prescott CA, Kendler KS. A population-based twin study of the relationship between neuroticism and internalizing disorders. Am J Psychiatry. 2006;163(5):857-64.

52. Watt M, Stewart S. The role of anxiety sensitivity components in mediating the relationship between childhood exposure to parental dyscontrol and adult anxiety symptoms. Journal of Psychopathology and Behavior Assessment. 2003;25(3)167-76.

53. Warren SL, Gunnar MR, Kagan J, Anders TF, Simmens SJ, Rones M, et al. Maternal panic disorder: infant temperament, neurophysiology, and parenting behaviors. J Am Acad Child Adolesc Psychiatry. 2003;42(7):814-25.

54. Hirshfeld-Becker DR, Biederman J, Henin A, Faraone SV, Davis S, Harrington K, et al. Behavioral inhibition in preschool children at risk is a specific predictor of middle childhood social anxiety: a five-year follow-up. J Dev Behav Pediatr. 2007;28(3):225-33.

55. Kessler RC, Davis CG, Kendler KS. Childhood adversity and adult psychiatric disorder in the US National Comorbidity Survey. Psychol Med. 1997;27(5):1101-19.

56. Cosci F, Knuts IJE, Abrams K, Griez EJL, Schruers KRJ. Cigarette smoking and panic: a critical review of the literature. J Clin Psychiatry. 2010;71(5):606-15.

57. Hasler G, Gergen PJ, Kleinbaum DG, Ajdacic V, Gamma A, Eich D, et al. Asthma and panic in young adults: a 20-year prospective community study. Am J Respir Crit Care Med. 2005;171(11):1224-30.

58. Klauke B, Deckert J, Reif A, Pauli P, Domschke K. Life events in panic disorder-an update on "candidate stressors". Depress Anxiety. 2010;27(8):716-30.

59. Kircanski K, Craske MG, Epstein AM, Wittchen H-U. Subtypes of panic attacks: a critical review of the empirical literature. Depress Anxiety. 2009;26(10):878-87.

60. Muotri RW, Bernik MA. Panic disorder and exercise avoidance. Revista Brasileira de Psiquiatria. 2014;36(1):68-75.

61. Freire RC, Pena G, Nardi AE. Panic disorder respiratory subtype: psychopathology, laboratory challenge tests, and response to treatment. Harv Rev Psychiatry. 2010;18(4):220-9.

62. **Muotri RW, Bernik MA, Neto FL. Misinterpretation of the Borg's Rating of Perceived Exertion Scale by patients with panic disorder during ergospirometry challenge. BMJ Open Sport Exerc Med. 2017;3(1).**
   ⇨ **Artigo que aponta a dificuldade de pacientes com transtorno de pânico em realizar esforço cardiovascular.**

63. Craske MG, Tsao JC. Assessment and treatment of nocturnal panic attacks. Sleep Med Rev. 2005;9:173-84.

64. Sarísoy G, Böke O, Arík A, Sahin AR. Panic disorder with nocturnal panic attacks: symptoms and comorbidities. Eur Psychiatry. 2008;23:195-200.

65. Albert U, Maina G, Bergesio C, Bogetto F. Axis I and II comorbidities in subjects with and without nocturnal panic. Depress Anxiety. 2006;23:422-8.

66. Sansone RA, Sansone LA. Panic disorder subtypes: deceptive somatic impersonators. Psychiatry. 2009;6(8):33-7.

67. American Psychiatric Association (APA). Anxiety disorders. In: Diagnostic and statistical manual of mental disorders (DSM-5). 5. ed. Arlington: American Psychiatric Publishing; 2013.

68. World Health Organization. International classification of diseases 11th revision (ICD-11). Disponível em: https://icd.who.int/.

69. Stein DJ, Szatmari P, Gaebel W, Berk M, Vieta E, Maj M, et al. Mental, behavioral and neurodevelopmental disorders in the ICD-11: an international perspective on key changes and controversies. BMC Med. 2020;18(1):1-24.

70. Bruce SE, Yonkers KA, Otto MW, Eisen JL, Weisberg RB, Pagano M, et al. Influence of psychiatric comorbidity on recovery and recurrence in generalized anxiety disorders, social phobia, and panic disorder: a 12-year prospective study. Am J Psychiatry. 2005;162(6):1179-87.

71. Chen Y-H, Lin HC. Patterns of psychiatric and physical comorbidities associated with panic disorder in a nationwide population-based study in Taiwan. Acta Psychiatr Scand. 2011;123:55-61.

72. Newman MG, Shin KE, Zuelling AR. Developmental risk factors in generalized anxiety disorder and panic disorder. J Affect Disord. 2016;94-102.

73. Sadock BJ. Transtornos de ansiedade. In: Sadock BJ, Sadock, VA, Ruiz P. Kaplan & Sadock Compêndio de psiquiatria: ciência do comportamento e psiquiatria clínica. 11 ed. Porto Alegre: Artmed; 2016. p. 387-417.

74. Pallanti S, Grassi G, Sarrecchia ED, Cantisani A, Pellegrini M. Obsessive-compulsive disorder comorbidity: clinical assessment and therapeutic implications. Front Psychiatry. 2011;2:70.

75. Torres AR, Fontenelle LF, Shavitt RG, Ferrão YA, Do Rosário MC, Storch EA, et al. Comorbidity variation in patients with obsessive-compulsive disorder according to symptom dimensions: results from a large multicentre clinical sample. J Affect Dis. 2016;190:508-16.

76. Kessler RC, Chiu,WT, Demler O, Merikangas KR, Walters EE. Prevalence, severity, and comorbidity of 12-month DSM-IV disorders in the National Comorbidity Survey Replication. Archives of General Psychiatry. 2005;62:617-27.

77. Simon NN, Fischmann D. The implications of medical and psychiatric comorbidity with panic disorder, J Clin Psychiatry. 2005;66(4).

78. Mackinnon DF, Zandi PP, Cooper J, Potash JB, Simpson SG, Gershon E, et al. Commorbid bipolar disorder and panic disorder in families with a high prevalence of bipolar disorder. Am.J Psychiatry. 2002;159:30-5.

79. Valença AM, Nardi EA, Nascimento I, Mezzasalma MA, Lopes FL, Zin W. Transtorno de pânico e tabagismo. Rev Bras Psiquiatr. 2001;23(4):229-32.

80. Locke AB, Kirst N, Schutz CG. Diagnosis and management of generalized anxiety and panic disorder in adults. American Family Physician. 2015;19(9):617-23.

81. Tietbohl-Santos B, Chiamenti P, Librenza-Garcia D, Cassidy R, Zimerman A, et al. Risk factors for suicidality in patients with panic disorder: a systematic review and meta-analysis. Neurosci Biobehav Rev. 2019;105:34-38.

82. Özyurt G, Öztura I, Alkin Tunç A, Özerdem A. Anxiety disorder due to epilepsy:a case report. Turkish J Psychiatry. 2015;26(1):71-5.

83. Roest AM, Martens EJ, De Jonge P, Denollet J. Anxiety and risk of incident coronary heart disease: a meta- analysis. J Am Coll Cardiol. 2010;56:39-46.

84. Katerndahl DA.The association between panic disorder and coronary artery disease among primary care patients presenting with chest pâni:an updated literature review; J Clin Psychiatry. 2008;10:276-85.

85. Filho AS, Maciel BC, Romano MMD, Lascala TF, Trzesniak C, Freitas-Ferrari MC, et al. Mitral valve prolapse and anxiety disorders. Br J Psychiatry. 2011;199(3):247-248.

86. Cackovic C, Nazir S, Marwaha R. Panic disorder (attack). In: StatPearls. Treasure Island: StatPearls; 2020.

87. Kroenke K, Spitzer RL,Williams JBW, Monahan PO, Löwe B. Anxiety disorders in primary care prevalence, impairment,comorbidity, and detection. Ann Intern Med. 2007;146:317-25.

88. **Bernik MA, Corregiari FM, Braun IM. Panic attacks in the differential diagnosis and treatment of resistente epilepsy. Depression and Anxiety. 2002;15:190-2.**

⇨ **Sobre a importância de não unir diagnósticos por eles responderem ao mesmo tratamento. Na época, vários pacientes com pânico de difícil tratamento vinham sendo considerados de origem epiléptica pela resposta à carbamazepina e ao ácido valpróico.**

89. Matos EG, Junior EGM, Matos TMG. Estudo prospectivo do tratamento da evolução de pacientes com asma brônquica e transtorno do pânico. Rev Bras Med. 2003;23-8.

90. Salum GA, Blaya C, Manfro GG. Transtorno de pânico. Rev Psiquiatr RS. 2009;31(2):86-94.

91. Memon MA. Panic disorder differential diagnosis. Medscape. 2017.

92. Bandelow B, Michaelis S, Wedekind D. Treatment of anxiety disorders. Dialogues Clin Neurosci. 2017;19(2):93-107.

93. Watanabe N, Churchill R, Furukawa TA. Combination of psychotherapy and benzodiazepines versus either therapy alone for panic disorder: a systematic review. BMC Psychiatry. 2007;7:18.

94. Wittchen H, Gloster A, Beesdo-Baum K, Fava GA, Craske MG. Agoraphobia: a review of the diagnostic classificatory position and criteria. Depression and Anxiety. 2010;27(2):113-33.

95. Perna G, Daccò S, Menotti R, Caldirola D. Antianxiety medications for the treatment of complex agoraphobia: pharmacological interventions for a behavioral condition. Neuropsychiatr Dis Treat. 2011;7:621-37.

96. Bandelow B, Seidler-Brandler U, Becker A, Wedekind D, Rüther E. Meta--analysis of randomized controlled comparisons of psychopharmacological and psychological treatments for anxiety disorders. World J Biol Psychiatry. 2007;8(3):175-87.

97. Koszycki D, Taljaard M, Segal Z, Bradwejn J. A randomized trial of sertraline, self-administered cognitive behavior therapy, and their combination for panic disorder. Psychol Med. 2011;41(2):373-83.

98. Gentil V, Lotufo-Neto F, Andrade L, Cordás T, Bernik M, Ramos R, et al. Clomipramine, a better reference drug for panic/agoraphobia. I. Effectiveness comparison with imipramine. J Psychopharmacol. 1993;7(4):316-324.

99. Batelaan NM, Van Balkom AJ, Stein DJ. Evidence-based pharmacotherapy of panic disorder: an update. Int J Neuropsychopharmacol. 2012;15(3):403-15.

100. American Psychiatric Association (APA). Practice guideline for the treatment of patients with panic disorder. 2. ed. Washington: APA; 2009.

101. National Institute for Health and Clinical Excellence (NICE), National Collaborating Centre for Mental Health, National Collaborating Centre for Primary Care. Generalised anxiety disorder and panic disorder (with or without agoraphobia) in adults: management in primary, secondary and community care [CG113]. London: NICE; 2011.

102. Zugliani MM, Cabo MC, Nardi AE, Perna G, Freire RC. Pharmacological and neuromodulatory treatments for panic disorder: clinical trials from 2010 to 2018. Psychiatry Investig. 2019;16(1):50-8.

103. Olfson M, King M, Schoenbaum M. Benzodiazepine use in the United States. JAMA Psychiatry, 2015;72(2):136-42.

104. Bandelow B, Sher L, Bunevicius R, Hollander E, Kasper S, Zohar J, et al. Guidelines for the pharmacological treatment of anxiety disorders, obsessive-compulsive disorder and posttraumatic stress disorder in primary care. Int J Psychiatry Clin Pract. 2012;16(2):77-84.

105. Dell'Osso B Camuri G, Benatti B, Buoli M, Altamura A. Differences in latency to first pharmacological treatment (duration of untreated illness) in anxiety disorders: a study on patients with panic disorder, generalized anxiety disorder and obsessive-compulsive disorder. Early Interv Psychiatry. 2013;7(4):374-80.

106. Baldwin DS, Anderson IM, Nutt DJ, Allgulander C, Bandelow B, den Boer JA, et al. Evidence-based pharmacological treatment of anxiety disorders, post-traumatic stress disorder and obsessive-compulsive disorder. J Psychopharmacol. 2014;28(5):403-39.

107. Freire RC, Machado S, Arias-Carrion O, Nardi AE. Current pharmacological interventions in panic disorder. CNS Neurol Disord Drug Targets. 2014;13(6):1057-65.

108. Bandelow B, Chouinard G, Bobes J, Ahokas A, Eggens I, Liu S, et al. Extended-release quetiapine fumarate (quetiapine XR): a once-daily monotherapy effective in generalized anxiety disorder. Data from a randomized, double-blind, placebo- and active-controlled study. Int J Neuropsychopharmacol. 2010;13(3):305-20.

109. Prosser JM, Yard S, Steele A, Cohen LJ, Galynker II. A comparison of low-dose risperidone to paroxetine in the treatment of panic attacks: a randomized, single-blind study. BMC Psychiatry 2009;9:25.

110. Sepede G, De Berardis D, Gambi F, Campanella D, La Rovere R, D'Amico M, et al. Olanzapine augmentation in treatment-resistant panic disorder: a 12-week, fixed-dose, open-label trial. J Clin Psychopharmacol. 2006;26(1):45-9.

111. Hoge EA, Worthington III JJ, Kaufman RE, Delong HR, Pollack MH, Simon NM. Aripiprazole as augmentation treatment of refractory generalized anxiety disorder and panic disorder. CNS Spectr. 2008;13(6):522-7.

112. Donovan MR, Glue P, Kolluri S, Emir B. Comparative efficacy of antidepressants in preventing relapse in anxiety disorders: a meta-analysis. J Affect Disord. 2010;123(1-3):9-16.

113. Bremner JD, Innis RB, Southwick SM, Staib L, Zoghbi S, Charney DS. Decreased benzodiazepine receptor binding in prefrontal cortex in combat-related posttraumatic stress disorder. Am J Psychiatry. 2000;157:1120-26.

114. Bremner JD, Innis RB, White T, Fujita M, Silbersweig D, Goodard AW, et al. SPECT [I-123] iomazenil measurement of the benzodiazepine receptor in panic disorder. Biol Psychiatry. 2000; 47:96-106.

115. Freire RC, Nardi AE. Transtorno do pânico e sistema respiratório: subtipo clínico e testes de provocação. Rev Bras Psiquiatr. 2012;34(suppl.1):32-41.

116. Kanwar A, Malik S, Prokop LJ, Sim LA, Feldstein D, Wang Z, et al. The association between anxiety disorders and suicidal behaviors: a systematic review and meta-analysis. Depress Anxiety. 2013;30(10):917-29.

117. Kaschka W, Feistel H, Ebert D. Reduced benzodiazepine receptor binding in panic disorders measured by iomazenil SPECT. J Psychiatr Res. 1995;29:427-34.

118. Katzman MA, Brawman-Mintzer O, Reyes EB, Olausson B, Liu S, Eriksson H. Extended release quetiapine fumarate (quetiapine XR) monotherapy as maintenance treatment for generalized anxiety disorder: a long-term, randomized, placebo-controlled trial. Int Clin Psychopharmacol. 2011;26(1):11-24.

119. Malizia AL, Cunningham VJ, Bell CJ, Liddle PF, Jones T, Nutt DJ. Decreased brain GABA(A)-benzodiazepine receptor binding in panic disorder: preliminary results from a quantitative PET study. Arch Gen Psychiatry. 1998;55:715-20.

120. Millan MJ. The neurobiology and control of anxious states, Prog Neurobiol. 2003;70:83-224.

121. Schmidt NB, Lerew DR, Jackson RJ. The role of anxiety sensitivity in the pathogenesis of panic: prospective evaluation of spontaneous panic attacks during acute stress. J Abnorm Psychol. 1997;106(3):355-64.

122. Tietbohl-Santos B, Chiamenti P, Librenza-Garcia D, Cassidy R, Zimerman A, Manfro GG, et al. Risk factors for suicidality in patients with panic disorder: A systematic review and meta-analysis. Neurosci Biobehav Rev. 2019;105:34-38.

13
Transtorno de ansiedade social

Alan Campos Luciano
Fábio Moraes Corregiari
Daniel Santos Martins
Márcio Antonini Bernik

Sumário

Introdução
    Epidemiologia
    História do diagnóstico
Etiopatogenia e fenomenologia
    Bases neurobiológicas do transtorno de ansiedade social
    Fatores ambientais
    Fatores culturais
    Fatores cognitivos
    Fatores comportamentais
    Integração entre os fatores
Quadro clínico e diagnóstico
    Principais mudanças no diagnóstico do TAS na CID-11 em relação à CID-10
Curso e prognóstico
Comorbidades
Diagnóstico diferencial
    Ansiedade antecipatória/medo adequado frente a uma exposição social
    Timidez
    Transtorno de personalidade (TP) de esquiva ou evitativa
    Mutismo seletivo
    Transtorno de pânico
    Agorafobia
    Transtornos depressivos
    Transtorno do espectro autista (TEA)
Exames complementares
Tratamento
    Tratamento farmacológico
    Tratamento psicoterápico
Considerações finais
Para aprofundamento
Referências bibliográficas

Pontos-chave

- O TAS ou fobia social é um transtorno mental muito comum e muito subdiagnosticado. Seu início ocorre tipicamente na infância ou adolescência e o curso é crônico. Está associado com comprometimento acadêmico, ocupacional e nos relacionamentos interpessoais. Gera sofrimento significativo e está associado a risco aumentado de depressão, abuso de substâncias psicoativas e suicidabilidade.

- Suas principais características são o medo e a esquiva da interação social. As situações normalmente evitadas são: falar em público ou para uma câmera, comer ou escrever com outras pessoas observando, falar com pessoas pouco íntimas ou mesmo qualquer outra situação de interação. Os principais temores são sobre passar vergonha, ser humilhado, rejeitado, parecer ofensivo ou, ainda, inadequado. Indivíduos que temem apenas situações de desempenho, como falar em público, são caracterizados pelo especificador "apenas de desempenho".

- Em indivíduos com TAS, a exposição a fatores etiológicos diversos é variável, e diferentes graus de valência de ameaça são atribuídos a situações sociais. Estes fatores podem incluir tendências hereditárias (temperamento), o comportamento dos pais, experiências precoces com pares, eventos vitais e fatores culturais.

- O tratamento farmacológico e a TCC aparentam ter efeitos semelhantes no curto prazo, sendo que a farmacoterapia traz melhoras mais imediatas, enquanto os efeitos da psicoterapia são mais duradouros. O padrão-ouro de tratamento é oferecer ambas as terapias ao paciente.

INTRODUÇÃO

A ansiedade social é uma característica adaptativa favorável que foi selecionada pela evolução das espécies. Os seres que conseguiam socializar mais obtinham mais suporte de grupo para defesa contra predadores, bem como assistência na obtenção de alimentos e cuidados em situações de vulnerabilidade. Além disso, no momento em que a vida evoluiu da reprodução assexuada para sexuada, condicionou a continuação da vida da espécie a relacionar-se a outro ser para se reproduzir, investindo, assim, inestimável importância ao relacionamento interpessoal. Deste modo, os indivíduos que tinham maior propensão ou, podemos dizer até, pressão natural para relações interpessoais tinham maior chance de sobrevivência e reprodução e, então, aqui estamos como produtos desta seleção.

A vida moderna apresenta contingências muito diferentes das que acabamos de citar, porém as relações sociais permanecem fundamentais no nosso dia a dia, em que quase toda atividade que façamos irá envolver relação com outras pessoas e, assim, a necessidade de ser aceito na relação, ser respeitado, sentir-se integrante de um grupo, sentir-se compreendido ou correspondido. Ou seja, podem emergir diversos sentimentos e expectativas das relações interpessoais. Se, neste contexto, nossos sistemas de controle da ansiedade social que é, inicialmente, benéfica e adaptada falharem, podemos passar a ter a ativação desta ansiedade em intensidade desproporcional, momentos inoportunos ou com duração não compatível com a situação social em questão. Desse modo, passamos a ter ansiedade não funcional que acaba por gerar prejuízos funcionais e sofrimento. Neste momento, então, passamos a falar de transtorno de ansiedade social.

Epidemiologia

O transtorno de ansiedade social (TAS), também conhecido por fobia social, é um diagnóstico psiquiátrico associado com significativo sofrimento psicológico e prejuízos de vida, com comprometimentos em variadas relações sociais, problemas no estabelecimento de vínculo com pares, no desenvolvimento pessoal, acadêmico e profissional[1]. Foi descrito pela primeira vez na psiquiatria moderna por Marks e Gelder[2] como o medo de "comer, beber, tremer, enrubescer, falar, escrever ou vomitar na frente de outras pessoas"[3].

Em estudos epidemiológicos, a prevalência desse diagnóstico ao longo da vida costuma estar entre as mais frequentes, tanto dentre os transtornos de ansiedade[4] quanto dentre todos os diagnósticos psiquiátricos avaliados. Entre 10 e 13% de toda população preencherá critérios diagnósticos ao longo da vida, com prevalência de 8% em 1 ano[5]. A prevalência do TAS é maior em mulheres, adolescentes ou adultos jovens (período de socialização mais intensa). É mais frequente nas sociedades orientais, que apresenta uma variabilidade fenomenológica caracterizada por medo de envergonhar outras pessoas em vez de se envergonhar, síndrome conhecida pelo epônimo Taijin Kyofusho[6,7].

O aparecimento dos sintomas costuma ocorrer na infância ou início da adolescência[8], e o curso é crônico.

História do diagnóstico

O uso do diagnóstico de TAS completa quatro décadas em 2020, quando este texto está sendo finalizado. De meados do século XIX, com a descrição do caso clínico de um jovem com ereutofobia (medo de corar em situações sociais), até a década de 1960, existiram propostas de classificação e descrições de formas de ansiedade social, fobias sociais e neuroses sociais[9]. Contudo, foi só em 1980, data de lançamento da 3ª edição do *Manual diagnóstico e estatístico de transtornos mentais* (DSM-III) que a até então nomeada fobia social foi oficializada enquanto diagnóstico clínico. Antes disso, a publicação de Marks e Gelder[2] formalmente destacava a fobia social como um transtorno fóbico distinto.

Segundo a descrição do DSM-III[10], a fobia social representava o medo relativo a desempenho em situações sociais, como falar em público. Nesta edição do manual, a presença de reações fóbicas em situações sociais mais generalizadas era critério para o diagnóstico de transtorno de personalidade evitativa (esquiva), de modo que uma pessoa não poderia ser diagnosticada com ambos os transtornos.

Críticas aos critérios diagnósticos do DSM-III começaram a aparecer, sendo destacada a publicação de Liebowitz et al.[11], em que os autores argumentaram que a fobia social era um "transtorno negligenciado", por ser muito restritiva ao compreender apenas e predominantemente a ansiedade de desempenho. Dois anos após o artigo de Liebowitz et al., o diagnóstico de fobia social foi revisto, com modificações importantes incorporadas na edição revisada do DSM-III (DSM-III-R). A partir dessa versão, adicionou-se o critério de que os sintomas deveriam trazer prejuízos funcionais ao anterior critério de sofrimento psicológico (*distress*, em inglês), foram incluídos medos sociais mais amplos e o especificador transtorno de ansiedade social generalizada para pessoas com sintomas na maioria das situações sociais, configurando uma forma mais grave e pervasiva do quadro clínico. Antes excludentes, a comorbidade entre fobia social e transtorno de personalidade evitativa passou a ser possível.

No DSM-IV, lançado em 1994, a nomenclatura transtorno de ansiedade social (TAS) surgiu oficialmente pela primeira vez como alternativa, ou sinônimo, à fobia social. Nessa versão, passou a ser permitido o diagnóstico em menores de 18 anos. Treze anos depois, com a atual versão do DSM[12], TAS tornou-se nomenclatura única para o diagnóstico, e as principais mudanças nos critérios diagnósticos foram: a avaliação do medo/ansiedade como desproporcional feita pelo clínico substitui o reconhecimento pelo paciente dos medos como irracionais ou excessivos, a duração de 6 meses dos sintomas estende-se dos menores de 18 anos para todas as pessoas, e o especificador *generalizada* é substituído pelo novo especificador apenas de desempenho, para medo restrito de falar ou o desempenho em público[1]. Essas transformações permitem constatar que o diagnóstico transitou da categorização mais restritiva do fenômeno clínico "ansiedade social" (um tipo de fobia simples em contraposição a um transtorno de personalidade para os casos mais generalizados) para uma compreensão do fenômeno como mais amplo (o diagnóstico principal compreende ansiedade e medos sociais generalizados, enquanto quadros mais restritivos passaram a ser discriminados pelo novo especificador).

ETIOPATOGENIA E FENOMENOLOGIA

A partir dos critérios do DSM-5[12], é possível resumir que alguém com TAS apresenta, há pelo menos 6 meses, reações de ansiedade e medo em situações com outras pessoas, seja em contextos explicitamente avaliativos do desempenho de alguma habilidade ou característica específica (como falar em público) ou mais generalizados, e isso não é mais bem explicado por outros quadros clínicos ou pelo consumo de algum fármaco ou substância.

O estudo fenomenológico do paciente portador do TAS, para além dos critérios objetivos dos manuais estatísticos, permite a elaboração e a compreensão da potencial ação conjunta das inúmeras variáveis atuantes na vida desta pessoa. Claro que a compreensão do exato papel e relações entre os fatores biológicos, psicológicos e sociais ainda está em desenvolvimento. Entretanto, um conjunto de fatores biológicos, psicológicos e sociais foram identificados como relevantes para o aumento do risco de desenvolvimento do TAS, e eles serão descritos a seguir[13].

Bases neurobiológicas do transtorno de ansiedade social

Neuroanatomia

A metanálise de Hattingh et al.[14] comparando a ativação de áreas cerebrais de pessoas com TAS com controles diante de estímulos emocionais ou estímulos neutros obteve resultados consistentes com modelos prévios sobre o relevante papel da amígdala e de outras áreas do sistema límbico. Além disso, essa hiperativação parece se correlacionar com a gravidade dos sintomas e é revertida na vigência de tratamento efetivo[15].

Outros estudos vêm demonstrando ativações assimétricas na via córtico-estriato-talâmica, sugerindo uma disfunção nesta via caracterizada por: (1) hiperatividade no PFC direito; (2) disfunção estriatal; (3) hiperatividade hipocampal; e (4) hiperatividade da amígdala com lateralização à esquerda. Isso sugere que a hiperatividade no sistema frontolímbico, incluindo o giro cingulado anterior, responsável pelo processamento de informações emocionais e pela antecipação de estímulos aversivos, pode resultar em má interpretação de pistas sociais[16].

Neurotransmissores

- Glutamato: há indícios de aumento da atividade glutamatérgica excitatória no giro cingulado anterior em pacientes com TAS, correlacionando-se com a hiperatividade dessa região na fisiopatologia do transtorno[17].

- Serotonina: há evidências de diminuição da capacidade de ligação e da atividade de receptores 5HT1A na amígdala, giro cingulado anterior, ínsula e núcleo dorsal da rafe em pacientes com TAS.

- Dopamina: há diminuição na quantidade e na capacidade de ligação dos receptores da dopamina D2 em pacientes com TAS[15].

- Neuropeptídeos (oxitocina e vasopressina): são os principais efetores e moduladores do comportamento social, podendo exercer função importante na fisiopatologia de transtornos como o TAS e no transtorno do espectro do autismo. A injeção de ocitocina diretamente na amígdala de cobaias mostrou diminuir ativação nesta região e enfraquecer as comunicações entre a amígdala e o tronco cerebral, que desempenham papel nos componentes autonômicos e comportamentais do medo. Além disso, variantes genéticas dos receptores de ocitocina (AVP1A) e vasopressina (OXTR) no sistema nervoso central também influenciam a atividade amigdalar, corroborando a hipótese de hiperatividade da amígdala no TAS[18].

Regulação endócrina

Eixo hipotálamo-hipófise-adrenal

O estresse psicossocial produz maior aumento no cortisol plasmático em pacientes com TAS, mas não aumenta o nível de ACTH, sendo que esta elevação de cortisol correlaciona-se com o aumento do comportamento de esquiva e evitação social[19]. Apesar disso, estes pacientes mantêm níveis basais de cortisol sem alterações[20].

Eixo hipotálamo-hipófise-gonadal

Níveis reduzidos de testosterona foram encontrados em pessoas que sofrem de TAS e outros transtornos relacionados à esquiva social, como depressão[21]. A testosterona constitui um importante regulador do comportamento motivacional social em geral, de acordo com a hipótese de desafio social[22]. Níveis maiores de testosterona aumentam na preparação para um encontro desafiador no qual o *status* social pode ser ameaçado, aumentando a motivação para abordagem interpessoal e reduzindo o medo. Níveis séricos elevados de testosterona estão associados à dominância social[23], enquanto níveis baixos estão associados a comportamento socialmente submisso, ansioso e evasivo[24].

Neuroquimicamente, as propriedades ansiolíticas da testosterona são imputadas ao seu efeito na transmissão GABAérgica em circuitos de medo neurais[25], enquanto as propriedades facilitadoras de abordagem da ameaça foram associadas aos seus efeitos na amígdala e estriado, ou seja, enviesando a amígdala em direção à abordagem de ameaça e antecipação de recompensa[26]. A administração de testosterona a participantes saudáveis antes da exposição mostrou reduzir o medo, aumentar a sensibilidade à recompensa e promover motivação para abordagem social[27]. Já quando administrada especificamente em pacientes com TAS, a testosterona alivia a evitação social e promove o comportamento de interação social, incluindo aumento do contato visual, reduz o viés de ameaça na interpretação de faces de raiva[28] e aumenta a abordagem interpessoal, mesmo em situações de faces ameaçadoras[29].

Os níveis de testosterona parecem não se relacionar à intensidade da aversão durante a terapia de exposição para TAS. Entretanto, níveis basais mais baixos associados à capacidade de liberar valores maiores quando exposto à situação estressora parecem se correlacionar com a melhor resposta ao tratamento[30]. O significado translacional/clínico destes achados precisa ainda ser estudado.

Tendências inatas/hereditárias

Estudos de gêmeos com TAS sugerem que a genética aditiva é responsável pelo aumento da incidência do transtorno em monozigóticos quando comparados a gêmeos dizigóticos e não sugere nenhum papel para experiências ambientais compartilhadas. Estudos de gêmeos adultos com várias fobias representaram 28% da variância do risco para TAS. O risco restante foi derivado de experiências ambientais não compartilhadas. Além disso, há pouca evidência de que o trauma no início da vida influencia o risco de desenvolver TAS na idade adulta[31].

Além disso, a inibição comportamental, a baixa extroversão e o alto grau neuroticismo são conhecidos por serem altamente hereditários e podem ser amplamente responsáveis pela contribuição genética para o TAS. Os genes mais associados à alta inibição comportamental são o do hormônio liberador de corticotrofina (CRH) e do transportador de serotonina (SERT) (o gene SLC6A4 vem sendo mais estudado)[32]. Em crianças que apresentam um padrão de aumento de processamento automático, baixa mudança atencional ou alto controle inibitório, a IC aumenta o risco de desenvolvimento do TAS[33]. O neuroticismo internalizante está associado ao gene que codifica a descarboxilase do ácido glutâmico, a enzima que limita a relação na síntese de GABA a partir do glutamato[34].

Apesar do temperamento ser predominantemente influenciado pela genética[35], a interação com outros fatores da história de vida do indivíduo, por exemplo a interação com pares do envolvimento social durante a adolescência, é bastante relevante para o aumento do risco de TAS[36].

Fatores ambientais

Influências parentais

Existe uma forte correlação entre fobia social na adolescência e vida adulta e inibição comportamental na infância. Os pais são os primeiros e, durante alguns anos, os principais modelos de referência no desenvolvimento de seus filhos, de modo a terem influência nas respostas de medo a situações ansiosas, tanto diretamente (verbalizando sobre resultados negativos associados à exposição social), quanto indiretamente (encorajando ou permitindo a esquiva ou fuga de variadas situações sociais)[13].

Dentre os estilos parentais, o controle excessivo e o comportamento intrusivo, solicitante ou crítico/rejeitador, exacerbariam o temperamento de inibição comportamental[37]. O estudo longitudinal de Lewis-Morrarty et al.[38], por exemplo,

encontrou que superproteção e relação de apego inseguro com os filhos quando crianças teve influência preditiva sobre alta ansiedade social durante a adolescência. Por outro lado, o comportamento desafiador paterno, curiosamente não o materno, encorajando o comportamento de risco de maneira divertida, foi associado a risco diminuído de desenvolver o transtorno[39]. Porém, justamente por esse comportamento paterno estar relacionado a características de transtornos neuróticos do pai, também é muito difícil separar e atribuir com precisão a influência destes fatores socioculturais ("*nurture*") da influência da herdabilidade genética ("*nature*"). Um aforisma comum é que pais com TAS passam aos seus filhos os genes, o modelo de comportamento e o ambiente de desenvolvimento precoce com poucas oportunidades de interação social.

Influências dos pares

Na infância e na adolescência, o jovem fica exposto a diversas situações potencialmente ansiogênicas: fazer uma apresentação em frente à sala, ou mesmo apresentações musicais ou atléticas, expor uma dúvida para o(a) professor(a), adaptar-se a grupos sociais, iniciar relacionamentos amorosos, entre outros. As experiências com maior influência para o desenvolvimento da ansiedade social são relativas a avaliações e desfechos negativos (provocações, ostracismo, *bullying*), podendo ser diretas, como ser alvo das provocações, ou indiretas, como presenciar um colega sendo humilhado[13]. Estudos evidenciam uma relação cíclica, com crianças rejeitadas e negligenciadas apresentando maior chance de vivenciarem interações sociais como aversivas e ansiogênicas[40] e ansiosos sociais sendo mais rejeitados pelos pares e vistos de forma inferiorizada[41]. Como ocorre com outras situações aversivas, algumas delas descritas no próximo tópico, experiências repetitivas e de maior intensidade têm maior chance de aumentar a ansiedade social[42].

Eventos altamente estressantes

Uma série de eventos altamente estressantes ou traumáticos pode influenciar no risco para o desenvolvimento de TAS. Situações como separação dos pais, falecimentos, histórico de maus-tratos (negligência, abuso físico, sexual ou emocional), desajustamento parental (por psicopatologia, comportamentos violentos, criminalidade, abuso de substâncias) ou outras adversidades sociais (contexto de vulnerabilidade socioeconômica) representam fatores de risco transdiagnósticos para um amplo espectro de transtornos na adolescência, incluindo TAS[43]. Como no tópico anterior, eventos diretos (vivenciados pela pessoa) são mais influentes do que indiretos (ouvir sobre); múltiplos episódios e de maior intensidade tendem a exercer maior influência sobre a ansiedade social[13].

Fatores culturais

Apesar do contexto de um mundo globalizado, com um intenso intercâmbio cultural, ainda há diferenças culturais entre países que interferem no desenvolvimento de transtornos mentais. Em estudos transversais, como de Hofmann et al.[44], encontrou-se maior prevalência de TAS em países ocidentais em comparação com asiáticos. Países em que o apaziguamento social tem conotação positiva, como Japão e China, há menos julgamento social negativo para sujeitos com comportamentos associados à ansiedade social, como modéstia, introversão e timidez[40]. Essa diferença de valores e normas culturais produz o fenômeno de que, apesar da menor prevalência do diagnóstico de TAS, países e pessoas de herança oriental apresentam maiores níveis de ansiedade social[45].

Fatores cognitivos

Os fatores cognitivos relacionados à ansiedade social e ao TAS podem ser agrupados em duas categorias: processos executivos (memória, atenção, aprendizagem, entre outros) e crenças, ou vieses, cognitivos[40]. Dos processos executivos, pessoas em situações de ansiedade social vivenciadas como aversivas costumam apresentar maior foco atencional em pistas ambientais associadas com a situação temida (como expressões faciais de desaprovação), foco nas próprias respostas corporais indicativas de "problemas" na interação (como gaguejar, enrubescer, entre outros) e as situações vivenciadas como negativas comporiam a história de aprendizagem e as memórias de referência, influenciando nas interações futuras[13].

Os vieses cognitivos representam a valência de avaliação, conjunto de crenças e pensamentos que pessoas com ansiedade social ou TAS costumam vivenciar. Esses vieses incluem: autoimagem negativa, desempenho prejudicado (antecipação de resultados negativos em tarefas sociais, expectativas de desempenho ruim), interpretação negativa do contexto e dos outros (percepção de que as outras pessoas irão julgar ou ofender; a vivência de variadas situações sociais como perigosas) e processamentos negativos pré e pós-evento (preocupar-se em demasia antes das situações sociais e ruminar em excesso após elas ocorrerem)[40]. Como demonstraram Blöte et al.[41] em um estudo com adolescentes, maiores níveis de ansiedade social estiveram associados a essa vivência combinada de sintomas físicos desagradáveis, pensamentos negativos, aumento de foco atencional em si mesmas e avaliação negativa da audiência, que foi mediada por expectativa de pior desempenho do que os pares.

Fatores comportamentais

Os transtornos de ansiedade configuram categorias que usualmente compreendem respostas comportamentais de fuga e/ou esquiva diante de estímulos aversivos[46]. Elementos específicos ou contextos mais generalizados das relações sociais seriam evitados ou vivenciados com sofrimento. Pacientes com TAS engajam em comportamentos de segurança, como evitar contato visual, ficar mais estáticos para chamar menos atenção, não entrar em situações de competição ou confronto, falar pouco, evitar falar de si mesmos, entre outros[47]. Os comportamentos de segurança teriam por função evitar desfechos aversivos antecipados. Na prática, este comportamento leva à manutenção dos comportamentos fóbicos e à atribuição de quaisquer resultados positivos a esses comportamentos de segurança, em vez das próprias habilidades[40]. Indivíduos instruídos a reduzir comportamentos de segurança apresentaram menos reações típicas de ansiedade, mais comportamentos de aproximação social e produziram mais reações positivas nos pares[48].

Os déficits de habilidades sociais, identificados na comparação com os pares de mesma faixa etária, costumam aparecer em pessoas com altos níveis de ansiedade social ou TAS e têm alta sobreposição com os comportamentos de segurança citados anteriormente[40,49]. Isso retrata que, para além dos vieses cognitivos, em muitas pessoas há, de fato, um repertório de habilidades sociais mais empobrecido. Esses déficits aumentam a chance da ocorrência de situações sociais aversivas por julgamentos, isolamentos ou ofensas, contribuindo para diminuir a probabilidade de a pessoa buscar interagir com outros e, em uma consequência cíclica de retroalimentação, atrapalhando no desenvolvimento de habilidades e o sucesso nessas situações[50].

Integração entre os fatores

Os fatores descritos representam um apanhado geral de elementos potencialmente influentes no desenvolvimento do TAS. Contudo, cada indivíduo apresenta uma trajetória particular até preencher critério clínico para o diagnóstico e, com isso em vista, é relevante destacar os princípios da equifinalidade (diferentes caminhos e combinações de fatores podem resultar no TAS) e multifinalidade (um mesmo fator de risco pode resultar em diferentes patologias, como abuso sexual e *bullying*) para ressaltar a importância da compreensão do fenômeno de uma forma holística[51]. Em coerência com esse raciocínio, no artigo de Wong e Rapee[13], foi elaborado um modelo integrado de fatores etiológicos e de manutenção (conjunto de fatores cognitivos e comportamentais engajados antes, durante e depois de situações aversivas sociais) para compreensão do TAS. Para criar esse modelo, foi realizada revisão sistemática com metanálise dos principais estudos e modelos anteriores da área.

Este modelo é orientado pelo princípio de ameaça de avaliação social (AAS), que corresponde a uma característica humana básica de um conjunto de reações de medo e ansiedade diante de estímulos sociais que possuem valor de ameaça para a pessoa. Por meio dos fatores etiológicos, seria determinado o valor de ameaça desses estímulos[52]. Ou seja, a extensão e a intensidade da vivência de ameaça seriam um composto da atuação dos fatores de risco e fatores protetivos aos quais a pessoa foi exposta em seu desenvolvimento. Por exemplo, uma pessoa sem reações de ansiedade social destacadas antes de sofrer um intenso episódio de *bullying* pode desenvolver um valor de ameaça agudo e extremo para situações que antes eram vividas como cotidianas ou neutras. Além disso, o estímulo de avaliação social pode tanto ser um aspecto muito específico, como uma expressão facial de desdém e desinteresse, quanto ser referente a conceitos sociais mais complexos, como na noção de papéis sociais. Isso pode, por exemplo, fazer a pessoa vivenciar a situação como ameaçadora somente quando em contato com pessoas de "hierarquia social mais alta".

O valor de ameaça, neste modelo, é representado por um princípio operante (princípio AAS, citado no parágrafo anterior), que guia o organismo em seu ambiente, sendo o prosseguimento da relação de um indivíduo com seu contexto que distinguiria pessoas com vivências adaptativas funcionais e sem sofrimento de grande impacto daquelas que desenvolveriam um quadro clínico. Os autores descrevem um processo de ajuste aos estímulos sociais de ameaça em que a pessoa apresenta processos cognitivos e comportamentais primários, cuja função é detectar e evitar o(s) estímulo(s) ameaçador(es). Por exemplo, uma criança que em uma atividade esportiva de recreio, avaliando que não jogaria bem e seria vítima de ofensas, no momento de escolha dos times relata que não está se sentindo bem e que não poderá participar. A perpetuação e o enriquecimento dos processos cognitivos e comportamentais primários aumentariam a chance de três principais consequências: (1) manter o valor de ameaça dos estímulos sociais ansiogênicos, (2) perpetuar déficits de desempenho e (3) desenvolver processos cognitivos e comportamentais secundários.

Os comportamentos de fuga e esquiva das situações sociais temidas, no curto prazo, são "ansiolíticos", porque retiram o contato com o estímulo. Contudo, esses comportamentos estão consistentemente associados com a manutenção de níveis elevados de ansiedade social[53]. Isso acontece porque o engajamento em comportamentos de segurança diminui a probabilidade de exposição aos estímulos temidos, de modo que a pessoa não vivencia situações para ocorrer o processamento emocional que resulta na diminuição das respostas de medo aos estímulos fóbicos[54]. Com isso, déficits podem ser acumulados, tanto pelo efeito natural da ansiedade aguda prejudicando o desempenho (como retratado pela famosa curva de Yerkes e Dodson[55]), quanto pelo indivíduo não desenvolver habilidades sociais em coerência com seu contexto social e faixa etária.

Com o passar dos anos, as situações de avaliação social vão adquirindo regras cada vez mais complexas, o que pode resultar no desenvolvimento de um repertório cognitivo e comportamental para manter a detecção e a esquiva dos estímulos ameaçadores. Esse refinamento e ampliação das respostas cognitivas e comportamentais seriam os processos secundários descritos por Wong e Rapee[13]. Por exemplo, um hipotético jovem universitário, para quem a participação em um simpósio de seu grupo é condição necessária para aprovação na disciplina, pode lidar com o alto valor de ameaça que essa situação tem para ele de diferentes formas em três momentos. Antes do evento, convivendo com as preocupações, buscar reduzir ao máximo suas falas. Durante a apresentação, engajar em comportamentos de segurança, como evitar olhar para as pessoas, falar baixo e rápido, enquanto vivencia reações agudas de autofoco a possíveis reações corporais, como enrubescer e gaguejar. Por fim, após o evento, potencialmente a situação seria processada como um "fracasso", "significando" que ele "não tem habilidade para fazer isso" e que "a situação só não foi pior por causa dos comportamentos de segurança".

Os fatores protetivos, por sua vez, atuariam de forma antagônica aos fatores de risco. Sendo o medo da exclusão social uma característica filogenética da espécie humana[56], é esperado o aparecimento de reações de ansiedade em situações, ou diante de estímulos variados, vivenciados como de ameaça social. O processo de adaptação às normas sociais não exclui a ansiedade, pelo contrário, pode ser influenciado positivamente por ela. Por exemplo, uma pessoa que vislumbra impactos negativos na sua avaliação em uma entrevista de emprego pelo seu linguajar coloquial provavelmente terá maiores chances de contratação ao utilizar um vocabulário mais formal. Sem vivências de ansiedade e medo social, a pessoa pode perder referências importantes para a construção de vínculos e inserção em grupos e comunidades. Dessa forma, os diversos fatores protetivos, como estilo maternal de menor controle[38], relações próximas de amizade com pares [57], tratamentos psicoterapêuticos padrão-ouro para crianças[58], entre outros, reduzem fatores como inibição comportamental e reações de ansiedade, mas não os eliminam.

Por meio da interação entre fatores etiológicos e mantenedores, valores altos de ameaça relativos a estímulos sociais podem resultar em estados tônicos de ansiedade social, prejuízos funcionais para a vida da pessoa e diminuição/empobrecimento de interações sociais[50]. Essas interações podem ser observadas na Figura 1.

QUADRO CLÍNICO E DIAGNÓSTICO

Classicamente, o TAS tem duas apresentações clínicas típicas: a primeira, envolvendo a maior parte das relações interpessoais, conhecida como transtorno de ansiedade social tipo generalizado, e a segunda, cuja ansiedade está mais circunscrita à exposição a situações mais explícitas de avaliação de habilidades (como apresentações, competições etc.), conhecida como TAS em situações de desempenho.

A primeira apresentação é caracterizada por ansiedade e medo de receber avaliação negativa ou ser ridicularizado em situações sociais com pessoas não próximas. Este apresenta maior história de comportamento inibitório durante a infância, maior agrupamento familiar do transtorno, além de incidência de até 20% de transtorno de personalidade esquiva em familiares.

A segunda apresentação, hoje, é apenas um especificador de diagnóstico no DSM-5, sendo caracterizada por medo em situações específicas, como falar em público, dar uma aula ou realizar apresentação musical. Esta última apresentação fenomenológica apresenta menor herdabilidade, início mais tardio, menor impacto funcional e boa resposta ao tratamento com betabloqueadores[5].

Apesar desta diferenciação contemplada pelo especificador no DSM-5, uma análise fatorial conduzida em amostras comunitárias norte-americanas e canadenses[59] resultou em um modelo de três fatores dimensionais para o TAS: (1) medo de interação social; (2) medo de observação; e (3) medo de falar em público. Ou seja, parece possível aprofundar ainda mais algumas características fenomenológicas do transtorno.

Os critérios diagnósticos segundo o DSM-5 são apresentados no Quadro 1.

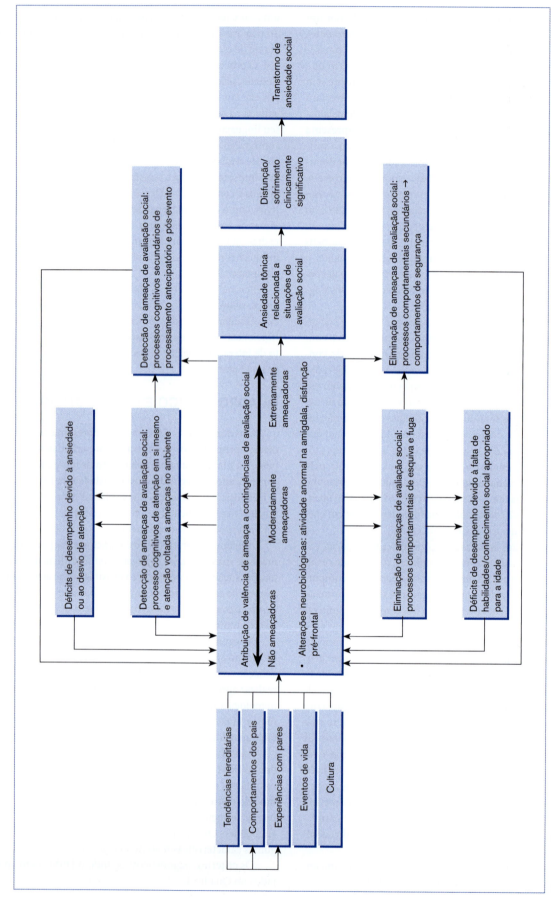

Figura 1 Modelo integrado de etiologia e manutenção do transtorno de ansiedade social. Fonte: adaptada de Wong e Rapee, 2016[13].

Quadro 1 Critérios diagnósticos para transtorno de ansiedade social

A. Medo ou ansiedade acentuada acerca de uma ou mais situações sociais em que o indivíduo é exposto a possível avaliação por outras pessoas. Exemplos incluem interações sociais (manter uma conversa, encontrar pessoas que não são familiares), ser observados (comendo ou bebendo) e situações de desempenho diante de outros (proferir palestras). Nota: em crianças, a ansiedade deve ocorrer em contextos que envolvem seus pares, e não apenas em interações com adultos. Transtorno de ansiedade social (fobia social).

B. O indivíduo teme agir de forma a demonstrar sintomas de ansiedade que serão avaliados negativamente (será humilhante ou constrangedor; provocará a rejeição ou ofenderá a outros).

C. As situações sociais quase sempre provocam medo ou ansiedade. Nota: em crianças, o medo ou ansiedade pode ser expresso chorando, com ataques de raiva, imobilidade, comportamento de agarrar-se, encolhendo-se ou fracassando em falar em situações sociais.

D. As situações sociais são evitadas ou suportadas com intenso medo ou ansiedade.

E. O medo ou ansiedade é desproporcional à ameaça real apresentada pela situação social e o contexto sociocultural.

F. O medo, ansiedade ou esquiva é persistente, geralmente durando mais de 6 meses.

G. O medo, ansiedade ou esquiva causa sofrimento clinicamente significativo ou prejuízo no funcionamento social, profissional ou em outras áreas importantes da vida do indivíduo.

H. O medo, ansiedade ou esquiva não é consequência dos efeitos fisiológicos de uma substância (p. ex., droga de abuso, medicamento) ou de outra condição médica.

I. O medo, ansiedade ou esquiva não é mais bem explicado pelos sintomas de outro transtorno mental, como transtorno de pânico, transtorno dismórfico corporal ou transtorno do espectro autista.

J. Se outra condição médica (p. ex., doença de Parkinson, obesidade, desfiguração por queimaduras ou ferimentos) está presente, o medo, ansiedade ou esquiva é claramente não relacionado ou é excessivo.

Fonte: APA, 2013[12].

Principais mudanças no diagnóstico do TAS na CID-11 em relação à CID-10

Um dos principais objetivos da CID-11 foi harmonizar a nomenclatura do transtorno com a empregada no DSM-5, abandonando fobia social e adotando transtorno de ansiedade social. Ela também estabeleceu foco no sintoma de apreensão, que é a preocupação de que o indivíduo agirá de uma forma ou vai tornar aparente a sua ansiedade, que serão avaliados negativamente por outros (ou seja, ser humilhante, constrangedor, levar à rejeição ou ser ofensivo).

Além disso, inclui especificadores fenomenológicos modulados pela cultura, como o *taijin kyofusho*, uma variante cultural japonesa, em que o foco está mais no medo de ofender os outros do que nas preocupações de ficar envergonhado.

Por último, toma o cuidado de estabelecer critérios para diferenciar o TAS e medos normais relacionados às fases de desenvolvimento nas diferentes idades, bem como diferenciar traços de personalidade como timidez do TAS, com base nos prejuízos funcionais presentes no TAS[60].

CURSO E PROGNÓSTICO

O TAS tende a começar no fim da infância ou início da adolescência e pode perturbar profundamente a vida de um indivíduo ao longo de muitos anos. Isso pode incluir problemas nas realizações acadêmicas, interferência no desempenho profissional e desenvolvimento social. Essas pessoas costumam ser escolhidas como vítimas de *bullying*, se elas não aprenderem estratégias de defesa. Esse padrão pode levar adolescentes propensos à ansiedade a se tornarem grupo de alto risco para ficarem traumatizados. A intensidade dos sintomas de ansiedade e isolamento social pode ser combinada, aumentando o risco de pensamentos e comportamentos suicidas[61].

Em um estudo naturalista prospectivo de 12 anos, Bruce et al.[62] encontraram que o TAS juntamente com o transtorno de pânico comórbido com agorafobia são os transtornos ansiosos com menor índices de remissão, evidenciando seu caráter de evolução crônica. Porém, uma vez alcançada a remissão, o TAS apresenta uma das menores taxas de recaída. Estes dados sugerem a importância do aprendizado de extinção e aumento de repertório como fatores mantenedores da melhora, uma vez que ao atingir remissão e manter vida social constante, as habilidades sociais estão sendo constantemente praticadas e ele se mantém constantemente em exposição a estas situações[62].

COMORBIDADES

Den Boer[63], em um artigo de revisão, já havia pontuado que cerca de 80% dos pacientes com TAS apresentavam outro transtorno psiquiátrico comórbido, sendo que 50% referem-se a outro transtorno de ansiedade, 20% a transtornos depressivos e 15% relacionados ao uso abusivo de álcool (comumente utilizado como ansiolítico "lubrificante social" para situações de exposição, como "*happy hours*", festas ou flerte). Potencializado por todos estes fatores, também eleva o risco de suicídio, bem como a probabilidade de eventos cardiovasculares.

Há também pessoas com TAS que experimentam vivências de exposições sociais tão traumáticas que passam a apresentar sintomas característicos de transtorno de estresse póstraumático. Esta correlação de relato de evento social traumático e sintomas de evitação a situações sociais podem levar a questionamentos sobre a etiologia do problema, porém, o que mais comumente se observa é o indivíduo que já apresentava TAS experimentando vivência de exposição social mais intensa como traumática e não o trauma gerando o transtorno[64].

Sintomas de ansiedade social podem ocorrer, mais comumente, em relação a comorbidades com problemas físicos, como de locomoção em pessoas com paralisia cerebral, ou de aparência física, como em pessoas com rostos desfigurados[65]. Contudo, nesses casos, o diagnóstico de TAS não se estabelece, de acordo com o DSM-5. Neste contexto diagnóstico, algumas vezes é muito difícil determinar se sintomas de ansiedade social estão estritamente relacionados, ou não, a quadros como hiperidrose, gagueira, tremor essencial, doença de Parkinson, torcicolo espasmódico, tiques (motores ou vocais) ou mesmo sintomas de ansiedade social em contextos específicos, como interagir em uma língua estrangeira[66]. Na verdade, nestas situações o conceito de prejuízo adicional se aplica, com a ansiedade social amplificando os prejuízos do indivíduo.

DIAGNÓSTICO DIFERENCIAL

Ansiedade antecipatória/medo adequado frente a uma exposição social

São reativos e com possibilidade de modulação e duração adequada para o evento estressor.

Timidez

Um traço de personalidade que não leva a prejuízos e sofrimento marcantes do transtorno, embora seja comum a falta de crítica destes desfechos na pessoa com TAS.

Transtorno de personalidade (TP) esquiva ou evitativa

O paciente com TAS sente o desejo de se aproximar e interagir socialmente, porém o medo de ser rejeitado faz prevalecer o comportamento de esquiva, levando ao isolamento social. Há um sofrimento por confronto de valores, ou seja, o TAS é egodistônico, mas, apesar disso, costuma ter funcionamento global mais elevado que o paciente com o TP esquiva, o qual tende a apresentar comportamentos de afastamento social por não sentir necessidade de interagir com outras pessoas, ou seja, apresenta isolamento mais egossintônico[67].

Mutismo seletivo

Apesar de ambos estarem relacionados a situações de exposição social, o TAS costuma ter início na adolescência e apresenta maior comorbidade com transtornos depressivos e transtorno de ansiedade generalizada, enquanto o mutismo seletivo, comumente, tem início antes dos 5 anos de idade, apresentando maior comorbidade com transtorno de ansiedade de separação, agorafobia e transtorno opositivo desafiador[68,69]. Não é claro, porém, se seriam apenas formas mais graves, com início mais precoce.

Transtorno de pânico

As crises de pânico do transtorno de pânico, caracteristicamente, não possuem um fator desencadeante, além de serem mais frequentes, com maior intensidade e apresentarem-se com mais sintomas somáticos. Já as crises de pânico no TAS são de-sencadeadas em antecipação ou nas situações de exposição sociais, tendendo, ainda, a ter ocorrência mais precoce[70].

Agorafobia

A esquiva fóbica de lugares em que possa ser difícil sair rapidamente, comumente situações que envolvem aglomeração de pessoas, como metrôs, festas, entre outros, pode confundir o objeto desencadeante do medo com a relação interpessoal e o julgamento alheio do TAS. Uma pessoa com agorafobia, sem comorbidade com TAS, costuma sentir-se confortável na presença de outra(s) pessoa(s).

Transtornos depressivos

Sintomas depressivos comumente levam a uma restrição do repertório comportamental e à esquiva de situações sociais, comportamentos típicos de uma pessoa com TAS, porém não são identificados outros sintomas típicos de depressão, neste caso. Há a possibilidade de a pessoa com TAS evoluir para um quadro depressivo. Nesse caso, a incidência e o curso dos sintomas ajudam a fazer os diagnósticos.

Transtorno do espectro autista (TEA)

A dificuldade na apreensão de comunicação afetiva não verbal no TEA pode gerar grande ansiedade na pessoa com esse diagnóstico, justamente por não conseguir interpretar todos os estímulos sensoperceptivos que recebe. Isso faz com que, principalmente quando o quadro de TEA passa despercebido durante a infância, o diagnóstico diferencial com TAS seja feito em uma fase de maior exigência de socialização do indivíduo.

EXAMES COMPLEMENTARES

A necessidade de exames complementares para definição do diagnóstico de TAS fica por conta da avaliação de comorbidades, fatores orgânicos que pioram ou ajudam a manter o transtorno (hipotireoidismo) e a presença de dados clínicos, como sintomas e sinais neurológicos, exame de neuroimagem e/ou eletroencefalograma para descartar comorbidade com patologias médico-sistêmicas.

Uma condição específica que pode exigir avaliação de diagnóstico diferencial com TAS é o transtorno do espectro autista (TEA), nas formas mais leves, quando podem passar sem diagnóstico na infância e o comportamento ficar mais evidente na fase de maior socialização do indivíduo, a partir da adolescência. Nesses casos, os diversos instrumentos para avaliação do TEA passam a ser recursos indispensáveis.

Pesquisas de neuroimagem encontraram alterações em várias regiões cerebrais, incluindo as relacionadas com o sistema de inibição comportamental, entre elas amígdala, ínsula, hipocampo e regiões frontais orbitais. Contudo, tais achados não são necessários, tampouco específicos, para o diagnóstico de TAS, visto que seu diagnóstico é clínico[71,72].

TRATAMENTO

O tratamento do TAS pode ser farmacoterápico, psicoterápico ou combinado. A escolha do tratamento depende das preferências do indivíduo ou do julgamento clínico. Em pacientes nos quais a ideia da psicoterapia é assustadora (em função da exposição a situações temidas), a farmacoterapia pode ser preferida inicialmente. O tratamento farmacológico e a TCC aparentam ter efeitos semelhantes no curto prazo, sendo que a farmacoterapia traz melhoras mais imediatas, enquanto os efeitos da psicoterapia são mais duradouros[73,74].

Tratamento farmacológico

Inibidores seletivos da recaptação da serotonina (ISRS) são considerados primeira linha de tratamento. Metanálises demonstraram taxa média de resposta no curto prazo de 55% para ISRS contra 32% para placebo. Os inibidores da recaptação de serotonina e norepinefrina (IRSN) têm apresentado eficácia em estudos controlados por placebo[75,76]. Estudos recentes apontam para uma eficácia superior da paroxetina em relação aos demais ISRS e à venlafaxina no tratamento do TAS[77,78].

Os ISRS têm baixo risco de efeitos colaterais e oferecem benefícios adicionais no tratamento de condições coexistentes, como o transtorno depressivo ou outros transtornos de ansiedade. A dose é semelhante à usada para os transtornos depressivos, porém devem ser mantidas por um período de até 12 semanas para que se avalie a resposta da medicação na dose proposta. O uso continuado por pelo menos 1 ano após o tratamento inicial é recomendado, por trazer melhora e ter baixas taxas de recaídas. Ensaios clínicos sugerem a manutenção do tratamento por pelo menos 6 a 12 meses após a melhora do quadro.

Os benzodiazepínicos podem ser indicados como terapia inicial ou adjuvante em pacientes com sintomas incapacitantes que requerem alívio rápido ou ainda para pacientes que não responderam ao tratamento com antidepressivos. A olanzapina, apesar do perfil desfavorável de efeitos colaterais metabólicos, pode também ser considerada nestes pacientes que apresentam resposta insatisfatória[78].

O uso dos anticonvulsivantes gabapentina e pregabalina demonstrou ser superior ao placebo em ensaios clínicos (30 a 43% contra 20 a 22% e 38% contra 14%, respectivamente)[79]. Já os antidepressivos tricíclicos não são drogas de escolha pela ausência de estudos controlados em pacientes com TAS.

Embora não seja considerada primeira linha em razão de seus efeitos colaterais e riscos cardiovasculares, estudos com inibidores da monoaminoxidase, como fenelzina, tranilcipromina e moclobemida, apresentam as melhores taxas de resposta dentre todos os fármacos (em torno de 60% de remissão). Dado o risco de morte, devem ser reservados para situações mais graves e usados com muita cautela[80].

O uso de betabloqueadores, como propranolol, é frequente na ansiedade social com especificador de desempenho. Quando tomados aproximadamente 1 hora antes da apresentação, reduzem os sintomas autonômicos como tremor, sudorese e taquicardia, os quais podem exercer efeito de retroalimentação sobre a ansiedade psíquica, amplificando o desconforto diante da situação de exposição. Os benzodiazepínicos também podem ser utilizados nesta situação.

Tratamento psicoterápico

A terapia cognitivo-comportamental (TCC) é atualmente considerada o tratamento de primeira linha. Vários estudos mostram taxa de resposta entre 50 e 65%, superior ao placebo (32%) e aos grupos de controle em lista de espera (7 e 15%). Já as taxas de remissão ficam entre 8,8 e 36%. Outras psicoterapias avaliadas com ensaios clínicos são apresentadas a seguir:

- Psicoterapia interpessoal apresentou maior taxa de resposta que um grupo de lista de espera (42% *versus* 7%), porém semelhante ao da terapia de suporte (47%) e inferior à da TCC (66%).
- Psicoterapia baseada na atenção plena em grupo resultou em menores taxas de resposta do que a TCC (39% *versus* 67%).
- Terapia psicodinâmica em grupo guiada manualmente e por curto prazo foram superiores àquela em grupos de espera ou grupos de placebo e semelhantes às dos grupos TCC, tanto no curto prazo (52 a 63% para terapias psicodinâmicas contra 60 a 64% para TCC), quanto no seguimento após 1 e 2 anos[81-83].

Outra forma de terapia que vem sendo estudada é o *mindfulness*, com resultados iniciais promissores, necessitando, ainda, de maiores evidências.

CONSIDERAÇÕES FINAIS

O TAS é um transtorno comum, com início tipicamente na infância ou adolescência e tem curso crônico. A característica central é o medo da interação com outras pessoas, por exemplo, medo de falar em público, comer ou escrever com outras pessoas observando e falar com pessoas pouco íntimas. A exposição a fatores etiológicos é bastante variável nas pessoas com o quadro, e diferentes graus de valência de ameaça são atribuídos a diversas situações sociais. Os fatores etiológicos incluem tendências hereditárias como temperamento, comportamento e modelo dos pais, experiências com pares, eventos vitais e fatores culturais.

O TAS apresenta elevada comorbidade com transtornos de humor, de ansiedade e de personalidade, além de outros transtornos, como mutismo seletivo, transtornos relacionados ao uso de álcool e outras substâncias psicoativas e transtornos alimentares, entre outros. A existência de comorbidades dificulta o diagnóstico e o tratamento e piora o prognóstico, sendo importante diagnosticar as comorbidades presentes no quadro clínico do paciente para se estabelecer uma conduta terapêutica adequada.

Para aprofundamento

- Bernik M, Savoia M, Lotufo Neto F. A clínica dos transtornos ansiosos e transtornos relacionados: a experiência do Projeto AMBAN. São Paulo: Edimédica; 2019.
  ⇨ Livro que aborda de forma ampla e detalhada os transtornos ansiosos e situações associadas. Reúne 35 anos de pesquisas e experiência do Projeto de Tratamento dos Transtornos Ansiosos (AMBAN) do Instituto de Psiquiatria da FMUSP.
- Nardi AE, Quevedo J, da Silva AG. Transtorno de ansiedade social: teoria e clínica. Porto Alegre: Artmed; 2014.
  ⇨ Livro dedicado ao tema que aborda, em 19 capítulos, desde os aspectos históricos do transtorno até as evidências disponíveis nas mais diversas modalidades terapêuticas.
- Bernik M, Corregiari F, Savoia MG, Barros Neto TP, Pinheiro C, Neto FL. Concomitant treatment with sertraline and social skills training improves social skills acquisition in social anxiety disorder: a double-blind, randomized controlled trial. PloS one. 2018;13(10):e0205809.
  ⇨ Artigo que aborda os desfechos sobre adicionar terapia comportamental com com farmacoterapia no tratamento do TAS.

REFERÊNCIAS BIBLIOGRÁFICAS

1. Crome E, Grove R, Baillie AJ, Sunderland M, Teesson M, Slade T. DSM-IV and DSM-5 social anxiety disorder in the Australian community. Aust N Z J Psychiatry. 2015;49(3):227-35.
2. Marks IM, Gelder MG. Different ages of onset in varieties of phobia. Am J Psychiatry. 1966;123(2):218-21.
3. Marks IM, Gelder MG. A controlled retrospective study of behaviour therapy in phobic patients. Br J Psychiatry. 1965;111:561-73.
4. Viana MC, Andrade LH. Lifetime prevalence, age and gender distribution and age-of-onset of psychiatric disorders in the São Paulo Metropolitan Area, Brazil: results from the São Paulo Megacity Mental Health Survey. Braz J Psychiatry. 2012;34(3):249-60.
5. Steinert C, Hofmann M, Leichsenring F, Kruse J. What do we know today about the prospective long-term course of social anxiety disorder? A systematic literature review. J Anxiety Disord. 2013;27(7):692-702.
6. Takahashi T. Social phobia syndrome in Japan. Compr Psychiatry. 1989;30(1):45-52.
7. Suzuki K, Takei N, Kawai M, Minabe Y, Mori N. Is taijin kyofusho a culture-bound syndrome? Am J Psychiatry. 2003;160(7):1358.
8. **Kessler RC, Berglund P, Demler O, Jin R, Merikangas KR, Walters EE. Lifetime prevalence and age-of-onset distributions of DSM-IV disorders in the National Comorbidity Survey Replication. Arch Gen Psychiatry. 2005;62(6):593-602.**
  ⇨ Resultado do estudo americano National Comorbidity Survey Replication (NCS-R), um acompanhamento longitudinal naturalístico de 12 anos sobre a prevalência e idade de início dos principais transtornos ansiosos.
9. Pélissolo A, Lépine JP. Les phobies sociales: perspectives historiques et conceptuelles. Encéphale. 1995;21(1):15-24.
10. American Psychiatric Association (APA). Diagnostic and statistical manual of mental disorders (DSM-III). 3. ed. Arlington: American Psychiatric Publishing; 1980.
11. Liebowitz MR, Gorman JM, Fyer AJ, Klein DF. Social phobia: review of a neglected anxiety disorder. Arch Gen Psychiatry. 1985;42(7):729-36.
12. American Psychiatric Association (APA). Diagnostic and statistical manual of mental disorders (DSM-5). 5. ed. Arlington: American Psychiatric Publishing; 2013.
13. Wong QJJ, Rapee RM. The aetiology and maintenance of social anxiety disorder: a synthesis of complementary theoretical models and formulation of a new integrated model. J Affect Disord. 2016;203:84-100.
14. Hattingh CJ, Ipser J, Tromp SA, Syal S, Lochner C, Brooks SJ, et al. Functional magnetic resonance imaging during emotion recognition in social anxiety disorder: an activation likelihood meta-analysis. Front Hum Neurosci. 2013;6:347.
15. Engel K, Bandelow B, Gruber O, Wedekind D. Neuroimaging in anxiety disorders. J Neural Transm. 2009;116:703-16.
16. Martin EI, Ressler KJ, Binder E, Nemeroff CB. The neurobiology of anxiety disorders: brain imaging, genetics, and psychoneuroendocrinology. Psychiatric Clinics. 2009;32(3):549-75.
17. Cortese BM, Phan KL. The role of glutamate in anxiety and related disorders. CNS Spectr. 2005;10:820-30.
18. Meyer-Lindenberg A. Impact of prosocial neuropeptides on human brain function. Prog Brain Res. 2008;170:463-70.
19. Roelofs K, van Peer J, Berretty E, de Jong P, Spinhoven P, Elzinga BM. Hypothalamus-pituitary-adrenal axis hyperresponsiveness is associated with increased social avoidance behavior in social phobia. Biol Psychiatry. 2009;65:336-43.
20. Condren RM, O'Neill A, Ryan MC, Barrett P, Thakore JH. HPA axis response to a psychological stressor in generalised social phobia. Psychoneuroendocrinology. 2002;27:693-703.
21. Giltay EJ, van Pelt J, Spinhoven P, Enter D, Penninx BWJH, Roelofs K, et al. Salivary testosterone: associations with depression, anxiety disorders and antidepressant use in a large cohort study. J. Psychosom Res. 2012;72:205-13.
22. Neave N, Wolfson S. Testosterone, territoriality, and the 'home advantage'. Physiol Behav. 2003;78:269-75.
23. Maner JK, Miller SL, Schmidt NB, Eckel LA. Submitting to defeat. Psychol Sci. 2008;19:764-68.
24. Archer J. Testosterone and human aggression: an evaluation of the challenge hypothesis. Neurosci Biobehav Rev. 2006;30,319-45.
25. McHenry J, Carrier N, Hull E, Kabbaj M. Sex differences in anxiety and depression: role of testosterone. Front. Neuroendocrinol. 2014;35:42-57.
26. Radke S, Inge Volman I, Mehta P, van Son V, Enter D, Sanfey A, et al. Testosterone biases the amygdala toward social threat approach. Sci Adv. 2015;1:e1400074.
27. Terburg D, Syal S, Rosenberger LA, Heany SJ, Stein DJ, Honk J. Testosterone abolishes implicit subordination in social anxiety. Psychoneuroendocrinology. 2016;72:205-11.
28. Van Peer JM, Enter D, van Steenbergen H, Spinhoven P, Roelofs K. Exogenous testosterone affects early threat processing in socially anxious and healthywomen. Biol Psychol. 2017;129:82-9.
29. Enter D, Hutschemaekers MHM, Roelofs K. Neuroendocrinological aspects of social anxiety and aggression-related disorders. Routledge International Handbook of Social Neuroendocrinology; 2018. pp. 635-55.
30. Hutschemaekers MHM, de Kleine RA, Davis ML, Kampman M, Smits JAJ, Roelofs K. Endogenous testosterone levels are predictive of symptom reduction with exposure therapy in social anxiety disorder. Psychoneuroendocrinology. 2020;115:104612.
31. Hettema JM, Neale MC, Kendler KS. A review and meta-analysis of the genetic epidemiology of anxiety disorders. Am J Psychiatry. 2001;158:1568-78.
32. Forstner AJ, Rambau S, Friedrich N, Ludwig KU, Böhmer AC, Mangold E, et al. Further evidence for genetic variation at the serotonin transporter gene SLC6A4 contributing toward anxiety. Psychiatr Genet. 2017;27(3):96-102.
33. Henderson HA, Pine DS, Fox NA. Behavioral inhibition and developmental risk: a dual-processing perspective. Neuropsychopharmacology. 2015;40(1):207-24.
34. Stein MB, Stein DJ. Social anxiety disorder. Lancet. 2008;371:1115-25.
35. Saudino KJ. Behavioral genetics and child temperament. J Dev Behav Pediatr. 2005;26(3):214-23.
36. Frenkel TI, Fox NA, Pine DS, Walker OL, Degnan KA, Chronis-Tuscano A. Early childhood behavioral inhibition, adult psychopathology and the

buffering effects of adolescent social networks: a twenty-year prospective study. J Child Psychol Psychiatry. 2015;56(10):1065-73.

37. Ollendick TH, Benoit KE, Grills-Taquechel AE. Social anxiety disorder in children and adolescents. In: Weeks JW, editor. The Wiley Blackwell handbook of social anxiety disorder. New York: Wiley-Blackwell; 2014. p.181-200.

38. Lewis-Morrarty E, Degnan KA, Chronis-Tuscano A, Rubin KH, Cheah CSL, Pine DS, et al. Maternal over-control moderates the association between early childhood behavioural inhibition and adolescent social anxiety symptoms. J Abnorm Child Psychol. 2012;40(8):1363-73

39. Majdandžic M, Möller EL, de Vente W, Bögels SM, van den Boom DC. Fathers' challenging parenting behavior prevents social anxiety development in their 4-year old children: a longitudinal observational study. J Abnorm Child Psychol. 2014;42(2):301-10.

40. Spence SH, Rapee RM. The etiology of social anxiety disorder: an evidence-based model. Behav Res Ther. 2016;86:50-67.

41. Blöte AW, Bokhorst CL, Miers AC, Westenberg PM. Why are socially anxious adolescents rejected by peers? The role of subject-group similarity characteristics. Journal of Research on Adolescence. 2012;22(1):123-34.

42. Ladd GW, Sechler CM. Young children's peer relations and social competence. In: Saracho ON, Spodek B, editores. Handbook of research on the education of young children. 3. ed. Nova York: Routledge Networks; 2013. p.33-66.

43. McLaughlin KA, Green JG, Gruber MJ, Sampson NA, Zaslavsky AM, Kessler RC. Childhood adversities and first onset of psychiatric disorders in a national sample of US adolescents. Arch Gen Psychiatry. 2012;69(11):1151-60.

44. Hofmann SG, Anu Asnaani MA, Hinton DE. Cultural aspects in social anxiety and social anxiety disorder. Depress Anxiety. 2010;27(12):1117-27.

45. Krieg A, Xu Y. Ethnic differences in social anxiety between individuals of Asian heritage and European heritage: a meta-analytic review. Asian American Journal of Psychology. 2015;6(1):66-80.

46. Zamignani DR, Banaco RA. Um panorama analítico-comportamental sobre os transtornos de ansiedade. Rev Bras Ter Comport Cogn. 2005;7(1):77-92.

47. Kley H, Tuschen-Caffier B, Heinrichs N. Safety behaviors, self-focused attention and negative thinking in children with social anxiety disorder, socially anxious and non-anxious children. J Behav Ther Exp Psychiatry. 2012;43(1):548-55.

48. Taylor CT, Alden LE. To see ourselves as others see us: an experimental integration of the intra and interpersonal consequences of self-protection in social anxiety disorder. J Abnorm Psychol. 2011;120(1):129-41.

49. Voncken MJ, Bögels SM. Social performance deficits in social anxiety disorder: reality during conversation and biased perception during speech. J Anxiety Disord. 2008;22(8):1384-92.

50. Hofmann SG. Cognitive factors that maintain social anxiety disorder: a comprehensive model and its treatment implications. Cogn Behav Ther. 2007;36(4):193-209.

51. Homem TC, Gaspar MF, Santos MJS, Azevedo AF, Canavarro MC. Perturbações de comportamento externalizante em idade pré-escolar: o caso específico da perturbação de oposição. Aná Psicológica. 2013;31(1):31-48.

52. Hofmann SG, Barlow DH. Social phobia (social anxiety disorder). In: Barlow DH, editor. Anxiety and its disorders: the nature and treatment of anxiety and panic. 2. ed. Nova York: The Guilford Press; 2002. p.454-76.

53. Whiteside SPH, Gryczkowski M, Ale CM, Brown-Jacobsen AM, McCarthy DM. Development of child- and parent- report measures of behavioural avoidance related to childhood anxiety disorders. Behav Ther. 2013;44(2):325-37.

54. **Foa EB, Kozak MJ. Emotional processing of fear: exposure to corrective information. Psychological Bull. 1986;99(1):20-35.**
    ⇨ **Clássico texto que aborda os mecanismos de processamento emocional envolvidos durante a aprendizagem de extinção durante terapia de exposição.**

55. Yerkes RM, Dodson JD. The relation of strength of stimulus to rapidity of habit formation. J Comparative Neurol Psychol. 1908;18:459-82.

56. Brewer MB. Taking the social origins of human nature seriously: Toward a more imperialistic social psychology. Pers Soc Psychol Rev. 2004;8(2):107-13.

57. Hodges EV, Boivin M, Vitaro F, Bukowski WM. The power of friendship: protection against an escalating cycle of peer victimization. Dev Psychol. 1999;35(1):94-101.

58. Asbrand J, Heinrichs N, Schmidtendorf S, Nitschke K, Tuschen-Caffier B. Experience versus report: where are changes seen after exposure-based cognitive-behavioral therapy? A randomized controlled group treatment of childhood social anxiety disorder. Child Psychiatry Hum Dev. 2020;51(3):427-41.

59. Cox BJ, Clara IP, Sareen J, Stein MB. The structure of feared social situations among individuals with a lifetime diagnosis of social anxiety disorder in two independent nationally representative mental health surveys. Behav Res Ther. 2008;46(4):477-86.

60. Stein DJ, Szatmari P, Gaebel W, Berk M, Vieta E, Maj M, et al. Mental, behavioral and neurodevelopmental disorders in the ICD-11: an international perspective on key changes and controversies. BMC medicine. 2020;18(1):1-24.

61. Milrod B. The Gordian knot of clinical research in anxiety disorders: some answers, more questions. Am J Psychiatry. 2013;170(7):703-6.

62. Bruce SE, Yonkers KA, Otto MW, Eisen JL, Weisberg RB, Pagano M, et al. Influence of psychiatric comorbidity on recovery and recurrence in generalized anxiety disorder, social phobia, and panic disorder: a 12-year prospective study. Am J Psychiatry. 2005;162(6):1179-87.

63. **den Boer JA. Social anxiety disorder/social phobia: epidemiology, diagnosis, neurobiology, and treatment. Compr Psychiatry. 2000;41(6):405-15.**
    ⇨ **Estudo transversal norueguês que estudou a presença de problemas relacionados à personalidade esquiva em quatro faixas etárias da população de Oslo (30 anos, 40 anos, 45 anos e 60 anos), analisando também o perfil epidemiológico e situação de saúde destes.**

64. Bjornsson AS, Hardarson JP, Valdimarsdottir AG, Gudmundsdottir K, Tryggvadottir A, Thorarindsdottir K, et al. Social trauma and its association with posttraumatic stress disorder and social anxiety disorder. J Anxiety Disord. 2020;72:102228.

65. Newell R, Marks I. Phobic nature of social difficulty in facially disfigured people. Br J Psychiatry. 2000;176:177-81.

66. Crippa JA. Does social phobia remain the 'Ugly Duckling' of anxiety disorders? Rev Bras Psiquiatr. 2009;31(4):297-9.

67. Hemmati A, Mirghaed SR, Rahmani F, Komasi S. The differential profile of social anxiety disorder (SAD) and avoidant personality disorder (APD) on the basis of criterion B of the DSM-5-AMPD in a College Sample. Malays J Med Sci. 2019;26(5):74-87.

68. Keeton CP, Crosby Budinger M. Social phobia and selective mutism. Child Adolesc Psychiatr Clin N Am. 2012;21(3):621-41.

69. Gensthaler A, Maichrowitz V, Kaess M, Ligges M, Freitag Cm, Schwenck C. Selective mutism: the fraternal twin of childhood social phobia. Psychopathology. 2016;49(2):95-107.

70. Brown LA, LeBeau R, Liao B, Niles AN, Glenn D, Craske MG. A comparison of the nature and correlates of panic attacks in the context of panic disorder and social anxiety disorder. Psychiatry Res. 2016;235:69-76.

71. Nikolć M, de Vente W, Colonnesi C, Bögels SM. Autonomic arousal in children of parents with and without social anxiety disorder: a high-risk study. J Child Psychol Psychiatry. 2016;57(9):1047-55.

72. Fox AS, Kalin NH. A translational neuroscience approach to understanding the development of social anxiety disorder and its pathophysiology. Am J Psychiatry. 2014;171(11):1162-73.

73. Montgomery SA, Nil R, Dürr-Pal N, Loft H, Boulenger JP. A 24-week randomized, double-blind, placebo-controlled study of escitalopram for the prevention of generalized social anxiety disorder. J Clin Psychiatry. 2005;66:1270-78.

74. Mortberg E, Clark DM, Bejerot S. Intensive group cognitive therapy and individual cognitive therapy for social phobia: sustained improvement at 5-year follow-up. J Anxiety Disord. 2011;25:994-1000.

75. Blanco C, Bragdon LB, Schneier FR, Liebowitz MR. The evidence-based pharmacotherapy of social anxiety disorder. Int J Neuropsychopharmacol. 2013;16(1):235-49.

76. Canton J, Scott KM, Glue P. Optimal treatment of social phobia: systematic review and meta-analysis. Neuropsychiatr Dis Treat. 2012;8:203-15.

77. Li X, Hou Y, Su Y, Liu H, Zhang B, Fang S. Efficacy and tolerability of paroxetine in adults with social anxiety disorder: A meta-analysis of randomized controlled trials. Medicine (Baltimore). 2020;99(14):e19573.

78. **Williams T, McCaul M, Schwarzer G, Cipriani A, Stein DJ, Ipser J. Pharmacological treatments for social anxiety disorder in adults: a systematic review and network meta-analysis. Acta Neuropsychiatr. 2020;32(4):169-76.**
   ⇨ **Metanálise recente que demonstra vantagem de eficácia no uso de paroxetina sobre outros ISRS e sobre a venlafaxina no tratamento do TAS.**

79. Pande AC, Feltner DE, Jefferson JW, Davidson JR, Pollack M, Stein MB, et al. Efficacy of the novel anxiolytic pregabalin in social anxiety disorder: a placebo-controlled, multicenter study. J Clin Psychopharmacol. 2004;24:141-9.

80. Stein DJ, Hollander E, Rothbaum BO. Textbook of anxiety disorders. 2. ed. London: England American Psychiatric Publishing; 2009.

81. Stangier U, Schramm E, Heidenreich T, Berger M, Clark DM. Cognitive therapy vs interpersonal psychotherapy in social anxiety disorder: a randomized controlled trial. Arch Gen Psychiatry. 2011;68(7):692-700.

82. Leichsenring F, Salzer S, Beutel ME, Herpertz S, Hiller W, Hoyer J, et al. Psychodynamic therapy and cognitive-behavioral therapy in social anxiety disorder: a multicenter randomized controlled trial. Am J Psychiatry. 2013;170(7):759-67.

83. Bögels SM, Wijts P, Oort FJ, Sallaerts SJM. Psychodynamic psychotherapy versus cognitive behavior therapy for social anxiety disorder: an efficacy and partial effectiveness trial. Depress Anxiety. 2014;31(5):363-73.

84. Beidel DC, Turner SM. Shy children, phobic adults: nature and treatment of social phobia. 2. ed. Washington: American Psychological Association; 2007.

85. **Caballo VE, Salazar IC, Hofmann SG. A new multidimensional intervention for social anxiety: the MISA program. Behavioral Psychology/Psicologia Conductual. 2019;27(1):149-72.**
   ⇨ **Este artigo apresenta um programa de tratamento para ansiedade social abordando cinco dimensões específicas: (1) interação com estranhos; (2) interação com o sexo oposto; (3) expressão assertiva de aborrecimento, frustração ou desprazer; (4) constrangimento ou crítica; e (5) falar em público/interação com pessoas de autoridade.**

86. Caouette JD, Guyer A. E. Gaining insight into adolescent vulnerability for social anxiety from developmental cognitive neuroscience. Dev Cogn Neurosci. 2014;8:65-76.

87. Fox NA, Nichols KE, Henderson HA, Rubin K, Schmidt L, Hamer D, et al. Evidence for a gene-environment interaction in predicting behavioural inhibition in middle childhood. Psychol Sci. 2005;16(12):921-6.

88. Rapee RM. Preschool environment and temperament as predictors of social and non social anxiety disorders in middle adolescence. J Am Acad Child Adolesc Psychiatry. 2014;53(3):320-8.

89. van Honk J, Bos PA, Terburg D, Heany S, Stein DJ. Neuroendocrine models of social anxiety disorder. Dialogues Clin Neurosci. 2015;17(3):287-93.

14

Fobias específicas

Michelle Martins Vieira
Francisco Lotufo Neto
Renê Cabral Jorge

Sumário

Introdução
Epidemiologia
Quadro clínico e diagnóstico
Fenomenologia e fatores etiológicos
    Condicionamento clássico
    Condicionamento operante
Predisposições pessoais
Comorbidade
Diagnóstico diferencial
    Fobia específica a sangue-injeção-ferimentos
    Fobia situacional vs. transtorno de ansiedade de separação
    Fobia situacional vs. agorafobia
    Fobia situacional tipo deglutição vs. transtorno alimentar restritivo/evitativo
    Fobia situacional vs. transtorno de ansiedade social
    Fobia de altura vs. fobia de avião
Exames complementares
Tratamento
    Tratamento farmacológico
    Tratamento psicoterápico
Considerações finais
Para aprofundamento
Referências bibliográficas

Pontos-chave

- Na fobia específica, a pessoa apresenta um medo persistente e irracional a um determinado objeto ou circunstância (estímulo fóbico) que desencadeia uma forte reação de ansiedade. Diante do estímulo fóbico, os comportamentos decorrentes são de fuga e/ou esquiva.
- De acordo com o estímulo fóbico, a fobia específica pode ser categorizada em: animal, ambiente natural, sangue-injeção-ferimentos, situacional ou outros.
- O tratamento padrão-ouro indicado tem sido a terapia comportamental, por meio da técnica de exposição (ao vivo, em imaginação ou virtual).

INTRODUÇÃO

A fobia é uma espécie particular de medo patológico. Deve-se ter claro que o medo é uma reação filogenética que, durante a história de evolução das espécies, trouxe proteção ao indivíduo que se encontrava em perigo, pois permitiu manter o estado de alerta e evitar algum tipo de dano. Contudo, quando o medo adquire um caráter persistente, desproporcional e irracional, passa a ser caracterizado como uma fobia[1].

A palavra fobia deriva de *Phobos*, deus grego capaz de provocar pânico e terror, gerando a fuga dos inimigos e cuja imagem era, com frequência, utilizada como máscaras amedrontadoras, pintadas nos escudos gregos, pois provocaria medo intenso em seus inimigos por possuir a face terrivelmente feia[2].

De acordo com a Organização Mundial da Saúde (OMS), a fobia é definida como um medo persistente, desproporcional e irracional de um estímulo que não oferece perigo real ao indivíduo. Envolve diretamente uma ansiedade antecipatória, que leva ao medo dos sintomas físicos e esquiva e fuga como comportamento. Contudo, quando o medo excessivo apresenta estímulo definido, que não seja social ou agorafóbico, denomina-se fobia específica[3].

De acordo com Wauke et al.[4], o próprio medo pode gerar também a ansiedade antecipatória e, neste caso, o indivíduo fica ansioso só com o fato de rememorar o alvo gerador de sua fobia ou antecipá-lo. Uma pessoa fóbica constantemente evita o contato com o elemento causador de seu mal-estar[4].

Um dos critérios diagnósticos importantes é o prejuízo funcional que o indivíduo admite ter em decorrência do medo excessivo. Devem-se diferenciar as respostas dadas frente a medos normais transitórios, comuns a todos, do medo ou ansiedade intenso, que é a resposta comportamental frente ao estímulo fóbico específico que pode ocorrer com a antecipação da presença ou na presença real do objeto ou situação.

Nas fobias específicas, o medo ou a ansiedade experimentados variam entre um período de ansiedade antecipatória até um ataque de pânico, que pode ser ocasionado nas situações de encontro com o objeto ou situação fóbica, como a presença de outra pessoa, a duração da exposição e outros elementos ameaçadores[5]. Pessoas com fobias específicas temem não apenas um objeto ou situação, mas aproximadamente 75% temem mais de uma situação ou objeto.

EPIDEMIOLOGIA

A prevalência anual estimada de fobias específicas nos Estados Unidos é de 7 a 9%, a mesma encontrada também no continente europeu. Em países latino-americanos, asiáticos e africanos, as taxas são mais baixas (2 a 4%)[5].

Já no Estudo São Paulo Megacity, os transtornos ansiosos representaram as condições psiquiátricas mais frequentes na população, com uma prevalência estimada de 19,9%, chegando a ser 28,1% ao longo da vida. A fobia específica foi a condição mais prevalente entre todos os diagnósticos de ansiedade, variando de 10,6% nos últimos 12 meses a 12,4% ao longo da vida[6].

Em termos de idade, a prevalência varia. Na infância, há em torno de 5%, em jovens de 13 a 17 anos a taxa é de 16% e em indivíduos mais idosos é de 3 a 5%, embora estes possam atribuir erroneamente seus medos fóbicos à idade[5].

Por gênero, as mulheres são mais afetadas do que homens, em uma razão de aproximadamente 2:1, embora as taxas variem entre os diferentes estímulos fóbicos. As fobias específicas, como de animais, ambiente natural e situacionais, são predominantemente experimentadas por indivíduos do sexo feminino, enquanto a fobia por sangue-injeção-ferimentos é experimentada quase de forma igual por ambos os gêneros[7].

QUADRO CLÍNICO E DIAGNÓSTICO

O diagnóstico das fobias específicas passou por algumas alterações ao longo do tempo. Fez parte das neuroses fóbicas, no DSM-III e foi chamada de fobia simples. No início da década de 1990, com a 4ª edição do DSM e a 11ª edição da Classificação Internacional de Doenças (CID-11), a fobia específica passou a ser vista em sua complexidade e foi subdivida em cinco tipos principais: fobia específica tipo animal; ambiente natural; sangue-injeção-ferimento; situacional e outro tipo não situacional, determinação esta que perdura até hoje (Tabela 1).

Ressalta-se, no entanto, que no CID-11, a classificação dos transtornos de ansiedade foi simplificada e melhorada, assemelhando-se muito ao DSM-5 em suas descrições de transtorno. Particularmente, no que se refere ao distúrbio resultar em sofrimento significativo ou prejuízos funcionais, o que foi adicionado à descrição de todos os transtornos de ansiedade.

Muito embora a definição de transtorno de ansiedade fóbica seja conceitualmente semelhante ao CID-10, já no CID-11

o contato com o objeto ou a situação temida ao estímulo fóbico que é suportado com grande ansiedade é uma alternativa aceitável para uma evasão intencional e ativa dele[8].

Na edição de 2000 do DSM-IV-TR, a fobia específica foi definida como a presença de um medo ou ansiedade intenso e persistente, desencadeado pela presença ou antecipação de objetos ou situações específicas, como: animais, locais fechados, alturas, escuridão, tempestades, voos, contato visual com sangue, injeções (intravenosa, intramuscular), intervenções médicas (p. ex., odontológicas), deglutição de alimentos sólidos, carro, águas profundas. É necessário que a pessoa reconheça que seu medo é excessivo ou irracional.

Dada essa distinção, os critérios para fobias específicas no DSM-5[5] mudaram nos seguintes aspectos:

- Em vez de: "as pessoas reconhecem que sua ansiedade é excessiva ou irracional" para: "a ansiedade deve ser desproporcional pelo perigo ou ameaça envolvida na situação e pelo contexto sociocultural".
- A duração de pelo menos 6 meses estende-se a todas as idades, e não apenas aos menores de 18 anos.
- Quando há ataques de pânico, é necessário que seja colocado como um especificador: fobia específica com ataques de pânico.

Com tais alterações, atualmente o DSM-5 caracteriza fobias específicas seguindo os critérios demonstrados no Quadro 1.

O Quadro 2 traz os critérios diagnósticos propostos pela Classificação Internacional de Doenças (CID-11).

A Tabela 1 propõe os subtipos de fobias específicas conforme a Classificação Internacional de Doenças (CID-11).

Quadro 1 Fobia específica – critérios diagnósticos segundo o DSM-5[5]

- Medo ou ansiedade acentuada acerca de um objeto ou situação (p. ex., voar, altura, animais).
- O objeto ou a situação fóbica quase invariavelmente provoca uma resposta imediata de medo ou ansiedade.
- O objeto ou a situação fóbica é ativamente evitado ou suportado com intensa ansiedade ou sofrimento.
- O medo ou a ansiedade é desproporcional em relação ao perigo real imposto pelo objeto ou situação específica ao contexto sociocultural.

1. Tais sintomas são persistentes, geralmente com duração mínima de 6 meses.

2. O impacto dos sintomas repercute em sofrimento significativo ou prejuízo no funcionamento social, acadêmico, profissional ou em outras áreas importantes da vida do indivíduo.

3. Os sintomas não são mais bem explicados por outro transtorno mental.

Fonte: adaptado dos critérios diagnósticos do DSM-5 – Código 300.29, equivalente à CID-10 F40.2.

Quadro 2 Fobia específica – critérios diagnósticos segundo o CID-11

- Medo ou ansiedade marcados e excessivos que ocorrem consistentemente quando expostos a um ou mais objetos específicos ou situações (por exemplo, proximidade de certos tipos de animais, alturas, espaços fechados, visão de sangue ou ferimentos) e que está fora de proporção ao perigo real representado pelo objeto ou situação específica.
- O objeto ou situação fóbica é ativamente evitado ou então suportado com intenso medo ou ansiedade.
- Um padrão de medo, ansiedade ou evitação relacionado a objetos ou situações específicas não é transitório, ou seja, persiste por um período de tempo prolongado (por exemplo, pelo menos vários meses).
- Os sintomas não são mais bem explicados por outro transtorno mental e comportamental (p. ex., transtorno de ansiedade social).
- Os sintomas são suficientemente graves para resultar em sofrimento significativo por experimentar sintomas de ansiedade persistentes ou prejuízo significativo nas áreas pessoais, familiares, sociais, educacionais, ocupacionais ou outras áreas importantes de funcionamento.

Fonte: adaptado de Kogan, 2016[8].

Tabela 1 CID-11

	Categoria	Exemplos
F40.218	Animal	Aranhas, insetos, cães, cobras, ratos.
	Sangue-injeção-ferimentos	Agulhas, procedimentos médicos invasivos, ferimentos.
F40.228	Ambiente natural	Altitude, tempestades, água.
F40.248	Situacional	Aviões, elevadores, locais fechados.
F40.298	Outros	Espaço aberto, deglutição, personagens fantasiados.

Fonte: adaptada de Savoia e Sztamfater, 2019[9].

FENOMENOLOGIA E FATORES ETIOLÓGICOS

Indivíduos com fobia específica são apreensivos, ansiosos ou se esquivam de objetos ou situações circunscritas, por isso, o contato com o estímulo fóbico causa ansiedade, surgindo sintomas físicos no sistema nervoso autônomo (cardiorrespiratório), muscular, cinestésico e outros[10], por exemplo:

- Autonômicos: taquicardia (cardiorrespiratório), sudorese quente ou fria, taquipneia, vasoconstrição (extremidades frias, palidez) midríase, piloereção, aumento do peristaltismo (diarreia).
- Musculares: dores, contraturas, tremores, trepidação.
- Cenestésico: parestesias, calafrios, adormecimentos.
- Outros: urgência de urinar, vazio no estômago, dor e aperto no peito.

Em geral, a resposta fisiológica em indivíduos com fobias específicas, como as situacionais, de ambientes e de animais, é de excitabilidade aumentada do sistema nervoso simpático. Já aqueles com fobia específica a sangue-injeção-ferimentos, frequentemente podem apresentar síncope (desmaio) ou quase desmaio vasovagal, que é marcado por breve aceleração inicial do ritmo cardíaco e elevação da pressão arterial, seguida por desaceleração do ritmo cardíaco e queda na pressão arterial[5].

A etiologia das fobias não é completamente conhecida e raramente é traumática. Ela pode ter origem desconhecida ou ser aprendida por meio de modelos. Além disso, o sujeito fóbico possui uma avaliação distorcida e considera algumas das situações vivenciadas mais ameaçadoras do que realmente são. Há também uma predisposição biológica às reações de ansiedade.

A pessoa com fobia adota comportamentos de esquiva, por acreditar ser incapaz de enfrentar ou superar a situação[11], contudo, o mecanismo de esquiva inviabiliza que ele confronte suas crenças e, por isso, elas passam a ser vivenciadas como a única forma de perceber e reagir à situação temida ou ao objeto fóbico, ou seja, mantendo as reações de intensa ansiedade e/ou medo.

Cabe ressaltar que o indivíduo que possui fobia específica tem consciência de que seus medos são irreais ou desproporcionais ao contexto, o que o leva a esconder o distúrbio por vergonha ou medo do julgamento de terceiros. Além disso, várias das situações e/ou objetos fóbicos não são recorrentes na rotina de uma pessoa, o que favorece a manutenção do comportamento de não busca pelo tratamento.

De acordo com a abordagem cognitivo-comportamental, o medo pode ser aprendido com base nas teorias do condicionamento clássico de Pavlov, do condicionamento operante de Skinner ou pela modelação de Bandura[11].

Condicionamento clássico

Estudos de Pavlov e Watson demonstram que a aprendizagem pode se dar por condicionamento clássico. No experimento de Watson com uma criança de 11 meses, ele implanta uma fobia específica. Ao associar um estímulo inicialmente neutro (animais peludos) a um estímulo aversivo e incondicionado (som alto), com apresentações simultâneas dos dois estímulos, por diversas vezes, ele fez com que o bebê desenvolver uma resposta condicionada, ou seja, a resposta emocional de medo passou a ser emitida quando a criança via animais peludos. Com este experimento, destacaram-se os fenômenos de generalização e discriminação, demonstrando que as fobias também obedecem às leis da aprendizagem.

Condicionamento operante

De acordo com Skinner, o meio não estimula apenas o comportamento, mas este é regulado por suas consequências. Por isso, no condicionamento operante, define-se que a ocorrência de um comportamento é seguida de uma consequência que, se for reforçadora, aumenta a probabilidade de o comportamento se repetir. Já quando a ocorrência de um comportamento, anteriormente fortalecida por um processo de condicionamento, deixa de ser seguida por uma consequência reforçadora, a força do comportamento diminui.

A ansiedade pode ser uma resposta a um estímulo aversivo condicionado. Ela é composta de respostas operantes de fuga e esquiva, sejam eles estímulos aversivos incondicionados e condicionados. Quando um organismo elimina ou diminui a intensidade de um estímulo aversivo, tem-se a resposta comportamental de fuga. Já quando o organismo posterga ou evita um estímulo aversivo, seja ele condicionado ou incondicionado, chama-se a resposta de esquiva[12].

Nas fobias específicas, a apresentação de estímulos aversivos é acompanhada por respostas de medo. Dessa forma, estímulos habitualmente neutros para a resposta de medo, se forem seguidos consistentemente por estímulos aversivos incondicionados, passarão a adquirir, eles próprios, propriedades aversivas e poderão eliciar respostas "semelhantes ao medo" e a ansiedade.

Para Banaco[13], se o fenômeno de ansiedade for analisado em sua completude, deveriam ser levados em consideração seus aspectos reflexos, incondicionados, condicionados, operantes e de interação entre cada um deles.

PREDISPOSIÇÕES PESSOAIS

Existem três categorias de fatores de risco que podem levar os indivíduos a desenvolverem mais facilmente as fobias específicas:

- Temperamento: indivíduos com índice elevado do traço de personalidade neuroticismo são mais propensos do que a média a serem mal-humorados e a experienciar sentimentos como ansiedade, preocupação, medo, raiva, frustração, inveja, humor depressivo, solidão e outros, e reagirão mais fortemente a estímulos externos fortes, desenvolvendo uma grande amplitude de respostas de evitação para dar conta das inúmeras ameaças que percebe. Dentro da inibição comportamental, a introversão aumentaria a possibilidade de desenvolvimento de fobias e sua generalização.
- Ambientais: fatores como superproteção, perdas, separação parental e abusos físicos e sexuais também podem favorecer outros transtornos de ansiedade. Contudo, cabe ressaltar que eventos traumáticos vividos com o objeto ou a situação temida não são determinantes para o desenvolvimento da fobia específica.
- Genéticos e fisiológicos: pode haver suscetibilidade genética para algumas categorias de fobias específicas. Já indivíduos com fobia de sangue-injeção-ferimento apresentam maior propensão a síncope vasovagal (desmaio) na presença de estímulo fóbico.

COMORBIDADE

A fobia específica é raramente vista em contextos clínicos na ausência de outra patologia e pode estar associada a uma série de outros transtornos. Pessoas com fobia específica têm maior probabilidade de desenvolverem outros tipos de transtornos ansiosos, assim como transtorno depressivo, transtornos relacionados a substâncias, transtornos de sintomas somáticos e transtornos relacionados, além de transtornos da personalidade (particularmente transtorno da personalidade dependente).

Além disso, devem ser consideradas as condições médicas não psiquiátricas que podem levar ao desenvolvimento de uma fobia, como uso de drogas, tumores do sistema nervoso central e doenças cerebrovasculares.

DIAGNÓSTICO DIFERENCIAL

Transtornos como a esquizofrenia podem apresentar sintomas fóbicos como parte da psicose, o que descaracteriza o diagnóstico de fobia específica.

No transtorno de estresse pós-traumático, existem eventos traumáticos que serão evitados posteriormente. Portanto, só será caracterizado como fobia específica se o evento ou a situação geradora de medo e ansiedade preceder o evento traumático.

Fobia específica a sangue-injeção-ferimentos

Em pacientes com fobia específica do tipo sangue-injeção-ferimento, o medo é causado por respostas ao se ver sangue ou ferimentos, ou por receber injeções durante procedimentos médicos. A grande diferença deste tipo de fobia específica em relação às demais do grupo se trata da tendência do indivíduo de desenvolver bradicardia, o que levaria a quadros de desmaios, ou seja, há uma resposta fisiológica caracterizada por uma breve aceleração inicial do ritmo cardíaco, seguida por sua desaceleração e queda da pressão sanguínea, o que é contrasta com a aceleração habitual do ritmo cardíaco nas demais fobias específicas[14].

Embora 75% destes indivíduos descrevam episódios de desmaio, isso não chega ser um dos sintomas para diagnóstico.

Como hipótese para essa resposta diferenciada do quadro, desenvolveu-se que os indivíduos teriam herdado um reflexo vasovagal mais intenso e isso estaria diretamente relacionado às reações de desmaio presentes em sua sintomatologia[15,16].

Fobia situacional vs. transtorno de ansiedade de separação

O transtorno de ansiedade de separação (TAS) é caracterizado pela presença de medo ou ansiedade inadequada e excessiva, ou comportamento de esquiva sobre uma separação real ou imaginária de figuras de apego. Contudo, mesmo apresentando características que se assemelham aos critérios de fobia específica, nele há preocupação em relação às figuras de apego e a eventos que podem levar a perda ou separação das mesmas.

Fobia situacional vs. agorafobia

Na fobia específica, o medo é da situação em si. Na agorafobia, o medo é de passar mal e não poder sair ou receber ajuda em 2 ou mais dentre as 5 situações descritas a seguir:

- Usar transporte público (p. ex., automóveis, ônibus, trens, navios, aviões).
- Permanecer em espaços abertos (p. ex., áreas de estacionamentos, mercados, pontes).
- Permanecer em locais fechados (p. ex., lojas, teatros, cinemas).
- Permanecer em uma fila ou em meio a uma multidão.
- Sair de casa sozinho[5].

Fobia situacional tipo deglutição vs. transtorno alimentar restritivo/evitativo

Pacientes que possuem fobia específica situacional do tipo deglutição sentem medo de "situações que possam levar a asfixia ou vômitos" e, por isso, evitam a ingestão de alimentos sólidos. Outro desencadeante desse quadro clínico é uma sensibilidade aumentada do reflexo do palato, com náusea e ânsia de vômito quando um alimento o toca.

Já no transtorno alimentar restritivo/evitativo, a principal característica diagnóstica é a esquiva ou a restrição da ingestão alimentar (critério A) manifestada por fracasso em satisfazer as demandas de nutrição ou ingestão energética. Um ou mais dos seguintes aspectos-chave devem estar presentes: perda de peso importante, deficiência nutricional significativa (ou impacto relacionado à saúde), dependência de alimentação enteral ou suplementos nutricionais orais ou interferência marcante no funcionamento psicossocial[5].

Fobia situacional vs. transtorno de ansiedade social

Indivíduos com fobias específicas podem ter medo de passar mal em determinada situação (p. ex., desmaiar quando lhes é tirado sangue), mas geralmente não têm medo de avaliação negativa quando nas situações sociais.

Já no transtorno de ansiedade social, o diagnóstico envolve "medo ou ansiedade acentuados acerca de uma ou mais situações sociais em que o indivíduo é exposto a possível avaliação por outras pessoas"[5]. A pessoa sente medo quando é observada por terceiros.

Fobia de altura vs. fobia de avião

Fobia de altura, ou acrofobia, refere-se a medo ou aversão a tudo que é alto ou elevado. Várias situações podem causar o medo para quem sofre desse tipo de fobia, como atravessar uma ponte, estar em elevadores de estrutura transparente e até usar uma escada rolante. Não é incomum que as pessoas tenham receio de ficar em lugares altos. Isso ocorre porque o ouvido interno percebe a posição da cabeça, a gravidade e a aceleração; os olhos identificam a distância dos objetos e o tamanho do local onde se está; o toque ajuda no senso de equilíbrio; o olfato) e a audição ajudam a perceber a distância dos objetos e em que direção estão. Se um desses sistemas não informa o necessário, o senso de localização do próprio corpo no espaço diminui. Essa orientação diminuída, ainda mais em um ambiente inseguro, pode deixar o indivíduo incomodado.

Já a fobia de avião é uma síndrome. A pessoa pode ter esquiva de lugares fechados ou medo de passar mal na situação e não poder sair (agorafobia) ou sua fobia pode estar direcionada a situações relacionadas apenas ao voar. Dessa forma, pode haver 3 formas diferentes da fobia de avião, com medo excessivo quando (i) o indivíduo passa a ter crises apenas por se imaginar entrando em um avião; (ii) o indivíduo não passa do portão de embarque; (iii) o indivíduo viaja, porém sob uso de medicação.

EXAMES COMPLEMENTARES

Por vezes, a fobia específica pode ser erroneamente diagnosticada quando não adequadamente diferenciada de um medo adaptativo. Até por isso, torna-se importante também descartar outros problemas médicos e não psiquiátricos, como: drogas, tumores no sistema nervoso central e doenças cerebrovasculares, sendo então necessários exames de tomografia computadorizada ou mesmo ressonância magnética.

Para pacientes psiquiátricos com diagnósticos de esquizofrenia, também é importante a avaliação mais apurada, uma vez que podem apresentar sintomas fóbicos como parte de um quadro de psicose.

Entre os demais diagnósticos diferenciais destaca-se para o transtorno de estresse pós-traumático, transtorno obsessivo compulsivo, transtorno do pânico, agorafobia fobia social, transtorno de ansiedade de separação e o transtorno de personalidade evitativa.

TRATAMENTO

Tratamento farmacológico

Estudos aleatórios, randomizados e controlados que examinaram o uso de medicação antidepressiva (escitalopram e paroxetina) para fobia específica observaram apenas ganhos modestos[9]. Assim, não parece haver grandes vantagens no uso de medicação de forma isolada para o tratamento de fobias específicas. Benzodiazepínicos podem aliviar situações pontuais, mas atrapalham o resultado da terapia de exposição, além do risco de dependência. Os psicofármacos devem ser usados para tratar comorbidades.

Tratamento psicoterápico

A psicoterapia tem grande importância e sucesso no tratamento.

O tratamento padrão-ouro indicado tem sido a terapia comportamental, por meio da técnica de exposição ao vivo, em imaginação ou virtual, tendo em vista que o comportamento de fuga e esquiva é que precisa ser modificado[9]. A exposição é considerada o componente terapêutico central dos transtornos associados a ansiedade e evitação[17]. A terapia de exposição ajuda cerca de 90% dos pacientes que a realizam com afinco, sendo quase sempre o único tratamento necessário.

Cabe ressaltar que o prognóstico das fobias específicas não tratadas pode variar muito, pois existem situações ou objetos que, por serem incomuns no dia a dia (p. ex., cobras ou cavernas), são fáceis de evitar, ao passo que outras situações ou objetos (p. ex., pontes ou temporais) são comuns e interferem muito na vida da pessoa.

CONSIDERAÇÕES FINAIS

Indivíduos com fobia específica apresentam qualidade de vida pior, prejuízos funcionais na vida profissional e nas relações interpessoais.

O tratamento padrão-ouro indicado tem sido a terapia comportamental, pela técnica de exposição (ao vivo, em imaginação ou virtual), para modificar o comportamento de fuga e esquiva e possibilitar habituação ou nova aprendizagem[9].

O uso de medicação em geral está associado a presença de outras comorbidade, já que os estudos ainda não encontraram grandes evidências de sua eficácia no tratamento.

Para aprofundamento

- Bernik M, Savoia M, Neto FL. A clínica dos transtornos ansiosos e transtornos relacionados: a experiência do Projeto AMBAN. São Paulo: Edimédica; 2019.
  ⇨ Livro atualizado, publicado em 2019, que aborda de forma ampla e detalhada os transtornos de ansiedade fóbicos específicos e explora cada um dos 5 subtipos e seus mecanismos de tratamento. É um projeto que reúne 35 anos de pesquisas e experiência do Projeto de Tratamento dos Transtornos Ansiosos, AMBAN, do Instituto de Psiquiatria da FMUSP.

- Choy Y, Fyer AJ, Lipsitz JD. Treatment of specific phobia in adutls. Clinical Psychology Rewiew. 2007;27(3):266-86.
  ⇨ Capítulo com uma revisão abrangente dos estudos de tratamento em fobia específica, nos quais foca a eficácia a longo prazo de exposição ao vivo, realidade virtual, terapia cognitiva e outros tratamentos. Apresenta a eficácia de cada técnica no comparativo a tipos de fobias específicas.

- Juster HR, Heimberg RG. Social phobia. Longitudinal course and long-term outcome of cognitive-behavioral treatment. Psychiatric Clin North Am. 1995;18(4):821-42.
  ⇨ Neste artigo são revisados estudos que avaliaram a exposição, a reestruturação cognitiva, o treinamento de habilidades sociais e a combinação de alguns destes tratamentos. Corrobora que a exposição mais reestruturação cognitiva seria a combinação mais eficaz para o tratamento, contudo o estudo aponta as respostas a longo prazo da eficácia das técnicas e seus contextos mais adequado. Ao apontar a eficácia das técnicas, ainda corrobora o uso em tratamentos de transtornos de ansiedade e em específico no contexto das fobias específicas. .

REFERÊNCIAS BIBLIOGRÁFICAS

1. Knapp P. Terapia cognitivo-comportamental na prática psiquiátrica. Porto Alegre: Artmed; 2009.
2. Mestre M, Corassa N. Da ansiedade à fobia. Rev Psicologia Argumento. 2000. p.105-126. Disponível em: http:// www.medos.com.br/estudos--cientificos/.
3. Lotufo Neto F. Fobias específicas. In: Rangé B, organizador. Psicoterapias cognitivo-comportamentais: um diálogo com a psiquiatria, 2.ed. Porto Alegre: Artmed; 2011. p.19-310.
4. Wauke APT, Costa RMEM, Carvalho LAV. Vesup: o uso de ambientes virtuais no tratamento de fobias urbanas. IX Congresso Brasileiro de Informática em Saúde, Ribeirão Preto, SP, Brasil. 2004. Disponível em: http://telemedicina.unifesp.br/pub/SBIS/CBIS2004/trabalhos/arquivos/585.pdf.
5. American Psychiatric Association (APA). Manual diagnóstico e estatístico de transtornos mentais (DSM-5). 5. ed. Trad. Maria Inês Corrêa Nascimento, et al. Porto Alegre: Artmed; 2014.
6. Mangolini V, Andrade LH, Wang Y-P. Epidemiologia dos transtornos de ansiedade em regiões do Brasil. Revista de Medicina. 2019;98(6):415-22.
7. Stinson FS, Dawson DA, Chou SP, Smith S, Goldstein RB, Ruan WJ, et al. The epidemiology of DSM-IV specific phopia in the USA: results from the National Epidemiologic Survey on Alcohol and Related Conditionsl Psychol Med. 2007;37(7):1047-59.
8. Kogan CS, Stein DJ, Maj M, First MB, Emmelkamp PM, Reed GM. The Classification of Anxiety and Fear-Related Disorders in the ICD-11. Depress Anxiety. 2016;33(12):1141-54.
9. Savoia M, Sztamfater S. Fenomenologia, patogênese e diagnóstico das fobias específicas. In: Bernik M, Savoia M, Neto FL. A clínica dos transtornos ansiosos e transtornos relacionados: a experiência do Projeto AMBAN. São Paulo: Edimédica; 2019. p.362.
10. Rangé B, organizador. Psicoterapias cognitivo-comportamentais: um diálogo com a psiquiatria. 2.ed. Porto Alegre: Artmed; 2011. p.299-310.
11. **Piccoloto NM, Pergher GK, Wainer R. Fobias específicas: diagnósticos, etiológicos, mantenedores e terapêuticos. In: Knapp P. Terapia cognitivo-comportamental na prática psiquiátrica. Porto Alegre: Artmed; 2009. p.248-66.**
    ⇨ Aborda a avaliação clínica, diagnóstica e os tratamentos para os transtornos de ansiedade fóbicos específicos.
12. Skinner BF. Science and human behavior. New York: Macmillan; 1953.
13. Banaco RA. Alternativas não aversivas para tratamento de problemas de ansiedade. In: Marinho ML, Caballo VE (orgs.): Psicologia clínica e da saúde. (pp. 197-212). Londrina: Atualidade Acadêmica; 2001.
14. França D.S. Fobia tipo sangue-injeção-ferimentos e depressão comórbida. Revista Psicologias. 2016;2.
15. Sadock BJ, Sadock VA. Compêndio de psiquiatria: ciências do comportamento e psiquiatria clínica, 9a ed. Porto Alegre: Artmed; 2007.
16. D'El Rey GJF, Montiel JM. Fobia de sangue-injeção-ferimentos: revisão bibliográfica. Arquivos de Ciências da Saúde Unipar (Umuarama). 2001;5(2):161-3. Disponível em http://revistas.unipar.br/saude/article/download/1121/984
17. Arch JJ, Craske MG. First-line treatment: a critical appraisal of cognitive behavioral therapy developments and alternatives. Psychiatr Clin North Am. 2009;32:525-47.
18. Antony MA, Barlow DH. Specific phobias. In: Barlow DH, editors. Anxiety and its disorders. 2.ed. Nova York: Guilford; 2002. p.380-417.

19. Araújo NG. Fobia específica: passo a passo de uma intervenção bem-sucedida. Rev Bras Ter Cogn. 2011;7(2):37-45.

20. **Bados A. Fobias específicas. Barcelona: Facultat de Psicologia Departament de Personalitat, Avaluació i Tractament Psicològics/Universitat de Barcelona; 2015. p.1-103.**
    ⇨ **Manual desenvolvido com foco em tratamento de fobias específicas, que tem como objetivo abordar a gênese das fobias, sua evolução, os tratamentos psicológicos, um "passo a passo" para tratar fobias específicas e o acompanhamento medicamentoso e sua finalidade no tratamento.**

21. **Bakos DS, Rudnicki T. Modelo cognitivo-comportamental das fobias específicas, in Oliveira MS, Andretta L (orgs.).**
    ⇨ **Manual prático de terapia cognitivo-comportamental. São Paulo: Casa do Psicólogo; 2011. Material organizado para terapeutas cognitivos comportamentais, que foca na abordagem da terapia em diversos contextos de tratamento, dentre eles os de fobias específicas.**

22. Bandura A. Modificação do comportamento. Rio de Janeiro: Interamericana; 1979.

23. Barlow DH, Craske MG. Mastery of your anxiety and panic: client workbook. 4.ed. Londres: Oxford University Press; 2007.

24. **Beck A. Terapia cognitiva da depressão. Rio de Janeiro: Zahar; 1982.**
    ⇨ **Livro de referências para tratamento na abordagem da terapia cognitivo-comportamental. Livro de referências para tratamento na abordagem da terapia cognitivo comportamental**

25. **Bernik M, Savoia M, Neto FL. A clínica dos transtornos ansiosos e transtornos relacionados: a experiência do Projeto AMBAN. São Paulo: Edimédica; 2019.**

⇨ **Livro baseado em tratamentos clínicos de pacientes que tiveram o percurso das fobias específicas tratadas. Livro baseado em tratamentos clínicos de pacientes que tiveram o percurso das fobias específicas tratadas.**

26. Coêlho NL, Tourinho EZ. O conceito de ansiedade na análise do comportamento. Psicol. Reflex. Crit. 2008;21(2):171-8.

27. Ciríaco JGM, Alexandre PL, Pereira CB, Wang YP, Scaff M. Vertigem postural fóbica: aspectos clínicos e evolutivos. Arq Neuro-Psiquiatr. 2004;62(3a):669-73.

28. D'El Rey GJF, Pacini CA. Prevalência da fobia de sangue-injeção-ferimentos em amostra da população de São Paulo-SP. Rev Psicologia Argumento. 2005;23(43). Disponível em: https://periodicos.pucpr.br/index.php/psicologiaargumento/article/view/19713.

29. Krueger RF, Kotov R, Watson D, Forbes MK, Eaton NR, Ruggero CJ, et al. Progress in achieving quantitative classification of psychopathology. World Psychiatry. 2018;17(3):282-93.

30. Stein DJ, Szatmari P, Gaebel W, Berk M, Vieta E, Maj M, et al. Mental, behavioral and neurodevelopmental disorders in the ICD-11: an international perspective on key changes and controversies. BMC Med. 2020;18:21. Disponível em: https://doi.org/10.1186/s12916-020-1495-2

31. Terra MB, Garcez JP, Noll B. Fobia específica: um estudo transversal com 103 pacientes tratados em ambulatório. Rev Psiquiatr Clín. 2007;34(2):68-73.

32. Viana MC, Teixeira MG, Beraldi F, Bassani IS, Andrade LH. São Paulo Megacity Mental Health Survey – A population-based epidemiological study of psychiatric morbidity in the São Paulo Metropolitan area: aims, design and field implementation. Rev Bras Psiquiatr. 2009;31(4):375-86.

33. Zamignani DR, Banaco RA. Um panorama analítico-comportamental sobre os transtornos de ansiedade. Rev Bras Ter Comport Cogn. 2005;7(1):77-92.

15

Transtorno de ansiedade de separação no adulto

Arthur Hirschfeld Danila
Ricardo William Muotri

Sumário

IIntrodução
Histórico e categorização diagnóstica
Modelos de vínculo e apego na trajetória biográfica
Etiopatogenia: neurobiologia, herdabilidade e fatores de risco
Epidemiologia
Quadro clínico e diagnóstico
Exames complementares
Comorbidades
Tratamento
Estratégias de prevenção
Considerações finais
Para aprofundamento
Referências bibliográficas

Pontos-chave

- O transtorno de ansiedade de separação em adultos é definido como ansiedade excessiva, medo ou comportamento de esquiva após a separação de figuras de apego; deve estar presente durante pelo menos 6 meses.
- Na CID-11, a ansiedade de separação se concentra em um parceiro romântico ou filhos.
- Manifestações de ansiedade de separação podem incluir pensamentos de dano ou eventos desagradáveis relacionados à figura do apego, relutância em ir ao trabalho, angústia excessiva recorrente na separação, relutância ou recusa em dormir longe da figura do apego e pesadelos recorrentes sobre a separação.
- As condições comórbidas mais comuns em pacientes com transtorno de ansiedade de separação são outros transtornos de ansiedade, transtorno bipolar e luto complicado, podendo evoluir para depressão.
- O tratamento do transtorno de ansiedade de separação reside principalmente em diferentes opções de tratamentos psicológicos, como terapias comportamentais, psicodinâmicas e psicoeducacionais. Ainda são poucas as evidências para tratamento psicofarmacológico dessa condição.

INTRODUÇÃO

A perda dos cuidados maternais em animais e humanos significa a morte quase certa por fome ou predação[1]. Consequentemente, o ambiente proporcionado pela mãe no período neonatal tem impactos psicológicos e neurobiológicos fundamentais no desenvolvimento de várias espécies, principalmente mamíferos[1-3]. Vários estudos indicam a existência de uma forte correlação entre eventos traumáticos da infância e anormalidades comportamentais e neuroendócrinas na vida adulta[4-6]. Segundo Zimmerberg et al.[7], a privação materna se assemelha à negligência materna na infância, correspondendo, portanto, ao transtorno clínico de ansiedade de separação na infância.

O transtorno de ansiedade de separação (TAS) é caracterizado pela presença de medo ou ansiedade inadequada e excessiva, ou comportamento de esquiva sobre uma separação real ou imaginária de figuras de apego. Para satisfazer os critérios diagnósticos, estas características devem estar presentes ao longo de, ao menos, 6 meses em adultos[8].

A etiologia do TAS é complexa e parcialmente desconhecida. Estudos demonstram que tanto fatores biológicos quanto ambientais exercem algum papel; fatores ambientais podem ter uma influência mais forte em TAS do que em outros transtornos de ansiedade infantis. A maioria dos fatores etiológicos propostos está mais associada com transtornos de ansiedade em geral do que com o TAS especificamente. Há um amplo consenso de que a interação entre diferentes fatores, biológicos e ambientais, aumenta o risco de transtornos de ansiedade.

Os transtornos de ansiedade incluem transtornos que compartilham características de medo e ansiedade excessivos e perturbações comportamentais relacionados. Medo é a resposta emocional a ameaça iminente real ou percebida, enquanto ansiedade é a antecipação de ameaça futura. Obviamente, esses dois estados se sobrepõem, mas também se diferenciam, com o medo sendo com mais frequência associado a períodos de excitabilidade autonômica aumentada, necessária para luta ou fuga, pensamentos de perigo imediato e comportamentos de fuga, e a ansiedade sendo mais frequentemente associada a tensão muscular e vigilância em preparação para perigo futuro e comportamentos de cautela ou esquiva. Às vezes, o nível de medo ou ansiedade é reduzido por comportamentos constantes de esquiva[9].

Estudos epidemiológicos extensos realizados nos últimos anos sobre o fenômeno da ansiedade de separação revelaram uma prevalência inesperadamente alta em adultos, em muitos casos ocorrendo pela primeira vez em pessoas com mais de 18 anos de idade. Esses dados serviram como incentivo para alterar a definição do TAS em vários manuais diagnósticos[10]. Por exemplo, na 5ª edição do *Manual diagnóstico e estatístico de transtornos mentais* da Associação Americana de Psiquiatria (DSM-5)[9], o TAS passou a pertencer ao grupo de transtornos de ansiedade, e não mais ao capítulo dos "transtornos geralmente diagnosticados pela primeira vez na infância ou adolescência", ampliando-o para o surgimento e ocorrência em adultos, sem a necessidade do diagnóstico pressupor identificação retrospectiva de sintomas observados desde a infância ou adolescência. O TAS também está previsto na 11ª Revisão da Classificação Internacional de Doenças (CID-11), sob o capítulo "Transtornos relacionados à ansiedade ou medo"[11], não estando, portanto, relacionado à idade (Quadros 1 e 2).

HISTÓRICO E CATEGORIZAÇÃO DIAGNÓSTICA

O DSM-5 colocou o diagnóstico de transtorno de ansiedade de separação dentro do amplo grupo de transtornos de ansiedade e retirou a especificação de uma idade de início durante a infância ou adolescência. Se anteriormente adultos sintomáticos só poderiam receber o diagnóstico retrospectivamente[12] – ocasionando, por consequência, ao longo de vários anos, o subdiagnóstico do TAS em adultos –, o novo posicionamento do TAS dentro do DSM-5 reconhece a prevalência talvez inesperadamente elevada da condição em adultos – muitas vezes, com casos iniciando após a adolescência – e deve encorajar uma maior compreensão de sua epidemiologia, etiologia e opções de tratamento[13].

Na organização dos transtornos relacionados à ansiedade para a edição do DSM-5, com base em revisões sistemáticas da literatura, foram agrupados os transtornos de ansiedade em clássicos, relacionados a trauma e estresse, obsessivo-compulsivos e dissociativos. Entre os transtornos de ansiedade clássicos, o DSM-5 incluiu também o mutismo seletivo e o transtorno de ansiedade de separação.

Na redação do DSM-5, são elencados três subtipos de diagnósticos de transtorno de ansiedade de separação, com base na faixa etária em que é estabelecido o diagnóstico e na avaliação retrospectiva da idade de início dos sintomas. Os três subtipos são:

- Transtorno de ansiedade de separação na infância e adolescência (TASI): presença de sintomas de ansiedade de separação na infância e/ou adolescência.
- Transtorno de ansiedade de separação em adultos com início na infância (TASAI): presença de sintomas em adultos, em indivíduos que também apresentavam os critérios na infância e/ou adolescência.
- Transtorno de ansiedade de separação em adultos com início na idade adulta (TASAA): presença de sintomas em população adulta, em indivíduos sem história prévia de sintomatologia na infância e/ou adolescência.

MODELOS DE VÍNCULO E APEGO NA TRAJETÓRIA BIOGRÁFICA

John Bowlby, um psiquiatra e psicanalista britânico, após a Segunda Guerra Mundial, buscou estudar as dificuldades no desenvolvimento psíquico por que passavam crianças órfãs e

---

Quadro 1 Adaptação dos critérios diagnósticos do DSM-5 – Código 309.21, equivalente à CID-11 6B05 ou CID-10 F93.0

Transtorno de ansiedade de separação – critérios diagnósticos

1. Receio, incômodo, esquiva ou ansiedade excessivos, no contexto esperado para o estágio de desenvolvimento de um determinado indivíduo, envolvendo a distância ou separação de pessoas com as quais mantém apego ou fortes laços afetivos, e nos quais há a presença de sofrimento excessivo e recorrente ante a:
   a) Possível perda ou de perigos envolvendo figuras importantes de apego.
   b) Um evento indesejado que leve à separação de uma figura importante de apego.
   c) Possibilidade de sair de casa para atividades externas ou dormir longe de casa, em função do medo da separação.
   d) Presença de pesadelos repetidos envolvendo o tema da separação.
   e) Queixas somáticas quando da ocorrência ou previsão da separação de figuras importantes de apego.
2. Os sintomas acima são persistentes, durante pelo menos 4 semanas em crianças e adolescentes e geralmente no mínimo 6 meses em adultos.
3. O impacto dos sintomas repercute em sofrimento significativo ou prejuízo no funcionamento social, acadêmico, profissional ou em outras áreas importantes da vida do indivíduo.
4. Os sintomas não são mais bem explicados por outro transtorno mental.

Quadro 2 Tradução livre dos critérios diagnósticos da CID-11 6B05, equivalente ao DSM-5 – Código 309.21 ou CID-10 F93.0

Transtorno de ansiedade de separação – critérios diagnósticos

O transtorno de ansiedade de separação é caracterizado por medo ou ansiedade acentuada e excessiva sobre a separação de figuras específicas de apego. Nas crianças, a ansiedade de separação geralmente se concentra nos cuidadores, pais ou outros membros da família; em adultos, geralmente é um parceiro romântico ou filhos. Manifestações de ansiedade de separação podem incluir pensamentos de dano ou eventos desagradáveis relacionados à figura do apego, relutância em ir à escola ou ao trabalho, angústia excessiva recorrente na separação, relutância ou recusa em dormir longe da figura do apego e pesadelos recorrentes sobre a separação. Os sintomas persistem por pelo menos vários meses e são suficientemente graves para resultar em angústia significativa ou prejuízo significativo em áreas pessoais, familiares, sociais, educacionais, ocupacionais ou outras áreas importantes do funcionamento.

Exclusões:
- Transtornos [afetivos] do humor (6A60-6A8Z).
- Mutismo seletivo (6B06).
- Transtorno de ansiedade social (6B04).

sem lar[14]. Ao longo de suas investigações, desenvolveu a teoria do apego. Essa teoria apoiou-se na biologia evolucionária, etologia, psicologia do desenvolvimento, ciência cognitiva e teoria dos sistemas de controle, e propunha de maneira inovadora mecanismos subjacentes a laços afetivos em recém-nascidos como um resultado da pressão evolutiva[15].

Para Bowlby, a exacerbação de ansiedade em vigência da separação de figuras de apego faria parte da fase inicial do desenvolvimento normal humano (p. ex., em torno de 1 ano de idade, quando os bebês podem sofrer de ansiedade reativa a pessoas estranhas) e poderia indicar o estabelecimento de relações de apego seguras, levando-se em consideração que as principais figuras de vínculo e apego na infância são os pais.

O início do transtorno de ansiedade de separação costuma ocorrer em idade pré-escolar, menos frequentemente na adolescência, e as manifestações clínicas variam com a idade. Em geral, existem períodos de exacerbação e remissão. A maior parte dos casos na infância não perdura ao longo da vida adulta, e muitos adultos não se recordam de terem apresentado o transtorno na infância, embora possam lembrar-se de sintomas. No entanto, em alguns casos, tanto a ansiedade relativa à possível separação quanto a esquiva de situações envolvendo separação de casa ou do núcleo familiar (p. ex., ir para a universidade, mudar-se para longe das figuras de apego) podem persistir durante a idade adulta.

Em adultos, o transtorno de ansiedade de separação pode limitar a capacidade de enfrentar mudanças circunstanciais (p. ex., mudar-se de casa, casar-se). Os adultos com o transtorno são, em geral, excessivamente preocupados em relação aos seus filhos e cônjuges, por serem figuras de apego importantes, que receiam que venham a ser prejudicadas ou machucadas, passando a tentar permanecer em contato próximo com eles, apesar das impraticáveis dificuldades[16] e vivência de intenso desconforto acentuado quando separados deles. Pela constante necessidade de checar a situação de seus entes significativos, o TAS acaba interferindo amplamente com as atividades rotineiras diárias e prejudicando a função social e de trabalho.

ETIOPATOGENIA: NEUROBIOLOGIA, HERDABILIDADE E FATORES DE RISCO

Há poucos estudos focados na identificação da base biológica presumível de sintomas de ansiedade de separação. Os fatores causais ambientais e genéticos que podem estar envolvidos e a extensão em que eles operam e interagem ainda não são claros[17].

Do ponto de vista neurobiológico, o transtorno de ansiedade de separação se relaciona a processos de condicionamento ao medo. Estes são produtos da interação entre genes e ambiente no funcionamento de regiões do cérebro envolvidas nos circuitos do medo e da recompensa (amígdala, córtex orbital frontal e córtex cingular anterior). A amígdala é uma das principais áreas envolvidas na ansiedade[18]. Ainda, pode haver redução volumétrica e hipoatividade do hipocampo, estrutura correlacionada à contextualização das respostas condicionadas aos estressores, e hiperatividade da amígdala, responsável pelo condicionamento de estímulos aversivos[19].

Do ponto de vista dos fatores genéticos, a herdabilidade do TAS varia de pouco para moderada de acordo com diferentes estudos. Um estudo de larga escala com gêmeos de 6 anos sugeriu uma influência genética significativa para TAS, apontando para herdabilidade em torno de 73%[20], com taxas mais altas entre meninas. As crianças com o transtorno exibem sensibilidade particularmente aumentada à estimulação respiratória usando ar enriquecido com dióxido de carbono (CO_2). A maioria dos estudos sugere que os transtornos de ansiedade ocorrem em famílias[21] e que a pessoa pode herdar vulnerabilidade para qualquer transtorno de ansiedade mais do que para um transtorno de ansiedade específico. Crianças com pais ansiosos têm 5 vezes mais probabilidade de apresentar um transtorno de ansiedade. Alguns pesquisadores têm relatado uma associação entre transtorno do pânico nos pais e TAS nos descendentes[22], embora isto não tenha sido confirmado.

Do ponto de vista dos fatores de risco ambientais, muitos derivam de estudos epidemiológicos transversais (que não podem demonstrar a relação de causa-efeito)[23]. Nesses trabalhos, identifica-se o transtorno de ansiedade de separação após um estresse vital, sobretudo uma perda (p. ex., a morte de um parente ou animal de estimação; doença do indivíduo ou de um parente; mudança de escola; divórcio dos pais; mudança para outro bairro; imigração; um desastre que envolveu períodos de separação das figuras de apego). Em jovens adultos, outros exemplos de estresse vital incluem sair da casa dos pais, iniciar uma relação romântica e tornar-se pai. A superproteção e a intromissão parentais podem estar associadas ao transtorno de ansiedade de separação.

Algumas substâncias podem apresentar relação à ocorrência de receio à separação. O transtorno de ansiedade de separação também parece estar associado à hipersensibilidade ao CO_2 inalado, com um padrão semelhante ao dos pacientes com transtorno do pânico, sugerindo que os dois diagnósticos podem ter uma base fisiopatológica compartilhada[24]. Uma linha de investigação dos receptores de sítios de ligação de benzodiazepínicos do tipo periférico – que têm um papel na biossíntese de esteroides durante estados de estresse e ansiedade – encontrou densidade significativamente reduzida desses receptores em pacientes com transtorno de pânico, e densidade ainda menor no subgrupo de pacientes com sintomas de ansiedade de separação comórbida[25,26].

Do ponto de vista hormonal, linhas de investigação promissoras centram-se no papel do cortisol e no potencial da ocitocina. A ocitocina é sintetizada e liberada dos núcleos supraóptico e paraventricular do hipotálamo, atuando tanto periférica como centralmente. Ela modula o parto e a diminuição do leite, além de regular os apegos interpessoais, os comportamentos e a tomada de decisão social. A ocitocina também é entendida como importante na criação de relações de confiança, reduzindo o sofrimento e ajudando a compreender os estados mentais e emocionais dos outros[27]. Evidências crescentes implicam a ocitocina na fisiopatologia de uma série de condições neuropsiquiátricas, incluindo depressão, autismo e esquizofrenia[28].

Pesquisas extensivas usando modelos animais e humanos que buscam analisar as interações da mãe-criança estabeleceram papel significativo da ocitocina nestas relações. Até o momento, a análise de mutação do gene da ocitocina não mostrou perturbações consistentes no transtorno de ansiedade de separação em adultos, embora as variantes moleculares de um único nucleotídeo e intron-2 tenham sido detectadas em um pequeno estudo[29], e o único polimorfismo do nucleotídeo de genótipo GG dentro do gene do receptor da ocitocina esteja associado a altos níveis de ansiedade de separação em pacientes com depressão maior[30].

A ansiedade de separação está ligada a níveis mais elevados de cortisol plasmático. Eventos estressores severos podem induzir diversas alterações orgânicas e comportamentais, por meio de mecanismos de aprendizagem, extinção, sensibilização e reatividade. Não se sabe ao certo o papel de cada uma das alterações neurobiológicas, mas um dos sistemas orgânicos mais envolvidos nas respostas ao estresse é o do eixo hipotálamo-hipófise-adrenal (HHA), com consequente elevação frequente do cortisol em resposta a estressores[19].

Do ponto de vista dos sistemas de neurotransmissão, há alteração evidenciada de forma complexa envolvendo a noradrenalina (hiperatividade simpática sustentada, hiperexcitabilidade e reexperimentação), dopamina (que medeia a recompensa e o reforço de determinados eventos) e serotonina (sistema mais estudado, modula amplamente respostas a estímulos aversivos). Os sistemas glutamatérgico – gerando hipe-

rexcitabilidade – e gabaérgico – com seu efeito inibitório sobre o fator liberador de corticotrofinas e à noradrenalina – também estão possivelmente envolvidos, promovendo respostas duradouras e intensas a estímulos estressores[19]. Ainda, hipóteses envolvendo o sistema de neurotransmissão opioide têm sido estudadas[31], relacionando a disfunção opioidérgica à redução do limiar de alarme de sufocação em pacientes portadores de TAS, transtorno do pânico e disfunção respiratória, gerando sintomas clínicos similares nesses transtornos, como a dificuldade respiratória súbita seguida de uma breve hiperventilação, pânico e vontade de fugir[32]. Por fim, a exploração mais aprofundada das ligações entre o cortisol e a ocitocina pode revelar mecanismos claros subjacentes à resposta ao estresse[33].

EPIDEMIOLOGIA

A prevalência de 12 meses do transtorno de ansiedade de separação entre adultos nos Estados Unidos é de 0,9 a 1,9%. O transtorno de ansiedade de separação decresce em prevalência desde a infância até a adolescência e idade adulta. Nas pesquisas com amostragem comunitária, o transtorno é mais frequente em indivíduos do sexo feminino.

O transtorno de ansiedade de separação em adultos (TASA) refere-se a indivíduos cujos sintomas tiveram início na infância e persistem até a idade adulta (TASAI), bem como indivíduos cujos sintomas começaram na idade adulta, sem evidência documentada de sintomas relacionados durante a infância (TASAA). O grande estudo epidemiológico americano *US National Comorbidity Survey Replication* (NCS-R), com 5.692 participantes, estimou prevalência de TASA ao longo da vida em 6,6%, com grande maioria (77,5%) dos casos em adultos de início relatado na idade adulta, e 36,1% dos casos com início na infância persistindo na vida adulta. Como comorbidades, 53% dos doentes tinham história de transtornos de humor, 75% tinham recebido ou estavam em tratamento por algum tipo de transtorno emocional. Houve maior prevalência no sexo feminino do que no sexo masculino, sendo esta diferença mais acentuada na ansiedade de separação iniciada na infância[34].

O TASI é mais comum em meninas (*odds ratio* [OR] = 2,2), mas as diferenças de gênero são menos fortes no TASA, e os homens são mais propensos a relatar início na idade adulta[16,34]. Estudos comparando pacientes ambulatoriais com e sem TASA encontraram maiores proporções de mulheres/homens naqueles com e sem TASA[16], e em um estudo de sintomas de ansiedade de separação precoce dos pacientes com TASA, apenas mulheres tiveram pontuações elevadas[13].

A ansiedade de separação costuma variar entre diferentes culturas. Relações mais intensas de interdependência são mais comuns nas culturas coletivistas do que nas individualistas[35] e podem afetar a prevalência de transtornos de ansiedade de separação. A maioria dos estudos sobre ansiedade de separação materna é conduzida em sociedades ocidentais, isto é, em culturas individualistas. Em função de (1) a ansiedade de separação estar correlacionada com uma menor diferenciação do *self*[36], e (2) nas culturas coletivistas, a interdependência ser mais importante do que nas culturas individualistas – que se concentram mais na independência[35], pode-se especular que os níveis de sintomas de ansiedade de separação podem ser maiores nas culturas coletivistas, sobretudo na infância e na adolescência, enquanto os diagnósticos de TASA podem ser maiores nas culturas individualistas, uma vez que a ansiedade deve ser excessiva em relação às normas culturais, no caso das culturas ocidentais, mais voltadas à independência. Um estudo sobre a associação entre a ansiedade de separação materna e a diferenciação do *self* dessas mães com a ansiedade de separação de seus filhos em famílias coletivistas orientais drusas[37] mostrou que a ansiedade de separação das mães e o *self* menos diferenciado estiveram correlacionados com maior ansiedade de separação em seus filhos, sustentando a universalidade da importância da diferenciação do *self* e do equilíbrio de autonomia e conexão nas interações pais-filhos. Além disso, a ansiedade de separação pode ser influenciada por ameaças reais que aumentam a chance de perder um ente querido, como guerra, pobreza ou viver em um bairro perigoso e, portanto, pode ser mais comum em culturas com maior exposição a tais circunstâncias.

O TASA pode afetar gravemente o funcionamento em várias áreas da vida. Segundo Cassano et al.[38], o TAS em adultos pode manifestar-se como dificuldade em sair de casa a trabalho ou a passeio, dormir sozinho ou longe de casa e por reações dramáticas a perdas ou antecipação delas. Esses indivíduos tendem a desenvolver relacionamentos caracterizados pela dependência.

Um estudo avaliou pacientes encaminhados para uma clínica de tratamento específica para transtornos de ansiedade, dividindo aqueles com TASA (n = 207) e sem o transtorno (n = 313), com base em um algoritmo derivado de sua pontuação no questionário de sintomas de ansiedade de separação em adultos (*Adult Separation Anxiety Symptom Questionnaire score*)[39]. Os pacientes com TASA foram considerados mais severamente incapacitados em todas as áreas da Escala de Trabalho e Ajustamento Social (*Work and Social Adjustment Scale*): trabalho, gerenciamento domiciliar, atividades de lazer social, atividades de lazer privadas e relacionamentos próximos[39].

Da mesma forma, em uma amostra de 508 pacientes ambulatoriais com transtornos de ansiedade e de humor, aqueles com TASA apresentaram maior comprometimento, de acordo com as medidas da Escala de Deficiência de Sheehan (*Sheehan Disability Scale*), no desempenho do trabalho e do estudo e nas relações interpessoais, assim como maior prejuízo na vida familiar/atividades em comparação com pacientes sem TASA ou TASI[16]. Além disso, os pacientes com apenas TASI ou com TASAI foram, no nível de disfuncionalidade, intermediários entre os pacientes com TASAA e pacientes sem TASA. Embora não se saiba se o aumento do prejuízo possa ser atribuído ao TASAA por si só, ou simplesmente à maior comorbidade nesses estudos, o estudo NCS-R[34] mostrou que o TASAA pode ser uma condição debilitante em seus pacientes: 63% dos casos não comórbidos apresentaram comprometimento em um ou mais papéis sociais (p. ex., trabalho, relações interpessoais) e 30% foram gravemente prejudicados.

Por fim, adultos com TASA no NCS-R apresentaram-se mais frequentemente solteiros ou divorciados, e pacientes com TASA, mas não TASI, estiveram relacionados com baixa escolaridade, desemprego e incapacidade para o trabalho, em comparação com indivíduos saudáveis[34]. No entanto, em um estudo clínico[16], não foram encontradas diferenças no estado civil, *status* de emprego ou educação entre pacientes ambulatoriais com e sem TASA.

As associações observadas de TASA com menor nível de funcionamento são transversais e, portanto, são indeterminadas em relação à causalidade, mas sugerem que os temores de perder os pais, parceiros ou filhos interferem nos relacionamentos, no trabalho e no funcionamento familiar. Os achados de funcionamento prejudicado são mais pronunciados em avaliações de níveis qualitativos e menos claros em dados biográficos objetivos (p. ex., emprego e estado civil).

Ainda não foram estudadas as possíveis repercussões do TASA na paternidade e se ela contribui para a ansiedade de separação ou outros transtornos de ansiedade na prole. Assim, só é possível hipotetizar que o TASA dirigido para a perda de um filho impulsiona a criação dos mesmos de forma superprotetora, que é o aspecto mais estudado da paternidade que está associado a transtornos de ansiedade na infância.

QUADRO CLÍNICO E DIAGNÓSTICO

Um dos maiores prejuízos do transtorno de ansiedade de separação encontra-se em um dos recursos mais importantes no bem-estar humano, ou seja, a capacidade de estabelecer e manter relações interpessoais. Existe um espectro de estilos de apego na população saudável, e isso é importante na variação e na natureza das relações interpessoais. Para a sobrevivência, é necessário estar próximo de figuras parentais encorajadoras na infância e formar relacionamentos próximos ao longo da vida, fornecendo apoio em momentos de dificuldade. Os indivíduos com transtorno de ansiedade de separação têm comprometimentos substanciais em muitos aspectos da vida da comunidade, embora nem todos os indivíduos demonstrem os problemas de ligação[40].

Cyranowsky et al.[41] desenvolveram a *Structured Clinical Interview for Separation Anxiety Symptoms* (SCI-SAS) e destacaram a praticabilidade e a utilidade clínica de acessar os sintomas do TAS, experimentados durante a vida adulta, com um instrumento apropriado à idade.

Manicavasagar, Silove, Wagner e Drobny[42] também apontaram para a possibilidade de diagnóstico de TAS na vida adulta. Os adultos podem demonstrar intensa ansiedade ao serem separados de esposas, filhos ou parentes. Essa experiência traz imposições à vida da pessoa, pela necessidade de proximidade com suas figuras de afeiçoamento.

Esses dados são consistentes com os apresentados pelo DSM-IV ao referir o transtorno em jovens e na vida adulta. Nos indivíduos mais velhos, o transtorno pode limitar suas capacidades em lidar com situações novas (mudança de emprego, casamento), além de criar uma preocupação excessiva em relação aos filhos ou cônjuge e manifestar intenso desconforto ao separar-se deles.

O TAS caracteriza-se por uma reação anormal a uma separação de um ente próximo. Tal separação pode ser real ou imaginária e interfere significativamente nas atividades diárias e no desenvolvimento do indivíduo. Pode causar muito sofrimento e prejuízo, além das várias consequências psicossociais (relacionais, escolares, acadêmicas, profissionais) e é preditivo de transtornos psiquiátricos adultos, em especial o transtorno de pânico.

EXAMES COMPLEMENTARES

Como em todo transtorno psiquiátrico, o exame clínico é fundamental para o diagnóstico. No entanto, a prática clínica ampliada, aliada a exames complementares, pode ser bastante importante na escrutinização diagnóstica, bem como no descarte de outras condições que possam justificar o quadro clínico apresentado. Para complementação diagnóstica e exclusão de outras condições médicas que justifiquem o quadro, podem ser solicitados exames laboratoriais, de neuroimagem, ou ainda testagem neuropsicológica, que, apesar de ser um recurso escasso e pouco acessível, pode contribuir no esclarecimento diagnóstico e terapêutico, provendo dados complementares importantes sobre inteligência emocional e inteligência social ou interpessoal do caso em investigação.

COMORBIDADES

Os transtornos de ansiedade de separação são condições comórbidas comuns em pacientes com transtornos de ansiedade[16], transtorno bipolar[25,26] e luto complicado[36,43]. Além disso, o transtorno de ansiedade de separação pode afetar adversamente o tratamento de outros distúrbios psiquiátricos quando a comorbidade está presente[12]. Em mais de metade dos casos no estudo NCS-R, a comorbidade com transtornos do humor esteve presente[34].

Kessler et al.[44] descobriu que os transtornos de ansiedade são os tipos de transtornos mais comuns de maneira geral (seguido de transtornos de comportamento, humor e transtornos por uso de substâncias), e que o TAS era o transtorno de ansiedade mais comum em crianças, mas apenas o 7º mais comum durante a vida, por ser frequentemente solucionado antes da adolescência. O TAS subclínico é muito mais comum, podendo estar associado a outros transtornos ansiosos presentes em adultos, devendo-se, portanto, investigá-lo melhor nessa população[45]. Em um estudo clínico[16], 42,4% dos pacientes ambulatoriais com transtornos de ansiedade e de humor estudados também atenderam aos critérios de TASA; 20,7% do subtipo TASAI e 21,7% do grupo TASAA. Outros estudos clínicos sugeriram que o transtorno de ansiedade de separação antecede o aparecimento de outros transtornos de ansiedade, sendo considerado um distúrbio primário.

Cyranowski[41] menciona a presença de sintomas de TAS em adultos com transtorno de pânico. Examinando a relação entre o espectro do pânico agorafóbico e os transtornos mentais da infância e da adolescência, supôs-se que os sintomas destes influenciam o comportamento adulto e, mais tarde, são vistos como atípicos[46]. Outro estudo encontrou alta comorbidade de ansiedade de separação em adultos e transtorno de pânico, com predominância de estilo de apego obsessivo e levando também a taxas de comorbidade de depressão mais altas.

Pode ser difícil reconhecer e gerenciar os sintomas de ansiedade de separação de adultos em pacientes comórbidos complexos. A combinação de um transtorno de humor com transtorno de ansiedade de separação está associada a níveis mais elevados de prejuízo na vida social e pessoal. Além disso, a resposta ao tratamento é mais pobre em pacientes deprimidos que também têm transtorno de ansiedade de separação[47]. Pacientes submetidos a terapia cognitivo-comportamental (TCC) para transtorno de pânico, transtorno de ansiedade generalizada ou fobia social têm resultados piores se também tiverem transtorno de ansiedade de separação em adultos, destacando o impacto negativo de sua comorbidade no tratamento[12].

Anteriormente, o TASA era diagnosticado frequentemente como transtorno do pânico. É possível que, para muitos indivíduos, o diagnóstico de transtorno de ansiedade de separação em adultos possa ser mais apropriado, com ataques de pânico sendo considerados sintomas de ansiedade de separação, e não de transtorno de pânico em si. No entanto, a ansiedade de separação em adultos também compartilha características com outras condições psiquiátricas. Por exemplo, o apego excessivo a outros é uma característica do tipo de personalidade dependente e o comportamento de esquiva é uma característica predominante em pacientes com agorafobia[13].

Pode ser difícil distinguir o transtorno de ansiedade de separação de outras condições, mas, essencialmente, o transtorno de ansiedade de separação é focado em figuras-chave de apego, ao contrário do tipo de personalidade dependente, que é mais indiscriminado. O pânico e o comportamento fóbico são específicos dos medos de separação ou dano a figuras de apego, em vez de serem espontâneos ou desencadeados por outros fatores.

Como na maioria dos transtornos de ansiedade e humor, a função social e de trabalho é frequentemente prejudicada. Indivíduos com transtorno de ansiedade de separação não mostram diferença no comprometimento em relação às atividades da vida familiar (e, de fato, funcionam bem em ambientes familiares) quando comparados aos controles.

A diferenciação do transtorno de personalidade *borderline* está no reconhecimento da instabilidade pervasiva do humor desses pacientes em relação ao *self* e à maioria dos relacionamentos, o que não é típico do transtorno de ansiedade de separação[13].

TRATAMENTO

Ainda são poucos os estudos para tratamento psicofarmacológico do transtorno de ansiedade de separação. Uma ampla gama de possíveis opções de tratamentos psicológicos inclui terapias comportamentais, psicodinâmicas e psicoeducacionais.

Mais de 90% das crianças e seus cuidadores descrevem melhoras nos sintomas em crianças com ansiedade de separação que realizaram TCC específica para o transtorno, em um ensaio controlado randomizado de lista de espera[48].

As intervenções farmacológicas são necessárias quando os sintomas são graves e incapacitantes, embora estudos controlados documentando seu uso sejam limitados. O uso de antidepressivos tricíclicos, como a imipramina, mostrou resultados controversos. O uso de benzodiazepínicos, apesar de poucos estudos controlados avaliando a eficácia, buscam agir nos sintomas de ansiedade antecipatória e no alívio dos sintomas durante o período de latência dos antidepressivos. Os inibidores seletivos da recaptura de serotonina (ISRS) podem ser efetivos para o alívio dos sintomas de ansiedade, sendo considerados psicofármacos de primeira escolha em razão de seu melhor perfil quanto a efeitos colaterais, segurança, administração e quando há comorbidade com transtorno de humor. A utilização de betabloqueadores não está bem estabelecida[49].

Uma vez que grande parte da experiência dos clínicos no tratamento do transtorno de ansiedade de separação se relaciona com indivíduos com início na infância, as opções não farmacológicas são as mais estabelecidas na prática para o tratamento do transtorno em adultos. No entanto, com o surgimento de uma população de pacientes adultos, torna-se importante a investigação de potenciais opções farmacológicas. A investigação da desregulação da ocitocina no grupo de adultos que cursem com o transtorno pode levar a alvos terapêuticos promissores.

ESTRATÉGIAS DE PREVENÇÃO

A caracterização da trajetória do desenvolvimento da ansiedade de separação da infância para a vida adulta pode identificar fatores de risco evitáveis. Os teóricos do apego sugerem que a ansiedade de separação na infância é a condição primária em um percurso vitalício de transtornos mentais que podem se manifestar com diversas sintomatologias, uma delas sendo a própria ansiedade de separação em adultos. Pode ser que os sintomas e os comportamentos de ansiedade de separação precoce ajam como um "fator de vulnerabilidade geral". Essa condição, segundo estudos retrospectivos, levaria a um risco aumentado de desenvolvimento de diversos transtornos de ansiedade, entre eles, o transtorno de pânico e de humor na vida adulta[50].

CONSIDERAÇÕES FINAIS

O transtorno de ansiedade de separação foi subdiagnosticado por muitos anos, por ter sido incluído sob o capítulo dos "transtornos da infância" no DSM-IV. O transtorno de ansiedade de separação em adultos é prevalente, frequentemente comórbido e debilitante. Uma porção substancial de adultos relata a primeira ocorrência de sintomas de ansiedade de separação na idade adulta. É necessário investigar sobre epidemiologia, etiologia e tratamento do transtorno de ansiedade de separação em adultos utilizando os critérios do DSM-5. Estudos prospectivos longitudinais sobre trajetórias de transtorno de ansiedade de separação desde a infância até a idade adulta são importantes para melhor conhecimento desta condição psiquiátrica.

Para aprofundamento

- Danila AH. Transtorno de ansiedade de separação. In: Bernik M, Savoia M, Lotufo Neto F. Clínica dos transtornos ansiosos e transtornos relacionados: a experiência do projeto AMBAN. São Paulo: EdiMédica, 2019.
  - Capítulo de livro compreensivo e didático sobre o transtorno de ansiedade de separação, incluindo não somente o quadro em adultos, mas também informações sobre o diagnóstico na infância e adolescência.
- Baldwin DS, Gordon R, Abelli M, Pini S. The separation of adult separation anxiety disorder. CNS Spectr. 2016;21(4):289-94.
  - Artigo de revisão sobre as motivações para a mudança categorial do transtorno de ansiedade de separação no DSM-5, que passou a pertencer ao grupo de transtornos de ansiedade e não mais ao capítulo dos transtornos geralmente diagnosticados pela primeira vez na infância ou adolescência.
- Bögels SM, Knappe S, Clark LA. Adult separation anxiety disorder in DSM-5. Clin Psychol Rev. 2013;33:663-74.
  - Artigo com visão contemporânea sobre o transtorno de ansiedade de separação em adultos, mostrando a relevância do tema nessa população por ser uma condição prevalente, muitas vezes comórbida e debilitante durante a vida adulta.

REFERÊNCIAS BIBLIOGRÁFICAS

1. Kuhn CM, Schanberg SM. Responses to maternal separation mechanisms and mediators. Int J Dev Neurosci. 1998;16(3-4):261-70.
2. De Bellis MD, Baum AS, Birmaher B, Keshavan MS, Eccard CH, Boring AM, et al. Developmental traumatology. Part I – Biological stress systems. Biol Psychiatry. 1999;45(10):1259-70.
3. Pryce CR, Feldon J. Long-term neurobehavioural impact of the postnatal environment in rats: manipulations, effects and mediating mechanisms. Neurosci Biobehav Rev. 2003;27(1-2):57-71.
4. Kendler KS, Neale MC, Kessler RC, Heath AC, Eaves LJ. Childhood parental loss and adult psychopathology in women. A twin study perspective. Arch Gen Psychiatry. 1992;49(2):109-16.
5. Furukawa T, Yokouchi T, Hirai T, Kitamura T, Takahashi K. Parental loss in childhood and social support in adulthood among psychiatric patients. J Psychiatr Res. 1999;33(2):165-9.
6. Teicher MH, Andersen SL, Polcari A, Anderson CM, Navalta CP, Kim DM. The neurobiological consequences of early stress and childhood maltreatment. Neurosci Biobehav Rev. 2003;27(1-2):33-44.
7. Zimmerberg B, Kim JH, Davidson AN, Rosenthal AJ. Early deprivation alters the vocalization behavior of neonates directing maternal attention in a rat model of child neglect. Ann N Y Acad Sci. 2003;1008:308-13.

8. **Danila AH. Transtorno de ansiedade de separação. In: Bernik M, Savoia M, Lotufo Neto F. A clínica dos transtornos ansiosos e transtornos relacionados: a experiência do Projeto AMBAN. São Paulo: Edimédica; 2019.**
⇒ **Capítulo de livro compreensivo e didático sobre o transtorno de ansiedade de separação, incluindo não somente o quadro em adultos, mas também informações sobre o diagnóstico na infância e adolescência.**

9. American Psychiatric Association (APA). Diagnostic and statistical manual of mental disorders (DSM-5). 5. ed. Arlington: American Psychiatric Publishing; 2013.

10. Rochester J, Baldwin DS. Adult separation anxiety disorder: accepted but little understood. Hum. Psychopharmacol. 2015;30(1):1-3.

11. Organização Mundial da Saúde (OMS). Classificação estatística internacional de doenças e problemas relacionados à saúde 11. Rev. (CID-11). Genebra: WHO; 2018. Disponível em: https://icd.who.int/browse11/l-m/en.

12. **Bögels SM, Knappe S, Clark LA. Adult separation anxiety disorder in DSM-5. Clin Psychol Rev. 2013;33: 663-74.**
⇒ **Artigo com visão contemporânea sobre o transtorno de ansiedade de separação em adultos, mostrando a relevância do tema nessa população por ser uma condição prevalente, muitas vezes comórbida e debilitante durante a vida adulta.**

13. Manicavasagar V, Marnane C, Pini S, Abelli M, Rees S, Eapen V, et al. Adult separation anxiety disorder: a disorder comes of age. Curr Psychiatr Report. 2010;12(4):290-7.

14. Bowlby J. A secure base: clinical applications of attachment theory. Londres: Routledge; 1988. 180p.

15. Cassidy J. The nature of a child's ties. In: Cassidy J, Shaver PR. Handbook of attachment: theory, research and clinical applications. Nova York: Guilford Press; 1999. p.3-20.

16. Pini S, Abelli M, Shear KM, Cardini A, Lari L, Gesi C, et al. Frequency and clinical correlates of adult separation anxiety in a sample of 508 outpatients with mood and anxiety disorders. Acta Psychiatrica Scand. 2010;122(1):40-6.

17. Scaini S, Ogliari A, Eley TC, Zavos HMS, Battaglia M. Genetic and environment contributions to separation anxiety: a meta-analytic approach to twin data. Depress Anxiety. 2012;29(9):754-61.

18. Beesdo K, Knappe S, Pine DS. Anxiety and anxiety disorders in children and adolescents: developmental issues and implications for DSM-V. Psychiatr Clin North Am. 2009;32(3):483-524.

19. Danila AH, Morikawa M. Reações a doença e à hospitalização, transtornos relacionados ao estresse, trauma e luto. In: Humes EC, Vieira MEB, Fráguas Jr. R. Psiquiatria interdisciplinar. Barueri: Manole; 2016.

20. Bolton D, Eley TC, O'Connor TG, Perrin S, Rabe-Hesketh S, Rijsdijk F, et al. Prevalence and genetic and environmental influences on anxiety disorders in 6-year-old twins. Psychol Med. 2006;36(3):335-44.

21. Pine DS. Pathophysiology of childhood anxiety disorders. Biol Psychiatry. 1999;46(11):1555-66.

22. Biederman J, Monuteaux MC, Faraone SV, Hirshfeld-Becker DR, Henin A, Gilbert J, et al. Dose referral bias impact findings in high-risk offspring for anxiety disorders? A controlled study of high-risk children of non-referred parents with panic disorder/agoraphobia and major depression. J Affect Disord. 2004;82(2):209-16..

23. Pine DS, Klein RG. Anxiety disorders. In: Rutter M, Bishop DVM, Pine DS, Scott S, Stevenson J, Taylor E, et al., editores. Rutter's child and adolescent psychiatry. 5. ed. Oxford: Blackwell Publishing; 2008. p.628-47.

24. Atli O, Bayin M, Alkin T. Hypersensitivity to 35% carbon dioxide in patients with adult separation anxiety disorder. J Affect Disord. 2012;141(2-3):315-23.

25. Pini S, Abelli M, Mauri M, Muti M, Iazzetta P, Banti S, et al. Clinical correlates and significance of separation anxiety in patients with bipolar disorder. Bipolar Disord. 2005;7(4): 370-6.

26. Pini S, Martini C, Abelli M, Muti M, Gesi C, Montali M, et al. Peripheral-type benzodiazepine receptor binding sites in platelets of patients with panic disorder associated to separation anxiety symptoms. Psychopharmacology (Berl.). 2005;181(2):407-11.

27. Gottschalk MG, Domschke K. Oxytocin and anxiety disorders. Curr Top Behav Neurosci. 2018;35:467-98.

28. Cochran DM, Fallon D, Hill M, Frazier JA. The role of oxytocin in psychiatric disorders: a review of biological and therapeutic research findings. Harvard Rev Psychiatry. 2013;21(5):219-47.

29. Costa B, Pini S, Martini C, Abelli M, Gabelloni P, Ciampi O, et al. Mutation analysis of oxytocin gene in individuals with adult separation anxiety. Psychiatry Res. 2009;168(2):87-93.

30. Costa B, Pini S, Gabelloni P, Abelli M, Lari L, Cardini A, et al. Oxytocin receptor polymorphisms and adult attachment style in patients with depression. Psychoneuroendocrinol. 2009;34(10):1506-14.

31. Preter M, Klein DF. Panic, suffocation false alarms, separation anxiety and endogenous opioids. Prog Neuropsychopharmacol Biol Psychiatry. 2008;32(3):603-612.

32. Preter M, Klein DF. Lifelong opioidergic vulnerability through early life separation: a recent extension of the false suffocation alarm theory of panic disorder. Neurosci Biobehav Rev. 2014;46 Pt 3:345-351.

33. Gordan I, Zagoory-Sharon O, Schneiderman I, Leckman J, Weller A, Feldman R. Oxytocin and cortisol in romantically unattached young adults: associations with bonding and psychological distress. Psychophysiol. 2008;45(3):349-52.

34. Shear K, Jin R, Ruscio AM, Walters EE, Kessler RC. Prevalence and correlates of estimated DSM- IV child and adult separation anxiety disorder in the national comorbidity survey replication. Am J Psychiatr. 2006;163(6):1074-83.

35. Heinrichs N, Rapee RM, Alden LA, Bögels S, Hofmann SG, Oh KJ, et al. Cultural differences in perceived social norms and social anxiety. Behav Res Ther. 2006;44(8):1187-97.

36. Lutz WJ, Hock E. Maternal separation anxiety: relations to adult attachment representations in mothers of infants. J Genet Psychol. 1995;156(1):57-72.

37. Peleg O, Halaby E, Whaby E. The relationship of maternal separation anxiety and differentiation of self to children's separation anxiety and adjustment to kindergarten: a study in Druze families. J Anxiety Disord. 2006;20(8):973-95.

38. Cassano GB, Michelini S, Shear MK, Coli E, Maser JD, Frank E. The panic-agoraphobic spectrum: a descriptive approach to the assessment and treatment of subtle symptoms. Am J Psychiatry. 1997;154(6):27-38.

39. **Silove DM, Marnane CL, Wagner R, Manicavasagar VL, Rees S. The prevalence and correlates of adult separation anxiety disorder in an anxiety clinic. BMC Psychiatry. 2010;10:21.**
⇒ **Este estudo avaliou a prevalência e o perfil dos fatores de risco associados ao transtorno de ansiedade de separação em adultos, com implicações na classificação, identificação clínica e tratamento desse transtorno.**

40. Pini S, Abelli M, Troisi A, Siracusano A, Cassano GB, Shear KM, et al. The relationships among separation anxiety disorder, adult attachment style and agoraphobia in patients with panic disorder. J Anxiety Disord. 2014;28(8):741-6.

41. Cyranowski JM, Shear MK, Rucci P, Fagiolini A, Frank E, Grochocinski VJ. Adult separation anxiety: psychometric properties of a new structured clinical interview. J Psychiatr Res. 2002;36(2):77-86.

42. Manicavasagar V, Silove D, Wagner R, Drobny J. A self-report questionnaire for measuring separation anxiety in adulthood. Compr Psychiatry. 2003;44(2):146-53.

43. Pini S, Gesi C, Abelli M, Muti M, Lari L, Cardini A, et al. The relationship between adult separation anxiety disorder and complicated grief in a cohort of 454 outpatients with mood and anxiety disorders. J Affect Disord. 2012;143(1-3):64-8.

44. Kessler RC, Avenevoli S, Costello EJ, Georgiades K, Green JG, Gruber MJ, et al. Prevalence, persistence, and sociodemographic correlates of DSM-IV disorders in the National Comorbidity Survey Replication Adolescent Supplement. Arch Gen Psychiatry. 2012;69(4):372-80.

45. Annicchino AGPS, Matos EG. Separation anxiety in adults with panic disorder: a cognitive-behavior treatment. Estudos de Psicologia I. 2007;24(1):33-9.

46. Pini S, Maser JD, Dell'Osso L, Cassano GB. Origins of the panic-agoraphobic spectrum and its implications for comorbidity. CNS Spectrums. 1998;4(3):49-56.

47. Milrod B, Altemus M, Gross C, et al. Adult separation anxiety in treatment nonresponders with anxiety disorders: delineation of the syndrome and exploration of attachment-based psychotherapy and biomarkers. Compr Psychiatry. 2016;66:139-45.

48. Schneider S, Blatter-Meunier J, Herrn C, Adornetto C, In-Albon T, Lavallee K. Disorder-specific cognitive-behavioural therapy for separation an-

xiety disorder in young children: a randomised waiting-list-controlled trial. Psychother Psychosom. 2011;80(4):206-15.

49. Castillo ARGL, Recondo R, Asbahr FR, Manfro GG. Transtornos de ansiedade. Rev Bras Psiquiatr. 2000;22(Supl 2):20-3.

50. **Kossowsky J, Pfaltz MC, Schneider S, Taeymans J, Locher C, Gaab J. The separation anxiety hypothesis of panic disorder revisited: a meta-analysis. Am J Psychiatry. 2013;170(7):768-81.**
   ⇨ **Esta metanálise examinou a relação entre o transtorno de ansiedade de separação na infância e transtornos psiquiátricos futuros, com resultados que apoiam o conceito de psicopatologia do desenvolvimento nos transtornos de ansiedade.**

51. Herren C, In-Albon T, Schneider S. Beliefs regarding child anxiety and parenting competence in parents of children with separation anxiety disorder. J Behav Ther Exp Psychiatry. 2013;44(1):53-60.

52. Selbes A, Berkol TD, Kunt S, Uğurpala C, Mehtar M, Gökçeimam P. Examination of adult separation anxiety and bonding styles in patients with panic disorder who applied to a psychiatric clinic. Turk Psikiyatri Derg. 2018;29(3):171-9.

53. Vaughan J, Coddington JA, Ahmed AH, Ertel M. Separation anxiety disorder in school-age children: what health care providers should know. J Pediatr Health Care. 2017;31(4):433-40.

16

Transtorno obsessivo-compulsivo

Daniel Lucas da Conceição Costa
Carolina Guimarães
Cristiane de Fátima Carnavale
Deise Palermo Puertas Ruiz
Edoardo Filippo de Queiroz Vattimo
Jamila Aparecida Rocha Pimentel

Luan Carvalho
Maria Alice de Mathis
Maria Conceição do Rosário
Maria Paula Maziero
Pedro Gomes de Alvarenga
Priscila Chacon

Renata de Melo Felipe da Silva
Rodrigo Boavista
Tais Tanamatis
Roseli Gedanke Shavitt

Sumário

Introdução
Bases neurobiológicas
    Fatores genéticos
    Neuroimagem
    Fatores neuroimunológicos
    Fatores de risco intrauterinos e perinatais
Papel do trauma, teoria cognitivo-comportamental e neurocognição
    O papel do trauma
    Teorias cognitiva e comportamental
    Neurocognição
Quadro clínico, diagnóstico e comorbidades
    Quadro clínico
    Ciúme
    Nojo
    Fenômenos sensoriais
    Capacidade crítica
    Esquiva, incompletude e evitação de danos
    Acomodação familiar
    Aspectos cognitivos (intolerância à incerteza, responsabilidade patológica, fusão pensamento-ação, controle de pensamento)
    Heterogeneidade e abordagem dimensional do TOC
    Curso clínico
    Diagnóstico
    Comorbidades
Tratamento
Considerações finais
Para aprofundamento
Referências bibliográficas

Pontos-chave

- O transtorno obsessivo-compulsivo (TOC) é um transtorno prevalente e altamente incapacitante.
- Obsessões e compulsões que tomam tempo e prejudicam o funcionamento pessoal são os sintomas característicos do TOC.
- Os conteúdos mais comuns dos sintomas relacionam-se a sujeira/contaminação/limpeza, agressão/checagem e simetria/ordenação, mas existem temas menos frequentes.
- As diferentes possibilidades de apresentação clínica do TOC quanto à fenomenologia e à presença de comorbidades psiquiátricas podem constituir um desafio para diagnóstico e tratamento.

INTRODUÇÃO

De acordo com o DSM-5[1], os transtornos do espectro obsessivo-compulsivo (TEOC) correspondem a um conjunto de transtornos psiquiátricos conhecido como transtorno obsessivo-compulsivo (TOC) e transtornos relacionados, dentre eles o transtorno dismórfico corporal, a tricotilomania, o transtorno de escoriação e o transtorno de acumulação. De acordo com a 11ª edição da Classificação Internacional de Doenças (CID-11), além dos transtornos já citados, também fazem parte desse conjunto a hipocondria, a síndrome de Tourette e a síndrome de referência olfatória. Neste capítulo, serão abordadas as características clínicas do TOC e discutidas as principais evidências neurobiológicas, neurocognitivas e comportamentais associadas com o risco de desenvolvimento da doença. Esses aspectos vêm sendo estudados pela equipe do Programa Transtornos do Espectro Obsessivo-Compulsivo (PROTOC) do Instituto de Psiquiatria do HCFMUSP desde o início das suas atividades, em setembro de 1994.

Levantamentos epidemiológicos de base populacional mostram que a prevalência do TOC ao longo da vida situa-se entre 2 a 3%[2], embora possa haver diferenças regionais. Existem poucos correlatos sociodemográficos característicos do TOC[3,4]. Em amostras comunitárias, a prevalência é maior em mulheres, mas em amostras clínicas, a distribuição entre homens e mulheres tende a ser 1:1. Além disso, é um transtorno que acomete indivíduos de todas as classes econômicas, encontrado em países de baixa, média e alta renda. É importante ressaltar que cerca de 50% dos pacientes com TOC relatam que seus sintomas começaram antes dos 14 anos de idade[7]. A prevalência estimada de TOC em crianças e adolescentes varia de 0,1[8] a 3,6%[9], possivelmente pela variação nas entrevistas diagnósticas utilizadas.

O TOC é frequentemente associado a importante incapacitação funcional – de acordo com um estudo epidemiológico[2], 65,3% dos pacientes com diagnóstico de TOC no último ano apresentaram escores altos na Escala de Incapacidade de Sheehan. Além disso, os pacientes com quadro clínico grave apresentaram os maiores prejuízos nos domínios das relações interpessoais e funcionamento social. Também já foi sugerida associação entre TOC e aumento da mortalidade, tanto por causas naturais, incluindo doenças cardiovasculares, como não naturais, como suicídio[10-12]. Apesar do crescente reconhecimento do TOC e das morbidades associadas, as taxas de diagnóstico e tratamento permanecem baixas: estima-se que apenas 31% dos casos graves de TOC recebem tratamento específico[2].

BASES NEUROBIOLÓGICAS

Fatores genéticos

O TOC apresenta mecanismo etiopatogênico multifatorial, incluindo diversos fatores de risco genéticos e ambientais. A contribuição da genética foi descrita inicialmente em estudos de famílias, que demonstraram que parentes de primeiro grau de pacientes com TOC apresentavam maior prevalência do transtorno, principalmente quando o início dos sintomas obsessivo-compulsivos (SOC) ocorreu antes dos 14 anos de idade[13]. Estudos com gêmeos revelaram taxas de herdabilidade de até 50%, apontando que, além de familiar, o TOC também é genético[14,15].

Inúmeros estudos procuraram encontrar uma associação entre o TOC e genes candidatos, escolhidos a priori segundo o conhecimento vigente sobre a neurobiologia do TOC, que indicou o envolvimento de vias serotoninérgicas, glutamatérgicas e dopaminérgicas em sua fisiopatologia[16]. Embora alguns desses "estudos de associação" tenham tido resultados interessantes, esses foram substituídos por outros métodos, que acabaram levando à perspectiva atual de que o TOC tenha base genética poligênica[16], causado por variantes genéticas combinadas com tamanhos de efeitos pequenos[15,17]. Os estudos de associação do genoma inteiro (GWAS, do inglês genome-wide association studies) são capazes de identificar essas variantes distribuídas ao longo de todo o genoma. Dois GWAS foram conduzidos em amostras clínicas de TOC[18,19] e, embora nenhum polimorfismo tenha atingido o limiar rigoroso para significância estatística ($p < 10^{-8}$), genes envolvidos em processos neuronais como crescimento celular, importan-

tes para a neurotransmissão glutamatérgica, se destacaram na análise[15-17]. Ainda, em estudos com camundongos, a inativação de alguns dos genes que se destacaram nos GWAS produziu comportamentos compulsivos nesses animais[20]. De forma geral, ambos os GWAS apresentaram algum grau de sobreposição e, mais importante, os genes mais relevantes encontrados parecem apresentar interações entre si[16]. Esses achados condizem com a hipótese de que a genética do TOC é complexa e envolve a interação de genes pertencentes a redes e sistemas neurais interligados[16,21,22] e que são importantes para o desenvolvimento neurológico[18,23].

Neuroimagem

As evidências de neuroimagem no TOC sustentam uma das hipóteses mais robustas sobre os mecanismos neurobiológicos que embasam as manifestações psiquiátricas. No entanto, até o momento, esses achados não explicam toda a complexidade do transtorno e não são aplicáveis a todos os pacientes. Mais estudos são necessários para elucidar essas questões diante da heterogeneidade e complexidade do TOC.

Estudos de ressonância magnética (RM) apontam alterações volumétricas em estruturas do circuito córtico-estriado-tálamo-cortical (CETC) em pacientes com TOC. O circuito em questão envolve estruturas corticais, como os córtices orbitofrontal e do cíngulo anterior, conectados a estruturas subcorticais, como o tálamo e o estriado (núcleo caudado e putâmen)[24]. Esses estudos condizem com a observação de SOC associados a lesões traumáticas[25] ou doenças nessas estruturas, como observado na doença de Huntington e na coreia de Sydenham, que acometem o núcleo caudado[26].

Alterações morfológicas em outros circuitos e estruturas também foram apontadas[27,28]. Porém, os resultados são heterogêneos, o que pode se relacionar a diferenças metodológicas entre os estudos ou à própria heterogeneidade do TOC. Ademais, em uma mega-análise de dados de neuroimagem estrutural de diferentes centros de pesquisa do mundo, adultos e crianças apresentaram alterações cerebrais diferentes, quando comparados a controles[29,30]. Achados como esse levantam a hipótese de que o TOC em idade precoce pode apresentar uma descontinuidade neurobiológica em relação ao TOC em adultos[31]. Por fim, diferentes dimensões de sintomas apresentaram correlatos estruturais distintos, o que soma à heterogeneidade do TOC[32].

Técnicas que analisam o metabolismo cerebral também foram utilizadas para investigar as bases neurobiológicas do TOC. São exemplos dessas técnicas a tomografia por emissão de pósitrons (PET, do inglês positron emission tomography), a tomografia computadorizada por emissão de fóton único (SPECT) e a ressonância magnética funcional (fMRI), tanto em repouso quanto após a provocação de sintomas por paradigmas específicos. No repouso, observou-se hiperatividade nos córtices orbitofrontal e do cíngulo anterior, no caudado e no putâmen, além de outras estruturas do circuito CETC em pacientes com TOC, comparados a controles[33,34]. Essa hiperatividade também foi verificada após a provocação de sintomas e se atenuou em pacientes que melhoraram com o tratamento[35].

Assim como nos estudos estruturais, além do circuito CETC, também foram descritas alterações funcionais em outras estruturas e circuitos, como amígdala, hipocampo, córtex pré-frontal dorsolateral, córtex parietal e o córtex do cíngulo posterior[36]. Diferenças funcionais também foram observadas entre adultos com início dos SOC na infância comparados àqueles cujos sintomas se iniciaram na vida adulta[37]. Estudos de provocação de sintoma também apontaram ativação de áreas distintas do cérebro, de acordo com a dimensão do sintoma provocado[38].

Estudos de neuroimagem também permitem informar sobre a neurotransmissão no TOC. Desequilíbrio neuroquímico envolvendo principalmente a serotonina[39], o glutamato[40] e a dopamina[41] foram observados nos pacientes com TOC, especialmente nos circuitos frontoestriatais. Estudos de RM por espectroscopia de prótons também apontam alterações de metabólitos cerebrais em regiões do circuito CETC, embora haja inconsistências provavelmente decorrentes de diferentes metodologias empregadas, ou da heterogeneidade do TOC[42].

Fatores neuroimunológicos

Outro modelo proposto para a etiologia do TOC consiste em reações autoimunes desencadeadas por infecções, particularmente pelo estreptococo beta-hemolítico do grupo A, em crianças neurobiologicamente predispostas. O processo inflamatório deflagrado nos núcleos da base (especialmente no núcleo caudado) resultaria em SOC ou em um transtorno de tiques. Porém, esse modelo ainda é alvo de debate[43]. Aspectos mais detalhados do subtipo de TOC relacionado a infecções serão detalhados mais adiante.

Fatores de risco intrauterinos e perinatais

Um grande estudo realizado na Suécia demonstrou associação do TOC com eventos perinatais adversos, como tabagismo materno durante a gravidez (mais de 10 cigarros por dia), apresentação pélvica, prematuridade, baixo peso ao nascer, pontuação de Apgar baixa, nascer grande para a idade gestacional e parto por cesariana, após controlar para possíveis fatores de confusão familiares. Ademais, observou-se associação dose-resposta entre o número de eventos adversos perinatais relatados e a incidência de TOC, aumentando a possibilidade de uma relação causal[44]. No TOC de início precoce, particularmente em meninos com comorbidade com tiques, a associação com adversidades perinatais é grande. Fatores como consumo de álcool, cigarro e cafeína pela mãe durante a gestação se associaram ao diagnóstico de TOC comórbido em pacientes com Tourette[45].

Outros fatores de risco observados durante o período intrauterino/perinatal foram: doenças maternas e estresse psicológico na gestação; não amamentar; violência física ou sexual contra a mãe[46].

PAPEL DO TRAUMA, TEORIA COGNITIVO-COMPORTAMENTAL E NEUROCOGNIÇÃO

O papel do trauma

O trauma, como um momento de estresse intenso, acarreta níveis elevados de sofrimento psicológico, manifestando-se muitas vezes como pensamentos intrusivos tipicamente sobre o evento traumático. Os sintomas que um indivíduo pode experimentar são variáveis e dependem da situação. Às vezes, os sintomas provocam ansiedade ou medo. Em outras, o quadro clínico inclui sintomas depressivos, raiva e agressividade ou dissociação. Um estudo recente[47] mostrou que, em uma amostra de pessoas saudáveis, 45% dos expostos a desastres naturais e 54% dos expostos a um desastre causado pelo homem haviam desenvolvido pelo menos um transtorno psiquiátrico. A exposição a desastres provocados pelo homem associou-se, além de ao maior risco de desenvolvimento de depressão e estresse pós-traumático, ao desenvolvimento do TOC. O estresse pode resultar em hipertrofia neuronal no putâmen e na amígdala, causando um desequilíbrio que está implicado na patogênese e na expressão da sintomatologia do TOC[48]. A exposição a eventos estressantes e traumáticos constitui um importante fator de risco ambiental. É um mecanismo importante no conceito de interação "diátese de estresse" no desenvolvimento da psicopatologia. O estresse pode induzir sintomas obsessivos em populações saudáveis e psiquiátricas, refletindo-se nas anormalidades relatadas no TOC. Em um estudo de coorte composta por crianças e adolescentes, realizado com o objetivo de identificar fatores de risco para o desenvolvimento de SOC[46], foi demonstrada associação entre o aumento da frequência de SOC e os níveis de estresse materno durante a gravidez, violência física e sexual.

Entre 25 e 67% dos pacientes com TOC relatam eventos significativos da vida (a maioria estressante) relacionados ao início do TOC, como agressão sexual, combates, exposição a acidentes de trânsito e violência. Esse quadro é chamado de TOC pós-traumático. Os indivíduos com TOC pós-traumático apresentam maior gravidade dos sintomas obsessivos, depressivos e ansiosos. Apresentam também maiores taxas de suicídio, comorbidade com transtornos de humor, somatoformes e do controle de impulso, indicando que o TOC pós-traumático pode ser particularmente grave[49]. Foi sugerido que o quadro clínico do TOC pode servir como função de proteção para aliviar pensamentos e emoções desagradáveis relacionados ao trauma. Contudo, ainda não está claro se o trauma ou eventos estressantes podem piorar ou até melhorar a resposta ao tratamento do TOC[49].

Além do TOC pós-traumático, a experiência de certos eventos traumáticos pode ser mais catastrófica para pacientes com TOC anterior ao trauma. Pacientes com TOC que vivenciam eventos estressantes têm maior probabilidade de desenvolver o curso crônico da doença em 42% dos casos, com o aumento de eventos negativos recentes durante a vida[50]. Assim, foi sugerido que o estresse geral que acompanha esses eventos priva o paciente de recursos necessários para resistir às obsessões e aos comportamentos compulsivos. Além disso, a gravidade das obsessões e compulsões foi correlacionada com o número de eventos estressantes vivenciados no ano anterior ao início do TOC e ao longo da vida.

Alguns indivíduos expostos ao trauma podem manifestar sintomas de TOC e TEPT sobrepostos[48]. A co-ocorrência de TEPT em indivíduos com TOC tem uma prevalência de 19%[49] e está associada a sintomas mais graves e menor resposta ao tratamento em comparação com indivíduos com TOC e sem histórico de TEPT. A presença do TEPT ao longo da vida levou a sintomas significativamente mais graves de TOC, menor qualidade de vida e taxas mais altas de transtornos de humor, resistência ao tratamento e uso de substâncias do que os indivíduos sem essa comorbidade[51-53].

Teorias cognitiva e comportamental

Abordagem comportamental

A perspectiva comportamental do TOC baseia-se na observação das contingências[54] responsáveis pela ocorrência das obsessões e compulsões. Grande parte da literatura cognitivo-comportamental, baseada na hipótese da contiguidade obsessão-ritual, se apoia em uma organização cronológica de eventos em que há: 1) ocorrência de obsessão; 2) eliciação de respostas emocionais desconfortáveis; 3) evocação de respostas de evitação (compulsão), com consequente fortalecimento de toda a cadeia, dado seu efeito reforçador negativo[55,56].

Mowrer[58] foi um dos primeiros autores a esboçar uma teoria eminentemente comportamental do TOC. O autor leva em conta os fenômenos típicos do condicionamento pavloviano para explicar que, uma vez que eventos neutros sejam pareados a estímulos "traumáticos", aqueles adquirem funções comportamentais e passam a eliciar o desconforto originalmente exclusivo do episódio traumático (fator 1 – estabelecimento de aversivos condicionados). Respostas de fuga e esquiva são fortalecidas na medida em que atuam de modo a abrandar esse abalo e/ou adiar contextos nos quais os eventos são prováveis (fator 2 – fortalecimento de respostas de evitação). Ao expor os modelos comportamentais do TOC, Steketee[59] defende que a teoria dos dois fatores de Mowrer não seria suficiente para explicar, por exemplo, o estabelecimento dos sintomas de TOC e a ocorrência de obsessões. O autor justifica que nem sempre há registros de contingências de condicionamento respondente na história dos pacientes. Há então que se expandir os horizontes de análise, como fizeram diversos autores[56,57,59-63]. A partir de análogos experimentais da psicopatologia, observou-se que a exposição de roedores a esquemas de reforçamento intermitente é capaz de gerar padrões de polidipsia que se assemelham ao comportamento compulsivo do TOC[64]. O modelo experimental de comportamento verbal proposto por Abreu[57] evidenciou que instruções que especificam contingências aversivas para o comportamento ineficiente de um sujeito (p. ex., "se você não

separar com atenção as sementes, crianças serão contaminadas") são capazes de aumentar a frequência de respostas de checagem.

Há que se considerar também a possibilidade de que a etiologia do TOC esteja relacionada a fatores diversos[63], como a aprendizagem vicariante (ou modelação)[56,62], o reforçamento positivo dos sintomas[63], a mediação social de reforçadores[61] (vide acomodação familiar), o efeito da generalização de estímulos físicos ou simbólicos[65] e o efeito da linguagem[66].

No que se refere ao papel da linguagem no estabelecimento e/ou manutenção do TOC, pesquisas recentes nas áreas da equivalência de estímulos[67] e da Teoria das Molduras Relacionais (RFT)[68] têm demonstrado a capacidade de a estimulação verbal transformar a função de estímulos. Este fato explicaria a ocorrência das obsessões e seu efeito intrusivo. A sustentação de abordagens terapêuticas modernas, como a associação de EPR com técnicas da terapia de aceitação e compromisso[69], deriva desse referencial teórico.

Abordagem cognitivo-comportamental

O desenvolvimento dessa abordagem psicoterapêutica é baseado nos pressupostos filosóficos e de religiões antigas, como o estoicismo grego, o taoísmo e o budismo, que postulam a influência das ideias e cognições sobre as emoções e o comportamento. Por exemplo: "Não são as coisas que nos perturbam, mas a visão que temos dessas coisas"[70]. O pressuposto aponta que a cognição, caracterizada pela maneira como a pessoa julga e interpreta as situações, precede o comportamento[71]. Neste sentido, o tratamento com a terapia cognitiva (TC) é essencialmente baseado na identificação e modificação de pensamentos e crenças relacionadas aos sintomas obsessivos e comportamentos compulsivos[71]. Entende-se que, pela modificação dos pensamentos, consequentemente haverá uma mudança no padrão comportamental.

A TC não tem como objetivo corrigir os pensamentos ou tirar os pensamentos negativos do paciente. O emprego da TC em pacientes com TOC é caracterizado pela realização de exercícios que auxiliam o sujeito a avaliar seus próprios pensamentos, baseando-se na análise de evidências por fatos e dados dispostos no ambiente[72]. Tais exercícios objetivam flexibilizar crenças relacionadas à responsabilidade excessiva, intolerância à incerteza, necessidade de controle e perfeccionismo[73,74]. Os experimentos comportamentais, como são geralmente chamados os exercícios na terapia cognitiva, ajudam o paciente a realizar uma análise pragmática de seus pensamentos relacionados aos sintomas do TOC. Essa análise inclui primordialmente a verificação de fatos e dados observáveis da realidade, que podem ser ou não compatíveis com os pensamentos automáticos. Nesse sentido, o paciente deixa de utilizar a emoção como parâmetro de quais ações poderiam ou não ser adotadas, atribuindo assim um novo significado à maneira como entende a situação[72]. Por exemplo: considere um sujeito com TOC que, ao experimentar pensamentos obsessivos de causar ferimento letal a um familiar, sente um medo intensamente desconfortável e, consequentemente, começa a se afastar do convívio social para se sentir mais seguro. Seguindo o pressuposto da TC, um experimento a ser realizado neste caso é apresentar a foto de um familiar querido a este paciente enquanto ele segura uma caneta ou qualquer objeto pontiagudo. Tal situação pode evocar o pensamento automático "se eu sinto medo ao pensar que posso machucar alguém, logo sou um risco para minha família". A partir desse experimento, o terapeuta estimula o paciente a reavaliar o nível de compatibilidade com a realidade de seus pensamentos automáticos. Dessa forma, é possível afirmar que experimentos comportamentais em TC no TOC refletem um tipo específico de intervenção, cujo objetivo desejado é a ativação e a não confirmação de crenças durante as sessões.

Estudos recentes[72] convergem para a integração da TC com a técnica de exposição e prevenção de respostas (EPR com resultados superiores à aplicação isolada da EPR ou TC). A terapia cognitivo-comportamental (TCC) para pacientes com TOC pode ser administrada em grupo ou individual, seguindo estruturalmente algumas etapas: 1) avaliação diagnóstica do paciente; 2) psicoeducação e hierarquização dos sintomas para EPR; 3) execução da EPR e monitoramento dos resultados; e 4) prevenção de recaídas[75].

As sessões são estruturadas a partir dos problemas e sintomas vivenciados pelo paciente no momento em que a terapia ocorre. A grande maioria das sessões inclui demonstrações práticas, por parte do terapeuta, de como realizar os exercícios de EPR. Utilizam-se também registros e instrumentos de automonitoramento e avaliação semanal do humor, além da revisão das tarefas programas programadas/exercícios da semana[75].

Neurocognição

Metanálises[76-78] indicam alterações significativas em diferentes funções cognitivas, com alterações mais consistentes relacionadas às funções executivas. Esse conjunto de processos mentais permite que o indivíduo direcione seus comportamentos a uma meta, avalie a eficiência e a adequação desses comportamentos, abandone estratégias ineficazes em prol de outras mais eficientes e, assim, alcance a resolução de problemas[79]. Dentre as várias funções mentais envolvidas nesse complexo sistema cognitivo, destacam-se a capacidade de planejamento, a flexibilidade cognitiva, a memória operacional e o controle inibitório[79].

A perspectiva clínica observada no TOC, incluindo traços de perfeccionismo e dificuldade em inibir compulsões, é compatível com os dados que apontam prejuízo significativo nas funções executivas. Contudo, ainda não é possível caracterizar um déficit de uma função específica, observando-se alterações nos processos de controle inibitório, flexibilidade cognitiva, planejamento e memória operacional. Algumas variáveis clínicas e demográficas, como idade, sexo, presença de comorbidades e tratamento farmacológico vigente, também poderiam moderar o prejuízo nos testes que avaliaram tais funções. Estudos adicionais são aguardados para esclarecer essas lacunas do conhecimento nesta área.

QUADRO CLÍNICO, DIAGNÓSTICO E COMORBIDADES

Quadro clínico

As obsessões e compulsões são as manifestações nucleares do TOC. As obsessões são pensamentos, ideias ou imagens repetitivas, intrusivas e que provocam angústia, ansiedade e/ou desconforto. As compulsões são comportamentos repetitivos ou rituais mentais, realizados de forma rígida e estereotipada, a fim de diminuir o desconforto causado pelas obsessões[80,81].

O conteúdo dos sintomas do TOC pode ser muito variado[82]. Os mais comuns são: obsessões de agressão (medo de que algum familiar venha a falecer ou sofrer um acidente, medo de que a casa seja assaltada ou pegue fogo, medo de ter um impulso violento e empurrar ou machucar alguém, medo de se ferir por não ser suficientemente cuidadoso etc.), rituais de verificação (verificar portas, janelas, fechaduras, a saída do gás, checar se familiares estão bem, verificar mentalmente se não se esqueceu de nenhuma medida de segurança etc.), obsessões relacionadas a perfeccionismo, ordenação e simetria (necessidade de que objetos estejam perfeitamente posicionados e alinhados, de que a escrita esteja perfeita etc.), rituais de arrumação e arranjo (gastar muito tempo organizando minuciosamente as roupas no armário, reescrever muitas vezes a mesma frase para se certificar de que está perfeita etc.), obsessões de contaminação e sujeira (medo de pegar uma doença por contaminação ao se sentar em bancos ou ao tocar em maçanetas, preocupação excessiva com sujeira etc.), rituais de limpeza e lavagem (banhos excessivos e ritualizados, limpeza excessiva de móveis, lavagem de roupas que não foram usadas etc.), obsessões sexuais e religiosas (medo de blasfemar contra Deus, medo de ser homossexual etc.), rituais religiosos (rezar de forma ritualizada e excessiva, checar repetidamente com o padre, pastor ou rabino se fez algo que pode ser considerado pecaminoso, fazer o sinal da cruz certo número de vezes etc.), obsessões e compulsões de acumulação (medo de jogar coisas fora por poder precisar delas no futuro, acumular objetos inúteis sem valor sentimental etc.)[83].

Ciúme

Um sintoma pouco reconhecido, mas que pode gerar muito sofrimento e interferência, são as obsessões de ciúme, em geral associadas a rituais de checagem[84]. Os pacientes apresentam dúvidas em relação à fidelidade do parceiro(a) ou têm imagens mentais intrusivas de traição, e têm necessidade de se certificar de que não estão sendo traídos. Geralmente precisam verificar se a pessoa está mesmo onde disse que estaria, se há algum indício de traição em objetos pessoais, roupas, telefones celulares, correspondência eletrônica etc., assim como fazer perguntas repetitivamente. Mesmo sabendo que a traição não ocorre ou que é muito improvável que ocorra, o paciente não consegue se tranquilizar e age insistentemente para tentar eliminar a dúvida, muitas vezes se arrependendo e se culpando por causar sofrimento injusto ao cônjuge. Em alguns casos, porém, a crítica pode mais estar comprometida e os pensamentos se apresentam como ideias supervalorizadas. Sintomas de ciúme patológico também podem ocorrer em diversos outros transtornos mentais, como esquizofrenia, transtorno delirante persistente, depressão maior, demências e transtorno por uso de álcool ou drogas, de modo que o diagnóstico diferencial deve ser feito pelo conjunto das manifestações psicopatológicas e clínicas[84].

Nojo

O nojo pode ser entendido como uma sensação ou emoção universal, caracterizada pelo sentimento de repulsa ou profunda reprovação por algo desagradável ou ofensivo[85]. Os estímulos que podem provocar nojo são diversos, mas alguns exemplos comuns são más condições de higiene (p. ex., banheiro sujo, comida em processo de degradação), transgressões morais e violações corporais, como cortes com sangue[86]. Um comportamento comum do nojo é a aversão e a tendência a se distanciar do estímulo ofensivo. Embora seja uma emoção universal, que existe em diversos graus nas pessoas como um mecanismo de proteção e sobrevivência, este sintoma pode ser mais frequente em pacientes com TOC[87,88]. Estes pacientes apresentam maior propensão ao nojo, isto é, neles se observa aumento do número de situações e objetos que podem gerar nojo. Observa-se também maior sensibilidade ao nojo, que se trata da intensidade da sensação no paciente e, consequentemente, da evitação de situações que possam provocá-la. A compreensão do nojo em pacientes com TOC é importante, pois alguns autores postulam que pacientes com preocupações com contaminação, por exemplo, podem evitar situações não estritamente por medo dos danos que uma possível contaminação ou doença possam gerar, mas sim para evitar a possibilidade de sentir nojo e o desconforto relacionado a ele[86].

Fenômenos sensoriais

Além da noção comumente aceita de que compulsões são executadas para aliviar o desconforto causado pelas obsessões, pacientes com TOC frequentemente descrevem que algumas compulsões são precedidas ou acompanhadas por sensações, sentimentos e/ou percepções, descritas como desagradáveis ou desconfortáveis – os chamados fenômenos sensoriais (FS)[89,90]. As descrições iniciais dos FS foram feitas a partir da observação de pacientes com síndrome de Tourette (ST), que descreveram sensações físicas e incômodas na pele ou nos músculos, semelhantes a coceira ou pinicada. Além dessas sensações físicas, pacientes com TOC também relatam sensações e/ou percepções mentais que incluem: a) percepções visuais, auditivas ou táteis de que algo não está como deveria estar e que os levam a realizar as compulsões até terem a percepção de que o objeto ou situação está *just right* ("em ordem"). Outros exemplos de FS já descritos na literatura incluem sensação mental de tensão ou energia crescente que precisa ser descarregada pela realização dos comportamentos repetitivos e sentimentos de incompletude, imperfeição e insuficiência[91,92]. Em uma amostra de 1.001 pacientes com TOC, 651 (65%) relataram ao menos um tipo de FS precedendo e/ou acompanhando as compulsões. Entre eles, cerca de 15,7% relataram que os FS eram mais graves que as compulsões[89]. Alguns estudos demonstraram associações entre presença e gravidade dos FS com as dimensões de contaminação/lavagem[89], simetria/ordenação[92], agressão/violência e sexual/religiosa[93]. É importante ressaltar que os FS são características transdiagnósticas, ou seja, não afetam somente os portadores de TOC ou de síndrome de Tourette[94], mas também os portadores de tricotilomania[94].

Capacidade crítica

A maioria dos pacientes sente vergonha e/ou medo de seus pensamentos e comportamentos, e admite que são excessivos ou irracionais. Assim, o grau de crítica tende a ser bom, mas pode variar entre os pacientes e no mesmo indivíduo, conforme a ocasião e o tipo de sintomatologia[95]. Pacientes com obsessões somáticas e sintomas de acumulação[95,96], por exemplo, teriam pior crítica. A visão clássica de que a crítica preservada é uma característica essencial do TOC já não é mais aceita, e há alguns casos, em geral de início precoce, com maior número e gravidade dos sintomas, que se apresentam não como obsessões típicas (egodistônicas), mas sim como ideias prevalentes ou supervalorizadas (egossintônicas)[2,40]. Atualmente é mais aceita a visão dimensional de *continuum* de força de crença nas ideias obsessivas, com vários graus de incerteza e não mais a categorização dicotômica "*insight* presente ou ausente"[97]. Um dos especificadores previstos nos critérios operacionais para o diagnóstico de TOC do DSM-5 refere-se ao grau de crítica sobre os sintomas. De acordo com esse manual, o *insight* pode ser classificado como bom ou moderado, pobre ou ausente. Aproximadamente metade dos pacientes apresenta *insight* excelente ou bom, um terço *insight* moderado ou pobre, e apenas uma minoria apresenta ausência de *insight*. Crianças com TOC frequentemente apresentam crítica pobre[81,98-100].

O caráter secreto do TOC deve ser também ressaltado, pois, como a crítica comumente está preservada, muitos pacientes só ritualizam em privacidade, controlando e escondendo ao máximo os SOC dos familiares e omitindo-os ou negando-os para profissionais de saúde mental, por medo de serem considerados "loucos". Além disso, alguns pacientes só têm sintomas encobertos ou rituais mentais.

Esquiva, incompletude e evitação de danos

Tendo em vista a heterogeneidade do quadro clínico dos pacientes com TOC, alguns autores estabeleceram dois sintomas ou características nucleares que poderiam estar relacionados ou, de certa forma, serem a base de outros sintomas de pacientes com TOC[101]. Tais sintomas e características são a evitação de dano e a incompletude. A evitação de dano compreende um traço de personalidade caracterizado por preocupação excessiva e tendência a responder intensamente a estímulos aversivos com evitação[102]. Já pacientes que possuem sintomas relacionados com incompletude podem ser guiados menos pelo medo de algum dano e estarem mais preocupados em concluir as tarefas perfeitamente ou repetir e realizar uma tarefa até se sentirem subjetivamente satisfeitos[103]. Um estudo avaliou sintomas de evitação de danos e incompletude em pacientes com TOC, depressão, ansiedade e uma amostra de pacientes sem doenças e observou que a gravidade de incompletude era maior em pacientes com TOC em relação aos outros grupos[104]. Além disso, a evitação ao dano era mais pronunciada em pacientes com TOC do que em pacientes com depressão e a amostra sem doenças.

Além dos sintomas nucleares já descritos, um comportamento comum em pacientes com TOC é a esquiva. Esquiva consiste em comportamentos e medidas adotados com a tentativa de evitar contato com situações e estímulos aversivos e, assim, evitar algum tipo de desconforto emocional[105]. Esse sintoma pode estar presente em vários tipos de transtornos, como fobia social e transtorno de pânico. Nos pacientes com TOC, os comportamentos de esquiva visam evitar estímulos que poderiam gerar desconforto emocional, obsessões e a necessidade de realizar rituais. Por exemplo, um paciente com sintomas de limpeza e contaminação que falta a um evento social para evitar utilizar um banheiro público. Caso comparecesse ao evento, teria de lidar com o nojo e a sensação de estar contaminado, além de se sentir impelido a lavar as mãos diversas vezes. É importante questionar ativamente sobre as manifestações de esquiva em pacientes com TOC, pois uma melhora aparente dos sintomas em relação ao tempo gasto com obsessões e compulsões pode ser secundária à piora do comportamento de esquiva e, consequentemente, a menos situações que eliciem os sintomas.

Acomodação familiar

A rotina das pessoas que estão próximas ao paciente com TOC, como pais, cônjuges e irmãos, também sofre interferência, fazendo com que a vida da família gire em torno do transtorno[106]. Com muita frequência, os familiares mudam seus próprios comportamentos e rotinas para ajudar ou permitir a realização dos rituais do paciente com o intuito de atenuar seu sofrimento, diminuir a angústia ou reduzir o tempo consumido pelos sintomas do TOC. Esses comportamentos são chamados de acomodação familiar (AF)[107]. A AF alivia a angústia relacionada ao transtorno temporariamente, mas a consequência no longo prazo é reforçar o comportamento, perpetuando ou mesmo agravando os sintomas. Além disso, ela pode impedir que o paciente desenvolva autocontrole sobre a ansiedade[108]. Além disso, os familiares acabam mantendo a AF para evitar reações agressivas ou reduzir o comprometimento funcional[107]. Quanto maior o nível da AF, maior a intensidade dos sintomas do TOC e pior resposta ao tratamento[106]. Em contrapartida, a melhora dos sintomas do TOC após o tratamento está associada à diminuição da AF[109].

Aspectos cognitivos (intolerância à incerteza, responsabilidade patológica, fusão pensamento-ação, controle de pensamento)

Frequentemente, pacientes com TOC procuram prevenir a ocorrência de sensações desagradáveis evitando ou reduzindo situações que poderiam desencadear as obsessões, o que produz interferências significativas no funcionamento social e no trabalho[11]. Esse padrão de comportamento evitativo relaciona-se à responsabilidade excessiva que os pacientes imaginam carregar diante de suas próprias preocupações. Por exemplo, um sujeito com obsessões de conteúdo agressivo evita manter o contato com sua filha recém-nascida, já que acredita ser um perigo para sua família.

A fusão pensamento-ação é definida como a fixação de eventos privados, considerados como verdadeiros por aqueles que os experienciam[110]. É possível identificar que a estratégia de se afastar da filha também é motivada pela pressuposição de que o pensamento corresponde ao mesmo nível de intencionalidade de uma ação.

Já a intolerância à incerteza refere-se a como o indivíduo faz a leitura das situações em seu ambiente ou contexto de maneira que não são permitidas variações fora daquelas por ele planejada[111]. Por exemplo, um sujeito que necessita a todo momento saber onde estão as pessoas de seu convívio, quando por algum motivo fica sem notícias, inicia um processo de mapear ruas onde estas podem estar, formula hipóteses para o que pode ter acontecido e calcula estatisticamente as possibilidades na tentativa de prever e se preparar para a ocasião futura. Esse conjunto de ações pode ser classificado como um subtipo, chamado de intolerância à incerteza prospectiva[112].

A presença do perfeccionismo como parte da sintomatologia do TOC é variável e de suma importância, pois ela atua diretamente sobre as crenças obsessivas do indivíduo afetado[113]. Em sua atuação, o indivíduo coloca-se em um lugar de constantes verificações na tentativa de contemplar a crença de que algo está "errado" ou "fora do que acredita que tem que estar" (*just right*), levando-o a repetição. A constante exigência para "estar do jeito certo" o leva, por vezes, a uma situação comum dentre os indivíduos afetados pelo TOC, a procrastinação[114]. A responsabilidade patológica pode ser definida como a crença do sujeito em ter poder para provocar ou prevenir acontecimentos cruciais, se sentindo responsável por situações ruins futuras, caso não realize suas atividades/rituais de forma completa ou que tenha um final que o satisfaça. Um estudo relatou associação em perfeccionismo e FS[115]. Essa responsabilidade se atrela ao sentimento de culpa e preocupação em causar algum evento negativo[116]. Dessa maneira, a vigilância sobre os pensamentos aumenta, intensificando as sensações associadas, criando a sensação da necessidade de hipervigilância dos eventos mentais, como crenças moralistas de que controlar os pensamentos é uma virtude e que falta de controle resulta em consequências graves tanto psíquicas quanto concretas[116].

Heterogeneidade e abordagem dimensional do TOC

Destacam-se, a seguir, diversos estudos que têm tentado contornar o problema da heterogeneidade clínica do TOC com o objetivo de produzir resultados que possam ser mais amplamente generalizados, principalmente os relacionados aos fatores preditivos de prognóstico e resposta ao tratamento.

Abordagem categorial

Propõe a identificação de subgrupos específicos de pacientes com TOC, mutuamente excludentes[117]. A seguir, são descritas as características principais de três subgrupos.

- TOC de início precoce *versus* TOC de início tardio dos sintomas: a idade de início dos SOC é uma importante variável utilizada em estudos clínicos, genéticos, de tratamento, de neuroimagem e neuropsicológicos[120-126]. O TOC tem um pico de incidência na infância e outro no início da vida adulta[120,127]. Em amostras de crianças, o TOC em geral predomina entre meninos[128-131]. Na idade adulta, a proporção entre sexos se iguala, chegando à proporção de 1:1[132,133]. Crianças com TOC ou adultos com início precoce dos SOC podem apresentar características clínicas específicas, como maior probabilidade de as compulsões antecederem o início das obsessões[134,135]. Outra característica que aparece com maior frequência no subgrupo de início precoce são as compulsões do tipo *tic-like*, definidas como compulsões semelhantes a tiques, mas realizadas com a intenção de aliviar o desconforto ou ansiedade causadas por uma obsessão[127,136]. O subgrupo de início precoce também apresenta maior frequência de fenômenos sensoriais, comparado com o subgrupo de início tardio[83,136,137]. Estudos genéticos encontraram frequências aumentadas de TOC e SOC nos parentes de primeiro grau de crianças com o diagnóstico de TOC, quando comparados com as frequências na população em geral e em familiares de pacientes com início dos SOC após a puberdade[138,139]. O início precoce dos sintomas está mais associado com transtornos de tiques em vários estudos[120,131,134,140-142] e tem um impacto no desenvolvimento de transtornos psiquiátricos comórbidos[134]. É importante ressaltar que, quanto maior o tempo entre o início dos SOC e o tratamento adequado, maior a chance de o paciente ter pior prognóstico[143,144,145].

  A. TOC associado a tiques: atualmente a síndrome de Tourette (ST) e o transtorno de tiques crônicos são considerados como parte do espectro obsessivo-compulsivo (DSM-5 e CID-11). Isso significa que eles compartilham características genéticas, neurobiológicas, clínicas e de resposta a tratamento com outros transtornos[146-148]. Alguns estudos mostraram que até 40% dos pacientes com ST desenvolvem TOC[117]. Além disso, a prevalência de TOC nos familiares de pacientes com ST também é aumentada em relação à população controle. O TOC associado a tiques apresenta carac-

terísticas específicas, como: idade de início precoce; incidência maior no sexo masculino; frequência aumentada dos fenômenos sensoriais precedendo as compulsões; maior presença de rituais *tic-like*, como "bater", "tocar" ou friccionar alguma parte do corpo ou objeto; maiores frequências de sintomas de simetria/exatidão e medo de prejudicar alguém. A presença da dimensão simetria/exatidão também foi associada ao aumento da gravidade dos tiques. Além disso, pacientes com TOC+ST apresentam maior incidência de tricotilomania (4%) e dermatotilexomania (25%), com taxas maiores que as da população geral. Como consequência de estudos clínicos, genéticos e de neuroimagem confirmando que pacientes com TOC + tiques têm características específicas, a 5ª edição do Manual Estatístico e Diagnóstico dos Transtornos Mentais (DSM-5)[1] decidiu incluir um especificador que TOC com tiques e TOC sem tiques.

  B. TOC associado a infecções: há aproximadamente duas décadas, uma interessante linha de pesquisa relacionou a presença de SOC e tiques com a infecção por *Streptococus pyogenes* (estreptococo beta-hemolítico do grupo A) em crianças. Postula-se que a reação cruzada entre anticorpos dirigidos à bactéria com componentes celulares dos gânglios da base poderia desencadear os SOC e os tiques (Mercadante et al., 2005). Além disso, estudos de famílias evidenciaram maior frequência de TOC e tiques em familiares de primeiro grau de pacientes com febre reumática[149]. Este subgrupo primeiro recebeu a denominação de *Pediatric Autoimmune Neuropsychiatric Disorders Associated with group A beta-hemolytic Streptococcus* (PANDAS). Este subgrupo foi caracterizado pelo início abrupto dos SOC e dos tiques, com início dos sintomas antes da puberdade, e história de infecções repetidas, que frequentemente estavam diretamente associadas ao início ou piora dos SOC e/ou dos tiques. Mais recentemente, com estudos demonstrando que, além do *Streptococcus pyogenes*, outros tipos de bactérias ou vírus poderiam desencadear ou agravar não apenas os SOC e/ou tiques, mas também outros transtornos, esse subgrupo de pacientes foi denominado PANS (síndrome neuropsiquiátrica de início abrupto, do inglês *pediatric acute-onset neuropsychiatric syndrome*); esse subtipo de TOC foi relacionado a infecções[150]. Entretanto, estudos têm demonstrado que pacientes com TOC com PANDAS ou PANSS corresponderiam a apenas cerca de 2 a 5% dos casos de TOC[151].

Abordagem dimensional

Vários autores têm proposto uma investigação clínica e psicopatológica do TOC baseada na avaliação dimensional dos SOC. Em um estudo pioneiro, Leckman et al.[133] realizaram uma análise fatorial dos SOC e encontraram quatro fatores ou dimensões de SOC: 1) obsessões de agressão, sexuais, somáticas e religiosas e compulsões relacionadas; 2) obsessões de simetria e ordenação e compulsões de contagem e ordenação/arranjo; 3) obsessões de contaminação e compulsões de limpeza e lavagem; 4) obsessões e compulsões de colecionismo. Desde então, inúmeros estudos de análise fatorial dos SOC já foram publicados, com resultados semelhantes aos encontrados por Leckman et al.[133], mas identificando cerca de 3 a 5 dimensões ou fatores de SOC[152,153]. Os estudos que avaliaram a presença dessas dimensões de SOC em crianças e adolescentes apresentaram poucas diferenças em relação aos resultados em adultos[154]. Estudos clínicos demonstraram que essas dimensões de SOC são temporalmente estáveis[155,156] e que pacientes com maior gravidade de algumas dimensões, especialmente "acumulação" e "sexual-religiosa", apresentavam pior resposta ao tratamento farmacológico do TOC[157,158]. Estudos genéticos mostraram que cerca de 45% dos familiares de primeiro grau de pacientes com maior gravidade da dimensão "simetria/ordenação" apresentavam TOC clínico ou subclínico[159,160]. Em estudos de neuroimagem, encontrou-se que a gravidade de dimensões de SOC específicas está associada a diferentes padrões de ativação de áreas cerebrais[32,161]. Diversos outros estudos de neuroimagem que utilizaram a escala de avaliação de presença e gravidade de dimensões de SOC DY-BOCS encontraram resultados semelhantes[152,153,162]. A identificação correta de fenótipos que sejam hereditários e válidos do ponto de vista genético são etapas fundamentais e necessárias para a localização e caracterização dos genes de susceptibilidade do TOC, assim como a identificação de fatores de risco ou proteção e o desenvolvimento de estratégias mais eficazes de tratamento[163]. A avaliação da gravidade dos SOC de acordo com as diferentes dimensões pode trazer resultados mais precisos, pois os sintomas são analisados de forma contínua, incluindo pessoas que não preenchem critérios diagnósticos para TOC.

Curso clínico

Muito frequentemente, o TOC apresenta evolução crônica, em que se intercalam períodos de melhora e piora[164]. O início dos sintomas pode ser agudo ou insidioso, não havendo um padrão de evolução determinado. É bastante comum o aparecimento de sintomas leves e que não trazem sofrimento ou interferência na vida do indivíduo antes do aparecimento do quadro clínico completo. Dificilmente existem períodos em que os pacientes se encontram completamente assintomáticos[165]. As taxas de remissão completa, descritas em estudos de seguimento, são baixas, ocorrendo apenas em 10 a 20% dos portadores[164,166,167].

Diagnóstico

A 5ª edição do *Manual diagnóstico e estatístico de transtornos mentais* (DSM-5)[1], da Associação Americana de Psiquiatria, e a 11ª edição da Classificação Internacional de Doenças, da Organização Mundial da Saúde, estabelecem os critérios operacionais mais atuais para o diagnóstico do TOC. Nos dois

Quadro 1 Critérios operacionais para o diagnóstico de TOC, de acordo com o DSM-5

Critérios
A. Presença de obsessões e/ou compulsões
B. As obsessões e/ou compulsões consomem pelo menos uma hora por dia e causam sofrimento clinicamente significativo ou prejuízo ao funcionamento social, profissional ou a outras áreas importantes da vida do indivíduo
C) Os sintomas obsessivo-compulsivos não se devem aos efeitos fisiológicos de uma substância (p. ex., droga de abuso ou medicamento) ou a outra condição médica
D. As manifestações não são decorrentes dos sintomas de outro transtorno psiquiátrico
Especificar se:
▪ TOC associado a tiques
▪ *Insight* bom ou moderado, pobre ou sem *insight* (nível de crítica)

manuais, foi criado um capítulo específico para o TOC e os transtornos relacionados. No DSM-5, TOC, o transtorno dismórfico corporal, a tricotilomania, o transtorno de escoriação e o transtorno de acumulação foram incluídos no capítulo. Já na CID-11, além dos transtornos já citados, foram também incluídas a hipocondria, a síndrome de Tourette e a síndrome de referência olfatória.

Comorbidades

Nos pacientes com TOC, a presença de comorbidades é a regra, e não a exceção. Estima-se que entre 32 e 90% dos pacientes com TOC apresentem pelo menos um diagnóstico psiquiátrico adicional[2,3,168-171].

Como grupo, os transtornos de ansiedade são os mais frequentemente associados ao TOC[3,170,172]. Dentre os transtornos ansiosos, a fobia social (FS) é a comorbidade mais prevalente em pacientes com TOC[171,173,174]. Em amostras tanto comunitárias como clínicas, a prevalência de FS em portadores de TOC variou de 14[175] a aproximadamente 40%[2]. A frequência dos outros transtornos ansiosos também é alta: fobia específica (15,1-27,0%), agorafobia (9%), transtorno de pânico (11,7-22,1%), transtorno de ansiedade generalizada (19,5-31,4%), transtorno de ansiedade de separação (18%) e transtorno de estresse pós--traumático (19%)[3,49,82,174,176].

Individualmente, a comorbidade mais frequente entre indivíduos com TOC é a depressão. Estima-se que entre um e dois terços dos pacientes com TOC apresentem pelo menos um episódio depressivo ao longo da evolução da doença[168,177]. Frequentemente, pacientes com TOC procuram tratamento pela primeira vez em decorrência do surgimento ou da exacerbação dos sintomas depressivos[3]. Além disso, a expressão fenotípica da depressão parece ser diferente entre pacientes com TOC e depressão maior. Aqueles, em comparação com estes, apresentam mais frequentemente sintomas como tensão interna e pessimismo[178]. Este achado faz sentido tendo em vista que tais sintomas são muito semelhantes às características nucleares do TOC: a tensão interna relaciona-se com a ansiedade e o pessimismo aproxima-se das interpretações catastróficas.

Outros transtornos frequentemente encontrados em associação com o TOC são aqueles que compõem o chamado espectro obsessivo-compulsivo. O conceito de espectro do TOC ainda é tema de debate[179].

Semelhante a adultos com TOC, 60 a 80% das crianças e adolescentes afetados apresentam um ou mais transtornos psiquiátricos comórbidos. Alguns dos mais frequentes são tiques, transtorno de déficit de atenção e hiperatividade (TDAH), transtornos de ansiedade, humor e transtornos alimentares[183].

TRATAMENTO

O tratamento do TOC inclui múltiplas abordagens, incluindo psicoeducação, psicofármacos, psicoterapia, orientação familiar, neuromodulação e, para os casos considerados refratários a todos os tratamentos disponíveis, neurocirurgia. Tais aspectos serão abordados em detalhe no Capítulo "Tratamento do transtorno obsessivo-compulsivo" no Volume 3 desta obra.

CONSIDERAÇÕES FINAIS

Conforme descrito nas seções anteriores, pode-se concluir que o TOC é um transtorno psiquiátrico frequente, altamente incapacitante e que pode assumir diferentes apresentações clínicas. O caráter secreto e egodistônico dos sintomas pode atrasar o reconhecimento do transtorno e a busca pelo tratamento. A avaliação minuciosa do quadro clínico deve incluir não apenas a caracterização dos sintomas nucleares do TOC, mas também sua gravidade, grau de crítica, presença de fenômenos sensoriais e de comorbidades psiquiátricas. Tal avaliação é fundamental para o planejamento terapêutico individualizado.

Para aprofundamento

- Baxter AJ, Vos T, Scott KM, Ferrari AJ, Whiteford HA. The global burden of anxiety disorders in 2010. Psychol Med. 2014;44:2363-74.
  ⇨ Revisão sistemática que fornece dados sobre o impacto dos transtornos ansiosos e relacionados sobre a qualidade de vida e o funcionamento dos indivíduos com TOC.
- International Obsessive Compulsive Disorder Foundation Genetics Collaborative (IOCDF-GC) & OCD Collaborative Genetics Association Studies (OCGAS). Revealing the complex genetic architecture of obsessive–compulsive disorder using meta-analysis. Mol Psychiatry. 2017;23:1181-8.
  ⇨ Artigo que apresenta a maior análise dos estudos de associação do genoma inteiro no TOC.
- Stein DJ, Costa DL, Lochner C, Miguel EC, Reddy YJ, Shavitt RG, et al. Obsessive–compulsive disorder. Nat Rev Dis Primers. 2019;5(1):1-21.
  ⇨ Artigo de revisão que aborda diversos aspectos do TOC, incluindo epidemiologia, fenomenologia, fisiopatologia e tratamento.

REFERÊNCIAS BIBLIOGRÁFICAS

1. American Psychiatric Association. DSM-5: Manual diagnóstico e estatístico de transtornos mentais. Porto Alegre: Artmed; 2014.
   ⇨ Manual que estabelece os critérios operacionais mais atualizados para o diagnóstico do TOC.
2. Fontenelle LF, Mendlowicz MV, Versiani M. The descriptive epidemiology of obsessive–compulsive disorder. Prog Neuropsychopharmacol Biol Psychiatry. 2006;30:327-37.
3. **Ruscio AM, Stein DJ, Chiu WT, Kessler RC. The epidemiology of obsessive-compulsive disorder in the National Comorbidity Survey Replication. Mol Psychiatry. 2008;15:53-63.**
   ⇨ Levantamento epidemiológico de base populacional que fornece dados sobre a prevalência do TOC na população geral e a presença de comorbidades.
4. Fontenelle LF, Hasler G. The analytical epidemiology of obsessive–compulsive disorder: risk factors and correlates. Prog Neuropsychopharmacol Biol Psychiatry. 2008;32:1-15.
5. Andrade L, Walters E, Gentil V, Laurenti R. Prevalence of ICD-10 mental disorders in a catchment area in the city of São Paulo, Brazil. Soc Psychiatry Psychiatr Epidemiol. 2002;37(7):316-25.
6. Andrade LH, Wang YP, Andreoni S, Silveira CM, Alexandrino-Silva C, Siu ER, et al. Mental disorders in megacities: findings from the são paulo megacity mental health survey, Brazil. PLoS One. 2012;7(2):e31879.
7. Kessler RC, Berglund P, Demler O, Jin R, Merikangas KR, Walters EE. Lifetime prevalence and age-of-onset distributions of DSM-IV disorders in the National Comorbidity Survey Replication. Arch Gen Psychiatry. 2005;62(6):593-602.
8. Fleitlich-Bilyk B, Goodman R. Prevalence of child and adolescent psychiatric disorders in southeast Brazil. J Am Acad Child Adolesc Psychiatry. 2004;43(6):727-34.
9. Zohar AH, Ratzoni G, Pauls DL, Apter A, Bleich A, Kronm A, et al. An Epidemiological study of obsessive-compulsive disorder and related disorders in Israeli adolescents. J Am Acad Child Adolesc Psychiatry. 1992;31(6):1057-61.
10. Meier SM, Mattheisen M, Mors O, Schendel DE, Mortensen PB, Plessen KJ. Mortality among persons with obsessive-compulsive disorder in Denmark. JAMA Psychiatry. 2016;73:268-74.
11. Fernández de la Cruz L, Rydell M, Runeson B, D'Onofrio BM, Brander G, Rück C, et al. Suicide in obsessive-compulsive disorder: a population-based study of 36 788 Swedish patients. Mol Psychiatry. 2017; 22:1626-32.
12. Isomura K, Brander G, Chang Z, Kuja-Halkola R, Rück C, Hellner C, et al. Metabolic and cardiovascular complications in obsessive-compulsive disorder: a total population, sibling comparison study with long-term follow-up. Biol Psychiatry. 2018;84:324-31.
13. do Rosario-Campos MC, Leckman JF, Curi M, Quatrano S, Katsovitch, L, Miguel EC, Pauls DL. A family study of early-onset obsessive-compulsive disorder. Am J Med Genet B Neuropsychiatr Genet. 2005;136(1):92-7.
14. Taylor MJ, Martin J, Brikell I, Lundström S, Larsson H, Lichtenstein P. Association of genetic risk factors for psychiatric disorders and traits of these disorders in a Swedish population twin sample. JAMA Psychiatry. 2019;76(3):280-9.
15. Browne HA, Gair SL, Scharf JM, Grice DE. Genetics of obsessive-compulsive disorder and related disorders. Psychiatric Clin North Am. 2014;37(3):319-35.

16. **Pauls DL, Abramovitch A, Rauch SL, Geller DA. Obsessive-compulsive disorder: an integrative genetic and neurobiological perspective. Nat Rev Neurosci. 2014;15(6):410-24.**
⇨ **Artigo com foco no envolvimento da genética e neurobiologia no entendimento do TOC.**
17. Sobell JL, Pato MT, Pato CN, Knowles JA. Obsessive-compulsive disorder genetics: current and future directions. Focus. 2015;13(2):142-7.
18. Mattheisen M, Samuels JF, Wang Y, Greenberg BD, Fyer AJ, McCracken JT, et al. Genome-wide association study in obsessive-compulsive disorder: results from the OCGAS. Mol Psychiatry. 2015;20(3):337-44.
19. Stewart SE, Yu D, Scharf JM, Neale BM, Fagerness JA, Mathews CA, et al. Genome-wide association study of obsessive-compulsive disorder. Mol Psychiatry. 2013;18(7):788-98.
20. Welch JM, Lu J, Rodriguiz RM, Trotta NC, Peca J, Ding J-D, et al. Cortico-striatal synaptic defects and OCD-like behaviours in Sapap3-mutant mice. Nature. 2007;448(7156):894-900.
21. Haber SN, Heilbronner SR. Translational research in OCD: circuitry and mechanisms. Neuropsychopharmacology. 2013;38(1):252.
22. Brainstorm Consortium. Analysis of shared heritability in common disorders of the brain. Science. 2018;360(6395).
23. Fernandez TV, Leckman JF. Prenatal and perinatal risk factors and the promise of birth cohort studies: origins of obsessive-compulsive disorder. JAMA Psychiatry. 2016;73(11):1117-8.
24. Milad MR, Rauch SL. Obsessive-compulsive disorder: beyond segregated cortico-striatal pathways. Trends Cogn Sci. 2012;16(1):43-51.
25. Coetzer BR. Obsessive-compulsive disorder following brain injury: a review. Int J Psychiatry Med. 2004;34(4):363-77.
26. Cummings JL. Frontal-subcortical circuits and human behavior. Arch Neurol. 1993;50(8):873-80.
27. Milad MR, Rauch SL. Obsessive-compulsive disorder: beyond segregated cortico-striatal pathways. Trends Cogn Sci. 2012;16(1):43-51.
28. De Wit SJ, Alonso P, Schweren L, Mataix-Cols D, Lochner C, Menchón JM, et al. Multicenter voxel-based morphometry mega-analysis of structural brain scans in obsessive-compulsive disorder. Am J Psychiatry. 2014;171(3):340-9.
29. **Boedhoe PS, Schmaal L, Abe Y, Alonso P, Ameis SH, Anticevic A, et al. Cortical abnormalities associated with pediatric and adult obsessive-compulsive disorder: findings from the ENIGMA obsessive-compulsive disorder working group. Am J Psychiatry. 2017;S375-S376.**
⇨ **Artigo que consiste no estudo sobre neuroimagem do TOC com o maior tamanho amostral.**
30. Boedhoe PS, Schmaal L, Abe Y, Ameis SH, Arnold PD, Batistuzzo MC, et al. Distinct subcortical volume alterations in pediatric and adult OCD: a worldwide meta-and mega-analysis. Am J Psychiatry. 2016;174(1):60-9.
31. Geller DA, Biederman J, Faraone S, Agranat A, Cradock K, Hagermoser L, et al. Developmental aspects of obsessive compulsive disorder: findings in children, adolescents, and adults. J Nerv Ment Dis. 2001;189(7):471-7.
32. van den Heuvel OA, Remijnse PL, Mataix-Cols D, Vrenken H, Groenewegen HJ, Uylings HB, et al. The major symptom dimensions of obsessive-compulsive disorder are mediated by partially distinct neural systems. Brain. 2009;132(4):853-68.
33. Friedlander L, Desrocher M. neuroimaging studies of obsessive–compulsive disorder in adults and children. Clin Psychol Rev. 2006;26(1):32-49.
34. Saxena S, Rauch SL. Functional neuroimaging and the neuroanatomy of obsessive-compulsive disorder. Psychiatr Clin North Am. 2000;23(3):563-6.
35. Nakao T, Nakagawa A, Yoshiura T, Nakatani E, Nabeyama M, Yoshizato C, et al. Brain activation of patients with obsessive-compulsive disorder during neuropsychological and symptom provocation tasks before and after symptom improvement: a functional magnetic resonance imaging study. Biol Psychiatry. 2005;57(8):901-10.
36. Menzies L, Chamberlain SR, Laird AR, Thelen SM, Sahakian BJ, Bullmore ET. Integrating evidence from neuroimaging and neuropsychological studies of obsessive-compulsive disorder: the orbitofronto-striatal model revisited. Neurosci Biobehav Rev. 2008;32(3):525-49.
37. Busatto GF, Buchpiguel CA, Zamignani DR, Garrido GE, Glabus MF, Rosario-Campos MC, et al. Regional cerebral blood flow abnormalities in early-onset obsessive-compulsive disorder: an exploratory SPECT study. J Am Acad Child Adolesc Psychiatry. 2001;40(3):347-54.

38. Mataix-Cols D, Wooderson S, Lawrence N, Brammer MJ, Speckens A, Phillips ML. Distinct neural correlates of washing, checking, and hoarding symptom: dimensions in obsessive-compulsive disorder. Arch Gen Psychiatry. 2004;61(6):564-76.
39. Hesse S, Müller U, Lincke T, Barthel H, Villmann T, Angermeyer MC, et al. Serotonin and dopamine transporter imaging in patients with obsessive–compulsive disorder. Psychiatry Res. 2005;140(1):63-72.
40. Pittenger C, Bloch MH, Williams K. Glutamate abnormalities in obsessive compulsive disorder: neurobiology, pathophysiology, and treatment. Pharmacol Ther. 2011;132(3):314-32.
41. Koo M-S, Kim E-J, Roh D, Kim C-H. Role of dopamine in the pathophysiology and treatment of obsessive–compulsive disorder. Expert Rev Neurother. 2010;10(2):275-90.
42. Brennan BP, Rauch SL, Jensen JE, Pope HG. A critical review of magnetic resonance spectroscopy studies of obsessive-compulsive disorder. Biol Psychiatry. 2013;73(1):24-31.
43. Orlovska S, Vestergaard CH, Bech BH, Nordentoft M, Vestergaard M, Benros ME. Association of streptococcal throat infection with mental disorders: testing key aspects of the PANDAS hypothesis in a nationwide study. JAMA Psychiatry. 2017;74(7): 40-6.
44. Brander G, Rydell M, Kuja-Halkola R, de la Cruz LF, Lichtenstein P, Serlachius E, et al. Association of perinatal risk factors with obsessive-compulsive disorder: a population-based birth cohort, sibling control study. JAMA Psychiatry. 2016;73(11):1135-44.
45. Santangelo SL, Pauls DL, Goldstein JM, Faraone SV, Tsuang MT, Leckman JF. Tourette's syndrome: what are the influences of gender and comorbid obsessive-compulsive disorder? J Am Acad Child Adolesc Psychiatry. 1994;33(6):795-804.
46. **Macul PFB, do Rosário MC, Szejko N, Polga N, Requena GL, Ravagnani B. Risk factors for obsessive–compulsive symptoms. Follow-up of a community-based youth cohort. Eur Child Adolesc Psychiatry. 2020; ahead of print.**
⇨ **Estudo que demonstra a associação entre fatores ambientais e aumento do risco para a presença de sintomas do TOC.**
47. Reifels L, Mills K, Dückers MLA, O'Donnell ML. Psychiatric epidemiology and disaster exposure in Australia. Epidemiol Psychiatr Sci. 2019;310-20.
48. Adams TG, Kelmendi B, Brake CA, Gruner P, Badour CL, Pittenger C. The role of stress in the pathogenesis and maintenance of obsessive-compulsive disorder. Chronic Stress Thousand Oaks Calif. 2018;2.
49. Fontenelle LF, Cocchi L, Harrison BJ, Shavitt RG, do Rosário MC, Ferrão YA, et al. Towards post-traumatic subtype of obsessive-compulsive disorder. J Anxiety Disord. 2012;2:377-83.
50. van Oudheusden LJB, Eikelenboom M, van Megen HJGM, Visser HAD, Schruers K, Hendriks G-J, et al. Chronic obsessive-compulsive disorder: prognostic factors. Psychol Med. 2018;48(13):2213-22.
51. Ojserkis R, Boisseau CL, Reddy MK, Mancebo MC, Eisen JL, Rasmussen SA. The impact of lifetime PTSD on the seven-year course and clinical characteristics of OCD. Psychiatry Res. 2017;258:78-82.
52. Gershuny BS, Baer L, Parker H, Gentes EL, Infield AL, Jenike MA. Trauma and posttraumatic stress disorder in treatment-resistant obsessive-compulsive disorder. Depress Anxiety. 2008;25(1):69-71.
53. Gershuny BS, Baer L, Radomsky AS, Wilson KA, Jenike MA. Connections among symptoms of obsessive-compulsive disorder and posttraumatic stress disorder: a case series. Behav Res Ther. 2003;41(9):1029-41.
54. Skinner BF. The operational analysis of psychological terms. Psychol Rev. 1945;52(5):270-7.
55. Abramowitz JS, Blakey SM, Reuman L, Buchholz JL. New directions in the cognitive-behavioral treatment of OCD: theory, research, and practice. Behav Ther. 2018;49(3):311-22.
56. Wielenska RC. Terapia comportamental do transtorno obsessivo-compulsivo. Rev Bras Psiquiatr. 2001;23(suppl 2):62-4.
57. Abreu PR. Um modelo experimental do transtorno obsessivo-compulsivo baseado nas relações funcionais entre respostas verbais e não verbais [Internet] [Doutorado]. São Paulo: Universidade de São Paulo; 2013. Disponível em: http://www.teses.usp.br/teses/disponiveis/47/47132/tde-07012014-155137/
58. Mowrer OH. Learning theory and behavior. [Internet]. Hoboken: John Wiley & Sons Inc; 1960 [acesso em: 18 mar. 2020]. Disponível em: http://content.apa.org/books/10802-000

59. Steketee G. Behavioral assessment and treatment planning with obsessive compulsive disorder: a review emphasizing clinical application. Behav Ther. 1994;25(4):613-33.

60. Silveira CC, Vermes JS. Relato de um caso de transtorno obsessivo-compulsivo infantil à luz da análise do comportamento. Rev Bras Ter Comportamental Cogn. 2014;16(3):82-92.

61. Vermes JS, Zamignani DR. A perspectiva analítico-comportamental no manejo do comportamento obsessivo-compulsivo: estratégias em desenvolvimento. Rev Bras Ter Comportamental Cogn. 2002;4(2):135-49.

62. Copque H, Guilhardi H. O modelo comportamental na análise do TOC. Sobre Comportamento e Cognição. 2008;21.

63. Zamignani DR. Uma tentativa de entendimento do comportamento obsessivo-compulsivo: algumas variáveis negligenciadas. In: Wielenska RC, org. Sobre comportamento e cognição: questionando e ampliando a teoria e as intervenções clínicas e em outros contextos. Santo André: Ar-Bytes; 2000. p. 256-66.

64. Silva MTA, Guerra LGGC, Alves CRR. Modelos comportamentais em neurociências. Rev Bras Anal Comport. [Internet]. 11 de abril de 2016 [acesso em: 18 mar. 2020];1(2). Disponível em: http://www.periodicos.ufpa.br/index.php/rebac/article/view/2168

65. Torres AR, Shavitt RG, Miguel EC. Medos, dúvidas e manias: orientações para pessoas com transtorno obsessivo-compulsivo e seus familiares. Porto Alegre: Artmed; 2009. 166 p.

66. Törneke N. Learning RFT. An introduction to relational frame theory and its clinical application. Oakland, CA, US: Context Press/New Harbinger Publications; 2010. xviii, 267.

67. de Rose J, Bortoloti R. A equivalência de estímulos como modelo de significado. Acta Comport. 2007;15:83-102.

68. Perez WF, Nico YC, Kovac R, Fidalgo AP, Leonardi JL. Introdução à Teoria das Molduras Relacionais (Relational Frame Theory): principais conceitos, achados experimentais e possibilidades de aplicação. Perspect Anal Comport. 2017;4(1):32-50.

69. Twohig MP, Abramowitz JS, Smith BM, Fabricant LE, Jacoby RJ, Morrison KL, et al. Adding acceptance and commitment therapy to exposure and response prevention for obsessive-compulsive disorder: A randomized controlled trial. Behav Res Ther. 2018;108:1-9.

70. Epicteto. A arte de viver: manual clássico da virtude, felicidade e sabedoria. Rio de Janeiro: Sextante; 2018.

71. Beck, AT, Rush, AJ, Shaw BF, Emery G. Cognitive therapy for depression. New York: Guilford Press; 1979.

72. McKay D, Sookman D, Neziroglu F, Wilhelm S, Stein DJ, Kyrios M, et al. Efficacy of cognitive-behavioral therapy for obsessive–compulsive disorder. Psychiatry Res. 2015;225(3):236-46.

73. Obsessive Compulsive Cognitions Working Group. Development and initial validation of the Obsessive Beliefs Questionnaire and the Interpretation of Intrusions Inventory. Behav Res Ther. 2001;39:987-1005.

74. Obsessive Compulsive Cognitions Working Group. Psychometric validation of the Obsessive Beliefs Questionnaire and the Interpretation of Intrusions Inventory: part 1. Behav Res Ther. 2003;41:863-78.

75. Cordioli AV. A terapia cognitivo-comportamental no transtorno obsessivo-compulsivo. Braz J Psychiatry. 2008;30;s65-s72.

76. Abramovitch A, Abramowitz JS, Mittelman A. The neuropsychology of adult obsessive–compulsive disorder: a meta-analysis. Clin Psychol Rev. 2013;33(8):1163-71.

77. Shin NY, Lee TY, Kim E, Kwon JS. Cognitive functioning in obsessive-compulsive disorder: a meta-analysis. Psychol Med. 2014;44(6):1121-30.

78. Snyder HR, Kaiser RH, Warren SL, Heller W. Obsessive-compulsive disorder is associated with broad impairments in executive function: a meta-analysis. Clin Psychol Sci. 2015;3(2):301-30.

79. Diamond A. Executive functions. Ann Rev Psychol. 2013;64:135-68.

80. Insel TR. Obsessive-compulsive disorder. Psychiatr Clin North Am. 1985;8(1):105-17.

81. **Shavitt RG, de Mathis MA, Oki F, Ferrao YA, Fontenelle LF, Torres AR, et al. Phenomenology of OCD: lessons from a large multicenter study and implications for ICD-11. J Psychiatr Res. 2014;57:141-8.**
⇨ **Artigo que apresenta as características clínicas de uma grande amostra de pacientes com TOC.**

82. Rasmussen SA, Tsuang MT. Epidemiologic and clinical findings of significance to the design of neuropharmacologic studies of obsessive- compulsive disorder. Psychopharmacol Bull. 1986;22(3):723-9.

83. Miguel EC, Rauch SL, Jenike MA. Obsessive-compulsive disorder. Psychiatr Clin North Am. 1997;20(4):863-83.

84. Torres AR, Ramos-Cerqueira ATA, Dias RS. O ciúme enquanto sintoma do transtorno obsessivo-compulsivo. Rev Bras Psiquiatr. 1999;21(3):165-73.

85. Haidt J, McCauley C, Rozin P. Individual differences in sensitivity to disgust: A scale sampling seven domains of disgust elicitors. Pers Indiv Diff. 1994;16(5):701-13.

86. Bhikram T, Abi-Jaoude E, Sandor P. OCD: obsessive-compulsive… disgust? The role of disgust in obsessive-compulsive disorder. J Psychiatry Neurosci. 2017;42(5):300-6.

87. Olatunji BO, Lohr JM, Sawchuk CN, Tolin DF. Multimodal assessment of disgust in contamination-related obsessive-compulsive disorder. Behav Res Ther. 2007;45(2):263-76.

88. Olatunji BO, Ebesutani C, David B, Fan Q, McGrath PB. Disgust proneness and obsessive–compulsive symptoms in a clinical sample: Structural differentiation from negative affect. J Anxiety Disord. 2011;25(7):932-8.

89. Ferrão YA, Shavitt RG, Prado H, Fontenelle LF, Malavazzi DM, de Mathis MA, et al. Sensory phenomena associated with repetitive behaviors in obsessive-compulsive disorder: an exploratory study of 1001 patients. Psychiatry Res. 2012;197(3):253-8.

90. da Silva Prado H, do Rosario MC, Lee J, Hounie AG, Shavitt RG, Miguel EC. Sensory phenomena in obsessive-compulsive disorder and tic disorders: a review of the literature. CNS Spectr. 2008;13(5):425-32.

91. Miguel EC, do Rosário-Campos MC, Prado HS, do Valle R, Rauch SL, Coffey BJ, et al. Sensory phenomena in obsessive-compulsive disorder and Tourette's disorder. J Clin Psychiatry. 2000;61(2):150-6.

92. Rosario MC, Prado HS, Borcato S, Diniz JB, Shavitt RG, Hounie AG, et al. Validation of the University of São Paulo sensory phenomena scale: Initial psychometric properties. CNS Spectr. 2009;14(6):315-23.

93. Kano Y, Matsuda N, Nonaka M, Fujio M, Kuwabara H, Kono T. Sensory phenomena related to tics, obsessive-compulsive symptoms, and global functioning in Tourette syndrome. Compr Psychiatry. 2015;62:141-6.

94. Leckman JF, Walker DE, Goodman WK, Pauls DL, Cohen DJ. "Just right" perceptions associated with compulsive behavior in Tourette's syndrome. Am J Psychiatry. 1994;151(5):675-80.

95. De Berardis D, Campanella D, Gambi F, Sepede G, Salini G, Carano A, et al. Insight and alexithymia in adult outpatients with obsessive–compulsive disorder. Eur Arch Psychiatry Clin Neurosci. 2005;255(5):350-8.

96. Lochner C, Stein DJ. Heterogeneity of obsessive-compulsive disorder: a literature review. Harv Rev Psychiatry. 2003;11(3):113-32.

97. Fontenelle JM, Santana LDS, Lessa LDR, Victoria MSD, Mendlowicz MV, Fontenelle, LF. O conceito do insight em pacientes com transtorno obsessivo-compulsivo. Braz J Psychiatry. 2010;32(1):77-82.

98. Foa EB, Kozak MJ, Goodman WK, Hollander E, Jenike MA, Rasmussen SA. DSM-IV field trial: obsessive-compulsive disorder. Am J Psychiatry 1995;152:90e6.

99. Phillips KA, Pinto A, Hart AS, Coles ME, Eisen JL, Menard W, et al. A comparison of insight in body dysmorphic disorder and obsessive-compulsive disorder. J Psychiatr Res 2012;46:1293e9.

100. Storch EA, Milsom VA, Merlo LJ, Larson M, Geffken GR, Jacob ML, et al. Insight in pediatric obsessive-compulsive disorder: associations with clinical presentation. Psychiatry Res 2008;160:212e20.

101. Summerfeldt LJ. Understanding and treating incompleteness in obsessive–compulsive disorder. J Clin Psychol. 2004;40:1-14.

102. Ettelt S, Grabe HJ, Ruhrmann S, Buhtz F, Hochrein A, Kraft S, et al. Harm avoidance in subjects with obsessive-compulsive disorder and their families. J Affect Disord. 2008;107(1-3):265-9.

103. Ecker W, Gönner S. Incompleteness and harm avoidance in OCD symptom dimensions. Behav Res Ther. 2008;46(8):895-904.

104. Ecker W, Kupfer J, Gönner S. Incompleteness and harm avoidance in OCD, anxiety and depressive disorders, and non-clinical controls. J Obsessive Compuls Relat Disord. 2004;3(1):46-51.

105. Nissen JB, Parner E. The importance of insight, avoidance behavior, not-just-right perception and personality traits in pediatric obsessive-compulsive disorder (OCD): a naturalistic clinical study. Nord J Psychiatry. 2018;1-8.

106. Lebowitz ER, Panza KE, Su J, Bloch MH. Family accommodation in obsessive–compulsive disorder. Expert Rev Neurother. 2012;12(2):229-38.

107. Wu MS, McGuire JF, Martino C, Phares V, Selles RR, Storch EA. A meta-analysis of family accommodation and OCD symptom severity. Clin Psychol Rev. 2016;45:34-44.

108. Calvocoressi L, Mazure CM, Kasl SV, Skolnick J, Fisk D, Vegso, SJ, et al. Family accommodation of obsessive-compulsive symptoms: instrument development and assessment of family behavior. J Nerv Ment Dis. 1999;187(10):636-42.

109. Piacentini J, Bergman RL, Chang S, Langley A, Peris T, Wood JJ, McCracken J. Controlled comparison of family cognitive behavioral therapy and psychoeducation/relaxation training for child obsessive-compulsive disorder. J Am Acad Child Adolesc Psychiatry. 2011;50(11):1149-61.

110. Luoma JB, Hayes SC, Walser RD. Learning ACT: an acceptance & commitment therapy skills-training manual for therapists. Oakland, CA: New Harbinger & Reno, NV: Context Press; 2007

111. Carleton RN, Mulvogue MK, Thibodeau MA, McCabe RE, Antony MM, Asmundson GJ. Increasingly certain about uncertainty: Intolerance of uncertainty across anxiety and depression. J Anxiety Disord. 2012;26(3):468-79.

112. McEvoy PM, Mahoney AE. Achieving certainty about the structure of intolerance of uncertainty in a treatment-seeking sample with anxiety and depression. J Anxiety Disord. 2011;25(1):112-22.

113. Taylor S, McKay D, Abramowitz JS. Hierarchical structure of dysfunctional beliefs in obsessive–compulsive disorder. Cogn Behav Ther. 2005;34:216-28.

114. Moretz MW, McKay D. The role of perfectionism in obsessive–compulsive symptoms: "Not just right" experiences and checking compulsions. J Anxiety Disord. 2009;23(5):640-4.

115. Lee JC, Prado HS, Diniz JB, Borcato S, da Silva CB, Hounie AG, et al. Perfectionism and sensory phenomena: phenotypic components of obsessive-compulsive disorder. Compr Psychiatry. 2009;50(5):431-6.

116. Lotufo Neto F, Baltieri MA. Processos cognitivos e seu tratamento no transtorno obsessivo-compulsivo. Braz J Psychiatry. 2001;23:46-8.

117. Miguel E, Leckman JF, Rauch S, do Rosario-Campos MC, Hounie AG, Mercadante MT, et al. Obsessive-compulsive disorder phenotypes: implications for genetic studies. Mol Psychiatry. 2005;10:258-75.

118. De Mathis MA, Diniz JB, Hounie AG, Shavitt RG, Fossaluza V, Ferrão Y, et al. Trajectory in obsessive-compulsive disorder comorbidities. Eur Neuropsychopharmacol. 2013;23(7):594-601.

119. De Mathis MA, Diniz JB, do Rosário MC, Torres AR, Hoexter M, Hasler G, Miguel EC. What is the optimal way to subdivide obsessive-compulsive disorder? CNS Spectr. 2006;11(10):762-8, 771-4, 776-9.

120. Swedo SE, Rappoport JL, Leonard H, Lenane M, Cheslow D. Obsessive compulsive disorder in children and adolescents. Clinical phenomenology of 70 consecutive cases. Arch Gen Psychiatry. 1989;46: 335-41.

121. Fontenelle LF, do Rosário-Campos MC, Mendlowicz MV, Ferrão YA, Versiani M, Miguel EC. Treatment-response by age at onset in obsessive-compulsive disorder. J Affect Disord. 2004;83(2-3):283-4.

122. Ferrão YA, Shavitt RG, Bedin NR, de Mathis ME, Lopes AC, Fontenelle LF, et al. Clinical features associated to refractory obsessive-compulsive disorder. J Affect Disord. 2006;94(1-3):199-209.

123. De Mathis MA, do Rosario MC, Diniz JB, Torres AR, Shavitt RG, Ferrão YA, et al. Obsessive-compulsive disorder: influence of age at onset on comorbidity patterns. Eur Psychiatry. 2008;23(3):187-94.

124. Garcia AM, Freeman JB, Himle MB, Berman NC, Ogata AK, Ng J, et al. Phenomenology of early childhood onset obsessive-compulsive disorder. J Psychopathol Behav Assess. 2009;31(2):104-11.

125. Grados MA. The genetics of obsessive-compulsive disorder and Tourette syndrome: an epidemiological and pathway-based approach for gene discovery. J Am Acad Child Adolesc Psychiatry. 2010;49(8):810-9.

126. Negreiros J, Belschner L, Best JR, Lin S, Franco Yamin D, Joffres Y, et al. Neurocognitive risk markers in pediatric obsessive-compulsive disorder. J Child Psychol Psychiatry. 2020;61(5):605-13.

127. Geller DA, Biederman J, Jones J, Shapiro S, Schwartz S, Park KS. Obsessive-compulsive disorder in children and adolescents: a review. Harv Rev Psychiatry; 1998;5(5):260-73.

128. Fontenelle LF, Mendlowicz MV, Marques C, Versiani M. Early- and late-onset obsessive-compulsive disorder in adult patients: an exploratory clinical and therapeutic study. J Psychiatr Res. Mar-Apr;37(2):127-33. Erratum in: J Psychiatr Res. 2003;37(3):263.

129. Jaisoorya TS, Reddy YC, Srinath S, Thennarasu K. Sex differences in Indian patients with obsessive-compulsive disorder. Compr Psychiatry. 2009;50(1):70-6.

130. Torresan RC, Ramos-Cerqueira ATA, De Mathis MA, Diniz JB, Ferrão YA, Miguel EC, Torres AR. Sex differences in phenotypic expression of obsessive-compulsive disorder: an exploratory study from Brazil. Compr Psychiatry. 2009;50(1):63-9.

131. De Mathis MA, Diniz JB, Shavitt RG, Torres AR, Ferrão YA, Fossaluza V, et al. Early onset obsessive-compulsive disorder with and without tics. CNS Spectr. 2009;14(7):362-70.

132. Riddle MA, Scahill L, King R, Hardin MT, Towbin KE, Ort SI, Leckman JF, Cohen DJ. Obsessive-compulsive disorder in children and adolescents: phenomenology and family history. J Am Acad Child Adolesc Psychiatry. 1990;29(5):766-72.

133. Leckman JF, Grice DE, Boasdman J, Zhang H, Vitale A, Bondi C, et al. Symptoms of obsessive-compulsive disorder. Am J Psychiatry. 1997;154(7):911-7.

134. Millet B, Kochman F, Gallarda T, Krebs MO, Demonfaucon F, Barrot I, et al. Phenomenological and comorbid features associated in obsessive–compulsive disorder: influence of age of onset. J Affect Disord. 2004;79(1-3):241-6.

135. Morer A, Virnas O, Larazo L. Subtyping obsessive compulsive disorder: clinical and immunolgical findings in child and adult onset. J Psychiat Research. 2006;40(3):207-13.

136. Rosário-Campos MC, Leckman JF, Mercadante MT, Shavitt RG, Prado HS, Sada P, et al. Adults with early-onset obsessive-compulsive disorder. Am J Psychiatry. 2001;158(11):1899-903.

137. Miguel EC, Rosário-Campos MC, Shavitt RG, Hounie AG, Mercadante MT. Tic-related obsessive-compulsive disorder phenotype. Adv Neurol. 2000;85:43-55.

138. Nestadt G, Samuels J, Riddle M, Bienvenu OJ, Liang KY, LaBuda, M., et al. A family study of obsessive-compulsive disorder. Arch Gen Psychiatry. 2000;57(4):358-63.

139. Rosário-Campos MC, Leckman J, Curi M, Quatrano S, Katsovitch L, Miguel EC, Pauls DL. A family study of early obsessive-compulsive disorder. Am J Med Genet B Neuropsychiatr Genet. 2005;136(1):92-7.

140. Miguel EC, do Rosario-Campos MC, Shavitt RG, Hounie AG, Mercadante MT. The tic-related obsessive-compulsive disorder phenotype and treatment implications. Adv Neurol. 2001;85:43-55.

141. Nestadt G, Di CZ, Riddle MA, Grados MA, Greenberg BD, Fyer AJ, et al. Obsessive-compulsive disorder: subclassification based on co-morbidity. Psychol Med. 2008;39(9):1491-501.

142. Janowitz D, Grabe HJ, Ruhrmann S, Ettelt S, Buhtz F, Hochrein A, et al. Early onset of obsessive-compulsive disorder and associated comorbidity. Depress Anxiety. 2009;26(11):1012-7.

143. Leckman JF, Bloch MH, King RA. Symptom dimensions and subtypes of obsessive-compulsive disorder: a developmental perspective. Dialogues Clin Neurosci. 2009;11(1):21.

144. do Rosario-Campos MC, Leckman JF, Curi M, Quatrano S, Katsovitch L, Miguel EC, Pauls DL. A family study of early-onset obsessive-compulsive disorder. Am J Med Genet B Neuropsychiatr Genet. 2005;136(1):92-7.

145. De Alvarenga PG, do Rosário MC, Batistuzzo MC, Diniz JB, Shavitt RG, Duran FL, et al. Obsessive-compulsive symptom dimensions correlate to specific gray matter volumes in treatment-naïve patients. J Psychiatr Res. 2012;46(12):1635-42.

146. Hounie AG, Cappi C, Cordeiro Q, Sampaio AS, Moraes I, Rosário MC, et al. TNF-alpha polymorphisms are associated with obsessive-compulsive disorder. Neurosci Lett. 2008;442(2):86-90.

147. Browne HA, Hansen SN, Buxbaum JD, Gair SL, Nissen JB, Nikolajsen KH, et al. Familial clustering of tic disorders and obsessive-compulsive disorder. JAMA Psychiatry. 2015;72(4):359-66.

148. Ekinci O, Erkan Ekinci A. Neurological soft signs and clinical features of tic-related obsessive-compulsive disorder indicate a unique subtype. J Nerv Ment Dis. 2020;208(1):21-7.

149. Hounie AG, Pauls DL, do Rosario-Campos MC, Mercadante MT, Diniz JB, De Mathis MA, et al. Obsessive-compulsive spectrum disorders and rheumatic fever: a family study. Biol Psychiatry. 2007;61(3):266-72.

150. Murphy TK, Gerardi DM, Leckman JF. Pediatric acute-onset neuropsychiatric syndrome. Psychiatr Clin North Am. 2014;37(3):353-74.

151. Jaspers-Fayer F, Han SHJ, Chan E, McKenney K, Simpson A, Boyle A, et al. Prevalence of acute-onset subtypes in pediatric obsessive-compulsive disorder. J Child Adolesc Psychopharmacol. 2017;27(4):332-41.

152. Mataix-Cols D, Rosario-Campos MC, Leckman JF. A multidimensional model of obsessive-compulsive disorder. Am J Psychiatry. 2005;162(2):228-38.

153. Bloch MH, Landeros-Weisenberger A, Rosario MC, Pittenger C, Leckman JF. Meta-analysis of the symptom structure of obsessive-compulsive disorder. Am J Psychiatry, 2008;165(12):1532-42.

154. Stewart SE, Rosario MC, Brown TA, Carter AS, Leckman JF, Sukhodolsky D, et al. Principal components analysis of obsessive–compulsive disorder symptoms in children and adolescents. Biol Psychiatry. 2007;61(3):285-91.

155. Mataix-Cols D, Rauch SL, Baer L, Eisen JL, Shera DM, Goodman WK, et al. Symptom stability in adult obsessive-compulsive disorder: data from a naturalistic two-year follow-up study. Am J Psychiatry, 2002;159(2):263-8.

156. Rufer M, Grothusen A, Maß R, Peter H, Hand I. Temporal stability of symptom dimensions in adult patients with obsessive–compulsive disorder. J Affect Disord. 2005;88(1):99-102.

157. Mataix-Cols D, Rauch SL, Manzo PA, Jenike MA, Baer L. Use of factor-analyzed symptom dimensions to predict outcome with serotonin reuptake inhibitors and placebo in the treatment of obsessive-compulsive disorder. Am J Psychiatry. 1999;156(9):1409-16.

158. Saxena S, Maidment KM, Vapnik T, Golden G, Rishwain T, Rosen RM, et al. Obsessive-compulsive hoarding: symptom severity and response to multimodal treatment. J Clin Psychiatry. 2002;63(1):21-7.

159. Alsobrook II JP, Leckman JF, Goodman WK, Rasmussen SA, Pauls DL. Segregation analysis of obsessive-compulsive disorder using symptom-based factor scores. Am J Med Genet. 1999;88(6):669-75.

160. Leckman JF, Pauls DL, Zhang H, Rosario-Campos MC, Katsovich L, Kidd KK, et al. Obsessive-compulsive symptom dimensions in affected sibling pairs diagnosed with Gilles de la Tourette syndrome. Am J Med Genet B Neuropsychiatr Genet. 2003;116(1):60-8.

161. Rauch SL, Dougherty DD, Shin LM, Alpert NM, Manzo P, Leahy L, et al. Neural correlates of factor-analyzed OCD symptom dimensions: a PET study. CNS Spectr. 1998;3(7):37-43.

162. Hoexter MQ, Miguel EC, Diniz JB, Shavitt RG, Busatto GF, Sato JR. Predicting obsessive–compulsive disorder severity combining neuroimaging and machine learning methods. J Affect Disord. 2013;150(3):1213-6.

163. Rosário-Campos MC. Estudo genético familiar de crianças e adolescentes com transtorno obsessivo-compulsivo. Tese [doutorado]. São Paulo: Faculdade de Medicina, Universidade de São Paulo; 2004.

164. Skoog G, Skoog I. A 40-year follow-up of patients with obsessive- compulsive disorder. Arch Gen Psychiatry. 1999;56(2):121-7.

165. Rasmussen S, Eisen J. Clinical features and phenomenology of obsessive compulsive disorder. Psychiatr Ann. 1989;19(2):67-73.

166. Demal U, Lenz G, Mayrhofer A, Zapotoczky HG, Zitterl W. Obsessive-compulsive disorder and depression. A retrospective study on course and interaction. Psychopathology. 1993;26(3-4):145-50.

167. Steketee G, Eisen J, Dyck I, Warshaw M, Rasmussen S. Predictors of course in obsessive-compulsive disorder. Psychiatry Res. 1999;89(3):229-38.

168. Pigott TA, L'Heureux F, Dubbert B, Bernstein S, Murphy DL. Obsessive compulsive disorder: comorbid conditions. J Clin Psychiatry. 1994;55:15-27.

169. Yaryura-Tobias JA, Grunes MS, Todaro J, McKay D, Neziroglu FA, Stockman R. Nosological insertion of axis I disorders in the etiology of obsessive-compulsive disorder. J Anxiety Disord. 2000;14(1):19-30.

170. Tükel R, Polat A, Özdemir Ö, Aksüt D, Türksoy N. Comorbid conditions in obsessive-compulsive disorder. Compre Psychiatry. 2002;43(3):204-9.

171. Denys D, Tenney N, van Megen HJ, de Geus F, Westenberg HG. Axis I and II comorbidity in a large sample of patients with obsessive–compulsive disorder. J Affect Disord. 2004;80(2-3):155-62.

172. Weisman MM, Bland RC, Canino GJ, Greenwald S, Hwu HG, Lee CK, et al. The cross national epidemiology of obsessive-compulsive disorder. J Clinical Psychiatry. 1994;55(3 Suppl.): 5-10.

173. Douglass HM, Moffitt TE, Dar R, McGee ROB, Silva P. Obsessive-compulsive disorder in a birth cohort of 18-year-olds: prevalence and predictors. J Am Acad Child Adolesc Psychiatry. 1995;34(11):1424-31.

174. Eisen JL, Goodman WK, Keller MB, Warshaw MG, DeMarco LM, Luce DD, Rasmussen SA. Patterns of remission and relapse in obsessive-compulsive disorder: a 2-year prospective study. J Clin Psychiatry. 1999;60(5):346-51.

175. Austin LS, Lydiard RB, Fossey MD, Zealberg JJ, Laraia MT, Ballenger JC. Panic and phobic disorders in patients with obsessive compulsive disorder. J Clin Psychiatry. 1990;51(11):456-8.

176. Rasmussen SA, Eisen JL. The epidemiology and clinical features of obsessive compulsive disorder. Psychiatr Clin. 1992;15(4):743-58.

177. Robins LN, Helzer JE, Weissman MM, Orvaschel H, Gruenberg E, Burke JD, Regier DA. Lifetime prevalence of specific psychiatric disorders in three sites. Arch Gen Psychiatry. 1984;41(10):949-58.

178. Fineberg NA, Fourie H, Gale TM, Sivakumaran T. Comorbid depression in obsessive compulsive disorder (OCD): symptomatic differences to major depressive disorder. J Affect Disord. 2005;87(2-3):327-30.

179. Phillips KA. The obsessive-compulsive spectrums. Psychiatr Clin North Am. 2002;25(4):791.

180. Conceição Costa DL, Chagas Assunção M, Arzeno Ferrão Y, Archetti Conrado L, Hajaj Gonzalez C, Franklin Fontenelle L, et al. Body dysmorphic disorder in patients with obsessive–compulsive disorder: Prevalence and clinical correlates. Depress Anxiety. 2012;29(11):966-75.

181. Costa DL, Diniz JB, Miguel EC. How similar are the disorders included under the umbrella of obsessive-compulsive disorder and related disorders? JAMA Psychiatry. 2016;73(8):877-8.

182. Bienvenu OJ, Samuels JF, Riddle MA, Hoehn-Saric R, Liang KY, Cullen BA, et al. The relationship of obsessive–compulsive disorder to possible spectrum disorders: results from a family study. Biol Psychiatry. 2000;48(4):287-93.

183. Geller DA, Biederman J, Stewart SE, Mullin B, Farrell C, Wagner KD, Emslie G, Carpenter D. Impact of comorbidity on treatment response to paroxetine in pediatric obsessive-compulsive disorder: is the use of exclusion criteria empirically supported in randomized clinical trials? J Child Adolesc Psychopharmacol. 2003;13 Suppl 1:S19-29.

17

Transtorno dismórfico corporal

Maria José Azevedo de Brito
Hermano Tavares
Táki Athanássios Cordás

Sumário

IIntrodução
Histórico e critérios diagnósticos
Psicopatologia
Comorbidades
Etiologia
    Predisposição genética e alterações neurobiológicas
Fisiopatologia
    Aspectos neurocognitivos e comportamentais
    Neuroanatomia
Fatores ambientais e sociais
Epidemiologia
Curso e evolução
Tratamento
Considerações finais
Vinheta clínica
Para aprofundamento
Referências bibliográficas

Pontos-chave

- A insatisfação no transtorno dismórfico corporal (TDC) é produto de processos mentais deslocados para o corpo e que o transformam em um problema físico.
- A atenção seletiva e detalhista que não considera o todo, que poderia harmonizar o suposto defeito, é característica do TDC e é produto do viés do processamento da informação visual.
- O TDC é a condição psiquiátrica mais relevante para o aumento de tratamentos médicos com a aparência física, em um contexto sociocultural que valoriza a atratividade.
- A abordagem do TDC pode variar de acordo com a gravidade do quadro, e a contraindicação de procedimentos estéticos e/ou cirúrgicos em casos menos graves pode ser relativizada.

INTRODUÇÃO

O TDC é um transtorno neuropsiquiátrico caracterizado por uma preocupação extrema com defeitos percebidos na aparência física que podem não ser observáveis pelos outros. A percepção do defeito está associada a pensamentos angustiantes e comportamentos obsessivos ou repetitivos, sempre relacionados às preocupações com a aparência física, com prejuízo significativo no funcionamento global de seus portadores[1].

As preocupações podem estar focadas em uma região específica do corpo, ou estender-se a mais áreas de insatisfação corporal[2,3], ou ainda apresentar-se como uma sensação generalizada de feiura e deformidade.[2] A ausência de crítica do estado mórbido e o *insight* pobre afetam a percepção corporal, causando sofrimento emocional e alterações comportamentais, como a esquiva, que revela a gravidade dos sintomas nos indivíduos acometidos[2,4].

O TDC tem como elemento central uma perturbação na percepção da imagem corporal, que cursa com comprometimento psicossocial relevantes e com comorbidade frequente com outros transtornos mentais, revelando a sua complexidade e gravidade. As queixas, que se referem a defeitos percebidos na aparência física, podem ainda envolver outros órgãos e funções, como a preocupação com o cheiro corporal que exalam, mau hálito, odor nos pés etc.

Apesar de sua gravidade evidente, o TDC é facilmente banalizado por confundir-se com vaidade e aparente futilidade. Muitas vezes, subestimado por profissionais da saúde mental, pode ser confundido como consequência de outro transtorno mental, quando frequentemente é o oposto. Talvez por isso, apesar de taxas altas em prevalência e cronicidade, o TDC segue relativamente negligenciado, e pouco se sabe sobre sua neurobiologia e sua etiologia[5,6].

Além disso, esses sintomas se sobrepõem e estão associados a certos traços de personalidade, os quais envolvem preocupação proeminente, autoconsciência, ansiedade social, baixa autoestima, antecipação de rejeição e sentimentos de deformidade, constrangimento e vergonha. Os sintomas do TDC normalmente causam ansiedade, autoconsciência e esquiva social, que podem ser indistinguíveis de um temperamento neurótico e introvertido[7]. Alguns traços de personalidade são sintomas do TDC, como o perfeccionismo, ou características narcísicas e histriônicas, sem que configurem transtornos de personalidade[8]. O perfeccionismo, a sensibilidade estética e a inibição comportamental também são componentes de dimensões de personalidade como o neuroticismo, a introversão e a baixa abertura (paciente menos curioso e menos receptivo a novas experiências)[7,9]. O neuroticismo está muito associado ao afeto negativo e à diminuição da apreciação do corpo, ou seja, à avaliação negativa da imagem corporal[10-13].

As comorbidades associadas ao TDC, como os transtornos alimentares, transtornos afetivos, transtorno de ansiedade e transtornos de personalidade[14,15] podem, por um lado, revelar a natureza da relação entre os vários transtornos mentais, ou mostrar uma possibilidade a ser observada como fator de risco, desenvolvimento e agravamento do TDC, e, por outro, restringir a possibilidade de investigação neuroanatômica do TDC puro.

Assim, é fundamental identificar a preocupação com a aparência física no contexto do isolamento social e afetivo, de comportamentos repetitivos com foco no corpo, ou ainda do aparente autodescuido em indivíduos acometidos. Às vezes, numa anamnese mais rápida e desatenta, os sintomas "cabem melhor" nos critérios diagnósticos de um transtorno mental mais conhecido e que não tem a face aparentemente "fútil e banal" do TDC. Esse descuido de avaliação, no entanto, pode ser a oportunidade para um indivíduo – que precisa de aceitação e tem dúvidas quanto às suas percepções – esconder a dismorfia corporal.

HISTÓRICO E CRITÉRIOS DIAGNÓSTICOS

Na atualidade, o corpo está cada vez mais em evidência, e o TDC, então, ressurge como um fenômeno contemporâneo. Todavia, o quadro clínico já fora descrito como dismorfofobia, por Enrico Morselli, em 1886. Segundo Morselli, a dismorfofobia caracterizava-se por um sentimento subjetivo de feiura, ou a percepção de um defeito físico que o indivíduo considerava que era notado pelos outros, apesar de sua aparência normal. O aparecimento súbito e a fixação da ideia de sua deformidade, o medo de estar ou de tornar-se deformado, bem como a vivência desse pensamento, desencadeavam um sentimento de extrema ansiedade[16].

A definição do psiquiatra italiano em 1886 foi muito precisa e continua atual, mas, bem mais tarde, o termo "dismorfofobia" foi substituído por TDC. Essa mudança foi justificada com o argumento de que não havia esquiva fóbica do defeito físico. Embora a maioria dos indivíduos com TDC apresente medo da avaliação negativa dos outros, bem como comportamentos de esquiva de certas situações ou atividades provocadoras de ansiedade em relação ao defeito percebido, esse sentimento e comportamento estão mais relacionados à dúvida dos limites e do tamanho da deformidade perante o olhar dos outros.

A dismorfofobia (*dysmorphophobia*) deriva do grego dismorfia (*dysmorphia*) (feiura da forma do corpo, ou aparência) e é um conceito antigo que vem desde Heródoto (século V a.C.). Bartolomé Pou traduziu as histórias de Heródoto do grego para o espanhol, e foi nelas que se encontrou a primeira referência do conceito "dismorfia". Em uma de suas histórias, Heródoto referiu-se ao mito da mulher mais feia de Esparta que, após ser tocada por uma deusa, tornou-se a mais bela de todas as espartanas, casando-se com o rei[17].

Em 1909, Emil Kraepelin considerou a dismorfofobia uma forma de medo obsessivo que surgia do contato de um indivíduo com outras pessoas[18]. Sigmund Freud, em 1918, registrou a história de um aristocrata russo que era obcecado com o nariz e que apresentava intenso sofrimento e comprometimento de suas atividades cotidianas por causa dele[19]. Em 1919, Pierre Janet referiu o caso de uma paciente de 38 anos que não saiu de casa durante cinco anos por acreditar que tinha bigode e que seria ridicularizada e motivo de críticas e julgamentos negativos por parte dos vizinhos[20].

Conceitos como hipocondria da beleza e hipocondria dermatológica povoaram a literatura científica, nas décadas de 1930 e 1950, para tentar descrever essa extrema e peculiar insatisfação com a própria aparência e seus desdobramentos na vida do paciente.[21]

Mais tarde, em 1968, Knorr e colaboradores escreveram sobre a deformidade mínima e a insatisfação de alguns pacientes em procedimentos de cirurgia plástica, classificando-os como "insaciáveis"[22]. Em 1970, Hay publicou um dos primeiros artigos sobre dismorfofobia e afirmou que era um sintoma não específico que poderia ocorrer em diferentes síndromes psiquiátricas[23]. Essa ideia, infelizmente, perdura até hoje e faz com que a condição seja subestimada, ao ser confundida como mera apresentação clínica de outros transtornos mentais. Em 1977, Andreasen e Bardach chamaram a atenção para a dismorfofobia – um sentimento subjetivo de feiura em uma pessoa com aparência normal –, que, embora fosse observada em pacientes que buscavam a cirurgia plástica, não constava dos principais sistemas de diagnóstico psiquiátrico, mostrando que era um tipo de insatisfação e sofrimento mental que deveria ser cuidadosamente observado por profissionais da saúde mental[24].

Desde Heródoto – que explicou a dismorfia com um mito –, a presença de uma insatisfação extrema com a aparência física sem correspondência real e que afeta dramaticamente a vida de seus portadores vem sendo relatada ao longo dos séculos. Isso mostra que associar o TDC a simples vaidade e futilidade é uma visão simplista da condição mental e do sofrimento emocional do paciente.

A dismorfofobia foi incluída na nosologia psiquiátrica, como transtorno somatoforme atípico, após a publicação da terceira edição do *Manual diagnóstico e estatístico de transtornos mentais* (DSM-III), pela American Psychiatric Association (APA), 1980. Porém, adquiriu critérios diagnósticos somente em 1987, quando passou a ser denominada TDC e descrita como transtorno somatoforme tanto no DSM-III como no DSM-IV. O DSM-IV-TR™ e a Classificação Internacional de Doenças (CID-10) eram até então consideradas as últimas versões e são os principais sistemas de classificação da Psiquiatria ocidental. Embora existissem estudos e descrições clínicas de dismorfofobia na Europa desde a década de 1970, o conceito não representava uma entidade nosológica independente na CID-10, sendo incluído na categoria de hipocondria (F45.2)[6]. Entretanto, o TDC foi incluído na CID-11 ao considerar-se a sua distinta sintomatologia, prevalência na população em geral e semelhança com os transtornos obsessivo-compulsivos. Segundo a CID-11, o TDC é caracterizado por preocupação persistente com um ou mais defeitos ou falhas percebidas na aparência corporal que ou são imperceptíveis ou apenas ligeiramente perceptíveis aos outros. A preocupação é acompanhada de comportamentos repetitivos e excessivos, incluindo o exame repetido da aparência ou da gravidade do defeito ou falha percebida, tentativas excessivas de camuflar ou alterar o defeito percebido, ou uma marcada prevenção de situações sociais ou de desencadeadores que aumentam a angústia sobre o defeito ou falha percebida[25].

Na última versão do *Manual diagnóstico e estatístico de transtornos mentais* (DSM-5, 2013) da APA, o TDC foi classificado na categoria dos transtornos obsessivo-compulsivos (TOC), refletindo semelhanças entre o TDC (entre outros quadros) e o TOC e adicionando modificações nos critérios diag-

nósticos: um novo critério (critério B) e especificadores para dismorfia muscular e graus de *insight*[1].

O Quadro 1 apresenta os critérios diagnósticos para TDC, segundo o DSM-5.

PSICOPATOLOGIA

A observação clínica revela que as preocupações com a aparência física nos indivíduos com TDC são experimentadas como naturais, menos intrusivas do que no TOC e, frequentemente, aceitas com certo grau de convicção, apesar de provocarem grande sofrimento subjetivo. Pacientes relatam ter muito medo de que o defeito percebido possa piorar caso não cuidem dele, portanto atentar para o problema seria a única garantia para a mudança corporal que almejam urgentemente alcançar[6].

O TDC é um produto de processos mentais deslocado para o corpo e que o transforma em um problema físico. Por isso, uma grande parcela desses indivíduos procura o cirurgião plástico, o dermatologista ou o odontólogo em busca de tratamento estético que possa aliviar o seu desconforto físico e mental[2,26,27]. Entretanto, embora 76% dos indivíduos com TDC procurem procedimentos estéticos e/ou cirúrgicos, não há muitos estudos prospectivos para avaliação desses resultados[28], o que pode indicar que essa população não está identificada e adequadamente diagnosticada. Ou, ainda, do ponto de vista do paciente, não há a aceitação da própria condição mental. A

Quadro 1 Critérios diagnósticos para o transtorno dismórfico corporal (DSM-5)

Critério A
Preocupação com um ou mais defeitos ou falhas percebidas na aparência física que não são observáveis ou aparecem leves para os outros.

Critério B
Em algum momento durante o curso do transtorno, o indivíduo já apresentou comportamentos repetitivos (como verificação no espelho, preparação excessiva, *skin picking*, busca de reasseguramento) ou atos mentais (como comparação da sua aparência com a de outros) em resposta às preocupações com aparência.

Critério C
A preocupação causa sofrimento clinicamente significativo ou prejuízo nas áreas social, ocupacional ou outras áreas importantes de funcionamento.

Critério D
A preocupação com a aparência não é mais bem explicada por preocupações com gordura ou peso corporal em um indivíduo cujos sintomas satisfazem os critérios de diagnóstico para um transtorno alimentar.
Es pecificar se:

- Com dismorfia muscular: o indivíduo está preocupado com a ideia de que a sua constituição física é muito pequena ou apresenta insuficiência muscular. Esse especificador é usado mesmo que o indivíduo esteja preocupado com outras áreas do corpo, o que é frequentemente o caso.

Especificar se:

- Indica grau de percepção sobre crenças relacionadas ao TDC (como "Eu pareço feio" ou "Eu pareço deformado").

- Com crítica do estado mórbido (*insight*): o indivíduo reconhece que as crenças relacionadas ao TDC são definitivas ou provavelmente falsas ou que podem ou não ser verdade.

- Com pouca crítica do estado mórbido (pobre *insight*): o indivíduo pensa que as crenças relacionadas ao TDC são provavelmente verdadeiras.

- Ausência de crítica do estado mórbido (sem *insight*)/presença de ideias fixas – crenças delirantes: o indivíduo está completamente convencido de que as crenças relacionadas ao TDC são verdadeiras.

imensa maioria de pacientes com TDC (79%) não está medicada e apresentou ao longo da vida um transtorno mental comórbido, mais comumente o transtorno depressivo maior (TDM), ansiedade generalizada (AG) e distimia[5].

O tempo gasto em comportamentos excessivos e repetitivos ou atos mentais, em resposta às preocupações com a aparência física, revela a intensidade da preocupação e o grau de comprometimento psicossocial e sofrimento psíquico, ou seja, a gravidade do quadro. Alguns indivíduos relatam ficar em frente ao espelho por mais de três horas seguidas. Preocupados com a imagem que não reconhecem no corpo – ora evitam olhar para ela, ora se examinam longa e frequentemente diante do espelho, à espera de algo que possa mudar –, expressam a percepção angustiante da instabilidade da própria imagem e identidade[6].

Comportamentos de checagem podem incluir a comparação com os outros (por exemplo, a observação da imagem de alguém, ao transitar pelas redes sociais, pode disparar a busca obsessiva pela comparação do próprio corpo com o dos outros e intensificar o grau de ansiedade e a atenção do defeito). Indivíduos com sintomas mais graves relatam ser invadidos por imagens, atuais ou do passado, e a percepção seletiva é sobretudo voltada a essas imagens[6]. Nesse sentido, é importante apontar que a demanda estética de pacientes com TDC grave tem como referência um padrão imaginário que, de tão idealizado, torna-se inatingível.

Ainda nesse contexto, cabe salientar que tanto a anorexia nervosa (AN) como o TDC mostram fenótipos comportamentais semelhantes de avaliações de aparência negativa para face e corpo de outras pessoas e têm pensamentos sobre a própria aparência acionados mesmo para imagens alheias às preocupações e insatisfações com o próprio corpo, sugerindo uma perturbação da imagem corporal mais complexa do que a anteriormente assumida[29,30].

São também exemplos de comportamentos de checagem: uso do espelho; comportamentos de autocuidado excessivos; inspeção de áreas corporais, que pode ser também cutucar a pele em razão da percepção de imperfeições e, ainda, reasseguramento de preocupações com a aparência física, que nada mais é do que a expressão de muitas dúvidas com relação às falhas percebidas no corpo e que, ao mesmo tempo, da dor subjetiva de não ter certeza da própria imagem. A busca incessante por procedimentos estéticos e/ou cirúrgicos, ou até de outros profissionais da área da saúde, pode ser considerada um tipo de reasseguramento do defeito observado nesses indivíduos[6].

Comportamentos de esquiva são igualmente observados na utilização do espelho nas estratégias de camuflagem e mudanças de postura, para esconder ou desviar a atenção do defeito percebido, em situações públicas e sociais, no contato físico, ou em atividades ao ar livre[6].

Déficits cognitivos, associados aos sistemas de processamento da informação visual, podem afetar a memória e a concentração, o planejamento de tarefas, a flexibilidade do pensamento e a abstração que dificultam o cotidiano de seus portadores em várias áreas de funcionamento social e laboral. A atenção focada no defeito e a autoavaliação negativa, bem como a interpretação distorcida das expressões faciais e emocionais, o grau de vulnerabilidade e a baixa autoestima[31] potencializam ideias de autorreferência. Essa dinâmica neurofuncional pode resultar em sentimentos e manifestações de isolamento e agressividade[6].

Em tempos de pandemia, provocada pela Covid-19, esta causada pelo coronavírus SARS-CoV-2, a máscara cirúrgica tem sido descrita por indivíduos com TDC que apresentam grande insatisfação com a face, nariz, boca e dentes, como um adereço muito importante para esconder os defeitos percebidos. Com a máscara, não vemos a face; ela está parcialmente coberta. Curiosamente, frente à limitação de ir e vir que todos atualmente sofremos, referem não se sentir tão estranhamente isolados em meio ao confinamento social, revelando talvez a sensação de pertencimento e de inclusão num padrão adaptado e aceito pela sociedade.

COMORBIDADES

Considerando o espectro dos transtornos da consciência corporal, o TDC pode ser o elo entre o TOC, o transtorno alimentar (TA) e o transtorno de escoriação (TE) e tricotilomania (TTM), na medida em que revela a associação com todos. Em todos os casos, o comportamento ritual e repetitivo com foco no corpo tem como objetivo apaziguar as preocupações e corrigir as irregularidades corpóreas com demandas imaginárias, frequentemente superestimadas[6]. Pode ser que os transtornos da consciência corporal tenham em comum déficits no processamento da informação visual que, por sua vez, podem estar associados à impossibilidade de integração dos vários sistemas neurais, devido a disfunções na arquitetura estrutural da rede cerebral, que afetam a percepção visuoespacial.

Há uma forte correlação entre TE e TDC, com prevalência de comorbidade de 44,9% de indivíduos com presença de TE ao longo da vida[32] e 29,1% a 36,9% com TE atual[33,34]. A presença concomitante das duas condições está associada à piora dos sintomas do TE, com agravamento da intensidade das escoriações, dos aspectos psicossociais e da flexibilidade cognitiva[33]. Um estudo observou que, dentre os portadores de TDC, 45% apresentavam histórico de TE e 37% sintomas de TE secundários às preocupações com a aparência da pele e com comorbidade com TTM[32]. Observou-se porcentagem idêntica de indivíduos que desenvolveram AN (50%) e TTM (50%) um ano antes ou logo após o desenvolvimento do TDC e que 87,5% dos pacientes desenvolveram bulimia nervosa (BN) após o TDC[35].

Considerando-se a associação entre TDC e TA, 32,5% dos pacientes com TDC tiveram algum TA ao longo da vida; em 9% identificou-se AN, em 6,5% BN e 17,5% revelaram transtorno alimentar não especificado (TANE)[36]. Outro estudo referiu uma prevalência um pouco maior: 39% de mulheres preenchiam critérios tanto para TDC como para AN, sendo que aquelas que apresentavam sintomas dos dois transtornos exibiam piores escores relativos a funcionamento global, maior número de internações e três vezes mais tentativas de suicídio do que as que tinham exclusivamente AN[37]. Ao investigar a prevalência dos dois quadros em 158 pacientes que buscavam tratamento para TA

(AN = 61, BN = 32 e TANE = 65), 45% preenchiam critério também para TDC, sem diferenças de prevalência entre os subtipos de TA[38]. O estudo indicou ainda que pacientes com TA e TDC tinham sintomatologia dos TA agravada, destacando-se o desafio para a realização do diagnóstico correto quando os dois transtornos eram comórbidos, em especial porque em ambos existia insatisfação com a imagem corporal, bem como vários comportamentos e rituais relacionados à aparência[38].

Estudos têm sugerido uma mudança na expressão da insatisfação corporal[2,26], por isso preocupações com o peso e comportamento alimentar alterado podem ser um desafio para o diagnóstico diferencial do TDC[1,39]. Atualmente, a preocupação com o peso[26] sugere a possibilidade de que o fenótipo do TDC também inclua incluir preocupações ou queixas com o peso[40].

Alterações da percepção de formas e atributos corporais e sobreposição de sintomas clínicos e insatisfação com partes do corpo, como o tamanho da região supraumbilical, quadris e coxas, mostram similitudes do TDC com TA[26]. Ao descontar os sintomas de desconforto com o corpo relacionados à preocupação com o peso corporal, um estudo mostrou que 15% dos pacientes apresentam histórico compatível com diagnóstico pregresso de TDC e 12% com diagnóstico atual[41]. Mais recentemente, estudos têm referido a comorbidade frequente entre AN e TDC ao considerar os distúrbios do processamento da informação visual e visuoespacial observados em ambas as condições[42,43] e que estão potencialmente associados ao sintoma clínico do TDC – alterações da percepção da aparência física[44].

O TDM é a comorbidade mais comumente encontrada em pacientes com TDC[15,35]. Um estudo apontou que 74,2% daqueles com TDC apresentaram ao menos um episódio depressivo ao longo da vida e 38,2% preencheram critérios para episódio depressivo atual[45]. Outro estudo que investigou comorbidades psiquiátricas em uma casuística significativa de portadores de TDC identificou que 82% apresentavam TDM, 38% apresentavam fobia social (atualmente transtorno de ansiedade social), e em 36% estava presente o transtorno por uso de substâncias e 30% preencheram diagnóstico para TOC[46]. O transtorno de ansiedade social (TAS) tende a preceder o aparecimento dos sintomas de TDC, enquanto depressão e transtorno por uso de substâncias tipicamente se desenvolvem após o TDC. O TAS pode ter início antes do desenvolvimento do TDC, enquanto a AG, a depressão e abuso de substâncias desenvolvem-se, em geral, após o início da doença[35].

Ao investigar a associação de TDC com uso de álcool e outras substâncias, encontrou-se que 48,9% de um grupo de pacientes com TDC tinha histórico de transtorno por uso de substâncias ao longo da vida, sendo caracterizado abuso em 29,5% e dependência em 35,8% (mais comumente de álcool – 29%). Ainda, 17% apresentavam transtorno por uso de substâncias atual, sendo caracterizado abuso atual em 9,1% e dependência atual em 9,7%. Além disso, 68% daqueles com histórico de transtorno por uso de substâncias ao longo da vida reportaram que o TDC contribuiu para o padrão de uso de substâncias[47].

É também frequente a comorbidade entre TDC e transtornos de personalidade. Em 72% de um grupo de pacientes com TDC, observou-se algum transtorno de personalidade, sendo mais comuns os subtipos paranoide (38%), esquivante (38%) e anancástico (28%)[48]. Transtornos de personalidade narcisista, histriônica e *borderline* são comuns[28] e agravam o quadro clínico do TDC, uma vez que se sobrepõem ao TDC e tornam a evolução e o tratamento mais difíceis. Sem tratamento, o TDC está associado a altos níveis de sofrimento clínico expresso no comprometimento do funcionamento afetivo, social e ocupacional, e ideação suicida.

ETIOLOGIA

O TDC, como a maioria dos transtornos mentais, provavelmente está associado a uma predisposição genética e a alterações neurobiológicas, bem como a influências ambientais[3,5,49].

Apesar do impacto significativo que o TDC possa exercer sobre o bem-estar e o funcionamento diário dos acometidos, é pouco pesquisado quando comparado a outros transtornos mentais. Mais recentemente, alguns estudos têm apresentado resultados preliminares sobre a fisiopatologia e/ou neurobiologia determinantes de sua apresentação clínica. Dessa forma, ainda muito pouco se sabe ainda acerca do início, manutenção e tratamento dos seus sintomas.

Predisposição genética e alterações neurobiológicas

O histórico familiar mostra que 6-10% dos membros da família de primeiro grau apresentam TDC e que 20% dos pacientes afetados tinham, provavelmente, pelo menos um parente de primeiro grau afetado pela mesma condição[50]. Além disso, estudos com gêmeos de adultos saudáveis relataram até 64% de taxas de sobreposição genética de preocupações dismórficas com comportamentos obsessivos-compulsivos[51].

Há também evidências preliminares de que o agonista serotoninérgico mCPP, mas não placebo, causa exacerbação das preocupações com defeitos corporais percebidos em pacientes com TDC[52,53]. Contudo, alterações no sistema serotoninérgico que exacerbam ou aliviam sintomas de TDC não provam que anormalidades do sistema serotoninérgico, necessariamente, promovem a fisiopatologia do TDC[52].

Além da serotonina, especula-se sobre um papel nas vias dopaminérgicas no desenvolvimento do TDC, pois pacientes parecem também responder a medicamentos que atuam no sistema dopaminérgico[54]. Testes neuropsicológicos de pacientes com TDC sugerem déficits em habilidades verbais e não verbais da memória e de habilidades organizacionais; tais déficits podem ser indicativos de anormalidades no sistema dopaminérgico frontoestriatais[54].

Um estudo encontrou disponibilidade significativamente reduzida do receptor de dopamina D2/3 no estriado (núcleo caudado e putâmen) em pacientes com TDC quando comparados com controles saudáveis, o qual está envolvido na compulsividade comportamental do TOC. Assim, a função dopaminérgica deficiente no caudado pode estar subjacente a algumas das similaridades comportamentais entre TDC e TOC. Considerando que os inibidores seletivos de recaptação da serotonina são o tratamento de primeira linha do TDC, a disfunção dopaminérgica no TDC pode ser causada principalmente por déficits serotoninérgicos que levam a alterações dopaminérgicas secundárias[55].

FISIOPATOLOGIA

Aspectos neurocognitivos e comportamentais

Pesquisas recentes de avaliação neurocognitiva e comportamental sugerem que disfunções nos mecanismos do processamento da informação visual e perceptual estão implicados no TDC, evidenciando o processamento local em detrimento de uma representação mais global e gestáltica ou holística do estímulo.

Essas pesquisas têm mostrado que indivíduos com TDC apresentam diferenças na maneira como percebem imagens, quando comparados com controles saudáveis, revelando características clínicas da doença[56]. Uma teoria importante que explica essas diferenças no processamento visual e espacial envolve o desequilíbrio dos sistemas de processamento local e global no TDC[57,58]. Nesse contexto, anormalidades na organização topológica estrutural do cérebro que afetam sistemas de processamento visual, de memória e das emoções foram identificadas em exames de imagem de pacientes com TDC[5,44,58].

O processamento global – em que é percebida toda a representação do estímulo, ou o seu todo – e o processamento local – em que são percebidos detalhes específicos do estímulo –, são dois mecanismos de processamento da informação visual que ajudam tanto a identificar como a reconhecer estímulos. Em indivíduos saudáveis, a combinação de estratégias locais (reunindo recursos específicos) e globais (formas gerais) são utilizadas para reconhecer e identificar estímulos visuais. No entanto, indivíduos com TDC revelam um viés para o processamento da informação visual do detalhe em detrimento da percepção do todo, ou da imagem geral[5,44,58]. Ou seja, o equilíbrio entre esses dois mecanismos está afetado no TDC. Assim, indivíduos com TDC apresentam alterações na maneira como observam e discriminam informações visuais[14,44,59]. É interessante notar que esse desequilíbrio no processamento visual pode resultar em um desempenho superior em algumas tarefas que envolvam o rastreio e captura de detalhes em um conjunto mais amplo de estímulos visuais, quando se comparam portadores e não portadores de TDC. Assim, em mais de um relato portadores de TDC têm sido mais eficientes na identificação de fotografias de rostos, corpos e cenários rodados em 180 graus ("de ponta-cabeça") do que controles normais[60]. Possivelmente, a identificação de algum detalhe distintivo daquela imagem facilitou o reconhecimento, e isso tem sido considerado mais uma evidência em favor da hipótese de que portadores de TDC apresentam uma alteração primária de processamento de informação no córtex visual[15,60].

De fato, estudos em neuroimagem mostram que indivíduos com TDC usam a mesma extensão do córtex visual para processar tanto imagens de baixa resolução como de resolução normal, região esta que controles saudáveis só usam para processar imagens de alta resolução[61]. Assim, os resultados dos estudos revelam um desvio das normas perceptivas em pacientes com TDC e apontam que falhas na percepção e no processamento visual são fatores subjacentes à vulnerabilidade e manutenção do TDC[14,60,62].

O viés visual perceptivo orientado para o detalhe manifesta-se no comportamento como detecção aprimorada de falhas em pacientes com TDC. Esse escrutínio visual enviesado para o processamento local exclui a possibilidade de harmonização do detalhe peculiar pelo processamento visual global e percepção do todo e conduz à crença de que essas áreas são de alguma forma defeituosas[15,59,63]. Esse olhar peculiar para a avaliação da própria imagem faz com que esses pacientes se sintam desfigurados, feios e/ou desinteressantes, marcas da sua ineficácia pessoal, reforçando a crença de que uma intervenção sobre o corpo poderá melhorar a autoestima[2,6,26,27]. Tal avaliação negativa da aparência e da personalidade leva a emoções negativas de ansiedade, depressão, constrangimento, nojo e vergonha que, por sua vez, aumentam a atenção seletiva e percepções de autorreferência[6]. Como num círculo vicioso e para aliviar o sofrimento emocional, esses indivíduos submetem-se a rituais com foco no corpo, que incluem, sobretudo, comportamentos extremos de checagem, como ficar por horas em frente ao espelho, ou comparando exaustivamente a sua aparência física com a dos outros[6].

Dessa forma, a insatisfação com o corpo é potencializada por mecanismos de processamento visual não adaptativos que afetam e alteram a percepção do corpo. Clinicamente, esse aspecto pode ser identificado na busca incessante de reasseguramento da aparência física. Por essa razão, nos casos mais graves, nota-se dificuldade de enxergar melhora após um procedimento estético: "Será que ainda pode ser feito algo mais para melhorar?". É a dúvida constante e atormentadora para indivíduos com TDC que invalida a satisfação com a própria imagem. Esse não saber e não ter certeza do que enxergam desperta níveis de ansiedade e pode levar ao isolamento social.

As evidências sugerem que esse processamento peculiar da informação visual antecede e mobiliza a resposta emocional no cérebro[42], o que se observa também no desenvolvimento dos sintomas, em que jovens com mais preocupação com a imagem corporal têm mais risco de desenvolver os demais sintomas que compõem o TDC[15,63].

Curiosamente, crianças também mostraram efeito reduzido de inversão da face em relação aos adultos, e de maneira semelhante apresentavam uma estratégia mais fragmentada de observação. Isso aumenta a possibilidade de que disfunções no processamento da informação visual no TDC resultem de um desenvolvimento do córtex visual incompleto, persistentemente imaturo ou alterado[60,64]. No entanto, mais estudos serão necessários para saber se o processamento da informação visual pode ser usado como marcador cognitivo ou como fator de risco para TDC[15].

Neuroanatomia

Indivíduos com TDC não medicados têm padrões disfuncionais de ativação cerebral ao visualizar objetos, os quais não correspondem necessariamente à face e ao corpo, o que sugere a possibilidade de um processamento visual anômalo, consistente com o modelo de desequilíbrio no processamento global *versus* local para estímulos visuais relacionados não apenas aos sintomas[44]. Nesse grupo de indivíduos, observou-se atividade anormal em sistemas de processamento visual occipital e temporal para imagens de baixa resolução, revelando associação entre gravidade de sintomas e menor atividade no córtex occipital dorsal e pré-frontal ventrolateral para imagens de resolução normal e de alta resolução[44]. A gravidade dos sintomas do TDC pode estar associada à integração prejudicada dos sistemas visual e pré-frontal, e essas anomalias podem representar um endofenótipo que predispõe os indivíduos a desenvolver o TDC, ou são resultados secundários dos sintomas do TDC[44].

Esses achados sugerem que indivíduos com TDC podem ter sistemas subativos no processamento visual secundário e atenção, especificamente para elementos de configuração holística, enquanto recordam e reproduzem seletivamente detalhes visuais. Além disso, a hiperatividade do circuito frontoestriatal pode estar associada tanto à aversão ao corpo quanto aos sintomas relacionados a pensamentos obsessivos e comportamentos compulsivos quanto à aparência física[44].

Investigações de avaliação volumétrica por imagem por ressonância magnética (MRI) identificaram tanto reduções significativas no volume total do cérebro e de substância cinzenta[43,64] como maiores volumes totais de substância branca[66,67]. Quando comparados a controles, pacientes com TDC apresentaram reduções volumétricas em regiões como córtex orbitofrontal, cingulado anterior bilateral[66], tálamo bilateral, hipocampo esquerdo e amígdala esquerda[65], bem como volumes maiores de caudado no hemisfério esquerdo[66]. Essas anormalidades neuroanatômicas da estrutura cerebral, observadas em grupos de pacientes com TDC quando comparados a controles saudáveis, parecem ser associadas a variáveis clínicas. Por exemplo, observaram-se correlações positivas significativas da duração do tempo de doença com volumes do córtex bilateral orbitofrontal[67] e orbitofrontal direito[65] em pacientes com TDC.

Ao investigar a microestrutura de matéria branca que conecta os sistemas de processamento visual, frontoestriatal e límbico, observou-se relação entre o comprometimento do *insight*, um fenótipo clinicamente importante, e a desorganização das fibras nos setores que conectam os sistemas neurais de processamento visual com os de processamento de emoção/memória[5,68]. Assim, a capacidade de associação e discernimento entre os diferentes estímulos, ou informações, parece estar estruturalmente afetada em pessoas com TDC.

Na mesma linha de pensamento, um estudo relatou evidência de conectividade anormal entre regiões envolvidas nos mecanismos de processamento da informação visual e emocional, bem como na transferência das informações visuais entre os hemisférios, sugerindo que o desequilíbrio entre os mecanismos de processamento seja marcado por anormalidades nos sistemas do córtex visual, temporal e pré-frontal[58]. A ativação funcional anormal na região temporal tem sido assinalada em tarefas de avaliação do processamento visual em pacientes com TDC[44,61], sugerindo que anormalidades do processamento visual estejam ligadas a diferenças de atividade funcional no lobo temporal. Do ponto de vista clínico, talvez o comprometimento dessas estruturas, bem como de suas conexões, crie um "curto-circuito" informacional, no qual a percepção visual da aparência mobiliza memórias emocionais dolorosas[58], como frequentemente se observa na clínica.

O grau pelo qual os indivíduos acometidos com a doença vivenciam pensamentos obsessivos e comportamentos compulsivos pode estar associado à proporção de informação geral transferida através do cérebro que inclui essa (des)conexão, envolvida na integração de emoção e memória com sistemas de processamento visual. Portanto, pensamentos obsessivos com a aparência e, principalmente, o engajamento em comportamentos compulsivos pode estar intimamente ligado ao que é percebido visualmente. Isso, por sua vez, é influenciado por memórias afetivas relacionadas visualmente. Nesse contexto de integração entre emoção e memória com sistemas de processamento visual, indivíduos com TDC frequentemente referem que são invadidos por imagens. Essas disfuncionalidades nas conexões entre os sistemas foram associadas à gravidade dos sintomas, particularmente aos comportamentos compulsivos e de esquiva, mais do que aos pensamentos obsessivos[58], o que vai ao encontro da proposta de classificação clínica do TDC em níveis de gravidade baseada principalmente em comportamentos de esquiva[2,4,26,69].

As alterações das conexões da matéria branca entre o lobo temporal e as regiões frontal e occipital têm sido apontadas no TDC[3,65]. A conexão temporal e occipital parece ter uma influência maior na organização da rede cerebral total no TDC e foi associada à gravidade dos sintomas[58]. Anormalidades tanto na estrutura quanto na função do lobo temporal podem contribuir para a sintomatologia e fisiopatologia do TDC[3]. Deve-se salientar que as regiões que estão envolvidas na correspondência de face, forma, cor e espaço têm conexões com regiões de processamento visual nos lobos temporal e occipital.

O afinamento cortical no lobo parietal inferior esquerdo[3], ou a perfusão assimétrica nos lobos parietais observada em pacientes com TDC por tomografia computadorizada por emissão de fóton único (SPECT)[70], podem também contribuir para a fisiopatologia do TDC através do seu papel na face e na autopercepção. Estudos anteriores sugeriram o papel do lobo parietal em distúrbios somatossensoriais[71]. Em indivíduos saudáveis, a rede temporoparietal mostrou-se associada ao reconhecimento da própria face, bem como de faces e emoções básicas dos outros[72].

Dessa forma, o desenvolvimento de pesquisas no curso inicial da doença (adolescentes) e em parentes de primeiro grau não afetados poderão ser úteis para determinar se os achados aqui explicitados representam endofenótipos predisponentes a sintomas clínicos no TDC.

FATORES AMBIENTAIS E SOCIAIS

A adversidade na infância associada a fenômenos como o *bullying*, em relação à aparência física ou a competências e habilidades; à pobreza e escassez de relações interpessoais; ao isolamento social; à presença de vínculos frágeis; à falta de suporte familiar; ou ao abuso sexual pode ser fator de risco para o desenvolvimento e a manutenção do TDC. Esses aspectos, que caracterizam o histórico de abuso emocional, quando constantes no tempo podem ser internalizados como sentimentos de autocrítica negativa[6].

Históricos de abusos sexual e emocional parecem ser significativamente mais prevalentes em pacientes com TDC, que por sua vez podem desencadear insatisfação corporal e sentimentos de vergonha e nojo com relação ao próprio corpo. A vergonha do corpo tem sido associada ao abuso físico e sexual em idade precoce[6].

A relação entre históricos de abuso emocional (*bullying*, sexual) e de substâncias (álcool e outras drogas), em pacientes com TDC, foi descrita na literatura científica, bem como sua associação à gravidade dos sintomas[6].

Alguns autores enfatizaram o papel das experiências infantis e na adolescência no desenvolvimento do TDC, destacando a qualidade vívida e recorrente de memórias passadas[2,73]. Imagens recorrentes e angustiantes são características do TDC e podem caracterizar o curso crônico da doença.

Famílias disfuncionais, que valorizam e expressam críticas com relação a modelos de aparência rígidos, podem igualmente influenciar a avaliação negativa da aparência física e insatisfação com a imagem corporal que, em pessoas mais vulneráveis, desencadeiam preocupações dismórficas, sendo um importante fator preditivo de desenvolvimento do TDC.

O tipo de educação, ou o trabalho com artes e de atletas e bailarinos profissionais, também tem sido associado ao TDC, o que sugere a presença de maior sensibilidade estética nesses ambientes que, por sua vez, levaria à necessidade de perfeição e simetria.

Na era das *selfies* e postagens na internet, a demanda pela perfeição por um lado e a distorção da imagem corporal por outro, provocadas por filtros e dispositivos, afeta e traz um novo complicador. Em 2017, segundo a American Academy of Facial Plastic and Reconstructive Surgery, 55% dos cirurgiões plásticos referiram que seus pacientes queriam parecer bem na *selfie*, representando um aumento de 13% em relação a 2016. Esse desejo revela a preocupação e atenção focadas na imagem em seu extremo e, por outro lado, a possibilidade de influência das mídias sociais no processo psicológico de internalização que sustenta a insatisfação com a aparência física[74].

EPIDEMIOLOGIA

O TDC é uma condição relativamente comum, com uma prevalência entre 1% e 2,4% na população geral[3,44,57,75] e que, geralmente, tem seu início na adolescência[2,15].

Após uma revisão sistemática sobre a prevalência ponderada estimada em diferentes populações, identificou-se que 2,2% dos adolescentes preenchiam critério para TDC e que, na população de estudantes, a prevalência era de 3,3%[76]. A média de idade de início da doença foi de 16,7 anos (SD = 7,2 anos). O início precoce foi associado à cronicidade, história de tentativa de suicídio e maior comorbidade nos grupos avaliados[76]. A ocorrência do TDC foi observada tanto em crianças muito jovens (5 anos) como em pessoas bastante idosas (80 anos)[77]. Observou-se um segundo pico de incidência da doença após a menopausa[2,78].

O TDC acomete ambos os gêneros[79]. Há diferenças quanto à apresentação dos sintomas entre os gêneros, áreas corporais de maior preocupação e grau de estresse emocional relacionado à aparência física[80]. No entanto, embora existam muitas similaridades na apresentação do TDC, algumas diferenças quanto às regiões corporais de insatisfação e comorbidades foram assinaladas[6,81]. A prevalência das mulheres parece ser menor que a dos homens na maioria dos ambientes avaliados, à exceção dos estéticos e dermatológicos[75].

Em pacientes que estavam em atendimento psiquiátrico e preencheram critério pelo DSM-IV para TDC, identificou-se prevalência de 16%[6]. Ao estratificar a população psiquiátrica, em pacientes adultos e adolescentes internados, verificou-se prevalência de 7,4%, respectivamente. Já em adultos ambulatoriais, a prevalência encontrada foi de 5,8%[75].

Em indivíduos que buscaram atendimentos dermatológicos, a prevalência dessa condição pode chegar a 14%[6]. Em Dermatologia, a população varia entre ambulatorial (11,3%), estética ou para a cosmiatria (9,2%) e clínica para o tratamento de acne (11,1%)[75]. Em cirurgia plástica, a maioria dos autores relatou um percentual de 6% a 15%[6]. Outros apontaram percentuais maiores entre 16% e 24%[75] e acima de 50% de indivíduos com quadro clínico de TDC[2,6,27].

Em populações específicas, encontraram-se prevalências entre 5,2%[75] e 8%[82] em pacientes adultos de Ortodontia, 11,2% em pacientes de Cirurgia ortognática[75] e 10% nos que buscavam cirurgia facial ou maxilofacial[83]. Dessa forma, embora o TDC seja uma condição comum na psiquiatria e na cirurgia plástica, ainda é pouco identificada e diagnosticada[5,44,75].

CURSO E EVOLUÇÃO

O TDC tem um caráter crônico que se expressa de forma flutuante em localização e intensidade, com impacto significativo na qualidade de vida de seus portadores[2,5,15,76]. Um estudo que avaliou 141 adultos com diagnóstico de TDC verificou que 39% tinham faltado ao trabalho e, daqueles que trabalharam, 79,7% referiram prejuízo no funcionamento laboral associado à doença. Aqueles que não trabalhavam revelaram o aspecto crônico do TDC e apresentaram maior gravidade sintomatológica[84].

O TDC está associado a taxas maiores de internação psiquiátrica ao longo da vida (48%) e tentativas de suicídio (22-27,5%)[45]. Indivíduos com TDC reportam maiores taxas de ideação suicida (31% *versus* 3,5%) e tentativas de suicídio devido a preocupações com a aparência física (22,2% *versus* 2,1%), quando comparados a indivíduos sem o diagnóstico[46]. A ideação suicida foi observada em 57,8% dos pacientes com TDC por ano (10 a 25 vezes maiores do que as taxas encontradas na população geral americana), uma média de 2,6% de tentativas de suicídio por ano (3 a 12 vezes maiores) e, no grupo, dois pacientes (0,3%) completaram o suicídio no período estudado, resultando em uma taxa de suicídio 45 vezes maior do que a encontrada na população geral[81]. O aumento da suicidabilidade mostrou-se associado a fatores como maior número de internações psiquiátricas, ser solteiro ou divorciado, presença de transtornos psiquiátricos comórbidos, suporte social pobre, baixa autoestima e altos índices de ansiedade, depressão e hostilidade[6,81].

TRATAMENTO

Como uma parte significativa dos indivíduos com TDC apresenta crítica prejudicada em relação à irracionalidade e à morbidez dos seus sintomas, é importante iniciar o processo terapêutico evitando o confronto e demonstrando empatia.

As diretrizes atuais recomendam o tratamento do TDC com terapia cognitiva comportamental (TCC), inibidor seletivo de recaptação de serotonina (ISRS), ou a combinação de ambos[85,86]. Apesar dos métodos de intervenção atuais mostrarem-se moderadamente eficazes no tratamento dos sintomas e angústia associados ao TDC, eles falham ao abordar o aspecto perceptivo, característica essencial do TDC[79].

Entretanto, a psicanálise é também uma abordagem terapêutica para o tratamento do TDC. Na relação dialética com o analista o indivíduo pode começar a relativizar aspectos da própria vida e diminuir a rigidez cognitiva do defeito percebido no corpo, ou a modificação da posição do olhar. Nesse momento, a cirurgia plástica ou outro procedimento estético minimamente invasivo podem ser a indicação de um tratamento coadjuvante aceitável em casos menos graves (leves a moderados), onde as alterações de processamento visual primário não sejam marcantes.

O desenvolvimento de habilidades de atenção plena (*mindfulness*), por meio de técnicas de meditação simples com foco em observar pensamentos negativos, e sobretudo ideais, sem tentar corrigi-los ou lutar contra eles, é recomendado para o tratamento desses indivíduos[87].

A intervenção medicamentosa se faz necessária em casos moderados a graves, seja para atenuação do funcionamento obsessivo-compulsivo característico do TDC, seja para o tratamento de transtornos psiquiátricos concomitantes[88].

CONSIDERAÇÕES FINAIS

O TDC é um quadro psiquiátrico potencialmente grave e crônico, incapacitante, associado a significativa morbimortalidade. É também a condição psiquiátrica mais relevante para o aumento de tratamentos médicos com a aparência física, em um contexto sociocultural que valoriza a atratividade.

Vinheta clínica

O pai de uma paciente de 17 anos entrou em contato e acompanhava angustiado a evolução da filha ao longo do tempo. B fora diagnosticada com TDC e encaminhada para atendimento psicológico. Já tinha passado por outros profissionais de saúde mental, que a haviam diagnosticado com outros transtornos mentais e de personalidade. Houve tentativas de medicações em períodos diferentes, mas nenhuma dessas intervenções se mostrou de fato superior. B apresentava melhoras pontuais que não se sustentavam a cada intervenção medicamentosa. Assim, ao longo do tempo, fez uso associado a fluvoxamina (300 mg/dia) de risperidona (1 mg/dia), ou escitalopram (60 mg/dia), ou clomipramina (150 mg/dia). B referiu gostar da abordagem psicanalítica de tratamento. Ficou em atendimento por dois anos, quando, por decisão da família e após uma tentativa de suicídio, começou a frequentar um hospital-dia. B é sensível, muito frágil e é uma poeta. Escreve belos poemas sobre a sua condição mental e, na forma como se automutila, escreve na pele o seu sofrimento. Tem um estilo muito próprio, não comum. O cabelo era como um arco-íris que mudava de cor a cada semana; ora azul, verde, amarelo, entre outras cores. B não aceitava o corpo, não tocava nele nem se deixava tocar; escondia-o em roupas imensas que, nem sempre, combinavam com o clima. Tinha peso normal e morfologia corporal harmônica, compatível com sua idade, apesar disso referia querer fazer uma cirurgia plástica para mudança de várias partes do corpo. Observava-se não apercepção do corpo. Não trocava de roupa, não tomava banho ou, se tomava, precisava ser à noite e às escuras. Não olhava a sua imagem refletida, não podia olhar pessoas que considerava dentro de um certo padrão de beleza, sob pena de ter graves crises de ansiedade e se machucar. Fazia insistentemente dieta e tentou o suicídio duas vezes, quando precisou ficar internada. Na ocasião, referiu sentir-se mal, com vergonha, pelo atendimento que tivera num hospital privado. B apresenta traços de personalidade histriônicos. Vive com os pais e um irmão mais novo. A mãe teve AN e sempre apresentou preocupações com a aparência física. No desenrolar do tratamento, B não faltava mais às sessões, conseguiu terminar o ensino médio que tinha interrompido e fez o vestibular. Começou a faculdade de Psicologia, quando parou o atendimento psiquiátrico e psicológico.

Para aprofundamento

- Han B-C. A salvação do belo. Lisboa: Relógio D'Água Editores; 2016.
  - ⇨ Este livro traz diferentes enfoques do belo na contemporaneidade e do quanto o efeito estético, diferente do belo, reflete um imperativo social geral de uma sociedade positiva.
- Pauls A. História do cabelo. São Paulo: Cosac Naify; 2011.
  - ⇨ O livro traz um personagem obcecado por cabelo e ressalta o valor do corpo e da perda. O cabelo é tanto o personagem principal quanto o indicador de uma época que remete ao sofrimento humano com a aparência.

- Pirandello L. Um, nenhum e cem mil. 3. ed. São Paulo: Cosac Naify; 2006.
    ⇨ A percepção de um defeito na aparência física provoca no personagem principal a consciência da coexistência social e desencadeia um sofrimento levado às últimas consequências, cuja conduta bizarra beira o limite da loucura. É um romance universal, ao destacar aspectos psicológicos do desenvolvimento humano com conflitos contemporâneos: corpo e imagem, corpo visto e corpo sentido, eu e outro, dentro e fora, estranho e próximo, vida subjetiva e vida social, tensão entre a face particular e a máscara pública.
- Tate. Francis Bacon. [acesso em 20 de setembro de 2020]. Disponível em: https://www.tate.org.uk/art/artworks/bacon-triptych-august-1972-t03073
    ⇨ Francis Bacon foi um pintor que reinventou o corpo pela destruição da imagem ideal de corpo. Nesse sentido, pôde revelar o corpo da dismorfia corporal de múltiplas possibilidades de modificação que forjam uma identidade, ou o corpo que se transforma em matéria-prima suscetível de alteração permanente, perspectivado como um "vir a ser".

REFERÊNCIAS BIBLIOGRÁFICAS

1. American Psychiatric Association. Neurodevelopmental Disorders. Diagnostic and Statistical Manual of Mental Disorders. 5. ed. Arlington: American Psychiatric Association; 2013.
2. de Brito MJ, Nahas FX, Cordás TA, Tavares H, Ferreira LM. Body dysmorphic disorder in patients seeking abdominoplasty, rhinoplasty and rhytidectomy. Plast Reconstr Surg. 2016;137(2):462-71.
3. Grace SA, Buchanan BG, Maller JJ, Toh WL, Castle DJ, Rossell SL. Reduced cortical thickness in body dysmorphic disorder. Psychiatry Res Neuroimaging. 2017;259:25-8.
4. De Brito MJ, Nahas FX, Ortega NR, Cordás TA, Dini GM, Sabino Neto M, et al. Support system for decision making in the identification of risk for body dysmorphic disorder: a fuzzy model. Int J Med Inform. 2013;82(9):844-53.
5. Grace SA, Labuschagne I, Kaplan RA, Rossell SL. The neurobiology of body dysmorphic disorder: a systematic review and theoretical model. Neurosci Biobehav Rev. 2017;83:83-96.
6. **De Brito MJA, Cordás TA, Ferreira LM, organizadores. Transtorno dismórfico corporal: a mente que mente. São Paulo: Hogrefe; 2018.**
    ⇨ Neste livro, a abordagem sobre a condição complexa do TDC, que transita por diferentes áreas médicas, ocorre por meio de opiniões de diferentes especialistas em saúde sobre o assunto.
7. Phillips KA, McElroy SL. Personality disorders and traits in patients with body dysmorphic disorder. Compr Psychiatry. 2000;41(4):229-36.
8. Barahmand U, Mozdsetan N, Narimani M. Body dysmorphic traits and personality disorder patterns in rhinoplasty seekers. Asian J Psychiatr. 2010;3(4):194-9.
9. Schieber K, Kollei I, de Zwaan M, Müller A, Martin A. Personality traits as vulnerability factors in body dysmorphic disorder. Psychiatry Res. 2013;210(1):242-6.
10. Swami V, Tran US, Brooks LH, Kanaan L, Luesse EM, Nader IW, et al. Body image and personality: associations between the Big Five Personality Factors, actual-ideal weight discrepancy, and body appreciation. Scand J Psychol. 2013;54(2):146-51.
11. Scharschmidt D, Mirastschijski U, Preiss S, Brähler E, Fischer T, Borkenhagen A. Body Image, Personality Traits, and Quality of Life in Botulinum Toxin A and Dermal Filler Patients. Aesthetic Plast Surg. 2018;42(4):1119-25.
12. Pavan C, Azzi M, Lancerotto L, Marini M, Busetto L, Bassetto F, et al. Overweight/obese patients referring to plastic surgery: temperament and personality traits. Obes Surg. 2013;23(4):437-45.
13. Arji M, Borjali A, Sohrabi F, Farrokhi NA. Role of perfectionism and body image in the prediction of body dysmorphic disorder symptoms. Avicenna J Neuro Psych Physio. 2016;3(3):e42560.
14. Grocholewski A, Klien S, Heinrichs N. Selective attention to imaged facial ugliness is specific to boby dysmorphic disorder. Body Image. 2012;9(2):261-9.
15. Mundy ME, Sadusky A. Abnormalities in visual processing amongst students with body dysmorphic disorder. Adv Cogn Psychol. 2014;10(2):39-48.
16. Morselli E, Jerome L. Dysmorphophobia and taphephobia: two hitherto undescribed forms of Insanity with fixed ideas. Hist Psych. 2001;12(45):103-14.
17. Halicarnaso H. Los nueve libros de la historia. Libro VI. 2006. eBooksBrasil; 2006. [acesso em 20 de setembro 2020]. Disponível em: http://www.ebooksbrasil.org/eLibris/nuevelibros.html
18. Kraepelin E. Psychiatrie; ein Lehrbuch für Studierende und Ärzte. 8. ed. Leipzig: Barth; 1909. In: Veale D, Neziroglu F. Body Dysmorphic Disorder. A Treatment Manual. West Suissex: Wiley-Blackwell; 2010.
19. Freud S. História de uma neurose infantil (1918 [1914]). In: Obras psicológicas completas de Sigmund Freud. Rio de Janeiro: Imago; 1996.
20. Janet P. L'Obsession de la honte du corps. In: Janet P, Dumas G, Fedi L, Nicolas S. Les obsessions et la psychasthénie. 10. ed. Paris: Alcan; 1919.
21. Phillips KA. Body dysmorphic disorder: the distress of imagined ugliness. Am J Psychiatry. 1991;148(9):1138-49.
22. Knorr NJ, Edgerton MT, Hoopes JE. The "insatiable" cosmetic surgery patient. Plast Reconstr Surg. 1967;40(3):285-9.
23. Hay GG. Dysmorphophobia. Br J Psychiatry. 1970;116(533):399-406.
24. Andreasen NC, Bardach J. Dysmorphophobia: symptom or disease? Am J Psychiatry. 1977;134(6):673-6.
25. Reed GM, et al. Innovations and changes in the ICD-11 classification of mental, behavioural and neurodevelopmental disorders. World Psychiatry. 2019;18(1):3-19.
26. de Brito MJ, Nahas FX, Cordás TA, Gama MG, Sucupira E, Ramos TD, et al. Prevalence of body dysmorphic disorder symptoms and body weigh concerns in patients seeking abdominoplasty. Aesthet Surg J. 2016;36(3):324-32.
27. Ramos TD, De Brito MJA, Suzuki VY, Sabino Neto M, Ferreira LM. High prevalence of body dysmorphic disorder and moderate to severe appearance-related obsessive-compulsive symptoms among rhinoplasty candidates. Aesthetic Plast Surg. 2019;43(4):1000-5.
28. Bowyer A, Krebs G, Mataix-Cols D, Veale D, Monzani B. A critical review of cosmetic treatment outcomes in body dysmorphic disorder. Body Image. 2016;19:1-8.
29. Moody T, Shen VW, Hutcheson NL, Henretty JR, Sheen CL, Strober M, et al. Appearance evaluation of others' faces and bodies in anorexia nervosa and body dysmorphic disorder. Int J Eat Disord. 2017;50(2);127-38.
30. Madsen SK, Bohon C, Feusner JD. Visual processing in anorexia nervosa e body dysmorphic disorder: similarities, differences, and future research directions. J Psychiatric Res. 2013;47(10):1483-91.
31. Buhlmann U, Glaesmer H, Mewes R, Fama LM, Wilhelm S, Brähler E, et al. Updates on the prevalence of body dysmorphic disorder: a population-based survey. Psychiatry Res. 2010;178(1):171-5.
32. Grant JE, Menard W, Phillips KA. Pathological skin picking in individuals with body dysmorphic disorder. Gen Hosp Psychiatry. 2006;28(6):487-93.
33. Grant JE, Redden SA, Leppink EW, Odlaug BL. Skin picking disorder with co-occuring body dysmorphic disorder. Body Image. 2015;15:44-8.
34. Arnold LM, McElroy SL, Mutasim DF, Dwight MM, Lamerson CL, Morris EM. Characteristics of 34 adults with psychogenic excoriation. J Clin Psychiatry. 1998;59(10):509-14.
35. Gunstad J, Phillips KA. Axis I comorbidity in body dysmorphic disorder. Compr Psychiatry. 2003;44(4):270-6.
36. Ruffolo JS, Phillips KA, Menard W, Fay C, Weisberg RB. Comorbidity of body dysmorphic disorder and eating disorders: severity of psychopathology and body image disturbance. Int J Eat Disord. 2006;39(1):11-9.
37. Grant JE, Kim SW, Ekert ED. Body dysmorphic disorder in patients with anorexia nervosa: prevalence, clinical features, and delusionality of body image. Int J Eat Disord. 2002;32(3):291-300.

38. Dingemans AE, Rood YR, Groot I, Furth EF. Body dysmorphic disorder in patients with an eating disorder: prevalence and characteristics. Int J Eat Disord. 2012;45(4):562-9.

39. Phillips KA, Wilhelm S, Koran LM, Didie ER, Fallon BA, Feusner J, et al. Body dysmorphic disorder: some key issues for DSM-V. Depress Anxiety. 2010;27(6):573-91.

40. Kittler JE, Menard W, Phillips KA. Weight concerns in individuals with body dysmorphic disorder. Eat Behav. 2007;8(1):115-20.

41. Kollei I, Schieber K, de Zwaan M, Svitak M, Martin A. Body dysmorphic disorder and nonweight-related body image concerns in individuals with eating disorders. Int J Eat Disord. 2013;46(1):52-9.

42. **Li W, Lai TM, Bohon C, Loo SK, McCurdy D, Strober M, et al. Anorexia nervosa and body dysmorphic disorder are associated with abnormalities in processing visual information. Psychol Med. 2015;45(10):2111-22.**
   ⇨ Neste artigo, evidências sugerem que o processamento peculiar da informação visual no TDC antecede e mobiliza a resposta emocional no cérebro.

43. Moynihan J, Rose M, van Velzen J, de Fockert J. Local and global visual processing and eating disorders traits: An event-related potential study. Biol Psychol. 2016;115:27-34.

44. **Feusner JD, Hembacher E, Moller H, Moody TD. Abnormalities of object visual processing in body dysmorphic disorder. Psychol Med. 2011;41(11):2385-97.**
   ⇨ Neste artigo, são assinalados padrões disfuncionais de ativação cerebral para estímulos visuais relacionados não apenas aos sintomas de TDC.

45. Phillips KA, Didie ER, Menard W. Clinical features and correlates of major depressive disorder in individuals with body dysmorphic disorder. J Affect Disord. 2007;97(1-3):129-35.

46. Phillips KA, Menard W, Fay C. Gender similarities and differences in 200 individuals with body dysmorphic disorder. Compr Psychiatry. 2006;47(2):77-87.

47. Grant JE, Menard W, Pagano ME, Fay C, Phillips KA. Substance use disorders in individuals with body dysmorphic disorder. J Clin Psychiatry. 2005;66(3):309-16.

48. Veale D, Boocock A, Gournay K, Dryden W, Shah F, Willson R, et al. Body dysmorphic disorder. A survey of fifty cases. Br J Psychiatry. 1996;169(2):196-201.

49. Feusner JD, Neziroglu F, Wilhelm S, Mancusi L, Bohon C. What causes BDD: Research findings and a proposed model. Psychiatr Ann. 2010;40(7):349-55.

50. Phillips KA, Menard W, Fay C, Weisberg R. Demographic characteristics, phenomenology, comorbidity, and family history in 200 individuals with body dysmorphic disorder. Psychosomatics. 2005;46(4):317-25.

51. Monzani B, Rijsdijk F, Iervolino AC, Anson M, Cherkas L, Mataix-Cols D. Evidence for a genetic overlap between body dysmorphic concerns and obsessive-compulsive symptoms in an adult female community twin sample. Am J Med Genet B Neuropsychiatr Genet. 2012;159B(4):376-82.

52. Feusner JD, Yaryura-Tobias J, Saxena S. The pathophysiology of body dysmorphic disorder. Body Image. 2008;5(1):3-12.

53. Hollander E, Wong CM. Obsessive-compulsive spectrum disorders. J Clin Psychiatry. 1995;56 Suppl 4:3-6; discussion 53-5.

54. Hadley SJ, Newcorn AJ, Hollander E. Body dysmorphic disorder: neurobiology and psychopharmacology. In: Castle DJ, Phillips KA, editores. Disorders of body image. Hampshire: Wrington Biomedical; 2002. p. 139-55.

55. Vulink NC, Planting RS, Figee M, Booij J, Denys D. Reduced Striatal Dopamine D2/3 Receptor Availability in Body Dysmorphic Disorder. Eur Neuropsychopharmacol. 2016;26(2):350-6.

56. Fang A, Wilhelm S. Clinical features, cognitive biases, and treatment of body dysmorphic disorder. Annu Rev Clin Psychol. 2015;11:187-212.

57. Beilharz F, Castle DJ, Phillipou A, Rossell S. Visual training program for body dysmorphic disorder: protocol for a novel intervention pilot and feasibility trial. Pilot Feasibility Stud. 2018;4:189. eCollection 2018.

58. Arienzo D, Leow A, Brown JA, Zhan L, GadElkarin J, Hovav S, et al. Abnormal brain network organization in body dysmorphic disorder. Neuropsychopharmacol. 2013;38(6):1130-9.

59. Greenberg J, Reuman L, Hartmann AS, Kasarskis I, Wilhem S. Visual hot spots: an eye tracking study of attention bias in body dysmorphic disorder. J Psychiatr Res. 2014;57:125-32.

60. **Feusner JD, Moller H, Altstein L, Sugar C, Bookheimer S, Yoon J, et al. Inverted face processing in body dysmorphic disorder. J Psychiatr Res. 2010;44(15):1088-94.**
   ⇨ Este artigo aponta para a hipótese de que portadores de TDC apresentam uma alteração primária de processamento de informação no córtex visual.

61. Feusner JD, Townsend J, Bystritsky A, Bookheimer S. Visual information processing of faces in body dysmorphic disorder. Arch Gen Psychiatry. 2007;64(12):1417-26.

62. Monzani B, Krebs G, Anson M, Veale D, Mataix-Cols D. Holistic versus detailed visual processing in body dysmorphic disorder: Testing the inversion, composite, and global precedence effects. Psychiatry Res. 2013;210(3):994-9.

63. Beilharz F, Atkins KJ, Duncum AJF, Mundy ME. Altering visual perception abnormalities: a marker for body image concern. PLoS One. 2016;11(3): e0151933.

64. Duncum AJF, Atkins KJ, Beilharz FL, Mundy ME. Abnormalities in the visual processing of viewing complex visual stimuli amongst individuals with body image concern. Adv Cogn Psychol. 2016;12(1):39-49.

65. Buchanan B, Rossell S, Maller JJ, Toh WL, Brennan S, Castle D. Regional brain volumes in body dysmorphic disorder compared to controls. Aust N Z J Psychiatry. 2014;48(7):654-62.

66. Rauch SL, Phillips KA, Segal E, Makris N, Shin LM, Whalen PJ, et al. A preliminary morphometric magnetic resonance imaging study of regional brain volumes in body dysmorphic disorder. Psychiatry Res. 2003;122(1):13-9.

67. Atmaca M, Bingol I, Aydim A, Yildirim H, Okur I, Yildirim MA, et al. Brain morfology of patients with body dysmorphic disorder. J Affect Disord. 2010;123(1-3):258-63.

68. Feusner J, Arienzo D, Li W, Zhan L, GadElkarin J, Thompson P, Leow AD. White matter microstructure in body dysmorphic disorder and its clinical correlates. Psychiatry Res. 2013;211(2):132-40.

69. Felix GA, de Brito MJ, Nahas FX, Tavares H, Cordás TA, Dini GM, et al. Patients with mild to moderate body dysmorphic disorder may benefit from rhinoplasty. J Plast Reconstr Aesthet Surg. 2014;67(5):646-54.

70. Carey P, Seedat S, Warwick J, van Heerden B, Stein DJ. SPECT imaging of body dysmorphic disorder. J Neuropsychiatry Clin Neurosci. 2004;16(3):357-9.

71. Kaplan RA, Enticott PG, Hohwy J, Castel DJ, Rossell SL. Is body dysmorphic disorder associated with abnormal bodily self-awareness? A study using the ruber hand Illusion. PLoS. 2014;9(6);e99981.

72. Sugiura M, Watanabe J, Maeda Y, Matsue Y, Fukuda H, Kawashima R. Cortical mechanisms of visual self-recognition. Neuroimage. 2005;24(1):143-9.

73. Osman S, Cooper M, Hackmann A, Veale D. Spontaneously occurring images and early memories in people with body dysmorphic disorder. Memory. 2004;12(4):428-36.

74. American Academy of Facial Plastic and Reconstructive Surgery. AAFPRS Annual Survey Unveils Rising Trends in Facial Plastic Surgery (2018). [acesso em 20 de setembro de 2020]. Disponível em: https://www.prnewswire.com/news-releases/aafprs-annual-survey-unveils-rising-trends-in-facial-plastic-surgery-300396391.html

75. Veale D, Gledhill LI, Christodoulou P, Hodsoll J. Body dysmorphic disorder in different settings: a systematic review and estimated weighted prevalence. Body Image. 2016;18:168-86.

76. Bjornsson AS, Didie ER, Grant JE, Menard W, Stalker E, Phillips KA. Age at onset and clinical correlates in body dysmorphic disorder. Compr Psychiatry. 2013;54(7):893-903.

77. Bjornsson AS, Didie ER, Phillips KA. Body dysmorphic disorder. Dialogues Clin Neurosci. 2010;12(2):221-32.

78. Pavan C, Simonato P, Marini M, Mazzoleni F, Pavan L, Vindigni V. Psychopathologic aspects of body dysmorphic disorder: a literature review. Aesthetic Plast Surg. 2008;32(3):473-84.

79. **Beilharz F, Castle DJ, Grace S, Rossell SL. A systematic review of visual processing and associated treatment in body dysmorphic disorder. Acta Psychiatr Scand. 2017;136(1):16-36.**
   ⇨ Este artigo aborda o viés do processamento da informação visual e os sintomas clínicos do TDC.

80. Schneider, SC, Mond J, Turner CM, Hudson JL. Sex differences in the presentation of body dysmorphic disorder in a community sample of adolescents. J Clin Child Adolesc Psychol. 2019; 48(3):516-28.

81. Phillips KA, Menard W. Suicidally in body dysmorphic disorder: a prospective study. Am J Psychiatry. 2006;163(7):1280-2.

82. Hepburn S, Cunningham S. Body dysmorphic disorder in adult orthodontic patients. A J Orthod Dentofacial Orthop. 2006;130(5):569-74.

83. Vulink NC, Rosenberg A, Plooij JM, Koole R, Bergé SJ, Denys D. Body dysmorphic disorder screening in maxillofacial outpatients presenting for orthognathic surgery. Int J Oral Maxillofac Surg. 2008;37(11):985-91.

84. Didie ER, Menard W, Stern AP, Phillips KA. Occupational functioning and impairment in adults with body dysmorphic disorder. Compr Psychiatry. 2008;49(6):561-9.

85. National Collaborating Centre for Mental H. National Institute for Health and Clinical Excellence: Guidance. Obsessive-compulsive disorder: core interventions in the treatment of obsessive-compulsive disorder and body dysmorphic disorder. Leicester: British Psychological Society. The British Psychological Society & The Royal College of Psychiatrists; 2006.

86. Veale D, Neziroglu F. Body dysmorphic disorder. A treatment manual. West Sussex (UK): Wiley-Blackwell; 2010.

87. Baptista VC, Filho RC. Terapia cognitivo-comportamental. In: De Brito MJA, Cordás TA, et al (orgs.). Transtorno dismórfico corporal: A mente que mente. São Paulo: Hogrefe; 2018.

88. Hong K, Nezgovorova V, Guzunova G, Schlussel D, Hollander E. Pharmacological treatment of body dysmorphic disorder. Curr Neuropharmacol. 2019;17(8):697-702.

18

Transtorno de acumulação

André Luís Campos Lima
Leonardo F. Fontenelle

Sumário

Introdução
Epidemiologia
Quadro clínico e diagnóstico
Diagnóstico diferencial
Etiopatogenia
Comorbidades
Tratamento
Considerações finais
Vinheta clínica
Para aprofundamento
Referências bibliográficas

Pontos-chave

- O transtorno de acumulação acomete entre 1,5 e 5,3% da população, com grande impacto na vida do indivíduo acometido, de seus familiares e da comunidade em geral.
- É um transtorno de evolução crônica, com os sintomas iniciando mais frequentemente entre a 2ª e 3ª décadas de vida, sendo pouco frequente o início tardio.
- É caracterizado pela aquisição excessiva, dificuldade para descartar e desorganização.
- Há altas taxas de comorbidade com outros transtornos mentais.
- Evidências para tratamento farmacológico ainda são escassas.
- A terapia cognitivo-comportamental conta com maior evidência de melhora dos sintomas de acumulação.

INTRODUÇÃO

Colecionar e acumular objetos é um comportamento presente em todas as populações existindo em um espectro que varia desde um comportamento normal até o patológico. Além disso, acumular pode ser considerado um comportamento adaptativo em momentos de privação, a fim de assegurar a sobrevivência de diferentes espécies. Porém, a acumulação como comportamento patológico pode levar a sérios riscos à saúde e à segurança, pois tem sido associada ao aumento do risco de incêndios, quedas, infestações, incapacidade e mortalidade[1].

O transtorno de acumulação apresenta uma elevada prevalência na população, com grande impacto na vida do indivíduo acometido, de seus familiares e da comunidade em geral. Foi recentemente incluído no *Manual diagnóstico e estatístico de transtornos mentais* (DSM-5)[2] e no Código Internacional de Doenças (CID-11)[3], como entidade nosológica distinta, sendo anteriormente considerado uma dimensão de sintomas do transtorno obsessivo-compulsivo (TOC) e parte dos critérios diagnósticos para transtorno de personalidade obsessivo-compulsivo (TPOC).

EPIDEMIOLOGIA

A prevalência do transtorno de acumulação é estimada entre 1,5 e 5,3% da população[4-6]. Já a prevalência estimada especificamente da acumulação de animais, um sintoma do transtorno de acumulação, varia de 700 a 2.000 casos anualmente nos Estados Unidos[7]. O transtorno de acumulação é um transtorno de evolução crônica, com os sintomas iniciando mais frequentemente entre a 2ª e 3ª décadas de vida, sendo pouco frequente o início tardio[8-11].

Não obstante, estudos mostram que os sintomas tendem a se agravar ao longo da vida do indivíduo, provavelmente porque esses indivíduos se tornam mais independentes social e financeiramente, o que facilita o "controle" do ambiente e a aquisição excessiva. Inclusive, esses mesmos estudos mostraram que a aquisição excessiva tende a aparecer mais tardiamente do que a dificuldade para descartar e à desorganização[8,9,11,12]. O transtorno de acumulação está presente em variadas culturas, com fenomenologia semelhante. Características como gravidade, comportamentos e cognições comuns ao quadro parecem estáveis entre diferentes populações[13].

QUADRO CLÍNICO E DIAGNÓSTICO

O transtorno de acumulação é caracterizado pelo acúmulo de um grande número de coisas, que parecem ser inúteis ou têm um valor limitado. Esse acúmulo leva a importante desorganização de espaços da casa, a ponto de impedir a realização de atividades para as quais aqueles espaços foram designados. Apesar do sofrimento significativo ou do prejuízo funcional causados pela acumulação, o paciente experimenta incapacidade ou dificuldade em se desfazer desses pertences e, na imensa maioria dos casos, segue adquirindo, ou apresentando urgências/impulsos em adquirir, novos objetos[14].

A desorganização dos ambientes domésticos pode levar a problemas sanitários, despejos, problemas familiares, custo significativo para comunidade e pode mesmo levar à morte[15]. O Quadro 1 resume os critérios diagnósticos descritos no DSM-5 e o Quadro 2 apresenta as diretrizes diagnósticas descritas na CID-11.

No âmbito do transtorno de acumulação, a acumulação de animais foi descrita pela primeira vez como um problema clínico há mais de 30 anos[16]. É caracterizada pelo acúmulo de mais do que o número usual de animais, com dificuldade ou fracasso em prover-lhes com o mínimo de cuidados veterinários, sanitários, nutricionais e de abrigo, resultando em doenças e mortes por doenças infecciosas, fome ou lesões e doenças não tratadas. Apesar do fracasso em prover cuidados adequados, os pacientes persistem na acumulação e geralmente têm *insight* pobre sobre o comportamento[17,18].

Esse tipo específico de acumulação relaciona-se a importantes prejuízos sociais e familiares, além de infligir demasiado sofrimento aos animais. Uma revisão sobre o tema mostrou que, nessa condição, observam-se moradias com piores condições sanitárias, maior desorganização e menor variedade de itens acumulados, comparados a pacientes que acumulam objetos. Além disso, há predominância de mulheres mais velhas e idade de início mais tardia[19].

DIAGNÓSTICO DIFERENCIAL

Acumulação pode ser um sintoma de vários transtornos mentais e orgânicos[20], embora tenha sido mais comumente associado ao TOC e ao TPOC. Ainda que o medo de perder coisas que o paciente julgue valiosas ou importantes pessoalmen-

Quadro 1 Critérios diagnósticos do transtorno de acumulação – DSM-5[2]

Descrição
A) Dificuldade persistente de descartar ou de se desfazer de pertences, independentemente do seu valor real
B) Essa dificuldade se deve a uma necessidade percebida de guardar os itens e ao sofrimento associado para descartá-los
C) A dificuldade de descartar os pertences resulta na acumulação de itens que congestionam e obstruem as áreas em uso e compromete substancialmente o uso pretendido. Se as áreas de estar não estão obstruídas, é somente devido a intervenções de outras pessoas (p. ex., membros da família, funcionários de limpeza, autoridades)
D) A acumulação causa sofrimento significativo ou prejuízo no funcionamento social, profissional ou em outras áreas importantes da vida do indivíduo (incluindo a manutenção de um ambiente seguro para si e para os outros)
E) A acumulação não é devida a outra condição médica (p. ex., lesão cerebral, doença cerebrovascular, síndrome de Prader-Willi)
F) A acumulação não é mais bem explicada pelos sintomas de outro transtorno mental (p. ex., obsessões no transtorno obsessivo-compulsivo, energia reduzida no transtorno depressivo maior, delírios na esquizofrenia ou outro transtorno psicótico, déficits cognitivos no transtorno neurocognitivo maior, interesses restritos no transtorno do espectro autista)
Especificar se há presença de aquisição excessiva.
Especificar se há *insight* bom ou razoável, *insight* pobre ou *insight* ausente/crenças delirantes.

Quadro 2 Diretrizes diagnósticas do transtorno de acumulação – CID 11[3]

O transtorno de acumulação é caracterizado pelo acúmulo de posses devido à aquisição excessiva ou dificuldade para descartar bens, independentemente do seu valor real. A aquisição excessiva é caracterizada por impulsos ou comportamentos repetitivos relacionados a juntar ou comprar itens. A dificuldade de descartar posses é caracterizada por uma necessidade de guardar itens e angústia associada ao descarte deles.
A acumulação dos bens resulta em espaços de convivência desorganizados, a ponto de comprometer seu uso ou a segurança. Os sintomas resultam em sofrimento significativo ou prejuízo significativo nas áreas pessoais, familiares, sociais, educacionais, ocupacionais ou outras áreas importantes do funcionamento.
Também especifica o transtorno de acumulação com *insight* bom ou razoável e com *insight* pobre ou ausente.

te possa se assemelhar a uma obsessão e a necessidade de guardar coisas possa parecer uma compulsão, existem importantes diferenças entre os quadros.

Os pensamentos relatados por pacientes com transtorno de acumulação não são experimentados como intrusivos ou indesejados, não são repetitivos da mesma forma que obsessões típicas e raramente são experimentados como angustiantes ou desagradáveis. Além disso, esses pensamentos não levam a um desejo de realizar qualquer ritual, e a natureza dos sintomas de acumulação é frequentemente egossintônica, além de geralmente serem pacientes com *insight* mais pobre em relação a pacientes com TOC[20].

Séries de caso relataram pacientes que iniciaram sintomas de acumulação após sofrerem lesões cerebrais na área pré-frontal ventromedial anterior e no córtex cingulado, sugerindo que neurocircuitos que conectam essas regiões estariam de alguma forma implicados no comportamento de acumulação. Todavia, nesse contexto, o comportamento de acumulação parece não ter um objetivo específico, diferente do esperado em pacientes com transtorno de acumulação[21].

A acumulação é um sintoma comum em pacientes com demência moderada a grave. Porém, nesses casos consiste principalmente em coletar muitos objetos inadequados, como alimentos na bolsa e gavetas, além de ocultarem os itens coletados, o que é diferente do comportamento típico no transtorno de acumulação[21].

A esquizofrenia é uma condição tradicionalmente ligada ao comportamento de acumulação. Contudo, descrições na literatura desse comportamento são escassas e referem-se principalmente à acumulação como um comportamento repetitivo ou no contexto de um quadro clínico mais amplo, incluindo delírios, alucinações, importante prejuízo do autocuidado e sujeira[21].

ETIOPATOGENIA

O mecanismo neurobiológico do transtorno de acumulação ainda é pouco conhecido. Estudos têm mostrado correlação entre os sintomas de acumulação e regiões cerebrais específicas, embora a maioria não tenha aplicado os critérios atuais para o diagnóstico, utilizando muitas vezes pacientes com TOC e sintomas de acumulação.

Um estudo que avaliou pacientes que preenchiam os critérios do DSM-5 para transtorno de acumulação mostrou aumento da atividade no córtex cingulado anterior e córtex pré-frontal dorsolateral direito em relação ao grupo controle, sendo que essas regiões foram também implicadas em disfunções executivas nos mesmos pacientes, como problemas na categorização, troca de tarefas, atenção sustentada e inibição[1]. Outros estudos também sugerem que anormalidades estruturais nas regiões pré-frontais podem também estar relacionadas à fisiopatologia do transtorno[22,23].

Estudos com gêmeos sugerem que até 50% da variação nos comportamentos de acumulação podem estar geneticamente ligados. O relato de história familiar presente nesses pacientes fornece suporte adicional para um componente genético ligado aos sintomas de acumulação. Adultos com diagnóstico de transtorno de acumulação relataram em média 2 parentes biológicos com sintomas de acumulação, com quase 50% dos casos de pacientes geriátricos acumuladores relatando terem tido uma mãe com sintomas de acumulação[24].

Frost e Hartl[14] propuseram um modelo cognitivo comportamental para o transtorno de acumulação. Eles verificaram que pacientes com esse transtorno apresentavam déficits no processamento de informações, com prejuízo na tomada de decisões e na categorização/organização. Além disso, os mesmos pacientes apresentavam pouca confiança na memória e superestimavam a importância de relembrar uma informação. Também apresentavam problemas de ligação emocional, comportamento de evitação e crenças sobre a necessidade de manter controle sobre seus pertences, sobre responsabilidade pelos pertences e sobre a necessidade de perfeição[14].

Seaman et al.[25] sugeriram que o comportamento de acumulação pode ser gerado por três diferentes dimensões cognitivas. A primeira seria para evitar o dano, quando objetos são adquiridos e não descartados a fim de prevenir um problema para a própria pessoa ou outros. Na segunda dimensão, o dano temido envolveria o medo da reexperiência de privação material em indivíduos que já foram vítimas de algum tipo de privação no passado. Nesse caso, os objetos seriam acumulados a fim de protegê-lo de tal eventualidade. Por fim uma terceira dimensão seria a perturbação do afeto de ligação, resultando no medo de que a separação de um objeto resultará em grande perda pessoal, porque o item é considerado como emocionalmente importante para a pessoa[25].

COMORBIDADES

Em pacientes com transtorno de acumulação encontram-se altas taxas de comorbidade com outros transtornos mentais. Na maioria dos estudos, a depressão foi a comorbidade mais comum, com taxas que variaram entre 42 e 50,7%[26,27]. Além disso, nesses estudos, pacientes com essa comorbidade apresentavam sintomas mais graves de acumulação e pior resposta ao tratamento, em relação ao grupo sem comorbidade[27].

Em relação aos transtornos de ansiedade, um grande estudo encontrou como comorbidades mais frequentemente associadas ao transtorno de acumulação: transtorno de ansiedade generalizada (TAG), encontrado em 24,4% da amostra; e fobia social, com taxa de 23,5%. Nesse estudo, nenhum paciente foi diagnosticado com transtorno do pânico[26].

Não obstante, outro estudo mais recente, porém com amostra menor, mostrou que 56% dos pacientes com transtorno de acumulação relataram mais de uma crise de pânico ao longo da vida. Além do mais, as crises de pânico foram associadas com uma maior gravidade dos sintomas de acumulação, especialmente dificuldade para descartar e aquisição excessiva[28].

Embora a acumulação tenha sido historicamente considerada uma dimensão do TOC, um número substancial de pacientes acumuladores não tem outros sintomas obsessivo-compulsivos[26,27]. Entre acumuladores, a taxa de comorbidade com TOC varia entre 18 e 24%[26,29], ainda assim consideravelmente maior do que na população geral.

Evidências indicam uma ligação entre transtorno de acumulação e transtornos de controle do impulso, particularmente aqueles caracterizados por aquisição, como: compras compulsivas, cleptomania e aquisição excessiva de objetos gratuitos (p. ex., amostras grátis). Estudos mostraram que em torno de 61 a 66% dos acumuladores tinham como comorbidade compras compulsivas[30,31].

Em outro estudo, 78,3% dos pacientes com transtorno de acumulação tinham um ou mais transtornos de controle do impulso relacionados à aquisição. Desses, 60,8% tinham compras compulsivas, 59,9%, aquisição excessiva de itens gratuitos e 9,9%, cleptomania[26]. Como a aquisição excessiva é um sintoma central e altamente prevalente no transtorno de acumulação, com taxas de mais de 80%, ela pode não ser comorbidade, mas sim parte do fenótipo do transtorno de acumulação[26].

Outro transtorno que está entre as mais comuns comorbidades entre acumuladores é o transtorno de déficit de atenção e hiperatividade (TDAH) – subtipo desatento. Com taxas que variam entre 16 e 28%, pacientes com essa comorbidade apresentam mais problemas em relação a descartar e ordenar seus pertences. Também apresentam sintomas mais graves de acumulação, maiores níveis de indecisão, problemas cognitivos, impulsividade e obsessões, além de maiores níveis de estresse, reatividade emocional, problemas com atividades de vida diária e maiores níveis de sujeira[26,27].

A maioria dos estudos que avaliaram a associação entre transtorno de acumulação e transtornos de personalidade usou amostras de pacientes com TOC e sintomas de acumulação. Nesse contexto, os transtornos mais prevalentes foram: TPOC (29,5%), transtorno de personalidade evitativa (8,8%) e transtorno de personalidade *borderline* (5,4%)[26].

TRATAMENTO

Existem poucos estudos avaliando tratamento farmacológico para o transtorno de acumulação, sendo que na maioria deles as amostras foram de pacientes com TOC e sintomas de acumulação. Uma recente metanálise, conduzida por Brakoulias et al.[32], avaliou resposta ao tratamento farmacológico em pacientes acumuladores. A proporção de pacientes respondedores ao tratamento farmacológico ficou entre 37 e 76%, similar às taxas encontradas em metanálises que avaliaram a resposta de pacientes com TOC a inibidores seletivos da recaptação de serotonina (ISRS)[32].

As medicações que se mostraram eficazes em pacientes com sintomas de acumulação incluíram ISRS (paroxetina e sertralina) e venlafaxina[32,33]. Dos agentes potencializadores dos ISRS, há suporte muito limitado para o uso de minociclina e talvez quetiapina. A potencialização com naltrexona não parece ser eficaz[32]. Embora o uso do metilfenidato, em monoterapia, tenha se mostrado promissor, esse resultado foi limitado, devido aos efeitos adversos[32,33].

Em outra metanálise, Tolin et al.[34] avaliaram a eficácia da terapia cognitivo-comportamental (TCC) para transtorno de acumulação. Os resultados mostraram que a TCC levou a melhora substancial entre as medidas pré e pós-tratamento, principalmente em relação à dificuldade para descartar, com tamanho de efeito menor para desorganização e aquisição excessiva. Esse resultado pode estar associado aos protocolos de TCC usados nos ensaios clínicos, que dão maior ênfase ao descarte, em relação à aquisição. Houve melhor resposta em relação à dificuldade para descartar com maior número de sessões na casa do paciente, enquanto a desorganização respondeu melhor a um maior número de sessões tanto em casa quanto no consultório. Contudo, a maioria dos pacientes continuou com sintomas clínicos nas avaliações pós-tratamento. Pacientes mais jovens e em uso de medicação apresentaram melhor resposta a TCC[34].

Vários estudos mostram que sintomas de acumulação são difíceis de tratar, com altas taxas de desistência e baixa motivação no tratamento[30,32-34]. A terapia de exposição e prevenção de resposta convencional para TOC parece ser útil, mas apenas parcialmente, já que muitos acumuladores não respondem adequadamente. Todavia, para os acumuladores que são considerados respondedores, esse tipo de terapia produziu redução significativa dos sintomas, com grande tamanho de efeito[35].

A TCC específica para o transtorno de acumulação, tanto individual quanto em grupo, também mostrou melhora dos sintomas de acumulação, embora nem todas as melhoras fossem clinicamente significativas e tivessem tamanho de efeito modesto[33,35]. Além do mais, vários dos estudos de TCC individual ou em grupo para transtorno de acumulação mostraram impacto positivo nos sintomas comórbidos de depressão, assim como os tratamentos farmacológicos[33].

CONSIDERAÇÕES FINAIS

A recente inclusão do transtorno de acumulação no DSM-5 e CID-11, como um transtorno mental distinto, corrobora vários estudos ao longo dos últimos anos que mostram que esse transtorno possui características clínicas, neuropsicológicas e neurobiológicas distintas do TOC.

Em decorrência de sua considerável prevalência na população e por causar importantes prejuízos familiares e sociais, levando muitas vezes ao risco de acidentes e infestações graves, mais estudos são necessários para aprimorar estratégias terapêuticas, além de promover melhor entendimento da fisiopatologia e psicopatologia desse transtorno.

Vinheta clínica

L., 66 anos, feminino, parda, natural de Pernambuco e residente no Rio de Janeiro, analfabeta, dona de casa e viúva. Segundo a filha, há muitos anos começou a guardar objetos aparentemente sem utilidade em casa, dizendo que poderia precisar deles no futuro. Há alguns anos os sintomas intensificaram-se e L. começou a sair todos os dias de casa, com uma carroça, para pegar objetos na rua que outras pessoas jogam fora. L. coleta vários tipos de objetos, como roupas, bonecas, caixas vazias e vários outros tipos de objetos descartados por outras pessoas. Diz coletar esses objetos para doar para uma instituição, que doaria esses objetos para pessoas carentes, porém a maior parte do que é adquirido acaba sendo acumulado em casa. Também pega comida estragada no lixo, cozinha em casa e guarda na geladeira ou em algum cômodo da casa, relatando que "é para alimentar animais de rua".

Seu quarto está completamente repleto desses objetos acumulados, assim como o corredor do apartamento onde mora e a sala de estar. A paciente dorme na sala, entre os objetos. Sua filha relata importante desorganização dos ambientes do apartamento, com alguns cômodos inacessíveis e grande dificuldade para circular no local. Além disso, descreve a presença de muitos insetos entre os objetos acumulados e de larvas na geladeira, que saem dos alimentos estragados, que também exalam odor fétido. Também refere que L. não consegue se desfazer de suas posses e que fica "muito nervosa e até agressiva" quando ela tenta jogar esses objetos fora. Apesar desse cenário desolador, L. nega que acumule esses objetos e diz que os guarda para entregar à instituição, negando também que seu apartamento esteja desorganizado. Quando questionada sobre sua relação com esses objetos, diz que sente "como se suas posses fizessem parte dela", que seriam como extensões de si mesma. Sobre as bonecas, diz que cuida delas como se fossem filhas e que sente carinho por elas, antropomorfizando-as.

L. preenche os critérios do DSM-5 e CID-11 para transtorno de acumulação e havia recebido o diagnóstico recente de síndrome demencial, provavelmente por doença de Alzheimer. Porém, os sintomas de acumulação iniciaram muitos anos antes dos primeiros sintomas cognitivos (que ainda são leves), razão pela qual é adequado o diagnóstico de transtorno de acumulação. Iniciou-se fluoxetina 20 mg/dia e optou-se por tentar um trabalho de acolhimento e psicoeducação com a paciente, devido a sua ausência de *insight* com relação aos sintomas e a sua resistência ao tratamento. Nas consultas seguintes, L. não apresentou mudança no quadro e sua filha relata que a cada dia "o apartamento está mais cheio". Optou-se por aumentar a fluoxetina para 40 mg/dia e intensificar a abordagem de conscientização sobre o transtorno, porém L. não tomou a dose prescrita de fluoxetina e continua sem reconhecer a gravidade de seus sintomas, mostrando-se indiferente durante boa parte das consultas, com pouca disposição em parar de recolher objetos na rua e em desfazer-se dos que estão no seu apartamento. (Caso extraído da tese de mestrado de um dos autores[36].)

Para aprofundamento

- Frost RO, Steketee G. The Oxford handbook of hoarding and acquiring. OUP Us; 2014.
  ↪ Este livro traz importantes detalhes sobre o transtorno de acumulação, incluindo contribuições de muitos pesquisadores da área, abordando temas como: fenomenologia, epidemiologia e diagnóstico; etiologia; avaliação e intervenção; e transtorno de acumulação em populações especiais.
- Mataix-Cols D, Billotti D, Fernández de la Cruz L, Nordsletten AE. The London field trial for hoarding disorder. Psychol Med. 2013;43(4):837-47.
  ↪ Este estudo testou em campo a validade, a confiabilidade e a aceitabilidade dos critérios diagnósticos propostos para o transtorno de acumulação.
- Nordsletten AE, Fernández de la Cruz L, Billotti D, Mataix-Cols D. Finders keepers: the features differentiating hoarding disorder from normative collecting. Compr Psychiatry. 2013;54(3):229-37.
  ↪ Este estudo explorou as características que diferenciam a acumulação patológica do comportamento normal de colecionar.

REFERÊNCIAS BIBLIOGRÁFICAS

1. Hough CM, Luks TL, Lai K, Vigil O, Guillory S, Nongpiur A, et al. Comparison of brain activation patterns during executive function tasks in hoarding disorder and non-hoarding OCD. Psychiatry Res Neuroimaging. 2016;255:50-9.
2. American Psychiatric Association (APA). Diagnostic and statistical manual of mental disorders, 5.ed. (DSM-5). American Psychiatric Publishing, 2013.
3. World Health Organization (WHO). ICD 11. 2019 [acesso em 23 maio 2020]. Disponível em: https://icd.who.int/browse11/l-m/en#/http%3a%2f%2fid.who.int%2ficd%2fentity%2f1991016628.
4. Iervolino AC, Perroud N, Fullana MA, Guipponi M, Cherkas L, Collier DA, et al. Prevalence and heritability of compulsive hoarding: a twin study. Am J Psychiatry. 2009;166(10):1156-61.
5. Nordsletten AE, Fernández de la Cruz L, Billotti D, Mataix-Cols D. Finders keepers: the features differentiating hoarding disorder from normative collecting. Compr Psychiatry. 2013;54(3):229-37.
6. Samuels JF, Bienvenu OJ, Grados MA, Cullen B, Riddle MA, Liang KY, et al. Prevalence and correlates of hoarding behavior in a community-based sample. Behav Res Ther. 2008;46(7):836-44.
7. Patronek GJ. Hoarding of animals: an under-recognized public health problem in a difficult-to-study population. Public Health Rep. 1999;114(1):81-7.
8. Ayers CR, Saxena S, Golshan S, Wetherell JL. Age at onset and clinical features of late life compulsive hoarding. Int J Geriatr Psychiatry. 2010;25(2):142-9.
9. Dozier ME, Porter B, Ayers CR. Age of onset and progression of hoarding symptoms in older adults with hoarding disorder. Aging Ment Health. 2016;20(7):736-42.
10. Grisham JR, Frost RO, Steketee G, Kim HJ, Hood S. Age of onset of compulsive hoarding. J Anxiety Disord. 2006;20(5):675-86.
11. Tolin DF, Meunier SA, Frost RO, Steketee G. Course of compulsive hoarding and its relationship to life events. Depress Anxiety. 2010;27(9):829-38.
12. Cath DC, Nizar K, Boomsma D, Mathews CA. Age-specific prevalence of hoarding and obsessive compulsive disorder: a population-based study. Am J Geriatr Psychiatry. 2017;25(3):245-55.
13. **Nordsletten AE, Fernández de la Cruz L, Aluco E, Alonso P, López-Solà C, Menchón JM, et al. A transcultural study of hoarding disorder: insights from the United Kingdom, Spain, Japan, and Brazil. Transcult Psychiatry. 2018;55(2):261-85.**
    ↪ Este artigo é o primeiro estudo transcultural sobre o transtorno de acumulação, comparando diversas características do transtorno entre diferentes culturas.

14. Frost RO, Hartl TL. A cognitive-behavioral model of compulsive hoarding. Behav Res Ther. 1996;34(4):341-50.
   ⇨ Este artigo é uma referência para entender a psicopatologia do transtorno de acumulação, a partir da criação de um modelo cognitivo comportamental.
15. Tolin DF, Frost RO, Steketee G, Gray KD, Fitch KE. The economic and social burden of compulsive hoarding. Psychiatry Res. 2008;160(2):200-11.
16. Worth D, Beck AM. Multiple ownership of animals in New York City. Trans Stud Coll Physicians Phila. 1981;3(4):280-300.
17. Campos-Lima AL, Torres AR, Yücel M, Harrison BJ, Moll J, Ferreira GM, et al. Hoarding pet animals in obsessive-compulsive disorder. Acta Neuropsychiatr. 2015;27(1):8-13.
18. The Hoarding of Animals Research Consortium (HARC). How is animal hoarding defined? 2017 [acesso em 17 mar. 2017]. Disponível em: http://www.tufts.edu/vet/hoarding/.
19. Frost RO, Patronek G, Rosenfield E. Comparison of object and animal hoarding. Depress Anxiety. 2011;28(10):885-91.
20. Pertusa A, Frost RO, Mataix-Cols D. When hoarding is a symptom of OCD: a case series and implications for DSM-V. Behav Res Ther. 2010b;48(10):1012-20.
21. Pertusa A, Frost RO, Fullana MA, Samuels J, Steketee G, Tolin D, et al. Refining the diagnostic boundaries of compulsive hoarding: a critical review. Clin Psychol Rev. 2010;30(4):371-86.
22. Grisham JR, Baldwin PA. Neuropsychological and neurophysiological insights into hoarding disorder. Neuropsychiatr Dis Treat. 2015;11:951-62.
   ⇨ Este artigo de revisão aborda hipóteses etiológicas para o transtorno de acumulação, a partir de achados neuropsicológicos e neurofisiológicos.
23. Nakao T, Kanba S. Pathophysiology and treatment of hoarding disorder. Psychiatry Clin Neurosci. 2019;73(7):370-5.
24. Dozier ME, Ayers CR. The etiology of hoarding disorder: a review. Psychopathology. 2017;50(5):291-6.
25. Seaman C, Oldfield VB, Gordon O, Forrester E, Salkovskis PM. The impact of symptomatic hoarding in OCD and its treatment. Behav Cogn Psychother. 2010;38(2):157-71.
26. Frost RO, Steketee G, Tolin DF. Comorbidity in hoarding disorder. Depress Anxiety. 2011;28(10):876-84.
27. Hall BJ, Tolin DF, Frost RO, Steketee G. An exploration of comorbid symptoms and clinical correlates of clinically significant hoarding symptoms. Depress Anxiety. 2013;30(1):67-76.
28. Raines AM, Oglesby ME, Short NA, Albanese BJ, Schmidt NB. Panic attacks and hoarding disorder: an initial investigation. Compr Psychiatry. 2014;55(6):1405-10.
29. Mataix-Cols D, Billotti D, Fernández de la Cruz L, Nordsletten AE. The London field trial for hoarding disorder. Psychol Med. 2013;43(4):837-47.
30. Frost RO, Tolin DF, Steketee G, Fitch KE, Selbo-Bruns A. Excessive acquisition in hoarding. J Anxiety Disord. 2009;23(5):632-9.
31. Mueller A, Mitchell JE, Crosby RD, Glaesmer H, de Zwaan M. The prevalence of compulsive hoarding and its association with compulsive buying in a German population-based sample. Behav Res Ther. 2009;47(8):705-9.
32. Brakoulias V, Eslick GD, Starcevic V. A meta-analysis of the response of pathological hoarding to pharmacotherapy. Psychiatry Res. 2015;229(1-2):272-6.
   ⇨ Este artigo é uma metanálise que avaliou a eficácia de tratamentos farmacológicos para o transtorno de acumulação.
33. Thompson C, Fernández de la Cruz L, Mataix-Cols D, Onwumere J. A systematic review and quality assessment of psychological, pharmacological, and family-based interventions for hoarding disorder. Asian J Psychiatr. 2017;27:53-66.
34. Tolin DF, Frost RO, Steketee G, Muroff J. Cognitive behavioral therapy for hoarding disorder: a meta-analysis. Depress Anxiety. 2015;32(3):158-66.
   ⇨ Este artigo é uma metanálise que avaliou a eficácia da TCC para o transtorno de acumulação.
35. Williams M, Viscusi JA. Hoarding disorder and a systematic review of treatment with cognitive behavioral therapy. Cogn Behav Ther. 2016;45(2):93-110.
36. Lima ALC. Estudo clínico do transtorno de acumulação em pacientes brasileiros [dissertação]. Rio de Janeiro: Instituto de Psiquiatria da Universidade Federal do Rio de Janeiro; 2017.
37. Nordsletten AE, Reichenberg A, Hatch SL, Fernández de la Cruz L, Pertusa A, Hotopf M, et al. Epidemiology of hoarding disorder. Psychiatry. 2013;203(6):445-52.

19

Tricotilomania e transtorno de escoriação (*skin-picking*)

Edson Luiz de Toledo

Sumário

Introdução
Tricotilomania
    Etiologia
    Epidemiologia
    Características clínicas
    Comorbidades psiquiátricas
    Classificação diagnóstica
    Avaliação
    Vinheta clínica – tricotilomania
Transtorno de escoriação ou *skin-picking*
    Etiologia
    Epidemiologia
    Características clínicas
    Comorbidades psiquiátricas
    Classificação diagnóstica
    Avaliação
    Vinheta clínica – transtorno de escoriação
Tratamento para tricotilomania e transtorno de escoriação
Considerações finais
Para aprofundamento
Referências bibliográficas

Pontos-chave

- O conceito da tricotilomania e do transtorno de escoriação evoluiu ao longo das últimas décadas. Seus critérios diagnósticos atualmente estão consolidados.
- As etiologias da tricotilomania e do transtorno de escoriação são multifatoriais; estudos apontam interação entre fatores genéticos, ambientais e comportamentais.
- Notamos haver duas grandes linhas de pesquisa em andamento com fármacos para tratamento de TTM e TE, a primeira envolve ISRS, a segunda envolve moduladores de glutamato. Estudos vêm demonstrando que a melhora da modulação do glutamato auxilia no tratamento de quadros associados à repetição e à compulsão.
- O tratamento da tricotilomania e do transtorno de escoriação consiste na combinação de psicofármacos e intervenções psicossociais, particularmente terapia cognitivo-comportamental, que tem alguma evidência de eficácia sobre sintomas negativos e cognitivos.

INTRODUÇÃO

A tricotilomania (TTM), ou transtorno de arrancar cabelo, e o transtorno de escoriação (TE), ou *skin-picking*, compartilham fenomenologia sobreposta, fisiopatologia e possíveis fundamentos genéticos e que frequentemente têm sido caracterizados ora como transtornos de comportamento repetitivo focado no corpo, ora como transtorno impulsivo e, por fim, como um transtorno do espectro do transtorno obsessivo-compulsivo, o que vem confirmar a importância desses transtornos dentro do quadro psicopatológico global. O fato é que nas últimas décadas têm recebido atenção dos pesquisadores.

Neste capítulo iremos abordar esses dois transtornos de forma detalhada e ao final uma breve visão do tratamento, uma vez que serão aprofundados no Volume 3, desta obra. Por questões didáticas, optamos por apresentar as duas psicopatologias separadamente, embora em certos momentos sejam encontradas semelhanças entre elas.

TRICOTILOMANIA

Apesar de descritas há centenas de anos, como nas citações de Hipócrates (460-377 a.C.) acerca das manifestações cutâneas do estresse e do hábito de arrancar pelos para alívio emocional, as psicodermatoses foram por muito tempo negligenciadas pela medicina. Atualmente, têm aumentado as publicações acerca dessas patologias, dentro da área de estudo chamada psicoder-

Quadro 1 Classificação das patologias psiquiátricas com sintomas dermatológicos

Definição
A lesão dermatológica é autoinfringida
Há sempre um transtorno psicológico basal
São o estereótipo das psicodermatose
Exemplos
Transtorno dismórfico corporal
Delírios de parasitoses
Transtornos alimentares
Dermatite factícia
Transtornos de escoriação (*skin-picking*)
Transtorno obsessivo-compulsivo
Tricotilomania (transtorno de arrancar cabelo)

Fonte: adaptado de Jafferany, 2016[1].

matologia, a qual engloba uma série de condições, entre elas o grupo das patologias psiquiátricas com manifestações cutâneas, dentre elas a TTM. O Quadro 1 descreve esses conceitos e suas patologias[1].

A TTM tem como principal característica o fato de que o indivíduo arranca o próprio cabelo ou pelos corporais e entrou para o contexto médico quando o dermatologista francês François Henri Hallopeau identificou, em 1889, o comportamento de arrancar cabelo em um jovem com atitude anormal, não resistindo a esse impulso mórbido. Ele denominou essa condição como tricotilomania, nome da junção de três palavras de origem grega: *thrix* (cabelo), *tillein* (arrancar) e *mania* (loucura).

Foi em 1894 que Hallopeau publicou um caso clínico caracterizando a TTM como: pruridos que se estendiam por todas as partes do couro cabeludo; um tipo de loucura que levava o paciente a buscar alívio do prurido por meio do comportamento de arrancar cabelos; constatou que a pele e o cabelo reapareciam normalmente depois de um período e que era de longa duração e sem prognóstico de cura. Em relação aos pruridos descritos, ao longo dos anos foram descartados por não ser observado na maioria dos casos[2].

Etiologia

A TTM não tem etiologia definida, como quase que a totalidade dos transtornos mentais. Porém, vários modelos etiológicos pautados em diferentes perspectivas teóricas, psicanalíticas, biológicas e comportamentais foram propostos. Discute-se que fatores genéticos podem influenciar o desenvolvimento da TTM; em um estudo, os autores observaram que 8% de 161 pacientes tratados em suas clínicas informaram conhecer um parente de primeiro grau que tivesse arrancado ca-

belo[3]. Em outro estudo com familiares, entre 4 e 5% dos parentes informaram que no presente ou passado apresentaram comportamento significativo de arrancar cabelo[4].

O modelo psicanalítico propõe que o arrancar cabelo é uma expressão simbólica de conflitos inconscientes e que resulta de uma relação objetal pobre. Nessa abordagem, arrancar cabelo seria um meio de lidar com a realidade, particularmente com a ameaça de perda do objeto[5]. Um recente estudo explorou o significado psicodinâmico da TTM na visão kleiniana, à luz dos problemas relacionados a processos introjetivos e projetivos e da teoria da individuação-separação, segundo Margaret Mahler[6].

A perspectiva biológica tem se apoiado principalmente em modelos etológicos e na genética[7]. Há interessantes paralelos entre esse comportamento de arrancar cabelos em humanos e o comportamento de outros vertebrados superiores, notadamente outros mamíferos (cães, macacos, ratos e algumas espécies de aves [pombos, periquitos]). Nesses animais observam-se comportamentos repetitivos, porém funcionais, com foco no corpo que tem uma função de autocuidado (*grooming behaviors*). São comportamentos como lamber, inspecionar e arrancar a pelagem (ou plumagem) envelhecida ou irregular, roer ou arranhar uma superfície dura para controlar o tamanho das presas ou das garras etc.

Sobre a perspectiva ontológica a TTM seria um transtorno de "*grooming* excessivo". Em modelos animais, quando o animal exibe um comportamento inadequado ou irrelevante que é executado em resposta a ansiedade ou confusão, é conhecido como um comportamento de deslocamento. Se um comportamento de deslocamento se torna habitual e depois se espalha para outros tipos de situações estressantes, é conhecido como uma estereotipia. O comportamento estereotípico não tem finalidade específica, a não ser lidar com o estresse, porém ao se tornar repetitivo pode causar lesão corporal.

Especulou-se sobre o envolvimento de mecanismos autoimunes com base na observação de crianças com febre reumática, nas quais a infecção estreptocócica com subsequente produção de anticorpos e lesões dos gânglios da base no cérebro está associada a manifestações motoras. A essa síndrome foi dado o nome de *pediatric autoimmune neuropsychiatric disorders associated with streptococcal infection* (PANDAS). Contudo, ainda não há evidências de uma associação entre a PANDAS e a TTM[8].

Investigações neuropsicológicas e neurológicas sobre a estrutura e imagem funcional do cérebro de pacientes com TTM estão disponíveis. Estudos sugerem que a TTM possa estar associada com a diminuição do volume do estriado, particularmente do putâmen esquerdo[9], assim como redução do volume do córtex frontal esquerdo[10]. No entanto, outros estudos apontam redução do volume de outras regiões como o cerebelo[11]. Um estudo avaliou as implicações associadas às funções executivas[12]. O aumento da densidade da massa cinzenta à esquerda no estriado, na formação amídala-hipocampo e bilateralmente em múltiplas regiões corticais como giro do cíngulo, área motora suplementar e córtex frontal. Os autores do estudo apontam que essas regiões afetam os hábitos motores e cognição[13]. Alteração na substância branca e redução significativa da fração de anisotropia na região do cíngulo anterior e córtex temporal[14] também foram relatadas em pacientes com TTM.

Achados apontaram que os pacientes com TTM apresentaram um excesso de espessura cortical e um aglomerado no giro frontal inferior direito, sugerindo que mudanças morfométricas no giro frontal inferior direito parecem desempenhar um papel central na fisiopatologia da TTM[15]. Estudos com análise funcional sugeriram anormalidades localizadas no cerebelo e córtex parietal em pacientes com TTM[16] e no córtex temporal[17]; entretanto, o tratamento com inibidores seletivos de recaptação de serotonina (ISRS) promoveu uma atividade reduzida nas regiões corticais frontais, no putâmen esquerdo e no lobo temporal anterior direito ao SPECT[18].

Utilizando-se de ressonância magnética, um estudo foi realizado com 68 indivíduos com diagnóstico para TTM e 41 controles saudáveis; na comparação, redução volumétrica significativa na amídala direita e putâmen esquerdo. Deformidades de forma localizada foram encontradas no núcleo *accumbens* bilateral, no caudato e putâmen direitos. Por fim, o estudo apontou que anormalidades estruturais nas regiões subcorticais estão envolvidas na regulação, controle inibitório e geração de hábitos que desempenham um papel fundamental na fisiopatologia da TTM[19].

O estudo conduzido por Bahn et al.[20], após análise, mostrou alterações no volume do tecido cerebral e na integridade da matéria branca, que foram associadas à gravidade dos sintomas, especialmente nas regiões pré-cúneos, cingulado anterior, córtex temporal e córtex frontal. No entanto, os estudos de neuroimagem ainda são limitados pelas amostras pequenas e falta de replicação, independentemente dos seus principais achados.

Variações genéticas na codificação de duas proteínas foram associadas com comportamento intenso semelhante à TTM em roedores. Greer e Capecchi[21] relataram que o gene da proteína Homeobox B8 (Hoxb8) foi suprimido e manifestaram *autogrooming* excessivo (remoção de pelos e lesão na pele). Chen et al.[22] descobriram que esses animais apresentavam uma micróglia anormal derivada da medula óssea. Quando um transplante de medula de doador sem manipulação genética era realizado nesses animais, o comportamento de *grooming* excessivo era revertido. Esses achados reforçam a percepção de uma relação íntima entre o sistema imunológico e o cérebro na gênese da TTM. Porém, não há ainda estudos que tenham investigado a associação entre mutações da Hoxb8 e a tricotilomania em seres humanos.

Dois estudos investigaram a presença de polimorfismos genéticos para SAPAP3 em seres humanos. Züchner et al.[23] encontraram uma frequência significativa de variações alélicas raras em portadores de TOC e TTM. Porém, Bienvenu et al.[24] encontraram associação significativa com variações alélicas do SAPAP3 apenas para portadores de TTM e outros sintomas de transtornos de autocuidado, como transtorno de escoriação (*skin-picking*) e onicofagia grave. Essas variantes genéticas estavam presentes nos portadores de TOC apenas quando eles expressam sintomas de *grooming*.

Após uma investigação com 44 famílias nas quais um ou mais membros tinham TTM, os pesquisadores descobriram duas mutações em um gene chamado SLITKR1. Como o gene desempenha um papel na ponte entre as células cerebrais, sugere-se que ele pode na fração de segundo antes de uma conexão ser feita, ou quando uma conexão está tentando ser feita, essa interrupção elétrica cause uma vontade de puxar cabelo ou pelo corporal. A hipótese é que provelmente uma combinação de genes e talvez variações estruturais de genes contribuam para a condição na maioria dos tricotilomaníacos[25].

Azrin e Nunn[26] propuseram que a TTM é guiada por um processo semelhante a outros hábitos. O comportamento de arrancar cabelo seria reforçado pelo alívio de tensão que ele propicia (i. e., reforço negativo), além de um reforço adicional propiciado por mecanismos de condicionamento clássico através da associação com as sensações físicas causadas pelo ato. Além da hipótese de tensão-redução (reforço negativo), foi oferecida covariação de resposta como outro fator etiológico possivelmente relacionado. Por exemplo, chupar o dedo polegar foi observado como covariação ao arrancar cabelo em crianças; portanto, o tratamento para chupar o dedo polegar eliminou a covariação arrancar o cabelo[27]. Esse modelo parece útil para descrever a etiologia de muitos casos de curso precoce da TTM. Outros modelos comportamentais são apresentados nessa mesma perspectiva[28].

Uma compreensão empírica da TTM foi sugerida por Foa & Kozak[29], baseada no modelo biopsicossocial que postula três pressupostos básicos:

- Todos os comportamentos, não importa quão estranhos, têm uma explicação lógica e são produtos das pressões e contingências experimentadas pelo indivíduo, assim a TTM é vista como uma resposta lógica (embora patológica) de forças internas e externas.
- Forças internas e externas têm maior poder explicativo do que acontecimentos históricos. As experiências da aprendizagem podem desempenhar um papel na etiologia da TTM; no entanto, esses eventos não podem explicar como e por que o comportamento de arrancar cabelo começou.
- As raízes da TTM podem ser encontradas em mecanismos fisiológicos da pessoa, nas sensações internas, cognições e as consequências do comportamento propriamente dito, e esses fatores interagem uns com os outros. Portanto, nenhum fator deve ser investigado isoladamente e é pouco provável que se identifique uma causa única da TTM, pois sua etiologia pode ser uma interação complexa de fatores biológicos, psicológicos e sociais. A elaboração continuada e integrativa de diversos modelos etiológicos tem sugerido teorias que apontam perspectivas múltiplas com novas possibilidades para avançar a compreensão científica da TTM.

Epidemiologia

O aumento das pesquisas em TTM resulta em parte da percepção de que os sintomas são mais comuns do que se acreditava, melhores estimativas sugerem que TTM é tão comum quanto a esquizofrenia (aproximadamente 1% da população geral). Alguns estudos simplesmente medem a ocorrência de cabelo arrancado não relacionada a atividades de *grooming*[30,31]; alguns consideram a ocorrência de puxar cabelo "clinicamente significativo"[31]; e outros estudos consideram na avaliação somente a ocorrência completa do cabelo arrancado como critério diagnóstico para TTM[31,32], e aqueles que só consideraram o comportamento de arrancar com alopécia perceptível[33,34]. Além disso, uma parcela expressiva dos indivíduos afetados, especialmente os mais jovens[9], apresenta sintomas transitórios ou subclínicos. Mehregan[35] relatou que o número de crianças com TTM pode ser até sete vezes maior que o número de adultos afetados. Isso sugere que uma grande parte das crianças com TTM experimenta sintomas transitórios que podem se resolver antes da idade adulta.

No pioneiro estudo sobre prevalência da TTM em um grupo não clínico, investigou-se estudantes universitários sobre o comportamento de arrancar cabelo. Os resultados da pesquisa indicaram que 1,5% de homens e 3,4% de mulheres informaram padrões patológicos de arrancar cabelo. Todavia, só 0,6% dessa população preenchia critérios diagnósticos para TTM[33]. Em outro estudo semelhante, constatou-se que 1% da amostra indicou o comportamento de arrancar cabelo como resultado de aflição em níveis clínicos significativos da perda de cabelo[34].

O DSM-5[36] sugere uma prevalência em adultos e adolescentes de 1 a 2% da população geral com TTM, sendo o sexo feminino mais afetado com uma relação de 10:1, porém em crianças essa diferença não é observada.

Em um estudo com pacientes diagnóstico com TTM atendidos em um hospital-escola na cidade de São Paulo, com relação às características sociodemográficas, a amostra foi predominantemente do gênero feminino, com relação entre gêneros de 6:1, com idade variando entre 18 e 61 anos. A maioria era de solteiros (56,8%), brancos (72,7%), nascidos na capital de São Paulo (93,2%) e com 14,1 anos de educação média ou superior[37].

Características clínicas

O comportamento tricotilomaníaco pode ser variável e acontecer em qualquer região que tenha pelos, quando não em mais de um local. Um estudo conduzido por Christenson[38] apontou uma prevalência para arrancar cabelo e/ou pelos em pacientes diagnosticados com TTM de: couro cabeludo (80,6%), cílios (47%), sobrancelhas (43,5%), região púbica (23,7%), extremidades (15,1%) e axila (5,4%). Outra pesquisa feita pela internet com 1.697 indivíduos com TTM revelou porcentagens semelhantes aos descritos no estudo anterior[39].

A idade média de início para a TTM relatada em um estudo foi de 13 anos[32]; outros estudos endossaram esse dado[37,40,41]. Os autores relataram que quando o transtorno aparecia na infância representava uma forma relativamente benigna, de fácil resolução, com pequena ou nenhuma interferência terapêutica, porém quando o início era tardio tratava-se de uma condição mais grave, resistente a tratamentos e mais frequentemente associado com comorbidades psicopatológicas[32].

A literatura é farta de sintomas que também podem ser desencadeadores da TTM: antes da menstruação, doença na infância, dificuldades acadêmicas ou tensões na escola, morte, doença ou dano de um familiar, nascimento ou rivalidade de irmãos, mudança de residência, alienação ou separação de amigos, início da menarca, divórcio dos pais, breve separação dos pais, imobilidade forçada, dano no couro cabeludo (queimadura do sol) ou no cabelo, por exemplo, permanente mal feita[42].

Outros "hábitos nervosos" também podem ser observados em pacientes tricotilomaníacos: onicofagia, arrancar cutícula, contrair a face, morder a junta do dedo, chupar o dedo polegar, bater no rosto, mastigar ou morder a língua, bruxismo, bater a cabeça, masturbação, beliscar, morder ou torcer os lábios e balançar o corpo.

Estudos têm apontado que o arrancar de cabelo pode ser do tipo "focado" ou "automático", quando não uma combinação de ambos, aproximadamente 75% dos pacientes adultos com TTM relatam que o comportamento de arrancar cabelo ocorre "automaticamente", por exemplo, quando estão dormindo, assim não têm consciência do ato, enquanto os outros 25% descrevem que se concentram no comportamento de arrancar cabelo, ou seja, eles focam no ato de arrancar e até usam uma pinça para arrancar cabelo[43]. As principais descrições de situações associadas com a TTM incluem: leitura, assistir à televisão, falar ao telefone, dirigir ou se deitar na cama. Episódios de arrancar o cabelo podem ocorrer em qualquer lugar e durar de alguns minutos a algumas horas[44].

Pacientes descrevem um comportamento seletivo do fio a ser arrancado, com predileção por fios com texturas ou qualidades diferentes e alguns o tiram de maneira ritualística. Depois de arrancarem, estudo relata que aproximadamente 48% dos pacientes com TTM se ocuparão de comportamentos orais, como correr o cabelo entre os lábios e morder; arrancar a raiz pode causar erosão dental; quando não o paciente come o cabelo ou parte dele, comportamento esse que é chamado de tricofagia[32].

O cabelo, quando ingerido, pode desenvolver um tricobezoar gástrico intestinal[45]. Essa massa tende a ser grande e ocupar o lúmen gástrico e em alguns casos estender-se até a válvula ileocecal, condição conhecida como "síndrome de Rapunzel", e sua remoção necessariamente deverá ser feita cirurgicamente ou por via endoscópica[46-48].

Sintomas típicos da presença do tricobezoar são: fraqueza, anorexia, perda de peso, náusea, vômitos, hematêmese, dor abdominal, constipação e diarreia, podendo complicar com: anemia ferropriva e megaloblástica, obstrução intestinal, ulceração, perfuração gástrica ou intestinal, peritonite, síndrome da artéria mesentérica superior, icterícia obstrutiva, pancreatite, polipose gástrica e gastroenteropatia por perda de proteína[2,45,49,50-52] e em casos mais graves pode levar a perfuração gástrica[48].

Infecções de pele e síndrome do túnel do carpo, associada ao comportamento de levar repetidamente a mão ao cabelo causando a lesão de esforço repetitivo (LER), são condições médicas adicionais que podem estar associadas com a TTM[49].

19 • TRICOTILOMANIA E TRANSTORNO DE ESCORIAÇÃO (SKIN-PICKING)

Uma das observações que mais chama a atenção sobre a TTM é a alienação social, e comportamento de evitação frequentemente acompanha esse transtorno. Relatam-se fortes sentimentos de vergonha e embaraço e muitos tentam disfarçar a perda de cabelo usando perucas ou penteados especiais; maquiagem, bonés/chapéus ou lenços são frequentes, o que tem contribuído em muito para retardar a procura por tratamento. Não são comuns para esses pacientes evitarem natação, dançar, exercitar, fazer esportes ou situações nas quais a perda de cabelo pode ser exposta. Alguns podem evitar lugares públicos e utilizar desculpas como "minha permanente não ficou boa" para justificar a alopecia.

Outros achados revelaram que aproximadamente um quarto dos entrevistados de uma pesquisa não havia contado ao seu melhor amigo sobre a TTM e um quinto não contou ao seu cônjuge ou parceiro, TTM por procuração foi relatado por 54% dos participantes, 37% dos participantes relataram ter arrancado cabelo de outra pessoa. Os níveis clínicos da ansiedade gerada pela interação social foram de 51% da amostra[53].

Comorbidades psiquiátricas

Informes clínicos[32] relataram comorbidades, principalmente transtornos afetivos, de ansiedade e dependência são constantemente associados com TTM. Em um ensaio clínico, 31,8% apresentaram mais de um transtorno comórbido, 29,5% dois a três diagnósticos psiquiátricos adicionais e 20,5% apresentaram mais de três transtornos comórbidos além da TTM[37]. Os transtornos ansiosos estavam presentes em 63,6% dos pacientes e dentre os transtornos relacionados ao transtorno obsessivo-compulsivo (TOC), transtorno de escoriação (dermatotilexomania, skin-picking) e TOC apresentaram, respectivamente, 11,4% cada do total de sujeitos. Além disso, já foram relatadas taxas de 20% de prevalência nos transtornos alimentares[54] e 23% para transtorno dismórfico corporal[55], reforçando uma as-

sociação entre esses transtornos com foco na relação entre a subjetividade, as emoções e o corpo.

A comorbidade com transtornos de personalidade também é frequente em portadores de TTM, em torno de 25 a 55%, porém quando comparada com outros transtornos psiquiátricos, ela não parece ser particularmente elevada. Além disso, não há predomínio de um tipo específico de transtorno de personalidade, os mais comuns relatados foram histriônicos, borderline, obsessivo-compulsivo e narcisista[32].

Classificação diagnóstica

Provavelmente por causa da sua etiologia complexa, há considerável controvérsia quanto à classificação da TTM. Então, na quinta edição do DSM[36], foram removidos os critérios diagnósticos de TTM que faziam menção a tensão antecipatória, alívio e gratificação após arrancar cabelos; e a TTM passou a ser classificada entre os transtornos relacionados ao TOC[56], em virtude da sua natureza compulsória e repetitiva, participando assim do espectro impulsivo compulsivo, caracterizado por uma falha em resistir e controlar pensamentos intrusivos associados a comportamentos repetitivos que parecem ser incontroláveis ou requerem esforços consideráveis para suprimir sua execução[57].

A Tabela 1 exibe os critérios diagnósticos para TTM segundo o DSM-5. Já a Organização Mundial da Saúde (OMS) lançou em maio de 2019 a 11ª versão da Classificação Estatística Internacional de Doenças e Problemas Relacionados à Saúde, ou seja, a CID-11 que está em fase de implementação e prevista para entrar em vigor em janeiro de 2022. Nessa nova versão a TTM está classificada no grupo dos transtornos do comportamento focado no corpo sob o código 6B25.0[58] e pode ser vista na Tabela 2.

Tabela 1 Critérios diagnósticos segundo o DSM-5 para tricotilomania (transtorno de arrancar cabelo) – 312.39

Critério	Descrição
A	Arrancar o próprio cabelo de forma recorrente, resultando em perda de cabelo.
B	Tentativas repetidas de reduzir ou parar o comportamento de arrancar cabelo.
C	O ato de arrancar cabelo causa sofrimento clinicamente significativo ou prejuízo no funcionamento social, profissional ou em outras áreas importantes da vida do indivíduo.
D	O ato de arrancar cabelo ou a pera de cabelo não se deve a outra condição médica (p. ex., uma condição dermatológica).
E	O ato de arrancar cabelo não é mais bem explicado pelos sintomas de outro transtorno mental (p.ex., tentativas de melhorar um defeito ou falha percebidos na aparência, no transtorno dismórfico corporal).

Fonte: APA, 2013[36].

Tabela 2 Descrição segundo a CID-11 para a tricotilomania que entrará em vigor em jan/2022

6B25.0 – Tricotilomania	
Família	6B25 Transtornos de comportamento repetitivo focados no corpo
Descrição	A tricotilomania é caracterizada pelo arrancar recorrente do próprio cabelo, levando a uma perda significativa do cabelo, acompanhada de tentativas mal-sucedidas para diminuir ou parar o comportamento. Puxar/arrancar de cabelo podem ocorrer de qualquer região do corpo em que cresça pelo/cabelo, porém os locais mais comuns são o couro cabeludo, sobrancelhas e cílios. O puxar/arrancar cabelo pode ocorrer em episódios breves que acontecem ao longo do dia ou em períodos menos frequentes, mas mais intensos. Os sintomas resultam em sofrimento significativo em áreas pessoal, familiar, sociais, ocupacionais ou outras áreas importantes de funcionamento.
Inclusão	Depilação compulsiva do cabelo
Exclusão	Transtorno do movimento estereotipado com puxar/arrancar de cabelo (6A06)

Fonte: http://id.who.int/icd/entity/1253999657.

Por ocasião da reformulação das classificações diagnósticas em psiquiatria, de acordo com as especulações de Stein et al.[59], a CID-11 parece confirmar uma categoria específica de transtornos marcados por movimentos estereotipados com foco no corpo, que incluiu a TTM e TE.

Avaliação

Uma grande variedade de métodos de avaliação para TTM está disponível e cada uma com vantagens e desvantagens. Não há nenhum instrumento universalmente aceito. Porém, diferentes métodos para avaliação do arrancar cabelo estão disponíveis: automonitoramento, autorrelato, entrevistas, escalas clínicas de classificação, medidas subjetivas e objetivas da perda de cabelo.

Entre as escalas disponíveis destacamos a *Massachusetts General Hospital-Hairpulling Scale* – MGH-HPS, pois possui propriedades psicométricas sólidas. Foi feita a adaptação transcultural e validação da MGH-HPS para a população brasileira, sendo que os dados preliminares da MGH-HPS na versão em português (Brasil), denominada Escala de Arrancar Cabelo – Massachusetts General Hospital (EAC-MGH), estão disponíveis[60,61] e mostram que a nossa tradução reteve a solidez psicométrica da versão original.

Há outros métodos como monitoração dos fios de cabelo arrancados, que pode ser feita pelo clínico, seja por pesagem ou contagem dos fios. Existe a possibilidade de monitoração por um registro diário do comportamento de arrancar, incluindo tempo e duração de cada episódio de arrancar o cabelo, situação em que o episódio aconteceu, pensamentos e emoções associados e estimativa do número de cabelos puxados durante o episódio[62]. Para aqueles relatos incertos ou imprecisos, podemos perguntar a um parente sobre o comportamento de arrancar cabelo, porém vale lembrar que a informação obtida de relato feito por terceiros está limitada à observação seletiva, mas pode ser útil em populações com limitada habilidade para informar o seu próprio comportamento com precisão, como crianças ou pessoas com pouca capacidade de comunicação.

Vinheta clínica – tricotilomania

Paciente com 25 anos, solteira, advogada, mora com os pais. Apresentou dificuldades escolares na área de exatas, mas tinha bom desempenho em humanas, na faculdade teve bom desempenho, porém não tinha muitos amigos. Disse que sempre teve problemas com sua única irmã, pois acredita que ela é a filha preferida pelos pais. Procurou ajuda por iniciativa própria. No atendimento relatou que se passaram dez anos desde que começou a arrancar cabelo. E que esses anos todos foram preenchidos com solidão porque ela puxava o cabelo todos os dias, em média por duas horas, muitas vezes sem perceber seu comportamento. Nos dias mais difíceis chegava a ficar mais de 6 horas por dia. Disse que arrancar o cabelo era uma maneira de lidar com seu estresse, quase sempre ligado ao trabalho. Dizia que odiava seu cabelo e o fato de não ter controle sob suas mãos. Segundo a paciente, vive se perguntando como Deus pode lhe dar um comportamento tão horrível, já que apresentava falhas de cabelo na região do escalpo, fato que lhe acarretava um profundo constrangimento e ódio de si mesma. Tinha a convicção de que era uma aberração, e a única pessoa no universo que arranca os próprios cabelos. A paciente sentia medo em várias ocasiões, pois pensava que alguém iria descobrir seu comportamento de arrancar cabelo, embora ela procurasse disfarçar com penteados, lenços ou toucas. Relatou que na adolescência voltou-se para drogas e o álcool; essa estrada só levou à depressão e a pensamentos suicidas, sintomas que persistem até o momento, sem planejamento e tentativa de suicídio até o momento. Disse que não se lembra de ter tido problemas médicos. O psiquiatra fez o diagnóstico primário de tricotilomania, passando a ser medicada com fluoxetina 40 mg/dia, com boa adesão e tolerabilidade. Foi posteriormente introduzida a terapia cognitivo-comportamental, no momento encontra-se em remissão parcial dos sintomas.

TRANSTORNO DE ESCORIAÇÃO OU *SKIN-PICKING*

Embora limitados, os primeiros escritos médicos sobre o transtorno de escoriação (TE) tentaram entender como essa forma patológica de escoriar a pele difere de outros comportamentos descritos por dermatologistas e psiquiatras. A natureza autorreconhecida do comportamento de escoriar e a falta de ilusões ajudaram a diferenciar TE de outras condições psiquiátrica (ilusões de parasitas ou transtornos de personalidade) ou dermatológico (dermatite artefacta ou dermatite fictícia), condições que frequentemente envolvem mutilações da pele[63].

Foi o dermatologista inglês Erasmus Wilson que, em 1875, cunhou o termo escoriação neurótica para descrever comportamentos excessivos de escoriação em pacientes neuróticos que eram difíceis, se não impossíveis, de controlar. Porém, foi em 1898 que outro dermatologista, um francês, L. Brocq, descreveu com detalhes a escoação da acne em um jovem que piorava suas lesões cutâneas, com escoriação repetitiva e arranhões. A escoriação na literatura da época tinha uma visão pouco prática; a escoriação chegou a ser descrita como uma resposta a uma "mãe excessivamente zelosa" que levou sua filha a se concentrar em sua aparência e, posteriormente, escoriar as imperfeições da própria pele[64].

Etiologia

Modelos animais representam ferramentas úteis para investigar a fisiopatologia do TE. Embora esses modelos animais possam ser usados para explicar TE, eles também podem aplicar-se igualmente a TTM e até mesmo o TOC. Os modelos etológicos existentes se concentram nos comportamentos repetitivos ou estereotipados, como perseguição de própria cauda e mastigação de peles ou pelos[65,66], e comportamentos impulsivos associados a conflitos, frustração ou estresse, como aliciamento, limpeza e bicada[66]. Bordnick et al.[67] observaram nas aves um modelo em que elas beliscam suas penas, podendo assim refletir os comportamentos do TE. Os pássaros tendem a arrancar suas penas em momentos de estresse ou tédio e o beliscar de penas em aves está associado à perda de penas ou a danos às áreas corporais[68].

Outro modelo candidato ao TE é o Hoxb8 do *mouse knockout*. Greer e Capecchi[21] relataram que os camundongos com mutações do gene Hoxb8 se arrumam excessivamente ao ponto de causar lesões cutâneas e remoção de pelos em comparação com seus homólogos de controle. Esses camundongos mutantes demonstraram sensação cutânea normal e sem a presença de resposta inflamatória, sugerindo que o comportamento não foi devido a anormalidades da pele associadas ao sistema nervoso periférico. Esse modelo é promissor porque o autocuidado excessivo dos camundongos mutantes Hoxb8 é semelhante aos comportamentos repetitivos e excessivos de autocuidado notados em TE. Além disso, Hoxb8 é expresso no córtex orbital, no cingulado anterior, no estriato e no sistema límbico[69].

Déficits cognitivos podem ocorrer no TE, dados aos comentários frequentemente relatados sobre a incapacidade de parar o comportamento de escoriar. Os sintomas físicos repetitivos do TE sugerem disfunção subjacente dos processos de controle inibidor motor. A impulsividade motora é avaliada de forma clássica usando tarefas que exigem que os sujeitos façam respostas motoras simples (p. ex., pressionando um botão) em alguns testes de computador, mas não em outros. As tarefas *stop-signal* foram amplamente validadas e mostraram-se sensíveis a impulsividade e lesões frontais direitas[70-73]. Essas tarefas medem a capacidade do sujeito de inibir ativamente o comando motor já acionado. Como tarefas de *stop-signal*, usam um algoritmo de rastreamento adaptado individualmente para estimar o tempo levado pelo cérebro a fim de suprimir na resposta já iniciada (referido como o tempo de reação de sinal de pare).

Um estudo com 20 indivíduos com TE e 20 indivíduos de controle saudável descobriu que os sujeitos com TE apresentavam controle inibidor prejudicado (ou seja, aumento da parada e tempos de reação ao sinal) em comparação com os sujeitos de controle saudável[74]; a inibição de resposta como função cognitiva é dependente de circuitos neurais, incluindo o giro frontal inferior direito[75-77]. Esses achados sugerem possível desregulação inibidora na patofisiologia do TE.

Epidemiologia

Na população em geral, a prevalência durante a vida do transtorno de escoriação em adultos é de 1,4% ou um pouco mais, segundo o DSM-5[36]. Embora os estudos que documentam a prevalência de TE na população sejam limitados, pesquisas sugerem que a prevalência de TE pode ser de até 5,4% na população geral (n = 354)[78]. Em outra pesquisa com 2.511 adultos, constatou-se que 16,6% escoriaram sua pele causando lesões visíveis na mesma[79]. Entretanto, utilizando a mesma amostra, só que considerando critérios mais rigorosos, em que foram incluídos angústia associada ou comprometimento funcional, apenas 1,4% preenchiam critérios para TE. Estudos com tamanhos amostrais variados encontraram taxas de prevalência variando de 2,0% a 11,8%[80-84]. Taxas variando de 26,8% a 44,9% foram encontradas em indivíduos com transtorno dimórfico corporal (TDC), assim como em adolescentes (12,8%) e adultos (10,8%) com transtorno obsessivo-compulsivo (TOC)[85-88].

Como observado, as discrepâncias entre as prevalências relatadas de TE têm sido grandes, e embora os dados epidemiológicos estejam crescendo, permanecem limitações significativas. Essas limitações incluem os tamanhos amostrais relativamente pequenos e a falta de definições operacionais acordadas e a padronização de critérios diagnósticos.

Características clínicas

O TE sugere ter uma idade de início trimodal, ocorrendo antes dos 10 anos de idade, em adolescente ou jovem adulto (15-21 anos), e depois novamente entre os 30 e 45 anos, embora o início na infância ou adolescência pareça ser mais comum[81,82,90-94]. Um estudo com 372 sujeitos com TE recrutados através de um programa de tratamento usando a internet teve uma idade média de início de 14,4 anos[95], enquanto em outra amostra com 29 sujeitos a idade média de início foi de 13,2 ± 8,1 anos[11]. De forma semelhante, uma amostra de 21 indivíduos teve uma média de 16,1 ± 9,0 anos[94], enquanto outro estudo de tratamento encontrou idade em início de 15,3 ± 13,8 anos[96].

Esse aparente início trimodal do TE levou os pesquisadores a investigar se há diferenças fenomenológicas discretas entre TE de início precoce ou tardio. Um estudo de 40 indivíduos com TE procurou examinar essa questão e classificou indivíduos com base na idade de início. Dos 40 indivíduos com TE, 19 (47,5%) relataram o início antes dos 10 anos de idade (média 5,6 anos) e 21 (média 52,5%) relataram início depois dos 10 anos de idade (média 20,3 anos). Clinicamente, os dois grupos eram muito semelhantes, embora o grupo de início tardio relatasse passar mais tempo escoriando (média, 79,8 minutos versus 60,6 minutos), enquanto o grupo de início infantil era menos propenso a ter recebido tratamento para TE[93].

Adolescentes e jovens adultos frequentemente relatam o início da escoriação associada a uma doença dermatológica como acne[64,96]. Estudo realizado com 92 indivíduos com TE constatou que 5 (5,4%) relataram a escoriação após o início de uma condição médica – embora a condição não tenha sido especificada[98]. Outros estudos, no entanto, relataram que o início do TE não coincidiu com uma condição médica, mas que resultou em problemas médicos. Simeon et al.[94] relataram 15 (71,4%) dos 21 sujeitos incluídos em um estudo para tratamento das escoriações tidas "normais", percentual semelhante aos 51,6% dos sujeitos de outro estudo de tratamento que relataram escoriar a pele normal[97].

Embora o curso da doença possa variar, TE frequentemente é considerado um transtorno crônico que tende a flutuar em intensidade ao longo do tempo[88,99,100]. Amostras de indivíduos que buscam tratamento ilustram o curso crônico do TE, e os estudos relataram que os participantes tiveram uma duração média de doença de 25,1 anos[101]. Outros estudos relataram duração semelhante de TE, de 18 a 21 anos[11,94,96,97]. Durações mais curtas, com médias entre 6,2 a 8 anos, também foram encontradas para TE[102]. A maioria dos estudos, independentemente da duração da doença, relatam que a gravidade da escoriação diminui ao longo do tempo[94].

Um significativo gasto de tempo por dia é dedicado a escoriar a pele. Vários estudos relatam que o comportamento de escoriar é "compulsivo"[103] e que pode ocupar várias horas por dia[89,9,98,101]. Em relação ao tempo gasto escoriando, estudos relatam, em média, de 2,8 a mais de 8 horas diárias resistindo à vontade de escoriar, pensar ou cutucar a pele[89,98]. Por causa do tempo gasto, muitos pacientes perdem o trabalho ou a escola[98,102], e 51,1% dos estudantes e 34,4% dos trabalhadores relatam que ficar cutucando a pele afeta seu desempenho diário escolar ou ocupacional, respectivamente.

Embora a face seja o local mais comumente relatado para escoriar, outras áreas frequentemente escolhidas incluem os dedos, tronco, braços, pernas, costas, área púbica e pés[89,94,96-98,101,104,105], conforme descrito na Tabela 3. Indivíduos relatam ter uma área primária para escoriar, mas frequentemente escolhem em outros locais do corpo, a fim de permitir que as áreas mais significativamente escoriadas possam se curar[81,89,104]. Na verdade, estudos apontam que 32,6% a 100% dos pacientes relatam que escoriam em vários locais no corpo[89,96-98,101]. Embora as unhas dos dedos sejam as mais usadas para cutucar, os pacientes também relatam que usam facas, tesouras, pinças, pinos, abridores de carta, clips e outros objetos para escoriar a pele[89,96,101,105].

Muitos indivíduos com TE relatam como formas de experienciar alívio ou gratificação associados com a escoriação[101], embora tal alívio não ocorre em todos os indivíduos. Além disso, sentimentos prazerosos são frequentemente resultado da escoriação e foram relatados em 52 a 79% dos indivíduos com TE[79,89,94], proporcionando, assim, consequências potencialmente positivas e reforçando as consequências para o comportamento.

A escoriação da pele pode funcionar para regular estados afetivos e excitação do sistema nervoso[106]. Muitos indivíduos relatam ter cutucado a pele pela manhã em casa ou na hora de dormir para acalmar-se[97]. A escoriação pode, portanto, regular uma série de estados afetivos, como ansiedade, depressão e fadiga[94]. Indivíduos com TE endossam esses estados afetivos negativos, semelhantes às emoções que desencadeiam o arrancar de cabelo na TTM[107,108].

As consequências psicológicas do TE são típicas e podem ser intensas. O grau de sofrimento pode ser subestimado pelos familiares, incluindo profissionais da saúde, adicionando assim mais angústia. Um estudo que avaliou a qualidade de vida autorreferida em sujeitos com TE e TTM em comparação com controles saudáveis revelou que os sujeitos demonstraram taxas significativamente mais altas de disfunção psicossocial e menor qualidade de vida geral em comparação com TTM e sujeitos do controle[74].

A angústia emocional associada ao TE muitas vezes leva a esforços para ocultar os danos utilizando alguma forma cosmética. Estudos descobriram que 68% a 85% dos sujeitos relatam usar alguma forma de ocultação para esconder áreas significativamente escoriadas da pele[81,89,98]. Os métodos de ocultação mais comumente relatados incluem uso de maquiagem (44,6%) e roupas (40,2%), ou seja, vestir camisa e calça por longos períodos em vez de camisas de manga curta e shorts, mesmo com grande desconforto no quando o tempo está quente. O mesmo estudo revelou que os pacientes com TE gastavam, em média, US$ 160 por ano em produtos para ocultar os efeitos de sua escoriação[98]. Essa camuflagem do corpo é semelhante a comportamentos vistos em outros transtornos psiquiátricos, como o TDC e TTM.

Tabela 3 Frequência (%) de locais do corpo em que ocorrem as escoriações

	Simeon et al., 1997 (n = 21)	Arnold et al., 1999 (n = 34)	Wilhelm et al., 1999 (n = 31)	Bloch et al., 2001 (n = 15)	Flessner e Woods, 2006 (n = 92)	Grant et al., 2007a (n = 24)	Grant et al., 2010b (n = 32)
Múltiplos locais	23,8	82,0	100,0	46,7	32,6	83,3	75,0
Face	33,3	50,0	98,0	60,0	65,2	45,8	46,9
Escalpo	9,5	24,0	58,0	13,3	17,4		
Mãos	14,3	26,5	55,0	40,0	27,2	54,2	40,6
Braços	9,5	47,0	48,0	20,0	51,1	45,8	9,4
Pernas	4,8	29,0	42,0	26,7	40,2		
Pés	–	–	–	–	19,6		
Torso	–	12,0	55,0	–	21,7	20,8	3,1
Costas	4,8	18,0	67,0	6,7	27,2	–	–
Púbis	–	12,0		–	6,5		
Nádegas	–	9,0	–	–	–	–	–

Fonte: adaptada de Grant et al., 2014[154].

Os esforços para manter o sigilo sobre o problema fazem com que indivíduos com TE evitem uma série de atividades cotidianas que outros executariam como rotina. Os pacientes frequentemente relatam evitar atividades sociais, se isolando em suas casas, e até mesmo não tirando férias como resultado de seu constrangimento[89,98].

Os pacientes relatam que escoriam a pele por impulso ou por um desejo que precede os episódios de escoriação[101]. Nesses casos, os impulsos tendem a ocorrer em circunstâncias específicas e em resposta a situações também específicas. Essas circunstâncias e respostas podem variar muito nos indivíduos com TE. Ficar olhando para a pele (26,7-87%) ou algum sentimento (44-94%) é geralmente relatado como gatilho mais comum para escoriar[89,97,104], embora "tempo de inatividade", tédio, sentir-se cansado e estresse foram citados como desencadeador de episódio de escoriação[109,110,104,106]. A maioria dos pacientes relata a escoriação somente quando estão sozinhos[89,96,97]. Nesses casos, os indivíduos frequentemente relatam crescente tensão ao longo do dia e ansiedade para realizarem a escoriação assim que chegarem preferencialmente em casa.

Além do gatilho para escoriar, que varia de indivíduo para indivíduo com TE, a adesão geral de comportamento de escolha por aqueles com TE também varia. Indivíduos que geralmente estão cientes de sua escolha (ou seja, 50% conscientes) são considerados "automáticos" ou "habituais" em comparação com pessoas geralmente conscientes de se envolver em comportamento, que são referidos como escoriadores "focados". Estudo de tratamento constatou que 66,7% estavam cientes de seu comportamento de escoriação pelo menos 50% do tempo, enquanto os outros 33,3% realizavam o comportamento inconscientemente ou "automaticamente" a maior parte do tempo[96]. Resultados similares foram encontrados em outro estudo[106].

Essa relação de conscientização em pacientes com TE é semelhante ao comportamento focado versus de puxar automático observado na TTM[111]. Uma comparação entre pacientes com TE e TTM descobriu que os pacientes com TTM apresentaram taxas significativamente mais altas de comportamento "dissociativo", o que significa que os sujeitos com TE podem estar mais focados e engajados em seu comportamento em comparação com os pacientes TTM[112].

Mais de três quartos dos indivíduos com o transtorno são do sexo feminino, conforme aponta o DSM-5[36]. Na maioria dos adultos, o TE parece ocorrer com muito mais frequência em mulheres (83,3-94,1%)[83,95-97,102,113,114]. Taxas de TE em mulheres variaram de 90 a 92,3%, assim como na TTM[115,116]. Embora a escoriação não seja incomum em homens, a escoriação que causa danos na pele parece ocorrer muito mais frequentemente em mulheres.

Um estudo que examinou comportamentos de escoriação em 354 adultos revelou que as mulheres eram mais propensas a se envolver em comportamentos de escoriação clinicamente significativos (15,0%) em comparação com os homens (6,1%)[78]. Como as mulheres também eram significativamente mais propensas a ter ansiedade, sintomas depressivos e escoriações mais graves[78]. Um outro estudo revelou que 84,4% eram do sexo feminino com TE ou TTM; embora não tenham apresentado diferença entre generos, os homens eram mais propensos a ter um transtorno de ansiedade comórbido, idade de início mais tardio e comprometimento funcional mais grave[84].

Várias teorias foram propostas para explicar por que as mulheres parecem mais propensas a ter TE. Uma teoria é que o TE pode ser igualmente comum em homens e mulheres, mas que as mulheres são simplesmente mais propensas a procurar ajuda profissional[81], fato que também observamos na TTM. Além disso, lesões cutâneas no rosto e nas mãos podem ser menos importantes para os homens e isso pode levar os homens a procurar tratamento com menos frequência do que as mulheres. Uma teoria alternativa é a de que a discrepância de gênero é real e que talvez as diferenças hormonais tenham um papel importante nesse comportamento. Um estudo que sustenta essa teoria descobriu que os sintomas foram exacerbados no período pré-menstrual[97].

A escoriação da pele pode resultar em danos significativos na pele, levando a infecções, lesões ou cicatrizes significativas[11,64,104,106,117]. Os relatos apontam que as áreas mais afetadas do corpo foram as já cicatrizadas ou crostas por pós-inflamatória e hipo ou hiperpigmentação[100]. Complicações clínicas, como as cicatrizes dos pulsos, foram relatadas como resultado de anos de escoriações[94].

As complicações médicas da escoriação podem ser significativas e até mesmo fatais. Arnold et al.[89] descreveram um sujeito que tinha escoriado o dorso da mão tão severamente que os médicos recomendaram a sua amputação. Na descrição de um estudo de caso, os autores descreveram um paciente de 47 anos que desenvolvera um abcesso epidural e paralisia devido a horas de escoriação todos os dias[118]. Às vezes pode-se ter que recorrer a cirurgia plástica corretiva[89,106]. Um paciente escoriou sua pele expondo tecido subcutâneo e expondo a musculatura do seu pescoço, expondo a carótida, condição com risco de morte, pela sua gravidade[119].

Apesar de as complicações médicas de escoriação da pele serem severas, buscar ajuda médica é incomum[96]. Na verdade, alguns estudos indicaram que menos de 20% dos sujeitos buscam tratamento para suas escoriações[96,98]. Em um estudo com pacientes com TE, apenas 14 (45%) já fizeram algum tratamento[97]. Indivíduos com TE frequentemente relatam não ter consciência de que os tratados estão disponíveis ou, mais alarmante, que TE é um transtorno psiquiátrico[96].

Comorbidades psiquiátricas

A comorbidade psiquiátrica é a regra, não a exceção, para indivíduos com TE. As taxas de comorbidades variaram de 54,5 a 100% em indivíduos com TE[89,93,104,105,120]. Taxas de transtorno depressivo maior variaram de 12,5 a 48%, transtornos de ansiedade, excluindo TOC de 8 a 23%, transtorno obsessivo-compulsivo de 6 a 68%, transtorno afetivo bipolar de 12 a 35%, transtornos alimentares de 10 a 21%, uso de álcool de 14 a 36% e transtorno de déficit de atenção em 9,1%[11,88,89,93-97,101,102,104,105,106,112,120].

É preciso investigar melhor se os transtornos que co-ocorrem compartilham uma patologia comum com TE ou são simplesmente os resultados de escoriação. Estudo realizado com 92 indivíduos com TE constatou que 17,4% utilizam drogas ilegais, 22,8% usaram tabaco e 25,0% usaram álcool para aliviar os sentimentos assocatados com TE; além disso, 85,9% dos sujeitos relataram ansiedade e 66,3% relataram depressão devido à escoriação[98].

Um estudo realizado com pacientes com TE encontrou taxas de prevalência de TTM co-ocorrendo de 38,3% e onicofagia de 31,7%[104] e como taxas significativamente mais altas de TTM e onicofagia vistas na população geral de 0,6% a 3,9% em TTM e de 6,4% a 10,1%, em onicofagia[32,121].

Outra comorbidade frequente é o TDC[86,88,89,122]. Grant et al.[86] descobriram que 44,9% e 36,9% dos sujeitos com TDC ao longo da vida preencheram os critérios diagnosticos para TE, respectivamente. Em outro estudo constataram que 26,8% dos sujeitos do TDC escoriavam suas peles secundariamente ao TDC[88]. Arnold et al.[89] relataram que 11 (32%) de seus 34 com TE apresentavam TDC co-ocorrendo. A sobreposição entre TE e TDC reforça a complexidade e heterogeneidade do TE. Muitos pacientes com TDC escoriam sua pele para melhorar a aparência[88], e esses indivíduos podem ter TE secundário ao TDC. Outros indivíduos com TE, no entanto, não escoriam a pele por causa de sua aparência. Em ambos os casos, há escoriação, mas pode haver de fato fisiopatologias distintas subjacentes à escoriação. Essas distinções podem ter importância clínica, pois os tratamentos para TE e TDC muitas vezes diferem[88,115].

Os transtornos de personalidade, embora mal documentados, podem co-ocorrer com TE. Foram documentados: transtorno de personalidade obsessivo-compulsivo de 19,0% a 48,4%, transtorno de personalidade *borderline* de 7,5 a 33,3% e transtorno evitativo de 4,8 a 22,6%. Ter um transtorno de personalidade pode complicar o tratamento e aumentar a gravidade geral da escoriação[97,106,112].

Investigações em parentes de primeiro grau de sujeitos com TE encontraram relatos de Eixo I em 87,5% de parentes de primeiro grau, incluindo 43% com escoriação da pele[106], enquanto outro estudo encontrou alcoolismo em 37,5% dos parentes de primeiro grau[89]. Um outro estudo constatou que 45,2% de parentes de primeiro grau também escoriaram a pele[97].

Essas taxas são semelhantes às encontradas nos parentes de primeiro grau de pacientes com TE em dois outros estudos, taxas de 19 a 37,5%[96,94]. Taxas mais altas de TE variaram de 28,3 a 30,3% e TTM de 6,1 a 10,0% nos membros familiares de primeiro grau de pacientes com TE[104,105]. Embora pareça haver uma ligação familiar entre TE e alguns transtornos, a questão da predisposição genética para o comportamento de escórias à pele não é conclusiva.

Classificação diagnóstica

A principal característica do TE é claramente a escoriação recorrente na própria pele, resultando em danos na pele. Considerando que a maioria das primeiras descrições de TE na literatura enfatizam a simplicidade mecânica de escoriar, mais recentes relatos têm destacado tanto a complexidade fenomenológica a a possível heterogeneidade do TE[115]. Na Tabela 4 descrevemos os critérios diagnósticos propostos pelo DSM-5[36] e na Tabela 5 encontramos a classificação proposta pela CID-11[58].

Tabela 4 Critérios diagnósticos segundo o DSM-5 para transtorno de escoriação (skin-picking) – 698.4

Critério	Descrição
A	Beliscar a pele de forma recorrente, resultando em lesão.
B	Tentativas repetidas de reduzir ou parar o comportamento de beliscar a pele.
C	O ato de beliscar a pele causa sofrimento clinicamente significativo ou prejuízo no funcionamento social, profissional ou em outras áreas importantes da vida do indivíduo.
D	O ato de beliscar a pele não se deve aos efeitos fisiológicos de uma substância (p.ex., cocaína) ou a outra condição médica (p.ex., escabiose).
E	O ato de beliscar a pele não é mais bem explicado pelos sintomas de outro transtorno mental (p. ex., delírios ou alucinações táteis em um transtorno psicótico, tentativas de melhorar um defeito ou falha percebida na aparência no transtorno dismórfico corporal, estereotipias no transtorno de movimento estereotipado ou intensão de causar danos a si mesmo na autolesão não suicida).

Fonte: APA, 2013[36].

Tabela 5 Descrição segundo a CID-11 para o transtorno de escoriação que entrará em vigor em jan./2022

6B25.1 Transtorno de escoriação	
Família	6B25 Transtornos de comportamento repetitivo focados no corpo
Descrição	O transtorno de escoriação é caracterizado pela escoriação recorrente da própria pele levando a lesões cutâneas, acompanhadas de tentativas mal sucedidas de diminuir ou parar o comportamento. Os locais mais escoriados são o rosto, braços e mãos, porém muitos indivíduos escoriam vários locais do corpo. A escoriação da pele pode ocorrer em episódios breves e se estender ao longo do dia ou em períodos menos frequentes, porém mais intensos. Os sintomas resultam em sofrimento ou comprometimento significativos, seja nas áreas pessoal, familiar, sociais, ocupacionais ou outras áreas importantes de funcionamento.
Inclusão	Transtorno de beliscar a pele (*skin-picking disorder*)
Exclusão	Transtorno do movimento estereotipado (6A06)
	Escoriação aguda da pele (ME62.9)
	Escoriação crônica da pele (ME63.7)

Fonte: Disponível em: http://id.who.int/icd/entity/726494117.

Avaliação

Assim como na TTM, para avaliar o TE está disponível uma variedade de escalas, e não existe nenhum instrumento universalmente aceito. Diferentes métodos para avaliação do comportamento de escoriar a pele estão disponíveis: automonitoramento, autorrelato, entrevistas e escalas clínicas de classificação. O fato é que a maioria dos instrumentos não apresentam propriedades psicométricas adequadas e frequentemente temos observado na prática atual que o TE é por várias vezes diagnosticado como um TOC, transtorno de controle de impulso não especificado ou mesmo TDC.

Não encontramos em português versões da maioria desses instrumentos; salvo as apresentadas por Gulassa[123], a Escala de Escoriação de Pele – Versão Revisada (SPS-R) e da Escala de Impacto da Escoriação de Pele – Versão Reduzida (SPIS-S), das quais foi feita a validação transcultural para o português (Brasil), na versão original trata-se da *The Skin Picking Scale – Revised*[124], que avalia sintomas, e da *The Skin Picking Impact Scale – Short Version*[125], que avalia o impacto na vida do paciente. Elas obtiveram a solidez psicométrica como as versões originais. Uma versão da *Improving Skin Picking* (ISP) foi desenvolvida por Xavier et al.[126].

Vinheta clínica – transtorno de escoriação

F., uma mulher casada de 40 anos, com dois filhos (um menino de 7 anos e uma menina de 5 anos), não tinha antecedentes psiquiátricos pessoais ou familiares quando encaminhada ao pronto-socorro do hospital, com uma hemorragia facial significativa. Após avaliação cirúrgica e orientação, percebendo-se a natureza autoinfligida de uma lesão na pele profunda mandibular direita, ela foi transferida para avaliação psiquiátrica. A paciente relatou que o início do comportamento autoinfligido aumentou significativamente nos últimos 3 anos, depois de verificar que no seu rosto tinha um caroço com uma lesão semelhante a um cisto, não superficial. Ela começou a apalpá-lo e escoriá-lo o tempo todo. No entanto, no atendimento relatou que desde jovem tinha uma mania de todas as vezes em que estava fazendo as lições de casa ou vendo tevê ficar arranhando compulsivamente a pele de sua face ou beliscar até três vezes ao dia sua face. Isso lhe gerava um incontrolável desejo e prazer, dando início a escoriar a lesão causada, em primeiro lugar com as unhas, mas rapidamente recorreu a agulhas e cotonetes de algodão (que ela costumava realizar uma autodrenagem) para parar sangramentos menores. Esses comportamentos tornaram-se repetitivos, compulsivos e persistentes, às vezes durante horas, enquanto voluntariamente desenvolvia estratégias para escondê-lo de sua família; devido às lesões tornou-se cada vez mais reclusa, evitando atividades sociais. Como história familiar, relatou que é a segunda de quatro filhos, e sempre se sentiu sendo negligenciada e não o suficiente amada por seus pais. Ela descreveu uma longa relação conjugal disfuncional com o marido agressivo, o que resultou para a paciente em períodos de depressão, adicionou um profundo sentimento de tristeza em relação à vida de seu filho que mora com os avós, mas com quem descreveu uma relação muito próxima. O psiquiatra fez o diagnóstico primário de transtorno de escoriação, passando a ser medicada com fluoxetina 70 mg/dia, com boa adesão e tolerabilidade. Foi posteriormente introduzida à terapia cognitivo-comportamental; no momento encontra-se em remissão parcial dos sintomas.

TRATAMENTO PARA TRICOTILOMANIA E TRANSTORNO DE ESCORIAÇÃO

A despeito das alegadas semelhanças com TOC e de numerosos relatos de tentativa de tratamento com inibidores seletivos de recaptação de serotonina (ISRS), estudos apontam para a provável ineficiência dessa classe de medicamentos no tratamento da TTM[127]. Em um estudo, a clomipramina, um antidepressivo tricíclico com ação mais pronunciada sobre a serotonina, mostrou-se mais eficaz que placebo, porém menos eficaz do que terapia comportamental[128].

Evidências mais robustas vêm das especulações sobre um possível envolvimento das vias glutamatérgicas na TTM. Um estudo duplo-cego controlado comparou os efeitos da N-Acetilcisteina (NAC), um aminoácido modulador da glutamina, com placebo. Os resultados foram comparáveis a efeitos anteriormente relatados para terapia comportamental com 56% de resposta à NAC contra 16% de resposta ao placebo[115].

Em uma revisão sistemática, Bloch et al.[129] concluíram que o tratamento farmacológico para a TTM é um campo promissor; entretanto, ainda incipiente, que necessita de mais estudos. Podemos também concluir que limitações metodológicas têm contribuído para as generalizações dos achados.

Dentre os estudos com fármacos para tratamento do TE, notamos haver duas grandes linhas de pesquisa em andamento. A primeira envolve ISRS[130] e a segunda envolve moduladores de glutamato, assim como na TTM.

A disfunção glutamatérgica vem sendo associada à fisiopatologia do TOC, quadro com semelhanças neurobiológicas e fenomenológicas não só ao TE, mas também a TTM, e estudos vêm demonstrando que a melhora da modulação do glutamato auxilia no tratamento de quadros associados à repetição e à impulsividade[131].

Os tratamentos mais comuns para pacientes com TTM e TE são a farmacoterapia e psicoterapia[39]. No entanto, é importante notar que nem todas as psicoterapias são idênticas e que diferentes tipos de terapias são baseados em diferentes modelos na compreensão dos problemas de saúde mental, e esses diferentes modelos têm diferentes graus de apoio empírico, quando não se utilizam de técnicas combinadas.

Em relação ao TE, a TTM apresenta uma maior variedade de estudos voltados para os tratamentos psicoterápicos, utilizando técnicas e metódos comportamentais[28,132-134], treinamento de reversão de hábito (TRH)[79,116,127,135-139], terapia cognitivo-comportamental (TCC)[128,140-143] ou técnicas combinadas, ou seja, um *mix* de técnicas psicoterápicas com ou sem fármacos[39,127,144].

Encontramos na literatura atual no que se refere à psicoterapia para tratamento do TE técnicas e métodos comportamentais[95,114,145-149]. Nos últimos anos houve um aumento de estudos controlados randomizados, em particular com a terapia de aceitação e compromisso (ACT, em inglês)[150,151], treinamento de reversão de hábito (TRH)[130,136,152] e terapia cognitivo-comportamental (TCC)[147].

Por fim, as questões associadas aos tratamentos, seja com psicofármacos ou psicoterapia, serão discutidas com mais propriedade no Capítulo "Tratamento da tricotilomania e transtorno de escoriação (*skin-picking*)", Volume 3.

CONSIDERAÇÕES FINAIS

Apesar das impressões iniciais em contrário, TTM e TE não são raros. O contato com pacientes na prática clínica com esses transtornos tem refletido a relutância em relatar o comportamento, bem como o conhecimento limitado do transtorno entre os profissionais da saúde e a contínua falta de conscientização das opções de tratamento, que serão discutidos em outro capítulo como já mencionado.

TTM e TE podem ser conceitualizados como transtornos homogêneos ou heterogêneos. Suas características descritivas gerais centram-se na idade média no início, locais mais prováveis dos quais o comportamento autolesivo é praticado, e psicopatologias comórbidas parecem ser altamente replicáveis de estudo para estudo de amostras de sujeitos com TTM e TE. No entanto, como acontece em muitos transtornos, os indivíduos que apresentam essas condições muitas vezes desafiam uma classificação menos acurada.

Distinções como início precoce versus tardio, focada versus automático, presença ou ausência de outras psicopatologias, e variáveis como a extensão de efeitos causados na autoestima, nos prejuízos sociais e laborais, assim por diante, não só tornam a TTM e o TE únicos, mas podem ter implicações etiológicas e de tratamento para os pacientes acometidos por essas condições. O que os estudos preliminares conseguiram foi a criação de alguns limitadores descritivos gerais da TTM e do TE que, esperamos, prepararão o cenário para a busca de investigações mais refinadas sobre as muitas facetas desses comportamentos fascinantes e debilitantes.

Sob o ponto de vista da saúde pública, a educação sobre a TTM e o TE nos faz pensar nas suas prevalências, relativamente altas na população geral e frequentemente com complicações clínicas e psicológicas. Devemos ter como alvo sua disseminação em instituições de ensino e pesquisa, assim como nas clínicas dos serviços de saúde mental, para que a conscientização sobre o comportamento possa promover o desenvolvimento de opções eficazes de tratamento para combater essas condições muitas vezes danosas e crônicas.

Para aprofundamento

- Toledo EL. Tricotilomania. In: Petersen CS, Wainer R, et al. Terapias cognitivo-comportamentais para crianças e adolescentes – ciência e arte. Porto Alegre: Artmed; 2011, cap. 17.
  ⇨ Neste capítulo, o autor apresenta uma revisão sobre o tratamento psicoterápico para criança e adolescentes com TTM.
- Selles RR, McGuire JF, Storch EA. A systematic review and meta-analysis of psychiatric treatment for excoriation (skin-picking) disorder. Gen Hosp Psychiatry. 2016; 41:29-37.
  ⇨ Como o título sugere, uma metanálise sobre medicação para o tratamento do TE.
- Azrin NH, Nunn RG, Frantz SE. Treatment of hair pulling (trichotillomania): A comparative study of habit reversal and negative pratice training. J Behav Ther Exp Psychiatry. 1980;11:13-20.
  ⇨ Neste clássico artigo, os autores reavaliam o treinamento de reversão do hábito, que faz parte de muitos modelos comportamentais para tratamento de TTM e TE.

REFERÊNCIAS BIBLIOGRÁFICAS

1. Jafferany MFK. Psychodermatology: basics concept. 2016; 217:35-7.
2. **Christenson GA, Mansueto CS. Trichotillomania: descriptive characteristics and phenomenology. In: Stein DJ, Christenson GA, Hollander E (eds.). Trichotillomania. Washington: American Psychiatric Press; 1999.**
   ⇨ Neste manual encontramos um apanhado histórico sobre a tricotilomania.
3. Christenson GA, Mackenzie TB, Reeve EA. Familial trichotillomania [Letter to the editor]. Am J Psychiatry. 1992;149:283.
4. Lenane MC, Swedo SE, Rapoport JL, Leonard H, Sceery W, Guroff JJ. Rates of obsessive-compulsive disorder in first degree relatives of patients with trichotillomania: a research note. J Child Psychol Psychiatry. 1992;33:925-33.
5. Greenberg HR. Trichotillomania of a hair-pulling symbiosis. Psychiatric Quarterly. 1969;43:662-74.
6. Saya A, Siracusano A, Niolu C, Ribolsi M. The psychodynamic significance of trichotillomania: a case study. Riv Psichiatr. 2018;53(4):214-7.
7. Swedo SE, Leonard HL, Rapoport Jl, Lenane MC, Goldberger EL, Cheslow DL. A double-blind comparison of clomipramine and desipramine in the treatment of trichotillomania (hair pulling). Engl J Med. 1989;321:497-501.
8. Chamberlain SR, Blackwell AD, Fineberg NA, Robbins TW, Sahakian BJ. The neuropsychology of obsessive-compulsive disorder: the importance of failures in cognitive and behavioral inhibition as candidate endophenotypic markers. Neuroscience and Biobehavioral Reviews. 2005;29:399-419.
9. O'Sullivan RL, Keuthen NJ, Christenson GA, Mansueto CS, Stein DJ, Swedo SE. Trichotillomania: Behavioral symptom or clinical syndrome? Am J Psychiatry. 1997;154:1441-9.
10. Grachev ID. MRI-based morphometric topographic parcellation of human neocortex in trichotillomania. Psychiatry Clin Neuroci. 1997;51:315-21.
11. Keuthen NJ, Jameson M, Loh R, Deckersbach T, Wilhelm S, Dougherty DD, et al. Open-label escitalopram treatment for pathological skin picking. Int Clin Psychopharmacol. 2007;22:268-74.
12. **Flessner CA, Brennan E, Murphy YE, Francazio S. Impaired executive functioning in pediatric trichotillomania (hair pulling disorder). Depress Anxiety. 2016;33(3):219-28.**
    ⇨ Como o título sugere, este artigo apresenta os prejuízos do funcionamento executivo na tricotilomania pediátrica.

13. Chamberlain SR, Menzies LA, Fineberg NA, del Campo N, Suckling J, Craig K, et al. Grey matter abnormalities in trichotillomania: morphometric magnetic resonance imaging study. Br J Psychiatry. 2008;193:216-21.

14. Chamberlain SR, Hampshire A, Menzies LA, Garyfallidis E, Grant JE, Odlaug BL, et al. Reduced brain whith matter integrity in trichotillomania: a diffusion tensor imaging study. Arch Gen Psychiatry. 2010;67:965-71.

15. Krooks JA, Weatherall AG, Holland PJ. Review of epidemiology, clinical presentation, diagnosis, and treatment of common primary psychiatric causes of cutaneous disease. Dermatolog Treat. 2018;29(4):418-427.

16. Swedo SE, Rapoport JL. Annotation: trichotillomania. J Child Psychol Psychiatry. 1991;32,401-9.

17. Wythilingum B, Warwick J, van Kradenburg J, Hugo C, van Heerden B, Stein DJ, et al. SPECT scans in identical twins with trichotillomania. J Neuropsychiatry Clin Neurosci. 2002;14:340-2.

18. Stein DJ, van Heerden B, Hugo C, van Kradenburg J. Functional frain imaging and pharmacotherapy in trichotillomania: single photon emission computed tomography before and after treatment with the selective serotonin reuptake inhibitor citalopram. Prog Neuropsychopharmacol Biol Psychiatry. 2002;26:885-90.

19. Isobe M, Redden SA, Keuthen NJ, Stein DJ, Lochner C, Grant JE, Chamberlain SR. Striatal abnormalities in trichotillomania: a multi-site MRI analysis. Neuroimage Clin. 2018;17:893-98.

20. Bahn GH, Hong M, Lee KM, Lee C, Ryu CW, Lee JA, et al. The relationship between microstructural alterations of the brain and clinical measurements in children and adolescents with hair pulling disorder. Brain Imaging Behav. 2018;12(2):477-87.

21. Greer JM, Capecchi MR. Hoxb8 is required for normal grooming behavior in mice. Neuron. 2002;33:23-34.

22. Chen SK, Tvrdik P, Peden E, Cho S, Wu S, Spangrude G, et al. Hematopoietic origin of pathological grooming in Hoxb8 mutant mice. Cell. 2010;141:775-85.

23. Züchner S, Wenbland JR, Ashley-Kock AE, Collins AL, Trans-Viet KN, Quinn K, et al. Multiple rare SAPAP3 missense variants in trichotillomania and OCD. Mol Psychiatry. 2009;14(1):6-9.

24. Bienvenu OJ, Wang Y, Shugart YY, Welch JM, Grados MA, Fyer AJ, et al. Sapap3 and pathological grooming in humans: results from the OCD collaborative genetic study. Am J Med Genet B Neuropsychiatr Gent. 2009;150(95):710-20.

25. Züchner S, Cuccaro M, Tran-Viet K, Cop H, Pericak-Vance MA, et al. SLITRK1 mutations in Trichotillomania. Mol Psychiatry. 2006;11:888-9. Disponível em: https://doi.org/10.1038/sj.mp.4001865

26. Azrin NH, Nunn RG. Habit-reversal: a method of eliminating nervous habits and tics. Behavior Research and Therapy. 1973;11:619-28.

27. Knell SM, Moore DJ. Childhood trichotillomania treated indirectly by punishing thumb sucking. Journal of Behavioral Therapy and Experimental Psychiatry. 1988;19:305-10.

28. Mansueto CS, Stemberger RT, Thomas AM, Colomb RG. Trichotillomania: A comprehensive behavioral model. Clinical Psychology Review. 1997;17:567-77.

29. Foa EB, Kozak MJ. Beyond the efficacy ceiling? Cognitive behavior therapy in search of theory. Behavior Therapy. 1997;28:601-11.

30. Stanley MA, Prather RC, Wagner AL, Davis ML, Swann AC. Can the Yale-Brown Obsessive-Compulsive Scale used assess trichotillomania? A preliminary report. Behav Res Ther. 1993;31:171-7.

31. Duke DC, Bodzin DK, Tavares P, Geffken GR, Storch EA. The phenomenology of hairpulling in a community sample. J Anxiety Disord. 2009;23(8):1118-25.

32. Christenson GA, Mackenzie TB, Mitchell JE. Characteristics of 60 adult chronic hair puller. Am J Psychiatry. 1991;148:367-70.

33. Christenson GA, Pyle RL, Mitchell JE. Estimated lifetime prevalence of trichotillomania in college students. J Clin Psychiatry. 1991;52:415-7.

34. Rothbaum BO, Shaw L, Morris R, Nunan PT. Prevalence of trichotillomania in a college freshman population [Letter to the editor]. J Clin Psych. 1993;54:72.

35. Mehregan AH. Trichotillomania: a clinicopathologic study. Arch Dermatol. 1970;102:129-33.

36. American Psychiatric Association (APA). Diagnostic and statistical manual of mental disorders, 5. ed. Arlington: American Psychiatric Association; 2013.

37. Toledo EL, Muniz EDT, Brito AMC, Abreu CN, Tavares H. Group treatment for trichotillomania: cognitive-behavioral therapy versus supportive therapy. J Clin Psychiatry. 2014. Disponível em: <www.ncbi.nlm.nih.gov/pubmed/25271779.

38. Christenson GA. Trichotillomania: from prevalence to comorbidity. Psychiatric Times. 1995;12(9):44-8.

39. Woods DW, Flessner CA, Franklin ME, Keuthen NJ, Goodwin RD, Stein DJ, et al. The trichotillomania Impact Project (TIP): exploring phenomenology. Functional impairment, and treatment utilization. J Clin Psychiatry. 2006;67:1877-88.

40. Swedo SE, Leonard HL. Trichotillomania: an obsessive-compulsive spectrum disorder? Psychiatr Clin North Am. 1992;15:777-90.

41. Schlosser S, Black DW, Blum N, Goldstein RB. The demography, phenomenology, and family history of 22 persons with compulsive hair pulling. Annals of Clinical Psychiatry. 1994;6:147-52.

42. Toledo EL, Taragano RO, Cordás TA. Tricotilomania. Rev Psiquiatr Clin. 2010. Disponível em: http://dx.doi.org/10.1590/S0101-60832010000600003.

43. Christenson GA, Crow SJ. The characterization and treatment of trichotillomania. J Clin Psychiatry. 1996;57(suppl. 8):42-9.

44. Swedo SE, Rapoport JL, Leonard HL, Schapiro MB, Rapoport SL, Grady CL. Regional cerebral glucose metabolism of women with trichotillomania. Arch Gen Psychiatry. 1991;48:828-33.

45. DeBeckey M, Ochsner A. Bezoars, and concretions. Surgery. 1939;5:132-60.

46. Zhao JL, Zhao WC, Wang YS. Endoscopic retrieval of gastric trichophytobezoar: case report of a 12-year-old girl with trichophagia. Medicine (Baltimore). 2017;96(3):e5969.

47. Kim SC, Kim SH, Kim SJ. A case report: large trichobezoar causing rapunzel syndrome. Medicine (Baltimore). 2016;95(22):e3745.

48. Parakh JS, McAvoy A, Corless DJ. Rapunzel syndrome resulting in gastric perforation. Ann R Coll Surg Engl. 2016;98(1): e6-7.

49. O'Sullivan RL, Keuthen HJ, Jenike MA, Gumley G. Trichotillomania and carpal tunnel syndrome [Letter to the editor]. J Clin Psychiatry. 1996;57:174.

50. Cannalire G, Conti L, Celoni M, Grassi C, Cella A, Bensi G, et al. Rapunzel syndrome: an infrequent cause of severe iron deficiency anemia and abdominal pain presenting to the pediatric emergency department. BMC Pediatr. 2018;18(1):125.

51. Bargas Ochoa M, Xacur Hernández M, Espadas Torres M, Quintana Gamboa A, Tappan Lavadores I, Méndez Domínguez N. Rapunzel syndrome with double simultaneous trichobezoar in a teenager: Clinical Case Report. Rev Chil Pediatr. 2018;89(1):98-102.

52. Hamid M, Chaoui Y, Mountasser M, Sabbah F, Raiss M, Hrora A, et al. Giant gastric trichobezoar in a young female with Rapunzel syndrome: case report. Pan Afr Med J. 2017;27:252.

53. Falkenstein MJ, Haaga DA. Symptom accommodation, trichotillomania--by-proxy, and interpersonal functioning in trichotillomania (hair-pulling disorder). Compr Psychiatry. 2016;65:88-97.

54. Christenson GA, Chernoff-Clementz E, Clementz BA. Personality and clinical characteristics in patients with trichotillomania. J Clin Psychiatry. 1992;53:407-413.

55. Soriano JL, O'Sullivan RI, Phillips KA, MacNally RJ, Jenike MA. Trichotillomania and self-esteem: a survey of 62 females hair pullers. J Clin Psychiatry. 1996;57:77-82.

56. Jenike MA. Obsessive-compulsive and related disorders: a chidden epidemic. N Engl J Med. 1989;321:539-41.

57. Porteret R, Bouchez J, Baylé FJ, Varescon I. ADH/D, and impulsiveness: Prevalence of impulse control disorders and other comorbidities, in 81 adults with attention deficit/hyperactivity disorder (ADH/D). Encephale. 2016;42(2):130-7.

58. Organização Mundial da Saúde – OMS. Classificação internacional das doenças mentais e do comportamento (CID-11) Disponível em: http://id.who.int/icd/entity/726494117.

59. Stein DJ, Grant JE, Franklin ME, Keuthen N, Lochner C, Singer HS, et al. Trichotillomania (hair pulling disorder), skin picking disorder, and stereotypic movement disorder: toward DSM-V. Depress Anxiety. 2010;27:611-26.

60. Keuthen HJ, O'Sullivan RL, Ricciardi JN, Shera D, Savage CR, Borgmann AS, et al. The Massachusetts General Hospital (MGH) Hair Pulling Scale: 1, development and factor analyses. Psychotherapy and Psychosomatics. 1995;64:141-5.

61. **Toledo EL, Taragano RO, Cordás TA, Abreu CN, Hearst N, Conti MA. Adaptação transcultural da Massachusetts General Hospital (MGH)**

Hairpulling Scale para o idioma português (Brasil). Rev Psiq Clin. 2011;38(5):178-83.

⇨ **Neste artigo encontramos disponível a versão em português da Escala de Arrancar Cabelo (EAC-MGH).**

62. Diefenbach GJ, Reitman D, Williamson DA. Trichotillomania: a challenge to research and practice. Clinical Psychology Review. 2000;20(3):289-309.

63. Stokes JH, Garner VC. The diagnosis of self-inflicted lesions of the skin. JAMA 1929;93:438-43.

64. Wrong NM. Excoriated acne of young females. Arch Derm Syphilol. 1954;70:576-82.

65. Brown SA, Crowell-Davis S, Malcolm T, Edwards P. Naloxone-responsive compulsive tail chasing in a dog. J Am Vet Med Assoc. 1987;190:884-6.

66. Stein DJ, Dodman NH, Borchelt P, Hollander E. Behavioral disorders in veterinary practice: relevance to psychiatry. Compr Psychiatry. 1994;35:275-85.

67. Bordinick PS, Thyer BA, Ritchie BW. Feather picking disorder and trichotillomania: an avian model of human psychopathology. J Behav Ther Exp Psychiatry. 1994;25:187-96.

68. Moon-Fanelli AA, Dodman NH, O'Sullivan RI. Veterinary models of compulsive self-grooming: parallels with trichotillomania. Stein DJ, Christenson GS, Hollander E (eds.). Washington: American Psychiatric Press, 1999, p. 63-92.

69. Hyman SE. A bone to pick with compulsive behavior. Cell. 2010;141:752-4.

70. Aron AR, Robbins TW, Poldrack RA. Inhibition anad right inferior frontal cortex. Trends Cogn Sci. 2004;8:170-7.

71. Aron AR, Behrens TE, Smith S, Frank MJ, Poldrack RA. Triangulating a cognitive control network using diffusion-weighted magnetic resonance imaging (MRI) and functional MRI. J Neurosci. 2007;27:3743-52.

72. Logan DG, Cowan WB, Davis KA. On the ability to inhibit simple and choice reaction time responses: a model and a method. J Exp Psychol Hum Percept Perform. 1984;10:276-91.

73. Brennan E, Francazio S, Gunstad J, Flessner C. Inhibitory Control in Pediatric Trichotillomania (Hair pulling Disorder): The Importance of Controlling for Age and Symptoms of Inattention and Hyperactivity. Child Psychiatry Hum Dev. 2016;47(2):173-82.

74. Odlaug BL, Chamberlain SR, Grant JE. Motor inhibition and cognitive flexibility in pathological skin picking. Prog Neuropsychopharmacol Biol Psychiatry. 2010;34:208-11.

75. Aron AR, Poldrack RA. The cognitive neuroscience of response inhibition: relevance for genetic research in attention-deficit/hiperactivity disorder. Biol Psychiatry. 2005;57:1285-92.

76. Aron AR, Poldrack RA. Cortical and subcortical contributions to stop signal response inhibition: role of the subthalamic nucleus. J Neurosci. 2006;26:2424-33.

77. Aron AR, Fletcher PC, Bullmore ET, Sahakian BJ, Robbins TW. Stop-signal inhibition disrupted by damage to right inferior frontal gyrus in humans. Nat Neurosci. 2003;6:115-6.

78. Hayes SL, Storch EA, Berlanga L. Skin picking behaviors: an examination of the prevalence and severity in a community sample. J Anxiety Disord. 2009;23:314-9.

79. Keuthen NJ, Koran LM, Aboujaoude E, Large MD, Serpe RT, et al. The prevalence of pathologic skin picking in US adults. 2010;51:183-6.

80. Griesemer RD. Emotionally triggered disease in a dermatologic practice. Psychiatr Ann. 1978;8:407-12.

81. Bohne A, Wilhelm S, Keuthen NJ, Baer L, Jenike MA. Skin picking in German students: prevalence, phenomenology, and associated characteristics. Behav Modif. 2002;26:320-39.

82. Keuthen NJ, Deckersbach T, Wilhelm S, Hale E, Fraim C, Baer L. Repetitive skin picking in a student population and comparison whit a sample of self-injurious skin picking. Psychosomatics. 2000;41:210-5.

83. Teng EJ, Woods DW, Twohig MP, Marcks BA. Body-focused repetitive behavior problems: prevalence in a nonreferred population and differences in perceived somatic activity. Behav Modif. 2002;26:340-60.

84. Grant JE, Christenson GA. Examination of gender in pathologic grooming behaviors. Psychiatr Q. 2007;78:259-67.

85. Grant JE, Mancebo MC, Pinto A, Eisen JL, Rasmussen SA. Impulse control disorders in adults with obsessive compulsive disorder. J Psychiatr Res. 2006;40:494-501.

86. Grant JE, Menard W, Phillips KA. Pathological skin picking in individuals with body dysmorphic disorder: Gen Hosp Psychiatry. 2006;28:487-93.

87. Grant JE, Mancebo MC, Eisen JL, Rasmussen SA. Impulse-control disorders in children and adolescentes with obsessive-compulsive disorder. Psychiatry Res. 2010;175:109-13.

88. Phillips KA, Taub SL. Skin picking as a symptom of body dysmorphic disorder. Psychopharmacol Bull. 1995;31:279-288.

89. Arnold LM, McElroy SL, Mutasim DF, Dwight MM, Lamerson CL, Morris EM. Characteristics of 34 adults with psychogenic excoriation. J Clin Psychiatry. 1998;59:509-14.

90. Arnold LM, Mutasim DF, Dwight MM, Lameson CL, Morris EM. In: Open clinical trial of fluvoxamine treatment of psychogenic excoriation. J Clin Psychopharmacol. 1999;19:15-8.

91. Calikusu C, Yucel B, Polat A, Baykal C. The relation of psychogenic excoriation with psychiatric disorders: a comparative study. Compr Psychiatry. 2003;44:256-61.

92. Keuthen NJ, Makis N, Schlerf JE, Martins B, Savage CR, McMullin K, et al. Evidence for reduced cerebellar volumes in trichotillomania. Biol Psychiatry. 2007;61:374-81.

93. Odlaug BL, Grant JE. Childhood-onset pathologic skin picking clinical characteristics and psychiatric comorbidity. Compr Psychiatry. 2007;48:388-93.

94. Simeon D, Stain DJ, Gross S, Islam N, Schmeidler J, Hollander E. A double-blind trial of fluoxetine in pathologic skin picking. J Clin Psychiatry. 1997;58:341-7.

95. Flessner CA, Mouton-Odum S, Strocker AJ, Keuthen NJ. StopPicking. com: Internet-based treatment for self-injurious skin picking. Dermatol Online J. 2007;13:3.

96. Grant JE, Odlaug BL, Kim SW. Lamotrigine treatment of pathologic skin picking: na open-label study. J Clin Psychiatry. 2007;68:1384-91.

97. Wilhelm S, Keuten NJ, Deckersbach T, Engelhard IM, Baer L, O'Sullivan RL, et al. Self-injurious skin picking: clinical characteristics and comorbidity. J Clin Psychiatry. 1999;60:454-9.

98. **Flessner CA, Woods DW. Phenomenologycal characteristics, social problems, and the economic impact associated with chronic skin picking. Behav Modif. 2006;30:944-63.**

⇨ **Excelente artigo. Como o título, sugere foca na fenomenologia, em problemas sociais e no impacto social que o transtorno de escoriação pode gerar.**

99. Gupta MA, Gupta AK, Heberman HF. Neurotic excoriations: a review and some new perspectives. Compr Psychiatry. 1986;27:381-6.

100. Gupta MA, Gupta AK, Heberman HF. The self-inflicted dermatoses: a critical review. Gen Hosp Psychiatry. 1987;9:45-52.

101. Bloch MR, Elloitt M, Thompson H, Koran LM. Fluoxetine in pathologic skin-piching: open-label and double-blind results. Psychosomatic. 2001;42:314-9.

102. Arnold LM, Auchenbach MB, Mcelroy SL. Psychogenic excoriation: clinical features, proposed diagnostic criteria, epidemiology, and approaches to treatment. CNS Drugs. 2001;15:351-9.

103. Fruensgaard K. Neurotic excoriations. A controlled psychiatric evaluation. Acta Psychiatr Scand Suppl. 1984;312:1-52.

104. Odlaug BL, Grant JE. Clinical characteristics and medical complications of pathologic skin picking. Gen Hosp Psychiatry. 2008;30:61-6.

105. Odlaug BL, Grant JE. Trichotillomania and pathologic skin picking clinical comparison with an examination of comorbidity. Ann Clin Psychiatry. 2008b; 20:57-63.

106. Neziroglu F, Rabinowitz D, Breytman A, Jacofsky M. Skin picking phenomenology and severity comparison. Prim Care Companion J Clin Psychiatry. 2008;10:306-12.

107. Flessner CA, Woods DW, Franklin ME, Cashin SE, Keuthen NJ, Trichotillomania Learning Center-Scientific Advisory Board (TLC-SAB). The Milwaukee Inventory for Subtypes of Trichotillomania – adult Version (MIST-A): development of an instrument for the assement of "focused" and "automatic" hair-pulling. J Psychopathol Behav Assess. 2007b;30:20-30.

108. Walther MR, Flessner CA, Conelea CA, Woods DW. The Milwaukee Inventory for the Dimensions of Adult Skin picking (MIDAS): initial development and psychometric properties. J Behav Ther Exp Psychiatry. 2009;40:127-35.

109. Doran AR, Roy A, Wolkowitz OM. Self-destructive dermatoses. Psychiatr Clin North Am. 1985;8:291-8.

110. Hajcak G. Frankin ME, Simons RF, Keuthen NJ. Hair pulling and skin picking in relation to affective distress and obsessive-compulsive symptoms. J Psychopathol Behav Assess. 2006;28:177-85.

111. Christenson GA, Mackenzie TB. Trichotillomania. In: Hersen M, Ammerman RT (eds.). Handboock of prescriptive treatment for adults. New York: Plenum; 1994. p. 217-35.

112. Lochner C, Simeon D, Niehaus DJ, Stein DJ. Trichotillomania and skin-picking: a phenomenological comparison. Depress Anxiety. 2002;15:83-86.

113. Ehsani AH, Toosi S, Mirshams Shahshahani M, Arbabi M, Noormohammadpour P. Psycho-cutaneous disorders: an epidemiologic study. J Eur Acad Dermatol Venereol. 2009;23:945-7.

114. Grant JE, Odlaug BL, Chamberlain SR, Kim SW. A doble-blind, placebo-controlled trial of lamotrigine for pathological skin picking: treatment efficacy and neurocognitive predictors of response. J Clin Psychopharmacol. 2010; 30:396-403.

115. Grant JE, Odlaug BL. The obsessive-compulsive spectrum and disorders of the skin: a review. Expert Ver Dermatol. 2009;4:523-32.

116. Woods DW, Writterneck CT, Flessner CA. A controlled evaluation of acceptance and commitment therapy plus habit reversal for trichotillomania. Behav Res Ther. 2006;44:637-56.

117. Lyell A. Dermatitis artefacta and self-inflicted disease. Scott Med J. 1972;17:187-96.

118. Weintraub E, Robinson C, Newmeyer M. Catastrophic medical complication in psychogenic excoriation. South Med J. 2000;93:1099-101.

119. O'Sullivan RL, Phillips KA, Keuthen NJ, Wilhelm S. Near-fatal skin picking from delusional body dysmorphic disorder responsive to fluvoxamine. Psychosomatic. 1999;40:79-81.

120. Mutasim DF, Adams BB. The psychiatric profile of patients with psychogenic excoriation. J Am Acad Dermatol. 2009;61:611-3.

121. Woods DW, Miltenberger RG, Flach AD. Habits, tics, and stuttering: prevalence and relation to anxiety and somatic awareness. Behav Modif. 1996;20:216-225.

122. Grant JE, Odlaug BL, Kim SW. N-acetylcysteine, a glutamate modulator, in the treatment of trichotillomania: a double-blind, placebo-controlled study. Arch Gen Psychiatry. 2009;66:756-763.

123. Gulassa DCR. Estudo randomizado controlado do uso das técnicas psicométricas para tratamento ambulatorial de pacientes com transtorno de escoriação. Dissertação de mestrado apresentado na FMUSP. São Paulo; 2019.

124. Snorranson I, Olafsson R, Flessner CA, Keuthen NJ, Franklin ME, Woods DW. The Skin Picking Scale – revised: factor structure and psychometric properties. J Obsessive Compuls Disord. 2012;1:133-7.

125. Snorranson I, Olafsson R, Flessner CA, Keuthen NJ, Franklin ME, Woods DW. The Skin Picking Impact Scale: factor structure, validity, and development of a short version. Scand J Psychol. 2013;54:344-8.

126. Xavier ACM, Souza CMB, Flores LHF, Prati C, Cassal C, Dreher CB. Improving skin picling diagnosis among brazilians: validation of the skin picking Impact Scale and development a photographic instant. Na Bras Dermatol. 2019;94(5):553-60.

127. van Minnen A, Hoogduin KA, Keijsers GP, Hellenbrand I. Treatment of trichotillomania with behavioral therapy or fluoxetine. Arch Gen Psychiatry. 2003;60:517-522.

128. Ninan PT, Rothbaum BO, Marsteller FA, Knight B, Eccard MB. A placebo-controlled trial of cognitive-behavioral therapy and clomipramine in trichotillomania. J Clin Psychiatry. 2000;61:47-50.

129. Bloch MH, Landeros-Weisenberger A, Dombrowski P, Kelmendi B, Wegne R, Nudel J, et al. Systematic review: pharmacological and behavioral treatment for trichotillomania. Biol Psychiatry. 2007;62(8):839-46.

130. Lochner C, Roos A, Stein DJ. Excoriation (skin picking) disorder: a systematic review of treatment options. Neuropsych Dis Trat. 2017;13:1867-72.

131. Grant JE, Williams KA, Potenza MN. Impulse-control disorders in adolescente psychiatric impatients: co-occurring disorder and sex diferences. J Clin Psychiatry. 2007;68:1584-92.

132. Altman K, Grahs C, Friman P. Treatment of unobserved trichotillomania by attention-reflection and punishment of an apparent covariant. J Behav Ther Exp Psychiatry. 1982;13:337-40.

133. Christenson GA, Ristvedt SL, Mackenzie TB. Identification of trichotillomania cue profiles. Behav Res Ther. 1993;31(3):315-20.

134. Keuthen NJ, Aronowitz B, Badenoch J, Whlhelm S. Behavioral treatment for trichotillomania. In: Stein DJ, Christenson GA, Hollander e (eds.). Trichotillomania. Washington: American Psychiatric Press. 1999.

135. Twohig MP, Woods DW. A preliminary investigation of acceptance and commitment therapy and habit reversal as a treatment for trichotillomania. Behav Ther. 2004;35:803-20.

136. Twohig MP, Hayes SC, Masuda A. A preliminary investigation of acceptance and commitment therapy as a treatment for chronic skin picking. Behav Res Ther. 2006;10:1513-22.

137. van Minnen A, Hoogduin KLA, Keijsers GPJ, Hellenbrand L, Hendriks GJ. Treatment of trichotillomania with behavioral therapy or fluoxetine: a randomized, waiting-list controlled study. Arch Gen Psychiatry. 2010;71:1336-1343.

138. Tarmowski KJ, Rosen LA, McGrath ML, Drabman RS. A modified habit reversal procedure in a recalcitrant case of trichotillomania. J Behav Ther Exp Psychiatry. 1987;18:157-63.

139. Azrin NH, Nunn RG, Frantz SE. Treatment of hair-pulling (trichotillomania); a comparative study of habit reversal and negative practice training. J Behav Ther Exp Psychiatry. 1980;11(1):13-20.

140. Gianoli MO, Tolin DF. Cognitive-behavioral therapy for pediatric trichotillomania. In: Grant EJ. Stein DJ, Woods DW, Keuthen NJ. (eds.). Trichotillomania, skin pucking & other body-focused repetitive behaviors. Arlington: American Psychiatric Publishing; 2012.

141. Franklin ME, Tolin DF. Treatment trichotillomania cognitive behavioral therapy for hair pulling and related problems. New York: Springer; 2007.

142. Penzel F. The hair-pulling problem: a complet guide to trichotillomania. New York: Oxford University Press. 2003.

143. Rothbaum BO. The behavioral treatment of trichotillomania. Behavioral Psychotherapy. 1992;20:85-90.

144. Tucker BPT, Woods DW, Flessner CA, Franklin SA, Franklin ME. The Skin Picking Impact Project: phenomenology, interference, and treatment utilization of pathological skin picking in a population-based sample. J Anxiety Disord. 2011;25:88-95.

145. Flessner CA, Busch AM, Heideman PW, Woods DW. Acceptance-enhanced behavior therapy (AEBT) for trichotillomania and chronic skin picking exploring the effects of component sequencing. Behav Modif. 2008;32:579:594.

146. Lang R, Didden R, Machalice KW, Rispoli M, Sigafoos J, Lancioni G, et al. Behavioral treatment of chronic skin-picking in individual with development: a systematic review. Res Dev Disabil. 2010;31:304-05.

147. Schuck K, Keijsers GP, Rinck M. The effects of brief cognitive-behavior therapy for pathological skin picking: A randomized comparison to wait-list control. BehavRes Ther. 2011;49:11.

148. **Selles RR, Macguire JF, Small BJ. Knott LE. A systematic review and meta-analysis of psychiatric treatments for excoriation (skin picking) Gen Hosp Psychiatry. 2016;41:29-37.**
    ⇨ Este recente artigo apresenta uma metanálise dos tratamentos disponíveis para tratamento do transtorno de escoriação.

149. Schumer MC, Barthey CA, Bloch MH. Systematic review of pharmacological and behavioral treatments for skin picking disorder. J Clin Psychopharmacol. 2016;36:147-151.

150. Teng EJ, Woods MP, Twohig MP. Habit reversal as a treatment for chronic skin picking. Behav Modif. 2006;30:411-422.

151. Moritz S. Fricke S. Treszl A, Wittekind CE. Do it yourself! Evoluation of self-help habit reversal training versus decoupling in pathological skin picking: a pilot study. J Obsesssive Compuls Relat Disord. 2011;4-7.

152. Capriotti MR, Ely LJ, Snarrason I. Acceptance-enhanced behaviour therapy for excoriation (skin picking) disorder in adult: a clinical case series. Cog Behav Pract. 2015;22:230-9.

153. Christenson GA, Mackenzie TB, Mitchell JE. Dr. Christenson and associates reply [letter to the editor]. Am J Psychiatry. 1992;149:284-5.

154. Grant EJ, Stein DJ, Woods DW, Keuthen NJ. Trichotillomania, Skin picking, & other body-focused repetitive behaviors. American Psychiatric Publising; 2014.

155. Odlaug BL, Kim SW, Grant JE. Quality of life and clinical severity in pathological skin picking and trichotillomania. J Anxiety Disorder. 2010;24:823-829.

156. Phillips KA. The Broken Mirror: Understanding and treating body dysmorphic disorder. New York: Oxford Unibersity Press; 2005.

157. Grant JE, Odlaug BL, Chamberlain SR, Keuthen NJ, Locner C, Stein DJ. Skin picking disorder. Am J Psychiatry. 2012;169(11):1143-9.

20

Transtorno de estresse pós-traumático e transtorno de estresse pós-traumático complexo

Marcos Carvalho Alves
Álvaro Cabral Araújo
Bruno Sakiyama
Paulo Cenacchi

Elizabeth F. Albregard
Silvia Sztamfater
Francisco Lotufo Neto
Felipe Corchs

Sumário

Introdução e evolução histórica do conceito de TEPT
Epidemiologia
Etiologia e fatores de risco
Etiopatogenia e neurobiologia
Diagnótico e características clínicas
    Transtorno de estresse pós-traumático
    TEPT complexo
Diagnóstico diferencial
Curso e evolução
Tratamento
Vinheta clínica
Para aprofundamento
Referências bibliográficas

Pontos-chave

- O transtorno de estresse pós-traumático (TEPT) é um transtorno que pode ocorrer após a exposição do indivíduo a um evento traumático, que pode ser definido como um evento envolvendo risco concreto ou ameaça de morte, lesão grave ou violência sexual.
- O TEPT requer a presença de sintomas intrusivos associados ao evento traumático; esquiva persistente de estímulos associados ao evento traumático e alterações acentuadas na excitação e reatividade associadas ao evento traumático. O DSM-5 requer ainda que ocorram alterações negativas em cognições e humor associadas ao evento traumático. Tais sintomas devem estar presentes por mais de 1 mês para o diagnóstico de TEPT.
- A CID-11[1] admite a existência do transtorno de estresse pós-traumático complexo (TEPTc) como uma nova entidade diagnóstica, que pode se desenvolver após a exposição a um evento ou série de eventos de natureza extremamente ameaçadora ou horrível, geralmente eventos prolongados ou repetitivos dos quais a fuga é difícil ou impossível (p. ex., tortura, escravidão, campanhas de genocídio, violência doméstica prolongada, abuso sexual ou físico repetido na infância). Eventos traumáticos dessa natureza são frequentemente chamados de "trauma complexo".
- De acordo com a CID-11, o diagnóstico de TEPTc requer o preenchimento dos critérios para TEPT, além de problemas graves e persistentes como: (1) desregulação do afeto; (2) autoimagem negativamente alterada; e (3) dificuldades nas relações interpessoais.

INTRODUÇÃO E EVOLUÇÃO HISTÓRICA DO CONCEITO DE TEPT

O termo estresse aponta para um processo de interação que deve considerar tanto as características do ambiente (riscos relativos ao evento e mudanças decorrentes dele), quanto as do organismo (fatores de vulnerabilidade). Além das condições aversivas, facilmente reconhecidas como estresse (p. ex. doença, luto ou perda de emprego), situações avaliadas positivamente (p. ex. o nascimento de um filho ou a promoção de cargo no trabalho) também podem se revelar importantes estressoras.

A associação entre síndromes mentais agudas e eventos traumáticos é reconhecida há mais de duzentos anos. Condições psiquiátricos denominados como "*shell shock*" (choque da granada) e "*war neurosis*" (neurose de guerra), por exemplo, foram descritas em alguns sobreviventes da Primeira Guerra Mundial. Outros termos como "*combat fatigue*" (fadiga de combate) e "*operational fatigue*" (fadiga operacional), também apareceram para descrever manifestações semelhantes na Segunda Guerra Mundial[2]. Apesar dessas observações clínicas durante as grandes guerras, os transtornos relacionados a trauma e estressores não foram abordados nas primeiras edições do *Manual diagnóstico e estatístico de transtornos mentais* (DSM) da Associação Americana de Psiquiatria (APA). O diagnóstico de

TEPT foi incluído a partir da terceira versão do manual (DSM-III) em 1980, com base nas experiências adquiridas com o atendimento prestado aos veteranos da Guerra do Vietnã.

Até o DSM IV-TR[3], o TEPT foi classificado nos transtornos de ansiedade, visto que medo, ansiedade e evitação são manifestações clínicas importantes para o diagnóstico. No entanto, em muitos pacientes com TEPT os sintomas ansiosos não ocupam um papel central e outras manifestações como disforia, anedonia, episódios dissociativos ou mesmo alterações negativas na percepção de si ou do mundo, se apresentam com maior relevância. Estas observações contribuíram para que o DSM-5[4] reunisse em um capítulo próprio os transtornos que requerem exposição ao trauma ou a estressores para seu diagnóstico. O capítulo "Trauma e transtornos relacionados ao estresse" inclui os diagnósticos de transtorno de apego reativo, transtorno de interação social desinibida, TEPT, transtorno de estresse agudo (TEA) e os transtornos de adaptação.

Apesar dessas modificações, tem sido proposto que as síndromes pós-traumáticas podem se apresentar de muitas formas, indo além do que é descrito como TEPT pelos sistemas classificatórios atuais. Herman[5], por exemplo, em seu texto *"Complex PTSD: a syndrome in survivors of prolonged and repeated trauma"* (TEPT complexo: uma síndrome em sobreviventes de trauma prolongado e repetido) descreve inúmeras expressões clínicas possíveis de pessoas traumatizadas que, de fato, transcendem a descrição formal de TEPT. Descritos sob os termos transtornos de estresse extremo sem outra especificação (*disorders of extreme stress not otherwise specified*; DESNOS) ou TEPT complexo (TEPTc), o conceito não foi incluído no DSM-5. No entanto, o TEPTc já figura entre os transtornos mentais elencados pela 11ª versão da Classificação Internacional de Doenças (CID-11) da Organização Mundial da Saúde[1].

No presente capítulo, serão abordados os diagnósticos de TEPT e TEPTc, além de uma breve visão acerca das intervenções terapêuticas. Os tratamentos das condições clínicas aqui apresentadas serão amplamente discutidos no terceiro tomo deste tratado.

EPIDEMIOLOGIA

A exposição a eventos traumáticos ao longo da vida é comum, com estimativas de exposição ao longo da vida nos Estados Unidos variando de 50 a 89%[6]. Os tipos mais prevalentes de eventos traumáticos incluem agressão física ou sexual (52%) e envolvimento em acidentes ou incêndios (50%)[6]. Das pessoas que sofrem algum tipo de evento traumático, cerca de 10 a 20% acabam desenvolvendo TEPT[7]. Estudos epidemiológicos baseados nos critérios diagnósticos do DSM-IV estimam uma prevalência de TEPT ao longo da vida de 6,8% entre adultos americanos[8].

A prevalência de TEPT varia de acordo com alguns fatores, como a natureza do trauma, e características sociodemográficas do indivíduo. Na população americana, a prevalência de TEPT ao longo da vida é de 3,6% entre os homens e 9,7% entre as mulheres[8]. Após estupro ou violência sexual, 65% dos homens e 46% das mulheres desenvolvem TEPT[8]. Já após agressão física, 2% dos homens e 22% das mulheres cursam com TEPT[8]. Após acidentes, há semelhanças de prevalência em ambos os sexos[8].

Um estudo brasileiro[9] populacional, com amostra de 3.744 participantes, teve como um dos principais achados a alta prevalência de eventos traumáticos (86%), sendo violência urbana a mais comum (60%). Além disso, o risco condicionado para TEPT foi de 11,1%, sendo que mulheres tiveram um risco maior (15,9%) em relação aos homens (5,1%). Abuso sexual na infância (49,1%) e violência sexual em adultos (44,1%) foram associados a alto risco condicionado de TEPT. Além disso, 35% dos casos de TEPT foram secundários a morte repentina/inesperada de alguém próximo e 40% foram secundários a violência interpessoal.

Cloitre et al.[10] avaliaram uma amostra de 1893 adultos nos Estados Unidos. Dessa amostra, 7,2% preencheram os critérios para TEPT (3,4%) ou TEPTc (3,8%), sendo que as mulheres foram mais propensas para ambos diagnósticos. Traumas cumulativos na idade adulta foram associados ao TEPT e TEPTc, no entanto, traumas cumulativos na infância foram mais fortemente associados ao TEPTc do que ao TEPT[10]. Abuso sexual e físico por cuidadores foram identificados como eventos associados a maior risco de TEPTc, enquanto agressão sexual por não cuidadores e sequestro foram mais associados a maior risco de TEPT[10].

A maioria dos dados epidemiológicos disponíveis derivam de estudos que utilizam ferramentas diagnósticas ancoradas nos critérios do DSM-IV, sendo possível inferir que as mudanças apresentadas pelo DSM-5 possam provocar alguma mudança nas estatísticas do TEPT.

ETIOLOGIA E FATORES DE RISCO

A exposição a evento traumático é uma condição imprescindível para o desenvolvimento de TEPT, sendo o primeiro critério exigido para o diagnóstico. Aspectos individuais e sociodemográficos podem aumentar o risco de exposição a eventos traumáticos. Adultos jovens, gênero masculino e integrantes de grupos minoritários são populações com maior risco para exposição a tais eventos. A ocupação também pode aumentar o risco de exposição, como no caso de agentes de segurança. Além disso, indivíduos com baixo status econômico, moradores de grandes centros urbanos ou de áreas marcadas por conflitos civis também estão mais expostos a evento traumático e consequentemente apresentam maior risco de desenvolverem TEPT.

Os fatores de risco para o desenvolvimento de TEPT podem ser didaticamente separados em fatores pré-traumáticos, peritraumáticos e pós-traumáticos (Quadro 1).

Fatores de risco pós-traumático incluem: avaliação negativa a respeito do evento; estratégias de enfrentamento inapropriadas; ocorrência de estressores adicionais decorrentes do evento (p. ex. perdas financeiras, materiais e humanas); e suporte social pobre, fator com o maior tamanho de efeito[11]. O ma-

Quadro 1 Fatores de risco para a exposição a eventos traumáticos e desenvolvimento de TEPT

Fatores de risco para exposição a eventos traumáticos
▪ Jovens
▪ Gênero masculino
▪ Integrantes de grupos minoritários
Fatores pré-traumáticos
▪ Gênero feminino
▪ Trauma na infantil (abuso ou negligência)
▪ Baixo nível educacional e intelectual
▪ História de transtornos psiquiátricos
▪ Exposição a quatro ou mais eventos traumáticos
▪ História de exposição a violência interpessoal (agressões, abusos)
▪ Preditores fisiológicos e neuroendócrinos:
» Taquicardia e taquipneia
» Baixo nível sérico de cortisol
Fatores peritraumáticos
▪ Tipo de evento traumático e percepção de risco
▪ Desfiguração corporal
▪ Traumatismo cranioencefálico
Fatores pós-traumáticos
▪ Avaliação negativa a respeito do evento
▪ Estratégias de enfrentamento inapropriadas
▪ Perdas decorrentes do evento

Fonte: Ozer et al., 2013[12]; Delahanty et al., 2005[13]; Yurgil et al., 2014[14]; Brewin et al., 2000[11].

nejo destes fatores é um componente importantes da intervenção sobre o traumatizado agudo, dado seu potencial de prevenção secundária do TEPT. Maiores informações sobre as intervenções nos traumatizados agudos podem ser encontradas no capítulo específico, no Volume 3.

ETIOPATOGENIA E NEUROBIOLOGIA

Entende-se que as características neurobiológicas do TEPT são, ao menos qualitativamente, parte de um conjunto de alterações orgânicas e comportamentais persistentes e induzidas por eventos estressores severos, mediadas por mecanismos de aprendizagem, extinção, generalização, sensibilização e reatividade aos fatores estressores. Os sintomas observados no TEPT são, portanto, respostas adaptativas a uma situação aversiva ou os "efeitos colaterais" delas.

A maioria dos indivíduos acaba se adaptando ao evento traumático por meio do aprendizado por extinção, ou seja, quan-

do expostos novamente às memórias traumáticas, eles apresentam gradualmente menos respostas condicionadas de medo, até sua extinção. Isso pode acontecer em diferentes velocidades e tem sido considerado que o TEPT envolveria uma falha no processo de aprendizagem por extinção[15].

Um dos sistemas orgânicos que mais se sabe estar alterado no TEPT é o do eixo hipotálamo-hipófise-adrenal (HHA). Embora seja conhecida a ativação deste eixo em resposta a estressores, estudos sugerem uma hipocortisolemia paradoxal em pacientes com TEPT, apesar destes dados não serem consistentes na literatura. Além disso, observam-se níveis elevados do fator liberador da corticotropina (CRF) no líquido cefalorraquidiano (LCR) e uma resposta achatada de liberação de adrenocorticotropina (ACTH) à estimulação com CRF em pacientes com TEPT. Ao que tudo indica, tal quadro se deve a uma hipersensibilidade ao *feedback* negativo dos glicocorticoides e insensibilidade dos receptores hipofisários ao CRF nos pacientes com esse transtorno. Como um todo, os dados sugerem hipersensibilidade do eixo HHA a estressores nos pacientes com TEPT[16], relacionados ao medo excessivamente condicionado.

Os sistemas de neurotransmissão sináptica também se mostram intimamente relacionados com a neurobiologia do TEPT. A começar pelas catecolaminas, é marcante no TEPT uma hiperatividade simpática sustentada. Dados de pesquisa sugerem importante participação da noradrenalina (NA) particularmente nos sintomas do grupo de reexperimentação e hiper-reatividade. Já a dopamina (DA) é liberada na região mesolímbica em resposta a estímulos ambientais, incluindo estressores, tendo efeitos sobre o funcionamento do eixo HHA e processos de recompensa e reforçamento, que se mostram alterados em pacientes com TEPT.

Apesar das evidências sobre o papel das catecolaminas no TEPT, a serotonina (5-HT) é o neurotransmissor mais bem estudado neste transtorno. Alterações na atividade serotoninérgica após trauma ou estresse severo, em humanos e animais, sugerem que o papel desse neurotransmissor não se restringe à fisiopatologia do TEPT, uma vez que participa do processo de respostas aos estímulos aversivos de uma forma mais ampla[17]. Essa hipótese é compatível com a ideia de que o incremento na neurotransmissão serotoninérgica central causada pelos ISRS aumentaria a capacidade do paciente em lidar com o estresse diário, bem como diminuiria o impacto negativo de lembranças relacionadas ao evento traumático[18]. A 5-HT parece ainda modular a sensibilidade a estressores indiretamente através da interação com outros sistemas como os que envolvem a NA e a DA.

É provável, ainda, que o papel inibitório do GABA sobre sistemas como o CRF e a NA esteja prejudicado no TEPT. Inversamente, parece haver hiperatividade do sistema do aminoácido excitatório glutamato nesse transtorno, principalmente em resposta ao estresse. Essa hiperatividade parece estar relacionada às respostas e memórias prolongadas, duradoras e intensas a estímulos relacionados ao trauma, uma vez que este aminoácido exerce importante papel em aprendizagem e memória. A estimulação glutamatérgica excessiva é neurotóxica, podendo explicar, ao menos em parte, a redução de volume de hipocampo, um dos principais achados neuroanatômicos observados no TEPT[16].

Finalmente, alterações no sistema opioide endógeno estariam relacionadas a sintomas como dissociação e entorpecimento afetivo, além de exercerem um papel inibitório sobre o eixo HHA[16].

Do ponto de vista estrutural, além da alteração hipocampal descrita acima, é conhecida a hipoatividade funcional desta estrutura sabidamente relacionada à contextualização das respostas condicionadas aos estressores e papel modulador sobre níveis de cortisol[16]. Dentre muitos outros achados, é consistente ainda uma hiperatividade e hiper-responsividade da amígdala, estrutura relacionada ao condicionamento de estímulos aversivos e inúmeras projeções pelo SNC e, inversamente, hipoatividade e hiporresponsividade do córtex pré-frontal (CPF) medial, estrutura com papel inibitório sobre a amígdala e outras estruturas límbicas que respondem aos estressores.

Até o momento, o papel de cada uma das alterações descritas não é plenamente conhecido, havendo evidências que as apontam tanto como fatores predisponentes, quanto consequências do evento traumático. Também não se sabe se tais alterações, bem como todas as outras, são produtos de história de vida, de variáveis genéticas ou, mais provavelmente, da interação de ambas.

DIAGNÓSTICO E CARACTERÍSTICAS CLÍNICAS

Transtorno de estresse pós-traumático

Segundo o DSM-5[4], o transtorno de estresse pós-traumático (TEPT) requer a exposição do indivíduo a um evento traumático (critério A; Quadro 2) e o desenvolvimento de sintomas característicos que, de acordo com o DSM-5, podem ser distribuídos em quatro grupos distintos (critérios B a E; Quadro 2).

Quadro 2 Critérios diagnósticos do transtorno de estresse pós-traumático, segundo o DSM-5

Transtorno de estresse pós-traumático (DSM-5)
A. Exposição a episódio concreto ou ameaça de morte, lesão grave ou violência sexual em uma (ou mais) das seguintes formas:
1. Vivenciar diretamente o evento traumático.
2. Testemunhar pessoalmente o evento traumático ocorrido com outras pessoas.
3. Saber que o evento traumático ocorreu com familiar ou amigo próximo. Nos casos de episódio concreto ou ameaça de morte envolvendo um familiar ou amigo, é preciso que o evento tenha sido violento ou acidental.
4. Ser exposto de forma repetida ou extrema a detalhes aversivos do evento traumático (p. ex., socorristas que recolhem restos de corpos humanos; policiais repetidamente expostos a detalhes de abuso infantil).
Nota: o critério A4 não se aplica à exposição por meio de mídia eletrônica, televisão, filmes ou fotografias, a menos que tal exposição esteja relacionada ao trabalho.
B. Presença de um (ou mais) dos seguintes sintomas intrusivos associados ao evento traumático, começando depois de sua ocorrência:
1. Lembranças intrusivas angustiantes, recorrentes e involuntárias do evento traumático.
Nota: Em crianças acima de 6 anos de idade, pode ocorrer brincadeira repetitiva na qual temas ou aspectos do evento traumático são expressos.
2. Sonhos angustiantes recorrentes nos quais o conteúdo e/ou o sentimento do sonho estão relacionados ao evento traumático.
Nota: Em crianças, pode haver pesadelos sem conteúdo identificável.
3. Reações dissociativas (p. ex., flashbacks) nas quais o indivíduo sente ou age como se o evento traumático estivesse ocorrendo novamente. (Essas reações podem ocorrer em um continuum, com a expressão mais extrema na forma de uma perda completa de percepção do ambiente ao redor.)
Nota: Em crianças, a reencenação específica do trauma pode ocorrer na brincadeira.
4. Sofrimento psicológico intenso ou prolongado ante a exposição a sinais internos ou externos que simbolizem ou se assemelhem a algum aspecto do evento traumático.
5. Reações fisiológicas intensas a sinais internos ou externos que simbolizem ou se assemelhem a algum aspecto do evento traumático.
C. Evitação persistente de estímulos associados ao evento traumático, começando após a ocorrência do evento, conforme evidenciado por um ou ambos dos seguintes aspectos:

continua

Quadro 2 Critérios diagnósticos do transtorno de estresse pós-traumático, segundo o DSM-5 *(continuação)*

1. Evitação ou esforços para evitar recordações, pensamentos ou sentimentos angustiantes acerca de ou associados de perto ao evento traumático.

2. Evitação ou esforços para evitar lembranças externas (pessoas, lugares, conversas, atividades, objetos, situações) que despertem recordações, pensamentos ou sentimentos angustiantes acerca de ou associados de perto ao evento traumático.

D. Alterações negativas em cognições e no humor associadas ao evento traumático começando ou piorando depois da ocorrência de tal evento, conforme evidenciado por dois (ou mais) dos seguintes aspectos:

1. Incapacidade de recordar algum aspecto importante do evento traumático (geralmente devido a amnésia dissociativa, e não a outros fatores, como traumatismo craniano, álcool ou drogas).

2. Crenças ou expectativas negativas persistentes e exageradas a respeito de si mesmo, dos outros e do mundo (p. ex., "Sou mau", "Não se deve confiar em ninguém", "O mundo é perigoso", "Todo o meu sistema nervoso está arruinado para sempre").

3. Cognições distorcidas persistentes a respeito da causa ou das consequências do evento traumático que levam o indivíduo a culpar a si mesmo ou os outros.

4. Estado emocional negativo persistente (p. ex., medo, pavor, raiva, culpa ou vergonha).

5. Interesse ou participação bastante diminuída em atividades significativas.

6. Sentimentos de distanciamento e alienação em relação aos outros.

7. Incapacidade persistente de sentir emoções positivas (p. ex., incapacidade de vivenciar sentimentos de felicidade, satisfação ou amor).

E. Alterações marcantes na excitação e na reatividade associadas ao evento traumático, começando ou piorando após o evento, conforme evidenciado por dois (ou mais) dos seguintes aspectos:

1. Comportamento irritadiço e surtos de raiva (com pouca ou nenhuma provocação) geralmente expressos sob a forma de agressão verbal ou física em relação a pessoas e objetos.

2. Comportamento imprudente ou autodestrutivo.

3. Hipervigilância.

4. Resposta de sobressalto exagerada.

5. Problemas de concentração.

6. Perturbação do sono (p. ex., dificuldade para iniciar ou manter o sono, ou sono agitado).

F. A perturbação (critérios B, C, D e E) dura mais de um mês.

G. A perturbação causa sofrimento clinicamente significativo e prejuízo social, profissional ou em outras áreas importantes da vida do indivíduo.

H. A perturbação não se deve aos efeitos fisiológicos de uma substância (p. ex., medicamento, álcool) ou a outra condição médica.

Determinar o subtipo:

Com sintomas dissociativos: Os sintomas do indivíduo satisfazem os critérios de transtorno de estresse pós-traumático, e, além disso, em resposta ao estressor, o indivíduo tem sintomas persistentes ou recorrentes de:

1. Despersonalização: Experiências persistentes ou recorrentes de sentir-se separado e como se fosse um observador externo dos processos mentais ou do corpo (p. ex., sensação de estar em um sonho; sensação de irrealidade de si mesmo ou do corpo ou como se estivesse em câmera lenta).

2. Desrealização: Experiências persistentes ou recorrentes de irrealidade do ambiente ao redor (p. ex., o mundo ao redor do indivíduo é sentido como irreal, onírico, distante ou distorcido).

Nota: Para usar esse subtipo, os sintomas dissociativos não podem ser atribuíveis aos efeitos fisiológicos de uma substância (p. ex., apagões, comportamento durante intoxicação alcoólica) ou a outra condição médica (p. ex., convulsões parciais complexas).

Especificar se:

Com expressão tardia: Se todos os critérios diagnósticos não forem atendidos até pelo menos seis meses depois do evento (embora a manifestação inicial e a expressão de alguns sintomas possam ser imediatas).

Tais sintomas devem estar presentes por mais de 1 mês (critério F) para o diagnóstico de TEPT; devem causar sofrimento clinicamente significativo ou prejuízo social, ocupacional ou em outra área funcional importante (critério G) e não devem ser atribuíveis aos efeitos fisiológicos de uma substância (p. ex. medicações, álcool) ou outra condição médica (critério H).

Ainda de acordo com o DSM-5, é possível empregar especificadores para descrever peculiaridades do quadro: o especificador "com sintomas dissociativos" que deve ser utilizado nos casos em que o indivíduo apresenta sintomas dissociativos como despersonalização e desrealização; e o especificador "com expressão tardia" quando o intervalo entre o evento traumático e o início do quadro clínico completo é superior a seis meses.

Sintomas intrusivos (critério B) são revivescências do evento traumático que podem ocorrer na forma de lembranças intrusivas, reações dissociativas ou pesadelos. O indivíduo apresenta sofrimento intenso diante dessas exposições e pode apresentar reações fisiológicas semelhantes às que são observadas diante de uma ameaça real (p. ex. taquicardia, taquipneia, sudorese). No caso do *flashback*, um exemplo de reação dissociativa, as memórias do evento são experienciadas como se estivessem ocorrendo no momento presente e não como a recordação de um evento passado. A compreensão clara do paciente de que o evento traumático ocorreu no passado coexiste com a experiência intrusiva do agora. Em manifestações extremas, o indivíduo pode sentir e agir como se estivesse realmente vivenciando o evento, com prejuízo de seu juízo crítico de realidade.

Sintomas evitativos (critério C) se manifestam através de esforços para evitar estímulos externos e privados, relacionados ao evento traumático. Indivíduos com TEPT costumam evitar locais, pessoas, conversas ou situações relacionadas ao evento traumático (estímulos externos) assim como se esquivam de memórias, pensamentos e sentimentos (estímulos internos) associados ao trauma. A evitação de lugares e situações tende a se expandir com o tempo, através de processos de generalização ou transferência e transformação simbólicas, fazendo com que novos estímulos passem a ser evitados. Por exemplo, uma pessoa que foi assaltada em um banco pode passar a evitar qualquer estabelecimento comercial e não apenas as agências bancárias. Em casos graves de TEPT, o aumento do número de ambientes avaliados como ameaçadores pode culminar no confinamento do paciente, que fica limitado a poucos espaços considerados "seguros". Também é possível observar um empobrecimento do repertório comportamental desses pacientes, com restrição de suas atividades e perda progressiva de habilidades.

Alterações negativas na cognição e no humor (critério D) constituem um novo *cluster* de sintomas de TEPT adotado pela quinta edição do DSM, mas não pela CID-11. São sintomas notadamente heterogêneos e não específicos do evento traumático, mas que refletem o significativo impacto da sintomatologia do TEPT nas experiências emocionais e perspectivas que o traumatizado tem de si mesmo e do mundo. Além disso, o agrupamento de sintomas destaca uma característica desses pacientes que é comumente observada na prática clínica: a inabilidade de lembrar de aspectos específicos e relevantes do evento traumático, geralmente, devido a uma lacuna de memória, secundária a uma amnésia dissociativa.

Por fim, hiperexcitabilidade e hiper-reatividade (critério E) caracterizam-se por um estado motivacional de defesa facilitado e persistente, que leva à busca contínua por sinais de ameaça no ambiente (hipervigilância), irritabilidade, insônia, dificuldade de concentração e sintomas fisiológicos decorrentes de uma hiperatividade autonômica.

Na CID-11 o TEPT é classificado no tópico "Transtornos especificamente associados ao estresse" e requer para o seu diagnóstico a exposição a um evento ou série de eventos extremamente ameaçadores ou horríveis, sendo caracterizado por três grupos de sintomas equivalentes aos critérios B (re-experimentação), C (evitação) e E (hipervigilância) do DSM-5 (Quadro 3).

TEPT complexo

Na CID-11[1], o TEPT complexo aparece como uma nova entidade diagnóstica e é agrupado junto ao TEPT na seção denominada "Transtornos especificamente associados ao estresse". O TEPTc costuma se desenvolver após a exposição a um evento ou série de eventos de natureza extremamente ameaçadora ou horrível, geralmente eventos prolongados ou repetitivos dos quais a fuga é difícil ou impossível (p. ex., tortura, escravidão, campanhas de genocídio, violência doméstica prolongada, abuso sexual ou físico repetido na infância). Eventos traumáticos dessa natureza são frequentemente chamados de "trauma complexo" e são os mais habitualmente encontrados em indivíduos com o diagnóstico de TEPTc. Embora seja

Quadro 3 Transtorno de estresse pós-traumático (CID-11)

O transtorno de estresse pós-traumático (TEPT) é um transtorno que pode se desenvolver após a exposição a um evento ou série de eventos extremamente ameaçadores ou horríveis. E é caracterizado por todos os seguintes itens:

1. Reexperimentar o evento ou eventos traumáticos no presente na forma de lembranças vívidas e intrusivas, *flashbacks* ou pesadelos. Estes são tipicamente acompanhados por emoções fortes ou avassaladoras, particularmente medo ou horror e fortes sensações físicas.

2. Evitar pensamentos e memórias do evento ou eventos, ou evitar atividades, situações ou pessoas remanescentes do evento ou eventos.

3. Percepções aumentadas e persistentes de ameaça contínua, por exemplo, como indicado por hipervigilância ou uma reação de sobressalto aumentada a estímulos, como ruídos inesperados.

Os sintomas persistem por pelo menos várias semanas e causam prejuízos significativos nas áreas pessoal, familiar, social, educacional, ocupacional ou outras áreas importantes do funcionamento.

Fonte: OMS, 2016[1].

mais comum que o transtorno esteja relacionado a traumas complexos na infância, um estudo de Palic et al.[19] mostrou que o TEPTc pode resultar da exposição a qualquer evento traumático também na idade adulta, tendo como característica predominante do evento o caráter interpessoal, a intensidade e gravidade do estresse induzido, e a exposição prolongada. Outro estudo, de van Dijke et al.[20], correlacionou TEPT complexo com sintomatologia dissociativa, o que sugere uma possível ligação com o subtipo dissociativo do TEPT.

De acordo com a CID-11, o diagnóstico de TEPTc requer o preenchimento dos critérios para TEPT, além de problemas graves e persistentes como: (1) desregulação do afeto; (2) autoimagem negativamente alterada; e (3) dificuldades nas relações interpessoais (Quadro 4). Ainda de acordo com a CID-11, se um indivíduo for diagnosticado com TEPTc, ele não pode ter também o diagnóstico de TEPT.

A desregulação afetiva é caracterizada por uma reação emocional desproporcional, de difícil recuperação e limiar para ocorrência reduzido, muito associada a um autocontrole deficiente. Sendo assim, pacientes com TEPT complexo podem, por exemplo, apresentar raiva intensa se frustrados no trabalho ou em outras situações do dia a dia por motivos muitas vezes ditos por ele mesmos como "banais". Dentro desses episódios de desregulação podem ocorrer situações de auto ou heteroagressividade, bem como quadros dissociativos. Nota-se ainda que esses pacientes cursam com insatisfação constante em relação a forma como eles se enxergam e se percebem, bem como alterações importantes em seus valores e propósitos. Isso gera insegurança, por exemplo, com questões estéticas, profissionais e situações desafiadoras, com impacto significativo em seus re-

pertórios de vida. Nessa linha, é comum a descrição de não se sentir mais o mesmo após o evento traumático. Já no âmbito das relações interpessoais, há uma dificuldade na formação e manutenção de relacionamentos significativos e íntimos, juntamente com sintomas enraizados de vergonha, culpa ou fracasso. Isso se reflete, por exemplo, em dificuldade de se engajar em novos relacionamentos, com importante restrição do repertório social. Nesse sentido, é comum a descrição de se sentirem distanciados ou desinteressados pelos outros.

Há discussões sobre a interseção do quadro de TEPT complexo, com TEPT e transtorno de personalidade *borderline* (TPB), o que ainda contribui para controvérsias sobre sua validade diagnóstica. Por esse motivo, o DSM-5 não incluiu a categoria, tendo optado por incluir um novo *cluster* de sintomas (*cluster* D) nos critérios de TEPT[4]. No entanto, estudos recentes sugerem que, apesar da grande sobreposição de sintomas e dificuldade na diferenciação clínica, o diagnóstico de TEPT complexo, TEPT e TPB são, de fato, entidades nosológicas distintas[21]. A diferenciação entre TEPT e TEPTc já foi descrita neste capítulo, as semelhanças e diferenças com o diagnóstico de TPB serão apresentadas a seguir.

A Tabela 1 propõe uma diferenciação didática entres essas condições, com base em Cloitre[21] e na nossa experiência clínica. Clinicamente, nota-se que a desregulação emocional tem características semelhantes, tanto no TPB quanto no TEPTc. No entanto, do ponto de vista interpessoal, os pacientes com TPB apresentam mais frequentemente medo de abandono e relacionamentos instáveis, ambivalentes, já os pacientes com TEPTc demonstram um distanciamento maior em relação a outras pessoas, com dificuldade significativa em se engajar em novos relacionamentos. Além disso, os pacientes com TPB apresentam uma perturbação da autoimagem mais caracterizada por instabilidade, ou seja, como mudanças frequentes na percepção de si mesmo, não necessariamente polarizada para o polo negativo, como mais frequentemente ocorre em pacientes com TEPTc. Os comportamentos impulsivos como automutilação e tentati-

Quadro 4 Transtorno de estresse pós-traumático complexo (CID-11)

Transtorno de estresse pós-traumático (TEPT) complexo é um transtorno que pode se desenvolver após a exposição a um evento ou série de eventos de natureza extremamente ameaçadora ou horrível, geralmente eventos prolongados ou repetitivos dos quais a fuga é difícil ou impossível (p. ex., tortura, escravidão, campanhas de genocídio, violência doméstica prolongada, abuso sexual ou físico repetido na infância).

Todos os critérios requeridos para TEPT são encontrados. Em adição, o TEPT complexo é caracterizado por grave e persistente:

1. Desregulação do afeto.

2. Crenças sobre si mesmo como diminuído, derrotado ou inútil, acompanhadas de sentimentos de vergonha, culpa ou fracasso relacionados ao evento traumático.

3. Dificuldades em manter relacionamentos e em se sentir próximo dos outros.

Os sintomas causam prejuízos significativos nas áreas pessoal, familiar, social, educacional, ocupacional ou outras áreas importantes do funcionamento.

Fonte: OMS, 2016[1].

Tabela 1 Diferenciação de TPB e TEPTc, de acordo com Cloitre[21]

Sintomas	TPB	TEPTc	Como é esperado no TEPTc?
Desregulação emocional	+	+	
Medo de abandono Relacionamentos instáveis	+	–	Distanciamento Dificuldade de engajamento em novos relacionamentos
Autoimagem instável	+	–	Autoimagem consistentemente negativa
Comportamentos impulsivos	+	–	Pouco frequente, mas com alta gravidade quando presente
Pesadelos, flashbacks	–	+	

vas de suicídio são mais frequentes no TPB, no entanto, quando ocorrem em pacientes com TEPTc tendem a ser mais graves. Por fim, não é esperado que pacientes com TPB tenham sintomas de TEPT, como pesadelos e *flashbacks,* como é necessário que ocorra no TEPTc.

Outro fator confundidor é a alta prevalência de traumas complexos na infância de pacientes que preenchem critérios para TPB[22]. Vale destacar, no entanto, que as alterações de personalidade no TEPTc são cronologicamente mais marcadas e mais passíveis de melhora, por serem menos constitucionais, como se observa no TPB. Além disso, é esperado que os pacientes com TEPTc ainda apresentem sintomatologia de TEPT, diferentemente dos pacientes com TPB. Apesar das diferenças apresentadas, é importante considerar que TPB e TEPTc não são diagnósticos excludentes, havendo a possibilidade de comorbidade entre as duas condições.

DIAGNÓSTICO DIFERENCIAL

O diagnóstico diferencial de transtornos relacionados a trauma e estressores deve considerar não apenas transtornos psiquiátricos, mas também condições clínicas potencialmente tratáveis. Ao identificar sintomas psiquiátricos em indivíduos que sofreram traumas físicos é importante afastar traumatismo cranioencefálico (TCE; tanto pela semelhança de sintomas quanto pela frequente coocorrência) e demais condições neurológicas. Outras condições médicas podem causar ou exacerbar sintomas psiquiátricos, podemos citar como exemplos: distúrbios metabólicos; hipotermia; hemorragias com baixo débito cardíaco; traumas torácicos que resultem em hipóxia; epilepsia; e uso de substâncias. Os sintomas dissociativos do TEPTc podem ser confundidos com manifestações epilépticas ou crises não epilépticas psicogênicas, sendo importante fazer um diagnóstico diferencial adequado.

Medo, ansiedade e excitação autonômica são sintomas bastante comuns em pacientes com TEPT, que podem apresentar até mesmo ataques de pânico, sendo assim, pode ser difícil afastar diagnósticos como transtorno de pânico e transtorno de ansiedade generalizada – que eventualmente se apresentam como condições comórbidas. No entanto, para o diagnóstico de TEPT é fundamental a avaliação cuidadosa do tempo decorrido entre o evento traumático e o surgimento dos sintomas. Além disso, os sintomas evitativos e intrusivos são diretamente relacionados ao trauma, o que não estaria presente nesses outros transtornos ansiosos.

Em relação aos sintomas intrusivos, o transtorno obsessivo-compulsivo (TOC) também pode gerar alguma dúvida pela característica intrusiva dos pensamentos obsessivos, todavia, nesses casos, geralmente há a apresentação de conteúdos relacionados a checagem, contaminação, simetria ou outras temáticas que não são diretamente relacionadas a um evento traumático.

Sintomas depressivos são bastante comuns no TEPT, podendo haver sobreposição ou semelhança com as alterações negativas em cognições e humor que compõem o diagnóstico do DSM-5 (critério D). Além disso, é importante considerar a possibilidade de que a depressão não seja apenas um diagnóstico diferencial, mas uma comorbidade. Embora a distinção possa parecer sutil, a compreensão adequada do quadro clínico tem impacto direto sobre o tratamento e o prognóstico. Herman[5] faz um paralelo entre sintomas decorrentes de um trauma complexo com sintomas depressivos. Os sintomas de hiperexcitabilidade e intrusões do TEPT combinam-se com sintomas vegetativos da depressão, caracterizando a "tríade do sobrevivente" (insônia, pesadelos e queixas psicossomáticas). A paralisia de iniciativa comum nesses pacientes se mistura com a apatia e desamparo da depressão. A dificuldade de formação e manutenção de relacionamentos se confunde com o isolamento social, bem como as alterações negativas da autoimagem se misturam com o sentimento de culpa e desesperança, frequentemente encontrados em quadros depressivos. Além da interposição de sintomas, é esperado que o paciente com TEPT apresente algum grau de sofrimento e esquiva ao relatar suas experiências traumáticas, o que exige do profissional uma abordagem ativa e acolhedora. Sendo assim, é comum que esses pacientes sejam diagnosticados apenas com transtorno depressivo maior, sem um tratamento adequado para o TEPT.

Outros quadros psiquiátricos também podem compartilhar sintomas com o TEPT, como no caso dos transtornos dissociativos. Alguns pacientes podem apresentar amnésia dissociativa sobre o evento traumático ou manifestar quadros dissociativos diante de estímulos que os façam lembrar do trauma. O diagnóstico diferencial com transtornos de personalidade também é possível, como já foi abordado acerca do transtorno de personalidade *borderline*.

CURSO E EVOLUÇÃO

Em relação ao curso e prognóstico, sintomas transitórios de TEPT são frequentemente observados logo após eventos traumáticos. Na maioria dos casos, o quadro remite de forma espontânea, sem o desenvolvimento de um transtorno diagnosticável. Os indivíduos que cursam com TEPT apresentam sintomas persistentes, cuja gravidade pode flutuar ao longo do tempo, com períodos de maior agravamento. Isso provavelmente é reflexo de uma sensibilidade maior a estressores cotidianos relacionados ao trauma, bem como doenças e transições da vida.

Dados epidemiológicos da Pesquisa Nacional de Comorbidades[8] indicam que o tempo médio para remissão do TEPT é de 36 meses para indivíduos que procuraram ajuda para qualquer problema de saúde mental, não necessariamente para TEPT, e cerca de 64 meses para indivíduos que nunca procuraram ajuda. Aproximadamente, um terço dos que preenchiam critérios para TEPT tinha um curso crônico.

Estudos que se propõem a avaliar indivíduos que tiveram exposição traumática geralmente mostram que a maioria desses indivíduos evoluem de acordo com 5 diferentes tipos de curso (Figura 1)[23]. Os crônicos (4%), que já iniciam com quadro mais grave e se mantém com sintomas de TEPT a longo prazo. O grupo resiliente (73%), que representa sujeitos que não desenvolvem nenhum tipo de reação significativa ao trauma. Grupo piora/recuperação (8%), que representa sujeitos que pioram

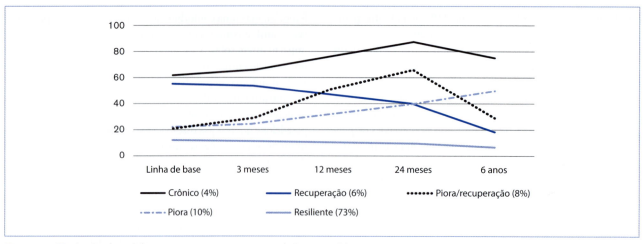

Figura 1 Evolução de sujeitos que passaram por exposição traumática.
Fonte: adaptada de Bryant et al., 2013[23].

gradualmente no decorrer de 1 ano, mas cursa com recuperação do quadro posteriormente. O grupo recuperação (6%), no qual os sujeitos apresentam quadro inicial já de TEPT, mas evoluem com melhora ao decorrer do tempo. Por fim, o grupo de piora (10%), que representa sujeitos que iniciam com poucos sintomas, mas pioram gradualmente, com cronificação do quadro. Vale ressaltar que pontuação acima de 50 na *Clinician Administered PTSD Scale* (CAPS)[24] representa alta probabilidade de ter diagnóstico de TEA/TEPT.

São fatores de bom prognóstico: sintomas de início rápido e duração inferior a seis meses; bom funcionamento prévio; bom suporte social; e ausência de comorbidades psiquiátricas ou doenças clínicas.

TRATAMENTO

Pacientes com diagnóstico de TEPT podem ser tratados com psicoterapia, farmacoterapia ou ambas. A associação das duas modalidades é comumente indicada, especialmente em quadros graves e crônicos. Em linhas gerais, a psicoterapia focada no trauma tem sido colocada como primeira escolha pela grande maioria das diretrizes de tratamento, mas a dificuldade de acesso a esse recurso pode limitar seu uso em nosso meio. O tratamento farmacológico é uma alternativa eficaz e a 1ª linha de medicamentos indicada no TEPT são os inibidores seletivos da recaptação de serotonina (ISRS), como sertralina, paroxetina e escitalopram. O manejo adequado das estratégias acima mencionadas e outras intervenções terapêuticas serão mais bem exploradas em capítulo próprio, no terceiro tomo deste tratado.

Vinheta clínica

Paciente 'M', 28 anos, sexo feminino, procura atendimento psiquiátrico encaminhada por sua ginecologista por um quadro depressivo, em uso de sertralina 50 mg/dia e zolpidem 10 mg/dia há 4 semanas. Paciente relata que, desde o término de seu relacionamento com "J", vem cursando com falta de ânimo para realizar suas atividades cotidianas, isolamento social, um estado persistente de alerta, irritabilidade e dificuldade para dormir. Durante a consulta, conta que até o término de sua faculdade, aos 23 anos, nunca tinha apresentado sintomas significativos de ansiedade ou depressão, sendo considerada sociável e agradável por amigos e familiares. Há cerca de 5 anos, conheceu "J" e tiveram uma relação bastante intensa e conturbada que acabou há 4 meses. Começaram a namorar após poucos encontros e decidiram morar juntos com um mês de namoro. A paciente conta que, em pouco tempo, seu ex-namorado se revelou um sujeito bastante ciumento e possessivo, agindo com violência diante de suspeitas infundadas de traição. "M" começou a sofrer violência psicológica e as agressões, inicialmente verbais, evoluíram para agressões físicas frequentes. Na maioria das vezes eram apertos ou chacoalhões, mas se recorda ao menos de quatro eventos em que ele a atacou com chutes e socos, deixando-a com equimoses no corpo e na face. Conta que o comportamento controlador de seu ex-namorado a distanciou de familiares e amigos, fazendo com que ela se sentisse cada vez mais dependente de "J". Sentia-se presa àquela situação, com chantagens emocionais e promessas de que as agressões não mais aconteceriam. Com o tempo a paciente passou a se sentir ansiosa, inquieta, com episódios recorrentes de palpitações e falta de ar, além de insônia e pesadelos relacionados a violência. Lembranças das agressões sofridas tornaram-se frequentes e incontroláveis, acontecendo até mesmo durante o trabalho. Quando recebia mensagens ou ligações de "J", entrava em estado de alerta e muitas vezes evitava checar seu celular para não ver tais mensagem. Passava o máximo de tempo possível longe de casa, para evitar situações de conflito, mas isso aumentava a desconfiança de seu ex-namorado. Começou a apresentar queda em seu desempenho profissional e irritabilidade que a prejudicava no ambiente de trabalho. Passou a discutir com colegas de escritório e se envolver em brigas de trânsito por motivos banais. "Eu sentia uma raiva difícil de controlar quando era contrariada". "Em algumas situações eu nem lembrava do que tinha ocorrido, como se eu tivesse saído de mim mesma". A paciente se isolou de amigos e familiares, brigando com aqueles que tentavam se aproximar. "As pessoas mais próximas de mim diziam que eu estava diferente, distante". "M" conta que passou a se sentir feia, incapaz e culpada de alguma forma por estar passando por aquilo. Tinha dificuldade de lidar com as próprias emoções, sentindo-se vazia e sem afeto. Muitas vezes pensava que aquela era a relação que merecia. "Eu tinha uma sensação de que eu era uma outra pessoa, que havia quebrado por dentro". Após a intervenção por parte de familiares e amigos, a paciente conseguiu se separar do ex-namorado. Embora tenha percebido que a separação era a melhor opção, continuava se sentindo desesperançosa, embotada, acreditando que seria incapaz de ter um novo relacionamento e que algo em si havia mudado de forma permanente. Não pensou em buscar tratamento para esses sintomas até que a sua ginecologista abordou o assunto em uma consulta de rotina, quando prescreveu sertralina e zolpidem, e encaminhou a paciente para tratamento psiquiátrico pela suspeita de transtorno depressivo maior.

Durante a avaliação, "M" recebeu o diagnóstico de transtorno de estresse pós-traumático complexo. Após acolhimento e medidas de psicoeducação, a paciente foi encaminhada para psicoterapia individual focada no trauma. Do ponto de vista farmacológico, optou-se pelo aumento da sertralina para 100 mg/dia e a troca do zolpidem por quetiapina 25 mg/dia – uma alternativa para tratar a insônia e a desregulação emocional, com menor risco de abuso e dependência. Após 6 meses de psicoterapia e manejo medicamentoso, a paciente evoluiu com melhora global do quadro e boa funcionalidade, apesar de manter sintomas residuais de evitação e dificuldade de se engajar em novos relacionamentos amorosos.

Para aprofundamento

- Shalev A, Liberzon I, Marmar C. Post-Traumatic Stress Disorder. N Engl J Med. 2017;376(25):2459-69. Excelente revisão recente sobre o tema.
- Herman JL. Complex PTSD: a syndrome in survivors of prolonged and repeated trauma. J Trauma Stress. 1992. Um dos artigos pioneiros para a construção da ideia de TEPTc.
- Cloitre M. ICD-11 complex post-traumatic stress disorder: simplifying diagnosis in trauma populations. Br J Psychiatry. 2020;216(3):129 31.
  - ⇨ Editorial recente de uma autora bastante atuante na área, com comentários a respeito do diferencial entre TEPT e TEPTc, bem como pespectivas futura .

REFERÊNCIAS BIBLIOGRÁFICAS

1. World Health Organization (WHO). ICD-11 Diagnostic guidelines-ecological implementation field studies – protocols 1 and 2; 2016.
2. Sadock B, Sadock V, Ruiz P. Kaplan e Sadock's Comprehensive Textbook of Psychiatry. 10th ed. Printed in China: Wolters Kluwer; 2017. p. 4647-683 p. 1 vol.
3. American Psychiatric Association (APA). Diagnostic and statistical manual of mental disorders DSM-IV-TR. Washington: American Psychiatric Association; 2000.
4. American Psychiatric Association (APA). Diagnostic and Statistical Manual of Mental Disorders, 5th edition. Washington: American Psychiatric Press; 2013.
5. **Herman JL. Complex PTSD: a syndrome in survivors of prolonged and repeated trauma. J Trauma Stress. 1992.**
   - ⇨ Um dos artigos pioneiros para a construção da ideia de TEPTc
6. **Shalev A, Liberzon I, Marmar C. Post-traumatic stress disorder. N Engl J Med. 2017;376(25):2459-69.**
   - ⇨ Excelente revisão recente sobre o tema.
7. Zohar J, Juven-Wetzler A, Sonnino R, Cwikel-Hamzany S, Balaban E, Cohen H. New insights into secondary prevention in post-traumatic stress disorder. Dialogues Clin Neurosci. 2011;13(3):301-9.
8. Kessler RC, Chiu WT, Demler O, Merikangas KR, Walters EE. Prevalence, severity, and comorbidity of 12-month DSM-IV disorders in the National Comorbidity Survey Replication [published correction appears in Arch Gen Psychiatry. 2005;62(7):709.
9. **Luz MP, Coutinho ES, Berger W, Mendlowicz MV, Vilete LMP, Mello MF, et al. Conditional risk for posttraumatic stress disorder in an epidemiological study of a Brazilian urban population. J Psychiatr Res. 2016;72:51-7.**
   - ⇨ Estudo epidemiológico populacional brasileiro sobre trauma.
10. Cloitre M, Hyland P, Bisson JI, Brewin CR, Roberts NP, Karatzias T, et al. ICD-11 Posttraumatic stress disorder and complex posttraumatic stress disorder in the United States: a population-based study. J Trauma Stress. 2019;32(6):833-42.
11. Brewin CR, Andrews B, Valentine JD. Meta-analysis of risk factors for posttraumatic stress disorder in trauma-exposed adults. J Consult Clin Psychol. 2000;68(5):748-66.
12. Ozer EJ, Best SR, Lipsey TL, Weiss DS. Predictors of posttraumatic stress disorder and symptoms in adults: a meta-analysis. Psychol Bull. 2003;129:52-73.
13. Delahanty DL, Nugent NR, Christopher NC, Walsh M. Initial urinary epinephrine and cortisol levels predict acute PTSD symptoms in child trauma victims. Psychoneuroendocrinology 2005;30:121-8.
14. Yurgil KA, Barkauskas DA, Vasterling JJ, Nievergelt CM, Larson GE, Schork NJ, et al. Association between traumatic brain injury and risk of posttraumatic stress disorder in active-duty Marines. JAMA Psychiatry. 2014;71:149-57.
15. **Ross DA, Arbuckle MR, Travis MJ, Dwyer JB, van Schalkwyk GI, Resslerm KJ. An integrated neuroscience perspective on formulation and treatment planning for posttraumatic stress disorder: an educational review. JAMA Psychiatry. 2017;74(4):407-15.**
    - ⇨ Revisão recente sobre neurociências no TEPT.
16. Heim C, Nemeroff CB. Neurobiology of posttraumatic stress disorder. CNS Spectr. 2009;14(1Suppl1):13-24.
17. Graeff FG, Guimaraes FS, De Andrade TG, Deakin JF. Role of 5-HT in stress, anxiety, and depression. Pharmacology, biochemistry, and behavior. 1996;54(1):129-41.
18. Corchs F, Nutt DJ, Hood S, Bernik M. Serotonin and sensitivity to trauma-related exposure in selective serotonin reuptake inhibitors-recovered posttraumatic stress disorder. Biological psychiatry. 2009;66(1):17-24.
19. Palic S, Zerach G, Shevlin M, Zeligman Z, Elklit A, Solomon Z. Evidence of complex posttraumatic stress disorder (CPTSD) across populations with prolonged trauma of varying interpersonal intensity and ages of exposure. Psychiatry Res. 2016;246:692-9.
20. van Dijke A, Ford JD, Frank LE, van der Hart O. Association of childhood complex trauma and dissociation with complex posttraumatic stress disorder symptoms in adulthood. J Trauma Dissociation. 2015;16:428-41.
21. **Cloitre M. ICD-11 complex post-traumatic stress disorder: simplifying diagnosis in trauma populations. Br J Psychiatry. 2020;216(3):129-31.**
    - ⇨ Editorial recente de uma autora bastante atuante na área, com comentários a respeito do diferencial entre TEPT e TEPTc, bem como pespectivas futuras.
22. Karatzias T, Levendosky AA. Introduction to the special section on complex posttraumatic stress disorder (CPTSD): the evolution of a disorder. J Trauma Stress. 2019;32(6):817-21.
23. Bryant RA, O'Donnell ML, Creamer M, McFarlane AC, Silove D. A multisiteanalysisofthefluctuating course of posttraumatic stress disorder. JAMA Psychiatry. 2013;70:839-46.

24. Weathers FW, Bovin MJ, Lee DJ, Sloan DM, Schnurr PP, Kaloupek DG, et al. The Clinician-Administered PTSD Scale for DSM-5 (CAPS-5): Development and initial psychometric evaluation in military veterans. Psychological Assessment. 2018;30:383-95.

25. Merikangas, Kathleen R. Arch Gen Psychiatry. 2005;62(6):617-27.

26. Kessler RC, Sonnega A, Bromet E, Hughes M, Nelson CB. Posttraumatic stress disorder in the National Comorbidity Survey. Arch Gen Psychiatry 1995;52:1048-60.

27. Knefel M, Garvert DW, Cloitre M, Lueger-Schuster B. Update to an evaluation of ICD-11 PTSD and complex PTSD criteria in a sample of adult survivors of childhood institutional abuse by Knefel & Lueger-Schuster (2013): a latent profile analysis. Eur J Psychotraumatol. 2015;6:25290.

21

Transtorno de estresse agudo e transtorno de ajustamento

Marcos Carvalho Alves
Álvaro Cabral Araújo
Paulo Cenacchi
Elizabeth F. Albregard
Claudia Ballestero Gracindo

Silvia Sztamfater
Bruno Sakiyama
Francisco Lotufo Neto
Felipe Corchs

Sumário

Introdução
Transtorno de estresse agudo
　Epidemiologia
　Etiopatogenia e neurobiologia
　Diagnóstico e características clínicas
　Diagnóstico diferencial
　Curso e prognóstico
　Tratamento
Transtorno de ajustamento
　Epidemiologia
　Etiologia
　Diagnóstico e características clínicas
　Diagnóstico diferencial
　Curso e prognóstico
　Tratamento
Considerações finais
Vinheta clínica
Para aprofundamento
Referências bibliográficas

Pontos-chave

- O transtorno de estresse agudo (TEA) é definido por intrusão, humor negativamente alterado, dissociações, esquiva e/ou hiperexcitabilidade relacionadas a um evento traumático, iniciados (ou agravados) após o mesmo e que durem de 3 dias a 4 semanas.
- O transtorno de ajustamento (TA) é uma condição comum, com prevalências que variam de 11 a 35%, a depender da população estudada, sendo caracterizado por uma resposta emocional desproporcional à gravidade ou intensidade de um evento estressor, gerando, na maioria dos casos, algum grau de prejuízo no funcionamento de alguma área da vida social ou profissional.
- Para o diagnóstico de TA, o quadro decorrente do evento estressor não pode preencher critérios para outros transtornos mentais e não é uma exacerbação de um transtorno mental preexistente.
- Ambos envolvem reações normais a estressores e podem variar em intensidade que, ao envolver sofrimento intenso ou prejuízo funcional, podem se beneficiar de ajuda profissional.

INTRODUÇÃO

O termo estresse se refere a um processo de interação de um organismo com seu ambiente, tendo de um lado estímulos ambientais estressores (aversivos) e de outro as respostas do organismo a tais estímulos. Além das condições aversivas, mais comumente relacionadas ao estresse, situações aparentemente desprovidas de estresse, como o nascimento de um filho ou uma promoção no trabalho, também podem se revelar importantes estressores em uma análise mais cuidadosa.

Durante este capítulo, iremos abordar dois tipos de condições psiquiátricas relacionadas a esse processo: o transtorno de estresse agudo (TEA) e o transtorno de ajustamento (TA). Apresentaremos ao final uma breve visão do tratamento, que será aprofundada num capítulo específico do tratamento dessas condições no Volume 3.

TRANSTORNO DE ESTRESSE AGUDO

O TEA foi introduzido como um novo diagnóstico em 1994, na quarta edição do *Manual diagnóstico e estatístico de transtornos mentais*[1]. Na época, houve duas justificativas principais para a introdução desse diagnóstico. Primeiro, o diagnóstico de transtorno de estresse pós-traumático (TEPT), que não pode ser realizado até 1 mês após a exposição ao trauma, excluía traumatizados no primeiro mês, apesar de muitos necessitarem de cuidados de saúde. Segundo, esperava-se que esse diagnóstico pudesse identificar pessoas com probabilidade maior de desenvolver TEPT e, portanto, candidatos à intervenção precoce[2].

Dada essa expectativa, desde a introdução do diagnóstico de TEA, foram realizados numerosos estudos longitudinais que avaliaram a progressão do TEA para TEPT, 1 mês ou mais depois da exposição traumática. Uma revisão de 22 estudos longitudinais publicados concluiu que, embora a maioria dos sobreviventes de trauma com TEA atendesse aos critérios para TEPT, a sensibilidade na previsão de TEPT era baixa[3]. Ou seja, a maioria dos sobreviventes de trauma que eventualmente desenvolveram TEPT não atenderam aos critérios para TEA inicialmente.

Diante disso, por não estar cumprindo um dos objetivos iniciais de prever o TEPT, o diagnóstico de TEA foi reformulado como um transtorno que apenas descreve pessoas com reações graves a estresse e que, portanto, merecem atenção clínica[3]. Nesse sentido, o TEA foi reclassificado e, atualmente, definido por cinco grupos de sintomas: intrusões do evento traumático, esquiva de estímulos relacionados ao evento, hiperexcitabilidade, alterações negativas do humor e dissociativos[4]. A ocorrência de sintomas dissociativos, como ocorria no DSM-IV, não é obrigatória.

Epidemiologia

Exposição a evento traumático é comum, com estimativas de exposição ao longo da vida nos Estados Unidos variando de 50 a 89%[5]. Os tipos mais prevalentes de eventos traumáticos incluem agressão física ou sexual (52%) e envolvimento em acidentes ou incêndios (50%)[5]. Um estudo brasileiro[6] avaliou uma amostra de 3.744 participantes e teve como um dos principais achados a alta prevalência de eventos traumáticos (86%), sendo violência urbana direta a mais comum (60%).

Uma revisão feita por Bryant[2] sobre o assunto sugere taxas variáveis de TEA após exposições traumáticas: sobreviventes de acidentes de automóvel (13-21%), lesão cerebral traumática leve (14%), agressão (19%), estupro na adolescência (37%) e queimadura elétrica pediátrica (31%). Segundo a mesma revisão, 57 a 92% daqueles que preencheram critérios de TEA dentro de um mês após um evento traumático foram diagnosticados com TEPT 6 meses depois.

Uma recente metanálise avaliou um total de 2.989 sobreviventes de acidentes automobilísticos, com 287 deles diagnosticados com TEA. A prevalência acumulada de TEA após a o tratamento estatístico meta-analítico entre os sobreviventes de acidentes automobilísticos foi de 15,81% (intervalo de confiança 95%: 8,27 a 25,14%)[7].

Vale destacar que, ao contrário da maioria dos transtornos psiquiátricos, há escassez de evidências epidemiológicas sobre a prevalência de TEA. Isso se dá em parte pelo fato do diagnóstico só poder ser realizado se a avaliação for feita até 1 mês após a exposição traumática.

Etiopatogenia e neurobiologia

Os principais modelos de estresse traumático envolvem teorias sobre condicionamento de ameaças (ou aversiva ou do medo, a depender do autor e teoria usada). A apresentação pareada dos estímulos ameaçadores do trauma gera um forte condicionamento respondente com vários estímulos neutros presentes no evento traumático. Ou seja, quando o indivíduo entra em contato com esses estímulos (por exemplo, memórias do trauma), são desencadeadas respostas condicionadas de medo e defesa. Essas respostas podem incluir, por exemplo, sintomas de revivência (memórias intrusivas) e reatividade autonômica (taquicardia, taquipneia, sudorese). A maioria dos indivíduos acaba se adaptando ao evento traumático por meio da extinção das respostas condicionadas, ou seja, quando expostos novamente a estímulos condicionados ao trauma, inclusive suas memórias, não o antecedendo memórias, as respostas são gradualmente mais fracas até que se extinguem. Isso pode acontecer em diferentes "velocidades" e tem sido considerado que o TEPT envolveria uma falha no processo de aprendizagem por extinção[8].

Baseados em modelos de condicionamento do medo que enfatizam a participação da amígdala no aprendizado por condicionamento e de vias inibitórias do córtex frontal, especialmente da sua porção ventromedial, no aprendizado por extinção, estudos têm demonstrado redução na ativação do córtex pré-frontal e aumento da ativação da amígdala em pacientes com TEPT[8]. No entanto, poucas pesquisas têm sido feitas para investigar processo neural no TEA.

Para mais informações sobre este tema, sugerimos leitura deste tópico no capítulo "Transtorno de estresse pós-traumático e transtorno de estresse pós-traumático complexo" deste livro.

Diagnóstico e características clínicas

Segundo o DSM-5[4], as condições denominadas transtorno de estresse agudo (TEA) e transtorno de estresse pós-traumático (TEPT) são os dois principais transtornos específicos que podem ocorrer em sujeitos expostos aos chamados "eventos traumáticos", definidos pelo DSM-5 como eventos nos quais o sujeito experimenta ou testemunha situações de morte, risco de morte ou de graves danos à própria integridade física ou a de terceiros (critério A; Quadro 1). Aqui vale ressaltar que ter contato direto repetidas vezes com detalhes aversivos de eventos traumáticos, também pode desencadear TEPT, como, exemplo, terapeutas que atendem populações vítimas de estupro. No entanto, isso não se aplica à exposição indireta, como pela mídia eletrônica, televisão, filmes ou imagens, a não ser que seja relacionada ao trabalho do indivíduo. Apesar de já consideradas eventos traumáticos em manuais anteriores, experiências de violência sexual agora são explicitamente consideradas como tais no DSM-5.

Para o diagnóstico de TEA, de acordo com o DSM-5, há a necessidade de estarem presentes 9 ou mais sintomas (de 14), de qualquer uma das cinco categorias (intrusão, humor negativo, dissociação, evitação ou excitação), que começaram ou pioraram após o evento traumático (Quadro 1).

Quadro 1 Critérios diagnósticos do transtorno de estresse agudo (adaptado do DSM-5)[4]

Pelo menos uma das síndromes, dos sintomas e dos sinais listados em (1) abaixo ou pelo menos dois dos sintomas listados em (2) devem estar presentes pela maior parte do tempo durante um episódio de doença psicótica que dure pelo menos um mês (ou por algum tempo durante a maioria dos dias):

A. Exposição a episódio concreto ou ameaça de morte, lesão grave ou violência sexual em uma (ou mais) das seguintes formas:
1. Vivenciar diretamente o(s) evento(s) traumático(s).
2. Testemunhar, pessoalmente, evento(s) que ocorreu(eram) com terceiros.
3. Tomar conhecimento de que o(s) evento(s) traumático(s) ocorreu(ram) com um familiar ou amigo próximo. Nota: no caso da ocorrência ou ameaça de morte de um familiar ou amigo próximo, o(s) evento(s) precisa(m) ter sido violento(s) ou acidental(is).
4. Vivenciar repetidas ou extremas exposições aos detalhes aversivos do(s) evento(s) traumático(s) (e.g. primeiros envolvidos na coleta de partes humanas, policiais repetidamente expostos a detalhes de abusos infantis). Nota: isso não se aplica à exposição à mídia eletrônica, televisão, filmes ou imagens, a não ser que a exposição seja relacionada ao seu trabalho.

B. Presença de nove (ou mais) dos seguintes sintomas de qualquer uma das cinco categorias (intrusão, humor negativo, dissociação, evitação ou excitação), começando ou piorando depois da ocorrência do evento traumático:

Sintomas de intrusão:
1. Lembranças angustiantes recorrentes, involuntárias e intrusivas do evento traumático. Nota: em crianças, pode ocorrer a brincadeira repetitiva na qual temas ou aspectos do evento traumático são expressos.
2. Sonhos angustiantes recorrentes nos quais o conteúdo e/ou o afeto do sonho estão relacionados ao evento. Nota: em crianças, pode haver pesadelos sem conteúdo identificável.
3. Reações dissociativas (p. ex., *flashbacks)* nas quais o indivíduo sente ou age como se o evento traumático estivesse acontecendo novamente. (Essas reações podem ocorrer em um *continum,* com a expressão mais extrema sendo uma perda completa de percepção do ambiente ao redor). Nota: em crianças, a reencenação específica do trauma pode ocorrer nas brincadeiras.
4. Sofrimento psicológico intenso ou prolongado, ou reações fisiológicas acentuadas em resposta a sinais internos ou externos que simbolizem ou se assemelham a algum aspecto do evento traumático.

Humor negativo:
5. Incapacidade persistente de vivenciar emoções positivas (p. ex., incapacidade de vivenciar sentimentos de felicidade, satisfação ou amor)

Sintomas dissociativos:
6. Senso de realidade alterado aceca de si mesmo ou do ambiente ao redor (p. ex., ver-se a partir da perspectiva de outra pessoa, estar entorpecido, sentir-se como se estivesse em câmera lenta).

(continua)

Quadro 1 Critérios diagnósticos do transtorno de estresse agudo (adaptado do DSM-5)[4] *(continuação)*

7. Incapacidade de recordar um aspecto importante do evento traumático (geralmente devido à amnésia dissociativa, e não a outros fatores, como traumatismo craniano, álcool ou outras drogas).

Sintomas de evitação:
8. Esforços para evitar recordações, pensamentos ou sentimentos angustiantes acerca do, ou fortemente relacionados ao, evento traumático.
9. Esforços para evitar lembranças (pessoas, lugares, conversas, atividades, objetos, situações) que despertem recordações, pensamentos ou sentimentos angustiantes acerca do, ou fortemente relacionados ao, evento traumático.

Sintomas de excitação:
10. Perturbação do sono (p. ex., dificuldade de iniciar ou manter o sono, sono agitado)
11. Comportamento irritadiço e surtos de raiva (com pouca ou nenhuma provocação) geralmente expressos como agressão verbal ou física em relação a pessoas ou objetos.
12. Hipervigilância.
13. Problemas de concentração.
14. Resposta de sobressalto exagerada.

C. A duração do transtorno (sintomas do Critério B) é de 3 dias a 1 mês depois do trauma. Nota: os sintomas começam geralmente logo após o trauma, mas é preciso que persistam no mínimo 3 dias e até 1 mês para satisfazerem os critérios do transtorno.

D. O transtorno causa sofrimento clinicamente significativo e prejuízo no funcionamento social, ocupacional ou em outras áreas importantes da vida do indivíduo.

E. O transtorno não se deve aos efeitos fisiológicos de uma substância (p. ex., medicamento ou álcool) ou a outra condição médica (p. ex., lesão cerebral traumática leve) e não é mais bem explicada por um transtorno psicótico breve.

Basicamente, a principal diferença entre o TEA e o TEPT é o tempo de evolução. Enquanto o TEPT exige que os sintomas acima descritos durem no mínimo 4 semanas, o TEA tem duração que varia entre 3 dias a 4 semanas. Além disso, o TEPT exige a representação de cada grupo de sintomas (ver capítulo "Transtorno de estresse pós-traumático e transtorno de estresse pós-traumático complexo" neste livro), enquanto o TEA exige nove sintomas, independentemente do grupo ao qual pertencem.

A CID-11 não faz menção ao diagnóstico de TEA, apenas define a reação aguda ao estresse (ERA; Quadro 2), classificando-a como uma resposta normal, dada a gravidade do estressor, e que geralmente começa a diminuir dentro de alguns dias após o evento ou remoção da situação estressora[9]. Portanto, a CID-11 classifica a RAE no tópico "Problemas associados a eventos nocivos ou traumáticos", juntamente com as seguintes condições: vítimas de crimes ou terrorismo; exposição a desastres, guerras ou outras hostilidades; história pessoal de maus tratos; experiência pessoal na infância de situações ameaçadoras; outros problemas específicos associados a eventos nocivos ou traumáticos; problemas inespecíficos associados a eventos nocivos ou traumáticos.

Quadro 2 Descrição da reação aguda ao estresse de acordo com a CID-11[9]

> A reação aguda ao estresse refere-se ao desenvolvimento de sintomas emocionais, somáticos, cognitivos ou comportamentais transitórios, como resultado da exposição a um evento ou situação (de curta ou longa duração) de natureza extremamente ameaçadora ou horrível (p. ex., desastres naturais, guerras, acidentes graves, violência sexual, assaltos).
> Os sintomas podem incluir sinais autonômicos de ansiedade (p. ex., taquicardia, sudorese, rubor), bem como estados de atordoamento, confusão, tristeza, ansiedade, raiva, desespero, hiperatividade, inatividade, retraimento social ou estupor.
> A resposta ao estressor é considerada normal, dada a gravidade do estressor, e geralmente começa a diminuir dentro de alguns dias após o evento ou após a remoção da situação ameaçadora.

Sendo assim, pode-se dizer que a CID-11 traz alterações com intuito de despatologizar os breves períodos de perturbação emocional que acontecem em resposta ao evento traumático e aponta para a necessidade de intervenção clínica para algumas pessoas. Para Maercker et al.[10], tais alterações abrem espaço para que diversos profissionais da saúde sejam treinados para reconhecer e aplicar intervenções psicossociais e práticas não psiquiátricas, incluindo a abordagem de primeiros cuidados psicológicos.

Diagnóstico diferencial

Inicialmente, é importante a avaliação de condições médicas potencialmente tratáveis e que possam contribuir para a sintomatologia pós-traumática. Nesse sentido, vale destacar traumatismo craniano durante o trauma e outras condições médicas que podem causar ou exacerbar os sintomas, como epilepsia e transtornos associados a uso de substâncias.

Importante a diferenciação também quanto aos outros transtornos relacionados a trauma e a estressores. Como já foi dito, a principal diferença entre TEA e TEPT é a duração dos sintomas. O TEA tem duração de 3 dias a 1 mês, já para o diagnóstico de TEPT os sintomas têm que estar presentes por pelo menos 1 mês após o evento traumático. Quanto ao transtorno de adaptação (TA), que será mais bem descrito adiante, não há um requisito claro para o que pode ser considerado um evento estressor, diferentemente do TEPT ou do TEA. Ou seja, no TA situações como demissão, divórcio, problemas financeiros ou outros eventos estressores, traumáticos ou não, podem ser desencadeantes.

A diferenciação em relação ao transtorno de pânico e de ansiedade generalizada pode ser difícil, pois há em comum a excitação autonômica. No entanto, para o diagnóstico de TEA é fundamental a avaliação cuidadosa do tempo decorrido entre o evento traumático e o surgimento dos sintomas. Além disso, os sintomas evitativos e intrusivos são diretamente relacionados ao trauma, o que não estaria presente nesses outros transtornos ansiosos.

Em relação ao diferencial com outros transtornos psiquiátricos, como, por exemplo, transtorno obsessivo compulsivo, transtornos depressivos e dissociativos, o fator mais importante para se pensar em TEA é a ocorrência dos sintomas após um evento traumático, com o conteúdo da apresentação muito relacionado com o conteúdo do trauma. Por exemplo, na avaliação de um indivíduo que se apresenta com quadro de despersonalização ou desrealização há 3 dias é fundamental a investigação de possíveis eventos traumáticos em sua história, pois caso os sintomas tenham ocorrido após um trauma, é possível que o diagnóstico seja de TEA. O mesmo raciocínio é válido para apresentações psicóticas agudas.

Curso e prognóstico

Estudos que se propõem a avaliar indivíduos que tiveram exposição traumática geralmente mostram que a maioria desses indivíduos evoluem de acordo com 5 diferentes tipos de curso (Figura 1)[11]. Os crônicos (4%) que já iniciam com quadro mais grave e se mantém com sintomas de TEPT a longo prazo. O grupo resiliente (73%) que representa sujeitos que não desenvolvem nenhum tipo de reação significativa ao trauma. Grupo piora/recuperação (8%), que representa sujeitos que pioram

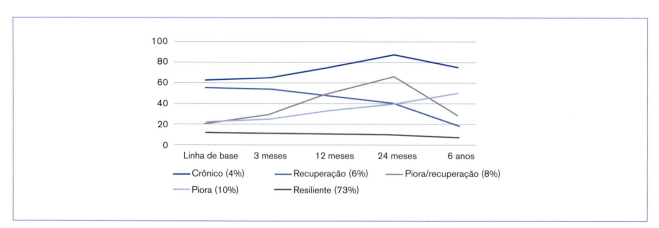

Figura 1 Evolução de sujeitos que passaram por exposição traumática.
Fonte: adaptada de O'Donnell et al., 2019[13] e Bryant et al., 2013[11].

gradualmente no decorrer de 1 ano, mas cursa com recuperação do quadro posteriormente. O grupo recuperação (6%) no qual os sujeitos apresentam quadro inicial já de TEPT, mas evoluem com melhora ao decorrer do tempo. Por fim, o grupo de piora (10%), que representa sujeitos que iniciam com poucos sintomas, mas pioram gradualmente, com cronificação do quadro. Vale ressaltar que pontuação acima de 50 na *Clinician Administered PTSD Scale* (CAPS)[12] representa alta probabilidade de ter diagnóstico de TEA/TEPT.

Tratamento

Em linhas gerais, a psicoterapia focada no trauma tem sido colocada como primeira escolha pela grande maioria dos *guidelines* sobre o assunto, mas a dificuldade de acesso a esse tratamento em nosso meio dificulta demais essa alternativa. Quanto ao tratamento farmacológico, o uso de benzodiazepínicos está contraindicado no TEA por aumentar risco de desenvolvimento de TEPT[14,15]. Além disso não há evidências de que o uso de sedativos ou hipnóticos tenha impacto significativo no manejo desses pacientes. No entanto, tais medicações podem ser úteis em alguns casos. Maiores detalhes sobre o tratamento do TEA são desenvolvidos no capítulo correspondente no Volume 3.

TRANSTORNO DE AJUSTAMENTO

O transtorno de ajustamento (TA) é um diagnóstico desconhecido para a maioria dos profissionais médicos e, portanto, raramente diagnosticado por outros profissionais, apesar de ser um dos transtornos psiquiátricos mais comuns, como veremos no decorrer do capítulo.

Wise[16] analisa a história do conceito de TA desde 1945 e afirma que o conceito diagnóstico que deu origem posteriormente ao TA inicialmente incluía a ideia de um distúrbio situacional transitório, classificado por épocas do desenvolvimento. No entanto, é no DSM-III que o TA aparece pela primeira vez, descrito como um distúrbio caracterizado por má adaptação ao ambiente, acompanhada por um estado de humor deprimido, ansioso ou misto. No DSM-5, no qual é traduzido como transtorno de adaptação, o TA foi reclassificado para ficar ao lado de TEPT e TEA no capítulo de transtornos relacionados a trauma e estressores. Apesar disso, os critérios diagnósticos permaneceram inalterados em relação à edição anterior (DSM-IV).

Em linhas gerais, o TA é descrito como uma resposta de acentuado sofrimento a um estressor que excede o que seria esperado, gerando, na maioria dos casos, algum grau de prejuízo no funcionamento de alguma área da vida a social ou profissional. Vale destacar que tais reações devem ser analisadas levando em consideração o contexto sociocultural do sujeito[13]. Um exemplo disso é uma reação de luto que, mesmo cursando com prejuízo funcional temporário, pode estar nos limites socioculturais esperados frente a perda de um ente querido, não sendo, portanto, considerado TA nesses casos.

Existem discussões importantes sobre a interseção do TA com outros transtornos psiquiátricos, bem como uma possível patologização de reações normais ao estresse[17]. Isso tem contribuído para que profissionais considerem o TA apenas como um quadro residual que não preenche critérios para outros diagnósticos. Além disso, apesar do TA estar presente há décadas nos manuais diagnósticos, essas discussões conceituais justificam, de certa forma, a dificuldade de uma normatização adequada para o TA, o que é um dos fatores que explica a escassa produção científica sobre o tema até o momento.

Epidemiologia

As estimativas de prevalência para o TA variam de forma significativa devido a vários fatores, incluindo amostragem estudada e da diversidade de critérios e instrumentos usados para diagnóstico[13]. Estudos populacionais têm demonstrado uma taxa de prevalência que variam entre 1 a 2%, enquanto a prevalência é bem maior quando se estuda amostras de risco mais elevado, como recém desempregados (27%)[18] e indivíduos enlutados (18%)[19].

O TA é particularmente prevalente no consultório. Um estudo multicêntrico em serviços de consultas psiquiátricas nos Estados Unidos, Canadá e Austrália descobriu que o TA foi diagnosticado em 12% das consultas, com outros 11% identificados como possíveis casos[20]. Além disso, nota-se uma alta prevalência em interconsultas psiquiátricas em hospitais gerais. Um estudo realizado em hospitais irlandeses encontrou que 18,5% dos pedidos de interconsulta psiquiátrica tinha como motivo o TA[21].

Uma metanálise de 2011 que avaliou pacientes oncológicos, em cuidados paliativos ou não, indicou uma taxa de prevalência de 15 a 19%, o que é comparável ao transtorno depressivo maior e é maior que os transtornos de ansiedade[22]. Pesquisas no Japão mostraram que a prevalência de TA é de 35% entre indivíduos com câncer de mama recorrente[23]. Em uma unidade de internação de pacientes com condições médicas graves, o TA foi o diagnóstico mais comum (14%), sendo mais do que o dobro das taxas de transtornos depressivos e ansiosos[24].

Portanto, tais dados corroboram para a necessidade de um maior conhecimento das características e manejo dessa condição, não só entre os profissionais de saúde mental, mas também entre os demais profissionais de saúde.

Etiologia

Por definição, o TA é precipitado por um ou mais estressores. A gravidade do estressor ou dos estressores nem sempre prediz a gravidade do transtorno. Além da gravidade, é importante levar em consideração o grau, quantidade, duração, reversibilidade, ambiente e contexto pessoal[25]. Por exemplo, a perda de um dos genitores é um estressor diferente para um adolescente de 15 anos, em relação a um adulto de 50 anos.

Os estressores podem ser únicos, como um divórcio ou a perda de um emprego, ou múltiplos, como a morte de uma pessoa importante para o indivíduo, que coincide com o diagnóstico de uma doença física grave[25].

Em algumas situações ocorrem TA no contexto de um grupo ou comunidade. Isso se dá quando os estressores afetam várias pessoas, como, por exemplo, em um desastre natural ou em uma epidemia de uma doença infecciosa grave[25].

Vale destacar ainda que estressores relacionados a estágios da vida estão frequentemente associados ao TA, como: entrada na escola, início da vida profissional, saída de casa, casamento, tornar-se pai, não atingir objetivos profissionais, saída de casa do último filho e aposentadoria[25].

Diagnóstico e características clínicas

O TA é caracterizado por uma resposta emocional e/ou comportamental inadequada a um estressor psicossocial identificável, representando aqueles indivíduos que se ajustam a um evento estressor em um nível desproporcional à gravidade ou intensidade do estressor. Ou seja, há uma resposta ao estresse que está "fora do que é esperado" social e culturalmente para aquela situação e/ou que causam acentuado sofrimento e prejuízo no funcionamento diário.

Importante ressaltar que há um consenso de que o TA pode ser consequência de um evento traumático, como, por exemplo, exposição ou ameaça de morte, bem como eventos estressores não traumáticos, como conflitos interpessoais, morte ou doença de um ente querido, desemprego e dificuldades financeiras.

No DSM-5, o TA foi reclassificado para ficar ao lado de TEPT e TEA no capítulo de transtornos relacionados a trauma e estressores. Apesar disso, os critérios diagnósticos permaneceram inalterados em relação à edição anterior. De acordo com o manual, os sintomas são secundários a um evento estressor e se iniciam até 3 meses após o evento. Além disso, os sintomas não necessariamente cessam logo após o fim do estressor e podem se tornar crônicos, caso o estressor persista, sem um limite de duração (Quadro 3).

O DSM-5 lista 6 subtipos diferentes de TA. No subtipo humor deprimido, os sintomas predominantes são humor deprimido, tristeza e falta de esperança. No subtipo com ansiedade há o predomínio de palpitações, irritabilidade e agitação. No subtipo misto, há a ocorrência de sintomas depressivos e ansiosos. No caso do subtipo com perturbação da conduta, o quadro se caracteriza por condutas em que há a violação do direito das outras pessoas ou de normas e regras sociais apropriadas para a idade, como, por exemplo, vandalismo, evasão escolar, direção perigosa e brigas. Há ainda o subtipo com perturbação mista das emoções e da conduta, onde há a ocorrência concomitante de sintomas ansiosos, depressivos e de conduta. E, por fim, o subtipo não especificado, que é caracterizado por reações mal adaptativas inespecíficas, como, por exemplo, não adesão ao tratamento e afastamento social após diagnóstico de uma doença física grave.

Quadro 3 Critérios diagnósticos do transtorno de adaptação (adaptado do DSM-5)[4]

A. Desenvolvimento de sintomas emocionais ou comportamentais em resposta a um estressor ou estressores identificáveis ocorrendo dentro de três meses do início do estressor ou estressores.

B. Esses sintomas ou comportamentos são clinicamente significativos, conforme evidenciado por um ou mais dos seguintes aspectos:
1. Sofrimento intenso desproporcional à gravidade ou à intensidade do estressor, considerando-se o contexto cultural e os fatores culturais que poderiam influenciar a gravidade e a apresentação dos sintomas.
2. Prejuízo significativo no funcionamento social, profissional ou em outras áreas importantes da vida do indivíduo.

C. O transtorno relacionado ao estresse não satisfaz os critérios de outro transtorno mental e não é meramente uma exacerbação de um transtorno mental preexistente.

D. Os sintomas não representam luto normal.

E. Uma vez que o estressor ou suas consequências tenham cedido, os sintomas não persistem por mais de 6 meses.

Determinar o subtipo:
Com humor deprimido: humor deprimido, choro fácil ou sentimentos de desesperança são predominantes.
Com ansiedade: nervosismo, preocupação inquietação ou ansiedade de separação são predominantes.
Com misto de ansiedade e depressão: predomina uma combinação de depressão e ansiedade.
Com perturbação da conduta: predomina a perturbação da conduta.
Com perturbação mista das emoções e da conduta: tanto sintomas emocionais (p. ex., depressão, ansiedade) como perturbação da conduta são predominantes.
Não especificado: para reações mal-adaptativas que não são classificáveis como um dos subtipos específicos do transtorno de adaptação.

Especificar se:
Agudo: se o transtorno dura menos de seis meses.
Persistente (crônico): se o transtorno dura seis meses ou mais.

Já a CID-11 define o TA como uma reação mal adaptativa a um (ou mais) estressor(es) psicossocial(ais) identificável(eis), (p. ex., divórcio, doença ou incapacidade, problemas socioeconômicos, conflitos em casa ou no trabalho) que geralmente surge dentro de um mês após o estressor. Caracterizado pela presença de preocupações excessivas, pensamentos recorrentes e angustiantes sobre o estressor, ou ruminação constante sobre suas implicações, bem como pela incapacidade de se adaptar ao estressor que causa prejuízo significativo na vida pessoal, familiar, social, educacional, ocupacional ou outras áreas importantes do funcionamento (Quadro 4).

Importante ter em mente que, para o diagnóstico de TA, o quadro decorrente do evento estressor não pode preencher critérios para outros transtornos mentais e não é uma exacerbação de um transtorno mental preexistente, como o transtorno depressivo maior, transtorno de ansiedade generalizada e transtorno psicótico breve que, portanto, devem receber prioridade em relação ao TA, caso seus critérios também sejam preenchidos e precipitados por estressores.

Quadro 4 Descrição do transtorno de ajustamento de acordo com a CID-11[9]

- O transtorno de ajustamento é uma reação mal-adaptativa a um (ou mais) estressor(es) psicossocial(ais) identificável(eis), (p. ex., divórcio, doença ou incapacidade, problemas socioeconômicos, conflitos em casa ou no trabalho) que geralmente surge dentro de um mês após o estressor.

- O distúrbio é caracterizado pela preocupação com o estressor ou suas consequências, incluindo preocupações excessivas, pensamentos recorrentes e angustiantes sobre o estressor, ou ruminação constante sobre suas implicações, bem como pela incapacidade de se adaptar ao estressor que causa prejuízo significativo na vida pessoal, familiar, social, educacional, ocupacional ou outras áreas importantes do funcionamento.

- Os sintomas não têm especificidade ou gravidade suficientes para justificar o diagnóstico de outro transtorno mental e comportamental e geralmente desaparecem dentro de 6 meses, a menos que o estressor persista por mais tempo.

Diagnóstico diferencial

Inicialmente, é importante destacar que, como já foi visto, os sintomas se sobrepõem aos de outras condições psiquiátricas, como, por exemplo, o transtorno depressivo maior (TDM) e transtorno de ansiedade generalizada (TAG). No entanto, apesar dos sintomas do TA serem clinicamente significativos e representarem uma resposta mal adaptativa a um estressor, eles não possuem a mesma intensidade dos sintomas dessas principais síndromes[26]. Além disso, nos casos de TA, o diagnóstico só pode ser realizado se for identificado um gatilho estressor, ao contrário, por exemplo, do transtorno depressivo, que pode ocorrer sem presença de um fator precipitante[26]. Outra diferença, quando comprado a esses outros transtornos psiquiátricos, é que o TA é remitido com o tempo, após a retirada do estressor, sem necessidade geralmente de intervenções farmacológicas ou psicológicas[26].

Quanto à diferenciação entre o TEPT e o TEA, além dos pontos levantados no parágrafo anterior, vale ressaltar que no TA não há um requisito claro para o que pode ser considerado um evento estressor, diferentemente do TEPT ou do TEA, que possuem critérios mais claros para o que constitui um evento traumático. No entanto, há um consenso de que o TA pode ser consequência de um evento traumático, como, por exemplo, exposição ou ameaça de morte, bem como eventos estressores não traumáticos, como conflitos interpessoais, morte ou doença de um ente querido, desemprego e dificuldades financeiras. Ou seja, uma separação conjugal pode ser o gatilho de um quadro de TA, mas não de TEPT/TEA, por não ser considerado um evento traumático por definição.

Importante mais uma vez ressaltar que, para o diagnóstico de TA, o quadro decorrente do evento estressor não pode preencher critérios para outros transtornos mentais e não é uma exacerbação de um transtorno mental preexistente. Como não existe um critério absoluto que ajude a diferenciar o TA de outra condição, é indispensável aqui o bom senso clínico.

Curso e prognóstico

O'Donnell et al.[27] realizaram um estudo com sobreviventes de trauma e que foram diagnosticados com TA 3 meses após a exposição traumática. Esses pacientes tiveram 2,67 vezes mais chances de preencherem critérios de outros transtornos psiquiátricos mais graves (incluindo TEPT, transtorno depressivo maior e transtorno de ansiedade generalizada) 12 meses após a exposição traumática, em relação aos que não tinham preenchido diagnóstico de TA aos 3 meses[27]. Isso corrobora o fato de que o TA não é apenas um diagnóstico de curto prazo, pois está associado a risco maior de evolução para transtornos psiquiátricos mais graves. Soma-se a isso o achado, deste mesmo estudo, de que 34,6% das pessoas com transtorno de ajustamento, após três meses do evento traumático, ainda preenchiam os critérios de diagnóstico para TA aos doze meses após a exposição, o que sugere uma persistência significativa dos sintomas[27].

Tratamento

Em linhas gerais, seu tratamento consiste, de preferência, em intervenções psicoterápicas. O tratamento farmacológico deve ser limitado ao breve manejo sintomático da ansiedade ou insônia uma vez que não existem até o momento estudos robustos demonstrando benefícios com o uso de antidepressivos ou de outras classes de medicações, apesar de nossa experiência clínica sugerir que para casos mais graves e prolongados pode haver algum benefício. Benzodiazepínicos e indutores do sono devem ser considerados com muito cuidado nos casos de estressores traumáticos pelo risco aumentado de evolução para TEPT. Um aprofundamento sobre o tratamento pode ser encontrado no capítulo correspondente do Volume 3 do presente tratado.

CONSIDERAÇÕES FINAIS

O TEA e o TA são transtornos psiquiátricos comuns e decorrentes de eventos estressores. O TEA, diferentemente do TA, exige para seu diagnóstico um evento estressor traumático, como já descrito. Já o TA pode ocorrer por consequência de estressores bastante comuns no nosso cotidiano, sendo, portanto, uma condição prevalente e que merece atenção. Os dois têm em comum o fato de serem diagnósticos relativamente recentes e com questionamentos quanto suas validades diagnósticas. Além disso, até o momento ainda possuem pouca evidência de eficácia de tratamentos farmacológicos, sendo indicadas de preferências intervenções psicoterapêuticas.

Vinheta clínica

Na avaliação de um pedido de interconsulta psiquiátrica dentro de um hospital geral para avaliar possível transtorno depressivo de uma paciente de 23 anos, notou-se que a paciente foi recém diagnosticada com doença de Crohn. Recebeu o diagnóstico há 3 dias, com necessidade de internação por complicações clínicas. Desde então, paciente passou a cursar com choro fácil, tristeza e desesperança, além de preocupações excessivas, o que chamou atenção da equipe que a acompanhava na enfermaria. O quadro permaneceu mesmo após compensação clínica e não podia ser atribuído ao tratamento da condição clínica. Além disso, paciente relatava preocupações com a necessidade de afastamento do trabalho, pelo fato de estar internada, com medo de ter consequências negativas quanto a isso. Nega outros eventos estressores significativos. Paciente negava também ideação suicida ou sintomas psicóticos. Paciente nunca fez nenhum tipo de tratamento psiquiátrico ou psicológico e não apresentava nenhum antecedente familiar de transtorno psiquiátrico. Além disso, negava uso de substâncias psicoativas. Inicialmente, foi optado por não prescrever nenhum tipo de medicação. Sendo realizado apenas uma abordagem psicoeducacional e acolhimento, com reavaliação em 7 dias. Na reavaliação, paciente já não apresentava mais queixas depressivas ou ansiosas, com um discurso otimista frente a sua doença, além disso contou que recebeu nos últimos dias ligações de sua chefe e de colegas do trabalho, com palavras de apoio.

Para aprofundamento

- Bryant RA. The current evidence for acute stress disorder. Curr Psychiatry Rep. 2018;20(12):111.
  - ⇨ Ótima revisão recente sobre o tema, de um dos pesquisadores mais atuantes na área, com atualizações do DSM-5 e CID-11.
- O'Donnell ML, Agathos JA, Metcalf O, Gibson K, Lau W. Adjustment disorder: current developments and future directions. Int J Environ Res Public Health. 2019;16(14):2537.
  - ⇨ Ótima revisão recente sobre o tema, de uma pesquisadora bastante atuante na área, com atualizações do DSM-5 e CID-11.
- O'Donnell ML, Metcalf O, Watson L, Phelps A, Varker T. A systematic review of psychological and pharmacological treatments for adjustment disorder in adults. J Trauma Stress. 2018;31(3):321-331.
  - ⇨ Ótima revisão sistemática recente sobre tratamento do transtorno de ajustamento.

REFERÊNCIAS BIBLIOGRÁFICAS

1. American Psychiatric Association (APA). Diagnostic and statistical manual of mental disorders, 4th ed. Washington: American Psychiatric Press; 1994.
2. Bryant RA. The current evidence for acute stress disorder. Curr Psychiatry Rep. 2018;20(12):111. Ótima revisão recente sobre o tema, de um dos pesquisadores mais atuantes na área, com atualizações do DSM-5 e CID-11.
3. Bryant RA. Acute stress disorder as a predictor of posttraumatic stress disorder: a systematic review. J Clin Psychiatry. 2011;72:233-9.
4. American Psychiatric Association (APA). Diagnostic and statistical manual of mental disorders, 5th ed. Washington: American Psychiatric Press; 2013.
5. Shalev A, Liberzon I, Marmar C. Post-traumatic stress disorder. N Engl J Med. 2017;376(25):2459-69.
6. **Luz MP, Coutinho ES, Berger W, Mendlowicz MV, Vilete LMP, Mello MF, et al. Conditional risk for posttraumatic stress disorder in an epidemiological study of a Brazilian urban population. J Psychiatr Res. 2016;72:51-7.**
   ⇨ Estudo epidemiológico populacional brasileiro sobre trauma.
7. Dai W, Liu A, Kaminga AC, Deng J, Lai Z, Yang J, et al. Prevalence of acute stress disorder among road traffic accident survivors: a meta-analysis. BMC Psychiatry. 2018;18(1):188.
8. **Ross DA, Arbuckle MR, Travis MJ, Dwyer JB, van Schalkwyk GI, Ressler KJ. An integrated neuroscience perspective on formulation and treatment planning for posttraumatic stress disorder: an educational review. JAMA Psychiatry. 2017;74(4):407-15.**
   ⇨ Revisão recente sobre neurociências no trauma.
9. World Health Organization (WHO). ICD-11 Diagnostic guidelines: ecological implementation field studies – Protocols 1 and 2; 2016.
10. Maercker A, Brewin CR, Bryant RA, Cloitre M, van Ommeren M, Jones LM, et al. Diagnosis and classification of disorders specifically associated with stress: proposals for ICD-11. World Psychiatry. 2013;12(3):198-206. Disponível em: https://doi.org/10.1002/wps.20057.
11. Bryant RA, O'Donnell ML, Creamer M, McFarlane AC, Silove D. A multisite analysis of the fluctuating course of posttraumatic stress disorder. JAMA Psychiatry. 2013;70:839-46.
12. Weathers FW, Bovin MJ, Lee DJ, Sloan DM, Schnurr PP, Kaloupek DG, et al. The Clinician-Administered PTSD Scale for DSM-5 (CAPS-5): development and initial psychometric evaluation in military veterans. Psychol Assess. 2018;30:383-95.
13. **O'Donnell ML, Agathos JA, Metcalf O, Gibson K, Lau W. Adjustment disorder: current developments and future directions. Int J Environ Res Public Health. 2019;16(14):2537.**
    ⇨ Ótima revisão recente sobre o tema, de uma pesquisadora bastante atuante na área, com atualizações do DSM-5 e CID-11.
14. Gelpin E, Bonne O, Peri T, Brandes D, Shalev AY. Treatment of recent trauma survivors with benzodiazepines: a prospective study. J Clin Psychiatry. 1996;57(9):390-4.
15. Mellman TA, Bustamante V, David D, Fins AI. Hypnotic medication in the aftermath of trauma. J Clin Psychiatry. 2002;63(12):1183-4.
16. Wise MG. Adjustment disorders and impulse disorders not otherwise classified. In: Talbot JA, Hales RE, Yudofsky SC (eds.). American Psychiatric Press textbook of psychiatry. Washington: American Psychiatric Press; 1988. pp. 605-20.
17. Zelviene P, Kazlauskas E. Adjustment disorder: current perspectives. Neuropsychiatr Dis Treat. 2018;14:375-81.
18. Perkonigg A, Lorenz L, Maercker, A. Prevalence and correlates of ICD-11 adjustment disorder: findings from the Zurich Adjustment Disorder Study. Int J Clin Health Psychol. 2018;18:209-17.
19. Killikelly C, Lorenz L, Bauer S, Mahat-Shamir M, Ben-Ezra M, Maercker A. Prolonged grief disorder: Its co-occurrence with adjustment disorder and post-traumatic stress disorder in a bereaved Israeli general-population sample. J Affect Disord. 2019;249:307-14.
20. Strain JJ, Smith GC, Hammer JS, McKenzie DP, Blumenfield M, Muskin P, et al. Adjustment disorder: a multisite study of its utilization and inter-

ventions in the consultation-liaison psychiatry setting. Gen Hosp Psychiatry. 1998;20:139-49.

21. Foster P, Oxman, T. A descriptive study of adjustment disorder diagnoses in general hospital patients. Ir J Psychol Med. 1994;11:153-7.

22. Mitchell AJ, Chan M, Bhatti H, Halton M, Grassi L, Johansen C, et al. Prevalence of depression, anxiety, and adjustment disorder in oncological, haematological, and palliative-care settings: a meta-analysis of 94 interview-based studies. Lancet Oncol. 2011;12:160-7.

23. Okamura H, Watanabe T, Narabayashi M, Katsumata N, Ando M, Adachi I, et al. Psychological distress following first recurrence of disease in patients with breast cancer: prevalence and risk factors. Breast Cancer Res Treat. 2000;61:131-7.

24. Silverstone PH. Prevalence of psychiatric disorders in medical inpatients. J Nerv Ment Dis. 1996;184:43-51.

25. Sadock Benjamin, Sadock Virginia, Ruiz Pedro. Kaplan e Sadock's Compêndio de psiquiatria: ciência do comportamento e psiquiatria clínica. 11ª ed. Porto Alegre: Artmed; 2017. p.446-50.

26. Casey P, Strain J. When somebody has an adjustment disorder. Psychiatr News. 2016. Disponível em: http://psychnews.psychiatryonline.org/doi/full/10.1176/appi.pn.2016.1a18#.WKS3rQn5IbA.twitter.

27. O'Donnell ML, Alkemade N, Creamer M, McFarlane AC, Silove D, Bryant RA, et al. A longitudinal study of adjustment disorder after trauma exposure. Am J Psychiatry. 2016;173:1231-8.

28. Brewin CR, Andrews B, Rose S, Kirk M. Acute stress disorder and posttraumatic stress disorder in victims of violent crime. Am J Psychiatry. 1999;156(3):360-6.

29. Bryant RA, Creamer M, O'Donnell ML, Silove D, McFarlane AC. A multisite study of the capacity of acute stress disorder diagnosis to predict posttraumatic stress disorder. J Clin Psychiatry. 2008;69(6):923-9.

30. Bryant RA, Friedman MJ, Spiegel D, Ursano R, Strain J. A review of acute stress disorder in DSM-5. Depress Anxiety. 2011;28(9):802-17.

31. Bryant RA, Harvey AG. Gender differences in the relationship between acute stress disorder and posttraumatic stress disorder following motor vehicle accidents. Aust N Z J Psychiatry. 2003;37(2):226-9.

22

Transtorno do luto complexo persistente (luto complicado)

Tânia Maria Alves
Nadir A. Gil Ocanha Silva
Sandra Selem Ferreira Adami

Sumário

Introdução
    Sobre amor, perdas e luto
Evolução: modelos de enfrentamento e complicações
    Cultura e espiritualidade
    Luto e melancolia
    Teoria do apego
    Teoria do estresse
    Fases do luto
    Modelo do processo dual de enlutamento
    Luto complicado
Aspectos epidemiológicos
Critérios diagnósticos
Tratamento
Vinheta clínica
Para aprofundamento

Pontos-chave

- Freud (1914) foi o primeiro a introduzir o conceito de dor psíquica pela perda de alguém (*grief*) no léxico psicológico, embora tenha havido alguns pesquisadores antes dele.
- Perdas ocorrem de uma maneira ou de outra. Luto por morte é um dos muitos eventos que enfrentamos de tempos em tempos na vida. É, talvez, uma das experiências de estresse mais graves e potencialmente danosas.
- Principais modelos de enfrentamento para lidar com as perdas e a própria morte.
- Reconhecimento do luto intenso e prolongado como uma entidade diagnóstica diferente de depressão, ansiedade, transtorno do estresse pós-traumático e reação aguda ao estresse e que independente de outros transtornos mentais, está associado a sofrimento significativo e deficiências funcionais duradouras.
- Saber identificar a presença de fatores de risco e previsibilidade de chance para evolução de luto complicado.
- Nem sempre a resolução do luto precisa de tratamento médico. O encaminhamento para um psiquiatra é especialmente importante se for identificado grau intenso ou tempo duradouro de dor psíquica ao enlutado.

INTRODUÇÃO

Sobre amor, perdas e luto

Segundo Parkes[1], "Para a maioria das pessoas, o amor é a fonte de prazer mais profunda na vida, ao passo que a perda daqueles que amamos é a mais profunda fonte de dor". Um bebê em torno dos seus 6 ou 8 meses já formou um vínculo especial com sua mãe ou cuidadora. É aí que nos apaixonamos pela primeira vez. Esse vínculo possui extrema importância e intensidade e o bebê já sofrerá angústia e ansiedade com os afastamentos temporários da mãe, mas que no contexto de um relacionamento afetuoso e estável, dificilmente deixará cicatrizes no cérebro. Mas quando a separação for longa demais ou permanente, tornar-se-á difícil desenvolver sentimentos de autoestima, pertencimento, confiança no outro, segurança no mundo e convicção de que durante sua vida encontrará, e que merece encontrar, pessoas que satisfaçam suas necessidades[2].

Do nascimento à morte, as pessoas formam vínculos e passarão por inúmeras perdas ou separações, e sofrerão por elas, como bem descreveu Guimarães Rosa na fala de Eurípedes em seu livro Páramo:

Quem sabe a vida é uma morte, e a morte uma vida?
[...], contudo, às vezes sucede que morramos, de algum modo, espécie diversa de morte, imperfeita e temporária, no próprio decurso desta vida. Morremos, morre-se, [...]

Perdas diversas, como perda de amizades da escola, confiança, renda financeira, migrações e divórcio ou mesmo de fases na vida, como infância, juventude e da capacidade de reproduzir são naturais e, muitas vezes, positivas. Saímos dessas experiências com o aprendizado de que a maioria das perdas são necessárias e que elas serão substituídas por algo diferente e melhor. São as perdas maturacionais. No entanto, algumas perdas podem ser altamente estressantes e deixarem alterações permanentes na vida, principalmente aquelas que ocorrem de forma inesperada e violenta[3]. Luto é uma reação comum e universal em resposta a uma perda por morte, que se manifesta com complexas respostas emocionais, cognitivas, sociais, físicas e comportamentais e que são influenciadas pelas experiências pessoais, expectativas culturais e crenças espirituais. Seu principal traço é a dor psíquica e o alto gasto de energia decorrente da elaboração da perda. O corpo sofrerá reações próprias de uma situação de alarme, como alteração no ciclo sono/vigília, distúrbios cardiovasculares, digestivos, imunológicos, dores de cabeça e dores musculares, refletindo perturbações gerais no controle dos processos nervosos de controle do corpo, na direção de hiperatividade simpática com inibição das atividades parassimpáticas ou vegetativas[4].

EVOLUÇÃO: MODELOS DE ENFRENTAMENTO E COMPLICAÇÕES

Cultura e espiritualidade

A cultura e a espiritualidade estão entre os fatores mais importantes que estruturam a experiência humana, valores, comportamentos e padrões de doenças. Como sistema de símbolos e crenças compartilhadas, a cultura apoia, dá sensação de segurança, integridade e pertencimento à pessoa e fornece uma receita de como conduzir a vida e na abordagem da morte. Toda cultura tem uma cosmovisão ou construção da realidade que define o indivíduo dentro dessa realidade. Os rituais culturais fornecem os elementos sagrados que apoiam pacientes e familiares durante os períodos de doença e a lidar com a morte, que é a transição final na vida. Os rituais da morte mudam a identidade do paciente de vivo para morto e, também, a identidade do familiar, por exemplo, de cônjuge para viúva(o)[5]. Na pandemia da Covid-19, embora não seja próprio dela, o ritual da hospitalização afasta o indivíduo da vida entre os saudáveis e o torna indivíduo que oferece perigo aos outros ao mesmo tempo em que se é o vulnerável. Nesse período de transição, o paciente contaminado, deixará de usar as próprias roupas, terá a denominação do leito que ocupa e passará a ser classificado por gravidade. A transição levará o indivíduo ao retorno à vida com saúde ou à morte. Se o desfecho for a morte, o ritual do luto se apresentará. Estes, seguem padrões de comportamentos que ajudam a aliviar a dor e as incertezas diante da perda. Em cada cultura sabe-se aquilo que se há de fazer, e essas ações permitem que a vida siga seu curso após o término da celebração, definindo um novo ciclo, sem o ente perdido. Dentre os ritos fúnebres, fazem parte os cuidados com o corpo do morto e os procedimentos próprios da cultura à qual ele pertence. Nesse processo ritualístico, por meio de símbolos se expressa a importância da separação entre os vivos e os mortos, além de consideração pelo morto. Segundo Bayard[6], os ritos fúnebres têm início com a agonia que coincidem com a fase inicial do luto. Em sequência, os ritos de passagem que vão do funeral – com os procedimentos do velório, condolências, cerimoniais religiosas, saudações e homenagens –, ao sepultamento ou cremação. Os ritos de passagem delimitam a transição da posição de vida para a de morte, simbolizando a "separação", a perda e as mudanças que transcorrerão a seguir. A cultura fornece uma estrutura de expectativas sobre o papel da família, comunicação com as pessoas, incluindo profissionais de saúde, e influencia a dinâmica da tomada de decisões sobre questões de saúde e o próprio processo de morrer[7]. Na literatura grega, os ritos fúnebres demonstram o respeito, a admiração, a veneração e a diferença entre os humanos e as divindades. Ser piedoso e dispensar aos deuses certos cuidados, a boa relação entre homens e deuses dependia de ritos. Na tragédia de Sófocles, Antígona mostra sua lealdade aos deuses (lei divina), ao decidir pelo sepultamento de seu irmão, contrariando a ordem do rei Creonte (lei humana), para não o sepultar. Na cultura grega antiga, não ter os rituais fúnebres implicaria em não adentrar na região dos mortos.

Luto e melancolia

Freud, em *Luto e melancolia*[8], ponto de partida para todos os estudos sobre perdas e luto, criou o conceito de trabalho de luto depois de examinar seus sentimentos pessoais e observações sociais após perdas em massa decorrentes da Primeira Guerra Mundial. Freud viu o luto como processo necessário para ajudar o indivíduo a se adaptar à perda. Ele descreveu o trabalho de luto como paulatino, doloroso, resistente em abandonar o objeto de amor e que aos poucos, a ausência do objeto (dado de realidade) se impõe; e o ego, que exausto, desiste de recriar e salvar o objeto, ficando livre e desinibido para novos investimentos.

Teoria do apego

Bowlby[9] desenvolveu a teoria do apego, na qual descreve o apego como comportamento instintivo de autoproteção e que garante a sobrevivência da espécie, pois mantém o indivíduo próximo a quem lhe oferece amor, proteção e apoio. Descreveu a experiência do luto com base na observação de crianças separadas de seus pais durante a Segunda Guerra Mundial. Organizou a apresentação dos sintomas em quatro principais fases:

- Choque e entorpecimento: caracterizado pelo desespero, medo, raiva e protesto. Esse estágio pode durar de momentos a dias ou meses e pode ser periodicamente revivido pela pessoa, pelo processo de lamentação.

- Desejo e busca: caracterizado por choro, preocupação e busca intensa pela pessoa perdida, inquietação física e raiva. O mundo parece vazio e sem significado. Pode durar meses ou mesmo anos, já numa forma mais atenuada.
- Desorganização e desespero: aumento das preocupações somáticas e retraimento para reviver contínuo de recordações do falecido e inevitável sentimento de desapontamento e frustração ao reconhecer que restam apenas recordações.
- Reorganização: adaptação a novos padrões, objetos e bens. A dor recua e é substituída por memórias agradáveis.

Teoria do estresse

Parkes[4], baseado na teoria do estresse, enfatizou que a perda do ser amado é um dos maiores estresses que o ser humano vivencia e descreveu seis estágios clínicos que se mesclam e se substituem durante o processo de luto:

- Alarme: decorrentes de qualquer situação desconhecida ou imprevisível que envolva a falta de escape, de um lugar seguro, ou a presença de sinais de perigo e, como tal, as situações de perda. Aumento da pressão e frequência cardíaca, arritmia, alterações no sono, apetite e hormonais agudas.
- Torpor: a pessoa parece superficialmente afetada pela perda, mas está, na verdade, protegendo a si mesma do estresse agudo.
- Anseio e procura: caracterizado por episódios agudos de dor psíquica, com urgência em procurar o objeto perdido. Corresponde ao estágio 2 de Bowlby.
- Raiva e culpa: irritabilidade e raiva podem se manifestar em forma de protesto, amargura e resistência em parar o processo de procura do falecido. Às vezes, é dirigida a outras pessoas ou mesmo ao próprio enlutado, como autoacusação ou culpa.
- Depressão: retraimento do contato de familiares e amigos, sem poder continuar e sem esperança para o futuro. Diferentemente da doença depressão, aqui a autoestima está preservada.
- Recuperação e reorganização: aceitação de que sua vida continuará com ressignificação para a vida e para a perda.

Fases do luto

Elisabeth Kübler-Ross[10] em sua obra, "Sobre a Morte e o Morrer", descreveu as experiências de mais de 200 pacientes diagnosticados com câncer terminal. Suas agonias e frustrações, numa tentativa de encorajar as pessoas a não se afastarem dos doentes, mas, antes, aproximarem-se deles e ajudá-los em seus últimos momentos. Descreveu cinco estágios no processo de aceitação da morte. David Kessler[11], seu parceiro de trabalho, acrescentou o sexto estágio do luto, após a morte de Kübler-Ross, com autorização de seus familiares. A seguir, a descrição dos estágios por David Kessler, que também pode ser facilmente visualizado em seu site www.grief.com.

No processo de luto esses estágios não são estanques. O enlutado vai e volta nesses sintomas e, muitas vezes, experimenta vários estágios ao mesmo tempo ou, às vezes, pula estágios. As pessoas costumam pensar nos estágios como semanas ou meses de duração. Eles esquecem que os estágios são respostas a sentimentos que podem durar minutos ou horas quando entramos e saímos de um para outro. Não entramos e saímos de cada estágio em individual, nem de maneira linear. Podemos sentir um, depois outro e voltar ao primeiro. A classificação desses estágios é importante para o profissional de saúde saber como o enlutado está lidando com a perda.

Choque e negação

A negação é o primeiro dos cinco estágios do luto. Ela ajuda o indivíduo a sobreviver à perda. Nessa fase, o mundo se torna sem sentido e avassalador. A vida não faz sentido, fica-se adormecido. Pergunta-se como é possível continuar, se dá para continuar e por quê. Tenta-se encontrar uma maneira de simplesmente passar a cada dia. Negação e choque ajudam a tornar a sobrevivência possível. A negação acompanha os sentimentos de tristeza. É a maneira da natureza de deixar entrar apenas o quanto é possível ser lidado. Ao aceitar a realidade da perda e começar a se fazer perguntas, o indivíduo está inconscientemente começando o processo de cura. E, à medida que o sujeito vai se tornando mais forte, a negação começa a desaparecer. Mas, conforme o processo de luto prossegue, todos os sentimentos que estavam sendo negados, começam a surgir.

Raiva

A raiva é uma etapa necessária do processo de cura. É importante senti-la, mesmo que pareça interminável. Quanto mais sentir a raiva, mais ela se dissipa e mais próxima estará a cura. Existem muitas outras emoções sob a raiva que poderão ser alcançadas a tempo, mas a raiva é a emoção mais conhecida. A verdade é que a raiva não tem limites. Pode se estender não apenas aos amigos, aos médicos, à família, ao próprio enlutado e ao ente querido que morreu, mas também a Deus. Pode-se perguntar: "Onde está Deus nisso?" Debaixo da raiva está a dor. É natural sentir-se deserto e abandonado, pois vivemos em uma sociedade que teme a raiva. A raiva é força e pode ser uma âncora, dando estrutura temporária ao nada da perda. À princípio, a dor parece com estar-se perdido no mar: sem conexão com nada. Sente-se raiva de alguém, talvez de uma pessoa que não compareceu ao funeral, talvez de uma pessoa que não esteja por perto, talvez de uma pessoa que seja apenas diferente agora do ente querido que morreu. De repente, tem-se uma estrutura: uma raiva em relação a eles. A raiva se torna uma ponte sobre o mar aberto, uma conexão entre o enlutado e eles. É algo para se agarrar; e uma conexão feita a partir da força da raiva parece melhor que nada. Geralmente sabe-se mais sobre suprimir a raiva do que sobre senti-la. A raiva é apenas mais uma indicação da intensidade do amor.

Barganha

Antes de uma perda, faz-se qualquer coisa para sua/seu amada(o) ser poupada(o). "Por favor, Deus!". Tenta-se barganhar: "nunca mais ficarei bravo com minha esposa se você a deixar viver". Após uma perda, a negociação pode assumir a forma de uma trégua temporária. "E se eu dedicar o resto da minha vida a ajudar os outros. Então posso acordar e perceber que tudo isso foi um pesadelo?" Perde-se em um labirinto de declarações "Se ao menos…" ou "E se …". Deseja-se que a vida retorne ao que era antes; que a(o) amada(o) seja restaurada(o). Deseja-se voltar no tempo: encontrar o tumor mais cedo, reconhecer a doença mais rapidamente, impedir que o acidente aconteça … "se ao menos, se ao menos, se ao menos". Muitas vezes, a culpa é companheira de barganha. O "se ao menos" leva o enlutado a encontrar suas próprias falhas e a pensar no que poderia ter feito de maneira diferente. Pode-se até barganhar com a dor. Fazer qualquer coisa para não sentir a dor dessa perda. Permanecer no passado, tentando negociar a saída da mágoa. Pacientes podem tentar negociar com médicos, amigos ou Deus pela obtenção da cura em troca de promessas, sacrifícios ou doações.

Depressão

Após a negociação, a atenção se move diretamente para o presente. O sentimento de vazio se apresenta e a dor entra em nível mais profundo, mais profundo do que jamais imaginado. Esse estágio depressivo parece que vai durar para sempre. É importante entender que essa depressão não é um sinal de doença mental. É a resposta apropriada a uma grande perda. O enlutado afasta-se da vida, sente-se num nevoeiro de intensa tristeza e, desse lugar, se pergunta se há, talvez, algum sentido em seguir sozinho. Por que continuar? A depressão após uma perda é muitas vezes vista como não natural: um estado de fixação, algo para se romper. A primeira pergunta a ser feita é se a situação em que você está é ou não realmente deprimente. A perda de um ente querido é uma situação muito deprimente, e a depressão é uma resposta normal e apropriada. Não experimentar depressão depois que um ente querido morre seria incomum. Quando uma perda se instala completamente em sua alma, a percepção de que seu ente querido não melhorou e que não voltará nunca mais, é compreensivelmente deprimente. Se o luto é um processo de cura, a depressão é um dos muitos passos necessários ao longo do caminho. Pacientes terminais, em seus lutos antecipatórios de si, mostravam claramente sinais de tristeza, retraimento afetivo, lentificação psicomotora, alterações no sono, desesperança e possíveis ideias de suicídio ao dar-se conta da proximidade do fim.

Aceitação

A aceitação é muitas vezes confundida com a noção de estar "tudo bem" ou "OK" com o que aconteceu. Esse não é o caso. A maioria das pessoas nunca se sente bem ou que está tudo certo com a perda de um ente querido. Esse estágio é sobre aceitar a realidade de que o ente se foi fisicamente e reconhecer que essa nova realidade é a realidade permanente. Ninguém gosta dessa realidade ou a sente como boa, mas, eventualmente, a aceita. Aprende-se a viver com isso. É a nova norma com a qual se deve aprender a viver. Deve-se tentar viver agora em um mundo no qual o ente querido está ausente. Ao resistir a essa nova norma, à princípio, muitas pessoas querem manter a vida como antes da morte de um ente querido. Com o tempo, através de pedaços de aceitação, no entanto, vê-se que não é possível manter intacto o passado. Isso mudou para sempre e necessita de reajustes. Deve-se aprender a reorganizar os papéis, redesigná-los para os outros ou assumi-los. Encontrar aceitação pode ser apenas ter mais bons dias do que maus. Ao retomar à vida, muitas vezes sente-se que, ao fazê-lo, comete-se uma traição ao ente querido. Nunca se substitui o que foi perdido, mas novas conexões, novos relacionamentos significativos e novas interdependências poderão ser feitas. Em vez de negar os sentimentos, deve-se ouvir as necessidades; mover-se, mudar, crescer, evoluir. Procurar outras pessoas e envolver-se em suas vidas. Investir em amizades e no relacionamento consigo próprio. Haverá a compreensão de que a morte é inevitável e a aceitação de sua universalidade como tal. E a vida poderá seguir em frente.

Ressignificação

Faz parte do trabalho do luto investigar O QUE se perdeu na situação da perda, isto é, o que significava e qual a funcionalidade do objeto perdido. Isso é achar o significado. E cada objeto, cada relação serão únicos e individuais. A partir da conscientização dessa etapa, que pode levar meses a anos após a perda, será possível dar um sentido diferente ao objeto, à relação ou à alguma coisa em questão. A vida poderá ser recuperada e ganhar novo propósito. Somente o enlutado pode nomear seus significados e ressignificá-los.

Modelo do processo dual de enlutamento

Stroebe e Schut[14], baseados na teoria da transposição psicossocial e na teoria do estresse cognitivo, publicaram o Modelo do Processo Dual de Enlutamento, no qual definem dois tipos de estresse vivenciado pelo enlutado. O direcionado para a perda em si e o(s) direcionado(s) para a restauração, secundário(s) e decorrente(s) à adaptação ao mundo externo. O enlutado pode experimentar muitas perdas secundárias como consequências de uma única perda ou morte. Essas perdas secundárias também irão influenciar no processo de adaptação e o sujeito quererá nomeá-las e sofrer por elas. Por exemplo, a morte do cônjuge pode trazer outras perdas (de renda, da casa, dos amigos) e estas podem vir a ser tão traumáticas quanto a primeira[13]. Assim, esse modelo considera o trabalho de luto a perda do objeto em si e o trabalho de adaptação a esta perda.

Luto complicado

Em *Luto e melancolia*, Freud[8] observou que algumas pessoas, diante de uma perda por morte ou separação da pessoa amada ou mesmo da perda de um ideal, não conseguiam aceitar a realidade da perda do objeto e estabelecer relações saudáveis com novos objetos. Essas pessoas desenvolviam um quadro de luto denominado por ele, melancolia. Ele descreveu como isso se desenvolvia no aparelho psíquico, assim como seus fatores de risco.

Na clínica atual, luto complicado é reconhecido quando a resposta do enlutado apresenta um desvio clinicamente significativo da norma cultural da expectativa do extremo esperado para um evento de luto em relação ao curso do tempo, a intensidade dos sintomas gerais do luto e/ou ao nível de comprometimento social, ocupacional ou outras áreas importantes do funcionamento pessoal[14]. O processo de enlutamento pode tornar-se desviante com uma ou mais fases do luto ausente, atrasada, intensificada ou prolongada. As síndromes clínicas que caracterizam essa resposta têm sido descritas por vários observadores, como luto patológico, atípico, complicado, ausente, anormal, depressão da viuvez, luto não resolvido ou luto não elaborado. O luto complicado pode compreender apresentações muito diferentes, por exemplo:

- Luto exagerado: os sintomas físicos e emocionais se apresentam em maior intensidade desde o início, com maior risco para desajuste funcional, emocional ou social e comportamento autodestrutivo.
- Transtorno do luto prolongado (*prolonged grief disorder*): estado de luto cronificado que é caracterizado por significativa angústia de separação, marcada por intenso anseio/procura pelo falecido e pensamentos ruminativos ou intrusivos sobre a perda. Essa cronificação também pode se apresentar como: a) luto tardio, no qual a perda é tão insuportável que a pessoa evita sua plena conscientização por anos (negação intrapsíquica*) e poderá entrar nesse luto mais tarde por meio de uma segunda perda, não necessariamente tão importante, tão significativa; b) luto mascarado: às vezes, uma pessoa em luto se comporta de maneira que interfere na sua função normal, mas não tem a consciência de que o comportamento perturbador é resultado de uma perda com resolução ineficaz ao luto. Tem sido erro frequente igualar transtorno do luto prolongado (TLP) a luto complicado. A realidade é que luto complicado é mais do que apenas TLP e que os enlutados com tal transtorno apresentaram, apenas, uma das formas de complicação do luto e; c) luto decorrente de pandemias e desastres naturais: são muitas as fontes de perda em lutos pós desastres. Perda da vida, perda de propriedades, perda da fonte de sustento e da segurança são algumas delas. Perdas temporárias ou permanentes podem incluir membros familiares, amigos, animal de estimação, lar, conforto e possibilidades de previsão da vida. Pessoas em situação de pós desastre estão enlutadas, frequentemente, não só por suas perdas pessoais, mas também podem ter sido testemunha de cenas de morte ao seu redor ou ter visto imagens aterrori-

zantes. Pessoas podem interagir com outras que estão sofrendo e estarem no meio de seus próprios processos de luto. Em geral, tais perdas, ocorreram de forma rápida, inesperada ou violenta, o que pode causar mais dano do que os lutos por morte anunciada. Os enlutados podem apresentar sintomas de estresse pós-traumático, como intensa procura pela pessoa que perdeu e pensamentos intrusivos ao redor das circunstâncias de como o fato aconteceu. Nas grandes tragédias e catástrofes as providências necessárias adotadas são urgentes e se tornam obrigatórias, requerendo estratégias impensáveis até então. As mudanças impostas pelas leis e pelas necessidades oriundas das catástrofes, visam serem benéficas e favorecer a sobrevivência física e mesmo psíquica das pessoas, ainda que inicialmente sejam de difícil adaptação. Os rituais de hospitalização, transição e morte podem ser modificados ou impedidos. Num primeiro momento, os mortos requerem atenção; porém, na medida em que a integridade dos vivos seja ameaçada, os mortos podem ser menos cuidados ou abandonados, o que é um dificultador para a aceitação da morte e elaboração do luto.

Fatores de risco para luto complicado

Para alguns enlutados, parece que a somatória de circunstâncias explica o luto de forma muito intensa ou prolongada, enquanto para outros, parece que um único fator é o determinante principal. A Tabela 1, a seguir, agrupa os determinantes para o resultado do luto.

Fatores de proteção para o luto complicado

Os preditores de bons resultados são boa saúde no período pré-luto, senso de otimismo, o enlutado ter um sistema de crença transcendental, boa estrutura de ego, experiência prévia de perda bem-sucedida, interação familiar competente, sólida rede social e recursos financeiros adequados[15]. De maneira geral, o casamento parece proteger as pessoas dos efeitos traumáticos da morte dos pais.

Risco de suicídio

Alves et al.[16], encontraram a presença de ideação suicida em 20,6% dos enlutados com perda de forma inesperada ou súbita e entre os que perderam filho(a) jovem. Song et al.[17], encontraram que indivíduos que perderam parentes tinham 4,5 mais chances de ter ideação suicida no primeiro ano comparado a indivíduos que não tinham perdido familiar. Molina et al.[18] fizeram uma revisão para comparar as taxas de ideação suicida entre pessoas enlutadas que perderam ente querido por suicídio, *overdose* acidental, câncer, demência, doença cardiovascular e HIV/aids. Encontraram presença de ideação suicida de 16,5 a 31,4% nos enlutados com perda por câncer[19,20], 13,7 % nos enlutados por demência[21] e de 9 a 49% nos enlutados por suicídio[22,23]; e que 17% dos enlutados por suicídio vão desenvolver ideação suicida no primeiro mês de luto, com dez vezes mais chance de ocorrer entre enlutados com luto prolongado comparado àqueles sem luto prolongado[24]. Estigma, isolamen-

---

* Negação intrapsíquica: ocorre no aparelho psíquico que não dá conta de processar a perda devido à insuportabilidade da dor. Negação interpessoal: ocorre, por exemplo, quando familiares e amigos à volta dum paciente com diagnóstico com pouco tempo de vida, não suportam falar da doença e da gravidade da situação com a pessoa que está próxima da sua morte, deixando-a só no momento mais difícil da sua vida. O trabalho da equipe de Cuidados Paliativos, para estes casos, é de grande valia para todos.

Tabela 1   Fatores de risco para o luto complicado

Relacionados ao enlutado	Relacionados ao vínculo	Relacionados à morte
<ul><li>Experiências na infância de maternagem insegura e perdas significativas</li><li>Doença mental prévia à perda</li><li>Crises vitais prévias à morte</li><li>Baixas condições socioeconômicas, que gerem dificuldades de adaptação à nova realidade</li><li>Temperamento pessimista</li><li>Isolamento social e afetivo</li><li>Baixa escolaridade</li></ul>	<ul><li>Quando o objeto é escolhido por identificação</li><li>Quando o vínculo é de dependência</li><li>Quando o vínculo é de ambivalência, por intensa quantidade de amor e ódio ao objeto de amor</li><li>Vínculo é do tipo inseguro</li></ul>	<ul><li>Inesperadas, rápidas</li><li>Perda de familiares</li><li>Violentas (homicídio, suicídio e com traços de crueldade)</li><li>Decorrente de desastres naturais e pandemias</li><li>Corpo não encontrado</li><li>Morte não confirmada</li><li>Perda de familiar (cônjuge, filho, pais etc. Em especial quando transgride a ordem esperada da natureza – prematura)</li><li>Perdas múltiplas</li><li>Lutos não autorizados (gravidez, relações homossexuais, amantes)</li><li>Mortes que geram culpa</li></ul>

to, comportamentos de esquiva e sofrimento psicológico foram associados a pensamentos suicidas entre indivíduos enlutados, independentemente da causa de morte do falecido. Os resultados sugerem que múltiplas causas de morte estão associadas à ideação suicida no luto, mas que o luto por suicídio pode ser a causa da morte associada ao maior risco de ideação suicida. A alta taxa entre os últimos pode ser pelo menos parcialmente explicada como em decorrência do estigma associado às mortes por suicídio, que permanece um tabu tanto para a família quanto para a coletividade, que vivenciam a morte voluntária de um de seus membros como seu próprio fracasso[25]. Dessa forma, alta taxa de estigma entre os enlutados por suicídio tem sido associada a alta probabilidade de pensamentos e tentativas de suicídio, quando comparado a enlutados com baixa taxa de estigma como aqueles enlutados por morte natural ou acidental.

ASPECTOS EPIDEMIOLÓGICOS

Estima-se que a taxa de incidência de enlutados em um ano na população geral americana varia de 5 a 9%[15] e que a prevalência dos que evoluem para luto complicado e/ou prolongado varia de 2,4% a 6,7% na população geral[26,27], 25% entre os idosos[28] e de 14 a 76% na população após desastres naturais[29,30]. Em uma amostra de 262 (199 mulheres e 63 homens) habitantes enlutados afetados pelo tsunami de 2004, no sudeste da Ásia, 84% foram identificados como gravemente afetados emocionalmente na Lista de Verificação de Sintomas Hopkins-25, e 77% foram identificados como deprimidos por um ano após a tragédia[31]. Entre idosos, 45% das viúvas evolui para depressão[32]. No primeiro ano de luto estão aumentados os riscos para episódios de depressão maior[33-37] episódios de ansiedade[4,38] diminuição da resposta imunológica[39], aumento das consultas médicas[40], piora na saúde física em geral[41], aumento do uso de álcool e cigarro[36,42], aumento do risco para tentativas e ideação suicida[43], suicídio[22,23,44,45] e aumento da mortalidade por causas não restritas apenas ao suicídio[46,47]. Os enlutados com transtorno do luto prolongado evidenciam um anseio crônico e perturbador pelo objeto perdido, dificuldade de aceitar a morte e confiar nas pessoas, tornam-se excessivamente amargas e emocionalmente entorpecidas ou ansiosas em relação ao futuro. Em seu rastro, há disfunção em uma ou mais áreas importantes da vida e dificuldade em seguir em frente com a vida, que é percebida como vazia e sem sentido agora e para o futuro[48].

CRITÉRIOS DIAGNÓSTICOS

Tanto o DSM-IV quanto a CID-10 excluíram intencionalmente as reações de luto como possíveis transtornos psiquiátricos por considerarem o luto uma resposta normal em vista da previsibilidade de seus sintomas e curso. No DSM-IV, os médicos eram alertados contra o diagnóstico de depressão após o luto, para que não descrevessem as respostas depressivas iniciais ao luto como um transtorno mental e consideravam o diagnóstico de depressão apenas se o estado depressivo persistisse por pelo menos dois meses após a morte e fosse caracterizado por sinais de depressão grave, como ideação suicida ou retardo psicomotor. Assim, havia uma janela de tempo para reconhecer depressão em um enlutado e mesmo que sintomas graves ocorressem nesses dois primeiros meses, não eram reconhecidos como complicações do luto. Mas a partir da publicação do livro *Bereavement*, de Parkes, em 1972, no qual ele aponta o luto como o maior fator estressante que o ser humano possa viver, e descreveu suas fases e complicações, o DSM-IV o incluiu no grupo "outras condições que podem ser foco de atenção clínica".

Os estudiosos do luto, usando a metodologia estatística por meio de análise fatorial, conseguiram identificar nos enlutados, um grupo de sintomas diferente dos sintomas de depressão, reação de ajustamento, reação aguda ao estresse e transtorno de estresse pós-traumático[49-53]. A partir desses trabalhos, critérios diagnósticos para o TLP foram sugeridos. Nas últimas duas décadas, tem havido uma consciência crescente e pesquisas conclusivas que demonstram que o TLP caracterizado por sintomas intensos e prolongados de luto, juntamente com alguma forma de comprometimento funcional além de seis meses após a perda, constitui um transtorno mental distinto. Numerosos estudos demonstraram que os sintomas de luto são distintos dos sintomas de depressão e ansiedade[50,54]; os de TLP são diferentes de outros transtornos mentais, incluindo transtorno depressivo, transtorno de ansiedade generalizada e transtorno de estresse pós-traumático[49,55,56]; e que TLP, independente de outros transtornos mentais, está associado a sofrimento significativo e deficiências funcionais duradouras.

No entanto, apesar desses avanços, e talvez devido à falta de unanimidade na terminologia e conceituação do transtorno, continua a haver confusão sobre o luto prolongado *versus* luto complicado, que tem raízes históricas no conceito de depressão como uma complicação relacionada ao luto para o que pareceria ser um único transtorno. O DSM-5 introduziu ainda um terceiro conceito de diagnóstico, ou seja, transtorno de luto complexo persistente (*persistent complex bereavement disorder*), que parece um meio-termo entre luto prolongado e complicado. O DSM-5 listou os critérios para o transtorno do luto complexo persistente (TLCP) (ver Quadro 1) e seus principais diagnósticos diferenciais (ver Quadro 2) no capítulo "Condições para estudos posteriores", com quadro clínico caraterizado por anseio e

Quadro 1   Transtorno do luto complexo persistente – critérios propostos pelo DSM-5

> A. O indivíduo experimentou a morte de alguém com quem tinha um relacionamento próximo.
>
> B. Desde a morte, ao menos um dos seguintes sintomas é experimentado em um grau clinicamente significativo na maioria dos dias, e persistiu por pelo menos 12 meses após a morte, no caso de adultos enlutados; e seis meses no caso de crianças enlutadas:
> 1. Saudade persistente do falecido. Em crianças pequenas, a saudade pode ser expressa em brincadeiras e no comportamento, incluindo comportamentos que refletem ser separado de e também voltar a unir-se a um cuidador ou outra figura de apego.
> 2. Intenso pesar e dor emocional em resposta à morte.
> 3. Preocupação com o falecido.
> 4. Preocupação com as circunstâncias da morte. Em crianças, essa preocupação com o falecido pode ser expressa por meio de temas de brincadeiras e comportamentos e pode se estender à preocupação com a possível morte de outras pessoas próximas a elas.
>
> C. Desde a morte, ao menos seis dos seguintes sintomas são experimentados em um grau clinicamente significativo, na maioria dos dias, e persistiram por pelo menos 12 meses após a morte, no caso de adultos; e seis meses no caso de crianças enlutadas:
> Sofrimento reativo à morte:
> 1. Marcada dificuldade em aceitar a morte. Em crianças, isso depende de sua capacidade de compreender o significado e a continuidade da morte.
> 2. Experimentar incredulidade ou entorpecimento emocional quanto à perda.
> 3. Dificuldade com memórias positivas a respeito do falecido.
> 4. Amargura ou raiva relacionada à perda.
> 5. Avaliações desadaptativas sobre si em relação ao falecido ou à morte (p. ex., autoacusação).
> 6. Evitação excessiva de lembranças da perda (p. ex., evitação de indivíduos, lugares ou situações associadas ao falecido; em crianças, isso pode incluir a evitação de pensamentos e sentimentos relacionados ao falecido).

(continua)

Quadro 1   Transtorno do luto complexo persistente – critérios propostos pelo DSM-5 *(continuação)*

> Perturbação social/da identidade:
> 7. Desejo de morrer a fim de estar com o falecido.
> 8. Dificuldade de confiar em outros indivíduos desde a morte.
> 9. Sentir-se sozinho ou isolado dos outros indivíduos desde a morte.
> 10. Sentir que a vida não tem sentido ou é vazia sem o falecido ou a crença de que o indivíduo não consegue funcionar sem o falecido.
> 11. Confusão quanto ao próprio papel na vida ou senso diminuído quanto à própria identidade (p. ex., sentir que uma parte de si morreu com o falecido).
> 12. Dificuldade ou relutância em buscar interesses desde a perda ou em planejar o futuro (p.ex., amizades, atividades).
>
> D. A perturbação causa sofrimento clinicamente significativo ou prejuízo no funcionamento social, profissional ou em outras áreas importantes da vida do indivíduo.
>
> E. A reação de luto é desproporcional ou inconsistente com as normas culturais, religiosas ou apropriadas à idade.
>
> Especificar se:
> Com o luto traumático: luto devido a homicídio ou suicídio com preocupações angustiantes persistentes referentes à natureza traumática da morte (frequentemente em resposta a lembranças da perda), incluindo os últimos momentos do falecido, grau de sofrimento e lesão mutiladora ou a natureza maldosa ou intencional da morte.

Quadro 2   Transtorno do luto complexo persistente – critérios propostos pelo DSM-5

> Características associadas que apoiam o diagnóstico:
> Alguns indivíduos com transtorno do luto complexo persistente experimentam alucinações (auditivas ou visuais) com o falecido, em que temporariamente percebem sua presença (p. ex., ver o falecido sentado na sua cadeira favorita). Também podem experimentar diversas queixas somáticas (p. ex., queixas digestivas, dor, fadiga), incluindo sintomas experimentados pelo falecido.
>
> **Diagnóstico diferencial:**
>
> Luto normal: o transtorno do luto complexo persistente distingue-se do luto normal pela presença de reações graves de luto que persistem por pelo menos 12 meses (ou seis meses em crianças) após a morte da pessoa próxima. O transtorno é diagnosticado somente quando persistem níveis graves de resposta de luto por ao menos 12 meses após a morte, interferindo na capacidade do indivíduo funcionar.
>
> Transtornos depressivos: transtorno de luto complexo persistente, transtorno depressivo maior e transtorno depressivo persistente (distimia) compartilham tristeza, choro e pensamento suicida. Enquanto o transtorno depressivo maior e o transtorno persistente podem compartilhar o humor deprimido com o transtorno do complexo persistente, e este último é caracterizado por um foco na perda.

(continua)

Quadro 2 Transtorno do luto complexo persistente – critérios propostos pelo DSM-5 *(continuação)*

> Transtorno de estresse pós-traumático: indivíduos que experimentam luto em consequência de morte traumática podem desenvolver tanto transtorno de estresse pós-traumático (TEPT) quanto transtorno do luto complexo persistente. Ambas as condições podem envolver pensamentos intrusivos e evitação. Enquanto as intrusões no TEPT giram em torno do evento traumático, as memórias intrusivas no transtorno do luto complexo persistente são focadas em pensamentos a respeito de muitos aspectos do relacionamento com o falecido, incluindo aspectos positivos do relacionamento e sofrimento pela separação. Em indivíduos com o especificador de luto traumático do transtorno do luto persistente complexo, os pensamentos ou sentimentos angustiantes podem ser mais manifestamente relacionados à forma da morte, com fantasias angustiantes sobre o que aconteceu. Tanto o transtorno do luto complexo persistente quanto o TEPT podem envolver a evitação de lembranças dos eventos que provocam sofrimento. Enquanto a evitação no TEPT é caracterizada pela evitação consistente de estímulos internos e externos que lembram a experiência traumática, no transtorno do luto complexo persistente há também preocupação com a perda e a saudade do falecido, que está ausente no TEPT.
>
> Transtorno de ansiedade de separação: é caracterizado por ansiedade pela separação de figuras de apego atuais, enquanto o transtorno do luto complexo persistente envolve sofrimento pela separação de um indivíduo falecido.

busca persistente pelo falecido, tristeza intensa, dor emocional e preocupação com as circunstâncias da morte. Esses sintomas devem persistir por pelo menos doze meses para serem caracterizados como transtorno persistente do luto. Esse período sugere que exista uma janela significativa para que os sintomas de luto estejam presentes sem indicar outras patologias e corresponde ao primeiro ano de aniversário de datas importantes, marcando a ausência do ente querido que, sabidamente, é de difícil adaptação. A relutância do DSM-5 em considerar luto complicado como uma categoria diagnóstica independente é baseada no risco de medicalização a respostas normais do luto. Essa preocupação se dá porque a psiquiatria tem a culpa de patologizar estados normais no passado[57]. No entanto, corre-se o risco de enlutados que sofrem com reações persistentes e significativas em sua saúde mental decorrentes do luto não sejam identificados em nenhum quadro. A outra medida do DSM-5 foi remover o critério "exclusão de luto" para o diagnóstico de episódio depressivo maior, reconhecendo assim que a presença dos sintomas de luto deixaria de ser um fator excludente para o diagnóstico de depressão maior[58]. A permanência do critério exclusão de luto para os enlutados com luto complicado poderia pô-los em risco de receber tratamento inapropriado, uma vez que o tempo necessário preconizado no DSM-5 para o diagnóstico de luto complicado é de um ano, entre adultos; e seis meses para crianças; enquanto para episódio depressivo maior é de dois meses. Conclui-se que a eliminação do critério exclusão de luto, não significa "medicalizar" luto; mas facilitar o acurado diagnóstico e tratamento apropriado para aqueles enlutados que também estão sofrendo de um episódio depressivo maior[59].

Em contraste com a visão tomada pelo DSM-5, a Classificação Internacional de Doenças em sua 11ª revisão, CID-11, propõe o reconhecimento do diagnóstico de luto prolongado como tal, definido pela persistente e angustiante procura pelo falecido associada à dificuldade em aceitar a morte, sentimentos da perda como parte de si, raiva pela morte, culpa em relação à morte ou dificuldade no engajamento social e outras atividades devido à perda. Os sintomas precisam persistir além de seis meses após a morte e devem causar desequilíbrio funcional ao enlutado. É importante lembrar que a CID-11 provavelmente terá maior abrangência na maioria dos países do mundo médico e psiquiátrico, que são mais influenciados pela Organização Mundial da Saúde (OMS) do que pela Associação Psiquiátrica Americana (APA). Luto é de especial preocupação para a OMS, porque muitos países que se baseiam na Classificação Internacional de Doenças são frequentemente afetados por desastres, guerras, conflitos, doenças generalizadas e mortalidade. É também possível que se a CID-11 introduzir formalmente luto complicado como uma nova categoria diagnóstica, pesquisadores e clínicos passarão a se basear mais na CID-11 do que no DSM-5 para a padronização internacional da definição de luto complicado[58].

O estudo de Maciejewski at al.[60], em 2016, foi desenhado para avaliar critérios diagnósticos para transtornos do luto a partir dos vários instrumentos de avaliação propostos na literatura. Os resultados das comparações diagnósticas indicam que não há diferença substantiva entre transtorno de luto prolongado (proposto e adotado pala CID-10) e transtorno do luto complexo persistente (introduzido pelo DSM-5). O alto nível de concordância entre os testes TLP, TLCP e CID-11 propostos, suas estimativas igualmente baixas de taxa de desordem (10%) na amostra, seus níveis comparativamente altos de especificidade diagnóstica e sua validade preditiva comparável, todos sugeriram que TLP e TLCP identificam a mesma entidade diagnóstica. Portanto, a diferença entre TLP e TLCP é principalmente semântica. Ainda nesse estudo, o critério de "tempo decorrido desde a perda" do DSM-5 foi considerado não apenas arbitrário, mas também contrário aos resultados de pesquisas empíricas publicadas. O teste diagnóstico para TLCP aplicado dentro de 6 a 12 meses após a perda teve uma concordância quase perfeita com os testes de TLP, houve alta especificidade e sensibilidade em relação ao padrão de critério ouro deles, e já foi preditiva de pior qualidade de vida subsequente. Com base nessas descobertas, o teste de diagnóstico de sintomas de TLCP aplicado dentro de 6 a 12 meses após a perda é um teste empiricamente válido para o transtorno, apesar do critério arbitrário de "pelo menos 12 meses de perda" do DSM-5 para TLCP. Em suma, conclui que o termo "transtorno de luto prolongado" captura a essência do transtorno, facilita sua compreensão e, portanto, apoia o julgamento clínico em sua avaliação diagnóstica.

Deutsch[61] observou que o trabalho de luto nem sempre seguia o curso normal e legitimou o conceito de luto patológico, atualmente por consenso, mais usado como luto complicado. Disse que o luto poderia ser complicado pelo grau de intensidade, seja por se apresentar excessivamente intenso, até violento e prolongar-se para a cronificação; seja pela ausência de qualquer sintoma. Introduzindo, a partir de então, o conceito de que pessoas enlutadas tinham um potencial para o adoecimento e necessitavam ser monitoradas durante o processo de trabalho de luto.

TRATAMENTO

A maioria dos indivíduos em luto não precisará de terapia formal para luto[62]. Geralmente, com o passar do tempo, o apoio de outras pessoas, a compreensão da perda por meio de conversas ou elaboração sobre o assunto e a integração de uma nova realidade, levará a resolução produtiva em um tempo relativamente oportuno. Em outras palavras, parte da tarefa de intervenção é ajudar o indivíduo enlutado a reconfigurar seu senso de identidade e criar novos significados e novas suposições. Jeffreys[63] sugere várias maneiras de facilitar essa realidade pós-perda, incluindo: manter um registro de experiências positivas que ocorrem durante a semana, criar um novo *hobby* que não dependa de outra pessoa, ensaiar respostas para pessoas que desconhecem a perda e utilizar estratégias de relaxamento. Para os cuidadores, as sugestões para lidar com pessoas em luto incluem: não fique ou pareça apressado, fique à vontade com o silêncio, permaneça sem julgamento, esteja preparado para normalizar as inúmeras emoções exibidas – que variam de tristeza, medo, confusão, desamparo, desesperança, medo, anedonia e raiva. Ajude a pessoa a permanecer ativa, seja sensível às normas culturais e seja sensível e consciente do seu próprio cansaço ao tentar ajudar os outros[63,64].

No entanto, há momentos em que o luto não remite e intervenções terapêuticas mais formais são necessárias para o luto complicado. Intervenções destinadas a aliviar os sintomas do luto incluem terapia cognitivo comportamental, terapia interpessoal e abordagem motivacional. Baseada na teoria do apego e integrando estratégias derivadas da psicoterapia interpessoal, tratamento cognitivo comportamental para o transtorno de estresse pós-traumático e entrevista motivacional, Shear[65], em 2010, desenvolveu o tratamento que é oferecido em dezesseis sessões num período de quatro meses. O quadro geral das sessões compreende: 1) informações sobre luto, luto complicado e esse processo de tratamento; 2) uso do diário de monitoramento do luto; 3) envolvimento de alguém significativo; 4) facilitação para o funcionamento interpessoal ideal; 5) trabalho para objetivos pessoais e autocuidados; 6) revisitando a história da morte, suas implicações e consequências; 7) revisitando lugares e atividades que estavam sendo evitadas; 8) trabalhos com memória, imagens; e 9) conversa imaginária com o ente perdido. As terapias com base psicodinâmica, seja individual ou em grupo, está a serviço de ajudar o paciente na conscientização de como e porque aquele vínculo foi estabelecido, de ajudar o paciente a compreender o amor e o ódio pelo mesmo objeto; de ajudar o paciente a reconhecer a culpa, a perda e a dor que ela causa e encorajá-lo a reconhecer novos e possíveis objetos de investimento. O ser humano aprende com a experiência, portanto é possível um crescimento psíquico com o processo de luto para além do significado do que se perdeu. Apesar de tão dolorida, há pacientes que aprendem e se desenvolvem com a experiência de perda, e tornam-se pessoas melhores adaptadas à vida. Passam a entender e a aceitar os limites da vida, valorizando os relacionamentos, aprendem a compartilhar as dores, respeitando as diferenças entre as pessoas, aproveitando o presente, e o bom e o mau que a vida oferece de forma mais integrada. Schut et al.[66] submeterem parte de uma amostra de enlutados com luto complicado à terapia comportamental focada na resolução de problemas e a outra parte focada nas emoções. O resultado foi que as viúvas se beneficiaram mais da terapia focada na resolução de problemas, enquanto os viúvos se beneficiaram mais da segunda, confirmando a hipótese de que os homens tinham mais dificuldades em expressar suas emoções do que as mulheres, e que estas, apresentaram maior facilidade para entrar em estado de ludo, mas precisavam de ajuda para encontrar novos papéis e significados em suas vidas. Comparações sistemáticas da eficácia relativa das diferentes abordagens terapêuticas são necessárias para entender o que funciona e para quem[65,67]. Todas essas modalidades de intervenções terapêuticas citadas funcionam melhor no contexto terapêutico de atendimento prolongado, o que pode não ser viável após um desastre. Apoiar os enlutados em uma situação de desastre pode ser diferente de fornecer apoio na prática clínica cotidiana. Podem estar faltando membros da família que antecipadamente estão mortos; mas que, no entanto, as informações não podem ser confirmadas. O trabalho da equipe responsável geralmente está na posição de apoiar as pessoas enquanto aguardam informações sobre o ente querido, e deve estar pronto para responder com apoio imediato, se a notícia de uma morte for confirmada. Esse período de espera pode ser extremamente estressante e ansiogênico. Uma vez confirmada a morte, a equipe de saúde mental pode não apenas fornecer conforto de apoio, mas também serviços concretos. Isso inclui assistência de suporte na aceitação e processamento das informações, além de informações sobre como obter serviços funerários e enterros. Esses podem ser complicados pela extensão dos danos geográficos e dos recursos comunitários comprometidos. Nesse ponto, é fundamental garantir que as pessoas estejam conectadas com sistemas de suporte e redes disponíveis capazes de fornecer tais serviços. Alguns enlutados exigirão intervenções de longo prazo; no entanto, essa avaliação é difícil durante as fases de impacto e pós-desastre imediatos. A prestação de serviços concretos de suporte e baseados em necessidades fornecerá a base inicial[68].

Quanto ao uso de fármacos, são poucos os estudos com fármaco ativo e controles sem fármaco. Entre as drogas estudadas estão o antidepressivo tricíclico, inibidores seletivos da recaptação de serotonina, bupropiona e benzodiazepínicos. No geral, as drogas apresentaram benefício estatisticamente significativo nos sintomas da depressão, dor e melhora subjetiva na qualidade do sono. Esses benefícios persistiram somente enquanto os sujeitos recebiam a droga[69].

Vinheta clínica

Mulher, 35 anos, 3ª de uma prole de 3 filhas. Trabalha como secretária, casada há 5 anos, tem um filho de 2,5 anos. Procurou o Ambulatório de Luto por encaminhamento do Serviço Social do Hospital onde seu pai estava internado por Covid-19 em estado de coma vegetativo e tinha perdido sua mãe por Covid-19 há 30 dias. Veio acompanhada das duas irmãs e estava afastada das funções trabalhistas desde a perda da mãe, com programação para ficar mais 2 meses afastada. Apresentava-se em estado de profunda dor, choque e raiva: "... só estou aqui porque minhas irmãs vieram. Prefiro ficar em casa". A maior parte da consulta estava apática ou chorando. Sentia-se ultrajada e injustiçada por ter perdido sua mãe: "... não é justo! Não vou e não quero me acostumar a ficar sem ela!" Considerava que tinha perdido tudo, tudo da vida. O pai, estava em coma. "Acordar para quê?" Achava que, pelo bem de seu filho, seria melhor ela morrer logo. Assim, ele se apegaria fácil a outra pessoa melhor que ela. Resolveu pedir ao marido que saísse de casa, levando consigo o filho. Depois disso, saiu de sua própria casa e foi para casa dos pais, passando a ocupar o lugar da mãe na cama dos pais. Desde então, não aguentava o contato social, alimentava-se apenas de doces e ficava muito irritada com as pessoas ou qualquer coisa que a tirasse dessa regressão: "Sinto-me como se eu tivesse 2 anos, o mundo desmoronando e eu gritando por minha mãe". A motivação para pedir a separação conjugal foi que internamente sentiu-se tendo que escolher ficar com seu marido ou com sua mãe. Decidiu por ela. Ocupar a cama dela era porque aquele era o local de pertencimento da mãe. Seu marido vinha lidando na separação conjugal insistindo em visitas diárias, acompanhado do filho embora ela não conseguisse cuidar ou brincar com ele. Ficava irritada se a realidade a solicitava (cuidar da casa, alimentação e do filho). Voltava para cama da mãe, para seus lençóis, seu cheiro (jeito de permanecer colada ao objeto de amor) e punha-se a chorar e chamar por ela na esperança de que sua mãe voltasse ao ouvir seu choro de desespero.

Fatores de risco para este enlutamento: perda de forma rápida e inesperada (mãe era hígida). Não houve os rituais de hospitalização, despedida, enterro e de suporte afetivo, familiar e social devido às medidas de isolamento social decorrentes da covid-19. Antecedente de dificuldade de separação da mãe (denotando fragilidade individual), quando após 2 meses de casamento, decidiu voltar para casa dos pais. Essa situação foi contornada quando o pai construiu uma casa para o novo casal ao lado da deles. Vínculo com a mãe excessivamente protetor e amoroso, de tal forma que a poupava de assumir responsabilidades em suas escolhas; e assim, se sentia incapaz de sobreviver e encontrar objetivos sozinha na vida. Considerava sua mãe imortal e inseparável dela.

Hipótese diagnóstica: luto complicado por sua intensidade, com risco de evolução para cronicidade.

Para aprofundamento

- Freud S. Sobre o narcisismo: uma introdução. Vol XIV (1914-1916). In. Edição standard brasileira das obras psicológicas completas de Sigmund Freud. Rio de Janeiro: Imago; 1969. p. 49.
- Freud S. Luto e melancolia. Vol XIX (1914-1916). In. Edição standard brasileira das obras psicológicas completas de Sigmund Freud. Rio de Janeiro: Imago; 1969. p. 275-91.
  ⇒ Os capítulos "Sobre o narcisismo" e "Luto e melancolia" são pioneiros e essenciais para o entendimento de como os vínculos se formam e o trabalho exigido para a desconstrução destes diante das perdas ou separações.
- Parkes CM. Luto – estudos sobre a perda na vida adulta. São Paulo: Summus Editorial; 1998.
  ⇒ Livro dedicado à descrição dos sintomas e fases do luto com base na teoria do apego.
- Stroebe, Schut H. The dual process model of coping with bereavement: rationale and description. Death Stud. 1999;23(3):197-224.
  ⇒ Os modelos de enfrentamento prévios a esse estudo consideravam o luto encerrado quando o enlutado conseguia se desvincular do objeto de apego. Esse modelo inclui o estresse adaptativo à nova realidade externa agora sem o objeto de apego ao trabalho de luto.
- Rando TA. On achieving clarity regarding complicated grief: lessons from clinical practice. In. Stroebe M, Schut H, van den Bout J. Complicated grief: scientific foundations for health care professionals. 1 ed. New York: Routledge; 2013. p. 40-54.
  ⇒ Livro inteiro dedicado ao entendimento de luto complicado. Conceito, distinção com luto normal e outras patologias psiquiátricas. Por que luto complicado deve ser considerado como quadro nosológico individualizado, como pode ser medido, se há subtipos, fatores de risco, prevenção e implicações para a saúde geral.
- Doka KJ. Grief is a journey: finding your path through loss. New York: Atria books; 2016. p. 105-24.
  ⇒ Livro dedicado a descrever a jornada do luto e que pode ser recomendado ao enlutado para leitura e aprendizado.
- Kakarala SE, Roberts KE, Rogersa M, Coats T, Falzaranoa F, Ganga J, et al. The neurobiological reward system in prolonged grief disorder (PGD): a systematic review. Psychiatry Res Neuroimaging. 2020;303:111135.
  ⇒ Boa e atual revisão dos achados neurobiológicos no luto prolongado.

REFERÊNCIAS BIBLIOGRÁFICAS

1. Parkes CM. Amor e perda: as raízes do luto e suas complicações. São Paulo: Summus; 2006.
2. Viorst J. Perdas necessárias. São Paulo: Melhoramentos; 1988.
3. Yancey V. A experiência da perda, morte e luto. In. Potter PA, Perry AG, Stockert PA, Hall A. Fundamentos de enfermagem adaptado à realidade brasileira. 8 ed. Elsevier; 2013. p. 726-48.
4. Parkes CM. Luto – estudos sobre a perda na vida adulta. São Paulo: Summus; 1998.
5. Kagawa-Singer M. The cultural context of death rituals and mourning practices. Oncol Nurs Forum. 1998;25:1752-6.

6. Bayard JP. Sentido oculto dos ritos mortuários: morrer é morrer? São Paulo: Paulus; 1996.
7. Barclay J, Blackhall L, Tulsky J. Communication strategies and cultural issues in the delivery of bad news. J Palliat Med. 2007;10(4):958-77.
8. Freud S. Luto e melancolia. Vol. XIX (1914-1916). In. Edição standard brasileira das obras psicológicas completas de Sigmund Freud. Rio de Janeiro: Imago; 1969. p. 275-91.
9. Bowlby J. Processes of mourning. Int J Psychoanal. 1961;42:317-40.
10. Kubler-Ross E. Sobre a morte e o morrer. São Paulo: Martins Fontes; 1969.
11. Kessler D. Finding meaning: the sixth stage of grief. New York: Simon and Schuster, Scribner imprint; 2019. p. 13-28.
12. Stroebe, Schut H. The dual process model of coping with bereavement: rationale and description. Death Stud. 1999;23(3):197-224.
13. Doka KJ. Grief is a journey: finding your path through loss. New York: Atria; 2016. p. 105-24.
14. Stroebe MS, Hansson RO, Schut H, Stroebe W. Handbook of bereavement research and practice: advances in theory and intervention. Washington: American Psychological Association; 2008.
15. Zissok S, Shuchter SR, Lyons LE. Adjustment to widowhood. In. Zissok S. Biopsychosocial aspects of bereavement editor. 1 vol. Washington: American Psychiatric Press; 1987. p. 51-72.
16. Alves TM, Oliveira MC, Lotufo-Neto F. Diagnosis of complicated grief using the Texas Revised Inventory of Grief, Brazilian Portuguese Version. J Psychol Clin Psychiatr. 2016;6(1):00316.
17. Song IH, Know SW, Kim JE. Association between suicidal ideation and exposure to suicide in social relationships among family, friend and acquaintance survivors in South Kore. Suicide Life Threat Behav. 2015;45:376-90.
18. Molina N, Viola M, Rogers M, Ouyang D, Gang J, Derry H, et al. Suicidal deation in Bereavement: a systematic review. Behav Sci (Basel). 2019;9(5):2-11.
19. Abbott CH, Prigerson HG, Maciejewski PK. The influence of patients' quality of life at the end of life on bereaved caregivers' suicidal ideation. J Pain Symptom Manag. 2014;48:459-64.
20. Song JI, Shin DW, Choi J, Kang J, Baek Y, Mo H, et al. Quality of life and mental health in the bereaved family members of patients with terminal cancer. Psychooncology. 2012;21:1158-66.
21. O'Dwyer ST, Moyle W, Zimmer-Gembeck M, De Leo D. Suicidal ideation in family carers of people with dementia. Aging Ment Health. 2016;20:222-30.
22. De Groot M, Neeleman J, van der Meer K, Burger H. The effectiveness of family-based cognitive-behavior grief therapy to prevent complicated grief in relatives of suicide victims: the mediating role of suicide ideation. Suicide Life Threat Behav. 2010;40:425-37.
23. Pitman AL, Osborn DPJ, Rantell K, King MB. Bereavement by suicide as a risk factor for suicide attempt: A cross-sectional national UK-wide study of 3432 young bereaved adults. BMJ Open. 2016;6:e009948.
24. Mitchell AM, Kim Y, Prigerson HG, Mortimer MK. Complicated grief and suicidal ideation in adult survivors of suicide. Suicide Life Threat Behav. 2005;35(5):498-506.
25. Minois G. História do suicídio: a sociedade ocidental diante da morte voluntária. São Paulo: Unesp; 2018. p. 391.
26. Fujisawa D, Miyashita M, Nakajima S, Ito M, Kato M, Kim Y. Prevalence and determinants of complicated grief in general population. J Affect Disord. 2010;127:352-58.
27. Kersting A, Brahler E, Glaesmer H, Wagner B. Prevalence of complicated grief in a representative population-based sample. J Affect Disord. 2011;131:339-43.
28. Newson RS, Boelen PA, Hek K, Hofman A, Tiemeier H. The prevalence and characteristics of complicated grief in older people. J Affect Disord. 2011;132:231-38.
29. Shear KM, Jackson CT, Essock SM, Donahue SA, Felton CJ. Screening for complicated grief among project liberty service recipients 18 months after September 11, 2001. Psychiatr Serv. 2006;57(9):1291-7.
30. Kristensen P, Weisæth L, Heir T. Bereavement and mental health after sudden and violent losses: a review. Psychiatry Spring. 2012;75(1):76-97.
31. Souza R, Bernatsky S, Kaz de Jong RR. Mental health status of vulnerable tsunami-affected communities: a survey in Aceh Province, Indonesia. J Trauma Stress. 2007;20(3):263-9.
32. Clayton PJ, Halikas JA, Maurice WL. The depression of widowhood. Br J Psychiatry. 1972;120:71-6.
33. Lund D, Dimond D, Caserta MS. Identifying elderly with coping difficulties two years after bereavement. Omega: J Death Dying. 1985;16:213-24.
34. Brow GW, Harris TO. Depression. In. Brow GW, Harris TO. Life events and illness. New York: Guilford Press; 1989. p49-94.
35. Bruce ML, Kim K, Leaf PJ, Jacobs S. Depressive episodes and dysphoria resulting from conjugal bereavement in a prospective community sample. Am J Psychiatry. 1990;147:608-11.
36. Clayton PJ. Bereavement and depression. J Clin Psychiatry. 1990;51:34-8.
37. Zissok S, Shuchter S. Uncomplicated bereavement. J Clin Psychiatry. 1993;(54):365-72.
38. Bornstein PE, Clayton PJ, Halitas JA, Maurice W, Robins E. The depression of widowhood after 13 months. Br J Psychiatry. 1973;122:561-66.
39. Irwin M, Daniels M, Weiner H. Immune and neuroendocrine changes during bereavement. Psychiatr Clin North Am. 1987;10:449-65.
40. Mor V, McHorney C, Sherwood S. Secondary morbidity among the recently bereaved. Am J Psychiatry. 1986;143:158-63.
41. Helsing KJ, Szlo M. Mortability after bereavement. Am J Epidemiol. 1981;114:41-52.
42. Parkes CM. Bereavement as a psychosocial transition: processes of adaptation to change. In: Stroebe MS, Stroebe W, Robert HO (eds.). Handbook of bereavement: Theory, research, and intervention. Cambridge: Press Syndicate of the University of Cambridge; 1993. pp. 91-101
43. Stroebe M, Stroebe W, Abakoumkim G. The broken heart: suicidal ideation in bereavement. Am J Psychiatry. 2005;162:2178-80.
44. Smith JC. Marital status and the risk of suicide. Am J Public Health. 1980;78:78-80.
45. Luoma JB, Pearson JL. Suicide and marital status in the United States, 1991-1996. Is widowhood a risk factor? Am J Public Health. 2002;92:1518-22.
46. Kraus AS, Lilienfeld AM. Some epidemiological aspects of the high mortality rate in the Young widowed persons. J Chronic Dis. 1959;10:207-17.
47. Jones DR. Heart disease mortality following widowhood: some results of the OPCS longitudinal study. Psychiatr Clin North Am. 1987;31:325-33.
48. Rando TA. On achieving clarity regarding complicated grief: lessons from clinical practice. In. Stroebe M, Schut H, van den Bout J. Complicated Grief: scientific foundations for health care professionals. 1 ed. New York, NY: Routledge; 2013. p. 40-54.
49. Horowitz MJ, Siegel B, Holen A, Bonanno GA, Milbrath C, Stinson CH. Diagnostic criteria for complicated grief disorder. Am J Psychiatry. 1997;154(7):904-10.
50. Prigerson HG, Frank E, Kasl SV, Reynolds CF, Anderson B, Zubenko GS, et al. Complicated grief as a disorder distinct from bereavement-related depression and anxiety: preliminary empirical validation in elderly bereaved spouses. Am J Psychiatry. 1995;152:22-30.
51. Prigerson HG, Bierhals AJ, Kasl SV, Reynolds CF, Shear MK, Newtosom JT, et al. Complicated grief as a disorder distinct from bereavement-related depression and anxiety: a replication study. Am J Psychiatry. 1996;153:1484-6.
52. Prigerson HG, Bridge JB, Maciejewski PK, Berry LC, Rosenheck RA, Jacobs SC, et al. Traumatic grief as a risk factor for suicidal ideation among young adults. Am Psychiatry. 1999a;156:1994-5.
53. Lichtenthal WG, Cruess DG, Prigerson HG. A case for establishing complicated grief as a distinct mental disorder in DSM-V. Clinical Psychology Review. 2004;24(6):637-62.
54. Spuij M, Reitz E, Prinzie P, Stikkelbroek Y, Ross C, Boelen PA. Distinctiveness of symptoms of prolonged grief, depression, and post-traumatic stress in bereaved children and adolescents. Eur Child Adolesc Psychiatry. 2012;21:673-9.
55. Prigerson HG, Horowitz MJ, Jacobs SC, Parkes CM, Aslan M, Goodkin K, et al. Prolonged grief disorder: psychometric validation of criteria proposed for DSM-V and ICD-11. PLoS Med. 2009;6:e1000121.
56. Silverman GK, Jacobs SC, Kasl SV, Shear MK, Maciejewski PK, Noaghiul FS, et al. Quality of life impairments associated with diagnostic criteria for traumatic grief. Psychol Med. 2000;30:857-62.
57. Wakefield JC. The DSM-5 debate over the bereavement exclusion: psychiatric diagnosis and the future of empirically supported treatment. Clin Psychol Rev. 2013;33:825-45.
58. Bryant RA. Prolonged grief: where to after diagnostic and statistical manual of mental disorders. 5 ed. Curr Opin Psychiatry. 2014;27:21-6.
59. Zissok S, Corruble E, Duan N, Iglewicz A, Karam EG, Lanuoette N, et al. The bereavement exclusion and DSM-5. Depress Anxiety. 2012; 29:425-43.

60. Maciejewski PK, Maercker A, Boelen PA, Prigerson HG. Prolonged grief disorder and persistent complex bereavement disorder, but not complicated grief, are one and the same diagnostic entity: an analysis of data from the Yale Bereavement Study. World Psychiatry. 2016;15:266-75.
61. Deutsch H. Absence of grief. Psychoanalytic Quartely. 1937;6:12-22.
62. Jordan J, Neimeyer R. Does grief counseling work? Death studies. 2003;27(9):765-86.
63. Jeffreys JS. Helping grieving people: when tears are not enough. New York: Brunner-Routledge; 2005.
64. Love AW. Progress in understanding grief, complicated grief, and caring for the bereaved. Contemporary Nurse. 2007;27:73-83.
65. Shear MK. Bereave care. NIH Public Acess. 2010;29(3):10-4.
66. Shut HAW, Stroebe MS, van den Bout J. Intervention for the bereaved: gender differences in the efficacy of two counselling programmes. Br J Clin Psychol. 1997;36(1):63-72.
67. Stroebe M, Schut H, Stroebe W. Health outcomes of bereavement. Lancet. 2007;370:1960-73.
68. Baker LR, Cormier L. Disasters and vulnerable populations: evidence-based practice for the helping professions. New York: Springer; 2015. p. 45-64.
69. Forte AL, Hill M, Pazder R, Feudtner C. Bereavement care interventions: a systematic review. BMC Palliative Care Open Acess; 2004;3:3.

23

Transtorno dissociativo

Bruna Bartorelli
Antônio Paulo Rinaldi Asciutti
Guilherme Braga Cliquet

Sumário

Introdução
História do conceito de dissociação
Epidemiologia e fatores de risco
Fatores de risco
Etiopatogenia e neurobiologia
Quadro clínico, diagnóstico e comorbidades
Curso e evolução
Exames complementares
Diagnóstico diferencial
Tratamento
    Transtorno dissociativo de identidade
    Amnésia dissociativa
    Transtorno de despersonalização/desrealização
Vinheta clínica
Para aprofundamento
Referências bibliográficas

Pontos-chave

- A dissociação é um fenômeno psíquico que pode estar presente em condições de normalidade, não ocorrendo apenas em pessoas com transtornos mentais.
- Experiências traumáticas costumam preceder os sintomas, mas não são absolutamente necessárias para que ocorram dissociações.
- Subdiagnóstico de transtornos dissociativos é frequente e os pacientes demoram em média oito anos para receberem o diagnóstico correto.
- Há três transtornos principais: transtorno dissociativo de identidade, amnésia dissociativa e transtorno de despersonalização/desrealização.
- No transtorno dissociativo de identidade, personalidades elaboradas e independentes são raras.
- Oitenta por cento dos pacientes também apresentam outro diagnóstico psiquiátrico.
- Cerca de 75% dos pacientes tentam suicídio ao menos uma vez na vida.
- O fornecimento de suporte social e a reinserção ocupacional são fatores de melhora prognóstica.
- O estudo da dissociação sempre foi inseparável do contexto sociocultural, recebendo influência dele e, ao mesmo tempo, influenciando-o.

INTRODUÇÃO

A dissociação é definida como uma descontinuidade da integração da consciência, memória, identidade, emoção, percepção, representação corporal, controle motor ou comportamento. Fenomenologicamente, compreende um espectro de experiências que transitam entre a atividade psíquica normal, como estreitamentos de consciência e atenção (p. ex., ao ler um livro) ou estados relapsos (p. ex., distrair-se na estrada e deixar de tomar a saída correta), até estados patológicos graves, como o não reconhecimento de si em frente ao espelho ou o esquecimento da própria biografia[1]. Historicamente, associou-se a dissociação à ocorrência de vivências traumáticas de diversas naturezas, mas hoje sabe-se que essas vivências não são condições necessárias para o aparecimento de sintomas dissociativos[2].

A dissociação é considerada patológica quando acarreta sofrimento significativo e perda da funcionalidade nos campos pessoal, familiar ou profissional. A psiquiatria reconhece sintomas dissociativos em diversos transtornos e não apenas naqueles classificados como dissociativos. Neste capítulo, abordaremos mais profundamente os transtornos dissociativos especificados na quinta edição do *Manual diagnóstico e estatístico de transtornos mentais*[3]: transtorno dissociativo de identidade, amnésia dissociativa e transtorno de despersonalização/desrealização.

Transtornos dissociativos manifestam-se como intrusões espontâneas na consciência com perdas de continuidade na

Em estudos com usuários de instituições psiquiátricas, por outro lado, esse transtorno ocorre em média em 5% dos pacientes, podendo chegar a 12%[25,27,28,30,36,37]. Sintomas de despersonalização são vivenciados por 20% da população geral em um ano, segundo pesquisa nos Estados Unidos[38]. Na Alemanha, sintomas dessa ordem estão presentes em 12% de jovens estudantes[39]. Estudos internacionais apontam que o transtorno de despersonalização/desrealização ocorre entre 0,8 e 2,8% da população ao longo da vida[40,41]. O sintoma de amnésia dissociativa, por sua vez, é experimentado por 7,3% da população em um estudo realizado na Turquia[42]. Entre populações psiquiátricas, 7,3 a 11,4% dos pacientes apresentam o diagnóstico de transtorno de amnésia dissociativa[29,43].

Estudos epidemiológicos sobre dissociação no Brasil são raros e poucos utilizam escalas e entrevistas padronizadas. Na área metropolitana de São Paulo/SP, estimou-se a prevalência populacional de transtornos dissociativos em 2,2% ao longo da vida, 0,5% em doze meses e 0,3% em um mês[34]. Em Pelotas (RJ), encontraram-se transtornos dissociativos em 20% da população, com amnésia dissociativa presente em 1,9% das pessoas ao longo da vida e 0,9% no momento do estudo[33].

FATORES DE RISCO

Como em todos os transtornos psiquiátricos, os fatores de risco para o desenvolvimento de transtornos dissociativos podem ser divididos em biológicos, psicológicos e sociais. Por mais que essa seja uma divisão arbitrária, com fatores que ocupam limites entre as categorias, ela é útil para avaliar o risco de desenvolvimento de dissociação ao longo da vida.

Entre os fatores de risco biológicos para o desenvolvimento de transtornos dissociativos estão a presença de outros transtornos psiquiátricos, uso de substâncias, epilepsia, traumatismo craniano, polimorfismos nos genes 5-HTTLPR (que codifica o transportador de serotonina)[44], da catecol-O-aminotransferase (COMT, uma enzima de degradação de catecolaminas)[45] e da FKBP5 (proteína imunorreguladora também associada a transtornos depressivos), e alterações no sistema do fator neurotrófico derivado do cérebro (BDNF)[2]. Alterações nos receptores do N-metil-D-aspartato (NMDA) provavelmente ocorrem, pois alguns de seus antagonistas, como quetamina e maconha, podem desencadear sintomas dissociativos[46,47].

Destaca-se como fator de risco psicológico para desenvolver dissociação a ocorrência de apego desorganizado durante a infância[48]. Segundo essa teoria, apego é o vínculo entre criança e cuidador que tem por objetivo garantir a segurança e sobrevivência do menor. Conforme a criança se desenvolve, transforma-se o objetivo físico de aproximação em um psicológico de obtenção de carinho e atenção. Estratégias de apego (seguro, evitativo, resistente e desorganizado) são adotadas na infância e permanecem estáveis ao longo da vida. Jovens com o apego desorganizado, caracterizado pela incapacidade de criar ferramentas para lidar com a separação do cuidador, tornam-se adultos mais propensos a estados e transtornos dissociativos[49].

Os fatores de risco sociais são os que classicamente foram associados ao desenvolvimento de transtornos dissociativos. Os que apresentam associação bem estudada são abuso físico ou sexual na infância, maus-tratos ou negligência, morte inesperada de ente próximo, crescimento ao lado de progenitor com doença mental grave, conflito militar, tortura, desastre natural e deslocamento civil[2,50]. Experiências traumáticas causadas por pessoas próximas da vítima ou por múltiplos agressores, repetidas, de longa duração, de início precoce e com ameaça ou violência aumentam o risco de desenvolvimento de transtornos dissociativos.

ETIOPATOGENIA E NEUROBIOLOGIA

A etiopatogenia ou fisiopatologia dos transtornos dissociativos, como ocorre com muitos transtornos psiquiátricos, não é conhecida. Historicamente, devido ao estudo dessas condições em conjunto com as chamadas "histerias", associou-se o desenvolvimento da dissociação como consequência de vivências traumáticas. Hoje, sabe-se que o trauma não é uma condição sine qua non para o estabelecimento de transtornos dissociativos, apesar de muitas vezes haver histórico positivo em pacientes com esses quadros.

Formulou-se com o estudo da dissociação o "modelo do trauma", que teoriza o aparecimento desse sintoma como forma de lidar com experiências traumáticas sem desorganização emocional intensa. Segundo esse modelo, a dissociação é um estado psicobiológico que funciona como proteção contra experiências traumáticas, diminuindo o impacto desses eventos por meio da ativação de estados alterados de consciência que sequestram ou diminuem o contato do indivíduo com eles. Em indivíduos com predisposição biológica a dissociar (chamada de dissociabilidade), estresse ambiental significativo favoreceria a ocorrência de sintomas dissociativos[2].

Em termos neurobiológicos, evidências apontam que experiências dissociativas são o equivalente humano da resposta de congelamento que animais apresentam quando em situações de perigo[51]. Sabe-se que, quando expostos a protocolos de trauma, pessoas que dissociam apresentam em ressonância magnética funcional hipoativação insular e amigdaliana, e hiperatividade pré-frontal[52,53]. São esses os fenômenos que acontecem na reação de congelamento animal. Concomitantemente, verifica-se uma hiporreatividade do sistema nervoso autônomo simpático e menor liberação de cortisol, resposta contrária à esperada em situações de risco[54]. Com base em estudos genéticos, neurobiológicos e psicofisiológicos, supõe-se que a exposição crônica a trauma leva a uma resposta preferencial de dissociação diante de estímulos, sejam eles traumáticos ou não.

QUADRO CLÍNICO, DIAGNÓSTICO E COMORBIDADES

O psiquiatra ou psicoterapeuta que se depara com quadros dissociativos deve se fazer uma série de perguntas para entender o que se passa com o paciente e conduzir seu tratamento.

Trata-se de uma dissociação verdadeira ou outra vivência que em primeiro momento assemelha-se a dissociações? Essa dissociação é patológica, ou seja, acarreta sofrimento psíquico ou prejuízo funcional? Se é uma dissociação patológica, ocorre devido a um transtorno dissociativo (com ou sem comorbidade com outros quadros psiquiátricos) ou a um transtorno não dissociativo?

Dissociação é um fenômeno presente em condições patológicas e não patológicas. Assim, diante de sintomas dissociativos deve-se diferenciar a experiência dissociativa entre fenômeno não patológico, transtorno dissociativo (com ou sem comorbidade psiquiátrica), sintoma dissociativo de outro transtorno mental ou sintoma de outra ordem que se assemelha a dissociação (portanto, um diagnóstico diferencial orgânico ou psiquiátrico).

Discutiremos inicialmente o quadro clínico dos transtornos dissociativos especificados dentro dessa categoria no DSM-5: transtorno dissociativo de identidade, amnésia dissociativa e transtorno de despersonalização/desrealização (Quadros 1 a 3). Sintomas dissociativos em outros quadros psiquiátricos serão discutidos adiante.

O transtorno dissociativo de identidade é definido como uma ruptura da identidade com a presença de dois ou mais estados de personalidade diferentes. Essa ruptura acompanha-se de alterações no afeto, comportamento, consciência, memória, percepção, cognição ou comportamento sensório-motor. O paciente demonstra dificuldade de recordação de

Quadro 1 Critérios diagnósticos do transtorno dissociativo de identidade de acordo com o DSM-5

Transtorno dissociativo de identidade
A. Ruptura da identidade caracterizada pela presença de dois ou mais estados de personalidade distintos, descrita em algumas culturas como uma experiência de possessão. A ruptura na identidade envolve descontinuidade acentuado no senso de si mesmo e de domínio das próprias ações, acompanhada por alterações relacionadas no afeto, no comportamento, na consciência, na memória, na percepção, na cognição e/ou no funcionamento sensório-motor. Esses sinais e sintomas podem ser observados por outros ou relatados pelo indivíduo.
B. Lacunas recorrentes na recordação de eventos cotidianos, informações pessoais importantes e/ou eventos traumáticos que são incompatíveis com o esquecimento comum.
C. Os sintomas causam sofrimento clinicamente significativo e prejuízo no funcionamento social, profissional ou em outras áreas importantes da vida do indivíduo.
D. A perturbação não é parte normal de uma prática religiosa ou cultural amplamente aceita. Obs.: Em crianças, os sintomas não são mais bem explicados por amigos imaginários ou outros jogos de fantasia.
E. Os sintomas não são atribuíveis aos efeitos fisiológicos de uma substância (p. ex., apagões ou comportamento caótico durante intoxicação alcoólica) ou a outra condição médica (p. ex., convulsões parciais complexas).

Fonte: Associação Americana de Psiquiatria, 2014[3].

Quadro 2 Critérios diagnósticos da amnésia dissociativa de acordo com o DSM-5 (adaptado)

Amnésia dissociativa
A. Incapacidade de recordar informações autobiográficas importantes, geralmente de natureza traumática ou estressante, incompatível com o esquecimento normal. Obs.: A amnésia dissociativa consiste mais frequentemente em amnésia localizada ou seletiva de um evento ou eventos específicos ou amnésia generalizada da identidade e da história de vida.
B. Os sintomas causam sofrimento clinicamente significativo e prejuízo no funcionamento social, profissional ou em outras áreas importantes da vida do indivíduo.
C. A perturbação não é atribuível aos efeitos fisiológicos de uma substância (p. ex., álcool ou outra droga de abuso, um medicamento) ou a uma condição neurológica ou médica (p. ex., convulsões complexas parciais, amnésia global transitória, sequelas de traumatismo craniano/lesão cerebral traumática, outra condição neurológica).
D. A perturbação não é mais bem explicada por transtorno dissociativo de identidade, transtorno de estresse pós-traumático, transtorno de estresse agudo, transtorno de sintomas somáticos ou transtorno neurocognitivo maior ou menor.
Especificar se: Com fuga dissociativa: Viagem aparentemente proposital ou perambulação sem rumo associada a amnésia de identidade ou de outras informações autobiográficas importantes.

Fonte: Associação Americana de Psiquiatria, 2014[3].

Quadro 3 Critérios diagnósticos do transtorno de despersonalização/desrealização de acordo com o DSM-5

Transtorno de despersonalização/desrealização
A. Presença de experiências persistentes ou recorrentes de despersonalização, desrealização ou ambas: 1. Despersonalização: experiências de irrealidade, distanciamento ou de ser um observador externo dos próprios pensamentos, sentimentos, sensações, corpo ou ações (p. ex., alterações da percepção, sendo distorcido do tempo, sensação de irrealidade ou senso de si mesmo irreal ou ausente, anestesia emocional e/ou física). 2. Desrealização: experiências de irrealidade ou distanciamento em relação ao ambiente ao redor (p. ex., indivíduos ou objetos são vivenciados como irreais, oníricos, nebulosos, inertes ou visualmente distorcidos).
C. Durante as experiências de despersonalização ou desrealização, o teste de realidade permanece intacto.
D. Os sintomas causam sofrimento clinicamente significativo e prejuízo no funcionamento social, profissional ou em outras áreas importantes da vida do indivíduo.
E. A perturbação não é atribuível aos efeitos fisiológicos de uma substância (p. ex., droga de abuso, medicamento) ou a outra condição médica (p. ex. convulsões).
F. A perturbação não é mais bem explicada por outro transtorno mental, como esquizofrenia, transtorno de pânico, transtorno depressivo maior, transtorno de estresse agudo, transtorno de estresse pós-traumático ou outro transtorno dissociativo.

Fonte: Associação Americana de Psiquiatria, 2014[3].

geral são quadros crônicos com comprometimento muito grande da funcionalidade e a remissão dos sintomas é difícil. Uso de instrumentos de rastreio como o PHQ-15 e capacitação de equipes interdisciplinares para o tratamento desses transtornos reduziria muito os custos do sistema de saúde e diminuiria o sofrimento de pacientes e familiares.

Vinheta clínica

Paciente feminina, 56 anos, tem diversas idas aos pronto-atendimentos da região em que mora por quadros polimorfos, como cefaleia sem sinais de alarme ou epigastralgia. Já é conhecida dos funcionários dos hospitais, costuma coletar alguns exames simples, mas sempre tenta explicar aos médicos os motivos de precisar de exames mais complexos, pois pesquisara na internet que o que ela estava sentindo podia ser a doença x ou y. Por muito tempo conseguiu realizar exames mais invasivos e ostensivos, mas mais recentemente, com suas procuras frequentes por atendimentos de urgência na região, passou a ser conhecida pelos profissionais da saúde, que perceberam seu padrão de busca por atendimento. Sente-se mais preocupada e angustiada, pois os médicos "nem ouvem o que ela tem a dizer" e ela tem certeza de "ter algo errado com o corpo dela". Tem tentado consultas ambulatoriais na UBS da região e chegou a buscar ajuda de médico particular, porém os exames tinham ficado muito caros para pagar. Conta que se sente menosprezada pelos médicos e pela família, que não entendem o sofrimento dela, nem que ela de fato tem uma doença que ainda ninguém descobriu.

A paciente conseguiu agendar consulta com o médico do posto de saúde, que passou a fazer consultas regulares com ela e ela passou a sentir mais confiança com ele. Com isso, reduziu suas idas aos pronto-atendimentos e a coleta frequente de exames. Diz que ainda fica aflita, mas muito menos que antes. Junto do acompanhamento ambulatorial pela rede primária, passou a fazer psicoterapia em grupo, na qual consegue explanar sobre seus medos e depois discute na terapia individual a interpretação das sensações que tem. Conta que isso a tem ajudado a pensar que nem todas as sensações físicas necessariamente se tratam de doenças e que permanece observando os sintomas, mas tenta esperar o máximo possível para procurar ajuda médica.

Para aprofundamento

- Croicu C, Chwastiak L, Katon W. Approach to the patient with multiple somatic symptoms. Med Clin N Am. 2014;98:1079-95.
  ⇨ Este artigo discute o papel do médico na rede primária de atendimento na detecção e no manejo de pacientes com múltiplas queixas somáticas, depressão e ansiedade comórbidos, assim como os desafios na exclusão de causas orgânicas.
- Scarella TM, Boland RJ, Barsky AJ. Illness anxiety disorder: psychopathology, epidemiology, clinical characteristics, and treatment. Psychosomatic Med. 2019;81(5):398-407.
  ⇨ Discute o espectro hipocondríaco do ponto de vista psicopatológico, assim como as características clínicas desses quadros.
- Stone J, Carson A, Duncan R, Roberts R, Warlow C, Hibberd C, et al. Who is referred to neurology clinics? – The diagnoses made in 3781 new patients". Clin Neurol Neurosurg. 2010;112:747.
  ⇨ Traz detalhes dos aspectos clínicos nos quadros conversivos, desde as apresentações mais frequentes até as menos comuns.

REFERÊNCIAS BIBLIOGRÁFICAS

1. Croicu C, Chwastiak L, Katon W. Approach to the patient with multiple somatic symptoms. Med Clin N Am. 2014;98:1079-95.
2. Millon T. Masters of the mind. Exploring the story of mental illness from ancient times to the new millennium. New Jersey: John Wiley & Sons; 2004.
3. Shorter E. From paralysis to fatigue. A history of psychosomatic illness in the modern era. New York: The Free Press, 1992.
4. Laplanche J. Vocabulário da psicanálise. 3.ed. São Paulo: Martins Fontes; 1998.
5. Bartorelli B, Betbedé A. Sintomas somáticos e transtornos relacionados. In: Castro Humes E, Vieira MEB, Fráguas Júnior R (eds.). Psiquiatria Interdisciplinar. Barueri, São Paulo: Manole; 2016. p.210-20.
6. Kroenke K, Spitzer RL, Williams JB. The PHQ-15: validity of a new measure for evaluating the severity of somatic symptoms. Psychosom Med. 2002;64(2):258-266.
7. Bartorelli B, Tortato LS. Sintomas somáticos e transtornos relacionados. In: Humes EC, Cardoso F, Fernandes FG, Hortêncio LOS, Miguel EC (orgs.). Clínica psiquiátrica: guia prático. 1.ed. Barueri: Manole; 2019. p. 209-22.
8. Volich RM. Hipocondria: impasses da alma, desafios do corpo. São Paulo: Casa do Psicólogo; 2002.
9. Guedeney C, Weisbrot C. L'histoire de l'hypocondrie. Monographies de la Revue Française dePsychanalyse; 1995.
10. Associação Americana De Psiquiatria. Manual Diagnóstico e Estatístico de Transtornos Mentais. DSM 5.ed. Porto Alegre: Artmed, 2014.
11. Araújo AC, Neto FL. A nova classificação americana para os transtornos mentais – o DSM-5. Rev Bras Ter Comp Cogn. 2014;16(1):67-82.
12. Bailer J, Kerstner T, witthoft M, Diener C, Mier D, Rist F. Health anxiety and hypochondriasis in the light of DSM-5. Anxiety, Stress, & Coping. 2016;29(2):219-239.
13. Ewing DL, Manssei M, van Praag CG, Phillipides AO, Critchley HD, Garfinkel SN. Sleep and the heart: Interoceptive differences linked to poor experiential sleep quality in anxiety and depression. Biological Psychology. 2017;127:163-72.
14. Babaev O, Chatain CP, Krueger-Burg D. Inhibition in the amygdala anxiety circuitry. Experimental & molecular medicine. 2018;50(4):1-16.
15. Van Den Heuvel OA, Mataix-Cols D, Zwitser G, Cath DC, van der Werf YD, Groenewegen HJ, et al. Common limbic and frontal-striatal disturbances in patients with obsessive compulsive disorder, panic disorder and hypochondriasis. Psychological Med. 2011;41(11):2399-2410.
16. Noyes JR, Kathol RG, Fisher MM, Phillips BM, Suelzer MT, Woodman CL. Psychiatric comorbidity among patients with hypochondriasis. General hospital psychiatry. 1994;16(2):78-87.
17. Scarella TM, Boland RJ, Barsky AJ. Illness anxiety disorder: Psychopathology, epidemiology, clinical characteristics, and treatment. Psychosomatic Med. 2019;81(5):398-407.

18. Muse K, McManus F, Leung C, Meghreblian B, Williams JMG. Cyberchondriasis: fact or fiction? A preliminary examination of the relationship between health anxiety and searching for health information on the Internet. J Anxiety Disord. 2012;26(1):189-96.

19. Fergus TA, Dolan SL. Problematic internet use and internet searches for medical information: the role of health anxiety. Cyberpsychology, Behavior, and Social Networking. 2014;17(12):761-5.

20. Sakai R, Nestoriuc Y, Nolido NV, Barsky AJ. The prevalence of personality disorders in hypochondriasis. J Clin Psychiatry. 2010;71(1):41-7.

21. Buwalda FM, Bouman TK, Van Duijn MAJ. Psychoeducation for hypochondriasis: A comparison of a cognitive-behavioural approach and a problem-solving approach. Behaviour Research and Therapy. 2007;45(5):887-99.

22. Scarone S, Gambini O. Delusional hypochondriasis: Nosographic evaluation, clinical course and therapeutic outcome of 5 cases. Psychopathology. 1991;24(3):179-84.

23. Associação para Metodologia e Documentação em Psiquiatria (AMDP). O sistema AMDP: manual de documentação de achados diagnósticos psiquiátricos. São Paulo: Hoegrefe; 2016.

24. Magariños M, Zafar U, Nissenson K, Blanco C. Epidemiology and treatment of hypochondriasis. CNS Drugs. 2002;16(1):9-22.

25. Stone J, Carson A, Duncan R, Roberts R, Warlow C, Hibberd C, et al. Who is referred to neurology clinics? The diagnoses made in 3781 new patients. Clin Neurol Neurosurg. 2010;112:747.

26. Carson AJ. Introducing a 'neuropsychiatry' special issue: but what does that mean?. J Neurol Neurosurg Psychiatry. 2014;85:121-2.

27. Apazoglou K, Mazzola V, Wegrzyk J, Polara GF, Aybek S. Biological and perceived stress in motor functional neurological disorders. Psychoneuroendocrinology. 2017;85:142-50.

28. O'Neal MA, Baslet G. Treatment for patients with a functional neurological disorder (Conversion Disorder): an integrated approach. Am J Psychiatry. 2018;175:4.

29. Feinstein A. Conversion disorder. Continuum (Minneap Minn). 2018;24(3):861-72.

30. Levenson JL. Psychological factors affecting other medical conditions: Clinical features, assessment, and diagnosis. In: Post TW (ed.). UpToDate. Waltham: UpToDate. . Disponível em: https://www.uptodate.com (Accessed on december 11, 2018.)

31. Kanaan RAA, Wessely SC. The origins of factitious disorder. Hist Human Sci. 2010;23(2):68-85. Disponível em: https://doi.org/10.1177/0952695109357128.

32. Dwyer J. Ganser's syndrome. Lancet. 2004;364(9432):471-3.

33. Singh J, Avasthi A, Grover S. Malingering of psychiatric disorders: A review. Reprinted from the German Journal of Psychiatry. Disponível em: <http://www.gjpsy.uni-goettingen.de>.

34. Häuser W, Henningsen P. Fibromyalgia syndrome: a somatoform disorder? Eur J Pain. 2014.

35. Wolfe F, Brähler E, Hinz A, Winfried A, Hauser W. Fibromyalgia prevalence, somatic symptom reporting, and the dimensionality of polysymptomatic distress: Results from a survey of the general population. Arthritis Care & Research. 2013;65(5):777-85.

36. Heymann RE, Paiva ES, Martinez JE, Helfenstein Jr M, Rezende MC, Provenza JR, et al. Novas diretrizes para o diagnóstico da fibromialgia. Revista Brasileira de Reumatologia. 2017;57(S2):S467–S476.

37. Associação Americana de Psiquiatria. Manual diagnóstico e estatístico de transtornos mentais, 4.ed., texto revisado (DSM-IV-TR). Porto Alegre: Artes Médicas; 2002.

38. Abramowitz JS, Deacon BJ, Valentiner DP. The short health anxiety inventory: Psychometric properties and construct validity in a non-clinical sample. Cognitive Therapy and Research. 2007;31(6):871-883.

39. Barsky AJ, Ahern DK, Bailey ED, Saintfort R, Liu EB, Peekna HM. Hypochondriacal patients' appraisal of health and physical risks. Am J Psychiatry. 2001;158(5):783-7.

40. Bass C, Glaser D. Early recognition and management of fabricated or Induced illness in children. Lancet. 2014;383:1412-21.

41. Browning M, Fletcher P, Sharpe M. Can neuroimaging help us to understand and classify somatoform disorders? A systematic and critical review. Psychosom Med. 2011;73(2):173-84.

42. Chinn, Caldwell W, Gritsenko K. Fibromyalgia pathogenesis and treatment options update. Current Pain Headache Rep. 2016; 20:25.

43. Espay AJ, Aybek S, Carson A, Edwards MJ, Goldstein LH, Hallett M, et al. Current concepts in the diagnosis and treatment of functional neurological disorders. JAMA Neurology. 2018;75(9).

44. Fabião C, Fleming M, Barbosa A. Somatização funcional. Act Med Port. 2011;24(5):757-70.

45. Fallon BA, Ahern DK, Pavlicova M, Slavov I, Skritskya N, Barsky AJ. A randomized controlled trial of medication and cognitive-behavioral therapy for hypochondriasis. Am J Psychiatry. 2017;174(8):756-764.

46. Furer P, Walker JR. Treatment of hypochondriasis with exposure. Journal of Contemporary Psychotherapy. 2005;35(3):251-67.

47. Greeven A, van Balkom AJLM, van der Leeden R, Merkelbach JW, van den Heuvel OA, Spinhoven P. Cognitive behavioral therapy versus paroxetine in the treatment of hypochondriasis: an 18-month naturalistic follow-up. J Behavior Therapy and Experimental Psychiatry. 2009;40(3):487-496.

48. Lazslo AA, Terra JR. Histeria e somatização: o que mudou? J Bras Psiquiatr. 2010;59(4).

49. Moldovan R, Radu M, Baban A, Dumitrașcu- Rom DL. Evolution of psychosomatic diagnosis in DSM. Historical perspectives and new development for internists. J Intern Med. 2015;53(1):27-32.

50. Newby JM, Hobbs MJ, Mahoney AEJ, Wong SK, Andrews G. DSM-5 illness anxiety disorder and somatic symptom disorder: comorbidity, correlates, and overlap with DSM-IV hypochondriasis. J Psychosomatic Res. 2017;101:31-37.

51. Olatunji BO, Kauffman BY, Meltzer S, Davis ML, Smits JAJ, Powers MB. Cognitive-behavioral therapy for hypochondriasis/health anxiety: a meta-analysis of treatment outcome and moderators. Behaviour Res Ther. 2014;58:65-74.

52. Scarella TM, Laferton JAC, Ahern DK, Fallon BA, Barsky A. The relationship of hypochondriasis to anxiety, depressive, and somatoform disorders. Psychosomatics. 2016;57(2):200-207.

53. Sousa Filho D, Kanomata EY, Feldman RJ, Maluf Neto A. Munchausen syndrome and Munchausen syndrome by proxy: a narrative review. Einstein (São Paulo). 2017;15(4).

54. Starcevic V. Hypochondriasis: treatment options for a diagnostic quagmire. Australasian Psychiatry. 2015;23(4):369-373.

55. Weck F, Richtberg S, MB Neng J. Epidemiology of hypochondriasis and health anxiety: comparison of different diagnostic criteria. Current Psychiatry Reviews. 2014;10(1):14-23.

56. Witthöft M, Mier D, Ofer J, Müller T, Rist F, Kirsch P, et al. Neuronal and behavioral correlates of health anxiety: results of an illness-related emotional stroop task. Neuropsychobiology. 2013;67(2):93-102.

25

Transtornos alimentares

Michele de Oliveira Gonzalez
Fábio Tápia Salzano
Eduardo Wagner Aratangy
Alexandre Pinto de Azevedo

Fernanda Pisciolaro
Anny de Mattos Barroso Maciel
Táki Athanássios Cordás

Sumário

Introdução
Anorexia nervosa,
    Epidemiologia,
    Etiopatogenia,
    Quadro clínico,
    Critérios diagnósticos,
    Comorbidades,
    Curso e evolução,
Bulimia nervosa,
    Epidemiologia,
    Etiopatogenia,
    Quadro clínico,
    Critérios diagnósticos,
    Comorbidades,
    Curso e evolução,
Transtorno da compulsão alimentar,
    Epidemiologia,
    Etiopatogenia,
    Quadro clínico,
    Critérios diagnósticos,
    Comorbidades,
    Curso e evolução,
Transtorno de ruminação,
Pica,
Transtorno alimentar restritivo/evitativo,
Outro transtorno alimentar especificado,
Transtorno alimentar não especificado,
Transtornos alimentares, obesidade e cirurgia bariátrica,
Transtornos alimentares em populações especiais,
    Gestantes,
    Idosos,
    Diabetes mellitus,
Novos conceitos,
    Ortorexia nervosa,
    Vigorexia nervosa

Prevenção
Tratamento
Para aprofundamento
Referências bibliográficas

Pontos-chave

- Conhecer o histórico, epidemiologia e etiopatogenia dos transtornos alimentares.
- Conhecer o quadro clínico e o diagnóstico da anorexia nervosa, bulimia nervosa, transtorno de compulsão alimentar e outros transtornos alimentares.
- Reconhecer seus aspectos psicopatológicos mais relevantes.
- Conhecer os aspectos particulares dos transtornos alimentares em populações especiais (gestantes, idosos e diabéticos).

INTRODUÇÃO

Os transtornos alimentares (TA) caracterizam-se por inadequações no consumo, no padrão e/ou no comportamento alimentares ocasionando progressiva piora da qualidade nutricional, saúde física ou funcionamento psicossocial. O *Manual diagnóstico e estatístico de transtornos mentais*, em sua 5ª e mais atual edição (DSM-5), publicada em 2013, descreve critérios diagnósticos para os seguintes transtornos alimentares: anorexia nervosa, bulimia nervosa, transtorno de compulsão alimentar, transtorno de ruminação, pica e transtorno alimentar restritivo/evitativo; vale ressaltar que os cinco primeiros são mutuamente excludentes sendo que apenas o transtorno de pica pode ser atribuído na presença de outro transtorno alimentar[1].

Esses transtornos são determinados por uma etiologia multifatorial, envolvendo aspectos socioculturais (como preocupações com peso e forma corporal, padrões de beleza), psicológicos (individuais e familiares), uso de dietas restritivas (que podem dar início a uma cascata de alterações biológicas) e vulnerabilidade biológica (genética e história familiar de transtorno alimentar). Esses fatores participam tanto do desencadeamento do quadro, quanto da manutenção e perpetuação dos sintomas. Os principais fatores de risco conhecidos para TA incluem sexo, etnia, problemas alimentares na infância, preocupações com peso e corpo, autoavaliação negativa, história de abuso sexual e/ou presença de outros transtornos psiquiátricos[2].

Os TA são mais comumente observados em países desenvolvidos e industrializados sendo mais encontrados em mulheres jovens entre 18 e 30 anos (3,2%). Apesar de menos comum em homens, a gravidade é a mesma e homens homossexuais têm maior predisposição que heterossexuais[2].

Pesquisas recentes postulam que a testosterona circulante em meninos e a ausência dela em meninas, ainda na vida intraútero, teriam efeitos primários sobre o sistema nervoso central (SNC) e, consequentemente, sobre a diferenciação no comportamento. Na adolescência, novamente os hormônios sexuais circulantes fazem parte da reorganização do SNC e da emergência de caracteres secundários femininos e masculinos, e essa fase estaria relacionada com a etiologia do transtorno alimentar: testosterona como fator protetor em homens e estrógeno e progesterona como fator de risco em mulheres[3].

A diferença de gênero também se reflete no comportamento alimentar. Mulheres apresentam maior preferência por alimentos com alto teor de açúcar e carboidratos quando comparadas com homens; as mudanças no nível sérico dos hormônios ovarianos parecem ter relação com essa ingestão já que na fase pós-ovulação, onde há pico de estrógeno e progesterona, há maior frequência de episódios de compulsão e o "comer emocional" (reacional a emoções negativas) e, na fase pré-ovulação, essa frequência diminui. Novamente os altos níveis de testosterona podem contribuir significativamente como fator protetor: altos níveis desse hormônio na fase pós-puberal em meninos estiveram associados a menos episódios de compulsão alimentar[3].

A mortalidade de pacientes diagnosticados com transtornos alimentares é alta tanto por complicações clínicas como por suicídio e isso mostra a necessidade de aprimoramento diagnóstico, tratamento e abordagem multidisciplinar pelas equipes de saúde para evitar desfechos negativos[4]. O aprimoramento dos critérios diagnósticos no DSM-5 contribuiu para diagnósticos mais precisos, reduzindo sensivelmente o número de pacientes que se encaixavam na categoria residual de transtornos alimentares atípicos[5].

ANOREXIA NERVOSA

A anorexia nervosa (AN) é um transtorno alimentar que se caracteriza por perda de peso voluntária e distúrbios da imagem corporal, acompanhados de medo intenso de ganhar peso. Os comportamentos do indivíduo resultam em peso significativamente baixo e comprometimento físico, psíquico e social[1,6].

A AN foi o primeiro transtorno alimentar a ser descrito ainda no século XIX e também o primeiro a ser classificado e ter critérios diagnósticos oficializados já na década de 1970. O termo anorexia sabidamente não é o mais adequado do ponto de vista psicopatológico já que não ocorre uma perda real do apetite, ao menos nos estágios iniciais, mas sim uma negação do apetite e um controle obsessivo sobre o corpo[7]. Medo mórbido de engordar, insatisfação significativa com o próprio corpo e forma corporal e distorção da imagem corporal constituem, em geral, as motivações para a busca por magreza na anorexia nervosa[8].

Epidemiologia

A prevalência de AN é estimada entre 0,5 e 1% da população. Cerca de 90% dos pacientes são do sexo feminino e a faixa etária mais atingida é dos 15 aos 25 anos. Em homens, o índice é menor que 0,5 por 100 mil, mas a prevalência do transtorno está aumentando, em especial entre homossexuais. Algumas profissões apresentam maior chance para o desenvolvimento do quadro, em especial aquelas ligadas à estética e ao corpo, como bailarinas, atletas, profissionais da moda, atrizes e atores, estudantes de nutrição, medicina e psicologia[1,2,8].

Em amostras clínicas, a taxa de prevalência de homens e mulheres chega a 1:10, mas em amostras comunitárias, cai para 1:4; vale ressaltar que esta última reflete dados incluindo indivíduos que não buscam tratamento, o que é muito comum na população masculina[10].

A AN tem maiores taxas entre caucasianos e pessoas de classe social média e alta. Nos últimos anos, entretanto, tem sido observado aumento do número de casos em indivíduos de classe social mais baixa[8,11].

Etiopatogenia

A etiologia da AN está relacionada a interações de fatores ambientais, psicológicos e fisiológicos: a complexa interação entre esses múltiplos fatores predispõe, mantém e perpetua o comportamento alimentar disfuncional. Sendo assim, quanto maior a compreensão da relação entre eles, maior e melhor será sua prevenção e tratamento[2,9,12,13]:

Fatores psicológicos

Existe a descrição clássica do tipo psicológico dos pacientes portadores de AN. Obviamente tal redução não contempla todos os casos, mas pode servir para facilitar a identificação de traços comuns em pacientes com AN. Tais características psicológicas encontram-se listadas a seguir[8,12]:

- Alta esquiva ao dano e baixa busca por recompensas.

- Grande preocupação com a autonomia, a identidade e a separação.
- Distúrbios perceptuais e da imagem corporal.
- Preocupação excessiva com o peso.
- Distúrbios cognitivos (crenças disfuncionais).
- Acentuada autocrítica, perfeccionismo, sensibilidade a críticas, baixa autoestima e ansiedade interpessoal aumentada.
- Abuso físico e sexual na infância.

Fatores biológicos

Muitos estudos têm se voltado para a predisposição biológica hereditária, embora não haja comprovação definitiva. As variáveis biológicas participam da patogenia da AN, não como fatores causais, mas precipitantes, como no caso das mudanças hormonais da puberdade, e fatores mantenedores, como o efeito da desnutrição no estado mental dos pacientes[12].

Ocorre maior concordância de casos de AN entre gêmeos homozigóticos em comparação com heterozigóticos. Seis estudos avaliaram a hereditariedade e a contribuição genética para os TA. Taxas estimadas de 22% a 76% foram encontradas em casos de AN e AN atípica[14]. A agregação familiar da AN revela a presença de fatores biológicos envolvidos na AN, ainda que eles não sejam claramente compreendidos[8,11,12].

Especula-se sobre o papel de diversos neurotransmissores e mediadores da fome (grelina, leptina e peptídeo Y) na patogênese da AN, sem dados reveladores[15].

Recentemente, o papel do microbioma intestinal na saúde física e mental tem sido alvo de pesquisas científicas que sugerem que a microbiota interfere em aspectos centrais da AN incluindo regulação do peso, metabolismo e bem- estar psicológico[16]. Esses estudos demonstram que as características desse grupo de bactérias e microrganismos são diferentes entre mulheres com diferentes índices de massa corporal (IMC) e diferentes práticas de atividade física[17]. Seria esse então um provável fator etiológico também que pode abrir caminhos para novas estratégias de intervenção[16,18].

Estudos de neuroimagem demonstram uma redução da hipófise provavelmente relacionada com a má nutrição prolongada. Além disso, há redução do mesencéfalo e tálamo sendo este responsável por processos de gosto e sabor[19].

Influência familiar

As taxas de TA entre parentes de primeiro grau são 6 a 10 vezes maiores do que em relação à população em geral[8,12,20]. O índice de incidência intrafamiliar pode ser compreendido não apenas como um fator hereditário, mas também como aprendizagem comportamental. Dependência de álcool, transtornos afetivos e obesidade também são mais comuns entre familiares de pacientes com TA[8].

Aponta-se a rigidez familiar, relações parentais disfuncionais e a grande importância dada às aparências, tanto na questão física quanto no desempenho de diversos setores da vida, como possível fator que influencie o aparecimento da AN[20]. Além disso, pais excessivamente preocupados com os filhos podem contribuir para a etiopatogenia da AN[20].

Fatores socioculturais

O ambiente cultural e a moda são determinantes na patogênese da AN. Os padrões de beleza e de saúde são, atualmente, vinculados à magreza, o que leva a pressões sociais por ideais estéticos esguios e até caquéticos. Na verdade, ser magro acaba por significar ser feliz, bem-sucedido, aceito, respeitado e desejado[2,9]. Conforme mencionado anteriormente, há profissões de risco para o desenvolvimento de TA, como modelos, bailarinas, atletas, atores e estudantes de medicina, nutrição e psicologia[8,20].

A influência das mídias sociais também tem sido cada vez mais estudada. Anteriormente os padrões eram estipulados por revistas e televisão; hoje em dia, o aumento exponencial de acesso às redes sociais determina uma exposição cada vez maior, inclusive nos adolescentes – faixa etária de risco para desenvolvimento de TA. Já é estabelecido um claro padrão entre exposição às mídias sociais, tempo diário de exposição e maiores índices de comportamentos e pensamentos relacionados a comer transtornado. A internalização de um ideal magro, a busca por magreza e a insatisfação com peso e forma corporal têm aumentado entre adolescentes, de ambos os sexos, nas últimas décadas. Participar de mídias sociais está relacionado a maiores taxas de comportamentos desadaptativos como pular refeições, seguir dietas restritivas, induzir vômitos e realizar atividades físicas em excesso, buscando perder peso[21].

Quadro clínico

O quadro clínico inicia-se quase sempre após uma dieta restritiva. Inicialmente são evitados alimentos considerados "proibidos, engordativos", e progressivamente o paciente passa a restringir sua alimentação, chegando a abolir a ingestão de grupos alimentares específicos e a minimizar o número de refeições[9]. Importante atualmente observar que tal "dieta" pode se apresentar como uma mudança para padrão vegetariano, vegano ou o desejo de ser mais "saudável".

Observa-se com frequência repulsa e dificuldade para lidar com a alimentação, o que gera importantes alterações no padrão e no comportamento alimentar. Com o agravamento da AN, o paciente passa a restringir progressivamente sua alimentação, chegando a abolir grupos alimentares e minimizar o número de refeições diárias[8]. O consumo excessivo de café e de refrigerantes de baixas calorias pode ser uma estratégia para mascarar a fome[22,23].

Ainda que pacientes com AN possam conhecer profundamente os valores nutricionais dos alimentos, diversos comportamentos e crenças ligados à alimentação podem ser observados[8,24] (Quadro 1).

Apesar da progressiva perda de peso, o paciente continua insatisfeito com o peso ou com algumas partes de seu corpo que segundo ele ainda precisam ser reduzidas. Isso caracteriza a psicopatologia fundamental da AN que é a distorção da imagem corporal: apesar do peso significativamente baixo, o indivíduo mantém a restrição alimentar e/ou comportamentos compensatórios e purgativos com intuito de ficar ainda mais magro.

Quadro 1 Comportamentos frequentes em pacientes com anorexia nervosa

Esconder alimentos no armário, no banheiro ou em roupas.
Dividir as refeições em pequenas porções.
Preparar alimentos para os outros.
Mastigar lentamente pequenas quantidades de comida.
Ruminação do alimento (mastigação seguida de descarte do alimento ou deglutição seguida de regurgitação).
Evitar comer na presença de outras pessoas.
Interessar-se por tudo o que está relacionado à culinária e a dietas.
Ter um grande conhecimento sobre as calorias dos alimentos e sobre nutrição.
Acreditar que alimentos consumidos se transformam imediatamente em gordura corporal.
Evitar grupos alimentares específicos, muitas vezes com justificativas ideológicas (vegetarianismo, macrobiótica etc.).
Crenças rígidas e perfeccionismo em relação a modelos estéticos e "saudáveis".

Em geral, o quadro clínico é crônico e associado a complicações clínicas decorrentes da desnutrição e dos métodos compensatórios inadequados (indução de vômitos, uso de laxantes e diuréticos, fórmulas para emagrecer, realização de exercício físico excessivo, uso inadequado de insulina e hormônios da tireoide, amamentação com a intenção de perder peso, sangrias autoinfringidas etc.)[8,11]. Essas alterações em geral normalizam com a recuperação e manutenção da melhora nutricional e mesmo pacientes que não completam todos os critérios para AN podem apresentar tais alterações[11,12]. Descrevemos a seguir as complicações clínicas mais frequentes[2]:

- Pele e anexos: pele com aspecto amarelado por hipercarotenemia, pele seca, lanugo (pelos finos) nos braços e pernas, face e tronco. Pele seca, unhas finas e quebradiças, cabelo seco e perda de cabelo[12].
- Sistema digestório: queixas de constipação intestinal, intolerância alimentar, cólicas e dores abdominais difusas podem persistir por décadas ou indefinidamente[7]. Retardo no esvaziamento gástrico e pancreatite também podem ocorrer. No início da realimentação, pode haver epigastralgia, náuseas, flatulência, câimbras e diarreia, que tendem a melhorar após 2 semanas. Hepatite secundária à desnutrição pode manifestar-se com elevação das transaminases e bilirrubina e redução das proteínas séricas[12]. Pode ocorrer rotura gástrica espontânea durante a realimentação ou após vômitos[1]. Esofagite de refluxo e sangramentos mucosos são alterações fágicas comuns. Nos casos crônicos com ocorrência de vômitos surgem complicações como o esôfago de Barrett e as rupturas esofágicas. Perdas dentárias, lesões orais e halitose também são ocorrências comuns[25].

- Sistema cardiovascular: diminuição da pressão arterial, arritmias, insuficiência cardíaca, parada cardíaca, hipotensão postural, miocardiopatias. As alterações cardiovasculares são potencialmente fatais, sendo as taquiarritmias ventriculares o motivo principal de óbito. A perda de peso grave leva à disfunção ventricular sistólica e diastólica, com risco de insuficiência cardíaca congestiva, especialmente durante a realimentação. Pode haver prolapso da válvula mitral em mulheres, que costuma ser solucionado espontaneamente após ganho de peso. Eventualmente ocorrem alterações no intervalo QT ao eletrocardiograma (ECG) e redução da frequência cardíaca (FC) basal, que normalizam após recuperação nutricional[12]. Em pacientes com AN crônica, notou-se que a FC mantém-se baixa, o que, associado a aumento do intervalo QT, eleva o risco de morte súbita[20]. Deve-se atentar também para alterações eletrocardiográficas que ocorrem na vigência de distúrbios hidroeletrolíticos graves desses pacientes como hipocalemia, hipomagnesemia e hipofosfatemia.
- Sistema excretor: edema, cálculo renal, aumento de ureia sérica, poliúria, desidratação.
- Sistema hematológico: anemia, leucopenia, trombocitopenia.
- Sistema reprodutivo: infertilidade, recém-nascidos com baixo peso, partos prematuros, complicações perinatais. Os ciclos hormonais reprodutivos se mantêm bastante sensíveis às flutuações de peso.
- Distúrbios hidroeletrolíticos: hipocalemia, hiponatremia, hipofosfatemia, hipomagnesemia.
- Sistema endocrinológico: amenorreia, diminuição de gonadotrofinas, hipotireoidismo, hipoglicemia, aumento do hormônio do crescimento, do cortisol e das leptinas. A disfunção hipotalâmica pode causar redução do hormônio liberador de gonadotrofinas (GnRH), bem como diminuição da resposta da hipófise ao seu estímulo, o que gera um padrão de resposta semelhante ao pré-púbere. Ocorre então redução dos níveis dos hormônios folículo-estimulante (FSH) e luteinizante (LH), interrompendo-se a variação episódica dos níveis deste último. Consequentemente, ocorre queda dos níveis de estrogênio nas mulheres. Em homens anoréxicos, o mesmo quadro é observado, levando à redução dos níveis de testosterona[12,25]. Outras anormalidades decorrentes da disfunção hipotalâmica são deficiência nos mecanismos de reabsorção da água corporal, levando a *diabetes insipidus*, anormalidades da função termorreguladora, hipotermia e ineficácia na produção de tremores[12,20]. Ocorrem sinais que sugerem hipotireoidismo, incluindo constipação, intolerância ao frio, bradicardia, hipotensão, pele seca, prolongamento do tempo de resposta nos reflexos profundos, taxas metabólicas reduzidas e hipercarotenemia. Essas parecem ser alterações hipometabólicas compensatórias[8,25]. Há elevação dos níveis de hormônio do crescimento e redução do *insuline-like growth factor* (IGF), anormalidades que tendem a se resolver após recuperação nutricional[20]. As alterações metabólicas presentes, como

reducão da taxa de metabolismo, aumento do cortisol (que estimula a gliconeogênese e reduz a utilização periférica de glicose) e diminuição das gonadotrofinas (com consequente redução da fertilidade), são todas adaptações biológicas à desnutrição[25].

- Sistema imunológico: ocorre diminuição global da imunidade, com efeitos variáveis no que tange a imunidade humoral e consequências deletérias evidentes na imunidade celular, reversíveis após realimentação. Apesar desse defeito na imunidade, não são frequentes infecções nos pacientes anoréxicos. Surgem altos níveis de interleucina-1β e fator de necrose tumoral-α circulantes, o que parece ser uma das causas da disfunção de subpopulações dos linfócitos T e do *status* de ativação desses linfócitos (principalmente *down-regulation* dos sistemas de ativação de CD2 e CD69). Essas alterações levam não só à disfunção dos linfócitos T (imunidade celular), mas também dos linfócitos B (imunidade humoral), como consequência. Elas são revertidas após a recuperação nutricional[25].
- Sistema osteomuscular: provavelmente as complicações físicas mais persistentes sejam a osteopenia, a osteoporose e as perdas e erosões dentárias secundárias a vômitos e à desnutrição[2,25,26]. A osteopenia pode levar à incapacitação secundária a fraturas recorrentes e dor crônica. Ela parece estar relacionada com baixa ingesta calórica, de cálcio e vitamina D, baixo peso, início precoce e longa duração da amenorreia, atividade física reduzida, deficiência de estrogênio e hipercortisolismo[20,26]. A amenorreia, quando presente na adolescência e em adultos jovens pode ter um efeito permanente no dano causado à densidade óssea, já que ocorre um aumento rápido dessa densidade na puberdade e existem evidências de que o pico de massa óssea deve ser atingido antes dos 20 anos. Estudos longitudinais da densidade óssea mostram que há pequena ou nenhuma reversão da osteopenia com a resolução da amenorreia[2,27,28].
- Sistema neurológico: síndrome orgânica cerebral secundária a desnutrição proteico-calórica, deficiências (magnésio, cálcio, fósforo, tiamina e vitamina B12) e toxicidade pela vitamina A, pseudoatrofia cerebral, convulsões e nível de consciência rebaixado. Após a recuperação, não é possível dizer ainda se há a persistência de lesão cerebral, embora trabalhos recentes sugiram que déficits neuropsicológicos, em particular da memória de curta duração, possam persistir. Não se tem conhecimento se tais déficits são definitivos ou transitórios e sobre como se relacionam com o tempo e a gravidade da doença. Quando em vigência de baixo peso, esses pacientes apresentam quantidade aumentada de líquido cefalorraquidiano (LCR) e quantidades totais reduzidas de substância branca e cinzenta. Após recuperação nutricional, tais alterações mostraram reversão aparentemente completa[12,20,25].

Pacientes que evoluem com curso crônico mantêm sintomas da fase aguda geralmente em menor intensidade, como fraqueza muscular, diminuição da capacidade de exercer atividades físicas, síncopes, cansaço, incontinência urinária ao estresse, câimbras, problemas intestinais, dores difusas, fraturas ósseas patológicas e redução da capacidade imunológica[7,12,20].

Critérios diagnósticos

O DSM-5 distingue dois subtipos de anorexia nervosa[1,6]:

- AN restritiva: caracterizada por restrição da ingestão calórica, aumento do gasto energético, jejum e outros comportamentos compensatórios não purgativos como, por exemplo, atividade física em excesso e sem compulsão alimentar.
- AN purgativa: caracterizado por episódios de compulsão alimentar e/ou comportamentos purgativos como vômitos autoinduzidos ou uso de laxantes, diuréticos ou enemas.

Os critérios diagnósticos da CID-11 (Classificação Internacional de Doenças, 11ª edição)[*,29] e do DSM-5[1] estão listados nos Quadros 2 e 3.

Quadro 2 Critérios diagnósticos da AN conforme CID-11

Há perda de peso significativa considerando a altura do indivíduo, idade e estágio de desenvolvimento (IMC menor que 18,5 em adultos e IMC menor que percentil 5 para crianças e adolescentes) que não é justificada por qualquer outra condição médica ou por indisponibilidade de alimento.

O baixo peso é acompanhado de um padrão persistente de comportamentos com objetivo de impedir o restabelecimento de peso normal que podem incluir mecanismos que visam reduzir a ingestão calórica (restrição alimentar), comportamentos purgativos (indução de vômitos, abuso de laxantes) e aumento de gasto energético (por exemplo, atividade física em excesso), associados a um medo de engordar.

O baixo peso e a forma corporal são elementos centrais na autoavaliação do indivíduo e são inapropriadamente percebidos como sendo normais ou até mesmo excessivos.

Quadro 3 Critérios diagnósticos para anorexia nervosa conforme DSM-5

Restrição da ingestão calórica em relação às necessidades, levando a um peso corporal significativamente baixo no contexto de idade, gênero, trajetória do desenvolvimento e saúde física. Peso significativamente baixo é definido como um peso inferior ao peso mínimo normal ou, no caso de crianças e adolescentes, menor do que o minimamente esperado.

Medo intenso de ganhar peso ou de engordar, ou comportamento persistente que interfere no ganho de peso, mesmo estando com peso significativamente baixo.

continua

---

* A Organização Mundial da Saúde (OMS) lançou a nova Classificação Estatística Internacional de Doenças e Problemas Relacionados à Saúde (CID-11) em 18 de junho de 2018, que deve entrar em vigor em 1º de janeiro de 2022.

Quadro 3 Critérios diagnósticos para anorexia nervosa conforme DSM-5 *(continuação)*

Perturbação no modo de vivenciar o peso, tamanho ou forma corporais; excessiva influência do peso ou da forma corporais na maneira de se auto avaliar; negação da gravidade do baixo peso.
Especificar subtipo: ■ Restritivo: nos últimos 3 meses não houve episódio de compulsão ou prática purgativa. ■ Purgativo: nos últimos 3 meses houve episódios de compulsão e/ou purgação.
Especificar se: ■ Em remissão parcial: depois de todos os critérios diagnósticos para AN terem sido preenchidos por um período de tempo, o critério A (baixo peso corporal) não se manteve mais, mas o critério B (medo intenso de ganhar peso ou de se tornar gordo ou comportamento que impede o ganho de peso) ou o critério C (perturbação no modo de vivenciar o peso, tamanho ou forma corporais) ainda se mantém. ■ Em remissão total: depois de todos os critérios diagnósticos para AN terem sido preenchidos por um período de tempo, nenhum dos critérios se apresenta mais, por um período de tempo.
Especificar gravidade atual: ■ Leve: IMC > ou = 17 kg/m² ■ Moderado: IMC entre 16 e 16,99 kg/m² ■ Grave: IMC entre 15 e 15,99 kg/m² ■ Extremo: IMC < 15 kg/m²

O DSM-5 propôs a retirada do critério de amenorreia já que se observou que muitos indivíduos possuíam todas as características para AN, porém com alguma atividade menstrual[5]. Além disso, esse critério não poderia ser usado em meninas em fase pré-púbere, mulheres em uso de anticoncepcional hormonal ou pós-menopausa e homens. Foi incluída também uma referência temporal para a classificação dos subtipos em que se define: subtipo restritivo (AN-R) – nos últimos 3 meses não houve episódio de compulsão ou prática purgativa; subtipo purgativo (AN-P) – nos últimos 3 meses houve episódios de compulsão e/ou purgação[30].

Em relação aos especificadores de gravidade do DSM-5 com base no IMC do paciente, ainda há limitações ainda nas pesquisas clínicas para que os especificadores forneçam informações como correlação entre especificadores e prognóstico, características psicopatológicas, impacto social e risco de comorbidades[30-32].

Apesar das modificações ocorridas no DSM-5, as recomendações referentes ao tratamento da AN permanecem inalteradas[30].

Comorbidades

A comorbidade entre os indivíduos com transtornos alimentares é mais regra do que exceção. Algumas dessas comorbidades apresentam início muito precoce na infância e adolescência, por vezes antecedendo e, em outras, surgindo concomitantemente ao TA. O surgimento precoce e a frequente cronificação de muitos desses quadros tornam difícil diferenciar doença principal, comorbidade e traços de personalidade do indivíduo[9].

O subtipo purgativo da anorexia nervosa (AN-P) apresenta psicopatologia mais grave, maior prevalência de comorbidades psiquiátricas e pior prognóstico[31]. Há muito tempo se relaciona a anorexia nervosa com depressão, sendo esta a comorbidade mais prevalente em pacientes com AN, com taxa aproximada de 82% naquelas com o subtipo purgativo e de 40% naquelas com o subtipo restritivo. É importante ressaltar cuidado no diagnóstico dessa comorbidade já que algumas das alterações encontradas nesses indivíduos, como cansaço, irritabilidade, humor disfórico, perda de libido, insônia e dificuldade de concentração, podem ser decorrentes do estado nutricional alterado; com o ganho de peso progressivo, a sintomatologia tenderia a desaparecer na ausência de real comorbidade[9].

Em segundo lugar, aparecem os transtornos de ansiedade, com taxa de 24% para os pacientes com AN-R e de 71% para AN-P. Em terceiro lugar, temos o transtorno obsessivo-compulsivo (TOC), cuja prevalência ao longo da vida em mulheres com AN varia de 10 a 62%[9]. Por fim, a dependência de álcool e drogas atinge taxas de 27% e aumenta em até duas vezes o risco de mortalidade na AN[33].

Um crescente reconhecimento da comorbidade com transtorno de déficit de atenção/hiperatividade (TDAH) vem sendo feito, sendo essa uma doença de início precoce e elevada morbidade em pacientes com TA. Estudos diagnosticando TDAH em pacientes com TA mostraram prevalências elevadas: 3 a 16% em AN, 9 a 35% em bulimia nervosa e cerca de 20% em transtorno de compulsão alimentar (estes últimos descritos mais adiante)[34].

O diagnóstico da comorbidade auxilia no tratamento, especialmente farmacológico, e na instituição de terapêutica adequada para o quadro.

Artigos originais e diferentes revisões vêm apontando associações entre transtornos de personalidade e TA, propondo diferentes teorias para compreender essa associação e sua importância na etiologia, na expressão dos sintomas, na resposta e na adesão aos tratamentos, na comorbidade e na evolução do quadro. Embora seja comum a descrição de traços de personalidade precedendo e contribuindo para o início dos TA, deve-se entender que essa associação pode interagir de várias maneiras: predispondo, sendo fator de risco, tendo uma base genética comum, derivando da restrição alimentar autoimposta ou sendo resultado de alterações neuropsicológicas que se perpetuam com a cronificação[35]. Jejum prolongado leva a profundas modificações na personalidade e no comportamento. Algumas evidências que consideram o tempo de doença e a gravidade do quadro apontam para persistência de algumas dessas alterações. Da mesma maneira, distorções cognitivas, alterações neuropsicológicas e negação da doença e do tratamento levam a distorções na interpretação das avaliações clínicas, incluindo as de personalidade[35,36].

Estudos categoriais sugerem que entre 25 e 69% dos pacientes com AN têm ao menos um transtorno de personalidade (TP) embora utilizem diferentes escalas e metodologias. Os transtornos mais descritos em pacientes com AN-R são o TP evitativa, o TP obsessivo-compulsiva e o TP dependente. Já entre as pacientes com AN-P, o TP mais descrito é o do tipo *borderline*[37,38].

Curso e evolução

As taxas de recuperação são variáveis estimando-se recuperação completa em torno de 50% dos pacientes. Outros 30% evoluem com alternância entre períodos de melhora e recidiva. O restante apresenta curso grave e refratário, com complicações físicas e psicológicas mais sérias[2,9]. Indivíduos com AN têm risco extremamente alto para recaída precoce e mais de 50% recaem dentro do primeiro ano após sucesso no tratamento hospitalar[39].

É importante ressaltar que alguns fatores são preditivos de má evolução como peso muito baixo no início do tratamento, aparecimento tardio do transtorno, presença de comorbidades psiquiátricas (inclusive transtorno de personalidade), utilização de métodos purgativos, baixo peso na alta hospitalar, relações familiares comprometidas e demora na procura por tratamento[9]. A distorção da imagem corporal, sintoma nuclear dos TA, tende a permanecer em grande parte dos pacientes anoréxicos, constituindo um desafio na prática clínica do tratamento e em futuros estudos[7,8].

Dentre os transtornos psiquiátricos, a AN apresenta as maiores taxas de morbidade e mortalidade. O índice de mortalidade atinge mais de 18% em estudos de seguimento a longo prazo e a principal causa é o suicídio. Aproximadamente 50% dos pacientes adultos referem ideação suicida e até 26% tentam suicídio. O diagnóstico precoce pode prevenir comportamentos suicidas e reduzir a probabilidade de desenvolver comorbidades psiquiátricas melhorando o prognóstico e o resultado do tratamento a longo prazo[39,40].

Uma parcela dos pacientes com anorexia progride para outros transtornos alimentares, principalmente bulimia nervosa, mas também para transtorno da compulsão alimentar, demonstrando a relação entre esses transtornos. O movimento contrário é menos comum, porém alguns pacientes com anorexia nervosa têm história de obesidade na infância ou adolescência[41].

BULIMIA NERVOSA

A bulimia nervosa (BN) caracteriza-se por episódios recorrentes de compulsão alimentar acompanhados de comportamentos compensatórios inadequados como vômitos autoinduzidos, dietas restritivas, uso de medicamentos (laxantes, diuréticos, inibidores de apetite) e exercícios físicos exagerados. É importante entender que um episódio de compulsão não se define apenas por um exagero alimentar, mas sim uma ingestão de grande quantidade de alimentos – definitivamente maior que a maioria dos indivíduos comeria – em um curto espaço de tempo, acompanhado de sentimentos de perda de controle e incapacidade de parar de comer[1].

Assim como na AN, os indivíduos com BN também apresentam distorção da imagem corporal e os comportamentos objetivam controle de peso. A preocupação com o peso e a forma corporal são temas centrais, afetando sentimentos e atitudes do paciente[1].

Gerald Russell utilizou o termo bulimia nervosa a partir do termo grego *boulimos* - *boul* (boi) ou *bou* (grande quantidade) e *lemos* (fome) – que significaria uma fome tão intensa que seria suficiente para devorar um boi. Inicialmente ele descreveu a BN como uma forma de migração da AN: pacientes com peso normal, que haviam apresentado AN e referiam episódios bulímicos e vômitos autoinduzidos. Posteriormente, considerou que os dois transtornos eram quadros únicos e independentes[7].

Epidemiologia

A incidência de BN é de 1 a 1,5% da população. Esses números podem ser maiores se os chamados quadros parciais forem considerados e também em populações específicas, como jovens universitários[1].

A prevalência é maior no sexo feminino, com cerca de 90 a 95% de mulheres para 5 a 10% de homens.

O início da doença é mais comum no final da adolescência ou no início da vida adulta e costuma ser um pouco mais tardio do que na AN.

Atinge diferentes classes sociais e algumas profissões apresentam mais risco como modelos e outros profissionais da moda, jóqueis e atletas[1,19].

Etiopatogenia

A etiopatogenia compreende uma complexa interação entre fatores biológicos, psicológicos, socioculturais, familiares e genéticos[1,2,13]:

Fatores psicológicos

Esses indivíduos apresentam com frequência pensamento dicotômico, perfeccionismo, aversão a conflitos, medo de abandono, baixa autoestima, autoavaliação negativa, obesidade na infância, provocações e *bullying* relacionados ao peso e dificuldade em verbalizar sentimentos. Muitos sentem-se inseguros a respeito de sua identidade e da maneira que são avaliadas por outras pessoas, esforçando-se assim na manutenção da aparência física como forma de achar sua identidade[42,43].

Fatores biológicos

Já foram detectadas alterações nos neurotransmissores cerebrais, como serotonina e noradrenalina, e também nos peptídeos YY, na leptina e na colecistoquinina, contribuindo nas alterações observadas em pacientes com BN, sobretudo os episódios compulsivos e os vômitos autoinduzidos[15,44,45].

Há maior prevalência de episódios depressivos e de TA em familiares de primeiro grau de indivíduos afetados pela doença, sugerindo um modelo genético na etiopatogenia da BN. Alguns estudos apontam associação entre o quadro e alterações no cromossomo 10p. As taxas de herdabilidade e contribuição genética para BN e BN atípica são estimadas em 52 a 62%[14,46,47].

Estudos de neuroimagem têm demonstrado diferentes alterações em pacientes com BN que podem auxiliar no processo de elucidação da etiologia. Os achados que se destacam são: redução da hipófise e aumento da substância cinzenta em regiões envolvidas com sistema de recompensa (córtex orbitofrontal, insula, giro cingulado anterior e corpo estriado ventral e dorsal). A gravidade dos sintomas esteve relacionada com ativação no hipocampo direito[19].

Influência familiar

Há relatos de conflitos intrafamiliares nas pacientes com BN, alterações nas relações interpessoais e sistêmicas, dificuldade de comunicação com seus parentes, distanciamento afetivo e falta de coesão no núcleo familiar[48,49]. Outros fatores desencadeantes dos TA são comentários negativos que pais fazem a respeito do peso dos filhos, comportamento alimentar restritivo dos pais e encorajamento para que seus filhos façam dieta[50].

Fatores socioculturais

No mundo ocidental é bem difundida a crença de que uma aparência e corpo atrativos facilitam o sucesso profissional e social. Tanto homens quanto mulheres são exigidos quanto à boa forma física, mas em geral as cobranças para elas são maiores, vindo inclusive de seus parceiros[51,52].

O estereótipo idealizado da mulher feminina e de sucesso gera uma busca desenfreada pela beleza e estética corporal. Observa-se aumento na busca por cirurgias plásticas estéticas, com intuito de aperfeiçoar a forma corporal, e maior oferta e consumo de alimentos *diet* e *light,* que também entram nessa corrida pelo corpo ideal.

Quadro clínico

O paciente com BN geralmente descreve grande preocupação com seu peso e sua forma corporal previamente ao início do quadro, embora seu peso esteja normal ou discretamente elevado. Não é incomum que o transtorno comece após um período de dieta restritiva, mas sem haver a restrição desenfreada observada em pacientes com AN.

Em determinado momento o paciente sente uma vontade grande de comer e apresenta um descontrole, ingerindo uma grande quantidade em curto espaço de tempo (p. ex, cerca de 2 horas). Esses episódios podem levar à ingestão de até 14 mil kcal, compondo-se de alimentos doces e salgados, frios ou à temperatura ambiente, e que muitas vezes não são sequer mastigados. Logo após a ingesta, o paciente se sente culpado pela quantidade ingerida, induzindo o vômito ou utilizando outro mecanismo compensatório, para evitar engordar e aliviar a sensação de desconforto físico e emocional. Esse comportamento faz com que ele se volte novamente à dieta e estabelece-se um ciclo vicioso, seguido de novos episódios compulsivos e mecanismos compensatórios[2].

Além dos vômitos auto induzidos, outros mecanismos compensatórios são frequentemente utilizados por esses pacientes.

A prática exagerada de exercícios físicos com o propósito exclusivo de compensar a ingesta calórica e controlar o peso e forma corporal pode levar a danos de ligamentos e músculos, fraturas ósseas por sobrecarga e até mesmo danos cardiológicos[53,54]. Outros métodos incluem o uso abusivo de laxantes, diuréticos, hormônios tireoidianos, inibidores de apetite, cafeína, maconha e até cocaína, tanto para "facilitar" o gasto calórico quanto para inibir o apetite[1,2,55,56].

O uso abusivo de laxantes como método compensatório ocorre em até 60% dos pacientes com BN e está relacionado com maior gravidade do transtorno, grande insatisfação com imagem corporal, maior hostilidade autodirigida e maior presença de sintomas depressivos[57].

Inúmeras complicações clínicas podem ocorrer nos pacientes com bulimia nervosa e normalmente estão relacionadas com o tipo e frequência do método purgativo utilizado; questionar sobre uso de métodos deve fazer parte da entrevista clínica e pode direcionar a investigação dessas complicações[58,59]:

- Complicações dermatológicas: xerose cutânea, lanugo, queda de cabelo, acne, unhas fracas, prurido, sinal de Russell (presença de calos ou feridas na face dorsal do dedo usado para induzir vômitos; pode estar presente também em pacientes com AN subtipo purgativo).
- Complicações dentárias: erosão (tipicamente na face lingual dos dentes maxilares), diminuição de salivação, cáries, hipersensibilidade, xerostomia, gengivite.
- Distúrbios hidroeletrolíticos: hipopotassemia, desidratação, hipocalemia.
- Complicações gastrointestinais: esvaziamento gástrico retardado, disfunção motora, dilatação gástrica, gastrite, esofagite, refluxo gastroesofágico, sensação de fome e saciedade prejudicadas, atraso no trânsito intestinal e constipação, aumento da glândula paratireoide.
- Complicações cardiovasculares: arritmia cardíaca, hipotensão, prolongamento do intervalo QT.

Critérios diagnósticos

Os critérios diagnósticos conforme CID-11[29] e DSM-5[1] estão descritos nos Quadros 4 e 5.

Quadro 4 Critérios diagnósticos da bulimia nervosa conforme CID-11

Episódios frequentes e recorrentes de compulsão alimentar, 1 vez por semana ou mais, por um período de pelo menos 1 mês.

Um episódio de compulsão alimentar é definido como um período distinto de tempo em que o indivíduo experimenta uma sensação subjetiva de perda de controle sobre o ato de comer, comendo uma quantidade significativamente maior que o habitual, e sente-se incapaz de parar de comer ou limitar a quantidade e o tipo de alimento que está ingerindo.

continua

Quadro 4 Critérios diagnósticos da bulimia nervosa conforme CID-11 *(continuação)*

Esses episódios são acompanhados por mecanismos compensatórios inapropriados que visam evitar o ganho de peso (por exemplo, vômitos auto induzidos, abuso de laxantes ou enemas e exercícios físicos em excesso).
O indivíduo preocupa-se com a forma e peso corporal e isto influencia significativamente a sua autopercepção.
Nesses casos, o peso não é significativamente baixo e o indivíduo não preenche critérios para anorexia nervosa.

Quadro 5 Critérios diagnósticos da Bulimia Nervosa conforme DSM-5

Episódios recorrentes de consumo alimentar compulsivo, tendo as seguintes características: ■ Ingestão em pequeno intervalo de tempo (i. e., aproximadamente em 2 horas) de uma quantidade de comida claramente maior do que a maioria das pessoas comeria no mesmo tempo e nas mesmas circunstâncias. ■ Sensação de perda de controle sobre o comportamento alimentar durante os episódios (i. e., a sensação de não conseguir parar de comer ou controlar o que e quanto come).
Comportamentos compensatórios inapropriados para prevenir ganho de peso, como vômito autoinduzido, abuso de laxantes, diuréticos ou outras drogas, dieta restrita ou jejum ou, ainda, exercícios vigorosos.
Os episódios de compulsão e os comportamentos compensatórios ocorrem pelo menos 1 vez por semana, por 3 meses
A autoavaliação é indevidamente influenciada pela forma e peso corporais.
O distúrbio não ocorre exclusivamente durante episódios de AN.
Especificar se: ■ Em remissão parcial: Após todos os critérios para BN terem sido preenchidos, alguns, mas não todos, se mantiveram por um período de tempo. ■ Em remissão total: Após todos os critérios para BN terem sido preenchidos, nenhum é mais encontrado.
Especificar gravidade atual: ■ Leve: uma média de 1 a 3 episódios de métodos compensatórios inapropriados por semana. ■ Moderado: uma média de 4 a 7 episódios de métodos compensatórios inapropriados por semana. ■ Grave: uma média de 8 a 13 episódios de métodos compensatórios inapropriados por semana. ■ Extremo: uma média de 14 ou mais episódios de métodos compensatórios inapropriados por semana.

O DSM-5 utiliza como especificador de gravidade na BN a frequência de comportamentos compensatórios inapropriados praticados pelo paciente[31,32]. Assim como descrito na anorexia nervosa, os especificadores necessitam mais estudos que validem sua importância clínica em relação a tratamento, prognóstico e características psicopatológicas[30].

Comorbidades

As comorbidades mais observadas na BN são os transtornos do humor, seguidos pelo uso de substâncias psicoativas; segue então transtornos ansiosos, TOC e transtornos de personalidade. Aproximadamente 90% dos indivíduos com BN terão um outro diagnóstico psiquiátrico ao longo da vida[19].

A comorbidade mais observada na BN é a depressão (50 a 65% ao longo da vida) e os sintomas depressivos devem ser alvo importante no tratamento por serem um dos fatores de manutenção do transtorno alimentar, favorecendo risco de recaída e de desfecho negativo de tratamento[60].

Em segundo lugar estão os transtornos por uso abusivo de substâncias psicoativas (30 a 60%), sendo as taxas para dependência de álcool de 26% e o quadro alimentar precede o abuso de álcool em 68% dos casos[33].

Taxas mais alta de transtorno afetivo bipolar também têm sido encontradas (14,3%)[61,62]. As taxas de prevalência para transtorno de ansiedade generalizada variam de 8 a 12%; para transtorno do pânico, a taxa é de 11%; para fobia social, 17%; e para TOC, 40%[9].

Os transtornos de personalidade mais encontrados em pacientes com BN são o TP *borderline* (entre 14 e 83%), o TP histriônica (até 20%), o TP dependente (até 21%) e o TP evitativa (até 19%), embora esses estudos reflitam critérios diagnósticos heterogêneos[37,38].

Assim como ressaltado na AN, o correto diagnóstico das comorbidades psiquiátricas possibilita a escolha terapêutica mais adequada e individualizada, com melhor possibilidade de desfecho positivo[38].

Mais de um em cada cinco indivíduos com BN tentarão suicídio ao longo da vida associados com fatores como desregulação emocional e sintomas ansiosos e depressivos; diante disso, assim como nos indivíduos com AN, faz-se necessário na prática clínica a investigação ativa de pensamentos de morte, ideação suicida e/ou tentativas de suicídio prévias[19].

Curso e evolução

O curso da bulimia é bastante variável, mas uma recuperação favorável é vista em cerca de 50% dos casos e cerca de 30% dos pacientes mantém quadros subsindrômicos[2].

Alguns fatores preditivos de mau prognóstico são: grande frequência de vômitos no início do tratamento, demora até início de tratamento, tempo de doença, comorbidades associadas (com pior prognóstico se associado a transtornos de personalidade cluster B), tratamentos anteriores com pouca resposta, maior gravidade sintomatológica, início tardio da doença e relacionamentos interpessoais conturbados[41,56].

Em contraste com as altas taxas de mortalidade nos pacientes com AN, a mortalidade não parece ser elevada na bulimia, variando de 0,3% a 3,9%, a depender da metodologia utilizada[63-65]

TRANSTORNO DE COMPULSÃO ALIMENTAR

O padrão de comer compulsivo foi inicialmente descrito por Stunkard nos anos 1950 em um grupo de obesos que estava em tratamento para perda de peso. Ele descrevia um comportamento alimentar atípico, descrito como impulsivo ou descontrolado, mais comum em mulheres[66]. Apesar da descrição mais antiga, o transtorno de compulsão alimentar (TCA) foi elevado à categoria diagnóstica apenas em 1994, quando foi incluído no apêndice B do DSM IV – *Manual diagnóstico e estatístico de transtornos mentais*, 4ª edição – com critérios provisórios para seu diagnóstico. Em 2013, no lançamento da 5ª edição do manual (DSM-5), passa então a fazer parte do capítulo de transtornos alimentares e ter critérios diagnósticos específicos[1,67].

O TCA é caracterizado por episódios recorrentes de compulsão alimentar, na ausência de comportamentos compensatórios inadequados para promover a perda ou evitar o ganho de peso, comuns na AN e na BN[1,67].

Epidemiologia

O TCA tem uma prevalência estimada ao longo da vida em adultos de 2.6% nos Estados Unidos e 1.9% em todo o mundo. Os índices podem chegar a cerca de 32% dos pacientes com sobrepeso e 36% dos pacientes com obesidade. O TCA é mais comum em mulheres do que em homens, com proporção aproximada de 2:1[68], uma taxa bem menos assimétrica que na AN e BN. É mais prevalente entre indivíduos que buscam tratamento para emagrecer do que na população em geral[1].

Etiopatogenia

Por ser uma categoria diagnóstica mais recente, o TCA tem menos dados disponíveis em relação à etiopatogenia do que AN e BN. Apesar disso, assim como a maioria dos transtornos psiquiátricos, considera-se uma etiologia multifatorial, composta por aspectos biológicos, psicológicos, socioculturais, familiares e genéticos[1,14,19,69].

Fatores psicológicos
Autoavaliação negativa; experiências traumáticas na infância (abuso físico e sexual; obesidade na infância.

Fatores biológicos
As taxas de herdabilidade e contribuição genética para TCA são estimadas em 57%.

Exames de neuroimagem demonstram uma relação entre severidade dos sintomas e déficits nos processos autorregulatórios de atividade frontoestriatais.

Influência familiar
Presença de sintomas depressivos nos pais; problemas de comunicação e relacionamento familiar; exposição recorrente a comentários negativos de familiares relacionados ao peso, forma corporal ou comportamento alimentar; presença de obesidade nos pais.

Quadro clínico

Como mencionamos acima, o TCA caracteriza-se então por episódios recorrentes de compulsão alimentar, ao menos uma vez por semana, no período dos últimos 3 meses. Diferentemente dos quadros de AN e BN, esses indivíduos não se envolvem em mecanismos compensatórios para promover a perda ou evitar ganho de peso como uso de laxantes e diuréticos ou atividade física extenuante[1]. O TCA é mais comum em indivíduos com sobrepeso e obeso, mas pode ocorrer também em pessoas com peso normal[71].

É de extrema importância caracterizar um episódio de compulsão alimentar: ocorre ingestão, em um período determinado de tempo (normalmente menor que 2 horas), de uma quantidade de alimento definitivamente maior do que a maioria das pessoas consumiria em um mesmo período e circunstância. É preciso que esse episódio seja acompanhado da sensação de perda de controle. Os pacientes descrevem a incapacidade de evitar comer ou parar de comer depois de começar, ou ainda descrevem que desistiram de tentar controlar a ingestão. Alguns indivíduos descrevem uma qualidade dissociativa durante, ou depois de, episódios de compulsão alimentar. O fato de ser descrito como impulsivo e desorganizado não impede que a compulsão alimentar possa ser planejada, em alguns casos, inclusive adquirindo antes alimentos preferenciais para esse consumo[1].

Esses episódios geram sofrimento psíquico significativo para os pacientes. As sensações, sentimentos e percepções que acompanham a compulsão alimentar também fazem parte dos critérios diagnósticos. Durante a compulsão, esses indivíduos descrevem ao menos três dos seguintes aspectos: comer muito mais rapidamente do que o normal; comer até se sentir desconfortavelmente cheio; ingerir grandes quantidades de alimento sem estar com sensação física de fome; comer sozinho por vergonha do quanto se come; e sentir-se desgostoso de si mesmo, deprimido ou muito culpado em seguida. Sentem-se culpados e envergonhados pela falta de controle e tentam ocultar os sintomas[2].

A compulsão alimentar geralmente tem fatores desencadeantes emocionais, tais como humor depressivo, fatores estressores interpessoais, dieta restritiva e sentimentos negativos relacionados ao peso e forma corporal[1].

Critérios diagnósticos

Os critérios diagnósticos conforme CID-11[29] e DSM-5[1] estão descritos nos Quadros 6 e 7.

Comorbidades

Os pacientes com TCA frequentemente apresentam outros transtornos psiquiátricos e comorbidades clínicas. Cerca de 79% dos indivíduos com TCA tem história de pelo menos um outro transtorno psiquiátrico. As comorbidades mais encontradas foram fobia específica (37%), fobia social (32%), depressão (32%), transtorno de estresse pós-traumático (26%), abuso ou depen-

Quadro 6 Critérios diagnósticos para TCA segundo DSM-5

Episódios recorrentes de compulsão alimentar. Um episódio de compulsão alimentar é caracterizado pelos seguintes aspectos:
- Ingestão, em um período determinado (p. ex., em 2 horas), de uma quantidade de alimento definitivamente maior do que a maioria das pessoas consumiria no mesmo período sob circunstâncias semelhantes.
- Sensação de falta de controle sobre a ingestão durante o episódio (p. ex., sentimento de não conseguir parar de comer ou controlar o que e o quanto se está ingerindo).

Os episódios de compulsão alimentar estão associados a três (ou mais) dos seguintes aspectos:
- Comer mais rapidamente do que o normal.
- Comer até se sentir desconfortavelmente cheio.
- Comer grandes quantidades de alimento na ausência da sensação física de fome.
- Comer sozinho por vergonha do quanto se está comendo.
- Sentir-se desgostoso de si mesmo, deprimido ou muito culpado em seguida.

Sofrimento marcante em virtude da compulsão alimentar.

Os episódios de compulsão alimentar ocorrem, em média, ao menos 1 vez por semana durante 3 meses.

A compulsão alimentar não está associada ao uso recorrente de comportamento compensatório inapropriado como na bulimia nervosa e não ocorre exclusivamente durante o curso de bulimia nervosa ou anorexia nervosa.

Especificar se:
- Em remissão parcial: depois de terem sido previamente satisfeitos todos os critérios de TCA, as compulsões alimentares ocorrem em uma frequência média inferior a um episódio por semana por um período de tempo sustentado.
- Em remissão completa: depois de terem sido previamente satisfeitos todos os critérios de TCA, nenhum dos critérios é mais satisfeito por um período de tempo sustentado.

Especificar a gravidade atual:
- Leve: 1 a 3 episódios de compulsão alimentar por semana.
- Moderada: 4 a 7 episódios de compulsão alimentar por semana.
- Grave: 8 a 13 episódios de compulsão alimentar por semana.
- Extrema: 14 ou mais episódios de compulsão alimentar por semana.

Quadro 7 Critérios diagnósticos para TCA segundo CID-11

Episódios frequentes e recorrentes de compulsão alimentar, uma vez por semana ou mais, em um período de vários meses.

Um episódio de compulsão alimentar é um período distinto de tempo no qual o indivíduo experimenta uma sensação subjetiva de perda de controle sobre o ato de comer, alimentando-se significativamente mais e de forma diferente do habitual, sentindo-se incapaz de parar de comer ou limitar o tipo ou a quantidade de comida ingerida.

A compulsão alimentar é percebida de forma muito desagradável e frequentemente é acompanhada de emoções negativas como culpa ou desgosto.

Os episódios de compulsão alimentar, diferentemente da bulimia nervosa, não são acompanhados regularmente de comportamentos compensatórios inapropriados que visam prevenir o ganho de peso, tais como autoindução de vômitos, uso inadequado de laxantes ou enemas e exercício físico intenso.

dência de álcool (21%) e transtorno de déficit de atenção e hiperatividade (20%)[71].

Transtornos de personalidade também são comuns no TCA, sendo estes os mais encontrados: transtorno da personalidade esquiva (12%), transtorno de personalidade *borderline* (10%) e transtorno de personalidade obsessivo-compulsivo (10%)[72].

Aproximadamente 42% dos indivíduos com TCA são obesos e sofrem então das complicações clínicas associadas à obesidade como síndrome metabólica, *diabetes mellitus*, hipertensão arterial, acidente vascular encefálico (AVE), apneia do sono, dislipidemia e osteoartrose[73].

O TCA está relacionado à maior risco de suicídio. Esta associação parece ser explicada pela presença de comorbidades psiquiátricas, especialmente transtornos do humor[74].

Curso e evolução

O desenvolvimento do TCA ocorre de várias maneiras, porém o excesso de peso geralmente precede a dieta e os episódios de compulsão alimentar. Em geral, o quadro se inicia na adolescência ou na idade adulta jovem, mas pode ter início posteriormente, na idade adulta. Indivíduos com transtorno de compulsão alimentar que buscam tratamento costumam ser mais velhos do que aqueles com AN ou BN que buscam tratamento[1].

As taxas de recuperação e desfecho positivo tanto em estudos do curso natural quanto nos de tratamento são maiores do que na BN e AN. A migração para outros transtornos alimentares é incomum[1].

TRANSTORNO DE RUMINAÇÃO

O transtorno de ruminação se caracteriza pela regurgitação repetida de alimento depois de ingerido. O alimento é trazido de volta à boca sem náusea aparente, ânsia de vômito ou repugnância. O alimento pode ser remastigado e então ejetado da boca ou novamente deglutido[1].

A regurgitação no transtorno de ruminação deverá ser frequente, ocorrendo pelo menos várias vezes por semana, em geral todos os dias. Nesse caso, o comportamento não é mais bem explicado por uma condição gastrintestinal ou outra condição médica associada como, por exemplo, refluxo gastroesofágico ou estenoso do piloro[1].

A prevalência em indivíduos com deficiência intelectual parece ser maior que na população geral e para receber diagnóstico específico precisam ser suficientemente graves para receber atenção clínica específica[1].

PICA

Define-se pica como a ingestão persistente de uma ou mais substâncias não nutritivas, não alimentares, de forma persistente durante um período mínimo de 1 mês[1]. A palavra pica deriva do nome em latim do pássaro Pega (Magpie em inglês), notório pelo hábito de reunir objetos variados em seu ninho para saciar sua fome e por não discriminar substâncias nutritivas de não nutritivas[75].

O transtorno inclui uma lista grande de possíveis substâncias ingeridas, entre elas: papel, sabão, fósforos, cimento, cinza de cigarro, fezes, terra ou argila, pedras, giz, talco, gelo, papel, tinta, cabelos/pelos, detergente, metal, carvão vegetal ou mineral, cinzas. O termo não alimentar está incluso entre os critérios diagnósticos porque o transtorno não se aplica à ingestão de produtos alimentares com conteúdo nutricional mínimo[1].

O diagnóstico depende do relato individual, que muitas vezes não aparece na primeira entrevista psiquiátrica, por vergonha e medo de julgamento[75].

A epidemiologia ainda é pouco estudada. A ingestão de substâncias não alimentares pode estar associada a outros transtornos mentais como deficiência intelectual e transtorno do espectro autista; para receber um diagnóstico de pica nesses casos o comportamento alimentar deve ser considerado suficientemente grave para merecer atenção clínica específica[1].

Do ponto de vista teórico, dada sua etiologia multideterminada, o tratamento multidisciplinar com médico psiquiatra, psicólogo e nutricionista é indicado. Há relatos de uso de inibidores seletivos da recaptação de serotonina – fluoxetina e fluvoxamina – e também clomipramina[75].

TRANSTORNO ALIMENTAR RESTRITIVO/EVITATIVO

O transtorno alimentar restritivo/evitativo (TARE) foi categorizado como um novo transtorno alimentar no DSM-5 substituindo e ampliando o diagnóstico do DSM-IV de transtorno da alimentação da primeira infância. O achado principal para diagnóstico é a esquiva ou a restrição da ingestão alimentar que resulta em comprometimento clinicamente significativo em satisfazer as demandas de nutrição ou ingestão energética insuficiente a partir da ingestão oral de alimentos[1]. Isso resultará em perda de peso significativa, deficiência nutricional significativa (ou impacto relacionado à saúde), necessidade de alimentação enteral ou suplementos nutricionais orais ou interferência marcante no funcionamento psicossocial. Deve haver um prejuízo marcante no funcionamento psicossocial em decorrência do transtorno para caracterizar o diagnóstico[76].

Como se trata de classificação mais recente, o TARE ainda engloba um grupo heterogêneo de pacientes. O DSM-5 ressalta três apresentações principais que levam à baixa ingestão alimentar: evitação baseada em características sensoriais dos alimentos (textura, aparência, cor, odor, temperatura ou paladar); medo de consequências aversivas da ingesta alimentar como engasgo, sufocamento ou vômitos repetidos; ou falta de interesse em comer ou em comida que pode se apresentar como falta de apetite ou saciedade precoce. Os estudos mais recentes sugerem que essas três categorias podem se sobrepor e não ser mutuamente excludentes[77].

A prevalência ainda é pouco estudada mas os dados atuais mostram de 1,5 a 22,5%, sendo a maioria do sexo masculino.

Nesses indivíduos, o padrão alimentar não reflete preocupações com peso ou forma corporal[78].

A taxa de comorbidades psiquiátricas parece ser elevada, variando em média de 25 a 57%, chegando a 95% em centros especializados de hospital dia. Transtornos ansiosos representam a comorbidade mais comum, com frequência variando entre 36% a 72%; entre eles, o transtorno de ansiedade generalizada é o mais diagnosticado. Os transtornos do humor parecem estar em segundo lugar, com taxas entre 17% e 33%. Por último, os transtornos do neurodesenvolvimento com 10%; dentre eles, as taxas de TDAH e transtorno do espectro autista foram as mais prevalentes, 4% a 26% e 3% a 13%, respectivamente. As taxas de suicídio ainda são pouco estudadas; Kambanis et al. encontraram prevalência atual de 9% e de 13% ao longo da vida[77].

Os conhecimentos a respeito do TARE ainda são escassos e novos esforços nos próximos anos devem elucidar melhor etiologia, curso, tratamento e prognóstico desses pacientes[79].

OUTRO TRANSTORNO ALIMENTAR ESPECIFICADO

Esta categoria do DSM-5 aplica-se a indivíduos que possuem um transtorno alimentar, mas que não satisfazem todos os critérios diagnósticos para os transtornos acima mencionados. Assim como em todos os transtornos, precisa haver prejuízo significativo funcional, social ou em qualquer outra área importante da vida. Os quadros dessa categoria são descritos brevemente a seguir[1]:

- Anorexia nervosa atípica: todos os critérios são preenchidos exceto que o indivíduo ainda está dentro ou acima da faixa de peso normal para idade e altura, apesar da perda de peso significativa.
- Bulimia nervosa (de baixa frequência e/ou duração limitada): todos os critérios são preenchidos exceto que os episódios de compulsão alimentar e comportamentos compensatórios ocorrem menos de uma vez por semana e/ou por menos de 3 meses.
- Transtorno de compulsão alimentar (de baixa frequência e/ou duração limitada): todos os critérios para TCA são atendidos exceto que os episódios de compulsão alimentar ocorrem, em média, menos de 1 vez por semana e/ou por menos de 3 meses.
- Transtorno de purgação: ocorrem comportamentos de purgação recorrentes com finalidade de influenciar o peso ou a forma corporal (p. ex., vômitos autoinduzidos, uso inapropriado de laxantes, diuréticos ou outros medicamentos), porém não há episódios de compulsão alimentar.
- Síndrome do comer noturno: caracteriza-se por episódios recorrentes de consumo excessivo de alimentos ao despertar do sono noturno e há consciência e recordação da ingestão. Não pode ser devida a uso de medicações ou influências externas como, por exemplo, alteração do ciclo sono-vigília.

TRANSTORNO ALIMENTAR NÃO ESPECIFICADO

Esta categoria aplica-se a situações em que o indivíduo apresenta sintomas de transtorno alimentar clinicamente relevantes ou que causam impacto funcional e social, porém não satisfazem critérios dos transtornos acima definidos. Essa categoria é utilizada quando o profissional da saúde opta por não especificar a razão pela qual os critérios não são preenchidos ou em situações em que não há informações suficientes para um diagnóstico mais preciso[1].

TRANSTORNOS ALIMENTARES, OBESIDADE E CIRURGIA BARIÁTRICA

A obesidade é definida como excesso de gordura corporal resultante do excesso prolongado de ingestão energética em relação ao gasto energético. Uma série de fatores genéticos, fisiológicos, comportamentais e ambientais contribui para o seu desenvolvimento e, dessa forma, ela não é considerada um transtorno mental[1]. Denomina-se sobrepeso indivíduos com IMC maior que 25 kg/m^2 e obesos, maior que 30 kg/m^2[80].

Atualmente o sobrepeso e a obesidade são considerados uma epidemia pela Organização Mundial da Saúde e um grave problema de saúde pública, que resultou na morte de 4 milhões de pessoas ao ano (dados de 2017) como resultado de suas complicações[80].

Apesar dos esforços para prevenção, as taxas de sobrepeso e obesidade continuam ascendentes tanto em adultos quanto em crianças e adolescentes.

Nos anos 2000, era estimado cerca de 300 milhões de adultos obesos no mundo e, ao contrário do "senso comum", não se trata mais de um problema restrito aos países desenvolvidos: é estimado que mais de 115 milhões de pessoas têm problemas relacionados à obesidade em países em desenvolvimento[80].

Tanto sobrepeso como obesidade são fatores de risco para uma série de doenças crônicas que reduzem qualidade de vida e são causas de morte prematura como doenças cardiovasculares, hipertensão arterial, apneia obstrutiva do sono, diabetes tipo 2 (DM2), doenças osteomusculares, alguns tipos de câncer (endométrio, mama, ovário, próstata, fígado, rins, cólon e vesícula biliar) e dislipidemia[80].

Alguns tratamentos farmacológicos são atualmente aprovados como liraglutida e orlistate, sempre associados a orientações de mudança de estilo de vida. O tratamento cirúrgico – denominado cirurgia bariátrica – está indicado em indivíduos com obesidade grave, ou seja, IMC igual ou maior que 40 kg/m^2 ou aqueles com IMC entre 35 e 40 kg/m^2 com comorbidades clínicas que podem melhorar com a perda de peso (como DM2 ou hipertensão arterial). A cirurgia bariátrica é uma técnica sabidamente eficaz para tratamento da obesidade em que 80% dos pacientes experimentam remissão completa de DM tipo 2 no primeiro ano e 75% uma remissão persistente por mais de 2 anos após a cirurgia. Além disso, há melhora da dislipidemia, hipertensão, redução do risco cardiovascular, apneia

do sono, doença do refluxo gastroesofágico, esteatose hepática e qualidade de vida. As técnicas cirúrgicas mais utilizadas são: derivação gástrica em Y de Roux (ou *bypass* gástrico), gastrectomia vertical (ou Sleeve), banda gástrica ou balão gástrico, e derivação biliopancreática[81].

A relação entre obesidade e transtorno mental é complexa e bidirecional. Quanto maior o ganho de peso, maior a probabilidade de ter um transtorno mental; similarmente, se um indivíduo tem um transtorno mental, aumenta sua probabilidade de ganho de peso. Essa associação aumenta à medida que aumenta o ganho de peso. Dessa forma, os transtornos psiquiátricos são bastante comuns na população que busca cirurgia bariátrica sendo que aproximadamente 51% apresentam diagnóstico atual ou prévio[82]. Vale ressaltar também que os efeitos colaterais de alguns psicofármacos contribuem de maneira importante para o desenvolvimento da obesidade[1].

Os transtornos de humor são os quadros mais prevalentes, sendo as taxas de depressão de 41% e de transtorno afetivo bipolar de 2%, ao longo da vida. A prevalência e gravidade de sintomas depressivos reduzem no pós-operatório, mas não se correlaciona com a taxa de perda de peso. Os transtornos ansiosos também são comuns, correspondendo a cerca de 15%. Transtorno por uso de substância tem taxas de 0,7%[83].

Entre os transtornos alimentares, o transtorno de compulsão alimentar é o mais prevalente nessa população e as taxas são bem mais altas que na população geral podendo chegar a 30%[82,84]. A comorbidade com TCA está relacionada a menor perda de peso no pós-operatório, especialmente nos indivíduos que mantêm episódios de compulsão alimentar. É importante lembrar que, especialmente a curto prazo, a ingestão de grandes quantidades de alimentos fica prejudicada pelo procedimento cirúrgico; nesses casos, a maior ênfase na investigação de episódios de compulsão alimentar deve ser dada à sensação subjetiva de perda de controle durante a ingesta[82,84,85]. Esses indivíduos apresentam maior dificuldade na regulação das emoções, sintomas depressivos mais graves, psicopatologia mais grave relacionada ao transtorno alimentar e pior qualidade de vida[82,84].

Outro dado importante é que indivíduos obesos com TCA que buscam cirurgia bariátrica, quando comparados com indivíduos de mesmo IMC sem TCA, consomem mais calorias, referem maior estresse emocional, menor qualidade de vida, apresentam maiores taxas de comorbidades psiquiátricas e também maior comprometimento funcional[82].

Indivíduos com TCA candidatos à bariátrica se beneficiam de seguimento psicoterápico – seja individual ou em grupo – antes ou após o procedimento, melhorando o desfecho e evitando comportamentos alimentares desadaptativos pós-cirurgia[84].

Não há dados de literatura que indiquem que a cirurgia bariátrica possa desencadear quadros de AN ou BN, à exceção de alguns relatos de caso. Quando houver histórico desses quadros em um paciente candidato à cirurgia bariátrica, a investigação deve ser minuciosa e o seguimento psiquiátrico e psicoterápico são essenciais tanto no pré quanto pós-operatório[84].

Em relação ao uso de substâncias, uma história prévia de uso abusivo ou dependência de substâncias (tabagismo, álcool, substâncias ilícitas e até psicofármacos) são principal fator de risco para problemas com uso no pós-operatório. Devido alterações de absorção, indivíduos costumam experimentar maior sensibilidade ao efeito das substâncias; de fato, estudos mostram que 84% dos que consomem álcool após a cirurgia experimentam efeitos de intoxicação com pequenas quantidades, e 29% relatam que os efeitos de intoxicação foram mais duradouros após o procedimento[82].

Vale a ressalva de que o fenômeno da "transferência de vícios", popularmente difundido, ainda não tem comprovações científicas em estudos de larga escala; essa ideia sugeria que alguns indivíduos teriam maior predisposição para comportamento adicto e pelo uso compulsivo de alimentos não ser possível após a cirurgia, existiria um risco aumentado de desenvolver um 'vício' em outra substância[82].

O seguimento psiquiátrico no pós-operatório deve levar em consideração a alteração farmacocinética determinada pelos procedimentos cirúrgicos, especialmente nas cirurgias chamadas disabsortivas ou mistas (como, por exemplo, Y de Roux). A mudança no trato gastrointestinal aumenta o pH gástrico e diminui a superfície de contato para absorção das medicações; as proteínas transportadoras da parede intestinal podem aumentar a absorção de determinadas medicações e as enzimas que auxiliam na metabolização de fármacos presentes no intestino delgado também podem modificar a farmacocinética. Medicações que requerem maior tempo para absorção, como as formulações de liberação prolongada, tem maior probabilidade de biodisponibilidade reduzida. Ajustes de dose devem ser considerados nesses pacientes para evitar reagudização de sintomas psíquicos[83].

Para os transtornos psiquiátricos, a Organização Mundial da Saúde contra indica cirurgia bariátrica em pacientes com quadros não estabilizados, entre eles, psicose, depressão grave, transtornos de personalidade, transtornos por uso de substâncias psicoativas e transtornos alimentares. Nesses casos, é indicada uma avaliação minuciosa de equipe multidisciplinar especializada[81]. O adequado acompanhamento pré e pós-operatório dos pacientes com diagnóstico psiquiátrico melhora o desfecho do tratamento[82].

TRANSTORNOS ALIMENTARES EM POPULAÇÕES ESPECIAIS

Gestantes

Os TA frequentemente afetam mulheres em idade reprodutiva e até 7.5% das gestantes tem transtorno alimentar, quando incluídos quadros subsindrômicos[86,87].

Apesar de a gestação ser um período de grandes mudanças corporais, mulheres com TA tendem a experimentar um declínio dos sintomas na gestação e até remissão em alguns casos, possivelmente explicados por uma sensação de menor responsabilidade sobre peso e forma corporal, além das preocupações com a saúde do feto[86-88]; entretanto, vale ressaltar que para mulheres com TCA a gestação pode ser um gatilho para perpetuação ou até piora dos sintomas alimentares[87].

No período pós-parto, a melhora parece diminuir e os comportamentos alimentares disfuncionais tendem a retornar para os níveis pré-gestação ou, em alguns casos, se tornam até mais graves que antes na busca por retornar ao peso e forma corporal prévios à gestação. A presença de sintomas depressivos e ansiosos comórbidos nesse período é bastante comum[87,88]. Todos esses fatores tendem a afetar a interação e o vínculo entre mãe e o bebê, com interrupção precoce da amamentação[88].

TAs tem sido associado com vários desfechos negativos da gestação[86]. Gestantes com sintomatologia ativa tem maior risco de anemia, hiperemese gravídica, hipertensão gestacional (nos quadros de TCA), abortamento espontâneo, pré-eclâmpsia, hemorragia pré-parto, parto prematuro, parto cesárea e depressão pós-parto[87-89]. Para o feto, há maior risco de restrição de crescimento intrauterino, menor Apgar ao nascer, menor perímetro cefálico, maior mortalidade perinatal e alterações de peso (baixo peso, no caso de AN e maior peso, no caso de TCA)[86,87,89].

A deficiência materna de micro e macronutrientes afeta a saúde, o crescimento e o desenvolvimento do feto e do recém-nascido. O impacto pós-natal dos TA tem sido cada vez mais documentado, com dificuldades na alimentação e distúrbios emocionais e de comportamento das crianças, além de vínculo materno prejudicado[86-88].

Questionar sobre transtornos psiquiátricos prévios ou atuais, inclusive transtornos alimentares deve fazer parte da entrevista clínica de gestantes possibilitando diagnóstico precoce e suporte adequado. Em decorrência de estigma e preconceito acerca dos transtornos alimentares, um bom vínculo com o profissional da saúde auxilia essas mulheres a sentirem-se acolhidas ao relatar os sintomas[86].

Diante disso, as mulheres com transtornos alimentares necessitam grande suporte durante a gestação e o pós-parto. Acesso a tratamento adequado garante a saúde da paciente e do bebê, prolongando o tempo de amamentação e estimulando hábitos alimentares saudáveis nos primeiros anos de vida da criança. O monitoramento ambulatorial pode ser suficiente, desde que intensivo. O tratamento sob internação deve ser considerado para segurança da mãe e do feto, principalmente quando o ganho de peso é insuficiente no segundo trimestre da gestação, a duas semanas do pós-parto e na hiperêmese gravídica[80]. Estudos sugerem seguimento rigoroso até que as crianças completem entre 3 a 5 anos de vida[86-88].

Idosos

Transtornos alimentares ocorrem em homens e mulheres de todas as idades e já há evidências de considerável aumento de comer transtornado e preocupações com imagem corporal em indivíduos acima dos 40 anos, especialmente em mulheres. A prevalência nessa população é estimada em 3,5% em mulheres e 1 a 2% em homens. TCA e outros transtornos alimentares especificados são os mais comuns[91,92].

Em mulheres, os períodos de transição tem maior vulnerabilidade para transtornos alimentares; assim como na adolescência, o período da menopausa parece estar associado com mudanças físicas e preocupações acerca da idade, favorecendo o aparecimento ou a reagudização de sintomas[92]. Alguns autores defendem envolvimento de causas hormonais, especialmente estrógeno, já que as taxas de TA perimenopausa são maiores que pré e pós-menopausa[91]. Atualmente consideram-se três grupos distintos nessa fase: mulheres que tiveram sintomas alimentares ao longo da vida desde a adolescência e eles persistem até a meia idade; mulheres que apresentaram um transtorno alimentar no início da vida adulta, se recuperaram (parcial ou totalmente) e apresentam recaída na meia idade; e mulheres que iniciam os primeiros sintomas apenas na meia idade ou até já idosos, sem história prévia, sendo este último o menos frequente[92].

A cultura ocidental e a pressão por manter um corpo jovem e magro promovem um ambiente fértil para comportamentos alimentares disfuncionais; algumas mulheres passam toda a vida preocupadas com forma e peso corporal e fazendo dietas. Com o aumento de peso esperado na menopausa, muitas mulheres passam a ter comportamentos disfuncionais para evitar o processo natural de envelhecimento. Até 50% das mulheres com IMC adequado referem insatisfação com o corpo após os 50 anos e 73% das mulheres de meia idade não estão satisfeitas com o peso corporal[92].

A maioria dos indivíduos de meia idade e idosos que sofrem com transtornos alimentares não busca tratamento. A dificuldade de reconhecer os comportamentos como disfuncionais – especialmente em quadros crônicos e egossintônicos – e o estigma de que se trata de condições atípicas nessa idade impedem ou retardam a busca por tratamento[91,92].

Nessa população, o tratamento deve ser adaptado considerando seu contexto de vida e o processo de envelhecimento[91]. Eles apresentam maior índice de comorbidades clínicas e com isso, fazem uso de diversas medicações (hipoglicemiantes orais, anti-hipertensivos, estatinas e anticoagulantes). As possíveis complicações clínicas e a interação medicamentosa devem ser pontos relevantes do tratamento[91,92].

O tratamento psicoterápico com terapia cognitivo-comportamental (TCC) tem maiores evidências atualmente e deve enfatizar as mudanças físicas e emocionais relacionadas ao processo de envelhecimento, autovalorização, aceitação corporal e autocuidado. Essa intervenção melhora a percepção corporal e os comportamentos relacionados ao comer transtornado[91].

A terapia interpessoal também mostra eficácia, ainda que modesta, em casos de BN e TCA e pode auxiliar nas relações com companheiros, familiares e filhos. É também efetiva no tratamento dos sintomas depressivos e no desenvolvimento de mecanismos de enfrentamento que substituam os comportamentos alimentares desadaptativos. A abordagem de terapia em grupo também pode ser utilizada, especialmente para compartilhamento de experiências e maior entendimento do processo de envelhecimento[92].

Diabetes mellitus

Diabetes tipo 1 (DM1), ou diabetes insulino-dependente, é uma doença crônica causada pela destruição autoimune das células beta pancreáticas, produtoras de insulina, levando a hiperglicemia. Corresponde a 10% de todos os casos de diabetes, sendo que a maioria é diagnosticado ainda na infância. Comparados com a população geral, indivíduos com diabetes tem maior risco de desenvolver transtornos alimentares, sendo que aproximadamente 30% das mulheres e 20% dos homens com DM1 referem comportamentos de comer transtornado[93]. A prevalência de transtorno alimentar em diabéticos tipo 1 é 2 a 3 vezes maior que na população geral, sendo que os quadros de BN e transtorno alimentar não especificado parecem ser os mais encontrados[93,94]. A comorbidade entre DM1 e TA aumenta a morbimortalidade[95].

O diabetes tipo 1 (DM1) é considerado fator de risco para TA. Características como maior IMC, variação frequente de peso (perda de peso no início do quadro e ganho de peso após início do tratamento com insulina), práticas frequentes de dietas, insatisfação corporal, emoções negativas, sintomas depressivos e poucas estratégias de enfrentamento tem sido associadas com a ocorrência de TA e DM1. A ênfase dada à dieta para o tratamento do DM1 aumenta o risco de TA; esses pacientes são aconselhados a atentar para quantidade, qualidade e valor nutricional dos alimentos, induzindo comportamentos rígidos e perfeccionistas a respeito da ingesta alimentar, aumentando risco de ingesta excessiva e compulsão alimentar[96].

O controle na aplicação de insulina é um mecanismo compensatório particular nessa população. O termo diabulimia é utilizado para se referir à prática comum nesses pacientes de pular aplicações de insulina ou utilizá-la em doses menores que as recomendadas, descobrindo uma forma eficaz, mas potencialmente fatal, de controlar o peso[95]; atualmente não se considera um transtorno alimentar em separado já que esses paciente compartilham psicopatologia central dos outros quadros. Aproximadamente um terço dos indivíduos com DM1 deixam de aplicar insulina intencionalmente e essa é uma das principais causas de cetoacidose diabética, especialmente em adolescentes[96].

No diabetes tipo 2 (DM2) a ordem de aparecimento parece ser diferente; é mais comum que os quadros de transtornos alimentares, especialmente TCA, precedam o surgimento da condição clínica[93,96]. A prevalência dos transtornos alimentares mais comuns em indivíduos com DM2 é 0,3% para BN, 2,5% outro transtorno alimentar não especificado e 3,7% para TCA. A associação de DM2 e depressão, ansiedade e transtorno alimentar são comuns e estão relacionados com pior controle glicêmico e complicações clínicas[97].

Os fatores de risco envolvidos nesses quadros seriam IMC elevado, ganho de peso, insatisfação corporal, sintomas depressivos e busca por magreza. Pacientes com DM2 e TCA tendem a ter maiores IMC, maior insatisfação corporal e mais sintomas depressivos quando comparados com DM2 sem TCA; as dietas restritivas e os episódios de compulsão alimentar levam a maior ganho de peso[96].

O tratamento dos pacientes com diagnóstico de diabetes mellitus com transtornos alimentares deve ser feito por uma equipe multidisciplinar, incluindo médico endocrinologista, nutricionista, psicólogo e médico psiquiatra[97]. É de extrema importância explicar quais as complicações relacionadas ao diabetes e ao mau controle glicêmico para que o paciente compreenda a necessidade de tratamento adequado; tanto DM1 quanto DM2 descompensados estão relacionados com complicações microvasculares (retinopatia, nefropatia e neuropatia) e macrovasculares (doença arterial coronariana, doença cerebrovascular e doença vascular periférica)[98].

O controle adequado da glicemia, a orientação nutricional (preferindo maior flexibilização a dietas muito restritivas que favoreçam episódios de compulsão) e o tratamento das comorbidades psiquiátricas frequentes (transtornos depressivos, ansiosos, uso de substâncias psicoativas) favorecem o desfecho[97].

NOVOS CONCEITOS

Diante do surgimento de novos termos e conceitos relacionados a transtornos alimentares, utilizaremos esse espaço para considerações a respeito de denominações recentes, que têm sido cada vez mais utilizadas e merecem esclarecimentos a respeito.

Ortorexia nervosa

O termo ortorexia nervosa (ON) foi descrito pela primeira vez pelo médico americano Steven Bratman, em 1997 (*orthos:* correto; *orexi:* apetite). Baseado em sua prática clínica e no seu próprio hábito de se alimentar de forma saudável, Bratman descreveu o transtorno como uma obsessão por alimentação saudável, identificando alguns traços de personalidade dos indivíduos mais comumente afetados, os tipos de alimentação seguidos e os argumentos utilizados para tal prática[99,100]. Bratman descrevia uma estreita relação entre ON e algumas práticas alimentares conhecidas, como vegetarianismo, crudivorismo, macrobiótica e dieta "the zone"[99].

ON é definida como um padrão exagerado e obsessivo por consumo de alimentos saudáveis, comer saudável ou ainda comportamentos alimentares relacionados a preocupações com a saúde física e bem-estar. Trata-se de um comportamento patológico, que leva a prejuízos físicos, psicológicos, sociais e funcionais. Esses comportamentos podem, potencialmente, levar a deficiências nutricionais (consequente da exclusão de grupos alimentares), grave perda de peso e complicações clínicas[101,102]. Estima-se que a prevalência na população geral seja menor que 1%[103].

O conceito de ON ganha força a partir da crescente influência no mundo Ocidental da construção de um "corpo puro" por meio de uma alimentação extremamente rígida e controlada, com alimentos naturais e puros, sem aditivos artificiais. O conceito de alimentação saudável é idealizado na sociedade atual e as mídias sociais e até alguns profissionais da saúde promovem a ideia de que a incapacidade de seguir uma dieta é um defeito de caráter. Muitas das características descritas para ON são vistas como admiráveis pela sociedade e indicam capacidade de autocontrole[102].

A ON ainda não faz parte do capítulo de transtornos alimentares do DSM-5 mas o conceito tem sido cada vez mais discutido; observa-se que os indivíduos com ON compartilham características diagnósticas com transtorno alimentar evitativo/restritivo, anorexia nervosa e transtorno obsessivo-compulsivo[103]. Atualmente, o único questionário ao menos parcialmente validado para avaliar ON é o ORTO-15, desenvolvido por Donini et al.[104].

A ON compartilha diversas características com os transtornos alimentares como atenção excessiva a tópicos relacionados a alimentos, dietas restritivas, perfeccionismo, necessidade de controle, sintomas ansiosos comórbidos, rigidez de comportamento e rituais relacionados à preparação de refeições. Apesar dos traços em comum, nos indivíduos com ON não se observaria preocupação excessiva com perda de peso, medo mórbido de ganhar peso e distorção da imagem corporal: o objetivo primário na ON é manter uma alimentação saudável[101].

Há muitas características compartilhadas com a AN; esses indivíduos apresentam fixação por nutrição, perfeccionismo, altos níveis de ansiedade e necessidade de exercer controle, sentimentos de culpa pelas transgressões alimentares, valorização da dieta como marcador de autodisciplina, crítica prejudicada, rigidez cognitiva, negação dos prejuízos funcionais causados pelos sintomas, altos níveis de neuroticismo e narcisismo. Apresentam preocupação e timidez excessivas em ambientes sociais, com necessidade de se sentirem perfeitos e aceitos, baixa autoestima e inabilidade na resolução de problemas[103].

Estudos recentes apontam que 28% dos pacientes com AN ou BN parecem ter comorbidade com ON no primeiro contato com o tratamento; além disso, as taxas de ON chegam a 53% após a conclusão do tratamento para o transtorno alimentar. Embora ainda incipientes, e considerando que não há formalização de critérios diagnósticos para ON, esses achados sugerem que a ON pode preceder o quadro de transtorno alimentar, ser concomitante ou ainda ser subsequente a ele[100,102].

Mais estudos a respeito do tema são necessários para elucidar as características compartilhadas pela ON e outros transtornos já classificados, fatores socioculturais envolvidos, possíveis critérios diagnósticos, tratamento e desfecho.

Vigorexia nervosa

A vigorexia nervosa (VN) foi descrita inicialmente por Pope et al. em 1993: uma preocupação patológica com o grau de muscularidade do corpo em um grupo de halterofilistas, causando grandes impactos psicológicos, sociais e funcionais e uso abusivo de esteroides anabolizantes[105]. Por ser inicialmente descrita como "anorexia reversa", a VN ainda é considerada erroneamente por alguns como um transtorno alimentar; hoje se sabe que ela não compartilha da psicopatologia central dos transtornos alimentares[106].

Na classificação atual do DSM-5, a VN é classificada como uma forma de transtorno dismórfico corporal, também chamada dismorfia muscular. A VN ocorre quase exclusivamente no sexo masculino e consiste na preocupação com a ideia de que o próprio corpo é muito pequeno ou insuficientemente musculoso. A preocupação é excessiva ainda que a aparência corporal seja normal ou até mais musculosos que a população geral. A maioria faz dieta, exercícios e/ou levanta pesos excessivamente, podendo causar danos ao corpo. Alguns utilizam esteroides anabolizantes ou outras substâncias com objetivo de deixar o corpo maior e mais musculoso. Eles também podem ser preocupados com outras áreas do corpo, como a pele ou o cabelo[1].

PREVENÇÃO

Pelos altos índices de morbimortalidade dos transtornos alimentares, pesquisas e esforços no sentido de prevenção são necessários[107]. O Instituto de Medicina (IOMs) reconhece três níveis de prevenção[108]:

- Prevenção universal: aplicada à população geral sem prévia análise do risco individual.
- Prevenção seletiva: dirigida a subgrupos específicos da população considerados de risco para desenvolver a patologia em estudo.
- Prevenção indicada: aplicada a indivíduos que já apresentam comportamentos de risco ou apresentação subclínica.

Em relação à prevenção universal, a recomendação é a informação por meio da mídia; ela se mostra eficaz no sentido de informar a população, mas não diminui os fatores de risco[109].

As pesquisas recentes mostram que a prevenção seletiva é a que demonstra maior eficácia para os transtornos alimentares e entre as metodologias testadas, a técnica de dissonância cognitiva (CBI: *dissonance-based intervention*) apresentou maior efetividade, inclusive em longo prazo (acompanhamento de 12 meses)[107].

Finalmente, em relação à prevenção indicada a maior evidência é para o uso de terapia cognitivo comportamental abordando as preocupações excessivas com peso e forma corporal, a internalização do ideal de magreza, o perfeccionismo e a autoestima – importantes fatores de risco para TA[107].

Mais recentemente tem sido estudada a prevenção ambiental que preconiza a abordagem das normais sociais e intervém em estratégias globais. Essas medidas visam modificar o ambiente em que crianças e adolescentes estão inseridos e informar pais e profissionais de educação sobre comportamentos que levam a problemas com autoimagem e transtornos alimentares. Pesquisas recentes sugerem que crianças de 4-5 anos já apresentam uma imagem corporal definida e são capazes de atribuir características negativas a imagens de indivíduos com sobrepeso/obesos ("impróprio, inferior, preguiçoso"); além disso, já podem exibir comportamentos compatíveis com distúrbios da imagem corporal como checagem corporal e atribuir comentários negativos relacionados ao próprio corpo. Dessa forma, há uma necessidade evidente de desenvolver programas para pais de crianças em anos pré-escolares antes que sejam estabelecidas as bases para a insatisfação corporal e o comer transtornado. A simples distribuição de material didático não parece ser eficaz. Além de instruir, é necessário motivar os pais e fornecer ferramentas para mudança de hábitos e comportamentos, sugestivos de transtorno alimentar[110].

Outro foco da prevenção ambiental são as indústrias com fins lucrativos que se utilizam de recursos de imagem corporal e preocupações alimentares como indústrias de moda, beleza e alimentícia. Adolescentes e adultos jovens estão particularmente vulneráveis a estas práticas dado seu maior consumo de mídias e propagandas e são exatamente o grupo de risco para desenvolvimento de TA[111].

O tratamento dos transtornos alimentares deve ser feito por uma equipe multidisciplinar, composta ao menos por três profissionais: médico psiquiatra, psicólogo e nutricionista.

O tratamento na AN e BN tem como objetivos principais restabelecer uma ingesta alimentar adequada, cessar comportamentos compensatórios e purgativos, abordar a distorção da imagem corporal e tratar adequadamente os transtornos psiquiátricos comórbidos.

No TCA, é importante cessar os episódios de compulsão alimentar e a associação de psicoterapia e tratamento farmacológico tem sido a mais eficaz.

No capítulo "Tratamentos dos transtornos alimentares" no Volume 3 desta obra, essas diretrizes são detalhadas.

Para aprofundamento

- Aratangy EW, Buonfiglio HB. Como lidar com os transtornos alimentares: guia prático para familiares e pacientes. São Paulo: Hogrefe; 2017.
   - ⇨ Este livro tem linguagem clara e objetiva e tem objetivo de informar pacientes, familiares, educadores e profissionais da saúde sobre os transtornos alimentares, sendo boa opção como material psicoeducativo.
- Trace SE, Baker JH, Peñas-Lledó E, Bulik CM. The genetics of eating disorders. Ann Rev Clin Psychology. 2013;9:589-620.
   - ⇨ Este artigo discute amplamente a contribuição de genes e meio ambiente para os transtornos alimentares mais prevalentes (AN, BN e TCA).
- Smith KE, Mason TB, Johnson JS, Lavender JM, Wonderlich SA. A systematic review of reviews of neurocognitive functioning in eating disorders: the state-of-the-literature and future directions. Int J Eat Disord. 2018;51(8):798-821.
   - ⇨ Este artigo faz uma revisão sistemática das alterações neurocognitivas encontradas em indivíduos com transtornos alimentares propondo correlação entre psicopatologia, fatores mantenedores e etiologia.

 ### REFERÊNCIAS BIBLIOGRÁFICAS

1. American Psychiatric Association. Feeding and eating disorders. In: Diagnostic and statistical manual of mental disorders (DSM-5). 5th edition. Arlington: American Psychiatric Publishing; 2013. p. 338-54.
   - ⇨ O DSM-5 fornece os critérios diagnósticos para transtornos alimentares, além de dados sobre epidemiologia e quadro clíni-

co. É referência para diagnóstico não apenas dos transtornos alimentares, como dos outros transtornos psiquiátricos.

2. American Dietetic Association. Position of the American Dietetic Association: Nutrition intervention in the treatment of anorexia nervosa, bulimia nervosa, and other eating disorders. J Am Diet Assoc. 2006;106(12):2073-82.

3. Klump KL, Culbert KM, Sisk CL. Sex differences in binge eating: Gonadal hormone effects across development. Annu Rev Clin Psychol. 2017;13:183-207.

4. Crow SJ, Peterson CB, Swanson SA, Raymond NC, Specker S, Eckert ED, et al. Increased mortality in bulimia nervosa and other eating disorders. Am J Psychiatry. 2009;166(12):1342-6.

5. Ernst V, Bürger A, Hammerle F. Prevalence and severity of eating disorders: a comparison of DSM-IV and DSM-5 among German adolescents. Int J Eat Disord. 2017;50(11):1255-63.

6. Wade TD, Treasure J, Schmidt U, Fairburn CG, Byrne S, Zipfel S, Cipriani A. Comparative efficacy of pharmacological and non-pharmacological interventions for the acute treatment of adult outpatients with anorexia nervosa: study protocol for the systematic review and network meta-analysis of individual data. J Eat Disord. 2017;5(1):24.

7. Cordás TA. Transtornos alimentares: classificação e diagnóstico. Rev Psiquiatr Clin. 2004;31(4):154-7.

8. Louzã MR, Elkis H et al. Transtornos alimentares. In: Psiquiatria básica. 2. ed. Porto Alegre: Artmed; 2007.

9. Salzano FT; Aratangy EW; Azevedo AP; Piscioloro F; Maciel AMB; Cordás TA. Transtornos alimentares. In: Miguel EC, Gentil V, Gattaz WF. Clínica psiquiátrica: a visão do departamento e do instituto de psiquiatria do HCFMUSP. 1ª ed. Barueri: Manole; 2011. p. 931-952.

10. Strobel C, Quadflieg N, Naab S, Voderholzer U, Fichter MM. Long-term outcomes in treated males with anorexia nervosa and bulimia nervosa—A prospective, gender-matched study. International Journal of Eating Disorders. 2019;52(12):1353-64.

11. Yager J, Powers OS. Manual clínico dos transtornos da alimentação. 1. d. Porto Alegre: Artmed; 2010. p. 19-47 e 103-70.

12. Steinhausen HC. The outcome of anorexia nervosa in the 20th century. Am J Psychiatry. 2002;159(8):1284-93.

13. Hilbert A, Pike KM, Goldschmidt AB, Wilfley DE, Fairburn CG, Dohm FA, et al. Risk factors across the eating disorders. Psychiatry Res. 2014;220(1-2):500-6.

14. Mitchison D, Phillipa JH. The epidemiology of eating disorders: genetic, environmental, and societal factors. Clin Epidemiol. 2014;6:89-97.

15. Halpern ZS, Rodrigues MDB, Costa RFD. Determinantes fisiológicos do controle do peso e apetite. Arch Clin Psychiatry. 2004;31(4):150-3.

16. Kleiman S, Carroll IM, Tarantino LM, Bulik CM. Gut feelings: A role for the intestinal microbiota in anorexia nervosa? Int J Eat Disord. 2015;48(5):449-51.

17. Mörkl S, Lackner S, Müller W, Gorkiewicz G, Kashofer K, Oberascher A, et al. Gut mictobiota and body composition in anorexia nervosa inpatients in comparison to atheletes, overweight, obese, and normal weight controls. Int J Eat Disord. 2017;50(12):1421-31.

18. Diedrichs PC, von Ranson KM, Thomas JJ. Innovation in eating disorders research and practice: expanding our community and perspectives at the 2018 International Conference on Eating Disorders: Editorial to accompany IJED Virtual Issue in honor of the 2018 International Conference on Eating Disorders. Int J Eat Disord. 2018;00:1-3.

19. Donnelly B, Touyz S, Hay P, Burton A, Russell J, Caterson I. Neuroimaging in bulimia nervosa and binge eating disorder: a systematic review. J Eat Disord. 2018;6(1):3.

20. McCallum K, Bermudez O, Ohlemeyer C, Tyson E, Portilla M, Ferdman B. How should the clinician evaluate and manage the cardiovascular complications of anorexia nervosa? Eat Disord. 2006;14:73-80.

21. Wilksch SM, O'Shea A, Ho P, Byrne S, Wade TD. The relationship between social media use and disordered eating in young adolescents. International J Eating Disord. 2020;53(1):96-106.

22. Philippi ST, Alvarenga M. Transtornos alimentares: uma visão nutricional. Barueri: Manole; 2004. p. 1-240.

23. Fairburn CG, Harrison PJ. Eating disorders. The Lancet. 2003;361:407-16.

24. Alvarenga M, Larino MA. Terapia nutricional na anorexia e bulimia nervosas. Rev Bras Psiquiatr. 2002;24(Suppl III):39-43.

25. American Psychiatry Association. Practice guidelines for the treatment of patients with eating disorders. 3. ed. Washington: APA; 2005.

26. Halmi KA. The multimodal treatment of eating disorders. World Psychiatry. 2005;4(2):69-73.

27. Durnin JVGA, Wormersley J. Body fat assessed from total body density and its estimation from skinfolds thickness: measurements of 481 men and woman aged from 16-72 years. Br J Nutr. 1974;32:77-82.

28. Kitade RD, Correa CAP. Tratamento nutricional dos transtornos da alimentação. In: Abreu et al. Manual clínico dos transtornos do controle dos impulsos. Porto Alegre: Artmed; 2008. p. 155-74.

29. Organização Mundial da Saúde [homepage na internet]. CID-11: Classificação Estatística Internacional de Doenças, 11ªedição [acesso em 07 de junho de 2020]. Disponível em: https://icd.who.int/browse11/l-m/en.

30. Dakanalis A, Colmegna F, Riva G, Clerici M. Validity and utility of the DSM-5 severity specifier for binge-eating disorder. Int J Eat Disord. 2017;50(8):917-23.

31. **Nakai Y, Nin K, Noma SI, Teramukai S, Fujikawa K, Wonderlich SA. The impact of DSM-5 on the diagnosis and severity indicator of eating disorders in a treatment-seeking sample. Int J Eat Disord. 2017; 50(11): 1247-54.**

⇨ **Este artigo fornece os dados sobre as mudanças recentes nos critérios diagnósticos do DSM-5 em relação aos transtornos alimentares, além de discutir os indicadores de gravidade determinados nessa última edição.**

32. Smith KE, Ellison JM, Crosby RD, Engel SG, Mitchell JE, Crow SJ, et al. The validity of DSM-5 severity specifiers for anorexia nervosa, bulimia nervosa, and binge-eating disorder. Int J Eat Disord. 2017;50(9):1109-13.

33. Franko DL, Tabri N, Keshaviah A, Murray HB, Herzog DB, Thomas JJ, et al. Predictors of long-term recovery in anorexia nervosa and bulimia nervosa: data from a 22-year longitudinal study. J Psychiatr Res. 2018;96:183-88.

34. Nazar BP, Bernardes C, Peachey G, Sergeant J, Mattos P, Treasure J. The risk of eating disorders comorbid with attention-deficit/hyperactivity disorder: A systematic review and meta-analysis. Int J Eat Disord. 2016;49(12):1045-57.

35. Atiye M, Miettunen J, Raevuori-Helkamaa A. A meta-analysis of temperament in eating disorders. Eur Eat Disord Rev. 2015;23(2):89-99.

36. Cassin SE, von Ranson KM. Personality and eating disorders: a decade in review. Clin Psychol Rev. 2005;25(7):895-916.

37. Magallón-Neri E, González E, Canalda G, Forns M, La Fuente D, Eugenio J, et al. Prevalence and severity of categorical and dimensional personality disorders in adolescents with eating disorders. Eur Eat Disord Rev. 2014;22(3):176-84.

38. Farstad SM, McGeown LM, & von Ranson KM. Eating disorders and personality, 2004-2016: A systematic review and meta-analysis. Clin Psychol. 2016;46:91-105.

39. Khalsa SS, Portnoff LC, McCurdy-McKinnon D, Feusner JD. What happens after treatment? A systematic review of relapse, remission, and recovery in anorexia nervosa. J Eat Disord. 2017;5(1):20.

40. Bühren K, Schwarte R, Fluck F, Timmesfeld N, Krei M, Egberts K, et al. Comorbid psychiatric disorders in female adolescents with first-onset anorexia nervosa. Eur Eat Disord Rev. 2014;22(1):39-44.

41. National Collaborating Centre for Mental Health. Eating disorders: core interventions in the treatment and management of anorexia nervosa, bulimia nervosa and related eating disorders. Brit Psychol Soc. 2004.

42. Striegel-Moore R. Etiology of binge eating: a developmental perspective. In: Fairburn CG, Wilson GT. Binge eating: nature, assessment, and treatment. New York: Guilford; 1993. p. 144-72.

43. Ghaderi A, Scott B. Prevalence, incidence and prospective risk factors for eating disorders. Acta Psychiatrica Scandinavica. 2001;104:122-30.

44. De Krom M, Bauer F, Collier D, Adan RA, la Fleur SE. Genetic variation and effects on human eating behavior. Annu Rev Nutr. 2009;29:283-304.

45. Schmidt U. A etiology of eating disorders in the 21st century: new answers to old questions. Eur Child Adolesc Psychiatry. 2003;12(suppl. 1):I30-7.

46. Wade TD, Gillespie N, Martin NG. A comparison of early family life events amongst monozygotic twin women with lifetime anorexia nervosa, bulimia nervosa, or major depression. Int J Eat Disord. 2007;40(8):679-86.

47. Slof-Op't Landt MC, van Furth EF, Meulenbelt I, Slagboom PE, Bartels M et al. Eating disorders: from twin studies to candidate genes and beyond. Twin Res Hum Genet. 2005;8(5):467-82.

48. Mousa TY, Al-Domi HA, Mashal RH, Jibril MA. Eating disturbances among adolescent schoolgirls in Jordan. Appetite. 2010;54(1):196-201.

49. Neumark-Sztainer D, Bauer KW, Friend S, Hannan PJ, Story M, Berge JM. Family weight talk and dieting: how much do they matter for body dissatisfaction and disordered eating behaviors in adolescent girls? J Adolesc Health. 2010;47(3):270-6.

50. Ordman AM, Kirshenbaum DS. Bulimia: assessment of eating, psychological adjustment, and family characteristics. International Journal of Eating Disorders. 1986;5:865-78.

51. Capasso A, Putrella C, Milano W. Recent clinical aspects of eating disorders. Rev Recent Clin Trials. 2009;4(1):63-9.

52. Corstorphine E, Waller G, Lawson R, Ganis C. Trauma and multi-impulsivity in the eating disorders. Eat Behav. 2007;8(1):23-30.

53. Bulik CM, Sullivan PF, Wade TD, Kendler KS. Twin studies of eating disorders: a review. Int J Eat Disord. 2000;27(1):1-20.

54. Dalle Grave R. Features and management of compulsive exercising in eating disorders. Phys Sportsmed. 2009;37(3):20-8.

55. Mond JM, Calogero RM. Excessive exercise in eating disorder patients and in healthy women. Aust N Z J Psychiatry. 2009;43(3):227-34.

56. Herzog DB, Franko DL, Dorer DJ, Keel PK, Jackson S, Manzo MP. Drug abuse in women with eating disorders. Int J Eat Disord. 2006;39(5):364-8.

57. Burgalassi A, Ramacciotti CE, Bianchi M, Coli E, Polese L, Bondi E et al. Caffeine consumption among eating disorder patients: epidemiology, motivations, and potential of abuse. Eat Weight Disord. 2009;14(4):e212-

58. **Mitchell JE, Crow S. Medical complications of anorexia nervosa and bulimia nervosa. Curr Opin Psychiatry. 2006;19(4):438-43.**
   ⇨ **Este artigo disserta a respeito das principais complicações clínicas em indivíduos com anorexia nervosa e bulimia nervosa, fornecendo referências para investigação na prática clínica.**

59. Mehler PS, Rylander M. Bulimia Nervosa—medical complications. J Eat Disord. 2015;3(1):12.

60. Linardon J, Wade T, de la Piedad Garcia X, Brennan L. Psychotherapy for bulimia nervosa on symptoms of depression: a meta-analysis of randomized controlled trials. Int J Eat Disord. 2017;50(10):1124-36.

61. Campos RN, Angst J, Cordas TA, Moreno RA. ESPECTRA: searching the bipolar spectrum in eating disorder patients. BMC Psychiatry. 2011;11(1):59-63.

62. McElroy SL, Kotwal R, Keck PE, Akiskal HS. Comorbidity of bipolar and eating disorders: distinct or related disorders with shared dysregulations? J Affect Disord. 2005;86(2):107-27.

63. Fichter MM, Quadflieg N. Twelve-year course and outcome of bulimia nervosa. Psychol Med. 2004;34(8):1395-406.

64. Nielsen S, Moller-Madsen S, Isager T, Jorgensen J Pagsberg K, Theander S. Standardizied mortality in eating disorders a quantatitative summary of previously published and new evidence. J Psychossom Res. 1998;44:413-34.

65. Keel PK, Mitchell JE. Outcome in bulimia nervosa. Am J Psychiatry. 1997;154(3):313-21.

66. Spitzer RL, Devlin M, Walsh BT, Hasin D, Wing R, Marcus M, et al. Binge eating disorder: a multisite field trial of the diagnostic criteria. Int J Eat Disord. 1992;11(3):191-203.

67. Azevedo APD, Santos CCD, Fonseca DCD. Transtorno da compulsão alimentar periódica. Arch Clin Psychiatry (São Paulo). 2004;31(4):170-2.

68. 68.   Kessler R, Berglund P, Chiu W, Deitz A, Hudson J, Shahly V, et al. The Prevalence and Correlates of Binge Eating Disorder in the World Health Organization World Mental Health Surveys. Biol Psychiatry. 2013;73(9):904-14.

69. Fairburn CG, Doll HA, Welch SL, Hay PJ, Davies BA, O'Connor ME. Risk factors for binge eating disorder: a community-based, case-control study. Arch Gen Psychiatry. 1998;55(5):425-32.

70. McElroy SL, Arnold LM, Shapira NA, Keck Jr PE, Rosenthal NR, Karim MR, et al. Topiramate in the treatment of binge eating disorder associated with obesity: a randomized, placebo-controlled trial. Am J Psychiatry. 2003;160(2):255-61.

71. Hudson J, Hiripi E, Pope H, Kessler R. The prevalence and correlates of eating disorders in the National Comorbidity Survey Replication. Biol Psychiatry. 2007;61(3):348-58.

72. Tanofsky-Kraff M, Bulik CM, Marcus MD, Striegel RH, Wilfley DE, Wonderlich SA, et al. Binge eating disorder: the next generation of research. Int J Eat Disord. 2013;46(3), 193.

73. **Mitchell J. Medical comorbidity and medical complications associated with binge-eating disorder. Int J Eat Disord. 2015;49(3):319-23.**

⇨ **Este artigo faz uma revisão sobre principais complicações clínicas encontradas em indivíduos com TCA, especialmente síndrome metabólica.**

74. Forrest L, Zuromski K, Dodd D, Smith A. Suicidality in adolescents and adults with binge-eating disorder: results from the national comorbidity survey replication and adolescent supplement. Int J Eat Disord. 2016;50(1):40-9.

75. Kachani AT, Cordás TA. Da ópera-bufa ao caos nosológico: pica. Rev Psiquiatr Clín. 2009;36(4):162-9.

76. Ornstein RM, Essayli JH, Nicely TA, Masciulli E, Lane-Loney S. Treatment of avoidant/restrictive food intake disorder in a cohort of young patients in a partial hospitalization program for eating disorders. Int J Eat Disord. 2017;50(9):1067-74.

77. Kambanis PE, Kuhnle MC, Wons OB, Jo JH, Keshishian AC, Hauser K, et al. Prevalence and correlates of psychiatric comorbidities in children and adolescents with full and subthreshold avoidant/restrictive food intake disorder. Int J Eat Disord. 2020;53(2):256-65.

78. Cooney M, Lieberman M, Guimond T, Katzman DK. Clinical and psychological features of children and adolescents diagnosed with avoidant/restrictive food intake disorder in a pediatric tertiary care eating disorder program: a descriptive study. J Eat Disord. 2018;6(1):7.

79. Norris ML, Spettigue W, Hammond NG, Katzman DK, Zucker N, Yelle K, et al. Building evidence for the use of descriptive subtypes in youth with avoidant restrictive food intake disorder. Int J Eat Disord. 2018;51(2):170-3.

80. World Health Organization [homepage na internet]. Controlling the global obesity epidemic, 2008. Acesso em: 07 de junho de 2020. Disponível em: <https://www.who.int/activities/controlling-the-global-obesity-epidemic>.

81. **World Health Organization. Advise on health risks of obesity and weight management options; 2019. Acesso em: 07 de junho de 2020. Disponível em: < https://pt.slideshare.net/who_europe/session-6-advise-on-health-risks-of-obesity-and-weight-management-options>.**

⇨ **O site da Organização Mundial da Saúde tem dado ênfase para atual epidemia de obesidade no mundo; baseado nisso, propuseram um material que discorre a respeito das principais condutas no manejo da obesidade na prática clínica, inclusive cirurgia bariátrica.**

82. Taylor VH, Hensel J. Multimorbidity: a review of the complexity of mental health issues in bariatric surgery candidates informed by canadian data. Can J Diabetes. 2017;41(4):448-52.

83. Bland CM, Quidley AM, Love BL, Yeager C, McMichael B, Bookstaver PB. Long-term pharmacotherapy considerations in the bariatric surgery patient. Am J Health-System Pharmacy. 2016;73(16):1230-42.

84. Marek RJ, Ben-Porath YS, Ashton K, Heinberg LJ. Impact of using DSM-5 criteria for diagnosing binge eating disorder in bariatric surgery candidates: change in prevalence rate, demographic characteristics, and scores on the minnesota multiphasic personality inventory-2 restructured form (MMPI-2-RF). Int J Eat Disord. 2014;47(5):553-7.

85. Marcus MD, Kalarchian MA, Courcoulas AP. Psychiatric evaluation and follow-up of bariatric surgery patients. Am J Psychiatry. 2009;166(3):285-91.

86. Bye A, Shawe J, Bick D, Easter A, Kash-Macdonald M, Micali N. Barriers to identifying eating disorders in pregnancy and in the postnatal period: a qualitative approach. BMC Pregnancy and Childbirth. 2018;18(1):114.

87. Dörsam AF, Preißl,H, Micali N, Lörcher SB, Zipfel S, Giel KE. The impact of maternal eating disorders on dietary intake and eating patterns during pregnancy: a systematic review. Nutrients. 2018;11(4):840.

88. Fogarty S, Elmir R, Hay P, Schmied V. The experience of women with an eating disorder in the perinatal period: a meta-ethnographic study. BMC Pregnancy and Childbirth. 2018;18(1):121.

89. Watson HJ, Zerwas S, Torgersen L, Gustavson K, Diemer EW, Knudsen GP, et al. Maternal eating disorders and perinatal outcomes: a three-generation study in the Norwegian Mother and Child Cohort Study. J Abnormal Psychology. 2017;126(5):552.

90. Crow SJ, Agras WS, Crosby R, Halmi K, Mitchell JE. Eating disorder symptoms in pregnancy: a prospective study. Int J Eat Disord. 2008;41(3):277-9.

91. Mangweth-Matzek B, Hoek HW. Epidemiology and treatment of eating disorders in men and women of middle and older age. Curr Opin Psychiatry. 2017;30(6):446.

92. Samuels KL, Maine MM, Tantillo M. Disordered eating, eating disorders, and body image in midlife and older women. Curr Psychiatry Rep. 2019;21(8):70.

93. De Paoli T, Rogers PJ. Disordered eating and insulin restriction in type 1 diabetes: a systematic review and testable model. Eat Disord. 2018;26(4):343-60.

94. Wisting L, Reas DL, Bang L, Skrivarhaug T, Dahl-Jørgensen K, Rø Ø. Eating patterns in adolescents with type 1 diabetes: Associations with metabolic control, insulin omission, and eating disorder pathology. Appetite. 2017;114:226-31.

95. Keane S, Clarke M, Murphy M, McGrath D, Smith D, Farrelly N, et al. Disordered eating behaviour in young adults with type 1 diabetes mellitus. J Eat Disord. 2018;6(1):9.

96. Gagnon C, Aimé A, Bélanger C. Predictors of comorbid eating disorders and diabetes in people with type 1 and type 2 diabetes. Can J Diabetes. 2017;41(1):52-7.

97. García-Mayor RV, García-Soidán FJ. Eating disoders in type 2 diabetic people: Brief review. Diabetes & Metabolic Syndrome: Clinical Research & Reviews. 2017;11(3):221-4.

98. Rubin RR, Peyrot M. Psychological issues and treatments for people with diabetes. J Clin Psychol. 2001;57:457-78.

99. Pontes JB, Montagner MÂ. Health food junkies: overcoming the obsession with healthful eating. Bratman S, Knight D. New York: Broadway Books. Tempus Actas de Saúde Coletiva. 2000;5(2):283.

100. Parra-Fernández ML, Rodríguez-Cano T, Onieva-Zafra MD, Perez-Haro, MJ, Casero-Alonso V, Fernández-Martinez E, et al. Prevalence of orthorexia nervosa in university students and its relationship with psychopathological aspects of eating behaviour disorders. BMC Psychiatry. 2018;18(1):364.

101. Gramaglia C, Brytek-Matera A, Rogoza R, Zeppegno P. Orthorexia and anorexia nervosa: two distinct phenomena? A cross-cultural comparison of orthorexic behaviours in clinical and non-clinical samples. BMC Psychiatry. 2017;17(1):75.

102. Simpson CC, Mazzeo SE. Attitudes toward orthorexia nervosa relative to DSM-5 eating disorders. Int J Eat Disord. 2017;50(7):781-92.

103. Gramaglia C, Gambaro E, Delicato C, Marchetti M, Sarchiapone M, Ferrante D, et al. Orthorexia nervosa, eating patterns and personality traits: a cross-cultural comparison of Italian, Polish and Spanish university students. BMC Psychiatry. 2019;19(1):235.

104. Donini LM, Marsili D, Graziani MP, Imbriale M, Cannella C. Orthorexia nervosa: validation of a diagnosis questionnaire. Eat Weight Disord. 2005;10(2):e28-e32.

105. Pope Jr HG, Gruber AJ, Choi P, Olivardia R, Phillips KA. Muscle dysmorphia: an underrecognized form of body dysmorphic disorder. Psychosomatics. 1997;38(6):548-57

106. Santarnecchi E, Dèttore D. Muscle dysmorphia in different degrees of bodybuilding activities: validation of the Italian version of Muscle Dysmorphia Disorder Inventory and Bodybuilder Image Grid. Body Image. 2012;9(3):396-403.

107. Watson HJ, Joyce T, French E, Willan V, Kane RT, Tanner-Smith EE, et al. Prevention of eating disorders: a systematic review of randomized, controlled trials. Int J Eat Disord. 2016;49(9):833-62.

108. Gordon R. An operational classification of disease prevention. In: Steinberg J, Silverman M, editors. Preventing mental disorders: a research perspective. Rockville: US Department of Health and Human Services. National Institute of Mental Health. 1987. p. 20-6.

109. Gumz A, Weigel A, Daubmann A, Wegscheider K, Romer G, Löwe B. Efficacy of a prevention program for eating disorders in schools: a cluster-randomized controlled trial. BMC Psychiatry. 2017;17(1):293.

110. Hart LM, Cornell C, Damiano SR, Paxton SJ. Parents and prevention: a systematic review of interventions involving parents that aim to prevent body dissatisfaction or eating disorders. Int J Eat Disord. 2015;48(2):157-69.

111. Rodgers RF, Sonneville K. Research for leveraging food policy in universal eating disorder prevention. Int J Eat Disord. 2018;51(6):503-6.

26

Transtornos do sono

Daniel Guilherme Suzuki Borges
Alexandre Pinto de Azevedo
Rosa Hasan

Sumário

Introdução
Transtorno de insônia crônica
    Quadro clínico e diagnóstico
    Diagnóstico diferencial
    Exames complementares
    Tratamento
Transtornos de hipersonolência central
    Quadro clínico e diagnóstico
    Diagnóstico diferencial
    Exames complementares
    Tratamento
Transtornos do ritmo circadiano
    Quadro clínico e diagnóstico
    Diagnóstico diferencial
    Exames complementares
    Tratamento
Parassonias
    Parassonias do sono REM
    Parassonias do sono NREM
Apneia obstrutiva do sono
    Quadro clínico e diagnóstico
    Diagnóstico diferencial
    Exames complementares
    Tratamento
Síndrome das pernas inquietas
    Quadro clínico e diagnóstico
    Diagnóstico diferencial
    Exames complementares
    Tratamento
Bruxismo
    Quadro clínico e diagnóstico
    Diagnóstico diferencial
    Exames complementares
    Tratamento
Considerações finais
Vinheta clínica
Para aprofundamento
Referências bibliográficas

Pontos-chave

- O transtorno de insônia representa a queixa de sono mais comum na população adulta, podendo ser agudo, crônico ou comórbido com outras doenças médicas e transtornos mentais.
- Excluídas as causas mais comuns de sonolência excessiva (como privação de sono, transtornos do ritmo circadiano e apneia do sono), estima-se uma prevalência rara de transtornos de hipersonolência central.
- Os transtornos de ritmo circadiano provêm de alterações endógenas mal adaptativas e/ou comportamentos autoinfligidos em relação à agenda social requerida ou desejada.
- Parassonias representam entidade clínica que expressa vivências desagradáveis ou comportamentos motores durante o sono e/ou nas suas transições para vigília.
- Apneia obstrutiva do sono representa uma condição médica crônica, progressiva e potencialmente incapacitante.

INTRODUÇÃO

Queixas relacionadas ao sono são frequentes entre pacientes que buscam tratamentos psiquiátricos. Dificuldade para iniciar o sono, sensação de sono não reparador ou de má qualidade e sonolência diurna estão entre as queixas mais frequentes. É de fundamental importância o conhecimento sobre os transtornos primários do sono e a adequada identificação destes quadros em comorbidade ou não com outros transtornos psiquiátricos.

A Classificação Internacional dos Transtornos do Sono de 2014[1], em sua terceira revisão (CITS-3), lista oito diferentes categorias diagnósticas de acordo com três eixos centrais. A partir de 2013, a Associação Americana de Psiquiatria passou a incluir em seu manual diagnóstico (DSM-5) uma seção exclusiva nesse tema com o intuito de ajudar no reconhecimento e encaminhamento desses casos para avaliação especializada quando for o caso.

A classificação de distúrbios do sono na CID-10 baseava-se na hoje obsoleta separação entre distúrbios orgânicos e não orgânicos. Enquanto os últimos situavam-se no capítulo de transtornos mentais e comportamentais, os primeiros encontravam-se dispersos ao longo do manual. Na CID-11, um capítulo separado foi criado para os transtornos do sono-vigília, que abrange todos os diagnósticos relevantes relacionados ao sono[98].

Neste capítulo, discutiremos os principais transtornos do sono de interesse para a psiquiatria. São eles: transtorno de insônia crônica; hipersonias de origem central (narcolepsia, hipersonia idiopática, síndrome de Kleine-Levin); transtornos do ritmo circadiano; parassonias do sono REM (transtorno comportamental do sono REM); parassonias do sono NREM; síndrome das pernas inquietas e bruxismo.

Quadro 1   Classificação Internacional dos transtornos do sono

1. Transtornos de insônia
Transtorno de insônia crônica
Transtorno de insônia aguda
Outro transtorno de insônia
2. Distúrbios respiratórios relacionados ao sono
Síndromes da apneia obstrutiva do sono
Síndromes da apneia central do sono
3. Transtornos de hipersonolência central
Narcolepsia tipo 1
Narcolepsia tipo 2
Hipersonia idiopática
Síndrome de Kleine-Levin
Hipersonia devido a uma condição médica
Hipersonia devido a um medicamento ou substância
Hipersonia associada a um transtorno psiquiátrico
Síndrome do sono insuficiente
Sintomas isolados e variantes normais
Dormidor longo
4. Transtornos do ritmo circadiano do sono
Transtorno do atraso de fase de vigília e sono
Transtorno do avanço de fase de vigília e sono
Transtorno do ritmo irregular do sono e vigília
Transtorno do ritmo não 24 horas (livre-curso)
Transtorno do trabalho por turnos
Transtorno de mudança rápida de fuso horário (transtorno de *jet lag*)
Transtorno circadiano do despertar do sono sem outra especificação (SOE)

(continua)

Quadro 1   Classificação Internacional dos Transtornos do Sono *(continuação)*

5. Parassonias
Parassonias relacionadas ao sono NREM
Transtornos do despertar (do sono NREM): despertar confusional, terror noturno e sonambulismo
Parassonias relacionadas ao REM
Transtorno comportamental do sono REM
Paralisia do sono isolada recorrente
Transtorno de pesadelo
Outras parassonias
Síndrome da cabeça explosiva
Alucinações relacionadas ao sono
Enurese do sono
Parassonia devido a condição médica
Parassonia devido a medicação ou substância
Parassonia não especificada
Sintomas isolados ou variantes normais
Sonilóquios
6. Distúrbios do movimento relacionados ao sono
Síndrome das pernas inquietas
Transtorno do movimento periódico de membros
Cãibras nas pernas relacionadas ao sono
Bruxismo relacionado ao sono
Transtorno do movimento rítmico relacionado ao sono
Mioclonia do sono benigna da infância
Mioclonia propriospinal de início do sono
Transtorno do movimento relacionado ao sono devido a uma condição médica
Transtorno do movimento relacionado ao sono, não especificado
7. Sintomas isolados e variantes normais
Mioclonia fragmentária excessiva
Tremor hipnagógico do pé e ativação muscular alternante da perna
Abalos hípnicos (*sleep starts*)
8. Outro transtorno do sono
Apêndice A: Distúrbios médicos e neurológicos relacionados ao sono
Insônia familiar fatal
Epilepsia relacionada ao sono
Cefaleias relacionadas ao sono
Laringoespasmo relacionado ao sono
Refluxo gastroesofágico relacionado ao sono
Isquemia miocárdica relacionada ao rono
Apêndice B: Codificação CID-10-MC
Transtorno do sono induzido por substância

TRANSTORNO DE INSÔNIA CRÔNICA

O transtorno de insônia representa a queixa de sono mais comum na população adulta, podendo ser agudo, crônico ou comórbido com outras doenças médicas e transtornos mentais.

Como a insônia crônica pode ter curso clínico próprio, é difícil estabelecer claramente a sua relação de causalidade com outras condições médicas e psiquiátricas. Ela pode representar fator de risco, sintoma prodrômico ou residual dessas.

Desse modo, diferentemente das classificações anteriores, a insônia crônica passou a ter *status* de transtorno tanto no CITS-3 como no *Manual diagnóstico e estatístico de transtornos mentais* 5ª edição (DSM-5). O que antes era considerado insônia secundária (a um distúrbio clínico ou psiquiátrico) passa a se tornar um especificador ao invés de sintoma acessório (p. ex., transtorno de insônia crônica comórbido a depressão, transtorno de insônia crônica comórbida a apneia obstrutiva do sono)[2].

As estimativas de incidência e prevalência de insônia na população adulta variam muito dependendo da metodologia (estudos longitudinais ou seccionais) e da população analisada (idade, sexo e população geral versus populações clínicas com doenças médicas e transtornos mentais)[3]. A insônia crônica apresenta alta prevalência na população geral e na população de pacientes com transtornos médicos e psiquiátricos de centros médicos de cuidados primários[4-6].

Um estudo de revisão com 50 publicações sobre prevalência de insônia na população geral lançou mão de uma regra simples para a estatística da insônia na população geral. Trata-se da regra do 30-20-10 que, segundo os critérios diagnósticos para o DSM-IV-R[7], estimava:

- Cerca de 30% (30 a 48%) da população geral relata sintomas noturnos de insônia.
- Aproximadamente 20% (10 a 28%) relata sintomas diurnos de grau moderado de insônia.
- Em torno de 10% (9 a 15%) relata sintomas noturnos e diurnos de insônia intensos de transtorno de insônia.

O transtorno de insônia crônica acomete, principalmente, pessoas do sexo feminino, da terceira idade e de baixo nível socioeconômico[8,9]. Em um grande estudo populacional com 9.851 pessoas de uma comunidade urbana, revelou-se que o transtorno de insônia é 1,60 a 3 vezes mais frequente no sexo feminino pós-puberdade independentemente da causa, seja em populações de pacientes com insônia ou em estudos epidemiológicos na população geral[10]. Há poucos estudos de prevalência de insônia na faixa populacional adolescente; os dados disponíveis indicam que 4,40% dessa população apresentam insônia, 13,40% no último ano e 10,70% para o ciclo de vida[11].

As principais consequências do transtorno de insônia compreendem disfunções de natureza individual e coletiva (custos sociais) como:

- Maior morbimortalidade: cardiovascular[12], endócrino-metabólico (p. ex.: diabetes, obesidade)[13], dor crônica[14,15].

- Aumento de marcadores inflamatórios[16].
- Maiores repercussões de saúde mental[9,11,17-19]: transtornos do humor, ansiosos e cognitivos, aumento do risco de suicídio.
- Redução do desempenho sócio-ocupacional e dos índices de qualidade de vida[6].
- Aumento do risco de acidentes de trabalho e de trânsito[3].
- Os custos econômicos decorrentes do absenteísmo, da perda de produtividade e de despesas médicas[3].

Questionários padronizados para avaliação da qualidade de vida (SF-36) demonstram que o transtorno de insônia causa prejuízos comparáveis a doenças como insuficiência cardíaca, diabetes, artrite e depressão[20,21]. Essa população possui riscos de 2,5 a 4,5 maiores de acidentes quando na condução de veículos do que controles saudáveis.

A insônia de evolução crônica associa-se a diversas condições médicas. Essa informação é extremamente relevante, devendo o médico ficar ciente de que é necessário questionar sintomas de sono durante o levantamento do histórico médico nas populações de risco, assim como tratar o transtorno de insônia independentemente do fator causal[3]. Pacientes com transtorno de insônia apresentam maior prevalência de doenças médicas sistêmicas e neurológicas, como também as recíprocas também são verdadeiras, mesmo quando se controla para sintomas depressivos e ansiosos que poderiam estar causando insônia[4,22]. Estudos epidemiológicos de natureza transversal controlados para depressão, ansiedade e uso de medicamentos demonstram que o transtorno de insônia se associa com diversas doenças sistêmicas[21]:

- Hipertensão arterial sistêmica.
- Doenças cardiovasculares.
- Acidentes vasculares cerebrais.
- Cefaleias.
- Doenças renais.
- Transtornos respiratórios.
- Transtornos urológicos.
- Transtornos gastrointestinais.
- Dor crônica.
- Infecções virais.

O transtorno de insônia associado com doenças médicas sistêmicas manifesta-se mais comumente com manifestações de sono noturno fragmentado, na forma de sintomas de manutenção do sono e de tempo total de sono reduzido[21].

O transtorno de insônia crônica está relacionado com aumento do risco longitudinal de desenvolvimento de transtornos psiquiátricos (depressão, ansiedade, abuso de álcool, uso crônico ou dependência de hipnóticos), riscos de acidentes de carro e aumento da mortalidade[9,11].

A insônia é o maior fator de risco, potencialmente tratável, para o aparecimento do primeiro episódio de depressão ou recorrência de depressão em adultos e na terceira idade[4,8]. A associação de sintomas de insônia crônica e transtornos mentais, principalmente depressão e ansiedade, é bem comprovada[4,9]. Insônia crônica é uma comorbidade em cerca de 90% dos casos de transtornos mentais mais graves[17]. Em alguns casos de insônia associada à depressão, os sintomas de sono são a queixa principal e a mais significativa do que os sintomas depressivos subjacentes, levando o portador a buscar tratamento médico queixando-se de insônia[17]. Nos casos de ansiedade e insônia, os sintomas de sono em geral são simultâneos, e nos casos de depressão, a insônia geralmente precede seus sintomas[4,23].

O impacto econômico da insônia tem sido estimado variavelmente entre os estudos, reflexo das metodologias utilizadas. Em valores atualizados para 12/209[24], especula-se que custe entre 31,06 e 238,76 bilhões de dólares por ano nos Estados Unidos (respectivamente, em dólares 15,4 bilhões em 1990 e 107,5 bilhões em 1998), levando em conta custos diretos e indiretos[25,26].

Quadro clínico e diagnóstico[1]

O diagnóstico da insônia crônica é clínico. Portanto, a história médica é a única ferramenta requerida para fins diagnósticos. O quadro clínico caracteriza-se por um conjunto de queixas atribuídas ao período principal de sono noturno e a queixas referentes ao período principal de vigília[1]. Os sinais e sintomas relacionados ao transtorno de insônia crônica são:

- Dificuldade em adormecer, em permanecer dormindo com despertares prolongados, e/ou acordar antes do desejado ou requerido (despertar precoce).
- Resistência em ir dormir em horário apropriado e/ou dificuldade em dormir sem intervenção dos pais ou cuidador.
- Padrão de sono não restaurador ou combinações dos sintomas já mencionados.
- Deve haver queixas de sintomas diurnos relacionados ao período principal de sono.
- A pessoa com queixas deve desfrutar de um local adequado e de oportunidade de tempo para dormir. Esse fator ajuda a diferenciar a insônia da privação voluntária de sono.
- As queixas devem estar presentes pelo menos 3 vezes por semana, por um período mínimo de 3 meses (para transtorno de insônia aguda esse período é menor que 3 meses).
- O distúrbio não pode ser mais bem explicado por outro transtorno de sono.

A elaboração da CITS-3 e do capítulo de distúrbios do sono-vigília do DSM-5 ocorreram praticamente em simultâneo, logo suas respectivas forças-tarefas se esforçaram para um maior grau de concordância entre esses dois sistemas. Entretanto, há algumas diferenças por causa de seus respectivos públicos-alvo.

Os critérios diagnósticos para transtorno de insônia crônica em ambas classificações são praticamente idênticos, com a diferença que no DSM-5[27] são ainda incluídos mais dois critérios:

- A insônia não é atribuída aos efeitos fisiológicos de alguma substância (p. ex., abuso de drogas ilícitas, medicamentos).
- A coexistência de transtornos mentais e de condições médicas não explica adequadamente a queixa predominante de insônia.

Diagnóstico diferencial[1]

Uma apresentação clínica de insônia como dificuldade para iniciar o sono deve ser diferenciado do transtorno de atraso de fase do sono, caracterizado por dificuldades de adormecer e de acordar cedo em horários socialmente requeridos. Por outro lado, dificuldades em manter o sono e despertar precoce devem ser diferenciadas do transtorno de avanço de fase. O início do sono é consistentemente anterior ao desejado, há esforço significativo em se manter acordado até mais tarde e incômodo em acordar muito cedo. O tempo total de sono encontra-se preservado em ambas condições se há oportunidade e flexibilidade na agenda de sono.

O distúrbio de insônia também deve ser discriminado de dificuldades situacionais decorrentes de circunstâncias do ambiente tais como ruído excessivo, luz intensa, extremos de temperaturas e regiões com falta de segurança. Parceiros de cama que roncam alto, movem-se excessivamente durante também podem atrapalhar o sono. Em casos assim, o termo transtorno de insônia crônica não se aplica.

A privação volitiva de sono (síndrome do sono insuficiente) frequentemente cursa com sonolência diurna excessiva, fadiga e tempo de sono reduzido à noite, no entanto, o padrão de sono se restabelece uma vez permitindo tempo suficiente para dormir. Insones crônicos tipicamente não demonstram sonolência excessiva diurna, ao contrário dos privados de sono, característica aquela tida como quadro de insônia pura ou verdadeira.

Sono fragmentado e sintomas de insônia são queixas comuns em paciente com apneia obstrutiva do sono. Em geral, há queixas de roncos, engasgos e pausas respiratórias presenciadas, contudo, pode passar despercebido caso paciente durma sozinho.

Todos distúrbios mencionados acima apresentam potencial para o "sintoma insônia" tornar-se de fato "insônia transtorno" sobreposto. Pacientes podem ficar cronicamente frustrados ou ansiosos com a capacidade de dormir e suas repercussões diurnas, isso pode agitar e atrapalhar o sono. Nessas circunstâncias, o diagnóstico de transtorno de insônia crônica deve ser aplicado comórbido ao outro distúrbio do sono.

Exames complementares[28]

A polissonografia e a actigrafia não são exames de rotina. Eles ajudam descartar outros distúrbios do sono (por exemplo: apneia do sono na polissonografia), avaliar a possibilidade de algum grau de má percepção do sono, investigar possíveis divergências das queixas subjetivas do paciente com o quadro clínico presente e a avaliar resposta de um tratamento instituído (efetividade, especialmente, se malsucedido).

O uso de diário de sono pode ser um complemento à anamnese. Ele permite ver com mais detalhes hábitos de sono dia a dia, checar alguns hábitos de higiene do sono (cochilos, tempo de cama elevado), estimar percepção de sono e eliminar eventual viés de memória.

Tratamento[29,30]

O primeiro ponto a ser abordado na terapêutica da insônia é a regularização da higiene do sono. As principais orientações e medidas para uma boa higiene do sono estão referidas no Quadro 2[29].

Quadro 2 Orientações para adequada higiene do sono

Procure dormir a quantidade de sono que lhe faz satisfaça
Deite-se apenas quando estiver sentindo sono
Evite estimulantes como café, chá, chocolate, refrigerantes a base de colas, nicotina e medicamentos com cafeína, principalmente, no fim do dia.
Evite álcool no mínimo 6 horas antes de dormir
Evite fumar no mínimo 6 horas antes de dormir
Evite comer, fumar e ingerir álcool no meio da noite
Evite refeições pesadas antes de dormir
Evite sonecas durante o dia
Faça exercícios físicos com limite mínimo de 4 a 6 horas de se deitar (de preferência ao ar livre)
Procure se expor à luz solar logo após levantar e no fnal da tarde
Tome banho morno (15 a 20 minutos) duas horas antes de dormir
Não use relógio ou celular para checar as horas no seu ambiente de sono (seu quarto)
Reserve a cama para exclusivamente para dormir ou ter relações amorosas
Se não conseguir dormir, levante-se depois de 20 a 30 minutos, volte apenas com sono
Se não conseguir dormir, procure se distrair, leia, assista TV fora do seu quarto
Manter horários regulares para dormir e acordar mesmo nos fnais de semana

A terapia cognitivo-comportamental apresenta evidências de melhora em curto e longo prazo, sendo a terapia de primeira escolha. A farmacoterapia é o método de tratamento mais frequentemente utilizado porque surte efeitos mais rápidos e por causa da maior disponibilidade, no entanto, com eficácia comprovada basicamente em estudos de curto prazo.

O Consenso Brasileiro de Insônia de 2019 recomenda para o tratamento farmacológico da insônia crônica antidepressivos sedativos em dose baixa (amitriptilina, doxepina, mirtazapina e trazodona), o agonista melatonérgico ramelteona e o antagonista hipocretinérgico dual suvorexanto (comercializado em países como Estados Unidos, Japão e Canadá, porém, ainda não aprovado no Brasil). O uso da melatonina pode ser considerado para insônias que acometem os idosos, além do uso como cronotrópico para os distúrbios de ritmo circadiano.

Os agonistas GABA-A (zolpidem, zolpiclona e eszopiclona) são recomendados para insônia aguda. O perfil de efeitos colaterais e o risco de abuso e dependência existem e aumentam conforme a dose e tempo de uso.

Antipsicóticos sedativos, anticonvulsivantes e benzodiazepínicos não são recomendadas a não ser que haja uma comorbidade médica ou psiquiátrica que justifiquem o uso. Já anti-histamínicos e fitoterápicos não são recomendados até que novas evidências estejam disponíveis.

Para mais detalhes, consulte o capítulo "Tratamento dos transtornos do sono" no Volume 3 desta edição.

TRANSTORNOS DE HIPERSONOLÊNCIA CENTRAL

A vigília e o estado de alerta são características altamente exigidas e desejadas na sociedade moderna, já que interferem direta ou indiretamente em diversos índices como produtividade, faturamento, custos trabalhistas e de saúde, entre outros.

Os termos hipersonolência ou sonolência excessiva servem para descrever uma incapacidade de se manter em vigília e atento em situações diárias socialmente requeridas ou desejadas. Isso resulta episódios de sono irrepreensíveis, de ataques de sono e alguns casos um sono noturno excessivamente longo (especialmente, em crianças)[1].

Excluídas as causas mais comuns de sonolência excessiva (como privação de sono, transtornos do ritmo circadiano e apneia do sono), estima-se uma prevalência rara de transtornos de hipersonolência central:

- Narcolepsia[31]: prevalência ponderada em 30 casos por 100 mil habitantes juntando diferentes trabalhos. Há discreto predomínio do sexo masculino, sua idade de início dá-se por volta dos 15 a 25 anos de idade e rara antes dos 5 anos de idade.
- Hipersonia idiopática[32]: com prevalência desconhecida, considera-se seja muito mais rara e possa representar cerca de um décimo a metade da prevalência da narcolepsia (20 a 50 casos por milhão de habitantes). Idade média de início de 10 a 30 anos e sem relação com gêneros.
- Síndrome de Kleine-Levin[33,34]: doença rara e autolimitada. Estima-se prevalência de 1 a 5 casos por milhão de habitantes e seu início típico dá-se na adolescência. Apresenta predominância masculina (4:1) e, em geral, costuma desaparecer antes dos 25-30 anos de idade.

Narcolepsia é definida como um transtorno neurológico crônico de causa genética, ambiental e, possivelmente, autoimune. Isso levaria a uma destruição seletiva de neurônios hipocretinérgicos e disfunção da neurotransmissão das hipocretinas do hipotálamo lateral. Existe forte associação com o antígeno HLA DQB1*0602. Existem observações epidemiológicas que notam aumento de incidência da doença após pandemia e/ou vacinação H1N1. Existem analogias estruturais de epítopos da hemaglutinina 1 do vírus influenza com alguns epítopos da molécula de hipocretina o que causar reação cruzada e autoimunidade. Apesar da vacinação H1N1 possa ser um gatilho para a doença, evidências apontam lotes de vacina com uso do potente adjuvante imunogênico AS03[31].

Clinicamente caracteriza-se por sonolência excessiva crônica, pela presença de fenômenos de sono REM (cataplexia, alucinações hipnagógicas/hipnopômpicas e paralisia do sono) e sono noturno fragmentado. Estes constituem a pêntade da narcolepsia[31,35,36].

Classifica-se em narcolepsia tipo 1 e 2, caracteristicamente de acordo com a presença de cataplexia e de achado laboratorial de deficiência de hipocretina no liquor no primeiro. Os critérios diagnósticos de acordo com a CITS-3 encontram-se, respectivamente, nos Quadros 3 e 4[1].

De etiologia desconhecida, a hipersonia idiopática também se caracteriza por sonolência excessiva crônica, geralmente intensa, incapacitante e sem períodos de melhora. O tempo de sono principal equipara-se ao normal (8-10 horas de duração), além de ser, caracteristicamente não restaurador. Não há associação clínica com fenômenos REM como na narcolepsia. Os critérios diagnósticos para hipersonia idiopática de acordo com a CITS-3 encontram-se, respectivamente, no Quadro 3[1].

Quadro 3 Narcolepsia tipo 1

Os critérios A e B devem estar presentes.
A. O paciente apresenta diariamente necessidade irreprimível de dormir ou lapsos diários de sono ocorrendo há pelo menos 3 meses*
B. Presença de um ou ambos critérios:
1. Cataplexia e latência de sono média ≤ 8 minutos com presença de sono REM precoce, registrado nos 15 minutos iniciais do sono (SOREMP) em dois ou mais períodos avaliados no teste de latências múltiplas do sono (TLMS) realizado de acordo com as técnicas padrão. A presença de SOREMP na polissonografia (PSG) realizada na noite anterior pode substituir um dos SOREMP do TLMS**
2. Concentração de hipocretina-1 no líquido cefalorraquidiano (LCR) medida por imunorreatividade ≤ 110 pg/mL ou < 1/3 dos valores médios obtidos em indivíduos normais com o mesmo ensaio padronizado.

*Em crianças pequenas, a narcolepsia pode, por vezes, apresentar-se como uma noite de sono excessivamente longa ou como a retomada de um cochilo diurno interrompido. **Se há forte suspeita clínica de narcolepsia do tipo 1, porém os critérios do TLMS e do item B1 não forem preenchidos, uma possível estratégia é repetir o TLMS.

A síndrome de Kleine-Levin (SKL)[33] ou hipersonia recorrente cursa, em sua forma clássica, com surtos de hipersonia e outros sintomas associados. Estes ocorrem em ciclos com duração de 3 e 80 dias (média de 13 dias), e podem ocorrer até dez episódios por ano, com intervalos de 6 a 10 meses[37].

Quadro 4 Narcolepsia tipo 2

Os critérios A ao E devem estar presentes.
A. O paciente apresenta diariamente necessidade irreprimível de dormir ou lapsos diários de sono ocorrendo há pelo menos 3 meses.
B. Uma latência de sono média ≤ 8 minutos com presença de SOREMP em dois ou mais períodos avaliados no TLMS realizado de acordo com as técnicas padrão. Um SOREMP (nos 15 minutos iniciais do sono) na polissonografia realizada na noite anterior pode substituir um dos SOREMP do TLMS.
C. Ausência de cataplexia*
D. Concentração de hipocretina por imunorreatividade no LCR não foi medida ou a concentração de hipocretina-1 é >110pg/mL ou > 1/3 da média dos valores obtidos em indivíduos normais com o mesmo ensaio padronizado**
E. A hipersonolência ou os achados do TLMS não podem ser mais bem explicados por outras causas, como sono insuficiente, apneia obstrutiva do sono, distúrbio do atraso de fase do sono, efeito de medicamentos ou substâncias ou sua retirada.

*Se a cataplexia aparecer tardiamente, o transtorno deve ser reclassificado como narcolepsia do tipo 1. **Se a concentração de hipocretina-1 é realizada posteriormente e apresenta resultados ≥ 110 pg/mL ou < 1/3 dos valores médios obtidos em indivíduos normais com o mesmo ensaio padronizado, então o transtorno deve ser reclassificado como narcolepsia do tipo 1.

Quadro clínico e diagnóstico[1]

A sonolência excessiva diurna constitui o quadro clínico comum para as hipersonias, há sensação de necessidade de adormecimento e repouso irrepreensíveis e até mesmo lapsos levando a ataques de sono. Ela varia ao longo do dia e tende a ser pior em situações que requerem pouca participação ativa, em especial, aquelas tidas como paradas, chatas ou monótonas.

Alguns pacientes estão cientes do aumento da sonolência antes de adormecer, enquanto outros podem adormecer com poucos ou nenhuns sintomas prodrômico ("ataques do sono"). Às vezes, esse grupo de pacientes pode se apresentar após acidentes automobilísticos atribuíveis à sonolência. Nos casos com sonolência excessiva diurna mais intensa podem cursar com comportamentos automáticos e amnésia.

A sonolência pode estar associada a grandes aumentos na quantidade total diária de sono, especialmente em crianças. O sono principal e sonecas (mesmo curtas) são caracteristicamente restauradores para os pacientes narcolépticos, o que não ocorre com a hipersonia idiopática, podendo levar a melhora da hipersonolência por um período variável de minutos a algumas horas. Portanto, pacientes acometidos por hipersonia idiopática se apresentam cronicamente sintomáticos, sem períodos do dia ou da vida livre de sintomas sem tratamento.

Também em relação aos cochilos, outra característica peculiar da narcolepsia refere-se a presença de sonhos neles quando de duração curta (por exemplo, tão curtos como 5 minutos). Em situações normais, espera-se que primeira fase de sono REM ocorra de 70 a 120 minutos após início do sono.

Em crianças pequenas, a sonolência pode se expressar como sono noturno excessivamente longo ou com a recorrência de cochilos diurnos, que já tenham sido interrompidos anteriormente. As crianças comumente podem ter sonolência com quadro de apresentação atípica, pode haver queixas de sintomas de desatenção, de labilidade emocional, de hiperatividade e de queda do rendimento escolar.

A cataplexia caracteriza-se por ser praticamente patognomônico da narcolepsia, ela pode surgir como sintoma inicial em 6 a 10% dos casos. Há perda súbita total ou parcial do tônus da musculatura voluntária (há preservação da musculatura ocular e respiratória) desencadeada geralmente por emoções positivas (riso, alegria, surpresa, etc.) e, menos comumente, por raiva. A consciência mantém-se preservada durante o episódio de cataplexia, mesmo com atonia generalizada e ao exame neurológico há abolição de reflexos tendíneos da musculatura acometida. Os episódios são autolimitados, durando alguns minutos e há recuperação imediata do controle motor ao final do ataque.

Alucinações hipnagógicas e hipnopômpicas, paralisia do sono e sono noturno fragmentado são sintomas acessórios para diagnóstico de narcolepsia, entretanto, não são específicos dessa condição. Estas apresentações clínicas podem estar presentes em outros transtornos do sono e até mesmo na população geral saudável.

Alucinações hipnagógicas consistem em elementos oníricos que invadem a transição vigília-sono, frequentemente, acompanhadas por uma vivência de medo-terror no contexto fenômenos visuais e auditivos. Por outro lado, as hipnopômpicas acontecem na transição oposta, sono-vigília. Não são considerados psicóticos do ponto de vista psicopatológico.

A paralisia do sono caracteriza-se por uma incapacidade total para se mover ou falar, mais frequentemente ao despertar e na segunda metade da noite. Os episódios podem durar cerca de 1 a 10 minutos, muitas vezes acompanhados por alucinações hipnopômpicas o que aumenta a sensação de terror. Existem apresentações curiosas que cursam com sensação de estar flutuando, de ver a si mesmo na cama do alto, de sentir-se dragado por um túnel de luz, etc.

Na síndrome de Kleine-Levin, ocorrem surtos recorrentes ao longo dos anos em que o indivíduo passa a dormir por períodos extensos (2 dias a 4 semanas), cerca de 15-21 horas de duração ao dia. Pode haver pródromos de fadiga, cefaleia, muitas vezes confundidas como uma síndrome gripal.

O paciente acorda geralmente para comer e para necessidades fisiológicas, geralmente com alterações comportamentais como irritabilidade, confusão mental, desrealização, hiperfagia, e hipersexualidade podem ocorrer durante os surtos. Eventualmente, euforia e logorreia por 1 a 3 dias.

Quadro 5 Hipersonia idiopática

Os critérios A ao F devem estar presentes.
A. O paciente apresenta períodos de necessidade irreprimível de dormir ou lapsos de sono diários há pelo menos três meses*
B. Ausência de cataplexia.
C. TLMS indica menos de dois SOREMP, ou ausência de SOREMP caso a latência para o início do sono REM ≤ 15 minutos na PSG da noite anterior**
D. Presença de pelo menos um dos seguintes: 1. TLMS evidenciando latência de sono média ≤ 8 minutos. 2. Tempo total de sono nas 24 h ≥ 660 minutos (tipicamente 12-14 horas)*** em 24 horas de monitorização polissonográfica (realizada após a correção da privação crônica de sono), ou por actigrafia no pulso associada ao diário de sono (em média com mais de sete dias sem restringir o sono). #
E. A síndrome do sono insuficiente está descartada (se necessário, pela ausência de melhora dos sintomas de sonolência após o aumento adequado do tempo de cama, preferencialmente confirmado por resultados obtidos com o uso de actigrafia de pulso por ao menos uma semana).
F. A SED ou os achados do TLMS não podem ser mais bem explicados por outro transtorno do sono, outra desordem médica ou psiquiátrica, ou uso de drogas ou medicamentos.

Notas: *Inércia do sono severa e prolongada, conhecida como embriaguez do sono (definida como a dificuldade prolongada em acordar, com repetidos retornos para dormir, irritabilidade, comportamento automatizado e confusão) ou longa (> 1 hora), cochilos não reparadores são características clínicas adicionais. **Alta eficiência do sono (≥ 90%) na PSG da noite anterior é um achado de apoio (desde que a privação de sono esteja descartada). ***O tempo total de sono das 24 horas requerido para o diagnóstico pode precisar de adaptações para explicar as mudanças normais do tempo total de sono associadas aos estágios de desenvolvimento de crianças e adolescentes, bem como para a variabilidade entre as culturas em todas as faixas etárias. #Ocasionalmente, pacientes que preencham critérios de SED podem ter uma latência média de sono no TLMS maior que 8 minutos e tempo total de sono nas 24 horas menor que 660 minutos. A avaliação clínica deve ser utilizada para decidir se estes pacientes devem ser considerados como tendo HI ou outras patologias que possam mimetizar o transtorno. Repetir o TLMS em uma data posterior é aconselhável se a suspeita clínica para HI permanece alta.

O sono pode ocorrer durante a noite ou o dia, o que sugere sinais circadianos não claros. Entretanto, um achado recente inédito obtido em nosso serviço demonstrou ritmo circadiano do tipo livre-curso em um paciente, também chamado de "não 24 horas". A descoberta ainda precisa ser replicada em outros pacientes no mundo. Os critérios diagnósticos de acordo com a CITS-3 encontram-se no Quadro 6[1].

Diagnóstico diferencial[1]

O diagnóstico diferencial das hipersonias centrais é feito com outros transtornos com sonolência excessiva diurna, seja por causa primária (narcolepsia, hipersonia idiopática, síndrome de Kleine-Levin), por fragmentação do sono (apneia obstrutiva do sono, transtorno do movimento periódico de membros inferiores) ou por privação de sono (síndrome do sono insuficiente, síndrome das pernas inquietas, insônia crônica, transtornos do ritmo circadiano).

Quadro 6 Síndrome de Kleine-Levin

Os critérios A ao E devem estar presentes.
A. O paciente experimenta ao menos dois episódios recorrentes de sonolência excessiva e aumento do tempo de sono, persistindo por dois dias a cinco semanas.
B. Os episódios ocorrem, geralmente, mais que uma vez por ano e ao menos uma vez a cada 18 meses.
C. O paciente apresenta estado de alerta, função cognitiva, comportamento e humor normais entre os episódios.
D. O paciente deve demonstrar, ao menos uma das seguintesopções durante os episódios: 1. Disfunção cognitiva 2. Percepção alterada 3. Transtorno alimentar (anorexia ou hiperfagia) 4. Comportamento desinibido (hipersexualidade)
E. A sonolência excessiva e os sintomas relacionados não podem ser mais bem explicados por outro transtorno do sono, outra desordem médica ou psiquiátrica (especialmente transtorno bipolar), ou uso de drogas ou medicamentos.

A presença dos sintomas auxiliares, idade de início, características dos cochilos são importantes para o diagnóstico. Cataplexia isolada é rara e deve ser diferenciada de crises convulsivas atônicas, simulação, transtornos psiquiátricos, lipotímia, episódios isquêmicos transitórios, transtornos vestibulares. Os episódios de alucinação hipnagógica e hipnopômpica devem ser diferenciados de sintomas alucinatórios dos transtornos psicóticos primários e de episódio grave de transtornos do humor.

Para a SKL[37], ele deve ser feito diferencial com transtornos que cursem com sonolência intermitente, tais como tumores do terceiro ventrículo, encefalites, trauma cranioencefálico, intoxicação exógena, transtornos psiquiátricos (depressão, transtorno bipolar, transtorno factício, Münchausen por procuração), etc.

Exames complementares[1]

O diagnóstico definitivo das hipersonias primárias constitui grande importância uma vez que isso implica tratamento crônico com agentes estimulantes do SNC. A avaliação laboratorial do paciente com suspeita de narcolepsia ou hipersonia idiopática requer uma polissonografia seguida no dia seguinte do teste de latência múltiplas do sono (TLMS). Essa polissonografia visa documentar as condições de sono na noite prévia ao TLMS, de modo a garantir que não há fatores naquela noite que possa interferir nos resultados do teste, além da possibilidade de diagnóstico de outros distúrbios do sono.

O diário de sono e actigrafia podem ajudar na identificação de privação de sono, de distúrbios do ritmo circadiano, de regularidade ou não agenda de sono, além de quantificar a repercussão funcional da doença de base pelas horas de sono, tempo e quantidade de cochilos. É obrigatório o uso de pelo menos um desses por um período mínimo de 2 semanas imediatamente antecedentes da realização do TLMS.

Um TLMS com latência média de sono menor ou igual a 8 minutos evidencia sonolência excessiva. Na narcolepsia ainda deve haver o registro no mínimo de dois períodos de sono REM precoce (SOREMP), ou pelo menos um só no caso da PSG já tenha evidenciado SOREMP na noite anterior.

A tipagem HLA de pacientes narcolépticos com cataplexia quase sempre mostra a presença de HLA DQB1*0602, mas isso não fecha diagnóstico para narcolepsia já que aproximadamente 25% da população caucasiana normal, 12% da população japonesa e 38% da população negra são positivos para esse HLA. Por isso, a tipagem de HLA pode ser considerada quando há necessidade de punção lombar para avaliar os níveis de hipocretina-1, pois se o paciente for HLA negativo, provavelmente os níveis de hipocretina-1 estarão normais[1].

Níveis de hipocretina tipo 1 no LCR menores que 110 pg/mL apresentam especificidade de 99% e sensibilidade de 87% para casos de narcolepsia tipo 1 com HLA DQB1 *0602 positivo[31,34]. O fato de ser uma doença rara associado com os altos custos para dosagem de hipocretina inviabilizam maior disponibilidade desse exame de liquor, por isso, há praticamente um único centro no mundo que o faz na Universidade de Stanford nos Estados Unidos.

Tratamento

O tratamento das hipersonolências de origem central como a narcolepsia e hipersonia idiopática acaba por ser primariamente sintomático. Para tanto, são utilizados agentes estimulantes do sistema nervoso central (SNC), antidepressivos e hipnóticos. Além de medidas de higiene do sono, apoio psicossocial e psicoterapia cognitivo comportamental.

Cochilos programados de 10-20 minutos auxiliam no controle de sintomas de sonolência excessiva da narcolepsia. Por serem restauradores, eles podem até ser considerados como tratamento único para sonolência, em especial, nos casos em que haja contraindicação ao uso de psicoestimulantes, gravidez e por opção do paciente. Todavia, requer muita disciplina, rotina metódica além de tempo e lugares disponíveis para realizá-los. Eles podem ajudar como adjuvante ao tratamento e podem auxiliam na redução da dose dos agentes estimulantes.

Os antidepressivos com perfil noradrenérgicos e serotoninérgicos são eficientes no tratamento da cataplexia e dos fenômenos REM (paralisia do sono e alucinações hipnagógicas).

O oxibato de sódio, metilfenidato, anfetamínicos e o pitolisante (novo agente agonista inverso histaminérgico H3, não disponível no Brasil) apresentam eficácia tanto para melhora de sonolência quanto de cataplexia. A modafinila ajuda nos sintomas de sono excessivo apenas. Os efeitos colaterais limitam o uso de anfetamínicos na prática, além do maior risco de dependência[38].

Não disponível no Brasil, o oxibato de sódio apresenta venda e distribuição extremamente rigorosa nos Estados Unidos, pelo potencial de uso como droga de abuso e para crimes como "boa noite cinderela". Apresenta inconveniente de necessitar de uma segunda dose no meio da madrugada e também por apresentar teor de sódio muito alto.

Para o manejo da SKL diversas drogas já foram tentadas, porém, com resultados frustros com frequência. A raridade dos casos dificulta realização de ensaios clínicos cegos, controlados e randomizados. A conduta mais realizada e relatada consiste no uso do lítio, menos frequentemente ácido valproico na tentativa de prevenir recorrência de crises[33,37].

TRANSTORNOS DO RITMO CIRCADIANO[1,39]

O termo circadiano provém do latim *circa* e *diem* e significa próximo de um dia. O ciclo sono-vigília humano dura aproximadamente 24,3 horas, ou seja, cerca de um dia. Essa atividade se ressincroniza por meio de avanço de cerca de 0,3 horas diariamente, graças às pistas sociais e ambientais, por exemplo, ciclo de luz solar, relógio, agenda social, horário de alimentação, entre outros. Denominamos essas pistas temporais de *zeitgebers*, termo em alemão que significa "doadores de tempo".

Esse ritmo origina-se da atividade do núcleo supraquiasmático no hipotálamo, onde orquestra direta ou indiretamente os demais "relógios biológicos" humanos, por exemplo, a produção de melatonina pela glândula pineal.

Os transtornos de ritmo circadiano provêm de alterações endógenas mal adaptativas e/ou comportamentos autoinfligidos em relação à agenda social requerida ou desejada.

A seguir, encontram-se as principais características clínicas dos transtornos de ritmo circadiano do sono:

- Transtorno de atraso de fase do sono-vigília: atraso significativo do sono principal em relação cronograma desejado e/ou requerido para dormir e se levantar. Essa alteração comumente causa privação de sono e dificuldade de se levantar no horário planejado e/ou requerido. A qualidade e tempo total de sono encontram-se preservados com as rotinas de sono à vontade e sem compromisso. O atraso da fase do sono é mais frequente nos adolescentes e adultos jovens. A prevalência é de 7 a 16% da população geral e há 40% de história familiar positiva nos pacientes.
- Transtorno de avanço de fase do sono-vigília: avanço significativo do sono principal em relação cronograma desejado e/ou requerido para dormir e se levantar. Essa alteração comumente causa dificuldade em se manter acordado no horário desejado e/ou convencional junto com dificuldade em se manter dormindo até horário planejado. A qualidade e tempo total de sono também se encontram preservados com as rotinas de sono à vontade e sem compromisso. A prevalência do avanço da fase do sono é desconhecida, acomete aproximadamente 1% da população de meia-idade e idosos e se acentua com a idade. Existem casos familiares com herança autossômica dominante.
- Transtorno do ritmo sono-vigília irregular: padrão crônico e recorrente de ciclo sono e vigília irregular nas 24 horas, com sonolência excessiva diurna e/ou insônia à noite, com incapacidade de manter um ciclo de sono principal no horário desejado e/ou requerido, tornando-se extensamente fragmentado ao longa das 24 horas. Este resulta em grande parte de um processo de neurodegeneração do NSQ, particularmente, nos processos demenciais. Por consequência há menor secreção de melatonina, ciclo sono-vigília menos robusto e dificuldade de sincronização noite-dia. Presença comum em transtornos mentais crônicos graves, nos casos em que há rotina não estruturada e falta de estímulos.
- Transtorno do ritmo do sono-vigília não 24 horas (livre-curso): atraso gradativo sono principal em relação cronograma desejado e/ou requerido para dormir e se levantar. Há relatos de períodos de insônia e/ou sonolência diurna excessiva, ou ambos, que se alternam com períodos assintomáticos. O padrão de atraso gradativo torna-se mais claro com flexibilização do horário de dormir e acordar permitindo que se durma à vontade e sem compromisso. Consequentemente, obtém-se melhoras na qualidade e tempo de sono. A prevalência, sexo e diferenças raciais são desconhecidas para o transtorno. Estima-se que mais da metade dos indivíduos totalmente cegos apresentem este distúrbio.
- Transtorno trabalho em turno do sono: muito prevalente em trabalhadores noturnos e agenda de sono e vigília irregulares, ocasionando sintomas de insônia e/ou sonolência diurna excessiva.

Cerca de 20% da população economicamente ativa é formada por trabalhadores de turnos. A prevalência do transtorno do sono do trabalhador em turnos é de 5 a 10% (1 a 2% da população economicamente ativa). São paciente com alta propensão a distúrbios de humor e à maior morbimortalidade por condições como obesidade, diabetes, dislipidemia, doenças cardiovasculares e de câncer.

- Transtorno de mudança rápida de fuso-horário (jet-lag): associado a viagens aéreas com mudança rápida de pelo menos 2 fuso-horários, com consequentes queixas de insônia e/ou sonolência diurna excessiva. Nos primeiros 2 dias pode haver sintomas de mal-estar geral e/ou somáticos, além de prejuízo no funcionamento. Não há estudos de prevalência de *jet lag*, apesar de afetas indivíduos de todas as idades, gênero e etnias.

Quadro clínico e diagnóstico[1]

Faz-se diagnóstico primariamente a partir da entrevista clínica, onde se observa um padrão crônico de desajuste entre a agenda de sono requerida ou desejada em relação ao ritmo circadiano endógeno. Os transtornos do ritmo circadiano costumam ser difíceis de se diagnosticar em decorrência da inespecifidade de sintomas, que normalmente se manifestam por insônia, sonolência excessiva ou ambos.

Esse aspecto fica mais bem evidenciado quando é permitido ao sujeito dormir a vontade, sem pressão social em períodos como, por exemplo, folgas e férias. Nesse caso, o ciclo encontra-se mantido com horas totais de sono preservadas, diferenciando-se da insônia crônica.

Os critérios diagnósticos gerais para um distúrbio de ritmo circadiano do sono pela CITS-3 encontram-se no Quadro 7.

Quadro 7 Critérios diagnósticos para transtornos do ritmo circadiano do sono (geral) – CITS-3

Os critérios A-C devem ser preenchidos:
A. Um padrão crônico de perturbação ou recorrente do ritmo sono-vigília devido à alteração do sistema temporizador circadiano endógeno ou desalinhamento entre o ritmo circadiano endógeno com o cronograma sono-vigília desejado ou exigido pelo ambiente físico ou pelas demandas sociais e/ou de trabalho.
B. A perturbação do ritmo circadiano leva a sintomas de insônia, sonolência excessiva, ou ambos.
C. Os distúrbios do sono e da vigília causam sofrimento ou comprometimento clinicamente significativo em áreas mentais, físicas, sociais, ocupacionais, educacionais ou outras áreas importantes de funcionamento.

Os indivíduos acometidos por atraso de fase queixam-se da dificuldade em adormecer em horários socialmente aceitáveis, em geral, deslocados por mais de 2 horas. Isso atua como obstáculo para obtenção de horas suficiente de sono para atividades cotidianas, por isso constantemente apresentam problemas para levantar cedo pela manhã e muitos tornam estigmatizados como preguiçosos.

Já em quem apresenta fase avançada, esse deslocamento ocorre em pelo menos 2 horas no sentido oposto indesejadamente em decorrência de sonolência excessiva à noite. Muitos sentem-se incomodados pelo despertar durante a madrugada mesmo perfazendo horas de sono adequadas. Alguns indivíduos podem apresentar privação de sono parcial se resistem ao sono no começo da noite e despertam espontaneamente no horário habitual.

Os trabalhadores em turnos irregulares de trabalho e distúrbio de ritmo secundário a ele apresentam queixas de sonolência excessiva, diminuição na performance no trabalho, maior propensão a acidentes e erros, insônia e sensação de sono não reparador. O ritmo de sono basal se desorganiza e há dificuldade em ajustar a ele a agenda social requerida ou autoimposta.

O *jet lag* consiste geralmente de uma condição autolimitada, normalmente proporcional ao número de fusos horários percorridos e costumam surgir de um a dois dias após viagem. Sintomas comuns são: insônia, sonolência excessiva, fadiga, dificuldade de memória e concentração, mal-estar geral, sintomas gastrointestinais, fome em horários não apropriados, entre outros.

Diagnóstico diferencial[1]

O avanço e atraso de fase devem ser diferenciados de padrões normais, cujos respectivos cronotipos matutino e vespertino eventualmente estejam bem adaptados.

A insônia crônica representa um dos principais diagnósticos diferenciais: por exemplo, atraso de fase frequentemente mimetiza insônia de início, o avanço de fase o despertar precoce. Há queixa subjetiva de insônia onde há pouca ou nenhuma probabilidade de adormecer dentro do ciclo circadiano. Esse aspecto fica mais bem evidenciado quando se permite ao sujeito dormir a vontade, sem pressão social em períodos como, por exemplo, folgas e férias. Nesse caso, mantêm-se quantidade e qualidade e ajuda na diferenciação da insônia crônica.

O contrário também costuma procurar ajuda com frequência devido sonolência excessiva, quer seja por privação de sono quer por uma tentativa de se manter acordado em fase do ciclo circadiano pouco propícias para isso.

Higiene do sono inadequada também deve ser considerada como diferencial, mas costuma ser comórbido frequentemente.

Exames complementares[1]

O uso de diário de sono e/ou actigrafia por no mínimo 14 dias auxilia na complementação e no suporte da história clínica por oferecer mais detalhes. A actigrafia costuma ser mais bem acurada em populações que tenham dificuldade em relatar com clareza as queixas e padrões de sono e atividade, por exemplo, com crianças pequenas, idosos com demência e mesmo outros que possuam alguma limitação cognitiva.

A polissonografia pode ser considerada para descartar outros distúrbios de sono como a apneia e movimento periódicos de membros. Pode haver dificuldade na realização da mesma por conta da rotina do laboratório de sono, prejudicando a acurácia do método. Modalidades de exames domiciliares são alternativas possíveis na situação por respeitar padrão de sono do paciente.

Tratamento[40,41]

O tratamento do atraso da fase de sono tem por objetivo avançar bloco de sono; isso pode ser realizado com medidas comportamentais como cronoterapia, fototerapia e higiene do sono.

Doses baixas de melatonina (0,1-3 mg) no começo da noite e ramelteona também atuam como cronotrópicos.

No tratamento do avanço da fase de sono, cronoterapia associada a fototerapia no período noturno auxiliam no atraso no bloco de sono. Em geral, desaconselha-se uso de melatonina pois para obtenção do efeito cronotrópico de atraso necessita-se que seja administrada de madrugada ao acordar, isso implicaria o risco de sonolência pela manhã.

O tratamento do trabalhador em turno consiste em melhoras no ambiente de trabalho com o fim de proporcionar melhor adaptação ao regime de trabalho em turnos. Podemos citar: local de trabalho bem iluminado, intervalos para repouso ou cochilos, fornecimento de café, entre outros. Medidas comportamentais como fototerapia 2 a 3 horas antes do turno de trabalho, uso de óculos escuros ao sair do turno, sono polifásico, cochilos profiláticos e local de sono silencioso e escuro têm surtido bons efeitos, mas ainda não tão perto do que seria ideal. O uso de hipnóticos de meia-vida curta ou doses de cerca de 1 a 5 mg de melatonina podem ser feitos para consolidar e prolongar o período diurno de sono principal.

No tratamento do distúrbio de ritmo irregular as medidas comportamentais com intuito de melhora higiene do sono, exposição luz natural e rotina de vida estruturada ajudam sincronizar ciclo sono-vigília para uma agenda de sono mais aceitável. Melatonina pode ser considerada, visto que muitos apresentam diminuição importante na sua secreção.

PARASSONIAS

Parassonias representam entidade clínica que expressa vivências desagradáveis ou comportamentos motores durante o sono e/ou nas suas transições para vigília.

Elas classificam-se de acordo com a fase de sono de sono onde aparecem: REM, NREM ou suas transições. Também envolvem comportamentos e experiências em que não há nenhum tipo de controle deliberado[1].

Parassonias do sono REM

Parrasonias relacionadas ao sono REM compreendem intrusões de características do sono REM na vigília (paralisia do sono), exuberância de suas características (transtorno de pesadelo) ou aberrações em sua fisiologia (REM sem atonia do transtorno comportamental do sono REM)[1].

Transtorno comportamental do sono REM[1,42]

O transtorno comportamental do sono REM (TCSREM) é caracterizado por comportamentos motores complexos que emergem principalmente durante o sono REM, causando ferimentos no paciente, ferimentos no cônjuge ou danos materiais. O principal achado polissonográfico é a persistência de tônus neuromuscular durante o sono REM[1].

Estima-se prevalência de TCSREM está em torno de 0,50% na população geral e 2% em idosos, com predominância de indivíduos do sexo masculino (9:1). Suposição que pode estar superestimada, pois a sintomatologia costuma ser mais exuberante e agressiva em homens, além da maior frequência de mulheres sem parceiro de cama em decorrência de viuvez nessa faixa etária.

Existem dois tipos de TCSREM, a forma primária ou idiopática e a forma secundária[24]. A forma secundária do TCSREM relaciona-se com a retirada de álcool, ao uso de antidepressivos tricíclicos, inibidores da monoaminoxidase, inibidores de recaptação de serotonina, antidepressivos serotoninérgicos e noradrenérgicos (principalmente a venlafaxina, desvenlafaxina e mirtazapina), selegilina, agentes anticolinérgicos para doença de Alzheimer, biperideno, cafeína, chocolate.

O TCSREM pode ainda ocorrer em pacientes com lesões anatômicas localizadas nas regiões de tronco cerebral responsáveis pelo controle do tônus neuromuscular. As formas secundárias são geralmente agudas e os sintomas geralmente desaparecem com a resolução do quadro basal.

O TCSREM também pode ser pródromo ou manifestação inicial de doenças degenerativas do tipo alfa-sinucleopatias, como doença de Parkinson, atrofia de múltiplos sistemas, demência por corpúsculos de Lewy. Possivelmente as formas idiopáticas sejam manifestações prodrômicas associadas a patologias. Estima-se uma alta taxa de conversão (81-90%) para esses quadros dentro de 10 anos após primeira manifestação do TCSREM[43].

Já na abertura do quadro idiopático, sintomas não motores dessas condições neurodegenerativas podem estar presentes: déficits cognitivos detectáveis em testagem neuropsicológica, hipo/anosmia, diminuição do transportador de dopamina no estriado em neuroimagem funcional. Portanto, isso sugere neurodegeneração em instalação[43,44].

Outras condições em que foi constatado TCSREM: em doenças neurológicas, como doença de Joseph-Machado, lesões vasculares pontomesencefálicas, síndrome de Guillain-Barré, encefalopatias mitocondriais, hidrocefalia de pressão normal, paralisia supranuclear progressiva, doença de Gilles de la Tourette, esclerose múltipla e síndrome de Down[42].

Quadro clínico e diagnóstico[1]

Os principais achados clínicos do TCSREM são:

- Pródromo clínico com anos de duração, com história de sono agitado.
- Evidente mudança na temática dos sonhos, que passam apresentar frequentemente conteúdos repletos de ação com fuga, luta e defesa.
- Episódios de onirismo caracterizados por vocalizações como falar, rir alto, gritar palavras de ordem ou obscenidades.
- Atividade locomotora complexa durante os episódios de onirismo, com usualmente com atos agressivos, violentos, bruscos ou exploratórios, mas pode expressar-se por conteúdos mais triviais como dança, canto, conversa comum, entre outros.
- Com os olhos fechados todas os episódios.
- Lesões como fraturas, hematomas, lacerações e luxações são comuns.
- Se acordado durante episódio, o paciente relacionará o comportamento ao conteúdo do sonho.

Os critérios diagnósticos para TCSREM segundo a CITS-3 encontram-se no Quadro 8.

Quadro 8 Critérios diagnósticos para transtorno comportamental do sono REM (TCSREM) – CITS-3

Os critérios A ao D devem estar presentes
A. Episódios repetidos de vocalização relacionados ao sono ou comportamentos motores complexos[a,b]
B. Esses comportamentos são documentados na PSG e ocorrem durante o sono REM ou, com base na história clínica infere-se que aconteçam durante o sono REM
C. PSG mostra REM sem atonia[c]
D. O distúrbio não é mais bem explicado por outro transtorno do sono, transtorno mental, ou uso de medicação ou substância.

a: Este critério pode ser cumprido pela observação de episódios repetidos durante uma única noite de videopolissonografia.
b: As observações ou comportamentos observados frequentemente se correlacionam com a ocorrência simultânea com sonhos, levando frequentemente ao relato de "atuação do sonho".
c: Como definido pelas orientações para estagiamento de achados PSG de TCSREM na versão mais recente do "Manual for the scoring of sleep and associate events" da Academia Americana de Medicina do Sono (AASM).
d: Ao acordar o indivíduo está elerta, coerente e orientado.
e: Na ocasião, pode haver pacientes com história clínica típica de TCSREM, com comportamentos de atuação dos sonhos, que também exibem comportamentos típicos de TCSREM durante a videopolissonografia, mas não demonstram REM sem atonia suficiente, com base nos critérios atuais para satisfazer o critério polissonográfico de REM sem atonia para TCSREM. O TCSREM deve ser diagnosticado tendo como base a avaliação clínica. O mesmo critério se aplica quando a videopolissonografia não é disponível.
f: Medicamentos podem desmascarar TCSREM latente com ausência de REM sem atonia, de acordo com a opinião de *experts*. Portanto, TCSREM induzido por medicamentos pode ser diagnosticado como TCSREM com base na avaliação clínica até que se façam estudos subsequentes.

Diagnóstico diferencial[1,45]

O diagnóstico diferencial do TCSREM deve ser feito com parassonias do sono NREM, epilepsia e transtornos psiquiátricos. Existe uma entidade denominada pseudo-TCSREM que nada mais é uma parassonia NREM, que surge na vigência de apneia do sono provocando despertar confusional.

Entre os transtornos psiquiátricos, deve-se ficar atento com simulação e quadro dissociativo manifestado por comportamento semelhante ao sonambúlico. Nestes casos, a polissonografia com vídeo evidencia estado vigil.

Exames complementares[1]

O diagnóstico definitivo obtém-se com a história médica de atuação onírica e confirmação pela videopolissonografia com presença de sono REM com ou sem o flagra desse achado sincronizado com vídeo. Esse representa o único caso de parassonia em que esse exame é obrigatório para diagnóstico definitivo.

Tratamento[46]

No caso do transtorno comportamental do sono REM, a primeira conduta deve ser ambiental de modo a oferecer ambiente de quarto e cama seguros: separar parceiros de cama, afastar objetos perigosos do alcance do paciente, afastar a cama da janela, gradeados na beira da cama ou o colchão no chão. Além disso, deve-se evitar álcool, privação de sono e retirada abrupta de drogas supressoras de sono REM (antidepressivos, benzodiazepínicos, por exemplo).

A droga de escolha é o clonazepam em dose baixa (0,3-1 mg), que suprime em longo prazo os episódios TCSREM em cerca de 90 a 95% dos casos[4]. Como outra opção ao clonazepam (devido contraindicação, baixa tolerabilidade, p. ex.) usa-se a melatonina 3 a 10 mg antes de deitar, mas também pode ser feito em adjuvância em respostas parciais.

Parassonias do sono NREM[1]

As parassonias NREM ou transtornos do despertar caracterizam-se por um despertar parcial de sono NREM comum a todas elas.

Nas idades de 3 a 17 anos, sua prevalência gira em torno de 17%, geralmente com início mais comum infância. São comuns os seguintes desencadeantes: despertar forçado ou abrupto, apneia obstrutiva do sono, febre, privação de sono, uso ou retirada de álcool, retirada de hipnóticos BZD e não BZD, uso ou retirada de antidepressivos, estresse e ansiedade.

Apresentam curso benigno e diminuem ou desaparecem com a idade. Após anos assintomático, o distúrbio pode reaparecer na presença desses fatores desencadeantes. É comum o histórico familiar positivo para esses comportamentos.

Surgimento inédito da sintomatologia na idade adulta muito provavelmente leva considerar outras possibilidades diagnósticas, principalmente, outros transtornos do sono ou induzido por medicamentos, em especial, as "drogas-Z". Nos Estados Unidos, o FDA tem exigido aviso nessas medicações para o risco de comportamentos motores complexos por fazer uso disso, muitos deles levando a situações de risco e morte[47].

Quadro clínico e diagnóstico[1,48]

O despertar parcial de sono NREM leva a um quadro de sono NREM com confusão mental e/ou com manifestações motoras complexas como, por exemplo, vocalização, deambulação e/ou manifestações autonômicas.

Caracteristicamente costumam surgir após despertar abrupto de sono profundo, em especial, no sono de ondas lentas. Tendem a ocorrer na primeira metade da noite em que fisiologicamente há maior concentração de sono N3.

Os indivíduos apresentam amnésia total ou parcial para o evento. No Quadro 9 encontram-se os critérios gerais para diagnóstico de parassonia NREM, de acordo com a CITS-3.

Quadro 9 Critérios diagnósticos gerais para parassonias NREM

Os critérios A-E devem ser preenchidos:
A. Episódios recorrentes de despertar incompleto do sono;
B. Resposta inapropriada ou ausente aos esforços de outros para intervir ou redirecionar a pessoa durante o episódio;
C. Cognição limitada ou ausente ou imagens de sonho;
D. Amnésia parcial ou completa para o episódio;
E. A perturbação não é mais bem explicada por outro transtorno do sono, transtorno mental, condição médica, medicação ou uso de substâncias.

Mesmo tendo uma base fisiopatológico comum, sua classificação leva em conta a apresentação clínica:

- Despertar confusional: nota-se comportamento confuso do paciente limitado ao espaço da cama.
- Sonambulismo: observam-se comportamentos fora da cama (deambulação, corrida, engatinhamento), podem ser simples, despropositados, complexos e prolongados. Pode envolver desorientação no tempo e no espaço, lentificação da fala, comportamento sexual inapropriado (sexonia) e embotamento psíquico.
- Terror noturno: os episódios caracterizam-se por choro ou gritos intensos e inconsoláveis, juntamente com manifestações comportamentais e autonômicas de terror imenso.

Outras denominações a partir de variações dos quadros acima: transtorno alimentar relacionado ao sono (sonambulismo com comportamento mastigatório), *sleep texting* (comportamento confusional levando à digitação de mensagens sem sentido), etc.

É comum a associação comum de mais de um tipo de transtornos do despertar no mesmo paciente.

Diagnóstico diferencial[1]

Necessário distinguir de outros distúrbios que cursem com comportamento anormal durante o sono, como, TCSREM, distúrbio do movimento rítmico do sono, transtorno dissociativo relacionado ao sono, epilepsias relacionadas ao sono, etc.

Além disso, deve-se considerar causas secundárias provocando fragmentação do sono, apneia obstrutiva do sono, medicações como as drogas-Z, entre outros[1].

Exames complementares[1]

O diagnóstico é clínico, mas a polissonografia está indicada em casos de dúvida diagnóstica, resistência ao tratamento, suspeita de apneia do sono, necessidade de diagnóstico diferencial com epilepsia e presença de comportamento estereotipado. Ela deve ser realizada sincronizada com vídeo (videopolissonografia)[1,49].

Tratamento[50]

Como se trata de uma condição benigna e bom prognóstico, deve-se reassegurar paciente e familia disso. O tratamento comportamental deve incluir, principalmente, medidas de segurança ambiental, além de higiene do sono, manejo de estresse, melhora no ambiente de sono e evitação de álcool e de privação de sono.

Em casos difíceis, pode-se considerar o uso de clonazepam em dose baixa (0,3-1 mg).

APNEIA OBSTRUTIVA DO SONO[1]

Apneia obstrutiva do sono (AOS) representa uma condição médica crônica, progressiva e potencialmente incapacitante. Ela caracteriza-se por sono fragmentado e dessaturação de oxi-hemoglobina intermitente ocasionado por obstrução respiratório parcial redução em 30 a 90% do fluxo de ar: hipopneia) ou total (ou quase total com redução de 90% ou mais do fluxo de ar: apneia) com duração mínima de 10 segundos em cada episódio.

Trata-se de condição médica comum e tende a aumentar com a idade, com frequência variável entre estudos. Em estudos epidemiológicos mais recentes, um deles realizado na cidade de São Paulo (estudo EPISONO) e outro em Lausanne-Suíça (Hypnolaus), evidenciaram alta prevalência da doença de cerca em cerca de, respectivamente, 32,3 e 36,1%[51,52].

O sexo masculino é cerca duas a três vezes mais afetado que o feminino antes da menopausa, após o qual passa a ter prevalência semelhantes. Além disso, essa prevalência aumenta com a idade, no estudo EPISONO, por exemplo, evidenciou prevalência de 60,2% nas faixas etárias de 60 a 70 anos e 86,9% entre 70 e 80 anos.

Além disso, são fatores de risco: obesidade visceral, alterações craniofaciais e de vias aéreas superiores, idade acima dos 60 anos, histórico familiar.

A doença representa causa importante de morbimortalidade, em especial, a partir de maior incidência de doenças cardiovasculares como, por exemplo: hipertensão arterial sistêmica, síndrome metabólica, infarto agudo do miocárdio, edema agudo de pulmão, fibrilação atrial, acidente vascular cerebral, entre outros. Hipotetiza-se que há uma hiperativação simpática e aumento de marcadores inflamatórios causados pela hipóxia e fragmentação intermitente do sono causado pelas pausas respiratórias.

Quadro clínico e diagnóstico[1]

O principal sintoma costuma ser o ronco, mas nem sempre ele está presente, pois 10% podem não roncar. Muitos queixam de sonolência excessiva, cansaço, fadiga, além de dificuldade de memória e concentração, flutuações no humor e, consequentemente diminuição na qualidade de vida.

Além disso, eles estão sujeitos a mais acidentes de trânsito e de trabalho, além de diminuição do rendimento acadêmico e no trabalho. Isso pode servir como estressor e predisposição para quadros afetivos e ansiosos. Outros sintomas são: cefaleia matinal, disfunção erétil, diminuição de libido, nictúria etc.

Os critérios diagnósticos segundo a CITS-3 encontram-se no Quadro 10.

Quadro 10   Critérios diagnósticos para SAOS – CITS-3

Os critérios A e B e/ou C são/é preenchido:
A. Presença de um ou mais dos seguintes: 1. O paciente tem queixa de sonolência, sono não reparador, fadiga ou sintomas de insônia 2. O paciente acorda com pausas respiratórias, engasgos ou asfixia 3. O parceiro de cama ou outro relata ronco frequente, pausas respiratórias ou ambos durante o sono do paciente 4. O paciente foi diagnosticado com hipertensão, transtorno do humor, disfunção cognitiva, doença arterial coronariana, acidente vascular cerebral, insuficiência cardíaca congestiva, fibrilação atrial ou diabetes mellitus tipo II
B. Polissonografia (PSG) ou poligrafia domiciliar (PD) demonstra: 1. Cinco ou mais eventos respiratórios predominantemente obstrutivos (apneias obstrutivas e mistas, hipopneias, ou esforço respiratório relacionado ao despertar [RERA]) por hora de sono durante uma PSG ou por hora de monitorização (PD).
OU
C. PSG ou PD demonstra: 1. Quinze ou mais eventos respiratórios predominantemente obstrutivos (apneias, hipopneias ou RERAs) por hora de sono durante uma PSG ou por hora de monitorização (PD).

PD comumente subestima o número de eventos respiratórios obstrutivos por hora em comparação com a PSG porque o tempo real de sono, conforme determinado principalmente pelo EEG, muitas vezes não é registrado. O termo índice de eventos respiratórios (IER) pode ser usado para denotar frequência de eventos com base no tempo de monitoração ao invés de tempo total de sono.

Eventos respiratórios definidos de acordo com a versão mais recente do Manual da Academia Americana de Medicina do Sono (AASM) para estagiamento do sono e eventos associados.

RERAs e hipopneias baseados em despertares do sono não podem ser registados com PD pois despertares por critérios de EEG não podem ser identificados.

Diagnóstico diferencial[1]

O distúrbio desse ser diferenciado com outros distúrbios respiratórios do sono como apneia central, roncos primário e síndrome de hipoventilação da obesidade. Da mesma maneira de causas de dispneia noturna como ataques de pânico noturnos, doença do refluxo gastroesofágico com espasmo laríngeo, asma, dispneia paroxística noturna, *angina pectoris* entre outros.

Além disso, de outras causas de sonolência excessiva como privação de sono, narcolepsia, hipersonia idiopática, atraso de fase de sono, etc.

Existe muita sobreposição dos sintomas com quadros neuropsiquiátricos como, por exemplo, insônia, sonolência diurna, irritabilidade, cansaço, fadiga, déficit de memória e con-

centração). Por essa inespecificidade, muitas vezes pode trazer confusão com quadros, por exemplo, déficits cognitivos, demência, transtornos do humor e insônia crônica. Da mesma maneira, a doença cursa como fator de risco para as mesmas[53,54].

Exames complementares[1]

O diagnóstico deve ser feito pela polissonografia, fundamental para determinar o nível de gravidade, pois muitas vezes o grau de sintomatologia não condiz com gravidades dos achados polissonográficos. Existem outros métodos de polissonografia mais simples validados para população de alto-risco como a poligrafia (ou polissonografia tipo 3) e a monitorização noturna por oximetria associada a algoritmos (tipo de polissonografia tipo 4).

Os achados mais comuns da polissonografia tradicional são: redução da latência de sono NREM, aumento da latência de sono REM, redução da quantidade de sono REM e de sono de ondas lentas, aumento do índice de movimento periódico de membros inferiores (relacionado com pausas respiratória boa parte das vezes), aumento do índice de microdespertares (relacionado com as pausas respiratórias) e índice de apneias e hipopneias com mais de cinco eventos por hora de sono.

Quanto ao índice de apneia e hipopneia (IAH) classifica-se da seguinte maneira:

- IAH < 5: índice normal.
- IAH ≥ 5 a < 15: índice leve.
- IAH ≥ 15 e < 30: índice moderado.
- IAH ≥ 30: acentuadamente elevado.

Tratamento[55,56]

O tratamento clínico e cirúrgico da AOS tende a ser individualizado, baseando-se nos índices de apneia e hipopneia (IAH), nos dados da oximetria e $PaCO_2$, no índice de despertares, na presença de sonolência excessiva mais intensa, na presença de comorbidades, como HAS, insuficiência cardíaca, doença coronariana, diabete e síndrome metabólica[15].

Deve-se evitar medicações e substâncias sedativas ou miorrelaxantes musculares (benzodiazepínicos, fenobarbital, anti-histamínicos e álcool). A redução de peso pode resulta em efeitos positivos sobre o quadro. Em pacientes com evidências apneia de decúbito, pode-se orientar que se evite posição supina durante o sono, para isso pode-se, por exemplo, adaptar um pijama com bolsos nas costas para por bolas de meia ou de tênis.

O padrão-ouro consiste na terapia de pressão positiva, preferido em especialmente em casos moderados a graves com uso de parelhos de pressão aérea positiva contínua (*continuous positive airway pressure* – CPAP), dispositivos do tipo binível de pressão aérea positiva contínua (*bilevel continuous positive airway pressure* – BIPAP) ou aparelhos automáticos de pressão aérea positiva contínua automáticos (*automatic continuous positive airway pressure* – APAP). Esse último possui tecnologia possui um sistema computadorizado de detecção de aumento da resistência da VAS com ajuste automático da pressão.

Outra opção seria com uso de aparelhos intraorais de avanço mandibular, aumentando area e o volume das vias aéreas superiores. São órteses removíveis ajustados pelo dentista, geralmente indicadas para casos leves, moderador e ronco primário.

SÍNDROME DAS PERNAS INQUIETAS[1]

Também denominada doença de Willis-Ekbom, trata-se de uma síndrome sensório-motora relacionada ao sono caracterizada pela urgência em mover as pernas com intuito de alívio de sensação desconfortável nas pernas. Sintomas pioram com repouso, melhoram com movimento e tende a ter um caráter circadiano com surgimento ou piora sintomática no final do dia. Esse fato tende a causar disrupção no sono devido incômodo nas pernas.

Estima-se prevalência aproximada de 4% da população geral. Os principais fatores de risco são: histórico familiar, gravidez, insuficiência renal crônica, idade avançada, doença de Parkinson, etc.

Existem também formas secundárias, sendo as mais comuns a deficiência de ferro e medicamentosa (anti-histamínicos, antieméticos, antidepressivos, exceto bupropiona, antipsicóticos, lítio, etc.).

Quadro clínico e diagnóstico[1,57]

Paciente pode apresenta-se com as mais variáveis descrições por vezes vagas dos sintomas de perna: incômodo, angústia, fisgada, dor, inquietude, formigamento, coceira, sensação estranha, repuxão, também que movimenta sozinha, entre outros.

Existe uma necessidade compulsiva, irresistível e intensa de movimentar os membros (urgência motora), não necessariamente acompanhada de ou causada por sensações sensoriais. Os sintomas começam ou pioram em períodos de repouso, com o paciente sentado ou deitado, melhora com movimentação. Os critérios diagnósticos segundo a CITS-3 encontram-se no Quadro 11.

O tratamento da síndrome pode complicar por um quadro chamado aumentação (*"augmentation"*), exclusivamente do tratamento em longo-prazo com agentes dopaminérgicos. Há uma exacerbação da sintomatologia junto com aumento da dose da medicação, isso inclui: início mais cedo dos sintomas, aumento na intensidade dos mesmos, espalhamento para outras partes do corpo como tronco e braços, menor duração da ação do medicamento.

Outra complicação possível das medicações dopaminérgicas seria desenvolvimento de transtorno do controle dos impulsos, por exemplo, jogo patológico, sexo compulsivo, compras compulsivas, comer compulsivo, etc.

Quadro 11 Critérios diagnósticos da SPI – CITS-3

A-C devem estar presentes
A. Urgência em movimentar as pernas, geralmente acompanhada por sensação de desconforto ou incômodo nas pernas. Estes sintomas devem: 1. Iniciar ou piorar durante períodos de repouso ou inatividade como deitar ou sentar 2. Ser parcialmente ou totalmente aliviado com movimento, como andar ou alongar, pelo menos enquanto estas atividades ocorrerem 3. Ocorrer exclusivamente ou predominantemente a tarde ou a noite
B. As características acima não são explicadas apenas como sintomas de outra condição médica ou comportamental (cãibras nas pernas, desconforto posicional, mialgia, estase venosa, edema nas pernas, artrite, batimento dos pés habitual)
C. Os sintomas de SPI causam preocupação, angústia, perturbações do sono, prejuízo mental, físico, social, educacional, comportamental ou em outras áreas importantes do funcionamento.

a: Às vezes o desejo de mover as pernas está presente sem as sensações desagradáveis, e, por vezes, os braços ou outras partes do corpo estão envolvidas junto com as pernas.

b: Para as crianças, a descrição destes sintomas deve ser nas próprias palavras da criança.

c: Quando os sintomas são muito graves, alívio pela atividade pode não ser perceptível, mas deve ter sido presente anteriormente.

d: Como resultado da gravidade, tratamento, ou aumentação induzida pelo tratamento, a piora no período da tarde ou noite pode não ser perceptível, mas deve ter sido presente anteriormente.

e: Para certas aplicações em pesquisa, tais como estudos genéticos ou epidemiológicos, pode ser apropriado omitir o critério C. Se assim for, isso deve ser claramente relatado no relatório de pesquisa.

Diagnóstico diferencial[1]

Os principais diagnósticos diferenciais são: mialgia, neuropatia periférica, insuficiência venosa crônica, edema de membros inferiores, atrite, artrose, cãibras, desconforto posicional, comportamento ansioso de pés, etc.

Existe frequente confusão da SPI com transtorno do movimento periódico de membros inferiores, porém, este se refere a outra condição que cursa com movimentação intensa das pernas durante o sono, mas que também pode ser comórbido com a SPI. Seu diagnóstico é feito por exclusão após se ter descartado outras causas que cursam com movimentação excessiva no leito e que provoca repercussão diurna. Seu diagnóstico é meramente polissonográfico, ao contrário da SPI que é clínico.

Também há confusão com movimento periódico de membros inferiores. Ele apenas consiste em um dos parâmetros de polissonográfico que pode estar aumentado ou não na SPI e em outros distúrbios do sono[1].

Exames complementares[1]

Preconiza-se a investigação de alterações de metabolismo do ferro com dosagem sérica de ferro, níveis de ferritina e a capacidade total de ligação de ferro para descartar a forma secundária da SPI que cursa com deficiência de ferro. Pode-se pedir conjuntamente provas de atividade inflamatórias para não distorcer resultado da ferritina, uma vez que esta pode estar alta em processos inflamatórios e infecções e não refletir fidedignamente os estoques de ferro.

Tratamento[58]

Massagens, banhos quentes ou breves períodos de atividades físicas leves e moderadas antes de dormir podem ser benéficos. Outras medidas não farmacológicas consistem em higiene do sono, restrição do uso de cafeína e meias pneumáticas compressivas.

Além disso, recomenda-se reposição de ferro e manter estoques de ferro em pelo menos 75 μg/L o nível de ferritina.

As abordagens farmacológicas de primeira linha consistem no uso de anticonvulsivantes alfa-delta ligantes como a pregabalina e gabapentina, além disso, agentes dopaminérgicos como o pramipexol em dose baixa (0,125-0,75 mg). Tem-se evitado uso de levodopa pelo risco de aumentação. Existe a opção do uso de rotigotina, no entanto, não está disponível no Brasil.

Nos casos mais graves, nos que não obtiveram resposta adequada com os agentes acima ou com alguma contraindicação a eles podem ser considerados o uso de opioides em dose baixa.

Benzodiazepínicos e agonistas dos receptores benzodiazepínicos esses agentes são indicados nas formas subterapêuticas e também aumenta a eficiência e continuidade do sono em caso de movimentos periódicos associados a despertares., aumentando a eficiência e a continuidade do sono[21,23]. Devem ser usados em casos leves ou em pacientes que apresentam outra comorbidade responsável pela má qualidade de sono, ou mesmo temporariamente em adjuvância com outros os agentes citados se sintomas forem muito exuberantes e limitantes[57-59].

BRUXISMO[1]

Bruxismo é caracterizado por uma atividade involuntária estereotipada e repetitiva da musculatura mastigatória, resultando em contato dentário anormal e sintomas e sinais locais e sistêmicos[38]. A prevalência de bruxismo durante o sono (BS) é semelhante para os dois sexos, ocorrendo em 14 a 17% das crianças, reduzindo-se para 12% nos adolescentes, e acometendo 8% dos adultos e 3% dos idosos.

BS pode ser primário (sem causas) ou secundário. As principais causas secundárias são: demências, doença de Parkinson, discinesia tardia, distonia oromandibular – síndrome de Meige, síndrome de Gilles de la Tourette, retardo mental, transtorno do déficit de atenção e hiperatividade, hemorragia cerebelar, transtornos alimentares (anorexia, bulimia nervosa), medicamentos (antidepressivos, bloqueadores dopaminérgicos,metilfenidato, flunarizina, lítio, agentes antiarrítmicos), doenças médicas (fibromialgia, refluxo gastroesofágico), diversas drogas (nicotina, cocaína, anfetaminas, álcool), transtornos primários do sono (síndrome da apneia obstrutiva do sono, roncos primários, SPI e transtorno comportamental de sono REM).

Quadro clínico e diagnóstico[1,60]

Quadro clínico caracterizado por ranger, apertar e bater dos dentes durante o sono. Pode haver hipertrofia da musculatura mastigatória, desgaste dentário, dor orofacial ou temporomandibular e sensibilidade local.

Os critérios diagnósticos para bruxismo relacionado ao sono pela CITS-3 encontram-se no Quadro 12.

Quadro 12

A. Presença regular ou frequente de sons de ranger de dentes que ocorrem durante o sono.

B. Presença de um ou mais dos seguintes sinais clínicos:
1. Desgaste dentário anormal consistente com os relatos acima de ranger de dentes durante o sono;
2. Dor ou fadiga transitória do músculo da mandíbula; e/ou cefaleia temporal; e /ou travamento de mandíbula ao acordar, consistente com os relatos acima de ranger de dentes durante o sono.

Embora a polissonografia não seja necessária para o diagnóstico, conforme descrito na versão mais recente do manual AASM para estagiamento do sono e eventos associados, o bruxismo do sono é idealmente registrado com canal para atividade muscular masseter juntamente com áudio e vídeo para aumentar a confiabilidade do diagnóstico

Diagnóstico diferencial

Dificilmente há dúvidas em relação ao diagnóstico. O quadro deve ser diferenciado de quadros como discinesia tardia, coreia, movimentos oromastigatórios secundários refluxo grastroesofágico, raramente com epilepsia relacionada ao sono, etc.[1].

Exames complementares

A polissonografia geralmente não é necessária. No entanto, ela pode ser indicada para descartar distúrbios respiratórios associados, refluxo gastroesofágico, mioclonia faciomandibular, para descartar distúrbios respiratórios associados, refluxo gastroesofágico, terror noturno,mioclonia faciomandibular ou epilepsia[1,27].

Tratamento[60]

O tratamento do bruxismo durante o sono consiste na proteção dentária com placas acrílicas moldadas pelo dentista. O tratamento farmacológico se restringe a casos mais graves e não há evidência para as drogas comumente utilizadas.

Em caso graves, pode ser considerada uso local de toxina botulínica nos músculos masseteres e temporais.

CONSIDERAÇÕES FINAIS

O reconhecimento dos distúrbios primários do sono pelo psiquiatra clínico se faz urgente, uma vez que existe alta comorbidade com outros transtornos psiquiátricos. Essa identificação muitas vezes pode envolver a análise interdisciplinar de sinais e sintomas que, em geral, encontram-se além da abrangência do exame de estado mental apenas.

Vinheta clínica

A., sexo masculino, 55 anos, divorciado, foi encaminhado por seu médico de atenção primária para avaliação e tratamento de insônia. O paciente tem uma longa história de episódios depressivos maiores recorrentes, que geralmente responderam ao tratamento com inibidores seletivos da recaptação da serotonina (ISRS). No episódio atual, vem utilizando fluoxetina com 60 mg diariamente e, embora a maioria dos sintomas depressivos do paciente tenham melhorados, ele continua tendo dificuldade em manter o sono com despertares frequentes à noite, sendo não reparador, e fadiga diurna. Como mora sozinho, não sabe dizer se há apneias presenciadas. Em visita a parentes, estes relataram roncos algumas vezes.

O tratamento com fluoxetina produziu melhora parcial do episódio depressivo, mantendo ainda insônia e cansaço. Apesar de estudo do sono para avaliar a possível insônia comórbida com depressão não é indicado rotineiramente, foi imperativo nesse caso por causa da história de roncos para descartar apneia obstrutiva do sono.

Paciente então referido ao médico do sono, iniciou tratamento com CPAP com melhora importante da fadiga diurna. No entanto, manteve residualmente 2-3 despertares prolongados de cerca de 30-40 minutos. Referido para realização de terapia cognitivo-comportamental para insônia, com melhora substancial da continuidade do sono.

Para aprofundamento

- Kryeger MH, Roth T, Dement WC. Principles and practice of sleep medicine, 6.ed. Philadelphia: Elsevier; 2016.
  ⇨ Tratado de Medicina do Sono referência na área.
- Lopes MC, Hasan R, Eckeli AL. Sono e comportamento. São Paulo: Atheneu; 2018.
  ⇨ Referência em português na área.

REFERÊNCIAS BIBLIOGRÁFICAS

1. American Academy of Sleep Medicine. International Classification of Sleep Disorders, 3rd ed. Darien: American Academy of Sleep Medicine; 2014.
   ⇨ Manual da Academia Americana de Medicina do Sono, referência para classificação e diagnóstico de distúrbios do sono.
2. Sutton EL. Psychiatric disorders and sleep issues. Med Clin North Am. 2014;98(5):1123-43.
   ⇨ Artigo de revisão abordando a interface entre transtornos do sono e psiquiátricos.
3. National Institutes of Health State of the Science Conference Statement. Manifestations and management of chronic insomnia in adults. Sleep. 2005; 28:1049-57.
4. Buysse DJ, Angst J, Gamma A, Ajdacic V, Eich D, Rössler W. Prevalence, course, and comorbidity of insomnia and depression in young adults. Sleep. 2008;31:473-80.
5. Benca RM. Mood disorders. In: Kryger, MH, Roth T, Dement WC. Principles and pratice of sleep medicine. 4. ed. Philadelphia: WB Saunders; 2005. cap 112, p. 1311-1326.
6. Ohayon M, Caulet M, Guilleminault C. How a general population perceives its sleep and how this relates to the complaint of insomnia. Sleep. 1997;20:715-23.
7. Ohayon MM. Epidemiology of insomnia: What we know and what we still need to learn. Sleep Med Rev. 2002;6:97-111.
8. Foley DJ, Monjan A, Simonsick EM, Wallace RB, Blazer DG. Incidence and remission of insomnia among elderly adults: an epidemiologic study of 6,800 persons over three years. Sleep. 1999;22(Suppl 2):S366-S372.
9. Ford DE, Kamerow DB. Epidemiologic study of sleep disturbances and psychiatric disorders. An opportunity for prevention? JAMA. 1989;262:1479-84.
10. Li RHY, Wing YK, Ho SC, Fong SYY. Gender differences in insomnia: a study in the Hong Kong Chinese population. J Psychosom Res. 2002;53:601-9.
11. Gregory AM, Caspi A, Eley TC, Moftt TE, Oconnor TG, Poulton R. Prospective longitudinal associations between persistent sleep problems in childhood and anxiety and depression disorders in adulthood. J Abnorm Child Psychol. 2005;33:157-63.
12. Canivet C, Nilsson PM, Lindeberg SI, Karasek R, Östergren PO. Insomnia increases risk for cardiovascular events in women and in men with low socioeconomic status: A longitudinal, register-based study. J Psychosom Res. 2014;76:292-9.
13. Troxel WM, Buysse DJ, Matthews KA, Kip KE, Strollo PJ, Hall M, et al. Sleep symptoms predict the development of the metabolic syndrome. Sleep. 2010;33:1633-40.
14. Doufas AG, Panagiotou OA, Ioannidis JP. Concordance of sleep and pain outcomes of diverse interventions: an umbrella review. PloS one. 2012;7:e40891.
15. Lautenbacher S, Kundermann B, Krieg JC. Sleep deprivation and pain perception. Sleep Medicine Reviews. 2006;10:357-69.
16. Irwin MR, Olmstead R, Carroll JE. Sleep disturbance, sleep duration, and inflammation: a systematic review and meta-analysis of cohort studies and experimental sleep deprivation. Biol Psychiatry. 2016;80:40-5.
17. Gillin JC. Are sleep disturbances risk factors for anxiety, depressive and addictive disorders? Acta Psychiatr Scand Suppl. 1998;393:39-43.
18. Yaffe K, Falvey CM, Hoang T. Connections between sleep and cognition in older adults. Lancet Neurol. 2014;13(10):1017-28.
19. Nadorff R, Nazem S, Fiske A. Insomnia symptoms, nightmares, and suicide risk: duration of sleep disturbance matters. Suicide Life Threat Behav. 2013;43:139-49.
20. Ohayon MM, Roth T. What are the contributing factors for insomnia in the general population? J Psychosom Res. 2001;51:745-55.
21. Katz DA, McHorney CA. Clinical correlates of insomnia in patients with chronic illness. Arch Intern Med. 1998;158:1099-107.
22. Benca RM. Mood disorders. In: Kryger, MH, Roth T, Dement WC. Principles and pratice of sleep medicine. 4. ed. Philadelphia: WB Saunders, 2005 cap 112, p. 1311-26.

23. Gillin JC. Are sleep disturbances risk factors for anxiety, depressive and addictive disorders? Acta Psychiatr Scand Suppl. 1998;393:39-43.
24. US. Bureau of Labor Statistics. Disponível em: https://www.bls.gov/data/inflation_calculator.htm. Acessado em 02.02.2020.
25. Stoller MK. Economic effects of insomnia. Clin Ther. 1994;16(5):873-897, 854.
26. Wickwire EM, Shaya FT, Scharf SM. Health economics of insomnia treatments: the return on investment for a good night's sleep. Sleep Med Rev. 2016;30:72-82.
27. American Psychiatry Association. Diagnostic and statistical manual of mental disorders – DSM-5. 5th.ed. Washington: American Psychiatric Association; 2013.
28. **Minhoto GR et al. Diagnóstico do transtorno da insônia. In: Bacellar A, PIntoJr LR, et al. Insônia do diagnóstico ao tratamento. Difusão. 2019, cap 3. p. 39-52.**
    ⇨ **Compõe o mais recente consenso de insônia pela Associação Brasileira de Sono.**
29. **Global Council on Brain Health. The Brain-Sleep Connection: GCBH Recommendations on Sleep and Brain Health; 2016. Disponível em www.GlobalCouncilOnBrainHealth.org, acessado em 10.022020.**
    ⇨ **Resultado do conselho multidisciplinar que discutiu o impacto do sono na saúde cerebral em adultos acima de 50 anos.**
30. Pentagna A et al. Tratamento farmacológico do transtorno da insônia. In: Bacellar A, Pinto Jr LR, et al. Insônia do diagnóstico ao tratamento. Difusão. 2019, cap 5. p. 87-115.
31. Partinen M, Kornum BR, Plazzi G, Jennum P, Julkunen I, Vaarala O. Narcolepsy as an autoimmune disease: the role of H1N1. Lancet Neurol 2014;13:600-13.
32. Anderson KN, Pilsworth S, Sharples LD, Smith IE, Shneerson JM. Idiopathic hypersomnia: a study of 77 cases. Sleep. 2007;30(10):1274.
33. Arnulf I, Zeitzer JM, File F, Farber N, Mignot E. Kleine-Levin syndrome: a systematic review of 186 cases in the literature. Brain. 2005;128:2763-76.
34. Dauvilliers Y, Arnulf I, Mignot E. Narcolepsy with cataplexy. Review. Lancet. 2007;369:499-511.
35. Overeem S, Mignot E, van Dijk JG, Lammers GJ. Narcolepsy: clinical features, new pathophysiologic insights, and future perspectives. J Clin Neurophysiol. 2001; 18:78-105.
36. Taheri S, Mignot E. The genetics of sleep disorders. Lancet Neurol. 2002;1(4):242-50.
37. Arnulf I, Rico TJ, Mignot E. Diagnosis, disease course, and management of patients with Kleine-Levin syndrome. Lancet Neurol. 2012;11:918-28.
38. Thorpy M. Therapeutical advances in narcolepsy. Sleep Med. 2007;8:427-40.
39. Edinger JD, Bonnet MH, Bootzin RR, Doghramji K, Dorsey CM, Espie CA, et al. Derivation of research diagnostic criteria for insomnia: report of an American Academy of Sleep Medicine work group. Sleep. 2004;27:1567-96.
40. Morgenthaler TI, Lee-Chiong T, Alessi C, Friedman L, Aurora RN, Boehlecke B, et al. Standards of Practice Committee of the AASM. Practice parameters for the clinical evaluation and treatment of circadian rhythm sleep disorders. Sleep. 2007;30(11):1445-59.
41. Dagan Y. Circadian rhythm sleep disorders (CRSD). Sleep Med Rev. 2002;6:45-55.
42. Haba-Rubio J, Frauscher B, Marques-Vidal P, Toriel J, Tobback N, Andries D, et al. Prevalence and determinants of REM sleep behavior disorder in the general population. Sleep. 2017;41:1-8.
43. Howell MJ, Schenck CH. Rapid eye movement sleep behavior disorder and neurodegenerative disease. JAMA Neurol. 2015;72(6):707-12.
44. St Louis EK, Boeve AR, Boeve BF. REM sleep behavior disorder in Parkinson's disease and other synucleinopathies. Mov Disord. 2017;32(5):645-58.
45. Iranzo A, Santamaría J. Severe obstructive sleep apnea/hypopnea mimicking REM sleep behavior disorder. Sleep. 2005;28(2):203-6.
46. Aurora RN, Zak RS, Maganti RK, Auerbach SH, Casey KR, Chowdhuri S, et al; Maganti RK; Auerbach SH; Casey KR; Chowdhuri S; Karippot A; Ramar K; Kristo DA; Morgenthaler TI. Best practice guide for the treatment of REM sleep behavior disorder (RBD). J Clin Sleep Med. 2010;6(1):85-95.
47. U.S. Food and Drug Administration. FDA requires stronger warnings about rare but serious incidents related to certain prescription insomnia medicines. Disponível em: www.fda.gov.br/news-events/press-announcements/fda-requires-stronger-warnings-about-rare-incidents-related-certain-prescription-insomnia. Acessado em 14/02/2020.
48. Mason TBA, Pack AI. Pediatric parasomnias. Sleep. 2007;30;141-51.
49. Mahowald MW, Schenck CH. REM sleep parasomnias. In: MH Kryger, T Roth, WC Dement. Principles and practice of sleep medicine. 4. ed. Philadelphia: WB Saunders; 2005. p. 897-916 .
50. Ohayon MM, Carskadon MA, Guilleminault C, Vitiello MV. Meta-analysis of quantitative sleep parameters from childhood to old age in healthy individuals: developing normative sleep values across the human lifespan. Sleep. 2004;27:1255-73.
51. Heinzer R, Vat S, Marques-Vidal P, Marti-Soler H, Andries D, Tobback N, et al. Prevalence of sleep-disordered breathing in the general population: the HypnoLaus study. Lancet Respir Med. 2015;3(4):310-8.
52. **Tufik S, Santos-Silva R, Taddei JA, Bittencourt LRA. Obstructive sleep apnea syndrome in the Sao Paulo Epidemiologic Sleep Study. Sleep Med. 2010;11:441-6.**
    ⇨ **Apresenta parte dos dados do estudo EPISONO, estudo epidemiológico de transtornos do sono na cidade de São Paulo.**
53. Leng Y, McEvoy CT, Allen IE, Yaffe K. Association of sleep-disordered breathing with cognitive function and risk of cognitive impairment: a systematic review and meta-analysis. JAMA Neurol. 2017;74(10):1237.
54. Chen YH, Keller JK, Kang JH, Hsieh HJ, Lin HC. Obstructive sleep apnea and the subsequent risk of depressive disorder: a population-based follow-up study. J Clin Sleep Med. 2013;9(5):417.
55. Ramar K, Dort LC, Katz SG, Lettieri CJ, Harrod CG, Thomas SM, et al. Clinical practice guideline for the treatment of obstructive sleep apnea and snoring with oral appliance therapy: an update for 2015. J Clin Sleep Med. 5015;11(7):733-827.
56. Patil SP, Ayappa IA, Caples SM, Kimoff RJ, Patel SR, Harrod CG. Treatment of adult obstructive sleep apnea with positive airway pressure: an American Academy of Sleep Medicine Clinical Practice Guideline. J Clin Sleep Med. 2019;15(2):335-43.
57. Allen RP, Picchietti DL, Garcia-Borreguero D, Ondo WG, Walters AS, Winkelman JW, et al. International Restless Legs Syndrome Study Group. Restless legs syndrome/Willis-Ekbom disease diagnostic criteria: updated International Restless Legs Syndrome Study Group (IRLSSG) consensus criteria. History, rationale, description, and significance. Sleep Med. 2014;15:860-73.
58. Garcia-Borreguero D, Kohnen R, Silber MH, Winkelman JW, Earley CJ, Hogl B, et al. The long-term treatment of restless legs syndrome/Willis-Ekbom disease: evidence-based guidelines and clinical consensus best practice guidance: a report from the International Restless Legs Syndrome Study Group. Sleep Med. 2013;14(7):675-84.
59. Aurora RN, Kristo DA, Bista SR, Rowley JA, Zak RS, Casey KR, et al. The treatment of restless legs syndrome and periodic limb movement disorder in adults: an update for 2012: practice parameters with an evidence-based systematic review and meta-analyses. Sleep. 2012;35(8):1039-62.
60. Alóe F. Sleep bruxism neurobiology. Sleep Science. 2009;2:40-8.
61. Zaharna M, Dimitriu A, Guilleminault C. Expert opinion on pharmacotherapy of narcolepsy. Expert Opin Pharmacother. 2010;11(10):1633-45.
62. Yeung C. Nocturnal enuresis (bedwetting). Curr Opin Urol. 2003;13:337-43.
63. US Food and Drug Administration. Disponível em: http://www.fda.org/.
64. Swaab DF, Van Someren EJ, Zhou JN, Hofman MA. Biological rhythms in the human life cycle and their relationship to functional changes in the suprachiasmatic nucleus. Prog Brain Res 1996; 111:349-68.
65. Stein MB, Mellman TA. Anxiety disorders. In: Kryger, MH, Roth T, Dement WC. Principles and pratice of sleep medicine. 4. ed. Philadelphia: WB Saunders; 2005, cap. 111, p. 1297-1311.
66. Shutte-Rodin S, Broch L, Buysse D, Dorsey C, Sateia M. Clinical guideline for the evaluation and management of chronic insomnia in adults. J Clin Sleep Med. 2008;4:487-504.
67. Schweitzer PK. Drugs that disturb sleep and wakefulness. In: Kryger, MH, Roth T, Dement WC. Principles and pratice of sleep medicine. 4. ed. Philadelphia: WB Saunders; 2005, cap 40, p. 499-518.

68. Schenck CH, Mahowald MW. REM sleep behaviour disorder: clinical, developmental, and neuroscience perspective 16 years afer its formal identifcation in sleep. Sleep. 2002;25:120-38.

69. Schenck CH, Arnulf I, Mahowald MW. Sleep and sex: what can go wrong? A review of the literature on sleep related disorders and abnormal sexual behaviors and experiences. Sleep. 2007; 30:683-702.

70. Salas RE, Gamaldo CE, Allen RP. Update in restless legs syndrome. Curr Opin Neurol. 2010;23:401-6.

71. Riemann D, Voderholzer U. Primary insomnia: a risk factor to develop depression? J Affect Disord. 2003;76:255-9.

72. Pressman MR, Mahowald MW, Schenck CH. Sleep terrors/sleepwalking: not REM behavior disorder. Sleep. 2005,1;28(2):278-9.

73. Phillps B, Kryger MH. Management of obstructive sleep apnea: an overview. In: Kryger, MH, Roth T, Dement WC, eds. Principles and practice of sleep medicine. 4. ed. Philadelphia: WB Saunders; 2005, cap. 92, p. 1109-1121.

74. Nóbrega PVN, Bustamente GO, Araújo JF. Transtornos do ritmo sono e vigília. In: Brasil-Neto JP, Takayanagui O (eds.). Tratado de neurologia da Academia Brasileira de Neurologia. 1. ed. Rio de Janeiro: Elsevier, 2010.

75. Neckelmann D, Mykletun A, Dahl AA. Chronic insomnia as a risk factor for developing anxiety and depression. Sleep. 2007;30:873-80.

76. Merritt-Davis O, Balon R. Nocturnal panic: biology, psychopathology, and its contribution to the expression of panic disorder. A Review. Depress Anxiety. 2003;18:221-7.

77. Mahowald MW, Bornemann MAC. NREM arousal parasomnias. In: Kryger, MH, Roth T, Dement WC (eds.). Principles and practice of sleep medicine. 4. ed. Philadelphia: WB Saunders, cap 74, p. 889-96, 2005.

78. Mahowald MW, Bornemann MAC. NREM arousal parasomnias. In: Kryger, MH, Roth T, Dement WC (eds.). Principles and practice of sleep medicine. 4. ed. Philadelphia: WB Saunders, 2005. p. 889-96.

79. Livingston G, Blizard B, Mann A. Does sleep disturbance predict depression in elderly people? A study in inner London. Br J Gen Pract. 1993;43:445-8.

80. Howell MJ, Schenck CH, Crow JC. A review of nighttime eating disorders. Sleep Med Rev. 2009;13:23-34.

81. Guillin CJ, Drummond SPA, Clark CP, Moore P. Medication and substance abuse. In: Kryger, MH, Roth T, Dement WC. Principles and pratice of sleep medicine. 4. ed. Philadelphia: WB Saunders; 2005, cap 115, p.1345-58.

82. Foster RG & Kreitzman L. The rhythms of life: what your body clock means to you! Exp Physiol. 2014;599-606.

83. Dauvilliers Y, Mayer G, Lecendreux M, Neidhart E, Peraita-Adrados R, Sonka K, et al. Kleine-Levin syndrome. An autoimmune hypothesis based on clinical and genetic analyses. Neurology. 2002;59:1739-45.

84. Dagan Y. Circadian rhythm sleep disorders (CRSD). Sleep Med Rev. 2002;6:45-55.

85. Cortese S, Konofal E, Lecendreaux M. Restless legs syndrome and attention-defcit/hyperactivity disorder: A review of the literature. Sleep. 2005;28:1007-13.

86. Cohen-Zion M, Ancoli-Israel. Sleep in children with attention-defcit hyperactivity disorder (ADHD): a review of naturalistic and stimulant intervention studies. Sleep Medicine Reviews. 2004;8:379-402.

87. Breslau N, Roth T, Burduvali E, Kapke A, Schultz L, Roehrs T. Sleep in lifetime posttraumatic stress disorder: a community-based polysomnographic study. Arch Gen Psychiatry. 2004;61:508-16.

88. Boulos MI, Murray BJ. Current evaluation and management of excessive daytime sleepiness. Can J Neurol Sci. 2010;37(2):167-76.

89. Boeve BF, Silber MH, Saper CB, Ferman TJ, Dickson DW, Parisi JE, et al. Pathophysiology of REM sleep behaviour disorder and relevance to neurodegenerative disease. Brain. 2007;130:2770-88.

90. Benson KL, Zarcone VP. Schizophrenia. In: Kryger, MH, Roth T, Dement WC. Principles and pratice of sleep medicine. 4. ed. Philadelphia: WB Saunders; 2005, cap 113, p. 1327-36.

91. Benca RM, Schenck CH. Sleep and eating disorders. In: Kryger, MH, Roth T, Dement WC. Principles and pratice of sleep medicine. 4. ed. Philadelphia: WB Saunders; 2005. p. 1337-44.

92. Aloe F. Síndrome das pernas inquietas: diagnóstico e tratamento – opinião de especialistas brasileiros. Arq Neuropsquiatr. 2007;65:721-27.

93. Allen RP, Picchietti D, Hening WA, Trenkwalder C, Walters AS, Montplaisi J, et al. Restless legs syndrome: diagnosis and epidemiology workshop at the National Institutes of Health; International Restless Legs Syndrome Study Group. Sleep Med. 2003;4(2):101-19.

94. Morgenthaler TI, Kapur VK, Brown T, Swick TJ, Alessi C, Aurora RN, et al. Practice parameters for the treatment of narcolepsy and other hypersomnias of central origin. Sleep. 2007;30(12):1705-11.

95. Trendwalker C, Paulus, W, Walters A. The restless legs syndrome. Lancet Neurol. 2005;4:465-75.

96. Iranzo A, Santamaria J, Tolosa E. The clinical and pathophysiological relevance of REM sleep behavior disorder in neurodegenerative diseases. Sleep Med Reviews. 2009;13:385-401.

97. Chang PP, Ford DE, Mead LA, Cooper-Patrick L, Klag MJ. Insomnia in young men and subsequent depression. The Johns Hopkins Precursors Study. Am J Epidemiol. 1997;146:105-14.

98. Reed GM, First MB, Kogan CS, Hyman SE, Gureje O, Gaebel W, et al. Innovations and changes in the ICD-11 classification of mental, behavioural and neurodevelopmental disorders. World Psychiatry. 2019;18(1):3-19.

27

Transtorno disfórico pré-menstrual

Joel Rennó Júnior
Rodrigo Darouche Gimenez

Sumário

Introdução
Etiopatogenia
Quadro clínico e diagnóstico
Diagnóstico diferencial
Exames complementares
Tratamento
Considerações finais
Vinheta clínica
Para aprofundamento
Referências bibliográficas

Pontos-chave

- O transtorno disfórico pré-menstrual (TDPM) envolve alterações físicas, comportamentais e do humor no final da fase lútea do ciclo menstrual, trazendo prejuízo ao bem-estar físico e psíquico da mulher.
- A etiologia ainda é incerta, mas pesquisas apontam que haja envolvimento da sensibilidade gonadal às flutuações hormonais, bem como de sistemas de neurotransmissores.
- Não há uma única intervenção que seja bem-sucedida para todas as mulheres, mas há evidências de que algumas medidas farmacológicas (como serotoninérgicos e tratamentos hormonais) e não farmacológicas (mudanças de estilo de vida e psicoterapia) podem trazer melhora importante.

INTRODUÇÃO

A tensão pré-menstrual (TPM) é um quadro conhecido há muito tempo, com relatos científicos iniciais na literatura médica datando nos anos 1930[1]. O transtorno disfórico pré-menstrual (TDPM) é uma condição clínica crônica, grave e recorrente, que tem caráter cíclico e intermitente. Ele afeta mulheres ao longo da fase lútea do ciclo menstrual, trazendo importante comprometimento social e ocupacional. Os sintomas físicos e afetivos surgem em torno de duas semanas antes da menstruação, e remitem ou se tornam mínimos logo após o início dela, levando a um período livre de sintomas. É uma forma mais intensa da síndrome pré-menstrual, popularmente conhecida como TPM, que é frequente em grande parte das mulheres, e não causa prejuízo tão significativo[2].

Estima-se que até 80% das mulheres perceberão sintomas pré-menstruais durante a fase lútea do ciclo ao menos uma vez ao longo da vida[3,4], e a prevalência ao longo de um ano pode variar de 20 a 30%[5]. O TDPM em si, no entanto, é menos comum, e a prevalência é de difícil determinação devido a variações nos critérios diagnósticos e métodos de seleção de pacientes utilizados nos estudos[6,7]. Em recentes estudos populacionais esta prevalência pôde ser estimada entre 1,1% e 3,1%[8-12], mas em estudos anteriores já houve estimativas de até 6,4%[13]. Uma das dificuldades que leva a essa discrepância nas estimativas é o fato de que o TDPM foi incluído como um transtorno apenas na última edição do DSM, tendo sido incluído apenas como um conjunto de critérios que requer pesquisa na edição anterior[14].

Ainda há uma grande carência em estudos populacionais sobre o TDPM nas brasileiras, especialmente se buscarmos estudos recentes, que utilizem os critérios diagnósticos do DSM-5. Em uma amostra de universitárias publicada em 2009 foi encontrada prevalência de 6,2%[15]. Um outro estudo mais antigo, publicado em 1994, avaliou mulheres atendidas no ambulatório de ginecologia do Hospital das Clínicas da Faculdade de Medicina da Universidade de São Paulo, e encontrou uma incidência de 35% de síndrome pré-menstrual. As pacientes com sintomas severos, no entanto, variaram de 2,9% (no grupo de 10 a 19 anos) até 16,1% (no grupo de 40 a 49 anos)[16]. Os dois estudos, no entanto, utilizaram um conjunto de critérios diagnósticos anterior ao DSM-5.

ETIOPATOGENIA

A etiologia do TDPM ainda não é totalmente esclarecida, mas, devido à relação temporal importante entre o surgimento dos sintomas e a fase lútea do ciclo menstrual, é esperado que haja relação com a flutuação dos hormônios gonadais. Dessa forma, apesar de não ser o foco deste capítulo, apresentaremos um resumo da fisiologia do ciclo menstrual, que é fundamental para o entendimento adequado do TDPM.

O ciclo menstrual pode ser definido por duas fases, a fase folicular (do primeiro dia da menstruação até a ovulação) e a fase lútea (da ovulação até o início da menstruação), e ambas estão associadas à flutuação dos hormônios ovarianos, o estradiol e a progesterona. A atividade ovariana ocorre como um resultado da liberação do hormônio liberador de gonadotropinas (GnRH) pelo hipotálamo, que regula a secreção das duas gonadotropinas pituitarianas, o hormônio luteinizante (LH) e o hormônio folículo-estimulante (FSH). Esta secreção ocorre alternadamente, em resposta ao *feedback* dos níveis de progesterona e estradiol, respectivamente.

No início do ciclo, os níveis de estradiol e progesterona estão baixos, estimulando a secreção de FSH. A elevação no nível de FSH estimula o crescimento dos folículos ovarianos e a liberação de níveis crescentes de estradiol, bem como a formação de um folículo dominante, que manterá a secreção de estradiol independente do FSH. No período tardio da fase folicular, o pico de estradiol faz pontualmente um *feedback* positivo com LH, e suprime o FSH. Cerca de 36h após este pico de LH ocorre a ovulação.

A ovulação marca a transição para a fase lútea do ciclo menstrual, em que uma quantidade maior de progesterona é produzida e secretada pelo resquício do folículo ovulado, chamado corpo lúteo. Este também atua mantendo alguma produção de estradiol, que juntamente com a progesterona, suprimem FSH e LH. Na ausência de fertilização, o corpo lúteo degrada após 14 dias, levando à queda nos níveis de progesterona e estradiol, causando a menstruação. Essa queda libera o hipotálamo e a pituitária da supressão, iniciando um novo ciclo[2].

Apesar de haver coincidência de natureza temporal entre a ocorrência de sintomas de TDPM e fase lútea tardia do ciclo menstrual, não foi possível detectar níveis anormais dos hormônios ovarianos de forma a estabelecer uma relação de causalidade[17]. No momento, a hipótese mais bem aceita é a de que o transtorno surge em mulheres com maior sensibilidade hormonal, e isso é corroborado pelo fato de algumas mulheres terem remissão dos sintomas após uma supressão ovariana[18].

Ainda não há uma explicação definitiva sobre causalidade, porém diversos fatores que podem ter relação com a fisiopatologia do TDPM têm sido estudados, e apresentamos a seguir os principais:

- Progesterona: apesar de os sintomas do TDPM surgirem no mesmo momento em que há queda da progesterona, um estudo comparando mulheres com sintomatologia pré-menstrual e um grupo controle não foi capaz de estabelecer uma diferença no nível plasmático deste hormônio (bem como do estradiol, FSH e LH)[19]. Além disso, a administração de progesterona não trouxe melhora significativa dos sintomas[20].

- Alopregnanolona: outro alvo importante de pesquisa é a alopregnanolona, um metabólito neuroativo da progesterona, que é sintetizado no cérebro e flutua em paralelo com a progesterona ao longo do ciclo menstrual[21], e tem efeito agonista do ácido gama-aminobutírico (GABA). Em mulheres com TDPM, níveis aumentados de alopregnanolona no final da fase lútea estão associados a sintomas de humor mais intensos[22], e a inibição da enzima responsável pela conversão da progesterona em alopregnanolona levou a melhora desse tipo de sintoma[23]. Usualmente, altas concentrações de moduladores positivos dos receptores GABA, como os benzodiazepínicos e a alopregnanolona, exerceriam efeitos ansiolíticos e sedativos[24], mas em mulheres com TDPM foi observada uma reação paradoxal, de forma que concentrações maiores de alopregnanolona estão associadas à piora dos sintomas de humor na fase lútea[22]. Um modelo que vem sendo sugerido e defendido é o de que níveis fisiológicos de alopregnanolona na fase lútea trariam aumento nos sintomas de humor, enquanto níveis baixos ou muito altos teriam menor efeito[21].

- Serotonina: a serotonina é uma molécula de grande interesse para o entendimento dos transtornos de humor, e pode ter um papel significativo também na fisiopatologia das síndromes pré-menstruais[25]. Porém, diferentemente do que ocorre nos quadros depressivos usuais, que a resposta aos tratamentos serotoninérgicos ocorre somente após algum tempo de uso de medicamentos[26], no TDPM é frequente observar melhora dos sintomas alguns dias após o início do uso[27], permitindo a administração apenas ao longo da fase lútea do ciclo. No entanto, não é possível inferir uma relação de causalidade para doença a partir de dados de resposta ao uso de medicamentos apenas.

- BDNF: o fator neurotrófico derivado do cérebro (BDNF) é um dos fatores tróficos associados a crescimento e sobrevivência neuronal, bem como à sinalização e plasticidade sináptica, e vem tendo sua associação com o TDPM muito investigada. Os estrógenos são um dos fatores que aumentam a expressão do BDNF[28], e ele pode estar envolvido na mediação do efeito da progesterona sobre a cognição e o humor[29]. Em estudo com pacientes que tem TDPM, níveis aumentados de BDNF foram reportados na fase lútea em comparação à fase folicular[30], além de níveis significativamente aumentados nas duas fases em comparação com controle saudáveis[31].

- Genética: uma revisão qualitativa da literatura recente encontrou evidências limitadas até o momento para a base genética do TDPM, com estudos de genes familiares e candidatos a resultados negativos ou conflitantes[32]. Um polimorfismo primário no gene que codifica o transportador de serotonina (SERT) tem sido amplamente investigado sobre sua relação com vários distúrbios psiquiátricos, particularmente a região polimórfica ligada ao transportador de serotonina (5-HTTPLPR). Um dos alelos que compõe esse polimorfismo foi associado a traços de personalidade relacionados ao neuroticismo em mulheres com TDPM, em um estudo[33], mas outros estudos não encontraram associação entre o 5-HTTLPR e o TDPM[34,35].

QUADRO CLÍNICO E DIAGNÓSTICO

Para ser realizado o diagnóstico do TDPM de acordo com o DSM-5 deve-se observar, na maior parte dos ciclos menstruais, ao menos cinco de uma lista de onze sintomas, começando na semana final antes da menstruação, com melhora poucos dias depois do início da menstruação e que se tornam mínimos ou ausentes na semana pós-menstrual. Ao menos um dos sintomas deve ser afetivo, seja labilidade afetiva, irritabilidade, humor deprimido ou ansiedade/tensão. Simultaneamente, devem estar presentes um ou mais dos seguintes sintomas específicos: interesse diminuído pelas atividades, dificuldade de concentração, letargia ou fadiga, alterações de apetite, alterações do padrão de sono, sensação de estar sobrecarregada ou fora de controle e sintomas físicos, como sensibilidade das mamas, dor articular, inchaço ou ganho de peso. Os sintomas devem ocorrer durante a maior parte dos ciclos por um ano, e o diagnóstico deve ser confirmado prospectivamente por uma análise diária nos próximos dois ciclos. O momento de surgimento dos sintomas é crucial para o diagnóstico, pois eles devem emergir somente na fase lútea, melhorar alguns dias após o início da menstruação, e remitir ou tornar-se negligenciáveis posteriormente. Adicionalmente, os sintomas devem interferir significativamente com o trabalho, vida social ou relacionamentos interpessoais da paciente[36].

Quadro 1 Critérios diagnósticos do TDPM de acordo com o DSM-5

A. Na maioria dos ciclos menstruais, pelo menos cinco sintomas devem estar presentes na semana final antes do início da menstruação, começarem a melhorar poucos dias depois do início da menstruação e tornarem-se mínimos ou ausentes na semana pós-menstrual.
B. Um (ou mais) dos seguintes sintomas deve estar presente:
1. Labilidade afetiva acentuada (p. ex., mudanças de humor; sentir-se repentinamente triste ou chorosa ou sensibilidade aumentada à rejeição).
2. Irritabilidade ou raiva acentuadas ou aumento nos conflitos interpessoais.
3. Humor deprimido acentuado, sentimentos de desesperança ou pensamentos autodepreciativos.
4. Ansiedade acentuada, tensão e/ou sentimentos de estar nervosa ou no limite.
C. Um (ou mais) dos seguintes sintomas deve adicionalmente estar presente para atingir um total de cinco sintomas quando combinados com os sintomas do critério B.
1. Interesse diminuído pelas atividades habituais (p. ex., trabalho, escola, amigos, passatempos).
2. Sentimento subjetivo de dificuldade em se concentrar.
3. Letargia, fadiga fácil ou falta de energia acentuada.
4. Alteração acentuada do apetite; comer em demasia; ou avidez por alimentos específicos.
5. Hipersonia ou insônia.
6. Sentir-se sobrecarregada ou fora de controle.
7. Sintomas físicos como sensibilidade ou inchaço das mamas, dor articular ou muscular, sensação de "inchaço" ou ganho de peso.
Obs.: Os sintomas nos critérios A-C devem ser satisfeitos para a maioria dos ciclos menstruais que ocorreram no ano precedente.
D. Os sintomas estão associados a sofrimento clinicamente significativo ou a interferência no trabalho, na escola, em atividades sociais habituais ou relações com outras pessoas (p. ex., esquiva de atividades sociais; diminuição da produtividade e eficiência no trabalho, na escola ou em casa).
E. A perturbação não é meramente uma exacerbação dos sintomas de outro transtorno, como transtorno depressivo maior, transtorno de pânico, transtorno depressivo persistente (distimia) ou um transtorno da personalidade (embora possa ser concomitante a qualquer um desses transtornos).
F. O Critério A deve ser confirmado por avaliações prospectivas diárias durante pelo menos dois ciclos sintomáticos. (Obs.: O diagnóstico pode ser feito provisoriamente antes dessa confirmação.)
G. Os sintomas não são consequência dos efeitos fisiológicos de uma substância (p. ex., droga de abuso, medicamento, outro tratamento) ou de outra condição médica (p. ex., hipertireoidismo).

Fonte: Magnay, 2010[36].

A CID-11 define o TDPM de maneira semelhante, apontando um padrão de alterações do humor (incluindo depressão e irritabilidade), sintomas somáticos (letargia, dores nas articulações e excessos alimentares) ou cognitivos (dificuldades de concentração e esquecimentos), começando dias antes do início da menstruação, com melhora ao menstruar, e tornando-se mínimos ou ausentes aproximadamente uma semana após o início da menstruação. É sugerido confirmar a relação com a fase lútea do ciclo menstrual com um diário prospectivo de sintomas, e estes devem ser severos o suficiente para causar sofrimento significativo ou prejuízos na vida pessoal, familiar, social, educacional, ocupacional ou outras áreas importantes do funcionamento, e não representa uma exacerbação de outro transtorno mental[37].

Diversos instrumentos foram desenvolvidos para verificar e quantificar a gravidade dos sintomas pré-menstruais e facilitar o diagnóstico do TDPM, e seu uso é importante para permitir a coleta de dados clínicos relevantes de maneira objetiva e eficiente[2].

Apesar de haver escalas publicadas anteriormente, a primeira escala a permitir o diagnóstico prospectivo de síndromes pré-menstruais e do TDPM, de acordo com os critérios do DSM, foi a *Daily Record of Severity of Problems* (DRSP)[38]. Trata-se de um instrumento de 21 itens que cobre alterações físicas, comportamentais e do humor, além de ter questões relativas a prejuízos no trabalho, atividades sociais e relacionamentos interpessoais. Os itens são numerados de 0 a 6 de acordo com a gravidade, e cobrem os prejuízos diários ao longo de todo o ciclo menstrual, e o preenchimento de dois ciclos completos já permite diagnosticar o TDPM.

Outro instrumento utilizado para identificar mulheres com TDPM é a *Premenstrual Symptom Screening Tool* (PSST), que acessa os sintomas retrospectivamente, sendo, portanto, uma ferramenta que consome menos tempo para realizar o diagnóstico em comparação ao DRSP. Ela inclui 14 sintomas, baseados nos critérios diagnósticos do DSM-IV, focando principalmente nos sintomas comportamentais e de humor, com apenas um item correspondendo aos sintomas físicos, e os pontua de 0 a 3 de acordo com a frequência[39]. Um estudo recente comparando este instrumento com a DRSP apontou que a PSST possui alta sensibilidade e baixa especificidade para o diagnóstico do TDPM, provavelmente pela dificuldade das pacientes em lembrar o momento e a gravidade dos sintomas em uma análise retrospectiva[40].

DIAGNÓSTICO DIFERENCIAL

Um dos principais desafios no diagnóstico diferencial do TDPM é a distinção entre as pacientes que apresentam os critérios completos do DSM-5 daquelas que apresentam alterações do humor clinicamente relevantes, mas não completam os 5 critérios requeridos ou não tem a severidade esperada de sintomas. Este segundo grupo pode apresentar apenas uma síndrome pré-menstrual que não fecha critérios para TDPM ou então ter uma descompensação de outro transtorno do humor no período pré-menstrual, e mesmo assim ter limitações e prejuízos tão significativos quanto o das pacientes que apresentam o conjunto completo de critérios para TDPM. A inclusão destas pacientes em pesquisas focadas na etiologia ou no tratamento específico do TDPM pode ser um obstáculo ao avanço científico na área. Ademais, mesmo considerando-se apenas o aspecto assistencial, a imprecisão no diagnóstico pode levar a iatrogenias, por exemplo com a prescrição de inibidores seletivos de recaptura da serotonina apenas na fase lútea, um tratamento que tem efeito no TDPM, mas pode ser inapropriado em outros transtornos do humor com exacerbação na fase pré-menstrual[41].

Devido ao fato de ter sintomas em comum com outros diagnósticos psiquiátricos, com a possibilidade de estes terem exacerbações no período pré-menstrual, é fundamental estabelecer o caráter cíclico e intermitente dos sintomas do TDPM, relacionados com a fase lútea do ciclo menstrual, para realizar o diagnóstico. A avaliação prospectiva dos sintomas é a melhor ferramenta para realizar esta diferenciação, e diversos instrumentos podem ser utilizados, como o já mencionado *Daily Record of Severity of Problems* (DRSP). Outras opções incluem o *Premenstrual Record of Impact and Severity of Menstruation* (PRISM), o *Calendar of Premenstrual Experiences* (COPE), o *Daily Symptom Report* (DSR), e a *Visual Analogue Scale* (VAS)[42], mas nenhuma delas apresenta ainda tradução para o português com validação na nossa população.

Adicionalmente, algumas doenças clínicas também têm sintomas semelhantes aos das síndromes pré-menstruais, como enxaqueca, anemia, diabetes, asma, síndromes epiléticas, endometriose, fibrose uterina e hipotireoidismo. Estas possibilidades devem ser consideradas, investigadas e excluídas como fatores causais para os sintomas para que seja possível o diagnóstico adequado[2].

EXAMES COMPLEMENTARES

O diagnóstico das síndromes pré-menstruais, inclusive o TDPM, deve ser feito por meio de uma história clínica, psiquiátrica e ginecológica cuidadosa. Testes laboratoriais, como a dosagem de hormônios gonadais, não são úteis[43]. Outros exames laboratoriais e de imagem devem ser utilizados apenas para a eliminação de diagnósticos diferenciais, que produzam sintomas semelhantes aos do TDPM, como enxaqueca, anemias, endometriose e hipotireoidismo[44].

TRATAMENTO

Por conta da complexidade desta síndrome não há um tratamento único que funcione para todas as mulheres, mas diversas opções efetivas e baseadas em evidências foram propostas, tanto não farmacológicas, quanto farmacológicas, estas envolvendo tanto a regulação de neurotransmissores quanto a supressão dos esteroides gonadais.

As intervenções não farmacológicas estão bastante relacionadas a hábitos de vida saudáveis. Atividade física é uma das indicações, porém com estudos pequenos e de qualidade metodológica limitada. Há evidências mais fortes para a recomendação de uma dieta rica em carboidratos complexos, e de suplementos enriquecidos com triptofano, presumivelmente por um aumento da disponibilidade central de serotonina. A terapia cognitiva comportamental (TCC) também é uma opção bastante recomendada, e poder ajudar a aprimorar habilidades necessárias no manejo dos sintomas emocionais. Há estudos indicando TCC como uma estratégia de manutenção, porém seu uso não trouxe benefícios adicionais ao uso de antidepressivos[43,45].

Os antidepressivos inibidores seletivos da recaptura da serotonina (ISRS) e inibidores da recaptura da serotonina e da noradrenalina (IRSN) são o tratamento de primeira linha. Há mais de 20 ensaios clínicos controlados incluindo paroxetina, fluoxetina, sertralina, venlafaxina, citalopram, escitalopram e duloxetina, na maior parte dos casos em uso contínuo, mas também apenas na fase lútea e como uma resposta ao início dos sintomas. O uso intermitente é possível por conta do rápido início de ação nessa população, provavelmente por causa dos efeitos dessas drogas sobre a alopregnanolona e o sistema GABA. Independentemente do uso contínuo ou intermitente, as doses usualmente prescritas para estas pacientes são em geral mais baixas do que nos tratamentos para depressão[45]. A escolha entre o uso intermitente ou contínuo deve ser individualizada, sendo boas candidatas à terapia intermitente as pacientes com ciclo menstrual regular que desejam limitar a quantidade de medicamento que tomam, não conseguem aderir adequadamente ao regime contínuo, não apresentam sintomas de humor durante a fase folicular ou estão preocupadas com efeitos adversos a longo prazo (por exemplo, disfunção sexual). As que não tiverem boa resposta ao ISRS em uso intermitente têm a possibilidade de troca de medicação ou se iniciar uso contínuo[42]. Uma metanálise que incluiu ensaios clínicos duplos-cegos, randomizados e controlados comparando um ISRS com placebo no TDPM favoreceu o uso contínuo em detrimento do uso intermitente[46].

O uso de contraceptivos combinados também é bastante frequente, porém o suporte de evidências para essa recomendação é esparso, e há ressalvas quanto ao risco de complicações tromboembólicas com algumas pílulas. Ainda não há evidências para o uso dos estrógenos, seja oralmente, por implante ou via transdérmica. Similarmente, a progesterona tem sido mencionada como uma opção, mas ainda sem estudos adequados. O uso de agonistas do GNRH, utilizados de maneira contínua, suprime totalmente a liberação central do estrogênio e a ovulação, levando a um estado hipoestrogênico e consequente melhora da sintomatologia pré-menstrual, porém pode precipitar sintomas menopausais. No entanto, o alto custo e a possibilidade de efeitos colaterais como vaginite, sintomas vasomotores e diminuição da densidade óssea fazem com que seja uma opção apenas para casos mais graves. A intervenção cirúrgica, uma histerectomia total com salpingo-ooforectomia bilateral, teria efeitos semelhantes, mas fica reservada para casos refratários e muito severos, e que devem primeiro passar pelo tratamento com agonistas de GNRH para verificar se tem benefícios e boa tolerabilidade desse estado hipoestrogênico[43].

Como perspectiva de futuros tratamentos, à medida que o papel da sensibilidade ou dos efeitos da alopregnanolona na atividade neural mediada por GABA venha sendo considerado significativo na etiologia do TDPM, novos tratamentos direcionados à neurotransmissão dela ou do GABA deverão ser explorados. Também é necessário descobrir ou desenvolver novas terapias alternativas que possam trazer melhora à sintomatologia pré-menstrual. Além de encontrar novos tratamentos, estudos futuros devem ter como objetivo determinar possíveis preditores de resposta às opções atuais de tratamento, para ajudar a escolher quais os tratamentos de primeira linha para cada paciente.

CONSIDERAÇÕES FINAIS

O transtorno disfórico pré-menstrual é uma condição clínica complexa, e seu impacto para as pacientes não pode ser subestimado. A quantidade de conhecimento disponível sobre a etiopatogenia da doença tem apresentado um crescimento importante, mas ainda faltam dados para um completo entendimento, e muita discussão sobre as melhores estratégias de tratamento[47,48].

A inclusão do TDPM no DSM-5 e na CID-11 é um marco importante na área, para todos que estudam a doença, mas principalmente para todas que sofrem com ela. No entanto, seja para estabelecimento de melhores tratamentos, seja para obter o esclarecimento sobre os detalhes da fisiopatologia, mais estudos ainda são necessários e importantes.

Ademais, é fundamental reconhecer as síndromes pré-menstruais como os importantes problemas de saúde que são, não apenas para redução de barreiras ao acesso das pacientes ao cuidado médico e aos tratamentos, mas também como uma mensagem social sobre a validação desses sintomas e o combate ao estigma.

> ### Vinheta clínica
>
> P.M.S., mulher, 28 anos, casada, duas filhas de 4 e 6 anos respectivamente, professora do ensino médio. Procurou atendimento psiquiátrico com queixas de estresse e ansiedade, acreditando que a causa fosse o excesso de trabalho. Referia ansiedade desde a hora que acorda e isolamento social. Sentia-se irritadiça e impaciente, tanto com as filhas quanto com seus alunos. Negava pensamentos suicidas, mas costumava fantasiar sobre deixar tudo para trás. Além dos sintomas psiquiátricos queixava-se de sentir-se inchada e fatigada, dormia excessivamente, e acreditava estar fazendo compras além do seu padrão de consumo. Os sintomas eram mais presentes no período pré-menstrual, porém essa relação demorou a ser percebida.
>
> Já tinha recebido atendimento em saúde mental em outros momentos, no final da adolescência e na época das gestações. Como os sintomas não são constantes, e ela passa por diversos altos e baixos, foram feitas hipóteses como transtorno bipolar tipo 2 e transtorno de personalidade *borderline*, mas nenhum

desses diagnósticos explicou adequadamente o que sentia, na opinião de P.M.S., e ela logo abandonou os seguimentos. Já teve diversos afastamentos do trabalho e perdeu oportunidades de assumir cargos de gestão na escola em que trabalha por conta deles.

Com a ajuda de um diário de sintomas detalhado foi possível estabelecer adequadamente a relação entre os sintomas percebidos por P.M.S. e as fases do ciclo menstrual, levando ao diagnóstico de TDPM. O uso de tratamentos hormonais surtiu pouco efeito, mas com a prescrição de sertralina, 50 mg/dia em uso contínuo, percebeu melhora importante. Conseguiu retomar por completo a funcionalidade quando passou a fazer terapia comportamental semanalmente e atividade física regular.

Para aprofundamento

- Rennó Jr. J, Valadares G, Cantilino A, Mendes-Ribeiro J, Rocha R, Geraldo da Silva A, eds. Women's mental health: a clinical and evidence-based guide. Cham: Springer; 2020.
  ⇨ Um livro-texto bastante recente e atualizado, que traz com maior detalhamento os dados mais recentes sobre TDPM, bem como sobre diversas outras patologias psiquiátricas frequentes na população feminina.
- Yonkers KA, Simoni MK. Premenstrual disorders. Am J Obstet Gynecol [Internet]. 2018;218(1):68-74.
  ⇨ Esta excelente revisão por especialistas fornece uma atualização sobre as síndromes pré-menstruais e sobre seu manejo, incluindo tratamentos farmacológicos e não farmacológicos.
- Johnson TM. Premenstrual syndrome as a Western culture-specific disorder. Culture, Medicine and Psychiatry. 1987;11(3):337-56.
  ⇨ Um artigo clássico discute fatores culturais envolvidos no TDPM. Apesar de ser uma publicação antiga, traz interessantes questionamentos sobre o contexto psicossocial, que são relevantes até hoje.

REFERÊNCIAS BIBLIOGRÁFICAS

1. Frank RT. The hormonal causes of premenstrual tension. Arch Neurol Psychiatry [Internet]. 1931;26(5):1053-7. Disponível em: https://doi.org/10.1001/archneurpsyc.1931.02230110151009.
   ⇨ Um artigo clássico com os primeiros relatos de caso e estudos sobre síndromes pré-menstruais. Apesar de antigo, continua sendo muito relevante para entender o contexto da doença, e a evolução desse diagnóstico ao longo de tempo.
2. Mattina GF, Steiner M. Premenstrual dysphoric disorder bt – women's mental health: a clinical and evidence-based guide. In: Rennó Jr. J, Valadares G, Cantilino A, Mendes-Ribeiro J, Rocha R, Geraldo da Silva A, eds. Cham: Springer; 2020. p. 73-93. Disponível em: https://doi.org/10.1007/978-3-030-29081-8_7.
3. Johnson SR, McChesney C, Bean JA. Epidemiology of premenstrual symptoms in a nonclinical sample. I. Prevalence, natural history and help-seeking behavior. J Reprod Med. 1988;33(4):340-6.
4. Wittchen H-U, Becker E, Lieb R, Krause P. Prevalence, incidence and stability of premenstrual dysphoric disorder in the community. Psychol Med [Internet]. 2002/02/05. 2002;32(1):119-32. Disponível em: https://www.cambridge.org/core/article/prevalence-incidence-and-stability-of-premenstrual-dysphoric-disorder-in-the-community/86F97D01E5AC582E8635A3DDAF83D81A.
5. Biggs WS, Demuth RH. Premenstrual syndrome and premenstrual dysphoric disorder. Am Fam Physician. 201;84(8):918-24.
6. Halbreich U, Borenstein J, Pearlstein T, Kahn LS. The prevalence, impairment, impact, and burden of premenstrual dysphoric disorder (PMS/PMDD). Psychoneuroendocrinology. 2003;28(Suppl 3):1-23.
7. **Epperson CN, Steiner M, Hartlage SA, Eriksson E, Schmidt PJ, Jones I, et al. Premenstrual dysphoric disorder: evidence for a new category for DSM-5. Am J Psychiatry [Internet]. 2012;169(5):465-75. Disponível em: https://pubmed.ncbi.nlm.nih.gov/22764360.**
   ⇨ Discute os benefícios de estabelecer o TDPM como um transtorno em si, em vez de apenas um conjunto de critérios que precisa de mais estudos, o que ocorreu na última edição do DSM.
8. Duenas JL, Lete I, Bermejo R, Arbat A, Perez-Campos E, Martinez-Salmean J, et al. Prevalence of premenstrual syndrome and premenstrual dysphoric disorder in a representative cohort of Spanish women of fertile age. Eur J Obstet Gynecol Reprod Biol. 2011;156(1):72-7.
9. Qiao M, Zhang H, Liu H, Luo S, Wang T, Zhang J, et al. Prevalence of premenstrual syndrome and premenstrual dysphoric disorder in a population-based sample in China. Eur J Obstet Gynecol Reprod Biol [Internet]. 2012;162(1):83-6. Disponível em: http://www.sciencedirect.com/science/article/pii/S0301211512000607.
10. Skrzypulec-Plinta V, Drosdzol A, Nowosielski K, Plinta R. The complexity of premenstrual dysphoric disorder – risk factors in the population of Polish women. Reprod Biol Endocrinol [Internet]. 2010;8:141. Disponível em: https://pubmed.ncbi.nlm.nih.gov/21073753.
11. Hong JP, Park S, Wang H-R, Chang SM, Sohn JH, Jeon HJ, et al. Prevalence, correlates, comorbidities, and suicidal tendencies of premenstrual dysphoric disorder in a nationwide sample of Korean women. Soc Psychiatry Psychiatr Epidemiol. 2012;47(12):1937-45.
12. Tschudin S, Bertea PC, Zemp E. Prevalence and predictors of premenstrual syndrome and premenstrual dysphoric disorder in a population-based sample. Arch Womens Ment Health [Internet]. 2010;13(6):485-94. Disponível em: https://doi.org/10.1007/s00737-010-0165-3.
13. Cohen LS, Soares CN, Otto MW, Sweeney BH, Liberman RF, Harlow BL. Prevalence and predictors of premenstrual dysphoric disorder (PMDD) in older premenopausal women. The Harvard Study of Moods and Cycles. J Affect Disord. 2002;70(2):125-32.
14. American Psychiatric Association. Diagnostic and Statistical Manual of Mental Disorders [Internet]. 4th Text R. Washington, DC; 2000. Disponível em: https://dsm.psychiatryonline.org/doi/book/10.1176/appi.books.9780890420249.dsm-iv-tr.
15. Carvalho VCP de, Cantilino A, Carreiro NMP, Sá LF de, Sougey EB. Repercussões do transtorno disfórico pré-menstrual entre universitárias. Revista de Psiquiatria do Rio Grande do Sul. 2009;31:105-11.
16. Diegoli MS, Fonseca AM da, Diegoli CA, Halbe HW, Bagnoli VR, Pinotti JA. Síndrome pré-menstrual: estudo da incidência e das variações sintomatológicas. Rev Ginecol Obs. 1994;5(4):238-42.
17. Rubinow DR, Schmidt PJ. Gonadal steroid regulation of mood: the lessons of premenstrual syndrome. Front Neuroendocrinol. 2006;27(2):210-6.
18. Schmidt PJ, Martinez PE, Nieman LK, Koziol DE, Thompson KD, Schenkel L, et al. Premenstrual dysphoric disorder symptoms following ovarian suppression: triggered by change in ovarian steroid levels but not continuous stable levels. Am J Psychiatry. 2017 Oct;174(10):980-9.
19. Rubinow DR, Hoban MC, Grover GN, Galloway DS, Roy-Byrne P, Andersen R, et al. Changes in plasma hormones across the menstrual cycle in patients with menstrually related mood disorder and in control subjects. Am J Obstet Gynecol. 1988;158(1):5-11.
20. Freeman E, Rickels K, Sondheimer SJ, Polansky M. Ineffectiveness of progesterone suppository treatment for premenstrual syndrome. JAMA. 1990;264(3):349-53.
21. **Bäckström T, Bixo M, Johansson M, Nyberg S, Ossewaarde L, Ragagnin G, et al. Allopregnanolone and mood disorders. Prog Neurobiol. 2014;113:88-94.**
    ⇨ Destaca a associação entre a alopregnanolona e os transtornos do humor, e a relevância dessa molécula na pesquisa sobre a fisiopatologia e os tratamentos do TDPM.

22. Andreen L, Nyberg S, Turkmen S, van Wingen G, Fernandez G, Backstrom T. Sex steroid induced negative mood may be explained by the paradoxical effect mediated by GABAA modulators. Psychoneuroendocrinology. 2009;34(8):1121-32.

23. Martinez PE, Rubinow DR, Nieman LK, Koziol DE, Morrow AL, Schiller CE, et al. 5alpha-reductase inhibition prevents the luteal phase increase in plasma allopregnanolone levels and mitigates symptoms in women with premenstrual dysphoric disorder. Neuropsychopharmacology. 2016;41(4):1093-102.

24. Timby E, Balgård M, Nyberg S, Spigset O, Andersson A, Porankiewicz-Asplund J, et al. Pharmacokinetic and behavioral effects of allopregnanolone in healthy women. Psychopharmacology (Berl). 2006;186(3):414-24.

25. Marjoribanks J, Brown J, O'Brien PMS, Wyatt K. Selective serotonin reuptake inhibitors for premenstrual syndrome. Cochrane database Syst Rev. 2013;(6):CD001396.

26. Frazer A, Benmansour S. Delayed pharmacological effects of antidepressants. Mol Psychiatry. 2002;(7Suppl1):S23-8.

27. Sundblad C, Hedberg MA, Eriksson E. Clomipramine administered during the luteal phase reduces the symptoms of premenstrual syndrome: a placebo-controlled trial. Neuropsychopharmacology. 1993;9(2):133-45.

28. Borrow AP, Cameron NM. Estrogenic mediation of serotonergic and neurotrophic systems: Implications for female mood disorders. Prog Neuro-Psychopharmacology Biol Psychiatry. 2014;54:13-25.

29. Singh M, Su C. Progesterone, brain-derived neurotrophic factor and neuroprotection. Neuroscience. 2013;239:84-91.

30. Oral E, Kirkan TS, Yildirim A, Kotan Z, Cansever Z, Ozcan H, et al. Serum brain-derived neurotrophic factor differences between the luteal and follicular phases in premenstrual dysphoric disorder. Gen Hosp Psychiatry. 2015;37(3):266-72.

31. Oral E, Ozcan H, Kirkan TS, Askin S, Gulec M, Aydin N. Luteal serum BDNF and HSP70 levels in women with premenstrual dysphoric disorder. Eur Arch Psychiatry Clin Neurosci. 2013;263(8):685-93.

32. McEvoy K, Osborne LM, Nanavati J, Payne JL. Reproductive affective disorders: a review of the genetic evidence for premenstrual dysphoric disorder and postpartum depression. Curr Psychiatry Rep. 2017;19(12):94.

33. Gingnell M, Comasco E, Oreland L, Fredrikson M, Sundström-Poromaa I. Neuroticism-related personality traits are related to symptom severity in patients with premenstrual dysphoric disorder and to the serotonin transporter gene-linked polymorphism 5-HTTPLPR. Arch Womens Ment Health. 2010;13(5):417-23.

34. Melke J, Westberg L, Landen M, Sundblad C, Eriksson O, Baghei F, et al. Serotonin transporter gene polymorphisms and platelet [3H] paroxetine binding in premenstrual dysphoria. Psychoneuroendocrinology. 2003;28(3):446-58.

35. Magnay JL, El-Shourbagy M, Fryer AA, O'Brien S, Ismail KMK. Analysis of the serotonin transporter promoter rs25531 polymorphism in premenstrual dysphoric disorder. Am J Obstet Gynecol. 2010;203(2):181.e1-5.

36. American Psychiatric Association. Diagnostic and Statistical Manual of Mental Disorders [Internet]. 5th ed. Washington, DC; 2013. Disponível em: https://psychiatryonline.org/doi/book/10.1176/appi.books.9780890425596.

37. Reed GM, First MB, Kogan CS, Hyman SE, Gureje O, Gaebel W, et al. Innovations and changes in the ICD-11 classification of mental, behavioural and neurodevelopmental disorders. World Psychiatry. 2019;18(1):3-19.

38. Endicott J, Nee J, Harrison W. Daily Record of Severity of Problems (DRSP): reliability and validity. Arch Womens Ment Health. 2006;9(1):41-9.

39. Steiner M, Macdougall M, Brown E. The premenstrual symptoms screening tool (PSST) for clinicians. Arch Womens Ment Health. 2003;6(3):203-9.

40. Henz A, Ferreira CF, Oderich CL, Gallon CW, Castro JRS de, Conzatti M, et al. Premenstrual syndrome diagnosis: a comparative study between the daily record of severity of problems (DRSP) and the Premenstrual Symptoms Screening Tool (PSST). Rev Bras Ginecol Obstet. 2018;40(1):20-5.

41. Epperson CN, Hantsoo L V. Making strides to simplify diagnosis of premenstrual dysphoric disorder. Am J Psychiatry [Internet]. 2017;174(1):6-7. Disponível em: https://pubmed.ncbi.nlm.nih.gov/28041003.

42. **Steiner M, Pearlstein T, Cohen LS, Endicott J, Kornstein SG, Roberts C, et al. Expert guidelines for the treatment of severe PMS, PMDD, and comorbidities: the role of SSRIs. J Women's Heal [Internet]. 2006 Jan 1;15(1):57-69. Disponível em: https://doi.org/10.1089/jwh.2006.15.57.**

   ⇨ Estabelece um conjunto de protocolos para o tratamento do TDPM e de outras síndromes pré-menstruais com o uso de ISRS.

43. Yonkers KA, Simoni MK. Premenstrual disorders. Am J Obstet Gynecol [Internet]. 2018;218(1):68-74. Disponível em: http://www.sciencedirect.com/science/article/pii/S0002937817306749.

44. Hofmeister S, Bodden S. Premenstrual syndrome and premenstrual dysphoric disorder. Am Fam Physician. 2016;94(3):236-40.

45. **Reid RL, Soares CN. Premenstrual dysphoric disorder: contemporary diagnosis and management. J Obstet Gynaecol Canada [Internet]. 2018;40(2):215-23. Disponível em: http://www.sciencedirect.com/science/article/pii/S1701216317305248.**

   ⇨ Uma revisão por especialistas recente, que traz atualizações sobre os conceitos e tratamentos disponíveis.

46. Shah NR, Jones JB, Aperi J, Shemtov R, Karne A, Borenstein J. Selective serotonin reuptake inhibitors for premenstrual syndrome and premenstrual dysphoric disorder: a meta-analysis. Obstet Gynecol. 2008;111(5):1175-82.

47. Studd J, Savvas M, Watson N. Premenstrual disorders. Am J Obstet Gynecol [Internet]. 2018;219(2):215. Disponível em: http://www.sciencedirect.com/science/article/pii/S000293781830303X.

48. Yonkers KA, Simoni M. Evidence-based treatments for premenstrual disorders. Am J Obstet Gynecol [Internet]. 2018;219(2):215-6. Disponível em: http://www.sciencedirect.com/science/article/pii/S0002937818302990.

28

Transtornos mentais na gestação e no puerpério

Vera Tess
Kelly dos Santos Prado
Rodrigo da Silva Dias

Sumário

Introdução
Período perinatal e transtorno mental
    Transtornos de ansiedade no período perinatal
    Transtorno obsessivo-compulsivo no período perinatal
    Gestação e transtornos afetivos
    Interrupção da medicação
    Manejo da depressão na gestação
Puerpério
    Disforia puerperal ou *blues*
    Depressão pós-parto (DPP)
    Psicose puerperal
Considerações finais
Vinheta clínica
Referências bibliográficas

Pontos-chave

- O período perinatal é um momento de particular vulnerabilidade aos transtornos mentais, especialmente às doenças afetivas. A gestação não protege a mulher da doença mental.
- O transtorno mental mais frequente na gestação é o transtorno depressivo.
- Depressão e ansiedade patológica perinatais podem comprometer a evolução da gestação, o desenvolvimento fetal, o vínculo afetivo mãe-bebê e pode ter impacto profundo no desenvolvimento infantil.
- Psicose puerperal é uma emergência psiquiátrica e deve ser tratada prontamente.
- Não existe a possibilidade de não exposição. O bebê vai ser exposto à doença, à medicação, ou a ambos.
- A gravidade da doença materna é o parâmetro mais relevante para as decisões clínicas.

INTRODUÇÃO

As mulheres apresentam maior risco para desenvolver transtornos mentais em períodos específicos de sua vida, marcados pela flutuação dos hormônios reprodutivos – na puberdade, quando aumenta o estrógeno (ou estrogênio); na fase pré-menstrual; na gestação; no puerpério; no período após aborto; durante tratamentos para infertilidade e também no período da perimenopausa.

Este capítulo trata da interface entre o período gravídico-puerperal e os transtornos mentais, particularmente os transtornos afetivos.

PERÍODO PERINATAL E TRANSTORNO MENTAL

O conceito expandido de período perinatal abrange o intervalo de tempo entre o início da gestação e até um ano do nascimento do bebê[1]. Na literatura recente acerca dos transtornos mentais no pós-parto, tem-se dado preferência ao uso deste conceito mais amplo. Isto porque, apesar da depressão gestacional ser tão frequente quanto a puerperal, ela é subdiagnosticada e tratada inadequadamente.

O período perinatal é um momento de especial vulnerabilidade aos transtornos mentais, especialmente às doenças afetivas. Diferenças entre os gêneros para muitos transtornos psiquiátricos são atribuídas a influências genéticas, hormonais e a diferenças de papéis sociais. Flutuações dramáticas dos hormônios gonadais influenciam o aparecimento de doenças afetivas durante o período perinatal. A rápida flutuação dos níveis hormonais durante a gestação e, mais dramaticamente, a rápida queda destes níveis durante o pós-parto aumenta a prevalência dos transtornos de humor durante este período.

A amamentação e toda a demanda física e emocional do recém-nascido ampliam relativamente a aceitação social das alterações de humor e de comportamentos da mulher. Muito tem sido escrito sobre o assunto e, felizmente, tem aumentado por parte do médico o conhecimento sobre a dificuldade deste momento para muitas puérperas e a necessidade de encaminhá-las para ajuda especializada. Pedidos de ajuda dos familiares e pedidos de interconsulta dos serviços de obstetrícia são cada vez mais frequentes.

O mesmo não ocorre quando falamos de cuidados psiquiátricos às gestantes. Por muito tempo acreditou-se que a gestação de alguma forma protegia as mulheres das doenças mentais. Contudo, estudos mais recentes demonstraram que isso não é verdade; ao contrário, indicam que o período perinatal é a fase de maior prevalência de transtornos mentais na vida das mulheres[2].

É de inadequação o sentimento das pacientes ao se verem tristes no período considerado universalmente como "o momento mais sublime e feliz da vida da mulher". Seus familiares tendem a interpretar seus comportamentos e queixas como normais da gestação. As próprias gestantes, seus familiares e, muitas vezes, seus obstetras, minimizam os sintomas relatados, interpretando-os como "oscilações normais" do período.

Transtornos de ansiedade no período perinatal

Os transtornos de ansiedade são transtornos mentais muito comuns, aproximadamente 30% dos adultos sofrem de transtorno de ansiedade em algum momento da vida, sendo duas vezes mais frequentes nas mulheres do que nos homens[3].

Em uma revisão sistemática, Fawcett et al.[4] ressaltam que os transtornos de ansiedade no período perinatal são mais frequentes do que anteriormente imaginado, com aproximadamente 1 em 5 (20,7%) mulheres preenchendo critérios diagnósticos para pelo menos um transtorno de ansiedade e 1 em 20 (5,5%) para dois ou mais diagnósticos. Entre os transtornos ansiosos, os mais frequentes são transtorno de ansiedade generalizada (TAG), transtorno obsessivo-compulsivo (TOC) e transtorno de pânico (TP).[4]

Embora a ansiedade em níveis leve a moderado seja comum na gestação (em geral preocupações diretamente relacionadas à gestação, ao parto e ao papel de ser mãe), a ansiedade patológica tem sido associada a uma variedade de complicações obstétricas como aborto espontâneo, pré-eclâmpsia, parto prematuro e baixo peso ao nascimento, dentre outras complicações durante o parto (p. ex., parto prolongado, fórceps e estresse fetal). Existem evidências fortes para maior risco de prematuridade e baixo peso, especialmente em países em desenvolvimento e entre mulheres de baixo nível socioeconômico. A ansiedade pré-natal é um forte preditor de depressão pós-parto.

Geralmente, os transtornos de ansiedade são crônicos e apresentam exacerbações agudas. O período perinatal pode funcionar como um gatilho. É frequente também a ocorrência de comorbidade com doenças afetivas, especialmente a depressão.

São comuns pedidos de consulta nas quais solicitam-se orientações quanto ao manejo de sintomas de ansiedade durante a gestação. O uso de tratamento não farmacológico – terapia cognitiva comportamental ou outros tipos de psicoterapia – pode ser de grande valor para atenuar os sintomas de ansiedade e deve fazer parte do plano terapêutico para a maioria das pacientes. Estratégias de manejo de estresse como melhorar o padrão alimentar, melhorar o regime de sono, retirar psicoestimulantes (incluindo cafeína, chá preto e refrigerantes) e técnicas de relaxamento/meditação devem ser adotadas para todas as pacientes.

Para algumas pacientes, a psicoterapia pode ser o suficiente para o manejo do transtorno ansioso durante a gestação. Para outras, especialmente aquelas com história de transtorno de ansiedade prévio à gestação ou com sintomatologia importante, a intervenção farmacológica pode ser necessária[5].

O transtorno de pânico possui curso variável no período perinatal. A gravidez pode melhorar os sintomas de pânico em algumas pacientes; outros estudos relatam a persistência ou a piora dos sintomas durante a gestação, não sendo possível qualquer conclusão sobre o curso do TP durante a gestação.

As mudanças fisiológicas e corporais normais da gestação (aumento das frequências cardíaca e respiratória e sintomas como cansaço ou dispneia aos esforços) podem ser interpretadas de forma distorcida pela paciente como indício de piora, o que pode precipitar ataques de pânico. Os sintomas de pânico durante a gestação e o pós-parto são os mesmos que em qualquer outro período. Contudo, no contexto perinatal, podem ser tomados como indicativo de que alguma coisa está errada com o feto. Intensificam-se pensamentos catastróficos como, por exemplo, o medo de que a mãe e/ou o bebê morram durante o parto[6].

Algumas pacientes procuram com mais frequência os serviços médicos; outras evitam sair de casa por receio de passar mal e, desta forma, faltam às consultas de rotina e aos exames do pré-natal. No puerpério, deixam de ir a consultas com o pediatra e de levar os bebês para atividades externas.

Diagnósticos diferenciais devem sempre ser investigados, especialmente em pacientes que iniciam o transtorno de ansiedade durante a gestação. Disfunções da tireoide e anemia são comuns neste período e podem estar associados a sintomas de pânico ou ansiedade generalizada. A pré-eclâmpsia pode causar taquicardia, dispneia e ansiedade, sintomas parecidos com os de pânico. O feocromocitoma, tumor raro da glândula adrenal, causa sintomas muito parecidos com os do TP, além de hipertensão[6].

Transtorno obsessivo-compulsivo no período perinatal

O início do transtorno obsessivo compulsivo (TOC), bem como sua piora no período perinatal, também foi descrito em pacientes sem depressão. Estudos retrospectivos sugerem que, em cerca de 20-40% das mulheres, a doença tem seu início no período perinatal[7]. Obsessões de agressão, de contaminação e compulsões de checagem e de limpeza são os sintomas mais frequentes. No puerpério predominam obsessões de agressão ao bebê e compulsões de checagem para garantir sua segurança[7,8].

A presença de obsessões com conteúdo de agressão ao bebê não é específica do TOC – 40% das puérperas com depressão pós-parto e entre 34-65% dos pais novos referem este tipo de sintoma.

A presença de tais pensamentos intrusivos numa população saudável sugere que, em níveis subclínicos, podem ser uma característica normal em pais novatos. Teorias evolucionistas propõem que estes pensamentos sejam adaptativos. Pais ficam mais alertas em proteger os filhos de um potencial perigo. Estas informações devem ser levadas aos pais com a intenção de normalizar a experiência e discutir sobre como saber quando estes pensamentos devem ser considerados problemáticos.

Por outro lado, estes comportamentos adaptativos podem disparar ou mesmo aumentar os sintomas obsessivos em mulheres com antecedente de TOC ou com vulnerabilidade genética à doença[8].

Alguns estudos indicam que os pais também experimentam sintomas obsessivos compulsivos no pós-parto, com predomínio de obsessões e compulsões de agredir o bebê, acidental ou intencionalmente, e obsessões de agredir sua esposa. É importante envolver os pais nas orientações e, se necessário, encaminhá-los para tratamento.

Obsessões e compulsões focadas no bebê podem comprometer a relação entre mãe e bebê. Mães que têm medo de agredir seus filhos podem evitar ficar com eles. Mães com obsessões de contaminação podem expor seus bebês a rituais de limpeza exagerados e pouco saudáveis, comprometendo o desenvolvimento de uma relação afetiva segura[9].

Gestação e transtornos afetivos

Não há evidências na literatura de que a gravidez seja de alguma forma protetora no que se refere à doença mental. Ao contrário, as evidências sugerem aumento da vulnerabilidade para algumas doenças psiquiátricas, especialmente para as doenças afetivas e os transtornos ansiosos.

O transtorno mental mais frequente na gestação é o transtorno depressivo. Estudos prospectivos recentes indicam que entre 10-25% das gestantes apresentam diagnóstico de depressão, com picos no primeiro e terceiro trimestre[10]. Contudo, apenas uma em cada cinco gestantes deprimidas procura algum tratamento – medicamentoso, psicoterápico ou aconselhamento[11]. Os autores apontam que o estigma da depressão na gravidez inibe as gestantes de procurarem ajuda.

A prevalência de depressão gestacional encontrada nas pesquisas provenientes de países desenvolvidos está entre 10-15%. Já as taxas de depressão nos estudos de países em desenvolvimento podem dobrar – entre 20-25%. Nestes países, grande parte dos fatores de risco está associada à pobreza (baixa renda, desemprego, dificuldades financeiras etc.); à baixa escolaridade; ao fato de ser solteira ou separada; à história de abuso na infância e de violência doméstica; a antecedentes psiquiátricos. Eventos estressantes e carência de suporte social também estão associados à depressão. Uma revisão da literatura[2] aponta que, em países pobres, a prevalência de depressão na gestação

Quadro 1 Fatores de risco para doenças psiquiátricas na gestação

História prévia de doença psiquiátrica.
História familiar de doença psiquiátrica.
Presença de complicações obstétricas na gestação atual ou de antecedentes obstétricos negativos (abortos, natimortos ou malformação fetal).
Fatores socioeconômicos: falta de suporte familiar e social, ausência de parceiro, dificuldades financeiras, gestação não planejada (especialmente em jovens), multiparidade, história de abuso sexual e violência doméstica e uso de álcool e drogas.

pode chegar a 65%, e identifica uma forte associação entre história de violência (sexual, física ou psicológica) pelos parceiros e depressão antenatal e puerperal.

Muitos sintomas – cansaço, letargia, labilidade emocional, mudança de apetite, diminuição do desejo sexual, distúrbios de sono – são comuns à depressão e à gestação, dificultando o diagnóstico. As características clínicas da depressão maior na gestação são idênticas às de outros períodos da vida da mulher. Em pacientes sem suporte social adequado, especialmente aquelas com outros filhos pequenos, o aumento de irritabilidade e de sintomas ansiosos é mais frequente. O tratamento necessariamente tem que envolver o aumento do suporte familiar e social. Além disso, algumas doenças presentes na gestação – como anemia, diabetes gestacional e disfunção tireoidiana – também podem mascarar os sintomas da depressão, retardando o diagnóstico.

Características clínicas que ajudam no diagnóstico incluem: anedonia, sentimento de culpa e desesperança, baixa autoestima e pensamento suicida. Sintomas que interfiram no funcionamento da paciente sugerem uma condição psiquiátrica que necessita de ajuda.

O fator que mais dificulta o diagnóstico é o estigma associado à depressão e a assincronia entre a expectativa da mulher em sentir a felicidade de uma gestação planejada e os sintomas de tristeza e irritabilidade. Daí o fato de muitas mulheres não relatarem estes sintomas.

As consultas de pré-natal são focadas nos parâmetros clínicos da mulher e no desenvolvimento adequado do feto (altura uterina, pulsação fetal, nutrição, aumento de peso etc.). As queixas emocionais raramente são investigadas, o que contribui para fazer da depressão gestacional uma das condições clínicas menos reconhecidas e tratadas. Os pedidos de interconsulta ocorrem, em geral, para casos com sintomatologia grave ou para pacientes com diagnósticos psiquiátricos prévios.

Vários estudos têm demonstrado que a depressão e a ansiedade patológica podem comprometer a evolução da gestação e o desenvolvimento do feto (Tabela 1)[2,6,11-16].

A doença afeta a capacidade da mulher de seguir os cuidados pré-natais e de evitar comportamentos prejudiciais. As pacientes com transtornos mentais costumam ter um número menor de consultas pré-natais daquele estipulado para um pré-natal de qualidade[17].

A depressão materna pode interferir significativamente na unidade familiar. A doença está tipicamente associada a dificuldades interpessoais e a prejuízos na interação entre mãe e bebê. O comprometimento do vínculo afetivo entre mãe e bebê pode ter impacto profundo no desenvolvimento infantil[18].

A gestação, especialmente a primeira, é o tempo de preparação emocional e psicológica da mulher para se tornar mãe. Muitas pesquisas reforçam a ideia de que o vínculo afetivo entre mãe e bebê começa na gestação, cresce e é transferido ao bebê após o nascimento.

A primeira gestação é também o momento do casal se preparar para a transição de uma relação a dois para uma relação triádica. É também a preparação para a paternidade. A depressão pode inibir estes processos, tanto no desenvolvimento dos vínculos como na transição dos papéis do casal.

Tabela 1 Riscos da doença afetiva e ansiosa não tratada

Evolução obstétrica e fetal	Maior risco de prematuridade ($<$ 37 semanas) e de recém-nascido com baixo peso ($<$ 2.500 g) Comprometimento do crescimento e ganho de peso fetal, maior risco para estresse fetal Maior risco de abortamento espontâneo Maior risco de pré-eclâmpsia Maior risco de cesáreas e fórceps
Evolução neonatal	Escores mais baixos do APGAR Maior probabilidade de admissão nas unidades de cuidados neonatais Maiores riscos de lesões pela mãe por desorganização, impulsividade ou agressividade Comprometimento do padrão do sono, choro excessivo e irritabilidade
Desenvolvimento infantil	Efeito negativo no vínculo materno-fetal e materno-infantil Atraso no desenvolvimento emocional, cognitivo e da linguagem Crianças com maior incidência de transtornos psiquiátricos
Riscos para a mãe	Pior adesão às orientações perinatais — nutrição, sono e exercícios físicos Agravamento das comorbidades clínicas Aumento da exposição ao álcool, à nicotina e a drogas ilícitas Aumento de comportamentos de autoagressão e suicídas Aumento do risco de depressão pós-parto Impacto no relacionamento conjugal e familiar

Interrupção da medicação

No Brasil, cerca de 55% das gestações não são planejadas – nos Estados Unidos, são cerca de 50%[19]. A maioria das gestantes em tratamento para transtornos afetivos e ansiosos interrompe a medicação quando se descobre grávida[20].

Em um estudo prospectivo naturalístico[21] com gestantes com história de episódio depressivo maior, observaram-se recaídas em 68% das que descontinuaram o tratamento antidepressivo próximo à concepção, contra 26% no grupo que não interrompeu a medicação. A maioria das recaídas (90%) ocorreu até o final do segundo trimestre de gestação.

No transtorno bipolar, o risco de recaída é particularmente alto nas pacientes que interrompem o tratamento profilático, especialmente se a retirada for abrupta. Em um estudo prospectivo observacional[22] com 89 gestantes com transtorno bipolar, comparou-se o risco de recaída entre as gestantes que interromperam o tratamento de manutenção próximo à concepção (62/89) e as gestantes que mantiveram o tratamento profilático (27/89). Neste estudo, 85% das gestantes que interromperam o tratamento recaíram (a maioria no primeiro trimestre) em comparação a 37% do grupo que manteve a medicação.

Um estudo de revisão mais recente[23], afirmou-se que não é possível estabelecer um consenso acerca do risco de recaída com a descontinuação da medicação no transtorno bipolar.

Foram avaliados oito artigos e o risco de recaída variou de 18-100% nas mulheres sem medicação e de 11,2-45,2% naquelas com medicação. Essas diferenças podem ser devidas à heterogeneidade dos estudos ou ao fato de que centros especializados tratam casos mais graves, com estimativas de risco mais elevadas.

Parece haver um grupo de mulheres grávidas estáveis, apesar de não receberem estabilizadores de humor durante a gravidez; enquanto há outro com casos mais graves e instáveis que parece se beneficiar de medicação profilática durante a gravidez e o puerpério, a fim de evitar a recorrência. Um importante fator de risco para recorrência parece ser gravidez não planejada, em que a mulher interrompe rapidamente a medicação com receio de prejudicar o feto.

Assim, a orientação é a manter o tratamento farmacológico em casos graves e considerar a possibilidade de interromper a medicação, de forma lenta e gradual, nos casos leves que estejam estáveis, desde que se continue a monitorar as pacientes, sempre que possível, com algum tipo de psicoterapia para lidar com estressores.

No grupo de pacientes que recai mesmo mantendo a medicação, é importante notar que a recaída demora mais para ocorrer e a sintomatologia é mais branda. A recaída está associada, normalmente, à diminuição do nível sérico da medicação determinado pelas alterações fisiológicas da gestação (aumento da volemia, aumento do *clearence* renal e do metabolismo hepático). Em geral, essas pacientes respondem bem ao aumento da dose.

Muitas gestantes fazem uso da medicação em doses inadequadas. Em boa medida, isto ocorre pelo receio da paciente e do médico de expor o feto à farmacoterapia. Infelizmente, esta estratégia expõe o feto ao risco simultâneo da medicação e da depressão não tratada[18].

Já as pacientes que interrompem a medicação antes da concepção ou logo após a confirmação da gestação recaem mais rapidamente (em geral no primeiro semestre), permanecem a maior parte da gestação doentes e necessitam de doses mais altas ou politerapia, aumentando a exposição fetal. Descontinuar um tratamento de manutenção é uma decisão importante, o que só deve ocorrer após avaliação cuidadosa da história da doença e em conjunto com a paciente e o obstetra[22].

Manejo da depressão na gestação

A gravidade da doença materna é o parâmetro mais relevante para as decisões clínicas, que devem ser tomadas, sempre que possível, em conjunto com a paciente, o(a) parceiro(a) e o obstetra. A história psiquiátrica, os sintomas atuais e a atitude da paciente frente ao uso da medicação durante a gestação devem ser avaliados.

Qualquer decisão de continuar ou iniciar o tratamento durante a gestação deve refletir a avaliação dos seguintes riscos:

- Risco do feto à exposição ao medicamento.
- Risco da doença não tratada para a mãe e para o feto.
- Risco de recaída associada à retirada de um tratamento de manutenção.

Idealmente, as decisões quanto ao uso de medicações psicotrópicas durante a gestação devem ser feitas antes da concepção. Em pacientes com depressão leve, a retirada da droga antes da gravidez pode ser considerada. Terapia interpessoal e terapia cognitivo-comportamental podem ser usadas antes da concepção para facilitar a diminuição gradual da droga, sua posterior retirada e o manejo de eventuais sintomas. A paciente deve ser observada durante toda a gestação.

Para os casos de depressão recorrente ou refratária, a paciente e o médico podem decidir que a melhor opção seja manter o antidepressivo. Neste caso, o melhor é manter o antidepressivo de segurança na gestação que tenha mais informação. Em pacientes que só responderam a um determinado antidepressivo, este deve ser mantido, mesmo com pouca informação disponível.

Mudanças no volume plasmático e aumento do metabolismo hepático e do *clearance* renal durante a gestação podem afetar o nível sérico da droga[24,25]. Muitas vezes é necessário aumentar a dose do antidepressivo ao longo da gestação (especialmente no terceiro trimestre).

Não existe a possibilidade de não exposição. o bebê vai ser exposto à doença materna, à medicação ou a ambas.

PUERPÉRIO

O primeiro mês do pós-parto é um período de desafios para a mãe – aprender a cuidar de um recém-nascido, restabelecer-se do parto, lidar com a privação de sono, tentar estabelecer uma rotina para a amamentação e se ajustar a uma nova dinâmica familiar. Desta forma, toda mãe recente com antecedentes psiquiátricos deve ser acompanhada de perto por seu clínico.

Durante o período puerperal, até 85% das mulheres experimentam alguma alteração de humor. Os sintomas são leves para

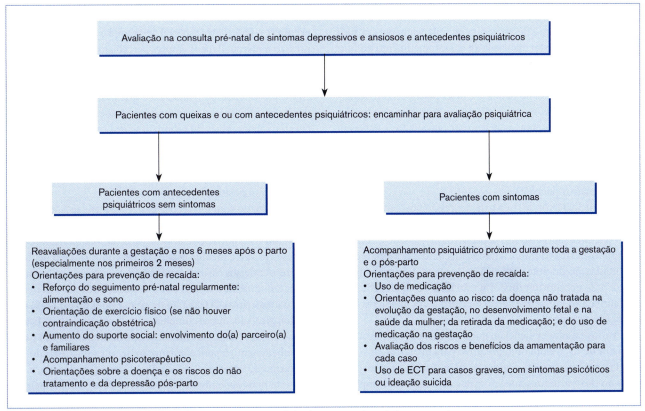

Figura 1 Avaliação e seguimento de gestantes encaminhadas ao serviço de interconsulta.

a maioria das mulheres. No entanto, entre 10-15% das puérperas vivenciam sintomas clinicamente significativos.

Os transtornos depressivos puerperais são tipicamente divididos em três categorias: disforia puerperal (*blues*), depressão puerperal e psicose puerperal. Como estes três subtipos diagnósticos se sobrepõem de forma significativa, tem sido mais útil conceituá-los como um *continuum*, no qual o *blues* puerperal é a mais leve e a psicose puerperal a mais grave forma dos quadros puerperais (Tabela 2).

Tabela 2 Espectro dos transtornos afetivos puerperais[26]

Gravidade	Quadros puerperais	Prevalência
	Psicose puerperal	0,1-0,2% Risco de recorrência em até 70% nas gestações seguintes
	Depressão pós-parto	10-15% Risco de recorrência em até 50% nas gestações seguintes
	Disforia puerperal	50-85%

Disforia puerperal ou blues

A disforia puerperal ou *blues* é considerada a forma mais leve dos quadros depressivos puerperais e pode ser identificada em até 85% das puérperas. As pacientes relatam labilidade emocional, choro fácil, ansiedade, insônia, irritabilidade e sentimentos de inadequação, que geralmente começam nos primeiros dias após o parto e desaparecem espontaneamente em até 2 semanas. Por não estar associada ao comprometimento do funcionamento da puérpera e por ser transitório, não há necessidade de um tratamento específico.

Em alguns casos, no entanto, o *blues* pode persistir, levando a um quadro depressivo mais grave. Sintomas que persistem por mais de 2 semanas devem ser reavaliados e sugerem a evolução para uma depressão maior. Mulheres com história prévia de transtorno de humor, especialmente aquelas que tiveram depressão durante a gestação, apresentam maior risco para os quadros puerperais.

O principal fator de risco para depressão pós-parto é a presença de depressão ou ansiedade patológica durante a gestação. Outros fatores são: episódios depressivos no passado e complicações obstétricas durante a gestação, como a pré-eclâmpsia, hospitalização durante a gestação e suspeita de estresse fetal. História de natimortos, malformação fetal e trabalhos de parto traumáticos também estão associados a um maior risco de depressão puerperal[27].

Vários estudos evidenciam que a ausência de apoio social é um fator de risco e um bom preditivo para depressão pós-parto. Há uma interessante revisão da literatura de práticas e rituais no pós-parto presente em várias culturas e suas implicações clínicas na depressão pós-parto.[28] Na maioria das culturas, os costumes no pós-parto funcionam como um fator protetor para a depressão puerperal. E os estudos sugerem que o principal elemento protetor dessas práticas e rituais é a presença de suporte familiar.

Stern e Kruckman[28] propõem que a ausência de rituais e de um envolvimento mínimo da família e da comunidade no nascimento da criança podem deixar a mulher ocidental mais vulnerável à depressão, desenvolvendo fadiga física e incerteza quanto à disponibilidade de apoio e estresse na relação com o(a) companheiro(a). Culturas com práticas estruturadas no pós-parto facilitam a transição da mulher para o papel de mãe, beneficiando a saúde mental materna e reduzindo o risco para depressão pós-parto.

Em geral, mulheres e homens respondem a mensagens sociais de uma maneira específica, possivelmente refletindo processos neuronais diferentes. Vários estudos têm sugerido que as mulheres são particularmente sensíveis a eventos de vida negativos, predispondo-as à depressão mais do que os homens. Isto sugere que relacionamentos afetivos que produzem apoio emocional são mais protetores contra a depressão para mulheres do que para homens[29].

Existem evidências consistentes de que a qualidade do relacionamento afetivo com o(a) parceiro(a) está associada à saúde mental da mulher no pós-parto, podendo agir em ambos os sentidos – protegendo ou aumentando o risco. Mulheres têm melhor humor quando sentem os(as) parceiros(as) envolvidos com a gestação e provedores de apoio e encorajamento. Em contraste, mulheres têm pior humor quando se sentem desamparadas ou numa relação conflituosa e insatisfatória[2,30].

Até recentemente, a maioria das investigações presumia que o comportamento dos bebês refletia a atitude dos pais. Por exemplo, o choro inconsolável seria uma consequência da depressão materna. Poucos autores percebiam que a relação pode ser recíproca e que o comportamento infantil pode exercer um efeito adverso na confiança e no afeto maternos. Bebês com choro prolongado e inconsolável, que passam noites acordados, com dificuldades de mamar, são razões para as mães procurarem ajuda. Mães de recém-nascidos que choram excessivamente apresentam muito mais estresse com a maternidade. É menor o senso de competência e eficiência do que em outras mães, já que elas não encontram em seus filhos uma fonte de reforço positivo[30].

O cuidado com um recém-nascido é intrinsecamente confinado. É gratificante quando o bebê responde aos sorrisos e à interação com a mãe e se acalma, quando mama facilmente e se desenvolve na medida esperada. Ao contrário, um bebê que não responde aos carinhos maternos, chora inconsolavelmente ou tem dificuldades em pegar o peito, pode ser vivenciado como uma crítica. O trabalho de cuidar do filho e da casa é repetitivo, isolado, nunca completo e pode ser pouco gratificante. A mãe de um recém-nascido depende do(a) parceiro(a) para o reconhecimento e para a afirmação de seu valor, estando particularmente vulnerável a sua crítica. Nesta fase da vida, a mulher está mais dependente afetivamente do(a) companheiro(a) e é menor a sua interação com o trabalho, os amigos e sua comunidade mais ampla.

Abordagens psicológicas que incluem mães e pais nas sessões, que os orientam no manejo dos comportamentos dos bebês e nos ajustes na relação afetiva após a chegada do filho, têm se mostrado eficazes na prevenção de problemas de saúde mental no pós-parto em mulheres sem história de doença mental[30,31].

Depressão pós-parto (DPP)

A depressão pós-parto (DPP) ocorre em 10-15% das puérperas e caracteriza-se por um quadro depressivo semelhante ao das não grávidas, com maior frequência de obsessões com conteúdo de agressão ao bebê, humor lábil e sintomas ansiosos. Contudo, de acordo com um estudo brasileiro, a prevalência de casos prováveis de depressão pós-parto no Brasil foi de 26,3%[19].

Episódio depressivo na gestação, história prévia de depressão, fatores socioeconômicos desfavoráveis e falta de suporte social são os principais fatores de risco. A percepção das gestantes do modo como mãe e bebê foram cuidados, em particular durante o trabalho de parto e o nascimento da criança, está diretamente relacionada ao risco de desenvolver depressão pós-parto. O apoio psicossocial, por outro lado, é apontado em várias culturas como fator protetor.

Neste estudo brasileiro, cor de pele e classe econômica são fatores determinantes no risco de depressão pós-parto. A desigualdade social no Brasil provavelmente é responsável pelos altos índices de depressão materna no país[19].

O início da DPP é insidioso, ocorre geralmente até 6 semanas após o nascimento do bebê, mas pode surgir meses após o parto. O *Manual diagnóstico e estatístico de transtornos mentais* (DSM-5)[32] coloca 4 semanas como o limite para o início do quadro e usa o especificador "com início no periparto"; enquanto a *Classificação internacional das doenças* (CID-11)[33] classifica como transtornos mentais associados ao puerpério aqueles que começam nas primeiras 6 semanas após o nascimento. No entanto, estudos epidemiológicos reforçam que o risco de internação psiquiátrica e a procura por ajuda são mais altos até 6 meses após o nascimento, sendo os primeiros 3 meses o período mais crítico[1,19].

Nem sempre é fácil diagnosticar a depressão nas primeiras semanas pós-parto. A ocorrência de vários sintomas sugestivos de depressão como alterações de sono, de apetite e de desejo sexual estão presentes no pós-parto. Contudo, é um erro considerar os sintomas neurovegetativos como características normais do puerpério.

Depressão puerperal não tratada pode comprometer o cuidado com o recém-nascido e o vínculo afetivo entre mãe e bebê, com efeitos negativos sobre o desenvolvimento cognitivo e emocional da criança[34]. Além disso, aumenta o risco de suicídio materno e de cronificação da depressão. A ocorrência de dificuldades conjugais é comum e o(a) parceiro(a) também pode deprimir.

Atenção recente tem sido dada à saúde mental dos pais durante o período perinatal e seu impacto no desenvolvimento da criança. Uma metanálise de 43 estudos[31] sobre depressão paterna entre o primeiro trimestre e um ano após o nascimento encontrou uma prevalência de 10,4%.

De acordo com os dados da Organização Mundial de Saúde (OMS)[35], a prevalência de depressão na população geral masculina é de 3,6%. Estudos mais recentes estimam a taxa de depressão paterna entre 8-10%, ou seja mais que o dobro da população masculina em geral[36].

Um estudo[37] sobre as consequências para as crianças da patologia materna, com seguimento de 20 anos de filhos de mães depressivas, observaram maior frequência de depressão, ansiedade, dependência química, problemas familiares e no trabalho e doenças físicas (especialmente doenças cardiovasculares) do que em filhos de mães não depressivas.

Um estudo[38] investigou o impacto sobre os filhos da remissão da depressão materna. Foram avaliados 151 mães deprimidas e seus filhos de 7-17 anos. A remissão da depressão materna após 3 meses de medicação foi associada, de forma significativa, à redução nos sintomas depressivos e ansiosos e nos comportamentos disruptivos das crianças. Esta avaliação confirma os resultados de vários estudos que associam a psicopatologia maternal com transtornos psiquiátricos em crianças e adolescentes.

Um grande estudo populacional de coorte[39] avaliou a presença de sintomas depressivos em mães (n = 11.833) e pais (n = 8.431), 8 semanas após o nascimento. Os pais foram reavaliados após 21 semanas do parto. Em um segundo momento, os autores investigaram problemas no desenvolvimento emocional e comportamental das crianças (n = 10.024) com 3,5 anos de idade. Concluiu-se que crianças de pais deprimidos no período puerperal tinham maior risco de apresentar problemas comportamentais, mesmo depois da depressão materna controlada. As crianças foram depois reavaliadas com 6 e 7 anos de idade[39]. A depressão paterna foi significativamente associada com diagnósticos psiquiátricos nas crianças, especialmente transtornos de conduta, independente da depressão materna.

Todos os tratamentos psicológicos para DPP têm mostrado algum benefício na qualidade da interação entre mãe e bebê, na capacidade materna de lidar com os comportamentos do bebê e no desenvolvimento cognitivo da criança. O diagnóstico e seu tratamento precoce são essenciais para um melhor prognóstico[34,40].

Os pais devem ser igualmente incluídos nas avaliações pré e pós-natal e podem ser precocemente tratados. O cuidado com toda a família tem se mostrado mais eficiente na prevenção de problemas emocionais no pós-parto e de doenças psiquiátricas nas crianças.

A recorrência de depressão pós-parto pode chegar a 50% nas gestações seguintes. Contudo, apenas uma minoria procura tratamento. Isto se deve à desinformação de pacientes, familiares e médicos, que interpretam as queixas como normais num período de obrigações com o recém-nascido[41].

Um estudo[42] apontou a necessidade de uma investigação diagnóstica mais acurada nas pacientes com diagnóstico de depressão pós-parto. Numa amostra de 56 puérperas com diagnóstico inicial de depressão maior apenas 44% confirmaram esse quadro, enquanto 56% foram diagnosticadas com transtorno bipolar tipo II.

Outro estudo[43] avaliou 60 puérperas com depressão pós-parto resistente ao tratamento com antidepressivos. Após uma reavaliação, 34 delas (57%) foram diagnosticadas com transtorno afetivo bipolar (TAB). A medicação foi modificada para antipsicóticos ou estabilizadores de humor. A maioria apresentou melhora significativa do quadro.

Algumas "pistas" para o diagnóstico de bipolaridade[42,43]:

- Presença de hipomania no pós-parto.
- Início da depressão imediatamente após o parto.
- Características atípicas, como pensamentos acelerados e sintomas psicóticos.
- Presença de familiares de primeiro grau com história de TAB.
- Respostas atípicas aos antidepressivos (resposta muito rápida, perda de resposta, indução de hipomania ou quadros mistos.

O período pós-parto representa a fase de maior risco para início ou piora do TAB. Estima-se que a probabilidade de ocorrer o primeiro episódio nesta fase seja sete vezes maior do que em outras fases da vida. Mais de 50% dos quadros puerperais começam durante a gravidez. Mudanças de humor na gestação representam um dos fatores de risco mais relevantes para quadros puerperais graves. O risco de psicose puerperal nas pacientes com TAB é 100 vezes maior (10-20% *vs.* 0,1-0,2% na população em geral). Na interrupção do lítio, o risco de recaída no período pós-parto é três vezes maior.

Um outro estudo[44] aponta alto risco de recaída no pós-parto (aproximadamente 70%) em mulheres não medicadas, sendo a maioria das apresentações episódios depressivos ou mistos. Também reforça o dado de que um quadro de psicose no pós-parto pode ser o primeiro episódio de um transtorno bipolar.

Dados do *Confidential enquiries into maternal deaths* (CEMD)[41] colocam o suicídio como a primeira causa de mortalidade materna no Reino Unido (28% das mortes). Em 56% das mortes por causas psiquiátricas relatadas, e em 68% dos suicídios, as mulheres eram portadoras de psicose ou transtorno de humor grave. No Reino Unido, a taxa de suicídio entre mulheres (3,4 a cada 100 mil) e a taxa de suicídio materno (3 a cada 100 mil) se equivalem, questionando a crença universalmente difundida acerca do efeito protetor da gestação no suicídio materno.

O mesmo CEMD registrou entre 2003-2005[45] que em 295 casos de morte materna, 98 casos (33%) estavam associados direta ou indiretamente a transtornos psiquiátricos. Desses, 37 óbitos foram resultado de suicídio, a maioria no puerpério. Os autores atribuem a queda nos casos de suicídio neste triênio às medidas instituídas por recomendação do CEMD de 2001, voltadas para a identificação precoce de gestantes vulneráveis.

Em ambos os relatórios, a maioria dos casos de suicídio ocorreu por meios violentos – enforcamento e queda de altura – sem associação ao baixo *status* sociocultural, o que difere das conclusões de estudos sobre suicídio em outros períodos da vida[45].

Segundo os dados do CEMD de 2009-2013[46], durante este período, 161 mulheres morreram por problemas de saúde mental: 101 por suicídio, 58 por abuso de substâncias e 2 por outras causas.

Mais da metade das mulheres que se suicidaram tinham diagnóstico de doença mental recorrente. Um quarto delas estava psicótica no momento do suicídio. Isso enfatiza a importância da história médica prévia e uma boa comunicação entre os profissionais de saúde. Grande parte dessas mulheres já estava doente há semanas ou meses, com sintomas crescentes, antes de tirar a própria vida. Muitas foram avaliadas em várias ocasiões sem que uma observação integral e holística tivesse sido procedida. Pensamentos suicidas foram considerados "impulsivos" ou "sem planejamento" e foram subestimados, mesmo na presença de sérias evidências.

Se essas mulheres que cometeram suicídio adoecessem hoje, 40% não conseguiria obter assistência médica perinatal especializada e apenas 25% receberia um alto padrão de atendimento.

Os sinais de alerta para doenças maternas graves, com necessidade de encaminhamento urgente e avaliação psiquiátrica especializada são: mudança significativa recente no estado mental ou surgimento de novos sintomas; novos pensamentos ou comportamentos violentos de automutilação; novas e persistentes expressões de incompetência como mãe ou distanciamento do bebê.

Por fim, não houve mudança significativa nas mortes por causas médicas e de saúde mental nos últimos 10 anos; a maioria delas poderia ser evitada. No Reino Unido foi estabelecida a meta de redução da taxa de mortes maternas em 50% na próxima década.

Psicose puerperal

Desde a antiguidade descrevem-se múltiplos quadros graves de doença mental em mulheres nos dias ou semanas seguintes ao parto. Na literatura psiquiátrica, a insanidade puerperal foi primeiramente descrita por Esquirol e por seu pupilo Marcé em 1857[41].

Ao longo dos últimos 50 anos, a epidemiologia e as características do transtorno hoje conhecido como psicose puerperal foram bem estabelecidas. Sua incidência – de 2 a cada mil partos – tem se mostrado constante ao longo dos anos. Reconhece-se também a tendência a recorrer nos próximos partos. Uma história prévia ou familiar de transtorno bipolar aumenta substancialmente o risco de desenvolvimento de psicose puerperal. Uma mulher com história prévia de doença bipolar ou psicose puerperal apresenta um risco elevado de recorrência no próximo parto, estimado em até 70%[41,47].

Psicose puerperal é uma emergência psiquiátrica. Caracteriza-se por quadros graves, de início precoce, com instalação nas primeiras 3 semanas após o parto, em geral entre as primeiras 48-72 horas. Estão presentes em 0,1-0,2% das parturientes. Os sintomas prodrômicos são inquietação, irritabilidade e alteração do sono, que evoluem rapidamente para um quadro psicótico caracterizado por humor depressivo ou eufórico, comportamento desorganizado, labilidade emocional, delírios e alucinações. Também são frequentes quadros confusionais

Tabela 3 Orientações e tratamento para quadros afetivos puerperais

Quadro puerperal	Orientações e tratamento
Disforia puerperal	Normalização dos sintomas Aumento do suporte social e do envolvimento familiar e conjugal
Depressão puerperal	Medidas não farmacológicas • Aumento do suporte social e do envolvimento familiar e conjugal. Aumento da ajuda nos cuidados dos outros filhos • Exercício físico • Psicoterapia: terapia cognitiva comportamental e terapia interpessoal • Medicação • Avaliação da manutenção da amamentação: riscos da privação de sono, riscos da medicação para o bebê, risco do não tratamento para a mãe e para o bebê
Psicose puerperal	Urgência médica: • Internação psiquiátrica • Investigação das causas orgânicas • Orientação familiar dos riscos para a mãe e para o bebê: suicídio e infanticídio • Tratamento farmacológico • Interrupção da amamentação Em quadros maniformes, deve-se acompanhar a puérpera por um ano, com retirada da medicação de modo gradual e sob supervisão

como o *delirium*. Patologias orgânicas como eclâmpsia, tireoidopatias, tromboflebite cerebral e encefalites devem ser descartadas como causas desses quadros.

A psicose puerperal deve ser tratada prontamente. A ausência de tratamento adequado, quase sempre envolvendo internação hospitalar, coloca a mãe e o bebê em risco. A taxa de infanticídio associada à psicose puerperal não tratada tem sido estimada em 4%. Uma revisão[48] relatou que nas psicoses depressivas foram identificados 4,5% de infanticídio, enquanto nos episódios psicóticos sem depressão evidente foram descritos menos de 1%.

Das puérperas com quadro psicótico maniforme, 50% evoluem para transtorno bipolar. Nestes casos, a medicação é retirada de forma lenta e cuidadosa após a remissão completa dos sintomas. A paciente deve ser acompanhada até um ano após a melhora do quadro. Nas próximas gestações é necessário o acompanhamento psiquiátrico.

CONSIDERAÇÕES FINAIS

Depressão e ansiedade patológica perinatais podem comprometer a evolução da gestação, o desenvolvimento fetal, o vínculo afetivo entre mãe e bebê e pode ter impacto profundo no desenvolvimento infantil.

Os episódios depressivos na gestação são geralmente tratados inadequadamente ou não tratados. Avaliações e tratamentos adequados podem minimizar o sofrimento materno e as consequências negativas da depressão materna no desenvolvimento da criança e no funcionamento da família.

Os clínicos devem investigar ativamente os transtornos psiquiátricos antes da concepção ou durante a gestação. Perguntas sobre sintomas atuais e antecedentes psiquiátricos devem ser incluídas na história obstétrica. A identificação precoce permite a escolha do tratamento mais adequado antes, durante e depois da gestação.

Toda gestação com algum transtorno psiquiátrico importante deve ser considerada de alto risco. A gestante e o feto devem ser monitorados cuidadosamente durante toda a gestação, no pós-parto atual e seguintes.

A história psiquiátrica, os sintomas atuais e a atitude da paciente frente ao uso da medicação durante a gestação devem ser avaliados. A gravidade da doença materna é sempre o parâmetro mais relevante. É a base das decisões clínicas a serem tomadas em conjunto com a paciente, o(a) parceiro(a) e o obstetra.

Não existe a possibilidade de não exposição – o bebê vai ser exposto à doença materna, à medicação ou a ambos.

Mãe saudável, criança saudável; mãe doente, criança doente.

Vinheta clínica

L., 28 anos, casada há 13 anos, dois filhos, do lar.

Durante a última gestação, apresentou muitos problemas com o marido. Sentia-se sozinha — "me sentia desprezada", passou a ficar mais triste e chorosa. Após o parto, apresentou piora importante dos sintomas — choro constante, inapetência, comprometimento da atenção e memória e não aceitação do bebê. Não conseguia cuidar do bebê. Necessitava da supervisão constante de familiares.

Abruptamente, após 5,5 meses do parto, passou a apresentar desorganização do pensamento, referindo apenas a acontecimentos do passado, agitação psicomotora e alucinações auditivas. Gritou e tirou a roupa na igreja, jogou-se na lama, ameaçava sair do carro em movimento. Foi internada no pronto socorro do Hospital das Clínicas para investigação de causa orgânica. Tomografia de crânio, líquor e exames de sangue, sem resultados positivos.

Foi medicada com antipsicóticos. Após um mês, apresentou melhora total dos sintomas psicóticos. Persistiram os sintomas depressivos — tristeza, choro constante, isolamento, pensamentos ruins em relação ao marido, insônia, perda de peso (12 kg em 40 dias) e medo de tudo.

Com 7 meses após o parto, foi encaminhada ao ambulatório de gestantes e pós-parto do Serviço de Interconsulta do Instituto de Psiquiatria do HC-FMUSP. Após avaliação diagnóstica, foi acrescentado antidepressivo. Apresentou melhora progressiva dos sintomas depressivos até a remissão completa, com 2 meses de medicação. Após 12 meses do parto, o antipsicótico foi suspenso gradualmente e a paciente permaneceu bem nos meses seguintes.

Nunca havia apresentado quadro semelhante. No puerpério do primeiro filho, apresentou leves sintomas depressivos que remitiram espontaneamente. Sem antecedente psiquiátrico familiar.

REFERÊNCIAS BIBLIOGRÁFICAS

1. Wisner KL, Moses-Kolko EL, Sit DKY. Postpartum depression: A disorder in search of a definition. Arch Womens Ment Health. 2010;13:37-40.
2. **Dadi AF, Miller ER, Bisetegn TA, Mwanri L. Global burden of antenatal depression and its association with adverse birth outcomes: An umbrella review. BMC Public Health. 2020;20:173.**
   ⇨ Revisão sistemática que avalia a associação entre depressão pré-natal e desfechos adversos ao nascimento, apontando impacto significativo em países de menor renda, onde há maior prevalência de depressão pré-natal e baixo acesso a serviços de saúde mental de qualidade.
3. Kessler RC, Berglund P, Demler O, Jin R, Merikangas KR, Walters EE. Lifetime prevalence and age-of-onset distributions of DSM-IV disorders in the national comorbidity survey replication. Arch Gen Psychiatry. 2005;62(6):593-602.
4. Fawcett EJ, Fairbrother N, Cox ML, White IR, Fawcett JM. The prevalence of anxiety disorders during pregnancy and the postpartum period: a multivariate bayesian meta-analysis. J Clin Psychiatry. 2019;80(4):18R12527.
5. Williams KE, Koleva H. Identification and treatment of peripartum anxiety disorders. Obstet Gynecol Clin North Am. 2018;45(3):469-81.
6. Ross LE, McLean LM. Anxiety disorders during pregnancy and postpartum period: A systematic review. J Clin Psychiatry. 2006;67(8):1285-98.
7. Forray A, Focseneanu M, Pittman B, McDougle CJ, Epperson CN. Onset and exacerbation of obsession-compulsive disorder in pregnancy and the postpartum period. J Clin Psychiatry. 2010;71(8):1061-8.
8. Speisman BB, Storch EA, Abramowitz JS. Postpartum obsessive-compulsive disorder. J Obstet Gynecol Neonatal Nurs. 2011;40(6):680-90.
9. **Viswasam K, Eslick GD, Starcevic V. Prevalence, onset and course of anxiety disorders during pregnancy: A systematic review and meta-analysis. J Affect Disord. 2019;255:27-40.**
   ⇨ Revisão sistemática com metanálise sobre prevalência, início e evolução de todos os transtornos de ansiedade, incluindo transtorno obsessivo-compulsivo e transtorno de estresse pós-traumático, durante a gravidez.
10. Okagbue HI, Adamu PI, Bishop SA, Oguntunde PE, Opanuga AA, Akhmetshin EM. Systematic review of prevalence of antepartum depression during the trimesters of pregnancy. Open Access Maced J Med Sci. 2019;7(9):1555-60.
11. Bonari L, Pinto N, Ahn E, Einarson A, Steiner M, Koren G. Perinatal risks of untreated depression during pregnancy. Can J Psychiatry. 2004;49(11):726-35.
12. **Aktar E, Qu J, Lawrence PJ, Tollenaar MS, Elzinga BM, Bögels SM. Fetal and infant outcomes in the offspring of parents with perinatal mental disorders: Earliest influences. Front Psychiatry. 2019;10:391.**
    ⇨ Revisão que fornece um panorama do período perinatal até o primeiro ano pós-natal, estabelecendo a relação entre a doença mental dos pais e os efeitos comportamentais, biológicos e neurofisiológicos do funcionamento psicológico infantil nesse período.
13. Buss C, Davis EP, Muftuler LT, Head K, Sandman CA. High pregnancy anxiety during mid-gestation is associated with decreased gray matter density in 6-9 year-old children. Psychoneuroendocrinology. 2010;35:141-53.
14. **Gentile S. Untreated depression during pregnancy: Short- and long-term effects in offspring. A systematic review. Neuroscience. 2017;342:154-66.**
    ⇨ Revisão sistemática que avalia os efeitos em curto e longo prazo da exposição pré-natal à depressão gestacional e dos sintomas depressivos durante a gravidez.
15. **Grigoriadis S, Graves L, Peer M, Mamisashvili L, Tomlinson G, Vigod SN, et al. Maternal anxiety during pregnancy and the association with adverse perinatal outcomes: systematic review and meta-analysis. J Clin Psychiatry. 2018;79(5):17R12011.**
    ⇨ Revisão sistemática e metanálise que examinou a associação entre ansiedade pré-natal materna e resultados perinatais adversos.
16. Jarde A, Morais M, Kingston D, Giallo R, MacQueen GM, Giglia L, et al. Neonatal outcomes in women with untreated antenatal depression compared with women without depression: A systematic review and meta-analysis. JAMA Psychiatry. 2016;73(8):826-37.
17. Pereira PK, Vieira CL, Santos JFC, Lima LA, Legay LF, Lovisi GM. Avaliação de desfechos perinatais/infantis em partos de pacientes com transtornos mentais maiores de um hospital psiquiátrico do Rio de Janeiro, Brasil. Cad. Saúde Pública. 2014;30(8):1654-66.
18. Marcus SM. Depression during pregnancy: Rates, risks and consequences. Can J Clin Pharmacol. 2009;16(1):15-22.
19. **Theme Filha MM, Ayers S, Gama SG, Leal MC. Factors associated with postpartum depressive symptomatology in Brazil: The birth in Brazil National Research Study, 2011/2012. J Affect Disord. 2016;194:159-67.**
    ⇨ Estudo brasileiro que aponta a desigualdade social como um fator de risco relevante para a depressão pós-parto.
20. Molenaar NM, Bais B, Lambregtse-van den Berg MP, Mulder CL, Howell EA, Fox NS, Rommel AS, et al. The international prevalence of antidepressant use before, during, and after pregnancy: a systematic review and meta-analysis of timing, type of prescriptions and geographical variability. J Affect Disord. 2020;264:82-9.
21. Cohen LS, Altshuler LL, Harlow BL, Nonacs R, Newport DJ, Viguera AC, et al. Relapse of major depression during pregnancy in women who maintain or discontinue antidepressant treatment. JAMA. 2006;295:499-507.
22. Viguera AC, Whitfield T, Baldessarini RJ, Newport DJ, Stwe Z, Reminick A, et al. Risk of recurrence in women with bipolar disorder during pregnancy: Prospective study of mood stabilizer discontinuation. Am J Psychiatry. 2007;164:1817-24.
23. Larsen ER, Saric K. Pregnancy and bipolar disorder: The risk of recurrence when discontinuing treatment with mood stabilisers: a systematic review. Acta Neuropsychiatr. 2017;29(5):259-66.
24. Sit DK, Perel JM, Helsel JC, Wisner KL. Changes in antidepressant metabolism and dosing across pregnancy and early postpartum. J Clin Psychiatry. 2008;69(4):652-8.
25. Deligiannidis KM, Byatt N, Freeman MP. Pharmacotherapy for mood disorders in pregnancy: A review of pharmacokinetic changes and clinical recommendations for therapeutic drug monitoring. J Clin Psychopharmacol. 2014;34(2):244-55.
26. **Bergink V, Rasgon N, Wisner KL. Postpartum psychosis: madness, mania, and melancholia in motherhood. Am J Psychiatry. 2016;173(12):1179-88.**
    ⇨ Revisão sobre psicose no pós-parto, com orientações acerca de diagnóstico, tratamento e prevenção.
27. Blom EA, Jansen PW, Verhulst FC, Hofman A, Raat H, Jaddoe VWV, et al. Perinatal complications increase the risk of postpartum depression. The Generation R Study. BJOG. 2010;117(11):1390-8.
28. Grigoriadis S, Robinson GE, Fung K, Ross LE, Chee CYI, Dennis CL, et al. Traditional postpartum practices and rituals: Clinical implications. Can J Psychiatry. 2009;54(12):834-40.
29. Burt VK, Quezada V. Mood disorders in women: focus on reproductive psychiatry in the 21st century. Can J Clin Pharmacol. 2009;16(1):E6-14.

30. Fisher JRW, Wynter KH, Rowe HJ. Innovative psycho-educational program to prevent common postpartum mental disorders in primiparous women: a before and after controlled study. BMC Public Health. 2010;23(10):432-73.

31. Paulson JF, Bazemore SD. Prenatal and postpartum depression in fathers and its association with maternal depression: a meta-analysis. JAMA. 2010;303(19):1961-9.

32. American Psychiatric Association. Manual diagnóstico e estatístico de transtornos mentais (DSM-5). 5. ed. Porto Alegre: Artmed; 2014.

33. Organização Mundial de Saúde (OMS). Classificação estatística internacional de doenças e problemas relacionados à saúde. 11. ed. 2018.

34. Halligan SL, Murray L, Martins C, Coope PJ. Maternal depression and psychiatric outcomes in adolescent offspring: A 13-year longitudinal study. J Affect Disord. 2007;(97):145-54.

35. Organização Mundial de Saúde (OMS). Depression and other common mental disorders: Global health estimates. Geneva: World Health Organization; 2017.

36. Cameron EE, Sedov ID, Tomfohr-Madsen LM. Prevalence of paternal depression in pregnancy and the postpartum: An updated meta-analysis. J Affect Disord. 2016;206:189-203.

37. Weissman MM, Wickramaratne P, Nomura Y, Warner V, Pilowsky D, Verdeli H. Offspring of depressed parents: 20 years later. Am J Psychiatry. 2006;163(6):1001-8.

38. Weissman MN, Pilowsky DJ, Wickramaratne PJ, Talati A, Wisniewski SR, Fava M, et al. Remissions in maternal depression and child psychopathology: A STAR*D-Child Report. JAMA. 2006;295(12):1389-98.

39. Ramchandani PG, Stein A, O'Connor TG, Heron J, Murray L, Evans J. Depression in men in the postnatal period and later child psychopathology: a population cohort study. J Am Acad Child Adolesc Psychiatry. 2008;47(4):390-8.

40. Poobalan AS, Aucott LS, Ross L, Smith WCS, Helms PJ, Williams JHG. Effects of treating postnatal depression on mother-infant interaction and child development: Systematic review. British Journal of Psychiatry. 2007;191:378-86.

41. Oates M. Perinatal psychiatric disorders: a leading cause of maternal morbidity and mortality. British Medical Bulletin. 2003;(67):219-29.

42. Sharma V. Management of bipolar II disorder during pregnancy and the postpartum period. Can J Clin Pharmacol. 2009;16(1):E33-41.

43. Sharma V, Khan M. Identification of bipolar disorder in women with postpartum depression. Bipolar Disord. 2010;12:335-40.

44. Khan SJ, Fersh ME, Ernst C, Klipstein K, Albertini ES, Lusskin SI. Bipolar disorder in pregnancy and postpartum: Principles of management. Curr Psychiatry Rep. 2016;18(2):13.

45. Lewis G (ed.). The confidential enquiry into maternal and child health (CEMACH). saving mothers' lives: Reviewing maternal deaths to make motherhood safer — 2003-2005. The seventh report on confidential enquiries into maternal deaths in the United Kingdom. London: CEMACH; 2007.

46. Shakespeare J, Knight M. The confidential enquiry into maternal deaths 2015: lessons for GPs. Br J Gen Pract. 2017;67(658):233-4.

47. Cohen LS, Wang B, Nonacs R, Viguera AC, Lemon EL, Freeman MP. Treatment of mood disorders during pregnancy and postpartum. Psychiatr Clin N Am. 2010;33:273-93.

48. Brockington I. Suicide and filicide in postpartum psychosis. Arch Womens Ment Health. 2017;20(1):63-9.

49. Isgut M, Smith AK, Reimann ES, Kucuk O, Ryan J. The impact of psychological distress during pregnancy on the developing fetus: Biological mechanisms and the potential benefits of mindfulness interventions. J Perinat Med. 2017;45(9):999-1011.

50. Kassada DS, Waidman MAP, Miasso AI, Marcon SS. Prevalência de transtornos mentais e fatores associados em gestantes. Acta Paul. Enferm. 2015;28(6):495-502.

51. Silva RA, Jansen K, Souza LDM, Moares IGS, Tomasi E, Silva GG, et al. Depressão durante a gravidez no sistema público de saúde. Rev Bras Psiq. 2010;32(2):139-44.

52. Starcevic V, Eslick GD, Viswasam K, Berle D. Symptoms of obsessive-compulsive disorder during pregnancy and the postpartum period: A systematic review and meta-analysis. Psychiatr Q. 2020.

29

Transtornos mentais e menopausa

Joel Rennó Júnior
Alexandre Okanobo Azuma

Sumário

Introdução
Definições de climatério e estágios da transição menopausal
Depressão e perimenopausa
    Epidemiologia
Fatores de risco
Etiopatogenia e neurobiologia
    Hormônios ovarianos e regulação de humor
    Genética
Quadro clínico e diagnóstico
Tratamento
    Terapia hormonal
    Antidepressivos
    Tratamento não farmacológico
Transtorno afetivo bipolar e menopausa
Esquizofrenia e menopausa
Transtornos de ansiedade e menopausa
Considerações finais
Vinheta clínica
Para aprofundamento
Referências bibliográficas

Pontos-chave

- A transição menopausal é uma janela de vulnerabilidade para transtornos psiquiátricos e o transtorno depressivo é o mais estudado e com maior nível de evidências e de informações.
- Há múltiplos fatores de risco associados ao aumento de sintomas depressivos nesse período, envolvendo elementos biopsicossociais. São tanto fatores que ocorrem ao longo da vida da mulher quanto fatores específicos da fase da perimenopausa.
- Os hormônios ovarianos influenciam nas vias monoaminérgicas na síntese e metabolização de neurotransmissores e na densidade de receptores. A variação hormonal pode desregular essas vias em mulheres com maior sensibilidade a essas alterações.
- O tratamento para sintomas menopausais é realizado com terapia hormonal com estradiol como primeira linha. Já o tratamento para o transtorno depressivo é realizado com antidepressivos, havendo boas opções de inibidores seletivos de recaptação de serotonina e de duais. Há ainda opções não farmacológicas que ajudam no tratamento tanto dos sintomas menopausais quanto na depressão e podem ser usados e recomendados de forma complementar.

INTRODUÇÃO

O ciclo de vida da mulher inclui diversos períodos de maior vulnerabilidade para o estabelecimento de transtornos psiquiátricos, que são: o início da menarca, o período gestacional, o puerpério e a transição menopausal[1].

Essa janela de vulnerabilidade no período da perimenopausa pode ser acompanhada de sintomas intensos em pelo menos 20% das mulheres, incluindo sintomatologia de depressão, ansiedade e distúrbios do sono[1].

Há evidência de maior associação entre depressão e o período perimenopausal, dentre os transtornos psiquiátricos, porém há coortes retrospectivas com evidência de associação com aumento de risco de episódio novo de outros transtornos psiquiátricos, como ansiedade, distúrbio do sono e transtorno bipolar, além de ser período de risco para início de quadro de esquizofrenia[2-4].

DEFINIÇÕES DE CLIMATÉRIO E ESTÁGIOS DA TRANSIÇÃO MENOPAUSAL

O climatério corresponde ao período de transição entre a fase reprodutiva ou fértil e a não reprodutiva segundo a Organização Mundial da Saúde (OMS). Na maior parte das vezes acontece dos 40 aos 65 anos.

Há progressiva queda na produção de estradiol pelo ovário, embora mantenha certo equilíbrio hormonal pela maior produção de androgênios e sua conversão periférica em estrogênio.

A menopausa é a interrupção permanente da menstruação e reconhecida após 12 meses de amenorreia contínua, ocorrendo dentro deste período sem outra causa clínica ou condição patológica que justifique, traduzindo falência ovariana definitiva. Ocorre habitualmente entre 45 e 55 anos de idade[5].

Cronologicamente, podemos classificá-la como insuficiência ovariana prematura se iniciar antes dos 40 anos ou menopausa tardia se ocorrer após os 55 anos. Existe ainda a menopausa iatrogênica (pode ocorrer após quimioterapia e radioterapia) e a menopausa cirúrgica (após histerectomia total, ou seja, com ooforectomia)[6].

Em 2001, foi proposta uma nomenclatura para os estágios da transição menopausal, o *Stages of Reproductive Aging Workshop* (STRAW), o qual foi posteriormente atualizado até o consenso mais recente para STRAW+10. É o padrão ouro para caracterizar o envelhecimento reprodutivo na menopausa e foi atualizado com mudanças críticas na função ovariana e no eixo hipotálamo-hipófise-ovário que ocorrem antes e depois do período final de menstruação[7,8].

A perimenopausa compreende o início da irregularidade menstrual e se estende até 1 ano após a menopausa. Este período se divide em três fases:

- Transição menopausal inicial ou precoce: ciclos em maior parte regulares com algumas interrupções e variações de até sete dias nos ciclos normais
- Transição menopausal tardia: períodos mais prolongados de amenorreia com pelo menos dois ciclos alternados e pelo menos 60 dias de amenorreia.
- Pós-menopausa inicial (primeiro ano): a perimenopausa compreende ainda o período de um ano após a última menstruação, se estendendo, portanto, a uma parte do período da pós-menopausa.

A partir de estudos longitudinais como o *Study of Women's Health Across the Nation* (SWAN) e o *Penn Ovarian Aging Study* (POAS), foi possível definir uma cronologia na transição menopausal. Os sintomas menopausais começam a aparecer já na transição menopausal precoce, mas tendem a se apresentar mais durante a transição menopausal tardia[9].

DEPRESSÃO E PERIMENOPAUSA

Epidemiologia

Há uma correlação entre aumento da prevalência do diagnóstico de transtorno depressivo e o período da perimenopausa.

Nota-se que, além do aumento desse diagnóstico, há também um aumento geral de sintomas depressivos, identificados por uma pontuação maior que 16 no *Center for Epidemiologic Studies-Depression scale* (CES-D) e que não corresponde necessariamente com o diagnóstico de depressão maior.

Em revisão realizada por uma colaboração entre o *The North American Menopause Society* (NAMS) e o *National Network of Depression Centers Women and Mood Disorders Task Group* (NNDC), foi possível realizar um levantamento com a correlação de sintomas de diagnóstico de depressão na transição menopausal.

Estudos de coorte longitudinais indicam uma prevalência aproximada de sintomas depressivos de 28-31% na premenopausa, enquanto este valor se eleva para 45 a 68% durante a perimenopausa[9].

Esses sintomas ainda foram avaliados durante a transição menopausal precoce com aumento do risco para sintomas depressivos de 1,3 a 2,55 vezes. Já durante o final da transição menopausal tardia, um aumento de 1,71 a 2,89 vezes[9]. Esse aumento de risco foi maior em mulheres com sintomas vasomotores e com eventos adversos de vida. Foi ainda observado no POAS um risco maior de sintomas depressivos antes do período menstrual final, com uma queda significativa desse risco após esta fase[9].

Quanto ao diagnóstico de transtorno depressivo maior, há dados mais consistentes de aumento do risco em mulheres com episódios prévios de Depressão chegando a um risco de 2 a 4 vezes maior no período da perimenopausa. Para primeiro episódio depressivo os dados dos estudos foram inconsistentes[9].

Quanto à menopausa cirúrgica, foi evidenciado um aumento do risco de sintomas depressivos de cerca de 44% em mulheres com histerectomia com ooforectomia. O aumento desse risco foi bem menor, 22%, em mulheres com histerectomia sem ooforectomia[9].

Além disso, um estudo taiwanês populacional com seguimento por 10 anos encontrou aumento de risco do diagnóstico de transtorno depressivo maior que 84%, com aumento do risco de sintomas depressivos intensos de 78% quando comparado com mulheres sem histerectomia[9].

A insuficiência ovariana precoce acomete 1% das mulheres e foi encontrada nesta população uma prevalência de 54,5% de depressão ao longo da vida, enquanto a prevalência é de cerca de 20% na população em geral[9].

FATORES DE RISCO

O aumento do risco de depressão na transição menopausal vem sendo matéria de pesquisa. A presença de mulheres que apresentam uma vulnerabilidade nesta fase é estudada na parte biológica, com os efeitos da variação hormonal no cérebro e nos sistemas biológicos. São inclusos fatores psicossociais e relacionados à condição de saúde da mulher, fazendo uma intersecção durante esse período.

Podemos classificar qualitativamente alguns desses fatores e avaliar sua influência na transição menopausal.

- Características biológicas: algumas mulheres seriam mais vulneráveis às oscilações de hormônios esteroides, o que justificaria o fato de mulheres com episódios de transtorno disfórico pré-menstrual (TDPM) e de depressão puerperal prévios terem maiores chances também de desenvolver depressão na perimenopausa. A genética com alterações na expressão de receptores de estrogênio e a funcionalidade de enzimas que metabolizam hormônios esteroides podem influenciar na vulnerabilidade a sintomas depressivos e depressão na transição menopausal[10]. Tanto a genética quanto os mecanismos fisiopatológicos são discutidos mais à frente.

- Características demográficas: mulheres não casadas (solteiras, viúvas, divorciadas), com baixa escolaridade e situação financeira difícil foram associadas a maior risco de sintomas depressivos[10].
- Características psicológicas: traços de personalidade envolvendo pessimismo, tendência a experiência de emoções negativas cronicamente, ansiedade e recorrentes pensamentos negativos aumentaram risco de sintomas depressivos na transição menopausal. Atitude negativa frente ao envelhecimento e ao período da menopausa foram associados a aumento também de sintomas ansiosos[10].
- Fatores sociais: baixo suporte social e emocional, prevalência de problemas interpessoais, eventos de vida adversos e conflitos conjugais e familiares[10].
- Exposição a estressores psicossociais: abuso e negligência na infância, situação socioeconômica e de risco na infância e eventos traumáticos[10].
- Fatores relacionados à saúde: sedentarismo, tabagismo e insônia foram algumas condições de saúde com maior associação ao aumento do risco de sintomas depressivos nesse período. O relato de saúde física deficiente e a presença de doenças clínicas como câncer, demências e cardiopatias, mesmo quando subclínicas, aumentaram o risco. A atividade física foi um fator protetor[10].

Podemos ainda analisar os fatores de risco quanto aos fatores presentes continuamente durante a biografia da mulher, e fatores presentes mais especificamente do período da menopausa.

Tabela 1   Fatores de risco pervasivos ao longo da biogafia da mulher. Presença de episódio depressivo prévio é o principal fator

Socioeconômico e demográfico	Psicossociais	Relacionados à saúde
Desemprego	Personalidade mais ansiosa	Fumante
Baixa escolaridade	Baixo suporte social	Sedentarismo
Estado conjugal	Evento de vida traumático	Transtornos psiquiátricos prévios
Status de minoria social	Estressores sociais atuais	Dor crônica
Baixa renda		Outras condições clínicas

Fonte: Bromberger, 2018[10]; Soares, 2019[11].

Tabela 2   Fatores de risco associados com a menopausa

Relacionados a hormônios	Sintomas menopausais	Psicossociais
Flutuações de FSH e Estradiol	Sintomas vasomotores	Atitude com envelhecimento e menopausa
Sensibilidade a variações hormonais	Insônia	Envelhecimento e doença de familiares

Estudos não apresentam consistência de dados quanto a sintomas vasomotores, pois alguns indicam aumento de episódio depressivo e outros somente de sintomas depressivos.
Fonte: NAMS. s/a[9]; Bromberger, 2018[10]; Soares, 2019[11].

ETIOPATOGENIA E NEUROBIOLOGIA

Hormônios ovarianos e regulação de humor

O estrogênio apresenta efeito mediador nos sistemas serotoninérgicos e noradrenérgicos. Há ampla distribuição no cérebro pelo córtex frontal e hipocampo, que são áreas associadas à regulação de humor e da cognição.

O estradiol (E2) atua em distintas vias para regulação da síntese, metabolismo e densidade de receptores de neurotransmissores envolvidos na regulação do humor:

- Limita ativação de monoaminoxidases A e B (MAO), que degradam serotonina[10,11].
- Aumenta as isoformas de triptofano hidroxilase, a qual atua na síntese de serotonina[10,11].
- Aumenta densidade de receptores de serotonina no hipotálamo, amígdala e área pré-óptica[11].
- Aumenta ação da tirosina hidroxilase, envolvida na síntese de catecolaminas[10].
- Efeito estimulante no fator neurotrófico derivado do cérebro (BDNF)[10-12].
- Aumenta transcrição de dopamina B hidroxilase, que catalisa hidroxilação de dopamina em noradrenalina[11,12].

A flutuação dos níveis de hormônios ovarianos e a sensibilidade de algumas mulheres a esses períodos vêm sendo uma das principais hipóteses para a vulnerabilidade a distúrbios de humor[12,13].

No POAS, foram realizadas medições de estradiol e de FSH ao longo de um seguimento de 8 anos, sendo evidenciada uma relação significativa entre variações no estradiol e sintomas depressivos, mesmo quando ajustadas para dificuldades do sono que ocorrem concomitantemente nessa fase.

Outros estudos não encontraram esta correlação e a literatura ainda apresenta dados que divergem, porém, na maior parte são estudos com poucos acessos quanto ao humor depressivo, quanto à dosagem de hormônios ovarianos ou mesmo que não especificam o início de quadro depressivo no período menopausal, como ocorre no POAS.

Há ainda o papel da alopregnanolona (3alfa,5alfa-tetrahi-droprogesterona) no papel modulador da regulação GABAérgica do eixo hipotálamo-hipófise-adrenal (HHA)[13].

A alopregnanolona tem produção endógena nas glândulas adrenais, no corpo lúteo e no sistema nervoso central, nos neurônios piramidais e corticais tanto no hipocampo quanto na amígdala basolateral. É derivado da progesterona e recebe influência do estradiol através da modulação de enzimas conversoras. Ela exerce um efeito modulador alostérico positivo em receptores GABAa. Ocorre, com isso, um aumento na neurotransmissão GABAérgica em estruturas límbicas (como a amígdala) e no eixo HHA levando a uma ação ansiolítica, antidepressiva e de retorno à homeostase após uma resposta estressora[13].

Durante a transição menopausal, a proporção de ciclos sem ovulação aumenta, caindo o número de fases lúteas e queda nos níveis de progesterona, além de queda do estradiol e, consequentemente, queda nos níveis de alopregnanolona[13].

Genética

As investigações genéticas na depressão menopausal costumam focar nos receptores de estradiol e em enzimas metabolizadoras de esteroides.

A atividade genômica do estradiol ocorre pelos receptores ER-alfa (receptor de estrogênio alfa) e ER-beta (receptor de estrogênio beta) e polimorfismos nos genes dos receptores de estrogênio (RE) dos tipos alfa (ER1) e beta (ER2) podem influenciar na transcrição[10].

A presença do alelo A no ER2 (polimorfismo rs1256049) foi associado a depressão em mulheres mais velhas que não usaram terapia hormonal[10].

Em estudo realizado comparando mulheres em idade reprodutiva (18-39 anos) e mulheres na menopausa (40-60 anos), sem medicações e em primeiro episódio depressivo, foi observada que a interação ambiental de eventos de vida negativos com a presença de variações dos alelos rs1256049 e rs4986938 no ER2, foi associada a maior suscetibilidade à depressão maior[10].

QUADRO CLÍNICO E DIAGNÓSTICO

O diagnóstico de transtorno depressivo na perimenopausa passa pelo espectro de sintomas e de critérios clássicos (tanto de acordo com o DSM-5 quanto com a CID-11), porém em combinação com sintomas menopausais e com alterações psicossociais concomitantemente[14].

Entre os sintomas típicos presentes na perimenopausa estão os sintomas vasomotores ou fogachos (prevalência cumulativa de 69 a 85% ao longo da perimenopausa), distúrbios do sono (com 9,8% de insônia e 37,7% de dificuldade de dormir), secura vaginal (25-33% das mulheres) e sintomas de humor com maior prevalência de sintomas ansiosos e depressivos (estes últimos com prevalência de 20,9%). Estão também presentes sintomas genitourinários e aumento do risco de osteoporose, além de associação com dores articulares e em mamas[15-17].

Tabela 3 Sobreposição de sintomas e estressores.

Sintomas depressivos	Sintomas menopausais	Estressores psicossociais
Insônia	Distúrbio do sono	Estresse do cuidador
Diminuição de energia e hipobulia	Fadiga	Luto de familiares e pais
Diminuição de libido	Sensibilidade e secura vaginal e alteração na libido	Fim do ciclo reprodutivo
Diminuição de concentração	Esquecimento	Criação de filhos
Alteração de apetite	Alteração de peso	Preocupações com carreira
Diminuição de interesse ou prazer	Sintomas vasomotores (fogachos, sudorese noturna)	

Fonte: NAMS (s/a)[9].

O período da perimenopausa dura em média 4 a 8 anos e os sintomas vasomotores estão presentes em 80% das mulheres. Há variação na intensidade deles podendo ser mais leves até chegarem a causar prejuízo de funcionalidade, atrapalhando atividades laborais[9,18,19].

Sintomas vasomotores estão associados a dificuldades de sono e ambos sintomas apresentam associação com maior risco de sintomas depressivos, embora exista inconsistência nos estudos se aumentariam o risco do diagnóstico de transtorno depressivo[19-21].

TRATAMENTO

Terapia hormonal

A terapia hormonal de estradiol, com ou sem progesterona, é o tratamento mais eficaz e primeira escolha para os sintomas menopausais, incluindo diminuição do risco de osteoporose e de doença cardiovascular. Apesar de primeira escolha, é contraindicado em pacientes com risco aumentado de câncer de endométrio e de câncer de mama[22].

Tem maiores benefícios quando iniciados antes dos 60 anos ou dentro de até 10 anos após a menopausa, inclusive com redução de risco cardiovascular quando comparado com mulheres que iniciam após esse período[22,23].

Dados sugerem melhora de sintomas depressivos e ansiosos principalmente na transição menopausal precoce e que até poderia prevenir o aparecimento desses sintomas[9,23].

Quanto aos transtornos depressivos, há mais estudos com estradiol sem progesterona. Apresenta efeitos antidepressivos, com melhora do humor tanto em primeiro episódio quanto em episódios recorrentes, independente da presença de sintomas vasomotores[9].

A terapia hormonal apresenta mais eficácia quando usada antes da menopausa. Após, foram observadas altas taxas de descontinuação do tratamento e resposta similar ao placebo em alguns estudos[9].

Mulheres assintomáticas com o tratamento usando estradiol transdérmico que tinham histórico de depressão menopausal e estavam assintomáticas na pós-menopausa tiveram aumento de sintomas depressivos na retirada da terapia, enquanto o grupo controle que manteve o uso não apresentou este desfecho[24].

Apesar de seus efeitos benéficos, na ocorrência de diagnóstico de transtorno depressivo na perimenopausa, os antidepressivos são de primeira linha[23].

Antidepressivos

Apesar de a terapia hormonal ser a melhor escolha para controle de sintomas vasomotores, os antidepressivos também têm evidência de melhora nos fogachos tanto em frequência quanto em intensidade[25].

A paroxetina 7,5 mg é a única aprovada pelo Food and Drug Administration (FDA) para fogachos/sintomas vasomotores, porém há evidência de que tanto inibidores seletivos de recaptura de serotonina (ISRSs) quanto inibidores de recaptura de serotonina e de noradrenalina (IRSNs) seriam eficazes no controle desses sintomas[25].

A NAMS avaliou esse efeito e, especificamente no tratamento de sintomas vasomotores, concluiu que os seguintes antidepressivos seriam apropriados para redução nesses sintomas, além da já aprovada paroxetina; paroxetina ER 10-25 mg/dia; escitalopram 10-20 mg/dia; citalopram 10-20 mg/dia; desvenlafaxina 50-150 mg/dia; e venlafaxina XR 37,5-150 mg/ dia[25].

A recomendação é que sejam usados na dose mínima, com titulação conforme necessário[25].

Já no tratamento de transtorno depressivo maior na perimenopausa e na pós-menopausa, antidepressivos são a primeira linha de escolha. Nesse caso, a desvenlafaxina 100-200 mg/ dia é a que apresenta melhor nível de evidência quanto a sua eficácia com estudos caso controle identificando melhora nos sintomas depressivos e maiores taxas de remissão[9].

Outros antidepressivos como citalopram, escitalopram, vortioxetina, venlafaxina, duloxetina e mirtazapina também apresentam boa eficácia, sugeridos por estudos menores, na terapêutica do transtorno depressivo maior[9].

Dados conflitantes são apresentados quando comparado se o efeito dos antidepressivos seria melhor ou mais rápido quando usados em conjunto com terapia hormonal com estradiol[9].

Tratamento não farmacológico

Entre as psicoterapias, a terapia cognitivo-comportamental (TCC) tem estudos apresentando melhora para transtornos depressivos, porém não há estudos específicos para este período da perimenopausa. É ainda recomendado, pois tem baixo risco de malefício e boas evidências de melhora de sintomas, podendo ser utilizado junto com farmacoterapia com desfechos favoráveis[9,26].

Há ainda evidência de que atividade física aeróbica e uso de suplementos de isoflavonas (derivados da soja) são eficazes na diminuição de sintomas menopausais[27,28].

TRANSTORNO AFETIVO BIPOLAR E MENOPAUSA

Estudos realizando esta correlação são escassos e ainda há pouca consistência nos dados na literatura.

As evidências sugerem uma predominância de sintomas depressivos, com maior risco de fases depressivas do que de mania[29].

Quando comparadas com homens com transtorno bipolar de faixa etária semelhante, as mulheres apresentam menor estabilidade com menos períodos de eutimia[29].

Tratamentos específicos neste período e os efeitos de terapias hormonais ainda carecem de estudos para conclusões mais contundentes[29].

ESQUIZOFRENIA E MENOPAUSA

Há também poucos estudos associando esquizofrenia e menopausa.

As evidências apontam para uma exacerbação de sintomas da esquizofrenia na perimenopausa.

Existe a hipótese de que o estrogênio exerceria um efeito neuroprotetor, secundário a um efeito antidopaminérgico fraco, para sintomas psicóticos e por isso seriam observados possíveis quadros com sintomas psicóticos em momentos em que há variação destes (como em períodos pré-menstruais ou em períodos pós-parto ou pós-abortamento)[30].

Essa teoria explicaria o porquê de mulheres apresentarem um segundo pico de início do quadro de esquizofrenia, um entre 15 e 30 anos e outro entre 45 e 50 anos[31].

Não há consistência de evidência para concluir se terapias hormonais teriam ou não algum benefício no tratamento de esquizofrenia no período menopausal[32].

Quanto às recomendações no tratamento, é relevante que os riscos associados com a menopausa – se existentes; como os riscos cardiovasculares, osteoporose, câncer de mama e ganho de peso – devem ser avaliados cuidadosamente no tratamento. A escolha da farmacoterapia e das orientações devem, portanto, incluir tais riscos nas recomendações e na escolha medicamentosa[31,32].

TRANSTORNOS DE ANSIEDADE E MENOPAUSA

Sintomas ansiosos são reportados de forma extensiva em associação com a puberdade, o período perinatal e a menopausa. Apesar disso, no período da perimenopausa há poucos estudos e pouca atenção é dada para esses sintomas que podem impactar na qualidade de vida da mulher.

O termo ansiedade é usado para descrever diferentes sintomas que estão inclusos em transtornos ansiosos diferentes, como o transtorno de ansiedade generalizada e o transtorno do pânico. Devido a esse fator de confusão e por conta do uso intercambiável de termos envolvendo sintomas de ansiedade, ansiedade e transtornos de ansiedade, a comparação entre resultados de estudos fica prejudicada[33].

A literatura atual sobre o tema dispõe de divergências entre os estudos, com uso de medidas e escalas não validadas, tanto do quadro menopausal quanto da ansiedade, sem instrumentos diagnósticos e, consequentemente, com inconsistências nas evidências[34].

CONSIDERAÇÕES FINAIS

A perimenopausa é um dos momentos de vulnerabilidade para transtornos psiquiátricos, sendo o transtorno depressivo o mais estudado. Infelizmente, outros transtornos psiquiátricos carecem de evidências consistentes e mais estudos na área podem ajudar a um melhor manejo desses quadros.

A complexidade desse período passa por alterações biológicas hormonais e por desafios psicossociais e culturais, impactando neste período da vida.

Estudos científicos têm avançado na área trazendo melhor compreensão na vulnerabilidade dessa fase biográfica e das perspectivas no tratamento. São informações essenciais para um bom suporte abrangendo os diferentes aspectos que essas mulheres enfrentam neste momento de suas vidas.

Vinheta clínica

Paciente de 51 anos, divorciada, um filho de 17 anos com quem mora junto. É formada em Administração e mantém trabalho nesta área. Comparece em consulta psiquiátrica com queixa de sentimento de angústia frequente e diminuição de energia.

Já há seis meses vinha notando um desânimo maior; inicialmente parou de frequentar a academia, mas a princípio atribuiu esta condição ao trabalho, que estava mais estressante devido a um período de demissões voluntárias na empresa.

Conta que a insegurança com a situação financeira sempre foi uma preocupação desde que se divorciou, há três anos. Não conseguiu manter o padrão de vida anterior e ela e seu filho precisaram inclusive vender o antigo apartamento e se mudaram para uma região menos cara da cidade.

Nos últimos dois anos já vinha notando alguma diminuição de energia e, eventualmente, alguma piora em sua concentração, mas nada que a prejudicasse, somente algum cansaço. Com a crise econômica afetando a empresa, a paciente ficou mais ansiosa, pensando com frequência na possibilidade de perder o emprego, o que começou a afetar seu sono, que já vinha dificultado devido a ondas de calor que às vezes sentia de noite.

Além disso, a questão de envolvimento do filho com maconha e cocaína levava a frequentes discussões em casa e, não tendo a quem recorrer, foi progressivamente se sentindo mais esgotada e angustiada.

Começou a ficar mais preocupada há cerca de dois meses, quando começou a faltar no trabalho, o que a levava a sentir culpa pois sempre foi dedicada e agora precisava ainda mais trabalhar e manter seu emprego.

A paciente já havia passado previamente em consulta psiquiátrica pois a gravidez de seu filho foi seguida de um episódio semelhante em que precisou realizar tratamento com escitalopram 15 mg/dia, tendo boa resposta.

Apresentava quadros de diabetes tipo 2 e de obesidade sem seguimento com clínico e em uso somente de metformina 850 mg/dia, sem outras comorbidades.

A paciente vinha sem seguimento ginecológico, pois a menstruação já estava irregular há mais de um ano e não tinha mais vida sexual ativa, portanto não achava necessário.

Foi optado o tratamento com escitalopram, inicialmente 10 mg/dia, sendo uma medicação com sucesso terapêutico prévio e com bom perfil para o quadro depressivo e, inclusive, para a redução de sintomas de fogachos.

A paciente apresentou melhora parcial com a dose sendo necessária progressão até 20 mg/dia. Foi indicada psicoterapia, porém sem adesão da paciente. Após quatro meses de tratamento houve melhora dos sintomas depressivos, com melhora de energia, de sentimento de culpa, da concentração e da funcionalidade. O sono teve melhora expressiva, porém permaneceu com sintomas vasomotores de leve intensidade ao longo do tratamento – fatores que para a paciente não incomodavam e melhoraram mais com o retorno à atividade física. Foi ainda recomendado seguimento ginecológico de rotina.

Para aprofundamento

- Rennó Jr. J, Valadares G, Cantilino A, Mendes-Ribeiro J, Rocha R, Silva AG. Women's Mental Health: A Clinical and Evidence-Based Guide. 1st ed. Philadelphia: Springer; 2020.
  → Este livro apresenta evidência mais recente, apresentada de forma didática com colaboração de especialistas da área de saúde mental da mulher.
- The North American Menopause Society (NAMS) and the Women and Mood Disorders Task Force of the National Network of Depression Centers. Guidelines for the evaluation and treatment of perimenopausal depression: summary and recommendations. Menopause. 2018(25)10:1069-1085.
  → Excelente revisão que mostra aspectos gerais do transtorno depressivo e de sintomas menopausais, correlação entre eles e evidências no tratamento.
- Rennó Jr. J, Ribeiro HL. Tratado de saúde mental da mulher. São Paulo: Atheneu; 2012.
  → Livro em português com a apresentação das diferentes especificidades do tratamento em saúde mental da mulher e com capítulo abordando menopausa e depressão.

REFERÊNCIAS BIBLIOGRÁFICAS

1. Bromberger JT, Kravitz HM. Mood and menopause: findings from the study of women's health across the nation (SWAN) over 10 years. Obstet Gynecol Clin North Am. 2011;38(3):609-25.
2. Hu LY, Shen CC, Hung JH, Chen PM, Wen CH, Chiang YY, et al. Risk of psychiatric disorders following symptomatic menopausal transition: a nationwide population-based retrospective cohort study. Medicine. 2016;95(6):e2800. Disponível em: https://doi.org/10.1097/MD.0000000000002800.
3. Jagtap BL, Prasad BS, Chaudhury S. Psychiatric morbidity in perimenopausal women. Industrial Psychiatry J. 2016;25(1):86-92. Disponível em: https://doi.org/10.4103/0972-6748.196056.
4. Marsh WK, Gershenson B, Rothschild AJ. Symptom severity of bipolar disorder during the menopausal transition. Int J Bipolar Disord. 2015;3:35.
5. **Comissões Nacionais Especializadas de Ginecologia e Obstetrícia. Federação Brasileira das Associações de Ginecologia e Obstetrícia (FEBRASGO). Manual de orientação em climatério; 2010. Disponível em: https://www.febrasgo.org.br/images/arquivos/manuais/Manuais_Novos/Manual_Climaterio.pdf.**
   ⇨ Ótimo manual para compreender as alterações e classificações que ocorrem na menopausa.
6. Secção Portuguesa de Menopausa. Sociedade Portuguesa de Ginecologia (SPG). Consenso Nacional sobre Menopausa 2016. Definições e mecanismos básicos e fisiopatológicos do climatério, p. 11-15. Disponível em: http://nocs.pt/wp-content/uploads/2017/10/Consenso_Menopausa_2016.pdf
7. Soules MR, Sherman S, Parrott E, Rebar R, Santoro N, Utian W, Woods N. Executive summary: Stages of Reproductive Aging Workshop (STRAW). Climacteric. 2001;4:267-272.
8. Hallow SD. Gass M, Hall JM, Lobo R, Maki P, Rebar RW, et al. Executive summary of the stages of reproductive aging workshop + 10: addressing the unfinished agenda of staging reproductive aging. Menopause. 2012;19(4):387-395.
9. **The North American Menopause Society (NAMS) and the Women and Mood Disorders Task Force of the National Network of Depression Centers. Guidelines for the evaluation and treatment of perimenopausal depression: summary and recommendations. Menopause. 2018;25(10):1069-85.**
   ⇨ Excelente artigo de revisão com análise das evidências e divergências nos estudos.
10. **Bromberger JT, Epperson CN. depression during and after the perimenopause impact of hormones, genetics, and environmental determinants of disease. Obstet Gynecol Clin N Am. 2018;45:663-678. Disponível em: https://doi.org/10.1016/j.ogc.2018.07.007, obgyn.theclinics.com.**
    ⇨ Artigo com evidências em genética e que elenca fatores de risco para depressão na menopausa de forma didática e organizada.
11. **Soares CN. Depression and menopause an update on current knowledge and clinical management for this critical window. Med Clin N Am. 2019;103:651-67. Disponível em: https://doi.org/10.1016/j.mcna.2019.03.001, medical.theclinics.com.**
    ⇨ Artigo bom com apresentação de fatores de risco e de fisiopatologia.
12. McEwen BS, Alves SE. Estrogen actions in the central nervous system. Endocr ver. 1999;20(3):279-307.
13. Gordon JL, Girdler SS, Meltzer-Brody SE, Stika CS, Thurston RC, Clark CT, et al. Ovarian hormone fluctuation, neurosteroids, and HPA axis dysregulation in perimenopausal depression: a novel heuristic model. Am J Psychiatry. 2015;172(3):227-36.
14. Kravitz HM, Ganz PA, Bromberger J, Powell LH, Sutton-Tyrrell K, Meyer PM. Sleep difficulty in women at midlife: a community survey of sleep and the menopausal transition. Menopause. 2003;10:19-28.
15. Santoro N, Epperson CN, Mathews SB. Menopausal symptoms and their management. Endocrinol Metab Clin. 2015;44:497-515.
16. Santoro N. Perimenopause: from research to practice. Womens Health (Larchmt). 2016 Apr 1;25(4):332-39.
17. Gibson CJ, Li Y, Bertenthal D, Huang AJ, Seal KH. Menopause symptoms and chronic pain in a national sample of midlife women veterans. Menopause. 2019;26:708-713.
18. Soares CN. Mood disorders in midlife women: understanding the critical window and its clinical implications. Menopause. 2014;21:198-206.
19. Bromberger JT, Schott L, Kravitz HM, Joffe H. Risk factors for major depression during midlife among a community sample of women with and without prior major depression: are they the same or different? Psychol Med. 2015;45:1653-1664.
20. Joffe H, Soares CN, Thurston RC, White DP, Cohen LS, Hall JE. Depression is associated with worse objectively and subjectively measured sleep, but not more frequent awakenings, in women with vasomotor symptoms. Menopause. 2009;16:671-9.
21. Joffe H, Petrillo LF, Koukopoulos A, Viguera AC, Hirschberg A, Nonacs R, et al. Increased estradiol and improved sleep, but not hot flashes, predict enhanced mood during the menopausal transition. J Clin Endocrinol Metab. 2011;96:E1044-E1054.
22. North American Menopause Society. The 2012 hormone therapy position statement of: the North American Menopause Society. Menopause. 2012;19(3):257-71.
23. Sassarini DJ. Depression in midlife women. Maturitas. 2016;94:149-54.
24. Schmidt PJ, Ben Dor R, Martinez PE, Guerrieri GM, Harsh VL, Thompson K, et al. Effects of estradiol withdrawal on mood in women with past perimenopausal depression: a randomized clinical trial. JAMA Psychiatry. 2015;72:714-726.
25. **Stubbs C, Mattingly L, Crawford SA, Wickersham EA, Brockhaus JL, McCarthy LH. Do SSRIs and SNRIs reduce the frequency and/or severity of hot flashes in menopausal women. J Okla State Med Assoc. 2017;110(5):272-4.**
    ⇨ Ótimo artigo com evidência dos antidepressivos eficazes em sintomas vasomotores.
26. Hollon SD, DeRubeis RJ, Fawcett J, Amsterdam JD, Shelton RC, Zajecka J, et al. Effect of cognitive therapy with antidepressant medications vs antidepressants alone on the rate of recovery in major depressive disorder: a randomized clinical trial. JAMA Psychiatry 2014;71:1157-64.
27. Daley AJ, Stokes-Lampard HJ, MacArthur C. Exercise to reduce vasomotor and other menopausal symptoms: a review. Maturitas. 2009; 63;176-180.
28. The North American Menopause Society NAMS report. The role of soy isoflavones in menopausal health: report of The North American Menopause Society/Wulf H. Utian Translational Science Symposium in Chicago, IL (October 2010). Menopause. 2010;18(7):732-53.
29. Marsh WK, Gershenson B, Rothschild AJ. Symptom severity of bipolar disorder during the menopausal transition. Int J Bipolar Disord. 2015;3(1):35.
30. Häfner H, Behrens S, De Vry J, Gattaz WF. Oestradiol enhances the vulnerability threshold for schizophrenia in women by an early effect on dopaminergic neurotransmission. Eur Arch Psychiatry Clin Nuerosci. 1991;241:65-8. Disponível em: https://doi.org/10.1007/BF02193758.
31. Galletly C, Castle D, Dark F, Humberstone V, Jablensky A, Killackey E, et al. Royal Australian and New Zealand College of Psychiatrists clinical practice guidelines for the management of schizophrenia and related disorders. Aust N Z J Psychiatry. 2016;50(5):410-72.
32. Seeman MV. Treating schizophrenia at the time of menopause. Maturitas. 2012;72(2):117-20.
33. Bremer E, Jallo N, Rodgers B, Kinser P, Dautovitch N, et al. Anxiety in Menopause: A Distinctly Different Syndrome? J Nurse Practitioners. 2019;15(5):374-8.
34. Bryant C, Judd FK, Hickey M. Anxiety during the menopausal transition: a systematic review. J Affect Disord. 2012;139(2):141-8. Disponível em: https://doi.org/ 10.1016/j.jad.2011.06.055.

30

Disfunções sexuais

Carmita Helena Najjar Abdo
João Afif Abdo

Sumário

Introdução
Etiopatogenia (mecanismos fisiopatológicos e fatores de risco)
Quadro clínico e diagnóstico
Diagnóstico diferencial
Exames complementares
Tratamento
Considerações finais
Vinheta clínica
Para aprofundamento
Referências bibliográficas

Pontos-chave

- Investigar a atividade sexual do paciente na anamnese de rotina.
- Iniciar o tratamento, somente quando esteja seguro(a) e suficientemente instrumentalizado(a). Encaminhar para especialista os casos complexos.
- Esclarecer o(a) paciente sobre sua dificuldade sexual e respectivas repercussões.
- No encaminhamento já informar as impressões sobre: fase(s) da resposta sexual bloqueada(s), hábitos do(a) paciente e diagnóstico de condições físicas e/ou psiquiátricas subjacentes.
- Não negligenciar o tratamento da depressão para favorecer a atividade sexual do paciente: a depressão inibe o desejo sexual. Sem tratar adequadamente a depressão, a libido permanece prejudicada pelo próprio quadro depressivo.
- Indicar farmacoterapia, psicoterapia e/ou fisioterapia, conforme o tipo de disfunção sexual. Há casos em que a associação dessas abordagens é necessária.
- Incentivar bons hábitos de vida para prevenir/abrandar doenças sistêmicas e psiquiátricas, que podem causar disfunções sexuais.

INTRODUÇÃO

Masters e Johnson foram os pioneiros na formulação de um modelo para a compreensão da resposta sexual. Projetaram um ciclo linear de quatro fases sequenciais (excitação, platô, orgasmo e resolução)[1]. As peculiaridades e a duração das fases foram definidas como segue:

- 1ª fase – excitação: etapa da estimulação psicológica e/ou fisiológica para o ato sexual, com duração de minutos a horas.
- 2ª fase – platô: período de excitação contínua, que se prolonga por 30 segundos a vários minutos.
- 3ª fase – orgasmo: descarga de intenso prazer, com duração de 3 a 15 segundos.
- 4ª fase – resolução: estado subjetivo de bem-estar que se segue ao orgasmo e que se prolonga por minutos a horas, caracterizado por um período refratário, ou seja, período em que o organismo exige repouso, não aceitando mais estimulação sexual.

Tal modelo foi modificado por Kaplan[2], que salientou a importância do desejo como "gatilho" para que o ciclo de resposta sexual se desenvolvesse e sugeriu quatro fases, também lineares e sequenciais, mas iniciando pelo desejo (identificado por fantasias e vontade de ter atividade sexual). A fase de platô foi renomeada fase de excitação, enquanto a antiga fase de excitação recebeu o nome de fase de desejo ou apetitiva.

Esse ciclo de resposta sexual modificado (Figura 1), comum ao gênero masculino e feminino, inspirou classificações diagnósticas até o ano 2000[3].

No início do século XXI, um novo modelo (mais caracteristicamente feminino) foi desenvolvido[4]. Em contraste com o modelo linear modificado, a motivação para atividade sexual

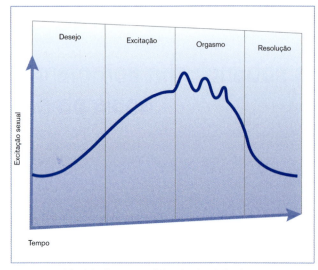

Figura 1 Modelo linear modificado do ciclo de resposta sexual, proposto por Masters e Johnson, 1966[1] e alterado por Kaplan, 1974[2].

foi avaliada como decorrente de uma série de aspectos, inclusive do desejo sexual "espontâneo". A experiência sexual poderia ser iniciada em estado de neutralidade (sem motivação suficiente). Em condições favoráveis, estímulos sexuais (diálogo, música, estimulação física direta e erotismo visual) desencadeariam a excitação e propiciariam a receptividade ao contato, com responsividade para o ato. Desta feita, uma vez deflagrada a atividade sexual, por estímulo externo, subsequente excitação poderia também gerar desejo, o qual seria "responsivo" e aumentaria os níveis de excitação. Essa via deve, portanto, ser descrita como circular, onde o desejo e a excitação estão inter-relacionados, podendo um estimular e favorecer o outro e vice-versa (Figura 2). Recompensas (como proximidade emocional, maior comprometimento e vínculo) consequentes às atividades sexuais prévias podem gerar motivação para atos sexuais futuros. Esse modelo também prevê:

- Que as fases da resposta sexual podem se sobrepor (desejo e excitação podem ocorrer juntos em vez de um preceder o outro).
- Uma via circular (onde a evolução influencia a motivação sexual).
- Uma via linear (onde as atividades sexuais são iniciadas pelo desejo inato ou "espontâneo")[4].

A recente classificação diagnóstica das disfunções sexuais femininas na quinta edição do *Manual Diagnóstico e Estatístico de Transtornos Mentais* (DSM-5)[5] foi influenciada por essa nova proposta para o ciclo de resposta sexual. Boa parcela dos casos que vinham sendo considerados como falta de desejo foram passíveis de reconsideração e constituem, no entendimento atual, uma variedade funcional e específica de resposta sexual da mulher.

Mulheres entrevistadas na Pesquisa Nacional de Saúde e Vida Social (NHSLS), nos Estados Unidos, apresentaram uma prevalência de 43% de queixas sexuais, mais comumente dificuldades com desejo (33%), orgasmo (24%) e lubrificação (19%), enquanto homens endossaram menor prevalência de queixas sexuais (31%), sendo ejaculação precoce (21%), disfunção erétil (5%) e baixo desejo (5%); no entanto, o sofrimento associado não foi considerado, nessa ocasião[6].

Resultados da pesquisa de prevalência de problemas sexuais femininos associados a sofrimento (o que passou a ser critério para diagnóstico, nas últimas classificações do DSM e da ICD-11)[3,5,7] e determinantes para a procura de tratamento (PRESIDE), também envolvendo mulheres norte-americanas, revelaram queixas sexuais em 44,2% delas, com dificuldades de desejo citadas mais frequentemente (prevalência não ajustada 38,7%), excitação (26,1%) e orgasmo (20,5%)[8], de acordo com os números do NHSLS. Após o ajuste para a idade, a prevalência de qualquer problema sexual com sofrimento foi mais alta em mulheres de 45 a 64 anos (14,8%), mais baixa em mulheres acima de 65 anos (8,9%) e intermediária em mulheres de 18 a 44 anos (10,8%)[8]. Assim, apesar do aumento da prevalência de dificuldades sexuais com o envelhecimento, o sofrimento devido a problemas de desejo e excitação nas mulheres diminui com o envelhecimento, provavelmente por fatores psicossociais. Em estudo subsequente, as mulheres também foram pesquisadas quanto à depressão: 40% do grupo com dificuldades sexuais e sofrimento associado apresentavam sintomas depressivos, diagnóstico de transtorno depressivo ou estavam em tratamento para a depressão. Aquelas que receberam tratamento medicamentoso para depressão tiveram menos problemas sexuais do que as com depressão que não estavam em uso de antidepressivos[9].

No Brasil, estudo populacional realizado em período coincidente com os norte-americanos identificou, na população masculina, 45,1% de prevalência de disfunção erétil (DE) (1,7% para DE completa; 12,2% para DE moderada; 31,2% para DE mínima) e 25,8% de ejaculação precoce (EP)[10]. Entre as mulheres: o transtorno de excitação sexual foi queixa de 26,6% delas, enquanto 26,2% queixaram-se de anorgasmia, 17,8% de dispareunia (dor à relação)[10] e 9,5% de desejo sexual hipoativo[11].

ETIOPATOGENIA (MECANISMOS FISIOPATOLÓGICOS E FATORES DE RISCO)

A função sexual depende da interação de fatores somáticos, psicossociais e neurobiológicos. No gerenciamento da disfunção sexual, importa entender a fisiologia básica (principalmente o envolvimento do sistema neuroendócrino) e os fatores comuns que afetam a neuroplasticidade desse sistema, tendo em mente que os neurotransmissores envolvidos no funcionamento sexual são semelhantes tanto em homens quanto em mulheres. A função sexual pode ser impactada centralmente (no cérebro), perifericamente (nos genitais) ou em ambos, e pode afetar uma ou todas as fases do ciclo de resposta sexual ou contribuir para

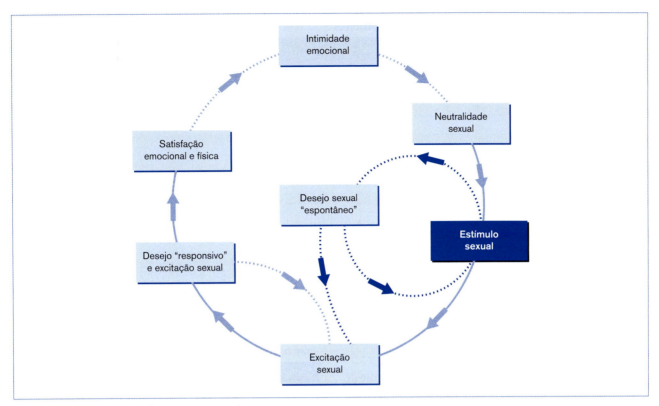

Figura 2 Modelo circular da resposta sexual.
Fonte: adaptada de Basson, 2001[4].

a dor sexual. O equilíbrio entre processos neuromoduladores excitatórios e inibitórios gera a especificidade da resposta sexual[12]. As substâncias neuroquímicas relevantes que afetam o ciclo de resposta sexual estão listadas na Tabela 1, classificadas como excitatórias ou inibitórias. Os elementos químicos excitatórios incluem os neurotransmissores dopamina (DA), norepinefrina (NE) e óxido nítrico (ON); atuam como neuromoduladores as melanocortinas, a ocitocina e a vasopressina, além dos esteroides sexuais, tais como testosterona e estrogênio[13]. Os efeitos são equilibrados e moderados pelos sistemas inibitórios, incluindo o neurotransmissor serotonina (5-HT), a prolactina, os moduladores hormonais (como os opioides) e os neuromoduladores (como os endocanabinoides)[14].

As regiões específicas do cérebro que estão envolvidas nesse processo são: o hipotálamo e o sistema límbico para excitação sexual; o córtex e o mesencéfalo para inibição. Essas regiões estão conectadas a outras áreas do cérebro por meio de redes ou circuitos. O equilíbrio de excitação e inibição também é responsável por recompensa/reforço sexual, períodos refratários e efeitos mais crônicos, como as disfunções sexuais e as mudanças comportamentais[12].

A disfunção sexual ocorre por inibição hiperativa, excitação hipoativa ou ambas. Os sistemas são dinâmicos e as alterações no equilíbrio também são moduladas ou reforçadas pela experiência e pelo comportamento[13,14].

Para homens e mulheres, a dopamina está envolvida no desejo e na capacidade de manter o interesse durante a atividade sexual. A concentração de dopamina e de norepinefrina (que também responde pela excitação) pode ser reduzida por maior neurotransmissão serotoninérgica. Níveis aumentados de prolactina podem inibir a excitação e outras fases do funcionamento sexual (relação inversa à dopamina). O bloqueio da ocitocina pode interferir no desejo, na receptividade e na capacidade de resposta[13,14]. A testosterona e o estrogênio regulam o funcionamento sexual, por meio de alvos centrais e periféricos. Nas mulheres, o estradiol afeta o desejo sexual e as estruturas genitais. Estados hipoestrogênicos (isto é, referentes à transição da menopausa, ao status pós-menopausa e ao puerpério) podem prejudicar o funcionamento sexual devido a efeitos periféricos de lubrificação vaginal insuficiente e à atrofia do tecido urogenital. Níveis mais altos de testosterona estão presentes nos homens, mas em ambos os sexos diminuem gradativamente com o envelhecimento ou abruptamente como resultado de outras condições (hipogonadismo, aumento da ligação à globulina conectada às proteínas/hormônios sexuais, pós-ooforectomia, menopausa induzida e insuficiência ovariana prematura) que podem ser, pelo menos em parte, responsáveis por declínios no desejo e na excitação sexuais[12].

Os homens têm maior probabilidade de se queixar de disfunção sexual, em parte devido à maior importância dada às medidas específicas da função sexual (isto é, orgasmo, frequência de atividade e/ou disfunção erétil que impede a atividade sexual com penetração)[12].

As disfunções sexuais resultam de fatores de base física, psiquiátrica, emocional e/ou relacional, além de condições

Tabela 1 Substâncias neuroquímicas excitatórias e inibitórias

Substâncias	Fases da resposta sexual			
	Desejo	Excitação	Orgasmo	Dor/periférica
Dopamina	+	+	+	
Norepinefrina	+	+		+
Serotonina	–	–		–
Prolactina		–		
Ocitocina	–		+	
Estradiol	+	+	+	+
Progesterona	+	+		+
Testosterona	+	+		+
Óxido nítrico				+
Prostaglandina E				+

Fonte: adaptada de Clayton, 2003, 2007[13,14].

Excitação, +; Inibição, —.

socioculturais e econômicas, que agem de forma isolada ou conjunta. Os principais fatores de risco para essas disfunções são[15-20]:

- Hábitos de vida não saudáveis (estresse, tabagismo, uso de drogas, consumo excessivo de bebidas alcoólicas, sedentarismo e obesidade).
- Doenças de base física e psiquiátrica (hipertensão, dislipidemias, diabetes mellitus, doenças cardiovasculares; depressão e transtornos da ansiedade); distúrbios hormonais (deficiência de androgênios e estrogênios, hiperprolactinemia e hiper/hipotireoidismo); efeito adverso de medicamentos (antidepressivos, estabilizantes do humor, anti-hipertensivos, antiarrítmicos, anticancerígenos, diuréticos).
- Normas culturais (tabus, mitos, preconceitos e expectativas errôneas), condições socioeconômicas e conflitos relacionais.
- Dificuldade de acesso aos serviços de saúde.
- Preocupação, cansaço, violência física/sexual, distorções cognitivas, rigidez de costumes e autocontrole excessivo.

QUADRO CLÍNICO E DIAGNÓSTICO

Mudanças relevantes na classificação e nos critérios diagnósticos foram apresentadas pelo DSM-5, que considerou os transtornos da sexualidade em três capítulos: "Disfunções sexuais", "Transtornos parafílicos" e "Disforia de gênero"[5]. Na Tabela 2, apresentamos as disfunções sexuais, foco desse texto.

No DSM-5, as disfunções sexuais são distinguidas de acordo com o gênero. Além disso, as dificuldades de desejo e de excitação da mulher, que eram categorias independentes no DSM-IV-TR, passaram a constituir uma única disfunção (do interesse/excitação sexual feminino), o mesmo ocorrendo com o vaginismo e a dispareunia, unificados como transtorno de dor genitopélvica/penetração[5].

Na CID-11, os transtornos da sexualidade fazem parte do capítulo 17 – "Condições relacionadas à saúde sexual: disfunções

Tabela 2 Classificação das disfunções sexuais de acordo com o DSM-5

Código	Descrição
	Disfunções sexuais
302.71	Transtorno do desejo sexual hipoativo masculino
302.72	Transtorno do interesse/excitação sexual feminino
302.72	Transtorno erétil
302.74	Ejaculação retardada
302.73	Transtorno do orgasmo feminino
302.75	Ejaculação prematura (precoce)
302.76	Transtorno de dor genitopélvica/penetração
–	Disfunção sexual induzida por substância/medicamento
302.70	Disfunção sexual não especificada
302.79	Outra disfunção sexual especificada

Fonte: Associação Psiquiátrica Americana, 2013[5].

sexuais", HA00-HA0Z; "Incongruência de gênero", HA60-HA6Z e "Transtornos parafílicos", 6D30-6D3Z[7]. Vale citar que foi incluído como transtorno, o "Comportamento sexual compulsivo", no capítulo 6 – "Transtornos mentais e comportamentais ou do neurodesenvolvimento". Consta na Tabela 3 a atual classificação das disfunções sexuais, definida em 2018, e que trouxe mudanças significativas em relação à CID-10.

O diagnóstico das disfunções sexuais é essencialmente clínico, e a queixa do(a) paciente e/ou da(o) parceira(o), aliada aos elementos de anamnese, é indispensável. Deve-se observar um mínimo de seis meses de sintomatologia, como critério essencial para a caracterização do quadro[5]. Além disso, deve-se proceder à investigação das condições do(a) parceiro(a), para afastar possíveis erros de interpretação, diante do quadro referido pelo(a) paciente.

Tabela 3 Classificação das disfunções sexuais, conforme a CID-11

Código	Descrição		
	Disfunções sexuais		
HA00	Transtorno do desejo sexual hipoativo		
	HA00.0	Transtorno do desejo sexual hipoativo, ao longo da vida, generalizado	
	HA00.1	Transtorno do desejo sexual hipoativo, ao longo da vida, situacional	
	HA00.2	Transtorno do desejo sexual hipoativo, adquirido, generalizado	
	HA00.3	Transtorno do desejo sexual hipoativo, adquirido, situacional	
	HA00.Z	Transtorno do desejo sexual hipoativo, não especificado	
HA01	Transtornos da excitação sexual		
	HA01.0	Transtornos da excitação sexual feminina	
		HA01.00	Transtorno da excitação sexual feminina, ao longo da vida, generalizado
		HA01.01	Transtorno da excitação sexual feminina, ao longo da vida, situacional
		HA01.02	Transtorno da excitação sexual feminina, adquirido, generalizado
		HA01.03	Transtorno da excitação sexual feminina, adquirido, situacional
		HA01.0Z	Transtorno da excitação sexual feminina, não especificado
	HA01.1		Transtorno erétil masculino
		HA01.10	Transtorno erétil masculino, ao longo da vida, generalizado
		HA01.11	Transtorno erétil masculino, ao longo da vida, situacional
		HA01.12	Transtorno erétil masculino, adquirido, generalizado
		HA01.13	Transtorno erétil masculino, adquirido, situacional
		HA01.1Z	Transtorno erétil masculino, não especificado
	HA01.Y	Outros transtornos da excitação sexual especificados	
	HA01.Z	Transtornos da excitação sexual, não especificados	
HA02	Transtornos do orgasmo		
	HA02.0	Anorgasmia	
		HA02.00	Anorgasmia, ao longo da vida, generalizada
		HA02.01	Anorgasmia, ao longo da vida, situacional
		HA02.02	Anorgasmia, adquirida, generalizada
		HA02.03	Anorgasmia, adquirida, situacional
		HA02.0Z	Anorgasmia, não especificada
	HA02.Y	Outros transtornos do orgasmo especificados	
	HA02.Z	Transtornos do orgasmo, não especificados	
HA03	Transtornos da ejaculação		
	HA03.0	Ejaculação prematura	
		HA03.00	Ejaculação prematura, ao longo da vida, generalizada
		HA03.01	Ejaculação prematura, ao longo da vida, situacional
		HA03.02	Ejaculação prematura, adquirida, generalizada
		HA03.03	Ejaculação prematura, adquirida, situacional
		HA03.0Z	Ejaculação prematura, não especificada
	HA03.1		Ejaculação retardada
		HA03.10	Ejaculação retardada, ao longo da vida, generalizada
		HA03.11	Ejaculação retardada, ao longo da vida, situacional
		HA03.12	Ejaculação retardada, adquirida, generalizada

(continua)

Tabela 3 Classificação das disfunções sexuais, conforme a CID-11 (*continuação*)

Código	Descrição		
		HA03.13	Ejaculação retardada, adquirida, situacional
		HA03.1Z	Ejaculação retardada, não especificada
	HA03.Y	Outros transtornos da ejaculação especificados	
	HA03.Z	Transtornos da ejaculação, não especificados	
HA0Y	Outras disfunções sexuais especificadas		
HA0Z	Disfunções sexuais especificadas		
	Transtornos da dor sexual		
	HA20	Transtorno da dor sexual à penetração	
		HA20.0	Transtorno da dor sexual à penetração, ao longo da vida, generalizado
		HA20.1	Transtorno da dor sexual à penetração, ao longo da vida, situacional
		HA20.2	Transtorno da dor sexual à penetração, adquirido, generalizado
		HA20.3	Transtorno da dor sexual à penetração, adquirido, situacional
		HA20.Z	Transtorno da dor sexual à penetração, não especificado
	HA2Y	Outros transtornos da dor sexual especificados	
	HA2Z	Transtornos da dor sexual, não especificados	
	HA40	Considerações etiológicas sobre disfunções sexuais e transtornos da dor sexual	
		HA40.0	Associados com condições médicas, lesões ou efeitos de cirurgia ou tratamentos radioativos
		HA40.1	Associados com fatores psicológicos ou comportamentais, incluindo transtornos mentais
		HA40.2	Associados com uso de substâncias psicoativas ou medicamentos
		HA40.3	Associados com falta de conhecimento ou experiência
		HA40.4	Associados com fatores relacionais
		HA40.5	Associados com fatores culturais
		HA40.Y	Outras considerações etiológicas sobre disfunções sexuais e transtornos da dor sexual

Fonte: World Health Organization, 2018[7].

A distinção entre disfunção sexual ao longo da vida e adquirida, bem como entre a disfunção generalizada (presente em qualquer circunstância) ou situacional (manifestada somente em determinadas circunstâncias e/ou parcerias) é relevante para o diagnóstico, o planejamento terapêutico e o prognóstico. A intensidade de sofrimento (leve, moderada ou grave) também tipifica as disfunções sexuais e auxilia nesse planejamento[5].

A idade e a experiência sexual do(a) paciente devem ser consideradas. Jovens ou principiantes podem apresentar, de forma temporária, dificuldades de ereção, do controle da ejaculação (homens) e da lubrificação/relaxamento (mulheres), o que é compreensível e não significa disfunção, mas inexperiência[5,16].

Pelo exposto acima, depreende-se a importância do médico pesquisar rotineiramente a função sexual do(a) paciente, o(a) qual, muitas vezes, não apresenta a queixa espontaneamente, por constrangimento, vergonha ou timidez. Essa investigação se justifica em função do diagnóstico e da recuperação da atividade sexual do casal, mas também porque a disfunção sexual costuma refletir doenças sistêmicas e/ou psiquiátricas subjacentes[16].

O Quadro 1 sintetiza o raciocínio diagnóstico para as disfunções sexuais, segundo o DSM-5[5].

Questionários de autorrelato e escalas de sintomas fornecem um complemento para os cuidados clínicos ou a pesquisa em indivíduos com disfunção sexual. No entanto, essas medidas não devem substituir a entrevista com o paciente e uma análise detalhada da história sexual[21].

Os pontos fortes desses questionários incluem a medida padronizada e eficiente de problemas e a capacidade de rastrear alterações ao longo do tempo. No entanto, fornecem informações limitadas sobre vários aspectos da função sexual atual. Além disso, questionários e escalas de sintomas não fornecem informações sobre etiologia ou sobre problemas médicos ou psiquiátricos comórbidos[16].

DIAGNÓSTICO DIFERENCIAL

Um dos diagnósticos diferenciais mais frequentemente observados diz respeito àquele entre uma e outra disfunção sexual[5]. Ou seja, é fundamental avaliar se a precocidade da ejaculação, por exemplo, é um sintoma de EP exatamente ou seria uma dificuldade de ereção que leva o homem a ejacular antes de falhar.

O desejo hipoativo pode, também, ser o diagnóstico correto em alguns casos em que a queixa é dificuldade de ereção[5].

Quadro 1 Critérios diagnósticos das disfunções sexuais, segundo o DSM-5

Disfunções sexuais
O DSM-5 estabeleceu uma série de critérios para cada disfunção sexual, sendo quatro deles comuns a todas elas para confirmar o diagnóstico.

Critérios principais
A. Dificuldade sexual persistente ou recorrente (estão incluídos descritores específicos dos sintomas de cada disfunção).
B. Duração mínima de 6 meses dos sintomas do critério A.
C. Presença de sofrimento pessoal clinicamente significativo.
D. Não é mais bem explicado por outro transtorno mental não sexual, não está relacionado a grave conflito no relacionamento ou a outros estressores, nem é atribuído a efeitos de substância/medicação ou a condição médica geral.

Especificadores
- Quanto ao início da disfunção sexual
  - Ao longo da vida
  - Adquirida
- Quanto à ocorrência da disfunção sexual
  - Generalizada
  - Situacional
- Quanto à intensidade (sofrimento)
  - Mínima
  - Moderada
  - Grave

Investigação de fatores associados que desencadeiam ou agravam as disfunções sexuais
- Parceria (disfunção sexual da parceria, condição de saúde da parceria, p. ex.)
- Relacionamento (comunicação precária, divergência quanto ao desejo por atividade sexual)
- Vulnerabilidade individual (autoimagem corporal insatisfatória, história de abuso sexual ou emocional), comorbidades psiquiátricas (depressão ou ansiedade) ou estressores (desemprego, privações, p. ex.)
- Cultura/religião (proibições/inibições quanto a atividade sexual, atitudes a respeito da sexualidade)
- Presença de condições médicas relevantes para prognóstico, curso e tratamento

Fonte: Associação Psiquiátrica Americana, 2013[5].

Nesses casos, a função erétil estando prejudicada, causa frustração e consequentemente inibe o desejo.

Também a falta de interesse sexual de uma mulher pode decorrer da EP do parceiro, o que torna o ato pouco ou nada prazeroso para ela. A dispareunia também pode resultar em falta de desejo.

Em todas as situações referidas acima importa saber a origem da dificuldade. O diagnóstico correto é aquele que leva em consideração o ponto de partida dessa série de comportamentos sexuais disfuncionais.

Vale lembrar, ainda, que parafílicos podem apresentar falta de desejo e/ou de excitação e orgasmo, quando tentam fazer sexo fora de suas preferências. Por exemplo, o indivíduo sádico evitando atitudes ofensivas durante o ato sexual.

Inúmeras são as doenças de base física e/ou psiquiátrica que levam às dificuldades sexuais. Nesses casos, o diagnóstico correto refere-se à patologia que determinou a disfunção sexual e não a disfunção em si[5,16]. Por exemplo, a depressão que causa falta de desejo ou o diabetes que leva à dificuldade de ereção.

EXAMES COMPLEMENTARES

Um conjunto genérico de exames laboratoriais, utilizados para avaliar funções físicas associadas à função sexual masculina e feminina é apresentado na Tabela 4. Esses testes não fornecem a etiologia definitiva da disfunção sexual, mas indicam se há alguma condição anômala, que mereça ser mais bem investigada[22]. Por exemplo, níveis abaixo de 300 ng/dL para testosterona total e 7,3 ng/dL para testosterona livre são sugestivos de hipogonadismo em homens acima de 40 anos com sintomatologia que inclui redução da libido e/ou disfunção erétil, sendo necessárias duas dosagens hormonais (com intervalo de no mínimo 15 dias entre elas) para confirmar o diagnóstico[23]. Outros exames auxiliam na identificação de comorbidades, como diabetes, dislipidemias, hipo/hipertireoidismo, que exercem impacto negativo sobre a função sexual de homens e mulheres[22].

Tabela 4 Exames laboratoriais utilizados no diagnóstico de disfunções sexuais

Exames recomendados	Exames auxiliares
Estradiol plasmático	Perfil lipídico (colesterol, triglicérides)
Testosterona total	DHEA
Testosterona livre	Glicemia de jejum
SHBG	Hemoglobina glicada
FSH, LH	Painel tireoidiano
Prolactina	Hemograma completo
Albumina	

Fonte: adaptada de Derogatis, 2008[22].
DHEA: de-hidroepiandrosterona; FSH: hormônio folículo-estimulante; LH: hormônio luteinizante; SHBG: globulina carreadora de hormônios sexuais.

Em mulheres, baixas concentrações de androgênios (testosterona total e livre) podem indicar insuficiência androgênica. Entretanto, ainda não há um critério bioquímico confiável para caracterizar essa situação na população feminina. Por isso, não é recomendado que o diagnóstico etiológico de desejo hipoativo seja feito com base apenas nas concentrações de androgênios, devido à falta de correlação clínica com possíveis queixas sexuais[24].

TRATAMENTO

As abordagens da disfunção sexual variam de acordo com as diferenças epidemiológicas, as influências culturais, as comorbidades médicas e os tratamentos relacionados, as opções disponíveis e os perfis de efeitos adversos de medicamentos. A compreensão das vias neurobiológicas básicas envolvidas pode ajudar a entender os efeitos potenciais dos tratamentos médicos e psiquiátricos comórbidos sobre o funcionamento sexual. Várias opções estão disponíveis, incluindo novos medicamentos, até para o tratamento da disfunção sexual feminina[12].

Os fármacos indicados para os diferentes tipos de disfunção sexual têm mecanismos de ação que buscam resgatar a fisiologia do ciclo da resposta sexual. Dessa forma, o tratamento medicamentoso para casos de EP, por exemplo, consiste na prescrição de medicamentos que influenciem a transmissão serotoninérgica, retardando a ejaculação[25]. Para a DE, os medicamentos de primeira escolha são os inibidores da fosfodiesterase tipo 5 (PDE-5), os quais resgatam e mantêm a resposta erétil, diante do estímulo sexual, por intermédio do bloqueio seletivo da degradação do monofosfato de guanosina cíclico (GMPc) no corpo cavernoso. Não havendo estímulo sexual, esses fármacos não são capazes de iniciar ou manter a ereção[26].

Para tratar a inibição do desejo masculino e feminino, sem déficit hormonal, uma alternativa é a bupropiona, um antidepressivo que, preferencialmente, inibe a recaptação de dopamina na fenda sináptica[27,28].

Se o desejo sexual hipoativo decorre de diminuição dos níveis de testosterona, a terapia androgênica deve ser cogitada, tanto para homens como para mulheres, obedecendo a critérios e contraindicações bem definidos[24,26,29], apresentados no Quadro 2. Há diferentes formulações que devem ser utilizadas de acordo com o perfil de cada paciente. Para mulheres não devem ser prescritas apresentações específicas para homens, por dificuldade de ajuste da dose e risco de doses suprafisiológicas[24].

Diretriz conjunta da Endocrine Society, do American Congress of Obestricians and Gynecologists, da American Society for Reproductive Medicine, da European Society of Endocrinology e da International Menopause Society recomenda terapia androgênica somente para desejo sexual hipoativo em mulheres na pós-menopausa e sob uso de estrogênio. Os níveis androgênicos devem ser mensurados a cada 6 meses, para monitorar sinais virilizantes. Em caso de não haver resposta após 3 meses, a terapia deve ser suspensa, visto que não há dados de segurança em longo prazo[29].

Concentrações plasmáticas normais ou próximas ao limite superior de normalidade devem ser mantidas para controle dos efeitos virilizantes (tom grave da voz, alopecia, hirsutismo, acne e hipertrofia do clitóris)[24]. A associação com câncer de mama, não suficientemente elucidada, requer mais estudos[29]. Hepatite colestática, icterícia, hipercalcemia, policitemia e retenção hidroeletrolítica podem ocorrer, sendo reversíveis pela suspensão do hormônio. Risco cardiovascular representa a maior limitação ao uso de androgênios em mulheres[30].

Flibanserina é um medicamento não hormonal, com ação sobre o sistema nervoso central, agonista dos receptores 5-HT$_{1A}$ e antagonista dos receptores 5-HT$_{2A}$. Sua ligação a esses receptores, em áreas seletivas do cérebro, modula a ação de neurotransmissores que participam do ciclo de resposta sexual, ajudando assim a restaurar o equilíbrio entre fatores inibitórios e excitatórios e favorecendo o desejo sexual. Está indicada para mulheres na pré-menopausa, com desejo sexual hipoativo não causado por condições físicas ou psiquiátricas, pelo uso de medicamentos que interfiram na libido ou por conflitos no relacionamento[31]. Ainda indisponível no Brasil, foi aprovada pelo FDA em 2015, devendo ser administrada sem uso de bebida alcoólica e com atenção aos efeitos adversos[32].

Bremelanotide é um agonista dos receptores de melanocortina tipo 4 (MCR4), com ação sobre o sistema nervoso central. Está indicado para desejo sexual hipoativo, em mulheres na pré-menopausa. Uso injetável, 45 minutos antes do ato sexual[33]. Foi aprovado pelo FDA, em 2019, mas não está disponível no Brasil.

A disponibilidade de medicamentos de eficácia comprovada ou promissora para o tratamento das disfunções sexuais não diminui a importância das técnicas psicoterápicas para esse fim. As psicoterapias são indicadas para as disfunções sexuais com componente psicogênico (primário ou associado a disfunção de origem orgânica) e podem ser aplicadas em combinação com a farmacoterapia[34-36].

O Quadro 2 detalha os esquemas de tratamento para as disfunções sexuais.

CONSIDERAÇÕES FINAIS

A medicina sexual é uma nova área do conhecimento médico que se ocupa do diagnóstico, do tratamento e da prevenção das disfunções sexuais femininas e masculinas, dos transtornos parafílicos e da disforia de gênero, condições essas consideradas problemas de saúde pública, seja pela alta prevalência, seja pelo número de pessoas envolvidas com o transtorno do paciente.

Mais recentemente os tratamentos médicos das disfunções sexuais vêm recebendo novas alternativas, desde medicamentos por via oral até agentes de uso tópico e cirurgias, além de várias modalidades de psicoterapias de curta duração.

Tais avanços propiciaram novas oportunidades de desempenho e satisfação sexual aos pacientes e estimularam os pesquisadores à busca de opções terapêuticas cada vez mais efetivas e à elucidação etiológica dos diferentes transtornos da sexualidade. O tratamento e a evolução satisfatória desses transtornos exigem da Medicina o seu mais desafiador modelo: a interdisciplinaridade.

O prognóstico pode tornar-se mais reservado quando há disfunção em ambos os parceiros, assim como quando a disfunção é primária (ao longo da vida), com vários anos de evolução sem tratamento, e há comorbidade, conflitos conjugais e/ou má qualidade de vida da(o) paciente e/ou de seu (sua) parceiro(a).

30 · DISFUNÇÕES SEXUAIS   611

Quadro 2   Esquemas de tratamento das disfunções sexuais masculinas e femininas

Disfunções sexuais masculinas

Ejaculação precoce[34,25,37,38]

1. Antidepressivos (inibidores seletivos da recaptação da serotonina – ISRS) – paroxetina, fluoxetina, sertralina (dose variável); iniciar com doses menores e adequar gradativamente, até a remissão dos sintomas e manter nessa dose
2. Antidepressivos tricíclicos – amitriptilina, clomipramina (dose variável); iniciar com doses baixas e adequar gradativamente, até a remissão dos sintomas. Manter nessa dose
3. Ansiolíticos – alprazolam ou bromazepam (dose variável), para a ansiedade de desempenho
4. Aplicações tópicas de cremes de lidocaína – exigem uso de preservativo (para evitar prejuízo à sensibilidade da mucosa vaginal da parceira)
5. Inibidores da fosfodiesterase-5 (PDE-5) associados a ISRS – mantêm a rigidez peniana, reduzindo a urgência ejaculatória, em alguns casos
6. Opioide analgésico de ação central (tramadol) – utilizado sob demanda, eleva o tempo de latência intravaginal; uso ainda limitado a estudos clínicos; há risco de dependência
7. Dapoxetina – 60 mg, via oral, uso sob demanda; disponível na Europa e no México; aprovada, mas não comercializada no Brasil
8. Psicoterapia/terapia sexual/terapia de casal

Disfunção erétil[34,39,40,26]

Tratamento de primeira linha

1. Educação/mudanças no estilo de vida/adoção de hábitos saudáveis
   - Atenção e tratamento aos fatores de risco (maus hábitos de vida: bebida alcoólica em excesso, tabagismo, sedentarismo, estresse, alimentação hipercalórica, uso de drogas ilícitas). Orientação/aconselhamento
2. Psicoterapia/terapia sexual/terapia de casal – em casos de disfunção psicogênica ou mista (orgânica com repercussão psicogênica)
3. Agentes orais (inibidores da PDE-5) – uso sob demanda
   - Tadalafila – 1 cp, 2 a 3 vezes por semana (20 mg); ou uso diário (5 mg, no máximo)
   - Citrato de sildenafila – 1 cp/dia (25, 50 ou 100 mg, conforme gravidade da DE)
   - Cloridrato de vardenafila – 1 cp/dia (5, 10 e 20 mg, conforme gravidade da DE)
   - Carbonato de lodenafila – 1 cp/dia (80 mg)
   - Udenafila – 1 cp/dia (100 mg)

Tratamento de segunda linha (quando a primeira linha for ineficaz)

1. Agentes injetáveis
   - Aplicação intracavernosa de substâncias vasoativas (papaverina, fentolamina, clorpromazina, prostaglandinas), combinadas ou isoladas
2. Medicações intrauretrais (alprostadil) – uso restrito no Brasil
3. Dispositivos a vácuo, aplicados ao pênis – uso restrito no Brasil

Tratamento de terceira linha (quando a primeira e segunda linhas forem ineficazes)

   - Implante de prótese peniana

Desejo sexual hipoativo[26,28,34,41,42]

1. Tratamento da depressão, se esta for a causa da disfunção do desejo sexual
   - Administrar, sempre que possível, antidepressivo de menor prejuízo à função sexual (p. ex., bupropiona, mirtazapina, agomelatina, vortioxetina)

   Se necessário, associar "antídotos", caso o tratamento de eleição seja com ISRS:
   - Bupropiona (150-300 mg/dia)*
   - Buspirona (30-60 mg/dia)
   - Mirtazapina (15-45 mg/dia)
   - Trazodona (200-400 mg/dia)
   - Inibidores da PDE-5 (ver agentes orais para DE)

   * Não indicada se houver histórico de anorexia, bulimia, antecedentes de convulsão, inquietação, insônia, abuso de álcool ou uso de drogas ilícitas (baixa o limiar convulsígeno)
   - Adequação da dose do antidepressivo utilizado (quando possível) ou troca por outro com menor efeito negativo sobre a libido
2. Terapia androgênica – indicada somente quando houver quadro clínico característico de distúrbio androgênico do envelhecimento masculino (DAEM) e níveis de testosterona < 300 ng/dL
   - Benefícios e riscos devem ser monitorados a cada três meses
   - Todas as opções de tratamento devem ser discutidas com o paciente
   - Observar as contraindicações para a terapia hormonal:
     - Contraindicações absolutas: câncer de próstata não tratado, câncer de mama ativo, hiperplasia prostática benigna não tratada.
     - Contraindicações relativas: apneia do sono não tratada, insuficiência cardíaca grave, sintomas do trato urinário inferior e policitemia.

(continua)

Quadro 2 Esquemas de tratamento das disfunções sexuais masculinas e femininas (*continuação*)

Disfunções sexuais masculinas

Preparações utilizadas na terapia androgênica masculina

Via de administração	Droga	Dose/intervalo
Oral	Undecilato de testosterona	120-160 mg em várias doses diárias
Subcutânea – Implantes*	Buciclato de testosterona	1.200 mg/4-6 meses
Transdérmica – Gel	Gel de testosterona hidroalcoólica	50-100 mg/dia
Transdérmica – solução tópica	Testosterona	60 mg/dia
Transdérmica Adesivo*	Testosterona	2,5-5 mg/dia
Transmucosa – Bucal*	Testosterona	30 mg/2x dia
Intramuscular	Ésteres de testosterona	50-250 mg/2-4 semanas
Intramuscular	Cipionato de testosterona	50-400 mg/2-4 semanas
Intramuscular*	Enantato de testosterona	50-400 mg/2-4 semanas
Intramuscular*	Propionato de testosterona	25-50 mg/2-3x semana
Intramuscular	Undecilato de testosterona	1.000 mg/3 meses

* Apresentações não disponíveis comercialmente no Brasil. Fonte: adaptada de Sociedade Brasileira de Urologia, 2012[43].

3. Psicoterapia/terapia sexual/terapia de casal – em casos de disfunção psicogênica ou mista (orgânica com repercussão psicogênica)

Anorgasmia[34,44]

1. Antidepressivo – se anorgasmia por depressão, dose variável que não interfira negativamente na função sexual
2. Buspirona (30-60 mg/dia) ou alprazolam (0,5-2,0 mg/dia) – se anorgasmia por ansiedade
3. Amantadina ou ciproeptadina (uso sob demanda) – se anorgasmia induzida por ISRS
4. Psicoterapia/terapia sexual/terapia de casal – para compreensão/reestruturação da competência sexual

Disfunções sexuais femininas

Desejo sexual hipoativo e/ou inibição da excitação[34,45,27,46-49,31,42,24,29]

1. Se devidos à depressão
   - Administrar, sempre que possível, antidepressivo de menor prejuízo à função sexual (exemplo: bupropiona, mirtazapina, agomelatina, vortioxetina)

     Se necessário, acrescentar "antídotos", caso o tratamento de eleição seja com ISRS:
     - Bupropiona (150-300 mg/dia)*
     - Buspirona (30-60 mg/dia)
     - Mirtazapina (15-45 mg/dia)
     - Trazodona (200-400 mg/dia)

     * Não indicada se houver histórico de anorexia, bulimia, antecedentes de convulsão, inquietação, insônia, abuso de álcool ou uso de drogas ilícitas (baixa o limiar convulsígeno)
   - Adequação da dose do antidepressivo utilizado (quando possível) ou troca por outro com menor efeito negativo sobre a libido
2. Terapia androgênica criteriosa – pode ser indicada para mulheres na pós-menopausa, ooforectomizadas bilateralmente, sob radio ou quimioterapia e sob uso de estrogênio, desde que não haja contraindicação (câncer de mama ou de útero, síndrome do ovário policístico, níveis baixos de estrógeno, dislipidemia, insuficiência hepática, acne ou hirsutismo grave)

Preparações utilizadas na terapia androgênica feminina

Droga	Via de administração	Dose	Características
Metiltestosterona	Oral	1,25-2,5 mg	Uso diário; meia-vida curta; potencial de hepatotoxicidade; níveis suprafisiológicos de testosterona após absorção
Gel/adesivo de testosterona	Transdérmica	1,25-2,5 mg 150-300 mcg	Uso diário; meia-vida variável com o tipo de preparação; farmacocinética mais favorável; melhor perfil metabólico; ajuste de dose; preparação preferencial

Fonte: adaptada de Fernandes et al., 2012[50].

(continua)

Quadro 2 Esquemas de tratamento das disfunções sexuais masculinas e femininas (*continuação*)

Disfunções sexuais femininas

3. Flibanserina – 100 mg/dia ao deitar; fármaco não hormonal, agonista dos receptores serotoninérgicos 5-HT1A e antagonista dos receptores serotoninérgicos 5-HT2A.
   Indicada para mulheres na pré-menopausa, com desejo sexual hipoativo não causado por condições orgânicas ou psiquiátricas, uso de medicamentos que interfiram com a libido ou conflitos no relacionamento. Aprovada pelo FDA, mas não disponível no Brasil
4. Bremelanotide: solução injetável para tratamento de desejo sexual hipoativo em mulheres pré-menopausadas, é agonista dos receptores de melanocortina tipo 4 (MCR4), com ação no SNC. Em 2019, o FDA aprovou seu uso. Não disponível no Brasil.
5. Psicoterapia/terapia sexual/terapia de casal – em casos de disfunção psicogênica ou mista (orgânica com repercussão psicogênica).

Anorgasmia[34,48,51]
1. Antidepressivo – se anorgasmia por depressão (por exemplo: bupropiona), dose variável que não interfira negativamente na função sexual
2. Buspirona (30-60 mg/dia) ou alprazolam (0,5-2,0 mg/dia) – se anorgasmia por ansiedade
3. Psicoterapia/terapia sexual/terapia de casal – para compreensão/reestruturação da competência sexual

Dispareunia (dor genitopélvica/penetração) e dificuldade de lubrificação[34,52,53]
1. Antidepressivo – em baixas doses e que não interfira negativamente na função sexual (indicado para redução de dor neuropática)
2. Ansiolítico – dose variável, conforme o caso
3. Gel hidrossolúvel – se lubrificação diminuída
4. Cremes de estrógeno (uso tópico) – contra atrofia e falta de lubrificação vaginal
5. Tibolona – melhora lubrificação de mulheres na pós-menopausa
6. Inibidor da PDE-5 – aumenta resposta congestiva, mas com efeito "irregular" sobre a excitação
7. Fisioterapia específica para o assoalho pélvico e os genitais
8. Laser CO_2 fracionado ou *laser* Erbium – melhora dispareunia, atrofia vulvovaginal, secura vaginal e ardor, ao induzir a remodelação do colágeno da mucosa vaginal e a regeneração tópica do tecido conjuntivo
9. Psicoterapia/terapia sexual/terapia de casal – em casos de disfunção psicogênica ou mista (orgânica com repercussão psicogênica)

Vinheta clínica

Marcia, 38 anos, casada, branca, católica não praticante, mãe de dois filhos do sexo masculino, secretária, desempregada há dois anos, natural e procedente de Florianópolis/SC.

Queixa-se de falta de desejo sexual, há nove meses.

Relata que o desinteresse pela atividade sexual começou de modo progressivo, sendo hoje muito intenso, a ponto de não lhe ocorrer nem fantasias sexuais pelo marido ou por qualquer outro homem. Descreve-se como "anestesiada" para o sexo, rechaçando frequentemente as tentativas de aproximação de seu parceiro. Nas raras oportunidades em que aceita, percebe extrema dificuldade para se excitar e quase nunca chega ao orgasmo. Nega tratamento anterior para esse problema.

Iniciou tratamento de quadro depressivo há oito meses, tendo-lhe sido prescrito um inibidor seletivo da recaptação da serotonina (ISRS), 20 mg, 2 cp/dia. Melhorou da depressão (caracterizada por humor depressivo, choro fácil, desânimo, desinteresse geral, insônia terminal).

Por outro lado, a falta de entusiasmo para o ato sexual permaneceu e foi acrescida de dificuldade para a excitação e a finalização da relação sexual. Seu parceiro está muito decepcionado e desconfiado de traição, ameaçando se separar dela.

Marcia refere menstruação precedida de "nervosismo" e inquietação, desde a sua adolescência, quadro esse que se agravou com o casamento, o que ocorreu há onze anos.

É tabagista, desde a adolescência.

Mãe e tio materno se tratam de quadros depressivos repetitivos há vários anos.

Seu exame psíquico é compatível com quadro de depressão moderada.

Perguntado a ela se utilizava a medicação corretamente, conforme orientado pelo psiquiatra anterior, a paciente referiu que "nem sempre", alegando, para esse uso irregular, não perceber a eficácia do remédio, além de prejuízo à função sexual e aumento de peso.

Foi então orientada sobre a importância do uso correto da medicação, para obter a eficácia do tratamento.

Outra medida foi a retirada gradativa do antidepressivo que ela vinha utilizando (o que foi feito em 15 dias) e substituição por um antidepressivo dopaminérgico (bupropiona), inicialmente 150 mg/dia, passando a 300 mg/dia em quatro semanas, conforme evolução do quadro.

Antecedendo essa prescrição, foi-lhe perguntado a respeito de ansiedade, insônia, passado convulsivo, anorexia, bulimia, uso de drogas e/ou abuso de álcool; a paciente negou esses antecedentes.

Marcia aderiu integralmente ao tratamento, uma vez resolvido o impacto negativo sobre a libido. Obteve remissão do quadro depressivo três meses depois, estando no momento em tratamento de manutenção.

Confirma ter recuperado o desejo/excitação sexuais, melhorado a capacidade de atingir o orgasmo, como resposta ao novo antidepressivo e, também, à remissão da depressão.

Para aprofundamento

- Abdo CHN. Sexualidade humana e seus transtornos. 5. ed. atualizada e ampliada. São Paulo: Leitura Médica; 2014.
  - ⇨ Livro com cerca de 350 páginas, contendo o essencial para quem se interessa pelo estudo da medicina sexual: do conceito ao tratamento (farmacológico, psicoterapêutico e fisioterápico, entre outros) das disfunções sexuais, transtornos parafílicos e disforia de gênero. Um manual escrito a partir da farta literatura nacional e internacional, somado à experiência clínica da autora.
- Ciocanel O, Power K, Eriksen A. Interventions to treat erectile dysfunction and premature ejaculation: an overview of systematic reviews. Sex Med. 2019;7(3):251-269.
  - ⇨ Artigo que traz uma revisão sistemática a respeito do tratamento da ejaculação precoce e da disfunção erétil, ou seja, as duas disfunções sexuais masculinas de maior prevalência no Brasil e no mundo.
- Weinberger JM, Houman J, Caron AT, Anger J. Female sexual dysfunction: a systematic review of outcomes across various treatment modalities. Sex Med Rev. 2019;7(2):223-250.
  - ⇨ Recente revisão sistemática da evolução do tratamento das disfunções sexuais femininas, comparando as diferentes modalidades disponíveis e aprovadas pelos órgãos regulatórios.

REFERÊNCIAS BIBLIOGRÁFICAS

1. Masters WH, Johnson VE. Human sexual response. Boston: Little, Brown and Co., 1966.
2. Kaplan HS. The new sex therapy. New York, NY: Brunner-Mazel; 1974.
3. Associação Psiquiátrica Americana (APA). Manual diagnóstico e estatístico de transtornos mentais (DSM-IV-TR). 4. ed. Porto Alegre: Artmed; 2002.
4. Basson R. Human sex response cycles. J Sex Marital Ther. 2001;27:33-43.
5. Associação Psiquiátrica Americana (APA). Manual diagnóstico e estatístico de transtornos mentais: DSM-5. 5. ed. Porto Alegre: Artmed; 2014.
6. Laumann EO, Paik A, Rosen RC. Sexual dysfunction in the United States: prevalence and predictors. JAMA. 1999;281(6):537-44.
7. World Health Organization. International classification of diseases 11th revision (ICD-11). Disponível em: https://icd.who.int/. Acesso em: 27 jan. 2020.
8. Shifren JL, Monz BU, Russo PA, Segreti A, Johannes CB. Sexual problems and distress in United States women: prevalence and correlates. Obstet Gynecol. 2008;112(5):970-8.
9. Johannes CB, Clayton AH, Odom DM, Rosen RC, Russo PA, Shifren JL, et al. Distressing sexual problems in United States women revisited: prevalence after accounting for depression. J Clin Psychiatry. 2009;70(12):1698-706.
10. Abdo CH. Descobrimento sexual do Brasil. São Paulo: Summus; 2004.
11. Abdo CH, Valadares AL, Oliveira Jr WM, Scanavino MT, Afif-Abdo J. Hypoactive sexual desire disorder in a population-based study of Brazilian women: associated factors classified according to their importance. Menopause. 2010;17(6):1114-1121.
12. Harsh V, Clayton AH. Sex differences in the treatment of sexual dysfunction. Curr Psychiatry Rep. 2018;20(3):18.
13. Clayton AH. Sexual function and dysfunction in women. Psychiatr Clin North Am. 2003;26(3):673-82.
14. Clayton AH. Epidemiology and neurobiology of female sexual dysfunction. J Sex Med. 2007;4:260-8.
15. Clayton AH, Balon R. The impact of mental illness and psychotropic medications on sexual functioning: the evidence and management. J Sex Med. 2009;6(5):1200-11.
16. **Hatzichristou D, Kirana PS, Banner L, Althof SE, Lonnee-Hoffmann RA, Dennerstein L, et al. Diagnosing sexual dysfunction in men and women: sexual history taking and the role of symptom scales and questionnaires. J Sex Med. 2016;13(8):1166-82.**
    - ⇨ Resultados de Consulta Internacional em Medicina Sexual que recomendam, com graus de evidências, o melhor método para anamnese sexual e aplicação de instrumentos diagnósticos.
17. Mollaioli D, Ciocca G, Limoncin E, Di Sante S, Gravina GL, Carosa E, et al. Lifestyles and sexuality in men and women: the gender perspective in sexual medicine. Reprod Biol Endocrinol. 2020;18(1):10.
18. Montejo AL, Montejo L, Baldwin DS. The impact of severe mental disorders and psychotropic medications on sexual health and its implications for clinical management. World Psychiatry. 2018;17(1):3-11.
19. Nobre PJ, Pinto-Gouveia J. Dysfunctional sexual beliefs as vulnerability factors to sexual dysfunction. J Sex Res. 2006;43(1):68-75.
20. Seftel AD, Sun P, Swindle R. The prevalence of hypertension, hyperlipidemia, diabetes mellitus and depression in men with erectile dysfunction. J Urol. 2004;171(6 Pt 1):2341-5.
21. Clegg M, Towner A, Wylie K. Should questionnaires of female sexual dysfunction be used in routine clinical practice? Maturitas. 2012;72(2):160-4.
22. Derogatis LR. Clinical and research evaluations of sexual dysfunctions. Adv Psychosom Med. 2008;29:7-22.
23. Bhasin S, Cunningham GR, Hayes FJ, Matsumoto AM, Snyder PJ, Swerdloff RS, et al.; Task Force, Endocrine Society. Testosterone therapy in adult men with androgen deficiency syndromes: an Endocrine Society clinical practice guideline. J Clin Endocrinol Metab. 2006;91(6):1995-2010.
24. Wender MC, Pompei LM, Fernandes CE. Consenso brasileiro de terapêutica hormonal da menopausa – Associação Brasileira de Climatério (SOBRAC). São Paulo: Leitura Médica; 2014.
25. **Althof SE, McMahon CG, Waldinger MD, Serefoglu EC, Shindel AW, Adaikan PG, et al. An update of the International Society of Sexual Medicine's guidelines for the diagnosis and treatment of premature ejaculation (PE). J Sex Med. 2014;11(6):1392-422.**
    - ⇨ Recomendação internacional em medicina sexual para padronização de definições, diagnóstico e tratamento da ejaculação precoce.
26. Sociedade Brasileira de Urologia (SBU). II Consenso Brasileiro de Disfunção Erétil. São Paulo: BG Cultural; 2002.
27. Clayton AH, Warnock JK, Kornstein SG, Pinkerton R, Sheldon-Keller A, McGarvey EL. A placebo-controlled trial of bupropion SR as an antidote for selective serotonin reuptake inhibitor-induced sexual dysfunction. J Clin Psychiatry. 2004;65:62-7.
28. Rubio-Aurioles E, Bivalacqua TJ. Standard operational procedures for low sexual desire in men. J Sex Med. 2013;10(1):94-107.
29. Wierman ME, Arlt W, Basson R, Davis SR, Miller KK, Murad MH, et al. Androgen therapy in women: a reappraisal: an Endocrine Society clinical practice guideline. J Clin Endocrinol Metab. 2014;99(10):3489-510.
30. Leão LMC, Duarte MPC, Farias MLF. Insuficiência androgênica na mulher e potenciais riscos de reposição terapêutica. Arq Bras Endocrinol Metab. 2005;(49)2:205-16.
31. Stahl SM, Sommer B, Allers KA. Multifunctional pharmacology of flibanserin: possible mechanism of therapeutic action in hypoactive sexual desire disorder. J Sex Med. 2011;8(1):15-27.
32. Robinson K, Cutler JB, Carris NW. First pharmacological therapy for hypoactive sexual desire disorder in premenopausal women: flibanserin. Ann Pharmacother. 2016;50(2):125-32.
33. Mayer D, Lynch SE. Bremelanotide: new drug approved for treating hypoactive sexual desire disorder. Ann Pharmacother. 2020:1060028019899152.
34. Abdo CH. Terapia para disfunções sexuais. In: Abdo CHN (Ed.). Sexualidade humana e seus transtornos. 5. ed. atualizada e ampliada. São Paulo: Leitura Médica, 2014; p. 337-52.
35. **Brotto L, Atallah S, Johnson-Agbakwu C, Rosenbaum T, Abdo C, Byers ES, et al. Psychological and interpersonal dimensions of sexual function and dysfunction. J Sex Med. 2016;13(4):538-71.**
    - ⇨ Resultados, baseados em evidências, de Consulta Internacional em Medicina Sexual acerca do impacto de fatores psicológicos e relacionais sobre a função e disfunção sexual de homens e mulheres.

36. Fruhauf S, Gerger H, Schmidt HM. Efficacy of psychological interventions for sexual dysfunction: a systematic review and meta-analysis. Arch Sex Behav. 2013;42(6):915-33.

37. Jiann BP. The office management of ejaculatory disorders. Transl Androl Urol. 2016;5(4):526-40.

38. Rowland D, Cooper S. Practical tips for sexual counseling and psychotherapy in premature ejaculation. J Sex Med. 2011;8 Suppl 4:342-52.

39. Chung E. A review of current and emerging therapeutic options for erectile dysfunction. Med Sci (Basel). 2019;7(9).

40. **Hatzimouratidis K, Salonia A, Adaikan G, Buvat J, Carrier S, El-Meliegy A, et al. Pharmacotherapy for erectile dysfunction: recommendations from the Fourth International Consultation for Sexual Medicine (ICSM 2015). J Sex Med. 2016;13(4):465-88.**
    ⇨ **Recomendações baseadas em evidências, de Consulta Internacional em Medicina Sexual, para o tratamento farmacológico da disfunção erétil.**

41. Corona G, Goulis DG, Huhtaniemi I, Zitzmann M, Toppari J, Forti G, et al. European Academy of Andrology (EAA) guidelines on investigation, treatment and monitoring of functional hypogonadism in males. Andrology. 2020.

42. Taylor MJ, Rudkin L, Bullemor-Day P, Lubin J, Chukwujekwu C, Hawton K. Strategies for managing sexual dysfunction induced by antidepressant medication. Cochrane Database Syst Rev. 2013;(5):CD003382.

43. Sociedade Brasileira de Urologia (SBU). Diretrizes em DAEM. Rio de Janeiro: Sociedade Brasileira de Urologia; 2012.

44. McMahon CG, Jannini E, Waldinger M, Rowland D. Standard operating procedures in the disorders of orgasm and ejaculation. J Sex Med. 2013 Jan;10(1):204-29.

45. Basson R, Gilks T. Women's sexual dysfunction associated with psychiatric disorders and their treatment. Womens Health (Lond). 2018;14:1745506518762664.

46. Fooladi E, Bell RJ, Davis SR. Management strategies in SSRI-associated sexual dysfunction in women at midlife. Climacteric. 2012;15(4):306-16.

47. Goldstein I, Kim NN, Clayton AH, DeRogatis LR, Giraldi A, Parish SJ, et al. Hypoactive sexual desire disorder: International Society for the Study of Women's Sexual Health (ISSWSH) – Expert consensus panel review. Mayo Clin Proc. 2017;92(1):114-28.

48. **Kingsberg SA, Althof S, Simon JA, Bradford A, Bitzer J, Carvalho J, et al. Female sexual dysfunction – medical and psychological treatments, Committee 14. J Sex Med. 2017;14(12):1463-91.**
    ⇨ **Recomendações baseadas em evidências, de Consulta Internacional em Medicina Sexual, para o tratamento médico e psicológico das disfunções sexuais femininas.**

49. Segraves RT. Bupropion sustained release for the treatment of hypoactive sexual desire disorder in premenopausal women. J Clin Psychopharmacol. 2004;25:339-42.

50. Fernandes CE, Strufaldi R, Steiner ML, Pompei LM. Uso de andrógenos em mulheres. In: Clapauch R. Endocrinologia feminina e andrologia. São Paulo: A. C. Farmacêutica; 2012; p. 347-59.

51. Laan E, Rellini AH, Barnes T; International Society for Sexual Medicine. Standard operating procedures for female orgasmic disorder: consensus of the International Society for Sexual Medicine. J Sex Med. 2013;10(1):74-82.

52. Gambacciani M, Palacios S. Laser therapy for the restoration of vaginal function. Maturitas. 2017;99:10-5.

53. Rosen NO, Dawson SJ, Brooks M, Kellogg-Spadt S. Treatment of vulvodynia: Pharmacological and non-pharmacological approaches. Drugs. 2019;79(5):483-493.

31
Identidade de gênero, variações de gênero e incongruência de gênero

Alexandre Saadeh
Daniel Augusto Mori Gagliotti
Saulo Vito Ciasca

Sumário

Introdução
Conceitos gerais
Diagnóstico em transexualidade
Epidemiologia
Etiologia da incongruência de gênero
Diagnósticos diferenciais
Saúde mental e incongruência de gênero
Abordagem da incongruência de gênero do adulto
    Psicoterapia
    Terapia cruzada de hormônios sexuais
    Cirurgias
Considerações finais
Vinheta clínica
Para aprofundamento
Referências bibliográficas

Pontos-chave

- Compreender que a discussão de identidade de gênero, variações de gênero e incongruência de gênero é importante na prática clínica e, apesar de soar recente, apresenta nuances que atravessam a história e as mais diversas culturas.
- Saber quais os diferentes conceitos e termos ligados a este tema e as definições consideradas corretas atualmente; os critérios diagnósticos de diferentes manuais e o significado de diagnóstico e disforia quando abordados dentro da temática de identidade de gênero.
- Avaliar o papel da psiquiatria e da saúde mental ligadas à saúde trans, como parte de uma equipe multidisciplinar de acompanhamento e cuidados em saúde, entender o conceito de vulnerabilidades, estresse de minorias e as coocorrências psiquiátricas e diagnósticos diferenciais mais comuns.
- Perceber os papéis de diferentes profissionais dentro de uma equipe multidisciplinar de cuidados de saúde à população trans adulta, como abordar as demandas mais comuns trazidas por pacientes que apresentem incongruência de gênero e buscam procedimentos médicos de afirmação de gênero.

INTRODUÇÃO

Abordar conceitos como identidade de gênero, variações de gênero e incongruência de gênero, é explicitar conceitos complexos tratados nos mais diversos campos de conhecimento: medicina, antropologia, moda, saúde, sociologia, psicologia, direito, entre outras. Justamente por serem esses termos complexos e conectados entre si, as várias áreas de saber técnico e científico aventuram-se a explorá-los, sob a sua ótica, ligando-os à importância para o histórico da chamada diversidade humana e seus papéis relevantes para a sociedade atual.

No que se refere à medicina e, mais especificamente à psiquiatria, falar sobre identidade de gênero é ampliar ainda mais o conhecimento, a empatia e a compreensão do indivíduo que está à frente do médico. Refere-se a vê-lo como um todo, inclusive em sua percepção subjetiva de pertencimento a determinado gênero.

Sendo as identidades de gênero umas das variações possíveis da expressão e do comportamento humano coube, dentro das áreas médicas, à psiquiatria os estudos dessas possibilidades diversas e suas implicações para o sujeito em questão, seus indicadores sociais e de saúde. A psiquiatria também passou a descrever o transitar de um indivíduo de uma identidade de gênero para outra, mudando e revisando seu olhar com o passar do tempo, com o desenvolvimento da ciência, de outras áreas médicas e de estudos de outras áreas do conhecimento.

O nascimento de uma pessoa e suas características físicas, biológicas, diferenciadas entre macho, fêmea ou interssexo, não contempla a grande gama de possibilidades que essa mesma pessoa pode se autodefinir para além de ser homem ou mulher e as maneiras como irá expressar sua masculinidade e feminilidade. É extremamente plural e diversa a possibilidade de expressões comportamentais sexuais ligadas à identidade de gênero e orientação sexual mesmo entre outras espécies de animais[1].

Diversos mitos e religiões abordam essa questão de maneira recorrente e em diferentes culturas. O mito de Tirésias de Tebas conta que o personagem teria tido os dois gêneros por vontade dos deuses. O Mahabharata hindu relata a história de um rei que teria se transformado em mulher e se recusou ser transformado novamente em homem. Sacerdotes romanos do deus Átis emasculavam-se e vestiam de mulher. Em termos culturais, esse comportamento é encontrado da Sibéria à Patagônia, estando presente entre os indígenas norte-americanos (Berdache, Cocopa, Mojave, Navajo, etc.) e entre as castas dos Hijras e Jankhas na Índia[2].

Na História ocidental, personagens que mudaram de gênero também são comuns e alguns só foram identificados após a sua morte, ao serem preparados para o funeral, sendo os maiores exemplos: Sporus, escravo de Nero, imperador romano; Heliogábalo, também imperador romano; Papa João VIII; Trótula, médica da Idade Média biologicamente masculina que se apresentava-se como mulher; Chevalier d'Eon, amante de Luís XV; Lorde Cornbury, primeiro governador colonial da Nova Inglaterra, e tantos outros[3].

Discutir identidade de gênero, transexualidade e todos os conceitos relacionados a estes termos requer, portanto, olhar cuidadoso sobre especificidades como identidade, sexo, gênero e corpo, conceitos a serem abordados mais à frente deste capítulo. Aos profissionais da saúde de qualquer área, não é preciso buscar uma especialidade em saúde da população transexual, mas estar sensível a todas as particularidades e especificidades que envolvem a saúde dessa população, incluindo as vulnerabilidades, as demandas específicas e as particularidades do Sistema Único de Saúde brasileiro que envolvam essa temática.

Um estudo recente mostrou que atitudes dos próprios profissionais de saúde podem se tornar barreiras de acesso à saúde para as pessoas transexuais ou que de alguma maneira não se conformam com o sexo que lhes foi reconhecido ou o gênero designado ao seu nascimento, como por exemplo o desrespeito ao nome social, o desencorajamento à exploração da própria identidade de gênero, a recusa à realização de exame físico, atitudes discriminatórias e preconceituosas[4]. É preciso informação para que se amplie o acesso à saúde, papel fundamental da medicina e da psiquiatria.

CONCEITOS GERAIS

De maneira geral, é preciso diferenciar sexo de identidade de gênero. Robert Stoller, psicanalista importante no estudo do transexualidade, na década de 1960 separa sexo de gênero, atribuindo a sexo uma definição biológica e ao gênero uma definição sociopsicológica[5].

No Quadro 1, observam-se algumas definições que facilitam a compreensão sobre o tema.

Quadro 1 Definições

Sexo biológico	Definido por características anatômicas e fisiológicas: cromossomos, gônadas, genitália interna, genitália externa, hormônios e caracteres sexuais secundários. Identifica-se o sexo como sendo masculino (macho), feminino (fêmea) ou com desenvolvimento sexual diferente (interssexualidade).
Identidade	Pode ser entendida como o reconhecimento de um conjunto de características e traços particulares que caracterizam uma pessoa (nome, sexo, data de nascimento, reconhecimento social), assim como também a consciência que uma pessoa tem dela própria tornando-a única, porém com características comuns às de outras pessoas[6].
Gênero	Conceito sociocultural que estabelece comportamentos, adereços, acessórios e gostos para o indivíduo, sendo um espectro de possibilidade entre o masculino, passando pelo andrógino/ambíguo, até o feminino.
Identidade de gênero	Está vinculado com o entendimento de uma pessoa sobre o próprio sexo e gênero, ou seja, sua singularidade e especificidade associadas a aspectos culturais, biológicos, seus desejos, escolhas e afetos[7]. Trata-se de uma experiência profunda e individual, podendo ou não corresponder ao sexo reconhecido ao nascimento[8]. Também passa por um espectro de possibilidades abarcando a noção de pertencimento ao gênero masculino, ao gênero feminino ou a outras possibilidades de gênero concordantes ou discordando com o binário masculino/feminino. Envolve uma interação complexa entre fatores biológicos como hormonais, epigenéticos, e de desenvolvimento cognitivo, fatores psicológicos, sociais, ambientais e culturais[9].
Papel de gênero ou expressão de gênero	Tudo o que uma pessoa diz e faz para indicar aos outros, ou a si mesmo, sua masculinidade, feminilidade, ambos ou nenhum, ou seja, a expressão social de sua identidade de gênero. Isso inclui, mas não se restringe, ao desejo e à resposta sexual. Papel de gênero é a expressão pública da identidade de gênero e identidade de gênero é a experiência pessoal e subjetiva do papel de gênero[10].
Orientação afetivo-sexual	Está relacionada ao desejo sexual e/ou afetivo por pessoas do mesmo gênero (homossexualidade), do gênero oposto (heterossexualidade), por ambos os gêneros (bissexualidade), por ambos os gêneros incluindo as possibilidades não binárias de gênero (panssexualidade) ou ausência de atração sexual e/ou afetiva (assexualidade).

Identidade de gênero, expressão de gênero e orientação sexual são termos e possibilidades de vivências independentes entre si e a grande diversidade se dá justamente nas mais diversas possibilidades de trânsito ao longo do desenvolvimento de uma pessoa entre essas três grandes variáveis.

Também relacionado ao tema deste capítulo, pode-se definir transgênero como um termo "guarda-chuva" de identidades, incluindo as identidades transexual, travesti, não binária e outras que não se identificam (em algum grau) com o sexo reconhecido ao nascimento. Tal caracterização independe de a pessoa ter feito ou não tratamento hormonal, ou cirurgias de afirmação de gênero (também chamadas cirurgias de reconstrução sexual, de reconstrução genital, de redesignação de gênero, de confirmação de gênero ou de redesignação sexual). Mais à frente deste capítulo, abordam-se os procedimentos aos quais pessoas transgêneras podem se submeter visando adequar as suas características anatômicas à identidade de gênero desejada, em conformidade com a experiência e identidade de gênero do sujeito.

Nomeiam-se mulheres transexuais ou transgêneras, pessoas que se identificam como mulheres mas foram reconhecidas como pertencentes ao sexo masculino quando nasceram. Nomeiam-se homens transexuais ou homens trans, pessoas que se identificam como pertencentes ao gênero masculino, mas que foram reconhecidos como pertencentes ao sexo feminino quando nasceram.

O termo cisgênero refere-se aos indivíduos cuja identidade de gênero está em consonância com o sexo reconhecido ao nascimento.

As definições de transgênero e cisgênero, bem como outras possibilidades de variações de gênero, no espectro da diversidade identitária e comportamental da sexualidade humana são encontradas na Tabela 1.

Uma expressão comumente usada no Brasil quando se fala em assuntos relacionados à diversidade sexual humana, ou relacionada às possibilidades de identidades transgêneras, é o termo "ideologia de gênero". Vale lembrar, no entanto, que o termo "ideologia de gênero" não é científico ou técnico pertencente à área médica. Constitui-se a partir do momento em que passou a ser usado por teóricos sociais, religiosos e políticos em seus textos e declarações, principalmente na América Latina. Por isso, há dificuldade em se encontrar dados científicos que deem um embasamento técnico ao termo, ou mesmo o impacto social que essa expressão tem nas diferentes sociedades, sendo a maioria dos artigos encontrados nas áreas das humanidades. A chamada ideologia de gênero é descrita como uma forma de imposição de teorias ligadas à diferença entre os gêneros, políticas LGBT ou assuntos ligados à diversidade sexual nos mais diversos âmbitos da sociedade. Entretanto, é possível compreender que as pessoas LGBT estão lutando por respeito aos direitos humanos básicos como as pessoas heterossexuais e cisgêneras já têm contemplados. Direitos básicos tais como o reconhecimento legal de seus laços familiares e proteção à integridade física e moral. É preciso compreender que todos podem crer no que acharem mais adequado à sua filosofia de vida, suas morais e seus costumes, e os direitos devem permitir essa diversidade. A linha que não se pode cruzar é aquela que separa as opiniões das discriminações[11,12].

Tabela 1 Os diferentes termos e suas definições

Termo	Definição
Cisgênero	Indivíduo cuja identidade de gênero está em consonância com o sexo reconhecido ao nascimento (ligado ao sexo anatômico, genitália e características físicas) e com o seu comportamento e papel de gênero esperados.
Transgênero	Engloba termos como transexual, travesti, pessoa trans. A identidade de gênero e/ou seu papel de gênero (o que uma pessoa diz ou faz publicamente para expressar sua identidade de gênero) é diferente do sexo reconhecido ao seu nascimento. Pode ou não ter realizado hormonioterapia ou procedimentos cirúrgicos como a cirurgia de adequação genital.
Travesti	Usado no Brasil para identificar uma pessoa que nasceu com as características físicas do sexo masculino, mas se identifica com o gênero feminino. Vivenciam papéis de gênero femininos, mas não se reconhecem como homens ou como mulheres, mas como um gênero próprio travesti. Podem ou não recorrer a cirurgias plásticas ou hormonioterapia para adequarem seu corpo à sua identidade. É costumeiramente uma identidade de gênero feminina e deve ser referenciada sempre com pronomes femininos, a não ser que a pessoa opte pelo masculino.
Intersexo	Ou desenvolvimento sexual diferente. Antes chamados de hermafroditas ou pseudo-hermafroditas, são homens ou mulheres que nasceram com alguma anomalia ou má formação na genitália masculina ou feminina e por vezes necessitam de hormonoterapia ou cirurgias durante seu desenvolvimento.
Não binários/ *genderqueer*	Não se identificam com o gênero masculino ou com o gênero feminino ou transitam entre os gêneros.
Cross-dresser	É uma expressão de gênero. Gostam de usar roupas ou acessórios relativos ao gênero oposto ao do seu nascimento, na maioria das vezes não em tempo integral, e não há identificação pessoal com o gênero oposto. Pode estar associado ou não a situações de fetiche.
Drag queen	Pessoa que se veste ou usa acessórios como uma mulher estereotipada ou exagerada para shows e performances artísticas.
Drag king	Pessoa que se veste ou usa acessórios como um homem estereotipado ou exagerado para shows e performances artísticas.
Transformista	Termo muito popular na década de 1980/1990, referia-se a homens que se vestiam como mulheres para apresentações performáticas sem uma vivência integral ou identificação com o gênero feminino e sem relação com a obtenção de prazer sexual.

DIAGNÓSTICO EM TRANSEXUALIDADE

Utiliza-se a palavra diagnóstico nos assuntos tocantes relativos à identidade de gênero não no sentido de implicar uma patologia (chamada "patologização das identidades trans" pelos movimentos sociais). Em Junho de 2018 a Organização Mundial da Saúde anunciou publicamente a retirada da transexualidade da lista de transtornos mentais, próximo ao lançamento da 11a edição da Classificação Internacional de Doenças (CID-11)[13].

Um diagnóstico autoriza o profissional da saúde a realizar intervenções de cuidados em saúde, incluindo intervenções médicas como a assistência em saúde mental, terapia cruzada de hormônios sexuais e realização de cirurgias, além de proporcionar uma uniformização da linguagem para uso internacional, em levantamentos e pesquisas. Deve ser entendido, portanto, como uma qualificação e ferramenta médica frente ao que está sendo observado no âmbito da saúde física, mental e ambiental com um olhar também para as vulnerabilidades do indivíduo no meio em que está inserido, permitindo ao profissional ter um olhar amplo de cuidado àquela pessoa que busca acolhimento e orientação.

Hoje, em termos de critérios diagnósticos, há diversas referências importantes, sendo as mais utilizadas em estudos clínicos atuais e na prática clínica o DSM-5 da American Psychiatric Association[14], a CID-11 da Organização Mundial de Saúde[15] e os *Standards of care for gender identity disorders*, 7a edição, da antiga The Harry Benjamin International Gender Dysphoria Association, e atual World Professional Association for Transgender Health[16] (Quadro 2).

Os critérios diagnósticos da CID-10, apesar de ainda serem utilizados como sistema classificatório do Sistema Único de Saúde, foram recentemente revisados para o lançamento da CID-11, sendo a maior novidade a denominação incongruência de gênero no adulto e adolescência e incongruência de gênero na infância e a saída desses diagnósticos do capítulo de transtornos mentais, sendo alocados em um capítulo à parte relacionado à medicina sexual e de gênero[8].

Quadro 2 Transexualidade segundo a World Professional Association for Transgender Health (WPATH) – 7ª edição

O maior propósito dos padrões de cuidados para transexualidade é articular o consenso de organizações profissionais internacionais a respeito das características de manejo e tratamento psiquiátrico, psicológico, clínico e cirúrgico das identidades de gênero.
Em termos diagnósticos há pouco a acrescentar, valorizando os critérios do DSM-IV-TR, DSM-5 e da CID-10.
Ressalva que o termo "transgênero" não serve de diagnóstico, pois é usado sem a conotação psicopatológica.
O sentido é, sobretudo, o de caracterizar pessoas com identidades de gênero diversas e ampliar o cuidado a cada pessoa de maneira individualizada, segundo as demandas em saúde de cada um.

Fonte: WPATH, 2012[16].

Incongruência de gênero pode ser caracterizada por uma incongruência marcada e persistente entre a identidade de gênero vivenciada por um indivíduo e seu sexo reconhecido ao nascimento, podendo ou não estar associada a um sofrimento marcante (ou também chamada disforia de gênero). Desta forma, passa a se referir a qualquer pessoa que possui uma incongruência (de maior ou menor grau) com a identidade de gênero que lhe foi designada a partir do reconhecimento do sexo biológico. Pessoas transexuais, travestis, não binárias e agêneras recebem esse diagnóstico para ter acesso ao sistema de saúde e receber cuidados específicos que demandarem (como cirurgias ou hormonização). Esta nomenclatura não se refere, portanto, a doença ou transtorno, mas sim, a mais uma condição da diversidade humana. Os critérios diagnósticos para incongruência de gênero de adolescentes e adultos são evidenciados na Tabela 2. Os critérios relacionados à incongruência de gênero na infância são abordados em capítulo específico desta mesma obra.

Tabela 2 Condições relacionadas à saúde sexual – incongruência de gênero pela CID-11

Diagnóstico	Descrição	Exclusões
Incongruência de gênero da adolescência ou adultos (HA60)	A incongruência de gênero na adolescência e na idade adulta é caracterizada por uma incongruência acentuada e persistente entre o sexo expresso de um indivíduo e o sexo atribuído, conforme expresso por pelo menos dois dos seguintes: 1. Forte desgosto ou desconforto com as características sexuais primárias ou secundárias (em adolescentes, características sexuais secundárias antecipadas) devido à sua incongruência com o sexo expressado. 2. Forte desejo de se livrar de algumas ou de todas as características sexuais primárias e/ ou secundárias (em adolescentes, características sexuais secundárias antecipadas) devido à sua incongruência com o sexo expressado. 3. Forte desejo de ter as características sexuais primárias e/ ou secundárias do gênero expressado. O indivíduo experimenta um forte desejo de ser tratado (para viver e ser aceito) como uma pessoa do gênero expressado. A incongruência de gênero vivenciada deve ter estado continuamente presente por pelo menos vários meses. O diagnóstico não pode ser atribuído antes do início da puberdade.	Afecções parafílicas (6D30-6D3Z)

Fonte: WHO, 2018[15].

Disforia de gênero é um diagnóstico do DSM 5 (*Manual diagnóstico e estatístico de transtornos mentais - 5a versão*) que se refere ao sofrimento que pode ocorrer em algumas pessoas, devido à incongruência de gênero (Quadro 3). Ou seja, uma pessoa transgênera pode apresentar ou não a disforia de gênero, a depender da ocorrência ou não de sofrimento, clinicamente significativo, e/ou prejuízo no funcionamento psicossocial. Disforia é uma palavra proveniente da palavra grega *dysphoros*, formada por dois radicais que juntos significam "dificuldade em suportar". Em um contexto psiquiátrico, ou mesmo em outras profissões ligadas à saúde mental, utilizamos disforia para definir um estado de incômodo ou não satisfação em relação a algo e que causa uma profunda perturbação mental e/ou física, com afetos de tristeza, raiva, sofrimento, angústia, culpa e irritação. Portanto, é preciso ficar claro que disforia de gênero é um diagnóstico, mas o termo disforia sozinho é um sintoma psiquiátrico, que pode estar presente em pessoas cisgêneras ou transgêneras, ou em transtornos psiquiátricos diversos como a disforia pré-menstrual, por exemplo[17].

Neste capítulo são utilizados os termos "incongruência de gênero" para se referir à não identificação com o sexo reconhecido ao nascimento e "disforia de gênero" para o sofrimento e estresse significativos associados à não identificação.

Quadro 3 Critérios diagnósticos para disforia de gênero em adolescentes e adultos (DG) 302.6 – DSM-5

A) Uma diferença definida entre gênero experimentado/expresso e o gênero atribuído no nascimento, com pelo menos 6 meses de duração, manifestado por no mínimo 2 dos seguintes:
1. Incongruência acentuada entre gênero experimentado/expresso e as características sexuais primárias e/ou secundárias, ou em adolescentes as características secundárias previstas.
2. Forte desejo de livrar-se das características sexuais primárias e/ou secundárias em razão da diferença acentuada entre o gênero experimentado/expresso, em adolescentes jovens desejo de impedir o desenvolvimento das características sexuais secundárias previstas.
3. Forte desejo de possuir as características sexuais primárias e/ou secundárias do outro gênero.
4. Forte desejo de pertencer ao outro gênero ou algum gênero alternativo diferente do designado.
5. Forte desejo de ser tratado como do outro gênero ou algum gênero alternativo diferente do designado.
6. Forte convicção de ter sentimentos e reações típicos do outro gênero ou algum gênero alternativo diferente do designado.
B) A condição está associada ao sofrimento clinicamente significativo ou prejuízo no funcionamento social, profissional ou em outras áreas importantes da vida do indivíduo.
Especificar se: com um transtorno de desenvolvimento sexual
Especificar se: pós-transição

Fonte: APA, 2013[14].

EPIDEMIOLOGIA

De maneira geral, a incidência do transexualidade tende a permanecer a mesma, enquanto a prevalência revela uma variação muito grande desde os primeiros trabalhos a esse respeito até os mais recentes, variando de acordo com o país estudado ou até mesmo variando de acordo com a época dentro de um mesmo país. e em época estudada dentro de um mesmo país. Considera-se atualmente, sobretudo, que a razão entre mulheres transexuais e homens trans se mantém estável em 3:1 independentemente do país ou época[18].

É preciso um olhar crítico para os estudos que avaliam prevalência de transexualidade pois há estudos que levam em conta diferentes possibilidades de critérios diagnósticos, como os vistos anteriormente, e não há um padrão a ser seguido. O grupo de pessoas que solicita uma cirurgia de afirmação de gênero pode não preencher critérios para um diagnóstico de disforia de gênero, por exemplo.

A transexualidade é considerada em muitos estudos uma condição rara e há uma prevalência reportada com taxas que variam de 1:11.900 a 1:45.000 mulheres trans e 1:30.400 a 1:200.000 para homens trans[16,19,20].

Pesquisas realizadas na Polônia e antiga Tchecoslováquia e Japão afirmam que diferentemente dos países ocidentais, os homens trans são mais comuns que as mulheres trans na Polônia e Japão, estando na proporção de 1:3,4, ou seja, uma mulher trans para 3,4 homens transexuais e de 1:5 na antiga Tchecoslováquia[21,22].

Segundo um estudo de revisão, a prevalência de incongruência de gênero em adolescentes e jovens nos Estados Unidos com idades entre 12 e 29 anos foi de 0,17 a 1,3%. Outro estudo com pessoas que procuram acompanhamento em serviço de saúde encontrou uma prevalência de 6,8/100.000 para mulheres trans e 2,6/100.000 para homens trans em relação à população geral[23].

Não há números exatos de prevalência de pessoas trans na sociedade brasileira ou do número absoluto de pessoas trans no Brasil. Alguns números são indicativos e nos dão uma dimensão, ainda subestimada do número de pessoas trans no país: sabe-se que, de acordo com Tribunal Superior Eleitoral, 6.280 eleitores e eleitoras trans votaram em 2018 como nome social registrado no Título de Eleitor, sendo que este foi o primeiro ano com esse direito. 288 pessoas trans esperavam por uma cirurgia de afirmação de gênero no SUS, e 253 estudantes solicitaram em 2018 a utilização do nome social no ENEM. Na Secretaria de Educação do Estado de São Paulo, 512 alunos e alunas solicitaram o respeito ao nome social no sistema de educação do estado, o maior do país.

ETIOLOGIA DA INCONGRUÊNCIA DE GÊNERO

A última década presenciou uma intensa discussão a respeito das causas e fatores associados à identidade de gênero e à incongruência de gênero, com contribuições da psicologia, medicina, biologia, antropologia, filosofia e sociologia. Ainda que a questão permaneça desconhecida em sua integralidade, existem fortes evidências que apontam para uma origem multifatorial, com aspectos biológicos, sócio-ambientais e psicológicos que se relacionam. Estudos relacionados à genética, neuroimagem com estrutura cerebral e interferência de hormônios intra-uterinos no desenvolvimento cerebral do feto vêm fortalecendo a hipótese de uma matriz biológica no qual se desenvolve a identidade de gênero, posteriormente também associada a fatores psicológicos e ambientais. Para maiores detalhes e descrição dos estudos supracitados, recomendamos ver Capítulo "Disforia de gênero na infância e adolescência", da seção 2, Volume 2, desta obra no qual aborda-se este tema e a relação com a disforia de gênero na infância e adolescência.

DIAGNÓSTICOS DIFERENCIAIS

Diagnósticos diferenciais de incongruência de gênero devem ser levados em conta. Deve-se lembrar que há quadros psicopatológicos que, em algum momento de sua instalação, podem apresentar características semelhantes às observadas nos critérios diagnósticos de incongruência de gênero. A elaboração e cuidado com os diagnósticos diferenciais visam evitar possíveis desfechos negativos e iatrogênicos no acompanhamento multidisciplinar em saúde, principalmente no que diz respeito às indicações para terapia cruzada de hormônios sexuais (ou hormonioterapia) e indicações cirúrgicas.

Entre os diagnósticos diferenciais mais comuns observados na prática clínica, destaca-se:

- O fetichismo em suas formas mais extremas e a autoginefilia, ou a excitação por sentir-se mulher e com atributos femininos.
- A homossexualidade homofóbica (ou a extrema dificuldade de aceitação de sua orientação orientação sexual por parte de um indivíduo que então busca vivências no gênero oposto como mecanismo para lidar com tal angústia).
- Sintomatologia psicótica com delírios ligados à identidade de gênero, observados na esquizofrenia e transtornos do humor psicóticos.
- Transtornos do espectro autista, que em algum momento do desenvolvimento de sua sexualidade podem apresentar questionamentos ligados à identidade de gênero.
- Transtornos de personalidade *borderline* grave.
- Transtorno dismórfico corporal[24,25].

SAÚDE MENTAL E INCONGRUÊNCIA DE GÊNERO

Uma avaliação psiquiátrica e do estado de saúde mental de uma pessoa transexual é de extrema importância nos cuidados à saúde dessa população.

Muitas vezes o médico psiquiatra é o primeiro profissional buscado por uma pessoa trans ou que apresenta sentimentos de angústia e sofrimento que envolvem aspectos subjetivos de vida como a identificação ou não com o sexo reconhecido ao nascimento, os afetos relacionados ao próprio corpo e ao seu desenvolvimento e a possibilidade de comportamentos e procedimentos clínicos, estéticos e cirúrgicos que levem a uma transição social de gênero.

Cabe ao médico psiquiatra e à avaliação psiquiátrica garantir o correto encaminhamento dentro do fluxograma de atendimento, visando a integralidade da assistência à saúde incluindo o cuidado de possíveis co-ocorrências clínicas e psiquiátricas.

Especificamente na incongruência de gênero, é importante que durante a entrevista psiquiátrica se ressalte, durante o histórico, desde quando o indivíduo se percebe diferente em relação à sua identidade de gênero, de que maneira essa diferença se manifestava, como era o comportamento escolar (que banheiro utilizava, socialização, esportes, presença de agressões físicas ou morais, *bullying*, reações dos professores e colegas, desempenho e continuidade ou não dos estudos), a reação dos pais/familiares e as características da família de da criação, como foi o surgimento dos caracteres sexuais secundários na puberdade durante a adolescência e vestimentas utilizadas ao longo da vida.

Exploram-se temas importantes como a vivência ou não de maneira integral no gênero com o qual se identificam, os afetos e a subjetividade relacionados à experiência de viver no papel de gênero de desejado e a partir de quando passou a ter essa vivência integral. Explora-se também a escolha e a história do nome social e se já houve mudança legal em relação ao nome e gênero. Questiona-se também as possíveis vivências de rejeição, prostituição, uso de silicone injetável, faixa peitoral (popularmente conhecida como *binder*), prótese mamária ou prótese peniana. É importante esclarecer também o início do uso de hormônios, quais medicações e se com ou sem acompanhamento médico regular.

Em pessoas trans sexualmente ativas, explora-se o início da vida sexual e afetiva, características dos relacionamentos, experiências e as relações que a pessoa possui com o seu corpo e com seus órgãos sexuais. Frente às vulnerabilidades dessa população, conceito discutido posteriormente neste capítulo, é importante a discussão e rastreio clínico sobre infecções sexualmente transmissíveis (IST), mais particularmente o HIV.

Vulnerabilidade é a configuração de uma dinâmica de interdependências recíprocas que exprimem valores multidimensionais – biológicos, existenciais e sociais. Uma situação de vulnerabilidade restringe as capacidades relacionais de afirmação no mundo, incluídas as formas de agência social, gerando fragilização e, portanto, agravos à saúde[26].

A população que apresenta algum grau de incongruência de gênero apresenta vulnerabilidades a alguns transtornos mentais nas mais diferentes faixas etárias, não pela transexualidade em si, mas pelos constantes episódios de discriminação, preconceito, exclusão social e violações de direitos a que estão sujeitos na sociedade brasileira. Transtornos mentais ocorrem entre aproximadamente 20% de homens e mulheres transexuais adultos e há índices de 70% de ideação suicida em algum momento da vida e 30% de automutilação[27].

Soma-se ao conceito de vulnerabilidade para essa população, o conceito de estresse de minorias. Ele pode ser compreendido a partir de três dimensões de preconceito: percebido, antecipado e internalizado. O preconceito percebido caracteriza o estresse explícito, as vivências estressoras do indivíduo pelo preconceito por sua condição de pertencer a um grupo minoritário. O preconceito antecipado é entendido como a antecipação de evento estressor no futuro, e o estresse é vivenciado através da expectativa de rejeição e recriminação, do estado de vigilância e das ações para esconder-se e proteger-se. O preconceito internalizado é o componente mais subjetivo, ocorre quando as atitudes e o preconceito do ambiente social são internalizados pela própria pessoa pertencente ao grupo minoritário, podendo ter efeitos negativos para o enfrentamento dos eventos estressores[28]. O preconceito e violência sofridos pela população trans, chamados de transfobia, são um contexto importante para a compreensão de suas experiências em relação à depressão e ao risco de suicídio[29]. Além dos estressores gerais da vida, a população trans também sofre com esses altos índices de discriminação e rejeição relacionados à sua identidade e/ou expressão de gênero[30]. O Brasil é conhecido mundialmente pela triste marca de ser o país onde mais ocorrem violações de direitos humanos contra a população trans, incluindo mortes e assassinatos e tal recorde tem repercussões diretas sobre a saúde mental dessa população.

Estudo recente com 378 pessoas trans do Brasil demonstrou que aproximadamente 67% apresentavam sintomatologia depressiva, 67% ideação suicida e 43% histórico de tentativas de suicídio, associando os três desfechos a preconceito internalizado e pouco apoio social[28].

A prevalência de transtornos mentais relacionados ao abuso e dependência de substâncias lícitas e ilícitas chega a 75% de prevalência em estudos de 6 meses, e aproximadamente 20% para uso nocivo de álcool e maconha, 70% de dependência de tabaco e 40% de uso de cocaína[31,32].

Dentro das abordagens em equipe visando promover a saúde mental de pessoas trans e a promoção de condições favoráveis de vida que levam a melhores desfechos em saúde mental, a presença de um profissional de assistência social na equipe é primordial. Cabe a este profissional a escuta qualificada e orientação quanto aos direitos dessa população e esclarecimentos acerca dos diversos dispositivos sociais já garantidos que visam o respeito à cidadania das identidades trans. Geralmente, é o profissional de assistência social o responsável pela articulação entre as redes disponíveis de saúde no território do paciente e os órgãos públicos disponíveis visando, mais uma vez, a garantia de direitos sociais básicos e direitos humanos.

ABORDAGEM DA INCONGRUÊNCIA DE GÊNERO DO ADULTO

O acompanhamento e assistência de transexuais inclui avaliação de equipe multidisciplinar que pode ser composta por médicos de diferentes especialidades (psiquiatras, clínicos, médicos de família, endocrinologistas e cirurgiões), psicólogos, assistentes sociais, fonoaudiólogos e advogados. Tal tratamento baseia-se em um tripé que envolve: psicoterapia, tratamento hormonal e a cirurgia de redesignação sexual, obedecendo as Portarias do Ministério da Saúde que instituem e regulamentam o Processo Transexualizador do SUS. A avaliação e os diagnósticos visam o cuidado, atenção e proteção a esses pacientes[33].

Em janeiro de 2020, o Conselho Federal de Medicina publicou a Resolução n. 2.265/2019[34] que revisou, ampliou e modificou as resoluções anteriores. Entre as maiores novidades, a norma do CFM esclarece que da equipe médica deverão fazer parte psiquiatra, endocrinologista, ginecologista, urologista e cirurgião plástico, sem prejuízo de outras especialidades médicas que atendam às necessidades de cada caso, além de outros profissionais da saúde necessários às demandas do indivíduo. Em situações em que o paciente tiver menos de 18 anos, será exigida a presença do pediatra na equipe, ampliando os cuidados a crianças e adolescentes transexuais e suas respectivas famílias (a ser abordado em capítulo específico desta obra). A Resolução estabelece que o atendimento médico deve contar com anamnese, exame físico e psíquico completos, assim como com a identificação do paciente pelo seu nome social e de registro, incluindo sua identidade de gênero e sexo ao nascer. A depender da idade, as ações sugeridas deverão envolver pais ou responsáveis legais de crianças ou adolescentes. Para este grupo, a assistência deve estar articulada com escolas e também com instituições de acolhimento. Estabeleceu também a possibilidade de início de terapia cruzada de hormônios sexuais a partir dos 16 anos e cirurgias para os indivíduos com mais de 18 anos[34].

A avaliação psiquiátrica deve ter como alvo bons resultados futuros, entre eles: abordagem e diminuição do sofrimento físico e psíquico; prevenção, diagnóstico e tratamento de possíveis comorbidades clínicas e psiquiátricas; diferenciação da transexualidade de outros transtornos psiquiátricos que podem ter manifestações de gênero que não fazem parte do epifenômeno psicopatológico da transexualidade; orientação ao paciente e seus familiares quanto a todos os riscos e benefícios dos procedimentos médicos desejados; identificação de complicadores ou fatores de risco sociais e acompanhamento durante todo o processo transexualizador quando for o caso[35].

Há uma quantidade insuficiente de serviços especializados no acompanhamento de pessoas transexuais no Brasil, nos mais diferentes níveis de complexidade. Há tentativas atuais, muitas vezes através de mobilizações municipais, estaduais, pessoais ou universitárias de se instituir novos centros, bem como realizar treinamentos no âmbito dos serviços primários de saúde, visando a criação de mais portas de entrada à saúde para a população trans.

O Ambulatório Transdisciplinar de Identidade de Gênero e Orientação Sexual (AMTIGOS) do Instituto de Psiquiatria do Hospital das Clínicas da Faculdade de Medicina da Universidade de São Paulo (IPq-HCFMUSP) é um dos ambulatórios pioneiros no Brasil e propõe, desde 2010, um serviço transdisciplinar voltado para o atendimento de adultos, crianças e adolescentes com incongruência/disforia de gênero e seus familiares. Dentre as abordagens realizadas com a população adulta no AMTIGOS estão os atendimentos clínico-psiquiátricos, psicoterápico (em grupo), fonoaudiológico, encaminhamentos endocrinológicos, encaminhamentos cirúrgicos, atendimento social e acompanhamento psicoterápico pós-cirurgias.

Psicoterapia

De acordo com o Conselho Federal de Medicina (CFM) e o Processo Transexualizador do SUS a psicoterapia deve ser instituída como modalidade assistencial em saúde fazendo parte dos acompanhamentos realizados pela equipe multidisciplinar e discutida em equipe após avaliações para ser integrada ao plano terapêutico individual da pessoa trans que procura um ambulatório especializado[33,34].

De acordo com os padrões de cuidados a pessoas trans estabelecidos pela WPATH[16], esperam-se dos pacientes durante o período de psicoterapia:

- Mulheres transexuais: avaliação de inicio de experiência de vida real no gênero desejado; alterações corporais como: retirada de pelos e aumento do cuidado pessoal, do guarda-roupa e da voz e subjetividades relacionadas a esses temas.
- Homens transexuais: avaliação de início de experiência de vida real no gênero desejado; mudanças corporais como uso de faixa peitoral, próteses penianas ou outros recursos similares e subjetividades relacionadas a esses temas.
- Homens e mulheres transexuais:
  » Grupos de apoio, leituras didáticas, grupos de discussão online, etc.
  » Aceitação das fantasias pessoais, sejam homossexuais ou bissexuais, e dos comportamentos (orientação) diferentes dos desejos relativos à identidade de gênero e ao papel de gênero, compreendendo que a orientação sexual não interfere e sim complementa a identidade de gênero.
  » Avaliação de compromissos familiares e profissionais assumidos.
  » Integração das mudanças e expressões de gênero ao dia a dia.
  » Identificação e incremento dos pontos destoantes e mais frágeis na adequação ao gênero pretendido, nas relações pessoais e de trabalho.

A psicoterapia também tem indicação e deve ocorrer no período pós-tratamento hormonal e pós-cirúrgico, onde novas questões, conflitos, dúvidas, fantasias, expectativas e frustrações podem aparecer.

Sendo assim, tem sua importância não colocando o foco na alteração do desejo de mudança de sexo, mas sim no que diz respeito à construção de escolhas e respostas mais assertivas frente às intervenções sobre o corpo, a discriminação e as pressões familiares e sociais, diminuindo assim o sofrimento psíquico e acompanhando de perto as mais diversas vulnerabilidades a que a população trans está sujeita, prevenindo eventuais desfechos negativos em saúde mental.

Auxilia também no esclarecimento sobre as indagações e fantasias criadas em relação aos procedimentos que já se submetem ou virão a se submeter (hormonais e cirúrgicos).

O tempo de permanência do indivíduo em psicoterapia do início ao fim do acompanhamento multidisciplinar deve ser avaliado individualmente pela equipe.

Terapia cruzada de hormônios sexuais

A terapia cruzada de hormônios sexuais, comumente conhecida como hormonioterapia, possibilita os indivíduos melhorarem sua qualidade de vida, diminuirem afetos negativos relacionados ao seu desenvolvimento corporal biológico e sintomas disfóricos, pois passam a se sentir e a ter características físicas do gênero desejado ao qual se identificam. É necessário que para isso o indivíduo demonstre conhecimento sobre a hormonioterapia através de termo de consentimento para compreender os limites, possibilidades, riscos e benefícios do tratamento.

São efeitos e modificações corporais da hormonioterapia:

- Homens transexuais tratados com testosterona: mudanças permanentes como voz mais grave, atrofia mamária, pelos faciais e corporais de padrão masculino e aumento de clitóris. Mudanças reversíveis como ganho de peso, aumento de libido e irritabilidade, redistribuição de gordura corporal com diminuição no quadril e de padrão masculino.
- Mulheres transexuais tratadas com estrógenos: mudanças irreversíveis como aumento das mamas. Mudanças reversíveis como diminuição de pelos corporais, redistribuição da gordura corporal no padrão feminino, pele mais macia, diminuição de tamanho e fertilidade testicular e ereções menos frequentes[36].

Cirurgias

Uma ou mais cirurgias podem ser requeridas por um paciente transexual que procura um serviço especializado. Procedimentos cirúrgicos visam adequar o corpo da pessoa à sua identidade de gênero, buscando acrescentar ou remover características marcantes de um determinado gênero.

A demanda, a vontade, a busca ou a realização ou não de um procedimento cirúrgico não define a identidade de gênero de uma pessoa, como vimos anteriormente. Por isso é preciso elencar durante a anamnese elaboração do plano terapêutico individual, se a pessoa busca ou não cirurgias. A partir dessa compreensão é possível o trabalho em equipe que possa garantir uma estabilidade na saúde física e psíquica, que permita a realização de uma cirurgia com desfechos favoráveis. A idealização dos procedimentos estéticos, a compreensão dos riscos, irreversibilidades e cuidados pré e pós operatórios também são temas importantes a serem abordados com o paciente durante o acompanhamento em equipe.

Urologistas, ginecologistas, cirurgiões plásticos ou gerais devem ser parte integrante da equipe multidisciplinar que acompanha o paciente, devendo ter competências em reconstrução genital, serem suficientemente treinados e reconhecidamente hábeis.

Os procedimentos cirúrgicos são indicados fundamentalmente após o indivíduo ter vivenciado integralmente a experiência de viver no gênero desejado e após ter realizado o acompanhamento psicoterápico e o tratamento hormonal. A seleção dos pacientes para a cirurgia de transgenitalização deverá obedecer à avaliação da equipe multidisciplinar e após dois anos de acompanhamento conjunto.

Cabe ao cirurgião também a avaliação física em pacientes trans que tenham feito aplicações de silicone industrial em seus corpos feitas em clínicas clandestinas. Trata-se de prática já muito difundida há algumas décadas que, apesar de menos prevalente nas gerações mais novas, ainda causa problemas graves de saúde em pessoas transexuais como necroses em diversas partes do corpo, alterações de forma do corpo, inflamações e fenômenos tromboembólicos.

São procedimentos cirúrgicos a serem indicados, segundo a demanda do paciente:

- Homens transexuais: mastectomia ou mamoplastia masculinizadora, histerectomia, salpingo-ooforectomia, vaginectomia, metoidioplastia, escrotoplastia, uretroplastia, implante de próteses testiculares e neofaloplastia. Adicionalmente podem ser realizadas lipoaspirações em quadris, coxas e nádegas.
- Mulheres transexuais: implante de próteses mamárias, orquiectomia, penectomia, vaginoplastia, clitorioplastia e labioplastia. Faz-se necessária a manutenção da inervação local para garantir a recuperação e funcionalidade da neovagina. Adicionalmente podem ser realizados outros procedimentos como condroplastia tireóidea, cirurgias de feminilização facial e de alteração de voz (associadas a treinamento vocal realizado com fonoaudiólogos especializados).

CONSIDERAÇÕES FINAIS

Nos últimos anos, com o advento da tecnologia, da rápida difusão de informação, com mais estudos em todas as áreas de conhecimento, associado à exposição da discussão acerca da temática transexual em todos os veículos de mídia, este assunto tornou-se mais corriqueiro e atingiu um maior número de pessoas que anteriormente não se identificavam ou não possuíam informações sobre algumas definições básicas da sigla LGBT+ (lésbicas, *gays*, bissexuais, transgêneros e outras possibilidades de orientações sexuais e identidades de gêneros).

Frente à vulnerabilidade dessa população, associado ao estresse de minoria a que estão submetidas corriqueiramente as pessoas transgêneras, é preciso manter e ampliar o foco no escopo de trabalho da saúde, mais especificamente da saúde mental e da ciência relacionada a essas áreas, objetivando o acolhimento e acompanhamento ético, amplo e eficaz. Não apenas dentro do conhecido binômio saúde-doença, mas pensando no trabalho científico de formulações diagnósticas visando prevenção, inclusão, acesso à saúde e diminuição de sofrimento dessa população.

A psiquiatria atual visa ser parte integrante da equipe multidisciplinar a acompanhar pessoas trans de maneira longitudinal em todas as etapas de vida e em todas as etapas de suas transições psíquicas, físicas e sociais. Historicamente, não se apagam os erros ou métodos pouco científicos que já foram utilizados pela medicina, pela psicologia e pelas mais diversas áreas que, um dia, contribuíram para o aumento da vulnerabilidade ou do sofrimento dessa população. Entretanto, o aprendizado é considerado constante e é preciso manter-se no caminho da ciência, das evidências que surgiram até hoje na literatura mundial, da busca pelo maior conhecimento acompanhando as evoluções sociais, ampliando o acesso e mitigando o estigma e preconceitos ainda ligados à saúde mental.

> ### Vinheta clínica
>
> PHL, 15 anos
>
> Faz acompanhamento psicológico desde os três/quatro anos de idade. Nessa idade já demonstrava predileção por comportamentos comumente associados ao gênero feminino. Sempre gostou de bonecas e sempre se identificou com as mulheres. Nunca se considerou *gay*. Sentia-se muito mal com seu corpo masculino. Na puberdade sofreu e apresentou intensa angústia ligada às modificações corporais secundárias ao desenvolvimento puberal do sexo masculino. Diz ter fixação com cabelo feminino e faz depilação com cera. Não frequenta piscinas pois sente-se incomodada e com vergonha de seu pênis. Masturba-se, mas sente-se mal; primeira vez aos 12 anos de idade. Nega ter tido interações ou relações sexuais. Sente desejo por homens, mas já beijou uma amiga. Nega problemas relacionados à saúde mental ou tratamentos psiquiátricos prévios.
>
> Não se transveste por não achar seu corpo feminino. Não quer ser andrógino e sim feminina. Nega uso de hormônios femininos e nega uso de silicone industrial. Está no primeiro ano do ensino médio e conta que já foi discriminada nas atividades escolares e sofreu *bullying* por ser muito afeminada e não querer participar de atividades com os meninos. Sempre gostou do Power Ranger rosa. Pais vivos, saudáveis. Demoraram a aceitar sua situação; vêm para tentar entender e ajudá-la em seu desenvolvimento. Para o pai é mais difícil que para a mãe. A mãe diz que sempre soube. O pai a forçava a ser menino, chegando a bater nela. Hoje se arrepende do que fez, pois não sabia do que se tratava. Pai, 52 anos e mãe 47. Tem duas irmãs mais velhas, atualmente com 25 e 22 anos respectivamente.

Realizada hipótese diagnóstica: incongruência de gênero na adolescência

Conduta: encaminhamento para avaliação multidisciplinar (psiquiátrica, psicológica, social) e exames laboratoriais.

Seguimento semanal psicoterápico por 3 anos. Durante acompanhamento iniciou processo de mudança de nome e sexo civil em seus documentos. Passou a realizar seguimento regular mensal com endocrinologista aos 16 anos para terapia cruzada de hormônios sexuais. Não realizou nenhum procedimento cirúrgico e encaminhada para seguimento mensal em grupo de adultos aos 18 anos, aguardando fila cirúrgica. Aguarda as cirurgias de afirmação de gênero com tranquilidade (implante de silicone, orquiectomia, plástica genital com construção de neovagina, feminização facial, condroplastia tireóidea), referindo estar mais preocupada com seus estudos e relacionamentos. Revela ter expectativas realistas em relação à cirurgia e boa compreensão dos riscos.

Durante todos os processos, os pais permaneceram em acompanhamento psicoterápico de grupo com familiares de outros adolescentes transexuais.

Atualmente, P. vive integralmente como mulher, faz faculdade de psicologia e pretende mudar de país assim que terminar seus estudos. Se diz livre internamente.

Para aprofundamento

- Yarbrough, E. Transgender Mental Health. American Psychiatric Association Publishing; 2018.
  - ⇨ Livro específico sobre saúde mental da população transexual, primeira publicação da APA sobre o tema reunindo capítulos sobre as especificidades em cada idade e coocorrências entre transexualidade e transtornos mentais.
- Beek TF, Cohen-Kettenis PT, Kreukels BP. Gender incongruence/gender dysphoria and its classification history. Int Rev Psychiatry. 2016;28(1):5-12.
  - ⇨ O artigo aborda o histórico das classificações diagnósticas da transexualidade nos diferentes manuais diagnósticos.
- Zurada A, Salandy S, Roberts W, Gielecki J, Schober J, Loukas M. The evolution of transgender surgery. Clin Anat. 2018;31(6):878-886.
  - ⇨ Artigo de revisão que aborda o histórico da evolução das cirurgias de afirmação de gênero para pessoas trans no mundo.

REFERÊNCIAS BIBLIOGRÁFICAS

1. Roughgarden J. A plea for diversity. Nature. 2003;422:368-9.
2. Saadeh A. Transtorno de identidade sexual: um estudo psicopatológico de transexualismo masculino e feminino. 2004. Tese (Doutorado em Ciências) - Departamento de Psiquiatria da Faculdade de Medicina, Universidade de São Paulo, São Paulo, 2004.
3. Green R. Mythological, historical and cross-cultural aspects of transsexualism. In: Denny D, editor. Current concepts in transgender identity. New York: Garland; 1998. p.3-14.
4. **Costa AB, Rosa Filho HT, Pase PF, Fontanari AMV, Catelan RF, Mueller A, et al. healthcare needs of and access barriers for brazilian transgender and gender diverse people. J Immigr Minor Health. 2016.**
   - ⇨ O artigo analisa as barreiras de acesso no sistema de saúde brasileiro enfrentadas pela população trans.
5. Person ES. The sexual century. New York: Yale University Press; 1999.
6. Hall, Stuart. A identidade cultural na pós-modernidade. Tradução Tomaz Tadeu da Silva e Guacira Lopes Louro. 12. ed. Rio de Janeiro: Lamparina, 2015.
7. Teixeira MC. Mudar de sexo: uma prerrogativa transexualista. Psicol em Rev. 2006;12:66-79.
8. World Health Organization (WHO). FAQ on health and sexual diversity: an introdution to key concepts; 2016. Disponível em: www.who.int/ gender-equity…/sexual-gender-diversity-faq.pdf.
9. Shumer DE, Nokoff NJ, Spack NP. Advances in the Care of Transgender Children and Adolescents. Adv Pediatr. 2016;63(1):79-102.
10. Money J, Ehrhardt AA. Man & woman, boy & girl. New Jersey: Jason Aronson; 1996.
11. Miskolci R, Campana M. Ideologia de gênero: notas para a genealogia de um pânico moral contemporâneo. Sociedade e Estado [Internet]. 2017;32(3):725-47.
12. **Gagliotti, DAM. O que é ideologia de gênero?. In: Saadeh, A. Como lidar com a disforia de genero (transexualidade). São Paulo-SP: Hogrefe; 2019. p. 36-37.**
    - ⇨ O capítulo aborda o significado de "ideologia de gênero" em uma obra completa que reúne um guia de cuidados à pessoa trans para profissionais, pacientes e familiares.
13. ONU Brasil. OMS retira a transexualidade da lista de doenças mentais. [publicação na web]; 2019 acesso em 25/05/2020. Disponível em https://nacoesunidas.org/oms-retira-a-transexualidade-da-lista-de-doencas-mentais/.
14. American Psychiatric Association. Diagnostic and statistical manual of mental disorders: DSM-5. American Psychiatric Publishing; 2013.
15. World Health Organization. International classification of diseases 11th revision (ICD-11); 2018. Disponível em: https://icd.who.int/. Acesso em 08 de fevereiro de 2020.
16. **World Professional Association for Transgender Health (WPATH) (2012). Standards of care for gender identity disorders (7th version).**
    - ⇨ Manual de cuidados em saúde trans da associação mundial de cuidados em saúde trans, estabelece a boa prática clínica nos cuidados multiprofissionais.
17. Gagliotti, DAM. O que é disforia de gênero?. In: Saadeh, A. Como lidar com a disforia de genero (transexualidade). São Paulo: Hogrefe; 2019.
18. Bancroft J. Human sexuality and its problems. 3rd edition. New York: Churchill Livingstone; 2009
19. Coleman E, Bockting W, Botzer M, Cohen-Kettenis P, DeCuypere G, Feldman J, et al. Standards of care for the health of transsexual, transgender and gender-nonconforming people, version 7. Int J Transgenderism. 2012;13:165-232.
20. Cohen-Kettenis PT, Pfäfflin F. The DSM diagnostic criteria for gender identity disorder in adolescents and adults. Arch Sex Behav. 2010;39(2):499-513
21. Herman-Jeglinska A, Grabowska A, Dulko S. Masculinity, feminility, and transsexualism. Arch Sex Behav. 2002;31(6):527-34.
22. Terada S, Matsumoto Y, Sato T, Okabe N, Kishimoto Y, Uchitomi Y. School refusal by patients with gender identity disorder. General Hospital Psychiatry. 2012;34:299-303.
23. Zucker KJ. Epidemiology of gender dysphoria and transgender identity. Sex Health. 2017;14(5):404-11.
24. Gagliotti DAM, Saadeh A, Baptista V. Transexualidade e transtorno dismórfico corporal. In: Rocha MJAB, Cordas TA, Ferreira LM. Transtorno dismórfico corporal: a mente quem mente. São Paulo: Hogrefe; 2018.
25. Heylens G, Elaut E, Kreukels BP, Paap MC, Cerwenka S, Richter-Appelt H, et al. Psychiatric characteristics in transsexual individuals: multicentre study in four European countries. Br J Psychiatry. 2014;204(2):151-6.

26. Oviedo, Rafael Antônio Malagón e Czeresnia, Dina. O conceito de vulnerabilidade e seu caráter biossocial. Interface - Comunicação, Saúde, Educação [online]. 2015;19(53).

27. Hoshiai M, Matsumoto Y, Sato T, Ohnishi M, Okabe N, Kishimoto Y, Terada S, Kuroda S. Psychiatric comorbidity among patients with gender identity disorder. Psychiatry Clin Neurosci. 2010;64(5):514-9

28. **Chinazzo I, Lobato MIR, Nardi HC, Koller SH, Saadeh A, Costa AB. Impacto do estresse de minoria em sintomas depressivos, ideação suicida e tentativa de suicídio em pessoas trans. Cien Saude Colet [periódico na internet] (2020/Jan).**

   ⇨ **O artigo aborda o conceito de estresse de minorias e sua importância na relação com a população transexual e sua saúde mental.**

29. Tebbe EA, Moradi B. Suicide risk in trans populations: an application of Minority Stress Theory. J Couns Psychol. 2016;63(5):520-33.

30. Hendricks, Testa RJ. A conceptual framework for clinical work with transgender and gender nonconforming clients: an adaptation of the Minority Stress Model. Prof Psychol Res Pr. 2012;43(5):460-7

31. Gonzalez CA, Gallego JD, Bockting WO. Demographic characteristics, components of sexuality and gender, and minority stress and their associations to excessive alcohol, cannabis, and illicit (noncannabis) drug use among a large sample of transgender people in the United States. J Prim Prev. 2017;38(4):419-45

32. Nuttbrock L, Bockting W, Rosenblum A, Hwahng S, Mason M, Macri M, et al. Gender abuse, depressive symptoms, and substance use among transgender women: a 3-year prospective study. Am J Public Health. 2014;104(11):2199-206.

33. Brasil. Portaria n. 1.707/GM, de 18 de agosto de 2008. Institui, no âmbito do SUS, o Processo Transexualizador, a ser implantado nas unidades federadas, respeitadas as competências das três esferas de gestão. Diário Oficial da União, Brasília, DF, 19 de agosto de 2008.

34. **Conselho Federal de Medicina. Resolução CFM n. 2.265/2019. Dispõe sobre o cuidado específico à pessoa com incongruência de gênero ou transgênero e revoga a Resolução CFM n. 1.955/2010. Brasil, 2020.**

   ⇨ **Resolução recente do Conselho Federal de Medicina que amplia o cuidado à saúde trans para crianças e adolescentes e estabelece o papel da psiquiatria e do plano terapêutico individual.**

35. Byne W, Bradley SJ, Coleman E, Eyler AE, Green R, Menvielle EJ, Meyer-Bahlburg HF, Pleak RR, Tompkins DA; American Psychiatric Association Task Force on Treatment of Gender Identity Disorder. Arch Sex Behav. 2012;41(4):759-96.

36. Costa EM, Mendonca BB. Clinical management of transsexual subjects. Arq Bras Endocrinol Metabol. 2014;58(2):188-96.

32

Transtornos relacionados ao uso de substâncias psicoativas

André Malbergier

Sumário

Introdução
Neurobiologia
Fatores de risco
    Genética e epigenética
Diagnóstico
    CID-11
    DSM-5
Exames complementares
O poliusuário
Patologia dual
Suicídio
Bases do tratamento dos TUS
    Prevenção
    Tratamento
Para aprofundamento
Referências bibliográficas

Pontos-chave

- Os transtornos por uso de substâncias são comuns e estão presentes em todas as culturas e países ao redor do mundo.
- A etiologia da dependência de drogas é multifatorial.
- O diagnóstico do transtorno pode ser difícil e deve ser realizado por médicos devido às altas frequências de comorbidades psiquiátricas.
- O uso de mais de uma droga concomitantemente tem sido muito comum nos serviços de tratamento.
- O risco de suicídio deve ser sempre avaliado nos casos de dependências.
- O tratamento das dependências é complexo, longo e deve ser realizado por uma equipe multiprofissional.

Aspectos gerais: epidemiologia, neurobiologia e diagnóstico dos transtornos associados ao uso de substâncias.

INTRODUÇÃO

Neste capítulo, as substâncias psicoativas serão definidas como aquelas que atuam no sistema nervoso central (SNC), afetam os processos mentais e geram autoadministração. Os termos "substância psicoativa" (SPA) e "droga" serão utilizados como sinônimos.

O consumo de substâncias psicoativas é hoje um problema mundial que atinge quase todos os países, transcende a área da saúde e abrange aspectos sociais, econômicos e políticos. Os dados epidemiológicos de cada droga serão detalhados nos capítulos específicos. Neste capítulo faremos uma breve apresentação da epidemiologia.

A droga mais consumida no mundo é o álcool (excetuando-se a cafeína, se a considerarmos como tal). O consumo mundial de álcool, em 2010, atingiu 6,2 litros de álcool puro por pessoa com 15 anos ou mais, o que se traduz em 13,5 gramas de álcool puro por dia. Um quarto desse consumo (24,8%) foi de álcool caseiro, produzido ilegalmente ou vendido fora dos controles governamentais. Do total de álcool vendido legalmente, 50,1% foram na forma de bebidas destiladas[1].

Os países de alta renda têm o maior consumo de álcool per capita e a maior prevalência de consumo excessivo de álcool entre os bebedores.

Em 2012, cerca de 3,3 milhões de mortes, ou 5,9% de todas as mortes globais, foram atribuídas ao consumo de álcool (7,6% das mortes entre homens e 4% das mortes entre mulheres). Ainda naquele ano, 139 milhões de DALY (anos de vida ajustados pela incapacidade), ou 5,1% da carga global de doenças e lesões, foram atribuídos ao consumo de álcool.

Quanto ao tabaco, o Brasil é um dos países que obteve mais sucesso na redução de seu consumo nos últimos anos. Segundo dados do Vigitel, o percentual total de fumantes com 18 anos ou mais no Brasil é de 9,8%, sendo 12,3% entre homens e 7,7% entre mulheres[2].

No mundo, estima-se que 1,1 bilhão de pessoas fumam e mais de 7 milhões de (12% de todas as mortes em adultos) morrem por ano devido ao tabaco. Em média, os usuários de tabaco perdem em torno de 10 anos de vida e a metade deles morrerá devido a seu consumo.

As páginas da internet da Organização Mundial da Saúde (OMS) sobre álcool e tabaco disponibilizam dados epidemiológicos mundiais para quem quer se aprofundar na questão[3,4].

Entre as drogas ilícitas, estima-se que 269 milhões de pessoas em todo o mundo

tenham usado drogas pelo menos uma vez no ano anterior à pesquisa. Isso corresponde a 5,4% da população global com idade entre 15 e 64 anos, representando quase 1 em cada 19 pessoas. No período 2009-2018, o número absoluto estimado de usuários de drogas aumentou 28% globalmente (de 210 milhões para 269 milhões). Em relação à prevalência, o aumento foi de 12% (de 4,8% para 5,4%). Segundo a UNODC (Escritório das Nações Unidas sobre Drogas e Crime – em português), 35 milhões de pessoas sofrem de um transtorno por uso de drogas (TUS)[5].

A maconha continua sendo a droga ilícita mais amplamente usada no mundo todo. Estima-se que aproximadamente 3,8% da população global de 15 a 64 anos tenha usado cannabis pelo menos uma vez em 2017 – o equivalente a cerca de 188 milhões de pessoas. Apesar de ainda ser uma droga ilícita na maior parte dos países, nos últimos anos, vários países já liberaram seu consumo recreativo.

No Brasil, a cocaína/crack é a droga que mais leva as pessoas ao tratamento e tem alto impacto social, associação com pobreza, vulnerabilidade social e violência.

NEUROBIOLOGIA

Nos últimos anos, houve um avanço considerável no entendimento do impacto das drogas no sistema nervo central (SNC) e a fisiopatologia subjacente aos transtornos por uso de substâncias. Esse aumento do conhecimento, todavia, ainda não gerou resultados consensualmente satisfatórios no que se refere ao desenvolvimento de medicamentos para o tratamento das dependências.

Até recentemente, a neurobilogia das dependências era centrada no chamado circuito de recompensa ou prazer. A ação da droga nesse circuito se dá através da ativação da área ventral tegmental (AVT), região cerebral heterogênea composta em grande parte por neurônios dopaminérgicos (60-65%), gabaérgicos (30-35%), e uma proporção menor de neurônios glutamatérgicos (2-3%). A maioria dos estudos concentrou-se na estimulação desses neurônios e a liberação de dopamina nos locais de projeção, principalmente o núcleo accumbens (Nac), produzindo prazer e recompensa. Trabalhos iniciais mostraram que pra-

ticamente todas as drogas conhecidas de abuso aumentam a liberação de dopamina no NAc e o bloqueio da ação desse neurotransmissor (via bloqueio de receptor) impediria muitos efeitos comportamentais das drogas. O circuito do prazer se completa com o córtex pré-frontal (CPF). A alteração do CPF na dependência leva a um prejuízo de inibição da resposta (uso de drogas) e aumento da saliência da droga – essa situação gera saliência das pistas relacionadas às drogas, diminuição da sensibilidade a reforçadores não relacionados às drogas e diminuição da capacidade de inibir comportamentos desadaptativos ou desvantajosos. Como resultado desses déficits centrais, a busca e o consumo de drogas tornam-se o principal projeto de vida, ocorrendo às custas de prejuízos em outras atividades e culminando em comportamentos extremos para a obtenção de drogas[6].

Os estudos mais recentes ampliaram esse entendimento e indicam que o ciclo de dependência pode ser caracterizado por três estágios: a) uso intenso/intoxicação, b) abstinência/afeto negativo e c) preocupação/antecipação. Esse modelo é apoiado por múltiplas neuroadaptações em três domínios correspondentes: a) aumento da saliência do uso, b) diminuição da recompensa cerebral e aumento do estresse e c) comprometimento da função executiva[7].

Essas alterações ocorrem em três neurocircuitos principais: gânglios da base, amígdala estendida e córtex pré-frontal (Figura 1).

Ou seja, a visão inicial da droga atuando no momento de uso no circuito de recompensa foi ampliada para inclusão dos mecanismos neuroadaptivos resultantes da exposição continuada às drogas. Isso inclui mecanismos que impulsionam a saliência de incentivo, hábitos compulsivos, déficits na recompensa e recrutamento de estresse durante o estágio de abstinência/afeto negativo e modulação de sistemas de funções executivas e sistemas mnemônicos nos estágios de preocupação/antecipação da substância e seus transtornos de uso.

O consumo de drogas começa, em geral, como um comportamento voluntário em pessoas que estão buscando prazer. No entanto, em algumas delas, o comportamento se torna compulsivo e cada vez menos associado ao prazer. Essa mudança está associada a alterações nos circuitos cerebrais referidos anteriormente. Embora estruturas como a amígdala basolateral e o núcleo *accumbens* sejam necessárias para adquirir um comportamento prolongado de busca de drogas, elas se tornam menos importantes após o estabelecimento de um padrão de uso frequente. Nesse momento, o estriado dorsolateral desempenha um papel mais importante[8].

FATORES DE RISCO

Genética e epigenética

A vulnerabilidade dos indivíduos ao desenvolvimento do TUS é influenciada por fatores comportamentais, celulares, moleculares e genéticos. É importante ressaltar que as maneiras pelas quais esses fatores interagem ainda não são plenamente conhecidas. O conhecimento desses fatores poderá ajudar, no

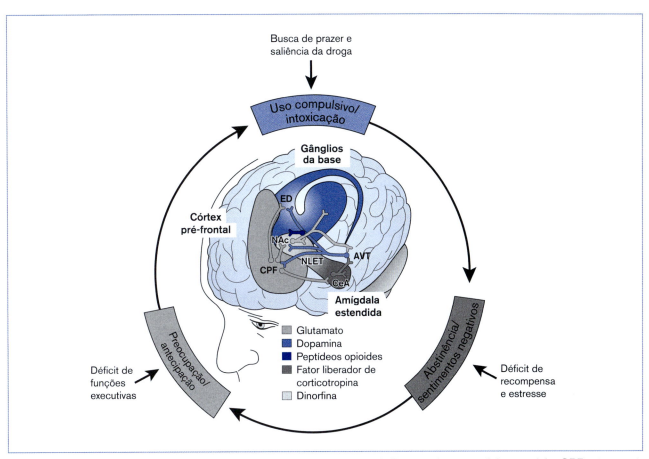

Figura 1 A neurobiologia das dependências. AVT: área ventral tegmental; CeA: núcleo central da amígdala; CPF: córtex pré-frontal; ED: estriado dorsal; NAc: núcleo *accumbens*; NLET: núcleo leito da estria terminal.
Fonte: adaptada de Uhl et al., 2019[7].

futuro, a identificar indivíduos e subpopulações de alto risco para desenvolverem TUS.

No caso da genética, as estimativas de herdabilidade do TUS indicam que cerca de 40 a 60% do risco de desenvolver o transtorno é atribuível à herança familiar. Alguns fatores genéticos estão associados ao risco de desenvolver TUS de forma genérica (o indivíduo apresenta risco aumentado para desenvolver problemas com várias substâncias), outros estão associados ao risco em relação a alguma droga específica. A forma de transmissão genética ainda não é plenamente conhecida e se relaciona, pelo menos em partes, às diferenças interindividuais nos circuitos neurobiológicos.

Por outro lado, também está claro que o desenvolvimento da dependência de drogas é influenciado por vários elementos adicionais, genericamente definidos como "fatores ambientais". Esses fatores incluem, por exemplo, experiências e traumas durante o desenvolvimento, estresse, estilo de vida e educação[9]. Evidências adicionais sobre o papel do meio ambiente vêm de estudos de adoção que demonstram efeito adicional de fatores ambientais em contextos genéticos idênticos.

Nos últimos anos, a dicotomia genética x ambiente vem sendo revista. Já se sabe que o ambiente pode influenciar a expressão de características genéticas e que o genoma e o epigenoma interagem entre si para moldar os endofenótipos. Isso explica por que a variabilidade individual pode existir em populações muito segregadas geneticamente.

A genética das dependências é, em si, uma questão complexa. Várias tentativas de tentar descrever a herança genética das dependências resultaram em mecanismos que parecem explicar uma porção muito pequena dessa herança, sugerindo uma atuação de vários genes no processo. Vamos ilustrar essa questão com um dos mecanismos conhecidos. A baixa densidade de receptores de dopamina D2 tem sido consistentemente associada ao TUS. De forma interessante, essa alteração molecular está diretamente relacionada ao aumento da impulsividade em pessoas dependentes de drogas. Assim, parece haver uma relação entre variação individual na densidade de receptores do tipo D2 em circuitos estriatais, impulsividade e risco associado à dependência. Essas associações ilustram como a hereditariedade dos TUS pode se dar através, neste exemplo, de traços de personalidade como a impulsividade.

Como a dopamina é um dos neurotransmissores mais importantes do circuito de recompensa já descrito, no nível genético, polimorfismos de genes relacionados aos múltiplos componentes desse circuito parecem desempenhar um papel crítico[10].

DIAGNÓSTICO

A realização do diagnóstico dos TUS pode não ser uma tarefa fácil. Muitos pacientes negam insistentemente quaisquer prejuízos associados a seu consumo de substâncias psicoativas apesar de claramente os apresentarem. Como a distinção entre uso recreativo e o transtorno se dá pela presença de prejuízos (físicos, psicológicos, sociais, profissionais, financeiros etc.), realizar o diagnóstico pode ser desafiador. Nessa situação de negação, o profissional deve ser cuidadoso, evitar confrontar o paciente diretamente e tentar criar um clima de confiança e empatia para que ele se sinta à vontade para falar do assunto. A empatia, o estabelecimento do vínculo e de confiança podem precisar vir antes do próprio diagnóstico.

Duas classificações diagnósticas são as mais utilizadas na atualidade: a CID (Classificação Internacional de Doenças) e o DSM (*Manual diagnóstico e estatístico de transtornos mentais*). A primeira foi elaborada pela OMS e a segunda pela Associação Americana de Psiquiatria (APA).

CID-11

A Classificação Internacional de Doenças – 11ª versão (CID-11), da OMS, sofreu sua última revisão recentemente e foi publicada em 18 de junho de 2019.

A CID-11 descreve três padrões de uso: uso perigoso (incluído na CID 11) – no inglês *hazardous use* – , uso nocivo – *harmful* – e dependência.

Uso perigoso (código QE1X)

Esta é uma nova categoria na CID-11 e não tem contrapartida direta no DSM-5. Não é um distúrbio como tal e está agrupado nos "fatores de risco à saúde" em um capítulo separado sobre "Fatores que influenciam o estado de saúde ou os encontros com os serviços de saúde". Não está nos transtornos associados ao uso de substâncias.

Na CID-11, o uso perigoso é definido como:

> Um padrão de uso de drogas que aumenta sensivelmente o risco de consequências prejudiciais à saúde física ou mental para o usuário ou para outros a ponto de exigir atenção e aconselhamento dos profissionais de saúde. O risco aumentado pode ser da frequência do uso, da quantidade usada em uma determinada ocasião ou de comportamentos de risco associados ao uso ou ao contexto de uso. O uso perigoso ainda não atingiu o nível de causar danos à saúde física ou mental do usuário ou de outras pessoas ao seu redor.

No DSM-5, que será apresentado a seguir, o termo "perigoso" é restrito a um critério de transtorno por uso de álcool (TUA), a saber, "uso recorrente de álcool em situações em que é fisicamente perigoso". O sistema DSM concentra-se em comportamentos e consequências fisiológicas que ocorrem em relação ao consumo de álcool e evitou classificar níveis ou padrões de consumo.

O uso nocivo na CID-11 (código 6C4X)

O uso nocivo se caracteriza como um padrão de uso que causa danos à saúde física ou mental de uma pessoa, ou resulta em comportamentos que prejudicam a saúde de outras pessoas. O padrão de uso mantém-se por um período de pelo menos 12 meses se o uso de substâncias for episódico ou de pelo menos um mês se o uso for contínuo. Os danos à saúde do indivíduo ocorrem devido a uma ou mais das seguintes condições: (1) comportamento relacionado à intoxicação; (2) efeitos tóxicos diretos ou secundários nos órgãos e sistemas do corpo; ou (3) efeitos nocivos relacionados à via de administração. Os danos à saúde de terceiros incluem qualquer forma de dano físico, incluindo trauma ou transtorno mental que sejam diretamente atribuíveis ao comportamento relacionado à intoxicação pela substância por parte da pessoa a quem o diagnóstico de padrão nocivo de uso se aplica.

Em algumas situações, há um episódio em que ocorrem danos à saúde física ou mental de uma pessoa ou comportamentos que prejudicam a saúde de outras pessoas. Essa situação é denominada "Episódio de uso nocivo de substâncias". Esse diagnóstico tem como objetivo superar o problema prático de uma pessoa ter danos relacionados ao consumo, mas não há informações sobre o padrão (uso nocivo ou dependência).

A dependência é definida na CID-11(6C4X) como:

> Transtorno da regulação do uso da substância decorrente do uso repetido ou contínuo. O padrão característico é um forte impulso interno de uso, que se manifesta pela capacidade prejudicada de controlá-lo, tornando-se prioritário em relação a outras atividades e a persistência do uso, apesar dos danos ou consequências negativas. Há uma sensação subjetiva de desejo de usar a substância (fissura). Características fisiológicas da dependência também podem estar presentes, incluindo tolerância, sintomas de abstinência após a interrupção ou redução do uso ou uso para prevenir ou aliviar os sintomas de abstinência. As características da dependência geralmente são evidentes durante um período de pelo menos 12 meses, mas o diagnóstico pode ser feito se o uso for contínuo (diariamente ou quase diariamente) por pelo menos 1 mês.[11,12]

DSM-5

O DSM-5 não manteve os conceitos de abuso e dependência. Ele traz uma visão do comportamento de usar uma substância como um *continuum* onde a gravidade do quadro aumenta à medida que o indivíduo preenche um número maior de critérios. O transtorno por uso de substâncias se caracteriza por um padrão problemático de uso, levando ao comprometimento ou sofrimento clinicamente significativo e se manifesta por pelo menos dois dos seguintes critérios, ocorrido durante um período de 12 meses:

- A substância é frequentemente consumida em maiores quantidades ou por um período mais longo do que o pretendido.

- Existe um desejo persistente ou esforços malsucedidos no sentido de reduzir ou controlar o uso da substância.
- Muito tempo é gasto em atividades necessárias para a obtenção da substância, utilização ou recuperação de seus efeitos.
- Fissura, um forte desejo ou necessidade de usar a substância.
- Uso recorrente da substância, resultando no fracasso em desempenhar papéis importantes no trabalho, na escola ou em casa.
- Uso continuado da substância, apesar de problemas sociais ou interpessoais persistentes ou recorrentes causados ou exacerbados por seus efeitos.
- Importantes atividades sociais, profissionais ou recreativas são abandonadas ou reduzidas em virtude do uso da substância.
- Uso recorrente da substância em situações nas quais isso representa perigo para a integridade física.
- O uso da substância é mantido apesar da consciência de ter um problema físico ou psicológico persistente ou recorrente que tende a ser causado ou exacerbado pela substância.
- Tolerância, definida por qualquer um dos seguintes aspectos:
  » Necessidade de quantidades progressivamente maiores da substância para alcançar a intoxicação ou o efeito desejado.
  » Efeito acentuadamente menor com o uso continuado da mesma quantidade da substância.
- Abstinência, manifestada por qualquer um dos seguintes aspectos:
  A. Síndrome de abstinência característica da substância.
  B. A substância é consumida para aliviar ou evitar os sintomas de abstinência.

O DSM-5 permite especificar:

- Em remissão precoce: apesar dos critérios para transtorno por uso de substância terem sido preenchidos há menos de 12 meses, nenhum foi observado durante um período mínimo de três meses (com exceção do critério: "fissura", ou um forte desejo ou necessidade de usar a substância que pode ocorrer). Em remissão sustentada: apesar dos critérios para transtorno por uso de substância terem sido satisfeitos anteriormente, nenhum deles foi preenchido em qualquer momento durante um período igual ou superior a 12 meses (com exceção do critério: "fissura", desejo ou necessidade de usar a substância, que pode ocorrer nessa classificação).
- Em terapia de manutenção: esse especificador é usado se o indivíduo está sendo mantido com alguma substância que tem efeito semelhante à droga que provocou a dependência, porém com uso controlado e sob prescrição médica. Exemplo: dependente de heroína mantido abstinente para essa droga, mas usando metadona (agonista).

- Em ambiente controlado: quando a pessoa não preenche os critérios e está em um ambiente que não tem acesso à droga que provocou a dependência. Um exemplo seria a internação.

A gravidade do transtorno se dá pelo número de critérios preenchidos: 2 a 3 leve, 4 a 5 moderado e 6 ou mais: grave[13].

EXAMES COMPLEMENTARES

Ainda não contamos com exames subsidiários que confirmem o diagnóstico dos TUS. No caso do uso de álcool, podemos avaliar as consequências do uso através do impacto desse consumo em alguns órgãos como fígado (elevação das enzimas hepáticas, esteatose, fibrose hepática, aumento de bilirrubinas, alterações de coagulação, entre outros), pâncreas (elevação das enzimas pancreáticas e pancreatite), cérebro (atrofia cerebral), sangue (aumento do volume corpuscular médio no hemograma, plaquetopenia, aumento da ferritina). No caso da nicotina, imagens do pulmão podem ajudar na avaliação dos prejuízos físicos associados ao tabagismo.

Para avaliar e detectar consumo de drogas, os exames toxicológicos podem ser indicados. Eles podem ser úteis em situações de urgência em prontos-socorros para realizar o diagnóstico do agente causador do evento que trouxe o paciente ao serviço de saúde. Por exemplo, o indivíduo chega ao pronto-socorro em confusão mental após várias convulsões e o exame toxicológico detecta a presença de cocaína. Tal resultado pode facilitar o diagnóstico da situação e as eventuais condutas no caso. Os exames toxicológicos também podem ser indicados como forma de monitoramento da abstinência em programas de reabilitação e tratamento. Cabe ressaltar que esses exames indicam presença de droga (uso recente) no organismo, mas não devem ser utilizados como um padrão para realização de diagnóstico de dependência[14].

As drogas podem ser pesquisadas em várias matrizes. No nosso meio, as mais comuns são urina e cabelo.

O período de detecção das drogas nas diferentes amostras depende do tipo de droga, da frequência e da quantidade do uso.

Segue tabela com os períodos aproximados de detecção na urina (Tabela 1).

No cabelo, as drogas começam a ser detectadas a partir de 5 a 6 dias do uso e permanecem por meses ou até anos, dependendo do comprimento.

Como o cabelo cresce aproximadamente um centímetro por mês, a análise de uma amostra de 3 centímetros de comprimento de cabelo deve gerar informações sobre uso de drogas nesse período. Para cobrir o período de um ano, a amostra de cabelo precisa ter 12 cm de comprimento e assim por diante. Na ausência de cabelo, o teste pode ser realizado em pelos corporais.

Vale lembrar que os testes de detecção de drogas na urina podem apresentar resultados falso-positivos. A confirmação definitiva pode ser obtida através de teste de cromatografia gasosa[15].

Tabela 1 Períodos de detecção de drogas na urina

Droga	Extensão de tempo para a detecção na urina
Álcool	7-12 horas
Anfetamina	48 horas
Barbitúricos (encontrados em anticonvulsionantes, soníferos e ansiolíticos*)	24 horas (curta duração) 3 semanas (longa duração)
Benzodiazepínicos (encontrados em calmantes ou ansiolíticos*)	3 dias (ação prolongada)
Cocaína	6-8 horas (metabólitos***, 2-4 dias)
Codeína (opioide**)	48 horas
Heroína	36 – 72 horas
Maconha (THC)	3 dias a 4 semanas (dependendo do uso)
Metadona (opioide**)	3 dias
Metaqualona (encontrado em soníferos e ansiolíticos*)	7 dias
Morfina (opiáceo)	48-72 horas
Fenciclidina (PCP) (anestésico)	8 dias
Propoxifeno (opioide**)	6-48 horas

*Ansiolítico: droga com efeito tranquilizante. **Opioide: droga sintética, semelhante às substâncias derivadas do ópio (opiáceos). ***Metabólito: substância derivada da metabolização da droga. Fonte: Observatório Brasileiro de Informações sobre Drogas (OBID).

O POLIUSUÁRIO

Um padrão cada vez mais frequente em usuários de substâncias é o do poliuso (uso de várias substâncias concomitantemente). Esse padrão está associado a três fenômenos:

- Desejo de obter diferentes formas de prazer.
- Alívio dos efeitos negativos de uma substância através do uso de outra.
- Acesso a diferentes drogas.

Nos Estados Unidos, pesquisas detectaram que entre 49 a 78% dos usuários de drogas usavam mais de uma substância[16]. Em um estudo sobre o poliuso em usuários de cocaína revelou que quase 80% deles usavam outras drogas. A combinação mais comum foi cocaína + álcool. Quando três drogas eram usadas, a combinação mais comum foi cocaína + álcool + *cannabis*. A prevalência de uso concomitante de álcool foi de 77% e de *cannabis* 64%[17].

Apesar de ser um padrão comum, a definição de poliuso ainda varia muito. A maioria dos estudos o definiu como uso simultâneo das substâncias nos últimos 30 dias, enquanto outros estudos definiram como uso das substâncias nos últimos seis meses, no ano ou até na vida. Outros autores consideraram poliuso quando as drogas usadas eram detectadas simultaneamente na urina. Apesar da disponibilidade de dados sobre a prevalência do poliuso na literatura, poucas vezes a dinâmica temporal é descrita (por exemplo, em usuário de cocaína e álcool, qual teria sido utilizada inicialmente na vida do indivíduo).

O poliuso tem sido consistentemente associado a piores resultados no tratamento, incluindo pior adesão, taxas mais altas de recaída e uma taxa de mortalidade três vezes maior em comparação ao uso de uma substância[18].

O consumo de álcool e cocaína será mais detalhadamente discutido neste capítulo devido a sua alta frequência em nosso meio e pelos riscos associados. Em geral, quando usados simultaneamente, a quantidade de cada substância consumida durante o episódio de uso aumenta significativamente em comparação com quando são utilizadas isoladamente. A alta frequência dessa associação pode ser constatada através de um relatório europeu que revelou que 70% dos adolescentes que usavam cocaína tinham-na usado pela primeira vez sob efeito do álcool[19]. A combinação de álcool e cocaína no nosso organismo gera uma terceira substância denominada cocaetileno (CE). O CE é um metabólito ativo da cocaína formado pelas carboxilesterases hepáticas durante o consumo simultâneo de etanol e cocaína. Quando comparado à cocaína, o CE parece gerar um efeito mais potente no SNC, tem maior potencial de letalidade em camundongos e parece ser mais tóxico para o miocárdio. Esse metabólito psicoativo parece atuar sinergicamente com a cocaína ao bloquear a recaptação de dopamina, mas apresenta uma maior meia-vida (cerca de 3 a 5 vezes maior que a cocaína), gerando uma euforia subjetiva mais intensa e prolongada. Além da formação de CE, o etanol também inibe a desmetilação da cocaína em benzoilecgonina, permitindo manter maiores concentrações plasmáticas de cocaína[20]. O exame físico associado a essa combinação indica evidências de hiperestimulação adrenérgica com midríase, taquicardia, hipertensão, arritmias cardíacas e hipertermia. Em casos de morte, o CE foi detectado no sangue, fígado e tecidos neurológicos, em concentrações iguais e algumas vezes superiores às da cocaína.

Também no caso da associação maconha + cocaína, o uso de cannabis parece estar associado ao uso mais frequente de cocaína. Um estudo mostrou que pacientes dependentes de cocaína e com uso frequente de maconha também usaram mais cocaína e álcool e relataram mais problemas médicos, legais e psiquiátricos, incluindo transtorno de personalidade antissocial[21]. Apesar de alguns pesquisadores defenderem o uso terapêutico de maconha (refiro-me aqui à maconha e não ao canabidiol – vide capítulo de maconha) na dependência de drogas, os estudos parecem mostrar o contrário (piora do consumo de outras substâncias e menor resposta ao tratamento[22].

PATOLOGIA DUAL

O termo patologia dual é resultado da tradução do inglês de *Dual diagnosis*. Patologia dual é a comorbidade do TUS com outro(s) transtorno(s) psiquiátrico(s). Essa combinação vem se tornando uma área de grande interesse da psiquiatria nos últimos anos à medida que estudos epidemiológicos e clínicos têm revelado sua alta prevalência. Além de prevalente, a patologia dual está associada a maior gravidade dos quadros clínicos e sociais a elas associadas, piora do prognóstico e maior custo para o sistema de saúde[23].

Usuários de substâncias com comorbidades psiquiátricas são admitidos em serviços de emergência com mais frequência, apresentam taxas mais altas de hospitalizações psiquiátricas e maior prevalência de suicídio do que aqueles sem transtornos mentais comórbidos. Eles também exibem mais comportamentos de risco associados a problemas médicos (por exemplo, infecções causadas pelos vírus da AIDS e das hepatites B e C etc.), mais problemas sociais (por exemplo, taxas mais altas de desemprego, falta de moradia etc.) e mais comportamentos violentos ou criminosos[24].

A prevalência da patologia dual varia amplamente (12 a 80%) dependendo da amostra utilizada, sendo maior em amostras clínicas. A seguir serão apresentados os resultados de um grande levantamento europeu sobre patologia dual.

- Depressão maior: mulheres com TUS apresentam pelo menos duas vezes mais chances de sofrer de depressão do que mulheres sem TUS.
- Pânico: indivíduos com transtorno de pânico apresentam taxas de 35% de TUS.
- Psicose: a comorbidade entre esquizofrenia e distúrbios do uso de substâncias é comum em vários países e as taxas variaram entre 30 e 66%.
- Transtorno bipolar: indivíduos com transtorno bipolar apresentaram taxas de prevalências entre 40 a 60% de TUS.
- Transtorno de personalidade: o uso de substâncias foi frequentemente associado a transtornos de personalidade, especialmente antissocial e *borderline*.
- Transtorno de déficit de atenção e transtorno de hiperatividade: a prevalência desse transtorno em usuários de substâncias que procuravam tratamento variou de 5 a 33%.

Alguns cuidados devem ser tomados na abordagem de pacientes com patologias dual[25]:

- Triagem sistemática dos transtornos mentais comórbidos em pacientes com transtornos por uso de substâncias que chegam ao tratamento. Para isso, a equipe médica que atende tais pacientes deve investigar ativamente outros transtornos mentais que não as dependências. O uso de instrumentos validados para a triagem e diagnóstico de comorbidades psiquiátricas pode ser útil e prático.
- A abordagem terapêutica para patologia dual, seja farmacológica, psicológica ou ambas, deve levar em consideração todos os distúrbios simultaneamente.

SUICÍDIO

A associação entre suicídio e uso de substâncias é conhecida há muitos anos. As tentativas de suicídio podem ocorrer em indivíduos com TUS ou o uso de droga pode ser um instrumento para tentar se matar mesmo em pessoas que não utilizam essas substâncias.

As pesquisas mostram que 40% dos pacientes que procuram tratamento para dependência de substância relatam histórias de tentativas de suicídio. Em comparação com a população em geral, aqueles com transtornos de uso de álcool tem quase 10 vezes mais chances de morrer por suicídio. Um estudo de coorte na Dinamarca acompanhou 18 mil pessoas ao longo de 26 anos e observou um aumento de oito vezes nas mortes por suicídio entre indivíduos com diagnóstico de TUA em comparação com aqueles sem TUA[26].

Em outro estudo, 56% das vítimas de suicídio em um estudo de autópsia psicológica dos Estados Unidos tinham dependência de álcool.

Os indivíduos com TUS que chegam para tratamento estão em risco elevado de tentativas de suicídio por vários motivos:

- Sintomas depressivos e estressores graves (perda de relacionamento, perda de emprego, problemas de saúde e financeiros) podem levá-los a tratamento, mas também os colocam em maior risco de comportamento suicida.
- Embora os homens superem as mulheres como vítimas de suicídio em quase quatro para um, a associação de suicídio com distúrbios de uso de substâncias em mulheres é marcadamente mais forte.
- Há uma diferença de 17 vezes nos índices de mortalidade para o suicídio em mulheres com alcoolismo em comparação com uma diferença de cinco vezes em homens alcoólatras que buscaram tratamento.
- As usuárias de drogas com histórico de tentativas têm um aumento de 87 vezes em suicídios em comparação com a população em geral.

Para exemplificar a potencialização dos riscos de suicídio associados ao uso de drogas seguem alguns dados de literatura. Um estudo de casos estimou que ao consumir álcool, o indivíduo apresenta 5,1 vezes mais chances de tentar suicídio do que quando se está sóbrio. Durante o período de intoxicação por alguma substância, os indivíduos apresentam 9,6 vezes mais chances de tentar se matar com medicamentos. De 10% a 69% das vítimas de suicídio tinham álcool em seu organismo. Nas pessoas que tentam se matar, a taxa de alcoolemia positiva foi de 10% a 73% nos estudos analisados[27,28].

BASES DO TRATAMENTO DOS TUS

Prevenção

Redução da oferta

A prevenção do uso de substâncias psicoativas apresenta algumas especificidades dependendo se a droga é lícita ou ilícita.

No caso de drogas lícitas, os governos podem realizar ações através da regulação da produção e da comercialização. Nessa situação destacamos[29]:

- Autorização de vendas somente para maiores de 18 anos.
- Taxação das substâncias através de impostos.

- Controle de pontos de vendas.
- Controle de embalagens do cigarro e do álcool, por exemplo fotos das doenças associadas ao uso do tabaco ou frases informativas de que o produto causa dependência.
- Controle e restrição de propagandas nos meios de comunicação.

Essas ações, somadas ao combate ao tráfico de drogas ilícitas são chamadas de ações para diminuição de oferta ou de acesso às drogas.

Redução da demanda

Por outro lado, temos as ações para diminuir a demanda, ou seja, ações sobre os indivíduos para que evitem usar as drogas (incluindo álcool e tabaco) ou se usarem, que não se tornem dependentes.

Na atualidade, as boas práticas de prevenção sugerem que devemos avaliar os fatores de risco para uso/abuso de drogas em crianças e adolescentes e focarmos nossos esforços nos considerados fatores de risco para o problema. As variáveis que devem ser avaliadas são[30]:

- No nível pessoal: opinião favorável ao uso de drogas, comportamentos antissociais precoces, depressão, isolamento social e ansiedade.
- No nível familiar: história familiar de uso de substâncias ou opinião parental favorável ao uso de substâncias, renda e educação dos pais, conflitos familiares.
- No nível acadêmico: falta de comprometimento com a escola, baixa performance acadêmica.
- No nível social: amigos mais velhos, amigos que usam drogas, ambiente de fácil acesso às drogas.

Tratamento

Aspectos gerais

A dependência de drogas é uma doença crônica e recidivante. O National Institute on Drug Abuse (NIDA), órgão norte-americano de políticas sobre drogas, estabelece os seguintes princípios do tratamento[31]:

- A dependência é uma doença complexa, mas tratável.
- Nenhum tratamento isolado é apropriado para todos. O tratamento varia de acordo com o tipo de droga e as características dos pacientes.
- O tratamento precisa estar prontamente disponível.
- Como em outras doenças crônicas, quanto mais cedo o tratamento é oferecido no processo da doença, maior a probabilidade de resultados positivos.
- O tratamento eficaz atende a múltiplas necessidades do indivíduo, não apenas o abuso de drogas.
- É importante que o tratamento seja adequado à idade, sexo, etnia e cultura do indivíduo.
- Permanecer no tratamento por um período adequado é fundamental.
- As terapias comportamentais e motivacionais – incluindo aconselhamento individual, familiar ou em grupo – são as formas mais usadas de tratamento para abuso de drogas.
- Os medicamentos são um elemento importante de tratamento para muitos pacientes, especialmente quando combinados com aconselhamento e outras terapias comportamentais.
- O plano de tratamento de um indivíduo deve ser avaliado continuamente e modificado conforme necessário para garantir que ele atenda às suas necessidades de mudança.
- Muitos dependentes também têm outros transtornos mentais.
- A desintoxicação é apenas o primeiro estágio do tratamento da dependência e, por si só, pouco faz para mudar o abuso de drogas a longo prazo.
- O tratamento não precisa ser voluntário para ser eficaz.
- A recuperação do paciente pode ser um processo longo e requer tratamento contínuo.

Para aprofundamento

- Ouzir M, Errami M. Etiological theories of addiction: a comprehensive update on neurobiological, genetic and behavioural vulnerability. Pharmacol Biochem Behav. 2016;148:59-68.
  ⇨ Esta revisão oferece uma atualização abrangente das diferentes teorias sobre a etiologia da adição com ênfase nos aspectos neurobiológicos, ambientais, psicopatológicos, comportamentais e genéticos discutidos a partir de uma perspectiva evolutiva.
- Marshall EJ. Doctors' health and fitness to practice: treating addicted doctors, Occupational Medicine. 2008;58(5):334-340.
  ⇨ Apesar de não ser muito recente, esta revisão discute um tema que não foi apresentado neste capítulo por falta de espaço, mas precisa ser conhecido.
- Heyman GM. Do addicts have free will? An empirical approach to a vexing question. Addict Behav Rep. 2017;5:85-93.
  ⇨ Artigo interessante que tenta responder a duas perguntas centrais na área das dependências: Os dependentes têm a capacidade de parar voluntariamente de usar drogas? As pessoas buscam conscientemente comportamentos que sabem ser prejudiciais, como o uso excessivo de drogas?

REFERÊNCIAS BIBLIOGRÁFICAS

1. Organização Mundial da Saúde (OMS). Management of Substance Abuse: Alcohol. Disponível em: https://www.who.int/substance_abuse/facts/alcohol/en/.
2. Instituto Nacional de Câncer (INCA). Observatório da Política Nacional de Controle do Tabaco. Disponível em: https://www.inca.gov.br/observatorio-da-politica-nacional-de-controle-do-tabaco.
3. Organização Mundial da Saúde (OMS). Alcohol. Disponível em: https://www.who.int/health-topics/alcohol#tab=tab_1.
4. Organização Mundial da Saúde (OMS). Tobacco. Disponível em: https://www.who.int/health-topics/tobacco.
5. United Nations Office on Drugs and Crime (UNODC). Drug use and health consequence. Disponível em: https://wdr.unodc.org/wdr2020/field/WDR20_Booklet_2.pdf.

6. Cooper S, Robison AJ, Mazei-Robison MS. Reward circuitry in addiction. Neurotherapeutics. 2017;14(3):687-697.

7. **Uhl GR, Koob GF, Cable J. The neurobiology of addiction. Ann N Y Acad Sci. 2019;1451(1):5-28.**
   ⇨ **Revisão recente e completa da neurobiologia das dependências.**

8. Wise RA, Koob GF. The development and maintenance of drug addiction. Neuropsychopharmacology. 2014;39:254-262.

9. Konkolÿ Thege B, Horwood L, Slater L, Tan MC, Hodgins DC, Wild TC. Relationship between interpersonal trauma exposure and addictive behaviors: a systematic review. BMC Psychiatry. 2017;17(1):164.

10. Egervari G, Ciccocioppo R, Jentsch JD, Hurd YL. Shaping vulnerability to addiction: the contribution of behavior, neural circuits and molecular mechanisms. Neurosci Biobehav Rev. 2018;85:117-125.

11. ICD-11. Disponível em: https://icd.who.int/en.

12. Saunders JB, Degenhardt L, Reed GM, Poznyak V. Alcohol use disorders in ICD-11: past, present, and future. Alcohol Clin Exp Res. 2019;43:1617-31.

13. American Psychiatric Association. Diagnostic and statistical manual of mental disorders, 5.ed. (DSM-5). Arlington: American Psychiatric Association; 2013.

14. **Moeller KF, Lee KC, Kissack JC. Urine drug screening: practical guide for clinicians. Mayo Clinic Proceedings. 2008;83(1):66-76.**
   ⇨ **Texto que resume as informações sobre a utilização dos testes toxicológicos na clÍnica das dependências.**

15. Deconinck E, Sacré PY, Courselle P, Beer JO, Chromatography in the detection and characterization of illegal pharmaceutical preparations. Journal of Chromatographic Science. 2013;51(8):791-806.

16. Kedia S, Sell MA, Relyea G. Mono-versus polydrug abuse patterns among publicly funded clients. Subst Abuse Treat Prev Policy. 2007;2:33.

17. Liu Y, Williamson V, Setlow B, Cottler LB, Knackstedt LA. The importance of considering polysubstance use: lessons from cocaine research. Drug and Alcohol Dependence. 2018;192:16-28.

18. **Crummy EA, O'Neal TJ, Baskin BM, Ferguson SM. One is not enough: understanding and modeling polysubstance use. Front Neurosci. 2020. 14:569.**
   ⇨ **Artigo recente e atual sobre o uso de múltiplas substâncias, padrão comum na clínica das dependências.**

19. Apantaku-Olajide T, Darker CD, Smyth BP. Onset of cocaine use: associated alcohol intoxication and psychosocial characteristics among adolescents in substance abuse treatment. J Addict Med. 2013;7:183-8.

20. Pereira RB, Andrade PB, Valentão PA. Comprehensive view of the neurotoxicity mechanisms of cocaine and ethanol. Neurotox Res. 2015;28:253-67.

21. Lindsay J, Stotts AL, Green CE, Herin DV, Schmitz JM. Cocaine dependence and concurrent marijuana use: a comparison of clinical characteristics. Am J Drug and Alcohol Abuse. 2009;35(3):193-8.

22. Liu Y, Williamson V, Setlow B, Cottler LB, Knackstedt LA. The importance of considering polysubstance use: lessons from cocaine research. Drug Alcohol Depend. 2018;92:16-28.

23. Lieb R. Epidemiological perspectives on comorbidity between substance use disorders and other mental disorders. In: Dom G, Moggi F (eds.). Co-occurring addictive and psychiatric disorders. Berlin, Heidelberg: Springer Berlin Heidelberg; 2015. p. 3-12.

24. Torrens M, Mestre-Pintó JI, Montanari L, Vicente J, Doming-Salvany A. Patología dual: una perspectiva europea. Adicciones, [S.l.]. ene. 2017;29(1):3-5. Disponível em: http://www.adicciones.es/index.php/adicciones/article/view/933/856.

25. San L, Arranz B, Arrojo M, Becoña E, Bernardo M, Caballero L, et al. Clinical guideline for the treatment of dual pathology in the adult population. Adicciones. 2016;28:3-5.

26. Flensborg-Madsen T, Knop J, Mortensen EL, Becker U, Sher L, Gronbaek M, et al. Alcohol use disorders increase the risk of completed suicide-irrespective of other psychiatric disorders. Psychiatry Res. 2009.

27. **Yuodelis-Flores C, Ries RK. Addiction and suicide: a review. Am J Addict. 2015;24:98-104.**
   ⇨ **Revisão bem escrita sobre o risco de suicídio em dependentes de drogas.**

28. Miller TR, Swedler DI, Lawrence BA, Ali B, Rockett IRH, Carlson NN, et al. Incidence and lethality of suicidal overdoses by drug class. JAMA. 2020;3(3):e200607.

29. Organização Mundial da Saúde (OMS). Global strategy to reduce the harmful use of alcohol. Disponível em: https://www.who.int/publications/i/item/9789241599931.

30. Substance Abuse and Mental Health Services Administration (SAMHSA). Substance misuse prevention for young adults. Disponível em: https://store.samhsa.gov/product/Substance-Misuse-Prevention-for-Young-Adults/PEP19-PL-Guide-1.

31. **National Institute on Drug Abuse (NIDA). Principles of effective treatment; 2020. Disponível em: https://www.drugabuse.gov/publications/principles-drug-addiction-treatment-research-based-guide-third-edition/principles-effective-treatment on 2020, July 23.**
   ⇨ **Texto introdutório para a discussão dos tratamentos disponíveis para dependência de drogas.**

32. OBID - Observatório Brasileiro de Informações Sobre Drogas apud Kaplan e col., 1997.

33

Transtornos relacionados ao uso de álcool

Arthur Guerra de Andrade
Camila Magalhães Silveira
Natalia Mansur Haddad
Erica Rosanna Siu
Kaê Leopoldo

Sumário

Introdução
    Dose padrão
    Padrões de consumo
Aspectos epidemiológicos
    Mulheres
    Idade de início do consumo de álcool
    Repercussões da pandemia de Covid-19
Etiopatogenia
Quadro clínico e diagnóstico
    Raciocínio clínico na elaboração do diagnóstico
Diagnósticos diferenciais e comorbidades
Exames complementares
Tratamento
    Intervenções comportamentais
    Tratamento farmacológico
    Uso da tecnologia no tratamento e prevenção
Considerações finais
Vinheta clínica
Para aprofundamento
Referências bibliográficas

Pontos-chave

- Os transtornos relacionados ao uso de álcool são complexos e multifatoriais. No Brasil, consiste em um dos maiores desafios sociais e de saúde pública.
- Estão associados ao importante aumento da morbimortalidade no mundo, coexistindo com outros transtornos psiquiátricos, principalmente com o uso de outras substâncias e com o comportamento disruptivo.
- Mudanças no padrão de consumo, faixa etária, gênero e outros fatores ao longo dos anos, promovem a constante reavaliação das classificações e tratamentos propostos.
- Diferentes abordagens para prevenir, identificar e tratar os diversos padrões de consumo nocivo de álcool são necessárias.
- A identificação de fatores individuais preditores de resposta e o desenvolvimento de intervenções baseadas em tecnologia surgem como áreas promissoras.

INTRODUÇÃO

O uso de bebidas alcoólicas tem acompanhado diversas culturas por milhares de anos. Apesar da maioria das pessoas não desenvolver uma relação prejudicial com essa substância, ressalta-se que seu uso nocivo causa inúmeros danos individuais e coletivos – desde condições de saúde a problemas sociais e econômicos. A Organização Mundial da Saúde (OMS) estima que o uso nocivo de álcool mata mais de 3 milhões de pessoas por ano – cerca de 5% de todas as mortes no mundo[1].

O uso nocivo de álcool, segundo a OMS, é aquele com consequências sociais e de saúde – tanto para o consumidor quanto para as pessoas próximas a ele e para a sociedade em geral – ou quando o padrão de uso está associado a maior risco de danos à saúde[1,2]. Definições mais metodológicas nesta área, com critérios mais precisos, são estabelecidas a partir dos padrões de consumo de álcool que, por sua vez, são definidos com base em uma dose padrão.

Dose padrão

Dose padrão é a unidade de medida que define a quantidade de etanol puro contido nas bebidas alcoólicas, determinando equivalência entre as bebidas, com volumes de acordo com seu teor alcoólico. Apesar da OMS estabelecer que uma dose padrão contém, aproximadamente, 10 g de álcool puro, reconhece que tal definição depende do país e da cultura, sem um consenso internacional para essa medida[2-4]. No Brasil, atualmente, não há uma definição oficial para a dose padrão de álcool. No entanto, sugerimos os volumes e teores alcoólicos mais praticados em nosso país, com uma dose de bebida correspondendo a 14 g de álcool puro (Figura 1).

O conceito de dose padrão visa equalizar os volumes e teores alcoólicos dos tipos de bebidas, possibilitando o estabelecimento de parâmetros objetivos para avaliar o quanto um indivíduo bebe, assim como limites de consumo de baixo ou de alto risco à saúde.

Padrões de consumo

O consumo nocivo do álcool pode ocorrer de diversas maneiras, seja quando o consumo de bebidas alcoólicas é feito em situações em que a abstinência é preconizada (como por mulheres grávidas, quando o indivíduo vai operar máquinas ou dirigir veículos automotores, por crianças ou jovens sem idade legal para beber), quando este apresenta sinais de dependência, ou quando o padrão de consumo para adultos é superior ao estabelecido como moderado. Ademais, a quantidade e frequência de ingestão de álcool, bem como a qualidade da bebida, são fatores importantes a serem considerados. Ressalta-se que, segundo a OMS, não há um nível de consumo de álcool que seja absolutamente seguro[5]. Se a pessoa bebe, há risco de problemas de saúde e outros, especialmente se: bebe mais de duas doses por dia; não deixa de beber pelo menos dois dias na semana.

Avaliar a quantidade de álcool consumida em uma única ocasião também é fundamental, por estar relacionada a diversas consequências. Um padrão de consumo nocivo e que considera esse aspecto, além das diferenças biológicas entre os sexos, é o beber pesado episódico (BPE) ou *binge drinking*. Ele compreende o consumo de grandes quantidades de álcool em curto espaço de tempo, atingindo altos níveis de alcoolemia (em torno de 0,08 g/dL). Para mulheres, tal concentração alcoólica no sangue geralmente ocorre após quatro doses, e para homens após cerca de cinco doses, em aproximadamente 2 horas. Tal padrão de consumo pode levar a sérios riscos à saúde e à segurança, como acidentes de carro e ferimentos[6].

O consumo de baixo risco, ou seja, que minimiza os riscos à saúde, considera o não engajamento em BPE, além de respeitar dias de abstinência ao longo de uma semana. Segundo o National Institute on Alcohol Abuse and Alcoholism (NIAAA), os seguintes limites correspondem a esse baixo risco[7]:

- Homens: até quatro doses por dia, sem ultrapassar 14 doses por semana.
- Mulheres e idosos (acima de 65 anos): até três doses por dia, sem ultrapassar sete doses por semana.

Mesmo dentro desses limites, ainda é possível que tenha problemas caso a pessoa beba muito rápido ou se tiver outros problemas de saúde.

ASPECTOS EPIDEMIOLÓGICOS

Segundo o *Global Burden of Disease* (GBD) de 2016, os transtornos mentais e os transtornos relacionados ao uso de substâncias ocuparam o primeiro lugar para a carga de doenças não fatais no mundo (18,9% dos *years lost due to disability*, YLD)[7] No Brasil, tais transtornos representaram 9,97% dos anos de vida saudáveis perdidos por morte ou incapacitação (*disability-adjusted life years* – DALY), sendo que, nesta categoria, os transtornos relacionados ao uso de álcool – TUA (1,63% dos DALY) constituíram importante causa de incapacitação. Destaca-se que, dentre os fatores de risco que causaram mais mortes e incapacidades combinadas em 2016, o consumo de álcool e drogas ocupou o primeiro lugar, contabilizando 8,65% dos DALY, mostrando maiores porcentagens para homens (12,16%) do que para mulheres (4,15%)[8].

Cerca de 43% da população mundial com 15 anos ou mais se declarou bebedora atual (consumiu *no último ano*)[1]. No Brasil, a taxa foi de 40,3%, consistente com dados do III Levantamento Nacional Sobre o Uso de Drogas pela População Brasileira[9], de 43,1% da população brasileira de 12 a 65 anos como

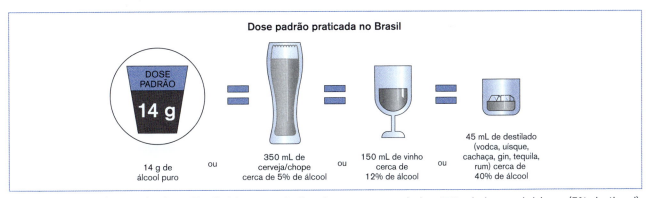

Figura 1 Dose padrão praticada no Brasil: 14 gramas de álcool puro, o que equivale a 350 mL de cerveja/chope (5% de álcool), ou 150 mL de vinho (12% de álcool), ou 45 mL de bebidas destiladas (40% de álcool).
Fonte: retirada de CISA, 2020[2].

bebedores atuais. Apesar do consumo *per capita* mundial ter se mantido estável de 2010 até 2016, há pesquisas que apontam para tendências de aumento na próxima década[3]. O Brasil é um dos destaques nesse cenário[10], apesar de ter reduzido o consumo *per capita* de 8,8 L, em 2010, para 7,8 L em 2016[3].

O BPE foi relatado por 18,2% da população mundial em 2016, menor do que no ano de 2000, de 22,6%[1]. Já o Brasil é um dos países com altas porcentagens de BPE: 19,4% da população com 15 anos ou mais relatou tal comportamento em 2016, índice superior ao ano de 2010 (12,7%). Segundo o III LNUD[9], a prevalência desse comportamento foi de 16,5%, considerando a população geral. Outros fatores preocupantes, detalhados a seguir, são: incremento do uso de álcool por mulheres; a idade de início do uso do álcool; e o recente impacto da pandemia de Covid-19.

Mulheres

Quando comparam-se homens e mulheres em relação ao consumo de bebidas alcoólicas, em geral, vemos que os homens bebem mais, com maior índice de abstenção entre mulheres[1]. Entretanto, com o passar dos anos, fatores sociais e culturais têm sofrido rápidas e profundas modificações e a preocupação com o consumo de álcool por mulheres é um tema muito presente na atualidade. Dados do III LNUD (Tabela 1) corroboram que no Brasil há maior proporção de homens que reportam consumo de bebidas alcoólicas do que mulheres[9]. Apesar do BPE na população geral adulta e entre homens serem mantidos relativamente estáveis, entre mulheres aumentou de 7,7% para 11% no período de 2006 a 2018[11].

As mulheres estão investindo mais em educação e trabalhando fora de casa, mas ainda estão expostas a uma remuneração desigual, intensa jornada de trabalho, difícil locomoção, poucas alternativas de lazer e carga aumentada de estresse pelas razões descritas e pela dificuldade de acompanhar de perto o desenvolvimento e comportamento dos filhos. Essas mudanças dos papéis da mulher na sociedade e o direcionamento para uma igualdade entre gêneros poderiam estar levando a um aumento no consumo de bebidas alcoólicas, assim como ao uso abusivo do álcool como uma alternativa rápida de obtenção de prazer e enfrentamento de situações estressantes[10]. Nesse cenário, é imprescindível ressaltar que as mulheres são mais vulneráveis aos efeitos do álcool do que os homens (menos enzimas que metabolizam a substância e menor quantidade de água). Como consequência, elas apresentam maior probabilidade de ter problemas relacionados ao álcool com níveis de consumo mais baixos e/ou em idade mais precoce do que os homens[12].

Idade de início do consumo de álcool

O consumo precoce de álcool está relacionado ao envolvimento em situações de risco, tais como sexo desprotegido, queda no desempenho escolar, ferimentos em brigas, uso de drogas ilegais, assim como comprometimento do sistema nervoso central e o desenvolvimento de transtornos relacionados ao uso do álcool e outras drogas na vida adulta.

No Brasil, os dados de consumo de álcool nessa faixa etária são alarmantes: alta taxa de BPE (15% para a população de 15 a 19 anos *versus* 19,4% na população em geral)[1] e, entre jovens estudantes do 9º ano do ensino fundamental[13], a média de idade de experimentação do álcool foi de 12,5 anos e 55% relataram já ter bebido alguma vez na vida.

No estudo SP MEGACITY foi relatado que a idade de início para uso do álcool foi de aproximadamente 17 anos, a idade de início para o uso regular esteve na faixa de 25 a 26 anos, mais de 50% dos indivíduos desenvolveram abuso em torno dos 24 anos de idade e a maioria iniciou a dependência por volta dos 35 anos, o que nos mostra que políticas de prevenção devem focar em adolescentes e adultos jovens[14]. Além disso, quanto antes a idade de início do uso do álcool, antes foi a transição do uso regular do álcool para o abuso do álcool e esse ocorre principalmente entre os estudantes e indivíduos do sexo masculino. Um estudo realizado na Nova Zelândia indicou que a idade do primeiro consumo de álcool esteve associada a padrões de consumo problemáticos em meados da adolescência, mas não no maior risco de TUA ou outras substâncias na idade adulta. O impacto do primeiro uso do álcool a longo prazo esteve mais relacionado a um conjunto de fatores de risco individuais e sociais, tais como traços de personalidade, traumas, relações disfuncionais no ambiente familiar e vulnerabilidade social[15].

Ações preventivas e educativas no ambiente familiar, na escola e na comunidade devem ser incentivadas, e assim postergar a idade de início do con™sumo de álcool. Outro ponto de atenção a ser monitorado é a exposição a conteúdos sobre álcool nas redes sociais, que pode estimular percepções mais tolerantes em relação ao álcool, promovendo normas sociais equivocadas e aumentando seu consumo[16].

Repercussões da pandemia de Covid-19

O consumo de álcool durante e após a pandemia de Covid-19 deve ser monitorado, pois medidas implementadas pelos governos com o intuito de impedir a propagação do vírus – em especial, o isolamento social – além do próprio cenário da

Tabela 1 Consumo de álcool e beber pesado episódico (BPE) entre homens e mulheres, Brasil, 2015.

	Na vida	No último ano	No último mês	BPE (%)
Homens	74,3	51,6	38,8	24,0
Mulheres	59,0	35,0	21,9	9,5
Total	66,4	43,1	30,1	16,5

Fonte: baseada em CIS, 2020[2]; Bastos, 2017[9].

pandemia (aumento de estresse, ansiedade, incertezas) podem agravar associações ao uso nocivo de álcool[17].

Uma análise recente[18] sugere dois cenários possíveis de mudança no consumo de álcool devido à pandemia de Covid-19: o primeiro prevê o aumento de consumo para algumas populações, notadamente homens, devido ao aumento de estresse[17]; o segundo é uma diminuição de consumo geral, devido a uma diminuição do poder aquisitivo das pessoas e diminuição da disponibilidade física de se comprar bebidas alcoólicas. Este último seria uma consequência mais imediata, dado que as possibilidades de compra e consumo estão reduzidas devido às medidas de redução de circulação. Entretanto, conforme o nível e a quantidade de fatores estressores (como o desemprego) venham a aumentar, a primeira hipótese pode tornar-se mais provável[18].

Uma pesquisa recente realizada pela Fiocruz, em parceria com a Universidade Federal de Minas Gerais e a Universidade Estadual de Campinas[19], mostrou que os impactos econômicos da pandemia foram consideráveis, assim como mudanças no estado de ânimo, ambos fatores que podem influenciar o consumo de álcool. Houve aumento do estado depressivo, que pode estar relacionado ao crescimento do consumo de álcool relatado: 18% dos entrevistados afirmaram estar ingerindo mais bebidas alcoólicas nesse período. Quanto maior a frequência dos sentimentos de tristeza e depressão, maior o aumento do uso de bebidas alcoólicas, atingindo 24% das pessoas que têm se sentido dessa maneira durante a pandemia.

Apesar da recomendação para redução da disponibilidade de consumo e conscientização dos perigos do consumo de álcool na pandemia de Covid-19[17,18], endossado pela OMS[20], este é certamente um ponto de atenção para profissionais de saúde como um todo[1].

ETIOPATOGENIA

A etiopatogenia dos TUA é multifatorial, sendo melhor compreendida dentro do modelo biopsicossocial, conforme apresentado na Figura 2[21].

- Fatores biológicos: entre 45 e 65% da predisposição ao uso nocivo de álcool apresenta influência genética[23]. Os principais genes estudados até o momento seriam o ADH1B e o ALDH2, ambos relacionados à metabolização do álcool. Variações encontradas com maior frequência em populações provenientes do Extremo Oriente provocariam um comprometimento das enzimas metabolizadoras do álcool, levando à diminuição da tolerância ao álcool e funcionando como fator de proteção ao uso nocivo da substância.
- Fatores psicológicos/comportamentais: os principais modelos teóricos que explicam a associação entre uso de álcool e características psicológicas seriam as da regulação de afeto positivo e regulação de afeto negativo[24] – respectivamente, a busca do indivíduo pelas sensações positivas desencadeadas pelo uso do álcool, e o amortecimento de emoções negativas provocado pelo uso de álcool. Também devem ser considerados padrões comportamentais como contato precoce com álcool[25] e consumo mais intenso ou frequente. Fatores de personalidade, como impulsividade[26] e busca por sensações[27], também são associados ao uso nocivo de álcool.
- Fatores sociais: o consumo de álcool é comportamento cujo fundo social é bem estudado[24]. A exposição ao uso de álcool intrafamiliar na infância e por pares na adolescência e início da idade adulta são fatores de risco para o uso nocivo de álcool. Dentre os modelos sociais teóricos estudados, destacam-se a socialização e a causa e seleção[24].
- Modelo holístico (combinação dos fatores biológicos, psicológicos e sociais): a compreensão mais abrangente desses fatores deve permitir o trânsito por entre os referidos campos, dentro de um continuum de influências entre as referidas partes. Um destaque nesse sentido é o fenômeno da tolerância: o uso frequente de álcool leva à necessidade de elevação da dose para níveis cada vez maiores para se atingir os mesmos efeitos[28]. É um padrão comportamental, portanto, gerando alterações biológicas.

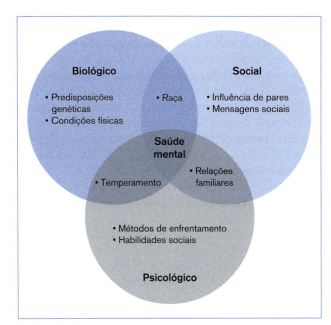

Figura 2 A formulação biopsicossocial.
Fonte: baseada em Campbell, 2013[21], retirada de Santana, 2017[22].

QUADRO CLÍNICO E DIAGNÓSTICO

A maioria dos indivíduos que usa substâncias psicoativas não encontra problemas com o uso, entretanto, algumas desenvolvem uma série de prejuízos. Os conceitos e classificações mudaram muito ao longo do tempo, acompanhando as mudanças socioculturais e os estudos na área[29,30].

Dois grandes sistemas de classificações diagnósticas desenvolvidos pela OMS e pela APA, respectivamente, CID (Classificação Estatística Internacional de Doenças e Problemas Relacionados à Saúde) e DSM (*Manual diagnóstico e estatístico de transtornos mentais*), são utilizados para definir os TUA. Notáveis mudanças são observadas entre as duas últimas edições do DSM. As classificações para abuso e dependência, antes separadas no DSM-IV, foram reclassificadas no DSM-5 em um único transtorno com graus de severidade distintos (leve, moderado e grave). Essa mudança ocorreu após diversos estudos sugerirem que o padrão de uso leve e o mais grave não estariam contemplados nos conceitos de abuso e dependência, sendo mais bem caracterizados em um *continuum* de severidade. O conceito de fissura foi adicionado ao DSM-5 e o critério de problemas legais relacionados ao uso foi desconsiderado.

O DSM-5 inclui 11 critérios para transtorno de uso de álcool (vide capítulo de aspectos gerais), e dois deles já são suficientes para o diagnóstico.

As mudanças em relação ao DSM-IV foram controversas, principalmente relacionadas à validação das novas definições, o potencial viés cultural e social e os efeitos clínicos e epidemiológicos de diminuir o limiar diagnóstico. Ademais, foi questionada a utilidade do diagnóstico combinado, que não distingue o BPE do consumo compulsivo crônico. Por outro lado, a utilização de apenas uma classificação com diferentes graus de severidade tende a diminuir a confusão conceitual entre abuso e dependência, principalmente entre não especialistas. Some-se a isso a inclusão de indivíduos que apresentavam algum critério de dependência mas não recebiam diagnóstico e, consequentemente, ficavam sem tratamento adequado.

A CID-10 diferencia o uso nocivo (padrão de consumo que promove danos à saúde física ou mental) e a dependência (uma gama de sintomas que inclui fissura, dificuldades em controlar o uso, uso persistente apesar de consequências adversas, tolerância e abstinência), de modo similar ao DSM-IV. Com a CID-11, o objetivo foi melhorar sua utilização clínica através de uma configuração ampliada.

Os conceitos e categorias diagnósticas de dependência e uso nocivo foram mantidos, porém o diagnóstico de dependência não apresenta mais seis critérios como na CID-10, apenas três mais simplificados. Os indivíduos devem preencher ao menos dois dos três critérios. Para o diagnóstico de uso nocivo, três dos quatro critérios originais da CID-10 foram mantidos, um foi incorporado a um critério combinado de dependência e um novo foi adicionado. Para fechar o diagnóstico, ao menos um item deve estar presente. Essa simplificação teve em parte a intenção de auxiliar os clínicos a se recordar as características principais dos transtornos por uso de substâncias.

A CID-11 assemelha-se à CID-10 e ao DSM-IV, entretanto teve por objetivo simplificar as características primordiais em três categorias, comparadas aos seis ou sete critérios anteriores (Figura 3).

Raciocínio clínico na elaboração do diagnóstico

Recomenda-se que, para indivíduos com uma relação detectada como problemática em qualquer natureza, os critérios diagnósticos da dependência de álcool sejam investigados. Não sendo os mesmos preenchidos, deve-se proceder à aplicação dos critérios do uso nocivo de álcool.

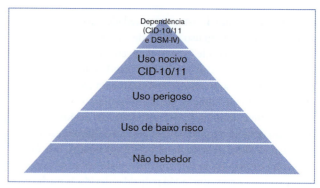

Figura 3 Espectro do uso e abuso de álcool e transtornos relacionados ao consumo.
Fonte: adaptada de Saunders, 2019[30].

Uma forma didática de entender o papel de ambos os diagnósticos na classificação do uso de álcool problemática em indivíduos se dá pelo gráfico exposto a seguir (Figura 4).

O gráfico expõe, portanto, no eixo horizontal o padrão de consumo, e no eixo vertical a nocividade do uso. O diagnóstico de dependência corresponderia ao denominado "quadrante 1", de dependência com nocividade, lembrando que o "quadrante 4" seria um quadrante virtual: a dependência de álcool sendo um transtorno mental, não há dependência sem prejuízo. O quadrante 3 (baixo consumo, baixa nocividade) meramente designa os indivíduos sem um consumo patológico de álcool. Resta, portanto, o quadrante 2: indivíduos que, embora encontrando prejuízos significativos no consumo de álcool, não preenchem critérios para um quadro de dependência de álcool. São indivíduos que, por exemplo, dirigem embriagados, apresentam comportamento inadequado durante o período de intoxicação, ou que fazem uso de álcool mesmo com uma condição que deveria vedar o uso (exemplos: gestação, insuficiência hepática etc.). É para indivíduos neste cenário, portanto, que o diagnóstico de uso nocivo de álcool se faz necessário.

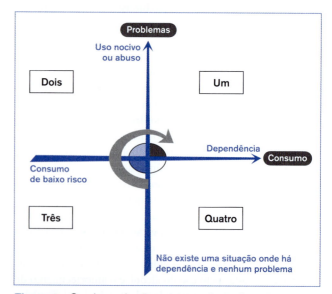

Figura 4 Os chamados "quadrantes de uso".
Fonte: retirada de Alves, 2015[31], baseada em Gigliotti, 2004; Edwards, 1976[32,33].

DIAGNÓSTICOS DIFERENCIAIS E COMORBIDADES

Comorbidade psiquiátrica é a presença, simultânea ou em sequência, de mais de um transtorno presente no mesmo indivíduo ao mesmo tempo. A prevalência de transtornos de humor, do pensamento, ansiedade e uso de outras substâncias é maior em indivíduos com transtorno relacionado ao uso de álcool do que na população geral. Isso se deve a diversos mecanismos, que incluem um efeito direto ou indireto do transtorno em outras doenças psiquiátricas e vice-versa, causas genéticas ou ambientais em comum e ainda características psicopatológicas similares entre o transtorno relacionado ao uso de álcool e outras comorbidades, constituindo parte de uma entidade diagnóstica singular.

A epidemiologia contemporânea sugere que o desenvolvimento do TUA se inicia antes do uso problemático da substância, e tem uma relação causal com os processos que aumentam a vulnerabilidade para transtornos psiquiátricos internalizantes ou externalizantes[34].

Algumas evidências sugerem que os sintomas psiquiátricos sejam dimensionais, assim as comorbidades se originariam de um processo psicopatológico em comum[35]. Transtornos internalizantes envolvem tristeza, medo, ruminação, enquanto transtornos externalizantes envolvem quebra de regras e agressividade.

Com base nessa classificação, os principais transtornos externalizantes associados ao uso de álcool são os transtornos por uso de outras substâncias, uso de tabaco e transtornos de personalidade. Em relação aos transtornos internalizantes, o transtorno depressivo maior, os transtornos ansiosos, TEPT e TDAH são os mais relacionados.

Entre os transtornos que envolvem as perturbações do pensamento, a esquizofrenia, outras psicoses e transtorno bipolar têm grande associação com uso do álcool. Os TUA são a segunda comorbidade mais frequente entre pacientes diagnosticados com esquizofrenia, perdendo apenas para tabagismo.

Tratamentos integrados para os TUA e suas comorbidades psiquiátricas vêm sendo extensamente estudados, e a conclusão geral é que eles tendem a gerar melhores resultados do que os tratamentos não integrados. Os tratamentos farmacológicos em combinação com intervenções psicológicas tendem a gerar melhores resultados do que o uso de apenas uma dessas formas de intervenção.

EXAMES COMPLEMENTARES

O diagnóstico de transtorno relacionado ao uso do álcool é clínico, não necessita de exames laboratoriais, de imagem ou testes funcionais. Entretanto, alguns exames podem auxiliar no tratamento, principalmente na avaliação de disfunções preexistentes e como parâmetro de melhora[36].

O uso de marcadores fisiológicos pode fazer parte da avaliação inicial, auxiliando na identificação de um consumo crônico e elevado de álcool ou monitoramento desse consumo.

Usualmente são solicitados alguns exames de baixo custo (disponíveis no SUS), embora não sejam específicos para o álcool:

- GGT (gama glutamil transferase): um dos biomarcadores mais usados, seu aumento reflete dano/alteração do metabolismo do fígado.
- ALT (alanina aminotransferase) ou TGP (transaminase glutâmico pirúvica) e AST (aspartato aminotransferase) ou TGO (transaminase glutâmico oxaloacética): detecta dano aos hepatócitos.
- Etanol sérico: biomarcador de intoxicação aguda.
- Hemograma (VCM – volume corpuscular médio: aumento no consumo pesado de álcool. Pode permanecer aumentado mesmo após 3 ou 4 meses de abstinência).
- Coagulograma.
- Ureia e creatinina.
- Glicemia de jejum e perfil lipídico.
- Sorologias (hepatite B e C, HIV, sífilis).
- Eletrólitos (Na, K, Mg, Cai).
- Vitamina B12, ácido fólico e ácido úrico.
- Eletrocardiograma.

Além destes, também podemos citar o etilglicuronídeo (EtG), o fosfatidil etanol (PEth) e a transferrina deficiente de carboidrato (CDT), exames amplamente utilizados nos Estados Unidos que se mostram promissores. Recomenda-se a investigação de doenças concomitantes, como transtorno relacionado ao uso de outras substâncias e outros problemas psiquiátricos ou clínicos, que podem influenciar na escolha de medicamentos para o tratamento.

TRATAMENTO

Os TUA, desde o abuso até a dependência, advêm de processos complexos e multifatoriais, com componentes genéticos e ambientais, além do próprio padrão de consumo da substância pelo indivíduo (que por si só também é influenciado por outros fatores individuais e sociais). Devido a essa complexidade, não existe um tratamento que funcione para todos.

Além disso, é fundamental para o sucesso das intervenções a realização de um acordo entre médico e paciente com relação aos objetivos iniciais do tratamento. O projeto individualizado deve contemplar se a meta do tratamento é a abstinência, o uso moderado de álcool, ou parar de beber em situações de risco, como no trabalho ou antes de dirigir.

A seguir, são apresentadas as abordagens psicológicas e medicamentosas com maior evidência científica de eficácia de tratamento[37].

Intervenções comportamentais

- Entrevista motivacional: promove mudanças comportamentais através da exploração e resolução da ambivalência, com extensa evidência de eficácia na redução do risco de beber pesado.

- TCC (Terapia cognitivo-comportamental): terapia focada na mudança de distorções cognitivas e comportamentos negativos, melhorando a regulação das emoções e desenvolvendo estratégias de enfrentamento.
- Manejo de contingência: método que envolve reforços sistemáticos de comportamento desejados (através de premiações, privilégios, dinheiro etc.) e privação de reforço ou punição de comportamentos indesejados. Tem maior evidência na melhora da adesão ao tratamento farmacológico.
- Programa de 12 passos: evidências sugerem que o programa é tão eficaz quanto a TCC na promoção da abstinência.
- Intervenções baseadas em *mindfulness*: alguma evidência aponta para a efetividade das terapias baseadas em *mindfulness* em comparação a outros tratamentos ou controles.
- Terapia familiar e de casal: uma metanálise aponta para redução na frequência do uso, menores danos promovidos pelo álcool e melhora na relação nos pacientes tratados com terapia de casal. O envolvimento de familiares no tratamento auxiliou na motivação do paciente para buscar ajuda.

Tratamento farmacológico

Diversas medicações são aprovadas para o tratamento do transtorno de uso de álcool. A recomendação dos órgãos regulatórios americanos combina o tratamento farmacológico às intervenções comportamentais.

- Dissulfiram: em associação ao álcool, o dissulfiram aumenta a concentração de acetaldeído, um metabólito tóxico do álcool, através da inibição da enzima aldeído desidrogenase (ALDH). O excesso dessa substância provoca reações desagradáveis como náuseas, cefaleia, rubor e sudorese excessiva. A antecipação dessa reação é considerada o mecanismo pelo qual o dissulfiram desencoraja o uso do álcool.
- Naltrexona: a naltrexona promove o bloqueio de receptores opioides, envolvidos nas sensações prazerosas associadas ao uso do álcool, reduzindo assim a fissura pela substância. É uma medicação aprovada pelo FDA desde 1994 e embora seja uma das poucas medicações indicadas para o beber pesado episódico e para o transtorno relacionado ao uso de álcool, é muitas vezes subutilizada. Em 2006 o FDA aprovou a formulação injetável de longa ação e devido à sua eficácia é recomendada como tratamento de primeira linha para o transtorno do uso de álcool.
- Acamprosato: o FDA aprovou a utilização do acamprosato em 2004, baseado em estudos de eficácia europeus. O mecanismo de ação ainda não é completamente conhecido, embora seja indicado em situações em que possa corrigir o desequilíbrio entre GABA e glutamato, além de facilitar os efeitos indesejados da abstinência.
- Nalmefene: outro antagonista de receptor opioide, o nalmefene é aprovado para tratamento de TUA na Europa, mas não nos Estados Unidos. Existe evidência na redução na quantidade de álcool consumida e nos dias de uso pesado da substância com o uso do nalmefene.
- Gabapentina: anticonvulsivante, atua através da interação com canais de cálcio voltagem dependentes pré-sinápticos. Dose inicial: 300 mg; aumento de 300 mg ao dia. Manutenção: 900 a 1.800 mg ao dia, divididas em três tomadas ao dia.
- Topiramato: anticonvulsivante, atua através da inibição dos canais de sódio e de cálcio; aumento da resposta ao GABA e antagonismo de AMPA/cainato. Dose inicial: 25 mg; aumento de 25 mg por semana. Manutenção: 200 a 300 mg ao dia.
- Outras medicações: diversas outras medicações têm sido avaliadas para o tratamento do abuso e dependência dessa substância, incluindo a vareniclina, zonisamida, baclofeno, ondasetrona, levetiracetam, quetiapina, aripiprazol e ISRS (inibidores de receptação de serotonina). Embora nenhuma dessas seja aprovada para o tratamento da dependência do álcool pelo FDA, muitas vezes são utilizadas "*off label*" com esse propósito.

Alguns medicamentos, como antidepressivos e benzodiazepínicos, não devem ser usados para o tratamento de TUA, a menos que haja alguma comorbidade cujo tratamento de escolha seja com alguma dessas medicações.

Finalmente deve-se destacar que não se deve usar medicamentos para TUA em mulheres grávidas ou amamentando, a menos que ocorra a síndrome de abstinência de álcool, que deve ser tratada com benzodiazepínicos, ou coexistência de alguma comorbidade que exija tratamento farmacológico.

Uso da tecnologia no tratamento e prevenção

O auxílio da tecnologia digital para tratamento e prevenção do uso abusivo e dependência do álcool tem sido cada vez mais utilizado como ferramenta para fornecer as necessidades de tratamento continuado e gestão individual dos pacientes, principalmente em países de baixa renda, onde o acesso à saúde é prejudicado.

CONSIDERAÇÕES FINAIS

Os estudos sobre uso de álcool há muito apontam para um cenário relevante do ponto de vista de saúde. Entretanto, o consumo dessa substância é algo dinâmico, sofre influências sociais, econômicas e políticas. Além disso, cursa com outras questões particulares de saúde: as comorbidades psiquiátricas e outras doenças e lesões associadas ao uso, que fazem com que os casos sejam ainda mais complexos e requeiram atenção integrada e multidisciplinar.

Diferentes abordagens visando prevenir, identificar e tratar os diversos padrões de consumo de álcool são necessárias. Com isso, a identificação de fatores individuais preditores de resposta e o desenvolvimento de intervenções baseadas em tecnologia surgem como áreas promissoras.

Vinheta clínica

MOP, 40 anos, casada, 2 filhas, advogada, procedente de São Paulo.

MOP, natural do interior de São Paulo, mudou-se para a capital aos 14 anos, com os pais e 3 irmãos. Na ocasião, teve dificuldade em se adaptar à escola, sentindo-se pressionada por tirar boas notas, com a sensação constante de que "sabia menos que os colegas". Com o intuito de passar mais horas estudando, começou a tomar café durante a maior parte do dia, para manter-se desperta. Concluindo o ensino médio, foi aprovada na faculdade de direito. Rapidamente se envolveu em atividades extracurriculares e logo no primeiro ano começou estagiar na área de direito penal. Insegura por ser a mais nova da equipe, fazia questão de ser a primeira a chegar e a última a sair do escritório, ficando cada dia mais cansada. Para relaxar, ao chegar em casa já tarde da noite, começou a beber uma ou duas doses de vodca no lugar do jantar. Em uma dessas ocasiões, foi notada pela mãe, passando a esconder uma garrafa em seu armário para não ser descoberta. Nos finais de semana, na tentativa de compensar a ausência rotineira com seus amigos, não perdia um evento. Repetia sempre a frase "hoje vou tomar uma pois eu mereço", mas acabava facilmente perdendo o controle, ingerindo por vezes quase uma garrafa de destilado por noite. Estava evoluindo cada vez mais no trabalho, foi promovida no final da graduação e poucos anos após recebeu o convite para se tornar sócia minoritária no escritório. Perdeu peso, parou com as atividades físicas, cancelou as férias com as filhas por diversos anos, pois o reconhecimento não vinha fácil mas vinha acompanhado de boas doses de vodca, nesse momento também pela manhã, antes de encarar a jornada do dia. Quando enfim completa 15 anos de escritório, no almoço de comemoração recebe uma chamada da mãe, aos prantos. Ela informa que o pai de MOP caíra em casa, após passar a noite anterior e a manhã bebendo, estava na UTI em estado muito grave. MOP se desespera, no caminho para o hospital se reconhece no pai, felizmente ele se recupera. Cumprindo então a promessa que fizera a ela mesma, MOP agenda uma consulta com psiquiatra na semana seguinte. Entretanto, não comparece, pois ainda "é jovem demais para ter problemas com o álcool".

Para aprofundamento

- Knox J, Hasin DS, Larson FRR, Kranzler HR. Prevention, screening, and treatment for heavy drinking and alcohol use disorder. The Lancet Psychiatry. 2019;6:1054-67.
  ⇨ Ótimo levantamento de todas as etapas interventivas sobre o consumo nocivo de álcool, desde a prevenção até o tratamento, mostrando as políticas públicas preconizadas
- Rehm J, Kilian C, Ferreira-Borges C, Jernigan D, Monteiro M, Parry CDH, et al. Alcohol use in times of the Covid-19: implications for monitoring and policy. Drug Alcohol Rev. 2020.
  ⇨ Artigo sucinto de grande importância para políticas públicas e de monitoramento de consumo, discutindo as repercussões da pandemia de Covid-19 tanto em curto quanto médio prazo, tendo por base o histórico de epidemias recentes.
- Manthey J, Shield KD, Rylett M, Hasan OSM, Probst C, Rehm J. Global alcohol exposure between 1990 and 2017 and forecasts until 2030: a modelling study. Lancet. 2019;393(10190):2493-502.
  ⇨ Artigo que apresenta as projeções de consumo para a próxima década, salientando a importância da implementação de políticas públicas efetivas para combater o consumo nocivo de álcool.

REFERÊNCIAS BIBLIOGRÁFICAS

1. OMS. Global status report on alcohol and health 2018. Genebra: Organização Mundial da Saúde, 2018.
   ⇨ A série de relatórios *Global Status Report on Alcohol and Health*, publicada pela OMS, é uma excelente fonte de consulta para dados robustos sobre o consumo global de álcool, bem como as medidas preconizadas pela OMS para o combate ao seu consumo nocivo.
2. CISA. Álcool e a Saúde dos Brasileiros: Panorama 2020 [Internet]. São Paulo: Centro de Informações sobre Saúde e Álcool; 2020.
   ⇨ Coletânea de dados epidemiológicos oficiais sobre o consumo de álcool pela população brasileira, diferenciando, para cada unidade federativa, as faixas etárias, sexo, transtornos associados e outros critérios importantes para análises de saúde e política pública.
3. OMS. Global strategy to reduce the harmful use of alcohol. Genebra: Organização Mundial da Saúde; 2010.
4. Staff ARCRE. Drinking patterns and their definitions. Alcohol Res. 2018;39(1):17-8.
5. OMS. Self-Help Strategies For cutting down or stopping substance use A guide. Organização Mundial da Saúde. 2010. 50 p.
6. NIAAA. The chemical breakdown of alcohol. National Institute on Alcohol and Alcoholism, 2007.
7. Vos T, Abajobir AA, Abbafati C, Abbas KM, Abate KH, Abd-Allah F, et al. Global, regional, and national incidence, prevalence, and years lived with disability for 328 diseases and injuries for 195 countries, 1990-2016: a systematic analysis for the Global Burden of Disease Study 2016. Lancet. 2017;390(10100):1211-59.
8. IHME. Brazil – Institute for Health Metrics and Evaluation; 2018.
9. Bastos FIPM, et al. (org). III Levantamento Nacional sobre o uso de drogas pela população brasileira. Rio de Janeiro: FIOCRUZ/ICICT; 2017. 528 p.
10. Manthey J, Shield KD, Rylett M, Hasan OSM, Probst C, Rehm J. Global alcohol exposure between 1990 and 2017 and forecasts until 2030: a modelling study. Lancet. 2019;393(10190):2493-502.
11. Brasil. Vigitel Brasil 2018 vigilância de fatores de risco e proteção para doenças crônicas por inquérito telefônico estimativas sobre frequência e distribuição sociodemográfica de fatores de risco e proteção para doenças crônicas nas capitais dos 26 estados brasileiros. Brasília: Ministério da Saúde; 2018.
12. Erol A, Karpyak VM. Sex and gender-related differences in alcohol use and its consequences: Contemporary knowledge and future research considerations. Drug and Alcohol Dependence. 2015;156;1-13.
13. Brasil. Instituto Brasileiro de Geografia Estatística (IBGE). Pesquisa nacional de saúde do escolar: 2015. Brasília: IBGE; 2016.
14. Silveira C, Viana M, Siu E, Andrade A, Anthony J, Andrade L. Sociodemographic correlates of transitions from alcohol use to disorders and remission in the São Paulo Megacity Mental Health Survey, Brazil. Alcohol Alcohol. 2011;46(3):324-32.

15. Newton-Howes G, Horwood J, Mulder R. Personality characteristics in childhood and outcomes in adulthood: Findings from a 30 year longitudinal study. Aust N Z J Psychiatry. 2015;49(4):377-86.

16. Erevik EK, Pallesen S, Andreassen CS, Vedaa Ø, Torsheim T. Who is watching user-generated alcohol posts on social media? Addict Behav. 2018;78:131-7.

17. Clay JM, Parker MO. Alcohol use and misuse during the Covid-19 pandemic: a potential public health crisis? The Lancet Public Health. 2020;5:e259.

18. Rehm J, Kilian C, Ferreira-Borges C, Jernigan D, Monteiro M, Parry CDH, et al. Alcohol use in times of the Covid-19: implications for monitoring and policy. Drug Alcohol Rev. 2020;13074.

19. FioCruz. ConVid Pesquisa de Comportamentos. Rio de Janeiro: FIOCRUZ/ICICT; 2020.

20. OMS. Alcohol and Covid-19: what you need to know. Genebra: Organização Mundial da Saúde; 2020.

21. Campbell W, Rohrbaugh R. The biopsychosocial formulation manual: a guide for mental health professionals. Routledge; 2013.

22. Santana A. Against all odds, i universe you: academic and personal perspectives on facets of queer identity. 2017.

23. Edenberg HJ, Foroud T. Genetics and alcoholism. Vol. 10, Nature Reviews Gastroenterology and Hepatology. Nature; 2013. p. 487-94.

24. Sher KJ, Grekin ER, Williams NA. The Development of Alcohol Use Disorders. Annu Rev Clin Psychol [Internet]. 2005 Apr 29 [cited 2020 Jun 4];1(1):493-523.

25. Pedersen W, Skrondal A. Alcohol consumption debut: Predictors and consequences. J Stud Alcohol. 1998;59(1):32-42.

26. Rosenström T, Torvik FA, Ystrom E, Czajkowski NO, Gillespie NA, Aggen SH, et al. Prediction of alcohol use disorder using personality disorder traits: a twin study. Addiction. 2018;113(1):15-24.

27. Li JJ, Savage JE, Kendler KS, Hickman M, Mahedy L, Macleod J, et al. Polygenic risk, personality dimensions, and adolescent alcohol use problems: a longitudinal study. J Stud Alcohol Drugs. 2017;78(3):442-51.

28. Pietrzykowski AZ, Treistman SN. The molecular basis of tolerance. Alcohol Res Health. 2008;31(4):298-309.

29. Lago L, Bruno R, Degenhardt L. Concordance of ICD-11 and DSM-5 definitions of alcohol and cannabis use disorders: a population survey. The Lancet Psychiatry. 2016;3:673-84.

30. **Saunders JB, Degenhardt L, Reed GM, Poznyak V. Alcohol use disorders in ICD-11: past, present, and future. Alcohol Clin Exp Res. 2019 Aug 23;43(8):1617-31.**
   ⇨ Artigo que apresenta e discute os diagnótiscos de transtornos relacionados ao uso de álcool no CID-11, apresentado os dados empíricos que os suportam, bem como os desafios inerentes.

31. Alves A. Dependência química: classificação e diagnóstico. São Paulo; 2015.

32. Gigliotti A, Bessa MA. Síndrome de dependência do álcool: critérios diagnósticos. Revista Brasileira de Psiquiatria. Associação Brasileira de Psiquiatria. 2004;26:11-3.

33. Edwards G, Gross MM. Alcohol dependence: Provisional description of a clinical syndrome. Br Med J. 1976;1(6017):1058-61.

34. **Castillo-Carniglia A, Keyes KM, Hasin DS, Cerdá M. Psychiatric comorbidities in alcohol use disorder. The Lancet Psychiatry. 2019;6:1068-80.**
   ⇨ Excelente fonte sobre as comorbidades associadas aos transtornos relacionados ao uso de álcool, apresentando dados epidemiológicos e estratégias clínicas.

35. **Krueger RF. The structure of common mental disorders. Arch Gen Psychiatry. 1999;56(10):921-6.**
   ⇨ Artigo seminal sobre fatores subjacentes comuns às psicopatologias. Importante para o estudo de comorbidades psiquiátricas.

36. Cordioli AV, Gallois CB, Isolan L. Psicofármacos: consulta rápida. 5. ed. Porto Alegre: Artmed; 2015.

37. Knox J, Hasin DS, Larson FRR, Kranzler HR. Prevention, screening, and treatment for heavy drinking and alcohol use disorder. The Lancet Psychiatry. 2019;6:1054-67.

34

Transtornos relacionados ao uso de cocaína/crack

Ricardo A. Amaral

Sumário

Introdução
Etiopatogenia
    Transição do uso para abuso
    Transição de abuso para dependência
Mecanismos fisiopatológicos
Quadro clínico e diagnóstico
Diagnóstico diferencial
Exames complementares
Tratamento
Considerações finais
Vinheta clínica
Para aprofundamento
Referências bibliográficas

Pontos-chave

- A cocaína é um alcaloide com efeitos estimulantes sobre o sistema nervoso central (SNC).
- O cloridrato de cocaína e o crack podem conter de 15% a 75% do princípio ativo.
- No último ano, as estimativas sugerem que 1,34 milhões de brasileiros usaram a cocaína e 451 mil usaram o crack, e cerca de 0,18% são dependentes de cocaína e 0,09% são dependentes de crack.
- O uso de substâncias ilícitas tem sido visto mais frequentemente entre homens e entre os mais jovens, com início do uso na adolescência.
- Após o início do uso nocivo, a probabilidade de transição para a dependência de cocaína ocorre em média em 1,42 anos.
- A comorbidade com outros transtornos mentais deve sempre ser considerada na avaliação do usuário de cocaína.
- O modelo de uso da cocaína é geralmente em padrões de binge, uso excessivo, seguido por abstinência.
- A relação pessoal com a cocaína inicial de euforia pode evoluir para abstinência e para estados emocionais negativos.
- A associação álcool e cocaína forma um composto chamado cocaetileno, mais danoso para o sistema cardiovascular.
- Em geral, a intoxicação pela cocaína é mais curta que a intoxicação por anfetaminas e análogos.
- Os quadros psicóticos induzidos pela cocaína são geralmente limitados aos efeitos agudos da substância.
- Ainda não existem tratamentos farmacológicos efetivos e comprovados para a dependência de cocaína.
- As abordagens psicossociais são efetivas, mas exigem períodos mais longos de tratamento.

INTRODUÇÃO

A cocaína é um alcaloide derivado da folha de coca (*Erthroxylum coca*) que tem efeitos estimulantes sobre o sistema nervoso central (SNC), devido à sua ação ativadora em vias dopaminérgicas, serotoninérgicas e noradrenérgicas. Essas ações envolvem o bloqueio de recaptação de dopamina, serotonina e noradrenalina nas vias acima e o consequente aumento da sua disponibilidade, principalmente no córtex pré-frontal. As propriedades da planta passaram a ser mais conhecidas a partir de 1859, com os primeiros experimentos laboratoriais[1]. Duas décadas depois, em 1880, surgiram as primeiras referências a efeitos danosos da cocaína; no entanto, só em 1914 ocorreu a restrição à sua livre comercialização[2].

As folhas de coca são usadas há séculos pelas populações nativas dos Andes, que tinham o costume de mascar as folhas[3], prática muito diferente das formas de uso comuns hoje em dia, a partir da aspiração ou da injeção intravenosa da forma salina da cocaína ou do fumo da sua base livre, o crack. A quantidade de substância consumida também é bastante diferente. As folhas de coca, também consumidas após infusão, contém 0,5% a 1,5% de alcaloide, o cloridrato de cocaína de 15% a 75% e as pedras de crack de 40% a 70%, semelhante à concentração da

Tabela 1 Início, pico e duração dos efeitos da cocaína de acordo com a via de exposição*

Via de exposição	Início de ação	Pico de ação	Duração de ação
Intranasal	1-5 minutos	20-30 minutos	60-120 minutos
Intravenosa	< 1 minutos	3-5 minutos	30-60 minutos
Fumada	< 1 minutos	3-5 minutos	30-60 minutos
Gastrointestinal	30-60 minutos	60-90 minutos	Desconhecido

Fonte: adaptada de Hernandez et al., 2017[4].

merla, pasta da cocaína que se torna volátil quando aquecida[4]. As características de cada apresentação da cocaína estão pormenorizadas na Tabela 1.

A produção mundial de cocaína por ano é de aproximadamente duas toneladas e, em 2017, o número global de usuários da substância chegou a 18 milhões de pessoas, ou, cerca de 0,4% da população entre 15 e 64 anos, sendo que o Brasil é considerado o maior mercado da América Latina[5]. Segundo o III Levantamento sobre uso de drogas pela população brasileira[6], com dados de 2015 e considerando as pessoas entre 12 e 65 anos, mais de 4,6 milhões usaram cocaína na vida, 1,34 milhões nos últimos 12 meses e quase meio milhão nos últimos 30 dias. O uso de crack e similares foi referido por aproximadamente um terço dos brasileiros acima, ou seja, 1 milhão 393 mil na vida, 451 mil nos últimos 12 meses e 172 mil nos últimos 30 dias. A prevalência de dependentes nos últimos 12 meses foi de 0,18% para cocaína e 0,09% para o crack. Entre aqueles que referiram o uso nos últimos 12 meses, a dependência foi de 3,21% para cocaína e de 1,55% para o crack.

Em metanálise sobre o crack[7], coletaram informações sobre o perfil do usuário, predominantemente jovem e socioeconomicamente marginalizado, morador de regiões urbanas, representando até 50% dos usuários de drogas em situação de rua no Canadá. Entre os usuários de crack foram observadas associações com tornar-se ou ser soro positivo para o HIV, aumento na prevalência de infecções sexualmente transmissíveis, mais especificamente sífilis e tricomoníase, e infecção pela hepatite C. Com relação à presença de outro transtorno mental, o uso do crack associou-se significativamente à ideação suicida e depressão. O uso do crack também se associou ao aumento de problemas placentários, microcefalia e prematuridade, de acordo com o trimestre de gestação em que o uso ocorreu e o uso de álcool e tabaco. Com relação à violência, o uso de crack se associou a eventos físicos e sexuais. Os revisores salientam, em conjunto com outros autores, que algumas dessas associações podem se dever mais especificamente à via de administração do crack, assim como aos riscos frequentes a que estão expostas as populações marginalizadas.

ETIOPATOGENIA

No Brasil, a idade do primeiro consumo entre os 15 milhões que referiram o uso de alguma substância ilícita na vida foi 16,6 anos; entre menores de 18 anos, o primeiro consumo ocorreu em média aos 14 anos[6]. Desde o estudo de Warner et al.[8], o uso de substâncias ilícitas tem sido visto mais frequentemente entre homens e entre os mais jovens, com início do uso na adolescência. Em estudo mais recente, Gerra et al.[9] avaliaram uma coorte de estudantes nascidos a partir de 1999, de 28 países da Europa, e observaram a associação significativa do status socioeconômico familiar baixo com o uso experimental (uso de cocaína pelo menos uma vez mas não mais que duas vezes na vida) e o uso episódico (uso de cocaína mais de duas vezes mas menos do que 20 vezes na vida); e o baixo nível educacional dos pais com o uso experimental e o uso frequente (uso de cocaína 20 vezes ou mais na vida). A evasão escolar e não ler livros por divertimento também se associaram aos padrões de uso em geral (evasão) e episódico e frequente (não ler livros). As associações do baixo status socioeconômico e do baixo nível educacional dos pais se mantiveram significativas, embora menores, mesmo após o controle para evasão e não ler livros.

Além dos fatores ambientais, estudos com gêmeos têm evidenciado a contribuição dos aspectos genéticos para o uso de substâncias. Ystrom et al.[10], estudando apenas gêmeos masculinos e de etnia branca, observaram que o início do uso de substâncias ilícitas depende mais de fatores contextuais gerais do que da imitação de modelos, do aprendizado social ou da disponibilidade da substância e que os fatores ambientais são similarmente importantes para todas as classes de substâncias e não apenas para a cocaína.

Transição do uso para abuso

O uso nocivo pode representar um nível intermediário entre o uso e a dependência. Para a ocorrência de transtornos por uso de cocaína (uso nocivo e dependência), 25% do risco se deve a fatores específicos da substância[10].

Transição de abuso para dependência

Segundo Flórez-Salamanca et al.[11] a maioria das pessoas identificadas com abuso de cocaína tinha iniciado o uso após os 14 anos, tinha 30 a 44 anos e história familiar de algum transtorno por uso de substância (TUS). A probabilidade de transição em algum momento da vida do abuso para a dependência foi de 15,6% e metade das transições ocorreu em 1,42 anos após o início do abuso, o menor período de transição entre as substâncias avaliadas. A maioria era de homens, moradores de áreas urbanas, em algum ponto do ensino médio. Metade deles tinha história de dependência de tabaco ou álcool ou abuso de álcool, um terço tinha algum transtorno de personalidade ou transtorno de humor, e um em cada quatro tinha um transtorno de ansiedade. A presença de um transtorno psicótico representou um risco significativo para a transição. Estar casado foi um fator protetor contra a transição do abuso para a dependência.

John e Wu[12], comparando dados de 2011 e 2015, observaram que o uso de cocaína cresceu 128% entre pessoas com 50 anos ou mais e o uso semanal de cocaína e o uso de crack no ano anterior subiram significativamente na mesma faixa etária, assim como os quadros de dependência.

No Brasil[13], adolescentes internados para tratamento, de ambos os sexos e com média de idade de 15,6 anos, apresentaram idade de início do uso de crack aos 13,38 anos (11,6 anos para o tabaco, 12,15 anos para *cannabis* e 12,43 anos para o álcool). A transição entre a experimentação e a dependência, em média, foi de 2,53 anos (desvio-padrão = 1,96). O uso ocorreu em 23,2 dias do último mês, em associação com alguma outra substância (tabaco, 61,4%; *cannabis*, 54,5%; e álcool, 44,3%). Com relação à comorbidade, 81,8% preencheram critérios para transtornos de conduta, 52,3% para distúrbio desafiador de oposição e 44,3% para transtorno de déficit de atenção/hiperatividade, significativamente mais frequente que na população geral da mesma idade.

MECANISMOS FISIOPATOLÓGICOS

A cocaína é capaz de inibir a recaptação de diversos neurotransmissores, particularmente a dopamina e a noradrenalina. Evidências em estudos com roedores sugerem que a cocaína antagoniza receptores adrenérgicos. O local inicial da estimulação global da cocaína parece ser a área tegmental ventral, origem da maioria das fibras dopaminérgicas[14] e a ação estimuladora da cocaína envolve a participação do sistema límbico. Em baixas doses, a cocaína produz uma resposta de alerta, que envolve aumento na exploração do ambiente, da locomoção e da preparação para atividades. Em doses maiores a atividade motora diminui e os comportamentos se tornam estereotipados. Diferentemente dos adultos, ratos adolescentes (após a puberdade e não antes) consumiram maiores quantidades de cocaína e mais rapidamente, ou seja, tiveram uma escalada de consumo maior, trabalharam mais para obter a substância e foram menos sensíveis a aumentos no custo para obtenção da substância[15], mecanismo de atuação sugestivo do modelo de autoestimulação, comum aos processos de dependência.

Diversos autores, reunidos por Koob e Volkow[16], sugerem que a dependência pode ser compreendida num modelo de três etapas. Na primeira etapa, a manutenção dos níveis de dopamina, que resulta em estados de euforia, não se sustenta senão pela reativação do sistema dopaminérgico. Esses processos repetidos teriam a capacidade de promover adaptações neuronais que reativariam o estado motivacional do indivíduo para o uso mesmo após longos períodos de abstinência[17]. A abstinência e os estados emocionais negativos, segunda etapa, ativam mecanismos relacionados ao estresse, como o fator liberador de corticotrofina, envolvendo a amídala no processo. Diversas áreas do SNC organizadas para o planejamento e a avaliação crítica das decisões estariam envolvidas no processo de abstinência, prejudicando o funcionamento adequado e resultando em processos de preocupação e antecipação (terceira etapa).

Com relação ao padrão de uso, o modelo mais frequente é o de dias consecutivos de uso, em um padrão de *binge*, seguido por períodos de abstinência e, posteriormente, seguido de retorno ao uso. Esses ciclos se repetem e é comum que o dependente fique dias sem dormir adequadamente, sem se alimentar, sem fazer atividades outras que não o uso. Nos momentos de abstinência, o dependente passa por períodos de prostração, anedonia, sono e alimentação excessivos, até voltar a sentir a necessidade urgente do efeito da euforia, chamada de fissura, então um novo *binge* se repete[18].

O uso concomitante de álcool e cocaína leva à formação no fígado do composto cocaetileno (CE) que tem propriedades diferentes das duas substâncias originais[19]. A eliminação do CE é mais lenta que a da cocaína[20], o que pode explicar o interesse dos usuários pela associação das substâncias. A quantidade de cocaína convertida para CE depende da via de administração[21], sendo maior na via endovenosa do que na fumada, e parece depender da intoxicação prévia pelo álcool[22]. Uma preocupação em particular com relação ao CE é a maior probabilidade de alterações cardiovasculares[19] e o fato de que a dose letal do CE em animais de laboratório foi menor que a da cocaína isoladamente[23].

QUADRO CLÍNICO E DIAGNÓSTICO

Os sistemas de classificação de transtornos mentais – incluindo os relacionados ao uso de cocaína – ainda utilizados na literatura médica e científica são a Classificação Estatística Internacional de Doenças e Problemas Relacionados à Saúde (CID, na sua 10ª edição) da Organização Mundial da Saúde[24], que descreve os diagnósticos de uso nocivo e dependência, e o *Manual diagnóstico e estatístico de transtornos mentais* (DSM, na sua 4ª edição, DSM-IV) da Associação Psiquiátrica Americana[25] que elenca sintomas para o abuso e a adição. Para as duas classificações, as condições acima são consideradas categorias distintas e independentes.

A APA[26] divulgou uma nova versão do seu manual, o DSM-5, em que o abuso e a adição passaram a constituir uma única dimensão denominada "Transtornos relacionados ao uso de Substâncias" (TUS) a partir de uma lista de 10 sintomas semelhantes aos do DSM-IV, acrescentando-se a fissura (*craving*, no original) e retirando os problemas legais. Em termos quantitativos, um TUS admite o nível leve (presença de 2 a 3 critérios) moderado (presença de 4 a 5 critérios) ou grave (presença de 6 ou mais critérios). A nova versão da CID, a 11ª[27], mantém a descrição categórica do uso nocivo e da dependência (Quadro 1).

Estão descritos ainda:

Intoxicação (6C45.3): condição transitória clinicamente significativa que se desenvolve durante ou logo após o consumo de cocaína, caracterizada por transtornos na consciência, cognição, percepção, afeto, comportamento ou coordenação, com intensidade relacionada à quantidade consumida, e limitada no tempo, à medida que a cocaína é eliminada do corpo.

A apresentação pode incluir euforia inadequada, ansiedade, raiva, atenção prejudicada, hipervigilância, agitação psicomotora, ideação paranoide (às vezes, de intensidade delirante), alucinações auditivas, confusão e mudanças na sociabilidade. Transpiração ou calafrios, náusea ou vômito e palpitações e dor no peito podem ser sentidos. Os sinais físicos podem incluir taquicardia, pressão arterial elevada e dilatação pupilar. Em casos raros, geralmente na intoxicação grave, a cocaína pode causar convulsões, fraqueza muscular, discinesia e distonia.

Abstinência de cocaína (6C45.4): conjunto clinicamente significativo de sintomas, comportamentos e/ou características fisiológicas, variando em termos de gravidade e duração, que ocorrem após a interrupção ou redução do uso de cocaína em indivíduos que desenvolveram dependência de cocaína ou usaram cocaína por um período prolongado ou em grandes quantidades. As características presentes na abstinência de cocaína podem incluir humor disfórico, irritabilidade, fadiga, inércia, sonhos desagradáveis vívidos, insônia ou hipersonia, aumento do apetite, ansiedade, agitação ou retardo psicomotor e desejo por cocaína;

A relação de transtornos é completada por *Delirium* induzido por cocaína" (6C45.5); "Transtorno psicótico induzido pela cocaína" (6C45.6); "Outros transtornos induzidos por cocaína" (6C45.7); "Outros transtornos especificados devido ao uso de cocaína" (6C45.Y); e "Transtornos devidos ao uso de cocaína, não especificado" (6C45.Z).

Os modelos diagnósticos acima, além dos critérios para gravidade dos sintomas ou dos quadros, incluem avaliações sobre o estado físico, social, ocupacional, familiar que são fundamentais para a compreensão global não apenas dos danos, mas também das funcionalidades do paciente. Entre os prejuízos associados ao uso podem ser observadas complicações clínicas (infarto agudo do miocárdio na intoxicação por cocaína, quadros respiratório no uso do crack), ocupacionais (faltas ao trabalho, presença no trabalho sem condições adequadas para o desempenho esperado, risco ou perda do emprego, endividamento), sociais (afastamento dos amigos, perda de vínculos), legais (pequenos furtos, ocorrências policiais, tráfico de drogas) e familiares (brigas constantes, perda do papel dentro da família).

DIAGNÓSTICO DIFERENCIAL

Como é possível observar no Quadro 2, é preciso diferenciar os quadros relacionados à cocaína dos quadros relacionados às anfetaminas, metanfetaminas e análogos. Embora esses estimulantes produzam efeitos agudos semelhantes, no SNC e no sistema nervoso periférico, as anfetaminas são agentes simpatomiméticos semelhantes à noradrenalina. Além de bloquearem a recaptação das monoaminas, como a cocaína, as anfetaminas também agem diretamente sobre a estimulação dessas substâncias e inibem a ação da monoaminoxidade. Existem diversas substâncias neste grupo, mas o pico de concentração plasmática é de 3 a 6 horas, bem mais longo que o da cocaína (Ver Quadro 1), produzindo uma estimulação adrenérgica prolongada, principalmente no SNC e cardiovascular. A intoxica-

---

Quadro 1   Critérios diagnósticos para transtornos devidos ao uso de cocaína de acordo com a CID-11

6C45 Transtornos devidos ao uso de cocaína

Os transtornos devidos ao uso de cocaína são caracterizados pelo padrão e consequências do uso de cocaína. Além da intoxicação por cocaína, a cocaína tem propriedades indutoras de dependência, resultando em dependência de cocaína em algumas pessoas e na abstinência de cocaína quando o uso é reduzido ou descontinuado. A cocaína está implicada em uma ampla gama de danos que afetam a maioria dos órgãos e sistemas do corpo, que podem ser classificados como episódio único de uso nocivo da cocaína e padrão nocivo de uso da cocaína. Os danos a outras pessoas resultantes do comportamento durante a intoxicação por cocaína estão incluídos nas definições de uso nocivo da cocaína. Vários transtornos mentais induzidos por cocaína são reconhecidos.

Exclui:

- Transtornos devido ao uso de estimulantes, incluindo anfetaminas, metanfetamina e análogos (6C46)
- Uso perigoso de cocaína (QE11.3)

6C45.0 Episódio de uso nocivo da cocaína

Um único episódio de uso de cocaína que tenha causado danos à saúde física ou mental de uma pessoa ou resultou em comportamento que causou danos à saúde de outras pessoas. Os danos à saúde do indivíduo ocorrem devido a um ou mais dos seguintes:

(1) comportamento relacionado à intoxicação;

(2) efeitos tóxicos diretos ou secundários nos órgãos e sistemas do corpo; ou

(3) uma via de administração prejudicial.

Os danos à saúde de terceiros incluem qualquer forma de dano físico, incluindo trauma ou transtorno mental que seja diretamente atribuível ao comportamento devido à intoxicação por cocaína por parte da pessoa a quem o diagnóstico de episódio único de uso nocivo se aplica. Esse diagnóstico não deve ser feito se o dano for atribuído a um padrão conhecido de uso de cocaína.

Exclui

- Dependência de cocaína (6C45.2)
- Padrão nocivo de uso de cocaína (6C45.1)

(continua)

Quadro 1 Critérios diagnósticos para transtornos devidos ao uso de cocaína de acordo com a CID-11 (continuação)

6C45.1 Padrão nocivo de uso de cocaína

Um padrão de uso de cocaína que causou danos à saúde física ou mental de uma pessoa ou resultou em comportamento que causou danos à saúde de outras pessoas. O padrão de uso de cocaína é evidente por um período de pelo menos 12 meses se o uso de substâncias for episódico ou de pelo menos um mês se o uso for contínuo (ou seja, diariamente ou quase diariamente). Os danos à saúde do indivíduo ocorrem devido a um ou mais dos seguintes:

(1) comportamento relacionado à intoxicação;

(2) efeitos tóxicos diretos ou secundários nos órgãos e sistemas do corpo; ou

(3) uma via de administração prejudicial.

Os danos à saúde de terceiros incluem qualquer forma de dano físico, incluindo trauma ou transtorno mental que seja diretamente atribuível ao comportamento relacionado à intoxicação por cocaína por parte da pessoa a quem o diagnóstico de padrão nocivo de uso de cocaína se aplica.

Exclui:

- Dependência de cocaína (6C45.2)
- Episódio de uso nocivo da cocaína (6C45.0)

6C45.2 Dependência de cocaína

A dependência de cocaína é um transtorno da regulação do uso de cocaína decorrente do uso repetido ou contínuo de cocaína. A característica é um forte impulso interno ao uso de cocaína, que se manifesta pela capacidade prejudicada de controlar o uso, aumentando a prioridade dada ao uso em detrimento de outras atividades e a persistência do uso, apesar dos danos ou consequências negativas. Essas experiências geralmente são acompanhadas por uma sensação subjetiva de desejo ou "fissura" para usar cocaína. Características fisiológicas da dependência também podem estar presentes, incluindo tolerância aos efeitos da cocaína, sintomas de abstinência após a interrupção ou redução do uso de cocaína ou uso repetido de cocaína ou substâncias farmacologicamente semelhantes para prevenir ou aliviar os sintomas de abstinência. As características da dependência são geralmente evidentes durante um período de pelo menos 12 meses, mas o diagnóstico pode ser feito se o uso de cocaína for contínuo (diariamente ou quase diariamente) por pelo menos 1 mês.

Exclui:

- Episódio de uso nocivo da cocaína (6C45.0)
- Padrão nocivo de uso de cocaína (6C45.1)

    Especificadores

    6C45.20 Dependência de cocaína, uso atual

    6C45.21 Dependência de cocaína, remissão total precoce

    6C45.22 Dependência de cocaína, remissão parcial sustentada

    6C45.23 Dependência de cocaína, remissão total sustentada

    6C45.2Z Dependência de cocaína, não especificado

Tradução do autor. Fonte: World Health Organization, 2019[27].

ção leve a moderada pode apresentar agitação, sudorese, midríase, náuseas, vômitos, dor abdominal, hipertensão, taquicardia, dor torácica, cefaleia e hiperventilação. Já a intoxicação grave, relacionada ao uso de altas doses pode causar hipertermia grave (> 40ºC), desidratação, arritmias, hipertensão grave, infarto agudo do miocárdio, vaso espasmo, dissecção de aorta, acidente vascular cerebral, morte súbita, pneumotórax, psicose, convulsão, colite isquêmica, rabdomiólise, insuficiência renal, insuficiência hepática, síndrome serotoninérgica, delírios, paranoia e coma[4].

Outro aspecto importante é a diferenciação dos quadros psicóticos induzidos pela cocaína daqueles que se devem a um transtorno mental primário. A maior proporção de usuários de cocaína que relata sintomas psicóticos é de dependentes da substância, apresentam ideação paranoide ou de suspeita e esses sintomas tendem a desaparecer com a abstinência[28].

EXAMES COMPLEMENTARES

Não existem exames laboratoriais para a identificação das condições de uso nocivo ou dependência. A intoxicação pode ser verificada pela pesquisa de metabólitos da cocaína na urina e em outras matrizes.

Existe um interesse cada vez maior nos testes neuropsicológicos uma vez que o uso e a abstinência podem cursar com déficits cognitivos[29]. A avaliação neuropsicológica permite estabelecer estratégias de tratamento mais adequadas para as condições do paciente.

Devido aos riscos físicos relacionados à cocaína, recomenda-se uma avaliação laboratorial criteriosa, de acordo com a história clínica.

TRATAMENTO

De acordo com revisões sistemáticas, não existe consenso ou tratamento farmacológico reconhecidamente efetivo da dependência de cocaína. Com relação ao tratamento, é preciso diferenciar quanto aos objetivos, uma vez que alguns tratamentos podem ser mais indicados para a abstinência, outros para controle de uso, e ainda para redução dos riscos de lapso (uso eventual após período de abstinência, que não atinge o padrão anterior de uso), de recaída (reinstalação do padrão de uso anterior), de abandono do tratamento, aumentando a retenção no tratamento, e de prejuízos causados pela dependência. Em uma das mais completas revisões sobre o tema, que inclui revisões anteriores e avalia novos estudos, Chan et al.[30] encontraram evidências moderadas para o uso de antipsicóticos na retenção no tratamento, enquanto as evidências quanto ao uso de antidepressivos foi baixa, destacando-se os resultados com a sertralina no desfecho prevenção do lapso e da recaída. O mesmo nível de efetividade foi observado para a bupropiona, psicoestimulantes e o topiramato na promoção da abstinência.

As intervenções psicossociais são fortemente influenciadas pelas teorias de Beck[31], sobre a mudança de crenças e pensamentos disfuncionais a respeito do uso de substâncias em detrimento dos pensamentos e crenças de maior funcionalidade, bases da terapia cognitivo-comportamental (TCC), de Miller e Rollnick[32] sobre a entrevista motivacional e de Marlatt e Gordon[33] sobre a Prevenção de Recaída. A TCC é uma abordagem de curto prazo para ajudar indivíduos dependentes a reduzir o uso de cocaína ou tornarem-se abstinentes da substância, baseia-se em teorias de aprendizagem de comportamento, operante e condicionamento clássico[34]. O manejo de contingências (MC), a partir da teoria comportamental, baseia-se no reforço de comportamentos desejados e na recusa ou punição de comportamentos indesejáveis a partir de três princípios: selecionar e monitorar o comportamento desejado, reforçar adequadamente o comportamento e, por último, eliminar o reforçador quando o comportamento visado não ocorre[35]. Os objetivos do MC podem ser a abstinência, a adesão aos medicamentos e aos aconselhamentos e à realização de atividades pró-sociais ou mudanças no estilo de vida[36].

CONSIDERAÇÕES FINAIS

Uma abordagem abrangente do usuário de cocaína deve incluir o padrão de relação com a substância, o contexto em que esse padrão se desenvolveu e se encontra e contextos mais gerais do ambiente. O uso de outras substâncias deve sempre ser avaliado, assim como outras condições psíquicas, de saúde geral e condições sociais. O usuário pode procurar ajuda por outros motivos, que não seus problemas com a substância. O diagnóstico é um direito do paciente, que deve ser examinado adequadamente e receber toda a orientação resultante da avaliação profissional. A falta de evidências com relação à psicofarmacologia não deve ser justificativa para que a pessoa que procura tratamento não receba apoio farmacológico. Os serviços de tratamento devem ser multidisciplinares, focados nas necessidades, nos riscos associados ao uso e às condições de saúde e sociais do usuário. A internação tem como objetivo o manejo dos quadros de abstinência mais graves, de condições clínicas graves associadas à dependência e o tratamento de casos com insucesso em serviço ambulatorial qualificado.

Vinheta clínica

R.D.C., masculino, 19 anos, solteiro, operador de telemarketing, natural e proveniente de São Paulo, mora com mãe e dois irmãos (14 e 7 anos), sem religião, segundo grau completo.

Queixa: Tenho problema com drogas há 2 anos.

História prévia: Aos 17 anos, iniciou uso de cocaína inalada em companhia de amigos usuários. Nessa época, usava cocaína uma vez a cada final de semana, um papel por vez. Sentia prazer, pensamento "mais coerente", mais acelerado e conseguia escrever (textos, poesia – o que gosta de fazer) com mais facilidade do que o usual. Nega sintomas alucinatórios. Aumentou progressivamente a quantidade usada e aos 18 anos, inalava três a quatro papéis por fim de semana, pois já não conseguia o mesmo efeito com a dose inicial. Aos 19 anos usava todo sábado e domingo, cinco papéis cada dia. Há seis meses, percebeu problemas com uso da cocaína, como epistaxe, dor de garganta, espirros, insônia e perda de dinheiro e começou a pensar em parar de usar. Há três meses, refere ter decidido parar de usar. Passou a evitar os amigos usuários e tentou parar, só conseguindo manter-se abstinente por 15 dias. Durante os dias úteis não usa, mas, no fim de semana, sente muita vontade e não consegue resistir e então compra cocaína (consegue a dez minutos de sua residência) e usa em casa vários papéis por vez. Percebe que gasta muito do dinheiro que ganha mensalmente e não consegue controlar o gasto com cocaína ou limitar a dose. Atualmente, nega prazer quando usa. Após o uso, sente-se culpado, frustrado e triste. Além da vontade de usar, refere hipersonia durante os dias em que não consome cocaína (dorme 14~16 h/dia, quando o habitual é de 10 h/dia).

Há três meses iniciou uso de crack, sempre após uso de cocaína inalada. Nestes três meses refere ter fumado cinco vezes, seis a sete pedras por vez. As primeiras duas vezes foram junto de amigos (festas) e, depois que cortou relações com os amigos usuários, passou a usar sozinho. Sob efeito, sente uma sensação boa ("como se estivesse fora do corpo") e depois de passar o efeito volta a sentir frustração e tristeza e sensação de vazio no peito

---

Para aprofundamento

- Diehl A, Cordeiro D, Laranjeira R. Dependência química: prevenção, tratamento e políticas públicas. Porto Alegre: Artmed; 2018.
  → Referência em dependência química no Brasil, os autores apresentam um livro abrangente, que permite uma compreensão integrada do fenômeno das drogas.

- Gonçalves PD, Ometto M, Bechara A, Malbergier A, Amaral R, Nicastri S, et al. Motivational interviewing combined with chess accelerates improvement in executive functions in cocaine dependent patients: a one-month prospective study. Drug and Alcohol Dependence. 2014;141:79-84.
  ⇨ Este estudo apresenta uma proposta inovadora e bem elaborada de um dos grupos mais presentes na investigação científica sobre o tema. As propostas para a reabilitação, etapa importante na recuperação do dependente, integram conceitos tradicionais de recuperação a partir de uma nova estratégia.
- Ribeiro M, Laranjeira R. O tratamento do usuário de crack. Porto Alegre: Artmed; 2009.
  ⇨ Texto de referência sobre o crack, pode servir para análise crítica das propostas atuais de tratamento e de reflexão sobre possíveis rumos sobre o tema.

REFERÊNCIAS BIBLIOGRÁFICAS

1. Dowdeswell GF. The coca leaf: observations on the properties and action of the leaf of the coca plant (erythloxylon coca), made in the physiological laboratory of university college. The Lancet. 1876;107(2749):664-7.
2. Martensen RL. From papal endorsement to southern vice: the cultural transit of coca and cocaine. JAMA. 1996;276(19):1615.
3. Casikar V, Mujica E, Mongelli M, Aliaga J, Lopez N, Smith C, et al. Does chewing coca leaves influence physiology at high altitude?. Indian J Clin Biochemistry. 2010;25(3):311-314.
4. Hernandez EMM, Rodrigues RMR, Torres TM, Zucoloto AD, Oliveira CDR, Egito EST, et al. Manual de toxicologia clínica: orientações para assistência e vigilância das intoxicações agudas. In: Manual de toxicologia clínica: orientações para assistência e vigilância das intoxicações agudas. 2017;475475.
5. World Drug Report 2019 (United Nations publication, Sales No. E.19.XI.8). United Nations Office on Drugs and Crime.
6. **Bastos FIPM, Vasconcellos MTLD, De Boni RB, Reis NBD, Coutinho CFDS. III Levantamento Nacional sobre o uso de drogas pela população brasileira. 2017.**
  ⇨ Trata-se do estudo epidemiológico mais atualizado sobre o uso e problemas relacionados ao uso de drogas na população brasileira. Coordenado por equipe cientificamente qualificada, este levantamento indica possíveis lacunas e limitações dos resultados.
7. Butler AJ, Rehm J, Fischer B. Health outcomes associated with crack-cocaine use: systematic review and meta-analyses. Drug and alcohol dependence. 2017;180:401-16.
8. Warner LA, Kessler RC, Hughes M, Anthony JC, Nelson CB. Prevalence and correlates of drug use and dependence in the United States: results from the National Comorbidity Survey. Arch Gen Psychiatry. 1995;52(3):219-29.
9. Gerra G, Benedetti E, Resce G, Potente R, Cutilli A, Molinaro S. Socioeconomic status, parental education, school connectedness and individual socio-cultural resources in vulnerability for drug use among students. Intern J Environ Res Public Health. 2020;17(4):1306.
10. Ystrom E, Reichborn-Kjennerud T, Neale MC, Kendler KS. Genetic and environmental risk factors for illicit substance use and use disorders: joint analysis of self and co-twin ratings. Behavior Genetics. 2014;44(1):1-13.
11. Flórez-Salamanca L, Secades-Villa R, Hasin DS, Cottler L, Wang S, Grant BF, et al. Probability and predictors of transition from abuse to dependence on alcohol, cannabis, and cocaine: Results from the national epidemiologic survey on alcohol and related conditions. Am J Drug and Alcohol Abuse. 2013;39(3):168-79.
12. John WS, Wu LT. Trends and correlates of cocaine use and cocaine use disorder in the United States from 2011 to 2015. Drug and Alcohol Dependence. 2017;180:376-84.
13. Pianca TG, Rohde LA, Rosa RL, Begnis AP, Ferronatto PB, Jensen MC, et al. Crack cocaine use in adolescents: clinical characteristics and predictors of early initiation. J Clin Psychiatry. 2016;77(10):e1205-e1210.
14. Drake LR, Scott PJ. DARK Classics in chemical neuroscience: cocaine. ACS Chemical Neuroscience. 2018;9(10):2358-72.
15. Wong WC, Ford KA, Pagels NE, McCutcheon JE, Marinelli M. Adolescents are more vulnerable to cocaine addiction: behavioral and electrophysiological evidence. Journal of Neuroscience. 2013;33(11):4913-22.
16. **Koob GF, Volkow ND. Neurobiology of addiction: a neurocircuitry analysis. The Lancet Psychiatry. 2016;3(8):760-73.**
  ⇨ O texto foi elaborado para conter resumidamente o que há de mais atualizado em termos de conhecimento sobre a neurobiologia da dependência. Além do texto, Volkow e Koob apresentam figuras ilustrativas de grande qualidade e de fácil compreensão.
17. Koob GF, Sanna PP, Bloom FE. Neuroscience of addiction. Neuron. 1998;21(3):467-476.
18. Gawin FH, Kleber HD. Abstinence symptomatology and psychiatric diagnosis in cocaine abusers: clinical observations. Arch Gen Psychiatry. 1986;43(2):107-13.
19. Jones AW. Forensic drug profile: cocaethylene. J Analytical Toxicol. 2019;43(3):155-160.
20. Perez-Reyes M, Jeffcoat AR, Myers M, Sihler K, Cook CE. Comparison in humans of the potency and pharmacokinetics of intravenously injected cocaethylene and cocaine. Psychopharmacol. 1994;116:428-32.
21. Herbst ED, Harris DS, Everhart ET, Mendelson J, Jacob P, Jones RT. Cocaethylene formation following ethanol and cocaine administration by different routes. Exp Clin Psychopharmacol. 2011;19(2):95.
22. Kampman KM. What's new in the treatment of cocaine addiction? Current Psychiatry Reports. 2010;12(5):441-7.
23. Hearn WL, Rose S, Wagner J, Ciarleglio A, Mash DC. Cocaethylene is more potent than cocaine in mediating lethality. Pharmacology Biochemistry and Behavior. 1991;39(2):531-3.
24. Organização Mundial da Saúde. Classificação Estatística Internacional de Doenças e Problemas Relacionados à Saúde: CID-10 Décima revisão. Trad. do Centro Colaborador da OMS para a Classificação de Doenças em Português. 3 ed. São Paulo: Edusp; 1996.
25. American Psychiatric Association. Manual diagnóstico e estatístico de transtornos mentais (DSM-IV). Trad. Cláudia Dornelles, 4. 1995.
26. **American Psychiatric Association. DSM-5: Manual diagnóstico e estatístico de transtornos mentais. Porto Alegre: Artmed; 2014.**
  ⇨ Este manual apresenta de forma clara e objetiva as definições das condições de agravo à saúde relacionadas ao uso de cocaína. Além disso, é excelente fonte de consulta sobre particularidades da avaliação global e dos diagnósticos diferenciais.
27. World Health Organization. 2019. Disponível em: https://icd.who.int/ct11/icd11_mms/en/release. Acesso em: 29 fev. 2020.
  ⇨ O site da Organização Mundial da Saúde disponibiliza na íntegra o conteúdo da nova versão da Classificação Internacional de Doenças, que será efetivada para uso em breve. Além dessas informações, a visita ao site permite acessar conteúdos sobre a elaboração da nova versão.
28. Roncero C, Daigre C, Gonzalvo B, Valero S, Castells X, Grau-López L, et al. Risk factors for cocaine-induced psychosis in cocaine-dependent patients. Eur Psychiatry. 2013;28(3):141-6.
29. Cunha PJ, Bechara A, de Andrade AG, Nicastri S. Decision-making deficits linked to real-life social dysfunction in crack cocaine-dependent individuals. Am J Addict. 2011;20(1):78-86.
30. **Chan B, Kondo K, Freeman M, Ayers C, Montgomery J, Kansagara D. Pharmacotherapy for cocaine use disorder: a systematic review and meta-analysis. J Gen Internal Med. 2019;1-16.**
  ⇨ Chan et al. sistematizaram as informações mais atualizadas sobre tratamento farmacológico do Transtorno por uso de cocaína (na denominação do DSM 5). O texto é sucinto, as tabelas são abrangentes e revisões anteriores também são consideradas.
31. Beck AT. Cognitive therapy and the emotional disorders. New York: Meridian; 1976.

32. Miller WR, Rollnick S. Motivational interviewing: Helping people change (3rd ed.). New York: Guilford; 2013.

33. Marlatt GA, Gordon JR. Relapse prevention: a self-control strategy for the maintenance of behavior change. New York: Guilford; 1985. p. 85-101.

34. Carroll KM. Therapy manuals for drug addiction, manual 1: a cognitive-behavioral approach: treating cocaine addiction. National Institute on Drug Abuse. 1998;55-65.

35. Higgins ST, Petry NM. Contingency management: incentives for sobriety. Alcohol Research & Health. 1999;23(2):122.

36. Stanger C, Budney AJ. Contingency management: using incentives to improve outcomes for adolescent substance use disorders. Pediatric Clinics. 2019;66(6):1183-92.

35

Transtornos relacionados ao uso de maconha

André Malbergier

Sumário

Introdução
Epidemiologia
Farmacocinética
    Absorção
    Distribuição
    Metabolismo
    Eliminação
Sistema endocanabinoide
Diagnóstico
Testagem de cannabis na urina
Comorbidades psiquiátricas
    Transtornos psicóticos
    Depressão e ideação suicida
    Transtornos ansiosos
Transtornos por uso de nicotina
Porta de entrada para outras drogas
Síndrome amotivacional
Maconha e gravidez
Maconha e direção
Síndrome hiperemética associada à maconha (SHM)
Aplicações terapêuticas dos canabinoides
Prevenção
Aspectos gerais do tratamento
Vinheta clínica
Para aprofundamento
Referências bibliográficas

Pontos-chave

- A maconha é a droga ilícita mais consumida no mundo.
- Os canabinoides existem naturalmente no nosso organismo (endocanabinoides), podem ser extraídos da planta (fitocanabinoides) ou serem produzidos em laboratórios (sintéticos).
- A maconha é capaz de provocar dependência e a interrupção de seu uso pode promover uma síndrome de abstinência.
- A dependência de maconha está associada a várias complicações psiquiátricas: psicose, depressão, suicídio e ansiedade.
- Parece existir um vasto campo para uso terapêutico dos canabinoides que ainda precisa ser mais bem definido.

INTRODUÇÃO

A cannabis (também conhecida como maconha) é uma planta que contém mais de 500 componentes, dos quais 104 canabinoides foram atualmente identificados. Dois deles são, na atualidade, maior objeto de investigação científica sobre suas propriedades farmacológicas: Δ9-tetra-hidrocanabinol (THC) e canabidiol (CBD).

O primeiro é o canabinoide que promove os efeitos psicogênicos (prazer) buscados pelos usuários que usam a droga de forma recreativa e também vem sendo estudado para fins terapêuticos. A potência da maconha é avaliada principalmente de acordo com a concentração de THC da amostra. Além dos efeitos prazerosos, o THC também é responsável pelos principais eventos adversos e prejuízos após o uso agudo ou regular da maconha. Vale também a premissa que quanto maior a concentração de THC maiores os riscos.

O outro canabinoide (CBD) tem um efeito protetor contra certos efeitos psicológicos negativos do THC e pode ser capaz de antagonizar pelo menos alguns dos efeitos adversos. O CBD vem sendo testado como tratamento para vários problemas médicos como convulsões refratárias aos tratamentos convencionais, entre outros.

Vários produtos de maconha estão disponíveis no mercado de drogas ilícitas: haxixe (resina extraída da inflorescência e das flores pela maceração); *skunk* (ou *skank*) refere-se a variedades de odor mais forte (*skunk*: gambá) e dotadas de maior concentração de substâncias psicoativas produzidas mediante cruzamentos de várias espécies do mesmo gênero (*Cannabis sativa*, *Cannabis indica* e *Cannabis ruderalis*) e cultivadas em ambiente controlado, visando obter plantas com maior concentração de THC.

Usualmente, as concentrações de THC na maconha e no *skunk* são de 2 a 4% na primeira e 14 a 15% (podendo chegar a 30%) no segundo.

Os óleos de cannabis são obtidos por meio de destilação ou extração com solventes de origem orgânica (álcool, acetona, butano etc.) posteriormente evaporados.

Nos últimos anos, houve um aumento substancial no uso de canabinoides sintéticos (CS), produzidos em laboratórios, especialmente em usuários frequentes de cannabis. Um dos fatores sobre os CS é que, embora eles produzam efeitos psicoativos semelhantes à cannabis e sejam facilmente obtidos, eles não são detectados por exames usuais.

EPIDEMIOLOGIA

Os dados nacionais de consumo de drogas mais recentes foram obtidos por meio do 3º Levantamento Nacional realizado pela Fiocruz e estão disponíveis no Repositório Institucional da Fiocruz (Arca) em acesso aberto. Os resultados revelam que 3,2% dos brasileiros usaram substâncias ilícitas nos 12 meses anteriores à pesquisa, o que equivale a 4,9 milhões de pessoas. Esse percentual é maior entre os homens (5%) (mulheres: 1,5%) e entre os jovens: 7,4% das pessoas entre 18 e 24 anos haviam consumido drogas ilegais no ano anterior à entrevista.

A substância ilícita mais consumida no Brasil é a maconha: 7,7% dos brasileiros de 12 a 65 anos já a usaram ao menos uma vez na vida[1].

Em amostras de universitários, o consumo é muito maior. O uso de maconha ao longo da vida foi relatado por 26,1% dos sujeitos da pesquisa. No último ano e no último mês, o consumo de maconha foi de 13,8 e 9,1%, respectivamente[2].

Segundo o relatório da UNODC (Escritório das Nações Unidas sobre Drogas e Crime – em português) feito em 2020, 192 milhões de pessoas usaram maconha no ano de 2018. Entre eles, 11,6 milhões tinham entre 15 e 16 anos[3].

Relatórios recentes indicam que a produção de cannabis está aumentando e que as formulações de canabinoides estão mudando nas últimas duas décadas, especialmente no que diz respeito às concentrações de THC e CBD.

Em análises de amostras apreendidas pela polícia ao longo dos últimos anos, observou-se um aumento de 20 a 45% dos teores de THC. Essas mudanças podem ter consequências clínicas significativas, já que os riscos associados ao consumo estão ligados às concentrações de THC. A relação CBD:THC também parece ser um fator importante, já que o CBD possui propriedades protetoras[4].

Várias razões vêm sendo apontadas para entendermos o aumento do consumo de maconha observado em vários países. Destacam-se, entre elas, a baixa percepção de risco associado ao consumo, a baixa resistência ao uso e a associação da droga ao uso terapêutico[5].

FARMACOCINÉTICA

Absorção

O THC é detectável no plasma alguns segundos após a primeira tragada de um cigarro de maconha. O pico da concentração plasmática ocorre entre 3 e 10 minutos após início do ato de fumar[6]. A biodisponibilidade geralmente varia entre 10 e 35% e os usuários regulares são mais eficientes na utilização da droga, já que a biodisponibilidade vai variar de acordo com a intensidade da inalação, o dispositivo inalatório, a duração do sopro e a respiração[7].

Com o uso oral (forma de administração que vem se popularizando por meio de bolos e doces), a absorção do THC é lenta e errática, sofrendo extensa metabolização hepática e resultando em concentrações plasmáticas máximas geralmente após 60 a 120 minutos. Já foram observadas concentrações plasmáticas máximas entre 4 e 6 horas após a ingestão e vários sujeitos apresentam mais de um pico plasmático. O THC também é degradado pelo ácido do estômago[6].

Distribuição

Os canabinoides distribuem-se rapidamente em órgãos bem vascularizados (como pulmão, coração, cérebro e fígado) com subsequente equilíbrio em tecidos menos vascularizados.

O THC e o CBD são altamente lipofílicos. Com o uso crônico, os canabinoides podem se acumular nos tecidos adiposos. A liberação e a redistribuição subsequentes (por exemplo, no contexto da perda de peso) podem resultar na persistência da atividade dos canabinoides e consequente detecção na urina por várias semanas após a administração.

Metabolismo

O metabolismo do THC é predominantemente hepático, por meio das isoenzimas do citocromo P450 (CYP 450) CYP2C9, CYP2C19 e CYP3A4. O THC é metabolizado principalmente em 11-hidroxi-THC (11-OH-THC) e 11-carboxi-THC (11-COOH-THC), que sofre glucuronidação e é excretado nas fezes e na urina[8].

O metabolismo também ocorre em tecidos extra-hepáticos que expressam o CYP450, incluindo o intestino delgado e o cérebro. É relatado que o metabólito 11-OH-THC apresenta efeitos psicoativos.

É importante ressaltar que o THC é capaz de atravessar a placenta e é excretado no leite materno humano, aumentando a preocupação com a toxicidade para o cérebro em desenvolvimento[9].

Eliminação

As estimativas da meia-vida de eliminação do THC variam. Um modelo farmacocinético da população descreve uma meia-vida inicial rápida (aproximadamente 6 minutos) e uma meia-vida terminal longa (22 horas), esta última influenciada pelo equilíbrio entre os compartimentos lipídicos e o sangue. Uma meia-vida de eliminação relativamente mais longa é observada em usuários pesados, atribuível à redistribuição lenta de compartimentos profundos, como tecidos gordurosos[6].

SISTEMA ENDOCANABINOIDE

Na década de 1960, o químico israelense Raphael Mechoulam identificou o CBD e o THC e, a partir de então, a pesquisa nessa área deu um grande salto[10].

Essa descoberta levou à produção de vários canabinoides sintéticos com estruturas semelhantes ou distintas dos fitocanabinoides (provenientes das plantas) e que, posteriormente, facilitaram a identificação e clonagem bem-sucedida do receptor canabinoide 1 (CB1). Pouco tempo depois, outro receptor canabinoide foi identificado, clonado e denominado receptor canabinoide 2 (CB2). Em seguida, dois endocanabinoides (produzidos no corpo humano) também foram isolados: anandamida (ANA) e 2-araquidonoil glicerol (2-AG)[11].

Os receptores CB1 estão primordialmente localizados no sistema nervoso central (SNC) em áreas responsáveis por importantes funções vitais como apetite, equilíbrio e memória (Figura 1). O CB1 também está presente no fígado, adipócitos, células endoteliais, trato gastrointestinal e músculo. O CB2 está primordialmente localizado em células do sistema imunológico.

A Tabela 1 mostra as principais localizações dos receptores canabinoides.

Tabela 1 Localização dos receptores endocanabinoides

CB1	Córtex, hipocampo
	Gânglios da base
	Hipotálamo
	Cerebelo
	Medula espinhal
	Gânglios da medula dorsal
	Sistema nervoso entérico
	Adipócitos
	Células endoteliais
	Hepatócitos
	Músculo
	Trato gastrointestinal
CB2	Sistema imunológico: • Células T • Células B • Baço • Amígdalas • Células microgliais ativadas

No nível sináptico, conforme mostra a Figura 2, os endocanabinoides (2-AG e anandamina) são sintetizados nos neurônios pós-sinápticos e se difundem pela fenda sináptica, onde agem sobre os receptores canabinoides nos neurônios pré-sinápticos.

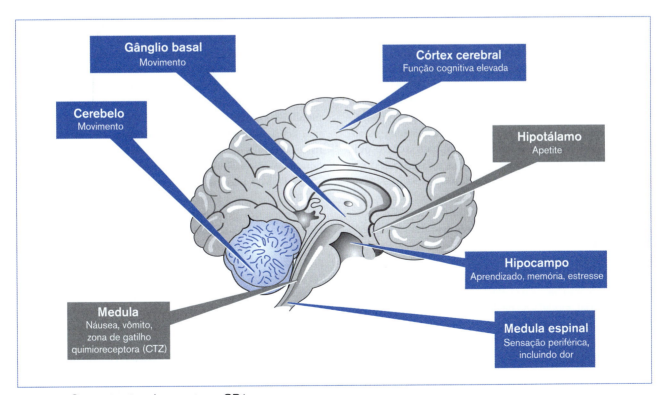

Figura 1 Concentrações de receptores CB1.
Fonte: adaptada de: https://www.drugabuse.gov/publications/research-reports/marijuana/how-does-marijuana-produce-its-effects.

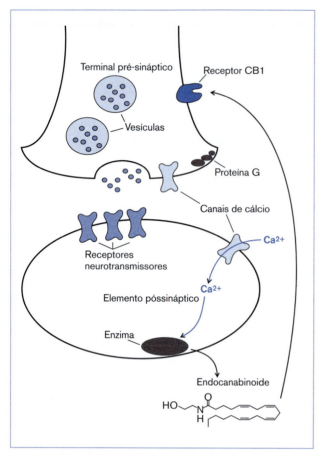

Figura 2 Modelo de ação dos endocanabinoides nas sinapses.
Fonte: modificada de Kenneth Han. Retrograde signal in endocannabinoid.

O 2-AG é sintetizado em neurônios pós-sinápticos pelas enzimas fosfolipase C (PLC) e diacilglicerol lipase (DAGL), as quais se localizam principalmente na membrana plasmática, sendo então catabolizado pela enzima monoacilglicerol lipase (MAGL), localizada em neurônios pré-sinápticos. A biossíntese da anandamina também ocorre em neurônios pós-sinápticos, principalmente pela ação da enzima N-acil-fosfatidiletanolamina fosfolipase D (NAPE-LPD), e o seu catabolismo ocorre pela amidohidrolase de ácidos graxos (FAAH, na sigla em inglês), que se localiza principalmente em neurônios pré-sinápticos. A ativação dos receptores canabinoides causa uma redução da excitabilidade do neurônio pré-sináptico, por meio da despolarização, com consequente redução da liberação de neurotransmissores[12].

O sistema endocanabinoide parece estar associado a várias funções do nosso organismo. Nas últimas décadas, ele atraiu atenção como um potencial alvo terapêutico em inúmeras condições fisiológicas, como balanço energético, estimulação do apetite, pressão arterial, modulação da dor, embriogênese, controle de náuseas e vômitos, memória, aprendizado e resposta imune[13].

DIAGNÓSTICO

Muitas pessoas, incluindo profissionais da área da saúde mental, ainda questionam a capacidade da maconha de provocar dependência. Todavia, vários estudos já permitem concluir que aproximadamente 30% dos usuários de maconha são dependentes[14]. A dependência da maconha pode, inclusive, ser grave. Ilustrando essa afirmação, um estudo com uma amostra de usuários de maconha nos Estados Unidos detectou uma prevalência de 23% de dependentes graves (≥ 6 critérios segundo o DSM-5). Desses, 48% não estavam conseguindo manter atividades importantes (por exemplo, trabalho), indicando o potencial de gravidade do transtorno[15].

O *Manual diagnóstico e estatístico de transtornos mentais* da Associação Psiquiátrica Americana, em sua 5 edição (DSM-5), inclui os transtornos por uso de cannabis (TUC) entre os transtornos por uso de substâncias.

A etiologia do transtorno por uso de cannabis (TUC) é complexa e envolve fatores genéticos e ambientais. Os modelos socioecológicos de uso de substâncias assumem que, em geral, o uso é agravado pela disponibilidade e normalização do comportamento, reduzindo a percepção de dano. Esse modelo, pela ampla aceitação do uso de maconha na atualidade, parece ter adquirido grande importância.

Os estudos sobre uma síndrome de abstinência após a interrupção do uso de maconha também reforçaram a existência da dependência. Essa síndrome é relatada por até um terço dos usuários regulares na população em geral[16] e por 50 a 95% entre os usuários pesados em estudos de tratamento ou pesquisa[17].

Apesar das evidências anteriores de estudos laboratoriais, comunitários e ambulatoriais que a sustentam como um fenômeno clinicamente relevante, a abstinência de maconha só foi reconhecida pela primeira vez pelo DSM na quinta edição (2013). A abstinência de maconha é definida pelo DSM-5 como tendo três ou mais dos seguintes sinais e sintomas que se desenvolvem dentro de uma semana após a redução abrupta ou a interrupção do uso prolongado de cannabis: (1) irritabilidade, raiva ou agressividade; (2) nervosismo ou ansiedade; (3) dificuldade para dormir (por exemplo, insônia ou sonhos vívidos); (4) diminuição do apetite ou perda de peso; (5) inquietação; (6) humor deprimido; e (7) pelo menos um dos seguintes sintomas físicos que causam desconforto: dor abdominal, tremores, sudorese, febre, calafrios ou dor de cabeça[18].

O DSM-5 não incluiu o desejo (fissura) como sintoma de abstinência de cannabis, embora esse sintoma em particular tenha sido geralmente identificado como um fator importante no TUC, na abstinência de cannabis e seja uma variável importante nos ensaios de tratamento. Os sintomas de abstinência de maconha podem estar presentes nas primeiras 24 horas da interrupção ou redução do uso e o pico ocorre, em geral, na primeira semana. O quadro pode durar até 1 mês após o último uso[19]. Biologicamente, existem evidências de que a retirada da cannabis está associada à regulação negativa dos receptores CB1 como resultado do uso crônico. Quando ocorre a cessação (ou cessação relativa) da atividade nos receptores CB1, a deficiência resulta em interferência com outros sistemas de neurotransmissores, gerando os sintomas mencionados[19].

A abstinência de maconha é clinicamente significativa por causa dos sintomas desagradáveis que podem interferir no funcionamento diário, além de servir como um reforçador negativo, levando à recaída e ao uso contínuo de cannabis.

Na Classificação Internacional de Doenças – 11ª edição (CID-11), cada substância pode ser associada com síndromes clínicas primárias mutuamente exclusivas: a) episódio único de uso prejudicial/nocivo de substância; b) padrão prejudicial/nocivo de uso de substâncias, o que representa um refinamento do chamado uso nocivo presente na CID-10; e c) dependência de maconha.

Intoxicação e abstinência da maconha podem ser diagnosticadas associadas às síndromes clínicas primárias ou independentemente como uma justificativa para prestação de cuidados pelos serviços de saúde quando o padrão de uso ou dependência são desconhecidos.

A presença na CID-11 do episódio único de uso prejudicial/nocivo de maconha oferece uma oportunidade para intervenção precoce e prevenção de escalada de uso e dano, enquanto os diagnósticos de um padrão de uso nocivo e dependência sugerem a necessidade de intervenções mais intensivas. A CID-11 também expande o conceito de danos à saúde para outras pessoas que não somente o usuário[20].

TESTAGEM DE CANNABIS NA URINA

A testagem de urina pode auxiliar em algumas situações clínicas. Ela se baseia na detecção do ácido 11-nor-delta-9-tetra-hidrocanabinol-9-carboxílico (9-carboxi-THC), um metabólito do delta-9-THC (THC), que é o principal componente farmacologicamente ativo da maconha. Estudos envolvendo seres humanos indicam que 80 a 90% da dose total de THC é excretada em 5 dias – aproximadamente 20% na urina e 65% nas fezes. As concentrações plasmáticas de THC atingem o pico no final do ato de fumar e, geralmente, caem para aproximadamente 2 ng/mL em 4 a 6 horas. A urina de usuários de maconha contém quantidades de 9-carboxi-THC na forma livre e conjugada, além de outros canabinoides (THC e seus metabólitos) detectáveis pelo teste.

O THC pode se acumular na gordura corporal, criando maiores concentrações de excreção e maior tempo de detecção. O teste de urina para canabinoides deve ser capaz de detectar o uso por até 2 semanas no usuário casual e possivelmente mais (até 40 dias) no usuário crônico.

Há um risco de falso-positivo em 4% das amostras e deve ser confirmado por meio da cromatografia gasosa/espectrometria de massa.

COMORBIDADES PSIQUIÁTRICAS

Vários estudos têm mostrado associações significativas do TUC com transtornos psicóticos, do humor, de ansiedade e de personalidade, além dos transtornos por uso de substâncias (álcool, outras drogas e nicotina). Foi observado, também, que quanto mais grave é a dependência de maconha mais forte é associação com outros transtornos[15].

Transtornos psicóticos

A associação entre o consumo de maconha e o desenvolvimento de psicose é um tema atual e muito discutido na literatura[21]. Uma metanálise[22] de estudos que comparavam controles saudáveis e indivíduos de alto risco para psicose (com sintomas psicóticos subclínicos e/ou risco genético e comprometimento do funcionamento) mostrou que os de alto risco tinham taxas mais altas de uso de cannabis e TUC. Além disso, os usuários de cannabis entre os de alto risco para psicose apresentavam taxas mais altas de sintomas psicóticos positivos quando comparados aos não usuários. Os esforços epidemiológicos para determinar a causa têm se concentrado em estudos prospectivos de longo prazo, nos quais a ordem temporal do uso da cannabis e o início dos indicadores de psicose podem ser determinados. Os estudos apontam que a ordem dos eventos é do uso de maconha para a psicose e não o contrário, apoiando uma relação causal do uso de cannabis com o desenvolvimento de sintomas psicóticos.

Diante dessas evidências, o uso de cannabis pode ser caracterizado como um dos principais fatores de risco modificáveis para o desenvolvimento de um distúrbio psicótico, com a recomendação de que uma criança ou adolescente com histórico familiar de psicose ou sintomas prodrômicos sejam informados dos riscos e aconselhados a não usar cannabis[23]. Estimativas que integram dados de diferentes países mostraram que entre 8 e 24% de todos os transtornos psicóticos poderiam ser evitados se o uso de cannabis altamente concentrada fosse evitado.

A concentração de THC, a idade precoce e a frequência de uso parecem ser fatores de risco para o desenvolvimento de psicose em usuários de cannabis. Um estudo realizado em Londres mostrou que o uso frequente de *skank* pode aumentar mais de cinco vezes a chance de desenvolver psicose quando comparados aos não usuários de maconha[24]. A Figura 3 mostra esquematicamente os resultados desse estudo.

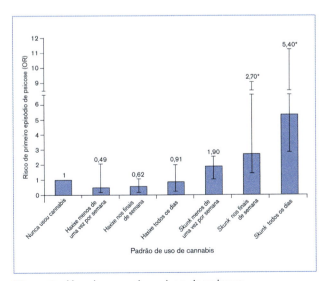

Figura 3 Uso de maconha e risco de psicose.
Fonte: Di Forti, et al., 2015[24].

Ainda não se conhece completamente como se dá essa associação, mas pesquisas recentes indicam que pessoas que usam maconha e carregam uma variante específica do gene AKT1, que codifica uma enzima que afeta a sinalização da dopamina no corpo estriado, correm um risco maior de desenvolver psicose com o uso. Um estudo constatou que o risco de psicose entre aqueles com essa variante era sete vezes maior para aqueles que usavam maconha diariamente do que para aqueles que usavam com pouca frequência ou que não usavam[25].

Depressão e ideação suicida

O uso de maconha tem sido associado ao transtorno depressivo maior e a pensamentos e comportamentos suicidas. O uso diário de maconha, especialmente durante a adolescência, foi associado a 6,8 chances a mais de ocorrer uma tentativa de suicídio por parte do usuário. Em um estudo longitudinal de 30 anos, mesmo o uso semanal de maconha foi associado a ideação suicida, principalmente nos homens, e a associação persistiu após o controle dos possíveis fatores de confusão, como características sociodemográficas, saúde mental e fatores de risco familiares[26].

Transtornos ansiosos

Embora muitos usuários de maconha refiram usar a droga para aliviar sintomas ansiosos[27], existem evidências significativas de uma associação entre uso de maconha, agorafobia e transtorno de ansiedade social[28].

TRANSTORNOS POR USO DE NICOTINA

Até 40% dos usuários de cannabis fumam. A nicotina potencializa os efeitos farmacológicos e bioquímicos agudos do THC gerando maior intensidade do prazer e dos riscos associados à droga[29]. Embora o uso de maconha não pareça estar associado a taxas aumentadas de câncer de pulmão, o consumo concomitante de cannabis e nicotina pode aumentar os riscos de problemas respiratórios em relação às drogas fumadas isoladamente[30].

PORTA DE ENTRADA PARA OUTRAS DROGAS

Embora ainda seja um tema de muito debate, algumas pesquisas sugerem que o uso de maconha precede o uso e o desenvolvimento de dependência de outras substâncias lícitas e ilícitas. Um estudo longitudinal, por exemplo, observou que adultos que usavam maconha e foram acompanhados por alguns anos tinham mais chances (do que os adultos que não usavam) para desenvolver um transtorno de uso de álcool durante um período de 3 anos. O uso de maconha também está ligado a outros transtornos por uso de substâncias, incluindo dependência de nicotina[31].

Existem algumas hipóteses para tentar explicar tal associação. Estudo em ratos adolescentes mostrou que a exposição precoce a canabinoides diminui a reatividade dos centros de recompensa de dopamina no cérebro mais tarde na idade adulta. Na medida em que essas descobertas se generalizem para os seres humanos, isso poderia ajudar a explicar o aumento da vulnerabilidade ao desenvolvimento de outros transtornos por uso de substâncias[32].

Embora a maconha possa ser considerada uma porta de entrada para outras drogas, cabe ressaltar que a maioria das pessoas que usa maconha não usa outras substâncias.

SÍNDROME AMOTIVACIONAL

Apesar de décadas de pesquisa, a associação entre uso de maconha e uma redução motivacional continua controversa[33]. O termo "síndrome amotivacional" foi cunhado por Smith[34] para denotar o desejo diminuído de trabalhar ou competir entre jovens que consumiam maconha com frequência. A síndrome amotivacional da maconha postula que os usuários de maconha são mais propensos do que os não usuários a experimentar apatia e passividade, o que pode levar à perda de produtividade e aversão a esforços que visam alcançar objetivos. Um estudo longitudinal recente apontou a maconha como antecedente de autoeficácia geral comprometida.

MACONHA E GRAVIDEZ

Com a popularização do uso de maconha observada nos últimos anos, alguns contextos de uso merecem ser discutidos. A maconha é a droga ilícita mais comumente consumida por mulheres grávidas nos países ocidentais. Nos Estados Unidos, entre 2002/2003 e 2016/2017, a prevalência ajustada do uso de cannabis nos últimos 30 dias aumentou de 3,4 para 7,0% entre as mulheres grávidas[33].

Uma metanálise recente indica que os bebês nascidos de mulheres que usavam maconha no pré-natal eram mais propensos a apresentarem anemia, baixo peso ao nascer e necessidade de maiores cuidados intensivos neonatais. A exposição pré-natal à maconha parece estar também associada a dificuldades na escola. Embora mais estudos ainda sejam necessários, os dados atuais levaram a Colégio Americano de Obstetras e Ginecologistas a lançar um alerta ao uso da maconha durante a gravidez[35] e a amamentação, já que uma pesquisa recente indicou que aproximadamente 15% das mães que amamentavam relataram uso de maconha no último ano nos Estados Unidos[36].

MACONHA E DIREÇÃO

Um risco importante de dano relacionado ao uso de cannabis é o aumento das chances de lesões ou fatalidade em decorrência da intoxicação durante a condução de veículos à medida que vários países vêm legalizando o consumo dessa droga e restringindo cada vez mais o comportamento de beber e dirigir[37]. O THC prejudica as funções motoras e cognitivas necessárias para uma condução segura aumentando substancialmente o risco de acidentes de automóvel[38]. O risco de lesões e fatalidade por acidentes pode aumentar ainda mais por conta de uma ligação entre o uso de maconha e o não uso do cinto de segurança[39].

SÍNDROME HIPEREMÉTICA ASSOCIADA À MACONHA (SHM)

Um quadro que vem se tornando mais comum à medida que o uso de maconha cresce é a síndrome hiperemética associada à sua utilização. A SHM foi relatada pela primeira vez em 2004 e ocorre, em geral, em usuários frequentes e de altas doses da droga. Ela se caracteriza por dores abdominais que podem ser intensas e ciclos de vômitos. Os pacientes muitas vezes tomam banhos quentes com frequência, já que eles promovem um alívio do quadro.

Pacientes com SHM apresentam-se frequentemente em vários locais de assistência médica com náuseas e vômitos intratáveis. Esses pacientes em geral passam por muitos exames médicos sem se descobrir a causa dos sintomas[40].

APLICAÇÕES TERAPÊUTICAS DOS CANABINOIDES

Apesar de os canabinoides estarem associados à dependência e a outras complicações psiquiátricas, eles também vêm sendo, recentemente, objeto de muitos estudos para avaliar seu potencial terapêutico. Nesse momento, devem-se discutir os dois principais canabinoides descritos separadamente, já que os efeitos do CBD são distintos e, em muitos casos, opostos aos do THC. O CBD não induz euforia e parece ter propriedades antipsicóticas, ansiolíticas, antiepilépticas e anti-inflamatórias[41].

Apesar de muitos estudos e revisões sobre o tema, ainda estamos longe de termos um quadro claro em relação à eficácia dos canabinoides nas diversas condições clínicas estudadas. Uma revisão publicada recentemente mostrou que as evidências ainda são fracas.

Os canabinoides vêm sendo estudados para tratamento de dor, epilepsia refratária, náusea e vômitos, espasticidade, ansiedade, anorexia, transtornos de sono, uso de drogas (álcool, nicotina e drogas ilícitas), entre outros.

O alívio da dor é a principal indicação terapêutica dos canabinoides na atualidade. Uma revisão sistemática de mais de 28 ensaios clínicos randomizados mostrou que os canabinoides têm chances de redução de $\geq 30\%$ nos escores de dor em comparação ao placebo. Embora esses achados sejam promissores, os estudos ainda apresentam amostras pequenas. Ainda não é clara qual é a melhor apresentação: THC, CBD ou diferentes proporções de THC/CBD[42].

Apesar de a ansiedade ser uma das complicações do uso de maconha, alguns estudos demonstraram benefício do uso de canabinoides na ansiedade[43] e no transtorno de estresse pós-traumático[44].

Outra indicação bastante discutida atualmente é o tratamento das síndromes convulsivas refratárias. O uso de CBD tem se mostrado eficaz e com poucos efeitos colaterais no controle das convulsões[45].

No caso das dependências, a ação do sistema endocanabinoide representa um potencial alvo terapêutico em razão de suas implicações no sistema de recompensa. Os resultados de estudos controlados e randomizados sugerem que agonistas do receptor CB1, como dronabinol e nabiximols, podem ser eficazes.

No Brasil, em 2014, o Conselho Federal de Medicina autorizou o uso compassivo do canabidiol para crianças e adolescentes com epilepsias refratárias. No ano seguinte, a Agência Nacional de Vigilância Sanitária (Anvisa) determinou que medicamentos à base de canabidiol podem ser prescritos por qualquer especialidade médica e para qualquer doença, também de modo compassivo. Isso quer dizer que o remédio só pode ser indicado após o paciente ter tentado outros tratamentos que não surtiram efeito positivo. Segundo a Anvisa, até o terceiro trimestre de 2019 foram 6.267 solicitações médicas de importação de medicamentos contra 3.613 em 2018.

Nas formulações com concentração de THC inferior a 0,2%, o produto deverá ser prescrito por meio de receituário tipo B e renovação de receita em até 60 dias. Já os produtos com concentração de THC superior a 0,2% só poderão ser prescritos a pacientes terminais ou que tenham esgotado as alternativas terapêuticas de tratamento. Nesse caso, o receituário para prescrição será do tipo A, mais restrito, padrão semelhante ao da morfina.

A embalagem dos produtos deve informar a concentração dos principais canabinoides presentes na formulação, dentre eles o CBD e o THC, mas somente a concentração de THC é levada em conta para a classificação dos rótulos.

Todos devem conter a frase "Venda sob prescrição médica", seguida de "Só pode ser vendido com retenção de receita" no caso de produtos com menos de 0,2% de THC, ou da frase "O uso desse produto pode causar dependência física ou psíquica" no caso de concentrações superiores a 0,2%.

O Mevatyl R foi o primeiro medicamento à base de canabinoides aprovado para uso no Brasil. O produto é feito à base de THC e canabidiol em proporção 1:1 e indicado para o tratamento de sintomas relacionados à espasticidade na esclerose múltipla.

PREVENÇÃO

A prevenção do uso de drogas como um todo ainda é um desafio para os pesquisadores, profissionais de saúde pública e governantes. Revisões de literatura apontam para alguns modelos mais eficazes. Programas de prevenção interativos, que utilizam vários modelos teóricos e que adotam facilitadores não professores (ou seja, líderes ou conselheiros de saúde mental), foram considerados mais eficazes na redução do uso de maconha[46].

ASPECTOS GERAIS DO TRATAMENTO

Como uma parcela grande de usuários de maconha acredita que a droga não causa dependência, a busca de tratamento não lhes parece necessária. Usuários de maconha, quando chegam ao tratamento, tendem a estar menos motivados quando comparados aos usuários de outras drogas, dificultando o engajamento e a adesão[47]. Ser mulher, ter experimentado sintomas de abstinência e maior idade parecem ser características mais presentes em usuários que buscam tratamento[48].

Para a maconha, alguns estudos começam a adotar a redução no consumo como desfecho primário[49]. Menores quantidades diárias da droga, bem como a redução na proporção ou no número médio de dias de uso, têm sido consideradas.

Não há tratamento farmacológico aprovado pelas agências reguladoras para o tratamento da dependência de maconha.

Em revisão dos tratamentos psicoterápicos específicos para maconha, observou-se que a intervenção psicossocial, em comparação com controles mínimos de tratamento, reduziu a frequência de uso e a gravidade da dependência de uma maneira bastante durável, pelo menos em curto prazo. Entre os tipos de intervenção incluídos, uma intervenção intensiva fornecida por mais de quatro sessões com base na combinação de terapias motivacional e cognitiva comportamental com incentivos à abstinência foi mais efetiva[50].

No tratamento para dependência de maconha, resultados positivos foram mais comuns em mulheres, em mais velhos, aqueles com níveis mais altos de apoio social e aqueles que nunca tiveram transtorno depressivo maior ou transtorno de ansiedade generalizada[51].

Vinheta clínica

MS, 20 anos, solteiro, 3º grau incompleto, procedente de SP. M. veio com a mãe para consulta devido ao abandono da faculdade e isolamento social. Há 7 meses parou a faculdade de administração de empresas por não saber se é a profissão que quer seguir. Paciente e mãe referem que M. teve uma infância considerada normal pela família e não dava sinais de nenhuma alteração emocional ou comportamental até os 14 anos. Nesta fase, teve acesso à maconha através de amigos da escola e, após usá-la, sentiu-se bem e mais comunicativo com o grupo. M. refere que a droga o ajudava a se relacionar com os colegas e também a se aproximar das garotas. M. passou a se sentir mais popular na escola e foi aumentando cada vez mais o envolvimento com os amigos que usavam. Saía com frequência de casa, passou a frequentar menos os encontros familiares nos fins de semana e seu aproveitamento acadêmico piorou bastante a ponto de ser notado pela direção da escola que convocou os pais para uma reunião. A escola relatou que M. estava mais disperso, menos comprometido com a escola e que estava muito próximo de um grupo que era conhecido na escola como o grupo que fumava maconha.

Após a reunião na escola, pais abordaram M. que negou o consumo de maconha. Apesar da negativa, os pais disseram a M. que não tinham nenhuma oposição ao uso, mas que se o fizesse, que fosse em casa para evitar problemas com a polícia. M. continuou usando e tentando esconder dos pais e seu aproveitamento escolar e também em outras atividades (academia e música) pioraram muito. Apesar dessa situação, M. conseguiu entrar na faculdade de administração mas abandonou-a logo no primeiro semestre. Os pais voltaram a interrogá-lo sobre as mudanças que vinham ocorrendo com ele e dessa vez M. assumiu que vinha fumando maconha diariamente. M. referiu que a maconha estava sendo usada como remédio para sua ansiedade e depressão que sentia desde a adolescência. Pais sugeriram que M. fosse procurar ajuda mas M. não aceitava nenhuma das medicações indicadas pelo seu médico pois "são químicas". Apesar da crença que a maconha era "terapêutica" para depressão e ansiedade, M. foi piorando e hoje não sai de casa, não estuda, não vê amigos. M. passa o dia todo no videogame e usando maconha. Pais dizem não poderem fazer nada pois ele tem livre arbítrio de seus atos.

Para aprofundamento

- Hasin D. US epidemiology of cannabis use and associated problems. Neuropsychopharmacol. 2018;43:195-212.
  ➪ Artigo que resume os riscos associados ao uso de maconha.
- Slawek D, Meenrajan SR, Alois MR, Comstock Barker P, Estores IM, Cook R. Medical cannabis for the primary care physician. J Prim Care Community Health. 2019;10:2150132719884838.
  ➪ Artigo que resume as principais indicações terapêuticas dos canabinoides.
- Zehra A, Burns J, Liu CK, Manza P, Wiers CE, Volkow ND, et al. Cannabis addiction and the brain: A review. J Neuroimmune Pharmacol. 2018;13(4):438-52.
  ➪ Para conhecer melhor a ação dos canabinoides no cérebro.

 ### REFERÊNCIAS BIBLIOGRÁFICAS

1. Bastos FIPM, et al. (org.). III Levantamento Nacional sobre o uso de drogas pela população brasileira. Rio de Janeiro: FIOCRUZ/ICICT, 2017. 528 p.
2. Andrade AG, Duarte PCAV, Oliveira LG. I levantamento nacional sobre uso de álcool, tabaco e outras drogas entre universitários das 27 capitais brasileiras. Brasília: SENAD; 2010.
3. UNODC World Drug Report. Disponível em: <https://wdr.unodc.org/wdr2020/field/WDR20_Booklet_2.pdf>.
4. ElSohly MA, Radwan MM, Gul W, Chandra S, Galal A. Phytochemistry of Cannabis sativa L. Prog Chem Org Nat Prod. 2017;103:1-36.
5. **Carliner H, Brown QL, Sarvet AL, Hasin DS. Cannabis use, attitudes, and legal status in the U.S.: A review. Prev Med. 2017;104:13-23.**
   ➪ Estudo sobre a forma que o público em geral enxerga a maconha.
6. Grotenhermen F. Pharmacokinetics and pharmacodynamics of cannabinoids. Clin Pharmacokinet. 2003;42:327-60.
7. Newmeyer MN, Swortwood MJ, Barnes AJ, Abulseoud OA, Scheidweiler KB, Huestis MA. Free and glucuronide whole blood cannabinoids' pharmacokinetics after controlled smoked, vaporized, and oral cannabis administration in frequent and occasional cannabis users: identification of recent cannabis intake. Clin Chem. 2016;62:1579-92.
8. **Lucas CJ, Galettis P, Schneider J. The pharmacokinetics and the pharmacodynamics of cannabinoids. Br J Clin Pharmacol. 2018;84:2477-82.**
   ➪ Artigo didático para aprofundamento na farmacocinética e na farmacodinâmica da droga.
9. Perez-Reyes M, Wall ME. Presence of delta9-tetrahydrocannabinol in human milk. N Engl J Med. 1982;307:819-20.

10. **Mechoulam R, Hanus L. A historical overview of chemical research on cannabinoids. Chem Phys Lipids. 2000;108:1-13.**
   ⇨ **Para conhecer um pouco da história.**
11. Zou S, Kumar U. Cannabinoid receptors and the endocannabinoid system: Signaling and function in the central nervous system. Int J Mol Sci. 2018;19:833.
12. Carvalho CR, Hoeller AA, Franco PLC, Eidt I, Waltz R. Canabinoides e epilepsia: potencial terapêutuico do canabidiol. Vitalle. Rev Cien Saude.2017; 29:54-63.
13. Wu J. Cannabis, cannabinoid receptors, and endocannabinoid system: yesterday, today, and tomorrow. Acta Pharmacol Sin. 2019;40:297-9.
14. Hasin DS, Saha TD, Kerridge BT, Goldstein RB, Chou SP, Zhang H, et al. Prevalence of marijuana use disorders in the United States between 2001-2002 and 2012-2013. JAMA Psychiatry. 2015;72(12):1235-42.
15. Hasin DS, Kerridge BT, Saha TD, Huang B, Pickering R, Smith SM, et al. Prevalence and correlates of DSM-5 cannabis use disorder, 2012-2013: findings from the National Epidemiologic Survey on Alcohol and Related Conditions-III. Am J Psychiatry. 2016;173(6):588-99.
16. Hasin DS, Keyes KM, Alderson D, Wang S, Aharonovich E, Grant BF. Cannabis withdrawal in the United States: results from NESARC. J Clin Psychiatry. 2008;69(9):1354-63.
17. Levin KH, Copersino ML, Heishman SJ, Liu F, Kelly DL, Boggs DL, et al. Cannabis withdrawal symptoms in non-treatment-seeking adult cannabis smokers. Drug Alcohol Depend. 2010;111(1-2):120-7.
18. Associação Psiquiátrica Americana (APA). Manual diagnóstico e estatístico de transtornos mentais. 5.ed. Arlington: American Psychiatric Publishing, 2013.
19. Bonnet U, Preuss UW. The cannabis withdrawal syndrome: current insights. Subst Abuse Rehabil. 2017;8:9-37.
20. Reed GM, First MB, Kogan CS, Hyman SE, Gureje O, Gaebel W, et al. Innovations and changes in the ICD-11 classification of mental, behavioural and neurodevelopmental disorders. World Psychiatry 2019;18:3-19.
21. Charilaou P, Agnihortri K, Garcia P, Badheka A, Frenia D, Yegneswaran B. Trends of cannabis use disorder in the inpatient: 2002 to 2011. Am J Medicine. 2017;130(6):678-687.
22. Carney R, Cotter J, Firth J, Bradshaw T, Yung AR. Cannabis use and symptom severity in individuals at ultra high risk for psychosis: a meta-analysis. Acta Psychiatr Scand. 2017;136(1):5-15.
23. Weiss SRB, Blanco C, Wargo EM. Clarifying the link between cannabis use and risk for psychosis. Acta Psychiatr Scand. 2017;136:3-4.
24. **Di Forti, M, Marconi, A, Carra, E, Fraietta, S, Trotta, A, Bonomo, M, et al. Proportion of patients in south London with first-episode psychosis attributable to use of high potency cannabis: a case–control study. Lancet Psychiatry. 2015;2:233-8.**
   ⇨ **Estudo bem interessante sobre o risco de psicose em usuários pesados de maconha.**
25. Di Forti M, Iyegbe C, Sallis H, Kolliakou A, Falcone MA, Paparelli A, et al. Confirmation that the AKT1 (rs2494732) genotype influences the risk of psychosis in cannabis users. Biol Psychiatry. 2012;72(10):811-816.
26. Agrawal A, Nelson EC, Bucholz KK, Tilman R, Grucza RA, Statham DJ, et al. Major depressive disorder, suicidal thoughts and behaviours, and cannabis involvement in discordant twins: a retrospective cohort study. Lancet Psychiatry. 2017;4(9):706-14.
27. Canadian cannabis survey 2017 - Summary - Canada.ca. Disponível em: <https://www.canada.ca/en/health-canada/services/publications/drugs--health-products/canadian-cannabis-survey-2017-summary.html>.
28. Cougle JR, Hakes JK, Macatee RJ, Chavarria J, Zvolensky MJ. Quality of life and risk of psychiatric disorders among regular users of alcohol, nicotine, and cannabis: An analysis of the national epidemiological survey on alcohol and related conditions (nesarc). J Psychiatric Research. 2015;66:135-41.
29. Viveros M, Marco E, File S. Nicotine and cannabinoids: Parallels, contrasts and interactions. Neurosci Biobehav Rev. 2006;30:1161-81.
30. Agrawal A, Lynskey MT. Tobacco and cannabis co-occurrence: does route of administration matter? Drug Alcohol Depend. 2009;99:240-7.
31. National Institute on Drug Abuse (NIDA). Is marijuana a gateway drug?; 2020. Disponível em: <https://www.drugabuse.gov/publications/research-reports/marijuana/marijuana-gateway-drug>.

32. Pistis M, Perra S, Pillolla G, Melis M, Muntoni AL, Gessa GL. Adolescent exposure to cannabinoids induces long-lasting changes in the response to drugs of abuse of rat midbrain dopamine neurons. Biol Psychiatry. 2004;56(2):86-94.
33. Volkow ND, Han B, Compton WM, McCance-Katz EF. Self-reported medical and nonmedical cannabis use among pregnant women in the United States. JAMA. 2019;322(2):167-9.
34. Smith DE. Acute and chronic toxicity of marijuana. J Psychedelic Drugs. 1968;2:37-47.
35. American College of Obstetricians and Gynecologists (ACOG). Marijuana use during pregnancy and lactation. Disponível em: <http://www.acog.org/Resources-And-Publications/Committee-Opinions/Committee-on--Obstetric-Practice/Marijuana-Use-During-Pregnancy-and-Lactation>.
36. Bergeria CL, Heil SH. Surveying lactation professionals regarding marijuana use and breastfeeding. Breastfeed Med. 2015;10(7):377-380.
37. Hall WD, Lynske M. Evaluating the public health impacts of legalizing recreational cannabis use in the United States. Addiction. 2016;111:1764-73.
38. Rogeberg O, Elvik R. The effects of cannabis intoxication on motor vehicle collision revisited and revised published correction appears in Addiction. 2018;113(5):967-9.
39. Liu C, Huang Y, Pressley JC. Restraint use and risky driving behaviors across drug types and drug and alcohol combinations for drivers involved in a fatal motor vehicle collision on U.S. roadways. Inj Epidemiol. 2016;3:9. Disponível em: https://doi.org/10.1186/s40621-016-0074-7
40. Sorensen CJ, DeSanto K, Borgelt L, Phillips KT, Monte AA. Cannabinoid hyperemesis syndrome: diagnosis, pathophysiology, and treatment: A systematic review. J Med Toxicol. 2017;13(1):71-87.
41. Lafaye G, Karila L, Blecha L, Benyamina A. Cannabis, cannabinoids, and health. Dialogues in clinical neuroscience. 2017;19(3):309-16.
42. **Whiting PF, Wolff RF, Deshpande S, Di Nisio M, Duffy S, Hernandez AV, et al. Cannabinoids for medical use: a systematic review and meta-analysis. JAMA. 2015;313(24):2456-73.**
   ⇨ **Para quem quer aprofundamento no potencial terapêutico dos canabinoides.**
43. Bergamaschi MM, Queiroz RH, Chagas MH, de Oliveira DC, De Martinis BS, Kapczinski F, et al. Cannabidiol reduces the anxiety induced by simulated public speaking in treatment-naïve social phobia patients. Neuropsychopharmacology. 2011;36(6):1219-26.
44. Calhoun PS, Sampson WS, Bosworth HB, Feldman ME, Kirby AC, Hertzberg MA, et al. Drug use and validity of substance use self-reports in veterans seeking help for posttraumatic stress disorder. J Consult Clin Psychol. 2000;68(5):923-7.
45. Stockings E, Zagic D, Campbell G, Weier M, Hall WD, Nielsen S, et al. Evidence for cannabis and cannabinoids for epilepsy: a systematic review of controlled and observational evidence. J Neurol Neurosurg Psychiatry. 2018;89(7):741-53.
46. Norberg MM, Kezelman S, Lim-Howe N. Primary prevention of cannabis use: a systematic review of randomized controlled trials. PLoS One. 2013;8(1):e53187.
47. Levin FR, Brooks DJ, Bisaga A, Raby W, Rubin E, Aharonovich E, et al. Severity of dependence and motivation for treatment: comparison of marijuana and cocaine-dependent treatment seekers. J Addict Dis. 2006;25(1):33-41.
48. Pacek LR, Vandrey R. Cannabis use history and characteristics of quit attempts: a comparison study of treatment-seeking and non-treatment-seeking cannabis users. Exp Clin Psychopharmacol. 2014;22(6):517-23.
49. Lee DC, Schlienz NJ, Peters EN, Dworkin RH, Turk DC, Strain EC, et al. Systematic review of outcome domains and measures used in psychosocial and pharmacological treatment trials for cannabis use disorder. Drug Alcohol Depend. 2019;194:500-517.
50. Gates PJ, Sabioni P, Copeland J, Le Foll B, Gowing L. Psychosocial interventions for cannabis use disorder. Cochrane Database Syst Rev. 2016;(5):CD005336.
51. Fuller-Thomson E, Jayanthikumar J, Redmond ML, Agbeyaka S. Is recovery from cannabis dependence possible? Factors that help or hinder recovery in a national sample of canadians with a history of cannabis dependence. Adv Prev Med. 2020;2020:9618398.
52. Lac A, Luk JW. Testing the amotivational syndrome: Marijuana use longitudinally predicts lower self-efficacy even after controlling for demographics, personality, and alcohol and cigarette use. Prev Sci. 2018;19(2):117-26.

36

Transtornos relacionados ao uso de sedativos/hipnóticos e alucinógenos

André Brooking Negrão

> **Sumário**
>
> Introdução
> Epidemiologia
> Etiopatogenia
>   Fatores de risco
>   Neurobiologia
> Quadro clínico e diagnóstico
> Dependência e síndrome de abstinência
> Tratamento
> Zolpidem
> Alucinógenos
>   Breve história
>   Epidemiologia
>   Neurobiologia
>   Quadro clínico e conduta
> Considerações finais
> Vinheta clínica
> Para aprofundamento
> Referências bibliográficas

> **Pontos-chave**
>
> - Interneurônios gabaérgicos na área tegmental ventral participam dos efeitos reforçadores dos benzodiazepínicos (BZD).
> - A tolerância a BZD ocorre em meses, porém os pacientes raramente escalam a dose.
> - Uso além do prescrito ou sem prescrição caracteriza o *misuse* de sedativos e hipnóticos.
> - O manejo da dependência a BZD envolve a sua retirada gradual por semanas a meses e atenção para as comorbidades.
> - Tolerância e sintomas de abstinência são incomuns para alucinógenos clássicos.

INTRODUÇÃO

Os sedativos e hipnóticos (SH) são um grande grupo de medicamentos, definidos como drogas que reduzem a excitação psicológica ou a ansiedade ou induzem sonolência ou mesmo sono. Na busca por esses medicamentos, pacientes e médicos têm visto um padrão que vai da descoberta das limitações de medicamentos usados em larga escala para o surgimento de novos medicamentos ditos mais seguros para, novamente, descobrirem-se limitações deles. Isso ocorreu com os barbitúricos, depois com os benzodiazepínicos (BZD) e, mais recentemente, com as drogas Z. Vale lembrar que o diazepam foi um dos medicamentos psicotrópicos mais prescritos por décadas até que ficasse bem estabelecido o risco do uso crônico dos BZD. O foco deste capítulo será sobre os BZD, uma vez que eles são usados tanto como sedativos quanto como hipnóticos. A seção sobre os alucinógenos encontra-se ao final.

EPIDEMIOLOGIA

Sedativos e hipnóticos têm alta aplicabilidade na medicina, porém dois padrões de uso levam a problemas que precisam de atenção da equipe de saúde[1]. Há o uso indevido ou *misuse*, definido como um padrão de uso de modo distinto daquele que foi prescrito (p. ex. usado em quantidades maiores ou para ficar "chapado") ou feito por uma pessoa para qual o medicamento não foi prescrito[2]. E, há o padrão de uso em que já se estabeleceu a dependência a esses medicamentos, sendo a tolerância ao uso e uma síndrome de abstinência típica dessa classe de medicamentos suas características principais. Do ponto de vista das prevalências a partir de uma amostra representativa da população geral norte-americana avaliada em 2015, ela foi de 12,6% para uso de BZD de maneira geral, sendo que 2,2% eram de uso indevido[3]. Nesse estudo de 2015, adultos entre 50-64 anos foram os que mais consumiram BZD – 14,3%. No entanto, a faixa etária com maior taxa de uso indevido foi de adultos entre 18 e 25 anos com prevalência de 5,2%, caracterizada principalmente por uso sem prescrição para tal[3]. Sobre a tendência temporal para o uso indevido, foi visto que em adultos acima de 50 anos houve um aumento entre coortes pesquisadas em 2003 e 2013, a partir de amostras representativas nacionais norte-americanas[4]. Há dois levantamentos epidemiológicos na população brasileira que investigaram o uso de BZD. A prevalência de uso nos últimos 12 meses foi de 6,1% no segundo Levantamento Nacional de Álcool e Drogas, em uma amostra representativa da população brasileira acima de 14 anos em 2012[5]. Os BZD foram comumente utilizados por 3,9% (5% para mulheres e 2,5% para homens) nas últimas duas semanas a partir do Estudo Longitudinal de Saúde do Adulto, que é uma coorte composta por docentes e funcionários públicos de universidades brasileiras com idade entre 35 a 74 anos[6]. Os dois estudos apontam para o uso significativo de sedativos na população brasileira, mas não oferecem uma estimativa de qual parcela do uso é decorrente do uso indevido ou da dependência de BZD. A existência do uso indevido foi descrita em um estudo qualitativo no município de São Paulo, no qual os entrevistados relataram ser frequente a obtenção de prescrição por solicitações junto aos médicos e para uso de finalidades outras que não apenas a terapêutica[7].

Os estudos sobre o uso indevido apontam para problemas associados ao uso de SH, mas deixam em aberto a taxa de conversão para estágios mais graves do uso, tais como os transtornos associados pelo uso de substâncias[8]. Somente 4,3% das pessoas com uso indevido evoluíram para um transtorno pelo uso de SH no período avaliado. Contudo, 45% da amostra progrediu para pelo menos outro transtorno pelo uso de substância, no mais das vezes ligado ao abuso de álcool. De modo interessante, avaliando a mesma amostra de pessoas com um padrão de uso indevido após três anos, constatou-se que 79% pararam seu uso de SH[8].

ETIOPATOGENIA

Fatores de risco

Os fatores de risco mais comumente associados ao desenvolvimento de transtornos pelo uso de SH são a comorbidade com outros transtornos pelo uso de substâncias, tempo de uso dos medicamentos e meia-vida mais curta. O grupo de poliusuários de substâncias com sintomas ou diagnósticos de transtornos mentais são os mais fortes candidatos a terem um transtorno relacionado ao uso de SH[9]. Pessoas com transtornos relacionados ao uso de substâncias têm taxas de uso indevido de BZD 3,5-24 vezes mais altas do que na população geral, fazendo dessa associação a correlação mais fortemente associada ao uso indevido de BZD[9]. As taxas mais altas são vistas em pessoas com transtornos relacionados ao uso de álcool e opioides combinados (28% de uso de BZD no último mês), em transtornos pelo uso de opioides isoladamente (23% de uso de BZD no último mês) e, pelo uso de álcool isoladamente (3% de uso de BZD no último mês)[9]. Alguns autores sugerem que traços de personalidade como neuroticismo estariam mais associados com uma história de busca e estabelecimento de transtornos relacionados ao uso de BZD para lidar com os sintomas ansiosos, e que traços associados à impulsividade estariam associados ao uso indevido (mitigar ou potencializar os efeitos de outras drogas de abuso)[10].

Neurobiologia

Os BZD promovem a ligação do ácido gama-amino-butírico (GABA) a vários subtipos dos receptores do GABA do tipo A (GABAAR) levando a um incremento das correntes iônicas em canais de cloro, hiperpolarizando a membrana do neurônio pós-sináptico (Figura 1). Do ponto de vista funcional, os BZD e as drogas Z são fármacos já testados em modelos de reforçadores do uso e, nesse sentido, assemelham-se a outras drogas de abuso em vias neurais subjacentes. Diferentemente de drogas estimulantes que agem diretamente no favorecimento da atividade do neurônio dopaminérgico da área tegmental ventral (ATV), o mecanismo de facilitação da atividade dopaminérgica se dá pela ação sobre os subtipos de GABAAR alfa-1[11]. No sistema mesolímbico dopaminérgico, interneurônios gabaérgicos na ATV seriam recrutados para o estabelecimento dos efeitos reforçadores dos BZD. Há um conjunto de evidências demonstrando que a hiperpolarização dos interneurônios gabaérgicos do tipo alfa-1 GABAAR na ATV desinibe os neurônios dopaminérgicos eferentes (Figura 2). Por consequência, há

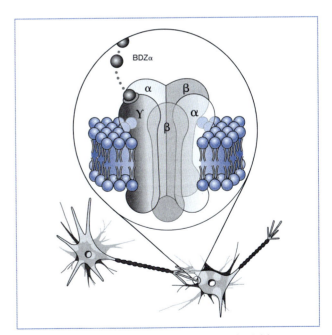

Figura 1 Efeito do BDZ sobre o receptor do ácido gama-aminobutírico do tipo A (GABAA). O receptor GABAA é constituído de 5 subunidades transmembranas dispostas em torno do canal central de cloreto. Os benzodiazepínicos, ao se ligarem a um sítio no receptor entre as unidades alfa e gama, aumentam a afinidade do receptor GABAA por GABA.
BDZ: benzodiazepínico.

um disparo favorecido desses neurônios para o núcleo accumbens e daí, para regiões implicadas no reforço do uso em modelos de autoestimulação.

QUADRO CLÍNICO E DIAGNÓSTICO

A população que vai ter problemas associados ao uso de BZD é heterogênea na sua apresentação clínica. De modo estereotipado, alguns padrões podem ser descritos. O padrão de uso indevido pode ser visto no adulto jovem para qual o benzodiazepínico foi prescrito para alívio de sintomas ansiosos e insônia e que, por anos, fez uso e recebe as prescrições desse benzodiazepínico. Em determinado momento, essa mesma pessoa nota que a dose prescrita não faz o mesmo efeito e, por conta própria ou mesmo com a anuência do prescritor, aumenta a dose do medicamento. Desse momento em diante, caracterizada a tolerância ao benzodiazepínico, notam-se também sintomas iniciais de abstinência, como retorno dos sintomas ansiosos originais e dificuldade para dormir. Outro padrão é de um adulto, homem, para qual o benzodiazepínico é prescrito para alívio dos sintomas de abstinência do álcool. O uso do benzodiazepínico é prescrito para além do período de abstinência e o paciente passa a ter um padrão de retorno do uso de álcool e uso mantido do benzodiazepínico, passando a ter intoxicações, tolerância e abstinência cruzada desses dois fármacos. Esse mesmo paciente, tendo dificuldade em obter o benzodiazepínico prescrito vai comprá-lo sem receita no mercado paralelo. Um terceiro padrão é de um idoso para o qual é prescrito um hipnótico da classe das drogas Z e que passa a fazer uso e receber as prescrições por meses desse hipnótico, até que note que ele não faz mais o efeito desejado e decide por si só aumentar a dose do hipnótico. Em pouco tempo, a tolerância ao efeito hipnótico acentua-se, levando a um novo aumento de dose até que um desfecho como uma queda com fratura descortine o uso indevido do hipnótico. Os critérios para o diagnóstico de transtorno pelo uso de substâncias aqui seguem a orientação já definida no Capítulo " Transtornos relacionados ao uso de substâncias psicoativas". Serão discutidos aqui aspectos particulares dos diagnósticos do transtorno pelo uso de SH. O uso indevido (*misuse*) está de algum modo contido nos critérios diagnósticos do DSM-5, embora existam esforços no sentido de melhorar sua nosologia[2].

Dependência e síndrome de abstinência

Pessoas em uso crônico de BZD prescritos por médicos raramente aumentam a dose ao longo de anos e negam fissura[12]. Uma parcela desses pacientes, estimada em 30%, vai progressivamente apresentar sintomas de pânico ou agorafobia, ou sintomas ansiosos assemelhados aos que motivaram a indicação original, piora da qualidade do sono, sintomas depressivos, queixas cognitivas, queixas somáticas (dor, parestesias) nas doses prescritas e mantidas fixas por anos[10]. Essa apresentação se dá possivelmente por tolerância aos efeitos dos BZD e os sintomas vistos são os mesmos que ocorrem durante a retirada abrupta ou progressiva desses medicamentos. Os fatores de risco associados são o tempo de uso, medicamentos de meia-vida mais curta e a dose[10]. Os sinais e sintomas da síndrome de abstinência são mais evidentes após uma redução ou parada abrupta do uso de BZD. O Quadro 1 traz os sinais e sintomas mais frequentemente vistos. O clínico deve ativamente indagar sobre o padrão de uso de outras substâncias com potencial de abuso, marcadamente o álcool. Como já salientado antes, a comorbidade é fator de risco para o estabelecimento de padrões de uso mais arraigados, inevitavelmente associados ao desenvolvimento de tolerância e síndrome de abstinências. Há o risco do desencadeamento de convulsões tônico-clônicas generalizadas na abstinência, mais frequentemente entre o segundo e quinto dia de retirada abrupta de BZD[13]. Isso é mais visto em usuários de décadas e/ou altas doses. A apresentação da síndrome de abstinência a SH é semelhante à do álcool; assim, uma história de uso de álcool seguida de redução ou parada abrupta recente pode ajudar no diagnóstico diferencial.

Complicações decorrentes do uso

Os BZD aumentam o risco de depressão respiratória quando ingeridos junto a álcool e/ou opioides, levando a riscos iminentes de vida. Os desfechos de overdose podem ser fatais, par-

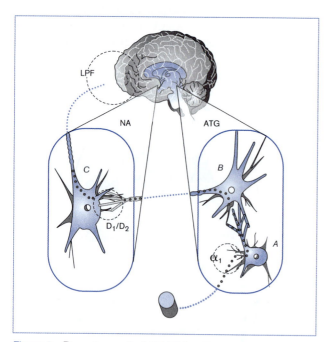

Figura 2 Receptores alfa-1-GABAA estão presentes em neurônios gabaérgicos (A) que fazem sinapse com neurônios dopaminérgicos (B) na ATV. O circuito de recompensa, de modo simplificado, conta com a estimulação de neurônios no núcleo accumbens (C) que se projetam para o LPF. A ação dos BDZ sobre os receptores alfa-1-GABAA nos interneurônios gabaérgicos tem papel demonstrado na desinibição dos neurônios dopaminérgicos da ATV, aumentando a preferência por BDZ em modelos de autoadministração.

Abreviação: ATG: área tegmental ventral; D_1: receptor de dopamina 1; D_2: receptor de dopamina 2; LPF: lobo pré-frontal; NA: núcleo *accumbens*.

Quadro 1 Sintomas mais frequentes da síndrome de abstinência a benzodiazepínico

Sintomas neuropsiquiátricos
Ansiedade e pânico
Despersonalização e desrealização
Inquietação
Agitação
Sintomas depressivos
Alterações de humor
Prejuízo da memória e da concentração
Insônia e pesadelos
Sintomas somáticos
Sudorese
Tremores/fasciculações/formigamentos
Dores musculares/tensão muscular
Tontura/náusea
Palpitação
Zumbido

Fonte: Soyka, 2017[59].

ticularmente quando há a associação com outras drogas depressoras do sistema nervoso central ou não fatais, quando em uso isolado[14,15].,

O uso indevido de BZD está associado a ideação suicida e tentativas[9]. O uso de SH, particularmente BZD, por aumentar a desinibição comportamental, pode ser o modo pelo qual se entende o aumento de vulnerabilidade para comportamentos suicidas no uso indevido[16,17]. A presença de sintomas depressivos pode mediar a associação entre uso indevido e os comportamentos suicidas[18]. Contudo, isso parece ser crível em apenas uma parcela dessa população[19]. Mais uma vez, o impacto da presença do uso de outras substâncias acentua a interação entre uso indevido de BZD e complicações, como os comportamentos suicidas[20,21].

O uso de BZD, verificado por meio de testes de urina positivos no início do tratamento de pacientes frequentando ambulatórios de agonistas de opioides, foi um fator determinante de retenção no tratamento[22,23]. Quanto maior a taxa de exames positivos para BZD, menor era a retenção dos pacientes ao tratamento. Interessantemente, quando se fez uma análise mais detalhada, a taxa de retenção naqueles pacientes que fizeram uso de BZD sem indícios de uso indevido foi similar aos pacientes com maior retenção no programa[22,24]. Porém, aqueles que faziam uso indevido, como automedicação ou para ficar "alterado", tinham taxas de retenção muito abaixo do primeiro grupo. Sedativos e hipnóticos aumentam as chances de se machucar, de acidentes e prejuízos cognitivos[25,26]. A associação de acidentes e uso de medicamentos SH é mais vista em pessoas

idosas[27]. No entanto, a combinação de medicamentos com efeito sobre o sistema nervoso e comorbidades físicas também são comuns nessa população e estão associadas ao risco de fratura[28]. A administração aguda e a curto prazo de BZD claramente prejudica funções cerebrais superiores, como aprendizado e memória[28]. A memória para informações adquiridas pré-droga (memória retrógrada) não é prejudicada, mas a aquisição de novo material pós-droga (memória anterógrada) é consistentemente prejudicada pelos BZD. Esses efeitos são intensificados quando combinados com álcool[30].

TRATAMENTO

As abordagens vão diferir de acordo com o grau de problemas associados, particularmente a comorbidade ou não com outros transtornos relacionados ao uso de substâncias[31]. Pacientes que fazem uso crônico sem comorbidades com outras drogas e sem comorbidades com transtornos psiquiátricos ou sintomas físicos são orientados pelo psiquiatra ou clínico a reduzir progressivamente e interromper o uso. Pacientes ainda do primeiro grupo com alguma comorbidade devem receber atenção conjunta para tais transtornos. De modo a maximizar as chances de sucesso na retirada, o foco inicial é estabilizar as queixas de comorbidade desses pacientes. Para tal, abordagens como terapia cognitivo-comportamental ou a associação de SSRIs podem ser úteis. Se, porém, o paciente apresenta transtornos relacionados ao uso de outras substâncias, o plano de tratamento deve ser mais abrangente, envolvendo profissionais ou equipes especializadas no manejo de poliusuários, uso de gerentes de caso e avaliar a pertinência de abordagens de redução de danos. O tratamento será discutido de forma mais aprofundada no Volume 3.

ZOLPIDEM

O zolpidem, um medicamento amplamente prescrito para insônia, atua como um agonista de ação curta do receptor de BZD, ligando-se seletivamente à subunidade alfa-1-GABA-A com meia-vida curta em humanos. Essas características parecem minimizar os efeitos adversos agudos e crônicos na cognição e induzir menor risco de dependência em comparação aos hipnóticos convencionais (BZD), que apresentam afinidade com outros subtipos de receptores GABA-A. Todavia, em doses mais altas, o zolpidem perde sua especificidade, agindo mais como um benzodiazepínico[32] e apresentando maior risco de abuso/dependência.

Nos últimos anos, vários casos de uso indevido/dependência de zolpidem têm sido relatados, e a impressão de zolpidem como um hipnótico seguro começou a mudar[33]. Parecem existir dois padrões de efeitos associados a um maior risco de abuso/dependência. Alguns indivíduos desenvolvem rapidamente tolerância ao efeito hipnótico e aumentam a dose, quase sempre sem avisar seu médico. No segundo padrão de risco, alguns indivíduos apresentam um efeito paradoxal estimulante. Sentem-se energizados, ativos e com mais motivação para realizar as atividades. Esse perfil está relacionado com o uso do zolpidem diurno.

Casos de síndromes de abstinência graves têm sido relatados com sintomas de ansiedade, irritabilidade, confusão, náuseas, vômitos, sudorese, tremores, taquicardia e até convulsões[34]. Visando evitar situações de abuso/dependência, o zolpidem deve ser prescrito em tratamentos de curta duração (até 4 semanas) com doses que não ultrapassem 10 mg/dia para adultos. Os pacientes devem ser alertados pelos seus médicos prescritores quanto aos riscos de dependência e devem ser monitorados em relação ao uso dessa medicação.

ALUCINÓGENOS

Alucinógenos são drogas capazes de induzir ilusões, alucinações, delírios, ideação paranoide e alterações de humor ou do pensamento. A despeito do nome, a característica que distingue esses agentes de outras classes de drogas é sua capacidade de induzir estados alterados de percepção, pensamento e sensação que não são obtidos de outra forma[35]. Essa definição se aproxima do termo psicodélicos serotoninérgicos ou alucinógenos clássicos que compartilham um mecanismo farmacológico central sobre o receptor 5-HT2A. Os principais exemplos desse grupo são a dietilamida do ácido lisérgico (LSD), mescalina, psilocibina e dimetiltriptamina (DMT). O termo alucinógeno, senso lato, também abrangeria a cetamina, ibogaína e metilenodioximetanfetamina (MDMA), entre outros. Esta seção terá como foco as substâncias prototípicas dos alucinógenos serotoninérgicos, o LSD e a psilocibina. O DMT e a ibogaína serão mencionados aqui também por conta do seu uso no Brasil[36,37].

Breve história

As drogas psicodélicas clássicas foram usadas extensivamente em psiquiatria até 1967 como possíveis agentes terapêuticos. Experiências e ensaios clínicos à época mostraram que elas não eram úteis para aqueles com transtornos psicóticos estabelecidos. No entanto, aqueles com os chamados distúrbios "psiconeuróticos" podiam se beneficiar consideravelmente. Os estados alterados de consciência permitiriam um "afrouxar" dos padrões de cognição e comportamento não adaptativos, de outra maneira fixos – isso feito principalmente quando administrados em um ambiente terapêutico de suporte. No entanto, o uso antiético e difundido de psicodélicos, juntamente com um endurecimento geral das atitudes sociopolíticas em relação ao uso de drogas, contribuíram para a decisão de colocar os psicodélicos no Anexo I da Convenção de 1967 das Nações Unidas sobre Drogas. O uso médico cessou e a pesquisa diminuiu até a virada do milênio, desde quando há um renascimento constante do interesse clínico e acadêmico pelas drogas psicodélicas.

Epidemiologia

Drogas alucinógenas, como um todo, são usadas tipicamente por jovens que fazem uso de outras substâncias[38].

Há contextos de usos, como pessoas que frequentam festas de música eletrônica e os chamados *clubbers*. A partir do levantamento periódico do uso de substâncias na população norte-americana em 2018, o uso de alucinógenos na vida, no último ano e no último mês foram de 16%, 2% e 1%, respectivamente, para maiores de 12 anos[39]. A partir da mesma amostra, a porcentagem que recebeu o diagnóstico de transtorno pelo uso de alucinógenos foi de 0,1% entre 2017-2018. Para ponderar a comparação com outras drogas, a porcentagem de transtorno pelo uso de *cannabis* e álcool foi de 1,6% e 5,4%, respectivamente.

Dentre os riscos associados com o uso de alucinógenos estão a acentuação de sintomas psiquiátricos ou o surgimento deles. Essa associação vem de relatos de casos pouco numerosos se comparados à estimativa de uso de psicodélicos clássicos na população geral. Quando se avalia a associação entre uso na vida de psicodélicos clássicos (LSD, mescalina e psilocibina) e sintomas psiquiátricos no último ano ou busca por assistência em saúde mental no mesmo período, não há correlação dessas duas variáveis em estudos populacionais retrospectivos[40,41]. Os resultados desses estudos devem ser vistos com cautela porque os autores fizeram, ao que parece, um ajuste excessivo na regressão logística uma vez que a proporção de uso de outras drogas naqueles que fizeram uso de psicodélicos é muito maior do que naqueles que não fizeram uso de psicodélicos. De fato, para uma subamostra de pessoas que fizeram uso de psicodélicos na vida sem uso de outras substâncias, verificou-se que tinham mais sintomas ansiosos e mais procura de serviços de saúde mental[42]. Ainda sobre psicodélicos clássicos, há relatos de caso da associação do DMT e quadros psicóticos[36,43]. Quanto a outros alucinógenos, parece haver uma associação de alterações em neuroimagem de usuários pesados de MDMA e relatos de quadros psicóticos com uso de ibogaína.

Mortes diretamente relacionadas ao uso de psicodélicos clássicos são incomuns, embora existam relatos de caso. Há também vários relatos de suicídio durante ou após a ingestão de LSD embora não se estabelecesse com clareza a causalidade dos eventos (Johnson et al., 2008). Ainda, alucinógenos têm participação em acidentes ocorridos durante a intoxicação, como acidentes de carro e quedas[44]. Em comparação com medicamentos e outras drogas de abuso, LSD e psilocibina têm uma razão entre a dose tipicamente efetiva e a dose letal da ordem de 1:100 para 1:1.000, o que pode explicar o baixo número de mortes por overdose diante do uso crescente[45].

Neurobiologia

Os alucinógenos são um grupo grande de compostos naturais e sintéticos. Assim, são diversos os sistemas neurais implicados nas suas manifestações clínicas de importância para o homem[46]. Evidências substanciais sugerem que o 5-HT2A é o receptor mais importante subjacente aos efeitos psicodélicos clássicos[35]. Por exemplo, estudos em ratos demonstraram, para uma variedade de psicodélicos clássicos, que os antagonistas do 5-HT2AR bloquearam a capacidade daqueles de servir como estímulos discriminativos[35]. Estudos em humanos também mostraram que o antagonismo do 5-HT2AR bloqueia os efeitos subjetivos da psilocibina[47].

O potencial dos psicodélicos clássicos em gerar comportamentos aditivos (fissura, sintomas de abstinência, uso compulsivo da substância) é baixo, da mesma maneira que modelos animais de autoadministração não demonstram um perfil de droga de abuso[48]. Fora dos psicodélicos clássicos, o MDMA claramente tem um potencial de abuso, muito possivelmente por conta de sua ação no transportador de dopamina.

A ibogaína, uma triptamina de ocorrência natural, é um exemplo de alucinógeno com efeitos farmacológicos além do receptor serotoninérgico. Em comparação com outros alucinógenos clássicos, a ibogaína interage fortemente com o receptor NMDA, receptores opioide sigma e mi e receptores muscarínicos. Além da ação cerebral, a ibogaína bloqueia o canal de potássio hERG, levando ao alongamento do intervalo QT observado em vários casos de toxicidade por seu uso[49].

As diferenças nas manifestações subjetivas das drogas alucinógenas são provenientes dos perfis de afinidade molecular de cada uma. No entanto, uma hipótese integrativa, fundamentada em estudos de neuroimagem funcional em voluntários normais, é a supressão do ordenamento e regulação de padrões de atividade entre diferentes áreas cerebrais[50]. Isso levaria, do ponto de vista fenomenológico, ao "estado psicodélico", caracterizado pela integração anormal de informações sensoriais.

Quadro clínico e conduta

Junto à descrição dos quadros clínicos serão pontuados o direcionamento das condutas diante das situações de uso prejudicial à saúde. Há que se dizer que as evidências médicas quanto ao manejo clínico são escassas[44].

Os efeitos psicológicos e psiquiátricos na intoxicação aguda são a causa mais comum quando da procura por assistência em emergência pelo uso de alucinógenos, as "bad trips" ou "emburacar"[51]. Uma reação psicológica adversa pode ocorrer em doses típicas e ser caracterizada por sentimentos de perda de controle, percepções perturbadoras e ataques de ansiedade, agitação e pânico[52]. O estado mental de um paciente pode alternar rapidamente entre ansiedade intensa e normalidade relativa e vice-versa. Uma experiência alucinógena angustiante típica é distinta de quadros delirantes ou dissociativos. Em doses recreativas típicas, é comum que as pessoas mantenham o nexo do uso sobre a causa de suas experiências, mas o medo da loucura permanente ou da morte podem ser intensos. Os medicamentos alucinógenos podem provocar também pensamentos e reflexões angustiantes sobre problemas pessoais e experiências e traumas do passado. Além de conduzir o paciente para um local quieto, o que ajuda são esforços no sentido de oferecer um contato empático, de entendimentos dos medos de modo a estabelecer confiança na interação[44]. BZD, como diazepam ou lorazepam podem ser usados em casos de agitação. Em casos de extrema agitação psicomotora ("excited delirium") deve-se evitar a contenção mecânica, uma vez que ela esteve associada à falência cardiovascular aguda[53].

A persistência dos efeitos após o uso agudo é uma das apresentações clínicas decorrentes do uso de alucinógenos. Alterações emocionais e de atividade cerebral em voluntários que receberam psilocibina em condições de laboratório persistiram por até um mês após a ingestão teste[54]. De fato, na clínica, indivíduos relatam uma variedade de sintomas associados ao uso, incluindo distorções visuais, *flashbacks* e outros sintomas que ocorreram muito tempo depois que as drogas deixaram o corpo. Uma parcela dessas reações vai se constituir no transtorno de percepção persistente após o uso de alucinógenos, de ocorrência rara e curso clínico variado[55]. O DSM-5 define esse transtorno como a recorrência de alterações perceptivas que surgiram inicialmente a partir da intoxicação aguda por substâncias alucinógenas e causam sofrimento ou prejuízo significativo[56]. No mais das vezes, as alterações perceptuais são visuais e, em uma parcela dos indivíduos, a evolução é crônica e desfavorável[57]. Procurando identificar fatores predisponentes, Abraham et al. revisaram estudos controlados de uso em laboratório e encontraram a história familiar para transtornos mentais como um fator[46]. O diagnóstico diferencial deve ser feito com outras psicoses orgânicas. Diante da possível natureza multifatorial desse transtorno e da presença frequente de comorbidades, a abordagem do tratamento deve ser individualizada (manejo do estresse, redução ou interrupção do uso de substâncias como um todo e tratamento das comorbidades)[56].

O uso de LSD ou outros alucinógenos clássicos não parece levar à dependência. Normalmente, não existe um padrão de uso persistente e compulsivo e o uso de alucinógenos não está associado a nenhuma síndrome de abstinência reconhecida. Os alucinógenos não parecem mostrar padrões clássicos de tolerância, mas, pelo contrário, estão associados à taquifilaxia. Isso significa que a sensibilidade ao efeito de LSD e outros alucinógenos parece ser fortemente atenuado por um período após um uso inicial. Portanto, pode ser difícil para um usuário alcançar os efeitos desejados do LSD se usado por dois dias seguidos, ou mesmo para obter o efeito desejado a partir de outros alucinógenos[58].

CONSIDERAÇÕES FINAIS

As pessoas que necessitam da prescrição de SH devem ser monitoradas e orientadas de modo a evitar o estabelecimento do uso crônico e de suas consequências. Usuários de outras substâncias tenderão a fazer uso de BZD incorrendo no risco de manifestarem sintomas de abstinência com mais frequência do que aquelas em que a medicação é prescrita. Deve-se avaliar a pertinência da retirada de BZD em todo usuário crônico dessas substâncias. Os esquemas de retirada são factíveis e devem ser ajustados individualmente, ainda mais quando há comorbidades com o uso de outras substâncias. Nos próximos anos, deve-se esperar mais ocorrências de problemas associados ao uso de alucinógenos em razão de um aumento da sua oferta e popularidade.

Vinheta clínica

L., 51 anos, casado, duas filhas, empresário do ramo imobiliário. Inicia o uso de álcool depois dos 20 anos para alívio de sintomas fóbico-sociais. Progressivamente, aumenta o consumo de álcool, particularmente para alívio dos tremores decorrentes da ansiedade social acentuados pela abstinência ao álcool. Alprazolam é prescrito para sua insônia e ansiedade. Ele refere que o medicamento tem efeito surpreendente sobre seus sintomas, porém, passa a tomar doses de frontal ao longo do dia além do que lhe é prescrito. Consulta vários médicos para obter receitas de alprazolam e usa alternadamente, ao longo do dia, doses de vodca e alprazolam. Faz tentativas frustradas de interromper o uso de álcool. É visto em PS com hipótese de quadro confusional agudo por conta do uso combinado de alprazolam e álcool. Decide-se pela internação em regime hospital para desintoxicação do álcool e alprazolam. A dose ajustada de diazepam como substituto do benzodiazepínico de meia-vida curta, bem como para reduzir os sintomas da síndrome de abstinência ao álcool, é de 120 mg/dia. O paciente tem alta e uma equipe especializada em transtornos pelo uso de substâncias atua em várias áreas de sua vida em regime ambulatorial. A retirada progressiva e definitiva de diazepam ocorre ao longo de 12 meses, sendo que o paciente e familiares notam melhoras no seu contato pessoal, vida profissional, humor e cognição.

Para aprofundamento

- Ashton H. Benzodiazepine withdrawal: an unfinished story. Br Med J (Clin Res Ed). 1984;288(6424):1135-40.
  - ⇨ A autora, uma especialista na retirada de BZD, faz o relato detalhado de uma paciente em que a trajetória do uso inicial de diazepam para insônia transita anos depois para sintomas ansiosos e depressivos refratários a medicação e psicoterapia até o momento da suspensão do uso e melhora global.
- Ashton H. Risks of dependence on benzodiazepine drugs: a major problem of long term treatment. BMJ (Clinical research ed.). 1989;298(6666):103-4. Disponível em: https://doi.org/10.1136/bmj.298.6666.103.
  - ⇨ Ele discorre de modo exemplar em duas páginas sobre aqueles que desenvolverão a síndrome de abstinência a BZD e recomenda: O controle de modo mais prolongado da ansiedade provavelmente requer mudanças na transmissão "endógena" do ácido gama-aminobutírico mais do que na imposição de um disfarce exógeno por meio de BZD.
- Clinical Guidelines on Drug Misuse and Dependence Update 2017 Independent Expert Working Group. Drug misuse and dependence: UK guidelines on clinical management. London: Department of Health (disponível em https://assets.publishing.service.gov.uk/government/uploads/system/uploads/attachment_data/file/673978/clinical_guidelines_2017.pdf).
  - ⇨ Diretrizes para o sistema nacional de saúde britânico quanto ao manejo de problemas relacionados ao uso de substâncias. Há uma seção só para usuários de sedativos e hipnóticos e outra seção completa para alucinógenos. As orientações são objetivas e dão conta da clínica do dia a dia com esses pacientes.

REFERÊNCIAS BIBLIOGRÁFICAS

1. Baldwin DS, Aitchison K, Bateson A, Curran HV, Davies S, Leonard B, et al. Benzodiazepines: risks and benefits. A reconsideration. J Psychopharmacol. 2013;27(11):967-971.
2. Smith SM, Dart RC, Katz NP, Paillard F, Adams EH, Comer SD, et al. Classification and definition of misuse, abuse, and related events in clinical trials: ACTTION systematic review and recommendations. Pain. 2013;154(11):2287-96.
3. Maust DT, Lin LA, Blow FC. Benzodiazepine use and misuse among adults in the United States. Psychiatr Serv. 2019;70(2):97-106.
4. Schepis TS, McCabe SE. Trends in older adult nonmedical prescription drug use prevalence: Results from the 2002-2003 and 2012-2013 National Survey on Drug Use and Health. Addict Behav. 2016;60:219-22.
5. Madruga CS, Paim TL, Palhares HN, Miguel AC, Massaro LTS, Caetano R, et al. Prevalence of and pathways to benzodiazepine use in Brazil: the role of depression, sleep, and sedentary lifestyle. Braz J Psychiatry. 2019;41(1):44-50.
6. **Brunoni AR, Nunes MA, Figueiredo R, Barreto SM, Fonseca JM, Lotufo PA, et al. Patterns of benzodiazepine and antidepressant use among middle-aged adults. The Brazilian longitudinal study of adult health (ELSABrasil). J Affect Disord. 2013;151(1):71-7.**
   - ⇨ O Estudo Longitudinal de Saúde do Adulto (ELSABrasil) é uma coorte composta por funcionários públicos de universidades brasileiras entre 35 e 74 anos com proporção mais elevada de participantes com maior nível educacional e acesso à atenção médica do que a população em geral. Ele é metodologicamente consistente e apresenta dados recentes não só do uso de psicofármarcos, mas das razões de chance de sintomas e síndromes associadas.
7. Orlandi P, Noto AR. Uso indevido de benzodiazepínicos: um estudo com informantes-chave no município de São Paulo. Rev Lat-Am Enferm. 2005;13(spe):896-902. Disponível em: https://doi.org/10.1590/S0104-11692005000700018.
8. Boyd CJ, West B, McCabe SE. Does misuse lead to a disorder? The misuse of prescription tranquilizer and sedative medications and subsequent substance use disorders in a U.S. longitudinal sample. Addict Behav. 2018;79:17-23.
9. Votaw VR, Geyer R, Rieselbach MM, McHugh RK. The epidemiology of benzodiazepine misuse: A systematic review. Drug Alcohol Depend. 2019;200:95-114.
   - ⇨ A revisão mais recente e extensa sobre sedativos e hipnóticos. A despeito do título, são revistas 351 publicações que envolvem não só benzodiazepínicos, mas também outras classes de sedativos e hipnóticos, cobrindo os padrões de uso indevido e transtornos relacionados ao uso dessas substâncias. A revisão segue a recomendação dos Principais Itens para Relatar Revisões Sistemáticas e Metanálises (PRISMA).
10. Ashton H. Risks of dependence on benzodiazepine drugs: a major problem of long term treatment. BMJ (Clinical research ed.). 1989;298(6666):103-4. Disponível em: https://doi.org/10.1136/bmj.298.6666.103.
11. Engin E, Benham RS, Rudolph U. An emerging circuit pharmacology of GABAA receptors. Trends Pharmacol Sci. 2018;39(8):710-32.
    - ⇨ Revisão extensa sobre a importância do entendimento da função dos subtipos de GABAAR em circuitos cerebrais distintos

TRANSTORNOS RELACIONADOS AO USO DE SEDATIVOS/HIPNÓTICOS E ALUCINÓGENOS

que estão associados com comportamentos como medo, ansiedade, resposta ao estresse e o sistema de recompensa.

12. Ashton H. Benzodiazepine withdrawal: an unfinished story. Br Med J (Clin Res Ed). 1984;288(6424):1135-40.

13. Gatzonis SD, Angelopoulos EK, Daskalopoulou EG, Mantouvalos V, Chioni A, Zournas C, et al. Convulsive status epilepticus following abrupt high-dose benzodiazepine discontinuation. Drug Alcohol Depend. 2000;59(1):95-7.

14. Riley ED, Evans JL, Hahn JA, Briceno A, Davidson PJ, Lum PJ, et al. A longitudinal study of multiple drug use and overdose among young people who inject drugs. Am J Public Health. 2016;106(5):915-7.

15. Lee SC, Klein-Schwartz W, Doyon S, Welsh C. Comparison of toxicity associated with nonmedical use of benzodiazepines with buprenorphine or methadone. Drug Alcohol Depend. 2014;138:118-23.

16. Artenie AA, Bruneau J, Roy É, Zang G. Licit and illicit substance use among people who inject drugs and the association with subsequent suicidal attempt. Addiction. 2015;110(10):1636-43.

17. **Votaw VR, McHugh RK, Vowles KE, Witkiewitz K. Patterns of Polysubstance Use among Adults with Tranquilizer Misuse. Subst Use Misuse. 2020;55(6):861-70.**
    ⇨ **Um tema que tem recebido mais atenção de pesquisadores, e sempre foi motivo de apreensão dos clínicos em dependência química, é o uso de múltiplas substâncias no mesmo intervalo de tempo. Fazendo uso do recurso de análise de classes latentes, três padrões de uso indevido foram identificados a partir de uma amostra da população geral.**

18. Guo L, Xu Y, Deng J, Huang G, Gao X, Wu H, et al. Association Between Nonmedical Use of Prescription Drugs and Suicidal Behavior Among Adolescents [published correction appears in JAMA Pediatr. 2017 Jan 1;171(1):94]. JAMA Pediatr. 2016;170(10):971-8.

19. Youssef NA, Rich CL. Does acute treatment with sedatives/hypnotics for anxiety in depressed patients affect suicide risk? A literature review. Ann Clin Psychiatry. 2008;20(3):157-69.

20. Schepis TS, Simoni-Wastila L, McCabe SE. Prescription opioid and benzodiazepine misuse is associated with suicidal ideation in older adults. Int J Geriatr Psychiatry. 2019;34(1):122-9.

21. Lynch FL, Peterson EL, Lu CY, HU Y, Rossom RC, Waitzfelder BE, et al. Substance use disorders and risk of suicide in a general US population: a case control study. Addict Sci Clin Pract. 2020;15(1):14.

22. White WL, Campbell MD, Spencer RD, Hoffman HA, Crissman B, DuPont RL. Patterns of abstinence or continued drug use among methadone maintenance patients and their relation to treatment retention. J Psychoactive Drugs. 2014;46(2):114-22.

23. Franklyn AM, Eibl JK, Gauthier G, Pellegrini D, Lightfoot NE, Marsh DC. The impact of benzodiazepine use in patients enrolled in opioid agonist therapy in Northern and rural Ontario. Harm Reduct J. 2017;14(1):6.

24. Eibl JK, Wilton AS, Franklyn AM, Kurdyak P, Marsh DC. Evaluating the impact of prescribed versus nonprescribed benzodiazepine use in methadone maintenance therapy: results from a population-based retrospective cohort study. J Addict Med. 2019;13(3):182-7.

25. Gorenstein C, Bernik MA, Pompéia S, Marcourakis T. Impairment of performance associated with long-term use of benzodiazepines. J Psychopharmacol. 1995;9(4):313-8.

26. Stenbacka M, Jansson B, Leifman A, Romelsjö A. Association between use of sedatives or hypnotics, alcohol consumption, or other risk factors and a single injurious fall or multiple injurious falls: a longitudinal general population study. Alcohol. 2002;28(1):9-16.

27. Donnelly K, Bracchi R, Hewitt J, Routledge PA, Carter B. Benzodiazepines, Z-drugs and the risk of hip fracture: A systematic review and meta-analysis. PLoS One. 2017;12(4):e0174730.

28. Gray SL, Marcum ZA, Dublin S, Walker Rod, Golchin N, Rosenberg DE, et al. Association between medications acting on the central nervous system and fall-related injuries in community-dwelling older adults: a new user cohort study. J Gerontol A Biol Sci Med Sci. 2020;75(5):1003-9.

29. Curran HV. Benzodiazepines, memory and mood: a review. Psychopharmacology 1991;105:1-8.

30. Bond A J, Silveira JC, Lader MH. Effects of single doses of alprazolam alone and alcohol alone and in combination on psychological performance. Hum Psychopharmacol. 1991;6:219-28.

31. Brett J, Murnion B. Management of benzodiazepine misuse and dependence. Aust Prescr. 2015;38(5):152-5.

32. Jana AK, Arora M, Khess CRJ, Praharaj SK. A case of zolpidem dependence successfully detoxified with clonazepam. Am J Addict. 2008;17:343-344.

33. Victorri-Vigneau C, Gérardin M, Rousselet M, Guerlais M, Grall-Bronnec M, Jolliet P. An update on zolpidem abuse and dependence. J Addict Dis. 2014;33(1):15-23.

34. Javadi SAHS, Hajiali F, Nassiri-Asl M. Zolpidem Dependency and Withdrawal Seizure: A Case Report Study. Iran Red Crescent Med J. 2014;16(11).

35. **Nichols DE. Psychedelics. Pharmacol Rev. 2016;68(2):264-355.**
    ⇨ **O autor faz uma extensa revisão sobre a psicofarmacologia dos psicodélicos clássicos, com ênfase nos modelos animais da ação desses compostos como agonistas de receptor 5HT 2A como fundamento para entender a neurobiologia da ação aguda e efeitos terapêuticos em vários transtornos mentais.**

36. Santos RG, Bouso JC, Hallak JEC. Ayahuasca: what mental health professionals need to know. Arch Clin Psych (São Paulo). 2017;44(4):103-9.

37. Schenberg EE, de Castro Comis MA, Chaves BR, da Silveira DX. Treating drug dependence with the aid of ibogaine: a retrospective study. J Psychopharmacol. 2014;28(11):993-1000.

38. Licht CL, Christoffersen M, Okholm M, Damgaard L, Fink-Jensen A, Knudsen GM, et al. Simultaneous polysubstance use among Danish 3,4-methylenedioxymethamphetamine and hallucinogen users: combination patterns and proposed biological bases. Hum Psychopharmacol. 2012;27(4):352-363.

39. Center for Behavioral Health Statistics and Quality, 2018. 2017 National Survey on Drug Use and Health: Detailed Tables. Substance Abuse and Mental Health Services Administration, Rockville, MD. Disponível em: https://www.samhsa.gov/data/sites/default/files/ cbhsq-reports/NSDUHDetailedTabs2017/NSDUHDetailedTabs2017.pdf.

40. Krebs TS, Johansen PØ. Psychedelics and mental health: a population study. PLoS One. 2013;8(8):e63972.

41. Johansen PØ, Krebs TS. Psychedelics not linked to mental health problems or suicidal behavior: a population study. J Psychopharmacol. 2015;29(3):270-9.

42. Nesvåg R, Bramness JG, Ystrom E, Suzanne Krebs T, Johansen PØ. The link between use of psychedelic drugs and mental health problems. J Psychopharmacol. 2015;29(9):1035-6.

43. Barbic D, Fernandes J, Eberdt C, Chakraborty A. N,N-Dimethyltryptamine: A brief case series of DMT-induced psychosis [published online ahead of print, 2020 May 3]. Am J Emerg Med. 2020;S0735-6757(20)30319-3.

44. Abdulrahim D, Bowden-Jones O, on behalf of the NEPTUNE Expert Group. Guidance on the management of acute and chronic harms of club drugs and novel psychoactive substances. Novel Psychoactive Treatment UK Network (NEPTUNE). London, 2015. Disponível em: http://neptune-clinical-guidance.co.uk/wp-content/uploads/2015/03/NEPTUNE-Guidance-March-2015.pdf.

45. Gable RS. Comparison of acute lethal toxicity of commonly abused psychoactive substances. Addiction. 2004;99(6):686-96.

46. Abraham HD, Aldridge AM, Gogia P. The psychopharmacology of hallucinogens. Neuropsychopharmacology. 1996;14:285-298.

47. Kometer M, Schmidt A, Jäncke L, Vollenweider FX. Activation of serotonin 2A receptors underlies the psilocybin-induced effects on α oscillations, N170 visual-evoked potentials, and visual hallucinations. J Neurosci. 2013;33(25):10544-51.

48. Canal CE, Murnane KS. The serotonin 5-HT2C receptor and the non-addictive nature of classic hallucinogens. J Psychopharmacol. 2017;31(1):127-43.

49. Thurner P, Stary-Weinzinger A, Gafar H, Gawali V, Kudlacek O, Zezula J, et al. Mechanism of hERG channel block by the psychoactive indole alkaloid ibogaine. J Pharmacol Exp Ther. 2014;348(2):346-58.

50. Carhart-Harris RL, Friston KJ. REBUS and the anarchic brain: toward a unified model of the brain action of psychedelics. Pharmacol Rev. 2019;71(3):316-44.

51. Meehan TJ, Bryant SM, Aks SE. Drugs of abuse: the highs and lows of altered mental states in the emergency department. Emerg Med Clin North Am. 2010;28(3):663-82.

52. Johnson M, Richards W, Griffiths R. Human hallucinogen research: guidelines for safety. J Psychopharmacol. 2008;22(6):603-20.

53. Towards evidence-based emergency medicine: best BETs from the Manchester Royal Infirmary. BET 1: excited delirium syndrome and sudden death. Emerg Med J. 2013;30(11):958-60.

54. Barrett FS, Doss MK, Sepeda ND, Pekar JJ, Griffiths RR. Emotions and brain function are altered up to one month after a single high dose of psilocybin. Sci Rep. 2020;10(1):2214.

55. Halpern JH, Pope HG Jr. Hallucinogen persisting perception disorder: what do we know after 50 years?. Drug Alcohol Depend. 2003;69(2):109-19.

56. Halpern JH, Lerner AG, Passie T. A review of hallucinogen persisting perception disorder (HPPD) and an exploratory study of subjects claiming symptoms of HPPD. Curr Top Behav Neurosci. 2018;36:333-60.

57. Martinotti G, Santacroce R, Pettorruso M, Montemitro C, Spano CM, Lorusso M, et al. Hallucinogen persisting perception disorder: etiology, clinical features, and therapeutic perspectives. Brain Sci. 2018;8(3):47.

58. Nichols DE. Hallucinogens. Pharmacol Ther. 2004;101(2):131-81.

59. Soyka M. Treatment of benzodiazepine dependence. N Engl J Med. 2017;376(12):1147-57.

37

Transtornos relacionados ao uso de tabaco

Priscila Dib Gonçalves
André Brooking Negrão
João Maurício Castaldelli-Maia

Sumário

Introdução
Complicações física
Aspectos epidemiológicos
Neurobiologia
Diagnóstico e avaliação
Tratamento
Novas tecnologias (mídias sociais, aplicativos, *help-line*)
Política pública
Considerações finais
Vinheta clínica
Para aprofundamento
Referências bibliográficas

Pontos-chave

- O uso do tabaco é a principal causa de morte evitável no mundo.
- A nicotina interage com diversos neurotransmissores, estimulando a liberação de dopamina, noradrenalina, acetilcolina, glutamato, serotonina e GABA.
- O tratamento do tabagismo é eficaz, e inclui estratégias farmacológicas, comportamentais e psicológicas.
- A combinação de abordagens comportamentais com as farmacológicas resulta em maiores chances de cessação.
- A combinação de tratamentos farmacológicos com diferentes mecanismos de ação pode aumentar a eficácia, especialmente em grupos de maior refratariedade.

INTRODUÇÃO

Os primeiros relatos sobre o uso de tabaco na história do homem aparecem há mais de 10 mil anos, por povos indígenas para fins religiosos nas Américas em forma de cachimbo ou enrolado, semelhante ao modo como é utilizado atualmente[1]. Ao longo da história do tabaco, esse produto já foi oferecido como presente de boas-vindas, usado como planta decorativa, cultivado em jardins de palácios europeus e também considerado um produto de luxo no século XVII. O uso do tabaco fumado obteve avanço significativo na Europa após a criação de diversos pontos de venda na Inglaterra por volta do século XVI. Ademais, a transição desse item de luxo para um produto de consumo de massa ocorreu após o desenvolvimento do cigarro manufaturado[2].

Mais próximo dos dias atuais, no século XX, o uso de tabaco culminou em uma epidemia e grave problema de saúde pública. A epidemia está fortemente relacionada com as campanhas de marketing e propaganda maciças realizadas pela indústria do tabaco, com a participação de médicos, enfermeiras, celebridades e personagens de desenhos animados. Essas ações publicitárias tiveram alcance na mídia e também nos filmes de Hollywood, com personagens cujo glamour era associado ao ato de fumar. O início da discussão sobre os possíveis prejuízos do tabagismo à saúde intensificou os esforços da indústria em campanhas publicitárias com mensagens de que o uso de cigarro não estava relacionado a malefícios, além de incentivar o consumo em populações específicas, como as mulheres, por exemplo, no slogan "pegue um cigarro e não um doce" (tradução livre de "*reach for a Lucky instead of a sweet*")[3,4].

Estima-se que no cigarro consumido atualmente existam mais de 7.000 substâncias, incluindo a nicotina e o monóxido de carbono, além de mais de 60 agentes cancerígenos. A nicotina, obtida a partir das folhas de tabaco, é uma substância psicoativa estimulante capaz de causar dependência, e está relacionada à sensação de prazer, sendo um dos principais reforçadores do tabagismo. A nicotina interage com diversos neurotransmissores, estimula a liberação de dopamina, noradrenalina, acetilcolina, glutamato, serotonina e GABA[4,5].

Há também outras formas de consumo de nicotina e tabaco como uso de charutos, *narguile*, mascar fumo, cigarros eletrônicos (conhecidos como vaporizadores, *vaper, e-vaporizers*, *eletronic cigarettes, e-cigarettes, e-cigs*) e de tabaco aquecido (*Heat-Not-Burn Tobacco*). Os cigarros eletrônicos também são comercializados em diversas apresentações, como o formato de uma caneta, e outras mais modernas semelhantes a um *pen-drive*. Os cigarros eletrônicos são produtos de tabaco não combustíveis, que produzem aerossóis com altas concentrações de propileno glicol, glicerol, compostos orgânicos voláteis e radicais livres, os quais podem levar a danos nos pulmões[6].

COMPLICAÇÕES FÍSICAS

O uso do tabaco é a principal causa de morte evitável no mundo. A Organização Mundial da Saúde (OMS) estima que oito milhões de mortes são atribuídas ao seu consumo[7]. O Centers for Disease Control and Prevention (CDC), nos Estados Unidos, estima que quase uma em cinco mortes seja associada ao uso de tabaco. No Brasil, em 2015 mais de 156 mil mortes foram atribuídas ao consumo de tabaco[7-10].

Uma das primeiras publicações de maior impacto sobre os efeitos nocivos do uso de tabaco foi a *General Surgery Report*, em 1964. Após cinquenta anos dessa publicação, a literatura acumulou evidências apontando que o uso de tabaco constitui fator de risco para o desenvolvimento de diversos tipos de câncer, incluindo aqueles que acometem os aparelhos gastrointestinal (boca, esôfago, estômago, pâncreas, fígado, cólon e reto), urinário (bexiga, rim e ureter) e respiratório (laringe, faringe, traqueia, brônquios e pulmões), dentre outros. No mais, o tabagismo também causa doenças cardiovasculares e pulmonares, como doença pulmonar obstrutiva crônica (DPOC), acidente vascular cerebral, diabetes, cegueira, catarata, degeneração macular, periodontite, disfunções sexuais e infertilidade[7-10].

ASPECTOS EPIDEMIOLÓGICOS

A OMS estima que há 1,3 bilhão de pessoas que fazem uso de produtos que contêm tabaco no mundo, e que sua grande maioria (80%) se concentra em países em desenvolvimento e subdesenvolvidos[7]. No Brasil há um declínio na prevalência de fumantes nas últimas décadas; por exemplo, em 1989, 34,5% da população adulta fazia uso de tabaco; em 2003 esse número reduziu para 22,4%, e em 2019, para 9,8%[11,12].

Os dados mais recentes mostram que as capitais Curitiba e São Paulo exibiram os percentuais mais elevados, com 15,6 e 14,2%, respectivamente, e em indivíduos maiores de 18 anos há uma maior frequência do tabagismo entre os homens (13,2%) do que mulheres (7,5%) na população brasileira. Entre outros fatores associados ao uso de tabaco nesse contexto estão a faixa etária (maiores prevalências em pessoas entre 35 e 64 anos) e a escolaridade (em indivíduos com menos de 12 anos de educação formal)[12]. No Brasil, a frequência de fumantes passivos foi de 7,9%, semelhante entre os gêneros, e maior em indivíduos de 18 a 34 anos; as capitais Macapá e Recife exibiram os percentuais mais elevados de fumantes passivos[12].

A redução do uso de cigarros é observada na população geral e também nos adolescentes nos estudos norte-americanos[7,13].

Um estudo conduzido anualmente desde 1975 chamado *Monitoring the Future* (tradução livre: Monitorando o futuro), realizado pela Universidade de Michigan, revelou uma redução expressiva na experimentação do uso de cigarros em alunos do oitavo ano do ensino fundamental: em 1996, a taxa era de 49%, e em 2018, de 10% dos alunos[13]. Esse declínio expressivo no uso de tabaco na população geral norte-americana e também nos jovens é atribuído ao aumento de políticas de saúde pública no combate ao tabagismo[14].

Na atualidade, o uso do cigarro eletrônico é a forma mais popular de consumo de nicotina em adolescentes norte-americanos e preocupa as organizações de saúde[15]. O consumo de nicotina por meio desses dispositivos eletrônicos aumentou rapidamente nessa faixa etária nos últimos anos. Por exemplo, em alunos do Ensino Médio, o uso nos últimos 30 dias passou de 1,5%, em 2011, para 20,8%, em 2018[16]. Dados referentes ao ano de 2019 revelaram que 25,4% dos alunos do último ano do Ensino Médio usaram nicotina por meio do cigarro eletrônico no ano anterior[13,15].

Um estudo longitudinal entre os anos de 2013 e 2016 com dados de coorte representativa da população norte-americana administrado pelos Institutos Nacionais de Saúde (NIH – National Institutes of Health) e Administração de Medicamentos e Alimentos (FDA – Food and Drug Administration) dos Estados Unidos, o *Population Assessment of Tobacco and Health Study* (PATH), observou que 8,6% da amostra referiram o uso de cigarro eletrônico como seu primeiro produto de tabaco, enquanto 3,3% referiram o cigarro como o primeiro produto. Ainda, o uso prévio de cigarro eletrônico foi associado a maiores chances de uso de cigarro e de uso atual em adolescentes de 12 a 15 anos[17].

Os dados sobre o uso de nicotina e adolescentes são preocupantes, principalmente considerando que a grande maioria dos fumantes (88%) afirma que o início do uso ocorreu antes dos 18 anos, o que faz com que muitos pesquisadores e clínicos classifiquem o tabagismo com uma condição pediátrica. Os principais fatores que influenciam o uso de tabaco na adolescência são: menor nível socioeconômico (incluindo menor renda ou educação), falta de habilidade de dizer "não", rebaixamento do rendimento escolar, autoimagem/autoestima rebaixada; redução/falta de apoio ou envolvimento dos pais; maior disponibilidade e menor preço de produtos de tabaco[18].

NEUROBIOLOGIA

O tabagismo é tido como uma doença complexa, ou seja, em que fatores ambientais e genéticos contribuem para a variância da sua expressão fenotípica[19]. A nicotina é o principal componente no tabaco responsável pelo desenvolvimento da dependência da nicotina (ND)[20]. A autoadministração de nicotina de modo voluntário ocorre em situações de laboratório com humanos e também em condições experimentais[21]. A nicotina exerce seus papéis farmacológicos e fisiológicos no cérebro por meio de receptores de acetilcolina nicotínicos em neurônios (nAChR). Existem doze subunidades neuronais do receptor de acetilcolina, com nove subunidades α (α2 – α10) e três subunidades β (β2 – β4)[22]. A ligação da nicotina aos nAChRs do tipo α4/β2 forma a base molecular para a recompensa da nicotina e, eventualmente, o desenvolvimento de ND[23]. Isso está fundamentado em modelos animais de autoadministração, nos quais se vê o papel da nicotina na liberação de dopamina a partir de neurônios da área tegmental ventral (ATV) que formam o substrato clássico de recompensa a drogas aditivas[21]. De modo similar, na clínica, a vareniclina, um agonista parcial do nAChR, foi o primeiro fármaco eficaz desenvolvido para agir justamente nas unidades do tipo α4/β2[24].

A partir dos achados de associação de marcadores genéticos com comportamentos associados com o fumar, desenvolveu-se uma nova área de investigação na neurobiologia da dependência à nicotina, que são as respostas aversivas à nicotina[21]. Interessantemente, os achados mais consistentes da associação de marcadores genéticos com comportamentos de fumar apontam para o agrupamento de genes CHRNA5-CHRNA3-CHRNB4, codificando, respectivamente, as subunidades α5, α3 e β4 do nAChR[25]. Ou seja, essas subunidades de susceptibilidade genética não estão associadas àquelas responsivas à nicotina na ATV. Essas subunidades estão mais fortemente expressas em outras regiões que não o sistema mesolímbico dopaminérgico clássico. Particularmente, o polimorfismo rs16969968 da subunidade α5 tem o maior sinal de associação genética, e o alelo de risco leva a uma alteração funcional da atividade do nAChR[26]. Ele é encontrado de modo abundante em neurônios do sistema do núcleo habênula-interpeduncular medial (NHIM)[21]. Historicamente, essa circuitaria era tida como importante para comportamentos de medo, como a evitação de estímulos aversivos, mas pouco explorada experimentalmente.

As pessoas que vão desenvolver um padrão estabelecido de uso do tabaco passam, muitas vezes, por um estágio inicial de aversão aos efeitos do tabaco até que predominem os aspectos reforçadores do uso. A partir de modelos animais manipulados para mimetizar uma situação de ausência da subunidade α5 no sistema do NHIM, observou-se que tais animais sem o freio constituído pela aversão natural à nicotina passavam a autoadministrar quantidades maiores de nicotina do que os animais sem a mutação[27]. Hoje em dia, o substrato neurobiológico subjacente à dependência de nicotina resulta de uma somatória dos efeitos moleculares da nicotina em diferentes subunidades dos nAChR presentes no sistema mesolímbico dopaminérgico (efeitos reforçados da autoadministração) e no sistema do NHIM (redução do efeito aversivo ao comportamento de autoadministração)[21]. Ainda, visto em conjunto, os nAChRs representam não apenas fatores de risco plausíveis para a dependência à nicotina, mas têm também papéis em estudos de farmacogenômica e pesquisas de futuros alvos farmacológicos no tratamento da dependência à nicotina[28,29].

DIAGNÓSTICO E AVALIAÇÃO

As principais classificações de transtornos mentais, como a Classificação Internacional de Doenças (CID), relacionada à OMS, e o *Manual diagnóstico e estatístico de transtornos mentais*, da Associação Americana de Psiquiatria (APA), apenas incluíram a dependência de tabaco nos manuais diagnósticos a partir dos anos 1970 a 1980. Somente na terceira edição do *Manual diagnóstico e estatístico de transtornos mentais* (DSM-III), o transtorno por uso de tabaco foi descrito, enquanto outros transtornos por uso de álcool e outras drogas já haviam sido classificados em versões anteriores, como no DSM-I, em 1952[4].

A versão mais atual do *Manual diagnóstico e estatístico de transtornos mentais* (DSM-5) descreve o transtorno por uso de tabaco (TUT) incluindo os mesmos onze itens diagnósticos relacionados às outras substâncias por um período de 12 meses, isto é, uso prolongado em quantidades mais elevadas, elevado gasto de tempo nessa atividade, presença de fissura (desejo intenso de consumir), tolerância (necessidade de maiores quantidades para os mesmos efeitos), manutenção do uso apesar de problemas físicos, psicológicos e problemas nos relacionamentos interpessoais e outros. Vale ressaltar os sintomas de abstinência de nicotina, que são irritabilidade, frustração ou raiva, ansiedade, dificuldade de concentração, aumento do apetite, inquietação, humor deprimido e insônia[30]. Porém, na CID-11, com previsão de lançamento para 2022, o diagnóstico de dependência de tabaco deve ser mantido[59,60]. Este diagnóstico da CID-11 será composto por três critérios derivados diretamente de oito critérios do DSM-IV e da CID-10[61].

Em um primeiro contato com o paciente tabagista, há algumas informações relevantes que o clínico deve acessar como: idade de início do uso, número de anos de uso, quantidade de cigarros fumados por dia, número de tentativas prévias para parar, se houve tratamento para a cessação anteriormente e qual o máximo de tempo de abstinência.

O profissional de saúde também pode avaliar qual a motivação para a cessação do tabaco nesse momento, quais são os fatores protetores (que previnem o uso), ou seja, situações em que o indivíduo não fuma, por exemplo, quando está no trabalho, quando brinca com os netos etc. E quais as pistas ambientais que favorecem o uso como, por exemplo, tomar café, uso de bebida alcoólica, interações sociais, situações de maior estresse etc.

Além das entrevistas clínicas, uma forma de também acessar tais informações é por meio de escalas, no tabagismo; uma das escalas de severidade de dependência de nicotina mais utilizadas é o teste de Fargeström. Esse instrumento é composto por seis questões relacionadas com o tempo entre acordar e fumar o primeiro cigarro do dia, ser capaz de permanecer em ambientes em que é proibido fumar, número de cigarros consumidos, horário em que consome mais cigarros e uso quando está doente. A pontuação pode ser classificada como: muito baixa (0-2), baixa (3-4), média (5), elevada (6-7) e muito elevada (8-10)[31].

Em adolescentes, a *Hooked on Nicotine Checklist* é um instrumento de dez itens que pode ser usado para determinar o início e a intensidade da dependência do tabaco. Esse instrumento pode identificar o ponto em que um adolescente perdeu total autonomia em relação ao uso de tabaco[32].

A avaliação da motivação para a cessação do tabagismo pode ser realizada também por escalas como a *University of Rhode*

Island Change Assessment Questionnaire (URICA) e a régua de prontidão para mudança. Esta última investiga a confiança, importância e prontidão para a mudança do comportamento com questões como: "Quão importante é para você parar de fumar?", "Quão confiante você está de que vai conseguir?"; "Quão pronto você está para fazer essa mudança?". O paciente deve responder entre 0 e 10 (0 = nível mais baixo; 10 = nível mais alto) e também justificar suas respostas[33,34]. Estes são dados relevantes tanto para a avaliação inicial quanto para um possível tratamento.

TRATAMENTO

No Volume 3 desta obra serão abordados tópicos referentes ao tratamento dos transtornos por uso de substâncias. Brevemente, é relevante ressaltar que o tratamento do tabagismo é eficaz e inclui estratégias farmacológicas, comportamentais e psicológicas. Dentre as medicações disponíveis, os fármacos bupropiona e vareniclina são os mais utilizados por possuírem evidências na literatura tanto para a população geral quanto em pacientes com transtorno mental. A terapia por reposição de nicotina (TRN) também é uma estratégia no tratamento[35].

NOVAS TECNOLOGIAS (MÍDIAS SOCIAIS, APLICATIVOS, *HELP-LINE*)

Existem, no Estados Unidos, serviços telefônicos gratuitos (0800) que auxiliam as pessoas interessadas em parar de fumar (1-800-QUIT-NOW). Abordagens de saúde de pública como campanhas na mídia conscientizando sobre os riscos do tabagismo para a saúde e a disponibilidade de tratamentos eficientes são outra forma de reduzir as taxas de tabagismo. Além disso, do ponto de vista tecnológico, há intervenções como a utilização de sites na web que oferecem diretrizes de tratamento (NCI: <smokefree.gov/>; <women.smokefree.gov>) tanto para fumantes como para o aprimoramento de profissionais de saúde. São comuns também os aplicativos para celular, que se propõem a auxiliar a pessoa na sua tentativa de parar de fumar. Embora existam evidências da sua utilidade, essas modalidades ainda não foram suficientes testadas por parte dos pesquisadores. No Brasil, a Agência Nacional de Vigilância Sanitária (Anvisa) disponibiliza o Disque Saúde:136, em que o usuário pode buscar orientações sobre como parar de fumar, encaminhamento para tratamento e legislação referente ao tabagismo e ao controle do tabaco.

POLÍTICA PÚBLICA

A Organização Mundial da Saúde vem promovendo o estabelecimento de ações governamentais para o controle de tabaco por meio de seis medidas descritas no acrônimo MPOWER (em inglês: *monitor, protect, offer, warn, enforce, raise*) desde 2007. O MPOWER inclui medidas de: (1) monitoramento do uso de tabaco e estratégias de prevenção; (2) proteção das pessoas do tabaco; (3) oferecer ajuda para a cessação do tabaco; (4) alerta sobre os malefícios do uso de tabaco; (5) imposição de proibições à publicidade, à promoção e ao patrocínio do tabaco; (6) aumento dos impostos sobre o tabaco[7].

No mundo, 88 países implementaram ao menos uma das medidas do MPOWER, sendo que o Brasil foi o segundo país a aplicar todas as ações recomendadas no controle do tabaco. Notou-se ainda um aumento de quatro vezes dessas ações na última década[7,14]. Mais especificamente, ao investigar o impacto do MPOWER entre os anos de 2007 e 2014, foi observado que os principais fatores associados à redução de futuras mortes atribuídas ao cigarro foram: aumento dos impostos sobre cigarros, seguidos por leis abrangentes contra fumo, grandes avisos gráficos de saúde, proibições abrangentes de marketing e intervenções abrangentes de cessação[14].

CONSIDERAÇÕES FINAIS

O tabagismo ainda é um dos transtornos psiquiátricos mais comuns na população geral, apesar de apresentar uma queda significativa nas últimas quatro décadas. Felizmente, a combinação de estratégias farmacológicas e comportamentais se mostra eficaz no tratamento e deve ser implementada sempre que possível. O cigarro eletrônico não deve ser incentivado como uma estratégia de cessação. A subpopulação de indivíduos com transtornos mentais apresenta maior prevalência, nível de dependência e refratariedade ao tratamento, quando comparada à população geral. Por isso, deve ser ainda mais acessada em seus hábitos tabágicos e intensamente incentivada a iniciar o tratamento.

Vinheta clínica

C. N. A., 45 anos, sexo feminino, casada, sem filhos, cozinheira. Fuma 15 cigarros por dia atualmente. Tem cerca de 30 anos de tabagismo. Está sendo internada voluntariamente após falência do tratamento ambulatorial para dependência de álcool. Porém, sente-se irritada e cogita sair da internação, pois o hospital não permite fumar.

Questões importantes neste caso são:

1. Como abordá-la sobre o assunto?

É necessário ter empatia e abordar o assunto de forma colaborativa. Estratégias utilizadas em Entrevista Motivacional são indicadas para abordar essa temática.

2. Existem estágios motivacionais diferentes para lidar com drogas diferentes?

Sim, é possível que um paciente esteja em estágios motivacionais distintos, por exemplo, percebe os prejuízos associados com o uso de álcool, porém ainda se encontra em fase pré-contemplativa na cessação do tabaco.

3. A internação é o melhor momento para tratar o tabagismo?

O período de internação, em que o paciente está assistido por uma equipe médica e multidisciplinar, é um ótimo momento para o tratamento, pois esse acompanhamento profissional garante o monitoramento e o manejo da abstinência do tabaco.

4. Se ela aceitar, pode ser inserida no grupo de tabagismo do hospital com outros pacientes sem comorbidades após a alta?

Sim, a paciente poderá ser inserida em um grupo com outros pacientes.

Para aprofundamento

- Castaldelli-Maia, JM. Investigação de critérios diagnósticos utilizados no transtorno do uso de nicotina do DSM-5 em indivíduos da Área Metropolitana de São Paulo. Tese de doutorado. São Paulo, 2017.
  ⇨ Nesta tese de acesso livre, o autor revisa toda a história do tabagismo, que culmina com uma grande epidemia deflagrada ao longo do século XX. Todos esses elementos são profundamente discutidos para a formulação das estruturas diagnósticas atuais do transtorno do uso de tabaco.

- Hartmann-Boyce J, Hong B, Livingstone-Banks J, Wheat H, Fanshawe TR. Additional behavioural support as an adjunct to pharmacotherapy for smoking cessation. Cochrane Database Syst Rev. 2019;6(6):CD009670.
  ⇨ Esta metanálise de acesso livre avalia o efeito de adicionar ou aumentar a intensidade do suporte comportamental para pessoas que usam medicamentos para parar de fumar. Além disso, os autores avaliam se existem efeitos diferentes, dependendo do tipo de farmacoterapia ou da quantidade de suporte em cada condição.

- World Health Organization (WHO). WHO report on the global tobacco epidemic 2019: Offer help to quit tobacco use, 2019.
  ⇨ Esse recente relatório de acesso livre acompanha o *status* da epidemia de tabaco e as intervenções para combatê-la. Ele revisa a implementação de protocolos de saúde pública no combate ao tabagismo em uma perspectiva internacional. Existe um resumo de quatro páginas com as principais informações do relatório traduzidas para a língua portuguesa.

REFERÊNCIAS BIBLIOGRÁFICAS

1. Goodman J. Tobacco in History: the cultures of dependence. Routledge, 2005.
2. Haustein, KO, Groneberg, D. Tobacco or health? Physiological and social damages caused by tobacco smoking. Springer Science and Business Media, 2009.
3. Brandt AM. Inventing conflicts of interest: a history of tobacco industry tactics. Am J Public Health. 2012;102(1):63-71.
4. Castaldelli-Maia JM. Investigação de critérios diagnósticos utilizados no transtorno do uso de nicotina do DSM-5 em indivíduos da área metropolitana de São Paulo. Tese de doutorado. São Paulo, 2017.
5. Tiwari RK, Sharma V, Pandey RK, Shukla SS. Nicotine addiction: Neurobiology and mechanism. J Pharmacopuncture. 2020;23(1):1-7.
6. Shinbashi M, Rubin BK. Electronic cigarettes and e-cigarette/vaping product use associated lung injury (EVALI). Paediatr Respir Rev. 2020;S1526-0542(20)30088-9.
7. World Health Organization (WHO). WHO report on the global tobacco epidemic 2019: Offer help to quit tobacco use, 2019.
8. Centers for Disease Control and Prevention CDC. Disponível em: <https://www.cdc.gov/tobacco/data_statistics/fact_sheets/health_effects/effects_cig_smoking/>.
9. Pinto M, Bardach A, Palacios A, Biz A, Alcaraz A, Rodriguez B, Augustovski F, Pichon-Riviere A. Carga do tabagismo no Brasil e benefício potencial do aumento de impostos sobre os cigarros para a economia e para a redução de mortes e adoecimento. Cad. Saúde Pública. 2019;35(8):e00129118.
10. U.S. Department of Health and Human Services. The health consequences of smoking—50 years of progress: A report of the surgeon general. Atlanta: U.S. Department of Health and Human Services, Centers for Disease Control and Prevention, National Center for Chronic Disease Prevention and Health Promotion, Office on Smoking and Health, 2014.
11. Monteiro CA, Cavalcante TM, Moura EC, Claro RM, Szwarcwald CL. Population-based evidence of a strong decline in the prevalence of smokers in Brazil (1989-2003). Bull World Health Organ. 2007;85(7):527-34.
12. Brasil. Ministério da Saúde. Secretaria de Vigilância em Saúde. Departamento de Vigilância de Doenças e Agravos não Transmissíveis e Promoção da Saúde. Vigitel Brasil 2019: vigilância de fatores de risco e proteção para doenças crônicas por inquérito telefônico: estimativas sobre frequência e distribuição sócio demográfica de fatores de risco e proteção para doenças crônicas nas capitais dos 26 estados brasileiros e no Distrito Federal em 2019. Brasília; 2020. Disponível em: https://www.saude.gov.br/images/pdf/2020/April/27/vigitel-brasil-2019-vigilancia-fatores-risco.pdf.
13. Johnston LD, Miech RA, O'Malley PM, Bachman JG, Schulenberg JE, Patrick ME. Monitoring the Future national survey results on drug use, 1975-2019: Overview, key findings on adolescent drug use. Ann Arbor: Institute for Social Research, The University of Michigan, 2020. 124 p.
14. Levy DT, Yuan Z, Luo Y, Mays D. Seven years of progress in tobacco control: an evaluation of the effect of nations meeting the highest level MPOWER measures between 2007 and 2014. Tob Control. 2018;27(1):50-7.
15. Miech R, Johnston L, O'Malley PM, Bachman JG, Patrick ME. Trends in adolescent vaping, 2017-2019. N Engl J Med. 2019;381(15):1490-1.
16. Cullen KA, Ambrose BK, Gentzke AS, Apelberg BJ, Jamal A, King BA. Notes from the field: Use of electronic cigarettes and any tobacco product among middle and high school students: United States, 2011-2018. MMWR Morb Mortal Wkly Rep. 2018;67:1276-7.
17. Berry KM, Fetterman JL, Benjamin EJ, Bhatnagar A, Barrington-Trimis JL, Leventhal AM, et al. Association of electronic cigarette use with subsequent initiation of tobacco cigarettes in US youths. JAMA Netw Open. 2019;2(2):e187794.
18. U.S. Department of Health and Human Services. Preventing tobacco use among youth and young adults: A report of the Surgeon General. U.S. Department of Health and Human Services, Centers for Disease Control and Prevention, National Center for Chronic Disease Prevention and Health Promotion, Office on Smoking and Health. Atlanta: 2012.
19. Horimoto AR, Oliveira CM, Giolo SR, Soler JP, Andrade M, Krieger JE, et al. Genetic analyses of smoking initiation, persistence, quantity, and age-at-onset of regular cigarette use in Brazilian families: the Baependi Heart Study. BMC Med Genet. 2012;13:9.
20. Stolerman IP, Jarvis MJ. The scientific case that nicotine is addictive. Psychopharmacology. 1995;117(1):2-10.
21. Fowler CD, Kenny PJ. Nicotine aversion: Neurobiological mechanisms and relevance to tobacco dependence vulnerability. Neuropharmacology. 2014;76 Pt B(0 0):533-544.
22. Dani JA, Bertrand D. Nicotinic acetylcholine receptors and nicotinic cholinergic mechanisms of the central nervous system. Annu Rev Pharmacol Toxicol. 2007;47:699-729.
23. Corrigall WA, Coen KM, Adamson KL. Self-administered nicotine activates the mesolimbic dopamine system through the ventral tegmental area. Brain Res. 1994;653:278-84.
24. Coe JW, Brooks PR, Vetelino MG, Wirtz MC, Arnold EP, Huang J, et al. Varenicline: an alpha4beta2 nicotinic receptor partial agonist for smoking cessation. J Med Chem. 2005;48:3474-7.
25. Saccone NL, Wang JC, Breslau N, Johnson EO, Hatsukami D, Saccone SF, et al. The CHRNA5-CHRNA3-CHRNB4 nicotinic receptor subunit gene cluster affects risk for nicotine dependence in African-Americans and in European-Americans. Cancer Res. 2009;69:6848-56.

26. Berrettini W, Yuan X, Tozzi F, Song K, Francks C, Chilcoat H, et al. Alpha-5/alpha-3 nicotinic receptor subunit alleles increase risk for heavy smoking. Mol Psychiatry. 2008;13:368-73.

27. Fowler CD, Lu Q, Johnson PM, Marks MJ, Kenny PJ. Habenular alpha-5nicotinic receptor subunit signalling controls nicotine intake. Nature. 2011;471:597e 601.

28. Saccone NL, Baurley JW, Bergen AW, David SP, Elliott HR, Foreman MG, et al. The value of biosamples in smoking cessation trials: a review of genetic, metabolomic, and epigenetic findings. Nicotine Tob Res. 2018;20(4):403-13.

29. Tomaz PRX, Santos JR, Scholz J, Abe TO, Gaya PV, Negrão AB, et al. Cholinergic receptor nicotinic alpha 5 subunit polymorphisms are associated with smoking cessation success in women. BMC Med Genet. 2018;19(1):55.

30. Associação Americana de Psiquiatria (APA). Manual diagnóstico e estatístico de transtornos mentais, 5.ed. (DSM-5). Porto Alegre: Artmed; 2014.

31. Meneses-Gaya IC, Zuardi AW, Loureiro SR, Crippa JA. As propriedades psicométricas do Teste de Fagerström para Dependência de Nicotina. J Bras Pneumol. [Internet]. 2009;35(1):73-82.

32. DiFranza JR, Savageau JA, Fletcher K, Ockene JK, Rigotti NA, McNeil AD, et al. Measuring the loss of autonomy over nicotine use in adolescents: the DANDY (Development and Assessment of Nicotine Dependence in Youths) study. Arch Pediatr Adolesc Med. 2002;156(4):397-403.

33. Oliveira MS, Ludwig M.W.B, Moraes JFD, Rodrigues VS, Fernandes RS. Evidências de validade da University of Rhode Island Change Assessment, (URICA) para dependentes de tabaco. Rev Ciênc Med. (Campinas). 2014; 23(1):5-14.

34. Miller WR, Rollnick S. Motivational interviewing. 3.ed. New York: Guilford Press; 2012.

35. Anthenelli RM, Benowitz NL, West R, St Aubin L, McRae T, Lawrence D, et al. Neuropsychiatric safety and efficacy of varenicline, bupropion, and nicotine patch in smokers with and without psychiatric disorders (EAGLES): a double-blind, randomised, placebo-controlled clinical trial. Lancet. 2016;387(10037):2507-20.

36. Annamalai A, Singh N, O'Malley SS. Smoking use and cessation among people with serious mental illness. Yale J Biol Med. 2015;88(3):271-7.

37. Arias HR. Is the inhibition of nicotinic acetylcholine receptors by bupropion involved in its clinical actions? Int J Biochem Cell Biol. 2009;41(11):2098-108.

38. Besson M, Forget B. Cognitive dysfunction, affective states, and vulnerability to nicotine addiction: A multifactorial perspective. Front Psychiatry. 2016;7:160.

39. **Castaldelli-Maia JM, Harutyunyan A, Herbec A, Kessel T, Odukoya O, Kemper KE, et al. Tobacco dependence treatment for special populations: challenges and opportunities. Br J Psychiatr. 2020.**
    ⇨ **Neste artigo especial de acesso livre, Castaldelli-Maia et al. descrevem esquematicamente as principais janelas de oportunidade para o tratamento do tabagismo em populações especiais, que são muitas vezes esquecidos nos guidelines, como os indivíduos com transtornos mentais, tuberculose, HIV, LGBTQ e gestantes.**

40. Castaldelli-Maia JM, Loreto AR, Guimarães-Pereira BBS, Carvalho CFC, Gil F, Frallonardo FP, et al. Smoking cessation treatment outcomes among people with and without mental and substance use disorders: An observational real-world study. Eur Psychiatry. 2018;52:22-8.

41. Cinciripini PM, Minnix JA, Green CE, Robinson JD, Engelmann JM, Versace F, et al. An RCT with the combination of varenicline and bupropion for smoking cessation: clinical implications for front line use. Addiction. 2018;10.1111/add.14250.

42. Colton CW, Manderscheid RW. Congruencies in increased mortality rates, years of potential life lost, and causes of death among public mental health clients in eight states. Prev Chronic Dis. 2006;3(2):A42.

43. Fleck MP, Berlim MT, Lafer B, Sougey EB, Del Porto JA, Brasil MA, et al. Review of the guidelines of the Brazilian Medical Association for the treatment of depression (Complete version). Braz J Psychiatry. 2009;31(Suppl 1):S7-17.

44. Hartmann-Boyce J, Hong B, Livingstone-Banks J, Wheat H, Fanshawe TR. Additional behavioural support as an adjunct to pharmacotherapy for smoking cessation. Cochrane Database Syst Rev. 2019;6(6):CD009670.

45. Larsen TB, Sørensen HT, Gislum M, Johnsen SP. Maternal smoking, obesity, and risk of venous thromboembolism during pregnancy and the puerperium: a population-based nested case-control study. Thromb Res. 2007;120(4):505-9.

46. Lima DR, Carvalho CFC, Guimarães-Pereira BBS, Loreto AR, Frallonardo FP, Ismael F, et al. Abstinence and retention outcomes in a smoking cessation program among individuals with co-morbid substance use and mental disorders. J Psychiatr Res. 2020;125:121-8.

47. Lindson N, Chepkin SC, Ye W, Fanshawe TR, Bullen C, Hartmann-Boyce J. Different doses, durations and modes of delivery of nicotine replacement therapy for smoking cessation. Cochrane Database Syst Rev. 2019;4:CD013308.

48. Loreto AR, Carvalho CFC, Frallonardo FP, Ismael F, Andrade AG, Castaldelli-Maia JM. Smoking cessation treatment for patients with mental disorders using CBT and combined pharmacotherapy. J Dual Diagn. 2017;13(4):238-46.

49. Morisano D, Bacher I, Audrain-McGovern J, George TP. Mechanisms underlying the comorbidity tobacco use in mental health and addiction disorders. Can J Psychiatry. 2009;54(6):356-67.

50. Notley C, Gentry S, Livingstone-Banks J, Bauld L, Perera R, Hartmann-Boyce J. Incentives for smoking cessation. Cochrane Database Syst Rev. 2019;7(7):CD004307.

51. Rose JE, Behm FM. Combination varenicline/bupropion treatment benefits highly dependent smokers in an adaptive smoking cessation paradigm. Nicotine Tob Res. 2017;19(8):999-1002.

52. Russell MA. Tobacco dependence: is nicotine rewarding or aversive? NIDARes Monogr. 1979;100-22.

53. Sargent PB. The diversity of neuronal nicotinic acetylcholine receptors. Annu Rev Neurosci. 1993;16:403-43.

54. **Secades-Villa R, González-Roz A, García-Pérez Á, Becoña E. Psychological, pharmacological, and combined smoking cessation interventions for smokers with current depression: A systematic review and meta-analysis. PLoS One. 2017;12(12):e0188849.**
    ⇨ **Nesta revisão sistemática de acesso livre, Secades-Villa et al. avaliam a eficácia de diversos tipos de tratamento para tabagistas com transtorno depressivo maior, uma das comorbidades mais importantes dentro da psiquiatria em termos de número absoluto de pessoas acometidas.**

55. Taylor G, McNeill A, Girling A, Farley A, Lindson-Hawley N, Aveyard P. Change in mental health after smoking cessation: systematic review and meta-analysis. BMJ. 2014;348:g1151.

56. Tong VT, Farr SL, Bombard J, D'Angelo D, Ko JY, England LJ. Smoking before and during pregnancy among women reporting depression or anxiety. Obstet Gynecol. 2016;128(3):562-70.

57. Weinberger AH, Gbedemah M, Wall MM, Hasin DS, Zvolensky MJ, Goodwin RD. Cigarette use is increasing among people with illicit substance use disorders in the United States, 2002−14: emerging disparities in vulnerable populations. Addiction. 2018;113:719-28.

58. World Health Organization (WHO). WHO recommendations for the prevention and management of tobacco use and second-hand smoke exposure in pregnancy; 2013.

59. Luciano M. The ICD-11 beta draft is available online. World Psychiatry. 2015;14(3):375-6.

60. Lago L, Bruno R, Degenhardt L. Concordance of ICD-11 and DSM-5 definitions of alcohol and cannabis use disorders: a population survey. Lancet Psychiatry. 2016;3:673-84.

61. Saunders JB. Substance use and addictive disorders in DSM-5 and ICD 10 and the draft ICD 11. Curr. Opin Psychiatry. 2017;30(4):227-37.

38

Transtornos relacionados a abuso e dependência de drogas e fármacos na mulher

Patricia Brunfentrinker Hochgraf
Adriana Trejger Kachani
Fabio Carezzato

Flávia Cardoso
Silvia Brasiliano

Sumário

Introdução e epidemiologia
Fatores genéticos
Início e evolução
Aspectos físicos
Aspectos ginecológicos e obstétricos
Aspectos nutricionais
Aspectos sociais e psicológicos
Comorbidades psiquiátricas
Tratamento
Considerações finais
Vinheta clínica
Para aprofundamento
Referências bibliográficas

Pontos-chave

- O estigma da mulher usuária de álcool e outras drogas na sociedade e entre os profissionais da saúde dificulta a busca e o acesso ao tratamento.
- Mulheres apresentam evolução mais rápida para a dependência após o primeiro uso (telescoping effect) e são mais vulneráveis à ação nociva das substâncias pela composição corpórea e hormonal.
- As comorbidades psiquiátricas são muito prevalentes nessa população, sendo necessário investigar ativamente.
- A insatisfação corporal deve ser levada em conta durante o tratamento pela comorbidade frequente com transtornos alimentares e por ser fator de recaída.
- A gestação e o puerpério são momentos importantes para engajamento no tratamento das dependências.
- Programas específicos para mulheres que respondam às suas particularidades têm melhores resultados no tratamento.

INTRODUÇÃO E EPIDEMIOLOGIA

Ao contrário da visão hegemônica da dependência química como um problema quase exclusivamente masculino, existe uma população significativa de mulheres que fazem uso problemático de substâncias. Apenas em 1995, o National Institute on Drug Abuse (NIDA) estabeleceu um programa para estudar as especificidades das mulheres nestes transtornos. Somente em 2014, o National Institute of Health (NIH) exigiu, para a obtenção de financiamento, a representação de ambos os sexos nas pesquisas com modelos celulares e animais[1].

Mesmo considerando que todo dependente de substâncias psicoativas é muito estigmatizado, o preconceito é ainda maior com as mulheres dependentes[2]. O estigma sofrido por essa população resulta em sua invisibilidade nos centros de tratamento e pesquisa. Comprovando isto, a despeito de alguns levantamentos epidemiológicos apontarem uma proporção de 1 mulher para cada 2 a 3 homens com transtornos relacionados ao uso de álcool e outras drogas[3,4], a proporção em serviços de saúde chega a 1 mulher para cada 10 homens[5] e se estima que apenas 15% das mulheres com transtornos relacionados ao uso de álcool procurem tratamento[6].

As estimativas mais recentes nos Estados Unidos (EUA) foram levantadas pela III National epidemiologic survey on alcohol and related conditions (NESARC), conduzida entre 2012 e 2013, e apontaram uma prevalência de mulheres com transtornos relacionados ao uso de álcool de 10,4%[4] e de 3% para transtornos relacionados ao uso de outras substâncias[7], demonstrando uma tendência de estreitamento da diferença entre homens e mulheres, cuja prevalência para estes transtornos foi de 17,6% e 4,9%, respectivamente. Comparativamente, o primeiro levantamento da NESARC, entre 2001 e 2002, apontava 8% de mulheres com dependência de álcool, resultando em uma proporção de 2,6 homens para cada mulher, contra a proporção de 1,9 homens para cada mulher 10 anos depois.

Já no Brasil, estudo recente da Fiocruz[8] estimou que 62% das mulheres tenham feito uso de álcool na vida; destas, 23,8% nos últimos 30 dias, contra 74,3% e 38,8% dos homens, respectivamente. Quanto ao uso de substâncias ilícitas, calcula-se que 5,21% das mulheres tenham feito uso na vida e 0,68% no último mês. Comparativamente, o mesmo estudo levantou que 15% dos homens teriam consumido drogas ilícitas alguma vez, 2,74% nos últimos 30 dias. Outro estudo realizado em 2012, o *II Levantamento nacional de álcool e drogas* (II LENAD), entrevistou 4.067 indivíduos acima dos 14 anos e encontrou uma prevalência de dependência de álcool de 10,5% na população masculina e 3,6% na população feminina, uma razão de 2,9:1, observando uma diminuição da dependência de álcool em homens (13,6% no estudo do mesmo grupo em 2006) e um ligeiro aumento da prevalência em mulheres (antes 3,4%)[9].

FATORES GENÉTICOS

Ao contrário dos resultados dos primeiros estudos, que falavam de uma maior herdabilidade nos homens do que em mulheres, pesquisas com maior representatividade feminina apontam para uma herdabilidade significativa para transtornos por uso de álcool em mulheres. O *UCSF family study*[10] encontrou uma influência genética significativamente maior em mulheres do que em homens. Este estudo sugere que fatores ambientais influenciariam o início do beber regular, enquanto a genética teria peso na evolução para dependência. Uma metanálise recente envolvendo 13 estudos com gêmeos e 5 com adoção apontou para uma semelhança entre homens e mulheres, com taxa de 49% de herdabilidade[11].

Apesar de parecer que há alguma influência genética comum para dependência a outras drogas que não o álcool, acredita-se que há variantes genéticas que aumentam este risco de maneira específica para cada uma. Há evidências também de que diferenças de gênero encontradas nas influências dos fatores genéticos e ambientais relacionados com diferentes substâncias têm relação com os efeitos específicos de cada uma delas[12].

INÍCIO E EVOLUÇÃO

Em geral, as mulheres iniciam o uso de substâncias psicoativas mais tarde que os homens, porém apresentam uma evolução mais rápida no desenvolvimento de sintomas e um intervalo mais curto entre o primeiro uso e o estabelecimento de uma dependência. Este fenômeno, conhecido como *telescoping effect,* foi inicialmente descrito para o abuso de álcool, mas observado em estudos recentes para outras substâncias também[13].

Os fatores que levam as mulheres que evoluem para um uso problemático a iniciar o uso de drogas costumam ser específicos, tais como: controle do peso, lidar com situações de estresse ou automedicação. No que se refere especificamente ao álcool, elas habitualmente apontam a ocorrência de eventos vitais significativos, como morte de cônjuges, divórcios ou emancipação dos filhos. Para elas é comum que o início do uso ocorra na companhia de seu companheiro, enquanto os homens,

em geral, iniciam o uso com amigos. Usualmente, eles não costumam relatar motivos específicos para começar a usar além da busca pelo efeito da substância. Além de apresentar a substância para a mulher, é consenso entre os autores que, diferentemente do que ocorre com os homens, o companheiro é fator importante, também, para a manutenção do consumo[14].

Principalmente em relação ao álcool, mas também em relação a outras substâncias, a mulher costuma usar em quantidade total e em frequência menor, mas com mais episódios de *binge*. Além disso, as mulheres costumam fazer abuso de uma droga específica, enquanto é mais comum encontrar entre os homens o abuso de múltiplas substâncias[15].

ASPECTOS FÍSICOS

As pessoas do gênero feminino costumam ser mais vulneráveis aos efeitos nocivos de substâncias. Tal fato se deve principalmente a três fatores: a menor volemia em relação aos homens que leva a uma maior concentração sérica relativa; a maior proporção de gordura corporal, que influi tanto na concentração sérica como no depósito das drogas no corpo da mulher; e a variação hormonal, incluindo a progesterona e o estrógeno que têm efeito sobre as ações das drogas nelas. Esses hormônios, por exemplo, interagem com o eixo hipotálamo-hipófise-adrenal, sistema GABA e sistema mesolímbico dopaminérgico, influenciando a sensibilidade aos efeitos de recompensa das drogas em geral[16].

No caso específico do álcool, as enzimas que o metabolizam, bem como os citocromos, são influenciados pelos hormônios sexuais, acelerando a metabolização hepática do etanol, aumentando a concentração de metabólitos tóxicos e radicais livres no órgão e constituindo um fator de risco para lesões hepáticas e cirrose. Outro fator que aumenta o risco dessas lesões é a menor concentração sérica da enzima álcool desidrogenase (ADH) na mucosa gástrica. Essa enzima é a principal responsável pela metabolização do álcool e nas mulheres têm um quarto da eficiência dos homens, o que leva a uma maior absorção de álcool por pessoas deste gênero, considerando a mesma quantidade de bebida que os homens. Desta forma, além de absorver mais, também chegam ao fígado maiores concentrações de álcool[17]. Tais fatores explicam a morbidade 1,5 a 2 vezes maior entre mulheres e o maior risco de lesões em diferentes órgãos, mesmo ingerindo quantidades menores[15].

Assim como os homens, as mulheres se beneficiam do efeito protetor cardiovascular do álcool, principalmente os fenólicos do vinho. Porém, por conta da maior biodisponibilidade, tanto o número de doses de álcool como o número de doses que implicam na perda do efeito protetor é menor do que nos homens. Pelo mesmo motivo, mulheres têm mais chance de desenvolver cardiomiopatia e outras doenças cardíacas relacionadas ao álcool. O consumo de álcool também está relacionado positivamente com aumento de risco para fibrilação atrial e hipertensão[18].

Estudos apontam que mesmo a ingesta moderada de álcool aumenta o risco para câncer de mama, sendo o risco de câncer de mama invasivo significativamente maior em mulheres que ingerem mais de 30 g de álcool por dia[19].

Em geral, mulheres têm menos sintomas de abstinência ao álcool que os homens, o que não se repete no que concerne a outras substâncias. Elas apresentam também mais sintomas de fissura, sendo mais vulneráveis a recaídas[20].

Em relação à cocaína, existem dados controversos quanto a diferenças entre os gêneros de efeitos subjetivos, bem como dos picos plasmáticos atingidos após o consumo e os efeitos cardiovasculares possíveis. Alguns estudos apontaram indícios que as ações da cocaína sejam atenuadas pela progesterona e exacerbadas pelo estrogênio[21], enquanto outros não encontram essas diferenças[22].

Apesar das mulheres usuárias crônicas de cocaína apresentarem melhor perfusão cerebral e menos alterações de EEG, há algumas evidências de que sejam mais vulneráveis a lesões no sistema nervoso central e à diminuição do volume da substância cinzenta[23].

Outra substância, cuja ação tem marcada diferença de gênero é o MDMA. As mulheres são mais susceptíveis a hiponatremia causada pela liberação de arginina vasopressina por ação central da droga, uma das causas desta síndrome em conjunto com o consumo excessivo de água. Por outro lado, o estrogênio é fator protetor para a hipertermia relacionada ao MDMA[24].

De forma geral, mulheres dependentes de substâncias psicoativas têm uma mortalidade maior que os homens com esta mesma condição. Um estudo clássico demonstrou que mulheres alcoólatras morrem cinco vezes mais que as mulheres sem dependência, enquanto os homens dependentes de álcool morrem três vezes mais que os não dependentes[25]. Uma metanálise recente de 81 estudos aponta uma taxa de mortalidade superior em mulheres do que em homens com transtornos relacionados ao álcool. Esta pesquisa apontou que em estudos populacionais a taxa era 1,5 vez maior em mulheres (2,98 x 4,64); e em amostras clínicas os homens tiveram uma taxa 40% menor do que as mulheres (2,38 x 4,57)[26].

ASPECTOS GINECOLÓGICOS E OBSTÉTRICOS

Existem poucos estudos sobre o efeito das drogas no aparelho ginecológico. Sabe-se que o uso de cocaína está associado a disfunções do ciclo menstrual, maior ocorrência de amenorreia e hiperprolactinemia, assim como opioides podem causar amenorreia secundária[15].

Enquanto para os homens, o alcoolismo está associado à impotência e à diminuição do interesse sexual, para elas a disfunção sexual tanto pode ser causada pelo abuso do álcool, como este pode ser usado para lidar com a insatisfação sexual. Com a cocaína, tanto homens como mulheres referem aumento da libido, sendo que a elevação dos níveis de hormônio luteinizante (LH) parece estar associada com relatos de ativação da excitação sexual[27].

É importante lembrar que o uso de substâncias afeta a tomada de decisões, inclusive as de cunho sexual, e expõe as usuárias a situações de risco, como relações sem preservativo e troca de favores sexuais por drogas ou dinheiro. Assim, há uma incidência maior de doenças sexualmente transmissíveis nessa população[15].

A multiplicidade de fatores biológicos e psicossociais envolvidos faz da pesquisa sobre o uso de drogas na gestação um desafio complexo. Para Jansson e Velez[28], a diversidade de resultados está relacionada com a falta de controle nas pesquisas, principalmente sobre fatores indiretamente associados ao uso de drogas na gravidez, como pobreza, estresse, falta de suporte familiar e social, abuso físico, comorbidades psiquiátricas, deficiências nutricionais, doenças sexualmente transmissíveis, problemas clínicos e falta de cuidados médicos e pré-natais adequados.

Apesar disto, os autores apontam que as consequências do uso de drogas no desenvolvimento infantil variam conforme a quantidade consumida, o tempo de gestação, as complicações médicas decorrentes de prematuridade, baixo peso ao nascer e dificuldades no parto, além da qualidade do ambiente e cuidado do recém-nascido[28].

A complicação mais severa relacionada com o uso de substâncias na gravidez é a síndrome alcoólica fetal (SAF). Nos Estados Unidos, esta síndrome afeta 1 a 3 nascidos vivos a cada mil, sendo a terceira maior causa de retardo mental em recém-nascidos e a maior entre as evitáveis. A SAF é caracterizada pela combinação variada dos seguintes componentes: baixo peso para a idade gestacional, malformações faciais, como fendas palpebrais menores, ponte nasal baixa, e filtro ausente, defeitos no septo ventricular cardíaco, malformações nas mãos e pés, além de retardo mental leve a moderado. A SAF é considerada o extremo de um *continuum* de anormalidades agrupadas sob o termo transtornos do espectro da síndrome alcoólica fetal (FASD)[29].

O uso de álcool no primeiro trimestre eleva em 12 vezes o risco de apresentar alguma anormalidade desse espectro, enquanto beber em todos os trimestres eleva esta chance em 65 vezes. Não existem estudos que indiquem uma quantidade segura de álcool, nem a frequência de consumo ou mesmo o papel das carências nutricionais secundárias ao alcoolismo envolvidas nessa síndrome. Portanto, recomenda-se a abstinência alcoólica para gestantes[30].

Já a cocaína/*crack*, assim como o tabaco, podem prejudicar a placenta, favorecendo desfechos indesejáveis como: parto prematuro, descolamento prematuro da placenta, baixo peso para idade gestacional, pré-eclâmpsia e perímetro cefálico diminuído[31].

Existem poucos estudos sobre as consequências em longo prazo da exposição pré-natal às drogas. Embora existam indícios de prejuízo no desenvolvimento de algumas dessas crianças, é questionável se estes são diretamente relacionados com o uso na gestação, ou com fatores indiretos. Em editorial no *Journal of Adictive Diseases*, Terplan e Wright[32] apontam que "a persistência na literatura da hipótese de prejuízo grave serve para justificar uma condenação maior das mulheres que usam cocaína na gravidez. A implicação do prejuízo da capacidade materna é que estas mulheres não merecem ser mães". Estes mesmos autores apontam ainda que: "o fato de serem condenadas pela sociedade, leva-as a uma marginalização maior, o que não contribui em nada para a melhoria de suas vidas ou da vida de suas crianças".

A gestação e o nascimento da criança são grandes motivadores para busca por cuidado e tratamento. Estudos apontam que intervenções desenhadas para gestantes têm taxas de permanência em um ano de mais de 50% das mulheres[33]. Uma pesquisa americana mostrou que 5,9% das grávidas usam drogas ilícitas, 8,5% bebem e 15,9% fumam. Durante a gravidez e com tratamento, 96% das bebedoras assíduas, 78% das fumantes de maconha, 73% das usuárias de cocaína e 32% das fumantes de nicotina conseguem ficar abstinentes. No entanto, 58% das fumantes, 51% das bebedoras assíduas, 41% das usuárias de maconha e 27% das usuárias de cocaína recaem nos primeiros 3 meses após o parto, o que reforça a necessidade de manter as intervenções para além da gravidez[34].

É importante lembrar que o transtorno por uso de substâncias é uma doença crônica e que pode ser abordada como uma questão de saúde mais que estigmatizada, não privando de tratamento as mulheres grávidas dependentes de substâncias psicoativas. Assim como acontece com outras doenças crônicas, como o diabetes, a recaída, ainda que durante a gestação ou o puerpério, deve ser considerada como parte do processo mais do que uma transgressão[35].

ASPECTOS NUTRICIONAIS

As consequências nutricionais decorrentes da dependência de álcool e outras drogas variam de acordo com o tipo, a quantidade, a frequência e de quanto tempo o indivíduo vêm usando cada droga[36]. Dessa forma, podem comprometer o estado nutricional das usuárias, uma vez que influenciam na ingestão de alimentos e água, assim como no metabolismo e no peso[36]. Vários fatores podem causar a deficiência nutricional nas dependentes de drogas: o aumento das necessidades de nutrientes para detoxificação ou metabolização da droga; inativação de enzimas e coenzimas necessárias para a metabolização de energia; danos ao fígado, que levam a um estoque inadequado de nutrientes; ou mesmo má absorção ou má utilização dos nutrientes quando há aumento de diurese e diarreia[37]. Além disso, durante o processo de detoxificação e abstinência, as dependentes podem apresentar vários distúrbios físicos, como náuseas, vômitos e diarreia, que contribuem para o desequilíbrio calórico e eletrolítico[37].

Uma influência importante é a alteração do comportamento alimentar das dependentes: faltam padrões e sua alimentação é caótica, muitas vezes reflexo de suas próprias vidas[36]. Normalmente, elas alternam entre a restrição de refeições por estarem sob efeito de drogas e refeições hipercalóricas nos períodos de abstinência. Nesse contexto, o diagnóstico de *disordered eating* não é incomum. O referido comportamento tem sido apontado como um transtorno alimentar subclínico, que pode evoluir para um transtorno alimentar propriamente dito.

Sabe-se, ainda, que muitas drogas levam a uma perda de peso significativa, e não é raro este peso ser restabelecido após o tratamento. Para a mulher dependente química, que normalmente sofre de baixa autoestima, recuperar ou ganhar peso pode ter influência no risco de recaída[38]. Desta forma, identificar e focar a insatisfação corporal de mulheres dependentes químicas é um ponto crítico para o sucesso do tratamento e baixo índice de recaídas[39].

Assim, considerando que o tratamento de mulheres dependentes inclui a melhora da qualidade de vida, acompanhar nutricionalmente mulheres em tratamento para dependência química é importante para prevenir e/ou corrigir desnutrição e hipovitaminoses, prevenir transtornos alimentares e melhorar a autoestima.

ASPECTOS PSICOLÓGICOS E SOCIAIS

As diferenças entre gêneros, bem como o uso problemático de drogas, são resultado de diversos fatores ambientais, epigenéticos, socioculturais e biológicos.

Na sociedade, as mulheres são mais responsabilizadas por questões familiares, fazendo com que o uso de drogas por parte delas leve a maior julgamento moral e que elas sejam vistas como traidoras do lar e não cumpridoras de suas funções. Os companheiros não se apresentam como incentivadores para o tratamento, mas muitas vezes colocam-se como empecilho, fornecendo droga ou estimulando o uso em conjunto. A admissão do uso problemático e busca por tratamento aparece para essas mulheres como um fantasma do abandono[15].

As mulheres costumam definir sua identidade e muitos dos seus papéis nos termos do seu relacionamento com os outros, ou seja, como a irmã, a amiga, a companheira, a filha, a mãe, a colega de trabalho ou mesmo a vítima. Esses relacionamentos são centrais no desenvolvimento da imagem que ela tem de si mesma, o que significa, por um lado, que a separação dos outros contribui significativamente para a sua baixa autoestima e, por outro, que o relacionamento é um potente fator na sua motivação para a recuperação da dependência[40].

Outro aspecto importante, específico da mulher dependente de substâncias psicoativas, é a violência na qual está envolvida. Algumas estimativas sugerem que aproximadamente 70% das mulheres em contato com serviços de tratamento foram vítimas de abuso físico ou sexual durante a infância e a prevalência de incesto varia de 12-31%[6,41].

COMORBIDADES PSIQUIÁTRICAS

A dependência de álcool e outras drogas apresenta uma alta taxa de comorbidade com outros transtornos psiquiátricos. As mulheres alcoólatras tendem a ter mais comorbidades psiquiátricas do que homens alcoólatras (65% *versus* 44%, respectivamente) e do que mulheres na população geral (31% *versus* 5%, respectivamente). Os transtornos mais frequentemente observados pela *National Comorbidity Survey*[42] para mulheres dependentes foram transtornos ansiosos e afetivos, com uma probabilidade 2 a 3 vezes maior que os homens de apresentar estes distúrbios. Já pessoas com uso problemático de outras drogas apresentam 7 vezes mais chance que a população geral de ter depressão alguma vez na vida[43].

Um estudo com 140 mulheres, incluindo alcoólatras e dependentes de outras drogas, observou que ambos os grupos tinham a mesma taxa de comorbidades (82,9%) e que os transtornos mais frequentes eram ansiedade generalizada, estresse pós-traumático (TEPT) e depressão[44].

É importante a relação de transtornos relacionados ao uso de substância com transtornos alimentares (TA). Em uma metanálise, feita com 41 estudos realizados entre 1985 e 2006, Gadella e Piran[45] encontraram apenas 4 publicações em que esta relação não era positiva. As principais associações são com transtorno de compulsão alimentar e bulimia nervosa. Ao contrário dos transtornos alimentares purgativos, anoréxicas do subgrupo restritivo apresentam menor incidência deste quadro.

Mulheres com transtornos alimentares e dependência química têm mais comorbidades psiquiátricas do que estes transtornos isoladamente, com maior prevalência de transtornos de personalidade, instabilidade afetiva e impulsividade. Emerge desta combinação um grupo de pacientes multimpulsivo com alta taxa de mortalidade. Programas de tratamento que atendem só mulheres dependentes ou só mulheres com transtornos alimentares devem estar atentos para a comorbidade e ter cuidado ao prescrever psicotrópicos, dietas e exercícios, procurar ativamente histórias de abuso/trauma, lembrar que o tratamento de um transtorno pode desencadear outro e monitorar a comorbidade durante o tratamento. Destaca-se que intervenções que incluem treino de habilidades para lidar com emoções negativas ajudam a interromper o ciclo de automedicação tanto com comida quanto com álcool/drogas[46,47].

Mulheres com transtorno do estresse pós-traumático nos últimos 6 meses têm duas vezes mais risco que as outras de terem problemas relacionados ao uso de álcool e a relação parece se dar mais com a vivência de experiências estressantes que com o TEPT diretamente. A prevalência de transtornos por uso de substâncias em pacientes com TEPT varia de 34-52% e a de TEPT em pacientes com esses mesmos transtornos varia de 15-42%, dependendo da população estudada[48]. Parece que a associação de transtornos por uso de substâncias e TEPT tanto é fator de risco para má resposta ao tratamento como sua presença conjunta, mais que isoladamente, significa mais problemas crônicos de saúde, isolamento social, altas taxas de tentativas de suicídio e mais problemas legais[49].

A relação entre consumo de álcool e suicídio é maior entre mulheres que em homens. Em média, 34-56% dos suicídios teriam relação com problemas relacionados ao uso de álcool. Um estudo na União Europeia com jovens entre 15 e 29 anos encontrou que, enquanto os meninos são influenciados pelo estresse relacionado à violência, as meninas são fortemente influenciadas pelo beber assiduamente[50]. As mulheres alcoólatras têm propensão 17 vezes maior de morrer por suicídio em relação à população geral, e as mulheres usuárias de outras drogas com história de tentativas de suicídio têm um risco 84 vezes maior[51].

Olsson e Fridell[52] apontam que a comorbidade entre abuso de substâncias e outros transtornos psiquiátricos são comuns na população geral, mas ainda maior na população em tratamento. Verificou-se que mulheres internadas compulsoriamente constituem um grupo muito vulnerável: a maioria tem comorbidade psiquiátrica, alta taxa de transtorno de personalidade e usam mais os serviços de saúde. Neste estudo, 10% das mulheres morreram prematuramente (média de 34,5 anos), em média, 5 anos após o primeiro tratamento compulsório.

É digna de nota a observação de um aumento do uso problemático do álcool, principalmente após o segundo ano de cirurgia bariátrica. O problema é mais comum na cirurgia do tipo *by-pass* gástrico em Y de Roux. Este consumo excessivo se dá mesmo entre aqueles que não tinham anteriormente questões com álcool nem outros transtornos do impulso[53].

A comorbidade entre distúrbios psiquiátricos e transtornos relacionados ao uso de substâncias está relacionada por meio de anormalidades neurobiológicas e comportamentais compartilhadas, mas a natureza de sua relação causal ainda permanece obscura. Há indícios de que a incidência de comorbidades está aumentando e que a presença de outro transtorno é mais regra do que exceção. Por isso é importante investigar ativamente a presença dos transtornos mais prevalentes e de impulso, visto que o não tratamento afeta diretamente o prognóstico da dependência química[15].

TRATAMENTO

As importantes diferenças apontadas até aqui entre gêneros na dependência de substâncias psicoativas trazem consigo a necessidade de pensar de forma diferenciada o tratamento de homens e mulheres. Inúmeros estudos apontam que mulheres se beneficiam de programas voltados a elas, principalmente gestantes, homossexuais e vítimas de violência. Muitas vezes, em serviços mistos, a predominância masculina dificulta a abordagem de suas questões particulares, como construção de identidade pessoal, melhora de autoestima, autocuidado e aparência pessoal, desenvolvimento de relações interpessoais positivas e interação entre mãe e filho. Tais questões são fundamentais na recuperação de mulheres dependentes e que poucas vezes aparecem em grupos mistos, nos quais predominam os conflitos na busca pela abstinência e sua manutenção[13].

A partir destas observações, cada vez mais vêm se propondo programas específicos para mulheres. É consenso, também, que tais programas não devem ser os mesmos voltados para o público masculino, porém exclusivos para mulheres. É fundamental que estejam atentos às peculiaridades desta população, utilizem estratégias responsivas às suas particularidades e estejam empenhados em identificar e enfrentar as principais barreiras que as afastam do tratamento[15]. Em geral, as barreiras descritas na literatura são: estigmatização; julgamento moral da família, dos amigos e até mesmo da própria equipe de saúde; medo de perder a guarda dos filhos que já nasceram ou daqueles que ainda estão sendo gestados; falta de creches onde possam deixar sua prole durante o tratamento; falta de suporte social; pouco ou nenhum treinamento das equipes de saúde frente a questões femininas; e falta de integração entre os diferentes serviços, incluindo clínicos, obstétricos e demais referências e contrarreferências[6,14,54].

Assim, serviços e políticas que se propõem a atingir essa população devem estar atentos a estes pontos. Como já discutido, o estigma do uso de drogas atinge mais as mulheres, e os serviços devem estar preparados para abordar atitudes relacionadas, como vergonha de discutir o problema e desesperança quanto aos resultados, e facilitar o acesso das pacientes com a menor exposição possível, por exemplo, mantendo o programa em serviços de saúde geral e, se possível, permitindo o anonimato. Além disso, devem fortalecer e proteger o vínculo da mulher com seus filhos e oferecer ajuda legal e assistência social para que os direitos dessas mulheres sobre a guarda de sua prole sejam respeitados. Assumir o papel de mãe muitas vezes é um marco no tratamento dessas mulheres e especialistas defendem que se deve sempre priorizar o tratamento de todo o núcleo familiar, evitando ao máximo afastar a criança de sua família biológica.

O estigma também repercute nas relações familiares. Ao contrário dos homens, que geralmente têm suporte de parentes, as mulheres muitas vezes foram abandonadas pelos familiares e têm companheiros que se opõem ao tratamento, lembrando que muitos deles são, também, usuários. O programa voltado a mulheres deve estar preparado para acolher estas questões, principalmente para receber os filhos das pacientes, que usualmente não têm onde deixá-los. Oferecer orientação e atendimento a casais e familiares é outra maneira de superar algumas dessas barreiras.

Os profissionais devem ser treinados nestes aspectos, para poderem refletir sobre os próprios preconceitos e para abordar as questões femininas. A equipe precisa estar preparada para discutir sobre sexualidade, maternidade e planejamento familiar, assim como sobre aspectos ligados a autoestima, aparência e corpo. Um grupo de psicoterapia exclusivamente feminino é fundamental, para fazer essa abordagem além de discutir experiências afetivas e relações interpessoais e não somente os problemas relacionados às drogas[15].

Resumindo, programas cujo foco sejam as pacientes como mulheres e não como usuárias de drogas têm apresentado maior sucesso, mensurado pela permanência no serviço. É bem estabelecido que a adesão é um dos fatores mais importantes para a evolução do caso e manutenção da abstinência pós-tratamento. Existem fatores preditivos de aderência específicos para cada gênero, que podem variar de acordo com o programa, considerando as barreiras de cada população[13]. Um estudo com 637 mulheres em 16 programas diferentes demonstrou que as taxas de adesão e evolução após 12 meses estavam associadas tanto às características das usuárias dos serviços quanto às do programa. Diante da grande diversidade dos programas oferecidos e das taxas de abstinência encontradas (de 11,1-88,9%), procurou-se verificar se havia correlação entre taxas de abstinência e alguma característica específica. A única associação encontrada foi com a adesão, com as pacientes que ficaram no progra-

ma mais de 90 dias, tendo mais chance de ficar abstinentes no seguimento do que as que ficaram menos tempo. Ou seja, os efeitos do programa na abstinência, para este estudo, são indiretos, mediados pela adesão. Um dado interessante dessa pesquisa é relativo a mulheres gestantes. Embora a adesão entre elas tenha sido menor do que as não gestantes, a permanência foi superior em serviços nos quais havia grande concentração de pacientes grávidas[55].

Nesta linha, pesquisas do Programa da Mulher Dependente Química (PROMUD) do Instituto de Psiquiatria do Hospital das Clínicas da Faculdade de Medicina da Universidade de São Paulo (IPq-HC-FMUSP) compararam a aderência em diferentes aspectos. Uma primeira pesquisa apontou que mulheres alcoólatras tinham maior adesão por 6 meses em serviços específicos que em mistos (57% *versus* 34,8%, respectivamente), mas não encontrou tal diferença para as usuárias de outras drogas (43,9% *versus* 46,3%, respectivamente). Entre as diferentes hipóteses explicativas para esse resultado, levantaram-se duas principais. A primeira dizia respeito ao gênero dos psicoterapeutas de grupo. Enquanto para as alcoólatras suas dificuldades com a vergonha, o estigma e a culpa pelo alcoolismo eram minoradas pela presença de uma terapeuta do mesmo gênero, o mesmo não ocorria com as dependentes de outras drogas. Essas pacientes, mais jovens, com menos culpa por seu comportamento e acostumadas ao uso de drogas em turma de amigos, homens e mulheres, tinham como seu maior problema a carência de cuidados do casal parental e/ou a ausência da figura paterna. Essas diferenças sugeriam que talvez a psicoterapia de grupo orientada por um casal de terapeutas (um homem e uma mulher) pudesse ampliar o apoio que necessitavam, além de fornecer um modelo positivo de cuidados[15].

Assim, implementou-se nos grupos um casal de terapeutas. Outra hipótese se relacionava com a grande preocupação com as questões corporais e sua associação linear com a autoestima, algo central visto que intervenções que repercutissem na forma e aparência do corpo eram muitas vezes rejeitadas, gerando até abandono do tratamento. Nesse sentido, a inclusão de um nutricionista poderia dar suporte, educar e intervir sobre essas questões[15].

Tais mudanças tiveram impacto significativo no aumento da permanência após 6 meses, que passou de 43,9% para 65,71%. Em um ano, independente da droga utilizada, a adesão foi de 50% comparativamente a 20% em tratamento tradicional misto quanto ao gênero[15].

Por tudo isto, é importante, após fazer o diagnóstico de dependência de substâncias psicoativas, motivar a paciente para o tratamento. De forma ideal, o tratamento deve minimamente oferecer atendimento psiquiátrico, psicológico, nutricional e disponibilizar serviço social, terapia ocupacional e atividades físicas. Assim, a paciente será avaliada do ponto de vista clínico e psiquiátrico para detecção de morbidades e comorbidades e poderão ser iniciadas abordagens que englobam técnicas de prevenção de recaída, psicoterapia e eventualmente tratamentos medicamentosos (para redução da fissura, aversivos, e outros para tratar as comorbidades). A equipe também cuidará,

Vinheta clínica

Mulher de 49 anos, professora de *ballet*, divorciada, incentivada por uma amiga do trabalho, procurou ajuda por problemas relacionados ao abuso de cocaína e foi diagnosticada com transtorno por uso de estimulantes de acordo com o *Manual diagnóstico e estatístico de transtornos mentais* (*DSM-5*)[56].

Desde o final da adolescência, a paciente bebia "socialmente" e usava maconha e cocaína eventualmente. Aos 42 anos, ela iniciou um relacionamento com parceiro usuário de cocaína e maconha. Ele consumia as drogas em casa e oferecia para a paciente. Até os 47 anos, ela conseguia controlar o consumo de álcool (restringindo a duas a três doses aos finais de semana) e raramente (não mais que cinco vezes ao ano) usava cocaína em festas. Por volta dessa idade, ela aumentou o uso da cocaína, mas não de álcool. Com o início dos sintomas do climatério, a paciente sentia-se mais fatigada no trabalho e ganhou peso; com a cocaína sentia mais energia e seu apetite reduzia. Inicialmente, usava a substância nos dias em que trabalhava mais, cerca de uma a duas vezes por semana, 0,5 pino por dia. Perdeu peso; acreditava que podia controlar o consumo e não via nenhum malefício. Com o passar do tempo, estava usando diariamente no período da tarde, para ter "gás" para as aulas da noite. Em poucos meses, aumentou o consumo durante as aulas para 2 pinos e quando chegava em casa seguia fazendo uso da substância, mais 1 a 2 pinos partilhando com seu companheiro. O relacionamento ficou mais conflituoso, culminando no término da relação. Sozinha, aumentou ainda mais a quantidade utilizada, passando a fazer uso da cocaína durante a noite toda em casa. A paciente reconheceu a perda de controle em relação ao uso, tinha vergonha só de pensar em alguém encontrando os pinos vazios em sua casa. Por outro lado, era apenas nesse momento em casa que se sentia importante, tinha um sonho de ser bailarina, mas havia virado uma "professora medíocre". O uso passou a ser notado no trabalho, com piora das relações e atrasos constantes. Assim que chegou ao ambulatório, a paciente foi encaminhada para seguimento conjunto com a ginecologia para avaliação do climatério, já que era um dos fatores desencadeantes para o uso. Foi proposto à paciente abstinência e posterior avaliação de quadro depressivo. Iniciou-se psicoterapia de grupo. Após 3 meses abstinente, em uso de 25 mg/dia de quetiapina para fissura e diminuição de impulsividade, a paciente seguia com humor deprimido, desesperança, anedonia e pensamentos de morte. Foi introduzida sertralina até 150 mg, com melhora dos sintomas. Após 6 meses de tratamento, a paciente recaiu e alegou que sua maior motivação foi o ganho de peso durante o tratamento (nesse momento seu IMC era de 25 kg/m^2), achava-se gorda e queria seu corpo magro novamente. Foi proposto então acompanhamento mais próximo com a nutrição, que abordou conjuntamente com a psicoterapia a questão da imagem corporal e sua aceitação e do significado do peso em sua dinâmica psicológica. Medidas como o diário alimentar foram sendo adotadas para manter um IMC dentro do limite recomendável, além de práticas alimentares e de atividade física mais saudáveis. A paciente já eutímica com a manutenção do uso da sertralina e a quetiapina somente se necessário cessou o uso da cocaína e do álcool, e optou por retornar a sua cidade natal. Ela foi morar com a mãe, que poderia ajudá-la a manter-se abstinente. Em dois retornos de controle a paciente estava melhor, referindo uma vida mais significativa.

Para aprofundamento

- Brasiliano S, Kachani AT, Carezzato F, Hochgraf PB. Alcohol and substance use disorders in women. In: Rennó Jr J, Valadares G, Cantilino A, Mendes-Ribeiro J, Rocha R, Geraldo da Silva A. (eds.). Women's mental health. Springer; 2020. p. 191-214.
  ⇨ Capítulo de livro que aprofunda o estudo dos transtornos por uso de substâncias psicoativas em mulheres e acrescenta uma visão desta questão no Brasil.
- Becker JB. Sex differences in addiction. Dialogues of Clinical Neuroscience. 2016;18:395-402.
  ⇨ Revisão recente que compreende a questão da adição relacionada ao gênero tanto pelo viés biológico como sociocultural.
- Terplan M, Wright T. Effects of cocaine and amphetamine use during pregnancy on the newborn: myth versus reality. J of Addictive Disorders. 2011;30:1-5.
  ⇨ Editorial que discute a questão do estigma e a abordagem ao uso de drogas na gestação.

entre outras coisas, das questões ligadas ao funcionamento do corpo, à imagem corporal e à autoestima. Será fundamental também dar atenção aos relacionamentos e à inserção tanto na sociedade em geral como no âmbito profissional. A implementação do programa deverá sempre acontecer em um ambiente acolhedor e livre de julgamentos de qualquer ordem.

CONSIDERAÇÕES FINAIS

A prevalência de dependência de substâncias psicoativas entre homens e mulheres tem se aproximado. Porém, as questões femininas permanecem invisíveis em diversos aspectos. Isto é preocupante, visto que o cuidado dos programas de tratamento com as especificidades de cada gênero é fortemente associado com a aderência ao serviço. É relativamente recente a atenção dos estudos em diferenciar os gêneros.

As particularidades das mulheres em relação ao uso de drogas são de âmbitos genético, epigenético, fisiológico, cultural, sociopolítico, psicológico e histórico. Um programa especializado deve se atentar a estas particularidades e barreiras, sendo que programas exclusivos têm apresentado melhores resultados, especialmente para alguns subgrupos de mulheres.

Dar cuidado integral e investir nas questões femininas, mais do que simplesmente focar na relação com as drogas, são a chave para o sucesso de qualquer tratamento voltado para a mulher dependente de substância psicoativas.

REFERÊNCIAS BIBLIOGRÁFICAS

1. National Institute on Drug Abuse (NIDA). Substance use in women. NIDA Research Series. Disponível em: http://www.drugabuse.gov/publications/research-reports/substance-use-in-women/summary.

2. Lal R, Deb KS, Kedia S. Substance use in women: status and future directions. Indian J Psychiatr. 2015;(Suppl 2):S275-85.

3. Substance Abuse and Mental Health Services Administration (SAMHSA). Results from the 2013 National Survey on Drug Use and Health: Summary of national findings. NSDUH Series H-48, HHS Publication No. (SMA) 14-4863. Rockville: Substance Abuse and Mental Health Services Administration, 2014.

4. Grant BD, Goldstein RB, Tulshi DS, Chou SP, Jung J, Zhang H, et al. Epidemiology of DSM-5 alcohol use disorder. JAMA Psychiatr. 2015;72:757-66.

5. Greenfield SF, Brooks AJ, Gordon SM, Green CA, Kropp F, McHugh RK, et al. Substance abuse treatment entry, retention, and outcome in women: A review of the literature. Drug Alcohol Depen. 2007;86(1):1-21.

6. **Health Canada. Best Practices – treatment and rehabilitation for women with substance use problems. Ontario: Publications Health Canada; 2001.**
   ⇨ **Trabalho que apresenta as barreiras e peculiaridades do acesso de mulheres ao tratamento.**

7. Grant BD, Tulshi DS, Ruan WJ, Goldstein RB, Chou SP, Jung J, et al. Epidemiology of DSM-5 drug use disorder. JAMA Psychiatr. 2016;73:39-47.

8. Bastos FIPM, Vasconcellos MTLD, De Boni RB, Reis NBD, Coutinho CFDS. III Levantamento nacional sobre o uso de drogas pela população brasileira, 2017. Disponível em: https://www.arca.fiocruz.br/handle/icict/34614.

9. Laranjeira R, et al. II Levantamento nacional de álcool e drogas (LENAD). São Paulo: Instituto Nacional de Ciências e Tecnologia para Políticas Públicas de Álcool e outras Drogas (INPAD), UNIFESP; 2014.

10. Ehlers CL, Gizer IR, Vieten C, Gilder A, Gilder DA, Stouffer GM, et al. Age at regular drinking, clinical course, and heritability of alcohol dependence in the San Francisco Family Study: A gender analysis. Am J Addict. 2010;19:101-10.

11. Verhulst B, Neale MC, Kendler KS. The heritability of alcohol use disorders: a meta-analysis of twin and adoption studies. Psychol Med. 2015;45:1061-72.

12. Messas GP, Vallada Filho HP. O papel da genética na dependência do álcool. Rev Bras Psiquiatr. 2004;26(Suppl 1):54-8.

13. **Greenfield SF, Back SE, Lawson K, Brady KT. Substance abuse in women. Psychiatr Clin North Am. 2010;33:339-55.**
   ⇨ **Revisão ampla sobre dependência de substâncias psicoativas em mulheres.**

14. **United Nations Office on Drugs and Crime (UNODC). Substance abuse treatment and care for women: Case studies and lessons learned. Vienna: United Nations Publication; 2004.**
   ⇨ **Trabalho realizado por força tarefa das Nações Unidas que colocou a questão de gênero como central na atenção a pessoas com transtornos relacionados ao uso de substâncias.**

15. Brasiliano S, Kachani AT, Carezzato F, Hochgraf PB. Alcohol and substance use disorders in women. In: Rennó Jr J, Valadares G, Cantilino A, Mendes-Ribeiro J, Rocha R, Geraldo da Silva A, (eds.). Women's mental health. Springer; 2020. p. 191-214.

16. Anker JJ, Carroll ME. Females are more vulnerable to drug abuse than males: Evidence from preclinical studies and the role of ovarian hormones. Curr Top Behav Neurosci. 2010;8:73-96.

17. Müller C, Besonderheiten G. Liver, alcohol and gender. Wien Med Wochenschr. 2006;156(19-20):523-6.

18. Fernandez-Sola J. Cardiovascular risks and benefits of moderate and heavy alcohol consumption. Nat Rev Cardiol. 2015;12(10):576-87.

19. Zhang SM, Lee IM, Manson JE, Cook NR, Willett WC, Buring JE. Alcohol consumption and breast cancer risk in the Women's Health Study. Am J Epidemiol. 2007;165:667-76.

20. Becker JB. Sex differences in addiction. Dialogues Clin Neurosci. 2016;18:395-402.

21. Lynch WJ, Kalayasiri R, Sughondhabirom A, Pittman B, Coric V, Morgan PT, et al. Subjective responses and cardiovascular effects of self-administered cocaine in cocaine-abusing men and women. Addict Biol. 2008;13(3-4):403-10.

22. Mendelson JH, Mello NK, Sholar MB, Siegel AJ, Kaufman MJ, Levin JM, et al. Cocaine pharmacokinetics in men and in women during the follicular and luteal phases of the menstrual cycle. Neuropsychopharmacology. 1999;21(2):294-303.

23. Ide JS, Zhang S, Hu S, Sinha R, Mazure CM, Li C, et al. Cerebral gray matter volumes and low-frequency fluctuation of BOLD signals in cocaine dependence: Duration of use and gender difference. Drug Alcohol Depend. 2014;134(1):51-62.

24. Wyeth RP, Mills EM, Ullman A, Kenaston MA, Burwell J, Sprague JE. The hyperthermia mediated by 3, 4-methylenedioxymethamphetamine (MDMA, ecstasy) is sensitive to sex differences. Toxicol Appl Pharmacol. 2009;235(1):33-8.

25. Lindenberg S, Agren G. Mortality among male and female hospitalized alcoholics in Stockholm. 1962-1983. Br J Addict. 1988;83:1193-200.

26. Roerecke M, Rehm J. Alcohol use disorders and mortality: A systematic review and meta-analysis. Addiction. 2013;108(9):1562-78.

27. Teoh SK, Mello NK, Mendelsohn JH. Effects of drugs of abuse on reproductive function in women and pregnancy. In: Watson RR (ed.). Addictive behaviors in women. New Jersey: Humana Press; 1994. p. 437-73.

28. Jansson LM, Velez MJ. Infants of drug-dependents mothers. Pediatr Ver. 2011;32:5-13.

29. **Segre CAM. Efeitos do álcool na gestante, no feto e no recém-nascido. São Paulo: Sociedade de Pediatria de São Paulo; 2017.**
   ⇨ **Trabalho sobre os danos causados pelo álcool na gestação, principal droga em termos de prejuízos ao feto.**

30. May PA, Blankenship J, Marais AS, Gossage JP, Kalberg WO, Joubert B, et al. Maternal alcohol consumption producing fetal spectrum disorders (FASD): Quantity, frequency and time of drinking. Drug Alcohol Depen. 2013;133:502-12.

31. Aghamohammadi A, Zafari M. Crack abuse during pregnancy: Maternal, fetal and neonatal complication. J Matern Fetal Neonatal Med. 2016;29(5):795-7.

32. Terplan M, Wright T. Effects of cocaine and amphetamine use during pregnancy on the newborn: Myth versus reality. J Addict Disord. 2011;30:1-5.

33. Andrews NCZ, Motz M, Pepler DJ, Jeong JJ, Khouri J. Engaging mothers with substance use issues and their children in early intervention: Understanding use of services and outcomes. Child Abuse & Neglect. 2018;83:10-20.

34. Forray A. Sheaheaubstance use during pregnancy. F1000 Research. 2016;5(F1000 Faculty Rev):887.

35. Prasad MR, Metz TD. Substance abuse in pregnancy. Clin Obstet Gynecol. 2019;62:110-1.

36. Okuda LS, Melissa T, Kachani AT. Dependência de outras drogas. In: Cordás TA, Kachani AT. Nutrição em psiquiatria. São Paulo: Artmed; 2010. p. 234-46.

37. American Dietetic Association (ADA). Position of the American Dietetic Association: Nutrition intervention in treatment and recovery from chemical dependency. J Am Diet Assoc. 1990;90(9):1274-7.

38. Heidari M, Ghodusi M. Relationship of assess self-esteem and locus of control with quality of life during treatment stages in patients referring to drug addiction rehabilitation centers. Mater Sociomed. 2016;28(4):263-7.

39. Warren CS, Lindsay AR, White EK, Claudat K, Velasquez SC. Weight-relate concerns related to drug use for women in substance abuse and relationship with eating pathology. J Subst Abuse Treat. 2013;44(5):494-501.

40. McCrady BS, Epstein EE, Cook S, Jensen N, Hildebrant T. A randomized trial of individual and couple behavioral alcohol treatment for women. J Consult Clin Psychol. 2009;77:243-56.

41. Jarvis TJ, Copeland J, Walton L. Exploring the nature of the relationship between child sexual abuse and substance use among women. Addiction. 1998;93:865-75.

42. Kessler RC, Crum RM, Warner LA, Nelson CB, Schulemberg J, Anthony JC. Lifetime co-occurrence of DSM-III-R alcohol abuse and dependence with others psychiatric disorders in the National Comorbidity Survey. Arch Gen Psychiatr. 1997;54:313-21.

43. Bucholz KK. Nosology and epidemiology of addictive disorders and their comorbidity. Psychiatr Clin North Am. 1999;22:221-40.

44. Tucci ML. Fatores associados ao uso de substâncias psicoativas: História de abuso e negligência na infância, história familiar e comorbidades psiquiátricas [Tese]. São Paulo: Escola Paulista de Medicina, Universidade Federal de São Paulo; 2003.

45. Gadalla T, Piran N. Co-occurrence of eating disorders and alcohol use disorders in women: A meta-analysis. Arch Wom Ment Health. 2007;10:133-40.

46. **Harrop EN, Marlatt GA. The comorbidity of substance use disorders and eating disorders in women: Prevalence, etiology and treatment. Addict Behav. 2010;35:392-8.**
⇨ **Artigo que discute a relação estreita entre transtornos relacionados a substâncias e transtornos alimentares.**

47. Munn-Chernoff MA, Baker JH. A primer on the genetics of comorbid eating disorders and substance use disorders. Eur Eat Disord Ver. 2016:24(2):91-100.

48. Wilsnack SC, Wilsnack LW. Focus on women and the costs of alcohol use. Alcohol Rev. 2013;35;219-28.

49. Ruglass LM, Shevorykin AS, Brezing C, Hu MC, Hien DA. Demographic and clinical characteristics of treatment seeking women with full and subthreshold PTSD and concurrent cannabis and cocaine use disorders. J Subst Abuse Treat. 2017;80:45-51.

50. Innamorati M, Lester D, Amore M, Girardi P, Tatarelli R, Pompili M. Alcohol consumption predicts the EU suicide rates in young women aged 15-29 years but not in men: Analysis of trends and differences among early and new EU countries since 2004. Alcohol. 2010;44:463-9.

51. Wilcox HC, Conner KR, Caine ED. Association of alcohol and drug use disorders and completed suicide: An empirical review of cohort studies. Drug Alcohol Depend. 2004;76:S11-9.

52. Olsson TM, Fridell M. Women with comorbid substance dependence and psychiatric disorders in Sweden: A longitudinal study of hospital care utilization costs. BMC Health Serv Res. 2015;15:224.

53. King WC, Chen JY, Mitchell JE, Kalarchian MA, Steffen KJ, Engel SG, et al. Prevalence of alcohol use disorders before and after bariatric surgery. JAMA. 2012;307:2516-25.

54. Brasiliano S, Hochgraf PB. Drogadicção feminina: A experiência de um percurso. In: Silveira DX, Moreira FG (eds.). Panorama atual de drogas e dependências. São Paulo: Editora Atheneu; 2006. p. 289-95.

55. Grella CE, Joshi V, Hser YI. Program variation in treatment outcomes among women in residential drug treatment. Eval Rev. 2000;24:364-83.

56. American Psychiatric Association. Manual diagnóstico e estatístico de transtornos mentais (DSM-5). 5. ed. Porto Alegre: Artmed; 2014.

39

Impulsividade e transtornos do controle do impulso

Hermano Tavares
Vitor Vincenzo Silva Tancredi
Henrique Moura Leite Bottura
Rodrigo Menezes Machado
Nicole Rezende da Costa
Edson Luiz de Toledo

Sumário

Introdução
    Classificação
    Epidemiologia e impacto social
Impulsividade, fenomenologia e endofenótipos
Diagnosticando transtornos do controle do impulso
    Impulsividade agressiva
Dependências comportamentais
    Cleptomania
    Transtorno de *videogame* (dependência de jogos eletrônicos)
    Oniomania (compras compulsivas)
Considerações finais
Para aprofundamento
Referências bibliográficas

Pontos-chave

- Definir impulsividade e seus subtipos.
- Compreender o impacto social da impulsividade.
- Reconhecer e diagnosticar os principais transtornos do controle do impulso

INTRODUÇÃO

Impulsividade é uma característica de comportamentos descritos como reações rápidas e não planejadas, geralmente sem avaliação das consequências. É um traço presente nos principais modelos de personalidade em uso atual e representa a resultante final de um equilíbrio dinâmico entre funções propelentes da resposta comportamental e seus moduladores. Por vezes, pode se identificar algum planejamento parcial, porém, quando presente, ele é focado apenas nos aspectos com potencial de gratificação imediata, sem consideração pelos efeitos de longo prazo.

Fenômenos impulsivos e suas síndromes relacionadas foram descritos pelos pioneiros da psiquiatria moderna. No século XIX, Esquirol apresentou exemplos clínicos do que ele chamava de monomania instintiva, oferecendo uma das primeiras descrições de cleptomania, em que se destacava o impulso patológico – e não a deficiência moral – como o elemento eliciador do furto. Em 1915, Kraepelin cunhou o termo oniomania para retratar o consumo desenfreado de senhoras da sociedade ante um novo fenômeno da época: o advento das lojas de departamento, sugerindo que tal comportamento era o correlato feminino da perda de controle observada em alguns homens diante de jogos de azar. Até a década de 1990, pesquisas sobre impulsividade eram escassas na literatura; contudo, nas duas últimas décadas, observa-se um crescimento exponencial de publicações no assunto. Hoje a impulsividade é reconhecida como um importante componente de muitos quadros psiquiátricos, e agrupa nos principais manuais diagnósticos transtornos cujo comportamento impulsivo identifica-se como componente central[1].

Classificação

A décima edição da Classificação Internacional das Doenças (CID-10), elaborada pela Organização Mundial de Saúde (OMS)[2], cataloga esses transtornos como transtornos dos hábitos e impulsos, que incluem o jogo patológico, o roubo patológico (cleptomania), a piromania e a tricotilomania. Integra também duas categorias menos divulgadas, que são outros transtornos dos hábitos e impulsos (p. ex., oniomania) e os transtornos dos hábitos e impulsos não especificados (comportamentos impulsivos heterogêneos). A CID-10 entende o agrupamento desses transtornos por se tratarem de comportamentos repetitivos, sem ponderação ou controle, resultando em prejuízo significativo para o paciente e para terceiros. A última edição da Classificação Internacional das Doenças (CID-11)[3] está prevista para entrar em vigor em janeiro de 2022, trazendo os transtornos psiquiátricos correlatos à impulsividade sob o título de transtornos do controle dos impulsos (TCI), abrangendo piromania, cleptomania, comportamento sexual compulsivo e transtorno explosivo intermitente (TEI), este último incluído pela primeira vez no manual e se caracteriza pela dificuldade de controle da impulsividade agressiva. Transtorno do jogo (TJ) migra para a seção de transtornos aditivos, que também receberá um integrante inédito no manual, o transtorno de *videogame*. É importante reforçar que, em ambos os casos de dependência comportamental, há significativa perda de controle sobre o comportamento e uma reconhecida sobreposição classificatória com os transtornos do impulso. Transtorno de escoriação (*skin picking*) e tricotilomania foram associados como movimentos repetitivos com foco no corpo, que também recebeu outros comportamentos, como mordedura de bochecha e lábios, além de onicofagia grave. Salienta-se o aspecto repetitivo e sem controle desses comportamentos, mas não se discrimina sua natureza – se impulsiva, compulsiva ou de outra ordem.

A quarta e penúltima edição revisada do *Manual diagnóstico e estatístico de transtornos mentais* (DSM-IV-TR), elaborada pela American Psychiatric Association (APA)[4], reuniu diagnósticos correlatos aos estabelecidos no CID-10 em uma seção denominada transtornos do controle do impulso não classificados em outro lugar, porém, já incluindo o transtorno explosivo intermitente. Apresentava também uma subcategoria denominada transtorno do controle dos impulsos sem outra especificação. O DSM-IV-TR entendia a classificação dos transtornos de controle dos impulsos por uma característica comum: os comportamentos impulsivos deveriam ser precedidos por uma nítida tensão no paciente, aliviada após a execução do ato. Precisamente por esse motivo, a inclusão da tricotilomania nesse grupo foi questionada, pois uma parcela significativa dos seus portadores não refere essa tensão antecipatória.

Reconhecendo esse fato, a quinta e última versão desse manual (DSM-5)[5] realocou a tricotilomania e os transtornos relacionados (transtorno de escoriação, onicofagia grave e outros comportamentos repetitivos com foco no corpo) em uma seção de transtornos relacionados ao transtorno obsessivo compulsivo (TOC). Jogo patológico foi realocado na seção de dependências ou adições (*addictions*), em uma subdivisão exclusiva, além de receber nova denominação (transtorno do jogo), com o intuito de reduzir o estigma relacionado ao termo "patológico". A passagem do transtorno de jogo (TJ) ao grupo das adições se fundamenta na maior quantidade de dados e estudos sobre o assunto, além das muitas semelhanças genéticas, comorbidades e terapêuticas entre o TJ e os transtornos relacionados ao uso de substâncias. O capítulo do DSM-5 dedicado às patologias cujo elemento principal é a impulsividade recebe o nome de transtornos disruptivos, do controle de impulsos e da conduta, e fundamenta-se na dificuldade expressa do controle das emoções (especialmente raiva) e do comportamento, o que resulta frequentemente em condutas marcadas por desrespeito a terceiros e problemas em reconhecer e se adaptar às normas sociais e autoridades. Como novos integrantes, engloba o transtorno de conduta (TC), o transtorno opositor desafiador

(TOD), e o transtorno de personalidade antissocial (TPAS) – este último também catalogado no capítulo de transtornos da personalidade. Essa nova classificação se baseou na percepção da frequente associação entre TC e TOD, assim como no risco de progressão para TEI e TPAS na vida adulta. Permaneceram nessa seção: piromania, cleptomania e TEI. Finalmente, embora o grau em que os transtornos do impulso do DSM-5 possam compartilhar características clínicas, genéticas, fenomenológicas e biológicas não seja totalmente conhecido, as características comuns incluem envolvimento repetitivo em comportamentos problemáticos, apesar das consequências e controle prejudicado na inibição de comportamento problemático. Dito isso, o TEI difere da piromania e cleptomania no sentido de que os indivíduos com TEI não têm um estado de desejo ou desejo antes de se envolver em seu comportamento problemático e não experimentam uma recompensa hedônica no contexto de representar seu comportamento problemático.

Epidemiologia e impacto social

Dados recentes indicam que os transtornos do impulso são mais frequentes na população do que o inicialmente estimado, exceto pela piromania, diagnóstico pouco estudado e sem dados definidos de prevalência[6]. O comportamento de atear fogo tem sido associado a outros transtornos psiquiátricos principalmente em amostras clínicas de crianças e adolescentes[7].

Nos últimos anos tem crescido o número de estudos relacionandos ao transtorno afetivo bipolar[8], transtorno de déficit de atenção e hiperatividade (TDAH)[9], conduta antissocial[10], dependência de substâncias[11] e transtornos alimentares[12] aos transtornos do impulso e a traços impulsivos de personalidade. Contudo, o fenômeno da impulsividade transcende o escopo da psiquiatria para revelar-se uma questão relevante na saúde pública e no âmbito socioeconômico. Uma estimativa baseada na população metropolitana de São Paulo encontrou que os transtornos do impulso acometiam cerca de 4,3% da população ao longo da vida, atrás apenas dos transtornos ansiosos (19,9%) e dos transtornos do humor (11%) e à frente dos transtornos por uso de substâncias (3,6%)[6]. Isso considerando que esses números não incluíram o subgrupo das dependências comportamentais, uma estimativa conservadora especula que depois de eliminadas as sobreposições por comorbidades, cerca de 8% da população sofreria de algum transtorno do impulso, impulsivo agressivo ou dependência comportamental. O impacto econômico é alto, embora difícil de mensurar, visto que os transtornos do impulso são altamente prevalentes e tem início em geral na adolescência ou no princípio da vida adulta e podem causar incapacitação duradoura ou definitiva[13].

O comportamento suicida é um dos fenômenos que melhor representa esse impacto negativo da impulsividade, pois pode mutilar, deixar sequelas permanentes ou abreviar a vida de pessoas que, se tratadas, poderiam continuar contribuindo com a sociedade. Tentativas de suicídio têm sido correlacionadas amplamente com traços impulsivos e agressivos de personalidade[14]. Além do comportamento autoagressivo, a impulsividade também é relacionada com comportamento heteroagressivo e comportamentos de risco em geral, como atividade ilegal, abuso de substâncias e comportamento sexual de risco[15] – que por sua vez, também afetam a saúde e o bem-estar social. De fato, 75% das mortes de adolescentes são causadas por fatores preveníveis, todos direta ou indiretamente relacionados à impulsividade[16], como mortes por envolvimento com o crime e condutas antissociais, dirigir embriagado, intoxicado ou de forma imprudente, abuso de substâncias e condutas sexuais de risco.

IMPULSIVIDADE, FENOMENOLOGIA E ENDOFENÓTIPOS

Apesar do evidente impacto social, a impulsividade como fenômeno comportamental permanece em grande parte negligenciada. Isso se deve em parte à natureza dos comportamentos impulsivos que podem ocorrer em qualquer indivíduo ao longo da vida e que se alinham em um *continuum* entre comportamento normal e psicopatológico. Essa característica tem dado ensejo a críticas de que os transtornos do impulso representam uma tentativa de "medicalização" do livre arbítrio. Na verdade, o desenvolvimento histórico do conceito de síndromes impulsivas aponta para perturbações no exercício deliberativo que impedem o exercício do livre arbítrio e o aprisionamento em uma rotina repetitiva de condutas irrefletidas que subvertem a autodeterminação do indivíduo[17]. Em carta ao seu amigo e editor Joseph Cottle, o poeta inglês Samuel T. Coleridge[18] exemplifica essa condição de perda do ato voluntário e subversão da razão pelo impulso (para uma revisão sobre volição e impulso vide Capítulo "Conação", Volume 1, Seção 2 desta obra) ao comentar sobre seu comportamento errático causado pela dependência de láudano:

> "... o meu caso é uma espécie de loucura, ocorre que é uma perturbação, uma impotência suprema da vontade e não das faculdades intelectuais – você pede que eu me erga – vá, peça a um homem paralítico de ambos os braços que os esfregue vigorosamente que isto irá curá-lo. Ai de mim! (ele responderia) porque eu não poder mover meus braços é minha queixa e minha miséria".

Sendo um fenômeno multidimensional, a impulsividade não se limita aos transtornos do impulso; e a desinibição comportamental, sua característica central, pode ser atribuída a diferentes origens, envolvendo: instabilidade afetiva com perda da ação reguladora dos afetos sobre o comportamento; instabilidade cognitiva por debilidade dos sistemas atencionais e perda de foco; deficiência de empatia – que impede a regulação do comportamento pelo contexto social; desejos imperiosos, como os observados nas dependências; e dificuldade de contenção da agressividade. Essas variações da apresentação da impulsividade foram organizadas no modelo ACEDA (afeto/cognição/empatia/desejo/agressão)[1], abordado em mais detalhes no Capítulo "Conação", Volume 1, Seção 2 desta obra. Cada subtipo de impulsividade seria representado por um diagnóstico prototípico, respectivamente: transtorno *borderline* de personalidade,

transtorno de déficit de atenção e hiperatividade, transtorno antissocial de personalidade, dependência e transtorno explosivo intermitente. Como cada um é resultante de um processo neurobiológico e psicossocial específicos, é possível afirmar que representam endofenótipos de impulsividade.

A dimensão da impulsividade agressiva merece algumas considerações particulares. Primeiro é preciso diferenciá-la da agressão não impulsiva. Enquanto a primeira não tem objetivo estabelecido e caracteriza-se mais por uma ab-reação paroxística desencadeada por frustração; a agressão não impulsiva tem objetivo definido e, como tal, pode ser premeditada em geral com vistas à delimitação e defesa de território físico, afetivo ou intelectual, disputa por recursos, obtenção e confirmação de domínio social[19]. Mais ainda, a impulsividade agressiva pode ser bidirecional, voltada para fora (heteroagressividade), ou contra o próprio indivíduo (autoagressividade). Interessantemente ambas as apresentações parecem compartilhar as mesmas bases fisiopatológicas envolvendo falhas no controle por estruturas pré-frontais e liberação de raiva e irritabilidade por debilidade de sistemas inibitórios baseados em transmissão serotoninérgica[20].

Contudo, dentre os comportamentos de autoagressão é importante reconhecer uma divisão entre lesões autoinfligidas de forma deliberada (cortes, queimaduras, pancadas, chamados automutilação) que são características centrais do transtorno de autolesão não suicida (TANS), de atos repetidos estereotipicamente resultando em lesões não intencionais (arrancar cabelos, cutucar a pele, roer unha). Estes últimos são comportamentos geralmente desencadeados por estresse, mas que adquirem caráter automático à medida que progridem para formas de expressão mais desajustadas e patológicas. Sua execução, por vezes ritualizada, tem paralelos etológicos que mostram associação frequente com ansiedade e estresse, sugerem tratar-se de um grupo específico chamado de transtornos do autocuidado (*grooming disorders*) ou movimentos repetitivos com foco no corpo, que compartilharia bases etiopatogênicas com o TOC[21]. A antiga avaliação dos diagnósticos classificados entre os transtornos do impulso pelo DSM-IV-TR sugeria uma divisão em três grupos como representado na Figura 1.

De acordo com a nova classificação do DSM-5, com a saída de tricotilomania, transtorno de escoriação e TJ, e a entrada de TOD, TC e TPAS, uma nova divisão em três grupos é apresentada:

- Transtornos relacionados com dificuldades na regulação emocional e expressão de irritabilidade ou raiva como o TOD e o TEI.
- Transtornos caracterizados pela dificuldade em modular os comportamentos pelas regras e pelo contexto social: TC e TPAS.
- Perda de controle sobre comportamentos específicos: piromania, cleptomania e outros comportamentos impulsivos de natureza hedônica, como compras, internet, comportamento alimentar e sexual.

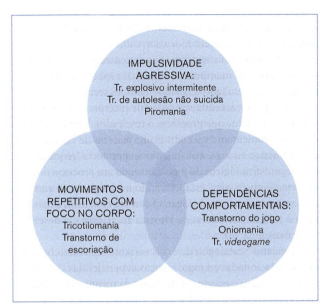

Figura 1 Transtornos do controle do impulso – subgrupos segundo o DSM-IV.

De uma abordagem para outra, nota-se alguma sobreposição entre o conjunto das dependências comportamentais da antiga classificação e o conjunto da perda de controle sobre comportamentos específicos da nova, pois a perda de controle sobre comportamentos hedônicos/gratificantes poderia ser classificada nos dois grupos igualmente. São comportamentos como: fazer sexo em excesso (transtorno sexual compulsivo, segundo a CID-11, ou transtorno de hipersexualidade que chegou a ser considerado para o DSM-5, mas não foi incluído em sua versão final), jogar *videogame* em excesso ou comprar em excesso. A piromania ocuparia uma área de sobreposição entre as três subdivisões, pois envolve agressão, conduta antissocial e gratificação por estímulo específico. Então, da combinação das classificações mais recentes, temos quatro núcleos psicopatológicos para perda de controle comportamental: perda de controle sobre comportamentos agressivos, dependência e perda de controle sobre comportamentos específicos, conduta dissocial resultante de deficiências na interação interpessoal e perda de controle sobre comportamentos primitivos relacionados ao autocuidado que resultam em movimentos repetitivos com foco no corpo. Sobre esses dois últimos modelos, o modelo dissocial inclui síndromes pertinentes à infância e adolescência (TOD e TC) e à psicopatologia da personalidade (TASP) que são abordadas em outros capítulos desta obra. Igualmente, os movimentos repetitivos com foco no corpo (tricotilomania e transtorno de escoriação) são abordados nos capítulos correlatos ao TOC. Nas seções a seguir, o foco será sobre os transtornos implicados na impulsividade agressiva (TEI, piromania e TANS) e as dependências comportamentais/perda de controle sobre comportamento específico (TJ, cleptomania, transtorno do *videogame* e oniomania). O comportamento suicida recorrente e o transtorno do comportamento sexual compulsivo não serão abordados aqui, embora possam ser considerados respectivamente correlatos de impulsividade agressiva e dependência comportamental, porque são abordados em capítulos próprios nesta mesma obra.

DIAGNOSTICANDO TRANSTORNOS DO CONTROLE DO IMPULSO

Impulsividade agressiva

Transtorno explosivo intermitente (TEI)

Júlio tem 35 anos, é casado, advogado e tem dois filhos. Ele procurou ajuda porque se irrita facilmente, tendo-se envolvido em confrontos físicos por causa de discussões com desconhecidos no trânsito. Júlio não tem uma história de comportamento violento na infância, nem de transtorno de conduta, sendo descrito como uma criança afável, porém um pouco tímida. Contudo, ele descreve os pais como irritadiços e relata que quando era adolescente teve que conter o pai algumas vezes para impedir que ele, tomado de fúria, machucasse seu irmão mais novo. As crises de fúria de Júlio começaram durante a faculdade, mas aumentaram de frequência após o casamento e nascimento do primeiro filho. Durante esses episódios, ele se descontrola e já perdeu um bom emprego por agredir um colega de trabalho. Recentemente, em uma discussão com a esposa ele sentiu um ímpeto de agredi-la, e para se conter, bateu a própria cabeça com força várias vezes contra a parede.

A agressividade pode ser classificada na clínica dividindo-se em três tipos principais: agressão premeditada ou fria (mais associada com TPAS e psicopatia); agressão baseada na frustração (transtornos do desenvolvimento, demência e síndromes neurológicas) e agressividade impulsiva, o objeto do nosso estudo, representado pelo transtorno explosivo intermitente[22].

A impulsividade agressiva é, em grande parte, um comportamento social, tipicamente provocado por interações sociais, natural no repertório dos mamíferos, conferindo vantagens adaptativas dentre aquisição de recompensas e proteção de ameaças. A partir disso, pode-se imaginar o significativo impacto socioeconômico do TEI, quando a agressão se torna desproporcional ou autodirigida, levando-se em conta que os humanos são criaturas sociais, e têm sua vida regida pelas consequências de todos os seus atos dentro desse âmbito[23]. O custo abrange os pacientes e suas vítimas, geralmente membros da família, amigos, colegas de trabalho e até estranhos. A autoconsciência do comportamento é uma peça chave no tratamento[24], e normalmente os pacientes buscam ajuda por vontade própria.

O diagnóstico de TEI

A CID-11 descreve o TEI como um transtorno caracterizado por episódios breves e repetidos de agressão verbal, ou física, ou destruição de propriedade, que representa uma falha em controlar impulsos agressivos, sendo que a intensidade dos ataques de agressividade é grosseiramente desproporcional aos estímulos que possam tê-los precipitado. A CID-11 não determinou critérios específicos para o TEI. Já o DMS-5 reconhece dois padrões distintos de agressividade, sendo A1 (alta frequência/baixa intensidade) e A2 (baixa frequência/alta intensidade). Diferentemente da versão anterior, estabelece limites para intervalo e frequência da ocorrência desses episódios. O diagnóstico exige que sejam recorrentes e causem embaraço, sofrimento emocional e prejuízo de ajuste social. O Quadro 1 exibe os critérios diagnósticos propostos pelo DSM-5 para o diagnóstico de TEI.

Quadro 1 Critérios diagnósticos para transtorno explosivo intermitente

Explosões comportamentais recorrentes representando uma falha em controlar impulsos agressivos, conforme manifestado por um dos seguintes aspectos:
- Agressão verbal (p.ex., acessos de raiva, injúrias, discussões ou agressões verbais) ou agressão física dirigida a propriedade, animais ou outros indivíduos, ocorrendo em uma média de duas vezes por semana, durante um período de três meses. A agressão física não resulta em danos ou destruição de propriedade nem em lesões físicas em animais ou em outros indivíduos.
- Três explosões comportamentais envolvendo danos ou destruição de propriedade e/ou agressão física, com lesões físicas contra animais ou outros indivíduos, dentro de um período de 12 meses.

- A magnitude da agressividade expressa durante as explosões recorrentes é grosseiramente desproporcional à provocação ou a quaisquer estressores psicossociais precipitantes.

- As explosões de agressividade recorrentes não são premeditadas (i. e., são impulsivas e/ou decorrentes de raiva) e não têm por finalidade atingir algum objetivo tangível (p. ex., dinheiro, poder, intimidação).

- As explosões de agressividade recorrentes causam sofrimento acentuado ao indivíduo ou prejuízo no funcionamento profissional ou interpessoal ou estão associadas a consequências financeiras ou legais.

- A idade cronológica é de pelo menos 6 anos (ou nível de desenvolvimento equivalente).

- As explosões de agressividade recorrentes não são mais bem explicadas por outro transtorno mental (p. ex., transtorno depressivo maior, transtorno bipolar, transtorno disruptivo da desregulação do humor, transtorno psicótico, transtorno da personalidade antissocial, transtorno da personalidade *borderline*) e não são atribuíveis a outra condição médica (p. ex., traumatismo craniano, doença de Alzheimer) ou aos efeitos fisiológicos de uma substância (p. ex., droga de abuso, medicamento). No caso de crianças com idade entre 6 e 18 anos, o comportamento agressivo que ocorre como parte do transtorno de adaptação não deve ser considerado para esse diagnóstico.

Nota: esse diagnóstico pode ser feito em adição ao diagnóstico de transtorno de déficit de atenção/hiperatividade, transtorno da conduta, transtorno de oposição desafiante ou transtorno do espectro autista, nos casos em que as explosões de agressividade impulsiva recorrentes excederem aquelas normalmente observadas nesses transtornos e justificarem atenção clínica independente.
Fonte: DSM-5[5].

TEI: epidemiologia e associação com outros transtornos psiquiátricos

A avaliação retrospectiva dos transtornos mentais tende a subestimar sua ocorrência ao longo da vida[25], além de as estimativas de prevalência, no caso do TEI, serem baseadas em uma aplicação mais conservadora dos critérios do DSM. Nesse contexto, um estudo recente[26] encontrou prevalência de TEI ao longo da vida variando entre 0,1% na Nigéria até 2,7% nos Estados Unidos. Esta medida, considerando todos os países, foi de apenas 0,8%, classificando o TEI como um transtorno mental raro. Todavia, essa estimativa de prevalência é disputável, pois estudos anteriores que usaram os critérios menos restritivos do DSM-IV encontraram taxas significativas maiores, especialmente para prevalência ao longo da vida: 5,4% nos Estados Unidos, 4,9% no Brasil, 2,1% no Japão e 1,7% no Iraque[27]. Os correlatos sociodemográficos para risco de TEI ao longo da vida incluíram homens, jovens, desempregados, divorciados ou separados, baixa escolaridade e exposição à violência, especialmente na infância. A idade média de início para TEI foi de 17 anos. Dentre os indivíduos que preencheram critérios para prevalência em doze meses, 39% relataram deficiência grave em ao menos um domínio, especialmente nas relações sociais. Esse estudo concluiu que não há dados que suportem a ideia de que o TEI seria mais prevalente em países caracterizados por conflitos, guerras e terrorismo, uma vez que não foi encontrada prevalência elevada em países, como Líbano, Iraque, África do Sul, Irlanda do Norte.

Cerca de 80% dos pacientes com risco de TEI ao longo da vida preencheram critérios para, ao menos, um outro transtorno psiquiátrico, com destaque para transtornos relacionados ao uso de substâncias, ansiedade, depressão e outros transtornos do impulso[28]. Interessantemente, o início do TEI tende a anteceder o das outras comorbidades psiquiátricas, portanto não seria secundário, nem mais bem explicado por elas. O elevado índice de comorbidades seria uma explicação possível para a grande discrepância na estimativa da prevalência de TEI, pois do DSM-IV para o DSM-5 as exigências diagnósticas tornaram-se mais restritivas.

De fato, atualmente para formulação diagnóstica são descartados os casos em comorbidade com transtorno do humor recorrente (depressão ou bipolar), abuso de substância concomitante e transtornos de personalidade, particularmente os transtornos antissocial (TASP) e *borderline* de personalidade (TBP). Essa última exigência pode ser particularmente restritiva no tocante aos transtornos de personalidade, por serem uma condição correlata ao desenvolvimento, portanto seus sintomas antecederiam TEI ou qualquer outra condição. Entretanto, estudos sobre essa associação mostraram que em comparação com outros transtornos psiquiátricos, o TEI apresenta maior associação com transtornos do grupamento B, que incluem TASP e TBP, mas também com o grupamento A. Além disso, o diagnóstico de TEI explica melhor a expressão de agressividade do que a comorbidade com qualquer transtorno de personalidade. Particularmente sobre a comorbidade com TASP e TBP, traços relacionados com raiva, desregulação afetiva e comportamento dissocial se associam com a expressão da agressividade, que nesses casos supera a expressão atribuível apenas ao transtorno de personalidade. Por outro lado, traços associados à perturbação de identidade, característica particular e exclusiva dos transtornos de personalidade, não se associam à expressão de agressividade. Em outras palavras, o indivíduo que preenche critérios para TEI e simultaneamente para TASP ou TBP, possuiriam uma comorbidade vera, combinando impulsividade a dois núcleos psicopatológicos independentes: perda de controle sobre agressividade, típica do TEI, e difusão identitária, típica dos transtornos de personalidade. Isso põe em questão a exigência de exclusão do diagnóstico de TEI na presença de TASP e TBP. De fato, estima-se que do universo de indivíduos que preencheriam critérios diagnósticos para o TEI, 43% apresentariam comorbidades com esses transtornos; se somente essa exigência fosse suspensa, a prevalência para o TEI teria um acréscimo de 75% em sua estimativa[29]. Para além da controvérsia diagnóstica, o pragmatismo clínico impõe que quando a impulsividade agressiva se expressa para além do esperado para qualquer transtorno psiquiátrico, incluindo os transtornos de personalidade, ela deve ser abordada no planejamento terapêutico com intervenções específicas para o seu controle, pois essa estratégia propicia um tratamento mais abrangente e favorece o ajuste global do paciente (vide Capítulo "Tratamento dos transtornos do impulso e dependências comportamentais", tópico sobre impulsividade agressiva, no Volume 3 desta obra).

A neurobiologia do TEI

O envolvimento de vias serotoninérgicas na modulação do comportamento agressivo impulsivo é um dos dados mais robustos em neurobiologia do comportamento, sendo descrito em estudos genéticos, e de desafio tanto em modelos animais quanto em seres humanos. Agonismo de receptores pós-sinápticos 5-HT 1a e antagonismo de receptores pré-sinápticos 5-HT 2 reduzem a expressão de agressividade, sendo que medicações, como buspirona e ISRS e neurolépticos atípicos, respectivamente, têm sido verificados como úteis no controle de ataques de raiva[22]. Entretanto, tratamento farmacológico estrito não é suficiente para remissão dos episódios agressivos. Intervenções psicossociais também se mostram eficazes no tratamento do TEI, particularmente programas pautados em técnicas de manejo de raiva, treino de assertividade e TCC[30].

Piromania

A CID-11 descreve a piromania como um transtorno caracterizado por falha recorrente em controlar impulsos imperiosos de atear fogo, resultando em atos múltiplos, ou ao menos tentativas de incendiar propriedades ou outros objetos, na ausência de um motivo inteligível (p. ex., ganho monetário, vingança, sabotagem, declaração política, atrair atenção ou obter reconhecimento). Existe uma sensação crescente de tensão ou excitação afetiva antes da ocorrência do incêndio, fascinação persistente ou preocupação com o fogo e os estímulos relacionados (p. ex., observar o fogo, prédios em chamas, fascinação com equipamentos de combate ao fogo), e um senso de prazer, excitação, alívio ou gratificação durante e imediatamente após o ato de provocar um incêndio, testemunhar seus efeitos ou participar das suas consequências. A CID-11 não determinou critérios específicos para a piromania.

Muitas dúvidas cercam o diagnóstico de piromania. Primeiro é importante considerar que as implicações legais e morais do comportamento de atear fogo em propriedades ou mesmo em pessoas, deflagra vigorosa reação social e legal, fazendo com que tais pacientes sejam extremamente furtivos e reticentes à busca por tratamento. Mais do que em consultórios, a hipótese de piromania surge com maior frequência em contextos forenses, nos quais o diagnóstico diferencial se impõe em relação a suspeitas de incêndio criminoso envolvendo fraude securitária, destruição de provas, vingança ou simples crueldade[31].

O paciente típico é descrito como sendo fascinado pelo fogo e tudo que se relaciona com ele desde jovem, apreciando testemunhar incêndios causados por terceiros ou por ele mesmo. Relatos de caso informam que tal encanto leva alguns desses indivíduos a participarem como voluntários de brigadas de incêndio, ou mesmo a se integrar ao corpo de bombeiros. Contudo, essa apresentação clássica é rara e sua prevalência desconhecida. De outro lado, o comportamento incendiário transgressivo é relativamente comum, atingindo cerca de 1% da população norte-americana com importante impacto socioeconômico. Consequentemente, nota-se um claro movimento da literatura atual de abandonar as investigações centradas no diagnóstico de piromania e focar no comportamento incendiário (*arsonism*, ou *fire-setting*).

Apenas dois estudos em amostras populacionais representativas foram conduzidos em relação ao comportamento incendiário, ambos nos Estados Unidos. A prevalência ao longo da vida de comportamento incendiário foi em torno de 1% da população. O perfil típico foi masculino, branco, com idade entre 18 e 35 anos, morador dos estados a oeste do país. A relação homem:mulher foi aproximadamente 4:1[32]. O comportamento incendiário foi associado com uma gama variada de comportamentos antissociais, abuso de álcool, *canabis* e transtornos de conduta na infância[33]. Os autores concluem que o comportamento incendiário ilícito e proposital está associado a um espectro mais amplo de comportamentos externalizantes com manifestação precoce na infância[34].

Um outro estudo foi conduzido em uma amostra de aproximadamente quatro mil adolescentes. O comportamento incendiário ocasional foi razoavelmente frequente com 13,7% referido até dois episódios no último ano, e 13,5% referindo três ou mais episódios. O comportamento foi mais frequente em meninos, e aqueles que iniciaram o comportamento antes dos 10 anos de idade tinham mais chance de tê-lo realizado no último ano. O comportamento incendiário foi associado mais uma vez a abuso de álcool e *canabis*, comportamento delinquente, tentativa de suicídio e pouca monitoração parental, sendo que essa associação era mais forte quanto mais frequente era o comportamento incendiário[35].

O conjunto desses achados reforça a percepção do comportamento incendiário como indicador de psicopatologia grave associada ao desenvolvimento, cuja identificação precoce deveria conduzir a medidas para prevenção do desenvolvimento de condutas dissociais e impulsivas agressivas[7]. O Quadro 2 exibe os critérios operacionais do DSM-5 para piromania.

Quadro 2 Critérios diagnósticos para piromania

Incêndio provocado de forma deliberada e proposital em mais de uma ocasião.
Tensão ou excitação afetiva antes do ato.
Fascinação, interesse, curiosidade ou atração pelo fogo e seu contexto situacional (p. ex., equipamentos, usos, consequências).
Prazer, gratificação ou alívio ao provocar incêndios ou quando testemunhando ou participando de suas consequências.
O incêndio não é provocado com fins monetários, como expressão de uma ideologia sociopolítica, para ocultar atividades criminosas, para expressar raiva ou vingança, para melhorar as circunstâncias de vida de uma pessoa, em resposta a um delírio ou alucinação ou como resultado de julgamento alterado (p. ex., no transtorno neurocognitivo maior, na deficiência intelectual [transtorno do desenvolvimento intelectual], na intoxicação por substancias).
O comportamento incendiário não é mais bem explicado por um transtorno da conduta, um episódio maníaco ou um transtorno da personalidade antissocial.

Fonte: DSM-5[5].

Não há modelos de tratamento específico para a piromania; as intervenções propostas até o momento são pautadas no tratamento das condições neuropsiquiátricas associadas ao comportamento incendiário identificadas caso a caso.

Transtorno de autolesão não suicida (TANS)

O termo automutilação ocorreu primeiramente em um estudo de Emerson LE[36], em 1913, que considerou a autolesão uma substituição simbólica para a masturbação. Mais tarde, uma descrição mais detalhada desse comportamento foi feita no livro "Homem contra si mesmo", de Menninger[37] (1938), no qual o autor definiu o comportamento autolesivo como uma espécie de suicídio parcial.

Atualmente, designado como TANS, essa condição refere-se ao ato de infligir propositalmente danos corporais inaceitáveis, sem intenção suicida e não socialmente aceita pela cultura, nem para exibição, finalidade estética ou religiosa.

Classificação e critérios diagnósticos

A CID-11 não incluiu o TANS entre seus diagnósticos, todavia essa condição pode ser listada na Seção 23 desse mesmo código, designada "causas externas de morbidade ou mortalidade", subclassificação "automutilação intencional", sem descritivo específico, apenas especificações variadas sobre o método utilizado para causar lesões. Apesar de seus critérios passarem por várias revisões, o TANS foi incluído como "condição para estudos posteriores", na seção 3, do DSM-5. No Quadro 3, apresentamos os critérios diagnósticos[5].

Quadro 3 Critérios dignósticos segundo o DSM-5 para autolessão não suicida

A. No último ano, o indivíduo se engajou, em cinco ou mais dias, em dano intencional autoinfligido à superfície do seu corpo provavelmente induzindo sangramento, contusão ou dor (p. ex., cortar, queimar, fincar, bater, esfregar excessivamente), com a expectativa de que a lesão levasse somente a um dano físico menor ou moderado (p. ex., não há intenção suicida).
Nota: a ausência de intenção suicida foi declarada pelo indivíduo ou pode ser inferida por seu engajamento repetido em um comportamento que ele sabe, ou aprendeu, que provavelmente não resultará em morte.
B. O indivíduo se engaja em comportamentos de autolesão com uma ou mais das seguintes expectativas: • Obter alívio de um estado de sentimento ou de cognição negativos. • Resolver uma dificuldade interpessoal. • Induzir um estado de sentimento positivo.
Nota: o alívio ou resposta desejada é experimentado durante ou logo após a autolesão, e o indivíduo pode exibir padrões de comportamento que sugerem uma dependência em repetidamente se envolver neles.
C. A autolesão intencional está associada a pelo menos um dos seguintes casos: • Dificuldades interpessoais ou sentimentos ou pensamentos negativos, como depressão, ansiedade, tensão, raiva, angústia generalizada ou autocrítica, ocorrendo no período imediatamente anterior ao ato de autolesão. • Antes do engajamento do ato, um período de preocupação com o comportamento pretendido que é difícil de controlar. • Pensar na autolesão que ocorre frequentemente, mesmo quando não é praticada.
D. O comportamento não é socialmente aprovado (p. ex., *piercing* corporal, tatuagem, parte de um ritual religioso ou cultural) e não está restrito a arrancar casca de feridas ou roer as unhas.
E. O comportamento ou suas consequências causam sofrimento clinicamente significativo ou interferência no funcionamento interpessoal, acadêmico ou em outras áreas importantes do funcionamento.
F. O comportamento não ocorre exclusivamente durante episódios psicóticos, *delirium*, intoxicação por substâncias ou abstinência de substância. Em indivíduos com um transtorno do neurodesenvolvimento, o comportamento não faz parte de um padrão de estereotipias repetitivas. O comportamento não é mais bem explicado por outro transtorno mental ou condição médica (p. ex., transtorno psicótico, transtorno do espectro autista, deficiência intelectual, síndrome de Lesch-Nyhan, transtorno do movimento estereotipado com autolesão, tricotilomania (transtorno de arrancar o cabelo), transtorno de escoriação (*skin-picking*).

Fonte: DSM-5[5]

Fenomenologia

O TANS é um modelo de agressividade mal gerenciada voltada contra o próprio indivíduo. Comparado ao TEI, um modelo de agressividade voltada a terceiros, o paciente com TANS se diferenciou principalmente por ser mais jovem, mais frequentemente feminino (taxa homem:mulher – 4:1) e com pior ajustamento social[38]. A grande maioria dos que se automutilam relatam se machucar para aliviar uma grande carga de emoção[39] e referem sentimentos como: raiva, vergonha ou culpa, ansiedade, tensão ou pânico, tristeza, frustração e desprezos[40]. Uma proporção menor de sujeitos com TANS relata pouca emoção associada ao comportamento autolesivo. Eles afirmam que se sentem apáticos, zumbis, mortos ou como se fossem robôs[41].

De forma geral, podemos observar que a literatura sobre o TANS é farta, sendo os métodos mais comuns de produção de lesão: cortes, arranhões e entalhe (*carving*), escoriação de feridas, autobater, autoqueimar, bater a cabeça (ou objetos) na parede, tatuagens autoinfligidas, automorder, ingestão de corpo estranho, inserção de objetos no corpo, *piercings* autocolocados e arrancar cabelo. Os locais mais frequentes são: braços, pernas, pulsos e barriga[42].

A motivação para automutilação pode atender uma série de funções diferentes[43]. Essas funções incluem ser usada como um mecanismo de enfrentamento que traz alívio temporário de sentimentos intensos, como ansiedade, depressão, estresse, dormência emocional e sensação de fracasso ou autoaversão. Há também uma correlação estatística positiva entre automutilação e abuso emocional. Um estudo realizado no Reino Unido relatou apenas dois motivos: "chamar a atenção" e "por causa da raiva"[44]. No entanto, aqueles com TANS crônico muitas vezes não querem atenção e escondem suas cicatrizes e ferimentos cuidadosamente[45].

O *blog* LifeSigns, do Reino Unido, que oferece suporte a pessoas com TANS, relata que a autolesão pode ter um efeito calmante imediato, desacelerando a mente, acalmando a respiração e a frequência cardíaca e permitindo que a pessoa recupere o controle sobre si mesma[46].

Epidemiologia

Uma estimativa feita há dez anos pela OMS era de que ocorreriam 880.000 mortes em decorrência de autolesões[16]. Nos Estados Unidos, até 4% dos adultos se automutilam com aproximadamente 1% da população se engajando em automutilação crônica ou grave[47].

A prevalência de autolesão em adolescentes varia entre 7,5 e 46,5%, subindo para 38,9% entre universitários, e de 4 a 23% entre adultos. O início do comportamento de autolesão ocorre mais frequentemente na adolescência, entre 12 e 14 anos[48,49], mas os achados também relataram comportamento de autolesão em crianças menores de 12 anos[50].

Os resultados de alguns estudos sugeriram que as mulheres apresentaram mais comportamentos de autolesão do que os homens, tanto em amostras clínicas quanto não clínicas[42,51]. Em uma metanálise, Bresin e Schoenleber[52] relatam que mulheres são ligeiramente mais propensas do que os homens a apresentarem autolesão não suicida. As diferenças também dizem respeito ao tipo de método escolhido: o autoespancar é mais comum entre as mulheres, que também eram mais propensas do que os homens a se envolverem em métodos que geralmente envolvem a visualização do sangue[42], enquanto queimar e bater são mais comuns entre os homens[53].

Em relação à etnia, em amostra etnicamente diversificada, estudantes universitários multirraciais relataram altas prevalências (20,8%), seguidos por caucasianos (16,8%) e hispânicos (17%)[54]. No entanto, a pesquisa com sujeitos não caucasianos limitou-se a poucos países. Entre os estudantes chineses, as prevalências de autolesão não suicida variaram de 24,9 a 29,2%[55,56], da mesma forma Zoroglu et al.[57] relataram que 21,4% dos adolescentes turcos praticam algum tipo de autolesão não suicida.

Etiologia

Os potenciais fatores etiológicos do TANS podem ser divididos em duas categorias principais: individual (p. ex., desregulação emocional e transtornos psiquiátricos) e ambiental (p. ex., maus tratos na infância e interrupção do apego). A maioria das pesquisas focadas em experiências traumáticas na primeira infância descobriram que os maus-tratos na infância surgiram como um preditor para o TANS entre adolescentes e estudantes universitários[55]. A exploração da participação do ambiente revelou que o abuso sexual infantil apresentaria forte ligação com o desenvolvimento do TANS[58]. Examinando fatores individuais, os resultados relataram que a frequência de TANS foi significativamente associada com a desregulação emocional e afetava a intensidade/reatividade entre os homens[59], e pela inexpressividade emocional entre as mulheres pesquisadas[60].

Comorbidades

De acordo com a literatura, o TANS é frequentemente associado a vários transtornos psiquiátricos. Mais notavelmente, há associação entre TANS e o diagnóstico de transtorno de personalidade *borderline* (TPB)[61]. Explorando a associação entre o comportamento autolesivo sem finalidade suicida e diagnósticos psiquiátricos, os pesquisadores relataram comportamento autolesivo em uma ampla gama de outros transtornos, como transtorno de estresse pós-traumático (TEPT), transtorno dissociativo, TC, TOC, TEI, transtornos de ansiedade e humor, transtorno de uso de substâncias, bulimia nervosa e transtorno de identidade dissociativa[61-63]. Além disso, aparece frequentemente uma relação entre o TANS e transtornos alimentares[64], embora nem todos os pesquisadores confirmem tal associação[48,65], descobriram que adultos com histórico de autolesões relataram atitudes negativas em relação ao corpo e menores níveis de cuidado corporal.

DEPENDÊNCIAS COMPORTAMENTAIS

Cleptomania

Marta tem 27 anos, é solteira, estudante de direito. Ela conta que aos 13 anos, sem um motivo que ela consiga identificar, passou a praticar pequenos furtos, roubando inicialmente de pessoas da família e colegas na escola. Ao longo da adolescência os furtos foram crescendo em frequência. Ela não tem preferência por objetos específicos, mas notou que tem procurado objetos cada vez maiores e mais difíceis de retirar do local, "talvez por causa do desafio, porque pegar coisa pequena já não dá mais emoção". Atualmente, ela furta principalmente em lojas de departamento, pelo menos uma vez por semana. Marta não usa os objetos furtados, jogando fora ou doando a maioria deles. Ela já foi flagrada três vezes, sendo que em duas delas sua família precisou buscá-la na delegacia. Sua família a condena por isso e o relacionamento, particularmente com a mãe que é muito severa e religiosa, está muito comprometido. Ela confessou seu problema ao noivo apenas recentemente e, às vezes, interrompe o trabalho dele pedindo que vá até o shopping retirá-la do local, porque se sente na iminência de cometer um furto, mas não consegue se retirar sozinha.

Diagnóstico

A CID-11 descreve a cleptomania como uma falha recorrente em controlar impulsos fortes de roubar objetos na ausência de um motivo inteligível (p. ex., os objetos não são adquiridos para uso pessoal ou ganho monetário). Há uma sensação crescente de tensão ou excitação afetiva antes do ato do furto e uma sensação de prazer, excitação, alívio ou gratificação durante e imediatamente após o ato de furtar. A CID-11 não estabeleceu critérios específicos para a cleptomania.

Muitas características da cleptomania sugerem que ela também se enquadraria entre as dependências comportamentais. O paciente cleptomaníaco vive uma sofrida ambiguidade entre o risco, a consecução bem-sucedida do furto e o prazer da posse do objeto de um lado; e a culpa e o medo de outro. Tentativas vãs de controle geram uma luta interna marcada por crises de desejo e vontade de roubar. Interessantemente, cleptomania parece responder à naltrexona, medicação hoje usada para tratar "fissura" de dependentes de álcool e jogo de azar. Além disso, pacientes cleptomaníacos também apresentam boa resposta a TCC estruturada sobre modelos derivados do tratamento de dependências[66].

Caracteristicamente, o paciente cleptomaníaco relata inúmeras tentativas frustradas de controlar ou cessar os furtos. O ato em geral é antecedido de grande tensão e alívio após a sua execução, que pode ser seguido de remorso genuíno, ou não. Os furtos habitualmente têm início na adolescência e podem passar anos sem serem percebidos – mais da metade dos cônjuges desconhecem esta condição dos seus parceiros. Contudo, eles são relativamente frequentes, ocorrendo em média 2 a 3 vezes por semana. A intensa vergonha e o pesado juízo moral sobre o furto impedem que a maioria desses pacientes procurem tratamento. A negação é comum mesmo quando pegos roubando e, por vezes, esses pacientes preferem sofrer as consequências legais do que revelar sua patologia. Tentativas de suicídio podem ocorrer quando o cleptomaníaco é ameaçado de delação ou quando cruelmente exposto. O Quadro 4 exibe os critérios diagnósticos do DSM-5 para cleptomania.

Epidemiologia

Dados epidemiológicos da cleptomania são pouco conhecidos. Sua prevalência na população é estimada em 0,6%, porém esse número pode estar subestimado em função do medo e da vergonha. A síndrome parece ocorrer mais em mulheres do que em homens numa proporção 2 a 4 vezes maior. Sintomas cleptomaníacos são comuns em população psiquiátrica, sendo que em média 9% preencheria critérios para um diagnóstico de cleptomania. Por razões ainda desconhecidas, a cleptomania pode ser particularmente frequente em pacientes com transtorno alimentar, tendo um estudo relatado que 24% das pacientes que se apresentaram para tratamento de bulimia nervosa fecharam critérios para esse TCI ao menos uma vez ao longo da vida[67].

Quadro 4 Critérios diagnósticos para cleptomania

A. Fracasso recorrente em resistir aos impulsos de furtar objetos que não são necessários para o uso pessoal ou por seu valor monetário.
B. Sentimento aumentado de tensão imediatamente antes da realização do furto.
C. Prazer, satisfação ou alívio no momento de cometer o furto.
D. O furto não é cometido para expressar raiva ou vingança, nem ocorre em resposta a um delírio ou alucinação.
E. O furto não é mais bem explicado por um transtorno da conduta, um episódio maníaco ou um transtorno da personalidade antissocial.

Fonte: DSM-5[5].

Comorbidades

As comorbidades psiquiátricas mais comumente relatadas em pacientes em tratamento para cleptomania são: outros TCI (20 a 46%), abuso de substância (23 a 50%) e transtornos do humor (45 a 100%). Transtornos da personalidade (TP) parecem ser comuns; em um estudo com 28 pacientes ambulatoriais os TP mais comuns foram paranoide (17,9%), *borderline* (10,3%) e esquizoide (10,7%). A associação com TP indicava início mais precoce e sintomatologia mais grave. A qualidade de vida desses pacientes é grandemente comprometida, independente da presença ou não de comorbidade psiquiátrica. Estima-se que mais de 80% deles já foram detidos legalmente e cerca de 15 a 20% já cumpriram pena de extensão variável por causa dos furtos[68].

Etiopatogenia

A etiopatogenia da síndrome é desconhecida, mas sugere-se uma associação com maus-tratos na infância e possível comprometimento de estruturas do córtex pré-frontal. No único estudo de neuroimagem conduzido em cleptomania, dez pacientes foram comparadas a dez controles normais quanto à integridade da substância branca cerebral[69].

As imagens por difusão de tensão mostraram um prejuízo da integridade da substância branca nas regiões inferiores do lobo frontal, mostrando que enquanto as estruturas frontais não apresentavam alterações morfométricas, elas pareciam "desconectadas" do restante das estruturas cerebrais (Figura 2).

Em concordância com esses achados, um estudo demonstrou que o prejuízo de funções executivas estavam significativamente

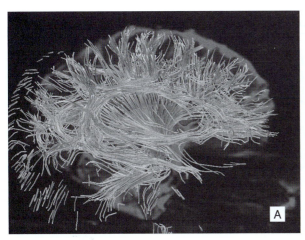
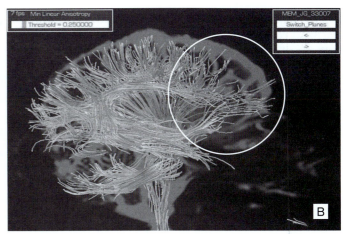

Figura 2 Imagens por difusão de tensão. A: imagem de controle normal; B: em portadora de cleptomania, a região destacada exibe rarefação e descontinuidade da matéria branca e em região frontal inferior decorrente de provável degeneração axonal. (Veja imagem colorida no encarte).

associadas à maior gravidade dos sintomas de cleptomania, reforçando a sugestão de prejuízo da função inibitória e reguladora do comportamento por comprometimento de estruturas da região pré-frontal[70]. Vários métodos psicoterápicos, incluindo tratamentos psicodinâmicos ou psicanaliticamente orientados, TCC, sensibilização encoberta e dessensibilização foram propostos, porém todos limitados a séries de caso sem controle adequado[68]. Antidepressivos tricíclicos, inibidores da recaptação de serotonina (ISRS), lítio, topiramato e ácido valproico já foram propostos para o tratamento da cleptomania, porém o único fármaco testado em estudo controlado e randomizado foi a naltrexona, que se mostrou superior ao placebo[71].

Transtorno de *videogame* (dependência de jogos eletrônicos)

Lucas tem 29 anos de idade, casado, metalúrgico desempregado. Ele iniciou com a prática de jogos eletrônicos na transição da infância para a adolescência, inicialmente em consoles de *videogame*. Com a popularização da internet e o advento de novas tecnologias, Lucas migrou, já na fase adulta, para práticas de jogos *on-line* colaborativos, então categorizados como *Multiplayer On-line Battle Arena* (MOBA). Ele descreve que era um ambiente onde se sentia valorizado, pelo fato de ter galgado níveis de aperfeiçoamento dentro do jogo, assumindo então uma posição de liderança dentro de seu círculo de convivência virtual. Com a evolução e o desenvolvimento de suas habilidades, passou a dedicar uma quantidade crescente de horas diárias ao jogo, tendo este um protagonismo em sua vida, em detrimento de outras atividades, como o trabalho, a socialização e a alimentação. Até então, Lucas era um exímio metalúrgico e gozava de um relacionamento estável com sua esposa. Gradativamente, à medida em que o *videogame* passou a se tornar a prática central de sua vida, ele começou a faltar ao trabalho sem que a família soubesse, com o intuito de praticar o jogo eletrônico em *lan houses*. Lucas confidenciava a amigos que desejava se tornar um jogador profissional de jogos *on-line*, abandonando então seu atual emprego e passando a ser remunerado em sua prática preferencial. Ele se sentia bastante irritado quando era impossibilitado de jogar. Quando estava na presença de sua esposa, muitas vezes recorria à prática solitária de assistir a vídeos de transmissão *on-line* (*streaming*) do jogo que praticava e se imaginando a jogar. Lucas foi então demitido do emprego, decidindo procurar atendimento especializado após ultimato de sua esposa, que ameaçou abandoná-lo, caso não buscasse auxílio terapêutico.

O *videogame* e o jovem

A presença maciça dos jogos eletrônicos nos lares brasileiros desafia pais e educadores, uma vez que os jogos são profundamente engajantes. Essa característica pode ser direcionada tanto para favorecer o desenvolvimento do jovem[72], quanto para comprometê-lo, pois a dedicação ao *videogame* concorre com horas usualmente dedicadas ao estudo, à alimentação e à socialização[73]. Quando essa interferência atinge um limiar que compromete a adaptação psicossocial do indivíduo caracteriza-se o transtorno do *videogame* (TVG), ou dependência de jogos eletrônicos. O TVG tem se tornado um tema frequente na mídia leiga e com relevância crescente nos periódicos científicos, em especial na última década. Esse interesse ocorre em razão do papel central que a tecnologia passou a ocupar na vida de crianças, jovens e adultos.

A popularização das tecnologias e do acesso à internet causa preocupações, especialmente em crianças e jovens, pela vulnerabilidade desse grupo a possíveis efeitos deletérios da tecnologia. Parte dessa vulnerabilidade decorre do processo de maturação do córtex cerebral, processo que transcorre sua fase mais importante durante a infância e a adolescência. Durante a maior parte desse período, os jovens apresentam uma imaturidade acentuada em regiões associadas ao processo de mensuração de risco em tomadas de decisão, como o córtex pré-frontal, apresentando uma maior propensão a comportamentos impulsivos e à tomada de decisão direcionada à possibilidade de gratificação imediata[74].

A pesquisa *TIC Kids Online*, realizada entre 2019 e 2020, no Brasil, com uma amostra de 2.954 famílias, identificou que 89% das crianças e adolescentes entre 9 e 17 anos estão conectados à internet com regularidade, sendo o acesso em sua maioria (95%) pelo celular. Destes, 75 e 38% dos jovens dos sexos masculino e feminino, respectivamente, fazem uso de jogos *on-line* e conectados a outros jogadores; 58% dos jovens e 51% das jovens utilizam jogos, mas não conectados a outros jogadores[75].

Embora grande parte da população jovem seja adepta à prática de *videogame* (tipicamente *on-line*), alguns podem desenvolver prejuízos secundários ao hábito. Estes, tipicamente jovens e do sexo masculino, podem apresentar prejuízos em relacionamentos interpessoais, trabalho, educação, saúde física e emocional. Segundo recente metanálise[76], a prevalência estimada de TVG na população mundial é de 4,6%, sendo mais alta no sexo masculino (6,8%) do que no feminino (1,3%). O mesmo estudo buscou segmentar os dados, com base na data de coleta dos mesmos. Quando observamos a prevalência agrupada dos estudos realizados apenas na última década, esta se encontra em 3,8%. Tal discrepância é decorrente do refinamento da classificação diagnóstica do TVG e do desenvolvimento de novas escalas de rastreio populacional.

Diagnóstico

Tendo em vista o acúmulo de dados alarmantes associados a tais prejuízos e à robustez crescente das evidências científicas, a OMS incluiu na CID-11 a dependência de jogos *on-line* e *off-line*, ou *gaming disorder*, como novo transtorno psiquiátrico (Quadro 5). Um passo não tão ousado havia sido realizado na elaboração e publicação do DSM-5, que a incluiu com a nomenclatura de transtorno do jogo pela internet, porém elencando tal questão como material para futuros estudos e não a sedimentando como uma dependência comportamental devidamente reconhecida[3]. Tendo em vista as múltiplas nomenclaturas e ausência de tradução oficial da terminologia estabelecida pela OMS, para manter a simplicidade da comunicação, no texto presente nós continuaremos a nos referir a ambas as nomenclaturas, *gaming disorder* e transtorno do jogo pela internet, como TVG.

TVG e dependência

Além das características estruturais do jogo que apelam a conhecidos mecanismos comportamentais de reforço, o caráter gratificante intrínseco ao brincar e a combinação estética sensorial multimodal do jogo o tornam um estímulo complexo e particularmente ativador do sistema de recompensa cerebral (SRC)[77,78]. Em uma recente metanálise, Zheng et al.[79] identificaram que, apesar de algumas demarcadas diferenças nos padrões de ativação do SRC em indivíduos com TVG, são diversas as similaridades apresentadas com as mudanças neurofuncionais observadas em outras dependências comportamentais e químicas. As alterações mais marcantes elencadas por esse estudo foram observadas no córtex cingulado, pré-cúneo, estriado e ínsula. Tais alterações corroboram com a tese de que TVG é um transtorno psiquiátrico que compartilha similaridades com

outras dependências químicas e comportamentais já devidamente reconhecidas pela comunidade científica[80].

Comorbidades

É recorrente na literatura a sinalização da associação frequente do TVG com comorbidades psiquiátricas, dentre essas destacando-se o transtorno depressivo maior, transtornos de ansiedade e o transtorno de déficit de atenção e hiperatividade. Os transtornos do humor podem tanto preceder o desenvolvimento do TVG, atuando como facilitadores para o mesmo, como podem ser deflagrados pelo comportamento aditivo e consequências secundárias do mesmo, como o isolamento social, piora na qualidade do sono, piora na qualidade de alimentação e outros fatores associados[81].

Oniomania (compras compulsivas)

Aparecida tem 57 anos de idade, casada, dois filhos, aposentada. Ela procurou tratamento porque seu marido está exasperado com seus gastos. Aparecida é filha de uma família de classe média C e relata que na infância sentia-se humilhada por ter que usar roupas que tinham pertencido aos seus irmãos mais velhos. Ela notou que sua prodigalidade com dinheiro se manifestou desde o primeiro emprego, aos 17 anos. Contudo, ela só passou a apresentar dívidas depois dos 40 anos quando os bancos e financeiras passaram a oferecer crédito pessoal facilitado sem exigência de comprovação de renda. Há dois anos ela fechou um acordo com a empresa em que trabalhou por 25 anos para resgatar uma compensação financeira e se aposentou. Ela usou o dinheiro para saldar dívidas com credores; porém com o ócio, sua dedicação às compras aumentou muito e

---

Quadro 5 Critérios diagnósticos para *gaming disorder* pela CID-11 (em tradução livre)

Padrão de comportamento persistente ou recorrente de jogar (jogos digitais ou *videogames*) *on-line* ou *off-line* manifestado por:

- Controle prejudicado sobre o jogo (p. ex., início, frequência, intensidade, duração, término e contexto).
- Prioridade crescente dada ao jogo, na medida em que o jogo tem precedência sobre outros interesses da vida e atividades diárias.
- Continuação ou escalada da prática de jogar, apesar da ocorrência de consequências negativas. O padrão de comportamento é grave o suficiente para resultar em prejuízo significativo nas áreas pessoal, familiar, social, educacional, ocupacional ou outras importantes áreas de funcionamento.

O padrão de comportamento do jogo pode ser contínuo ou episódico e recorrente.

O comportamento de jogo e outras características normalmente são evidentes durante pelo menos doze meses para que um diagnóstico seja atribuído, embora a duração necessária possa ser encurtada se todos os requisitos diagnósticos forem cumpridos e os sintomas forem graves.

Fonte: Organização Mundial da Saúde, 2018[3].

ela está novamente endividada. Os objetos comprados são em sua maioria peças de vestuário e enfeites para a casa. Ela não usa a maioria deles e os tem quase todos guardados em armários de sua casa. Ela tem grande dificuldade de se desfazer dos objetos e fica muito irritada quando alguém mexe nos seus armários. Ela descreve suas emoções como:

> "... uma montanha-russa; quando saio da loja com cinco sacolas em cada mão me sinto poderosa, no estacionamento já me sinto culpada e nervosa porque não sei como tirar as compras do porta-malas do carro e guardá-las em casa sem que meu marido veja."

Diagnóstico e epidemiologia

A oniomania, ou compras compulsivas, não consta dos códigos atuais de classificação, exceto pela possibilidade de ser nomeada como um transtorno do impulso sem outra especificação. Contudo, as primeiras descrições clínicas datam do início do século XX, tendo sido produzidas por fundadores do pensamento psiquiátrico moderno como Kraepelin e Bleuler. O termo vem do grego oné (compras) e mania (frenesi). Bleuler classificava a oniomania entre os impulsos reativos juntamente com a piromania e a cleptomania. Sobre ela ele disse[82]:

"O elemento particular (da oniomania) é a impulsividade; eles não podem evitar o que às vezes se expressa no fato de que, a despeito de uma boa educação escolar, os pacientes são absolutamente incapazes de pensar diferentemente e conceber as consequências sem sentido dos seus atos e a possibilidade de não os realizar. Eles nem mesmo sentem o impulso, mas agem de acordo com a sua natureza, como a lagarta que devora a folha".

Inicialmente acreditava-se que a oniomania seria uma expressão frustra da cleptomania, porém, observações posteriores mostraram que ambas apresentam curso independente e que a oniomania parece ser muito mais prevalente. Aliás, se fosse oficialmente reconhecida, a oniomania seria o transtorno do impulso mais frequente, com taxas de prevalência estimadas entre 5 e 8% da população geral, com uma proporção homem/mulher de aproximadamente 1:4. Considerando-se essa elevada frequência e o fato de que esses pacientes consomem quantidades muitas vezes superiores do que as do consumidor comum, é plausível supor que a oniomania tenha influência no varejo e nos sistemas de crédito, uma vez que muitos deles passam por períodos de inadimplência. Apesar do alto grau de endividamento, o paciente consegue crédito com diversas empresas. Provavelmente apresenta impacto significativo na economia de um país, o que torna ainda menos justificável a pouca atenção dada a essa síndrome até o momento.

Uma possível razão para essa negligência são as dúvidas que cercam a sua psicopatologia. Comportamento pródigo e gastador também é observado em portadores de transtorno afetivo bipolar (TAB), porém como resultado de uma desinibição comportamental secundária à polarização do humor para a euforia em fases maníacas ou hipomaníacas. Os pacientes oniomaníacos relatam que com frequência as compras são levadas a cabo como forma de lidar com a angústia ou esquecer uma frustração, mas enquanto afetos negativos podem atuar como

desencadeantes, nota-se que nesses pacientes os episódios ocorrem de forma independente da presença ou ausência de polarização do humor, mesmo em relação à depressão que é provavelmente a comorbidade psiquiátrica mais comum. Outros autores sugerem uma aproximação do TOC, destacando as formas por vezes ritualizadas com que esses pacientes armazenam e zelam pelos objetos comprados, porém, ainda sobressaem neles o caráter ego-sintônico, irrefletido e irreprimível das compras que reforçam seu caráter impulsivo. Oniomania não possui critérios diagnósticos universalmente aceitos, porém os critérios propostos por McElroy et al.[83] ainda são os mais aceitos, sendo que eles parecem espelhar em parte as dúvidas classificatórias que cercam a síndrome (vide Quadro 6).

Quadro 6   Critérios diagnósticos para oniomania

Preocupação, impulsos ou comportamento mal adaptativos envolvendo compras, como indicado por, pelo menos, um dos seguintes critérios:
- Preocupação frequente com compras ou impulso de comprar irresistível, intrusivo, ou sem sentido.
- Comprar mais do que pode comprar itens desnecessários, ou por mais tempo que o pretendido.
- A preocupação com compras, os impulsos ou o ato de comprar causam sofrimento marcante, consomem tempo significativo e interferem no funcionamento social e ocupacional, ou resulta em problemas financeiros.
- As compras compulsivas não ocorrem exclusivamente durante episódios de hipomania ou mania.

Um estudo comparativo entre oniomania, transtorno bipolar e TOC demonstrou que os portadores de oniomania se diferenciaram desses outros diagnósticos por apresentar uma inclinação maior para aquisições em geral e deficiência de planejamento, o que reforça o seu caráter aditivo/impulsivo[84].

Comorbidade

Oniomania apresenta elevada comorbidade com transtornos do humor, transtornos ansiosos, dependências, transtornos alimentares e outros transtornos do impulso. Transtornos de personalidade também são comuns com relatos oscilando entre 50 e 60% em pacientes em tratamento por oniomania. Os diagnósticos mais comuns são borderline, antissocial e narcisista. Por sinal, questões associadas à autoimagem estão no cerne de especulações feitas sobre o significado das compras. Os objetos mais comprados são roupas e acessórios, sapatos, bijuterias, maquiagem e CD. A maioria está aparentemente relacionada à necessidade de construção e confirmação de uma identidade de gênero, entretanto, estudos qualitativos sugerem que a relação entre autoimagem e compras é mais verdadeira para mulheres do que para homens[85].

Etiopatogenia e neurobiologia

Os estudos de famílias de compradores compulsivos mostram uma forte concentração de transtornos do humor, ansiedade, transtornos alimentares, transtornos por uso de substância e outros transtornos do impulso, incluindo as próprias compras compulsivas. Os estudos sugerem uma associação com eventos traumáticos, incluindo abuso sexual, abuso emocional e testemunho de violência[85,86]. Entretanto ainda não há dados sobre como o trauma na infância poderia desenvolver uma vulnerabilidade específica para oniomania ou se ele seria um fator inespecífico de vulnerabilidade para transtornos psiquiátricos em geral.

Os estudos sobre a neurobiologia da oniomania são escassos, a maioria se concentra na perda de regulação sobre a transmissão serotonérgica, dopaminanérgica ou opioidérgica. Devido às dúvidas que cercam a classificação da oniomania, os pesquisadores que observam similaridades com TOC investem no uso de ISRS, que são drogas efetivas para esse transtorno. Entretanto, a utilidade dos ISRS na oniomania segue indeterminada[85,87].

Potenza[88] propõe que as compras compulsivas, assim como o transtorno do jogo e outros comportamentos autoindulgentes são relacionados a fatores envolvendo uma baixa atividade dopaminérgica no SGC, uma teoria que se convencionou chamar de síndrome da deficiência de recompensa cerebral. Assim, os mecanismos preferenciais para lidar com as compras compulsivas seriam aqueles que envolveriam direta ou indiretamente a modulação da transmissão dopaminérgica, através da modulação da transmissão do endopioide e/ou do glutamato no SGC. De fato, alguns relatos de caso sugeriram benefícios da naltrexona para o tratamento das compras compulsivas, levantando especulações sobre o papel da betaendorfina, e dos receptores opioides na oniomania[89]. Um estudo preliminar com memantina, um antagonista do receptor N-Methyl-D-aspartato, reduziu o comprar compulsivo de pacientes em tratamento para oniomania[90]. De qualquer forma, a inferência da participação de neurotransmissores e vias particulares a partir da resposta clínica a fármacos permanece fundamentalmente especulativa, uma vez que nenhum estudo investigando a atividade de neurotransmissores específicos na oniomania foi conduzido até o momento.

Os estudos genéticos sugerem a participação da dopamina e da serotonina na etiopatogenia das compras compulsivas. Em consonância com a teoria da síndrome de deficiência de gratificação cerebral, foram encontradas relações significativas entre polimorfismo genético para receptores D1, condicionando resposta diminuída desses receptores e TJ, abuso de álcool e compras compulsivas[82].

Um estudo sobre agregação familiar investigou a ocorrência de oniomania, outras dependências comportamentais e transtornos do impulso em parentes de primeiro grau de portadores de TJ e controle normais. Os transtornos desse espectro aditivo impulsivo foram mais de oito vezes mais frequentes entre os familiares de portadores de TJ, sendo que a maior parte dessa diferença foi atribuída à maior prevalência de oniomania entre os parentes de primeiro grau dos jogadores. Os autores concluíram que TJ e oniomania fazem parte de um conjunto de transtornos caracterizados por dependência de comportamentos hedônicos e gestão impulsiva de crédito para obtenção de gratificação[91].

Um estudo de ressonância magnética funcional investigou a resposta cerebral de indivíduos normais a ofertas de compras vantajosas e compras desvantajosas e observaram a ativação da região anterior do corpo estriado ventral às ofertas vantajosas, a mesma região para onde convergem as projeções dopaminérgicas no SGC e que está diretamente envolvida nas dependências em geral. Por outro lado, as ofertas desvantajosas foram associadas com ativações do córtex insular e desativação do córtex pré-frontal mesial, indicando que a decisão da aquisição mediada por troca financeira envolve diferentes circuitos cerebrais que são integrados no córtex pré-frontal. Interessantemente, em outros estudos, o córtex insular foi associado com a experiência corporal e emocional da dor[92]. Até o momento, apenas um estudo de neuroimagem foi conduzido em portadores de oniomania. Portadoras de oniomania foram comparadas a controles normais em uma investigação com ressonância magnética, nas quais elas foram expostas a fotografias de objetos de consumo e seus preços e foram instruídas a responder se desejariam comprar esses objetos. Durante a exposição às fotografias, houve uma ativação significativamente maior do corpo estriado ventral quando a pessoa indicou que desejava comprar em comparação aos objetos que não desejava adquirir. Essa discrepância foi significativa para os dois grupos, mas claramente mais acentuada para as portadoras de oniomania. Semelhante ao estudo anterior, a ativação do córtex insular foi associada com a intenção de recusa da compra, mas nesse caso com uma correlação mais robusta para os controles normais. Além disso, observou-se um envolvimento do giro do cíngulo anterior tanto na decisão de comprar quanto na de não comprar, porém essa ativação foi mais relevante quando portadoras de oniomania decidiram comprar, ou quando controles normais optaram por não comprar. Em outros estudos, a ativação do giro do cíngulo anterior tem sido relacionada ao humor depressivo e tomada de decisão sob conflito entre uma avaliação emocional ("eu quero", "como seria bom ter isso") *versus* uma avaliação racional ("o custo pode superar o benefício dessa compra"). Além disso, como seria de se esperar, durante o processo de tomada de decisão, todas as outras estruturas do córtex pré-frontal, incluindo o córtex ventromedial e o córtex dorsolateral foram intensamente ativados, porém sem diferenças significativas entre pacientes e seus respectivos controles[93]. Os achados nesse caso foram muito similares aos estudos de neuroimagem e dependência de substâncias[94], o que reforça a percepção da oniomania como uma dependência comportamental.

Finalmente, outra linha interessante de investigação são os estudos de reatividade a pistas (*cue reactivity*). Um estudo investigou a reação eletrodérmica à exposição a fotos de objetos de consumo e encontrou uma correlação robusta entre a resposta eletrodérmica e avaliação subjetiva do desejo de adquirir o objeto representado na imagem[95]. Outro estudo investigou a reatividade a pistas correlacionadas a uma análise de coerência do eletroencefalograma em portadores de oniomania. Mudanças difusas na atividade elétrica de toda a córtex cerebral foram encontradas para objetos desejados e não desejados, com uma tendência de lateralização à esquerda para objetos desejados e lateralização à direita para objetos não desejados[96]. Em ambos os estudos, os autores concluem que as respostas diferenciadas para os estímulos associados ao desejo de comprar reforçam a natureza gratificante e aditiva da oniomania.

CONSIDERAÇÕES FINAIS

Os TCI são uma classe de diagnósticos mais prevalentes e com provável impacto na sociedade maior do que o imaginado antes. Ainda assim, permanecem grandemente desconhecidos pelos profissionais de saúde e pelo público em geral. Além dos diagnósticos abordados neste capítulo, outras manifestações impulsivas são relevantes e merecem a atenção de clínicos, pois podem afetar a saúde coletiva, como o impulso sexual excessivo e o transtorno compulsivo alimentar periódico, ambos abordados em outros capítulos deste livro. Igualmente, os comportamentos de abuso associados às novas tecnologias, além do TVG, como abuso do celular, redes sociais e uso indiscriminado da internet e mídia eletrônica veiculada por telas[97] merecem particular atenção pelo seu efeito modelador do comportamento volitivo e pró-social das futuras gerações. Sobre eles pesa a dúvida se representariam síndromes específicas ou se são sintomas contidos em síndromes mais amplas, porém nossas dúvidas nosológicas não têm impedido que todos os dias milhares de indivíduos procurem serviços de saúde para tratar exatamente dessas queixas ou de outras diretamente causadas por elas. Esse cenário tão amplo de sintomas e apresentações pede uma classificação melhor que contemple as subdivisões dos fenômenos impulsivos e que facilite a compreensão dos TCI, pois seu tratamento significa o resgate de características que definem o caráter humano, o autocontrole e o livre arbítrio.

Para aprofundamento

- Seger L, Bernardo CFS, Morillo J, Geraldo DE. Como lidar com a raiva e o transtorno explosivo intermitente: guia prático para pacientes, familiares e profissionais de saúde. São Paulo: Hogrefe; 2020.
- Tavares H, Abreu CN, Seger L, Mariani MMC, Filomensky TZ. Psiquiatria, saúde mental e a clínica da impulsividade. Barueri: Manole; 2015.
- Nabuco C, Góes D, Lemos IL. Como lidar com dependência tecnológica: guia prático para pacientes, familiares e educadores. São Paulo: Hogrefe; 2020.

REFERÊNCIAS BIBLIOGRÁFICAS

1. Tavares H, Alarcão G. Psicopatologia da impulsividade. In. Abreu CN, Tavares H, Cordás T (org.). Manual clínico dos transtornos dos impulsos. 1 ed. Porto Alegre: Artmed; 2007. p. 19-36.
2. Organização Mundial da Saúde (OMS). Classificação de transtornos mentais e de comportamento da CID-10: descrições clínicas e diretrizes diagnósticas. 10 ed. Porto Alegre: Artmed; 1993.
3. Organização Mundial da Saúde. Classificação internacional de doenças – CID-11. Genebra: OMS; 2018. Disponível em: https://www.who.int/classifications/icd/en/ (acesso 5 set 2020).
4. American Psychiatric Association. Diagnostic and statistical manual of mental disorders (DSM-4). Washington: American Psychiatric Association; 2000.
5. American Psychiatric Association (APA). Diagnostic and statistical manual of mental disorders (DSM-5). Washington: American Psychiatric Association; 2013.
6. Andrade LH, Wang YP, Andreoni S, Silveira CM, Alexandrino-Silva C, Siu ER, et al. Mental disorders in megacities: findings from the São Paulo megacity mental health survey, Brazil. PLoS One. 2012;7(2):e31879.
7. Palix J. Incendiaires et pyromanes [Arson and pyromania, update 2015]. Rev Med Suisse. 2015;11(486):1706-9.
8. Ramírez-Martín A, Ramos-Martín J, Mayoral-Cleries F, Moreno-Küstner B, Guzman-Parra J. Impulsivity, decision-making and risk-taking behaviour in bipolar disorder: a systematic review and meta-analysis [published online ahead of print, 2020 Sep 3]. Psychol Med. 2020;1-13.
9. Linhartová P, Látalová A, Barteček R, Sirucek J, Theiner P, Ejova A, et al. Impulsivity in patients with borderline personality disorder: a comprehensive profile compared with healthy people and patients with ADHD. Psychol Med. 2020;50(11):1829-38.
10. Gray NS, Weidacker K, Snowden RJ. Psychopathy and impulsivity: the relationship of psychopathy to different aspects of UPPS-P impulsivity. Psychiatry Res. 2019;272:474-82.
11. Kozak K, Lucatch AM, Lowe DJE, Balodis IM, MacKillop J, George TP. The neurobiology of impulsivity and substance use disorders: implications for treatment. Ann N Y Acad Sci. 2019;1451(1):71-91.
12. Sarwer DB, Allison KC, Wadden TA, Ashare R, Spitzer JC, McCuen-Wurst C, et al. Psychopathology, disordered eating, and impulsivity as predictors of outcomes of bariatric surgery. Surg Obes Relat Dis. 2019;15(4):650-5.
13. Dell'Osso B, Altamura AC, Allen A, Marazziti D, Hollander E. Epidemiologic and clinical updates on impulse control disorders: a critical review. Eur Arch Psychiatry Clin Neurosci. 2006;256(8):464-75.
14. Liu RT, Trout ZM, Hernandez EM, Cheek SM, Gerlus N. A behavioral and cognitive neuroscience perspective on impulsivity, suicide, and non-suicidal self-injury: Meta-analysis and recommendations for future research. Neurosci Biobehav Rev. 2017;83:440-50.
15. Scanavino MDT, Ventuneac A, Abdo CHN, Tavares H, Amaral MLS, Messina B, et al. Sexual compulsivity, anxiety, depression, and sexual risk behavior among treatment-seeking men in São Paulo, Brazil. Braz J Psychiatry. 2018;40(4):424-31.
16. Lozano R, Naghavi M, Foreman K, Lim S, Shibuya K, Aboyans V, et al. Global and regional mortality from 235 causes of death for 20 age groups in 1990 and 2010: a systematic analysis for the Global Burden of Disease Study 2010. Lancet. 2012;380(9859):2095-128.
17. Valverde M. Diseases of the will. Cambridge: Cambridge University Press; 1998.
18. Coleridge ST. http://etext.virginia.edu/stc/Coleridge/letters/Cottle_042614.html. (acesso 20 ago 2009).
19. Plutchik R, Van Praag HM. The nature of impulsivity: definitions, ontology, genetics, and relations to aggression. In. Hollander E, Stein D (eds.). Impulsivity and aggression. Chichester: John Wiley & Sons; 1995. p.7-24.
20. Helmy M, Zhang J, Wang H. Neurobiology and neural circuits of aggression. Adv Exp Med Biol. 2020;1284:9-22.
21. Oliveira ECB, Fitzpatrick CL, Kim HS, Gulassa DC, Amaral RS, Cristiana NM, et al. Obsessive-compulsive or addiction? Categorical diagnostic analysis of excoriation disorder compared to obsessive-compulsive disorder and gambling disorder. Psychiatry Res. 2019;281:112518.
22. Lee RJ, Wang J, Coccaro EF. Pharmacologic treatment of intermittent explosive disorder. In. Coccaro MM. Intermittent explosive disorder. Cambridge, Massachusetts: Academic Press; 2019. p. 221-33.
23. Cassiello-Robbins C, Barlow DH. Anger: the unrecognized emotion in emotional disorders. Clinical Psychology-Science and Practice. 2016;23(1):66-85.
24. Steakley-Freeman DM, Lee RJ, McCloskey MS, Coccaro EF. Social desirability, deceptive reporting, and awareness of problematic aggression in intermittent explosive disorder compared with non-aggressive healthy and psychiatric controls. Psychiatry Res. 2018;270:20-25.

25. Takayanagi Y, Spira AP, Roth KB, Gallo JJ, Eaton WW, Mojtabai R. Accuracy of reports of lifetime mental and physical disorders: results from the Baltimore Epidemiological Catchment Area study. JAMA Psychiatry. 2014;71(3):273-80.

26. Scott KM, Lim CC, Hwang I, Adamowski T, Al-Hamzawi A, Bromet E, et al. The cross-national epidemiology of DSM-IV intermittent explosive disorder. Psychol Med. 2016;46(15):3161-72.

27. Viana M, Andrade LH. Lifetime prevalence, age and gender distribution and age-of-onset of psychiatric disorders in the Sao Paulo Metropolitan Area, Brazil: results from the Sao Paulo megacity mental health survey. Rev Bras Psiquiatr. 2012;34:249-60.

28. Pereira DCS, Coutinho ESF, Corassa RB, Andrade LH, Viana MC. Prevalence and psychiatric comorbidities of intermittent explosive disorders in Metropolitan São Paulo, Brazil. Soc Psychiatry Psychiatr Epidemiol. 2020.

29. Coccaro EF, Shima CK, Lee RJ. Comorbidity of personality disorder with intermittent explosive disorder. J Psychiat Res. 2018;106:15-21.

30. McCloskey MS, Noblett KL, Deffenbacher JL, Gollan JK, Coccaro EF. Cognitive-behavioral therapy for intermittent explosive disorder: a pilot randomized clinical trial. J Consult Clin Psychol. 2008;76(5):876-86.

31. Burton PR, McNiel DE, Binder RL. Firesetting, arson, pyromania, and the forensic mental health expert. J Am Acad Psychiatry Law. 2012;40(3):355-65.

32. Hoertel N, Le Strat Y, Schuster JP, Limosin F. Gender differences in firesetting: results from the national epidemiologic survey on alcohol and related conditions (NESARC). Psychiatry Res. 2011;190(2-3):352-8.

33. Vaughn MG, Fu Q, Delisi M, Wright JP, Beaver KM, Perron BE, et al. Prevalence and correlates of fire-setting in the United States: results from the National Epidemiological Survey on Alcohol and Related Conditions. Compr Psychiatry. 2010;51(3):217-23.

34. Blanco C, Alegría AA, Petry NM, Grant JE, Simpson HB, Liu SM, et al. Prevalence and correlates of fire-setting in the United States: results from the National Epidemiologic Survey on Alcohol and Related Conditions (NESARC). J Clin Psychiatry. 2010;71(9):1218-25.

35. MacKay S, Paglia-Boak A, Henderson J, Marton P, Adlaf E. Epidemiology of firesetting in adolescents: mental health and substance use correlates. J Child Psychol Psychiatry. 2009;50(10):1282-90.

36. Emerson LE. The case of Miss A: a preliminary report of a psychoanalysis study and treatment of a case of self-mutilation. Psychoanalytic Rev. 1913;1(1):41-54.

37. Menninger K. Man against himself. New York: Harcourt and Brace; 1938.

38. **Medeiros GC, Seger-Jacob L, Garreto AK, Kim HS, Coccaro EF, Tavares H. Aggression directed towards others vs. aggression directed towards the self: clinical differences between intermittent explosive disorder and nonsuicidal self-injury. Braz J Psychiatry. 2019;41(4):303-9.**
   ⇨ Uma comparação entre dois modelos de impulsividade-agressiva: hetero e autoagressividade.

39. Nock MK. Self-injury. Annu Rev Clin Psychol. 2010;6:339-63.

40. Simeon D, Hollander E. Self-injurious behaviors: assessment and treatment. Washington: Americam Psychiatric Association; 2001.

41. Klonsky ED. The functions of deliberate self-injury: a review of the evidence. Clin Psychol Rev. 2007;27:226-39.

42. Sornberger MJ, Heath NL, Toste JR, McLouth R. Nonsuicidal self-injury and gender: patterns of prevalence, methods, and locations among adolescents. Suicide Life Threat Behav. 2012;42:266-78.

43. Swales M. Pain and deliberate self-harm. London: The Welcome Trust; 2008.

44. Meltzer H, Lader D, Corbin T, et al. Non fatal suicidal behaviour among adults aged 16 to 74. London: The Stationery Office; 2000.

45. Harmeless, 2020. http://www.harmless.org.uk/faq.php?%20cat_id=2

46. LifeSIGNS Self-Injury Guidance & Network Support; 2020. Disponível em: https://www.lifesigns.org.uk/self-injury-support-groups/.

47. Kerr PL, Muehlenkamp JJ, Turner JM. Nonsuicidal self-injury: a review of current research for family medicine and primary care physicians. J Am Board Fam Med. 2010;23(2):240-59.

48. Cerutti R, Presaghi F, Manca M, Gratz KL. Deliberate self-harm behavior among italian young adults: correlations with clinical and nonclinical dimensions of personality. Am J Orthopsychiatry. 2012;82:298-308.

49. Andover MS. Non-suicidal self-injury disorder in a community sample of adults. Psychiatry Res. 2014;219:305-10.

50. Barrocas AL, Hankin BL, Young JL, Abela JR. Rates of nonsuicidal self-injury in youth: age, sex, and behavioural methods in a community sample. Pediatrics. 2012;130:39-45.

51. Muehlenkamp JJ, Claes L, Havertape L, Plener PL. International prevalence of adolescent non-suicidal self-injury and deliberate self-harm. Child Adolesc Psychiatry Ment Health. 2012;6:1-9.

52. Bresin K, Schoenleber M. Gender differences in the prevalence of non-suicidal self-injury: a meta-analysis. Clin Psychol Rev. 2015;38:55-64.

53. Claes L, Vandereycken W, Vertommen H. Self-injury in female versus male psychiatric patients: a comparison of characteristics, psychopathology and aggression regulation. Pers Indiv Dif. 2007;42:611-21.

54. Kuentzel JG, Arble E, Boutros N, Chugani D, Barnett D. Nonsuicidal self-injury in an ethnically diverse college sample. Am J Orthopsychiatry. 2012;82:291-7.

55. Wan Y, Chen J, Sun Y, Tao FB. Impact of childhood abuse on the risk of non-suicidal self-injury in mainland Chinese adolescents. PLoS One. 2015;10(6): e0131239.

56. Tang J, Yang W, Ahmed NI, Ma Y, Liu H, Wang J, et al. Stressful life events as a predictor for nonsuicidal self-injury in southern Chinese adolescence. Medicine. 2016;95:e2637.

57. Zoroglu SS, Tuzun U, Sar V, Tutkun H, Savaçs HA, Ozturk M, et al. Suicide attempt and self-mutilation among Turkish high school students in relation with abuse, neglect and dissociation. Psychiatry Clin Neurosci. 2003;57:119-26.

58. Auerbach RP, Kim JC, Chango JM, Spiro WJ, Cha C, Gold J, et al. Adolescent nonsuicidal self-injury: examining the role of child abuse, comorbidity, and disinhibition. Psychiatry Res. 2014;220:579-84.

59. Gratz KL, Chapman AL. The role of emotional responding and childhood maltreatment in the development and maintenance of deliberate self-harm among male undergraduates. Psychology of Men & Masculinity. 2007;8(1):1-14.

60. Jacobson CM, Hill RM, Pettit JW, Grozeva D. The association of interpersonal and intrapersonal emotional experiences with non-suicidal self-injury in young adults. Arch Suicide Res. 2015;19:401-3.

61. Gratz KL, Dixon-Gordon KL, Chapman AL, Tull MT. Diagnosis and characterization of DSM-5 nonsuicidal self-injury disorder using the clinician administered nonsuicidal self-injury disorder index. Assessment. 2015;22:527-39.

62. Jenkins AL, McCloskey MS, Kulper D, Berman ME, Coccaro EF. Self-harm behavior among individuals with intermittent explosive disorder and personality disorders. J Psychiatr Res. 2015;60:125-31.

63. Turner BJ, Dixon-Gordon KL, Austin SB, Rodriguez MA, Rosenthal MZ, Chapman AL. Non-suicidal self-injury with and without borderline personality disorder: differences in self-injury and diagnostic comorbidity. Psychiatry Res. 2015;230:28-35.

64. Eichen et al., 2016

65. Selby EA, Bender TW, Gordon KH, Nock MK, Joiner TE. Non-suicidal selfinjury (NSSI) disorder: a preliminary study. Personal Disord. 2012;3:167-75.

66. Grant JE, Odlaug BL, Kim SW. Kleptomania: clinical characteristics and relationship to substance use disorders. Am J Drug Alcohol Abuse. 2010;36(5):291-5.

67. Baum A, Goldner EM. The relationship between stealing and eating disorders: a review. Harv Rev Psychiatry. 1995;3(4):210-21.

68. Grant JE, Odlaug BL. Kleptomania: clinical characteristics and treatment. Rev Bras Psiquiatr. 2008;30(1):11-5.

69. **Grant JE, Correia S, Brennan-Krohn T. White matter integrity in kleptomania: a pilot study. Psychiatry Res. 2006;147(2-3):233-7.**
   ⇨ Um estudo de neuroimagem elucidativa sobre os mecanismos neurobiológicos dos transtornos do impulso.

70. Grant JE, Odlaug BL, Wozniak JR. Neuropsychological functioning in kleptomania. Behav Res Ther. 2007;45(7):1663-70.

71. Grant JE, Kim SW, Odlaug BL. A double-blind, placebo-controlled study of the opiate antagonist, naltrexone, in the treatment of kleptomania. Biol Psychiatry. 2009;65(7):600-6.

72. Palaus M, Marron EM, Viejo-Sobera R, Redolar-Ripoll D. Neural basis of video gaming: a systematic review. Front Hum Neurosci. 2017;22;11.

73. Triberti S, Milani L, Villani D, Grumi S, Peracchia S, Curcio G, et al. What matters is when you play: Investigating the relationship between online video games addiction and time spent playing over specific day phases. Addict Behav Reports. 2018;8:185-8.

74. Gogtay N, Giedd JN, Lusk L, Hayashi KM, Greenstein D, Vaituzis AC, et al. Dynamic mapping of human cortical development during childhood through early adulthood. Proc Natl Acad Sci. 2004;101(21):8174-9.

75. **Comitê Gestor da Internet no Brasil. Núcleo de Informação e Coordenação do Ponto BR. Pesquisa Tic Kids On-line Brasil 2019. São Paulo: Cetic; 2019. Available: www.cetic.br/tics/kidsonline/2018/criancas/ (acesso 5 set 2020).**
    ⇨ **Pesquisa populacional brasileira sobre os novos hábitos de crianças e adolescentes envolvendo internet e mídias eletrônicas.**

76. Fam JY. Prevalence of internet gaming disorder in adolescents: a meta-analysis across three decades. Scand J Psychol. 2018;59(5):524-31.

77. Koepp MJ, Gunn RN, Lawrence AD, Cunningham VJ, Dagher A, Jones T, et al. Evidence for striatal dopamine release during a video game. Nature. 1998;393(6682):266-8.

78. Weinstein AM. Computer and video game addiction – a comparison between game users and non-game users. Am J Drug Alcohol Abuse. 2010;36(5):268-76.

79. Zheng H, Hu Y, Wang Z, Wang M, Du X, Dong G. Meta-analyses of the functional neural alterations in subjects with Internet gaming disorder: similarities and differences across different paradigms. Prog Neuropsychopharmacol Biol Psychiatry. 2019;94:109656.

80. Yao YW, Liu L, Ma SS, Shi XH, Zhou N, Zhang JT, et al. Functional and structural neural alterations in Internet gaming disorder: A systematic review and meta-analysis. Neurosci Biobehav Rev. 2017;83:313-24.

81. Mihara S, Higuchi S. Cross-sectional and longitudinal epidemiological studies of internet gaming disorder: a systematic review of the literature. Psychiatry Clin Neurosci. 2017;71(7):425-44.

82. **Tavares H, Lobo DS, Fuentes D, Black DW. Compulsive buying disorder: a review and a Case Vignette. Rev Bras Psiquiatr. 2008;30(1):16-23.**
    ⇨ **Um relato clínico ilustrativo de oniomania.**

83. McElroy SL, Keck PE Jr, Pope HG Jr, Smith JM, Strakowski SM. Compulsive buying: a report of 20 cases. J Clin Psychiatry. 1994;55(6):242-8.

84. **Filomensky TZ, Almeida KM, Castro Nogueira MC, Diniz JB, Lafer B, Borcato S, et al. Neither bipolar nor obsessive-compulsive disorder: compulsive buyers are impulsive acquirers. Compr Psychiatry. 2012;53(5):554-61.**
    ⇨ **Para entender melhor a diferenciação entre oniomania, transtorno bipolar e TOC.**

85. Black DW. Compulsive buying disorder: a review of evidence. CNS Spectr. 2007;12:124-32.

86. Sansone RA, Chang J, Jewell B, Rock R. Childhood trauma and compulsive buying. Int J Psychiatry Clin Pract. 2013;17(1):73-6.

87. Koran LM, Chuang HW, Bullock KD, Smith SC. Citalopram for compulsive shopping disorder: an open-label study followed by a double-blind discontinuation. J Clin Psychiatry. 2003;64(7):793-8.

88. Potenza MN. The neurobiology of pathological gambling. Sem Clin Neuropsychiatry. 2001;6(3):217-26.

89. Grant JE. Three cases of compulsive buying treated with naltrexone. Int J Psychiatry Clin Prac. 2003;7:223-5.

90. Grant JE, Odlaug BL, Mooney M, O'Brien R, Kim SW. Open-label pilot study of memantine in the treatment of compulsive buying. Ann Clin Psychiatry 2012;24(2):119-26.

91. Black DW, Coryell W, Crowe R, Shaw M, McCormick B, Allen J. The relationship of DSM-IV pathological gambling to compulsive buying and other possible spectrum disorders: results from the Iowa PG family study. Psychiatry Res. 2015;226(1):273-6.

92. Knutson B, Rick S, Wimmer GE, Prelec D, Loewenstein G. Neural predictors of purchases. Neuron. 2007;53:147-56.

93. Raab G, Elger C, Neuner M, Weber B. A neurological study of compulsive buying behaviour. J Consum Policy. 2011;34:401-13.

94. Leeman RF, Potenza MN. A targeted review of the neurobiology and genetics of behavioural addictions: an emerging area of research. Can J Psychiatry. 2013;58:260-73.

95. Starcke K, Schlereth B, Domass D, Schöler T, Brand M. Cue reactivity towards shopping cues in female participants. J Behav Addict. 2013;2(1):17-22.

96. Lawrence LM, Ciorciari J, Kyrios M. Cognitive processes associated with compulsive buying behaviours and related EEG coherence. Psychiatry Res. 2014;221(1):97-103.

97. Zdanowicz N, Reynaert C, Jacques D, Lepiece B, Dubois T. Screen time and (Belgian) teenagers. Psychiatr Danub. 2020;32(1):36-41.

98. King DL, Delfabbro PH, Wu AMS, Doh YY, Kuss DJ, Pallesen S, et al. Treatment of internet gaming disorder: an international systematic review and CONSORT evaluation. Clin Psychol Rev. 2017;54:123-33.

99. Stevens MWR, King DL, Dorstyn D, Delfabbro PH. Cognitive-behavioral therapy for Internet gaming disorder: A systematic review and meta-analysis. Clin Psychol Psychother. 2018;26(2):191-203.

40 Transtorno do jogo

Mirella Martins de Castro Mariani
Hermano Tavares

Sumário

Introdução
Etiologia
Quadro clínico, diagnóstico e comorbidades
    Psicopatologia
    História natural e evolução do transtorno do jogo
    Critérios diagnósticos
    Escalas de rastreio e diagnóstico
    Comorbidades psiquiátricas e outras comorbidades médicas
    Funcionamento global e comportamentos de risco associados
Tratamento
    Primeiras medidas
Vinheta clínica
Para aprofundamento
Referências bibliográficas

Pontos-chave

- Definição de jogo de azar e transtorno do jogo.
- Principais fatores na etiologia do transtorno do jogo.
- Discernir os elementos psicopatológicos do transtorno e reconhecer as diferentes etapas de evolução.
- Identificação de outros transtornos médicos e psiquiátricos associados e familiarização com os instrumentos de avaliação mais utilizados.
- Localização de fatores predisponentes ao suicídio e outros comportamentos de risco associados.
- Tratamento farmacológico e psicossocial do transtorno do jogo, bem como aspectos específicos de comorbidades e propostas para a melhoria de qualidade de vida.
- Intervenções psicofarmacológicas e psicossociais baseadas em evidências.
- Prevenção de recaída e manutenção de ganhos terapêuticos.

INTRODUÇÃO

Jogos de azar são descritos desde a organização das primeiras civilizações. Estudos arqueológicos encontraram artefatos de jogo usados na Babilônia, 3.000 anos a.C. O termo azar é empregado nesse caso como sinônimo de aleatório, ou de evento ditado totalmente, ou pelo menos em parte, pelo acaso. O jogo de azar, por definição, envolve apostas. Apostar significa empenhar um bem ou valor financeiro na previsão de um evento futuro. O resultado desse evento não depende das ações de quem apostou. Se o resultado final confirmar as previsões do apostador, o valor empenhado será retornado, acrescido de um valor previamente combinado. Se o resultado for diferente do previsto, o apostador perde o valor empenhado. Jogar é ao mesmo tempo excitante e alienante. Diversas gravuras representam situações em que o jogo de azar esteve presente na vida da população, desde a crucificação Cristo até cenas do cotidiano (Figura 2).

As sociedades ocidentais apresentam uma postura em relação ao jogo de azar que oscila periodicamente entre a tolerância e a proibição. O caso do Brasil é ilustrativo. O primeiro registro histórico de jogo de azar no Brasil data de 1784, quando se realizou a primeira "loteria de bilhetes", com o objetivo de angariar fundos para a construção de Vila Rica, antiga Ouro Preto. Em 1892, o Barão João Batista Viana Drummond, fundador do zoológico do Rio de Janeiro, inventou o jogo do bicho para financiar sua propriedade. Parte da popularidade inicial do jogo do bicho se deve ao fato dele recorrer a imagens e assim contornar o problema do analfabetismo. O jogo do bicho se expandiu na forma de uma loteria ilegal e paralela às loterias oficiais com raízes profundas na cultura popular e infelizmente também na criminalidade. Os cassinos conheceram uma breve popularidade nas décadas de 1930 e 1940, com presença em

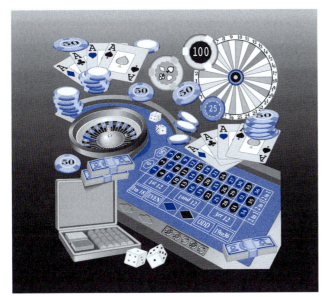

Figura 1 Jogos de azar existem em diferentes formas de apresentação, mas todos envolvem apostas e um grau variado de participação do acaso na produção do resultado.

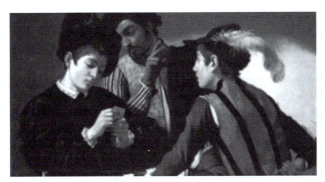

Figura 2 "Os trapaceiros" de Caravaggio, 1594, mostra dois rapazes jogando cartas. Observa-se que um deles tem uma carta escondida nas costas e outro olhando por cima do ombro do jogador inocente, sinalizando a trapaça.

balneários pelo país afora. Em 1946, o presidente Eurico Gaspar Dutra proibiu os jogos de azar no Brasil numa guinada conservadora, mas poupou as loterias e as corridas de cavalos. Enquanto o jogo permaneceu proibido no Brasil, relatos de caso de jogadores patológicos eram raros, mas o cenário sofreu uma drástica mudança quando casas de bingo foram legalizadas em 1993. Pouco tempo depois, brechas na lei de regulamentação permitiram a entrada disfarçada de caça-níqueis sob a designação de "videobingo". Ao redor do mundo observa-se uma expansão sem precedentes do jogo de azar calcada justamente nesses aparatos eletrônicos de jogo e com ela a preocupação de que, em virtude do acesso maior, mais pessoas vulneráveis serão expostas aos aspectos nocivos do jogo, tais como: potencial de dependência, perda de controle sobre as apostas, endividamento, sofrimento mental e desajuste social. Atualmente, o jogo de azar passa por novo período de proibição em nosso país, mas após a introdução dos caça-níqueis em nossa sociedade parece que a "caixa de Pandora" foi definitivamente aberta e, mesmo após o veto, casas de jogos eletrônicos operam intensamente nas principais cidades do Brasil.

Shaffer e colaboradores[1] propuseram uma classificação do comportamento de jogar, dividindo-o em três categorias:

- Nível 1: engloba os jogadores que jogam sem sofrer consequências adversas, os assim chamados jogadores sociais.
- Nível 2: reúne os jogadores que já apresentam algum sintoma decorrente de seu envolvimento com jogo de azar; é o chamado jogo-problema.
- Nível 3: inclui aqueles que preenchem os critérios de diagnóstico do *Manual diagnóstico e estatístico de transtornos mentais*, 4.ed. (DSM-IV-TR) para jogo patológico (JP)[2]. Um quarto grupo foi retirado do nível 3, compondo o nível 4; esse nível, por sua vez, corresponde aos jogadores patológicos que procuram por tratamento e apresentam um comportamento ao jogar particularmente grave.

Na última revisão deste manual, o DSM-5, apesar das evidências de que impulsividade está intimamente associada ao jogo patológico, a síndrome foi realocada em uma nova seção criada para os transtornos aditivos e renomeada para transtorno do jogo (TJ), em virtude de um conjunto de fatores compartilhados com as dependências de substâncias incluindo genética, epidemiologia, comorbidades psiquiátricas, psicopatologia e estratégias terapêuticas[3].

Os primeiros dados da prevalência de jogo de azar em nosso país mostram que 12% da população aposta regularmente (pelo menos uma vez por mês), 1% preenche critérios para transtorno do jogo (TJ) e 1,3% para jogo-problema. Comportamento problemático com jogos de azar é mais frequente entre homens do que entre mulheres em uma proporção aproximada de 3:1. Esses números fazem do jogo de azar o comportamento de abuso/dependência mais comum em nossa sociedade depois do tabaco e do álcool. Vários fatores de risco foram associados ao jogo problemático, tais como: sexo masculino, baixa condição socioeconômica, desemprego e baixos níveis de educação[4]. Jogo problema e TJ são considerados mais prevalentes entre as minorias étnicas e religiosas, mas há controvérsias em torno dessa associação. Alguns autores alegam que a vulnerabilidade ao jogo de azar pode estar relacionada a dificuldades na inserção social e não a grupos culturais específicos. Uma série de fatores individuais pode contribuir para o desenvolvimento do TJ. Além dos relatos de agregação familiar, estudos apontam para uma herdabilidade genética em torno de 50%[5]. Traços de personalidade, particularmente impulsividade, parecem estar envolvidos no início e no desenvolvimento do jogo problemático[6], bem como estilos de enfrentamento de problemas (*coping*) e estilos cognitivos[7].

Ao se avaliar portadores de transtorno do jogo, é preciso ter em mente os múltiplos fatores envolvidos e suas complexas interações na origem e na manutenção do jogo nocivo.

ETIOLOGIA

Como em outros transtornos mentais, supõe-se uma complexa interação entre fatores biológicos e psicológicos na gênese do TJ, mas a totalidade desses fatores, a contribuição específica de cada um e os mecanismos de interação entre os mesmos ainda são desconhecidos.

Investigações em neuroquímica sugerem o envolvimento das monoaminas transmissoras, noradrenalina, serotonina e dopamina, além da β-endorfina e do glutamato[8].

Estudos mostram atividade noradrenérgica elevada em jogadores patológicos, evidências acumuladas sugerem que o estresse afeta a aversão à perda, particularmente durante atividade de apostas[9].

Contudo, a natureza transversal das investigações não permite concluir se noradrenalina apenas intermedeia a elevação autonômica observada durante o jogo ou se alguma vulnerabilidade prévia das vias noradrenérgicas predispõe a reações particularmente intensas em contexto de apostas e outras formas de risco[10-12]. Evidências sugerem atividade serotoninérgica reduzida no sistema nervoso central em TJ. Primeiro, foram encontradas concentrações reduzidas do ácido 5-hidróxi-indolacético (5-HIAA), um metabólito direto da serotonina, no liquor de portadores de TJ comparados a controles normais. Além disso, foi descrita associação de polimorfismo do gene do receptor 5HT-2A e TJ, semelhante ao previamente descrito para dependência de álcool e nicotina[13].

Convergentemente, dados indiretos sugerem a participação da dopamina via sistema de recompensa cerebral (SRC) na intermediação das propriedades gratificantes e reforçadoras do jogo de azar. Coerente com a visão de que TJ se assemelha do ponto de vista comportamental às dependências, diversos estudos em genética, neuroimagem e psicofarmacologia sugerem o envolvimento do SRC em sua fisiopatologia (Figura 3).

O achado mais consistente que deriva de estudos de neuroquímica e neuroimagem envolve as vias dopaminérgicas e do sistema de gratificação cerebral, especialmente no núcleo *accumbens* (porção anterior do corpo estriado) e suas projeções para estruturas pré-frontais, análogo ao que se verifica em estudos de dependência química. Parecem ser mais frequentes em portadores de TJ os polimorfismos genéticos que determinam uma sensibilidade reduzida de receptores dopaminérgicos pós-sinápticos, assim o jogo seria uma maneira para lidar com a subestimulação crônica causada por essas variáveis genéticas[12]. Além disso, Tj, abuso de substâncias e as comportamentais em geral compartilham traços impulsivos como incapacidade de inibir respostas motoras e tomada de decisão sub-ótima (preferência por recompensas menores imediatas em detrimento dos resultados a longo prazo)[14].

Estudos de ressonância magnética funcional (RMf) mostram a ativação de diferentes regiões cerebrais dependendo do tipo de tarefa a que são submetidos os indivíduos durante a produção de imagens, geralmente incluindo o córtex órbito-frontal (COF), a amígdala e o estriado ventral, particularmente o núcleo *acumbens*. O COF tem sido implicado na memorização das contingências de gratificação e a amígdala na associação entre estímulo, gratificação, punição e contexto emocional. Finalmente, a ativação dos estriado ventral tem se mostrado diretamente proporcional à magnitude da recompensa antecipada e sua desativação à obtenção da mesma (Figura 4).

Em uma recente metanálise que combinou amostras de duas coortes de gêmeos, totalizando mais de oito mil pares analisados, os autores encontraram evidência de herdabilidade de TJ em torno de 60% com um intervalo de confiança os-

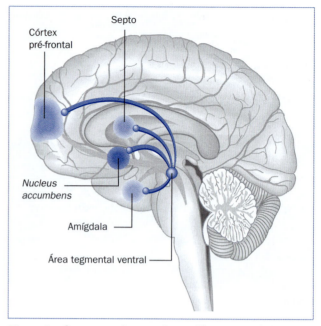

Figura 3 O mesmo sistema de gratificação participa na fisiopatologia da dependência de substâncias psicoativas e do jogo patológico.

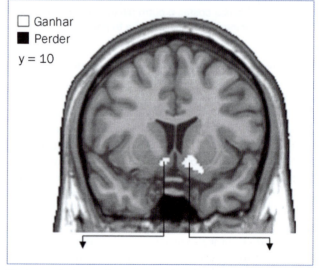

Figura 4 Imagem de ressonância magnética funcional mostra região cerebral correspondente ao núcleo *acumbens* com maior variação de ativação entre ganho e perda durante jogo de cartas. Fonte: Miedl et al., 2010[102].

cilando entre 45% e 76%. Fatores ambientais foram considerados relevantes, porém todos relacionados às vivências exclusivas do irmão afetado, os fatores ambientais compartilhados como família e contexto educacional, interessanemente não foram associados ao TJ, o que sugere a possibilidade de vulnerbilização mediante eventos estressantes particulares do irmão ou irã afetada[15].

TJ tem comorbidade frequente com transtornos do humor, dependência de álcool, conduta e traço antissocial de personalidade. Outros estudos de gêmeos do Registro de Gêmeos da Guerra do Vietnã (RGV) mostraram que TJ e transtorno depressivo compartilhavam 34% de fatores genéticos, porém os fatores ambientais eram independentes para cada condição, enquanto TJ, dependência de álcool e conduta antissocial compartilhavam até 28% de fatores genéticos. Apesar de expressivo, esse número sugere que fatores específicos para herança de TJ precisam ser investigados. Mais ainda, o compartilhamento entre T J e conduta antissocial foi maior na vida adulta comparada à infância e à adolescência, sugerindo que parte dessa associação pode ser secundária ao próprio desenvolvimento de TJ. Os estudos de genética molecular reforçam a percepção do envolvimento do SRC em TJ. Estudos de genes candidatos sugerem o envolvimento de polimorfismos de ambas as famílias de receptores dopaminérgicos D1/D4 e D2/D3, mais especificamente DRD1 alelo T, DRD4 exon III e DRD2 alelo T, além de polimorfismos da MAO-A, mas não da MAO-B[8].

Transtorno do jogo é nitidamente influenciado por fatores contextuais, mas pouco se sabe sobre o impacto de fatores estressantes psicossociais e ambientais no comportamento de jogo. Levantamentos epidemiológicos claramente correlacionam TJ e indicadores de solidão (divórcio, separação, viuvez etc.), inserção superficial na comunidade (migração, desemprego etc.), privação financeira e problemas com o sistema legal[16]. No entanto, a direção da causalidade nesses casos permanece indefinida.

QUADRO CLÍNICO, DIAGNÓSTICO E COMORBIDADES

Psicopatologia

Conforme observado anteriormente, o diagnóstico de TJ acompanha o raciocínio geral das dependências. É preferível entender tal raciocínio, que se mostra estável ao longo das décadas, do que tentar memorizar os critérios diagnósticos que são rotimeiramente revistos a cada nova edição dos códigos classificatórios, especialmente porque a despeito de uma ou outra variação em sua formulação, esses critérios são derivados dessa mesma estrutura conceitual[15].

O modelo da dependência prediz que o estímulo potencialmente causador de dependência altera o estado subjetivo do indivíduo, modificando a atividade cerebral, por meio da estimulação ou depressão da atividade nervosa. O jogo é considerado uma atividade estimulante que, em muitos aspectos, pode mimetizar os efeitos do abuso de estimulantes[17]. Segundo a teoria geral das dependências[18], para que uma substância ou comportamento possa causar dependência, ela deve preencher duas necessidades subjetivas: (A) compensar um nível de ativação nervosa (*arousal*) acima ou abaixo do ideal; e (B) reparar, ainda que momentaneamente, uma autoimagem comprometida promovendo alienação ou sensação de força e poder[17]. A exposição recorrente ao estímulo causará dois tipos de adaptações cerebrais: (1) mecanismos compensatórios que diminuem o impacto do estímulo a fim de proteger a atividade cerebral e (2) sensibilização que propicia resposta comportamental rápida ao estímulo e a outros estímulos relacionados. O processo de sensibilização estabelece uma associação com sinais ambientais, tornando o comportamento de busca pelo estímulo uma característica progressivamente dominante na conduta do indivíduo. Em termos clínicos, esse ciclo se traduz em três grupos de sinais e sintomas:

- Tolerância ao efeito do estímulo e sintomas de abstinência se a estimulação for abruptamente interrompida ou diminuída, o que não permite readaptação em tempo hábil aos mecanismos compensatórios descritos acima;
- Perda do controle sobre o comportamento de autoadministração causada por sensibilidade progressiva ao estímulo;
- Consequências negativas que se originam da persistência do comportamento.

Essa lógica de três grupos de sinais e sintomas aplica-se a qualquer comportamento de dependência, independentemente do fato de esse comportamento estar relacionado à substância ou ao comportamento. Contudo, TJ apresenta um quarto grupo que abrange as características mais intimamente relacionadas ao comportamento do jogo. São elas o escapismo e o "jogar para recuperar" dinheiro que foi perdido em apostas anteriores. Ambos os comportamentos encerram o paradoxo de tentar mitigar efeitos que o próprio jogo causou, ou pelo menos agravou. O escapismo, jogar para lidar com estados emocionais negativos, está presente em outras dependências, mas por ser particularmente relevante em TJ foi inclusive alçado à condição de critério diagnóstico no DSM.

Críticas foram feitas sobre o fato de o diagnóstico de TJ se basear em suas consequências, estabelecendo uma lógica circular que produz uma coerência interna aparente, porém falsa (o jogo é patológico porque é nocivo, então ele é nocivo porque é patológico). Em situações específicas, a presença ou a ausência de danos ou prejuízos provocados pelo jogo pode não retratar a patologia do jogo – em um meio social extremamente intolerante ao jogo, o ato de apostar provocará danos, mesmo se o indivíduo não apresentar outras características de TJ. Por outro lado, uma família tolerante e benevolente, com dinheiro suficiente para dispor, pode não exercer pressão sobre um jogador que, por sua vez, pode apresentar todos os outros sinais de uma relação patológica com o jogo. Na verdade, o problema real não é o dano ocasionado pelo jogo, mas sim o fato de que o jogo é autorreforçado, apesar de quaisquer outras consequências negativas. De fato, a persistência do jogo diante de prejuízos crescentes é, ao mesmo tempo, o fenômeno mais desconcertante e mais comum na clínica de TJ.

As características mencionadas acima foram todas contempladas nos critérios diagnósticos para TJ adotados internacionalmente. Contudo, características adicionais têm sido consideradas na pesquisa e na clínica do TJ, são elas: a avidez (tradução do inglês *craving*, ou fissura, como é coloquialmente relatada pelos pacientes), perturbações nos processos de tomadas de decisão e as distorções cognitivas a respeito de eventos aleatórios e probabilidades de ganho no jogo. A fissura é um fenômeno central nas dependências e um desafio para o tratamento das dependências. Ela representa um desejo persistente, que surge em picos e pode durar anos após a interrupção do comportamento. Koob[19] definiu a fissura como a memória de experiências prazerosas do comportamento dependente sobreposta a um estado afetivo negativo. Em dois estudos independentes, o desejo pelo jogo foi associado com depressão e declínio de afetos positivos durante a abstinência nas primeiras semanas de tratamento[20,21]. Em ambos os estudos, a fissura de portadores de TJ por jogo era mais frequente, mais intensa e mais difícil de resistir do que a fissura de alcoolistas por álcool.

No TJ as apostas são estimuladas pela esperança de ganhar, em uma súbita virada da sorte, uma quantia significativa de dinheiro que possa reverter uma situação financeira desesperadora. De maneira geral, portadores de TJ parecem tomar decisões com base nas consequências imediatas, ignorando os efeitos tardios, isto é que com as probabilidades sempre contra o apostador a tendência a longo prazo no jogo é perder e não ganhar dinheiro. Bechara[22] chamou isso de "miopia do futuro". Ele sugere que um desequilíbrio entre dois sistemas relacionados, o sistema impulsivo baseado no corpo estriado-amígdala e o sistema reflexivo baseado no córtex ventromedial, é responsável pelo comprometimento dos processos de decisão. Esse modelo prediz duas possibilidades: (A) um sistema impulsivo hiperativo domina o sistema reflexivo, estabelecendo uma sensibilidade demasiada à recompensa; ou (B) um sistema reflexivo hipoativo é incapaz de fornecer uma perspectiva temporal quando o contexto demanda uma decisão.

No entanto, a sensibilidade à gratificação imediata e a falta de perspectiva temporal podem não ser os únicos fatores responsáveis por decisões ruins. Outra possibilidade é que portadores de TJ observam os resultados dos jogos de azar e subtraem falsas conclusões baseadas em erros lógicos. Nos anos 1970, autores como Langer demonstraram como um simples jogo de cara ou coroa pode produzir uma ilusão de controle por meio de sequências específicas de resultados.

Sharpe e Tarrier[23] sugerem que tais erros ou distorções cognitivas são o elo entre dois mecanismos de condicionamento presentes no jogo, o operante e o clássico. Inicialmente, fatores ligados ao condicionamento operante (vitória, entusiasmo, alívio de um humor negativo etc.) estimulam a persistência no jogo. Com as apostas recorrentes, as vitórias ocasionais são associadas a eventos que ocorrem simultaneamente ou temporalmente próximos (p. ex., apostar em uma certa hora do dia, numa combinação específica de números, pressionar o botão da máquina com o polegar etc.), ocasionando dois tipos de pensamento distorcido: ilusões primárias de controle (o jogador acredita ser capaz de manipular o jogo e os aspectos ambientais a fim de obter o resultado desejado) e ilusões secundárias de controle (o jogador acredita ser capaz de interpretar os sinais do jogo e do ambiente que predizem o resultado). Essas distorções cognitivas fomentam expectativas não realistas de vitória e mais investimentos no jogo. Por fim, a re-experiência frequente dos efeitos psicofisiológicos do jogo consolida um processo de condicionamento clássico, estabelecendo uma associação entre sinais ambientais e o ato de jogar. O contato com esses sinais trariam à tona as memórias de vitórias anteriores e o desejo de jogar mais uma vez.

Toneatto[24] catalogou diversas variantes de distorções cognitivas relacionadas ao jogo: crenças supersticiosas (incluindo amuletos, rituais e estados particulares da mente que podem favorecer a vitória) e análises tendenciosas dos resultados do jogo. Os jogadores lidam com a sorte e o azar como unidades distintas, ambas sujeitas a transmissão e contágio (p. ex., passar a mão nas costas de um jogador que já experimentou uma vitória ou evitar o contato com alguém que está em uma maré de "azar"). A "falácia do jogador" e o aprisionamento são dois exemplos de distorções interpretativas – em ambos os casos, o jogador não reconhece que o resultado de cada aposta independe de resultados prévios ou futuros. No caso da "falácia", o jogador analisa os resultados anteriores e os compara à probabilidade esperada. Se determinado resultado estiver abaixo do esperado – p. ex., se os números pares saíram menos vezes que os ímpares na roleta – o jogador conclui que nos próximos lances haverá uma probabilidade maior de sorteio de números pares para manter a proporção esperada entre números pares e ímpares. Na distorção por aprisionamento, o jogador acredita que, depois de perdas sucessivas, ele deve continuar jogando, pois não pode abrir mão do dinheiro e do esforço investidos ou simplesmente porque um período de vitórias terá que ocorrer para compensar as perdas anteriores.

A relevância das alterações afetivas e cognitivas em TJ se mostra pela sua direta associação com a gravidade da síndrome, sendo que as distorções cognitivas do jogo e a depressão se mostraram correlacionadas entre si e a sua melhora foi seguida de melhora no desempenho em testes de tomada de decisão. Juntos, esses efeitos terapêuticos foram os melhores preditores de resposta ao tratamento, independentemente do tipo de tratamento recebido[25].

História natural e evolução do transtorno do jogo

Jogadores Anônimos (JA), os primeiros relatos clínicos e o DSM afirmam que o TJ é um transtorno crônico e progressivo. Contudo, contribuições mais recentes apontam para a existência de recuperação natural entre alguns portadores de TJ e sugerem uma frequência maior de curso intermitente para jogadores problemáticos e portadores de TJ[26]. Nos anos 1970, o Dr. Roert Custer fundou a primeira unidade terapêutica para portadores de TJ em Brecksville, Ohio. Com base em sua experiência clínica, ele propôs uma evolução de TJ dividida em três estágios: fases de ganho, perda e desespero. Mais tarde, Rosenthal acrescentou um quarto estágio chamado de fase de "desistência ou abandono"[27]. É comum jogadores relatarem um período inicial de ganhos. Isso pode ocorrer porque às vezes no começo é dada preferência a jogos nos quais habilidade e experiência ainda podem influenciar, mesmo que parcialmente, o resultado (caso das cartas e das corridas de cavalo), ou simplesmente porque é mais fácil se lembrar de grandes somas de dinheiro ganhas isoladamente, do que de múltiplas e pequenas perdas contínuas que se fossem somadas igualariam ou superariam as vitórias eventuais.

A fase de perda frequentemente começa com uma maré de azar que, mais cedo ou mais tarde, é experimentada por qualquer jogador assíduo, ou com um incidente bizarro, que torna uma vitória prevista em uma perda (um cavalo quebra a perna pouco antes de atravessar a linha de chegada, o *dealer* ou crupiê retira do baralho a única carta que poderia dar a vitória ao adversário). Outras vezes, a mera percepção de que o saldo bancário está negativo e que o jogo parece menos lucrativo e mais pesado sobre o orçamento do que costumava ser é suficiente para que a visão de si mesmo como um vencedor seja duramente golpeada, deflagrando um padrão de apostas maiores e mais arriscadas para reversão das perdas financeiras[28]. Jogadores de pôquer se referem a essa deterioração do comportamento de jogo como "entrar em *tilt*" ou simplesmente *tiltar*. Episódios de perda de controle e mentira para encobrir as perdas se tornam frequentes, aprofundando o abismo entre o jogador e a família. Nesse momento, ele se volta para os outros para lidar com obrigações financeiras urgentes, prometendo a interrupção do jogo em troca.

O portador de TJ entra na fase de desespero quando o dinheiro de vários empréstimos é perdido no jogo e não há mais linhas de crédito disponíveis. Seu comportamento imprudente e irresponsável torna-se notório e ele passa a considerar o suicídio como uma "saída honrosa"[29]. A busca pelo tratamento é mais provável nessa fase do que em outras. Os jogadores que procuram ajuda chamam esse momento de "chegar ao fundo do poço".

Nesse ponto, o jogador depara-se com três possibilidades: tenta diminuir ou parar de jogar sozinho, procurar ajuda especializada, ou progredir para a fase final de abandono. Essa última fase, proposta por Lesier[27], representa a cronificação do jogo quando a vitória não é mais uma meta, os laços sociais são postos de lado e manter a atividade de jogo é a única coisa que importa. Contudo, diante das novas evidências, essa cronificação de TJ parece um evento infrequente. Um estudo recente baseado em uma grande amostra de jogadores provenientes da comunidade constatou que menos de 30% dos indivíduos que sempre preencheram critérios para TJ em anos anteriores continuavam preenchendo no ano vigente da pesquisa[26]. Com base em duas amostras comunitárias internacionalmente representativas de jogadores patológicos, Slutske[30] concluiu que o curso de TJ pode ser descrito em três possibilidades: variável, crônico e episódico. Na amostra do NESARC, o padrão mais comu-

mente identificado foi um único episódio de TJ por toda a vida (61%), com duração de um ano ou menos. Os jogadores com mais de 1 episódio de TJ relataram durações variáveis, desde um mês a décadas. Slutske et al.[31] acompanharam uma amostra de jogadores problemáticos jovens (de 18 a 29 anos de idade) e verificaram que a incidência, prevalências do jogo problemático no ano anterior e por toda a vida, permanecia estável desde a adolescência até a fase adulta jovem; porém em nível individual o jogo problemático mostrava-se transitório e episódico. Assim, as fases de Custer ainda podem ter significado clínico, mas os jogadores problemáticos podem alternar períodos de abstinência com movimentos oscilantes de ida e volta pelos estágios de vitória, perda e desespero. O inexorável avanço até TJ crônico (se não tratado) previsto pela fase de abandono de Rosenthal pode ser aplicado apenas a uma minoria.

Outro aspecto do curso de TJ considerado é a rapidez com que o jogo passa de um comportamento social para um quadro problemático no indivíduo. As primeiras contribuições nesse sentido enfatizaram o papel desempenhado pelo sexo (gênero) na determinação da velocidade de evolução do jogo. Entre jogadores que buscaram ajuda, os jogadores do sexo feminino avançavam mais rápido que suas contrapartes masculinas, desde o princípio do jogo até o início de problemas relacionados a essa atividade, com intervalos de tempo variando de 6 meses a 2 anos[32]. Em geral, as mulheres começavam a jogar mais tarde que os homens, mas pelo fato de elas desenvolverem problemas mais rapidamente, a busca de ambos pelo tratamento ocorre mais ou menos com a mesma idade, usualmente em torno dos 45 anos de idade. Além do gênero, tipos de jogos foram relacionados ao maior potencial para causar dependência e evolução mais rápida para TJ. Jogos capazes de manter um nível de excitação contínua têm maior risco de incitar apostas maiores e perda de controle. Isso pode ser obtido associando-se o jogo com algum evento contínuo, em que o resultado seja conhecido no final – o caso da corrida de cavalo, ou abreviando-se o tempo entre a realização da aposta e a observação do resultado, o que permite mais reapostas (caso dos caça-níqueis, videobingos, videopôquer e máquinas afins). Em dois estudos, a preferência pelo videojogo foi associada com evolução mais rápida para TJ[33]. Dessa forma, os jogadores do sexo feminino podem estar sob particular risco de evolução rápida para problemas relacionados ao jogo, em virtude dos fatores associados ao gênero em si e da maior preferência pelo videojogo em comparação aos homens.

Apenas uma minoria dos jogadores patológicos procura tratamento para seus problemas. Portanto, é importante estudar tanto o que motiva a busca pelo tratamento como o que adia a sua procura. Suurvali et al.[34] conduziram uma revisão sobre os motivadores para solucionar o problema do jogo por si mesmo ou por meio de ajuda específica. Os jogadores que buscam ajuda diferem daqueles que resolvem o problema sozinhos no sentido de que, entre eles, o dano relacionado ao jogo (questões financeiras, problemas de relacionamento e emoções negativas, inclusive "chegar ao fundo do poço") era a razão mais frequente para tentar se abster do jogo. Os jogadores que resolvem o problema sozinhos relatavam mais frequentemente que o jogo se tornou incompatível com mudanças recentes no ambiente ou em seu estilo de vida. Também era mais provável que eles interrompessem o jogo por meio de autoavaliação e tomada de decisões. Vale a pena notar que os jogadores que buscam tratamento têm mais consciência das consequências negativas do jogo, mas têm mais dificuldade de reconhecer as chances reduzidas de ganhar dinheiro através do jogo e tomar uma decisão pautada nessa avaliação. Esse fato dá suporte às técnicas de intervenção motivacional e reestruturação cognitiva propostas para tratamento do TJ.

Critérios diagnósticos

O termo jogo patológico foi proposto em 1980 à publicação do *Manual diagnóstico e estatístico de transtornos mentais* – 3. ed. (DSM-III) e consolidou em critérios operacionais o que a cultura popular já designava como jogo compulsivo. Desde o DSM-III-R (1987), os critérios de jogo patológico permanecem constantes. Além das mudanças para seção de dependência e do nome para transtorno do jogo, a revisão do diagnóstico no DSM-5 trouxe apenas uma mudança: o critério que mencionava prática e atos ilegais para manutenção do jogo foi suprimido. Este critério mais representa um indicador de gravidade do que diagnóstico, já que apenas metade dos portadores do diagnóstico endossavam esse quesito. Consequentemente, o ponto de corte foi revisto de cinco critérios positivos em dez quesitos possíveis no DSM-IV-TR, para quatro em nove na versão atual.

O principal diagnóstico diferencial de TJ, abordado no quesito B dos critérios do DSM-5, diz respeito ao transtorno afetivo bipolar (TAB). TJ não deve ser considerado se os episódios de jogar descontrolado ocorrem exclusivamente na vigência de episódios de mania ou hipomania. Entretanto, uma comorbidade vera entre as duas condições é possível, se um indivíduo que joga e preenche critérios para TAB apresentar os comportamentos correlatos do transtorno do jogo também em fases de eutimia ou depressão, ou seja, se episódios de perda de controle sobre o jogo, mesmo que agravados pelas flutuações de humor, sejam graves e frequentes independentemente das alternâncias de fases do TAB. O Quadro 1 expõe os critérios diagnósticos atuais para transtorno do jogo[3].

Como descrito anteriormente, nota-se o paralelo entre os critérios 1 e 2 e os conceitos de tolerância e abstinência em dependência de substâncias. Os critérios 3 e 4 marcam a perda de controle tanto cognitiva quanto comportamental, respectivamente. O critério 6 descreve o comportamento de "jogar para recuperar" e é um traço peculiar do TJ, não compartilhado com outras dependências, ele marca a passagem da relação de um indivíduo com o jogo de azar que passa de um mero entretenimento a um desafio em que sucesso, ou insucesso, podem espelhar o autovalor do apostador. Os critérios restantes caracterizam a deterioração psicossocial e financeira progressivas.

Já para a CID-11 o TJ é caracterizado por um padrão de comportamento de jogo persistente ou recorrente, que pode ser online (ou seja, na Internet) ou offline, manifestado conforme demonstrado no Quadro 2.

Quadro 1   Critérios diagnósticos atuais para transtorno do jogo segundo o DSM-5

A. Comportamento de jogo problemático persistente e recorrente levando a prejuízo ou sofrimento clinicamente significativo, conforme indicado pelo indivíduo exibindo quatro critérios (ou mais) num período de 12 meses

1. Necessidades de jogar com quantidades crescentes de dinheiro, a fim de obter a excitação desejada
2. É agitado ou irritado quando tenta diminuir ou parar de jogar
3. Tem feito repetidos esforços infrutíferos para controlar, diminuir ou parar de jogar
4. É muitas vezes preocupado com o jogo (p. ex., ter pensamentos persistentes de reviver experiências de jogo passadas, fragilizando-se ou ao planejar a próxima aventura, pensando em maneiras de obter dinheiro para jogar)
5. Muitas vezes, quando joga, sente-se angustiado (p. ex., impotente, culpado, ansioso, deprimido)
6. Depois de perder dinheiro no jogo, frequentemente volta outro dia para recuperar perdas
7. Mente para esconder a extensão do envolvimento com jogos de azar
8. Colocou em risco ou perdeu um relacionamento significativo, emprego ou oportunidade de educação ou carreira por causa do jogo
9. Depende de outros para prover dinheiro para reviver situação financeira desesperadora causada pelo jogo

B. O comportamento de jogo não é mais bem explicado por um episódio maníaco

Quadro 2   Critérios diagnósticos atuais para transtorno do jogo segundo o CID-11

1. Controle prejudicado sobre o jogo (por exemplo, início, frequência, intensidade, duração, término, contexto).

2. Prioridade crescente dada ao jogo ao ponto que o jogo tem precedência sobre outros interesses da vida e atividades diárias.

3. Continuação ou escalada do jogo apesar da ocorrência de consequências negativas. O padrão de comportamento é suficientemente grave para resultar em prejuízo pessoal, familiar, social, educacional, ocupacional, ou outras áreas relevantes do funcionamento.

O padrão de comportamento de jogo pode ser contínuo ou episódico e recorrente. O comportamento de jogo e outras características são normalmente evidentes por um período de pelo menos 12 meses para que um diagnóstico seja atribuído, embora a duração necessária possa ser encurtada se todos os requisitos diagnósticos forem atendidos e os sintomas forem graves.

Escalas de rastreio e diagnóstico

O Questionário *Lie-Bet* (LBQ) foi obtido dos critérios diagnósticos do DSM-IV. Comparando 191 jogadores patológicos e 171 controles, Johnson et al.[35] concluíram que duas questões derivadas dos critérios 2 e 7 diferenciaram de forma mais eficiente casos e controles. O formato final do questionário com apenas duas perguntas apresenta elevadas sensibilidade (99%) e especificidade (91%). As questões são: "Você já mentiu para familiares e amigos sobre o quanto você gasta em jogos de azar?" e "Você já sentiu forte necessidade de apostar mais e mais vezes?" Contudo, a precisão do questionário não é a mesma em amostras coletadas da população geral, onde a frequência de TJ é mais baixa. Nesses casos, o LBQ se mantém altamente sensível e específico, mas o valor preditivo positivo (isto é, a proporção entre indivíduos que realmente apresentam o diagnóstico e aqueles com teste positivo) foi comparativamente menor (cerca de 60%). Dessa forma, como ocorre com outras ferramentas de rastreio, uma triagem inicial pelo LBQ necessitará de confirmação pelos critérios diagnósticos do DSM.

A triagem e o diagnóstico de TJ entre os adolescentes podem ser um desafio, pois o jogo excessivo não incorre em sinais observáveis de intoxicação. Problemas financeiros, que constituem os sinais mais facilmente observáveis de transtorno de jogo patológico, não são frequentes nesse segmento etário, pois os jovens não têm acesso direto ao crédito. Autores previamente criticaram os critérios diagnósticos do DSM por serem muito concentrados no prejuízo financeiro, dificultando com isso a identificação de TJ em jovens. Foi proposta uma adaptação dos critérios originais: o DSM-IV Juvenil (DSM-IV-J[36]). No DSM-IV-J, os critérios 2 (tolerância), 5 (escapismo) e 6 ("jogar para recuperar") foram mantidos inalterados, enquanto os critérios 1 (preocupação), 4 (abstinência) e 7 (mentiras) receberam pequenos ajustes. Os critérios 3 (perda de controle), 8 (atos ilegais) e 9 (trabalho/educação de risco) foram submetidos a maiores alterações a fim de reproduzir com mais precisão aspectos relevantes do meio social dos jovens. Após essas adaptações, os critérios 8 e 10 foram parcialmente sobrepostos; por essa razão, o primeiro foi excluído. No DSM IV-J, um indivíduo é diagnosticado como portador de TJ se, no mínimo, 4 dos 9 critérios forem positivos.

Dowling[37] comparou a precisão da classificação de nove breves instrumentos de triagem com múltiplas pontuações de corte, ideal para rastrear qualquer nível de problema de jogo Para os serviços que desejam empregar instrumento mais curto ou rastrear problemas de jogo mais graves (risco moderado/jogo problemático) a NODS-CLiP ou o *Brief Problem Gambling Screen* (BPGS) de três itens apresentaram melhores resultados. Os serviços que são capazes de acomodar apenas um instrumento muito breve, o Questionário de Lie/Bet ou o BPGS de dois itens são os mais indicados.

Outros segmentos populacionais de interesse são mulheres e idosos. Os homens ainda constituem a maioria dos jogadores problemáticos e patológicos, mas a prática de jogos de azar cresce paulatinamente entre as mulheres[38].

Vários relatos descrevem diferenças de gênero na motivação e no comportamento de jogo. Portadoras de TJ cometem menos crimes e relatam endividamento menor que os homens. Por outro lado, as mulheres podem apresentar uma evolução mais rápida da doença e comorbidade mais elevada, com ansiedade e depressão[32]. Elas também relatam jogar por escapismo com maior frequência[39]. Jogadores idosos têm menos pessoas que dependem deles, assim, a identificação de um jogar problemático neles pode demorar mais. Ao investigar o prejuízo causado pelo jogo em idosos[40], os clínicos devem considerar o comprometimento proporcional da aposentadoria e o estreitamento das estratégias de lazer para lidar com o ócio, que, no momento da avaliação, podem não ser concebidos como ameaças pelo paciente.

Comorbidades psiquiátricas e outras comorbidades médicas

A comorbidade psiquiátrica é a regra para portadores de TJ avaliados em amostras clínicas e na comunidade também. Por isso, é de suma importância que o clínico gaste tempo na investigação de outros sintomas psiquiátricos, além do comportamento de jogo, ao examinar um portador de TJ. Tipicamente, o TJ está associado com maior frequência a transtornos de humor, ansiedade e personalidade, bem como a transtornos relacionados ao uso de substâncias. O estudo "Levantamento Epidemiológico Nacional sobre Álcool e Problemas Relacionados" (*National Epidemiological Survey on Alcohol and Related Conditions* – NESARC) relatou que 73,2% dos portadores de TJ tinham algum transtorno relacionado ao consumo crônico de álcool, 60,4% exibiam dependência de nicotina, 38,1% apresentavam algum transtorno relacionado ao uso de drogas, 49,6% tinham transtorno de humor, 41,3% sofriam de transtorno de ansiedade e 60,8%, transtorno de personalidade, entre as quais se relataram associações mais frequentes para transtorno de personalidade antissocial, histriônica, paranoide e dependente (os transtornos de personalidade esquizotípica, limítrofe e narcisística não foram avaliados nessa primeira leva da pesquisa). Todas as associações permaneceram fortemente significativas quando comparadas a indivíduos não jogadores, mesmo após controle para variações no perfil demográfico e no estado socioeconômico[41].

Um transtorno importante, porém negligenciado, em caso de comorbidade com TJ é o transtorno do déficit de atenção e hiperatividade (TDAH). Na forma adulta, a faceta de hiperatividade do TDAH tende a desaparecer, mas os déficits nos componentes mais complexos de atenção permanecem. As avaliações neuropsicológicas de portadores de TJ classicamente exibem déficits nas funções executivas, sobretudo no controle inibitório, flexibilidade cognitiva e planejamento. O estudo de indivíduos com TJ e TDAH mostra que eles enfrentam desafios únicos acima dos comumente associados ao TJ apenas, incluindo mais problemas com abuso de substâncias, níveis mais altos de impulsividade, expressão mais precoce de problemas com jogo e maior gravidade do jogo e psiquiátrica em geral. Portadores de TJ com TDAH penhoravam mais itens para obter dinheiro para jogar, eram mais propensos a ter dívidas, tinham taxas significativamente mais altas de falência e violência doméstica decorrentes de conflitos com membros da família sobre seus jogos[42].

Portadores de TJ apresentam déficits sobre controle inibitório e planejamento, porém têm um desempenho satisfatório nos testes de sustentação da atenção e memória operacional (*working memory*) desempenho contínuo e na memória de trabalho[43]. Essa dissociação entre as funções executivas no TJ sugere um envolvimento isolado de estruturas ventromediais (associadas com inibição, tomada de decisões e integração temporal de informações) do córtex pré-frontal, excluindo-se a porção dorsolateral (relacionada à atenção sustentada). A eficácia de estratégias terapêuticas direcionadas à melhoria das funções executivas poderia ser avaliada por testagem neuropsicológica. Portadores de TJ com TDAH ou traços dessa comorbidade poderiam se beneficiar com administração de psicoestimulantes[44].

Conforme foi mencionado anteriormente, TJ está relacionado a atitudes impulsivas e necessidade de regulação emocional. Como o conceito de personalidade lida com as predisposições inatas no comportamento motivado e com o processamento e a expressão de emoções, é natural supor que os componentes da personalidade possam desempenhar um papel no início e na persistência do jogo[14]. De fato, traços de personalidade impulsiva identificados no início da infância previram o envolvimento com o jogo no final da infância[6] e o jogo problemático na adolescência em dois estudos de coorte[45,46]. Duas abordagens distintas são utilizadas para abordagem dos problemas de personalidade em TJ. Uma delas implica investigar as frequências dos transtornos de personalidade conforme as categorias especificadas no DSM, enquanto a outra consiste em comparar traços e dimensões de personalidade em TJ com controles normais ou jogadores sociais. Os resultados variam extremamente entre estudos que investigam a prevalência dos transtornos de personalidade em TJ, de 25 até 93%, em razão de variações e inconsistências metodológicas. No estudo mais rigoroso e conservador conduzido até o momento, Bagby et al.[45] compararam portadores de TJ com jogadores sociais; 23% dos portadores de TJ apresentaram, no mínimo, um transtorno de personalidade, mas apenas o transtorno *borderline* de personalidade (TBP – 10%) continuou significativamente associado com TJ após a aplicação de controle estatístico para as comorbidades dos eixos I e II. Duas características fundamentais do TBP são impulsividade e desregulação afetiva, o que está de acordo com descrições prévias da psicopatologia do TJ. Coerentemente, os estudos que fazem uso de diferentes modelos dimensionais de personalidade exibem uma clara convergência. Geralmente, os jogadores problemáticos e portadores de TJ apresentam escores mais altos nas dimensões representativas de emocionalidade negativa e escores mais baixos nas dimensões representativas de contenção e autocontrole (ou, por oposição, escores mais altos nas medidas de impulsividade) quando comparados aos não jogadores e aos jogadores não problemáticos[46]. Pesquisa transversal realizada com um total de 10 081 participantes (51,5% do sexo feminino) indivíduos de 16 a 74 anos (idade média de 46,5 anos)e utilizando o Mini-International Personality verificou que parece existir nível mais alto de gravidade do problema do jogo associado a pontuações mais altas no neuroticismo e a pontuações mais baixas na consciência. Vachon e Bagby[47] sugerem que as dimensões de personalidade devem ser assumidas como uma plataforma

para investigar subtipos de TJ. Eles descreveram três subtipos de TJ. O grupo 1 exibiu escores normativos de personalidade, com pouca ou nenhuma comorbidade nos eixos I e II, sendo distinguido de jogadores não patológicos apenas pela presença de TJ, chamados TJ simples. Os grupos 2 e 3 compartilharam escores baixos de constrição, traduzindo-se em dificuldade de controle do impulso e conduta comportamental sem consideração pelas consequências. Contudo, tais grupos distinguiam-se em alguns aspectos do perfil de traços impulsivos. O grupo 2, nomeado de jogadores hedônicos, mostrava busca acentuada por excitação, sendo descritos como curiosos, excitáveis e atraídos por promessas de estimulação e prazer. O grupo 3, nomeado como jogadores desmoralizados, apresentava alto neuroticismo e baixa extroversão, caracterizados por afetos negativos extremos, instabilidade emocional e inibição social. Grant[48] em trabalho recente observou que TJ tem sido associado a vários resultados desfavoráveis a longo prazo, incluindo comprometimento da qualidade de vida, rompimento de relacionamentos, dívidas e risco elevado de suicídio, fazendo associação especial em seus paralelos com transtornos por uso de substâncias. Tanto levantamentos epidemiológicos como relatos clínicos descrevem frequências elevadas de consumo crônico de álcool e de cigarro entre os portadores de TJ. Além disso, a prática frequente de jogo prejudica comportamentos de rotina, como alimentação e sono. Tudo isso adicionado à angústia contínua induz à conclusão de que portadores de TJ presumivelmente não apresentam um estilo de vida saudável. Portadores de TJ, comparados a não jogadores e jogadores sociais, apresentam risco 2 vezes maior de serem recebidos em pronto-socorros, risco maior que o dobro de serem diagnosticados com taquicardia e/ou angina, risco quase 4 vezes maior de apresentarem cirrose hepática e risco 3 vezes maior de terem qualquer outra hepatopatia[49]. Tais associações permaneceram significativas mesmo depois que o controle estatístico foi exercido para variações demográficas, índice de massa corporal, ingestão de álcool, tabagismo e comorbidade com transtorno de humor e ansiedade. O fato de que TJ continuava significativamente associado com hepatopatia mesmo após o registro da ingestão de álcool chama a atenção para outros fatores de dano hepático, inclusive doenças hepáticas infecciosas. Como muitas dessas doenças são causadas por vírus sexualmente transmissíveis, é possível especular que a impulsividade permeia e invade outros aspectos da vida dos portadores de TJ, tais como comportamento sexual, o que os expõe a maiores ameaças à saúde física[50].

O risco de aterosclerose, doenças coronárias e outras cardiopatologias deve ser elevado também, considerando-se todos os fatos descritos anteriormente (álcool, fumo, obesidade, estresse psicológico etc.). Apesar disso, a potencial associação entre TJ, infarto agudo do miocárdio e outros eventos cardíacos permanece inexplicavelmente subinvestigado e sub-relatado. Jogar em cassino foi relacionado a elevações na frequência cardíaca e no cortisol salivar, demonstrando que o jogo é uma atividade estressante. Trabalhos recentes demonstraram que níveis mais baixos de cortisol matinal em portadores de TJ estão associados a um comportamento mais arriscado e menos sensibilidade a perdas monetárias. Tais resultados sugerem que um padrão de cortisol embotado e atividade do sistema nervoso simpático podem desempenhar um papel nas mudanças comportamentais que acompanham o desenvolvimento de um subtipo específico de indivíduos com TJ[51]. Um estudo investigou 398 mortes relacionadas a cassino em Atlantic City de 1982 a 1986 e concluiu que 83% delas foram causadas por infarto agudo do miocárdio[52]. Contudo, os autores pedem cuidado na interpretação desse resultado, porque as limitações metodológicas não possibilitam a ponderação da contribuição específica do jogo para a ocorrência de paradas cardíacas súbitas.

Uma nova interface entre jogo e problemas clínicos recentemente descoberta consiste na associação de doença de Parkinson e TJ. Os primeiros relatos datam do ano 2000. Depois disso, mais de 100 relatos podem ser encontrados em uma busca rápida no PubMed, apenas cruzando os unitermos *Gambling* e *Parkinson*. O surgimento de jogo descontrolado em pacientes acometidos por doença de Parkinson foi associado com o uso de agonistas dopaminérgicos para o tratamento do déficit de movimento da síndrome. A estimulação excessiva do sistema dopaminérgico córtico-estriado por essas medicações pode induzir não apenas à prática de jogos de azar, mas também a uma série de comportamentos impulsivos, tais como compras, compulsão alimentar e hipersexualidade[53]. Foram feitas especulações sobre o maior risco da assim chamada síndrome de desregulação dopaminérgica e agonistas dopaminérgicos específicos, em particular L-dopa e agonistas seletivos dos receptores D3 (pramipexol e ropinirol), localizados principalmente no sistema límbico. Contudo, como na maioria dos casos relatados até o momento havia mais de um agonista dopaminérgico em associação, não é possível afirmar que os comportamentos impulsivos induzidos pelos agonistas dopaminérgicos se devem a alguma ação específica sobre qualquer um dos receptores dopaminérgicos ou à estimulação excessiva genérica do sistema dopaminérgico. Todavia, os clínicos devem ter consciência do risco inerente ao tratamento de doença de Parkinson, outros transtornos do movimento (p. ex., síndrome das pernas inquietas) ou qualquer outro problema clínico (prolactinoma) para o qual esteja indicado o uso de agonistas dopaminérgicos.

Funcionamento global e comportamentos de risco associados

É comum que jogadores patológicos busquem tratamento durante episódios de crise pessoal. Em tais situações, eles podem ser subjugados por sintomas psiquiátricos, e uma série de problemas médicos e psicossociais somados pode comprometer sua capacidade de resposta às exigências da vida cotidiana. Nessas condições, o funcionamento global do jogador pode apresentar déficit moderado a grave no funcionamento social, ocupacional ou escolar em virtude de ideias suicidas e comportamentos de risco. É um erro comum, ao iniciar o tratamento especializado para jogo ou qualquer outra dependência, concentrar-se na queixa principal do paciente e se esquecer que as

dependências e os transtornos do controle de impulsos costumam estar associados com outros comportamentos de risco. Por exemplo, Hurt et al.[54] relataram que mais da metade das mortes ocorridas entre os pacientes previamente tratados para dependência de álcool estavam relacionadas ao fumo. O mesmo pode ser verdadeiro para jogadores patológicos, considerando-se a alta prevalência da dependência de nicotina entre eles. Os clínicos especializados em dependência tendem a se concentrar na dependência primária, deixando o tabagismo para mais tarde, o que em termos práticos significa que, durante o tratamento, eles se esquecerão de tratar do fator de risco mais importante de morte passível de prevenção.

TJ está significativamente associado com comportamentos de risco, tais como tentativa de suicídio, comportamentos sexuais de risco (principalmente decorrente de prática de sexo sem proteção com parceiro causal ou com algum parceiro sob risco de doenças sexualmente transmissíveis), uso de substâncias (principalmente álcool e fumo) e problemas legais que exigirão atenção médica. Impulsividade, idade, gênero e estresse emocional desempenham papéis distintos em diferentes comportamentos de risco. Em uma amostra clínica de jogadores patológicos, as tentativas de suicídio foram associadas com gênero feminino e depressão. O comportamento sexual de risco foi associado com sexo masculino e traços impulsivos de personalidade. O uso de álcool foi exclusivamente relacionado ao gênero masculino. Atividades ilegais para manter o jogo foram igualmente relatadas por homens e mulheres, mas correlacionadas com idade mais baixa e impulsividade[50].

As tentativas de suicídio são preocupantemente frequentes em amostras clínicas (22% dos pacientes declararam ter tentado suicídio pelo menos uma vez antes de receber qualquer tratamento psiquiátrico[52] e também são comuns nas amostras de TJ extraídas da comunidade. Estudos mostram um risco 3 vezes maior de tentativa de suicídio em portadores de TJ, mortalidade por suicídio 1,5 maior e 1,8 maior em geral quando comparados a não portadores. Os principais fatores associados à mortalidade aumentada são idade avançada e doença cardiovascular e mortalidade por suicídio foi particularmente associada à depressão, porém o risco de tentativa não foi particularmente associado a nenhuma comorbidade psiquiátrica, o que sugere um risco inerente do TJ para o comportamento suicida[54-55].

TRATAMENTO

O tratamento de TJ pode ser resumido em três diretrizes principais: supressão do comportamento de jogo problemático, reparo dos problemas causados pelo jogo, promoção da saúde geral (mental e física) e qualidade de vida.

Uma avaliação completa do paciente envolvido com jogo ajuda a identificar as questões que necessitam de atenção urgente. Essa avaliação também deve permitir a formulação de hipóteses sobre fatores indutores e mantenedores do jogo problemático, o que determinará a estratégia terapêutica e o grau de intervenção. Para otimizar o uso de recursos, foram desenvolvidas intervenções breves que tentam compatibilizar a gravidade do jogo e a magnitude da intervenção. As intervenções mínimas propostas envolvem breve aconselhamento, uma ou poucas entrevistas motivacionais, livro de autoajuda isolado ou combinado com uma entrevista motivacional por telefone ou pessoalmente[56].

O leitor interessado em uma descrição mais completa da abordagem terapêutica de uma dependência comportamental como o TJ pode procurar o capítulo correspondente no Volume 3 desta obra. A seguir, apresentamos os elementos da abordagem terapêutica que são peculiares ao TJ. Além das intervenções estritamente orientadas ao jogo, o tratamento de TJ pode se beneficiar em casos particulares de apoio extra, como terapia familiar, terapia de casais[57] e orientação sobre questões financeiras e forenses. A participação em JA pode ser particularmente benéfica para jogadores que enfrentam dificuldades com administração das dívidas e problemas legais – estratégias práticas e valiosas são transmitidas em grupos de alívio de pressão organizados por esse programa de autoajuda. De fato, em uma amostra de 512 jogadores em tratamento, 141 (27,5%) declararam frequentar JA, desses 80% afirmaram estar muito satisfeitos com o programa. O motivo mais comum para frequentar JA foi servir-se do programa como uma estratégia de prevenção de recaídas e a oportunidade de dar depoimentos sobre a própria experiência foi significativamente associada à satisfação com o programa[58].

Primeiras medidas

Tratamento farmacológico da comorbidade, impulsividade e fissura

Assim que a comorbidade psiquiátrica for identificada no início do tratamento de um jogador, ela deverá ser tratada imediatamente, pois o contrário pode comprometer a adesão ao tratamento. Além disso, a instituição de farmacoterapia apropriada de acordo com o transtorno comórbido pode ajudar no controle da fissura. O controle de sintomas depressivos pode ser particularmente útil nesse sentido, uma vez que a intensidade da fissura por jogo parece ser proporcional à gravidade da depressão[59]. Contudo, os antidepressivos apresentam uma limitação importante, pois necessitam pelo menos duas semanas para expressarem efeito clínico significativo e a fissura pode ser uma experiência perturbadora desde os primeiros dias de tratamento[19,20]. Nesse caso, as medidas complementares podem incluir manejo de contingências e prática de exercícios físicos. Alguns fatores ambientais atuam como deflagradores quase universais do desejo de jogar, por exemplo, disponibilidade de dinheiro e proximidade de locais de jogo e estímulos relacionados. Portanto, algumas das primeiras recomendações aos pacientes são reduzir o acesso ao crédito (deixar talão de cheques e/ou cartões de crédito e débito em casa) e evitar companhias e lugares relacionados ao jogo, sempre que possível. Estudos indicam que o exercício físico aeróbico mostrou-se benéfico para o tratamento agudo da fissura por jogo; redução da frequência, do tempo e dinheiro gasto em apostas[60] e redução das comorbidades psiquiátricas associadas. Contudo, tanto o controle de contingências como a prática de exercícios são iniciativas que necessitam de motivação e disposição para mudança de comportamento. Por isso, em alguns casos, é aconselhável a implementação dessas estratégias após avaliação da prontidão para mudança e realização de intervenção motivacional[61].

Até o momento, nenhuma medicação foi aprovada para o tratamento específico de TJ. No entanto, a psicofarmacologia da impulsividade e da fissura pelo jogo é um campo promissor. Em estudos de meta-análise os tratamentos farmacológicos para TJ atingiram um tamanho de efeito global de 0,78[62]. Cohen propôs que, para as ciências comportamentais, tamanhos de efeito entre 0,5 e 0,8 devem ser considerados um efeito médio e que os valores acima de 0,8 são considerados um efeito grande. Assim, o impacto do tratamento farmacológico pode ser considerado relevante, mas é imprescindível relativizar a avaliação por algumas considerações. Por outro lado, o tamanho estimado de efeito para TJ foi de 2,01[63]. De fato, as pesquisas em intervenções psicossociais para TJ começaram mais cedo que as farmacológicas e parecem estar em um estágio mais avançado de desenvolvimento. Todavia, a comparação dos tamanhos de efeito dessas duas abordagens distintas pode ser um desafio, por causa das diferenças metodológicas na mensuração dos resultados (um tanto mais estrito para ensaios farmacológicos) e na escolha da condição de controle, geralmente ativo para ensaios farmacológicos (ingestão de placebo) e passivo para ensaios psicológicos (lista de espera).

Em segundo lugar, os tamanhos de efeito de estudos controlados costumam ser mais baixos do que estudos do tipo "antes/depois" da intervenção terapêutica (a mesma amostra como controle de si mesma). Também não foram observadas diferenças no resultado para as três principais classes farmacológicas (antidepressivos, antagonistas opiáceos e estabilizadores do humor). Portanto, ainda não há evidências empíricas sólidas para a preferência de um tipo de medicação em detrimento de outra. O fato de que a maioria dos ensaios farmacológicos inclui apenas indivíduos com baixa ou nenhuma comorbidade psiquiátrica dificulta a avaliação de como essas medicações funcionam em situações clínicas da vida real. Além disso, esses ensaios não fornecem *insights* em relação à hipótese de que o perfil da comorbidade pode determinar o medicamento mais adequado para o paciente (p. ex., dar preferência a estabilizadores do humor sobre antidepressivos para indivíduos que se enquadram no espectro do transtorno bipolar). Uma melhor correspondência entre as necessidades clínicas do paciente e o agente terapêutico escolhido poderia auxiliar na adesão à medicação e reduzir a taxa de abandono de tratamento, que costuma ser razoavelmente alta tanto na pesquisa como na clínica de TJ.

Outro achado interessante foi que as mulheres responderam melhor que os homens nos ensaios farmacológicos de TJ. Não se sabe ainda se isso pode ser atribuído às diferenças sexuais nas bases bioquímicas de TJ ou à sensibilidade ao placebo. A elevada resposta ao placebo em TJ é um desafio para pesquisadores[64], mas uma boa notícia para os clínicos. Essa resposta pode ser atribuída a outros fatores que seguem junto da intervenção farmacológica, tais como diversas reavaliações que estimulam uma autoavaliação pelo paciente e reforçam o vínculo terapêutico em desenvolvimento durante o acompanhamento[65]. Em outras palavras, a aliança terapêutica traduzida em objetivos compartilhados e um *rapport* positivo podem fazer "maravilhas" por qualquer via terapêutica escolhida.

A maioria dos antidepressivos experimentados no tratamento de TJ tinham ação serotoninérgica, pois a baixa atividade serotoninérgica foi relacionada à impulsividade e ao próprio TJ[8]. A maioria deles era inibidores seletivos da recaptação de serotonina ISRS, como fluvoxamina, paroxetina, citalopram, escitalopram e sertralina. As exceções foram nefazodona, bupropiona e agomelatina. Até o momento, os resultados são discordantes por diversos motivos: inconsistências metodológicas (pequeno tamanho da amostra, estudos abertos e falta de grupo-controle), perda amostral e alta resposta ao placebo.

Os antagonistas opiáceos provavelmente constituem a classe medicamentosa mais estudada no tratamento de TJ. O uso desses agentes baseia-se nas diversas similaridades entre TJ, dependência de álcool e de outras substâncias. A naltrexona é um antagonista do receptor opioide-μ que modula a liberação de dopamina no circuito da área tegmentar ventral, do núcleo *acumbens* e do córtex frontal orbital medial, o assim chamado sistema de recompensa cerebral. Esse agente demonstrou eficácia no tratamento da síndrome de dependência do álcool, principalmente por reduzir as propriedades de reforço da bebida e a fissura por álcool. A naltrexona foi superior ao placebo para o tratamento de TJ em dois estudos duplo-cegos controlados metodologicamente sólidos. O primeiro estudo aplicou um modelo de dose flexível[66]. Curiosamente, a dose média prescrita foi de 187,5 mg/dia, que é bem maior que a dose prescrita para dependência do álcool (50 mg/dia). O segundo estudo investigou o efeito específico de regimes terapêuticos constituídos de três doses (50, 100 e 150 mg/dia) contra o placebo na fissura por jogo[67]. Todos os três grupos submetidos à naltrexona foram superiores ao placebo, mas não foi constatada qualquer diferença da redução da fissura entre eles. A naltrexona é bem tolerada e segura, desde que o paciente se abstenha de tomar paracetamol, aspirina e outros agentes antiinflamatórios não esteroides; caso contrário, pode ocorrer elevação das enzimas hepáticas. Palpacuer et al.[73] conduziram uma revisão sistemática, sobre os riscos e benefícios do uso do nalmefeno para dependentes de álcool. O nalmefeno também é um antagonista do receptor opioide-μ. Comparado à naltrexona, as vantagens do nalmefeno são meia-vida mais longa, biodisponibilidade oral superior e nenhuma associação dose-dependente com toxicidade hepática. Também se mostrou mais eficaz que o placebo, mas quando comparado com os estudos da naltrexona, o nalmefeno foi associado com mais efeitos adversos (náusea, tontura e insônia) e doses acima de 25 mg/dia foram pouco toleradas. A revisão da literatura sugere que os antagonistas opioides são eficazes, mas que subtipos de jogadores deveriam ser considerados, particularmente porque há indicação de que os pcientes com histórico de abuso de álcool e relato de fissura relevante são os que responderiam melhor a esse tipo de medicação[68].

Uma metanálise particular dos estudos farmacológicos controlados sugere que além dos antagonistas opioides, o topiramato e o lítio para jogadores com comorbidade com transtorno bipolar pode ser útil[69]. O topiramato em particular, com sua ação de inibição de receptores AMPA glutamatérgicos e agonismo GABA, é uma alternativa de modulação do sistema de gratificação cerebral para o caso de pacientes que não toleram, ou não respondem aos antagonistas opioides, particularmente quando combinado à terapia cognitiva comportamental[70].

Vinheta clínica

Rosa é natural de Juazeiro, município da Bahia e está em um relacionamento estável faz 20 anos e não tem filhos. Nível médio, auxiliar de enfermagem. Foi trazida para o tratamento por seu e namorado. Na ocasião mostrava-se muito desanimada e contrariada, dizia não necessitar de tratamento, porém admitiu ter muitas dívidas provenientes do seu envolvimento com máquinas eletrônicas de jogos de azar. Revelou que passava muitas horas nas "casinhas" para se distrair e que conseguia muitas vantagens dos gerentes destes locais (crédito para as primeiras jogadas, refeições gratuitas, transporte etc.). Imaginava que tinha uma técnica segura para avaliar quais máquinas poderiam pagar prêmios mais altos, porém nunca conseguia resgatar qualquer valor. Em um episódio chegou a receber um acumulado na máquina no valor de 50 mil reais, porém como havia permanecido jogando resgatou apenas 2 mil, suficientes para cobrir um cheque que havia descontado para garantir as apostas.

Com a intenção de recuperar as perdas, recorria aos empréstimos que garantiam que permanecesse jogando, voltava às casas de jogo dias seguidos, para recuperar valores perdidos. No início do tratamento relatou sentir-se muito cansada fisicamente, ansiosa, nervosa e insone, e dizia que para se sentir melhor muitas vezes fumava e tomava um pouco de cerveja, Rosa tinha diversas dívidas nos diversos cartões de crédito, com agiotas, com gerentes das casinhas, somando um montante de R$300.000,00. Coerente com suas queixas, sua aparência mal cuidada reforçava a impressão diagnóstica de uma depressão associada.

Relatou ter vivido uma infância muito pobre, no sertão, onde havia iniciado trabalho muito precocemente, junto com os outros 6 irmãos. Os pais, donos de um pequeno sítio, plantavam cacau para o sustento de toda a família. Mudou-se com uma tia para São Paulo ainda muito jovem, onde teve a oportunidade de estudar e fazer curso técnico de enfermagem. Conheceu o namorado na unidade de saúde que trabalhavam e resolveram morar juntos, pouco tempo depois. Relata ter percebido que ele gostaria de ter tido um filho, mas Rosa nunca conseguiu engravidar, e tem dúvidas se conseguiria cumprir os compromissos da maternidade.

Iniciou a atividade de jogo com as tias indo ao bingo de cartela, ainda adolescente, para lhes fazer companhia. Por causa da profissão, não tinha uma rotina estruturada, o que lhe propiciava oportunidades para frequentar o bingo sem supervisão. Em pouco tempo já havia passado da mesa com cartelas para as máquinas. Além disso, a frequência de idas ao jogo havia passado de uma para duas vezes por semana, e atualmente para cinco ou seis por semana e o seu gasto diário triplicado. Há alguns meses a família percebeu que o comportamento havia se agravado e não era mais possível avaliar com exatidão quanto tempo Rosa gastava nas atividades ou quanto era seu prejuízo. Após intensificar seu comportamento Rosa passou a apresentar sintomas como tristeza profunda, falta de prazer na realização de atividades cotidianas, ansiedade e dificuldade em tomar decisões.

Para aprofundamento

- Kraus S, Etuk R, Potenza M. Current pharmacotherapy for gambling disorder: a systematic review. J Expert Opin Pharmacotherapy. 2020;21.
  ⇨ Excelente artigo de revisão que mostra aspectos gerais da doença, incluindo epidemiologia, fisiopatologia e tratamento.
- Li Y, Ramoz N, Derrington E, Dreher JC. Hormonal responses in gambling versus alcohol abuse: a review of human studies. Progress Neuro-psychopharm Biol Psychiatry. 2020.
  ⇨ Excelente revisão, com ênfase na Neuropsicofarmacologia e Psiquiatria biológica.
- Di Nicola M, De Crescenzo F, D'Alò GL, Remondi C, Panaccione I, Moccia L, et al. Pharmacological and psychosocial treatment of adults with gambling disorder. J Addict Med. 2019.
  ⇨ Um excelente artigo sobre o tratamento farmacológico e psicosocial para adultos portadores de transtorno do jogo.

REFERÊNCIAS BIBLIOGRÁFICAS

1. Shaffer HJ, Kidman R. Shifting perspectives on gambling and addiction. J Gambl Stud. 2003;19(1):1-6.
2. American Psychiatric Association (APA). Diagnostic and statistical manual of mental disorders (DSM-IV-TR), 4. ed. Washington: APA, 2000.
3. American Psychiatric Association (APA). Diagnostic and statistical of mental disorders (DSM-5), 5. ed. Arlington: American Psychiatric Publishing; 2013.
4. Tavares H, Carneiro E, Sanches M, Pinsky I. Gambling in Brazil: lifetime prevalences and socio-demographic correlates. Psychiatry Res. 2010;180(1):35-41.
5. Lobo DS, Kennedy JL. Genetic aspects of pathological gambling: a complex disorder with shared genetic vulnerabilities. Addict. 2009;104(9):1454-65.
6. Pagani LS, Derevensky JL, Japel C. Predicting gambling behavior in sixth grade from kindergarten impulsivity: a tale of developmental continuity. Arch Pediatr Adolesc Med. 2009;163(3):238-43.
7. Petry NM, Litt MD, Kadden R, Ledgerwood DM. Do coping skills mediate the relationship between cognitive-behavioral therapy and reductions in gambling in pathological gamblers? Addict. 2007;102(8): 1280-91.
8. Potenza MN. Neurobiology of gambling behaviors. Curr Opin Neurobiol. 2013;23(4):660-7.
9. Sokol-Hessner P, Lackovic SF, Tobe RH, Camerer CF, Leventhal BF, Phelps EA. Determinantes do efeito seletivo do propranolol na aversão à perda. Psychol Sci. 2015;26:1123-30.
10. Roy A, de Jong J, Linnoila M. Extraversion in pathological gamblers: correlates with indexes of noradrenergic function. Arch Gen Psychiatry. 1989;46(8):679–81.
11. Shinohara K, Yanagisawa A, Kagota Y, Gomi A, Nemoto K, Moriya E, Furusawa E, Furuya K, Tersawa K. Physiological changes in Pachinko players; betaendorphin, catecholamines, immune system substances and heart rate. Appl Human Sci. 1999;18:37-42.
12. Scherrer JF, Xian H, Kapp JM, Waterman B, Shah KR, Volberg R, Eisen SA. Association between exposure to childhood and lifetime traumatic events and lifetime pathological gambling in a twin cohort. J Nerv Ment Dis. 2007;195(1):72-8.
13. Wilson D, da Silva Lobo DS, Tavares H, Gentil V, Vallada H. Family-based association analysis of serotonin genes in pathological gambling disorder: evidence of vulnerability risk in the 5HT-2A receptor gene. Journal of Molecular Neuroscience. 2013;49(3):550-3.
14. Grant JE, Chamberlain SR. Impulsive action and impulsive choice across substance and behavioral addictions: cause or consequence?. Addict Behav. 2014;39(11):1632-39.
15. Davis CN, Slutske WS, Martin NG, Agrawal A, Lynskey MT. Genetic and environmental influences on gambling disorder liability: a replication and combined analysis of two twin studies. Psychol Med. 2019;49(10):1705-12.
16. Potenza MN, Balodis IM, Derevensky J, Grant JE, Petry NM, Verdejo-Garcia A, et al. Gambling disorder. Nat Rev Dis Primers. 2019;5:51.
17. Zack M, Poulos CX. Parallel roles for dopamine in pathological gambling and psychostimulant addiction. Curr Drug Abuse Rev. 2009;2(1):11-25.
18. Jacobs DF. A general theory of addictions: A new theoretical model. J Gambl Behav. 1986;2:15-31.
19. Koob GF. Neurobiology of addiction. Toward the development of new therapies. Ann N Y Acad Sci. 2000;909:170-85
20. Tavares H, Zilberman ML, Hodgins DC, el-Guebaly N. Comparison of craving between pathological gamblers and alcoholics. Alcohol Clin Exp Res. 2005;29(8):1427-31.
21. de Castro V, Fong T, Rosenthal RJ, Tavares H. A comparison of craving and emotional states between pathological gamblers and alcoholics. Addict Behav. 2007;32(8):1555-64.
22. Bechara A. Decision making, impulse control and loss of willpower to resist drugs: a neurocognitive perspective. Nat Neurosci. 2005; 8(11):
23. Sharpe L, Tarrier N. Towards a cognitive-behavioural theory of problem gambling. Br J Psychiatry. 1993;162:407–12.
24. Toneatto T, Blitz-Miller T, Calderwood K, Dragonetti R, Tsanos A. Cognitive distortions in heavy gambling. J Gambl Stud. 1997;13(3):253-66.
25. Rossini-Dib D, Fuentes D, Tavares H. A naturalistic study of recovering gamblers: What gets better and when they get better. Psychiatry Res. 2015;227(1):17-26.
26. Nelson SE, Gebauer L, Labrie RA, Shaffer HJ. Gambling problem symptom patterns and stability across individual and timeframe. Psychol Addict Behav. 2009;23(3):523-33.
27. Lesieur HR, Rosenthal RJ. Pathological gambling: a review of the literature (prepared for the American Psychiatric Association Task Force on DSM-IV Committee on Disorders of Impulse Control Not Elsewhere Classified). J Gambl Stud. 1991;7(1):5–39.
28. Lesieur HR. The chase: career f the compulsive gambling. 2 ed., Rochester: Schenkman Books, 1984.
29. Petry NM, Kiluk BD. Suicidal ideation and suicide attempts in treatment-seeking pathological gamblers. J Nerv Ment Dis. 2002;190(7): 462-9.
30. Slutske WS. Natural recovery and treatment-seeking in pathological gambling: results of two U.S. national surveys. Am J Psychiatry. 2006; 163(2):297-302.
31. Slutske WS, Jackson KM, Sher KJ. The natural history of problem gambling from age 18 to 29. J Abnorm Psychol. 2003;112(2):263-74.
32. Tavares H, Zilberman ML, Beites FJ, Gentil V. Gender differences in gambling progression. J Gambl Stud. 2001;17(2):151-9.
33. Tavares H, Martins SS, Lobo DS, Silveira CM, Gentil V, Hodgins DC. Factors at play in faster progression for female pathological gamblers: an exploratory analysis. J Clin Psychiatry. 2003;64(4):433-8.

34. Suurvali H, Hodgins DC, Cunningham JA. Motivators for resolving or seeking help for gambling problems: a review of the empirical literature. J Gambl Stud. 2009 Sep 20.
35. Johnson EE, Hamer R, Nora RM, Tan B, Eisenstein N, Engelhart C. The lie/bet questionnaire for screening pathological gamblers. Psychol Rep. 1997;80(1):83-8.
36. Fisher S. Developing the DSM-IV-DSM-IV criteria to identify adolescent problem gambling in non-clinical populations. J Gambl Stud. 2000;16(2-3):253-73
37. Dowling NA, Merkouris SS, Manning V, Volberg R, Lee SJ, Rodda SN, et al. Screening for problem gambling within mental health services: a comparison of the classification accuracy of brief instruments. Addiction. 2018;113:1088-104.
38. Jiménez-Murcia S, Granero R, Fernández-Aranda F, Stinchfield R, Tremblay J, Steward T, et al. Phenotypes in gambling disorder using sociodemographic and clinical clustering analysis: an unidentified new subtype?. Frontiers in Psychiatr. 2019;10:173.
39. Venne D, Mazar A, Volberg R. Gender and gambling behaviors: a comprehensive analysis of (dis)similarities. Int J Ment Health Addiction. 2019.
40. van der Maas M, Mann RE, McCready J, Matheson FI, Turner NE, Hamilton HA, et al. Problem gambling in a sample of older adult casino gamblers: associations with gambling participation and motivations. J Ger Psychiatry Neurol. 2017; 30(1):3-10.
41. Reid RC, Campos M, Selochan N, Fong TW. Characteristics of treatment seeking problem gamblers with adult ADHD. Int J Ment Health Addiction. 2018.
42. Rodriguez-Jimenez R, Avila C, Jimenez-Arriero MA, Ponce G, Monasor R, Jimenez M, Aragues M, Hoenicka J, Rubio G, Palomo T. Impulsivity and sustained attention in pathological gamblers: influence of childhood ADHD history. J Gambl Stud. 2006;22(4):451-61.
43. Goudriaan AE, Oosterlaan J, de Beurs E, Van den Brink W. Pathological gambling: a comprehensive review of biobehavioral findings. Neurosci Biobehav Rev. 2004;28(2):123-41.
44. Vitaro F, Arseneault L, Tremblay RE. Impulsivity predicts problem gambling in low SES adolescent males. Addict. 1999;94(4):565-75.
45. Bagby RM, Vachon DD, Bulmash E, Quilty LC. Personality disorders and pathological gambling: a review and re-examination of prevalence rates. J Pers Disord. 2008;22(2):191-207.
46. Brunborg GS, Hanss D, Mentzoni RA, Molde H, Pallesen S. Problem gambling and the five-factor model of personality: a large population-based study. Addiction. 2016;111(8):1428-35.
47. Vachon DD, Bagby RM. Pathological gambling subtypes. Psychol Assess. 2009;21(4):608-15.
48. Grant JE, Chamberlain SR. Gambling and substance use: comorbidity and treatment implications. Prog Neuro-Psychopharm Biol Psychiatry. 2020
49. Morasco BJ, Pietrzak RH, Blanco C, Grant BF, Hasin D, Petry NM. Health problems and medical utilization associated with gambling disorders: results from the National Epidemiologic Survey on Alcohol and Related Conditions. Psychosom Med. 2006;68(6):976-84.
50. Cowie M, Kim HS, Hodgins DC, McGrath DS, Scanavino MT, Tavares H. Demographic and psychiatric correlates of compulsive sexual behaviors in gambling disorder. J Behav Addict. 2019;8(3):451-62.
51. Buchanan TW, McMullin SD, Baxley C, Weinstock J. Stress and gambling. Curr Opin Behav Sciences. 2020;31:8-12.
52. Jason DR, Taff ML, Boglioli LR. Casino-related deaths in Atlantic City, New Jersey 1982-1986. Am J Forensic Med Pathol. 1990;11(2):112-23.
53. Voon V, Fernagut PO, Wickens J, Baunez C, Rodriguez M, Pavon N, Juncos JL, Obeso JA, Bezard E. Chronic dopaminergic stimulation in Parkinson's disease: from dyskinesias to impulse control disorders. Lancet Neurol. 2009;8(12):1140-9.
54. Hurt RD, Offord KP, Croghan IT, Gomez-Dahl L, Kottke TE, Morse RM, Melton LJ 3rd. Mortality following inpatient addictions treatment. Role of tobacco use in a community-based cohort. JAMA. 1996; 275(14):1097-103.
55. Karlsson A, Håkansson A. Gambling disorder, increased mortality, suicidality, and associated comorbidity: A longitudinal nationwide register study. Journal of Behavioral Addictions. 2018;7(4):1091-9.
56. Petry NM, Rash CJ, Alessi SM. A randomized controlled trial of brief interventions for problem gambling in substance abuse treatment patients. J Consult Clin Psychol. 2016;84(10):874-86.
57. Subramaniam M, Chong S, Satghare P, Browning CJ, Thomas S. Gambling and family: a two-way relationship. J Behav Addict. 2017;6(4):689-98.
58. McGrath DS, Kim HS, Hodgins DC, Novitsky C, Tavares H. Who are the anonymous? Involvement and predictors of gamblers anonymous attendance among disordered gamblers presenting for treatment. J Gambl Stud. 2018;34(4):1423-34.
59. Schluter MG, Kim HS, Poole JC, Hodgins DC, McGrath DS, Dobson KS, et al. Gambling-related cognitive distortions mediate the relationship between depression and disordered gambling severity. Addict Behav. 2019;90:318-23.
60. Penna AC, Kim HS, de Brito AMC, Tavares H. The impact of an exercise program as a treatment for gambling disorder: a randomized controlled trial. Mental Health and Physical Activity. 2018;15:53-62.
61. Yakovenko I, Quigley L, Hemmelgarn BR, Hodgins DC, Ronksley P. The efficacy of motivational interviewing for disordered gambling: systematic review and meta-analysis. Addict Behav. 2015;43:72-82.
62. Pallesen S, Molde H, Arnestad HM, Laberg JC, Skutle A, Iversen E, Stoylen IJ, Kvale G, Holsten F. Outcome of pharmacological treatments of pathological gambling: a review and meta-analysis. J Clin Psychopharmacol. 2007;27(4):357-64.
63. Pallesen S, Mitsem M, Kvale G, Johnsen BH, Molde H. Outcome of psychological treatments of pathological gambling: a review and meta-analysis. Addict. 2005;100(10):1412-22.
64. Black DW, Arndt S, Coryell WH, Argo T, Forbush KT, Shaw MC, Perry P, Allen J. Bupropion in the treatment of pathological gambling: a randomized, double-blind, placebo-controlled, flexible-dose study. J Clin Psychopharmacol. 2007;27(2):143-50.
65. Grant JE, Kim SW, Potenza MN, Blanco C, Ibanez A, Stevens L, Hektner JM, Zaninelli R. Paroxetine treatment of pathological gambling: a multicentre randomized controlled trial. Int Clin Psychopharmacol. 2003; 18(4):243-9.
66. Kim SW, Grant JE, Adson DE, Shin YC, Zaninelli R. A double-blind placebo-controlled study of the efficacy and safety of paroxetine in the treatment of pathological gambling. J Clin Psychiatry. 2002;63 (6): 501-7.
67. Grant JE, Kim SW, Hartman BK. A double-blind, placebo-controlled study of the opiate antagonist naltrexone in the treatment of pathological gambling urges. J Clin Psychiatry. 2008;69(5):783-9.
68. Victorri-Vigneau C, Spiers A, Caillet P, et al. Opioid antagonists for pharmacological treatment of gambling disorder: are they relevant?. Curr Neuropharmacol. 2018;16(10):1418-32.
69. Goslar M, Leibetseder M, Muench HM, Hofmann SG, Laireiter AR. Pharmacological treatments for disordered gambling: a meta-analysis. J Gambl Stud. 2019;35(2):415-45.
70. de Brito AM, de Almeida Pinto MG, Bronstein G, et al. Topiramate combined with cognitive restructuring for the treatment of gambling disorder: a two-center, randomized, double-blind clinical trial. J Gambl Stud. 2017;33(1):249-63.

41

Transtorno do comportamento sexual compulsivo

Marco de Tubino Scanavino

Sumário

Introdução
Epidemiologia
Etiologia e fisiopatologia
Manifestações clínicas
Diagnóstico
    Diagnóstico diferencial
Comorbidades
Tratamento
    Evidências
    Medicamentos
    Psicoterapia
    Recomendações ao tratamento
Complicações
Considerações finais
Vinheta clínica
Para aprofundamento
Referências bibliográficas

Pontos-chave

- A prevalência do CSC varia entre 2-6% da população.
- Alguns achados de neuroimagem e de biomarcadores periféricos demonstram que os indivíduos com comportamento sexual compulsivo apresentam a ativação dos circuitos cerebrais das vias relacionadas aos processos de dependência.
- O diagnóstico é marcado por descontrole de impulsos sexuais repetitivos, acometendo a ordem de prioridades do indivíduo e resultando em sofrimento e importantes prejuízos em áreas significativas da vida.
- O tratamento envolve cuidadoso manejo clínico para a introdução de medicamentos, quando necessários, e psicoterapia.
- As complicações são severas para os indivíduos e também podem afetar terceiros.

INTRODUÇÃO

O comportamento sexual compulsivo (CSC) é um fenômeno clínico no qual o indivíduo experimenta intensas fantasias e/ou comportamentos sexuais excitantes, que são intrusivos, dirigidos e recorrentes, podendo aumentar em frequência e intensidade, causando sofrimento e prejuízos no dia a dia[1,2]. A despeito do debate científico acerca do funcionamento neurobiológico e psicopatológico subjacente ao fenômeno, desde 2013, quando o diagnóstico de transtorno hipersexual não foi incluído no *Manual estatístico e diagnóstico de transtornos mentais* (DSM-5)[3], os estudos se intensificaram particularmente nos Estados Unidos e na Europa. Os novos dados nos segmentos de prevalência, fisiopatologia e manifestações clínicas, bem como a elevada relevância para a saúde pública, impulsionaram a atual proposta do transtorno do comportamento sexual compulsivo na décima primeira edição da Classificação Internacional de Doenças (CID-11)[4].

EPIDEMIOLOGIA

Estudos do século passado observaram que apenas uma proporção pequena da população referia frequências de práticas sexuais maiores. Por exemplo, no estudo realizado com a população norte-americana em meados do século passado, com homens até os 30 anos, apenas 8% apresentavam uma média de sete ou mais orgasmos sexuais semanais, principalmente pela masturbação nos últimos 5 anos, enquanto a mediana de orgasmos semanais para os homens com até 30 anos de idade era de dois orgasmos semanais[5]. Da mesma forma, em um estudo com homens norte-americanos, realizado no final do século passado, entre homens na faixa etária dos 18-25 anos, apenas 2% afirmaram se masturbar diariamente no ano anterior e 1% afirmaram que se masturbavam mais de uma vez ao dia[6]. Um estudo sueco desenvolvido no final do século passado com uma amostra populacional representativa de 2.450 homens e mulheres, de 18-60 anos, investigou correlatos a altas taxas de comportamento sexual (hipersexualidade) em uma população. Observou-se que altas taxas de comportamento sexual estavam associadas a correlatos negativos da saúde como insatisfação na vida, uso de substâncias, história de separação dos pais na infância, instabilidade nos relacionamentos, infecções sexualmente transmissíveis (IST), tabagismo nas pessoas que reportavam elevada frequência de masturbação e/ou sexo casual. Quando a atividade sexual estava atrelada ao contexto dos relacionamentos românticos, o mesmo não era observado. As pessoas que relatavam predominante atividade sexual solitária ou casual compreendiam entre 5-10% da amostra do estudo populacional sueco[7].

Mais recentemente, um estudo neozelandês investigou em 1.015 indivíduos com 32 anos de idade, da coorte multidisciplinar de saúde e desenvolvimento da cidade de Dunedin acerca de fantasias, impulsos ou comportamentos que os participantes consideravam como fora de controle durante o ano anterior, e definiu tais experiências como experiências sexuais fora de controle (OCSE – *out of control sexual experiences*). Quase 13% dos homens e 7% das mulheres relataram OCSE no ano anterior. As mulheres que reportaram elevada taxa de OSCE também informaram com mais frequência um alto número de parceiros sexuais do sexo oposto, se engajar e manter relações sexuais com parceiros diferentes em mesmos períodos de tempo, ou sexo com um parceiro que conheceu na internet e uma maior probabilidade de atração sexual por outras mulheres. Dentre os homens relatando OCSE, houve associação com sexo com profissionais do sexo (homens heterossexuais) e com relatar atração por outros homens e manter relações sexuais com outros homens. Uma minoria dos participantes acreditava que o OCSE interferia em suas vidas (3,8% de todos os homens e 1,7% de todas mulheres na coorte)[8].

Em geral, estima-se que a prevalência do CSC fique entre 2-6%[8,9], sendo que 80% dos indivíduos que o apresentam pertencem ao gênero masculino[10].

ETIOLOGIA E FISIOPATOLOGIA

A gênese e manutenção dos sintomas, em parte dos indivíduos com CSC, estão conectadas de modo consciente ou inconsciente a pensamentos ou sentimentos conflitantes, relacionados com experiências difíceis vivenciadas na infância e adolescência, tais como vitimização por violência sexual, negligência emocional ou estigmatização[11]. Um estudo recente adicionou mais evidências acerca da conexão particularmente com abuso sexual[12]. Quando os indivíduos estão expostos a estresse continuado na infância, os sistemas de resposta ao estresse (liberação de altos níveis de cortisol e noradrenalina, entre outros) são ativados, mudando a mielinização, morfologia neuronal, neurogênese e sinaptogênese, resultando em modificações anatômicas (por exemplo, maior irritabilidade dentro dos circuitos elétricos do sistema límbico) e funcionais (por exemplo, alterações na sensibilidade a neurotransmissores e hormô-

nios) duradouras. Essas modificações, por sua vez, aumentam a vulnerabilidade para problemas neuropsiquiátricos[13], tais como o CSC[11,12,14-18].

Alguns achados apoiam a ativação dos circuitos das vias relacionadas aos processos de dependência. O estado emocional negativo, que impulsiona o uso compulsivo de drogas, advém da desregulação de neurotransmissores (dopamina, serotonina, peptídeos opioides e o fator liberador de corticotrofina) envolvidos no sistema de motivação e recompensa, que se situa em estruturas como o núcleo estriatal ventral (incluindo o núcleo *accumbens*)[19]. O córtex pré-frontal orbital e o córtex cingulado anterior ventral são funcionalmente associados ao sistema de motivação e recompensa. A desregulação nestes circuitos cerebrais associada a estruturas límbicas já foi detectado por exames de neuroimagem em indivíduos com transtornos do controle dos impulsos e dependências comportamentais[19] e hipersexuais[20,21].

MANIFESTAÇÕES CLÍNICAS

Sobre o início dos sintomas e o curso do CSC, estudos clínicos relatam que a maioria dos participantes descrevem o início antes de idade adulta (M = 28 anos; D.P. = 9), com escalonamento crescente dos sintomas de CSC (episódicos ou contínuos) ao longo do tempo (meses ou anos), sendo que em média buscam tratamento na quarta década de vida[22,23,24], em geral após 7 anos de evolução (D.P. = 8). Quase 80% informam que depois que o problema se iniciou não conseguiram ficar mais de 6 meses assintomáticos e que permaneceram iguais ou pioraram dos sintomas ao longo do tempo. Porém, em torno de 50% referem uma evolução contínua enquanto os outros 50% informam ocorrer como episódios pronunciados de busca por atividade sexual. O agravamento do quadro clínico ocorre por meio da quantidade de tempo gasto com o CSC (83%), do aumento da frequência ou intensidade dos sintomas (81%), dos locais frequentados e tipos de manifestações que vão se desenvolvendo (62,4%) e do risco associado (60%)[23,24]. Uma pesquisa desenvolvida no Instituto de Psiquiatria (IPq) do Hospital das Clínicas da Faculdade de Medicina da Universidade de São Paulo (HCFMUSP) com 86 compulsivos sexuais que buscaram tratamento observou que os CSC, mais frequentemente referidos como problemáticos, são: masturbação compulsiva (82%), busca compulsiva por pornografia (72%), sexo casual excessivo (60%) e sexo com múltiplos parceiros sexuais (40%)[23]. Menos frequentes, mas também referidos são: o sexo excessivo com profissionais, sexo virtual excessivo ou utilização da internet para encontrar parceiros[11,22,25,26].

Homens que fazem sexo com outros homens geralmente referem mais sexo casual compulsivo e menos consumo compulsivo de pornografia do que os heterossexuais, respectivamente, 92% *versus* 45% e 35% *versus* 82%[23,24]. A maioria dos indivíduos com CSC apresenta maior severidade da psicopatologia do que a população em geral, particularmente elevados escores de depressão, ansiedade, impulsividade, rigidez cognitiva e desatenção[22,27,28,29].

DIAGNÓSTICO

A falta de consenso existente na literatura acerca da psicopatologia do comportamento sexual compulsivo se reflete no uso de diferentes denominações (impulso sexual excessivo, dependência de sexo, transtorno hipersexual, compulsividade sexual) e na precária descrição nosográfica da condição, apresentada pelas duas principais classificações diagnósticas.

No DSM-IV[30], encontrava-se entre os transtornos sexuais sem outra especificação: "sofrimento acerca de um padrão de relacionamentos sexuais repetidos, envolvendo uma sucessão de parceiros sexuais sentidos pelo indivíduo como coisas a serem usadas". Já na CID-10[4], encontrava-se como "F52.7 Impulso sexual excessivo: ambos, homens e mulheres, podem ocasionalmente se queixarem de impulso sexual excessivo como um problema por si só [...] Inclui ninfomania e satiríase".

Ao lado das insuficientes descrições, encontra-se uma proposta de critério diagnóstico[31] que se apoia nos critérios para as dependências de substâncias do DSM-IV[30]. Refere-se a comportamentos sexuais exagerados (repetitivos, muito frequentes) que causam sofrimento e prejuízo clínico significativo, manifesto por três ou mais dos seguintes aspectos:

- Tolerância (são necessárias práticas sexuais cada vez mais intensas e frequentes para se alcançar a mesma satisfação já obtida antes).
- Abstinência (sintomas físicos ou psíquicos, quando o indivíduo se abstém do sexo).
- Duração longa e intensidade crescente do comportamento.
- Fracasso em controlar.
- Ritual de busca: muito tempo e energia são gastos com atividades para obter sexo.
- Comprometimento das atividades sociais, ocupacionais e recreacionais.
- Continuidade do comportamento a despeito das consequências adversas.

Para a quinta edição do DSM foi considerado o diagnóstico do transtorno hipersexual. Com critérios embasados em pesquisas realizadas nas últimas décadas, envolvia basicamente a presença de recorrentes e intensas fantasias, impulsos e comportamentos sexuais não parafílicos nos últimos 6 meses, que levam a sofrimento clínico e consequências adversas[19]. Os cinco subcritérios "A" eram:

- Tempo excessivo e que interfere em outras áreas da vida, gasto com atividades sexuais.
- Frequentemente busca o sexo em resposta a estados negativos de humor.
- Frequentemente busca o sexo em resposta a eventos estressantes.
- Fracasso ao tentar controlar o comportamento.
- Continua apesar do risco de danos físicos e emocionais para si e terceiros.

Os dois subcritérios "B" eram:

- Presença de sofrimento clínico.
- Prejuízo em outras áreas importantes.

Com quatro subcritérios "A" e um subcritério "B" se preencheria o critério para diagnóstico do transtorno hipersexual. Porém, apesar de bastante operacional e ao mesmo tempo crítico[32], não foi incluído no DSM-5 por não apresentar evidências científicas suficientes. Por hora, o CSC deve ser classificado como "312.9 Transtornos disruptivos do controle dos impulsos e da conduta", conforme o DSM-5[3].

Apesar de não ter sido incluído, desde 2013 houve um aumento exponencial de estudos acerca do CSC, sendo que a maioria deles utilizou os critérios do transtorno hipersexual para selecionar os participantes dos estudos.

Recentemente, o critério diagnóstico para a décima primeira edição da Classificação internacional de doenças (CID-11)[33] foi proposto. Os indivíduos que se queixam de um padrão persistente na falha do controle de impulsos ou desejos sexuais intensos, resultantes em comportamento sexual repetitivo, manifesto por um período de tempo prolongado (ex. 6 meses ou mais), e que relatam um sofrimento acentuado ou prejuízo significativo nas áreas: pessoal, familiar, social, profissional, ocupacional ou outras áreas importantes do funcionamento serão considerados para terem o diagnóstico de transtorno do comportamento sexual compulsivo, se eles também apresentarem os seguintes sintomas:

- Atividades sexuais repetitivas começam a se tornar o foco central da vida da pessoa ao ponto de negligenciar sua saúde, cuidados pessoais ou outros interesses, atividades e responsabilidades.
- Numerosas tentativas sem sucesso de reduzir o comportamento sexual repetitivo.
- Comportamento sexual repetitivo contínuo, apesar das consequências adversas ou quando este lhe traz pouca ou nenhuma satisfação.

Enquanto os critérios diagnósticos se encontram em debate na literatura, existem instrumentos de medida da gravidade bem estabelecidos. Três deles foram validados para uso no Brasil[32]. Eles são:

1. A escala da compulsividade sexual (*sexual compulsivity scale*, SCS): os itens foram inicialmente derivados de autodescrições de sujeitos que se autoidentificam como dependentes de sexo. A escala é composta de dez itens que visam mensurar a intensidade do desejo, cognição e o CSC como, por exemplo, "Meu desejo sexual atrapalha os meus relacionamentos". Dispõe de uma escala de quatro pontos, variando de 1 (não se aplica a mim) a 4 (se aplica muito a mim), para o participante assinalar. Os escores totais podem variar de 10-40 pontos, com escores mais altos indicando níveis mais elevados de sintomatologia sexual com-

pulsiva. A escala tem sido utilizada para prever frequências de comportamentos sexuais, número de parceiros sexuais, práticas de comportamentos sexuais diversos e história de DST. Estudos norte-americanos propuseram o ponto de corte de 24, significando que indivíduos que alcançam este escore apresentam risco para apresentarem um quadro clínico relacionado ao CSC[32].

2. O inventário do comportamento sexual compulsivo (*compulsive sexual behavior inventory*, CSBI) foi elaborado com base na experiência clínica de indivíduos com CSC[34], com colocações como, por exemplo, "Você já se sentiu incapaz de controlar o seu comportamento sexual?". A versão adaptada para uso no Brasil tem 22 itens (CSBI-22). Os participantes respondem cada item do CSBI-22 usando uma escala de pontuação de 1-5, onde 1 (muito frequentemente) e 5 (nunca). No CSBI-22, a pontuação pode variar de 22-110, com menores pontuações representando níveis mais severos de CSC[1]. O CSBI-22 acessa dois fatores: controle (13 itens), que mensura a habilidade de controlar o comportamento sexual; e violência (9 itens), que mensura a experiência de violência sexual. Investigações das propriedades psicométricas do CSBI mostram grande confiabilidade e validade[32,35].

3. O inventário de triagem do transtorno hipersexual (*hypersexual disorder screening inventory*, HDSI) é uma medida diagnóstica e dimensional (possui dupla possibilidade de aplicação) e é composta por três partes: A, B e C. Ele consiste em sete itens seguidos de acordo com os critérios (5 itens do critério A e 2 itens do critério B) do transtorno hipersexual. Por exemplo, "Durante os últimos 6 meses, eu fiz uso de fantasias sexuais e comportamentos sexuais para evitar, adiar ou lidar com estresses e outros problemas difíceis ou responsabilidades em minha vida". Eles são numerados de 0-4, de "nunca verdadeiro" até "quase sempre verdadeiro", e investigados no intervalo de tempo dos últimos 6 meses. O total de pontuação varia de 0-28. Para um possível diagnóstico de transtorno hipersexual, uma pontuação mínima de 3 é requerida em quatro de cinco critérios A, e 3 ou 4 pontos em pelo menos um critério B é requerido, resultando em uma pontuação total mínima de 15. Pode ser reaplicado ao longo do tempo para mensurar a gravidade sintomática. A parte C contém uma lista de seis domínios de comportamentos sexuais problemáticos (ex. consumo excessivo de pornografia; prática masturbatória excessiva) e os participantes são solicitados a falar sobre quais tipos de comportamento têm causado problemas nos últimos 6 meses. O HDSI mostrou excelentes propriedades psicométricas[32].

Diagnóstico diferencial

Os seguintes quadros clínicos devem estar presentes no exercício do diagnóstico diferencial[3]:

- Transtorno parafílico: frequentemente indivíduos com CSC relatam comportamentos parafílicos. Entretanto, não pre-

enchem os critérios diagnósticos para transtorno parafílico, caracterizado pela formação sintomática de um ou mais comportamentos sexuais não convencionais predominantes e repetitivos por um período de tempo, em geral, de 6 meses e que causam sofrimento ou incorrem em prejuízo em áreas importantes da vida.

- Transtorno do humor bipolar: a fase maníaca do transtorno do humor bipolar que, frequentemente, cursa com desinibição psicossexual, resultando em comportamentos sexuais exacerbados, mas apenas enquanto persiste a exacerbação do humor. Quando esses comportamentos persistem mesmo após o término da fase maníaca, ambos os diagnósticos devem ser descritos.

- Transtorno de personalidade *borderline*: indivíduos com transtorno de personalidade *borderline* podem apresentam comportamentos sexuais impulsivos; porém, em geral, as manifestações clínicas não se sustentam consistentemente no tempo e nem causam sofrimento e angústia específicos do comportamento sexual.

- Síndrome demencial: alguns indivíduos com 60 anos ou mais podem apresentar comportamentos resultantes da desinibição sexual com início súbito durante as primeiras manifestações de síndrome demencial. A confirmação de declínio cognitivo associado afasta o diagnóstico de transtorno do CSC.

- Uso de substâncias psicoestimulantes: indivíduos sob o efeito de substâncias psicoestimulantes como, por exemplo, a cocaína, podem apresentar exacerbação do comportamento sexual; porém as manifestações não perduram após o período de intoxicação.

- Uso de medicamentos dopaminérgicos: restabelecem a concentração do neurotransmissor dopamina ou mimetizam a sua ação e costumam aumentar a frequência de comportamentos impulsivos, havendo diversos relatos de pacientes que apresentam quadro clínico semelhante ao CSC sob a ação destes medicamentos utilizados para o tratamento da doença de Parkinson.

COMORBIDADES

Um estudo desenvolvido no Instituto de Psiquiatria (IPq) do Hospital das Clínicas da Faculdade de Medicina da Universidade de São Paulo (HC-FMUSP) com 86 homens que buscaram tratamento identificou pelo menos um outro diagnóstico psiquiátrico por meio de entrevista semiestruturada para o diagnóstico psiquiátrico, de acordo com o DSM-III-R e o CID-10 em 72% da amostra[22].

Indivíduos compulsivos sexuais frequentemente apresentam comorbidades com distimia e depressão (39-66%), transtorno do humor bipolar (8%), transtornos da ansiedade (38%), abuso de substâncias (63%), transtornos do controle dos impulsos (7-17%), transtorno obsessivo-compulsivo (8-14%) e transtorno do déficit de atenção e hiperatividade (17-19%)[36-39].

Amostras de pacientes brasileiros em tratamento ambulatorial reportam sintomas característicos de transtorno de déficit de atenção e hiperatividade em 21%[27] e risco de suicídio em 22%[22] dos pacientes.

Um estudo com 132 homens em tratamento para transtorno hipersexual identificou critérios para transtornos de personalidade na maioria deles, sendo os traços mais prevalentes os do transtorno *borderline* e narcisista, entre outros[40].

TRATAMENTO

Evidências

Apesar de encontrarmos uma produção de conhecimentos crescente sobre os aspectos psicopatológicos, clínicos, etiológicos, e os desfechos negativos do CSC, quando se trata de estudos sobre eficácia e segurança de intervenções sobre o CSC há pouquíssimos estudos empíricos, relatos de caso ou séries de casos[41].

Uma recente revisão metodológica sobre os tratamentos para o CSC incluiu apenas 14 estudos, e dentre estes apenas quatro eram controlados e randomizados. Quanto às limitações observadas sobre os 14 estudos revisados[41,42] se encontram:

- Baixa inclusão de minorias étnicas, sexuais e mulheres.
- Baixa frequência da inclusão de critérios diagnósticos de casos de CSC para definir a elegibilidade dos participantes.
- Poucos estudos com resultados de longo prazo.
- Metade (50%) dos estudos não utilizavam instrumentos de avaliação do desfecho com propriedades psicométricas validadas.
- Em geral, faltam manuais ou guias das psicoterapias desenvolvidas, bem como monitoramento do emprego das técnicas.
- Falta da explicação acerca do modelo etiológico pensado para embasar uma dada abordagem psicoterapêutica.
- Falta de delimitação dos principais alvos da abordagem.
- Falta da inclusão dos sintomas referentes a "prosseguir no comportamento sexual a despeito do risco físico e emocional para si e para terceiros" enquanto alvo da intervenção.

Portanto, as evidências acerca da eficácia e segurança de tratamentos para o CSC são bem limitadas em geral.

Alguns estudos têm apresentado metodologias mais robustas, como por exemplo um estudo envolvendo autorreferidos dependentes de sexo que receberam triptorelina (3,75 mg por períodos variáveis). Este estudo prospectivo observou diminuição do número de intercursos sexuais no seguimento de 6, 12 e 24 meses[43]. Apesar de não serem utilizados para esta finalidade no Brasil e em diversos outros países, os medicamentos agonistas hormonais da liberação das gonadotrofinas têm sido objetos de estudo quanto ao efeito na hipersexualidade.

Outro exemplo é um ensaio clínico randomizado duplo-cego, investigando citalopram e placebo em 28 homens que fazem sexo com homens e CSC, o qual mostrou melhora quanto ao impulso sexual, à frequência de masturbação e ao comportamento sexual de risco[44].

Recentemente, um estudo brasileiro controlado e randomizado com 135 homens altamente sintomáticos para o CSC encontra-se em fase de análise dos resultados. Neste estudo, os indivíduos compulsivos sexuais foram randomizados em três modalidades terapêuticas – acompanhamento psiquiátrico com uso de medicamentos; psicoterapia psicodinâmica em grupo e de tempo limitado; e ambas as intervenções combinadas. Dados preliminares apontam para um maior efeito terapêutico do grupo de intervenção combinada, comparado ao grupo que recebeu apenas acompanhamento psiquiátrico com uso de medicamentos nos escores da escala de compulsividade sexual[32].

Medicamentos

As classes de medicamentos com mais dados na literatura quanto a apresentarem efeito sobre a regulação da hipersexualidade são os inibidores seletivos da recaptação da serotonina – ISRS – (p. ex., fluoxetina, sertralina, paroxetina, citalopram); os estabilizadores do humor ou anticonvulsivantes (p. ex., o topiramato); os inibidores opioides (p. ex., naltrexone); e os antiandrogênicos (p. ex., acetato de medroxiprogesterona). Apesar disso, não existem evidências de superioridade de efeito de uma classe ou medicamento com relação aos demais. A maior parte são relatos de caso, ao invés de estudos controlados e randomizados[45].

ISRS

São os medicamentos mais utilizados. Recomenda-se introduzir os medicamentos em doses baixas e ir titulando a dose de acordo com a resposta terapêutica. É muito importante que se obtenha uma modulação da resposta sexual, em detrimento da inibição dela[45].

Como parte dos indivíduos compulsivos sexuais apresentam sintomatologia depressiva e ansiosa, bem como elevada desregulação emocional, eles em geral se beneficiam dos efeitos terapêuticos da elevação da serotonina nas sinapses sobre o processamento emocional. Além disso, gradualmente ocorre uma retomada do controle inibitório, ampliando o autocontrole e reduzindo os comportamentos impulsivos[45].

A fluoxetina pode ser usada em doses entre 20-80 mg/dia. A sertralina pode ser utilizada em doses entre 100-200 mg/dia, particularmente em pacientes com sintomas físicos e que façam uso de outros medicamentos, em razão da menor interação medicamentosa. A paroxetina pode ser usada em doses entre 20-60 mg/dia. O citalopram pode ser utilizado em doses entre 20-40 mg/dia.

Os ISRS são particularmente indicados quando estiverem associados a: estados de humor negativos, sintomas obsessivo-compulsivos e impulsividade exacerbada.

Estabilizadores de humor ou anticonvulsivantes

Além dos ISRS, os estabilizadores do humor são os mais utilizados.

Estão particularmente indicados em pacientes cujos sintomas de instabilidade do humor e dos impulsos forem proeminentes.

Dentro desta classe, o topiramato tem sido indicado especialmente quando se observam evidentes sintomas impulsivos. Os mecanismos de ação do topiramato envolvem a modulação dos canais de cálcio e de sódio, potencialização das vias de neurotransmissão GABA e bloqueio dos receptores de glutamato. O topiramato deve ser introduzido com escalonamento gradual da dose para evitar os efeitos adversos. Sugere-se iniciar com a dose de 25 mg/dia e aumentar a cada 5 dias em 25 mg, até atingir 200 mg/dia[46].

A lamotrigina é outro estabilizador de humor que vem sendo utilizado em transtornos do controle dos impulsos, particularmente quando há sintomas afetivos associados. Reduz o apetite sexual, na dose de 200-400 mg/dia[47].

Existem também relatos de caso de bom efeito terapêutico de ácido valproico e lítio.

Inibidor opioide

A naltrexona vem sendo utilizada em transtornos do controle dos impulsos, além de ser a primeira indicação na dependência ao álcool. Tem sido adotada, também, para tratar jogo patológico, cleptomania e abuso de cocaína. No tratamento do CSC, a naltrexona tem mostrado resultados positivos isolada ou combinada a outros fármacos, principalmente os ISRS[48], ou psicoterapias[49]. A introdução do inibidor opioide melhora a sensação de urgência por sexo, geralmente em dosagens mais altas como a de 150 mg/dia. É importante o controle das enzimas hepáticas no uso da naltrexona em razão da potencial hepatotoxicidade.

Antiandrogênicos

Os medicamentos de ação antiandrogênica, como o acetato de medroxiprogesterona (Depo˚, Provera˚), são reconhecidos por seu efeito direto na redução dos níveis de testosterona, levando a declínios significativos de sintomas hipersexuais[50].

Agonistas hormonais liberadores de gonadotrofina

Existem também os fármacos agonistas hormonais liberadores de gonadotrofina (p. ex., triptorelina), os quais por estimular constantemente a glândula hipófise, inicialmente aumentam, mas posteriormente diminuem a secreção hipofisária do hormônio luteinizante e, assim, diminuem a liberação de testosterona[51].

Como principal efeito adverso, devido à queda dos níveis de testosterona, observa-se perda de densidade óssea, a qual pode ser combatida com a suplementação de biofosfonato[10]. Além disso, pode ocorrer perda de pelos e cabelos, astenia e dor no local da injeção.

Os efeitos colaterais dos antiandrogênicos e dos agonistas hormonais da liberação da gonadotrofina explicam índices maiores do que 50% de descontinuidade do uso ao longo do tempo.

Outros medicamentos

Além dos ISRS, existem vários relatos de casos que sugerem que outros antidepressivos, como inibidores da recaptação da serotonina e noradrenalina (ISRSN) e antidepressivos tricíclicos podem ser benéficos no tratamento do CSC. Dentre estes, o medicamento com mais relatos é a clomipramina, com doses relatadas de 150 mg/dia, em monoterapia[52] e combinada com outras opções de tratamento, como ácido valproico[53].

Para pacientes com comorbidade de transtorno do déficit de atenção e hiperatividade existem relatos de efeito terapêutico com o uso de bupropiona[54] e metilfenidato[55] associado ao ISRS. Porém, a indicação deve ser cautelosa em razão do potencial aditivo do metilfenidato.

A partir de pesquisas sobre dependência de cocaína e *canabis*, bem como múltiplos comportamentos compulsivos como tricotilomania, a N-acetilcisteína, um suplemento natural que provavelmente modula glutamato, pode ser uma alternativa promissora[56]. Além disso, estudos com transtornos do jogo, sugerem que tanto a memantina, antagonista do receptor NMDA, como a tolcapone, um inibidor do COMT, podem ser eficazes para mediar a gravidade de comportamentos de dependência ou compulsivos[57].

Psicoterapia

Vários autores apontam a importância da psicoterapia para esta população[19,58,59]. A psicoterapia é fundamental para instrumentalizar o indivíduo a lidar melhor com os sintomas.

Psicoterapia psicodinâmica

A psicoterapia psicodinâmica está indicada devido a evidências do tratamento de indivíduos com transtorno de personalidade *borderline*, que apresentam desregulação emocional e dos impulsos, à semelhança dos indivíduos com CSC. Além disso, por conta da elevada ocorrência de traumas na infância de indivíduos com CSC, particularmente o abuso sexual, a psicoterapia psicodinâmica é uma abordagem bastante apropriada, que objetiva justamente ampliar a consciência sobre a memória de fatos traumáticos do passado, buscando obter um entendimento de possíveis impactos destes sobre as emoções e os impulsos.

Na psicoterapia individual de base psicodinâmica, os principais objetivos são: aumentar o autocontrole do indivíduo e a capacidade para estabelecer relações interpessoais significativas[58]. Em todas as etapas desse processo, o relacionamento terapêutico tem também a função de indicar os padrões relacionais[59].

Psicoterapia de grupo

A psicoterapia de grupo pode estar indicada por favorecer a observação de outros indivíduos com mecanismos semelhantes, como também o grupo pode constituir-se num ambiente acolhedor e com funções regulatórias durante o processo de desenvolvimento dessas funções pelo próprio paciente.

Um estudo com psicoterapia psicodinâmica em grupo com cinco dependentes de sexo que apresentavam outro transtorno do controle do impulso comórbido e elevada compulsividade sexual descreveu redução da gravidade sintomática na maioria dos participantes (abaixo do ponto de corte da escala de compulsividade sexual). O fato de que todos já usavam psicotrópicos antes do início e que, com a exceção de um deles, os demais mantiveram as dosagens do início do estudo, sugere-se que a melhora tenha sido decorrente do processo da psicoterapia psicodinâmica de grupo de tempo limitado (16 sessões)[60].

Terapia cognitivo comportamental (TCC)

A terapia cognitivo comportamental tem sido bastante descrita em relatos de caso de indivíduos com CSC, os quais descrevem diminuição de sintomas compulsivos sexuais a partir do trabalho sobre os pensamentos e comportamentos.

Uma alternativa notável e que vem surgindo é a TCC auto guiada on-line. Por exemplo, foi descrito um programa composto por 10 módulos para o tratamento indivíduos dependentes de pornografia[61], os quais completam tarefas individualmente e em seu próprio ritmo. Os estudos relatam diminuição de pensamentos obsessivos, comportamentos sexuais e outros fatores clínicos.

Outra terapia derivada da TCC e que já existem relatos de efeitos terapêuticos positivos em indivíduos com CSC é a terapia de aceitação e compromisso[62].

Outras abordagens psicoterápicas

A entrevista motivacional, indicada em fases iniciais do tratamento das dependências químicas ou comportamentais, pode ser aplicada em indivíduos com CSC, os quais podem se apresentar ambivalentes em fases iniciais quanto a ingressar ou não em um programa de tratamento. Uma das técnicas utiliza surpreender o paciente com um discurso favorável ao comportamento sexual para na sequência questionar o sentido positivo que o comportamento sexual pode apresentar na sua vida.

O atendimento do parceiro ou parceira do paciente, a terapia de casal e por vezes de familiares pode estar indicada, em razão da prevalência elevada de disfunções em tais vínculos.

Grupos de autoajuda também são descritos como alternativas adjuvantes ao tratamento e seguem o referencial dos 12 passos[58].

Recomendações ao tratamento

As primeiras consultas devem focar na avaliação clínica abrangente por meio do levantamento de dados de história clínica e do exame psíquico com ou sem o uso de instrumentos padronizados, a depender da experiência do profissional com o acompanhamento de pacientes com este fenômeno. Exames de sangue envolvendo bioquímicos em geral, bem como hormonais, são recomendados para a documentação clínica, mas não são definitivos para o diagnóstico diferencial.

A prescrição de medicamentos deve ser feita sob a base de uma relação médico-paciente sólida, por isso muitas vezes não ocorrerá nas primeiras consultas. É comum, inicialmente, prover o paciente com informações acerca do CSC e com a identificação de aspectos que o distinguem de um comportamento sexual saudável. Por outro lado, no caso de pacientes cuja sintomatologia os expõe a riscos importantes a sua saúde, recomenda-se o emprego de medicamentos para se obter um efeito de controle sintomático mais rápido. O emprego de medicamentos deve ser iniciado em doses baixas e tateada a dose terapêutica com a finalidade de não haver uma anulação do desejo sexual, visto que o propósito do tratamento não é a abstinência sexual mas sim a ampliação do controle.

COMPLICAÇÕES

Uma pesquisa desenvolvida no Instituto de Psiquiatria (IPq) do Hospital das Clínicas da Faculdade de Medicina da Universidade de São Paulo (HC-FMUSP) com 117 indivíduos com CSC (107 homens e 10 mulheres) e 94 controles (86 homens e 8 mulheres) buscou investigar a distribuição de correlatos clínicos em três grupos com presumível gravidade crescente de intensidade do CSC, a saber: indivíduos sem CSC; indivíduos com CSC; indivíduos com CSC e também com transtorno hipersexual. Observou-se a seguinte prevalência de *status* sorológico HIV positivo nesses três grupos, respectivamente: 1,1%; 6,1%; 17%. Evidenciou-se que quanto maior a intensidade do CSC, maior o risco para a contaminação pelo HIV[63]. Outras consequências negativas decorrentes do CSC envolvem términos de relacionamentos (29-44%), perda de compromissos (33-65%), problemas legais (6-17%) e problemas financeiros (20-24%)[23,24].

CONSIDERAÇÕES FINAIS

A ampliação do campo de estudos sobre o CSC tem permitido o entendimento de que as repercussões do fenômeno do CSC podem extrapolar o plano individual à medida que podem ocorrer danos físicos ou emocionais para terceiros, sobretudo os parceiros românticos envolvidos, mas por vezes para as famílias, e mesmo a prole.

Em paralelo ao aumento dos estudos, observa-se um aumento da procura para o tratamento no mundo. Neste sentido, é fundamental o maior preparo dos profissionais da saúde mental para a identificação correta de indivíduos que de fato apresentam uma condição clínica que requer tratamento, dos indivíduos que apresentam outros quadros diagnóstico com manifestações hipersexuais ou que apresentam crítica exacerbada sobre os próprios comportamentos sexuais, que não se configuram como CSC.

> ### Vinheta clínica
>
> Helena (nome fictício), heterossexual, 40 anos, casada, mãe de três filhos, branca, gerente, curso superior incompleto. Informou que sempre teve muito desejo sexual, com aumento da frequência e intensidade da atividade sexual nos últimos 4 anos, envolvendo: sexo virtual e real com parceiros casuais, masturbação duas ou mais vezes ao dia, consumo de pornografia e incompatibilidade de ritmo com o parceiro principal. Helena

revelou uma média de 15 parceiros casuais nos últimos 6 meses e que mantinha entre 11-15 relações com intercurso vaginal e 11-15 relações com intercurso anal por mês, sendo que o uso de preservativo não era consistente. Apesar disso, apresentou sorologias negativas para infecções sexualmente transmissíveis.

A paciente referia também perceber-se estressada em razão da atividade sexual. O marido já descobrira as relações extraconjugais e o relacionamento se desgastara profundamente. Constantemente, sentia-se ansiosa e deprimida e percebia prejuízo no rendimento profissional. Revelou que na infância sofreu uma experiência sexualmente abusiva por um vizinho.

Além de preencher diagnóstico para transtorno do comportamento sexual compulsivo, também preencheu critérios para episódio depressivo maior no passado, risco de suicídio, abuso do álcool e transtorno de ansiedade generalizada. No inventário de depressão de Beck, pontuou 39 (depressão grave); no de ansiedade, pontuou 34 (ansiedade grave). No questionário do trauma infantil alcançou o ponto de corte para abuso físico, abuso emocional, abuso sexual e negligência emocional. Na escala de compulsividade sexual apresentou o escore de 38 (10-40).

A paciente foi indicada para receber vacina para Hepatite A e B, foi introduzido um antidepressivo ISRS a partir da quarta consulta e indicada a psicoterapia.

Para aprofundamento

- Kafka MP. Hypersexual disorder: A proposed diagnosis for DSM-V. Archives of sexual behavior. 2010;39(2):377-400.
  ⇨ Este artigo é uma revisão histórica que introduz o conceito do transtorno hipersexual.
- Kaplan MS, Krueger RB. Diagnosis, assessment, and treatment of hypersexuality. Journal of sex research. 2010;47(2-3):181-98.
  ⇨ Este artigo é uma revisão que compreende também aspectos de tratamento.
- Hook JN, Hook JP, Davis DE, Worthington Jr EL, Penberthy JK. Measuring sexual addiction and compulsivity: A critical review of instruments. Journal of Sex & Marital Therapy. 2010;36(3):227-60.
  ⇨ Este artigo revisa todos os instrumentos padronizados para mensurar hipersexualidade.

REFERÊNCIAS BIBLIOGRÁFICAS

1. Miner MH, Coleman E, Center BA, Ross M, Rosser BR. The compulsive sexual behavior inventory: Psychometric properties. Arch Sex Behav. 2007;36(4):579-87.
2. **Parsons JT, Grov C, Golub SA. Sexual compulsivity, co-occurring psychosocial health problems, and HIV risk among gay and bisexual men: Further evidence of a syndemic. Am J Public Health. 2012;102(1):156-162.**
   ⇨ Este artigo aborda os fatores de risco sindêmicos para a transmissão do HIV, dentre eles explora o papel da compulsividade sexual.
3. American Psychiatric Association. Manual diagnóstico e estatístico de transtornos mentais (DSM-5). 5. ed. Porto Alegre: Artmed; 2014.
4. ICD-11. Mortality and morbidity statistics. Disponível em: https://icd.who.int/browse11/l-m/en#/http%3A%2F%2Fid.who.int%2Ficd%2Fentity%2F1630268048
5. Odum HW. Sexual behavior in the human male. Philadelphia: W. B. Saunders Company; 1948.
6. Laumann EO, Paik A, Rosen RC. Sexual dysfunction in the United States: Prevalence and predictors. JAMA. 1999;281(6):537-44.
7. Långström N, Hanson RK. High rates of sexual behavior in the general population: Correlates and predictors. Arch Sex Behav. 2006;35(1):37-52.
8. Skegg K, Nada-Raja S, Dickson N, Paul C. Perceived "out of control" sexual behavior in a cohort of young adults from the dunedin multidisciplinary health and development study. Arch Sex Behav. 2010;39(4):968-78.
9. Carvalho J, Štulhofer A, Vieira AL, Jurin T. Hypersexuality and high sexual desire: Exploring the structure of problematic sexuality. Journal of Sexual Medicine. 2015;12(6):1356-67.
10. Kaplan MS, Krueger RB. Diagnosis, assessment, and treatment of hypersexuality. J Sex Res. 2010;47(2):181-98.
11. Kuzma JM, Black DW. Epidemiology, prevalence, and natural history of compulsive sexual behavior. Psychiatr Clin North Am. 2008;31(4):603-11.
12. Blain LM, Muench F, Morgenstern J, Parsons JT. Exploring the role of child sexual abuse and posttraumatic stress disorder symptoms in gay and bisexual men reporting compulsive sexual behavior. Child Abuse & Neglect. 2012;36(5):413-22.
13. Teicher MH, Andersen SL, Polcari A, Anderson CM, Navalta CP. Developmental neurobiology of childhood stress and trauma. Psychiatric Clinics. 2002;25(2):397-426.
14. Briere J, Runtz M. Differential adult symptomatology associated with three types of child abuse histories. Child Abuse & Neglect. 1990;14(3):357-64.
15. Cohen LJ, Forman H, Steinfeld M, Fradkin Y, Frenda S, Galynker I. Comparison of childhood sexual histories in subjects with pedophilia or opiate addiction and healthy controls: is childhood sexual abuse a risk factor for addictions? J Psychiatr Pract. 2010;16(6):394-404.
16. McClellan J, McCurry C, Ronnei M, Adams J, Eisner A, Storck M. Age of onset of sexual abuse: Relationship to sexually inappropriate behaviors. Journal of the American Academy of Child & Adolescent Psychiatry. 1996;35(10):1375-83.
17. Murphy WD, Coleman EM, Haynes MR. Factors related to coercive sexual behavior in a nonclinical sample of males. Violence and Victims. 1986;1(4):255-78.
18. Parsons JT, Kelly BC, Bimbi DS, DiMaria L, Wainberg ML, Morgenstern J. Explanations for the origins of sexual compulsivity among gay and bisexual men. Arch Sex Behav. 2008;37(5):817-26.
19. Kafka MP. Hypersexual disorder: a proposed diagnosis for DSM-V. Arch Sex Behav. 2010;39(2):377-400.
20. Politis M, Loane C, Wu K, O'Sullivan SS, Woodhead Z, Kiferle L, et al. Neural response to visual sexual cues in dopamine treatment-linked hypersexuality in Parkinson's disease. Brain. 2013;136(2):400-11.
21. **Voon V, Mole TB, Banca P, Porter L, Morris L, Mitchell S, et al. Neural correlates of sexual cue reactivity in individuals with and without compulsive sexual behaviours. PloS One. 2014;9(7):E102419.**
    ⇨ Este artigo traz evidências de neuroimagem para o conceito de comportamento sexual compulsivo.
22. Scanavino MT, Ventuneac A, Abdo CHN, Tavares H, Amaral MLS, Messina B, et al. Compulsive sexual behavior and psychopathology among treatment-seeking men in São Paulo, Brazil. Psychiatry Research. 2013;209(3):518-24.
23. **Morgenstern J, Muench F, O'Leary A, Wainberg M, Parsons JT, Hollander E, et al. Non-paraphilic compulsive sexual behavior and psychiatric co-morbidities in gay and bisexual men. Sexual Addiction & Compulsivity. 2011;18(3):114-34.**
    ⇨ Este artigo traz diversos dados clínicos e epidemiológicos de indivíduos com comportamento sexual compulsivo.
24. Reid RC, Carpenter BN, Hook JN, Garos S, Manning JC, Gilliland R, et al. Report of findings in a DSM-5 field trial for hypersexual disorder. J Sex Med. 2012;9(11)-2868-77.
25. Carnes P, Schneider JP. Recognition and management of addictive sexual disorders: guide for the primary care clinician. Lippincotts Prim Care Pract. 2000;4(3):302-18.

26. Coleman E, Gratzer T, Nesvacil L, Raymond NC. Nefazodone and the treatment of nonparaphilic compulsive sexual behavior: A retrospective study. J Clin Psychiatry. 2000;61(4):282-4.

27. Messina B, Fuentes D, Tavares H, Abdo CHN, Scanavino MDT. Executive functioning of sexually compulsive and non-sexually compulsive men before and after watching an erotic video. J Sexual Med. 2017;14(3):347-54.

28. Reid RC, Carpenter BN. Exploring relationships of psychopathology in hypersexual patients using the MMPI-2. J Sex Marital Ther. 2009;35(4), 294-310.

29. Reid RC, Carpenter BN, Spackman M, Willes DL. Alexithymia, emotional instability, and vulnerability to stress proneness in patients seeking help for hypersexual behavior. J Sex Marital Ther. 2008;34(2):133-49.

30. American Psychiatric Association. Task Force on DSM-IV. Diagnostic and statistical manual of mental disorders: DSM-IV-TR. Washington, DC: American Psychiatric Association; 2000.

31. Goodman A. What is in a name? Terminology for designating a syndrome of driven sexual behavior. Sexual Addiction and Compulsivity. 2001;8:191-213.

32. Scanavino MT, Ventuneac A, Rendina HJ, Abdo CHN, Tavares H, Amaral MLS, et al. Sexual compulsivity scale, compulsive sexual behavior inventory, and hypersexual disorder screening inventory: Translation, adaptation, and validation for use in Brazil. Ach Sexual Behavior. 2006;45(1):207-17.

33. Kraus SW, Krueger RB, Briken P, First MB, Stein DJ, Kaplan MS, et al. Compulsive sexual behaviour disorder in the ICD-11. World Psychiatry. 2018;17:109-10.

34. Coleman E, Miner M, Ohlerking F, Raymond N. Compulsive sexual behavior inventory: A preliminary study of reliability and validity. J Sex Marital Ther. 2001;27(4):325-32.

35. Hook JN, Hook JP, Davis DE, Worthington EL, Penberthy JK. measuring sexual addiction and compulsivity: A critical review of instruments. J Sex & Marital Ther. 2010;36(3):227-60.

36. Black DW, Kehrberg LL, Flumerfelt DL, Schlosser SS. Characteristics of 36 subjects reporting compulsive sexual behavior. Am J Psychiatry, 1997;154(2):243-9.

37. Kafka MP, Hennen J. A DSM-IV axis I comorbidity study of males (n = 120) with paraphilias and paraphilia-related disorders. Sex Abuse. 2002;14(4):349-66.

38. Kafka MP, Prentky RA. Preliminary observations of DSM-III-R axis I comorbidity in men with paraphilias and paraphilia-related disorders. J Clin Psychiatry. 1994;55(11):481-7.

39. Raymond NC, Coleman E, Miner MH. Psychiatric comorbidity and compulsive/impulsive traits in compulsive sexual behavior. Compr Psychiatry. 2003;44(5):370-80.

40. Carpenter BN, Reid RC, Garos S, Najavits LM. Personality disorder comorbidity in treatment-seeking men with hypersexual disorder. Sexual Addiction and Compulsivity. 2013;20(1-2):79-90.

41. **Hook JN, Reid RC, Penberthy JK, Davis DE, Jennings DJ. (2014). Methodological review of treatments for nonparaphilic hypersexual behavior. J Sex & Marital Ther. 2014;40(4):294-308.**
   ⇨ **Este artigo revisa as evidências dos tratametno para o comportamento sexual compulsivo.**

42. Franqué F, Klein V, Briken P. Which Techniques are used in psychotherapeutic interventions for nonparaphilic hypersexual behavior? Sexual Med Rev. 2015;3(1):3-10.

43. Safarinejad MR. Treatment of nonparaphilic hypersexuality in men with a long-acting analog of gonadotropin-releasing hormone. J Sexual Med. 2009;6(4):1151-64.

44. Wainberg ML, Muench F, Morgenstern J, Hollander E, Irwin TW, Parsons JT, et al. A double-blind study of citalopram versus placebo in the treatment of compulsive sexual behaviors in gay and bisexual men. J Clin Psychiatry. 2006;67(12):1968-73.

45. Leppink EW, Grant JE. Behavioral and pharmacological treatment of compulsive sexual behavior/problematic hypersexuality. Curr Addiction Reports. 2016;3:406-13.

46. Khazaal Y, Zullino DF. Topiramate in the treatment of compulsive sexual behavior: Case report. BMC Psychiatry. 2006;6(22).

47. Erfurth A, Amann B, Grunze H. Female genital disorder as adverse symptom of lamotrigine treatment. A serotoninergic effect? Neuropsychobiology. 1998;38(3):200-1.

48. Raymond NC, Grant JE, Kim SW, Coleman E. Treatment of compulsive sexual behaviour with naltrexone and serotonin reuptake inhibitors: two case studies. Int Clin Psychopharmacol. 2002;17(4):201-5.

49. Amaral MLS, Scanavino MT. Severe compulsive sexual behaviors: A report on two cases under treatment. Braz J Psychiatry. 2012;34(2).

50. Winder B, Lievesley R, Kaul A, Elliott HJ, Thorne K, Hocken K. Preliminary evaluation of the use of pharmacological treatment with convicted sexual offenders experiencing high levels of sexual preoccupation, hypersexuality and/or sexual compulsivity. J Forens Psychiatry Psychol. 2014;25(2):176-94.

51. Winder B, Lievesley R, Elliott H, Hocken K, Faulkner J, Norman C, et al. Evaluation of the use of pharmacological treatment with prisoners experiencing high levels of hypersexual disorder. J Forens Psychiatry Psychol. 2018;29(1):53-71.

52. Azhar MZ, Varma SL. Response of clomipramine in sexual addiction. European Psychiatry. 1995;10(5):263-4.

53. Gulsun M, Gulcat Z, Aydin H. Treatment of compulsive sexual behaviour with clomipramine and valproic acid. Clin Drug Investig. 2007;27:219-23.

54. Kafka M. Psychopharmacologic treatments for nonparaphilic compulsive sexual behaviors. CNS Spectrums. 2000;5(1):49-59.

55. Kafka MP, Hennen J. Psychostimulant augmentation during treatment with selective serotonin reuptake inhibitors in men with paraphilias and paraphilia-related disorders: A case series. J Clin Psychiatry. 2000;61(9):664-70.

56. Deepmala, Slattery J, Kumar N, Delhey L, Berk M, Dean O, et al. (2015). Clinical trials of N-acetylcysteine in psychiatry and neurology: A systematic review. Neurosci Biobehav Rev. 2015;55:294-321.

57. Yau YHC, Potenza MN. Gambling disorder and other behavioral addictions: Recognition and treatment. Harv Rev Psychiatry. 2015;23(2):134-46.

58. Goodman A. Sexual adicction. In: Lowinson JH, Ruyz P, Millman RB, Langrod JG (eds.). Substance abuse: A comprehensive textbook. 4. ed. Philadelphia: Lippincott Williams & Wilkins; 2005. p. 504-39.

59. Schwartz MF. Developmental psychopathological perspectives on sexually compulsive behavior. Psychiatr Clin North Am. 2008;31(4):567-86.

60. **Scanavino MT, Kimura CMS, Messina B, Abdo CHN, Tavares H. Five cases of sexual addiction under short-term Psychodynamic Group Psychotherapy. Archives Clin Psychiatry. 2013;40(5):208-9.**
   ⇨ **Este artigo investiga a psicopatologia de indivíduos compulsivos sexuais de acordo com a orientação sexual.**

61. Hardy SA, Ruchty J, Hull TD, Hyde R. A preliminary study of an online psychoeducational program for hypersexuality. Sexual Addiction and Compulsivity. 2010;17(4):247-69.

62. Crosby JM, Twohig MP. Acceptance and commitment therapy for problematic internet pornography use: A randomized trial. Behavior Ther. 2016;47(3):355-66.

63. Scanavino MDT, Ventuneac A, Caramelli B, Naufal L, Santos Filho CSD, Nisida IVV, Parsons JT. (2020). Cardiovascular and psychopathological factors among non-sexually compulsive, sexually compulsive, and hypersexual individuals in Sao Paulo, Brazil. Psychology, Health and Medicine. 2020;25(1):121-9.

42

Parafilias e transtornos parafílicos

Carmita Helena Najjar Abdo

Sumário

Introdução e aspectos epidemiológicos
Etiopatogenia (mecanismos fisiopatológicos e fatores de risco)
Quadro clínico e diagnóstico
    Critérios diagnósticos
Diagnóstico diferencial e comorbidades psiquiátricas/neurológicas
Exames complementares
Tratamento
    Antidepressivos
    Outros psicotrópicos
    Agentes hormonais antiandrogênicos
    Agonistas do hormônio luteinizante (agonistas do LHRH)
    Tratamento psicoterápico
    Sumário sobre tratamento
Considerações finais
Para aprofundamento
Vinheta clínica
Referências bibliográficas

Pontos-chave

- Comportamentos sexuais atípicos, não necessariamente patológicos, fazem parte do repertório sexual de uma parcela da sociedade.
- Transtorno parafílico (TP) é "uma parafilia que causa sofrimento ou prejuízo para o indivíduo, ou, ainda, uma parafilia cuja satisfação implica dano ou risco de dano a outro".
- O DSM-5 estima em 3 a 5% a população masculina portadora de pedofilia, reconhecendo que a proporção em mulheres é menor. Transtorno exibicionista é estimado em 2 a 4% dos homens; transtorno voyeurístico, em 12% nos homens e 4% em mulheres; sadismo sexual varia de 2 a 30%.
- Inúmeras teorias tentam explicar a causa dos TP, incluindo as biológicas, as sociobiológicas, as psicanalíticas e as comportamentais. Entretanto, nenhuma mostrou-se conclusiva.
- Transtornos parafílicos se iniciam geralmente na puberdade ou na primeira fase da adolescência, quando se manifestam as primeiras fantasias e a atitude. No final da adolescência/início da vida adulta consolidam seu desenvolvimento, caracterizado por curso crônico.
- O comportamento parafílico pode se intensificar em resposta a estressores psicossociais.
- Os pacientes não costumam buscar tratamento espontaneamente.
- O diagnóstico é essencialmente clínico, baseado na entrevista, no exame psíquico e na anamnese sexual.
- Diagnóstico diferencial deve ser feito com os transtornos de conduta, de personalidade antissocial, obsessivo-compulsivo, uso de substâncias e álcool, hipersexualidade, disforia de gênero e outros transtornos parafílicos. Há casos em que estas condições são comórbidas.
- Os possíveis mecanismos de ação dos inibidores seletivos da recaptação da serotonina (ISRS) sobre fantasias e práticas parafílicas são: inibição da libido, redução da impulsividade, de condutas e fantasias sexuais obsessivo-compulsivas e de sintomas depressivos subjacentes.
- Para todos os TP, combinação de farmacologia e psicoterapia confere melhor eficácia do que a monoterapia.

INTRODUÇÃO E ASPECTOS EPIDEMIOLÓGICOS

A atividade sexual depende de fatores físicos, psíquicos e relacionais que interagem em complexos e diferentes níveis, determinando a nossa natureza sexual, composta por sexo biológico, identidade sexual, papéis sexuais sociais e orientação sexual. A sexualidade humana assume, portanto, múltiplas formas, em apresentações normativas e não normativas[1].

Controvérsias em torno do conceito de parafilias e como interpretar as evidências vêm provocando intensos debates sobre como diferenciar tendências e transtornos parafílicos (TP) e como se conduzir e/ou tratar essas condições[2-5]. De modo geral, há pouca empatia de boa parte dos especialistas com esses transtornos sexuais[6].

As parafilias estão presentes em todas as edições do *Manual diagnóstico e estatístico de transtornos mentais* (DSM) da Associação Psiquiátrica Americana (APA). No entanto, nas duas primeiras edições[7,8], foram alocadas na seção "Transtornos da personalidade". No DSM-III[9], migraram à sua própria seção, onde permaneceram. Ao longo das edições subsequentes, os critérios foram sendo alterados progressivamente. Os definidores se tornaram mais comportamentais, o que ajudou a reduzir a imprecisão, mas não suprimiu a necessidade de interpretação do significado das supostas características parafílicas[10].

Até as mais recentes classificações da Associação Psiquiátrica Americana[11] e da Organização Mundial da Saúde[12], as parafilias eram fantasias, desejos e comportamentos sexuais incomuns que causassem sofrimento ou prejuízo ou que fossem perniciosas ao próprio indivíduo, a outros ou a ambos. Recebiam denominações de "interesse sexual atípico", "transtornos de preferência sexual", "práticas e desejos sexuais não usuais", "comportamento sexual não convencional", entre outros. Não havia a diferenciação entre parafilias e transtornos parafílicos.

Parafilia, na quinta revisão do DSM, é: "qualquer interesse sexual intenso e persistente que não seja o interesse sexual na estimulação genital ou nas carícias preliminares, com parceiros humanos fenotipicamente normais, fisicamente maduros e capazes de dar consentimento" (p. 685)[13]. Já o transtorno parafílico (TP) constitui "uma parafilia que usualmente causa sofrimento ou prejuízo para o indivíduo, ou, ainda, uma parafilia cuja satisfação implica dano ou risco de dano a outro" (p. 686)[13]. Embora seja evidente porque alguns tipos de parafilia se inserem nessa categoria – como a pedofilia – os valores subjacentes a essas definições são desafiadores.

Está em discussão se a hebefilia (preferência sexual por adolescentes) deve ser considerada um transtorno mental ou um fenômeno evolutivo que configura crime (mas não um TP). O DSM-5 posicionou-se contra esta inclusão como um diagnóstico. Há quem considere que atração sexual por púberes seja natural e evolutivamente adaptativa[14], mas há quem discorde veementemente, alegando que atração sexual por garotas jovens reduz o êxito reprodutivo, sendo, portanto, mal-adaptativa, devendo ser considerada um transtorno mental[15].

Outro aspecto em discussão é o papel da fantasia sexual. Fantasias, desviantes ou não, podem ser consolidadas em atos. Novamente, os pesquisadores não são unânimes[16-18]. Estudos sugerem que significativo número de indivíduos que se engajam em fantasias sexuais desviantes não comete ofensas sexuais, necessariamente. Entretanto, alguns tipos de fantasias estão relacionados com violência sexual[18,19].

Há indícios de que *chats* eróticos aumentem o risco de contatos sexuais violentos[20]. Os ofensores sexuais *on line* podem usar pornografia infantil para alimentar suas fantasias sexuais (são ofensores porque pornografia infantil é ilegal) ou utilizar a internet como meio de contato com crianças, visando encontros sexuais[17]. Os dados disponíveis são inconclusivos sobre quanto uma fantasia sexual desviante está de fato associada a um subsequente ato sexual com criança[16,18,21].

Em parte da literatura sobre molestadores de crianças, o termo "pedofilia" é usado como descritor geral, sem a devida consideração aos critérios diagnósticos[22]. Também a mídia popular tende a assim descrever molestadores de crianças. Tais aplicações casuais do termo, principalmente por especialistas, não são úteis e uma distinção precisa ser observada neste capítulo.

A prevalência das parafilias e dos TP na população geral não é conhecida[13]. O fato de que indivíduos com TP raramente busquem tratamento contribui para a ausência de dados. Os índices de pacientes parafílicos em clínicas e hospitais psiquiátricos e de ofensores sexuais condenados não são representativos da população geral[23]. Além disso, algumas práticas parafílicas são caracterizadas como ofensas sexuais e têm implicações legais, o que inibe as respostas em estudos epidemiológicos. O amplo mercado de pornografia *hardcore,* apetrechos parafílicos e a alta incidência de violência sexual contra crianças e mulheres sugere que qualquer prevalência esteja subestimada[24].

Os TP parecem ser mais prevalentes em homens[13,25]. Estudos têm confirmado tal situação, mas indicam que atualmente mais mulheres têm sido identificadas, comparativamente com o que antes era estimado[26-28].

A população jovem é a mais acometida, com início na adolescência e curso crônico. Transtorno pedofílico, voyeurístico e exibicionista são os que mais frequentemente se apresentam na prática clínica[29].

Quanto ao transtorno pedofílico, o DSM-5 estima em 3 a 5% da população masculina, reconhecendo menor proporção em mulheres. Transtorno exibicionista é estimado em 2 a 4% dos homens, enquanto transtorno voyeurístico, em 12% nos homens e 4% em mulheres. Dados sobre transtorno de sadismo sexual provêm da população forense, variando de 2 a 30%[13].

Dados recentes revelam que comportamentos sexuais atípicos, não necessariamente patológicos, são praticados por uma parcela da sociedade. Estudo populacional conduzido na Austrália mostrou que 2,2% dos homens e 1,3% das mulheres haviam se engajado em práticas sadomasoquistas, nos últimos 12 meses. Não foi encontrada associação com dificuldades sexuais ou ausência de atividade sexual convencional[30]. Na Suécia, 3,1% afirmaram ter se excitado ao expor os órgãos sexuais a estranhos (pelo menos uma vez na vida), 7,7% admitiram excitação ao praticarem voyeurismo[27], enquanto 2,8% dos homens e 0,4% das mulheres relataram pelo menos um episódio de travestismo fetichista[28]. No Brasil, 30,4% das mulheres e 52,3% dos homens referiram um comportamento sexual não convencional ao longo da vida, enquanto 9,4% experimentaram dois desses comportamentos[31]. Em outro estudo populacional, 62,4% de homens alemães afirmaram ter fantasias e comportamentos parafílicos. Apenas 1,7% deles referiram sofrimento com a condição e 3,9% consideraram que tais fantasias e comportamentos constituíam um problema[32].

ETIOPATOGENIA (MECANISMOS FISIOPATOLÓGICOS E FATORES DE RISCO)

Inúmeras teorias tentam explicar a causa dos TP, incluindo as biológicas, as sociobiológicas, as psicanalíticas e as comportamentais. Entretanto, nenhuma mostrou-se conclusiva. Alteração no neurodesenvolvimento e na concentração hormonal durante o período pré-natal, vulnerabilidade genética, lesões no lobo temporal e no sistema límbico, diminuição do volume da amígdala direita e distúrbios serotoninérgicos têm sido encontrados em parafílicos. Também se cogitam as hipóteses de que os TP resultem de experiências sexuais precoces com adultos, de bloqueio/regressão no desenvolvimento sexual ou que pertençam ao espectro dos transtornos obsessivo-compulsivos, das adições ou do controle dos impulsos[33-36].

Também há teorias propostas para explicar a elevada vulnerabilidade de homens aos TP: (1) homens são mais facilmente condicionados por suas experiências sexuais e por objetos associados a essas experiências[37]; (2) mulheres têm mais preferências sexuais inatas e, portanto, requerem menos aprendizagem para estabelecê-las, resultando em menos desvios sexuais[38]; (3) mulheres são menos propensas a responder a estímulos sexuais atípicos, por não terem exposta a sua excitação sexual (ou seja, um pênis ereto)[38]; (4) a sensibilidade do homem aos estímulos visuais, bem como o forte *biofeedback* fornecido pelo pênis a esses estímulos, aumenta a probabilidade de desenvolver um fetiche, cuja natureza é visual[39]; (5) homens e mulheres apresentam diferenças na organização e no desenvolvimento cerebral, bem como nos efeitos dos hormônios pré-natais[40]; (6) homens têm plasticidade menos erótica do que mulheres, exceto durante um pequeno intervalo durante o desenvolvimento na infância[41].

Baumeister[41] propõe que, de modo geral, o desejo sexual feminino é mais susceptível do que o impulso sexual masculino em resposta a fatores socioculturais e situacionais. Sugere que as diferenças de gênero nas parafilias possam ser explicadas por um breve período de plasticidade durante a infância masculina, seguido de padrões sexuais razoavelmente rígidos (ao contrário daqueles das mulheres). Assim, uma vez que um fetiche seja desenvolvido durante a infância, será relativamente estável nos homens, mas será mais maleável nas mulheres. Consequentemente, intervenções biológicas nas parafilias (tratamentos medicamentosos) seriam mais eficazes, porque a atividade sexual masculina responde menos às influências socioculturais, na vida adulta.

Do ponto de vista psicodinâmico, o parafílico tem sua imagem corporal pouco definida e instável, além de dúvidas quanto ao tamanho, à posição e ao funcionamento dos órgãos genitais. As perversões masculinas são intensas e representam vitória sobre a ameaça de castração, enquanto as femininas são discretas e simbolizam revolta contra o sentimento de inferioridade genital (ressentimento pela castração)[42].

Para a teoria psicanalítica, o parafílico (perverso sexual) seria um indivíduo que, por não ter completado seu desenvolvimento no sentido do ajustamento heterossexual[42], tentaria escapar à ansiedade determinada pela ameaça de castração (pelo pai) e de separação (da mãe), recorrendo a impulsos sexuais e agressivos "inadequados"[43]. O mecanismo eleito para tal escape é o que difere uma parafilia da outra. No exibicionismo e no voyeurismo, em particular, haveria estreita vigilância dos genitais, para aplacar a ansiedade de castração. O homem fetichista, por sua vez, evitaria essa ansiedade: negaria que a mulher tenha perdido o pênis, deslocando seus impulsos sexuais para objetos, por vezes fálicos, como os sapatos femininos.

Os psicanalistas explicam a baixa prevalência de parafilias entre mulheres pela falta de necessidade de exteriorizar a sexualidade perversa, dadas as oportunidades cotidianas de satisfazer seus impulsos pré-genitais de forma sublimada[44]. Por exemplo, a mulher pode exibir partes do corpo e usar adornos rotineiramente, o que evita que essas atitudes se acirrem e caracterizem um comportamento exibicionista ou fetichista, respectivamente.

Para outras teorias psicossociais, a parafilia derivaria de condicionamentos infantis. Uma criança molestada poderia, então, tornar-se um adulto receptor de abuso ou abusador[45]. A convivência com parafílicos, a influência dos meios de comunicação e a lembrança de fatos significativos também poderiam ser responsabilizados[46].

Para a teoria do aprendizado, as fantasias parafílicas se iniciam em tenra idade, mas não são reveladas. Caso o fossem, poderiam ser inibidas. Não sendo inibidas, passam a nortear o comportamento sexual, ocasionando atos parafílicos na idade adulta. Isso significa que a atividade sexual do parafílico se estabeleceria a partir de fantasias sexuais e da masturbação; não repercutindo negativamente e não sendo cerceada, resultaria em diversos tipos de atos[46,47].

QUADRO CLÍNICO E DIAGNÓSTICO

O DSM-5 atualizou a classificação dos quadros parafílicos, adicionando o termo "transtorno" (Tabela 1) àqueles com natureza patológica, e dividindo o grupo em duas categorias[13]:

1. Preferência por atividade anômala, subdividida em: transtornos de "*courtship*" (que se assemelham a componentes distorcidos do comportamento humano de cortejar/abordar outros indivíduos [objeto sexual], como voyeurismo, exibicionismo e frotteurismo) e transtornos de algolagnia (que envolvem dor e sofrimento como finalidade do sexo: masoquismo e sadismo sexual).
2. Preferência por alvo anômalo, que pode ser em relação a outras pessoas (pedofilia) ou a outros objetos (fetichismo e transvestismo).

Outros quadros de comportamentos sexuais não convencionais, sem natureza patológica, não preenchendo critérios diagnósticos, foram denominados "parafilias"[13].

Na CID-11 também ocorreu a atribuição do termo "transtorno" a comportamentos parafílicos que se caracterizam por presença de sofrimento para o indivíduo, dano ou risco de dano a terceiros e práticas sexuais sem consentimento de um dos envolvidos (Tabela 2)[48].

Tabela 1 Classificação dos transtornos parafílicos de acordo com o DSM-5[13]

Código	Descrição
	Transtornos parafílicos
302.2	Transtorno pedofílico (*)
302.3	Transtorno transvéstico
302.4	Transtorno exibicionista (*)
302.81	Transtorno fetichista
302.82	Transtorno voyeurista (*)
302.83	Transtorno do masoquismo sexual
302.84	Transtorno do sadismo sexual
302.89	Transtorno frotteurista (*)
302.89	Outro transtorno parafílico especificado
302.9	Transtorno parafílico não especificado

(*) Sempre são transtornos parafílicos.
Os demais são transtornos parafílicos se causam sofrimento ou dano.

Tabela 2 Classificação dos transtornos parafílicos, conforme a CID-11

Código	Descrição
	Transtornos parafílicos
6D30	Transtorno exibicionista
6D31	Transtorno voyeurista
6D32	Transtorno pedofílico
6D33	Transtorno do sadismo sexual coercivo
6D34	Transtorno frotteurístico
6D35	Outros transtornos parafílicos envolvendo indivíduos sem consentimento
6D36	Transtornos parafílicos envolvendo comportamento solitário ou indivíduos com consentimento
6D3Z	Transtornos parafílicos, não especificados

Fonte: World Health Organization, 2018[48].

Os TP se iniciam geralmente na puberdade ou na primeira fase da adolescência, quando se manifestam as primeiras fantasias e atitude. No final da adolescência e no início da vida adulta consolidam seu desenvolvimento, caracterizado por: curso crônico (comportamento sexual atípico se mantém ao longo da vida); obrigatoriedade de estímulos parafílicos para a excitação sexual; sazonalidade (pode haver períodos de funcionamento sexual que não apresentam interesse parafílico)[13]. As fantasias e práticas parafílicas tendem a diminuir de intensidade e frequência com o envelhecimento[13,36].

Esse comportamento pode se intensificar em resposta a estressores psicossociais, na concomitância com outros transtornos mentais ou quando as oportunidades favorecerem[13].

Os acometidos não costumam buscar tratamento espontaneamente, mas são pressionados pela família, pelo cônjuge ou por ordem judicial. Contribui para tal, o fato de que parafí-

licos podem ser egossintônicos (não consideram que suas fantasias e comportamentos constituam um transtorno, porque lhes proporciona intensa satisfação sexual)[49]. Distorções cognitivas, culpa e constrangimento em revelar as preferências sexuais podem minimizar ou negar o quadro parafílico. Tais influências devem ser consideradas, para avaliar em que medida podem interferir na motivação e na adesão ao tratamento e na prevenção de recaída[50].

O diagnóstico é fundamentalmente clínico, baseado na entrevista, no exame psíquico e na anamnese sexual. Para a formulação diagnóstica devem ser investigados: desenvolvimento psicossexual, abuso sexual na infância e adolescência, percepções do paciente sobre as relações familiares, primeiras lembranças das fantasias e práticas sexuais, uso de álcool ou outras drogas, envolvimentos afetivos, orientação sexual, disfunções sexuais, tipo de estímulos e frequência de masturbação, idade de início dos sintomas parafílicos e sua evolução, atitude egodistônica ou egossintônica, comorbidades psiquiátricas, prejuízo das fantasias e práticas parafílicas sobre a vida familiar, acadêmica e profissional, presença e intensidade de sofrimento e expectativas do paciente a respeito desse transtorno e do tratamento[51].

Critérios diagnósticos

Segundo o DSM-5, interesses sexuais atípicos (comportamentos parafílicos consensuais entre adultos), por si só, não configuram transtorno mental e não justificam ou requerem intervenção clínica. Entretanto, quando a parafilia causar sofrimento ou prejuízo ao indivíduo ou resultar em danos pessoais ou risco de dano para terceiros, configura transtorno parafílico. Portanto, parafilia é condição necessária, porém não suficiente para esse diagnóstico, o qual se consolida quando a parafilia preencher dois critérios[13]:

- **Critério A:** especifica a natureza do interesse parafílico (exibicionismo, pedofilia, sadismo sexual, por exemplo), expresso por impulsos, fantasias ou comportamentos sexuais recorrentes e intensos, por pelo menos 6 meses.
- **Critério B:** ao manifestar ou executar o interesse parafílico do critério A, o indivíduo o faz sem o consentimento da outra pessoa. Ou impulsos e fantasias sexuais causam sofrimento clinicamente significativo ou prejuízo social, profissional ou em outras áreas importantes da vida.

O critério B deve especificar: (1) se o sofrimento causado pelo interesse sexual atípico não é decorrente apenas da desaprovação da sociedade; (2) se o desejo ou o comportamento sexual resulta em sofrimento (psicológico, lesões ou morte) de outro indivíduo, ou envolve pessoas que não querem ou são incapazes de dar o consentimento legal às práticas parafílicas[13].

Além dos critérios A e B, o DSM-5 inclui outros, específicos para cada TP, como ilustra a Tabela 3, referente ao transtorno pedofílico.

Tabela 3 Critérios diagnósticos do transtorno pedofílico

A. Por um período superior a 6 meses, fantasias sexualmente excitantes, intensas e recorrentes, impulso sexual ou comportamentos envolvendo atividade sexual com criança pré-púbere ou crianças (geralmente com idade inferior a 13 anos).
B. O indivíduo agiu sob impulso sexual ou o impulso sexual ou as fantasias causam sofrimento ou dificuldade interpessoal.
C. O indivíduo tem no mínimo 16 anos e é pelo menos 5 anos mais velho do que a criança ou crianças do critério A.

Nota: não incluir indivíduo no final da adolescência envolvido em relacionamento sexual de longa duração com alguém entre 12-13 anos.

Especificar se:
- Tipo exclusivo (atração apenas por crianças)
- Tipo não exclusivo

Especificar se:
- Atração sexual por meninos
- Atração sexual por meninas
- Atração sexual por ambos

Especificar se:
- Limitado ao incesto

Características de apoio ao diagnóstico: uso intensivo de pornografia que envolva crianças pré-púberes é um indicador diagnóstico útil para transtorno pedofílico. Este é um exemplo de que esses indivíduos tendem a escolher o tipo de pornografia que corresponda aos seus interesses sexuais.

Fonte: adaptada de Associação Psiquiátrica Americana, 2013[13].

DIAGNÓSTICO DIFERENCIAL E COMORBIDADES PSIQUIÁTRICAS/ NEUROLÓGICAS

O diagnóstico diferencial dos TP deve ser feito com os transtornos de conduta, de personalidade antissocial, obsessivo-compulsivo, uso de substâncias e álcool, hipersexualidade, disforia de gênero e outros transtornos parafílicos. Há casos em que estas condições são comorbidades, o que deve ser avaliado[13].

Enquanto alguns autores sugerem que a comorbidade é baixa[36], outros referem altos índices: por exemplo, 93% de pedófilos com outro transtorno do Eixo I e 60% com transtorno de personalidade antissocial[52]. Chama a atenção a grande discrepância de índices de comorbidades entre os estudos: transtornos do humor (3 a 95%), transtornos de ansiedade (2,9 a 38,6%) e transtornos de personalidade (33 a 52%)[53]. As comorbidades mais frequentemente citadas em indivíduos com TP são: transtornos do humor, de ansiedade[35,52,54,55], do controle dos impulsos[52,55,56], de personalidade[35,52,54,57], de déficit de atenção e hiperatividade[55] e abuso de substâncias psicoativas (especialmente álcool)[35,52,54-57].

É comum a comorbidade com um ou mais TP, que pode cursar simultânea ou alternadamente ao longo da vida. Portadores de transtorno exibicionista, por exemplo, podem apresentar também transtorno voyeurista[58], frotteurista[58,59] ou pedofílico[52,58,59] enquanto em pedófilos, as comorbidades costumam ser transtornos frotteurista, voyeurista, exibicionista e sadismo sexual[52,60,61]. Tem sido relatada associação entre esquizofrenia

e práticas parafílicas, que geralmente ocorrem durante o episódio psicótico[62]. Nesses casos, não se faz diagnóstico de transtorno parafílico.

Comportamento sexual anômalo, hipersexualidade e interesse parafílico também podem emergir de condições neuropsiquiátricas, demências e retardo mental[63, 66]. Nas duas primeiras, o comportamento parafílico habitualmente inicia na vida adulta e contrasta com o padrão de comportamento sexual anterior do indivíduo.

Lesões nos lobos frontal e temporal, no sistema límbico, nas vias córtico-estriatais e no hipotálamo estão associadas à exacerbação do comportamento sexual[63]. Atrofia das células piramidais do hipocampo foi encontrada em homens não epiléticos com práticas de exibicionismo, pedofilia, zoofilia e travestismo fetichista[64]. Lesões septais, hipotalâmicas e no prosencéfalo, após o início de esclerose múltipla, foram associadas ao início de hipersexualidade e frotteurismo[65]. Aneurisma cerebral, infarto talâmico bilateral, tumores no mesencéfalo e no hipotálamo, traumatismo cranioencefálico, síndrome de Klüver-Bucy, doença de Wilson e doença de Parkinson são outros quadros neuropsiquiátricos em que interesses parafílicos podem se manifestar[63,66].

Estima-se que comportamento sexual inadequado ocorra em 1,8 a 25% dos indivíduos com demência[50,67], devido à doença de Alzheimer, à doença de Huntington e à demência vascular, principalmente.

EXAMES COMPLEMENTARES

Podem ser necessários para investigar condições que exacerbem o interesse sexual ou para definir possível tratamento farmacológico: dosagem de testosterona livre e total, hormônios tireoidianos, prolactina, hormônio luteinizante, hormônio folículo estimulante, estradiol, progesterona e testes para doenças sexualmente transmissíveis[68].

Exames neurológicos auxiliam, quando houver suspeita de alterações cerebrais que possam desencadear comportamento parafílico, sobretudo quando esse comportamento diferir da história sexual do paciente. Eletroencefalograma, tomografia computadorizada e ressonância magnética do crânio auxiliam na avaliação diagnóstica, uma vez que alterações neurobiofisiológicas podem estar associadas ao comportamento parafílico[69-71].

TRATAMENTO

O tratamento dos TP visa diminuir ou extinguir fantasias parafílicas e impedir comportamentos de urgência sexual; reduzir o nível de sofrimento do paciente (permitindo uma vida sexual saudável); ter poucos efeitos adversos; prevenir o risco de recaída e vitimização[23].

A farmacoterapia disponível inibe a libido e a atividade sexual impulsiva ou compulsiva, coibindo, assim, o comportamento parafílico. Antidepressivos (inibidores seletivos da recaptação da serotonina e tricíclicos), agentes hormonais antiandrogênicos e agonistas do hormônio liberador de hormônio luteinizante (agonistas de LHRH) são as opções farmacológicas habitualmente utilizadas. Uso de outras drogas, como carbonato de lítio, antipsicóticos, estabilizadores de humor e naltrexona, se restringe a esporádicos relatos de caso e estudos não controlados com amostras pequenas[23,72].

As intervenções medicamentosas são utilizadas, na maioria das vezes, como estratégia adjuvante à psicoterapia, visto que: não há evidência científica de que fármacos isoladamente sejam eficazes no tratamento dos TP; ainda não são conhecidos os fatores biológicos específicos implicados na etiologia das parafilias[73]. Assim, psicoterapia associada a psicofármacos (e/ou agentes de supressão hormonal, que não são permitidos no Brasil) constitui o padrão-ouro de tratamento[23,74].

Antidepressivos

Os possíveis mecanismos de ação dos ISRS sobre fantasias e práticas parafílicas são: inibição da libido, redução da impulsividade, de condutas e fantasias sexuais obsessivo-compulsivas e de sintomas depressivos subjacentes[75]. Agindo sobre a função sexual, altas doses inibem a ação dopaminérgica no centro mesolímbico da recompensa, podendo resultar em bloqueio da óxido nítrico sintetase, aumento do nível de prolactina, inibição do reflexo medular da ejaculação, além de provocar anestesia genital. Tal mecanismo afeta as funções erétil, ejaculatória e orgástica, bem como diminui o interesse sexual[76].

Exibicionismo, voyeurismo, fetichismo, frotteurismo, transvestismo fetichista e masturbação compulsiva, bem como fantasias parafílicas persistentes são as condições que melhor respondem aos ISRS. Também são especialmente recomendados em adolescentes, em lugar de intervenções hormonais[77-81].

Fluvoxamina (300 mg/dia) remitiu compulsividade exibicionista e fantasias obsessivas após 4 semanas[82]; na dose de 100 mg/dia durante 9 meses, reduziu significativamente o tempo despendido com obsessões parafílicas[83]. Paroxetina administrada a voyeuristas e exibicionistas reduziu impulsos parafílicos após 4 semanas, nas dosagens de 10 a 20 mg/dia e 10 a 30 mg/dia, respectivamente[84]. Fluoxetina (20 a 60 mg/dia) administrada por 12 semanas reduziu a frequência de práticas parafílicas (exibicionismo, fetichismo, masoquismo sexual, transvestismo fetichista, frotteurismo, sadismo sexual e escatologia telefônica)[80]. Esses resultados sugerem que os ISRS podem facilitar o controle da excitação sexual.

Apesar da eficácia no controle ou remissão de fantasias e comportamentos parafílicos, os antidepressivos não bloqueiam completamente a função sexual, embora os tricíclicos exerçam maior efeito do que os ISRS. Este aspecto os torna úteis em casos leves e moderados (comuns em consultórios), além de favorecerem a adesão. Estão indicados, também, para pacientes adolescentes e nas comorbidades como depressão e TOC. Quadros parafílicos graves, entretanto, podem requerer inibição sexual mais intensa, não sendo eficaz a monoterapia[75].

Outros psicotrópicos

Poucos são os estudos sobre outros psicotrópicos no tratamento de TP, limitando-se a relatos de caso ou ensaios clínicos com graves falhas metodológicas. Não há evidência de alguma eficácia em monoterapia com carbonato de lítio, antipsicóticos, estabilizadores de humor e naltrexona[23]. Naltrexona pode ser um adjuvante eficaz, quando associada a outros psicotrópicos[85].

Agentes hormonais antiandrogênicos

Questões éticas, ordenamento jurídico e efeitos adversos severos restringem o uso de antiandrogênios em TP a poucos países. Acetato de ciproterona (ACP) e acetato de medroxiprogesterona (AMP) são os antiandrogênios mais utilizados, principalmente em parafílicos condenados por ofensas sexuais. ACP está disponível para essa finalidade em países da Europa, no Canadá e no Oriente Médio, enquanto AMP é utilizado em alguns estados norte-americanos. Além disso, ambos antiandrogênios podem ser administrados obrigatória ou voluntariamente ao portador de TP, como exigência para redução da pena ou liberdade condicional, o que requer monitoramento clínico a longo prazo[86]. AMP e ACP não são permitidos no Brasil para o tratamento de transtornos parafílicos.

Os efeitos adversos do AMP são intensos e incluem: depressão, hipogonadismo, hipoespermatogênese, retenção hídrica, ganho de peso, ondas de calor, acne, hiperglicemia, *diabetes mellitus*, hipertensão, perda da densidade mineral óssea, alterações da função hepática, litíase biliar, distúrbios gastrointestinais, tromboembolismo, síndrome de Cushing e lesões na retina[87].

Antes de iniciar o tratamento, o paciente deve dar seu consentimento informado e ter dosados os níveis de testosterona, FSH, LH e prolactina, submeter-se a exames hepáticos, renais, endócrinos, cardiovasculares e de densidade mineral óssea, repetidos a cada seis meses. Avaliação de sintomas depressivos e problemas emocionais deve ser feita a cada 1 a 3 meses[75].

Agonistas do hormônio luteinizante (agonistas do LHRH)

Os agonistas do LHRH são análogos sintéticos do LHRH hipotalâmico. A administração dessas drogas leva à inibição da produção do LH pela hipófise, causando queda acentuada da testosterona, em 2 a 4 semanas, até o nível de castração, mantendo-se assim enquanto continua o tratamento. Seu efeito antiandrogênico é superior ao do ACP e AMP, agindo mais sobre o desejo sexual do que sobre a função erétil[88].

Há poucos estudos sobre uso de análogos do LHRH em parafilias, todos com amostras pequenas. Leuprolida e triptorrelina são os mais utilizados em parafílicos graves e ofensores sexuais que representem risco a terceiros. Goserrelina é referida apenas em relatos de casos[89]. Agonistas do LHRH não são permitidos no Brasil para o tratamento de transtornos parafílicos.

Tratamento psicoterápico

A maioria dos pacientes que procura tratamento o faz por pressão sociofamiliar, sendo menos frequentes aqueles que o fazem devido a sentimento de culpa, remorso ou porque há sintomas concomitantes, como depressão, ansiedade e disfunções sexuais. Como fantasias e comportamentos parafílicos geram excitação e orgasmo e podem constituir fonte de prazer, a busca de tratamento, por iniciativa própria, é rara[90].

O tratamento psicoterápico é desafiador. Terapeuta e paciente devem estar alinhados quanto aos objetivos e os métodos da psicoterapia. Para aqueles casos em que há aspectos forenses envolvidos, o terapeuta necessita conhecer as responsabilidades profissionais e as leis específicas, bem como ter experiência nesse tipo de acompanhamento. Comorbidades psiquiátricas e abuso de substâncias devem ser investigados e tratados[91].

A terapia cognitivo-comportamental é utilizada na maioria dos programas de tratamento dos TP[92,93]. Consiste em desestabilizar padrões parafílicos aprendidos e modificar o comportamento para torná-lo socialmente aceitável, por meio de[73,94]:

- Técnicas para diminuir a excitação sexual desviante e estimular a excitação sexual apropriada.
- Desenvolvimento de habilidades sociais e reforço a relacionamentos mais adequados.
- Aquisição ou aperfeiçoamento de competências relacionais, com especial atenção para a intimidade e o apego.
- Reparação do pensamento mal-adaptativo utilizado pelo parafílico para facilitar a expressão parafílica (reestruturação cognitiva).
- Identificação e controle de situações que representem risco de reincidência (prevenção de recaída).

Uma etapa importante da psicoterapia é a prevenção da recaída, ou seja, auxiliar o paciente a manter a mudança de comportamento[95]. A fim de reduzir o risco de comportamento sexual inadequado, os pacientes são instruídos a identificar as fases do ciclo parafílico e desenvolver estratégias de enfrentamento que bloqueiem o desenvolvimento do ciclo, quando ele é deflagrado[96].

É essencial avaliar e incentivar a motivação do paciente, sem a qual os resultados do tratamento psicoterapêutico são reduzidos. Também é importante fazer o acompanhamento a longo prazo, até que o parafílico atinja a quinta década da vida, pelo menos, quando esse tipo de atividade geralmente diminui[97].

Sumário sobre tratamento

Transtorno parafílico é condição crônica. O tratamento não altera a preferência sexual, mas pode reduzir fantasias sexuais intrusivas, controlar a urgência do impulso parafílico e prevenir recidivas.

A escolha do melhor tratamento depende de: história médica prévia, motivação e adesão do paciente, intensidade e frequência das fantasias sexuais parafílicas, monitoramento clínico e risco de violência sexual.

Em todos os casos, comorbidades psiquiátricas devem ser tratadas com antidepressivos, ansiolíticos ou antipsicóticos.

Transtornos parafílicos menos graves ou que não representem riscos a terceiros requerem pelo menos dois anos de tratamento, seguidos por acompanhamento regular por período indeterminado. Em caso de recrudescimento do interesse parafílico, o tratamento deve ser retomado. Nas parafilias graves, o tratamento se prolonga por 3 a 5 anos ou mais.

Para todos os TP, combinação de farmacologia e psicoterapia confere melhor eficácia do que a monoterapia.

CONSIDERAÇÕES FINAIS

A morbidade ou mortalidade de cada TP depende do ato praticado, das comorbidades, da cooperação do paciente e se o sistema legal está ou não envolvido. É difícil prever o alcance do tratamento dos TP. Ganhos a longo prazo parecem exigir abordagens que tratem da psicodinâmica subjacente, além do próprio transtorno[18].

Portanto, tratamento e prognóstico devem ser avaliados caso a caso. Parafilias podem ser transitórias ou persistir ao longo da vida, resultando em problemas legais, financeiros, interpessoais, profissionais e acadêmicos. Violência sexual (como no transtorno pedofílico), lesões graves (como no transtorno de sadismo sexual) ou morte (como na asfixia autoerótica) podem ocorrer[98,99].

As seguintes características estão, geralmente, associadas a melhor prognóstico: busca voluntária por tratamento, excitação e satisfação sexual não exclusivas à parafilia, motivação para mudança e atitude cooperativa[100].

O prognóstico é pior se: início precoce, única forma de excitação e satisfação sexual, frequência elevada de práticas parafílicas, ausência de sentimento de culpa, remorso e empatia com as vítimas, múltiplas parafilias associadas, uso concomitante de drogas e/ou álcool, transtornos de personalidade e outras comorbidades, ausência de motivação para mudança, tratamento imposto pelo sistema legal[100,101].

Raros são os estudos que avaliam o tratamento. A maioria deles têm se concentrado em classificação, etiologia e farmacoterapia para esses pacientes. Negligenciam, assim, aspectos ontológicos, crenças, valores e natureza das relações com o crime, a sexualidade, as dimensões éticas e as modalidades terapêuticas dos transtornos parafílicos[102].

Embora inquestionável que muitas parafilias devam ser controladas (especialmente aquelas que envolvem dano a outrem), o controle não pode ser a única meta. Além disso, ainda é limitada a pesquisa dos fatores relacionados ao abandono e à motivação para o tratamento. Pesquisas sobre o papel da disponibilidade no tratamento são necessárias para se esclarecer como essa disponibilidade se estabelece e o que os clínicos precisam fazer quando ela for um desafio[103].

Para aprofundamento

- Abdalla-Filho E, de Jesus Mari J, Diehl A, Vieira DL, Ribeiro RB, Marins de Moraes T, et al. Forensic implications of the new classification of ICD-11 paraphilic disorders in Brazil. J Sex Med. 2019;16(11):1814-9.
  - ⇨ Autores analisam a nova classificação e respectivas definições diagnósticas dos TP apresentadas na 11ª edição da CID, à luz dos aspectos éticos e legais no Brasil.
- Klapilová K, Demidova LY, Elliott H, Flinton CA, Weiss P, Fedoroff JP. Psychological treatment of problematic sexual interests: cross-country comparison. Int Rev Psychiatry. 2019;31(2):169-80.
  - ⇨ Revisão de literatura sobre as abordagens psicoterapêuticas para tratar indivíduos que cometeram crimes sexuais e/ou têm interesses sexuais problemáticos e transtornos parafílicos. Modalidades de terapia, grau de eficácia, descrição de programas preventivos e de reintegração social dos portadores de parafilias são descritos. Especialistas do Canadá, República Tcheca, Rússia, Reino Unido e Estados Unidos resumem os programas de tratamento em seus países. Comparam as diferenças e semelhanças dos tratamentos em cada um desses países e as contribuições para estudos experimentais e prática clínica.
- Tenbergen G, Wittfoth M, Frieling H, Ponseti J, Walter M, Walter H, et al. The neurobiology and psychology of pedophilia: recent advances and challenges. Front Hum Neurosci. 2015;9:344.
  - ⇨ Artigo destaca os estudos mais relevantes que investigam a pedofilia, com ênfase nas pesquisas neurobiológicas com parafílicos comparados a não parafílicos. São descritas também teorias sobre a etiologia da pedofilia, como o conceito de distúrbio geral do desenvolvimento neurológico e/ou alterações da estrutura e da função nas áreas frontais, temporais e límbicas do cérebro. Os autores concluem que o uso crescente de técnicas de neuroimagem (ressonância magnética funcional e estrutural) e de novos testes neuropsicológicos têm o potencial de aumentar o conhecimento sobre fatores predisponentes e mantenedores que contribuem para o desenvolvimento da pedofilia. Também são analisados os fatores que ainda limitam essa área de pesquisa.
- Winder B, Fedoroff JP, Grubin D, Klapilová K, Kamenskov M, Tucker D, et al. The pharmacologic treatment of problematic sexual interests, paraphilic disorders, and sexual preoccupation in adult men who have committed a sexual offence. Int Rev Psychiatry. 2019;31(2):159-68.
  - ⇨ Pesquisadores do Canadá, República Tcheca, Rússia, Reino Unido e Estados Unidos apresentam as abordagens farmacológicas vigentes em seus países para o tratamento de portadores de TP e agressores sexuais. Trata-se de um esforço internacional para o estabelecimento de diretrizes de tratamento, controle, prevenção e diminuição de recidiva, observando também os aspectos éticos inerentes ao manejo dos transtornos parafílicos.

Vinheta clínica

JS., 28 anos, sexo masculino, economista, solteiro, relata apresentar fantasias sexuais intensas com crianças e adolescentes pré-púberes há mais de três anos. Diz sentir-se culpado por estes pensamentos, considerando-os uma aberração. Fala que ao se aproximar de algumas crianças chega a ejacular (pela excitação), mas nega contato físico. Diz preferir meninos a meninas. Relata períodos de depressão, inclusive com pensamentos suicidas, mas não consegue tirar essas ideias da cabeça.

Refere ter sido abusado quando criança e "tem medo de fazer o mesmo com outra pessoa".

Desde os 16 anos de idade apresenta fantasias sexuais com crianças do sexo masculino e nos últimos 6 meses teve que se esforçar muito para resistir aos seus desejos. Suas fantasias e impulsos produzem vergonha, ansiedade e sofrimento. Nega experiências sexuais anteriores com crianças e evita o uso de pornografia infantil, por razões pessoais e religiosas.

Na história pregressa, refere um episódio depressivo, aos 20 anos, tratado com fluoxetina 40 mg/dia. Seu tio materno trata de compulsão por jogo; a mãe é diabética.

Exame físico e complementares: ndn.

O paciente aceitou o tratamento com fluoxetina 20 mg/dia, titulada até 80 mg/dia em 4 semanas. Após 2 meses apresentou diminuição de seus impulsos sexuais e fantasias pedofílicas, embora ainda tivesse medo de agir sob impulso. Foi iniciada também terapia cognitivo-comportamental, no sentido de auxiliá-lo a desenvolver pensamentos alternativos e lidar com a autoestima. Após 10 meses de acompanhamento, referiu diminuição de seus impulsos sexuais e fantasias pedofílicas, mas persistia o medo de recaída, o que superou após 18 meses, quando a fluoxetina foi reduzida para até 40 mg/dia e o paciente permaneceu assintomático e em acompanhamento psicoterápico.

REFERÊNCIAS BIBLIOGRÁFICAS

1. Fedoroff P. Paraphilic worlds. In: Levine SB, Risen CB, Althof SE, editors. Handbook of clinical sexuality for mental health professionals. 2nd ed. New York: Routledge; 2010. p. 401-24.
2. Balon R. Controversies in the diagnosis and treatment of paraphilias. J Sex Marital Ther. 2013;39(1):7-20.
3. Krueger RB, Kaplan MS. Paraphilic Diagnoses in DSM-5. Isr J Psychiatry Relat Sci. 2012;49(4):248-54.
4. Quinsey VL. Pragmatic and Darwinian views of the paraphilias. Arch Sex Behav. 2012;41(1):217-20.
5. Taborda JG, Michalski-Jaeger CA. Sexual disorders and crime. Curr Opin Psychiatry. 2012;25(5):370-4.
6. Dickinson T, Cook M, Playle J, Hallett C. 'Queer' treatments: giving a voice to former patients who received treatments for their 'sexual deviations'. J Clin Nurs. 2012;21(9-10):1345-54.
7. American Psychiatric Association. Diagnostic and statistical manual of mental disorders. Washington: APA; 1952.
8. American Psychiatric Association. Diagnostic and statistical manual of mental disorders. 2nd ed. Washington: APA; 1968.
9. American Psychiatric Association. Diagnostic and statistical manual of mental disorders. 3rd ed. Washington: APA; 1980.
10. **Marshall WL, Kingston DA. Diagnostic Issues in the Paraphilias. Curr Psychiatry Rep. 2018;20(8):54.**

⇨ **O estudo aprofunda o debate sobre a distinção entre parafilias, hipersexualidade, adição sexual e transtornos parafílicos, para fins diagnósticos e implicações no tratamento.**

11. Associação Psiquiátrica Americana (APA). Manual diagnóstico e estatístico de transtornos mentais (DSM-IV-TR). 4. ed. Porto Alegre: Artmed; 2002.

12. Organização Mundial da Saúde. Classificação internacional de doenças. 10ª ed. Porto Alegre: Artes Médicas; 1993.

13. Associação Psiquiátrica Americana (APA). Manual diagnóstico e estatístico de transtornos mentais (DSM-5). 5. ed. Porto Alegre: Artmed; 2013.

14. Good P, Burstein J. Hebephilia and the construction of a fictitious diagnosis. J Nerv Ment Dis. 2012;200(6):492-4.

15. Hames R, Blanchard R. Anthropological data regarding the adaptiveness of hebephilia. Arch Sex Behav. 2012;41(4):745-7.

16. Magaletta PR, Faust E, Bickart W, McLearen AM. Exploring clinical and personality characteristics of adult male internet-only child pornography offenders. Int J Offender Ther Comp Criminol. 2014;58(2):137-53.

17. Prat S, Jonas C. Psychopathological characteristics of child pornographers and their victims: a literature review. Med Sci Law. 2013;53(1):6-11.

18. Woodworth M, Freimuth T, Hutton EL, Carpenter T, Agar AD, Logan M. High-risk sexual offenders: an examination of sexual fantasy, sexual paraphilia, psychopathy, and offence characteristics. Int J Law Psychiatry. 2013;36(2):144-56.

19. Gray NS, Watt A, Hassan S, MacCulloch MJ. Behavioral indicators of sadistic sexual murder predict the presence of sadistic sexual fantasy in a normative sample. J Interpers Violence. 2003;18(9):1018-34.

20. Adam PC, Murphy DA, de Wit JB. When do online sexual fantasies become reality? The contribution of erotic chatting via the Internet to sexual risk-taking in gay and other men who have sex with men. Health Educ Res. 2011;26(3):506-15.

21. Temporini H. Child pornography and the internet. Psychiatr Clin North Am. 2012;35(4):821-35.

22. Fazekas D. Pedophilia: more than a moral dilemma. Arch Sex Behav. (Special Edition). 2002;31:483-4.

23. **Thibaut F, Cosyns P, Fedoroff JP, Briken P, Goethals K, Bradford JMW; WFSBP Task Force on Paraphilias. The World Federation of Societies of Biological Psychiatry (WFSBP) 2020 guidelines for the pharmacological treatment of paraphilic disorders. World J Biol Psychiatry. 2020:1-79.**

⇨ **Diretrizes baseadas em evidências da World Federation of Societies of Biological Psychiatry para o tratamento farmacológico e hormonal dos transtornos parafílicos.**

24. Osborne CS, Wise TN. Paraphilias. In: Balon R, Segraves RT. Handbook of sexual dysfunction. Boca Raton: Taylor and Francis; 2005. p. 293-330.

25. Konrad N, Welke J, Opitz-Welke A. Paraphilias. Curr Opin Psychiatry. 2015;28(6):440-4.

26. Bouchard KN, Moulden HM, Lalumière ML. Assessing Paraphilic Interests Among Women Who Sexually Offend. Curr Psychiatry Rep. 2019;21(12):121.

27. Långström N, Seto MC. Exhibitionistic and voyeuristic behavior in a Swedish national population survey. Arch Sex Behav. 2006;35(4):427-35.

28. Långström N, Zucker KJ. Transvestic fetishism in the general population: prevalence and correlates. J Sex Marital Ther. 2005;31(2):87-95.

29. Kafka MP, Hennen J. Hypersexual desire in males: are males with paraphilias different from males with paraphilia-related disorders? Sex Abuse. 2003;15(4):307-21.

30. Richters J, de Visser RO, Rissel CE, Grulich AE, Smith AM. Demographic and psychosocial features of participants in bondage and discipline, "sadomasochism" or dominance and submission (BDSM): data from a national survey. J Sex Med. 2008;5(7):1660-8.

31. **Oliveira Júnior WM, Abdo CH. Unconventional sexual behaviors and their associations with physical, mental and sexual health parameters: a study in 18 large Brazilian cities. Rev Bras Psiquiatr. 2010;32(3):264-74.**

⇨ **Estudo populacional brasileiro, do qual participaram mais de 7.000 homens e mulheres, revelou comportamentos sexuais não convencionais, incluindo parafilias, associados a variáveis de saúde mental, física e sexual.**

32. Ahlers CJ, Schaefer GA, Mundt IA, Roll S, Englert H, Willich SN, Beier KM. How unusual are the contents of paraphilias? Paraphilia-associated sexual arousal patterns in a community-based sample of men. J Sex Med 2011;8(5):1362-70.

33. Kafka MP. A monoamine hypothesis for the pathophysiology of paraphilic disorders. Arch Sex Behav. 1997;26(4):343-58.

34. **Kafka MP. The monoamine hypothesis for the pathophysiology of paraphilic disorders: an update. Ann N Y Acad Sci. 2003;989:86-94; discussion 144-53.**

⇨ **Em 1997, o autor formulou a hipótese de que a desregulação monoaminérgica estaria envolvida na etiologia dos transtornos parafílicos. Neste artigo, essa hipótese é discutida à luz de novos achados neuroquímicos e efeitos de agentes serotoninérgicos sobre neurotransmissores, que exercem efeitos facilitadores e inibidores sobre o comportamento sexual. É proposta, portanto, uma explicação do porquê os ISRS, melhorando a função serotoninérgica central, levariam ao controle da excitação e do comportamento sexual parafílico.**

35. Schiffer B, Peschel T, Paul T, Gizewski E, Forsting M, Leygraf N, Schedlowski M, Krueger TH. Structural brain abnormalities in the frontostriatal system and cerebellum in pedophilia. J Psychiatr Res. 2007;41(9):753-62.

36. Maletzky BM. The paraphilias: Research and treatment. In: Nathan PE, Gorman JM (eds.) A guide to treatments that work. 2nd ed. Oxford: Oxford University Press; 2002. p. 525-57.

37. Kinsey AC, Pomeroy WB, Martin CE, Gebhard PH. Sexual behavior in the human female. Philadelphia: Saunders; 1953.

38. Bancroft J. Sexual variations. In: Human sexuality and its problems. 3rd ed. Edinburgh, UK: Churchill Livingstone-Elsevier; 2009. p. 280-288.

39. Gosselin C, Wilson G. Sexual variations. London: Faber & Faber; 1980.

40. Flor-Henry P. On the cerebral neurophysiology and neurotransmitter determination of sexual deviations. Int Rev Psychiatry. 1989;1:83-86.

41. Baumeister RF. Gender differences in erotic plasticity: the female sex drive as socially flexible and responsive. Psychol Bull. 2000;126(3):347-74.

42. Freud S. Tres ensayos para una teoría sexual. In: Freud S. Obras completas. 3. ed. Madrid: Biblioteca Nueva; 1973, v. 2.

43. Klein M. El psicoanálisis de niños. Buenos Aires: Hormé; 1964.

44. Gillespie WH. The general theory of sexual perversion. Int J Psychoanal. 1956;37(4-5):396-403.

45. Cohen LJ, Nikiforov K, Gans S, Poznansky O, McGeoch P, Weaver C, et al. Heterosexual male perpetrators of childhood sexual abuse: a preliminary neuropsychiatric model. Psychiatr Q. 2002;73:313-36.

46. Noll JG, Trickett PK, Putnam FW. A prospective investigation of the impact of childhood sexual abuse on the development of sexuality. J Consuly Clin Psychol. 2003;71(3):575-86.

47. Abel GG, Osborn C. The paraphilias. In: Gelder MC, Lopez-Ibor JJ, Andreasen NC (Eds.). New Oxford textbook of psychiatry. New York: Oxford University Press; 2000. p. 897-913.

48. World Health Organization. International classification of diseases 11th revision (ICD-11); 2018. Disponível em: https://icd.who.int/. Acesso em 08 de fevereiro de 2020.

49. LoPiccolo J. Acceptance and broad-spectrum treatment of paraphilias. In: Hayes SC, Jacobson NS, Follete VM, Dougher MJ. Acceptance and change: content and context in psychotherapy. Reno: Context Press; 1994. p. 149-70.

50. Krueger RB, Kaplan MS. The paraphilic and hypersexual disorders: an overview. J Psychiatr Pract. 2001;7(6):391-403.

51. Wincze JP. Assessment and treatment of atypical sexual behavior. In: Leiblum SR, Rosen RC (eds.) Principles and practice of sex therapy. 3rd ed. New York: Guilford Press; 2000. p. 449-70.

52. Raymond NC, Coleman E, Ohlerking F, Christenson GA, Miner M. Psychiatric comorbidity in pedophilic sex offenders. Am J Psychiatry. 1999;156(5):786-8.

53. Marshall WL. Diagnostic issues, multiple paraphilias, and comorbid disorders in sexual offenders: their incidence and treatment. Aggression and Violent Behavior. 2007;12(1):16-35.

54. Cohen LJ, Gans SW, McGeoch PG, Poznansky O, Itskovich Y, Murphy S, Klein E, Cullen K, Galynker II. Impulsive personality traits in male pedophiles versus healthy controls: is pedophilia an impulsive-aggressive disorder? Compr Psychiatry. 2002;43(2):127-34.

55. Kafka MP, Hennen J. A DSM-IV Axis I comorbidity study of males (n = 120) with paraphilias and paraphilia-related disorders. Sex Abuse. 2002;14(4):349-66.

56. Grant JE. Clinical characteristics and psychiatric comorbidity in males with exhibitionism. J Clin Psychiatry. 2005;66(11):1367-71.

57. Allnutt SH, Bradford JM, Greenberg DM, Curry S. Co-morbidity of alcoholism and the paraphilias. J Forensic Sci. 1996;41(2):234-9.

58. Bradford JM, Boulet J, Pawlak A. The paraphilias: a multiplicity of deviant behaviours. Can J Psychiatry. 1992;37(2):104-8.

59. Abel GG, Becker JV, Cunningham-Rathner J, Mittelman M, Rouleau JL. Multiple paraphilic diagnoses among sex offenders. Bull Am Acad Psychiatry Law. 1988;16(2):153-68.

60. Ahlmeyer S, Kleinsasser D, Stoner J, Retzlaff P. Psychopathology of incarcerated sex offenders. J Pers Disord. 2003;17(4):306-18.

61. Dunsieth NW Jr, Nelson EB, Brusman-Lovins LA, Holcomb JL, Beckman D, Welge JA, Roby D, Taylor P Jr, Soutullo CA, McElroy SL. Psychiatric and legal features of 113 men convicted of sexual offenses. J Clin Psychiatry. 2004;65(3):293-300.

62. Alish Y, Birger M, Manor N, Kertzman S, Zerzion M, Kotler M, Strous RD. Schizophrenia sex offenders: a clinical and epidemiological comparison study. Int J Law Psychiatry. 2007;30(6):459-66.

63. Black B, Muralee S, Tampi RR. Inappropriate sexual behaviours in dementia. J Geriatr Psychiatry Neurol. 2005;18(3):155-62.

64. Casanova MF, Mannheim G, Kruesi M. Hippocampal pathology in two mentally ill paraphiliacs. Psychiatry Res. 2002;115(1-2):79-89.

65. Frohman EM, Frohman TC, Moreault AM. Acquired sexual paraphilia in patients with multiple sclerosis. Arch Neurol. 2002;59(6):1006-10.

66. Solla P, Bortolato P, Cannas A, Mulas CS, Marrosu F. Paraphilias and paraphilic disorders in Parkinson's disease: a systematic review of literature. Mov Disord. 2015;30:604-13.

67. Kessler RC, Chiu WT, Demler O, Merikangas KR, Walters EE. Prevalence, severity, and comorbidity of 12-month DSM-IV disorders in the National Comorbidity Survey Replication. Arch Gen Psychiatry. 2005;62(6):617-27.

68. Bourget D, Bradford JM. Evidential basis for the assessment and treatment of sex offenders. Brief treatment and crisis intervention. 2008;8:130-46.

69. Cantor JM, Kabani N, Christensen BK, Zipursky RB, Barbaree HE, Dickey R, et al. Cerebral white matter deficiencies in pedophilic men. J Psychiat Res. 2008;42:167-83.

70. Ristow I, Li M, Colic L, Marr V, Födisch C, von Düring F, et al. Pedophilic sex offenders are characterised by reduced GABA concentration in dorsal anterior cingulate cortex. Neuroimage Clin. 2018;18:335-41.

71. Walter M, Witzel J, Wiebking C, Gubka U, Rotte M, Schiltz K, et al. Pedophilia is linked to reduced activation in hypothalamus and lateral prefrontal cortex during visual erotic stimulation. Biol Psychiatry. 2007;62:698-701.

72. Guay DR. Drug treatment of paraphilic and nonparaphilic sexual disorders. Clin Ther. 2009;31(1):1-31

73. Gijs L. Paraphilia and paraphilia-related disorders: An introduction. In: Rowland DL, Incrocci L. Handbook of sexual and gender identity disorders. Hoboken: John Wiley & Sons; 2008. p. 491-528.

74. Turner D, Schöttle D, Bradford J, Briken P. Assessment methods and management of hypersexuality and paraphilic disorders. Curr Opin Psychiatry. 2014;27(6):413-22.

75. Hill A, Briken P, Kraus C, Strohm K, Berner W. Differential pharmacological treatment of paraphilias and sex offenders. Int J Offender Ther Comp Criminol. 2003;47(4):407-21.

76. Bijlsma EY, Chan JS, Olivier B, Veening JG, Millan MJ, Waldinger MD, et al. Sexual side effects of serotonergic antidepressants: mediated by inhibition of serotonin on central dopamine release? Pharmacol Biochem Behav. 2014;121:88-101.

77. Bradford JM. The treatment of sexual deviations using a pharmacological approach. J Sex Res. 2000;37(3):248-57.

78. Greenberg DM, Bradford JM, Curry S, O'Rourke A. A comparison of treatment of paraphilias with three serotonin reuptake inhibitors: a retrospective study. Bull Am Acad Psychiatry Law. 1996;24(4):525-32.

79. Kafka MP. Sertraline pharmacotherapy for paraphilias and paraphilia-related disorders: an open trial. Ann Clin Psychiatry. 1994;6(3):189-95.

80. Kafka MP, Prentky R. Fluoxetine treatment of nonparaphilic sexual addictions and paraphilias in men. J Clin Psychiatry. 1992;53(10):351-8.

81. Stein DJ, Hollander E, Anthony DT, Schneier FR, Fallon BA, Liebowitz MR, Klein DF. Serotonergic medications for sexual obsessions, sexual addictions, and paraphilias. J Clin Psychiatry. 1992;53(8):267-71.

82. Zohar J, Kaplan Z, Benjamin J. Compulsive exhibitionism successfully treated with fluvoxamine: a controlled case study. J Clin Psychiatry. 1994;55(3):86-8.

83. Kafka MP, Hennen J. Psychostimulant augmentation during treatment with selective serotonin reuptake inhibitors in men with paraphilias and paraphilia-related disorders: a case series. J Clin Psychiatry. 2000;61(9):664-70.

84. Abouesh A, Clayton A. Compulsive voyeurism and exhibitionism: a clinical response to paroxetine. Arch Sex Behav. 1999;28(1):23-30.

85. Raymond NC, Grant JE, Coleman E. Augmentation with naltrexone to treat compulsive sexual behavior: a case series. Ann Clin Psychiatry. 2010;22(1):56-62.

86. Rice ME, Harris GT. Is androgen deprivation therapy effective in the treatment of sex offenders? Psychology, Public Policy, and Law. 2011;17(2):315-32.

87. Gijs L, Gooren L. Hormonal and psychopharmacological interventions in the treatment of paraphilias: an update. J Sex Res. 1996;33(4):273-90.

88. Thibaut F, Cordier B, Kuhn JM. Gonadotrophin hormone releasing hormone agonist in cases of severe paraphilia: a lifetime treatment? Psychoneuroendocrinology. 1996;21(4):411-9.

89. Rösler A, Witztum E. Treatment of men with paraphilia with a long-acting analogue of gonadotropin-releasing hormone. N Engl J Med. 1998;338(7):416-22.

90. Gabbard GO. Paraphilias and sexual dysfunctions. In: Gabbard GO (ed.) Psychodynamic psychiatry in clinical practice. 4th ed. Arlington: American Psychiatric Publishing; 2005. p. 313-43.

91. Abdo CHN. Transtornos da personalidade e transtornos da sexualidade. In: Louzã Neto MR, Cordás TA. Transtornos da personalidade. Porto Alegre: Artmed; 2011. p. 229-39.

92. Hall RC, Hall RC. A profile of pedophilia: definition, characteristics of offenders, recidivism, treatment outcomes, and forensic issues. Mayo Clin Proc. 2007;82(4):457-71.

93. Laws DR, Marshall WL. A brief history of behavioral and cognitive behavioral approaches to sexual offenders: Part 1. Early developments. Sex Abuse. 2003;15(2):75-92.

94. Yates PM. Treatment of adult sexual offenders: a therapeutic cognitive-behavioural model of intervention. J Child Sex Abus. 2003;12(3-4):195-232.

95. Pithers WD, Cummings GF. Relapse prevention: a method for enhancing behavioral self-management and external supervision of the sexual agressor. In: The sex offender: corrections, treatment and legal practice. Schwartz BK, Cellini HR (ed.). Kingston: Civic Research Institute, 1995, p. 20-32.

96. Laws DR, Hudson SM, Ward T. Remaking relapse prevention with sex offenders: a sourcebook. Thousand Oaks: Sage; 2000.

97. Abdo CHN. Transtornos da preferência sexual. In: Abdo CHN (ed.) Sexualidade humana e seus transtornos. 5ª ed. São Paulo: Casa Leitura Médica; 2014. p. 237-52.

98. Hill A Habermann N, Berner W, Briken P. Sexual sadism and sadistic personality disorder in sexual homicide. J Pers Disord. 2006;20(6):671-84.

99. Sauvageau A. Current reports on autoerotic deaths: five persistent myths. Curr Psychiatry Rep. 2014;16(1):430.

100. Barrett M, Wilson RJ, Long C. Measuring motivation to change in sexual offenders from institutional intake to community treatment. Sex Abuse. 2003;15(4):269-83.

101. Grossman LS, Martis B, Fichtner CG. Are sex offenders treatable? A research overview. Psychiatr Serv. 1999;50(3):349-61.

102. **Levenson JS, Willis GM, Vicencio CP. Obstacles to help-seeking for sexual offenders: implications for prevention of sexual abuse. J Child Sex Abus. 2017;26(2):99-120.**

⇨ O estudo revela que numa amostra de 372 portadores de transtorno pedofílico, apenas 20% deles tentaram obter auxílio, antes de serem presos. São discutidos os fatores que contribuíram para que esses indivíduos não buscassem tratamento e o consequente abuso sexual de crianças.

103. Potter NN. Philosophical issues in the paraphilias. Curr Opin Psychiatry. 2013;26(6):586-92.

43

Transtornos de personalidade

Hermano Tavares
Renata Ferraz Torrez
Marcelo José Abduch Adas Brañas
Marcos Signoretti Croci
Eduardo Martinho Jr.

Sumário

Epidemiologia e relevância
Definição de personalidade
    Fatores de temperamento
    Fatores de caráter
Definição de transtorno de personalidade
Diagnóstico
    Transtorno de personalidade paranoide
    Transtorno de personalidade esquizoide
    Transtorno de personalidade esquizotípica
    Transtorno de personalidade antissocial
    Transtorno de personalidade *borderline* (ou fronteiriço)
    Transtorno de personalidade histriônica
    Transtorno de personalidade narcisista
    Transtorno de personalidade de esquiva
    Transtorno de personalidade dependente
    Transtorno de personalidade obsessivo-compulsiva
Semelhanças e diferenças entre o modelo do DSM-5 e da CID-10
Problemas em relação ao diagnóstico categorial do DSM-5 e CID-10
Reformulação do diagnóstico de TP pelo modelo alternativo do DSM-5 (AMPD)
    Critério A
    Critério B
Aplicação do modelo alternativo do DSM-5 para TP (AMPD)
    Vantagens
    Desvantagens
Reformulação do diagnóstico de TP pela Classificação Internacional de Doenças (CID-11)
Fisiopatogenia
Teoria do apego
    Ensino de conteúdo científico
    Terapia como espaço de geração de mentalização
    Reabilitação social
Tratamento
Considerações finais
Referências bibliográficas

Pontos-chave

- Transtornos de personalidade têm alta prevalência nos serviços de saúde mental e na comunidade.
- Transtornos de personalidade podem causar problemas significativos para os seus portadores e familiares, com altos custos sociais.
- A maior parte dos transtornos de personalidade responde favoravelmente ao tratamento.
- O modelo vigente para o diagnóstico dos transtornos de personalidade do DSM-5 tem como base um modelo categorial.
- O modelo alternativo do DSM-5 para os transtornos de personalidade (AMPD) busca incorporar na prática clínica os avanços obtidos com o entendimento dos TP à luz dos traços de personalidade patológicos e das pesquisas sobre o desenvolvimento da identidade, autodirecionamento, empatia e intimidade.

EPIDEMIOLOGIA E RELEVÂNCIA

A prevalência dos transtornos de personalidade (TP) apresentam taxas variáveis de 5-20%, com uma tendência para 15% da população. As variações são explicadas por diferenças nos critérios e instrumentos adotados, porém nas estimativas mais conservadoras os TP estariam entre os transtornos psiquiátricos de maior prevalência em todo o mundo[1]. Em amostras clínicas, a prevalência é ainda mais elevada, oscilando entre 30-50% dos pacientes em tratamento por outro transtorno psiquiátrico e mais da metade dos pacientes tratados em regime de internação[2].

Os TP são fonte de grande sofrimento subjetivo e dificuldades de adaptação tanto para portadores como para familiares. Sua presença está associada a maior risco de incapacidade para o trabalho, deficiência de suporte social, dificuldades de relacionamento interpessoal, problemas com autoridades legais e maior risco de tentativa de suicídio. Além da elevada prevalência dos TP, seus portadores demandam mais atenção clínica do que a média da população. Portanto, os TP são um desafio também à saúde pública, em termos de organização e capacitação de equipes de saúde mental aptas para lidar com suas demandas e prevenir suas complicações mais comuns. De fato, muitos dos pacientes considerados "difíceis" em serviços de atenção primária são portadores de TP, pois a natureza intrínseca desses transtornos representa um desafio à relação profissional-paciente.

DEFINIÇÃO DE PERSONALIDADE

Para se compreender os TP é importante conhecer os elementos básicos e estruturais do conceito de personalidade. O termo personalidade deriva da palavra grega *persona* que se refere à máscara usada pelos atores no teatro grego clássico. A *persona* identificava o personagem, indicando o primeiro significado atribuído à personalidade, o de identidade. Vulgarmente, a personalidade é associada às preferências, força de vontade e constituição moral do indivíduo. A abordagem científica se diferencia da percepção leiga ao excluir avaliações morais, porém, confirma a relação com as disposições motivacionais e afetivas, definindo personalidade como características que podem ser compartilhadas entre indivíduos, mas cujo conjunto é distintivo, determinando a forma única como cada indivíduo responde e interage com outros indivíduos e com o ambiente[3]. Os estudos empíricos sobre os componentes básicos da personalidade tiveram início no século XX, durante a década de 1940, com o trabalho pioneiro de Cattel. Partindo de uma lista com milhares de léxicos descritores de características individuais extraídos de dicionários da língua inglesa, ele eliminou redundâncias e organizou os termos restantes em 171 pares antagônicos, por exemplo: tenso/relaxado. Em uma análise fatorial inicial ele agrupou estes pares em 16 fatores. Seguiram-se 50 anos de revisões, até que inúmeros estudos independentes chegaram a conclusões muito similares. Quando extraídos da mesma fonte, organizados e revisados em sucessivas análises, os 16 fatores poderiam ser reagrupados em cinco superfatores ou dimensões relativamente estáveis, independente da amostra, cultura ou época. Esta linha de trabalho deu origem a um dos modelos mais populares de personalidade em uso hoje em dia, o chamado modelo 5-fatorial, ou em inglês o *Big Five*[4]. Seus componentes são:

- Neuroticismo: agrega os traços associados à expressão de afetos negativos e à instabilidade emocional.
- Extraversão: reúne os traços associados à expressão de afetos positivos, busca de interação com o meio (espírito aventureiro) e com seus semelhantes (socialização).
- Conscienciosidade: descreve traços associados à adoção de escrúpulos morais, sentimentos de responsabilidade e preocupação com o futuro, em oposição a um espírito livre, inconsequente e impulsivo.

- Cordialidade: representa o conjunto de traços que caracterizam a afabilidade, a tolerância e a cooperação, em contraste com a agressividade e competitividade.
- Abertura: reúne os traços que representam facilidade para aceitar novas ideias e raciocínio não convencional, em oposição ao conservadorismo e apego às tradições.

Em paralelo à abordagem léxica, desenvolveu-se a proposta de abordagem psicobiológica durante as décadas de 1960 e 1970 nos trabalhos independentes de Gray e Eysenck. Ambos partiram de um modelo teórico simplificado em que se supunha a existência de duas instâncias básicas de personalidade com as devidas correspondências no sistema nervoso central (SNC): um fator de inibição do comportamento e um fator de iniciação do comportamento. Eysenck denominou estes fatores respectivamente de neuroticismo e extraversão. Contudo, em estudos imediatamente subsequentes, notou-se uma divisão interna no construto da extraversão. Traços ligados à expressão de afetos positivos, iniciativa e socialização permaneceram no construto original, porém traços independentes da expressão afetiva, caracterizados por reatividade comportamental e não conformidade se agruparam em um terceiro fator independente nomeado psicoticismo. O termo dá margem à confusão, pois pode sugerir indevidamente associação com vulnerabilidade à psicose, quando na verdade a intenção de Eysenck era enfatizar a relação com a conduta antissocial, por vezes simplesmente referida como psicopatia[3]. Este modelo 3-fatorial representa outra convergência sólida na teoria psicobiológica da personalidade, dividindo-a em três conjuntos de traços, dois relacionados à expressão e regulação de afetos, especificamente positivos e negativos, e um terceiro independente da expressão afetiva, que concentra traços relacionados a respostas inatas não condicionadas e impulsividade.

Contudo, ambos os modelos (léxico e psicobiológico) são criticados por justamente não apresentarem uma dimensão representativa da construção e do reconhecimento de uma identidade própria. No caso do modelo 5-fatorial, especula-se que a decisão de se excluir léxicos judicativos excluiu a possibilidade de se investigar a estrutura de traços autovalorativos. No caso do modelo 3-fatorial, a ênfase em correlatos observáveis com modelos biológicos teria excluído a observação de fenômenos intermediados pela linguagem e de raro paralelo fora da espécie humana. Revisores dos modelos de personalidade vigentes apontaram a falta de uma ou mais instâncias que, pautadas em aprendizado simbólico, expressassem a forma particular que cada indivíduo apresenta de conciliar tendências antagônicas, eleger metas, planejar-se em função delas e, como resultante da construção desses conceitos, estabelecer para si uma identidade. Extrapolando-se a formação e atribuição de símbolos, o indivíduo constrói também uma percepção/valoração da relação com outros indivíduos e com uma nova realidade que, ampliada pela formação de conceitos, transcende a mera percepção dos estímulos sensoriais. Cloninger[5] desponta como o principal revisionista do conceito de personalidade na atualidade. Em sua tentativa de integrar disposições biológicas e de linguagem, ele propôs uma nova definição dos termos temperamento e caráter, que antes eram usados como sinônimos. Temperamento passaria a ser o conjunto de fatores ou dimensões associadas à afetividade e impulsividade, que teriam determinação predominantemente genética e estabilidade temporal. Em oposição, o caráter agregaria dimensões mais dependentes da experiência, apresentando maior influência do tempo à medida que seus traços, acompanhando o *status* de desenvolvimento de conceitos pelo indivíduo, se estruturariam ao longo do histórico biográfico[5]. Este modelo chamado 7-fatorial é descrito a seguir sinteticamente, dadas as suas correspondências conceituais com os modelos descritos anteriormente.

Fatores de temperamento

- Busca de novidades: expressa a tendência individual de responder intensa e rapidamente a estímulos novos e potencialmente gratificantes; agrupa os traços relacionados à curiosidade, falta de reflexão, comportamento desinibido, espontaneidade, criatividade e pouco apreço por regras. Corresponde conceitualmente ao psicoticismo no modelo 3-fatorial e apresenta sobreposição parcial com a dimensão de conscienciosidade e traços de instabilidade, e impulsividade da dimensão de neuroticismo no modelo 5-fatorial.
- Esquiva ao dano: representa a vulnerabilidade individual à punição, ameaça e condicionamento por reforço negativo intermediado pela suscetibilidade aos afetos negativos; agrupa traços como ansiedade antecipatória, intolerância à incerteza, timidez e fatigabilidade. Corresponde à dimensão de neuroticismo nos modelos 3 e 5-fatorial.
- Dependência de gratificação: expressa a suscetibilidade ao aprendizado por condicionamento clássico e por reforço positivo, intermediado pela expressão de afetos positivos; agrupa traços como sentimentalismo, apego e dependência de aprovação. Corresponde à dimensão extraversão nos modelos 3 e 5-fatorial.
- Persistência: antes um subfator da dependência de gratificação, foi separado após estudos de análise fatorial; representa a capacidade de persistir em um comportamento há muito tempo recompensado, mesmo depois de ausência prolongada de reforço. Mede, em outras palavras, a resistência à extinção de comportamentos.

Fatores de caráter

- Autodirecionamento: verifica a capacidade de solução de conflitos internos e percepção de si como um indivíduo autônomo; agrupa traços associados à responsabilidade, determinação, desenvoltura, autoaceitação e autodisciplina. Tem convergência conceitual parcial e direta com conscienciosidade e parcial indireta com neuroticismo no modelo 5-fatorial.
- Cooperatividade: verifica a capacidade de ser empático e habilidade de conciliar diferentes disposições em um grupo de indivíduos; agrupa traços como tolerância, empatia, compaixão e generosidade. Sobrepõe-se conceitualmente à dimensão cordialidade no modelo 5-fatorial.
- Autotranscendência: corresponde à visão de si mesmo como parte integrante de uma realidade ampliada não alcançada pela apreensão sensorial; agrupa elementos como altruísmo, comunhão cósmica e espiritualidade. Corresponde conceitualmente à dimensão da abertura no modelo 5-fatorial. Coincidentemente, ambas são questionadas quanto a serem elementos naturais da personalidade, ou fruto de intelectualização determinada pelo desenvolvimento em contextos específicos (academia, ambientes clericais, etc.).

Em resumo, os modelos atuais de abordagem dimensional da personalidade convergem para uma estrutura que divide a personalidade em dimensões inatas (afetos negativos, afetos positivos e impulsividade) e dimensões modeladas pelo desenvolvimento, que moldam a relação do indivíduo com ele mesmo, com o próximo e com o universo. Esta estrutura, como será visto adiante, tem implicações importantes em como definimos e abordamos os TP.

DEFINIÇÃO DE TRANSTORNO DE PERSONALIDADE

Kurt Schneider[6] em seu trabalho seminal, define personalidade anormal como uma apresentação que se diferencia não por uma variação qualitativa, mas sim quantitativa; desvios extremos daquilo que é observado como habitual. As personalidades são consideradas psicopáticas quando "em consequência de sua anormalidade, sofrem ou fazem sofrer". Schneider descreveu dez subtipos de personalidades anormais, salientando que não são categorias mutuamente excludentes, havendo sobreposições entre elas. Atribui-se a Schneider e seu construto da personalidade psicopática, o conceito dominante de TP expresso nas classificações psiquiátricas a partir do DSM-III, em 1980, com algumas modificações, no DSM-5.

O DSM-5[7] aborda os TP a partir de uma estrutura categorial politética, pautada em critérios operacionais, essencialmente descritivos. Estes critérios não apresentam relação hierárquica entre si. O diagnóstico é estabelecido pela constatação de um número mínimo de critério positivos estabelecido consensualmente por um painel de especialistas. Além disso, o DSM-5 estabelece que os TP são uma condição que se manifesta precocemente, compromete os elementos estruturais da personalidade e acompanha o indivíduo ao longo da vida como "um padrão persistente de vivência íntima e comportamento que se desvia acentuadamente das expectativas da cultura do indivíduo, é generalizado e inflexível, tem início na adolescência ou no início da idade adulta". Sobre suas características, o DSM-5 afirma que "é estável ao longo do tempo e provoca sofrimento ou prejuízo, e se manifesta em pelo menos duas das seguintes áreas: cognição, afetividade, funcionamento interpessoal ou controle dos impulsos".

A CID-10[8] também estabeleceu seis diretrizes gerais para a caracterização dos TP:

1. Atitudes e condutas marcantemente desarmônicas, envolvendo várias áreas de funcionamento, por exemplo, afetividade, excitabilidade, controle dos impulsos, modos de percepção e de pensamento e estilo de relacionamento com os outros.
- O padrão anormal de comportamento é permanente, de longa duração e não limitado a episódio de doença mental.
- O padrão anormal de comportamento é invasivo e claramente mal adaptativo para uma ampla série de situações pessoais e sociais.
- As manifestações previamente listadas sempre aparecem durante a infância ou adolescência e continuam pela idade adulta.
- O transtorno leva à angústia pessoal considerável, mas isso pode se tornar aparente apenas tardiamente em seu curso.
- O transtorno é usual, mas não invariavelmente associado a problemas significativos no desempenho ocupacional e social.

DIAGNÓSTICO

Os critérios diagnósticos mais utilizados na atualidade, tanto para pesquisa como para manejo clínico, são aqueles propostos pelo DSM-5 e pela CID-10. Ambos trabalham com uma estrutura categorial. O DSM-5 divide os transtornos de personalidade em três grupos (ou *clusters*, em inglês). O grupo A reúne os TP paranoide, esquizoide e esquizotípica. Nele são classificados os indivíduos com pouco apreço pelo contato social e em geral portadores de crenças idiossincráticas sobre fenômenos naturais ou sociais. No grupo B estão incluídos os TP antissocial, *borderline*, histriônico e narcisista. São habitualmente impulsivos, emocionalmente instáveis e de comportamento errático. O grupo C inclui os transtornos de personalidade de esquiva, dependente e obsessivo-compulsiva; tendo em ansiedade acentuada, estilo de enfrentamento esquivante e necessidade de controle do ambiente e das relações interpessoais.

A seguir é apresentada uma breve descrição das categorias diagnósticas de TP e seus critérios a partir do DSM-5.

Transtorno de personalidade paranoide

É caracterizado por extrema suspeita em relação a terceiros. Revisões recentes do diagnóstico sugerem uma estrutura bidimensional com dois componentes principais: desconfiança e hostilidade. Este caráter combativo suscita reações semelhantes em terceiros que, por sua vez, confirmam as pressuposições do paciente sobre um contexto inamistoso. Estes indivíduos com frequência se envolvem em disputas informais ou legais, pautadas em fantasias de poder e alimentam estereótipos negativos a respeito de minorias e grupos específicos. A prevalência do TP paranoide varia entre 0,5-2,5% da população geral e entre 2-10% dos pacientes psiquiátricos, sendo mais comum entre homens. O Quadro 1 exibe os critérios diagnósticos para o TP paranoide.

Quadro 1 Critérios do DSM-5 para transtorno de personalidade paranoide

A. Um padrão de desconfiança e suspeitas em relação aos outros, de modo que as intenções alheias são frequentemente interpretadas como maldosas. O padrão se manifesta na adolescência ou no início da idade adulta, e está presente em uma variedade de contextos, o que é indicado por, no mínimo, quatro dos seguintes critérios a seguir.

1. Suspeita, sem fundamento suficiente, de estar sendo explorado, maltratado ou enganado por terceiros.

2. Preocupa-se com dúvidas infundadas acerca da lealdade ou confiabilidade de amigos e colegas.

3. Reluta em confiar nos outros por um medo infundado de que essas informações possam ser maldosamente usadas contra si.

4. Interpreta significados ocultos, de caráter humilhante ou ameaçador em observações e acontecimentos benignos.

5. Guarda rancores persistentes, sendo implacável com insultos, injúrias ou deslizes.

6. Percebe ataques a seu caráter ou reputação que não são visíveis pelos outros, reagindo rapidamente com raiva ou contra-ataque.

7. Tem suspeitas recorrentes, sem justificativa, quanto à fidelidade do cônjuge ou parceiro sexual.

B. Não ocorre exclusivamente durante o curso da esquizofrenia, transtorno do humor com características psicóticas ou outro transtorno psicótico, nem é decorrente dos efeitos fisiológicos diretos de uma condição médica geral.

Transtorno de personalidade esquizoide

Consiste em demonstrar pouco apreço e acentuado afastamento do contato interpessoal. Em situações sociais, se mostram reservados e com pouca expressão afetiva. Portadores de TP esquizoide aparentam abulia e em geral pouco apego a metas ou objetivos específicos. A falta de desejo por envolvimento amoroso ou sexual conduz a uma marcante redução do círculo social. Contudo, estes pacientes podem desempenhar bem em trabalhos envolvendo isolamento social. Especula-se que déficits de estimulação durante as fases iniciais do desenvolvimento infantil conduziriam a um funcionamento inapropriado de circuitos responsáveis pela afiliação social no SNC. Pacientes com TP esquizoide raramente procuram tratamento e sua prevalência na população geral é desconhecida. O Quadro 2 exibe os critérios diagnósticos para o TP esquizoide.

Transtorno de personalidade esquizotípica

Apresenta distorções cognitivas e condutas excêntricas pautadas em um sistema de crenças que, não sendo delirante, ainda assim é idiossincrático, não compartilhado com outros. Existe marcante dificuldade de socialização, entretanto o TP esquizotípica é o mais claramente associado ao risco de desenvolvimento de esquizofrenia, sendo que alguns autores propõem a

Quadro 2 Critérios do DSM-5 para transtorno de personalidade esquizoide

A. Um padrão global de distanciamento das relações sociais e uma faixa restrita de expressão emocional em contextos interpessoais, que se manifesta na adolescência ou no início da idade adulta e está presente em uma variedade de contextos, o que é indicado por, no mínimo, quatro dos critérios a seguir.
1. Não deseja nem gosta de relacionamentos íntimos, incluindo fazer parte de uma família.
2. Quase sempre opta por atividades solitárias.
3. Manifesta pouco, se algum, interesse em ter experiências sexuais com um parceiro.
4. Tem prazer em poucas atividades, se alguma.
5. Não tem amigos íntimos ou confidentes, exceto parentes em primeiro grau.
6. Mostra-se indiferente a elogios ou críticas.
7. Demonstra frieza emocional, distanciamento ou embotamento afetivo.
B. Não ocorre exclusivamente durante o curso da esquizofrenia, transtorno do humor com características psicóticas, outro transtorno psicótico ou transtorno global do desenvolvimento; nem é decorrente dos efeitos fisiológicos diretos de uma condição médica geral.

Quadro 3 Critérios do DSM-5 para transtorno de personalidade esquizotípica

A. Um padrão global de déficits sociais e interpessoais, marcado por desconforto agudo e reduzida capacidade para relacionamentos íntimos, além de distorções cognitivas ou perceptivas e comportamento excêntrico, que se manifesta na adolescência ou no início da idade adulta e está presente em uma variedade de contextos, o que é indicado por, no mínimo, cinco dos critérios a seguir.
1. Ideias de referência (excluindo delírios de referência).
2. Crenças bizarras ou pensamento mágico que influenciam o comportamento e não estão de acordo com as normas da subcultura do indivíduo.
3. Experiências perceptivas incomuns, incluindo ilusões somáticas.
4. Pensamento e discurso bizarros (vago, circunstancial, metafórico, estereotipado).
5. Desconfiança ou ideação paranoide.
6. Afeto inadequado ou constrito.
7. Aparência ou comportamento esquisito, peculiar ou excêntrico.
8. Não tem amigos íntimos ou confidentes, exceto parentes em primeiro grau.
9. Ansiedade social excessiva que não diminui com a familiaridade e tende a estar associada com temores paranoides, em vez de julgamentos negativos acerca de si próprio.
B. Não ocorre exclusivamente durante o curso da esquizofrenia, transtorno do humor com características psicóticas, outro transtorno psicótico ou um transtorno global do desenvolvimento; nem é decorrente dos efeitos fisiológicos diretos de uma condição médica geral.

sua transferência do Eixo II para uma seção no Eixo I de transtornos do espectro esquizofrênico. Dois subtipos com provável sobreposição são propostos: um claramente relacionado à herança genética, apresenta associação com história familiar de esquizofrenia e sofrimento perinatal, que responderia melhor à medicação antipsicótica; e outro associado a maus tratos e condições sociais adversas, que responderia melhor a intervenções psicossociais. A prevalência do TP esquizotípica na população geral é estimada em 4%. O Quadro 3 exibe os critérios diagnósticos para o TP esquizotípica.

Transtorno de personalidade antissocial

Apresenta violações recorrentes das normas sociais, incluindo mentiras, furtos, vadiagem, inconsistência no trabalho e condutas irresponsáveis que expõem terceiros a riscos desnecessários, ou expõem a si mesmo. Porém, Robert Hare, um dos autores mais tradicionais no estudo da personalidade antissocial, critica a estrutura do conceito de TP antissocial como proposto no sistema classificatório do DSM. Ele argumenta que a ênfase em sinais concretos, mais facilmente observáveis, excluem a possibilidade de apreensão de sinais mais sutis, que compõem o âmago da síndrome. Hare os denominou insensibilidade e Schneider nomeou como "frieza de alma". Suas características mais importantes são: um senso de importância pessoal em detrimento dos outros, ausência de remorso, indiferença aos problemas alheios, compreensão idiossincrática das normas sociais, atitudes manipulativas e uso de charme superficial e agressividade para obtenção de vantagens e domínio das relações interpessoais. A ênfase estrita às condutas formalmente classificadas como transgressivas nos códigos legais reduz artificialmente a prevalência do TP antissocial em mulheres, pois nelas são mais comuns transgressões encobertas e ausência de vinculação afetiva mais óbvia, por exemplo, com filhos ou progenitores. Uma análise da estrutura do TP antissocial mostra uma estrutura pautada em duas dimensões, uma que agrupa as características associadas à indiferença emocional e outra a um estilo de vida nômade e socialmente desviante[9]. A prevalência do TP antissocial oscila em torno de 3% dos homens e 1% das mulheres na população geral. Em pacientes psiquiátricos, esta taxa varia de acordo com contexto clínico e diagnóstico, variando entre 3-30%. O risco de TP antissocial aumenta quando há relato de transtorno de conduta na infância, história familiar de TP antissocial, abuso e dependência de substâncias. O Quadro 4 exibe os critérios diagnósticos para o TP antissocial.

Quadro 4 Critérios do DSM-5 para transtorno de personalidade antissocial

A. Um padrão global de desrespeito e violação dos direitos alheios, que ocorre desde os 15 anos, indicado por, no mínimo, três dos critérios a seguir.
1. Incapacidade de adaptar-se às normas sociais com relação a comportamentos lícitos, indicada pela execução repetida de atos que constituem motivo de detenção.
2. Propensão para enganar, indicada por mentir repetidamente, usar nomes falsos ou ludibriar os outros para obter vantagens pessoais ou prazer.
3. Impulsividade ou fracasso em fazer planos para o futuro.
4. Irritabilidade e agressividade, indicadas por repetidas lutas corporais ou agressões físicas.
5. Desrespeito irresponsável pela segurança própria ou alheia.
6. Irresponsabilidade consistente, indicada por um repetido fracasso em manter um comportamento laboral consistente ou de honrar obrigações financeiras.
7. Ausência de remorso, indicada por indiferença ou racionalização por ter ferido, maltratado ou roubado alguém.
B. O indivíduo tem, no mínimo, 18 anos de idade.
C. Evidência de transtorno de conduta antes dos 15 anos de idade.
D. A ocorrência do comportamento antissocial não se dá exclusivamente durante o curso da esquizofrenia ou episódio maníaco.

Transtorno de personalidade *borderline* (ou fronteiriço)

O conceito original deste transtorno supunha que o mesmo estivesse na fronteira entre a normalidade e a psicose. Entretanto, desenvolvimentos posteriores conduziram a uma migração conceitual e o TP *borderline* passou a abranger indivíduos com instabilidade afetiva pervasiva, déficits de autoimagem, com relatos de sensação de vazio interno e marcante impulsividade. Comportamentos de automutilação e tentativas de suicídio são comuns, sendo que estes pacientes podem responder por um quinto das internações psiquiátricas. Estudos recentes mostraram que o TP *borderline* atinge cerca de 6% da população. A prevalência é igual em homens e em mulheres, porém, nas mulheres está associado a maior incapacitação social[10]. O Quadro 5 exibe os critérios diagnósticos para o TP *borderline*.

Transtorno de personalidade histriônica

Os pacientes com este transtorno apresentam dramaticidade, expressão de afeto intensos e necessidade de atenção. Entretanto, a conquista da intimidade emocional nesses indivíduos é comprometida pelas tentativas de controle da relação amorosa por meio de sedução, manipulação emocional e dependência excessivas. Sem uma clara percepção do fato, estes

Quadro 5 Critérios do DSM-5 para transtorno de personalidade *borderline*

A. Um padrão global de instabilidade dos relacionamentos interpessoais, da autoimagem e dos afetos, bem como acentuada impulsividade, que se manifesta na adolescência ou no início da idade adulta e está presente em uma variedade de contextos, indicado por, no mínimo, cinco dos critérios a seguir.
1. Esforços frenéticos no sentido de evitar um abandono real ou imaginário.
2. Um padrão de relacionamentos interpessoais instáveis e intensos, caracterizado pela alternância entre extremos de idealização e desvalorização.
3. Perturbação da identidade: instabilidade acentuada e resistente da autoimagem ou do sentimento de self.
4. Impulsividade em pelo menos duas áreas potencialmente prejudiciais à própria pessoa (p. ex., gastos financeiros, sexo, abuso de substâncias, direção imprudente, compulsão alimentar).
5. Recorrência de comportamento, gestos ou ameaças suicidas ou de comportamento automutilante.
6. Instabilidade afetiva devido à acentuada reatividade do humor (episódios de intensa disforia, irritabilidade ou ansiedade, geralmente durando algumas horas e apenas raramente mais de alguns dias).
7. Sentimentos crônicos de vazio.
8. Raiva inadequada e intensa ou dificuldade de controlar a raiva (p. ex., demonstrações frequentes de irritação, raiva constante, lutas corporais).
9. Ideação paranoide transitória e relacionada ao estresse ou graves sintomas dissociativos.

pacientes parecem estar sempre encenando um personagem, em geral de vítima, ou de príncipe/princesa. Apresentam atitudes sexualmente provocativas, são impulsivos, sequiosos por estimulação e propensos ao tédio. O TP histriônica tem sido questionado quanto a sua validade, pela sobreposição aos TP *borderline* e narcisista. Sua estrutura é igualmente dupla, apoiada em dois fatores; um associado ao exibicionismo e à necessidade de atenção e outro ao estilo dito "impressionista", com produções narrativas intensas nos afetos e vagas em elementos objetivos (o que e quando aconteceu, o motivo, etc.)[11]. Sua prevalência na população geral é estimada em 2%, sendo igualmente distribuída entre homens e mulheres. O Quadro 6 exibe os critérios diagnósticos para o TP histriônica.

Transtorno de personalidade narcisista

Apresenta sensação pervasiva de grandiosidade, necessidade de admiração, falta de empatia e exploração dos relacionamentos interpessoais. Os portadores de TP narcisista são sensíveis à crítica, sentindo-se com frequência menosprezados, tratados injustamente e sem a necessária consideração. Isto por vezes implica em

Quadro 6 Critérios do DSM-5 para transtorno de personalidade histriônica

A. Um padrão global de excessiva emotividade e busca de atenção, que se manifesta na adolescência ou no início da idade adulta, e está presente em uma variedade de contextos, o que é indicado por, no mínimo, cinco dos critérios a seguir.
1. Desconforto em situações nas quais não é o centro das atenções.
2. A interação com os outros frequentemente se caracteriza por um comportamento inadequado, sexualmente provocante ou sedutor.
3. Mudanças rápidas e superficialidade na expressão das emoções.
4. Constante utilização da aparência física para chamar a atenção para si próprio.
5. Estilo de discurso excessivamente impressionista e carente de detalhes objetivos.
6. Dramaticidade, teatralidade e expressão emocional exagerada.
7. Sugestionabilidade, sendo facilmente influenciado pelos outros e pelas circunstâncias.
8. Tendência a considerar os relacionamentos mais íntimos do que realmente são.

Quadro 7 Critérios do DSM-5 para transtorno de personalidade narcisista

A. Um padrão global de grandiosidade (em fantasia ou comportamento), necessidade de admiração e falta de empatia, que se manifesta na adolescência ou no início da idade adulta, estando presente em uma variedade de contextos, o que é indicado por, no mínimo, cinco dos critérios a seguir.
1. Sentimento grandioso acerca da própria importância.
2. Preocupação com fantasias de ilimitado sucesso, poder, inteligência, beleza ou amor ideal.
3. Crença de ser "especial" e único, e de que somente pode ser compreendido ou deve se associar a outras pessoas (ou instituições) especiais ou de condições elevadas.
4. Exigência de admiração excessiva.
5. Presunção, possuindo expectativas irracionais de receber um tratamento especialmente favorável ou obediência automática a suas expectativas.
6. É explorador em relacionamentos interpessoais, tirando vantagens de outros para atingir seus próprios objetivos.
7. Ausência de empatia, relutando em reconhecer ou identificar-se com os sentimentos e necessidades alheias.
8. Frequentemente sente inveja de outras pessoas ou acredita ser alvo da inveja alheia.
9. Comportamentos e atitudes arrogantes e insolentes.

um recolhimento rancoroso, com uma atitude de falsa modéstia e fantasias de redenção pelo reconhecimento de suas qualidades, ou pelo poder de revidar frustrações passadas, interpretadas como graves humilhações. O conceito de narcisismo tem sido criticado como excessivamente abrangente, atravessando descrições de personalidade normal e patológica, com traços compartilhados por quase todos os TP. Uma análise dos seus componentes propõe a existência de pelo menos três dimensões diferentes: liderança e autoridade, grandiosidade e exibicionismo, sentimento de direito (em inglês, *entitlement*) e exploração. Os dois últimos fatores, particularmente direito e exploração, se mostraram mal adaptativos. Porém, o fator liderança e autoridade, associou-se à boa adaptação social. O TP narcisista é mais frequente em homens (7%) do que em mulheres (5%). O Quadro 7 exibe os critérios diagnósticos para o TP narcisista.

Transtorno de personalidade de esquiva

Os portadores deste transtorno são caracterizados por timidez acentuada, sentimentos de inadequação, rejeição e inferioridade, com resultante retraimento social, mas nestes casos o contato interpessoal é temido, porém desejado. O TP esquiva deve ser cogitado com cautela em adolescentes e adultos jovens, pois às vezes sintomas de timidez podem ceder com a entrada definitiva na vida adulta. A comorbidade mais frequente é com fobia social. Estudos recentes sobre TP esquiva estimam sua prevalência em torno de 2,4%. O Quadro 8 exibe os critérios diagnósticos para o TP esquiva.

Quadro 8 Critérios do DSM-5 para transtorno de personalidade esquiva

A. Um padrão global de inibição social, sentimentos de inadequação e hipersensibilidade à avaliação negativa, que se manifesta na adolescência ou no início da idade adulta, estando presente em uma variedade de contextos, o que é indicado por, no mínimo, quatro dos critérios a seguir.
1. Evita atividades ocupacionais que envolvam contato interpessoal significativo por medo de críticas, desaprovação ou rejeição.
2. Reluta a envolver-se, a menos que tenha certeza da estima da pessoa.
3. Mostra-se reservado em relacionamentos íntimos, em razão do medo de passar vergonha ou ser ridicularizado.
4. Preocupa-se com críticas ou rejeição em situações sociais.
5. Mostra inibição em novas situações interpessoais, em virtude de sentimentos de inadequação.
6. Vê a si mesmo como socialmente inepto, sem atrativos pessoais, ou inferior.
7. É extraordinariamente reticente em assumir riscos pessoais ou envolver-se em quaisquer novas atividades, pois estas poderiam vir a provocar vergonha.

Transtorno de personalidade dependente

Apresenta sentimento intenso de necessidade de ser cuidado, que conduz a relações de apego e submissão e medo de separação. Os portadores podem apresentar dificuldades em tomar decisões cotidianas sobre que roupa usar, ou qual prato escolher e confiam em pessoas próximas para tomar decisões importantes sobre a vida, como onde morar ou que carreira seguir. Os critérios DSM do TP dependente se associaram a duas dimensões; uma à necessidade de vínculo e receio do abandono e outra à dependência e sentimento de incompetência. Contudo, o TP dependente tem sido criticado por ser excessivamente calcado em valores culturais ocidentais, com ênfase na individualidade e independência do que em outras referências culturais, por exemplo, como o confucionismo, a submissão e a dependência seriam atitudes naturais que favoreceriam a adaptação em algumas comunidades asiáticas[12]. A prevalência estimada é de 0,5%[13]. O Quadro 9 exibe os critérios diagnósticos para o TP dependente.

> **Quadro 9** Critérios do DSM-5 para transtorno de personalidade dependente
>
> **A.** Uma necessidade global e excessiva de ser cuidado, que leva a um comportamento submisso e aderente e a temores de separação, que se manifesta na adolescência ou no início da idade adulta, estando presente em uma variedade de contextos, o que é indicado por, no mínimo, cinco dos critérios a seguir.
>
> **1.** Dificuldade em tomar decisões do dia-a-dia sem uma quantidade excessiva de conselhos e reasseguramento da parte de outras pessoas.
>
> **2.** Necessidade de que outros assumam a responsabilidade pelas principais áreas da sua vida.
>
> **3.** Dificuldade em expressar discordância de outros, por medo de perder apoio ou aprovação.
>
> **4.** Dificuldade em iniciar projetos ou fazer coisas por conta própria, em vista de uma falta de autoconfiança (e não por falta de motivação ou energia).
>
> **5.** Adoção de medidas extremas para obter carinho e apoio, a ponto de oferecer-se para fazer coisas desagradáveis.
>
> **6.** Sentimento de desconforto ou desamparo quando só, em razão de temores exagerados de ser incapaz de cuidar de si próprio.
>
> **7.** Busca urgente por um novo relacionamento como fonte de carinho e amparo, quando um relacionamento íntimo é rompido.
>
> **8.** Preocupação de modo irrealista com temores de ser abandonado à própria sorte.

Transtorno de personalidade obsessivo-compulsiva

É caracterizado por preocupações exageradas e grande apreço a regras, organização e controle. Os portadores em geral são discretos em suas manifestações emocionais e sentem-se desconfortáveis diante de expressão afetiva exuberante. O apreço pela ordem e controle parece funcionar como um fator de proteção contra condutas de risco (abuso de drogas, busca por emoções fortes, etc.). São descritos como trabalhadores dedicados. Porém, o perfeccionismo, a inflexibilidade e a dificuldade de delegar tarefas podem comprometer a eficiência no trabalho. A prevalência na população geral é de (8%). Sua relação com o transtorno obsessivo-compulsivo (TOC) é incerta, com estudos ora sugerindo uma associação superior ao que seria esperado pelo caso, ora não. Apresenta estrutura dupla dividida em perfeccionismo (conceitualmente mais próximo do TOC) e rigidez interpessoal (marcada pela dificuldade de exprimir e tolerar expressão de afeto). O Quadro 10 exibe os critérios diagnósticos para o TP obsessivo-compulsiva.

> **Quadro 10** Critérios do DSM-5 para transtorno de personalidade obsessivo-compulsiva
>
> **A.** Um padrão global de preocupação com organização, perfeccionismo e controle mental e interpessoal, à custa de flexibilidade, abertura e eficiência, que se manifesta na adolescência ou no início da idade adulta, e está presente em uma variedade de contextos, o que é indicado por, no mínimo, quatro dos critérios a seguir.
>
> **1.** Preocupação tão extensa com detalhes, regras, listas, ordem, organização ou horários, que o alvo principal da atividade é perdido.
>
> **2.** Perfeccionismo que interfere na conclusão de tarefas.
>
> **3.** Devotamento excessivo ao trabalho e à produtividade, em detrimento de atividades de lazer e amizades (não explicado por razões de natureza econômica).
>
> **4.** Excessiva conscienciosidade, escrúpulos e inflexibilidade em questões de moralidade, ética ou valores (não explicado por identificação cultural ou religiosa).
>
> **5.** Incapacidade de desfazer-se de objetos usados ou inúteis, mesmo quando não têm valor sentimental.
>
> **6.** Relutância em delegar tarefas ou trabalhar em conjunto com outras pessoas, a menos que estas se submetam a seu modo exato de fazer as coisas.
>
> **7.** Adoção de um estilo miserável quanto a gastos pessoais e com outras pessoas, pois o dinheiro é visto como algo que deve ser reservado a catástrofes futuras.
>
> **8.** Rigidez e teimosia excessivas.

SEMELHANÇAS E DIFERENÇAS ENTRE O MODELO DO DSM-5 E DA CID-10

O modelo da CID-10 é semelhante ao proposto pelo DSM-5, na medida em que ambos apresentam uma solução categorial. Por outro lado, a CID-10 não apresenta divisão em grupos de TP e descreve apenas oito tipos categoriais distintos, sem sugerir qualquer agrupamento entre eles. Cinco TP são descritos tanto pelo DSM-5 como pela CID-10 com as mesmas denominações: paranoide, esquizoide, antissocial, histriônica e dependente. Os três outros tipos de transtorno de personalidade descritos pela CID-10 não são quadros distintos em relação aos descritos no DSM-5, sendo mais variações nominais. Assim, o TP obsessivo-compulsiva do DSM-5 equivale ao TP anancástico na CID-10, e o TP esquiva ao TP ansiosa. O conceito de transtorno de personalidade *borderline* do DSM-5 na CID-10 é designado TP emocionalmente instável, porém, nestes caso, ele é dividido em dois subtipos: o impulsivo, com predomínio de instabilidade emocional e falta de controle dos impulsos; e o tipo *borderline,* no qual há um predomínio da perturbação da autoimagem, com sentimentos crônicos de vazio e propensão ao envolvimento em relacionamentos intensos e instáveis, que podem culminar em tentativas de suicídio. O TP esquizotípico e narcisista não são contemplados pela CID-10.

PROBLEMAS EM RELAÇÃO AO DIAGNÓSTICO CATEGORIAL DO DSM-5 E CID-10

Classificar os TP por meio de categorias pode ter vantagens significativas. A partir da descrição de determinados sintomas, estabelecem-se critérios diagnósticos para os TP. Quando o indivíduo apresenta um número determinado de critérios, de um modo objetivo, pode-se definir se o indivíduo apresenta ou não determinado diagnóstico. Com isso, é possível criar tratamentos específicos para pessoas que apresentem esse determinado conjunto de sintomas e avaliar a eficácia desse tratamento na remissão desses critérios. O uso de diagnósticos categoriais facilita bastante a realização de diagnósticos por profissionais de saúde, e que sejam estabelecidas condutas específicas para o tratamento clínico dos TP.

No entanto, apesar dessas vantagens, o uso de diagnóstico categorial para os TP traz consigo uma série de desvantagens que podem comprometer os avanços científicos nessa área. Em primeiro lugar, na natureza, existe um espectro de continuidade entre personalidades normais e anormais[14]. Segundo, há altas taxas de comorbidades entre os vários TP[15]. Estima-se que o número modal de possíveis diagnósticos de TP para indivíduos que fecham critérios para pelo menos um TP do DSM é de 3-4 diagnósticos[16]. A maior parte dos pacientes que fecha critérios para TP acaba entrando no grupo dos TP SOE (sem outra especificação), e acabam não sendo estudados. Adicionalmente, há extrema heterogeneidade entre pacientes que recebem o mesmo diagnóstico (p. ex., há 256 modos diferentes de diagnosticar TP *borderline*). Além disso, ao se usar pontos de corte arbitrários para o diagnóstico dos TP, existe grande dificuldade em se aferir a eficácia dos tratamentos realizados. Especialmente no caso dos TP, é necessário ter uma ideia mais refinada da gravidade do TP apresentado para definir a urgência e intensidade de tratamento necessário. Infelizmente, os critérios categoriais não nos dão a possibilidade de estabelecer claramente a gravidade do TP apresentado. Finalmente, aplicando-se os modelos atuais de abordagem dimensional da personalidade, principalmente o *Big Five*, mudanças nas facetas da personalidade predizem mudanças nos TP, mas não vice-versa[17]. Isso sugere que o modelo de traços, dimensional, é mais correlacionado à realidade dos TP do que as categorias.

REFORMULAÇÃO DO DIAGNÓSTICO DE TP PELO MODELO ALTERNATIVO DO DSM-5 (AMPD)

O AMPD busca incorporar na prática clínica os avanços obtidos com o entendimento dos TP à luz dos traços de personalidade patológicos e das pesquisas sobre o desenvolvimento da identidade, autodirecionamento, empatia e intimidade. Para que o paciente apresente um determinado TP de personalidade, há a necessidade de que dois critérios sejam satisfeitos (A e B).

Critério A

Define como aspecto central a todos os TP a obrigatoriedade de que o indivíduo apresente disfunções significativas de relacionamento interpessoal e intrapessoal, ao longo de um *continuum* unidimensional, a partir do qual também é possível avaliar a gravidade do TP que foi diagnosticado.

Em relação à formação do *self*, avalia-se o nível de estruturação da identidade (senso contínuo do eu, estabilidade da autoestima, capacidade para regular experiências emocionais) e a eficiência em relação ao autodirecionamento (metas de vida coerentes e significativas, padrões adequados de comportamento e capacidade de autorrefletir produtivamente). Em relação à função interpessoal, avalia-se até que ponto um indivíduo mostra empatia ou capacidade de mentalização (compreensão dos outros, tolerância em relação a diferentes perspectivas e compreensão do impacto de seu comportamento sobre os outros), bem como a capacidade para intimidade (profundidade e duração de uma conexão significativa com os outros, o desejo e a capacidade de proximidade e de respeito ao outro refletido em seus comportamentos). Somente se o indivíduo apresentar significativas disfunções (moderada ou grave) no funcionamento do *self* e interpessoal é possível prosseguir com o diagnóstico baseado em traços. Para analisar a gravidade dessas disfunções, utiliza-se a escala do nível de funcionamento da personalidade do AMPD.

A centralidade de disfunções nas relações interpessoais e a definição do *self* têm forte base na teoria do apego. Uma relação de apego seguro na infância fundamenta e consolida uma base sólida para relações sociais significativas ocorrerem na transição da adolescência para a idade adulta[18,19,20]. É na adolescência (período no qual capacidades metacognitivas são maduras o suficiente para que o indivíduo consiga lidar com a tarefa de balancear as diferentes perspectivas do *self* em relação aos outros) que se torna capaz de refletir sobre a própria função social em relação ao mundo. Ocorre também o desenvolvimento de emoções sociais, como a vergonha e culpa, que facilitam o funcionamento moral e permitem que o jovem comece a regular o *self* dentro de seu contexto social. O AMPD contemplou o desenvolvimento da personalidade, demonstrando de maneira consistente que adolescentes de 12-17 anos, que apresentam o diagnóstico de transtorno de personalidade *borderline* (TPB), apresentam fatores de risco, correlatos clínicos e antecedentes bastante similares aos observados na idade adulta. Observou-se também que comportamentos externalizantes e internalizantes precedem o diagnóstico de TPB na adolescência, mas o contrário não ocorre. Portanto, o AMPD reforça de maneira contumaz a importância de intervenções que melhorem o desenvolvimento do cérebro social durante a adolescência, visto que são fundamentais para um desenvolvimento saudável da personalidade. O foco dessas intervenções em promover atenção plena, regulação emocional e eficácia interpessoal na adolescência pode ser decisivo para a tomada de decisões sábias durante a adolescência na transição para a idade adulta[21].

Critério B

Parte do modelo de temperamento e facetas da personalidade, no qual as dimensões dos traços patológicos da personalidade são acessadas por meio de cinco grandes domínios de traços amplamente derivados do *Big Five* (afetividade negativa, distanciamento, antagonismo, desinibição e psicoticismo; que representam extremos dos traços da personalidade normativa relacionados, respectivamente, a neuroticismo, extroversão, amabilidade, conscienciosidade e abertura à experiência), que são particionados em 25 facetas de traços patológicos mais específicos:

- Ansiedade.
- Labilidade emocional.
- Hostilidade.
- Insegurança de separação.
- Depressividade.
- Busca de atenção.
- Desregulação cognitiva perceptiva.
- Crenças e experiências incomuns.
- Excentricidade.
- Submissão.
- Perseverança.
- Perfeccionismo rígido.
- Evitação de intimidade.
- Retraimento.
- Afetividade restrita.
- Anedonia.
- Grandiosidade.
- Desonestidade.
- Comportamentos manipulativos.
- Insensibilidade.
- Desconfiança.
- Irresponsabilidade.
- Distração.
- Impulsividade.
- Comportamentos de risco.

Com a especificação dos traços patológicos de personalidade, o critério B caracteriza os processos específicos da personalidade

que levaram ao diagnóstico de TP realizado por meio do critério A. Ele é especialmente útil nos TP SOE, demonstrando aspectos específicos dos problemas no funcionamento da personalidade do indivíduo e provendo informações bastante pertinentes à formulação de caso. É interessante constatar que a definição de traços de personalidade auxilia na análise de todas as manifestações da psicopatologia, com a mesma base hierárquica podendo ser compreendida ao longo do desenvolvimento. Por exemplo, a partir dos cinco domínios de traços de personalidade patológicos, pode-se estudar, na infância, os comportamentos externalizantes (associados a afetividade negativa e distanciamento) e internalizantes (associados a antagonismo e desinibição). Portanto, mesmo em pacientes que não tenham como foco o tratamento de TP em si (sem preencher o critério A), o critério B pode ajudar o clínico a planejar intervenções específicas e modulares, que acessem essas variáveis. Na avaliação dos traços de personalidade patológica, pode-se usar as definições de domínios e facetas dos traços do transtorno de personalidade do DSM-5, encontradas no AMPD. Adicionalmente, pode-se usar o inventário de personalidade para o DSM-5 (PID-5), uma escala de autoavaliação desses traços, já traduzida para o português.

A partir da coleta desses dois grupamentos de dados, pode-se utilizá-los para seis diagnósticos específicos de TP (antissocial, evitativa, *borderline*, narcisista, anancástica e esquizotípica), seguindo-se assim um modelo diagnóstico híbrido, categórico e dimensional.

APLICAÇÃO DO MODELO ALTERNATIVO DO DSM-5 PARA TP (AMPD)

Vantagens

- Conecta-se diretamente aos instrumentos comumente usados para avaliar a personalidade e oferece instrumentos específicos que são de domínio público.
- O diagnóstico categórico-dimensional híbrido do DSM-5, associado à avaliação da gravidade e dos domínios da disfunção da personalidade, corrige muitas limitações do diagnóstico tradicional de TP.
- Está em conformidade com a conceitualização contemporânea dos TP e se alinha com as tendências mais amplas do *Research Domain Criteria* (RDoC), lançado pelo National Institute of Mental Health (NIMH).
- As características centrais do modelo alternativo do DSM-5 (dimensionalização, integração de paradigmas de avaliação e vínculos com testes psicológicos) estabelecem seu lugar na vanguarda do diagnóstico dos TP[22].
- Aplicar na prática clínica o modelo de traços de personalidade do DSM-5 fornece uma maneira de conectar o processo de desenvolvimento do DSM com dados científicos.

Desvantagens

- O AMPD não traz de modo prático uma avaliação mais objetiva do funcionamento vocacional/laborativo. Sabe-se que o maior critério de recuperação clínica desses transtornos está ligado ao paciente conseguir manter-se conectado a atividades laborais, e isso não está contemplado no AMPD.

- O AMPD é de aplicação mais difícil para o profissional de saúde, que precisa ter um conhecimento mínimo de psicopatologia da personalidade.
- Ignora os estudos longitudinais realizados sobre TP *borderline* realizados por Mary Zanarini e John Gunderson, e o trabalho sobre TP antissocial realizado por Lee Robins, que apontam altas taxas de remissão para ambos os TP, já que estes são formas de imaturidade e não *clusters* imutáveis de sintomas ou traços de personalidade. O TP antissocial do AMPD não permite uma diferenciação entre esse quadro e psicopatia.
- Pode focar excessivamente em aspectos de psicopatologia que não terão impacto clínico significativo.
- Pode desacoplar os TP do resto da psiquiatria, caso essas dimensões não tenham significado clínico.
- Não estão conectadas a prognósticos ou tratamentos específicos.
- Não se trata das facetas de personalidade, lida-se com sintomas que causam dor e sofrimento ao indivíduo (p. ex., tão ansioso que não pode sair de casa).
- São os sintomas, não facetas de personalidade, que interferem no funcionamento psicossocial (p. ex., frequentes enxaquecas que interferem no trabalho e na vida social).
- Pode aumentar ainda mais o estigma, reforçando uma falsa crença de que os TP são mais difíceis de tratar do que transtornos sintomáticos.
- A linguagem é pouco familiar e abstrata para a maioria dos clínicos.
- Especificamente no TP *borderline*, apresenta diversos problemas: ignora sintomas cognitivos e dissociativos (ideação paranoide e despersonalização/desrealização), muito comuns em pacientes com TPB. Correlaciona de modo extremamente rígido e impreciso tentativas de suicídio sob a faceta de depressividade e comportamentos autolesivos sem ideação suicida sob a faceta da impulsividade. Comportamentos impulsivos muitas vezes são modos de manejar afetos disfóricos e alterações cognitivas perceptuais.

REFORMULAÇÃO DO DIAGNÓSTICO DE TP PELA CLASSIFICAÇÃO INTERNACIONAL DE DOENÇAS (CID-11)

Para a Classificação Internacional de Doenças, 11ª edição (CID-11), que entrará em vigor a partir de 1 de janeiro de 2022, foi desenvolvido um sistema de classificação dimensional, em que o nível de gravidade dos transtornos de personalidade é definido a partir de disfunções do funcionamento individual (envolvendo identidade e autodirecionamento) e do funcionamento interpessoal. Depois de se classificar o nível de gravidade ("problemas de personalidade", "transtorno de personalidade

leve" e "transtorno de personalidade grave"), o diagnóstico pode ser especificado com um ou mais traços de personalidade patológicos (afetividade negativa, distanciamento, dissociabilidade, desinibição, anancastia) que contribuem para as disfunções observadas no funcionamento de personalidade.

No entanto, mesmo nessa classificação marcadamente dimensional, foi criado o especificador borderline, que mantém os critérios categoriais para o diagnóstico de TPB inalterados[23]. Isto se dá porque ainda que diversos transtornos de personalidade possam ter uma clara correlação com valores extremos de percentis das dimensões normais da personalidade, tais como transtorno de personalidade antissocial (associados a baixos níveis de amabilidade), transtorno de personalidade narcisista (associado a elevados níveis de grandiosidade) e transtorno de personalidade obsessivo-compulsiva (associada a altos níveis de conscienciosidade), especificamente o TPB está associado a uma ampla base de sintomas que causam intenso sofrimento ao indivíduo, como constantes oscilações emocionais, diversos comportamentos impulsivos (autolesões, tentativas de suicídio, compulsões), assim como micro episódios psicóticos[24]. Além disso, diferentemente de pacientes que apresentam alterações de outros traços de personalidade, como por exemplo a grandiosidade de pacientes com transtorno de personalidade narcisista, que faz os indivíduos não demonstrarem disposição em reconhecer suas vulnerabilidades emocionais, pacientes com TPB geralmente reconhecem que têm problemas graves e procuram ajuda[25].

FISIOPATOGENIA

De acordo com o que exposto anteriormente, o caráter se apresenta como o repositório de funções complexas e responsáveis pelo ajuste das disposições inatas do indivíduo (temperamento) ao meio, como consciência e conciliação dos próprios processos mentais, planejamento, inferências sobre a vida mental alheia e projeções no tempo e no espaço. O exercício dessas funções de modo adequado ou não pode determinar a ausência ou presença de TP. Tratam-se de funções complexas cujos sítios anatômicos estão localizados no neocórtex, estruturas mais recentes na filogenia do SNC, sugerindo que tais características da personalidade poderiam ser apenas parcialmente, se é que são, compartilhadas com outras espécies animais. Evidências de modelos lesionais, estudos de genética e neuroimagem sugerem o envolvimento de estruturas como o córtex pré-frontal ventromedial (CVM) em uma gênese composta, oriunda da interação gene-ambiente.

Estudos de neuroimagem sugerem que este exercício é regido pelo CVM, mas não restrito a ele. A empatia, sendo um conceito complexo, pode ser dividida em três possibilidades: suposição do pensamento alheio (empatia cognitiva), suposição dos sentimentos alheios (empatia afetiva) e suposição das sensações alheias (empatia sensorial). Em diferentes estudos de neuroimagem, nos quais foram solicitados exercícios, empáticas estruturas como o CVM, junção temporoparietal e polos temporais foram ativados. Em exercícios nos quais indivíduos são solicitados a supor a perspectiva alheia sobre um determinado evento, foi observada a ativação do córtex orbitofrontal lateral, giro frontal medial, giro cuneiforme e giro temporal superior. Quando a tarefa foi ampliada para a avaliação dos sentimentos envolvidos, observou-se então a ativação de estruturas límbicas, notadamente das amígdalas bilateralmente[26]. Em resumo, a função empática depende de estruturas neocorticais que recrutam estruturas adicionais, correspondentes aos processos cognitivo, afetivo ou sensorial que se busca compreender. Um prejuízo do funcionamento dessas estruturas do neocórtex frontal ou temporal, ou de estruturas subsidiárias, poderia explicar as deficiências de leitura e compreensão do outro observada nos TP.

Além das dificuldades interpessoais, o DSM-5 aponta impulsividade, instabilidade afetiva, suscetibilidade a afetos negativos e alterações cognitivas como quesitos definidores de TP. O TP *borderline* ilustra com propriedade a combinação de todos estes fatores, além de constituir um excelente exemplo da interação entre fatores genéticos e ambientais. Um estudo investigou mais de 6.000 pares de gêmeos idênticos e não idênticos acerca da associação entre história de trauma infantil e ocorrência de TP *borderline* na vida adulta. Foi encontrado um efeito aditivo entre contribuição genética e exposição a trauma, em uma relação de duplo sentido na qual características hereditárias de personalidade aumentam o risco de exposição ao trauma que, por sua vez, em indivíduos vulneráveis, desencadeia reações ao estresse com sequelas duradouras para esta mesma personalidade[27]. De fato, estudos anteriores já demonstraram alterações volumétricas no corpo caloso, no hipocampo e na amígdala de indivíduos, bem como alterações no funcionamento dos sistemas responsáveis pela regulação do estresse no SNC, com secreção alterada de glicocorticoides e hiperatividade do sistema noradrenérgico de alerta[28]. Imputa-se à noradrenalina um efeito tônico sobre a dimensão da afetividade negativa (neuroticismo). A reatividade do reflexo de dilatação da pupila, considerada uma medida indireta da atividade central de noradrenalina, está diretamente correlacionada à vulnerabilidade ao estresse, representada por ativação autonômica sustentada, ruminações ansiosas e sensibilidade aumentada a estímulos negativos[29].

TEORIA DO APEGO

A teoria do apego[30,31] tem como foco experiências de desenvolvimento que reflitam uma relação de segurança ou de insegurança entre as crianças e seus cuidadores, enfatizando como essas experiências podem refletir o modo como elas veem a si mesmas e os outros[32]. Um apego seguro tipicamente ocorre quando o cuidador está disponível e é sensível às necessidades do bebê ou da criança, especialmente em momentos de estresse. Crianças pequenas podem gerenciar melhor as emoções negativas, como raiva ou medo, dentro de uma relação segura porque esses sentimentos foram associados com respostas reconfortantes e eficazes. Por promover uma eficiente forma externa de regulação afetiva, os cuidadores podem ajudar suas crianças a não se desesperarem e a gradualmente desenvolverem elas

mesmas a capacidade de regular as próprias emoções. O apego seguro é essencial para que o indivíduo consiga regular o *self* e ter eficácia interpessoal. Com isso, a chance de que ele desenvolva algum TP se torna diminuta (dificilmente vai preencher o critério A do AMPD). Isto se dá porque, com um apego seguro, a criança recebe um sinal biológico de que é seguro aprender sobre o mundo. Caso algo dê errado, ela terá alguém que responda de modo eficiente às angústias dela, não cobrando dela perfeição e nem tampouco demonstrando passividade frente a situações de perigo. Isso dá a criança a possibilidade de que ela tenha mais segurança para navegar socialmente, sabendo que se algo der errado, terá acesso a alguém que conseguirá de fato ajudá-la a lidar com problemas de uma maneira eficiente, balanceando cuidado afetivo e movimento em direção à autonomia. Aceitando a possibilidade de cometer erros no processo de aprendizagem, é possível demonstrar curiosidade pelos próprios estados mentais e dos indivíduos que a cercam, o que resulta em uma navegação social fluida, atingindo-se assim pleno desenvolvimento intrapessoal e interpessoal. A criança confia na autenticidade e na relevância do conhecimento que lhe foi ensinado nos relacionamentos interpessoais, desenvolvendo algo denominado confiança epistêmica. Com uma figura de cuidado que lhe dá segurança, ela aceita que não precisa ficar verificando obcecadamente a veracidade do que está sendo dito para ela. Com isso, o foco já vai direto para o aprendizado, que fica mais dinâmico. O apego seguro é a base de treinamento para que a criança desenvolva mentalização, ou seja, a capacidade de compreender a si própria e os outros em termos de estados mentais intencionais.

Por outro lado, quando a criança recebe rejeição ou cuidado inconsistente por parte do cuidador, desenvolvendo uma relação de apego inseguro, não há mais um parâmetro externo que a ajude a agir no ambiente de modo mais efetivo. Isso a leva a ter que regular por si mesma as próprias emoções. Diante de um cuidador distante, hiper-reativo ou agressivo o mais seguro realmente é não demonstrar curiosidade sobre o estado mental do outro, considerando as pessoas à volta dela como perigosas. Sem a segurança emocional do cuidador, a criança acaba direcionando as ações para não cometer erros, o que pode levá-la a ser punida ou abandonada em um estado de angústia ainda maior. Com isso, a criança acaba adotando um estado de hipervigilância epistêmica. O primeiro problema dessa hipervigilância é que ela passa a maior parte do tempo tentando ver se não vai ser hostilizada, o que pode fazer que ela não se conecte a mensagem que está sendo transmitida a ela. A preocupação pode levá-la até mesmo a apresentar episódios de maior desconexão dissociativa. Outro problema é que esse estado de hipervigilância satura-se quando o indivíduo se vê absolutamente isolado socialmente. Nesse estado de carência, extrema angústia e solidão, o indivíduo pode se abrir de modo indiscriminado, sem uma avaliação dos riscos a sua volta, caindo em um estado de hiperconfiança epistêmica. Ao fazer isso, aumenta exponencialmente a chance de se colocar em riscos, de acabar se machucando ainda mais nos relacionamentos e criando um ciclo vicioso de desconfiança e hiperconfiança.

Ter um entendimento da correlação entre TP e apego inseguro é fundamental no manejo clínico desses quadros. Pacientes com TP geralmente chegam ao terapeuta em estado de hipervigilância. Eles partem do pressuposto de que os terapeutas não são confiáveis, o que pode fechá-los para o aprendizado. Em momentos de tensão, podem chegar a apresentar importantes sintomas dissociativos. Caso não sejam utilizadas estratégias de comunicação eficientes com o paciente, certamente a terapia se torna ineficaz. O terapeuta precisa ter como foco criar, aos poucos, um ambiente de confiança epistêmica no processo terapêutico. A capacidade do terapeuta criar um ambiente de confiança epistêmica é o fator mais importante para que o tratamento de portadores de TP funcione. Há três caminhos para que o terapeuta gere um ambiente de confiança epistêmica, que serão apresentados a seguir.

Ensino de conteúdo científico

Quando o terapeuta apresenta ao paciente um modelo cientificamente convincente, que ajuda o paciente a reconhecer e identificar seus próprios estados mentais de uma maneira descritiva, isso por si só pode gerar confiança epistêmica. Muitos pacientes, principalmente os que apresentam TP *borderline*, sentem-se como se fossem aberrações. Um modelo que explique como os comportamentos disfuncionais são gerados pode trazer grande alívio ao paciente. Se ele sabe como é o processamento desses comportamentos disfuncionais, pode desenvolver estratégias para lidar com essas situações.

Terapia como espaço de geração de mentalização

Quando o terapeuta demonstra ativo interesse emocional e grande curiosidade em relação aos estados mentais do paciente, tentando ver o problema de acordo com os valores e perspectivas do paciente e desenvolvendo uma capacidade de compreender o paciente, cria-se um ambiente de confiança epistêmica. Nesse ambiente, o terapeuta responde de maneira contingente em relação às vulnerabilidades emocionais do paciente. Em consequência, o paciente começa a demonstrar curiosidade pela mente do terapeuta, sobre como ele lida com pensamentos e emoções, o que estimula a capacidade do paciente de mentalizar.

Reabilitação social

O trabalho na terapia deve ser direcionado para que o paciente consiga se abrir ao aprendizado social mais amplo. Isso permite que o paciente consiga aplicar suas novas capacidades de comunicação e de mentalização a novos ambientes, fora do consultório. Essa parte é dependente do acesso do paciente a um ambiente social benigno o suficiente para que ele consiga vivenciar as interações necessárias para validar e potencializar seus esforços, desenvolvendo cada vez mais fluidez em novos ambientes.

TRATAMENTO

O foco psicopatológico compartilhado por todos os TP está localizado no caráter, que reúne os traços mais plásticos e suscetíveis à aprendizagem da personalidade. Portanto, não é surpresa que no campo do tratamento dos TP predominem as propostas de intervenções psicossociais. Infelizmente, estudos sobre tratamentos para TP específicos, com exceção do TP *borderline*, são poucos e isolados. Mais raros ainda são estudos controlados, que neste caso são quase que exclusivamente limitados a investigações de modelos de tratamento do TP *borderline*. Acredita-se que muitos dos princípios destes tratamentos possam ser generalizados para portadores de TP graves de diferentes tipos; contudo, este potencial para generalização ainda precisa ser testado.

No TP *borderline* duas linhas de abordagem têm ganhado força: uma que tem como referencial teórico o modelo psicodinâmico e outra que se pauta em princípios behavioristas. No primeiro grupo, tem-se a psicoterapia de mentalização (PM) e a psicoterapia focada na transferência (PFT). O termo mentalização foi usado pela primeira vez por Fonagy, sendo inspirado em conceitos híbridos da escola de psicossomática de Paris e de investigadores da teoria da mente. Ele se refere ao processo por meio do qual um indivíduo estabelece um senso de si mesmo e dos outros a sua volta. Fonagy argumenta que a PM é particularmente indicada para o TP *borderline* porque dificuldades com o processo de metalização seriam o cerne psicopatológico deste transtorno – e, pelo que foi exposto anteriormente, talvez da maioria dos TP. O modelo da mentalização repousa amplamente sobre a teoria do apego de Bowlby e em evidências empíricas de que nos portadores de TP *borderline* o vínculo interpessoal é caracteristicamente desorganizado ou ambivalente. O objetivo inicial é estabilizar a expressão emocional com uma atitude acolhedora, investigando ativamente as experiências do paciente em uma perspectiva mais descritiva do que explicativa. Em seguida, os sentimentos que emergem no relacionamento com terceiros e na relação terapêutica são explorados e reinterpretados. Com variações específicas, o método da PFT de Kernberg também se pauta na releitura dos relacionamentos interpessoais tendo a relação terapêutica como apoio e ponto de partida. A PFT também foi testada em estudos controlados, se mostrando mais eficaz do que modelos não estruturados de psicoterapia[33].

Seguindo uma orientação teórica diversa, tem-se a terapia dialética comportamental (TDC), baseada em princípios do tratamento comportamental dos anos 1970, para tratamento de pacientes suicidas crônicos, que foram posteriormente generalizados para o tratamento de dependentes de substância graves e portadores de TP *borderline*. A relação dialética proposta no título do programa se refere à oposição entre mudança e aceitação dos fatos frustrantes, um antagonismo que deve ser solucionado pelo paciente para "se ter uma vida que vale a pena ser vivida". O programa tem cinco objetivos específicos:

- Aumentar a motivação do paciente para mudança.
- Melhorar as habilidades do paciente para lidar com desafios cotidianos.
- Desenvolver e generalizar novos comportamentos.
- Estruturar o ambiente.
- Dar suporte e manter o terapeuta motivado para o enfrentamento dos desafios impostos pelo contato com pacientes tão graves.

Em um contexto ambulatorial, estes objetivos são postos em prática por meio sessões individuais, grupos de treino de habilidades, consultas à distância por telefone e terapia para os terapeutas. Estudos controlados mostraram superioridade da TDC sobre a condição de controle em dependentes químicos, portadores de TP *borderline* e em pacientes com ambas as condições[34].

Em relação ao tratamento farmacológico, nenhuma medicação se mostrou uniformemente ou dramaticamente eficaz. Não há nenhuma medicação com nível de evidência A para uso em TP. O que se sabe é que a polifarmácia é um fator independente para a cronificação dos TP.

CONSIDERAÇÕES FINAIS

Nas últimas décadas houve uma grande evolução na conceptualização, no diagnóstico e no tratamento dos TP. O estudo dos TP está na vanguarda da construção de um sistema de classificação diagnóstico guiado por evidências científicas, não conduzido somente pela intuição clínica. Nas últimas décadas, foi possível presenciar uma brusca mudança no entendimento sobre o prognóstico dos TP. O pessimismo que desestimulava investir energia nesses pacientes tem dado lugar a uma visão de que os TP são plenamente tratáveis. Pode-se constatar que, com tratamentos apropriados, a ampla maioria dos pacientes pode desenvolver uma vida cheia de significado. Finalmente, para os clínicos que dedicam seu tempo e energia no cuidado de pacientes portadores de TP, pode-se garantir que eles lograrão de um grande crescimento pessoal nesse processo.

Vinheta clínica

Antônio, 42 anos, dono de loja de móveis, administrador, vem buscar aconselhamento após sua esposa ter lhe pedido o divórcio, após 8 anos casados. Eles têm uma filha de 6 anos. Esse é o segundo casamento de Antônio. "Sempre é a mesma coisa, essa perseguição com o fato de eu ser um homem trabalhador. Adoram quando eu compro coisas e quando não fico negativo no banco, mas vivem querendo gastar e viajar para todo lado". Refere ter herdado a loja de seu pai. "Meu pai era difícil, ele me batia direto. A gente era muito pobre, mas ele venceu na vida. Não posso deixar esse negócio falir de jeito nenhum. Homem não pode ser fresco, tem que ser forte, trabalhador e cuidar da família. O problema é que meus funcionários são um bando de folgados, reclamam por qualquer coisa. Eu sou o primeiro e o último a sair, se não fosse por mim todos eles passavam fome". Cinco anos atrás, recebeu o diagnóstico de transtorno de ansiedade generalizada, e foi prescrito a ele sertralina. "Não senti nenhuma diferença, nem sei porque ele me prescreveu isso". Fala da filha de modo distante, a colocou no melhor colégio da cidade. "Gente burra nessa vida não tem vez, quero que minha filha seja forte e estudiosa. Ela vai bem na escola, fico feliz com isso". Trabalha todos os dias, pelo menos 10 horas por dia, exceto na segunda. "Mesmo na segunda tenho que ficar no telefone o dia todo para resolver problema". Tem várias brigas com os funcionários, que nunca fazem o trabalho deles direito. Descreve-se como um homem responsável, com valores morais sólidos, "nunca trai a minha mulher". Diante das reclamações da esposa, com medo de se divorciar, vem tentando ficar mais próximo da filha. A despeito de toda sua dedicação ao trabalho, sempre refere ter tido dificuldades financeiras por dificuldades de relacionamento com os clientes e por não atualizar o seu portfólio de móveis. "A sorte é que consegui juntar um dinheiro antes do meu pai morrer. Se acontecer algo comigo tenho dinheiro por um tempo". Reclama que todos o acusam de ser demasiadamente rígido, centralizador, perfeccionista e crítico. A última vez que saiu de férias foi após o primeiro divórcio. Durante essas férias, iniciou o namoro com sua atual esposa. "Se ela quer viajar, não impeço ela, só peço para ela economizar". Nega sintomas depressivos, "durmo que nem um anjo", nunca usou drogas, "essa história de beber e perder o controle não é pra mim".

Este paciente preenche os critérios para o transtorno de personalidade obsessivo-compulsiva do DSM-5. Durante o seguimento é importante avaliar de modo mais pormenorizado a sintomatologia ansiosa ou os sintomas obsessivo-compulsivos. Analisando esse paciente pelo modelo alternativo do DSM-5 para os transtornos de personalidade (AMPD), em relação ao critério A, apresenta prejuízo moderado a grave do funcionamento da personalidade. A identidade dele é derivada basicamente de sua relação com o trabalho. Tem tido dificuldades em relação ao autodirecionamento, já que os lucros financeiros não são proporcionais à quantidade de horas trabalhadas. Tem dificuldades de levar em consideração os sentimentos de seus funcionários e de sua família, apresentando distanciamento emocional em todos os seus relacionamentos. É visto como uma pessoa difícil, rígida e teimosa. Em relação ao critério B, entre traços patológicos de personalidade, apresenta perfeccionismo rígido, perseverança em tarefas mesmo quando o esforço deixa de ser efetivo, não busca intimidade com a família, com experiência e expressão emocional restritas.

Para aprofundamento

- Lejuez CW, Gratz KL. The Cambridge handbook of personality disorders. United Kingdom: Cambridge University Press; 2020.
  ⇨ Este manual fornece uma visão bastante profunda em relação às abordagens atuais para a compreensão, avaliação e tratamento dos transtornos de personalidade.
- Bateman AW, Gunderson J, Mulder R. Treatment of personality disorder. The Lancet. 2015;385:735-43.
  ⇨ Artigo que descreve de modo objetivo os princípios do tratamento dos TP.
- Sperry L. Handbook of diagnosis and treatment of DSM-5 personality disorders. 3. ed. Routledge; 2016.
  ⇨ Livro bastante útil para os clínicos que trabalham com pacientes portadores de TP; define de forma objetiva o diagnóstico e tratamento dos diversos TP.

REFERÊNCIAS BIBLIOGRÁFICAS

1. Dhawan N, Kunik ME, Oldham J, Coverdale J. Prevalence and treatment of narcissistic personality disorder in the community: A systematic review. Compr Psychiatry. 2010;51(4):333-9.
2. Newton-Howes G, Tyrer P, Anagnostakis K, Cooper S, Bowden-Jones O, Weaver T; COSMIC study team. The prevalence of personality disorder, its comorbidity with mental state disorders, and its clinical significance in community mental health teams. Soc Psychiatry Psychiatr Epidemiol. 2010;45(4):453-60.
3. Tavares H. Personalidade, temperamento e caráter. In: Busatto Filho G (org.). Fisiopatologia dos transtornos psiquiátricos. 1. ed. São Paulo: Editora Atheneu; 2006. p. 191-205.
4. Costa Jr PT, Widiger TA (eds.). Personality disorders and the five-factor model of personality. Washington, DC: American Psychological Association; 1994.
5. **Cloninger CR, Svrakic DM, Przybeck TR. A psychobiological model of temperament and character. Arch Gen Psychiatry. 1993;50:975-90.**
    ⇨ Artigo clássico sobre o modelo do Cloninger para temperamento e caráter.
6. Schneider K. Las personalidades psicopáticas. Madrid: Ediciones Morata; 1974.
7. American Psychiatric Association. Manual diagnóstico e estatístico de transtornos mentais (DSM-5). 5. ed. Porto Alegre: Artmed; 2014.
8. Organização Mundial de Saúde. Classificação de transtornos mentais e de comportamento da CID-11 – Descrições clínicas e diretrizes diagnósticas. Porto Alegre: Artes Médicas; 1993.
9. Harpur TJ, Hart SD, Hare RD. Personality of the psychopath. In: Costa Jr PT, Widiger TA (eds.). Personality disorders and the five-factor model of personality. Washington: American Psychological Association; 1994. p. 149-73.
10. Grant BF, Chou SP, Goldstein RB, Huang B, Stinson FS, Saha TD, et al. Prevalence, correlates, disability, and comorbidity of DSM-IV borderline personality disorder: results from the Wave 2 National Epidemiologic Survey on Alcohol and Related Conditions. J Clin Psychiatry. 2008;69(4):533-45.
11. Bakkevig JF, Karterud S. Is the diagnostic and statistical manual of mental disorders, fourth edition, histrionic personality disorder category a valid construct? Compr Psychiatry. 2010;51(5):462-70.
12. Chen Y, Nettles ME, Chen SW. Rethinking dependent personality disorder: comparing different human relatedness in cultural contexts. J Nerv Ment Dis. 2009;197(11):793-800.
13. Grant BF, Hasin DS, Stinson FS, Dawson DA, Chou SP, Ruan WJ, et al. Prevalence, correlates, and disability of personality disorders in the United States: results from the national epidemiologic survey on alcohol and related conditions. J Clin Psychiatry. 2004;65:948-58.
14. Widiger TA, Simonsen E. Alternative dimensional models of personality disorder: finding a common ground. J Pers Disord. 2005;19(2):110-30.
15. Herpertz SC, Huprich SK, Bohus M, Chanen A, Goodman M, Mehlum L, et al. The challenge of transforming the diagnostic system of personality disorders. J Pers Disord. 2017;31(5):577-89.
16. Gunderson JG. The borderline patient's intolerance of aloneness: Insecure attachments and therapist availability. Am J Psychiatry. 1996;153(6):752-8.
17. Warner J, Gabe J. Risk and liminality in mental health social work. Health, Risk and Society. 2004;6(4):387-99.
18. Fonagy P, Luyten P. A developmental, mentalization-based approach to the understanding and treatment of borderline personality disorder. Development and Psychopathology. 2009;21:1355-81.
19. Fonagy P. Psychotherapy research: Do we know what works for whom? Br J Psychiatry. 2010;197(2):83-5.
20. Levy M. Intuition, women and birth. Midwifery today with international midwife. 2005;(74):30-2.
21. **Sharp C. Adolescent personality pathology and the alternative model for personality disorders: Self development as nexus. Psychopathology. 2020;1-7.**
    ⇨ Artigo que mostra as possibilidades de, a partir do AMPD, ser construído um modelo de entendimento dos TP mais ligado à psiquiatria do desenvolvimento.
22. Waugh MH, Hopwood CJ, Krueger RF, Morey LC, Pincus AL, Wright AGC. Psychological assessment with the DSM-5 alternative model for personality disorders: tradition and innovation. Professional Psychology: Research and Practice. 2017;48(2):79-89.
23. Tyrer P, Mulder R, Kim Y-R, Crawford MJ. The development of the ICD-11 classification of personality disorders: an amalgam of science, pragmatism, and politics. Annu Rev Clin Psychol. 2019;15(1):481-502.
24. Paris J. The nature of borderline personality disorder: multiple dimensions, multiple symptoms, but one category. J Pers Disord. 2007;21(5):457-73.
25. Zanarini MC, Frankenburg FR, Khera GS, Bleichmar J. Treatment histories of borderline inpatients. Compr Psychiatry. 2001;42(2):144-50.
26. Schnell K, Bluschke S, Konradt B, Walter H. Functional relations of empathy and mentalizing: An fMRI study on the neural basis of cognitive empathy. Neuroimage. 2011;54(2):1743-54.
27. Distel MA, Middeldorp CM, Trull TJ, Derom CA, Willemsen G, Boomsma DI. Life events and borderline personality features: The influence of gene-environment interaction and gene-environment correlation. Psychol Med. 2011;41(4):849-60.
28. Teicher MH, Andersen SL, Polcari A, Anderson CM, Navalta CP. Developmental neurobiology of childhood stress and trauma. Psychiatr Clin North Am. 2002;25(2):397-426.
29. Depue RA, Lenzenweger MF. A neurobehavioral dimensional model. In: Liveslay WJ (ed.). Handbook of personality disorders. New York: The Guilford Press; 2001. p. 136-76.
30. Bowlby J. Types of hopelessness in psychopathological process. Arch Gen Psychiatry. 1969;20(6):690-9.
31. Lannoy J. Nature et fonction de l'attachement (discussion de la conception de Bowlby) [Nature and function of affection (discussion of Bowlby's concept)]. Psychiatr Enfant. 1973;16(1):251-68.
32. Lyddon WJ, Alford DJ. Personality disorders: a cognitive developmental perspective. In: Freeman A, Reinecke MA (eds.). Personality disorders in childhood and adolescence (pp. 99-130). Hoboken: John Wiley & Sons; 2007.
33. Kernberg OF. The management of affect storms in the psychoanalytic psychotherapy of borderline patients. J Am Psychoanal Assoc. 2003;51(2):517-45.
34. Dimeff LA, Linehan MM. Dialectical behavior therapy for substance abusers. Addict Sci Clin Pract. 2008;4(2):39-47.
35. Ansell EB, Pinto A, Crosby RD, Becker DF, Añez LM, Paris M, et al. The prevalence and structure of obsessive-compulsive personality disorder in Hispanic psychiatric outpatients. J Behav Ther Exp Psychiatry. 2010;41(3):275-81.
36. Eisen JL, Coles ME, Shea MT, Pagano ME, Stout RL, Yen S, et al. Clarifying the convergence between obsessive compulsive personality disorder criteria and obsessive compulsive disorder. J Pers Disord. 2006;20(3):294-305.
37. Fonagy P, Campbell C. Mentalizing, attachment and epistemic trust: How psychotherapy can promote resilience. Psychiatr Hung. 2017;32(3):283-7.
38. **Fonagy P, Luyten P, Allison E, Campbell C. Mentalizing, epistemic trust and the phenomenology of psychotherapy. Psychopathology. 2019;52(2):94-103.**
    ⇨ Artigo que explica como o trabalho de psicoterapia se conecta à restauração da confiança epistêmica.
39. **Hopwood CJ. A framework for treating DSM-5 alternative model for personality disorder features. Personal Ment Health. 2018;12(2): 107-25.**
    ⇨ Artigo interessante sobre como o AMPD pode abrir leques para um tratamento mais eficaz.
40. Lieb K, Völlm B, Rücker G, Timmer A, Stoffers JM. Pharmacotherapy for borderline personality disorder: Cochrane systematic review of randomised trials. Br J Psychiatry. 2010;196(1):4-12.
41. **Widiger TA, McCabe GA. The alternative model of personality disorders (AMPD) from the perspective of the five-factor model. Psychopathology. 2020;1-8.**
    ⇨ Artigo que correlaciona o AMPD com o *Big Five*.

44

Emergências psiquiátricas

Débora Luciana Melzer-Ribeiro
Daniel Kawakami
Gabriel Henrique Beraldi
Chei Tung Teng

Sumário

Introdução
Agitação psicomotora
    Etiologia e diagnóstico diferencial
    Avaliação médica psiquiátrica
    Fatores de risco
    Abordagem e manejo comportamental
    Contenção física
Suicídio
    Epidemiologia
    Paciente suicida no pronto-socorro
    Ideação suicida
    Tentativa de suicídio
    Entrevista psiquiátrica
    Fatores de risco
    Métodos
    Modelo de estresse e diátese
    Escalas para avaliação do risco de suicídio
    Manejo do risco de suicídio
    Internação psiquiátrica
    Tratamento farmacológico
Risco de homicídio
    Avaliação do paciente com ideação homicida
    Epidemiologia e fatores de risco
    Estratégias não farmacológicas
    Responsabilidade legal
Síndrome neuroléptica maligna (SNM)
Síndrome serotoninérgica (SS)
Ataques de pânico e crise de ansiedade no pronto-socorro
    Abordagem
Crise dissociativa e conversiva no pronto-socorro
    Transtorno conversivo
    Transtorno dissociativo
    Abordagem
Primeiros socorros psicológicos (PSP)
    Conceitos fundamentais
    Providenciando os PSP

Considerações finais
Para aprofundamento
Referências bibliográficas

Pontos-chave

- A agitação psicomotora pode ser manifestação de diversas condições psiquiátricas, como psicose, mania e transtornos de personalidade, ou até mesmo clínicas, como infecções do sistema nervoso central, distúrbios metabólicos e acidente vascular cerebral.
- O tratamento da agitação psicomotora consiste em uma gradação de medidas que vão do descalonamento verbal, passando pela contenção química e podendo chegar à contenção física em casos extremos.
- Os principais fatores de risco para o suicídio incluem a presença de um transtorno mental, tentativa prévia de suicídio, antecedente familiar de suicídio em parentes de primeiro grau, pertencer ao gênero masculino, idade abaixo de 45 anos, estar viúvo ou divorciado e uso de substâncias psicoativas.
- A síndrome neuroléptica maligna é uma condição idiossincrática provocada pelo uso de medicações que alteram a atividade dopaminérgica, especialmente antipsicóticos, e caracterizada por alteração do estado mental, rigidez muscular, hipertermia e instabilidade autonômica.
- A síndrome serotoninérgica é uma condição dose-dependente provocada pelo uso de medicações serotoninérgicas, especialmente antidepressivos em associação, e caracterizada por hiperexcitabildiade muscular (clônus, hiperreflexia, tremor), alterações cognitivo-comportamentais (confusão ou agitação psicomotora), sintomas gastrointestinais (diarreia, dor abdominal e vômitos) e disfunção autonômica em casos grave (taquicardia, febre, midríase, hipo ou hipertensão).

> - Os primeiros socorros psicológicos consistem em medidas de atendimento a pessoas que foram afetadas muito recentemente por uma crise, iniciando imediatamente após o evento e concluindo em até 72 horas a fim de reduzir os danos emocionais na vida de vítimas de eventos traumáticos. Podem ser aplicados em diversos níveis de cuidado, seja em cada indivíduo afetado, ou por meio de intervenções envolvendo toda a família ou comunidade. Especial cuidado deve ser dado aos profissionais que atuam no auxílio às vítimas, como profissionais da saúde e socorristas de diversas áreas.

INTRODUÇÃO

As emergências psiquiátricas constituem uma das condições frequentemente encontradas em serviços de emergências. Seu manejo requer conhecimento das situações específicas envolvendo pacientes com transtornos mentais, além de prática assistencial, a fim de lidar com situações que requerem ação rápida e assertiva. Os temas abordados neste capítulo são agitação psicomotora, risco de suicídio, risco de homicídio, síndrome neuroléptica maligna, síndrome serotoninérgica, ataques de pânico, crises de ansiedade, dissociativa e conversiva no pronto-socorro, além de primeiros socorros psicológicos.

Manifestações psiquiátricas de doenças clínicas e emergências relacionadas ao uso de substâncias serão abordadas no capítulo "Emergências psiquiátricas no hospital geral". Já o tratamento farmacológico está descrito no capítulo "Tratamento farmacológico das emergências psiquiátricas".

AGITAÇÃO PSICOMOTORA

Conceitua-se agitação psicomotora e agressividade como um conjunto de comportamentos inespecíficos que correspondem a um aumento da atividade motora decorrente da reação exacerbada e inadequada a estímulos internos ou externos, caracterizada por irritabilidade, inquietação e aumento da excitabilidade, da atividade motora e verbal[1]. Ela ocorre em um *continuum*, que vai da ansiedade e inquietação interna até a agressividade e, no seu extremo, a violência física. Dentro do contexto médico, ela possui apresentações heterogêneas, uma vez que tem múltiplos determinantes, incluindo fatores genéticos, biológicos, psicodinâmicos e sociais.

Trata-se de um dos tópicos mais importantes na psiquiatria de emergência e faz parte do cotidiano de um pronto-socorro clínico. Sua ocorrência é sempre um desafio, porque além de muitas vezes ser inesperada, pode ter alta gravidade, o que consiste em um risco e justificadamente mobiliza toda a equipe.

Etiologia e diagnóstico diferencial

A agitação psicomotora pode estar associada a diversas condições médicas, sejam elas psiquiátricas ou não (Tabela 1)[2]. Como de praxe, na prática da psiquiatria de emergência, as causas não psiquiátricas devem ser sempre excluídas antes de se presumir tratar-se de um quadro primário. A exclusão de doenças causadoras de psicoses ou sintomas psiquiátricos secundários a uma causa orgânica é a prioridade na avaliação de alterações comportamentais, principalmente quando a sintomatologia não é típica. Entre as doenças psiquiátricas, sabemos que as mais associadas à agitação são a esquizofrenia, o transtorno bipolar, os transtornos de personalidade (principalmente o antissocial e o *borderline*) e os transtornos de ansiedade. Em termos fisiopatológicos, o comportamento agressivo parece ser o resultado de complexa interação dos sistemas de neurotransmissores, como o serotoninérgico, o dopaminérgico e o gabaérgico. O sistema serotoninérgico disfuncional aparentemente está ligado a maior propensão ao comportamento agressivo, impulsivo e suicida. Tem sido verificada, por exemplo, uma menor concentração dos metabólitos da serotonina no líquido cefalorraquidiano de pacientes suicidas, impulsivos e agressivos[3]. Foi observado ainda que receptores específicos de serotonina (5HT1A e 5HT1B), quando estimulados, causam diminuição do comportamento agressivo, da mesma forma que receptores GABA. A ativação de alguns subtipos de receptores GABA podem também induzir comportamento agressivo, o que ajuda a explicar quadros de agressividade decorrentes do uso de etanol e midazolam, por exemplo[4]. Já em relação à dopamina, sabemos que sua estimulação via sistema

Tabela 1 Principais causas de agitação psicomotora em um serviço de emergência[2]

Condição médica geral	Intoxicação ou abstinência	Transtornos psiquiátricos	Agitação indiferenciada
- Traumatismo cranioencefálico - Encefalite, meningite ou outra infecção do sistema nervoso central - Encefalopatia (principalmente renal ou hepática) - Exposição a toxinas ambientais - Distúrbios metabólicos (hiponatremina, hipocalcemia, hipoglicemia) - Hipóxia - Tireidopatia - Epilepsia (pós-ictal) - Níveis tóxicos de medicamentos (psiquiátricos ou anticonvulsivantes)	- Álcool - Outras drogas (cocaína, ecstasy, cetamina, inalantes, metanfetamina)	- Transtornos psicóticos - Transtorno bipolar (mania ou estado misto) - Depressão agitada - Transtornos ansiosos - Transtornos de personalidade - Transtorno de adaptação - Transtorno do espectro autista	- Necessária investigação diagnóstica; deverá ser considerada como tendo causa médica não psiquiátrica até que se prove o contrário

mesocorticolímbico parece aumentar o comportamento agressivo, seja na preparação, execução ou nas consequências dos sintomas de agitação[4,5]. Tratamentos que diminuem o tônus dopaminérgico e noradrenérgico e aumentam o tônus serotonérgico e gabaérgico tendem a diminuir a agitação, independentemente da etiologia. Apesar de na atualidade possuirmos no arsenal terapêutico medicamentos bem conhecidos para tratar a agitação e a agressividade, o mecanismo molecular responsável pelo efeito terapêutico dos fármacos e sua relação com a etiologia da doença ainda são pouco compreendidos[6].

Avaliação médica psiquiátrica

Os quadros de agitação psicomotora e agressividade podem ter origem psiquiátrica primária, no entanto, como já relatado anteriormente, nunca é demais enfatizar a necessidade de exclusão de que um quadro de alteração comportamental seja decorrente de outro quadro médico, que não o psiquiátrico. Sabe-se que a falha no diagnóstico de um fator etiológico para dada alteração comportamental poderá causar graves prejuízos ao paciente, inclusive fatais. Neste sentido, a avaliação psiquiátrica não deve ser limitada à anamnese e ao exame psíquico. Por mais que o psiquiatra tenha se especializado em determinada área, é sempre necessária a realização da propedêutica médica e dos exames complementares necessários. Deve-se dar especial atenção aos pacientes que apresentam quadros de agitação pela primeira vez na vida, uma situação frequentemente encontrada no pronto-socorro.

Violência e psiquiatria

Muito do estigma que os pacientes com transtornos mentais sofrem é devido ao receio de que eles representariam maior risco de agitação e violência. Este receio é de fato corroborado por dados estatísticos, pois os pacientes psiquiátricos apresentam um risco mais elevado desse tipo de comportamento[7]. No entanto, esse aumento está mais relacionado a determinadas condições, como situações de crise e durante o período que precede ou sucede uma internação psiquiátrica. No geral, nos casos em que estão estáveis e com tratamento adequado, pacientes psiquiátricos apresentam os mesmos riscos da população sem transtorno mental diagnosticado. Estudos sugerem que após a desinstitucionalização generalizada, decorrente do movimento antimanicomial nos países ocidentais nas últimas décadas, houve um aumento da violência em geral, assim como a necessidade de criação de maior número de leitos em hospitais de custódia[8]. Na realidade, sabe-se que os pacientes estão mais propensos a sofrer do que cometer violência[9].

É importante ressaltar que o comportamento violento não ocorre apenas na vigência de um transtorno psiquiátrico. Sua ocorrência em indivíduos sem um diagnóstico psiquiátrico, neurológico ou outra condição médica pode caracterizar uma violência instrumental e predatória visando um ganho secundário. Nestes casos, o manejo da violência deverá ser feito inicialmente pelas forças policiais, sendo que apenas posteriormente (e se indicado) será avaliado pela psiquiatria forense[10,11].

Avaliação do paciente agitado

A abordagem do paciente agitado é sempre uma situação de risco e que demanda uma atitude pragmática. Pode-se fazer uma analogia com a clássica lição da máscara de oxigênio em caso de uma despressurização durante o voo, quando devemos primeiro colocar nossa máscara para depois poder auxiliar o passageiro ao nosso lado. Ou seja, precisamos inicialmente assegurar nossa segurança e autonomia, para em seguida promover a segurança do paciente.

Local

Muitas vezes o cuidado com o paciente agitado começa ainda fora do estabelecimento de saúde, como dentro de uma ambulância ou viatura policial. Nessa situação, ele deverá ser direcionado o quanto antes para o local apropriado para avaliação, juntamente com a equipe de apoio, que muitas vezes são autoridades policiais ou bombeiros. Estes profissionais são importantes, pois fornecem informações objetivas acerca da ocorrência que levou ao atendimento pré-hospitalar. O local para atendimento das emergências psiquiátricas deve ser preferencialmente separado dos outros ambientes, além de contar com equipe de enfermagem dedicada apenas a esses pacientes[12].

Em muitos serviços de emergências clínicas, há a separação entre o público que procura o pronto-socorro sem queixas psiquiátricas e os pacientes que apresentam queixas psiquiátricas. Tal separação pode parecer uma discriminação à primeira vista, mas ela leva em conta a necessidade de um local de espera mais calmo e com menos estímulos, além de possibilitar um período de espera menor para essa população, que requer um manejo específico.

Em muitos serviços, não há um local dedicado a tratar a agitação psicomotora. Neste caso, deve-se buscar o ambiente mais calmo e com menos estímulos possível para que não haja prejuízo na avaliação[13]. Em serviços especializados, o consultório médico deverá ser disposto de maneira que a porta seja de fácil acesso ao médico, caso o manejo verbal durante a consulta se mostre ineficaz. Da mesma maneira, não deve haver mobiliários ou objetos que possam servir como armas aos pacientes[14].

Equipe de saúde

Nos serviços de emergências clínicas 27% dos profissionais de saúde de qualquer área hospitalar sofrem de algum tipo de agressão ao longo de um ano[15,16]. Já nos serviços de emergências psiquiátricas, ocorre uma média de oito agressões por ano contra cada profissional[17]. Dessa forma, os profissionais que trabalham neste ambiente deverão ser devidamente qualificados. O psiquiatra de plantão, que, por lógica, deve ser considerado o profissional com maior *expertise* no manejo dessas situações, deve avaliar conscienciosamente a sua verdadeira aptidão para o trabalho, pois os pacientes agitados desafiam sua competência, credibilidade e qualificação, uma vez que são hábeis em detectar e explorar as vulnerabilidades do médico[13]. Isso também vale para outros membros da equipe, que devem estar cientes de suas próprias limitações. Atitudes como retaliações, discussões ou assumir uma posição defensiva e reativa apenas pioram a situação[12].

Fatores de risco

Sabe-se que determinados fatores são ligados a maior risco de comportamento agressivo. Por exemplo, ser do gênero masculino é um fator de maior risco na população geral, visto que os homens já apresentam maiores índices de violência do que as mulheres na população geral. No entanto, esta diferença de gênero desaparece quando se trata da população internada em instituições psiquiátricas[18]. Na população geral, o comportamento agressivo está muito associado a crimes, falta de escolaridade e abuso de drogas. Já entre indivíduos com transtornos mentais, as mulheres apresentam agressividade mais relacionada a sintomas psicóticos, enquanto os homens apresentam um perfil de agressividade semelhante à que ocorre na população geral[18]. Quanto mais jovem for o indivíduo, maior o risco de atos de agressividade e violência, uma vez que a capacidade de regulação emocional ainda está em desenvolvimento nessa população.

Abordagem e manejo comportamental

Ao abordar o paciente agitado, deve-se respeitar o seu espaço individual e atentar à linguagem corporal, tanto dele como nossa. O contato visual direto pode ser sentido como ameaçador para o paciente. O diálogo empático, acolhedor e respeitoso é a primeira intervenção terapêutica a ser adotada. Ela tem o objetivo de estabelecer um bom vínculo entre o paciente e a equipe, fazendo-o sentir-se acolhido, confiante e seguro nesta situação. Algumas atitudes simples e respeitosas, como se identificar com nome e função naquele local já são um bom início. Deve-se dialogar com uma atenção verdadeiramente interessada no que o paciente diz, o que possibilita que o paciente, por mais agitado e psicótico que esteja, consiga depositar maior confiança na equipe médica[12].

Descalonamento verbal

O descalonamento consiste na combinação de estratégias verbais e não verbais que tem a intenção de acalmar o paciente e possibilitar que ele coopere com o tratamento. Ele é indicado para todos os pacientes, mas tem maiores chances de sucesso naqueles capazes de estabelecer contato visual e diálogo. Ele depende da atitude empática, serena e com interesse sincero em ajudar o paciente e pode reduzir em muito a agitação, quando bem empregada. O médico deve estabelecer o melhor contato verbal possível, falando em um tom calmo, transmitindo a intenção de ajudar, solicitando a cooperação do paciente, explicando passo a passo as condutas a serem tomadas e o motivo delas, visando sempre trazer o diálogo no máximo possível para o plano racional e estabelecendo relações entre as ações do paciente e as consequências. É fundamental evitar confrontos ou atos e palavras que possam ser interpretadas como provocações. Deve-se tentar descobrir as causas do comportamento agressivo, dar opções de possíveis soluções mais razoáveis, aliadas a argumentos para aliviar o impacto das causas da agitação. Quando necessário, deve-se tentar oferecer medicação via oral, já que muitas vezes a simples manifestação de atitudes cordiais, tais como a preocupação com o bem-estar do paciente e o oferecimento de água ou alimento, ajuda a melhorar o relacionamento e a ganhar a confiança do paciente. As técnicas dessa estratégia estão sumarizadas no Quadro 1[2].

Quadro 1 Técnicas de descalonamento verbal[2]

- Respeitar o espaço individual do paciente.
- Usar linguagem apropriada (adotar tom de voz calmo, claro e conciso).
- Evitar movimentos bruscos, contato visual e provocações ao paciente.
- Identificar os anseios e os medos; ouvir com atenção verdadeira o que o paciente fala.
- Evitar ao máximo discordar do paciente.
- Estabelecer regras e limites claros e explicar o que ocorrerá no pronto-socorro.
- Acolher e oferecer opções, preocupar-se com o bem-estar do paciente (p. ex., comida, água, cobertores).
- Ser claro na comunicação com o paciente e a equipe.

Contenção física

Uma vez que o descalonamento verbal falhou e ante a possibilidade da progressão da gravidade com risco de agressão, a restrição física deverá ser prontamente indicada. Trata-se do recurso a ser utilizado quando as alternativas menos traumáticas não surtiram efeito e nunca deverá ser utilizada como meio punitivo e de retaliação. Todo serviço de saúde deveria ter um protocolo para manejo de paciente agitados, recomendando procedimentos padronizados em caso de contenção física. Algumas instituições utilizam inclusive o número de contenções como um indicador da qualidade do serviço, de forma que este protocolo deve ser revisto sempre que esse número for elevado. A contenção física deverá ser descrita e devidamente justificada em prontuário. O Conselho Federal de Medicina preconiza que o "paciente em tratamento em estabelecimento psiquiátrico só deve ser submetido à contenção física por prescrição médica, devendo ser diretamente acompanhado, por um auxiliar do corpo de enfermagem durante todo o tempo que estiver contido"[19].

Técnicas de contenção física

A abordagem do paciente para a imobilização física precisa de uma equipe treinada, na qual cada membro já saiba previamente o que fazer, sendo que o líder, em geral o médico, é quem define o momento da abordagem. O número ideal de membros da equipe deve ser de cinco pessoas, e cada um dos profissionais deve ficar responsável pela imobilização de um membro específico (braços e pernas), sendo o coordenador o responsável por segurar a cabeça para evitar traumas cranianos.

É importante manter contato verbal, com explicações sobre os motivos da contenção, pois isso tem o objetivo de tranquilizar e de tentar manter ao máximo alguma possibilidade de relação terapêutica entre o paciente e a equipe.

O paciente deve ser contido em cama adequada, utilizando-se de faixas específicas para a imobilização. Deve-se evitar uso de faixas em locais que possam comprimir nervos e vasos, por exemplo, os ombros e axilas, pelo risco de lesão do plexo braquial. O paciente ficará imobilizado em decúbito dorsal, com a cabeceira da cama elevada. Todos os profissionais de saúde precisam usar equipamento de proteção individual adequado, especialmente se o paciente estiver cuspindo ou tentando morder. Caso isso ocorra, deve-se considerar também colocar uma máscara de proteção individual ou de oxigênio sobre o rosto do paciente[20]. A contenção física deve ser retirada o mais rápido possível, para evitar lesões traumáticas, asfixia, descompensações clínicas de uma patologia de base e traumas psicológicos. Se houver necessidade da manutenção da contenção física, o paciente deve ser monitorado continuamente, com um profissional de saúde exclusivamente dedicado e em um ambiente com privacidade e separado dos outros pacientes, além de necessitar ser reexaminado pelo psiquiatra a cada 30 minutos no mínimo.

É muito importante que o monitoramento dos sinais vitais, do fluxo sanguíneo e do local de restrição, verificando dor, hiperemia, edema ou soluções de continuidade na pele a cada 15 minutos, por 60 minutos, e a cada 30 minutos, por 4 horas ou até a o paciente despertar. Deve-se registrar todo o procedimento no prontuário do paciente, incluindo justificativa e monitoramento dos sinais vitais[21]. A Figura 1 resume as principais recomendações não farmacológicas preconizadas no manejo do paciente em diferentes graus de agitação.

Tratamento farmacológico

O tratamento farmacológico nos casos de agitação psicomotora e agressividade envolve o uso de medicações como antipsicóticos e benzodiazepínicos em diferentes vias de administração e posologia[21], e está descrito em detalhes no Capítulo "Tratamento farmacológico das emergências psiquiátricas", no volume 3.

SUICÍDIO

Epidemiologia

Os serviços de emergências médicas recebem muitos pacientes que necessitam de avaliação quanto ao risco de suicídio. Dados dos Estados Unidos estimam que 2% de todos os atendimentos em prontos-socorros estão relacionados a pacientes suicidas[22]. Representa um grave problema de saúde pública global e está entre as 20 principais causas de morte no mundo. A cada ano ocorrem mais mortes por suicídio do que por malária, câncer de mama ou guerras e homicídios. Cerca de 800 mil pessoas morrem por suicídio todos os anos, sendo que a maioria dessas mortes ocorre em países de baixa e média renda (79%), como o Brasil[23].

O Brasil registrou, entre 1980 e 2006, 158.952 óbitos por suicídio, o que representa um aumento de 30% na taxa, que passou de 4,4 para 5,7 óbitos por 100.000 habitantes[24]. A mortalidade geral continua a aumentar no país, com importantes variações regionais, sendo mais elevada na região Sul.

Paciente suicida no pronto-socorro

O médico que se encontra na linha de frente do atendimento dos pacientes com risco de suicídio necessita estar altamente qualificado, com treinamento e capacitação adequadas para essa situação. No entanto, sabe-se que muitas vezes essa não é a realidade. Em alguns casos, os médicos optam por excesso de zelo, adotando a linha de pensamento de que "é melhor prevenir do que remediar", superestimando o risco de suicídio e assumindo que qualquer paciente que mencione o pensamento suicida possa estar em alto risco. Essa abordagem pode ter várias consequências possíveis, incluindo desrespeito aos direitos dos pacientes e o desperdício de recursos limitados. Por outro lado, subestimar o risco de suicídio coloca a vida do paciente em risco[25]. Trata-se de um tema delicado, o qual todos os psiquiatras precisam dominar, independente de atuarem ou não em serviços de emergência.

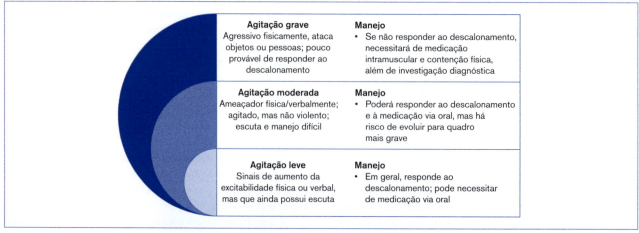

Figura 1 Nível de agitação e violência e curso de ação indicados.[20]

Ideação suicida

Aproximadamente 50% dos indivíduos consumam o suicídio em sua primeira tentativa[26]. Considerando que a maioria dos casos de suicídio é passível de prevenção, esta é a medida mais importante a ser tomada. Em primeiro lugar, não se deve menosprezar os pacientes que falam em suicídio, pois a maioria das pessoas que o consuma indica previamente sua intenção. Em segundo lugar, frente ao paciente que expressa ideação suicida, não se deve assumir que só os que têm convicção total em suicídio é que oferecem risco. Na realidade, antes de cometer suicídio, a maioria dos pacientes tem um certo grau de ambivalência em suas intenções. Neste sentido, todo paciente que expressou direta ou indiretamente a intenção de morrer deverá receber atenção do psiquiatra, que também deverá investigar fatores de risco e de proteção, além de promover as intervenções necessárias para evitar que ocorra uma tentativa de suicídio.

Tentativa de suicídio

Quando o médico está diante de um paciente que tentou o suicídio, a abordagem deve ser mais cuidadosa e detalhada, pois o risco de uma nova tentativa é ainda maior. Nesses casos, o objetivo central da avaliação clínica é determinar: a) o risco de nova tentativa; b) a necessidade ou não de internação; c) a definição de uma estratégia terapêutica.

A avaliação psiquiátrica é o elemento essencial do processo de avaliação do suicídio, é nela que o psiquiatra obtém informações sobre as doenças psiquiátricas, a história médica e o exame psíquico (p. ex., por meio de perguntas e observações diretas sobre pensamento e comportamento suicidas, bem como pela obtenção de dados de terceiros, quando possível). Essas informações permitem ao psiquiatra:

- Identificar fatores protetores ou potencializadores do risco de suicídio ou outros comportamentos suicidas que podem servir como alvos modificáveis para intervenções imediatas e contínuas.
- Abordar a resposta imediata do paciente, garantir sua segurança e determinar o tratamento mais apropriado.
- Desenvolver uma abordagem multiaxial e realizar um diagnóstico diferencial para orientar a estratégia terapêutica.

A amplitude e profundidade da avaliação psiquiátrica voltada especificamente para avaliar o risco de suicídio variam de acordo com o ambiente, a habilidade ou disposição do paciente em fornecer informações, e a disponibilidade de informações de contatos prévios com o paciente ou de outras fontes, incluindo outros profissionais de saúde, registros médicos e familiares.

Embora tenham sido desenvolvidas escalas de avaliação do suicídio para fins de pesquisa, elas não têm a validade preditiva necessária para uso na prática clínica de rotina. Portanto, escalas de avaliação do suicídio podem ser usadas como auxílio à avaliação do suicídio, mas não devem ser usadas como ferramentas complementares, mas não substitutivas, de uma avaliação clínica completa[27].

O manejo de um paciente suicida traz à tona diversas dificuldades. Não é incomum que os médicos e outros profissionais de saúde se sintam irritados e rejeitados pelo paciente. Apesar de o suicídio ser a expressão máxima de desespero e dor psíquica, quando o método usado é de baixa letalidade, muitas vezes os profissionais de saúde não veem a situação como séria e tendem a achar que se trata de uma atitude não genuína, de um recurso usado pelo paciente apenas com intuito de ganho secundário. É necessário que haja treinamento de toda a equipe para evitar essa possível iatrogenia[28]. Muitos profissionais de saúde têm a crença equivocada de que quem quer mesmo se matar, consegue, o que é refutado pelos dados epidemiológicos que revelam que metade dos pacientes que consumam o suicídio apresentaram tentativas prévias[29]. Inúmeros fatores contribuem para que um paciente não atinja seu objetivo ao tentar o suicídio. Por exemplo, o paciente pode não saber que uma determinada quantidade de um medicamento ingerido não levaria à morte. Portanto, toda tentativa de suicídio deve ser vista como um evento grave que necessita de uma avaliação clínica detalhada.

Entrevista psiquiátrica

Ao abordar um paciente com risco ou tentativa de suicídio, o estabelecimento de uma relação de confiança, de respeito mútuo e da colaboração do paciente, que se encontra muito frágil, é o mais importante. É apenas a partir da criação de um genuíno relacionamento terapêutico que o médico terá condições de pesquisar os motivos e o contexto interno e externo que levou o paciente a esta situação.

Após uma tentativa de suicídio, deve-se identificar o método, a intencionalidade, a circunstância, os fatores desencadeantes (como eventos estressantes), o suporte social, os aspectos da personalidade (como impulsividade e instabilidade do humor) e a presença de doença psiquiátrica (principalmente depressão e alcoolismo).

Deve-se avaliar a intenção suicida inicialmente por meio de uma abordagem ampla, com perguntas gerais. Se o paciente não comentar espontaneamente sobre suicídio, o clínico deve questioná-lo com objetividade sobre ideias ou intenções suicidas. Muitas vezes, o leigo, mas não surpreendentemente também os profissionais de saúde, temem fazer perguntas diretas e objetivas sobre suicídio com receio de que isto possa induzir o paciente ao ato. Trata-se de um receio infundado, uma vez que a pergunta, feita de modo sereno e contextualizado, dá ao paciente a oportunidade de conversar sobre seu sofrimento, tranquilizando-o.

O médico deve entrevistar tanto o paciente como os familiares e pesquisar indicadores que sugiram alto risco de suicídio. Não existe uma fórmula exata que indique se o paciente irá ou não cometer suicídio, mas ao identificar os fatores de risco é possível reduzir significativamente as chances de um paciente consumá-lo.

A American Association of Suicidology preconiza as seguintes perguntas frente a casos em risco de suicídio[29]:

- **Ideação suicida**. O paciente apresenta uma ideação suicida ativa ou relata um desejo de se matar? O paciente menciona algum meio específico para se matar? Se sim, ele tem acesso a esses meios?
- **Substâncias psicoativas**. O paciente faz uso excessivo de álcool ou outras drogas? Ele iniciou recentemente o uso de alguma substância psicoativa?
- **Sentido na vida**. O paciente verbaliza uma falta ou perda de sentido na vida ou vê poucas razões para continuar vivo?
- **Raiva**. O paciente expressa sentimentos de raiva ou de um ódio incontrolável? Ele expressa sentimento de vingança contra alguém?
- **Sem saída**. Ele acredita que não há saída para a sua situação atual? A morte é vista como uma opção frente a uma vida de dor? Ele acredita que não existem outras saídas?
- **Desesperança**. O paciente possui uma visão negativa de si mesmo, dos outros e do futuro? Ele vê poucas chances de uma mudança positiva?
- **Isolamento**. O paciente começou a se isolar de sua família, amigos e de outras pessoas próximas? Ele expressa esse desejo?
- **Ansiedade**. O paciente sente-se ansioso, agitado, incapaz de dormir ou relata uma incapacidade de relaxar? Ou ao contrário, ele relata estar dormindo o tempo todo? Qualquer dessas alternativas sugerem um risco maior de suicídio.
- **Irresponsabilidade**. O paciente se coloca em atividades de risco, sem pensar ou considerar os riscos potenciais?
- **Mudanças de humor**. O paciente relata estar passando por mudanças abruptas e intensas em seu humor?

Respostas positivas para as questões apresentadas, indicam um risco que deve ser considerado importante na avaliação do médico que lida com pacientes suicidas.

Fatores de risco

Inúmeros fatores de risco e de proteção têm sido identificados, conferindo maior ou menor gravidade ao quadro. O acúmulo de vários fatores de risco e a exposição prolongada têm maior importância na determinação do comportamento suicida do que fatores isolados e de curta duração.

O conhecimento desses fatores de risco e de proteção é fundamental para que o médico possa elaborar uma proposta de tratamento para o paciente. Um dos modelos estudados atualmente para a compreensão do comportamento suicida é o de estresse e diátese, no qual o suicídio é o resultado final de uma série de fatores, nunca a consequência de apenas um estressor. Estes fatores podem ser decorrentes de algo constitucional, como um traço ou algo situacional, ou seja, a um estado[30] (Quadro 2).

Quadro 2 Fatores de risco para o suicídio[30]

Distal (traço)
- Carga genética
- Características de personalidade (p. ex., impulsividade, agressão)
- Restrição de crescimento fetal ou eventos perinatais
- Eventos traumáticos no início da vida
- Distúrbios neurobiológicos (p. ex., disfunção no sistema serotonérgico e hiperatividade eixo hipotalâmico-hipofisário)

Proximal (estado)
- Transtornos psiquiátricos
- Doenças clínicas
- Estressores psicossociais
- Acesso a meios letais

Genética

O risco de suicídio é maior entre parentes de primeiro grau, sugerindo um componente hereditário. A concordância entre gêmeos monozigóticos, de 17-36%, é muito alta quando comparada aos dizigóticos. Filhos de pessoas que tentaram suicídio têm um risco cinco vezes maior do que a população geral[31].

Idade

Em relação à idade, mais da metade (52,1%) dos suicídios globais ocorreram antes dos 45 anos. A maioria dos adolescentes que morreram por suicídio (90%) era de países de baixa e média renda, onde quase 90% dos adolescentes do mundo vivem[23]. No geral, os suicídios representam 1,4% dos casos de morte prematura em todo o mundo, sendo que a adolescência é um período crítico. Transtornos mentais parentais influenciam em muito o risco de suicídio nesta faixa etária[32].

Em jovens, além de fatores como impulsividade, uso de álcool e drogas, transtorno mental, conflitos, instabilidade familiar e eventos estressantes, uma subpopulação que necessita de especial atenção é a de adolescentes com gravidez não planejada.

Outro aspecto a ser levado em conta quando se correlaciona idade e suicídio são os idosos, uma vez que esta população apresenta tentativas de suicídios mais graves e com maior taxa de consumação[33]. Em idosos, a taxa de suicídio é seis a oito vezes maior que nos jovens. Nos Estados Unidos, enquanto os idosos representam 12% da população norte-americana, eles respondem por 19% dos casos de suicídio. O idoso não costuma dar aviso de seus planos, é mais determinado a morrer e recorre a métodos de maior letalidade.

Gênero

No Brasil, assim como na maioria dos países, a taxa de suicídio entre homens é 4 vezes maior que em mulheres. Por outro lado, observa-se uma proporção inversa em relação às tentativas de suicídio, que são mais comuns em mulheres. Os homens, quando tentam suicídio, recorrem a métodos mais violentos e letais, como arma de fogo e enforcamento. As mulheres, por sua vez e tendem a recorrer à ingestão de medicamentos e venenos.

Estado civil

Em relação ao estado civil, os viúvos têm maior risco, seguidos pelos divorciados, separados e solteiros, sendo menor entre os casados[34].

Transtornos mentais

A presença de um transtorno mental é o principal fator de risco para o suicídio, podendo ser identificado na maioria dos casos[26]. A depressão é o transtorno psiquiátrico mais frequentemente encontrado em pacientes que cometem suicídio. A presença de depressão aumenta em 20 vezes o risco de suicídio. Os pacientes deprimidos com maior risco são aqueles que, além de manifestar ideação suicida, apresentam sintomas psicóticos, ansiedade intensa, ataques de pânico, desesperança grave e história prévia de tentativas de suicídio.

O uso de álcool e outras drogas aumenta em 5 a 20 vezes o risco de suicídio[10]. Considerado um importante fator precipitante do ato suicida, indícios de consumo prévio de bebida alcoólica estão presentes em aproximadamente 50% dos casos. Um fator confundidor e que deve ser levado em conta é o nível de sobriedade de um paciente que tenha ideação suicida no pronto-socorro, pois disso dependerá uma correta avaliação do risco de suicídio[35].

Esquizofrenia ou outros transtornos psicóticos aumentam em 8 a 14 vezes o risco de suicídio[29], ocorrendo mais frequentemente em indivíduos jovens e por meio de métodos violentos. Os transtornos de personalidade, em especial o *borderline*, o antissocial e o impulsivo, são também importantes fatores de risco de suicídio. Outros transtornos, como os ansiosos e os alimentares, também estão associados com maior risco. Inúmeras doenças físicas, como Aids, acidente vascular encefálico, câncer, lesão da medula espinhal, insuficiência renal, esclerose múltipla, doenças crônicas, entre outras, aumentam o risco de suicídio. Geralmente, são os fatores associados à doença os responsáveis pelo aumento do risco, como incapacitação, dor, dependência, estigma, isolamento social, depressão e outros transtornos mentais e perda de visão ou audição.

Tentativas prévias

A história prévia de tentativa de suicídio é um dos mais importantes fatores, aumentando o risco de suicídio em 40 vezes[26]. Embora o risco persista por mais de 20 anos, ele é maior 3 a 6 meses após a tentativa de suicídio. Após 5 a 9 anos até 13% dos indivíduos suicidam-se[36].

Uso de substâncias psicoativas

O uso de álcool e outras drogas aumenta em 5 a 20 vezes o risco de suicídio. Considerado um importante fator precipitante do ato suicida, indícios de consumo prévio de bebida alcoólica estão presentes em aproximadamente 50% dos casos[29].

Outros fatores

Outros fatores que aumentam o risco de suicídio são: perda de parentes ou amigos próximos, crise financeira, desemprego e isolamento social, história de abuso físico ou sexual na infância, além de episódios repetitivos e crônicos de agressões e violência física e emocional no ambiente familiar. Por sua vez, suporte social e familiar adequados, bem como a religiosidade, são fatores protetores de suicídio.

Algumas profissões estão associadas a maior risco de suicídio, como dentistas, médicos e enfermeiros. Não são claros os fatores que aumentam o risco em determinadas profissões. Aspectos da personalidade, estresse, condições de trabalho ou acesso a medicamentos, como no caso de profissionais da saúde, podem contribuir para aumentar o risco.

Métodos

De acordo com o método usado, a tentativa de suicídio pode ser classificada como violenta (p. ex., enforcamento, arma de fogo etc.) ou não violenta (p. ex., ingestão excessiva de drogas). O acesso a meios letais, como arma de fogo, embora não reduza a intencionalidade do indivíduo de tentar o suicídio, aumenta a possibilidade de obter êxito. Os métodos mais comumente usados são enforcamento, auto envenenamento com pesticidas e uso de armas de fogo. As maiores causas de suicídio no Brasil são enforcamento, lesão por armas de fogo e autointoxicação intencional por pesticidas, correspondendo a 80% dos casos[37].

Modelo de estresse e diátese

Entre os vários modelos para se explicar o suicídio, o modelo biopsicossocial é o que se mostra mais adequado. Nele, a relação entre os fatores de risco pode ser entendida por meio do modelo de estresse e diátese, no qual crises existenciais agudas e transtornos psiquiátricos são estressores comuns proximais, enquanto o pessimismo ou a desesperança e a agressão e impulsividade seriam componentes de diátese (predisposição) para o comportamento suicida. Fatores familiares ou genéticos, experiências da infância e outros fatores, como a concentração do colesterol, influenciam a predisposição. Este modelo é compatível com os modelos de interação entre genes e ambientes, ou seja, a epigenética. A partir dele, portanto, pode-se concluir que apenas a existência de transtorno psiquiátrico não é o único fator para que um paciente cometa suicídio (Figura 2)[38].

Escalas para avaliação do risco de suicídio

Conforme já relatado antes, diversas escalas foram criadas para possibilitar que a identificação de pacientes com risco de suicídio fosse mais eficaz. Contudo, do ponto de vista científico, não há suporte para o uso de tais escalas na prática clínica. Elas podem ser úteis do ponto de vista pedagógico, uma vez que servem como lembretes para clínicos e profissionais menos preparados[27].

Escala SAD PERSONS modificada[39,40]

A pontuação é calculada a partir de dez questões de sim ou não, sendo que os pontos são dados para as respostas afirmativas:

- S (*sex*): gênero masculino → 1.

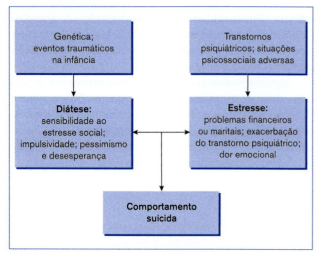

Figura 2 Modelo de estresse e diátese[39].

- A (*age*): idade entre 15-25 ou acima de 59 anos → 1.
- D (*depression*): depressão ou desesperança → 2.
- P (*previous suicidal attempts*): Tentativa de suicídio ou tratamento psiquiátrico prévio → 1.
- E (*excessive ethanol*): uso de álcool ou outras drogas em excesso → 1.
- R (*rational thinking loss*): perda do raciocínio lógico ou psicose → 2.
- S (*single, widowed or divorced*): solteiro, viúvo ou divorciado → 1.
- O (*organized or serious attempt*): tentativa organizada ou grave de suicídio → 2.
- N (*no social support*): falta de suporte social → 1.
- S (*stated future intent*): Mantêm desejo de suicídio → 2.

O resultado da soma dos pontos deverá ser comparado com o seguinte:

- 0-5: Pode ser seguro liberar (dependendo das circunstâncias).
- 6-8: Provavelmente é melhor solicitar avaliação psiquiátrica.
- > 8: Provavelmente necessitará de internação psiquiátrica.

Manejo do risco de suicídio

Em situações em que o risco é baixo, existe cooperação do paciente e o suporte familiar é bom, o médico pode optar pelo tratamento ambulatorial. Nesses casos, o médico deve obter o consentimento do paciente para informar aos familiares sobre sua situação clínica e os cuidados de que necessita. Além disso, é importante que seja realizado um planejamento para eventuais situações de recrudescência dos sintomas, orientando o paciente e mais especificamente seus familiares sobre os recursos terapêuticos disponíveis em caso de uma nova emergência, ou seja, se houver uma piora no risco suicida. O paciente e os familiares devem ter à disposição meios rápidos e eficientes de entrar em contato com o médico e o hospital. Os familiares devem continuar monitorando o paciente de acordo com o grau de risco de suicídio e, consequentemente, da intensidade do tratamento programado.

Nos casos mais graves, quando o risco é alto, a opção deve ser pela internação. A internação protege o paciente, diminui o risco de suicídio e possibilita o início rápido do tratamento. O médico deve esclarecer detalhadamente ao paciente os motivos da internação e obter o seu consentimento. Se o paciente não concordar e houver risco iminente de suicídio, a internação deve ser realizada involuntariamente. Nesse caso, deve-se obter o consentimento dos familiares e comunicar a internação involuntária ao Ministério Público.

A internação domiciliar é uma alternativa intermediária entre a internação hospitalar e o tratamento ambulatorial e pode ser indicada nos casos em que o risco de suicídio não é alto, existe cooperação do paciente, bom suporte familiar e monitoração adequada e contínua.

Internação psiquiátrica

Uma vez indicada a internação, seja em hospital psiquiátrico ou hospital geral, o paciente com ideação suicida deve receber alguns cuidados especiais. Ele deve ser colocado em um quarto próximo ao posto de enfermagem, de preferência em andar térreo e com proteção nas janelas. Objetos perigosos devem estar fora do alcance do paciente. É importante enfatizar na prescrição o risco de suicídio e a enfermagem deve monitorar continuamente o paciente e oferecer apoio.

A tentativa de suicídio, assim como a ideação suicida, são apenas sintomas de uma condição clínica subjacente que merece tratamento. Por exemplo, por trás de uma tentativa de suicídio pode estar um transtorno mental (como depressão, alcoolismo, psicose), que deve receber o tratamento psiquiátrico assim que diagnosticado.

Tratamento farmacológico

As estratégias farmacológicas para o manejo do risco de suicídio serão discutidas no Capítulo "Tratamento farmacológico das emergências psiquiátricas", no Volume 3 desta obra.

RISCO DE HOMICÍDIO

Avaliação do paciente com ideação homicida

A avaliação do paciente homicida é semelhante à do paciente suicida. Contudo, a principal preocupação do profissional é com a segurança pessoal e a presença de uma rota de saída rápida e que não possa ser bloqueada pelo paciente. Enquanto o paciente com ideação homicida permanecer na instituição de saúde, ele deve entregar seus pertences, que serão guardados em local separado, a fim de evitar que esteja portando objetos que possam servir como arma. O paciente deve também ser colocado em um quarto sem equipamentos potencialmente nocivos e longe de instrumentos perfurocortantes[41].

A abordagem consiste, primeiramente, em ajudar o paciente a se sentir seguro, criando um ambiente não ameaçador e falando em voz baixa e calma. A entrevista deve ser concisa, clara e objetiva. O entrevistador deve ouvir atentamente o paciente e tentar alcançar um entendimento sempre que possível. Idealmente, o profissional que realizar a abordagem deverá estar acompanhado de outros membros, a fim de mostrar ao paciente que a equipe agirá prontamente caso ele tenha um comportamento violento[13].

Epidemiologia e fatores de risco

A ideação homicida pode ser um sintoma de diversas condições psiquiátricas e comportamentais. A fim de compreender a relação entre ideação homicida e transtornos mentais, Carbone et al. avaliaram dados de mais de 25 milhões de indivíduos atendidos em serviços de emergência nos EUA em 2016. Destes, 64.910 indivíduos apresentaram ideação homicida, contabilizando uma prevalência de 0,25%. Neste estudo, diversas condições psiquiátricas aumentaram substancialmente a probabilidade de ideação homicida, incluindo transtorno de personalidade antissocial, transtorno esquizoafetivo, transtorno de personalidade *borderline*, transtorno de personalidade paranoide, esquizofrenia, transtorno de personalidade obsessivo-compulsivo, transtorno psicótico breve, psicose não especificada, transtorno de personalidade esquiva, transtorno de personalidade esquizoide, transtorno delirante persistente e outros transtornos psicóticos[42].

A ideação homicida é rara em crianças, com prevalência estimada em 0,09%. No entanto, sua prevalência aumenta substancialmente dos 5 aos 15 anos, quando atinge o pico, e depois diminui até o final da adolescência. Nesta população, as principais condições psiquiátricas relacionadas à ideação homicida foram o transtorno de conduta, o transtorno de déficit de atenção e hiperatividade e outros transtornos comportamentais e emocionais, compensando os efeitos de gênero, idade, local de residência e renda familiar *per capita*[43].

Ao contrário dos dados epidemiológicos de pacientes suicidas, os dados sobre os pacientes homicidas não fornecem indícios epidemiológicos reais para identificar os pacientes que são propensos a cometer homicídios após a alta[44]. A idade, o gênero, o *status* socioeconômico dos pacientes, e assim por diante, têm falhado consistentemente em predizer o risco de violência. Além disso, existem poucos dados que sugerem uma associação entre a gravidade da doença mental e o risco de violência. No entanto, a falta de história prévia de doença mental não diminui o risco. O indicador mais confiável de violência futura é uma história de comportamento violento anterior. Portanto, o médico deve dedicar algum esforço para pesquisar a história prévia de violência do paciente. Pacientes com intoxicação aguda têm maior risco de praticar comportamentos violentos, de forma que, caso expressem ideação homicida, não devem receber alta do serviço. Eles devem permanecer na emergência até que estejam em condições de passar por uma nova entrevista para avaliar o risco.

Estratégias não farmacológicas

Não há respostas simples para a avaliação de pacientes com ideação homicida. O médico da emergência deve usar todos os recursos disponíveis para elaborar um plano multidisciplinar no tratamento destes pacientes. Uma vez decidido o local do tratamento, o paciente deve idealmente ter seus pertences guardados em local separado, a fim de evitar contato com objetos que potencialmente seriam usados como arma.

Se o paciente estiver agitado, a conduta deve seguir os protocolos preconizados na seção anterior. Se o paciente tiver crítica preservada, é importante que o paciente possa participar do processo decisório, permitindo a ele alguma liberdade de escolha. Por exemplo, o entrevistador pode relatar ao paciente que gostaria de lhe administrar um medicamento para ajudá-lo a manter a calma. O entrevistador pode então oferecer opções, como um comprimido ou uma injeção. Na impossibilidade desse diálogo, podem ser tomadas medidas coercivas, a depender do grau de agitação e risco de violência[13].

Responsabilidade legal

O homicídio é a mais séria e onerosa das ofensas criminais. Neste contexto, a ideação homicida deve ser entendida como um potencial precursor da conduta homicida[42]. Ao avaliar pacientes com ideação homicida, os profissionais da saúde devem estar cientes das responsabilidades legais decorrentes da informação obtida. A depender do local de atuação, a legislação determina que o profissional é legalmente responsável por informar as autoridades policiais ou a vítima em potencial[45]. Esta informação pode ser prestada à revelia do desejo do paciente, mesmo que o profissional de saúde tenha assinado um termo de confidencialidade[46].

SÍNDROME NEUROLÉPTICA MALIGNA (SNM)

A SNM é uma emergência idiossincrática rara, mas potencialmente fatal, associada à exposição a antagonistas da dopamina, geralmente antipsicóticos. Observa-se principalmente com antipsicóticos de primeira geração de alta potência, como o haloperidol, mas pode ocorrer com qualquer classe de medicações antipsicóticas. A retirada do agonista da dopamina, tipicamente medicação antiparkinsoniana, também está implicada[47], assim como a metoclopramida[48]. Pode ocorrer após uma única dose antipsicótica ou após anos de uso do mesmo antipsicótico (AP) na mesma dose. Sendo assim, não é dose dependente, mas geralmente se manifesta nas primeiras semanas de tratamento com AP. Foram descritos riscos aumentados relacionados a dose, diagnóstico de transtornos do humor com história de catatonia, associação de antipsicóticos e quadros orgânicos[48], porém nenhum com forte evidência.

É caracterizada por sintomas que evoluem ao longo de 1 a 3 dias: alteração do estado mental (principalmente delírio agitado), rigidez muscular, febre e instabilidade autonômica. A maioria dos pacientes segue uma progressão de sintomas que tem início com confusão mental, evoluindo para rigidez muscular, seguida de hipertermia e disfunção autonômica, mas o quadro clínico e a gravidade dos sintomas podem variar bastante.

Níveis significativamente elevados de creatinofosfoquinase (CPK) – geralmente mais de 1.000 UI/L[49] – são uma característica marcante da SNM, e o grau de elevação se correlaciona com a gravidade e o prognóstico[50]. A leucocitose – 10.000-40.000 células/mm^3 – com desvio à esquerda é um achado frequente, e mioglobinúria resultante de rabdomiólise pode levar à insuficiência renal aguda. Estupor, taquiarritmias (e ou outras alterações no eletrocardiograma) e sudorese excessiva, associados à história de uso de antagonistas da dopamina, são achados marcantes.

Muitas vezes, é difícil distinguir a SNM de outras condições com sintomatologia semelhante, como síndrome serotoninérgica (SS), hipertermia maligna e infecções do sistema nervoso central. Muitos pacientes usam inibidores de receptação de serotonina e antipsicóticos de forma associada, de modo que as características que podem ajudar a diferenciar a SNM da SS são hiper-reflexia, mioclonia e ataxia, presentes mais frequentemente na SS. A hipertermia maligna incluirá uma história de exposição a anestésicos inalatórios halogenados e/ou suxametônio, e as infecções do sistema nervoso central podem ser diagnosticadas com o uso de análise do líquido cefalorraquidiano e neuroimagem[51].

Tratamento da SNM

As estratégias para o manejo da SNM serão discutidas no Capítulo "Tratamento farmacológico das emergências psiquiátricas", no Volume 3 desta obra.

SÍNDROME SEROTONINÉRGICA (SS)

A síndrome serotoninérgica (SS) é uma condição clínica resultante da hiperatividade serotoninérgica em sinapses dos sistemas nervoso central e periférico. A verdadeira incidência do quadro é desconhecida, dado que sua gravidade varia e que muitos de seus sintomas podem ser comuns a outras condições clínicas[52].

A SS é desencadeada por medicamentos que são cada dia mais utilizados, como os inibidores seletivos de receptação de serotonina (ISRS). Os gatilhos mais comuns da SS são os antidepressivos, para os quais a incidência de uso em adultos nos Estados Unidos aumentou de 6% em 1999 para 10,4% em 2010[53]. O uso generalizado desses medicamentos coloca grande parte da população em risco de desenvolver SS, especialmente se usado forem associados.

Em relação à sintomatologia, caracteriza-se pela tríade: alterações cognitivo-comportamentais (confusão ou agitação psicomotora), disfunção autonômica (taquicardia, febre, midríase, hipo ou hipertensão) e excitação neuromuscular (clônus, hiper-reflexia, tremor), podendo também surgir diarreia, dor abdominal, vômitos e até *delirium*.

Pode surgir em pacientes expostos a qualquer substância que provoque a ativação de receptores serotoninérgicos, como analgésicos opioides, antieméticos (como a ondansetrona), drogas ilícitas (sintéticas), entre outros. O uso de antipsicóticos de segunda geração sabidamente com propriedades serotoninérgicas também vem sendo apontado na literatura como um possível desencadeante, especialmente quando usado em associação[54]. Ao contrário da SNM, a SS não é o resultado de uma reação idiossincrática, mas sim dose-dependente, o que permite um amplo espectro de sintomas, variando de casos muito leves até o óbito, a depender da quantidade ingerida da substância. Quanto maior o agonismo serotoninérgico decorrente do uso destas substâncias, maior será a gravidade do quadro.

Não há estudos que identifiquem fatores de risco altamente associados à SS. Sabe-se, por exemplo, que determinados polimorfismos em receptores 5HT2A aumentam a predisposição do indivíduo à SS, mas esses dados ainda são controversos[52]. Dessa forma, altas doses ou associação de medicamentos serotoninérgicos são ainda é o principal fator de risco conhecido. Outros fatores associados são idade avançada, hepatopatia ou polifarmácia, devido às interações medicamentosas em nível hepático.

O diagnóstico de SS permanece puramente clínico no momento. A primeira padronização dos critérios diagnósticos foi proposta por Sternbach et al., em 1991[55], com base em uma revisão de 38 casos publicados, nos quais os pacientes demonstraram vários sintomas compartilhados. Os casos foram relatados por 12 pesquisadores diferentes e os sintomas mais comumente relatados incluíam confusão (n = 16), hipomania (n = 8), inquietação (n = 17) e mioclonia (n = 13). Os critérios de Sternbach et al. se basearam na inclusão de três ou mais dos sintomas mais comumente observados extraídos dos 38 casos. A principal fragilidade dos critérios de Sternbach et al. foi a inclusão de quatro sintomas neurológicos (confusão, hipomania, agitação e incoordenação), o que permite diagnosticar SS puramente baseado em alterações do estado mental. Tais sintomas no estado mental podem ser comumente observados em muitas outras condições, como abstinência alcoólica, intoxicação por substâncias psicoativas, medicamentos anticolinérgicos e *delirium*, uma limitação que Sternbach et al. reconheceram plenamente.

Os critérios diagnósticos mais recentes, no entanto, foram desenvolvidos por Dunkley et al., em 2003, e é conhecido como Critério Hunter[56]. Ele foi formulado por meio do uso de um banco de dados de toxicologia (*Hunter Area Toxicology Service*) que incluiu pacientes com overdose de pelo menos um medicamento serotoninérgico. Esse critério é hoje considerado o padrão-ouro para o diagnóstico deste quadro. Eles consistem na tríade acima mencionada de alteração do estado mental, hiperexcitabilidade neuromuscular e disfunção autonômica. Aproximadamente 30% dos pacientes desenvolvem sintomas de SS dentro de 1 hora após a exposição à substância e outros 60% os desenvolvem em até 6 horas. Casos leves podem apresentar pouco mais que sintomas gripais, enquanto casos graves podem progredir rapidamente para disfunção cardiovascular e morte[52].

Vários outros quadros apresentam sinais e sintomas semelhantes aos presentes na SS, mostrando a importância de um diagnóstico preciso e oportuno. São eles: SNM, intoxicação por drogas anticolinérgicas, hipertermia maligna, síndrome de descontinuação de antidepressivo e abstinência alcoólica. Tudo pode resultar em algum grau de desregulação autonômica (incluindo taquicardia, hipertensão e hipertermia) e uma alteração mental aguda. A Tabela 2 mostrará as diferenças nesses quadros.

Tratamento da SS

As estratégias para manejo da SS serão discutidas no capítulo sobre tratamento farmacológico das emergências psiquiátricas.

ATAQUES DE PÂNICO E CRISE DE ANSIEDADE NO PRONTO-SOCORRO

A ansiedade é uma emoção básica, normal e necessária, sem a qual a sobrevivência humana seria inviável. O aumento patológico da ansiedade pode surgir não apenas nos transtornos de ansiedade em si, mas também associado a outras doenças psiquiátricas e clínicas. A ansiedade também pode ser um sinal de alerta para possíveis descompensações de doenças clínicas, como infarto agudo do miocárdio ou hipoglicemia em pacientes diabéticos, o que naturalmente requer uma abordagem terapêutica completamente diferente do que o tratamento exclusivo do sintoma ansioso.

Muitos quadros não psiquiátricos podem simular ataques de pânico. Sendo assim, diversas apresentações agudas de ansiedade podem ser encontradas nos atendimentos de urgência e emergência. Pacientes com comorbidades clínicas ou que apresentam ataques de pânico pela primeira vez, requerem especial atenção. Alguns exames subsidiários podem ser solicitados e a escolha destes irá depender da hipótese diagnóstica feita pelo clínico ao avaliar o paciente.

Os transtornos de ansiedade representam uma carga financeira significativa para os sistemas de saúde. Os transtornos de ansiedade nos Estados Unidos têm custos indiretos que variam de US$ 109 milhões a US$ 615 milhões por milhão de habitantes[59]. São altamente prevalentes nos serviços de urgência e emergências e muitas vezes são comórbidos a diversas situações clínicas, devendo-se sempre excluir inicialmente todas as possíveis causas orgânicas. É importante o questionamento do uso de novas substâncias e ou associações, tratamentos e doenças de base. Em parte dos casos, a resolução destes quadros se dá com a suspensão e/ou troca da medicação que causou o quadro ansioso ou a compensação do quadro clínico não psiquiátrico.

Abordagem

A abordagem do paciente deve ser séria e respeitosa, sempre levando em consideração que este paciente não tem controle sobre a situação (Quadro 3). Deve-se levar o paciente para um local protegido e assegurá-lo da não gravidade física do quadro.

Quadro 3 Abordagem do paciente ansioso na emergência psiquiátrica

- Dar apoio ao paciente e à família.
- Proporcionar um ambiente físico com privacidade e segurança.
- Manter uma atitude de respeito e interesse.
- Explicar clara e objetivamente o quadro e quais as possíveis alternativas de tratamento.
- Estar aberto aos questionamentos do paciente, muitas vezes repetitivos.
- Diante de pacientes excessivamente tímidos e ansiosos, fazer primeiro perguntas neutras (onde mora, estado civil e etc.) para gradativamente ir evoluindo para questões mais íntimas, como problemas familiares ou uso de drogas.

Tratamento farmacológico

As estratégias farmacológicas para o manejo dos ataques de pânico e crise de ansiedade no pronto-socorro serão discutidas no Capítulo "Tratamento farmacológico das emergências psiquiátricas", no Volume 3 desta obra.

CRISE DISSOCIATIVA E CONVERSIVA NO PRONTO-SOCORRO

Transtorno conversivo

Se caracterizam por sintomas ou déficits que afetam o controle motor voluntário ou o sistema neurológico sensorial, fazendo parte do grande grupo de quadros somatoformes, que

Tabela 2 Diagnóstico diferencial da síndrome serotoninérgica

	Medicamento usado	Sintomas compartilhados	Sintomas característicos
Síndrome serotoninérgica	Medicações serotoninérgicas	Hipertensão, taquicardia, hipertermia e estado mental alterado	Clônus, hiperreflexia, ruídos hidroaéreos aumentados
Síndrome neuroléptica maligna	Antipsicóticos e ou outros antagonistas dopaminérgicos	Hipertensão, taquicardia, hipertermia e estado mental alterado	Rigidez muscular, bradicinesia, hiporreflexia
Intoxicação por drogas anticolinérgicas	Antagonista da acetilcolina	Hipertensão, taquicardia, hipertermia e estado mental alterado	Sem clônus ou hiperreflexia, pele seca, ruídos hidroaéreos ausentes
Hipertermia maligna	Anestésicos halogenados e ou succinilcolina	Hipertensão, taquicardia, hipertermia e estado mental alterado	Rigidez muscular extrema, bradicinesia, hiporreflexia

são caracterizados pelo aparecimento de sintomas físicos sem que haja nenhuma condição médica que os justifique. Por isso é altamente prevalente no atendimento em pronto-socorro e nas interconsultas psiquiátricas. Faltam investigações epidemiológicas abrangentes nesses quadros, entretanto, a prevalência estimada deles nos Estados Unidos é de até 33/100.000 indivíduos[58].

Transtorno dissociativo

A alteração da consciência de si mesmo caracterizada como cisão na percepção da própria realidade é a principal característica do transtorno dissociativo. Comumente o sintoma amnésico é parcial e seletivo. É geralmente associado a um evento traumático recente grave e inesperado como acidentes, lutos imprevistos ou conflitos interpessoais importantes para o paciente. Os tipos mais comuns de transtornos dissociativos são: amnésia dissociativa, fuga dissociativa e estado de transe e possessão.

Abordagem

Deve-se investigar se este paciente não apresenta algum quadro orgânico que poderia ser o causador de tal sintomatologia, mesmo os pacientes que já tenham história prévia de quadros conversivos ou dissociativos. Uma abordagem de acolhimento, proporcionando ao paciente um local com menos estímulos, inclusive, o separando da família e/ou acompanhantes (quando presentes) e reforçando que tais sintomas irão melhorar e desaparecer de forma lenta e gradual é fundamental para uma boa evolução do quadro. Deve-se tranquilizar o paciente em relação a não gravidade de seus sintomas físicos. Na alta, é importante reforçar a necessidade da psicoterapia ambulatorial.

PRIMEIROS SOCORROS PSICOLÓGICOS (PSP)

Momentos de crise requerem preparo e capacitação antecipada, a fim de atuar com agilidade acurácia. Os PSP partiram da psicologia de emergências e desastres, um ramo da psicologia especializado em estudar o comportamento humano durante e após um evento, além de realizar intervenções de compreensão, apoio e superação do trauma psicológico[59].

A Organização Mundial da Saúde (OMS) estabelece que os PSP são uma ação de ajuda humanitária que visa ofertar apoio psicológico e social para o grupo de pessoas afetadas por crises e desastres, levando a ele suporte básico, conexão dos afetados com uma rede de apoio e encaminhamento para os serviços adicionais de saúde, tanto física como psíquica. Dessa forma, os PSP provêm segurança, calma e esperança às vítimas de eventos traumáticos[60].

O conceito de PSP surgiu em 1945, após a I Guerra Mundial, a partir da observação de que indivíduos que passaram por eventos relacionados à guerra desenvolviam sintomas psicopatológicos. Contudo, o assunto só entrou para os livros de psiquiatria em 1954, quando a American Psychiatric Association publicou a monografia *Psychological first aid in community disasters*[61].

Apesar de recomendados pela comunidade científica, os PSP não são respaldados por ensaios clínicos randomizados, como preza o rigor científico[62]. Nesse ínterim, a OMS recomenda a aplicação dos PSP mesmo sem a constatação de sua eficácia por meio do rigor metodológico exigido para outras intervenções, uma vez que não seria possível testar sua eficácia. Isso se deve à impossibilidade de se realizar estudos com grupo de controle, nos quais necessariamente alguns indivíduos não poderão receber o tratamento experimental proposto. Esse argumento, apesar de parecer pouco convincente em um primeiro momento, se justifica quando verifica-se que parte dos PSP é constituída de providenciar acesso a necessidades sociais básicas, como alimentação, higiene e moradia, além de acesso aos serviços de saúde. Não seria equivocado, portanto, pensar nos PSP como uma espécie de protocolo que sistematiza o cuidado às vítimas de eventos traumáticos, ao invés de tomá-lo exclusivamente como uma espécie de intervenção terapêutica.

Conceitos fundamentais

Eventos traumáticos

De acordo com o DSM-5, trauma é definido pela exposição a episódio concreto ou ameaça de morte, lesão grave ou violência sexual das seguintes formas: vivenciando diretamente o evento traumático, testemunhando pessoalmente o evento traumático ocorrido com outras pessoas, tomando conhecimento de evento traumático ocorrido com familiar ou amigo próximo ou se expondo de forma repetida ou extrema a detalhes aversivos do evento traumático. Neste último caso, não está incluída a exposição por meio de mídia eletrônica, televisão, filmes ou fotografias, a menos que tal exposição esteja relacionada ao trabalho[63].

Objetivos gerais dos PSP

O objetivo dos PSP é reduzir os danos emocionais na vida de vítimas de eventos traumáticos por meio da minimização dos prejuízos e da prevenção dos sintomas que caracterizam um transtorno psiquiátrico. Em termos diagnósticos, pode-se traduzir esses objetivos (incorrendo em algum grau de reducionismo) como ações que evitam o desenvolvimento do transtorno do estresse agudo (TEA) e do transtorno do estresse pós-traumático (TEPT)[60].

Aplicação dos PSP

Os PSP são voltados principalmente ao atendimento de pessoas que foram afetadas muito recentemente por uma crise. Idealmente, deve-se iniciar os PSP imediatamente após ao evento e concluí-los em até 72 horas. Após esse período, a OMS preconiza o foco na psicoeducação e no acesso à informação dos afetados. Pode-se aplicar os PSP em situações nas quais há um grande número de afetados, chamadas de emergência em massa ou situações traumáticas específicas. Dentre as emergências em massa, destacam-se as catástrofes naturais, conflitos armados, pandemias, grandes acidentes, atentados terroristas, incêndios, explosões e chacinas. Crises específicas incluem situações de violência física, psicológica ou sexual, negligência, sequestros, roubos, assassinatos, sequestros e situações que envolvam o falecimento traumático de pessoas próximas, como assassinatos, acidentes pessoais ou suicídio. Por fim, pode ser aplicado, em algum grau, até mesmo em emergências psiquiátricas, como ataques de pânico, episódio psicótico e pessoas em risco de auto ou heteroagressividade, por exemplo[60].

A quem se destinam os PSP

Pode-se aplicar os PSP em diversos níveis de cuidado, seja em cada indivíduo afetado, ou por meio de intervenções envolvendo toda a família ou comunidade. Especial cuidado deve ser dado aos profissionais que atuam no auxílio às vítimas, como profissionais da saúde e socorristas de diversas áreas, além de profissionais da imprensa[60].

Providenciando os PSP

Diversos protocolos já foram publicados para orientar a aplicação dos PSP. Um deles, o da OMS, publicado em 2011 no manual intitulado *Primeiros cuidados psicológicos: guia para trabalhadores de campo*[60] será abordado a seguir. Para fins didáticos, a exposição será dividida em quatro etapas, com recomendações para:

- Aplicar os PSP com responsabilidade, respeitando-se a individualidade das vítimas.
- Preparar-se adequadamente para oferecer ajuda efetiva e com segurança.
- Aplicar os PSP por meio dos princípios de ação (observar, escutar e aproximar).
- Cuidar da saúde mental de si e dos outros profissionais que participam da ação.

Ajudar com responsabilidade

Antes de iniciar a aplicação dos PSP é necessário ter em mente que as vítimas, em consequência do próprio evento traumático, estão em uma área de risco e em situação de vulnerabilidade. Dessa forma, é preciso, antes de tudo, respeitar o local e os direitos individuais daqueles a quem a ajuda é fornecida. Este é mais uma das recomendações que podem parecer óbvias, mas que, diante de grandes tragédias coletivas ou individuais, muitas vezes são deixadas de lado. A urgência em iniciar o auxílio não pode ser substituída pela atenção aos requisitos de segurança, dignidade e direitos individuais.

Atentar-se à segurança significa evitar que suas ações coloquem as pessoas em risco ainda maior. Isso ocorre, por exemplo, quando indivíduos são retirados de uma área onde ocorreu um desastre natural e colocados em abrigos com condições precárias de higiene, sem disponibilidade de alimentos, água potável e saneamento, expostos à aglomeração e separados de suas famílias. O exemplo é extremo, mas ilustra como ações de socorro podem causar dano ainda maior a indivíduos que, vulneráveis, não apresentam condições iniciais de recusar a ajuda. Garantir a dignidade no atendimento significa tratar as pessoas

com respeito e de acordo com suas normas sociais e culturais. Por fim, é necessário que os PSP sejam fornecidos de maneira justa e sem discriminação, em benefício dos interesses das vítimas, respeitando os direitos individuais.

Não é aceitável que os PSP sejam aplicados junto a ações como pedir dinheiro ou favores, fazer falsas promessas, sobrevalorizar suas habilidades pessoais, forçar as pessoas a receber ajuda, ser invasivo ou agressivo, forçar as vítimas a contar histórias pessoais, relatar a terceiros histórias pessoas das vítimas, ou julgar as pessoas por suas ações ou sentimentos. É necessário também se atentar quanto a diferenças culturais, que podem fazer com que atitudes como cumprimentar, tocar, se vestir, falar e se dirigir a pessoas de outro gênero possam não ser bem aceitas.

Preparar-se para ajudar

Antes de oferecer os PSP, é preciso se preparar de maneira adequada. Isso pode ser feito se informando a respeito de questões como:

- Qual a situação de crise a ser enfrentada? O que, quando e onde aconteceu e quantas pessoas provavelmente foram afetadas?
- Qual a segurança da região onde vou atuar e quais as medidas de proteção recomendas? A situação já foi controlada ou novos eventos ainda ocorrem ou podem ocorrer?
- Quais serviços de suporte social e equipamentos de saúde estão disponíveis neste território? Quem está oferecendo serviços básicos, como cuidados médicos emergenciais, alimentos, água, abrigo ou localização de membros da família? Onde e como as pessoas podem acessar tais serviços?

Ação "*look, listen and link*"

Observar, escutar e aproximar (do inglês, *look, listen and link*) são os pilares sobre os quais se constrói este modelo de ação. Observar representa o primeiro passo e compreende verificar a segurança do local, rastrear as pessoas com necessidades básicas evidentes e urgentes e se há pessoas com reações psicológicas graves diante da situação de estresse. Em uma analogia do evento estressante com uma doença grave, este primeiro passo (observar) seria um teste de rastreamento (*screening*) da doença, com alta sensibilidade e baixa especificidade.

O segundo passo do plano de ação é escutar e envolve abordar as pessoas que possam precisar de ajuda. É importante notar a presença do verbo poder na frase anterior. É preciso abordar não somente pessoas com necessidades aparentes, mas também aquelas vítimas do trauma que não apresentam sintomas psíquicos evidentes. Deve-se perguntar sobre as necessidades básicas e preocupações das pessoas, sempre tendo em mente que os PSP visam remediar as carências sociais e psicológicas mais urgentes. Deve-se escutar com atenção e não julgar o que elas fizeram ou deixaram de fazer. Tampouco deve-se julgar como estão se sentindo por meio de frases "você não deveria se sentir assim", ou "você deveria se sentir sortudo por ter sobrevivido". Não se deve usar termos muito técnicos nem contar a elas histórias suas ou de outras pessoas, muito menos conversar sobre seus próprios problemas. Não se deve fazer falsas promessas nem dar falsas garantias; e não se deve pensar ou agir como se fosse responsabilidade do profissional resolver todos os problemas daquele indivíduo. A ideia dos PSP é dar ao outro os recursos necessários para sua recuperação.

Para isso, o terceiro passo do plano de ação é justamente o de aproximar as pessoas desses recursos. Deve-se ajudar as pessoas a acessarem equipamentos sociais e de saúde. É importante fornecer informações sobre os equipamentos públicos e privados disponíveis na região. Por fim, é de grande importância aproximar as pessoas de seus entes queridos, sempre que possível.

Cuidados com a equipe médica

É inevitável que aqueles que prestam socorro estejam submetidos as estresse, especialmente psicológico, decorrente do evento traumático. Quando se trata de desastres naturais, acidentes e pandemias, ao estresse psicológico se junta o grande risco à integridade física, o que indiretamente também contribui para o aumento do estresse psicológico. Portanto, antes de oferecer ajuda, o profissional deve avaliar, por exemplo, sua própria condição de saúde, física e psíquica, além de problemas familiares, a fim de decidir se está preparado para ajudar em uma situação de crise.

A fim de manter a saúde mental durante o período de apoio, é imprescindível atentar para os seguintes cuidados:

- Pensar no que o ajudou a lidar com os seus problemas no passado e o que pode ser feito para se fortalecer.
- Tentar reservar um tempo para comer, descansar e relaxar, ainda que seja por períodos curtos.
- Tentar manter uma carga horária de trabalho razoável para não ficar muito esgotado. Deve-se considerar, por exemplo, distribuir a carga de trabalho entre outros cuidadores ou trabalhar por escala em fases com altos níveis de trabalho durante a crise, tendo períodos regulares de descanso:
- Manter o vínculo e contato regular com familiares e amigos em quem se confia para apoiá-lo.
- Ter sempre em mente que não é responsável do profissional resolver todos os problemas das vítimas atendidas. Deve-se fazer o que puder para ajudá-las a ajudarem a si mesmas.
- Reduzir o consumo de álcool, cafeína e nicotina e evitar utilizar medicamentos sem prescrição médica.
- Manter contato constante com familiares e amigos. Procurar saber como estão e, em contrapartida, permitir que eles façam o mesmo. Este tipo de comunicação pode auxiliar na identificação de padrões disfuncionais de sentimentos, pensamentos e comportamentos.
- Descansar adequadamente, ainda que a rotina de trabalho seja intensa. Isso é essencial para que todos os socorristas mantenham a saúde física e psíquica, podendo, por conseguinte, auxiliar no socorro a um número maior de pessoas.
- Conversar sobre a sua experiência com um supervisor, colega de trabalho ou alguém de confiança. Deve-se aprender a aceitar e refletir sobre o que deu e o que não deu certo, bem como os limites de sua atuação naquelas circunstâncias.
- Ao identificar sintomas como ansiedade, humor deprimido, pensamentos de morte, irritabilidade, aumento no consumo de álcool ou uso de substâncias ilícitas, procurar auxílio de um profissional da saúde mental com urgência.

CONSIDERAÇÕES FINAIS

Emergências psiquiátricas são condições enfrentadas por qualquer profissional de saúde que atue em serviços de pronto atendimento. Eles devem estar preparados para manejo de condições que são puramente psiquiátricas, como agitação psicomotora, pacientes em risco de suicídio e homicídio e crise de ansiedade e dissociativa, ou naquelas que envolvem uma interface clínica, como a síndrome neuroléptica maligna e síndrome serotoninérgica. O pronto reconhecimento de tais condições e o início imediato do manejo são condições essenciais para boa condução destes pacientes, que requerem cuidados diferentes de outros indivíduos internados no serviço de emergência por motivos puramente clínicos.

Para aprofundamento

- Testa A, Giannuzzi R, Daini S, Bernardini L, Petrongolo L, Silveri NG. Psychiatric emergencies (part III): psychiatric symptoms resulting from organic diseases. Eur Rev Med Pharmacol Sci. 2013;17(Suppl 1):86-99.
- Testa A, Giannuzzi R, Sollazzo F, Petrongolo L, Bernardini L, Daini S. Psychiatric emergencies (part II): psychiatric disorders coexisting with organic diseases. Eur Rev Med Pharmacol Sci. 2013;17(Suppl 1):65-85.
- Testa A, Giannuzzi R, Sollazzo F, Petrongolo L, Bernardini L, Daini S. Psychiatric emergencies (part I): psychiatric disorders causing organic symptoms. Eur Rev Med Pharmacol Sci. 2013;17(Suppl 1):55-64.

⇨ Uma série de 3 artigos publicados por Testa et al. compõem uma análise completa de diversas condições médicas de emergências envolvendo tanto pacientes com diagnóstico psiquiátrico primário como aqueles com sintomas psiquiátricos induzidos por uma condição clínica.

REFERÊNCIAS BIBLIOGRÁFICAS

1. Vieta E, et al. Protocol for the management of psychiatric patients with psychomotor agitation. BMC Psychiatry. 2017;17(1):1-11.
2. Nordstrom K, et al. Medical evaluation and triage of the agitated patient: Consensus statement of the American Association for emergency psychiatry project BETA Medical Evaluation Workgroup. West J Emerg Med. 2012;13(1):3-10.

3. Stanley B, et al. Association of aggressive behavior with altered serotonergic function in patients who are not suicidal. Am J Psychiatry. 2000;157(4):609-14.

4. Almeida RMM, et al. Escalated aggressive behavior: Dopamine, serotonin and GABA. Eur J Pharmacol. 2005;526(1-3):51-64.

5. Ferrari PF, et al. Accumbal dopamine and serotonin in anticipation of the next aggressive episode in rats. Eur J Neurosci. 2003;17(2):371-8.

6. Comai S, et al. The psychopharmacology of aggressive behavior: A translational approach: Part 2: Clinical studies using atypical antipsychotics, anticonvulsants, and lithium. J Clin Psychopharmacol. 2012;32(2):237-60.

7. Swanson JW, et al. Violence and psychiatric disorder in the community: Evidence from the epidemiologic catchment area surveys. Hosp Community Psychiatry. 1990;41(7):761-70.

8. Wolf A, Whiting D, Fazel S. Violence prevention in psychiatry: An umbrella review of interventions in general and forensic psychiatry. J Forens Psychiatry Psychol. 2017;28(5):659-73.

9. Rodway C, et al. Patients with mental illness as victims of homicide: A national consecutive case series. The Lancet Psychiatry. 2014;1(2):129-34.

10. Schaufenbil RJ, Kornbluh R, Stahl SM, Warburton KD. Forensic focused treatment planning: A new standard for forensic mental health systems. CNS Spectr. 2015;20(3):250-53.

11. Warburton K. The new mission of forensic mental health systems: Managing violence as a medical syndrome in an environment that balances treatment and safety. CNS Spectr. 2014;19(5):368-73.

12. **Baldaçara L, et al. Brazilian guidelines for the management of psychomotor agitation. Part 1. Non-pharmacological approach. Braz. J. Psychiatry. 2019;41(2):153-67.**
   ⇨ **Contém a primeira parte de uma diretriz brasileira para o manejo da agitação psicomotora.**

13. Richmond JS, et al. Verbal De-escalation of the Agitated Patient: Consensus Statement of the American Association for Emergency Psychiatry Project BETA De-escalation Workgroup. West J Emerg Med. 2012;13(1):17-25.

14. Garriga M, et al. Assessment and management of agitation in psychiatry: Expert consensus. World J Biol Psychiatry2016;17(2):86-128.

15. Winstanley S, Whittington R. Aggression towards health care staff in a UK general hospital: Variation among professions and departments. J Clin Nurs. 2004;13(1):3-10.

16. Tadros A, Kiefer C. Violence in the emergency department: A global problem. Psychiatr Clin North Am. 2017;40(3):575-84.

17. Currier GW, Trenton A. Pharmacological treatment of psychotic agitation. CNS Drugs. 2002;16(4):219-28.

18. Krakowski M, Czobor P. Gender differences in violent behaviors: Relationship to clinical symptoms and psychosocial factors. Am J Psychiatry. 2004;161(3):459-65.

19. Associação Brasileira de Psiquiatria. Diretrizes para um modelo de assistência integral em saúde mental no Brasil. 2006:58.

20. Roppolo LP, et al. Improving the management of acutely agitated patients in the emergency department through implementation of Project BETA (Best Practices in the Evaluation and Treatment of Agitation). JACEP Open. 2020:1-10.

21. **Baldaçara L, et al. Brazilian guidelines for the management of psychomotor agitation. Part 2. Pharmacological approach. Braz. J. Psychiatry. 2019;41(4):324-35.**
   ⇨ **Contém a segunda parte de um diretriz brasileira para o manejo da agitação psicomotora.**

22. Baraff LJ, Janowicz N, Asarnow JR. Survey of California emergency departments about practices for management of suicidal patients and resources available for their care. Ann Emerg Med. 2006;48(4):452-58.

23. **Organização Mundial da Saúde. Suicide in the world: Global health estimates. Geneva: World Health Organization; 2019. p. 1-33.**
   ⇨ **Arquivo que contempla as estimativas epidemiológicas globais para o suicídio.**

24. Lovisi GM, et al. Análise epidemiológica do suicídio no Brasil entre 1980 e 2006. Rev Bras Psiquiatr. 2009;31(Supl II):86-94.

25. Wingate LRR, et al. Empirically informed approaches to topics in suicide risk assessment. Behav Sci Law. 2004;22(5):651-65.

26. Harris EC, Barraclough B. Suicide as an outcome for mental disorders. Br J Psychiatry. 1997;170(3):205-28.

27. Runeson B, et al. Instruments for the assessment of suicide risk: A systematic review evaluating the certainty of the evidence. PLoS ONE. 2017;12(7):1-13.

28. Oordt MS, Jobes DA, Fonseca VP, Schmidt SM. Training mental health professionals to assess and manage suicidal behavior: can provider confidence and practice behaviors be altered?. Suicide Life Threat Behav. 2009;39(1):21-32.

29. Silverman JJ, et al. The American Psychiatric Association practice guidelines for the psychiatric evaluation of adults. Amer Psychiatric Pub; 2015.

30. Hawton K, Van Heeringen K. Suicide. The Lancet. 2009;373(9672): 1372-81.

31. Bolton JM, Gunnell D, Turecki G. Suicide risk assessment and intervention in people with mental illness. BMJ. 2015;351:h4978.

32. Santana GL, et al. The influence of parental psychopathology on offspring suicidal behavior across the lifespan. PLoS ONE. 2015;10(7):1-11.

33. Sarver WL, Radziewicz R, Coyne G, Colon K, Mantz L. Implementation of the Brøset violence checklist on an acute psychiatric unit. J Am Psychiatr Nurses Assoc. 2019;25(6):476-86.

34. Meleiro AMAS, Teng CT, Wang YP. Suicídio: estudos fundamentais, Rev Psiq Clin. 2004;31(6):220.

35. Simpson SA. A survey of clinical approaches to suicide risk assessment for patients intoxicated on alcohol. Psychosomatics. 2019;60(2):197-203.

36. Hepp U, et al. Psychological and psychosocial interventions after attempted suicide: An overview of treatment studies. Crisis. 2004;25(3):108-17.

37. Machado DB, Santos DN. Suicídio no Brasil, de 2000 a 2012. J Bras Psiquiatr. 2015;64(1):45-54.

38. Van Heeringen K, Mann JJ. The neurobiology of suicide. Lancet Psychiatry. 2014;1(1):63-72.

39. Patterson WM, Dohn HH, Bird J, Patterson GA. Evaluation of suicidal patients: the SAD PERSONS scale. Psychosomatics. 1983;24(4):343-49.

40. Saunders K, Brand F, Lascelles K, Hawton K. The sad truth about the SADPERSONS Scale: An evaluation of its clinical utility in self-harm patients. Emerg Med J. 2014;31(10):796-8.

41. Wheat S, Dschida D, Talen MR. Psychiatric emergencies. Prim Care. 2016;43(2):341-54.

42. Carbone JT, Holzer KJ, Vaughn MG, DeLisi M. Homicidal ideation and forensic psychopathology: evidence from the 2016 Nationwide Emergency Department Sample (NEDS). J Forensic Sci. 2020;65(1):154-9.

43. Vaughn MG, Carbone J, DeLisi M, Holzer KJ. Homicidal ideation among children and adolescents: evidence from the 2012-2016 Nationwide Emergency Department Sample. J Pediatr. 2020;219:216-22.

44. Sood TR, Mcstay CM. Evaluation of the psychiatric patient. Emerg Med Clin North Am. 2009;27(4):669-ix.

45. Testa M, West SG. Civil commitment in the United States. Psychiatry (Edgmont). 2010;7(10):30-40.

46. Haggerty LA, Hawkins J. Informed consent and the limits of confidentiality. West J Nurs Res. 2000;22(4):508-14.

47. Wu YF, Kan YS, Yang CH. Neuroleptic malignant syndrome associated with bromocriptine withdrawal in Parkinson's disease — a case report. Gen Hosp Psychiatry. 2011;33(3):301.E7-8.

48. Caroff SN, Mann SC. Neuroleptic malignant syndrome. Med Clin North Am. 1993;77(1):185-202.

49. Verma K, Jayadeva V, Serrano R, Sivashanker K. Diagnostic, treatment, and system challenges in the management of recurrent neuroleptic malignant syndrome on a general medical service. Case Rep Psychiatry. 2018;2018:4016087.

50. Levenson JL. Neuroleptic malignant syndrome. Am J Psychiatry. 1985;142(10):1137-45.

51. Van Rensburg R, Decloedt EH. An approach to the pharmacotherapy of neuroleptic malignant syndrome. Psychopharmacol Bull. 2019;49(1):84-91.

52. **Francescangeli J, Karamchandani K, Powell M, Bonavia A. The serotonin syndrome: From molecular mechanisms to clinical practice. Int J Mol Sci. 2019;20(9):2288.**
   ⇨ **Revisão da literatura que abrange os tópicos mais relevantes da síndrome serotoninérgica.**

53. Mojtabai R, Olfson M. National trends in long-term use of antidepressant medications: results from the U.S. National Health and Nutrition Examination Survey. J Clin Psychiatry. 2014;75(2):169-77.

54. Racz R, Soldatos TG, Jackson D, Burkhart K. Association between serotonin syndrome and second-generation antipsychotics via pharmacological target-adverse event analysis. Clin Transl Sci. 2018;11(3):322-9.

55. Sternbach H. The serotonin syndrome. Am J Psychiatry. 1991;148(6):705-13.

56. Dunkley EJ, Isbister GK, Sibbritt D, Dawson AH, Whyte IM. The Hunter Serotonin Toxicity Criteria: simple and accurate diagnostic decision rules for serotonin toxicity. QJM. 2003;96(9):635-42.

57. Konnopka A, Leichsenring F, Leibing E, König HH. Cost-of-illness studies and cost-effectiveness analyses in anxiety disorders: a systematic review. J Affect Disord. 2009;114(1-3):14-31.

58. Asadi-Pooya AA, Sperling MR. Epidemiology of psychogenic nonepileptic seizures. Epilepsy Behav. 2015;46:60-5.

59. Everly Jr GS, Flynn BW. Principles and practical procedures for acute psychological first aid training for personnel without mental health experience. Int J Emerg Ment Health. 2006;8(2):93-100.

60. **Snider L, et al. Psychological first aid: Guide for field workers. Geneva: World Health Organization; 2011.**
    ⇨ **Manual da Organização Mundial da Saúde sobre primeiros socorros psicológicos.**

61. Drayer CS, Cameron DC, Woodward WD, Glass AJ. Psychological first aid in community disaster. J Am Med Assoc. 1954;156(1):36-41.

62. Dieltjens T, Moonens I, Van Praet K, De Buck E, Vandekerckhove P. A systematic literature search on psychological first aid: Lack of evidence to develop guidelines. PLoS One. 2014;9(12):e114714.

63. American Psychiatric Association. Manual diagnóstico e estatístico de transtornos mentais (DSM-5). 5. ed. [S.l.]: Artmed; 2014.

45

Suicídio

Alexandrina Maria Augusto da Silva Meleiro
Chei Tung Teng

Sumário

Introdução
Complexidade multidimensional no processo suicida
Fatores de vulnerabilidade para a ideação suicida
Como abordar o paciente com risco de suicídio
Níveis de risco de suicídio e a conduta
Conduta médica após tentativa
Posvenção para os sobreviventes do suicídio
Estratégias preventivas propostas
Considerações finais
Para aprofundamento
Referências bibliográficas

Pontos-chave

- Vencer barreiras do tabu, do estigma, do sigilo e do conhecimento acerca do comportamento suicida.
- Conhecer os principais sintomas e sinais de risco de suicídio.
- Identificar e tratar os transtornos mentais como forma de reduzir o risco de suicídio.
- Existência de tentativas prévias de suicídio como fator preditor mais potente do risco.
- Traços de impulsividade, perfeccionismo e abuso de álcool e outras drogas.
- Indagar sobre ideação suicida não induz o paciente ao ato.
- Intervenções entre os sobreviventes enlutados por suicídio com objetivo de prevenir o suicídio, isto é, realizar a posvenção.

INTRODUÇÃO

Frente a uma situação difícil, em algum momento da vida, as pessoas podem experimentar o desejo de morrer. A complicação começa quando o desejo de morrer associa-se ao desejo de se matar e o suicídio passa a ser visto como um assassinato em 180 graus, voltado para si mesmo. Trata-se do maior de todos os desastres ecológicos, uma silenciosa epidemia de dor e sofrimento que castiga a sociedade e culmina no autoextermínio[1]. É preciso romper esse silêncio e despertar a sociedade para a urgência de um movimento em defesa da vida. A vasta literatura sobre suicídio revela que apesar de ser um tema muito estudado, ainda há pontos obscuros que continuam mobilizando os pesquisadores sobre o determinismo multifatorial do suicídio[2]. O leitor encontrará a elucidação científica e clínica de seus mecanismos, as estratégias de abordagem e de prevenção existentes na atualidade no decorrer deste capítulo.

O suicídio é um grande problema de saúde pública evitável, e a tentativa de suicídio está associada a uma redução considerável na expectativa de vida em comparação com a população em geral. Segundo estimativas da Organização Mundial da Saúde (OMS), quase um milhão de mortes por suicídio ocorreram em 2016, e as estimativas sugerem que 10 a 20 vezes mais pessoas tentaram suicídio[3].

Diversos fatores podem ser barreiras para impedir a detecção e consequentemente a prevenção do suicídio[3]: estigma e sigilo; dificuldade em buscar ajuda; falta de conhecimento e atenção sobre o suicídio por parte dos profissionais de saúde; informações conflituosas por parte dos familiares; baixa qualidade das informações provenientes de prontuários médicos e atestados de óbitos; dificuldades em determinar se realmente ocorreu com intencionalidade suicida ou se foi acidental ou ainda um homicídio; falta de serviços de referências para o esclarecimento de mortes por causas externas; falta de envio das informações ao Ministério da Saúde, por meio do sistema de Informação de Agravos de Notificação (SINAN)[4].

A avaliação sistemática do risco de suicídio em quadros que chegam à emergência médica deve fazer parte da prática clínica rotineira, em todas as especialidades médicas, para que os casos potencialmente fatais possam ser devidamente diagnosticados, tratados e encaminhados[1].

Em uma revisão entre 1959 e 2001, englobando 15.629 suicídios ocorridos na população geral, demonstrou-se que em 97% dos casos havia um diagnóstico de transtorno mental à época do ato fatal. Tal estudo registrou um elo consistente entre os dois grupos de fenômeno: comportamento suicida e doença mental[5].

Entretanto, não se trata de afirmar que todo suicídio se relaciona a uma doença mental, nem que toda pessoa com transtorno mental irá se suicidar. A existência de transtorno mental não contempla plenamente o porquê de o paciente tentar suicídio. Diversos indivíduos têm o transtorno mental e não pensam em terminar com a própria vida, embora a doença aumente a vulnerabilidade e esteja presente em quase todos os casos de suicídio[6]. Transtorno mental é condição necessária, mas não suficiente para o comportamento suicida. Fazem parte do que habitualmente chamamos de comportamento suicida as ideações suicidas, os planos de suicídio, a tentativa de suicídio e o suicídio em si. Esse último pode ser definido como um ato deliberado, executado pelo próprio indivíduo, cuja intenção seja a morte, de modo consciente, intencional, mesmo que ambivalente, usando um meio que ele acredita ser letal[1].

COMPLEXIDADE MULTIDIMENSIONAL NO PROCESSO SUICIDA

O comportamento suicida tem sido estudado como resultado da interação de fatores biológicos, sociológicos, epidemiológicos, filosóficos, psicológicos e culturais, tanto intrapsíquicos quanto interpessoais. Caracterizar esse comportamento em poucos elementos conduz a um grave reducionismo que, de modo algum, reflete a complexidade multidimensional do ato de tirar a própria vida[7].

A universalidade da experiência suicida sugere que esse comportamento não pode ser atribuído apenas à presença ou à ausência de um transtorno mental. Entretanto, o suicídio certamente é maior em uma série de doenças mentais, em especial depressão, esquizofrenia, transtorno por uso de substância psicoativa (álcool e outras drogas) e transtorno de personalidade. Os comportamentos suicidas têm etiologia multifatorial e são considerados dois principais pontos[8]:

- Fatores de riscos distais ou predisponentes: são como as adversidades da vida precoce (estresse intrauterino, trauma no momento do parto, acontecimentos estressantes da infância e na adolescência etc.) que, por meio de modificações epigenéticas, podem alterar o desenvolvimento e levar à desregulação de características emocionais e comportamentais.
- Fatores de riscos proximais ou precipitantes ou gatilhos: como os eventos graves de vida e o uso abusivo de substâncias psicoativas.

Então, que informação adicional é necessária para se ter a compreensão estrutural, a fim de elaborar a construção de um programa de tratamento completo para os pacientes?

Quadro 1   Fatores que aumentam o risco de suicídio

Predisponentes
Transtornos psiquiátricos
Tentativa prévia de suicídio
Suicídio na família
Abuso sexual na infância
Impulsividade/agressividade
Isolamento social
Doenças incapacitantes/incuráveis
Alta recente de internação psiquiátrica
Precipitantes ("gatilhos")
Desilusão amorosa
Conflitos relacionais
Desonra/vergonha
Separação conjugal
Derrocada financeira
Perda de emprego
Embriaguez
Fácil acesso a meio letal

Fonte: adaptado de Meleiro e Correa, 2018[1].

O suicídio não é um ato aleatório, sem finalidade. Vivencia-se como a melhor saída disponível, pela qual o propósito é encontrar uma solução para um sofrimento intenso, insuportável e interminável. Assim, o alvo é interromper, ou seja, cessar o fluxo doloroso, deter o sofrimento invasor de desesperança que deixa o indivíduo derrotado e sem saída para a vida[9]. A isso chamamos de função instrumental, que significa usar o comportamento suicida com a intenção de resolver um problema: matar a si mesmo seria um instrumento de solução para o sofrimento emocional incalculável de dor emocional. Cessa o sofrimento para o indivíduo suicida, pois morto não tem sentimento[10].

Entretanto, a atitude interna é de ambivalência, pois quase sempre o indivíduo quer, ao mesmo tempo, alcançar a morte, mas deseja uma intervenção de ajuda e socorro. Emite, em suas relações interpessoais, sinais verbais e comportamentais, em que comunica sua intenção letal. Isso é chamado de função expressiva e significa que há um valor de comunicação para o ato de tentativa suicida ou de falar para outros sobre suicídio (Figura 1).

Geralmente, a expressão tem um propósito: a tentativa para receber ajuda lícita, para receber a compreensão de outros ou para ativar o suporte familiar e social. Uma das maiores dificuldades para o entendimento da comunicação suicida é realizar a distinção entre função instrumental e função expressiva. O estado perceptivo do indivíduo é de constrição, estreitamento afetivo e intelectual de opções disponíveis em sua consciência. Circunstancialmente, a única ação possível é a saída intencional do sofrimento. Um erro do profissional de saúde pode

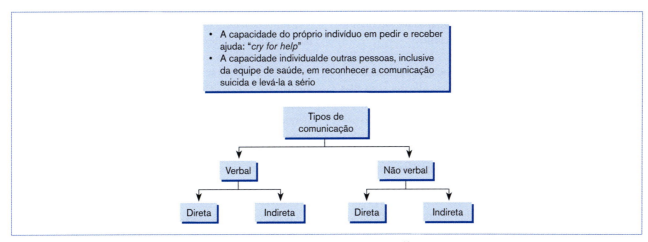

Figura 1 Comunicação no comportamento suicida. Fonte: Meleiro et al., 2005[10].

marcar um rótulo negativo para o paciente suicida, especialmente para quem verbaliza a intenção[10].

O senso clínico do profissional pode julgar precipitadamente que a comunicação é manipulativa, deliberadamente confusa, irracional e hostil. De fato, o paciente pode expressar um senso de desespero, não claro. Sem essa espécie de apreciação apurada, é muito provável que o profissional de ajuda e o paciente possam proceder em diferentes sintonias, e o desfecho ser trágico[11].

A compreensão do suicídio é inalcançável. O suicídio não é um evento que ocorre em um vácuo. É a consequência final de um processo. Os fatos ocultos por trás do suicídio são múltiplos e multifacetados e envolvem uma interação única de fatores biológicos, psicossociais e culturais para cada indivíduo[12]. A elucidação científica e clínica de seus mecanismos e a elaboração de estratégias terapêuticas e preventivas continuam a ser desafios a serem alcançados.

FATORES DE VULNERABILIDADE PARA A IDEAÇÃO SUICIDA

Observam-se quatro grandes categorias de variáveis relevantes para o comportamento suicida: demográficas, diagnósticas, de histórico psiquiátrico e psicológicas. Existem muitas características que distinguem aqueles que se engajam daqueles que não se engajam em atos suicidas. Nenhuma das inúmeras variáveis sozinha é suficiente para desencadear um ato suicida. Na verdade, tais fatores acumulam-se e interagem para aumentar a vulnerabilidade de uma pessoa ao comportamento suicida[13-15].

- As variáveis demográficas associadas aos atos suicidas são as de menor interesse para o clínico, pois muitos desses fatores não podem ser modificados em tratamento, como idade e gênero, entretanto devem ser considerados. Os homens são 75% mais propensos a morrer em razão de suicídio que as mulheres. As mortes por suicídio ocorrem em adolescentes e adultos de todas as idades, entretanto, aumentaram muito na população mais jovem (Figura 2).

Quanto à orientação sexual, não existem estatísticas nacionais ou internacionais para a morte por suicídio, pois ela não é identificada nas certidões de óbito, entretanto, sabemos que constituem uma população de alto risco. A taxa de suicídio com relação à raça e à etnia varia bastante, de acordo com o país e a região. Algumas variáveis demográficas podem mudar ao lon-

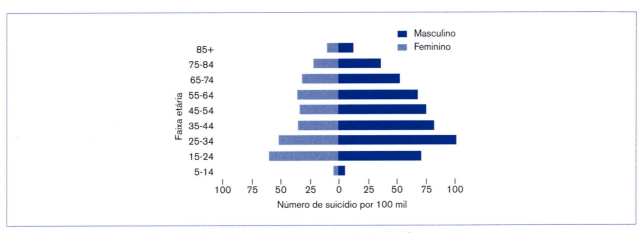

Figura 2 Mortes por suicídio global por idade e sexo. Adaptada de WHO, 2018[3].

go da vida: estado civil, desemprego e situação socioeconômica, e estas podem ser fatores de risco presente.

- Nas variáveis diagnósticas, a existência de doenças físicas ou mentais não aumenta o risco de suicídio por si só. Elas, muitas vezes, aumentam a vulnerabilidade ao suicídio por meio da ativação da desesperança, da falta de sentido percebido para a vida e da perda de importantes papéis sociais[16]. Entretanto, a existência de um ou mais tipos de perturbações psiquiátricas é a variável central na etiologia de atos suicidas; 97% dos indivíduos que morrem por suicídio são diagnosticados com um ou mais transtornos psiquiátricos[17]. O risco de um indivíduo depressivo morrer por suicídio é 20 vezes maior do que para o não depressivo[18].

- Nas variáveis do histórico psiquiátrico, talvez o mais potente preditor do suicídio seja a existência de tentativas prévias, especialmente no primeiro ano após a alta do hospital por aquele intento[19]. Estima-se que os indivíduos que já tentaram suicídio são mais propensos a morrer por suicídio. Uma pesquisa de Rudd et al.[20] mostrou que as pessoas que fizeram várias tentativas estão particularmente em risco, pois elas têm perturbações psiquiátricas mais graves do que os que relatam apenas ideação, mas nunca chegaram a tentar suicídio[20,21]. O histórico familiar de suicídio também está associado à tentativa de suicídio[22].

- As variáveis psicológicas são, de fato, passíveis de ser modificadas por meio de intervenções psicoterapêuticas focadas, em contraste com as variáveis demográficas e de histórico psiquiátrico. Essas variáveis têm o potencial de responder pelo mecanismo com que os atos suicidas se manifestam em uma pessoa em particular: desesperança, cognições relacionadas com o suicídio, maior impulsividade, déficits na resolução de problemas e perfeccionismo. Wenzel et al.[23] determinaram que níveis altos de desesperança, independentemente do nível dos sintomas depressivos, estavam associados a altos níveis de intenção suicida. As cognições relacionadas com o suicídio restringem durante a crise e a longo prazo a maneira como buscam opção de solução[24]. A impulsividade é considerada por alguns autores um traço de personalidade, com ênfase no presente, na rápida tomada de decisão, na falha em considerar as consequências de suas ações, nas desorganizações e na incapacidade de planejar[25]. Outros consideram-na um estilo comportamental de reações a situações específicas, com inabilidade de inibir respostas. Existem muitas facetas do que é impulsividade[26,27]. Por isso, ela é um fator de vulnerabilidade que opera em alguns, não em todos, pacientes suicidas e que exacerba o estresse, as perturbações psiquiátricas e os processos cognitivos associados ao suicídio. Inabilidade de gerar soluções para problemas, foco negativo para soluções propostas e prevenção de tentativas de solucionar problemas estão ligados à baixa confiança na própria habilidade. Muitos foram criados em ambientes onde se aprende que o suicídio é uma solução aceitável para seus problemas frente à desesperança[23].

Entre os fatores de vulnerabilidade para a ideação suicida, não se pode deixar de enfatizar o perfeccionismo. Entre as muitas facetas do perfeccionismo, a que é mais associada à desesperança e à ideação suicida consiste no perfeccionismo socialmente prescrito. É definido como uma dimensão interpessoal envolvendo percepções da própria necessidade e habilidade de atender aos padrões e expectativas impostos pelos outros[28]. O perfeccionismo socialmente prescrito prediz a ideação suicida independentemente da depressão e da desesperança.

Em outra dimensão, tem-se o perfeccionismo voltado para si: fortes motivações próprias de ser perfeito, manter expectativas irrealistas para si mesmo, lógica do "tudo ou nada" e foco nos próprios defeitos. O perfeccionismo coloca a pessoa em risco de suicídio, provoca estresse, acentua a aversão ao próprio estresse, ameaça ou focaliza a atenção da pessoa em falhas e fracassos, em vez de atentar a capacidades e sucessos. O perfeccionismo é inerentemente um conjunto de cognições distorcidas sobre as expectativas de outros e as consequências de não alcançar esses padrões[23]. Portanto, as estratégias de terapia cognitiva projetada para modificar distorções cognitivas são efetivas na redução de pensamentos perfeccionistas e do potencial de ideações suicidas.

As tentativas de suicídio mostram taxas mais altas de agressividade e impulsividade ao longo da vida, transtorno de personalidade *borderline* comórbido, transtorno por uso de álcool e outras substâncias, histórico familiar de atos suicidas, traumatismo craniano, tabagismo e histórico de abuso na infância[25]. O risco de atos suicidas é determinado não apenas por um transtorno psiquiátrico (o estressor), mas também por uma diátese refletida por tendências a experimentar mais ideação suicida e ser mais impulsiva e, portanto, mais propensa a agir com sentimentos suicidas.

De um lado, como diátese, há impulsividade, agressividade, pessimismo, inflexibilidade cognitiva, baixa de serotonina e uso abusivo de substâncias. De outro, fatores ambientais (ex.: fácil acesso a meios letais e falta de tratamento adequado) como gatilhos estressores de vida, além de episódios de transtornos psiquiátricos, o que leva a mudanças neurobiológicas no organismo, conforme a Figura 3.

Com repetidos estresses ou traumas, as pessoas ficam mais suscetíveis, o que prejudica suas habilidades para enfrentar os eventos negativos de vida. A literatura aponta os abusos físico e sexual como potentes causas de comportamento suicida[23].

A extensão do dano psicológico na vítima dependerá de: ausência de figuras protetoras; grau de relacionamento; idade que a vítima tinha no momento do ato do abuso; tipo de ato violento a que foi sujeita (se foi despida, tocada, sexo oral e/ou anal, masturbação e penetração com traumatismo ou não); apoio que lhe foi dado na época dos fatos; acreditar na pessoa ou não (principalmente se for criança); tempo de duração; se foi vítima por longo período; e o grau de segredo[10].

O estresse ocasiona diversos sentimentos, como ansiedade, raiva, tristeza e desesperança, além da perda de sono e reações fisiológicas. A pessoa pode ser acometida de uma vivência de impotência, desamparo, pessimismo, fracasso, baixa

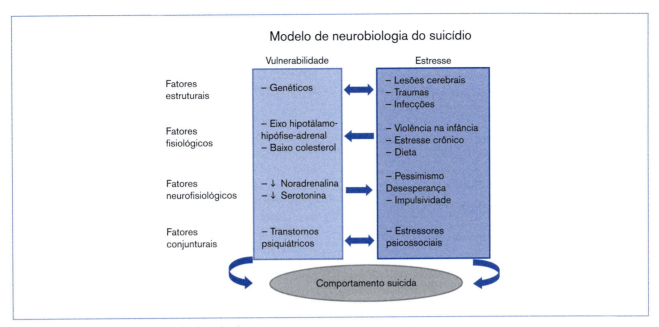

Figura 3 Modelo de neurobiologia do suicídio.

autoestima, insegurança, sentimento de culpa e autoacusação. A consciência dos limites e da fragilidade pode levar a impulsos agressivos contra si mesmo[24].

COMO ABORDAR O PACIENTE COM RISCO DE SUICÍDIO

Nem sempre é tarefa fácil para o não especialista abordar questões como a doença mental e avaliar a "suicidabilidade". Para a abordagem segura do paciente em risco de suicídio, algumas regras gerais devem ser respeitadas. Muitas vezes, os pacientes com possível risco de suicídio chegam ao profissional de saúde da atenção primária com queixas diferentes daquelas com que se apresentariam ao psiquiatra. O que os leva a buscar a consulta são, geralmente, queixas somáticas. É importante saber ouvir o indivíduo e entender suas motivações subjacentes[25].

Todo paciente que fala sobre suicídio tem risco em potencial e merece investigação e atenção especial. São fundamentais a escuta e o bom julgamento clínico. Não é verdade que "quem fala que vai se matar não se mata"; por impulsividade ou por erro de cálculo da tentativa, a fatalidade acontece[24].

O manejo inicia-se durante a investigação do risco, e a abordagem verbal pode ser tão ou mais importante que a medicação. Isso porque proporciona alívio, acolhimento e valor ao paciente, fortalecendo a aliança terapêutica. Dessa maneira, é fundamental para o médico não especialista saber investigar e abordar o comportamento suicida. É preciso, ainda, fazer identificação e tratamento prévio de transtornos psiquiátricos existentes, como: depressão, transtorno afetivo bipolar e por uso/abuso de álcool e outras substâncias psicoativas, entre outros[27].

O profissional de saúde não deve ficar receoso de investigar se o paciente tem risco de suicídio. Evidentemente, o tema deve ser abordado com cautela, de maneira gradual. As perguntas devem ser feitas em dois blocos: o primeiro para todos os pacientes; e o segundo apenas para aqueles indivíduos que responderem às três perguntas iniciais que sugerem, pelas respostas, um risco de suicídio. São seis perguntas fundamentais, três delas para todos os pacientes em cada consulta (Quadro 2).

Quadro 2 Perguntas fundamentais para investigação de risco de suicídio

▪ *Você tem planos para o futuro*? A resposta do paciente com risco de suicídio é não.
▪ *A vida vale a pena ser vivida*? A resposta do paciente com risco de suicídio, novamente, é não.
▪ *Se a morte viesse, ela seria bem-vinda*? Desta vez, a resposta será sim para aqueles que querem morrer.
▪ Se o paciente der as respostas anteriores, o profissional de saúde deverá fazer as seguintes perguntas: ▪ *Você está pensando em se machucar/se ferir/fazer mal a si mesmo/morrer*? ▪ *Você tem algum plano específico para morrer/se matar/tirar sua vida*? ▪ *Você fez alguma tentativa de suicídio recentemente*?

Fonte: Meleiro e Correa, 2018[1].

O processo não termina com a confirmação das ideias suicidas. Ele continua com questões adicionais para avaliar a frequência e a gravidade da ideação, bem como a possibilidade real de suicídio. É importante saber se o paciente tem algum plano suicida, além dos meios para praticá-lo. Para o raciocínio clínico, ainda é importante que os seguintes itens sejam esclarecidos (Quadro 3).

Quadro 3 Pontos a serem esclarecidos em caso de paciente com risco de suicídio

1. Há meios acessíveis para cometer suicídio (armas, andar de casa/prédio onde mora, remédios ou inseticidas)?
2. Qual é a letalidade do plano e qual é a concepção da letalidade pelo paciente? Qual é a probabilidade de resgate ou como foi o resgate?
3. Alguma preparação foi feita (carta, testamento ou acúmulo de comprimidos)?
4. Quão próximo o paciente esteve de completar o suicídio? O paciente praticou anteriormente o ato suicida?
5. O paciente tem habilidade de controlar seus impulsos?
6. Há fatores estressantes recentes que tenham piorado as habilidades de lidar com as dificuldades ou de participar no plano de tratamento?
7. Há fatores protetores? Quais são os motivos para o paciente se manter vivo? Qual é a visão do paciente sobre o futuro?

Fonte: Neves et al., 2014[2].

Ainda não existem classificações precisas e objetivas do risco de suicídio, pois, diante da complexidade do comportamento humano, as previsões de certeza são impossíveis. A avaliação é clínica e leva em conta todo o conhecimento que o profissional deve ter sobre o comportamento suicida[2]. Após uma avaliação do risco detalhada e da história do indivíduo, inclusive suicidabilidade e doença mental, são estabelecidos o nível do risco e a conduta a ser seguida para reduzi-lo. A Figura 4 apresenta o modelo explicativo para os dois subtipos de comportamento, segundo proposta do grupo da suicidóloga Maria Oquendo[29].

NÍVEIS DE RISCO DE SUICÍDIO E A CONDUTA[1]

O risco baixo caracteriza-se pela pessoa que teve alguns pensamentos suicidas, mas não fez nenhum plano. Convém manejar este risco com escuta acolhedora para compreensão e amenização de sofrimento; facilitar a vinculação do sujeito ao suporte e à ajuda possível a seu redor – social e institucional; e iniciar o tratamento de possível transtorno psiquiátrico. Realiza-se encaminhamento, caso não haja melhora, para profissional especializado[1]. Deve-se esclarecer ao paciente os motivos do encaminhamento; certificar-se do atendimento e agilizá-lo ao máximo – tendo em vista a excepcionalidade do caso; e tentar obter uma contratransferência do atendimento.

O risco médio caracteriza-se pela pessoa que tem pensamentos e planos, mas não pretende cometer suicídio imediatamente. A conduta inclui total cuidado com possíveis meios de cometer suicídio que possam estar no próprio espaço de atendimento; escuta terapêutica que possibilite ao paciente falar e esclarecer para si sua situação de crise e sofrimento; realização de contrato terapêutico de "não suicídio" (embora não haja garantia de ser cumprido); investimento nos possíveis fatores protetivos do suicídio; e família e amigos do paciente como parceiros no acompanhamento do indivíduo. Convém encaminhar o paciente para o serviço de psiquiatria para avaliação e con-

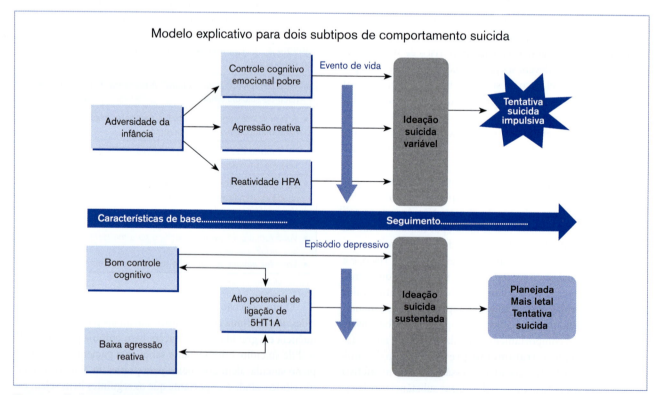

Figura 4 Delineando diferentes fenótipos suicidas com distintas bioassinaturas. Fonte: Oquendo et al., 2014[30].

duta ou agendar uma consulta o mais brevemente possível[1]. Deve-se pedir autorização para entrar em contato com a família, os amigos e/ou colegas e explicar a situação sem alarde, informando o necessário e preservando o sigilo de outras informações sobre particularidades do indivíduo. Orienta-se sobre medidas de prevenção, como esconder armas, facas e cordas; deixar medicamentos em local a que a pessoa não tenha acesso etc.

O risco alto caracteriza-se pela pessoa que tem um plano definido, com meios para fazê-lo, e planeja fazê-lo prontamente. O paciente encontra-se em um cenário em que tentou suicídio recentemente e mantém firme a ideia quanto a uma nova tentativa ou tentou várias vezes em um curto espaço de tempo. O manejo é difícil; por isso, deve-se estar junto da pessoa e nunca a deixar sozinha. Convém ter total cuidado com possíveis meios de cometer suicídio que estejam no próprio espaço de atendimento; realizar contrato de "não suicídio"; e informar a família, da maneira já sugerida[1]. Encaminha-se para o serviço de psiquiatria para avaliação, conduta e, se necessário, internação. Caso não seja possível, considera-se o caso como emergência e entra-se em contato com um profissional da saúde mental ou do serviço de emergência mais próximo. Providencia-se uma ambulância e encaminha-se a pessoa ao pronto-socorro psiquiátrico, de preferência.

O manejo do paciente na urgência/emergência tem três objetivos:

- Redução do risco imediato.
- Manejo dos fatores predisponentes.
- Acompanhamento.

A vigilância 24 horas deve ser estruturada, seja por alguém da equipe de saúde ou por um cuidador; se for avaliado como capacitado, até a reavaliação médica. Itens que podem causar danos (facas, instrumentos pontiagudos, remédios, cintos, cordas) devem ser retirados do acesso do indivíduo. A bolsa do paciente também deve ser revistada para avaliar a existência destes[31]. Portas, inclusive do banheiro, não devem ser trancadas. Sugere-se que a transferência de pacientes entre instituições seja feita de ambulância e não por familiares. Os pacientes com alto risco de suicídio e frágil suporte social devem ser internados em instituição especializada.

A Portaria n. 1.271, de 6 de junho de 2014, que define a Lista Nacional de Notificação Compulsória de doenças, agravos e eventos de saúde pública nos serviços de saúde públicos e privados em todo o território nacional inclui a tentativa de suicídio como notificação compulsória imediata que deverá ser realizada em até 24 horas, a partir do conhecimento da ocorrência. Apenas a notificação compulsória não basta. Há de se garantir que essa pessoa que acabou de fazer uma tentativa de suicídio seja imediatamente colocada em tratamento para reduzir o risco de nova tentativa e de suicídio[4].

A chance de suicídio aumenta, proporcionalmente, quanto mais fatores de risco estiverem presentes. Entretanto, muitos indivíduos podem ter um ou mais fatores de risco e não apresentar intenção suicida. O que faz a diferença entre decisão de vida e morte não é só a presença de fatores de risco, mas o acesso a fatores protetores, que fortalecem as estratégias de enfrentamento[10].

O nível particularmente aumenta quando um ou mais fatores de proteção são eliminados. Nos últimos anos, os fatores de proteção têm sido enfatizados. A capacidade de recuperar-se frente a adversidades da vida é chamada de resiliência (como as fibras de um tapete que, mesmo após ser pisado, têm a capacidade de retornar ao natural). A resiliência pode ser inerente e/ou adquirida durante a vida antenatal e da educação infantil até a vida adulta, conforme Figura 5. Pode-se observá-la em: estilo cognitivo e personalidade, fatores sociais e culturais, padrão familiar e fatores ambientais.

CONDUTA MÉDICA APÓS TENTATIVA

Algumas decisões são necessárias para prosseguir os cuidados após tentativa: se o paciente irá permanecer internado (médico/cirúrgico/UTI), se ele será encaminhado ao ambulatório de saúde mental ou se deve ser transferido para uma uni-

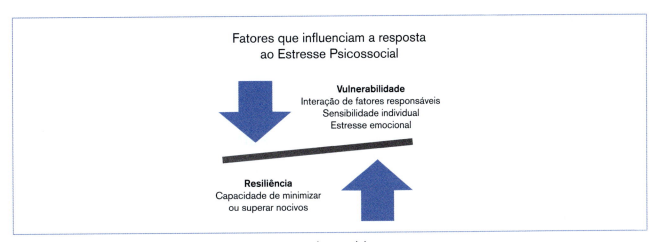

Figura 5 Fatores que influenciam a resposta ao estresse psicossocial.

dade psiquiátrica pelo risco ou de transtorno psiquiátrico que necessite de tratamento especializado[32].

Todo cuidado é pouco na enfermaria, pois é um local no qual há disponibilidade de itens como anestésicos, cloreto de potássio, psicofármacos, bisturi, tesouras, escadas, janelas e lençóis, entre outros. É importante observar e anotar os comportamentos não verbais suspeitos ou significativos de comportamento suicida[10].

Há relatos de pacientes de UTI que desligaram seus próprios aparelhos como gesto suicida, ou de indivíduos que se enforcaram dentro de hospitais psiquiátricos. A inclusão de amigos e membros solidários da família pode ser útil nas enfermarias nas quais o recurso humano para vigilância é escasso. Qualquer paciente com doença psiquiátrica deve ser avaliado quanto à tendência suicida periodicamente durante o curso da doença, independentemente de sua situação clínica[12].

As opções após a avaliação dependerão do sistema de saúde em que o paciente está sendo atendido. Na prática diária no Brasil, sabe-se da dificuldade de se obter uma vaga em unidade psiquiátrica.

Para uma avaliação clínica do risco, a tentativa de suicídio pode ser classificada como apresentado na Tabela 1.

Tabela 1 Classificações das tentativas de suicídio

Quanto ao método	Quanto à gravidade ou à letalidade
Violento: enforcamento, queda de alturas, mutilações, disparos, arma branca Não violento: intoxicação voluntária de substâncias, inalação de gases tóxicos	Grau de impulsividade Planejamento Danos médicos Possibilidades de escape da tentativa

Considera-se grave o ato que necessitou de uma hospitalização ou de suporte clínico-cirúrgico para evitar sequelas. Estima-se que 10% das tentativas precisarão de hospitalização. A gravidade da tentativa é um forte fator de risco para repetição. Entretanto, a avaliação da gravidade da lesão deve ser cuidadosa, pois uma lesão pouco grave pode simplesmente traduzir o desconhecimento da letalidade do método utilizado pelo paciente com intenção suicida real. Nesses casos, negligenciar a intenção pode subestimar o risco futuro[33].

POSVENÇÃO PARA OS SOBREVIVENTES DO SUICÍDIO

O termo *postvention,* que significa intervenção após, foi criado por Edwin Shneidman em 1967[34]. Ele também relacionou com o trabalho de prevenção, o manejo e as intervenções para o luto por suicídio. Posvenção refere-se, então, somente ao luto por suicídio, para lidar com as especificidades deste luto e prevenir o suicídio entre os sobreviventes enlutados. Isso não inclui sobreviventes de tentativas ou *suicide attempter*; estes continuam a ser assistidos pela prevenção do suicídio, confu-

são que tem acontecido com o uso errôneo do termo, mas que necessita de abordagens diferentes. Para Shneidman[34], a posvenção é "qualquer ato apropriado e de ajuda que aconteça após o suicídio com o objetivo de auxiliar os sobreviventes a viver mais, com mais produtividade e menos estresse do que viveriam se não houvesse esse auxílio"[35].

Desde o início do tratamento, familiares devem ser acompanhados ou encaminhados para terapia. Podemos identificar dois tipos de família:

- Família suicidogênica: favorece o gatilho.
- Família desestruturada pela patologia do suicida. Ambas necessitam de ajuda. Cerca de 750.000 pessoas/ano ficam de luto por suicídio na família. Além da sensação de perda, fica uma herança de vergonha, de medo, de rejeição, com um misto de raiva e de culpa. Familiares são responsabilizados, são evitados e rejeitados pelas pessoas à volta. Há um nível elevado de vergonha, que aumenta isolamento e autoculpa, dificuldade de falar sobre o assunto, carregado de estigma e preconceitos. As reações psicológicas (TEPT) de quem perdeu alguém por suicídio é comparável a quem vivenciou estupro, guerra ou crime.

As acusações surgem de diferentes formas, não é direcionada apenas a si mesmo, e sim, p. ex., a familiares que não viram o que estava acontecendo ou ao médico que talvez não tenha dado o tratamento correto. Qualquer um pode ser alvo desse sentimento destrutivo e inútil e deve enfrentar o julgamento dos outros ("ninguém fez nada") e a resistência em lidar com as próprias fragilidades.

Quadro 4 Cicatrização da dor da morte por suicídio

Sentimento de alívio faz parte do processo natural
Dar continuidade à vida e aos planos
A dor pode imobilizar por anos a pessoa, que se consome em tristeza presa no passado
Conscientizar-se de que o único responsável foi o próprio
Conscientizar-se de que foi uma escolha pessoal e voluntária
Trabalhar emoções para livrar-se da culpa
Buscar respostas que nunca virão
É imprescindível vivenciar o luto
Enterrar o suicida

Fonte: Scavacini e Meleiro, 2018[36].

ESTRATÉGIAS PREVENTIVAS PROPOSTAS

Mrazek e Haggerty[37] propuseram um modelo conceitual de prevenção primária de transtornos mentais, definido como "intervenções que ocorrem antes do início de um transtorno", composto por três tipos de ação preventiva, diferentes entre si conforme o grupo-alvo. Esse modelo adquire uma importância especial no campo da saúde pública por se dirigir diretamente a grupos populacionais, embora cubra também casos individuais. São eles[37]:

- Intervenções universais: dirigidas ao público em geral ou a toda população que não tenha sido identificada com base em riscos individuais;
- Intervenções seletivas: dirigidas a indivíduos ou subgrupos da população com risco mais elevado que a média de desenvolver uma dada condição. O risco pode ser iminente ou persistente ao longo da vida e pode ter natureza biológica, psicológica ou social;
- Intervenções indicadas: dirigidas a indivíduos de alto risco, já com sinais e sintomas ou indicadores biológicos, precursores da condição que se quer prevenir.

CONSIDERAÇÕES FINAIS

Nem todos os casos de suicídio poderão ser prevenidos. Contudo, a habilidade em lidar com suicídio faz diferença, pois milhares de vidas podem ser salvas todos os anos se as pessoas que tentaram suicídio forem adequadamente abordadas e tratadas. Essa perspectiva é de particular importância para a suicidologia, uma vez que a diminuição de morbidade (ideação suicida e tentativa de suicídio) leva à diminuição da mortalidade. Os esforços de prevenção ao suicídio, muitas vezes, dirigem-se à melhora da assistência clínica ao indivíduo que já luta contra ideias suicidas ou àquele que precise de atendimento médico por tentativa de suicídio. A prevenção ao suicídio também exige abordagens que possam reduzir a probabilidade do suicídio antes que indivíduos vulneráveis alcancem o ponto de risco.

REFERÊNCIAS BIBLIOGRÁFICAS

1. **Meleiro AMAS, Correa H. Comportamento suicida. In: Meleiro AMAS. Psiquiatria: estudos fundamentais, 1a ed. Rio de Janeiro: Guanabara Koogan, 2018.**
   ⇨ Os autores abordam amplamente as questões do comportamento suicida: epidemiologia, aspectos históricos e culturais, crise suicida, relação com o sofrimento, processo suicida e o modelo estresse-vulnerabilidade e avaliação médica psiquiátrica do risco de suicídio.
2. Neves MCL, Meleiro AMAS, Souza FGM, Silva AG, Corrêa H. Suicídio: fatores de risco e avaliação. Brasília Med. 2014;51(1):66-73.
3. World Health Organization (WHO). World health statistics 2018: monitoring health for the SDGs, sustainable development goals. 2018. Global Health Estimates 2016: Deaths by cause, age, sex, by country and by region, 2000-2016. Geneva: WHO; 2018. Disponível em: http://apps.who.int/iris/bitstream/handle/10665/272596/9789241565585-eng.pdf?ua=1.
4. Ministério da Saúde. Brasil. Portaria n. 1.271, de 6 de junho de 2014. Define a Lista Nacional de Notificação Compulsória de doenças, agravos e eventos de saúde pública nos serviços de saúde públicos e privados em todo o território nacional, nos termos do anexo, e dá outras providências. Disponível em: http://bvsms.saude.gov.br/bvs/saudelegis/gm/2014/prt1271_06_06_2014.html.
5. Bertolote JM, Fleischmann A. Suicide and psychiatric diagnosis: a worldwide perspective. World Psychiatric. 2002;1(3):181-5.
6. Chesney E, Goodwin GM, Fazel S. Risk of all-cause and suicide mortality in mental disorders: a meta-review. World Psychiatry. 2014;13(2):153-60.
7. **Brezo J, Klempan T, Turecki G. The genetic of suicide: a critical review of molecular studies. Psychiatr Clin North Am. 2008;31(2):179-203. Review.**
   ⇨ Revisão dos estudos de associação genética de fenótipos suicidas publicados até o momento. Os autores concluem que pesquisas futuras podem se beneficiar do uso de uma seleção mais sistemática e abrangente de genes e variantes candidatas, examinando interações gene-ambiente e gene-gene e investigando moderadores de ordem superior.
8. Jokinen J, Boström AE, Dadfar A, Ciuculete DM, Chatzittofis A, Asberg M, et al. Epigenetic changes in the CRH gene are related to severity of suicide attempt and a general psychiatric risk score in adolescents. EBioMedicine. 2018;27:123-33.
9. Werlang BSG, Macedo MMK, Krüger LL. Perspectiva psicológica. In: Werlang BG, Botega NJ. Comportamento suicida. Porto Alegre: Artmed; 2004.
10. Meleiro AMAS, Teng CT, Wang YP. Suicídio: estudos fundamentais. Rev Bras Psiquiatr. 2005;27(3).
11. Blumenthal SJ, Kupfer DJ. Suicide over the life cycle: risk factors, assessment and treatment of suicidal patients. Psychological Medicine. 1990;21(4):1075-7.
12. Kutcher S, Chehil S. Manejo do risco de suicídio: um manual para profissionais de saúde. Rio de Janeiro: Med Line; 2007.
13. Mooecicki EK. Epidemiology of suicide. In: Jacobs DG (ed.). The Harvard Medical School guide to suicide assessment intervention. San Francisco: Jossey-Bass Publishers; 1999.
14. Ernst C, Mechawar N, Turecki G. Suicide neurobiology. Prog Neurobiol. 2009;89(4):315-33.
15. Kim CD, Seguin M, Therrien N, Riopel G, Chawky N, Lesage AD, et al. Familial aggregation of suicidal behavior: a family study of male suicide completers from the general population. AM J Psychiatry. 2005;165(5):1017-9.
16. Levenson JL, Bostwick JM. Suicidality in the medically ill. Primary Psychiatry. 2005;12:16-8.
17. Bertolote JM, Fleischmann A, De Leo D, Wasserman D. Suicide and mental disorders: ¿do we know enough? Brit J Psychiatriy. 2003;183(5):382-3.
18. Harris EC, Barraclough BM. Suicide as an outcome for mental disorders: a metanalysis. Br J Psychiatry. 1997;170(3):205-28.
19. Oquendo MA, Galfalvy H, Russo S, Ellis ST, Grunebaum MF, Burke A, et al. Prospective study of clinical predictors of suicidal acts after a major depressive episode in patients with major depressive disorder or bipolar disorder. A J Psychiatry. 2004;161(8):1433-41.
20. Rudd MD, Joiner T, Rajab MH. Relationships among suicide ideators, attempters, and multiple attempters in a young adult sample. J Abnormal Psychol. 1996;105(4):541-50.
21. Van Orden KA, Witte TK, Cukrowicz KC, Braithwaite S, Selby EA, Joiner Jr TE. The Interpersonal Theory of Suicide. Psychol Rev. 2010;117(2):575-600.
22. Cheng AT, Chen TH, Chen CC, Jenkins R. Psychological and psychiatric risk factors for suicide: case control psychological autopsy study. Br J Psychiatry. 2000;177(4):360-5.
23. Wenzel A, Brow GK, Beck AT. Terapia cognitiva comportamental para pacientes suicidas. Porto Alegre: Artmed; 2010.
24. Bridge JA, Reynolds B, McBee-Strayer SM, Sheftall AH, Ackerman J, Stevens J, et al. Impulsive aggression, delay discounting, and adolescent suicide attempts: effects of current psychotropic medication use and family history of suicidal behavior. J Child Adolesc Psychopharmacol. 2015;25(2):114-23.
25. King CA, Berona J, Czyz E, Horwitz AG, Gipson PY. Identifying adolescents at highly elevated risk for suicidal behavior in the emergency department. J Child Adolesc Psychopharmacol. 2015;25(2):100-8.
26. **Ackerman JP, McBee-Strayer SM, Mendoza K, Stevens J, Sheftall AH, Campo JV, et al. Risk-sensitive decision-making deficit in adolescent suicide attempters. J Child Adolesc Psychopharmacol. 2015; 25(2):109-13.**
   ⇨ Os autores buscaram estender descobertas recentes de que tentativas de suicídio de adolescentes processam avaliações

de risco de maneira diferente dos que não tentaram suicídio. Adolescentes com histórico de tentativa de suicídio exibem maior risco e maior dificuldade em prever resultados prováveis.

27. Scivoletto S, Boarati MA, Turkiewicz G. Psychiatric emergencies in childhood and adolescence. Rev Bras Psiquiatr. 2010;32(suppl. 2): S112-20.

28. Hewitt PL, Flett GL, Sherry SB, et al. Trait perfectionism dimensions and suicidal behavior. In: Ellis TE (ed.). Cognition and suicide: theory, research and therapy. Washington: APA; 2006.

29. Oquendo, MA, Sullivan GM, Sudol K, Baca-Garcia E, Stanley BH, Sublette ME, Mann JJ. Toward a biosignature for suicide. Am J Psychiatry. 2014;171(12):1259-77. Disponível em: https://www.ncbi.nlm.nih.gov/pmc/articles/PMC4356635/

30. Oquendo MA, Sullivan GM, Sudol K, Baca-Garcia E, Stanley BH, Sublette ME, et al. Toward a biosignature for suicide. Am J Psychiatry. 2014;171(12):1259-77. Disponível em: https://www.ncbi.nlm.nih.gov/pmc/articles/PMC4356635/.

31. **Gunnell D, Ho D, Murray V. Medical management of deliberate drug overdose: a neglected area for suicide prevention? Emerg Med J. 2004;21(1):35-8.**
    ⇨ **Cerca de um quarto de todas as mortes por overdose por suicídio ocorrem após a admissão no hospital. Pesquisas mais detalhadas são necessárias para descobrir se um melhor tratamento médico pré-admissão e hospitalar daqueles que tomam overdoses graves pode impedir algumas dessas mortes.**

32. Lima DD, Azevedo RCS, Gaspar KC, Silva VF, Mauro MLF, Botega NJ. Tentativa de suicídio entre pacientes com uso nocivo de bebidas alcoólicas internados em hospital geral. J Bras Psiquiatr. 2010;59(3):167-72.

33. Holdsworth N, Belshaw D, Murray S. Developing A&E nursing responses to people who deliberaty self-harm: the provision and evaluation of a series of reflective workshops. J Psychiatr Ment Health Nurs. 2001;8(5):449-58.

34. Shneidman E. Deaths of man. New York: Quadrangle; 1973.

35. Beautrais AL. Suicide postvention: support for families, whanau and significant others after a suicide: a literature review and synthesis of evidence. 2004. Disponível em: https://www.health.govt.nz/system/files/documents/publications/bereavedbysuicide-litreview.pdf.

36. **Scavacini K, Meleiro AMAS. Posvenção/sobreviventes do suicídio. In: Meleiro AMAS. Psiquiatria: estudos fundamentais, 1.ed. Rio de Janeiro: Guanabara Koogan, 2018.**
    ⇨ **Os autores abordam amplamente as questões da intervenção dos enlutados por suicídio. A posvenção é qualquer ato apropriado e de ajuda que aconteça após o suicídio com o objetivo de auxiliar os sobreviventes a viver mais, com mais produtividade e menos estresse do que viveriam se não houvesse esse auxílio.**

37. Mrazek PJ, Haggerty RJ. Reducing risks for mental disorders: frontiers for preventive intervention research. Washington: National Academy Press; 1994.

38. Griffiths JJ, Zarate CA Jr, Rasimas JJ. Existing and novel biological therapeutics in suicide prevention. Am J Prev Med. 2014;47(3 Suppl 2): S195-203.

39. Isacsson G, Rich CL. Management of patients who deliberately harm themselves. BMJ. 2001;322(27):213-5.

40. Meltzer HY, Alphs L, Green AI. Clozapine treatment for suicidality in schizophrenia. International suicide prevention trial (InterSePT). Arch Gen Psychiatry. 2003;60(1):82-91.

41. Rosa AR, Kapczinski F, Oliva R, Stein A, Barros HMT. Monitoramento da adesão ao tratamento com lítio. Rev Psiquiatr Clín. 2006;33(5):249-61.

42. World Health Organization (WHO), Organización Panamerican de la Salud (OPS). Prevención del suicidio: um imperativo global. Washington: OPS; 2014. https://apps.who.int/iris/bitstream/handle/10665/136083/9789275318508_spa.pdf?sequence=1&isAllowed=y.

46

Manifestações psiquiátricas no contexto das pandemias: Covid-19

Pedro Fukuti
Isabella D'Andrea Garcia da Cruz
Talita Di Santi
Camila Truzzi Penteado

Aline Jimi Myung Cho
Natalia L. Saldanha
Caroline Louise Mesquita Uchôa
Marina Flaborea Mazzoco

Sumário

Introdução/generalidades
O impacto social da pandemia
    Isolamento social
    Economia
    Evolução da pandemia
Psiquiatria da pandemia
    Ansiedade
    Depressão
    Transtorno do estresse pós-traumático
    Transtorno obsessivo-compulsivo
    Transtorno por uso de substâncias
    Esquizofrenia
    Suicídio
    Alterações neuropsiquiátricas da Covid-19
    Ações recomendadas aos psiquiatras frente à pandemia
Profissionais de saúde
    Estudo de caso: o Programa COMVC-19
Particularidades em idosos
Particularidade em crianças
Vinheta clínica
Considerações finais
Para aprofundamento
Referências bibliográficas

Pontos-chave

- Em 2020, a pandemia da Covid-19 se espalhou pelo mundo causando elevado número de mortes e enorme impacto socioeconômico.
- Distúrbios sociais importantes são conhecidos fatores de risco para surgimento ou descompensação de transtornos psiquiátricos prévios.
- Sistemas de saúde de diversos países ficaram à beira de colapso, profissionais de saúde rapidamente ficaram extremamente sobrecarregados e com alto risco de sofrer transtornos mentais.
- Pesquisas preliminares parecem apontar para um efeito direto do SARS-CoV-2 no sistema nervoso central, evoluindo com sintomas neuropsiquiátricos.

*"Tenho apenas duas mãos
E o sentimento do mundo."*
Carlos Drummond de Andrade

INTRODUÇÃO

Em dezembro de 2019, uma nova doença de transmissão respiratória e altamente infecciosa surgiu na província de Wuhan, na China. O agente etiológico foi rapidamente identificado como sendo o vírus SARS-CoV-2 da família dos coronavírus[1] e a doença foi denominada pela Organização Mundial da Saúde (OMS) de Covid-19[2]. Entre os infectados, cerca de 14% podem desenvolver a forma moderada e necessitar de internação hospitalar e 5% podem evoluir para a forma grave necessitando de terapia intensiva[3]. A doença alastrou-se rapidamente pelo mundo e, em 11 de março de 2020, a OMS declarou que se tratava de uma pandemia. Dez meses após seu surgimento, mais de 34 milhões de pessoas pelo mundo tinham sido acometidas das quais cerca de 4,5 milhões delas no Brasil. Neste período, houve mais de 1 milhão de mortos, sendo cerca de 145.000 no Brasil[4].

Sistemas de saúde de todo o mundo tiveram de se adaptar rapidamente para atender a esses pacientes, reorganizando os serviços, adiando procedimentos eletivos e disponibilizando e criando leitos de enfermaria e UTI. Com tamanha demanda, a maioria dos sistemas de saúde do mundo ficou sobrecarregada e alguns entraram em colapso[5,6]. Os profissionais de saúde ficaram sujeitos à importantes mudanças em suas rotinas de trabalho bem como a enorme estresse físico e mental[7].

Para diminuir a rápida propagação da doença, variadas medidas de distanciamento social foram adotadas nos diversos países, o que mudou de forma abrupta e radical o modo de vida da população em geral. Todo tipo de interação presencial entre pessoas foi desestimulado; atividades em que houvesse concentração de pessoas, como comércios e instituições de ensino, foram fechados; serviços considerados não essenciais foram proibidos de funcionar. Com isso, o desemprego aumentou vertiginosamente e a economia mundial entrou em grave recessão. Tais acontecimentos socioeconômicos tiveram impacto no bem-estar psicossocial da população. Muitos desses acontecimentos são conhecidos fatores de risco para o surgimento de transtornos mentais tais como transtornos ansiosos, transtornos do humor, transtornos do estresse, transtornos por uso de substâncias, dentre outros e ao aumento do número de suicídios[8].

Este capítulo, por ser escrito ainda na vigência da pandemia no Brasil, não tem o distanciamento temporal que seria considerado ideal para uma análise histórica ou científica mais sóbria. Os estudos e artigos à disposição são recentes, muitas vezes *"pre prints"*. Portanto, muitas questões aqui abordadas podem em breve se tornar obsoletas. Por outro lado, nunca na história da medicina se produziu e disseminou conhecimento científico de forma tão rápida sobre uma nova doença).

A Tabela 1 resume os principais acontecimentos da pandemia até outubro de 2020.

O IMPACTO SOCIAL DA PANDEMIA

Ainda não é possível mensurar precisamente a magnitude do impacto social e econômico causado pela pandemia da Covid-19 no Brasil e no mundo, mas as consequências já presentes são enormes.

Isolamento social

Na tentativa de atenuar a velocidade do contágio foram implementadas em diversos países do mundo, em graus e por períodos variados, diversas medidas de isolamento ou distanciamento social, tais como:

- Fechamento de empresas, escritórios, comércios e serviços considerados não essenciais.
- Fechamento de instituições de ensino, de escolas a universidades.
- Proibição de eventos públicos ou privados em que haja aglomeração de pessoas como cultos religiosos, festas particulares, congressos, cinemas, teatros, etc.

Tabela 1 Resumo da evolução da pandemia

Data	Mundo	Brasil
Dezembro de 2019	Surgimento dos primeiros relatos de caso de uma pneumonia desconhecida na China.	
10 de janeiro de 2020	Identificação do agente etiológico e sequenciamento dos genes do vírus SARS-CoV-2.	
25 de fevereiro de 2020	Disseminação da doença para outros países.	Identificado primeiro caso na cidade de São Paulo, em homem que retornou da Itália.
11 de março de 2020	OMS declara pandemia.	
20 de março de 2020		1.000 casos no Brasil, em diversos estados.
Início de abril de 2020	Pico de mortes e colapso do sistema de saúde na Itália e Espanha.	20 dias depois da marca de mil casos, a incidência já era de 10.000 casos confirmados.
Abril de 2020	China controla pandemia através de rígidas medidas de isolamento social. Pico de mortes e colapso do sistema de saúde na cidade de Nova York.	Colapso do sistema de saúde de cidades como Manaus, Belém e Fortaleza.
Maio de 2020	Abertura gradual de países europeus.	
Junho de 2020		Brasil já tinha mais de 1.000.000 de casos e 48.000 mortes
Julho de 2020	Após platô, Estados Unidos voltam a ter crescimento recorde de casos novos por dia ultrapassando 4 milhões de casos e 143 mil mortes.	Mais de 2 milhões de contaminados no Brasil e 80 mil mortes.
19-23 de julho de 2020	15 milhões de casos no mundo e mais de 600 mil mortes.	Mais de 2 milhões de contaminados no Brasil e 80 mil mortes.
Agosto de 2020	Os três países com maior número de novos casos são Índia, Estados Unidos e Brasil.	Alguns estados começam a diminuir o número de novos casos.
Outubro de 2020	O total de casos confirmados de Covid-19 atingiu mais de 34 milhões com mais de 1.020.000 mortes.	Cerca de 4,8 milhões de contaminados no Brasil e 145 mil mortes.

- Fechamento de bares e restaurantes.
- Suspensão de viagens internacionais, fechamento de fronteiras de diversos países.
- Visitas a parentes e reuniões familiares foram desestimuladas.
- A todos foi recomendado confinamento em casa e sair apenas se estritamente necessário.

Um estudo longitudinal feito na Inglaterra um mês após a adoção de medidas de isolamento social severo no país apontou que cerca de 27,3% da população estava enfrentando importante sofrimento psicológico e, portanto, em grande risco apresentar transtorno psiquiátrico; no ano anterior, este índice era de 18,9%. Os que mais sofriam eram as mulheres, minorias e população de baixa renda[9].

Economia

Crises econômicas e desemprego são conhecidos fatores estressores que aumentam o risco para transtornos mentais.

Com o fechamento de inúmeras atividades econômicas, comércios, escritórios e outros serviços considerados não essenciais, houve grave retração na economia mundial. Esta crise já é considerada a pior desde a Grande Crise de 1929. A Organização das Nações Unidas (ONU) apontou que nos 3 primeiros trimestres de 2020 o mundo teve uma queda de 14% na renda média do trabalhador, uma retração de cerca de 4,9% do PIB, queda no comércio global e um vertiginoso aumento do desemprego[2].

É esperado que o impacto econômico, social e de saúde da pandemia seja maior em países de menor renda familiar média devido ao menor suporte social, menor estrutura de sistema de saúde, maior número de trabalhadores informais e de habitações precárias, como é o caso do Brasil[10]. Baixa renda está associada a piores cuidados com a saúde[11]. Estudos já apontam maior mortalidade da Covid-19 em famílias de baixa renda, de minorias raciais em relação a famílias de alta renda[11,12].

No Brasil houve aumento importante do desemprego. Pesquisa do Instituto Brasileiro de Geografia e Estatística registrou no final de julho de 2020 um índice de desemprego de 13,8%, o maior índice de desemprego de sua série histórica iniciada em 2012. Esse índice era de 11,1% em janeiro de 2020 (pré-pandemia), ou seja, um aumento de mais de 2 pontos percentuais, o que representa mais de 6 milhões de pessoa[13]. Em 2020, o Instituto de Pesquisas Econômicas Aplicadas (IPEA) estima uma queda do PIB brasileiro de 4,5%.

Evolução da pandemia no Brasil

No Brasil, o vírus foi detectado pela primeira vez na cidade de São Paulo, em 26 de fevereiro de 2020, em um paciente do sexo masculino que retornou de uma viagem à Itália. Cerca de 10 dias depois, já havia evidências de transmissão interna e em pouco tempo já havia casos em diversos estados. Em 17 de março, a cidade declarou estado de emergência, suspendendo au-

las em escolas e universidades, proibindo atividades e eventos com aglomeração de pessoas e atividades consideradas não essenciais. Porém não foram implementadas medidas mais coercitivas (multas, fiscalização) à circulação de pessoas como em outros locais (China e Europa). A adesão ao isolamento social pela população foi mediana (taxas ao redor de 50%). No Brasil, devido a sua dimensão continental, a pandemia evoluiu com diferentes picos nas diversas regiões, primeiramente nas grandes cidades, seguida de interiorização. Iniciou na região Sudeste, espalhando para Norte e Nordeste e, finalmente, para Sul e Centro-Oeste.

Cerca de 3 meses após o primeiro caso, o Brasil se tornou o segundo maior país no mundo em número de casos e foi considerado um dos países com pior controle da propagação do vírus[14]. Entre junho e agosto de 2020, o país teve uma média diária acima de 1.000 mortos por dia. Controvérsias a respeito da adesão ou não às medidas de isolamento social, assim como, à indicação de tratamento ainda sem evidências científicas (hidroxicloroquina)[15], dominaram o debate público. A gestão política da pandemia foi duramente criticada pela mídia internacional e por editoriais de revistas científicas de grande renome tal como o Lancet[16].

O sistema de saúde de algumas cidades como Manaus, Belém e Fortaleza colapsaram (situação em que se esgotam os leitos hospitalares disponíveis). Cidades como São Paulo e Rio de Janeiro chegaram ao limite, mas não houve colapso[6].

Apenas no final de setembro de 2020 a pandemia no país começou a dar sinais de arrefecimento com uma queda sustentada de novos casos por dia. A maioria das cidades do país enfrentou o fechamento das atividades não essenciais por cerca de 2 ou 3 meses, seguida de medidas graduais de reabertura.

PSIQUIATRIA DA PANDEMIA

Transtornos mentais são multifatoriais: seu aparecimento depende da interação de fatores genéticos, psicológicos e sociais. O enorme impacto do coronavírus no modo de vida da população acentuou diversas vulnerabilidades psicossociais que podem favorecer surgimento de transtornos psiquiátricos. Por exemplo, a solidão, imposta pelo isolamento social, é um fator sabidamente associado a diversos transtornos psiquiátricos, aumentando risco de suicídio, piorando os cuidados com a saúde e reduzindo expectativa de vida[17]. O confinamento também pode aumentar os riscos de conflitos familiares e de violência doméstica[18].

No início da pandemia, a Organização Mundial da Saúde (OMS) alertou que os serviços de saúde mental precisavam estar fortalecidos, pois havia previsão de grande aumento da incidência de transtornos mentais[5]. Estudos feitos em pandemias anteriores, como a de SARS-CoV-1 em 2002 e a de MERS em 2012, também apontavam para aumento da incidência de transtornos psiquiátricos na população em geral, e especificamente, descompensações em pacientes já portadores de transtornos psiquiátricos.

Estudos feitos durante a pandemia do SARS-CoV-2 já apontam o surgimento de transtornos mentais em indivíduos sem transtornos psiquiátricos prévios e a exacerbação de transtorno pré-existentes. Além disso, estudos recentes também apontam que o vírus *per se* é capaz de causar sintomas neuropsiquiátricos[19].

Aqui faremos comentários sucintos sobre os transtornos mais prevalentes no contexto da pandemia. Detalhes sobre cada um deles deve ser procurado nos capítulos específicos.

Ansiedade

Ansiedade é o sentimento subjetivo de medo de uma ameaça real ou percebida e em geral, é acompanhada de sofrimento psíquico e de sintomas somáticos. Torna-se patológica quando leva a prejuízos sociais, profissionais ou sofrimento intenso.

A pandemia trouxe à tona questões naturalmente ansiogênicas: incertezas quanto a como será o futuro, o medo de adoecer ou mesmo morrer devido à infecção, ou que isso ocorra com seus entes queridos. O motivo das preocupações ansiosas foi objeto de estudos recentes nos Estados Unidos; de modo geral, as pessoas preocupavam-se mais com a possibilidade de algum familiar contrair Covid-19 ou de inadvertidamente infectar outras pessoas do que em eles mesmos adquirirem ou morrerem da doença. Outra preocupação comum era com uma eventual crise duradoura na economia[20,21].

De fato, a prevalência de ansiedade parece ter aumentado vertiginosamente. Nos Estados Unidos, a prevalência de sintomas ansiosos em 2019 era de cerca de 6,5%, no segundo semestre de 2020 (epidemia no país não controlada) era de cerca de 24,2%, ou seja, 4 vezes maior[22]. Na China, um estudo transversal com 56.679 pessoas durante o apogeu da pandemia no país (início de 2020) apontou que cerca de 31,6% das pessoas apresentavam sintomas ansiosos[23].

Foram considerados fatores associados a uma maior incidência de sintomas ansiosos durante a pandemia: ter tido diagnóstico ou ter parentes com diagnóstico de Covid-19, estar em isolamento social por período de tempo mais prolongado, estar sujeito exposição no trabalho e estar exposto a mais de 3 horas de informações da mídia[23]. Evidenciou-se também que jovens têm maior prevalência de sintomas ansiosos do que mais velhos. Em contrapartida, fatores associados a uma menor incidência de sintomas foram estar trabalhando em locais de baixo risco ou em home office[23,24].

Curiosamente a mídia, ao mesmo tempo que ajudou na rápida disseminação das informações, também parece ter sido uma importante fonte de ansiedade. Um estudo analisando emoções referidas ao assistir as notícias relata que 52% delas causavam sentimentos negativos e apenas 30% positivos. Medo, ansiedade e raiva foram os sentimentos mais evocados pelas notícias. Inseguranças no que se refere a grande exposição à mídia por vezes sensacionalista e a incerteza de como será o futuro parece gerar sintomas ansiosos.

No Brasil, em recente pesquisa realizada entre maio e julho de 2020 durante a pandemia, 52,6% dos participantes disseram estar nervosos ou ansiosos sempre ou quase sempre, enquanto 43% dos participantes que não tinham problemas anteriores alegaram estar tendo problemas de sono[25].

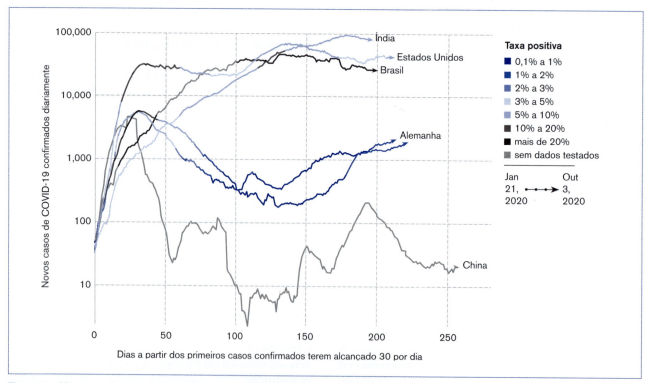

Figura 1 Números de novos casos diários de Covid-19 nos diversos países.
Fonte: European CDC – Situation update worldwide (23/7/2020).

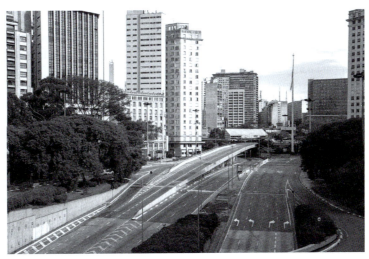

Figura 2 São Paulo vazia durante a pandemia.
Fonte: Freepik.

Uma consideração que vale a pena mencionar é que pacientes ansiosos comumente apresentam sensação de falta de ar como manifestação de ansiedade, além de distorções cognitivas e pensamentos catastróficos que podem levá-los a crer que estão contaminados e buscarem atendimento de pronto-socorro. Isso pode aumentar o risco de contaminação real.

Depressão

Depressão é o transtorno psiquiátrico mais prevalente no mundo, caracterizado sobretudo por humor deprimido e pela perda de interesse nas atividades. Isolamento, falta de suporte psicossocial, dificuldades econômicas são fatores estressores que podem contribuir para o surgimento de novos episódios depressivos, ou para a descompensação de quadros já existentes[5].

Uma metanálise com 12 estudos estimou a prevalência de depressão na população geral durante a pandemia em cerca cerca de 33,7%[26].

Nos Estados Unidos, uma pesquisa apontou que durante a pandemia a prevalência de sintomas depressivos na população geral aumentou mais de 3 vezes: sintomas de depressão leve foram encontrados em 24,6% (16,2% no ano anterior), moderada em 14,8% (5,7% no ano anterior) moderadamente severa em 7,95% (2,1% no ano anterior) e severa em 5,1% (0,7% ano anterior). Baixa renda familiar e exposição a estressores tais como perda de emprego foram associados a maior prevalência[27].

No Brasil, em recente pesquisa realizado entre maio e julho, 40,4% disseram estar tristes ou deprimido sempre ou quase sempre[25].

Transtorno do estresse pós-traumático

O transtorno do estresse pós-traumático é caracterizado por reexperimentação de vivências repetitivas e intrusivas, comportamento de esquiva, alterações negativas de cognição e humor e hiperexcitabilidade. Os sintomas surgem em geral alguns meses após experiências traumáticas agudas e pode levar a diversas alterações do comportamento, prejuízo social e profissional, sendo um transtorno altamente incapacitante[21].

Estudos recentes mostraram elevada incidência de sintomas de estresse pós-traumático durante a pandemia, eles estavam presentes cerca de 25% dos participantes de um estudo transversal nos Estados Unidos[22]. Ainda mais alarmante, um outro estudo feito na China apontou que esses sintomas estavam presentes em 96% dos pacientes que adquiriram a forma grave da Covid, índice maior do que a esperada em pacientes internados em unidades de terapia intensiva por outras razões[28]. Esses sintomas também devem ser frequentes em pessoas que tenham tido um familiar acometido ou falecido e em profissionais de saúde em contato direto com esses doentes[29].

Transtorno obsessivo-compulsivo

O transtorno obsessivo-compulsivo (TOC) é caracterizado pelo aparecimento de pensamentos, impulsos ou imagens recorrentes, intrusivos, aversivos e geradores de ansiedade (obsessão), em geral, seguido de um comportamento estereotipado que serve para atenuar a ansiedade gerada (compulsão)[21]. É comum que o conteúdo das obsessões seja de contaminação, seguido pela compulsão de lavar as mãos. Também é comum o conteúdo das obsessões estarem relacionadas a acontecimentos no ambiente. Obsessões relacionadas ao medo de estar contaminado com HIV, por exemplo, não são incomuns na prática clínica. Curiosamente, algumas teorias evolucionistas defendem que os genes que levam ao TOC foram mantidos ao curso da evolução por poderem representar alguma característica adaptativa de evitação de riscos como, por exemplo, a higiene e a prevenção de infecções[30,31].

Alguns autores acreditam que haverá grande piora na psicopatologia desses pacientes devido à pandemia do coronavírus, pois os riscos de contaminação são reais e toda a população está sendo orientada a lavar as mãos repetidamente. Informações da mídia de que o vírus pode permanecer ativo em superfícies podem contribuir para o aumento do medo de se contaminar, assim como para comportamentos de higienização obsessiva[32].

Autores sugerem que pacientes com TOC sejam acompanhados e orientados quanto à real necessidade de lavar as mãos como: lavar apenas quando sair ou tocar objetos externos, lavá-las com desinfetantes mais fortes ou por mais tempo não fará diferença, não devem lavar a mão simplesmente para o alívio de ansiedade e não é necessário lavar coisas em casa que não tiveram contato com objetos externo. A necessidade de reasseguramento, típica em pacientes com TOC, pode levar à busca desenfreada de informações em diversas fontes, levando ao aumento da ansiedade. Deve-se orientá-los a buscar informações em fontes confiáveis e preferencialmente em poucos lugares[33].

Transtornos por uso de álcool e substâncias

Diversos estudos já apontaram que fatores como estresse, isolamento social, medo e ansiedade estão associados a maior prevalências de consumo de substâncias e também podem funcionar como gatilhos de sintomas de fissura e recaídas em pacientes ex-dependentes químicos. Também se sabe que aqueles que passaram por eventos traumáticos, como guerras, atentados terroristas e desastres naturais têm maior prevalência de transtorno do uso de substâncias (TUS).

De fato, recentemente, Rogers[34] apontou que preocupações e medos especificamente relacionados à Covid-19 estavam associados ao início de uso de substâncias em não usuários prévios como tentativa de manejo dessas emoções negativas.

Ainda há poucos estudos, no entanto, acredita-se que haverá grande aumento do consumo de substâncias durante a pandemia[14]. De fato, nos Estados Unidos, houve um aumento de 54% da venda de álcool em março de 2020 em relação ao mesmo período de 2019. Em pesquisa com cerca de 1.540 adultos o aumento do consumo médio foi de 14%, considerando apenas mulheres o número foi maior, cerca de 17%[35]. Em outra pesquisa conduzida com cerca de 5.412 pessoas no nos Estados Unidos, cerca de 10% dos participantes alegaram terem iniciado ou aumentado o uso[36]. Na Inglaterra há relatos de um aumento de cerca de 30% nas vendas de bebidas alcoólicas no período inicial da pandemia. Em um estudo transversal com 1.555 pacientes cerca de 20% das pessoas que costumavam beber diariamente aumentaram seu volume de consumo, representando um risco de padrão de consumo de álcool mais perigoso durante o isolamento[16,37]. Além disso, usuários de drogas ilícitas em geral são marginalizados, apresentam comorbidades clínicas, têm pouco acesso a serviços de saúde e têm risco aumentado para serem contaminados[38].

Estudos feitos na Inglaterra relatam um aumento de cerca de 30% nas vendas de bebidas alcoólicas no período inicial da pandemia. Um estudo transversal com 1.555 pacientes cerca de 20% das pessoas que costumavam beber diariamente aumentaram seu volume de consumo, o que pode representar um risco de evoluir para um padrão de consumo de álcool mais perigoso[39].

Para além de suporte por telepsiquiatria, recomenda-se sobretudo a manutenção de terapias em grupo (considerado o pilar fundamental no tratamento das TUS) feitas pela internet.

No mais, usuários de drogas, em especial as ilícitas, são em geral marginalizados, apresentam diversas comorbidades clínicas, têm pouco acesso a serviços de saúde e têm risco aumentado para serem contaminados e terem um mau prognóstico[38].

Esquizofrenia

Até o momento, não há evidências que liguem diretamente a esquizofrenia ao SARS-CoV-2, no entanto estudos apontaram um aumento significativo de surtos psicóticos após a pandemia de gripe espanhola[40].

Alguns especialistas acreditam que haverá descompensação dos quadros psicóticos. Curiosamente, outros autores, baseados em relatos de casos acham que pacientes esquizofrênicos no geral estão bem[41].

A maioria concorda que estão em alto risco, pois a natureza de sua doença favorece a baixa adesão de medidas comportamentais para prevenção de contaminação, higiene de mãos, distanciamento de ao menos 1 metro de outros, etc. Além disso é um fato conhecido a maior prevalência de comorbidades clínicas nesses pacientes[42].

Ainda que pacientes esquizofrênicos em geral apresentem retraimento social, a falta de contato social mínimo, assim como a falta de suporte social mínimo está associado a piora da doença[42].

Quanto aos usuários de clozapina, não está indicada sua suspensão indiscriminada em casos de Covid-19 pelo risco de leucopenia. Pacientes que usam clozapina e tem contagem de neutrófilos estáveis podem fazer exames de forma mais espaçada, de 3 em 3 meses, para evitar circulação em ambientes potencialmente contaminados. No caso de suspeita de Covid-19 em um paciente usando clozapina deve-se realizar hemograma imediatamente. Se surgirem sintomas de intoxicação é possível que houve aumento da dosagem sérica da clozapina secundária a Covid-19 e a dose deve ser ajustada[43].

Suicídio

Um dos mais importantes fatores de risco para o suicídio é a presença de doenças psiquiátricas, sobretudo, se não tratadas. Como vimos acima, espera-se que haja um aumento de transtornos psiquiátricos secundários a pandemia.

No mais, a falta de suporte e isolamento social, o aumento do uso de substâncias, a perda de acesso a suporte religioso e a serviços de saúde mental também potencializam o aumento de risco de suicídio. Todos esses fatores tornaram-se proeminentes na pandemia[44].

Um dos mais conhecidos fatores de risco para suicídio é a recessão econômica e o desemprego. Em diversos continentes a associação entre aumento de desemprego e o aumento de número de suicídios já foi notada[45]. Durante a crise econômica de 1929 o aumento do número de suicídios chegou a 16% Autores estipulam baseado apenas no aumento do desemprego um aumento de 3 a 10% no número global de suicídios[46]. Se houver grande depressão econômica em seguida pode se chegar a 15-20%[47].

Em um dos mais clássicos estudos sobre suicídio, Émile Durkheim[48] já apontava como um fator que aumentava o risco de suicídios a anomia. Anomia refere-se a uma situação em que a sociedade como um todo fica "desorganizada", sem rumo, o que é comum em crises econômicas.

De fato, pesquisas recentes indicam que o número de adultos que apresentam ideação suicida nos EUA de dobrou 2018 para 2020 (de 4,3% a 10,7%)[36].

Alterações neuropsiquiátricas da Covid-19

A Covid-19 tem se mostrado uma patologia multissistêmica. Para além das manifestações do trato respiratório, sabe-se que a doença pode comprometer outros sistemas, dentre eles, o sistema nervoso central (SNC)[49]. Assim como os outros coronavírus (SARS-CoV-1 e MERS), a infecção pelo SARS-CoV-2 pode causar alterações neuropsiquiátricas, que podem surgir como um evento agudo, subagudo ou crônico[34].

As manifestações cerebrovasculares foram uma das mais relatadas, principalmente em indivíduos hospitalizados e de alto risco cardiovascular. Estudos conduzidos na China, Espanha e Estados Unidos trouxeram que 1 a 1,6% de pacientes internados foram afetados por doença cerebrovascular. Há também inúmeros relatos de doenças neurológicas imunomediadas no SNC ou SNP, como Guillain-Barré, paralisia facial periférica e Miller-Fisher.

Alguns estudos sugerem que cerca de um terço dos pacientes diagnosticados com Covid-19 apresentaram essas manifestações[50]. Os sintomas encontrados na recente literatura podem ser divididos em cinco grupos: (1) cerebrovasculares, (2) encefalites, (3) imunomediados (como Guilain-Barré), (4) meningites/meningoencefalites e (5) neuropsiquiátricos, como psicoses e transtorno de humor.

A fisiopatologia dessas manifestações permanece incerta. Estudos demonstram um neurotropismo intrínseco dos B-coronavírus (SARS-CoV-1 e SARS-CoV-2), eles seriam capazes de entrar na célula neuronal e da glia por meio da ligação à enzima ACE2. O SARS-CoV-2 pode invadir o SNC em regiões de menor proteção da barreira hematoencefálica, como o trato solitário, núcleo paraventricular ou região rostral da medula espinal[19]. Essa invasão pode ser facilitada durante inflamações sistêmicas. Em infecções como as do SARS-CoV-1 e MERS, foi demonstrada a rápida ascensão ao SNC por via intranasal através do bulbo olfatório. Além disso, a inflamação pelo vírus pode liberar citocinas agressoras da microcirculação cerebral podendo acarretar edemas, tromboses e ativação autonômica. Assim, o vírus, seja direta ou indiretamente, pode agredir o SNC e causar as manifestações neuropsiquiátricas.

As complicações neuropsiquiátricas agudas mais comuns relatadas são anosmia, ageusia, *delirium* e encefalopatias. Foram descritos também, cefaleia, acidentes vasculares e hemorragias[19]. As manifestações neurológicas agudas foram mais prevalentes em indivíduos com comorbidades clínicas associadas e, consequentemente, o seu manejo se mostrou mais complicado nesses pacientes.

Estudos indicam que 20 a 30% dos pacientes com Covid-19 apresentaram estado confusional agudo ou alterações psiquiátricas durante a internação[51], as taxas de delirium chegaram a 60% em pacientes críticos[52]. A elevada prevalência de *delirium* tem múltiplas etiologias, relacionadas à infecção, à hipoxemia, ao tratamento (uso de fármacos psicotrópicos por longos períodos e necessidade de dispositivos invasivos) e a fatores psicológicos (como distanciamento social e estresse). Dessa forma, é fundamental a investigação e tratamento precoce de *delirium*, uma vez que ele é preditor independente de comprometimento cognitivo e aumenta as taxas de mortalidade da doença.

Além dos distúrbios agudos, os dados recentes também sugerem comprometimentos neuropsiquiátricos subagudos e crônicos relacionados aos coronavírus[53]. A cronificação desses sintomas tem sido, do mesmo modo, relacionado à neuroinflamação e neurodegeneração. Suspeita-se, por exemplo, que a infeção SARS-CoV-2 pode estar associada com distúrbios neurodegenerativos[49] tais como doenças demenciais, esclerose múltipla e outras doenças neurológicas raras. Uma vez que a inflamação pode facilitar a ocorrência dessas comorbidades em pacientes predispostos[54].

Observaram-se também taxas mais altas de depressão, ansiedade, comportamento suicida e distúrbios relacionados ao trauma em pandemias anteriores[34]. Como já discutido acima eles são influenciados por fatores psicossociais, uma vez que epidemias impactam em mudanças no cotidiano individual. No entanto, a injúria ao SNC provocada por uma condição inflamatória pode ser causa per se de transtornos psiquiátricos. O aumento de fatores pró-inflamatórios como IL-6, TNFα, IL-1B) parece estar associado a desregulação do humor, comportamentos suicidas, impulsividade e transtorno de personalidade[40]. Além disso, um estudo recente feito na Inglaterra também apontou uma associação com o surgimento de outros transtornos mentais, tais como episódios psicóticos, síndrome demencial, catatonia e mania[55].

Concluindo, sabe-se que a pandemia de Covid-19 não causou apenas alterações respiratórias, mas impactou em múltiplos sistemas corporais. Ainda são necessários estudos sobre a fisiopatologia das alterações neuropsiquiátricas do novo coronavírus e, principalmente, associá-las ao contexto psicossocial em que as pessoas passaram a viver nessa pandemia.

Tabela 2 Manifestações neuropsiquiátricas da Covid-19

Manifestações agudas	Manifestações subagudas e crônicas
Distúrbios do olfato e paladar	Mielite transversa
Insônia	Guilain-Barré
Mialgia/fadiga	Doença de Kawasaki
Encefalopatia/*delirium*	Disautonomia
Acidente vascular cerebral	Síndrome da fadiga crônica
Rabdomiólise	Transtorno de humor

Ações recomendadas aos psiquiatras frente à pandemia

Diante de tudo que foi exposto, diversas organizações de saúde e autores[8,56-58] sugerem que, além de garantir o diagnóstico e tratamento regular dos transtornos mentais, os serviços de saúde mental devem:

- Prover acesso a serviços de saúde mental, principalmente, por meio de teleconsultas e telemonitoramento.
- Garantir o acesso a medicamentos e estimular a adesão daqueles já sob tratamento.
- Prover programas de prevenção ao suicídio, uso de substâncias, violência doméstica mesmo que a distância.
- Orientar o distanciamento físico, mas não o social, ou seja, estimular o contato interpessoal por meio de tecnologias de comunicação em especial a videoconferência.
- Estimular na medida do possível a manutenção da rotina, dos afazeres domésticos, do ritmo circadiano.
- Orientar acesso a informações sobre a pandemia em fontes confiáveis e sem exageros.
- Preparar o serviço para eventual aumento da demanda após a pandemia.
- Apoiar políticas públicas que promovam diminuição do desemprego e atenuação da crise econômica.

Diversos autores, mesmo antes de se imaginar uma pandemia como a que enfrentamos, defendiam o uso da telepsiquiatria, ou seja, o atendimento via videoconferência. De fato, há estudos demonstrando a eficiência dessa modalidade[59]. Durante a pandemia essa modalidade de atendimento foi amplamente estimulada[5,60,61] e os pacientes têm aprovado esse modelo[62]. No Brasil, sempre houve resistências a sua implementação por parte de diversos setores da medicina e não era permitido até então pelo Conselho Federal de Medicina; no entanto, devido à pandemia, foi liberada de maneira provisória por meio de Portaria do Ministério da Saúde[63] e do Conselho Federal de Medicina[64].

PROFISSIONAIS DE SAÚDE

Como já abordado em outro capítulo ("Saúde mental do profissional e do estudante de saúde", no Volume 1), ser profissional de saúde *per se* já é um fator de risco para transtornos mentais. Aqui trataremos dos profissionais de saúde no contexto da pandemia da Covid-19.

Nesta situação, os profissionais de saúde são o grupo de maior risco para manifestar transtornos mentais. Estão sujeitos aos mesmos fatores de estresse que a população geral, acrescido de maior carga de trabalho, mudança dos hábitos de trabalho, risco maior de ser contaminado e de passar para seus entes queridos, contato direto com pacientes gravíssimos e medo da escassez de equipamentos de proteção individual (EPI), que são alguns dos fatores estressores que eles enfrentam[7].

Há de se lembrar que, ainda que a mídia tenha dado destaque à disputa desesperada de administradores de sistemas de saúde para a compra de respiradores, máscaras N95 e outros insumos, o componente mais fundamental de qualquer sistema de saúde são os profissionais de saúde; se eles não estiverem mentalmente saudáveis e aptos para o trabalho de nada adianta qualquer estrutura material[65].

Metanálise recente[7] aponta os fatores de risco e proteção que podem prevenir o surgimento de transtornos mentais nos profissionais de saúde (Tabela 3).

Estudos feitos com profissionais de saúde na Itália logo após o arrefecimento da pandemia no país apontaram em 19,8% deles sintomas ansiosos, em 24,74% sintomas depressivos, em 21% sintomas de estresse pós-traumáticos e em 8,27% proble-

Tabela 3 Fatores que influenciam na saúde mental dos profissionais de saúde durante a pandemia de Covid-19

Fatores de riscos	Fatores de proteção
Sexo feminino	Ser mais velho e/ou ter mais experiência clínica
Ser jovem	Períodos de descanso adequados
Ter crianças pequenas para cuidar	Suporte familiar
Estar socialmente isolado	Ser bem treinado
Ter medo exagerado de infectar familiar	Ambiente de trabalho favorável
Antecedentes médicos ou psiquiátricos	Comunicações institucionais e de equipe claras
Ser menos experiente	Acreditar nas medidas adotadas
Ficar mais tempo com o paciente afetado	Acesso a equipamentos de proteção individual adequados
Se sentir apoiado pela instituição	Ver colegas se curarem da doença
Ter formação insuficiente	Acesso a programas de saúde mental
Baixa remuneração	Perceber queda na transmissão da doença

Fonte: Kisely, 2020[7].

mas no sono[66]. Em estudo feito alguns meses antes na China com o mesmo público, os índices eram ainda maiores[67].

No Brasil, ainda não foram publicados estudos de prevalência, mas considerando que a duração da pandemia já é maior que em outros países, com números diários de casos constantemente elevados e que a infraestrutura média geral do sistema público de saúde é mais precária chegando ao colapso em capitais como Manaus e Fortaleza, devemos esperar um grande número de casos de transtorno mental em profissionais de saúde. Está atualmente em curso um estudo sobre saúde mental com os funcionários do Hospital das Clínicas da Faculdade de Medicina da Universidade de São Paulo (HCFMUSP), porém os resultados ainda não estão disponíveis.

Estudo de caso: o Programa COMVC-19

O HCFMUSP conta com cerca de 21.000 trabalhadores entre profissionais de saúde e administrativos. Em resposta à pandemia, na maior operação já realizada em sua história, disponibilizou cerca de 900 leitos hospitalares, sendo 300 deles de UTI[68]. Um de seus principais prédios, o Instituto Central (ICHC), foi destinado para atender exclusivamente pacientes com Covid-19. Para isso, os pacientes com outras doenças foram transferidos para os outros sete institutos do complexo. Para compor a força de trabalho, residentes de diversas especialidades foram chamados para atendimentos em pronto-socorro, enfermarias e UTI dedicados à Covid-19[56]. O Instituto de Psiquiatria (IPq-HCFMUSP) colaborou encaminhando 12 de seus residentes para atuar como clínicos da linha de frente. Prevendo o surgimento de transtornos mentais nos trabalhadores de saúde da linha de frente, foi criado o Programa COMVC-19 destinado fundamentalmente a dar assistência à saúde mental desses profissionais em nosso hospital. Fiel ao tripé fundamental do HCFMUSP, o programa teve também um componente de ensino e outro de pesquisa.

O componente assistencial divide-se em duas partes: a preventiva e a terapêutica. A parte preventiva consistia em treinamento de equipes locais em primeiros socorros psicológicos (pormenorizado no Capítulo "Saúde mental e apoio psicossocial em emergências humanitárias" no Volume 1), rodas de conversa com equipes de enfermagem feitas por psiquiatras e residentes, abertura da Atlética da FMUSP para que profissionais de saúde pudessem fazer exercícios ao ar livre e encaminhamento de propostas colhidas por meio das queixas dos profissionais da saúde à diretoria clínica do hospital visando a melhoria das condições de trabalho. A parte terapêutica consistia em uma *hotline* disponível 24 horas/dia em que um residente da psiquiatria fazia um breve acolhimento e triagem, encaminhando o paciente para o tratamento mais adequado: consulta psiquiátrica, pronto-socorro, medicina do sono ou psicoterapia breve. Os atendimentos eram realizados por médicos residentes, sob a supervisão de médicos psiquiatras do IPq ou por psicoterapeutas voluntários, sob a supervisão do nosso Serviço de Psicoterapia. O atendimento foi predominantemente feito por meio de telemedicina (videoconferência), evitando a circulação de pessoas e exigindo grande esforço logístico do IPq-HCFMUSP. Salas próprias para o teleatendimento foram criadas, a farmácia hospitalar se adaptou para fornecer e entregar os remédios prescritos aos funcionários em seu local de trabalho, terapeutas ocupacionais atenderam casos em que havia necessidade de readaptação trabalhista.

A parte de ensino consistiu em realização de videoaulas com temas relacionados a pandemia ministradas por especialistas do IPqHCFMUSP que foram disponibilizadas na plataforma *Youtube®* para profissionais de todo o Brasil. Foi também realizado um curso totalmente *online*, com videoaulas sobre temas relevantes no modo em que o aprendiz era estimulado a fazer comentários e trazer artigos para discussão. Quanto a parte prática, destinada aos residentes de psiquiatria de todos os anos, consistia no atendimento por teleconsulta dos pacientes profissionais de saúde sob a supervisão de psiquiatras experientes do IPq.

A parte de pesquisa consistiu em pesquisas com foco na saúde mental de todos os trabalhadores de saúde do IPq, assim como o monitoramento de dados sociodemográficos, queixas e sintomas e diagnósticos dos pacientes acompanhados no programa.

PARTICULARIDADES EM IDOSOS

Os indivíduos idosos fazem parte de um dos subgrupos populacionais mais vulneráveis para acometimento psíquico na vigência da pandemia pelo novo coronavírus[69]. Isso é influenciado por múltiplas variáveis individuais e estruturais, destacando-se entre elas o maior risco de acometimento grave em caso de infecção, a alta prevalência de comorbidades clínicas e psiquiátricas, a residência em acomodações compartilhadas (casas de repouso, instituições de longa permanência) e o agravamento do distanciamento social, conforme veremos a seguir[29].

Idosos em geral apresentam resposta imune mais pobre, o que os torna mais suscetíveis a infecções e às suas complicações[70], além da presença de comorbidades crônicas como diabetes, hipertensão, doenças cardiopulmonares e câncer (prevalentes na população idosa) elevar adicionalmente a mortalidade pela Covid-19[71]. Então, ao observarmos as taxas de mortalidade em indivíduos acima de 60 anos, encontramos valores na ordem de 15-20%[3], significativamente mais elevados quando comparados à população de adultos jovens. O medo de se expor ao risco de contaminação, reforçado por medidas compulsórias de quarentena e bloqueio, pode impedir que os idosos participem de consultas médicas de acompanhamento ou sejam atendidos em unidades médicas de emergência em caso de recaída de comorbidades relevantes, levando ao aumento da mortalidade por todas as causas.

É sabido que a maneira mais efetiva para prevenir a infecção pelo novo coronavírus a nível populacional se dá pelo distanciamento físico das outras pessoas, o que reduz as chances de contaminação. Contudo, essa medida pode causar aumento do risco de depressão do idoso ao acentuar o isolamento social (muitas vezes já existente), aumentar a solidão, reduzir a prática de atividade física e comprometer hábitos alimentares e a qualidade do sono[72]. A impossibilidade de manutenção de atividades na comunidade e, sobretudo, das interações sociais também contribui para o aumento no risco de depressão, uma vez que esses são importantes mecanismos de proteção para tal[73]. A sensação de solidão e abandono aumenta invariavelmente com a proibição de visitas de familiares, efeito este que é ainda mais acentuado entre idosos residentes em instituições de longa permanência. Além disso, a quarentena compulsória pode ter consequências mais adversas para idosos que vivem sozinhos, pois indivíduos que gozam de boa independência e autonomia podem tornar-se subitamente dependentes de terceiros para o suprimento de provisões básicas.

Estudos de âmbito populacional realizados na China trouxeram algumas evidências do acometimento psíquico dos idosos no contexto da pandemia. Qiu J. et al.[74] estimaram que a idade mais avançada (ou seja, maior que 60 anos) estaria associada a maior sofrimento psíquico, o que supostamente foi reforçado pela maior morbimortalidade nessa faixa etária. Outro estudo que contou com a amostra de 1.556 idosos mostrou que 37,1% dos participantes apresentaram sintomas de ansiedade ou depressão durante a crise de Covid-19[75]. Os autores sugeriram que, além da maior prevalência de depressão nessa população e seu acesso limitado aos serviços de saúde mental, medidas sanitárias para restringir a disseminação do vírus (como quarentena compulsória) podem intensificar o isolamento social e os sentimentos de solidão, portanto, aumentando as taxas de depressão. Esse risco pode ser ainda maior entre os idosos com distúrbios psiquiátricos preexistentes. Como as taxas de morbidade e mortalidade pela infecção são invariavelmente mais altas entre os idosos, esta população torna-se compreensivelmente mais suscetível ao impacto psicológico da pandemia.

Deste modo, indivíduos idosos que são portadores de transtorno mental configuram um subgrupo de pacientes que necessita de intervenções específicas para o manejo clínico adequado, requerendo o treinamento adequado dos profissionais de saúde e manejo otimizado de recursos tecnológicos para ter o alcance necessário em nível populacional. O planejamento dos serviços de assistência à saúde mental em populações específicas deve levar em conta as necessidades particulares dos indivíduos acometidos, bem como o desenvolvimento de estratégias para a prevenção dos transtornos mais frequentes a partir do conhecimento dos fatores de risco e de proteção[76].

Diante do cenário atual, no qual surge uma demanda peculiar no modo de se oferecer assistência em saúde mental, profissionais da área têm elaborado respostas rápidas e iniciativas criativas em diversos países. Respeitando-se a primazia das demandas clínicas dos casos de acometimento pela Covid-19, a saúde mental também passou a ser considerada área prioritária no contexto da pandemia e, nesse sentido, importantes iniciativas terapêuticas têm sido implementadas em nosso meio. Como exemplo, há o projeto desenvolvido pelas equipes de Psicogeriatria do IPq-HCFMUSP, cuja iniciativa visava rastrear sinais de sofrimento emocional e monitorar a possível recaída de sintomas psicológicos e comportamentais em pacientes atendidos em seus ambulatórios. O projeto, que combinou aspectos clínicos e acadêmicos, ofereceu dados importantes sobre os sintomas de maior prevalência, seu impacto nos idosos e em seus cuidadores e figurou como uma oportunidade ímpar de a equipe entrar em contato com os pacientes (via telefone ou telemedicina) privados dos riscos de contaminação[77]. Até o momento, esta intervenção tem gerado resultados bastante positivos, prevenindo a recaída de episódios de humor e a piora de sintomas neuropsiquiátricos, além de funcionar também como estratégia de monitoramento e orientação aos pacientes e cuidadores.

Em conclusão, dado o maior risco de morbidade psiquiátrica em idosos com condições neuropsiquiátricas preexistentes, entendemos que esse grupo populacional específico requer intervenções bem estabelecidas e especializadas para fornecer atendimento clínico adequado[76]. A prestação de cuidados psiquiátricos em situações tão complexas também deve levar em consideração as necessidades individuais dos pacientes idosos, além de um profundo conhecimento sobre os fatores de risco e proteção relacionados à saúde mental geriátrica. Esses grandes desafios exigem a implementação de intervenções psicossociais que devem ser realizadas em tempo real e em larga escala, exigindo a incorporação de apoio psicológico digital e atendimento psiquiátrico à população exposta, além de terapias de orientação médica[78,79].

PARTICULARIDADE EM CRIANÇAS

Um grupo de risco que tem recebido menos atenção até o momento são as crianças e adolescentes. Apesar de eles serem responsáveis por somente 1-5% dos casos diagnosticados de Covid-19 e da gravidade dos sintomas ser leve para a maioria dos pacientes[80], esta faixa etária é uma população particularmente vulnerável durante epidemias infecciosas e momentos de confinamento. Um estudo realizado nas pandemias de SARS-CoV-1 e H1N1 expostas a medidas de confinamento apontou que 30% das crianças apresentaram sintomas de transtorno do estresse pós-traumático[81]. As medidas de isolamento social e confinamento, bem como a ameaça relacionada à possível contaminação, podem ter efeito direto sobre a saúde mental de crianças e adolescentes.

Imagina-se que crianças e adolescentes especialmente vulneráveis aos efeitos da pandemia são filhos de profissionais da saúde atendendo na linha de frente pessoas infectadas, crianças com pais ou familiares falecidos em decorrência da infecção, crianças infectadas[82] e retiradas do convívio de seus pais, bem como crianças com transtornos mentais prévios e crianças que vivem em pobreza. Além disso, as medidas de isolamento social, as perdas financeiras e o desemprego que ocorrem como consequência da pandemia, bem como a ameaça de contaminação podem também afetar indiretamente a saúde mental das crianças e adolescentes por meio de sintomas depressivos, ansiosos e comportamento violento parentais[83]. O fechamento de escolas em até 107 países, segundo dados de março de 2020 da UNESCO, refletem impacto na educação das crianças e no desenvolvimento cognitivo e socialização numa faixa etária em que estas restrições podem gerar impacto significativo. Brezandele et al.[84] confirmam que crianças fora da escola, mesmo em períodos curtos como férias, ficam fisicamente menos ativas, usam telas por mais tempo, pioram o padrão de sono, são expostas a dietas menos organizadas e costumam ganhar peso.

Bai et al.[85] avaliaram o impacto da epidemia da Covid-19 no comportamento das crianças e na saúde mental de seus pais, na China. Os resultados apontam para diferenças significativas relacionadas às características demográficas: aquelas crianças em idade escolar, residentes nas cidades e que não são filhos únicos apresentaram pior resultado em problemas comportamentais. Além disso, o impacto da epidemia na renda familiar e as preocupações dos pais com seus filhos correlacionaram-se aos problemas comportamentais das crianças.

No Brasil, o Projeto Jovens na Pandemia, coordenado por jovens pesquisadores do IPq-HCFMUSP está em andamento desde junho de 2020 em busca de caracterizar e monitorar as emoções e os comportamentos de crianças e adolescentes, a fim de elaborar estratégias de intervenções nos níveis primário, secundário e terciário adequadas para o cenário nacional. Dados preliminares ressaltam que o isolamento social é um fator de risco para a saúde mental em crianças e os pais relatam que crianças com problemas comportamentais e emocionais prévios tiveram uma piora dos sintomas durante o período de confinamento. Houve uma menor oportunidade na realização de atividades físicas e alterações do ciclo sono-vigília também foram relatadas. As crianças fazem uso excessivo de equipamentos eletrônicos, o que pode refletir uma dificuldade de manejo dos pais diante do confinamento. Apesar disso, cerca de metade dos participantes do estudo acreditam que a qualidade do tempo com seus filhos melhorou por causa da maior convivência decorrente do distanciamento social, sendo esta uma mudança positiva que surgiu nesta fase de adaptação. A psicopatologia parental e renda socioeconômica mais baixa foram fatores de pior prognóstico para o surgimento de sintomas psiquiátricos em crianças e adolescentes. Golberstein et al.[86] descreveu cenários semelhantes, em que a pandemia da Covid-19 pode piorar transtornos psiquiátricos preexistentes ou levar ao surgimento de novos quadros. A combinação do isolamento social com menor acesso a saúde pública e o impacto econômico são fatores que contribuem em conjunto com o desemprego dos pais, a piora de transtornos psiquiátricos nos pais e a possibilidade de aumento de maus-tratos às crianças. Até o presente momento, ainda não existem estudos empíricos sobre a saúde mental em crianças publicados, até porque o impacto está ocorrendo neste momento.

Ainda não sabemos o custo sobre a saúde mental para as crianças e adolescentes, mas estima-se que os efeitos sobre a saúde de mental da população, principalmente de crianças que apresentam maior sensibilidade ao estresse, podem estender-se indefinidamente uma vez tendo sido resolvido o estado de pandemia. Considerando que os transtornos mentais podem persistir ao longo do desenvolvimento, a atual pandemia pode interferir no desenvolvimento desses indivíduos, representando um aumento substancial no número de adultos afetados por transtornos mentais nas próximas décadas. Assim, é fundamental que estratégias terapêuticas sejam implementadas para mitigar os prejuízos sobre a saúde mental de crianças e adolescentes causados pela atual pandemia, visto que estratégias têm o potencial de prevenir o surgimento futuro de transtornos mentais.

CONSIDERAÇÕES FINAIS

Como a epidemia ainda está em curso, considerações finais ainda não podem conclusivas.

Projeções do mercado apontam que do ponto de vista econômico 2020 será o pior ano desde a crise de 1929. Isso levará à um enorme impacto negativo na saúde mental da população. Políticas públicas para atenuar o impacto econômico na população podem ser protetoras.

Novas tecnologias de comunicação, informação ajudaram a diminuir as agruras do isolamento, o impacto no ensino e outras dificuldades impostas pela quarentena.

O teleatendimento médico e, no nosso caso, a telepsiquiatria, impulsionados pelo contexto de isolamento, se desenvolveram de forma inédita, acreditamos que, mesmo após o término da pandemia, esta forma de atendimento se consolidará.

Profissionais de Saúde foram extremamente afetados pela crise, atuando como soldados de linha de frente em uma batalha. É possível que, como os veteranos de guerra, que têm altos índices de transtornos mentais[87], esses profissionais também apresentem maior incidência de transtornos mentais.

Mas sobretudo, esperamos que quando você, leitor, se deparar com esse texto, o Brasil e o mundo tenham superado essa grave crise de saúde pública e o seu impacto socioeconômico, e que as suas consequências não tenham sido tão devastadoras.

Vinheta clínica

Mulher, 27 anos, médica residente, natural do interior de São Paulo, procedente de São Paulo capital onde morava sozinha, era solteira, católica não praticante e descendente de orientais. Trazia como queixa e duração: "Insônia, cansaço e episódios de sensação súbita de falta de ar há 4 semanas."

História da moléstia atual (HDMA)

No início da pandemia da Covid-19, voluntariou-se para atuar em UTI. Sentia que tinha um dever cívico e médico de retribuir algo ao HCFMUSP e à sociedade que pagava os impostos pela sua formação. Após um mês de trabalho intenso em UTI passou a apresentar os seguintes sintomas:

- Ansiedade: medo de que a pandemia não ia acabar, medo de cometer algum erro grave. Quando o supervisor lhe chamava tinha certeza que cometera um erro e seria punida, tinha medo que a energia elétrica do hospital poderia acabar e os respiradores pararem.

- Preocupações excessivas: após terminar o plantão ficava algum tempo além de seu horário conferindo se tinha feito tudo certo, se faltava algo à mais a fazer. Fora do plantão frequentemente mandava mensagens aos colegas para saber como evoluíam os pacientes e conferir se não tinha cometido algum erro. Em casa lavava as mãos várias vezes ao dia como se fosse entrar em uma cirurgia, tudo que trazia de fora era minuciosamente e metodicamente higienizado. Quando tocava inadvertidamente o rosto sofria muito e pensava que dessa vez tinha se contaminado. Questionava o preceptor se o HC estava comprando mais ventiladores, colocava *"post-it"* nos computadores do hospital advertindo o risco de contaminação, pedindo para que colegas usassem álcool em gel antes de usar o teclado.
- Humor deprimido e lábil: chorava com frequência. Pensava em largar a residência e questionava se medicina era a carreira adequada para ela. Chegou a pensar que seria bom morrer, mas lembrou dos pais e não pensou mais nisso.
- Irritabilidade: ficava nervosa com as pessoas indo ao supermercado ou fazendo esportes na rua, dava "broncas" em amigos que apareciam em fotos junto com familiares ou fora de suas casas nas redes sociais.
- Fadiga: passava os horários fora do hospital deitada na cama sem vontade de fazer nada, deixou de fazer atividade física como lhe era habitual, deixou de falar com amigos e familiares, estava sempre muito ocupada e cansada.
- Distúrbio de atenção e memória: precisava olhar várias vezes os resultados de exames para transcrevê-los em prontuários, esqueceu de pagar a conta de condomínio e de luz o que nunca ocorrera antes. Precisava pensar pra saber em que dia do mês e semana estava.
- Distúrbio do sono: tinha dificuldades para iniciar o sono, ao deitar passava horas rolando na cama pensando em problemas do plantão. Às vezes, acordava assustada durante a noite, achando que era hora de ir para o hospital e estava atrasada. Sentia que o seu sono não era reparador.
- Falta de ar: algumas vezes, quando chegava em casa e olhava as notícias tinha a sensação de aperto no peito, palpitação, formigamento e falta de ar, seu coração acelerava e passava a respirar mais rapidamente. Sentia um medo intenso, começava a pensar que estava acometida pela forma grave de Covid, que precisaria ser internada, que não haveria vaga de UTI e que ia morrer. No entanto, tinha um oxímetro próprio em casa, media sua saturação e ao perceber que estava normal se acalmava. Era resistente a procurar ajuda, dizia que "não estou louca, sempre dei conta das coisas e agora não será diferente". Procurou o serviço apenas por causa da insistência de colegas que perceberam que ela não estava bem.
- História social: vinha de família de classe média, primeira médica da família, estudou em escola particular com bolsa de estudos e sempre se destacou. Morava sozinha, complementava a renda com plantões de PS em hospitais de convênio.

- Biografia/personalidade pré-mórbida: sempre fora moça tímida e educada. Era conhecida pelos amigos como boazinha. Era sempre otimista nas adversidades. Sempre teve hábitos de vida saudáveis. Seus pais orientais eram carinhosos, no entanto, bastante rígidos e exigentes com os estudos, tarefas domésticas e outras obrigações. Fora boa aluna na faculdade. Era querida e considerada boa médica pelos colegas e supervisores.
- Desenvolvimento neuropsicomotor: normal.
- Hábitos e vícios: raramente usava álcool, apenas em situações sociais esporádicas por "pressão" dos amigos. Fazia atividade física regular 3 vezes por semana até o começo da pandemia.
- Antecedentes psiquiátricos: negava.
- Antecedentes médicos: nenhum.

Exame psíquico

Apresentação: com vestes adequadas, fácies cansada, pálpebras inchadas e olheiras.

- Atitude: colaborativa.
- Nível de consciência: vigil.
- Orientada: auto e alopsiquicamente.
- Humor: hipotímico/ansioso.
- Afeto: hipertônico, hipermodulado (lábil), ressonante.
- Pensamento sem alterações de forma e curso, conteúdo de preocupações.
- Juízo de realidade: preservado.
- Sensopercepção: sem alterações.
- Psicomotricidade: inquieta.
- Atenção: voluntária um pouco diminuída, espontânea aumentada. Hiperalerta.
- Memória: preservada.
- Inteligência: preservada.

Hipótese diagnóstica

A hipótese diagnóstica realizada foi o transtorno do ajustamento, caracterizado por sintomas ansiosos e depressivos importantes em resposta a um fator gatilho facilmente identificável (trabalho com pacientes graves em UTI).

Poucos estudos versam sobre o tratamento do transtorno do ajustamento. Em linhas gerais, ele consiste em retirar o fator estressor, se possível, suporte psicossocial e psicoterapia de apoio[88].

As condutas sugeridas foram:

- Retomada de atividades físicas por aplicativo ou na atlética da faculdade.
- Manutenção de contato frequente com os amigos e a família via teleconferência.
- Restabelecimento da rotina.

- Psicoeducação: orientação sobre ataque de pânico e sua natureza benigna, orientação sobre exercícios de relaxamento para abortar a crises, etc.
- Psicoterapia breve.
- Indutor do sono, para regulagem do ritmo circadiano, orientando uso apenas se necessário.
- Respeitando o desejo da paciente, não afastamento de suas funções laborais e solicitação ao preceptor responsável prioridade quando houvesse possibilidade de rodízio.

Evolução

Frequentou atividades esportivas na atlética, fez contatos com amigos e família via teleconferência, usou apenas 3 ou 4 vezes do indutor de sono, rodiziou com colegas e saiu da UTI retomando as atividades regulares. Após 5 semanas, apresentava-se sorridente, sem quaisquer sintomas psiquiátricos e com sono regularizado, alegando ter voltado a ser como era antes.

Para aprofundamento

- Site do COMVC – https://sites.google.com/hc.fm.usp.br/comvc-19/comvc-19. Videoaulas do Programa COMVC com temas relacionados a saúde mental e pandemia disponíveis para profissionais de saúde.
- Huremoviv D. Psychiatry of pandemics: a mental health response to infectious outbreak. New York: Springer; 2019. Livro conta a história da psiquiatria e das pandemias.
- https://ourworldindata.org. Apresenta gráficos da evolução da pandemia da Covid-19 nos diversos países do mundo.

REFERÊNCIAS BIBLIOGRÁFICAS

1. Zhu N, Zhang D, Wang W, Li X, Yang B, Song J, et al. A novel coronavirus from patients with pneumonia in China, 2019. N Engl J Med. 2020;382(8):727-33.
2. Organização Mundial da Saúde. Covid-19 significantly impacts health services for noncommunicable diseases. Disponível em: https://www.who.int/news-room/detail/01-06-2020-covid-19-significantly-impacts-health-services-for-noncommunicable-diseases.
3. Wu Z, McGoogan JM. Characteristics of and important lessons from the coronavirus disease 2019 (Covid-19) outbreak in China: summary of a report of 72 314 cases from the Chinese Center for Disease Control and Prevention. JAMA. 2020.
4. Dong E, Du H, Gardner, L. An interactive web-based dashboard to track Covid-19 in real time. The Lancet Infectious Diseases. 2020;20(5):533-4.
5. Organização Mundial da Saúde. Mental health and psychosocial considerations during the Covid-19 outbreak 2020. Disponível em: https://www.who.int/docs/default-source/coronaviruse/mental-health-considerations.pdf?sfvrsn=6d3578af_2.
6. Lemos DRQ, D'Angelo SM, Farias LABG, Almeida MM, Gomes RG, Pinto GP, et al. Health system collapse 45 days after the detection of Covid-19 in Ceará, Northeast Brazil: a preliminary analysis. Rev Soc Bras Med Trop. 2020;53:e20200354.
7. **Kisely S, Warren N, McMahon L, Dalais C, Henry I, Siskind D, et al. Occurrence, prevention, and management of the psychological effects of emerging virus outbreaks on healthcare workers: rapid review and meta-analysis. BMJ. 2020;369:m1642.**
   ⇨ Metanálise sobre a saúde mental do trabalhador de saúde no contexto da pandemia.
8. Organização Mundial da Saúde. Risks to mental health: an overview of vulnerabilities and risk factors. Disponível em: https://www.who.int/news-room/detail/01-06-2020-covid-19-significantly-impacts-health-services-for-noncommunicable-diseases.
9. Pierce M, Hope H, Ford T, Hatch S, Hotopf M, John A, et al. Mental health before and during the Covid-19 pandemic: a longitudinal probability sample survey of the UK population. The Lancet Psychiatry. 2020;7(10):883-92.
10. Vigo D, Thornicroft G, Gureje O. The differential outcomes of coronavirus disease 2019 in low- and middle-income countries vs high-income countries. JAMA Psychiatry. 2020.
11. Douglas M, Katikireddi SV, Taulbut M, McKee M, McCartney G. Mitigating the wider health effects of covid-19 pandemic response. BMJ. 2020;m1557.
12. Ribeiro H, Lima VM, Waldman EA. In the Covid-19 pandemic in Brazil, do brown lives matter? The Lancet Global Health. 2020;1-2.
13. Instituto Brasileiro de Geografia e Estatísticas (IBGE). Pesquisa Nacional por Amostra de Domicílios PNAD Covid 2020. Disponível em: https://covid19.ibge.gov.br/pnad-covid/.
14. Clay JM, Parker MO. Alcohol use and misuse during the COVID-19 pandemic: a potential public health crisis?. The Lancet Public Health. 2020;5(5):e259.
15. Cavalcanti AB, Zampieri FG, Rosa RG, Azevedo LCP, Veiga VC, Avezum A, et al. Hydroxychloroquine with or without azithromycin in mild-to-moderate Covid-19. N Engl J Med. 2020;1.
16. The Lancet. Covid-19 in Brazil: "So what?" Lancet. 2020;395(10235):1461.
17. Beutel ME, Klein EM, Brähler E, Reiner I, Jünger C, Michal M, et al. Loneliness in the general population: prevalence, determinants and relations to mental health. BMC Psychiatry. 2017;17:97.
18. Mazza M, Marano G, Lai C, Janiri L, Sani G. Danger in danger: Interpersonal violence during Covid-19 quarantine. Psychiatry Research. 2020;289:113046.
19. Zubair AS, McAlpine LS, Gardin T, Farhadian S, Kuruvilla DE, Spudich S. Neuropathogenesis and neurologic manifestations of the coronaviruses in the age of coronavirus disease 2019: a review. JAMA Neurol. 2020.
20. Barzilay R, Moore TM, Greenberg DM, DiDomenico GE, Brown LA, White LK, et al. Resilience, COVID-19-related stress, anxiety and depression during the pandemic in a large population enriched for healthcare providers. Translational Psychiatry. 2020;10(291).
21. American Psychiatric Association. Trauma and stressor-related disorders. In: Diagnostic and statistical manual of mental disorders, 5th ed. Arlington: American Psychiatric Association, 2013:265-90.
22. Twenge JM, Joiner TE. U.S. Census Bureau-assessed prevalence of anxiety and depressive symptoms in 2019 and during the 2020 COVID-19 pandemic. Depress Anxiety [Internet]. 2020;1.
23. Shi L, Lu Z, Que J, Huang XL, Liu L, Ran MS, et al. Prevalence of and risk factors associated with mental health symptoms among the general population in China during the coronavirus disease 2019 pandemic. JAMA Netw Open. 2020;3(7):e2014053.
24. Li J, Yang Z, Qiu H, Wang Y, Jian L, Ji J, Li K. Anxiety and depression among general population in China at the peak of the Covid-19 epidemic. World Psychiatry. 2020;19(2):249-50.
25. **Barros MBA, Lima MG, Malta DC, Szwarcwald CL, Azevedo RCS, Romero D, et al.**
    ⇨ Relato de tristeza/depressão, nervosismo/ansiedade e problemas de sono na população adulta brasileira durante a pandemia de Covid-19. Epidemiologia e Serviços de Saúde. 2020;29(4):e2020427.
26. Salari N, Hosseinian-Far A, Jalali R, et al. Prevalence of stress, anxiety, depression among the general population during the Covid-19 pandemic: a systematic review and meta-analysis. Global Health. 2020;16:57.
27. Ettman CK, Abdalla SM, Cohen GH, Sampson L, Vivier PM, Galea S. Prevalence of depression symptoms in US adults before and during the Covid-19 pandemic. JAMA Netw Open. 2020;3(9):e2019686.

28. Bo H, Li W, Yang Y, Wang Y, Zhang Q, Cheung T, et al. Posttraumatic stress symptoms and attitude toward crisis mental health services among clinically stable patients with COVID-19 in China. Psychological Medicine. 2020;1-2.

29. **Pfefferbaum B, North CS. Mental health and the Covid-19 pandemic. N Engl J Med. 2020;13:1-3.**
   ⇨ **Editorial sobre a Saúde Mental nos tempos de pandemia.**

30. Abed RT, Pauw KW. An evolutionary hypothesis for obsessive compulsive disorder: a psychological immune system? Behav Neurol. 1998;11(4):245-50.

31. Feygin DL, Swain JE, Leckman JF. The normalcy of neurosis: evolutionary origins of obsessive–compulsive disorder and related behaviors. Progress in Neuro-Psychopharmacology and Biological Psychiatry. 2006;30(5):854-64.

32. Shafran R, Coughtrey A, Whittal M. Recognising and addressing the impact of Covid-19 on obsessive-compulsive disorder. The Lancet Psychiatry. 2020;7(7):570-2.

33. Banerjee D. The other side of Covid-19: Impact on obsessive compulsive disorder (OCD) and hoarding. Psychiatry Research. 2020.

34. Rogers JP, Chesney E, Oliver D, Pollak TA, McGuire P, Fusar-Poli P, et al. Psychiatric and neuropsychiatric presentations associated with severe coronavirus infections: a systematic review and meta-analysis with comparison to the Covid-19 pandemic. The Lancet Psychiatry. 2020;7(7):611-27.

35. Pollard MS, Tucker JS, Green HD. Changes in adult alcohol use and consequences during the Covid-19 Pandemic in the US. JAMA Netw Open. 2020;3(9):e2022942.

36. Czeisler ME, Lane RI, Petrosky E, Wiley JF, Christensen A, Njai R, et al. Mental health, substance use, and suicidal ideation during the Covid-19 pandemic: United States, june 24-30, 2020. Weekly. 2020;69(32):1049-57.

37. Volkow ND. Collision of the Covid-19 and addiction epidemics. Annals of Internal Medicine. 2020;173(1):61-2.

38. Farhoudian A, Baldacchino A, Clark N, Gerra G, Ekhtiari H, Dom G, et al. Covid-19 and substance use disorders as brain diseases: recommendations to a comprehensive healthcare response. An International Society of Addiction Medicine (ISAM) Practice and Policy Interest Group Position Paper. Basic Clin Neurosc J. 2020;1-3.

39. The Lancet Gastroenterology & Hepatology. Drinking alone: Covid-19, lockdown, and alcohol-related harm. The Lancet Gastroenterology & Hepatology. 2020;5(7):625.

40. Steardo L, Steardo L, Verkhratsky A. Psychiatric face of Covid-19. Transl Psychiatry. 2020;10:261.

41. Hölzle P, Aly L, Frank W, Förstl H, Frank A. Covid-19 distresses the depressed while schizophrenic patients are unimpressed: a study on psychiatric inpatients. Psychiatry Research. 2020;291:113175.

42. Kozloff N, Mulsant BH, Stergiopoulos V, Voineskos AN. The Covid-19 global pandemic: implications for people with schizophrenia and related disorders. Schizophrenia Bulletin. 2020;46(4):752-7.

43. Gee S, Gaughran F, MacCabe J, Shergill S, Whiskey E, Taylor D. Management of clozapine treatment during the Covid-19 pandemic. Therapeutic Advances in Psychopharmacology. 2020;10:204512532092816.

44. Reger MA, Stanley IH, Joiner TE. Suicide mortality and coronavirus disease 2019: a perfect storm?. JAMA Psychiatry. 2020.

45. McIntyre RS, Lee Y. Preventing suicide in the context of the Covid-19 pandemic. World Psychiatry. 2020;19:250-1.

46. Kawohl W, Nordt C. Covid-19, unemployment, and suicide. The Lancet Psychiatry. 2020;7(5):389-90.

47. Bastiampillai T, Allison S, Looi JCL, Licinio J, Wong ML, Perry SW. The COVID-19 pandemic and epidemiologic insights from recession-related suicide mortality. Mol Psychiatry. 2020.

48. Durkheim E. Le suicide: étude de sociologie. Alcan; 1897.

49. Troyer EA, Kohn JN, Hong S. Are we facing a crashing wave of neuropsychiatric sequelae of COVID-19? Neuropsychiatric symptoms and potential immunologic mechanisms. Brain, behavior, and immunity. 2020;87:34-9.

50. Studart-Neto A, Guedes BF, Tuma RL, Camelo Filho AE, Kubota GT, Iepsen BD, et al. Neurological consultations and diagnoses in a large, dedicated Covid-19 university hospital. Arquivos de Neuro-Psiquiatria. 2020;78(8):494-500.

51. Mao L, Jin H, Wang M, Hu Y, Chen S, He Q, et al. Neurologic manifestations of hospitalized patients with coronavirus disease 2019 in Wuhan, China. JAMA Neurol. 2020;77(6):683-90.

52. Helms J, Kremer S, Merdji H, Clere-Jehl R, Schenck M, Kummerlen C, et al. Neurologic Features in Severe SARS-CoV-2 Infection. N Engl J Med. 2020;382(23):2268-70.

53. Rajkumar RP. Covid-19 and mental health: A review of the existing literature. Asian J Psychiatry. 2020;52:102066.

54. Schirinzi T, Landi D, Liguori C. Covid-19: dealing with a potential risk factor for chronic neurological disorders. J Neurol. 2020;1-8.

55. Varatharaj A, Thomas N, Ellul MA, Davies NWS, Pollak TA, Tenorio EL, et al. Neurological and neuropsychiatric complications of COVID-19 in 153 patients: a UK-wide surveillance study. The Lancet Psychiatry. 2020;1-10.

56. Yao H, Chen JH, Xu YF. Patients with mental health disorders in the COVID-19 epidemic. The Lancet Psychiatry. 2020;7(4):e21.

57. Pereira-Sanchez V, Adiukwu F, El Hayek S, Bytyçi DG, Gonzalez-Diaz JM, Kundadak GK, et al. COVID-19 effect on mental health: patients and workforce. The Lancet Psychiatry. 2020;7(6):e29-e30.

58. Amsalem D, Dixon LB, Neria Y. The coronavirus disease 2019 (COVID-19) outbreak and mental health: current risks and recommended actions. JAMA Psychiatry. 2020.

59. Bhugra D, Tasman A, Pathare S, Priebe S, Smith S, Torous J, et al. The WPA-lancet psychiatry commission on the future of psychiatry. The Lancet Psychiatry. 2017;4(10):775-818.

60. Shore JH, Schneck CD, Mishkind MC. Telepsychiatry and the coronavirus disease 2019 pandemic: current and future outcomes of the rapid virtualization of psychiatric care. JAMA Psychiatry. 2020.

61. Kahl KG, Correll CU. Management of patients with severe mental illness during the coronavirus disease 2019 pandemic. JAMA Psychiatry. 2020.

62. Yellowlees P, Nakagawa K, Pakyurek M, Hanson A, Elder J, Kales HC. Rapid conversion of an outpatient psychiatric clinic to a 100% virtual telepsychiatry clinic in response to COVID-19. Psychiatric Services. 2020;71(7):749-52.

63. Ministério da Saúde Brasil. Portaria MS/GM n. 467, de 20 de março de 2020. Dispõe, em caráter excepcional e temporário, sobre as ações de Telemedicina, com o objetivo de regulamentar e operacionalizar as medidas de enfrentamento da emergência de saúde pública de importância internacional previstas no art. 3º da Lei n. 13.979, de 6 de fevereiro de 2020, decorrente da epidemia de Covid-19. Disponível em: http://www.in.gov.br/en/web/dou/-/portaria-n-467-de-20-de-marco-de-2020-249312996.

64. Conselho Federal de Medicina, 2020, Telemedicina: CFM reconhece possibilidade de atendimento médico a distância durante o combate à Covid-19 Disponível em: http://portal.cfm.org.br/index.php?option=com_content&view=article&id=28636:2020-03-19-23-35-42&catid=3.

65. Fukuti P, Uchôa CLM, Mazzoco MF, Corchs F, Kamitsuji CS, Rossi LD, et al. How institutions can protect the mental health and psychosocial well-being of their healthcare workers in the current COVID-19 pandemic. Clinics. 2020;75.

66. Rossi R, Socci V, Pacitti F, Lorenzo G, Marco A, Siracusano A, et al. Mental health outcomes among frontline and second-line health care workers during the coronavirus disease 2019 (Covid-19) pandemic in Italy. JAMA Netw Open. 2020;3(5):e2010185.

67. Lai J, Ma S, Wang Y, Cai Z, Hu J, Wei N, et al. Factors associated with mental health outcomes among health care workers exposed to coronavirus disease 2019. JAMA Netw Open. 2020;3(3):e203976.

68. Hospital das Clínicas (HCFMUSP). Na maior operação da sua história, HCFMUSP libera 900 leitos contra o coronavírus. Disponível em: https://www.hc.fm.usp.br/index.php?option=com_content&view=article&id=1462:-na-maior-operacao-da-sua-historia-hcfmusp-libera-900-leitos-contra-o-coronavirus&catid=262:abril-2020&Itemid=558.

69. Yang Y, Li W, Zhang Q, Zhang L, Cheung T, Xiang Y-T. Mental health services for older adults in China during the COVID-19 outbreak. Lancet Psychiatry. 2020;7(4):e19.

70. Fried LP, Tangen CM, Walston J, Newman AB, Hirsch C, Gottdiener J, et al.; Cardiovascular Health Study Collaborative Research Group. Frailty in older adults: evidence for a phenotype. J Gerontol A Biol Sci Med Sci. 2001;56:M146-56.

71. Landi F, Barillaro C, Bellieni A, Brandi V, Carfi A, D'Angelo M, et al. The new challenge of geriatrics: saving frail older people from the SARS-CoV-2 pandemic infection. J Nutr Health Aging. 2020;24(5):466-70.

72. Chhetri J, Chan P, Arai H, Park SC, Gunaratne PS, Setiati S, et al. Prevention of Covid-19 in older adults: a brief guidance from the International Association for Gerontology and Geriatrics (IAGG) Asia/Oceania Region. J Nutr Health Aging. 2020.

73. Valiengo LCL, Stella F, Forlenza OV. Mood disorders in the elderly: prevalence, functional impact, and management challenges. Neuropsychiatr Dis Treat. 2016;12:2105-14.

74. Qiu J, Shen B, Zhao M, Wang Z, Xie B, Xu Y. A nationwide survey of psychological distress among Chinese people in the Covid-19 epidemic: implications and policy recommendations. Gen Psychiatr. 2020;33(2):e100213.

75. Meng H, Xu Y, Dai J, Zhang Y, Liu B, Yang H. The psychological effect of Covid-19 on the elderly in China. Psychiatry Res. 2020;112983.

76. Lima CKT, Carvalho PMM, Lima IAAS, Nunes JVAO, Saraiva JS, de Souza RI, da Silva CGL, Neto MLR. The emotional impact of coronavirus 2019-nCoV (new coronavirus disease). Psychiatry Res. 2020;287.

77. Forlenza OV, Stella F; LIM-27 Psychogeriatric Clinic HCFMUSP. Impact of SARS-CoV-2 pandemic on mental health in the elderly: perspective from a psychogeriatric clinic at a tertiary hospital in São Paulo, Brazil. Int Psychogeriatr. 2020;1-5.

78. Duan L, Zhu G. Psychological interventions for people affected by the Covid-19 epidemic. Lancet Psychiatry. 2020;7(4):300-2.

79. Xiao C. A novel approach of consultation on 2019 novel coronavirus (Covid-19)-related psychological and mental problems: structured letter therapy. Psychiatry Investig. 2020;17(2):175-6.

80. Ludvigsson JF. Systematic review of Covid-19 in children shows milder cases and a better prognosis than adults. Acta Paediatrica. 2020.

81. Sprang G, Silman M. Posttraumatic stress disorder in parents and youth after health-related disasters. Disaster Medicine and Public Health Preparedness. 2013;7(1):105-10.

82. Liu JJ, Bao Y, Huang X, Shi J, Lu L. Mental health considerations for children quarantined because of Covid-19. Lancet Child Adolesc Health. 2020;4(5):347-9.

83. Holt S, Buckley H, Whelan S. The impact of exposure to domestic violence on children and young people: a review of the literature. Child Abuse & Neglect. 2008;32(8):797-810.

84. Brazendale K, Beets MW, Weaver RG, Pate RR, Turner-McGrievy G, Kaczynski AT, et al. Understanding differences between summer vs. school obesogenic behaviors of children: the structured days hypothesis. Int J Behav Nutr Phys Act. 2017;14(1):100.

85. Bai R, Wang Z, Liang J, Qi J, He X. The effect of the Covid-19 outbreak on children's behavior and parents' mental health in China: s research study; 2020.

86. Golberstein E, Wen H, Miller BF. Coronavirus disease 2019 (Covid-19) and mental health for children and adolescents. JAMA Pediatr. 2020.

87. Thomas MM, Harpaz-Rotem I, Tsai J, Southwick SM, Pietrzak RH. Mental and physical health conditions in us combat veterans. The Primary Care Companion for CNS Disorders. 2017;19(3):1-5.

88. O'Donnell ML, Alkemade N, Creamer M, McFarlane AC, Silove D, Bryant RA, et al. A longitudinal study of adjustment disorder after trauma exposure. Am J Psychiatry. 2016;173(12):1231-8.

89. Huang C, Wang Y, Li X, Ren L, Zhao J, Hu Y, et al. Clinical features of patients infected with 2019 novel coronavirus in Wuhan, China. Lancet 2020;395:497-506.

90. Last JM, editor. A dictionary of epidemiology, 4th edition. New York: Oxford University Press; 2001.

91. Lotta G, Wenham C, Nunes J, Pimenta DN. Community health workers reveal Covid-19 disaster in Brazil. Lancet. 2020;1.

92. Mak IWC, Chu CM, Pan PC, Yiu MGC, Chan VL. Long-term psychiatric morbidities among SARS survivors. General Hospital Psychiatry. 2009;31(4):318-26.

93. American Psychiatry Association. New Poll: Covid-19 Impacting mental well-being: americans feeling anxious, especially for loved ones; older adults are less anxious. Disponível em: https://www.psychiatry.org/newsroom/news-releases/new-poll-covid-19-impacting-mental-well-being-americans-feeling-anxious-especially-for-loved-ones-older-adults-are-less-anxious.

94. Galea S, Merchant RM, Lurie N. The mental health consequences of Covid-19 and physical distancing: the need for prevention and early intervention. JAMA Intern Med. 2020;180(6):817-8.

95. **Huang Y, Zhao, N. Generalized anxiety disorder, depressive symptoms and sleep quality during Covid-19 outbreak in China: a web--based cross-sectional survey. Psychiatry Research. 2020;288:112954.**
    ⇨ **Estudo apresenta os sintomas psiquiátricos na população geral.**

96. Vindegaard N, Benros ME. COVID-19 pandemic and mental health consequences: Systematic review of the current evidence. Brain, Behavior, and Immunity,2020.

97. Zhang J, Lu H, Zeng H, Zhang S, Du Q, Jiang T, Du B. The differential psychological distress of populations affected by the Covid-19 pandemic. Brain, Behavior, and Immunity. 2020;87:49-50.

Seção 3

As grandes síndromes psiquiátricas no idoso

Editores de área

Tânia Corrêa de Toledo Ferraz Alves

Débora Bassitt

Florindo Stella

1
Saúde mental do idoso

Tânia Corrêa de Toledo Ferraz Alves
Carlos Eduardo Borges Marra

Sumário

Introdução
Fatores biológicos e clínicos
Fatores ambientais e sociais
Fatores cognitivos
Fatores emocionais e psicológicos
Envelhecimento bem-sucedido e qualidade de vida
Considerações finais
Para aprofundamento
Referências bibliográficas

Pontos-chave

- O conhecimento sobre envelhecimento normal e aspectos da saúde mental do idoso permitem um envelhecimento bem-sucedido.
- O envelhecimento bem-sucedido somente se faz com manutenção da qualidade de vida.
- É fundamental identificar precocemente alterações mentais e neurológicas e intervir.
- O estilo de vida ao longo do processo envelhecimento tem impacto – particularmente a socialização e praticas de atividade física.
- O isolamento social, perdas e lutos, falta de projetos impactam na saúde mental do idoso.
- Depressão é um problema importante, e muitas vezes não reconhecido.

INTRODUÇÃO

A população idosa representa uma parcela cada vez maior da população no Brasil e no mundo[1-3]. Em 2030 estima-se que no mundo haverá cerca de 1 bilhão de idosos[4], sendo que estes representarão 13% da população brasileira[5]. Entretanto, estabelecer o limite entre o fisiológico e o patológico de um organismo permanece um desafio para as ciências biológicas, particularmente no envelhecimento, quando a diferenciação entre senescência (fisiológico) e senilidade (patológico) envolve o entendimento dos fatores genéticos-epigenéticos e ambientais e os processos de adaptação.

A Organização Mundial da Saúde (OMS) estabeleceu como política de saúde o conceito de envelhecimento ativo, que expressa a preocupação com saúde, participação e segurança em relação ao envelhecimento, permitindo não somente a longevidade mas também a manutenção da qualidade de vida[6]. A ideia de saúde passou a ser entendida como bem-estar físico, mental e social, gerando, consequentemente, mudanças de paradigmas de programas e políticas voltadas para promoção de saúde. Fatores como baixa probabilidade de doenças, preservação da capacidade cognitiva, preservação da independência e autonomia e a interação social ativa tornaram-se essenciais para o sucesso do envelhecimento. Com relação à saúde mental da pessoa idosa, essas políticas são fundamentais na detecção precoce e prevenção de transtornos mentais.

O envelhecimento é visto, pelo jovem, como um tempo de descanso, reflexão e oportunidades para realizar atividades diversas daquelas que fez durante a vida. Entretanto, essa idealização leva a um despreparo do adulto para esse momento, bem como dificuldades de lidar com os conflitos, limitações e questionamentos inerentes da terceira idade. A presença de doenças clínicas, dificuldades físicas, esquecimento, perda de amigos e familiares são alguns dos pontos que o idoso enfrenta no seu dia a dia. Assim, não é raro, em vez de viver um tempo de descanso e realizações, o idoso viver o isolamento, a baixa autoestima, a solidão e a apatia. Para nos prepararmos para o cuidado de que essa população necessitará, este capítulo pretende discutir os aspectos da saúde mental no envelhecimento saudável e suas diferenças quando do adoecimento.

FATORES BIOLÓGICOS E CLÍNICOS

De modo geral, o envelhecimento em si representa as modificações, de forma e função, que ocorrem em um organismo ao longo do tempo. A partir da 5ª década de vida, o corpo humano experimenta progressivas perdas funcionais, intensificadas a partir dos 60 anos. Aproximadamente 20% dos idosos apresenta algum problema ligado a saúde mental no processo de envelhecimento[6], sendo essas alterações associadas a perda da funcionalidade. As alterações mentais mais frequentes nos idosos são a depressão e a demência, seguida de quadros de ansiedade e abuso de substância.

No idoso, observa-se redução da massa muscular, aumento da gordura corporal total, diminuição da termorregulação e do gasto energético, aumento de resistência insulínica, perda neuronal seletiva, diminuição da reserva funcional do cérebro, dentre outras como mostrado na Tabela 1.

Essas mudanças representam perdas graduais nas reservas fisiológicas, redução da força e resistência física e, consequentemente, o aumento da probabilidade de desenvolvimento de doenças devido à fragilidade[7]. Os desfechos da presença de fragilidade são significativos, incluem quedas, perda de função física e cognitiva, dependência funcional, hospitalização e até morte[8,9]. Assim, identificar os idosos com fragilidade deve ser realizado sistematicamente no atendimento do individuo acima dos 60 anos de idade[10].

O principal fator de proteção para um envelhecimento saudável, tanto do ponto de vista físico, como emocional e cognitivo, é o estilo de vida. A prática regular de exercícios físicos moderados, o controle do peso, a ausência de cigarro e álcool, além de vida social ativa e escolaridade, têm se mostrado fundamentais para o processo envelhecimento bem-sucedido[11-13]. A manutenção da saúde e o envelhecimento ativo requer o enfoque de "curso de vida" relativo a escolhas, comportamentos e estilo de vida ao longo dos anos.

Entretanto, no Brasil, apesar do conhecimento destas informações, temos que mais de dois terços da população não realizam qualquer atividade física para beneficiar a saúde[13]. O sedentarismo está associado a diversos desfechos negativos, como: aterogênese, menor capacidade ventilatória, menor níveis de HDL, pior condição músculo esquelética, perda da estabilidade articular, menor motilidade intestinal, aumento da síndrome metabólica, menor socialização e menor equilíbrio emocional[14].

FATORES AMBIENTAIS E SOCIAIS

É importante ressaltar que fatores como o ambiente físico e circulo social também estão relacionados ao processo de envelhecimento, na medida em que podem afetar diretamente a nossa saúde, impondo barreiras ou promovendo incentivos que influenciam as nossas oportunidades, decisões e comportamentos[15]. Os fatores pessoais, incluindo costumes familiares, etnia, genética, emoções, motivação entre outros, também interferem no relacionamento do indivíduo com o ambiente e, por conseguinte, nas características de seu envelhecimento.

Para muitos idosos as redes de apoio sociais são fundamentais para alívio do estresse e a sobrecarga das limitações percebidas. Entretanto, é frequente observar o idoso reduzindo sua interação social apenas aos familiares mais próximos, se isolando dos demais indivíduos com quem convivia nos anos de vida adulta (trabalho e amigos). Esse isolamento restringe a sociabilidade e possibilidade de mudanças, impondo ainda mais limitações ao estilo de vida do idoso. Do ponto de vista social, no passado o papel fundamental das mulheres era o de cuidadoras, tanto de crianças como parentes mais velhos[15]. Hoje, as mulheres estão cada vez mais desempenhando outras funções, que as proporciona mais segurança em idades mais avançadas. Porém, essas mudanças também limitam a capacidade das mulheres e famílias de fornecer cuidado para os idosos que precisam.

A mudança tecnológica também está acompanhando o envelhecimento da população e pode contribuir com novas oportunidades. Por exemplo, a internet pode permitir conexão contínua para a família, apesar da distância, ou acesso a informações que podem orientar o autocuidado de uma pessoa mais velha ou prestar apoio aos cuidadores. Os recursos de apoio, como aparelhos de audição, são mais funcionais e acessíveis do que no passado, e os dispositivos portáteis fornecem novas oportunidades

Tabela 1 Alterações sistêmicas do envelhecimento

Sistemas	Alterações do envelhecimento
Osteomuscular	Perda da densidade óssea, redução da estatura, redução da massa magra, aumento da massa da gordura corporal total, redução da água intracelular e do tecido muscular, diminuição da espessura do disco vertebral.
Metabólico	Menor gasto energético, redução da termorregulação, aumento da resistência insulínica. Alteração na absorção, distribuição, metabolismo e eliminação, bem como na resposta do organismo à droga em determinada concentração. Interação medicamentosa (citocromo p450) e polifármacia. Maior vulnerabilidade a reações adversas aos fármacos.
Cerebral	Perda neuronal seletiva, diminuição da reserva funcional do cérebro, diminuição das sinapses, diminuição da plasticidade neuronal, atrofia de parênquima e redução volumétrica da substância cinzenta.
Cardiovascular	Aumento da rigidez arterial, aumento da espessura de parede, aumento da rigidez ventricular, diminuição da reserva miocárdica (menor eficiência ao estresse).
Respiratório	Redução da complacência torácica, redução da força muscular respiratória, menor sensibilidade respiratória, aumento do espaço-morto.
Renal	Redução do fluxo plasmático renal, menor *clearance* renal, menor taxa de filtração glomerular.
Digestório	Redução da mobilidade e do esvaziamento gástricos, absorção de nutriente menor, mobilidade intestinal lentificada, redução da altura das microvilosidades intestinais.

para o monitoramento e cuidados de saúde personalizados[15]. Assim, embora o envelhecimento imponha redução da capacidade intrínseca, o idoso pode manter a autonomia por meio da adaptação, utilizando os recursos disponíveis.

FATORES COGNITIVOS

A queixa de esquecimento é comum nos idosos, a relevância desta queixa se faz em função da intensidade e frequência da percepção do esquecimento. O idoso normal esquece, mas reconhece o esquecimento, e se beneficia de pistas para recordar. No declínio cognitivo essa consciência vai se perdendo, de forma que passa a esquecer de fatos que antes guardaria facilmente pela sua importância.

O exame das funções cognitivas deve integrar rotineiramente o exame clínico do idoso, mesmo naqueles que não apresentam queixas específicas de memória. Os benefícios da detecção precoce são vários, dentre eles: melhor oportunidade de tratamento e reabilitação, tempo para planejar o futuro e tomar decisões, redução da ansiedade do desconhecido, estabelecimento de parâmetros conjuntos sobre o tratamento. O relatório sobre Alzheimer produzido em 2019 pela Alzheimer Association aponta um dado preocupante: apesar da maioria dos médicos americanos reconhecerem a importância do rastreio para demência, apenas 16% dos indivíduos acima de 65 anos foram avaliados do ponto de vista cognitivo na consulta médica de rotina[17]. A Figura 1 extraído deste relatório aponta os principais problemas do idoso que foram pesquisados numa consulta de rotina[17].

A cognição abrange diversas funções e a interação entre elas, Harada et al.[12] evidenciaram algumas das modificações cognitivas que ocorrem no processo do envelhecimento. A maioria das alterações normalmente observadas é decorrente da redução na velocidade de processamento mental e da dificuldade de sustentação da atenção dividida. A memória pode apresentar dificuldades associada a prejuízo da atenção, de modo a registrar com maior dificuldade aspectos que não geraram engajamento emocional. Aprendizado de novos paradigmas, controle inibitório, e flexibilidade mental são os aspectos em que mais se observa dificuldades no envelhecimento normal.

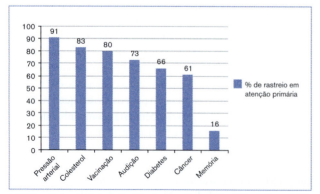

Figura 1 Avaliação de rotina em consulta médica atenção primária.
Fonte: adaptada do Annual Report Alzheimer Association, 2019[17].

A reserva cognitiva é um termo associada à capacidade diferente de cada indivíduo tolerar os efeitos das alterações cerebrais que acompanham o processo de envelhecimento. Existem vários fatores relacionados à constituição de uma maior reserva cognitiva, sendo o principal deles a escolaridade[16].

Independentemente de outros elementos, déficits cognitivos associados ao envelhecimento são importantes fatores preditivos de perda de qualidade de vida e autonomia18. Os quadros demenciais apresentam importantes alterações nas atividades de vida diária (AVD) e na funcionalidade do indivíduo e podem estar acompanhados de distúrbios de comportamento e sintomas neuropsiquiátricos. O desempenho funcional comprometido marca os prejuízos na autonomia e independência do indivíduo e está diretamente ligado à dependência de cuidados por familiares ou cuidadores. Os sintomas neuropsiquiátricos (SNP) são aqueles de maior intensidade estressora de familiares e cuidadores. Podem ser divididos em dois grupos: sintomas comportamentais (agressão física, gritos, inquietação, agitação, perturbação, desinibição) e os sintomas psicológicos (ansiedade, depressão, apatia alucinações, delírios).

FATORES EMOCIONAIS E PSICOLÓGICOS

A meia idade, em geral, é a etapa da fase adulta marcada por mudanças do ponto de vista pessoal, profissional, relacionamento afetivo e familiar. Ao mesmo tempo, passa a reconhecer as limitações crescentes, perceber a finitude, questionar suas escolhas, e avaliar o futuro. Este momento também pode ser acompanhado por dor, sensação de fracasso, desamparo ou resignação. A crise da meia idade, que apresenta uma característica patológica de mudança do comportamento, tende ser experimentada por poucos.

Quando se pensa no binômio saúde-qualidade de vida no envelhecimento, devem-se levar em consideração alguns aspectos dinâmicos dessa etapa, como fatores físicos, sociais, psicológicos e ambientais. Neste contexto, a depressão e a sintomatologia depressiva ocupam um lugar importante na medida em que transformações biológicas, sociais, familiares e psicológicas vão ocorrendo em decorrência da idade avançada.

O falecimento de cônjuge e familiares, aposentadoria, o próprio declínio do corpo envelhecendo e mudanças de status social têm um papel fundamental nessa fase da vida , e como o idoso e sua família se reorganizam e adaptam as mudanças tem relevância no desencadeamento, ou não, de um processo depressivo[19,20]. O luto faz parte do processo de envelhecimento, e pode aparecer pela perda de um ente ou por mudanças ocorridas e percepções de limitações. Alguns aspectos podem influenciar a intensidade e duração do processo de luto, entre eles: tipo de relacionamento, compreensão das circunstâncias envolvendo a perda, múltiplas perdas, fatores de personalidade, fatores sociais e ambientais.

Um dos fatores que contribuem para o surgimento de sintomas reativos (e também depressivos) está relacionado à tomada de consciência do corpo envelhecendo, o qual contribui para um isolamento maior, ampliando a vivência da solidão, e guarda relação com a falta de perspectiva. Somado a isso, diversos aspectos de mudanças estão presentes nessa fase, incluindo aposentadoria, perda de status social, redução do círculo de amizades e dificuldades inerentes desse momento da vida.

Muitas vezes, a exclusão do idoso se dá de forma mais sutil, em geral disfarçada pela preocupação com cuidados excessivos por parte dos familiares. Tal premissa pode gerar o afastamento gradual e lento, no qual o indivíduo se vê sem espaços para desenvolver sua sociabilidade ou exercer sua autonomia. Frequentemente observamos a retirada do idoso dos processos decisórios, não valorizando a experiência e o conhecimento adquirido ao longo da vida.

O diagnóstico de depressão no idoso é desafiador, visto que sintomas depressivos são altamente prevalentes em idosos, muitas vezes caracterizando uma depressão subsindrômica, ou sobrepondo a sintomas clínicos, tais como perda de peso, alteração de sono e cansaço[20]. Além disso, muitos idosos não se queixam de tristeza ou melancolia, podendo apresentar queixas cognitivas ou funcionais apenas. O idoso deprimido perde interesse em atividades antes prazerosas, como sair com amigos e familiares, ver os netos, entre outras. Entretanto o mesmo costuma justificar esse desinteresse por "cansaço", "coisa da idade", "falta de vitamina", etc. A Tabela 2 diferencia os sintomas depressivos de aspectos de tristeza normais.

Além do tratamento farmacológico, a psicoterapia e terapia de grupo podem ser de especial importância para criar estratégias de resgate das experiências e projetos, de amadurecimento do processo e da transformação, lidar com aspectos da própria mortalidade e adoecimento, facilitar a aceitação de perdas e dificuldades, resgatar de autoestima e inserir o idoso em uma rede de suporte e proteção. Jonson et al.[21] realizaram uma meta-análise que demonstrou resultados favoráveis à psicoterapia cognitivo comportamental no tratamento da depressão do idoso, podendo ser adjunta a farmacoterapia.

Em relação à ansiedade, as queixas dos idosos geralmente são dificuldade de dormir, preocupações, sintomas cardiovasculares (taquicardia), medos e insegurança. A ansiedade está presente nas reações catastróficas, muitas vezes desencadeadas por pequenos eventos. Os sintomas ansiosos se relacionam às dificuldades projetadas somadas à percepção das limitações presentes que são interpretadas como ameaçadoras. A presença de sintomas ansiosos prejudica a qualidade de vida do idoso comprometendo sua sociabilidade e qualidade de vida.

Tabela 2 Diferenças entre sintomas depressivos e tristeza normal no idoso

Depressão	Tristeza normal
Mais intensa	Menos intensa
Mais duradoura	Menos duradoura
Não reage aos estímulos positivos	Reage a estímulos positivos
Prejuízo funcional	Prejuízo funcional limitado
Piora com o tempo	Melhora com o tempo
Sem fator causal necessariamente	Tem fator causal
Lentificação psicomotora	Sem lentificação psicomotora

ENVELHECIMENTO BEM-SUCEDIDO E QUALIDADE DE VIDA

A qualidade de vida no processo de envelhecimento se relaciona a aspectos da saúde mental (ansiedade e depressão), questões sociais (sociabilidade ou solidão e isolamento) e personalidade (resiliência)[22], demonstrada na Figura 2.

Para atingir um envelhecimento bem-sucedido a percepção da autoestima e do bem estar pessoal interage com uma grande gama de aspectos, tais como: a capacidade funcional, o nível socioeconômico, o estado emocional, a interação social, a atividade intelectual, o autocuidado, o suporte familiar, o estado de saúde, os valores culturais, éticos e a religiosidade, o estilo de vida, a satisfação com o emprego e/ou com as atividades da vida diária e com o ambiente em que se vive[23]. Aspectos de resiliência e o equilíbrio emocional atuam como mediadores dos efeitos das doenças clínicas e solidão no envelhecimento. Assim, pode-se concluir que a percepção de qualidade de vida envolve a integração de diversos mecanismos psicológicos e emocionais, bem como capacidade adaptativa para as mudanças observadas na terceira idade[24].

O envelhecimento bem-sucedido é uma complexa interação de aspectos de personalidade e percepção de mundo, capacidade adaptativa, estabilidade clínica e emocional. Envolve não apenas o aumento da expectativa de vida, mas principalmente a manutenção de projetos e planos, satisfação com a vida, estímulo mental e cognitivo, aprendizado contínuo, saúde física, autonomia e independência, sociabilidade, espiritualidade e papel na sociedade. Assim uma atitude proativa deve ser estimulada, através da resolução e enfrentamento de problemas, bem como compreensão do contexto e desafios do envelhecimento[25]. A Figura 3 ilustra a inter-relação de fatores pessoais, ambientais e sociais que impactam na qualidade de vida dos idosos.

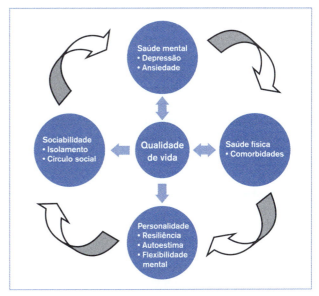

Figura 2 Relação entre fatores associados à qualidade de vida no envelhecimento.
Fonte: adaptada de Gerino et al., 2017[22].

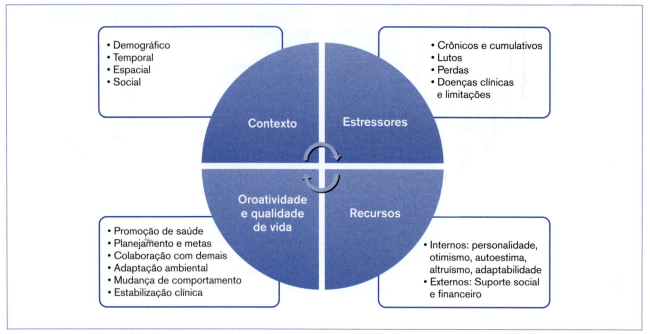

Figura 3 Envelhecimento bem-sucedido.
Fonte: adaptada de Kahana et al., 2014.

CONSIDERAÇÕES FINAIS

Assim pode-se concluir que não existe um idoso "típico". A diversidade das capacidades e necessidades de saúde são diversas, e muitas vezes relacionadas a eventos e estilos de vida, que ocorrem ao longo dos anos. Assim sendo, potencialmente modificáveis, ressaltando deste modo a importância do enfoque de ciclo de vida para se entender o processo de envelhecimento.

Investir em pesquisas sobre o envelhecimento é tão fundamental quanto aplicar conhecimentos de maneira prática: promoção de saúde, prevenção de doenças e cuidados especializados. O impacto do adoecimento (físico e mental) de um idoso repercute naqueles que o circundam: família, serviços de saúde e comunidade local. Assim, embora a maior parte dos idosos apresente múltiplos problemas de saúde com o passar do tempo, a idade avançada não implica dependência e perda da qualidade de vida, particularmente se desde a vida adulta adotar uma postura proativa do cuidado.

Vinheta clínica

LSF, viúva, 70 anos, com 2 filhos adultos casados, aposentada. LSF procurou médico com queixas insônia, cansaço, desanimo, sensação de vazio e falta de prazer. Foi diagnosticada como transtorno depressivo maior de acordo com os critérios do Manual diagnóstico e estatístico de transtornos mentais 5a edição (DSM-5). Não apresentava história prévia de quadros de humor e a investigação de organicidade foi negativa. Foi medicada com escitalopram 15 mg ao dia com melhora do humor, porém mantinha-se mais em casa e isolada socialmente, segundo a mesma "esperando os filhos casados terem filhos e poder ser avó" e que "o único dia feliz era domingo quando eles vinham visitar". Ao identificar que as mudanças na esfera psicossocial (luto, aposentadoria, saída dos filhos, isolamento social) tinham papel relevante no aparecimento do quadro atual, foi proposta uma intervenção, estimulando a paciente a desenvolver um projeto pessoal, entrar em contato com amigas antigas e outros familiares, iniciar programa de atividade física. A paciente mostrava sempre resistente a essas intervenções: "não irá funcionar" e quando procurou uma academia, "me senti um peixe fora d'água".

No seguimento psiquiátrico, foi tentado ajuste farmacológico para 20 mg ao dia sem melhora do isolamento e da "sensação de vazio". Após 6 meses tratamento (com melhora parcial) teve uma queda com fratura de colo de fêmur, necessitando de cirurgia e seguimento com fisioterapia intensiva diariamente. Na fisioterapia a paciente começou a encontrar outras pessoas em tratamento na mesma faixa etária e estabelecer vínculos sociais. Após a alta da fisioterapia foi encaminhada a uma academia com programa focado para a terceira idade, que procurou junto com uma amiga que fez durante o tratamento na clínica de fisioterapia. Na academia fez novos amigos com quem após a atividade física começou a sair para um café da tarde. Em menos de um ano estava fazendo curso de história da arte que uma das alunas era especialista e inglês com outra. Na avaliação psiquiátrica "o vazio foi embora, nunca me senti tão bem e irei viajar com minhas amigas aposentadas". Segundo palavras da própria paciente "cair e quebrar a perna foi a melhor coisa da minha vida".

Para aprofundamento

- Mental Health of older adults. World Health Organization, 2017. Disponível em: https://www.who.int/news-room/fact-sheets/detail/mental-health-of-older-adults
  ⇒ Este texto da Organização Mundial da Saúde contextualiza a relevância do tópico da saúde mental no envelhecimento populaciona, alem de sintetizar estratégias e ações que podem contribuir para a promoção de saude.
- Kahana E, Kahana B, Lee JE. Proactive approaches to successful aging: one clear path through the forest. Gerontology. 2014;60(5): 466-74.
  ⇒ Este artigo de Kahana et al. discute aspectos intrínsecos e extrínsecos que contribuem para um caminho de envelhecimento bem-sucedido ou mal-sucedido. Bem como propõe uma atuação mais proativa na busca deste processo.
- Alzheimer Association: cognitive assessment. Disponível em: https://www.alz.org/professionals/health-systems-clinicians/cognitive-assessment
  ⇒ Este site traz ferramentas para screening cognitivo para a prática clínica incluindo vídeos e orientações práticas para o médico clínico. Revisão dos conhecimentos atuais a respeito do uso combinado de diferentes estratégias de neuromodulação com intervenções cognitivas, configurando linha de pesquisa relevante.

REFERÊNCIAS BIBLIOGRÁFICAS

1. Ward SA, Parikh S, Workman B. Health perspectives: international epidemiology of ageing. Best Pract Res Clin Anaesthesiol. 2011;25(3):305-17.
2. Coale AJ. A reassessment of world population trends. Popul Bull UN. 1982(14):1-16.
3. United Nations DoEaSA, Population Division. World Population Prospects: The 2017 Revision, Key Findings and Advance Tables. Working Paper No. ESA/P/WP/248.; 2017.
4. World Population Prospects 2017 [internet]. United Nations. 2017. Disponível em: https://esa.un.org/unpd/wpp/.
5. Projeção da população do Brasil e das Unidades da Federação [internet]. Governo Federal do Brasil. 2017.
6. World Health Organization. Mental health of older adults; 2017. Disponível em: https://www.who.int/news-room/fact-sheets/detail/mental-health-of-older-adults
7. Morley JE, Vellas B, van Kan GA, Anker SD, Bauer JM, Bernabei R, et al. Frailty consensus: a call to action. J Am Med Dir Assoc. 2013;14(6):392-7.
   ⇒ Esse artigo discute um ponto importante no envelhecimento fisico, que é a fragilidade na qual observamos nos idosos.
8. Clegg A, Young J, Iliffe S, Rikkert MO, Rockwood K. Frailty in elderly people. Lancet. 2013;381(9868):752-62.
9. Nguyen TN, Cumming RG, Hilmer SN. A review of frailty in developing countries. J Nutr Health Aging. 2015;19(9):941-6.
10. Aprahamian I, Cezar NOC, Izbicki R, Lin SM, Paulo DLV, Fattori A, et al. Screening for frailty with the FRAIL Scale: a comparison with the phenotype criteria. J Am Med Dir Assoc. 2017;18(7):592-6
11. Fowler J, Kunik M. Successful aging: physical, psychological and social factors that contribute to aging well. Montana Geriatric Education Center. Disponível em http://health.umt.edu/mtgec/documents/Successful%20Aging.pdf.
12. Harada CN, Love MCV, Triebel K. Normal cognitive aging. Clin Geriatr Med. 2013;29(4):737-52.
13. Leandro-França C, Giardini Murta S. Prevenção e promoção da saúde mental no envelhecimento: conceitos e intervenções. Psicologia: Ciência e Profissão. 2014;34(2):318-29.
14. Jacob W. Atividade física e envelhecimento saudável. Rev Bras Educ Fís Esp. São Paulo, v.20, p.73-77, set. 2006. Suplemento n.5.
15. **Organização Mundial da Saúde. Relatório mundial de envelhecimento e saúde. OMS, 2015.**
    ⇒ Esse relatório produzido pela OMS discute aspectos fundamentais da funcionalidade e seu impacto na autonomia e qualidade de vida dos idosos.
16. Sobral M, Pestana MH, Paúl C. Measures of cognitive reserve in Alzheimer's disease. Trends in Psychiatry and Psychotherapy. 2014;36(3):160-8.
17. Alzheimer's Association: Alzheimer's Association Report; 2019 Alzheimer's disease facts. Disponível em: https://doi.org/10.1016/j.jalz.2019.01.010 and figure
18. **Livingston G, Sommerlad A, Orgeta V, Costafreda SG, Huntley J, Ames D, et al. Dementia prevention, intervention, and care. Lancet. 2017;390: 2673-734.**
    ⇒ Artigo importante na prevenção de prejuízo cognitivo e dos quadros demenciais, ressaltando os fatores potencialmente modificáveis.
19. **Silverstein M, Giarrusso R. Aging and family life: a decade review. J Marriage Fam. 2010;72(5):1039-58.**
    ⇒ Esse artigo foca nos aspectos psicossociais, a importância dos laços familiares e da sociabilidade no envelhecimento.
20. Stafford M, Antonucci TC, Zaninotto P. Joint trajectories of spousal social support and depressive symptoms in older age. J Aging Health. 2019;31(5):760-82.
21. Jonsson U, Bertilsson G, Allard P, Gyllensvärd H, Söderlund A, Tham A, et al. Psychological treatment of depression in people aged 65 years and over: a systematic review of efficacy, safety, and cost-effectiveness. PLoS One. 2016;11(8):e0160859.
22. Gerino E, Rollè L, Sechi C, Brustia P. Loneliness, resilience, mental health, and quality of life in old age: a structural equation model. Front Psychol. 2017;8:2003.
23. Talarska D, Tobis S, Kotkowiak M, Strugała M, Stanisławska J, Wieczorowska-Tobis K. Determinants of quality of life and the need for support for the elderly with good physical and mental functioning. Med Sci Monit. 2018;24:1604-13.
24. **Ingrand I, Paccalin M, Liuu E, Gil R, Ingrand P. Positive perception of aging is a key predictor of quality-of-life in aging people. PLoS One. 2018;13(10):e0204044.**
    ⇒ Artigo importante que discute os aspectos emocionais e pessoais, na determinante subjetiva da percepção da qualidade de vida no idoso.
25. Kahana E, Kahana B, Lee JE. Proactive approaches to successful aging: one clear path through the forest. Gerontology. 2014;60(5):466-74.

2

Envelhecimento normal e patológico: impacto das comorbidades

Luís Fernando Rangel
Paula Villela Nunes
Claudia Kimie Suemoto

Sumário

Introdução
Envelhecimento normal
    Idade cronológica e envelhecimento bem-sucedido
    Envelhecimento patológico: impacto das comorbidades
Considerações finais
Para aprofundamento
Referências bibliográficas

Pontos-chave

- O atendimento ao paciente idoso envolve particularidades que devem ser observadas para melhorar os resultados do tratamento dessa população.
- Tanto alterações fisiológicas do envelhecimento quanto aquelas relacionadas a doenças influenciam o diagnóstico, o tratamento e o seguimento de transtornos psiquiátricos em idosos.
- Senescência é o conjunto de alterações relacionadas ao envelhecimento fisiológico. Senilidade são alterações referentes a doenças, portanto não relacionadas ao envelhecimento normal.
- A heterogeneidade entre idosos é muito grande. A idade isoladamente é um parâmetro muito pobre e não deve ser utilizado para definir condutas médicas. Parâmetros de "idade biológica" auxiliam muito nessa tarefa e devem ser sempre considerados.
- A proeminência das doenças crônicas vem mudando a maneira de ver o cuidado dos pacientes, já que o tratamento passa a ser contínuo e seu impacto na vida cotidiana é grande.
- O tratamento deve visar à autonomia e independência do paciente.
- Multimorbidade é a presença de duas ou mais condições clínicas crônicas em um mesmo indivíduo.
- Comorbidade é uma doença considerada em sua relação com outra, objeto da preocupação do médico.

INTRODUÇÃO

O cuidado do paciente idoso apresenta particularidades que não podem ser negligenciadas, sob o risco de piorar os resultados do tratamento médico nessa população[1]. O envelhecimento normal está associado a diversas modificações fisiológicas que influenciam não somente a manifestação de doenças, mas também o tratamento e os resultados esperados. Da mesma forma, o envelhecimento patológico (isto é, acompanhado de doenças) traz uma série de desafios no mesmo sentido e de maneira ainda mais significativa.

Tanto as alterações fisiológicas do envelhecimento quanto a influência de doenças coexistentes podem alterar o modo como uma doença psiquiátrica surge e se manifesta, favorecendo a ocorrência de sintomas atípicos que dificultam o diagnóstico e aumentam a chance de erros. Uma vez feito o diagnóstico, também interferem no tratamento clínico, seja por modificações na janela terapêutica de medicações ou pela interação entre diversos fármacos administrados concomitantemente. Da mesma forma, também atuam nos resultados do tratamento por modificar a evolução e a remissão dos sintomas, por exemplo, na persistência de agravantes alheios à doença psiquiátrica.

Diante disso, serão detalhados neste capítulo de que forma o cuidado do paciente idoso difere do adulto jovem e de que maneiras um enfoque geriátrico resulta em melhores desfechos nessa população.

ENVELHECIMENTO NORMAL

O envelhecimento normal, também conhecido como senescência, é o conjunto de alterações fisiológicas que estão associadas com o passar dos anos de vida. A senescência se contrapõe à senilidade, que são alterações patológicas, portanto associadas a doenças, e não podem ser aceitas como parte do envelhecimento normal.

No passado, acreditava-se que o envelhecimento necessariamente viria acompanhado de doenças, o que hoje está claro não ser verdadeiro. No entanto, deve-se ter o conceito de que no idoso a homeostase é mantida sob condições menos complacentes, já que as alterações fisiológicas do envelhecimento reduzem as reservas do organismo e podem favorecer o surgimento de doenças e limitar a janela terapêutica, bem como favorecer a ocorrência de efeitos colaterais de medicamentos[2].

Deve-se levar em conta também que eventuais perturbações da homeostase por qualquer tipo de estresse podem demorar mais para ser compensadas pela redução do potencial regenerativo e de reparação dos tecidos, consequência também fisiológica do envelhecimento.

Modificações relacionadas à senescência se fazem presentes em todos os sistemas orgânicos, mas serão discutidas aqui as que são de conhecimento mais importante para o médico psiquiatra.

Com o envelhecimento há um aumento da massa gorda e uma diminuição da massa corporal magra. Esse balanço diferente interfere na farmacocinética das medicações, na medida em que diminui o volume de distribuição de medicamentos hidrófilos e aumenta o dos hidrófobos, levando a maiores picos plasmáticos dos primeiros e clareamento prolongado dos últimos.

Outra particularidade importante é a diferente expressão e modulação de receptores celulares no idoso, de forma a potencializar efeitos colaterais menos frequentes em outras faixas etárias, como sintomas extrapiramidais em pacientes em uso de medicações com ação antidopaminérgica ou então sedação e transtorno cognitivo em pacientes utilizando medicações anticolinérgicas.

Esses são apenas alguns exemplos de como fármacos com boa tolerabilidade entre jovens podem causar problemas sérios em idosos, por isso o uso de medicamentos deve ser feito sempre com cautela. As medidas não farmacológicas devem ser sempre empregadas quando disponíveis, pois geralmente têm poucos efeitos colaterais, evitam tratamento medicamentoso e atuam de maneira multidimensional nos problemas que frequentemente têm etiologia múltipla, o que as torna muitas vezes mais eficazes para chegar à remissão de um dado sintoma psiquiátrico[3].

Iniciar com doses menores e titular de maneira mais parcimoniosa são condutas necessárias para qualquer início de tratamento medicamentoso no idoso. No entanto, algumas medicações têm um risco aumentado de eventos adversos e seu uso deve ser desaconselhado na maior parte das vezes mesmo que se tomem as precauções necessárias – são as chamadas medicações potencialmente inapropriadas para idosos, cuja lista mais conhecida são os critérios de Beers[4]. Na Tabela 1 destacam-se algumas medicações dos critérios de Beers utilizadas em psiquiatria.

Tabela 1 Psicofármacos potencialmente inapropriados a idosos pelos critérios de Beers

Antidepressivos com ação anticolinérgica Riscos: altamente anticolinérgico, sedativo, leva à hipotensão ortostática	Amitriptilina Clomipramina Imipramina Nortriptilina Paroxetina
Antipsicóticos convencionais e atípicos (segunda geração) Riscos: acidente vascular encefálico, maior declínio cognitivo e maior mortalidade em pacientes com demência	Evitar, exceto na esquizofrenia, transtorno afetivo bipolar, depressão resistente e no uso como antiemético na quimioterapia no emprego de curto prazo. Pode ser utilizado no controle comportamental na demência quando outras medidas não foram efetivas ou não forem possíveis e há risco substancial ao paciente ou próximo dele, pelo período estritamente necessário para controle do quadro
Barbitúricos Riscos: alta taxa de dependência, tolerância nos efeitos positivos no sono, risco de *overdose* com doses baixas	Amobarbital Butabarbital Butalbital Metobarbital Pentobarbital Fenobarbital Secobarbital
Benzodiazepínicos de curta, intermediária ou longa duração Riscos: dependência, sensibilidade, menor metabolismo das drogas de longa duração, declínio cognitivo, *delirium*, quedas com fraturas, acidentes automobilísticos	Pode ser apropriado em síndromes convulsivas, distúrbio de sono REM, abstinência de benzodiazepínicos ou de álcool, transtorno de ansiedade generalizada grave e periprocedimento de anestesia
Hipnóticos não benzodiazepínicos Riscos: os mesmos dos benzodiazepínicos, com melhora muito discreta em relação a latência e duração do sono	Zolpidem
Relaxantes musculares Riscos: efeitos anticolinérgicos e sedativos	Carisoprodol Clorzoxazona Ciclobenzaprina Metaxalona Metocarbamol Orfenadrina

Para a lista completa dos critérios de Beers, consultar a bibliografia no final do capítulo.

IDADE CRONOLÓGICA E ENVELHECIMENTO BEM-SUCEDIDO

A maneira como as pessoas envelhecem, isto é, de modo mais saudável ou não, é resultado de uma série de fatores. Sem dúvida os determinantes genéticos têm sua participação, mas contam principalmente os epigenéticos – basicamente o modo como se viveu ao longo dos anos: a adoção de estilos de vida com mais ou menos fatores de risco e de proteção para doenças, o desenvolvimento e o cultivo das relações interpessoais, e a maneira como as questões mais pessoais foram conduzidas e resolvidas ou não. Uma vez que o ser humano em geral tende a se especializar ao longo de sua vida, tornando-se cada vez mais um ser único e menos semelhante aos demais, é de se esperar que o envelhecimento seja um fenômeno também muito heterogêneo, reflexo de toda uma vida de experiências físicas e psicológicas.

Reduzir o envelhecimento à idade do paciente é uma simplificação de ponto de vista. Pode-se estar diante de um idoso de 85 anos altamente funcional desempenhando um cargo importante em uma empresa ou instituição, e um paciente mais jovem, de 70 anos, com demência avançada e dependente para as atividades mais básicas de autocuidado. Um médico que atenda idosos deve ter isso em mente porque frequentemente existe a tendência de classificar pacientes meramente pela sua idade, o que pode ser perigoso. Todas as alterações do envelhecimento citadas aqui, incluindo as fisiológicas, podem ser muito mais acentuadas em um paciente de 60 anos em relação a outro mais velho, de 80 anos, que teve um modo de vida muito diferente do primeiro.

Muito mais do que a idade cronológica, é importante considerar outros parâmetros que em seu conjunto são chamados idade biológica e traduzem melhor o estado de envelhecimento de uma pessoa. Sem entrar no mérito da discussão filosófica, pode-se dizer que o bom envelhecimento seria aquele que permitisse ao idoso continuar fazendo aquilo que é próprio do seu estado como pessoa humana e como indivíduo. A funcionalidade física e cognitiva é, portanto, importantíssima. Considera-se aqui a funcionalidade não só aquela relacionada ao autocuidado e à manutenção da casa (as chamadas atividades de vida diária), mas também as mais avançadas do ponto de vista cognitivo e social, como as atividades profissionais e acadêmicas e as funções sociais, cívicas e familiares mais complexas.

Muito se discute na literatura médica do envelhecimento saudável ou bem-sucedido se a ausência de doenças deve ser um critério *sine qua non* para esse estado. Evidentemente é desejável que o envelhecimento ocorra sem qualquer doença, mas na prática é muito comum encontrar pacientes que envelhecem muito bem apesar de terem uma ou outra doença crônica bem controlada. Por outro lado, há pessoas com boa condição física, mas que sofrem do ponto de vista psicológico e não conseguem envelhecer bem. Independentemente do conceito de envelhecimento bem-sucedido adotado, parece essencial incluir a capacidade de resiliência diante das dificuldades como um fator importante para pessoas que querem viver, e, portanto, envelhecer bem[5]. Isso ilustra adequadamente o importante papel que os profissionais que lidam com saúde mental têm na promoção de qualidade de vida de pessoas idosas.

ENVELHECIMENTO PATOLÓGICO: IMPACTO DAS COMORBIDADES

A presença de doenças é uma realidade no envelhecimento da maioria das pessoas na atualidade, e a preponderância cada vez maior das doenças crônicas na população vem modificando a maneira de pensar o tratamento dos pacientes inaugurando um novo paradigma médico.

Os objetivos do tratamento já não são exatamente os mesmos: cada vez mais é necessário cuidar dos pacientes e acompanhá-los, já que curar se torna uma meta menos comum. Se antes o tratamento pontual de uma doença infecciosa aguda quase não tinha repercussão na vida do paciente no longo prazo, hoje o tratamento de doenças que se prolongam por décadas de vida traz um impacto muito maior no cotidiano e uma série de consequências[6].

Em primeiro lugar, aspectos pessoais e preferências do paciente ganham peso e a autonomia do paciente torna-se ainda mais importante, tendo em vista que a decisão compartilhada passa a ser um imperativo diante de situações em que muitas vezes a balança do risco e do benefício de uma intervenção não pende claramente para um dos lados. Os valores do paciente têm uma importância determinante nessas situações, uma vez que evitar uma determinada complicação clínica inaceitável para o paciente ou perseguir um objetivo de tratamento muito importante para ele pode modificar o modo como se veem os prós e contras de um tratamento.

Além disso, passa ser comum a associação de condições médicas crônicas, a chamada multimorbidade. A presença de múltiplas condições clínicas no mesmo indivíduo traz uma série de desafios, tanto pela falta de evidência científica de riscos e benefícios da intervenção médica nesses pacientes quanto pelo efeito sinérgico de doenças e tratamentos combinados. Difere da comorbidade, um conceito correlato que designa a relação entre uma doença foco do médico ou pesquisador e outras doenças que interferem no tratamento e seguimento da primeira[7]. Nesses pacientes com duas ou mais condições clínicas a intervenção multifatorial é indispensável. Além disso, deve haver uma preocupação sempre presente de olhar a saúde como um todo, uma vez que habitualmente o tratamento de uma condição clínica pode afetar o controle de outra condição clínica associada.

Outra questão essencial, derivada das anteriores, é a necessidade de evidências de benefício do tratamento mais detalhadas, de modo a garantir a aplicabilidade clínica em contextos clínicos diversos, por exemplo, evitando um tratamento penoso a um paciente com expectativa de vida menor do que o período de tempo esperado para obter o benefício clínico relacionado a esse tratamento. O médico deve sempre levar em conta o prognóstico e a qualidade de vida do paciente para propor novas intervenções.

Depois desse importante panorama geral, é também preciso frisar aspectos da relação entre comorbidades clínicas e as doenças psiquiátricas. Seguindo o mesmo raciocínio, consideram-se o diagnóstico, o tratamento, o seguimento e o prognóstico do paciente.

Pacientes idosos com doenças crônicas estão muito mais sujeitos a transtornos psiquiátricos, especialmente se o controle clínico não tiver sido alcançado[8]. Pacientes idosos saudáveis, por outro lado, em geral têm melhor resiliência psicológica[9] do que os jovens e menor prevalência desses transtornos.

Nos pacientes doentes, muitas vezes o diagnóstico psiquiátrico não é feito porque o paciente tem queixas compatíveis com a doença clínica de base, e que persistem apesar da otimização terapêutica, por exemplo, a dor articular na osteoartrite. Outra dificuldade diagnóstica são as alterações sensoriais que são frequentes e podem dificultar o diagnóstico de sintomas psiquiátricos, como zumbido *versus* alucinação auditiva, e ilusão ou alucinose *versus* alucinações visuais. Além disso, há sintomas que podem ser causados tanto por doença clínica quanto psiquiátrica, por exemplo, insônia (ortopneia, dispneia paroxística noturna, refluxo gastroesofágico, hipoglicemia, etc.), agitação psicomotora e apatia (distúrbios hidroeletrolíticos, intoxicação exógena, constipação, retenção urinária, dor etc.), especialmente se já houver alguma doença neurodegenerativa associada. São muitas as dificuldades de manejo, mas que podem ser evitadas com um olhar minucioso e sempre preocupado em identificar causas multifatoriais para os fenômenos observados no paciente.

Uma vez feito o diagnóstico, o foco passa a ser instituir o melhor tratamento e com o mínimo de efeitos colaterais. Como já foi dito neste capítulo, as intervenções não farmacológicas devem ser sempre consideradas, tendo em vista sua eficácia e baixo risco de efeitos colaterais. Dentre os riscos relacionados ao uso de medicamentos no paciente com comorbidades, além daqueles já referidos no paciente idoso em geral, destaca-se o risco de interação farmacológica. Na Tabela 2 são listadas as principais interações farmacológicas de psicotrópicos[10].

As precauções não cessam uma vez que se tenha feito o tratamento com a remissão dos sintomas. O seguimento desses pacientes deve ser feito de maneira mais próxima, pois efeitos colaterais podem surgir ao longo do tempo, além de o risco de recaídas poder ser maior, como nos transtornos de humor.

Tabela 2 Interações farmacológicas nos principais psicofármacos

Classe	Medicação concomitante	Mecanismo de interação	Manejo clínico
Benzodiazepínicos (diazepam, alprazolam, midazolam)	Fluvoxamina Indinavir Claritromicina Antifúngicos – azoles Suco de toranja	CYP3A4 (inibição)	Diminuir dose de benzodiazepínico em 50%. Monitorar para efeitos excessivos em sistema nervoso central
	Tiazolidinadionas (pioglitazona, troglitazona)	CYP3A4 (indução)	Considerar aumento da dose de benzodiazepínicos. Monitorar eficácia
Antidepressivos tricíclicos (amitriptilina)	Paroxetina Fluoxetina	CYP2D6 (inibição)	Reduzir dose de tricíclicos; considerar dosar níveis séricos; monitorar para efeitos em sistema nervoso central e cardiovasculares
Antipsicóticos de primeira geração (fenotiazinas, haloperidol)	Fluoxetina Fluvoxamina	CYP2D6 (inibição) CYP1A2 (inibição)	Risco aumentado de efeitos extrapiramidais; considerar a redução da dose do haloperidol
	Tabagismo	CYP1A2 (indução)	Considerar aumentar a dose em tabagistas; considerar obter nível sérico terapêutico para auxiliar no monitoramento de efeitos adversos
Antipsicóticos de segunda geração (clozapina, olanzapina, risperidona, quetiapina)	Fluvoxamina Paroxetina Fluoxetina Cetoconazol	CYP1A2 (inibição) CYP2D6 (inibição) CYP3A4 (inibição)	Monitorar concentração de clozapina; considerar mudança de ISRS; considerar redução de dose de risperidona; monitorar efeitos extrapiramidais. Monitorar para efeitos excessivos em sistema nervoso central
	Tabagismo	CYP1A2 (indução)	Monitorar para eficácia de clozapina ou olanzapina
	Hipoglicemiantes orais e antilipêmicos	Alterações da glicose e lípides por antipsicóticos	Pacientes podem precisar de adição ou maior dose de medicamentos para controlar a hiperglicemia e/ou hiperlipidemia
ISRS (paroxetina, sertralina, citalopram) e inibidores da recaptação de serotonina e norepinefrina (duloxetina)	Inibidores da monoamina oxidase	Diminui o metabolismo da serotonina	Monitorar para risco de síndrome serotoninérgica; considerar o período de 14 dias de clareamento para iniciar ISRS
	Triptanos	Potencialização da serotonina	Monitorar para risco de síndrome serotoninérgica; considerar não utilizar essa combinação
	Hidrocodona	CYP2D6 (inibição)	Redução do efeito analgésico. Pode requerer doses maiores, ou analgésico não metabolizado pelo CYP2D6
Lítio	Inibidores da enzima conversora de angiotensina, anti-inflamatórios não hormonais, tiazídicos	Inibição do clareamento renal	Monitorar para níveis elevados de lítio; considerar reduzir a dose

(continua)

Tabela 2 Interações farmacológicas nos principais psicofármacos *(continuação)*

Classe	Medicação concomitante	Mecanismo de interação	Manejo clínico
Inibidores da HMG-CoA redutase (estatinas)	Fluvoxamina	CYP3A4 (inibição)	Monitorar para miopatia; considerar suspender medicação concomitante
Varfarina	Carbamazepina	CYP2C9 (indução)	Monitorar tempo de protrombina
	Fluoxetina, ácido valproico	CYP2C9 inhibitor	Monitorar tempo de protrombina
Bloqueadores do canal de cálcio (verapamil, nicardipina, nimodipina)	Fluvoxamina	CYP3A4 inhibitor	Considerar diminuir dose do bloqueador do canal de cálcio em 50%
Inibidores COX-2 (celecoxib)	Paroxetina	CYP2D6 inhibitor	Monitorar terapia
Antihiperglicêmico (glimepirida)	Fluvoxamina	CYP1A2 inhibitor	Monitorar estado glicêmico
Clopidogrel	Fluvoxamina	CYP1A2 (inibição) CYP3A4 (inibição)	Pode diminuir efeito antiplaquetário do clopidogrel. Monitorar a terapia

ISRS: inibidor seletivo da recaptação de serotonina.

Deve-se atentar também para o surgimento de uma doença cujo sintoma psiquiátrico foi somente um evento sentinela – depressão é uma manifestação comum antes do diagnóstico de neoplasia de pâncreas ou de demência, por exemplo.

CONSIDERAÇÕES FINAIS

Cuidar de pacientes geriátricos é um desafio, tendo em vista todas as particularidades e potenciais fatores de confusão envolvidos. No entanto, é também uma oportunidade de melhorar a assistência, pois dirige a ver o todo e não somente um aspecto particular de uma doença ou órgão, algo que deveria ser feito no contato com todos os pacientes. No paciente idoso isso é um imperativo, ou então algo importante será deixado pelo caminho.

> **Para aprofundamento**
>
> - Guiding principles for the care of older adults with multimorbidity: an approach for clinicians: American Geriatrics Society Expert Panel on the Care of Older Adults with Multimorbidity. J Am Geriatr Soc. 2012;60(10):E1-E25.
>   ⇨ Painel de especialistas da American Society of Geriatrics com princípios para o tratamento do paciente com multimorbidade. Explica mais extensamente de que maneira princípios básicos podem melhorar o atendimento de pacientes com múltiplas condições clínicas.
> - Kernick D, Chew-Graham CA, O'Flynn N. Clinical assessment and management of multimorbidity: NICE guideline. Br J Gen Pract. 2017;67(658):235-6.
>   ⇨ Diretriz extensa e muito completa do sistema de saúde do Reino Unido para seguimento de pacientes com multimorbidade.
> - Lupien SJ, Wan N. Successful ageing: from cell to self. Philos Trans R Soc Lond B Biol Sci. 2004;359(1449):1413-26.
>   ⇨ Artigo muito interessante que apresenta um panorama das pesquisas de envelhecimento nos últimos 100 anos e mostra a importância da saúde mental para o envelhecimento bem-sucedido.

REFERÊNCIAS BIBLIOGRÁFICAS

1. Kernick D, Chew-Graham CA, O'Flynn N. Clinical assessment and management of multimorbidity: NICE guideline. Br J Gen Pract. 2017;67(658):235-6.
2. Khan SS, Singer BD, Vaughan DE. Molecular and physiological manifestations and measurement of aging in humans. Aging Cell. 2017;16(4):624-33.
   ⇨ Artigo sobre alterações fisiológicas e métodos de avaliação do envelhecimento. Fala a respeito do conceito de idade biológica.
3. Jacob-Filho W, Silva, FPM, Farias, LL. Manual de terapêutica não farmacológica em Geriatria e Gerontologia. Rio de Janeiro: Atheneu; 2014.
   ⇨ Livro com procedimentos de terapia não farmacológica e orientações em linguagem leiga a pacientes e familiares sobre condições clínicas comuns em idosos.
4. American Geriatrics Society 2019 Updated AGS Beers Criteria® for potentially inappropriate medication use in older adults. J Am Geriatr Soc. 2019;67(4):674-94.
5. Lupien SJ, Wan N. Successful ageing: from cell to self. Philos Trans R Soc Lond B Biol Sci. 2004;359(1449):1413-26.
6. Guiding principles for the care of older adults with multimorbidity: an approach for clinicians: American Geriatrics Society Expert Panel on the Care of Older Adults with Multimorbidity. J Am Geriatr Soc. 2012;60(10):E1-E25.
7. van den Akker M, Buntinx F, Knottnerus J. Comorbidity or multimorbidity: what's in a name? A review of literature. European Journal of General Practice. 2009;2:65-70.
   ⇨ Artigo para compreender melhor os conceitos de multimorbidade e comorbidade.
8. Filipčić I, Šimunović Filipčić I, Grošc V. Patterns of chronic physical multimorbidity in psychiatric and general population. J Psychosom Res. 2018;114:72-80.
9. Gavião ACD. A passagem do tempo e suas ressonâncias íntimas [tese]. São Paulo: Universidade de São Paulo; 2002.
10. English BA, Dortch M, Ereshefsky L, Jhee S. Clinically significant psychotropic drug-drug interactions in the primary care setting. Curr Psychiatry Rep. 2012;14(4):376-90.

3

Avaliação cognitiva e funcional na população idosa brasileira

Sonia Maria Dozzi Brucki
Karolina G. César

Sumário

Introdução
Miniexame do Estado Mental
Bateria Breve de Rastreio Cognitivo
Miniexame do Estado Mental grave
Exame Cognitivo de Addenbroke
MoCA
Rastreio cognitivo – 10 itens
Escalas funcionais
Referências bibliográficas

Pontos-chave

- Nos quadros cognitivos graves, em geral com Miniexame do Estado Mental (MEEM) igual ou menor que 10, pode-se acompanhar o paciente por meio de avaliação pelo MEEM grave (MEEM-g).
- A maior parte dos estudos relacionados ao Montreal Cognitive Assessment (MoCA), assim como os do Addenbrooke's Cognitive Examination – revised (ACE-R), foi realizada em países desenvolvidos e com participantes com escolaridade superior a 12 anos. No entanto, alguns estudos demonstraram que a idade e a educação inferior podem afetar a pontuação.
- As escalas funcionais podem ser divididas em atividades instrumentais e básicas de vida diária.

INTRODUÇÃO

Os instrumentos de rastreio cognitivo e funcional servem para uma avaliação rápida e relativamente eficaz de indivíduos com suspeita de declínio cognitivo. Devem ser de fácil utilização, exigindo poucos materiais especiais além de papel e caneta.

Na suspeita de declínio cognitivo, a anamnese deve ser dirigida para se tentar determinar em quais atividades o paciente teve comprometimento e/ou incapacidade, levando-se em consideração suas condições prévias (atividades laborativas/funcionais e nível educacional).

Os instrumentos de avaliação cognitiva mais utilizados em nosso serviço são o Miniexame do Estado Mental (MEEM) e a Bateria Breve de Rastreio Cognitivo. Para a avaliação instrumental funcional, podem ser aplicados o Questionário de Avaliação Funcional[1] ou o Questionário de Mudança Cognitiva[2]. Para os casos mais graves, pode ser utilizada a escala de atividades básicas de vida diária de Katz e, para a avaliação cognitiva, o Miniexame do Estado Mental grave (MEEMg). Outra escala bastante útil para a classificação do estágio do paciente é a escala FAST (do inglês *functional assessment staging test*) e/ou a Escala de Deterioração Global.

Na ausência desses instrumentos, a avaliação durante a consulta deve abranger os mesmos aspectos. A avaliação funcional pode ter como resultados: demência (quando existe declínio da funcionalidade) ou comprometimento cognitivo leve (CCL, quando existe dificuldades em atividades instrumentais complexas, mas a funcionalidade de modo geral está preservada).

MINIEXAME DO ESTADO MENTAL

O Miniexame do Estado Mental (MEEM) é um dos instrumentos de rastreio cognitivo mais utilizados ao redor do mundo. Consiste em uma bateria simples de 20 testes, totalizando 30 pontos, e leva ao redor de 5 a 8 minutos para ser completado. Na prática clínica, deve ser utilizado como rastreio cognitivo: um indivíduo com escores baixos para sua escolaridade deve ser mais bem avaliado por outros instrumentos e observação de sua capacidade em atividades instrumentais de vida diária.

Em metanálise de dados provindos de clínicas especializadas, o MEEM teve sensibilidade de 76,9% (95% IC = 70,1-83,1%)

e especificidade de 89,9% (95% IC = 82,5-95,4%), demonstrando sua utilidade como teste de rastreio[3].

Existe uma grande influência da escolaridade sobre os escores, devendo-se utilizar valores de corte diferentes de acordo com os anos de educação do indivíduo. A versão que utilizamos é a de consenso descrito previamente[4] (Quadro 1), sendo considerada o teste de rastreio cognitivo nas recomendações para diagnóstico e tratamento da doença de Alzheimer e demência vascular da Academia Brasileira de Neurologia (http://www.demneuropsy.com.br/default.asp?ed=23). Os escores por escolaridade estão na Tabela 1.

Quadro 1   Miniexame do Estado Mental

Miniexame do Estado Mental – escore total máximo de 30 pontos
Orientação temporal: pergunte ao indivíduo (dê um ponto para cada resposta correta) (5 pontos): ■ Que dia é hoje? ■ Em que mês estamos? ■ Em que ano estamos? ■ Em que dia da semana estamos? ■ Qual a hora aproximada (considere a variação de mais ou menos uma hora)?
Orientação espacial: pergunte ao indivíduo (dê um ponto para cada resposta correta) (5 pontos): ■ Em que local nós estamos (consultório, dormitório, sala. apontando para o chão)? ■ Que local é este aqui (apontando ao redor num sentido mais amplo: hospital, casa de repouso, própria casa)? ■ Em que bairro nós estamos ou qual o nome de uma rua próxima? ■ Em que cidade nós estamos? ■ Em que estado nós estamos?
Memória imediata: eu vou dizer três palavras e você irá repeti-las a seguir: CARRO, VASO, TIJOLO (dê 1 ponto para cada palavra repetida acertadamente na 1ª vez, embora possa repeti-las até três vezes para o aprendizado, se houver erros).
Atenção/cálculo: subtração de setes seriadamente (100-7, 93-7, 86-7, 79-7, 72-7, 65). Considere 1 ponto para cada resultado correto. Se houver erro, corrija-o e prossiga. Considere correto se o examinado espontaneamente se autocorrigir. Deve-se dizer: Quanto é 100 menos 7? E menos 7? E menos 7?
Evocação das palavras: pergunte quais as palavras que o sujeito acabara de repetir (1 ponto para cada).
Nomeação: MOSTRE relógio e caneta (1 ponto para cada).
Repetição: preste atenção: vou lhe dizer uma frase e quero que você repita depois de mim: "NEM AQUI, NEM ALI, NEM LÁ". Considere somente se a repetição for perfeita (1 ponto).
Comando: pegue este papel com a mão direita (1 ponto), dobre-o ao meio (1 ponto) e coloque-o no chão (1 ponto). Total de 3 pontos. Se o sujeito pedir ajuda no meio da tarefa, não dê dicas.
Leitura: mostre a frase escrita FECHE OS OLHOS e peça para o indivíduo fazer o que está sendo mandado (1 ponto). Não auxilie se pedir ajuda ou se só ler a frase sem realizar o comando.
Frase: peça ao indivíduo para escrever uma frase. Se não compreender o significado, ajude com: alguma frase que tenha começo, meio e fim; alguma coisa que aconteceu hoje; alguma coisa que queira dizer. Para a correção, não são considerados erros gramaticais ou ortográficos (1 ponto).
Cópia do desenho: mostre o modelo e peça para fazer o melhor possível. Considere apenas se houver 2 pentágonos interseccionados (10 ângulos) formando uma figura de quatro lados ou com dois ângulos (1 ponto). FECHE OS OLHOS Cópia dos pentágonos: 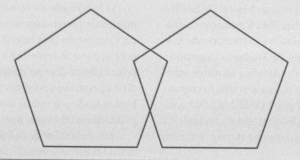

Tabela 1 Distribuição dos escores na amostra total e por escolaridade[4]

	N	Média	Desvio padrão	Mediana
Grupo todo	433	24,63	3,72	25
Analfabetos	77	19,51	2,84	20
1 a 4 anos de escolaridade	211	24,76	2,96	25
5 a 8 anos de escolaridade	72	26,15	2,35	26
9 a 11 anos de escolaridade	47	27,74	1,81	28
> 11 anos de escolaridade	26	28,27	2,01	29

Considerando o valor da média e menos 1,5 desvios-padrões e associado a um questionário de atividades funcionais, consegue-se uma ideia global da cognição do paciente; ou quando se quer fazer rastreio breve para controle, os valores acima da mediana, associados a nenhum prejuízo em atividades instrumentais, dão certa segurança da inclusão de normais. O MEEM é um teste de rastreio; se existem dúvidas ou se o indivíduo tem alta escolaridade e está acostumado a tarefas de grande demanda cognitiva, deve-se fazer uma avaliação mais apurada, por meio de avaliação neuropsicológica.

BATERIA BREVE DE RASTREIO COGNITIVO

É composta por teste de memória de figuras (Quadro 2), fluência verbal semântica (Quadro 3) e desenho do relógio (Quadro 4). O teste de memória de figuras consiste em dez desenhos simples em preto e branco, distribuídos em uma folha tamanho A4, com as fases de nomeação e percepção, memória incidental, memória imediata, aprendizado e evocação tardia (Figura 1). Após esta última fase, faz-se o reconhecimento (composto pelas 10 figuras anteriores entremeadas a 10 figuras novas) (Figura 2). O melhor escore para diferenciar entre indivíduos normais de demenciados é de cinco figuras na evocação tardia.

Após a fase de aprendizado, faz-se o teste de fluência verbal (por categoria, animais), em que se solicita que o indivíduo diga o mais rápido possível o maior número de animais, no intervalo de 60 segundos. A seguir, faz-se o desenho do relógio (com a pontuação sugerida).

Espera-se que um indivíduo analfabeto gere no mínimo nove animais. Entre alfabetizados, o esperado é de ao menos 12 animais.

O desenho do relógio não deve ser realizado em indivíduos de baixa escolaridade, pois o desempenho é comprometido. O melhor jeito de utilizar o teste é a mesma pessoa pontuando em todas as avaliações ou guardar o desenho e fazer a comparação qualitativa ao longo do tempo.

Quadro 2 Bateria Breve de Rastreio Cognitivo

Mostre a folha contendo as 10 figuras e pergunte: "Que figuras são estas?"	
Percepção correta	✓ =
Nomeação correta	✓ =
Esconda as figuras e pergunte: "Que figuras eu acabei de lhe mostrar"?	
Memória incidental	✓ =
Mostre as figuras novamente durante 30 segundos, dizendo: "Olhe bem e procure memorizar estas figuras" (se houver déficit visual importante, peça que memorize as palavras que você vai dizer; diga os nomes dos objetos lentamente, um nome/segundo; fale a série toda duas vezes.)	
Memória imediata 1	✓ =
Mostre as figuras novamente durante 30 segundos, dizendo: "Olhe bem e procure memorizar estas figuras".	
Memória imediata 2	✓ =
Interferência (desenho do relógio e fluência verbal semântica)	
"Que figuras eu lhe mostrei há 5 minutos?" Se necessário, reforce dizendo figuras desenhadas em uma folha de papel.	
Memória tardia (5 minutos)	✓ = ✗ =
Mostre a folha contendo as 20 figuras e diga: "Aqui estão as figuras que eu lhe mostrei hoje e outras figuras novas; quero que você me diga quais você já tinha visto há alguns minutos".	
Reconhecimento	✓ = ✗ =
✓ = corretas; ✗ = intrusões.	

Quadro 3 Desenho do relógio

Dê uma folha de papel em branco e diga: "Desenhe um relógio com todos os números", "Coloque ponteiros marcando 2h45".
10 – Hora certa
9 – Leve distúrbio nos ponteiros
8 – Distúrbio mais intenso nos ponteiros
7 – Ponteiros completamente errados
6 – Uso inapropriado (código digital ou círculos envolvendo números)
5 – Números em ordem inversa ou concentrados em alguma parte do relógio
4 – Números faltando ou situados fora dos limites do relógio
3 – Números e relógio não mais conectados. ausência de ponteiros
2 – Alguma evidência de ter entendido as instruções, mas com vaga semelhança com um relógio
1 – Não tentou ou não conseguiu representar um relógio

Fonte: Sunderland et al., 1989[29].

Quadro 4 Fluência verbal semântica (animais)

"Você deve falar todos os nomes de animais que se lembrar, em um minuto. Qualquer tipo de bicho vale. Quanto mais você falar, melhor. Pode começar." (Considere "boi" e "vaca" como dois animais, mas "gato" e "gata" como um só. Se disser "passarinho, canário e peixe", conte como dois – ou seja, a classe vale como nome se não houver outros nomes da mesma classe). Anote o número de animais lembrados em um minuto.	
	Total =
Indivíduos alfabetizados devem citar mais de 12 animais em 60 segundos.	

A grande vantagem é que o teste de memória de figuras sofre pouca ou nenhuma influência da escolaridade sobre os escores, sendo adequado para a avaliação de memória em indivíduos pouco escolarizados ou analfabetos em relação a outros testes de memória[5-7]. Escores abaixo de cinco itens na evocação tardia são sugestivos de doença de Alzheimer[8].

O escore mais adequado para diferenciar indivíduos normais de pacientes com doença de Alzheimer inicial foi de cinco ou menos itens recordados na memória tardia.

MINIEXAME DO ESTADO MENTAL GRAVE

Nos quadros cognitivos graves (em geral com MEEM igual ou menor que 10), pode-se acompanhar o paciente por meio de avaliação pelo MEEM grave (MEEM-g). Outra forma é perguntar questões padrões, como dados autobiográficos, data de nascimento, endereço etc.

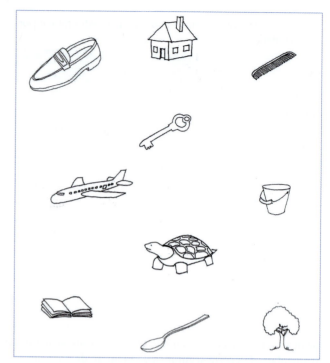

Figura 1 O teste de memória de figuras consiste em dez desenhos simples em preto e branco, distribuídos em uma folha amanho A4, com as fases de nomeação e percepção, memória incidental, memória imediata, aprendizado e evocação tardia.
Fonte: Nitrini et al., 1994[5].

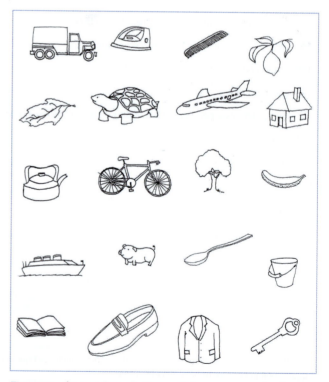

Figura 2 Após a fase da Figura 1, faz-se o reconhecimento composto pelas 10 figuras anteriores entremeadas a 10 figuras novas. O melhor escore para diferenciar entre indivíduos normais de com demência é de cinco figuras na evocação tardia.
Fonte: Nitrini et al., 1994[5].

O MEEM grave (Quadro 5) tem escore total de 30 pontos, avalia conhecimento autobiográfico, função visuoespacial, função executiva, tarefas simples de linguagem, fluência verbal para animais e soletração. É um teste interessante, pois é necessário somente lápis e papel, não exigindo materiais específicos. Os escores do MEEM-g e do MEEM correlacionam-se bem em pacientes que tiveram MEEM abaixo de 10 pontos (portanto, pacientes graves), bem como com escalas funcionais[9].

Quadro 5 MEEM grave (utilize quando o escore no MEEM for igual ou menor que 10 pontos)

MEEM-g
Nome (1 ponto se a resposta for próxima do correto; 3 pontos se a resposta for completamente correta):   Primeiro_____   Último _____
Data de nascimento (1 ponto se qualquer elemento for correto; 2 pontos se a resposta for completamente correta): _____
Repita as palavras (1 ponto para cada palavra):   Pássaro_____   Casa_____   Sombrinha_____
Siga as instruções (1 ponto por atender ao comando; 2 pontos por manter o comando [após 5 segundos] até que se ordene que pare):   Levante sua mão_____   Feche os olhos_____
Nomeação de objetos simples (1 ponto para cada objeto):   Caneta_____   Relógio_____   Sapato_____
Desenho do círculo a partir de um comando (1 ponto):   Círculo_____
Cópia de um quadrado (1 ponto):   Quadrado_____
Escrever o nome (1 ponto se a resposta for aproximada; 2 pontos se completamente correta):   Primeiro_____   Último_____
Fluência de animais (número de animais em 1 minuto):   1-2 animais: 1 ponto   3-4 animais: 2 pontos   >4 animais: 3 pontos
Soletre a palavra "BOI" (1 ponto para cada letra dita em ordem correta)   B =   O =   I =
Total máximo = ___/30 pontos.

EXAME COGNITIVO DE ADDENBROKE

A versão original do *Addenbrooke's Cognitive Examination* (ACE) foi elaborada para ser um teste de 100 pontos projetada para avaliar seis domínios cognitivos, a fim de detectar demência leve e diferenciar a doença de Alzheimer (DA) da demência frontotemporal (DFT)[10]. Poucos anos depois, uma versão revisada do ACE (ACE-R) foi publicada mostrando boa correlação com a escala *Clinical Dementia Rating* e boa acurácia no diagnóstico de demência e de comprometimento cognitivo leve (CCL)[11]. Atenção e orientação (18 pontos), memória (26 pontos), fluência (14 pontos), linguagem (26 pontos) e habilidades visuoespaciais (16 pontos) são os domínios que passaram a constituir esse exame, que também engloba o MEEM. A pontuação total é obtida somando-se todos os subescores e continuou variando de 0 a 100 pontos.

Esse teste foi traduzido para vários idiomas, validado para uso em diferentes culturas e tem sido usado para detectar o comprometimento cognitivo associado a diferentes doenças neurológicas, como doença de Parkinson, esclerose múltipla, doença de Huntington e doença vascular subcortical. A versão final brasileira do ACE-R se mostrou de fácil entendimento, com tempo médio de aplicação de 15 minutos[12].

Em estudo brasileiro inicial, a nota de corte de 78 pontos mostrou alta acurácia diagnóstica, com 100% de sensibilidade e 82,26% de especificidade, no entanto, os participantes tinham média de escolaridade em torno de 10 anos e o número da amostra foi pequeno[13]. Sequencialmente, em estudo dos mesmos autores, dados normativos foram publicados para idosos com quatro ou mais anos de escolaridade, excluindo analfabetos[14]. Já em outro estudo nacional mais recente, de dados normativos e de acurácia, houve inclusão de idosos de baixa escolaridade, inclusive analfabetos, com maior amostra de participantes, e foi estabelecido um ponto de corte de 64 pontos (sensibilidade 91% e especificidade de 76%) para diagnóstico de demência e de 69 pontos (sensibilidade 73% e especificidade de 65%) para comprometimento cognitivo sem demência (CCSD)[15]. Os pontos de corte variaram de acordo com o nível educacional, conforme a Tabela 2.

Essa nota de corte mais baixa que o descrito anteriormente foi esperada, já que a ACE-R foi um instrumento projetado em um país desenvolvido e alguns de seus itens exigem ensino fundamental, como ler palavras complexas, desenhar um relógio e um cubo, nomear animais exóticos. Conclui-se que o ACE-R pode ser um teste viável em nosso meio com níveis mais baixos de educação, desde que as normas ajustadas à educação sejam usadas como referência para desempenho.

É preciso destacar ainda que uma terceira versão do ACE foi elaborada e denominada ACE-III. Apesar de não ainda haver dados de validação, normatização e acurácia publicados no Brasil, ela foi criada para minimizar algumas possíveis falhas do ACE-R, como exemplo: a repetição da frase "Nem aqui, nem ali e nem lá" foi trocada e o cálculo foi substituído pela soletração inversa de MUNDO, mantendo assim os mesmos cinco domínios e a pontuação de 0 a 100[16].

Tabela 2 Escores do *Addenbrooke's Cognitive Examination* – revisado (ACE-R), de acordo com diagnósticos e nível educacional

Diagnóstico	AUC	Escores do ACE-R	Sensibilidade (%)	Especificidade (%)
Demência total	0,904	64	91	76
CCSD total	0,748	69	73	65
Demência Educação < 5 anos	0,869	55	85	76
CCSD Educação < 5 anos	0,720	65	76	60
Demência Educação ≥ 5 anos	0,937	63	86	97
CCSD Educação ≥ 5 anos	0,788	83	84	63

ACE-R: Addenbrooke Cognitive Examination Revised; AUC: área sobre a curva; CCSD: comprometimento cognitivo sem demência.
Fonte: adaptada de César et al., 2017[15].

Em 2015, foi elaborada a versão resumida do instrumento, denominada Mini-ACE. Assim como o ACE-III, ainda não há dados brasileiros publicados, mas vale citar que é um teste mais breve, de cinco itens, com pontuação máxima de 30 pontos, apresentada em três versões (A, B e C) e com maior sensibilidade para diagnóstico de demência que o MEEM em estudos internacionais[17].

MOCA

O *Montreal Cognitive Assessment* (MoCA) é um instrumento que tem sido amplamente utilizado, é de mais rápida aplicação que o ACE-R e de alta sensibilidade (90%) e especificidade para detecção de comprometimento cognitivo leve, mesmo com performance normal no MEEM[18]. São avaliadas as seguintes funções: visuoespacial/executiva, nomeação, atenção, linguagem, abstração, memória e orientação. Também foi descrito como um instrumento de maior precisão diagnóstica na discriminação entre pacientes com CCL e doença de Alzheimer[19].

A maior parte dos estudos relacionados ao MoCA, assim como os do ACE-R, foi realizada em países desenvolvidos e com participantes com escolaridade superior a 12 anos. No entanto, alguns estudos demonstraram que a idade e a educação inferior podem afetar a pontuação, e a adição de 1 ponto ao escore total, sugerida inicialmente para indivíduos com ≤ 12 anos de escolaridade, foi considerada insuficiente para o ajuste dessas diferenças educacionais[20].

A versão brasileira do MoCA foi confirmada como um bom instrumento para diagnóstico de CCL, com sensibilidade de 81% e especificidade de 77% quando adotada nota de corte de 25 pontos no total de 30, como o sugerido internacionalmente[21]. No entanto, a população estudada teve média de escolaridade de 11,4 anos, o que não se adequa à maioria da população idosa brasileira[21].

O escore ideal do MoCA para o CCL ainda está em debate na literatura. Em uma revisão sistemática recente, foi demonstrado que o escore ≤ 25 poderia levar a uma alta taxa de falsos positivos; portanto, os autores sugeriram um ponto de corte de ≤ 22 pontos[22]. Um estudo brasileiro recente, incluindo uma população com variações amplas de níveis educacionais, utilizou a sugestão mais conservadora citada (≤ 22 pontos) e constatou que 67% de sua amostra de controles normais seria considerada como cognitivamente comprometida, mesmo utilizando esse escore reduzido[23].

Em outro estudo nacional, o teste MoCA não teve alta acurácia para detectar CCSD na população estudada com baixa escolaridade. No entanto, essa ferramenta poderia ser usada para detectar demência, especialmente em indivíduos com mais de 5 anos de escolaridade, se uma menor nota de corte fosse adotada, como o demonstrado na Tabela 3[24]. Essas baixas notas de corte também foram encontradas em estudo colombiano que mostrou que os escores do MoCA foram altamente influenciados pela educação: os escores médios do MoCA entre os cognitivamente intactos foram 16 pontos para analfabetos, 18 para indivíduos com ensino fundamental incompleto e 20 para aqueles com ensino fundamental completo[25].

Rastreio Cognitivo-10 itens

O Rastreio Cognitivo-10 itens (*10-item Cognitive Screener* – 10-CS – Quadro 6), teste rápido de rastreio cognitivo, oferece boa acurácia na detecção de comprometimento cognitivo e rapidez de aplicação. Foram avaliados 230 idosos com suspeita de comprometimento cognitivo, sendo submetidos à avaliação cognitiva extensa, como padrão-ouro. Por meio desses testes foi composto o 10-CS, que obteve melhor acurácia em relação ao MEEM para a detecção de comprometimento cognitivo não demência (AUC 0,85 *vs.* 0,77; p = 0,006) e demência (AUC 0,90 *vs.* 0,83; p = 0,002)[26].

Tabela 3 Escores do *Montreal Cognitive Assessment* (MoCA) de acordo com nível educacional e diagnósticos

Diagnóstico	AUC	Escore MoCA	Sensibilidade (%)	Especificidade (%)
Demência Amostra total	0,907	15	90	77
CCSD Amostra total	0,725	19	84	49
Demência Educação (anos)				
0	0,900	8.5	84	85
1 a 4	0,909	15.5	91	77
5 a 8	0,973	16.5	100	90
9 a 11	0,969	19.5	100	93
≥ 12	0,951	21.5	100	79
CCSD Educação (anos)				
0	0,659	11.5	81	56
1 a 4	0,738	18	74	55
5 a 8	0,642	19.5	69	66
9 a 11	0,781	19.5	56	93
≥ 12	0,781	22	78	69

AUC: área sobre a curva; CCSD: comprometimento cognitivo sem demência; MoCA: *Montreal Cognitive Assessment*. Fonte: adaptada de César et al., 2019[24].

Quadro 6 *10-item Cognitive Screener* (10-CS)

Em que ano estamos?   0   1   Que mês é este?   0   1   Qual o dia de hoje?   0   1
Agora eu direi o nome de três objetos, espere até que eu diga todas as três palavras, então as repita. Lembre-se delas, eu perguntarei por elas em alguns minutos. Por favor, repita as palavras depois de mim: CARRO-VASO-TIJOLO   (podem ser repetidas por 3 vezes, se necessário; a repetição não é pontuada.
Agora me diga todos os nomes de todos os animais que você se lembra, o mais rápido possível. Eu darei um minuto para você o máximo que você puder. Pronto?   0-5: 0   6-8: 1   9-11: 2   12-14: 3   15 ou mais: 4
Quais foram os três objetos que eu pedi para você se lembrar?   Carro 0 1   Vaso 0 1.   Tijolo 0   1   Escore:_____
Correção para os efeitos de educação:
Sem educação formal: adicione 2 pontos   1-3 anos: adicione 1 ponto
Escore corrigido:_____
Interpretação do escore corrigido do 10-CS   > 8: normal   6-7: comprometimento cognitivo possível   0-5: comprometimento cognitivo provável

ESCALAS FUNCIONAIS

As escalas funcionais podem ser divididas em atividades instrumentais e básicas de vida diária. As atividades básicas estão comprometidas em fases mais avançadas da demência; pode ser utilizado o Índice de Katz (Quadro 7)[27]. As atividades instrumentais já são afetadas nas fases iniciais e permitem fazer o diagnóstico de demência, se houver comprometimento.

Existem várias escalas, as que utilizamos de forma rotineira serão demonstradas aqui.

O Questionário de Atividades Funcionais (QAF – Quadro 8)[1] deve ser aplicado a um acompanhante que tenha contato com o paciente. Escores de cinco pontos ou mais são indicativos de prejuízo funcional compatível com demência. Deve-se levar em consideração o grau de comprometimento real se o indivíduo tiver alterações visuais, ortopédicas ou reumatológicas que possam influenciar na funcionalidade. Tente estabelecer o déficit relacionado à cognição.

O QAF aumenta o poder de acurácia diagnóstica quando em associação aos testes cognitivos breves e em conjunto com o MEEM, mesmo entre indivíduos de baixa escolaridade e analfabetos, em que às vezes o diagnóstico de comprometimento cognitivo pode ser mais difícil.

Quadro 7   Índice de Katz – escala de atividades básicas da vida diária

Atividade	Independência	Sim	Não
Banho	Não recebe assistência ou somente recebe em uma parte do corpo.	( )	( )
Vestir-se	Escolhe as roupas e se veste sem nenhuma ajuda, exceto para calçar sapatos.	( )	( )
Higiene pessoal	Vai ao banheiro, usa-o, veste-se e retorna sem nenhuma assistência (pode usar bengala ou andador como apoio e usar comadre/urinol à noite).	( )	( )
Transferência	Consegue deitar-se e levantar de uma cama ou sentar-se e levantar de uma cadeira sem ajuda (pode usar bengala ou andador).	( )	( )
Continência	Tem autocontrole do intestino e da bexiga ("sem acidentes ocasionais").	( )	( )
Alimentação	Alimenta-se sem ajuda, exceto para cortar carne ou passar manteiga no pão.	( )	( )
Total de pontos: _____ Independente: 6 Dependência moderada: 4 Muito dependente: 2 ou menos			

Quadro 8   Questionário de Atividades Funcionais (Pfeffer)[1]

1. Ele (ela) manuseia seu próprio dinheiro?
0 = Normal   0 = Nunca o fez, mas poderia fazê-lo agora 1 = Faz, com dificuldade   1 = Nunca o fez e agora teria dificuldade 2 = Necessita de ajuda 3 = Não é capaz
2. Ele (ela) é capaz de comprar roupas, comida, coisas para casa sozinho(a)?
0 = Normal   0 = Nunca o fez, mas poderia fazê-lo agora 1 = Faz, com dificuldade   1 = Nunca o fez e agora teria dificuldade 2 = Necessita de ajuda 3 = Não é capaz
3. Ele (ela) é capaz de esquentar a água para o café e apagar o fogo?
0 = Normal   0 = Nunca o fez, mas poderia fazê-lo agora 1 = Faz, com dificuldade   1 = Nunca o fez e agora teria dificuldade 2 = Necessita de ajuda 3 = Não é capaz

(continua)

Quadro 8 Questionário de Atividades Funcionais (Pfeffer)[1] *(continuação)*

4. Ele (ela) é capaz de preparar uma comida?	
0 = Normal 1 = Faz, com dificuldade 2 = Necessita de ajuda 3 = Não é capaz	0 = Nunca o fez, mas poderia fazê-lo agora 1 = Nunca o fez e agora teria dificuldade
5. Ele (ela) é capaz de manter-se em dia com as atualidades, com os acontecimentos da comunidade ou da vizinhança?	
0 = Normal 1 = Faz, com dificuldade 2 = Necessita de ajuda 3 = Não é capaz	0 = Nunca o fez, mas poderia fazê-lo agora 1 = Nunca o fez e agora teria dificuldade
6. Ele (ela) é capaz de prestar atenção, entender e discutir um programa de rádio ou televisão, um jornal ou uma revista?	
0 = Normal 1 = Faz, com dificuldade 2 = Necessita de ajuda 3 = Não é capaz	0 = Nunca o fez, mas poderia fazê-lo agora 1 = Nunca o fez e agora teria dificuldade
7. Ele (ela) é capaz de lembrar-se de compromissos, acontecimentos familiares, feriados?	
0 = Normal 1 = Faz, com dificuldade 2 = Necessita de ajuda 3 = Não é capaz	0 = Nunca o fez, mas poderia fazê-lo agora 1 = Nunca o fez e agora teria dificuldade
8. Ele (ela) é capaz de manusear seus próprios remédios?	
0 = Normal 1 = Faz, com dificuldade 2 = Necessita de ajuda 3 = Não é capaz	0 = Nunca o fez, mas poderia fazê-lo agora 1 = Nunca o fez e agora teria dificuldade
9. Ele (ela) é capaz de passear pela vizinhança e encontrar o caminho de volta para casa?	
0 = Normal 1 = Faz, com dificuldade 2 = Necessita de ajuda 3 = Não é capaz	0 = Nunca o fez, mas poderia fazê-lo agora 1 = Nunca o fez e agora teria dificuldade
10. Ele (ela) pode ser deixado(a) em casa sozinho(a) de forma segura?	
0 = Normal 1 = Faz, com dificuldade 2 = Necessita de ajuda 3 = Não é capaz	0 = Nunca o fez, mas poderia fazê-lo agora 1 = Nunca o fez e agora teria dificuldade
Total: _____	

Outro questionário de fácil e rápida aplicação é o Questionário de Mudanças Cognitivas (QMC8 – Quadro 9)[1]. Este é preenchido por acompanhante que conviva com o paciente, ou o próprio avaliador pode fazer esses questionamentos de forma rápida ao cuidador. Esse questionário simples mostrou-se com boa acurácia para diferenciar indivíduos normais daqueles com comprometimento cognitivo (demência e CCL), assim como indivíduos normais e CCL daqueles normais e com demência.

Na DA ocorrem piora progressiva e aparecimento de alterações de comportamento e comprometimento crescente da funcionalidade. O paciente pode ser classificado por uma escala simples, que dá uma ideia da gravidade e da evolução das habilidades durante o curso da doença. Uma escala de avaliação de gravidade é a Escala de Estadiamento Funcional (FAST) desenvolvida por Reisberg (1986). A FAST é composta de sete níveis funcionais que são distribuídos em ordem crescente de gravidade de acordo com a capacidade cognitiva e funcional do paciente (Quadro 10).

Quadro 9 Questionário de mudanças cognitivas

Lembre-se: "sim, uma mudança" indica que você pensa ter havido mudança (alteração) nos últimos anos causada por problemas cognitivos (pensamento e memória).

	Sim, uma mudança (alteração)	Não, nenhuma mudança (alteração)	N/A (não se aplica, não disponível) não sei
Dificuldade para aprender como usar um instrumento, eletrodoméstico ou outro aparelho (computador, micro-ondas, controle remoto, rádio)			
Esquece o mês e o ano corretos			
Dificuldade para usar o telefone para fazer ligações			
Dificuldade para usar carro, ônibus, táxi ou barco sozinho			
Dificuldade para tomar remédios sem supervisão			
Dificuldade para se manter atualizado sobre os fatos importantes da comunidade ou do país			
Dificuldade para expressar opiniões próprias sobre assuntos de família			
Dificuldade para sair para uma caminhada sozinho e voltar para casa sem se perder			
Total			

- Controles × CCL (AUC: 0,938); escores ≥ 2: sensibilidade de 78% e especificidade de 93,9%.
- Controles × demências (AUC: 0,999); escores ≥ 4: sensibilidade de 97,5% e especificidade de 100%.
- Controles × (comprometimento cognitivo – CCL + demências) (AUC: 0,968); escores ≥ 2: sensibilidade de 88,9% e especificidade de 93,9%.

Quadro 10 Escala FAST, que pode ser utilizada para classificar a gravidade da doença de Alzheimer por meio da observação do paciente e informações do cuidador

Estágio (FAST)	Características	Diagnóstico clínico
1	Sem perda de funções	Adulto normal
2	Dificuldade subjetiva para encontrar palavras ou de se lembrar onde se encontram objetos	Idoso normal
3	Dificuldades observadas em atividades profissionais complexas	Compatível com DA incipiente
4	Requer auxílio em tarefas complexas. Ex.: cuidar das finanças, planejar um jantar	DA leve
5	Requer auxílio na escolha do traje adequado	DA moderada
6A	Requer auxílio para vestir-se	DA moderada a grave
B	Requer auxílio para tomar banho adequadamente	
C	Requer auxílio com as atividades mecânicas da toalete (Ex.: puxar a descarga, enxugar-se).	
D	Incontinência urinária	
E	Incontinência fecal	
7A	Fala restrita a cerca de meia dúzia de palavras por dia	DA grave
B	Vocabulário inteligível limitado a uma única palavra por dia	
C	Perda da capacidade de andar	
D	Perda da capacidade de sentar-se na cama	
E	Perda da capacidade de sorrir	
F	Perda da capacidade de manter a cabeça ereta	

Fonte: Reisberg, 1988[28].

REFERÊNCIAS BIBLIOGRÁFICAS

1. Pfeffer RI, Kurosaki TT, Harrah CH Jr, Chance JM, Filos S. Measurement of functional activities in older adults in the community. J Gerontol. 1982;37:323-9.
2. Damin E, Nitrini R, Brucki SMD. Cognitive Change Questionnaire as a method for cognitive impairment screening. Dement Neuropsychol. 2015;9:237-44.
3. Larner AJ. Cognitive screening instruments. A practical approach. London: Springer-Verlag; 2013.
4. Brucki SM, Nitrini R, Caramelli P, Bertolucci PH, Okamoto IH. Suggestions for utilization of the Mini-Mental State Examination in Brazil. Arq Neuropsiquiatr. 2003;61:777-81.
5. Nitrini R, Lefèvre BH, Mathias SC, Carameli P, Carrilho PEM, Sauaia N, et al. Testes neuropsicológicos de aplicação simples para o diagnóstico de demência. Arq Neuropsiquiatr. 1994;52:457-65.
6. Nitrini R, Caramelli P, Herrera Júnior E, Porto CS, Charchat-Fichman H, Carthery MT, et al. Performance of illiterate and literate non-demented elderly subjects in two tests of long-term memory. J Int Neuropsychol Soc. 2004;10:634-8.
7. Yassuda MS, da Silva HS, Lima-Silva TB, Cachioni M, Falcão DVS, Lopes A, et al. Normative data for the Brief Cognitive Screening Battery stratified by age and education. Dement Neuropsychol. 2017;11.
8. Fichman-Charchat H, Miranda CV, Fernandes CS, Mograbi D, Oliveira RM, Novaes R, et al. Brief Cognitive Screening Battery (BCSB) is a very useful tool for diagnosis of probable mild Alzheimer´s disease in a geriatric clinic. Arq Neuro-Psiquiatr. 2016;74(2):149-54.
9. Wajman JR, Oliveira FF, Schultz RR, Marin SMC, Bertolucci PHF. Educational bias in the assessment of severe dementia: Brazilian cutoffs for severe Mini-Mental State Examination. Arq Neuro-Psiquiatr. 2014;72:273-7.
10. Mathuranath PS, Nestor PJ, Berrios GE, Rakowicz W, Hodges JR. A brief cognitive test battery to differentiate Alzheimer's disease and frontotemporal dementia. Neurology. 2000;55:1613-20.
11. Mioshi E, Dawson K, Mitchell J, Arnold R, Hodges JR. The Addenbrooke's Cognitive Examination Revised (ACE-R): a brief cognitive test battery for dementia screening. Int J Geriatr Psychiatry. 2006;21(11):1078-85.
12. Carvalho VA, Caramelli P. Brazilian adaptation of the Addenbrooke's Cognitive Examination-Revised (ACE-R). Dement Neuropsychol. 2007;2:212-6.
13. Carvalho VA, Barbosa MT, Caramelli P. Brazilian version of the Addenbrooke Cognitive Examination-revised in the diagnosis of mild Alzheimer disease. Cog Behav Neurol. 2010;23(1):8-13.
14. Carvalho VA, Caramelli P. Normative data for healthy middle-aged and elderly performance on the Addenbrooke cognitive examination-revised. Cog Behav Neurol. 2012;25:72-6.
15. César KG, Yassuda MS, Porto FHG, Brucki SMD, Nitrini R. Addenbrooke's cognitive examination-revised: normative and accuracy data for seniors with heterogeneous educational level in Brazil. Int Psychogeriatr. 2017;29(8):1345-53.
16. Hsieh S, Schubert S, Hoon C, Mioshi E, Hodges JR. Validation of the Addenbrooke's Cognitive Examination III in frontotemporal dementia and Alzheimer's disease. Dement Geriatr Cogn Disord. 2013;36:242-50.
17. Hsieh S, McGrory S, Leslie F, Dawson K, Ahmed S, Butler CR, et al. The Mini-Addenbrooke's Cognitive Examination: a new assessment tool for dementia. Dement Geriatr Cogn Disord. 2015;39:1-11.
18. Nasreddine ZS, Phillips NA, Bédirian V, Charbonneau S, Whitehead V, Collin I, et al. The Montreal Cognitive Assessment, MoCA: a brief screening tool for mild cognitive impairment. J Am Geriatr Soc. 2005;53(4):695-9.
19. Freitas S, Simões MR, Alves L, Santana I. Montreal cognitive assessment: validation study for mild cognitive impairment and Alzheimer disease. Alzheimer Dis Assoc Disord. 2013;27(1):37-43.
20. Malek-Ahmadi M, Powell JJ, Belden CM, O'Connor K, Evans L, Coon DW, et al. Age- and education-adjusted normative data for the Montreal Cognitive Assessment (MoCA) in older adults age 70-99. Neuropsychol Dev Cogn B Aging Neuropsychol Cogn. 2015;22(6):755-61.
21. Memória CM, Yassuda MS, Nakano EY, Forlenza O V. Brief screening for mild cognitive impairment: validation of the Brazilian version of the Montreal cognitive assessment. Int J Geriatr Psychiatry. 2013;28(1):34-40.
22. Carson N, Leach L, Murphy KJ. A re-examination of Montreal Cognitive Assessment (MoCA) cutoff scores. Int J Geriatr Psychiatry. 2018;33(2):379-88.
23. Apolinario D, Dos Santos MF, Sassaki E, Pegoraro F, Pedrini AV, Cestari B, et al. Normative data for the Montreal Cognitive Assessment (MoCA) and the Memory Index Score (MoCA-MIS) in Brazil: adjusting the nonlinear effects of education with fractional polynomials. Int J Geriatr Psychiatry. 2018;33(7):893-9.
24. César KG, Yassuda MS, Porto FHG, Brucki SMD, Nitrini R. MoCA Test: normative and diagnostic accuracy data for seniors with heterogeneous educational levels in Brazil. Arq Neuropsiquiatr. 2019;77(11):775-81.
25. Gómez F, Zunzunegui M, Lord C, Alvarado B, García A. Applicability of the MoCA-S test in populations with little education in Colombia. Int J Geriatr Psychiatry. 2013 Aug;28(8):813-20.
26. Apolinário D, Lichtenthaler DG, Magaldi RM, Soares AT, Busse AL, Amaral JRG, et al. Using temporal orientation, category fluency, and word recall for detecting cognitive impairment: the 10-point cognitive screener (10-CS). Int J Geriatr Psychiatry. 2015;31(1):4-12.
27. Katz S, Ford AB, Moskowitz RW, Jackson BA, Jaffe MW. Studies of illness in the aged. The index of ADL: a standardized measure of biological and psychosocial function. JAMA. 1963;185(12):914-9.
28. Reisberg B. Functional assessment staging (FAST). Psychopharmacol Bull. 1988;24:653-9.
29. Sunderland T, Hill JL, Mellow AM, Lawlor BA, Gundersheimer J, Newhouse PA, et al. Clock drawing in Alzheimer's disease: a novel measure of dementia severity. J Am Geriatr Soc. 1989;37(8):725-9.

4
Delirium

Flávia Barreto Garcez
Thiago Junqueira Avelino da Silva

Sumário

Introdução
Epidemiologia
Etiopatogenia
    Mecanismos fisiopatológicos
    Causas e fatores de risco
Quadro clínico e diagnóstico
    Características clínicas
    Critérios diagnósticos
    Instrumentos de rastreio e diagnóstico
    Relevância dos componentes de *delirium*
Diagnóstico diferencial
Prevenção e tratamento
    Gerenciamento não farmacológico
    Gerenciamento farmacológico
Considerações finais
Para aprofundamento
Referências bibliográficas

Pontos-chave

- *Delirium* é uma síndrome neuropsiquiátrica aguda caracterizada por alterações da cognição e da consciência, que pode ocorrer em qualquer faixa etária, mas com maior frequência em idosos hospitalizados.
- O quadro de *delirium* está associado com piores desfechos clínicos a curto e longo prazo, com aumento do risco de perda funcional, declínio cognitivo e morte.
- O diagnóstico de *delirium* é clínico e pode ser sistematizado com o uso de instrumentos de detecção validados, como o Confusion Assessment Method (CAM).
- A estratégia mais eficaz para combater *delirium* é a prevenção, que pode ser implementada conforme o modelo multicomponente proposto pelo Hospital Elder Life Program (HELP).
- A abordagem terapêutica de *delirium* é baseada na reversão de fatores precipitantes e no controle de sintomas com medidas não farmacológicas. O tratamento medicamentoso deve ser restrito aos casos de agitação perigosa ou sintomas psicóticos graves.

INTRODUÇÃO

O conceito de um processo cerebral sindrômico de rápida instalação, decorrente de doenças orgânicas, tem sua primeira descrição no final do século XIX. O psiquiatra francês Philippe Chaslin deu a esse quadro o nome de *confusion mentale primitive*, para caracterizar uma disfunção cerebral aguda que surgia após eventos sistêmicos graves. Posteriormente, essa condição passou a ser chamada de *delirium*, que deriva do latim *delirare* e significa "estar fora do lugar"[1].

Delirium é definido como um quadro de insuficiência cerebral aguda, que se desenvolve como resultado de eventos nocivos (p. ex., doenças agudas, hospitalização, procedimentos cirúrgicos), frequentemente evidenciando uma possível vulnerabilidade cognitiva de quem é acometido[2]. Suas características cardinais incluem alteração aguda da cognição e da atenção, associada a comprometimento da consciência ou da psicomotricidade, como efeito da ação direta de um ou mais fatores etiológicos (Tabela 1)[2,3].

Apesar de acometer com maior frequência o indivíduo idoso, *delirium* pode ocorrer em qualquer faixa etária, incluindo crianças criticamente enfermas[4,5]. Independentemente da idade, a ocorrência de *delirium* está associada a maior complexidade do cuidado e a uma cascata de eventos desfavoráveis, que muitas vezes resultam em declínio funcional e cognitivo, maior tempo de internação hospitalar e aumento da mortalidade, além de elevarem de forma significativa os custos para o sistema de saúde[3].

EPIDEMIOLOGIA

A frequência e o impacto clínico de *delirium* variam conforme o ambiente estudado e os métodos de mensuração utilizados. Sabe-se que sua ocorrência é mais elevada em unidades de terapia intensiva, de cuidados pós-operatórios e de cuidados paliativos, em comparação com outros cenários de assistência[2]. No departamento de emergência, *delirium* ocorre em 10 a 13% dos idosos e pode elevar sua mortalidade em até três vezes, atingindo valores semelhantes aos do infarto agudo do miocárdio ou da sepse[6]. Em enfermarias gerais e geriátricas, a ocorrência de *delirium* varia de 29 a 64%, com cerca de metade dos idosos sendo afetada durante a internação hospitalar. Nesse cenário, a incidência de desfechos desfavoráveis associados a *delirium* também é elevada, com aumento da mortalidade e do risco de institucionalização após a alta, especialmente entre pacientes com demência[2]. Nas pessoas com doença de Alzheimer, a sobreposição com *delirium* pode ainda alterar a trajetória natural do quadro demencial, com acentuação da perda cognitiva a longo prazo, em comparação àqueles sem história de *delirium*[7,8].

Os dados epidemiológicos na população brasileira são escassos, com elevada heterogeneidade nos tamanhos amostrais, características da população estudada e abordagem diagnóstica. Há maior representatividade de informações oriundas de unidades de terapia intensiva, onde a incidência de *delirium* varia entre 26 e 93%[9-12]. Dentro do contexto pós-operatório, os principais estudos incluem pacientes submetidos a cirurgias ortopédicas, com uma ocorrência de 9 a 25% para procedimentos eletivos de prótese de joelho ou quadril, e alcançando 26 a 60% em idosos com fratura de colo de fêmur[13-15]. Nas unidades de internação geral ou geriátrica, a evidência é ainda mais restrita. Os dados mais consistentes são originados de uma coorte de 1.409 idosos agudamente enfermos internados entre 2009 e 2015 em enfermaria de geriatria de um hospital universitário de São Paulo, onde *delirium* foi detectado em 47% das admissões e identificado como preditor significativo de mortalidade intra-hospitalar[16]. Nesse mesmo cenário, uma análise de 309 pacientes realizada por Garcez et al. demonstrou uma associação de *delirium* com um risco quase duas vezes maior para o surgimento de demência no seguimento pós-alta[17].

A despeito da alta prevalência de *delirium* e de suas consequências clínicas, o subdiagnóstico ainda é um problema observado em diversos ambientes de cuidado. Os casos não detectados podem chegar a 72% em enfermarias gerais, com dados brasileiros demonstrando uma frequência semelhante (65%) em pacientes admitidos no departamento de emergência[18,19]. Portanto, explorar os conceitos acerca dessa síndrome é fundamental para ampliar seu reconhecimento e aprimorar seu gerenciamento na prática clínica.

ETIOPATOGENIA

Mecanismos fisiopatológicos

Diversos substratos fisiopatológicos e vias neuroquímicas já foram relacionadas com *delirium*, sem a identificação de um mecanismo único que explique sua ocorrência ou evolução clínica[20]. Ao contrário, entende-se que *delirium* se desenvolva pela interação complexa entre diferentes processos neurológicos, endócrinos e inflamatórios, em um construto denominado "falência de integração de sistemas" (Figura 1)[21]. De acordo com esse modelo, *delirium* seria produto da intersecção entre mecanismos de cinco sistemas principais, ativados em diferentes proporções a depender dos fatores etiológicos vigentes. Tais mecanismos atuariam em conjunto, gerando uma via comum de desequilíbrio de neurotransmissores e desconexão das redes funcionais do cérebro, que, por sua vez, seriam os responsáveis diretos pela apresentação fenotípica de *delirium*.

O envelhecimento é um fator de risco adicional importante para que esses processos produzam *delirium*, por acarretar um estado de vulnerabilidade cerebral e diminuição de reserva fisiológica, com perda neuronal, desequilíbrio de neurotransmissores e alterações de fluxo sanguíneo. Em idosos, portanto, a capacidade compensatória diante de agentes nocivos é limitada, facilitando a instalação de episódios de "insuficiência cerebral aguda"[2]. Por outro lado, vulnerabilidade semelhante é observada em pacientes pediátricos. Em crianças, especialmente entre aquelas com doenças neuropsiquiátricas ou com idade inferior a dois anos, as redes neurais menos complexas e em processo de desenvolvimento também são alvos fáceis para agentes nocivos[22].

Causas e fatores de risco

Do ponto de vista clínico, o *delirium* também é multifatorial, decorrendo da interação entre fatores determinantes de vulnerabilidade (fatores predisponentes) e fatores estressores (fatores precipitantes). Dependendo do grau de risco intrínseco do indivíduo e da intensidade de possíveis agentes nocivos, determina-se uma conjunção favorável para a instalação de *delirium*. Os principais fatores predisponentes identificados para sua ocorrência em uma internação hospitalar são comprometimento cognitivo ou demência prévia, idade elevada (75 anos ou mais), dependência funcional, déficit visual e história de abuso de álcool (Tabela 1). Dentre os fatores precipitantes, destacam-se o uso de substâncias psicoativas, polifarmácia, restrição física e alterações hidroeletrolíticas[2,23].

QUADRO CLÍNICO E DIAGNÓSTICO

Características clínicas

Delirium é caracterizado por uma alteração aguda da consciência e de um ou mais domínios cognitivos ou comportamentais, especialmente atenção, memória, orientação temporoespacial e linguagem. É comum que também ocorra desorganização do pensamento, com discursos incoerentes e dispersos. A desatenção é considerada um achado central da síndrome e é consistentemente encontrada em associação aos demais elementos[24]. Já o tempo de instalação de *delirium* varia de horas a poucos dias, sendo um aspecto marcante de seu curso a flutuação ou

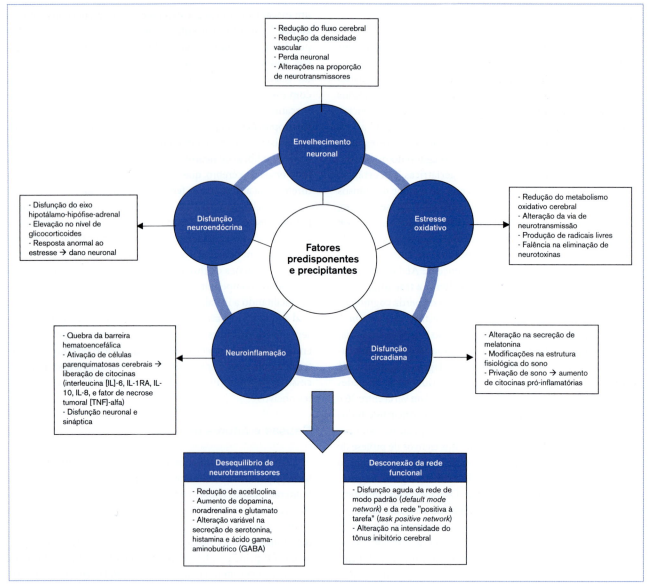

Figura 1   Hipótese de falência de integração de sistemas na fisiopatogenia do *delirium*.

oscilação de sintomas (alternância, no transcorrer das horas, entre períodos de ausência ou presença de sintomas, ou entre sintomas de maior ou menor intensidade)[2,3].

Apesar de as alterações cognitivas serem as mais frequentemente relatadas na prática clínica, outros sintomas não cognitivos são frequentes, incluindo distúrbios de sensopercepção (alucinações ou ilusões, predominantemente visuais), alterações comportamentais (agressividade, euforia, apatia, ansiedade, medo), inversão do ciclo sono-vigília e distúrbios psicomotores. Quanto a este último componente, existem dois padrões de psicomotricidade descritos: o hipoativo e o hiperativo. Pacientes com o subtipo hipoativo apresentam-se com letargia e redução da atividade psicomotora, enquanto aqueles com *delirium* hiperativo têm agitação e hipervigilância. Tais subtipos podem ocorrer isoladamente ou se alternar em um mesmo paciente, situação definida como *delirium* misto. O subtipo hipoativo é a forma mais comum de apresentação em idosos e está associado a pior prognóstico, em parte explicado pela maior dificuldade de reconhecimento e consequente atraso no diagnóstico[3,16].

Em alguns casos, o quadro clínico estende-se ao longo da internação ou após a alta, ao que se chama *delirium* persistente ou prolongado. Esse prolongamento dos sintomas é considerado um fator de prognóstico desfavorável e pode ocorrer sobretudo entre idosos portadores de demência ou multimorbidade[25,26].

Critérios diagnósticos

O diagnóstico de *delirium* é essencialmente clínico e deve ser baseado na anamnese, avaliação de fatores predisponentes e precipitantes, e exame físico minucioso. Uma etapa primordial da anamnese é a avaliação do estado cognitivo e comportamental prévio, que permite determinar se as alterações apresentadas

Tabela 1 Fatores associados à ocorrência de *delirium*

Fatores predisponentes	Fatores precipitantes
Principais ■ Idade ≥75 anos ■ Demência ou déficit cognitivo prévio ■ Depressão ■ Dependência funcional ■ Comorbidades ou gravidade de doença ■ História de evento cerebrovascular agudo ■ Déficit visual ■ Hipoacusia ■ História de *delirium* ■ Abuso de álcool	Principais ■ Infecções ■ Medicamentos: polifarmácia, drogas psicoativas, sedativos ou hipnóticos ■ Contenção física ■ Uso de sonda vesical ■ Distúrbios hidroeletrolíticos (sódio, potássio), acidose metabólica, desidratação ■ Alterações glicêmicas ■ Hipoalbuminemia ■ Cirurgias: cardíacas, neurocirurgias ■ Admissão por trauma ■ Iatrogenias ■ Coma
Outros: sexo masculino, imobilidade, sedentarismo, desnutrição, disfunção renal crônica, hepatopatia crônica, história de quedas	Outros: uremia, hospitalização, dor, doença coronariana aguda, constipação, anemia aguda, retenção urinária, drogas (anticolinérgicas, anti-histamínicas, opioides), privação de sono

possuem caráter agudo ou crônico. Essa informação deve ser fornecida por um familiar ou cuidador com conhecimento adequado sobre a história clínica do paciente[3]. Exames subsidiários, apesar de não serem necessários para o diagnóstico, são importantes para a identificação de potenciais fatores de risco ou etiológicos que auxiliarão na abordagem terapêutica.

Os critérios diagnósticos de *delirium* são padronizados pelo *Manual diagnóstico e estatístico de transtornos mentais* (DSM), conforme exposto no Quadro 1.

Quadro 1 Critérios para diagnóstico de *delirium* segundo o *Manual diagnóstico e estatístico de transtornos mentais*, 5ª edição (DSM-5)

A	Distúrbio da atenção (capacidade de dirigir, focar, sustentar, e redirecionar atenção) e consciência.
B	Distúrbio desenvolve-se ao longo de um curto período (em geral, de horas a dias), representando mudança em relação ao padrão basal e com tendência a flutuar no decorrer do dia.
C	Alteração cognitiva associada (déficit de memória, desorientação, linguagem, percepção visuoespacial).
D	As alterações não são mais bem explicadas por distúrbio neurocognitivo preexistente, em evolução, ou estabelecido, e não ocorrem no contexto de coma.
E	Existem evidências a partir da história, exame físico ou achados laboratoriais, de que o distúrbio é causado por consequências fisiológicas diretas de uma condição médica geral, abstinência ou intoxicação à droga, ou efeito colateral de medicação.

Instrumentos de rastreio e diagnóstico

Na prática clínica, a abordagem diagnóstica baseada no DSM é dificultada pela indisponibilidade de profissionais capacitados em diversos setores, e principalmente pela limitação de tempo. Na tentativa de operacionalizar o processo diagnóstico do DSM, Inouye et al.[27] propuseram o *Confusion Assessment Method* (CAM), que é o instrumento mais utilizado para detecção de *delirium* até o momento (Quadro 2)[28,29]. Em sua versão original, conhecida como Long-CAM, são avaliadas nove características típicas de *delirium*: 1) início agudo ou curso flutuante; 2) déficit de atenção; 3) desorganização do pensamento; 4) alteração do nível de consciência; 5) desorientação; 6) déficit de memória; 7) distúrbios de sensopercepção; 8) alteração de atividade psicomotora; e 9) alteração do ciclo sono-vigília. A versão curta é mais comumente utilizada e inclui apenas os critérios de 1 a 4, sem modificação significativa da acurácia do instrumento. O CAM foi validado e adaptado para a população brasileira, com sensibilidade de 94% e especificidade de 96%[30].

Apesar de possuir propriedades psicométricas favoráveis, a aplicação correta do CAM requer treinamento adequado e deve ser combinada com testes cognitivos breves, como o *Mini-Cog* e o *10-Point Cognitive Screener* (10-CS), para sua conclusão[31,32]. Portanto, o CAM pode não ser completado em pacientes com rebaixamento do nível de consciência acentuado, gerando resultados inconclusivos nesses casos.

Outra escala com uso crescente em idosos hospitalizados é o 4AT (*4 "As" Test*), que avalia quatro itens: 1) nível de alerta; 2) Teste Mental Abreviado de 4 itens (AMT4), que questiona idade, data de nascimento, local e ano atual; 3) atenção, avaliada pelo teste dos meses do ano ao contrário; e 4) mudança aguda do estado mental ou curso flutuante[33]. O 4AT traz como vantagens a rapidez de administração (cerca de 2 minutos), ausência da necessidade de treinamento formal ou de testes cognitivos adicionais, e possibilidade de obter pontuações para pacientes incapazes de se comunicar (letárgicos, comatosos ou com agitação psicomotora grave). Os estudos de avaliação psicométrica do 4AT são escassos quando comparados às evidências sobre o CAM, mas demonstram resultados promissores[34]. Com dados em processo de publicação, a versão traduzida e adaptada para a língua portuguesa foi validada em idosos agudamente enfermos admitidos na enfermaria de Geriatria do Hospital das Clínicas da Universidade de São Paulo e em breve estará disponível na plataforma eletrônica do instrumento (www.the4at.com) para uso na prática clínica.

Quadro 2 Critérios empregados na versão curta do *Confusion Assessment Method* para diagnóstico de *delirium*. Devem estar presentes os itens 1 e 2, somados ao item 3 ou 4

	Sim	Não
1. Início agudo (ou curso flutuante): há evidência de uma mudança aguda ou flutuante do estado mental de base do paciente?		
2. Distúrbio de atenção **A.** O paciente teve dificuldade em focalizar sua atenção, por exemplo, distraiu-se facilmente ou teve dificuldade em acompanhar o que estava sendo dito? ☐ Ausente em todo momento da entrevista ☐ Presente em algum momento da entrevista, porém leve ☐ Presente em algum momento da entrevista, de forma marcante ☐ Incerto		
B. Se presente ou anormal, este comportamento variou durante a entrevista, isto é, tendeu a surgir e desaparecer ou aumentar e diminuir de gravidade? ☐ Incerto ☐ Não aplicável		
3. Pensamento desorganizado: o pensamento do paciente era desorganizado ou incoerente, com a conversação dispersiva ou irrelevante, fluxo de ideias pouco claro ou ilógico, ou mudança imprevisível do assunto?		
4. Alteração do nível de consciência: em geral, como você classificaria o nível de consciência do paciente? ☐ Alerta (normal) ☐ Vigilante (hiperalerta) ☐ Letárgico (sonolento, facilmente acordável) ☐ Estupor (dificuldade para despertar) ☐ Coma ☐ Incerto		

Relevância dos componentes de *delirium*

Alguns pacientes podem apresentar alteração aguda do estado mental, que se manifesta com elementos característicos de *delirium*, mas sem os critérios necessários para o diagnóstico formal da síndrome, no que se denomina *delirium* subsindrômico. A associação de *delirium* subsindrômico com desfechos desfavoráveis, como declínio funcional e morte, ressalta a relevância individual dos componentes diagnósticos de *delirium*[25,35]. A alteração de nível de consciência (ou nível de alerta), por exemplo, já foi descrita como um fator de pior prognóstico em idosos hospitalizados, independentemente da presença de *delirium* ou demência[36].

Portanto, quando não for possível a realização do exame completo do estado mental por falta de cooperação (p. ex., agitação grave) ou incapacidade de resposta verbal (p. ex., intubação orotraqueal, afasia, demência avançada), pode-se avaliar o nível de consciência com escalas como *Richmond Agitation and Sedation Scale* (RASS) ou *Observational Scale of Level of Arousal* (OSLA) para identificação e abordagem de pacientes com maior risco de prognóstico desfavorável[37].

DIAGNÓSTICO DIFERENCIAL

Os principais diagnósticos diferenciais de *delirium* são demência, depressão e quadros psicóticos como a esquizofrenia.

As síndromes demenciais são caracterizadas por um declínio cognitivo crônico, de evolução lenta (meses a anos) e progressiva na maioria dos casos, com preservação da atenção até as fases mais avançadas. Por outro lado, um declínio cognitivo mais abrupto pode ser observado na demência vascular, e alucinações visuais e oscilações da cognição são achados comuns da demência por corpúsculo de Lewy, o que deve ser considerado na anamnese para diferenciação do quadro de *delirium*. Embora alterações de psicomotricidade também sejam comuns em quadros demenciais, nestes não são esperadas alterações acentuadas da atenção ou do nível de consciência, diferentemente do que se observa no *delirium*[3,23].

Transtornos psiquiátricos primários como depressão, esquizofrenia e transtorno afetivo bipolar também possuem alterações semelhantes ao *delirium*. O transtorno depressivo pode causar distúrbios da atenção, mas possui evolução crônica e sem prejuízo do pensamento ou do nível de consciência. A esquizofrenia e o transtorno afetivo bipolar costumam apresentar-se com sintomas psicóticos e desorganização do pensamento, mas não costumam afetar a cognição de maneira significativa. Um diferencial em relação a outros quadros psicóticos é que a alteração de sensopercepção dos pacientes com *delirium* costuma envolver temas relacionados às circunstâncias imediatas ou ao próprio ambiente de cuidado, e as alucinações são mais frequentemente visuais do que auditivas[24].

A distinção entre *delirium* e demência, ou outros transtornos psiquiátricos, torna-se mais complicada em caso de indisponibilidade de dados sobre o estado cognitivo basal, informante incapaz de discriminar os déficits prévios, ou pacientes não cooperativos com a entrevista. Em todos os casos, uma anamnese e um exame físico detalhados serão fundamentais para a elucidação diagnóstica.

PREVENÇÃO E TRATAMENTO

Gerenciamento não farmacológico

A estratégia mais eficaz para evitar complicações e reduzir o impacto causado por *delirium* é a prevenção[2]. A primeira etapa necessária para a implementação de medidas preventivas é o reconhecimento precoce de indivíduos com alto risco para ocorrência de *delirium*. Além de estratificar o risco, a identificação de possíveis fatores predisponentes e precipitantes é importante para definir o plano de cuidados.

Dentre as estratégias descritas para prevenção de *delirium*, a abordagem multicomponente proposta por Inouye et al. é a mais estudada e utilizada, e tem eficácia e custo-efetividade favoráveis. No estudo original, uma população de 852 idosos hospitalizados foi submetida a um protocolo de medidas não farmacológicas dirigidas aos principais fatores de risco para *delirium* (Tabela 2). Com a intervenção, foi possível evitar 40% dos casos de *delirium* em idosos de alto risco[38]. Esses resultados serviram de base para a elaboração do Hospital Elder Life Program (HELP), um programa de prevenção de *delirium* e declínio funcional já implementado em mais de 200 hospitais ao redor do mundo e considerado um modelo de cuidados ao idoso hospitalizado[39].

Tabela 2 Intervenção multicomponente para prevenção e tratamento de *delirium* em idosos hospitalizados

Componentes da intervenção*	Exemplos de medidas implementadas
1. Estratégias de reorientação	Comunicação para reorientação temporal e especial Uso de calendários Quadro com nome dos membros da equipe e atividades do dia Envolvimento de familiares
2. Atividades terapêuticas	Estimulação cognitiva: discussão sobre eventos recentes; palavras cruzadas ou outros jogos; terapia de reminiscência estruturada
3. Normalização do ciclo sono-vigília	Próximo ao horário de dormir: bebida quente (leite ou chá); músicas relaxantes; massagem Estratégias para redução de ruído no ambiente Ajuste de horários de medicamentos e procedimentos eletivos
4. Mobilidade precoce e segura	Exercícios de deambulação ou de amplitude de movimento Uso mínimo de equipamentos como contenção física ou sondas vesicais
5. Correção de déficits sensoriais	Déficit visual: óculos ou lentes de aumento; impressos com letras de maior tamanho; fita fluorescente na campainha Déficit auditivo: dispositivo de amplificação portátil; remoção de cerume impactado; técnicas especiais de comunicação
6. Abordagem de insultos agudos	Tratamento das condições agudas identificadas na avaliação clínica Manutenção da hidratação e do estado nutricional Reversão da hipóxia
7. Ajuste de medicamentos	Redução ou suspensão de medicamentos psicoativos Evitar doses de resgate Priorizar medidas não farmacológicas para sono e ansiedade

*A implementação dos componentes deve ser individualizada e baseada no rastreio dos principais fatores de risco (déficit cognitivo, privação de sono, imobilidade, déficit visual, déficit auditivo e desidratação). A abordagem de insultos agudos e o ajuste de medicamentos podem ser aplicados para todos os pacientes com diagnóstico de *delirium*.

Para pacientes com *delirium*, o plano de tratamento deve se iniciar com a identificação de todos os possíveis fatores precipitantes e com o gerenciamento da doença aguda ou doença crônica descompensada que levou à hospitalização (Figura 2). Além disso, é essencial a promoção de medidas de suporte e reabilitação para evitar declínio físico e cognitivo, e o controle de sintomas psicomotores que ameacem a segurança do paciente ou da equipe assistencial. As medidas não farmacológicas para tratamento de *delirium* devem ser realizadas de maneira semelhante às de prevenção, com recomendação do uso de abordagem multicomponente. Essa intervenção mostrou-se benéfica para redução da intensidade e duração dos episódios de *delirium*[40].

Gerenciamento farmacológico

No caso de falência das medidas não farmacológicas ou de impossibilidade de sua aplicação prática, seja por agitação psicomotora perigosa, seja por indisponibilidade de recursos, pode ser necessário instituir o controle medicamentoso de sintomas de *delirium* (Figura 2). Também há recomendação de tratamento farmacológico para controle de sintomas psicóticos que tragam sofrimento intenso ao paciente, especialmente ao se considerar o risco de transtornos psiquiátricos a longo prazo ocasionados por esses sintomas[41].

Não há evidências que fundamentem o uso de medidas farmacológicas para a prevenção ou para o tratamento sistemático de todos os casos de *delirium*. O uso rotineiro e indiscriminado de antipsicóticos é contraindicado, com indícios de pior prognóstico para pacientes hospitalizados, inclusive para aqueles em cuidados paliativos[42-44].

CONSIDERAÇÕES FINAIS

Delirium é uma condição neuropsiquiátrica potencialmente grave. Dessa forma, qualquer alteração súbita de estado mental deve ser prontamente abordada, assim como todo paciente que se encontre agudamente enfermo ou hospitalizado deve ser estratificado e rastreado para ocorrência de *delirium*. Além do rastreamento, é fundamental a implementação de medidas que reduzam os fatores individuais e ambientais que favoreçam o surgimento de *delirium* ou seu prolongamento. Os métodos escolhidos para diagnóstico, prevenção e gerenciamento devem se adequar ao perfil de pacientes e à rotina dos profissionais de saúde em cada cenário de cuidado, propiciando um conjunto de cuidados com aplicação duradoura e eficaz.

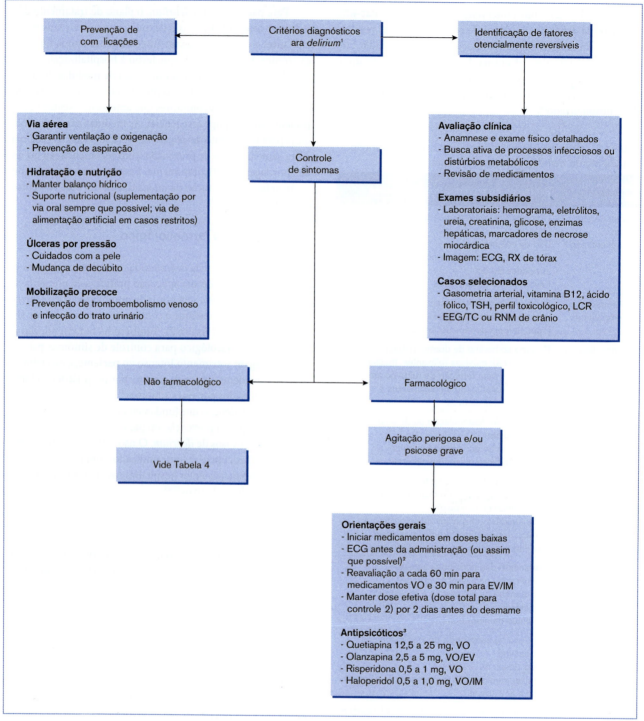

Figura 2 Fluxograma para abordagem de pacientes com *delirium*.
ECG: eletrocardiograma; EEG: eletroencefalograma; EV: endovenosa; IM: intramuscular; LCR: líquido cefalorraquidiano; RNM: ressonância nuclear magnética; RX: radiografia; TC: tomografia computadorizada; TSH: hormônio tireoestimulante; VO: via oral.
[1] Baseados em instrumento validado (p. ex., CAM) ou em critérios diagnósticos do DSM.
[2] O uso de antipsicóticos está associado ao risco de alargamento do intervalo QT, especialmente o haloperidol parenteral. Nenhum antipsicótico deve ser administrado se QT > 500 ms. Deve ser realizada avaliação periódica do intervalo QT, com monitoração cardíaca contínua (se haloperidol parenteral) ou com ECG diário para os demais antipsicóticos.
[3] Os antipsicóticos atípicos (quetiapina, olanzapina) estão menos associados a eventos adversos e devem ser priorizados em detrimento dos típicos (haloperidol e risperidona). A posologia recomendada corresponde às doses citadas para cada medicamento, até duas vezes ao dia.

Para aprofundamento

- Inouye SK, Westendorp RG, Saczynski JS. Delirium in elderly people. Lancet. 2014;383(9920):911-22.
  ⇒ Referência consagrada na literatura, é uma excelente revisão narrativa que abrange os pontos mais importantes sobre *delirium* em idosos.
- Hughes CG, Pandharipande PP, Ely EW. Delirium. Cham: Springer International Publishing; 2020. Disponível em: http://link.springer.com/10.1007/978-3-030-25751-4
  ⇒ Livro dedicado a *delirium* e temas relacionados, com ênfase em pacientes criticamente enfermos, mas também aplicado a outros ambientes de cuidado.
- Burry L, Mehta S, Perreault MM, Luxenberg JS, Siddiqi N, Hutton B, et al. Antipsychotics for treatment of delirium in hospitalised non-ICU patients. Cochrane Database Syst Rev. 2018;6:CD005594.
  ⇒ Revisão da Cochrane sobre uso de antipsicóticos em pacientes hospitalizados, que ressalta a ausência de benefício para controle de sintomas e duração de *delirium*, além do potencial risco de efeitos adversos.

REFERÊNCIAS BIBLIOGRÁFICAS

1. Camus V. Phenomenology of acute confusional states. Br J Psychiatry. 2002 Sep 2;181(3):256-7.
2. Inouye SK, Westendorp RG, Saczynski JS. Delirium in elderly people. Lancet. 2014 Mar 14;383(9920):911-22.
3. **Oh ES, Fong TG, Hshieh TT, Inouye SK. Delirium in older persons: advances in diagnosis and treatment. JAMA. 2017;318(12):1161-74.**
   ⇒ Revisão narrativa sobre as perspectivas atuais em relação ao diagnóstico e tratamento de delirium.
4. Schieveld JNM, Janssen NJJF. Delirium in the pediatric patient: on the growing awareness of its clinical interdisciplinary importance. JAMA Pediatr. 2014;168(7):595-6.
5. Dahmani S, Delivet H, Hilly J. Emergence delirium in children: an update. Curr Opin Anaesthesiol. 2014;27(3):309-15.
6. Lee S, Gottlieb M, Mulhausen P, Wilbur J, Reisinger HS, Han JH, et al. Recognition, prevention, and treatment of delirium in emergency department: an evidence-based narrative review. Am J Emerg Med. 2020;38(2):349-57.
7. Gross AL, Jones RN, Habtemariam DA, Fong TG, Tommet D, Quach L, et al. Delirium and long-term cognitive trajectory among persons with dementia. Arch Neurol. 2012;69(12):1639.
8. Fong TG, Jones RN, Shi P, Marcantonio ER, Yap L, Rudolph JL, et al. Delirium accelerates cognitive decline in Alzheimer disease. Neurology. 2009 May 5;72(18):1570-5.
9. Tomasi CD, Grandi C, Salluh J, Soares M, Giombelli VR, Cascaes S, et al. Comparison of CAM-ICU and ICDSC for the detection of delirium in critically ill patients focusing on relevant clinical outcomes. J Crit Care. 2012;27(2):212-7.
10. Leite MA, Osaku EF, Costa CRL de M, Cândia MF, Toccolini B, Covatti C, et al. Delirium during weaning from mechanical ventilation. Crit Care Res Pract. 2014;2014:1-7.
11. Almeida ICT, Soares M, Bozza FA, Shinotsuka CR, Bujokas R, Souza-Dantas VC, et al. The impact of acute brain dysfunction in the outcomes of mechanically ventilated cancer patients. PLoS One [Internet]. 2014;9(1):e85332. Disponível em: https://dx.plos.org/10.1371/journal.pone.0085332
12. Mori S, Takeda JRT, Carrara FSA, Cohrs CR, Zanei SSV, Whitaker IY. Incidence and factors related to delirium in an intensive care unit. Rev da Esc Enferm USP. 2016;50(4):587-93.
13. Wacker P, Nunes P V., Cabrita H, Forlenza O V. Post-operative delirium is associated with poor cognitive outcome and dementia. Dement Geriatr Cogn Disord. 2006;21(4):221-7.
14. Furlaneto ME, Garcez-Leme LE. Delirium in elderly individuals with hip fracture: Causes, incidence, prevalence, and risk factors. Clinics. 2006;61(1):35-40.
15. De Santana Bosmak F, Gibim PT, Guimarães S, Ammirati AL. Incidence of delirium in postoperative patients treated with total knee and hip arthroplasty. Rev Assoc Med Bras. 2017;63(3):248-51.
16. Avelino-Silva TJ, Campora F, Curiati JAE, Jacob-Filho W. Prognostic effects of delirium motor subtypes in hospitalized older adults: A prospective cohort study. PLoS One. 2018;13(1):1-18.
17. Garcez FB, Apolinario D, Campora F, Curiati JAE, Jacob-Filho W, Avelino-Silva TJ. Delirium and post-discharge dementia: results from a cohort of older adults without baseline cognitive impairment. Age Ageing. 2019 Nov 1;48(6):845-51.
18. Collins N, Blanchard MR, Tookman A, Sampson EL. Detection of delirium in the acute hospital. Age Ageing. 2010;39(1):131-5.
19. Ritter SRF, Cardoso AF, Lins MMP, Zoccoli TLV, Freitas MPD, Camargos EF. Underdiagnosis of delirium in the elderly in acute care hospital settings: lessons not learned. Psychogeriatrics. 2018;18(4):268-75.
20. Maldonado JR, Kapinos G. Pathoetiological model of delirium: a comprehensive understanding of the neurobiology of delirium and an evidence-based approach to prevention and treatment. Crit Care Clin. 2008;24(4):789-856.
21. **Maldonado JR. Delirium pathophysiology: an updated hypothesis of the etiology of acute brain failure. Int J Geriatr Psychiatry. 2018;33(11):1428-57.**
    ⇒ Excelente artigo que detalha as teoriais mais atuais sobre a fisiopatologia de delirium.
22. Hatherill S, Flisher AJ. Delirium in children and adolescents: a systematic review of the literature. J Psychosom Res. 2010;68(4):337-44.
23. Hshieh TT, Inouye SK, Oh ES. Delirium in the elderly. Psychiatr Clin North Am. 2018;41(1):1-17.
24. Meagher DJ, Moran M, Raju B, Gibbons D, Donnelly S, Saunders J, et al. Phenomenology of delirium: assessment of 100 adult cases using standardised measures. Br J Psychiatry. 2007;190:135-41.
25. McCusker J, Cole M, Dendukuri N, Han L, Belzile É. The course of delirium in older medical inpatients: a prospective study. J Gen Intern Med. 2003;18(9):696-704.
26. Dasgupta M, Hillier LM. Factors associated with prolonged delirium: a systematic review. Int Psychogeriatrics. 2010;22(3):373-94.
27. **Inouye SK, Van Dyck CH, Alessi CA, Balkin S, Siegal AP, Horwitz RI. Clarifying confusion: The confusion assessment method: A new method for detection of delirium. Ann Intern Med. 1990;113(12):941-8.**
    ⇒ Artigo de validação do principal instrumento utilizado para rastreio de delirium.
28. De J, Wand APF. Delirium screening: a systematic review of delirium screening tools in hospitalized patients. Gerontologist. 2015;55(6):1079-99.
29. van Velthuijsen EL, Zwakhalen SMG, Warnier RMJ, Mulder WJ, Verhey FRJ, Kempen GIJM. Psychometric properties and feasibility of instruments for the detection of delirium in older hospitalized patients: a systematic review. Int J Geriatr Psychiatry. 2016;31(9):974-89.
30. Fabbri RMA, Moreira MA, Garrido R, Almeida OP. Validity and reliability of the portuguese version of the confusion assessment method (CAM) for the detection of delirium in the elderly. Arq Neuropsiquiatr. 2001;59(2 A):175-9.
31. Borson S, Scanlan J, Brush M, Vitaliano P, Dokmak A. The mini-cog: a cognitive "vital signs" measure for dementia screening in multi-lingual elderly. Int J Geriatr Psychiatry. 2000;15(11):1021-7.
32. Apolinario D, Lichtenthaler DG, Magaldi RM, Soares AT, Busse AL, Das Gracas Amaral JR, et al. Using temporal orientation, category fluency, and word recall for detecting cognitive impairment: The 10-point cognitive screener (10-CS). Int J Geriatr Psychiatry. 2016;31(1):4-12.
33. Bellelli G, Morandi A, Davis DHJ, Mazzola P, Turco R, Gentile S, et al. Validation of the 4AT, a new instrument for rapid delirium screening: a study in 234 hospitalised older people. Age Ageing. 2014;43(4):496-502.
34. Shenkin SD, Fox C, Godfrey M, Siddiqi N, Goodacre S, Young J, et al. Delirium detection in older acute medical inpatients: a multicentre prospective comparative diagnostic test accuracy study of the 4AT and the confusion assessment method. BMC Med. 2019;17(1):1-14.

35. Diwell RA, Davis DH, Vickerstaff V, Sampson EL. Key components of the delirium syndrome and mortality: greater impact of acute change and disorganised thinking in a prospective cohort study. 2018;1-8.

36. Garcez FB, Jacob-Filho W, Avelino-Silva TJ. Association between level of arousal and 30-day survival in acutely ill older adults. J Am Med Dir Assoc. 2020;21(4):493-9.

37. Quispel-Aggenbach DWP, Holtman GA, Zwartjes HAHT, Zuidema SU, Luijendijk HJ. Attention, arousal and other rapid bedside screening instruments for delirium in older patients: A systematic review of test accuracy studies. Age Ageing. 2018;47(5):644-53.

38. **Inouye SK, Bogardus ST, Charpentier PA, Leo-Summers L, Acampora D, Holford TR, et al. A multicomponent intervention to prevent delirium in hospitalized older patients. N Engl J Med. 1999;340(9):669-76.**
   ⇨ **Artigo original que descreve a intervenção mais eficaz para prevenção de delirium até o momento.**

39. Hshieh TT, Yang T, Gartaganis SL, Yue J, Inouye SK. Hospital Elder Life Program: systematic review and meta-analysis of effectiveness. Am J Geriatr Psychiatry. 2018;26(10):1015-33.

40. Hshieh TT, Yue J, Oh E, Puelle M, Dowal S, Travison T, et al. Effectiveness of multicomponent nonpharmacological delirium interventions: a meta-analysis. JAMA Intern Med. 2015;175(4):512-20.

41. Bolton C, Thilges S, Lane C, Lowe J, Mumby P. Post-traumatic stress disorder following acute delirium. J Clin Psychol Med Settings [Internet]. 2019 Dec 10; Disponível em: http://link.springer.com/10.1007/s10880-019-09689-1

42. **Neufeld KJ, Yue J, Robinson TN, Inouye SK, Needham DM. Antipsychotic medication for prevention and treatment of delirium in hospitalized adults: a systematic review and meta-analysis. J Am Geriatr Soc. 2016;64(4):705-14.**
   ⇨ **Revisão sistemática sobre antipsicóticos para prevenção e tratamento de delirium feita por uma das principais pesquisadoras dessa temática.**

43. Agar MR, Lawlor PG, Quinn S, Draper B, Caplan GA, Rowett D, et al. Efficacy of oral risperidone, haloperidol, or placebo for symptoms of delirium among patients in palliative care: A randomized clinical trial. JAMA Intern Med. 2017;177(1):34-42.

44. Basciotta M, Zhou W, Ngo L, Donnino M, Marcantonio ER, Herzig SJ. Antipsychotics and the risk of mortality or cardiopulmonary arrest in hospitalized adults. J Am Geriatr Soc. 2020;68(3):544-50.

5
Comprometimento cognitivo leve

Júlia Cunha Loureiro
Marcos Vasconcelos Pais
Márcia Radanovic
Orestes Vicente Forlenza

Sumário

Introdução
    Aspectos epidemiológicos
Quadro clínico e instrumentação diagnóstica
    Classificação do CCL
Sistemas de classificação diagnóstica
    Etiopatogenia do CCL na DA
    Fatores de risco
    Mild behavioural impairment
Diagnóstico diferencial
Exames complementares
    Exames laboratoriais
    Biomarcadores – neuroimagem estrutural e funcional
    Biomarcadores – neuroimagem molecular
    Biomarcadores liquóricos
Tratamento
    Intervenções farmacológicas
    Intervenções não farmacológicas
Considerações finais
Vinheta clínica
Para aprofundamento
Referências bibliográficas

Pontos-chave

- Comprometimento cognitivo leve (CCL) compreende um estágio de transição entre cognição normal e demência.
- Apesar de muitos pesquisadores terem sugerido diferentes conjuntos de critérios, todos concordam em definir o CCL como um declínio do patamar cognitivo prévio demonstrado por avaliação neuropsicológica objetiva sem, contudo, ocorrer impacto em funcionalidade.
- Inúmeras etiologias podem estar envolvidas na gênese do CCL. Caracteriza, portanto, uma síndrome clínica de natureza heterogênea e que, uma vez identificada, deve ser investigada.
- O CCL representa um construto de grande utilidade clínica e também em contextos de pesquisa. Quando indivíduos com CCL são acompanhados, alguns progridem para demência, outros se mantêm estáveis e outros podem se recuperar.
- Intervenções não farmacológicas, como a estimulação cognitiva, a terapia ocupacional e o exercício físico, representam estratégias recomendadas para o tratamento dos CCL com eficácia na melhora de parâmetros cognitivos em estudos recentes.

INTRODUÇÃO

A caracterização do estágio de transição entre cognição normal e as primeiras manifestações de uma doença que causa demência, particularmente a doença de Alzheimer (DA), tem sido uma área de grande interesse nas últimas décadas. Isso se deve ao fato de que a possibilidade de identificação precoce do risco de um indivíduo desenvolver uma doença neurodegenerativa poderia favorecer a elaboração de estratégias preventivas e terapêuticas. Ao longo das últimas décadas, muitas terminologias foram empregadas na tentativa de descrever esse estágio transicional, como esquecimento benigno da senescência (EBS)[1], comprometimento da memória associado à idade (AAMI)[2], declínio cognitivo associado à idade (DCAI)[3] e comprometimento cognitivo sem demência (CIND)[4]. A nomenclatura atual, comprometimento cognitivo leve (CCL), foi introduzida em 1999 e consagrou-se como o termo utilizado para descrever um estágio prodrômico, ou transicional, dentro do espectro evolutivo das doenças neurodegenerativas. Trata-se de uma tentativa de abranger a ampla variedade de apresentações clínicas abarcadas por essa condição[5].

O CCL constitui, portanto, um diagnóstico sindrômico, relacionado à idade, em que se observam alterações discretas dos diferentes domínios cognitivos gerando pouco ou nenhum acometimento de funcionalidade. Indivíduos com diagnóstico de CCL podem ou não reportar queixas cognitivas, mas, quando objetivamente submetidos a testagem neuropsicológica, demonstram desempenho abaixo do patamar que seria esperado para sua idade e escolaridade. O prejuízo observado na testagem deve ser leve a ponto de não acarretar impacto relevante em sua capacidade de realizar as atividades da vida diária de forma independente[5,6]. O Quadro 1 demonstra os critérios diagnósticos originalmente propostos pelo grupo da Mayo Clinic liderado por Ronald Petersen em 1999.

Quadro 1 Critérios diagnósticos originais para a determinação clínica de CCL

1. Queixas de memória consistentes que são, preferencialmente, corroboradas por um informante confiável
2. Caracterização objetiva de déficits específicos em memória e/ou outros domínios cognitivos demonstrada por desempenho abaixo do esperado para a idade e escolaridade em testagem neuropsicológica validada
3. Preservação da habilidade de realizar, de forma independente, as atividades da vida diária ou mínimo impacto em atividades instrumentais da vida diária
4. Função cognitiva global normal
5. Ausência de demência

Fonte: Petersen et al., 1999[5].

Aspectos epidemiológicos

Estudos populacionais estimam que a prevalência do CCL situa-se entre 15 e 20% dos indivíduos idosos. Como no caso das demências, as taxas de prevalência tendem a aumentar a depender da faixa etária e quanto menor for o nível de escolaridade, variando de 3% em pessoas com menos de 60 anos até 15% naqueles por volta dos 75 anos[7-10]. No que diz respeito à população brasileira, apesar da abundância de dados epidemiológicos sobre demências, há pouca informação disponível quanto à prevalência do CCL. Um estudo populacional conduzido em Porto Alegre encontrou taxas de incidência de CCL de 13,2 por 1.000 pessoas/ano[11]. Em um estudo realizado no Instituto da Psiquiatria do Hospital das Clínicas da Faculdade de Medicina da Universidade de São Paulo (IPq-HCFMUSP), um terço dos idosos em acompanhamento ambulatorial por distúrbios cognitivos receberam diagnóstico de CCL. Destes, 30% apresentavam déficit primordial em memória (CCL amnéstico – CCLa) e 10% demonstravam prejuízos em outros domínios sem impacto em memória[12].

É consenso na literatura que indivíduos com CCL correspondem a um grupo de maior risco para desenvolver demência. A taxa anual de progressão para demência varia de 8 a 15% ao ano, enquanto na população geral esse risco gira em torno de 1 a 2%[8,13,14]. Além disso, alterações neuropatológicas características de processos neurodegenerativos como placas neuríticas (compostas por depósitos de peptídeo beta-amiloide patológico), emaranhados neurofibrilares, grãos argirofílicos e diferentes graus de esclerose hipocampal podem ser encontrados nos cérebros de indivíduos que, ao falecer, possuíam diagnóstico de CCLa[15]. Trata-se, portanto, de uma condição cuja identificação e tratamento são primordiais.

QUADRO CLÍNICO E INSTRUMENTAÇÃO DIAGNÓSTICA

O procedimento clínico para diagnóstico do CCL exige uma anamnese minuciosa a respeito das queixas cognitivas do paciente que devem ser confirmadas e detalhadas por um informante confiável. A Tabela 1 busca demonstrar algumas das queixas mais comuns e sua correspondência neuropsicológica com os domínios cognitivos afetados.

Tabela 1 Modelos de queixas frequentes divididas por domínios cognitivos

Domínio cognitivo predominantemente afetado	Queixas comuns
Memória episódica recente	Dificuldade para se lembrar de eventos ou conversas recentes Dificuldade para apreender novas informações Fazer perguntas repetitivas ou contar várias vezes a mesma história Dificuldade para lembrar detalhes do enredo de um livro que está lendo
Atenção	Não lembrar onde guardou objetos Esquecer a panela no fogo Dificuldade para fixar um número de telefone por tempo suficiente a fim de repeti-lo em seguida
Hábilidades visoespaciais	Não conseguir desenvolver estratégias para se localizar em locais não conhecidos Perder-se em locais familiares
Linguagem	Dificuldade para nomear objetos Dificuldade para compreender frases ou textos Dificuldade para construir frases gramaticalmente corretas Dificuldade para organizar o discurso de forma objetiva e concisa Circunlóquios; discurso prolixo, porém vago de significado
Funções executivas	Dificuldade para planejar, organizar e executar certa tarefa (p. ex., um jantar para convidados ou uma viagem) Demorar muito mais tempo para realizar tarefas que costumavam ser familiares Dificuldade para controlar ou inibir comportamentos inapropriados

Caso a história identifique um declínio ou mudança, por mais leve que seja, na *performance* cognitiva do indivíduo, ele deverá ser submetido a uma avaliação cognitiva objetiva. Para isso, conta-se com um arsenal de testes neuropsicológicos validados e capazes de detectar alterações sutis da cognição. Em certos contextos assistenciais, no entanto, o acesso à avaliação neuropsicológica pormenorizada pode ser limitado pelo fato de que os testes podem não estar amplamente disponíveis, demandar muito tempo de aplicação ou exigir treinamento profissional especializado. Nesse caso, alguns instrumentos simples de triagem podem ser utilizados em conjunto pelo médico-assistente com a intenção de avaliar os principais domínios cognitivos:

- **Miniexame do Estado Mental (MEEM)[16]**: constitui o teste de triagem mais utilizado em cenários clínicos e de pesquisa. Apesar de possuir bons indicadores de sensibilidade e especificidade para diagnóstico de demência, não é considerado um teste com boa acurácia para discernir cognição normal de CCL. No entanto, a observação cuidadosa do desempenho do paciente em cada um dos domínios separadamente pode trazer informações valiosas a respeito de seu *status* cognitivo[17].
- **Montreal Cognitive Assessment (MoCA)[18]**: é um instrumento breve e de fácil aplicação que aborda os principais domínios cognitivos, incluindo funções executivas, atenção, linguagem, controle inibitório, memória e orientação temporoespacial. Os subtestes que melhor diferenciam pacientes cognitivamente normais daqueles que apresentam CCLa são a prova de evocação de memória, o teste de trilhas B reduzido e a cópia do desenho do cubo. A versão traduzida para o português e validada para população brasileira está disponível para uso clínico[19].
- **Cambridge Cognitive Test (CAMCog)[20]**: consiste na subescala de avaliação cognitiva do *Cambridge Examination for Mental Disorders of the Elderly* (CAMDEX). Apesar de possuir bons índices de sensibilidade e especificidade para identificar sujeitos com CCL (acima de 80%)[21], sua aplicação é demorada, exige treinamento específico e os resultados sofrem grande influência do nível educacional. Recentemente, o grupo dos autores publicou os resultados da aplicação de duas versões mais concisas do original, denominadas CAMCog-Short – uma para baixa escolaridade e outra para alta escolaridade, demonstrando boa acurácia diagnóstica[22].
- **Teste do Desenho do Relógio (TDR)[23]**: solicita-se ao paciente que desenhe um relógio com todos os números e os ponteiros marcando determinada hora. O círculo pode ou não ser oferecido previamente. O teste não é cronometrado e pode ser repetido quantas vezes forem necessárias. O TDR é de fácil aplicação e sofre pouca influência do grau de escolaridade.
- **Testes de Fluência Verbal**: solicita-se que o paciente nomeie itens de uma determinada categoria semântica (como animais ou frutas) por 1 minuto, dividido em intervalos de 15 segundos. São exigidas habilidades como memória operacional, capacidade de organização e categorização, controle inibitório e autorregulação. O teste de fluência verbal fonológica, que solicita ao indivíduo fornecer uma lista de palavras que começam por uma letra específica, também é bastante utilizado, especialmente na modalidade F, A, S.

- **Bateria CERAD[24]**: trata-se de uma bateria com boa acurácia para diagnóstico de CCL. Compreende um conjunto de instrumentos em que estão combinados Teste de Fluência Verbal; Teste de Nomeação de Boston (versão reduzida); Memória imediata, de Evocação e Reconhecimento da Lista de Palavras; Praxia Construtiva e Evocação Tardia da Praxia.
- **Bateria Breve de Rastreio Cognitivo de Nitrini[25-27]**: compreende uma bateria de rastreio que combina testes de nomeação e memorização de dez figuras, fluência verbal de categoria (animais) e o TDR. A Bateria Breve tem a vantagem de sofrer menos influência do nível de escolaridade.

O uso da interpretação combinada dos resultados de dois ou mais testes é uma estratégia comum e eficaz na investigação de queixas cognitivas.

A determinação da progressão do diagnóstico de CCL para demência ocorre através da avaliação da funcionalidade. Funcionalidade consiste na capacidade do indivíduo de realizar as atividades da vida diária com independência e autonomia. Com o objetivo de obter uma avaliação fidedigna do *status* de funcionalidade, o médico deve contar com informações adquiridas através de instrumentos padronizados e a partir de um informante que conheça o paciente e conviva com ele. O Índice de Pfeffer[28,29] e a Escala de Lawton e Brody[30,31] avaliam as habilidades do sujeito para executar, de forma independente, as principais atividades instrumentais da vida diária (AIVD), como administrar suas finanças, manejar suas medicações, deslocar-se pela cidade sem necessidade de ajuda, utilizar transporte coletivo, organizar uma viagem, planejar um jantar para convidados, etc. No Índice de Pfeffer, considera-se que há impacto na funcionalidade quando o escore é maior ou igual a cinco[32]. Na Escala de Lawton e Brody, se o paciente somar 27 pontos, ele é considerado independente; de 18 a 26 pontos, com dependência parcial; e menos que 18 pontos, dependente. A Escala de Katz[33] avalia a autonomia do paciente para realizar atividades básicas da vida diária (ABVD) como tomar banho, vestir-se, realizar higiene íntima, manter continência de esfíncteres e deambular.

A Tabela 2 resume as principais AIVD e ABVD avaliadas pelas escalas de funcionalidade.

Classificação do CCL

O CCL pode ser classificado segundo sua apresentação clínica. É denominado amnéstico (CCLa) quando a memória é o principal domínio cognitivo acometido; ou não amnéstico (CCLna) se a memória está preservada e são outros os domínios mais afetados (p. ex., linguagem, habilidades visoespaciais, funções executivas etc.)[34]. CCL é um diagnóstico sindrômico que inclui uma heterogeneidade de apresentações clínicas. Justamente por isso, nem todos os casos de CCL terão o mesmo desfecho. Acredita-se que os sujeitos com CCLa, com maior frequência, evoluiriam para DA enquanto aqueles com CCLna progrediriam para outros tipos de demências como degeneração lobar frontotemporal (DLFT), demência por corpúsculos

Tabela 2 A avaliação da funcionalidade envolve a verificação da capacidade do paciente de realizar as AIVD e ABVD

Atividades instrumentais da vida diária (AIVD)	Lidar com assuntos financeiros como conta bancária, aposentadoria
	Administrar as próprias medicações
	Fazer compras sozinho
	Aquecer a água para fazer café e apagar o fogo
	Preparar as refeições
	Saber utilizar aparelhos domésticos
	Manter-se a par dos acontecimentos, atualidades e o que se passa na vizinhança
	Prestar atenção, entender e discutir um programa de rádio, televisão ou um artigo de jornal
	Lembrar-se de compromissos, acontecimentos familiares, feriados
	Usar transporte coletivo ou conseguir se deslocar pela cidade sem dificuldade
	Andar pela vizinhança e encontrar o caminho de volta para casa
	Poder ser deixado em casa sozinho de forma segura
Atividades da vida diária (ABVD)	Tomar banho sem necessitar de assistência
	Escolher roupas adequadas para a ocasião e o clima
	Vestir-se sem precisar receber ajuda
	Realizar higiene íntima com autonomia
	Ser capaz de manter o controle esfincteriano (vesical e anal) completo
	Deambular sem necessidade de instrumento de marcha
	Alimentar-se sem necessitar de assistência

de Lewy (DCL) etc. A A Figura 1 ilustra esse conceito de que o padrão de domínios cognitivos acometidos no CCL pode auxiliar no direcionamento do diagnóstico etiológico.

Além das etiologias neurodegenerativas e vasculares, o CCL pode também ser causado por condições clínicas que cursem com prejuízo da cognição, porém de forma potencialmente reversível, como nos casos de deficiência nutricional, hipotireoidismo, apneia obstrutiva do sono, depressão, etc.[36]. Sabendo que um subgrupo de pacientes com diagnóstico de CCL poderá recuperar sua função cognitiva (*backconversion*), é imprescindível que o médico realize uma adequada investigação etiológica.

SISTEMAS DE CLASSIFICAÇÃO DIAGNÓSTICA

Os critérios segundo Albert[37] e Petersen[35] são bastante semelhantes. A queixa cognitiva deve ser corroborada por um informante confiável e confirmada por testagem neuropsicológica específica. Do ponto de vista funcional, o indivíduo pode demorar mais tempo que o habitual para realizar atividades complexas, demonstrando diminuição da eficiência; mas deve, essencialmente, ter sua independência e autonomia preservadas.

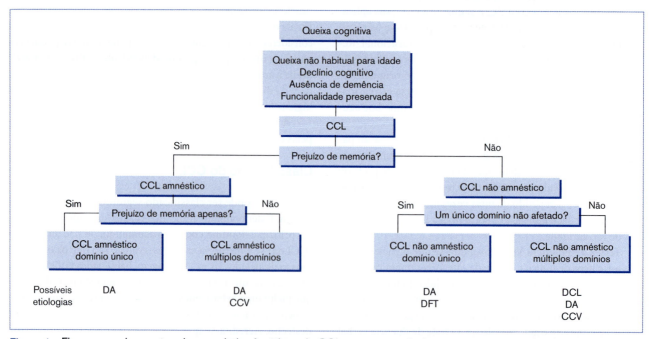

Figura 1 Fluxograma demonstrando os variados fenótipos do CCL e como se relacionam com as possíveis etiologias subjacentes. Adaptada e traduzida de: Petersen, 200435.
CCL: comprometimento cognitivo leve; CCV: comprometimento cognitivo vascular; DA: doença de Alzheimer; DCL: demência por corpúsculos de Lewy; DFT: demência frontotemporal.

A quinta edição do *Manual diagnóstico e estatístico de transtornos mentais* (DSM-5) reconhece as demências como transtornos neurocognitivos maiores (TNM)[38]. Transtorno neurocognitivo consiste em uma condição adquirida em que se observa prejuízo em funções cognitivas de caráter progressivo ou não e que possui uma fase pré-demencial denominada transtorno neurocognitivo menor (TNm). Este último é um construto diagnóstico muito similar aos critérios do Key Symposium[39], que além de compreender o CCL como um diagnóstico sindrômico, permite sua subclassificação segundo os padrões de apresentação fenotípica.

A 11ª edição da Classificação Estatística Internacional de Doenças e Problemas Relacionados à Saúde (CID-11)[40] foi lançada em 2018. Ela classifica o transtorno neurocognitivo leve (6D71) sob transtornos neurocognitivos, dentro da categoria transtornos mentais, comportamentais ou do neurodesenvolvimento (Código 6). Descreve o transtorno neurocognitivo leve como a percepção subjetiva de declínio cognitivo a partir de um patamar prévio de funcionamento, acompanhado de evidência objetiva de comprometimento do desempenho em um ou mais domínios cognitivos quando comparado com o padrão que seria esperado para a idade e escolaridade do indivíduo. O declínio deve ser leve a ponto de não interferir de forma significativa na independência do indivíduo. Não pode ser atribuído ao envelhecimento normal, mas pode ser causado por uma miríade de condições: doenças neurodegenerativas, traumas, infecções, deficiência nutricional, uso de medicamentos inapropriados etc.

Tabela 3 Nomenclaturas adotadas pelas diferentes classificações diagnósticas.

	Classificações e nomenclatura
Petersen, 2004[35]	Comprometimento cognitivo leve (CCL)
Albert et al., 2011[37]	Comprometimento cognitivo leve (CCL)
DSM-5[38]	Transtornos neurocognitivos ↳ Transtorno neurocognitivo menor (TNm)
CID-11[40]	Transtornos mentais, comportamentais ou do neurodesenvolvimento (Código 6) ↳ Transtornos neurocognitivos ↳ Transtorno neurocognitivo leve (Código 6D71)

ETIOPATOGENIA DO CCL NA DA

Fatores de risco

Alguns fatores que se correlacionam com maior risco de conversão do CCL para demência são a apresentação amnéstica[41], desempenho ruim em testes de memória com pistas (*cued memory recall test*), ser carreador do alelo e4 da apolipoproteína E (APOE)[42], presença de atrofia hipocampal em ressonância magnética (RM), presença de hipometabolismo temporoparietal em tomografia por emissão de pósitrons com fluordeoxiglicose (FDG-PET)[43], existência de doença cerebrovascular[44] e ocorrência de sintomas neuropsiquiátricos (SNP)[45].

Diversos estudos têm demonstrado maior frequência de SNP em idosos com CCL do que na população geral. São descritas taxas de prevalência de 43 a 59%[46-48], sendo particularmente importantes os sintomas depressivos[49,50]. Depressão correlaciona-se com pior desempenho cognitivo em pacientes sem demência[51] e é tratada por alguns autores como fator de risco para a incidência do CCL[52,53]. Na literatura, há evidência abundante demonstrando que a concomitância de CCL e de distúrbios comportamentais contribui para a gravidade do CCL e para o aumento do risco de progressão do CCL para DA[45,49,54-56]. Em um estudo longitudinal, a presença de SNP determinou 25% de taxa de conversão anual do estágio de CCL para demência[45].

Mild behavioural impairment

É importante notar que nem todos os estágios prodrômicos de doenças que levam à demência envolvem comprometimento cognitivo como primeira manifestação clínica. Muitos pacientes, como no caso da DFT, exibem alterações comportamentais notáveis como primeira expressão clínica do processo neuropatológico em curso. Buscando incorporar essa variedade de apresentação, nos últimos anos, alterações neuropsiquiátricas passaram a ser identificadas mesmo na ausência de déficits cognitivos e ganhou corpo o conceito *mild behavioural impairment* (MBI)[57,58]. MBI é fundamentalmente um diagnóstico sindrômico, constituindo, portanto, um estágio prodrômico, assim como o CCL, e que também representa risco de evolução para demência. O Quadro 2 descreve os critérios definidores do MBI segundo Ismail et al.[59]

Quadro 2 Critérios para diagnóstico de *mild behavioural impairment*

Surgimento tardio (> 50 anos de idade) de alterações comportamentais, de personalidade ou sintomas psiquiátricos persistentes
Impacto em relacionamentos interpessoais ou funcionamento sócio-ocupacional
Os sintomas neuropsiquiátricos não podem ser atribuídos a uma condição clínica ou distúrbio psiquiátrico prévio
Há preservação da independência funcional e da capacidade de gestão das atividades de vida diária; ausência de demência

Fonte: Ismail et al., 2016[59].

DIAGNÓSTICO DIFERENCIAL

A respeito da DA, estudos recentes demonstram que o processo neuropatológico da doença se inicia décadas antes da emergência dos sintomas clínicos, sejam eles cognitivos ou comportamentais[60,61]. Essa percepção levou à instauração do conceito do *continuum* da DA, que concerne três estágios principais: fase pré-clínica (assintomática), fase prodrômica e demência na DA. Durante a longa fase pré-clínica já é possível identificar alterações em biomarcadores precoces (liquóricos e de neuroimagem), indicativos da presença do processo fisiopatológico da DA, consistindo uma importante janela para intervenção terapêutica. O CCL compreende justamente o estágio intermediário entre a DA pré-clínica e a demência propriamente dita. Nessa fase, exames laboratoriais e biomarcadores de neuroimagem e liquóricos podem servir de auxílio ao clínico e devem fazer parte de seu arsenal de investigação etiológica e direcionamento terapêutico.

EXAMES COMPLEMENTARES

Exames laboratoriais

A investigação etiológica deve se iniciar com a solicitação de exames laboratoriais. Eles permitirão a identificação de condições clínicas que estejam contribuindo para o comprometimento cognitivo ou a exclusão dessa hipótese. Os principais distúrbios que necessitam ser afastados são deficiência de vitamina B_{12}, hipotireoidismo, distúrbios do sono (p. ex., síndrome da apneia obstrutiva do sono), diabete descompensado, doenças infectocontagiosas ativas (p. ex., sífilis), hematoma subdural (HSD), encefalites, processos neoplásicos cerebrais ou acidentes vasculares cerebrais (AVC). Caso a investigação demonstre alterações clínicas passíveis de tratamento, o médico-assistente deverá instituir a conduta apropriada. Transtornos psiquiátricos primários como depressão ou transtornos de ansiedade também podem cursar com impacto cognitivo e devem receber intervenção terapêutica.

Biomarcadores – neuroimagem estrutural e funcional

O passo seguinte consiste na realização de um exame de neuroimagem estrutural, i. e., RM ou tomografia computadorizada (TC) de crânio. Avaliações estruturais por neuroimagem são essenciais para descartar acometimentos intracranianos que podem estar contribuindo para o déficit cognitivo, como já citados, e que podem representar causas tratáveis e até reversíveis. Além de afastar outras doenças neurológicas, a aquisição de neuroimagem também nos permite avaliar padrões de atrofia das estruturas cerebrais que estão envolvidas nas doenças neurodegenerativas (p. ex., regiões mediais dos lobos temporais, no caso da DA) e possibilita verificar a existência de doença cerebrovascular subjacente (p. ex., microangiopatia periventricular, lacunas, infartos estratégicos, microssangramentos etc.)[62].

Do ponto de vista de neuroimagem funcional, conta-se com a FDG-PET, um método que avalia e quantifica o consumo de glicose por neurônios e células da glia. Consiste em uma técnica com boa sensibilidade para identificar disfunção sináptica precocemente, podendo-se identificar alterações ainda durante a fase do CCL[63]. Tipicamente, no caso da DA, observa-se padrão de hipometabolismo em regiões temporoparietais e na porção posterior do giro do cíngulo.

Biomarcadores – neuroimagem molecular

A contribuição mais inovadora ao arsenal diagnóstico do CCL devido à DA, no que diz respeito aos procedimentos de neuroimagem, foi a introdução do PET molecular com ligantes para beta-amiloide (PET-betaA) e tau (PET-tau)[64]. O PET-betaA tem boa correlação com o grau de acometimento cerebral por patologia amiloide observado em autópsias[65]. Pelo fato de constituir um método capaz de demonstrar a presença do processo fisiopatológico da DA, assim como os biomarcadores liquóricos, a ocorrência de PET-betaA alterado já posiciona o paciente no *continuum* da DA. As taxas de PET-betaA alterado são maiores em indivíduos com CCLa, e a positividade do PET-betaA prediz a progressão do CCL para DA[66]. Em um estudo, 55% dos pacientes com CCL e PET-betaA positivo progrediram para DA em 2 anos contra 10% daqueles com PET-betaA negativo[67].

Além dos ligantes para beta-amiloide, foram desenvolvidos ligantes para tau que identificam agregados fibrilares dessa proteína com razoável acurácia. O termo taupatia refere-se a condições neurodegenerativas que cursam com o acúmulo patológico de proteína Tau. Tau é uma fosfoproteína cuja principal função é garantir a estabilização dos microtúbulos do citoesqueleto neuronal. Além da DA, diversas outras doenças cursam com alterações no metabolismo da proteína Tau (p. ex., encefalopatia traumática crônica, algumas variantes da DLFT). É interessante notar que os padrões topográficos observados no PET-tau correspondem mais diretamente, do ponto de vista neurofuncional, ao padrão de hipometabolismo observado em FDG-PET e com a manifestação clínica do que os padrões de captação por PET-betaA[68]. O PET-tau ainda não está disponível para uso assistencial no Brasil.

Biomarcadores liquóricos

Os biomarcadores que podem ser dosados no líquido cefalorraquidiano (LCR), i. e., concentrações de peptídeo beta-amiloide$_{42}$ (betaA$_{42}$), proteína Tau total (T-Tau) e proteína Tau em sua porção hiperfosforilada (P-Tau), refletem alterações neuropatológicas fundamentais e têm grande valor para a elucidação do diagnóstico etiológico. No caso da DA, o modelo que se espera encontrar é a diminuição da concentração de betaA$_{42}$ concomitante ao aumento das concentrações de T-Tau e, em especial, da porção P-Tau. Esse padrão, denominado *assinatura patológica para DA*, tem correlação mais forte com a previsão de progressão do CCL para DA do que outros fatores de risco consagrados, por exemplo, idade, nível de escolaridade, genótipo APOE, e desempenho cognitivo nos testes cognitivos[69].

No entanto, não existe recomendação clínica de se realizar pesquisa de biomarcadores liquóricos de rotina para diagnóstico de CCL. As indicações específicas em que se sugere o diagnóstico diferencial através da determinação desses parâmetros são a ocorrência de apresentação clínica atípica, casos pré-senis (de início antes dos 65 anos) ou naqueles em que há deterioração cognitiva e funcional rapidamente progressiva.

Apesar de os biomarcadores liquóricos serem, portanto, ferramentas úteis, seus valores devem ser interpretados com cautela. Não existe uma padronização de pontos de corte, e a determinação da ocorrência de valores patológicos é variável para cada laboratório e depende de validação interna.

TRATAMENTO

Intervenções farmacológicas

Até o presente momento, não existem tratamentos farmacológicos aprovados para o CCL[70]. As drogas inibidoras da acetilcolinesterase (i. e., donepezil, rivastigmina e galantamina) não demonstraram benefício em função cognitiva global ou na redução das taxas de progressão do CCL para demência[71-74]. Um ensaio clínico randomizado comparou uso diário de 10 mg de donepezil vs. 2.000 Ui de vitamina E (agente antioxidante) vs. placebo por pacientes com CCLa durante o período de 36 meses. O uso de donepezil associou-se a taxas menores de progressão para DA nos primeiros 12 meses, porém sem diferença do grupo placebo após os 3 anos do estudo. O uso de vitamina E não representou benefício cognitivo e não se diferenciou do placebo quanto às taxas de progressão para demência[75]. Outros medicamentos foram testados, por exemplo piracetam, uma droga com ação nootrópica[73], e rofecoxib, um agente anti-inflamatório inibidor da ciclo-oxigenase 2 (COX-2)[76], sem, contudo, demonstrar benefícios significativos em parâmetros de cognição. O inibidor da COX-2 foi retirado do mercado por questões de tolerabilidade e segurança.

Intervenções não farmacológicas

Controle de fatores de risco modificáveis

Estudos recentes demonstram que intervenções que envolvessem melhora em parâmetros modificáveis como escolaridade; tratamento da hipoacusia; instituição de atividade física regular; controle de fatores de risco cerebrovasculares como diabetes, hipertensão, obesidade e tabagismo; tratamento de condições psiquiátricas primárias, e em especial a depressão; e garantia de interação e convívio social de qualidade poderiam diminuir em até 35% a incidência de demência por todas as causas[77].

Atividade física tem sido apontada como fator protetor contra o risco de desenvolver demência[78]. Abbott et al.[79] apontam que pessoas que andam pelo menos 3,2 km têm risco 1,8 menor do que indivíduos sedentários de desenvolver demência em um período de 6 anos. Um ensaio clínico randomizado[80] recrutou 170 voluntários com queixas de memória e sem demência. Eles foram divididos para participar de um programa de atividade física por 24 semanas ou grupo de psicoeducação. Os sujeitos que receberam a intervenção tiveram melhora significativa em medidas de cognição (ADAS-Cog). Além da memória, a prática de atividade física parece contribuir para melhora em parâmetros de atenção[78], funções executivas[81,82] e adiar o início dos sintomas de CCL.

A prática de atividade física pode trazer ainda outros benefícios à saúde do idoso, por exemplo, melhora de sintomas depressivos[83], parâmetros de qualidade de vida[84], diminuição de quedas[85], melhora de função cardiovascular[86] e prevenção da síndrome da fragilidade do idoso[87].

Estimulação cognitiva

Estudos demonstram que intervenções neuropsicológicas, individuais ou em grupo, podem ser úteis no tratamento do CCL[88,89]. O método de estimulação cognitiva envolve o treino de competências cognitivas e o desenvolvimento de estratégias que buscam melhorar o desempenho do indivíduo em suas tarefas diárias, baseando-se no conceito de plasticidade neuronal. Espera-se que, ao serem submetidos a estímulo cognitivo desafiador seguido de treinamento de estratégias, os cérebros de pacientes com CCL busquem recrutar vias neurais mais íntegras ou saudáveis a fim de atingir o resultado final, i. e., a execução da tarefa desejada. O estímulo, inicialmente percebido como exigência, pode suscitar um processo de adaptação neuronal, possibilitando que novos padrões de conexões se estabeleçam.

Uma revisão que incluiu oito estudos analisando os benefícios da estimulação cognitiva em sujeitos com CCL apontou resultados favoráveis em seis deles[90]. Uma revisão sistemática[91] que analisou os efeitos de 15 programas de intervenção cognitiva em pacientes com CCLa indicou melhora significativa em avaliações de percepção subjetiva de memória e em medidas de qualidade de vida, esta última sendo explicada pela recuperação da capacidade funcional para realizar as atividades da vida diária. Da mesma forma, outra revisão sistemática verificou os resultados de 20 estudos que submeteram indivíduos com CCL a estimulação cognitiva[92]. Os autores descrevem que o treinamento cognitivo melhorou o uso de estratégias, a eficiência cognitiva, o desempenho em atividades da vida diária e a percepção subjetiva do sujeito sobre sua cognição. Estudos de RMf revelaram mudanças nos padrões de ativação cerebral e melhora da conectividade.

CONSIDERAÇÕES FINAIS

O construto CCL recebeu muita atenção nas últimas décadas. Apesar disso, ainda constitui um desafio diagnóstico por se referir a um grupo heterogêneo e potencialmente em risco. Preconiza-se a investigação de sua causa de base através de exames específicos que devem descartar condições reversíveis e indicar possíveis etiologias que expliquem os déficits. Apesar dos avanços na compreensão e discriminação do CCL, as opções de tratamento ainda são incertas.

A determinação do CCL tem grande utilidade tanto para o clínico quanto para sua utilização em contextos de pesquisa. Se aplicado de forma sistematizada, pode auxiliar na caracterização de estágios prodrômicos de doenças neurodegenerativas e permitir que tais condições sejam identificadas mais precocemente. Idealmente, no futuro, espera-se que esteja disponível instrumentação diagnóstica com pesquisa de biomarcadores que auxilie na predição de condições que evoluem para demência, além de alternativas terapêuticas mais efetivas e com potencial modificador de doença.

Vinheta clínica

Marcelino, 72 anos, dono de mercado no bairro em que reside, no interior de São Paulo. Morador de cidade pequena, conhece todos que frequentam seu comércio, orgulhando-se de saber o nome de até três gerações de uma mesma família. Conhece bem todos os seus fornecedores e lembra-se de pagá-los sempre na data correta. Apesar de ter cursado apenas o primeiro grau na escola, lê diariamente o jornal, estando sempre por dentro dos dissabores da política e das glórias do seu time do coração.

Há cerca de 1 ano, o sr. Marcelino vem se queixando de "cansaço". Não sabe dizer exatamente o que é, mas não consegue se animar como antes com os jogos de futebol ou com o truco com os amigos na praça. Orgulha-se de nunca ter perdido um dia de trabalho, e não deixaria que aquele ranço atrapalhasse sua vida, mas os afazeres passaram a exigir um esforço extra, nada mais é espontâneo.

Decidiu procurar ajuda após a segunda vez, no mesmo mês, que se esqueceu de pagar um fornecedor, somado a maior dificuldade em lembrar os nomes dos clientes habituais, e, homem prevenido que é, decidiu procurar o médico antes que a situação se agravasse.

Na consulta foi enfático em afirmar que não deixou de fazer nada. É verdade que está usando a agenda e o bloquinho de notas com mais frequência; tem verdadeiro pavor em esquecer de pagar alguém novamente e se passar por "caloteiro". Também tem se arriscado menos com nomes de quem não conhece, mas, fora isso, "vou levando a vida, não com a leveza de antes, mas vou levando".

Apesar de o paciente minimizar suas queixas, o médico aplicou o MOCA, e observou que o sr. Marcelino teve dificuldade na evocação tardia, recordando de apenas 2 das 5 palavras do início do teste. Também errou o dia do mês, e teve dificuldade com o teste de trilhas e com o desenho do cubo. No restante, com maior ou menor esforço, foi bem, pontuando 24/30. Seus exames gerais estavam em ordem e a ressonância mostrava atrofia compatível com a idade e microangiopatia leve (FAZEKAS I). O médico decidiu valorizar o desânimo do paciente e abordou os sintomas com sertralina 50 mg.

Após 2 meses o sr. Marcelino voltou ao consultório referindo melhora considerável de sua disposição. As dificuldades de memória que apresentava parecem ter melhorado. Seis meses depois dessa consulta, retornou, e foi abordado com uma nova aplicação do MOCA, com pontuação de 27/30 (perdeu 1 ponto no teste de trilhas e 2 na evocação tardia).

Este caso ilustra um caso de CCL. O paciente apresenta um prejuízo cognitivo, com pouco ou nenhum impacto na funcionalidade, mas detectável através de testes neuropsicológicos. O interessante aqui é enfatizar que, apesar de muito comum, nem todo CCL evolui para demência. O quadro pode ser secundário a sintomas depressivos (como parece ser o caso do sr. Marcelino), ou mesmo não ter causa identificável, estacionando em comprometimento leve ou até mesmo regredindo.

Para aprofundamento

- Forlenza OV, Diniz BS, Teixeira AL, Stella F, Gattaz W. Mild cognitive impairment (part 1): clinical characteristics and predictors of dementia. Revista Brasileira de Psiquiatria. 2013;35:178-85.
  - ⇨ O texto faz uma síntese crítica sobre a natureza do comprometimento cognitivo leve (CCL) – conceitos, características da cognição, epidemiologia e sua evolução ao longo do tempo. Há destaque para a heterogeneidade que permeia essa condição, uma vez que, após algum tempo, subgrupos de sujeitos podem manter-se estáveis cognitivamente, progredir para demência ou mesmo retomar a condição de normalidade plena. O clínico deve estar atento ao fato de que o CCL pode representar uma condição preditora de demência.

- Forlenza OV, Diniz BS, Teixeira AL, Stella F, Gattaz W. Mild cognitive impairment (part 2): biological markers for diagnosis and prediction of dementia in Alzheimer's disease. Rev Bras Psiquiatria. 2013;35:284-94.
  - ⇨ Se o CCL constitui uma condição prodrômica da doença de Alzheimer (DA) ou de outro tipo de demência, é uma questão de debate intenso na comunidade científica. Com foco na DA, essa análise crítica discute as bases neurobiológicas de indivíduos com CCL, em risco de progredirem para demência. Examina, também, o papel dos biomarcadores da DA e as possíveis controvérsias envolvidas quanto aos cuidados de interpretação dos valores de referência desses componentes para a prática clínica, no Brasil.

- De Vito A, Calamia M, Weitzner DS, Bernstein JPK, for the Alzheimer's Disease Neuroimaging Initiative. Examining differences in neuropsychiatric symptom factor trajectories in empirically derived mild cognitive impairment subtypes. Int J Geriatr Psychiatry. 2018;33(12):1627-34.
  - ⇨ O exame das correlações clínicas entre subtipos de CCL e manifestações neuropsiquiátricas distintas constitui o foco desse estudo. Os autores discutem se determinados sintomas neuropsiquiátricos, como agitação, ansiedade, depressão, apatia ou distúrbios do sono, teriam associação com subtipos específicos de CCL que se manifestam com declínio de memória, comprometimento de funções executivas ou alterações de linguagem do tipo disnomia.

REFERÊNCIAS BIBLIOGRÁFICAS

1. Kral VA. Senescent memory decline and senile amnestic syndrome. Am J Psychiatry. 1958;115(4):361-2.
2. Crook T, Bahar H, Sudilovsky A. Age-associated memory impairment: diagnostic criteria and treatment strategies. Int J Neurol. 1987;21-22:73-82.
3. Levy R. Aging-associated cognitive decline. Working Party of the International Psychogeriatric Association in collaboration with the World Health Organization [published correction appears in Int Psychogeriatr 1994;6(2):133]. Int Psychogeriatr. 1994;6(1):63-8.
4. Ebly EM, Hogan DB, Parhad IM. Cognitive impairment in the nondemented elderly. Results from the Canadian Study of Health and Aging. Arch Neurol. 1995;52(6):612-9.
5. **Petersen RC, Smith GE, Waring SC, Ivnik RJ, Tangalos EG, Kokmen E. Mild cognitive impairment. Arch Neurol. 1999;56(3):303.**
   - ⇨ Este é o estudo que traz a nomenclatura e o conceito de CCL organizado. Considera-se um artigo seminal desse tema.

6. Petersen RC. Mild cognitive impairment. Contin Lifelong Learn Neurol. 2016;22(2, Dementia):404-18.
7. Kumar R, Dear KBG, Christensen H, Ilschner S, Jorm AF, Meslin C, et al. Prevalence of mild cognitive impairment in 60- to 64-year-old community--dwelling individuals: the Personality and Total Health through Life 60+ Study. Dement Geriatr Cogn Disord. 2005;19(2-3):67-74.
8. Lopez OL, Jagust WJ, DeKosky ST, Becker JT, Fitzpatrick A, Dulberg C, et al. Prevalence and classification of mild cognitive impairment in the Cardiovascular Health Study Cognition Study. Arch Neurol. 2003;60(10):1385.
9. Luck T, Luppa M, Briel S, Riedel-Heller SG. Incidence of mild cognitive impairment: a systematic review. Dement Geriatr Cogn Disord. 2010;29(2):164-75.
10. Ravaglia G, Forti P, Montesi F, Lucicesare A, Pisacane N, Rietti E, et al. Mild cognitive impairment: epidemiology and dementia risk in an elderly Italian population. J Am Geriatr Soc. 2008;56(1):51-8.
11. Lorena Chaves M, Luiza Camozzato A, Godinho C, Piazenski I, Kaye J. Incidence of mild cognitive impairment and Alzheimer disease in Southern Brazil. J Geriatr Psychiatry Neurol. 2009;22(3):181-7.
12. Diniz BS, Nunes PV, Yassuda MS, Pereira FS, Flaks MK, Viola LF, et al. Mild cognitive impairment: cognitive screening or neuropsychological assessment? Rev Bras Psiquiatr. 2008;30(4):316-21.
13. Petersen RC, Roberts RO, Knopman DS, Geda YE, Cha RH, Pankratz VS, et al. Prevalence of mild cognitive impairment is higher in men: The Mayo Clinic Study of Aging. Neurology. 2010;75(10):889-97.
14. Petersen RC, Doody R, Kurz A, Mohs RC, Morris JC, Rabins P V., et al. Current concepts in mild cognitive impairment. Arch Neurol. 2001;58(12):1985-92.
15. Petersen RC, Parisi JE, Dickson DW, Johnson KA, Knopman DS, Boeve BF, et al. Neuropathologic features of amnestic mild cognitive impairment. Arch Neurol. 2006;63(5):665.
16. Folstein MF, Folstein SE, McHugh PR. "Mini-mental state." J Psychiatr Res. 1975;12(3):189-98.
17. Diniz BSO, Yassuda MS, Nunes P V., Radanovic M, Forlenza O V. Mini--mental State Examination performance in mild cognitive impairment subtypes. Int Psychogeriatrics. 2007;19(4):647-56.
18. Nasreddine ZS, Phillips NA, Bédirian V, Charbonneau S, Whitehead V, Collin I, et al. The Montreal Cognitive Assessment, MoCA: a brief screening tool for mild cognitive impairment. J Am Geriatr Soc. 2005;53(4):695-9.
19. Memória CM, Yassuda MS, Nakano EY, Forlenza O V. Brief screening for mild cognitive impairment: validation of the Brazilian version of the Montreal cognitive assessment. Int J Geriatr Psychiatry. 2013;28(1):34-40.
20. Roth M, Tym E, Mountjoy CQ, Huppert FA, Hendrie H, Verma S, et al. CAMDEX: a standardised instrument for the diagnosis of mental disorder in the elderly with special reference to the early detection of dementia. Br J Psychiatry. 1986;149(6):698-709.
21. Nunes PV, Diniz BS, Radanovic M, Abreu ID, Borelli DT, Yassuda MS, et al. CAMcog as a screening tool for diagnosis of mild cognitive impairment and dementia in a Brazilian clinical sample of moderate to high education. Int J Geriatr Psychiatry. 2008;23(11):1127-33.
22. Radanovic M, Facco G, Forlenza O V. Sensitivity and specificity of a briefer version of the cambridge cognitive examination (CAMCog-short) in the detection of cognitive decline in the elderly: an exploratory study. Int J Geriatr Psychiatry. 2018;33(5):769-78.
23. Freedman M, Leach L, Kaplan E, Winocur G, Shulman KI, Delis DC. Clock drawing: a neuropsychological analysis. Oxford University Press; 1994.
24. Moms JC, Heyman A, Mohs RC, Hughes JP, van Belle G, Fillenbaum G, et al. The Consortium to Establish a Registry for Alzheimer's Disease (CERAD). Part I. Clinical and neuropsychological assesment of Alzheimer's disease. Neurology. 1989;39(9):1159.
25. Nitrini R, Lefèvre BH, Mathias SC, Caramelli P, Carrilho PE, Sauaia N, et al. Testes neuropsicológicos de aplicação simples para o diagnóstico de demência. Arq Neuropsiquiatr. 1994;(52):457-65.
26. Nitrini R, Caramelli P, Herrera Júnior E, Porto CS, Charchat-Fichman H, Carthery MT, et al. Performance of illiterate and literate nondemented elderly subjects in two tests of long-term memory. J Int Neuropsychol Soc. 2004;(10):634-8.
27. Nitrini R, Brucki SMD, Smid J, Carthery-Goulart MT, Anghinah R, Areza-Fegyveres R, et al. Influence of age, gender and educational level on performance in the Brief Cognitive Battery-Edu. Dement Neuropsychol. 2008;2(2):114-8.

28. Pfeffer RI, Kurosaki TT, Harrah CH, Chance JM, Filos S. Measurement of functional activities in older adults in the community. J Gerontol. 1982;37(3):323-9.
29. Sanchez MA dos S, Correa PCR, Lourenço RA. Cross-cultural adaptation of the "Functional Activities Questionnaire - FAQ" for use in Brazil. Dement Neuropsychol. 2011;5(4):322-7.
30. Lawton MP, Brody EM. Assessment of older people: self-maintaining and instrumental activities of daily living. Gerontologist. 1969;9(3):179-86.
31. Santos RL, Virtuoso Júnior JS. Reliability of the Brazilian version of the Scale of Instrumental Activities of Daily Living. Rbps. 2008;21(4):290-6.
32. Assis LO, Assis MG; de Paula JJ, Malloy-Diniz LF. O Questionário de Atividades Funcionais de Pfeffer: revisão integrativa da literatura brasileira. In: Estudos interdisciplinares sobre o envelhecimento. 2014. p. 297-323.
33. Katz S. Studies of illness in the aged. JAMA. 1963;185(12):914.
34. **Winblad B, Palmer K, Kivipelto M, Jelic V, Fratiglioni L, Wahlund L-O, et al. Mild cognitive impairment – beyond controversies, towards a consensus: report of the International Working Group on Mild Cognitive Impairment. J Intern Med. 2004;256(3):240-6.**
   ⇨ **Esse artigo expande o conceito de CCL e descreve resultados do consenso de 2004.**
35. Petersen RC. Mild cognitive impairment. Continuum. 2004;10:9-28.
36. Palmer K, Wang H-X, Bäckman L, Winblad B, Fratiglioni L. Differential evolution of cognitive impairment in nondemented older persons: results from the Kungsholmen Project. Am J Psychiatry. 2002;159(3):436-42.
37. Albert MS, DeKosky ST, Dickson D, Dubois B, Feldman HH, Fox NC, et al. The diagnosis of mild cognitive impairment due to Alzheimer's disease: recommendations from the National Institute on Aging-Alzheimer's Association workgroups on diagnostic guidelines for Alzheimer's disease. Alzheimer's Dement. 2011;7(3):270-9.
38. American Psychiatric Association. Diagnostic and statistical manual of mental disorders - 5th ed. (DSM-5). Washington, DC: American Psychiatric Association; 2013.
39. Petersen RC. Mild cognitive impairment as a diagnostic entity. J Intern Med [Internet]. 2004;256(3):183-94.
40. World Health Organization. International classification of diseases for mortality and morbidity statistics (11th Revision). 2018. Disponível em: https://icd.who.int/browse11/l-m/en.
41. Tierney MC, Szalai JP, Snow WG, Fisher RH, Nores A, Nadon G, et al. Prediction of probable Alzheimer's disease in memory-impaired patients: a prospective longitudinal study. Neurology. 1996;46(3):661-5.
42. Tschanz JT, Welsh-Bohmer KA, Lyketsos CG, Corcoran C, Green RC, Hayden K, et al. Conversion to dementia from mild cognitive disorder: the Cache County Study. Neurology. 2006;67(2):229-34.
43. Landau SM, Harvey D, Madison CM, Reiman EM, Foster NL, Aisen PS, et al. Comparing predictors of conversion and decline in mild cognitive impairment. Neurology. 2010;75(3):230-8.
44. Mielke MM, Rosenberg PB, Tschanz J, Cook L, Corcoran C, Hayden KM, et al. Vascular factors predict rate of progression in Alzheimer disease. Neurology. 2007;69(19):1850-8.
45. **Rosenberg PB, Mielke MM, Appleby BS, Oh ES, Geda YE, Lyketsos CG. The association of neuropsychiatric symptoms in MCI with incident dementia and Alzheimer disease. Am J Geriatr Psychiatry. 2013;21(7):685-95.**
   ⇨ **Esse artigo discute a importante associação da ocorrência de sintomas neuropsiquiátricos no CCL com risco de progressão para demência na DA.**
46. Barnes DE, Alexopoulos GS, Lopez OL, Williamson JD, Yaffe K. Depressive symptoms, vascular disease, and mild cognitive impairment. Arch Gen Psychiatry. 2006;63(3):273.
47. Geda YE, Roberts RO, Knopman DS, Petersen RC, Christianson TJH, Pankratz VS, et al. Prevalence of neuropsychiatric symptoms in mild cognitive impairment and normal cognitive aging. Arch Gen Psychiatry. 2008;65(10):1193.
48. Lyketsos CG, Lopez O, Jones B, Fitzpatrick AL, Breitner J, DeKosky S. Prevalence of neuropsychiatric symptoms in dementia and mild cognitive impairment. JAMA. 2002;288(12):1475.
49. Palmer K, Berger AK, Monastero R, Winblad B, Backman L, Fratiglioni L. Predictors of progression from mild cognitive impairment to Alzheimer disease. Neurology. 2007;68(19):1596-602.

50. Berger AK, Fratiglioni L, Forsell Y, Winblad B, Bäckman L. The occurrence of depressive symptoms in the preclinical phase of AD: a population-based study. Neurology. 1999;53(9):1998-2002.

51. Steffens DC, Otey E, Alexopoulos GS, Butters MA, Cuthbert B, Ganguli M, et al. Perspectives on depression, mild cognitive impairment, and cognitive decline. Arch Gen Psychiatry. 2006;63(2):130.

52. Geda YE, Roberts RO, Mielke MM, Knopman DS, Christianson TJH, Pankratz VS, et al. Baseline neuropsychiatric symptoms and the risk of incident mild cognitive impairment: a population-based study. Am J Psychiatry. 2014;171(5):572-81.

53. Geda YE, Knopman DS, Mrazek DA, Jicha GA, Smith GE, Negash S, et al. Depression, apolipoprotein E genotype, and the incidence of mild cognitive impairment. Arch Neurol. 2006;63(3):435.

54. Feldman H, Scheltens P, Scarpini E, Hermann N, Mesenbrink P, Mancione L, et al. Behavioral symptoms in mild cognitive impairment. Neurology. 2004;62(7):1199-201.

55. Modrego PJ, Ferrández J. Depression in patients with mild cognitive impairment increases the risk of developing dementia of Alzheimer type. Arch Neurol. 2004;61(8):1290-3.

56. Peters ME, Rosenberg PB, Steinberg M, Norton MC, Welsh-Bohmer KA, Hayden KM, et al. Neuropsychiatric symptoms as risk factors for progression from CIND to dementia: the Cache County Study. Am J Geriatr Psychiatry. 2013;21(11):1116-24.

57. Taragano FE, Allegri RF, Krupitzki H, Sarasola DR, Serrano CM, Loñ L, et al. Mild behavioral impairment and risk of dementia. J Clin Psychiatry. 2009;70(4):584-92.

58. Taragano FE, Allegri RF, Lyketsos C. Mild behavioral impairment: a prodromal stage of dementia. Dement Neuropsychol. 2008;2(4):256-60.

59. **Ismail Z, Smith EE, Geda Y, Sultzer D, Brodaty H, Smith G, et al. Neuropsychiatric symptoms as early manifestations of emergent dementia: provisional diagnostic criteria for mild behavioral impairment. Alzheimer's Dement. 2016;12(2):195-202.**
   ⇨ **Esse artigo conceitua o construto *mild behavioural impairment* expõe sua relevância clínica e prognóstica, e propõe critérios diagnósticos.**

60. Dubois B, Hampel H, Feldman HH, Scheltens P, Aisen P, Andrieu S, et al. Preclinical Alzheimer's disease: definition, natural history, and diagnostic criteria. Alzheimer's Dement. 2016;12(3):292-323.

61. Sperling RA, Aisen PS, Beckett LA, Bennett DA, Craft S, Fagan AM, et al. Toward defining the preclinical stages of Alzheimer's disease: recommendations from the National Institute on Aging-Alzheimer's Association workgroups on diagnostic guidelines for Alzheimer's disease. Alzheimer's Dement. 2011;7(3):280-92.

62. Frisoni GB, Fox NC, Jack CR, Scheltens P, Thompson PM. The clinical use of structural MRI in Alzheimer disease. Nat Rev Neurol. 2010;6(2):67-77.

63. Dubois B, Feldman HH, Jacova C, Hampel H, Molinuevo JL, Blennow K, et al. Advancing research diagnostic criteria for Alzheimer's disease: the IWG-2 criteria. Lancet Neurol. 2014;13(6):614-29.

64. Herholz K, Ebmeier K. Clinical amyloid imaging in Alzheimer's disease. Lancet Neurol. 2011;10(7):667-70.

65. Clark CM, Pontecorvo MJ, Beach TG, Bedell BJ, Coleman RE, Doraiswamy PM, et al. Cerebral PET with florbetapir compared with neuropathology at autopsy for detection of neuritic amyloid-β plaques: a prospective cohort study. Lancet Neurol. 2012;11(8):669-78.

66. Prestia A, Caroli A, van der Flier WM, Ossenkoppele R, Van Berckel B, Barkhof F, et al. Prediction of dementia in MCI patients based on core diagnostic markers for Alzheimer disease. Neurology. 2013;80(11):1048-56.

67. Rowe CC, Ng S, Ackermann U, Gong SJ, Pike K, Savage G, et al. Imaging-amyloid burden in aging and dementia. Neurology. 2007;68(20):1718-25.

68. Nelson PT, Alafuzoff I, Bigio EH, Bouras C, Braak H, Cairns NJ, et al. Correlation of Alzheimer disease neuropathologic changes with cognitive status: a review of the literature. J Neuropathol Exp Neurol. 2012;71(5):362-81.

69. Hansson O, Zetterberg H, Buchhave P, Londos E, Blennow K, Minthon L. Association between CSF biomarkers and incipient Alzheimer's disease in patients with mild cognitive impairment: a follow-up study. Lancet Neurol. 2006;5(3):228-34.

70. Cooper C, Li R, Lyketsos C, Livingston G. Treatment for mild cognitive impairment: systematic review. Br J Psychiatry. 2013;203(4):255-64.

71. Doody RS, Ferris SH, Salloway S, Sun Y, Goldman R, Watkins WE, et al. Donepezil treatment of patients with MCI: a 48-week randomized, placebo-controlled trial. Neurology. 2009;72(18):1555-61.

72. Feldman HH, Ferris S, Winblad B, Sfikas N, Mancione L, He Y, et al. Effect of rivastigmine on delay to diagnosis of Alzheimer's disease from mild cognitive impairment: the InDDEx study. Lancet Neurol. 2007;6(6):501-12.

73. Jelic V. Clinical trials in mild cognitive impairment: lessons for the future. J Neurol Neurosurg Psychiatry. 2006;77(4):429-38.

74. Winblad B, Gauthier S, Scinto L, Feldman H, Wilcock GK, Truyen L, et al. Safety and efficacy of galantamine in subjects with mild cognitive impairment. Neurology. 2008;70(22):2024-35.

75. Petersen RC, Thomas RG, Grundman M, Bennett D, Doody R, Ferris S, et al. Vitamin E and donepezil for the treatment of mild cognitive impairment. N Engl J Med. 2005;352(23):2379-88.

76. Thal LJ, Ferris SH, Kirby L, Block GA, Lines CR, Yuen E, et al. A randomized, double-blind, study of rofecoxib in patients with mild cognitive impairment. Neuropsychopharmacology. 2005;30(6):1204-15.

77. **Livingston G, Sommerlad A, Orgeta V, Costafreda SG, Huntley J, Ames D, et al. Dementia prevention, intervention, and care. Lancet. 2017;390(10113):2673-734.**
   ⇨ **Esse artigo discute, de forma ampla e multiprofissional, o impacto que o controle dos fatores de risco modificáveis teria na prevenção de novos casos de demência por todas as causas.**

78. Uffelen JGZ van, Chin A Paw MJM, Hopman-Rock M, Mechelen W van. The effects of exercise on cognition in older adults with and without cognitive decline: a systematic review. Clin J Sport Med. 2008;18(6):486-500.

79. Abbott RD. Walking and dementia in physically capable elderly men. JAMA. 2004;292(12):1447.

80. Lautenschlager NT, Cox KL, Flicker L, Foster JK, van Bockxmeer FM, Xiao J, et al. Effect of physical activity on cognitive function in older adults at risk for Alzheimer disease. JAMA. 2008;300(9):1027.

81. Baker LD, Frank LL, Foster-Schubert K, Green PS, Wilkinson CW, McTiernan A, et al. Effects of aerobic exercise on mild cognitive impairment. Arch Neurol 2010 1;67(1):487.

82. Scherder EJA, Van Paasschen J, Deijen J-B, Van Der Knokke S, Orlebeke JFK, Burgers I, et al. Physical activity and executive functions in the elderly with mild cognitive impairment. Aging Ment Health. 2005;9(3):272-80.

83. Netz Y, Wu M-J, Becker BJ, Tenenbaum G. Physical activity and psychological well-being in advanced age: a meta-analysis of intervention studies. Psychol Aging. 2005;20(2):272-84.

84. Spirduso WW, Cronin DL. Exercise dose-response effects on quality of life and independent living in older adults. Med Sci Sports Exerc. 2001;33(Supplement):S598-608.

85. Chang JT, Morton SC, Rubenstein LZ, Mojica WA, Maglione M, Suttorp MJ, et al. Interventions for the prevention of falls in older adults: systematic review and meta-analysis of randomised clinical trials. BMJ. 2004;328(7441):680.

86. Thompson PD, Buchner D, Piña IL, Balady GJ, Williams MA, Marcus BH, et al. Exercise and physical activity in the prevention and treatment of atherosclerotic cardiovascular disease. Circulation. 2003;107(24):3109-16.

87. Keysor J. Does late-life physical activity or exercise prevent or minimize disablement? A critical review of the scientific evidence. Am J Prev Med. 2003;25(3):129-36.

88. Olchik MR, Farina J, Steibel N, Teixeira AR, Yassuda MS. Memory training (MT) in mild cognitive impairment (MCI) generates change in cognitive performance. Arch Gerontol Geriatr. 2013;56(3):442-7.

89. Reijnders J, van Heugten C, van Boxtel M. Cognitive interventions in healthy older adults and people with mild cognitive impairment: a systematic review. Ageing Res Rev. 2013;12(1):263-75.

90. Belleville S. Cognitive training for persons with mild cognitive impairment. Int Psychogeriatrics. 2008;20(1):57-66.

91. Jean L, Bergeron M-È, Thivierge S, Simard M. Cognitive intervention programs for individuals with mild cognitive impairment: systematic review of the literature. Am J Geriatr Psychiatry. 2010;18(4):281-96.

92. Simon SS, Yokomizo JE, Bottino CMC. Cognitive intervention in amnestic mild cognitive impairment: a systematic review. Neurosci Biobehav Rev. 2012;36(4):1163-78.

6

Doença de Alzheimer

Ricardo Nitrini
Leonel Tadao Takada
Jerusa Smid

Sumário

Introdução
Epidemiologia da demência na DA
Fisiopatogenia
    Cascata do amiloide
    Outras hipóteses para a fisiopatogenia
Quadro clínico
    Apresentação amnéstica
    Variantes da DA
Diagnóstico
    Critérios diagnósticos
    Investigação diagnóstica
Tratamento
Tratamento sintomático
Tratamentos modificadores da doença
Agradecimentos
Referências bibliográficas

Pontos-chave

- A doença de Alzheimer (DA) é a causa mais comum de demência neurodegenerativa no mundo, representando de 60-70% dos casos.
- O emprego de métodos de neuroimagem que evidenciam a presença das proteínas beta-amiloide e de fosfo-tau no parênquima, utilizando marcadores acoplados a radioisótopos que emitem pósitrons, é um grande avanço para a pesquisa da DA e provavelmente será cada vez mais útil na prática clínica.
- O tratamento da DA pode ser dividido em tratamento sintomático e tratamento modificador da doença ou tratamento específico.

INTRODUÇÃO

A descrição inicial da doença de Alzheimer (DA) como entidade clínica e neuropatológica foi feita pelo psiquiatra alemão Alois Alzheimer (1864-1915), em um simpósio realizado em Tübingen, na Alemanha, em 1906 e publicado no ano seguinte[1]. Alzheimer realizou o atendimento inicial e acompanhou a paciente Auguste Deter com quadro demencial de início pré-senil internada em um hospital psiquiátrico em Frankfurt. O próprio Alzheimer realizou o estudo neuropatológico quando já se encontrava em Munique, trabalhando no serviço dirigido por Emil Kraepelin. Utilizando o método de Bielschowsky, Alzheimer encontrou e descreveu no cérebro dessa paciente as principais características neuropatológicas da doença: a perda neuronal, os emaranhados neurofibrilares (ENF) e também numerosas lesões miliares que hoje são denominadas placas neuríticas, que já haviam sido descritas por Redlich como "necroses miliares" em dois casos de demência senil (1898) e por Miyake (1906) em dois casos de demência[1].

O artigo foi publicado em 1907, mesmo ano em que Oskar Fischer publicou seu artigo sobre "drusas miliares" na demência senil. Utilizando o método de Bielschowsky, Fischer encontrou essas alterações que hoje são denominadas placas neuríticas em 12 casos mais graves dentre 16 casos de demência senil e em nenhum caso de outras doenças (1907). Fischer também descreveu neurofibrilas espessadas e distróficas próximas às placas (1907); ou seja: descreveu também os emaranhados neurofibrilares[1,2].

Diversas razões podem explicar por que a doença é denominada apenas como doença de Alzheimer e não como Alzheimer-Fischer; todas elas não são propriamente científicas e por isso não as discutiremos aqui[1,2].

Apesar das descrições iniciais terem ocorrido em 1906 e 1907 e terem demonstrado que as alterações neuropatológicas eram similares ou idênticas na doença pré-senil e na demência senil, por muito tempo entendeu-se a DA como doença de início pré-senil (antes dos 65 anos de idade), e décadas se passaram até a generalização do conceito de que a DA também é a causa principal da demência senil.

EPIDEMIOLOGIA DA DEMÊNCIA NA DA

A doença de Alzheimer (DA) é a causa mais comum de demência neurodegenerativa no mundo, representando de 60-70% dos casos. Dados da Organização Mundial da Saúde[3] estimam que existam 50 milhões de pessoas com demência no mundo. No Brasil, se for feito o cálculo com base na prevalência de 7,6% em indivíduos com idade de 65 anos ou mais, extraído da média de dois estudos[4,5] teríamos aproximadamente 1.520.000 pessoas com demência, com base nos dados de 2019 (IBGE). Destes, cerca de dois terços teriam como causa a DA. A DA é uma doença primordialmente de início senil (após os 65 anos de idade); a DA pré-senil representa menos de 5% do total de casos da doença[6,7].

Os principais fatores de risco para DA são idade, genética e, em nosso país, baixa escolaridade.

A prevalência de demência dobra a cada 5 anos, aproximadamente, quando se avaliam as taxas de prevalência dos 65-69 anos. As taxas de prevalência em função da idade podem ser vistas na Tabela 1, extraída de dados de Herrera et al.[4], Bottino et al.[5] e Nitrini et al.[8].

Tabela 1 Prevalência de demência (%) em idosos (≥ 65 anos) no Brasil em dois estudos

Idade (anos)	Herrera et al., 2002[4]	Bottino et al., 2008[5]
65-69	1,63	4,06
70-74	3,19	7,1
75-79	7,89	9,52
80-84	15,15	13,28
85-89	34,67	15,28
≥ 90	48,48	42,31

O aumento menos expressivo depois dos 90 anos tem sido relatado pela maioria dos estudos e tem levado a supor que a prevalência possa de fato reduzir com o aumento da idade. Entretanto, este fenômeno pode ser reflexo do impacto da maior mortalidade associada à demência na população muito idosa. Estudos de incidência são mais adequados para esta finalidade. Em um estudo da incidência de demência, que incluiu 330 indivíduos sem demência com 90 anos ou mais e os acompanhou durante 5 anos, a incidência continuou a aumentar com a mesma taxa de progressão ao longo dos anos[9].

A baixa escolaridade, principalmente o analfabetismo, esteve associado à demência em estudos de prevalência realizados no Brasil[4] e na América Latina[8] e foi fator de risco para demência em um estudo da incidência que incluiu países latino-americanos[10]. Baixa escolaridade é um dos principais fatores que reduzem a reserva cognitiva, construto teórico que se desenvolveu a partir de observações de que indivíduos com DA e maior escolaridade tinham quadros clínicos menos graves, com alterações de neuroimagem que indicavam doença mais avançada do que outros com escolaridade menor[11]. Segundo este conceito, a escolaridade ou o aprendizado ao longo da vida aumenta a reserva cognitiva, permitindo ao indivíduo um repertório maior para enfrentar os desafios da vida cotidiana, de modo que ele possa manter-se independente mesmo frente a situações complexas, e que tenham maior resistência (ou resiliência) aos efeitos de lesões do sistema nervoso central (SNC). Neste sentido, indivíduos com baixa reserva cognitiva manifestam os sintomas e sinais da demência da DA mais precocemente. Outro conceito próximo é o de reserva cerebral, cujo significado relaciona-se com o desenvolvimento do SNC no período pré-natal, na infância e na juventude e também com as diversas agressões que podem ou não ter ocorrido ao longo da vida e que vão conferir menor ou maior reserva cerebral ao indivíduo. Alguns estudos observaram que o menor perímetro cefálico[12,13] e menor comprimento da perna[10] estão associados com demência no envelhecimento. O comprimento da perna e o perímetro cefálico são marcadores do nível socioeconômico[13] e da nutrição no início da vida[10]. Em um estudo realizados com freiras católicas, aquelas com baixa escolaridade e menor perímetro cefálico tiveram probabilidade de desenvolver demência quatro vezes maior do que as demais[12]. É frequente que a expressão "reserva cognitiva" inclua também a reserva cerebral.

O aumento da prevalência de demência em indivíduos de baixa escolaridade provavelmente reflete a associação de baixo nível socioeconômico, presente desde o período pré-natal e ao longo da vida, a baixa escolaridade, pouco acesso a atividades intelectualmente desafiadoras e cuidados insuficientes com a saúde, especialmente com a saúde cardiovascular[3]. A DA pode se manifestar sem que exista registro ou caso de demência na família, mas indivíduos que tenham parente em primeiro grau afetado têm probabilidade maior de vir a apresentar DA do que quem não têm caso na família. Embora hábitos compartilhados pelos familiares possam ser em parte responsáveis por este maior risco, a genética é a principal responsável.

Existem formas autossômicas dominantes da DA, associadas a variantes patogênicas que, quando presentes, podem causar demência em 100% dos portadores. Mas são variantes raras na população, responsáveis por menos de 1% dos casos de DA[14]. Já foram identificadas mutações em três genes: gene da proteína precursora do amiloide (do inglês, APP), localizado no cromossoma 21; da presenilina-1 (PSEN1), localizado no cromossoma 14; e da presenilina-2 (PSEN2), localizado no cromossoma 1. Diversas mutações nesses genes causam DA autossômica dominante, assim como a duplicação do gene da APP, como também ocorre na síndrome de Down[14,15]. Como estas mutações relacionam-se bastante com a fisiopatogenia da DA, elas serão discutidas mais à frente.

Por outro lado, existem alelos frequentes na população, mas que conferem risco relativamente pequeno (entre 1,1-3,0 vezes maior) de apresentar DA. Para detectar esses fatores de risco são necessários estudos dos genomas de 30-40 mil indivíduos, como os estudos de associação genômica (*genome wide association studies* – GWAS). Polimorfismos dos genes CLU, PICALM, SORL1, ABCA7, MS4A6A/MS4A6A4E. EPHA1, CD33, CD2AP, entre outros, *têm associação* com DA, mas não têm valor para o diagnóstico. O papel desses polimorfismos na fisiopatogenia da DA ainda é desconhecido, mas sabe-se que muitos deles relacionam-se com sistema imunológico inato e também com o transporte de colesterol[7,16].

Entre as mutações com risco elevadíssimo de causar DA e os polimorfismos que individualmente são fatores de risco muito baixos, situam-se dois polimorfismos genéticos com risco intermediário de causar DA. O polimorfismo do gene da apolipoproteína E (APOE) é o principal deles[17]. O gene possui 3 alelos (ε2, ε3 e ε4), sendo que o alelo ε4 é o que está associado a um aumento de risco de se desenvolver a doença: a presença de um alelo aumenta o risco em 3 vezes, e a presença de dois alelos aumenta o risco em 15 vezes. É importante ressaltar que o alelo ε4 não está presente em cerca de 20% dos casos de DA esporádica[19]; por isso, na prática clínica não se utiliza a pesquisa de polimorfismos da APOE no diagnóstico de DA, já que a ausência de ε4 não exclui e a presença de ε4 não confirma o diagnóstico. Em populações latino-americanas e brasileiras[20] o risco de DA associado à presença do alelo ε4 é um pouco menor do que o verificado em países da Europa e nos EUA. A APOE relaciona-se com o transporte de colesterol, de modo que cada uma das APOE só diferem quando substituídas por aminoácidos nas posições 12 e 158. Hipóteses sobre o modo como esse polimorfismo interfere na fisiopatogenia da DA serão apresentadas mais à frente. Outro polimorfismo que se associa a risco intermediário de DA é o do gene TREM2. Mutações deste gene causam uma rara doença recessiva, na qual se associam osteodisplasia policística lipomembranosa e demência pré-senil. Em 2013, foram descritas variantes do gene TREM2 como fator de risco para DA[21]. As hipóteses sobre o modo de ação dessas variantes também serão apresentadas com a fisiopatogenia da DA. O papel destas variantes do TREM2 é muito menor do que o efeito dos polimorfismos das APOE, pois são muito menos frequentes na população.

Além de idade, reserva cognitiva (e cerebral) e genética, existem outros fatores de risco, dentre os quais: diabete melito, hipertensão arterial sistêmica, tabagismo, sedentarismo e obesidade. Dieta inadequada, falta de atividades intelectuais e sociais também são arroladas como fatores de risco[3]. Antecedente de lesão cerebral por traumatismo craniano, mesmo leve, é fator de risco para DA[19,22]. Trauma de crânio leve aumentou em duas vezes o risco de diagnóstico de demência[2], de modo que a demência manifesta-se mais cedo em indivíduos que sofreram trauma de crânio[25]. Se traumas de crânio leves causam DA ou outra doença que causa demência (como a encefalopatia traumática crônica), ou ambas, ainda não se sabe.

É interessante notar que a maioria destes fatores de risco também é fator de risco para doença cerebrovascular, sendo que juntos podem ser responsáveis por até 50% dos casos de DA[22,23]. Não se sabe se esses fatores de risco atuam de modo indireto, ou seja: reduzindo a ocorrência de lesões cerebrovasculares e com isso diminuindo o risco de demência, ou se têm efeito direto sobre a fisiopatogenia da DA. No caso das atividades físicas, por exemplo, admite-se que podem ter tanto efeito indireto como direto sobre o SNC[3].

FISIOPATOGENIA

É importante destacar que até aqui temos utilizado o conceito tradicional de DA como uma forma de demência, a mais frequente delas. Mas nos últimos anos foi proposta uma extensão do conceito de DA para incluir todo o *continuum* da DA (Figura 1). Como provavelmente ocorre com todas as doenças neurodegenerativas, a patologia da DA inicia-se muitos anos antes das primeiras manifestações clínicas. Com o avanço dos conhecimentos e métodos diagnósticos, tornou-se possível diagnosticar a DA nas fases pré-clínicas, como será discutido mais à frente.

A DA é definida pela neuropatologia, que se caracteriza macroscopicamente por atrofia cortical predominante em regiões temporais mediais e preservação relativa dos córtices

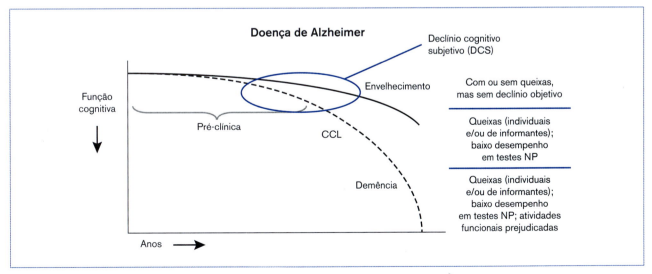

Figura 1 O *continuum* da doença de Alzheimer.
CCL: comprometimento cognitivo leve; NP: neuropsicológicos.
Fonte: modificado de Sperling et al., 2011[87].

motor, sensitivo e visual primários. Microscopicamente, a DA é caracterizada pela presença de emaranhados neurofibrilares (ENF), que são intraneuronais, e por placas neuríticas (PN) extracelulares (Figura 2) e por neuritos distróficos que aparecem como filamentos no parênquima (*neuropil threads*), além de perda neuronal e sináptica, astrogliose e ativação da micróglia[26].

As placas da DA são extracelulares e contêm em sua região central polímeros do peptídeo beta-amiloide. São chamadas de placas neuríticas quando têm região central que se cora fortemente com anticorpos contra o peptídeo beta-amiloide e apresenta ao seu redor fragmentos de axônios e dendritos distróficos (neuritos). Usualmente, há também astrócitos e micróglia ao redor da placa neurítica. Placas difusas são coradas pelos anticorpos contra o peptídeo beta-amiloide, mas não contêm neuritos ao redor e são consideras um estágio inicial de formação das placas. Nas placas neuríticas, os polímeros do peptídeo beta-amiloide desenvolvem configuração em fitas beta-pregueada e por isso são coradas por tioflavina, o que não ocorre com as placas difusas. Placa senil é a designação utilizada como sinônimo de placa neurítica por alguns autores, mas não por todos, e não tem um significado tão bem definido. Placa amiloide é uma designação ainda mais genérica[27].

O peptídeo beta-amiloide contido nas placas amiloides e a proteína tau hiperfosforilada são consideradas as proteínas principais na fisiopatologia da DA.

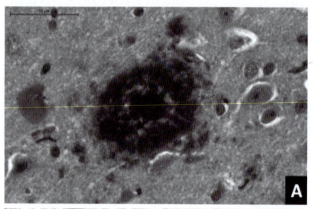
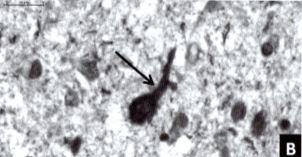

Figura 2 (A) Placa neurítica clássica marcada com anticorpo contra beta-amiloide (10D5), em córtex temporal. (B) Emaranhado neurofibrilar (seta) corado com anticorpo contra tau hiperfosforilada (PHF-1) em região CA1 do hipocampo. (Veja imagem colorida no encarte.)
Fonte: Cortesia da dra. Roberta D. Rodriguez.

Cascata do amiloide

A principal hipótese para a fisiopatogenia da DA é a denominada "Teoria da cascata do amiloide". O peptídeo beta-amiloide é formado pela clivagem da proteína precursora de amiloide (APP), que é uma proteína transmembrana codificada pelo gene APP, localizado no braço longo do cromossomo 21. A APP pode sofrer clivagem por duas enzimas: a alfa-secretase e a beta-secretase (também denominada BACE1 – *beta-site APP-cleaving enzyme*). A alfa-secretase é responsável pela via normal, não patogênica, da clivagem da APP. Na via amiloidogênica (patogênica), as ações da beta-secretase e posteriormente da gama-secretase sobre a APP liberam o peptídeo beta-amiloide, principalmente as isoformas formadas por 40 e 42 aminoácidos (dos quais a com 42 é a mais patogênica). A gama-secretase é um complexo formado por várias proteínas, dentre as quais a presenilina-1 e a presenilina-2[28].

O peptídeo beta-amiloide pode se depositar extracelularmente na forma de agregados fibrilares insolúveis nas PN, ou ser encontrado na forma de oligômeros solúveis. Segundo alguns autores, os oligômeros são as formas mais neurotóxicas de beta-amiloide[28]. Oligômeros de beta-amiloide inibem a potenciação em longo prazo (*long-term potentiation*, LTP), mecanismo fundamental para formação de memórias, e facilitam a depressão em longo prazo (*long-term depression*) na sinapse, o que leva a disfunção e perda sináptica[29].

Entretanto, a hipótese mais aceita é a de que a DA dependa principalmente dos depósitos de polímeros do peptídeo beta-amiloide que formam as placas amiloides, onde provocam alterações nas regiões vizinhas, como o acúmulo de neuritos distróficos, astrócitos e micróglia, e produzem reação inflamatória local.

A deposição de peptídeo beta-amiloide inicia-se em regiões neocorticais (particularmente nos lobos frontais e temporais). Ela ocorre na forma de placas difusas, que são encontradas em pessoas idosas sem quadro clínico de DA. Provavelmente, a evolução das placas difusas para PN ocorre na fase inicial da DA. As regiões com maior depósito de beta-amiloide se sobrepõem às regiões que fazem parte de uma rede neural chamada *default mode network* (DMN) ou rede padrão de repouso[30]. A DMN é ativada durante o repouso acordado e frequentemente desativada durante tarefas cognitivas. A disfunção da DMN inicia-se em regiões temporais mediais e no cíngulo posterior/pré-cúneo, e posteriormente propaga-se para regiões parietais laterais e frontais mediais[30].

O peptídeo beta-amiloide também pode se depositar na parede de vasos, caracterizando a angiopatia amiloide cerebral. A angiopatia amiloide cerebral pode ocorrer isoladamente (AAC pura, que se manifesta como hemorragia lobar), mas pode ocorrer de maneira leve em até 80% dos casos de DA esporádicos[26] e mais frequentemente em mutações de APP (a seguir).

Mutações em genes que codificam a proteína precursora de amiloide (APP) e de duas proteínas que fazem parte do complexo da enzima gama-secretase (presenilina-1, *PSEN1* e presenilina-2, *PSEN2*) podem causar DA genética[31,32]. Mutações nesses genes causam DA com padrão de herança autossômico dominante, com penetrância alta (> 95%)[6]. Formas genéticas de DA são raras, encontradas em cerca de 20-30% dos casos de DA de início pré-senil[6]. O gene da APP localiza-se no cromossomo 21, o que explica porque a DA é muito frequente em adultos com síndrome de Down: a trissomia desse cromossomo aumenta em 50% a possibilidade de ser produzida a APP e, consequentemente, o peptídeo beta-amiloide.

Ainda do ponto de vista genético, é relevante mencionar que indivíduos portadores do alelo ε4 da APOE apresentam aumento de depósito de amiloide com a idade, de modo que os depósitos ocorrem mais precocemente e acumulam amiloide mais rapidamente que os não portadores. A produção de amiloide não é influenciada pela isoforma da APOE mas a eliminação do amiloide do cérebro (clearance) é afetada, sendo menor nos portadores do alelo ε4 da APOE. Esta parece ser a melhor explicação para que o alelo ε4 seja fator de risco para a DA de início tardio. Há outras hipóteses para explicar o efeito dos alelos da APOE na fisiopatogenia da DA, como interferências na modulação de respostas imunológicas e da micróglia e na integridade da barreira hematoencefálica, que parecem ser menos importantes[7].

O aparecimento das placas difusas e das placas neuríticas é condição necessária, mas não suficiente, para o aparecimento dos sinais de declínio cognitivo que caracterizam a DA. Além disso, as regiões onde há depósitos de amiloide não guardam relação com o quadro clínico.

Emaranhados neurofibrilares

Para que ocorra declínio cognitivo, é necessário voltar a atenção para os ENF. Os ENF formam-se por alterações das neurofibrilas que são constituintes normais dos dendritos e axônios. As neurofibrilas têm entre seus constituintes as proteínas tubulinas e tau.

A proteína tau é importante para manter a integridade do sistema dos microtúbulos que fazem o transporte de fatores tróficos, neurotransmissores e proteínas entre o corpo celular e dendritos e axônios e vice-versa. Na DA, a proteína tau é hiperfosforilada e não se liga às proteínas dos microtúbulos, de modo que se agrega na forma de filamentos helicoidais pareados, que podem ser visualizados com microscopia eletrônica e tendem a se localizar junto ao corpo celular do neurônio como ENF, visíveis à microscopia óptica. Neurônios com ENF entram em neurodegeneração, perdem progressivamente suas conexões e caminham para a morte celular[33]. A propagação da tau hiperfosforilada parece ocorrer por espraiamento transináptico, em que agregados de tau movem-se de uma célula a outra e induzem agregação de tau na célula seguinte[7,34]. Esse mecanismo de espraiamento já é conhecido em outra proteína anômala, o príon (que causa a doença de Creutzfeldt-Jakob), e pode ocorrer com outras proteínas de conformação anormal que causam doenças neurodegenerativas.

Diferentemente do que ocorre com as placas neuríticas, a progressão dos ENF tem correlação com a progressão dos sintomas. Braak et al. descreveram a evolução da topografia dos ENF no encéfalo de pacientes com DA, e criaram a classificação em estágios I-VI[35]. Hoje se sabe que antes do estágio I de Braak et al., as alterações parecem se iniciar em estruturas do tronco encefálico, como locus ceruleus e núcleo dorsal da rafe, décadas antes do início dos sintomas da doença[34]. Nos estágios I e II, as alterações são localizadas na região transentorrinal e formação hipocampal. Já nessa fase observa-se perda de neurônios colinérgicos do prosencéfalo basal, onde se localiza o núcleo basal de Meynert. O déficit de acetilcolina nas fases iniciais da DA é a base da "teoria colinérgica", que fundamentou o uso de drogas que inibem a degradação da acetilcolina na fenda sináptica – os chamados inibidores de acetilcolinesterase – no tratamento sintomático da DA (ver seção Tratamento). Nos estágios III e IV (límbicos), as alterações também são encontradas em outras regiões como ínsula, neocórtex temporal e cíngulo anterior. Nos estágios V e VI, chamados de estágios neocorticais, os ENF são encontrados em todas as regiões do córtex, particularmente nas áreas de associação.

Entre os efeitos do depósito do peptídeo beta-amiloide, admite-se que induza a hiperfosforilação da proteína tau com a formação dos ENF. O modo exato como este processo ocorre ainda não é bem conhecido. Também existem evidências de que ENF estão presentes por muitos anos no córtex entorrinal de idosos assintomáticos, a denominada taupatia primária relacionada à idade ou PART[36], até que os depósitos de amiloide atinjam uma concentração suficiente para desencadear o processo de espraiamento dos ENF[37]. Este espraiamento ocorre de acordo com os estágios demonstrados por Braak et al. e, provavelmente, por propagação transináptica da proteína tau. E somente com o avanço dos ENF para o sistema límbico e neocórtex cerebral é que se manifesta o declínio cognitivo (e comportamental)[38].

A principal evidência que dá suporte a esta teoria é o fato de que as mutações de genes que estão relacionados ao metabolismo da APP causam DA genética (com acúmulo de beta-amiloide e ENF), enquanto mutações do gene que codifica a proteína tau (MAPT) não levam a acúmulo de beta-amiloide nem causam DA[39], mas causam outras doenças degenerativas, principalmente demência frontotemporal (DFT).

Outras hipóteses para a fisiopatogenia

Reconhecendo que a teoria da cascata do amiloide é a mais aceita, é relevante acrescentar que há outras hipóteses que podem fazer parte da teoria principal ou serem hipóteses à parte.

Uma delas é a da ativação imunológica. Sabe-se que na DA há astrocitose reativa e proliferação e ativação microglial. A presença de reação inflamatória no SNC na DA é conhecida há muito tempo, mas somente nos últimos anos começou a ganhar destaque como fator implicado na fisiopatogenia.

Micróglias têm função de macrófagos no SNC e podem fagocitar amiloide e liberar citocinas inflamatórias. Não se sabe se a fagocitose do amiloide é um mecanismo positivo para a evolução da DA ou se amplifica o processo patológico. A proporção de micróglia ativada correlacionou-se fortemente com a presença das alterações patológicas da DA em um estudo neuropatológico[40].

Numerosos polimorfismos (SNP) e raras formas variantes de genes relacionados com a função microglial têm sido identificados como fatores de risco para DA em análises genéticas tipo GWAS. Entre eles, as formas variantes do TREM2 provavelmente reduzem a capacidade das micróglias de fagocitar amiloide das placas[41].

Outra hipótese é a de que infecções virais pelos vírus Herpes simplex ou Herpes zoster possam estar relacionadas com a DA. A infeção pelo Herpes zoster aumentou o risco de desenvolver DA, mas mais estudos são necessários[42]. Infecções periodontais também têm sido aventadas e estão sendo avaliadas.

A privação de sono é outro mecanismo que pode ser responsável por acentuar a patologia da DA[43]. São hipóteses que ainda necessitam de mais estudos.

QUADRO CLÍNICO

Nos últimos 20 anos muito se aprendeu sobre a apresentação clínica da DA. Enquanto que os critérios diagnósticos de 1984 (McKhann) consideravam apenas a apresentação amnéstica da DA (em que o prejuízo de memória episódica predomina nas fases iniciais da doença e as alterações neuropatológicas se concentram inicialmente nas estruturas dos lobos temporais mesiais), os critérios diagnósticos mais recentes também admitem apresentações atípicas[44]. As modificações nos critérios diagnósticos seguem estudos neuropatológicos que mostraram que a DA (entendida com entidade neuropatológica) pode em alguns casos se apresentar de modo atípico (ou não amnéstico), com predomínio de comprometimento de linguagem, de habilidades visuoespaciais, ou de funções executivas nas fases iniciais da doença. Dentre as variantes da DA, as mais comuns e mais bem estabelecidas são a variante logopênica da afasia progressiva primária (vlAPP) e a atrofia cortical posterior (ACP). Outras síndromes clínicas também podem ser causadas pela DA (e serão apresentadas em outros capítulos): cerca de 5% dos casos de síndrome corticobasal (SCB) apresentam achados neuropatológicos de DA[45]; e em cerca de 10-15% dos casos diagnosticados como variante comportamental da demência frontotemporal (vcDFT), o diagnóstico neuropatológico é de DA (conhecida como variante frontal ou variante comportamental/disexecutiva da DA)[46].

Nesta seção vamos começar apresentando a forma amnéstica "clássica" da DA, e posteriormente comentaremos sobre as variantes.

Apresentação amnéstica

Sintomas iniciais

Os primeiros sintomas da forma amnéstica da DA relacionam-se à perda da capacidade de reter informações novas. Os pacientes (ou seus familiares) começam a notar dificuldade de guardar recados, nomes de pessoas ou ainda notícias recentes. Eles se tornam repetitivos, fazendo as mesmas perguntas e comentários. Essa dificuldade de memorização está relacionada à degeneração de estruturas da formação hipocampal e do núcleo basal de Meynert, centro de neurônios colinérgicos que se projetam para outras regiões neocorticais, e cuja lesão também está associada à perda de memória episódica.

A correlação clinicopatológica mais evidente na DA é observada com a densidade de ENF, que nas fases pré-clínicas (estágios I e II de Braak)[35] ocorrem quase exclusivamente em estruturas do sistema límbico, como o córtex entorrinal, o subículo e o hipocampo, além da amígdala, do núcleo basal de Meynert e do córtex temporopolar. De modo geral, os sintomas iniciais da DA ocorrem quando as alterações neurofibrilares acometem também regiões paralímbicas, como os giros fusiformes e giros temporais inferior e médio (estágios III e IV de Braak)[35].

Os sintomas iniciam-se leves e intermitentes e vão progredindo com o tempo. Por um tempo, o paciente terá diagnóstico de comprometimento cognitivo leve (particularmente amnéstico). Pode ocorrer declínio em outras funções cognitivas, principalmente funções executivas e algumas habilidades relacionadas à linguagem. Quando os sintomas começam a causar dificuldades em atividades da vida diária, como trabalho, finanças, tarefas domésticas mais complexas, ou outras atividades habituais, caracteriza-se um quadro demencial decorrente da DA[44].

Fase de demência leve

Na fase de demência leve[47] ocorre piora progressiva dos sintomas amnésticos, e o comprometimento de outras funções cognitivas fica mais evidente. O declínio na memória operacional pode levar à dificuldade de realizar mais de uma tarefa ao mesmo tempo (como cozinhar e conversar ao telefone). Podem surgir outras dificuldades relacionadas à disfunção executiva (que inclui planejamento, organização, julgamento, solução de problemas), como fazer a declaração de imposto de renda, lidar com informações bancárias ou viajar para locais novos. Nessa fase ainda podem ocorrer leve desorientação espacial e também leve distúrbio de linguagem, manifestado principalmente como dificuldade para encontrar palavras.

Esta fase corresponde ao estágio V de Braak, em que a densidade de ENF no sistema límbico já é muito maior, e aparecem ENF nas regiões neocorticais de associação, como os giros temporais médio e superior (linguagem), córtex pré-frontal, córtex retroesplênico e parietal posterior (disfunções executivas, desorientação espacial). PS também são evidentes no neocórtex[35].

Sintomas neuropsiquiátricos podem aparecer em todas as fases de evolução da doença, e estão presentes em até 80% dos pacientes[48]. Na DA, as manifestações mais frequentes são apatia, depressão e ansiedade e podem estar presentes desde o início do quadro (sintomas depressivos em particular podem preceder os sintomas cognitivos). De modo geral, quanto mais avançado o grau de demência, maior a frequência dos sintomas[48]. Falta de crítica em relação ao declínio cognitivo (ou anosognosia) pode ocorrer em até 50% dos pacientes[49].

Fase de demência moderada

Nesta fase, o indivíduo torna-se mais dependente para as atividades instrumentais da vida cotidiana, embora ainda possa ser capaz de autocuidado. O distúrbio de memória também se torna mais grave, com dificuldades para se recordar de nomes de alguns familiares, eventos remotos e eventos recentes mais significativos. Dificuldades de linguagem são mais evidentes, podendo evoluir para afasia transcortical sensorial. Desorientação no tempo e espaço são frequentes. Apraxia ideomotora e certo grau de agnosia visual e discalculia estão presentes. Outros sintomas neuropsiquiátricos como delírios (tipicamente de traição ou roubo), alucinações e agitação/agressividade podem aparecer.

Esta fase corresponde ao estágio VI de Braak, no qual todas as regiões neocorticais mostram grande densidade de ENF, assim como de placas senis[35]. O acometimento das áreas de associação unimodais (visuais, auditivas ou somestésicas) e das áreas multimodais (da encruzilhada parieto-temporo-occipital e frontal dorsolateral, por exemplo), são responsáveis pela intensidade da síndrome demencial.

Fase de demência grave

Nesta fase, o paciente é totalmente dependente. A memória é reduzida a fragmentos de informações; e a orientação pessoal e temporal é perdida, mantendo apenas conhecimento de si próprio(a). Sintomas motores como parkinsonismo e mioclonias podem aparecer nesta fase. Crises epilépticas podem ocorrer em 7-21% dos casos de DA, e ocorrem mais frequentemente nas fases mais avançadas da doença[50]. Com a evolução, o número de palavras ininteligíveis emitidas reduz-se a poucas por dia, é perdida a capacidade de controlar esfíncteres, surge dificuldade para andar e mais tarde para engolir, manter-se sentado e mesmo para sorrir[47].

Todas as áreas de associação estão densamente acometidas por ENF; há ENF nos gânglios da base, o que pode explicar as dificuldades de marcha e de coordenação. Mesmo nesta fase, que corresponde ao estágio VI avançado de Braak, os córtices motor e sensorial contêm muito poucos ENF.

A sobrevida da DA é em média de 5-12 anos após o início dos sintomas, mas com grande variabilidade entre pacientes[51].

Classificação das fases da demência

Como explicado, o critério para a classificação em fase leve, moderada ou grave baseia-se no grau de dependência do paciente. Mas há outros métodos de classificação, como o emprego de escore de um teste muito utilizado como o miniexame do estado mental (MEEM)[52], no qual escores entre 19-25 podem indicar demência leve, entre 11-18 demência moderada e escores de 10 ou menos, demência grave. Este método foi bastante empregado para selecionar pacientes para ensaios clínicos. Ultimamente, tem sido bastante utilizada a escala CDR ou *clinical dementia rating*, em que o desempenho do paciente é analisado em seis domínios: memória; orientação; julgamento e resolução de problemas; assuntos da comunidade; atividades da casa e atividades de lazer; autocuidado. Tem-se a classificação 0,5 como demência ainda questionável, 1 como demência leve, 2 como moderada e 3 como grave. Além disso, permite classificar pela soma dos resultados em cada um dos seis domínios acima descritos. Como em cada um pode ter obtido de

0 (normal) a 3 (muito comprometido), o escore total, denominado soma das caixas, pode variar de 0-18[53].

Neuropsicologia

Conforme comentado anteriormente, a perda de memória episódica ocorre precocemente na DA[54]. Isso se reflete na avaliação neuropsicológica, em que há perda significativa e precoce de memória episódica; e é observada através de testes de memória verbal, memória visual e memória lógica[55]. A perda de memória episódica ocorre mesmo antes do diagnóstico de demência, na fase conhecida como comprometimento cognitivo leve. Nessa fase pré-demência também pode se observar declínio em memória operacional, atenção e funções executivas[56]. Perda de memória semântica também parece ocorrer precocemente na doença, mas declínio de outros aspectos da linguagem costuma acontecer mais tardiamente na forma amnéstica da DA[56]. A perda de memória semântica se manifesta por redução da fluência verbal (classicamente o desempenho em teste de fluência verbal semântica é pior do que em teste de fluência fonêmica) e dificuldades em tarefas que envolvam nomeação de itens e definição de objetos. Prejuízos em habilidades visuoespaciais (visuoperceptuais e visuoconstrutivas) costumam acontecer um pouco mais tardiamente na doença, mas em alguns casos pode ser precoce[54].

Para avaliação neuropsicológica da DA, o Departamento Científico de Neurologia Cognitiva e do Envelhecimento da Academia Brasileira de Neurologia (DC-NCE-ABN) publicou sugestões de testes e baterias neuropsicológicas a serem utilizadas em avaliação breve ambulatorial ou à beira do leito[57]. O rastreio de comprometimento cognitivo pode ser feito com uma bateria cognitiva breve, dentre as quais a mais utilizada é o MEEM. Outras baterias breves que podem ser utilizadas são a bateria breve de rastreio cognitivo (BBRC)[58] ou o exame cognitivo de Addrenbrooke[59], ambas validadas para uso na população brasileira. Para testagem de domínios cognitivos específicos, Chaves et al.[57] recomendam os seguintes testes: a memória pode ser testada com as dez figuras da BBRC, ou com lista de palavras do CERAD. A avaliação de atenção e funções executivas pode ser feita aplicando-se o teste de ordem de dígitos (ordem direta e inversa), teste de fluência verbal (categoria animais) e teste de desenho do relógio. Para avaliação de linguagem, o teste de nomeação de Boston e o teste de fluência verbal podem ser utilizados. Na avaliação de habilidades visuoespaciais e visuoconstrutivas, o teste de desenho do relógio também é indicado. Nos casos em que a avaliação cognitiva breve for inconclusiva ou deixar dúvidas quanto aos domínios cognitivos afetados (particularmente quando o comprometimento é leve), pode ser necessário solicitar uma avaliação neuropsicológica.

Variantes da DA

Variante logopênica da afasia progressiva primária

A variante logopênica é uma das três formas atualmente reconhecidas da APP[60]. Assim como as outras formas, é definida como um declínio cognitivo progressivo, em que o distúrbio de linguagem é a manifestação predominante. A vlAPP é caracterizada por fala lenta, pausada por dificuldades em encontrar palavras, e dificuldades na repetição de sentenças. Como achados de neuroimagem, observa-se atrofia (em neuroimagem estrutural) e/ou hipometabolismo/hipofluxo (em neuroimagem funcional – PET/SPECT) predominantemente perisilviana posterior ou parietal, mais intensa à esquerda. Na maior parte dos casos, o achado neuropatológico é de DA[60].

Atrofia cortical posterior

A ACP ou síndrome de disfunção cortical posterior progressiva (SDCPP) é uma variante rara da DA, e geralmente se apresenta como uma demência pré-senil (com início entre 50-65 anos)[61]. Ela é caracterizada por disfunção das vias de processamento visual superior, com prejuízo nas habilidades visuoespaciais e visuoperceptivas. Os pacientes com ACP tipicamente se queixam de dificuldades visuais, e frequentemente são encaminhados primeiramente para avaliação oftalmológica. Durante a avaliação, pode-se observar elementos que compõem a síndrome de Bálint (ataxia óptica, apraxia ocular e simultanagnosia), de Gerstmann (acalculia, agrafia, desorientação esquerda-direita e agnosia para dedos) ou ainda desorientação topográfica. A avaliação de campo visual pode ser complexa, e dificuldades no processamento de atenção visual pode levar a um falso diagnóstico de defeito de campo visual (como hemianopsia). Memória episódica, funções executivas e linguagem são domínios preservados nas fases iniciais da doença, mas com a evolução também são comprometidas[61].

A ACP é uma síndrome de início insidioso e progressão gradual, em que o distúrbio visual é proeminente e precoce. Dentre as seguintes características, pelo menos três precisam ser precoces ou sintomas iniciais que causam impacto nas atividades da vida diária: déficit na percepção do espaço, simultagnosia, déficit na percepção de objetos, apraxia construtiva, agnosia do ambiente, apraxia oculomotora, apraxia do vestir, ataxia óptica, alexia, desorientação esquerda/direita, acalculia, apraxia de membro, prosopagnosia aperceptiva, agrafia, defeito de campo visual homônimo e/ou agnosia para dedos. A memória anterógrada, a linguagem, as funções executivas e o comportamento devem estar relativamente preservados[62].

Os exames de neuroimagem demonstram atrofia ou mudanças metabólicas nos lobos parietais e occipitais, por vezes estendendo-se para os lobos temporais[62]. Quanto ao diagnóstico neuropatológico, a grande maioria dos casos preenche critérios para DA[46]; no entanto, outras doenças podem se apresentar, como ACP, demência com corpúsculos de Lewy, degeneração corticobasal ou ainda doença de Creutzfeldt-Jakob[61].

Variante comportamental/disexecutiva

Nas casuísticas neuropatológicas de DFT, a DA foi o diagnóstico final em 10-15% dos casos. Como nessas casuísticas os diagnósticos geralmente tinham sido feitos por especialistas em demência frontotemporal, fica claro que pode haver grande dificuldade diagnóstica em alguns casos. Por esta razão,

admite-se a existência da variante comportamental/disexecutiva da DA (vcdDA).

Com o emprego de alguns métodos de imagem, e especialmente os mais recentes, a dificuldade de diagnóstico diferencial tende a reduzir bastante. Ossenkopple et al.[63] avaliaram o quadro clínico e exames de neuroimagem de 130 pacientes com DA, mas com predomínio de alterações comportamentais (N = 75) ou com predomínio de disfunções executivas (N = 25), sendo que apenas 9 pacientes preenchiam critérios para ambas as formas, e comparou-os com pacientes com DA típica e com pacientes com variante comportamental da demência frontotemporal (vcDFT). Eles observaram que as apresentações comportamentais da vcdDA são mais leves do que na vcDFT, com predomínio da apatia e menor número de domínios comportamentais que na vcDFT. Além disso, o comprometimento da memória é mais intenso do que na vcDFT. A forma disexecutiva é predominantemente cognitiva, com mínimas alterações comportamentais. Em ambas as formas, comportamental ou disexecutiva, a atrofia predomina nas regiões temporoparietais com relativa preservação do córtex frontal. Por esta razão, os autores sugerem que a designação "forma frontal da DA" seja evitada.

Em estudo em que foi utilizada tomografia por emissão de pósitrons foi observado hipometabolismo em áreas frontais mediais e orbitárias em pacientes com vcdDA, mais acentuado que na DA típica, mas muito menos intenso do que na vcDFT. Mas nos casos com vcdDA, também há hipometabolismo nas regiões temporoparietais posteriores, como na DA típica[64]. Os termos DA frontal e variante frontal da DA continuam sendo utilizados.

DIAGNÓSTICO

Critérios diagnósticos

Em 2011, a Academia Brasileira de Neurologia (ABN) publicou novas recomendações para os critérios diagnósticos da DA (Quadros 1 e 2), baseadas nas recomendações de McKhann et al.[44]. A mudança proposta para o diagnóstico de demência abandona a obrigatoriedade de haver comprometimento de memória para o diagnóstico de quadro demencial, contemplando formas atípicas da DA[65].

Quadro 1 Critérios clínicos para o diagnóstico de demência[65]

Demência é diagnosticada quando há sintomas cognitivos ou comportamentais que:
A. Interferem com a habilidade no trabalho ou em atividades usuais.
B. Representam declínio em relação a níveis prévios de funcionamento e desempenho.
C. Não são explicáveis por *delirium* ou doença psiquiátrica maior.

(continua)

6 • DOENÇA DE ALZHEIMER 843

Quadro 1 Critérios clínicos para o diagnóstico de demência (*continuação*)

O comprometimento cognitivo é detectado e diagnosticado mediante combinação de:

A. Anamnese com paciente e informante que tenha conhecimento da história.

B. Avaliação cognitiva objetiva, mediante exame breve do estado mental ou avaliação neuropsicológica. A avaliação neuropsicológica deve ser realizada quando a anamnese e o exame cognitivo breve realizado pelo médico não forem suficientes para permitir diagnóstico confiável.

Os comprometimentos cognitivos ou comportamentais afetam no mínimo dois dos seguintes domínios:

A. Memória, caracterizado por comprometimento da capacidade para adquirir ou evocar informações recentes, com sintomas que incluem: repetição das mesmas perguntas ou assuntos, esquecimento de eventos, compromissos ou do lugar onde guardou seus pertences.

B. Funções executivas, caracterizado por comprometimento do raciocínio, da realização de tarefas complexas e do julgamento, com sintomas tais como: pouca compreensão de situações de risco, redução da capacidade de cuidar das finanças, de tomar decisões e de planejar atividades complexas ou sequenciais.

C. Habilidades visuoespaciais, com sintomas que incluem: incapacidade de reconhecer faces ou objetos comuns, encontrar objetos no campo visual, dificuldade para manusear utensílios e para vestir-se, não explicáveis por deficiência visual ou motora.

D. Linguagem (expressão, compreensão, leitura e escrita), com sintomas que incluem: dificuldade para encontrar e/ou compreender palavras, erros ao falar e escrever, com trocas de palavras ou fonemas, não explicáveis por déficit sensorial ou motor.

E. Personalidade ou comportamento, com sintomas que incluem: alterações do humor, agitação, apatia, desinteresse, isolamento social, perda de empatia, desinibição, comportamentos obsessivos, compulsivos ou socialmente inaceitáveis.

Quadro 2 Critérios diagnósticos para demência na DA (provável, possível e definida)[65]

Demência da doença de Alzheimer provável

Preenche critérios para demência e tem as seguintes características:

A. Início insidioso (meses ou anos).

B. História clara ou observação de piora cognitiva.

C. Déficits cognitivos iniciais e mais proeminentes em uma das seguintes categorias:
- Apresentação amnéstica (deve haver outro domínio afetado além da memória).
- Apresentação não amnéstica (deve haver dois domínios afetados):
  » Linguagem (lembranças de palavras).

(continua)

Quadro 2 Critérios diagnósticos para demência na DA (provável, possível e definida) (*continuação*)

» Visuoespacial (cognição espacial, agnosia para objetos ou faces, simultaneoagnosia e alexia).
» Funções executivas (alteração do raciocínio, julgamento e solução de problemas) e/ou comportamentais.

D. Tomografia ou, preferencialmente, ressonância magnética do crânio deve ser realizada para excluir outras possibilidades diagnósticas ou comorbidades, principalmente doença vascular cerebral.

E. O diagnóstico de demência da DA provável **não** deve ser aplicado quando houver:
- Evidência de doença cerebrovascular importante definida por história de AVE temporalmente relacionada ao início ou piora do comprometimento cognitivo; presença de infartos múltiplos ou extensos; lesões acentuadas na substância branca evidenciadas por exames de neuroimagem.
- Características centrais de demência com corpos de Lewy (alucinações visuais, parkinsonismo e flutuação cognitiva).
- Características proeminentes da variante comportamental da demência frontotemporal (hiperoralidade, hipersexualidade, perseveração).
- Características proeminentes de afasia progressiva primária manifestando-se como a variante semântica (também chamada demência semântica, com discurso fluente, anomia e dificuldades de memória semântica) ou como a variante não fluente, com agramatismo importante.
- Evidência de outra doença concomitante e ativa neurológica ou não neurológica, ou de uso de medicação que pode ter efeito substancial sobre a cognição.

Os seguintes itens, quando presentes, aumentam o grau de confiabilidade do diagnóstico clínico da demência da DA provável:
- Evidência de declínio cognitivo progressivo, constatado em avaliações sucessivas.
- Comprovação da presença de mutação genética causadora de DA (genes da APP e presenilinas 1 e 2).
- Positividade de biomarcadores que reflitam o processo patogênico da DA (marcadores moleculares através de PET ou líquido cefalorraquidiano (LCR); ou neuroimagem estrutural e funcional).

Demência da doença de Alzheimer possível

O diagnóstico de demência da DA possível deve ser feito quando o paciente preenche os critérios diagnósticos clínicos para demência da DA, porém apresenta alguma das circunstâncias abaixo:

A. Curso atípico: início abrupto e/ou padrão evolutivo distinto daquele observado usualmente, isto é, lentamente progressivo.

B. Apresentação mista: tem evidência de outras etiologias conforme detalhado no item E dos critérios de demência da DA provável.

C. Detalhes de história insuficientes sobre instalação e evolução da doença.

Demência da doença de Alzheimer definida

Preenche critérios clínicos e cognitivos para demência da DA e exame neuropatológico demonstra a presença de patologia da DA segundo os critérios do NIA e do Reagan Institute Working Group.

Investigação diagnóstica

A investigação diagnóstica tem o objetivo de descartar causas secundárias (e potencialmente tratáveis) de quadros demenciais, e também de diagnosticar marcadores estruturais e funcionais da DA.

A investigação inicial para quadros de demência recomendada pela ABN engloba os exames listados no Quadro 3[66].

Quadro 3 Exames subsidiários para investigação de quadros suspeitos de DA[66]

Para todos os casos
▪ Hemograma completo.
▪ Creatinina.
▪ TSH.
▪ Albumina.
▪ Enzimas hepáticas.
▪ Vitamina B12.
▪ Ácido fólico.
▪ Cálcio.
▪ Reações sorológicas para sífilis.
▪ Tomografia ou ressonância magnética do encéfalo.
Para casos selecionados
▪ Análise do LCR (para pacientes com quadro pré-senil) e exame de biomarcadores quando disponível.
▪ Pesquisa de mutações de *APP*, *PSEN1* e *PSEN2* (recomendada em casos de DA com história familiar compatível com herança autossômica dominante).
▪ Sorologia para HIV (para pacientes com idade inferior a 60 anos, com apresentações clínicas atípicas, ou com sintomas sugestivos).

Exames de neuroimagem

Os exames de neuroimagem estrutural utilizados na avaliação de pacientes com DA são a tomografia computadorizada (TC) de crânio e a ressonância magnética (RM) de encéfalo[66]. A tomografia do crânio pode ser utilizada para descartar causas secundárias de demência, como hematoma subdural ou hidrocefalia. O exame de ressonância magnética do encéfalo deve ser realizado sempre que possível, porque pode mostrar alterações estruturais encontradas na DA. Os achados característicos são redução volumétrica das estruturais mesiais temporais, especialmente dos hipocampos (Figura 3). Atrofia mais significativa também pode ser observada em regiões temporais inferiores e laterais, e parietais mediais[44].

Uma das classificações mais utilizadas para a atrofia medial do lobo temporal da DA é a de Scheltens et al.[67], que avalia o alargamento da fissura cor**ó**idea, o aumento do corno temporal e a redução da altura do hipocampo (Quadro 4).

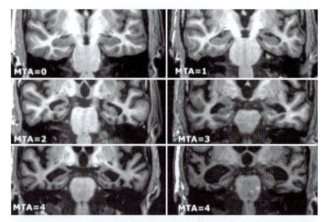

Figura 3 Classificação da atrofia da parte medial do lobo temporal.
Fonte: Barkhof et al., 2012[89].

Quadro 4 Escala de atrofia medial temporal de Scheltens et al.[67]

▪ Escore 0: sem atrofia.
▪ Escore 1: apenas alargamento da fissura coroidea.
▪ Escore 2: alargamento da fissura coroidea e do corno temporal do ventrículo lateral.
▪ Escore 3: redução moderada da altura do hipocampo.
▪ Escore 4: redução intensa da altura do hipocampo.

Exames de neuroimagem funcional (perfusão cerebral – SPECT) e metabolismo cerebral (FDG-PET) podem auxiliar no diagnóstico da DA, mas devem ser solicitados em casos específicos, particularmente em indivíduos mais jovens e quando o diagnóstico diferencial com outra doença neurodegenerativa – como DFT, demência com corpos de Lewy e degeneração corticobasal, por exemplo – for muito difícil apenas com dados clínicos e de neuroimagem estrutural. O padrão de déficit metabólico e perfusional tipicamente associado à DA engloba córtex de associação temporoparietal bilateral, cíngulo posterior e pré-cúneo (Figuras 4-6). Os exames de neuroimagem funcional podem ser úteis na diferenciação entre DA e outras formas de demência, como a demência frontotemporal, na qual hipometabolismo/hipoperfusão é observado nas regiões frontais e temporais anteriores[66,68]. Nos anos recentes, tem sido mais frequente que os exames de metabolismo cerebral, como o FDG-PET, do paciente sejam comparados com resultados de um banco de dados de indivíduos normais, preferencialmente de mesma faixa etária. Essa comparação entre áreas ou entre *voxels* utilizando o processo denominado *statistical parametric mapping* (SPM) ou similar permite verificar as diferenças com Z escores, tornando-se menos visual, mais objetiva e mais sensível.

As Figuras 5 e 6 mostram FDG-PET na DA e apresentação (em outro caso de DA) depois da análise comparativa com um banco de dados e com resultados fornecidos em Z escores.

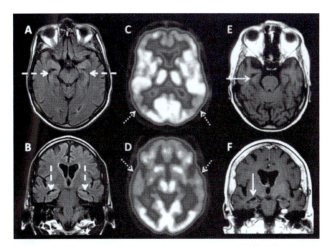

Figura 4 Ressonância magnética de encéfalo (A/B) e FDG-PET (C/D) de paciente de 64 anos com doença de Alzheimer de início pré-senil. Cortes axial (A) e coronal (B) em FLAIR, mostrando atrofia de lobos temporais mesiais (setas tracejadas). FDG-PET mostrando hipometabolismo em regiões parietais (C) e temporais (D) (setas pontilhadas). Ressonância magnética de encéfalo de paciente de 74 anos com doença de Alzheimer (E/F). Cortes axial (E) e coronal (F) em T1, mostrando atrofia de lobos temporais mesiais, mais significativa à direita (setas contínuas). (Veja imagem colorida no encarte.)

Grande avanço para a pesquisa da DA e que provavelmente será cada vez mais útil na prática clínica é o emprego de métodos de neuroimagem que evidenciam a presença das proteínas beta-amiloide e de fosfo-tau no parênquima, utilizando marcadores acoplados a radioisótopos que emitem pósitrons. O primeiro a ser desenvolvido, utilizou carbono radioativo (^{11}C) acoplado a um derivado do corante tioflavina utilizado em neuropatologia, que como já foi informado, cora preferencialmente as placas neuríticas em relação às placas difusas[69]. Na Figura 7 é possível observar positividade do marcador, indicando maior densidade de placas neuríticas no córtex cerebral sem guardar relação com o quadro clínico.

Esta técnica permite diagnosticar pacientes com DA em fase pré-clínica (nos Estados Unidos, o florbetapir foi aprovado para uso clínico em 2012). No Brasil, alguns centros como o Hospital das Clínicas da Faculdade de Medicina da Universidade de São Paulo utilizam este método com o isótopo ^{11}C para pesquisa; mas já está sendo utilizado na prática clínica para diagnóstico diferencial de formas atípicas de demência, principalmente em indivíduos jovens[70]. É importante frisar que apenas um PET com traçador de beta-amiloide positivo indica que o indivíduo está no *continuum* da DA, podendo estar assintomático em fase pré-clínica ou apresentar comprometimento cognitivo leve decorrente da DA, demência da DA ou mesmo outras

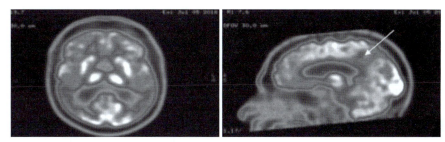

Figura 5 (A) Hipometabolismo nas regiões temporoparietais bilateralmente em corte axial. (B) Hipometabolismo no cíngulo posterior e pré-cúneo (seta). (Veja imagem colorida no encarte.)

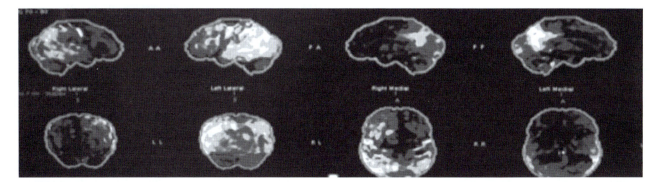

Figura 6 FDG-PET com análise comparativa com banco de dados, utilizando o método estatístico paramétrico (SPM). As áreas com cor verde, amarela e vermelha (nesta ordem) são as que apresentam menor metabolismo. (Veja imagem colorida no encarte.) Observe hipometabolismo mais acentuado nas regiões temporoparietais posteriores, cíngulo posterior e pré-cúneo, especialmente do lado esquerdo.
Fonte: cortesia do prof. Carlos A. Buchpiguel.

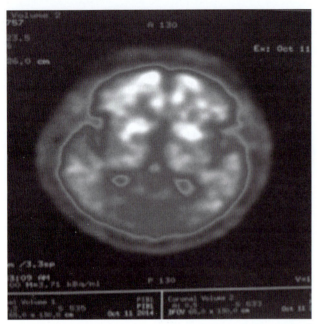

Figura 7 PET para amiloide com ¹¹C (PiB) em caso de DA. É importante observar a marcação predominante em regiões frontais. (Veja imagem colorida no encarte.)
Fonte: cortesia do dr. Artur Coutinho e do prof. Carlos A. Buchpiguel.

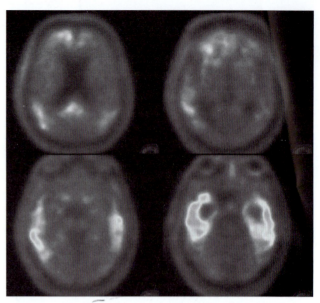

Figura 8 Tau-PET. Homem, 74 anos, doença de Alzheimer, escore de 22 no Miniexame do Estado Mental. Cortes axiais mostrando hipercaptação de 18F-flortaucipir nas regiões frontal, temporal, parietal e cíngulo posterior bilateralmente. (Veja imagem colorida no encarte.)
Fonte: cortesia da Dra. Silvia Vazquez, FLENI, Buenos Aires, Argentina.

formas de demência – particularmente demência com corpúsculos de Lewy[71] ou demências mistas em que a DA está associada a outra doença. Cerca de 90% dos pacientes diagnosticados clinicamente com DA têm exames positivos para amiloide; cerca de 30-40% de indivíduos idosos cognitivamente normais também têm exames positivos para amiloide[71].

Mais recentemente, tornaram-se também disponíveis marcadores para a proteína tau hiperfosforilada (Figura 8). Esses marcadores foram desenvolvidos primariamente para a proteína tau hiperfosforilada da DA, que contém os domínios R3 e R4, que se ligam aos microtúbulos. Por esta razão, são mais eficientes para marcar a taupatia da DA do que aquelas em que a proteína depositada tem somente o domínio R3 (formas de DFT) ou somente R4 (degeneração corticobasal e paralisia supranuclear progressiva). PART e esclerose hipocampal também não mostram sinal elevado. Na DA, os resultados do tau-PET correlacionaram-se melhor com o declínio cognitivo e a neurodegeneração do que com a concentração de fosfo-tau no LCR em um estudo[72].

Exame do líquido cefalorraquidiano (LCR) e uso de biomarcadores liquóricos

O exame do LCR deve ser solicitado nos casos de investigação de demência pré-senil e nos casos de demência rapidamente progressiva. É importante para descartar causas infecciosas, autoimunes e também para a realização do "*tap-test*" nos casos de suspeita de hidrocefalia de pressão normal.

A investigação com a dosagem dos biomarcadores liquóricos pode ser solicitada em casos específicos. Denomina-se "assinatura patológica" da DA quando há, ambos:

- Diminuição da concentração de proteína beta-amiloide 1-42.
- Aumento da concentração de proteína tau-fosforilada.

O aumento da proteína tau total é um marcador de neurodegeneração e não é específico para a DA. A presença da "assinatura patológica" de DA tem boa acurácia para o diagnóstico de DA, em especial a concentração reduzida de beta-amiloide 1-42 aminoácidos no LCR[73]. Entretanto, os métodos para coleta e manuseio do LCR devem ser muito cuidadosos para que os resultados sejam confiáveis.

Diagnóstico neurobiológico

Estudos com biomarcadores em indivíduos cognitivamente normais e com pessoas que tenham mutações que causam DA genética têm mostrado que eventos iniciais da fisiopatologia da doença ocorrem ao menos 10-20 anos antes do aparecimento dos primeiros sintomas[7,15,74]. Esta fase caracteriza-se pela deposição de amiloide no pré-cúneo e outras regiões corticais que fazem parte da rede padrão de repouso (*default mode network*). Em seguida, há aumento dos depósitos de proteína tau (ENF), redução do volume dos hipocampos e início dos sintomas cognitivos sintomáticos. A possibilidade de diagnosticar a DA antes de qualquer manifestação clínica tem sido considerada muito importante por abrir uma janela para intervenções antes que os sintomas se manifestem.

O diagnóstico da fase pré-clínica depende do emprego de biomarcadores que se dividem em três grupos principais: A (de amiloide), T (de proteína tau hiperfosforilada) e N (de neurodegeneração)[75].

Em 2018, bem como em trabalhos subsequentes, Jack et al.[76] apresentaram um projeto de classificação da DA que não leva em consideração os sintomas ou sinais clínicos, mas apenas os biomarcadores que foram classificados em 3 grupos: A (amiloide), T (fosfo-tau ou tau hiperfosforilada) e N (neurodegeneração). Esses biomarcadores poderiam ser mensurados no LCR ou com neuroimagem, como é descrito na Tabela 2. Se associados à evolução clínica da DA, temos o gráfico da Figura 9, que mostra a evolução dos biomarcadores e do quadro clínico em função do tempo.

Tabela 2 Classificação A/T/N da doença de Alzheimer

A (amiloide)	T (fosfo-tau)	N (neurodegeneração)
Concentração reduzida do peptídeo beta-amiloide de 42 aminoácidos no LCR	Concentração aumentada da proteína tau hiperfosforilada no LCR	Neurodegeneração cortical e temporal mesial
Tomografia por emissão de pósitrons com marcador para placas neuríticas positiva	Tomografia por emissão de pósitrons com marcador para proteína tau (3R e 4R) positiva	Tomografia por emissão de pósitrons com hipometabolismo (revelado com glicose marcada com flúor radioativo – FDG-PET)

Na Figura 9 é possível observar que a alteração do amiloide (no LCR e amiloide-PET) precede as demais. Em seguida, há alteração da concentração da proteína tau no LCR (que sabemos hoje que é predominante da fosfo-tau e que a tau total aumenta com a neurodegeneração). Não havia ainda dados suficientes sobre tau-PET em 2013. Em seguida, há as alterações da neuroimagem com alteração do metabolismo verificado com glicose radioativa (FDG-PET) e alteração estrutural constatada pela ressonância magnética. Por fim, surge o comprometimento cognitivo que poderá causar comprometimento cognitivo apenas subjetivo, comprometimento cognitivo leve ou demência, dependendo dos fatores de risco, dentre os quais a reserva cognitiva e a presença de outras patologias no SNC serão determinantes para a evolução temporal do quadro clínico.

Com base nestes três biomarcadores, os indivíduos podem ser classificados em oito grupos (Tabela 3).

Tabela 3 Possibilidades da classificação ATN

A	T	N	
A+	T+	N+	DA pré-clínica, CCL ou demência decorrente de DA
A+	T+	N–	DA pré-clínica
A+	T–	N–	DA pré-clínica
A+	T–	N+	Da participa do processo com outra doença
A–	T+	N+	Suspeita de outra fisiopatologia (não DA ou SNAP)
A–	T+	N–	Suspeita de outra fisiopatologia (não DA ou SNAP)
A–	T–	N+	Suspeita de outra fisiopatologia (não DA ou SNAP)
A–	T–	N–	Controle? Doença não neurológica?
A–	T+	N–	Suspeita de outra fisiopatologia (não DA ou SNAP)

DA: doença de Alzheimer; CCL: comprometimento cognitivo leve; SNAP: suspeita de fisiopatologia não Alzheimer.

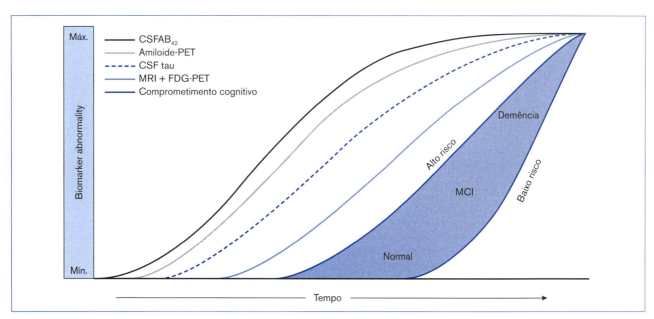

Figura 9 Evolução dos biomarcadores e do quadro clínico da doença de Alzheimer em função do tempo.
Fonte: Jack et al., 2013[88].

O emprego da plataforma ATN em estudos permitiu demonstrar que muitos casos diagnosticados como demência decorrente de DA ou comprometimento cognitivo leve decorrente de DA tinham outros diagnósticos[75,76]. Entre esses casos, muitos deles diagnosticados como comprometimento cognitivo leve decorrente de DA, apresentaram como diagnóstico final:

- Doença cerebrovascular.
- Alfa-sinucleinopatia (doença de Lewy).
- Doença com grãos argirofílicos.
- Proteinopatia TDP-43 (LATE – *limbic-predominant age-related TDP-43 encephalopathy*).
- Esclerose hipocampal.
- Taupatia primária relacionada à idade (PART – *primary age related tauopathy*).

Estes casos podem ter interferido nos resultados de ensaios clínicos realizados no passado, quando o diagnóstico neurobiológico não era possível. Na prática clínica, este grau de precisão ainda não é necessário porque não há tratamento específico para a DA, mas é possível que métodos mais simples de diagnóstico neurobiológico, como exames de sangue, tornem-se disponíveis no futuro próximo.

Estudos com DA em pacientes com formas de DA autossômica dominante têm permitido analisar a sequência das alterações dos biomarcadores, como é mostrado na Figura 10[15].

Estudos mais recentes confirmaram que as alterações do beta-amiloide ocorrem inicialmente (começando até 25 anos antes do início estimado dos sintomas), e que talvez entre 13-25 anos antes do início dos sintomas ainda não existam outras alterações de biomarcadores além dos marcadores de alteração da amiloidose[77,78].

TRATAMENTO

O tratamento da DA pode ser dividido em tratamento sintomático e tratamento modificador da doença ou tratamento específico.

Tratamento sintomático

Divide-se em tratamento dos sintomas cognitivos e dos sintomas comportamentais[79].

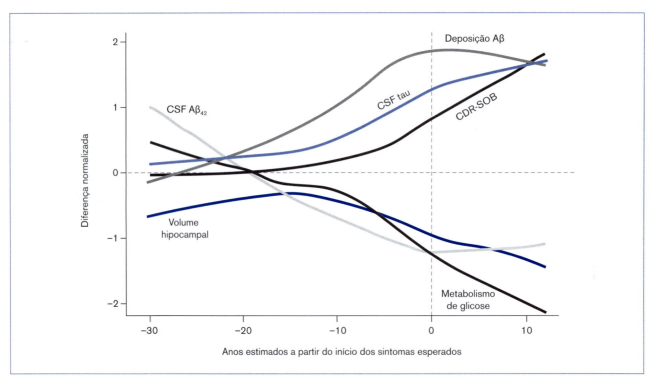

Figura 10 Comparação de mudanças clínicas, cognitivas, estruturais, metabólicas e bioquímicas como uma função de anos estimados a partir do início dos sintomas esperados. As diferenças normalizadas entre portadores e não portadores de mutação são mostradas em relação aos anos estimados a partir do início dos sintomas esperados e plotadas com uma curva ajustada. A ordem das diferenças sugere diminuição de Aβ42 no LCR (CSF Aβ42), seguido de deposição de Aβ fibrilar, e aumento de tau no LCR (tau no LCR), seguido por atrofia hipocampal e hipometabolismo, com alterações cognitivas e clínicas (conforme medido pela *clinical dementia rating scale – sum of boxes*, CDR-SOB) ocorrendo posteriormente. Demência leve (CDR 1) ocorreu em média 3,3 anos antes do início esperado dos sintomas.
Fonte: Bateman et al., 2012[15].

Tratamento dos sintomas cognitivos

As medicações utilizadas para o tratamento dos sintomas cognitivos são: os inibidores da acetilcolinesterase (iAchE) e a memantina.

Os iAchE estão indicados para o tratamento de todas as fases da doença (leve, moderada e grave). Os três iAchE disponíveis para o tratamento da DA são: donepezila, rivastigmina e galantamina (Tabela 4). O efeito cognitivo é dose-dependente, recomendando-se que a maior dose tolerada seja alcançada para otimização do tratamento. O efeito sintomático costuma ser modesto, mas essas medicações podem promover um período de estabilização dos sintomas da DA, diminuindo a velocidade de progressão da doença.

A donepezila é um derivado da piperidina, com meia-vida de aproximadamente 70 horas, metabolização hepática e deve ser administrada em dose única diária, via oral.

A rivastigmina é um inibidor irreversível da acetilcolinesterase, com meia-vida de cerca de 1 hora. No entanto, o efeito inibidor enzimático persiste por 10-12 horas. A rivastigmina tem metabolização renal e deve ser administrada por via oral, duas vezes ao dia, ou por via transdérmica, uma vez ao dia.

A galantamina apresenta meia-vida de 7 horas, porém as apresentações *extended-release* permitem que a medicação seja administrada uma vez ao dia. Sua metabolização é hepática e renal.

Os principais efeitos colaterais dos iAChE são: náusea, vômito, diarreia, anorexia, perda de peso, bradicardia e síncope.

O uso dos iAChE deve ser orientado por algumas considerações gerais:

- Deve-se iniciar com a menor dose.
- O escalonamento da dose deve ser proposto a cada 4 semanas até a dose máxima tolerada.
- A reavaliação cognitiva deve ser feita após pelo menos 2 meses em dose estável da medicação.
- Se houver perda da resposta a determinada droga, pode haver troca para outro iAChE.

Tabela 4 Inibidores da acetilcolinesterase utilizados no tratamento da DA

Medicação	Dose inicial	Dose terapêutica	Formas de administração
Donepezila	5 mg/dia	5-10 mg/dia	Via oral, 1 vez/dia
Rivastigmina	3 mg/dia	6-12 mg/dia	Via oral, divididos em 2 doses ao dia
Rivastigmina	4,6 mg/dia	4,6-13,3 mg/dia	Via transdérmica, 1 vez/dia
Galantamina	8 mg/dia	16-24 mg/dia	Via oral, 1 vez/dia (forma *extended release*)

A memantina é indicada para tratamento de pacientes com DA moderada à grave. É um antagonista não competitivo de afinidade moderada dos receptores NMDA (N-metil-d-aspartato) de glutamato. A memantina está associada à diminuição da excitotoxicidade neuronal induzida pelo glutamato e mediada pelo cálcio. A meia-vida é de 60-80 horas e sua metabolização hepática é mínima. A administração deve ser iniciada com 5 mg ao dia e a dose aumentada em 5 mg/dia a cada semana até atingir 20 mg ao dia, divididos em duas vezes ao dia. Pacientes com insuficiência renal devem receber a metade da dose.

A memantina deve ser associada aos iAChE quando o paciente atingir a fase moderada da doença e não houver interação entre essas classes medicamentosas. Geralmente é bem tolerada, e os principais efeitos colaterais da memantina são: agitação, insônia, diarreia, incontinência urinária, cefaleia e alucinações.

Recentemente, o uso de compostos nutricionais surgiu como mais uma opção no tratamento da DA. O uso de Souvenaid® foi associado a benefício em escala de memória em pacientes com DA leve, que não estavam em uso de iAChE (em dois ensaios clínicos), mas não foi encontrado benefício em estudo feito com DA leve à moderada em pacientes que estavam usando iAChE ou memantina concomitantemente[80].

Além do tratamento farmacológico exposto até agora, medidas não farmacológicas também são importantes no tratamento da DA. A reabilitação cognitiva (estimulação cognitiva, reabilitação de memória, orientação para realidade e reabilitação neuropsicológica) pode ser utilizada como tratamento adjuvante nas fases inicial e moderada da DA. Atividade física, terapia ocupacional, musicoterapia também podem ser utilizadas em associação ao tratamento medicamentoso.

Tratamento dos sintomas comportamentais e psicológicos (SCP)

Os SCP são bastante frequentes e podem variar ao longo do curso da doença. Nenhuma medicação está aprovada para o controle desses sintomas, embora muitas vezes exista a necessidade de prescrevê-las. Pode-se dividir o tratamento desses sintomas a partir da sintomatologia do paciente[81]:

- Agitação: os cuidadores e familiares devem ser orientados a diminuir fatores estressantes aos pacientes com DA. Muitas vezes, os familiares não percebem que fatores estressantes como, por exemplo, uma conversa com muitas pessoas, pode ser a fonte de agitação para o paciente. Quadros de agitação de início recente devem ser investigados como delirium. Não há nenhum tratamento de primeira linha indicado para o tratamento da agitação nos pacientes com DA. Inicialmente, as medicações utilizadas para o tratamento da DA – iAChe e memantina – devem ser prescritas para o controle da agitação. Não havendo resposta a essas medicações, a escolha terapêutica deverá ser orientada pelo tipo de sintomatologia de cada paciente. Se, em associação à agitação, o paciente tem sintomas de tristeza, irritabilidade e anedonia, o uso de antidepressivos deve ser a primeira escolha. O uso de antidepressivos para pacientes agitados pode parecer um contrassenso, mas inibidores seletivos da recaptação da serotonina (ISRS), como o citalopram, podem ser uma excelente opção. Se a agitação está associada a alucinações, antipsicóticos devem ser utilizados como primeira escolha. Se houver concomitância com aumento de atividade motora, labilidade afetiva e discurso acelerado, medicações estabilizadoras de humor ou anticonvulsivantes podem ser utilizados.

- Depressão: o diagnóstico de depressão nos pacientes com DA frequentemente é realizado através de queixas dos cuidadores, porque o paciente pode ser incapaz de relatar as alterações de humor. A presença de queixas somáticas injustificadas pode ser um sintoma de depressão, mesmo na ausência de sintomas maiores. Novamente, a orientação dos familiares e identificação de fatores estressantes devem ser adotados como conduta terapêutica inicial. Quando há necessidade de tratamento medicamentoso, os ISRS devem ser a primeira escolha. Os antidepressivos tricíclicos e inibidores da monoaminooxidase são contraindicados pelo perfil de efeitos colaterais – piora cognitiva e maior probabilidade de efeitos colaterais graves.
- Apatia: é caracterizada por diminuição da motivação em realizar atividades. O paciente pode apresentar falta de iniciativa, diminuição do interesse por atividades que o agradavam, incapacidade de planejamento, diminuição de resposta emocional e/ou afeto embotado. O tratamento medicamentoso, embora não haja evidência robusta de benefícios, pode ser realizado com: iAChe, antidepressivos dopaminérgicos (bupropiona, sertralina), estimulantes (metilfenidato, dextroanfetamina) ou agonistas dopaminérgicos.
- Insônia: distúrbios do sono são comuns em idosos e mais comuns em pacientes com DA. Antes de utilizar qualquer medicamento é importante verificar se estão sendo seguidas condutas que podem melhorar o sono. Em primeiro lugar, o paciente deve ter horário para se levantar e se deitar. Durante o dia, o ambiente deve ser bastante iluminado para não induzir sono, enquanto à noite o ambiente deve ser bastante escurecido e silencioso, sem televisão ou rádio. Desnecessário dizer que cama, travesseiros, pijamas, etc., devem ser confortáveis. É necessário que o paciente faça atividade física, como caminhar pela casa ou vizinhança, dependendo de suas condições, ou participar de alguma atividade lúdica, como jogar cartas, dominó, entre outras, apenas durante o dia. Caso não exista melhora, deve-se tentar o emprego de trazodona em doses crescentes de 50 até 150 mg. Não ocorrendo melhora, pode-se tentar mirtazapina até 45 mg; e, em seguida, quetiapina até 100 mg. Como outra opção, zolpidem na dose de 10 mg. Esses medicamentos foram citados em ordem crescente de seus efeitos colaterais e na ordem inversa de efeito hipnótico. Por fim, deve-se evitar a associação de medicamentos hipnóticos.

O tratamento não farmacológico dos SCP deve ser sempre a primeira tentativa terapêutica para minimizar os efeitos adversos relacionados às condutas medicamentosas, em especial os relacionados ao uso de antipsicóticos.

O modelo teórico *Progressively lowered stress threshold* identifica seis fatores desencadeantes de SCP[81]. Os cuidadores devem ser orientados a lidar com esses fatores desencadeantes, diminuindo a incidência e melhorando os SCP:

- Cansaço/fadiga: oferecer períodos de descanso durante o dia.
- Mudança na rotina, cuidador e meio ambiente: manter rotinas diárias; minimizar mudanças de ambiente como viagens, decoração da casa e visitas no domicílio.
- Demanda excessiva de atividades: perceber as limitações do paciente e oferecer atividades que ele é capaz de realizar; evitar frases que acentuam a deficiência (por exemplo: "tente fazer melhor"; "esforce-se"); não corrigir excessivamente ou testar os limites do paciente.
- Estímulo excessivo: limitar o número de pessoas; evitar barulho excessivo; evitar estímulos excessivos na fase grave da doença, como televisão; respeitar a vontade do paciente de retirar-se de eventos como festas ou restaurantes.
- Percepção de perdas resultando em depressão ou raiva: quando possível, principalmente na fase inicial, conversar com o paciente sobre a doença e encorajar a participação em atividades diárias que levem a socialização e estimulação intelectual.
- Mudanças físicas causando *delirium*: estimular exercício físico, consumo adequado de líquidos, descanso adequado; vacinação.

Em relação às drogas utilizadas no controle dos SCP, algumas considerações precisam ser feitas[81]. Os iAChe e a memantina podem auxiliar no tratamento dos sintomas comportamentais, principalmente nos casos de sintomas leves a moderados. Recomenda-se que essas medicações sejam escolhidas como terapia de primeira linha para os SCP.

Os antipsicóticos/neurolépticos devem ser utilizados quando há quadro de agitação associado a sintomas psicóticos. Não há estudos que comprovem eficácia maior de uma droga isoladamente em relação às demais. Os antipsicóticos atípicos devem ser utilizados como primeira escolha pela possibilidade de menor ocorrência de efeitos colaterais e eficácia semelhante ao uso de agentes típicos. O uso de antipsicóticos típicos está associado a maior ocorrência de discinesia tardia, acatisia, parkinsonismo, efeitos anticolinérgicos, sedação, alterações na condução cardíaca, hipotensão ortostática e aumento da mortalidade. O uso de antipsicóticos deve ser iniciado em doses mínimas e a titulação deve ser cautelosa, com objetivo de usar menor dose necessária. O paciente deve ser reavaliado periodicamente em relação à necessidade de manutenção da terapia antipsicótica, que deve permanecer pelo menor tempo possível. Se não houver a resposta esperada, recomenda-se a troca de agente antipsicótico e reavaliação da indicação do uso.

Os antidepressivos podem ser utilizados em pacientes com agitação em associação ou não com sintomas depressivos. São medicações melhor toleradas do que os antipsicóticos. Os antidepressivos mais utilizados são: sertralina, citalopram, escitalopram e trazodona[79].

Os anticonvulsivantes podem ser utilizados em pacientes com sintomatologia de mania, impulsividade, labilidade ou episódios de agressividade grave. O uso de carbamazepina e valproato de sódio pode ser considerado, embora os resultados sejam duvidosos, de modo que devem ser prescritos como tentativa de segunda ou terceira linha. Novos agentes como lamotrigina, gabapentina e topiramato podem ser administrados, embora não haja evidência que apoie seu uso na prática clínica.

Tratamentos modificadores da doença

Não existe nenhum tratamento específico aprovado para a DA até o momento. Pode-se imaginar equivocadamente que as pesquisas sobre a terapêutica sejam em pequeno número, o que é desmentido pela constatação de que na revisão de Cummings et al.[82] havia 132 fármacos em ensaios clínicos registrados, dos quais 96 eram para modificação da doença. Destes, a maioria era constituída por agentes antiamiloide, predominando anticorpos monoclonais. Em seguida, em menor número, mas crescente em relação ao passado recente, ensaios voltados para a proteína tau. Dividiam-se ainda em ensaios em fase 1, quando são avaliados os efeitos colaterais e a segurança; fase 2, quando se tenta verificar qual a dose ou doses ideais; para então realizar o ensaio de fase 3, que é o mais importante, pois inclui número grande de pacientes randomizados para receber o fármaco (podem ser utilizados braços com doses diferentes) ou placebo, com duplo-cegamento.

Tratamento com efeito antiamiloide

Ensaios clínicos iniciaram-se com indução de imunização ativa contra a DA, que resultou em efeitos colaterais[83] e levou à procura de processos de imunização passiva. Foram desenvolvidos anticorpos monoclonais contra o peptídeo beta-amiloide e realizados cerca de 20 ensaios clínicos que não atingiram os objetivos primários. Embora, alguns deles, como o aducanumab, tenham reduzido o depósito de proteína amiloide no parênquima, não houve melhora clínica – recentemente está em reanálise pelo Food and Drug Administration (FDA), nos Estados Unidos, o resultado de ensaio clínico com aducanumab que teria revelado melhora clínica com altas doses.

Outros tratamentos antiamiloide que foram tentados sem sucesso foram os inibidores da enzima beta-secretase ou da gama-secretase, que também tiveram resultados negativos.

Outros fármacos que têm efeito antiamiloide em algum ponto da cascata do amiloide estão em ensaios clínicos atualmente.

As falhas podem ser causadas pelo estágio da DA em que o tratamento foi iniciado ou por DA em fase leve à moderada com neuropatologia avançada, de modo que o efeito pode ter sido negativo por isso. Alguns estudos com anticorpos monoclonais estão sendo realizados em indivíduos assintomáticos com apenas presença de amiloide-PET positivo e em formas autossômicas dominantes de DA.

Tratamento para tau

Tratamentos antitau utilizaram inibição de quinases (responsáveis pela fosforilação da proteína tau) como a inibição da GSK3, mas os resultados não foram positivos em ensaios clínicos. Um desses inibidores é o carbonato de lítio, que foi tentado em ensaio clínicos com resultados potencialmente positivos[84,85].

Há atualmente ensaios clínicos com anticorpos antitau, mas como a proteína tau hiperfosforilada é intracelular, não se sabe ainda se os anticorpos vão ser eficientes.

Outra possibilidade que se baseia em estudos bem-sucedidos com nucleotídeos *anti-sense* na atrofia muscular espinhal abriram a possibilidade de tentar reduzir a expressão da proteína tau. Há um ensaio clínico em fase 1/2 com essa técnica em DA leve[7].

Apolipoproteína E

Outros tratamentos que merecem destaque são os que tentam reduzir o efeito ou a expressão da APOE4 ou aumentar o da APOE2. Por enquanto, somente foram tentados em animais.

Tratamento imunológico ou imunomodulador

Tratamentos com anti-inflamatórios foram utilizados quando estudos epidemiológicos revelaram que indivíduos que haviam feito tratamento crônico com anti-inflamatórios não esteroidais tinham menor frequência de DA. Entretanto, ensaios clínicos com anti-inflamatórios foram negativos. Outros anti-inflamatórios foram testados em estudos mais recentes, como o etanercept, mas sem efeito positivo.

A imunoglobulina intravenosa não obteve resultados favoráveis, assim como plasmaférese.

Recentemente, um anticorpo monoclonal que ativa TREM2 entrou em estudo de fase 1[7].

Outros

Com base em experiências realizadas em camundongos que revelaram que a transfusão de sangue de animais mais jovens para animais idosos provocava aumento da neurogênese e da densidade de espinhas sinápticas, além de melhora no comprometimento cognitivo relacionado à idade, foram realizados estudos em culturas de neurônios humanos que revelaram efeitos similares.

Ensaios clínicos com a infusão de sangue de homens jovens em pacientes com DA estão em andamento.

Finalmente, em indivíduos mais idosos, a DA está frequentemente associada a outras doenças, como doença cerebrovascular e depósitos anormais de alfa-sinucleinopatia e de proteína TDP-43[86]. Por essa razão, é provável que os tratamentos no futuro terão que envolver fármacos com diferentes mecanismos de ação.

AGRADECIMENTOS

Agradecemos a dra. Roberta D. Rodriguez (Gerolab, Faculdade de Medicina da Universidade de São Paulo) pelas imagens utilizadas na Figura 2.

REFERÊNCIAS BIBLIOGRÁFICAS

1. Goedert M. Oskar Fischer and the study of dementia. Brain. 2009;132(Pt 4):1102-11.
2. Amaducci LA, Rocca WA, Schoenberg BS. Origin of the distinction between Alzheimer's disease and senile dementia: how history can clarify nosology. Neurology. 1986;36(11):1497-9.
3. Organização Mundial da Saúde. Risk reduction of cognitive decline and dementia: WHO guidelines. Geneva: WHO, 2019.
4. Herrera Jr E, Caramelli P, Silveira AS, Nitrini R. Epidemiologic survey of dementia in a community-dwelling Brazilian population. Alzheimer Dis Assoc Disord. 2002;16(2):103-8.
5. Bottino CM, Azevedo Jr D, Tatsch M, Hototian SR, Moscoso MA, Folquitto J, et al. Estimate of dementia prevalence in a community sample from Sao Paulo, Brazil. Dementia and geriatric cognitive disorders. 2008;26(4):291-9.
6. Cohn-Hokke PE, Elting MW, Pijnenburg YA, van Swieten JC. Genetics of dementia: Update and guidelines for the clinician. Am J Med Genet. 2012;159B(6):628-43.
7. Long JM, Holtzman DM. Alzheimer disease: an update on pathobiology and treatment strategies. Cell. 2019;179(2):312-39.
8. Nitrini R, Bottino CM, Albala C, Custodio Capunay NS, Ketzoian C, Llibre Rodriguez JJ, et al. Prevalence of dementia in Latin America: A collaborative study of population-based cohorts. Int Psychogeriatr. 2009;21(4):622-30.
9. Corrada MM, Brookmeyer R, Paganini-Hill A, Berlau D, Kawas CH. Dementia incidence continues to increase with age in the oldest old: the 90+ study. Ann Neurol. 2010;67(1):114-21.
10. Prince M, Acosta D, Ferri CP, Guerra M, Huang Y, Llibre Rodriguez JJ, et al. Dementia incidence and mortality in middle-income countries, and associations with indicators of cognitive reserve: a 10/66 Dementia Research Group population-based cohort study. Lancet. 2012;380(9836):50-8.
11. Stern Y. Cognitive reserve in ageing and Alzheimer's disease. The Lancet Neurology. 2012;11(11):1006-12.
12. Mortimer JA, Snowdon DA, Markesbery WR. Head circumference, education and risk of dementia: Findings from the Nun Study. J Clin Exp Neuropsychol. 2003;25(5):671-9.
13. Kim JM, Stewart R, Shin IS, Kim SW, Yang SJ, Yoon JS. Associations between head circumference, leg length and dementia in a Korean population. Int J Geriatr Psychiatry. 2008;23(1):41-8.
14. Cacace R, Sleegers K, Van Broeckhoven C. Molecular genetics of early-onset Alzheimer's disease revisited. Alzheimers Dement. 2016;12(6):733-48.
15. Bateman RJ, Xiong C, Benzinger TL, Fagan AM, Goate A, Fox NC, et al. Clinical and biomarker changes in dominantly inherited Alzheimer's disease. N Engl J Med. 2012;367(9):795-804.
16. Lambert JC, Ibrahim-Verbaas CA, Harold D, Naj AC, Sims R, Bellenguez C, et al. Meta-analysis of 74,046 individuals identifies 11 new susceptibility loci for Alzheimer's disease. Nat Genet. 2013;45(12):1452-8.
17. Strittmatter WJ, Saunders AM, Schmechel D, Pericak-Vance M, Enghild J, Salvesen GS, et al. Apolipoprotein E: high-avidity binding to beta-amyloid and increased frequency of type 4 allele in late-onset familial Alzheimer disease. Proc Natl Acad Sci U S A. 1993;90(5):1977-81.
18. Tanzi RE. The genetics of Alzheimer disease. Cold Spring Harb Perspect Med. 2012;2(10).
19. Mayeux R, Stern Y. Epidemiology of Alzheimer disease. Cold Spring Harb Perspect Med. 2012;2(8).
20. Bahia VS, Kok F, Marie SN, Shinjo SO, Caramelli P, Nitrini R. Polymorphisms of APOE and LRP genes in Brazilian individuals with Alzheimer disease. Alzheimer Dis Assoc Disord. 2008;22(1):61-5.
21. Guerreiro R, Hardy J. TREM2 and neurodegenerative disease. N Engl J Med. 2013;369(16):1569-70.
22. Barnes DE, Yaffe K. The projected effect of risk factor reduction on Alzheimer's disease prevalence. The Lancet Neurology. 2011;10(9):819-28.
23. Barnes DE, Yaffe K. Accuracy of summary risk score for prediction of Alzheimer disease: Better than demographics alone? Arch Neurol. 2011;68(2):268.
24. Barnes DE, Byers AL, Gardner RC, Seal KH, Boscardin WJ, Yaffe K. Association of mild traumatic brain injury with and without loss of consciousness with dementia in US Military veterans. JAMA Neurol. 2018;75(9):1055-61.
25. LoBue C, Wadsworth H, Wilmoth K, Clem M, Hart J, Jr., Womack KB, et al. Traumatic brain injury history is associated with earlier age of onset of Alzheimer disease. Clin Neuropsychol. 2017;31(1):85-98.
26. Serrano-Pozo A, Mielke ML, Gomez-Isla T, Betensky RA, Growdon JH, Frosch MP, et al. Reactive glia not only associates with plaques but also parallels tangles in Alzheimer's disease. Am J Pathol. 2011;179(3):1373-84.
27. Schellenberg GD, Montine TJ. The genetics and neuropathology of Alzheimer's disease. Acta Neuropathol. 2012;124(3):305-23.
28. O'Brien RJ, Wong PC. Amyloid precursor protein processing and Alzheimer's disease. Annu Rev Neurosci. 2011;34:185-204.
29. Mucke L, Selkoe DJ. Neurotoxicity of amyloid beta-protein: synaptic and network dysfunction. Cold Spring Harb Perspect Med. 2012;2(7):a006338.
30. Pievani M, Haan W, Wu T, Seeley WW, Frisoni GB. Functional network disruption in the degenerative dementias. The Lancet Neurology. 2011;10(9):829-43.
31. Crawford F, Hardy J, Mullan M, Goate A, Hughes D, Fidani L, et al. Sequencing of exons 16 and 17 of the beta-amyloid precursor protein gene in 14 families with early onset Alzheimer's disease fails to reveal mutations in the beta-amyloid sequence. Neurosci Lett. 1991;133(1):1-2.
32. Sherrington R, Rogaev EI, Liang Y, Rogaeva EA, Levesque G, Ikeda M, et al. Cloning of a gene bearing missense mutations in early-onset familial Alzheimer's disease. Nature. 1995;375(6534):754-60.
33. Alonso Adel C, Li B, Grundke-Iqbal I, Iqbal K. Polymerization of hyperphosphorylated tau into filaments eliminates its inhibitory activity. Proc Natl Acad Sci U S A. 2006;103(23):8864-9.
34. Musiek ES, Holtzman DM. Origins of Alzheimer's disease: reconciling cerebrospinal fluid biomarker and neuropathology data regarding the temporal sequence of amyloid-beta and tau involvement. Curr Opin Neurol. 2012;25(6):715-20.
35. Braak H, Zetterberg H, Del Tredici K, Blennow K. Intraneuronal tau aggregation precedes diffuse plaque deposition, but amyloid-beta changes occur before increases of tau in cerebrospinal fluid. Acta Neuropathol. 2013.
36. Crary JF, Trojanowski JQ, Schneider JA, Abisambra JF, Abner EL, Alafuzoff I, et al. Primary age-related tauopathy (PART): A common pathology associated with human aging. Acta Neuropathol. 2014;128(6):755-66.
37. Pontecorvo MJ, Devous MD, Kennedy I, Navitsky M, Lu M, Galante N, et al. A multicentre longitudinal study of flortaucipir (18F) in normal ageing, mild cognitive impairment and Alzheimer's disease dementia. Brain. 2019;142(6):1723-35.
38. Price JL, McKeel Jr DW, Buckles VD, Roe CM, Xiong C, Grundman M, et al. Neuropathology of nondemented aging: Presumptive evidence for preclinical Alzheimer disease. Neurobiol Aging. 2009;30(7):1026-36.
39. Coppola G, Chinnathambi S, Lee JJ, Dombroski BA, Baker MC, Soto-Ortolaza AI, et al. Evidence for a role of the rare p.A152T variant in MAPT in increasing the risk for FTD-spectrum and Alzheimer's diseases. Hum Mol Genet. 2012;21(15):3500-12.
40. Felsky D, Roostaei T, Nho K, Risacher SL, Bradshaw EM, Petyuk V, et al. Neuropathological correlates and genetic architecture of microglial activation in elderly human brain. Nat Commun. 2019;10(1):409.
41. Gratuze M, Leyns CEG, Holtzman DM. New insights into the role of TREM2 in Alzheimer's disease. Mol Neurodegener. 2018;13(1):66.
42. Balin BJ, Hudson AP. Herpes viruses and Alzheimer's disease: New evidence in the debate. The Lancet Neurology. 2018;17(10):839-41.
43. Borges CR, Poyares D, Piovezan R, Nitrini R, Brucki S. Alzheimer's disease and sleep disturbances: A review. Arq Neuropsiquiatr. 2019;77(11):815-24.
44. McKhann GM, Knopman DS, Chertkow H, Hyman BT, Jack CR, Jr., Kawas CH, et al. The diagnosis of dementia due to Alzheimer's disease: recommendations from the National Institute on Aging-Alzheimer's Association workgroups on diagnostic guidelines for Alzheimer's disease. Alzheimers Dement. 2011;7(3):263-9.
45. Wadia PM, Lang AE. The many faces of corticobasal degeneration. Parkinsonism Relat Disord. 2007;(13 Suppl 3):S336-40.
46. Alladi S, Xuereb J, Bak T, Nestor P, Knibb J, Patterson K, et al. Focal cortical presentations of Alzheimer's disease. Brain. 2007;130(Pt 10):2636-45.
47. Reisberg B, Ferris SH, Leon MJ, Crook T. The Global Deterioration Scale for assessment of primary degenerative dementia. Am J Psychiatry. 1982;139(9):1136-9.
48. Gauthier S, Cummings J, Ballard C, Brodaty H, Grossberg G, Robert P, et al. Management of behavioral problems in Alzheimer's disease. Int Psychogeriatr. 2010;22(3):346-72.

49. Tarawneh R, Holtzman DM. The clinical problem of symptomatic Alzheimer disease and mild cognitive impairment. Cold Spring Harb Perspect Med. 2012;2(5):a006148.

50. Palop JJ, Mucke L. Epilepsy and cognitive impairments in Alzheimer disease. Arch Neurol. 2009;66(4):435-40.

51. Vermunt L, Sikkes SAM, van den Hout A, Handels R, Bos I, van der Flier WM, et al. Duration of preclinical, prodromal, and dementia stages of Alzheimer's disease in relation to age, sex, and APOE genotype. Alzheimers Dement. 2019;15(7):888-98.

52. Brucki SM, Nitrini R, Caramelli P, Bertolucci PH, Okamoto IH. Suggestions for utilization of the mini-mental state examination in Brazil. Arq Neuropsiquiatr. 2003;61(3B):777-81.

53. Hughes CP, Berg L, Danziger WL, Coben LA, Martin RL. A new clinical scale for the staging of dementia. Br J Psychiatry. 1982;140:566-72.

54. Hodges JR. Alzheimer's centennial legacy: origins, landmarks and the current status of knowledge concerning cognitive aspects. Brain. 2006;129(Pt 11):2811-22.

55. Pena-Casanova J, Sanchez-Benavides G, de Sola S, Manero-Borras RM, Casals-Coll M. Neuropsychology of Alzheimer's disease. Arch Med Res. 2012;43(8):686-93.

56. Weintraub S, Wicklund AH, Salmon DP. The neuropsychological profile of Alzheimer disease. Cold Spring Harb Perspect Med. 2012;2(4):a006171.

57. Chaves MLF, Godinho CC, Porto CS, Mansur LL, Carthery-Goulart MT, Yassuda MS, et al. Cognitive, functional and behavioral assessment: Alzheimer's disease Dement Neuropsychiatr. 2011;5(3):153-66.

58. Nitrini R, Lefevre BH, Mathias SC, Caramelli P, Carrilho PE, Sauaia N, et al. Neuropsychological tests of simple application for diagnosing dementia. Arq Neuropsiquiatr. 1994;52(4):457-65.

59. Carvalho VA, Barbosa MT, Caramelli P. Brazilian version of the Addenbrooke Cognitive Examination-revised in the diagnosis of mild Alzheimer disease. Cogn Behav Neurol. 2010;23(1):8-13.

60. Gorno-Tempini ML, Hillis AE, Weintraub S, Kertesz A, Mendez M, Cappa SF, et al. Classification of primary progressive aphasia and its variants. Neurology. 2011;76(11):1006-14.

61. Crutch SJ, Lehmann M, Schott JM, Rabinovici GD, Rossor MN, Fox NC. Posterior cortical atrophy. The Lancet Neurology. 2012;11(2):170-8.

62. Crutch SJ, Schott JM, Rabinovici GD, Murray M, Snowden JS, van der Flier WM, et al. Consensus classification of posterior cortical atrophy. Alzheimers Dement. 2017;13(8):870-84.

63. Ossenkoppele R, Jansen WJ, Rabinovici GD, Knol DL, van der Flier WM, Berckel BNM, et al. Prevalence of amyloid PET positivity in dementia syndromes: a meta-analysis. JAMA. 2015;313(19):1939-49.

64. Woodward MC, Rowe CC, Jones G, Villemagne VL, Varos TA. Differentiating the frontal presentation of Alzheimer's disease with FDG-PET. J Alzheimers Dis. 2015;44(1):233-42.

65. Frota NAF, Nitrini R, Damasceno BP, Forlenza OV, Dias-Tosta E, Silva AB, et al. Criteria for the diagnosis of Alzheimer's disease: Recommendations of the Scientific Department of Cognitive Neurology and Aging of the Brazilian Academy of Neurology. Dement Neuropsychol. 2011;5(3):146-52.

66. Caramelli P, Teixeira AL, Buchpiguel CA, Lee HW, Livramento JA, Fernandez LL, et al. Diagnóstico de doença de Alzheimer no Brasil: Exames complementares. Dement Neuropsychiatr. 2011;5(Suppl 1):11-20.

67. Scheltens P, Leys D, Barkhof F, Huglo D, Weinstein HC, Vermersch P, et al. Atrophy of medial temporal lobes on MRI in "probable" Alzheimer's disease and normal ageing: Diagnostic value and neuropsychological correlates. J Neurol Neurosurg Psychiatry. 1992;55(10):967-72.

68. Foster NL, Heidebrink JL, Clark CM, Jagust WJ, Arnold SE, Barbas NR, et al. FDG-PET improves accuracy in distinguishing frontotemporal dementia and Alzheimer's disease. Brain. 2007;130(Pt 10):2616-35.

69. Klunk WE, Engler H, Nordberg A, Wang Y, Blomqvist G, Holt DP, et al. Imaging brain amyloid in Alzheimer's disease with Pittsburgh Compound-B. Ann Neurol. 2004;55(3):306-19.

70. Faria DP, Duran FL, Squarzoni P, Coutinho AM, Garcez AT, Santos PP, et al. Topography of 11C-Pittsburgh compound B uptake in Alzheimer's disease: a voxel-based investigation of cortical and white matter regions. Braz J Psychiatry. 2019;41(2):101-11.

71. Sperling R, Johnson K. Biomarkers of Alzheimer disease: current and future applications to diagnostic criteria. Continuum. 2013;19(2 Dementia):325-38.

72. Wolters EE, Ossenkoppele R, Verfaillie SCJ, Coomans EM, Timmers T, Visser D, et al. Correction to: Regional [(18)F]flortaucipir PET is more closely associated with disease severity than CSF p-tau in Alzheimer's disease. Eur J Nucl Med Mol Imaging. 2020.

73. Forlenza OV, Radanovic M, Talib LL, Aprahamian I, Diniz BS, Zetterberg H, et al. Cerebrospinal fluid biomarkers in Alzheimer's disease: Diagnostic accuracy and prediction of dementia. Alzheimer's & dementia. 2015;1(4):455-63.

74. Jack CR, Jr., Vemuri P, Wiste HJ, Weigand SD, Lesnick TG, Lowe V, et al. Shapes of the trajectories of 5 major biomarkers of Alzheimer disease. Arch Neurol. 2012;69(7):856-67.

75. Jack CR, Jr., Bennett DA, Blennow K, Carrillo MC, Feldman HH, Frisoni GB, et al. A/T/N: An unbiased descriptive classification scheme for Alzheimer disease biomarkers. Neurology. 2016;87(5):539-47.

76. Jack CR, Jr., Bennett DA, Blennow K, Carrillo MC, Dunn B, Haeberlein SB, et al. NIA-AA Research Framework: Toward a biological definition of Alzheimer's disease. Alzheimers Dement. 2018;14(4):535-62.

77. McDade E, Wang G, Gordon BA, Hassenstab J, Benzinger TLS, Buckles V, et al. Longitudinal cognitive and biomarker changes in dominantly inherited Alzheimer disease. Neurology. 2018;91(14):e1295-e306.

78. Wang G, Coble D, McDade EM, Hassenstab J, Fagan AM, Benzinger TLS, et al. Staging biomarkers in preclinical autosomal dominant Alzheimer's disease by estimated years to symptom onset. Alzheimers Dement. 2019;15(4):506-14.

79. Vale FAC, Neto YC, Bertolucci PH, Machado JCB, Silva DJ, Allam N, et al. Treatment of Alzheimer's disease in Brazil: II. Behavioral and psychological symptoms of dementia. Dement Neuropsychiatr. 2011;5(3):189-97.

80. Scheltens P, Twisk JW, Blesa R, Scarpini E, von Arnim CA, Bongers A, et al. Efficacy of Souvenaid in mild Alzheimer's disease: results from a randomized, controlled trial. J Alzheimers Dis. 2012;31(1):225-36.

81. Burke A, Hall G, Tariot PN. The clinical problem of neuropsychiatric signs and symptoms in dementia. Continuum. 2013;19(2 Dementia):382-96.

82. Cummings J, Lee G, Ritter A, Sabbagh M, Zhong K. Alzheimer's disease drug development pipeline: 2019. Alzheimers Dement. 2019;5:272-93.

83. Schenk DB, Seubert P, Grundman M, Black R. A beta immunotherapy: Lessons learned for potential treatment of Alzheimer's disease. Neurodegener Dis. 2005;2(5):255-60.

84. Forlenza OV, Radanovic M, Talib LL, Gattaz WF. Clinical and biological effects of long-term lithium treatment in older adults with amnestic mild cognitive impairment: randomised clinical trial. Br J Psychiatry. 2019:1-7.

85. Matsunaga S, Kishi T, Annas P, Basun H, Hampel H, Iwata N. Lithium as a treatment for Alzheimer's disease: A systematic review and meta-analysis. J Alzheimers Dis. 2015;48(2):403-10.

86. Suemoto CK, Leite REP, Ferretti-Rebustini REL, Rodriguez RD, Nitrini R, Pasqualucci CA, et al. Neuropathological lesions in the very old: results from a large Brazilian autopsy study. Brain Pathol. 2019;29(6):771-81.

87. Sperling RA, Aisen PS, Beckett LA, Bennett DA, Craft S, Fagan AM, et al. Toward defining the preclinical stages of Alzheimer's disease: Recommendations from the National Institute on Aging-Alzheimer's Association workgroups on diagnostic guidelines for Alzheimer's disease. Alzheimers Dement. 2011;7(3):280-92.

88. Jack Jr. CR, Knopman DS, Jagust WJ, Petersen RC, Weiner MW, Aisen PS, et al. Update on hypothetical model of Alzheimer's disease biomarkers. Lancet Neurol. 2013;12(2):207-16.

89. Barkhof F, Hazewinkel M, Binnewijzend M, Smithuis R. Role of MRI: updated version. Radiology Assistant; 2012. Disponível em: https://radiologyassistant.nl/neuroradiology/dementia/role-of-mri.

7

Comprometimento cognitivo e demência vascular

Márcia Radanovic
Giuliana Franco Facco
Romel Lenin Ibarra Fernandez
Orestes Vicente Forlenza

Sumário

Introdução e definições
Etiopatogenia
    Fatores de risco
    Fisiopatologia
    Mecanismos etiopatogênicos
Quadro clínico e diagnóstico
    Comprometimento cognitivo vascular leve (CCV leve)
    Demência vascular (DV)
    Avaliação da cognição
Exames complementares
Diagnóstico diferencial
Tratamento
Considerações finais
Vinheta clínica
Para aprofundamento
Referências bibliográficas

Pontos-chave

- O conceito de comprometimento cognitivo vascular (CCV) engloba todas as formas de comprometimento cognitivo associadas a lesões cerebrais provocadas por doença cerebrovascular (DCV), em um espectro que vai do comprometimento cognitivo leve à demência vascular.
- O quadro clínico e cognitivo do CCV é muito heterogêneo, na medida em que possui várias etiologias subjacentes; além disso, a variedade no número, volume e topografia das lesões cerebrais vasculares contribui para o perfil clínico multivariado. Tanto infartos quanto hemorragias cerebrais podem levar à perda cognitiva.
- O CCV pode ser classificado de acordo com critérios etiopatogênicos, clínicos, de neuroimagem, ou uma combinação destes. A principal distinção a ser feita é entre o CCV pós-acidente vascular encefálico (múltiplos ou pós-infarto estratégico) e a doença isquêmica subcortical (que muitas vezes pode cursar com eventos clinicamente "silenciosos").
- As regiões do cérebro que, isoladamente acometidas, podem levar ao CCV (regiões estratégicas) são tálamo, núcleo caudado, putâmen, prosencéfalo basal, hipocampo e territórios da artéria cerebral anterior.
- O diagnóstico do CCV baseia-se em critérios clínicos (presença de fatores de risco cardiovascular, antecedentes de doença vascular cerebral, cardíaca, renal ou periférica, sinais focais ao exame neurológico) e de neuroimagem. É importante ter em mente que a demência mista (vascular associada à doença neurodegenerativa) é muito prevalente na população.

INTRODUÇÃO E DEFINIÇÕES

O termo comprometimento cognitivo vascular (CCV) ou transtorno neurocognitivo vascular (TNV) refere-se à síndrome cognitiva do espectro comprometimento cognitivo leve (CCL), demência associada à evidência clínica ou subclínica de lesão secundária à doença cerebrovascular (DCV). Nesse conceito estão compreendidas doenças heterogêneas com uma variedade de mecanismos fisiopatológicos que determinam alterações cognitivas em graus diferentes[1].

A demência vascular (DV) é o segundo tipo mais frequente de demência, representando entre 15 e 20% dos casos de demências nos Estados Unidos e na Europa, assim como no Brasil. A forma mista da doença (DCV associada a doenças neurodegenerativas) é considerada a terceira causa mais comum de demência[2]. Sua prevalência é estimada em cerca de 116 casos/10.000 indivíduos com mais de 50 anos[3], enquanto sua incidência varia de 2,2 por 1.000 indivíduos/ano a partir dos 55 anos a 3,1 por 1.000 indivíduos/ano a partir dos 65 anos de idade[4]. Estudos recentes indicam que a DCV também tem participação significativa na "expressão" de doenças neurodegenerativas, como a doença de Alzheimer[5]. Um estudo clinicopatológico encontrou as seguintes etiologias para quadros demenciais na comunidade: vascular pura (12%), patologia Alzheimer associada a infartos cerebrais (38%), patologia Alzheimer pura (30%) e patologia Alzheimer com infartos cerebrais e patologia por corpos de Lewy (4%). A patologia vascular em geral esteve presente em 54% dos casos de demência[6]. Uma das dificuldades dos achados epidemiológicos é que, na maioria de estudos clínicos de coortes, a causa vascular da demência é menor que nos estudos na comunidade, em que a causa mista é mais frequente[7], o que dificulta a estimativa exata da prevalência do CCV.

ETIOPATOGENIA

Fatores de risco

A maioria dos estudos sobre os fatores de risco para CCV está relacionada à DV, sendo similares aos fatores de risco para acidente vascular encefálico (AVE). Alguns dos fatores de risco não são modificáveis, como a idade, fatores genéticos e sexo feminino. Por outro lado, entre os fatores modificáveis relacionados ao estilo de vida estão o tabagismo, o nível de atividade física e a obesidade. Outros fatores de risco que podem ser controlados são hipertensão arterial sistêmica (HAS), diabetes, doenças inflamatórias e os mais diretamente relacionados à doença vascular concomitante, como antecedente de AVE, doença coronariana, fibrilação atrial, doença arterial periférica e doença renal crônica[8,9,10].

Dentre todos os fatores de risco descritos, são de especial importância a HAS, o diabetes e a ocorrência de AVE[11]. Pacientes hipertensos adultos e na meia-idade apresentaram maior incidência de demência em geral quando comparados a indivíduos normotensos em um estudo de seguimento de 24 anos[12]. Pacientes diabéticos apresentam risco significativo para o desenvolvimento de CCL e indivíduos com CCL e diabetes apresentam maior risco de conversão para demência (especialmente DV) quando comparados a indivíduos com CCL sem diabetes[13]. A presença de AVE aumenta em duas vezes o risco de demência após um ano de sua ocorrência[14], e a gravidade do AVE também influencia o risco de conversão para demência[15].

Fisiopatologia

Uma série de mecanismos biológicos têm sido propostos com o objetivo de correlacionar a doença vascular e o comprometimento cognitivo, porém a sequência na qual esses processos acontecem ainda não foi claramente identificada. Em geral, entende-se que os fatores de risco vasculares e de estilo de vida, os tipos de DCV (arterioloesclerose, ateroesclerose e angiopatia cerebral amiloide) e a lesão no parênquima cerebral interagem, cada um deles levando a um grau diferente de comprometimento cognitivo e outros sinais clínicos[16].

Dentro dos mecanismos fisiopatológicos subjacentes ao CCV, encontra-se a hipoperfusão crônica cerebral, produto da alteração neurovascular, associada em modelos experimentais a alterações da substância branca, infartos lacunares, hemorragias e atrofia cerebral. Esse estado de hipoperfusão cerebral seria gerado por mecanismos que comprometem a reatividade da parede vascular e poderia estar associado à HAS e ao envelhecimento, que também levariam a um aumento da permeabilidade da barreira hematoencefálica (BHE) e consequente entrada de componentes plasmáticos potencialmente neurotóxicos, perda neuronal e degeneração da substância branca.

A disfunção endotelial vascular também contribuiria para o CCV, gerando diminuição da liberação de óxido nítrico, um potente vasodilatador, levando à disfunção neurovascular, trombose microvascular e aumento da permeabilidade da BHE. Essa alteração permite também a secreção de fatores tóxicos que bloqueiam a diferenciação oligodendroglial, alterando a mielinização essencial para a integridade da substância branca. De forma similar, tem sido proposta uma alteração da BHE por perda dos pericitos, associada a hipoperfusão cerebral, hipóxia, alteração da substância branca e perda neuronal[17].

Finalmente são descritos outros mecanismos, como os processos de inflamação local cerebral ou sistêmica, alteração da drenagem perivascular mediada por astrócitos (comprometendo a capacidade de remover toxinas e proteínas intersticiais do cérebro) e o impacto da atividade imune inata ou adaptativa[16].

Mecanismos etiopatogênicos

Nos últimos anos, tem sido fundamental a contribuição dos estudos anatomopatológicos e de neuroimagem para determinar os diversos achados neuropatológicos associados ao CCV. A partir disso foram propostas categorias definidas de CCV levando em conta os mecanismos etiológicos, como o de Graff-Radford[5], que se baseou na patologia vascular encontrada em ressonância magnética (RM) e permite uma melhor especificação de fatores de risco, quadro clínico e tratamento (Quadro 1)[1].

QUADRO CLÍNICO E DIAGNÓSTICO

Comprometimento cognitivo vascular leve (CCV leve)

O primeiro passo na avaliação clínica é definir o nível de gravidade do comprometimento cognitivo. O CCV leve, ou transtorno neurocognitivo vascular menor, é definido por[18,19]:
- Declínio em pelo menos um dos quatro principais domínios avaliados (atenção/funções executivas, memória, linguagem e funções visuoespaciais.
- Atividades básicas da vida diária e das atividades instrumentais normais ou levemente comprometidas (neste caso, não resultante de déficits motores ou sensitivos.
- Evidência de DCV em exame de neuroimagem.
- Relação temporal entre o evento vascular e o início dos sintomas cognitivos *ou* relação clara entre a gravidade e o pa-

Quadro 1 Classificação etiopatogênica do comprometimento cognitivo vascular (CCV)

1. Doença de pequenos vasos

a) Arteriopatia hipertensiva	b) Angiopatia amiloide
• microssangramento cerebral • hemorragia intracraniana profunda • infartos lacunares • hiperintensidades da substância branca • dilatação dos espaços perivasculares profundos	• microssangramento cerebral lobar • hemorragia intracraniana lobar • hemorragia subaracnoide da convexidade cerebral • siderose cortical superficial • hiperintensidades da substância branca • dilatação dos espaços perivasculares do centro semioval

2. Doença de grandes vasos e embólica
a. Infartos múltiplos
b. Infarto estratégico: tálamo, núcleos da base, prosencéfalo basal, entre outras topografias
c. Hipoperfusão global: infartos em território de fronteira arterial

3. Demência mista

4. Arteriopatias específicas
a. Angiopatia amiloide (esporádica, genética)
b. CADASIL* mutação NOTCH3
c. Arteriopatia por mutação HTRA1

*CADASIL: sigla em inglês para Arteriopatia Cerebral Autossômica com Infartos Subcorticais e Leucoencefalopatia. Fonte: adaptado de Graff-Radford, 2019[5].

drão dos sinais e sintomas e a presença de DCV subcortical difusa.

- Ausência de evidências sugestivas de outras doenças neurodegenerativas (doença de Alzheimer, demência com corpos de Lewy, doença de Parkinson etc.
- Exclusão de uso de drogas nos últimos três meses e de *delirium*.

Idealmente deveriam ser usados testes neuropsicológicos normatizados para a idade, nível educacional e antecedentes culturais do paciente, validados em sua língua materna e administrados por profissionais treinados.

O CCV leve é dividido em quatro subtipos clínicos:

- Amnéstico domínio único: apenas memória episódica é afetada;
- Amnéstico múltiplos domínios: a memória episódica é afetada em combinação com outras funções cognitivas;
- Não amnéstico domínio único: outra função que não a memória episódica é afetada;
- Não amnéstico múltiplos domínios: mais de uma função (que não a memória episódica) é afetada[18].

Demência vascular (DV)

Os critérios da AHA-ASA para DV são os mesmos já descritos para CCV leve, com exceção do quesito relacionado à funcionalidade, ou seja, atividades básicas da vida diária e atividades instrumentais estão comprometidas, porém não em decorrência de déficits motores ou sensitivos[19].

Considerando a heterogeneidade da etiopatogenia da DV, fica evidente que sua apresentação clínica não se limita a um padrão específico. Apesar de historicamente estar associada à ocorrência de AVE, atualmente, sabe-se que não são necessá-rios sintomas agudos típicos dessa afecção para o diagnóstico de DV.

Um segundo passo importante para o diagnóstico de CCV leve ou DV é determinar, por meio da avaliação clínica, os sinais sugestivos de etiologia vascular, na forma de sinais neurológicos como disartria, afasia, hemianopsia, hemiparesia, sinais de liberação frontal, sinal de Babinski, hipertonia muscular e assimetria de reflexos osteotendinosos[5,20].

Certos achados clínicos indicam uma maior probabilidade da DV como etiologia do comprometimento cognitivo encontrado, tais como alterações de funções executivas (p. ex., atenção, planejamento, organização) e na velocidade de processamento de informações, assim como déficit cognitivo com início e piora abrupta, com intervalos de doença sem progressão (p. ex., no caso de múltiplos AVE)[1]. Ainda assim, pacientes com doenças de pequenos vasos podem apresentar quadro de início insidioso, similar a outras demências, embora alterações de marcha, incontinência urinária e parkinsonismo ocorram com mais frequência (especialmente em relação à DA)[21].

O DSM-5 define o espectro do CCV como transtorno neurocognitivo vascular (TNC-V). O diagnóstico inicia-se a partir da identificação de TNC leve (prejuízo pequeno no desempenho cognitivo; z escore entre –1 e – 2 ao exame neuropsicológico) ou TNC maior (prejuízo cognitivo significante; z escore <-2 ao exame neuropsicológico), bem como de aspectos clínicos ou complementares de doença cerebrovascular[22] (Quadro 2).

Avaliação da cognição

A maioria das recomendações de especialistas sugere que um passo inicial na evidenciação objetiva do comprometimento cognitivo é o uso de instrumentos de rastreamento diagnóstico como o *Montreal Cognitive Assessment*

Quadro 2 Critérios do DSM-5 para diagnóstico do transtorno neurocognitivo vascular (TNC-V)

A) Preenche critérios para TNC leve ou maior
B) Aspectos clínicos consistentes com etiologia vascular, conforme sugerido por um dos seguintes: b1- O surgimento dos déficits está temporalmente relacionado com um ou mais de um evento cerebrovascular b2- Evidências de declínio são destacadas na atenção complexa (incluindo velocidade de processamento) e na função executiva frontal
C) Há evidências da presença de doença cerebrovascular a partir da história, do exame físico e/ou de neuroimagem, consideradas suficientes para responder pelos déficits cognitivos
D) Os sintomas não são mais bem explicados por outra doença cerebral ou transtorno sistêmico
Obs.: TNC-vascular provável: Se um dos seguintes estiver presente (caso nenhum esteja, chama-se TNC-vascular possível): ▪ Evidência de neuroimagem de lesão parenquimatosa significativa ▪ Sintomas cognitivos temporalmente relacionados com um ou mais eventos cerebrovasculares documentados ▪ Evidências clínicas e genéticas de doença cerebrovascular estão presentes (p. ex., CADASIL)

(MoCA)[23], que possui maior sensibilidade para detectar alterações nas funções executivas, por apresentar tarefas adaptadas do teste de trilhas B, avalia fluência fonêmica, abstração verbal e a tarefa de memória verbal inclui memória imediata e evocação[1,19]. Assim, uma pesquisa demonstrou que o MoCA e o *Addenbrooke's Cognitive Examination-Revised* (ACE-R) são instrumentos adequados para o rastreamento diagnóstico de comprometimento cognitivo em pacientes pós-AVE e ataque isquêmico transitório (AIT), sendo superiores ao Miniexame do Estado Mental (MEEM)[24]. Deve-se lembrar que no CCV não é possível encontrar um perfil típico de comprometimento cognitivo em razão da heterogeneidade na etiopatogenia, localização e extensão das lesões.

Além da classificação etiopatogênica descrita no Quadro 2, a DV pode ser classificada de acordo com suas apresentações clínicas, embora exista alguma sobreposição entre as duas formas de classificação (ver Figuras 1 e 2).

Por fim, em 2018 foi publicado um novo consenso para diagnóstico do CCV (*Vascular Impairment of Cognition Classification Consensus Study 2 –* VICCCS-2)[19], representado na Figura 2.

EXAMES COMPLEMENTARES

A avaliação complementar do paciente com sintomas de comprometimento cognitivo vascular, independentemente do

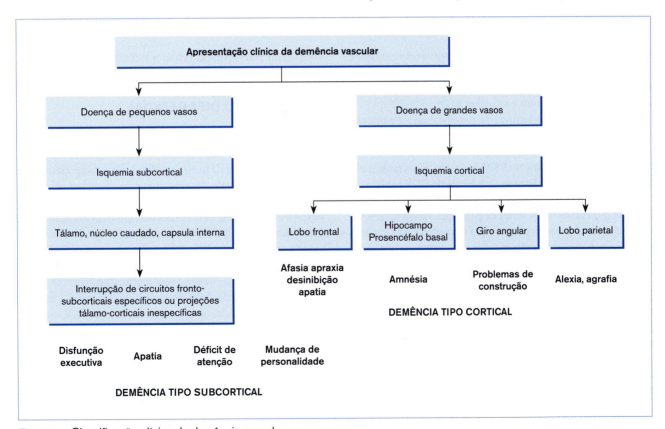

Figura 1 Classificação clínica da demência vascular.
Fonte: Román, 2002[25].

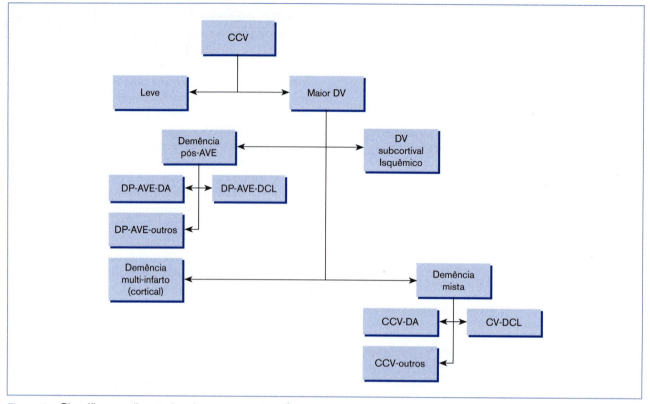

Figura 2 Classificação diagnóstica do comprometimento cognitivo vascular de acordo com o Vascular Impairment of Cognition Classification Consensus Study 2 (VICCCS-2).
CCV: Comprometimento cognitivo vascular; DV: demência vascular; DpAVE: demência pós-AVE; DA: doença de Alzheimer; DCL: demência com corpos de Lewy.
Fonte: Skrobot et al., 2018[19].

subtipo, deve se iniciar com exames laboratoriais para exclusão de condições tratáveis, e deve incluir hemograma, eletrólitos, perfil lipídico, homocisteína, HbA1c, função tireoidiana, além de dosagem de ácido fólico e vitamina B12[26].

Um componente determinante para estabelecer a presença da etiologia vascular como causa do comprometimento cognitivo, além da sua localização e gravidade, são os estudos de neuroimagem, especialmente a RM de crânio. É necessário um juízo clínico para estabelecer se a evidência de DCV explica suficientemente ou em parte o declínio cognitivo, porque com frequência são encontrados sinais de patologia vascular cerebral em pacientes sem comprometimento cognitivo e não existem modelos que possam predizer o declínio cognitivo com base nos achados de neuroimagem.

O subtipo clínico no qual essa relação pode ser estabelecida com mais certeza é na demência pós-AVE, quando existe ausência de alterações cognitivas prévias, história clínica clara de AVE e relação temporal evidente com o comprometimento cognitivo. É importante levar em conta o número, o volume e a localização das lesões, lembrando, no entanto, que mesmo lesões únicas podem acometer regiões cerebrais de grande relevância cognitiva, como tálamo, mesencéfalo, lobo frontal medial e temporal, e área perisylviana esquerda. Em casos de comprometimento cognitivo sem história de AVE e evidência de DCV, a estratégia inicial é considerar relevantes as lesões vasculares se elas são suficientemente extensas e difusas[5,20].

DIAGNÓSTICO DIFERENCIAL

O diagnóstico diferencial do CCV se dá, evidentemente, em relação a outras etiologias de declínio cognitivo e demência. Em decorrência da heterogeneidade de suas apresentações clínicas, a DV permite um espectro amplo de diagnósticos diferenciais, como doença de Alzheimer (DA), demência com corpos de Lewy e as demências do tipo degeneração lobar Frontotemporal (DLFT). Mais ainda, a DCV pode estar associada a etiologias neurodegenerativas, nas formas de demência mista – nesse caso, o objetivo é verificar se a DCV concomitante ao processo neurodegenerativo também contribui para a progressão do declínio cognitivo. Não existe um padrão específico de acometimento cognitivo no CCV, mas, em geral, ocorre maior (e mais precoce) envolvimento das funções executivas do que memória episódica (diferencial com DA). Sintomas neuropsiquiátricos e alterações comportamentais graves também são menos frequentes do que na DCL e DLFT. A evidência de DCV em estudos de neuroimagem é de fundamental importância para o diagnóstico diferencial, mas exige cuidadoso julgamento clínico quanto à sua real relevância frente ao quadro clínico.

TRATAMENTO

O tratamento da DV nas modalidades prevenção primária, prevenção secundária, intervenção farmacológica e não farmacológica será abordado no Volume 3.

CONSIDERAÇÕES FINAIS

A DV é a segunda causa de demência no mundo. Além disso, frequentemente a DCV se combina com quadros neurodegenerativos e contribui para o declínio cognitivo nas demências mistas. Do ponto de vista clínico, é importante investigar a potencial contribuição da DCV em todo indivíduo com declínio cognitivo, especialmente naqueles com histórico de doença vascular sistêmica, HAS, diabetes e doenças cardíacas. A abordagem diagnóstica da DV implica em identificar a presença de comprometimento cognitivo e sinais de DCV em suas múltiplas formas de apresentação e estabelecer, por meio de julgamento clínico, se há relação entre os dois (temporal ou em termos de relevância, levando em conta número, tamanho e localização das lesões). O tratamento do CCV inclui prevenção primária, secundária e intervenção farmacológica e não farmacológica, embora os reais impactos da prevenção dos fatores de risco cardiovasculares na incidência do CCV ainda não sejam claros.

Esse caso ilustra um exemplo de infarto único (estratégico) mimetizando um quadro que poderia ser compatível com demência frontotemporal variante comportamental (apatia, irritabilidade, perda de empatia e aumento do apetite para doces).

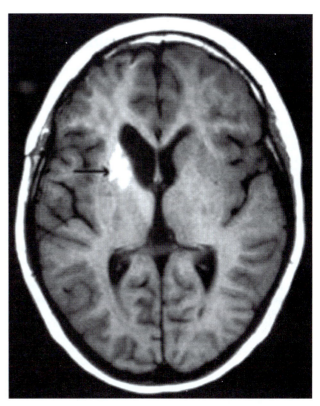

Figura 3 Corte axial em T1-FLAIR evidenciando infarto de núcleo caudado à D (seta).
Fonte: arquivo pessoal dos autores.

Vinheta clínica

Paciente masculino, 63 anos, com queixa de alteração de comportamento. Hipertenso leve, bem controlado, não apresentava nenhuma alteração significativa ao exame físico geral e exame neurológico. Pouco tempo antes da consulta atual, passou a apresentar queda de rendimento no serviço, mas para surpresa da esposa, não se incomodava com as críticas que recebia. Tornou-se menos afetivo com a família e passou a comer grandes quantidades de chocolate, o que não era habitual. No dia anterior havia ficado muito irritado com o filho por causa de uma brincadeira sem importância, o que também chamou a atenção de outros familiares.

Há alguns meses havia apresentado um episódio de perda de força em braço direito, que durou algumas horas, mas já havia melhorado quando recebeu atendimento em serviço de emergência.

No exame cognitivo de rastreio (MoCA), apresentou dificuldade na realização do desenho do relógio e na fluência verbal. A RM de crânio mostrou infarto em núcleo caudado à D (Figura 3).

Para aprofundamento

- Engelhardt E, Tocquer C, André C, Moreira DM, Okamoto IH, Cavalcanti JLS, et al. Vascular dementia. Cognitive, functional and behavioral assessment. Recommendations of the Scientific Department of Cognitive Neurology and Aging of the Brazilian Academy of Neurology. Part II. Dement Neuropsychol. 2011;5(4):264-74.
  - ⇨ Este guia de recomendações organizado por membros da Academia Brasileira de Neurologia apresenta uma relação de testes cognitivos, funcionais e avaliação comportamental com instrumentos validados para o português brasileiro.
- Sposato LA, Kapral MK, Fang J, Gill SS, Hackam DG, Cipriano LE, et al. Declining incidence of stroke and dementia: coincidence or prevention opportunity? JAMA Neurology. 2015;72(12):1529-31. Disponível em: <http://archneur.jamanetwork.com/article.aspx?doi=10.1001/jamaneurol.2015.2816>.
  - ⇨ Este artigo discute o potencial impacto da redução da incidência de AVE na futura ocorrência de demência.
- Smith E. Vascular cognitive impairment. Continuum (Minneap Minn). 2016; 22(2):490-509.
  - ⇨ Este artigo apresenta uma interessante comparação entre as várias classificações clínicas do CCV..

REFERÊNCIAS BIBLIOGRÁFICAS

1. Dichgans M, Leys D. Vascular cognitive impairment. Circulation Research. 2017;120(3):573-91. Disponível em: <http://circres.ahajournals.org>.
2. Wolters FJ, Ikram MA. Epidemiology of vascular dementia nosology in a time of epiomics. Arterioscler Thromb Vasc Biol. 2019;39:1542-49. Disponível em: <www.ahajournals.org/atvb/atvb-focus>.
3. Molad J, Hallevi H, Korczyn AD, Kliper E, Auriel E, Bornstein NM, et al. Vascular and neurodegenerative markers for the prediction of post-stroke cognitive impairment: results from the TABASCO Study. J Alzheimer's Dis. 2019;70(3):889-98. Disponível em: <https://www.medra.org/servlet/aliasResolver?alias=iospress&doi=10.3233/JAD-190339>.
4. Yuan J, Zhang Z, Wen H, Hong X, Hong Z, Qu Q, et al. Incidence of dementia and subtypes: a cohort study in four regions in China. Alzheimer's and dementia. 2016;12(3):262-71. Disponível em: <http://doi.wiley.com/10.1016/j.jalz.2015.02.011>.
5. **Graff-Radford J. Vascular cognitive impairment. Continuum (Minneap Minn) Lifelong Learning in Neurology. 2019;25(1):147-64.**
   ⇨ Este artigo apresenta uma revisão que destaca os principais pontos da classificação atual do CCV, além de possuir vários casos clínicos interessantes e excelentes exemplos de estudos de neuroimagem.
6. Schneider JA, Arvanitakis Z, Bang W, Bennett DA. Mixed brain pathologies account for most dementia cases in community-dwelling older persons. Neurology. 2007;69(24):2197-204. Disponível em: <http://www.neurology.org/cgi/doi/10.1212/01.wnl.0000271090.28148.24>.
7. Schneider JA, Aggarwal NT, Barnes L, Boyle P, Bennett DA. The neuropathology of older persons with and without dementia from community versus clinic cohorts. J Alzheimer's Dis. 2009;18(3):691-701.
8. Albanese E, Launer LJ, Egger M, Prince MJ, Giannakopoulos P, Wolters FJ, et al. Body mass index in midlife and dementia: systematic review and meta-regression analysis of 589,649 men and women followed in longitudinal studies. Alzheimer's and Dementia: Diagnosis, Assessment and Disease Monitoring. 2017;8:165-78.
9. Dichgans M, Zietemann V. Prevention of vascular cognitive impairment. Stroke. 2012;43(11):3137-46. Disponível em: <http://www.ncbi.nlm.nih.gov/pubmed/22935401>.
10. McGrath ER, Beiser AS, DeCarli C, Plourde KL, Vasan RS, Greenberg SM, et al. Blood pressure from mid-to late life and risk of incident dementia. Neurology. 2017;89(24):2447-54.
11. Ku-ma E, Lourida I, Moore SF, Levine DA, Ukoumunne OC, Llewllyn DJ, et al. Stroke and dementia risk: a systematic review and meta-analysis. Alzheimer's and Dementia. 2018;14(11):1416-26. Disponível em: <http://doi.wiley.com/10.1016/j.jalz.2018.06.3061>.
12. Walker KA, Sharrett AR, Wu A, Schneider ALC, Albert M, Lutsey PL, et al. Association of midlife to late-life blood pressure patterns with incident dementia. JAMA. 2019;322(6):535. Disponível em: <https://jamanetwork.com/journals/jama/fullarticle/2747672>.
13. Biessels GJ, Despa F. Cognitive decline and dementia in diabetes mellitus: Mechanisms and clinical implications. Nature Reviews Endocrinology. 2018;14(10):591-604.
14. Portegies MLP, Wolters FJ, Hofman A Ikram MK, Koudstaal PJ, Ikram MA. Prestroke vascular pathology and the risk of recurrent stroke and poststroke dementia. Stroke. 2016;47(8):2119-22. Disponível em: <http://www.ncbi.nlm.nih.gov/pubmed/27418596>.
15. Pendlebury ST, Rothwell PM. Incidence and prevalence of dementia associated with transient ischaemic attack and stroke: analysis of the population-based Oxford Vascular Study. The Lancet Neurology. 2019;18(3):248-58.
16. Van Der Flier WM, Skoog I, Schneider JA, Pantoni L, Mok V, Chen CLH, et al. Vascular cognitive impairment. Nature Reviews Disease Primers. 2018;4(1):1-16.
17. Iadecola C, Duering M, Chachinski V, Joutel A, Pendlebury ST, Schneider JA, et al. Vascular cognitive impairment and dementia: JACC Scientific Expert Panel. J Am Coll Cardiol. 2019;73(25):3326-44. Disponível em: <https://linkinghub.elsevier.com/retrieve/pii/S0735109719350053>.
18. **Gorelick PB, Scuteri A, Black SE, Decarli C, Greenberg SM, Iadecola C, Launer LJ, et al. Vascular contributions to cognitive impairment and dementia: a statement for healthcare professionals from the American Heart Association/American Stroke Association. Stroke. 2011;42(9):2672-713. Disponível em: <https://www.ahajournals.org/doi/10.1161/STR.0b013e3182299496>.**
   ⇨ Este artigo apresenta as bases para a compreensão da atual classificação do CCV, situando o leitor em uma perspectiva histórica.
19. **Skrobot OA, Black SE, Chen C, DeCarli C, Erkinjuntti T, Ford GA, et al. Progress toward standardized diagnosis of vascular cognitive impairment: Guidelines from the vascular impairment of cognition classification consensus study. Alzheimer's and Dementia. 2018;14(3):280-92. Disponível em: <http://doi.wiley.com/10.1016/j.jalz.2017.09.007>.**
   ⇨ Este artigo apresenta a mais nova classificação clinicopatológica do CCV, um consenso dos maiores especialistas na área.
20. Smith E. Vascular cognitive impairment. CONTINUUM Lifelong Learning in Neurology. 2016;22:490-509.
21. Staekenborg SS, van der Flier WM, van Straaten ECW, Lane R, Barkhof F, Scheltens P. Neurological signs in relation to type of cerebrovascular disease in vascular dementia. Stroke. 2008;39(2):317-22. Disponível em: <https://www.ahajournals.org/doi/10.1161/STROKEAHA.107.493353>.
22. American Psychiatric Association (APA). DSM-5: Manual diagnóstico e estatístico de transtornos mentais, 5. ed (DSM-5). Porto Alegre: Artmed; 2013.
23. Nasreddine ZS, Phillips NA, Bedirian V, Charbonneau S, Whitehead V, Collin I, et al. The Montreal Cognitive Assessment, MoCA: a brief screening tool for mild cognitive impairment. J Am Ger Soc. 2005;53(4):695-99. Disponível em: <https://sci-hub.si/https://onlinelibrary.wiley.com/doi/abs/10.1111/j.1532-5415.2005.53221.x>. Acesso em: fev. 2020.
24. Pendlebury ST, Mariz J, Bull L, Mehta Z, Rothwell PM. MoCA, ACE-R, and MMSE versus the National Institute of Neurological Disorders and Stroke-Canadian Stroke Network Vascular Cognitive Impairment Harmonization Standards Neuropsychological Battery after TIA and Stroke. Stroke. 2012;43(2):464-69. Disponível em: <https://www.ahajournals.org/doi/10.1161/STROKEAHA.111.633586>.
25. **Román GC. Defining dementia: clinical criteria for the diagnosis of vascular dementia. Acta Neurologica Scandinavica, Supplement. 2002;106(178):6-9. Disponível em: <http://doi.wiley.com/10.1034/j.1600-0404.106.s178.2.x>.**
   ⇨ Este artigo apresenta a classificação da demência vascular vigente à época, que é de particular interesse para que se possa compreender a atual inter-relação entre etiopatogenia e aspectos clínicos para o diagnóstico da DV.
26. **Azarpazhooh MR, Hachinski V. Vascular cognitive impairment: A preventable component of dementia. Handbook of clinical neurology. Philadelphia: Elsevier; 2019. p.377-91. Disponível em: <https://linkinghub.elsevier.com/retrieve/pii/B9780128047668000200>.**
   ⇨ Este capítulo destaca aspectos importantes sobre prevenção primária e secundária e discute seu potencial impacto na diminuição da incidência de CCV.
27. Feigin VL, Krishnamurthi R. Stroke prevention in the developing world. Stroke. 2011;42(12):3655-58. Disponível em: <https://www.ahajournals.org/doi/10.1161/STROKEAHA.110.596858>.
28. Tang EYH, Amiesimaka O, Harrison SL, Green E, Price C, Robinson L, et al. Longitudinal effect of stroke on cognition: a systematic review. J Am Heart Association. 2018;7(2):1-9. Disponível em: <https://www.ahajournals.org/doi/10.1161/JAHA.117.006443>.
29. Wolters FJ, tinga LM, Dhana K, Koudstaal PJ, Hofman A, Bos D, et al. Life expectancy with and without dementia: A population-based study of dementia burden and preventive potential. Am J Epidemiol. 2018;188(2):372-81. Disponível em: <https://academic.oup.com/aje/article/188/2/372/5123985>.
30. O'Donnell MJ, Xavier D, Liu L, Zhang H, Chin SL, Rao-Melacini P, et al. Risk factors for ischaemic and intracerebral haemorrhagic stroke in 22 countries (the INTERSTROKE Study): a case-control study. Lancet. 2010;376(9735):112-23. Disponível em: <www.thelancet.com>.

8

Demência com corpos de Lewy e demência na doença de Parkinson

Florindo Stella
Luiz Fernando de Almeida Lima e Silva
Júlia Cunha Loureiro
Orestes Vicente Forlenza

Sumário

Demência com corpos de Lewy e demência devido à doença de Parkinson
  Histórico e aspectos epidemiológicos
  Fisiopatologia
  Critérios diagnósticos
  Casos clínicos – DCL e DDP
Peculiaridades da DCL e da DDP
Avaliação cognitiva na DCL e DDP
Tratamento da DCL e DDP
Para aprofundamento
Referências bibliográficas

Pontos-chave

- Demência com corpos de Lewy (DCL) e demência na doença de Parkinson (DDP) são condições clínicas que compartilham a mesma fisiopatologia (α-sinucleinopatia, porém, com algumas peculiaridades de natureza clínica).
- A DCL tem início do declínio cognitivo no contexto do surgimento dos sinais e sintomas motores, ou até 1 ano após a eclosão dessas manifestações. Na DDP, os sintomas cognitivos começam após 1 ano do surgimento das alterações motoras, geralmente, vários anos depois.
- Funções executivas, lentificação do processamento cognitivo, visuoconstrutividade, visuoespacialidade e atenção constituem os domínios da cognição mais evidentes nas fases iniciais dessas demências.
- Comprometimento de memória episódica recente, linguagem e orientação ocorre nos estágios posteriores do curso clínico.
- Desorientação espacial é comum na DCL desde seu início, como também flutuação da atenção e do nível de vigilância.
- Alucinações visuais detalhadas, bem formadas e recorrentes ocorrem na DCL já nas fases iniciais.
- O tratamento da DCL e da DDP exige a introdução de anticolinesterásicos.
- A prescrição de antipsicóticos na DCL e na DDP merece cuidados especiais em razão do risco de agravamento dos sinais extrapiramidais que essas medicações oferecem.
- Intervenção não farmacológica, como terapia ocupacional em suas diferentes modalidades, constitui uma estratégia benéfica.

INTRODUÇÃO

Demência com corpos de Lewy (DCL) e demência devido à doença de Parkinson (DDP) são duas condições clínicas com manifestações sintomatológicas similares e com o mesmo substrato fisiopatológico – os corpos de Lewy. Porém, essas lesões apresentam uma distribuição distinta em cada patologia. Na DCL, elas tendem a acometer o córtex cerebral globalmente, além de núcleos subcorticais e tronco cerebral. Na doença de Parkinson (DP), o processo patológico ocorre inicialmente em tronco cerebral e estruturas subcorticais, sobretudo na *substantia nigra* e vias estriatonigrais. Ao longo do curso da doença, os corpos de Lewy espraiam-se para o córtex cerebral, contribuindo decisivamente para a demência.

A separação entre a DCL e a DDP não segue uma linha fisiopatológica capaz de distingui-las, também não oferece suporte para intervenções excludentes. A distinção entre ambas tem por referência principal o início do quadro da deterioração cognitiva. Para o diagnóstico da DCL, considera-se a ocorrência do declínio cognitivo antes do início dos sinais extrapiramidais, ou no período de até 1 ano do surgimento das manifestações motoras. Para a DDP, admite-se que a deterioração cognitiva tenha início, pelo menos, 1 ano após a constatação das manifestações motoras.

Em geral, na DDP o declínio da cognição ocorre 8 anos após o início dos distúrbios de movimento. Obviamente, o período da vida em que surgem os sinais extrapiramidais, a gravidade do curso da doença, a idade do paciente e o grau de reserva cognitiva conferem maior resiliência, ou maior vulnerabilidade, para a determinação da época em que a demência se manifesta.

DEMÊNCIA COM CORPOS DE LEWY

Nesta primeira parte, serão abordados os aspectos relevantes da demência com corpos de Lewy e, a seguir, aqueles referentes à demência na doença de Parkinson.

Histórico e aspectos epidemiológicos

Friedrich Heinrich Lewy, em 1912, descreveu a presença de inclusões eosinofílicas citoplasmáticas em neurônios do núcleo basal de Meynert, no núcleo motor dorsal do vago, dentre outras estruturas cerebrais. Em 1923, o autor constatou que em torno de 50% dos pacientes com doença de Parkinson e deterioração cognitiva apresentavam degeneração neurofibrilar associada a essas inclusões em regiões neocorticais[1]. Em 1961, Okazaki propôs a associação entre essas inclusões em estruturas responsáveis pela atividade colinérgica e a ocorrência de demência[2]. Somente em 1980 Kosaka designou essas lesões neuronais como corpos de Lewy[1].

Ao longo dos últimos 20 anos, grupos constituídos por especialistas têm se preocupado com a sistematização das características clínicas e evolução da DCL e de sua distinção da demência na doença de Parkinson. Em 2005, um consenso internacional estabeleceu os critérios clínicos da DCL[3]. As estratégias foram revistas em 2017, em novo consenso, e elas conferem suporte para o diagnóstico atual da DCL, com a proposta de refinamento dos critérios clínicos, em especial, a identificação precoce da doença[4].

A DCL é uma condição neurodegenerativa relativamente comum. As investigações de natureza epidemiológica têm reportado taxas variáveis de prevalência da demência em função das características dos centros em que os estudos foram efetuados. Dados de metanálise reportam uma prevalência de DCL em torno de 7,5% das demências identificadas em centros clínicos da comunidade[5]. Alguns estudos de coortes relatam uma prevalência da DCL de até 26% dentre as demências, de 35%[6], enquanto, em investigação recente, Kane et al.[7] identificaram a taxa de 4,6% em centros clínicos da comunidade. Um dado mais consistente de prevalência baseia-se na análise neuropatológica da doença. Duas investigações de natureza neuropatológica reportam uma prevalência de DCL entre 15 e 20% das demências[8,9].

A doença tem evolução clínica insidiosa, e seu início ocorre após os 55 ou 60 anos de idade, com prevalência discretamente superior em homens[1].

Fisiopatologia

Os corpos de Lewy são constituídos por agregados patológicos da α-sinucleína, ubiquitina e estruturas neurofilamentares; a α-sinucleína, em sua atividade normal, tem papel contribuinte para a plasticidade neuronal na fenda sináptica[3]. Na DCL, os corpos de Lewy intracitoplasmáticos encontram-se, com maior frequência, no neocórtex, sistema límbico, tronco cerebral e núcleos subcorticais, diferentemente da ocorrência na DP, na qual essas inclusões têm predileção pelos núcleos pigmentados do tronco cerebral e *substantia nigra*[3]. As manifestações clínicas guardam relação com a localização dessas lesões.

Do ponto de vista neuroquímico, a DCL e a DDP caracterizam-se pela redução dos marcadores dopaminérgicos, originados da *substantia nigra* (*pars compacta*), cujas projeções atingem as vias nigroestriatais. Em razão da presença dos corpos de Lewy no prosencéfalo basal, especificamente no núcleo de Meynert, há depleção da acetilcolina e redução das projeções colinérgicas para o neocórtex, fator contribuinte, de maneira decisiva, para a deterioração cognitiva. Por sua vez, a redução da colinoacetiltransferase (ChAT) tem impacto na hipoatividade colinérgica pré-sináptica.

Assim, a DCL e a DDP são duas condições clínicas que compartilham a mesma fisiopatologia, basicamente, as mesmas características cognitivas, salvo algumas particularidades, porém, com períodos diferentes quanto ao início do curso clínico. A distinção entre ambas foi estabelecida com base mais na evolução temporal do declínio cognitivo do que em elementos neuropatológicos específicos.

Diagnóstico da demência com corpos de Lewy

Declínio cognitivo progressivo, suficiente para interferir nas atividades instrumentais de vida diária, continua sendo uma condição essencial para o diagnóstico de DCL.

Apesar de testes como o *Mini-Mental* (MEEM) e o *Montréal Cognitive Assessment* (MoCA) serem facilmente disponíveis e úteis no rastreio cognitivo, fornecendo um panorama geral do grau de comprometimento, uma avaliação neuropsicológica completa, que explore detalhadamente os domínios cognitivos comprometidos, é recomendada.

Na DCL, há deterioração progressiva e proeminente da atenção, funções executivas, velocidade de processamento, visuoespacialidade e visuoconstrutividade. O comprometimento de memória episódica e nomeação é menos evidente nas fases iniciais do quadro, diferentemente do que ocorre na doença de Alzheimer (DA), em que a deterioração precoce desses domínios é uma das assinaturas clínicas da doença[10].

O paciente apresenta comprometimento das funções executivas, prejudicando a organização do pensamento lógico como suporte para as ações que demandem hierarquia em seu desempenho. Ele tem dificuldade de efetuar a "leitura" adequada do contexto em que se exige planejamento e monitorização do raciocínio lógico e do comportamento, fatores estes que, quando comprometidos, prejudicam a tomada de decisões. Lentificação da velocidade do processamento cognitivo, comprometimento da visuoespacialidade e visuoconstrutividade, bem como declínio da capacidade de percepção dos fatos e situações do ambiente são outros domínios frequentemente alterados na DCL.

A deterioração cognitiva é progressiva e persistente, e causa impacto desfavorável no desempenho das atividades de vida diária. Inicialmente, o paciente demonstra declínio na execução das funções instrumentais complexas, como lidar com finanças, administrar o uso dos medicamentos, planejar uma viagem, preparar uma refeição para mais pessoas do que o usual, lidar com equipamentos e manejo das demandas cotidianas. Com o avançar da doença, ele necessita de suporte para as atividades básicas, como autocuidados, banho, higiene e alimentação.

Mencionam-se a seguir os critérios de diagnóstico da DCL segundo as orientações do *Manual diagnóstico e estatístico de transtornos mentais*, em sua 5ª edição[6]. À frente, são descritos os critérios de diagnóstico com base nas diretrizes do quarto consórcio internacional para o diagnóstico da DCL, liderado por McKeith et al.[4].

Critérios de diagnóstico do DSM-5

Segundo o DSM-5[6], o diagnóstico da DCL, em princípio, segue os critérios adotados para qualquer transtorno neurocognitivo (TNC) maior de natureza neurodegenerativa, designado, aqui, como demência. Nesse contexto, a demência, *per se*, implica um declínio insidioso e progressivo da cognição, a deterioração das competências para o desempenho, inicialmente, das atividades instrumentais de vida diária e, com o agravamento da doença, da execução das atividades básicas, bem como a desorganização dos comportamentos.

Na fase prodrômica, conhecida como transtorno neurocognitivo menor, aqui denominado comprometimento cognitivo leve (CCL), o paciente ainda mantém as competências cognitivas suficientemente para o desempenho das tarefas cotidianas, com alguma dificuldade em tarefas complexas. No entanto, por ser uma doença neurodegenerativa, a DCL conduz à deterioração cognitiva global, à perda da capacidade para gerir os compromissos da vida diária e ao surgimento de distúrbios neuropsiquiátricos, como já mencionado. Embora progressivo, o curso clínico da doença segue características peculiares, tais como cognição oscilante e variações acentuadas na atenção e no estado de vigilância e alucinações visuais recorrentes, bem estruturadas e detalhadas. Nesse contexto, há o surgimento de sinais extrapiramidais, como tremores e rigidez, especialmente axial. Transtorno comportamental do sono REM (*rapid eye movement*) e sensibilidade grave ao uso de neurolépticos oferecem suporte ao diagnóstico clínico da doença.

No DSM-5, foram incorporadas informações oriundas de consórcios internacionais sobre o tema, cujo início se deu em 1996 com McKeith et al.[11], com o propósito de se definirem as diretrizes orientadoras do diagnóstico da DCL.

Como já destacado, mais recentemente o quarto consórcio internacional[4] reforçou os critérios adotados pelo DSM-5 e adicionou estratégias que visam facilitar o entendimento do quadro clínico e a definição do diagnóstico da DCL. A seguir, serão discutidos os elementos básicos dessa proposta.

Critérios de diagnóstico – diretrizes do quarto consórcio internacional de DLC4

A seguir, são discutidas as características clínicas nucleares da DCL e os elementos de suporte para o diagnóstico.

Características clínicas nucleares do diagnóstico da demência com corpos de Lewy

Convém destacar que os domínios cognitivos comprometidos na DCL e na DDP, em grande parte, se sobrepõem. Por esse motivo, o Quadro 3 congrega as principais alterações cognitivas de ambas as demências.

Além do declínio de diferentes domínios cognitivos, três outros grupos de sintomas são considerados nucleares para o diagnóstico clínico da DCL.

Flutuação da atenção e do nível de consciência

No paciente com DCL ocorrem flutuação espontânea da atenção e do estado de vigilância e alterações do padrão de resposta aos estímulos do ambiente, até certo ponto, lembrando um *delirium*. Ele pode apresentar dificuldade de manter a atenção durante uma conversação, sonolência diurna, letargia, comportamento desorganizado, andar errático ou fala desconexa. Como as flutuações não são raras em fases avançadas de quadros demenciais, identificar sua presença é mais útil na formulação do diagnóstico quando feita nas fases iniciais do curso clínico.

Alucinações visuais

As alucinações visuais costumam ter natureza complexa quanto ao conteúdo. São recorrentes, bem estruturadas, tridimensionais, vívidas e detalhadas, e envolvem a presença de pessoas ou animais[12]. Mais de 80% dos pacientes revelam esses fenômenos[4]. Os pacientes costumam apresentar diferentes graus de *insight* em relação à sua ocorrência, além de resposta emocional variável. É comum o paciente conseguir descrever essas ocorrências. Há estudos que reportam associação entre frequência das alucinações visuais e flutuação do nível de alerta, embora isso não seja universal[13].

A redução da atividade colinérgica, substancialmente acentuada na DCL e, também, na DDP, constitui um contribuinte para o surgimento das alucinações visuais[14].

Parkinsonismo

Parkinsonismo espontâneo acomete mais de 85% dos pacientes[10]. São frequentes bradicinesia, com lentificação dos movimentos e diminuição de sua amplitude e velocidade, rigidez, geralmente axial, e tremor de repouso. Os pacientes com DCL frequentemente são acometidos por comorbidades do tipo artrite reumatoide, dores articulares associadas à osteoporose, sequelas motoras de acidente vascular cerebral e quedas, iatrogenia por medicamentos com ação antidopaminérgica, merecendo cuidados especiais na avaliação clínica.

Distúrbio comportamental do sono REM

O distúrbio comportamental do sono REM é uma parassonia que se caracteriza por sonhos vívidos, movimentos motores complexos e erráticos, eventualmente violentos, decorrentes da perda da atonia muscular esperada durante essa fase do sono, além de verbalizações aberrantes. O paciente frequentemente não se recorda do ocorrido, que costuma ser relatado por um familiar ou acompanhante.

O distúrbio comportamental do sono REM acomete 85% dos pacientes, e o quadro tem sido associado à sinucleinopatia subjacente[15]. Por essa razão, ele foi incorporado à lista dos sintomas nucleares para o diagnóstico de DCL. Pacientes com demência e distúrbio comportamental do sono REM apresentam confirmação de DCL em autópsia em 76% dos casos, contra apenas 4% de demências por outras causas[15]. Ademais, o distúrbio comportamental do sono REM pode preceder em anos a manifestação da demência[16].

Características de suporte do diagnóstico

Várias características, frequentemente presentes, inclusive em fases precoces do quadro da DCL, servem de suporte para o diagnóstico, embora não configurem nos critérios nucleares da doença.

Sintomas físicos

Sinais como instabilidade postural, quedas repetidas e disautonomia são frequentes. Hiposmia, classicamente descrita nas síndromes parkinsonianas, foi incorporada recentemente como critério de suporte na DCL[17]. Essas características podem ocorrer de maneira combinada, causando sofrimento relevante ao paciente. Eventualmente, flutuação transitória do nível de consciência pode dificultar a diferenciação com um episódio de síncope.

Hipersensibilidade a neurolépticos

Entre 30 e 50% dos pacientes que fazem uso de neurolépticos desenvolvem agravamento dos sinais extrapiramidais[18]. Agravamento dos sinais e sintomas extrapiramidais, disfunções autonômicas e acentuação do declínio cognitivo, além do risco aumentado de síndrome neuroléptica maligna, podem ocorrer com o uso de antipsicóticos, principalmente os de primeira geração. A hipersensibilidade a neurolépticos passou a ser um critério de suporte para o diagnóstico. Em decorrência dessa constatação, nos últimos anos observou-se uma redução das prescrições dos antipsicóticos com maior afinidade para bloqueio dos receptores dopaminérgicos D2[19].

Sintomas neuropsiquiátrico

Comorbidades psiquiátricas primárias, especialmente de início tardio, como apatia, depressão e ansiedade, podem ocorrer simultaneamente com as manifestações neuropsiquiátricas da DCL e da DDP, razão pela qual a prevalência desses distúrbios psicopatológicos varia consideravelmente na literatura[20,21]. Na prática clínica, incluir informações obtidas por meio do cuidador é essencial para o diagnóstico e manejo desses sintomas, já que o paciente frequentemente carece de *insight* quanto à sua natureza, gravidade e frequência[22]. Hipersonia, caracterizada por sonolência diurna excessiva, é uma novidade nessa lista, adicionada na última revisão dos critérios diagnósticos[4].

Apatia

Apatia é uma síndrome que se caracteriza pela falta de motivação e de iniciativa para a interação social, diminuição dos interesses e da curiosidade cognitiva, e redução da ressonância afetiva e emocional aos estímulos internos e do ambiente. Tanto na DCL como na DDP os domínios psicopatológicos da apatia têm sido associados a vias cerebrais distintas, fator que tem implicação no planejamento de desenhos psicofarmacológicos futuros mais eficazes no tratamento do paciente. Dessa forma, a apatia pode ser categorizada em três domínios com características psicopatológicas próprias, descritos a seguir, e que foram redefinidas em um consenso internacional recente[23]. Atualmente se discute a implicação de estruturas cerebrais distintas e diferentes vias de conectividade associadas aos respectivos domínios da apatia nas demências neurodegenerativas, dentre elas DCL e DDP[24,25].

- Diminuição ou perda do interesse cognitivo em relação aos estímulos internos ou externos e desinteresse quanto à ativação do pensamento lógico, necessário para o desempenho das funções executivas e com impacto na capacidade de resolução de problemas e de tomada de decisão. O paciente torna-se alheio, indiferente ao que ocorre ao seu redor. Progressivamente, ele perde a capacidade de autoativação cognitiva diante dos desafios do meio.

- Diminuição ou perda do comportamento motivado para o desempenho de atitudes demandadas por estímulos internos ou externos, o que leva ao declínio da capacidade de iniciativa, a concretização da tomada de decisão mencionada anteriormente. O paciente, por exemplo, tem dificuldade substancial de iniciar uma conversação, ajudar nos afazeres cotidianos ou decidir executar os autocuidados de higiene, banho e alimentação. As vias que conectam o sistema límbico anterior, dentre elas, o giro do cíngulo, região pré-frontal medial e região orbitofrontal, bem como a região pré-frontal dorsolateral, estariam envolvidas nas manifestações psicopatológicas já mencionadas.

- Diminuição ou perda da ressonância afetiva e da modulação das respostas emocionais a eventos prazerosos ou desagradáveis, sejam eles internos ou externos, como manifestação de alegria ou de tristeza. Há perda da espontaneidade afetiva, e o paciente evolui com um quadro progressivo de indiferença emocional em face dos estímulos positivos ou negativos. Nesse domínio, parece haver a implicação das vias reguladoras dos mecanismos de recompensa, com degeneração de estruturas subcorticais que recebem projeções dopaminérgicas, bem como o comprometimento das conexões presentes no sistema límbico anterior, em particular, na amígdala, no cíngulo anterior e na região pré-frontal medial. Essa divisão encontra-se resumida na Figura 1.

Ansiedade e depressão

Depressão é um sintoma frequente, ocorrendo em cerca de um terço dos pacientes com DCL, e é comumente acompanhada por ansiedade[27]. Na doença de Parkinson idiopática, a presença de depressão constitui um fator agravante do comprometimento da qualidade de vida do paciente e está fortemente relacionada com declínio cognitivo e estresse do cuidador[28].

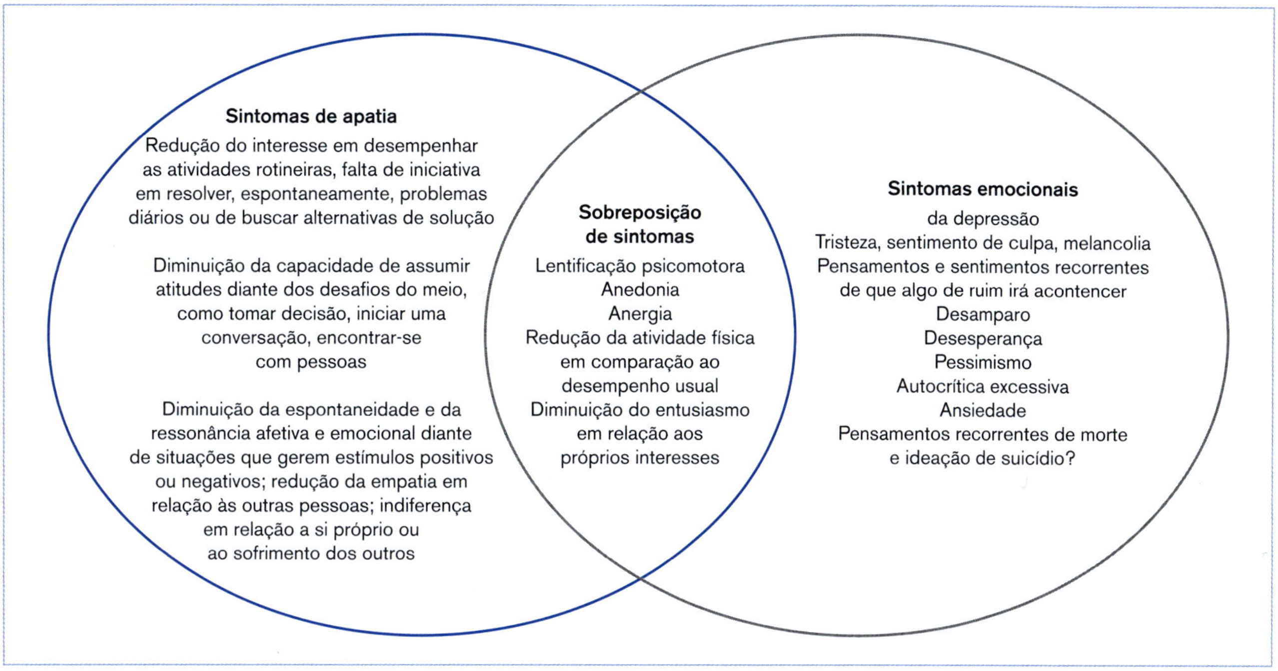

8 · DEMÊNCIA COM CORPOS DE LEWY E DEMÊNCIA NA DOENÇA DE PARKINSON 865

Figura 1 Aspectos da apatia na demência com corpos de Lewy e na demência na doença de Parkinson.
Fonte: adaptada de Pagonabarraga et al., 2015[26].

Sintomas psicóticos

Além das alucinações visuais, consideradas sintomas nucleares, outras modalidades de alucinações, como auditivas e táteis, podem estar presentes. Em alguns casos, as alucinações podem ser vivenciadas como neutras ou agradáveis, e com pouca implicação no funcionamento do indivíduo[29]. Distúrbios do conteúdo do pensamento, caracterizados por delírios, com diferentes graus de estruturação, também são incluídos nos critérios de suporte para o diagnóstico, e alcançam uma prevalência de até 75%[3].

A descrição no Quadro 1 resume os critérios atualmente adotados para o diagnóstico da DCL.

Quadro 1 Critérios diagnósticos da demência com corpos de Lewy

Características gerais da demência:
- Declínio cognitivo progressivo com impacto desfavorável nas atividades de vida diária
- Déficits em testes de atenção, funções executivas, visuoconstrutividade e visuoespacialidade, lentificação do processamento cognitivo

Memória episódica e linguagem podem estar preservadas nas fases iniciais

Características clínicas nucleares do diagnóstico (três dos sintomas/sinais):
- Flutuação da atenção e do estado de vigilância
- Alucinações visuais bem estruturadas, vívidas e detalhadas
- Distúrbios do comportamento do sono REM (podem preceder o declínio cognitivo)

Parkinsonismo espontâneo caracterizado por bradicinesia (lentificação dos movimentos, diminuição de sua amplitude e velocidade), rigidez ou tremor de repouso

(continua)

Quadro 1 Critérios diagnósticos da demência com corpos de Lewy (*continuação*)

Características clínicas de suporte:
- Hipersensibilidade a agentes antipsicóticos (rigidez, tremor)
- Instabilidade postural
- Quedas repetidas
- Disautonomia, episódios de hipotensão ortostática, síncope
- Hipersonia
- Obstipação intestinal, incontinência urinária
- Hiposmia
- Alucinações de outras modalidades, diferentes de visuais (auditivas, táteis), delírios sistematizados
- Apatia, ansiedade, depressão

Biomarcadores sugestivos
- Redução do transportador de dopamina (TRODAT – evidência por meio do SPECT)
- Cintilografia do miocárdio com redução da captação do [123]metaiodo-benzil-guanidina ([123]MIBG)
- Polissonografia confirmatória do distúrbio comportamental do sono REM, sem atonia
- Hipometabolismo/hipoperfusão generalizada (PET/SPECT), proeminente em regiões parieto-occipitais e cíngulo posterior
- EEG com lentificação da atividade elétrica cortical posterior, flutuações periódicas no padrão de ondas alfa e teta
- Preservação relativa das estruturas mesiais do lobo temporal (RM, TC)

Fonte: adaptado de McKeith et al., 2017[4].

Biomarcadores

Nenhum biomarcador específico da patologia relacionada a corpúsculos de Lewy está disponível para uso clínico. Contudo, alguns métodos indiretos podem se mostrar úteis no estabelecimento do diagnóstico. Eles serão divididos em biomarcadores indicativos de patologia por corpúsculos de Lewy e de suporte.

Biomarcadores indicativos de DCL

O diagnóstico de DCL deve ser feito quando um desses biomarcadores está presente, associado a um dos sintomas nucleares da doença. São eles:

Redução na captação do transportador de dopamina (DAT) nos núcleos da base, demostrado por PET/SPECT

A utilidade dessa modalidade de exames em distinguir DCL de DA é bem estabelecida, com sensibilidade de 78% e especificidade de 90%[30]. É importante enfatizar, contudo, que o exame normal do transportador de dopamina não exclui o diagnóstico de DCL[31].

Redução na captação de cintilografia miocárdica com meta-iodo-benzil-guanidina (123-MIBG)

O exame de cintilografia miocárdica com meta-iodo-benzil-guanidina (123-MIBG) quantifica a neurotransmissão adrenérgica cardíaca, que se mostra reduzida na doença corpúsculos de Lewy[32]. Esse traçador permite a determinação da localização, integridade e função de neurônios noradrenérgicos pós--ganglionares.

Confirmação de distúrbio comportamental do sono REM por meio de polissonografia

Como o distúrbio comportamental do sono REM é fortemente relacionado com a patologia por corpúsculos de Lewy, sua comprovação, pelo exame de Polissonografia, apoia consideravelmente o diagnóstico de DCL e contribui para a caracterização do quadro também na DP[33].

Biomarcadores de suporte para o diagnóstico da Demência com Corpos de Lewy

Neuroimagem estrutural

A identificação das estruturas mesiais temporais preservadas na ressonância magnética do encéfalo e na tomografia computadorizada do crânio auxilia na diferenciação entre doença de Alzheimer e DCL. Como o comprometimento hipocampal é uma das assinaturas da DA, a preservação dessas estruturas dá suporte ao diagnóstico de DCL[34]. O comprometimento de estruturas mesiais temporais em pacientes com DCL pode indicar comorbidade e, consequentemente, um curso clínico mais agressivo[35].

O exame de ressonância magnética, eventualmente, pode mostrar atrofia discreta em regiões parieto-occipitais. Além disso, estudos com imagem por tensor de difusão (DTI) têm demonstrado redução da anisotropia fracional (FA) em regiões parieto-occipitais[31].

Neuroimagem funcional

Análises de perfusão cerebral (SPECT) e de metabolismo de glicose (FDG-PET) têm evidenciado alterações em regiões posteriores, como precuneus e estruturas occipitais[36]. Tem sido descrita uma relativa preservação do funcionamento do cíngulo posterior, denominado "ilha do cíngulo", confirmada por exames de neuroimagem, em pacientes com DCL[37].

Eletroencefalograma (EEG)

O eletroencefalograma retrata uma atividade lentificada nas derivações posteriores e de ondas lentas transitórias em regiões temporais[38]. O exame contribui para reforçar a hipótese de DCL.

Outros biomarcadores da demência com corpos de Lewy

Testes genéticos

Ainda não se estabeleceu a validade da testagem genética para a clarificação do processo subjacente à DCL. Alterações pontuais no gene da α-sinucleína em indivíduos assintomáticos podem representar um fator de risco para o desenvolvimento da DCL e DP. Entretanto, a raridade dessa ocorrência não justifica a avaliação genética dos indivíduos[39]. Alguns estudos, no entanto, apontam que mutações no gene *leucine-rich repeat kinase 2* (LRRK2 – 12q12) podem estar associadas à α-sinucleinopatia, e que teriam um papel na patogênese dos corpos de Lewy e na degeneração das vias dopaminérgicas[39]. Contudo, os testes genéticos atualmente mostram-se inconclusivos.

Biomarcadores liquóricos

Embora bem estabelecidos para a definição do diagnóstico da doença de Alzheimer, os biomarcadores liquóricos do tipo peptídeo amiloide, proteína tau fosforilada e tau total não constituem marcadores específicos para o diagnóstico de DCL ou DDP. Até o momento atual, as investigações, por meio da análise do liquor, não determinaram de maneira suficiente a confirmação da α-sinucleína como um marcador da DCL, embora os estudos continuem a pesquisar esta e outras proteínas na tentativa de aprimorar as bases biológicas do diagnóstico da doença[36].

Tratamento da demência com corpos de Lewy e demência devido à doença de Parkinson

As intervenções farmacológicas e não farmacológicas, disponíveis para o tratamento da DCL e da DDP, em geral são semelhantes. Por isso, elas foram inseridas a seguir, quando são recomendadas abordagens comuns para ambas as condições clínicas e, quando pertinente, a menção de cuidados específicos.

> **Vinheta clínica**
>
> **Demência com corpos de Lewy**
>
> Homem, 66 anos, escolaridade de 7 anos, mecânico aposentado.
>
> Aos 64 anos, o paciente iniciou quadro caracterizado por falhas de "memória" várias vezes ao dia, sendo que, momentos após essas manifestações, ele "voltava ao normal e se lembrava de tudo". A esposa afirmava que, nesses momentos, o paciente parecia "distante" e um pouco "confuso da cabeça". Com frequência, sentava-se no sofá para ver televisão e cochilava. Mais ou menos 6 meses após o aparecimento desses sintomas, o paciente, com frequência, derrubava objetos que tinha em suas mãos, como celular, copos etc. Passou a apresentar rigidez cervical leve, com lentificação para mover a cabeça para os lados. A marcha tornou-se mais lentificada e em bloco. Nesse contexto, o paciente começou a ver pessoas andando dentro de casa, ligando e desligando a televisão, a mexer nos equipamentos da cozinha, como micro-ondas e liquidificador. Via pequenos animais andando na tela da TV. Seu sono tornou-se "diferente". O paciente acordava várias vezes à noite, e esses sintomas não eram observados antes do início do quadro. A esposa dizia que ele "ficava mexendo as pernas, esperneando" durante o sono. O paciente recebeu tratamento com Risperidona 1 mg à noite. As alucinações visuais melhoraram, porém, ele tornou-se mais lentificado e com acentuação da rigidez axial e em membros superiores (não conseguia segurar objetos), com a marcha ainda mais lentificada e vários episódios de quedas. O clínico constatou comprometimento atencional, declínio das funções executivas e desorientação espacial, como perder-se em trajetos conhecidos. Os episódios de "falhas de memória", surgidos no início da evolução clínica, foram caracterizados posteriormente pelo clínico como flutuação da atenção e do nível de consciência.
>
> A ressonância magnética evidenciou um padrão considerado "compatível com a idade". Porém, o FDG-PET constatou hipometabolismo glicolítico acentuado em regiões posteriores, envolvendo o precuneus e a transição parieto-occipital, bilateral, mais proeminente à direita. O eletroencefalograma mostrou alentecimento em regiões posteriores, bilateralmente.
>
> O paciente foi diagnosticado com demência com corpos de Lewy. A risperidona foi descontinuada e substituída por quetiapina 12,5 mg, com progressão para 25 mg à noite. Adicionou-se anticolinesterásico – donepezila 5 mg, com progressão para 10 mg. Houve melhora substancial dos sintomas psicóticos, e a quetiapina foi reduzida e descontinuada. A prescrição do anticolinesterásico permanece até o presente momento, com benefícios clínicos. Segundo a esposa, o paciente ficou mais "ligado". Possivelmente, o anticolinesterásico contribuiu para a resolução dos sintomas psicóticos.
>
> Além do tratamento psicofarmacológico, recomendou-se insistentemente que o paciente participe de programas de terapia ocupacional em suas diferentes modalidades voltadas para a estimulação cognitiva, desempenho de atividades de vida diária e interação grupal e organização dos comportamentos.

DEMÊNCIA DEVIDO À DOENÇA DE PARKINSON

A demência devido à doença de Parkinson tem características e trajetória clínica semelhantes às da demência com corpos de Lewy, com algumas peculiaridades de cada quadro, discutidas à frente. Cabe lembrar que ambas as condições têm fisiopatologia semelhante.

Histórico e aspectos epidemiológicos

A doença de Parkinson foi descrita por James Parkinson em 1817, em um trabalho com o título "Um ensaio sobre uma paralisia agitante", descrita por "movimento involuntário trêmulo, com força muscular diminuída, em partes não ativas, mesmo quando suportadas; com uma propensão de curvatura do tronco para a frente e aceleração do ritmo da caminhada, com sentidos e intelecto permanecendo ilesos"[40]. Estudos posteriores, obviamente, aprimoraram o conceito, por exemplo, com a inserção do risco elevado de declínio cognitivo. A Charcot deve-se o mérito de, em 1877, propor a designação "doença de Parkinson" a essa entidade nosológica. Como mencionado anteriormente, Lewy, em 1913, descreveu as inclusões eosinofílicas em neurônios nigrais em pacientes que haviam falecido com essa enfermidade.

A doença tem uma distribuição universal em diferentes grupos étnicos e classes socioeconômicas, e afeta em torno de 1% da população acima de 60 anos de idade, com progressão da prevalência em faixas etárias mais elevadas, atingindo 4,3% em indivíduos com idade entre 85 e 94 anos[41,42].

O início do quadro clínico caracteriza-se pela sintomatologia motora, como rigidez, bradicinesia, instabilidade postural e tremor de repouso, com tendência à progressão com acometimento bilateral, embora geralmente assimétrica. Hiposmia pode antecipar as alterações motoras.

Em torno de 25% dos pacientes com DP apresentam declínio cognitivo leve, enquanto a prevalência de demência pode alcançar taxas de 80% ao longo do curso da doença[43].

Fisiopatologia

A fisiopatologia da DP é a mesma já descrita para a demência com corpos de Lewy, e implica, essencialmente, a desorganização da α-sinucleína em topografia que acomete de forma progressiva as estruturas encefálicas, como descrito nos estágios de Braak, a seguir (Tabela 1).

Critérios de diagnóstico da demência devido à doença de Parkinson

De acordo como DSM-5[6], de modo semelhante à demência com corpo de Lewy, o diagnóstico da demência na doença de Parkinson (DP) é essencialmente clínico. O diagnóstico da doença de Parkinson é efetuado de forma clínica, e exige a presença de manifestações motoras típicas, como bradicinesia,

Tabela 1 Estágios de Braak da patologia de Lewy na doença de Parkinson

Estágios da patologia de Lewy	Estágios do acometimento de estruturas encefálicas ao longo do tempo pelos corpos de Lewy (agregados, principalmente, de α-sinucleína)
Estágio 1	Sistema nervoso periférico (neurônios autonômicos), sistema olfatório (bulbo olfatório, núcleo olfatório anterior), núcleo motor dorsal do vago e nervo glossofaríngeo
Estágio 2	Ponte (*locus coeruleus*, porção magnocelular da formação reticular, núcleos posteriores da rafe)
Estágio 3	Ponte (núcleo pedunculopontino), mesencéfalo (*substantia nigra/pars compacta*), prosencéfalo basal (núcleo magnocelular, núcleo de Meynert), sistema límbico (subnúcleo central da amígdala)
Estágio 4	Sistema límbico (núcleos acessório e basolateral da amígdala, núcleo intersticial da *stria terminalis*, *claustrum* ventral), tálamo (núcleos intratalâmicos), córtex temporal (mesocórtex temporal anteromedial, hipocampo – CA2/orno de Ammon)
Estágios 5 e 6	Múltiplas regiões corticais (córtex insular, áreas de associação cortical, áreas corticais primárias)

Fonte: adaptado de Braak et al., 2003[44].

instabilidade postural e tremor de repouso, com início, em geral, assimétrico. Entretanto, para o diagnóstico de pacientes nos quais os sinais e sintomas não são convincentes, a neuroimagem funcional constitui uma estratégia de suporte. Assim, o SPECT cerebral com base no transportador de dopamina (DaTscan) permite a visualização da atividade desse neurotransmissor no corpo estriado, especificamente no caudado e putâmen. Em pacientes com apresentação clínica não conclusiva da DP, o padrão anormal do DaTscan, caracterizado por hipoatividade dopaminérgica no corpo estriado, contribui decididamente para a definição do diagnóstico[45].

Características clínicas da demência devido à doença de Parkinson

O diagnóstico de demência na DP acomete, proeminentemente, vários domínios cognitivos, como funções executivas, atenção, visuoespacialidade, visuoconstrutividade e velocidade de processamento, com envolvimento menos acentuado de memória episódica e linguagem[46]. Idade, nível baixo de escolaridade, gravidade do comprometimento motor e ocorrência de sintomas neuropsiquiátricos, incluindo-se os distúrbios do sono, constituem os principais preditores do declínio cognitivo[46,47].

O quadro de demência devido à DP (DDP) começa pelo menos 1 ano após o início das manifestações motoras. Mais frequentemente, inicia-se 8 anos após o estabelecimento do diagnóstico da DP. Lembrando, na DCL o declínio da cognição ocorre no contexto do surgimento dos sinais extrapiramidais. As características cognitivas e funcionais da DDP são semelhantes à DCL. A diferença cronológica de 1 ano entre o início da demência e as alterações motoras, em cada patologia, não é acompanhada, obrigatoriamente, de características neuropatológicas distintas.

Perfil disexecutivo, declínio atencional, comprometimento da visuoespacialidade, visuoconstrutividade e velocidade de processamento são componentes comuns na DDP e DCL, como mencionado anteriormente. Memória episódica e linguagem tendem a estar preservadas nas fases iniciais da DDP, como também, na DCL.

Vinheta clínica

Demência devido à doença de Parkinson

Homem, 71 anos, escolaridade de 12 anos, vendedor aposentado.

Aos 65 anos, o paciente notou dificuldade leve de movimento em membro inferior esquerdo. Dizia que a perna "pesava um pouco" e que tinha receio de demorar muito ao atravessar ruas movimentadas. Também passou a apresentar dificuldade de utilizar, adequadamente, o pedal esquerdo do carro. Informou que não conseguia movimentar a perna com a agilidade necessária para dirigir. Como precisava viajar, por causa de sua profissão, decidiu aposentar-se. Progressivamente, os movimentos do membro inferior esquerdo passaram a ser mais lentos. Os sinais e sintomas estenderam-se para o membro superior homolateral e região cervical. Ocorreram vários episódios de instabilidade postural e quedas. Foi diagnosticada doença de Parkinson do tipo rígido-acinético. O paciente foi medicado com levodopa/benserazida, com melhora da rigidez.

Três anos após o início das manifestações motoras, surgiram alterações cognitivas. Os exames laboratoriais não apontaram alterações. Sem alterações ao exame físico; o exame neurológico mostrou rigidez em membros inferior e superior à esquerda e cervical, postura típica e bradicinesia. Sem alterações significativas na ressonância magnética do encéfalo. O exame do transportador de dopamina (TRODAT) evidenciou diminuição relevante da captação de dopamina, inferior ao esperado, em corpo estriado, bilateralmente, mais acentuada à direita.

O exame psíquico constatou comprometimento da atenção seletiva e atenção sustentada, lentificação do processamento cognitivo, declínio da capacidade de cálculo e das funções executivas; o paciente apresentava dificuldade da organização lógica do pensamento e das ações, planejamento e "leitura" das demandas necessárias ao desempenho de atividades instrumentais complexas. Memória episódica, linguagem, orientação espacial e temporal estavam preservadas na fase inicial do declínio cognitivo. O paciente revelou alucinações visuais depois que iniciou o uso da medicação antiparkinsoniana, que melhorou com quetiapina 100 mg/dia. Com a progressão da doença, nos anos subsequentes houve piora da capacidade de cálculo, planejamento e monitoramento das ações da vida cotidiana. O paciente não conseguia mais fazer uso adequado dos medicamentos prescritos e o manejo das finanças.

> O paciente recebeu o diagnóstico de demência da doença de Parkinson, e foi tratado com rivastigmina *patch* (5 cm², com progressão para 10 cm²), com discreta melhora cognitiva inicial e subsequente estabilização da cognição e funcionalidade por mais ou menos 1 ano. Tempos depois, o declínio cognitivo retornou, possivelmente, menos acentuado do que teria sido sem o tratamento.

Peculiaridades da demência com corpos de Lewy e demência devido à doença de Parkinson

No seu conjunto, as alterações observadas da DCL e DDP compartilham a mesma fisiopatologia, o comprometimento de domínios cognitivos similares e uma linha comum de deterioração clínica. Alguns aspectos mostram-se distintos em uma ou outra patologia. A tabela 2 resume os aspectos comuns, que são os mais frequentemente constatados, e vários elementos com características próprias de cada doença.

A evolução clínica da DCL e da DDP tem componentes comuns, sendo que a distinção entre ambas, como já mencionado, deve-se ao período do início do declínio cognitivo. De modo geral, o curso clínico da deterioração cognitiva mostra-se semelhante em ambas as enfermidades. A Figura 2 ilustra essa evolução.

Avaliação cognitiva

Testes cognitivos que exijam manejo de "lápis e papel" nem sempre constituem as melhores estratégias para se avaliar um paciente com DCL ou DDP. Rigidez e tremor podem interferir na qualidade do desempenho nesses procedimentos. Cuidados adicionais necessitam ser implementados na aferição dos testes que medem velocidade de processamento cognitivo, uma vez que nem sempre é possível distinguir se a lentificação da execução do procedimento está associada ao desempenho da cognição *per se* ou à bradicinesia.

Deve-se considerar que atenção, velocidade de processamento cognitivo e funções executivas são os domínios mais comumente envolvidos nessas doenças na DCL e na DDP. Obviamente, é pertinente a aferição da cognição global, incluindo-se memória e outros processos cognitivos. Convém considerar que

Tabela 2 Aspectos clínicos e biológicos da demência com corpos de Lewy e demência devido à doença de Parkinson

Demência com corpos de Lewy	Demência devido à doença de Parkinson
Características gerais	
■ Declínio cognitivo suficiente para causar impacto nas atividades instrumentais ■ Início do declínio cognitivo 1 ano ou menos do início das manifestações motoras	■ Declínio cognitivo suficiente para causar impacto nas atividades instrumentais ■ Início do declínio cognitivo 1 ano ou mais após o início das alterações motoras
Características específicas	
■ Comprometimento proeminente da atenção, visuoconstrutividade, orientação espacial, velocidade de processamento cognitivo e funções executivas ■ Flutuação proeminente da atenção ■ Flutuação proeminente do nível de vigilância ■ Alucinações visuais recorrentes, bem estruturadas e detalhadas ■ Delírios, menos frequentes do que as alucinações ■ Sinais extrapiramidais – geralmente, rígido-acinéticos, axiais e, em geral, simétricos, com tendência a bradicinesia, instabilidade postural e quedas	■ Comprometimento proeminente da velocidade de processamento cognitivo e das funções executivas ■ Flutuação do nível da atenção menos acentuada do que em Lewy ■ Flutuação do nível de vigilância menos acentuada do que em Lewy ■ Alucinações visuais e delírios, menos frequentes do que em Lewy, com frequência, associados a agentes dopaminérgicos ■ Sinais extrapiramidais rígido-acinéticos ou tremores, geralmente, assimétricos com tendência a bradicinesia, instabilidade postural e quedas
Fisiopatologia	
■ Corpos de Lewy (α-sinucleinopatia)	■ Corpos de Lewy (α-sinucleinopatia)
Outros achados clínicos e fisiopatológicos relevantes	
■ Distúrbio comportamental do sono REM ■ Hipersensibilidade a antipsicóticos bloqueadores D2	■ Distúrbio comportamental do sono REM ■ Hipersensibilidade a antipsicóticos bloqueadores D2
Neuroimagem	
■ RM pode apresentar atrofia posterior ■ TRODAT com redução da captação do transportador de dopamina, geralmente pouca assimetria	■ RM sem especificidade ■ TRODAT com redução da captação do transportador de dopamina, geralmente, com assimetria acentuada
Eletroencefalograma	
■ Lentificação da atividade elétrica cortical posterior, com flutuações periódicas no padrão de ondas teta	■ Lentificação da atividade elétrica cortical alfa difusamente e aumento da atividade delta

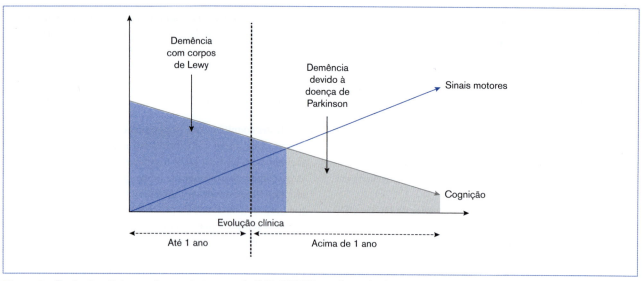

Figura 2 Evolução clínica, ao longo do tempo, da DCL E DDP – referência de 1 ano para a associação entre declínio cognitivo e sinais motores.

flutuação da atenção ou as alterações do nível de consciência interferem na qualidade do desempenho na avaliação cognitiva global e dos domínios específicos citados.

Vários testes, subtestes e escalas fornecem informações para a aferição do padrão do funcionamento cognitivo, atividades instrumentais e gravidade da demência em pacientes com DDC ou DDP. As menções no Quadro 2 correspondem a aspectos derivados de instrumentos de fácil aplicação e úteis na prática clínica[48,49]).

TRATAMENTO

Demência com corpos de Lewy e demência devido à doença de Parkinson

Por haver, na DCL e na DDP, uma atividade hipocolinérgica acentuada, os pacientes tendem a apresentar uma resposta maior aos anticolinesterásicos em comparação com aqueles com DA. Além do declínio cognitivo, sintomas psicóticos, depressão, ansiedade e apatia constituem outras condições-alvo da intervenção psicofarmacológica.

Em relação aos anticolinesterásicos, há a necessidade de monitorização dos efeitos adversos, como sintomas gastrointestinais do tipo náusea, vômitos e diarreia, anorexia e emagrecimento, bradicardia, hipotensão arterial e secreção pulmonar. A rivastigmina transdérmica tende a propiciar um perfil de efeitos gastrointestinais menos intenso do que comprimidos ou cápsulas.

Cumpre ressaltar que o manejo dos sintomas psicóticos é um desafio na DCL. Diante dos riscos de agravamento dos sinais extrapiramidais, na vigência de alucinações e delírios, os anticolinesterásicos constituem a primeira escolha. Se necessário, sugere-se o uso de quetiapina em doses baixas, com suspensão da medicação quando da resolução dos sintomas psicóticos.

Cabe destacar que condutas multidisciplinares envolvendo fisioterapia, fonoaudiologia, terapia ocupacional, estimulação

Quadro 2 Aspectos a serem investigados por meio de testes e escalas frequentemente utilizados na prática clínica

1. Se o paciente apresentar rigidez ou tremor importante, convém utilizar testes e escalas que dependam o mínimo possível do ato de escrever ou desenhar.

2. É conveniente a aplicação de testes ou subtestes que possam aferir a cognição, preferencialmente, por meio da linguagem falada.

3. Testes, subtestes e escalas de fácil aplicação:
- Miniexame do Estado Mental (MEEM) – Subtestes: orientação espacial, orientação temporal, memória/evocação, repetição de frase, cálculo
- *Montréal Cognitive Assessment* (MoCA) – Subtestes: orientação espacial, orientação temporal, memória/evocação, linguagem/fluência verbal, atenção/cálculo
- Atenção dividida/atenção sustentada
- Fluência verbal semântica
- Dígitos – ordem direta/inversa
- *Stroop Color World Test*
- Interpretação de provérbios
- Percepção visual discriminativa de figuras e interpretação de figuras
- Bateria Breve de Rastreio Cognitivo (BBRC)
- Memória audioverbal, memória lógica, memória de aprendizagem
- Apraxia ideomotora (ações hierárquicas sem utilização de objetos)
- Apraxia da fala (organização cognitiva da ação da fala)
- Testes de nomeação por confrontação
- Questionário de Atividades Instrumentais (Pfeffer)
- Avaliação de Estadiamento Funcional (FAST)

cognitiva, psicoterapia cognitivo-comportamental e suporte de enfermagem são estratégias imprescindíveis, tanto para a estabilização cognitiva, pelo menos por um determinado período, como para o manejo dos distúrbios de comportamento. A Tabela 3 destaca as particularidades do tratamento de ambas as demências.

Tabela 3 Particularidades do tratamento da demência com corpos de Lewy e demência devido à doença de Parkinson

Manifestação clínica		Medicamento	Comentários
Declínio cognitivo	Demência	Anticolinesterásicos: • Rivastigmina • Donepezila • Galantamina	Monitorar bradicinesia, secreção pulmonar, efeitos gastrointestinais, anorexia e emagrecimento
SNP	Sintomas psicóticos (alucinações e delírios)	Antipsicóticos: • Quetiapina • Clozapina	Quetiapina e clozapina: monitorar sedação, sonolência, hipotensão arterial Clozapina: monitorar discrasia sanguínea
	Depressão	Antidepressivos: • Bupropiona • Venlafaxina • ISRS (sertralina, citalopram, escitalopram, fluoxetina)	Venlafaxina: monitorar agitação, HAS ISRS: monitorar tremores, hiponatremia
	Ansiedade/pânico	Antidepressivos com ação ansiolítica: • Trazodona • Venlafaxina • ISRS	Trazodona: monitorar sedação, sonolência, hipotensão arterial Venlafaxina: monitorar agitação, HAS ISRS: monitorar tremores, hiponatremia
	Apatia	Anticolinesterásicos: • Rivastigmina • Donepezila • Galantamina • Modafinila	Anticolinesterásicos: monitorar bradicinesia, secreção pulmonar, efeitos gastrointestinais, anorexia e emagrecimento Modafinila: monitorar agitação
	Distúrbios do sono REM	Benzodiazepínico: Clonazepam	Monitorar sedação, sonolência, hipotensão arterial, efeito paradoxal (agitação)

SNP: sintomas neuropsiquiátricos; ISRS: inibidores seletivos da recaptação de serotonina; HAS: hipertensão arterial sistêmica; REM: (*rapid eye movement;* movimento rápido dos olhos).

CONSIDERAÇÕES FINAIS

Demência com corpos de Lewy e demência devido à doença de Parkinson são condições clínicas de um mesmo espectro neurodegenerativo determinado pela presença dos corpos de Lewy em diferentes áreas cerebrais. De modo geral, o quadro clínico é similar em ambas as condições, e caracteriza-se por declínio cognitivo progressivo e persistente, sobretudo das funções executivas, atenção, visuoespacialidade, visuoconstrutividade e velocidade de processamento. A distinção entre uma e outra demência depende do período de início do declínio cognitivo. Na DCL, esse declínio ocorre no contexto do surgimento dos sinais e sintomas motores, ou até 1 ano antes da instalação do parkinsonismo. Na DDP, o declínio cognitivo ocorre pelo menos 1 ano após o aparecimento das manifestações extrapiramidais, em média, depois de 8 anos do surgimento das alterações motoras. Alucinações são evidentes na DCL desde o seu início, e na DDP, são mais tardias e, geralmente, relacionadas com o uso de medicações dopaminérgicas.

O diagnóstico é clínico, e exames de neuroimagem funcional com transportador de dopamina e EEG para a investigação de lentificação da atividade elétrica cerebral são recursos que contribuem para a definição nosológica.

O manejo de ambas as demências requer a prescrição de anticolinesterásicos, e recomenda-se cautela com a introdução de antipsicóticos em razão do risco de agravamento dos sinais e sintomas extrapiramidais. Intervenção não farmacológica, especialmente terapia ocupacional em suas diferentes modalidades, traz benefícios significativos para a cognição, desempenho das atividades de vida diária e comportamento.

> **Para aprofundamento**
>
> - McKeith IG, Boeve BF, Dickson DW, Halliday G, Taylor JP, Weintraub D, et al. Diagnosis and management of dementia with Lewy bodies. Fourth consensus report of the DLB Consortium. Neurology. 2017;89:88-100.
>   - ⇨ Esta publicação refere-se ao consenso de especialistas sobre as recomendações para o diagnóstico clínico e patológico da demência com corpos de Lewy. Os autores efetuam um aprofundamento dos critérios anteriores amplamente utilizados. As informações oferecem suporte, também, para o diagnóstico da demência em razão de doença de Parkinson.
> - Weintraub D, Simuni T, Caspell-Garcia C, Coffey C, Lasch S, Siderowf A, et al. Cognitive performance and neuropsychiatric symptoms in early, untreated Parkinson's disease. Mov Disord. 2015;30(7):919-27.
>   - ⇨ O estudo tem o propósito de investigar a prevalência do comprometimento cognitivo e dos sintomas neuropsiquiátricos em pacientes com doença de Parkinson, especialmente em suas fases iniciais. Os autores discutem o impacto do declínio de funções executivas, visuoespacialidade, atenção, velocidade de processa-

mento e memória, bem como de depressão, ansiedade e apatia na qualidade de vida do paciente.
- Zweig RM, Disbrow EA, Javalkar V. Cognitive and psychiatric disturbances in parkinsonian syndromes. Neurol Clin. 2016;34(1):235-46.
  ⇒ Esta revisão faz uma síntese das alterações cognitivas e das manifestações neuropsiquiátricas na demência com corpos de Lewy, doença de Parkinson e outras enfermidades caracterizadas por distúrbios do movimento. Os autores discutem a fisiopatologia dessas enfermidades e suas correlações com alterações cognitivas e com distúrbios de comportamento.

REFERÊNCIAS BIBLIOGRÁFICAS

1. Brito-Marques PR. Demências extrapiramidais. In: Desordens cognitivas e demências: Diagnóstico diferencial e tratamento. Recife: Edupe, 2018. 500p.
2. Okazaki H, Lipkin LE, Aronson SM. Diffuse introcytoplasmic ganglionic inclusions (Lewy type) associated with progressive dementia and quadriparesis in flexion. J Neuropathol Exp Neurol. 1961;20:237-44.
3. McKeith IG, Dickson DW, Lowe J, Emre M, O'Brien JT, Feldman H, et al. Diagnosis and management of dementia with Lewy bodies: third report of the DLB Consortium. Neurology. 2005;65(12):1863-72.
4. **McKeith IG, Boeve BF, Dickson DW, Halliday G, Taylor JP, Weintraub D, et al. Diagnosis and management of dementia with Lewy bodies. Fourth consensus report of the DLB Consortium. Neurology. 2017;89:88-100.**
    ⇒ O consenso internacional estabelece os critérios clínicos e neuropatológicos da demência com corpos de Lewy, uma proposta de aperfeiçoamento dos aspectos presentes na formulação anterior do diagnóstico da doença.
5. Vann Jones SA, O'Brien JT. The prevalence and incidence of dementia with Lewy bodies: a systematic review of population and clinical studies. Psychol Med. 2014;44:673-83.
6. American Psychiatric Association (APA). Diagnostic and statistical manual of mental disorders (DSM-5). 5.ed. Washington: American Psychiatric Association, 2013.
7. Kane JPM, Surendranathan A, Bentley A, Barker SAH, Taylor JP, Thomas AJ, et al. Clinical prevalence of Lewy body dementia. Alzheimers Res Ther. 2018;15;10(1):19.
8. Aarsland D, Ballard C, McKeith IG, Perry RH, Larsen JP. Comparison of extrapyramidal signs in dementia with Lewy bodies and Parkinson's disease. J Neuropsychiatry Clin Neurosci. 2001;13:374-9.
9. Jellinger KA, Attems J. Prevalence and pathology of dementia with Lewy bodies in the oldest old: a comparison with other dementing disorders. Dement Geriatr Cogn Disord. 2011;31:309-16.
10. **Ferman TJ, Smith GE, Boeve BF, Graff-Radford NR, Lucas JA, Knopman DS, et al. Neuropsychological differentiation of dementia with Lewy bodies from normal aging and Alzheimer's disease. Clin Neuropsychol. 2006;20:623-36.**
    ⇒ O declínio cognitivo na demência com corpos de Lewy tem características distintas, diferentes da doença de Alzheimer. Alterações das funções executivas, atenção, velocidade de processamento e visuoespacialidade tendem a ser mais proeminentes do que em memória episódica, cujo declínio mostra-se mais acentuado na doença de Alzheimer.
11. McKeith IG, Galasko D, Kosaka K, Perry EK, Dickson DW, Hansen LA, et al. Consensus guidelines for the clinical and pathologic diagnosis of dementia with Lewy bodies (DLB): report of the Consortium on DLB International Workshop. Neurology. 1996;47:1113-24.
12. Hamilton JM, Landy KM, Salmon DP, Hansen LA, Masliash E, Galasko D. Early visuospatial deficits predict the occurrence of visual hallucinations in autopsy-confirmed dementia with Lewy bodies. Am J Geriatr Psychiatry. 2012;20:773-81.
13. O'Brien JT, Firbank MJ, Mosimann UP, Burn DJ, McKeith IG. Change in perfusion, hallucinations and fluctuations in consciousness in dementia with Lewy bodies. Psychiatry Res. 2005;139:79-88.
14. McKeith I, Del Ser T, Spano P, Emre M, Wesnes K, Anand R, et al. Efficacy of rivastigmina in dementia with Lewy bodies: a randomised, double-blind, placebo-controlled international study. Lancet 2000;356:2031-6.
15. Ferman TJ, Boeve BF, Smith GE, Lin SC, Silber MH, Pedraza O, et al. Inclusion of RBD improves the diagnostic classification of dementia with Lewy bodies. Neurology. 2011;77:875-82.
16. McKeith I, Mintzer J, Aarsland D, Burn D, Chiu H, Cohen-Mansfield J, et al. Dementia with Lewy bodies. Lancet Neurol. 2004;3:19-28.
17. Williams SS, Williams J, Combrinck M, Christie S, Smith AD, McShane R. Olfactory impairment is more marked in patients with mild dementia with Lewy bodies than those with mild Alzheimer disease. J Neurol Neurosurg Psychiatry. 2009;80:667-70.
18. Aarsland D, Perry R, Larsen JP, McKeith IG, O'Brien JT, Perry EK, et al. Neuroleptic sensitivity in Parkinson's disease and parkinsonian dementias. J Clin Psychiatry. 2005;66:633-7.
19. Walker Z, Possin KL, Boeve BF, Aarsland D. Lewy body dementias. Lancet. 2015;386:1683-97.
20. Gallagher DA, Schrag A. Psychosis, apathy, depression and anxiety in Parkinson's disease. Neurobiol Dis. 2012;46(3):581-9.
21. Zweig RM, Disbrow EA, Javalkar V. Cognitive and psychiatric disturbances in parkinsonian syndromes. Neurol Clin. 2016;34(1):235-46.
22. Leroi I, David R, Robert PH. Apathy in Parkinson's disease. Adv Biol Psychiatry. 2012;27:27–40.
23. Robert P, Lanctôt KL, Agüera-Ortiz L, Aalten P, Bremond F, Defrancesco M, Hanon C, et al. Is it time to revise the diagnostic criteria for apathy in brain disorders? The 2018 international consensus group. Eur Psychiatry. 2018;54:71-6.
24. Jagust W. Vulnerable neural systems and the borderland of brain aging and neurodegeneration neuron. 2013;23;77(2): 219-34.
25. Stella F, Radanovic M, Aprahamian I, Canineu PR, de Andrade LP, Forlenza OV. Neurobiological correlates of apathy in Alzheimer's disease and mild cognitive impairment: a critical review. J Alzheimers Dis. 2014;39(3):633-48.
26. **Pagonabarraga J, Kulisevsky J, Strafella AP, Krack P. Apathy in Parkinson's disease: clinical features, neural substrates, diagnosis, and treatment. Lancet Neurology. 2015;14:518-31.**
    ⇒ Apatia constitui um dos principais sintomas neuropsiquiátricos na doença de Parkinson, e apresenta características distintas e, em certa medida, em sobrepostas, com depressão. Em certa medida, as manifestações psicopatológicas de ambas as condições podem dificultar o diagnóstico.
27. Kuring JK, Mathias JL, Ward L. Prevalence of depression, anxiety and PTSD in people with dementia: a systematic review and meta-analysis. Neuropsychol Rev. 2018;28(4):393-416.
28. Soh SE, Morris ME, McGinley JL. Determinants of health-related quality of life in Parkinson's disease: a systematic review. Parkinsonism Relat Disord. 2011;17(1):1-9.
29. Collerton D, Taylor JP. Advances in the treatment of visual hallucinations in neurodegenerative diseases. Future Neurol. 2013;8(4):433-44.
30. McKeith I. Dementia with Lewy bodies. Handb Clin Neurol. 2007;84:531-48.
31. Watson R, Blamire A, Colloby S, Wood JS, Barber R, He J, et al. Characterizing dementia with Lewy bodies by means of diffusion tensor imaging. Neurology. 2012;79(9):906-14.
32. Yoshita M, Arai H, Arai H, Arai T, Assada T, Fujishiro H, et al. Diagnostic accuracy of 123I-meta-iodobenzylguanidine myocardial scintigraphy in dementia with Lewy bodies: a multicenter study. PLoS One. 2015;20;10(3):e0120540.
33. Boeve BF. Idiopathic REM sleep behaviour disorder in the development of Parkinson's disease. Lancet Neurol. 2013;12(5):469-82.
34. Harper L, Fumagalli GG, Barkhof F, Scheltens P, O'Brien JT, Bouwman F, et al. MRI visual rating scales in the diagnosis of dementia: evaluation in 184 post-mortem confirmed cases. Brain. 2016;139(Pt 4):1211-25.

35. Nedelska Z, Ferman TJ, Boeve BF, Przybelski SA, Lesnick TG, Murray ME, et al. Pattern of brain atrophy rates in autopsy-confirmed dementia with Lewy bodies. Neurobiol Aging. 2015;36(1):452-61.

36. Negrão EFP. Diagnóstico precoce da demência de corpos de Lewy. Dissertação de Mestrado. Orientador: Veríssimo MTM. Faculdade de Medicina, Universidade de Coimbra, 2014, 80p.

37. Lim SM, Katsifis A, Villemagne VL, Best R, Jones G, Saling M, et al. The 18F-FDG PET cingulate island sign and comparison to 123I-beta--CIT SPECT for diagnosis of dementia with Lewy bodies. J Nucl Med. 2009;50(10):1638-45.

38. Briel RC, McKeith IG, Barker WA, Hewitt Y, Perry RH, Ince PG, et al. EEG findings in dementia with Lewy bodies and Alzheimer's disease. J Neurol Neurosurg Psychiatry. 1999;66(3):401-3.

39. Johansen K, White L, Sando S, Aasly JO. Biomarkers: Parkinson disease with dementia and dementia with Lewy bodies. Parkinsonism Rel Dis. 2010;16(5):307-15.

40. Berrios GE. Introdução à "Paralisia agitante", de James Parkinson (1817). Rev Latinoam Psicopat. Fund. 2016;19(1):114-21.

41. Rijk MC, Breteler MMB, Graveland GA, Ott A, Grobbee DE van der Meché FG, et al. Prevalence of Parkinsons's disease. The Rotterdam study. Neurology. 1995;45:2143-46.

42. Schrag A, Schott JM. Epidemiological, clinical, and genetic characteristics of early-onset parkinsonism. Lancet Neurol. 2006;5:355-63.

43. Aarsland D, Andersen K, Larsen JP, Lolk A, Kragh-Sorensen P. Prevalence and characteristics of dementia in Parkinson disease: an 8-year prospective study. Arch Neurol. 2003;60(3):387-92.

44. **Braak H, Del Tredici K, Rub U, de Vos RAI, Steur ENHJ, Braak E. Staging of brain pathology related to sporadic Parkinson's disease. Neurobiol Aging. 2003;24:197-211.**

⇨ **Os autores descrevem a evolução patológica deflagrada pelos corpos de Lewy ao longo da evolução da doença. As manifestações clínicas, como disautonomia, distúrbios do movimento, declínio cognitivo e sintomas neuropsquiátricos, têm associação direta com o processo neurodegenerativo.**

45. Gayed I, Joseph U, Fanous M, Wan D, Schiess M, Ondo W, et al. The impact of DaTscan in the diagnosis of Parkinson Disease. Clin Nucl Med. 2015;40:390-93.

46. Riva P, Smith K, Xie SX, Wintraub D. Course of psychiatric symptoms and global cognition in early Parkinson disease. Neurology. 2014;3(12):1096-103.

47. **Weintraub D, Simuni T, Caspell-Garcia C, Coffey C, Lasch S, Siderowf A, et al. Cognitive performance and neuropsychiatric symptoms in early, untreated Parkinson's disease. Mov Disord. 2015;30(7):919-27.**

⇨ **Além dos sintomas cognitivos, o paciente com doença de Parkinson pode apresentar distúrbios neuropsiquiátricos, que agravam seu sofrimento e aumentam o desgaste dos familiares e cuidadores.**

48. Caixeta L, Ferreira SB. Manual de neuropsicologia: dos princípios à reabilitação. São Paulo: Editora Atheneu, 2012. 465p.

49. Lezak MD, Howieson DB, Loring DW. Neuropsychological assessment. 4. ed. New York: Oxford Press, 2004.

50. Biundo R, Weis L, Facchini S, Formento-Dojot P, Vallelunga A, Pilleri M, et al. Cognitive profiling of Parkinson disease patients with mild cognitive impairment and dementia. Parkinsonism Relat Disord. 2014;20(4):394-99.

9

Demência frontotemporal

Valéria Santoro Bahia
Jacy Bezerra Parmera

Sumário

Introdução
Epidemiologia
Quadro clínico
    DFT associado à doença do neurônio motor (DFTvc-DNM)
Critérios diagnósticos
Diagnóstico diferencial
Genética
Neuropatologia
Diagnóstico
    Avaliação neuropsicológica
    Neuroimagem
Exame de liquor cefalorraquiano
Tratamento
Paralisia supranuclear progressiva e a degeneração corticobasal
    Paralisia supranuclear progressiva
    Critérios diagnósticos e biomarcadores
Degeneração corticobasal
    Síndrome corticobasal
    Síndrome frontal-comportamental espacial
    Biomarcadores
Vinheta clínica
Para aprofundamento
Referências bibliográficas

Pontos-chave

- A demência frontotemporal (DFT) é uma síndrome clínica que engloba duas variáveis: a variante comportamental (DFTvc) e as variantes de linguagem (as afasias progressivas primárias – APP).
- A degeneração lobar frontotemporal é uma síndrome patológica que engloba as variantes da DFT, a paralisia supranuclear progressiva e a síndrome corticobasal.
- A DFTvc é a segunda causa de demência degenerativa pré-senil após doença de Alzheimer, e é caracterizada por distúrbios comportamentais e disfunção executiva.
- Paralisia supranuclear progressiva e degeneração corticobasal são taupatias raras e com fenótipos diversos.

INTRODUÇÃO

A demência frontotemporal (DFT) é a segunda causa de demência degenerativa pré-senil após a doença de Alzheimer (DA).

A DFT é uma síndrome clínica que compreende duas variantes: (1) a variante comportamental (DFTvc), caracterizada por alterações do comportamento, personalidade e disfunção executiva; e (2) as variantes de linguagem, que são denominadas afasias progressivas primárias (APP). Dentre as APP, existem três subtipos: a agramática (APPva) e a semântica (APPvs) e mais um subtipo que não está incluído na síndrome da DFT, a logopênica (APPvl), cuja patologia subjacente é comumente por DA[1].

Alguns pesquisadores consideram a existência de uma terceira variante, a variante temporal direita (VTD), quando, diferente da APPvs, em que o acometimento inicial ocorre no lobo temporal esquerdo, haveria um predomínio inicial à direita.

A terminologia degeneração lobar frontotemporal (DLFT) é empregada para a síndrome patológica, referente a achados histopatológicos e genéticos de doenças que causam degeneração dos lobos frontais e polos temporais.

A síndrome DLFT também engloba a paralisia supranuclear progressiva e a síndrome corticobasal.

EPIDEMIOLOGIA

Uma revisão sistemática evidenciou a prevalência de DFT, entre todos os casos de demência, de 2,7% em indivíduos com

65 anos ou mais e 10,2% naqueles com menos de 65 anos[2]. A prevalência de DFTvc foi quatro vezes maior do que das APP. Grande parte dos estudos utilizados nesta revisão utilizaram os critérios diagnósticos prévios ao último Consenso, e estes apresentam uma acurácia diagnóstica mais baixa do que os atuais.

Na América Latina, a prevalência de DFT foi de 1,5 a 2,8% em indivíduos acima de 55 a 60 anos com demência[3]. No Brasil, não há estudos populacionais sobre demência em faixa etária pré-senil.

A média de idade de início varia de 50 a 60 anos, sendo que quase 60% dos pacientes iniciaram a doença entre 45 e 65 anos.

A sobrevida média dos pacientes é de 8 anos a partir dos primeiros sintomas e 4,2 anos a partir do diagnóstico. Existem casos relacionados à mutação C9orf72 com sobrevida de até duas décadas.

QUADRO CLÍNICO

O quadro geralmente se inicia com alteração de comportamento e personalidade com os sintomas cognitivos surgindo posteriormente.

Os principais sintomas comportamentais são: comportamento antissocial, desinibição (falar ou abraçar estranhos, fazer comentários ou piadas inapropriadas etc.), apatia (inércia motora e comportamental), impulsividade (ultrapassar semáforos, invadir uma propriedade etc.), falta de empatia (incapacidade de inferir o pensamento – empatia cognitiva – ou emoção do outro – empatia emocional – função cognitiva essencial para o convívio e organização social), pobreza de julgamento (incapacidade de prever as consequências dos seus atos), inflexibilidade (incapacidade de mudar seus atos e opiniões de acordo com as contingências), falta de *insight* (autoconsciência dos seus sintomas – anosognosia), atos repetitivos (estereotipias da fala, movimentos repetitivos simples, colecionismo, distúrbio de acumulação[4], uso de vestimentas excêntricas e alterações exacerbadas de convicções políticas e/ou religiosas. Os pacientes geralmente mostram diminuição do desejo sexual e demonstração de afeto, raramente têm comportamento hipersexual[5].

Alteração dos hábitos alimentares é um sintoma com maior potencial para o diagnóstico diferencial entre DFTvc e, eventualmente, APPvs e outras demências[6]. São frequentes as queixas de voracidade (ingerir grande quantidade de alimentos, colocando um grande volume de comida na boca, prejudicando a mastigação e provocando engasgos) e preferência por alimentos doces. Esses sintomas são creditados à atrofia hipotalâmica com consequente aumento dos níveis de leptina e insulina[7]. Em fases muito avançadas pode haver hiperoralidade.

Estudos mostram uma maior ocorrência de comportamentos inapropriados e ilegais, tais como: assédio sexual, urinar em público, roubo, invasão de propriedade etc. em pacientes com DFTvc do que com DA[8,9].

Os sintomas cognitivos caracterizam-se principalmente por disfunção executiva: desatenção, dificuldade de planejamento, desorganização, déficit do controle inibitório, pensamento concreto, inflexibilidade mental, alteração da memória operacional. Caracteristicamente, os sintomas cognitivos são menos intensos do que os comportamentais. Cerca de 10% dos casos patologicamente confirmados de DFTvc apresentam importante déficit de memória episódica na apresentação inicial[10,11].

Apesar de ser uma observação subjetiva do examinador, os pacientes costumam ser indiferentes, sem envolvimento afetivo, quando sintomas considerados constrangedores são relatados durante a anamnese por seus sofridos e estressados cuidadores.

Alucinações e delírios bizarros ou somáticos podem estar presentes, especialmente nos casos com achados patológicos da proteína FUS (*fused in sarcoma*) e nos casos de mutação C9orf72 (*chromosome 9 open reading frame 72*).

Sintomas motores como parkinsonismo e doença do neurônio motor podem estar presentes[12].

DFT associado à doença do neurônio motor – DFTvc-DNM

Há uma associação entre DFT e doença do neurônio motor, em especial a esclerose lateral amiotrófica (ELA). A ELA é uma doença neurodegenerativa dos neurônios motores superiores e inferiores. A associação entre as duas doenças é muito mais frequente com a DFTvc.

Disfunção executiva, sintomas comportamentais e déficit da cognição social são sintomas que podem ser diagnosticados em aproximadamente 50% dos pacientes com ELA, sendo que apenas 5% chegam a apresentar quadro demencial. Por outro lado, ELA é diagnosticada em cerca de 12,5 a 15% dos casos de DFTvc. Quadros leves de DNM podem ocorrer em 40% dos pacientes com DFTvc[13]. A associação das duas doenças implica em pior prognóstico, com uma média de sobrevida de 3 anos a partir do início do quadro[14].

CRITÉRIOS DIAGNÓSTICOS

O último consenso definiu os critérios diagnósticos de DFTvc em possível, quando há apenas os sintomas comportamentais e cognitivos, e em provável, quando há alterações em neuroimagem estrutural (ressonância magnética) ou molecular (PET ou SPECT)[15,16]. O diagnóstico definitivo só pode ser determinado a partir de achados neuropatológicos ou identificação de mutação patogênica conhecida. O Quadro 1 traz os critérios diagnósticos de DFTvc.

DIAGNÓSTICO DIFERENCIAL

Geralmente os sintomas iniciais da DFTvc são decorrentes de mudanças de personalidade, e isso pode resultar em um subdiagnóstico, já que essas alterações podem ser consideradas decorrentes de uma crise pessoal ou profissional. Além disso, existe uma grande sobreposição dos sintomas e sinais da DFTvc com doenças psiquiátricas primárias (DPP) (depressão, transtorno bipolar, desordens esquizoafetivas) e outras doenças neurodegenerativas (em especial DA, por ser mais prevalente e mais conhecida), o que pode favorecer os erros de diagnóstico[17].

Quadro 1 Critérios de consenso para demência frontotemporal variante comportamental

I. Doença neurodegenerativa
O seguinte sintoma deve estar presente para o diagnóstico de DFTvc
A. Deterioração progressiva do comportamento e/ou cognição atestada pela observação ou anamnese com um informante.

II. DFTvc possível
Três dos seguintes sintomas comportamentais/cognitivos devem estar presentes para o diagnóstico. Tais sintomas devem ser persistentes ou recorrentes nos últimos três anos e não eventos únicos ou raros.
A. Desinibição precoce (um dos seguintes sintomas deve estar presente)
A.1. Comportamento social inapropriado
A.2. Perda do decoro ou bons modos
A.3. Ações impulsivas, descuidadas ou imprudentes
B. Apatia ou inércia precoce (um dos seguintes sintomas deve estar presente)
B.1. Apatia
B.2. Inércia
C. Perda da empatia emocional ou cognitiva (um dos seguintes sintomas deve estar presente)
C.1. Pouca resposta aos sentimentos ou necessidades de outras pessoas.
C.2. Pouco interesse social ou afeto pessoal
D. Comportamento perseverativo, estereotipado ou compulsivo/ritualístico precoce (um dos seguintes sintomas deve estar presente)
D.1. Movimentos repetitivos simples
D.2. Comportamentos complexos, compulsivos ou ritualísticos
D.3. Estereotipia da fala
E. Hiperoralidade ou alterações da dieta (um dos seguintes sintomas deve estar presente)
E.1. Alteração das preferências alimentares
E.2. Consumo de grandes quantidades de comida, álcool ou cigarros
E.3. Exploração oral ou consumo de objetos não comestíveis
F. Perfil neuropsicológico de disfunção executiva com relativa preservação da memória e funções visuoespaciais (um dos seguintes sintomas deve estar presente)
F.1. Déficit em tarefas de funções executivas
F.2. Relativa preservação da memória
F.3. Relativa preservação das funções visuoespaciais

continua

Quadro 1 Critérios de consenso para demência frontotemporal variante comportamental *(continuação)*

III. DFTvc provável
Todos os seguintes sintomas devem estar presentes
A. Preencher os critérios para DFTvc possível
B. Exibir declínio funcional significativo (relatado por um informante ou evidenciado com o uso da Clinical Dementia Rating Scale ou Questionário de Atividades Funcionais)
C. Resultados de exames de neuroimagem compatíveis com DFTvc (um dos seguintes sintomas deve estar presente)
C.1. Atrofia frontal e/ou temporal anterior na tomografia ou ressonância magnética de crânio
C.2. Hipoperfusão ou hipometabolismo frontal e/ou temporal anterior no SPECT ou PET, respectivamente

IV. DFTvc definida
A. Preenche critérios para possível ou provável DFTvc
B. Evidência histopatológica de DLFT na biópsia ou na análise pós-morte
C. Presença de mutação patogênica conhecida

V. Critérios de exclusão de DFTvc
Critérios A e B devem ser negativos para qualquer diagnóstico de DFTvc. O critério C pode ser positivo para DFTvc possível, mas não para DFTvc provável
A. O quadro pode ser mais bem explicado por outras doenças não neurodegenerativas ou condição clínica
B. O distúrbio de comportamento é mais bem explicado por doença psiquiátrica
C. Biomarcadores fortemente positivos para doença de Alzheimer ou outras doenças neurodegenerativas

Fonte: adaptado de Rascovsky et al., 2011[15].

Recentemente, Ducharme et al.[18] propuseram recomendações para o diagnóstico diferencial entre DFTvc e DPP que compreendem passos até o diagnóstico final: O primeiro passo consiste em uma anamnese detalhada incluindo dados de cognição social, o diagnóstico diferencial com DPPs e avaliação de funções cognitivas, incluindo funções executivas. O segundo passo inclui: avaliação psiquiátrica e neurológica com especialistas em neurologia cognitiva e comportamental, uso de escalas de sintomas comportamentais e testes estruturados de cognição social e testes de neuroimagem. A partir daí, considerando o diagnóstico de DFTvc provável ou possível, pode-se pesquisar mutação do C9orf72 ou outras, caso haja familiares de primeiro grau também acometidos. Caso necessário, pode-se solicitar biomarcadores para DA a fim de reforçar o diagnóstico diferencial.

Outros diagnósticos diferenciais importantes são: neurossífilis, demência associada ao HIV, encefalopatia hepática, transtornos da tireoide, uso de drogas ilícitas e alcoolismo. Esses diagnósticos devem ser excluídos na investigação.

Um diagnóstico intrigante é a síndrome da fenocópia da DFTvc. Trata-se de indivíduos, geralmente do sexo masculino, que apresentam sintomas comportamentais sugestivos de DFTvc, porém a progressão da doença é muito lenta ou mesmo estável e os exames de neuroimagem são normais. Esses casos preenchem critérios de DFTvc "possível", mas não de DFTvc "provável". As possíveis doenças associadas a essa síndrome são: Asperger descompensado na idade adulta (considerado improvável por alguns autores) e DFTvc com mutação C9orf72 (em razão de sua progressão bastante lenta)[17,19].

GENÉTICA

A DLFT é uma doença heterogênea do ponto de vista genético e neuropatológico.

Antecedente familiar está presente em 48% dos casos, sendo que em 10% o modelo de herança é autossômico dominante associado a mutações nos genes codificadores das proteínas MAPT (proteína tau associada a microtúbulos), GRN (progranulina) e C9orf72 na grande maioria dos casos. Outras mutações são raras (Tabela 1)[20]. A mutação C9orf72 é a mais comum nos casos DFT-ELA e ELA familiar (40%), porém sua frequência pode variar entre diferentes populações[21].

NEUROPATOLOGIA

Existem três proteínas principais envolvidas na patologia da DLFT, cada uma delas estando mais ou menos associada a cada doença da síndrome: a proteína associada a microtúbulos (TAU), a *transactive response DNA binding protein* de 43 Kd (TDP-43) e a *tumor associated protein fused in sarcoma* (FUS). Josephs et al. demonstraram, em um estudo multicêntrico, que a DFTvc foi associada à patologia TDP-43 em 50% dos casos e à patologia TAU em 40%[22]. A patologia típica de DA foi constatada em 6 a 10% dos casos clinicamente diagnosticados como DFTvc[23].

Tabela 1 Mutações genéticas mais frequentes associadas à degeneração lobar frontotemporal com o respectivo achado patológico associado

Gene	Cromossomo	DLFT - % familial	DLFT - % esporádico	PATOLOGIA
MAPT	17q21.31	6,3	1,5	TAU
GRN	17q21.31	5-15	5	TDP-43
C9ORF72	9p21.2	21	6	TDP-43
FUS	16p11.2	raro	3	Ubiquitina+
SQSTM1	5q35.3	1-3	1-3	TDP-43

DLFT: degeneração lobar frontotemporal, MAPT: *microtubule-associated protein tau*, GRN: *progranulin*, TDP: *TAR DNA-binding protein*, C9ORF72: *chromosome 9 open reading frame 72*, FUS: *Fused in sarcoma*, SQSTM1: *sequestosome 1*.
Fonte: adaptado de: Deleon e Miller, 2018[20].

DIAGNÓSTICO

Avaliação neuropsicológica

Os pacientes com DFTvc apresentam comprometimento mais acentuado das funções executivas e bom desempenho em testes de orientação e função visuoespacial[10].

Há testes clássicos para a investigação de funções executivas: *Wisconsin card sorting test* (WCST), Teste de *Stroop, Hayling Test*, fluência verbal fonêmica etc. Existem escalas para essa avaliação: *Frontier Executive Screen* (FES)[24], *INECO Frontal Screening* (IFS)[25,26] etc.

Testes de cognição social: testes de reconhecimento de emoções (p. ex., *Reading the Eyes Test, Faces* de Eckman), de empatia (p. ex., *Faux Pas*), escalas de julgamento e de impulsividade são muito úteis nas fases iniciais da doença para o diagnóstico diferencial.

Para a avaliação dos sintomas comportamentais, são utilizadas as escalas de sintomas neuropsiquiátricos. Nenhuma delas é totalmente adequada para diferenciar casos de DFTvc de DPP quando aplicadas isoladamente. Entre as escalas, podemos citar: *Frontal Behavioral Inventory* (FBI)[27,28], DAPHNE[29], *Cambridge Behavioural Inventory* (CBI)[30] etc.

Neuroimagem

O diagnóstico precoce das demências degenerativas pode ser crucial para possível indicação de terapias modificadoras da doença e orientações aos cuidadores e, no futuro, tratamento medicamentoso.

Achados de neuroimagem fazem parte dos critérios diagnósticos da DFTvc provável.

A ressonância magnética de pacientes com DFTvc evidencia atrofia das regiões frontomedianas, córtex pré-frontal lateral e ínsula anterior. Acometimento de estruturas subcorticais, refletindo dano no circuito cortico-estriato-talâmico (*striatum*, globo pálido, tálamo e núcleo *accumbens*), também pode ser observado. Esses achados podem ser variáveis e assimétricos dependendo do tempo de evolução e patologia subjacente, e refletem diferentes fenótipos e prognósticos.

O PET-FDG (tomografia por emissão de pósitrons com traçador de fluordeoxiglicose) pode demonstrar hipometabolismo nas mesmas regiões apontadas na neuroimagem estrutural, mesmo que os achados da ressonância magnética sejam sutis ou ausentes[31].

Indivíduos portadores de mutações genéticas podem apresentar alterações nos exames de neuroimagem até 10 anos antes do início dos sintomas[21].

EXAME DE LIQUOR CEFALORRAQUIANO

Não há marcadores específicos para o diagnóstico de DFT. Altos níveis de fosfo-tau e tau-total e baixos de $A\beta_{42}$ são encontrados em pacientes com DA e servem para diagnóstico diferencial com DFTvc[32].

Neurofilamentos são proteínas que controlam o diâmetro axonal, modulando a resposta neuronal a estímulos. A presença de neurofilamentos de cadeia leve no liquor e no plasma pode indicar doença degenerativa, porém, recentes estudos demonstraram que esses achados podem ter um valioso poder de discriminação entre pacientes com DFTvc e indivíduos saudáveis e mesmo com pacientes com DA[33].

TRATAMENTO

Não há tratamento curativo ou modificador do curso da doença, somente medicação sintomática para os sintomas comportamentais. O uso de inibidores de recaptação seletivos de serotonina ou de inibidores de recaptação de serotonina e norepinefrina é recomendado para os sintomas comportamentais, em especial a impulsividade e comportamentos compulsivos.

Neurolépticos podem ser necessários quando os sintomas comportamentais são muito intensos, com riscos ao paciente. Deve-se, no entanto, considerar o risco de tais medicações no tocante às doenças cardiovasculares e risco de quedas. Inibidores de acetilcolinesterase não são recomendados, uma vez que não há déficit colinérgico na DFTvc. Também não houve evidência de benefício com o uso de memantina[34].

Há múltiplos ensaios clínicos voltados ao tratamento da deficiência de progranulina[35], das taupatias, da expansão do C9orf72 e de outras formas genéticas[36].

PARALISIA SUPRANUCLEAR PROGRESSIVA E A DEGENERAÇÃO CORTICOBASAL

As taupatias são um grupo de doenças neurodegenerativas que cursam primariamente com depósitos de agregados da proteína tau fosforilada no cérebro. Os diagnósticos neuropatológicos incluem demência frontotemporal variante comportamental, afasia primária progressiva (APP) forma agramática, doença de Pick, paralisia supranuclear progressiva (PSP), degeneração corticobasal (DCB), dentre outros mais raros, como a doença por grãos argirofílicos. As taupatias podem ser classificadas pelas isoformas preponderantes da neuroproteína tau: 3R ou 4R. Na doença de Pick predomina classicamente a isoforma 3R, por outro lado na PSP e DCB ocorre de maneira predominante a isoforma 4R, sendo estas, portanto, taupatias primárias[37]. O acúmulo de proteína tau também pode ocorrer em doenças caracterizadas pelo acúmulo de outras proteínas (p. ex., proteína beta-amiloide), como na doença de Alzheimer – nesse caso encontram-se tanto tau 3R quanto 4R nos emaranhados neurofibrilares.

Paralisia supranuclear progressiva

A PSP constitui uma doença neurodegenerativa cuja patologia consiste em agregados anormais de proteína tau 4R, e é caracterizada patologicamente pela degeneração de várias estruturas subcorticais, em especial substância negra, núcleo subtalâmico, núcleo denteado do cerebelo e mesencéfalo. O achado de astrócitos em tufos ("*tufted astrocytes*") é a marca patológica da PSP, que a diferencia de outras taupatias 4R como a DCB, na qual ocorrem placas astrocíticas[37].

A PSP é a forma mais comum de parkinsonismo atípico, e sua prevalência varia entre cinco e sete casos por 100 mil[38]. Entretanto, se considerarmos estudos populacionais que adicionaram os novos fenótipos descritos no critério atual, essa prevalência pode aumentar para 18 casos por 100 mil[39]. Homens e mulheres são igualmente afetados, sendo quase sempre uma doença esporádica, com poucos casos familiares descritos. Geralmente, os pacientes desenvolvem os primeiros sintomas ao redor dos 65 anos, e a doença progride para óbito em uma média de 7 anos[40]. A PSP em sua forma clássica apresenta-se como uma síndrome progressiva de parkinsonismo simétrico, predominantemente rígido-acinética e menos responsiva à levodopa do que a doença de Parkinson, com quedas precoces por instabilidade postural grave, paralisia supranuclear da motricidade ocular vertical e alterações cognitivas, também chamada de síndrome de Richardson (SR). Mais recentemente, outros fenótipos clínicos foram descritos, demonstrando a heterogeneidade de apresentação dessa doença: PSP-parkinsonismo (PSP-P), *freezing* progressivo de marcha (PSP-PGF), APP não fluente (APP-NF, também denominada PSP-SL, do inglês fala e linguagem), síndrome corticobasal (PSP-SCB) e variante comportamental da demência frontotemporal (DFTvc ou PSP – frontal)[41]. Esses fenótipos comumente se apresentam nos primeiros anos da doença e, com a progressão, os sintomas da forma clássica (SR) vão ficando mais evidentes[42]. Mais recentemente também foi descrito um fenótipo bem mais raro, com manifestação cerebelar sem disautonomia, entretanto, pela raridade da casuística relatada, tal fenótipo não foi incluído nos critérios atuais.

Síndrome de Richardson

A síndrome de Richardson apresenta-se tipicamente com:

- Instabilidade postural levando a quedas precoces.
- Paralisia supranuclear vertical do olhar.
- Sintomas cognitivos e comportamentais.
- Parkinsonismo simétrico.
- Disartria e disfagia.

Tal síndrome representa a forma mais conhecida e característica de PSP, assim como a apresentação mais comum, embora algumas séries clinicopatológicas demonstrem ser menos frequentes (cerca de 25% dos casos inicialmente) do que previamente considerado[43]. Sua característica mais marcante é a de quedas precoces, em geral no primeiro ano da evolução, associada a alteração das sacadas verticais, em especial para baixo (inicialmente alteração do reflexo optocinético, que evolui para lentificação das sacadas e finalmente paralisia completa do olhar, eventualmente acometendo também as sacadas horizontais). Outras alterações oftalmológicas também podem estar presentes, como intrusões sacádicas, "*square wave jerks*", blefaroespasmo, apraxia da abertura ocular e diminuição da velocidade de piscamento[41]. A fácies típica desses pacientes é descrita como "preocupada", ou de "surpresa", resultado de uma combinação de distonia por hiperativação dos músculos frontal e próceros e bradicinesia da musculatura da mímica facial ("sinal do prócero"). Rigidez axial é marcante, muitas vezes associada a distonia cervical em retrocolo.

Sintomas cognitivos e comportamentais são frequentes – cerca de 70% dos pacientes terão o diagnóstico de demência no curso da doença – e caracteristicamente se apresentam como uma grave disfunção executiva, diminuição na velocidade de processamento e memória operacional, dificuldade na resolução de problemas, comportamento de utilização, perseveração e redução da fluência verbal fonêmica[44]. Apatia, impulsividade, agressividade, desinibição e hipersexualidade também são comuns. Sintomas pseudobulbares podem estar presentes desde a apresentação com disartria espástica, voz monótona, hipofonia, ecolalia, incontinência emocional com riso e choro imotivado (afeto pseudobulbar) e disfagia, que evolui progressivamente causando aspirações e pneumonias de repetição[42].

PSP-P

É o segundo fenótipo mais frequente da PSP, representando cerca de um terço das apresentações. No início, esse fenótipo é de difícil distinção da doença de Parkinson, podendo cursar com parkinsonismo assimétrico, tremor e melhor resposta a levodopa em relação aos outros fenótipos clínicos. Em geral, após 2 anos, sintomas clássicos da PSP passam a aparecer. Pacientes com essa apresentação normalmente têm um curso mais benigno, com uma média de sobrevida melhor do que a da forma clássica[43].

Freezing progressivo de marcha

Esse fenótipo da PSP caracteriza-se por um distúrbio de marcha com instabilidade postural, em que é marcante a falha e hesitação ao início da marcha, sem parkinsonismo em membros ou alteração de motricidade ocular. Com a evolução, podem surgir congelamento durante o andar (*freezing*) e fala balbuciante e gaguejante. Tem uma evolução mais lenta, em geral demorando mais de 5 anos até que comecem a surgir outros sintomas clássicos da PSP[43].

PSP – fala e linguagem (APP-NF)

Afasia primária progressiva agramática ou não fluente é caracterizada por uma fala truncada, com hesitação, agramatismo e erros fonêmicos, frequentemente acompanhados por apraxia de fala. Essa pode ser a apresentação única da PSP, mas muitas vezes evolui com comemorativos da síndrome clássica no decorrer da evolução[41,42].

Critérios diagnósticos e biomarcadores

Os critérios diagnósticos propostos em 1996 pelo NINDS-SPSP[45] são bastante sensíveis e específicos para a síndrome de Richardson, mas menos para os outros fenótipos[46]. Por isso, um novo critério diagnóstico foi proposto e, embora mais comple-

xo, permite um diagnóstico mais sensível e mais acurado nas apresentações atípicas[47].

O diagnóstico definitivo da PSP é patológico, e não há exames complementares que sejam suficientemente sensíveis ou específicos. Exames de imagem, no entanto, podem auxiliar no diagnóstico clínico. Na RM, o achado típico é o de atrofia do mesencéfalo, em que o tronco no corte sagital assume a forma de um beija-flor (Figura 1). Ao PET-FDG, pode-se encontrar hipometabolismo em córtex frontal bilateral, núcleo caudado, tálamo e mesencéfalo. Estudos utilizando PET com ligantes para a proteína TAU também estão em desenvolvimento e provavelmente serão métodos promissores para diagnóstico e acompanhamento desses casos. Outros biomarcadores, como a proteína neurofilamentar de cadeia leve, parecem ser úteis para prever e acompanhar a progressão da doença, mas não diferenciam entre as patologias de parkinsonismo atípico.

DEGENERAÇÃO CORTICOBASAL

A DCB é caracterizada patologicamente pela deposição difusa de proteína tau fosforilada 4R, com predileção pela substância negra e córtex frontoparietal. A marca patológica da DCB é o achado de placas astrocíticas[37]. Sua prevalência é desconhecida, mas é bem mais incomum que outras causas de parkinsonismo atípico como PSP e AMS. Homens e mulheres são igualmente afetados, com idade média de início de 63 anos e tempo de sobrevida de cerca de 8 anos[48].

A apresentação mais comum da DCB é a síndrome corticobasal (SCB). No entanto, a DCB pode apresentar-se de outras formas, como DFTvc, SR, APP-NF e atrofia cortical posterior (ACP). Por outro lado, a SCB pode ser a apresentação clínica de outras patologias, como doença de Alzheimer, PSP e TDP43[49].

Síndrome corticobasal

A SCB, inicialmente descrita como exclusivamente associada à DCB e hoje reconhecida como possivelmente subjacente a outras patologias, tem apresentação tipicamente assimétrica, com os seguintes achados cardinais:

- Rigidez e bradicinesia.
- Distonia.
- Mioclonias.
- Fenômeno da mão alienígena (mais que simples levitação).
- Sinais de disfunção cortical: apraxia, alteração de sensibilidade cortical, heminegligência, afasia.

A SCB apresenta-se com uma associação entre sintomas motores, mais especificamente transtornos do movimento, como quadros de parkinsonismo rígido-acinético, distonia e movimentos mioclônicos, de instalação e evolução classicamente assimétrica, em conjunto a sintomas cognitivos, também descritos como corticais, entre eles apraxia, afasia, déficits sensoriais corticais, síndrome da heminegligência, ou seus componentes isolados como o de extinção, e o fenômeno da mão alienígena.

O quadro clínico mais típico tem uma evolução progressiva assimétrica, acometendo inicialmente um membro, com uma mistura de rigidez, bradicinesia, mioclonias e distonia associada a sinais corticais como apraxia. O membro acometido é frequentemente descrito como um membro "inútil" em razão dessa conjunção de alterações[50].

A apraxia, normalmente ideomotora, é mais grave no membro mais afetado, contudo por causa do parkinsonismo e distonia pode ser difícil de ser avaliada, e em geral está também presente e algumas vezes mais evidente no membro "bom". Apraxia orobucolingual também pode estar presente. Outros sinais corticais são alteração de sensibilidade cortical (perda de discriminação de 2 pontos, agrafestesia, astereognosia), heminegligência e afasia[48].

Mioclonia está presente com frequência, e geralmente tem características estímulo-sensitivas e distais, predominando em membros superiores. É descrito também nos casos de SCB o fenômeno da mão alienígena, caracterizado por uma movimentação do membro que é involuntária, mas com propósito (e frequentemente sem que o paciente perceba ou até que reconheça o membro como seu).

Alteração cognitiva, antes considerada um evento tardio, está presente na vasta maioria dos pacientes e pode ser observada desde o início da apresentação, sendo frequente em pacientes com DCB. Os sintomas cognitivos típicos são disfunção executiva, apraxia, déficits sensitivos corticais, alterações de linguagem e alterações comportamentais. Em alguns casos, a apresentação pode mesmo iniciar-se como uma síndrome exclusivamente cognitiva, com achados de afasia progressiva primária (APP), atrofia cortical posterior (ACP) ou demência frontotemporal variante comportamental (DFTvc), ou tão somente uma síndrome disexecutiva ou com exclusiva alteração amnéstica, evoluindo posteriormente para uma SCB. Existe um provável viés em relação à frequência das alterações cognitivas, considerando que boa parte dos estudos focou nos distúrbios do movimento, mas o comprometimento cognitivo global é relatado na maioria das séries. Reconhece-se que, frequentemente, os pacientes desde o início apresentam disfunção executiva e alterações de memória[50]. Alterações comportamentais são frequentes, e metade dos pacientes tem alguma manifestação em algum ponto da evolução. Quando o quadro cognitivo-comportamental predomina na apresentação, leva o nome de síndrome comportamental espacial, descrita a seguir. Deve-se ressaltar que, até o momento, os estudos não demonstraram alterações motoras, cognitivas ou comportamentais que designem de forma confiável uma patologia específica subjacente à SCB.

Síndrome frontal-comportamental espacial

A síndrome frontal-comportamental espacial é fenotipicamente semelhante à demência frontotemporal variante comportamental, que cursa com diversas manifestações comportamentais, incluindo alteração de personalidade como irritabilidade, desinibição, hipersexualidade, apatia e comportamentos bizarros e antissociais[51]. Sintomas neuropsiquiátricos como depressão, agitação e irritabilidade também são comuns.

Biomarcadores

O achado mais marcante aos exames de imagem na DCB é o acometimento assimétrico. Na RM, nota-se atrofia cortical posterolateral e frontomedial, sem atrofia do tronco relevante. O exame de PET com fluordeoxiglicose mostra uma hipocaptação sugestiva de hipometabolismo glicolítico no córtex fronto-parieto-temporal, especialmente em áreas de associação e nos núcleos da base. As alterações são mais proeminentes contralaterais no lado do corpo mais afetado.

Vários biomarcadores vêm sendo estudados para tentar predizer a patologia subjacente específica para a SCB. A ressonância parece ter algum papel a partir do estudo multimodal avaliando tractografia e morfometria cortical. Ademais, estudos com PET com FDG avaliando o metabolismo cortical demonstraram também ter um possível papel em apontar as patologias subjacentes. Por fim, novos exames de PET com radiotraçadores específicos para as proteínas Tau e amiloide vêm sendo desenvolvidos e estudados na SCB, com papel importante para o avanço do seu conhecimento, assim como da DCB[52].

> ### Vinheta clínica
>
> SPF, 50 anos, metalúrgico. Há 1 ano, começou a ter dificuldade em manter-se em sua linha de produção, pois distraia-se com facilidade com conversas ou outras máquinas que estavam ao seu redor. Seu chefe o repreendia e ele parecia não se importar com isso. Após 3 meses, ele foi demitido e não conseguiu mais emprego. Sua esposa conta que passou um grande constrangimento em uma festa familiar há 6 meses quando ele fez comentários preconceituosos com alguns familiares e contou fatos da intimidade do casal para os seus sogros. Há 4 meses, apresentava episódios em que mexia nos móveis da casa como se estivesse manipulando uma das máquinas do seu antigo trabalho. Há 3 meses, ele não faz mais refeições com os filhos, pois passou a pegar comida do prato deles com as mãos e encher a boca até engasgar e regurgitar. Há 1 mês, começou a conversar com estranhos na rua, incluindo crianças, o que gerou atrito com um segurança de uma loja.
>
> A avaliação neuropsicológica evidenciou déficit de disfunção executiva e atenção. No reconhecimento das faces de Eckman teve grande dificuldade em reconhecer emoções negativas.
>
> O Inventário Neuropsiquiátrico evidenciou sintomas de desinibição, movimentos repetitivos e alteração dos hábitos alimentares.
>
> Os exames de sangue e liquor excluíram sífilis, encefalopatias, deficiência vitamínica etc.
>
> A ressonância magnética evidenciou atrofia cortical frontotemporal bilateral com predomínio à direita.
>
> Foi feito o diagnóstico de demência frontotemporal.

Para aprofundamento

- Valente ES, Caramelli P, Gambogi LB, Mariano LI, Guimarães HC, Teixeira AL, et al. Phenocopy syndrome of behavioral variant frontotemporal dementia: a systematic review. Alzheimers Res Ther. 2019;11(1):30.
    ⇨ Recente revisão sobre a intrigante síndrome da fenocópia da DFTvc; pacientes com o quadro clínico sugestivo de DFTvc, porém, com neuroimagem normal e sem evolução.
- Greaves CV, Rohrer JD. An update on genetic frontotemporal dementia. J Neurol. 2019;266(8):2075-2086. A DFT é uma doença bastante heterogênea do ponto de vista genético.
    ⇨ Essa revisão aborda as descobertas mais recentes da área, além de um interessante mapeamento de biomarcadores em indivíduos portadores de mutações genéticas.
- Ducharme S, Dols A, Laforce R, Devenney E, Kumfor F, van den Stock J, et al. Recommendations to distinguish behavioural variant frontotemporal dementia from psychiatric disorders. Brain. 2020;143(6):1632-50.
    ⇨ Recomendações recentes para o diagnóstico diferencial entre DFTvc e doenças psiquiátricas primárias. Aborda aspectos clínicos, neuropsicológicos e biomarcadores.
- Boxer AL, Yu JT, Golbe LI, Litvan I, Lang AE, Höglinger GU. Advances in progressive supranuclear palsy: new diagnostic criteria, biomarkers, and therapeutic approaches. Lancet Neurol. 2017;16(7):552-63.
    ⇨ Recente revisão com os novos critérios diagnósticos de uma taupatia pouco conhecida, a paralisia supranuclear progressiva.

REFERÊNCIAS BIBLIOGRÁFICAS

1. **Marshall CR, Hardy CJD, Volkmer A, Russell LL, Bond RL, Fletcher PD, et al. Primary progressive aphasia: a clinical approach. J Neurol. 2018;265(6):1474-1490.**
    ⇨ Uma revisão recente sobre Afasias Progressivas Primárias, as variantes de linguagem da DFT.
2. Hogan DB, Jetté N, Fiest KM, Roberts JI, Pearson D, Smith EE, et al. The prevalence and incidence of frontotemporal dementia: a systematic review. Can J Neurol Sci. 2016(Suppl 1):S96-S109.
3. Custódio N, Herrera-Perez E, Lira D, Montesinos R, Bendezu L. Prevalence of frontotemporal dementia in community-based studies in Latin America. A systematic review. Dement Neuropsychol. 2013;7(1):27-32.
4. Moheb N, Charuworn K, Ashla MM, Desarzant R, Chavez D, Mendez MF. Repetitive behaviors in frontotemporal dementia: Compulsions or impulsions? J Neuropsychiatry Clin Neurosci. 2019;31(2):132-6.
5. Ahmed RM, Goldberg Z, Kaizik C, Kiernan MC, Hodges JR, Piguet O, et al. Neural correlates of changes in sexual function in frontotemporal dementia: implications for reward and physiological functioning. J Neurol. 2018; 265:2562-72.
6. Scarioni M, Gami-Patel P, Timar Y, Seelaar H, van Swieten JC, Rozemuller AJM, et al. Frontotemporal dementia: correlations between psychiatric symptoms and pathology. Ann Neurol. 2020;87(6):950-961.
7. Ahmed RM, Phan K, Highton-Williamson E, Strikwerda-Brown C, Caga J, Ramsey E, et al. Eating peptides: biomarkers of neurodegeneration in amyotrophic lateral sclerosis and frontotemporal dementia. Ann Clin Transl Neurol. 2019;6:486-95.
8. Liljegren M, Naasan G, Temlett J, Perry DC, Rankin KP, Merrilees J, et al. Criminal behavior in frontotemporal dementia and Alzheimer disease. JAMA Neurol. 2015;72(3):295-300.
9. Liljegren M, Waldö ML, Santillo AF, Ullen S, Rydbeck R, Miller B, et al. Association of neuropathologically confirmed frontotemporal dementia and Alzheimer disease with criminal and socially inappropriate behavior in a Swedish Cohort. JAMA Netw Open. 2019;2(3):e190261.
10. Hornberger M, Wong S, Tan R, Irish M, Piguet O, Kril J, et al. In vivo and post-mortem memory circuit integrity in frontotemporal dementia and Alzheimer's disease. Brain. 2012;135:3015-25.
11. Bertoux M, Flanagan EC, Hobbs M, Ruiz-Tagle A, Delgado C, Miranda M, et al. Structural anatomical investigation of long term memory deficit in behavioral frontotemporal dementia. J Alzheimers Dis. 2018;62:1887-900.
12. Bang J, Spina S, Miller BL. Frontotemporal dementia. Lancet. 2015;386(10004):1672-82.
13. Couratier P, Corcia P, Lautrette G, Nicol M, Marin B. ALS and frontotemporal dementia belong to a common disease spectrum. Rev Neurol (Paris). 2017;173(5):273-279.
14. **Benbrika S, Desgranges B, Eustache F, Viader F. Cognitive, emotional and psychological manifestations in amyotrophic lateral sclerosis at baseline and overtime: a review. Front Neurosci. 2019;13:1-22.**
    ⇨ Excelente revisão sobre alterações cognitivas, emocionais e psicológicas longitudinais em pacientes com esclerose lateral amiotrófica.
15. Rascovsky K, Hodges JR, Knopman D, Mendez MF, Kramer JH, Neuhaus J, et al. Sensitivity of revised diagnostic criteria for the behavioural variant of frontotemporal dementia. Brain. 2011;134(Pt 9):2456-77.
16. **Johnen A, Bertoux M. Psychological and cognitive markers of behavioral variant frontotemporal dementia: a clinical neuropsychologist's view on diagnostic criteria and beyond. Front Neurol. 2019;10:594.**
    ⇨ Além de uma ótima revisão sobre DFTvc, este artigo oferece uma visão crítica sobre os Critérios Clínicos de consenso dessa doença.
17. Gossink FT, Dols A, Kerssens CJ, Krudop WA, Kerklaan BJ, Scheltens P, et al. Psychiatric diagnoses underlying the phenocopy syndrome of behavioral variant frontotemporal dementia. J Neurol Neurosurg Psychiatry. 2016;87(1):64-8.
18. Ducharme S, Dols A, Laforce R, Devenney E, Kumfor F, van den Stock J, et al. Recommendations to distinguish behavioural variant frontotemporal dementia from psychiatric disorders. Brain. 2020;143(6):1632-50.
19. Valente ES, Caramelli P, Gambogi LB, Mariano LI, Guimarães HC, Teixeira AL, et al. Phenocopy syndrome of behavioral variant frontotemporal dementia: a systematic review. Alzheimers Res Ther. 2019;11(1):30.
20. Deleon J, Miller BL. Frontotemporal dementia. Handb Clin Neurol. 2018;148:409-30.
21. Greaves CV, Rohrer JD. An update on genetic frontotemporal dementia. J Neurol. 2019;266(8):2075-2086.
22. Josephs KA, Hodges JR, Snowden JS, Mackenzie IR, Neumann M, Mann DM, et al. Neuropathological background of phenotypical variability in frontotemporal dementia. Acta Neuropathol. 2011;122(2):137-53.
23. 23. Mann DMA, Snowden JS. Frontotemporal lobar degeneration: pathogenesis, pathology and pathways to phenotype. Brain Pathol. 2017;27(6):723-36.
24. Leslie FVC, Foxe D, Daveson N, Flannagan E, Hodges JR, Piguet O. FRONTIER Executive Screen: a brief executive battery to differentiate frontotemporal dementia and Alzheimer's disease. J Neurol Neurosurg Psychiatry. 2016;87:831-5.
25. Torralva T, Roca M, Gleichgerrcht E, Lopez P, Manes F. INECO Frontal Screening (IFS): a brief, sensitive, and specific tool to assess executive functions in dementia. J Int Neuropsychol Soc. 2009;15:777–86.
26. Bahia VS, Cecchini MA, Cassimiro L, Viana R, Lima-Silva TB, Souza LC, et al. The accuracy of INECO frontal screening in the diagnosis of executive dysfunction in frontotemporal dementia and Alzheimer Disease. Alzheimer Dis Assoc Disord. 2018;32(4):314-319.
27. Kertesz A, Nadkarni N, Davidson W, Thomas AW. The Frontal Behavioral Inventory in the differential diagnosis of frontotemporal dementia. J Int Neuropsychol Soc. 2000;6(4):460-8.
28. **Bahia VS, da Silva MM, Viana R, Smid J, Damin AE, Radanovic M, et al. Behavioral and activities of daily living inventories in the diagnosis of frontotemporal lobar degeneration and Alzheimer's disease. Dement Neuropsychol. 2008;2(2):108-13.**
    ⇨ Inclui a versão brasileira da escala Frontal Behavioral Inventory – FBI.

29. Boutoleau-Bretonnière C, Evrard C, Hardouin JB, Rocher L, Charriau T, Etcharry-Bouyx F, et al. DAPHNE: a new tool for the assessment of the behavioral variant of frontotemporal dementia. Dement Geriatr Cogn Dis Extra. 2015;5(3):503-16.

30. Wear HJ, Wedderburn CJ, Mioshi E, Williams-Gray CH, Mason SL, Barker RA, et al. The Cambridge Behavioural Inventory revised. Dement Neuropsychol. 2008;2:102-7.

31. Whitwell JL. FTD spectrum: Neuroimaging across the FTD spectrum. Prog Mol Biol Transl Sci. 2019;165:187-223.

32. Meeter LH, Kaat LD, Rohrer JD, van Swieten JC. Imaging and fluid biomarkers in frontotemporal dementia. Nat Rev Neurol. 2017;13(7):406-19.

33. Zetterberg H, van Swieten JC, Boxer AL, Rohrer JD. Review: fluid biomarkers for frontotemporal dementias. Neuropathol Appl Neurobiol. 2019;45(1):81-87. Revisão sobre a evolução do estudo de biomarcadores plasmáticos e liquóricos em DFTvc.

34. Young JJ, Lavakumar M, Tampi D, Balachandran S, Tampi RR. Frontotemporal dementia: latest evidence and clinical implications. Ther Adv Psychopharmacol. 2018;8(1):33-48.

35. Elia LP, Reisine T, Alijagic A, Finkbeiner S. Approaches to develop therapeutics to treat frontotemporal dementia. Neuropharmacology. 2020;166:107948.

36. Logroscino G, Imbimbo BP, Lozupone M, Sardone R, Capozzo R, Battista P, et al. Promising therapies for the treatment of frontotemporal dementia clinical phenotypes: from symptomatic to disease-modifying drugs. Expert Opin Pharmacother. 2019;20(9):1091-107.

37. Kovacs GG. Invited review: neuropathology of tauopathies: Principles and practice. Neuropathol Appl Neurobiol. 2015;41(1):3-23.

38. Coyle-Gilchrist IT, Dick KM, Patterson K, Rodriquez PV, Wehman E, Wilcox A, et al. Prevalence, characteristics, and survival of frontotemporal lobar degeneration syndromes. Neurology. 2016;86:1736-43.

39. Takigawa H, Kitayama M, Wada-Isoe K, Kowa H, Nakashima K. Prevalence of progressive supranuclear palsy in Yonago: change throughout a decade. Brain Behav. 2016;6(12):e00557.

40. Ling H. Clinical approach to progressive supranuclear palsy. J Mov Disord. 2016;9(1):3-13.

41. Williams DR, Lees AJ. Progressive supranuclear palsy: clinicopathological concepts and diagnostic challenges. Lancet Neurol. 2009;8(3):270-9.

42. Boxer AL, Yu JT, Golbe LI, Litvan I, Lang AE, Höglinger GU. Advances in progressive supranuclear palsy: new diagnostic criteria, biomarkers, and therapeutic approaches. Lancet Neurol. 2017;16(7):552-63.

43. Respondek G, Stamelou M, Kurz C, Ferguson LW, Rajput A, Chiu WZ, van Swieten JC, et al. The phenotypic spectrum of progressive supranuclear palsy: a retrospective multicenter study of 100 definite cases. Mov Disord. 2014;29(14):1758-66.

44. Burrell JR, Hodges JR, Rowe JB. Cognition in corticobasal syndrome and progressive supranuclear palsy: a review. Mov Disord. 2014;29(5):684-93.

45. Litvan I, Agid Y, Calne D, Campbell G, Dubois B, Duvoisin RC, et al. Clinical research criteria for the diagnosis of progressive supranuclear palsy (Steele-Richardson-Olszewski syndrome): report of the NINDS-SPSP international workshop. Neurology. 1996;47:1-9.

46. Osaki Y, Ben-Shlomo Y, Lees AJ, Daniel SE, Colosimo C, Wenning G, et al. Accuracy of clinical diagnosis of progressive supranuclear palsy. Mov Disord. 2004;19:181-9.

47. Höglinger GU, Respondek G, Stamelou M, Kurz C, Josephs KA, Lang AE, et al. Clinical diagnosis of progressive supranuclear palsy: The movement disorder society criteria. Mov Disord. 2017;32(6):853-64.

48. Armstrong MJ, Litvan I, Lang AE, Bak TH, Bhatia KP, Borroni B, et al. Criteria for the diagnosis of corticobasal degeneration. Neurology. 2013;80(5):496-503.

49. Ling H, O'Sullivan SS, Holton JL, Revesz T, Massey LA, Williams DR, et al. Does corticobasal degeneration exist? A clinicopathological re-evaluation. Brain. 2010;133(7):2045-57.

50. Parmera JB, Rodriguez RD, Studart Neto A, Nitrini R, Brucki SMD. Corticobasal syndrome: A diagnostic conundrum. Dement Neuropsychol. 2016;10(4):267-75.

51. McMillan CT, Boyd C, Gross RG, Weinstein J, Firn K, Toledo JB, et al. Multimodal imaging evidence of pathology-mediated disease distribution in Corticobasal syndrome. Neurology. 2016;87:1227-34.

52. Sha SJ, Ghosh PM, Lee SE, Corbetta-Rastelli C, Jagust WJ, Kornak J, et al. Predicting amyloid status in corticobasal syndrome using modified clinical criteria, magnetic resonance imaging and fluorodeoxyglucose positron emission tomography. Alzheimers Res Ther. 2015;7(1):8.

10

Demências potencialmente reversíveis

Guilherme Kenzzo Akamine
Fábio Henrique de Gobbi Porto

Sumário

Introdução
Exames complementares
Diagnósticos diferenciais
    Transtornos depressivos ("pseudodemência depressiva")
    Doenças tireoidianas
    Hidrocefalia de pressão normal (HPN)
    Demência relacionada ao álcool (DRA)
    Deficiências vitamínicas
    Fibrilação atrial (FA)
    Neurossífilis (demência paralítica)
Medicações
Déficits sensoriais
Apneia obstrutiva do sono (AOS)
Considerações finais
Vinheta clínica 1
Vinheta clínica 2
Para aprofundamento
Referências bibliográficas

Pontos-chave

- Diversas condições potencialmente reversíveis podem causar ou exacerbar o declínio cognitivo nas demências.
- Na população geriátrica, é particularmente comum a co-ocorrência de múltiplas condições em um mesmo paciente.
- Algumas dessas condições são causas de demências rapidamente progressivas.
- O clínico deve conhecer os diagnósticos diferenciais possíveis para poder reconhecê-los e investigá-los prontamente.
- A reversibilidade completa de síndromes demenciais é um evento raro.
- Apesar disso, tratar causas reversíveis pode melhorar os desfechos cognitivos e funcionais do paciente.

INTRODUÇÃO

Embora a maior parte das demências seja atribuível a processos neuropatológicos irreversíveis, como as doenças neurodegenerativas e cerebrovasculares, existem causas potencialmente reversíveis. Dentre essas condições, elencamos as mais relevantes na Tabela 1.

É relevante mencionar que algumas condições potencialmente tratáveis podem se comportar como uma demência rapidamente progressiva (DRP). Geschwind[1] usa a expressão DRP para se referir a condições que progridem do primeiro sintoma até um quadro demencial em um período menor do que 1 ou 2 anos, embora a maioria evolua ao longo de semanas a meses – por outro lado, as doenças neurodegenerativas tipicamente evoluem de forma insidiosa ao longo de muitos anos. Por isso, é fundamental que o clínico tenha uma abordagem sistematizada para investigar e tratar prontamente causas potencialmente reversíveis[1]. O estudo pormenorizado das DRP não será o foco deste capítulo.

A reversibilidade das demências é menos prevalente do que se imaginava[2]. Para estimar a prevalência, Clarfield[3] conduziu uma metanálise incluindo 39 estudos com n = 7.042 pacientes, dos quais 5.620 (87,2%) tinham demência. Causas reversíveis foram encontradas em 9%, sendo que em apenas 0,6% a demência realmente reverteu (0,29% parcialmente, 0,31% completamente). A chance de reversibilidade aumenta nos indivíduos mais jovens, com menor tempo de doença e com alterações cognitivas mais sutis[3].

Múltiplas causas, reversíveis e irreversíveis, de declínio cognitivo podem estar presentes em um mesmo indivíduo. Além disso, diversas etiologias tratáveis podem dar origem a danos

Tabela 1 Etiologias potencialmente reversíveis de declínio cognitivo

Grupo	Doenças/etiologias
Transtornos psiquiátricos	• Transtornos depressivos
Lesões cerebrais estruturais	• Hidrocefalia de pressão normal • Hematoma subdural • Tumores cerebrais
Infecções	• Neurossífilis • Demência relacionada ao HIV • Encefalite herpética • Neurotuberculose • Meningites crônicas • Neurocisticercose • Doença de Lyme
Doenças cardiovasculares	• Fibrilação atrial
Condições vasculares	• Lúpus eritematoso sistêmico • Vasculites primárias do sistema nervoso central • Fístula dural arteriovenosa • Trombose venosa central • Doença de Behçet
Condições tóxicas	• Alcoolismo • Medicações (lítio, benzodiazepínicos, antiepilépticos, opioides, anticolinérgicos) • Intoxicação por metais pesados (mercúrio, manganês, bismuto, arsênio, alumínio)
Doenças metabólicas e endocrinológicas	• Deficiência de vitaminas do complexo B • Apneia obstrutiva do sono • Hipo/hipertireoidismo • Hipoparatireoidismo • Hipo/hiperglicemia • Distúrbios hidroeletrolíticos (sódio, cálcio, potássio) • Encefalopatia hepática • Encefalopatia urêmica • Doenças mitocondriais
Encefalites autoimunes	• Encefalite de Hashimoto • Encefalites paraneoplásicas • Encefalites não paraneoplásicas • Encefalomielite aguda disseminada
Epilepsias	• Amnésia transitória epiléptica

estruturais irreversíveis ao longo do tempo. Por esses motivos, é comum que o tratamento de uma causa reversível não reverta completamente a demência, embora possa reduzir a morbidade associada. Um exemplo clássico é a demência causada pela neurossífilis, que cursa com danos cerebrais irreversíveis e que raramente revertem totalmente com o tratamento.

Apesar de raras na prática clínica, é fundamental que o médico proceda com a investigação de doenças comuns potencialmente reversíveis de declínio cognitivo, mesmo que uma determinada condição não seja o único ou o principal fator causal do declínio.

EXAMES COMPLEMENTARES

A investigação inicial das causas potencialmente reversíveis deverá incluir os seguintes exames[4]:

- Sangue: hemograma, eletrólitos (sódio, cálcio, potássio), ureia, creatinina, sorologias para sífilis e HIV, TSH, T4 livre, glicemia de jejum, enzimas hepáticas (TGO e TGP) e canaliculares (gama-GT, fosfatase alcalina), albumina, vitamina B12, ácido fólico.
- Urina: urina tipo 1 (também conhecido como EAS) em contexto de *delirium*.
- Neuroimagem estrutural: tomografia computadorizada (TC) ou ressonância magnética (RM) de crânio, com preferência por esta última.
- Liquor para avaliação de pacientes com demência pré-senil (início antes dos 65 anos de idade), apresentação ou curso atípico (p. ex., DRP), hidrocefalia de pressão normal (manometria e *tap-test*), suspeita de doença inflamatória ou infecciosa do sistema nervoso central (SNC).

A depender do quadro clínico e dos resultados da investigação complementar inicial descrita, outros exames poderão ser solicitados de modo direcionado à hipótese diagnóstica. Nos casos em que a progressão for rápida, isto é, nas DRP, uma investigação mais ampla deverá ser feita[1], mas não será alvo de discussão neste capítulo.

Discutiremos algumas etiologias de demências potencialmente reversíveis a seguir.

DIAGNÓSTICOS DIFERENCIAIS

Transtornos depressivos ("pseudodemência depressiva")

A depressão no idoso frequentemente se apresenta com declínio cognitivo em diversos domínios: atenção, funções executivas e velocidade de processamento[5]. Alexopoulos et al.[6] caracterizaram uma síndrome "depressão-disfunção executiva" acometendo idosos, que seria a expressão clínica da disfunção frontoestriatal em razão da doença cerebrovascular, respostas inflamatórias anormais e, talvez, até deposição de amiloide cerebral; essa síndrome está associada à pior resposta aos tratamentos antidepressivos[7].

O declínio cognitivo pode persistir mesmo após a remissão dos sintomas depressivos, o que deve levantar a dúvida para o clínico se, na realidade, trata-se de um quadro demencial de etiologia irreversível, por exemplo, degenerativa ou vascular. A depressão no idoso pode ser a manifestação neuropsiquiátrica de uma demência já instalada ou mesmo um estágio prodrômico de um quadro demencial irreversível. De fato, uma metanálise[8] de 23 estudos observacionais com idosos na comunidade, não demenciados inicialmente, revelou que o risco relativo de demência subsequente entre idosos deprimidos era de 1,9 em comparação com controles não deprimidos (CI 95% 1,7-

2,0), em um acompanhamento médio de 5 anos; as etiologias estudadas foram Alzheimer e vascular.

Em pacientes com depressão de início tardio ou com transtornos depressivos desde idades mais jovens que passam a apresentar disfunção cognitiva e/ou refratariedade ao tratamento, torna-se imperativa uma avaliação cognitiva minuciosa e a investigação com exames complementares para avaliar possíveis etiologias de demência sobrepostas. Mesmo nos pacientes deprimidos, o clínico pode realizar uma avaliação cognitiva do paciente para corroborar ou afastar a hipótese de outras etiologias. Quando um paciente apresenta um perfil cognitivo incompatível com a síndrome depressão-disfunção executiva, levanta-se a possibilidade de que a depressão seja a manifestação de uma outra doença (p. ex., depressão como sintoma neuropsiquiátrico de demência vascular subcortical ou de demência de Alzheimer). Achados como amnésia anterógrada intensa (sobretudo quando o paciente não se beneficia de pistas de reconhecimento), alterações de linguagem e visuoespaciais proeminentes dificilmente podem ser atribuídos ao transtorno depressivo.

Distinguir clinicamente uma demência de uma disfunção cognitiva relacionada à depressão é, via de regra, desafiador. No entanto, algumas características clínicas podem ser úteis para diferenciá-las (Tabela 2).

Tabela 2 Características clínicas diferenciando demência de disfunção cognitiva relacionada à depressão

Demência	Disfunção cognitiva relacionada à depressão
Início pode ser datado apenas em amplas margens de tempo	Início pode ser datado com certa precisão
Progressão lenta	Progressão rápida
Ausência de *insight* (anosognosia)	Presença de *insight*
Queixas sobre os déficits são vagas	Queixas sobre os déficits são detalhadas
Paciente minimiza os déficits	Paciente enfatiza os déficits
Esforça-se para desempenhar as tarefas (respostas quase certas são frequentes)	Pouco esforço para desempenhar as tarefas (respostas do tipo "não sei")
Comportamento e funcionalidade compatíveis com a gravidade da disfunção cognitiva	Comportamento e funcionalidade incongruentes com a gravidade da disfunção cognitiva
Desempenho consistentemente fraco em tarefas de dificuldade semelhante	Desempenho variável em tarefas de dificuldade semelhante
Humor incongruente, despreocupado	Humor deprimido, sentimento de angústia
Piora noturna dos sintomas, *sundowning*	Sem variação circadiana ou pior pela manhã (depressão melancólica)
Perda de memória para eventos recentes mais grave do que para eventos remotos	Perda de memória para eventos recentes e remotos
Sintomas vegetativos menos frequentes	Sintomas vegetativos são frequentes

Doenças tireoidianas

Hipotireoidismo

O hipotireoidismo, particularmente as formas clínicas com elevação do hormônio estimulante da tireoide (TSH) e redução dos níveis de tri-iodotironina (T3) e de tiroxina livre (T4 livre), foi correlacionado à isquemia cortical, demência vascular, transtornos depressivos e declínio cognitivo. Contudo, há pouca evidência para o hipotireoidismo como etiologia única de demência ou para o benefício da reposição de hormônios tireoidianos com relação ao prejuízo cognitivo[9].

Alguns estudos correlacionaram o hipotireoidismo subclínico (TSH aumentado e T4 livre normal) com sintomas depressivos e transtorno depressivo maior, mas os resultados são bastante inconsistentes quanto à sua associação com demência. Uma das possíveis explicações para tal inconsistência na literatura é a de que os níveis de normalidade do TSH deveriam ser ajustados por idade, já que, com o processo de envelhecimento normal (senescência), deve ocorrer uma mudança adaptativa da sensibilidade ao TSH no equilíbrio do eixo hipotálamo-hipófise-tireoide. Por isso, na população idosa, aumentos discretos do TSH com hormônios tireoidianos normais não são necessariamente marcadores de deficiência da função tireoidiana, como ocorre em geral no contexto de hipotireoidismo subclínico em pacientes mais jovens[10].

O hipertireoidismo também está associado a um risco aumentado de demência, particularmente por patologia Alzheimer, embora o mecanismo subjacente dessa associação não esteja claro[10].

Embora mais estudos sejam necessários para estabelecer a relação entre doenças tireoidianas e demência, as doenças tireoidianas podem levar a outros problemas que impactam no curso das demências, como transtornos depressivos, perda de peso, doenças cardiovasculares e cerebrovasculares. É recomendável, portanto, incluir as dosagens de TSH e T4 livre na investigação inicial das causas do prejuízo cognitivo[10].

Hidrocefalia de pressão normal (HPN)

A HPN é a expressão clínica de uma drenagem liquórica inadequada, levando ao alargamento dos ventrículos, fissuras corticais e demência. Na maioria das vezes, sua etiologia é desconhecida (idiopática), mas também pode ser causada por traumatismo cranioencefálico, meningite, hemorragia subaracnóidea e procedimento neurocirúrgico[11].

O quadro clínico e as alterações típicas de neuroimagem (TC e RM de crânio) estão expostos no Quadro 1. A Figura 1 ilustra achados de neuroimagem comumente encontrados na HPN. Como o início da HPN costuma ser insidioso e a evolução lentamente progressiva, o quadro clínico pode se confundir com etiologias irreversíveis de demência (p. ex., demência de Alzheimer ou demência vascular subcortical).

Um teste terapêutico conhecido como *tap-test* é usualmente feito antes de se proceder ao tratamento definitivo com derivação liquórica. O *tap-test* consiste na retirada de 30-50 mL

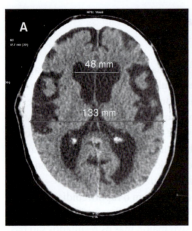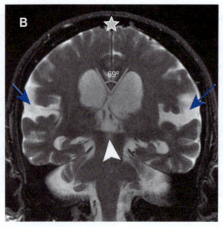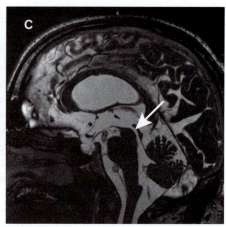

Figura 1 Exames de neuroimagem de paciente com HPN. A) TC com as marcações para o cálculo do índice de Evans, que é medido no maior diâmetro laterolateral dos cornos frontais dos ventrículos laterais, dividido pelo maior diâmetro interno craniano na mesma imagem; índice de Evans = 0,36 (normal até 0,3). B) RM ponderada em T2: medida do ângulo calosal, que é feita em um plano coronal perpendicular ao plano intercomissural, no nível da comissura posterior (cabeça de seta); ângulo Calosal = 69o (ângulos entre 50-80o são sugestivos de HPN). Note também o alargamento das fissuras Sylvianas (setas azuis) e a redução da amplitude dos sulcos corticais nas regiões parassagitais na convexidade frontoparietal (estrela). C) RM na sequência FIESTA revelando patência do aqueduto cerebral (seta) e dilatação de todo o sistema ventricular, sugerindo ausência de fatores obstrutivos.
Fonte: cortesia do Dr. Thiago Augusto Vasconcelos Miranda e do Dr. Leandro Tavares Lucato.

Quadro 1 Quadro clínico e alterações de neuroimagem típicas da hidrocefalia de pressão normal.

Quadro clínico
- Ataxia de marcha: base alargada, marcha "magnética" (passadas curtas e arrastadas) ou apráxica (passadas "embaralhadas"), instabilidade.
- Incontinência urinária: inicialmente urgência miccional e noctúria (hiperatividade do detrusor por disfunção frontal-subcortical) evoluindo com incontinência propriamente dita.
- Declínio cognitivo: disfunção cognitiva de características frontais-subcorticais, como alentecimento psicomotor, apatia, dificuldade de atenção e concentração, disfunção executiva.

Neuroimagem
- Ventriculomegalia desproporcional à atrofia (índice de Evans > 0,3)
- Ângulo calosal agudo (entre 50-80°)
- Alargamento focal de sulcos
- Apagamento dos sulcos na alta convexidade
- "*Flow-void*" no aqueduto cerebral (visualizado como hipossinal do liquor na RM ponderada em T2), sugerindo fluxo liquórico acelerado
- Alterações de substância branca periventricular (visualizadas principalmente na RM, como hiperintensidades em FLAIR), sugerindo edema transependimário

de liquor por punção lombar, sendo que a presença de melhora clínica subsequente é bom preditor de resposta à derivação.

Infelizmente, estudos prospectivos de longo prazo indicam que mesmo os pacientes que responderam à derivação liquórica têm risco aumentado para outras etiologias comórbidas irreversíveis, como patologia Alzheimer, vascular e degeneração lobar frontotemporal[9]. De modo análogo, uma análise retrospectiva mostrou que, enquanto a melhora inicial da marcha após a derivação liquórica foi comum (75% dos pacientes após 3 a 6 meses), apenas um terço dos pacientes manteve essa melhora após 3 anos; o declínio cognitivo e a incontinência urinária foram ainda menos responsivos no longo prazo[12].

Demência relacionada ao álcool (DRA)

Alguns autores sugerem que a exposição crônica ao álcool leve a danos neuronais estruturais e funcionais diretos por excitotoxicidade glutamatérgica, estresse oxidativo e disrupção da neurogênese[13]. Essa injúria neuronal ocorre particularmente no córtex frontal, regiões subcorticais, hipotálamo e cerebelo, podendo levar à demência[14].

Naturalmente, além da neurotoxicidade direta do álcool, outros fatores associados ao alcoolismo podem contribuir para a injúria neuronal, como a ocorrência de crises epilépticas, quedas com traumatismo craniano, deficiência de tiamina, danos por uso de outras substâncias e doença hepática[14]. Apesar disso, em estudo longitudinal por Sullivan et al.[15], encontrou-se que o alcoolismo esteve associado à atrofia cortical proeminente em lobo frontal de maneira independente da infecção por vírus da hepatite C e da dependência por outras substâncias. Embora o risco aumentado para demências de todos os tipos (incluindo a DRA) tenha sido consistentemente verificado no contexto de transtorno por uso de álcool[14,16], ainda não se sabe se existe um limiar seguro em termos de quantidade de consumo.

As características da DRA incluem disfunção executiva e alterações de comportamento, gerando desorientação, comportamentos desinibidos e prejuízos na cognição social. Esses sintomas são persistentes e não ocorrem exclusivamente durante o curso de um *delirium* ou de intoxicação pela substância[17]. A DRA é uma causa relevante de demência pré-senil (isto é, início da demência antes dos 65 anos de idade). Em alguns casos, a demência pode reverter parcialmente após a abstinência alcoólica[17], o que torna o transtorno por uso de álcool um importante fator de risco modificável para demência[16].

Deficiências vitamínicas

Vitamina B1: síndrome de Wernicke-Korsakoff (SWK)

A SWK abrange duas síndromes distintas, cada uma representando um estágio da doença. A encefalopatia de Wernicke (EW) é a manifestação aguda da deficiência de vitamina B1 (tiamina), cujos fatores de risco são apresentados no Quadro 2. Já a síndrome de Korsakoff é a consequência neurológica e irreversível da EW (ocorre em 80% dos pacientes com EW não tratada), caracterizada por prejuízos graves de memória anterógrada e retrógrada associados à confabulação[18]. Além dos prejuízos decorrentes da deficiência de tiamina, os danos neuronais diretos da exposição crônica ao álcool (descritos no tópico anterior) podem se sobrepor.

A EW é caracterizada por uma tríade de alterações do estado mental, distúrbios oculomotores e alterações de marcha (Tabela 3). A tríade completa, porém, é observada em uma minoria dos pacientes. Além disso, podem estar presentes também hipotermia, hipotensão e coma, sugerindo acometimento de hipotálamo anterior[18].

O tratamento com reposição de tiamina (Tabela 4) é, de modo geral, seguro e simples e, portanto, deve ser implementado prontamente já na suspeita diagnóstica (p. ex., em pacientes alcoolistas com 2 de 4 dos seguintes sinais: dieta deficiente, distúrbio oculomotor, ataxia e alteração do estado mental[19]). Recomenda-se que a reposição de tiamina seja feita inicialmente por via endovenosa em regime de internação hospitalar. Os sintomas oculares são os que respondem de maneira mais dramática à reposição de tiamina (em poucos dias) e a ausência de sua melhora deve fazer o clínico considerar diagnósticos alternativos. Por outro lado, as alterações do estado mental costumam ser os sintomas mais refratários. O magnésio, que também é encontrado em níveis deficitários com alguma frequência no alcoolismo e na desnutrição, deve ser corrigido, pois é um cofator necessário para o funcionamento das enzimas dependentes de tiamina[18].

Quadro 2   Fatores de risco para encefalopatia de Wernicke

- Alcoolismo crônico
- Anorexia nervosa ou restrição alimentar
- Hiperêmese gravídica
- Dieta parenteral prolongada sem suplementação adequada
- Desnutrição prolongada
- Síndrome de realimentação
- Cirurgia bariátrica
- Hipertireoidismo com tireotoxicose
- Neoplasias, quimioterapia oncológica
- Transplante de medula óssea
- Hemodiálise ou diálise peritoneal
- Síndrome da imunodeficiência adquirida (Aids)

Tabela 3   Tríade clínica da encefalopatia de Wernicke

Tríade clínica	Observações
Encefalopatia	Desorientação Prejuízos de memória/aprendizagem, Desatenção Apatia, pensamento desorganizado Alterações do nível de consciência
Distúrbios oculomotores/ visuais	Oftalmoplegia do reto-lateral (nervo abducente) Nistagmo (principalmente horizontal) Paralisia do olhar conjugado Anisocoria, miose Ptose palpebral Hemorragia retiniana Papiledema
Alterações de marcha	Instabilidade do equilíbrio estático e dinâmico Marcha com base alargada, passos curtos Dificuldades na marcha em tandem Ausência de ataxia de membros superiores (ao contrário da degeneração cerebelar por álcool)

Tabela 4   Tratamento da encefalopatia de Wernicke com reposição de tiamina

- Tiamina 500 mg EV 3×/dia por 2 dias (infundir em 30 minutos)
- Depois, 250 mg EV ou IM 1×/dia por mais 5 dias
- Manter 100 mg/dia VO até ausência de risco
- Observação: a reposição de tiamina deve ser sempre administrada antes de solução glicosada para evitar o desencadeamento iatrogênico da síndrome de Wernicke-Korsakoff.

1. EV: via endovenosa; VO: via oral. Fonte: Cook et al., 1998[20].

A dosagem sérica de tiamina (cromatografia) geralmente não é disponível em serviços de emergência, além de ter baixa sensibilidade e especificidade diagnósticas. Alterações nos exames de neuroimagem podem auxiliar no diagnóstico, mas não devem atrasar o tratamento. Resultados normais de exames na presença de um quadro clínico sugestivo não excluem o diagnóstico. A RM de crânio é preferível à TC por ter mais sensibilidade para detectar lesões agudas diencefálicas e periventriculares. Achados típicos da RM incluem áreas de hipersinal em T2 e FLAIR, bilaterais e simétricas, nos corpos mamilares, na substância cinzenta periaquedutal do mesencéfalo e em região dorsomedial dos tálamos (Figura 2); atrofia dos corpos mamilares parece ser um achado específico da fase crônica da EW[18].

Vitamina B3: pelagra

A deficiência de vitamina B3 (niacina) ocorre com alguma frequência no alcoolismo ou na presença de outros fatores que levem à desnutrição. Ela pode cursar com uma síndrome conhecida como pelagra, cuja tríade clínica consiste nos "3 Ds":

- Demência;
- Diarreia;
- Dermatite em áreas fotoexpostas (Figura 3).

Nesse contexto, a reposição de B3 pode reverter os sintomas completamente[9].

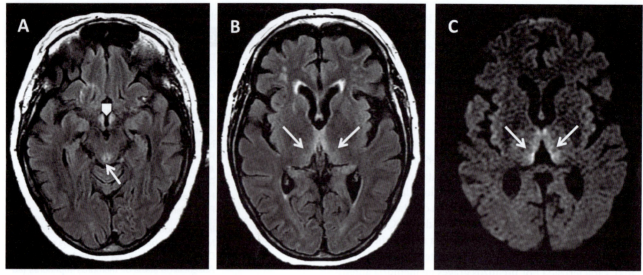

Figura 2 Ressonância magnética de paciente com encefalopatia de Wernicke. A e B: A sequência FLAIR revela hipersinal típico nos corpos mamilares (cabeça de seta) e substância cinzenta periaquedutal mesencefálica (seta), além dos tálamos bilateralmente (setas), sendo o seu realce mais evidente na sequência de difusão (C).
Fonte: cortesia do Dr. Thiago Augusto Vasconcelos Miranda e Dr. Leandro Tavares Lucato.

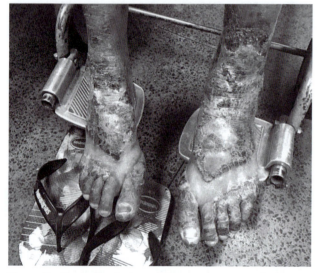

Figura 3 Dermatite de áreas fotoexpostas em paciente com pelagra.
Fonte: cortesia da Dra. Carolina Ramos Daoud Yacoub.

Vitamina B12 e ácido fólico

Deficiências de vitamina B12 (cobalamina) e de ácido fólico (vitamina B9) estão associadas à anemia, ao aumento dos níveis de homocisteinemia, infartos cerebrais, patologia Alzheimer e, por fim, declínio cognitivo[21,22]. Além disso, a deficiência de B12 pode ser causa de outras síndromes neurológicas sensitivas e motoras, como polineuropatia periférica e mielopatia (degeneração combinada subaguda) e quadros neuropsiquiátricos, como depressão, mania e psicoses[23,24].

Infelizmente, duas metanálises[25,26] não encontraram benefícios da reposição de B12 e folato para a cognição ou humor, mas há problemas em suas metodologias. Diante da incerteza da literatura, as reposições de B12 e folato são recomendadas para pacientes com deficiências, inclusive para prevenir ou tratar as possíveis complicações neurológicas, vasculares e hematológicas mencionadas.

Os ensaios laboratoriais atualmente disponíveis para a dosagem sérica de B12 têm problemas de sensibilidade e especificidade. As dosagens séricas de ácido metilmalônico e de homocisteína são usadas para confirmar a deficiência de B12, principalmente nos casos em que há quadro clínico compatível, mas a dosagem sérica de B12 está dentro da faixa considerada limítrofe de referência (entre 200 e 300 pg/mL)[27,28].

As principais causas de deficiência de B12 e ácido fólico são apresentadas na Tabela 5. Para pacientes com diminuição permanente da capacidade de absorver B12 por meio da dieta (p. ex., anemia perniciosa, gastrectomia total, cirurgia com remoção do íleo terminal), o tratamento ao longo da vida toda será necessário. Se a causa da deficiência for eliminada (medicamentos, dieta deficiente etc.), o tratamento poderá ser encerrado assim que a deficiência for totalmente corrigida.

A correção de seus níveis séricos pode ser atingida por meio de doses altas de vitamina B12 (em nosso meio, a cianocobalamina), por exemplo, 1.000 mcg por dia (Tabela 6); a administração diária via oral se mostrou tão eficaz quanto as injeções intramusculares mensais, mesmo nos pacientes com fatores que levam à dificuldade de sua absorção[21,24]. Contudo, a via parenteral, por assegurar maior adesão ao tratamento, pode ser preferível inicialmente em situações potencialmente graves, como na anemia sintomática e na presença de achados neurológicos ou neuropsiquiátricos.

As causas mais comuns de deficiência de ácido fólico são a baixa ingestão dessa vitamina e o alcoolismo. Sua correção deve ser feita com a administração de ácido fólico via oral de 1 a 5 mg por dia[28] (Tabela 6).

Tabela 5 Principais causas de deficiência de vitamina B12 e ácido fólico

Alterações do sistema digestório
- Infecção por *H. pylori*
- Alcoolismo
- Ressecção gástrica/reconstrução para obesidade ou por câncer
- Doença celíaca, doença de Crohn
- Insuficiência pancreática exócrina

Insuficiência da dieta
- Vegetarianismo/veganismo estrito
- Alcoolismo

Medicamentos
- Metformina
- Antiácidos
- Antagonistas dos receptores H2 (p. ex., ranitidina)
- Inibidores da bomba de prótons (p. ex., omeprazol)

Fonte: Malouf e Sastre, 2003[27].

Tabela 6 Tratamento da deficiência de vitamina B12 e de ácido fólico

Vitamina	Posologia
Vitamina B12 (IM, VO)	1.000 mcg - 1ª semana: 1 vez por dia ou a cada 2 dias - 2ª semana: 1 vez/semana por mais 4-8 semanas; - Caso persista, manter 1 vez/mês por 3 meses ou até a recuperação; - Quando a causa não for eliminada (p. ex., anemia perniciosa), manter 1 vez/mês IM ou 1 vez/dia VO por tempo indeterminado.
Ácido fólico (VO)	1-5 mg/dia

IM: via intramuscular; VO: via oral.

Fibrilação atrial (FA)

Trata-se da arritmia cardíaca mais comum e sua prevalência aumenta com a idade. Vários estudos e metanálises[29-31] confirmaram uma associação entre FA e demência, mesmo na ausência de antecedente de acidente vascular encefálico agudo. O mecanismo subjacente dessa associação é complexo e envolve fatores de risco compartilhados entre FA e demência (p. ex., fatores que aumentam o risco cardiovascular, como diabetes, hipertensão arterial sistêmica e tabagismo) e mecanismos fisiopatológicos diretos da FA (p. ex., hipoperfusão e hipóxia cerebral crônica, inflamação sistêmica, disfunção endotelial)[32].

Em estudo observacional de uma coorte sueca envolvendo 2.685 sujeitos sem demência, Ding et al.[32] identificaram que os pacientes com FA em uso de anticoagulantes orais tiveram menor risco de demência do que os pacientes sem essas medicações (HR = 0,40 95% CI: 0,18-0,92). O tratamento com ablação também parece reduzir o risco de demência[33].

Neurossífilis (demência paralítica)

O termo "neurossífilis" engloba manifestações clínicas e patológicas distintas, que podem ocorrer em qualquer fase da infecção pelo agente *Treponema pallidum*. De particular interesse para este capítulo, a demência paralítica (também chamada de paralisia geral progressiva ou paralisia geral do insano) é como se denomina a apresentação clínica da neurossífilis que cursa com prejuízos cognitivos progressivos (usualmente acometendo memória e funções executivas), sintomas neuropsiquiátricos (p. ex., mania, depressão, psicose), mudanças de personalidade e crises epilépticas. Além disso, podem haver sinais neurológicos focais como anormalidades pupilares (incluindo as pupilas de Argyll-Robertson, em que as pupilas se contraem normalmente na acomodação para objetos próximos, mas não com estímulo luminoso), disartria, hipotonia facial e de membros, tremores de intenção em face, língua e mãos, e alterações de reflexos[34].

No soro, enquanto a presença de reatividade de um teste treponêmico (p. ex., FTA-ABS, TPHA) é quase universal (sensibilidade de 100% nas fases precoces e de 96% nas fases tardias da infecção), os testes não treponêmicos (p. ex., VDRL, RPR) podem vir negativos, sobretudo nas fases tardias[34]. O exame do liquor costuma mostrar pleocitose monolinfocitária, proteinorraquia aumentada e a presença de um VDRL reagente, que confere alta especificidade ao diagnóstico. Em uma minoria dos casos, a ressonância magnética ou a tomografia podem identificar tanto infartos cerebrais nas formas meningovasculares (Figura 4) como lesões nodulares granulomatosas em contato com as meninges, conhecidas como gomas sifilíticas.

O tratamento de primeira escolha é a penicilina cristalina endovenosa e, infelizmente, apenas uma melhora discreta dos sintomas costuma ocorrer nas apresentações tardias da neurossífilis[35].

As outras apresentações clínicas da neurossífilis são mostradas de forma resumida na Figura 5.

MEDICAÇÕES

As medicações com propriedades anticolinérgicas, além de precipitarem *delirium* em indivíduos vulneráveis, podem causar ou piorar quadros demenciais. Exemplos dessas medicações incluem anti-histamínicos de primeira geração, antiespasmódicos, antidepressivos tricíclicos, antimuscarínicos (usados para incontinência urinária), antipsicóticos, medicações antiparkinsonianas e relaxantes musculares (Tabela 7).

A acetilcolina é um neurotransmissor implicado no nível de alerta, na memória de curto prazo e no aprendizado de longo prazo[9]. Vale lembrar que o aumento do tônus colinérgico no SNC é justamente o mecanismo pelo qual as medicações anticolinesterásicas agem no tratamento de várias síndromes demenciais neurodegenerativas.

Os idosos são mais sensíveis aos efeitos adversos dessas medicações em razão de mudanças fisiológicas, próprias da senescência, que afetam aspectos da farmacocinética e da farma-

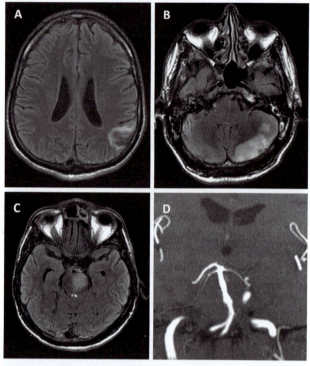

Figura 4 Ressonância magnética na sequência FLAIR (A-C) e angiorressonância de crânio (D) de um paciente com a forma meningovascular da neurossífilis. As imagens revelam infartos corticossubcorticais em lobo parietal (A), hemisfério cerebelar (B) e mesencéfalo (C). Notamos também irregularidades no contorno da artéria basilar, com área de ectasia focal (D).
Fonte: cortesia do Dr. Thiago Augusto Vasconcelos Miranda e do Dr. Leandro Tavares Lucato.

Tabela 7 Medicamentos com fortes propriedades anticolinérgicas

Classe	Exemplos
Antidepressivos	Tricíclicos (amitriptilina, nortriptilina, imipramina, clomipramina, doxepina > 6 mg/dia), paroxetina
Anti-histamínicos	Prometazina, clemastina, clorfeniramina, dexclorfeniramina, ciproeptadina, dimenidrato, difenidramina, doxilamina, hidroxizine, meclizina, clordiazepóxido
Antimuscarínicos (incontinência urinária)	Darifenacina, oxibutinina, solifenacina, tolterodina,
Agentes antiparkinsonianos	Biperideno
Antipsicóticos	Clorpromazina, clozapina, olanzapina, tioridazina, trifluoperazina
Antiespasmódicos	Atropina (exceto oftalmológico), escopolamina (exceto oftalmológico)
Relaxantes musculares	Ciclobenzaprina, orfenadrina

Fonte: adaptado de *American Geriatrics Society Beers Criteria® Update Expert Panel*, 2019[36].

codinâmica. Portanto, deve-se evitar, quando possível, medicações com ação anticolinérgica na população idosa ou, ao menos, utilizá-las nas mínimas doses necessárias, além de dar preferência para agentes com menor ação central[37].

Além das medicações anticolinérgicas, as medicações depressoras do SNC (particularmente os benzodiazepínicos) também estão associadas à maior incidência de demência – ainda que os dados da literatura sejam insuficientes para se falar em associação causal. A associação parece ser maior para os benzodiazepínicos de ação mais longa, tempo de uso mais prolongado e para os casos em que a exposição ao medicamento foi mais recente[38].

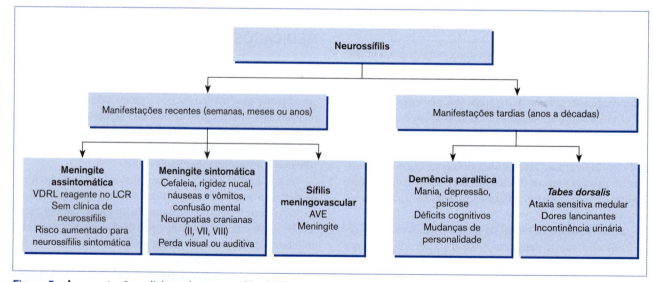

Figura 5 Apresentações clínicas da neurossífilis. AVE: acidente vascular encefálico; VDRL: "*veneral disease research laboratory*"; LCR: líquido cefalorraquidiano.

Existem ferramentas disponíveis para auxiliar o clínico no julgamento de quais medicações podem ter maiores riscos de causar efeitos adversos cognitivos, como os critérios de Beers da Sociedade Americana de Geriatria[36] e os critérios europeus STOPP/START[39].

DÉFICITS SENSORIAIS

Tanto a perda auditiva quanto a baixa acuidade visual (BAV) – e, principalmente, a combinação de ambas – estão associadas a um maior risco para declínio cognitivo e evolução para demência, embora ainda não esteja claro se essas associações são de natureza causal[40].

A BAV aumenta com a idade e pode ser causada por várias condições, como a degeneração macular relacionada à idade, glaucoma e catarata. A BAV também leva ao isolamento social e pode precipitar alucinações visuais (síndrome de Charles Bonnet) que, por sua vez, podem ser confundidas com um transtorno psiquiátrico primário[40].

A perda auditiva de origem periférica leva à privação sensorial, sobrecarga cognitiva, isolamento social e depressão, todos associados também ao risco de demência[41]. Visto que envelhecimento e patologia microvascular aumentam o risco tanto de demência quanto de perda auditiva periférica, há a possibilidade desta última agir como mero fator de confusão na associação com demência. Em outras palavras, ainda não está claro se a perda auditiva é fator de risco independente para evolução para demência.

A despeito dessa lacuna na literatura, a presença dos déficits sensoriais deve ser reconhecida e prontamente tratada como parte do bom manejo clínico, visando um melhor funcionamento global do paciente, embora ainda não esteja claro se o tratamento desses déficits seria uma medida efetiva em termos de prevenção de demência ou de estabilização do declínio cognitivo[41].

APNEIA OBSTRUTIVA DO SONO (AOS)

Revisões metanalíticas revelaram evidência robusta do impacto negativo da AOS na atenção e concentração, memória verbal e visual, funções executivas, velocidade de processamento, habilidades visuoespaciais e visuoconstrutivas[42,43]. Pacientes podem reverter parcial ou completamente dos prejuízos cognitivos com o tratamento com pressão positiva contínua nas vias aéreas (CPAP)[44].

O mecanismo exato que leva ao declínio cognitivo não está claro, mas há evidências de que a hipóxia noturna intermitente e a fragmentação do sono provocam alterações estruturais (1) cerebrovasculares, (2) por estresse oxidativo e (3) por redução da densidade de substância cinzenta nos gânglios da base, cerebelo e na formação hipocampal[45]. Esses danos estruturais poderiam explicar a irreversibilidade dos prejuízos cognitivos observados em alguns pacientes. Além disso, a AOS parece estar associada a maior risco para positividade de biomarcadores de demência de Alzheimer (DA), o que tornaria a AOS um possível alvo para prevenção de DA[46].

Os fatores de risco, o quadro clínico e a classificação polissonográfica da OAS são mostrados no Quadro 3.

Quadro 3 Fatores de risco, quadro clínico e classificação polissonográfica da apneia obstrutiva do sono

Fatores de risco
- Idade avançada
- Índice de massa corpórea aumentada
- Circunferência cervical ≥ 40 cm
- Sexo masculino
- Tabagismo e alcoolismo
- Alterações craniofaciais: retrognatismo, hipoplasia maxilar/mandibular, alterações nasais, hiperplasia de tonsilas palatinas, Mallampati modificado classes III e IV

Quadro clínico
- Sonolência excessiva diurna (escala de Epworth ≥ 10/24)
- Sono não reparador, fadiga ou insônia
- Companheiro relata roncos e/ou pausas respiratórias durante o sono
- Despertar após pausas respiratórias ou engasgos
- Cefaleia matinal, declínio cognitivo, sintomas depressivos

Classificação polissonográfica:
Leve:
- 5≤IAH<15 por hora de sono

Moderada:
- 15<IAH≤30 por hora de sono

Grave:
- IAH>30 por hora de sono

IAH: índice de apneia e hipopneia. Fonte: Joo, et al., 2010[47].

CONSIDERAÇÕES FINAIS

Uma situação comum, principalmente na população geriátrica, é a presença de condições tratáveis sobrepostas a uma causa degenerativa, que pioram o quadro demencial e conferem maior morbidade ao paciente (p. ex., um paciente com demência de Alzheimer, associado à deficiência de vitamina B12 e uso de medicações anticolinérgicas).

Atingir a reversibilidade completa dos quadros demenciais, mesmo quando uma condição reversível é diagnosticada e tratada adequadamente, é uma situação rara na prática clínica. Apesar disso, a mínima possibilidade de melhorar de forma parcial os prejuízos cognitivos e funcionais do paciente, bem como limitar a progressão da demência, justificam uma investigação sistematizada dessas condições.

Vinheta clínica 1

Mulher de 57 anos, médica, destra, procura a avaliação médica por queixas de esquecimentos, principalmente na memória recente, há cerca de 1 ano. Relata que não consegue gravar as informações no trabalho e que tem perdido objetos pessoais com frequência, o que a deixa preocupada. A mãe tem demência de Alzheimer de início aos 75 anos. Apresenta hipertensão arterial sistêmica, dislipidemia, intolerância à glicose, histórico de epilepsia na infância e hipotireoidismo, todos controlados com medicação. Em relação à epilepsia, refere estar há décadas sem crises mesmo após a retirada da medicação anticonvulsivante. Na anamnese dirigida, apresentou queixas de sonolência excessiva diurna, confirmada pela escala de sonolência de Epworth de 18 (valores ≥ 11 sugerem sonolência excessiva). O exame neurológico mostrou assimetria dos reflexos tendinosos, com maior amplitude do lado direito. Na avaliação cognitiva, apresentou escore de 25/30 no teste *Montreal Cognitive Assessment* (MOCA), com índice de memória de 12/15. Avaliação neuropsicológica demonstrou alterações leves nas funções executivas (teste de Stroop -1,43 DP, fluência verbal -1,4 DP) e memória recente (percentil 1 na evocação da memória visual e -2,14 DP na evocação da figura complexa de Rey). A RM de crânio (Figura 6) demonstrou pequena área de encefalomalácia na região frontal esquerda. A polissonografia demonstrou presença de atividade epileptiforme (ondas agudas isoladas e ondas agudas seguidas de ondas lentas) frequente nas derivações frontocentrais esquerdas, principalmente durante o sono não REM.

O diagnóstico de transtorno neurocognitivo menor (presença de déficits cognitivos sutis, sem comprometimento funcional significativo) amnéstico e disexecutivo foi aventado, cujas etiologias presumidas são a epilepsia focal e a lesão frontal de etiologia desconhecida. Após o início de oxcarbazepina na dose de 600 mg/dia, a paciente relatou melhora da sonolência diurna e redução dos esquecimentos (porém ainda com queixas ocasionais). Uma nova polissonografia confirmou a normalização do eletroencefalograma durante o sono.

Esse caso exemplifica a importância da investigação completa de casos de alteração cognitiva, considerando etiologias comumente despercebidas, como alterações de sono e epilepsia. Além disso, demonstra que causas potencialmente reversíveis são mais comumente encontradas em sujeitos mais jovens e com alterações cognitivas mais leves, isto é, no estágio de transtorno neurocognitivo menor e não de demência.

Vinheta clínica 2

Homem de 75 anos, advogado aposentado, com história de hipertensão arterial, dislipidemia, depressão, tabagismo, etilismo e perda visual do olho direito por trauma, foi avaliado por declínio cognitivo de progressão rápida. Anteriormente o paciente morava sozinho e era totalmente independente. A filha percebeu alterações cognitivas e na fala durante uma conversa telefônica com o pai. Alguns dias depois, o paciente teve uma queda, foi hospitalizado e diagnosticado com pneumonia (sic). Após a alta hospitalar a filha passou a conviver com o paciente e notou alterações em sua memória recente, com tendência a inserir falsas memórias, além de alterações comportamentais caracterizadas por apatia, irritabilidade e agressividade. O exame neurológico demonstrou alterações na marcha, caracterizadas por base alargada e instabilidades postural e dos movimentos de giro em torno do próprio eixo. Não apresentou ataxia apendicular, alterações nos movimentos oculares ou sinais de neuropatia periférica. O miniexame do estado mental foi de 14/30. O teste de memória visual com a bateria de rastreio cognitivo breve evidenciou amnésia anterógrada intensa. Os exames séricos de rastreio foram normais, incluindo dosagem de tiamina. A RM de crânio (Figura 7) demonstrou realce pelo contraste nos corpos mamilares, além de hiperintensidades na região periaquedutal e nos tálamos mediais, compatíveis com a síndrome de Korsakoff (SK). Mesmo com a reposição de altas doses de tiamina, os sintomas cognitivos e comportamentais não melhoram.

Aqui podemos tirar algumas lições importantes sobre o caso descrito. Uma parte importante das demências potencialmente reversíveis é que são também rapidamente progressivas. Mesmo causas potencialmente reversíveis, se não diagnosticadas antes da fase de lesões intensas ao cérebro, podem se tornar irreversíveis. Esses danos normalmente se manifestam com declínios cognitivos com intensidade suficiente para causar prejuízos funcionais, caracterizando demência. Por isso, é mais raro uma demência ser reversível quando comparada a um declínio cognitivo leve. No paciente descrito, provavelmente houve danos irreversíveis em alguns pontos do circuito de Papez que utilizam a tiamina de modo intenso em seu metabolismo (núcleos talâmicos anteriores e mediodorsais, corpos mamilares e trato mamilotalâmico). Mesmo com a reposição de tiamina, o dano foi irreversível e a consequência foi uma síndrome amnéstica anterógrada intensa (SK). Por isso, é fundamental a identificação de causas potencialmente reversíveis de demência de maneira precoce.

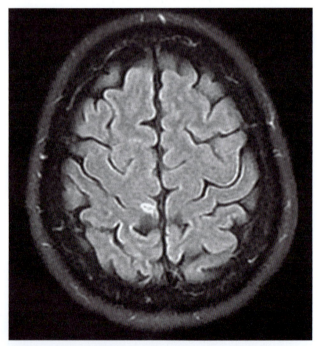

Figura 6 Ressonância magnética na sequência FLAIR demonstrando hiperintensidade na região parassagital frontal à direita.

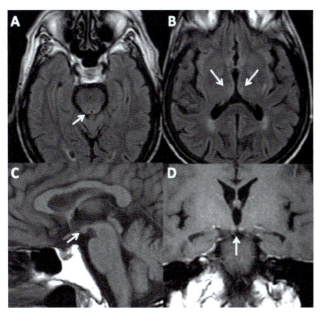

Figura 7 Ressonância magnética na sequência FLAIR (A e B) demonstrando hiperintensidades nas regiões periaquedutal (A) e tálamo medial (B). Sequência em T1 pré (C) e pós-contraste (D) demonstrando realce pelo contraste nos corpos mamilares.
Fonte: Andrade, et al., 2018[48].

Para aprofundamento

- Day GS. Reversible dementias. Continuum. 2019;25(1):234-53.
  ⇨ Sinais de alerta para a presença de causas reversíveis de demência.
- Little MO. Reversible dementias. Clin Geriatr Med. 2018;34(4):537-62.
  ⇨ Revisão das condições potencialmente reversíveis de demência com ênfase na população geriátrica.
- Geschwind MD. Rapidly progressive dementia. Continuum. (Minneap Minn) 2016;22(2):510-37.
  ⇨ Artigo de revisão que sugere como investigar as demências rapidamente progressivas, muitas das quais são potencialmente reversíveis.

REFERÊNCIAS BIBLIOGRÁFICAS

1. Geschwind MD. Rapidly progressive dementia. Continuum. (Minneap Minn) 2016;22(2):510-37.
2. Day GS. Reversible dementias. Continuum. (Minneap Minn) 2019;25(1, Dementia):234-253.
3. **Clarfield AM. The decreasing prevalence of reversible dementias: an updated meta-analysis. Arch Intern Med. 2003;163(18):2219-29.**
   ⇨ Metanálise clássica estimando a prevalência de demências reversíveis.
4. **Caramelli P, Teixeira AL, Buchpiguel CA, Lee HW, Livramento JA, Fernandez LL, et al. Diagnosis of Alzheimer's disease in Brazil: Supple- mentary exams. Dement Neuropsychol. 2011;5:167-77.**
   ⇨ Revisão das recomendações sobre os exames complementares empregados para o diagnóstico clínico de demência de Alzheimer no Brasil, visando à exclusão de etiologias reversíveis.
5. **Perini G, Ramusino MC, Sinforiani E, et al. Cognitive impairment in depression: recent advances and novel treatments. Neuropsychiatr Dis Treat. 2019;15:1249-58.**
   ⇨ Revisão sobre significado clínico, evolução e tratamento dos sintomas cognitivos na depressão.
6. Alexopoulos GS, Kiosses DN, Klimstra S, Kalayam B. Clinical presentation of the "depression-executive dysfunction syndrome" of late life. Am J Geriatr Psychiatry. 2002;10(1):98-106.
7. Alexopoulos GS. Mechanisms and treatment of late-life depression, Transl Psychiatry. 2019;9:188.
8. Diniz BS, Butters MA, Albert SM, Dew MA, Reynolds CF 3rd Late-life depression and risk of vascular dementia and Alzheimer's disease: systematic review and meta-analysis of community-based cohort studies. Br J Psychiatry. 2013;202:329.
9. Little MO. Reversible dementias. Clin Geriatr Med. 2018;34(4):537-62.
10. Joffe RT, Pearce EN, Henessey JV, Ryan JJ, Stern RA. Subclinical hypothyroidism, mood, and cognition in the elderly: a review. Int J Geriatr Psychiatry. 2013;28(2):111-8.
11. Graff-Radford NR. Normal pressure hydrocephalus. Continuum. (Minneap Minn). 2019;25(1, dementia):165-86.
12. Klassen BT, Ahlskog JE. Normal pressure hydrocephalus: how often does the diagnosis hold water? Neurology. 2011;77(12):1119-25.
13. Bates ME, Bowden SC, Barry D. Neurocognitive impairment associated with alcohol use disorders: implications for treatment. Exp Clin Psychopharmacol. 2002;10(3):193-212.
14. Cheng C, Huang CL, Tsai CJ, Chou PH, Lin CC, Chang CK. Alcohol-related dementia: a systemic review of epidemiological studies. Psychosomatics. 2017;58(4):331-342.
15. Sullivan EV, Zahr NM, Sasson SA, et al. The role of aging, drug dependence, and hepatitis C comorbidity in alcoholism cortical compromise. JAMA Psychiatry. 2018;75(5):474-83.
16. Schwarzinger M, Pollock BG, Hasan OSM, Dufouil C, Rehm J; QalyDays Study Group. Contribution of alcohol use disorders to the burden of dementia in France 2008-13: a nationwide retrospective cohort study. Lancet Public Health 2018;3(3):e124-e132.
17. American Psychiatric Association. Diagnostic and Statistical Manual of Mental Disorders (DSM-5). Fifth Edition. Washington: American Psychiatric Association; 2013.
18. Sinha S, Kataria A, Kolla BP, Thusius N, Loukianova LL. Wernicke encephalopathy-clinical pearls. Mayo Clin Proc. 2019;94(6):1065-1072.
19. Caine D, Halliday GM, Kril JJ, Harper CG. Operational criteria for the classification of chronic alcoholics: identification of Wernicke's encephalopathy. J Neurol Neurosurg Psychiatry. 1997;62(1):51-60.
20. Cook CC, Hallwood PM, Thomson AD. B Vitamin deficiency and neuropsychiatric syndromes in alcohol misuse. Alcohol Alcohol. 1998;33(4):317-36.
21. Spence JD. Metabolic vitamin B12 deficiency: a missed opportunity to prevent dementia and stroke. Nutr Res. 2016;36(2):109-16.
22. Smith AD, Refsum H. Homocysteine, B vitamins, and cognitive impairment. Annu Rev Nutr. 2016 Jul 17;36:211-39.
23. Flicker L, Ames D. Metabolic and endocrinological causes of dementia. Int Psychogeriatrics 2005;17(Suppl 1):S79-92.
24. Stabler SP. Vitamin B_{12} deficiency. N Engl J Med 2013;368:149-60.
25. Malouf M, Grimley EJ, Areosa SA. Folic acid with or without vitamin B12 for cognition and dementia. Cochrane Database Syst Rev 2003;(4):CD004514.
26. Malouf R, Sastre AA. Vitamin B12 for cognition. Cochrane Database Syst Rev 2003;(3):CD004326.
27. Devalia V, Hamilton MS, Molloy AM. Guidelines for the diagnosis and treatment of cobalamin and folate disorders. Br J Haematol. 2014;166(4):496-513.
28. Freitas EV, Py L, eds. Tratado de geriatria e gerontologia. 4. ed. Rio de Janeiro: Guanabara Koogan; 2018. p. 1138-40.
29. De Brujin RFAG, Heeringa J, Wolters FJ, Franco OH, Stricker BHC, Hofman A, et al. Association between atrial fibrillation and dementia in the general population. JAMA Neurol. 2015;72(11):1288-94.
30. Kalantarian S, Stern TA, Mansour M, Ruskin JN. Cognitive impairment associated with atrial fibrillation: a meta- analysis. Ann Intern Med. 2013;158(501):338-46.
31. Islam MM, Poly TN, Walther BA, Yang HC, Wu CC, Lin MC, et al. Association between atrial fibrillation and dementia: a meta-analysis. Front. Aging Neurosci. 11:305.

32. Ding M, Fratiglioni L, Johnell K, Santoni G, Fastbom J, Ljungman P, et al. Atrial fibrillation, antithrombotic treatment, and cognitive aging: a population-based study. Neurology. 2018;91(19):e1732-e1740.

33. Bunch TJ, Crandall BG, Weiss JP, May HT, Bair TL, Osborn JS, et al. Patients treated with catheter ablation for atrial fibrillation have long-term rates of death, stroke, and dementia similar to patients without atrial fibrillation. J Cardiovasc Electrophysiol. 2011;22(8):839-45.

34. Ropper AH. Neurosyphilis. N Engl J Med 2019;381:1358-63.

35. Marra CM. Neurosyphilis. Continuum. 2015;21(6):1714-28.

36. **American Geriatrics Society 2019 Beers Criteria® Update Expert Panel. American Geriatrics Society 2019 updated AGS Beers criteria® for potentially inappropriate medication use in older adults. J Am Geriatr Soc. 2019;67(4):674-694.**

   ⇨ **Recomendações da American Geriatrics Society sobre medicações com potencial iatrogênico para o idoso, inclusive para suas funções cognitivas.**

37. Britt DM, Day GS. Over-prescribed medications, under-appreciated risks: a review of the cognitive effects of anticholinergic medications in older adults. Mo Med. 2016;113(3):207-14.

38. Picton JD, Marino AB, Nealy KL. Benzodiazepine use and cognitive decline in the elderly. Am J Health Syst Pharm. 2018;75(1):e6-e12.

39. O'Mahony D, O'Sullivan D, Byrne S, O'Connor MN, Ryan C, Gallagher P. STOPP/START criteria for potentially inappropriate prescribing in older people: version 2. Age Ageing 2015;44(2):213–8.

40. Davidson JGS, Guthrie DM. Older adults with a combination of vision and hearing impairment experience higher rates of cognitive impairment, functional dependence, and worse outcomes across a set of quality indicators. J Aging Health. 2019;31(1):85-108.

41. **Livingston G, Sommerlad A, Orgeta V, Costafreda SG, Huntley J, Ames D, et al. Dementia prevention, intervention, and care. Lancet. 2017; 390:2673-734.**

   ⇨ **Revisão sobre os fatores de risco modificáveis para a prevenção e o cuidado das demências.**

42. Wallace A, Bucks RS. Memory and obstructive sleep apnea: a meta-analysis. SLEEP 2013;36(2):203-220.

43. Bucks RS, Olaithe M, Eastwood P. Neurocognitive function in obstructive sleep apnoea: a meta-review. Respirology. 2013;18(1):61-70.

44. Buratti L, Luzzi S, Petrelli C, Baldinelli S, Viticchi G, Provinciali L, et al. Obstructive sleep apnea syndrome: an emerging risk factor for dementia. CNS Neurol Disord Drug Targets. 2016;15(6):678–82.

45. Joo EY, Tae WS, Lee MJ, Kang JW, Park HS, Lee JY, et al. Reduced brain gray matter concentration in patients with obstructive sleep apnea syndrome. Sleep. 2010;33(2):235-41.

46. Andrade AG, Bubu OM, Varga AW, Osorio RS. The relationship between obstructive sleep Apnea and Alzheimer's disease. J Alzheimers Dis. 2018;64(s1):S255-S270.

47. Haddad F, Bittencourt L. Recomendações para o diagnóstico e tratamento da síndrome da apneia obstrutiva do sono no adulto. 1. ed. [São Paulo]: Estação Brasil; 2013. p. 27-40.

48. Porto FH, Harder J, Machado-Porto GC. Contrast enhancement in the mammillary bodies: An easily missed sign of Korsakoff syndrome. Dement Neuropsychol. 2015;9(4):422-423.

11

Sintomas comportamentais associados às demências

Débora Pastore Bassitt
Jefferson Cunha Folquitto
Camila Truzzi Penteado
Jorge Augusto Alves Silveira

Sumário

Introdução
Epidemiologia
    Sintomas neuropsiquiátricos em geral
    Sintomas específicos
    Fatores ou *clusters*/domínios
Etiologia
    Fatores relacionados à pessoa
    Fatores relacionados ao cuidador
    Desencadeadores ambientais
Apresentação clínica
Diagnóstico diferencial
    Transtornos psiquiátricos
    Tumores
    Delirium
Métodos de avaliação
Tratamento
Vinheta clínica
Para aprofundamento
Referências bibliográficas

Pontos-chave

- Sintomas neuropsiquiátricos (SNP) estão associados a maior estresse do paciente e do cuidador, pior qualidade de vida, maior prejuízo funcional, pior prognóstico, maiores custos de tratamento e maiores taxas de hospitalização.
- São extremamente prevalentes, sendo mais comuns em quadros de demência grave.
- Muitos autores classificam os SNP em *clusters*, os quais variam entre os diferentes estudos.
- SNP podem ainda ser classificados em domínios emocionais (euforia, depressão, apatia, ansiedade e irritabilidade), cognitivos (delírios e alucinações), motores (alterações da marcha, movimentos repetitivos e agressividade física), verbais (gritar, emitir sons sem sentido, discurso repetitivo e agressões verbais) e vegetativos (alterações do sono e do apetite).
- *Sundowning* consiste no surgimento ou aumento/piora dos SNP por volta do fim da tarde e começo da noite, sendo que em alguns casos pode cursar com exacerbação do prejuízo cognitivo.
- Devemos sempre diferenciar os SNP de outros transtornos psiquiátricos e de *delirium*, sendo que devemos avaliar a possibilidade de alterações/eventos clínicos.
- Em relação ao tratamento, devemos sempre dar prioridade a terapêuticas não medicamentosas, visto que as medicações psicotrópicas podem ocasionar diversos efeitos colaterais importantes nesta população.

INTRODUÇÃO

Sintomas comportamentais associados às demências do idoso são comumente chamados de sintomas neuropsiquiátricos (SNP) ou como inicialmente foram denominados, sintomas comportamentais e psicológicos da demência (em tradução literal do termo inglês: *behavioral and psychological symptoms of dementia* – BPSD). Podem ser definidos como "o conjunto heterogêneo de sintomas e sinais relacionados a transtornos da percepção, do conteúdo do pensamento, do humor ou do comportamento que podem ocorrer em pacientes com quadros demenciais"[1,2].

Os SNP não são necessários para o diagnóstico de demência, mas classificações diagnósticas como o *Manual diagnóstico e estatístico de transtornos mentais* – 5ª edição (DSM-5) já apresentam especificadores quanto a presença de SNP e quanto à gravidade de tais sintomas[3]. Estes especificadores são de grande relevância, uma vez que os SNP estão relacionados a maior estresse do paciente e do cuidador, pior qualidade de vida, maior prejuízo funcional, pior prognóstico, maiores custos de tratamento e maiores taxas de hospitalização (tanto de curta duração como em clínicas de longa permanência). O adequado manejo e tratamento destes sintomas é importante pois não há tratamento efetivo para o declínio cognitivo e funcional subjacentes4. Além disso, avaliar adequadamente os SNP permite prever com maior acurácia a evolução dos sintomas demenciais, uma vez que a presença de apatia e sintomas psicóticos estão correlacionadas a declínio cognitivo mais rápido[5], assim como a presença de depressão e hiperatividade[4].

EPIDEMIOLOGIA

Sintomas neuropsiquiátricos em geral

Prevalência

A presença de pelo menos um SNP em pacientes demenciados em estudos varia de 64% em estudos avaliando idosos demenciados institucionalizados no Japão[6] e em Taiwan (Makimoto et al, 2019) até 100% em outra amostra pacientes institucionalizados no Japão[7]. Lyketsos et al.[8] encontraram prevalência de cerca de 80% em amostra dos Estados Unidos, Brodaty et al.[9] observaram prevalência de 82,2% em pacientes australianos e Boccardi et al.[10] observaram prevalência de 87% na Itália. Por outro lado, os SNP também estão presentes em 65,8%, pacientes com comprometimento cognitivo leve (CCL)[10]. Em uma amostra populacional da cidade de São Paulo, Tatsch et al.[11] observaram uma prevalência de SNP de 78,33% em indivíduos com doença de Alzheimer.

Fatores de risco

A prevalência de SNP é maior em pacientes com demência mais grave[6,7]. No entanto, Linde[4], em revisão de 59 estudos observaram crescimento da prevalência de SNP quando a demência progrediu de leve para moderada, seguido de declínio na fase avançada, o que foi observado também por Boccardi et al.[10] (85,7% na fase leve, 90,7 na fase moderada, 89,5 na fase avançada). Internação prolongada e relacionamento ruim com outras pessoas também foram associados com presença de SNP[6].

Sintomas específicos

Prevalência

Há grande variação de prevalência dos sintomas específicos nos vários estudos (Tabela 1). Apatia teve prevalência entre 16 e 36%, enquanto depressão variou de 10 a 60%, agitação de 20 a 82%, psicose de 10 a 60%, agressividade de 33,7 a 82%, ansiedade de 18 a 69%, irritabilidade de 5 a 90%, euforia de 5 a 10%, comportamento motor aberrante de 10 a 52,4%, alterações do sono de 15 a 46,7% e alteração de apetite 16,4%. Tatsch et al.[11] observaram prevalência em CCL de ansiedade em 24%, alterações do sono em 24% e sintomas depressivos em 16%.

Fatores de risco

Vários fatores de risco foram identificados para os sintomas individuais. Maior comprometimento cognitivo foi correlacionado a psicose, hiperatividade, agitação e agressão física[4] e apatia[13]. Por outro lado, maior comprometimento da funcionalidade se relacionou com maior taxa de agressividade, alteração comportamental, delírios, ansiedade, fobia e pontuação total de SNP, en-

quanto idade menor se associou com agressividade, alteração comportamental e pontuação total maior na BEHAVE-AD[9,13]. Estes autores também encontraram correlação entre sexo masculino e maior alteração comportamental e agitação. Início precoce de demência foi associado a maior agitação e depressão[13].

Fatores externos também determinaram prevalência de SNP; ambiente e equipe com estimulação balanceada melhoraram alterações de alimentação e sono, agitação e apatia[7,13]. Por outro lado, sobrecarga do cuidador se relacionou com agressividade, mas não determinou psicose. Intervenções de desenvolvimento na comunicação do cuidador melhoraram agitação e ensino de técnicas de resolução de problemas e aumento de atividades prazerosas melhoraram depressão.

Incidência

A incidência de depressão em um ano foi de até 37%, e a de apatia foi de até 64% em dois anos e a de alterações de sono foi de 11 a 34% em quatro anos.

A incidência de alucinações e elação foi baixa, a de delírio foi moderada, assim como a de hiperatividade e perambulação, mas a de agitação foi alta[4].

Curso

Apatia tem alta persistência, hiperatividade e agressividade também, enquanto ansiedade, depressão e perambulação têm persistência moderada. Delírios, alucinações, elação e alterações do sono remitem com maior frequência[4].

Fatores ou *clusters*/domínios

Os SNP são muito heterogêneos entre os indivíduos, sendo que diversos autores tentam agrupá-los. Os fatores ou *clusters* são agrupamentos de sintomas feitos a partir de análise estatística de sintomas em determinada amostra. Boccardi et al.[10] identificaram quatro fatores: a) sintomas psicóticos (delírios, alucinações, agitação e irritabilidade); b) sintomas afetivos (depressão, ansiedade e apatia); c) sintomas maníacos (elação e desinibição); d) comportamentos de controle de impulsos (comportamento motor aberrante, alterações do sono e alimentação). Já Makimoto et al.[7] encontraram outros quatro fatores: a) agressão (agitação, ansiedade, irritabilidade, comportamento motor aberrante); b) psicose (delírios, alucinações, elação); c) alheamento/desinibição (depressão, apatia, desinibição); d) sono/apetite. Estes quatro fatores explicaram 69% da variância. Entre os estudos que avaliaram possíveis *clusters* de SNP, a associação mais frequente foi de delírios e alucinações, que ocorreu em 100% dos casos, formando o *cluster* comumente chamado "psicose" ou "fator psicose".

Já Cloak e Khalili[14] agruparam os SNP em cinco domínios, a partir das funções mentais: cognitivo, motor, verbal, emocional e vegetativo.

Fatores de risco para os *clusters*

Boccardi et al.[10] verificaram que os fatores psicose, sintomas maníacos e dificuldade de controle de impulsos eram maio-

Tabela 1 Prevalência de sintomas neuropsiquiátricos

Sintoma / Estudo	Apatia (%)	Depressão (%)	Agitação (%)	Psicose (%)	Agressividade	Ansiedade	Irritabilidade/ labilidade	Euforia/ elação
Ford et al., 2014[12]	36	32	30					
Brodaty et al., 2001[9]		42	82*	60	82*	69.0	-	-
Arai et al., 2016[6]	16		33,7*	13.8**	33,7*	13,5	19,01	
Makimoto et al., 2019[7]	29,6	18.2	39,1*	23,2 ** 18,2 ***	39,1*	16,6	30,1	8,2
Linde et al., 2016[4]	20 a 32	10 a 60	20 a 80	10 a 40 ** 0 a 45 ***		18 a 52	5 a 90	5 a 10
Tasch at al., 2006[11]	53,332	38,33				25		

*Agitação ou agressividade; ** delírios; ***alucinações.

Tabela 2

Sintoma estudo	Comprometimento motor aberrante (%)	Alteração do sono (%)	Alteração de apetite/ alimentação (%)
Ford et al., 2014[12]			
Brodaty et al., 2001[9]	52,4	46,7	-
Arai et al., 2016[6]			
Makimoto et al., 2019[7]	23,0	28,6	16,4
Linde et al., 2016[4]	10 a 23	15 a 20	-
Tasch at al., 2006[11]		38,33	

res quanto maior o comprometimento cognitivo ou gravidade da demência. Também verificaram que todos os fatores se relacionaram com índice de comorbidade (CIRS), ou seja, presença maior de doenças que podem acelerar a evolução da demência e piorar o prognóstico.

ETIOLOGIA

O declínio cognitivo isoladamente não explica os SNP; a patogênese está relacionada a fatores relacionados à pessoa, fatores ligados aos cuidadores e fatores ambientais, fatores psicológicos, sociais e biológicos. A degeneração causada pela demência muda a habilidade da pessoa doente interagir com os outros, especialmente os cuidadores e o meio. Esta degeneração também pode causar sintomas diretamente, rompendo a circuitaria do cérebro envolvida em comportamentos e emoções. Efeitos dos cuidadores e ambiente podem desencadear comportamentos de modo independente ou interagindo com a ruptura de circuitos vista na degeneração cerebral (Figura 1)[15].

Fatores relacionados à pessoa

Bases neurobiológicas

Existem ligações extensivas e recíprocas entre centros cerebrais que governam emoção e cognição. O modelo de circuitos teoriza que três ou mais circuitos frontal-subcorticais têm componentes frontais, gânglios da base, e talâmicos que afetam

o comportamento humano. Compreendem o circuito dorsolateral (que media planejamento, organização e funções executivas), os circuitos pré-frontal-gânglios da base (que mediam comportamento motivado) e o circuito orbitofrontal (que media controle inibitório e conformidade com normas sociais). Existem também cinco grandes redes corticocorticais que se sobrepõem e têm reciprocidade envolvidas em emoção e cognição. Os SNP podem ser decorrentes de desconexões de sinapses ou circuitos nestas redes.

Os SNP também podem ser decorrentes de alterações no sistema monoaminérgico ascendente (neurônios localizados no tronco encefálico que produzem serotonina, noradrenalina e dopamina se projetam larga e difusamente para virtualmente todas as regiões do cérebro para mediar o comportamento). O sistema serotoninérgico especificamente pode estar implicado em uma ampla gama de SNP; sintomas depressivos e ansiosos, irritação/desinibição/agressão e apatia[16].

Por fim, a neurotoxicidade mediada pela excitação causada por glutamato pode ter um papel.

Estudos com neuroimagem e biomarcadores aumentaram o entendimento destes sintomas e identificaram alterações associadas com alguns sintomas:

- Depressão: diminuição de função de transmissão monoaminérgica e metabolismo frontoparietal menor.
- Apatia: atrofia estrutural e déficits funcionais em regiões mediais e frontais (associadas com motivação e mecanismos de recompensa).

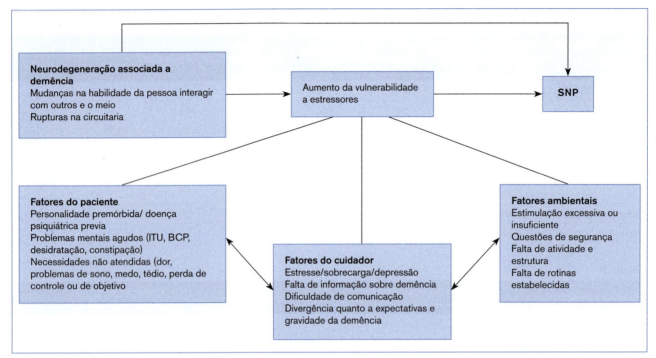

Figura 1 Fatores associados com sintomas neuropsiquiátricos (SNP).
Fonte: adaptada de Kales et al., 2015[15].

- Agitação e agressividade: disfunção cortical no cíngulo anterior, insula, regiões frontais e temporais laterais; déficits na transmissão colinérgica (maior do que a observada na demência) e aumento na disponibilidade de receptores D2/D3 no estriado.

Condições clínicas agudas

Pessoas com demência podem ser afetadas por dores e doenças clínicas não diagnosticadas. Em estudo com pacientes com demência foi visto que 36% tinham doença não detectada que se associou com sintomas SNP, incluindo agitação, perguntas repetidas, choro, delírios e alucinações[17].

A dor é associada com comportamento agressivo em pacientes com demência e o tratamento desta pode reduzir a agressividade. Os efeitos colaterais de medicações ou interações entre os medicamentos também podem causar estes sintomas.

Necessidades não atendidas

A perda de habilidade para expressar necessidades ou objetivos verbalmente pode levar à expressão por meio do comportamento.

Doenças psiquiátricas ou transtornos de personalidade prévios

A perda de controle inibitório pode acentuar traços de personalidade prévios. Doenças psiquiátricas crônicas prévias e os tratamentos destas também podem afetar o desenvolvimento dos sintomas. Kolanowski et al.[13] encontraram relação entre maior neuroticismo ao longo da vida e maior prevalência de agressividade, agitação e depressão.

Fatores relacionados ao cuidador

Os cuidadores familiares têm papel especial; os níveis de angústia e estresse são altos, enquanto autoeficácia, bem-estar subjetivo e saúde física são menores nos cuidadores de demenciados do que nos outros cuidadores e ainda maiores do que em não cuidadores. A taxa de depressão varia de 23 a 85% (vs. 16 a 45% nos outros)[18].

Os SNP podem aparecer ou aumentar quando um cuidador está estressado ou deprimido, e fatores relacionados ao cuidador, como estilos de comunicação negativos (raiva, gritos ou afetos negativos), habilidades e estratégias ruins para lidar com as situações e a divergência entre expectativas do cuidador e os estágios da doença podem desencadear ou piorar os SNP.

Além disso, os cuidadores podem não conseguir relatar os sintomas com precisão, o que é necessário para implementar os tratamentos e verificar a eficácia. Também podem não compreender ou não estar prontos para implementar as estratégias de manejo, principalmente as não farmacológicas, uma vez que estas requerem mudanças no comportamento e podem parecer muito estressantes ou complicadas.

Desencadeadores ambientais

A partir do modelo de limiar para estresse reduzido pode-se entender e reduzir os comportamentos desafiadores reduzindo os estressores internos e externos. Ao longo da doença vai havendo uma dificuldade progressivamente maior para processar e responder a estímulos do meio, assim os comportamentos mudam de acordo com os estímulos e o estágio da doença. O potencial para frustração maior aumenta e se esta não for diminuída pode se desenvolver uma séria agitação e ansiedade. Estresse pode ser causado por mudança na rotina, muitos estímulos simultâneos, falta de estímulos, mudanças físicas e do meio e demandas que exijam a capacidade funcional. Existe um modelo que divide o contexto ambiental em quatro camadas organizadas hierarquicamente e que interagem entre si:

- Objetos (ferramentas ou itens da casa).
- Tarefas que compõem as rotinas de vida diária (vestimentas, tomar banho, fazer higiene).
- Grupos sociais e suas organizações (pessoas que moram na casa, ou tipo de instituição).
- Cultura (valores e crenças que moldam o cuidado na casa).

Para uma pessoa com demência pode ser difícil responder ou negociar com cada uma destas camadas e é necessário adequar as demandas de cada aspecto do ambiente à medida que o nível de competência ou habilidade declina[15].

APRESENTAÇÃO CLÍNICA

SNP podem incluir alterações do humor, percepção, pensamento e comportamento, sendo que são muitas vezes semelhantes a sintomas observados nas doenças psiquiátricas, e podem ser classificados em cinco domínios (Quadro 1): cognitivo, motor, verbal, emocional e vegetativo[14].

Os SNP podem ocorrer de modo isolado ou em conjunto com outros sintomas, sendo que a frequência e a gravidade podem variar ao longo do curso da demência, inclusive em um único dia, ocorrendo, por vezes, mais frequentemente durante o *sundowning*. Os SNP podem variar ainda em relação a diferentes etiologias e características psicossociais de cada indivíduo.

Assim, é importante questionar o cuidador e/ou familiar não só quanto a presença dos SNP, mas também quanto ao modo como se iniciaram (agudo, subagudo ou crônico), frequência com que ocorrem, período do dia em que estão presentes e se houve ou não alguma alteração no ambiente ou mesmo no esquema medicamentoso do paciente[14].

Entre os sintomas psicóticos, delírios tendem a ser mais frequentes que alucinações em indivíduos com demência e o delírio paranoide é o mais comum, sendo geralmente frouxo e

pouco estruturado quando comparado a delírios de um paciente primariamente psicótico[21]. Um exemplo típico de delírio paranoide nestes pacientes é a suspeita de que alguém próximo roubou algo ou alguém entrou em sua casa. Outros delírios possíveis são a crença de que os personagens da TV são reais, delírio de Capgras (quando o paciente acha que sósias assumiram o papel de familiares ou amigos), delírios de infidelidade e delírios persecutórios (quando frequentemente o paciente acha que está sendo perseguido por vizinhos ou pessoas próximas).

Entre as alucinações, a mais comumente encontrada é a alucinação visual (particularmente comum na demência por corpúsculos de Lewy), sendo comum o idoso ver crianças ou pessoas pela casa. Quando alucinações auditivas ocorrem, normalmente são sons simples e fragmentados[12].

O segundo *cluster* mais frequente, observado em 40% dos trabalhos, é caracterizado principalmente por alterações do comportamento, e frequentemente foi chamado de *cluster* "frontal", "lobo frontal" ou ainda "hipomania" e foi caracterizado basicamente pela associação do sintoma elação/euforia com desinibição.

Em seguida, observamos em 20% dos estudos a presença de um *cluster* chamado "fator humor" ou "afetivo" que é formado pelos itens depressão/disforia e ansiedade[5]. Em 40 a 50% dos pacientes com demência, os sintomas depressivos são clinicamente relevantes[12], sendo depressão o transtorno psiquiátrico mais comum em idosos demenciados. Porém, as taxas de prevalência ainda variam muitos entre os estudos, o que se deve principalmente ao uso de diferentes instrumentos de avaliação, diferentes critérios diagnósticos e também diferentes amostras, tanto em relação à origem dos sujeitos (amostra populacional, ambulatorial ou clínicas de longa permanência) como quanto à composição etiológica do grupo (doença de Alzheimer, demência vascular, etc.)[22].

Quadro 2 *Sundowning*

Consiste no surgimento ou aumento/piora dos SNP por volta do fim da tarde e começo da noite, sendo que em alguns casos pode cursar com exacerbação do prejuízo cognitivo. Ocorre em aproximadamente 20% dos idosos com demência e chega próximo a 70% dos idosos institucionalizados.

Embora seja frequente em indivíduos com demência e esteja associado a piora mais rápida da cognição, maiores índices de institucionalização e estresse do cuidador, ainda há poucos estudos bem estruturados sobre a efetividade de estratégias farmacológicas e não farmacológicas[19].

Alguns autores, consideram que o *sundowning* também pode ocorrer em indivíduos cognitivamente saudáveis, mas nesta população, a prevalência deve ser bem menor.

Entre os possíveis fatores associados com a fisiopatologia do *sundowning*, temos: fatores neurobiológicos (degeneração do núcleo supraquiasmático, diminuição da produção de melatonina, disfunção no ritmo circadiano etc.), fatores farmacológicos (medicações anticolinérgicas, hipnóticos etc.), fatores fisiológicos (fadiga, oscilações da pressão arterial etc.), fatores médicos (transtornos do sono, privação sensorial, dor, transtornos do humor etc.) e fatores ambientais (exposição inadequada à luz, baixa proporção de cuidadores por pacientes, estresse do cuidador etc.)[20].

Quadro 1 Classificação dos sintomas neuropsiquiátricos por domínios

Cognitivo – delírios, alucinações

Motor – alterações da marcha, movimentos repetitivos, agressividade física

Verbal – gritar, emitir sons sem sentido, discurso repetitivo, agressões verbais

Emocional – euforia, depressão, apatia, ansiedade, irritabilidade

Vegetativo – alterações do sono, alterações do apetite

Assim, estudos que utilizam os critérios da DSM-V ou CID-10, normalmente relatam menores taxas de depressão[22]. Alguns autores defendem a necessidade da criação de critérios diagnósticos específicos para depressão em demência, de modo que Olin et al.[23] criaram os critérios provisórios para depressão na doença de Alzheimer e entre as diferenças, podemos pontuar que os sintomas não necessitam estar presentes na maior parte do tempo e quase todos os dias, além de incluírem sintomas como irritabilidade e isolamento social[23].

Em relação ao curso, os sintomas depressivos tendem a ser crônicos em indivíduos com demência, estando presente em pelo menos 50% dos indivíduos após 6 a 12 meses. Além disso, sintomas depressivos em quadros demências são frequentemente subdiagnosticados e, consequentemente, subtratados[22].

Sintomas motivacionais como cansaço, desaceleração do pensamento e movimento, falta de interesse por atividades e resposta afetiva diminuída a atividades agradáveis são mais frequentes que sintomas do humor[24]. Além disso, os idosos com sintomas depressivos associados à demência apresentam maior indecisão no dia a dia e maior prejuízo social e ocupacional[22].

Avaliando a associação de um item com os demais, como já dissemos, em 100% dos casos encontramos associação de delírios com alucinações, sendo que ambos os sintomas estiveram associados em 42,9% das vezes a alterações do sono. Outras associações importantes foram: depressão com ansiedade (86,6%), agitação e irritabilidade (86,6%) e desinibição com euforia (66,6%)[5].

Destacamos ainda que o item "Apatia" que está entre os SNP mais observado[11] associou-se em 46,6% das vezes com depressão e em 33,3% das vezes com ansiedade[5]. Apatia é frequente em todos os quadros demenciais, mas deve ser mais comum nos quadros de demência frontotemporal e demência vascular, sendo que tende a ser um sintoma persistente, causando grande prejuízo funcional e piora na qualidade de vida[12].

Agitação é frequentemente definida como atividade vocal ou motora inadequada e está associada com aumento nos custos de saúde. Buylova Gola et al.[25] observaram que em indivíduos com demência internados em instituições de longa permanência, a presença de agitação quase que dobrou os custos, sendo que agitação foi responsável por aproximadamente 30% dos custos totais[25].

DIAGNÓSTICO DIFERENCIAL

Os sintomas neuropsiquiátricos associados à demência estão presentes em transtornos psiquiátricos, neurológicos e no *delirium*, um quadro confusional agudo ou subagudo desencadeado por alterações metabólicas, infecciosas ou locais do SNC, que é mais frequente em pacientes com demência.

Transtornos psiquiátricos

Esquizofrenia, transtorno afetivo bipolar, depressão maior e transtorno de estresse pós-traumático (TEPT) têm sintomas que podem se apresentar de forma similar aos SNP e podem coexistir com demência.

O diagnóstico diferencial pode ser feito pelo curso dos sintomas; no transtorno bipolar estes são episódicos, no TEPT os sintomas aparecem depois de evento estressante e em todos estes quadros os sintomas aparecem antes do início da demência.

Pode-se também fazer a diferenciação de esquizofrenia e SNP por meio das características dos sintomas psicóticos e presença de ideação suicida. Cabe ressaltar que o uso de antipsicóticos em esquizofrenia é longo, com doses maiores, enquanto na demência deve ser curto e com doses menores (vide Tabela 3).

Tumores

Os tumores primários do SNC causam com grande frequência apatia, irritação e desinibição. No entanto, os sintomas causados por tumores são mais proeminentes que os déficits cognitivos (que podem ocorrer nestes pacientes) e há geralmente outros achados neurológicos. Por isso todos os pacientes com novos SNP devem ter avaliação neurológica completa na busca por déficits ou sinais focais. Além disso, um exame de imagem cerebral pode ser necessário para estabelecer o diferencial, especialmente em pacientes com DFT, que com frequência apresentam mais alterações comportamentais do que comprometimento cognitivo no início do quadro.

Delirium

Delirium é um quadro clínico com apresentação muito semelhante aos SNP, especialmente semelhante com a síndrome do pôr do sol. A diferenciação entre estes dois quadros pode ser feita a partir do curso, dos sintomas, do nível de consciência e da verificação do desencadeante (Tabela 4).

Também pode ser particularmente desafiador distinguir demência por corpúsculos de Lewy de *delirium*, uma vez que pacientes com Lewy podem ter alucinações visuais e flutuações do nível de consciência, no entanto, o início dos sintomas é mais gradual na demência de Lewy que no *delirium* e não há causa clínica subjacente.

Cabe ressaltar que pacientes com SNP podem ter *delirium* superposto com piora dos sintomas usuais e posterior melhora com a resolução do problema clínico subjacente.

Tabela 3 Diferenças entre sintomas neuropsiquiátricos (SNP) e esquizofrenia

	Esquizofrenia	SNP
Conteúdo delírios	Complexos e bizarros	Simples
Alucinações	Auditivas	Visuais
Ideação suicida	50% tentam	Raro
Sintomas 1ª ordem	+	Raro
Uso de antipsicótico	Longo, doses maiores	Curto, doses menores

Tabela 4 Diferenças entre *delirium* e sintomas neuropsiquiátricos (SNP)

	Delirium	SNP
Início	Até 2 semanas	Várias semanas a meses
Nível de consciência	Flutuante: vai da sonolência e hipervigilância	Menos proeminente
Desencadeante	Alteração clínica aguda	Alteração clínica crônica
Sintomas	Alucinações visuais proeminentes	Delírio mais comum
Evolução com correção de problemas clínicos	Resolução mesmo que gradual	Sem remissão

MÉTODOS DE AVALIAÇÃO

Atualmente, existem diversas ferramentas para a taxação dos SNP, sendo que a mais amplamente adotada é o Inventário Neuropsiquiátrico[26,27].

A NPI, em sua versão original, consiste na avaliação retrospectiva (avalia o último mês) de 10 sintomas neuropsiquiátricos frequentemente presentes em quadros demenciais: delírios, alucinações, agitação/agressividade, depressão/disforia, ansiedade, elação/euforia, apatia, desinibição, irritabilidade/labilidade, e movimentos motoaberrantes. Posteriormente, em 1997, dois novos sintomas foram acrescentados: alterações/transtornos do sono, e alterações/transtornos do apetite. Ela deve ser respondida pelo cuidador/familiar do paciente (duração aproximada de 10 a 15 minutos)[27].

No momento, encontramos uma versão da NPI que possui uma Escala de Avaliação do Estresse do Cuidador[28].

A segunda escala mais comumente utilizada é a Sintomas Comportamentais na Doença de Alzheimer (tradução literal do inglês: *Behavioral Symptoms in Alzheimer's Disease* (BEHAVE-AD)) que também deve ser aplicada no cuidador/familiar, tendo duração aproximada de 10 a 15 minutos, e avalia 7 tipos de sintomas comportamentais: delírios, alucinações, distúrbios da atividade, agressividade, distúrbios do ritmo diário, distúrbios afetivos e ansiedade[29].

TRATAMENTO

O tratamento dos SNP deve sempre priorizar medidas não farmacológicas, sendo que sempre antes da introdução de medicações deve-se ponderar quanto ao risco e o benefício possível. As principais situações que podem justificar a introdução de medicações para o tratamento dos SNP são: risco de auto ou heteroagressividade em consequência de agitação e/ou sintomas psicóticos, sofrimento importante do paciente e/ou cuidador e sintomas depressivos graves com ou sem ideação suicida[32].

De modo geral, medicações psicotrópicas estão associadas a inúmeros efeitos colaterais em idosos e ainda há poucas evidências quanto a sua efetividade no controle dos SNP. Assim, deve-se iniciar o tratamento com doses baixas e a titulação deve ser realizada lentamente, além de periodicamente reavaliar o paciente quanto a presença de efeitos colaterais e quanto a efetividade[33].

Entre os efeitos colaterais observados nesta população, podemos citar: piora da cognição, aumento do risco de queda, hipotensão, sedação, aumento do risco de eventos cardiovasculares e *delirium*.

Em relação aos sintomas depressivos e ansiosos, ainda não há evidências conclusivas quanto a efetividade dos antidepressivos, mas alguns estudos mostram que estas medicações podem também melhorar a cognição e reduzir agitação e agressividade[34]. Na prática clínica, recomenda-se dar preferência aos inibidores seletivos da recaptação de serotonina, sendo utilizados mais comumente a sertralina, 25-50 mg/dia (dose inicial), e o escitalopram, 5-10 mg/dia[33].

Quanto às alterações do sono, devemos sempre evitar o uso de medicações, dando prioridade a higiene do sono. Assim, orienta-se a redução na ingesta de alimentos/bebidas contendo cafeína, estimula-se a realização de atividade física, além de orientar a criação de um ambiente mais propício ao sono e a elaboração de uma rotina mais apropriada[35]. Uma revisão sistemática mostrou que a trazodona (50 mg/noite) melhorou o sono de pacientes demenciados, o que não foi observado quando utilizada a melatonina (até 10 mg/noite)[36]. Benzodiazepínicos e indutores do sono como o zolpidem devem ser evitados.

Diante de sintomas psicóticos importantes, recomenda-se a introdução de antipsicóticos de segunda geração em doses baixas, mas devemos lembrar que estas medicações estão associadas a síndrome metabólica, acatisia, parkinsonismo induzido por drogas, aumento do risco de eventos cardiovasculares (por exemplo, acidente vascular cerebral), discinesia tardia, aumento do risco de quedas e sedação, e maior mortalidade[33,37]. Pacientes com demência por corpúsculos de Levy podem se beneficiar da introdução de um anticolinesterásico.

Em pacientes com agitação e/ou agressividade, devemos avaliar a presença de desencadeadores, avaliar quanto a presença de sintomas depressivos e/ou ansiosos, dor, alterações do sono, além de verificar se há algum evento clínico que possa justificar as alterações comportamentais[38]. O tratamento farmacológico, de modo geral, apresenta eficácia modesta, sendo que as medicações mais utilizadas são os antidepressivos e os antipsicóticos. Porém, pode-se utilizar diversas outras classes medicamentosas, como anticonvulsivantes etc., mas deve-se sempre avaliar cuidadosamente os riscos[33].

> ### Vinheta clínica
>
> #### DA (*sundowning*, alteração de sono e humor)
> Paciente do sexo feminino, 72 anos, solteira, sem filhos, ensino fundamental completo, do lar. Natural de São José Rio

Preto, procedente e residente de São Paulo, morando com o irmão.

Previamente cognitivamente preservada, conseguia manter suas atividades básicas e instrumentais da vida diária sem dificuldades: trabalhava em cargo administrativo na empresa da família, cuidava de casa e de si própria, gostava de viajar para visitar os parentes e até mesmo atuou como professora para turmas da pré-escola por 7 anos.

Aos 68 anos passou a ter dificuldades em fazer suas atividades cotidianas como cozinhar e preparar o café, lembrar de eventos e consultas, lembrar de festas e datas comemorativas. Passou a inventar desculpas para não sair de casa, deixou de fazer as palavras cruzadas que gostava, não assistia mais sequer as novelas e não entrava mais em contato com as amigas. No último anos passou a ficar mais apática. Apesar de os irmãos dizerem que a mesma estava deprimida, a paciente dizia apenas não ter vontade para tais atividades, porém não se sentia entristecida. Seu padrão de sono mudou, tirando mais cochilos durante o dia e com mais dificuldade para dormir a noite, o que a fazia, por vezes, perambular pela casa durante a noite. Ultimamente também estava se alimentando menos, com perda de aproximadamente 5% do peso no último ano.

Nos últimos meses apresentava maior dificuldade para orientação temporal e não reconhecia mais os sobrinhos. Passou a ter alucinações visuais, referindo ver parentes falecidos na porta de casa, chegando inclusive a convidá-los para entrar e tomar café. Quando orientada de que não são reais, a mesma sorri, e diz "deve ser coisa da minha cabeça". Outras vezes ela "tem a impressão" que tem pessoas em casa, que não estão presentes. Tal quadro estava presente com frequência ao entardecer do dia, por vezes acompanhado de agitação. Neste momento, já estava dependente de familiares para algumas atividades básicas da vida diária como higiene pessoal e vestir-se.

Após *screening* inicial e investigação diagnóstica com exames laboratoriais e neuroimagem, recebeu o diagnóstico de doença de Alzheimer em estágio moderado. Apresentou efeitos adversos no tratamento com anticolinesterásicos orais e atualmente está com rivastigmina em adesivo de 9,6 mg/24 horas, com resposta parcial nas testagens cognitivas (MEEM 9 ≥ 17/30), e na apatia, todavia mantendo parte dos sintomas neuropsiquiátricos.

Notamos no quadro acima a presença não apenas dos sintomas cognitivos típicos das síndromes demenciais, mas também SNP de 3 dos *clusters* citados previamente neste capítulo: cognitivo, emocional e vegetativo.

Alucinações e delírios estão nos grupos de sintomas que mais tendem a causar prejuízos para o paciente e cuidadores. Classicamente, tendem a ocorrer mais ao entardecer, acompanhados de agitação psicomotora, melhorando horas depois. Tal fenômeno é denominado *sundowning* (efeito do "pôr do sol"). Encontramos também alterações de humor, como a apatia (frequente nos estágios moderado e avançado), e alterações vegetativas, caracterizadas pelas alterações do ciclo sono-vigília e do apetite.

É de extrema importância o manejo dos SNP, pois implica em melhora significativa da qualidade de vida do paciente e dos cuidadores envolvidos, melhor prognóstico e menores taxas de hospitalização.

DA pré-senil (alterações de humor)

Paciente do sexo feminino, 55 anos, ensino superior completo, ex-professora universitária afastada há 3 anos, casada, 2 filhos, evangélica. Procedente de São Paulo.

Sintomas se iniciaram aos 51 anos com "alguns esquecimentos": ficava procurando a palavra certa para dizer, não lembrava de alguns caminhos menos usuais", porém cuidadores atribuíram tais alterações a contexto de estresse no trabalho. Um ano após, fora demitida de seu emprego por não conseguir mais lecionar, esquecer combinados com os alunos e não cumprir agenda básica de compromissos. Familiares buscaram consulta neurológica, na qual foram excluídas causas orgânicas e solicitadas testagem neuropsicológica, neuroimagem estrutural e funcional e biomarcadores no LCR, todos compatíveis com diagnóstico de Doença de Alzheimer pré-senil. Iniciado tratamento com adequado, com boa resposta observada por 2,5 anos. Após tal período procuraram auxílio psiquiátrico pois paciente estava mais chorosa, irritada e bastante angustiada com o diagnóstico e relativa percepção de déficit cognitivo, momento no qual fora introduzido antidepressivo dual com resposta parcial.

Após 3 anos foi impedida de continuar dirigindo (esquecia caminhos e comandos do automóvel). Evoluiu um ano após com novo declínio cognitivo e comportamental necessitando de ajuda para escolha de roupas adequadas para o dia, ficando mais agitada e irritada. Nos últimos meses passou a ficar mais afásica, com componente semântico e logopênico.

Atualmente, convive basicamente com familiares, lembra o nome dos filhos e parentes mais próximos. Não faz atividades físicas, e passeia apenas com o principal cuidador eventualmente e não faz atividades domésticas. Não fica sozinha em casa, tem grande angústia ao separar-se do cuidador principal e apresenta episódios frequentes de choro intenso, por vezes até mesmo sendo medicada com certa refratariedade à remissão dos sintomas.

Nesse segundo caso, encontramos os SNP categorizados principalmente no *cluster* emocional: sintomas ansiosos (principalmente quando está sem a companhia dos parentes mais próximos), choro fácil e por vezes incoercível, alternando com momentos de apatia. Ao longo do acompanhamento da paciente ficou bastante evidente a sobrecarga e o desgaste dos familiares e cuidadores.

REFERÊNCIAS BIBLIOGRÁFICAS

1. Caramelli P, Bottino CMC. Tratando os sintomas comportamentais e psicológicos da demência. J Bras Psiquiatr. 2007;56(2):83-7.
2. Finkel SI, Costa e Silva J, Cohen G, Miller S, Sartorius N. Behavioral and psychological signs and symptoms of dementia: a consensus statement on current knowledge and implications for research and treatment. Int Psychogeriatrics. 1996;8(Suppl3):4987-500.
   ⇨ Artigo fundamental para a compreensão dos conceitos básicos dos SNP.

3. American Psychiatric Association (APA). Diagnostic and statistical manual of mental disorders, Fifth Edition (DSM-V). Arlington: American Psychiatric Association, 2013.

4. **Linde R, Dening T, Stephan BCM, Prina AM, Evans E, Brayne C. Longitudinal course of behavioural and psychological symptoms of dementia: systematic review. Br J Psychiatry. 2016;209(5):366-77.**
   ⇒ **Artigo de revisão sobre prevalência, incidência, fatores de risco e curso dos SNP.**

5. **Canevelli M, Adali N, Voisin T, Soto ME, Bruno G, Cesari M, et al. Behavioral ans psychological subsyndromes in Alzheimer's disease using the Neuropsychiatric Inventory. Int J Geriatr Psychiatry. 2013;28:795-803.**
   ⇒ **Agrupamento de sintomas em domínios com as respectivas características e correlações**

6. Arai A, Ozaki T, Katsumata Y. Behavioral and psychological symptoms of dementia in older residents in long-term care facilities in Japan: a cross-sectional study, Aging & Mental Health. 2016.

7. Makimoto K, Kang Y, Kobayashi S, Liao X, Panuthai S, Sung H, et al. Prevalence of behavioural and psychological symptoms of dementia in cognitively impaired elderly residents of longterm care facilities in East Asia: a cross-sectional study Psychogeriatrics. 2019;19(2):171-80.

8. Lyketsos CG, Steinberg M, Tschanz JT, Norton MC, Steffens DC, Bretner JC. Mental and behavioral disturbances in dementia: findins from the Cache County Study on Memory in Aging. Am J Psychiatry. 2000;157:708-14.

9. Brodaty H, Draper B, Saab D, Low LF, Richards V, Paton H, Lie D. Psychosis, depression and behavioural disturbances in Sydney nursing home residents: prevalence and predictors. Int J Geriatr Psychiatry. 2001;16(5):504-12.

10. Boccardi V, Conestabile Della Staffa M, Baroni M, Ercolani S, Croce MF, Ruggiero C, et al.; ReGAL study group. Prevalence and correlates of behavioral disorders in old age subjects with cognitive impairment: results from the ReGAl Project. J Alzheimers Dis. 2017;60(4):1275-83.

11. Tatsch MF, Bottino CMC, Azevedo D, Hototian SR, Moscoso MA, Folquitto JC, et al. Neuropsychiatric symptoms in Alzheimer disease and cognitively impaired, nondemented elderly from a community-based sample in Brazil: Prevalence and relationship with dementia severity. Am J Geriatr Psychiatry. 2006;14(5):438-45.

12. Ford AH. Neuropsychiatric aspects of dementia. Maturitas. 2014;79:210-5.

13. Kolanowski A, Boltz M, Galik E, Gitlin LN, Kales HC, Resnick B, et al. Determinants of behavioral and psychological symptoms of dementia: A scoping review of the evidence Nurs Outlook. 2017;65(5):515-29.

14. Cloak N, Khalili YA. Behavioral and psychological symptoms in dementia (BPSD). StatPearls [Internet]. Treasure Island: StatPearls; 2010.

15. **Kales HC, Gitlin LN, Lyketsos CG. State of the art review Assessment and management of behavioral and psychological symptoms of dementia BMJ. 2015;350:h369.**
   ⇒ **Artigo com revisão ampla sobre diagnostic e manejo dos SNP.**

16. Chakrabortya S, Lennona JC, Malkaramb SA, Zengc Y, Fishera DW, Dong H. Serotonergic system, cognition, and BPSD in Alzheimer's disease. Neuroscience Letters. 2019;704;36-44

17. Hodgson NA, Gitlin LN, Winter L, Czekanski K. Undiagnosed illness and neuropsychiatric Behaviors in community residing older adults with dementia. Alzheimer Dis Assoc Disord 2011;25:109.

18. Schulz R, O'Brien AT, Bookwala J, Fleissner K. Psychiatric and physical morbidity effects of dementia caregiving: prevalence, correlates, and causes. Gerontologist. 1995;35:771-91.

19. **Canevelli M, Valletta M, Trebbastoni A, Sarli G, D'Antonio F, Taricioti L, et al. Sundowning in dementia: clinical relevance, pathophysiological determinants, and therapeutic approaches. Front Med. 2016;3:73.**
   ⇒ **Descrição completa e clara da síndrome do pôr do sol, SNP cujo conhecimento é fundamental.**

20. Gnanasekaran G. "Sundowning" as a biological phenomenon: current understandings and future directions: an update. Aging Clin Exp Res. 2016;28(3):383-92.

21. Rubin EH, Drevets WC, Burke WJ. The nature of psychotics symptoms in senile dementia of the Alzheimer type. J Geriatr Psychiatry Neurol. 1988;1(1):16-20.

22. Folquitto JC. Prevalência de sintomas depressivos em pacientes com demência: correlação com sintomas neuropsiquiátricos e déficits nas atividades de vida diária. Tese (Doutorado em Ciências). Faculdade de Medicina, Universidade de São Paulo. São Paulo, 2014. p.154.

23. Olin JT, Schneider LS, Katz IR, Meyers BS, Alexopoulos GS, Breitner JC, et al. Provisional diagnostic criteria for depression od Alzheimer disease. Am J Geriatr Psychiatry. 2002;10:125-8.

24. Janzing JG, Hooijer C, Van't Hof MA, Zitman FG. Depression in subjects with and without dementia: a comparison using GMS-AGECAT. Int J Geriatr Psychiatry 2002; 17:1-5.

25. Buylova Gola A, Morris S, Candy B, Davis S, King M, Kupeli N, et al. Healthcare utilization and monetary costs associated with agitation in UK care home residents with advanced dementia: a prospective cohort study. Int Psychogeriatr. 2020;17:1-12.

26. Cummings JL, Mega M, Gray K, Rosenberg-Thompson S, Carusi DA, Gornbein J. The Neuropsychiatric Inventory: comprehensive assessment of psychopathology in dementia. Neurology. 1994;44:2308-14.

27. Cummings JL. The Neuropsichiatric Inventory: assessing psychopathology in dementia patients. Neurology. 1997;48:S10-6.

28. Cummings JL. The Neuropsychiatric Inventory Questionnaire: background and administration. Disponível ej: https://download.lww.com/wolterskluwer_vitalstream_com/PermaLink/CONT/A/CONT_21_3_2015_02_26_KAUFER_2015-10_SDC2.pdf.

29. Monteiro IM, Boksay I, Auer SR, Torssian C, Ferris SH, Reisberg B. Addition of a frequency-weighted score to the Behavioral Pathology in Alzheimer's Disease Rating Scale: the BEHAVE-AD-FW: methodology and reliability. Eur Psychiatry. 2001;16(Suppl1):5-24.

30. Casanova MF, Starkstein SE, Jellinger KA. Clinicopathological correlates of behavioral and psychological symptoms of dementia. Acta Neuropathol. 2011;122:117-35.

31. Lyketsos CG, Lopez O, Jones B, Fitzpatrick AL, Breitner J, DeKosky S. Prevalence of neuropsychiatric symptoms in dementia and mild cognitive impairment: results from the cardiovascular health study. JAMA 2002; 288 (12): 1475-83.

32. Kales HC, Gitlin LN, Lyketsos CG. Management of neuropsychiatric symptoms of dementia in clinical settings: recommendations from a multidisciplinary expert panel. J Am Geriatr Soc. 2014;62(4):762-9.

33. Phan SV, Osae S, Morgan JC, Inyang M, Fagan SC. Neuropsychiatric symptoms in dementia: considerations for pharmacotherapy in the USA. Drugs RD 2019;19(2):93-115.

34. Nowrangi MA, Lyketsos CG, Rosemberg PB. Principles and management of neuropsychiatric symptoms in Alzheimer's dementia. Alzheimers Res Ther. 2015;7(1):12.

35. Sadowsky CH, Galvin JE. Guidelines for the management of cognitive and behavioral problems in dementia. J Am Board Fam Med. 2012;25(3):350-66.

36. McCleery J, Cohen DA, Sharpley AL. Pharmacotherapies for sleep disturbances in dementia. Cochrane Database Syst Rev. 2016;11:CD009178.

37. Schneider LS, Dagerman KS, Insel P. Risk of death with atypical antipsychotic drug treatment for dementia: meta-analysis of randomized placebo-controlled trials. JAMA. 2005;294(15):1934-43.

38. Masopust J, Protopopová D, Valis M, Pavelek Z, Klimova B. Treatment of behavioral and psychological symptoms of dementias with psychopharceuticals: a review. Neuropsychiatr Dis Treat. 2018;14:1211-20.

12

Transtornos cognitivos e comportamentais relacionados ao envelhecimento da pessoa com síndrome de Down

Cláudia Lopes Carvalho
Livea Carla Fidalgo Garcêz Sant'Ana
Luana Dongue Martinez

Octávio Gonçalves Ribeiro
Orestes Vicente Forlenza

Sumário

Introdução
    Envelhecimento na síndrome de Down: definições e aspectos epidemiológicos
Etiopatogenia
    Mecanismos patogênicos da demência na síndrome de Down
Quadro clínico e diagnóstico
    Manifestações psiquiátricas em adultos e idosos com SD
    Impacto das comorbidades físicas sobre a saúde mental em adultos e idosos com SD
    Sintomas comportamentais na demência associada à SD
    Avaliação e diagnóstico precoce da demência na SD: desafios e oportunidades
    Biomarcadores da demência na SD
Tratamento
Considerações finais
Vinheta clínica
Para aprofundamento
Referências bibliográficas

Pontos-chave

- O aumento da expectativa de vida das pessoas com síndrome de Down (SD) acompanha-se de uma maior prevalência de doenças físicas e mentais relacionadas ao envelhecimento, entre as quais se destaca o elevado risco de demência.
- A demência na SD é considerada uma forma variante da doença de Alzheimer, geneticamente determinada e de início pré-senil. A apresentação clínica do processo neurodegenerativo na SD é pleomorfa, com destaque às suas manifestações psíquicas e comportamentais, somadas à deterioração funcional, impondo grandes prejuízos à adaptação sociofamiliar.
- Indivíduos com SD apresentam também maior suscetibilidade para o desenvolvimento de transtornos psíquicos e comportamentais ao longo da vida adulta, tais como psicose, depressão e ansiedade, que potencializam as dificuldades de funcionamento adaptativo inerentes à deficiência intelectual.
- A presença de deficiência intelectual dificulta, mas não impede, o diagnóstico do declínio cognitivo em pessoas com SD, sendo necessários instrumentos psicométricos apropriados, validados para esse fim.

INTRODUÇÃO

Envelhecimento na síndrome de Down: definições e aspectos epidemiológicos

A síndrome de Down (SD) é a principal causa de deficiência intelectual na população geral, ocorrendo em aproximadamente um em cada mil nascimentos[1]. Corresponde à cromossomopatia mais comum em humanos, independentemente de etnia, sexo ou classe social. A trissomia do cromossomo 21 é observada em 90 a 95% dos indivíduos com SD, havendo também casos de translocação robertsoniana (2 a 3%), mosaicismo (1 a 3%), além dos raros casos de duplicação de regiões cromossômicas específicas[2].

Acompanhando a tendência de envelhecimento populacional em escala global, as últimas décadas registraram também o aumento significativo da proporção de indivíduos idosos com SD. A expectativa de vida das pessoas com SD aumentou consideravelmente nas últimas três décadas, aproximando-se cada vez mais daquela observada na população geral[3]. Passou de 25 anos, na década de 1980, para mais de 60 anos, na atualidade, podendo chegar aos 70 anos em alguns países[2]. Hoje, a expectativa de vida média das pessoas com SD é de 61 anos para homens e 57 anos para mulheres, sendo que 80% das pessoas com SD ultrapassam os 50 anos de idade[4].

O envelhecimento é um processo complexo em que a constituição genética e os fatores ambientais interagem com a passagem do tempo, gerando um risco cumulativo para diversas morbidades físicas e psíquicas. A maioria das pessoas atravessa uma janela temporal semelhante entre a fase em que se alcança a maturidade biopsicológica, geralmente no início da idade adulta, até a morte natural – resultante apenas do processo de envelhecimento, sem a influência de doenças debilitantes ou fatais. No entanto, pessoas com SD apresentam sinais de envelhecimento precoce em diversos órgãos e sistemas, sendo a SD, por essa razão, considerada uma síndrome progeroide[5]. Os sinais de envelhecimento na SD são ilustrados por características físicas marcantes como, por exemplo, o branqueamento/queda de cabelos e o enrugamento da pele, também pelo declínio de capacidades funcionais, tais como presbiacusia, catarata, sarcopenia, osteopenia e menopausa precoce. No nível tecidual, o envelhecimento na SD é acompanhado de aspectos histológicos típicos, tais como grânulos de lipofucsina em células cardíacas, nervosas, cutâneas e retinianas[6]. Observa-se um aumento da incidência de doenças e condições próprias do envelhecimento em pessoas com SD, incluindo deficiências sensoriais, sobretudo visuais e auditivas[7], bem como desordens autoimunes, câncer, doença vascular e demência. Para essas pessoas, envelhecer representa a justaposição do processo de senescência propriamente dito e da somatória de doenças e condições associadas à idade avançada[8]. Isso significa que as demandas clínicas relacionadas ao envelhecimento também serão observadas cada vez mais entre indivíduos com SD, sendo necessário capacitar as equipes e adequar os equipamentos de saúde para se atender a essa nova demanda.

A prevalência de determinados transtornos neuropsiquiátricos também se eleva dramaticamente a partir da quarta e da quinta décadas de vida entre as pessoas com SD. Destaca-se a ocorrência de síndromes demenciais e epilépticas[9], além de uma gama de transtornos mentais e comportamentais, como depressão, transtornos de ansiedade e psicoses[10]. Embora essas condições sejam frequentes no contexto de vida diária da pessoa com SD que envelhece, existe um grande subdiagnóstico que, em parte, pode ser atribuído às dificuldades para identificação de sintomas leves na presença de deficiência intelectual[8]. Além disso, apesar de haver uma menor prevalência de perturbações mentais na SD quando comparada a outras causas de deficiência intelectual durante a infância e a juventude[11], o processo de envelhecimento modifica significativamente esse cenário. Adultos e idosos com SD são mais vulneráveis à deterioração do estado mental e funcional previamente alcançado, o que se deve em grande parte à ocorrência de alterações neurodegenerativas progressivas conforme se atinge a maturidade. Em suma, o envelhecimento na SD cursa com elevada incidência de perturbações neuropsiquiátricas e altíssimo risco de evolução para demência.

ETIOPATOGENIA

Mecanismos patogênicos da demência na síndrome de Down

A demência na SD é considerada uma forma variante da doença de Alzheimer (DA), geneticamente determinada e de início precoce. Os primeiros estudos clínico-patológicos da demência na SD remontam do início do século passado, com as contribuições seminais de STRUWE[12] e JERVIS[13], que reportaram a presença de perda neuronal, placas senis e emaranhados neurofibrilares nos tecidos cerebrais de indivíduos com SD. A partir das descrições destes autores, passou-se a considerar a demência na SD como sendo secundária à DA, compartilhando com esta os principais marcadores patológicos. Essa constatação significa que, em indivíduos com SD, é possível identificar a assinatura patológica da DA em tecidos cerebrais, incluindo a deposição precoce, maciça e progressiva do peptídeo beta-amiloide (Aβ) a partir da quarta e da quinta décadas de vida[14].

Assim como na DA, a prevalência de demência em indivíduos com SD também aumenta exponencialmente com a progressão da idade, acometendo 10-25% das pessoas com 40-50 anos; 20-50% daquelas com 50-60 anos e 60-75% dos indivíduos com mais de 60 anos de idade[15]. Estimativas da Organização Mundial da Saúde (OMS) indicam que 70% dos indivíduos com SD apresentarão demência ao atingir a maturidade[4], sendo que esta cifra deve aumentar nas próximas décadas como consequência do avanço da expectativa de vida desta população.

À semelhança das formas familiais de DA em que há um padrão de herança genética bem estabelecido, a demência na SD também acomete indivíduos em fase pré-senil; porém, a demência na SD tem início ainda mais precoce do que nas formas familiais da DA pré-senil[16]. A SD decorre de alterações genéticas que afetam o cromossomo 21, onde se localiza o gene que codifica a proteína precursora do amiloide (APP). A patogênese da demência na SD é fortemente influenciada por alterações na expressão e no metabolismo da APP, levando à produção maciça de formas neurotóxicas do peptídeo Aβ. Portanto, do ponto de vista molecular, o gatilho do processo patogênico da demência na SD é o acúmulo do peptídeo Aβ nos tecidos cerebrais[17], desencadeando a cascata do amiloide, que ocupa posição central na fisiopatologia da DA e, por conseguinte, da demência associada à SD[18].

Estudos mostram que a amiloidogênese cerebral está presente no cérebro de indivíduos com SD a partir dos 35-40 anos de idade, aumentando de forma significativa à medida que o indivíduo envelhece[19]. Em indivíduos com SD, a expressão aumentada da APP provoca alteração dos mecanismos que regulam a sua clivagem pelas secretases, em favor da produção de formas insolúveis do peptídeo Aβ e subsequente ativação da cascata neurotóxica do amiloide[20]. Embora existam menos estudos relacionados ao papel das anormalidades da homeostase do citoesqueleto decorrentes da hiperfosforilação da proteína Tau na demência associada à SD, já que estas alterações não são implicadas diretamente pela trissomia do 21 (como no caso da hiperprodução do amiloide), evidências recentes corroboram, assim como na DA, os papéis concorrentes da tauopatia, da degeneração sináptica e dos mecanismos neurodegenerativos na patogenia da demência na SD[21-24].

Outros mecanismos podem acelerar o processo patogênico, como a ativação da resposta inflamatória e do estresse oxidativo; o favorecimento da apoptose; o comprometimento da homeostase de membranas; a perda do suporte neurotrófico; e alterações neuroquímicas relacionadas à depleção colinérgica e à excitotoxicidade, entre outros[24]. Embora sejam considerados secundários – porém, não menos importantes – esses mecanismos ilustram a complexidade da fisiopatologia da demência na DA e na SD, e podem vir a constituir alvos moleculares para terapêuticas mais específicas, visando à neuroproteção. Portanto, é possível que alterações inerentes ao envelhecimento prematuro nas pessoas com SD interajam com os mecanismos patogênicos da DA, resultando em aceleração do processo degenerativo e antecipação dos prejuízos nas funções cognitivas e no comportamento, que geralmente são detectados a partir dos 35-40 anos de idade.

Por outro lado, assim como descrito na DA esporádica também há, na SD, casos resilientes à presença de amiloide cerebral. Isso sugere que a ativação da cascata do amiloide e, em última análise, desenvolvimento de demência requer a interação de outros fatores patogênicos. Em que pese a primazia da constituição genética, entendemos que as comorbidades clínicas associadas e os fatores ambientais a que o indivíduo se expôs ao longo da vida, somados ao envelhecimento cerebral, são os elos que interligam esta cadeia de eventos – ainda, em grande parte, desconhecidos[25].

QUADRO CLÍNICO E DIAGNÓSTICO

Manifestações psiquiátricas em adultos e idosos com SD

Tanto no processo de neurodesenvolvimento como também na senescência cerebral, as modificações genéticas relacionadas à SD induzem a um conjunto de alterações biológicas que determinam modificações na constituição e nos mecanismos de homeostase cerebral. Essas condições associam-se às características clínicas observadas em adultos e idosos com SD, destacando-se o comprometimento cognitivo precoce e a deterioração das habilidades comunicativas e de linguagem, resultando em modificações do perfil comportamental observado ao longo da vida[26].

Apesar dos avanços científicos em relação ao diagnóstico precoce das alterações de saúde física geral e das comorbidades médicas associadas ao envelhecimento na pessoa com SD, há uma defasagem na compreensão das manifestações psíquicas e comportamentais incidentes nessa fase da vida[27]. Apenas mais recentemente a comunidade científica atentou para a necessidade de se conhecer em profundidade o perfil de saúde mental dos adultos e idosos com SD – não apenas para atender a uma demanda clínica nova e crescente, mas também para extrapolar os conhecimentos obtidos em casuísticas de SD para a compreensão de mecanismos fisiopatológicos comuns a outras doenças como, por exemplo, a doença de Alzheimer (DA)[28].

As particularidades estruturais e funcionais existentes nos lobos frontais e temporais das pessoas com SD[29] associadas às modificações decorrentes do envelhecimento precoce e da presença de processos patológicos de diferentes naturezas (p. ex., degenerativos, vasculares, sistêmicos), muitas vezes sobrepostos, predispõem ao surgimento de desajustes comportamentais e do acometimento por transtornos neuropsíquicos agudos e crônicos. Porém, o reconhecimento de tais manifestações clínicas é dificultado pela presença de deficiência intelectual, criando uma desvantagem para o seu diagnóstico precoce em pessoas com SD. Normalmente, esses sintomas só são percebidos em situações de desafio, desencadeadas pelo enfrentamento de doenças físicas, luto ou mudanças de rotina. Tais situações potencializam as desvantagens adaptativas dos indivíduos com SD, sobretudo quando se necessita de ajuste e gerenciamento comportamental efetivo. Circuitos cerebrais (sobretudo frontolímbicos) estruturados de forma deficitária favorecem tais desajustes comportamentais que, por conseguinte, evoluem para a expressão de síndromes neuropsiquiátricas complexas[30]. O transtorno desafiador de oposição (TDO) corresponde ao diagnóstico psiquiátrico mais frequente na vida adulta da pessoa com SD[31]. Um estudo recente[32] menciona a agressão e a automutilação, ocorrendo principalmente em situação de mudança de rotina em pessoas com SD. A literatura reitera que existem fatores de risco para o desenvolvimento de TDO (bem como de outras manifestações psicopatológicas) em adultos com SD, com piora desses sintomas à medida que a curva do declínio cognitivo e funcional se acentua[33].

Portanto, existem evidências inequívocas de que o perfil de saúde mental do indivíduo com SD tende a se modificar ao longo da vida adulta. Consequentemente, ocorre aumento da prevalência de transtornos psiquiátricos maiores em adultos com SD, tais como transtorno bipolar, ansiedade, depressão, demência, TDO e autismo[10]. Mais recentemente, pesquisas têm sido realizadas para investigar os seus fatores de risco e mecanismos fisiopatológicos, com ênfase no impacto dessas alterações em fases prodrômicas do processo demencial[34].

Além dos transtornos neurocognitivos propriamente ditos (i. e., comprometimento cognitivo leve e demência), os transtornos depressivos e de ansiedade[35] estão incluídos entre as perturbações mentais mais prevalentes no processo de envelhecimento na SD. Em contrapartida, comportamentos impulsivos e agressivos são menos frequentes e tendem a diminuir conforme as pessoas com SD envelhecem[36]. Em relação aos sintomas psicóticos, estudos apontam para uma menor incidência na vida adulta; quando ocorrem, são observados de forma pontual, como em hospitalizações, reações de luto ou mudanças significativas das rotinas diárias[11]. Há também registro de maior incidência de psicose nos casos com demência, particularmente em suas fases prodrômicas, sendo as alucinações visuais e auditivas as manifestações psicóticas mais comuns[37].

As situações estressantes corroboram para o aumento de sintomas como irritabilidade, hiperatividade, alterações de humor, ansiedade e TDO[38]. Sabe-se que as manifestações psiquiátricas e comportamentais na pessoa com SD que envelhece podem ser parcialmente resultantes das experiências adversas vivenciadas na infância[32]. Por isso, são imprescindíveis o diagnóstico precoce e a implementação do plano de intervenção visando a promoção e a prevenção de doenças mentais ainda na vida adulta.

Impacto das comorbidades físicas sobre a saúde mental em adultos e idosos com SD

O envelhecimento precoce na SD é marcado, na maioria das vezes, pela alta incidência de condições fisiológicas involutivas, próprias da senescência, e de doenças relacionadas à idade; portanto, indivíduos com SD são mais propensos a desenvolverem comorbidades médicas e psiquiátricas ao longo da maturidade[39]. A justaposição do envelhecimento precoce e das comorbidades contribui para o aumento de situações estressoras que podem eliciar alterações comportamentais e transtornos psiquiátricos[40].

A presença de doenças médicas específicas pode tornar-se sinal de alerta para os profissionais de saúde, familiares e cuidadores. Por exemplo, a incontinência urinária é uma dessas situações clínicas que normalmente acometem a pessoa com SD desde a infância e pioram com o avanço da idade[41]. Infecções do trato urinário estão significativamente relacionadas com manifestações do comportamento agressivo[42]. Anemia, hipotireoidismo, sarcopenia e epilepsia são comuns em pessoas com SD e também as predispõem para o desenvolvimento de demência. Redução da capacidade auditiva também aumenta significativamente com a idade na SD, alcançando 90% das pessoas entre 50 e 59 anos[43]. Sintomas como a instabilidade de humor, depressão e deterioração cognitiva estão associados com a perda da capacidade auditiva[43]. A apneia obstrutiva do sono afeta grande parte da população adulta com SD e, quando não tratada, pode causar alterações cognitivas e comportamentais[44], como irritabilidade, ansiedade, depressão e demência[44]. Doenças que cursam com dor também podem provocar alterações comportamentais em pessoas com SD, e a literatura também menciona o aumento dos sintomas de TDO em associação com quadros inflamatórios afetando o trato gastrointestinal[45], refluxo gastroesofágico e odinofagia, cólicas menstruais, infecções dentárias e otites[46].

Estudos recentes propuseram, sob a denominação de *regressão*, um conjunto de alterações neuropsíquicas e comportamentais em adultos com SD caracterizadas por piora do desempenho cognitivo, redução da capacidade de comunicação pela linguagem, perda de habilidades sociais e adaptativas e mudanças comportamentais[47]. Entre os sintomas da regressão estão a lentidão psicomotora, perda de fala, ansiedade, comportamentos repetitivos, agressão e catatonia[48]. A iatrogenia medicamentosa tem sido estudada em razão da tendência de aumento das multicomorbidades nessa população[49]. Atualmente, sabe-se que a iatrogenia pode causar alterações comportamentais e aumento dos distúrbios psiquiátricos, sendo a depressão o sintoma mais prevalente em adultos e idosos com SD[7].

O impacto do envelhecimento precoce na saúde mental na SD requer um manejo clínico diferenciado e uma investigação psiquiátrica criteriosa. É importante pesquisar a correlação entre a presença de comorbidades associadas ao envelhecimento e determinados sintomas inespecíficos como agressividade, alterações de humor, depressão, irritabilidade e TDO, sobretudo em pacientes com maior dificuldade de expressão. Preconiza-se a realização de uma anamnese psiquiátrica detalhada, buscando-se informações sobre o histórico de vida do paciente, presença e/ou ausência de comorbidades (incontinência urinária e perda auditiva, por exemplo), declínio nas habilidades cognitivas e adaptativas ao longo dos anos, uso de medicamentos e mudanças de padrões comportamentais e funcionais.

Sintomas comportamentais na demência associada à SD

A apresentação clínica dos quadros demenciais pressupõe, universalmente, um prejuízo da capacidade cognitiva – progressivo ou não – suficientemente grave para provocar impacto negativo sobre a funcionalidade. Tais alterações cognitivo-funcionais são invariavelmente acompanhadas de perturbações psíquicas e comportamentais, com aspectos fenotípicos diversos. Se essa premissa é válida para caracterizar a ocorrência de comprometimento cognitivo leve ou demência em indivíduos com desenvolvimento típico (ou seja, com cariótipo normal), o reconhecimento dos transtornos neurocognitivos em pessoas com SD exige cautela, uma vez que a presença de deficiência intelectual (em graus variáveis) por si só já particulariza a avaliação da cognição e da funcionalidade[50]. Pessoas com deficiência intelectual apresentam características intrínsecas ao transtorno de neurodesenvolvimento, incluindo o prejuízo global das funções intelectuais e cognitivas, junto às dificuldades de adaptação conceitual, prática e social com impacto significativo na autonomia em níveis de gravidade diferentes[51]. Além disso, os critérios diagnósticos para demência foram desenvolvidos em populações com desenvolvimento típico, perdendo significativamente a validade para uso em populações com SD. Dessa forma, a avaliação do déficit funcional – critério diagnóstico para as síndromes demenciais – exige a distinção entre as inabilidades preexistentes e as perdas adquiridas, inerentes ao curso do processo degenerativo[52].

Em um estudo recente, Ilacqua et al.[53] entrevistaram cuidadores de indivíduos adultos e idosos com SD, identificando uma proporção elevada de participantes que relataram preocupação com o risco de desenvolver DA. Apesar de haver uma grande desinformação e noções errôneas sobre a associação entre SD e DA, os autores propuseram alguns direcionamentos para aprimorar e personalizar a assistência, o aconselhamento e o acesso à informação para os cuidadores informais e profissionais de saúde[53].

Ainda carecemos de estudos definitivos que permitam a caracterização clínica da transição para demência na SD. Porém, tem havido um crescimento expressivo do interesse da comunidade científica sobre esse tema na última década, acompanhando o crescimento da demanda por atenção a esses indivíduos. Os prejuízos mais frequentemente reportados envolvem as esferas cognitiva, comportamental e a interface entre a saúde física e a mental. No primeiro caso, estudos destacam os déficits de diversos domínios neuropsicológicos como memória, atenção sustentada[54] e funções executivas[55]; no âmbito comportamental, ressaltam-se sintomas como psicose, agitação, apatia, depressão, ansiedade, distúrbios do sono[56], desinibição associada a disfunções do lobo frontal[57]. Na interface neuropsiquiátrica, destacam-se as condições clínicas preexistentes que aumentam o risco para infecções e outras comorbidades[52], a presença de atividade epiléptica e apraxias, e a deterioração da capacidade comunicativa e de expressão pela linguagem como elementos relacionados à evolução para demência em pessoas com SD[56]. Há indícios de que os sintomas psicológicos e comportamentais – e não o declínio das habilidades cognitivas *per se* – sejam os precursores da transição para demência na SD[54].

Avaliação e diagnóstico precoce da demência na SD: desafios e oportunidades

Um dos principais desafios para avaliação da demência nas pessoas com SD, particularmente em suas fases iniciais, é a caracterização do declínio cognitivo em comparação aos níveis de funcionamento prévio. Nesta perspectiva, compreender as primeiras modificações cognitivas têm implicações importantes para a obtenção de resultados clínicos, e também permitem identificar marcadores e fatores preditivos de desfechos negativos em ensaios clínicos e estudos de intervenção. Contudo, há poucas ferramentas diagnósticas e instrumentos psicométricos apropriados para esta finalidade. A utilização de instrumentos desenvolvidos para a avaliação do declínio cognitivo-funcional em idosos (em *lato sensu*) é muitas vezes inadequada, já que esses instrumentos necessitam ser adaptados ao contexto da deficiência intelectual. Estudiosos do assunto destacam que a aplicabilidade de testes neuropsicológicos para avaliar o declínio cognitivo em pessoas com SD deve separar o comprometimento adquirido daquele inerentes às dificuldades cognitivo--funcionais prévias, inerentes à deficiência intelectual de base, levando-se em conta o QI pré-mórbido[58].

As pesquisas sobre envelhecimento são relativamente recentes na SD, com um evidente interesse acerca dos mecanismos fisiopatológicos compartilhados com a DA. Nesse sentido, um número significativo de cientistas e pesquisadores clínicos, servindo-se de tecnologias originalmente desenvolvidas para o estudo e o diagnóstico molecular da DA, passou a se interessar pelo problema da demência na SD[59]. Diversas iniciativas têm sido lançadas em inúmeros centros de excelência na pesquisa em SD, incluindo estudos prospectivos de coorte[60,61]. Além dos benefícios clínicos que advêm da coleta sistematizada de dados e do provimento de cuidados em nível multidisciplinar, a avaliação integral do adulto e do idoso com SD permite analisar de forma compreensiva as modificações que ocorrem ao longo do envelhecimento dessa população, possibilitando o diagnóstico precoce das mudanças preditivas da progressão para demência. A avaliação médica regular oferece parâmetros longitudinais para o acompanhamento evolutivo e posterior discernimento entre as manifestações previstas do simples processo de senescência daquelas decorrentes de processos patológicos. Preconiza-se a obtenção de uma anamnese médica detalhada, levando-se em conta a alta prevalência de disfunções hormonais, alterações sensoriais e de humor, apneia do sono, dentre outros, engajando-se, a partir desses diagnósticos, as especificidades dos profissionais da equipe multidisciplinar[62]. Desse modo, o desafio de detectar as manifestações iniciais (multimodais) do processo de declínio cognitivo-funcional contribui não apenas para o desenvolvimento de intervenções efetivas para o tratamento e a reabilitação dos indivíduos com SD, algumas das quais podem ser decisivas para a modificação do processo patogênico da DA[63].

Ao avaliar apresentação inicial da demência nas pessoas com SD, Lautarescu et al.[64] mostraram, em uma revisão sistemática da literatura, que evidências de disfunção executiva e o surgimento de sintomas psicológicos e comportamentais das demências (BPSD, *behavioural and psychological symptoms of dementia*) ocorrem em pessoas com SD antes da perda de memória propriamente dita, podendo ser estes os primeiros sintomas sugestivos do processo demenciante nesta população. Nesta perspectiva, destaca-se que os BPSD correspondem a um conjunto heterogêneo de reações psicológicas, sintomas psiquiátricos e distúrbios comportamentais relacionados à presença de alterações degenerativas que conduzirão à demência em adultos e idosos com SD; destacam-se os quadros relacionados a ansiedade, depressão, apatia, inquietação, estereotipias, desinibição, agressividade, delírios, alucinações, alterações do sono e do comportamento alimentar[55,65]. Este grupo heterogêneo de sintomas está vinculado à redução da qualidade de vida, ao maior sofrimento do paciente e de seus cuidadores, maior risco de mortalidade, aceleração do declínio cognitivo e maiores taxas de institucionalização, além de aumentar significativamente o nível de sobrecarga dos cuidadores e os custos financeiros relacionados aos cuidados[36]. Sendo assim, a avaliação sistemática dos BPSD pode representar uma ferramenta clínica para a identificação do início da demência e monitorar sua progressão em pacientes com DS.

Contudo, existe a necessidade premente de validar instrumentos de avaliação e aprimorar os recursos subsidiários da propedêutica clínica do envelhecimento na SD[28]. Em particular, são necessários instrumentos apropriados para caracterizar o declínio cognitivo-funcional e as alterações comportamentais associadas ao processo demenciante. Alguns avanços significativos foram registados nos últimos anos com contribuições importantes de autores brasileiros e estrangeiros dedicados à adaptação e à validação de instrumentos de avaliação. Por exemplo, um estudo realizado no Brasil avaliou 92 adultos com SD com idade igual e/ou superior a 30 anos[66]; neste estudo foi inicialmente validada uma versão brasileira da Entrevista Semiestruturada de Cambridge para Transtornos Mentais em Idosos com SD (CAMDEX-SD), instrumento que avalia objetivamente e de forma independente o declínio cognitivo ao longo de três anos, tornando-se o primeiro instrumento validado para avaliação de demência em adultos com SD no Brasil. Startin et al.[54] realizaram o maior estudo cognitivo até o momento com 312 adultos com SD. Nesse estudo foi investigada a presença de alterações cognitivas relacionadas à idade e à presença de DA durante a progressão da demência. Essa pesquisa evidenciou alterações na memória e na atenção como indicadores de declínio precoce. Dekker et al.[65] mapearam os sintomas comportamentais e psicológicos de pessoas com SD com demência por meio da Escala de Sintomas Comportamentais e Psicológicos da Demência na síndrome de Down (BPSD). Esta pesquisa foi realizada com 149 pessoas, e os resultados mostraram aumento estatisticamente significante de sintomas como ansiedade, distúrbios do sono, agitação, comportamento estereotipado, agressão, apatia, sintomas depressivos e alterações comportamentais relacionados ao aumento do apetite[66]. Uma avaliação detalhada, incluindo habilidades adaptativas conceituais, práticas e sociais, é essencial para a compreensão do funcionamento basal da pessoa com SD e, consequentemente, para mensurar o nível de gravidade da DI subjacente. Os familiares, cuidadores informais e o autorrelato da pessoa com SD são fontes importantes dessas informações em uma entrevista como a anamnese[67].

Em suma, a avaliação precoce na pessoa com SD facilita o processo de monitoramento evolutivo de múltiplos enfoques e auxilia no entendimento das particularidades dos perfis de funcionamento desse grupo em diferentes ciclos vitais. Um guia elaborado no Reino Unido[67] sobre avaliação e assistência às pessoas com DI orienta que as pessoas com SD devem iniciar um processo de avaliações regulares na trigésima década de vida. Reforça ainda a importância de entender o processo de mudanças das habilidades e necessidades para compreender o caráter progressivo da demência e o curso insidioso das alterações. Para tal, os autores propõem uma caracterização por estágios a fim de apresentar alterações típicas em diferentes fases de progressão da doença a partir do nível de funcionamento usual da pessoa com SD (Quadro 1).

Quadro 1 Manifestações cognitivas e funcionais observadas nos estágios inicial, moderado e avançado da demência na síndrome de Down

Demência inicial
Mudanças súbitas no humor e comportamento
Deterioração do funcionamento em atribuições diárias
Problemas de memória, particularmente para eventos recentes
Habilidade de aprender novas informações está afetada
Alterações de linguagem, problemas em encontrar palavras
Declínio em habilidades sociais, comunitárias e rotineiras
Desorientação
Dificuldade com degraus, escadas e bordas de calças devido aos problemas de percepção de profundidade
Demência moderada
Perda de memória mais pronunciada, pode haver esquecimento de informações pessoais ou nomes de pessoas familiares
Problemas de linguagem mais evidentes
Confusão e desorientação temporal, espacial e pode apresentar dificuldade para se localizar em ambientes familiares

(continua)

Quadro 1 Manifestações cognitivas e funcionais observadas nos estágios inicial, moderado e avançado da demência na síndrome de Down (continuação)

Dificuldade e perda das habilidades de autocuidado
Mudanças severas na personalidade e no comportamento social, p. ex. divagação, mudanças de humor, apatia ou inatividade, distúrbios do comportamento, alucinações e delírios
Problemas na alimentação e hidratação
Distúrbio no padrão de sono
Aumento da incontinência
Demência avançada
Mioclonia e epilepsia
Incontinência (urinária e intestinal)
Perda das habilidades alimentares
Problemas com marcha e equilíbrio
Problemas no reconhecimento de pessoas
Requer assistência integral no cuidado (24h)

Fonte: adaptado de British Psychological Society (BPS), 2015[67].

Sendo assim, o desenvolvimento de ferramentas para triagem cognitiva sensível e descoberta de biomarcadores serão essenciais para a terapêutica em estágios iniciais do processo patogênico ou, idealmente, a prevenção da demência na SD.

Biomarcadores da demência na SD

Diagnosticar DA em pessoas com DS é uma tarefa difícil, em grande parte pela baixa disponibilidade de ferramentas psicométricas adequadas para distinguir as dificuldades cognitivo-funcionais preexistentes, decorrentes da deficiência intelectual, daquelas que incidem em função do declínio propriamente dito. A pesquisa com biomarcadores tem contribuído significativamente para mitigar este desafio, mas isso exige a replicação de estudos com biomarcadores da DA em populações com DS. Essa é uma linha de pesquisa que tem ganhado proeminência nos últimos anos[68]. Um exemplo é o estudo de coorte intitulado "Iniciativa de Biomarcadores da Síndrome de Down" (DSBI, *Down Syndrome Biomarker Initiative*), um estudo multicêntrico voltado para a pesquisa de biomarcadores da demência na SD, que visa a obter mais visão sobre o desenvolvimento temporal de mudanças dos perfis de biomarcadores na SD em relação a seus parâmetros de progressão na DA[69]. A equipe do projeto DSBI apresentou os resultados de um estudo piloto inicial, mostrando que alterações estruturais e funcionais do cérebro (conforme medido por imagens de ressonância magnética e PET) bem como aumento dos níveis de Aβ plasmático são detectáveis em pessoas com SD antes da manifestação sintomática de demência, consistentemente com a noção de DA pré-clínica[69].

Métodos de neuroimagem estrutural (RM) e funcional (FDG-PET) podem fornecer parâmetros sobre a patogênese e progressão das alterações degenerativas decorrentes da DA, aumentando a especificidade do diagnóstico e apresentando parâmetros com potencial de uso como biomarcadores da demência na SD. Um dos desafios na realização de estudos de neuroimagem nessa população é o estabelecimento de parâmetros e normas específicas para SD, uma vez que as referências para o uso de marcadores de imagem relacionados à DA foram desenvolvidas em populações com cariótipo normal. Diferenças morfológicas na estrutura cerebral das pessoas com e sem SD exigem uma consideração especial quando se pretende aplicar o conhecimento gerado em amostras de DA para casuísticas de SD.

A conectividade funcional do estado de repouso também se mostrou promissora para mapear alterações detectáveis por ressonância magnética, identificando interrupções na rede de modo padrão (DMN, *default-mode network*) precocemente na progressão da doença[70]. Até recentemente, esse aspecto da conectividade funcional não havia sido examinado em populações com SD, mas pesquisas recentes mostraram um bom potencial de aplicação diagnóstica, discriminando indivíduos com SD de outras condições anômalas do neurodesenvolvimento e de indivíduos com desenvolvimento típico[70].

Mais recentemente, métodos de imagem molecular do amiloide por meio do PET possibilitaram demonstrar a presença de acúmulos de amiloide fibrilar e em placas nos cérebros das pessoas com SD, assim como registrado na DA. Estudos iniciais com o composto B de Pittsburgh (PiB-PET) demonstraram que indivíduos com SD apresentam acúmulos de amiloide cerebral mais precocemente do que adultos de mesma idade com cariótipo normal, mesmo na ausência de sintomas cognitivos; análises longitudinais dessas casuísticas mostraram que a progressão desse processo com a passagem do tempo é mais acentuado nas pessoas com SD, à medida que estas envelhecem, guardando associação com o início do processo demencial[19]. Os estudos de LAO et al.[19,71] propuseram um modelo de imagem molecular do amiloide (segundo PIB-PET) específico para a SD, buscando melhorar a normalização espacial e o tipo de segmentação tecidual em amostras de SD; tais medidas evidentemente são necessárias para superar os desafios metodológicos inerentes à técnica e subsidiar uma estrutura confiável para a análise baseada em voxels.

Pesquisas baseadas no uso de biomarcadores do líquido cefalorraquidiano (LCR) têm sido menos enfatizadas na SD do que foram na DA; possivelmente em função das restrições éticas para obtenção de amostras de LCR em pessoas com deficiência intelectual. Porém, um relevante estudo com biomarcadores liquóricos da DA no LCR ($A\beta_{1-42}$, tau total e fosfo-tau) em pessoas com SD mostrou bom desempenho na diferenciação de grupos em fases prodrômicas do processo demencial[21]. Mais recentemente, resultados promissores foram obtidos com pesquisas sobre o biomarcador NfL (*neurofilament light chain*, ou neurofilamento de cadeia leve). O NfL é uma proteína neuronal, componente do citoesqueleto axonal, cuja presença pode ser determinada no LCR e também no plasma, utilizando-se técnicas laboratoriais ultrassensíveis (por ex., SIMOA). Estudos com esse biomarcador plasmático mostraram 90% de sensibilidade e 92% de especificidade para a diferenciação de indivíduos com SD assintomáticos daqueles com sintomas demenciais prodrômicos[72]. NfL também se mostrou fortemente associado à idade e ao estado demencial, além de ser preditivo da demência na SD. Além disso, a forte correlação entre as concentrações de NfL no LCR e no plasma indica que a pesquisa do biomarcador neste último pode representar um método menos invasivo de medir essa proteína, contribuindo para o diagnóstico clínico da demência na SD e também para estudos longitudinais.

O estudo DSBI também demonstrou, em uma recente publicação do estudo prospectivo com dados de longo prazo, que os indivíduos com SD apresentam mudanças significativas em um painel de biomarcadores plasmáticos, com potencial de identificação precoce dos casos que evoluirão para demência[73]. O aumento de NfL plasmático parece estar associado não apenas ao declínio cognitivo-funcional, mas também à neurodegeneração em adultos com SD na faixa etária de 30 a 60 anos[72].

Portanto, estudos de biomarcadores serão essenciais para o desenvolvimento de ferramentas de rastreio para identificar a demência em seus estágios iniciais, além de uma boa compreensão da fisiopatologia da DA na SD para a identificação de novos alvos farmacológicos na tentativa de desenvolver terapias modificadoras da doença[74].

TRATAMENTO

Ainda inexiste terapêutica específica para a demência na SD, de modo que as possibilidades existentes baseiam-se na aplicação de fármacos desenvolvidos para o tratamento dos sintomas cognitivos e comportamentais das demências em geral[75,76]. A experimentação clínica com drogas candidatas à modificação da patogenia da DA é assunto discutido na literatura recente, admitindo-se o potencial na SD[77], mas ainda não foram produzidas evidências de sua efetividade.

Assim como na DA, os déficits colinérgicos podem desempenhar um papel importante no comprometimento cognitivo na SD. Dessa forma, os inibidores das colinesterases (ChEIs), como donepezila, galantamina e rivastigmina, que são usados como terapia de primeira linha no tratamento em pacientes com DA, têm efeitos prováveis, mas ainda controversos em pacientes[78-80]. Alguns estudos clínicos em pacientes com demência na SD foram realizados com administração de donepezila, porém em pequenas coortes e na ausência de um grupo controle[81,82], mostrando alternadamente resultados benéficos na função cognitiva[78,82,83] ou uma ausência de melhora cognitiva e funcional[79,81]. No geral, os estudos disponíveis atualmente sugerem que terapias colinérgicas são necessárias nesses pacientes, enquanto estudos maiores e adequadamente controlados com inibidores das colinesterases para esta população específica ainda precisam ser conduzidos.

O papel do sistema glutamatérgico é menos estudado na SD, tendo resultados controversos. Um ensaio clínico realizado em 88 adultos com SD não demonstrou efeitos positivos significativos na cognição com uso de memantina após 52 semanas[84]. Já um estudo randomizado, duplo-cego e controlado por placebo realizado em adultos jovens com SD para comparar o efeito do tratamento de 16 semanas com memantina ou placebo detectou efeitos positivos nas funções cognitivas e adaptativas[85].

CONSIDERAÇÕES FINAIS

Sabe-se que a fisiopatologia da demência na SD tem características biológicas compatíveis com a doença de Alzheimer (DA), em decorrência de anormalidades do metabolismo da proteína precursora do amiloide (APP), levando à hiperprodução e acúmulo cerebral do peptídeo beta-amiloide (Aβ) e, subsequentemente, à formação das placas senis e emaranhados neurofibrilares – marcadores patológicos da DA. O processo demencial na SD é também influenciado criticamente pelo envelhecimento prematuro desses indivíduos e pela presença de comorbidades clínicas relacionadas a este processo, sobretudo aquelas que cursam com alterações vasculares, estados pró-inflamatórios crônicos, transtornos psiquiátricos e distúrbios do sono. Dessa forma, uma grande proporção dos indivíduos com SD desenvolverão alterações neuropatológicas compatíveis com DA a partir dos 40 anos, apresentando risco cumulativo de demência de 88% aos 65 anos.

Existem dificuldades inerentes ao diagnóstico clínico das condições neuropsiquiátricas e das disfunções cognitivas que acometem esses indivíduos; são poucos ou inexistentes os instrumentos diagnósticos validados nesta população. Portanto, a avaliação sistemática dos sintomas cognitivos e comportamentais na vida adulta das pessoas com SD é de fundamental importância, possibilitando a detecção precoce dos transtornos relacionados ao envelhecimento dessa população. Essa medida favorece o mapeamento das modificações ocorridas ainda na vida adulta, possibilitando o monitoramento em longo prazo do perfil funcional e o diagnóstico precoce do declínio cognitivo. A avaliação precoce possibilita um direcionamento para medidas de intervenção farmacológica e não farmacológica, mudanças ambientais e no estilo de vida. Espera-se que, como consequência desses avanços, o horizonte da profilaxia seja sobressalente às demandas por tratamento e cuidados paliativos. A natureza multidimensional da avaliação da pessoa com SD requer uma assistência multiprofissional e sobretudo munida de cautela na ótica idiossincrática da gerontologia na SD. Estabelecer marcadores e parâmetros específicos de saúde e funcionalidade no curso de vida dessa população configura um dos maiores desafios contemporâneos e de extrema relevância para pesquisa e intervenção na SD, especialmente no campo do envelhecimento e DA.

Vinheta clínica

Mulher de 50 anos, trissômica, não alfabetizada, solteira. Reside com duas irmãs (ambas mais velhas e com mais de 65 anos), que foram incumbidas dos cuidados após o falecimento dos pais. Iniciou atendimento no Ambulatório de Envelhecimento e Síndrome de Down do Laboratório de Neurociências LIM-27 do Hospital das Clínicas da Faculdade de Medicina da Universidade de São Paulo em março de 2019. Foi avaliada segundo protocolo multidisciplinar que compreende atendimento médico regular (neuropsiquiátrico e geriátrico), fonoaudiológico (com ênfase nas habilidades de comunicação e linguagem), fisioterápico (para investigação do equilíbrio, marcha e mobilidade funcional), neuropsicológico e da funcionalidade. Durante a anamnese, os familiares referiram presença de sintomas comportamentais prévios ocorridos nos últimos 5 anos, como depressão, ansiedade, instabilidade de humor, alterações do sono, aumento dos sintomas de TDO, observados na vigência de infecção urinária recorrente e do luto após o falecimento da mãe. Na vida adulta, apresentava relativa independência para as atividades básicas da vida diária, mas com algumas limitações para o exercício de atividades instrumentais (por exemplo, para gerenciar o próprio dinheiro, cozinhar e fazer compras). No dia a dia, desempenhava multitarefas tanto na instituição de referência quanto extracurriculares. Durante o levantamento do histórico de vida da paciente, as primeiras queixas dos familiares estavam relacionadas a um quadro de incontinência urinária com várias recidivas. Após o tratamento da incontinência urinária, alguns sintomas permaneceram, como medo (inclusive de ir ao banheiro sozinha), ansiedade, tristeza, lentificação, apatia e desinteresse em participar de atividades de interação social. Na anamnese os familiares esclarecem que essas mudanças vinham ocorrendo de maneira progressiva, com impacto em todas as áreas da vida. Antes, a pessoa com SD em questão era bastante ativa, costumando viajar com frequência, o que lhe dava bastante prazer. Desenvolveu aptidões como dançarina de dança do ventre e valorizava sua imagem corporal: tinha afinidade por tatuagens (com algumas no próprio corpo) e costumava mudar a cor do cabelo com frequência (o roxo era sua cor preferida). Tinha ótima capacidade de socialização, tanto em seu ambiente familiar e comunidade como também na instituição que frequentava há muitos anos. Segundo relato da família, ocorreu um desapego progressivo de todas essas atividades nos últimos meses. Após avaliação da equipe multidisciplinar, foi caracterizado declínio cognitivo-funcional compatível com estágio inicial da demência do tipo Alzheimer, sendo iniciada intervenção farmacológica pertinente (terapia antidemência e antidepressiva) e cuidados não farmacológicos (estimulação e reabilitação), após os quais observou-se melhora do humor e do comportamento, estabelecendo-se um bom vínculo com a equipe terapêutica. As impressões clínicas sugerem melhora significativa do estado mental, com estabilidade funcional e comportamental nos meses subsequentes.

Para aprofundamento

- McGlinchey E, McCallion P, McCarron M. Down syndrome and dementia: advances in the field. Curr Opin Psychiatry. 2020;33(3):278-83.
  ⇨ Este artigo apresenta uma excelente revisão sobre as contribuições científicas na área nos últimos 24 meses, ressaltando a importância da validação de instrumentos

para a avaliação dos indicadores de declínio em pessoas com SD e fomenta a união de esforços mundiais do ponto de vista científico e de equidade em pesquisas na área de demência na SD. Além disso, documenta os avanços no entendimento neuropatológico da DA nesta população, os principais estudos com biomarcadores e a relação entre biomarcadores e cognição.

- British Psychological Society. Dementia and people with intellectual disabilities: guidance on the assessment, diagnosis, interventions and support of people with intellectual disabilities who develop dementia; 2015. Disponível em: http://www.bps.org.uk/system/files/Public%20files/rep77_dementia_and_id.pdf.
  ⇨ Um guia desenvolvido pela Sociedade Britânica de Psicologia contendo orientações sobre avaliação, diagnóstico e intervenções para pessoas com deficiência intelectual que desenvolveram demência.

- Startin CM, D'Souza H, Ball G, Hamburg S, Hithersay R, Hughes KMO, et al. Health comorbidities and cognitive abilities across the lifespan in Down syndrome. J Neurodev Disord. 2020;12(1):4.
  ⇨ Este artigo evidencia a alta prevalência das multicomorbidades na pessoa com SD e o quanto essas modificações geram impacto na saúde mental dessas pessoas. Os autores desse artigo enfatizam a importância da avaliação criteriosa que considere as diferenças e especificidades da pessoa com SD que envelhece, essenciais na oferta de serviços e cuidados em saúde mental.

REFERÊNCIAS BIBLIOGRÁFICAS

1. Fitzgerald P, Leonard H, Pikora TJ, Bourke J, Hammond G. Hospital admissions in children with down syndrome: experience of a population-based cohort followed from birth. PLoS One. 2013;8(8): e70401.
2. NDSS, Down Syndrome Fact Sheet. Disponível em: <http://www.ndss.org/PageFiles/1474/NDSS>. Fact Sheet 2015. Acesso em: 19 mar. 2019.
3. Sinai A, Mokrysz C, Bernal J, Bohnen I, Bonell S, Courtenay K, et al. Predictors of age of diagnosis and survival of Alzheimer's disease in Down syndrome. J Alzheimer's Dis. 2017;61:717-28.
4. World Health Organization. WHO Genes and human disease [internet]. Geneva: World Health Organization; 2017. Disponível em: <http://www.who.int/genomics/public/geneticdiseases/en/index1.html>.
5. Kusters MA, Verstegen RH, DeVries E. Down syndrome: is it really characterized by precocious immunosenescence? Aging and Disease. 2011;2(6):538-45.
6. Covelli V, Raggi A, Meucci P, Paganelli C, Leonardi M. Ageing of people with Down's syndrome: a systematic literature review from 2000 to 2014. Int J Rehabil Res. 2016;39(1):20-8.
7. Carfì A, Romano A, Zaccaria G, Villani ER, Gravina EM, Vetrano DL, et al. The burden of chronic disease, multimorbidity, and polypharmacy in adults with Down syndrome. Am J Med Genet A. 2020;182(7):1735-43.
8. Wiseman FK, Al-Janabi T, Hardy J, Karmiloff-Smith A, Nizetic D, Tybulewicz VLJ, Fisher EMC, et al. A genetic cause of Alzheimer disease: mechanistic insights from Down syndrome. Nat Rev Neurosci. 2015;16:564-74.
9. Gholipour T, Mitchell S, Sarkis RA, Chemali Z. The clinical and neurobehavioral course of Down syndrome and dementia with or without new-onset epilepsy. Epilepsy Behav. 2017;68:11-6.
10. Startin CM, D'Souza H, Ball G, Hamburg S, Hithersay R, Hughes KMO, et al. Health comorbidities and cognitive abilities across the lifespan in Down syndrome. J Neurodev Disord. 2020;12(1):4.
11. Mantry D, Cooper SA, Smiley E, Morrison J, Allan L, Williamson A, et al. The prevalence and incidence of mental ill-health in adults with Down syndrome. J Intellect Disabil Res. 2008;52(Pt 2):141-55.
12. Struwe F. Histopathologische untersuchungen über entstehung und Wesen der senilen Plaques. Zeitschrift für die gesamte Neurologie und Psychiatrie. 1929;122(1):291-307.
13. Jervis GA. Early senile dementia in mongoloid idiocy. Am J Psychiat. 1948; 105(2):102-6.
14. Zammit MD, Laymon CM, Betthauser TJ, Betthauser TJ, Cody KA, Tudorascu DL, et al. Amyloid accumulation in Down syndrome measured with amyloid load. Alzheimers Dement (Amst). 2020;12(1):e12020.
15. Cole JH, Annus T, Wilson LR, Remtulla R, Hong YT, Fryer TD, et al. Brain-predicted age in Down syndrome is associated with beta amyloid deposition and cognitive decline. Neurobiology of Aging. 2017;56:41–9.
16. Tanzi RE, Kovacs DM, Kim TW, Moir RD, Guenette SY, Wasco W. The gene defects responsible for familial Alzheimer's disease. Neurobiol Dis. 1996;3(3):159-68.
17. Annus T, Wilson LR, Hong YT, Acosta-Cabronero J, Fryer TD, Cardenas-Blanco A, et al. The pattern of amyloid accumulation in the brains of adults with Down syndrome. Alzheimers Dement. 2016;12(5):538-45.
18. Qin W, Ho L, Wang J, Peskind E, Pasinetti GM. S100A7, a novel Alzheimer's disease biomarker with non-amyloidogenic α-secretase activity acts via selective promotion of ADAM-10. PLoS ONE. 2009;4(1):e4183.
19. Lao PJ, Handen BL, Betthauser TJ, Mihaila I, Hartley SL, Cohen AD, et al. Longitudinal changes in amyloid positron emission tomography and volumetric magnetic resonance imaging in the nondemented Down syndrome population. Alzheimers Dement (Amst). 2017;9:1-9.
20. Zigman WB. Atypical aging in down syndrome: Atypical aging in Down syndrome. Dev Disabil Res Rev. 2013;18(1):51-67.
21. Henson RL, Doran E, Christian BT, Handen BL, Klunk WE, Lai F, et al. Cerebrospinal fluid biomarkers of Alzheimer's disease in a cohort of adults with Down syndrome. Alzheimers Dement (Amst). 2020;12(1):e12057.
22. Mengel D, Liu W, Glynn RJ, Selkoe DJ, Strydom A, Lai F, et al. Dynamics of plasma biomarkers in Down syndrome: the relative levels of Aβ42 decrease with age, whereas NT1 tau and NfL increase. Alzheimers Res Ther. 2020;12(1):27.
23. Mak E, Bickerton A, Padilla C, Walpert MJ, Annus T, Wilson LR, et al. Longitudinal trajectories of amyloid deposition, cortical thickness, and tau in Down syndrome: a deep-phenotyping case report. Alzheimers Dement (Amst). 2019;11:654-658.
24. De Paula VJR, VJR, Guimarães FM, Diniz BS, Forlenza OV. Neurobiological pathways to Alzheimer's disease: amyloid-beta, TAU protein or both? Dement Neuropsychol. 2009;3(3)188–194.
25. Head E, Lott IT, Wilcock DM. Aging in Down syndrome and the development of Alzheimer's disease neuropathology. Curr Alzheimer Res. 2016;13(1):18-29.
26. Benejam B, Videla L, Vilaplana E, Barroeta I, Carmona-Iragui M, Altuna M, et al. Diagnosis of prodromal and Alzheimer's disease dementia in adults with Down syndrome using neuropsychological tests. Alzheimers Dement (Amst). 2020;12(1): e12047.
27. Smiley E, Cooper SA, Finlayson J, Jackson A, Allan L, Mantry D, et al. Incidence and predictors of mental ill-health in adults with intellectual disabilities: prospective study. Br J Psychiatry. 2007;191:313-9.
28. McGlinchey E, McCallion P, McCarron M. Down syndrome and dementia: advances in the field. Curr Opin Psychiatry. 2020;33(3):278-83.
29. Fonseca LM, Mattar GP, Haddad GG, Gonçalves AS, Miguel AQC, Guilhoto LM, et al. Frontal-subcortical behaviors during Alzheimer's disease in individuals with Down syndrome. Neurobiol Aging. 2019;78:186-94.
30. de Winter CF, Jansen AA, Evenhuis HM. Physical conditions and challenging behaviour in people with intellectual disability: A systematic review. J Intellect Disabil Res. 2011;55(7):675-698.
31. Glenn S, Cunningham C, Nananidou A, Prasher V, Glenholmes P. Routinised and compulsive-like behaviours in individuals with Down syndrome. J Intellect Disabil Res. 2015;59(11):1061-70.
32. Hassiotis A, Brown E, Harris J, Helm D, Munir K, Salvador-Carulla L, et al. Association of borderline intellectual functioning and adverse childhood experience with adult psychiatric morbidity. Findings from a British birth cohort. BMC Psychiatry. 2019;19(1):387.
33. Nevill RE, Benson BA. Risk factors for challenging behaviour and psychopathology in adults with Down syndrome. J Intellect Disabil Res. 2018;62(11):941-951. doi:10.1111/jir.12541.
34. Glenn S. Repetitive behaviours and restricted interests in individuals with Down syndrome-one way of managing their world? Brain Sci. 2017;7(6):66.

35. Dykens EM, Shah B, Davis B, Baker C, Fife T, Fitzpatrick J. Psychiatric disorders in adolescents and young adults with Down syndrome and other intellectual disabilities. J Neurodev Disord. 2015;7(1):9.

36. Dekker AD, Strydom A, Coppus AM, Nizetic D, Vermeiren Y, Naudé PJW, et al. Behavioural and psychological symptoms of dementia in Down syndrome: Early indicators of clinical Alzheimer's disease? Cortex. 2015;73:36-61.

37. Dykens EM. Psychiatric and behavioral disorders in persons with Down syndrome. Ment Retard Dev Disabil Res Rev. 2007;13(3):272-278.

38. Mallardo M, Cuskelly M, White P, Jobling A. Mental health problems in adults with Down syndrome and their association with life circumstances. J Ment Health Res Intellect Disabil. 2014; 7:229-45.

39. Bayen E, Possin KL, Chen Y, Cleret de Langavant L, Yaffe K. Prevalence of aging, dementia, and multimorbidity in older adults with Down syndrome. JAMA Neurol. 2018;75(11):1399-1406.

40. Hithersay R, Startin CM, Hamburg S, Mok KY, Hardy J, Fisher EMC, et al. Association of dementia with mortality among adults with Down syndrome older than 35 years. JAMA Neurol. 2019;76(2):152-160.

41. Powers MK, Brown ET, Hogan RM, Martin AD, Ortenberg J, Roth CC. Trends in toilet training and voiding habits among children with Down syndrome. J Urol. 2015;194(3):783-7.

42. Niemczyk J, von Gontard A, Equit M, Medoff D, Wagner C, Curfs L. Incontinence in persons with Down Syndrome. Neurourol Urodyn. 2017;36(6):1550-1556.

43. Picciotti PM, Carfì A, Anzivino R, Paludetti G, Conti G, Brandi V, et al. Audiologic Assessment in Adults with Down Syndrome. Am J Intellect Dev Disabil. 2017;122(4):33341.

44. Cornacchia M, Sethness J, Alapat P, Lin YH, Peacock C. The prevalence of OSA among an adult population with Down syndrome referred to a medical clinic. Am J Intellect Dev Disabil. 2019;124(1):4-10.

45. McGuire BE, Defrin R. Pain perception in people with Down syndrome: a synthesis of clinical and experimental research. Front Behav Neurosci. 2015;9:194.

46. de Knegt NC, Lobbezoo F, Schuengel C, Evenhuis HM, Scherder EJA. Pain and cognitive functioning in adults with Down syndrome. Pain Med. 2017;18(7):1264-77.

47. Santoro SL, Cannon S, Capone G, Franklin C, Hart SJ, Hobnesack V, et al. Unexplained regression in Down syndrome: 35 cases from an international Down syndrome database. Genet Med. 2020;22(4):767-76.

48. Stein DS, Munir KM, Karweck AJ, Davidson EJ, Stein MT. Developmental regression, depression, and psychosocial stress in an adolescent with Down's syndrome. J Dev Behav Pediatr. 2017;38(Suppl 1):S26-S28.

49. O'Dwyer M, Peklar J, McCallion P, McCarron M, Henman MC. Factors associated with polypharmacy and excessive polypharmacy in older people with intellectual disability differ from the general population: a cross-sectional observational nationwide study. BMJ Open. 2016;6(4):e010505.

50. Antonarakis SE, Skotko BG, Rafii MS, Strydom A, Pape SE, Bianchi DW, et al. Down syndrome. Nat Rev Dis Primers. 2020;6:9.

51. American Psychiatry Association. Diagnostic and Statistical Manual of Mental disorders – DSM-5. 5.ed. Washington: American Psychiatric Association; 2013.

52. **Bull MJ. Down Syndrome. N Engl J Med. 2020;382(24):2344-52.**
    ⇨ **Estudo de revisão recente abordando a apresentação clínica característica da SD com tópicos atualizados acerca de alterações típicas e patológicas em diferentes fases da vida da pessoa com SD.**

53. **Ilacqua A, Benedict J, Shoben A, Skotko BG, Matthews T, Benson B, et al. Alzheimer's disease development in adults with Down syndrome: caregivers' perspectives. Am J Med Genet A. 2019;182:104-14.**
    ⇨ **A partir de uma entrevista, esse estudo buscou relatos de cuidadores a respeito do desenvolvimento da doença de Alzheimer na síndrome de Down. Apontou para um cenário de preocupação emergente, bem como para alguns equívocos dos entrevistados em torno do tema.**

54. Startin CM, Lowe B, Hamburg S, Hithersay R, Strydom A; LonDownS Consortium. Validating the cognitive scale for Down syndrome (CS-DS) to detect longitudinal cognitive decline in adults with Down syndrome. Front Psychiatry. 2019;10:158.

55. Firth NC, Startin CM, Hithersay R, Hamburg S, Wijeratne PA, Mok KY, et al.; LonDownS Consortium, Strydom A. Aging related cognitive changes associated with Alzheimer's disease in Down syndrome. Ann Clin Transl Neurol. 2018;5(6):741-751.

56. Lott IT, Head E. Dementia in Down syndrome: unique insights for Alzheimer disease research. Nat Rev Neurol. 2019;15:135-47.

57. Fonseca LM, Haddad GG, Mattar GP, Oliveira MC, Simon SS, Guilhoto LM, et al. The validity and reliability of the CAMDEX-DS for assessing dementia in adults with Down syndrome in Brazil. Braz J Psychiatry. 2019b;41(3):225–233.

58. Basten IA, Boada R, Taylor HG, Koenig K, Barrionuevo VL, Brandão AC, et al. On the design of broad-based neuropsychological test batteries to assess the cognitive abilities of individuals with Down syndrome in the context of clinical trials. Brain Sci. 2018;8(12):205.

59. McCarron M, McCallion P, Reilly E, Dunne P, Carroll R, Mulryan N. A prospective 20-year longitudinal follow-up of dementia in persons with Down syndrome. J Intellect Disabil Res. 2017;61(9):843-852.

60. Bram JMF, Talib LL, Joaquim HPG, Carvalho CL, Gattaz WF, Forlenza OV. Alzheimer's disease-related biomarkers in aging adults with Down syndrome: systematic review. Curr Psychiatry Res Rev. 2019;15 (1):49-57.

61. Strydom A, Coppus A, Blesa R, Danek A, Fortea J, Hardy J, et al. Alzheimer's disease in Down syndrome: An overlooked population for prevention trials. Alzheimers Dement (N Y). 2018;4:703-13.

62. Alzheimer's Association [AA]. Down syndrome and Alzheimer's Disease; 2020. Disponível em: https://www.alz.org/alzheimers-dementia/what-is--dementia/types-of-dementia/down-syndrome.

63. **Strydom A. Cognitive markers of preclinical and prodromal Alzheimer's disease in Down syndrome. Alzheimers Dement. 2019;15(2):245-57.**
    ⇨ **É o maior estudo transversal, reunindo 312 pessoas com SD. Apresenta achados sensíveis sobre o declínio da memória e atenção na transição do estágio pré-clínico para o pródromo da demência.**

64. Lautarescu BA, Holland AJ, Zaman SH. The early presentation of dementia in people with down syndrome: a systematic review of longitudinal studies. Neuropsychol Rev. 2017;27(1):31-45.

65. **Dekker AD, Sacco S, Carfì A, Benejam B, Vermeiren Y, Beugelsdijk G, et al. The behavioral and psychological symptoms of dementia in Down syndrome (BPSD-DS) scale: Comprehensive assessment of psychopathology in Down syndrome. J Alzheimers Dis. 2018;63(2):797-819.**
    ⇨ **A partir de uma escala de sintomas psicológicos e comportamentais elaborada para pessoas com SD que desenvolvem DA, os pesquisadores investigam alterações que ocorrem na fase inicial da demência.**

66. Fonseca LM, Mattar GP, Haddad GG, Gonçalves AS, Miguel AQC, Guilhoto LM, et al. Frontal-subcortical behaviors during Alzheimer's disease in individuals with Down syndrome. Neurobiol Aging. 2019;78:186-94.

67. **British Psychological Society [BPS]. Dementia and people with intellectual disabilities: Guidance on the assessment, diagnosis, interventions and support of people with intellectual disabilities who develop dementia; 2015. Disponível em: http://www.bps.org.uk/system/files/Public%20files/ rep77_dementia_and_id.pdf.**
    ⇨ **Importante guia com recomendações sobre avaliação, diagnóstico, intervenções e suporte para pessoas com DI que desenvolvem demência**

68. Snyder HM, Bain LJ, Brickman AM, Carrillo MC, Esbensen AJ, Espinosa JM, et al. Further understanding the connection between Alzheimer's disease and Down syndrome. Alzheimers Dement. 2020;16(7):1065-77.

69. Rafii MS, Wishnek H, Brewer JB, Donohue MC, Ness S, Mobley WC, et al. The down syndrome biomarker initiative (DSBI) pilot: proof of concept for deep phenotyping of Alzheimer's disease biomarkers in down syndrome. Front Behav Neurosci. 2015;9:239.

70. Vega JN, Hohman TJ, Pryweller JR, Dykens EM, Thornton-Wells TA. Resting-state functional connectivity in individuals with Down syndrome and williams syndrome compared with typically developing controls. Brain Connect. 2015;5(8):461-75.

71. Lao PJ, Handen BL, Betthauser TJ, Cody KA, Cohen AD, Tudorascu DL, et al. Imaging neurodegeneration in Down syndrome: brain templates for amyloid burden and tissue segmentation. Brain Imaging Behav. 2019;13(2):345-353.

72. Shinomoto M, Kasai T, Tatebe H, Kondo M, Ohmichi T, Morimoto M, et al. Plasma neurofilament light chain: A potential prognostic biomarker of dementia in adult Down syndrome patients. PLoS One. 2019;14(4):e0211575.

73. Rafii MS, Donohue MC, Matthews DC, Muranevici G, Ness S, O'Bryant SE, et al. Plasma neurofilament light and Alzheimer's disease biomarkers in Down syndrome: results from the Down Syndrome Biomarker Initiative (DSBI). J Alzheimers Dis. 2019;70(1):131-8.

74. Caraci F, Iulita MF, Pentz R, Aguilar LF, Orciani C, Barone C, et al. Searching for new pharmacological targets for the treatment of Alzheimer's disease in Down syndrome. Eur J Pharmacol. 2017;817:7-19.

75. Eady N, Sheehan R, Rantell K, Sinai A, Bernal J, Bohnen I, et al. Impact of cholinesterase inhibitors or memantine on survival in adults with Down syndrome and dementia: clinical cohort study. Br J Psychiatry. 2018;212(3):155-160.

76. Palumbo ML, McDougle CJ. Pharmacotherapy of Down syndrome. Expert Opin Pharmacother. 2018;19(17):1875-89.

77. Head E, Schmitt FA. Con: are we ready to translate Alzheimer's disease-modifying therapies to people with Down syndrome? Alzheimers Res Ther. 2014;6(5-8):61.

78. Kishnani PS, Sullivan JA, Walter BK, Spiridigliozzi GA, Doraiswamy PM, Krishnan KR. Cholinergic therapy for Down's syndrome. Lancet. 1999;353(9158):1064-1065.

79. Hemingway-Eltomey JM, Lerner AJ. Adverse effects of donepezil in treating Alzheimer's disease associated with Down's syndrome. Am J Psychiatry. 1999;156(9):1470.

80. Prasher VP. Review of donepezil, rivastigmine, galantamine and memantine for the treatment of dementia in Alzheimer's disease in adults with Down syndrome: implications for the intellectual disability population. Int J Geriatr Psychiatry. 2004;19(6):509-515.

81. Cipriani G, Bianchetti A, Trabucchi M. Donepezil use in the treatment of dementia associated with Down syndrome. Arch Neurol. 2003;60(2):292.

82. Heller JH, Spiridigliozzi GA, Sullivan JA, Doraiswamy PM, Krishnan RR, Kishnani PS. Donepezil for the treatment of language deficits in adults with Down syndrome: a preliminary 24-week open trial. Am J Med Genet A. 2003;116A(2):111-6.

83. Lott IT, Osann K, Doran E, Nelson L. Down syndrome and Alzheimer disease: response to donepezil. Arch Neurol. 2002;59(7):1133-6.

84. Mohan M, Bennett C, Carpenter PK. Memantine for dementia in people with Down syndrome. Cochrane Database Syst Rev. 2009;2009(1):CD007657.

85. Boada R, Hutaff-Lee C, Schrader A, Weitzenkamp D, Benke TA, Goldson EJ, et al. Antagonism of NMDA receptors as a potential treatment for Down syndrome: a pilot randomized controlled trial. Transl Psychiatry. 2012;2(7):e141.

13

Transtornos mentais e cognitivos relacionados a doenças clínicas no idoso

Ivan Aprahamian
Marina Maria Biella

Sumário

Introdução
Etiopatogenia
Quadro clínico e diagnóstico
    Drogas e polifarmácia
    Síndromes geriátricas
    Doenças clínicas específicas
Propedêutica complementar: exames
Orientações gerais sobre o tratamento
    Tratamento integrado
    Tratamento não farmacológico
Considerações finais
Vinheta clínica
Para aprofundamento
Referências bibliográficas

Pontos-chave

- Transtornos cognitivos ou comportamentais com início na terceira idade podem ser decorrentes de processos demenciais, doenças clínicas ou medicamentos.
- A investigação de um processo orgânico nesses casos é imperativa para a condução segura dos processos diagnóstico e terapêutico.
- Dentre as causas secundárias de transtornos mentais mais importantes, destacam-se as interações medicamentosas, as síndromes geriátricas como a fragilidade e o *delirium*, as doenças cardiopulmonares, neurológicas e metabólicas.

INTRODUÇÃO

Com o envelhecimento populacional, as queixas referentes à cognição e ao comportamento ou estado mental tornam-se itens comumente observados no cotidiano de profissionais de saúde. Ao redor de 30% dos idosos em atendimento em nível primário têm pelo menos um diagnóstico psiquiátrico. As síndromes depressivas clinicamente significativas, como depressão maior, distimia ou depressão subsindrômica, perfazem uma prevalência de 10 a 15%, demências entre 5 e 10% e dependência de álcool ou psicoses entre 2 e 5%[1]. Tais prevalências tendem a aumentar com a gravidade das doenças clínicas e o nível de dependência funcional. Mais da metade dos adultos idosos tem ao menos uma perda funcional crônica e um terço deles apresenta uma doença crônica grave o suficiente para limitar suas atividades de vida diária. A presença de multimorbidade (2 a 3 doenças ou mais, crônicas e incuráveis, possuem 65% de prevalência na terceira idade), a polifarmácia (5 ou mais drogas de uso crônico), as síndromes geriátricas (como fragilidade, quedas, entre outras) e as sintomatologias atípicas são desafios comuns para os que atendem adultos idosos[2]. Esses fatores podem ser expressos por meio de sintomas eminentemente psiquiátricos ou, mais comumente, interagem com transtornos mentais, mudando seu curso ou a apresentação dessas doenças. Apesar de sua origem comum no sistema nervoso central, sintomas psiquiátricos podem se originar primariamente em um sítio extrínseco a esse sistema como, por exemplo, o aparelho cardiovascular. Um paciente de 80 anos com fibrilação atrial pode apresentar queixas relevantes de perda cognitiva, estado confusional ou depressão. Esse cenário raramente é observado naqueles mais jovens. Dessa forma, as manifestações cognitivas e comportamentais de doenças ou condições clínicas ou somáticas são importantes diferenciais às doenças neuropsiquiátricas primárias em idosos. Neste capítulo temos o objetivo principal de discutir brevemente as principais condições ligadas a tais manifestações psiquiátricas de transtornos clínicos.

ETIOPATOGENIA

A origem das manifestações psiquiátricas a partir de condições ou doenças clínicas é multifatorial, como em inúmeros outros cenários da clínica geriátrica. O processo de envelhecimento fisiológico culmina na perda da reserva homeostática de virtualmente todos os órgãos, incluindo o cérebro. Essa perda de resiliência fisiológica é geralmente detectável em contextos clínicos somente após uma deterioração súbita ou grave diante de doenças agudas ou estresse psicossocial importante. A consequência disso é a possibilidade de alterações mentais como expressão de algum agravo à saúde. Um grande e comum exemplo disto é o estado confusional agudo ou *delirium*. Este pode ser causado por uma margem mais estreita de segurança de diversos medicamentos levando à toxicidade, às atipicidades na apresentação de doenças comuns que descompensam e ao aumento da prevalência e impacto de diversas morbidades clínicas e psiquiátricas que interagem entre si. A soma de todos esses fatores culmina em alterações em vias patológicas múltiplas, como a hormonal e a inflamatória, desequilíbrio em vias de neurotransmissores e alterações farmacogenéticas. Encontrar um ou mais biomarcadores nesse cenário é algo virtualmente impossível e a expressão puramente clínica, por meio de anamnese e exame clínico, neurológico e psíquico, de manifestações mentais de doenças clínicas é o pilar diagnóstico principal.

QUADRO CLÍNICO E DIAGNÓSTICO

Causas clínicas devem ser sempre consideradas frente a um idoso que apresenta um novo sintoma ou transtorno psiquiátrico. Doenças clínicas sistêmicas podem imitar ou causar virtualmente qualquer síndrome psicopatológica, em geral por meio de mais de um mecanismo fisiopatológico (como visto anteriormente). O *Manual diagnóstico e estatístico de transtornos mentais*, quinta edição (DSM-5), deu maior ênfase à classificação de transtornos psiquiátricos em razão de doenças médicas (clínicas), dividindo-as em transtornos cognitivos, psicóticos, depressivos, bipolares, de ansiedade, obsessivo-compulsivos, catatônicos e alterações de personalidade, visto sua importância clínica. A distinção entre uma doença psiquiátrica secundária de um transtorno primário é muitas vezes difícil e desafiadora. Inicialmente, quadros secundários apresentam com mais frequência clínica psicopatológica incompleta, têm início tardio (após 50 a 60 anos de idade), perfazem mudanças clinicamente incomuns de um transtorno mental crônico preexistente, não possuem história familiar relevante, cursam com alterações na prescrição de medicamentos, mudanças na trajetória de comorbidades clínicas ou ocorrem temporalmente relacionados à história de deterioração cognitiva insidiosa. O encontro de sinais e sintomas sistêmicos ou neurológicos associados ao quadro mental, como perda recente de apetite, fadiga, visão turva ou perda de acuidade, alteração da fala, tontura, instabilidade da marcha ou sonolência, fala a favor de uma causa orgânica subjacente.

Didaticamente, podemos dividir as causas clínicas secundárias de transtornos neuropsiquiátricos em idosos em dois grandes grupos: aqueles muito particulares da terceira idade, como drogas e polifarmácia e síndromes geriátricas; e doenças comuns a adultos, mas que podem ter alterações clínicas em idosos.

Drogas e polifarmácia

Os idosos são particularmente sensíveis a efeitos de medicamentos em razão de alterações fisiológicas que ocorrem com o envelhecimento e que afetam a farmacodinâmica e a farmacocinética. A farmacodinâmica é a capacidade de resposta ou sensibilidade do corpo a uma substância específica em uma dada concentração. A farmacodinâmica é menos estudada do que a farmacocinética, mas sabemos que a sensibilidade aos medicamentos pode aumentar (por exemplo, sedativos e narcóticos) ou diminuir com a idade (por exemplo, beta-adrenérgicos). A resposta dos idosos a qualquer medicamento também é extremamente heterogênea. A farmacocinética é a maneira como uma droga é processada pelo corpo (absorção, distribuição, metabolismo) e é responsável pela ação resultante que a droga exerce no corpo ao longo do tempo até sua eliminação (excreção). Ambos, fígado e rins, têm sua função, tamanho e fluxo sanguíneo diminuídos no envelhecimento. Em sua quase totalidade, os medicamentos passam por metabolismo hepático ou renal a fim de serem eliminados e efeitos adversos são mais prováveis na presença de disfunção nesses órgãos ou vindos do próprio envelhecimento.

Diversas drogas dependem do metabolismo hepático do sistema do citocromo P450. Os chamados substratos são medicamentos metabolizados por determinadas enzimas P450. Os ditos inibidores prejudicam a capacidade de enzimas específicas do P450 de metabolizar seus substratos-alvo, aumentando assim os níveis sanguíneos e provavelmente o potencial de toxicidade do substrato. Por outro lado, os indutores agem ao contrário, aumentando a produção de determinadas enzimas e levando a um aumento metabólico (diminuição da eficácia) dos substratos.

A grande maioria dos medicamentos prescritos pode afetar o sistema nervoso central. Mais frequentemente o mecanismo desse efeito ocorre em um paciente com comprometimento neuropsiquiátrico advindo de uma doença de base. Exemplos desse cenário podem ser uma reação de agitação e irritabilidade frente a uma cefalosporina para uma cistite em um paciente com declínio cognitivo, confusão mental com levodopa em um idoso com Parkinson e depressão em uma paciente em uso de corticoide para artrite reumatoide. As três doenças citadas apresentam alteração do funcionamento cerebral direta ou indiretamente (via inflamatória sistêmica na artrite). Drogas também podem causar sintomas mentais diretamente e de forma secundária como, por exemplo, uma levotiroxina prescrita para tratar um hipotireoidismo subclínico com tireotrofina elevada causando ansiedade. A referência do paciente em se sentir "drogado" ou "dopado" juntamente com alteração do funcionamento cognitivo, da consciência ou da vigília levanta forte suspeita de envolvimento de toxicidade medicamentosa. Paralelamente, diversas drogas produzem

Tabela 1 Droga e efeitos colaterais sistêmicos e no sistema nervoso central

Anti-inflamatórios não esteroidais (AINES)	Comprometimento cognitivo Sangramento TGI ↑ da pressão arterial ↑ nível sérico de lítio	Anti-inflamatórios esteroidais (corticosteroides)	Depressão/Mania Psicose/Insônia ↑ da pressão arterial ↑ da glicemia
Antagonistas H2	Confusão mental Parkinsonismo	Timolol colírio	Depressão/Ansiedade Confusão mental Fadiga Síncope/Arritmias
Digitálico	Confusão mental Visão turva Arritmias Diarreia	Antieméticos e anti-histamínicos	Confusão mental Sonolência Alterações visuais Lentificação psíquica

TGI: trato gastrointestinal.

efeitos sistêmicos ou em aparelhos específicos além do sistema nervoso central. Um exemplo comum é o efeito anticolinérgico muscarínico de medicamentos para incontinência urinária, que podem produzir confusão mental, embotamento afetivo e sintomas depressivos, mas também são acompanhados de sintomas gastrointestinais e alterações de marcha. Outros exemplos de drogas e seus principais efeitos colaterais são apresentados na Tabela 1.

Um mecanismo comum, mas de difícil diagnóstico, que produz alterações neuropsiquiátricas é a interação droga-droga ou droga-doença, quadro especialmente relevante em pacientes com polifarmácia. Alguns exemplos de interações medicamentosas relevantes podem ser encontrados na Tabela 2. Uma literatura expressiva mostra que o uso de medicamentos, sobretudo no cenário da polifarmácia, pode afetar de forma negativa a cognição. Identificar interação medicamentosa não é fácil clinicamente. Na prática, recomendamos checar interações medicamentosas sempre que possível nesses pacientes utilizando softwares como o Epocrates® ou diretrizes para segurança de prescrição em idosos como os critérios de BEERS da American Geriatrics Society ou o europeu START/STOPP[3]. Normalmente, os quadros importantes ocasionados por interação com medicamentos resultam em alterações cognitivas recentes, múltiplos sintomas envolvendo diversos sistemas e síndromes psiquiátricas com critérios diagnósticos incompletos ou curso frustro.

É importante reforçar a ideia da carga anticolinérgica de medicamentos, visto que é um mecanismo frequente de comprometimento cognitivo e sintomas neuropsiquiátricos. A acetilcolina é um neurotransmissor importante, agindo no sistema nervoso central por meio de receptores nicotínicos e muscarínicos para funções mentais como consciência, memória de curto prazo e aprendizado de longo prazo. A atividade acetilcolinérgica diminui com a idade. Os efeitos anticolinérgicos, como já citado, podem advir de um único medicamento ou da interação de vários, como na polifarmácia. Agentes anticolinérgicos diretos são comumente usados para mialgias (carisoprodol, ciclobenzaprina), manifestações atópicas (clorfeniramina, hidroxizina, difenidramina, prometazina), náuseas e vômitos (dimenidrato, metoclopramina), cólicas abdominais (hioscina, escopolamina) e incontinência urinária (oxibutinina, tolterudina). Na eventualidade de se incluir na prescrição uma droga com alta carga anticolinérgica, priorizam-se agentes seletivos de ação periférica. Paralelamente, medicamentos com ação indireta anticolinérgica, deprimindo o sistema nervoso central (sobretudo benzodiazepínicos) devem ser usados com moderação e iniciados com doses mais baixas. Os efeitos cumulativos das medicações anticolinérgicas e psicotrópicas ao longo do tempo parecem ser importantes no risco de desenvolver comprometimento cognitivo significativo.

Tratamento

Como visto, a prescrição de medicamentos em idosos representa um desafio particular. O Quadro 1 mostra um guia prático de como proceder.

Tabela 2 Interação droga-droga

Carbamazepina + quetiapina	Ataxia/náuseas Tremores/diplopia	Bupropiona + tricíclico	↑ Risco de arritmias ↑ Efeitos anticolinérgicos
Sertralina + lamotrigina	Sonolência Confusão mental *Rash* cutâneo	Trazodona + carbamazepina	Ataxia/disartria Náusea/diplopia Sedação/tremores
Mirtazapina + tramadol	↑ risco de convulsão	IMAO + ciclobenzaprina	↑ Risco de síndrome serotoninérgica

IMAO: inibidor da monoamino-oxidase

Quadro 1 Manejo de fármacos em pacientes idosos

Mantenha em mente as metas de atendimento, a saúde atual e o estado cognitivo do paciente.
Antes de adicionar um medicamento, revise cuidadosamente o regime vigente, simplifique o esquema de dosagem e descontinue os medicamentos desnecessários.
Considere o custo das drogas.
Troque um medicamento por vez, se possível.
Seja paciente e use um ritmo lento de titulação ("*Start low, go slow*").
Concentre-se em possíveis interações medicamentosas e mantenha a carga anticolinérgica no mínimo.
Fique igualmente preocupado com a superprescrição e subprescrição.
Explique ao paciente e aos profissionais de saúde envolvidos os efeitos colaterais e as melhorias esperadas.
Revise periodicamente a eficácia, a necessidade de ajuste da dose ou uso continuado.
Esteja atento à adesão ao tratamento.
Utilize os Critérios de BEERS como um guia útil para avaliar a prescrição inadequada de medicamentos em idosos devido à ineficácia ou ao alto risco de eventos adversos.
Utilize a escala anticolinérgica de carga e a escala anticolinérgica de risco para avaliar o impacto desses fármacos no paciente.
Utilize a seção D do critério START/STOPP para avaliar os medicamentos que podem afetar o sistema nervoso central.

Síndromes geriátricas

Perda sensorial

É a síndrome geriátrica mais comum na prática clínica.

- Audição: cerca de um terço dos idosos apresenta perda auditiva e mais de 80% dos acima de 85 anos são afetados. A perda auditiva leva ao isolamento social, dificuldade de interação social e intelectual, depressão e comprometimento cognitivo. Está associada a diversos quadros psicóticos em idosos (p. ex., transtorno delirante), mesmo de forma primária, apresentando melhora significativa frente ao uso de órtese auditiva.
- Visão: o comprometimento visual também é comum e aumenta progressivamente com a idade. Diversas doenças oculares são prevalentes no envelhecimento, tais como a degeneração macular, o glaucoma e a catarata. A perda de visão também leva ao isolamento social e pode ser precursora de alucinações visuais, como na síndrome de Charles Bonnet, importante transtorno psicótico secundário que atinge 10 a 50% dos idosos com redução significativa da acuidade visual.

Tanto a perda auditiva quanto a perda visual foram associadas a alterações na estrutura cerebral e a um aumento do risco de demência e declínio cognitivo, não sendo totalmente elucidados os mecanismos causais.

Quedas

Ocorrem em 30% dos idosos comunitários e em mais de 50% dos que vivem em instituições de longa permanência. Além das complicações físicas que incluem fraturas, dor e lesões em tecidos moles, idosos podem apresentar alterações comportamentais. Quedas transmitem a ideia de incapacidade, insegurança, dependência e algo precursor da morte. As complicações psiquiátricas incluem comprometimento cognitivo agudo em razão de traumatismo craniano (concussão ou hematoma) e um estado de ansiedade fóbica raramente reconhecido (medo de quedas ou de cair), limitando sua participação em atividades da vida diária, perda de condicionamento físico, isolamento social, aposentadoria antecipada e, às vezes, restrição em cadeira de rodas. A origem das quedas é normalmente multifatorial, mas o uso de medicamentos com efeitos sedativos é de longe o preditor mais importante, incluindo hipnóticos e antidepressivos. Essa ideia reforça a recomendação de tratar complicações psiquiátricas crônicas decorrentes de queda com atividade física, reabilitação e psicoterapia, a fim de assegurar a proteção do paciente, possibilitar a melhora física e evitar o uso de psicotrópicos[4].

Fragilidade

Dados recentes indicam que a função cognitiva é significativamente pior em pacientes frágeis; além disso, um nível mais alto de fragilidade física está associado a uma taxa mais rápida de declínio cognitivo global. O comprometimento da cognição e a fragilidade podem ser síndromes independentes, mas geralmente se sobrepõem e compartilham fatores de risco comuns. Isso inclui alterações hormonais, nutricionais, riscos cardiovasculares e para a saúde mental e, o mais importante, o aumento da idade. As alterações sistêmicas relacionadas a condições inflamatórias crônicas, má nutrição e declínio da função dos sistemas endócrino e imunológico afetam os neurônios no hipocampo e na microglia, colocando o cérebro em risco de comprometimento cognitivo, delírio e demência[5,6].

Também existe uma associação significativa entre depressão e fragilidade. Um estudo recente com homens com mais de 75 anos de idade descobriu que aqueles com sintomas atuais de transtorno depressivo maior tiveram um aumento de quatro vezes na mortalidade, principalmente por causa da comorbidade com fragilidade, isolando outros fatores associados e plausíveis de influência. Outro estudo transversal com homens idosos descobriu que aqueles com fragilidade eram muito mais propensos a sofrer de ansiedade e depressão. Entre os pacientes hospitalizados, a fragilidade é frequentemente comórbida com *delirium*, conferindo pior prognóstico e menor sobrevida do que qualquer uma das condições isoladamente[7].

O reconhecimento da fragilidade é difícil em ambientes não especializados em geriatria e até mesmo raro fora da área de geriatria. Recomendamos utilizar o questionário FRAIL, validado no Brasil, para rápida identificação da síndrome[8].

Incontinência urinária

É considerada uma das grandes síndromes geriátricas e, de forma geral, é definida pela Sociedade Internacional de Continência (ICS) como uma perda involuntária de urina com consequente problema higiênico e social. Trata-se de uma condição altamente prevalente entre 30 a 60% das mulheres idosas e 10 a 35% dos homens idosos na comunidade, e até 80% dos institucionalizados têm incontinência urinária (IU).

Sua ocorrência não deve ser atribuída e justificada apenas pela senescência do aparelho urinário, e sim deve ser vista como uma patologia com possibilidade de diversas etiologias e tratamentos. Entretanto, muitos idosos associam a IU como algo natural e inevitável do envelhecimento, o que explica o porquê de muitos idosos não procurarem ajuda médica.

As consequências da IU são diversas, como aumento no risco de quedas e fraturas, infecções do trato urinário recorrentes com possibilidade de quadros de *delirium*, celulites, úlceras de pressão, dermatite perineal, disfunções sexuais e distúrbios do sono, assim como levam ao isolamento social e até mesmo ocupacional, baixa autoestima, solidão, insegurança, constrangimento, depressão, estresse do cuidador e institucionalização precoce. Em suma, a IU acarreta uma importante perda de qualidade de vida do paciente e de seus cuidadores[9].

Doenças clínicas específicas

Doenças cardiovasculares

São uma causa psicopatológica comum de transtornos neuropsiquiátricos de início tardio. Paralelamente, tais doenças alteram o curso de transtornos mentais como os de humor e as demências. A doença coronariana, sobretudo o infarto agudo do miocárdio e as coronariopatias, com necessidade de tratamento invasivo com revascularização ou angioplastia com *stent*, e o acidente vascular cerebral (AVC) são fatores de risco para transtornos depressivos. Ao menos um terço dos pacientes com AVC apresenta depressão em algum período após o evento, especialmente nas fases mais agudas e recentes. Nestes, lesões em ambos hemisférios, anteriores esquerdo e direito, foram associadas a maior predisposição para depressão[10]. Outros fatores de risco para depressão pós-AVC são apresentados na Tabela 3.

Há relação epidemiológica entre a presença de comprometimento cognitivo e depressão nesses pacientes e sua associação parece ser bidirecional. A hipótese de depressão vascular identifica a doença cerebrovascular como causa de síndromes depressivas geriátricas de início tardio. A depressão vascular é caracterizada por déficits cognitivos (maior prejuízo na memória recente e de reconhecimento, no planejamento e na fluência verbal), lentificação psicomotora global, anedonia, apatia, menor prevalência de sintomas psicóticos, presença de incontinência urinária, incapacidade ou perda funcional referida desproporcional à intensidade da depressão e resposta pobre a antidepressivos. A doença cerebrovascular também pode provocar síndromes ansiosas como transtorno ansioso generalizado, apatia, labilidade emocional, transtornos maniformes, psicose e mudanças de personalidade[11,12].

O comprometimento cognitivo de etiologia vascular manifesta-se, em especial, com declínio na atenção complexa, com lentificação da velocidade no processamento e alteração nas funções frontoexecutivas em razão da ruptura dos circuitos corticais-subcorticais[13]. Os pacientes com múltiplos infartos de grandes vasos apresentam declínio gradual na cognição, com uma relação temporal entre o início ou o agravamento dos déficits cognitivos e sinais físicos compatíveis com acidente vascular encefálico. Já a doença de pequenos vasos, que afeta a substância branca, manifesta-se com início gradual e uma lenta progressão dos déficits cognitivos[14]. Os fatores de risco para quadros demenciais pós-AVC encontram-se na Tabela 4.

Associada ao quadro clínico e exame físico, a neuroimagem é fundamental para confirmar o papel da doença cerebrovascular. Seguem possíveis alterações no Quadro 2.

Tabela 4 Fatores de risco para quadro demencial pós-acidente vascular cerebral (AVC)

Idade	Sexo masculino	Fatores de risco cardiovasculares
Baixo nível de escolaridade	Atrofias lobares temporais, global e medial, em neuroimagem	Demência de Alzheimer
Síndromes hereditárias de doença vascular	Gravidade do AVC	Tabagismo

Quadro 2 Alterações na neuroimagem em doenças cerebrovasculares

- Alterações isquêmicas na substância branca profunda e subcortical, como a presença de microangiopatia moderada a grave (Fazekas graus 2 e 3, respectivamente).
- AVC isquêmicos menores (lacunares, especialmente no tálamo, nos gânglios da base e, às vezes, no tronco cerebral superior).
- AVC isquêmicos maiores (corticais).

Obs.: o comprometimento dos circuitos frontal-subcorticais parece ser uma característica anatômica comum dessas lesões, e está associado com depressão e disfunção executiva.

Tabela 3 Fatores de risco para depressão pós-acidente vascular cerebral (AVC)

Idade	Sexo feminino	Antecedente pessoal de depressão
Gravidade do AVC	Comprometimento cognitivo prévio	Antecedente pessoal de AVC
Hipercortisolemia	Grau da incapacidade funcional e cognitiva pós-AVC	Hiperintensidade moderada a grave de substância branca

As doenças cerebrais vasculares podem ser causadas por doença de pequenos ou grandes vasos que suprem o cérebro (carótidas, cerebrais, basilar e seus ramos), geralmente envolvendo comprometimento aterosclerótico, embolia de placa, doença trombótica, hipertrofia medial (muscular), amiloidose vascular, entre outras causas. Episódios hipotensivos frequentes (especialmente nos pacientes com hipotensão ortostática), arritmias recorrentes (como na fibrilação atrial) ou graves e insuficiência cardíaca congestiva são associados a transtornos neuropsiquiátricos.

A fibrilação atrial é a arritmia cardíaca mais comum e sua prevalência aumenta com a idade. Múltiplos estudos e metanálises sugerem uma associação entre fibrilação atrial e declínio cognitivo, mesmo sem AVC clinicamente detectado, por eventos microembólicos e micro-hemorrágicos. Instrumentos de avaliação de risco para AVC e que orientam a necessidade de anticoagulação, como CHADS2 e CHA2DS2-VASc, preveem o risco para demência. A incidência de demência é maior nos pacientes com indicação de anticoagulação e que foram tratados de forma inadequada. Ainda, doses terapêuticas de varfarina são protetoras contra demência. O controle do ritmo da arritmia não foi associado à diminuição do risco de demência ou mortalidade no estudo AFFIRM.

Tratamento

Acidente vascular cerebral agudo ou doença cerebrovascular

Essas patologias são responsivas ao tratamento farmacológico com antidepressivos, mas é provável um efeito de teto antes da recuperação total e pode exigir terapias adjuvantes, particularmente estimulantes, como o metilfenidato ou anfetaminas e medidas psicossociais a fim de fornecer estrutura de atividades e psicoterapia de apoio ou de resolução de problemas. Também vale a pena considerar os antidepressivos por seu papel preventivo. O tratamento de sobreviventes de derrame não deprimidos, com inibidores seletivos da recaptação de serotonina (ISRS) demonstrou reduzir significativamente a incidência de depressão pós-derrame e agora foi incorporado às práticas-padrão.

Doenças cardíacas

A depressão é um fator de risco independente para doença cardíaca coronariana e infarto do miocárdio, e a depressão maior não tratada ou inadequadamente tratada está associada a resultados adversos em indivíduos com doença coronariana conhecida. O tratamento psiquiátrico eficaz geralmente requer modalidades psicoterapêuticas e farmacológicas. Os ISRS são geralmente os medicamentos de escolha. Eles podem causar bradicardia, por um mecanismo medular central, mas carecem de cardiotoxicidade primária e são considerados seguros e eficazes na maioria dos pacientes com doença cardíaca. Pacientes que não respondem aos ISRS e não apresentam defeitos de condução cardíaca ou insuficiência cardíaca geralmente podem ser tratados com segurança com outros antidepressivos, como bupropiona, mirtazapina, duloxetina ou venlafaxina. Embora a terapia eletroconvulsiva seja um estressor miocárdico indiscutível e deva ser evitada no período pós-infarto agudo do miocárdio, o tratamento pode ser administrado sem complicações maiores se a anestesia e o tratamento forem cuidadosamente individualizados. Uma revisão recente que examinou a prevenção do transtorno depressivo maior entre idosos com depressão subsindrômica descobriu que a psicoterapia é um método seguro e econômico para reduzir a carga da doença nos pacientes e na sociedade. A psicoterapia pode ser potencialmente benéfica na redução dos riscos de efeitos adversos do uso excessivo de medicamentos e da polifarmácia[1,4].

Doença pulmonar

Cerca de 40% dos pacientes com doença pulmonar obstrutiva crônica (DPOC) apresentam depressão. É ainda mais frequente entre tabagistas ativos com DPOC. O tabagismo, fator de risco estabelecido para a DPOC, também está associado com a depressão, pois indivíduos com transtornos psiquiátricos tendem a fumar mais. Ocorre um ciclo vicioso, pois a depressão desempenha um papel importante na iniciação e na manutenção do tabagismo, levando à progressão da DPOC, e justamente o agravamento dessa doença contribui para o agravamento da depressão. Nesse cenário, a depressão está associada com aumento de mortalidade, pior funcionamento social, aumento da incapacidade física, piora da qualidade de vida, baixa adesão terapêutica e maior utilização dos cuidados de saúde. O risco de exacerbação parece mais substancial.

Estados ansiosos como o transtorno ansioso generalizado e a síndrome do pânico também são frequentes, especialmente ligados às crises de dispneia ou exacerbações da doença e ao medo de asfixia. Ataques de pânico podem ocorrer em interpretações catastróficas das sensações físicas, que podem ter etiologia psicogênica e/ou orgânica secundária a DPOC, como falta de ar, aumento da frequência cardíaca e sudorese, que aumentam a excitação, criando um ciclo de *feedback* positivo que resulta em pânico[15].

Medicamentos muito utilizados por esse grupo de pacientes, tais como beta-adrenérgicos broncodilatadores, corticoides, antitussígenos e anti-histamínicos, agregam risco relativo ao desenvolvimento de quadros psicopatológicos como síndromes depressivas, ansiosas, maniformes ou psicóticas. Infelizmente, o uso de antidepressivos parece produzir menor remissão de sintomas de depressão ou ansiedade nos pacientes dependentes de oxigenioterapia, hipercapnia ou com disfunção cardíaca secundária.

Dor crônica

A depressão persistente ou a depressão maior é associada à dor crônica[16]. Em idosos, a causa mais frequente de dor crônica advém de doenças musculoesqueléticas, como veremos a seguir:

Osteoartrite (AO)

Cerca de 60 a 70% das dores crônicas têm origem na osteoartrite, responsável pela queixa de dor mais comum em unidades ambulatoriais e emergências, que é a dor lombar. A osteoartrite de joelho produz a dor mais incapacitante e com perda funcional. Portanto, atenção especial deve ser dada aos fatores de risco da AO, como: sexo feminino, negros, obesos, progressão da idade, alterações genéticas relacionadas ao colágeno tipo II, concomitância com outras doenças articulares ou ósseas, cirurgia articular anterior, fatores ocupacionais, trauma articular e atividades esportivas.

Artrite reumatoide (AR)

Cerca de 10% das dores relacionadas às articulações são causadas por artrite reumatoide, doença autoimune caracterizada por uma poliartrite periférica e simétrica. Dores e inflamações crônicas, incapacidades, fadiga, diminuição dos movimentos, deformidades e perda de qualidade de vida resultam em sintomas depressivos e também em aumento dos sintomas ansiosos, o que pode resultar em transtornos depressivos clinicamente relevantes. Com frequência, esse perfil de paciente acaba procurando ajuda ou é levado por familiares ao médico por um quadro depressivo. Embora raro, há a possibilidade de vasculite no sistema nervoso central, levando a um distúrbio mental secundário.

Tratamento

O tratamento da depressão e do quadro de dor crônica, nos contextos anteriores, deve ser multifatorial, sempre tratar a doença de base e associar ao plano terapêutico: analgesia, fisioterapia, acupuntura, atividade física e psicoterapia cognitivo-comportamental. Quanto ao tratamento medicamentoso, recomendam-se antidepressivos (especialmente aprovados para dor como venlafaxina, duloxetina e uso cautelar de tricíclicos)[17].

Doenças neurológicas

Doenças neurológicas podem se manifestar inicialmente por meio de transtornos mentais. Em idosos, as mais comuns e importantes são a doença de Parkinson e a de Alzheimer. Esta e outras demências serão abordadas à parte neste livro.

Doença de Parkinson

Apresenta a depressão como manifestação inicial da doença em 20% dos casos (até 2 anos antes das manifestações motoras) e, durante o curso da doença, até 50% dos pacientes apresentam algum transtorno depressivo. O processo neurodegenerativo e danos aos sistemas noradrenérgicos e serotoninérgicos são a origem do processo psicopatológico.

Tratamento

O uso de antidepressivos é eficaz, em especial a venlafaxina, mas inibidores seletivos de receptação de serotonina também podem ser usados com segurança. Drogas antiparkinsonianas como o pramipexol e a selegilina (inibe seletivamente a monoamina oxidase B) são úteis tanto para os sintomas motores como para os sintomas depressivos. Tratamentos não medicamentosos como a psicoterapia cognitivo-comportamental também se mostraram efetivos. As alucinações visuais são comuns em fases mais avançadas, sendo ocasionadas tanto pela doença como pelo tratamento antiparkinsoniano. Antipsicóticos atípicos com menor impacto sobre vias dopaminérgicas nigrostriatais e em baixas doses podem ser úteis. O medicamento mais utilizado é a quetiapina pela facilidade posológica, visto que a clozapina é associada ao risco de agranulocitose e necessita de monitoramento sanguíneo frequente. Comprometimento cognitivo, normalmente relacionado às funções de memória e executiva, é observado e nem sempre evolui para demência. A prescrição de inibidores da colinesterase (preferencialmente a rivastigmina transdérmica pela segurança clínica) agrega ganhos sobre a função cognitiva e transtornos comportamentais[18].

Outras doenças neurológicas

Encefalopatias traumáticas ou infecciosas ou autoimunes, tumores, hidrocefalia e doenças desmielizantes podem estar associadas com depressão, manifestações maniformes e quadros psicóticos.

Doenças metabólicas

Doenças metabólicas como a tireoidiana (hiper e hipotireoidismo, tanto clínico como subclínico), a paratireoidiana e a ocasionada por déficit de vitaminas do complexo B foram associadas previamente com demências reversíveis e comprometimento cognitivo. No entanto, faltam evidências de vínculo causal exclusivo entre essas doenças e síndromes demenciais ou nas quais a correção do distúrbio metabólico reverteria o declínio cognitivo. Virtualmente, todas essas doenças podem ocasionar transtornos do humor e comprometimento cognitivo leve durante sua apresentação inicial. Quadros psicóticos são mais observados em doença de Addison, enquanto manifestações maníacas, em hipercortisolismos[19]. Dentre os transtornos metabólicos, o *diabetes mellitus* é a doença mais bem estudada e com dados robustos revelando associação com depressão, declínio cognitivo e risco aumentado para demências de Alzheimer e vascular. O controle metabólico dessas doenças parece influenciar na resposta terapêutica favorável às manifestações neuropsiquiátricas. Dados cerebrais estruturais são documentados para o diabetes, mas provavelmente associados ao mau controle glicêmico por muitos anos[20].

Insuficiência renal e hepática são associadas com transtornos depressivos. Pacientes com doença renal terminal (sobretudo dialíticos) apresentam risco de suicídio menor do que se pensava anteriormente. Com a doença hepática, uma área de grande preocupação é o efeito da hepatite C e seu tratamento, que está associado a estados depressivos importantes e refratários. A falha na depuração e metabolização de drogas ocasionadas pela insuficiência nesses órgãos pode produzir interações medicamentosas ou reações adversas com manifestação neuropsiquiátrica, como estados confusionais ou delirantes.

Tratamento

A Tabela 5 reúne as principais recomendações terapêuticas em situações clínicas com interferências neuropsiquiátricas, como visto no presente capítulo.

Tabela 5 Recomendações no tratamento de patologias específicas

Hiperlipidemia	Medidas não farmacológicas + hipolipemiante se necessário. *Medida importante na prevenção de novos insultos vasculares.
Intolerância à glicose Diabetes mellitus	Medidas não farmacológicas + hipoglicemiante se necessário. *Medida importante na prevenção de novos insultos vasculares.
Hipertensão arterial	Medidas não farmacológicas + anti-hipertensivo se necessário. *Medida importante na prevenção de novos insultos vasculares. *Evitar a hipotensão.
Arritmias cardíacas	Anticoagulante e medicação para controle de frequência e ritmo, conforme arritmia identificada. *Medida importante na prevenção de novos insultos vasculares, como no caso da fibrilação atrial.
Acidente vascular encefálico	Medidas não farmacológicas + controle das patologias descritas como importantes na prevenção de novos insultos vasculares + Reabilitação dos déficits secundários ao evento (plegias, alterações na marcha e na fala, disfunções cognitivas, incontinência urinária, entre outros).
Deficiência de vitamina B12 e ácido fólico	Reposição via oral ou intramuscular de vitamina B12. Reposição via oral de ácido fólico.
Hipotireoidismo	Reposição hormonal do T4.

Tabela 6 Exames laboratoriais para avaliação complementar e suas hipóteses diagnósticas possíveis

Hemograma	Quadros infecciosos Quadros anêmicos	VHS PCR	Quadros infecciosos Quadros inflamatórios
*Ureia/creatinina	Insuficiência renal Quadro de uremia	TSH/T4 livre PTH Cortisol basal ACTH	Hipo/hipertireoidismo Hipo/hiperparatireoidismo Hipo/hipercortisolismo
Vitamina B12 Ácido fólico Homocisteína	Deficiência nutricional Anemia megaloblástica	PSA/testosterona	Hipoandrogenismo
Eletrólitos (sódio/potássio/cálcio/magnésio)	Distúrbio eletrolítico	**TGO/TGP/FA GGT/BTF Albumina Coagulograma	Insuficiência hepática Encefalopatia hepática Hepatotoxicidade por drogas
Glicemia de jejum Hemoglobina glicada	Diabetes mellitus Intolerância à glicose Hipoglicemia	Colesterol total e frações Triglicérides	Hiperlipidemia Doenças cerebrovasculares Doenças cardíacas isquêmicas
VDRL/FTA-Abs	Sífilis terciária	HIV	Infecções do SNC Complexo Aids-demência
Hepatite B e C	Insuficiência hepática Encefalopatia hepática	***Nível sérico de medicamentos	Intoxicação por lítio, ácido valproico, carbamazepina, tricíclicos, benzodiazepínicos e digoxina.
Nível sérico de álcool	Encefalopatia alcoólica		

BTF: bilirrubinas totais e frações; FA: fosfatase alcalina; FTA-Abs: *fluorescent treponemal antibody absorption test*; GGT: gama glutamil transferase; PSA: antígeno prostático específico; SNC: sistema nervoso central; T4: tiroxina; TGO: transaminase glutâmico oxalacética; TGP: transaminase glutâmico pirúvica; TSH: hormônio tireoestimulante; VDRL: *Venereal Disease Research Laboratory*; VHS: velocidade de hemossedimentação.

*O metabolismo renal pode ser facilmente estimado eletronicamente usando uma fórmula, como a Cockgroft-Gault, MDRD ou CKD-EPI, e deve ser calculado a cada revisão de medicamento ou quando um novo medicamento é iniciado.

**O metabolismo hepático pode ser estimado avaliando o metabolismo da fase I pelo perfil do citocromo P450 de cada droga, estimando sua interação dentro da prescrição.

*** Algumas drogas podem ser avaliadas por medida sérica; caso haja suspeita de uma droga ser a causa do sintoma ou da síndrome neuropsiquiátrica, a dosagem sérica será de grande valor diagnóstico.

PROPEDÊUTICA COMPLEMENTAR – EXAMES

Diversas doenças clínicas ocasionando manifestações neuropsiquiátricas podem ser identificadas por meio de anamnese atenta e exame físico detalhado, incluindo a avaliação do estado mental e cognitivo. No entanto, é recomendável que se realize ao menos exames laboratoriais e uma neuroimagem (ao menos uma tomografia computadorizada, mas preferencialmente uma ressonância magnética de crânio) como propedêutica complementar mínima em virtude da dificuldade diagnóstica e aspectos médico-legais em diversos casos. Na Tabela 6 são mostrados exames laboratoriais sugeridos na avaliação personalizada do paciente, de acordo com possíveis hipóteses diagnósticas que podem ser levantadas e esclarecidas por eles. Tais exames demonstram importância, pois podem ser a causa ou podem contribuir de forma indireta para o transtorno neuropsiquiátrico, sendo, ou não, potencialmente reversíveis, com discussão caso a caso.

Outros exames, com suas indicações, podem ser vistos no Quadro 3.

ORIENTAÇÕES GERAIS SOBRE O TRATAMENTO

Tratamento integrado

Sempre considere as doenças e os tratamentos médicos como causas potenciais ou fatores exacerbadores dos sintomas que estamos tratando e trabalhe em colaboração com outros profissionais de saúde envolvidos no cuidado de um paciente idoso com comorbidade médica e psiquiátrica. A equipe multiprofissional envolvendo médicos, psicólogo, nutricionista, fisioterapeuta, educador físico, farmacêutico, entre outros configura-se como uma opção segura e com alto índice de qualidade assistencial aos idosos.

Tratamento não farmacológico

É aconselhável considerar como primeira opção medidas não farmacológicas disponíveis para o tratamento de uma determinada condição, se plausível, e pesar sua adequação potencial antes de recorrer às estratégias farmacológicas. Essas opções podem envolver uma variedade de intervenções como, por exemplo: psicoterapia, acupuntura, tai chi chuan, mudanças em estilo de vida, interrupção de tabagismo e uso de álcool, reeducação alimentar, exercícios físicos, reabilitação cognitiva, atividades de lazer, cultura e até mesmo programas de reinserção na comunidade. A educação do paciente, do cuidador e do familiar também é efetiva e deve permear todo o tratamento.

CONSIDERAÇÕES FINAIS

Os sintomas neuropsiquiátricos em idosos podem ter sua origem em doenças clínicas, na interação destas em si, na polifarmácia ou na interação droga-doença, ou na gênese de síndromes geriátricas. Pensar em causas orgânicas frente a distúrbios neuropsiquiátricos recentes é fundamental em geriatria. Mesmo causas primárias de doenças mentais serão influenciadas, tanto em seu curso como em seu tratamento, pela condição clínica do paciente. Idealmente, a interação entre especialidades como geriatria, psiquiatria, fisioterapia, psicologia, entre outras disciplinas envolvidas no atendimento é o plano terapêutico ideal para idosos mais complexos, ditos com multimorbidade, síndromes geriátricas e transtornos mentais.

Quadro 3 Exames subsidiários na avaliação do paciente

Neuroimagem funcional SPECT: para avaliação da perfusão encefálica. PET: para avaliação do metabolismo cerebral de glicose.
Eletroencefalograma (EEG): epilepsia, encefalopatias metabólicas, *delirium*, intoxicação por lítio e encefalites.
Eletrocardiograma (ECG): arritmias, alterações cardíacas na vigência do uso de: tricíclicos, antipsicóticos atípicos, haloperidol, lítio e escitalopram.
Holter de 24 horas: arritmias, tontura e síncope.
Teste ergométrico: doença coronariana isquêmica.
Polissonografia: síndrome da apneia e hipopneia obstrutiva do sono, insônia e parassonias.
Liquor cefalorraquidiano: doenças infecciosas (tuberculose, doença de Lyme, sífilis, AIDS, herpes, citomegalovírus, príons), doenças autoimunes (encefalopatia desmielinizante aguda, esclerose múltipla), quadros demenciais (hidrocefalia comunicante, < 65 anos, apresentação atípica), quadro rapidamente progressivo (suspeita de doença inflamatória ou infecciosa no SNC).
Radiografia ou tomografia de tórax/prova de função pulmonar: DPOC
Urina 1/Urocultura: infecção urinária, incontinência urinária e insuficiência renal.

Vinheta clínica

Senhor IS, 82 anos, 8 anos de escolaridade, é levado ao geriatra pelo filho por um quadro de depressão há 2 meses. Refere desânimo, apatia, perda de prazer e energia, lentificado, sonolento e sem apetite no período. Juntamente com o quadro refere tontura não rotatória, cefaleia holocraniana, 4 quedas não provocadas, memória recente pior, dores musculares e dispneia aos esforços mínimos. Previamente, paciente tratava hipertensão arterial nos últimos 30 anos, evoluindo com dislipidemia e síndrome metabólica nos últimos 4 anos, e diagnóstico de insuficiência cardíaca e depressão maior nos últimos 2 a 3 meses (passado em consulta com cardiologista, que iniciou tratamento para depressão por doença cardiovascular). Paciente sedentário, consome pouca bebida alcoólica e é ex-tabagista há 8 anos, tendo fumado 1 maço/dia por 50 anos aproximadamente. Em uso prévio de losartana 50 mg 2x/dia e atorvastatina 40 mg/dia; e, mais recentemente, furosemida 40 mg/dia, espironolactona 25 mg/dia, sertralina 100 mg/dia, ciclobenzaprina 5 mg/noite, tramadol 100 mg se dor moderada e dipirona 1 g se dor leve. Ao exame físico: regular estado geral, descorado +/4, desidratado +/4, pressão arterial 90 x 50 mmHg, pulso rítmico de 90 bpm, frequência respiratória de 28 ipm, saturação de oxigênio de 90%, ausculta cardíaca com sopro sistólico aórtico 2+/4, estertores crepitantes finos em bases pulmonares, leve edema de membros inferiores, apático, pouco sonolento e lentificado, sem sinais neurológicos localizatórios. Nos exames complementares, chama atenção para hemoglobina de 11 g/dL com RDW de 16,5%, sódio sérico de 128 mEq/L, ferritina, ferro e vitamina B12 baixos. Inicialmente, o paciente iniciou um processo de desprescrição com suspensão de ciclobenzaprina e espironolactona e redução pela metade de furosemida e sertralina. Foi realizada hidratação com solução isotônica oral, tiotrópio inalatório e fisioterapia motora e respiratória para doença obstrutiva pulmonar crônica. O paciente teve suspensão completa da furosemida e sertralina após 10 dias de acompanhamento, melhora do sódio sérico (134 mEq/L) e do padrão respiratório e hemodinâmico. Os sintomas neuropsiquiátricos melhoraram progressivamente, teve ausência de sintomas cognitivos, cefaleia, tontura ou quedas, e redução expressiva dos sintomas depressivos a níveis subsindrômicos, e também foi encaminhado à psicoterapia.

Para aprofundamento

- Dent E, Morley JE, Cruz-Jentoft AJ, Woodhouse L, Rodríguez-Mañas L, Fried LP, Woo J, et al. Physical Frailty: ICFSR International Clinical Practice Guidelines for Identification and Management. J Nutr Health Aging. 2019;23(9):771-787.
  ⇨ Consenso mundial baseado em evidências recomendando condutas farmacológicas e não farmacológicas para idosos frágeis.
- Towfighi A, Ovbiagele B, El Husseini N, Hackett ML, Jorge RE, Kissela BM, et al.; American Heart Association Stroke Council; Council on Cardiovascular and Stroke Nursing; and Council on Quality of Care and Outcomes Research. Post-stroke Depression: A Scientific Statement for Healthcare Professionals from the American Heart Association/American Stroke Association. Stroke. 2017;48(2):e30-e43.
  ⇨ A depressão pós-AVC é evento frequente e há necessidade de prescrição de antidepressivos durante a fase aguda da doença. Este painel discorre sobre diversas recomendações para esses pacientes.
- Castro J, Billick S. Psychiatric presentations/manifestations of medical illnesses. Psychiatr Q. 2013;84(3):351-62.
  ⇨ Revisão narrativa que aborda diversas causas/doenças clínicas para transtornos ou manifestações mentais.

REFERÊNCIAS BIBLIOGRÁFICAS

1. Biella MM, Borges MK, Strauss J, Mauer S, Martinelli JE, Aprahamian I. Subthreshold depression needs a prime time in old age psychiatry? A narrative review of current evidence. Neuropsychiatr Dis Treat. 2019;15:2763-72.
2. American Geriatrics Society Expert Panel on the Care of Older Adults with Multimorbidity. Guiding principles for the care of older adults with multimorbidity: an approach for clinicians. J Am Geriatr Soc. 2012;60:E1-E25.
3. American Geriatrics Society. 2015 Updated Beers Criteria for Potentially Inappropriate Medication Use in Older Adults. J Am Geriatr Soc. 2015;63(11):2227-46. Painel da sociedade americana de geriatria sobre interações medicamentosas e medicamentos proscritos em idosos.
4. Lin SM, Borges MK, de Siqueira ASS, Biella MM, Jacob-Filho W, Cesari M, Voshaar RCO, Aprahamian I. Serotonin receptor inhibitor is associated with falls independent of frailty in older adults. Aging Ment Health. 2019;1-6.
5. Borges MK, Cezar NOC, Siqueira ASS, Yassuda M, Cesari M, Aprahamian I. The relationship between physical frailty and mild cognitive impairment in the elderly: a systematic review. J Frailty Aging. 2019;8(4):192-197.
6. Borges MK, Canevelli M, Cesari M, Aprahamian I. Frailty as a predictor of cognitive disorders: A systematic review and meta-Analysis. Front Med (Lausanne). 2019;6:26.
7. Aprahamian I, Suemoto CK, Lin SM, de Siqueira ASS, Biella MM, de Melo BAR, et al. Depression is associated with self-rated frailty in older adults from an outpatient clinic: a prospective study. Int Psychogeriatr. 2019;31(3):425-34.
8. Aprahamian I, Cezar NOC, Izbicki R, Lin SM, Paulo DLV, Fattori A, et al. Screening for frailty with the FRAIL Scale: A comparison with the phenotype criteria. J Am Med Dir Assoc. 2017;18(7):592-6. Validade psicométrica de um instrumento simples de rastreio de idosos frágeis, que podem ser mais acometidos por manifestações atípicas de transtornos clínicos ou sofrer efeitos adversos de psicotrópicos.
9. Markland AD, Vaughan CP, Johnson TM, Burgio KL, Goode PS. Incontinence. Med Clin North Am. 2011;95(3):539-54.
10. Elderon L, Whooley MA. Depression and cardiovascular disease. Prog Cardiovasc Dis. 2013;55(6):511-23.
11. Taylor WD, Aizenstein HJ, Alexopoulos GS. The vascular depression hypothesis: mechanisms linking vascular disease with depression. Mol Psychiatry. 2013;18(9):963-74.
12. Wei N, Yong W, Li X, et al. Post-stroke depression and lesion location: a systematic review. J Neurol. 2015;262(1):81-90.
13. Kalaria RN, Kenny RA, Ballard CG, Perry R, Ince P, Polvikoski T. Towards defining the neuropathological substrates of vascular dementia. J Neurol Sci. 2004; 226 (1-2):75-80.
14. Hackett ML, Köhler S, O'Brien JT, Mead GE. Neuropsychiatric outcomes of stroke. Lancet Neurol. 2014;13(5):525-34.

15. Livermore N, Sharpe L, McKenzie D. Panic attacks and panic disorder in chronic obstructive pulmonary disease: a cognitive behavioral perspective. Respir Med. 2010;104(9):1246-53.
16. Fine PG. Chronic pain management in older adults: special considerations. J Pain Symptom Manage. 2009;38(2 Suppl):S4-S14.
17. Abdulla A, Adams N, Bone M, Elliott AM, Gaffin J, Jones D, et al.; British Geriatric Society. Guidance on the management of pain in older people. Age Ageing. 2013;42 Suppl 1:i1-57. Consenso sobre manejo de dor em idosos, incluindo cuidados com interações medicamentosas.
18. Connolly BS, Lang AE. Pharmacological treatment of Parkinson disease: a review. JAMA. 2014;311(16):1670-83.
19. Farah Jde L, Lauand CV, Chequi L, Fortunato E, Pasqualino F, Bignotto LH, Batista RL, Aprahamian I. Severe psychotic disorder as the main manifestation of adrenal insufficiency. Case Rep Psychiatry. 2015:512430.
20. Mayeda ER, Whitmer RA, Yaffe K. Diabetes and cognition. Clin Geriatr Med. 2015;31(1):101-15.
21. Herr K. Pain assessment strategies in older patients. J Pain. 2011;12(3 Suppl 1):S3-S13.

14

Transtorno depressivo no idoso

Salma Rose Imanari Ribeiz
Laís Lundstedt Kahtalian
Samoara Correa Barbosa

Sumário

Introdução
Etiopatogenia
    Fatores de risco
    Mecanismos fisiopatológicos
Quadro clínico e diagnóstico
    Depressão subsindrômica (DSS)
Diagnóstico diferencial
Exames complementares
Tratamento
    Tratamento farmacológico
Considerações finais
Vinheta clínica
Para aprofundamento
Referências bibliográficas

Pontos-chave

- A depressão é um transtorno mental frequente nos idosos e está associada à piora na saúde e qualidade de vida.
- A apresentação clínica pode ser bastante heterogênea, o que contribui para que muitos casos passem despercebidos.
- Idosos têm menor propensão a manifestar sintomas afetivos e maior propensão a sintomas somáticos, perda de interesse e queixas cognitivas, o que pode implicar em um diagnóstico diferencial com demência ou mesmo representar pródromo ou fator de risco para tal.
- Para o diagnóstico é necessária avaliação que investigue fatores que predisponham à depressão, como doenças clínicas não compensadas, fármacos em uso, luto, incapacidade, distúrbio de sono e história de depressão prévia. Além disso, é importante obter informações acerca da funcionalidade, presença de comorbidades e rede de suporte social.
- O tratamento adequado inclui abordagens não farmacológicas e farmacológicas.
- Atualmente há recomendações específicas para o manejo farmacológico da depressão no idoso tanto em relação à fase aguda quanto à fase de manutenção. O uso de algoritmos pode ser interessante para guiar o clínico e aumentar as taxas de remissão e resposta.

INTRODUÇÃO

A depressão é considerada pela Organização Mundial da Saúde (OMS) como a doença que mais causa incapacidade na população, sobretudo em países de baixa e média renda como o Brasil[1]. Nos idosos, além da incapacidade, os transtornos depressivos são associados a maior mortalidade, maior utilização de serviços de saúde e declínio cognitivo[2]. Apesar disso, grande parte dos casos ainda tem sido subdiagnosticada e subtratada[2,3].

A prevalência de transtornos depressivos em idosos varia na literatura, dependendo das características das amostras estudadas, uso de diferentes instrumentos, critérios e termos utilizados para o diagnóstico.

De acordo com estudos epidemiológicos internacionais, a depressão maior afeta cerca de 1 a 4% dos idosos que vivem na comunidade, enquanto distimia afeta 2%[2]. No Brasil, essas taxas foram estimadas em cerca de 7% para depressão maior e 3,5% para distimia[4]. Os números tendem a ser maiores em pacientes atendidos em serviços ambulatoriais, e ainda maiores nos pacientes hospitalizados e vivendo em instituições de longa permanência (ILP)[2,5].

É importante ressaltar que, na população geriátrica, é mais comum a presença de sintomas depressivos que não chegam a preencher critérios diagnósticos para transtorno depressivo maior. Há bastante divergência na literatura em como nomear esses quadros com sintomatologia incompleta. Alguns exemplos de terminologias utilizadas são: depressão menor, depressão subsindrômica, depressão subclínica e sintomas depressivos clinicamente significantes (SDCS)[5,6]. Não é nosso objetivo trazer e esclarecer todos os termos, mas chamar a atenção do leitor para a informação mais relevante: essa apresentação clínica no idoso é extremamente frequente, gera impacto funcional e demanda atenção. Neste capítulo, utilizaremos o termo depressão subsindrômica (DSS), que será detalhado adiante.

Uma revisão feita por Meeks et al.[5] mostrou taxas de DSS de cerca de 10% em idosos da comunidade, 30% em pacientes internados e de 45 a 50% em moradores de ILP[5]. Metanálises com estudos nacionais encontraram taxas de prevalência de SDCS de 26% em idosos residentes na comunidade[4], 36% em pacientes hospitalizados e 39% em pacientes de ILP[7]. Apontamos a ressalva de que, nesses estudos brasileiros, os SDCS foram definidos por meio de escalas de rastreio para depressão, que além de incluírem pacientes com sintomas subclínicos, agregaram também os com diagnóstico de depressão maior e distimia, dificultando conclusões acerca da real prevalência da depressão subsindrômica.

Particularmente em idosos, a classificação quanto à idade de início da depressão pode ter implicações na etiologia, apresentação clínica e prognóstico[8]. Dessa forma, é importante diferenciar a depressão de início precoce (DIP) – com episódios que tiveram início mais cedo na vida e recorrem na terceira idade – da depressão de início tardio (DIT), que surge pela primeira vez após os 60 anos.

Entender as particularidades da apresentação dos transtornos depressivos nos idosos é fundamental para o diagnóstico e tratamento adequados[9]. O objetivo deste capítulo é discutir os aspectos principais dos transtornos depressivos nessa faixa etária e sua importância na prática clínica.

ETIOPATOGENIA

Fatores de risco

Uma metanálise conduzida por Cole e Dendukuri[10] analisou 20 estudos prospectivos e apontou luto, perda da funcionalidade, insônia, história de depressão prévia e sexo feminino como os fatores de risco mais significativos para depressão no idoso. O luto, que é evento de vida estressante comum nessa faixa etária, foi o que teve maior destaque, mais do que triplicando o risco de depressão.

A idade também tem sido associada a essa condição: quanto maior a idade, maiores as taxas de depressão[11]. É possível que isso seja em decorrência de condições que aumentam com o processo de envelhecimento e têm relação com depressão, como doenças crônicas, prejuízo cognitivo e incapacidade[3]. Outros fatores com evidência na literatura estão listados no Quadro 1.

Mecanismos fisiopatológicos

Na atualidade, entende-se o transtorno depressivo no idoso como um processo multifatorial. Suas causas ainda não são completamente compreendidas, mas possivelmente envolvem interação complexa entre fatores neurobiológicos, psicológicos e ambientais[9,12]. Na depressão ocorrem alterações em redes complexas de sinalização intracelular que estão envolvidas

Quadro 1 Fatores de risco para a depressão no idoso

Gênero feminino[10]
História prévia de depressão[10]
Insônia[10]
Perda da funcionalidade[10]
Estressores psicossociais – em especial luto[9-11]
Idade avançada[11]
Ser viúvo ou solteiro[11]
Baixa escolaridade[11]
Uso de polifarmácia[11]
Lesões de substância branca cerebral[11]
Comorbidades clínicas[11], principalmente doenças neurológicas (acidente vascular cerebral, Parkinson e Alzheimer), doenças cardiovasculares e diabetes[9]
Traços de personalidade (neuroticismo)[9]

na regulação de funções como humor, apetite e estado de alerta, e que são ativadas principalmente pela serotonina, noradrenalina, dopamina, glutamato e ácido gama amino-butírico (GABA). O sistema monoaminérgico tem papel importante na etiopatogenia da depressão, mas cada vez mais se investiga a interação deste com outros sistemas cerebrais e com alterações genéticas, neuroendócrinas, imunológicas, cerebrovasculares e de neurotrofinas[8,13,14].

A seguir serão descritas algumas alterações neurobiológicas que têm sido estudadas na tentativa de esclarecer a etiopatogenia dos transtornos depressivos nos idosos.

Alterações imunológicas e inflamatórias

O envelhecimento está associado à maior ativação da micróglia e produção de citocinas pró-inflamatórias. As citocinas ativam o eixo hipotálamo-hipófise-adrenal (HHA), aumentando o nível de cortisol, e induzem a indoleamina 2,3-dioxigenase, uma enzima que gera redução dos níveis de triptofano e, por conseguinte, redução na síntese de serotonina[15]. Essas alterações diminuem neuroplasticidade, geram dano celular e influenciam a neurotransmissão e o funcionamento de redes relacionadas com a regulação emocional, particularmente do sistema límbico[16]. Uma revisão sistemática de estudos longitudinais em idosos associou aumento de IL-8, IL-6 e TNF ao risco de desenvolvimento de depressão[15], reforçando a hipótese da inflamação no desenvolvimento dessa doença. Além disso, estados pró-inflamatórios também são encontrados em doenças que predispõem à depressão no idoso, como doenças cardiovasculares[16].

Alterações de neurotrofinas

O fator neurotrófico derivado do cérebro (BDNF) está envolvido na neurogênese e na neuroplasticidade e, por isso, tem papel importante na reação ao estresse, nos processos relacionados ao envelhecimento e na depressão. Estudos têm mostrado que o BDNF reduz com o envelhecimento e também diante do aumento de cortisol. Níveis diminuídos de BDNF e polimorfismo do gene BDNF parecem estar associados à depressão geriátrica. A diminuição dessa neurotrofina pode contribuir tanto com a dificuldade dos sistemas neurais em se adaptar a adversidades quanto com a dificuldade na manutenção e regeneração neuronal, gerando alterações estruturais no cérebro que podem predispor à depressão[17].

Alterações neuroendócrinas

Alterações no eixo HHA, que medeia efeitos do estresse no corpo e no sistema nervoso central, são associadas à depressão[14]. Uma metanálise de estudos evidenciou que idosos deprimidos exibem alto grau de desregulação do eixo HHA, com níveis mais altos de cortisol basal e pós-dexametasona[18]. Além disso, doenças crônicas, comumente associadas aos quadros depressivos nessa população, também aumentam o nível de cortisol[12]. O aumento de cortisol pode ter efeito neurotóxico e reduzir níveis de BDNF[17].

Alterações cerebrovasculares e depressão vascular

Descrita inicialmente por Alexopoulos et al.[19], a hipótese da *depressão vascular* surgiu a partir da observação da presença de fatores de risco cerebrovasculares e doença cerebrovascular em muitos idosos deprimidos, além da alta frequência de depressão após acidente vascular cerebral. Segundo essa hipótese, a doença cerebrovascular pode predispor, precipitar ou perpetuar alguns casos de depressão geriátrica. Esse subtipo de depressão é definido pela presença de fatores de risco cerebrovasculares e/ou doença cerebrovascular associada a quadro clínico característico (ver Quadro 2)[12,16].

Alterações de neuroimagem

Diminuição do volume de várias regiões cerebrais tem sido associada à depressão geriátrica, em especial do hipocampo, do putâmen, do tálamo[20] e do córtex frontal (sobretudo orbitofrontal)[20,21]. Outras alterações incluem as lesões de substância branca (identificadas na ressonância magnética do encéfalo como hiperintensidades de substância branca), mais comumente de etiologia vascular[8,16].

Em relação aos métodos de neuroimagem funcional, análises de tomografia por emissão de pósitrons (PET) têm evidenciado alterações na ligação serotoninérgica em regiões frontais (córtex pré-frontal e cíngulo anterior), hipocampo, gânglios da base e tronco cerebral. Do mesmo modo, uma diminuição do fluxo sanguíneo cerebral em áreas análogas tem sido identificada em estudos com tomografia por emissão de fóton único (SPECT)[8].

Investigações com ressonância magnética funcional (RMf) também mostram hipoatividade de córtex pré-frontal em resposta a estímulos negativos nos pacientes depressivos[8]. Além disso, estudos com RMf no estado de repouso têm chamado atenção para alterações em redes neurocognitivas em pacientes deprimidos, em especial na rede de modo padrão, mas mais estudos com idosos deprimidos são necessários[22].

Em resumo, estudos de neuroimagem estrutural e funcional reforçam a hipótese de que disfunções nos sistemas fronto-subcortical e límbico estão envolvidas na fisiopatologia da depressão no idoso[8,20].

QUADRO CLÍNICO E DIAGNÓSTICO

Apesar do DSM-5 e CID-11 não fazerem distinção de critérios diagnósticos para transtornos depressivos nos idosos (ver capítulos "Diagnósticos em psiquiatria: desde os primórdios até as classificações contemporâneas" da Seção 1 e "Transtorno depressivo e distimia" da Seção 3 deste mesmo volume), a manifestação dos sintomas nessa população pode ter particularidades em relação aos mais jovens (Quadro 3).

Nessa faixa etária é mais comum encontrarmos lentificação psicomotora, perda de interesse e desesperança em relação ao futuro[23]. Sintomas somáticos e preocupação excessiva com saúde também são mais frequentes do que em jovens[24]. Na prática clínica isso pode aparecer na forma de constantes idas a médicos e queixas inespecíficas como dores, perda de energia, cansaço e redução no apetite, podendo sugerir um quadro depressivo subjacente.

Quadro 2 Principais características da depressão vascular

Associação com fatores de risco cerebrovasculares e/ou doença cerebrovascular
Depressão de início tardio ou depressão de início precoce que piora após surgimento de doença cerebrovascular
Maior retardo psicomotor, anedonia e incapacidade, mas menos sentimentos de culpa
Falta de percepção da doença
Maior prejuízo cognitivo, sobretudo em função executiva, dependendo da localização e extensão das lesões cerebrovasculares
Resposta ruim ou mais lenta aos antidepressivos
Presença de hiperintensidades na substância cinzenta subcortical, substância branca profunda e/ou áreas periventriculares

Quadro 3 Particularidades da depressão nos idosos

Sintomas somáticos mais proeminentes do que humor depressivo
Mais perda de interesse
Mais comprometimento cognitivo
Maiores taxas de suicídio
Maior associação com comorbidades clínicas
Mais comum depressão subsindrômica do que distimia e depressão maior

O fato de a depressão frequentemente surgir no contexto de outras doenças clínicas e alterações do envelhecimento torna o diagnóstico mais desafiador[9]. Muitas vezes, humor depressivo, perda de interesse e anedonia podem ser vistos como parte do envelhecimento e não serem expressos espontaneamente como queixas pelos pacientes ou familiares[11]. Sintomas depressivos como fadiga, fraqueza, insônia e hiporexia podem estar relacionados ou serem consequências de diversas doenças clínicas e outros diagnósticos psiquiátricos. Ademais, comorbidades clínicas como doença vascular e doenças neurológicas podem estar associadas a quadros depressivos e alterar a manifestação clínica dos sintomas. Atribuir todos os sintomas à doença clínica pode fazer com que a depressão seja subdiagnosticada, mas não considerar os sintomas físicos de doenças clínicas, bem como fatores psicossociais, pode fazer com que a depressão seja superestimada[9].

O comprometimento cognitivo também é mais prevalente na depressão geriátrica[8]. Diversos domínios podem ser afetados e serão abordados na parte de Diagnóstico diferencial deste capítulo.

Quando comparada à depressão em outras faixas etárias, o curso dessa doença nos idosos tem sido associado à maior taxa de recorrência e pior prognóstico em longo prazo, o que parece estar mais relacionado ao número de episódios prévios, a estressores psicossociais e presença de comorbidades clínicas do que à idade em si[25].

O risco de suicídio é outro aspecto que deve ser considerado. Desesperança, pensamentos de morte e ideação suicida são comuns e a depressão representa o fator de risco mais importante para o suicídio nessa faixa etária. No Quadro 4 estão listados outros fatores de risco[26]. Também é importante ressaltar que os idosos apresentam maiores taxas de suicídio do que jovens. É provável que isso aconteça pelo uso de métodos mais letais e outros fatores comuns nessa etapa da vida: maior fragilidade, maior isolamento social e menos verbalização da ideação suicida, o que contribui para a demora na assistência a esses pacientes[26].

Quadro 4 Fatores de risco para suicídio no idoso

Transtornos de humor, em especial depressão
História prévia de tentativa de suicídio
Perdas interpessoais, sobretudo em homens
Abuso de substâncias, principalmente álcool
Psicose
Doenças físicas graves e incapacitantes
Dor grave
Doença neurológica
Câncer
Perda da visão

Conforme mencionado anteriormente, é importante diferenciar os quadros em função da idade de início da depressão: DIP ou DIT. Apesar de muitas vezes ser difícil definir com clareza se há história pregressa de depressão, estima-se que ao menos metade dos casos de depressão em idosos é de início tardio[9]. No Quadro 5 estão listadas as principais características da depressão de início tardio.

Quadro 5 Principais características da depressão de início tardio

Menos influência genética (menos história familiar de depressão)[8]
Mais associada à doença cerebrovascular (fatores de risco cardiovascular e/ou presença de lesões de substância branca)[8]
Pior resposta ao tratamento[8]
Mais anedonia[27]
Maior comprometimento cognitivo (em especial na atenção e função executiva)[8,27]
Maior progressão para demência[8]

É possível que a DIT seja tanto um pródromo quanto fator de risco para demências[28]. No entanto, a DIP também tem sido identificada como fator de risco para demência[28], o que pode estar associado à possível lesão de hipocampo causada pelo transtorno depressivo recorrente[27,28]. Até o momento, ainda há controvérsias na literatura a esse respeito.

Depressão subsindrômica (DSS)

Apesar de divergências na literatura, a DSS pode ser caracterizada pela presença de dois ou mais sintomas depressivos durante a maior parte do tempo por pelo menos 2 semanas, associados a impacto funcional, mas que não chegam a satisfazer os critérios para depressão maior ou distimia[6]. No DSM-5, a DSS poderia ser incluída em: "Outro transtorno depressivo especificado" (episódio depressivo com sintomas insuficientes) ou "Transtorno depressivo não especificado"[29].

A DSS é de particular importância na população geriátrica, pois além de ser mais frequente que a própria depressão maior, produz impacto negativo significativo. Está associada à piora na saúde, na qualidade de vida e a maiores custos. Além disso, aumenta o risco de evoluir para depressão maior, sobretudo em pacientes com comorbidades, incapacidades e pouco suporte social[5].

Escalas de rastreio

Diante do exposto anteriormente, conhecer mais a fundo as particularidades dos transtornos depressivos nos idosos pode diminuir a parcela de casos que não são diagnosticados e ficam sem tratamento. Além disso, escalas de rastreio para sintomas depressivos podem ser utilizadas, sobretudo na atenção primária, em que a maior parte dos pacientes é atendida. Pontuação de 10 ou mais na GDS (*Geriatric Depression Scale*)[30] ou

12 ou mais na CES-D (*Center for Epidemiological Studies Depression Scale*)[31] sugere um quadro depressivo.

DIAGNÓSTICO DIFERENCIAL

Diante das particularidades da depressão no idoso, fica evidente que esta tem sintomas comuns com outras doenças clínicas, como doença de Parkinson, hipotireoidismo, desnutrição, anemia e câncer[32], o que pode gerar dúvida diagnóstica. Além disso, a depressão de origem iatrogênica é comum no idoso, em razão da polifarmácia. Agentes anti-hipertensivos, particularmente alfa e betabloqueadores, são os mais comuns; esteroides, drogas antiparkinsonismo e opioides também podem induzir tal quadro[33]. Por isso, antes da instituição do tratamento dos sintomas de humor, é necessária avaliação que se concentre na identificação de qualquer ingestão de fármacos ou presença de doenças que predisponham à depressão. O tratamento da doença subjacente ou a remoção de drogas potencialmente ofensivas é necessário, mas muitas vezes não é suficiente para alcançar remissão do quadro depressivo[12].

Idosos com depressão são passíveis de apresentar déficits cognitivos que podem sugerir um quadro demencial. O termo pseudodemência é comumente utilizado para quadros de declínio cognitivo grave secundários à depressão no idoso, sendo que o prejuízo cognitivo é geralmente reversível com o tratamento adequado da depressão. Para diferenciar demência de pseudodemência, é preciso considerar o período de instalação dos sintomas e sua gravidade, levando em consideração os sintomas afetivos e o perfil de prejuízo cognitivo.

O diagnóstico diferencial entre demência e depressão é frequentemente difícil e nem sempre excludente. A relação entre ambas levanta algumas hipóteses: de que a demência aumenta o risco ou desencadeia o surgimento da depressão, seja por alterações orgânicas ou pela própria reação do paciente à doença e suas consequências; ou a de que a depressão aumenta o risco de demência, ou que seja a manifestação prodrômica de demência[28].

Em relação às alterações da cognição de idosos deprimidos, muitos estudos concordam que essa população apresenta desempenho rebaixado em testes de memória, mas são as funções executivas que apresentam maior comprometimento, seguidas de déficits atencionais e queda na velocidade de processamento. Portanto, as dificuldades de memória seriam secundárias a uma síndrome disexecutiva e, talvez, por essa razão, alguns pacientes apresentem poucas alterações em testes de memória, enquanto outros déficits são mais evidentes. Parece haver um consenso na literatura de que quanto mais grave a depressão, pior o desempenho cognitivo[34].

EXAMES COMPLEMENTARES

Exames laboratoriais são necessários para estabelecer a presença de doenças potencialmente tratáveis associadas à depressão[36], sendo imprescindível a solicitação de hemograma, função tireoidiana, renal, hepática, dosagem sérica de vitamina B12 e albumina. As principais causas reversíveis e potencialmente

Tabela 1 Medicamentos que podem estar associados à síndrome depressiva

Cardiovasculares	Anticonvulsivantes
Clonidina	Carbamazepina
Digitalis	Etosuximida
Guanethidine	Fenobarbital
Hidralazina	Fenitoína
Metildopa	Primidona
Procainamida	
Propranolol	
Reserpina	
Diuréticos tiazídicos	

Quimioterápicos	Anti-inflamatórios/Agentes anti-infecciosos
6-Azauridina	Ampicilina
Asparaginase	Cicloserina
Azatioprina	Dapsone
Bleomicina	Etambutol
Cisplatina	Griseofulvina
Ciclofosfamida	Isoniazida
Doxorrubicina	Metoclopramida
Mitramicina	Metronidazol
Vinblastina	Ácido nalidíxico
Vincristina	Nitrofurantoína
	Anti-inflamatório não esteroide
	Penicilina G procaína
	Estreptomicina
	Sulfonamidas
	Tetraciclina

Antiparkinsonianos	Estimulantes
Amantadina	Anfetaminas (retirada)
Bromocriptina	Cafeína
Levodopa	Cocaína (retirada)
	Metilfenidato

Antipsicóticos	Hormônios
Flufenazina	Adrenocorticotrofina
Haloperidol	Esteroides anabolizantes
	Glucocorticoides
	Contraceptivos orais

Sedativos e ansiolíticos	Outras drogas
Barbitúricos	Colina
Benzodiazepínicos	Cimetidina
Hidrato de cloral	Disulfiram
Etanol	Lecitina
	Metisergida
	Fenilefrina
	Fisostigmina
	Ranitidina

tratáveis de síndromes depressivas no idosos são: deficiência de vitamina B12 e folato, hipotireoidismo, doenças infecciosas (sífilis e tuberculose), hidrocefalia de pressão normal, tumores, hematoma subdural, intoxicação medicamentosa, etilismo, vasculites, hiperparatireoidismo, insuficiência adrenal, renal, hepática e pulmonar[37].

Em relação aos exames de neuroimagem, é importante considerar que o diagnóstico diferencial entre depressão e transtornos cognitivos pode ser desafiador. Por isso, a realização de

Tabela 2 Apresentação típica de sintomas na demência e na depressão

Sintoma	Demência	Depressão
Resposta ao declínio funcional e cognitivo	Falta de preocupação ou negação dos sintomas.	Preocupação e ampliação excessivas dos déficits.
Humor	Sem alteração ou lábil, com perturbações intermitentes e de pequena amplitude. O humor geralmente melhora com a estimulação e o suporte.	Humor depressivo com instalação progressiva durante semanas, durante grande parte do dia e quase todos os dias. Não melhora muito com a estimulação.
Interesse e iniciativa	Perda gradual do interesse e iniciativa (apatia) insidiosos ao longo do tempo. Geralmente sem queixa de tristeza.	Perda subaguda de interesse e prazer ao longo de poucas semanas.
Comportamento alimentar e peso	Perda gradual do peso; grande aumento do peso é mais comum na demência frontotemporal.	Mudanças subagudas (semanas) do apetite levando a aumento ou diminuição do peso.
Sono	Distúrbio gradual do ciclo vigília-sono; acordar noturno frequente e sono durante o dia.	Mudanças subagudas no sono ao longo de algumas semanas (aumento ou diminuição).
Agitação psicomotora	Gradual (meses a anos), geralmente pior ao final do dia. O paciente piora em situações não familiares.	Instalação subaguda (semanas), geralmente pior na manhã.
Lentificação psicomotora	Instalação gradual ao longo da gravidade do quadro.	Instalação subaguda ao longo de semanas na depressão severa.
Culpa e sensação de inutilidade	Incomum, mas pode aparecer naqueles conscientes do seu próprio declínio.	Comum
Concentração e raciocínio	Declínio conforme evolução do quadro demencial.	Perda subaguda da concentração. Frequentemente indeciso e preocupado com possíveis erros.
Ideação suicida	Incomum	Comum

Fonte: adaptada de Thorpe, 2009[35].

exames de neuroimagem estrutural ou funcional (especialmente RM ou PET/SPECT) torna-se um recurso não só para exclusão de doenças neurológicas, mas também para acompanhamento longitudinal. Eletroencefalograma pode ser solicitado visando a exclusão de doenças neurológicas.

Os exames de imagem permitem a identificação de lesões cerebrovasculares e alterações estruturais ou funcionais cerebrais, que podem esclarecer dados clínicos do paciente. Além disso, estudos de neuroimagem têm investigado potenciais características preditoras do insucesso do tratamento[38,39], como a diminuição da perfusão cerebral em múltiplas regiões no SPECT (ver seção "Alterações de neuroimagem"), porém são necessárias mais evidências científicas para suportar sua indicação na prática clínica.

TRATAMENTO

O tratamento preciso de depressão no idoso tem suma importância em decorrência da associação dessa doença com morbidade e mortalidade. A meta no cuidado de pacientes deprimidos é atingir remissão total dos sintomas, com retorno à funcionalidade.

Eventos adversos recentes, lidar com limitações funcionais e falta de contato social são exemplos de fatores psicossociais que são contribuições frequentes a quadros depressivos e devem ser alvo do plano de tratamento[40]. A complexidade dessas condições é melhor abordada por equipe multidisciplinar associada a cuidados primários e monitorização do cuidado[41],

afinal, pacientes idosos podem não ser aderentes ao tratamento em razão de questões cognitivas, comorbidades médicas e problemas relacionados à polifarmácia. O envolvimento de membros da família pode facilitar a adesão ao tratamento e, consequentemente, a melhora do quadro depressivo. Medidas de suporte, incluindo exercício físico, mudanças ambientais e estimulação social são cruciais em combinação com a psicoterapia e a farmacoterapia.

Antidepressivos podem não ser eficazes quando o paciente tem um quadro demencial[42] e, por isso, não devem ser considerados como única abordagem do tratamento. Pacientes com demência e depressão devem ter seus sintomas monitorados e podem necessitar de intervenções não farmacológicas (ver Quadro 6). Há de se levar em consideração, também, que a depressão vascular somada à disfunção executiva pode representar a abertura de um quadro demencial (demência vascular), e justifica-se a falta de resposta ao antidepressivo[43].

A psicoeducação pode ajudar os pacientes e seus familiares, inclusive aumentando as taxas de adesão ao tratamento farmacológico.

Tratamento farmacológico

Alterações biológicas em idosos podem modificar o perfil farmacocinético dos antidepressivos, como diminuição de peso, tamanho corporal, massa muscular e água corporal. A diminuição das funções hepática e renal pode alterar a biotransformação e a eliminação[45]. A premissa *"start low, go slow and*

Quadro 6 Tratamento não farmacológico – psicoterapias preferidas para idosos com depressão e abordagens psicossociais

Psicoterapia (terapia cognitivo-comportamental, psicoterapia de suporte, terapia interpessoal, terapia de resolução de problemas)
Psicoeducação (cuidadores, família)
Musicoterapia
Exercício físico
Mudanças ambientais
Estimulação social

Fonte: Alexopoulos, 2005[12]; Vernooij-Dassen et al., 2010[44].

keep going" (começar com doses baixas e aumentá-las devagar e progressivamente, mas sem deixar de fazê-lo se necessário) é essencial no tratamento da depressão no idoso.

Todos os antidepressivos levam pelo menos duas semanas para manifestar efeito terapêutico, com efeito máximo por volta de 8 a 12 semanas. Dessa forma, é prudente esperar esse período antes de fazer aumento das doses.

Antes de instituir o tratamento farmacológico, é importante avaliar algumas questões, tais como: risco de suicídio, presença de sintomas psicóticos, resposta anterior a algum antidepressivo e avaliação da presença de comorbidades clínicas.

Eficácia dos antidepressivos

Como a maior parte dos antidepressivos tem eficácia semelhante, sua seleção deve ser individualizada de acordo com características do paciente. Particularidades dos principais antidepressivos não inibidores seletivos de recaptação de serotonina (ISRS) e inibidores seletivos de recaptação de serotonina e noradrenalina (ISRSN) são discutidas na Tabela 3.

Os ISRS são considerados medicações de primeira linha no tratamento da depressão no idoso pelo seu melhor perfil de tolerância. Além disso, dentre suas vantagens, requerem menor escalonamento para chegar na dose terapêutica e têm menores chances de desencadearem overdose fatal. Os ISRS apresentam poucos efeitos anticolinérgicos comparados a outras classes de antidepressivos, e os efeitos colaterais mais frequentes são gastrointestinais (diminuição do apetite, náuseas, diarreia ou constipação intestinal), além de insônia, tremores em extremidades e diminuição da libido. Podem ocorrer com menos frequência: sangramento gastrointestinal, quedas, osteoporose[47,48], síndrome serotoninérgica e síndrome neuroléptica maligna[43]. Dos ISRS, a sertralina, o citalopram e o escitalopram são escolhas ótimas em idosos, pois têm o menor número de interações com as enzimas hepáticas do citocromo P450, não sendo tão propensos a interagir com outras medicações, como a fluoxetina e a paroxetina.

OS IRSN, a venlafaxina, seu metabólito ativo desvenlafaxina e a duloxetina constituem boas opções para os pacientes que apresentam sintomas de depressão e ansiedade, incluindo aqueles relacionados à energia, concentração, motivação, sono

Tabela 3 Antidepressivos não inibidores seletivos de recaptação de serotonina (ISRS) e inibidores seletivos de recaptação de serotonina e noradrenalina (ISRSN)

Classe medicamentosa	Particularidades do uso em idosos
Inibidores da monoamina oxidase (IMAO)	▪ Requerem diversas tomadas diárias. ▪ Podem causar hipotensão ortostática severa. ▪ Demandam restrições alimentares por conta da interação com tiamina (crises hipertensivas graves).
Antidepressivos tricíclicos (TCA)	▪ Devem ser evitados por conta da sedação, hipotensão postural e efeitos anticolinérgicos (obstipação, retenção urinária, refluxo gastroesofágico). ▪ Contraindicados em pacientes com distúrbios de condução cardíaca. ▪ Se houver necessidade do uso de um TCA, a nortriptilina deve ser escolhida, já que tem menos efeitos anticolinérgicos e menor ação sobre o aparelho cardiovascular[46].
Bupropiona	▪ Boa opção se a depressão estiver associada a pouca energia, motivação e/ou concentração. ▪ Não está ligada a efeitos colaterais sexuais. ▪ Os principais efeitos adversos incluem: insônia, ansiedade e diminuição do limiar convulsivo.
Mirtazapina	▪ Opção interessante para idosos com inapetência, perda de peso e insônia. ▪ Efeitos adversos comuns: sonolência, aumento do apetite com ganho de peso e hiponatremia.
Trazodona	▪ Não está ligada a disfunções sexuais. ▪ Útil no tratamento da insônia em doses baixas. ▪ Ressalva-se o monitoramento para o desenvolvimento de hipotensão arterial para evitar quedas e fraturas ósseas.
Agomelatina	▪ Costuma ser indicada para pacientes com insônia. ▪ Principais efeitos adversos: tontura, sonolência, enxaqueca, náusea, cansaço, ansiedade e aumento dos níveis de transaminases. ▪ Tem uso contraindicado em disfunção hepática mesmo leve e em idosos com demência (segurança e eficácia não estabelecidas).
Vortioxetina	▪ Eficaz para tratamento de depressão no idoso, apresentando também melhora de desempenho em provas de velocidade de processamento e aprendizado verbal[43]. ▪ Principais efeitos adversos incluem náusea, diarreia, constipação, vômitos; tontura; prurido; redução do apetite e sonhos anormais.

e apetite. Em doses mais baixas, a venlafaxina e a desvenlafaxina são predominantemente serotoninérgicas, com pouco efeito noradrenérgico até aumento das doses. Já a duloxetina tem uma forte afinidade pela serotonina e pela norepinefrina em todas as doses. Além disso, a duloxetina tem uma indicação particular como tratamento adjuvante da dor neuropática e pode ser considerada medicação de primeira linha nesses pacientes. De forma geral, os efeitos adversos desses medicamentos são semelhantes aos observados nos ISRS. Notavelmente, o uso da venlafaxina está associado à hipertensão relacionada à dose, e a pressão arterial deve ser monitorada.

O Quadro 7 descreve as principais recomendações de psicofarmacologia da depressão no idoso.

Quadro 7 Recomendações para o tratamento farmacológico da depressão no idoso (CANMAT)

Primeira linha: ISRS, ISRSN, bupropiona, mirtazapina, nortriptilina e vortioxetina
Segunda linha: tricíclicos, trazodona (mais efeitos colaterais), quetiapina, moclobemida e selegilina (potenciais interações medicamentosas graves), levomilnacipran (falta de dados de prevenção comparativa e de recaída) e vilazodona (falta de dados de prevenção comparativa e de recidiva e necessidade de titulação). Associação de antidepressivo com aripiprazol, lítio ou metilfenidato.
Terceira linha: iMAO (mais efeitos colaterais e possíveis interações medicamentosas e dietéticas) e reboxetina (menor eficácia), associação com bupropiona

Fonte: MacQueen et al., 2016[43].

Na Tabela 4 estão descritas as doses iniciais e faixas terapêuticas dos principais antidepressivos.

Tabela 4 Parâmetros farmacológicos dos antidepressivos

Antidepressivo	Dose inicial (mg)	Faixa terapêutica (mg)
Citalopram	10	20-40
Escitalopram	5	10-20
Sertralina	25	50-200
Fluoxetina	5	10-40
Paroxetina	10	10-40
Venlafaxina	37,5	75-225
Desvenlafaxina	50	50-100
Duloxetina	30	60-120
Mirtazapina	7,5	30-45
Nortriptilina	25	50-150
Bupropiona	100	100-400
Vortioxetina	5	10-20

Fonte: adaptada de Wilkins et al., 2009[49].

Estratégias de potencialização de antidepressivos

O carbonato de lítio é o fármaco mais estudado para potencialização de antidepressivos; entretanto, tem uma faixa terapêutica muito estreita no idoso, frequentemente causa tremores em extremidades e sua concentração sérica é influenciada por diuréticos e inibidores da ECA[33].

Há papel, também, para antipsicóticos atípicos. Em estudos, o aripiprazol destacou-se como tratamento adjunto a antidepressivos alcançando taxas de remissão superiores a placebo e venlafaxina em monoterapia[50]. Os efeitos colaterais mais comuns são acatisia e parkinsonismo. É importante destacar que, quando prescritos em quadros demenciais, medicações antipsicóticas são associadas a aumento do risco de mortalidade, e por isso devem ser consideradas individualmente e de acordo com o perfil do paciente.

Resistência ao tratamento farmacológico

Diante de falha terapêutica, vale ressaltar que o diagnóstico primário deve ser reavaliado, e há de se considerar comorbidades clínicas e psiquiátricas; além disso, deve-se garantir que o paciente esteja tomando a dose prescrita e que a duração do tratamento é adequada. Quando a remissão não ocorre após período adequado (6 a 12 semanas), a dose deve ser ajustada.

Se o tratamento farmacológico falha ou se os sintomas requerem intervenção rápida, a eletroconvulsoterapia (ECT) deve ser considerada. A ECT é um tratamento seguro e efetivo também na terceira idade[51], embora não seja isento de riscos (como *delirium*, complicações cardíacas e quedas). Como no adulto, a confusão após aplicação é comum, mas benigna e transitória. Pacientes com risco de suicídio, desnutrição severa por redução da ingesta alimentar ou condição médica que piore com o uso de terapia farmacológica podem se beneficiar desse tratamento[52].

Estudos utilizando algoritmos de tratamento têm sido conduzidos para melhorar as taxas de resposta e de remissão. Steffens et al.[53] conduziram o *Duke Somatic Algorithm Treatment for Geriatric Depression* (STAGED). O algoritmo inicia-se com o uso de ISRS. Caso o paciente tenha tido resposta anterior a alguma medicação e não houver nenhum potencial para interação medicamentosa, sugere-se o uso da mesma medicação por 6 a 12 semanas na dose anterior. Se o paciente tiver resposta parcial ou não apresentar qualquer resposta, o próximo passo é a potencialização com lítio (nível sérico de 0,3 a 0,6) ou trocar antidepressivo por ISRSN. Caso a remissão ainda não seja atingida, estágios posteriores incluem polifarmácia mais complexa ou ECT. Ao replicarmos o estudo no Instituto de Psiquiatria do Hospital das Clínicas da Faculdade de Medicina da Universidade de São Paulo (IPq-HCFMUSP), usamos uma coorte prospectiva com seguimento de 67 idosos com depressão que foram tratados por mais de 24 semanas. Em nossa amostra, 96,5 e 80,7% alcançaram resposta e remissão, respectivamente[38].

A recomendação atual quanto ao tratamento de manutenção está apresentada na Tabela 5.

Preditores de resposta ao tratamento farmacológico

Levando em consideração as baixas taxas de remissão na DIT, faz-se primordial o reconhecimento de um possível marcador preditivo de resposta ao tratamento. Conduzimos um estudo transversal e prospectivo[38], e encontramos redução volumétrica significativa no córtex orbitofrontal (COF) bilateralmente

Tabela 5 Recomendação do tratamento de manutenção da depressão no idoso

Condição	Recomendação
Episódio único de depressão	Manter antidepressivo por um ano a partir da remissão
Dois episódios de depressão	Manter por dois anos a partir da remissão
Três ou mais episódios de depressão	Manter por no mínimo três anos ou continuar por tempo indeterminado
Outros fatores que influenciam a decisão da duração da terapia antidepressiva	Preferência do paciente Gravidade do último episódio Tempo entre dois episódios depressivos Gravidade de efeitos colaterais da medicação Fatores de risco para cronicidade da depressão

Fonte: adaptada de Kok, Reynolds, 2017[40].

no grupo dos pacientes deprimidos (*versus* grupo-controle), e esta foi preditora de pior resposta ao antidepressivo. Além disso, encontramos que a maior pontuação inicial do Mini Exame do Estado Mental e o maior volume do COF no início do tratamento foram associados a maiores taxas de remissão. Os resultados desse estudo sugerem que a atrofia do COF pode ser um biomarcador para depressão no idoso, e que o prejuízo cognitivo e anormalidades regionais do COF podem ser preditores de pior resposta. Mais evidências na literatura são necessárias para orientar a prática clínica.

CONSIDERAÇÕES FINAIS

O aumento da expectativa de vida traz novos desafios aos profissionais de saúde. O estudo da depressão no idoso é fundamental, dada sua grande prevalência, com consequente aumento de incapacidade, mortalidade, suicídio, utilização de serviços de saúde e sua associação com demência. Identificar fatores de risco e saber diagnosticar e manejar adequadamente a depressão no idoso possibilita maior qualidade de vida e dignidade a esse grupo populacional.

Vinheta clínica

V.C.M., masculino, 69 anos, casado, ensino médio completo, técnico judiciário. Paciente com história de mudança de comportamento há 6 meses, com pressentimento constante de que alguma tragédia iria acontecer. Durante esse período, cortou gastos (chegando a comprometer sua alimentação), emagreceu 10 kg, apresentou piora do autocuidado e algum prejuízo de organização, chegando a espalhar creme de barbear na pia e espelho do banheiro em duas ocasiões. Passou a ter inseguranças no trabalho; tinha medo de errar e a impressão de que não conseguia fazer sua própria assinatura; passava dias ensaiando-a e insistindo que estava errada, precisando ser afastado de atividades laborais.

Não foram identificados estressores psicossociais relacionados ao quadro e não tinha história prévia de episódios depressivos ou hipomania. Apresentava como comorbidades: hipertensão arterial sistêmica, dislipidemia, aterosclerose coronariana e carotídea. Em uso de losartana, anlodipino, atenolol e clopidogrel.

A família o levou inicialmente ao geriatra. Exames laboratoriais vieram normais e a ressonância magnética de encéfalo evidenciou focos de hipersinal em T2 e FLAIR na substância branca periventricular e subcortical sugestivos de microangiopatia. Foi medicado com mirtazapina (até 15 mg) associada à risperidona 1 mg e encaminhado ao psiquiatra. No entanto, nem sempre aceitava tomar as medicações. Após 2 meses evoluiu com piora, passou a ter pensamentos de morte; acreditava que se morresse, seria melhor, pois a família não assumiria suas dívidas – que nem existiam.

Só então realizou primeira consulta com psiquiatra. Ao exame tinha postura apreensiva e inquieta, parcialmente orientado em tempo, orientado no espaço, atenção prejudicada, humor ansioso/deprimido, afeto hipomodulante e hiporressoante, pensamento lentificado, com delírio de ruína, crítica prejudicada. O MEEM foi de 15, mas estava bastante ansioso e resistente à realização do teste. A hipótese diagnóstica foi de episódio depressivo grave com sintomas psicóticos. A conduta foi internação, aumento gradual da dose da mirtazapina até 30 mg e troca da risperidona por olanzapina 5 mg.

Durante a primeira semana de internação, a olanzapina foi aumentada para 10 mg e a mirtazapina, para 45 mg. Houve melhora do sono, apetite e delírio de ruína, mas o paciente mantinha humor depressivo e desesperança. Foi optado por associação de venlafaxina 37,5 mg com ajuste gradual até 225 mg. Nas semanas seguintes, o paciente apresentou-se mais colaborativo e foi possível um melhor rastreio cognitivo. Foi realizado o *Montreal Cognitive Assessment* (MOCA), tendo feito 14 pontos em 30: apresentou dificuldade na alternância de trilha e no planejamento de desenho de relógio, prejuízo em atenção (spam de dígitos e em série de letras), fluência verbal fonêmica de 8, evocação tardia ruim (mas recordou das palavras com pistas). Esse padrão no teste de memória e o prejuízo em atenção, função executiva e velocidade de processamento somados à história clínica do paciente reforçaram a hipótese inicial de que possivelmente o prejuízo cognitivo seria secundário ao transtorno de humor.

A seguir, optou-se por suspender gradualmente a olanzapina (em decorrência da remissão do delírio e por ter desenvolvido parkinsonismo). A melhora cognitiva também foi marcante: a pontuação no MOCA subiu para 24. Teve alta após 30 dias, com prescrição de venlafaxina 225 mg e mirtazapina 45 mg.

Conseguiu voltar ao trabalho após alguns meses, embora com dificuldade. Não teve mais pensamentos negativos, nem mesmo ansiosos. No seguimento sustentou quadro melhorado, mas com alguma lentificação e apatia, além da queixa de que a memória não era como antes. Embora esse fato não tivesse impacto na funcionalidade, e com MOCA mantendo-se estável em 24, foi feita hipótese de que esses seriam sintomas depressivos residuais; por isso, houve tentativa de aumento da mirtazapina para 60 mg, sem resultado, e então foi reduzido para 45 mg novamente. Foi traçado plano de estimular atividade física, social e intelectual somado a reavaliações cognitivas regulares (sobretudo por se tratar de depressão de início tardio e com características de depressão vascular). Paciente obteve benefício, e apesar de por vezes apresentar alguns esquecimentos (senhas, nome de colegas de trabalho), seguiu em acompanhamento ambulatorial com rastreio cognitivo e funcional frequentes. Até o momento, mantém-se estável em relação à cognição e sem dificuldades para realização de atividades básicas e instrumentais de vida diária.

Para aprofundamento

- Aprahamian I, Biella MM, Cerejeira J, Alves TCTF (orgs.). Psiquiatria geriátrica, 1.ed. Rio de Janeiro: Gen/Guanabara Koogan; 2019.
- Forlenza OV, Radanovic M, Aprahamian I. Neuropsiquiatria geriátrica. 2.ed. São Paulo: Atheneu; 2014.
- Steffens DC, McQuoid DR, Krishnan KRR. The Duke Somatic Treatment Algorithm for Geriatric Depression (STAGED) Approach. Psychopharmacol Bull. 2002; 36(2): 58-68.
  ⇨ Estudo de desenvolvimento de diretriz de tratamento para depressão no idoso.

REFERÊNCIAS BIBLIOGRÁFICAS

1. World Health Organization (WHO). Depression and other common mental disorders: Global health estimates. Geneva: World Health Organization; 2017.
2. Blazer DG. Depression in late life: Review and commentary. J Gerontology. 2003;58:249-65.
3. Djernes, JK. Prevalence and predictors of depression in populations of elderly: a review. Acta Psychiatrica Scandinavica. 2006;113:372-87.
4. Barcelos-Ferreira R, Izbicki R, Steffens Steffens DC, Bottino CMC. Depressive morbidity and gender in community-dwelling Brazilian elderly: Systematic review and meta-analysis. International Psychogeriatrics. 2010;22(5):712-26.
5. Meeks TW, Vahia IV, Lavretsky H, Kulkarni G, Jeste DV. A tune in "a minor" can "b major": A review of epidemiology, illness course, and public health implications of subthreshold depression in older adults. J Affective Disorders. 2011;129:126-42.
6. Aprahamian I, Biella MM, Cerejeira J, Alves TCTF (orgs.). Psiquiatria geriátrica, 1.ed. Rio de Janeiro: Gen/Guanabara Koogan; 2019.
7. Castro-de-Araújo LFS, Barcelos-Ferreira R, Martins CB, Bottino CMC. Depressive morbidity among elderly individuals who are hospitalized, reside at long-term care facilities, and are under outpatient care in Brazil: a meta-analysis. Rev Bras Psiquiatr. 2013;35(2):201-7.
8. **Naismith SL, Norrie LM, Mowszowski L, Hickie IB. The neurobiology of depression in later-life: Clinical, neuropsychological, neuroimaging and pathophysiological features. Progress in Neurobiology. 2012; 98:99-143.**
  ⇨ Este artigo faz uma revisão de aspectos clínicos e mecanismos fisiopatológicos na depressão geriátrica.
9. Fiske A, Wetherell JL, Margaret G. Depression and older adults: key issues. Ann Rev Clin Psychol. 2009;5(1):363-89.
10. Cole MG, Dendukuri N. Risk factors for depression among elderly community subjects: A systematic review and meta-analysis. Am J Psychiatry. 2003;160:1147-56.
11. Sozeri-Varma G. Depression in the elderly: Clinical features and risk factors. Aging Dis. 2012;3(6):465-71.
12. Alexopoulos GS. Depression in the elderly. Lancet. 2005;365:1961-70.
13. Bondy B. Pathophysiology of depression and mechanisms of treatment. Dialogues Clin Neurosci. 2002;4(1):7-20.
14. Jesulola E, Micalos P, Baguley IJ. Understanding the pathophysiology of depression: from monoamines to the neurogenesis hypothesis model - are we there yet?. Behavioural Brain Research. 2018;341:79-90.
15. Martínez-Cengotitabengoa M, Carrascón L, O'Brien JT, Díaz-Gutiérrez MJ, Bermúdez-Ampudia C, Sanada K, et al. Molecular sciences peripheral inflammatory parameters in late-life depression: A systematic review. Int J Mol Sci. 2016;17:2022.
16. Alexopoulos GS. Mechanisms and treatment of late-life depression. Translational Psychiatry. 2019; 9:188.
17. Dwivedi Y. Involvement of brain-derived neurotrophic factor in late-life depression. Am J Ger Psychiatry. 2013;21(5):433-49.
18. Belvederi Murri M, Pariante C, Mondelli V, Masotti M, Atti AR, Mellacqua Z, et al. HPA axis and aging in depression: systematic review and meta-analysis. Psychoneuroendocrinology. 2014;41:46-62.
19. Alexopoulos GS, Meyers BS, Young RC, Campbell S, Silbersweig D, Charlson M. "Vascular depression" hypothesis. Arch Gen Psychiatry. 1997;54(10):915-22.
20. Sexton CE, Mackay CE, Ebmeier KP. A systematic review and meta-analysis of magnetic resonance imaging studies in late-life depression. Am J Ger Psychiatry. 2013;21(2):184-95.
21. **Ribeiz SRI, Duran F, Oliveira MC, Bezerra D, Castro CC, Steffens DC, et al. Structural brain changes as biomarkers and outcome predictors in patients with late-life depression: A cross-sectional and prospective study. PLoS ONE 8(11): e80049.**
  ⇨ Este estudo constata fatores preditores de prognóstico em pacientes com depressão tardia através de exames de neuroimagem.
22. Dutta A, McKie S, Deakin JF. Resting state networks in major depressive disorder. Psychiatry Res. 2014;224(3):139-51.
23. Christensen H, Jorm AF, Mackinnon AJ, Korten AE, Jacomb PA, Henderson AS, et al. Age differences in depression and anxiety symptoms: A structural equation modelling analysis of data from a general population sample. Psychological Medicine. 1999;29(2):325-39.
24. Hegeman AJM, Kok RM, Van Der Mast RC, Giltay EJ. Phenomenology of depression in older compared with younger adults: Meta-analysis. Br J Psychiatry. 2012;200(4):275-81.
25. Mitchell AJ, Subramaniam H. Prognosis of depression in old age compared to middle age: A systematic review of comparative studies. Am J Psychiatry. 2005;162(9):1588-601.
26. Dombrovski AY, Szanto K, Reynolds III CF. Epidemiology and risk factors for suicide in the elderly: 10-year update. Aging Health. 2005;1(1):135-45.
27. Rapp AM, Dahlman K, Sano M, Grossman HT, Haroutunian V, Gorman JM. Neuropsychological differences between late-onset and recurrent geriatric major depression. Am J Psychiatry. 2005;162:4, 691-8.
28. Byers AL. Depression and risk of developing dementia. Nat Rev Neurol. 2012;7(6):323-31.
29. American Psychiatric Association. Manual diagnóstico e estatístico de transtornos mentais: DSM-5. Porto Alegre: Artmed; 2013.
30. Almeida OP, Almeida SA. Reliability of the Brazilian version of the abbreviated form of Geriatric Depression Scale (GDS) short form. Arq Neuropsiquiatr. 1999;57(2B):421-6.
31. Batistoni SS, Neri AL, Cupertino AP. Validity of the Center for Epidemiological Studies Depression Scale among Brazilian elderly. Rev Saúde Pública. 2007;41(4):598-605.
32. McGreevey J, Franco K. Depression in the elderly: the role of the primary care physician in management. J Gen Intern Med. 1988;3:497-506.
33. Johnson J, Sims R, Gottlieb G. Differential diagnosis of dementia, delirium and depression. Drugs & Aging. 1994;5(6):431-45.
34. Ávila R, Bottino CMC. Atualização sobre alterações cognitivas em idosos com síndrome depressiva. Rev Bras Psiquiatr. 2006;28(4):316-320.

35. Thorpe L. Depression vs. dementia: how do we assess? Can Rev Alzheimer's Dis Dementias. 2009:17-21.
36. Clarfield AM. The reversible dementias: do they reverse? Ann Intern Med. 1988;109:476-86.
37. Parmera JB. Nitrini R. Demências: da investigação ao diagnóstico. Rev Med (São Paulo). 2015;94(3):179-84.
38. **Ribeiz SRI, Ávila R, Martins CB, Moscoso MA, Steffens DC, Bottino CM. Validation of a treatment algorithm for major depression in an older Brazilian sample. Int J Geriatr Psychiatry. 2013;28(6):647-53.**
   ⇨ **Este artigo descreve o algoritmo STAGED e os resultados da aplicação deste em uma amostra do ambulatório do Programa de Terceira Idade do IPq.**
39. Amen DG, Taylor DV, Meysami S, Raji CA. Deficits in regional cerebral blood flow on brain SPECT predict treatment resistant depression. J Alzheimer's Disease. 2018;63(2):529-38.
40. **Kok RM, Reynolds CF. Management of depression in older adults. JAMA. 2017;317(20):2114.**
   ⇨ **Trata-se de um artigo atualizado e completo a respeito do tratamento da depressão tardia. Cita as possíveis dificuldades de manejo.**
41. American Psychiatric Association. Practice guideline for the treatment of patients with major depressive disorder, 3.ed. Arlington: American Psychiatric Association; 2010.
42. Nelson JC, Devanand DP. A systematic review and meta-analysis of placebo-controlled antidepressant studies in people with depression and dementia. J Am Geriatr Soc. 2011;59(4):577-85.
43. **MacQueen GM, Frey BN, Ismail Z, Jaworska N, Steiner M, Lieshout RJV, et al. Canadian Network for Mood and Anxiety Treatments (CANMAT) 2016 Clinical guidelines for the management of adults with major depressive disorder. Can J Psychiatry. 2016;61(9):588-603.**
   ⇨ **O CANMAT é uma referência mundial de diretrizes para tratamento de transtornos mentais, e nele consta o capítulo de populações especiais (idosos).**
44. Vernooij-Dassen M, Vasse E, Zuidema S, Cohen-Mansfield J, Moyle W. Psychosocial interventions for dementia patients in long-term care. Int Psychogeriatr. 2010;22(7):1121-8.
45. Álamo C, López-Muñoz F, García-García P, García-Ramos S. Risk-benefit analysis of antidepressant drug treatment in the elderly. Psychogeriatrics. 2014;14(4):261-8.
46. Kok RM, Nolen WA, Heeren TJ. Efficacy of treatment in older depressed patients: a systematic review a ond meta-analysis of double-blind randomized controlled trials with antidepressants. J Affect Disord. 2012;141(2-3):103-15.
47. Sansone RA, Sansone LA. SSRIs: bad to the bone? Innov Clin Neurosci. 2012;9:42-7.
48. Moura C, Bernatsky S, Abrahamowicz M, Papaioannou A, Bessette L, Adachi J, et al. Antidepressant use and 10-year incident fracture risk: the population-based Canadian Multicentre Osteoporosis Study (CaMoS). Osteoporos Int. 2014;25:1473-81.
49. Wilkins CH, Mathews J, Sheline YI. Late life depression with cognitive impairment: evaluation and treatment. Clin Interventions in Aging. 2009;4:51-7.
50. Steffens DC, Nelson JC, Eudicone JM, Andersson C, Yang H, Tran QV, et al. Efficacy and safety of adjunctive aripiprazole in major depressive disorder in older patients: a pooled subpopulation analysis. Int J Geriatr Psychiatry. 2011;26:564-72.
51. Norden D, Siegler E. Electroconvulsive therapy in the elderly. Hosp Pract. 1993;28:59-71
52. Unützer J, Park M. Older adults with severe, treatment-resistant depression. JAMA. 2012;308 (9):909-18.
53. Steffens DC, McQuoid DR, Krishnan KRR. The Duke Somatic Treatment Algorithm for Geriatric Depression (STAGED) Approach. Psychopharmacol Bull. 2002;36(2):58-68.
54. Alexopoulos GS, Young RC, Meyers BS. Geriatric depression: age of onset and dementia. Biol Psychiatry. 1993;34(3):141-5.
55. Alexopoulos GS, Katz IR, Reynolds CF, 3rd, Carpenter D, Docherty JP. The Expert Consensus Guideline Series. Pharmacotherapy of depressive disorders in older patients. Postgrad Med. 2001:1-86.
56. Butters MA, Whyte EM, Nebes RD, Begley AE, Dew MA, Mulsant BH, et al. The nature and determinants of neuropsychological functioning in late-life depression. Arch Gen Psychiatry. 2004;61(6):587-95.
57. Cai W, Mueller C, Shetty H, Perera G, Stewart R. Predictors of mortality in people with late-life depression: A retrospective cohort study. J Affective Disord. 2020.
58. Koder DA, Brodaty H, Anstey KJ. Cognitive therapy for depression in the elderly. Int J Geriatr Psychiatry. 1996;11:97-107.
59. Nelson JC, Delucchi KL, Schneider LS. Moderators of outcome in late-life depression: a patient-level meta-analysis. Am J Psychiatry. 2013;170:651-9

15

Transtorno bipolar no idoso

Leandro da Costa Lane Valiengo
Bianca Silva Pinto
Valéria de Paula Richinho

Sumário

Introdução
Definição
Epidemiologia
Fisiopatologia
Quadro clínico
    Transtorno bipolar e déficit cognitivo
Diagnóstico
    Diagnóstico diferencial
Tratamento
Considerações finais
Referências bibliográficas

Pontos-chave

- O transtorno bipolar (TB) geriátrico inclui pacientes idosos cujo transtorno do humor se iniciou na vida adulta e também pacientes cujo transtorno do humor se iniciou mais tardiamente.
- A prevalência estimada do TB nos Estados Unidos acima dos 60 anos é de 1-2%. Os pacientes geriátricos representam entre 7-25% de todos os pacientes bipolares.
- A patogênese do TB de início tardio (após os 50 anos) é desconhecida, mas sua etiologia pode diferir do TB de início precoce que persiste até a velhice.
- O TB é caracterizado por episódios de depressão maior, mania e hipomania. As características clínicas dos pacientes bipolares mais velhos e mais jovens diferem; o comprometimento cognitivo é mais comum e grave em pacientes geriátricos, e estes apresentam mais comorbidades.
- A avaliação do TB geriátrico inclui história psiquiátrica e exame do estado mental, com ênfase nos sintomas depressivos e maníacos. Deve-se investigar também história médica geral, exame físico e exames laboratoriais e de imagem direcionados a avaliar condições clínicas gerais, como hipertensão, hiperlipidemia, diabetes, hipotireoidismo, doença coronariana e asma.
- O histórico de medicamentos deve ser avaliado nos pacientes idosos com mania ou depressão maior de início recente, especialmente tratamentos recém-iniciados por outros médicos e tratamentos complementares ou alternativos iniciados pelo próprio paciente.
- Os episódios de humor também podem ser secundários a outros problemas de saúde, como esclerose múltipla, acidente vascular encefálico, tumor cerebral, concussão, infecção pelo vírus da imunodeficiência humana, hipertireoidismo e distúrbios neurodegenerativos.

INTRODUÇÃO

O transtorno bipolar (TB) é um transtorno do humor no qual os pacientes apresentam ao menos um episódio de mania ou hipomania ao longo da vida, que pode intercalar com depressão. Diagnosticar corretamente o TB é de extrema importância, pois ele pode ser confundido com a depressão unipolar, sendo que o tratamento das duas condições é completamente diferente.

A população idosa costuma apresentar mais episódios de depressão do que a jovem, sendo que muitos desses episódios são decorrentes de TB, que também é mais comum nessa faixa etária. As características clínicas e o tratamento de pacientes bipolares idosos diferem dos mais jovens[1].

Sabe-se que até 25% de todos os pacientes bipolares são idosos[2], e espera-se que o número absoluto de idosos bipolares aumente com o envelhecimento da população mundial nas próximas décadas, aumentando a importância desse tema[3].

DEFINIÇÃO

A idade mínima geralmente usada para definir o TB geriátrico é de 60 anos[4,5]. No entanto, isso não é um consenso, variando a idade entre 50, 55 ou 65 anos[6]. A força-tarefa da International Society for Bipolar Disorders em transtorno bipolar de idosos recomenda que sejam incluídos pacientes com idade a partir dos 50 anos[5].

O TB geriátrico inclui tanto pacientes idosos, cujo transtorno do humor se iniciou mais cedo na vida, como pacientes cujo transtorno do humor se apresenta pela primeira vez tardiamente[1,7]. Assim, podemos classificá-lo como de início tardio ou de início precoce, o que é importante, pois estas duas condições têm fisiopatologias possivelmente diversas, cursos distintos e necessidades de cuidado diferentes[5]. A força-tarefa da International Society for Bipolar Disorders usa o termo "transtorno bipolar de idade avançada" em vez de "transtorno bipolar geriátrico"[5].

EPIDEMIOLOGIA

A prevalência do TB geriátrico varia de acordo com o cenário e a amostra do estudo. A prevalência estimada em um ano de TB na população dos Estados Unidos acima dos 65 anos varia de 0,1-0,7%[8], sendo que a prevalência durante a vida para indivíduos com 60-65 anos ou mais é de 1-2%[9]. No Brasil, um estudo encontrou uma prevalência durante a vida e acima dos 60 anos de 5,8% e 1,5%, respectivamente[10].

Comparada com a população geral, existe maior prevalência de idosos bipolares em ambientes clínicos, como instituições de longa permanência (3%), ambulatórios psiquiátricos (6-7%) e emergências hospitalares (17%)[6,11]. Entre os bipolares geriátricos tratados em contextos clínicos, aproximadamente 70-95% representam casos com início antes dos 50 anos, e que persistiram até a vida adulta[12].

Pacientes bipolares geriátricos são predominantemente do sexo feminino. Uma revisão, que incluiu 17 estudos, constatou que aproximadamente 69% dos pacientes bipolares tardios eram mulheres[6].

FISIOPATOLOGIA

Acredita-se que a etiologia do TB geriátrico de início tardio (50 anos ou mais) possa diferir daquela do TB geriátrico de início precoce[13].

Um estudo de neuroimagem em 20 pacientes bipolares geriátricos de início tardio detectou lesões cerebrovasculares de substância branca em 65% dos casos, sem sintomas neurológicos focais associados. Essa porcentagem foi muito maior que a encontrada em bipolares geriátricos de início precoce e em voluntários saudáveis pareados por idade (20 em cada grupo), ambos com cerca de 25%[14]. Outros achados de neuroimagem que podem estar relacionados à patogênese do TB geriátrico incluem: volume reduzido de estruturas de substância cinzenta (p. ex., estruturas frontal e subcortical), hiperintensidade de substância branca e alterações bioquímicas[5]. Existe uma diminuição de hipocampo em bipolares de início tardio, em comparação com os de início precoce e com controles[15].

Há uma deterioração progressiva do sistema nervoso central em indivíduos idosos, evidenciada por: sinais de inflamação, estresse oxidativo e disfunção mitocondrial, o que pode desempenhar um papel na patogênese do TB geriátrico[16]. Estudos também demonstram alterações de BDNF (fator neurotrófico derivado do cérebro), que estaria diminuído em pacientes bipolares[17]. As investigações em nível celular fornecem evidências consistentes sobre a disfunção dos mecanismos biológicos no TB, incluindo a hiperatividade pró-inflamatória do sistema de microglia, que por sua vez altera o eixo hipotálamo-pituitária-adrenal (HPA)[18]. Uma revisão abrangente relatou que o aumento de citocinas pró-inflamatórias está intimamente relacionado à disfunção do HPA, à redução volumétrica e à hipoativação dos lobos frontais[19]. Os autores também documentaram distúrbios dos neurotransmissores serotonina e dopamina na amígdala, hipocampo e núcleo *accumbens* – áreas cerebrais crucialmente envolvidas na regulação de manifestações emocionais, processos de recompensa e comportamento psicomotor. Outros autores acharam diminuição nos tamanhos dos telômeros de pacientes bipolares idosos, sendo ainda menores nos de início tardio[20].

Os fatores biopsicossociais também aparentam ter importância. Os episódios de humor que ocorrem em pacientes bipolares geriátricos podem ser devidos, em parte, a eventos negativos da vida (p. ex., discórdia conjugal) ou mudanças na família, na residência, no emprego e nas finanças[21]. Um estudo descobriu que pacientes bipolares mais velhos tiveram mais que o dobro de eventos estressantes na vida, em comparação com controles pareados por idade[22]. Contudo, é difícil se estabelecer uma relação causal, pois a própria alteração do humor pode ser a causa dos eventos estressantes, com quadros prodrômicos de mania ou depressão precipitando os conflitos.

QUADRO CLÍNICO

O transtorno bipolar é caracterizado por fases de mania e/ou hipomania, podendo cursar com episódios de depressão. Os Quadros 1 e 2 apresentam os critérios diagnósticos pela quinta edição do *Manual diagnóstico e estatístico de transtornos mentais* (DSM-5), da American Psychiatric Association (APA)[23].

Quadro 1 Critérios diagnósticos para **episódio maníaco** pelo DSM-5

A. Um período distinto de humor anormal e persistentemente elevado, expansivo ou irritável e aumento anormal e persistente da atividade dirigida a objetivos ou da energia, com duração mínima de uma semana e presente na maior parte do dia, quase todos os dias (ou qualquer duração, se a hospitalização se fizer necessária).

B. Durante o período de perturbação do humor e aumento da energia ou atividade, três (ou mais) dos seguintes sintomas (quatro se o humor é apenas irritável) estão presentes em grau significativo e representam uma mudança notável do comportamento habitual:
1. Autoestima inflada ou grandiosidade.
2. Redução da necessidade de sono (p. ex., sente-se descansado com apenas três horas de sono);

(continua)

Quadro 1 Critérios diagnósticos para episódio maníaco pelo DSM-5 (*continuação*)

3. Mais loquaz que o habitual ou pressão para continuar falando.
4. Fuga de ideias ou experiência subjetiva de que os pensamentos estão acelerados.
5. Distrabilidade (p. ex., a atenção é desviada muito facilmente por estímulos externos insignificantes ou irrelevantes), conforme relatado ou observado.
6. Aumento da atividade dirigida a objetivos (seja socialmente, no trabalho ou escola, seja sexualmente) ou agitação psicomotora (p. ex., atividade sem propósito não dirigida a objetivos).
7. Envolvimento excessivo em atividades com elevado potencial para consequências dolorosas (p. ex., envolvimento em surtos desenfreados de compras, indiscrições sexuais ou investimentos financeiros insensatos).

C. A perturbação do humor é suficientemente grave, a ponto de causar prejuízo acentuado no funcionamento social ou profissional ou de necessitar de hospitalização a fim de prevenir dano a si mesmo ou a outras pessoas, além de características psicóticas.

D. O episódio não é atribuível aos efeitos fisiológicos de uma substância (p. ex., droga de abuso, medicamento, outro tratamento) ou a outra condição médica.

Observação: um episódio maníaco complet,o que surge durante tratamento antidepressivo (p. ex., medicamento, eletroconvulsoterapia), mas que persiste em um nível de sinais e sintomas além do efeito fisiológico desse tratamento é evidência suficiente para um episódio maníaco.

Fonte: American Psychiatric Association (APA), 2014[23].

Quadro 2 Critérios diagnósticos para episódio hipomaníaco pelo DSM-5

A. Um período distinto de humor anormal e persistentemente elevado, expansivo ou irritável e aumento anormal e persistente da atividade ou energia com duração mínima de 4 dias consecutivos e presente na maior parte do dia, quase todos os dias.

B. Durante o período de perturbação do humor e aumento de energia e atividade, três (ou mais) dos sintomas do critério B para episódio maníaco (quatro se o humor é apenas irritável) persistem, representam uma mudança notável em relação ao comportamento habitual e estão presentes em grau significativo.

C. O episódio está associado a uma mudança clara no funcionamento que não é característica do indivíduo quando assintomático.

D. A perturbação do humor e a mudança no funcionamento são observáveis por outras pessoas.

E. O episódio não é suficientemente grave a ponto de causar prejuízo acentuado no funcionamento social ou profissional ou para necessitar de hospitalização. Existindo características psicóticas, por definição, o episódio é maníaco.

F. O episódio não é atribuível aos efeitos fisiológicos de uma substância (p. ex., droga de abuso, medicamento, outro tratamento).

(*continua*)

Quadro 2 Critérios diagnósticos para episódio hipomaníaco pelo DSM-5 (*continuação*)

Observação 1: um episódio hipomaníaco completo que surge durante tratamento antidepressivo (p. ex., medicamento, eletroconvulsoterapia), mas que persiste em um nível de sinais e sintomas além do efeito fisiológico desse tratamento, é evidencia suficiente para um diagnóstico de episódio hipomaníaco. Recomenda-se, porém, cautela para que um ou três sintomas (principalmente aumento da irritabilidade, nervosismo ou agitação após o uso de antidepressivo) não sejam considerados suficientes para o diagnóstico de episódio hipomaníaco nem necessariamente indicativos de uma diátese bipolar.
Observação 2: os critérios A-F representam um episódio hipomaníaco. Esses episódios são comuns no transtorno bipolar tipo I, embora não necessariamente para o diagnóstico desse transtorno.

Fonte: American Psychiatric Association (APA), 2014[23].

Algumas características do TB geriátrico diferem das manifestações do TB em pacientes mais jovens[24,25]. O comprometimento cognitivo é mais comum e mais grave nos pacientes geriátricos, conforme detalhado à frente. Ansiedade e transtornos de uso de substâncias são menos comuns nos idosos. Ocorre maior interesse e comportamento sexual excessivo durante as fases de mania ou hipomania nos idosos. Contudo, as características clínicas do TB geriátrico de início tardio e de início precoce parecem ser semelhantes[26].

Os transtornos de uso de substâncias e transtornos de ansiedade são as duas comorbidades psiquiátricas mais comuns no TB geriátrico[6,27,28]. No entanto, a prevalência de uso de substâncias e transtornos de ansiedade é menor em pacientes bipolares geriátricos do que nos mais jovens[28,29].

O funcionamento psicossocial é pior em pacientes bipolares geriátricos do que em controles saudáveis com a mesma idade, em domínios diversos, como: finanças, atividade física, mobilidade, suporte social, atividades recreativas e tarefas domésticas[30,31].

Um estudo com 220 pacientes bipolares avaliou o curso da doença por aproximadamente 40 anos e constatou que a frequência de episódios recorrentes de humor bipolar permaneceu constante ao longo da vida até os 70 anos[32]. Além disso, pacientes bipolares geriátricos também podem desenvolver períodos de ciclagem rápida (ou seja, quatro ou mais episódios de humor em um período de 12 meses). Dois estudos com pacientes bipolares idosos (n = 475 e n = 246) encontraram um histórico de ciclagem rápida em aproximadamente 20%[12,33], comparável à incidência em pacientes bipolares de idade mista (18-65 anos)[34].

A recorrência de episódios de humor no TB geriátrico pode ser precipitada por fatores biológicos, como o tratamento com esteroides para alguma condição clínica (artrites, asma ou doença inflamatória intestinal[35]. Além disso, eventos estressantes da vida (p. ex., doenças graves ou mudanças no papel da família, residência, emprego ou finanças) podem possivelmente contribuir para recorrências[22]. Importante dizer que pacientes bipolares têm 10 anos a menos de expectativa de vida em relação a não bipolares, e têm uma taxa de suicídio 12-13 vezes maior que a população geral[36].

Transtorno bipolar e déficit cognitivo

Déficits cognitivos ocorrem em aproximadamente 40-50% dos pacientes bipolares geriátricos eutímicos[37]. Comparações com controles saudáveis pareados por idade mostram que pacientes bipolares de idade avançada apresentam déficits moderados a graves, em diversas esferas cognitivas, como: fluência semântica e verbal, memória recente e atenção[38]. Esses déficits são semelhantes aos observados em pacientes bipolares adultos eutímicos mais jovens[39]. Um estudo observacional prospectivo avaliou o funcionamento neuropsicológico em pacientes com TB da idade avançada (n = 33) e em controles saudáveis (n = 36), e os acompanhou por até 3 anos[40]. O funcionamento cognitivo declinou mais rapidamente nos pacientes com TB do que nos controles. Outro estudo mostrou que a prevalência do diagnóstico de TB foi maior em pacientes com demência do que nos controles pareados sem demência (1,2% *versus* 0,2%)[41]. Um estudo retrospectivo demonstrou que, durante um período de 13 anos, o risco de demência era duas vezes maior entre os portadores de TB do que os sem TB (taxa de risco 2,3; 95% CI 1,8-2,9)[42].

A demência no TB geriátrico pode ser considerada secundária à carga cumulativa da própria doença (gravidade clínica e eventos adversos relacionados ao tratamento), associada à presença de comorbidades clínicas e neurológicas (particularmente cerebrovasculares). No entanto, é difícil descartar a participação de mecanismos biológicos intrínsecos que, em última análise, regulamentam sinais intracelulares relacionados à neurodegeneração. Estudos *post-mortem* indicaram que as alterações histopatológicas são muito sutis e poderiam, pelo menos em parte, resultar do efeito do uso crônico de medicamentos. Porém, certas alterações podem ser detectadas mesmo antes do tratamento, sendo que o fato de o tratamento em longo prazo modificar o curso natural da doença torna difícil o suporte ao TB como doença neurodegenerativa[18]. O uso durante a vida de antipsicóticos, antidepressivos, anticonvulsivantes e, particularmente, do lítio – o último medicamento associado a propriedades neuroprotetoras na literatura recente – pode alterar não apenas a psicopatologia, mas também os marcadores biológicos da doença[18].

As alterações cognitivas no TB frequentemente levam a prejuízos na meia-idade e, finalmente, à demência no final da vida. Porém, seu curso é claramente diferente do observado na demência neurodegenerativa primária, como a doença de Alzheimer (DA), o que é outra indicação da etiologia distinta entre elas. Dois estudos demonstraram que pacientes idosos com TB e comprometimento cognitivo não apresentam um papel significativo do alelo apolipoproteína E nem de marcadores patológicos da DA no líquido cefalorraquidiano, definidos por concentrações reduzidas do peptídeo beta-amiloide junto com o aumento da tau total e da tau fosforilada, achados esses chamados de "assinatura patológica" da DA no líquido cefalorraquidiano. Esses achados sugerem que o processo de demência do TB segue uma rota biológica distinta em comparação à DA, o que é compatível com o padrão distinto observado na progressão clínica dos déficits neuropsicológicos. Portanto, pode-se supor que a deterioração cognitiva persistente e progressiva do TB reflete o resultado em longo prazo da doença, presumivelmente compartilhando mecanismos de declínio cognitivo com outros transtornos psiquiátricos importantes[43,44].

DIAGNÓSTICO

O diagnóstico é clínico, baseado na anamnese clínica e psiquiátrica, que devem investigar fases maníacas, hipomaníacas e depressivas, tanto na história atual como na pregressa. A presença na história de algum episódio de mania ou hipomania é o elemento que define o transtorno bipolar e o diferencia do transtorno depressivo. Um único episódio de mania/hipomania é suficiente para o diagnóstico, porém, a maioria dos pacientes já terá apresentado um ou mais episódios depressivos ao longo da vida, que frequentemente precedem os episódios de mania. É comum que a apresentação inicial seja de uma fase depressiva, e isso impede o diagnóstico correto, até que um episódio maníaco ocorra. As fases e estágios da doença apresentam diferentes graus de comprometimento funcional, podendo cursar desde impactos mínimos, muitas vezes nem percebidos pelo paciente e familiares, até quadros mais severos, que levam à incapacidade de funcionamento social e laboral, sendo necessário inclusive hospitalização para tratamento.

Existem vários subtipos de transtorno bipolar que podem ser diagnosticados, dependendo dos sintomas e episódios de humor que ocorrerem, descritos na Tabela 1[23]. O TB II é caracterizado por um episódio de depressão maior e um episódio de hipomania em um indivíduo que nunca teve um episódio maníaco.

A Tabela 2 mostra as principais diferenças entre o DSM-5 e a 11ª edição da Classificação Internacional de Doenças (CID-11), da Organização Mundial da Saúde.

Além da anamnese voltada para os sintomas psiquiátricos, também é necessário avaliar a cognição, obter uma história médica geral e realizar um exame físico sumário. Exames laboratoriais e de imagem, guiados pela história e pelo exame físico, devem ser solicitados, para exclusão de diagnósticos diferenciais[46–48].

O exame físico deve ser dirigido, buscando avaliar a saúde geral do paciente, sinais e sintomas sugestivos de patologias relevantes (que muitas vezes podem não ter sido ainda diagnosticadas), além de possíveis efeitos colaterais de medicamentos. A avaliação dos sinais vitais pode mostrar elevação pressórica ou taquicardia, que podem ocorrer com uso de alguns psicotrópicos ou por ansiedade. A bradicardia pode estar presente no hipotireoidismo. O cálculo do índice de massa corpórea e aferição da circunferência abdominal auxiliam tanto para a avaliação geral da saúde do paciente, como para o acompanhamento de possível ganho de peso advindo do tratamento medicamentoso. Além disso, a apneia do sono está mais relacionada à obesidade. Devemos sempre buscar sinais de possível autoagressão, como cicatrizes ou escoriações. Algumas doenças endocrinológicas também podem ser suspeitas – p. ex., o aumento

Tabela 1 Classificação diagnóstica do transtorno bipolar e transtornos relacionados

Transtorno	Definição
Transtorno bipolar tipo I	Distúrbio de humor em que se verifica a ocorrência de pelo menos um episódio maníaco, que pode ter sido precedido ou sucedido de episódios hipomaníacos ou depressivos.
Transtorno bipolar tipo II	Distúrbio de humor recorrente, constituído por um ou mais episódios depressivos maiores e pelo menos um episódio hipomaníaco.
Transtorno ciclotímico	Distúrbio de humor flutuante, envolvendo períodos com sintomas hipomaníacos que não preenchem os critérios para um episódio hipomaníaco; e períodos com sintomas depressivos que não satisfazem os critérios para um episódio depressivo maior.
Transtorno bipolar e transtorno relacionado induzido por substância ou medicamento	Distúrbio de humor cujas características diagnósticas são essencialmente as mesmas que as de mania, hipomania ou depressão. Contudo, evidências provenientes da história clínica e de exames físicos ou laboratoriais, apontam que: (a) os sintomas se desenvolveram durante ou logo após a intoxicação por substância ou exposição a uma medicação; (b) a substância/medicamento envolvido é capaz de produzir tais sintomas.
Transtorno bipolar e transtorno relacionado devido a outra condição médica	Distúrbio de humor que ocorre como consequência fisiopatológica direta de uma outra condição médica, comprovada por evidências provenientes da história clínica, de exames físicos ou laboratoriais.
Outro transtorno bipolar e transtorno relacionado especificado	Diagnóstico atribuído quando os sintomas característicos do transtorno bipolar e transtorno relacionado (que causam sofrimento clinicamente significativo; prejuízo nas áreas social, ocupacional ou outras áreas importantes do funcionamento) não preenchem completamente os critérios para qualquer tipo de transtorno dessa classe, e o clínico escolhe comunicar a razão específica pela qual a manifestação não preenche os critérios para qualquer transtorno bipolar ou relacionado.
Transtorno bipolar e transtorno relacionado não especificado	Diagnóstico atribuído quando os sintomas característicos do transtorno bipolar e transtorno relacionado (que causam sofrimento clinicamente significativo; prejuízo nas áreas social, ocupacional ou outras áreas importantes do funcionamento) não preenchem completamente os critérios para qualquer tipo de transtorno dessa classe, e o clínico escolhe não comunicar a razão específica pela qual a manifestação não preenche os critérios para qualquer transtorno bipolar ou relacionado, pois não há informação suficiente para fazer um diagnóstico mais específico.

Fonte: American Psychiatric Association (APA), 2014[23].

Tabela 2 Principais diferenças entre o DSM-5 e a CID-11

DSM-5	CID-11
Transtorno bipolar I É um distúrbio de humor episódico definido pela ocorrência de um ou mais episódios maníacos ou mistos. Um episódio maníaco é um estado de humor extremo que dura pelo menos 1 semana, a menos que seja encurtado por uma intervenção de tratamento caracterizada por euforia, irritabilidade ou expansão, e por atividade aumentada ou aumento de energia, acompanhada de outros sintomas característicos, como fuga de ideias, aumento da autoestima ou grandiosidade, diminuição da necessidade de sono, distração, comportamento impulsivo ou imprudente e mudanças rápidas entre os diferentes estados de humor. Um episódio misto é caracterizado por uma mistura ou alternância muito rápida entre sintomas maníacos e depressivos proeminentes na maioria dos dias durante um período de pelo menos 2 semanas.	6A60.0 – Episódio atual maníaco, sem sintomas psicóticos. 6A60.1 – Episódio maníaco atual, com sintomas psicóticos. 6A60.2 – Episódio atual hipomaníaco. 6A60.3 – Episódio atual depressivo, leve. 6A60.4 – Episódio atual depressivo, moderado, sem sintomas psicóticos. 6A60.5 – Episódio atual depressivo, moderado, com sintomas psicóticos. 6A60.6 – Episódio atual depressivo, grave, sem sintomas psicóticos. 6A60.7 – Episódio atual depressivo, grave, com sintomas psicóticos. 6A60.8 – Episódio atual depressivo, gravidade não especificada. 6A60.9 – Episódio atual misto, sem sintomas psicóticos. 6A60.A – Episódio atual misto, com sintomas psicóticos. 6A60.B – Atualmente em remissão parcial, episódio maníaco ou hipomaníaco mais recente. 6A60.C – Atualmente em remissão parcial, episódio depressivo mais recente 6A60.D – Atualmente em remissão parcial, episódio mais recente misto. 6A60.E – Atualmente em remissão parcial, episódio mais recente não especificado. 6A60.F – Atualmente em remissão completa. 6A60.Y – Outro distúrbio bipolar especificado. 6A60.Z – Não especificado.

(continua)

Tabela 2 Principais diferenças entre o DSM-5 e a CID-11 (*continuação*)

DSM-5	CID-11
Transtorno bipolar II É um distúrbio de humor definido pela ocorrência de um ou mais episódios hipomaníacos e pelo menos um episódio depressivo. Um episódio hipomaníaco é um estado de humor persistente caracterizado por euforia, irritabilidade ou expansividade e ativação psicomotora excessiva ou aumento de energia, acompanhada de outros sintomas característicos, como grandiosidade, diminuição da necessidade de sono, fuga de ideias, distração e impulsividade ou comportamento imprudente com duração de pelo menos vários dias. Os sintomas representam uma mudança em relação ao comportamento típico do indivíduo e não são graves o suficiente para causar acentuado prejuízo no funcionamento. Um episódio depressivo é caracterizado por um período de humor deprimido quase diário ou interesse diminuído por atividades com duração de pelo menos 2 semanas acompanhadas de outros sintomas, como alterações no apetite ou no sono, agitação ou retardo psicomotor, fadiga, sentimentos de culpa inútil ou excessiva ou inadequada, sentimentos ou desesperança, dificuldade de concentração e suicídio.	6A61.0 – Episódio atual hipomaníaco. 6A61.1 – Episódio atual depressivo, leve. 6A61.2 – Episódio atual depressivo, moderado, sem sintomas psicóticos. 6A61.3 – Episódio atual depressivo, moderado, com sintomas psicóticos. 6A61.4 – Episódio atual depressivo, grave, sem sintomas psicóticos. 6A61.5 – Episódio atual depressivo, grave, com sintomas psicóticos. 6A61.6 – Episódio atual depressivo, gravidade não especificada. 6A61.7 – Atualmente em remissão parcial, episódio hipomaníaco mais recente. 6A61.8 – Atualmente em remissão parcial, episódio depressivo mais recente. 6A61.9 – Atualmente em remissão parcial, episódio mais recente não especificado. 6A61.A – Atualmente em remissão completa. 6A61.Y – Outro distúrbio bipolar II especificado. 6A61.Z – Não especificado.

Fonte: DSM-5[23] CID-11.

da circunferência cervical pode ser sugestivo de bócio, pele ressecada; edema de membros inferiores podem ser encontrados no hipotireoidismo, oftalmopatia; tremores podem estar presentes no hipertireoidismo; e estrias abdominais e gibosidade podem ser sugestivos de Cushing. A presença de sibilos, estertores ou tempo expiratório prolongado pode sugerir doenças respiratórias, como asma, doença pulmonar obstrutiva crônica ou até neoplasia pulmonar. Insuficiências orgânicas podem apresentar sintomas típicos, como icterícia e ascite na insuficiência hepática; dispneia e edema na insuficiência cardíaca; e presença de fístula arteriovenosa ou cateter em pacientes dialíticos[47].

Alguns exames complementares são fundamentais para a avaliação geral da saúde e também para exclusão de diagnósticos diferenciais. No hemograma, podemos encontrar alterações de série branca, principalmente neutropenia, que está associada ao uso de psicotrópicos como clozapina, carbamazepina e olanzapina. O aumento do volume corpuscular médio (VCM) é chamado macrocitose, e pode estar presente em pacientes etilistas ou hipovitaminoses. A avaliação da função renal por meio da coleta de ureia e creatinina séricos é fundamental em idosos, que apresentam uma diminuição gradual da taxa de filtração glomerular decorrente do envelhecimento. Alguns psicotrópicos podem ser nefrotóxicos e hepatotóxicos, de modo que a realização de um exame basal de função renal e hepática auxilia no posterior seguimento após introdução da terapêutica medicamentosa. Muitos antidepressivos, anticonvulsivantes e neurolépticos podem causar hiponatremia, por isso é recomendável dosar o sódio sérico basal antes do início de uma medicação. A avaliação da função tireoidiana deve ser realizada por meio do hormônio tireoestimulante e da tiroxina livre. Se alterados, devem ser repetidos e deve-se prosseguir investigação com anticorpos tireoidianos. Tanto o hipo como o hipertireoidismo podem causar mudanças no humor; e alguns medicamentos,

como o lítio e a amoidarona, podem induzir disfunção tireoidiana. Existe uma associação entre deficiência de vitaminas e transtornos de humor, sendo que a dosagem de vitamina B12 e ácido fólico está incluída na investigação de diagnósticos diferenciais. Caso haja relato de comportamento sexual impulsivo desprotegido, a investigação de doenças sexualmente transmissíveis deve ser realizada. Deve-se considerar a realização de teste toxicológico se houver suspeita quanto ao uso de substâncias. Por fim, a realização de um eletrocardiograma está indicada, pois alguns psicotrópicos podem provocar o alargamento do intervalo QT com risco potencial de arritmias, como antidepressivos tricíclicos, ziprasidona, paliperidona e lurasidona[47].

Diagnóstico diferencial

Os sintomas maníacos de início recente em pacientes geriátricos podem ser decorrentes de uma condição médica geral, e não de um transtorno bipolar[49,50]. A avaliação (história médica geral, exame físico, exames laboratoriais e estudos de imagem) é fundamental para determinar se uma condição médica geral está presente e etiologicamente relacionada ao episódio de humor do paciente. Entre as muitas etiologias potenciais para mania geriátrica secundária a uma condição médica geral, as mais comuns incluem: esclerose múltipla, acidente vascular encefálico, tumores cerebrais, quedas com traumatismos cranioencefálicos, hipertireoidismo, neurosífilis tardia, HIV, demência frontotemporal, doença de Huntington[49]. Os episódios de depressão maior também podem ser secundários a condições médicas gerais, como: medicamentos, hipotireoidismo, HIV, tumor cerebral e apatia de quadros neurodegenerativos. A história do uso de medicações deve ser sempre ser avaliada em idosos com mania de início recente ou depressão maior, especialmente novos tratamentos iniciados por outros médicos (p. ex., esteroides para artrite, asma ou doença inflamatória intestinal; medicamentos dopaminérgicos para a doença de Parkinson ou síndrome das pernas inquietas) e medicamentos complementares e alternativos iniciados pelo paciente (p. ex., hiperição para depressão).

Episódios maníacos ou depressivos graves causados por efeito fisiológico direto de uma condição médica geral são diferenciados do TB e classificados como "transtorno bipolar e transtorno relacionado devido a outra condição médica" pelo DSM-5[23]. O termo "transtorno afetivo bipolar orgânico" era usado no CID-10 para episódios de humor secundários a condições médicas gerais[51], mas não foi mantido no CID-11.

Os diagnósticos diferenciais do TB também incluem doenças mentais como esquizofrenia, transtorno esquizoafetivo, depressão maior unipolar e transtornos por uso de substâncias, discutidos separadamente.

TRATAMENTO

O tratamento agudo dos episódios geriátricos de humor será discutido separadamente em um capítulo à parte. Contudo, o tratamento se baseia em: tratamento de quadros maníacos ou hipomaníacos com uso de antipsicóticos ou/e medicações estabilizadoras do humor, tratamento de depressão com algumas medicações específicas (geralmente não se usa antidepressivos) e tratamento de manutenção (uso de drogas estabilizadoras do humor ou antipsicóticos). O tratamento dos episódios depressivos é feito não com antidepressivos, mas sim com algumas medicações específicas como lurasidona, lamotrigina, quetiapina e lítio.

CONSIDERAÇÕES FINAIS

O transtorno bipolar geriátrico difere em alguns aspectos da sua apresentação em jovens, apresentando maior frequência de comprometimento cognitivo, pior funcionamento psicossocial, além de maior desinibição sexual. Pode ser iniciado após os 50 anos (início tardio) ou antes dessa idade e permanecer até a velhice (início precoce). O diagnóstico da doença é clínico, sendo realizado com base nos critérios diagnósticos descritos no DSM-5. Sintomas maníacos de início recente em pacientes geriátricos podem ser decorrentes de uma condição médica geral, e devem ser investigados com exame clínico e exames complementares laboratoriais e de imagem para descartar diagnósticos diferenciais. O tratamento visa estabilização do quadro agudo de mania ou depressão, seguido de tratamento de manutenção com estabilizadores do humor ou antipsicóticos.

Vinheta clínica

Mário, 84 anos, antecedente de hipertensão, diabetes *mellitus* II, dislipidemia, um episódio de acidente vascular encefálico há 3 anos com sequela cognitiva leve, em uso de losartana, metformina, atorvastatina, AAS e donepezila. Apresenta há 1 mês quadro de inquietação psicomotora, com aceleração e desorganização do pensamento, com ideias delirantes — acredita que os repórteres da TV o estão entrevistando, fala alto e grita ao se comunicar com eles. Bastante irritado ao ser contrariado. Teve um episódio de desinibição, no qual se despiu na sala em frente à esposa. Há 1 semana, apresentou um episódio de mioclonias em face com dificuldade momentânea para falar, revertido espontaneamente após cerca de 2 minutos, sugestivo de crise convulsiva parcial. Esposa negou ter observado febre, inapetência, tosse, dispneia, diarreia, alterações urinárias, desequilíbrio ou quedas. Paciente internado para investigação e tratamento. Exames laboratoriais excluíram causas orgânicas, como distúrbios eletrolíticos ou infeções; função renal, hepática e tireoidiana normais. Eletrocardiograma não mostrou alterações agudas e radiografia de tórax não mostrou pneumonia ou congestão. Por se tratar de primeiro episódio psicótico e manifestação neurológica com crise focal, optou-se por realização de ressonância nuclear magnética de encéfalo e coleta de líquor, que também não mostraram achados patológicos agudos. Optou-se por iniciar tratamento com antipsicóticos, porém paciente evoluiu com sonolência. Diminuída dose e associado estabilizador do humor, com compensação do quadro agudo de mania, paciente recebeu alta para continuidade do tratamento ambulatorial.

Para aprofundamento

- Lavrestsky H, Sajatovic M, Reynolds CF. Late-life mood disorders. Oxford: Oxford University Press, 2013.
  ⇨ Esta revisão abrangente e detalhada dos avanços da pesquisa atual sobre transtornos de humor reflete o novo entendimento da neurobiologia e das origens psicossociais dos transtornos de humor geriátricos no século XXI pelos especialistas internacionais líderes no campo.
- Forlenza OV, Radanovic M, Aprahamian I. Neuropsiquiatria geriátrica. 2. ed. São Paulo: Atheneu, 2014.
  ⇨ Publicação nacional de papel relevante com conteúdo abrangente de enfoque em conhecimento na área da neuropsiquiatria geriátrica. Este livro possui diversos capítulos voltados aos transtornos de humor em idosos.
- Valiengo L, Stella F, Forlenza OV. Mood disorders in the elderly: Prevalence, functional impact, and management challenges. Neuropsychiatr Dis Treat. 2016;12:2105-14.
  ⇨ Excelente revisão recente sobre prevalência, apresentação clínica e impacto cognitivo/funcional dos transtornos do humor em idosos.

REFERÊNCIAS BIBLIOGRÁFICAS

1. Sajatovic M, Chen P. Geriatric bipolar disorder. Psychiat Clin North Am. 2011;34:319-33.
2. **Sajatovic M, Blow FC, Ignacio RV, Kales HC. Age-related modifiers of clinical presentation and health service use among veterans with bipolar disorder. Psychiatr Serv 2004;55:1014-21.**
   ⇨ Ótimo artigo demonstrando a influência da idade na apresentação dos pacientes bipolares.

3. Jeste DV, Alexopoulos GS, Bartels SJ, Cummings JI, Gallo JJ, Gottlieb GL, et al. Consensus statement on the upcoming crisis in geriatric mental health: Research agenda for the next 2 decades. Arch Gen Psychiatry. 1999;56:848-53.

4. Young RC, Schulberg HC, Gildengers AG, Sajatovic M, Mulsant BH, Gyulai L, et al. Conceptual and methodological issues in designing a randomized, controlled treatment trial for geriatric bipolar disorder: GERI-BD. Bipolar Disord. 2010;12:56-67.

5. **Sajatovic M, Strejilevich SA, Gildengers AG, Dols A, Jurdi RKA, Forester BP, et al. A report on older-age bipolar disorder from the International Society for Bipolar Disorders Task Force. Bipolar Disord. 2015;17:689-704.**
   ⇨ **Artigo que define conceitos sobre transtorno bipolar no idoso.**

6. **Depp CA, Jeste DV. Bipolar disorder in older adults: a critical review. Bipolar Disord. 2004;6:343-67.**
   ⇨ **Revisão abrangente e prática sobre o tema de transtorno bipolar no idoso, muito bem completa.**

7. Prabhakar D, Balon R. Late-onset bipolar disorder: A case for careful appraisal. Psychiatry. 2010;7:34-7.

8. Weissman MM, Leaf PJ, Tischler GL, Blazer DG, Karno M, Bruce ML, et al. Affective disorders in five United States communities. Psychol Med. 1988;18:141-53.

9. Kessler RC, Berglund P, Demler O, Jin R, Merikangas KR, Walters EE. Lifetime prevalence and age-of-onset distributions of DSM-IV disorders in the National Comorbidity Survey Replication. Arch Gen Psychiatry. 2005;62:593-602.

10. Bisol LW, Porciuncula LR, Mello EF, Nogueira EL. Prevalence of bipolar disorder in a sample of older adults. Sci Med. 2017;27:28026.

11. Tariot PN, Podgorski CA, Blazina L, Leibovici A. Mental disorders in the nursing home: Another perspective. Am J Psychiatry. 1993;150:1063-9.

12. Oostervink F, Boomsma MM, Nolen WA; EMBLEM Advisory Board. Bipolar disorder in the elderly: Different effects of age and of age of onset. J Affect Disord. 2009;116:176-83.

13. Kessing LV, Sajatovic M. Bipolar disorder in the elderly. In: Yatham LN, Maj M (eds). Bipolar disorder: Clinical and neurobiological foundations. Oxford: John Wiley & Sons Ltd, 2010.

14. Fujikawa T, Yamawaki S, Touhouda Y. Silent cerebral infarctions in patients with late-onset mania. Stroke 1995;26:946-9.

15. Mwangi B, Wu MJ, Cao B, Passos IC, Lavagnino L, Keser Z, et al. Individualized prediction and clinical staging of bipolar disorders using neuroanatomical biomarkers. Biol Psychiatry Cogn Neurosci Neuroimaging. 2016;1:186-94.

16. Berk M, Kapczinski F, Andreazza AC, Dean OM, Giorlando F, Maes M, et al. Pathways underlying neuroprogression in bipolar disorder: Focus on inflammation, oxidative stress and neurotrophic factors. Neurosci Biobehav Rev. 2011;35:804-17.

17. Kauer-Sant'Anna M, Tramontina J, Andreazza AC, Cereser K, Costa S, Santim A, et al. Traumatic life events in bipolar disorder: Impact on BDNF levels and psychopathology. Bipolar Disord. 2007;9(Suppl 1):128-35.

18. Valiengo LC, Stella F, Forlenza OV. Mood disorders in the elderly: Prevalence, functional impact, and management challenges. Neuropsychiatr Dis Treat. 2016;12:2105-14.

19. Barbosa IG, Bauer ME, Machado-Vieira R, Teixeira AL. Cytokines in bipolar disorder: paving the way for neuroprogression. Neural Plast. 2014;2014:360481.

20. Barbé-Tuana FM, Parisi MM, Panizzutti BS, Fries GR, Grun LK, Guma FT, et al. Shortened telomere length in bipolar disorder: A comparison of the early and late stages of disease. Braz J Psychiatry. 2016;38:281-6.

21. Yassa R, Nair V, Nastase C, Camille Y, Belzile L. Prevalence of bipolar disorder in a psychogeriatric population. J Affect Disord. 1988;14:197-201.

22. Beyer JL, Kuchibhatla M, Cassidy F, Krishnan KRR. Stressful life events in older bipolar patients. Int J Geriatr Psychiatry. 2008;23:1271-5.

23. American Psychiatric Association (APA). Manual diagnóstico e estatístico de transtornos mentais (DSM-5). 5. ed. Porto Alegre: Artmed; 2014.

24. Burt T, Prudic J, Peyser S, Clark J, Sackeim HA. Learning and memory in bipolar and unipolar major depression: effects of aging. Neuropsychiatry Neuropsychol Behav Neurol. 2000;13:246-53.

25. Chu D, Gildengers AG, Houck PR, Anderson SJ, Mulsant BH, Reynolds 3rd CF, et al. Does age at onset have clinical significance in older adults with bipolar disorder? Int J Geriatr Psychiatry. 2010;25:1266-71.

26. Depp CA, Lindamer LA, Folsom DP, Gilmer T, Hough RL, Garcia P, et al. Differences in clinical features and mental health service use in bipolar disorder across the lifespan. Am J Geriatr Psychiatry. 2005;13:290-8.

27. Goldstein BI, Herrmann N, Shulman KI. Comorbidity in bipolar disorder among the elderly: Results from an epidemiological community sample. Am J Psychiatry. 2006;163:319-21.

28. Cassidy F, Ahearn EP, Carroll BJ. Substance abuse in bipolar disorder. Bipolar Disord. 2001;3:181-88.

29. Depp CA, Mausbach BT, Eyler LT, Palmer BW, Cain AE, LebowitzBD, et al. Performance-based and subjective measures of functioning in middle-aged and older adults with bipolar disorder. J Nerv Ment Dis. 2009;197:471-5.

30. Beyer JL, Kuchibhatla M, Looney C, Engstrom E, Cassidy F, Krishnan KRR. Social support in elderly patients with bipolar disorder. Bipolar Disord. 2003;5:22-7.

31. Angst J, Gamma A, Sellaro R, Lavori PW, Zhang H. Recurrence of bipolar disorders and major depression. Eur Arch Psychiatry Clin Neurosci. 2003;253:236-40.

32. Al Jurdi RK, Marangell LB, Petersen NJ, Martinez M, Gyulai L, Sajatovic M. Prescription patterns of psychotropic medications in elderly compared with younger participants who achieved a 'recovered' status in the systematic treatment enhancement program for bipolar disorder. Am J Geriatr Psychiatry. 2008;16:922-33.

33. Kupka RW, Luckenbaugh DA, Post RM, Leverich GS, Nolen WA. Rapid and non-rapid cycling bipolar disorder: A meta-analysis of clinical studies. J Clin Psychiatry. 2003;64:1483-94.

34. American Psychiatric Association (APA). Practice guideline for the treatment of patients with bipolar disorder (revision). Am J Psychiatry. 2002;159:1-50.

35. Angst F, Stassen HH, Clayton PJ, Angst J. Mortality of patients with mood disorders: Follow-up over 34-38 years. J Affect Disord. 2002;68:167-81.

36. Gildengers AG, Butters MA, Chisholm D, Rogers JC, Holm MB, Bhalla RK, et al. Cognitive functioning and instrumental activities of daily living in late-life bipolar disorder. Am J Geriatr Psychiatry. 2007;15:174-9.

37. Samamé C, Martino DJ, Strejilevich SA. A quantitative review of neurocognition in euthymic late-life bipolar disorder. Bipolar Disord. 2013;15(6):633-44.

38. **Robinson LJ, Thompson JM, Gallagher P, Goswami U, Young AH, Ferrier IN, et al. A meta-analysis of cognitive deficits in euthymic patients with bipolar disorder. J Affect Disord. 2006;93:105-15.**
   ⇨ **Revisão sistemática e metanálise sobre os déficits cognitivos no transtorno bipolar.**

39. Gildengers AG, Mulsant BH, Begley A, Mazumdar S, Hyams AV, Reynolds Iii CF, et al. The longitudinal course of cognition in older adults with bipolar disorder. Bipolar Disord. 2009;11:744-52.

40. Wu KY, Chang CM, Liang HY, Wu CS, Wu ECH, Chen CH, et al. Increased risk of developing dementia in patients with bipolar disorder: A nested matched case: control study. Bipolar Disord. 2013;15:787-94.

41. Almeida OP, McCaul K, Hankey GJ, Yeap BB, Golledge J, Flicker L. Risk of dementia and death in community-dwelling older men with bipolar disorder. Br J Psychiatry. 2016;209:121-6.

42. **Forlenza OV, Aprahamian I, Radanovic M, Talib LL, Camargo MZA, Stella F, et al. Cognitive impairment in late-life bipolar disorder is not associated with Alzheimer's disease pathological signature in the cerebrospinal fluid. Bipolar Disord. 2016;18:63-70.**
   ⇨ **Interessante estudo sobre biomarcadores liquóricos em pacientes com transtorno bipolar e déficits cognitivos e patologia diferente de Alzheimer.**

43. Forlenza OV, Diniz BS, Gattaz WF. Diagnosis and biomarkers of predementia in Alzheimer's disease. BMC Med. 2010;8:89.

44. Wright L, Tobias SM, Hickman A. Coding and documentation compliance for the ICD and DSM: A comprehensive guide for clinicians. [S.l.]: Taylor & Francis, 2017.

45. American Psychiatric Association (APA). The American Psychiatric Association practice guidelines for the psychiatric evaluation of adults. 3. ed. Arlington: American Psychiatric Pub, 2015.

46. Malhi GS, Bassett D, Boyce P, Bryant R, Fitzgerald PB, Fritz K, et al. Royal Australian and New Zealand College of Psychiatrists clinical practice guidelines for mood disorders. Aust N Z J Psychiatry. 2015;49:1087-1206.

47. Yatham LN, Kennedy SH, Parikh SV, Schaffer A, Bond DJ, Frey BN, et al. Canadian Network for Mood and Anxiety Treatments (CANMAT) and Inter-

national Society for Bipolar Disorders (ISBD) 2018 guidelines for the management of patients with bipolar disorder. Bipolar Disord. 2018;20:97-170.

48. Van Gerpen MW, Johnson JE, Winstead DK. Mania in the geriatric patient population: A review of the literature. Am J Geriatr Psychiatry. 1999;7:188-202.

49. Woolley JD, Wilson MR, Hung E, Gorno-Tempini ML, Miller BL, Shim J. Frontotemporal dementia and mania. Am J Psychiatry. 2007;164:1811-6.

50. Organização Mundial da Saúde. The ICD-10 Classification of Mental and Behavioural Disorders: Clinical Descriptions and Diagnostic Guidelines. Geneva: World Health Organization, 1992.

16

Transtornos de ansiedade no idoso

Marcos Vasconcelos Pais
Livea Carla Fidalgo Garcêz Sant'Ana

Sumário

Introdução
    Aspectos epidemiológicos
Etiopatogenia e neurobiologia
Quadro clínico e diagnóstico
    Sistemas atuais de classificação
    Transtorno de ansiedade generalizada
    Transtornos relacionados ao medo
Diagnóstico diferencial e comorbidade
Tratamento
Considerações finais
Referências bibliográficas

Pontos-chave

- Apesar de uma prevalência menor em idosos, os transtornos de ansiedade são frequentemente subdiagnosticados e negligenciados nessa população.
- As fobias específicas, especialmente a agorafobia, e o transtorno de ansiedade generalizada são os transtornos de ansiedade mais comuns na população idosa.
- Assim como na depressão no idoso, os sintomas físicos estão frequentemente associados aos transtornos de ansiedade e, muitas vezes, não são reconhecidos como tal.
- O tratamento farmacológico dos transtornos de ansiedade segue as mesmas recomendações do tratamento no adulto jovem, com algumas particularidades no manejo de doses que devem ser conhecidas.

INTRODUÇÃO

É comum se observar a indistinção atribuída ao uso do termo "ansiedade" tanto na linguagem popular como no meio técnico. À essa generalização está associada a essência de um conceito "guarda-chuva", cuja definição abarca uma gama de subcategorias e detalhamentos. Em uma primeira classificação mais extensiva, ansiedade se refere ao estado emocional de antecipação direcionada a um evento futuro. Com frequência, a ansiedade compõe uma conjuntura de elementos, como: a elevação do nível de consciência (hipervigilância), tensão muscular, pensamentos de preocupação, comportamento esquivo e cauteloso voltados à evitação ou preparação para uma ameaça que está por vir. Trata-se de um mecanismo adaptativo e característico do ser humano[1]. Sintomas ansiosos são bastante comuns em idosos e não devem ser confundidos com transtornos de ansiedade, que são condições persistentes que podem causar impacto significativo na funcionalidade do idoso.

Aspectos epidemiológicos

A prevalência de transtornos de ansiedade em idosos parece ser menor que em adultos jovens. Estudos longitudinais sugerem que há uma evolução dos mecanismos envolvidos na neurobiologia da ansiedade e, comumente, também de aspectos psicossociais que podem explicar esse achado[2]. Uma segunda explicação seria a observação de que um novo transtorno de ansiedade é menos comum em um idoso se comparado à persistência de um transtorno de ansiedade diagnosticado em idade mais precoce. Entretanto, os estudos dedicados aos transtornos de ansiedade em idosos apresentam grande variabilidade de resultados na determinação da prevalência desses transtornos, levantando dúvidas sobre as causas da redução aparente da sua prevalência com o envelhecimento.

Um estudo multicêntrico, que incluiu cerca de 3.000 idosos, sugeriu que ferramentas adaptadas à faixa etária para diagnóstico de transtornos de ansiedades em idosos deveriam ser adotadas para estimativas mais reais de prevalência. Esse estudo europeu encontrou uma prevalência de 17,2% contra estimativas entre 7-11% de estudos norte-americanos em uma população com características semelhantes[3]. Outro estudo revelou que a prevalência em 12 meses dos transtornos de ansiedade, em adultos acima dos 55 anos, variou entre 4,4-11,6%, dependendo da faixa etária, com uma relação inversamente proporcional entre a idade e a prevalência. A exclusão de idosos com comprometimento cognitivo ou demência contribuiu para índices mais altos de prevalência[2]. Acredita-se que a ansiedade em contexto de comprometimento cognitivo e, portanto, não diagnosticada, contribua para uma baixa estimativa de prevalência dos transtornos de ansiedade. No Brasil, ainda não existe literatura epidemiológica dedicada especificamente ao estudo dos impactos dos transtornos ansiosos na população idosa.

Há uma evidente diferença entre gêneros, sendo que as mulheres apresentam maiores níveis de ansiedade e maior prevalência de acometimento por esses transtornos[3]. A prevalência dos tipos de transtorno de ansiedade também apresenta diferenças entre as faixas etárias, com maior ocorrência de transtorno de ansiedade generalizada (TAG) entre idosos e de transtorno de ansiedade social (TAS) entre jovens. As fobias, particularmente a agorafobia, e o TAG alternam-se nos estudos como os diagnósticos mais comuns entre idosos com transtornos de ansiedade[2,3,4].

Além de uma prevalência possivelmente subestimada na população idosa, os transtornos de ansiedade não recebem proporcional cautela, diagnóstico e tratamento, sendo certamente pouco investigados e frequentemente negligenciados. Em parte, por tratar-se de um quadro que, geralmente, acompanha o indivíduo de forma crônica, a necessidade de intervir e analisar a proeminência desses sintomas é subvalorizada em comparação às enfermidades relativas a outras esferas. Tal cenário colabora para o aumento do risco de estresse, limitações e mortalidade[5].

ETIOPATOGENIA E NEUROBIOLOGIA

Mecanismos de modulação da resposta fisiológica a estímulos estressores estão envolvidos na gênese da ansiedade. As regiões pré-frontais do córtex são recrutadas de modo ineficiente, resultando em respostas pouco adaptadas de controle do comportamento. A amígdala cerebral parece ser a principal estrutura relacionada ao medo e à ansiedade, apresentando hiperatividade basal e hiper-reatividade em estudos de neuroimagem funcional de indivíduos com transtornos de ansiedade[6,7,8].

Neurotransmissores – como a serotonina, a noradrenalina, assim como as vias gabaérgicas e glutamatérgicas – estão envolvidos na gênese da ansiedade. Alterações nessas vias comprometem a modulação da resposta emocional ao estresse. O cortisol também está envolvido na deflagração da ansiedade, com aumento nos níveis basais a partir de interferências no eixo hipotálamo-hipófise-adrenal (HHA)[7,8]. Além disso, mecanismos específicos relacionados ao envelhecimento podem colaborar para a mudança de aspectos psicopatológicos observados na ansiedade do idoso, em comparação com o adulto jovem.

QUADRO CLÍNICO E DIAGNÓSTICO

Os sintomas e a apresentação clínica dos transtornos ansiosos em idosos são bastante semelhantes aos observados em adultos jovens, apesar do reconhecimento de que sintomas físicos estejam frequentemente mais presentes na população idosa. Queixas como fadiga, dores difusas, prejuízo do sono ou da memória são comuns, muitas vezes não referidas como queixas de ansiedade.

Sistemas atuais de classificação

Não existe até o momento um sistema de classificação de validade universal. As limitações do diagnóstico clínico dos transtornos de ansiedade, somando-se às variações individuais e a poucos correspondentes neurobiológicos, torna difícil a unificação e sistematização da nosologia. A última atualização do *Manual diagnóstico e estatístico de transtornos mentais* (DSM-5), elaborado pela American Psychiatric Association (APA), em 2014, estabeleceu que a ansiedade passa a ser entendida como uma alteração patológica a partir da avaliação de alguns critérios, como: o aumento da duração, a recorrência dos estados ansiosos e a elevação do nível de gravidade da apresentação de sintomas, que acaba por gerar impacto clínico, funcional e intenso sofrimento psicológico[1]. O capítulo sobre transtornos de ansiedade foi reorganizado com a inclusão dos diagnósticos de transtorno de ansiedade de separação e mutismo seletivo e a exclusão do transtorno obsessivo-compulsivo, do transtorno de estresse agudo e do transtorno de estresse pós-traumático, abordados agora em capítulos distintos. O Quadro 1 mostra a composição atual do capítulo sobre ansiedade do DSM-5.

Em 2018, a Organização Mundial da Saúde (OMS) lançou a nova *Classificação estatística internacional de doenças e problemas relacionados à saúde* (CID-11)[9]. A CID-11, que foi oficialmente apresentada em maio de 2019 durante a Assembleia Mundial da Saúde, entrará em vigor em 1 de janeiro de 2022. Nessa versão, os transtornos de ansiedade estão classificados no capítulo sobre "Transtornos mentais, do comportamento e do neurodesenvolvimento" como "Transtornos de ansiedade ou relacionados ao medo". As categorias do capítulo de ansiedade da CID-11, listadas no Quadro 2, apresenta semelhanças mais significativas com as categorias apresentadas no DSM-5.

Quadro 1 Categorias diagnósticas de ansiedade no DSM-5

Transtorno de ansiedade de separação
Mutismo seletivo
Fobia específica
Transtorno de ansiedade social (fobia social)
Transtorno de pânico
Agorafobia
Transtorno de ansiedade generalizada
Transtorno de ansiedade induzido por substância/medicamento
Transtorno de ansiedade devido a outra condição médica
Outro transtorno de ansiedade especificado
Transtorno de ansiedade não especificado

Fonte: APA, 2014[1].

Quadro 2 Categorias diagnósticas de ansiedade da CID-11

Transtorno de ansiedade generalizada
Transtorno de pânico
Agorafobia
Fobia específica
Transtorno de ansiedade social
Transtorno de ansiedade de separação
Mutismo seletivo
Outros transtornos de ansiedade e transtornos relacionados ao medo especificados
Ansiedade e transtornos relacionados ao medo não especificados

Fonte: OMS, 2018[9].

Transtorno de ansiedade generalizada

O aumento da frequência de preocupações excessivas em esferas e eventos distintos caracteriza o transtorno de ansiedade generalizada (TAG), cuja apresentação constitui-se na ausência de eficácia da regulação ou diminuição das preocupações associadas à apresentação de componentes físicos e psíquicos (inquietação, irritabilidade, alterações do sono, dificuldade de concentração, aumento da fadiga) com impacto clínico significativo e repercussão desagregada de efeitos secundários ao uso de substâncias ou alguma condição médica[9]. O TAG é o transtorno de ansiedade mais prevalente em idosos, com estimativas de prevalência entre 1,2-7,3%[10], mas é frequentemente negligenciado. A sobreposição de sintomas físicos entre o TAG e o envelhecimento normal, os efeitos adversos de medicamentos em uso e as comorbidades clínicas torna o diagnóstico mais desafiador. Os fatores de risco para o desenvolvimento de TAG tardiamente são gênero feminino, eventos de vida adversos e doença crônica[11].

Transtornos relacionados ao medo

Os eventos, objetos e ideações cognitivas disparadores de medo e/ou comportamento de evitação são compreendidos estruturalmente como fatores de diferenciação entre outros transtornos de ansiedade específicos que incluem: agorafobia, ansiedade de separação, mutismo seletivo, transtorno do pânico e fobias específicas. Torna-se difícil a diferenciação precisa entre agorafobia e medos associados à fragilidade comum do envelhecimento. Medo de cair, de sair de casa ou de atravessar a rua podem ser interpretados como uma síndrome fóbica específica. O medo de cair é a fobia específica mais comum entre idosos e é especialmente comum entre idosos com história de queda no ano anterior[12]. A prevalência dessa condição aumenta com a idade e está relacionada a um aumento da dificuldade em lidar com quedas e da redução do equilíbrio. Muitas ve-

zes, o idoso apresenta isolamento reativo, o que pode vir a agravar suas limitações.

Instrumentos específicos para a investigação da ansiedade em idosos podem colaborar para diagnósticos mais precisos e evitar que um transtorno de ansiedade não seja diagnosticado. Escalas como o *Geriatric Anxiety Inventory*[13], validada para o português brasileiro[14], e a *Geriatric Anxiety Scale*[15] são instrumentos com boas performances em estudos de sensibilidade e especificidade.

DIAGNÓSTICO DIFERENCIAL E COMORBIDADE

A depressão representa a principal condição a ser diferenciada dos transtornos de ansiedade[16]. A ocorrência concomitante, como comorbidades e a presença de queixas somáticas nas duas síndromes, torna o diagnóstico mais desafiador. Além disso, o transtorno de ansiedade é considerado um fator de risco para a ocorrência de depressão no idoso[17], tornando seu diagnóstico e tratamento adequado ainda mais importantes.

Há uma associação frequente de transtornos de ansiedade com síndromes coronarianas, eventos cardiovasculares e até doença pulmonar obstrutiva crônica (DPOC)[18-21]. Apesar de não estar completamente clara a relação entre essas condições, existem evidências de que os transtornos de ansiedade são fatores de risco para a ocorrência de maiores complicações após eventos coronarianos e de que pacientes com diagnóstico de DPOC são mais vulneráveis à ocorrência de transtornos de ansiedade[4].

Assim como a depressão, embora em menor grau, a ansiedade está frequentemente associada a comprometimento cognitivo e demência. A ansiedade constitui uma manifestação especialmente frequente nas fases iniciais da doença de Alzheimer e de outras demências. Uma metanálise demonstrou que a ansiedade foi fator de risco para a incidência de comprometimento cognitivo (RR = 1,77) e para a incidência de demência (RR = 1,57)[22]. No entanto, as bases neuropatológicas dessa associação ainda não estão esclarecidas.

TRATAMENTO

A primeira linha para o tratamento dos transtornos de ansiedade são os inibidores seletivos da recaptação de serotonina (ISRS) e os inibidores da recaptação de serotonina e noradrenalina (IRSN). Citalopram, escitalopram, paroxetina, sertralina, venlafaxina e duloxetina se mostraram eficazes em ensaios clínicos, se comparados ao placebo. Algumas dessas medicações apresentam efeitos adversos potencialmente fatais em idosos e sua prescrição deve ser acompanhada de monitoramento frequente.

Os benzodiazepínicos continuam como o principal medicamento prescrito para os transtornos de ansiedade[10]. Apesar disso, a prescrição dessa classe de medicamentos para idosos representa um risco. Quedas, lentificação psicomotora, declínio cognitivo e acidentes de trânsito são possíveis eventos relacionados ao uso de benzodiazepínicos por idosos[12].

O tratamento não farmacológico inclui a terapia cognitiva comportamental (TCC), abordagem com maior registro de estudos e análises de efetividade.

CONSIDERAÇÕES FINAIS

O limiar de diferenciação da "ansiedade normal" e da "ansiedade patológica" reside na análise clínica da proporção em que esses critérios se apresentam. Diante disso, torna-se uma tarefa complexa a identificação do transtorno de ansiedade como um problema de saúde mental primário, considerando que a ansiedade pode ser provisória, esperada em determinados contextos, bem como vir a compor o quadro de sintomatologia de transtornos psiquiátricos diversos, como o transtorno depressivo maior, transtorno bipolar, entre outros.

Os transtornos de ansiedade se iniciam na infância ou na idade adulta e, com menos frequência, após os 50 anos. Aspectos comuns ao envelhecimento, como viver sozinho, doenças crônicas e declínio cognitivo, são reconhecidos fatores de risco não apenas para o desenvolvimento de transtornos de ansiedade, mas para o prejuízo da saúde mental geral do idoso.

Os transtornos de ansiedade são frequentemente negligenciados no idoso pela sobreposição de sintomas com aspectos comuns do envelhecimento, comorbidades e efeitos de medicamentos em uso. Dessa forma, a investigação minuciosa de sintomas psíquicos deve ser feita na entrevista com o idoso, que muitas vezes não se refere aos sintomas como resultantes de ansiedade. O tratamento está principalmente baseado na prescrição de ISRS e IRSN, com evidência de eficácia, que são alternativas melhores aos benzodiazepínicos que são ainda bastante prescritos, mas representam significativo risco para essa população.

Compreende-se que a ansiedade é aspecto comum ao envelhecimento, mas a identificação e o tratamento dos transtornos de ansiedade não devem ser negligenciados, com o risco de impacto negativo na qualidade de vida do idoso.

Vinheta clínica

Idosa do sexo feminino, 75 anos, casada, 4 filhos, com 11 anos de escolaridade, do lar. Procurou atendimento em nosso serviço com relato de que há aproximadamente 6 meses vinha apresentando episódios recorrentes de mal-estar súbito, taquicardia, palpitações, tremores e extremidades frias. Também apresentava prejuízo do sono, com despertares noturnos frequentes. Sentia-se frequentemente cansada quando se levantava pela manhã. Também relatou que vinha apresentando preocupações excessivas com sua saúde, pensando ter um problema cardíaco, o que a levou diversas vezes a procurar o pronto-socorro. Os familiares afirmaram que vinham observando que a paciente estava cada vez mais desatenta, parecia sempre aflita, pensativa e que muitas vezes presenciaram os episódios de mal-estar e precisaram acompanhá-la ao pronto-socorro. Mais recentemente, a paciente passou a apresentar crises de choro que aconteciam após os episódios de mal-estar.

Durante toda a consulta a paciente parecia bastante angustiada e ansiosa, apertava as próprias mãos com força e as secava com frequência na roupa. Disse que vinha apresentando sudorese frequente, o que a tem deixado frequentemente constrangida. Funcionalmente, a paciente se mantinha independente para as atividades instrumentais da vida diária, mas vinha evitando sair de casa, pois na maioria das ocasiões apresentou episódios de mal-estar na rua. Sentia-se mais segura em casa e com frequência sentia-se mal mesmo saindo apenas em seu quintal. Antecedentes pessoais incluíam: apenas HAS. Estava em uso de: losartan, 50 mg. Sem antecedentes familiares relevantes.

A paciente foi diagnosticada com transtorno de pânico concomitante a agorafobia. Foi iniciado escitalopram na dose de 5 mg, com aumento posterior para 10 mg ao fim de 2 semanas de tratamento. A dose do escitalopram foi então aumentada para 15 mg após manutenção de episódios de mal-estar ao sair de casa e insegurança, evitando atividades na rua. Não apresentou efeitos adversos. Exames laboratoriais e eletrocardiograma de controle foram normais. Após 6 semanas de uso da medicação, apresentou remissão completa dos sintomas, não mais apresentando episódios de mal-estar. Apesar disso, sentia-se ainda insegura para sair de casa e não havia retomado plenamente sua rotina, o que motivou a indicação de psicoterapia, que a paciente observou ajudá-la em diversos aspectos ao longo do tratamento.

Para aprofundamento

- Bernik M, Savoia M, Lotufo Neto F (orgs.). A clínica dos transtornos ansiosos e transtornos relacionados – A experiência do projeto AMBAN. 1. ed. São Paulo: Edimédica; 2019.
  ⇨ Livro com um panorama completo da clínica dos transtornos ansiosos baseado na experiência do Ambulatório de Ansiedade (AMBAN) do Hospital das Clínicas da FMUSP.
- Ramos K, Stanley MA. Anxiety disorders in late life. Psychiatr Clin North Am. 2018;41(1).
  ⇨ Revisão atualizada das evidências disponíveis sobre os transtornos de ansiedade.
- He H, Xiang Y, Gao F, Bai L, Gao F, Fan Y, et al. Comparative efficacy and acceptability of first-line drugs for the acute treatment of generalized anxiety disorder in adults: A network meta-analysis. J Psychiatr Res. 2019;118:21-30.
  ⇨ Estudo de metanálise que reúne evidências atuais acerca do uso das medicações recomendadas no tratamento dos transtornos de ansiedade.

 ### REFERÊNCIAS BIBLIOGRÁFICAS

1. American Psychiatric Association (APA). Manual diagnóstico e estatístico de transtornos mentais. 5. ed. Porto Alegre: Artmed; 2014.
2. Canuto A, Weber K, Baertschi M, Andreas S, Volkert J, Dehoust MC, et al. Anxiety disorders in old age: Psychiatric comorbidities, quality of life,

and prevalence according to age, gender, and country. Am J Geriatr Psychiatry. 2018;26(2):174-85.

3. Reynolds K, Pietrzak RH, El-Gabalawy R, Mackenzie CS, Sareen J. Prevalence of psychiatric disorders in U.S. older adults: Findings from a nationally representative survey. World Psychiatry. 2015;14(1):74-81.

4. **Pary R, Sarai SK, Micchelli A, Lippmann S. Anxiety disorders in older patients. Prim Care Companion CNS Disord. 2019;21(1):18nr02335.**
   ⇨ **Revisão sobre transtornos de ansiedade em idosos com foco em atenção primária.**

5. Andreescu C, Varon D. New research on anxiety disorders in the elderly and an update on evidence-based treatments. Curr Psychiatry Rep. 2015;17(7):53.

6. **Engel K, Bandelow B, Gruber O, Wedekind D. Neuroimaging in anxiety disorders. J Neural Transm (Vienna). 2009;116(6):703-16.**
   ⇨ **Trabalho que reúne evidências sobre as alterações em neuroimagem relacionadas aos transtornos de ansiedade.**

7. Blay SL, Marinho V. Transtornos ansiosos em idosos. In: Forlenza OV, Radanovic M, Aprahamian I. Neuropsiquiatria geriátrica. 2. ed. São Paulo: Editora Atheneu; 2014. p. 179-82.

8. Nuss P. Anxiety disorders and GABA neurotransmission: A disturbance of modulation. Neuropsychiatr Dis Treat. 2015;11:165-75.

9. Organização Mundial da Saúde (OMS). CID-11. Disponível em: <http://www.who.int/classifications/icd/revision/en/>. Acesso em: fev. 2020.

10. Wolitzky-Taylor KB, Castriotta N, Lenze EJ, Stanley MA, Craske MG. Anxiety disorders in older adults: A comprehensive review. Depress Anxiety. 2010;27(2):190-211.

11. Zhang Y, Zhou XH, Meranus DH, Wang L, Kukull WA. Benzodiazepine use and cognitive decline in elderly with normal cognition. Alzheimer Dis Assoc Disord. 2016;30(2):113-7.

12. **Ramos K, Stanley MA. Anxiety disorders in late life. Psychiatr Clin North Am. 2018;41(1):55-64.**
   ⇨ **Revisão atualizada sobre transtornos de ansiedade em idosos.**

13. Pachana NA, Byrne GJ, Siddle H, Koloski N, Harley E, Arnold E. Development and validation of the Geriatric Anxiety Inventory. Int Psychogeriatr. 2007;19(1):103-14.

14. Massena PN, Araújo NB, Pachana N, Laks J, Pádua AC. Validation of the Brazilian portuguese version of Geriatric Anxiety Inventory – GAI-BR. Int Psychogeriatr. 2015;27(7):1113-9.

15. Segal DL, June A, Payne M, Coolidge FL, Yochim B. Development and initial validation of a self-report assessment tool for anxiety among older adults: The Geriatric Anxiety Scale. J Anxiety Disord. 2010;24(7):709-14.

16. Byers AL, Yaffe K, Covinsky KE, Friedman MB, Bruce ML. High occurrence of mood and anxiety disorders among older adults: The National Comorbidity Survey Replication. Arch Gen Psychiatry. 2010;67(5):489-96.

17. **Lenze EJ, Wetherell JL. A lifespan view of anxiety disorders. Dialogues Clin Neurosci. 2011;13(4):381-99.**
   ⇨ **Revisão sobre as diferenças na apresentação dos transtornos de ansiedade ao longo da vida.**

18. Huffman JC, Smith FA, Blais MA, Januzzi JL, Fricchione GL. Anxiety, independent of depressive symptoms, is associated with in-hospital cardiac complications after acute myocardial infarction. J Psychosom Res. 2008;65(6):557-63.

19. Larsen KK, Christensen B, Nielsen TJ, Vestergaard M. Post-myocardial infarction anxiety or depressive symptoms and risk of new cardiovascular events or death: A population-based longitudinal study. Psychosom Med. 2014;76(9):739-46.

20. Tully PJ, Cosh SM, Baumeister H. The anxious heart in whose mind? A systematic review and meta-regression of factors associated with anxiety disorder diagnosis, treatment and morbidity risk in coronary heart disease. J Psychosom Res. 2014;77(6):439-48.

21. Yohannes AM, Alexopoulos GS. Depression and anxiety in patients with COPD. Eur Respir Rev. 2014;23(133):345-9.

22. **Gulpers B, Ramakers I, Hamel R, Köhler S, Oude Voshaar R, Verhey F. Anxiety as a predictor for cognitive decline and dementia: A systematic review and meta-analysis. Am J Geriatr Psychiatry. 2016; 24(10):823-42.**
   ⇨ **Revisão sobre a associação entre ansiedade e ocorrência de declínio cognitivo.**

17
Transtornos psicóticos no idoso

Martinus Theodorus van de Bilt

Sumário

Introdução
Epidemiologia
Diagnóstico
Os transtornos psicóticos de início tardio
    DSM
        Classificação Internacional de Doenças (CID)
        Neuroimagem
        Esquizofrenia de início tardio
        Transtorno esquizoafetivo
        Transtornos delirantes de início tardio
Para aprofundamento
Referências bibliográficas

Pontos-chave

- A prevalência das psicoses em idosos é elevada, a psicose permanece um desafio diagnóstico e de tratamento.
- A maior parte das psicoses em idosos é secundária, associada às seguintes condições: *delirium*, intoxicação por álcool ou outras drogas, abstinência e doenças clínicas.
- O diagnóstico de transtorno psicótico primário de início tardio deve ser confirmado somente após o afastamento dos diagnósticos etiológicos das psicoses secundárias – é um diagnóstico de exclusão.
- A psicose do tipo esquizofrenia de início muito tardio (*very-late onset schizophrenia-like psychosis*, VLOSLP) corresponde à antiga parafrenia tardia e possui características que sugerem um componente neurodegenerativo, incluindo mais anormalidades cerebrais e déficits neuropsicológicos.
- A VLOSLP é distinguível da esquizofrenia no adulto e da esquizofrenia de início tardio pela prevalência maior entre mulheres; maior prevalência de delírios persecutórios; maior prevalência de alucinações visuais, táteis e olfativas; menor carga genética; mais anormalidades sensoriais e ausência de sintomas negativos ou distúrbio formal do pensamento.

INTRODUÇÃO

Karl Friedrich Canstatt, em 1841, foi o primeiro a introduzir o conceito de "psicose" na literatura psiquiátrica, combinando a palavra de origem grega *psique* (vida, alma, mente) à palavra *osis* (uma condição anormal), como sinônimo do termo neurose psíquica. O conceito de neurose vinha sendo usado desde o século anterior para se referir a todas as doenças do sistema nervoso. Com o termo "psicose", Canstatt procurou enfatizar a manifestação psíquica de uma doença do cérebro[1].

Na linguagem médica moderna, "psicose", de acordo com a décima primeira edição da Classificação Internacional de Doenças (CID-11), indica simplesmente uma deficiência significativa na testagem da realidade e alterações no comportamento, manifestadas em delírios e alucinações persistentes, pensamento desorganizado (normalmente manifestado como fala desorganizada), comportamento expressivamente desorganizado, experiências de passividade e controle, embotamento afetivo, avolição e distúrbios psicomotores[2]. A quinta edição do *Manual diagnóstico e estatístico de transtornos mentais* (DSM-5) se alinha à CID-11, afirmando que os transtornos psicóticos são definidos por "anormalidades em um ou mais dos cinco seguintes domínios: delírios, alucinações, pensamento desorganizado (fala), comportamento motor grosseiramente desorganizado ou anormal (incluindo catatonia) e sintomas negativos"[3].

EPIDEMIOLOGIA

A psicose tardia é bastante prevalente em adultos mais velhos[4,5]:

- Representa 5 -15% das internações psiquiátricas de idosos.
- Manifesta-se em 10-62% dos pacientes de casas de repouso.
- Manifesta-se em até 27% dos pacientes psiquiátricos ambulatoriais residentes na comunidade.
- O risco ao longo da vida para sintomas psicóticos em idosos é de até 23%, sendo a demência o principal fator contribuinte.

Apesar de sua prevalência generalizada em adultos mais velhos, a psicose de início tardio permanece um desafio diagnóstico e de tratamento. As psicoses podem ser primárias ou secundárias (decorrentes de um problema médico ou um transtorno neurológico), de modo que 60% transtornos psicóticos em idosos são decorrentes de uma condição secundária[4,5]. A prevalência estimada das condições mais comumente associadas às psicoses em idosos estão listadas na Tabela 1.

Uma variedade de fatores de risco associados ao envelhecimento torna os idosos mais propensos à psicose (Quadro 1)[6].

DIAGNÓSTICO

O diagnóstico preciso da psicose em idosos é de extrema importância devido à possibilidade de que condições médicas graves possam se manifestar, pelo menos de início, exclusivamente como um transtorno psicótico[7,8].

Não há sinais patognomônicos para distinguir os transtornos psicóticos primários dos secundários; por essa razão, um transtorno psicótico primário deve ser considerado um diagnóstico de exclusão, feito apenas após a eliminação das causas secundárias da psicose. Uma anamnese e um exame físico detalhados são partes essenciais da investigação de um distúrbio psicótico, bem como a história objetiva obtida junto a familiares e outros informantes.

Várias apresentações clínicas devem levantar suspeitas de causas secundárias de psicose, como as listadas no Quadro 2[7,9,10].

Os exames subsidiários utilizados para auxílio no diagnóstico inicial de quadros psicóticos em idosos não diferem daqueles utilizados em adultos jovens. Não há um consenso universal entre os vários algoritmos de diagnóstico propostos, mas a maioria deles propõe:

- Hemograma completo.
- Painel metabólico básico: glicemia, cálcio, sódio, potássio, bicarbonato, cloro, ureia, creatinina.
- Hormônio estimulador da tireoide (TSH).
- Vitamina B12.
- Proteína C-reativa/velocidade de hemossedimentação.
- Pesquisa de anticorpos autoimunes.
- Teste de vírus da imunodeficiência humana (HIV).

Quadro 1 Fatores de risco para psicose em idosos

- Declínio cognitivo.
- Isolamento social.
- Déficits sensoriais.
- Comorbidades médicas.
- Comorbidades psiquiátricas, como demência e *delirium*.
- Uso simultâneo de vários fármacos e alterações relacionadas à idade na farmacocinética e farmacodinâmica.
- Alterações relacionadas à idade nas estruturas cerebrais, como o córtex frontotemporal.
- Alterações neuroquímicas associadas ao envelhecimento.

Fonte: Brunelle, 2012[6].

Quadro 2 Apresentações clínicas sugestivas de psicoses secundárias.

- Idade atípica de início dos sintomas psiquiátricos.
- Ausência de história familiar de doenças mentais.
- Ausência de antecedentes psiquiátricos.
- Resposta limitada ao tratamento dos sintomas psiquiátricos.
- Sintomas mais graves do que o esperado para a suposta síndrome psiquiátrica.
- Presença de uma condição psicopatológica desenvolvida após uma mudança abrupta de personalidade.
- Presença de condição médica comórbida a uma associação conhecida com sintomas psicóticos.
- Anormalidades da cognição, particularmente memória e nível de consciência.

Fonte: Javadpour et al.[7], 2013; Marsh, 1997[9]; Freudenreich et al., 2009[10].

Tabela 1 Condições associadas às psicoses em idosos

Condição	Duração	Causas de psicose (%)	Tipo de psicose
Delirium	Dias a semanas	10%	2ª
Drogas, álcool, toxinas	Dias a meses	11%	2ª
Doenças	Dias a meses	10%	2ª
Depressão e outros transtornos afetivos	Semanas a meses	Depressão (33%); TAB (5%)	1ª
Demência	Meses a anos	40%	1ª
Transtornos delirantes e transtornos do espectro da esquizofrenia	Meses a décadas	Delírios (2%); esquizofrenia (1%)	1ª

TAB: transtorno afetivo bipolar.

- Toxicologia.
- Ressonância magnética ou tomografia computadorizada da cabeça.
- Eletroencefalograma (EEG).

Os quadros psicóticos secundários – decorrentes de *delirium*, doenças somáticas e dependência ou abstinência de drogas e álcool foram abordados em outros capítulos desta seção, bem como os quadros psicóticos primários sindromicamente relacionados a transtorno depressivo no idoso, transtorno afetivo bipolar no idoso e demências.

O diagnóstico de transtorno psicótico primário de início tardio deve ser confirmado somente após o afastamento dos diagnósticos etiológicos das psicoses secundárias – é um diagnóstico de exclusão.

TRANSTORNOS PSICÓTICOS DE INÍCIO TARDIO

Os transtornos psicóticos de início tardio são:

- A esquizofrenia de início tardio.
- O transtorno esquizoafetivo de início tardio.
- Os transtornos delirantes de início tardio (parafrenia tardia e paranoia tardia).

A diferenciação dessas três condições continua se mostrando bastante complexa, desde a introdução do termo *dementia praecox* por Kraepelin, na quarta edição de seu *Compêndio de psiquiatria*, em 1893, para designar o transtorno que hoje chamamos de esquizofrenia. Naquela edição, Kraepelin caracterizou o transtorno pela "deterioração de funções nas esferas emocional e volitiva da vida mental" (*dementia*) e com início na juventude (*praecox*)[11]. Porém, nas edições posteriores, admitiu-se a existência de pacientes nos quais o aparecimento dos sintomas se dava em idades muito mais avançadas. Na oitava edição, Kraepelin menciona:

> [...] um grupo relativamente pequeno de casos, com vários pontos comuns com a demência precoce, mas que devido a um desenvolvimento mais suave das perturbações da emoção e volição, a harmonia interna da vida psíquica fica consideravelmente menos afetada ou, pelo menos, limitada a certas faculdades intelectuais[12].

Kraepelin divide esse grupo em quatro subtipos de parafrenias: sistemática, expansiva, confabulatória e fantástica. A primeira corresponde em boa medida àquela que ficaria tradicionalmente conhecida pelo nome de "parafrenia".

A introdução dos sistemas formais de diagnóstico e classificação não ajudou na solução dos problemas terminológicos relacionados aos transtornos psicóticos de início tardio. Ao contrário, as contínuas mudanças nos dois sistemas classificatórios[2,3] (CID-11 e DSM-5) apenas aumentaram as dificuldades.

DSM

Na terceira edição do DSM[13], o diagnóstico de esquizofrenia só podia ser dado até os 45 anos de idade. Um transtorno delirante crônico iniciado após os 45 anos de idade deveria ser classificado como uma "psicose atípica". Refutando essas diretrizes, Rabins et al.[14] publicaram um artigo intitulado "Pode a esquizofrenia começar depois dos 44 anos?", no qual descreveram 32 pacientes que preenchiam os critérios do DSM-III para esquizofrenia ou transtorno esquizofreniforme, com exceção da idade de corte de 45 anos. Em consequência, na edição revista do DSM-III[15], o diagnóstico da esquizofrenia passou a poder ser feito mesmo com início acima de 45 anos, porém com o especificador, "início tardio".

A partir da quarta edição do DSM[16], todos os pacientes que preenchiam os critérios para esquizofrenia deveriam ser diagnosticados como tal, independentemente da idade de início. Isto foi consistente com a ênfase dada pelo manual à fenomenologia e à ativa evitação de termos que pudessem sugerir aspectos etiológicos. Isso o levou à incorporação da parafrenia tardia ao grupo das esquizofrenias, negligenciando dados que demonstram que, comparados às psicoses de início precoce, as de início tardio são caracterizadas por preponderância de pacientes do gênero feminino, melhores antecedentes maritais e de trabalho, preponderância de delírios paranoicos, gama mais ampla de alucinações, menor desorganização e menor prevalência de sintomas negativos[16].

O outro transtorno psicótico não afetivo e não esquizofreniforme, contido no DSM, o transtorno delirante ou paranoia (nas edições prévias ao DSM-III-R), nunca foi associado a uma determinada idade de corte ou a um especificador. A menção mais próxima de um DSM a um início tardio nos transtornos delirantes ocorreu no DSM-III-R[15], que afirmou que "a idade de início média foi encontrada entre 40 e 55 anos". Na mais recente edição, no entanto, informa-se que a "idade de início do transtorno delirante é variável, podendo correr da adolescência até fases tardias".

Em resumo, o DSM-IV[16] foi responsável por:

- Incluir a parafrenia tardia no grupo das esquizofrenias.
- Incluir a paranoia (tardia ou não) no grupo dos transtornos delirantes.

A quinta edição do DSM[3], lançada em maio de 2013, mantém as diretrizes acima. O termo parafrenia não é usado, e há somente uma observação, no item "desenvolvimento e curso" sobre o fato de que casos de início tardio, isto é, "com início após os 40 anos", "ainda podem preencher critérios para o diagnóstico de esquizofrenia, mas ainda não está claro se este é o mesmo transtorno diagnosticado como esquizofrenia antes da meia-idade, isto é, antes dos 55 anos de idade".

Classificação Internacional de Doenças (CID)

A CID, por sua vez, foi mais influenciada pela visão britânica acerca das psicoses de início tardio, que historicamente favoreceu a tese de que os processos etiológicos desses quadros seriam diferentes dos processos etiológicos das psicoses com início na vida adulta.

A oitava edição da CID[17] incluiu, na categoria "outros estados paranoides" o diagnóstico de "parafrenia (tardia)", no capítulo das esquizofrenias, e não incluiu um limite para a idade de início.

A nona edição da CID[18] incluiu o diagnóstico de parafrenia com um código específico, dentro da categoria de "transtornos delirantes". Porém, definiu parafrenia como "uma forma de esquizofrenia caracterizada por delírios". Apesar da definição não incluir uma idade para início do quadro, isso ficou implícito pela inclusão dos termos "estado paranoide involutivo", "parafrenia tardia" e "parafrenia involutiva", como parte do diagnóstico de parafrenia.

Os primeiros rascunhos da décima edição da CID[19], dadas as inconsistências tanto do termo "parafrenia", como de sua definição, procuraram não incluir qualquer menção aos termos parafrenia ou parafrenia tardia, o que levou a críticas. Almeida et al.[20] argumentaram que havia uma quantidade crescente de evidências sugerindo que os processos etiológicos da parafrenia tardia poderiam ser diferentes dos relacionados à esquizofrenia e a outros transtornos delirantes de início precoce.

Por fim, a décima edição da CID[19] incluiu "parafrenia tardia", porém, somente como um termo (e não uma categoria diagnóstica em si) dentro do diagnóstico de "transtornos delirantes", o que levou a novas críticas[21], uma vez que, na parafrenia, as alucinações são sintomas proeminentes e não poderiam estar presentes para o diagnóstico de transtorno delirante. A revisão de 2007 da CID-10[22] procurou dar resposta a esse argumento, permitindo a inclusão, neste grupo, de pacientes apresentando "alucinações auditivas ocasionais ou transitórias, particularmente em pacientes idosos, desde que estes não sejam tipicamente esquizofrênicos e desde que as alucinações sejam somente pequena parte do quadro clínico global". Tal saída parece ter gerado apenas maiores dificuldades para a reclassificação dos pacientes anteriormente diagnosticados como portadores de parafrenia tardia entre os diagnósticos de esquizofrenia e transtorno delirante.

Com relação ao diagnóstico de transtorno delirante, não se menciona uma idade limite para início dos quadros, apenas é mencionado que o transtorno delirante tem início comumente na meia-idade[19].

A Tabela 2 mostra o capítulo da CID-10 em que foram classificadas a parafrenia tardia e a paranoia.

A recém aprovada CID-11[2] mantém a solução adotada pela CID-10[22], mantendo a parafrenia e a paranoia dentro da categoria "transtorno delirante".

Neuroimagem

Os achados de neuroimagem mais consistentes nos indivíduos com psicoses de início tardio são o alargamento dos ventrículos laterais e 3º ventrículo[23], similares aos encontrados na esquizofrenia de início na vida adulta, com consequente au-

Tabela 2 Classificação da parafrenia tardia e da paranoia

Capítulo	F00-F99: Transtornos mentais e comportamentais
Grupo	F20-F29: Esquizofrenia, transtornos esquizotípicos e transtornos delirantes
Categoria	F22: Transtornos delirantes persistentes
Subcategoria	F22.0: Transtorno delirante
Inclui	■ Delírio sensitivo de autorreferência (Sensitive Beziehungswahn) ■ Estado paranoico ■ Parafrenia (tardia) ■ Paranoia ■ Psicose paranoica
Exclui	■ Esquizofrenia paranoide (F20.0) ■ Personalidade paranoica (F60.0) ■ Psicose paranoide psicogênica (F23.3) ■ Reação paranoide (F23.3)
Nota	Transtorno caracterizado pela ocorrência de uma ideia delirante única ou de um conjunto de ideias delirantes aparentadas, em geral persistentes e que por vezes permanecem durante o resto da vida. O conteúdo da ideia ou das ideias delirantes é muito variável. A presença de alucinações auditivas (vozes) manifestas e persistentes, de sintomas esquizofrênicos tais como ideias delirantes de influência e um embotamento nítido dos afetos, e a evidência clara de uma afecção cerebral, são incompatíveis com o diagnóstico. Entretanto, a presença de alucinações auditivas ocorrendo de modo irregular ou transitório, particularmente em pessoas de idade avançada, não elimina este diagnóstico, sob condição de que não se trate de alucinações tipicamente esquizofrênicas e de que elas não dominem o quadro clínico.

Fonte: OMS, 1992[19].

mento da relação ventrículo-cérebro (*ventricule to brain ratio*, VBR), embora a extensão do aumento possa mostrar correlações diferenciais com a fenomenologia da doença. Por exemplo, Howard et al.[24] relataram que no transtorno delirante de início tardio há maior aumento do volume dos ventrículos quando comparados à esquizofrenia de início tardio com a presença de alucinações[25].

Já com relação aos lobos temporais, se na esquizofrenia as evidências de menor volume são consistentes, nas psicoses de início tardio os dados são controversos, com alguns estudos mostrando diminuição de volume[26] e outros não evidenciando nenhuma diferença em relação a controles saudáveis[27].

Existe um consenso razoável sobre a presença de achados patológicos da substância branca em esquizofrenia de início tardio (*late-onset schizophrenia*, LOS) ou VLOSLP. Foram observadas hiperintensidades em substância branca (*white matter hyperintensities*, WMH) e lesões em substância branca (*white matter lesions*, WML) nas regiões têmporo-parietal, frontal e occipital, e na região periventricular.

Houve alguma inconsistência nos achados em relação às áreas subcorticais e frontais, com alguns estudos relatando uma estrutura relativamente preservada dos gânglios da base[25].

Ainda assim, Howard et al.[27] não encontraram excesso de achados patológicos na substância branca em VLOSLP em comparação com controles saudáveis. Esse estudo afirma que a hiperintensidade da substância periventricular e da substância branca profunda, juntamente com a substância cinzenta subcortical, estão significativamente correlacionadas com o aumento da idade e, como tal, pode não ser considerada específica da doença.

Esquizofrenia de início tardio

Apesar de a esquizofrenia ser um transtorno com incidência maior no final da adolescência e início da vida adulta, uma revisão de estudos sobre esquizofrenia de início tardio constatou que em aproximadamente 20-25% dos pacientes os sintomas tiveram início após os 40 anos. Nos restantes dos pacientes idosos, os sintomas tiveram início mais precoce[28,29].

Atualmente, com o aumento do número de pacientes com esquizofrenia sobrevivendo até a terceira idade, a prevalência para esquizofrenia em adultos entre 45 e 60 anos é de 0,6-1,0%; e em adultos com mais de 65 anos é de 0,1-0,5%[30-33]. Em 2025, cerca de 25% das pessoas com esquizofrenia terá 55 anos ou mais[34].

Embora nem o DSM-5 nem a CID-11 mencionem a idade de início como critério ou especificador da esquizofrenia, o International Late-Onset Schizophrenia Group propôs a seguinte subdivisão:

- Esquizofrenia de início tardio (*late-onset schizophrenia*, LOS) para os transtornos que têm início entre 40-60 anos; são considerados semelhantes ao distúrbio de início precoce, embora haja maior preponderância de mulheres.
- Psicose do tipo esquizofrenia de início muito tardio (*very-late onset schizophrenia-like psychosis*, VLOSLP) para os transtornos que têm início após os 60 anos, respectivamente[35].

Essa distinção faz sentido porque a psicose do tipo esquizofrenia de início muito tardio:

- Possui características que sugerem um componente neurodegenerativo, incluindo mais anormalidades cerebrais e déficits neuropsicológicos[35].
- É distinguível dos outros dois transtornos (esquizofrenia no adulto e equizofrenia de início tardio) pela prevalência muito maior entre mulheres; maior prevalência de delírios persecutórios; maior prevalência de alucinações visuais, táteis e olfativas; menor carga genética; mais anormalidades sensoriais e ausência de sintomas negativos ou distúrbio formal do pensamento[35].

Em 2011, Jeste et al.[36] propuseram um "paradoxo do envelhecimento" entre adultos mais velhos com esquizofrenia. Nas pessoas com esquizofrenia, quando comparadas à população geral, observa-se um envelhecimento físico acelerado, incluindo comorbidades médicas e mortalidade aumentadas e mais precoces. No entanto, a velocidade do envelhecimento cognitivo permanece normal após uma ocorrência inicial de um distúrbio neuropsicológico suave e persistente[37].

Paradoxalmente, com o envelhecimento do paciente, sua funcionalidade psicossocial melhora, a incidência de sintomas psicóticos diminui, as taxas de recaídas e de hospitalização diminuem, a capacidade para autocuidados aumenta e parece haver uma melhora na qualidade geral de vida[38].

Tais conclusões são, porém, contestadas em outras investigações[39,40], que sugerem que a VLOSLP pode ser considerada um pródromo de doença de Alzheimer.

Transtorno esquizoafetivo

O diagnóstico de transtorno esquizoafetivo requer a presença de um componente importante do humor durante a maior parte do tempo, ao longo da vida. O diagnóstico é estabelecido após um período ininterrupto de doença e deve incluir pelo menos um episódio importante de humor simultaneamente com os critérios de esquizofrenia. Delírios ou alucinações devem ocorrer na ausência de um episódio de humor por pelo menos 2 semanas, em qualquer ponto do curso da doença. O distúrbio é ainda classificado nos tipos bipolar e deprimido.

Já em 1971, Post[41] estabeleceu as características clínicas e os riscos do transtorno esquizoafetivo tardio, observando a gravidade do quadro, a refratariedade ao tratamento e o elevado risco de suicídio. Uma revisão retrospectiva mais recente demonstrou maior risco de tentativas de suicídio em pacientes esquizoafetivos do tipo deprimido com mais de 60 anos em relação a pacientes esquizoafetivos do tipo bipolar[42].

Transtornos delirantes de início tardio

De acordo com o DSM-5[3], o transtorno delirante – independentemente da idade de início – é diagnosticado pela presença de um ou mais delírios por mais de um mês. Os critérios de diagnóstico para esquizofrenia ou distúrbio esquizoafetivo não devem ser atendidos. É feita ainda uma classificação adicional por subtipo de delírio: erotomania, grandiosidade, ciúmes, persecutoriedade, somático e mista.

Há poucos dados de literatura sobre transtornos delirantes em idosos. Estudos indicam uma prevalência de 0,03% em idosos[43].

Parafrenia tardia

Conforme vimos, há duas visões distintas para a parafrenia:

- Parafrenia tardia nada mais é do que uma esquizofrenia de início tardio.
- Os sintomas paranoides de início tardio têm uma origem diferente da esquizofrenia e se originam da interação de vários fatores patogênicos associados ao envelhecimento.

Fatores de risco

A partir dos dados epidemiológicos é possível a obtenção dos principais fatores de risco para o desenvolvimento da parafrenia tardia, conforme mostrado no Quadro 3.

Quadro 3 Fatores de risco para os transtornos delirantes de início tardio

- Gênero feminino.
- Personalidade e funcionamento pré-mórbidos.
- Antecedentes familiares.
- Déficits sensoriais.
- Isolamento social e imigração.
- Doença cerebral.

Gênero feminino

Independente dos critérios diagnósticos utilizados, desde Kraepelin já se observou uma prevalência maior de pacientes do gênero feminino entre os portadores de psicoses de início tardio[44]. Castle[45] concluiu que fatores meramente sociais, como diferenças em termos de expectativas de papéis sociais, comportamento de busca por auxílio, *status* conjugal e ajustamento pré-morbido entre os gêneros não seriam suficientes para explicar a maior prevalência feminina nas psicoses de início tardio. Uma possível explicação tem sido o efeito protetor dos estrógenos e sua redução no climatério como possível fator facilitador para a eclosão das psicoses na idade tardia[46].

Personalidade e funcionamento pré-mórbidos

Os transtornos psicóticos de início tardio também têm sido, desde Kraepelin, associados a um funcionamento pré-mórbido melhor em termos ocupacionais, sociais e conjugais, quando comparados com as psicoses de início precoce[47].

Por outro lado, quando comparados a idosos saudáveis, os pacientes com psicoses de início tardio apresentam caracteristicamente mais traços de personalidade esquizoide ou paranoide[48].

Antecedentes familiares

Pacientes portadores de transtornos psicóticos de início tardio têm menor probabilidade de ter familiares com esquizofrenia do que portadores de transtornos psicóticos de início precoce[47] e probabilidade comparável a controles normais[49].

Déficits sensoriais

A ideia de que déficits auditivos e visuais estariam associados ao surgimento das psicoses de início tardio e poderiam se constituir em fatores de risco, proposta ainda em 1961 por Kay e Roth[50], tem sido desafiada por investigações mais recentes. Prager e Jeste[51] não encontraram diferenças nos resultados de testes auditivos ou visuais a que foram submetidos portadores de psicoses de início tardio, portadores de esquizofrenia de início precoce, portadores de transtornos afetivos e idosos saudáveis. Por outro lado, uma revisão sistemática de estudos de coorte concluiu que déficit visual, mas não auditivo, seria fator de risco para o desenvolvimento de psicose tardia[6].

Isolamento social e imigração

Portadores de psicoses de início tardio são mais isolados socialmente se comparados com idosos saudáveis[48], idosos com transtornos afetivos e psicoses orgânicas[50] ou idosos portadores de esquizofrenia de início precoce.

Outros estudos sugerem que algumas populações de imigrantes podem ter maior risco de desenvolvimento de psicoses após os 60 anos, comparados a populações de idosos não imigrantes[52], o que foi interpretado como consequência do relativo isolamento social dos imigrantes ou dos eventos estressantes associados à experiência de imigração.

Doença cerebral

Já Key e Roth[50] encontraram evidências de acometimento orgânico em 21% da sua amostra de pacientes. Almeida et al.[53] encontraram dois tipos de sinais neurológicos em portadores de parafrenia tardia: movimentos anormais discinéticos, que foram associados ao uso de neurolépticos, e sinais neurológicos leves (*soft signs*). Também demonstraram preservação da memória e prejuízo nas funções executivas.

Tratamento

Uma proporção substancial de pacientes com psicoses de início tardio pode atingir uma resposta terapêutica positiva, se não completa, utilizando doses relativamente baixas de antipsicóticos[54-56]. As doses empregadas são caracteristicamente menores do que as usadas em pacientes portadores de psicoses de início precoce, mesmo quando pareados por idade. A resposta pode aumentar com o uso de formulações de depósito. Mais estudos controlados são necessários para entender melhor a eficácia e tolerabilidade de diferentes antipsicóticos, bem como o curso de tratamento no que diz respeito à duração do tratamento, taxa de recaída e evolução para cronicidade.

Outros aspectos do tratamento serão apresentados em maior profundidade no Capítulo "Particularidades no tratamento farmacológico do idoso" na seção 3 do Volume 3 desta obra.

Paranoia tardia

Conforme vimos, o diagnóstico de paranoia foi definido por Kraepelin[57] como o "desenvolvimento insidioso de um sistema delirante permanente e inabalável, de causas internas, que é acompanhado por uma perfeita preservação de pensamento, vontade e ação claros e ordenados". Disse ainda Kraepelin que "a conduta é invariavelmente muito mais fundamentada em processos de deliberação ou processos emocionais do que as peculiaridades impulsivas do esquizofrênico" e que "toda personalidade, apesar de suas características mórbidas, parece mais compreensível". Em outras palavras, na paranoia há uma ausência do comportamento, pensamentos e afetos desorganizados que caracterizam a esquizofrenia. Já a distinção entre parafrenia e paranoia seria, na visão de Kraepelin, muito mais difícil de justificar, especialmente "nos primeiros períodos da doença". Fundamentalmente, o curso da doença para o paciente paranoico seria relativamente mais leve, e tipicamente sem necessidade de institucionalização, como ocorreria mais frequentemente com o paciente parafrênico.

Diagnóstico

O diagnóstico da paranoia também é eminentemente clínico-funcional. Os achados psicopatológicos mais proeminentes se encontram no Quadro 4.

Quadro 4 Principais achados psicopatológicos da paranoia

- Presença de delírios, ausência de alucinações.
- Delírios não bizarros, isto é, envolvem situações que podem ocorrer na vida real, tais como ser seguido, envenenado, infectado, amado à distância, ter uma doença, ser enganado pelo o cônjuge ou amante.
- Ausência de distúrbios formais do pensamento.
- Menor severidade dos sintomas positivos em geral.
- Ausência ou menor grau de sintomas negativos.
- Bom funcionamento pré-mórbido.
- Depressão como comorbidade é frequente.

Diagnóstico diferencial

O diagnóstico diferencial entre a paranoia e o subtipo paranoide da esquizofrenia e a parafrenia é baseado:

- Nas características dos delírios: na paranoia, os delírios são caracteristicamente não bizarros e bem sistematizados, isto é, monotemáticos, organizados e imutáveis. No subtipo paranoide da esquizofrenia e na parafrenia, os delírios são caracteristicamente bizarros e mal sistematizados.
- Na presença de alucinações: no subtipo paranoide da esquizofrenia e na parafrenia, as alucinações são comuns, facilmente notáveis e em mais de uma modalidade. Na paranoia, alucinações verdadeiras não ocorrem.

Tratamento

Anteriormente tida como de difícil tratamento ou até refratária, a paranoia (ou transtorno delirante) é agora considerada uma condição tratável. A adesão ao tratamento permanece sendo importante fator de prognóstico, dada a própria natureza da doença.

Em geral, há boa resposta com a maioria dos antipsicóticos, de primeira ou segunda geração[58]. Aqueles com maior efeito anticolinérgico devem ser evitados.

Geralmente, os efeitos adversos são podem ser geridos por uma redução da dose ou mudança para outro antipsicótico. O uso de psicoterapia cognitivo-comportamental pode ser considerado. Podem não haver mudanças cognitivas, como menos delírios e maior *insight*, mas mudanças para um estilo de vida mais sociável e ativo.

Outros aspectos do tratamento serão apresentados em maior profundidade no Capítulo "Particularidades no tratamento farmacológico do idoso" na seção 3 do Volume 3 desta obra.

Para aprofundamento

- Kahn RS, Sommer IE, Murray RM, Meyer-Lindenberg A, WeinCardinal RN, Bullmore ET. The diagnosis of psychosis. New York: Cambridge University Press; 2011.
  ⇨ Livro abrangente sobre o diagnóstico de psicose ao longo da vida. Fornece um diagnóstico diferencial extenso de possíveis condições associadas à psicose secundária.

- Tampi RR, Young J, Hoq R, Resnick K, Tampi DJ. Psychotic disorders in late life: A narrative review. Ther Adv Psychopharmacol. 2019;9:2045125319882798.
  ⇨ Mais recente revisão da epidemiologia, do diagnóstico, dos fatores de risco e da fisiopatologia dos distúrbios psicóticos da vida adulta.
- Maglione JE, Thomas SE, MD, Jeste DV. Late-onset schizophrenia: do recent studies support categorizing LOS as a subtype of schizophrenia? Curr Opin Psychiatry. 2014;27(3):173-8.
  ⇨ Excelente resumo das semelhanças e diferenças entre a esquizofrenia de início precoce e a esquizofrenia de início tardio.

 ## REFERÊNCIAS BIBLIOGRÁFICAS

1. Bürgy M. The concept of psychosis: Historical and phenomenological aspects. Schizophr Bull. 2008;34(6):1200-10.
2. Organização Mundial da Saúde (OMS). ICD-11 for mortality and morbidity statistics [internet]. 2019. [Acesso em: 7 set. 2020]. Disponível em: https://icd.who.int/en.
3. American Psychiatric Association (APA). Diagnostic and statistical manual of mental disorders. 5. ed. Arlington: American Psychiatric Association; 2013.
4. Holroyd S, Laurie S. Correlates of psychotic symptoms among elderly outpatients. Int J Geriatr Psychiatry. 1999;14:379-84.
5. Webster J, Grossberg GT. Late-life onset of psychotic symptoms. Am J Geriatr Psychiatry. 1998;6(3):196-202.
6. **Brunelle S, Cole MG, Elie M. Risk factors for the late-onset psychoses: A systematic review of cohort studies. Int J Geriatr Psychiatry. 2012;27(3):240-52.**
  ⇨ Revisão dos fatores de risco para psicose de início tardio, indicando associações positivas com antecedentes de sintomas psicóticos, problemas cognitivos, más condições de saúde, deficiência visual, eventos negativos da vida e ausência de associação com o gênero feminino.
7. **Javadpour A, Sehatpour M, Mani A, Sahraian A. Assessing diagnosis and symptoms profiles of late-life psychosis. J Gerontopsychol Geriatr Psychiatry. 2013;26(4):205-9.**
  ⇨ Coorte de 201 idosos com psicose evidenciando a heterogeneidade etiológica da psicose tardia.
8. Freudenreich O. Differential diagnosis of psychotic symptoms: medical mimics. Psychiatr Times. 2010;27(12):56-61.
9. Marsh CM. Psychiatric presentations of medical illness. Psychiatr Clin N Am. 1997;20(1):181-204.
10. Freudenreich O, Schulz SC, Goff DC. Initial medical workup of first-episode psychosis: A conceptual review. Early Interv Psychiatry. 2009;3(1):10-8.
11. Berrios GE, Luque R, Villagran JM. Schizophrenia: a conceptual history. Rev Int Psicol Ter Psicol. 2003;3(2):111-40.
12. Santos, N. O conceito de parafrenia e sua actualidade. Psilogos: Revista do Serviço de Psiquiatria do Hospital Prof. Dr. Fernando Fonseca. 2007;4(1):44-55.
13. American Psychiatric Association (APA). Diagnostic and statistical manual of mental disorders. 3. ed. Washington: American Psychiatric Association; 1980.
14. Rabins P, Pauker S, Thomas J. Can schizophrenia begin after age 44? Comprehensive Psychiatry. 1984;25:290-5.
15. American Psychiatric Association (APA). Diagnostic and statistical manual of mental disorders. Revised 3. ed. Washington: American Psychiatric Association; 1987.
16. American Psychiatric Association (APA). Diagnostic and statistical manual of mental disorders. 4. ed. Washington: American Psychiatric Association; 1994.

17. Organização Mundial da Saúde (OMS). Manual of the international statistical classification of diseases, injuries, and causes of death. 8. ed. Geneva: World Health Organization; 1967.
18. Organização Mundial da Saúde (OMS). Mental disorders: glossary and guide to their classification in accordance with the ninth revision of the international classification of diseases. Geneva: World Health Organization; 1978.
19. Organização Mundial da Saúde (OMS). The ICD-10 classification of mental and behavioural disorders: clinical descriptions and diagnostic guidelines. Geneva: World Health Organization; 1992.
20. Almeida OP, Howard R, Förstl H, Levy R. Should the diagnosis of latenparaphrenia be abandoned? Psychol Med. 1992;22:11-4.
21. Almeida O. Late paraphrenia. In: Butler R, Pitt B (eds.). Seminars in old age psychiatry (pp. 148-162). London: The Royal College of Psychiatrists; 1998.
22. Organização Mundial da Saúde (OMS). International statistical classification of diseases and related health problems. Revised 10. ed. [internet]. 2007. [Acesso em: 7 set. 2020]. Disponível em: http://apps.who.int/classifications/apps/icd/icd10online/.
23. Shenton ME, Dickey CC, Frumin M, McCarley RW. A review of MRI findings in schizophrenia. Schizophr Res. 2001;49(1-2):1-52.
24. Howard R, Almeida O, Levy R, Graves P, Graves M. Quantitative magnetic resonance imaging volumetry distinguishes delusional disorder from late-onset schizophrenia. Br J Psychiatry. 1994;165:474-80.
25. **Van Assche L, Morrens M, Luyten P, Van de Ven L, Vandenbulcke M. The neuropsychology and neurobiology of late-onset schizophrenia and very-late-onset schizophrenia-like psychosis: a critical review. Neurosci Biobehav Rev. 2017;83:604-21.**
    ⇨ **O estudo sugere que alterações na neurobiologia e cognição que contribuem para a LOS/VLOSLP podem refletir envelhecimento cerebral acelerado relacionado ao estresse, em vez de patologia neurodegenerativa.**
26. Rabins P, Aylward E, Holroyd S, Pearlson G. MRI findings differentiate between late-onset schizophrenia and late-life mood disorder. Int J Geriatr Psychiatry. 2000;15:954-60.
27. Howard R, Cox T, Almeida O, Mullen R, Graves P, Reveley A, Levy R. White matter signal hyperintensities in the brains of patients with late paraphrenia and the normal, community-living elderly. Biol Psychiatry. 1995;38(2):86-91.
28. Harris MJ, Jeste DV. Late-onset schizophrenia: An overview. Schizophr Bull. 1988;14:39-45.
29. Jeste DV, Lanouette NM, Vahia IV. Schizophrenia and paranoid disorders. In: Blazer DG, Steffens DC (eds.). Textbook of geriatric psychiatry. 4. ed. Washington: American Psychiatric Press; 2009. p. 317-31.
30. Keith SJ, Regier DA, Rae DS. Schizophrenic disorders. In: Robins LN, Regier DA (eds.). Psychiatric disorders in America: The epidemiologic catchment area study. New York: Free Press; 1991. p. 33-52.
31. Copeland JRM, Davidson IA, Dewey ME, Gilmore C, Larkin BA, Mc William C, et al. Alzheimer's disease, other dementias, depression and pseudodementia: prevalence, incidence and three-year outcome in Liverpool. Br J Psychiatry. 1992;161:230-9.
32. Copeland JR, Dewey ME, Scott A, Gilmore C, Larkin BA, Cleave N, et al. Schizophrenia and delusional disorder in older age: Community prevalence, incidence, comorbidity, and outcome. Schizophr Bull. 1998;24(1):153-61.
33. Castle DJ, Murray RM. The epidemiology of late-onset schizophrenia. Schizophr Bull. 1993;19(4):691-70.
34. Cohen CI, Vahia I, Reyes P, Diwan S, Bankole AO, Palekar N, et al. Schizophrenia in later life: Clinical symptoms and well-being. Psychiatr Serv. 2008;59:232-4.
35. **Howard R, Rabins PV, Seeman MV, Jeste DV. Late-onset schizophrenia and very-late-onset schizophrenia-like psychosis: An international consensus. Am J Psychiatr. 2000;157(2):172-8.**
    ⇨ **Consenso de especialistas com relação à validade de face e utilidade clínica dos diagnósticos de esquizofrenia de início tardio e psicose do tipo esquizofrenia de início muito tardio.**
36. **Jeste DV, Wolkowitz OM, Palmer BW. Divergent trajectories of physical, cognitive, and psychosocial aging in schizophrenia. Schizophrenia Bulletin. 2011;37(3):451-5.**

⇨ **Artigo que aponta o paradoxo do envelhecimento em indivíduos com esquizofrenia: envelhecimento acelerado; aumento das comorbidades médicas e da mortalidade; envelhecimento cognitivo estável; funções psicossociais com tendência à melhora.**

37. Lagodka A, Robert P. Is late-onset schizophrenia related to neurodegenerative processes? A review of literature. Encephale. 2009;35(4):386-93.
38. Rabins PV, Lavrisha M. Long-term follow-up and phenomenologic differences distinguish among late-onset schizophrenia, late-life depression, and progressive dementia. Am J Geriatr Psychiatry. 2003;11(6):589-94.
39. Andreasen NC, et al. I don't believe in late-onset schizophrenia. In: Howard R. (ed.). Late-Onset Schizophrenia. Philadelphia: Wrighton Biomedical Publishing; 1999. p. 111-24.
40. Brodaty H, Sachdev P, Koschera A, Monk D, Cullen B. Long-term outcome of late-onset schizophrenia: 5-year follow-up study. Br J Psychiatry. 2003;183:213-9.
41. Post F. Schizo-affective symptomatology in late life. Br J Psychiatry. 1971;118(545):437-45.
42. Baran XY, Young RC. Bipolar and depressive types of schizoaffective disorder in old age. Am J Geriatr Psychiatry. 2006;14(4):382-3.
43. Maher B. Delusional thinking and cognitive disorders. Integr Physiol Behav Sci. 2005;40:136-46.
44. Vahia IV, Palmer BW, Depp C, Fellows I, Golshan S, Kraemer HC, et al. Is late-onset schizophrenia a subtype of schizophrenia? Acta Psychiatrica Scandinavica. 2010;122:414-26.
45. Castle DJ. Gender and age at onset in schizophrenia. In: Howard R, Rabins PV, (eds.). Late-onset schizophrenia. Petersfield: Wrightson Biomedical Publishing; 1999.
46. Seeman MV. Oestrogens and psychosis. In: Howard R, Rabins PV (eds.). Late-onset schizophrenia. Petersfield: Wrightson Biomedical Publishing; 1999. p. 165-79.
47. Castle DJ, Wessely S, Howard R, Murray RM. Schizophrenia with onset at the extremes of adult life. Int J Geriatr Psychiatry. 1997;12:712-7.
48. Brodaty H, Sachdev P, Rose N, Rylands K, Prenter L. Schizophrenia with onset after age 50 years. In: Phenomenology and risk factors. Br J Psychiatry. 1999;175:410-5.
49. Howard RJ, Graham C, Sham P, Dennehey J, Castle DJ, Levy R, et al. A controlled family study of late-onset non-affective psychosis (late paraphrenia). Br J Psychiatry. 1997;170:511-4.
50. Riecher-Rössler A, Rossler W, Frostl H, Meise U. Late-onset schizophrenia and late paraphrenia. Schizophr Bull. 1995;21(3):345-54.
51. Prager S, Jeste DV. Sensory impairment in late-life schizophrenia. Schizophr Bull. 1993;19(4):755-72.
52. Mitter PR, Krishnan S, Bell P, Stewart R, Howard RJ. The effect of ethnicity and gender on first-contact rates for schizophrenia-like psychosis in Bangladeshi, black and white elders in tower hamlets, London. Int J Geriatr Psychiatry. 2004;19(3):286-90.
53. Almeida OP, Howard RJ, David AS. Psychotic states arising in late life (late paraphrenia): The role of risk factors. Br J Psychiatry 1995;166(2):215-28.
54. Rodriguez-Ferrera S, Vassilas CA, Haque S. Older people with schizophrenia: A community study in a rural catchment area. Int J Geriatr Psychiatry. 2004;19(12):1181-7.
55. Huang C, Zhang YL. Clinical differences between late-onset and early-onset chronically hospitalized elderly schizophrenic patients in Taiwan. Int J Geriatr Psychiatry. 2009;24(10):1166-72.
56. Uchida H, Mamo DC, Mulsant BH, Pollock BG, Kapur S. Increased antipsychotic sensitivity in elderly patients: Evidence and mechanisms. J Clin Psychiatry. 2009;70(3):397-405.
57. Oda A. A Paranoia em 1904: Uma etapa na construção nosológica de Emil Kraepelin. Rev Latinam Psicopatol Fundament. 2010;13:318-32.
58. Manschreck TC, Khan NL. Recent advances in the treatment of delusional disorder. Can J Psychiatry. 2006;51(2):114-9.
59. Kua EHA. Community study of mental disorders in elderly Singaporean Chinese using the GMS-AGECAT package. Aust NZ J Psychiatry. 1992;26:502-6.

18
Abuso e negligência no idoso

Rita Cecília Rocha Ferreira
Arthur Lopes Ribeiro Penido
Tiago Turci Ribeiro

Sumário

Resumo
Introdução
Etiopatogenia
Quadro clínico e diagnóstico (conforme DSM-5 e CID-11)
    Diagnóstico diferencial
    Exames complementares
Tratamento
Considerações finais
Referências bibliográficas

Pontos-chave

- A população idosa aumenta exponencialmente no mundo, em cerca de 795.000 novos idosos todos os meses, devendo dobrar de tamanho até 2030. Esse grupo etário está mais propenso a doenças crônicas, tornando-os necessitados de cuidados de terceiros, que podem ser familiares ou instituições.
- Os cuidados a esses pacientes tornam-se cada vez mais complexos, bem como possíveis fardos àqueles responsáveis pela saúde e pelo bem-estar dos idosos.
- O abuso e a negligência ao idoso (ANI) são questões complexas que devem ser discutidas amplamente, a fim de criarem-se estratégias de prevenção e de extinção de casos, por meio da avaliação e remoção de fatores de risco que podem ser relacionados ao paciente, mas também a seus cuidadores; da identificação de sinais e sintomas; e da educação e capacitação para o cuidado e para a denúncia de casos suspeitos.

INTRODUÇÃO

O envelhecimento da população geral faz com que a saúde dos idosos torne-se cada vez mais em voga. A população de idosos deve dobrar (em quantidade) até o ano de 2030, aumentando, mundialmente, aproximadamente 795.000 pessoas por mês. Fatores como mobilidade demográfica e mudanças na estrutura familiar para núcleos cada vez menores propiciam uma diminuição na capacidade das famílias de proverem cuidados, bem como um afastamento social da população idosa[1].

Segundo a Organização Mundial de Saúde (OMS)[2], abuso pode ser definido como:

> Um ato único ou repetido, ou falta de ação apropriada, ocorrendo dentro de qualquer relacionamento em que exista uma expectativa de confiança, que cause dano ou angústia a uma pessoa mais velha. Pode ser de várias formas: física, psicológica, emocional, sexual e financeira, ou simplesmente refletem negligência intencional ou não intencional[2,3].

A negligência é a forma mais comum de abuso e este, por sua vez, é definido pela OMS[2] como:

> A recusa ou falha por parte dos responsáveis em prestar cuidados ao idoso dependente, com assistência nas tarefas da vida diária ou apoio essencial, como alimentos, roupas, abrigo, cuidados médicos e de saúde. Isso pode incluir a deserção de um adulto mais velho dependente, também chamado de abandono[2].

O abuso ou negligência ao idoso (ANI) pode ser físico, que é mais facilmente reconhecível por ser visível, e é papel do médico identificar esses sinais e sintomas que frequentemente são de difícil reconhecimento[3]. Outras formas de abuso incluem o uso inadequado de drogas e a punição de qualquer tipo, um ato sexual não consensual, uso de palavras ou atitudes que causem estresse, ansiedade ou medo, insultos, humilhação, ofensas, ameaças, castigos ou uso indevido de recursos financeiros[4,5,6,7]. Nas situações de institucionalização, principalmente, atenção especial deve ser dada à prescrição de medicações[8].

O abandono do idoso é definido como a falha do cuidador em sua obrigação de prover os cuidados físicos, mentais e sociais, podendo ameaçar ou trazer perigo a seu bem-estar. Já a negligência pode ser física, psicológica, emocional ou financeira. As condições de abuso e negligência conferem ao paciente uma redução importante em sua qualidade de vida[1].

Os aspectos epidemiológicos da negligência são preocupantes, uma vez que estudos mostram números de proporções importantes. Contudo, uma estimativa acurada de prevalência é dificultada por definições heterogêneas[3]. Por exemplo, em um estudo, foram encontrados 48% de negligência física e 20% de negligência financeira na Nigéria[9]. Nos Estados Unidos, uma revisão sistemática encontrou 10% de abuso em uma população de idosos cognitivamente preservados[3,10].

Uma metanálise do grupo de Yon et al.[11] encontrou, através da revisão de 52 trabalhos internacionais, uma prevalência de 15,7% de abuso em geral, sendo a prevalência combinada de 11,6% de abuso psicológico, 6,8% de abuso financeiro, 4,2% de negligência, 2,6% de abuso físico e 0,9% de abuso sexual, com a baixa renda como principal fator associado. Essas estatísticas refletem que no ano de 2015, 141 milhões de idosos sofreram algum tipo de abuso[11].

A incidência tende a ser subestimada por subnotificações e falta de diagnóstico apropriado, associados a negação, vergonha e medo de retaliação por parte das vítimas que não denunciam. Cerca de 90% dos abusadores são familiares, como cônjuges ou filhos, sendo que o abuso está intimamente relacionado às condições do paciente, ao fardo do cuidador e às características desse relacionamento[3].

ETIOPATOGENIA

As causas de abuso e negligência ao idoso (ANI) também são pouco conhecidas[10]. Negligência é mais comum nos casos em que o cuidador não é adequadamente treinado ou não tem experiência em tal função. Aspectos educacionais do cuidador também podem conferir risco[1].

O relacionamento entre pais e seus filhos e netos é fragilizado por mudanças transgeracionais, causando conflitos e tensões[1], devido a mudanças em constructos sociais, como a forma de a sociedade enxergar seus idosos, anteriormente com mais respeito e como "sábios" e posteriormente como "fardos", o que leva à discriminação. Suas queixas são vistas como pouco importantes ou relacionadas "à idade" e são assim refutadas e negligenciadas sem avaliação médica. Disputas e conflitos dentro do ambiente familiar conferem risco, também visto em ambientes com maiores taxas de divórcio[3], diferenças culturais, sociais, ambientais e econômicas[4].

O aumento da expectativa de vida que acompanhou o progresso científico fez com que aumentassem as condições crônicas, como os quadros dolorosos, gerando aumento da fragilidade e da dependência do paciente em relação a seu cuidador. De fato, a idade avançada, particularmente superior a 80 anos, constitui fator de risco *per se*; mais da metade dos casos acontecem nessa faixa etária[3,12,13,14]. A Tabela 1

apresenta fatores de risco relacionados ao paciente e ao cuidador, individualmente[3].

Tabela 1 Fatores de risco para a ocorrência de abuso ao idoso, relacionados ao próprio paciente (vítima) e relacionados ao abusador

Vítima	Abusador
Gênero feminino	Gênero não específico
Idade superior a 80 anos	Idade não específica
Etnia não branca	Etnia não específica
Demência	Depressão
Moradia dividida com outras pessoas	Moradia dividida com outras pessoas
Isolamento social	Suporte social precário
Baixo padrão socioeconômico	Dependência financeira
Distúrbio de funcionalidade	Abuso de substâncias

Fonte: Adaptada de Clarysse et al., 2018[3].

Alguma forma de ANI atinge cerca de 60% dos idosos portadores de quadros demenciais que apresentam alta prevalência de sintomas neuropsiquiátricos, como agitação psicomotora. Isso se deve à dificuldade de manejo pelos cuidadores. As alterações de memória e de funções, como a comunicação, tornam esses pacientes menos propensos a denunciar agressões. Pacientes do gênero feminino correm maior risco do que aqueles do gênero masculino, assim como populações afrodescendentes e de baixo poder aquisitivo. O isolamento social está relacionado à deterioração funcional, o que confere sentimento de isolamento e insegurança, com maior suscetibilidade[3].

Apesar do isolamento conferir maior risco, ambientes que abrigam diversas pessoas são mais propensos a conflitos e tensões interpessoais, aumentando a chance de ANI. Esse fator de risco está relacionado tanto ao paciente como ao cuidador, quando no mesmo ambiente. Outros fatores de risco relacionados ao cuidador são dependência financeira ou emocional para com o idoso; transtornos mentais, como depressão; abuso de álcool e outras substâncias; suporte social precário; altos níveis de estresse; carga horária de trabalho excessiva (principalmente em institucionalizados); história de violência; e ausência de treinamento adequado de cuidados para com o idoso[3]. Instituições de atendimento ao idoso são frequentemente associadas a ANI. O risco é proporcional à quantidade de trabalho imposta aos profissionais, associado à má-qualificação desses, seus níveis de estresse na vida privada, baixo limiar de tolerância a estressores, síndrome de *burnout*, atitudes negativas em relação ao envelhecimento e pouca atenção ao cumprimento de regulamentos[4,15].

Quando a situação psíquica do cuidador reduz sua capacidade funcional, a negligência é facilitada. Estresse, estafa e depressão estão relacionados à dificuldade de compaixão e profissionalismo, bem como à falta de tempo para o cuidado adequado[4,16].

Está clara a associação entre o quadro clínico do paciente com a redução da qualidade de vida, piores indicadores de saúde e redução da renda de toda a família. Cuidadores de pacientes com sintomas neuropsiquiátricos, por exemplo, frequentemente apresentam mais sintomas de angústia ou depressão do que os cuidadores de pacientes com demência sem esses sintomas ou com outras doenças crônicas. O risco de depressão varia de 23-85% nas pessoas que cuidam de pacientes com demência, enquanto varia de 16-45% naqueles que cuidam de pacientes com ansiedade[17].

QUADRO CLÍNICO E DIAGNÓSTICO (CONFORME DSM-5 E CID-11)

A identificação de condições de ANI é, frequentemente, difícil. Depende de observações clínicas, da anamnese e do exame físico, havendo pouco auxílio de exames complementares. Longos períodos podem se passar sem a certeza dessas ocorrências.

A indicação de triagem ativa para ANI é polêmica, uma vez que critérios universais não foram protocolados e, assim, estudos apresentam heterogeneidade de resultados[12,14,18]. A American Medical Association (AMA) indica que se investigue periodicamente a ocorrência de ANI na avaliação geriátrica. Pacientes e cuidadores devem ser entrevistados juntos e separadamente, com perguntas gerais, inicialmente, e então, perguntas diretas sobre ANI. Pode-se perguntar sobre a sensação de medo ou insegurança do paciente, para que o mesmo se sinta confortável para falar no assunto e revelar questões específicas ao mecanismo de ANI ou à identidade do abusador, sem acompanhantes que possam inibi-lo[12,14].

Pacientes vítimas de abuso e negligência frequentemente se apresentam nos serviços de saúde com quadros de desidratação, quedas e alterações dos autocuidados. Isso pode servir como pista para a investigação de mais sinais e sintomas. Deve-se evitar o confronto com o cuidador em benefício da obtenção de informações e demonstrar empatia e compreensão de seu ônus e fardo. Um ambiente livre de julgamentos pode propiciar uma fala aberta e um alívio para o cuidador[14]. Aspectos culturais e sociais podem interferir na comunicação entre médico, paciente e cuidador, impedindo a identificação adequada dessas ocorrências. Equipes multidisciplinares têm papel importante tanto na identificação de possíveis casos – uma vez que passam maior tempo com os pacientes do que um profissional apenas – como na orientação e no treinamento de familiares como medida preventiva[12].

Ao exame físico, podem ser observados diversos sinais de ANI, mas nem sempre se chega à conclusão. Vale lembrar que essa é uma população vulnerável a pequenos traumas mecânicos que podem gerar fraturas, escoriações e até mesmo fraturas espontâneas. Hematomas podem ocorrer por fragilidade vascular e cutânea relacionadas à idade, bem como a outros fatores, como o uso de anticoagulantes e corticoides. Dessa forma, não existem lesões consideradas patognomônicas de ANI; elas servem apenas como sinais para investigação aprofundada. Estudos forenses mostram que vítimas idosas de abuso físico apresentam, com maior frequência, hematomas no rosto,

na lateral do braço direito e no tórax posterior, incluindo costas, peito, lombar e glúteos[3,12,14].

Lesões de forma ou distribuição padronizada em diferentes estágios de cicatrização, de resolução por segunda intenção, sinais de trauma contuso, lesões paralelas, e locais irregulares de alopecia devem chamar atenção para a suspeita de abuso físico. Lesões abrasivas são superficiais na camada externa da pele, vistas com mais frequência nas mãos ou nos braços, com retalho cutâneo, não geram suspeita de abuso e geralmente têm resolução sem formação de cicatrizes. Podem ocorrer mesmo por pouco atrito, pois a pele envelhecida é mais fina, menos elástica e, assim, mais frágil. Essas lesões abrasivas podem ser vistas quando idosos sofrem cortes ou são puxados ou arrastados por uma superfície áspera. A localização da lesão abrasiva é suspeita quando não acontece nas extremidades ou quando há ocorrência de múltiplas lesões. Lacerações são caracterizadas pela divisão total da pele, resultam de trauma contundente, normalmente com margens contusas e formato irregular. Quando isso não acontece, tornam-se suspeitas. O relato, por parte do cuidador, do mecanismo de ocorrência da lesão deve ser comparado e consistente com a lesão física apresentada. A margem distal do ferimento deve estar menos lesionada do que a margem inicial, que é a primeira a sofrer o trauma contuso. Lesões na região da face devem despertar suspeita quando localizadas ao redor do olho, nariz ou boca[3].

Um a cada três indivíduos acima de 65 anos sofre uma queda a cada ano com desenvolvimento de hematomas. Sinais de alerta na avaliação desses sinais são a localização em face, orelhas, genitália, nádegas, solas dos pés, lateral do braço direito ou dorso, sendo improvável que sejam acidentais, embora sejam frequentemente atribuídos a quedas. Lesões em padrão repetitivo podem ser causadas por trauma contundente de objetos, como cintos, paus ou sapatos, por exemplo. Hematomas com mais de 5 cm de diâmetro, na ausência de quedas bem documentadas, devem levantar suspeitas. A localização dos hematomas também deve ser observada, como aquelas que ocorrem em regiões de menor mobilidade do corpo, por exemplo, membros inferiores de cadeirantes[3].

Estima-se que 40-70% das queimaduras na população idosa sejam causadas por ANI, inclusive autonegligência. Nos casos de abuso, queimaduras ocorrem em padrões como "em luvas" ou "em botas", nos casos de queimaduras por imersão, ou por pontas de cigarros. Punhos e tornozelos são os locais típicos de lesões por uso inadequado de contenção mecânica. Essa forma de ANI pode ser empregada até com o intuito de aumentar a dependência do paciente pelo cuidador. Úlceras de decúbito são mais comuns nas regiões sacral, de quadril e calcâneos e podem indicar imobilização inadequada e prolongada com negligência da necessidade de mudança de decúbito. Ao contrário da alopecia androgênica, que é normal com o envelhecimento e ocorre no vértex e em regiões frontotemporais, a alopecia de tração ocorre em outras regiões do escalpo e pode estar associada a hematomas e hemorragias[3].

Desnutrição é imensamente mais comum em idosos negligenciados do que na população geral, devido à incapacidade do cuidador em prover alimentação adequada ao paciente. A avaliação nutricional e cardiometabólica dos pacientes deve ser completa, incluindo a dosagem de vitaminas, cujas deficiências podem ser causas de outras manifestações clínicas[3].

Acredita-se que o abuso sexual seja a forma mais oculta de ANI e sua prevalência seja maior na população idosa. Lesões orais, genitais e não genitais devem levantar suspeitas, assim como na população jovem. Beijos, toques indesejados e exposição de partes do corpo por cuidadores são as formas mais comuns de abuso sexual. Porém, esses eventos não deixam sinais visíveis, o que acontece apenas em violações e penetrações vaginais, podendo ser confundidos com alterações fisiológicas das mucosas no envelhecimento. Lesões padronizadas, acompanhando o formato de pontas dos dedos e contusões localizadas na parte interna das coxas da vítima levantam suspeitas de abertura forçada das coxas. Lacerações da mucosa vaginal e o aparecimento de doenças venéreas falam a favor de possível abuso sexual, assim como lesões erosivas orais, hematomas na úvula ou palato sugerem cópula oral forçada. Dor súbita ou sangramentos anogenitais e deambulação prejudicada devem levantar suspeita de penetração anal[3].

Vítimas de ANI não físico podem apresentar sintomas depressivos, ansiosos e outras manifestações de estresse psíquico, cujo tratamento costuma ser eficaz somente após a retirada do fator estressor. Outras manifestações de estresse são má-adesão ao tratamento, faltas a consultas, perda de peso e descontrole de doenças que deveriam estar controladas, podendo sugerir negligência. A avaliação frequente da capacidade funcional do paciente, através de escalas de funcionalidade do idoso, pode auxiliar a identificação da negligência a suas necessidades. Mudanças no padrão financeiro e social do paciente e do cuidador podem indicar exploração financeira[12].

Diagnóstico diferencial

Lesões cerebrais conferem risco da ocorrência de abuso, tanto na condição de vítima como de abusador. Lesões de hemisfério direito estão frequentemente relacionadas a uma anosognosia, definida como ausência de crítica ou *insight* das próprias incapacidades, incluindo qualquer sintoma neuropsiquiátrico. Estima-se que 30-70% dos pacientes que sobrevivem a acidentes vasculares encefálicos (AVE) em hemisfério direito apresentam negligência como um sintoma, assim como 20-60% dos sobreviventes de AVE em hemisfério esquerdo. A anosognosia parece ser frequente em pacientes com sintomas de negligência – manifesta-se em si, no autocuidado ou nas relações interpessoais, dificultando o diagnóstico e o manejo corretos de ANI[19]. A Tabela 2 apresenta os principais diagnósticos diferenciais de lesões por abuso em idosos[3].

Tabela 2 Lesões encontradas no abuso sexual, suas características principais e diagnósticos diferenciais

Lesão	Principais características da lesão não relacionada ao abuso	Lesão sugestiva de abuso	Diagnóstico diferencial
Abrasão e laceração	Cortes parciais com aba de pele em regiões de extremidades (mãos e antebraços) ou cortes completos de todas as estruturas da pele, de formas irregulares, sem padrão	Padrão de lesão, de formato regular, fora da área de extremidades	Lesões abrasivas devem ser condizentes com o mecanismo de contusão descrito pelo acompanhante, com a extremidade distal do ferimento inicial com menos sinais de contusão do que a proximal
Hematoma	Pequenas máculas arroxeadas que podem ser espontâneas ou por pequenos traumas devido à fragilidade dos vasos	Localização suspeita: face, orelhas, nádegas, solas dos pés, lateral do membro superior direito, costas ou áreas de pouca mobilidade, com padrão de lesão maior que 5 cm de diâmetro	Púrpura, uso de anticoagulantes e corticosteroides – geralmente, em áreas de exposição solar; vasculites
Queimaduras	Destruição do tecido a 50°C	Padrões: "em luvas" ou "em botas", quando mecanismo de imersão; "em ponta de cigarros"	Dermatite de contato por sapatos é acompanhada de prurido. Doenças bolhosas que podem ser autoimunes – regiões ao redor das bolhas são menos friáveis do que em queimaduras
Fraturas	Diminuição da densidade óssea e osteopenia aumentam o risco de fraturas por baixo impacto e espontâneas, mas geralmente por consequência de quedas	Fraturas de arco zigomático, mandíbula, maxila e outros locais atípicos	Hipovitaminose D, desnutrição, alcoolismo, tabagismo, deficiências de hormônios sexuais ou hiperparatireoidismo, doenças reumatológicas
Lesão por amarraduras	Contenção mecânica pode ser necessária quando o paciente apresenta riscos a si e a outros, mas deve ser o mais curta possível	Marcas de ligadura, geralmente ao redor de punhos e tornozelos	Abuso físico ou negligência da retirada das amarrações; imobilização prolongada

(continua)

Tabela 2 Lesões encontradas no abuso sexual, suas características principais e diagnósticos diferenciais (*continuação*)

Lesão	Principais características da lesão não relacionada ao abuso	Lesão sugestiva de abuso	Diagnóstico diferencial
Úlceras de decúbito	Pressão pelo decúbito é tão alta que impede a circulação adequada de sangue, formando úlceras geralmente em regiões sacral, de quadril e calcanhares	Úlceras profundas ou com odor fétido e conteúdo necrótico	Negligência das mudanças de decúbito adequadas; imobilização prolongada
Alopecia traumática	Alopecia androgênica: em vértex e regiões frontotemporais no padrão masculino e afinamento do cabelo em região de vértex no padrão feminino	Uma ou mais áreas de alopecia fora das regiões comuns, com hematomas ou hemorragias	Alopecia areata, alopecia por tração, tínea *capitis*
Desnutrição	Anorexia da idade e inflamação sistêmica por comorbidades	Alterações cutâneas e de cicatrização; síndromes de hipovitaminoses, anemias	Marcador mais importante de negligência e autonegligência. Síndromes paraneoplásicas, efeitos adversos de medicamentos
Abuso sexual	Mudanças fisiológicas e atrofia da mucosa vaginal relacionadas ao envelhecimento	Lesões genitais em padrões acompanhando pontas dos dedos, contusões na parte interna das coxas, lacerações da mucosa vaginal, aparecimento de novas doenças venéreas, lesões erosivas orais, hematomas na úvula ou no palato, dor súbita ou sangramento da área anogenital com deambulação prejudicada	Líquen escleroso — formação de capuz clitoriano e fusão de grandes e pequenos lábios —; líquen plano – úlceras devem ser diferenciadas de infecções sexualmente transmissíveis —; uso de barbitúricos pode causar erosões penianas; constipação pode causar dor e sangramento perianais

Fonte: Adaptada de Clarysse et al., 2018[3].

Exames complementares

Em casos suspeitos, o paciente deve ser avaliado clínica e laboratorialmente e ser encaminhado para exame médico-legal.

TRATAMENTO

Dada a maior vulnerabilidade do paciente idoso e, dessa forma, sua incapacidade, em muitos casos, de cuidar de si, a família deve ser empoderada a prover tal cuidado. Programas de capacitação podem ser necessários antes do início dos cuidados, com educação do cuidador, apoio e participação em grupos[1]. Estratégias preventivas dão garantias de acesso a cuidados de qualidade aos idosos, prevenindo isolamento, exclusão social e maus-tratos. A resolução do ANI raramente é espontânea e o tempo tende apenas a piorar a intensidade, de modo que o manejo deve ser adequado a fim de interrompê-lo[14].

A educação e orientação da família e dos cuidadores em relação às condições do paciente idoso é essencial para o desenvolvimento de habilidades do cuidado. Inicialmente, respostas sobre condutas corretas de cuidados devem ser providas, até para que o cuidador, eventualmente, desenvolva capacidade de discernir por si. O treinamento das habilidades tem como objetivo tornar a família competente para prover cuidado adequado[1].

Diversos aspectos devem ser discutidos e orientados aos cuidadores, sendo várias as ações trabalhadas. O apoio emocional é apontado como o mais importante para o paciente sob cuidados familiares, seguido por apoio para obter informações e instrumentalização[1].

Nos cuidados à saúde, a família ou os cuidadores tornam-se os principais responsáveis e devem ser capazes de reconhecer problemas, tomar decisões corretas, prover cuidados simples quando o idoso está doente, manter o ambiente doméstico em condições favoráveis à saúde e utilizar apropriadamente os recursos de saúde de sua comunidade[1].

As famílias podem causar, prevenir, ignorar ou tratar problemas de saúde. Cuidados adequados parecem ser capazes de melhorar o estado de saúde de pacientes crônicos e reduzir a mortalidade, facilitando o aumento do bem-estar e a manutenção das relações e do envolvimento sociais[1]. Atividades sociais como religiosidade, eventos, locais públicos e participação em grupos, atividades produtivas como trabalho ou atividades comunitárias, bem como atividades físicas podem reduzir a mortalidade e melhorar condições físicas, como aptidão cardiopulmonar e condições musculoesqueléticas[1,20]. Atividades sociais e relacionamentos parecem evitar o sentimento de solidão e estimular autoconfiança e independência, além da interação com o ambiente[1,21].

Institucionalmente, um abuso pode ser considerado um evento sentinela, demandando investigação e atitudes contra outros casos. Nesse sentido, a equipe de cuidados deve estar pronta e apta a denunciar suspeitas de abusos de qualquer natureza. No entanto, apesar da ideia da necessidade da abertura para denúncias, existem preocupações com o ambiente de trabalho, represálias ou erro de percepção do abuso. Cuidadores devem ser treinados para detectar possíveis abusos, com desconstrução da ideia de que casos de abuso são incomuns[4,23]. Orientação especial deve ser dada às equipes de enfermagem e supervisão, para que identifiquem os pacientes em risco, especialmente aqueles que podem apresentar comportamento agressivo ou agitação, demandando mais da equipe ou do cuidador[4,15].

O Quadro 1 apresenta as barreiras à identificação e denúncia de casos de abuso[14]. Nos ambientes institucionais e de convívio, vale lembrar que idosos podem se tornar abusadores, frequentemente como manifestação de sintomas neuropsiquiátricos, conferindo risco a outros idosos residentes da mesma instituição ou a visitantes e familiares, particularmente crianças[4,23].

Quadro 1 Barreiras à identificação e denúncia de casos de abuso

Associadas às instituições, aos profissionais de saúde e à vítima
Ausência de critérios e definições amplamente aceitos para abuso e negligência
Associadas às instituições e aos profissionais de saúde
Desconhecimento de recursos disponíveis
Sentimento de insuficiência ou inadequação dos recursos
Desconhecimento da obrigatoriedade da notificação
Medo de ofender pacientes
Falta de treinamento adequado
Associados às vítimas
Não reconhecimento do abuso
Sentimentos de culpa, baixa autoestima, vergonha
Desconhecimento de recursos disponíveis
Sentimento de insuficiência ou inadequação dos recursos

Fonte: Adaptada de Kleinschmidt, 1997[14].

Poucos estudos discutem a eficácia de medidas de prevenção de abuso ao idoso. Campanhas e discussões sobre o tema são as estratégias mais difundidas, cuja eficácia é de difícil avaliação. Esclarecimentos, inclusive legais, a respeito dos direitos dos idosos devem ser empregados. Abrigos temporários que promovam afastamento da vítima e do abusador e vigilância, inclusive eletrônica com câmeras, são estratégias eficazes[4].

Após a suspeita ou a identificação do abuso, é importante ter como objetivo a preservação da família já adoecida e não a retirada do paciente, cuja autonomia deve ser respeitada sempre que possível. Em casos de recusa do paciente em reportar o abuso, estando em condições de autonomia preservadas, deve ser lembrado que o abuso tende a piorar e não a se resolver. Hospitalização deve ser considerada em casos de risco iminente ou caso o paciente não tenha condições de autocuidado e a notificação do abuso ao Sistema de Informação de Agravos de Notificação (Sinan) deve ser imediata, bem como a notificação à rede para que serviços sociais possam agir, se necessário.

Casos de abuso em instituições devem estar sujeitos às regulamentações legais e sanitárias[12,14,24].

CONSIDERAÇÕES FINAIS

Com o envelhecimento populacional e a mudança na distribuição etária, a população idosa se torna cada vez maior e, com isso, os problemas relacionados ao envelhecimento se tornam cada vez mais prevalentes. Esses pacientes perdem, muitas vezes, progressivamente sua funcionalidade e autonomia, sendo obrigados a viver sob cuidados de outros, em ambientes que não os seus, como casas de familiares ou instituições de longa permanência. Eles requerem cada vez mais cuidados que, por sua vez, podem ser complexos, envolvendo a participação em procedimentos e atividades básicas por períodos extensos, o que torna necessário um suporte por cuidador saudável. O desvio de atividades para o cuidado do doente idoso e crônico traz prejuízos sociais e econômicos ao cuidador, bem como pode causar esgotamento físico e psíquico.

Mudanças em padrões sociais podem se interpor entre cuidador e cuidado, não sendo mais o idoso e os cuidados a ele valorizados como antes. Famílias não mais permanecem ligadas a seus membros mais idosos. Com isso, essa população se torna mais isolada, com maior risco de abandono e negligência de suas necessidades. O isolamento social, por si só, é um fator de risco para a ocorrência de abuso, que pode ocorrer por parte de qualquer pessoa do meio, embora seja, mais frequentemente, de um familiar.

Condições adversas do ambiente também são fatores de risco para a ocorrência de abuso, que muitas vezes pioram condições clínicas e de cuidados, perpetuando a situação de abuso ou de negligência. Medidas preventivas, como a identificação daqueles mais propensos a sofrer abuso, devem ser discutidas e postas em prática, bem como a detecção do abuso deve ser encorajada e rapidamente corrigida, inclusive dentro do previsto pela legislação.

A ausência de critérios bem definidos, assim como de protocolos de identificação e manejo dos casos suspeitos e confirmados de abuso cria um "vazio" na literatura, dificultando a adequada conduta diante de condição tão prevalente e preocupante.

> ### Para aprofundamento
>
> - Brasil. Ministério da Saúde. Estatuto do idoso [internet]. 2013. [Acesso em: 16 fev. 2020]. Disponível em: http://bvsms.saude.gov.br/bvs/publicacoes/estatuto_idoso_3edicao.pdf.
>   ⇨ Discrimina leis que garantem o direito a cuidados, saúde, inclusão e dignidade.
> - Kaplan DB, Bergman BJ. Abuso ao idoso [internet]. 2016. [Acesso em: 15 fev. 2020]. Disponível em: https://www.msdmanuals.com/pt-pt/profissional/geriatria/abuso-ao-idoso/abuso-ao-idoso.
>   ⇨ Não voltado diretamente ao profissional médico, esse material aborda o tema de forma ampla e abrangente, ideal para dar início ao assunto.

- Booth BD. Elderly sexual offenders. Curr Psychiatry Rep. 2016;18(4):34.

  ⇨ Uma mudança no foco do assunto, esse trabalho se propõe a discutir as características desse grupo etário quando na posição de abusador, seus riscos relacionados e possíveis tratamentos para esses casos, que também tendem a ser diferentes da população geral.

REFERÊNCIAS BIBLIOGRÁFICAS

1. Ezalina E, Machmud R, Effendi N, Maputra Y. Effectiveness of the elderly caring model as an intervention to prevent the neglect of the elderly in the family. Open Access Maced J Med Sci. 2019;7(14):2365-70. Atual e didático, esse estudo é de leitura rápida e de utilidade na prática clínica.
2. Organização Mundial de Saúde (OMS). The Toronto declaration on the global prevention of elder abuse [internet]. 2019. [Acesso em: 28 dez. 2019]. Disponível em: http://www.who.int/ageing/projects/elder_abuse/alc_toronto_declaration_en.pdf.
3. **Clarysse K, Kivlahan C, Beyer I, Gutermuth J. Signs of physical abuse and neglect in the mature patient. Clin Dermatol. 2018;36(2):264-70.**
   ⇨ Apesar de ser voltado ao médico dermatologista, esse estudo aborda lesões sugestivas de abuso que podem ser identificadas por qualquer médico, além de fazer uma excelente revisão sobre o tema.
4. **Corbi G, Grattagliano I, Ivshina E, Ferrara N, Cipriano AS, et al. Elderly abuse: risk factors and nursing role. Intern Emerg Med. 2015;10(3):297-303.**
   ⇨ Esse artigo contém uma boa discussão a respeito de fatores de risco relacionados a ANI, ideal para servir de guia para a prática clínica a fim de identificarem-se os pacientes mais expostos ou propensos.
5. Marvelli E, Grattagliano I, Aventaggiato L, Gagliano-Candela R. Substance use and victimization in violent assaults. Clin Ter. 2013;164(3):E239-44.
6. Sellas M, Brenner BE. Elder abuse. Medscape [internet]. 2013. [Acesso em: 27 dez. 2019]. Disponível em: http://emedicine.medscape.com/article/805727-overview.
7. Monfort JC, Villemur V, Lezy AM, Baron-Laforet S, Droes R-M. From paedophilia to gerontophilia. Lancet. 2011;377(9762):300.
8. Martins R, Neto MJ, Andrade A, Albuquerque C. Abuse and maltreatment in the elderly. Aten Primaria. 2014;46(Suppl 5):206-9.
9. Sijuwade PO. Elderly care by family members: abandonment, abuse and neglect. The Social Sciences. 2008;3(8):542-7.
10. Dong XQ. Elder abuse: systematic review and implications for practice. J Am Geriatr Soc. 2015;63(6):1214-38.
11. Yon Y, Mikton CR, Gassoumis ZD, Wilber KH. Elder abuse prevalence in community settings: A systematic review and meta-analysis. Lancet Glob Health. 2017;5(2):E147-56.
12. **Lachs MS, Pillemer KA. Elder abuse. N Engl J Med. 2015;373:1947-56.**
    ⇨ Um artigo bastante completo, com boa orientação a respeito do manejo do paciente com suspeita de ser vítima de abuso; ideal para a prática clínica.
13. Barnett K, Mercer SW, Norbury M, Watt G, Wyke S, Guthrie B. Epidemiology of multimorbidity and implications for health care, research, and medical education: a cross-sectional study. Lancet. 2012;380:37-43.
14. **Kleinschmidt KC. Elder abuse: a review. Ann Emerg Med. 1997;30:463-72.**
    ⇨ Esse artigo de revisão é bastante abrangente, ideal para o aprofundamento do estudo.
15. Schiamberg LB, Barboza GG, Oehmke J, Zhang Z, Griffore RJ, Weatherill RP, et al. Elder abuse in nursing homes: An ecological perspective. J Elder Abuse Negl. 2011;23(2):190-211.
16. Queiroz ZP, Lemos NF, Ramos LR. Factors potentially associated to domestic negligence among elders assisted in home assistance program. Cien Saude Colet. 2010;15(6):2815-24.
17. Kales HC, Gitlin LN, Lyketsos CG. Assessment and management of behavioral and psychological symptoms of dementia. BMJ. 2015;350:H369.
18. O'Brien JG. Screening for elder abuse and neglect. J Am Geriatr Soc. 2015;63(8):1689-91.
19. Grattan ES, Skidmore ER, Woodbury ML. Examining anosognosia of neglect. OTJR (Thorofare N J). 2018;38(2):113-20.
20. Glass TA, De Leon CM, Marottoli RA, Berkman LF. Population based study of social and productive activities as predictors of survival among elderly Americans. BMJ. 1999;319(7208):478-83.
21. Rainer S. Social participation and social engagement of elderly people. Precedia-Social and Behavioral Sciences. 2014;116:780-5.
22. Schmeidel AN, Daly JM, Rosenbaum ME, Schmuch GA, Jogerst GJ. Healthcare professionals' perspectives on barriers to elder abuse detection and reporting in primary care settings. J Elder Abuse Negl. 2012;24(1):17-36.
23. Corbi G, Grattagliano I, Catanesi R, Ferrara N, Yorston G, Campobasso CP. Elderly residents at risk for being victims or offenders. J Am Med Dir Assoc. 2012;13(7):657-9.
24. Sistema de Informação de Agravos de Notificação (Sinan). O Sinan [internet]. 2016. [Acesso em: 29 dez. 2019]. Disponível em: http://portalsinan.saude.gov.br/o-sinan.

19
Transtornos mentais nos cuidadores de idosos

Juliana Emy Yokomizo
Ana Carolina de Oliveira Costa
Patricia Buchain
Dorli Kamkhagi

Sumário

Introdução
Características do cuidador de idosos
    A saúde mental do cuidador de paciente com demência
    Ansiedade, depressão e sobrecarga
Intervenções
    Grupos psicoeducacionais
    Grupos psicoterapêuticos
Considerações finais
Referências bibliográficas

Pontos-chave

- O cuidador é um elemento extremamente importante no tratamento da saúde de idosos.
- O impacto sofrido por cuidadores de pacientes com DA tende a ser maior do que em cuidadores de pacientes com outras enfermidades.
- A sobrecarga do cuidador está diretamente associada com depressão no cuidador, gravidade da doença e maior número de sintomas neuropsiquiátricos do paciente.
- Os programas psicoeducacionais têm como aspecto comum instrumentalizar com conhecimento e oferecer apoio ao cuidador, melhorando assim a qualidade de vida de todos envolvidos.
- Grupos psicoterapêuticos têm o objetivo de: compartilhar opiniões e soluções, criar novos vínculos com pessoas que vivem a mesma situação, reestabelecer os cuidados consigo mesmo e buscar novos projetos pessoais.

INTRODUÇÃO

Com o aumento da expectativa de vida, muitos países têm se mobilizado para lidar com o maior número de idosos em sua população. Diversas patologias são mais frequentes a partir da terceira idade, como doenças cardiovasculares, ósseas, metabólicas, dentre outras e, na maior parte das vezes, ocorrem de maneira comórbida.

Doenças neuropsiquiátricas também podem apresentar prevalência e características específicas na terceira idade. A prevalência da depressão em idosos varia de 1-5% em amostra de população geral[1]. Metade dos quadros depressivos em idosos tem a primeira manifestação tardiamente e tende a apresentar sintomas cognitivos (como lentificação e menor rendimento da memória) mais do que sintomas afetivos. Os fatores de risco envolvem desde fatores genéticos complexos até eventos de vida estressores[2].

Além dos quadros potencialmente curáveis, os quadros neurodegenerativos, como as demências – renomeadas na quinta edição do *Manual diagnóstico e estatístico de transtornos mentais* (DSM-5) como transtornos neurocognitivos maiores[3] – geralmente são diagnosticados a partir da quinta ou sexta década de vida[3]. Atualmente, a expectativa de vida no Brasil é de 76 anos[4] e a prevalência de demência na população total a partir dos 60 anos é de 7,6%[5], valor muito semelhante ao encontrado em outros países[6].

No atual momento, orientações e subsídios legais e de saúde pública para lidar com as consequências desta doença no âmbito pessoal, familiar e social são muito frágeis e não alcançam a maior parte da população. Assim, a maior parte dos cuidados recai sobre os familiares, que muitas vezes carecem de orientações e suporte em relação à doença, à evolução do quadro e ao manejo sintomatológico no cotidiano[7].

No contexto clínico, nota-se que muitos cuidadores possuem dificuldade ao exercer esse papel, não apenas do ponto de vista prático, mas também emocional. Estudos recentes enfocam as reações emocionais dos cuidadores e sua capacidade de lidar com os problemas advindos desta função. Não é incomum que idosos demenciados apresentem sobrevida de 10-20 anos; portanto, o cuidador pode ter que exercer esse papel por um longo período de sua vida, e por isso também precisa ser acompanhado em sua saúde mental e física[8].

CARACTERÍSTICAS DO CUIDADOR DE IDOSOS

A família é a fonte primária de acolhimento, afeto, cuidado e também de conflitos. A funcionalidade da família é desafiada quando eventos estressores surgem; uma doença grave, por exemplo. Com o equilíbrio da estrutura familiar afetado, os membros precisam se adaptar para oferecer cuidados de maneira adequada. Desse modo, a maneira de determinada família lidar com problemas e tensões será posta à prova ao lidar com os novos desafios de se ter um idoso adoecido[9].

O cuidador é um elemento extremamente importante no tratamento de saúde de idosos. Este pode ser informal, como um membro da família ou amigo, ou formal, como profissional geralmente contratado pelo paciente ou pelos familiares. Uma diferença importante é que o cuidador familiar normalmente precisa incluir esta nova atividade na sua rotina sem aviso ou capacitação prévia[10]. Normalmente, esse cuidador principal tinha outra profissão, a qual acaba, por vezes, tendo que abandonar. Soma-se a essas condições a sobrecarga emocional de acompanhar o declínio de um parente próximo e a falta de reconhecimento desse trabalho (inclusive pelo doente).

Além disso, um paciente pode ter vários cuidadores, que podem ser direta ou indiretamente responsáveis por esses cuidados; alguns podem estar na linha de frente, cuidando do idoso no dia a dia, enquanto outros podem se responsabilizar, por exemplo, pela ajuda nos custos envolvidos[11].

Nesse aspecto, existe ainda uma diferenciação em relação ao que se espera de cada membro, levando em consideração o gênero. Mulheres – sejam mães, filhas, esposas e até noras – são mais demandadas como cuidadoras e sobre elas recai a expectativa de que sejam as responsáveis pelos cuidados da família[12]. Além disso, as famílias hoje são cada vez menores, e as mulheres, que antigamente assumiam essa função por trabalhar somente em casa, marcam forte presença no mercado de trabalho, fato que dificulta a divisão de tarefas do cuidado e aumenta a chance de sobrecarga de algum membro da família[13].

No que tange especificamente à relação conjugal, a proximidade da idade e a presença de doenças clínicas do cuidador são aspectos que podem ser problemáticos. Fatores como uma boa divisão de papéis, igualdade de poder e comprometimento com o outro, compartilhando necessidades e negociando interesses, contribuem para a satisfação entre os dois, inclusive quando um requer mais apoio do que o outro frente a uma doença[9].

A saúde mental do cuidador de paciente com demência

Na literatura, várias consequências negativas em ser um cuidador são apontadas, sendo as principais: depressão, ansiedade, estresse crônico (*burnout*), entre outros sintomas psicossomáticos. Algumas características e reações emocionais derivadas desse papel podem ser categorizadas (raiva, culpa, impotência, depressão, estresse, sobrecarga, etc.), porém, as diferenças psicológicas individuais de personalidade parecem ser determinantes em como e quanto essas pessoas serão afetadas pela tarefa de ser cuidador[14].

Estudos confirmam este impacto variável de problemas de comportamento e de como afetam os cuidadores. Algumas medidas objetivas, como extensão da debilidade, ou gravidade de sintomas comportamentais do doente, representam uma pequena porção da variabilidade no bem-estar do cuidador[15].

Um estudo prospectivo conduzido na Austrália com 732 idosos analisou dados relatados pelos clínicos gerais ao longo de 3 anos. Encontrou-se que metade dos cuidadores apresentavam altos níveis de sobrecarga, que aumentaram em 57,7% no período de um ano. Preditores de aumento no grau de sobrecarga em cuidadores envolveram: maior grau de sobrecarga já no momento inicial da coleta dos dados; traços mais acentuados de neuroticismo na personalidade do cuidador; maior frequência de sintomas comportamentais no paciente, maior uso de antipsicóticos e de antidepressivos; e declínio funcional acelerado. Outras variáveis (tais como cuidador do gênero feminino e diagnóstico de degeneração lobar frontotemporal) não mostraram correlação com aumento da sobrecarga[16].

Sabemos também que diante um cuidador sobrecarregado ou afetado em termos de saúde mental oferecerá cuidados de menor qualidade, contribuindo para a institucionalização do paciente e, por conseguinte, afetando a saúde mental do cuidador[17]. Sendo assim, observa-se um efeito dominó, que torna ainda mais urgente a atenção a todos os envolvidos.

Sabe-se também que o impacto sofrido por cuidadores de pacientes com doença de Alzheimer (DA) pode ser maior do que em cuidadores de pacientes com outras enfermidades. Isso é observado na utilização de serviços de saúde, em que cuidadores de pacientes com DA consultam 46% mais médicos do que outros cuidadores. Em um estudo brasileiro, observou-se que 60% dos cuidadores de DA desenvolvem sintomas físicos e/ou psicológicos. Os sintomas físicos mais comuns são: hipertensão, problemas digestivos, alteração no sono, doenças respiratórias e deficiência do sistema imunológico. Os sintomas psicológicos mais comuns são depressão, ansiedade e insônia[18].

Outra possível fonte de estresse é financeira. Um estudo brasileiro[19] analisou os gastos financeiros de 41 famílias de idosos com síndrome demencial. O objetivo era identificar a estrutura de gasto e receita dessas famílias, correlacionando com sobrecarga. Encontrou-se que os custos com o familiar portador de demência chegam a comprometer, em média, 66% da renda familiar. Em termos de gravidade da doença, os custos podem chegar a 75% quando a demência está em estágio inicial, e cair para 62% no estágio avançado, considerando a retaguarda de hospitalização em regime público. Quando há outra doença crônica associada, o custo pode comprometer até 80% da renda familiar. Os autores concluíram que o impacto nos gastos pode ser considerado um indicador do grau de estresse e sobrecarga emocional dos cuidadores dos pacientes com demência.

Ansiedade, depressão e sobrecarga

Sintomas ansiosos e depressivos contribuem para o aumento da sobrecarga. Virtualmente, todos os cuidadores estão expostos ao risco de desenvolver transtorno mental; todavia, alguns estudos mostram perfis de maior vulnerabilidade. Uma menor escolaridade, por exemplo, é tida como um fator de risco; porém, fatores culturais podem influenciar nesses achados[20].

Um trabalho realizado na Califórnia (EUA) envolveu 5.627 pacientes com diagnóstico prévio de demência moderada ou grave e seus cuidadores. Medidas sobre funcionalidade, cognição e comportamento do paciente foram coletadas pelos instrumentos *Bayer Activities of Daily Living* (ADL)[21], Miniexame do estado mental (MEEM)[22] e um questionário sobre o comportamento. A *Geriatric depression scale*[23] foi aplicada para avaliar sintomas depressivos nos cuidadores. Os resultados mostraram que 32% dos cuidadores apresentavam depressão, e que algumas variáveis contribuíram para maior chance de apresentarem esse quadro. Das variáveis do paciente, o risco aumentava quando este era: mais jovem; menos escolarizado; dependente para atividades de vida diárias (AVD); e com comportamento agressivo. Das variáveis do cuidador, o risco aumentava quando este: apresentava baixa renda financeira; era cônjuge ou filho do paciente; era responsável pelos cuidados por pelo menos 40 horas semanais; e quando o próprio cuidador também era dependente para AVD. Além disso, encontrou-se uma taxa maior em cuidadores brancos e hispânicos em comparação com afrodescendentes, sugerindo a influência de fatores culturais no impacto do cuidar na saúde mental. Os autores concluíram que a depressão em cuidadores deve ser compreendida levando em consideração aspectos diversos, e que seu tratamento deve ser multidisciplinar[24].

Uma revisão sistemática e metanálise[25] realizada em Cingapura envolveu 17 estudos, que totalizaram 10.825 cuidadores, a fim de estimar a prevalência de transtornos mentais em cuidadores de pacientes com DA. Os resultados mostraram que 34% dos cuidadores apresentavam depressão; 43,6% apresentavam ansiedade; e 27,2% faziam uso de medicação psicotrópica. Esses valores eram agregados, ou seja, o mesmo cuidador poderia apresentar até três situações concomitantemente. Além disso, o cálculo de risco mostrou que cuidadoras mulheres tinham 1,53 vez mais risco de desenvolver depressão; esse valor subia para 1,86 caso cuidassem de um paciente do gênero masculino, e subia ainda mais (2,51 vezes) caso fossem cônjuges do paciente.

Os sintomas psiquiátricos das demências também parecem ser causadores de estresse. Um estudo realizado na Turquia[20] investigou os efeitos do comportamento sexual inapropriado e dos demais sintomas neuropsiquiátricos do paciente nos sintomas de ansiedade, depressão e sobrecarga do cuidador. Dois grupos foram comparados: o primeiro tinha 143 pacientes idosos com DA e seus cuidadores; o segundo, 65 pacientes idosos sem DA e seus cuidadores. No primeiro grupo, verificou-se a gravidade da demência através do MEEM e da *Clinical dementia rating scale* (CDR)[26]. Em ambos os grupos, verificaram-se sintomas neuropsiquiátricos através da SCID-I. Para os cuidadores, aplicaram a escala de sobrecarga Zarit[27]. Os resultados mostraram que pacientes com DA tinham significativamente mais sintomas neuropsiquiátricos que o grupo de controle, e que 9,1% apresentavam comportamentos sexuais inadequados – destes, a maior parte estava em estágio moderado ou grave da doença. Com relação aos cuidadores, encontrou-se que os que cuidavam de pacientes com DA apresentavam mais sintomas de sobrecarga (26,6%) em relação ao grupo de controle, e que os sintomas aumentavam consideravelmente se o paciente tivesse comportamentos sexuais inadequados (84,6%). Além disso, cuidadores com maior pontuação na Zarit (indicando maior grau de sobrecarga) apresentavam mais sintomas depressivos. Os autores concluíram, assim, que a sobrecarga do cuidador está diretamente associada com depressão no cuidador, gravidade da doença e maior número de sintomas neuropsiquiátricos do paciente.

Alguns autores também apontam que há uma dificuldade no gerenciamento do tempo do cotidiano dos cuidadores, principalmente no que diz respeito à restrição da possibilidade de usar seu tempo para atividades de livre escolha, sendo esse fator apontado como correlato mais forte com a sobrecarga e os sintomas depressivos do que as atividades consideradas obrigatórias em decorrência dos cuidados[28].

Assim, é crucial que intervenções direcionadas ao cuidador sejam estudadas e embasadas por evidências, servindo como mais um instrumento dos profissionais de saúde.

INTERVENÇÕES

Grupos psicoeducacionais

Os programas psicoeducacionais, embora organizados e propostos de diversas formas, têm como aspecto comum instrumentalizar com conhecimento, isto é, ensinar sobre a doença, os tratamentos, as necessidades do paciente quanto a suas capacidades e oferecer apoio ao cuidador em relação ao manejo do paciente e ao impacto da doença no núcleo familiar, melhorando assim a qualidade de vida de todos os envolvidos. As intervenções planejadas e descritas junto aos cuidadores, no geral, visam diminuir a sobrecarga, aumentando a capacidade dos cuidadores de lidar com alterações comportamentais e ampliando a sensação de competência dos mesmos[17,29].

A maioria destes grupos possui duração limitada e tem como objetivo a resolução de problemas, utilizando técnicas cognitivo-comportamentais. Como escopo básico, fornecem informações sobre: sintomas e diagnóstico; etiologia; tratamentos farmacológicos e psicossociais; prognóstico; como lidar com os comportamentos do paciente e aspectos ligados à institucionalização, falecimento e luto; questões legais (direitos da pessoa com demência, inabilitação e interdição, poder de decisão sobre a assistência clínica); benefícios fiscais e proteção social; ajuda possível para o cuidador; entre outros[30].

Todavia, os estudos de psicoeducação apresentam protocolos bastante diferentes; o que, por um lado, dificulta a replicação e a garantia de obter os mesmos resultados, e, por outro, sugere que não haja uma fórmula única para o formato. Parece, portanto, necessário adaptar os protocolos a cada contexto e demanda[31].

Uma revisão da literatura mostrou que intervenções psicoeducativas de múltiplos componentes – que utilizam duas ou mais estratégias, como educação, apoio social, aconselhamento, solução de problemas, técnicas de enfrentamento e desenvolvimento de habilidades – apresentam melhores resultados do que as de componente único. Os efeitos positivos parecem ocorrer especialmente em relação à sensação de autoeficácia, sintomas depressivos e sobrecarga. Observou-se também impacto no adiamento da decisão de institucionalização do paciente[17,32]. Outro fato levantado nessa revisão aponta que intervenções individuais são mais eficazes do que em grupo, o que é esperado, uma vez que podem ser ajustadas a necessidades específicas, ainda que a prática individual acarrete maiores custos, o que nem sempre é possível em alguns contextos. Uma outra revisão[33] aponta que os programas mais eficazes compreendem a combinação de pelo menos duas estratégias de intervenção, embora algumas possam ser inviáveis em termos de custos, especialmente as que incluem visitas domiciliares.

Além disso, uma vez que a sobrecarga é o fator que mais fortemente acarreta em sintomas depressivos e vulnerabilidade[34], é necessário que abordagens psicoeducativas incluam nas estratégias de cuidado intervenções que busquem instrumentalizar os cuidadores para que possam melhorar o autocuidado, buscar e obter mais informação e, principalmente, que construam estratégias para o manejo de tempo e gerenciamento da sua própria rotina.

Uma metanálise sobre intervenções psicoeducacionais para cuidadores de pessoas com demência analisou 30 estudos, que avaliaram diferentes questões como sobrecarga, morbidade, suporte social e estresse psicológico. Os resultados indicaram que as intervenções resultaram em melhora no estresse psicológico dos cuidadores, conhecimento sobre a doença, humor e sobrecarga[35]. No Brasil, um estudo encontrou que o fornecimento de orientação sobre a doença e seu prognóstico, além de sugestões sobre como resolver problemas do dia a dia, diminuíram a ansiedade e a depressão nos cuidadores/familiares dos pacientes com DA[36].

Desde 2007, o Programa Terceira Idade (Proter) do Instituto de Psiquiatria do HC-FMUSP realiza encontros psicoeducacionais para cuidadores de pacientes com demência. Esse trabalho atualmente tem formato de encontros mensais, abertos à comunidade. Cada encontro possui um tema sobre o qual é apresentada uma aula. O palestrante é geralmente um profissional da área da saúde (médicos, psicólogos, terapeutas ocupacionais, nutricionistas, enfermeiros) ou do direito.

Em um levantamento realizado com os cuidadores que frequentavam o psicoeducacional, encontrou-se que 97% eram cuidadores informais; 87% mulheres; idade em média 57,5 anos (desvio padrão = 14,2); 52% eram filhos do paciente; 40% eram cônjuges; 75% cuidavam do paciente com demência há pelo menos 2 anos e a mesma porcentagem vivia com o paciente. Sessenta e oito por cento dos cuidadores fazia tratamento médico para condição crônica, sendo as mais frequentes hipertensão e hipercolesterolemia; 13% dos cuidadores estavam em tratamento para depressão. Ao analisar as respostas dos cuidadores na escala de sobrecarga Zarit, encontrou-se que cônjuges e filhos de pacientes tendiam a sentir maior impacto em sua saúde depois que se tornaram cuidadores, em comparação com pessoas que tinham outro grau de parentesco com o doente. Além disso, cuidadores que se definiam como "tranquilos" sentiam mais segurança ao lidar com o paciente e também apresentavam menor desejo de que outra pessoa assumisse sua função como cuidador; já cuidadores que não se consideravam "tranquilos" manifestavam maior desejo de deixar outra pessoa assumir seu lugar[37].

Notou-se, ao longo da prática com os encontros psicoeducacionais, que as informações fornecidas nas aulas, em linguagem acessível e clara, e que permitem a interrupção para sanar dúvidas e tecer comentários, são bem recebidas pelo público. Temas que incluem explicações gerais sobre a demência, assim como informações relacionadas ao manejo diário sobre sintomas comportamentais e cognitivos, além de orientações em relação à medicação, à dieta e também aos direitos assegurados ao paciente com demência e ao cuidador, suscitam conversas e compartilhamento de experiências, que enriquecem o material formal das palestras.

Grupos psicoterapêuticos

Trata-se de um espaço de escuta das dificuldades/particularidades em tornar-se um cuidador de idoso, e tem como premissas: compartilhar sentimentos, opiniões e soluções; criar novos vínculos com pessoas que vivem a mesma situação; e reestabelecer os cuidados consigo mesmo e buscar novos projetos pessoais. Torna-se importante também que o cuidador possa desenvolver formas de defesa emocional, tais como a gratidão, por meio do resgate das vivências positivas com o doente.

Nos grupos de psicoterapia de apoio, os cuidadores encontram um tipo de suporte diferenciado, focado nas pessoas que estão passando pela mesma situação, fato que faz a diferença, na medida que se sentem compreendidos e conseguem deixar o isolamento emocional[38].

É comum, tanto no contexto público como particular, que os familiares cheguem aos grupos com muitas dúvidas acerca do diagnóstico e do prognóstico. Posteriormente, as questões e angústias divididas partem para o manejo de sintomas como agressividade, dificuldades na comunicação, desorientação temporal e problemas financeiros decorrentes de gastos indevidos. Também é comum a preocupação sobre como se dará a evolução do quadro[39].

Essas questões, que muitas vezes são homogêneas, contribuem para a formação do vínculo entre os participantes do grupo, que se veem compreendidos e pertencentes. Muitos compartilham não apenas as experiências vividas, mas também os sentimentos evocados quando, por exemplo, não são mais reconhecidos pelo familiar doente, ou então quando há mudanças ou acentuação de traços (tanto positivos como negativos) da personalidade daquele familiar[39].

A busca de apoio social e desenvolvimento de resiliência para lidar com a situação são fatores protetores de transtornos mentais nos cuidadores, que passam a entender que algumas sensações ou sentimentos fortes que vivenciam são normais e até mesmo esperados para aquela situação. A tomada de consciência disso contribui também para o alívio da culpa, que é um sentimento comum aos cuidadores familiares. Eles também costumam perceber que receber apoio e ajuda não são sinais de fraqueza, e sim uma forma de se manterem saudáveis (física e mentalmente) para cuidar de maneira adequada. Torna-se necessário que o psicoterapeuta auxilie os cuidadores a resgatarem aspectos saudáveis e aponte para a retomada de outros papéis da vida, além do de cuidador. Foi possível observar em nossa experiência clínica que a melhora da habilidade do cuidador na interação com o paciente está diretamente relacionada a uma melhor qualidade de vida para a dupla cuidador-paciente[40].

Para ilustrar a questão da sobrecarga e das dificuldades enfrentadas pelos cuidadores de idosos, achamos interessante trazer um caso da primeira sessão de grupo de nossa prática clínica (a seguir), no qual podemos encontrar as dificuldades já citadas anteriormente. Este grupo de cuidadores familiares de pacientes com Alzheimer ocorre de forma periódica no LIM-27 (Laboratório de Investigações Médicas), no Instituto de Psiquiatria do HC-FMUSP.

CONSIDERAÇÕES FINAIS

Diante dos desafios que o envelhecimento impõe aos profissionais de saúde, torna-se fundamental que estes reflitam acerca da construção e do desenvolvimento de protocolos de intervenção e políticas de saúde mental no tratamento de cuidadores de idosos. Cuidador e paciente possuem um vínculo pelo qual a qualidade de vida de um impacta diretamente na do outro. Depressão, sobrecarga e ansiedade são problemas que geralmente podem aparecer nesses casos, associados à função de cuidar, sendo fatores psicossociais eliciadores cruciais. Por isso, os profissionais de saúde devem estar alertas aos possíveis sinais de exaustão dos familiares para realizar a indicação de tratamento em grupo e/ou psiquiátrico quando houver necessidade. O olhar mais atento para o cuidador é muito importante para o tratamento caminhar de forma mais efetiva, visto que transtornos mentais em cuidadores podem comprometer a forma de cuidar, o manejo dos sintomas no cotidiano, bem como a adesão ao tratamento; por isso a prevenção desses quadros é fundamental, tanto para as famílias que sofrem com a doença, como para o sistema de saúde pública de qualquer país.

Vinheta clínica

Este estudo foi realizado no Laboratório de Investigações Médicas (LIM-27) do IPQ-HC-FMUSP com 15 familiares cuidadores de idosos com DA. Os cuidadores participaram do grupo de psicoterapia de apoio por 12 sessões semanais, com duração de 1 hora e 30 minutos, com foco no resgate da qualidade de vida do cuidador.

Grupo de psicoterapia – sessão clínica

Neste encontro arrumamos a sala com as cadeiras colocadas em círculo e pedimos que todos entrassem e sentassem. Estiveram presentes na sessão os participantes: Fanor, Elizete, Antônio, Denise e Kelly. Outros participantes não serão comentados neste capítulo, considerando a extensão do caso.

Iniciamos a sessão nos apresentando, informamos as regras sobre horários, faltas e sigilo. Em seguida, fizemos as seguintes perguntas aos participantes: Qual é o seu nome? De quem você cuida? Há quanto tempo?

O primeiro foi Fanor, 57 anos, há 2 anos cuidando da esposa. Durante a jornada de trabalho, sentia que "a cabeça ficava em casa" e, devido à preocupação, colocou um rastreador em sua residência para monitorar a esposa. Diz que a falta de paciência e o preconceito dos familiares mais próximos o "arrebenta emocionalmente". Descreveu, com indignação, que durante uma ida ao supermercado com a esposa, no momento de efetuar o pagamento, as pessoas na fila reclamaram da lentidão dela ao passar o cartão. "É tão complicado, tento não falar para os filhos. O negócio é chorar embaixo do chuveiro". Além disso, a esposa já não o chamava de Fanor, e sim de César. Ele não queria saber de mais nada, ficava constantemente estressado e nem tomava mais seu medicamento para hipertensão.

Elizete, cuidadora de sua mãe, costumava se levantar às 4 horas da manhã para dar café para a mãe, mas sentia-se em uma "lua de mel" após a cessão dos efeitos colaterais da medicação, que, segundo ela, provocava "surtos".

Antônio sofria de transtorno obsessivo-compulsivo e cuidava da mãe sem ajuda dos irmãos, que nunca mais o procuraram. A mãe tinha um comportamento muito agitado que, de acordo com sua percepção, só melhorava quando ela bebia leite, o que ele, em tom de brincadeira, denominava "uma espécie de crack". Antônio não se sentia à vontade para contratar cuidadores para ajudar com sua mãe e pensava que os médicos não ajudam e sabem menos que ele – nesse momento, o grupo riu, concordando com a frase.

Denise cuida do marido, diz que não tem nenhum sentimento por ele "Estou fria, é um estresse total, desde manhã até a noite. Não consigo agir como [uma esposa] tem que ser". O marido sempre foi uma pessoa muito autoritária e a todo momento acha que sabe de tudo e que ela está "louca". "Estou muito estressada, não sei o que fazer, eu não consigo ter paciência, tudo me irrita". Apesar da doença, as características de temperamento do marido ainda estão muito presentes, o que a faz pensar que "ainda tem o real, não vejo a doença". Um ponto que se acentuou foi a agressividade: "Ele diz que vai cair os dois e que vai me matar". O casal tem duas filhas: uma é médica e sempre a orienta quanto à doença do pai, dizendo que com o tempo os sintomas irão piorar. A outra filha, advogada, é mais sensível e sempre pede para que a mãe cuide bem do pai.

Kelly é cuidadora da mãe de 87 anos, mora com o marido, a filha de 12 anos, o filho de 20 anos, mãe e pai. Observou que, diante das histórias contadas, a sua mãe é mais tranquila: "Vendo as histórias dos outros, minha mãe é uma santa". É filha única, e para ela isso parece ser bom, pois viu que os outros participantes se sentiram abandonados pelos irmãos. Acha difícil cuidar da mãe, pois quando vai alimentá-la, ela cospe na comida. Assim, "tudo que é estressante eu tento não fazer" (sic), algo que outros participantes concordaram. Por exemplo, ao trocar as fraldas da mãe, por esta não ser capaz de distinguir ou avisar quando sente vontade de fazer suas necessidades fisiológicas, Kelly a leva ao banheiro na hora que julga ser a mais adequada.

Depois que todos já haviam se apresentado, pedimos que respondessem às perguntas: Como é a sua rotina, seu dia a dia? Como você se sente neste papel?

Fanor diz que absorve tudo, fica preocupado, com medo. Passa por estresse no trabalho, é hipertenso e não toma os remédios, "tem dia que parece que vou ter um negócio". Antes, passeava, fazia viagens. Neste momento, começou a falar de maneira desenfreada sobre a sua vida, sendo preciso interrompê-lo para seguir com os outros participantes.

Elizete disse que a mãe estava agressiva, batia nela e conseguiu ser forte e driblar a situação. Diz ter sentimentos contraditórios, no começo abraçou a causa e agora enfraqueceu. "Não tenho forças, ela sempre foi muito guerreira. Eu pensava em me jogar da janela, jogar ela e depois me matar". Quando criança sua avó deu ela e os irmãos para os tios criarem, e por isso ela foi morar com a mãe somente aos 11 anos de idade. Ao falar sobre se doar ao cuidado da mãe, diz: "Eu não sabia que era tão ruim, mas é ruim". Relatou ter momentos de raiva, mas ficou tão envolvida que não consegue mais se separar da mãe. Ela respira fundo e diz: "Estou exausta!". Os comportamentos da mãe estão mudando, "minha mãe já ficou igual a um animal". Devido à redução do comportamento agressivo por influência da ação dos medicamentos, naquele mês ficou toda "derretida" pela mãe, descobrindo que realmente a ama.

Antônio disse: "Sou agnóstico, mas tem dia que peço a Deus que a leve, que ela morra". Sua mãe sempre pensou muito em si própria: gostava de viajar, então terceirizou a educação dos filhos quando os deu para a avó criar. Ele diz que: "A vida é uma ironia desgraçada, justo eu que nunca gostei dela". O sentimento é de raiva e pena; os momentos de raiva acontecem principalmente quando ela acorda durante a noite.

Para Denise, o relacionamento esfriou e ela quis se separar, mas com o diagnóstico da doença permaneceu no casamento. No começo, o desprezava, ignorava: "Estou fria, não tenho pena, falo que ele tá pagando com a língua". Por outro lado, seguiu fazendo tudo o que ele sente vontade, chegando a levá-lo em uma viagem com um casal de amigos que compreendia sua doença.

Kelly estava se sentindo muito estressada, pois, antes da doença, a mãe cuidava de seus filhos, e agora ela sente que tem o dever de retribuir o favor. "Não aguento ficar dentro de casa", disse aos prantos; os filhos passam mais tempo com os tios do que com ela, que já não passeia ou viaja para lugar nenhum. "Sinto-me bastante presa".

Próximo ao término da sessão, foi feita a última pergunta: Com apenas uma palavra, nos fale qual a sua expectativa em relação ao grupo de psicoterapia? As respostas foram: aprender, esperança, solidariedade, paciência e aceitação. Finalizamos a sessão reforçando a formação de vínculos entre eles e informando que a troca já havia começado a acontecer.

Como se pode observar, este caso clínico traz um material muito rico para observar os fatores de sobrecarga dos cuidadores. Em uma primeira sessão, surgiram importantes temas desencadeadores dos transtornos mentais em cuidadores de idosos: solidão, culpa, dilemas entre cuidar mais e manter a vida profissional, raiva, falta de rede de apoio, relacionamento prévio distante (que, quando gera raiva e não o sentimento de gratidão, piora o quadro), exaustão emocional (*burnout*), dificuldades em lidar com sintomas neuropsiquiátricos (p. ex., agressividade e sexualidade exacerbada), ideação suicida, entre outros.

Para aprofundamento

- Buchain P, Oliveira AM, Yokomizo JE. Orientação dos familiares nas intervenções neuropsicológicas. In: Serafim AP, Rocca CCA, Gonçalves PD (orgs.). Intervenções neuropsicológicas em saúde mental. 1. ed. Barueri, SP: Manole; 2020.
    ⇨ Capítulo em português com levantamento detalhado de abordagem psicoeducacional, além de psicoterapia de grupo e reabilitação neuropsicológica.
- Vandepitte S, Van Den Noortgate N, Putman K, Verhaeghe S, Faes K, Annemans L. Effectiveness of supporting informal caregivers of people with dementia: a systematic review of randomized and non-randomized controlled trials. J Alzheimers Dis. 2016;52(3):929-65.
    ⇨ Revisão sistemática sobre tipos de intervenção com cuidadores, apresentando uma discussão rica e reflexiva sobre como abordar e desenvolver essas técnicas de acordo com a população-alvo.
- Zarit SH, Zarit JM. Transtornos mentais em idosos: Fundamentos de avaliação e tratamento, 2. ed. São Paulo: Roca; 2009.
    ⇨ Livro que aborda diversos aspectos psiquiátricos e psicológicos dos idosos e contém um capítulo bem aprofundado sobre a importância da prestação de cuidados à família e aos cuidadores formais.

 ## REFERÊNCIAS BIBLIOGRÁFICAS

1. Hasin DS, Goodwin RD, Stinson FS, Grant BF. Epidemiology of major depressive disorder: results from the National Epidemiologic Survey on Alcoholism and Related Condition. Arch Gen Psychiatry. 2005;62(10):1097-106.
2. Fiske A, Wetherell JL, Gatz M. Depression in older adults. Annu Rev Clin Psychol. 2009;5:363-89.
3. American Psychiatry Association (APA). Diagnostic and statistical manual of mental disorders (DSM-5). 5. ed. Washington: American Psychiatric Association, 2013.
4. Instituto Brasileiro de Geografia e Estatística (IBGE). Projeção da população do Brasil por sexo e idade: 2000-2060 [internet]. 2013 [Acesso em: 23 out. 2019]. Disponível em: ftp://ftp.ibge.gov.br/Projecao_da_Populacao/Projecao_da_Populacao_2013/nota_metodologica_2013.pdf.

5. Bottino CM, Azevedo Jr D, Tatsch M, Hototian SR, Moscoso MA, Folquito J, et al. Estimate of dementia prevalence in a community sample from Sao Paulo, Brazil. Dement Geriatr Cogn Disord. 2008;26:291-9.

6. Prince M, Bryce R, Albanese E, Wimo A, Ribeiro W, Ferri CP. The global prevalence of dementia: a systematic review and metaanalysis. Alzheimer's & Dementia. 2013;9(1):63-75.

7. Elliott AF, Burgio LD, Decoster J. Enhancing caregiver health: findings from the resources for enhancing Alzheimer's caregiver health II intervention. J Am Geriatr Soc. 2010;58(1):30-7.

8. Grossberg GT, Christensen DD, Griffith PA, Kerwin DR, Hunt G, Hall EJ. The art of sharing the diagnosis and management of Alzheimer's disease with patients and caregivers: recommendations of an expert consensus panel. Prim Care Companion J Clin Psychiatry. 2010;12(1):PCC.09cs00833.

9. Rabelo DF. Os idosos e as relações familiares. In: Freitas EV, Py L. Tratado de geriatria e gerontologia. 4. ed. Rio de Janeiro: Guanabara Koogan, 2016.

10. Haley WE, Bergman EJ, Roth DL, McVie T, Gaugler JE, Mittelman MS. Long-term effects of bereavement and caregiver intervention on dementia caregiver depressive symptoms. Gerontologist. 2008;48(6):732-40.

11. Hilgeman MM, Allen RS, DeCoster J, Burgio LD. Positive aspects of caregiving as a moderator of treatment outcome over 12 months. Psychol Aging. 2007;22(2):361-71.

12. Camarano AA, Kanso S. Como as famílias brasileiras estão lidando com idosos que demandam cuidados e quais as perspectivas futuras? A visão mostrada pelas PNADS. In: Camarano AA (org.). Cuidados de longa duração para população idosa: Um novo risco social a ser assumido? Rio de Janeiro: IPEA; 2010. p. 93-122.

13. Steadman PL, Tremont G, Davis JD. Premorbid relationship satisfaction and caregiver burden in dementia caregivers. J Geriatr Psychiatry Neurol. 2007;20(2):115-9.

14. Schulz R, McGinnis KA, Zhang S, Martire LM, Hebert RS, Beach SR, et al. Dementia patient suffering and caregiver depression. Alzheimer Dis Assoc Disord. 2008;22(2):170-6.

15. Ryan KA, Weldon A, Huby NM, Persad C, Bhaumik AK, Heidebrink JL, et al. Caregiver support service needs for patients with mild cognitive impairment and Alzheimer disease. Alzheimer Dis Assoc Disord. 2010;24(2):171-6.

16. Brodaty H, Woodward M, Boundy K, Ames D, Balshaw R; PRIME Study Group. Prevalence and predictors of burden in caregivers of people with dementia. Am J Geriatr Psychiatry. 2014;22(8):756-65.

17. Vandepitte S, Van Den Noortgate N, Putman K, Verhaeghe S, Faes K, Annemans L. Effectiveness of supporting informal caregivers of people with dementia: A systematic review of randomized and non-randomized controlled trials. J Alzheimers Dis. 2016;52(3):929-65.

18. Engelhard E, Dourado M, Lacks J. A doença de Alzheimer e o impacto nos cuidadores. Rev Brasil Neurol. 2205;14(2):5-11.

19. Veras RP, Caldas CP, Dantas SB, Sancho LG, Sicsú B, Motta LB, et al. Avaliação dos gastos com o cuidado do idoso com demência. Arch Clin Psych. 2007;34(1):5-12.

20. Ilik F, Büyükgöl H, Kayhan F, Ertem DH, Ekiz T. Effects of inappropriate sexual behaviors and neuropsychiatric symptoms of patients with Alzheimer disease and caregivers' depression on caregiver burden. J Geriatr Psychiatry Neurol. 2020;33(5):243-9.

21. Hindmarch I, Lehfeld H, de Jongh P, Erzigkeit H. The Bayer Activities of Daily Living Scale (B-ADL). Dement Geriatr Cogn Disord. 1998;9(Suppl 2):20-6.

22. Folstein MF, Folstein SE, McHugh PR. Mini-mental state: a practical method for grading the cognitive state of patients for the clinician. J Psychiatric Res. 1975;12(3):189-98.

23. Yesavage JA, Brink TL, Rose TL, Lum O, Huang V, Adey M, et al. Development and validation of a geriatric depression screening scale: a preliminary report. J Psychiatr Res. 1982;17(1):37-49.

24. Covinsky KE, Newcomer R, Fox P, Wood J, Sands L, Dane K, et al. Patient and caregiver characteristics associated with depression in caregivers of patients with dementia. J Gen Intern Med. 2003;18(12):1006-14.

25. Sallim AB, Sayampanathan AA, Cuttilan A, Ho R. Prevalence of mental health disorders among caregivers of patients with Alzheimer disease. J Am Med Dir Assoc. 2015;16(12):1034-41.

26. Morris JC. The Clinical Dementia Rating (CDR): Current version and scoring rules. Neurology. 1993;43(11):2412-4.

27. Zarit SH, Zarit JM. The memory and behavior problems checklist and the burden interview (technical report). University Park: Pennsylvania State University; 1987.

28. Carvalho EB, Neri AL. Uso do tempo por cuidadores familiares de idosos com demência: Revisão integrativa. Rev Bras Enferm. 2018;71(Suppl. 2):893-904.

29. Buchain P, Oliveira AM, Yokomizo JE. Orientação dos familiares nas intervenções neuropsicológicas. In: Serafim AP, Rocca CCA, Gonçalves PD (orgs.). Intervenções neuropsicológicas em saúde mental. 1. ed. Barueri, SP: Manole; 2020.

30. Thompson CA, Spilsbury K, Hall J, Birks Y, Barnes C, Adamson J. Systematic review of information and support interventions for caregivers of people with dementia. BMC Geriatr. 2007;7:18.

31. Mausbach BT, Patterson TL, Grant I. Is depression in Alzheimer's caregivers really due to activity restriction? A preliminary mediational test of the Activity Restriction Model. J Behav Ther Exp Psychiatry. 2008;39(4):459-66.

32. Lukens EP, McFarlane WR. Psychoeducation as evidence-based practice: Considerations for practice, research, and policy. Brief Treatment and Crisis Intervention. 2004;4(3):205-25.

33. Santos GD, Ciasca EC, Oliveira AM, Forlenza OV. Intervenções psicossociais para cuidadores de idosos com demencia (ancianos con demencia)/Psychosocial interventions for caregivers of elderly people with dementia. Salud(i)ciencia (Impresa). 2018;23(3):275-80.

34. Leite BS, Camacho ACLF, Joaquim FL, Gurgel JL, Lima TR, Queiroz RS. Vulnerability of caregivers of the elderly with dementia: A cross-sectional descriptive study. Rev Bras Enferm. 2017;70(4):682-8.

35. Brodaty H, Green A, Koschera A. Meta-analysis of psychosocial interventions for people with dementia. J Am Geriatrics Society. 2003;51:657-64.

36. Bottino CM, Carvalho IA, Alvarez AM, Avila R, Zukauskas PR, Bustamante SEZ, et al. Cognitive rehabilitation in Alzheimer's disease patients: multidisciplinary team report. Arquivos de Neuropsiquiatria. 2002;60(1):70-9.

37. .Yokomizo JE, Paula EA, Bottino CMC. Relação cuidador-paciente com demência: Afeto e sobrecarga. Anais do Congresso do Cérebro, Comportamento e Emoções, 2012.

38. Sun F, Hilgeman MM, Durkin DW, Allen RS, Burgio LD. Perceived income inadequacy as a predictor of psychological distress in Alzheimer's caregivers. Psychol Aging. 2009;24(1):177-83.

39. Zibetti MR, Rodrigues JC. Intervenções em grupo para familiares/cuidadores de adultos e idosos com quadros neurológicos. In: Fontoura et al. (orgs). Teoria e prática na reabilitação neuropsicológica. Rio de Janeiro: Vetor; 2017.

40. Austrom MG, Lu Y. Long-term caregiving: Helping families of persons with mild cognitive impairment cope. Curr Alzheimer Res. 2009;6(4):392-398.

Seção

4

Neuropsiquiatria

Editores de área

Renato Luiz Marchetti

José Gallucci Neto

Inah Carolina Galatro Faria Proença

1

Introdução à neuropsiquiatria e neurologia do comportamento

Leonardo Afonso dos Santos
José Gallucci Neto
Renato Luiz Marchetti

Sumário

Introdução – neuropsiquiatria: uma sub ou uma superespecialidade?
Aspectos conceituais
    Filosofia da mente e a relação mente-cérebro
    As complexidades da psicopatologia e o seu papel na neuropsiquiatria
O campo da neuropsiquiatria
A avaliação neuropsiquiátrica
    Anamnese
    Exame físico geral e neurológico
    Exame do estado mental
    Exames laboratoriais
    EEG e VEEG
    Exames de neuroimagem
    Avaliação neuropsicológica
O planejamento terapêutico em neuropsiquiatria
    Cuidados especiais em neuropsiquiatria
    Interações medicamentosas e polifarmácia
    Precisão diagnóstica
Neuropsiquiatria no Brasil e no mundo
Considerações finais
Vinheta clínica
Para aprofundamento
Referências bibliográficas

Pontos-chave

- A neuropsiquiatria é uma disciplina que se situa na interface entre a psiquiatria e a neurologia, tendo como pilares alguns dos conceitos fundamentais de ambas as especialidades.
- Existe um esforço mundial em estabelecer a neuropsiquiatria como uma importante ferramenta para atender às prementes necessidades de pacientes com transtornos neurocomportamentais.
- Neurologia do comportamento é uma terminologia utilizada que, em geral, se aplica ao mesmo campo da neuropsiquiatria, porém sob a ótica dos neurologistas.
- Um importante e clássico conceito, comum à prática neuropsiquiátrica, é a diferenciação entre "orgânico" e "funcional".
- Apesar da crescente importância do tema, o conceito e campo de ação da neuropsiquiatria ainda é alvo de divergências, influenciadas pelas diferentes formas de entender a relação entre cérebro e comportamento.
- A avaliação e o planejamento terapêutico em neuropsiquiatria exigem uma abordagem ampla, com recurso de diferentes especialidades, como a psiquiatria, a neurologia e a psicologia.
- A avaliação neuropsiquiátrica deve ser conduzida de forma a potencializar uma boa investigação diagnóstica, bem como sua formulação causal e consequente planejamento terapêutico.

"De onde ela vem?! De que matéria bruta
Vem essa luz que sobre as nebulosas
Cai de incógnitas criptas misteriosas
Como as estalactites duma gruta?!
Vem da psicogenética e alta luta
Do feixe de moléculas nervosas,
Que, em desintegrações maravilhosas,
Delibera, e depois, quer e executa!
Vem do encéfalo absconso que a constringe,
Chega em seguida às cordas da laringe,
Tísica, tênue, mínima, raquítica ...
Quebra a força centrípeta que a amarra,
Mas, de repente, e quase morta, esbarra
No mulambo da língua paralítica!"
    A ideia (1912), Augusto dos Anjos[1]

INTRODUÇÃO – NEUROPSIQUIATRIA: UMA SUB OU UMA SUPERESPECIALIDADE?

Uma das grandes novidades desta segunda edição de *Clínica Psiquiátrica* foi a introdução de toda uma seção dedicada à neuropsiquiatria. Essa decisão não poderia ter sido mais acertada, considerando o crescente impacto das neurociências no conhecimento e manejo psiquiátrico e a crescente necessidade de integrar diferentes recursos em prol do melhor cuidado aos pacientes.

Apesar disso, o que chamamos de neuropsiquiatria não é consenso, seja no Brasil, seja no mundo, o que dá margem a uma série de interpretações que, ao nosso ver, não beneficiam o paciente ou mesmo o campo do conhecimento. Como será discutido a seguir, adotamos uma visão de neuropsiquiatria que vai ao encontro das definições da International Neuropsychiatry Association (INA) e pretende atender à realidade atual do que se sabe a respeito das alterações psiquiátricas nos mais diversos transtornos e doenças[2]. Acreditamos ser essa uma visão lógica e equilibrada, que não se pretende extremamente abrangente, ao abarcar toda a saúde mental, nem reducionista, em querer criar rígidas separações entre a Neurologia e a Psiquiatria. Sabemos que, no futuro, novas descobertas poderão impactar ainda mais a distinção entre essas duas disciplinas e que muito ainda há de se entender nas relações mente-cérebro. No entanto, dentro do espectro das doenças neurológicas e psiquiátricas, nada ainda hoje desabona a necessidade de uma visão mais "classicamente" psicopatológica para algumas e mais estritamente neurológica para outras. Pressupomos, então, que o que está no meio disso é que merece o destaque da neuropsiquiatria ou neurologia do comportamento[3,4].

É importante, no entanto, destacar a existência de uma grande vertente de profissionais que defendem a neuropsiquiatria não só como uma aproximação das duas especialidades (neurologia e psiquiatria), mas como uma (necessária) fusão das duas[5,6]. Essa visão surgiu ainda ao final da década de 1980, propondo uma volta à teórica união existente entre as duas disciplinas no século XIX[7,8]. Entendemos que tal ideia está muito associada a uma visão "biologicista" que ganhou destaque, em especial na década de 1990, chamada de "a década do cérebro", amparada pela grande expectativa em torno de grandes avanços obtidos em neuroimagem, genética e biologia molecular[9]. Infelizmente, muitas das expectativas não se confirmaram, com relativa frustração em relação às descobertas do genoma humano e às doenças de saúde mental[10]. Ainda hoje, não há biomarcadores suficientemente adequados para nenhuma das doenças de saúde mental, e as técnicas de anamnese psiquiátrica e avaliação do estado mental baseadas na psicopatologia continuam fundamentais, ainda que devam ser cada vez mais estudadas em conjunto com as neurociências[11].

Além disso, a formatação de um currículo que abrange-se a neuropsiquiatria como uma "superespecialidade" tornaria quase impraticável a formação de um especialista. A psiquiatria se vale de recursos como as detalhadas descrições fenomenológicas, a observação matizada do comportamento, sofisticadas habilidades de entrevista, sensibilidade e compreensão psicológica, que somente um treinamento exclusivo em Psiquiatria pode entregar adequadamente[12]. A neurologia, por sua vez, tem por base as rigorosas habilidades de exame neurológico e de raciocínio sindrômico, anatomofuncional e etiológico, mais uma vez exigindo consideráveis exposição e treinamento. Essas diferenças parecem suficientes para garantir que as duas disciplinas provavelmente não sejam incluídas em uma superespecialidade de neuropsiquiatria, embora os novos desenvolvimentos na neurociência provavelmente confundam suas fronteiras para sempre[12].

Uma crítica, no entanto, dos que defendem a completa união entre as duas especialidades se faz justificável: a existência de um grande grupo de pacientes que acabam por não receber o cuidado apropriado, seja por "ignorarem-se" as questões de saúde mental, seja por uma inadequada investigação e acompanhamento neurológico. Corrigir esse erro e atender de forma ampla e adequada às necessidades desses pacientes devem ser o foco da neuropsiquiatria.

ASPECTOS CONCEITUAIS

Filosofia da mente e a relação mente-cérebro

É impossível discutir o escopo da neuropsiquiatria sem entrarmos no campo da filosofia da mente. Isso porque, embora cada vez mais saibamos sobre as complexas relações entre anatomia e arranjo cerebral, citoarquitetura neuronal, expressão gênica, neurotransmissão e o comportamento de um indivíduo, a verdadeira relação entre mente e cérebro ainda é meramente especulativa. Apesar disso, diferentes teorias e sua maior ou menor aceitação na comunidade científica podem claramente impactar a prática clínica de psiquiatras, psicólogos, neurologistas e outros profissionais, bem como o foco das pesquisas nos anos seguintes[13].

De modo simplificado, podemos dizer que essas teorias se dividem em dois grandes grupos: as dualistas e as fisicalistas (ou materialistas)[13,14]. Descartes foi o primeiro grande nome e representante da teoria dualista, na qual mente e cérebro são duas unidades distintas. O modelo cartesiano apresenta até hoje grande impacto em todo o pensamento ocidental, das ciências sociais à religião. Já as teorias fisicalistas, apesar de já existentes em muitos dos escritos filosóficos de séculos passados, passaram a ganhar grande destaque especialmente a partir da década de 1930[14]. Entre uma infinidade de vertentes e reinterpretações desses dois ramos da filosofia da mente existe uma controversa tendência a postular a neurociência como uma grande "aliada" das teorias fisicalistas[15]. De fato, muitos neurocientistas entendem não haver possível separação entre mente e corpo, estando a atividade mental circunscrita a estruturas e atividades neurais que podem ser estudadas no nível molecular. Deixar de ver a mente como contingente ao corpo foi, nas palavras do neurologista António Damásio, o "erro de Descartes"[16,17]. No entanto, essa visão reducionista também é alvo de críticas, que a considerariam fruto de uma interpretação errônea e "caricatural" da visão dualista[13,18,19].

Como dito anteriormente, não há consenso, e qualquer radicalismo nesse campo mostra-se muito problemático. Entretanto, não se pode negar a importância epistemológica dessa discussão para o tema do capítulo. A própria diferenciação entre psiquiatria e neurologia passa por um entendimento de mente e cérebro, ainda que a existência das duas disciplinas não esteja necessariamente ligada a uma visão dualista. Já a neuropsiquiatria, desde o seu "ressurgimento" no final da década de 1980, tem base em grandes pesquisadores que claramente se posicionam como fisicalistas, apontando que cérebro e comportamento são inseparáveis e que eventos mentais são eventos cerebrais[20]. No entanto, como dissemos, o posicionamento filosófico em si é problemático e passível de críticas. Mas claro que a intrínseca interação entre cérebro e mente são axiomas dessa nova ciência, isso de forma bidirecional, independentemente da existência de apenas uma ou diferentes "substâncias". Se a saúde mental passa pela integridade e bom funcionamento do cérebro e sistema nervoso, da mesma forma o sistema nervoso se mostra diretamente impactado e plasticamente mutável por meio do exercício e funcionamento da mente.

As complexidades da psicopatologia e o seu papel na neuropsiquiatria

Também é impossível discutir a prática da neuropsiquiatria sem entrar no campo da psicopatologia. Sendo a neuropsiquiatria uma subespecialidade (ou superespecialidade) derivada da psiquiatria e da neurologia, tem obrigatoriamente como um dos seus pilares fundamentais a psicopatologia, uma ciência complexa, com características híbridas provindas em parte das ciências naturais e em parte das ciências humanas. Tal complexidade fica evidente quando observamos a história das diferentes "escolas" psicopatológicas: descritiva, dinâmica, existencial, psicanalítica, funcionalista, entre outras[21]. Alguns podem considerar essa complexidade uma debilidade para a sua aplicação ao campo da neuropsiquiatria, mas queremos mostrar que essa é uma necessidade científica, a única maneira de abordar um tema tão difícil.

Karl Jaspers, em sua obra *Psicopatologia geral*, de influência duradoura sobre a tradição da psicopatologia moderna, assumiu uma premissa que, no âmbito da filosofia da ciência atual, seria considerada como pertencente ao "realismo perspectivista". O realismo perspectivista propõe uma solução para a contradição filosófica entre o "realismo objetivista" do positivismo (muito em voga entre os estudiosos das ciências naturais) e o "relativismo subjetivista" do construtivismo (defendido por alguns estudiosos das ciências humanas)[22,23]. Para Karl Jaspers não há um conhecimento científico absoluto e total psicopatológico sobre o ser humano, independentemente do instrumento utilizado para a sua observação. Há, no entanto, vários conhecimentos científicos parciais possíveis, que para a sua construção e validação dependem de diferentes métodos psicopatológicos[24,25]. Ele os ordenou da seguinte maneira: métodos de apreensão, métodos de investigação causal e métodos de contextualização.

Os métodos de apreensão de fenômenos psicopatológicos são metaforicamente os órgãos de percepção do psicopatologista. Eles se constroem em função do material empírico a que se dirigem: fenômenos subjetivos (fenomenologia), fenômenos objetivos quantificáveis (psicologia do rendimento), fenômenos objetivos compreensíveis (psicologia da expressão) e achados somáticos (somatopsicologia)[24]. São métodos predominantemente descritivos, voltados para a coleta rigorosa, análise e classificação dos diferentes fenômenos psicopatológicos, sem lhes atribuir causalidade ou sem os colocar dentro de contextos clínicos definidos.

Karl Jaspers tornou mais evidente a sua concepção da psicopatologia como forma de ciência híbrida, com elementos das ciências naturais e das ciências humanas, ao dividir os métodos de investigação causal em psicologia explicativa e psicologia compreensiva. A psicologia explicativa está voltada para a investigação e o conhecimento das causas biológicas cerebrais baseadas na observação de fatos (leis) e criação de teorias aplicáveis a um grupo com aspectos invariáveis comuns (por exemplo, os pacientes esquizofrênicos) representado pelo indivíduo particular (metodologia das ciências da natureza). Por outro lado, a psicologia compreensiva está voltada para a investigação e o conhecimento das causas psicológicas (motivos), baseadas no conhecimento da história pessoal e criação de teorias aplicáveis apenas ao indivíduo particular (metodologia das ciências humanas)[24,25].

Além de métodos de apreensão de fenômenos anormais e métodos de investigação causal, foram concebidos por Karl Jaspers os métodos de contextualização. Aplicando a ideia das relações complexas entre as partes e o todo, Jaspers articulou vários métodos psicopatológicos de contextualização: são eles a caracterologia (estudo da personalidade), nosologia (estudo das doenças), eidologia (estudo das constituições), psicologia biográfica (estudo da biografia) e psicologia histórica e social[25]. Para Jaspers, entretanto, essas são apenas "totalidades parciais", as únicas possíveis de se alcançar cientificamente. Visto que cada um dos métodos nos permite apenas uma visão parcial do psiquismo, torna-se, portanto, impossível obter uma visão total reducionista, seja de natureza biológica cerebral, seja de natureza psicológica ou social. Como Jaspers[24] coloca:

> [...] o princípio deste livro é apresentar uma psicopatologia que, em sua construção de conceito, seus métodos de investigação e perspectiva geral, não está escravizada à neurologia e à medicina por motivos dogmáticos de que transtorno psíquico é transtorno cerebral. Nossa contribuição científica particular não é imitar a neurologia e construir um sistema com constante referência ao cérebro – isto sempre parece irreal e superficial – mas desenvolver uma perspectiva a partir da qual investigar os vários conceitos e relações dentro da estrutura dos fenômenos psicopatológicos por si mesmos. Esta é a tarefa especial da psicopatologia, mas periodicamente e em muitos pontos nós obviamente iremos nos achar próximos de problemas associados da neurologia.

Assim, em que pese a relativa independência da psicopatologia em relação à neurologia, os frutos das recentes descobertas neurocientíficas não podem ser deixados de lado. Na verdade, vemos hoje que esses avanços científicos correspondem a um renovado interesse por aspectos específicos da psicopatologia, como no caso da fenomenologia. Karl Jaspers definiu a fenomenologia como método psicopatológico voltado para a descrição rigorosa, análise e classificação dos fenômenos subjetivos, denominados "vivências"[26]. Dessa forma, passa a ser uma ferramenta capaz de expandir a pesquisa e atender à necessidade das neurociências cognitivas em dar atenção aos fenômenos humanos e à subjetividade da experiência, investigar o significado de aspectos relacionados aos resultados das pesquisas e ampliar o escopo das discussões, promovendo, um investimento contínuo no campo das ideias e hipóteses[27]. Um exemplo é a aplicação de estudos de neuroimagem funcional validando a característica fenomenológica de vivência involuntária dos sintomas neurológicos funcionais (psicogênicos) e a investigação de mecanismos psicológicos motivacionais inconscientes (ganho primário e ganho secundário) das doenças neurológicas funcionais (psicogênicas)[28-30].

O CAMPO DA NEUROPSIQUIATRIA

Conforme definição da INA[2]:

Neuropsiquiatria é um campo da medicina científica que se preocupa com a complexa relação entre o comportamento humano e a função cerebral, e se esforça para compreender o comportamento anormal e os distúrbios comportamentais com base em uma interação neurobiológica, psicológica e de fatores sociais.

Está enraizado na neurociência clínica e fornece uma ponte entre as disciplinas de psiquiatria, neurologia e neuropsicologia.

Neurologia do comportamento é uma terminologia utilizada que, em geral, se aplica ao mesmo campo da neuropsiquiatria, porém sob a ótica dos neurologistas. Apesar de suas origens distintas, esses dois campos convergiram e, na maioria das vezes, serão usados como sinônimos[3,31]. Outro termo utilizado e que, por vezes, se sobrepõe, é Psiquiatria Orgânica[32]. Para Alwyn Lishman, "psiquiatria orgânica" deveria incluir os distúrbios "nos quais há uma grande probabilidade de que um exame e investigação apropriados revelem alguma patologia cerebral ou sistêmica responsável por, ou contribuindo para a condição mental", contrastando com a "neuropsiquiatria", que ele considerava uma disciplina mais específica na interface entre a neurologia e a psiquiatria. No entanto, essa diferenciação é pouco prática, e, hoje, até mesmo o tratado que leva seu nome usa essa terminologia de forma intercambiável[33].

Por ser um campo "fronteiriço", a neuropsiquiatria se utiliza de recursos de diversas especialidades, em especial da psiquiatria, neurologia e psicologia (Figura 1). A maioria dos serviços de neuropsiquiatria integrará técnicas e profissionais dessas áreas, mas é importante que todos os profissionais tenham ao menos algum conhecimento em todos esses recursos.

Outro importante conceito, comum à prática neuropsiquiátrica, é a diferenciação entre "orgânico" e "funcional". Esses dois termos, embora sejam alvos de muitas críticas, ainda são amplamente utilizados e se mostram importantes para a prática clínica[34,35].

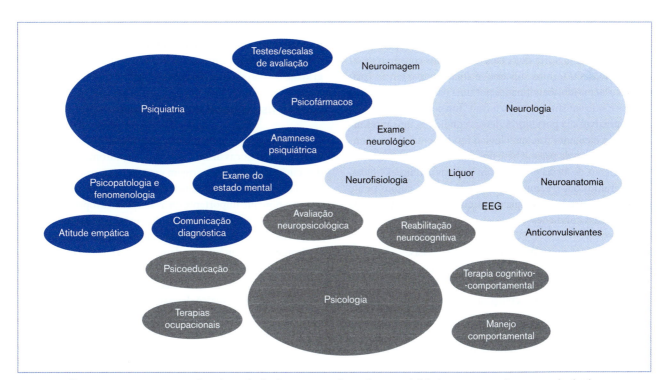

Figura 1 Representação esquemática dos principais recursos de cada especialidade no campo da neuropsiquiatria.

Síndromes mentais orgânicas, com quadros clínicos específicos, são provocadas por patologia estrutural ou fisiológica do sistema nervoso central (SNC) (causas orgânicas cerebrais) ou por patologias sistêmicas ou tóxicas agindo sobre o SNC (causas orgânicas extracerebrais). O quadro clínico é menos influenciado por aspectos individuais e diretamente relacionado a esses processos patológicos cerebrais (correlação clínico-patológica). De maneira simplificada, podemos citar as síndromes mentais orgânicas agudas (estados comatosos e vegetativos, *delirium*, estupor catatônico e mutismo, estado crepuscular e fuga, amnésias transitórias), as síndromes mentais orgânicas crônicas (demências, amnésias persistentes, alucinoses, transformação orgânica da personalidade) e as síndromes mentais orgânicas focais (dos lobos frontal, parietal, temporal e occipital e do corpo caloso, diencéfalo e mesencéfalo e gânglios basais).

Síndromes, ou transtornos mentais funcionais, não são provocadas por lesões ou disfunções grosseiras do SNC ou ação de drogas ou doenças sistêmicas sobre o SNC. O quadro clínico é bastante influenciado por aspectos individuais, e é menos clara a existência de uma correlação clínico-patológica. Apresentam causalidade múltipla e complexa, de natureza psicossocial (motivos psicológicos) e biológica (causas endógenas constitucionais ou genéticas). De maneira breve, podemos citar os transtornos do espectro da esquizofrenia, o transtorno afetivo bipolar, os transtornos depressivos e os transtornos ansiosos ou "neuróticos".

Há, entretanto, outro uso para os termos "orgânico" e "funcional", na neuropsiquiatria dos transtornos com manifestações "pseudoneurológicas". Sintomas neurológicos "orgânicos" são os provocados por doenças neurológicas conhecidas. Apresentam semiologia típica reconhecida no exame neurológico, e os exames atestam a etiopatogenia neurológica. Sintomas neurológicos "psicogênicos" ou "funcionais" são provocados por doenças mentais, na maioria dos casos transtornos conversivos ou dissociativos. Os termos "histeria" e atualmente o termo "psicogênico" têm sido abandonados por uma parte importante dos autores e sido substituídos pelo termo "funcional", considerado mais aprazível aos portadores dessas condições, que apresentam como elemento psicopatológico fundamental da sua condição a negação da psicogênese dos sintomas[36,37].

Portanto, de forma prática e com base nas definições citadas, consideramos que o campo da neuropsiquiatria, como "ponte e interface" entre a neurologia e a psiquiatria, deva abranger as determinadas condições[38]:

- Transtornos ou síndromes mentais orgânicas.
- Transtornos mentais funcionais com associação causal com doenças neurológicas, como as psicoses e transtornos depressivos associados à epilepsia (psicose interictal ou *schizophrenia-like psychosis*, psicose pós-ictal, psicose alternante, disforia interictal). Os quadros clínicos são semelhantes aos funcionais, porém atípicos. A associação causal é confirmada clínica ou epidemiologicamente.
- Alterações psíquicas decorrentes do impacto das doenças neurológicas na vida dos pacientes.

- Patologias consideradas na interface entre os campos da Neurologia e Psiquiatria, como transtorno de Tourette (comum apresentar-se com tiques motores/vocais associados a comportamentos obsessivo-compulsivos).
- Problemas mentais com manifestações "pseudoneurológicas" (sintomas neurológicos psicogênicos ou funcionais), como CNEP, transtornos funcionais do movimento.

A AVALIAÇÃO NEUROPSIQUIÁTRICA

A avaliação neuropsiquiátrica deve ser conduzida de forma a potencializar uma boa investigação diagnóstica, bem como sua formulação causal e consequente planejamento terapêutico. Apesar de algumas particularidades, a avaliação deve ter por base o tradicional modelo semiológico formado por: história (anamnese); exame físico (com enfoque no exame neurológico); exame do estado mental; avaliações suplementares (exames laboratoriais, de imagem, eletroencefalografia, videoeletroencefalografia, teste neuropsicológico, punção liquórica)[39].

Anamnese

Diversos fatores são responsáveis por qualificar um bom profissional no campo da neuropsiquiatria, porém a capacidade de realizar uma boa entrevista é provavelmente o aspecto mais primordial. Nesse campo, uma boa história deve incluir entrevista não só com o paciente, mas também com familiares e pessoas próximas e ainda com profissionais que porventura atenderam o paciente previamente. O tempo gasto na obtenção de uma história detalhada é quase sempre recompensado e pode render pistas mais importantes para o diagnóstico correto do que uma série de investigações. Além disso, o relato do paciente e seu comportamento durante a entrevista fornecerão uma riqueza de informações sobre seu estado mental e a integridade ou não das funções cognitivas[40].

Exame físico geral e neurológico

O exame físico geral inclui a observação cuidadosa de possíveis características dismórficas, fácies sindrômicas e/ou achados cutâneos. Devido à origem ectodérmica embrionária comum da pele e do sistema nervoso, o exame dermatológico é um componente importante da avaliação neuropsiquiátrica. A presença de manchas de "vinho do Porto", por exemplo, pode estar relacionada à síndrome de Sturge-Weber[39]. Essa e outras síndromes neurocutâneas podem cursar com alterações cognitivas e de comportamento. Na Tabela 1, vemos alguns exemplos dessas síndromes e os achados ao exame físico.

O exame neurológico deve ser executado com rigor metodológico, o que não exclui a necessidade do avaliador de adaptá-lo, em tempo real, para testar hipóteses quanto à causa ou localização dos problemas do paciente[39]. Um *screening* para doenças neurológicas maiores é realizado por meio da busca de *hard signs* (sinais maiores), como reflexo e assimetria motora e o reflexo de Babinski. *Soft signs* devem ser olhados com cautela, já

Tabela 1 Achados dermatológicos comuns em determinadas síndromes neurocutâneas

Síndrome neurocutânea	Achado dermatológico
Neurofibromatose tipo I (doença de von Recklinghausen)	■ Manchas café-com-leite (mais de seis lesões) ■ Neurofibromas cutâneos ■ Sardas intertriginosas (áreas de atrito entre superfícies da pele)
Esclerose tuberosa	■ Angiofibromas ■ Máculas hipomelanóticas (manchas em "folha de freixo", irregulares com 1 a 3 cm) ■ Placas de Shagreen
Sturge-Weber	■ Manchas de "vinho do Porto" (malformação vascular composta por capilares dilatados)
Ataxia-telangiectasia	■ Telangiectasias cutâneas e oculares (especialmente em áreas de exposição ao sol) ■ Manchas hipopigmentadas e manchas hiperpigmentadas (café-com-leite)

Fonte: Benjamin e Lauterbach, 2018[39]; Nowak, 2007[41]; Klar et al., 2016[42].

que muitos transtornos psiquiátricos primários, como a esquizofrenia, podem cursar com essas alterações menores, não localizatórias[43]. Por vezes será necessária a utilização de técnicas específicas, visando à diferenciação diagnóstica entre transtornos neurológicos e funcionais. Um exemplo é o chamado sinal de Hoover, para avaliação de paresia de membro inferior. Com o paciente em decúbito dorsal, uma das mãos do examinador aplica resistência à elevação do membro saudável, enquanto a outra avalia a possível presença de força no calcanhar do membro parético. O sinal de Hoover é caracterizado pela ocorrência de uma extensão involuntária do quadril do membro parético (fazendo com que o membro aplique força para baixo) quando o membro normal é forçado a elevar-se contra resistência (Figura 2)[39,44]. Um sinal de Hoover positivo é bastante característico de um transtorno funcional[45].

Exame do estado mental

O exame do estado mental na verdade se inicia já ao primeiro contato com o paciente. Realiza-se observação da vigília, da aparência, da expressão facial, da postura e da motricidade já ao chamá-lo ao consultório. É importante que o avaliador desenvolva inicialmente um momento de conversação casual, quando muitas fenômenos psicopatológicos poderão ser avaliados: consciência, funções cognitivas, contato visual, comunicação verbal (fala, discurso e pensamento formal), comportamento afetivo (humor, afetos predominantes e reatividade emocional), comportamento na entrevista (comportamento social, participação e vínculo com o entrevistador).

Na sequência, o entrevistador deve adentrar na conversação exploratória, quando, enquanto coleta informações utilizando-se das técnicas de entrevista, avalia outras funções psicopatológicas, como alterações da sensopercepção, estrutura fenomenológica da consciência, afetividade subjetiva, conação e juízo crítico. Tal momento é crucial para o entrevistador adentrar às vivências subjetivas do paciente, buscando reconstruir essa experiência em sua mente, por meio da capacidade empática. Dessa forma, objetiva-se descrever, ordenar e classificar as vivências subjetivas de modo a dar substrato à formulação causal, seja por "metodologia explicativa" (explicando os fenômenos por sua causa orgânica/biológica), seja por "psicologia compreensiva" (compreensão dos motivos dos fenômenos pela capacidade empática/emocional). Como já dito, a neuropsiquiatria não dispensa a investigação metodológica aprofundada da mente e, por meio desta, atinge os seus mais altos resultados.

Por fim, a avaliação do estado mental pressupõe a realização de testes, estes direcionados aos achados e hipóteses pertinentes aos dados coletados em entrevista. Existe uma infinidade de testes que podem ser utilizados, a depender das funções psíquicas a serem avaliadas, e estes podem ser importantes tanto para uma avaliação diagnóstica como para seguimento

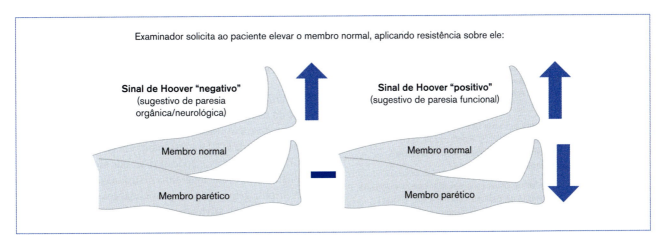

Figura 2 Um dos métodos de avaliação do sinal de Hoover

evolutivo. Na Tabela 2, listamos alguns dos testes mais utilizados na prática e as respectivas funções avaliadas. É importante salientar que esses testes contemplam uma avaliação de *screening* e não substituem a possível necessidade de um teste neuropsicológico formal[46].

Tabela 2 Exemplos de testes para rastreio neurocognitivo na prática neuropsiquiátrica

Teste	Características e funções avaliadas
Miniexame do estado mental (MEEM)	Criado em 1975, amplamente usado. Formado por 30 itens, 10 de orientação, 3 em atenção imediata, 5 em atenção e cálculo, 3 em evocação, 9 em linguagem, função executiva e práxis de construção. Aplicação em torno de 10 minutos.
Montreal Cognitive Assessment (MoCA)	Inclui itens que avaliam atenção, memória, orientação, linguagem, construção e função executiva (incluindo abstração). Aplicação em torno de 15 a 20 minutos.
Bateria Breve de Rastreio Cognitivo (BBRC/"Teste de Nitrini")[47]	Pranchas com desenhos de comum reconhecimento utilizadas para nomeação e avaliação de memória em nomeação, memória incidental, imediata, aprendizado, evocação, reconhecimento, atenção espacial, práxis de construção. Inclui o teste do relógio com avaliação de atenção espacial e práxis de construção.
Go/no-go	Com diversas possíveis apresentações, tem como premissa solicitar uma ação motora após determinado estímulo e solicitar que não realize a ação após outro estímulo de natureza semelhante. Avalia controle inibitório e regulação motora.
Digit span	Repetição de dígitos na forma direta e inversa. Avalia memória de curto-prazo e de trabalho.
Teste de resolução de problemas	Propõe ao paciente uma situação-problema que geralmente envolva um cálculo matemático. Raciocínio lógico-matemático, planejamento executivo, abstração.
Interpretação de provérbios	Propõe ao paciente que explique provérbios de conhecimento comum. Avalia raciocínio abstrato, flexibilidade cognitiva, formação de conceito.
Teste de Kent[48]	Teste de aplicação rápida, com uma sessão de "Conhecimentos", com pontuação máxima de 22 pontos, e outra de "Resolução de Problemas", com pontuação máxima de 14 pontos. Avalia raciocínio lógico, cognição geral.
Teste de Wilson (Teste Rápido Aproximado de Inteligência)[48]	Consiste em uma tarefa de multiplicação (2x3, 2x6, 2x12, 2x24...). Raciocínio lógico matemático que visa a uma estimativa grosseira da inteligência.
Teste de fluência verbal	Uma forma clássica é solicitar que o indivíduo fale todas as palavras com a letra "f" que lembrar em 1 minuto (fluência verbal fonêmica) ou todas as palavras de terminada categoria, como "animais" (fluência verbal semântica).

Exames laboratoriais

Além das avaliações laboratoriais de rotina, que todos os psiquiatras devem realizar, sobretudo em quadros psiquiátricos iniciais, alguns exames menos comuns geralmente são necessários em neuropsiquiatria, como a dosagem sérica de psicofármacos, marcadores de função hepática ou de encefalopatia, como amônia sérica (ver "Cuidados Especiais", a seguir), entre outros. Sorologias para doenças infecciosas também devem ser sempre consideradas, haja vista que muitas delas podem cursar com alterações neuropsiquiátricas[49]. A punção liquórica é uma importante ferramenta, em especial nos casos em que as alterações neuropsiquiátricas sejam compatíveis com alguma forma de encefalite (ver Capítulo "Neuropsiquiatria das encefalites"), ou quando determinadas situações são suspeitas: neurossífilis, esclerose múltipla, doença de Creutzfeldt-Jakob, entre outras[50].

EEG e VEEG

A eletroencefalografia (EEG) é um importante exame em neuropsiquiatria e possui a vantagem de ser seguro e sem desconforto ao paciente. Além disso, é um meio não invasivo de determinar o estado fisiológico ou funcional do cérebro[40,51]. Apesar disso, também possui limitações. Um EEG normal dificilmente será capaz de excluir uma condição clínica e, da mesma forma, uma proporção de indivíduos saudáveis apresenta anormalidades no EEG. Por conta disso, eventualmente, devemos optar pela solicitação seriada de EEG ou pela realização de protocolos mais prolongados. Outra importante opção, porém bem menos disponível, é a videoeletroencefalografia (VEEG) de longa duração, capaz de associar o traçado eletrográfico ao comportamento motor do indivíduo, sendo por isso o padrão-ouro no diagnóstico diferencial entre crises não epilépticas psicogênicas e epilepsia. Técnicas de indução de crises e a utilização de um tempo relativamente prolongado de internação frequentemente são necessários[52,53].

Exames de neuroimagem

No último século, a tecnologia de neuroimagem avançou desde a oferta de uma "primitiva" radiografia de crânio até o desenvolvimento de imagens altamente detalhadas da estrutura e função cerebral[54]. Dessa forma, hoje contamos com duas principais categorias de exames de neuroimagem em neuropsiquiatria:

- Neuroimagem estrutural: utilizada para avaliar a integridade do tecido cerebral e identificar anormalidades associadas a diversos processos patológicos. A tomografia computadorizada (TC) e a ressonância magnética (RM) são as principais técnicas, e pode-se dizer que são os dois grandes pilares que revolucionaram a neuroimagem[55].
- Neuroimagem funcional: provê imagens que refletem (indiretamente) a atividade cerebral. Isso ocorre pela medida de fluxo sanguíneo, captação de glicose, utilização de oxigênio. Dentre as técnicas podemos citar a tomografia

INTRODUÇÃO À NEUROPSIQUIATRIA E NEUROLOGIA DO COMPORTAMENTO — 981

por emissão de pósitrons (PET), TC por emissão de fóton único (SPECT) e RM funcional (fMRI).

Avaliação neuropsicológica

Frequentemente, uma avaliação neuropsicológica formal, com testes psicométricos padronizados, se faz necessária. Esse tipo de avaliação normalmente é realizado por neuropsicólogos e exige tempo prolongado e rigor na aplicação. A ideia é investigar o funcionamento cognitivo e as habilidades e dificuldades específicas de uma pessoa. Dessa forma, pode-se realizar um planejamento terapêutico individualizado, com foco nas áreas mais deficitárias. Além disso, a psicometria se mostra uma importante ferramenta para monitoramento da evolução de determinada doença e também de avaliação de possível eficácia terapêutica[56].

O PLANEJAMENTO TERAPÊUTICO EM NEUROPSIQUIATRIA

O tratamento de pacientes com transtornos neuropsiquiátricos tem vários objetivos. Por isso, a esquematização de uma tabela de formulação causal e planejamento terapêutico pode facilitar a compreensão das múltiplas áreas que merecem um direcionamento de ação (Figura 3).

Sempre que possível, busca-se a correção (ou ao menos a redução) do insulto cerebral, como o controle otimizado de crises em pacientes com epilepsia[57]. Ter isso em mente é fundamental

e muitas vezes necessita de um árduo trabalho de psicoeducação, combate a estigma e engajamento familiar[58,59]. Além disso, os profissionais devem estar atentos às diferentes dimensões e áreas de impacto da doença na vida do paciente. Devem-se investigar e tratar condições comórbidas, como a depressão, ansiedade, transtornos de personalidade. Em epilepsia, por exemplo, depressão é o mais importante preditor de qualidade de vida, independente de frequência de crises, gravidade e outras variáveis psicossociais[60]. Muitas vezes o tratamento poderá focar não no paciente, mas em seu ciclo social, em seu ambiente ou nas pessoas que prestam cuidados.

Esse grande leque de manifestações, além da possibilidade de prejuízos em diferentes áreas, exige, na maioria das vezes, o envolvimento de uma equipe multiprofissional[61]. Como já citado e visualizado na Figura 1, muitas vezes devemos unir recursos de diferentes disciplinas, integrando psicofarmacologia, psicoterapia, terapia ocupacional, neuromodulação, manejo comportamental e assistência social.

CUIDADOS ESPECIAIS EM NEUROPSIQUIATRIA

Interações medicamentosas e polifarmácia

É muito comum que pacientes neuropsiquiátricos procurem e, às vezes, façam acompanhamento com diversos médicos, como neurologistas, psiquiatras, geriatras, clínicos, cirurgiões,

Formulação causal		Dimensões			
Paciente: _____ HD: _____		Individuais		Sistêmicas	
		Biológico/ somática	Psicológica	Conjugal/ familiar	Profissional/ social
Fatores causais	Eventos precoces predisponentes				
	Situação predisponente				
	Eventos precipitantes				
	Fatores agravantes				
	Fatores atenuantes, de proteção, recursos				
Mecanismos patogênicos					
Plano de tratamento					

Figura 3 Exemplo de tabela para formulação causal e planejamento terapêutico utilizada no PROJEPSI-IPq-HCFMUSP. A identificação dos múltiplos fatores, de diferentes dimensões, facilita a formulação de um plano de tratamento abrangente, com base nos múltiplos mecanismos patogênicos envolvidos.

infectologistas etc. Dessa forma, deve-se ficar atento ao risco de iatrogenia e polifarmácia[62]. Psicofármacos costumam interagir com diversas medicações, especialmente pela indução ou inibição de enzimas do citocromo P450[63]. Além disso, a maior parte apresenta metabolização hepática. Mesmo assim, muitas vezes a associação de medicações se faz necessária. Deve-se, portanto, tomar cuidado especial, com realização frequente de exame físico-neurológico e, eventualmente, monitorar os níveis séricos de psicofármacos, amônia e enzimas hepáticas. Deve-se estar atento a alterações como tremores, ataxia, alterações oculares e alterações da consciência.

Precisão diagnóstica

Todo médico, ao fazer um diagnóstico, se utiliza de critérios que lhe permitem ser minimamente preciso em sua definição. No entanto, em neuropsiquiatria, esses critérios devem ser ainda mais rigorosos. É extremamente prejudicial a um paciente receber um diagnóstico de epilepsia, sendo portador de CNEP, ou a situação inversa, por exemplo[64,65]. O tratamento indicado é completamente diferente, e muitos podem entrar em um "ciclo perverso" de escalonamento de fármacos, com pouca resposta e muitos efeitos adversos.

NEUROPSIQUIATRIA NO BRASIL E NO MUNDO

Poucos países no mundo possuem um currículo formal de neuropsiquiatria[12]. Na verdade, a simples dificuldade em definir o que é e qual é o território da neuropsiquiatria parece impor barreiras ao desenvolvimento de serviços de neuropsiquiatria ao redor do mundo[38,66].

Embora, como já discutido, adicionar toda a grade curricular de uma especialização em Neurologia seja impraticável, ao mesmo tempo os programas de residência médica em Psiquiatria em todo o mundo precisam adequar cada vez mais seus currículos às descobertas das neurociências[67]. Um problema da ausência de uma formalização curricular como vemos hoje é a disseminação de diferentes cursos, especializações, publicações que ostentam o termo neuropsiquiatria, mas que em nada acrescentam às práticas já realizadas, mostrando-se muitas vezes opções meramente mercadológicas para evitar o ainda existente estigma com a Psiquiatria[3,68].

No Brasil, há poucos serviços de neuropsiquiatria, e inexiste um currículo formal para uma disciplina com esse nome[69]. No entanto, há modelos que se inserem nessa interface, como o Projeto de Epilepsia e Psiquiatria (PROJEPSI) do Instituto de Psiquiatria do Hospital das Clínicas da Faculdade de Medicina da Universidade de São Paulo (IPq-HCFMUSP). O PROJEPSI é um programa criado em 1995, com foco nas complicações psiquiátricas relacionadas às epilepsias e, com a introdução do VEEG, no diagnóstico e tratamento das CNEP.

Hoje, o PROJEPSI realiza atendimentos de pacientes com diferentes condições neuropsiquiátricas em ambulatório próprio no IPq, confirmando-se como um importante serviço de neuropsiquiatria da instituição. É formado por uma equipe com cerca de 12 psiquiatras (que realizam atendimentos e supervisão de residentes), 3 neurologistas, sendo 2 neurofisiologistas, 3 psicólogas (2 neuropsicólogas), além de contar com o apoio e a interconsulta de outros serviços da instituição, como o serviço de VEEG, o serviço interdisciplinar de neuromodulação e a equipe de Neurologia Clínica do HCFMUSP. São realizadas diferentes modalidades de tratamento individualizado, como terapia de redução de danos e crises (TRCD), psicoeducação, bom manejo clínico, manejo comportamental, treinamento familiar e aplicação de técnicas de meditação.

CONSIDERAÇÕES FINAIS

Como podemos ver, embora as primeiras comunidades científicas e predições sobre a neuropsiquiatria já tenham mais de trinta anos, esse é um campo que ainda "engatinha" na maior parte do mundo, incluindo o Brasil. É provável que nos próximos anos e, em especial, nas próximas décadas, muitas coisas sejam diferentes. Teremos mais conhecimento, novas tecnologias e, talvez, muitas das coisas que temos por baluarte hoje sejam reformuladas ou até mesmo desconsideradas. No entanto, o atual estado da arte é o que vimos ao longo do capítulo, em que recursos "clássicos" e novos devem ser associados da melhor forma.

Dizemos isso porque é dever das disciplinas em saúde estarem atentas e se adaptarem às descobertas e novos conhecimentos dos mais diferentes campos científicos. Mas, mais do que isso, é dever das disciplinas em saúde oferecer à população o que há de melhor e mais importante ao atendimento de suas necessidades, seja isso um poderoso exame de imagem, um procedimento cerebral invasivo ou algumas horas de escuta qualificada. A formulação de um campo ou uma especialidade de neuropsiquiatria corresponde a uma necessidade que não deve ser histórica, filosófica ou meramente mercadológica, mas a uma necessidade clínica e humana. Isso vai ao encontro do primeiro item do *INA Mission Statement*[70]: "prevenir ou reduzir o sofrimento das pessoas com distúrbios neurocomportamentais, aumentando, integrando e disseminando conhecimentos e compreendendo as relações entre a função cerebral e o comportamento humano". Acreditamos que essa seja a ideia da formulação de qualquer serviço de neuropsiquiatria, assim como é a ideia principal de incluirmos esta seção neste importante tratado.

Vinheta clínica

E.C.L., 49 anos, solteira, sem filhos, enfermeira aposentada por doença, com experiência em unidade de terapia e enfermaria de Oftalmologia, reside sozinha, católica.

Histórico clínico

Aos 42 anos (2009), é submetida ao acaso a um exame de fundo de olho para um protocolo de pesquisa. É diagnosticada com glaucoma. Passa por cirurgia aos 43 anos (2010) no olho esquerdo. Evolui com perda visual progressiva, sendo operada bilateralmente aos 45 (2012). Nesse mesmo ano, passa a queixar-se de diplopia, vertigem, náusea e vômitos, dores intensas, cefaleia e parestesia no membro superior esquerdo. Aos 46 anos (2013), evolui com piora e surgimento de dificuldades na fala, engasgos e fraqueza no membro inferior esquerdo. Cogitada a hipótese de miastenia *gravis*, é encaminhada para a Neurologia em 2014.

No serviço de Neurologia faz exames complementares específicos, eletroneuromiografia e anticorpos anti-AChR que resultam negativos. Eletroneuromiografia de fibra única com alteração inespecífica ("*jitter*").

Encaminhada à Otorrinolaringologia em função das queixas de engasgos. Nasofibroscopia não detecta alterações anatômicas. Realizada avaliação com a Fonoaudiologia, que constata disfagia mista e disartria em teste clínico. Encaminhada também à Psiquiatria por sintomas depressivos.

Aos 48 anos, em maio de 2015, recebe o diagnóstico empírico de miastenia *gravis*. Inicia tratamento com anticolinesterásico (piridostigmina). Cerca de três meses após o diagnóstico, passa a apresentar crises convulsivas. Além disso, mantém sintomas de fraqueza generalizada apesar do tratamento. Inicia uso de imunossupressores, prednisona e azatioprina. No final de 2016, já com 49 anos, é aventada a possibilidade de timectomia.

Paciente encaminhada ao PROJEPSI-IPq-HCFMUSP em fevereiro de 2017.

Avaliação neuropsiquiátrica – PROJEPSI

Paciente apresentava crise precedidas de "choques" nos membros superiores e na cabeça. Seguia-se com queda ao chão, tremores e abalos de membros e cabeça, por cerca de 1 a 5 minutos. Sem perda de consciência, liberação esfincteriana ou mordedura de língua ou boca. Aumento progressivo da frequência das crises, chegando a quatro por dia em janeiro/2017. Sem resposta a drogas anticonvulsivantes.

Medicações em uso: piridostigmina 120 mg/dia; prednisona 20 mg/dia; azatioprina 150 mg/dia; ziprasidona 40 mg/dia; ácido valproico 1.000 mg/dia; lítio 600 mg/dia; lamotrigina 200 mg/dia; clonazepam 2 mg/dia; pregabalina 450 mg/dia; omeprazol 20 mg 2-0-0; vitamina d3; tramadol, paracetamol e dipirona s/n.

Realizada extensa avaliação neuropsiquiátrica, em enfermaria de VEEG, além de discussão com especialistas que atenderam a paciente em Neurologia e Oftalmologia. Dessa forma, foram revistos alguns dos diagnósticos e foi reformulado seu tratamento. A seguir, apresentamos resumo da formulação diagnóstica, formulação causal e planejamento terapêutico para a paciente:

Formulação diagnóstica

- Glaucoma.
- Transtorno depressivo recorrente.
- Transtorno conversivo.
  » CNEP.
  » Déficit visual conversivo.
  » Fraqueza muscular flutuante de etiologia conversiva.
- Transtorno de sintomas somáticos.
- Excluídos: miastenia *gravis*, epilepsia.

Fatores causais (resumidos – extraídos da história da paciente)

- Fatores predisponentes: sexo feminino; família disfuncional na infância; abuso sexual na infância; dificuldade de relacionamentos interpessoais; profissional de saúde; glaucoma.
- Fatores precipitantes: adoecimento da mãe (após procedimento autorizado pela paciente); culpabilização; morte da mãe; rompimento com familiares; depressão; isolamento social.
- Fatores agravantes/perpetuantes: excesso de atenção médica e cuidados por equipes de saúde; papel de doente perante os familiares; obtenção de aposentadoria.

Mecanismos patogênicos

Autossugestão e heterossugestão/déficits em regulação emocional por traumas prévios e transtorno de humor/modelagem de sintomas (glaucoma, experiência profissional com pacientes doentes)/obtenção de ganhos primários (expiação pela morte da mãe) e secundários (reaproximação dos irmãos, atenção dos colegas e médicos, aposentadoria)/caráter simbólico de expressão de sofrimento e necessidade de cuidado.

Plano terapêutico

Comunicação diagnóstica/encaminhada para seguimento ambulatorial no PROJEPSI/encaminhada para a Neurologia para comunicação de não ter miastenia *gravis*/prevenção de iatrogenias/redução gradual e retirada de medicações e polifarmácia/tratamento de comorbidades/tratamento comportamental dos sintomas conversivos/manejo psicossocial dos problemas psicológicos.

Para aprofundamento

- Agrawal N, Faruqui R, Bodani M, editores. Oxford Textbook of Neuropsychiatry. Oxford: Oxford University Press; 2020.
  ➪ Recém-lançado compêndio de neuropsiquiatria da respeitada série *Oxford Textbooks of Psychiatry*. **Uma novidade é uma seção toda voltada para a situação atual e perspectivas da neuropsiquiatria em diversas regiões do mundo, incluindo o Brasil e a América do Sul.**

- Marchetti RL. Manual prático de neuropsiquiatria da epilepsia. Rio de Janeiro: Guanabara Koogan; 2019.
  - ⇨ Considerando a epilepsia um dos mais importantes transtornos dentro do que chamamos hoje de neuropsiquiatria, este manual é uma importante publicação em língua portuguesa realizada pelos professores do PROJEPSI-IPq-HCFMUSP.
- Trimble MR. The intentional brain: motion, emotion, and the development of modern neuropsychiatry. Baltimore: Johns Hopkins University Press; 2016.
  - ⇨ Livro do renomado professor inglês Michael Trimble, em que ele discorre de maneira reflexiva sobre a maneira como o cérebro e suas funções foram vistos ao longo do século e culminaram nos conhecimentos e na disciplina de neuropsiquiatria como a temos hoje.

REFERÊNCIAS BIBLIOGRÁFICAS

1. De Souza LC, Salgado ACS, Daker MV, Cardoso F, Teixeira AL. The poetry of Augusto dos Anjos and fin de siècle neuropsychiatry. Hist Cienc Saude Manguinhos. 2018;25(1):163-79.
2. **Sachdev P. International neuropsychiatric association. Neuropsychiatr Dis Treat. 2005;1(3):191-2.**
   - ⇨ Editorial da International Neuropsychiatric Association, em que se posicionam quanto à definição e ao campo de ação da neuropsiquiatria.
3. Silver J. Behavioral Neurology and Neuropsychiatry Is a Subspecialty. J Neuropsychiatry Clin Neurosci. 2006;18(2):146-8.
4. **Berríos GE. What is Neuropsychiatry? Rev Colomb Psiquiatr. 2007;36:9-14.**
   - ⇨ Artigo do aclamado professor de Psiquiatria e Epistemologia German Berríos sobre o campo da Neuropsiquiatria.
5. Fitzgerald M. Do psychiatry and neurology need a close partnership or a merger? BJPsych Bull. 2015;39(3):105-7.
6. Fitzgerald M. All future psychiatrists should be Neuro-Psychiatrists (Author Response). The Psychiatrist. 2013;37:309.
7. Yudofsky SC, Hales RE. Neuropsychiatry: back to the future. J Nerv Ment Dis. 2012;200(3):193-6.
8. Berrios GE, Marková IS. The concept of neuropsychiatry: a historical overview. J Psychosom Res. 2002;53(2):629-38.
9. Tandon P. The decade of the brain: a brief review. Neurol India. 2000;48(3):199-207.
10. Hoehe MR, Morris-Rosendahl DJ. The role of genetics and genomics in clinical psychiatry. Dialogues Clin Neurosci. 2018;20(3):169-77.
11. Smoller JW, Andreassen OA, Edenberg HJ, Faraone SV, Glatt SJ, Kendler KS. Psychiatric genetics and the structure of psychopathology. Mol Psychiatry. 2019;24(3):409-420.
12. Sachdev P, Mohan A. An International Curriculum for Neuropsychiatry and Behavioural Neurology. Rev Colomb Psiquiatr. 2017;46 Suppl 1:18-27.
13. Van Oudenhove L, Cuypers SE. The philosophical "mind-body problem" and its relevance for the relationship between psychiatry and the neurosciences. Perspect Biol Med. Autumn 2010;53(4):545-57.
14. Jaworski W. Philosophy of Mind: A Comprehensive Introduction. Nova Jersey: Wiley; 2011.
15. Churchland PS, Phil B. The significance of neuroscience for philosophy. Funct Neurol. 2008;23(4):175-8.
16. Damasio A. Descartes' Error: Emotion, Reason and the Human Brain. Londres: Random House; 2008.
17. Dolan B. Soul searching: a brief history of the mind/body debate in the neurosciences. Neurosurg Focus. 2007;23(1):E2.
18. Moreira-Almeida A, Araujo SDF, Cloninger CR. The presentation of the mind-brain problem in leading psychiatry journals. Braz J Psychiatry. 2018;40(3):335-42.
19. Maung HH. Dualism and its place in a philosophical structure for psychiatry. Med Health Care Philos. 2019;22(1):59-69.
20. Arciniegas D, Coffey C, Cummings J. Neurobiological bases of cognition, emotion, and behavior. In: Arciniegas DB, Yudofsky SC, Hales RE, editores. Textbook of neuropsychiatry and clinical neurosciences. Washington, DC: American Psychiatric Association Publishing; 2018.
21. Dalgalarrondo P. Os principais campos e tipos de psicopatologia. In: _____. Psicopatologia e semiologia dos transtornos mentais. 2. ed. São Paulo: Artmed; 2008. p. 35-8.
22. Giere RN. Scientific Perspectivism. Chicago: University of Chicago Press; 2010.
23. Massimi M, McCoy CD. Understanding Perspectivism: Scientific Challenges and Methodological Prospects. Nova Iorque: Taylor & Francis; 2019.
24. **Jaspers K. General psychopathology. v. 1. Baltimore/Londres: Johns Hopkins University Press; 1997.**
    - ⇨ Volume 1 do clássico livro de Karl Jaspers, provavelmente o mais importante tratado sobre Psicopatologia descritiva fenomenológica.
25. **Jaspers K. General Psychopathology. v. 2. Baltimore/Londres: Johns Hopkins University Press; 1997.**
    - ⇨ Volume 2 do clássico livro de Karl Jaspers, provavelmente o mais importante tratado sobre Psicopatologia descritiva fenomenológica.
26. Jaspers K. The phenomenological approach in psychopathology. Br J Psychiatry. 1968;114(516):1313-23.
27. Catone G, Lindau J, Broome M. Phenomenological psychopathology and the neurosciences. Journal of Psychopathology. 2014;20:358-65.
28. Aybek S, Vuilleumier P. Imaging studies of functional neurologic disorders. In: Hallett M, Stone J, Carson A, editores. Handbook of Clinical Neurology. Functional Neurologic Disorders. v. 139. Elsevier; 2016. p. 73-84.
29. Spence SA, Crimlisk HL, Cope H, Ron MA, Grasby PM. Discrete neurophysiological correlates in prefrontal cortex during hysterical and feigned disorder of movement. Lancet. 2000;355(9211):1243-4.
30. **Aybek S, Nicholson TR, Zelaya F, O'Daly OG, Craig TJ, David AS, et al. Neural correlates of recall of life events in conversion disorder. JAMA Psychiatry. 2014;71(1):52-60.**
    - ⇨ Interessante artigo que fala sobre correlações em exames de neuroimagem e a rememoração de eventos aversivos (relacionados a alívio e ganho primário e secundário) em pacientes com transtornos neurológicos funcionais
31. Northoff G. Neuropsychiatry. An old discipline in a new gestalt bridging biological psychiatry, neuropsychology, and cognitive neurology. Eur Arch Psychiatry Clin Neurosci. 2008;258(4):226-38.
32. **David A, Fleminger S, Kopelman M, Mellers J, Lovestone S, editores. Lishman's Organic Psychiatry: A Textbook of Neuropsychiatry. 4. ed. Nova Jersey: Wiley; 2009.**
    - ⇨ Clássico livro-texto de neuropsiquiatria, hoje em sua 4ª edição.
33. David AS. Basic concepts in neuropsychiatry. In: David A, Fleminger S, Kopelman M, Mellers J, Lovestone S, editores. Lishman's organic psychiatry: a textbook of neuropsychiatry. 4. ed. Nova Jersey: Wiley; 2009. p. 1-27.
34. Bell V, Wilkinson S, Greco M, Hendrie C, Mills B, Deeley Q. What is the functional/organic distinction actually doing in psychiatry and neurology? Wellcome Open Res. 2020;5:138.
35. Sachdev P. A critique of 'organic' and its proposed alternatives. Aust N Z J Psychiatry. 1996;30(2):165-70.
36. Asadi-Pooya AA, Brigo F, Mildon B, Nicholson TR. Terminology for psychogenic nonepileptic seizures: Making the case for "functional seizures". Epilepsy Behav. 2020;104(Pt A):106895.
37. Fahn S, Olanow CW. "Psychogenic movement disorders": they are what they are. Mov Disord. 2014;29(7):853-6.
38. Bhattacharya R, Rickards H, Agrawal N. Commissioning neuropsychiatry services: barriers and lessons. BJPsych Bull. 2015;39(6):291-6.
39. Benjamin S, Lauterbach MD. The neurological examination adapted for neuropsychiatry. CNS Spectr. 2018;23(3):219-27.
40. David AS. Clinical assessment. In: David A, Fleminger S, Kopelman M, Mellers J, Lovestone S, editores. Lishman's organic psychiatry: a textbook of neuropsychiatry. 4. ed. Nova Jersey: Wiley; 2009. p. 103-63.
41. Nowak CB. The phakomatoses: dermatologic clues to neurologic anomalies. Semin Pediatr Neurol. 2007;14(3):140-9.

42. Klar N, Cohen B, Lin DDM. Neurocutaneous syndromes. Handb Clin Neurol. 2016;135:565-589.

43. Sanders RD, Keshavan MS. The neurologic examination in adult psychiatry. J Neuropsychiatry Clin Neurosci 1998;10(4):395-404.

44. Tremolizzo L, Susani E, Riva MA, Cesana G, Ferrarese C, Appollonio I. Positive signs of functional weakness. J Neurol Sci. 2014;340(1-2):13-8.

45. Stone J, Zeman A, Sharpe M. Functional weakness and sensory disturbance. J Neurol Neurosurg Psychiatry. 2002;73(3):241-5.

46. Arciniegas DB. Mental status examination. In: Arciniegas DB, Anderson CA, Filley CM, editores. Behavioral Neurology & Neuropsychiatry. Cambridge: Cambridge University Press; 2013. p. 344-93.

47. Nitrini R, Helena Lefèvre B, Mathias SC, Caramelli P, Carrilho PEM, Sauaia N et al. Testes neuropsicológicos de aplicação simples para o diagnóstico de demência. Arq Neuropsiquiatr. 1994;52:457-65.

48. Othmer E, Othmer SC. A entrevista clínica utilizando o DSM-IV-TR. Porto Alegre: Artmed; 2002.

49. Munjal S, Ferrando SJ, Freyberg Z. Neuropsychiatric aspects of infectious diseases: an update. Crit Care Clin. 2017;33(3):681-712.

50. Moore DP, Puri BK. Textbook of clinical neuropsychiatry and behavioral neuroscience, 3. ed. Boca Raton: CRC Press; 2012.

51. Sokolov E, Mullatti N. Neurophysiology in neuropsychiatry. In: Agrawal N, Faruqui R, Bodani M, editores. Oxford Textbook of Neuropsychiatry. Oxford: Oxford University Press; 2020.

52. Popkirov S, Grönheit W, Wellmer J. A systematic review of suggestive seizure induction for the diagnosis of psychogenic nonepileptic seizures. Seizure. 2015;31:124-32.

53. Gedzelman ER, Laroche SM. Long-term video EEG monitoring for diagnosis of psychogenic nonepileptic seizures. Neuropsychiatr Dis Treat. 2014;10:1979-86.

54. Hurley RA, Patel SS, Taber K. Neuroimaging in neuropsychiatry. In: Arciniegas DB, Yudofsky SC, Hales RE, editores. Textbook of neuropsychiatry and clinical neurosciences. Washington: American Psychiatric Association Publishing; 2018.

55. Moore D. Textbook of Clinical Neuropsychiatry. 2. ed. Nova Iorque: Taylor & Francis; 2008.

56. Harvey PD. Clinical applications of neuropsychological assessment. Dialogues Clin Neurosci. 2012;14(1):91-9.

57. Lyketsos CG. Neuropsychiatry. Psychosomatics. 2000;41(1):1-4.

58. Institute of Medicine Committee on the Public Health Dimensions of The Epilepsies. Educating people with epilepsy and their families. In: England MJ, Liverman CT, Schultz AM, Strawbridge LM, editores. Epilepsy Across the Spectrum: Promoting Health and Understanding. Washington: National Academies Press; 2012.

59. Thomas SV, Nair A. Confronting the stigma of epilepsy. Ann Indian Acad Neurol. 2011;14(3):158-63.

60. Alsaadi T, Shahrour T. Depressive disorders in patients with epilepsy: underdiagnosed and appropriately managed? Brain Disord Ther. 2015.

61. Faruqui R, El-Nimr G. Models of neuropsychiatry services and neuropsychiatric care pathways. In: Agrawal N, Faruqui R, Bodani M, editores. Oxford textbook of neuropsychiatry. Oxford: Oxford University Press; 2020.

62. Shobhana A. Drug interactions of chronic neuropsychiatric drugs in neuro-critical care. Indian J Crit Care Med. 2019;23(Suppl 2):S157–S161.

63. Preskorn SH. Drug-druginteractions (DDIs) in psychiatric practice, Part 9: Interactions mediated by drug-metabolizing cytochrome P450 Enzymes. J Psychiatr Pract. 2020;26(2):126-34.

64. Reuber M, Baker GA, Gill R, Smith DF, Chadwick DW. Failure to recognize psychogenic nonepileptic seizures may cause death. Neurology. 2004;62(5):834-5.

65. LaFrance Jr. WC, Baker GA, Duncan R, Goldstein LH, Reuber M. Minimum requirements for the diagnosis of psychogenic nonepileptic seizures: a staged approach. Epilepsia. 2013;54(11):2005-18.

66. Agrawal N. Development of neuropsychiatry services worldwide. Acta Neuropsychiatr. 2012;24(4):189-90.

67. Benjamin S. Educating psychiatry residents in neuropsychiatry and neuroscience. Int Rev Psychiatry. 2013;25(3):265-75.

68. Trimble M. Neuropsychiatry. CNS Spectr. 2016;21(3):221-2.

69. **Brofman GS, Brusco LI. Neuropsychiatric services in South America. In: Agrawal N, Faruqui R, Bodani M, editores. Oxford Textbook of Neuropsychiatry. Oxford: Oxford University Press; 2020.**
   ⇨ *Capítulo do recém-lançado Oxford textbook of neuropsychiatry, que aborda a neuropsiquiatria em países da América do Sul, em especial o Brasil.*

70. International Neuropsychiatric Association. Mission statement. [acesso em 19 de setembro de 2020]. Disponível em: https://inawebsite.org/ina/

2 Síndromes mentais orgânicas

Inah Carolina Galatro Faria Proença
Renato Luiz Marchetti

Sumário

Introdução
Síndromes mentais orgânicas
Dimensões das síndromes mentais orgânicas
Quadros clínicos
    Estados torporosos e comatosos
    Estados vegetativos e de consciência mínima
    Delirium
    Demências
    Amnésias orgânicas
    Alucinoses
    Transformações orgânicas da personalidade
Considerações finais
Vinheta clínica
Para aprofundamento
Referências bibliográficas

Pontos-chave

- Síndromes mentais orgânicas apresentam quadros clínicos específicos.
- Síndromes mentais orgânicas são provocadas por causas orgânicas associadas a lesões ou disfunções cerebrais ou disfunções sistêmicas afetando o cérebro.
- Síndromes mentais orgânicas apresentam correlação clínicopatológica.
- Síndromes mentais orgânicas são problema importante de saúde pública.

INTRODUÇÃO

Neuropsiquiatria é o campo da medicina que investiga a relação entre o psiquismo e a função cerebral, e que do ponto de vista clínico estabelece uma ponte entre as disciplinas de psiquiatria, neurologia e neuropsicologia. Abrange as seguintes condições: síndromes mentais orgânicas, síndromes mentais funcionais secundárias a doenças neurológicas, problemas psicológicos decorrentes do impacto das doenças neurológicas, patologias na interface entre os campos da neurologia e da psiquiatria e problemas mentais com manifestações pseudoneurológicas.

No capítulo de introdução desta seção serão discutidos de maneira aprofundada a natureza da neuropsiquiatria e os limites entre psiquiatria e neurologia. O capítulo atual irá discutir as síndromes mentais orgânicas. No momento necessitamos estabelecer de maneira clara o que as caracteriza e como são clinicamente identificadas.

Os conceitos opostos de síndromes mentais orgânica e funcional são encontrados ao longo da história da psiquiatria. Embora os limites de separação entre a neurologia e a psiquiatria sejam cada vez mais tênues e tenham se desenvolvido cada vez mais, os conhecimentos sobre as bases neurobiológicas das doenças mentais, a separação entre síndromes mentais orgânicas e síndromes mentais funcionais ainda é um instrumento bastante útil para o entendimento e a prática clínica da neuropsiquiatria.

Síndromes mentais orgânicas apresentam quadros clínicos específicos, provocados por lesões ou disfunções grosseiras do sistema nervosa central (SNC) (causas orgânicas cerebrais) ou ação de drogas ou doenças sistêmicas sobre o SNC (causas orgânicas extracerebrais). O quadro clínico é mais diretamente relacionado com processos patológicos cerebrais ou sistêmicos que agem sobre o cérebro, ou seja, há uma correlação clinicopatológica. A influência de aspectos individuais quase não é percebida e há autonomia do problema mental em relação a possíveis gatilhos psicossociais envolvidos. As evidências de causas orgânicas são, por outro lado, indiscutíveis. Além da presença de condição médica com repercussão sistêmica ou neurológica, a associação temporal entre o início desta e a alteração mental é estreita. De maneira geral, a condição médica antecede o problema mental e remite antes deste. Logo, não há como pensar em tratar as síndromes mentais orgânicas sem tratar a causa base de seu problema; e normalmente é condição *sine qua non* para a remissão do quadro psiquiátrico ou ao menos para sua melhora significativa. Exemplos de síndromes mentais orgânicas são o *delirium*, as demências e a transformação orgânica de personalidade[1,2].

Síndromes mentais funcionais também apresentam quadros clínicos específicos, porém não provocados por lesões ou disfunções grosseiras, nem ação de drogas ou doenças sistêmicas sobre o SNC. O quadro clínico não é diretamente relacionado com processos patológicos cerebrais. Ao contrário das síndromes mentais orgânicas há uma influência marcante de aspectos individuais sob a forma de uma causalidade complexa envolvendo constituição biológica pessoal ou geneticamente herdada (causas endógenas) e aspectos psicossociais (motivos psicológicos). Exemplos característicos são as psicoses do espectro da esquizofrenia, as doenças afetivas, os transtornos ansiosos e os relacionados ao trauma.

Essa separação entre síndromes mentais orgânicas e síndromes mentais funcionais não deixa de apresentar dificuldades e questionamentos. Há um conjunto de transtornos mentais associados a doenças neurológicas que mesmo sem apresentar as características próprias das síndromes mentais orgânicas apresenta evidências clínicas e epidemiológicas de conexão causal. Vamos denominá-los síndromes mentais funcionais secundárias a doenças neurológicas. Não são provocados por lesões ou disfunções grosseiras do SNC nem ação de drogas ou doenças sistêmicas e não se estabelecem correlações clinicopatológicas. Os quadros clínicos são semelhantes aos das síndromes mentais funcionais não relacionadas às doenças neurológicas. Exemplos característicos são os quadros psicóticos interictais da epilepsia e a depressão associada à doença de Parkinson[1,2].

Dessa forma, a classificação dos transtornos mentais sob a perspectiva da sua etiologia neurológica (veja a representação gráfica dessa classificação na Figura 1), ficaria assim dividida:

- Síndromes mentais orgânicas (com causa neurológica comprovada e com presença de lesões ou disfunções grosseiras do SNC com correlação clinicopatológica).
- Síndromes mentais funcionais secundárias a doenças neurológicas (com causa neurológica comprovada e sem lesões ou disfunções grosseiras do SNC com correlação clinicopatológica)
- Síndromes mentais funcionais primárias (sem causa neurológica e sem lesões ou disfunções grosseiras do SNC com correlações clinicopatológicas).

SÍNDROMES MENTAIS ORGÂNICAS

Síndromes mentais orgânicas podem ser danosas ao organismo se não forem diagnosticadas a tempo e corretamente. O

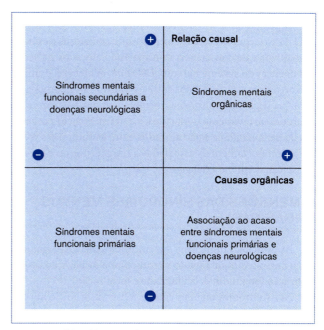

Figura 1 Classificação dos transtornos mentais em relação à sua etiologia neurológica.

atraso no diagnóstico correto e no tratamento adequado pode elevar o risco de mortalidade[3,4], além de aumentar os custos de saúde[4,5]. Elas são um desafio para médicos psiquiatras e de outras especialidades[4]. É comum que médicos não psiquiatras e outros profissionais de saúde tenham dificuldade em fazer o diagnóstico por ter pouco conhecimento das características semiológicas e dos métodos de investigação dos sintomas psíquicos[6-8]. Sintomas de *delirium*, por exemplo, podem ser confundidos com quadros depressivos, irritabilidade, transtornos do sono ou até mesmo descaso com o tratamento[4,8,9].

Síndromes mentais orgânicas não são raras, sua prevalência pode ser maior que 42% em alguns hospitais, considerando os pacientes internados[10]. É o principal diagnóstico psiquiátrico realizado por equipes de interconsulta solicitados por outras especialidades médicas, sendo o *delirium* o diagnóstico mais frequente[6]. Um estudo americano da década de 1990 avaliou todos os pacientes internados em um hospital psiquiátrico. Dos 95 pacientes com mais de 60 anos no momento da internação, 19 (20%) apresentavam síndrome mental orgânica; quando observada a população mais jovem, esse número chegou a 33,4%[11].

Num estudo brasileiro de 2017, foram avaliados prospectivamente todos os casos de interconsulta psiquiátrica solicitados em um hospital geral. Num total de 138 pacientes, 14,6% apresentaram alteração mental orgânica por diversos diagnósticos e 8,1% tinham *delirium*[4].

Além da sua importância em termos de saúde pública, o estudo das síndromes mentais orgânicas e suas correlações clinicopatológicas ajuda no estabelecimento de modelos teóricos para as bases cerebrais do psiquismo humano.

O posicionamento das síndromes mentais orgânicas na CID-11 é o seguinte: estados torporosos e comatosos e estados vegetativos e de consciência mínima estão alocados na seção das doenças do sistema nervoso. *Delirium*, demências e amnésias orgânicas estão alocados entre os transtornos neurocognitivos (na seção dos transtornos mentais, comportamentais e do neurodesenvolvimento). Alucinoses e transformações orgânicas da personalidade estão alocados entre as síndromes mentais e comportamentais associadas a transtornos ou doenças classificadas em outros lugares.

DIMENSÕES DAS SÍNDROMES MENTAIS ORGÂNICAS

As principais dimensões das síndromes mentais orgânicas são o curso temporal (agudo x crônico), e a localização (especialização longitudinal, lateralidade e focalização)[1,2,12].

Nas síndromes mentais agudas, observa-se início abrupto, associado a uma condição médica mesmo que os sinais e sintomas não sejam claros desde a primeira avaliação. Podem ocorrer alterações da consciência envolvendo as capacidades de *awareness* (pecepção, compreensão, orientação, registro e memorização) e de responsividade (resposta a comandos, realização de tarefas cognitivas, comportamento, fala e pensamento organizados), além da presença de ilusões e alucinações visuais proeminentes, frequentemente acompanhadas de conteúdo de pensamento delirante e/ou fantástico, alterações comportamentais floridas podendo chegar a agitação mais severa, além de reações emocionais de terror e perplexidade. As principais síndromes mentais orgânicas agudas são os estados comatosos e o *delirium*[2].

Nas síndromes mentais orgânicas crônicas os sintomas tendem a ser insidiosos e persistentes, podendo ser em alguns casos a evolução de uma síndrome mental aguda, ou ainda apresentar evolução progressiva ou em apresentação surto/remissão. A principal alteração é o prejuízo cognitivo focal ou global, mas também podem estar presentes alterações da personalidade. Elas tipicamente ocorrem com preservação da consciência. As principais síndromes mentais orgânicas crônicas são as demências, as síndromes amnésticas crônicas, as alucinoses orgânicas e as transformações orgânicas de personalidade[2].

A possibilidade de se estabelecer correlações clinicopatológicas estritas associando lesões com localizações específicas a problemas mentais, déficits cognitivos e sintomas e sinais neurológicos é o que nos permite classificar as síndromes mentais orgânicas em focais ou, quando não possível, generalizadas. Muitas vezes, essa definição é complexa, uma vez que a lesão focal pode estar relacionada a diagnóstico progressivo ou de expansão[2]. Nos casos das síndromes mentais orgânicas focais, o paciente pode apresentar alterações cognitivas focais, como amnésia, disfasia, agnosia e apraxia. Os exames de imagem podem mostrar insultos cerebrais em locais específicos. Os sintomas tendem a ser desproporcionais a outras perdas cognitivas ou alterações comportamentais[2]. As principais

demarcações topográficas são a especialização longitudinal (anterior x posterior), a lateralidade (esquerdo x direito) e as subdivisões anatômicas[12]. A demarcações longitudinais cerebrais são o sulco rolândico, separação entre os lobos frontais e os parietais e a fissura de Sylvius, separação entre os lobos temporais e os frontais e parietais. As regiões posteriores estão envolvidas com as sensações e percepções. As anteriores estão envolvidas com a execução de comportamentos. O lado esquerdo do cérebro é especializado na compreensão e expressão da linguagem e para o processamento de informações verbais. Isso vale para 98% dos indivíduos destros e 70% dos indivíduos canhotos. O hemisfério direito é especializado em informações não verbais, como funções visuoperceptivas, visuoespaciais, compreensão auditiva não verbal, expressão prosódica e mapeamento de estados emocionais[12]. Nas Figuras 2 a 5 são apresentadas a anatomia esquemática e as disfunções neuropsiquiátricas associadas às subdivisões anatômicas cerebrais.

QUADROS CLÍNICOS

Estados torporosos e comatosos

O coma é definido como um estado de arresponsividade em que o paciente se encontra desacordado, de olhos fechados, não atende a necessidades internas e não acorda nem interage com o meio ambiente, mesmo após estimulação vigorosa. Ele se localiza no extremo mais grave do contínuo de estados de vigília e alerta, um espectro de estados que também engloba estados de prejuízo de vigília e alerta menos graves, como a sonolência, em que o indivíduo acorda e responde passageiramente a estímulos verbais e os estado de torpor, em que o indivíduo somente acorda e responde a estímulos dolorosos[13,14].

É relevante lembrar que os estados de consciência devem ser avaliados nas suas diferentes propriedades:

- Nível de vigília (capacidade de ser e de se manter acordado).
- Nível de alerta (capacidade de responsividade básica a estímulos).
- Nível de consciência, abrangendo *awareness* (capacidade de percepção, compreensão, orientação e registro) e responsividade complexa (capacidade cognitiva, de comportamento intencional, organizado e reflexivo).

Pacientes comatosos não percebem ou não respondem de maneira organizada ao meio ambiente, portanto neles avaliamos apenas os estados de vigília e alerta. Usar uma escala de coma validada é útil na prática clínica da avaliação de estados comatosos. A escala de coma de Glasgow (ECG) é amplamente utilizada e pode ser vista na Figura 6[15]. Alterações corticais difusas bilaterais, além de alterações diencefálicas ou no tronco cerebral ocasionam estados comatosos[14]. As principais causas de coma estão listadas no Quadro 1.

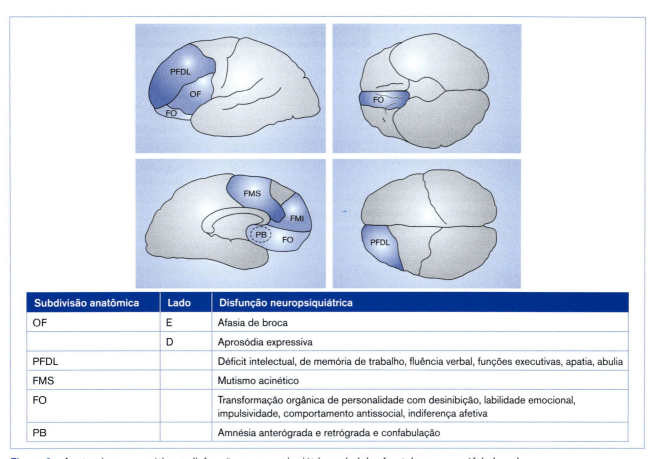

Figura 2 Anatomia esquemática e disfunções neuropsiquiátricas do lobo frontal e prosencéfalo basal.
FMI: frontal medial inferior; FMS: frontal medial superior; FO: frontal orbital; OF: opérculo frontal; PB: prosencéfalo basal: PFDL: pré-frontal dorsolateral.

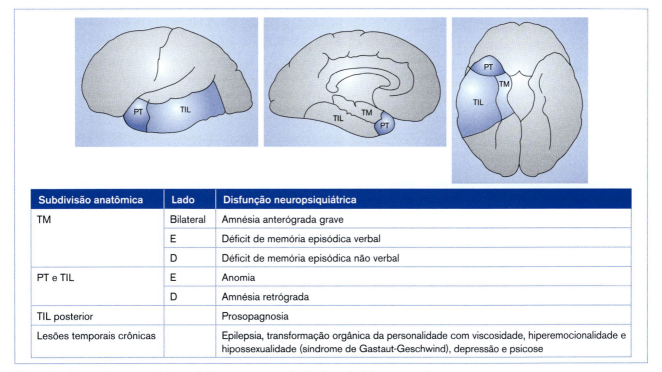

Figura 3 Anatomia esquemática e disfunções neuropsiquiátricas do lobo temporal.
PT: polo temporal; TIL: temporal inferior lateral; TM: temporal medial.

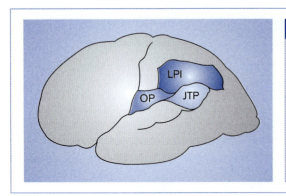

Subdivisão anatômica	Lado	Disfunção neuropsiquiátrica
JTP	E	Afasia de Wernicke
	D	Amusia e fonoagnosia
	Bilateral	Agnosia auditiva
LPI		Déficits visuoconstrutivos e visuoespaciais, agnosia tátil
	E	Afasia de condução, acalculia
	D	Negligência, anosognosia, anosodiaforia

Figura 4 Anatomia esquemática e disfunções neuropsiquiátricas do lobo parietal.
JTP: junção temporoparietal; LPI: lóbulo parietal inferior; OP: opérculo parietal.

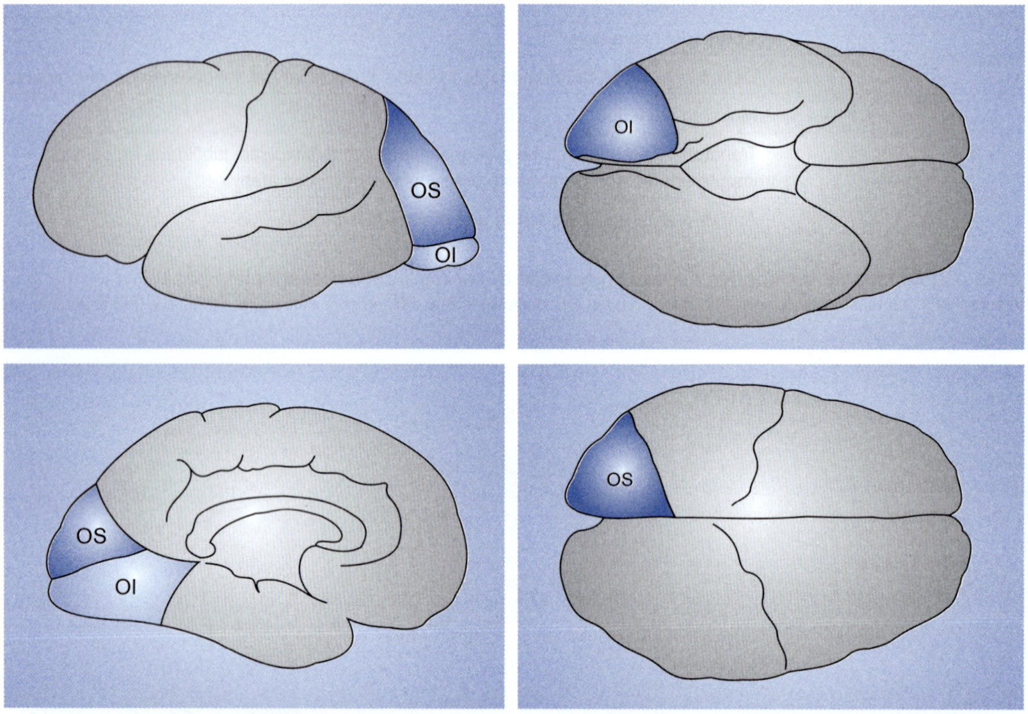

Subdivisão anatômica	Lado	Disfunção neuropsiquiátrica
OS	Bilateral	Síndrome de Balint, déficit na percepção de movimento, anestereopsia
	E e D	Síndrome de Balint parcial
OI	Bilateral	Acromatopsia total, agnosia visual de objetos, prosopagnosia, déficit de imaginação mental
	E e D	Acromatopsia contralateral
	E	Alexia pura, déficit de imaginação mental
	D	Agnosia visual aperceptiva, déficit de imaginação facial
Lesões temporais crônicas		Epilepsia, transformação orgânica da personalidade com viscosidade, hiperemocionalidade e hipossexualidade (síndrome de Gastaut-Geschwind), depressão e psicose

Figura 5 Anatomia esquemática e disfunções neuropsiquiátricas do lobo occipital.
OI: occipital inferior; OS occipital superior.

Avalie da seguinte forma

VERIFIQUE — Fatores que interferem na comunicação, capacidade de resposta e outras lesões

OBSERVE — A abertura ocular, o conteúdo do discurso e os movimentos dos hemicorpos direito e esquerdo

ESTIMULE — Estimulação sonora: ordem em tom de voz normal ou em voz alta. Estimulação física: pressão na extremidade dos dedos, trapézio ou incisura supraorbitária

PONTUE — De acordo com a melhor resposta observada

Abertura ocular

Critério	Verificado	Classificação	Pontuação
Olhos abertos previamente à estimulação	✔	Espontânea	4
Abertura ocular após ordem em tom de voz normal ou em voz alta	✔	Ao som	3
Abertura ocular após estimulação da extremidade dos dedos	✔	À pressão	2
Ausência persistente de abertura ocular, sem fatores de interferência	✔	Ausente	1
Olhos fechados devido a fator local	✔	Não testável	NT

Resposta verbal

Critério	Verificado	Classificação	Pontuação
Resposta adequada relativamente ao nome, local e data	✔	Orientada	5
Resposta não orientada mas comunicação coerente	✔	Confusa	4
Palavras isoladas inteligíveis	✔	Palavras	3
Apenas gemidos	✔	Sons	2
Ausência de resposta audível, sem fatores de interferência	✔	Ausente	1
Fator que interfere na comunicação	✔	Não testável	NT

Melhor resposta motora

Critério	Verificado	Classificação	Pontuação
Cumprimento de ordens em 2 ações	✔	A ordens	6
Elevação da mão acima do nível da clavícula ao estímulo na cabeça ou pescoço	✔	Localizadora	5
Flexão rápida do membro superior ao nível do cotovelo, padrão predominante não anormal	✔	Flexão normal	4
Flexão do membro superior ao nível do cotovelo, padrão predominante claramente anormal	✔	Flexão anormal	3
Extensão do membro superior ao nível do cotovelo	✔	Extensão	2
Ausência de movimentos dos membros superiores/inferiores, sem fatores de interferência	✔	Ausente	1
Fator que limita a resposta motora	✔	Não testável	NT

Locais para estimulação física
Pressão na extremidade dos dedos
Pinçamento do trapézio
Incisura supraorbitária

Características da resposta em flexão
Modificado de Van Der Naalt, 2004 Ned Tijdschr Geneeskd

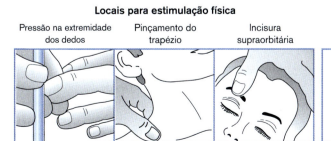

Flexão anormal
Lenta
Estereotipada
Aproximação do braço relativamente ao tórax
Rotação do antebraço
Cerramento do polegar
Extensão do membro inferior

Flexão normal
Rápida
Variável
Afastamento do braço relativamente ao corpo

Figura 6 Escala de coma de Glasgow.

Quadro 1 Causas comuns de coma

- Intoxicações por drogas
- Infecção intracraniana
- Anóxia/isquemia cerebral
- Doença cerebrovascular
- Traumatismo cranioencefálico
- Inflamatórias
- Neoplasias intracranianas
- Hidrocefalia aguda
- Estado de mal epiléptico
- Endócrinas/metabólicas
- Hipotermia

Estados vegetativos e de consciência mínima

Os estados vegetativos e de consciência mínima podem se desenvolver subitamente, como resolução tardia de estados comatosos decorrentes de insultos cerebrais agudos ou de maneira gradativa, como no curso de demências neurodegenerativas. Pacientes em estado vegetativo apresentam abertura ocular espontânea e ciclo de vigília e sono, mas não apresentam nenhuma atividade sugestiva de *awareness* ou responsividade complexa. Pacientes em estado de consciência mínima apresentam atividade comportamental sugestiva de *awareness* e responsividade complexa, porém apenas de maneira flutuante e inconsistente[16]. As alterações patológicas nos estados vegetativos e de consciência mínima envolvem córtex cerebral, substância branca subcortical e tálamo, mas preservam o tronco cerebral[17].

Delirium

Delirium é uma síndrome mental orgânica aguda caracterizada por uma mudança abrupta e geralmente reversível do estado da consciência em que, contrariamente ao que acontece nos estados comatosos, o indivíduo apresenta ciclo de vigília e sono, mantém-se acordado e apresenta comportamentos de interação com o meio ambiente. As características mais acentuadas do *delirium* são a mudança do estado mental abrupta, distúrbios do ciclo de vigília e sono, flutuações significativas ao longo do dia e déficits atencionais – facilmente verificáveis quando se testa o paciente à beira do leito com "séries invertidas" (contar números, dias da semana ou meses do ano de trás para a frente)[18].

Embora a vigília e o alerta estejam grosseiramente preservados, o nível de consciência está claramente diminuído, afetando de maneira significativa a capacidade de *awareness* e de reponsividade complexa. Em consequência, os pacientes em *delirium* se apresentam desorientados e fazem falsos reconheci-

mentos, têm dificuldades cognitivas, apresentam-se confusos e expressam-se de maneira incoerente (daí o uso disseminado do sinônimo episódio confusional agudo). Após períodos de turvação da consciência, podem-se apresentar amnésticos para os episódios[9,18].

Também são frequentes os distúrbios sensoperceptivos (ilusões e alucinações visuais), alterações afetivas (medo, raiva, euforia, labilidade afetiva, apatia), retardo ou agitação psicomotora[9]. A Tabela 1 apresenta os principais sinais e sintomas de *delirium*.

Tabela 1 Principais sinais e sintomas de *delirium*

Curso temporal	■ Início agudo/abrupto* ■ Flutuação de sintomas ao longo do dia* ■ Piora noturna ■ Geralmente reversível ■ Síndrome subclínica pode preceder ou seguir episódio
Distúrbios do ciclo de vigília e sono	■ Insônia ■ Fragmentação ou inversão do ciclo*
Diminuição do nível de consciência	■ Déficit de compreensão ■ Falsos reconhecimentos ■ Desorientação* ■ Déficit de registro e amnésia para o episódio ■ Comportamento confuso* ■ Pensamento incoerente*
Déficits cognitivos	■ Atenção* ■ Memória ■ Funções executivas ■ Visuoconstrutivos ■ Linguagem
Alterações sensoperceptivas e psicóticas	■ Ilusões e alucinações (especialmente visuais)* ■ Ideias delirantes persecutórias
Afetividade	■ Humor incongruente com o contexto atual e precedente ■ Ansiedade, medo, irritação, raiva, euforia ■ Labilidade afetiva*
Comportamento motor	■ Hiperatividade, agitação* ■ Hipoatividade* ■ Misto

* Sinais e sintomas mais característicos.

O principal diagnóstico diferencial de *delirium* é a demência, lembrando que pacientes com demência têm uma tendência maior a presentar episódios de *delirium*[18,19]. O método breve de avaliação de confusão (bCAM) em associação com a escala de Richmond de agitação e sedação (RASS) é uma forma segura e validada de realização de diagnóstico de *delirium* (Figura 7)[20,21]. No entanto, para uma abordagem mais quantitativa e para uso na avaliação de prognóstico e evolução, o miniexame do estado mental (MEEM) pode ser utilizado, embora ele não seja útil para o diagnóstico diferencial com demência (Figura 8)[22].

2 • SÍNDROMES MENTAIS ORGÂNICAS — 993

Paciente:_____

Idade: _____

Data: _____   Hora:_____

Método breve de avaliação de confusão (bCAM)		
1A. O paciente está **diferente do seu estado mental de base** (obter de acompanhante)?	Não	Sim
1B. O paciente teve alguma **flutuação do seu estado mental nas últimas 24 horas** (obter de acompanhante)?	Não	Sim
Critério 1: início agudo ou curso flutuante (positivo se a resposta é sim para IA ou 1B)	**Negativo**	**Positivo**
2. Teste de desatenção **meses de trás para frente** Diga para o paciente: Fale os meses do ano de trás para frente começando em dezembro e terminando em julho ____ ____ ____ ____ ____ ____ Escore: Para de marcar se o paciente faz uma pausa prolongada (> 15 segundos) ou persevera em um mês. Cada mês perdido é considerado um erro. Se o paciente troca dois meses, então isto é considerado dois erros.	N. de erros _____ (Máximo 6)	
Critério 2: Desatenção (positivo se ocorrem dois ou mais erros)	**Negativo**	**Positivo**
3. Escore de agitação e sedação de Richmond (RASS) Qual é o RASS? Em pacientes com RASS −4 ou −5, não é possível se realizar o bCAM	Escore (−3 a +4): _____	
Critério 3: Nível de consciência alterado (positivo se o RASS for qualquer um que não "0")	**Negativo**	**Positivo**
4A. Questões sim/não (use grupo de questões A ou B de maneira alternada em dias consecutivos, se necessário)	N. de erros (4A + 4B) _____ (Máximo 5)	

	Grupo A	Grupo B
	1. Uma pedra flutua na água?	1. Uma folha flutua na água?
	2. Há peixes no mar?	2. Há elefantes no mar?
	3. Um quilo pesa mais que dois quilos?	3. Dois quilos pesam mais que um quilo?
	4. Pode se usar um martelo para bater um prego?	4. Pode-se usar um marteo para cortar uma madeira?

Escore: _____ (1 erro para cada resposta errada)

4B. Comandos

Diga ao paciente: "Me mostre esta quantidade de dedos"(segure dois dedos levantados na frente do paciente). "Agora faça a mesma coisa com a outra mão" (não demonstre). Se o paciente não é capaz de mexer ambos os braços, para a segunda parte do comando diga: "Me mostre mais um dedo".

Escore: _____ (1 erro se o paciente é incapaz de completar o comando completo)

Critério 4: Pensamento desorganizado (positivo se o paciente faz qualquer erro)	**Negativo**	**Positivo**
bCAM total (critérios 1 e 2 positivos e critério 3 ou 4 positivos)	Negativo	Positivo

Escala de Richmond de agitação e sedação (RASS)		
Escore	**Termo**	**Descrição**
+4	Combativo	Abertamente combativo, violento, risco imediato para a equipe
+3	Muito agitado	Remove tubos ou cateteres, agressivo
+2	Agitado	Movimentos não propositais frequentes
+ 1	Inquieto	Ansioso, mas movimentos não agressivos ou vigorosos
0	Alerta e calmo	
−1	Levemente sonolento	Não totalmente alerta, mas acorda (abertura ocular e contato visual) de maneira sustentada com estímulo verbal (> 10 segundos)
−2	Moderadamente sonolento	Acorda brevemente (< 10 segundos)
−3	Muito sonolento	Se movimento e abre os olhos com estímulo verbal (mas sem contato visual)
−4	Só responsivo a dor	Nenhuma resposta a estímulos verbais, mas se movimenta ou abre os olhos com estímulos físicos
−5	Não responsivo	Nenhuma resposta a estímulos verbais ou físicos

Figura 7 Método breve de avaliação de confusão (bCAM) e escala Richmond de agitação e sedação (RASS).

Miniexame do Estado Mental (MEEM)			

Paciente: _____ Data: _____ Idade: _____

1. Orientação temporal (0-5)	Em que dia estamos?	Ano	1
		Semestre	1
		Mês	1
		Dia	1
		Dia da semana	1
2. Orientação espacial (0-5)	Onde estamos?	Estado	1
		Cidade	1
		Bairro	1
		Rua	1
		Local	1
3. Repetição de palavras (0-3)	Repita as palavras após eu dizê-las. (Repita até o paciente aprender os objetos – no máximo 5 vezes)	Caneca	1
		Tijolo	1
		Tapete	1
4a. Cálculo (0-5)	Se de 100 tirarmos 7, quanto fica? E se tirarmos mais 7? (5 subtrações)	93	1
		86	1
		79	1
		72	1
		65	1
4b.	Soletre a palavra MUNDO de trás para frente	O	1
		D	1
		N	1
		U	1
		M	1
5. Memorização (0-3)	Repita as palavras que disse há pouco	Caneca	1
		Tijolo	1
		Tapete	1
6. Linguagem (0-2)	Mostre um relógio e uma caneta ao paciente e peça para ele(a) nomeá-los	Relógio	1
		Caneta	1
7. Linguagem (0-1)	Repita a frase: NEM AQUI, NEM ALI, NEM LÁ	NEM AQUI, NEM ALI, NEM LÁ	1
8. Linguagem (0-3)	Por favor pegue o papel com a mão direita, dobre ao meio e coloque no chão	Pega com a mão direita	1
		Dobra ao meio	1
		Coloca no chão	1
9. Linguagem (0-1)	Escreva em um papel: FECHE OS OLHOS. Peça ao paciente para ler e fazer o que a frase diz.	Fecha os olhos	1
10. Linguagem (0-1)	Peça ao paciente para escrever uma frase completa	Escreve uma frase completa e inteligível	1
11. Construção (0-1)	Copie o desenho 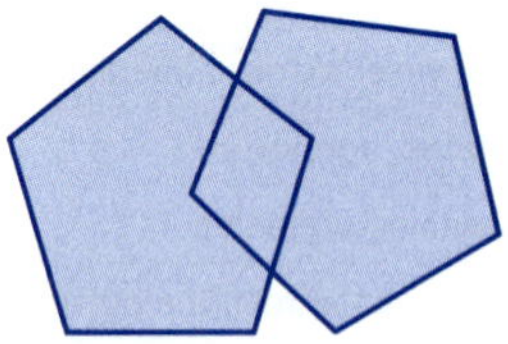	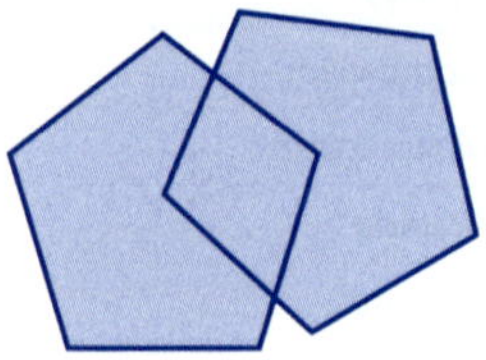	1

Avaliação dos resultados

Pontuação total = 30 pontos

Notas de corte sugeridas:

Analfabetos = 19 pontos

1 a 3 anos de escolaridade = 23 pontos

4 a 7 anos de escolaridade = 24 pontos

Mais de 7 anos de escolaridade = 28 pontos

Total =

Figura 8 Miniexame do Estado Mental (MEEM) de varredura cognitiva.

Pacientes com *delirium* apresentam quadro clínico relativamente estereotipado, o que sugere o envolvimento de processos cerebrais específicos. Isso também se reflete nos principais achados eletroencefalográficos (lentidão generalizada e perda da reatividade à abertura e fechamento dos olhos), na ação tóxica de drogas anticolinérgicas e na resposta terapêutica a determinados grupos de agente farmacológicos (bloqueadores dopaminérgicos D2). Isso ocorre de maneira relativamente independente das múltiplas etiologias (veja as múltiplas causas de *delirium* no Quadro 2). A Figura 9 representa a ideia dominante de que essa ampla diversidade de etiologias afeta o cérebro por um caminho neural final comum que se reflete na expressão semiológica, eletroencefalográfica e resposta terapêutica; e envolve um conjunto específico de circuitos cerebrais (córtex pré-frontal bilateral ou direito, córtex parietal direito posterior superficial, gânglios basais, córtex fusiforme, giro lingual e tálamo anterior direito) e sistemas neurotransmissores (especialmente sistema dopaminérgico e colinérgico)[23].

Quadro 2 Causas comuns de *delirium*

- Intoxicação ou abstinência de drogas
- Infecção intracraniana e sistêmica
- Hipóxia/insuficiência respiratória
- Doença cerebrovascular
- Traumatismo cranioencefálico
- Inflamatórias
- Neoplasias intracranianas/extracranianas/carcinomatose/síndrome paraneoplásica
- Estado de mal epiléptico
- Endócrinas/metabólicas
- Insuficiência renal, hepática
- Hipotermia/insolação/radiação/eletrocussão
- Cirurgia importante
- Privação de sono
- Privação sensorial/permanência em unidade de terapia intensiva

Demências

Demência é uma síndrome mental orgânica crônica caracterizada por declínio cognitivo progressivo que interfere na capacidade de funcionamento independente provocada por doença ou insulto cerebral. Os sintomas de demência são graduais, persistentes e progressivos. Indivíduos com demência apresentam perdas cognitivas, prejuízos funcionais e incapacidade para realização de atividades de vida diária (AVD) e problemas psiquiátricos. A apresentação clínica varia bastante entre indivíduos com diferentes tipos de demência. As perdas cognitivas normalmente envolvem mais de uma capacidade cognitiva, sendo a

memória a mais comumente afetada. Além disso, prejuízo da comunicação e linguagem, agnosia (incapacidade de reconhecer objetos), apraxia (inabilidade de realizar tarefas previamente aprendidas) e déficits em funções executivas (raciocínio, julgamento e planejamento). Pacientes com déficits cognitivos mais intensos do que os esperados para a idade, mas que não alcançam critérios para demência apresentam transtorno cognitivo leve (TCL). Pacientes com transtorno cognitivo leve mantém as suas AVD preservadas[24,25].

O envelhecimento é o mais importante fator de risco para demência. A prevalência de demência de Alzheimer é de 5 a 10% em pessoas com mais de 65 anos e de 50% nas acima de 85 anos. Fatores de risco adicionais são: hipertensão arterial, diabetes, dieta e atividades físicas, sociais e cognitivas limitadas[25].

A demência de Alzheimer (DA) é a principal causa de demência, responsável por mais da metade dos casos acima de 65 anos. Ela envolve inicialmente as formações hipocampais e posteriormente os córtices associativos, com relativa preservação dos córtices primários. O quadro clínico é caracterizado por alterações cognitivas e comportamentais e preservação das funções motoras e sensoriais até estágios avançados da doença. Em geral, o início é insidioso com declínio progressivo da memória episódica (para fatos recentes) e desorientação espacial. Alterações da linguagem (principalmente anomia), distúrbios das funções executivas e de funções visuoespaciais aparecem com a evolução da doença[24].

A demência vascular (DV) é a segunda principal causa de demência, responsável por aproximadamente 10 a 20% dos casos. Há ainda uma associação com casos de DA em 15 a 25% dos casos. Os fatores de risco, além da idade, são hipertensão arterial, diabetes, dislipidemia, tabagismo, e doenças cardio e cerebrovasculares. Os principais critérios diagnósticos são história de acidente vascular cerebral (AVC) prévio, sintomas neurológicos ou neuropsicológicos focais, início abrupto, piora em degraus, preservação inicial da memória, possíveis dificuldades de marcha e quedas[24].

A demência com corpos de Lewy (DCL) é terceira causa mais frequente de demência, com aproximadamente 5 a 15% de todos os casos. Caracteriza-se por quadro clínico em que ocorrem flutuações de déficits cognitivos em curto espaço de tempo, alucinações visuais detalhadas, vívidas e recorrentes e sintomas parkinsonianos rígido acinéticos com distribuição simétrica. Atenção, funções executivas e habilidades visuoespaciais são as capacidades cognitivas mais afetadas no início da doença, com preservação relativa da memória. Os pacientes com DCL apresentam episódios frequentes de quedas e síncopes e hipersensibilidade aos efeitos extrapiramidais dos antipsicóticos[24].

As demências frontotemporais apresentam uma frequência entre 2 e 5% de todos os casos. Apresentam um quadro clínico característico, com alterações precoces da personalidade, funções executivas e alterações da linguagem (redução da fluência verbal, estereotipias, ecolalia) de início insidioso. A memória e as habilidades visuoespaciais se encontram relativamente preservadas. O paciente pode apresentar desinibição (comportamento social inapropriado, falta de modos ou decoro, impulsividade, im-

Montreal Cognitive Assessment (MOCA)
Versão experimental em português

Nome:	Data de nascimento:
Escolaridade:	Data de avaliação:
Sexo:	Idade: _____ anos

Visuoespacial/executiva | **Pontos**

E — A
Fim
5
B — 2
1
Início
D — 4
3
C
[ ]

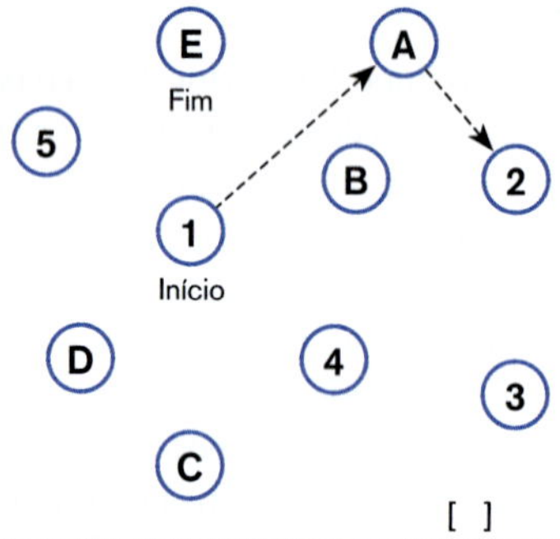

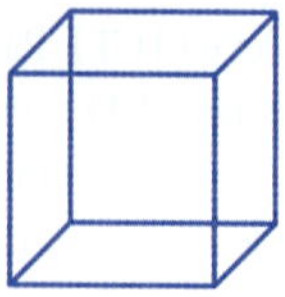

Copiar o cubo
[ ]

Desenhar um relógio (onze horas e dez) (3 pontos)

[ ] Contorno   [ ] Números   [ ] Ponteiros   ____/5

Nomeação

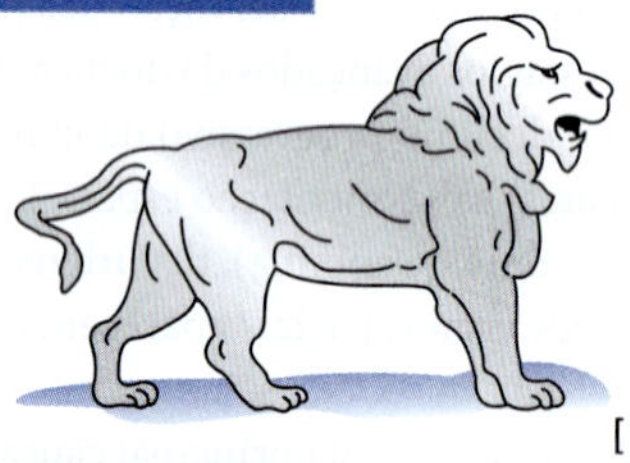

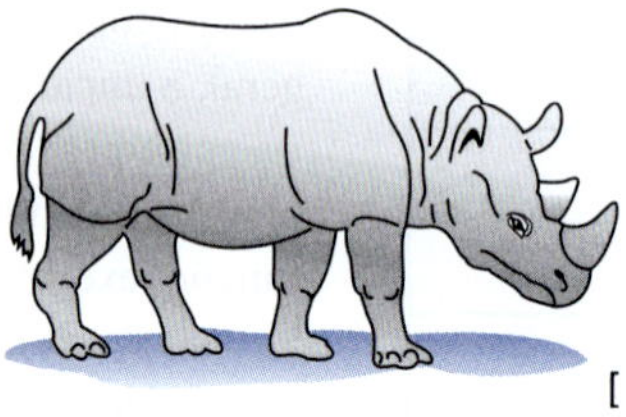

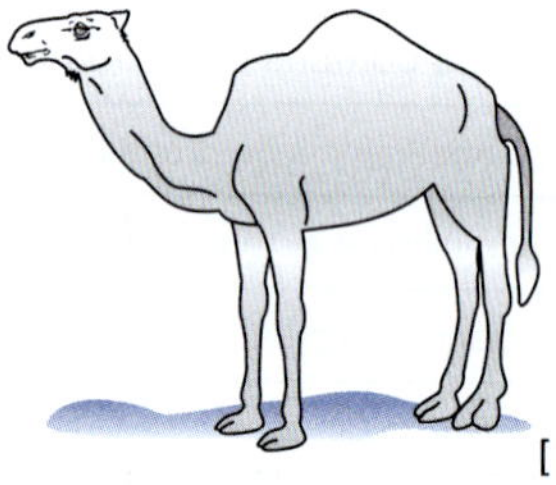

[ ]   [ ]   [ ]   ____/3

Memória	Leia a lista de palavras. O paciente deve repeti-la. Realize dois ensaios. Solicite a evocação da lista 5 minutos mais tarde		Rosto	Veludo	Igreja	Malmequer	Vermelho	Sem pontuação
		1º ensaio						
		2º ensaio						

Atenção	Leia a sequência de números (1 número por segundo)	O paciente deve repetir a sequência em sentido direto	[ ] 2 1 8 5 4	____/2
		O paciente deve repetir a sequência em sentido inverso	[ ] 7 4 2	

Leia a série de letras. O paciente deve bater com a mão (na mesa) cada vez que for dita a letra A. Não se atribuem pontos se ≥ 2 erros   ____/1

[ ]   F B A C M N A A J K L B A F A K D E A A A J A M O F A A B

Subtrair de 7 em 7 começando no 100   [ ] 93   [ ] 86   [ ]79   [ ] 72   [ ] 65   ____/3

4 ou 5 subtrações corretas: 3 pontos; 2 ou 3 corretas: 2 pontos; 1 correta: 1 ponto; 0 corretas: 0 pontos

Linguagem	Repetir: Eu apenas sei que hoje devemos ajudar o João [ ]	O gato esconde-se sempre debaixo do sofá quando os cães entram na sala [ ]	____/2

Fluência verbal: dizer o maior número possível de palavras que comecem pela letra "P"(1 minuto)   [ ]____ (N ≥ 11 palavras)   ____/1

Abstração	Semelhança p. ex., entre maçã e laranja = fruta [ ] trem - bicicleta [ ] relógio - régua	____/2

Evocação diferida	Deve recordar as palavras sem pistas	Rosto [ ]	Veludo [ ]	Igreja [ ]	Malmequer [ ]	Vermelho [ ]	Pontuação apenas para evocação SEM PISTAS	____/5
Opcional	Pista de categoria							
	Pista de escolha múltipla							

Orientação	[ ] Dia do mês (Data) [ ] Mês [ ] Ano [ ] Dia da semana [ ] Lugar [ ] Localidade	____/6

Total   ____/30

Atribuir 1 ponto se o paciente tem ≤ 12 anos de escolaridade

Figura 9   Teste de avaliação cognitiva de Montreal (MoCa).

Fonte: Versão experimental portuguesa: Mário Simões, Horácio Firmino, Manuela Vilar, Mônica Martins (FPCE-UC/HUC; 2007).

prudência), apatia, perda de empatia e compaixão (indiferença para as necessidades e sentimentos dos outros, diminuição do interesse social e indiferença afetiva), comportamentos perseverativos, estereotipados, compulsivos, ritualizados, hiperoralidade (mudança de preferências alimentares, episódios compulsivos alimentares, aumento do consumo de álcool e cigarros, exploração oral e consumo de objetos não comestíveis)[26].

O MEEM é o mais utilizado instrumento de rastreio de demência no mundo e persiste como o mais estudado[22]. A avaliação demora entre 5 e 10 minutos e requer um treinamento mínimo por parte do avaliador. Provê uma avaliação global de vários domínios cognitivos: orientação temporal e espacial, registro de palavras, cálculo, atenção, memória de palavras, linguagem e construção visual. Tem alta sensibilidade e especificidade e um escore de 23 ou menos indica prejuízo cognitivo, mas é bastante influenciado pelo nível educacional (Figura 8). O *Montreal Cognitive Assessment* (MoCA) foi criado como um instrumento rápido de rastreio para TCL. A sua aplicação requer 10 a 15 minutos e avalia atenção e concentração, funções executivas, memória, linguagem, habilidades visuoconstrutivas, pensamento conceitual, cálculo e orientação. Um escore de 25 ou menos indica prejuízo cognitivo. O MoCA tem mais sensibilidade que o MEEM para diferenciar demência leve de cognição normal (Figura 9)[27].

Amnésias orgânicas

A memória de longo prazo é separada em duas categorias: memória declarativa e memória não declarativa. A memória declarativa se refere à lembrança consciente de eventos (memórias episódica e biográfica) e de conhecimentos (memória semântica). A memória não declarativa se relaciona a mudanças no comportamento induzidas por experiências pelas quais um indivíduo passou, mesmo que ele não se lembre explicitamente disso. Ela inclui a memória processual, o condicionamento clássico, a aprendizagem associativa simples e a pré-ativação. A maioria dos estudiosos da memória estabelece uma dissociação clinicopatológica importante entre a memória declarativa e a não declarativa. A primeira depende da integridade do hipocampo e estruturas relacionadas, a outra não. Isso é particularmente observado no campo clínico das amnésias[28].

Indivíduos com amnésia apresentam problema clínico de início agudo caracterizado por acometimento grave da memória com preservação relativa da consciência (exclusão de *delirium*) e das outras funções cognitivas (exclusão de demência). Os transtornos amnésticos podem ser transitórios ou persistentes, e são caracterizados por quatro possíveis sintomas fundamentais: amnésia anterógrada, amnésia retrógrada, confabulação e gradiente de Ribot.

- Amnésia anterógrada é a incapacidade de adquirir novas informações para recuperação explícita após o início do problema.
- Amnésia retrógrada é a dificuldade de recuperar eventos que ocorreram antes do início do quadro clínico.
- Confabulação é uma falsa memória que preenche uma lacuna amnéstica, inventada ou imaginada inconscientemente pelo paciente.
- Gradiente de Ribot positivo significa perda amnéstica dos eventos recentes, mais complexos e menos familiares e preservação relativa dos eventos mais antigos, mais simples e mais familiares[28].

Os transtornos amnésticos são classicamente divididos em orgânicos e psicogênicos[29]. As amnésias orgânicas são provocadas por lesões ou disfunções grosseiras provocadas por insultos ou doenças cerebrais, ou ainda doenças sistêmicas e drogas com ação sobre o SNC. Mesmo na ausência de lesões ou disfunções grosseiras (como ocorre nos casos de amnésia global transitória) há evidências convincentes de correlação clinicopatológica que tem como base a dissociação dos sistemas de memória declarativa e não declarativa. A característica mais marcante dos transtornos amnésticos orgânicos é a presença de amnésia anterógrada importante, com menor importância da amnésia retrógrada com apresentação de gradiente de Ribot positivo. Assim, pacientes com amnésia orgânica podem não lembrar dos eventos ocorridos após o início do quadro clínico, mas normalmente lembram-se de detalhes biográficos antigos, lembram-se dos seus familiares e não perdem a sua identidade. Além disso, a memória não declarativa está preservada. Serão capazes de aprender a realizar tarefas complexas, mesmo que não se lembrem de terem-no feito. Assim, podemos afirmar que o problema principal das amnésias orgânicas envolve a incapacidade de aprendizado de novas memórias declarativas. Os principais locais cerebrais envolvidos nas amnésias orgânicas são os lobos temporais medias (principalmente nas lesões bilaterais), o prosencéfalo basal e o diencéfalo[30].

Nas amnésias psicogênicas não encontramos evidências de insultos, doenças do SNC (ou que o afete indiretamente). Não en-

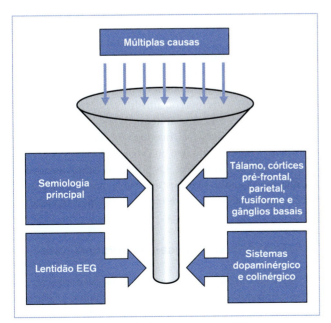

Figura 10 A teoria da via final comum do *delirium*.

contramos lesões ou disfunções grosseiras cerebrais e não conseguimos estabelecer correlações clinicopatológicas. Nas amnésias psicogênicas encontramos um padrão de apresentação praticamente oposto ao das amnésias orgânicas. O indivíduo apresenta predomínio de amnésia retrógrada, não lembra de eventos ou períodos biográficos específicos, de familiares e da identidade pessoal. Por outro lado, encontramos evidências convincentes de causas e mecanismos psicológicos na sua determinação[29]. O leitor encontrará maiores detalhes sobre os diferentes quadros clínicos das amnésias no capítulo corresponde desta seção.

Alucinoses

As sensações são as informações básicas do meio ambiente que chegam ao SNC através dos órgãos do sentido de diferentes modalidades. As sensações organizadas em padrões e acrescidas de significados transformam-se em perceptos que são interpretados e compreendidos em contextos maiores em relação aos quais o indivíduo se orienta. A sensorialidade concreta do mundo que nos cerca é um dos principais elementos responsáveis pela vivência psicológica de realidade. Daí a importância para a psiquiatria das alterações da sensopercepção. Quadros psicóticos e outros transtornos mentais graves com frequência se acompanham de alterações sensoperceptivas.

As alterações da sensopercepção podem ser divididas em objetivas e subjetivas. As principais alterações objetivas são as deficiências sensoriais e as agnosias. As deficiências sensoriais ocorrem por problemas nos órgãos do sentido, nas vias aferentes e nas regiões corticais sensoriais primárias. As agnosias normalmente envolvem lesões nas regiões corticais secundárias parieto-occipitais e temporo-occipitais. As principais alterações subjetivas da sensopercepção são as ilusões e as alucinações. As ilusões são distorções perceptivas de objetos reais e as alucinações podem ser definidas como falsas percepções de objetos inexistentes. Há obviamente transições entre esses fenômenos. Elementos importantes para o estudo das alucinações são o estado de consciência em que ocorrem, a modalidade sensoperceptiva e elementos formais fenomenológicos (especialmente sensorialidade, campo vivencial externo ou interno, vivência e juízo de realidade). As alucinações das psicoses funcionais primárias (do espectro da esquizofrenia) são desacompanhadas de alteração da consciência, mais frequentemente auditivas verbais, vivenciadas e julgadas como reais. Portanto, podem vir acompanhadas de comportamento alucinatório e juízo delirante. Alucinações podem ocorrer em diferentes tipos de síndromes mentais secundárias a doenças neurológicas, como no *delirium*, nas demências e também nas psicoses funcionais secundárias a doenças neurológicas. Mas, neste ponto, iremos abordar as alucinoses, que são síndromes mentais orgânicas caracterizadas por alucinações desacompanhados de alterações significativas da consciência e de elaboração delirante. Estão associadas a problemas nos órgãos dos sentidos, doenças ou insultos cerebrais e drogas psicoativas. Avaliaremos aqui as induzidas por problemas nos órgãos dos sentidos e insultos cerebrais.

Síndrome de Charles Bonnet

A maioria dos pacientes com a síndrome de Charles Bonnet é de idosos da sétima à oitava década de vida, sem alterações da conciência ou cognitivas significativas que apresentam uma história de perda da acuidade ou campo visual, geralmente em função de degeneração macular, catarata, glaucoma ou retinopatia diabética. Apresentam alucinações visuais complexas, normalmente correspondendo à área de perda visual, bem definidas, claras, estereotipadas e sem significado pessoal. Normalmente ocorrem com os olhos abertos e desaparecem quando os olhos são fechados. São mais frequentes em situações de privação sensorial, ao entardecer e à noite. As alucinações geralmente duram alguns minutos e ocorrem várias vezes por dia. Elas podem ter caráter agradável, mas eventualmente provocam ansiedade. Os pacientes não apresentam alucinações de outras modalidades sensoriais, têm crítica plena do problema e não fazem qualquer elaboração delirante. O quadro pode ser prolongado, mas normalmente desaparece se a causa da perda visual é resolvida. Não há outros tratamentos reconhecidos e a resposta a medicamentos antipsicóticos é incerta[31-33].

Alucinose peduncular

A alucinose peduncular é uma síndrome incomum que normalmente se inicia dias após lesões vasculares agudas no mesencéfalo e tálamo e dura algumas semanas. As alucinações visuais duram minutos e se repetem. São complexas, vivas, cênicas (abrangendo o campo visual por inteiro) e realistas. Com frequência provocam reações emocionais e comportamento alucinatório, mas não se acompanham de elaboração delirante. Ocorrem tanto em períodos de sonolência como de consciência clara, são mais comuns à noite e ficam mais vivas com os olhos fechados, ao contrário do que acontece na síndrome de Charles Bonnet. Os pacientes apresentam sinais neurológicos mesencefálicos: distúrbios da motricidade ocular, paresia, disartria, ataxia, dismetria, distúrbios da vigília, sonolência excessiva, déficits de memória e de funções executivas[34-36].

Alucinações musicais

Alucinações musicais são fenômenos clínicos raros que afetam predominantemente mulheres idosas. As alucinações musicais podem ser prazerosas ou amedrontadoras e têm um caráter familiar, pessoal. Inicialmente os pacientes acreditam estarem ouvindo música real, mas logo concluem que apresentam algum problema auditivo ou cerebral. As alucinações são contínuas ou quase contínuas. Os principais fatores associados são deficiência auditiva (surdez adquirida moderada a grave), lesões cerebrais estruturais e estados tóxicos medicamentosos induzidos por diferentes drogas[37-39].

Transformações orgânicas da personalidade

Alteração orgânica da personalidade é a transformação dos traços persistentes da personalidade do indivíduo provocada por insulto ou doença cerebral. Dependendo da área atingida, pode ter características diferentes, mas é mais comum afetar as regiões que controlam as emoções, julgamento social, impulsos e motivação. Embora a possibilidade de transformação orgânica de personalidade deva entrar no diagnóstico diferencial de qualquer paciente com problemas de personalidade significativos, isso se torna mais evidente em pacientes idosos e com doenças neurológicas ou que sofreram insultos cerebrais.

Transformação orgânica do lobo frontal

Além de participar da atividade motora e oculomotora, o lobo frontal tem três circuitos corticosubcorticais envolvidos em humor, cognição e comportamento. Lesões em diferentes pontos desses circuitos podem resultar em síndromes clínicas específicas: as síndromes de desinibição, apática e disexecutiva[40]. As principais características neuropsiquiátricas dessas síndromes estão listadas no Quadro 3. A síndrome de desinibição, também conhecida como síndrome orbitofrontal ou sociopatia adquirida costuma estar associada de maneira indistinta a

transformação orgânica da personalidade do lobo frontal desde o famoso relato de caso de Phineas Gage, mas a realidade clínica é bem mais complexa[41]. A síndrome apática, também conhecida como síndrome pseudodepressiva esteve historicamente associada a casos de leucotomia pré-frontal[42]. Várias doenças e insultos neurológicos afetando os lobos frontais e suas conexões subcorticais estão associados a alterações da personalidade. Os quadros clínicos podem ser bem típicos ou apresentar características matizadas[43].

Síndrome de Gastaut-Geschwind

A epilepsia do lobo temporal (ELT) é a forma de epilepsia mais comum em adultos, correspondendo a aproximadamente 40% de todos os casos. A ELT pode ser dividida em medial e lateral, de acordo com o local de origem das crises. A epilepsia do lobo temporal medial (ELTM) corresponde a 60% dos casos de ELT. As crises típicas são disperceptivas, que se iniciam com auras caracterizadas por mal-estar epigástrico ascendente, sintomas autonômicos (palidez, sudorese, piloereção) ou psíquicos (medo, *déjà vu*, *jamais vu*, outros conteúdos mnésticos com forte acento emocional), seguidos por parada comportamental, olhar fixo, rompimento de contato com o meio e automatismos oromandibulares ou manuais. Ocasionalmente, pode ocorrer progressão para crises tonicoclônicas. Essa forma de epilepsia é caracterizada por refratariedade clínica às drogas antiepilépticas, principalmente quando há esclerose hipocampal associada[44].

Em associação ao declínio das ideias constitucionalistas da epilepsia e do conceito de personalidade epiléptica, a segunda metade do século XX assistiu ao nascimento do conceito de transformação "orgânica" da personalidade da ELT. De maneira geral, as alterações típicas são semelhantes àquelas já observadas pelos antigos autores constitucionalistas, mas passaram a ser associadas apenas com a ELT. O quadro foi denominado síndrome de Gastaut-Geschwind. A síndrome de Gastaut-Geschwind foi estudada por seus traços específicos, como viscosidade, hipergrafia, religiosidade, hipossexualidade e agressividade. A frequência da síndrome de Gastaut-Geschwind, em pacientes com ELTM candidatos a lobectomia temporal varia entre 1,6 e 25%[44]. Veja os critérios diagnóstico da síndrome de Gastaut-Geschwind no Quadro 4.

Quadro 3 Síndromes clínicas da transformação orgânica do lobo frontal

Síndrome de desinibição (lesões orbitofrontais)
Desinibição sexual/inadequação social/familiaridade excessiva
Labilidade emocional/irritabilidade/euforia vazia/puerilidade
Inquietação
Impulsividade/inconsequência
Agressividade
Falta de empatia/tato/cuidado com os outros
Síndrome apática (lesões do cíngulo anterior e pré-frontais dorsolaterais)
Retraimento social/desinteresse sexual
Laconismo
Apatia/indiferença emocional
Abulia/falta de iniciativa
Insensibilidade a dor
Letargia
Mutismo acinético
Síndrome disexecutiva (lesões pré-frontais dorsolaterais e do cíngulo anterior)
Prejuízo da capacidade de julgamento/crítica
Prejuízo de planejamento/organização
Concretude
Resposta impulsiva a estímulos ambientais/comportamento de imitação/utilização
Perseveração
Prejuízo na programação motora/testes vai não vai

Quadro 4 Critérios diagnósticos para a síndrome de Gastaut-Geschwind

Todos os critérios seguintes devem ser satisfeitos:
a. Mudança permanente da personalidade
b. Três anos ou mais de crises parciais complexas ou generalizadas secundárias
c. Viscosidade, que se manifesta por um ou mais dos seguintes sintomas:
■ Afetos profundos e persistentes
■ Tenacidade, repetitividade, "grude" social

(continua)

Quadro 4 Critérios diagnósticos para a síndrome de Gastaut-Geschwind *(continuação)*

▪ Discurso prolixo, detalhista e circunstancial
▪ Hipergrafia
d. Um ou mais dos seguintes fatores:
▪ Interesse ou preocupações com assuntos religiosos, éticos ou filosóficos
▪ Hipossexualidade
▪ Hostilidade ou irritabilidade
e. Mudança na personalidade não pode ser atribuída a outros fatores
f. Ausência de sintomas psicóticos ou depressivos proeminentes
g. Os traços apresentados provocam desadaptação ou sofrimento, relatados pelo paciente ou familiares ou observados pelo clínico

CONSIDERAÇÕES FINAIS

Ao longo deste capítulo mostrou-se que as síndromes mentais orgânicas representam um conjunto variado de problemas mentais que têm em comum causas orgânicas (associadas a lesões ou disfunções grosseiras cerebrais) e correlações clinicopatológicas. Têm importância clínica prática e teórica na fundamentação das bases cerebrais do psiquismo. Os capítulos seguintes desta seção de neuropsiquiatria aprofundam esses conceitos.

Vinheta clínica

Paciente MB, de 78 anos, em acompanhamento há 30 anos por transtorno depressivo recorrente, atualmente em remissão com tratamento antidepressivo, tomando venlafaxina 300 mg, VO, por dia. Apresenta problema ortopédico significativo que a impede de deambular e deficiência auditiva progressiva. Ambos provocam restrição significativa de suas atividades sociais. Há um mês, de maneira súbita, passou a presentar alucinações auditivas musicais: uma estrofe que se repete, em tons diferentes, cantada por vozes masculinas e femininas, alternadamente, ouvida no espaço externo, acima e atrás da cabeça, que desaparece quando ela escuta rádio ou participa de conversas e volta quando não está fazendo ou escutando nada, quando está acordada, em consciência plena e um certo tempo após acordar, de maneira intermitente ao longo do dia. Considera a música de mau gosto, chata. Apresenta crítica completa de que é produção da própria cabeça, sem nenhuma elaboração delirante e consegue fazer humor a respeito. Foi orientada a colocar aparelho auditivo. Após um mês apresentou melhora significativa espontânea: as alucinações só ocorrem em silêncio absoluto, as músicas são mais distantes, com volume mais baixo e incomodam menos. Após dois meses apresentou remissão completa do quadro.

Para aprofundamento

- Damasio AR. O erro de Descartes: emoção, razão e o cérebro humano. São Paulo: Companhia das Letras; 1996.
  ⇨ Neste livro Damasio discute as relações entre consciência e afetos e explora a transformação orgânica de personalidade ocorrida com Phineas Gage.
- David AS, Fleminger S, Kopelman MD, Lovestone S, Mellers JDC. Lishman's organic psychiatry: a textbook of neuropsychiatry. New Jersey: John Wiley & Sons; 2009.
  ⇨ Um clássico da escola inglesa de neuropsiquiatra.
- Marchetti RL, Proença ICGF. Manual prático de neuropsiquiatria de epilepsia. Rio de Janeiro: Elsevier; 2019.
  ⇨ Primeiro livro brasileiro sobre neuropsiquiatria da epilepsia. Ótimo para iniciantes na área.
- Teixeira AL, Kummer AM. Neuropsiquiatria clínica. Rio de Janeiro: Rubio; 2012.
  ⇨ Provavelmente o primeiro livro brasileiro de neuropsiquiatria geral.
- Yudofsky SC, Hales RE. Neuropsiquiatria e neurociências na prática clínica. São Paulo: Artmed; 2005.
  ⇨ Um clássico da escola americana de neuropsiquiatria.

REFERÊNCIAS BIBLIOGRÁFICAS

1. Lipowski ZJ. Síndromes cerebrais orgânicas: revisão e classificação. In: Benson F, Blumer D. Aspectos psiquiátricos das doenças neurológicas. São Paulo: Manole; 1977. p. 13-39.
2. David AS. Basic concepts in neuropsychiatry. In. David AS, Fleminger S, Kopelman MD, Lovestone S, Mellers JDC. Lishman's organic psychiatry: a textbook of neuropsychiatry. New Jersey: John Wiley & Sons; 2009.
3. Heymann A, Radtke F, Schiemann A, Lütz A, MacGuill M, Wernecke K, et al. Delayed treatment of delirium increases mortality rate in intensive care unit patients. J Int Med Res. 2010;38(5):1584-95.
4. **Otani VHO, Otani T, Freirias A, Calfat ELB, Aoki PS, Cordeiro QJ, et al. Misidentification of mental health symptoms in presence of organic diseases and delirium during psychiatric liaison consulting. Int J Psychiatry Clin Pract. 2017;21(3):215-20.**
   ⇨ Estudo brasileiro sobre o papel do psiquiatra no diagnóstico de síndromes mentais orgânicas.
5. Leslie DL, Marcantonio ER, Zhang Y, Leo-Summers L, Inouye SK. One-year health care costs associated with delirium in the elderly population. Arch Intern Med. 2008;168(1):27-32.
6. **Agbayewa MO. Recognition of organic mental disorders by physicians. Can Med Assoc J. 1983;128(8):927-8.**
   ⇨ Artigo trata da importância do correto diagnóstico de síndromes mentais orgânicas.
7. Farrell KR, Ganzini L. Misdiagnosing delirium as depression in medically ill elderly patients. Arch Intern Med. 1995;155(22):2459-64.
8. Su JA, Tsai CS, Hung TH, Chou SY. Change in accuracy of recognizing psychiatric disorders by non-psychiatric physicians: five-year data from a psychiatric consultation-liaison service. Psychiatry Clin Neurosci. 2011;65(7):618-23.
9. Grover S, Ghosh A, Sarkar S, Desouza A, Yaddanapudi LN, Basu D. Delirium in intensive care unit: phenomenology, subtypes, and factor structure of symptoms. Indian J Psychol Med. 2018;40(2):169-77.
10. **O'Keeffe S, Lavan J. The prognostic significance of delirium in older hospital patients. JAm Geriatr Soc. 1997;45(2):174-8.**
    ⇨ Artigo interessante sobre a importância de diagnosticar *delirium* corretamente.

11. Sheline Y. Quantifying undiagnosed organic mental disorder in geriatric inpatients. Hosp Community Psychiatry. 1990;41(9):1004-08.

12. Tranel D. Neuroanatomia funcional: correlatos neuropsicológicos de lesões corticais e subcorticais. In. Yudofsky S, Hales RE. Neuropsiquiatria e neurociências na prática clínica. Porto Alegre: Artmed; 2006. p. 77-112.

13. Howard RS. Coma and stupor. Handb Clin Neurol. 2008;90:57-78.

14. Rabinstein AA. Coma and Brain Death. Continuum (Minneap Minn). 2018;24(6):1708-31.

15. Teasdale G, Jennett B. Assessment of coma and impaired consciousness. A practical scale. Lancet. 1974;2(7872):81-4.

16. Monti MM, Laureys S, Owen AM. The vegetative state. BMJ. 2010;341:c3765.

17. Kinney HC, Samuels MA. Neuropathology of the persistent vegetative state. A review. J Neuropathol Exp Neurol. 1994;53(6):548-58.

18. Blazer DG, van Nieuwenhuizen AO. Evidence for the diagnostic criteria of delirium: an update. Curr Opin Psychiatry. 2012;25(3):239-43.

19. Setters B, Solberg LM. Delirium. Prim Care. 2017;44(3):541-59.

20. Ely EW, Margolin R, Francis J, May L, Truman B, Dittus R, et al. Evaluation of delirium in critically ill patients: validation of the Confusion Assessment Method for the Intensive Care Unit (CAM-ICU). Crit Care Med. 2011;29(7):1370-9.

21. Sessler CN, Gosnell MS, Grap MJ, Brophy GM, O'Neal PV, Keane KA, et al. The Richmond Agitation-Sedation Scale: validity and reliability in adult intensive care unit patients. Am J Respir Crit Care Med. 2002;166(10):1338-44.

22. Folstein MF, Folstein SE, McHugh PR. Mini-mental state. A practical method for grading the cognitive state of patients for the clinician. J Psychiatr Res. 1975;12(3):189-98.

23. Trzepacz PT. Is there a final common neural pathway in delirium? Focus on acetylcholine and dopamine. Semin Clin Neuropsychiatry. 2000;5(2):132-48.

24. Duong S, Patel T, Chang F. Dementia: what pharmacists need to know. Can Pharm J (Ott). 2017;150(2):118-29.

25. Arvanitakis Z, Shah RC, Bennett DA. Diagnosis and management of dementia: review. Jama. 2019;322(16):1589-99.

26. **Finger EC. Frontotemporal dementias. Continuum (Minneap Minn). 2016;22(2 Dementia):464-89.**
⇨ **Revisão sistemática sobre demência.**

27. Nasreddine ZS, Phillips NA, Bédirian V, Charbonneau S, Whitehead V, Collin I, et al. The Montreal Cognitive Assessment, MoCA: a brief screening tool for mild cognitive impairment. J Am Geriatr Soc. 2005;53(4):695-9.

28. Stern Y, Sackeim HA. Aspectos neuropsiquiátricos da memória e da amnésia. In. Yudofsky S, Hales RE. Neuropsiquiatria e neurociências na prática clínica. Porto Alegre: Artmed; 2006. p. 505-24.

29. Kopelman MD. Amnesia: organic and psychogenic. Br J Psychiatry. 1987;150:428-42.

30. Markowitsch HJ, Staniloiu A. Amnesic disorders. Lancet. 2012;380(9851):1429-40.

31. Berrios GE. Musical hallucinations: a historical and clinical study. Br J Psychiatry. 1990;156(2):188-94.

32. Jan T, Del Castillo J. Visual hallucinations: charles bonnet syndrome. West J Emerg Med. 2012;13(6):544-7.

33. Jurišić D, Sesar I, Ćavar I, Sesar A, Živković M, Ćurković M. Hallucinatory experiences in visually impaired individuals: Charles Bonnet syndrome - implications for research and clinical practice. Psychiatr Danub. 2018;30(2):122-8.

34. Benke T. Peduncular hallucinosis: a syndrome of impaired reality monitoring. J Neurol. 2006;253(12):1561-71.

35. Penney L, Galarneau D. Peduncular hallucinosis: a case report. Ochsner J. 2014;14(3):450-2.

36. Couse M, Wojtanowicz T, Comeau S, Bota R. Peduncular hallucinosis associated with a pontine cavernoma. Ment Illn. 2018;10(1):7586.

37. Berrios GE, Brook P. The Charles Bonnet syndrome and the problem of visual perceptual disorders in the elderly. Age Ageing. 1982;11(1):17-23.

38. Griffiths TD. Musical hallucinosis in acquired deafness. Phenomenology and brain substrate. Brain. 2000;123(10):2065-76.

39. Doluweera Y., Suraweera C. Those who hear music: three cases on musical hallucinations. Case Rep Psychiatry. 2018:9361382.

40. Mega MS, Cummings JL. Frontal-subcortical circuits and neuropsychiatric disorders. J Neuropsychiatry Clin Neurosci. 1994;6(4):358-70.

41. Damasio, H., T. Grabowski, R. Frank, A. M. Galaburda and A. R. Damasio (1994). The return of Phineas Gage: clues about the brain from the skull of a famous patient. Science. 1994;264(5162):1102-5.

42. Chirchiglia D, Chirchiglia P, Marotta R, Pugliese D, Guzzi G, Lavano S. The dorsolateral prefrontal cortex, the apathetic syndrome, and free will. activitas nervosa superior. 2019;61(3):136-41.

43. Chow TW. Personality in frontal lobe disorders. Curr Psychiatry Rep. 2000;2(5):446-51.

44. Marchetti RL. Transtornos de personalidade associados à epilepsia. In. Louzã MR, Cordás TA. Transtornos de personalidade. Porto Alegre, Artmed; 2020. p. 318-25.

3

Amnésia global

Livia Souza Santos
Renato Luiz Marchetti

Sumário

Introdução
Etiopatogenia e classificação
Avaliação
Amnésias orgânicas
    Amnésias temporárias
    Amnésias persistentes
Amnésias psicogênicas
Considerações finais
Vinheta clínica 1 – Amnésia global transitória
Vinheta clínica 2 – Amnésia psicogênica
Para aprofundamento
Referências bibliográficas

Pontos-chave

- Quadros de amnésia levam a prejuízo agudo e importante de memória, porém com relativa preservação de outras funções cognitivas.
- O sintoma de perda de memória pode acontecer por falha na capacidade de reter e armazenar informações novas ou por dificuldade de recuperar eventos ou fatos já armazenados.
- Amnésia anterógrada é a incapacidade de formar novas memórias após um evento traumático ou insulto cerebral.
- Amnésia retrógrada é a incapacidade de recuperar informações gravadas ou fatos acontecidos antes de um evento traumático ou insulto cerebral.
- Amnésias orgânicas são provocadas por lesões ou disfunções cerebrais grosseiras. Podem ser temporárias ou persistentes.
- O principal exemplo de amnésia orgânica temporária é a amnésia global transitória, que consiste em amnésia anterógrada com resolução espontânea de 1 a 24 horas, acompanhada ou não de amnésia retrógrada de menor gravidade.
- Exemplos de causas de amnésia orgânica persistente são: traumatismo cranioencefálico (TCE), acidente vascular cerebral (AVC), lesões por anóxia cerebral e síndrome de Korsakoff.
- Amnésias psicogênicas têm causalidade psicológica, e se caracterizam por déficit de memória retrógrado com predomínio de conteúdo autobiográfico, às vezes com perda de identidade pessoal.
- Exemplos de amnésia psicogênica são: fuga psicogênica, amnésia situacional (como a do transtorno de estresse pós-traumático) e amnésia psicogênica global.

INTRODUÇÃO

A palavra amnésia tem origem grega, e significa perda de memória[1]. A amnésia foi pela primeira vez classificada como problema de saúde por Boissier de Sauvages em 1763, embora desde a antiguidade existam descrições de problemas de memória e quadros amnésticos[2].

Classicamente, são considerados quadros de amnésia os que levam a prejuízo agudo e importante de memória, porém com relativa preservação de outras funções cognitivas. Os quadros demenciais, que levam à perda mais lenta e progressiva, serão abordados em capítulo específico, assim como os quadros de *delirium*, que levam a um comprometimento de consciência.

O sintoma de perda de memória, que caracteriza a amnésia, pode acontecer por dois principais mecanismos. Pode haver:

- Falha na capacidade de reter e armazenar informações novas.
- Ou dificuldade em recuperar eventos ou fatos já armazenados.

A psicopatologia da memória é explicada de forma pormenorizada em capítulo à parte, porém alguns termos fundamentais para entendimento da clínica das amnésias serão resumidos adiante:

- Memória de curta duração: responsável pelo armazenamento de pequena quantidade de informação por curto período de tempo.
- Memória de trabalho: também conhecida como memória operacional, faz armazenamento, processamento e manipulação de quantidade limitada de informação por curto período de tempo, para ser usada em tarefas complexas.
- Memória de longa duração: responsável pelo armazenamento de informações por longo período de tempo, permitindo sua evocação.
- Amnésia anterógrada: é a incapacidade de aprender ou reter informações novas após um evento traumático ou insulto cerebral. Um exemplo emblemático é o do paciente HM, que na década de 50 foi submetido a ressecção bilateral da porção anterior do hipocampo, córtex entorrinal para-hipocampal e amígdala. Após a cirurgia, embora mantivesse a memória de trabalho, perdeu a capacidade de formar novas memórias a longo prazo[3].
- Amnésia retrógrada: é a incapacidade de acessar informações gravadas ou fatos que ocorreram antes de um trauma ou insulto cerebral.
- Memória episódica: tipo de memória declarativa de longa duração, responsável por armazenamento e recuperação de eventos e experiências pessoais.
- Memória semântica: tipo de memória declarativa de longa duração, responsável pelo armazenamento de ideias, fatos e conhecimentos sobre o mundo.
- Memória autobiográfica: memória de longo prazo, composta por elementos de memória semântica e episódica, que se refere a história pessoal de um indivíduo.
- Memória de procedimento: tipo de memória não declarativa (implícita) que armazena informações sobre como realizar certos procedimentos, com isso permitindo a execução de forma inconsciente de tarefas habituais (como por exemplo andar de bicicleta).
- Lei de regressão mnêmica de Ribot: segundo essa regra, os eventos mais próximos do insulto cerebral, mais recentes e elementos mais complexos e menos familiares são perdidos primeiro do que as memórias e eventos mais antigos e elementos mais simples e habituais. Ou seja, são perdidos na ordem inversa de que foram adquiridos.
- Confabulação: produção de memórias falsas, de forma inconsciente e involuntária. Mesmo quando confrontado com a realidade, o paciente não se dá conta de que tais memórias não são verdadeiras. Acontece principalmente na síndrome de Korsakoff, mas pode ocorrer também em quadros demenciais (como doença de Alzheimer), psicoses, entre outros. Existem diferentes teorias para explicar esse fenômeno, tais como problemas na recuperação das memórias ou são fragmentos de memória inseridos no contexto temporal incorreto[4].

ETIOPATOGENIA E CLASSIFICAÇÃO

A CID-11 classifica os transtornos amnésticos em:

- 6D72 Transtornos amnésticos
- 6D72.0 Transtornos amnésticos por doenças classificadas em outra parte.
- 6D72.1 Transtornos amnésticos por substâncias psicoativas incluindo medicamentos.
- 6D72.2 Transtornos amnésticos por fatores etiológicos desconhecidos ou não especificados.
- 6D72.Y Transtornos amnésticos por outra causa especificada.
- 6D72.Z Transtornos amnésticos por causa desconhecida ou não especificada.
- 6B61 Amnésia dissociativa.
- 6B61.0 Amnésia dissociativa com fuga dissociativa.
- 6B61.1 Amnésia dissociativa sem fuga dissociativa.
- 6B61.Z Amnésia dissociativa não especificada.
- 8A6Y Amnésia pós-ictal na epilepsia.
- MB21.1 Amnésia.
- MB21.10 Amnésia anterógrada.
- MB21.11 Amnésia retrógrada.
- MB21.12 Amnésia global transitória.
- MB21.1Z Amnésia não especificada.
- NA07.00 Perda incompleta de consciência com amnésia (no capítulo de lesão intracraniana).

Já o DSM-5 incorporou os transtornos amnésticos de causa orgânica no capítulo de transtornos neurocognitivos maiores e leves; e mantém o diagnóstico de amnésia dissociativa (F300.12) no capítulo de transtornos dissociativos.

Neste capítulo iremos dividir as amnésias em orgânicas e psicogênicas[6,7]. Amnésias orgânicas são provocadas por lesões ou disfunções cerebrais grosseiras. Amnésias psicogênicas são provocadas por problemas psicológicos. Esta é uma tradicional forma de classificação das amnésias, ainda vigente e bastante útil do ponto de vista clínico, embora como qualquer classificação tenha os seus problemas[8,9].

AVALIAÇÃO

A perda de memória pode variar qualitativamente (tipo de memória perdida), quantitativamente (em relação à quantidade de conteúdo que é esquecido), em relação ao início (que pode ser súbito ou gradual), à duração (que pode ser provisória ou persistente) e curso (que pode ser progressivo ou intermitente). Além disso, conforme já foi dito pode também variar em função da relação temporal com o evento precipitante/desencadeador. Consideramos a amnésia global quando uma quantidade massiva de memórias não pode ser acessada.

Diante de uma queixa de memória, devemos detalhar ao máximo o déficit de que o paciente ou a família se queixam, para o diagnóstico correto. Algumas perguntas importantes são:

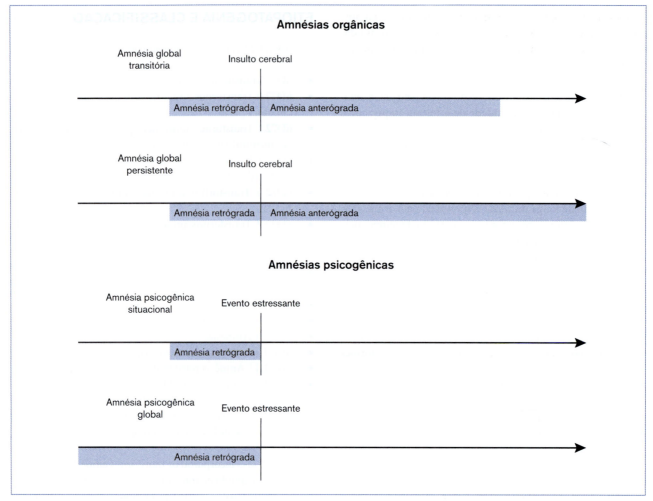

Figura 1 Classificação das amnésias.

- Há um evento que tenha precipitado o quadro, como por exemplo um traumatismo craniano, situação de estresse agudo?
- É um sintoma crônico e progressivo, ou um quadro agudo? O primeiro sugere quadro demencial, enquanto quadros agudos sugerem alguma etiologia orgânica ou quadro dissociativo.
- Qual o conteúdo e o tipo de memória perdida? Perdas de memória muito específicas, como esquecer somente quem é uma pessoa muito familiar (p. ex., esposo), perda de memória de procedimento para uma única tarefa (como usar o computador), perda total de memória biográfica (esquecer o próprio nome, quem é, não reconhecer lugar onde mora) com manutenção de outras funções mentais sugerem quadro dissociativo.

AMNÉSIAS ORGÂNICAS

Lobo temporal medial (hipocampo e estruturas vizinhas), diencéfalo e prosencéfalo basal são os três principais sítios de lesão estrutural nas amnésias de causa orgânica[9]. Lesões no fórnix, que conecta essas estruturas, também podem levar a quadro amnéstico grave; e lesões em fibras que passam através das cápsulas interna e externa (especialmente as conexões tálamo-corticais) e tronco temporal (em especial fascículo uncinado) também podem gerar déficits de memória[9]. Traumatismos cranianos graves com lesão axonal difusa também podem levar a distúrbios de memória anterógrada e retrógrada[9,10].

Para fins didáticos, dividiremos as amnésias de causa orgânica de acordo com a duração em temporárias ou persistentes.

Amnésias temporárias

Amnésia global transitória

A amnésia global transitória foi descrita por Fisher pela primeira vez em 1964 e consiste numa amnésia anterógrada de início súbito, e que dura de 1 até 24 horas[11]. Pode também ser acompanhada de amnésia retrógrada, porém muito menos significativa e de menor gravidade que a amnésia anterógrada.

Acomete principalmente indivíduos entre 50 a 80 anos, sem predominância em relação ao sexo, e tem incidência estimada de 3 a 8 por 100.000 pessoas por ano[12]. Os fatores de risco para desenvolvimento da amnésia global transitória ainda não são totalmente claros. Alguns estudos demonstram maior prevalência de migrânea, hipertensão, hipercolesterolemia ou diabetes, enquanto outros estudos não mostram diferença significativa[13].

A fisiopatologia desse tipo de amnésia ainda não é conhecida. As hipóteses mais recentes envolvem a ideia de que seja consequência de evento isquêmico, congestão venosa ou migrânea, que poderiam levar direta ou indiretamente à disfunção do hipocampo[14]. Observa-se que a maioria dos pacientes apresenta um gatilho para o episódio, como por exemplo manobra de Valsalva, atividade física intensa, estresse emocional agudo ou mudança de temperatura corporal. É muito frequente também que o paciente esteja vivendo em um contexto crônico de estresse ou ansiedade[13].

O paciente não apresenta alteração da consciência, isto é, está acordado, alerta, percebe, compreende e responde de maneira organizada, mas apresenta desorientação temporoespacial de natureza amnéstica. Este comportamento se manifesta por perguntas repetidas e frequentes, tipicamente "o que está acontecendo?", "por que estou aqui?" e se acompanha por ansiedade, perplexidade e agitação. Queixas comuns concomitantes são cefaleia, tontura e náusea. O paciente apresenta importante amnésia anterógrada, não sendo capaz de reter qualquer informação nova por mais de alguns minutos durante o episódio, além de algum grau de amnésia retrógrada de algumas horas, dias ou até semanas. No entanto, mantém a consciência de si e as principais memórias biográficas preservadas. As outras funções cognitivas, incluindo atenção básica e concentrada, cálculo, habilidades visuoespaciais, resolução de problemas, raciocínio e abstração estão preservadas. O exame neurológico é normal. Após a resolução do episódio a maioria dos pacientes apresenta uma lacuna amnéstica retrógrada persistente. O diagnóstico é clínico, e deve ser pautado pelos critérios desenvolvidos por Hodges e Warlow[15], apresentados no Quadro 1.

É importante que o paciente seja submetido a anamnese detalhada e mantido em observação até que haja resolução do quadro e que sejam realizados exames para descartar alguns diagnósticos diferenciais (sendo ataque isquêmico transitório,

Quadro 1 Critérios de Hodges e Warlow de amnésia global transitória

▪ Ataques devem ser testemunhados
▪ Deve haver amnésia anterógrada durante o ataque
▪ Prejuízo cognitivo é limitado à amnésia
▪ Ausência de obscurecimento da consciência ou perda de identidade pessoal
▪ Ausência de sinais ou sintomas neurológicos focais
▪ Ausência de sinais de epilepsia
▪ Ataque deve resolver em 24 horas
▪ Ausência de traumatismo cranioencefálico recente ou epilepsia ativa

amnésia epiléptica transitória, amnésia dissociativa e migrânea alguns exemplos). Os exames laboratoriais ajudam a descartar distúrbios tóxico-metabólicos. Também é recomendável realizar ressonância magnética de encéfalo (ou tomografia de crânio, caso ressonância esteja indisponível) para descartar quadros de isquemia ou lesões estruturais que podem ter quadro clínico bem semelhante ao da amnésia global transitória. Em caso de episódios recorrentes, de duração muito breve ou acompanhados de automatismos ou alterações de nível de consciência o eletroencefalograma é fundamental para descartar amnésia epiléptica transitória.

O prognóstico é muito bom, havendo resolução gradual e espontânea do quadro dentro de até 24 horas. Alguns estudos especulam que os pacientes podem manter comprometimento subclínico de algumas funções cognitivas por dias a semanas, embora esse resultado não seja replicado em outras análises[14]. A recorrência dos episódios não é frequente, mas na literatura as taxas variam muito entre os estudos, sendo estimadas de 2,9 a 23,8%[13].

Amnésia epiléptica transitória

Caracteriza-se por período breve (minutos a 1 hora no máximo) de amnésia anterógrada e/ou retrógrada que se resolve espontaneamente, mas que ocorre múltiplas vezes. O paciente apresenta-se confuso, fazendo perguntas repetitivamente, embora não seja evidente nenhum outro déficit neurológico. Características adicionais de epilepsia eventualmente presentes podem ocorrência logo após o despertar, olhar fixo, automatismos, déficit de memória interictal persistente, alterações eletroencefalográficas epileptiformes interictais[14]. É causada por crises focais de origem no lobo temporal. O principal diagnóstico diferencial é a amnésia global transitória[14,16]. A investigação envolve a realização de eletroencefalograma, exame de neuroimagem (preferencialmente ressonância magnética) e em casos onde há dúvida diagnóstica, tomografia de emissão de fóton único (SPECT) ictal ou videoeletroencefalografia (vídeo-EEG). O tratamento consiste em emprego de drogas anticonvulsivantes, para controle de crises.

Amnésia induzida por drogas psicoativas

Uma série de substâncias, como álcool, hipnóticos e sedativos podem levar a lacunas de memória. Os principais exemplos em que se observam estas lacunas são o "*blackout*" alcoólico, a "amnésia noturna dos hipnóticos" e o "boa noite Cinderela".

No caso do "*blackout*" alcoólico, por fatores individuais e genéticos, algumas pessoas são mais susceptíveis a desenvolver amnésia anterógrada no período em que estão sob efeito do álcool[17]. É importante ressaltar que estão intoxicadas, mas conscientes e responsivas ao ambiente. Seria esperado que se lembrassem do período de intoxicação, mas a capacidade de formação de novas memórias está comprometida, e com isso a memória de parte significativa ou mesmo do período todo em uso da substância é perdida[18]. Não há forma objetiva de se saber se um indivíduo está num momento de *blackout*[19], mas sabe-se que eles ocorrem em momentos de uso excessivo ou compulsivo, quando o nível de álcool no sangue está elevado, no geral em torno de 0,20 g/

dL[20]. Podem ser perdidos pequenos fragmentos de memória, que às vezes são recuperados com algumas pistas, ou pode haver perda em bloco, de todo o período de intoxicação[21]. Os déficits de memória são causados por disfunção do hipocampo e estruturas correlatas[17]. Com o uso abusivo ou dependência tais lacunas tornam-se muito frequentes, podendo haver prejuízo de memória significativo para os pacientes acometidos.

A amnésia por uso de outras substâncias, como benzodiazepínicos e hipnóticos não benzodiazepínicos como as "drogas-z" ocorre de maneira análoga, ou seja, por mecanismo de amnésia anterógrada[22]. No caso da "amnésia noturna dos hipnóticos" pacientes apresentam comportamentos complexos noturnos acompanhados de amnésia anterógrada após uso de hipnóticos benzodiazepínicos e não benzodiazepínicos. Durante estes eventos pode conversar, cozinhar, dirigir, comer compulsivamente e fazer sexo[23]. No caso do "boa noite Cinderela" a vítima, sem o seu conhecimento, recebe a droga psicoativa diluída em álcool por um agressor que se aproveita do relaxamento, desinibição, passividade e amnésia para abusar sexualmente dela[24].

Amnésias persistentes

Amnésia após traumatismo cranioencefálico

O traumatismo cranioencefálico (TCE) é uma das principais causas de déficit de memória. A amnésia pode ser transitória ou persistente, e variar muito em gravidade em função da extensão da lesão cerebral. Pacientes com TCE grave, após saírem de um estado de coma, apresentam um quadro clínico conhecido como amnésia pós-traumática. Embora a sua principal característica seja uma importante amnésia anterógrada, também ocorrem certa alteração do nível de consciência, com confusão mental, desorientação, confabulações e alterações de comportamento como inquietação, agitação, sintomas afetivos e psicóticos. Posteriormente a este quadro confusional persiste apenas a amnésia. Pode-se dizer que um indivíduo está fora do quadro clínico de amnésia pós-traumática quando ele, além de apresentar-se com consciência preservada e orientado também é capaz de fazer um relato dos fatos ocorridos nos últimos dias[25]. Além da amnésia anterógrada, também acompanha o quadro da amnésia pós-traumática uma amnésia retrógrada de duração variável, obedecendo ao gradiente de Ribot (déficit de memória mais intenso para eventos mais recentes). Com a melhora do quadro clínico a amnésia retrógrada vai comumente se resolvendo com persistência de déficit de memória para apenas algumas horas ou minutos antecedendo o TCE[26]. Assim. a lacuna amnéstica persistente do TCE envolve o período de amnésia retrógrada. período comatoso, período confusional e período de amnésia anterógrada isolada. Deve-se também fazer uma distinção entre amnésia pós-traumática e o déficit de memória permanente que pode existir após um TCE.

Existe uma correlação direta entre a duração da amnésia pós-traumática e a gravidade da lesão cerebral. Existem diversas escalas para quantificar a amnésia pós-traumática, sendo um dos mais utilizados o Teste de Amnésia e Orientação de Galveston[27,28]. Veja o Teste na Figura 2.

Lesões cerebrais extensas, como as acometendo a porção medial de ambos os lobos temporais e diencéfalo, tem prognóstico reservado. Já em alguns tipos de lesão pode haver melhora parcial da amnésia. Sobre tratamento, não há nenhuma evidência robusta de que intervenções farmacológicas possam reverter déficits de memória, embora existam alguns estudos com poucos pacientes sugerindo o possível benefício de medicamentos usados no tratamento de demência, como inibidores de acetilcolinesterase. Uma intervenção não farmacológica que pode trazer benefícios é a reabilitação cognitiva, ao ensinar ao paciente estratégias para lidar como suas limitações e abordar aspectos sociais e emocionais envolvidos na perda de memória.

Amnésia pós-lobectomia temporal

Em 1957, a neuropsicóloga Brenda Milner descreveu a avaliação cognitiva de um grupo de 10 pacientes que haviam sido submetidos a neurocirurgias para tratamento de problemas psiquiátricos e de epilepsia pelo neurocirurgião William Scoville[3]. Em particular, chamou a atenção o caso de um paciente, chamado HM, portador de epilepsia, que foi submetido a lobectomia extensa bilateral envolvendo o uncus, amígdala, hipocampo e giro para-hipocampal. Ele apresentou alguma melhora na frequência e gravidade de crise epilépticas, mas o que surpreendeu foi que embora apresentasse uma preservação do funcionamento cognitivo global a paciente apresentava uma alteração significativa da memória recente. HM não reconhecia mais a equipe de profissionais da enfermaria, não conseguia mais achar o caminho para o banheiro e tampouco conseguia relatar qualquer fato dos dias recentes no hospital. Apresentava ainda uma amnésia retrógrada alcançando até três antes da cirurgia. Sua amnésia se manteve inalterada por toda a sua vida[29]. Este caso teve grande repercussão no âmbito da neuropsiquiatria consolidando a ideia da participação de lesões nas regiões temporais mesiais na gênese da amnésia anterógrada, sua relação com a memória episódica declarativa e a modularidade dos sistemas de memória[30].

Lobectomias unilaterais atualmente são utilizadas com sucesso no tratamento de epilepsias refratárias por esclerose mesial temporal[31]. Elas podem provocar alguma grau de déficit de memória, com envolvimento predominante de material verbal nas lobectomias esquerdas e nos pacientes com bom desempenho cognitivo prévio[32,33]. Raramente lobectomias unilaterais provocam quadros de amnésia persistente. Nestes casos parece haver sempre algum grau de evidência da presença de lesões hipocampais bilaterais[34,35].

Amnésia após acidente vascular cerebral

Acidente vascular cerebral é uma possível causa de amnésia, em especial quando afeta as regiões do tálamo, temporal medial ou retrosplenial. Quando o comprometimento é dos dois hipocampos, a amnésia tende a ser global[7]. Hemorragia subaracnoide por ruptura de aneurisma também pode levar à amnésia, como por exemplo acontece nas rupturas de aneurisma na artéria comunicante anterior, do polígono de Willis[36]. Infartos e lesões vasculares no geral levam a uma combinação de amnésia anterógrada com retrógrada e que segue a lei de Ribot.

Questões	Pontos de erro
1 Qual o seu nome? (2*)	_____
Qual a data do seu nascimento? (4*)	_____
Onde você vive? (4*)	_____
2 Onde você está agora? (5*) cidade	_____
(5*) hospital (não é necessário dar o nome)	_____
3 Qual a data que você foi admitido neste hospital? (5*)	_____
Como você chegou aqui? (5*)	_____
4 Qual foi a primeira coisa que você lembra depois do acidente? (5*)	_____
Você pode descrever com detalhes (por ex: data, hora, pessoas) a primeira coisa que você lembra depois do acidente? (5*)	_____
5 Você pode descrever a última coisa que você lembra antes do acidente? (5*)	_____
Você pode descrever com detalhes (por ex: data, hora, companhia) a última coisa que lembra antes do acidente? (5*)	_____
6 Que horas são agora?	
(1 ponto para cada ½ hora de erro, no máximo 5)*	_____
7 Qual é o dia da semana hoje?	
(1 ponto para cada dia que se desvia do correto)*	_____
8 Que dia do mês é hoje?	
(1 ponto para cada dia de erro, no máximo 5)*	_____
9 Em que mês estamos?	
(5 para cada mês que se desvia do correto, num máximo de 15)*	_____
10 Em que ano estamos?	
(10 para cada ano que se desvia do correto, num máximo de 30)*	_____
Total de pontos de erro	
Escore total (100 - total de pontos de erro)	
Pontos de erro a serem atribuídos.	

Figura 2   Teste de Amnésia e Orientação de Galveston.
Fonte: Instrumento adaptado por Fürbringer e Silva e Sousa, 2009[28]. Instrumento original elaborado por Levin et al., 1919[27].

Amnésia após anóxia cerebral

Lesão por anóxia é consequência de falta de oxigênio nos tecidos cerebrais, e ocorre por exemplo em situações de enforcamento, afogamento, parada cardíaca ou intoxicação por monóxido de carbono. Embora a falta de O_2 ocorra no tecido cerebral como um todo, há áreas que são mais sensíveis a essa privação e sofrem lesão com maior frequência do que outras. Como exemplos, podemos citar os gânglios da base, zonas de fronteira arterial do córtex cerebral e hipocampo[37]. O quadro clínico e gravidade são muito variáveis, mas é frequente o déficit amplo de funções cognitivas (incluindo função executiva) acompanhado de amnésia anterógrada, amnésia retrógrada e preservação da memória de curto prazo[37,38].

Amnésia após encefalite herpética

Após o quadro agudo de encefalite herpética, alguns pacientes podem evoluir com sequelas neurocognitivas. Embora em parte desse grupo haja um comprometimento global, há pacientes que mantêm somente comprometimento de memória severo, com preservação de outras funções cognitivas[39]. Como consequência da lesão de estruturas límbicas nos lobos temporais – que tipicamente ocorre neste tipo de encefalite – os pacientes apresentam déficit de memória anterógrada, em graus variados. Isso ocorre devido à incapacidade de processar e armazenar novas memórias, função esta que é atribuída a estruturas mesiais temporais[40]. Pode também estar presente déficit de memória retrógrada. Quando há predomínio de lesão na região temporal esquerda, proporcionalmente há maior prejuízo de memória verbal, enquanto o predomínio de lesão à direita leva a maior déficit de memória não verbal e visual[7].

Síndrome de Korsakoff

Na sua descrição inicial de 30 pacientes alcoolistas e 16 não alcoolistas com polineuropatia, Korsakoff documentou prejuízos importantes de memória acompanhados por sintomas psiquiátricos de ansiedade, depressão e mania[41]. A amnésia é resultante de lesão cerebral por deficiência nutricional de tiamina. A principal causa da deficiência dessa vitamina é o uso crônico e intenso de álcool[42]. A lesão ocorre devido a perda neuronal, micro-hemorragias e gliose em estruturas do diencéfalo (substância cinzenta periaquedutal e periventricular). Pode ter início agudo, após um episódio bem característico de encefalopatia de Wernicke, ou insidioso, após vários episódios subclínicos de encefalopatia[43].

Suas principais características são a presença de amnésia anterógrada profunda, amnésia retrógrada que se estende de anos a décadas que respeita um gradiente temporal - memórias mais recentes são mais acometidas do que as memórias remotas, e desorientação têmporo-espacial[7]. O paciente pode confabular, preenchendo as lacunas amnésticas por vezes com fragmentos de memórias verdadeiras, mas que são inseridas fora do contexto temporal e de forma desordenada. O prognóstico não é bom, tendo em vista que após a instalação do déficit de memória, embora o paciente possa apresentar uma pequena melhora, a recuperação completa é improvável[43].

Eletroconvulsoterapia

A administração da eletroconvulsoterapia (ECT) resulta em efeitos cognitivos característicos. Imediatamente após a crise convulsiva o paciente se encontra desorientado. No período pós-ictal agudo ele manifesta distúrbio atencional, que melhora progressivamente nos dias seguintes. Em contraste com isso, o paciente tipicamente apresenta déficits de retenção de informação aprendida após o início do tratamento (amnésia anterógrada) e na recuperação de informações aprendidas antes do tratamento (amnésia retrógrada)[44]. A amnésia anterógrada resolve rapidamente e desaparece tipicamente após 4 semanas, deixando uma lacuna amnéstica para o período[45].

A amnésia retrógrada pode ser mais persistente e é discutido se pode resultar em perda permanente de informação autobiográfica relevante de meses a anos antes do tratamento[44,46,47]. Formas de minimizar tal efeito adverso são: colocação de eletrodos unilateralmente, fazer pulsos ultrabreves ou diminuir a corrente utilizada[48].

AMNÉSIAS PSICOGÊNICAS

Além dos pacientes com amnésias orgânicas, há um grupo de pacientes que apresentam quadros amnésticos que não podem ser explicados pela presença de lesões ou disfunções neurológicas significativas, mas que apresentam causalidade psicológica. Tais quadros têm sido relatados na literatura como amnésias psicogênicas, dissociativas ou funcionais, embora alguns autores advoguem que há diferenças entre eles[49]. Neste capítulo iremos utilizar o termo amnésia psicogênica. São excluídos deste grupo não apenas os casos de amnésias orgânicas reconhecidas ou presumidas, mas também aqueles em que as queixas de memória são voluntariamente forjadas, como no transtorno factício e na simulação.

Além da ausência de causalidade orgânica e presença de causalidade psicológica as amnésias psicogênicas são caracterizadas por um padrão específico de amnésia retrógrada, principalmente de memória autobiográfica, e que não segue a lei de Ribot. A perda de memória anterógrada é rara. De maneira simplificada podemos dividir os quadros de amnésia psicogênica em situacionais ou globais. Nas amnésias situacionais a perda de material autobiográfico tende a se restringir ao período e ao evento determinados do quadro amnéstico. Os principais exemplos são a amnésia dos criminosos e a amnésia do transtorno de estresse pós-traumático. Nas amnésias psicogênicas generalizadas ocorre uma perda extensa de material autobiográfico, envolvendo períodos variáveis da vida. Com frequência há comprometimento da identidade pessoal e do reconhecimento de familiares. Os principais exemplos são a fuga psicogênica e a amnésia psicogênica global.

Amnésia psicogênica situacional em criminosos

Em 25 a 45% dos casos de homicídio há alegação de amnésia pelos criminosos. Isto também ocorre em 8% de outros tipos de crimes violentos[50]. Em casos de alegação de amnésia por criminosos é necessária a exclusão de estados anormais de consciência por patologia orgânica (automatismos epilépticos ictais ou pós-ictais, TCE, hipoglicemia, sonambulismo ou distúrbio comportamental do sono REM) e de simulação para alegação de insanidade[7].

Amnésia psicogênica situacional está associada a homicídios passionais: nestes casos, o crime é não premeditado e cometido em estado de extrema excitação emocional. A vítima é conhecida e tem laços amorosos com o criminoso. O crime pode ser precedido por período depressivo. Após o fato, quando «toma consciência» do ocorrido, o próprio criminoso pode entrar em contato com a polícia[7]. Alcoolismo crônico e agudo e episódios psicóticos agudos também podem estar associados a amnésia psicogênica situacional em criminosos[51].

Amnésia psicogênica situacional e transtorno de estresse pós-traumático

Embora a ocorrência de memórias vívidas e intrusivas traumáticas seja uma das mais marcantes características do transtorno de estresse pós-traumática, é reconhecida a ocorrência de casos de perda completa ou parcial de memórias traumáticas em uma parcela significativa de pacientes traumatizados[7]. Amnésia com recuperação tardia pode ser observada em soldados em combate, vítimas de acidentes, desastres naturais, sequestro, tortura, campos de concentração, abuso físico, sexual, testemunhas de suicídio ou crime de familiares[52]. Quanto menor a idade da vítima e mais prolongado o trauma maior a chance de esquecimento[53]. A duração da amnésia pode variar de horas a anos. A lembrança ocorre subitamente após a exposição algum estímulo sensorial ou emocional relacionado ao trauma[52.

Fuga psicogênica

O início é súbito, possivelmente precedido por impulso irresistível de perambular (poriomania) seguido por período de perambulação sem objetivo. O paciente se mantém acordado, alerta, responsivo, com consciência clara, mas estreitada e o comportamento é relativamente organizado. Ele apresenta amnésia generalizada autobiográfica, da identidade pessoal e desorientação amnéstica. Dura de horas a dias e tem resolução em geral espontânea. A resolução leva a retorno de memória autobiográfica, da identidade pessoal e orientação, mas persiste lacuna amnéstica envolvendo o período de fuga[54]. A fuga é geralmente desencadeada por situações insuportáveis acompanhadas de sentimentos de medo ou culpa (falência, descoberta iminente de infidelidade conjugal, medo de combate em guerra). São predisponentes trauma num passado distante, episódios prévios de perda de consciência associadas a TCE ou *blackout* alcoólico e transtorno depressivo subjacente[6].

Os principais diagnósticos diferenciais são os automatismos epilépticos (duração mais breve, podem ser precedidos por aura, evidências de consciência obnubilada, comportamentos confusos ou inapropriados, automatismos estereotipados e história de epilepsia), amnésia global transitória (perguntas repetitivas, comportamento confuso, ausência de perda de identidade pessoal), sonambulismo (durante período de sono não REM na primeira metade da noite, com perambulações mais breves, e a possibilidade do encerramento do episódio se o paciente for acordado) e fugas induzidas por álcool ou sedativos-hipnóticos[54,55].

Amnésia psicogênica global

Na amnésia psicogênica global há súbita perda de extenso material autobiográfico, podendo envolver períodos extensos da vida. Com frequência há perda da identidade pessoal e não reconhecimento de familiares[56]. São raras as descrições de amnésia anterógrada e, quando descritas, são de menor gravidade. Pouquíssimos estudos documentaram comprometimento de memória de procedimento, embora não seja muito raro encontrar pacientes manifestando incapacidade de realizar tarefas antes habituais, como usar telefone celular ou dirigir[49].

Estudos estimam prevalência de 1.8% ao ano[57] a 7,3% durante toda a vida[58], com prevalência similar entre os sexos. O diagnóstico acontece no geral na terceira ou quarta décadas de vida e, embora menos comum, há descrições também nos extremos de idade[59]. Assim como em outros transtornos psicogênicos, a recorrência não é infrequente, assim como o histórico de outros sintomas de natureza conversiva ou dissociativa.

Os pacientes podem ter um gatilho para o transtorno, exemplos comuns são traumatismo craniano leve, injúria física ou situação de grande estresse[6]. Ao exame psíquico podem apresentar indiferença em relação aos sintomas, "*la belle indifférence*"; mas também podem demonstrar muita ansiedade e preocupação com sua condição[49].

Especula-se que modificações epigenéticas podem estar envolvidas na patogênese da amnésia psicogênica. Estudos de neuroimagem funcional mostram aumento de atividade no córtex pré-frontal dorsolateral e ventral-lateral, associado a redução de atividade de estruturas mesiais temporais, durante a inibição de memória. Dois dos modelos biológicos mais atuais teorizam que[56]: a) a liberação de hormônios relacionados ao estresse gera uma espécie de bloqueio amnéstico, que pode levar até a comprometimento de funções executivas; ou que b) mecanismos frontais inibem áreas temporais, hipocampais e occipitais associadas a memórias autobiográficas.

Diagnóstico e manejo das amnésias psicogênicas

As dimensões clínicas a serem avaliadas nas amnésias psicogênicas são apresentadas no Quadro 2. O diagnóstico de amnésia dissociativa requer que sejam descartadas causas orgânicas ou neurológicas que expliquem os sintomas. Por isso, são necessários anamnese detalhada, exame neurológico, exame psíquico e exames subsidiários como de neuroimagem (tomografia computadorizada ou ressonância magnética de crânio), laboratoriais incluindo exame toxicológico, e eletroencefalograma se houver suspeita de causa epiléptica. Alguns elementos são sugestivos de causa psicológica, como: perda de identidade pessoal, amnésia autobiográfica total, observação de que, quando o paciente está distraído, demonstra preservação de conteúdo que a princípio não estaria conseguindo evocar, trauma ou estresse agudo desencadeando a amnésia (exceto na amnésia global transitória), sintomas conversivos associados. No caso de suspeita, deve-se investigar a presença dos fatores predisponentes, como antecedente de trauma/abuso, grave estressor psicossocial, entre outros. A avaliação neuropsicológica também pode trazer informações importantes, na medida em que quantifica o grau de comprometimento cognitivo e domínios afetados, além de avaliar o comprometimento e esforço do paciente para realizar as tarefas.

Quadro 2 Dimensões clínicas das amnésias psicogênicas

- Presença de contexto psicossocial predisponente ou agravante
- Presença de história prévia de história orgânica
- Presença de insulto cerebral
- Presença de gatilho psicossocial
- Perda ou substituição da identidade pessoal
- Seletividade e abrangência temporal da amnésia
- Presença de gradiente de Ribot
- Presença de comportamento de fuga
- Tempo de duração da amnésia
- Recorrência
- Envolvimento de memórias não declarativas
- Crítica e envolvimento emocional (indiferença ideoafetiva?)

Não existe tratamento bem embasado cientificamente para a amnésia dissociativa. Mas sem dúvida é importante criar um bom vínculo terapêutico e de confiança com o paciente, além de tratar eventuais transtornos mentais comórbidos. Os estressores psicossociais que contribuíram para o quadro devem ser abordados, de forma a ajudar o paciente a lidar com eles, e a psicoterapia tem importante papel neste processo. Alguns serviços realizam entrevistas facilitadas por sedativos ou hipnose, embora claros benefícios não estejam estabelecidos.

Em relação ao prognóstico, é bem variável. Embora sejam potencialmente reversíveis, em alguns casos de amnésia dissociativa o paciente não consegue se recuperar totalmente. Pode haver recuperação espontânea do conteúdo esquecido, algumas vezes de forma súbita, desencadeada por algum estímulo do ambiente ou pela retirada do paciente de situação de grande estresse.

CONSIDERAÇÕES FINAIS

O sintoma de perda de memória que caracteriza a amnésia pode ter as mais diversas etiologias, como pode ser visto ao longo deste capítulo. Embora tenhamos tido nos últimos anos um grande avanço nos métodos de diagnóstico, no caso da investigação da amnésia a história clínica detalhada e a psicopatologia ainda se mantêm as armas diagnósticas mais eficazes das quais dispomos. Os estudos de neuroimagem funcional têm esclarecido os mecanismos envolvidos no processo de memorização e no surgimento da amnésia e espera-se que, como o avançar do conhecimento na área, possamos aprimorar o tratamento desta condição tão desafiadora.

Vinheta clínica 1
Amnésia global transitória

AB, 65 anos, casada, ensino superior completo, mora com esposo, funcionária pública. É levada ao pronto atendimento por colega de trabalho. Tinha saído há 20 minutos de reunião estressante com destino à sua casa, mas foi encontrada pela colega com a chave do carro na mão, no estacionamento, confusa, perguntando que dia era e o que estava fazendo ali. No hospital, estava ansiosa, perguntava o que estava acontecendo, ouvia e compreendia, mas depois de poucos minutos fazia a mesma pergunta novamente. Sem queixas exceto leve cefaleia, tem antecedentes pessoais de hipertensão e transtorno de ansiedade generalizada, em uso de escitalopram 20mg/dia, sem episódios prévios semelhantes, sem antecedente de epilepsia. Ao exame físico, sem déficits neurológicos focais, as únicas alterações eram desorientação têmporo-espacial, amnésia retrógrada para conteúdos dos últimos 3 meses, e amnésia anterógrada. Foram realizados exames laboratoriais e de imagem, o screening infeccioso, tóxico e metabólico veio negativo, RM de crânio não mostrou alterações. Foi feita hipótese diagnóstica de amnésia global transitória e foi mantida em observação por 24 horas. Dentro de 8 horas houve retorno gradual da memória retrógrada e remissão da amnésia anterógrada, permanecendo somente lacuna amnéstica do episódio.

Vinheta clínica 2
Amnésia psicogênica

HMA, 27 anos, solteira, mora com pai e 3 irmãos, vendedora, 11 anos de escolaridade. É levada ao pronto atendimento por seu namorado, após chegar a sua casa e notar que a paciente aparentava estar confusa. Na avaliação clínica, embora tranquila, está desorientada temporo-espacialmente e refere não lembrar do namorado, que conhece há 1 ano, embora reconheça colega do trabalho com quem trabalha há poucos meses. Pede a presença da mãe, falecida há 5 anos. Nega qualquer tipo de sintoma físico, e o exame neurológico é normal, exceto pelo déficit de memória retrógrada seletiva. Memória de curto prazo e memória anterógrada preservadas. Tem antecedente de episódio depressivo há 5 anos, e histórico de desmaios frequentes. Pelas informações colhidas com o namorado, encontra-se num momento de muita sobrecarga profissional, mas o relacionamento entre eles não passa por nenhuma crise, pelo contrário, estão cada dia mais envolvidos e fazendo planos de casamento. Na noite anterior à abertura do quadro, recebeu a visita do namorado, aparentava estar um pouco mais distante, mas com nenhuma alteração mais grosseira de comportamento. Foram realizados exames laboratoriais e ressonância magnética de crânio, ambas normais, e a paciente recebeu alta com encaminhamento para seguimento ambulatorial e psicoterapia, com hipótese de amnésia psicogênica. Depois de alguns poucos dias, após assistir comercial na televisão alertando sobre abuso infantil, relembrou de forma súbita que havia sido abusada por um familiar quando em idade pré-escolar, informação que foi confirmada pelo pai, e ao longo de alguns poucos dias conseguiu gradualmente evocar as memórias do seu relacionamento com o namorado e do falecimento da mãe.

Para aprofundamento

- Markowitsch HJ, Staniloiu A. Functional (dissociative) retrograde amnesia. Handb Clin Neurol. 2016;139:419-45.
  ⇨ Capítulo de livro que se aprofunda na amnésia retrógrada; sumariza as principais etiologias orgânicas, fala sobre as amnésias retrógradas dissociativas e teoriza sobre a sobreposição de causas dissociativas e orgânicas.
- Markowitsch HJ, A. Staniloiu A. Amnesic disorders. Lancet. 2012;380(9851):1429-44.
  ⇨ Artigo de revisão bastante didático sobre transtornos amnésticos em geral, focando nas causas orgânicas
- Baddeley AD, Kopelman MD, Wilson BA, organizadores. The handbook of memory disorders. 2nd ed. New York: Wiley; 2002. 865 p.
  ⇨ Livro inteiro dedicado aos transtornos de memória, das mais diversas etiologias

REFERÊNCIAS BIBLIOGRÁFICAS

1. Michaelis Dicionário Brasileiro da Língua Portuguesa. São Paulo: Melhoramentos; 2020. Disponível em: https://michaelis.uol.com.br/moderno-portugues/busca/portugues-brasileiro/amn%C3%A9sia/.
2. **Langer KG. Early history of amnesia. Front Neurol Neurosci. 2019;44:64-74.**
  ⇨ Artigo que faz uma análise da amnésia sob uma perspectiva histórica; desde suas primeiras descrições e classificações até os dias atuais
3. Scoville WB, Milner B. Loss of recent memory after bilateral hippocampal lesions. J Neurol Neurosurg Psychiatry. 1957;20(1):11-21.
4. Gilboa A, Alain C, Stuss DT, Melo B, Miller S, Moscovitch M. Mechanisms of spontaneous confabulations: a strategic retrieval account. Brain. 2006;129(Pt 6):1399-414.
5. Organização Mundial de Saúde. CID-10. Classificação Esstatística Internacional de Doenças e Problemas Relacionados à Saúde. São Paulo: Edusp; 1995.

6. Kopelman MD. Amnesia: organic and psychogenic. Br J Psychiatry. 1987;150:428-42.
7. Kopelman MD. Disorders of memory. Brain. 2002;125(Pt 10):2152-90.
8. Lucchelli F, Spinnler H. The "psychogenic" versus "organic" conundrum of pure retrograde amnesia: is it still worth pursuing? Cortex. 2002;38(4):665-69.
9. Markowitsch HJ, Staniloiu A. Amnesic disorders. Lancet. 2012;380(9851):1429-40.
10. Markowitsch HJ. Functional retrograde amnesia: mnestic block syndrome. Cortex. 2002;38(4):651-4.
11. Fisher CM, Adams RD. Transient global amnesia. Acta Neurol Scand. 1964; 40(Suppl 9):1-83.
12. Bartsch T, Deuschl G. Transient global amnesia: functional anatomy and clinical implications. Lancet Neurol. 2010;9(2):205-14.
13. Arena JE, Rabinstein AA. Transient global amnesia. Mayo Clin Proc. 2015;90(2):264-72.
14. **Spiegel DR, Smith J, Wade RR, Cherukuru N, Ursani A, Dobruskina Y, et al. Transient global amnesia: current perspectives. Neuropsychiatr Dis Treat. 2017;13:2691-703.**
   ⇨ **Revisão bastante completa e atualizada sobre amnésia global transitória**
15. Hodges JR, Warlow CP. Syndromes of transient amnesia: towards a classification: a study of 153 cases. J Neurol Neurosurg Psychiatry. 1990;53(10):834-43.
16. Owen D, Paranandi B, Sivakumar R, Seevaratnam M. Classical diseases revisited: transient global amnesia. Postgraduate Med J. 2007;83(978):236-9.
17. Wetherill RR, Fromme K. Alcohol-induced blackouts: a review of recent clinical research with practical implications and recommendations for future studies. Alcohol Clin Exp Res. 2016;40(5):922-35.
18. White AM. What happened? alcohol, memory blackouts, and the brain. Alcohol Research & Health. 2003;27(2):186-96.
19. Pressman MR, Caudill DS. Alcohol-induced blackout as a criminal defense or mitigating factor: an evidence-based review and admissibility as scientific evidence. J For Sci. 2013;58(4): 932-40.
20. Ryback RS. Alcohol amnesia: observations in seven drinking inpatient alcoholics. Quarterly J Studies on Alcohol. 1970;31(3-A): 616-32.
21. Hartzler B, Fromme K, Fragmentary and en bloc blackouts: similarity and distinction among episodes of alcohol-induced memory loss. J Stud Alcohol. 2003;64(4):547-50.
22. Goullé JP, Anger JP. Drug-facilitated robbery or sexual assault: problems associated with amnesia. Ther Drug Monit. 2004;26(2):206-10.
23. Dolder CR, Nelson MH. Hypnosedative-induced complex behaviours. CNS Drugs. 2008;22(12):1021-36.
24. Pope E, Shouldice M. Drugs and sexual assault: a review. Trauma, Violence, & Abuse. 2001;2(1):51-5.
25. Ahmed S, Bierley R, Sheikh JI, Date ES. Post-traumatic amnesia after closed head injury: a review of the literature and some suggestions for further research. Brain Injury. 2000;14(9):765-80.
26. Marshman LA, Jakabek D, Hennessy M, Quirk F, Guazzo EP. Post-traumatic amnesia. J Clin Neurosci. 2013;20(11):1475-81.
27. Levin HS, O'Donnell VM, Grossman RG. The Galveston Orientation and Amnesia Test: a practical scale to assess cognition after head injuryJ Nervous and Mental Dis. 1979;167(11):675-84.
28. Fürbringer e Silva SC, Sousa RMC. Galveston Orientation Amnesia Test (GOAT). Revista da Escola de Enfermagem da USP. 2009;43:1027-33.
29. Annese J, Schenker-Ahmed NM, Bartsch H, Maechler P, Sheh C, Thomas N, et al. Postmortem examination of patient H.M.'s brain based on histological sectioning and digital 3D reconstruction. Nat Commun. 2014;5:3122.
30. Ferbinteanu J. Memory systems 2018 - Towards a new paradigm. Neurobiol Learn Mem. 2019;157:61-78.
31. Téllez-Zenteno JF, Dhar R, Wiebe S. Long-term seizure outcomes following epilepsy surgery: a systematic review and meta-analysis. Brain. 2005;128(Pt 5):1188-98.
32. Lee TM, Yip JT, Jones-Gotman M. Memory deficits after resection from left or right anterior temporal lobe in humans: a meta-analytic review. Epilepsia. 2002;43(3):283-91.
33. Baxendale S, Thompson P, Harkness W, Duncan J. Predicting memory decline following epilepsy surgery: a multivariate approach. Epilepsia. 2006;47(11):1887-94.
34. Oxbury S, Oxbury J, Renowden S, Squier W, Carpenter K. Severe amnesia: an unusual late complication after temporal lobectomy. Neuropsychologia. 1997;35(7):975-88.

35. Baxendale S. Amnesia in temporal lobectomy patients: historical perspective and review. Seizure. 1998; 7(1):15-24.
36. Alexander MP, Freedman M. Amnesia after anterior communicating artery aneurysm rupture. Neurology. 1984;34(6):752-7.
37. Caine D, Watson JD. Neuropsychological and neuropathological sequelae of cerebral anoxia: a critical review. J Int Neuropsychol Soc. 2000;6(1):86-99.
38. Volpe BT, Hirst W. The characterization of an amnesic syndrome following hypoxic ischemic injury. Arch Neurol. 1983;40(7):436-40.
39. Wilson BA, Baddeley AD, Kapur N. Dense amnesia in a professional musician following herpes simplex virus encephalitis. J Clin Exp Neuropsychol. 1995;17(5):668-81.
40. Kapur N, Barker S, Burrows EH, Ellison D, Brice J, Illis LS, et al. Herpes simplex encephalitis: long term magnetic resonance imaging and neuropsychological profile. J Neurol Neurosurg Psychiatry. 1994;57(11):1334-42.
41. Fama R, Pitel AL, Sullivan EV. Anterograde episodic memory in Korsakoff syndrome. Neuropsychol Rev. 2012;22(2):93-104.
42. **Arts NJ, Walvoort SJ, Kessels RP. Korsakoff's syndrome: a critical review. Neuropsychiatr Dis Treat. 2017; 13:2875-90.**
   ⇨ **Artigo de revisão c sobre a síndrome de Korsakoff, uma das principais causas de amnésia orgânica persistente**
43. Thomson AD, Guerrini I, Marshall EJ. The evolution and treatment of Korsakoff's syndrome: out of sight, out of mind?" Neuropsychol Rev. 2012;22(2):81-92.
44. Sobin C, Sackeim HA, Prudic J, Devanand DP, Moody BJ, McElhiney MC. Predictors of retrograde amnesia following ECT. Am J Psychiatry. 1995;152(7):995-1001.
45. Boere E, Kamperman AM, van 't Hoog AE, van den Broek WW, Birkenhäger TK. anterograde amnesia during electroconvulsive therapy: a prospective pilot-study in patients with major depressive disorder. PLoS One. 2016;11(10):e0165392.
46. Rami-Gonzalez L, Bernardo M, Boget T, Salamero M, Gil-Verona JA, Junque C. Subtypes of memory dysfunction associated with ECT: characteristics and neurobiological bases. J ECT. 2001;17(2):129-35.
47. Sackeim HA. Autobiographical memory and electroconvulsive therapy: do not throw out the baby. J ECT. 2014;30(3):177-86.
48. Fraser LM, O'Carroll RE, Ebmeier KP. The effect of electroconvulsive therapy on autobiographical memory: a systematic review. J ECT. 2008;24(1):10-7.
49. **Staniloiu A, Markowitsch HJ. Dissociative amnesia. Lancet Psychiatry. 2014;1(3):226-41.**
   ⇨ **Revisão bastante didática sobre amnésia dissociativa, incluindo a patofisiologia e estudos de neuroimagem funcional**
50. Kopelman MD. Crime and amnesia: a review. Behavioral Sciences & the Law. 1987;5(3):323-42.
51. Taylor PJ, Kopelman MD. Amnesia for criminal offences. Psychological Medicine. 1984;14(3):581-8.
52. van der Kolk BA, Fisler R. Dissociation and the fragmentary nature of traumatic memories: overview and exploratory study. J Trauma Stress. 1995;8(4):505-25.
53. Briere J, Conte JR. Self-reported amnesia for abuse in adults molested as children. J Traumatic Stress. 1993;6(1):21-31.
54. Coons PM. Psychogenic or dissociative fugue: a clinical investigation of five cases. Psychological Reports. 1999;84(3):881-6.
55. Zadra A, Desautels A, Petit D, Montplaisir J. Somnambulism: clinical aspects and pathophysiological hypotheses. Lancet Neurol. 2013;12(3):285-94.
56. **Harrison NA, Johnston K, Corno F, Casey SJ, Friedner K, Humphreys K, et al. Psychogenic amnesia: syndromes, outcome, and patterns of retrograde amnesia. Brain. 2017;140(9):2498-510.**
   ⇨ **Revisão de casos de amnésia dissociativa, estabelece os padrões mais comuns de amnésia retrógrada dissociativa e avalia prognóstico da doença**
57. Johnson JG, Cohen P, Kasen S, Brook JS. Dissociative disorders among adults in the community, impaired functioning, and axis I and II comorbidity. J Psychiatr Res. 2006;40(2):131-40.
58. Sar V, Akyüz G, Dogan O. Prevalence of dissociative disorders among women in the general population." Psychiatry Res. 2007;149(1-3):169-76.
59. Coons PM, Milstein V. Psychogenic amnesia: a clinical investigation of 25 cases. Dissociation: Progress in the Dissociative Disorders. 1992;5(2):73-9.

4

Catatonia

José Gallucci Neto
Lécio Figueira Pinto

Sumário

Introdução
Apresentação clínica e diagnóstico
Etiopatogenia
Manejo clínico e exames complementares
Diagnóstico diferencial
Tratamento
Considerações finais
Referências bibliográficas

Pontos-chave

- A catatonia é um fenômeno clínico fascinante que ocorre não só em pacientes com doença psiquiátrica (por exemplo, transtornos de humor, esquizofrenia), mas também em pessoas com doenças neurológicas e outras condições médicas.
- Catatonia é uma síndrome potencialmente fatal.
- Na catatonia estuporosa, a recusa em comer ou beber pode levar à desidratação e ao colapso cardiovascular.
- Na catatonia hiperativa, a atividade motora excessiva pode levar a hipertermia, convulsões ou morte.

INTRODUÇÃO

A catatonia foi descrita pela primeira vez por Karl Ludwig Kahlbaum durante uma palestra em Innsbruck em 1868. Seu trabalho sobre o tema foi publicado após 6 anos, em 1874, numa monografia intitulada "*Die Katatonie oder das Spannungsirresein*"[1]. A descrição inicial de Kahlbaum é de uma condição neurológica com apresentação clínica psiquiátrica (comportamental) com predominância de sintomas de humor e psicóticos cíclicos[1].

Entretanto, após os clássicos estudos de Emil Kraepelin[2] (1859-1926), categorizando a catatonia como um subtipo de demência *praecox*, e a interpretação do estupor catatônico como um "mecanismo de defesa" por Eugen Bleuler[3] (1857-1939), a equação "catatonia = doença mental = esquizofrenia" persistiu na medicina moderna. Desta forma, a catatonia foi equivocadamente considerada uma condição puramente psiquiátrica até o final do século XX. Os trabalhos do psiquiatra Alan Gelenberg desde 1976 tentam desvincular a associação exclusiva da catatonia como um subtipo de esquizofrenia ou com origens puramente psicológicas. Na prática, a catatonia associada a doença mental está mais frequentemente presente em transtornos de humor, transtorno bipolar principalmente, do que na esquizofrenia ou em outras psicoses.

A catatonia não é um diagnóstico etiológico, trata-se de uma síndrome clínica bem descrita e estável na literatura que se caracteriza por dois *clusters* relativamente fixos de sintomas: (1) motores/volitivos – catalepsia, posturas anormais, mutismo e negativismo; e (2) comportamentais – estereotipias, ecofenômenos, obediência automática e verbigeração[4].

Trata-se de condição comum entre pacientes psiquiátricos internados, com taxas variando entre 7 e 31% em seis estudos de prevalência realizados após 1976[5], ocorrendo com mais frequência em pacientes com transtornos de humor em 28 a 31% dos pacientes catatônicos estudados (predomínio de mania ou episódios mistos em três estudos realizados desde 1977)[5]. Apenas 10 a 15% dos pacientes com catatonia têm um diagnóstico subjacente de esquizofrenia conforme cinco estudos que datam de 1932 a 1986[6]. Acredita-se que a catatonia causada por uma condição médica possa ser comum, contudo não há estudos de prevalência sobre o tema. Em unidades psiquiátricas, a frequência de catatonia devido a uma condição médica geral foi de 20 a 25%, com base em três estudos prospectivos de prevalência realizados após 1985[6].

APRESENTAÇÃO CLÍNICA E DIAGNÓSTICO

Uma boa anamnese segue sendo o melhor instrumento para o entendimento da forma de instalação dos sintomas (aguda, subaguda), presença de doença mental ou neurológica preexistente ou ainda condições e comorbidades clínicas relevantes. A "leitura" clínica inicial da apresentação deverá levantar suspeição dos possíveis diagnósticos diferenciais não psiquiátricos a serem investigados. O diagnóstico de catatonia primária a um transtorno mental só poderá ser feito por exclusão de outras patologias sistêmicas e neurológicas, obrigatoriamente, já que o risco do não diagnóstico de encefalites, estado de mal não convulsivo, doenças infectocontagiosas, neoplasias e síndrome neuroléptica maligna implicam risco de morte. É preciso ter em mente que o diagnóstico inicial da catatonia não é simples, em especial naqueles pacientes que se apresentam na fase inicial dos sintomas e sem antecedentes psiquiátricos. Um estudo recente em um serviço neurológico que avaliou pacientes em que o diagnóstico final foi catatonia mostrou que em nenhum deles foi reconhecido o quadro em sua apresentação inicial por residentes de neurologia[4].

As principais características clínicas da catatonia são[7]:

- Catalepsia/postura: mantendo posturas por longos períodos de tempo. Inclui posturas faciais, como *grimacing* (descrito abaixo). Posturas corporais, como travesseiro psicológico (paciente deitado na cama com a cabeça erguida como se estivesse em um travesseiro), deitado em uma posição de picada, sentado com porções superiores e inferiores do corpo torcidos em ângulos retos, segurando os braços.
- Mutismo: redução da produção verbal, nem sempre total nem sempre associada à imobilidade.
- *Grimacing*: posturas ou expressões faciais bizarras.
- Estupor: paciente fica mudo e imóvel e não reage a estímulos do entrevistador e do ambiente.
- Agitação: excitação motora durante a qual o paciente não responde diretamente ao entrevistador (semelhante na apresentação aos efeitos da anestesia dissociativa)
- Negativismo (*gegenhalten*): resistência às manipulações do examinador, seja leve ou vigorosa, com força igual à aplicada, como se estivesse associada ao estímulo das ações do examinador.
- Flexibilidade cérea: a resistência inicial do paciente a um movimento induzido antes de gradualmente permitir-se a si mesmo ser movimentado, semelhante a dobrar uma vela.
- Estereotipias: comportamento motor repetitivo não direcionado a metas. A repetição de frases e frases de forma automática, semelhante a um registro riscado, chamado *verbigeration*, é um estereótipo verbal. O termo neurológico para fala semelhante é palilalia, durante a qual o paciente repete a frase apenas proferida, geralmente com velocidade crescente.
- Obediência automática (*mitgehen*): apesar das instruções em contrário, o paciente permite que a pressão leve do examinador mova seus membros para uma nova posição (pos-

tura), que pode então ser mantida pelo paciente apesar das instruções em contrário.

- Ambitendência: o paciente parece "preso" em um movimento indeciso e hesitante, resultante do examinador contradizendo verbalmente seu próprio sinal não verbal forte, como oferecer sua mão como se apertasse as mãos enquanto afirma: "Não aperte minha mão. Eu não quero que você a movimente".
- Ecofenômenos: inclui ecolalia, na qual o paciente repete as declarações do examinador, e a ecopraxia, na qual o paciente copia espontaneamente os movimentos do examinador ou é incapaz de se abster de copiar os movimentos de teste do examinador, apesar da instrução em contrário.
- Maneirismos: movimentos estranhos e propositais, como dar as mãos como se fossem pistolas, saudando transeuntes, ou exagerados/bizarros.

Os critérios diagnósticos para catatonia segundo o DSM-5 incluem a presença de três ou mais dos sintomas acima[8]. A melhor maneira de confirmar a suspeita diagnóstica é usar a escala de Bush-Francis para catatonia, que está traduzida para o português[9,10]. Outras escalas como a *Braunig Catatonia Rating Scale* e *Modified Roger's Scale* são bem menos utilizadas. A escala de Bush-Francis é composta de 23 itens, sendo os primeiros 14 itens responsáveis pelo *screennig* diagnóstico, dois itens presentes, independentemente da gravidade, fecham o diagnóstico. A graduação dos itens da escala de 0 a 3 pontos classifica a gravidade dos 23 sintomas descritos[11,12].

ETIOPATOGENIA (FATORES DE RISCO, MECANISMOS FISIOPATOLÓGICOS)

A neurobiologia dos sintomas catatônicos é apenas parcialmente conhecida. Lesões focais de diferentes regiões já foram descritas como causa de catatonia, entre elas nos lobos frontais[13], gânglios da base[14], cerebelo e ponte, lobo parietal e corpo caloso. Contudo, é muito raro que uma lesão focal produza catatonia. Alterações metabólicas e tóxicas levam a uma alteração difusa no sistema nervoso central (SNC) e são causas muito mais comuns de catatonia do que lesão única do SNC, sustentando a hipótese de que a catatonia é causada por desregulação de diferentes vias[15]. Ainda, nesses casos de alterações difusas os estudos pós-morte não apresentaram alterações consistentes[6]. A desregulação de sistemas neurotransmissores pode estar envolvida na fisiopatologia da catatonia[15], em especial nos sistemas gabaérgicos, glutamatérgicos e dopaminérgicos envolvendo estruturas frontais, cíngulo anterior, sistema límbico e gânglios da base[16,17].

MANEJO CLÍNICO E EXAMES COMPLEMENTARES

Devemos fazer uma abordagem prática e sistemática dos pacientes que se apresentam com quadro clínico sugestivo de catatonia para o adequado diagnóstico[18]. O primeiro passo é a realização de história clínica, que nesse contexto dependerá muito de familiares e acompanhantes.

Alguns pontos relevantes:

- A história clínica deve ser detalhada.
- Questionar eventos paroxísticos e ou flutuação do quadro, que possam chamar atenção para possibilidade de crises epilépticas não convulsivas.
- Antecedentes médicos e psiquiátricos.
- Uso de medicações, atenção para neurolépticos, medicações com ação serotoninérgica.
- Exame clínico abrangente, incluindo avaliação dos sinais vitais e estabilização do paciente caso necessário.
- Exame neurológico: procurar sinais focais (déficits motores, assimetria de reflexos, pesquisar reflexo cutaneoplantar, motricidade ocular, alterações pupilares), presença de movimentos anormais, mesmo que sutis.

Deverá ser feita na maioria dos casos uma investigação laboratorial ampla, com dosagem de eletrólitos (sódio, cálcio, fósforo, magnésio), função renal e hepática, hemograma, marcadores inflamatórios (VHS e proteína C-reativa), função tireoidiana, enzimas musculares e glicemia. O eletroencefalograma (EEG) ou vídeo-EEG prolongado de 24 horas são mandatórios nos casos com suspeita de estado de mal não convulsivo, antecedente de epilepsia e suspeita de encefalites, porém estas suspeitas raramente são feitas por psiquiatras sem treinamento em neuropsiquiatria. Exames de imagem são úteis para procurar lesões focais e a ressonância magnética de crânio é preferida em relação a tomografia, pela maior capacidade de avaliar alterações mais sutis de sinal e isquemias agudas. O exame de liquor deve ser lembrado sempre nesse contexto, especialmente nos quadros com suspeita de causa infecciosa ou imunomediada, como nas encefalites anti-NMDA, anti-GAD e anti-VGKC. Exames de neuroimagem funcional podem ser úteis, especialmente na ausência de lesões focais nos exames de neuroimagem, porém seu uso deve ser criterioso.

O exame clínico da catatonia pelo psiquiatra deve ser ensinado de forma sistematizada ao residente, como na Tabela 1[19].

Verifique evoluções de enfermagem para obter relatórios do período anterior às últimas 24 horas. Em particular, verifique a ingestão oral de alimentos líquidos e sólidos, gráfico de diurese diária, sinais vitais e quaisquer incidentes. É muito importante estar atento às principais complicações da catatonia como aspiração, desidratação, deficiência nutricional, distúrbios hidroeletrolíticos, perda de peso, trombose venosa profunda, insuficiência renal aguda, úlcera de pressão, infecção pulmonar, urinária e óbito. Neste sentido, faz-se mister precocemente instituir medidas profiláticas e acelerar o processo investigativo diagnóstico.

DIAGNÓSTICO DIFERENCIAL

O diagnóstico diferencial da catatonia é amplo e deve seguir o raciocínio clínico baseado na anamnese, exame psíquico e neurológico iniciais. De forma didática apresentaremos os principais diagnósticos diferenciais na Tabela 2 para melhor visualização.

Os pacientes com catatonia mostram muitas características clínicas que podem ser facilmente confundidas com distúrbios extrapiramidais. Alguns distúrbios neurodegenerativos como demências e síndromes de Parkinson-plus podem apresentar-se com catatonia. Devido à possibilidade de melhora em alguns casos com drogas dopaminérgicas, os neurologistas podem tender a diagnosticar pacientes com catatonia como portadores de parkinsonismo. A Tabela 3[4] ajuda a diferenciar a síndrome extrapiramidal de catatonia no exame neurológico.

Tabela 1 Exame clínico da catatonia

Procedimento	O que se examina
Observe o paciente enquanto tenta participar de uma conversa	Nível de atividade Movimentos Discurso
Examinador coça a cabeça maneira exagerada	Ecopraxia
Tentativa de repostura, instruindo o paciente para "manter o braço solto", "mova o braço alternando força mais leve e mais pesada"	Flexibilidade cérea
Pegue a mão do paciente como se você estivesse examinando seu pulso e deixe a mão "cair"	Postura
Paciente faz exatamente o oposto do que é pedido para fazer; paciente não realiza qualquer ordem	Negativismo ativo Negativismo passivo
Estender a mão solicitando: "Não cumprimente minha mão"	Ambitendência Apreensão forçada
O examinador toca rapidamente a palma da mão do paciente e, ao retirar o dedo, a mão do paciente segue a mão examinador como um ímã	Reação do ímã
Corpo do paciente pode ser colocado em qualquer posição sem qualquer resistência, embora ele tenha sido instruído para resistir a todos os movimentos	Mitmachen
Peça ao paciente para estender o braço. Coloque seu dedo indicador abaixo da mão do paciente e tente levantar lentamente depois de afirmar: "Não me deixe levantar seu braço"	Mitgehen
Simule buscar um alfinete em seu bolso e peça: "Mostre-me sua língua, eu quero enfiar um alfinete nele"	Obediência automática
Verifique se há reflexo de preensão	Grasp reflex
Alguns pacientes se opõem a todos os movimentos passivos com o mesmo grau de força como o que tem sido aplicado pelo examinador (solicitado a cooperar)	Gegenhalten

Fonte: adaptada de Rustad, 2018[19].

Tabela 2 Diagnóstico diferencial inicial entre catatonia primária e secundária

Catatonia primária psiquiátrica	Catatonias secundárias
Transtornos do humor (TAB, depressão)	Neurológica (estado de mal não convulsivo, encefalites, esclerose múltipla, lúpus central, demências, TCE, lesões de tronco cerebral, gânglio basal e próximas ao 3º ventrículo)
Esquizofrenia	Metabólica (disfunção tireoidiana, insuficiência renal, porfirias, cetoacidose diabética)
Transtorno de estresse pós-traumático	Nutricional (pelagra, síndrome de Wernicke, deficiência de vitamina B12)
Transtorno obsessivo compulsivo	Medicamentosa (neurolépticos, opioides, dissulfiram, antidepressivos ISRS e tricíclicos)
Doença neurológica funcional, síndrome dissociativa	Relacionada a drogas (*cannabis*, álcool, fenciclidina)

Fonte: adaptada de Beach e Stern, 2011[20].

Os quadros catatônicos com instabilidade autonômica e hipertermia (antigamente denominados de catatonia letal), são chamados de catatonia maligna e guardam correlato clínico e fisiopatológico provável com a síndrome neuroléptica maligna e hipertermia maligna. Essas condições são muitas vezes indistinguíveis clinicamente e oferecem elevado risco de morbidade e mortalidade. Nestas situações o uso de antipsicóticos é absolutamente proscrito, devendo-se instituir terapêutica de suporte e tratamento imediato com eletroconvulsoterapia (ECT).

TRATAMENTO

O tratamento da catatonia segue três etapas básicas ilustradas no fluxograma da Figura 1. É importante lembrar que o uso de antipsicóticos para catatonia é controverso, com relatos de piora ou evolução para síndrome neuroléptica maligna, portanto não recomendamos o uso dessa classe de psicofármacos como tratamento de primeira linha. Apesar da ausência de ensaios clínicos controlados e randomizados para tratamentos em catatonia[19], os estudos retrospectivos existentes revelam boa resposta, às vezes dramática, com uso em doses altas de benzodiazepínicos e/ou da ECT[20-23]. Os casos de estupor catatônico por síndromes psicóticas tendem a responder menos ao teste com lorazepam, cerca de 50% dos casos respondem apenas, em comparação com o estupor associado a transtornos do humor ou síndromes neurológicas funcionais. No Serviço de Neuropsiquiatria do Instituto de Psiquiatria do Hospital das Clínicas da Faculdade de Medicina da Universidade de São Paulo (IPq-HCFMUSP) seguimos o protocolo adaptado[24] do Maudsley Institute of Psychiatry, Londres e do Massachussetts General Hospital, Boston.

No caso do uso da ECT, sugerimos para catatonia a aplicação da técnica bilateral titulada, pulso breve, com carga de 2,5 vezes o limiar convulsivo, frequência de 2 a 3 vezes na semana num total de 10 a 12 aplicações. ECT de manutenção deve ser avaliado caso a caso. Em casos de refratariedade ao uso de benzodiazepínicos e ausência de serviço de ECT no local, alguns autores[25] propõem duas etapas adicionais possíveis de tratamento (tendo em mente que possuem menor nível de evidência científica). A etapa 4 seria composta do uso de antagonistas de glutamato, por exemplo a memantina (10-20 mg/dia) ou amantadina (100-600 mg/dia). Em uma eventual etapa 5, propõem-se o uso de drogas anticrises como carbamazepina (300-600 mg/dia) ou valproato (500-1.500 mg/dia) e por último a possibilidade do uso de antipsicóticos atípicos numa improvável etapa 6.

CONSIDERAÇÕES FINAIS

A catatonia é uma condição complexa e facilmente mal diagnosticada que pode ser letal apesar da existência de métodos diagnósticos bem estabelecidos (Exame Padronizado de Bush-Francis para Catatonia) e tratamentos eficazes (lorazepam e ECT). É uma síndrome que ocorre não só em pacientes com doença psiquiátrica (por exemplo, transtornos de humor, esquizofrenia), mas também em pessoas com doenças neurológicas e outras condições médicas. Os médicos devem estar atentos às etiologias clínicas e neurológicas da catatonia, pois é uma síndrome encontrada em pacientes com infecções, distúrbios endócrinos, desarranjos metabólicos e distúrbios neuro-

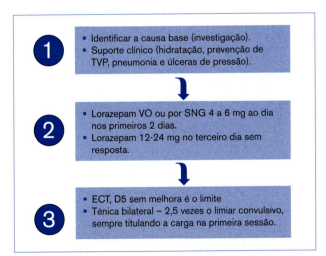

Figura 1 Estratégia de tratamento da catatonia.
ECT: eletroconvulsoterapia; TVP: trombose venosa profunda.
Created with BioRender.com

Tabela 3 Diferenciação entre síndrome extrapiramidal e catatonia

	Síndrome extrapiramidal	Catatonia
Bradicinesia	Presente	Presente
Rigidez	Presente	Presente
Tremor	Presente	Ausente
Olhar fixo ("staring look")	Presente	Ausente
Hipomimia	Presente	Presente
Anormalidade de marcha	Marcha passos curtos	Recusa para andar
Retirada psicomotora	Presente	Presente
Mutismo	Em estágios avançados	Presente
Negativismo	Ausente	Presente
Flexibilidade cérea	Presente	Presente
Catalepsia	Ausente	Presente
Agitação	Presente	Presente
Posturas e maneirismos	Raro	Presente
Ecocaliam, ecopraxia e estupor	Presentes e fases avançadas	Presente
Resposta a levodopa, amantadina	Presente	Presente
Resposta a lorazepam	Ausente	Pronta resposta

Fonte: adaptada de Anand, 2019[4].

lógicos. Assim, o diagnóstico adequado e o tratamento da catatonia requer a utilização de conhecimento amplo da medicina e raciocínio clínico aguçado. A equação equivocada de "catatonia = esquizofrenia" persistiu na medicina moderna[26] e colocou de certa forma os pacientes em risco por receberem antagonistas dopaminérgicos (usado para tratar esquizofrenia) desnecessariamente; esses agentes precipitaram síndrome maligna neuroléptica em diversos casos com catatonia, levando a desfechos desvaforáveis.

Para aprofundamento

- Fink M. Catatonia: a clinician's guide to diagnosis and treatment. Cambridge University Press; 2006.
- Cahalan S. Brain on fire: my month of madness. New York: Simon & Schuster; 2018.
- Stern TA. Learning about catatonia, neuroleptic malignant syndrome, and serotonin syndrome: a programmed text. MGH Psychiatry Academy; 2020.

REFERÊNCIAS BIBLIOGRÁFICAS

1. **Kahlbaum KL. Catatonia. Levi Y, Pridon T, trans. Baltimore: Johns Hopkins University Press; 1973.**
   ⇨ Livro referência no assunto.
2. Kraepelin E. Dementia praecox and paraphrenia. Edinburgh: Livingston; 1919.
3. Bleuler E. The physiogenic and psychogenic in schizophrenia. Am J Psychiatry. 1930; 110(2): 203-211.
4. Anand S, Kumar Paliwal V, Singh LS, Uniyal R. Why do neurologists miss catatonia in neurology emergency? A case series and brief literature review. Clin Neurol Neurosurg. 2019;184:105375.
5. Barnes MP, Saunders M, Walls TJ, Saunders I, Kirk CA. The syndrome of Karl Ludwig Kahlbaum. J Neurol Neurosurg Psychiatr. 1986;49:991-6.
6. Daniels J. Catatonia: clinical aspects and neurobiological correlates. J Neuropsychiatry Clin Neurosci. 2009;21(4):371-80.
7. **Fink M, Taylor MA. Catatonia: a clinician's guide to diagnosis and treatment. Cambridge: Cambridge Press; 2003.**
   ⇨ Capítulo específico sobre catatonia em um manual de referência.
8. Tandon R, Heckers S, Bustillo J, Barch DM, Gaebel W, Gur RE, et al. Catatonia in DSM-5. Schizophr Res. 2013; 150(1): 26-30.
9. **Nunes ALS, Filgueiras A, Nicolato R, Alvarenga JM, Silveira LAS, Silva RA, et al. Development and validation of the Bush-Francis Catatonia Rating Scale – Brazilian version. Arq Neuro-Psiquiatr., São Paulo , v. 75, n. 1, p. 44 -49, Jan. 2017.**
   ⇨ Validação da escala mais recomendada para validação diagnóstica da catatonia.
10. Bush G, Fink M, Petrides G, Dowling F, Francis A. Catatonia I: rating scale and standardized examination. Acta Psychiatr Scand. 1996;93:129-36
11. Bush G, Fink M, Petrides G, Dowling F, Francis A. Catatonia II: treatment with lorazepam and electroconvulsive therapy. Acta Psychiatr Scand. 1996;93:137-43.
12. Bush G, Petrides G, Francis A. Catatonia and other motor syndromes in a chronically hospitalized psychiatric population. Schizophr Res. 1997;27:83-92.
13. Alexander GE, DeLong MR, Strick PL. Parallel organization of functionally segregated circuits linking basal ganglia and cortex. Annu Rev Neurosci. 1986;9:357-81.
14. Cummings JL. Frontal-subcortical circuits and human behavior. Arch Neurol. 1993;50:873-80.
15. Ingvar DH. Memory of the future: an essay on the temporal organization of conscious awareness. Hum Neurobiol. 1985;4:127-36.

16. Mann SC, Caroff SN, Fricchione G, Campbell EC. Central dopamine hypoactivity and the pathogenesis of neuroleptic malignant syndrome. Psychiatric Annals. 2000;30:363-74.

17. Lhermitte F, Pillon B, Serdaru M. Human autonomy and the frontal lobes, part I: imitation and utilization behavior: a neuropsychological study of 75 patients. Ann Neurol. 1986;19:326-34.

18. Taylor MA, Fink M. Catatonia in psychiatric classification: a home of its own. Am J Psychiatry. 2003;160:1233-41.

19. **Rustad JK, Landsman HS, Ivkovic A, Finn CT, Stern TA. Catatonia: an approach to diagnosis and treatment. Prim Care Companion CNS Disord. 2018;20(1):17f02202.**
   ⇨ **Relato de caso descritivo com interessante revisão sobre catatonia.**

20. Beach SR, Stern TA. "Playing possum:" differential diagnosis, workup, and treatment of profound interpersonal withdrawal. Psychosomatics. 2011;52(6):560-2.

21. Fink M. Rediscovering catatonia: the biography of a treatable syndrome. Acta Psychiatr Scand Suppl. 2013;127(441):1-47.

22. Rogers DR. Catatonia: a contemporary approach. J Neuropsychiatry Clin Neurosci. 1991;3(3): 334-40.

23. Gelenberg AJ. The catatonic syndrome. Lancet. 1976;1(7973):1339-41.

24. Taylor DM, Barnes TRE, Young AH. Catatonia. In: The Maudsley prescribing guidelines in psychiatry (The Maudsley Prescribing Guidelines Series), 13th ed. Philadelphia: Wiley-Blackwell; 2018. p. 107-109.

25. Beach SR, Gomez-Bernal F, Huffman JC, Fricchione GL. Alternative treatment strategies for catatonia: a systematic review. Gen Hosp Psychiatry. 2017;48:1-19.

26. Kraam A. On the origin of the clinical standpoint in psychiatry, Dr. Ewald Hecker in Gorlitz. Hist Psychiatry. 2004;15(59pt 3):345-60.

5

Doença de Parkinson e outros transtornos do movimento

Leandro da Costa Lane Valiengo
Egberto Reis Barbosa

Sumário

Introdução
Doença de Parkinson
    Etiopatogenia
    Manifestações clínicas
    Diagnóstico
    Tratamento
Coreias
    Classificação
    Doença de Huntington
Transtornos funcionais do movimento
Considerações finais
Vinheta clínica
Para aprofundamento
Referências bibliográficas

Pontos-chave

- A doença de Parkinson (DP) se manifesta basicamente por meio de uma combinação de alterações motoras e não motoras, sendo que as manifestações motoras são representadas pela síndrome parkinsoniana; e entre as não motoras destacam-se a depressão e o comprometimento cognitivo que apresentam características próprias nesta doença.
- O diagnóstico da DP é baseado na caraterização da síndrome parkinsoniana, na exclusão das formas secundárias de parkinsonismo e na diferenciação d outras formas de parkinsonismo atípico. O diagnóstico é fundamentalmente baseado no quadro clínico, mas exames complementares e resposta ao tratamento oferecem subsídios para sua definição.
- O tratamento da DP ainda é sintomático e baseado essencialmente na reposição de dopamina, que habitualmente é feita com levodopa e agonistas de dopamina.
- Em uma pequena parcela dos casos, obedecendo a critérios específicos, pode ser indicado o tratamento cirúrgico para a DP.
- Entre as causas de coreia de interesse psiquiátrico destaca-se a doença de Huntington (DH), que se apresenta com uma combinação de alterações motoras, cognitivas e comportamentais.
- Os transtornos funcionais do movimento são de prevalência relevante e de difícil caracterização, levando a frequentes erros diagnósticos.

INTRODUÇÃO

Entre as doenças neuropsiquiátricas degenerativas que se manifestam como transtornos do movimento, destacam-se as que se manifestam com quadro parkinsoniano: doença de Parkinson e parkinsonismos atípicos (estes serão mencionados adiante). Neste capítulo será dada preferência, pela sua prevalência, à abordagem da doença de Parkinson.

Entre os outros diversos tipos de transtornos do movimento, foram selecionados os de maior interesse no âmbito da psiquiatria: as coreias, com destaque para a doença de Huntington (DH) e os transtornos funcionais do movimento. As distonias de interesse no campo da psiquiatria são as induzidas por drogas no contexto das discinesias tardias, que serão abordadas no tópico referente aos transtornos do movimento induzidos por drogas. Outra condição neuropsiquiátrica manifestada por transtornos do movimento é a síndrome de Tourette, que será enfocada num tópico específico.

DOENÇA DE PARKINSON

Etiopatogenia

A doença de Parkinson (DP) é a segunda doença neurodegenerativa mais comum, acometendo de 2-3% da população acima dos 65 anos[1]. A manifestação da DP tem caráter predominantemente motor, é progressiva e ligeiramente mais comum no gênero masculino. Anormalidades não motoras como distúrbios cognitivos, psiquiátricos e autonômicos, hiposmia, fadiga e dor também podem ocorrer, sendo que algumas delas podem preceder as alterações motoras. A DP geralmente surge após os 50 anos, sendo considerada de início precoce quando se instala antes dos 40 anos (cerca de 10% dos casos) e juvenil antes dos 20 anos (extremamente rara).

Na etiologia da DP, interagem de forma complexa fatores genéticos, ambientais e o próprio envelhecimento. Em cerca de 10-15% dos casos a moléstia é de natureza genética.

Considera-se atualmente que na etiopatogenia da DP, há uma participação decisiva de depósitos anormais da alfasinucleína, proteína de ação pré-sináptica. Admite-se que, sob a influência dos fatores etiológicos, ocorram alterações estruturais na molécula dessa proteína que favorecem a sua agregação e o acúmulo em populações neuronais mais suscetíveis, tais como substância negra e *locus ceruleus*, entre outras, levando à disfunção de organelas e sistemas celulares que acarretam a morte neuronal[2]. Portanto, a DP é considerada uma proteinopatia da classe das sinucleinopatias, juntamente com demência com corpos de Lewy e a atrofia de múltiplos sistemas.

O estudo de Braak et al. indica que as manifestações pré-motoras da DP estão relacionadas ao acometimento de estruturas do bulbo e ponte no tronco cerebral, além do sistema olfatório[3]. Portanto, o processo degenerativo na DP parece ter uma progressão caudocranial, iniciando-se no tronco cerebral baixo (fase pré-motora), evoluindo de forma ascendente, passando pelo mesencéfalo (fase motora) até atingir estruturas corticais que integram funções cognitivas (fase avançada). Estudos mais recentes sugerem que na DP, o acúmulo de alfasinucleína pode se iniciar no sistema nervoso entérico, com progressão ascendente pelo sistema vagal até o núcleo dorsal do nervo vago e, posteriormente, atingir estruturas mais rostrais[4]. Há ainda indícios de que essa proteinopatia possa propagar-se entre os neurônios por mecanismo semelhante ao das doenças priônicas[5].

Considerando-se esses novos conceitos referentes à história natural da DP, entende-se que o diagnóstico da DP é estabelecido com base nas alterações motoras e que o processo degenerativo subjacente já se instalou anos antes.

As manifestações motoras da DP decorrem principalmente da perda progressiva de neurônios da parte compacta da substância negra. A degeneração nesses neurônios é irreversível e resulta na diminuição da produção de dopamina, acarretando alterações funcionais no circuito dos núcleos da base. Conforme assinalado anteriormente, manifestações não motoras da doença, tais como hiposmia, constipação intestinal, depressão e transtorno comportamental da fase REM (*rapid eye movement*) do sono, podem estar presentes anos antes do surgimento das alterações motoras[6]. Na Figura 1 estão representadas, em uma linha do tempo, as principais manifestações motoras e não motoras ao longo da evolução da DP.

Manifestações clínicas

Manifestações motoras

Na DP, a principal manifestação clínica é a síndrome parkinsoniana, decorrente do comprometimento da via dopaminérgica nigroestriatal. Na DP, ainda que o quadro clínico seja dominado pelas manifestações motoras representadas pela síndrome parkinsoniana, alterações não motoras, algumas já mencionadas, frequentemente estão presentes e decorrem em grande parte do envolvimento de estruturas fora do circuito dos núcleos da base.

A síndrome parkinsoniana é um dos mais frequentes tipos de distúrbio do movimento e apresenta-se com quatro componentes básicos: bradicinesia, rigidez, tremor de repouso e instabilidade postural.

A bradicinesia é caracterizada essencialmente por lentidão e redução da amplitude de movimentos voluntários e automáticos. A bradicinesia se manifesta em território cranial por redução da expressividade facial (hipomimia). A bradicinesia

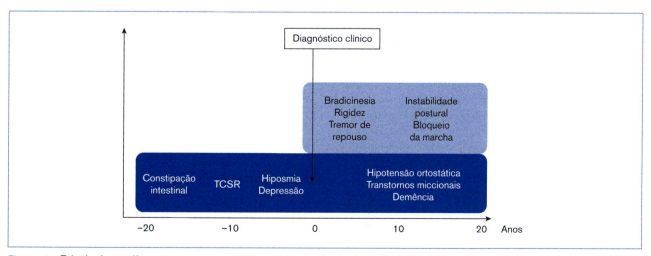

Figura 1 Principais manifestações motoras e não motoras ao longo da evolução da DP.
TCSR: transtorno comportamental do sono REM.

associada à rigidez, acometendo a região oral, faríngea e laríngea, acarreta a redução da deglutição automática da saliva, levando ao acúmulo da mesma na cavidade bucal e à perda pela comissura labial (sialorreia), à disfagia e à disartrofonia.

A rigidez ou hipertonia plástica pode ser detectada pela resistência à movimentação do membro afetado e acomete preferencialmente a musculatura flexora, determinando alterações típicas da postura, com anteroflexão do tronco e semiflexão dos membros (postura simiesca).

A marcha parkinsoniana é caracterizada por redução da amplitude dos passos e/ou arrastar os pés e pela perda dos movimentos associados dos membros superiores, caracterizando a marcha "em bloco".

Outras alterações da marcha eventualmente presentes na síndrome parkinsoniana são a festinação (aceleração involuntária da marcha) e o bloqueio da marcha (freezing).

O tremor parkinsoniano é clinicamente descrito como de repouso, com frequência variando de 4-6 ciclos por segundo, e costuma envolver preferencialmente as mãos.

A instabilidade postural é decorrente da perda de reflexos de readaptação postural, evidenciando-se em mudanças bruscas de direção durante a marcha. Evidências indicam que a instabilidade postural na DP esteja relacionada a alterações na circuitaria que envolve os núcleos da base e o núcleo pedúnculo-pontino na transição ponto-mesencefálica, que é o núcleo essencialmente colinérgico e também implicado nos transtornos da marcha anteriormente referidos[7].

Manifestações não motoras

As manifestações não motoras na DP podem ser agrupadas em quatro tipos: neuropsiquiátricas, autonômicas, distúrbios do sono e outras.

Entre as manifestações neuropsiquiátricas, as mais relevantes são a depressão e o declínio cognitivo (a demência na DP será tema de um tópico específico neste livro), embora ansiedade e apatia também possam estar presentes.

A prevalência de depressão em pacientes com DP é de 20-35%[8] e a incidência de 1 ano de depressão menor é de 18%[9]. A depressão pode se manifestar a qualquer momento, desde a fase pré-motora até os estágios finais da doença[10]. A depressão em pacientes com DP geralmente envolve: apatia, anedonia, sintomas somáticos e neurovegetativos, fadiga, dificuldade de concentração e insônia. Muitos desses sintomas podem fazer parte da DP, tornando um desafio identificar a depressão clínica em pacientes com DP[11]. Os principais fatores de risco para depressão são: mulheres, gravidade dos sintomas motores, ocorrência de complicações motoras, dosagem de medicamentos dopaminérgicos, declínio cognitivo e demência, episódios psicóticos, ansiedade e distúrbios do sono[11,12].

Na depressão decorrente da DP, sintomas como irritabilidade e disforia são mais frequentes do que na depressão maior não relacionada à DP, enquanto as tentativas de culpa, autoculpa e suicídio são menos comuns[13]. As alterações nos sistemas dopaminérgico, noradrenérgico e serotoninérgico têm papel na fisiopatologia da depressão em pacientes com DP, como: redução no transportador de dopamina em regiões do estriado e límbica, diminuição da inervação do serotonina no prosencéfalo, redução na inervação dopaminérgica e noradrenérgica no *locus ceruleus*, tálamo e sistema límbico, bem como um aumento na perda neuronal e gliose no *locus ceruleus*[14]. As reações psicológicas após o diagnóstico de DP ou deficiência associada à DP também desempenham um papel no desencadeamento da depressão[15]. O tratamento da depressão associada à DP pode ser feito com antidepressivos. Os inibidores seletivos da recaptação de serotonina têm eficácia para depressão na DP, ajudando também nas atividades da vida diária e da função motora[14,16]. Os inibidores da recaptação de serotonina e da noradrenalina também podem ser usados, no entanto, melhorias nos sintomas motores permanecem pobres, embora possam ajudar em quadros dolorosos concomitantes[16]. Além dessas duas classes de antidepressivos, há evidências de eficácia para os tricíclicos e inibidores da monoamina oxidase B (iMAO-B)[17]. Uma vantagem do iMAO-B é que eles também podem ajudar no tratamento dos sintomas motores da DP. Os antidepressivos tricíclicos também são bons para melhorar a depressão na DP, embora possam ser mais sedativos[14]. Além dos antidepressivos, a terapia cognitiva comportamental pode ser uma alternativa para melhorar a depressão, havendo, inclusive, melhora das funções executivas nesses pacientes[18].

Outro aspecto psiquiátrico importante na DP é a prevalência de ideação suicida de aproximadamente 17-30% entre aqueles com DP, o que é duas vezes maior que na população em geral[19]. A taxa de conclusão da tentativa de suicídio relatada foi de 0,7-4,3%[20]. Os fatores de risco para suicídio são: homens, início generalizado de sintomas motores, depressão, transtorno psiquiátrico comórbido, dose mais alta de levodopa e presença de estimulação cerebral profunda (DBS, *deep brain stimulation*) no núcleo subtalâmico[14,21]. Entre os pacientes tratados com DBS, o comportamento suicida aparece estar associado à depressão pós-operatória e/ou alteração da regulação dos impulsos[21]. Pacientes com DP que conseguiram se suicidar eram mais jovens e tinham menos comorbidades, melhor cognição, menores escores de escalas motoras, menor estágio de gravidade e maior uso de entacapone do que os seus homólogos. Após implantação do DBS no núcleo subtalâmico, a estimulação dopaminérgica é reduzida após a redução da dose do medicamento, podendo estar relacionada ao suicídio. O tratamento da ideação suicida tem como alvo os transtornos psiquiátricos relacionados ao suicídio como: depressão, impulsividade ou ansiedade[14]. O manejo adequado da flutuação motora também é importante para prevenir o suicídio de pacientes relativamente jovens e com bom funcionamento cognitivo e poucas comorbidades[22]. A avaliação pré-operatória, incluindo avaliações psicossociais que enfoquem os possíveis riscos suicidas antes do tratamento com DBS no núcleo subtalâmico, é recomendada como medida preventiva[21].

A ansiedade parece ser subdiagnosticada e subtratada em pacientes com DP devido a vários fatores como: sobreposição de sintomas com características motoras e cognitivas da DP, complexidade do diagnóstico, dificuldade de acesso a recursos de saúde, bem como subnotificação de sintomas por pacientes e cuidadores[23]. A prevalência de ansiedade em pacientes com DP é alta, de 60%; uma frequência maior que a encontrada nos controles da mesma comunidade[10]. Os principais fatores associados consistem em: mulheres; idade mais jovem de início de sintomas da DP; fatores psicossociais, como medo de não poder funcionar ou ficar constrangido devido à exposição de sintomas motores; e fatores biológicos, que estão relacionados ao cérebro e a substâncias químicas[10]. A degeneração dos núcleos subcorticais nas vias de dopamina ascendente, bem como alterações nas vias de noradrenalina e de serotonina nos circuitos dos gânglios frontobasais pode ser responsável por sintomas de ansiedade[15]. Os tratamentos farmacológicos consistem em, principalmente, inibidores seletivos da recaptação de serotonina, benzodiazepínicos e buspirona[14]. Como intervenção não farmacológica, a terapia cognitiva comportamental pode ser uma opção de tratamento[14]. O ajuste das medicações antiparkinsonianas pode ser útil por diminuir as flutuações motoras que pioram o quadro de ansiedade.

A psicose pode ocorrer em pacientes com DP. O sintoma mais comum é a alucinação, que é frequentemente apresentada como visual, com conteúdo de pessoas e objetos animados ou inanimados – geralmente de característica nítida, o que não costuma acontecer nas psicoses primárias[14]. Nos estágios iniciais, os pacientes estão cientes da alucinação com crítica preservada[14,24]. Já nos estágios avançados, a psicose se manifesta como alucinação e ilusões não visuais, bem como alucinação visual[24]. O conteúdo dos delírios geralmente consiste em: culpa, grandiosidade, referência, ideia religiosa, perseguição, ciúme e roubo[14]. A síndrome de falsa identificação, como a de Capgras, também pode ser apresentada[25]. Os fatores de risco para psicose incluem: mulheres, terapia com agonista da dopamina, uso de medicamentos anticolinérgicos, declínio cognitivo, alterações comportamentais do sono REM e mutações no gene da glicocerebrosidase[10,14,25].

A psicose aumenta o risco de demência, assim como o declínio cognitivo também é um dos fatores de risco para a demência[25]. A explicação neurobiológica para o quadro psicótico na DP consiste na diminuição da concentração de dopamina na retina, no afinamento da camada de células ganglionares da retina no olho dominante, na presença de corpúsculos de Lewy na amígdala e no giro para-hipocampal, no alto nível de placas amiloides e em tau nas áreas frontal, parietal e hipocampal[10,25].

É difícil discriminar entre psicose *de novo*, psicose induzida por drogas e formas combinadas de psicose. Cerca de 30% dos pacientes tratados com dopaminérgicos têm psicose induzida por drogas. Uma redução na medicação é frequentemente a primeira opção para tratar a psicose na DP[10,25]. Se a psicose da DP não melhorar, reduzir a dose de antipsicóticos atípicos é frequentemente considerado. Um estudo de neuroimagem mostrou que pacientes com DP que apresentam alucinações visuais têm quantidade elevada de receptores de serotonina 2A (5-HT2A) nas áreas de processamento visual[26]. Outras opções para o tratamento consistiriam no uso de antipsicóticos atípicos com pouca chance de piora dos sintomas extrapiramidais,

como quetiapina ou clozapina. Apesar da quetiapina ser o mais utilizado, ensaios clínicos randomizados e duplo-cegos não demonstraram sua eficácia no tratamento da psicose na DP[27,28]. A clozapina se mostrou eficaz nesse quesito, sendo só necessária a monitorização com hemograma semanal para evitar uma neutropenia[29]. Outras opções terapêuticas consistem em uso de inibidores da colinesterase quando há comprometimento cognitivo junto com a psicose[14] e eletroconvulsoterapia em casos refratários.

A apatia, definida como uma acentuada perda de motivação não atribuível ao sofrimento emocional, ao comprometimento intelectual ou à diminuição do nível de consciência, é observada em todo o espectro de distúrbios neurocognitivos[30,31]. A prevalência de apatia na DP é de 16,5-40,0%; podendo se manifestar no estágio inicial da DP[14].

A apatia entre pacientes sem tratamento com DP em estágio inicial está associada a sintomas motores mais graves, pior estado cognitivo e baixa qualidade de vida[24]. A apatia associada à gravidade dos sintomas motores pode ser causada pelo esgotamento da dopamina na via nigroestriatal[32]. A atrofia do núcleo do accumbens esquerdo e a redução da densidade de massa cinzenta no giro do cíngulo e no giro frontal inferior são sugeridos como mecanismos fisiopatológicos[24]. Os tratamentos farmacológicos sugeridos são rivastigmina e o agonista da dopamina piribedil, cuja dose de até 300 mg por dia levou a uma redução de 34,7% nos escores de apatia em 12 semanas, como relatado em ensaio clínico[33,34]. Metilfenidato, modafinil e antidepressivos estimulantes, incluindo a bupropiona, podem ser usados para tratar a síndrome da apatia[14].

O transtorno de controle do impulso (TCI) é bastante comum na DP, com prevalência relatada de 35,9-60,0%, e está especialmente relacionado ao uso de agonistas dopaminérgicos[24]. Os sintomas são variados e podem ser compulsivos, como: jogos de azar, compras, comportamento sexual, criatividade e alimentação. O TCI é uma das principais razões para encaminhamento ao departamento psiquiátrico, pois pode levar a graves problemas financeiros, jurídicos ou consequências psicossociais[35]. Os fatores de risco são idade jovem, terapia dopaminérgica, homens, alcoolismo prévio, história de depressão e ansiedade, sintoma do TCI antes da DP e uso de DBS[36].

A relação temporal dos sintomas com a terapia dopaminérgica é uma pista, podendo ser um fator desencadeador ou de piora e devendo ser abordada inclusive pensando no tratamento[36]. Estudos com neuroimagem demonstram diferenças na região do estriado ventral (hiperfuncionamento) e córtex pré-frontal (hipofuncionamento) entre pacientes com DP e TCI, em comparação a pacientes apenas com DP[37].

A redução da dose ou a descontinuação do agonista da dopamina é uma das opções de tratamento[24]. Existem evidências limitadas em relação ao uso do valproato e da zonisamida[36].

Entre as alterações autonômicas, as mais relevantes são: as gastrointestinais (obstipação intestinal, gastroparesia e disfagia), a hipotensão postural e a disfunção vesical. Podem estar presentes ainda: seborreia, disfunção erétil e alterações da termorregulação[38].

A sialorreia e a disfagia estão relacionadas a alterações do complexo mecanismo de deglutição, sobre o qual interferem a bradicinesia, a rigidez e as disfunções autonômicas.

Os principais transtornos do ciclo sono-vigília estão representados na Figura 2. Os transtornos noturnos estão presentes em cerca de 20-40% dos pacientes com DP, enquanto sonolência diurna afeta cerca de 30 % dos pacientes[39,40].

Entre as outras manifestações não motoras da DP estão a redução do olfato (hiposmia), a dor (geralmente secundária às alterações motoras) e a fadiga.

A hiposmia está presente em cerca de 80-90% dos pacientes com DP e pode ser um dado clínico útil para distinguir a DP do tremor essencial ou outras formas de parkinsonismo degenerativo (paralisia supranuclear progressiva e degeneração corticobasal), condições nas quais o olfato está geralmente preservado[41].

Diagnóstico

O diagnóstico da DP é essencialmente fundamentado em dados clínicos e os exames complementares têm como maior finalidade descartar condições que podem ser confundidas.

O diagnóstico da doença na fase pré-motora ou prodrômica da DP ainda não pode ser estabelecido com segurança, mas há uma proposição da Movement Disorders Society[6] de critérios diagnósticos para essa fase da moléstia, para fins de pesquisa.

O diagnóstico da DP envolve três passos, conforme proposto por Gibb e Lees[42] (Figura 3):

- A caracterização da síndrome parkinsoniana.
- A identificação da causa do parkinsonismo e, portanto, a exclusão de formas secundárias decorrentes de causas específicas e de formas atípicas de parkinsonismo relacionadas a afecções neurodegenerativas da meia-idade.
- A confirmação do diagnóstico clínico, com base na resposta terapêutica à levodopa e na evolução da doença.

Passo 1: caracterização da síndrome parkinsoniana

Conforme mencionado anteriormente, a síndrome parkinsoniana tem quatro componentes básicos: bradicinesia, rigidez, tremor de repouso e instabilidade postural. Nos critérios diagnósticos para DP propostos recentemente pela Movement Disorders Society[43], pelo menos dois desses componentes, excluída

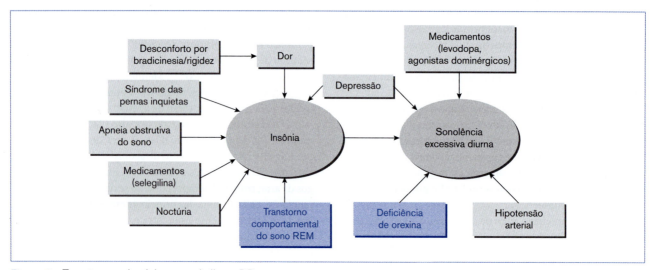

Figura 2 Transtornos do ciclo sono-vigília na DP.
Em azul, estão os transtornos primariamente decorrentes das alterações neurobiológicas da doença de Parkinson.

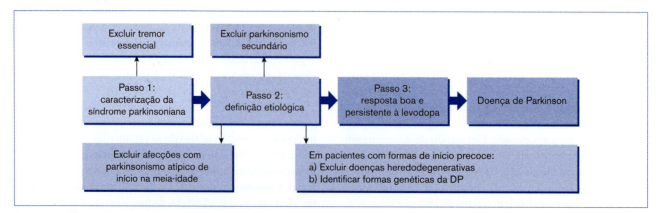

Figura 3 Diagnóstico da doença de Parkinson (DP).

a instabilidade postural (que não está presente na fase inicial da doença), são necessários para a caracterização da síndrome.

O tremor da DP se diferencia do tremor essencial (TE), condição muito mais frequente que a DP e geralmente de evolução benigna. O TE se manifesta como um tremor cinético-postural simétrico (ou com discreta assimetria), geralmente nos membros superiores, mas podendo acometer o segmento cefálico (tremor em afirmação ou negação) e a fala. Assim, a DP geralmente se instala acima de 50 anos, com história familiar positiva em 30-40% dos casos, e melhora sob efeito de bebidas alcoólicas e fármacos como betabloqueadores e primidona.

É relevante observar que na DP, a síndrome parkinsoniana acomete inicialmente um hemicorpo, geralmente iniciando-se pelo membro superior e ao longo da evolução, após meses ou anos, estende-se para o outro lado do corpo. O acometimento bilateral desde o início da instalação da síndrome parkinsoniana é um dado clínico que levanta suspeitas contra o diagnóstico de DP, bem como sugere formas secundárias de parkinsonismo ou parkinsonismo degenerativo atípico.

Deve-se considerar ainda que manifestações não motoras, tais como hiposmia, constipação intestinal, depressão e transtorno comportamental do sono REM, frequentemente já estão presentes quando se instala a síndrome parkinsoniana e a sua identificação pode auxiliar no diagnóstico da DP.

Passo 2: identificação da causa da síndrome parkinsoniana

A identificação da causa da síndrome parkinsoniana implica no reconhecimento de causas específicas (parkinsonismo secundário) ou de formas atípicas de parkinsonismo degenerativo. Excluídas essas possibilidades, resta somente uma forma primária de parkinsonismo, ou seja, a DP.

Parkinsonismo secundário

As principais causas de parkinsonismo secundário se encontram no Quadro 1.

Quadro 1 Principais causas de parkinsonismo secundário

- Neurolépticos, antieméticos (benzamidas), bloqueadores de canais de cálcio (cinarizina, flunarizina), amiodarona, lítio, ciclosporina, antidepressivos inibidores de recaptação de serotonina e duais, meperidina.
- Intoxicações exógenas: manganês, monóxido de carbono, dissulfeto de carbono, metil-fenil-tetrahidroperidina (MPTP), metanol, organofosforados, herbicidas (paraquat, rotenona, glifosfato).
- Infecções: encefalites virais, neurocisticercose e síndrome da imunodeficiência adquirida.
- Doença vascular cerebral.
- Afecções autoimunes do SNC.
- Traumatismo crnioencefálico.
- Processos expansivos do SNC.
- Hidrocefalia.
- Distúrbios metabólicos (p. ex., hipoparatireoidismo).

SNC: sistema nervoso central.

A mais importante causa de parkinsonismo secundário é a exposição a drogas que podem agir no sistema nervoso central (SNC) como agentes bloqueadores de receptores dopaminérgicos. O parkinsonismo induzido por drogas é tema de um tópico específico neste livro.

Várias das outras causas de parkinsonismo secundário que constam no Quadro 1 podem ser identificadas por dados da história do paciente ou exames de neuroimagem (p. ex., processos expansivos do SNC, hidrocefalia e calcificação de núcleos da base).

Parkinsonismo atípico

O parkinsonismo atípico ou parkinsonismo-*plus* é a denominação para doenças neurodegenerativas nas quais uma síndrome parkinsoniana, geralmente apenas expressada por acinesia e rigidez (sem tremor), associa-se a distúrbios autonômicos, cerebelares, piramidais, de neurônio motor inferior, de motricidade ocular extrínseca ou ainda comprometimento cognitivo precoce. O parkinsonismo atípico, ao contrário do que ocorre com a DP, geralmente instala-se de forma simétrica, conforme anteriormente mencionado, e responde mal a drogas de efeito antiparkinsoniano, inclusive a levodopa. Essa forma de parkinsonismo degenerativo está presente em um grupo de moléstias neurológicas constituído pelas seguintes afecções: paralisia supranuclear progressiva, atrofia de múltiplos sistemas, degeneração corticobasal e demência com corpos de Lewy (que será abordada em tópico à parte neste livro).

Essas doenças neurodegenerativas são as que oferecem maiores dificuldades para serem distinguidas da DP, pois assim como na forma clássica dessa moléstia, instalam-se na meia-idade e com quadro neurológico inicial muito parecido com o da DP.

Diagnóstico diferencial

Nas formas da DP de início precoce, que representam cerca de 10-15% dos casos, o quadro de diagnósticos diferenciais é bastante distinto da DP, que se instala na meia-idade, e é representado pelas afecções degenerativas ou dismetabólicas, geralmente de causa genética, que constam no Quadro 2.

Quadro 2 Diagnóstico diferencial do parkinsonismo de instalação precoce

- Formas genéticas da DP.
- Doença de Wilson.
- Formas genéticas de distonia associadas ao parkinsonismo.
- Calcificação estriato-pálido-denteada (síndrome de Fahr).
- Degeneração palidal (pura ou dentato-rubral-palido-luysiana).
- Neuroacantocitose.
- Atrofias espinocerebelares (tipos 2, 3 e 17).
- Demência frontotemporal com parkinsonismo (Cr/17).
- Forma rígida da doença de Huntington (variante de Westphal).
- Pré-mutação do gene do X frágil.

As formas genéticas da DP, geralmente instaladas antes dos 40 anos, são de descrição mais recente e se revestem de grande importância por sua contribuição para o avanço dos conhecimentos a respeito da etiopatogenia da DP e, na prática, pela orientação a ser dada para os familiares e pacientes diante da questão da hereditariedade.

Atualmente, mais de 20 loci relacionados à DP são conhecidos e, em grande parte deles, os genes estão identificados. O primeiro *locus* (PARK1) foi descoberto em 1996, localizado no cromossomo 4; e o gene, que codifica a alfasinucleína, foi identificado pelo mesmo grupo de pesquisadores no ano seguinte[44]. Pouco tempo depois da descrição do PARK1, outra forma familiar, mas recessiva, de DP, foi associada a um gene (PARK2) localizado no cromossomo 6. Esse gene codifica uma proteína denominada parkin, encontrada em grande concentração no encéfalo, inclusive na substância negra. O PARK2 é a causa de 10-20% dos casos de DP de início precoce[45]. Outra forma genética de grande relevância pela frequência em pacientes com doença de DP familiar é o PARK8 (mutações do gene da *leucin rich repeat kinase 2* – LRRK2), que tem transmissão autossômica dominante com penetrância relacionada à idade[46]. Na maior parte dos casos, a doença se manifesta depois dos 40 anos com fenótipo similar ao da forma clássica da DP.

Estudos recentes demonstram de forma consistente relações entre a DP e as mutações no gene da glicocerebrosidade que causam a doença de Gaucher. Sidransky et al. mostraram que a razão de risco para a presença de alguma mutação no gene da glicocerebrosidade é 5 vezes maior em pacientes com DP do que em controles[47].

Em pacientes com parkinsonismo de início precoce, a doença de Wilson deve sempre ser suspeitada e investigada por meio do estudo do metabolismo do cobre e da pesquisa do anel de Kayser-Fleischer na córnea, pois comporta tratamento específico[48].

Passo 3: confirmação do diagnóstico de DP

A boa resposta às drogas de ação dopaminérgica, especialmente a levodopa, é um critério obrigatório para confirmação do diagnóstico da DP. Entretanto, pacientes com outras doenças que se manifestam com parkinsonismo podem apresentar resposta positiva a essas drogas, ainda que inferior à observada na DP.

A evolução da DP é lenta, de modo que sob tratamento os pacientes se mantêm independentes pelo menos nos cinco primeiros anos após a instalação das manifestações motoras da moléstia. Portanto, diante de uma evolução desfavorável, com limitações motoras graves após poucos anos do início da doença, o diagnóstico de DP deve ser colocado em dúvida.

Outro aspecto a ser valorizado como confirmatório do diagnóstico de DP é o aparecimento, em longo prazo, de discinesias induzidas por levodopa.

Exames complementares

Como mencionado anteriormente, o diagnóstico da DP se apoia amplamente na anamnese, no exame neurológico e no acompanhamento do paciente. Exames de neuroimagem estrutural, como a ressonância magnética e a tomografia computadorizada de crânio, são utilizados como auxílio para exclusão dos diagnósticos diferenciais.

Os exames de neuroimagem funcional, como PET (*positron emission tomography*) e o SPECT (*single photon emission computed tomography*) utilizam métodos cintilográficos com marcadores da levodopa (^{18}F-DOPA e outros) ou do transportador de dopamina (^{99m}Tc-TRODAT e outros). Na DP, há uma deficiência dopaminérgica com redução da captação do radioisótopo no estriado, principalmente no putâmen. Isso ajuda a diferenciar a DP do TE, no qual a captação do radioisótopo é normal. Entretanto, esses exames cintilográficos não permitem diferenciar a DP de outros tipos de parkinsonismo degenerativo ou mesmo de certas formas de parkinsonismo secundário.

Outro exame complementar que pode ser utilizado como meio auxiliar no diagnóstico da DP é a ultrassonografia transcraniana, um método não invasivo, de custo mais baixo que as cintilografias e já introduzido em nosso meio há alguns anos[49]. A ultrassonografia transcraniana permite avaliar a ecogenicidade do tecido cerebral, através do osso temporal. A substância negra é identificada no plano mesencefálico como uma estrutura com o formato de uma borboleta de baixa ecogenecidade envolta pelas cisternas da base, que são hiperecogênicas[50].

Mais de 90% dos portadores da DP apresentam hiperecogenicidade da substância negra, embora esse tipo de alteração possa ser encontrado também em cerca de 10% de grupos de controle. Esse exame também pode ser útil na diferenciação entre DP e TE.

O exame do olfato pela aplicação de testes padronizados é outro meio auxiliar no diagnóstico da DP, visto que está definitivamente comprovado que a maioria dos pacientes com DP, por ocasião do início das manifestações motoras, já apresenta grave déficit olfatório, o que não ocorre em pacientes com parkinsonismo atípico ou TE[41].

Mais recentemente, foi descrita uma particularidade em imagens de ressonância magnética que parece diferenciar a DP de parkinsonismos secundários, como o parkinsonismo induzido por drogas[51]. Na sequência SWI ou T2* no aparelho 3 Tesla, indivíduos normais têm uma imagem do nigrossomo 1 com aparência de "cauda da andorinha" na porção dorsolateral da substância negra, enquanto em pacientes com DP esse aspecto está desfigurado[52]. A avaliação desse sinal para a diferenciação entre a DP e as formas de parkinsonismo atípico ainda está em análise. Outro biomarcador que vem sendo estudado é a neuromelanina. Sua avaliação é feita na sequência T1 *fast spin echo* e na DP parece ocorrer uma redução do sinal da neuromelanina e/ou perda de seu volume[53].

Critérios diagnósticos

Os critérios diagnósticos propostos pela United Kingdom Parkinson's Disease Society Brain Bank[42] têm sido os mais utilizados nas últimas décadas. Mais recentemente, conforme mencionado anteriormente, a Movement Disorders Society[43] propôs novos critérios diagnósticos, incorporando os recentes avanços nos conhecimentos sobre a DP.

Tratamento

As síndromes parkinsonianas determinadas por drogas, algumas intoxicações exógenas (p. ex., organofosforados) e processos expansivos do SNC geralmente são controladas com a retirada do agente causal.

O parkinsonismo encefalítico ou pós-encefalítico, vascular, metabólico e decorrente de certas intoxicações exógenas (p. ex., manganês, herbicidas) geralmente é definitivo, de modo que as tentativas de tratamento sintomático seguem as mesmas diretrizes utilizadas no tratamento da DP, que serão abordadas a seguir.

No tratamento sintomático da DP, o objetivo é controlar as alterações motoras representadas pelo parkinsonismo e as manifestações não motoras associadas. O tratamento da doença de base ainda depende de mais avanços nos conhecimentos da etiopatogenia da doença, mas algumas propostas terapêuticas serão mencionadas adiante.

O tratamento do parkinsonismo na DP busca a correção das anormalidades bioquímicas estriatais presentes na DP, das quais a de maior relevância é o desequilíbrio entre a atividade dopaminérgica (reduzida) e a atividade colinérgica (preservada). A quase totalidade das drogas empregadas no tratamento da DP visa aumentar a atividade dopaminérgica e reduzir a atividade colinérgica.

As principais drogas utilizadas na terapêutica da DP constam na Tabela 1.

Tabela 1 Tratamento sintomático da doença de Parkinson

Drogas que aumentam a atividade dopaminérgica	Drogas que reduzem a atividade colinérgica
■ Precursores da dopamina: levodopa ■ Bloqueadores da degradação da dopamina ■ Inibidores da monoamino-oxidase (rasagilina, selegilina) ■ Inibidores da catecol-ortometil – transferase (entacapone) ■ Bloqueadores da recaptação da dopamina: amantadina ■ Agonistas dopaminérgicos: pramipexol, rotigotina	■ Anticolinérgicos: biperideno, triexifenidil

A escolha do medicamento para controlar o quadro motor deve ser baseada, principalmente, nas seguintes características de cada paciente: idade, grau de incapacidade motora e atividade ocupacional.

A levodopa (associada a inibidores de dopa-descarboxilase: benserazida e carbidopa) continua sendo o principal meio de tratamento da DP. As demais drogas antiparkinsonianas são de menor eficácia, como os agonistas dopaminérgicos (AD) e a amantadina ou coadjuvantes como os inibidores de degradação de dopamina.

O uso crônico da levodopa pode levar ao aparecimento de flutuações motoras e discinesias de tipo coreico ou distônico que devem ser manejadas com estratégias específicas. Essas complicações são mais comuns em pacientes com DP instalada antes dos 65 anos e, por essa razão, nesses casos a escolha da droga para início de tratamento são os AD, que apesar de menos potentes oferecem menor risco de induzirem essas complicações.

Outro tipo de efeito colateral que pode surgir no tratamento em longo prazo com levodopa (e também com os outros antiparkinsonianos) são alucinações e delírios. Para o controle desses efeitos colaterais, recomenda-se inicialmente retirar as drogas antiparkinsonianas associadas à levodopa e, posteriormente, reduzir progressivamente a dose desta última. Caso essa medida acarrete piora inaceitável do parkinsonismo, é recomendável manter uma dose mínima e introduzir um neuroléptico com baixa afinidade por receptores dopaminérgicos estriatais, como a quetiapina e a clozapina.

Em pacientes na fase avançada da DP, com limitações motoras acentuadas e discinesias incontroláveis, pode-se recorrer ao tratamento cirúrgico por meio da técnica de estimulação cerebral profunda.

As propostas para o tratamento do processo degenerativo que leva à DP estão sendo direcionadas para reduzir os depósitos anormais de alfasicleína por diversos mecanismos. Entretanto, essas terapias potencialmente modificadoras da evolução da doença ainda estão em fase experimental.

COREIAS

A coreia se caracteriza por movimentos involuntários de início abrupto e explosivo, geralmente de curta duração, repetindo-se com intensidade e topografia variáveis, assumindo caráter migratório e errático. Os movimentos voluntários nos segmentos afetados, especialmente a marcha, são parasitados pelos movimentos coreicos, que provocam interrupções e desvios da trajetória, conferindo um caráter bizarro a toda a movimentação do paciente. A coreia é acompanhada de certo grau de hipotonia, sendo que os reflexos miotáticos profundos tendem a ser pendulares.

A fisiopatologia dos movimentos coreicos está relacionada a uma disfunção no nível estriatal (especialmente núcleo caudado), com perfil bioquímico no qual há baixa de atividade gabaérgica e da acetilcolina, com relativa preservação da atividade dopaminérgica.

Classificação

A classificação das coreias consta na Tabela 2.

De modo geral, podemos diferenciar as síndromes coreicas agudas das coreias crônicas progressivas. Dentre as síndromes coreicas de início agudo, nas quais em geral não há história familiar positiva, destaca-se a coreia reumática (Sydenham), que é a causa mais frequente de coreia na infância. Nos casos de coreia aguda, a investigação é centrada nos exames de bioquímica sanguínea, funções hormonais e provas reumatológicas, além de pesquisa sobre possível coreia induzida por agentes tóxicos ou drogas. Estas últimas são objeto de tópico específico neste livro e podem se instalar tardiamente, após longo tempo

Tabela 2 Classificação das coreias

Coreias agudas e subagudas	Coreias crônicas
■ Autoimunes: coreia de Sydenham, lúpus eritematoso sistêmico ■ Vasculares: AVCI e AVCH ■ Infecciosas: HIV ■ Associadas a distúrbios metabólicos e endócrinos: coreia gravídica, hipertireoidismo, hipo/hiperparatireoidismo, hipo/hiperglicemia ■ Intoxicações exógenas: Mn, Hg, Pb/drogas ilícitas (cocaína, crack) ■ Drogas: neurolépticos, benzamidas, bloqueadores de canais de cálcio, levodopa, anticoncepcionais, anfetaminas, lítio, fenitoína	■ Hereditárias: doença de Huntington, coreoacantocitose, coreia familar benigna, coreoatetose paroxística, discinesia relacionada ao gene ADCY5, deficiência de GLUT1 ■ Associadas a doenças dismetabólicas ou degenerativas do SNC: doença de Wilson, síndrome de Leigh, encefalomiopatia mitocondrial, doença de Lesch-Nyhan

de exposição ao agente causal (discinesia tardia). Quanto às coreias decorrentes de transtornos metabólicos, há relatos na literatura da presença de movimentos coreicos em quase todos os tipos de desequilíbrios metabólicos. Contudo, os tipos em que há maior probabilidade de manifestação de hipercinesia são o hipertiroidismo, as alterações da glicemia e os distúrbios eletrolíticos. Coreias vasculares podem ser identificadas por exames de neuroimagem e coreias infecciosas, por exame do líquido cefalorraquiano.

No grupo das coreias crônicas estão as de caráter genético, das quais a mais comum é a doença de Huntington, que por essa razão e por ser uma condição tipicamente neuropsiquiátrica será abordada com mais detalhes.

Doença de Huntington (DH)

Trata-se de uma afecção de caráter hereditário autossômico dominante, na qual ocorre uma expansão do trinucleotídeo CAG no gene da huntingtina, que está localizado no braço curto do cromossomo 4. As manifestações clínicas da DH geralmente surgem por volta dos 40 anos, mas formas de início mais precoce ou mais tardio não são incomuns. O quadro clínico é dominado por uma síndrome coreica associada a alterações mentais (distúrbios psiquiátricos e cognitivos) e a evolução é invariavelmente fatal em período que varia de 10-15 anos.

A prevalência da DH varia de 10,6-13,7 em cada 100.000 em populações ocidentais, mas é mais alta nos orientais[54].

A huntingtina mutante leva à formação de agregados anormais, com efeitos sobre a proteostase celular, o transporte axonal, a transcrição e a função mitocondrial e sináptica. Os neurônios estriatais médio espinados são os mais vulneráveis a esses mecanismos patogênicos[55]. O quadro anatomopatológico é atrofia difusa do caudado e do putâmen e comprometimento em menor extensão do globo pálido e do núcleo acumbens.

Quadro clínico

Nas manifestações motoras do quadro clínico predomina a coreia, mas podem estar presentes quadro rígido-acinético, mioclonias e mesmo tiques.

Alterações cognitivas e psiquiátricas
Depressão e ansiedade

Estudos anteriores demonstraram que 41% dos pacientes com DH foram diagnosticados com um transtorno do humor importante (depressão em 32%, transtorno bipolar em 9%), que precedeu o desenvolvimento da coreia em dois terços dos pacientes[56]. Uma revisão de seis estudos identificou uma prevalência de humor deprimido de 33-69%[56]. Conforme a doença progride, as taxas de depressão podem diminuir à medida que os déficits cognitivos avançam e a percepção diminui[57]. A alta prevalência de depressão na DH pode, portanto, ser decorrente de fatores de vulnerabilidade neurobiológica em portadores de genes, interagindo com fatores psicológicos e psicossociais. Isso pode ser resultado de um circuito límbico interrompido na DH, que conecta a amígdala e o cíngulo anterior ao estriado ventral e o córtex pré-frontal lateromedial e ventrolateral, e o circuito cognitivo[58].

Transtorno obsessivo-compulsivo

Um quarto ou mais dos pacientes em DH podem apresentar sintomas obsessivos ou compulsivos[57], e esses sintomas aumentam em portadores de genes assintomáticos em DH, em comparação com portadores não genéticos de risco[57]. A prevalência de sintomas obsessivo-compulsivos aumenta em até três vezes nos estágios mais avançados da doença, em comparação com a prevalência em indivíduos assintomáticos[59]. O fato de esses pacientes apresentarem maior disfunção executiva na avaliação neuropsicológica do que os pacientes sem esses sintomas, sugere que esse é um marcador para pacientes com comprometimento cognitivo mais grave[59].

Psicose

As taxas de psicose em amostras de DH têm sido descritas como variando de 9-17%. Em razão da variabilidade nos métodos de apuração de psicose, a prevalência de psicose em pacientes com DH (aproximadamente 10%) é muito maior do que na população geral (cerca de 1%)[60]. Sabe-se que a psicose se agrupa em alguns *pedigrees* da DH[60], sugerindo que os genes modificadores podem interagir com o gene da huntingtina para predispor ao desenvolvimento da psicose; ou que o gene da DH atua na diminuição do limiar para o surgimento de esquizofrenia em indivíduos que já apresentam fatores de vulnerabilidade[60].

Cognição

Alterações cognitivas têm sido detectadas em diferentes estágios da DH, muitas vezes no próprio período de pródromo, mesmo décadas antes do início dos sintomas motores. Apesar das alterações motoras serem a base do diagnóstico da DH, cada vez mais, é dada importância aos sintomas cognitivos e comportamentais, pois esses são mais associados a fatores como:

maiores dificuldades da família lidar com esses sintomas, estão mais associados aos déficits funcionais e podem predizer a ida a estabelecimentos de longa permanência[61,62]. Além disso, os déficits cognitivos aparecem 15 anos antes do início dos sintomas motores e são bastante específicos em relação à perda de volume cerebral vista em exames de neuroimagem[63]. Por isso, é importante descobrir e quantificar as alterações cognitivas o mais precocemente possível. As principais alterações encontradas consistem em produção de tempo e velocidade de processamento, que diferem bastante de controles saudáveis pareados[63]. As alterações mais importantes em sequência consistem em: aprendizado, memória de trabalho e funções executivas. Vários testes cognitivos têm sido usados para detectar essas alterações como: *Trail Making*, *Symbol Digit*, *Stroop* e fluência verbal[63].

Diagnóstico e diagnóstico diferencial

O diagnóstico pode ser suspeitado com base no quadro clínico que geralmente é altamente sugestivo e na história familiar. A confirmação é feita com base no teste genético. Nesse teste, o número de repetições do trinucleotídeo CAG no exon 1 do gene da huntingtina considerado normal é abaixo de 27; acima de 39, a penetrância é completa e o diagnóstico é conclusivo; entre 36 e 39, a penetrância é reduzida; e por fim a faixa entre 27 e 35 é considerada intermediária[64]. O número de repetições se correlaciona com o quadro clínico, de forma que quanto mais alto e mais grave o quadro, mais precoce será o início das manifestações.

Pacientes com a tríade de coreia, declínio cognitivo e quadro psiquiátrico são considerados fenocópias da DH ou HDL (*Huntington disease-like*) e as principais condições que podem assim se apresentar são: mutações do gene C9orf72 e a ataxia espinocerebelar 17 (SCA 17, HDL4) em populações europeias. Quando a ataxia e a neuropatia periférica estão presentes de forma conjunta, devem ser investigadas a SCA 13 e a ataxia de Friedreich. Em casos com epilepsia, a suspeita recai sobre a degeneração pálido-luysiana. Em indivíduos com ascendência africana, a fenocópia mais comum é o HDL2. Outras fenocópias bastante raras são a HDL1 associada ao gene PRPN e a HDL3 mapeada no *locus* 4p15.3[65].

Tratamento

O tratamento da DH ainda é sintomático e inclui drogas para controlar o quadro motor e as alterações psiquiátricas e cognitivas. No controle do quadro motor, no qual predominam os movimentos coreicos, são empregados antagonistas dopaminérgicos que bloqueiam receptores D2 como risperidona, olanzapina e mesmo o haloperidol. Depletores pré-sinápticos da dopamina, como a tetrabenazina, também podem ser empregados, mas não estão disponíveis no mercado brasileiro.

Tratamento dos transtornos cognitivos e psiquiátricos

Não existem muitos estudos referentes ao tratamento específico dos sintomas dos transtornos mentais em pacientes com DH. Contudo, o tratamento é baseado no diagnóstico do transtorno comportamental de base e não difere muito do utilizado nos transtornos mentais sem DH. É importante saber que em situações nas quais se indique antipsicóticos (como psicose, potencialização de quadros depressivos e TOC), deve-se optar pelos mais incisivos, que possam ajudar também nos sintomas motores da doença como: risperidona, haloperidol e olanzapina. Alguns estudos demonstraram a eficácia da risperidona e do aripiprazol em vários sintomas comportamentais e psiquiátricos na DH, como psicose, impulsividade e depressão[66,67]. Não existem estudos controlados quando se procura tratamento para depressão, ansiedade e apatia[68]. Um estudo retrospectivo demonstrou melhora em todos os pacientes tratados (sete) com eletroconvulsoterapia para depressão ou quadros psicóticos em pacientes com DH[69].

Em relação aos sintomas cognitivos, também não existem tratamentos específicos para diminuir a perda cognitiva[63]. Os tratamentos são baseados em medidas de suporte para auxílio nas perdas cognitivas.

Entre as medidas terapêuticas visando impedir a progressão da doença, a mais promissora é o emprego de antisense oligonucleotídeos (ASO), que reduz a síntese de huntingtina. Em estudos experimentais, os ASO reduzem em 80% os níveis do RNAm da huntingtina[70]. Estudos em humanos empregando os ASO estão em andamento.

TRANSTORNOS FUNCIONAIS DO MOVIMENTO

Os transtornos funcionais do movimento (TFM) ou transtornos do movimento psicogênicos são caracterizados por comportamentos motores anormais que são inconsistentes com uma etiologia orgânica. Fazem parte dos transtornos conversivos e dos quadros psicogênicos que serão amplamente abordados em outro capítulo desta seção. Os TFM podem assemelhar-se a tremor orgânico, distonia, outras condições hipercinéticas, distúrbios da marcha, paresia ou combinações. Isso pode representar 3-15% dos pacientes atendidos por especialistas em distúrbios do movimento neurológico, mas também são comuns em clínicas gerais de neurologia[71,72]. Essas condições são frequentemente categorizadas como "psicogênicas" e esse termo às vezes é usado de forma intercambiável com "funcional". Além da falta de organicidade, pacientes com quadros neurológicos funcionais apresentam características de história de vida importantes para o diagnóstico, como situação de dilema, abuso ou trauma no passado ou algum evento médico importante que serve como desencadeador. Ainda, há fatores psicológicos que agem como perpetuadores e devem ser investigados durante a avaliação do paciente.

Os principais tipos de transtornos do movimento psicogênicos são: tremor, distonia, mioclonia, parkinsonismo e transtornos do equilíbrio e da marcha. Fatores predisponentes, precipitantes e perpetuantes geralmente são eventos psicologicamente traumáticos ao longo da vida, assim como ocorre em outros tipos de transtornos psicogênicos. As principais características dos transtornos do movimento psicogênicos são: instalação abrupta; variabilidade em amplitude e, no caso do tremor, em frequência; distratibilidade (o movimento anormal cessa quando a atenção é desviada para outro foco; sugestibilidade (o movimento anormal pode aumentar de intensidade ou ser induzido por sugestão); o movimento anormal interfere seletivamente na performance do segmento afetado; quando o segmento corpóreo afetado é externamente restringido, o movimento anormal surge em outra parte do corpo (sinal do jogo da marmota ou "*whack a mole sign*"); teste do "*entrainment*" positivo, no qual o movimento anormal pode ser cooptado por um movimento voluntário ou entra no ritmo do mesmo[73].

Uma vez diagnosticado, o TFM apresenta um enorme desafio terapêutico. O prognóstico é frequentemente caracterizado como ruim, com a maioria dos pacientes não melhorando substancialmente, especialmente entre aqueles com sintomas persistentes além de um ano[74]. Mesmo entre séries que são mais otimistas, um número substancial de pacientes fica com incapacidade persistente[72]. Embora muitas publicações tenham atestado os benefícios de estratégias psicoterapêuticas e outras estratégias psicológicas nos outros quadros conversivos, nos pacientes com TFM esses tratamentos parecem ter eficácia diminuída[74,75]. A fisioterapia tem sido usada nesses pacientes; contudo, a fisioterapia feita de forma genérica apresenta desfechos mais pobres, sendo necessárias intervenções mais específicas[75]. Estratégias que usam a fisioterapia com abordagens comportamentais demonstraram melhores resultados, fazendo com que padrões motores apropriados fossem reforçados e os inapropriados, ignorados (extintos)[75]. Ao reconstruir ou remodelar gradualmente os movimentos motores, padrões mais normais podem ser alcançados, atingindo melhoras significativas em até 70% dos pacientes[75].

CONSIDERAÇÕES FINAIS

A DP e a DH são protótipos de enfermidades nas quais há acometimento de alças corticoestriatais que integram o controle de atividades motoras, cognitivas e comportamentais. Como resultado, essas doenças se expressam com uma complexa combinação de manifestações neuropsiquiátricas e representam um grande desafio para os profissionais envolvidos no seu manejo.

Vinheta clínica

Paciente de 51 anos, gênero masculino, editor de revista, veio para consulta neurológica com queixa de tremor e dificuldade para digitar de evolução insidiosa há 6 meses. Antecedentes mórbidos de relevância: obstipação intestinal há 3 anos e humor depressivo há 1 ano; não faz uso crônico de nenhuma medicação. Antecedentes familiares: nada digno de nota.

Exame físico sem alterações. Exame neurológico: bradicinesia, rigidez plástica e tremor de repouso de baixa frequência em membro superior direito (MSD), sem outras anormalidades.

Conclusão: síndrome parkinsoniana de evolução crônica acometendo MSD (portanto, assimétrica).

A suspeita foi de uma forma clássica da DP. Seguindo o algoritmo para diagnóstico dessa moléstia proposto no texto, o primeiro passo, que consiste na caracterização da síndrome parkinsoniana, fora dado, pois o paciente apresentava os três componentes da mesma e o tremor era tipicamente parkinsoniano. Conforme os critérios vigentes da Movement Disorders Society, pelo menos dois dos três componentes da síndrome são necessários para sua caracterização. O segundo passo para o diagnóstico da DP é excluir causas de parkinsonismo secundário e investigar sinais de parkinsonismo atípico. As principais causas de parkinsonismo secundário (ver Quadro 1) foram excluídas com base na anamnese (com especial atenção para o uso de medicamentos que podem induzir parkinsonismo) e numa tomografia de crânio (que poderia ser uma ressonância magnética) que foi normal (excluindo, portanto, processo expansivo, evidências de doença vascular cerebral e hidrocefalia). Os indícios de parkinsonismo atípico que sugerem outras formas de parkinsonismo degenerativo (como quadro simétrico e ausência de tremor de repouso) e presença de outras alterações neurológicas (como disautonomia, sinais cerebelares ou deterioração cognitiva) não foram observados.

Desse modo, a hipótese diagnóstica ganhou consistência, sendo ainda corroborada pela presença de sinais pré-motores da DP, como a depressão e a obstipação intestinal.

O último passo para a confirmação diagnóstica é a resposta ao tratamento específico. No caso deste paciente, em razão da idade, a opção para o início do tratamento foi o AD pramipexol na dose de 0,25 mg dividida em 3 tomadas por dia. A reavaliação após 2 semanas mostrou boa resposta clínica, com melhora satisfatória do parkinsonismo, confirmando o diagnóstico. Houve ainda melhora do quadro depressivo, atribuível ao efeito específico do pramipexol.

Para aprofundamento

- Zesiewicz TA. Parkinson disease. Continuum (Minneap Minn). 2019;25(4):896-918.
  - ⇨ Excelente revisão sobre a DP, com concisa abordagem de todos os aspectos de interesse prático sobre a doença.
- Grimes D, Fitzpatrick M, Gordon J. Canadian guideline for Parkinson disease. CMAJ. 2019;191:E989-1004.
  - ⇨ Guia atualizado elaborado por autores canadenses para diagnóstico e tratamento da DP.
- Tan MMX, Malek N, Lawton MA, et al. Genetic analysis of Mendelian mutations in a large UK population-based Parkinson's disease study. Brain. 2019;142:2828-44.
  - ⇨ Estudo recente acerca da prevalência e dos aspectos clínicos das formas genéticas da DP. Os autores analisam 424 pacientes com DP de instalação antes dos 50 anos (formas precoces de DP) e comparam com 1.799 pacientes com DP de início mais tardio quanto a aspectos genéticos.

- Hermanowicz N, Jones SA, Hauser RA. Impact of non-motor symptoms in Parkinson's disease: A PMD Alliance survey. Neuropsychiatr Dis Treat. 2019;15:2205-12.
  - ⇨ Estudo baseado em dados obtidos de respostas a um questionário de 17 itens, envolvendo 3.685 cuidadores de pacientes com DP, mostrando o alto impacto sobre a qualidade de vida das manifestações não motoras da doença e, especialmente, as neuropsiquiátricas.

REFERÊNCIAS BIBLIOGRÁFICAS

1. Poewe W, Seppi K, Tanner CM, Halliday GM, Brundin P, Volkmann J, et al. Parkinson disease. Nat Rev Dis Primers. 2017;3:17013.
2. Wong YC, Krainc D. α-synuclein toxicity in neurodegeneration: Mechanism and therapeutic strategies. Nat Med. 2017;23(2):1-13.
3. Braak H, Del Tredici K, Rüb U, Vos RA, Jansen Steur EN, Braak E. Staging of brain pathology related to sporadic Parkinson's disease. Neurobiol Aging. 2003;24(2):197-211.
4. Ruffmann C, Parkkinen L. Gut feelings about α-synuclein in gastrointestinal biopsies: Biomarker in the making? Mov Disord. 2016;31(2):193-202.
5. Surmeier DJ, Obeso JA, Halliday GM. Selective neuronal vulnerability in Parkinson disease. Nat Rev Neurosci. 2017;18(2):101-13.
6. Berg D, Postuma RB, Adler CH, Bloem BR, Chan P, Dubois B, et al. MDS research criteria for prodromal Parkinson's disease. Mov Disord. 2015;30(12):1600-11.
7. Thevathasan W, Debu B, Aziz T, Bloem BR, Blahak C, Butson C, et al. Pedunculopontine nucleus deep brain stimulation in Parkinson's disease: A clinical review. Mov Disord. 2018;33(1):10-20.
8. Reijnders JS, Ehrt U, Weber WE, Aarsland D, Leentjens AF. A systematic review of prevalence studies of depression in Parkinson's disease. Mov Disord. 2008;23(2):183-9; quiz 313.
9. Starkstein SE, Brockman S. Management of depression in Parkinson's disease: A systematic review. Mov Disord Clin Pract. 2017;4(4):470-7.
10. Schapira AHV, Chaudhuri KR, Jenner P. Non-motor features of Parkinson disease. Nat Rev Neurosci. 2017;18(8):509.
11. Torbey E, Pachana NA, Dissanayaka NN. Depression rating scales in Parkinson's disease: A critical review updating recent literature. J Affect Disord. 2015;184:216-24.
12. Han KM, De Berardis D, Fornaro M, Kim YK. Differentiating between bipolar and unipolar depression in functional and structural MRI studies. Prog Neuropsychopharmacol Biol Psychiatry. 2019;91:20-7.
13. Burn DJ. Beyond the iron mask: Towards better recognition and treatment of depression associated with Parkinson's disease. Mov Disord. 2002;17(3):445-54.
14. **Han JW, Ahn YD, Kim WS, Shin CM, Jeong SJ, Song YS, et al. Psychiatric manifestation in patients with Parkinson's disease. J Korean Med Sci. 2018;33(47):E300.**
    - ⇨ Importante referência sobre alterações psiquiátricas em pacientes com DP e seu tratamento.
15. Remy P, Doder M, Lees A, Turjanski N, Brooks D. Depression in Parkinson's disease: Loss of dopamine and noradrenaline innervation in the limbic system. Brain. 2005;128(Pt 6):1314-22.
16. Zhuo C, Xue R, Luo L, Ji F, Tian H, Qu H, et al. Efficacy of antidepressive medication for depression in Parkinson disease: A network meta-analysis. Medicine (Baltimore). 2017;96(22):E6698.
17. Mills KA, Greene MC, Dezube R, Goodson C, Karmarkar T, Pontone GM. Efficacy and tolerability of antidepressants in Parkinson's disease: A systematic review and network meta-analysis. Int J Geriatr Psychiatry. 2018;33(4):642-51.
18. Xie CL, Wang XD, Chen J, Lin HZ, Chen YH, Pan JL, et al. A systematic review and meta-analysis of cognitive behavioral and psychodynamic therapy for depression in Parkinson's disease patients. Neurol Sci. 2015;36(6):833-43.
19. Lee T, Lee HB, Ahn MH, Kim J, Kim MS, Chung SJ, et al. Increased suicide risk and clinical correlates of suicide among patients with Parkinson's disease. Parkinsonism Relat Disord. 2016;32:102-7.
20. Kostić VS, Pekmezović T, Tomić A, Jecmenica-Lukić M, Stojković T, Spica V, et al. Suicide and suicidal ideation in Parkinson's disease. J Neurol Sci. 2010;289(1-2):40-3.
21. Voon V, Krack P, Lang AE, Lozano AM, Dujardin K, Schüpbach M, et al. A multicentre study on suicide outcomes following subthalamic stimulation for Parkinson's disease. Brain. 2008;131(Pt 10):2720-8.
22. Li W, Abbas MM, Acharyya S, Ng HL, Tay KY, Au WL, et al. Suicide in Parkinson's disease. Mov Disord Clin Pract. 2018;5(2):177-82.
23. Chen JJ, Marsh L. Anxiety in Parkinson's disease: Identification and management. Ther Adv Neurol Disord. 2014;7(1):52-9.
24. Aarsland D, Brønnick K, Ehrt U, De Deyn PP, Tekin S, Emre M, et al. Neuropsychiatric symptoms in patients with Parkinson's disease and dementia: Frequency, profile and associated caregiver stress. J Neurol Neurosurg Psychiatry. 2007;78(1):36-42.
25. Ffytche DH, Aarsland D. Psychosis in Parkinson's disease. Int Rev Neurobiol. 2017;133:585-622.
26. Ballanger B, Strafella AP, van Eimeren T, Zurowski M, Rusjan PM, Houle S, et al. Serotonin 2A receptors and visual hallucinations in Parkinson disease. Arch Neurol. 2010;67(4):416-21.
27. **Martinez-Ramirez D, Okun MS, Jaffee MS. Parkinson's disease psychosis: Therapy tips and the importance of communication between neurologists and psychiatrists. Neurodegener Dis Manag. 2016;6(4):319-30.**
    - ⇨ Revisão bastante interessante sobre a necessidade da interdisciplinaridade entre neurologistas e psiquiatras para a melhor compreensão dos pacientes e seu tratamento.
28. Schneider RB, Iourinets J, Richard IH. Parkinson's disease psychosis: presentation, diagnosis and management. Neurodegener Dis Manag. 2017;7(6):365-76.
29. Jethwa KD, Onalaja OA. Antipsychotics for the management of psychosis in Parkinson's disease: Systematic review and meta-analysis. BJPsych Open. 2015;1(1):27-33.
30. Marin RS. Apathy: A neuropsychiatric syndrome. J Neuropsychiatry Clin Neurosci. 1991;3(3):243-54.
31. Lanctôt KL, Agüera-Ortiz L, Brodaty H, Francis PT, Geda YE, Ismail Z, et al. Apathy associated with neurocognitive disorders: Recent progress and future directions. Alzheimers Dement. 2017;13(1):84-100.
32. Drijgers RL, Dujardin K, Reijnders JS, Defebvre L, Leentjens AF. Validation of diagnostic criteria for apathy in Parkinson's disease. Parkinsonism Relat Disord. 2010;16(10):656-60.
33. Thobois S, Lhommée E, Klinger H, Ardouin C, Schmitt E, Bichon A, et al. Parkinsonian apathy responds to dopaminergic stimulation of D2/D3 receptors with piribedil. Brain. 2013;136(Pt 5):1568-77.
34. Sockeel P, Dujardin K, Devos D, Denève C, Destée A, Defebvre L. The Lille apathy rating scale (LARS), a new instrument for detecting and quantifying apathy: Validation in Parkinson's disease. J Neurol Neurosurg Psychiatry. 2006;77(5):579-84.
35. Corvol JC, Artaud F, Cormier-Dequaire F, Rascol O, Durif F, Derkinderen P, et al. Longitudinal analysis of impulse control disorders in Parkinson disease. Neurology. 2018;91(3):E189-201.
36. Leeman RF, Billingsley BE, Potenza MN. Impulse control disorders in Parkinson's disease: Background and update on prevention and management. Neurodegener Dis Manag. 2012;2(4):389-400.
37. Lee JY, Seo SH, Kim YK, Yoo HB, Kim YE, Song IC, et al. Extrastriatal dopaminergic changes in Parkinson's disease patients with impulse control disorders. J Neurol Neurosurg Psychiatry. 2014;85(1):23-30.
38. Palma JA, Kaufmann H. Treatment of autonomic dysfunction in Parkinson disease and other synucleinopathies. Mov Disord. 2018;33(3):372-90.
39. Chahine LM, Amara AW, Videnovic A. A systematic review of the literature on disorders of sleep and wakefulness in Parkinson's disease from 2005 to 2015. Sleep Med Rev. 2017;35:33-50.
40. Falup-Pecurariu C, Diaconu Ş. Sleep dysfunction in Parkinson's disease. Int Rev Neurobiol. 2017;133:719-42.
41. Silveira-Moriyama L, Carvalho MeJ, Katzenschlager R, Petrie A, Ranvaud R, Barbosa ER, et al. The use of smell identification tests in the diagnosis of Parkinson's disease in Brazil. Mov Disord. 2008;23(16):2328-34.

42. Gibb WR, Lees AJ. The relevance of the Lewy body to the pathogenesis of idiopathic Parkinson's disease. J Neurol Neurosurg Psychiatry. 1988;51(6):745-52.

43. **Postuma RB, Berg D, Stern M, Poewe W, Olanow CW, Oertel W, et al. MDS clinical diagnostic criteria for Parkinson's disease. Mov Disord. 2015;30(12):1591-601.**
   ⇨ **Guia prático para o diagnóstico da doença de Parkinson com os critérios diagnósticos e em forma de manual.**

44. Polymeropoulos MH, Higgins JJ, Golbe LI, Johnson WG, Ide SE, Di Iorio G, et al. Mapping of a gene for Parkinson's disease to chromosome 4q21-q23. Science. 1996;274(5290):1197-9.

45. Chien HF, Rohé CF, Costa MD, Breedveld GJ, Oostra BA, Barbosa ER, et al. Early-onset Parkinson's disease caused by a novel parkin mutation in a genetic isolate from north-eastern Brazil. Neurogenetics. 2006;7(1):13-9.

46. Healy DG, Falchi M, O'Sullivan SS, Bonifati V, Durr A, Bressman S, et al. Phenotype, genotype, and worldwide genetic penetrance of LRRK-2-associated Parkinson's disease: a case-control study. Lancet Neurol. 2008;7(7):583-90.

47. Sidransky E, Nalls MA, Aasly JO, Aharon-Peretz J, Annesi G, Barbosa ER, et al. Multicenter analysis of glucocerebrosidase mutations in Parkinson's disease. N Engl J Med. 2009;361(17):1651-61.

48. **Machado A, Chien HF, Deguti MM, Cançado E, Azevedo RS, Scaff M, et al. Neurological manifestations in Wilson's disease: Report of 119 cases. Mov Disord. 2006;21(12):2192-6.**
   ⇨ **Artigo sobre as principais manifestações neurológicas de pacientes com doença de Wilson em um estudo de mais de 100 pacientes.**

49. Bor-Seng-Shu E, Fonoff ET, Barbosa ER, Teixeira MJ. Substantia nigra hyperechogenicity in Parkinson's disease. Acta Neurochir (Wien). 2010;152(12):2085-7.

50. Saeed U, Compagnone J, Aviv RI, Strafella AP, Black SE, Lang AE, et al. Imaging biomarkers in Parkinson's disease and Parkinsonian syndromes: Current and emerging concepts. Transl Neurodegener. 2017;6:8.

51. Sung YH, Noh Y, Lee J, Kim EY. Drug-induced Parkinsonism versus idiopathic Parkinson disease: utility of nigrosome 1 with 3-T imaging. radiology. 2016;279(3):849-58.

52. Schwarz ST, Afzal M, Morgan PS, Bajaj N, Gowland PA, Auer DP. The 'swallow tail' appearance of the healthy nigrosome: a new accurate test of Parkinson's disease: A case-control and retrospective cross-sectional MRI study at 3T. PLoS One. 2014;9(4):E93814.

53. Pavese N, Tai YF. Nigrosome imaging and neuromelanin sensitive MRI in diagnostic evaluation of Parkinsonism. Mov Disord Clin Pract. 2018;5(2):131-40.

54. McColgan P, Tabrizi SJ. Huntington's disease: A clinical review. Eur J Neurol. 2018;25(1):24-34.

55. Bates GP, Dorsey R, Gusella JF, Hayden MR, Kay C, Leavitt BR, et al. Huntington disease. Nat Rev Dis Primers. 2015;1:15005.

56. Paulsen JS, Nehl C, Hoth KF, Kanz JE, Benjamin M, Conybeare R, et al. Depression and stages of Huntington's disease. J Neuropsychiatry Clin Neurosci. 2005;17(4):496-502.

57. Pflanz S, Besson JA, Ebmeier KP, Simpson S. The clinical manifestation of mental disorder in Huntington's disease: A retrospective case record study of disease progression. Acta Psychiatr Scand. 1991;83(1):53-60.

58. Drevets WC, Price JL, Furey ML. Brain structural and functional abnormalities in mood disorders: implications for neurocircuitry models of depression. Brain Struct Funct. 2008;213(1-2):93-118.

59. Beglinger LJ, Paulsen JS, Watson DB, Wang C, Duff K, Langbehn DR, et al. Obsessive and compulsive symptoms in prediagnosed Huntington's disease. J Clin Psychiatry. 2008;69(11):1758-65.

60. Corrêa BB, Xavier M, Guimarães J. Association of Huntington's disease and schizophrenia-like psychosis in a Huntington's disease pedigree. Clin Pract Epidemiol Ment Health. 2006;2:1.

61. Hamilton JM, Salmon DP, Corey-Bloom J, Gamst A, Paulsen JS, Jerkins S, et al. Behavioural abnormalities contribute to functional decline in Huntington's disease. J Neurol Neurosurg Psychiatry. 2003;74(1):120-2.

62. Williams JK, Barnette JJ, Reed D, Sousa VD, Schutte DL, McGonigal-Kenney M, et al. Development of the Huntington disease family concerns and strategies survey from focus group data. J Nurs Meas. 2010;18(2):83-99.

63. **Paulsen JS. Cognitive impairment in Huntington disease: Diagnosis and treatment. Curr Neurol Neurosci Rep. 2011;11(5):474-83.**
   ⇨ **Artigo que discute as alterações cognitivas na DH e como elas surgem vários anos antes dos sintomas motores.**

64. Rubinsztein DC, Leggo J, Coles R, Almqvist E, Biancalana V, Cassiman JJ, et al. Phenotypic characterization of individuals with 30-40 CAG repeats in the Huntington disease (HD) gene reveals HD cases with 36 repeats and apparently normal elderly individuals with 36-39 repeats. Am J Hum Genet. 1996;59(1):16-22.

65. Cardoso FH, Camargos ST. Coreias. In: Pedroso JL, França Jr MC, Camargos ST, Barsottini O (eds.). Neurogenética na prática clínica. São Paulo: Atheneu; 2019. p. 77-86.

66. Duff K, Beglinger LJ, O'Rourke ME, Nopoulos P, Paulson HL, Paulsen JS. Risperidone and the treatment of psychiatric, motor, and cognitive symptoms in Huntington's disease. Ann Clin Psychiatry. 2008;20(1):1-3.

67. Ciammola A, Sassone J, Colciago C, Mencacci NE, Poletti B, Ciarmiello A, et al. Aripiprazole in the treatment of Huntington's disease: A case series. Neuropsychiatr Dis Treat. 2009;5:1-4.

68. Bonelli RM, Hofmann P. A review of the treatment options for Huntington's disease. Expert Opin Pharmacother. 2004;5(4):767-76.

69. Cusin C, Franco FB, Fernandez-Robles C, DuBois CM, Welch CA. Rapid improvement of depression and psychotic symptoms in Huntington's disease: A retrospective chart review of seven patients treated with electroconvulsive therapy. Gen Hosp Psychiatry. 2013;35(6):678.E3-5.

70. Kordasiewicz HB, Stanek LM, Wancewicz EV, Mazur C, McAlonis MM, Pytel KA, et al. Sustained therapeutic reversal of Huntington's disease by transient repression of huntingtin synthesis. Neuron. 2012;74(6):1031-44.

71. Reich SG. Psychogenic movement disorders. Semin Neurol. 2006;26(3):289-96.

72. Jankovic J, Vuong KD, Thomas M. Psychogenic tremor: Long-term outcome. CNS Spectr. 2006;11(7):501-8.

73. Baizabal-Carvallo JF, Hallett M, Jankovic J. Pathogenesis and pathophysiology of functional (psychogenic) movement disorders. Neurobiol Dis. 2019;127:32-44.

74. Feinstein A, Stergiopoulos V, Fine J, Lang AE. Psychiatric outcome in patients with a psychogenic movement disorder: A prospective study. Neuropsychiatry Neuropsychol Behav Neurol. 2001;14(3):169-76.

75. Czarnecki K, Thompson JM, Seime R, Geda YE, Duffy JR, Ahlskog JE. Functional movement disorders: Successful treatment with a physical therapy rehabilitation protocol. Parkinsonism Relat Disord. 2012;18(3):247-51.

6

Neuropsiquiatria das encefalites

Bruno Batitucci Castrillo
Livia Souza Santos
Natalia Nasser Ximenes

Rafael Garcia Benatti
Raphaella Moura Cardoso
Mateus Mistieri Simabukuro

Sumário

Introdução
Fisiopatogenia
Quadro clínico
    Aspectos gerais
    Sintomas psiquiátricos
    Intolerância a neurolépticos
    Distúrbios do movimento
    Crises epilépticas e risco de epilepsia
    Unidade de terapia intensiva
Diagnóstico
    Diagnóstico diferencial
    Exames complementares
Tratamento
Prognóstico
Considerações finais
Vinheta clínica
Para aprofundamento
Referências bibliográficas

Pontos-chave

- As encefalites autoimunes são doenças descritas há menos de 10 anos, nas quais anticorpos contra antígenos de superfície neuronal e/ou sinapse levam à uma alteração sináptica.
- Os sintomas podem lembrar modelos farmacológicos ou genéticos de disfunção de proteínas neuronais.
- A mais frequente dessas doenças é a encefalite antirreceptor NDMA, cuja apresentação inicial se dá com sintomas psiquiátricos exuberantes.
- Muitos dos pacientes são vistos inicialmente por psiquiatras.
- Seu reconhecimento é fundamental, posto que é uma doença grave, embora potencialmente tratável.
- Os pacientes apresentam uma maior intolerância ao haloperidol, devendo seu uso ser evitado na suspeita da doença.

INTRODUÇÃO

Um dos campos de conhecimento neurológico que mais se desenvolveu nos últimos anos foi o da neuroimunologia, sendo que um dos avanços mais impactantes foi a descoberta de doenças associadas a anticorpos, que além de servirem de marcador diagnóstico, também são capazes de alterar a função sináptica.

Dentre essas doenças, a primeira a ser descoberta e também a mais frequente, é a encefalite antirreceptor NMDA. Assim como os modelos farmacológicos nos quais se baseiam as hipóteses glutamatérgicas da esquizofrenia, o próprio anticorpo antirreceptor NMDA está associado a sintomas psiquiátricos exuberantes. Geralmente, as manifestações psiquiátricas ocorrem na fase inicial da doença, antes da manifestação da plêiade de sintomas neurológicos, tornando desafiador a distinção entre uma etiologia orgânica e uma doença primariamente psiquiátrica. Muitos desses pacientes serão inicialmente avaliados na clínica psiquiátrica, sendo imperioso o reconhecimento dessa encefalite devido à gravidade da doença, uma vez que frequentemente esses pacientes necessitam de internação em unidade de terapia intensiva, além do fato de ser uma doença potencialmente tratável.

Embora sejam descritos vários tipos de encefalite autoimune, termo utilizado atualmente para designar as doenças neurológicas associadas a anticorpos antineuronais, cujos epítopos se encontram na superfície ou sinapse neuronal, será enfatizada neste capítulo a encefalite antirreceptor NDMA, por se tratar do tipo mais frequente, no qual os sintomas psiquiátricos são proeminentes em muitos pacientes.

Essa doença pode se manifestar tanto em mulheres como em homens e em uma faixa etária ampla. Entretanto, o paciente típico costuma ser do gênero feminino e jovem. A proporção de mulheres para homens é de 4:1 e a distribuição etária apresenta mediana de 21 anos de idade, embora a doença seja descrita tanto em bebês com menos de 1 ano como em idosos de 85 anos de idade[1]. Apesar de rara, com incidência estimada de 1,5 casos por milhão de pessoas ao ano, o impacto da doença é elevado. Sua correta identificação é fundamental para o manejo adequado do paciente e a instituição de tratamento precoce, pois o atraso diagnóstico pode levar a maior gravidade clínica, inclusive, com maior risco de óbito[1].

FISIOPATOGENIA

A encefalite anti-NMDA é uma doença neuroinflamatória mediada, principalmente, por autoanticorpos contra a subunidade GluN1 do receptor NMDA (N-metil D-aspartato). No que diz respeito às evidências clínicas de inflamação, dois estágios são descritos. No primeiro estágio, com duração aproximada de 3 meses ou mais, os pacientes desenvolvem sintomas graves (psicose, distúrbios do movimento, crises epilépticas, disautonomia, coma), geralmente acompanhados por alterações transitórias na ressonância magnética e pleocitose no LCR, que diminui progressivamente ao longo das semanas, enquanto os sintomas persistem. Nesse estágio, os correlatos de biópsia cerebral, bem como estudos de autópsia, demonstram infiltrados de células B, plasmócitos, linfócitos TCD4 e (menos frequentemente) linfócitos TCD8, acompanhados de ativação microglial, depósitos de IgG e mínima ou nenhuma perda neuronal. Esses achados diferem daqueles encontrados em encefalites mediadas primariamente por linfócitos TCD8 citotóxicos, nas quais a perda neuronal é evidente e importante[2,3].

Subsequentemente, ocorre o segundo estágio, com duração de 6 meses ou mais, que corresponde à fase de recuperação, quando muitos dos sintomas neurológicos se resolveram, apesar dos pacientes ainda apresentarem sintomas residuais, tais como alterações comportamentais, de memória e funções executivas[4].

Nesse estágio, a evidência de inflamação em exames de imagem ou análise liquórica é mínima. Em ambos os estágios, os anticorpos podem ser detectados no líquido cefalorraquidiano (LCR) dos pacientes e a tendência é de queda progressiva dos títulos em conjunto com a melhora clínica. Anticorpos em baixos títulos podem persistir por meses a anos após a recuperação clínica[5].

Há evidência patológica e imunológica de que os anticorpos contra o receptor NMDA são sintetizados tanto sistemicamente como no sistema nervoso central por células produtoras de anticorpos capazes de atravessar a barreira hematoencefálica. No cérebro, esses anticorpos são patogênicos, como é sugerido em experimentos que utilizam cultura de células neuronais, bem como em estudos que transferem anticorpos de pacientes para cérebros de ratos[6-8].

Estudos *in vitro* demonstram os efeitos nos níveis celulares e sinápticos dos pacientes, ocasionados pelos anticorpos, os quais se ligam aos receptores NMDA, alterando sua dinâmica de superfície e sua interação com outras proteínas sinápticas. Além disso, promovem a internalização dos receptores NMDA com uma profunda alteração da plasticidade sináptica e do funcionamento da rede neural relacionada aos receptores NMDA[4].

Em modelos murinos, os efeitos dos anticorpos geram déficits de memória, anedonia, sintomas depressivos e uma redução do limiar para crises epilépticas[8,9]. Ademais, os achados clínicos em pacientes e modelos animais se assemelham àqueles relacionados à atenuação dos receptores NMDA de origem genética ou farmacológica[6].

QUADRO CLÍNICO

Aspectos gerais

Os anticorpos contra o receptor NMDA estão associados a uma síndrome clínica característica, a qual se desenvolve em múltiplos estágios clínicos na fase de evolução e na fase de recuperação[1].

A maioria dos pacientes apresenta um pródromo viral, como cefaleia, febre, mal-estar e sintomas gastrointestinais. Em adultos, após alguns dias (geralmente dentro de 2 semanas), seguem-se os sintomas psiquiátricos, em graus variados, como ansiedade, insônia, fobias, delírios, paranoias e alucinações. Devido à preponderância dos sintomas psiquiátricos e ao distúrbio de linguagem, o déficit de memória geralmente é subestimado, mas acontece nas fases iniciais. Alterações da linguagem, como diminuição da fluência, ecolalia e mutismo são frequentes[9].

Conforme a doença progride, o distúrbio da consciência se torna cada vez mais evidente, de modo que frequentemente o paciente alterna entre períodos de catatonia e agitação. Nessa fase, geralmente aparecem os distúrbios de movimento, como as discinesias oro-línguo-faciais, e a instabilidade autonômica. Também podem aparecer crises epilépticas, déficits focais e hipoventilação de origem central. É importante notar que é incomum, ao longo da evolução, que os pacientes apresentem sintomas psiquiátricos isolados. Dentre os poucos pacientes que não apresentam sintomas neurológicos inicialmente, muitos irão apresentá-los ao longo do curso da doença. A maioria dos pacientes também possuem alterações nos exames complementares, como o exame do LCR e/ou eletroencefalograma (EEG), o que facilita no direcionamento para a investigação de causas orgânicas.

Após o tratamento, segue-se a fase de recuperação, que pode durar de meses a anos e que tem, como característica mais marcante, a disfunção executiva. A recorrência é rara (cerca de 12% dos casos) e, em geral, é menos grave do que o episódio inicial[1].

Algumas variações podem ser observadas de acordo com a idade de início. Por exemplo, crises epilépticas, déficits focais, distúrbios do movimento, insônia e irritabilidade são mais comuns em crianças; ao passo que psicose e comportamento anormal são mais frequentes em adultos[1].

Existem dois gatilhos comprovados para a doença: tumores (ou seja, paraneoplásica; nesse caso o mais frequente é o teratoma de ovário) e encefalite herpética. Cerca de metade das mulheres entre 12-45 anos com encefalite antirrepcetor NDMA possuem teratoma de ovário. Nas demais faixas etárias e em homens. a associação com tumores é bem menor[1]. Em relação à associação com vírus do herpes simples, uma série recente de 99 pacientes com encefalite herpética demonstrou que 14 (27%) de 51 pacientes acompanhados prospectivamente desenvolveram encefalite autoimune, em 2-16 semanas após o episódio de encefalite herpética[10].

Sintomas psiquiátricos

A encefalite antirreceptor NMDA se apresenta inicialmente com predominância de sintomas psiquiátricos. Portanto, o conhecimento do quadro clínico dessa patologia é de fundamental importância para o médico psiquiatra. Não infrequentemente, este paciente é inicialmente referenciado a ele, sem que haja suspeita inicial de doença neurológica.

Como a produção científica a respeito da encefalite antirreceptor NMDA é feita predominantemente por neurologistas, a descrição das alterações comportamentais e psicopatológicas dos pacientes às vezes usa termos vagos ou imprecisos. Além disso, ela se baseia em revisões de relatos ou séries de casos selecionados pela disponibilidade de informações psiquiátricas. Com a escassez de estudos prospectivos, mesmo os esforços para revisões de qualidade não permitem determinar um fenótipo psiquiátrico específico[3].

Tipicamente, um paciente no geral sem histórico de doença psiquiátrica se apresenta com quadro de alteração comportamental ou psicose de início agudo, que frequentemente não respeita nenhuma das classificações psiquiátricas tradicionais[11].

Uma revisão de relatos e séries de casos analisou a cronologia da doença e estimou que 77% dos pacientes se apresentaram inicialmente com sintomas psiquiátricos[12]. Embora raro, 4% dos pacientes podem apresentar sintomas psiquiátricos isolados[13]. O quadro clínico é muito variável, porém os seguintes sintomas são mais frequentemente descritos:

- Agitação: mais da metade dos pacientes são descritos como agitados ou agressivos[12,14], embora em grande parte dos estudos não haja maior detalhamento a respeito da origem dessa agitação (p. ex., comportamento agitado ou agressivo pode ser secundário a alterações de humor, como mania ou a sintomas psicóticos).
- Distúrbios da fala/alterações de linguagem: por exemplo, diminuição da produção verbal, mutismo e ecolalia[9].
- Psicose: cerca de metade dos pacientes tem sintomas psicóticos[12-15]. Em especial são descritos: comportamento desorganizado/bizarro, alucinações auditivas e visuais, delírios[12,14] e sintomas negativos. Comparativamente aos pacientes com psicose primária, esses pacientes têm deterioração cognitiva mais grave e de evolução muito mais rápida[14,15].
- Catatonia: parece ser frequente e deve levantar a suspeita de encefalite antirreceptor NMDA, embora sua prevalên-

cia esteja subestimada, já que parte dos estudos descreve pacientes com vários sintomas de catatonia em concomitância, porém sem classificar o quadro como tal[11,12,14].
- Sintomas afetivos e ansiosos: são descritos também labilidade emocional, ansiedade, mania e, em menor proporção, depressão[12,14].

O clínico deve estar atento aos *soft signs* e *red flags*, que levantam suspeita de causa neurológica subjacente. Embora a grande maioria dos casos vá apresentar algum sintoma neurológico claro, eles surgem após dias de início dos sintomas, o que pode atrasar o diagnóstico e influenciar no prognóstico.

As informações a respeito das manifestações neuropsiquiátricas em crianças e adolescentes são ainda mais escassas, mesmo que essa população corresponda a cerca de 37% dos casos[1].

Uma série de casos[16] reportou que todos os 24 pacientes apresentaram alguma alteração psicopatológica no decorrer da doença. As principais manifestações neuropsiquiátricas nessa população foram:

- Psicose (alucinação visual ou auditiva acompanhada de delírios) em 66%, mantendo como sintomas proeminente em 25% dos casos no curso da doença. Alucinações auditivas isoladas estavam presentes em 92% em alguma fase da doença.
- Agitação/irritação reportado por familiares em cerca de 80% dos pacientes dias antes da primeira avaliação hospitalar, sendo que 60% tiveram mudanças de personalidade.
- Labilidade emocional significativa ocorreu em 50% dos pacientes.

Outro estudo descreveu comportamento desorganizado em 87,7% e catatonia em 35% das crianças (< 12 anos)[12].

Intolerância a neurolépticos

Um estudo retrospectivo que avaliou 111 pacientes diagnosticados com encefalite anti-NMDA detalhou que 45 deles (40%) foram inicialmente internados em unidades psiquiátricas[17]. Desses 45, 21 (47%) foram transferidos para hospitais clínicos por suspeita de intolerância a antipsicóticos, incluindo casos suspeitos para síndrome neuroléptica maligna (SNM). Dentre os sintomas apresentados estavam hipertermia, rigidez muscular, coma e aumento da creatinofosfoquinase (CPK), sugerindo rabdomiólise. No entanto, tais manifestações podem ocorrer em pacientes que não usaram antipsicóticos. Os autores ponderam a possibilidade de haver uma intersecção entre hipetermia maligna, SNM e encefalite anti-NMDA, visto que há uma hipótese glutamatérgica como possível etiologia da SNM.

Distúrbios do movimento

Distúrbios do movimento, em especial as discinesias orofaciais, são manifestações comuns na encefalite antirreceptor NMDA, acometendo 75% dos adultos e 95% das crianças. Dentre as possíveis manifestações estão: discinesias orais, faciais e linguais; coreia; atetose; distonia; miorritmia; opistótono; balismo; blefaroespasmo; e crise oculógira. Apesar de não haver um "fenótipo" específico, assim como os sintomas psiquiátricos, sua presença pode representar valiosa pista para o reconhecimento da doença.

Embora o tratamento sintomático com tetrabenazina e toxina botulínica possa melhorar alguns desses sintomas, em casos mais graves, há necessidade do uso de sedação prolongada. Portanto, o foco deve ser o tratamento da doença de base[3].

Crises epilépticas e risco de epilepsia

A depender do estudo, a frequência de crises epilépticas varia de 52-87% nos pacientes com encefalite antirreceptor NMDA, ocorrendo mais frequentemente em crianças e homens jovens[3]. A semiologia das crises é variável. Uma série com 75 pacientes demonstrou que 43 (57%) apresentaram uma ou mais das seguintes: crise tônico-clônica generalizada (79%), crises focais (74%) com alteração da consciência (55%) ou sem alteração da consciência (42%), estado de mal epiléptico (35%) e estado de mal refratário (21%)[18].

A grande maioria não evolui com crises recorrentes e necessidade do uso de fármacos antiepilépticos em longo prazo. Como as crises epilépticas são provocadas por um mecanismo autoimune específico e tratável, ocorrendo concomitantemente a outros sintomas da síndrome, alguns autores não recomendam o uso do termo "epilepsia autoimune".

Unidade de terapia intensiva

Cerca de 70% dos pacientes com encefalite antirreceptor NMDA são admitidos em unidade de terapia intensiva devido a flutuações do nível de consciência, necessidade de proteção de vias aéreas e presença de discinesias, disautonomia e distúrbios ventilatórios. Desafios comuns no manejo desses pacientes são as diferenciações entre:

- Crises epilépticas *versus* distúrbios do movimento.
- Febre de origem infecciosa *versus* hipertermia maligna por hipersensibilidade a neurolépticos *versus* hipertermia associada à própria encefalite antirreceptor NMDA[13].

A monitorização com EEG prolongado ou contínuo ajuda na diferenciação entre eventos epilépticos e os distúrbios de movimento, evitando o tratamento agressivo com múltiplos fármacos antiepilépticos ou altas doses de sedativos quando esses não se fazem necessários.

No paciente com encefalite antirreceptor NMDA e febre, são mandatórias a pesquisa de foco infeccioso (e seu tratamento, se necessário), além da revisão do prontuário em busca do registro de uso recente de neurolépticos. Foi observado em um estudo retrospectivo francês que 47% (21/45) dos pacientes com diagnóstico confirmado internados em uma clínica psiquiátrica evoluíram com sinais e sintomas sugestivos de síndrome neu-

roléptica maligna. Essa taxa é muito superior àquela descrita para pacientes com outras condições clínicas expostos à neurolépticos, que não chega a ultrapassar 0,1%[13].

Por vezes, a disautonomia pode ser tão grave, com pacientes alternando entre períodos de taquicardia e bradicardia com pausa sinusal prolongada, levando à parada cardíaca ou até ao uso de marca-passo[4]. Durante a estadia em UTI, os pacientes recebem curso prolongado de sedação, bloqueadores neuromusculares e substâncias psicoativas. Apesar do risco teórico de algumas medicações (p. ex., quetamina, tramadol, propofol, sevoflurano) interferirem na função do receptor NMDA, na prática não foram observados eventos adversos relacionados a elas[4].

DIAGNÓSTICO

Em 2016, um grupo de especialistas publicou critérios diagnósticos para encefalite antirreceptor NMDA, apresentados na Tabela 1[19].

Diagnóstico diferencial

Durante as fases iniciais das encefalites autoimunes, é difícil diferenciá-las de causas infecciosas com base apenas na apresentação clínica e nos achados de exames complementares, uma vez que em ambos podem ser observados febre, pleocitose no exame do LCR e alterações na neuroimagem. Portanto, na maioria das vezes, terapia antiviral ou antibacteriana é introduzida empiricamente, até que sejam descartadas as causas infecciosas. A história natural da doença e a ausência de resposta à terapia são determinantes para o diagnóstico diferencial.

Tão ou mais desafiadora é a diferenciação entre encefalite anti-NMDA e doença psiquiátrica primária. Embora não haja um fenótipo psiquiátrico específico, algumas características podem sugerir o diagnóstico de etiologia autoimune, como exemplificado na regra mnemônica *SEARCH For NMDAR-A*[3]:

- S (*sleep dysfunction*): insônia é mais comum que sonolência no início da doença, enquanto que hipersonia é mais frequente durante a fase de recuperação.
- E (*excitement, disinhibition, or maniac behaviour alternating with depressive behaviour*): mania e desinibição são comuns no início da doença; sintomas depressivos ou ideação suicida são menos frequentes.
- A (*agitation or agression*): agitação ou comportamento agressivo são similares em crianças e adultos. Em crianças, ataque de birra, tentativas de pontapés, mordeduras ou pancadas são comuns.
- R (*rapid onset*): rápida instalação. O desenvolvimento dos sintomas se dá em dias a semanas, diferentemente das enfermidades psiquiátricas, que evoluem mais lentamente; em casos de psicose aguda, o início é precedido por alterações comportamentais.
- C (*children and young adult predominance*): predominância em crianças e adultos jovens. A mediana da doença é

Tabela 1 — Critérios diagnósticos para encefalite antirreceptor NMDA

Provável	Definitiva
Rápida instalação (< 3 meses) de ao menos 4 dos 6 grupos de sintomas: ■ Alteração comportamental (psiquiátrica) ou alteração cognitiva. ■ Alteração da linguagem (pressão de discurso, redução da fluência ou mutismo). ■ Crises epilépticas. ■ Distúrbios do movimento (discinesias, rigidez, posturas anormais). ■ Rebaixamento do nível de consciência. ■ Disautonomia ou hipoventilação central. Ao menos 1 dos exames complementares: ■ Alteração no EEG (alentecimento focal ou difuso, atividade de base desorganizada, atividade epileptiforme ou *extreme delta brush*). ■ Exame do LCR com pleocitose ou presença de bandas oligoclonais. Ou três sintomas supracitados e a presença de teratoma. ■ Exclusão de história recente de encefalite por vírus herpes simples ou vírus da encefalite japonesa B, que resulta em recidiva de sintomas neurológicos imunomediados.	■ Presença de um ou mais dos seis sintomas e anticorpos IgG contra subunidade GluN1 do receptor NMDAR (teste do LCR deve ser incluído); caso apenas o soro estiver disponível, testes confirmatórios devem ser realizados (p. ex., estudo em cultura de neurônios vivos de rato ou imuno-histoquímica, além do ensaio celular CBA – *cell based assay*). ■ Exclusão de história recente de encefalite por vírus herpes simples ou vírus da encefalite japonesa B, que resulta em recidiva de sintomas neurológicos imunomediados.

Fonte: Graus et al., 2016[19].

de 21 anos (37% – 18 anos e 19% – 12 anos), a relação de mulheres para homens acometidos é de 8:2; enquanto que a mediana de idade para esquizofrenia em homens é de 18-25 anos e em mulheres 25-35 anos (pico após menarca e após os 40 anos), com uma relação mulher para homem de 0,92:1,0.

- **H** *(history of psychiatric disease absent)*: ausência de antecedente de doença psiquiátrica.
- **F** *(fluctuating catatonia)*: catatonia flutuante. A catatonia alterna com episódios de agitação extrema.
- **N** *(negative and positive symptoms at presentation)*: sintomas negativos e positivos na apresentação. Sintomas positivos (alucinações auditivas ou visuais; delírios persecutórios, de autorreferência, grandiosidade ou religiosos; pensamento desorganizado) e sintomas negativos (declínio cognitivo, distração, diminuição da fluência verbal, anedonia) coexistem no início da apresentação. Na esquizofrenia, sintomas positivos são desproporcionalmente mais frequentes que sintomas negativos no início da doença.
- **M** *(memory déficits)*: déficit de memória. Pacientes geralmente apresentam amnésia e o exame é dificultado pela agitação, alteração comportamental ou alteração de linguagem. A maioria dos pacientes não se lembra de largos períodos da doença após a recuperação.
- **D** *(decrease of verbal output or mutism)*: redução da fluência ou mutismo. Uma rápida diminuição da fluência verbal ocorre particularmente em crianças, podendo ser precedida por pressão de discurso.
- **A** *(antipsychotic intolerance)*: intolerância a antipsicóticos (tanto típicos como atípicos), embora a opinião de especialistas sugira que a frequência de efeitos adversos seja maior com uso de antipsicóticos típicos.
- **R** *(rule out neuroleptic malignant syndrome)*: exclusão da síndrome neuroléptica maligna. Hipertermia, coma, rigidez muscular, elevação de creatinofosfoquinase ou rabdomiólise podem ocorrer em pacientes com encefalite antirreceptor NMDA que não foram expostos a neurolépticos, sendo difícil dizer se esses sintomas são inerentes à encefalite ou se os pacientes são mais sensíveis. Indivíduos inicialmente diagnosticados com doença psiquiátrica primária e que recebem neurolépticos podem ser erroneamente diagnosticados com síndrome neuroléptica maligna.

- **A** *(antibodies)*: anticorpos. Anticorpos antirreceptor NMDA estão sempre presentes no LCR; 80% dos pacientes apresentam pleocitose.

Exames complementares

O único teste diagnóstico específico para encefalite antirreceptor NMDA é a identificação de anticorpos IgG contra a subunidade GluN1 do receptor NMDAR no LCR do paciente. É mandatório que o LCR seja testado, uma vez que falsos-negativos ocorrem em até 14% dos casos em que somente o soro é testado, além de haver descrição de falsos-positivos[20].

Podem ser observadas discreta pleocitose linfocítica, hiperproteinorraquia ou presença de bandas oligoclonais no LCR em até 80% dos casos[1].

Outros exames fundamentais na avaliação dos pacientes com suspeita de encefalite autoimune são o EEG e a ressonância magnética de encéfalo. Quanto aos achados eletroencefalográficos, o exame se encontra alterado na maioria dos casos, apesar de muitas vezes os achados serem inespecíficos. Em 6-30% dos casos pode ser encontrada uma alteração descrita como *extreme delta brush*, a qual se caracteriza por uma atividade delta generalizada entreposta por ondas beta[3,21].

No que diz respeito à neuroimagem, a ressonância do encéfalo pode ser normal em até 70% dos pacientes nas fases iniciais. Quando presentes, seus achados são inespecíficos[3].

Por fim, diante da associação com alguns tumores, especialmente teratoma de ovário, recomenda-se o *screening* de neoplasia em pacientes com suspeita de encefalite antirreceptor NMDA.

TRATAMENTO

Não há estudos duplo-cegos randomizados em relação ao tratamento da encefalite antirreceptor NMDA. Geralmente, os três pilares do tratamento são:

- Imunoterapia.
- Tratamento do tumor quando ele estiver presente.
- Tratamento sintomático.

Quanto à imunoterapia, geralmente se utiliza um tratamento escalonado, iniciado pelo tratamento de primeira linha, progredindo-se para um tratamento de segunda linha, quando necessário. Estudos observacionais demonstraram que a instituição precoce de imunoterapia está associada a um melhor desfecho clínico. Portanto, casos em que há atraso no diagnóstico podem ter consequências graves, inclusive, com aumento da mortalidade[1].

Um conceito fundamental para o tratamento consiste no fato de que os alvos imunológicos dessas doenças se localizam atrás da barreira hematoencefálica, sendo que a síntese dos anticorpos patogênicos se dá por plasmócitos situados na meninge e no encéfalo. Isso provavelmente explica por que parte considerável dos pacientes com encefalite antirreceptor NMDA não respondem ao tratamento com modalidades que apenas reduzem os níveis de anticorpos, como a plasmaférese e a imunoglobulina humana (IVIg).

O tratamento envolve o escalonamento de imunoterapia, conforme explicitado a seguir:

- Primeira linha: corticoides (metilprednisolona endovenosa, 1 g/dia, por 5 dias), seguido de IVIg (dose de 0,4 g/kg/dia, por 5 dias) e/ou plasmaférese.
- Segunda linha: rituximabe (375 mg/m² em doses semanais, por 4 semanas) e/ou ciclofosfamida (750 mg/m², realizada com a primeira dose de rituximabe e repetida mensalmente até a melhora clínica).

Geralmente, espera-se 2-3 semanas por melhora clínica antes de se proceder ao tratamento de segunda linha. Também não há estudos comparando uso de rituximabe previamente ao uso da primeira linha de terapia. A sugestão do escalonamento é baseada em um estudo que incluiu 472 pacientes, dos quais cerca de 50% não apresentaram melhora com 4 semanas após a primeira linha de terapia e cerca de 60% dos pacientes que receberam terapia de segunda linha melhoraram significativamente, quando comparados com aqueles que não receberam[1].

À despeito da terapia escalonada, cerca de 10% dos pacientes não respondem a este tratamento, sendo considerados refratários, com necessidade de uma terceira linha de tratamento. Nestes, algumas séries de casos mostraram benefício no uso de bortezomibe, um inibidor de protease que age sobre plasmócitos, e tocilizumabe, um antagonista de Il-6. Porém, deve-se ter precauções ao interpretar os achados desses estudos, pois existem vieses como: pequeno tamanho da amostra, uso prévio de imunossupressores e curto período utilizado para definir refratariedade ao tratamento (< 4 semanas). A experiência do nosso serviço demonstra que mesmo nos casos que demoram mais para responder, com o acompanhamento em longo prazo, foi observada melhora contínua, ainda que mais tardiamente. A resposta ao tratamento é, primariamente, clínica, não devendo ser levado em consideração o título do anticorpo.

Os sintomas neuropsiquiátricos melhoram progressivamente com as medidas anteriormente listadas, mas algumas vezes demandam tratamento medicamentoso pela sua gravidade. Entretanto, muito cuidado deve ser tomado ao se fazer uso de antipsicóticos, tendo em vista o menor limiar para o desenvolvimento de síndrome neuroléptica maligna e a possibilidade de instabilidade autonômica, em especial na presença de catatonia, além de piora de distúrbios do movimento. Os benzodiazepínicos, empregados no tratamento de quadros catatoniformes, também requerem cautela na administração, já que há risco de rebaixamento do nível de consciência e hipoventilação. Descrições sobre o uso de lítio e ácido valproico para desregulação de humor não mostraram melhora significativa.

A eletroconvulsoterapia (ECT) é uma das modalidades de tratamento não medicamentoso descritas para tratamento de catatonia grave, mas nunca deve ser considerada como primeira opção em detrimento da imunoterapia. Na literatura, ainda não há estudos controlados que apontem o melhor momento para a realização do procedimento, nem protocolos a respeito da técnica a ser empregada nesses casos. Uma revisão sistemática recente demonstrou que 39% dos pacientes que receberam ECT sem imunoterapia prévia apresentaram melhora, 18% não melhoraram e a ECT foi suspensa em 18% dos casos devido a piora neurológica ou das crises epilépticas[22]. É importante observar que podem ocorrer bradicardia, hipotensão e assistolia mediadas pelo sistema parassimpático, seguidas por uma resposta simpática (hipertensão e taquicardia), as quais podem exacerbar os sintomas disautonômicos da própria encefalite[22]. O mecanismo de ação não é conhecido, mas especula-se que o ECT pode promover o aumento de receptores NMDA. Na experiência do nosso serviço, o uso da ECT é reservado para pacientes com sintomas comportamentais refratários à imunoterapia e ao tratamento medicamentoso após adequado tempo de observação, no qual não se apresentem disautonomia ou crises epilépticas não controladas.

PROGNÓSTICO

Até o momento não dispomos de marcadores prognósticos da doença à despeito de diversos estudos realizados, com resultados pouco palpáveis na prática clínica e com limitações importantes (pequena amostra, análises retrospectivas, ausência de seguimento longitudinal, etc.).

Entretanto, um estudo que examinou a funcionalidade de 382 pacientes após um ano do início da doença demonstrou alguns fatores que poderiam predizer o prognóstico, os quais são: admissão em leito de unidade de terapia intensiva (UTI), atraso > 4 semanas na instituição da terapia, ausência de melhora após 4 semanas de tratamento, anormalidades na RM de crânio e pleocitose maior que 20 céls./mm³ no LCR. A partir dessas variáveis foi proposto um escore (*anti-NMDAR Encephalitis One-Year Functional Status – NEOS*), em que cada um dos fatores citados equivale a um ponto e cuja soma está relacionada à probabilidade de *status* pobre de funcionalidade em 1 ano (3% se 0-1 pontos, até 69% se 4-5 pontos). O escore deve ser visto como uma ferramenta a auxiliar a estimativa de velocidade da melhora clínica e não deve guiar o tratamento[23].

A fase de recuperação também acontece em múltiplos estágios, bem como a fase de apresentação dos sintomas. Geralmente, o paciente acorda do coma, a hipoventilação e disautonomia melhoram, assim como as discinesias. Por alguns dias, o paciente é capaz de seguir comandos e apresentar interações apropriadas antes de recuperar a função da linguagem. Nesse período, o paciente pode apresentar novamente sintomas psicóticos e agitação, sem necessariamente significar recidiva da doença. As funções cognitivas e comportamentais são as últimas a retornarem, podendo levar anos[9]. Alguns familiares relatam que até mesmo a personalidade da pessoa não volta a ser mesma, não raramente dizendo que a mudança foi para melhor em relação ao estado pré-mórbido.

Além disso, aproximadamente 5% dos pacientes com encefalite antirreceptor NMDA desenvolvem evidência clínica ou radiológica de alguma doença desmielinizante do sistema nervoso central, mais comumente doenças relacionadas ao espectro da neuromielite óptica, a qual pode preceder, ocorrer simultaneamente ou após o quadro de encefalite.

CONSIDERAÇÕES FINAIS

A encefalite anti-NMDA é uma doença imunomediada descrita primeiramente em 2007 e com associação com quadro paraneoplásico em mulheres jovens. Desde então, tornou-se a encefalite mediada por anticorpo mais comum, com incidência semelhante à encefalite viral, caracterizada por uma síndrome neuropsiquiátrica complexa. A distinção dessa entidade com outros diagnósticos psiquiátricos clássicos consiste em grande desafio diagnóstico e estudos mais recentes demonstraram diferenças no que tange à psicopatologia, bem como o tempo de instalação dos sintomas de forma subaguda (dias-meses) que na maioria das doenças psiquiátricas primárias (meses a anos) – dado que ainda carece de maior validação – e, por fim, o acompanhamento longitudinal deste paciente que culminará em manifestação neurológica (detalhada anteriormente neste capítulo). Ainda assim, a encefalite antirreceptor NMDA pode ser indistinguível de doenças psiquiátricas, motivo pelo qual recomendamos a investigação em todo paciente que se apresente com sintomas psiquiátricos agudo-subagudo. À despeito de estudos dos últimos 13 anos, a encefalite antirreceptor NMDA ainda possui lacunas a serem preenchidas e respostas no que diz respeito a imunologia, neurobiologia, novos tratamentos e fatores prognósticos, que devem surgir nos próximos anos.

Vinheta clínica

Mulher de 34 anos com antecedente de transtorno bipolar e depressão pós-parto iniciou quadro de rápida instalação de mania, associada à diminuição do sono, seguida por alucinações visuais e auditivas. Um dos episódios descritos pelo marido era de que a paciente despertou no meio da noite alegando ouvir conversas na sala de estar, sendo que logo após passou a dizer que precisava sair no meio da madrugada para participar de um programa de televisão.

Passou a apresentar solilóquios e a falar coisas sem sentido, quando foi avaliada por seu psiquiatra, que prescreveu valproato, quetiapina, venlafaxina e alprazolam.

Entretanto, os sintomas pioraram e ela começou a notar dificuldade de memória, a ponto de ter que fazer anotações em um caderno para não se esquecer o que contar ao seu psiquiatra na hora da consulta. Nas anotações, ela relatava que um comediante famoso conversava com ela dentro da sua cabeça e só ela era capaz de entender suas piadas. Após alguns dias, a paciente queria sair pela janela (morava em um prédio no décimo andar) para encontrar sua mãe (já falecida) que pairava pela janela. Esse último episódio levou à internação em uma clínica psiquiátrica particular, onde passou a receber aripiprazol, lítio e haloperidol.

Após 10 dias de internação iniciou-se quadro de febre, taquicardia e períodos de catatonia, sendo transferida ao pronto-socorro do Hospital das Clínicas. Ao exame neurológico, a paciente permanecia de olhos abertos, apresentava agitação psicomotora (necessitando de contenção mecânica), sem déficits focais ou hipertonia.

Os exames laboratoriais, incluindo CPK e nível sérico de lítio, eram normais, assim como sorologias para HIV, sífilis e provas para porfiria. A ressonância magnética não demonstrava alterações significativas. O exame do LCR demonstrou 14 células, com proteínas e glicorraquia normais. Por sua vez, o eletroencefalograma demonstrou uma desorganização difusa, sem atividade epileptiforme.

Logo após a internação foram observadas discinesias orofaciais associadas a uma piora do nível de consciência e disautonomia, de modo que a paciente teve de ser submetida à intubação e admitida em unidade de terapia intensiva. Foi levantada a hipótese de encefalite antirreceptor NMDA, e confirmada posteriormente pela identificação do anticorpo no soro e no LCR.

A paciente recebeu metilprednisolona endovenosa e plasmaférese, sendo que após 10 dias da última sessão uma melhora neurológica foi observada. Ela permaneceu quase 50 dias na UTI, onde desenvolveu complicações, como úlceras de pressão e sepse. Recebeu alta hospitalar após 2 meses de internação em melhora progressiva.

Após 6 meses do início dos sintomas, ela voltou a trabalhar.

Para aprofundamento

- Dalmau J, Armangué T, Planagumà J, Radosevic M, Mannara F, Leypoldt F, et al. An update on anti-NMDA receptor encephalitis for neurologists and psychiatrists: Mechanisms and models. The Lancet Neurology. 2019;18(11):1045-57.
  ⇨ Revisão recente e completa com enfoque nos aspectos neurológicos e psiquiátricos da doença.
- Cahalan S. Insana: Meu mês de loucura [S.l.]: Editora Belas Letras, 2012.
  ⇨ Relato autobiográfico da jornalista nova-iorquina Susannah Cahalan, baseado nos relatos dos familiares, prontuários médicos e das suas quase-memórias. A autora que sofreu de encefalite antirreceptor NMDA retrata a doença do ponto de vista do paciente.
- Titulaer MJ, McCracken L, Gabilondo I, Armangué T, Glaser C, Iizuka T, et al. Treatment and prognostic factors for long-term outcome in patients with anti-NMDA receptor encephalitis: An observational cohort study. Lancet Neurol. 2013;12(2):157-65.
  ⇨ Estudo observacional da maior coorte de pacientes com diagnóstico de encefalite antirreceptor NMDA.
- Kayser MS, Titulaer MJ, Gresa-Arribas N, Dalmau J. Frequency and characteristics of isolated psychiatric episodes in anti-N-Methyl-D-aspartate receptor encephalitis. JAMA Neurology. 2013;70(9):1133-9.
  ⇨ Descrição da frequência, da sintomatologia e do desfecho de pacientes que apresentaram sintomas psiquiátricos isolados durante a evolução da doença.
- Lejuste F, Thomas L, Picard G, Desestret V, Ducray F, Rogemond V, et al. Neuroleptic intolerance in patients with anti-NMDAR encephalitis. Neurol Neuroimmunol Neuroinflamm. 2016;3(5):E280.
  ⇨ Estudo francês que tenta uma melhor caracterização dos sintomas psiquiátricos da encefalite antirreceptor NMDA, e descreve uma maior ocorrência de intolerância à neurolépticos nos pacientes com encefalite antirreceptor NDMA.

REFERÊNCIAS BIBLIOGRÁFICAS

1. Titulaer MJ, McCracken L, Gabilondo I, Armangué T, Glaser C, Iizuka T, et al. Treatment and prognostic factors for long-term outcome in patients with anti-NMDA receptor encephalitis: An observational cohort study. Lancet Neurol. 2013;12(2):157-65.
  ⇨ Estudo observacional da maior coorte de pacientes com diagnóstico da encefalite antirreceptor NMDA.
2. Bien CG, Vincent A, Barnett MH, Becker AJ, Blumcke I, Graus F, et al. Immunopathology of autoantibody-associated encephalitides: Clues for pathogenesis. Brain. 2012;135(5):1622-38.
3. **Dalmau J, Armangué T, Planagumà J, Radosevic M, Mannara F, Leypoldt F, et al. An update on anti-NMDA receptor encephalitis for neurologists and psychiatrists: Mechanisms and models. The Lancet Neurology. 2019;18(11):1045-57.**
  ⇨ Referência atualizada e completa sobre as encefalites, com ênfase nos aspectos neurológicos e psiquiátricos da doença.
4. Dalmau J, Graus F. Antibody-mediated encephalitis. N Engl J Med. 2018;378(9):840-51.
5. Dalmau J, Geis C, Graus F. Autoantibodies to synaptic receptors and neuronal cell surface proteins in autoimmune diseases of the central nervous system. Physiol Rev. 2017;97(2):839-87.
6. Hughes EG, Peng X, Gleichman AJ, Lai M, Zhou L, Tsou R, et al. Cellular and synaptic mechanisms of anti-NMDA receptor encephalitis. J Neurosci. 2010;30(17):5866-75.
7. Planagumà J, Leypoldt F, Mannara F, Gutiérrez-Cuesta J, Martín-García E, Aguilar E, et al. Human N-methyl D-aspartate receptor antibodies alter memory and behaviour in mice. Brain. 2015;138(1):94-109.
8. Planagumà J, Haselmann H, Mannara F, Petit-Pedrol M, Grünewald B, Aguilar E, et al. Ephrin-B2 prevents N-methyl-D-aspartate receptor antibody effects on memory and neuroplasticity. Ann Neurol. 2016;80(3):388-400.
9. Dalmau J, Lancaster E, Martinez-Hernandez E, Rosenfeld MR, Balice-Gordon R. Clinical experience and laboratory investigations in patients with anti-NMDAR encephalitis. The Lancet Neurology. 2011;10(1):63-74.
10. Armangue T, Spatola M, Vlagea A, Mattozzi S, Cárceles-Cordon M, Martinez-Heras E, et al. Frequency, symptoms, risk factors, and outcomes of autoimmune encephalitis after herpes simplex encephalitis: a prospective observational study and retrospective analysis. The Lancet Neurology. 2018;17(9):760-72.
11. Al-Diwani A, Handel A, Townsend L, Pollak T, Leite MI, Harrison PJ, et al. The psychopathology of NMDAR-antibody encephalitis in adults: a systematic review and phenotypic analysis of individual patient data. Lancet Psychiatry. 2019;6(3):235-46.
12. Sarkis RA, Coffey MJ, Cooper JJ, Hassan I, Lennox B. Anti-N-Methyl-D-Aspartate receptor encephalitis: A review of psychiatric phenotypes and management considerations — A report of the American Neuropsychiatric Association Committee on Research. JNP. 2018;31(2):137-42.
13. **Kayser MS, Titulaer MJ, Gresa-Arribas N, Dalmau J. Frequency and characteristics of isolated psychiatric episodes in Anti-N-Methyl-D-Aspartate receptor encephalitis. JAMA Neurology. 2013;70(9):1133-9.**
  ⇨ Descrição da frequência, da sintomatologia e do desfecho de pacientes que apresentaram sintomas psiquiátricos isolados durante a evolução da doença.
14. Warren N, Siskind D, O'Gorman C. Refining the psychiatric syndrome of anti-N-methyl-d-aspartate receptor encephalitis. Acta Psychiatrica Scandinavica. 2018;138(5):401-8.
15. Gibson LL, Pollak TA, Blackman G, Thornton M, Moran N, David AS. The psychiatric phenotype of anti-NMDA receptor encephalitis. J Neuropsychiatry Clin Neurosci. 2019;31(1):70-9.
16. Gable M, Glaser C. Anti-N-Methyl-d-Aspartate receptor encephalitis appearing as a new-onset psychosis: disease course in children and adolescents within the California Encephalitis Project. Pediatr Neurol. 2017;72:25-30.
17. Lejuste F, Thomas L, Picard G, Desestret V, Ducray F, Rogemond V, et al. Neuroleptic intolerance in patients with anti-NMDAR encephalitis. Neurol Neuroimmunol Neuroinflamm. 2016;3(5):E280.
  ⇨ Estudo francês que tenta uma melhor caracterização dos sintomas psiquiátricos da encefalite antirreceptor NMDA, e descreve uma maior ocorrência de intolerância à neurolépticos nos pacientes com encefalite antirreceptor NDMA.
18. Bruijn MAAM, van Sonderen A, van Coevorden-Hameete MH, Bastiaansen AEM, Schreurs MWJ, Rouhl RPW, et al. Evaluation of seizure treatment in anti-LGI1, anti-NMDAR, and anti-GABABR encephalitis. Neurology. 2019;92(19):E2185-96.
19. **Graus F, Titulaer MJ, Balu R, Benseler S, Bien CG, Cellucci T, et al. A clinical approach to diagnosis of autoimmune encephalitis. The Lancet Neurology. 2016;15(4):391-404.**
  ⇨ Carta de posicionamento com critérios diagnósticos de encefalite antirreceptor NDMA, encefalite límbica e encefalite de Hashimoto. Discute os possíveis diagnósticos diferenciais de cada síndrome clínica.
20. Gresa-Arribas N, Titulaer MJ, Torrents A, Aguilar E, McCracken L, Leypoldt F, et al. Antibody titres at diagnosis and during follow-up of anti-NMDA receptor encephalitis: A retrospective study. Lancet Neurol. 2014;13(2):167-77.
21. Schmitt SE, Pargeon K, Frechette ES, Hirsch LJ, Dalmau J, Friedman D. Extreme delta brush: a unique EEG pattern in adults with anti-NMDA receptor encephalitis. Neurology. 2012;79(11):1094-100.
22. Warren N, Grote V, O'Gorman C, Siskind D. Electroconvulsive therapy for anti-N-methyl-d-aspartate (NMDA) receptor encephalitis: a systematic review of cases. Brain Stimulation. 2019;12(2):329-34.
23. Balu R, McCracken L, Lancaster E, Graus F, Dalmau J, Titulaer MJ. A score that predicts 1-year functional status in patients with anti-NMDA receptor encephalitis. Neurology. 2019;92(3):E244-52.

7

Neuropsiquiatria da esclerose múltipla

Juliana Hangai Vaz Guimarães Nogueira
Luis Antonio Bozutti
Mateus Boaventura
Samira Luisa dos Apostolos Pereira

Sumário

Introdução
Principais quadros psiquiátricos
    Depressão
    Transtornos ansiosos e transtorno obsessivo-compulsivo
    Transtorno afetivo bipolar
    Afeto pseudobulbar, labilidade emocional e euforia
    Psicose
Alterações do sono e fadiga: uma interface da Neuropsiquiatria na esclerose múltipla
    Alterações de sono
    Fadiga
Cognição, neuroimagem e testes de rastreio
Impactos do diagnóstico
    Interface entre diagnóstico e personalidade
    Impacto socioeconômico
    Impacto no planejamento familiar
    Hábitos de vida
    Impacto dos sintomas físicos
Considerações finais
Vinheta clínica
Referências bibliográficas

Pontos-chave

- Esclerose múltipla é uma doença autoimune, inflamatória e desmielinizante do sistema nervoso central que acomete principalmente mulheres jovens. Atualmente é considerada doença potencialmente controlável, com diversas opções terapêuticas.
- Seus principais sintomas são surtos de disfunção neurológica: sensitivos, visuais e motores, com evolução de remissão e recorrência.
- Distúrbios cognitivos e neuropsiquiátricos podem ser manifestações primárias ou comorbidades da doença e impactam de maneira significativa a qualidade de vida.
- É importante reconhecer estas desordens, seja pelo diagnóstico precoce (manifestações primárias) ou pelo manejo sintomático correto.
- Os principais transtornos diagnosticados são depressão, ansiedade e transtorno afetivo bipolar. Em uma minoria de casos há manifestação de quadros psicóticos.
- Disfunção cognitiva no início do diagnóstico prediz um prognóstico a longo prazo. É essencial correlacionar com neuroimagem (quadros primários) ou outros aspectos da doença (fadiga, transtorno de humor, efeitos sedativos de medicações etc.).
- O acompanhamento exige uma comunicação eficaz e psicoeducação sobre a doença: impacto na vida pessoal, trabalho, planejamento familiar, prevenção de suicídio, manejo da fadiga e outros sintomas relacionados.
- Em muitos casos cujo impacto na qualidade de vida e comorbidades psiquiátricas estejam presentes, é essencial o intercâmbio entre neurologia e psiquiatria.

INTRODUÇÃO

A esclerose múltipla (EM) é uma doença inflamatória crônica, autoimune e degenerativa do sistema nervoso central (SNC)[1,2], que afeta mais de 2 milhões de pessoas em todo o mundo[3]. É considerada a doença inflamatória crônica mais frequente do sistema nervoso central (SNC). A mediana da sua prevalência mundial é estimada em 33 pacientes para cada 100 mil habitantes, com uma ampla variação entre diferentes países. A América do Norte e a Europa têm a maior prevalência (com 140 e 108 por 100 mil pessoas, respectivamente), e os países da Ásia e África Subsaariana têm a menor prevalência (2,2 e 2,1 por 100 mil pessoas, respectivamente)[4]. No Brasil, estima-se uma prevalência de 10 a 15 pacientes/100 mil habitantes (variando desde números mais baixos, como 1,36/100 mil habitantes na Região Nordeste, a um número máximo de 27,2/100 mil habitantes, na Região Sudeste)[5-7].

A EM ocorre tipicamente entre 20 e 40 anos, com predominância no sexo feminino, e é considerada a principal causa de incapacidade neurológica não traumática em adultos jovens[1,8]. Tem um curso extremamente variável, mas a maioria dos pacientes se apresenta com episódios de déficits neurológicos subagudos, seguidos por recuperação parcial ou completa. Esses episódios são chamados de surtos, e a primeira manifestação usualmente é denominada síndrome clinicamente isolada, quando os pacientes não preenchem todos os critérios de diagnóstico da doença. Cerca de 80-85% dos pacientes iniciam com surtos seguidos de remissão parcial ou total, forma que reconhecemos como EM remitente-recorrente (RR).[9] Apenas uma minoria (10-15%) apresenta um curso progressivo desde o início, em que os sintomas se desenvolvem insidiosamente, com acúmulo de incapacidade ao longo do tempo, quando diagnosticamos a denominada EM primariamente progressiva (EM-PP)[9]. Adicionalmente, uma parcela variável dos que iniciam um fenótipo de EM-RR evoluem com progressão insidiosa da incapacidade após 10 a 20 anos de doença (podendo chegar a 50-70% dos casos na era pré-tratamento), fenótipo denominado EM secundariamente progressiva (EM-SP)[10].

A etiologia da EM é multifatorial e envolve uma interação complexa entre fatores ambientais e indivíduos geneticamente suscetíveis. Fatores como diferenças geográficas latitudinais, baixo nível sérico de vitamina D, infecção prévia pelo vírus Epstein-Barr, obesidade e tabagismo são alguns dos que podem aumentar o risco em desenvolver essa patologia[1,4,8,11].

Existe considerável variabilidade entre pacientes com EM, desde o seu perfil epidemiológico (diferentes etnias, de diferentes latitudes e países), clínico (fenótipo, gravidade e evolução), radiológico (diferentes cargas lesionais) ou mesmo na resposta à terapia. Dentro dessa variabilidade, identificamos um amplo leque de alterações cognitivas e comorbidades psiquiátricas, que somadas ao déficit somático instalado contribuem de maneira impactante para a qualidade de vida desses indivíduos. Para maior entendimento dessa interface entre a Neurologia e a Psiquiatria na EM, ao longo deste capítulo revisaremos as principais comorbidades psiquiátricas, alterações cognitivas e o impacto do diagnóstico na vida dos pacientes.

PRINCIPAIS QUADROS PSIQUIÁTRICOS

A prevalência de quadros neuropsiquiátricos é maior nos portadores de EM do que na população geral, acometendo até 60 a 90% dos indivíduos e compreendendo quadros afetivos, ansiosos e psicóticos[12-14]. Tanto a doença em si como algumas das medicações usadas no tratamento podem impactar negativamente a saúde mental, enquanto a presença de sintomas psiquiátricos diminui a adesão ao tratamento da EM e traz um importante impacto na morbimortalidade dessa população; o tratamento adequado de tais sintomas, por sua vez, confere melhora da funcionalidade e da qualidade de vida[13,14].

Enquanto os sintomas neuropsiquiátricos são comuns na evolução da doença, uma apresentação clínica inicial com sintomas neurológicos e psiquiátricos concomitantes pode ocorrer em cerca de 2,3% dos casos. Além disso, entre 0,2% e 2% podem apresentar apenas sintomas psiquiátricos como primeira manifestação da doença[13]. Apesar de a prevalência de manifestações psiquiátricas isolada ser baixa, um episódio psiquiátrico agudo em um indivíduo previamente saudável pode constituir a apresentação inicial da EM. Essa questão é muito importante na prática do neurologista e do psiquiatra, uma vez que o diagnóstico precoce da EM em pacientes com início psiquiátrico resultaria no início precoce do tratamento, o que está associado a um melhor prognóstico[15].

Apesar disso, os transtornos psiquiátricos ainda são subdiagnosticados e subtratados em portadores de EM.[14] O tratamento desses quadros deve ser multidisciplinar, podendo envolver o ajuste de medicações utilizadas no tratamento da EM, a introdução de medicações psicoativas e intervenções psicoterapêuticas[13].

Depressão

A depressão é o quadro psiquiátrico mais frequentemente associado à EM; 50% dos portadores de EM a apresentarão ao longo da vida. A prevalência anual é de 15 a 25%, sendo mais elevada entre 18 e 45 anos[13]. Contudo, vários estudos carecem de diferenciar transtorno depressivo maior (TDM), distimia e quadros depressivos subclínicos[16].

Dentre os fatores que justificam a maior prevalência de quadros depressivos em portadores de EM comparada à população geral, estão: alterações neuropatológicas decorrentes da EM (principalmente lesões em lobos frontais, temporais e no sistema límbico); disfunção do eixo hipotalâmico-hipofisário-adrenal; atividade inflamatória; diminuição de fatores neurotróficos; reação ao estresse psicossocial associado ao diagnóstico, à presença de limitações físicas e à incerteza sobre o prognóstico[13,16]. Contudo, não se identificou predisposição genética nos portadores de EM para desenvolver TDM, tendo em vista que não há prevalência maior de quadros depressivos em familiares de portadores de EM[13]. Além disso, algumas medicações usadas no tratamento da EM podem acarretar quadros depressivos, como corticoides, baclofeno, dantroleno e tizanidina[13]. Das medicações modificadoras de curso da doença ainda há controvérsias, mas estudos apontam associação entre betainterferona e quadros depressivos, sobretudo naqueles com história de TDM prévio[13].

Do ponto de vista sintomatológico, alguns sintomas decorrentes da atividade da EM podem se confundir com sintomas do TDM, principalmente os neurovegetativos, como fadiga, insônia, inapetência e alterações de memória e de atenção. Existem sintomas do TDM que costumam ser menos frequentes em portadores de EM, como apatia, distanciamento social e sentimentos de culpa. Por sua vez, outros sintomas auxiliam a detectar o TDM em portadores de EM: irritabilidade, humor hipotímico, anedonia, oscilação do humor ao longo do dia, ideação suicida e perda de funcionalidade incompatível com limitação física[13].

Com relação aos impactos, o quadro depressivo é o principal fator de risco para suicídio em portadores de EM. A ideação

7 • NEUROPSIQUIATRIA DA ESCLEROSE MÚLTIPLA

suicida ocorre em cerca de 25-30% dessa população, sendo a taxa de suicídio duas vezes maior que a da população geral[13]. O risco de suicídio nessa população apresenta um comportamento bimodal, mais elevado nos primeiros anos após o diagnóstico e nas fases avançadas da doença (associado às limitações)[16]. Apesar de ainda ser controverso, alguns estudos demonstram que quadros depressivos podem impactar na evolução da EM – no número e na duração das exacerbações e na progressão da doença[12,13]. O TDM é um dos principais fatores de impacto na qualidade de vida, além de estar associado a pior funcionamento cognitivo, ao abuso de álcool e outras substâncias, à menor adesão ao tratamento para a EM e maior estresse do cuidador[12,13].

Quanto ao tratamento, as evidências ainda são limitadas[16]. Primeiramente, deve-se avaliar a atividade da EM, pois a otimização das medicações modificadoras de curso da doença pode levar à remissão dos sintomas psiquiátricos[13]. Considerando o uso de antidepressivos, os inibidores seletivos da recaptação de serotonina (ISRS) costumam ser a primeira escolha, embora o uso de duais ou tricíclicos possa ser indicado na presença de dor concomitante. Além disso, psicoterapia e atividade física regular também trazem resultados positivos[16]. O uso de eletroconvulsoterapia em quadros refratários se mostra seguro na ausência de lesões ativas, ainda que alguns estudos indique risco de exacerbação da EM[12,13].

Transtornos ansiosos e transtorno obsessivo-compulsivo

A prevalência ao longo da vida de transtornos ansiosos/transtornos obsessivo-compulsivos (TOC) pode chegar a 36% em portadores de EM, sendo os mais frequentes o transtorno de ansiedade generalizada (19%), o transtorno de pânico (10%), o TOC (9%) e o transtorno de ansiedade social (8%)[13].

Os principais fatores de risco para quadros ansiosos são diagnóstico recente, maior atividade da doença, presença de dor, fadiga ou insônia. Outros fatores de risco são sexo feminino, pacientes mais jovens, distanciamento social, presença de quadro depressivo atual ou prévio, pensamentos de suicídio atuais ou prévios e abuso de álcool ou outras substâncias[13]. Sintomas ansiosos também podem acontecer como manifestação de atividade da doença ou em decorrência das medicações – o glatirâmer, por exemplo, pode ter como efeitos colaterais ansiedade, palpitações, taquicardia e dispneia. Alguns estudos relacionam danos em região de septo e fórnice a sintomas ansiosos[17].

Em termos de impacto, os quadros ansiosos estão associados a uma maior prevalência de depressão, tabagismo, pior qualidade de vida e pior funcionamento cognitivo[16]. A fobia específica de agulha pode dificultar a adesão ao tratamento com medicações injetáveis[16]. Apesar da controvérsia, alguns estudos associam transtornos ansiosos a mais exacerbações da doença[12].

O tratamento dos quadros ansiosos é realizado da mesma forma que em não portadores de EM, sendo o uso de ISRS a primeira opção. Deve-se ter cuidado especial com os benzodiazepínicos, por conta da sedação e dos efeitos cognitivos[13].

Estudos mostram também um impacto positivo de intervenções psicoterápicas[16].

Transtorno afetivo bipolar

A prevalência do transtorno afetivo bipolar (TAB) nos portadores de EM é cerca de duas vezes maior do que na população geral, com prevalência nos estudos entre 0,3% e 2,4%[14]. A presença de sintomas maniformes pode, inclusive, anteceder o aparecimento do quadro neurológico, porém o mais habitual é que aconteçam após um ano do diagnóstico de EM[13].

Sabe-se que medicações como corticoides, antidepressivos, baclofeno, dantroleno e tizanidina podem induzir sintomas maniformes, sendo efeito dose-dependente e com boa resposta terapêutica[14]. Entretanto, o aumento na prevalência não pode ser atribuído apenas ao componente farmacológico, pois se presume uma contribuição genética, tendo em vista a associação familiar de EM e TAB[13]. Alguns estudos apontam a associação entre episódios maniformes e maior quantidade de lesões neurológicas desmielinizantes, principalmente nos lobos temporais[14].

Trata-se de um quadro que impacta negativamente na qualidade de vida (impacto maior quando comparado com quadros depressivos) e aumenta o risco de suicídio[13].

Quanto ao tratamento, o manejo costuma ser idêntico ao de portadores de TAB sem EM comórbido. É importante se atentar ao risco de teratogenicidade, tendo em vista que a EM costuma incidir em uma população feminina em idade fértil. Alguns cuidados com a medicação também incluem o risco de poliúria (com agravamento de disfunções vesicais) associada ao lítio, bem como os efeitos colaterais de antipsicóticos, como impacto no equilíbrio e na coordenação e fadiga. Os quadros maniformes induzidos por corticoides podem ser manejados com lítio, olanzapina ou fenitoína, avaliando a necessidade ou não de redução da dose de corticoide[13].

Afeto pseudobulbar, labilidade emocional e euforia

O afeto pseudobulbar (APB), também conhecido como transtorno de expressão emocional involuntária, está presente em 10% dos portadores de EM, mais comumente nos quadros mais avançados e na apresentação progressiva da doença[13]. Seu quadro é caracterizado por episódios incontroláveis de choro e, em menor frequência, de riso, dissociados da vivência afetiva e desencadeados por estímulos não específicos[14]. Pode ser diferenciado dos quadros afetivos por ser uma expressão incongruente com o humor[13].

Postula-se que o APB seja uma síndrome de desconexão na circuitaria corticopontocerebelar, com falta de inibição cortical ou do tronco sobre os centros bulbares associado à expressão emocional[14]. O tratamento é indicado quando há impactos sociais ou ocupacionais. A primeira opção de tratamento são os ISRS em baixas doses, promovendo melhora ainda na primeira semana. Outras medicações que mostraram benefício são os antidepressivos duais, tricíclicos, levodopa, amantadina, lamotrigina e a associação de dextrometorfano com quinidina[13,14]. A labilidade emocional, por sua vez, está presente em até 20% dos portadores de EM e se apresenta por uma resposta emocional excessiva, porém breve, a estímulos menores. Seu tratamento é feito da mesma forma que o APB[13].

Por fim, a euforia, também conhecida como *euphoria sclerotica*, é um quadro caracterizado por sensação subjetiva de bem-estar e falta de crítica sobre as limitações físicas, promovendo uma atitude excessivamente otimista[13,14]. Os estudos mostram uma prevalência de 10% a 15% dos portadores de EM[12]. Sua presença está associada à progressão da doença, lesões neurológicas extensas, principalmente no lobo frontal, atrofia cerebral e alterações cognitivas[14]. Pode ser diferenciada de um quadro de hipomania, por não estarem presentes outros sintomas como alterações na fala, aceleração do pensamento e hiperatividade[14]. Comumente não requer tratamento[13].

Psicose

A prevalência de sintomas psicóticos em portadores de EM é de 2-4%, ou seja, cerca de três vezes maior que a população geral. Esse aumento se deve, principalmente, às psicoses afetivas, pois alguns estudos demonstram inclusive um risco levemente menor de esquizofrenia em portadores de EM[13]. Além disso, algumas medicações estão associadas a sintomas psicóticos, como corticoides e betainterferonas[12].

A presença de psicose costuma se associar a uma maior quantidade de lesões nos lobos temporais e frontais, apesar de ser um achado controverso. Em um estudo com N pequeno (10 pacientes), encontrou-se maior carga lesional em torno dos cornos ventriculares temporais de portadores de EM com manifestação psicótica[18]. Em caso de manifestações crônicas residuais, o tratamento das manifestações psicóticas deve ser efetuado da mesma forma como quadros psicóticos não associados à EM, com atenção aos efeitos colaterais dos antipsicóticos[13]. Em casos de manifestação aguda, seja psicose isolada, seja em conjunto com déficits piramidais/sensitivos/cerebelares, em que uma pulsoterapia com corticoterapia venosa ou oral está indicada, deve-se redobrar a atenção aos efeitos colaterais relacionadas ao corticoide e, quando necessário, associar antipsicóticos da mesma forma como quadros psicóticos não associados à EM.

ALTERAÇÕES DO SONO E FADIGA: UMA INTERFACE DA NEUROPSIQUIATRIA NA ESCLEROSE MÚLTIPLA

Alterações de sono

As alterações relacionadas ao sono são mais prevalentes em portadores de EM do que na população geral, compreendendo insônia, apneia obstrutiva e central do sono, síndrome das pernas inquietas/movimento periódico das pernas e alterações comportamentais do sono REM[19]. Podem ser primariamente associadas à doença ou decorrer de outros sintomas ou medicações[12]. Por exemplo, lesões no tronco encefálico aumentam o risco de apneias tanto obstrutivas como centrais; medicações sedativas e relaxantes musculares estão associados a apneias centrais; espasticidade, disfunção vesical, dor, depressão e ansiedade contribuem para insônia crônica; alguns antidepressivos, estimulantes e betainterferonas podem causar insônia como efeito colateral. O tratamento adequado dos transtornos do sono contribui para a melhora de sintomas psiquiátricos, dor, fadiga e cognição[19].

Fadiga

A fadiga é o sintoma mais frequente em portadores de EM, acometendo cerca de 75-85% dos indivíduos ao longo da vida, com impacto negativo na qualidade de vida, no humor, nas relações sociais e no funcionamento cognitivo[12], dificultando a execução das atividades[17]. A despeito da importância, sua definição ainda é controversa; a proposta mais aceita atualmente é a de "falta de energia física ou mental, percebida pelo sujeito ou pelo cuidador, que interfira nas atividades habituais ou desejadas"[12,17].

Trata-se de um quadro complexo e multifacetado que envolve fatores associados à própria doença (como atividade inflamatória, alterações neuroimunológicas e neuroendócrinas, espasticidade, dor), associados a condições comórbidas (como depressão, ansiedade e alterações de sono) e com piora ao calor[12,17]. Evidencia-se uma relação bidirecional entre depressão e fadiga, sendo que um agrava o outro[17].

O tratamento se inicia com o tratamento dos quadros que impactam na fadiga (depressão, dor, alterações do sono). Ademais, atividade física costuma exercer impacto positivo, também. No caso de intervenção farmacológica específica para fadiga, alguns estudos apontam para introdução e manutenção de amantadina ou modafinila em casos respondedores[12]. Ademais, a estimulação magnética transcraniana por corrente contínua no córtex pré-frontal dorsolateral esquerdo pode diminuir a fadiga e reduzir sintomas depressivos e ansiosos[17].

COGNIÇÃO, NEUROIMAGEM E TESTES DE RASTREIO

O acometimento cognitivo na EM já é conhecido desde a sua primeira descrição, em 1877, por Charcot[20]. Estima-se que pelo menos 50% dos indivíduos com EM apresentem alguma disfunção cognitiva, desde o momento do diagnóstico inicial, com impacto importante na qualidade de vida[21]. A presença dessa alteração na inauguração da doença é preditora de pior prognóstico em longo prazo e ainda mais frequente nos fenótipos progressivos da doença. Podem ocorrer primariamente, devido a lesões desmielinizantes focais de substância branca e cinzenta, e/ou devido a um dano axonal difuso da substância branca e cinzenta de aparência normal, o que justifica a presença desses déficits em pacientes com uma mínima carga lesional cerebral[22]. Uma das apresentações clínicas dos surtos da doença inclusive pode se dar com "surtos cognitivos" isolados, na ausência de sintomas sensitivos ou motores[23]. Assim como já citamos, existem os surtos com sintomas psicóticos (embora mais raros), e também devemos ficar atentos para surtos com disfunção cognitiva, manifestados principalmente por redução da velocidade de processamento e piora do déficit de memória recente, durante dias ou semanas. Esses surtos podem, inclusive, acompanhar-se de sintomas psicóticos, o que pode demandar um amplo exercício de diagnóstico diferencial, como encefalites autoimunes ou as próprias comorbidades psiquiátricas, já descritas neste capítulo.

Antes de detalhar sobre a avaliação cognitiva na EM, é importante ressaltar um fator importante: o declínio cognitivo na EM pode ocorrer de forma isolada, ou mais comumente associado a outras disfunções neurológicas ou psiquiátricas[22]. Como já relatado na sessão dos principais quadros psiquiátricos, é de extrema importância tratar quadros de depressão e ansiedade, que podem levar secundariamente à fadiga e a uma disfunção cognitiva disexecutiva. Em paralelo, é importante lembrar que a própria fadiga ou mesmo o uso de betainterferona, corticoides ou medicações sintomáticas (como antidepressivos tricíclicos, medicações anticolinérgicas e antiespásticas ou mesmo drogas antiepilépticas para tratar a dor neuropática) podem causar ou mesmo amplificar a própria fadiga e/ou os sintomas cognitivos, o que pode gerar um ciclo vicioso. Além disso, as queixas podem variar ao longo do mesmo dia, conforme a fadiga que o paciente apresenta. Ou seja, como esse declínio pode ser multifatorial e em parte flutuante, é importante levar em conta e manejar todos esses fatores, antes de atribuí-lo a um quadro primário pela própria EM.

A relevância da avaliação cognitiva na EM é de tal tamanho, que inúmeros centros vêm incorporando a avaliação cognitiva em suas rotinas e vários ensaios clínicos vêm incluindo baterias cognitivas em suas metodologias. Além disso, observa-se um aumento no uso da neuroimagem não convencional para explicar as bases neurais desses déficits e desenvolver tratamentos cognitivos sintomáticos eficazes.

Os principais aspectos cognitivos prejudicados na EM são a velocidade de processamento e a memória episódica.[22] Apesar disso, não é rotina pesquisar esses déficits em avaliações de rotina, nem mesmo nas principais escalas funcionais mais utilizadas. Por exemplo, a principal utilizada na rotina clínica e em ensaios clínicos, a Escala Expandida do Estado de Incapacidade de Kurtzke (EDSS), é uma escala global que avalia sistemas funcionais, porém com foco considerável sobre a capacidade de marcha e funções motoras, sem relevar a função de membros superiores nem disfunção cognitiva, após o valor do EDSS de 4.0. Nesse sentido, é importante incluir outras escalas e testes cognitivos de rastreio em todos os pacientes, ou mesmo um estudo neuropsicológico mais completo em alguns casos selecionados. Nesses testes cognitivos, podem-se encontrar baixa *performance* na velocidade do processamento de informações, memória operacional/atenção sustentada e memória visual e verbal. Em menor grau, observa-se um desempenho reduzido nas medidas de atenção e concentração, linguagem, flexibilidade/abstração cognitiva e processamento espacial/visuoperceptual[22].

Na avaliação cognitiva de pacientes com EM, há a validação tanto de tarefas cognitivas isoladas de rastreio quanto de baterias que são compostas por essas tarefas. Por exemplo, a tarefa *Symbol Digit Modalities Test* (SDMT), um teste com elevada sensibilidade e reprodutibilidade para avaliar velocidade de processamento, compõe as seguintes baterias: MAC-FIMS (*Minimal Assessment of Cognitive Function in MS*), BRB (Brief Repeatable Battery), BICAMS (*Brief International Cognitive Assessment for MS*) e MSFC (Multiple Sclerosis Functional Composite)[22]. Outra tarefa bastante conhecida, o PASAT (*Paced Auditory Serial Addition Test*), avalia tanto velocidade de processamento quanto memória operacional, porém com sensibilidade mais moderada, com chance de aprendizado por repetição. Sua vantagem é a possibilidade de uso em pacientes com déficits visuais, por utilizar a audição. O PASAT está incluído em baterias como MACFIMS e BRB, já citadas[22]. Dentro do ambiente de rotina, a escala BICAMS é de fácil aplicação e inclui três tarefas cognitivas: 1) SDMT (já descrito) para velocidade de processamento; 2) a lista de palavras CVLT-II (*California Verbal Learning Test*, segunda edição), para avaliação de memória verbal; o teste BVMT-R (*Brief Visuospatial Memory Test-Revised*), para memória visuoespacial. Uma das tendências atuais é incorporar o uso de tarefas e baterias com a ajuda de *tablets*, que aceleram o tempo de realização desses testes[22].

Com relação ao uso da neuroimagem e sua correlação com disfunções cognitivas, existem diferentes sequências de ressonância, ou mesmo diferentes técnicas de pós-processamento, para tentar avaliar o substrato neural e topográfico destes déficits. Na ressonância convencional, sabemos que os déficits cognitivos estão ligados a uma elevada carga lesional, mensurada pelo número e volume de lesões focais na sequência T2-FLAIR[22]. Entretanto, a neuroimagem avançada também nos permite avaliar o substrato microestrutural dentro e fora dessas lesões. A partir de estudos com tratografia e avaliação da atrofia cerebral da substância cinzenta cortical e subcortical, foi possível ampliar as evidências de determinados déficits, como a atrofia talâmica na disfunção executiva[22]. Além disso, a ressonância magnética funcional pode mostrar padrões discrepantes de ativação, que se relacionam com determinadas disfunções. Avanços na ressonância de campo magnético em sete Teslas (que permite a visualização de lesões corticais), técnicas de estudo de mielinização e remielinização, e técnicas que avaliam o substrato metabólico ou microestrutural, fornecem ainda mais formas de investigar déficits cognitivos relacionados à EM[22]. Uma próxima etapa desafiadora, mas essencial, é integrar dados de imagem multimodal, associados a modelos cognitivos testáveis. Essa etapa exige a colaboração entre especialistas em modalidades de imagem, neurociência e cognição, para ampliar o desenvolvimento de abordagens biologicamente plausíveis para processos cognitivos e reabilitação.

Quanto ao tratamento, como já descrito, a primeira etapa é descartar e manejar a presença de uma disfunção secundária a outras interferências: polifarmácia com medicações sedativas, fadiga, depressão, ansiedade e disfunções do sono. Há um paralelo entre essa primeira etapa e já iniciar baterias de *screening* cognitivo (como a escala BICAMS, já descrita) em conjunto com a neuroimagem convencional. Ainda que não haja uma evidência conclusiva e robusta a favor de tipos específicos de terapias de reabilitação cognitiva (que variam de treinos cognitivos intensos a estratégias compensatórias)[22], recomendam-se algumas estratégias gerais. Orientamos atividade física aeróbica regular, uso de diários de tarefas, mecanismos compensatórios com mnemônicos, calendários/lembretes e manejo do estresse. Reforçamos a importância do suporte familiar e da manutenção do contato social. Essas estratégias requerem entendimento, motivação e adesão em longo prazo. Além disso, requerem um *feedback* positivo terapêutico, após cada encontro com o paciente. Qualquer intervenção cognitiva promissora pode ser implementada como estratégia para melhorar determinados déficits. Entretanto, tais intervenções só serão eficazes se forem clinicamente viáveis no contexto de vida e déficit de cada paciente, em um nível individual, tal como a adaptação ao seu nível educacional. Além disso, algumas intervenções de reabilitação cognitiva são mais eficazes quando adaptadas ao déficit específico de um paciente, que pode diferir dentro do mesmo domínio cognitivo (por exemplo, déficit de memória secundário a lesões difusas da substância branca *versus* lesão focal do hipocampo)[22]. Não existe evidência científica para a prescrição de inibidores de acetilcolinesterase, a menos que o paciente apresente doença de Alzheimer como comorbidade[22]. Em relação à prevenção primária desses déficits, recomendamos desde um estilo de vida saudável (dieta equilibrada e atividade física regular) até o uso aderente das medicações modificadoras da doença, que em alguns casos podem teoricamente retardar a velocidade da atrofia cerebral.

IMPACTOS DO DIAGNÓSTICO

A comunicação diagnóstica é um momento delicado, porém extremamente relevante, para o cuidado do paciente. Apesar de ser uma ocasião associada ao medo e à sensação de vulnerabilidade, é também uma oportunidade de identificar crenças e valores, de sanar dúvidas e estabelecer uma aliança terapêutica, podendo ter implicações na adesão ao tratamento, no prognóstico de doenças e no projeto de vida em curto e longo prazos dos pacientes.

Uma das etapas da comunicação diagnóstica consiste na discussão de aspectos relacionados ao prognóstico da doença[24]. Na EM, o prognóstico individual em longo prazo é incerto. Há um amplo espectro no fenótipo clínico e evolução da doença: enquanto alguns pacientes não têm acúmulo de comprometimento funcional significativo ao longo dos anos, outros evoluem com incapacidade grave em um tempo relativamente curto. O pior prognóstico está associado a um curso primário progressivo, sexo masculino, idade avançada na abertura do quadro, alta carga de lesões no cérebro e medula em exames de imagem e recidivas frequentes nos primeiros anos de doença[24].

O entendimento adequado do diagnóstico e prognóstico é essencial para uma decisão compartilhada entre paciente, família e equipe de saúde em relação ao tratamento. A abordagem terapêutica da EM é desafiadora[24]. Em pessoas com risco muito baixo de progressão, é possível adotar uma abordagem expectante ou fazer uso de drogas com menor eficácia e toxicidade; quando há maior risco de acúmulo de incapacidades graves, pode-se lançar mão de tratamentos mais eficazes, porém com mais efeitos colaterais, para se alcançar melhor controle da atividade da doença. Felizmente, nos últimos anos surgiram terapias de alta eficácia com perfil de segurança razoável[25].

A experiência de adoecimento representa uma ameaça não apenas à integridade física, mas também aos papéis sociais exercidos ou planejados pelo paciente. Sintomas como fadiga, comprometimento cognitivo, disfunção urinária, dor e espasticidade são frequentes e podem levar a uma redução significativa de funcionalidade[26], justamente em um momento da vida que costuma ser de expressiva abertura nas esferas social, educacional, profissional, familiar e sexual. O diagnóstico de EM pode resultar em uma perda da própria noção de identidade do paciente pelas limitações funcionais, alterações físicas e cognitivas, perda de papéis sociais[27]. O diagnóstico de uma doença grave altera a narrativa de um paciente sobre a própria vida, podendo ser entendido como uma ruptura do ciclo esperado da vida[28].

Interface entre diagnóstico e personalidade

Estima-se que de 20 a 40% dos pacientes com EM sofram alterações na personalidade[29]. Quando essa alteração causa sofrimento clinicamente significativo ou prejuízo no funcionamento social, profissional ou em outras áreas importantes da vida, pode-se fazer o diagnóstico de mudança de personalidade devido a outra condição médica, segundo o *Manual diagnóstico e estatístico de transtornos mentais* – 5a edição (DSM-5), caracterizada por "uma perturbação persistente da personalidade considerada decorrente dos efeitos fisiopatológicos diretos de uma condição médica".

As alterações de personalidade relacionadas à EM parecem ser determinadas pela atrofia cerebral e pela extensão e localização das lesões, principalmente nos circuitos frontal-subcortical e nas estruturas límbicas. Há uma associação de lesões desmielinizantes no circuito cingulado frontal-anterior medial com apatia e indiferença; de lesões no circuito orbitofrontal com irritabilidade, labilidade emocional, desinibição e comportamento socialmente inadequado[29].

Supõe-se que exista uma relação de interdependência entre fatores cerebrais e psicológicos que contribua para alterações de personalidade em pacientes com EM, com implicações no tratamento e na reabilitação. Também contribuem para a mudança de personalidade fatores como: impactos da doença em si; impactos do tratamento (como efeitos colaterais das medicações); fatores psicossociais (estigma, sensação de falta de controle, suporte social); antecedentes pessoais psiquiátricos; características e traços da personalidade; comorbidades psiquiátricas; capacidade cognitiva[29].

Situações de vida estressantes podem estar associadas a um aumento da atividade inflamatória da EM por mudanças nos mecanismos imunes relacionados ao eixo hipotalâmico-hipofisário-adrenal e ao sistema nervoso autonômico. Características de personalidade afetam a capacidade de adaptação e manejo de situações estressantes e, juntamente com ansiedade, transtornos de humor, redução das funções cognitivas superiores e possível substrato orgânico da percepção do estresse podem exercer impacto negativo no curso da doença[29].

Impacto socioeconômico

A EM é uma doença com enorme impacto socioeconômico, sobretudo por acometer pacientes em seus anos mais produtivos. O custo da doença consiste em custos médicos diretos, como atendimento médico e multiprofissional, exames diagnósticos, tratamento medicamentoso e não medicamentoso, internação; custos não médicos diretos, como ajuste na residência para se adequar às necessidades do paciente, cuidado formal e informal (frequentemente executado por familiares); custos indiretos, como perda da produtividade laboral e da renda familiar, fardo aos cuidadores; e custos intangíveis, com redução da qualidade de vida do paciente e dos cuidadores[30].

Diversos fatores contribuem para menor produtividade no trabalho e menor renda para pacientes com EM, sendo possível citar absenteísmo de curto e longo prazo, redução na carga horária, realocação para funções com menor exigência física e menor estresse (com menor remuneração) e aposentadoria precoce. Pessoas com EM podem ter dificuldade de continuar no trabalho por diversos aspectos, como limitações físicas, fadiga, prejuízo cognitivo, dificuldade de locomoção e de comunicação[30].

Ao longo do curso da EM, pacientes podem necessitar de auxílio de cuidadores em tarefas diárias por conta de sequelas funcionais e cognitivas. Esse cuidado é exercido na maioria dos casos por cuidadores informais, como o cônjuge ou outros familiares, que com frequência precisam ajustar a escala de trabalho, diminuir a carga horária ou até deixar o emprego[30]. Além do tempo destinado ao cuidado e do impacto financeiro, o cuidador precisa lidar com o fardo emocional de ter um familiar com uma doença incapacitante e de curso incerto.

Um aspecto significativo a ser considerado é o estresse do cuidador, que compreende o impacto psicológico e emocional resultante do auxílio e apoio que ele oferece ao paciente com uma doença crônica incapacitante como a EM. Corresponde ao prejuízo na saúde física e emocional e vida social e financeira do cuidador decorrente do cuidado com o doente. No caso da EM, a carga do cuidado varia de acordo com a limitação do paciente (deficiência física e comprometimento cognitivo); quanto maior a incapacidade do paciente, maior a sobrecarga de seu cuidador[30].

Impacto no planejamento familiar

Considerando que a EM é frequentemente diagnosticada em mulheres na idade fértil, o planejamento familiar é uma importante demanda no acompanhamento dessas pacientes[31], sendo essencial que o profissional de saúde esteja a par das recomendações mais atualizadas para auxiliá-las nessa complexa decisão. Algumas dúvidas recorrentes são referentes aos impactos da gestação no curso da doença; ao melhor momento para a gestação; às consequências da EM materna para o feto; ao risco de EM nos descendentes.

O impacto da gestação na EM é um tema controverso e já foi extensamente debatido. A ideia de que a gestação pudesse ter um efeito deletério no curso da doença foi responsável por um longo período em que mulheres com EM eram desencorajadas a engravidar[32]. Um importante estudo observacional prospectivo sobre a história natural da EM em gestantes evidenciou redução significativa na taxa de recaída durante a gestação, principalmente no terceiro trimestre, seguido por um aumento dessa taxa nos três meses pós-parto, sem aumento de incapacidade no puerpério[32]. A recomendação atual é que mulheres não sejam desencorajadas a engravidar, devendo a gestação ocorrer preferencialmente em mulheres sem recidiva incapacitante no ano anterior, sem lesão ativa em exame de ressonância magnética e em alguns casos selecionados com a suspensão das drogas modificadoras da doença[33]. Em outros casos de alta atividade prévia, mesmo após anos de estabilidade, opta-se por manter uma terapia de alta eficácia e que seja compatível com o período gestacional.

Não há evidências de que mulheres com EM tenham risco aumentado de complicações na gestação e no parto quando comparadas a mulheres em geral, ou de que seus filhos tenham maior risco de malformação ou prematuridade[34]. Sobre o risco dos descendentes desenvolveram EM, sabe-se que é de 2-4% quando há um familiar de primeiro grau com EM e 20% quando ambos os pais têm a doença[33]. Esses dados podem ser relevantes para o planejamento familiar e a decisão de gerar filhos biológicos.

Hábitos de vida

Há um interesse crescente no uso de estratégias de estilo de vida para melhorar a qualidade de vida dos pacientes com EM, embora ainda haja pouca evidência da efetividade de algumas delas. Recomenda-se que pacientes com EM cessem o uso de cigarros, uma vez que o tabagismo está associado a maiores morbidade e mortalidade. Pacientes devem ser encorajados a praticar atividade física aeróbica de quatro a cinco vezes por semana, evitando exercício físico vigoroso durante recaídas, e a adotar hábitos alimentares saudáveis compatíveis com sua cultura[31].

Os transtornos relacionados ao consumo de álcool ou de outras substâncias costumam ter prevalência maior em portadores de EM do que na população geral. O risco maior está relacionado com pacientes mais jovens, com sintomas mais leves e que mantêm atividade laboral[13].

A exceção a esse grupo de risco se faz em relação ao abuso de *Cannabis*, mais frequente em indivíduos com maior incapacidade. Pode haver o benefício do uso do canabidiol (*Cannabis* medicinal) em sintomas específicos como dor e espasticidade, em casos selecionados que não respondem à terapia convencional. Alguns portadores de EM a usam como forma de aliviar outros sintomas, como tremor, insônia e disfunção vesical. Contudo, há de se ressaltar o risco teórico de prejuízos cognitivos e de piora de sintomas depressivos e psicóticos[13].

O abuso e a dependência de álcool, por sua vez, têm uma prevalência de 13% ao longo da vida em portadores de EM e têm como consequências mais sintomas depressivos, aumento nos pensamentos de suicídio e dificuldades de coordenação motora[13].

Impacto dos sintomas físicos

Sintomas e limitações como dificuldade de marcha, ataxia e tremor, espasticidade, dor, urgeincontinência urinária, disfagia, entre outros déficits, interferem de maneira significativa na qualidade de vida dos pacientes com EM. São limitações que prejudicam atividades dentro e fora do ambiente domiciliar, inclusive no trabalho. Esses sintomas podem manifestar-se durante os surtos da doença ou entre os surtos. Nas formas progressivas, esses déficits podem acumular-se progressivamente[35].

Dentro das orientações não medicamentosas, a reabilitação multidisciplinar e a realização de atividade física regular são cruciais no manejo da maioria desses déficits. Existem estratégias medicamentosas de eficácia variável para cada um desses sintomas; entretanto, como citado em outro item deste capítulo, devemos assegurar-se do equilíbrio entre o benefício e os efeitos colaterais de cada fármaco. Por exemplo, o uso do baclofeno, tizanidina, canabidiol ou benzodiazepínicos no tratamento da espasticidade pode ter algum potencial sedativo ou, inclusive, depressor do humor[35]. Outro exemplo são algumas medicações anticolinérgicas para bexiga neurogênica hiperativa, que também podem amplificar a constipação ou mesmo algumas disfunções cognitivas. Com relação ao tratamento modificador de doença, é preciso relembrar que as betainterferonas têm o potencial de aumentar os sintomas de espasticidade, fadiga e depressão[35].

CONSIDERAÇÕES FINAIS

A EM é uma doença epidemiologicamente relevante na população de adultos jovens, com elevado impacto físico, mental e socioeconômico. O manejo desse impacto vai desde uma comunicação diagnóstica empática até um olhar amplo das comorbidades e das necessidades de cada paciente, como planejamento familiar e metas de vida em médio e longo prazos. Esse olhar deve abranger a identificação e o tratamento de comorbidades físicas e psiquiátricas, a triagem e o manejo da fadiga e disfunção cognitiva, o uso equilibrado de medicações modificadoras de doença e medicações sintomáticas, sempre checando o equilíbrio entre seus benefícios e os efeitos colaterais. Novos estudos diagnósticos e terapêuticos com neuroimagem multimodal, integrados com baterias neuropsicológicas, vão nos orientar sobre o desfecho eficaz cognitivo de novos fármacos e estratégias de reabilitação física e cognitiva. O tratamento multidisciplinar é mandatório na maioria das disfunções físicas e mentais. Dentro da multidisciplinaridade, o olhar conjunto do neurologista e do psiquiatra pode fazer uma grande diferença, em especial para vários pacientes com demandas que transitam ambas as especialidades.

Vinheta clínica

Mulher, 25 anos, diagnosticada em 2016 com neurite óptica esquerda (turvação visual e dor à movimentação ocular), com ressonância magnética de crânio (Figura 1) evidenciando lesões sugestivas de substrato inflamatório-desmielinizante e exame de liquor com presença de bandas oligoclonais. A paciente iniciou betainterferon, trocado em 2018 para natalizumabe devido a novo surto, sete novas lesões e efeitos colaterais (piora de depressão prévia e sintomas gripais associados à medicação). A paciente retorna para consulta em janeiro de 2020 estável clinicamente e radiologicamente, mas se queixa de muita fadiga, esquecimento para fatos recentes e humor depressivo leve de acordo com escala hospitalar e fadiga e depressão. Exame cognitivo mostra redução e velocidade de processamento pela tarefa *Symbol Digit*, memória tardia normal. Não faz atividade física e em 4 anos decidiu não contar para seus colegas do trabalho. Orientada a realizar atividade física regular, psicoterapia, diário de fadiga e reavaliar performance cognitiva e sintomas de fadiga no retorno. Retorna em consulta de retorno com melhora significativa dos sintomas.

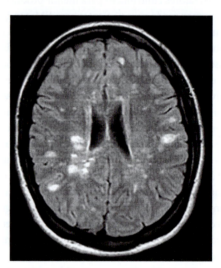

Figura 1 Ressonância magnética de crânio, sequência T2-FLAIR corte axial, com lesões focais ovaladas periventriculares, subcorticais e justacorticais.

Para aprofundamento

- 100 metros (2016; direção: Marcel Barrena).
    - Filme espanhol lançado em 2016, que conta a história de um homem recém-diagnosticado com esclerose múltipla e que questiona as limitações do seu corpo e, com a ajuda do seu sogro, treina uma prova de Ironman. Boa ilustração cinematográfica das fases de adaptação ao diagnóstico, desde a negação inicial, relação com trabalho e impacto na vida pessoal, tratamento até a convivência cotidiana e fatores de superação.

- Marrie RA, Reingold S, Cohen J, et al. The incidence and prevalence of psychiatric disorders in multiple sclerosis: a systematic review. Mult Scler J. 2015;21:305-17.
  ⇨ Revisão sistemática de um grupo canadense, que revisa as principais comorbidades na esclerose múltipla, citando depressão e ansiedade como principais. Levanta a falta de estudos com metodologia adequada para correlacionar fatores de risco como sexo, idade e etnia.

REFERÊNCIAS BIBLIOGRÁFICAS

1. Compston A, Coles A. Multiple sclerosis. Lancet. 2008;372(9648):1502-17.
2. Reich DS, Lucchinetti CF, Calabresi PA. Multiple sclerosis. N Engl J Med. 2018;378(2):169-80.
3. GBD 2015 Neurological Disorders Collaborator Group. Global, regional, and national burden of neurological disorders during 1990-2015: a systematic analysis for the Global Burden of Disease Study 2015. Lancet Neurol. 2017;16(11):877-97.
4. Belbasis L, Bellou V, Evangelou E, Ioannidis JPA, Tzoulaki I. Environmental risk factors and multiple sclerosis: an umbrella review of systematic reviews and meta-analyses. Lancet Neurol. 2015;14(3):263-73.
5. Callegaro D, Goldbaum M, Morais L, Tilbery CP, Moreira MA, Gabbai AA, et al. The prevalence of multiple sclerosis in the city of São Paulo, Brazil, 1997. Acta Neurol Scand 2001;104(4):208-13.
6. Da Gama Pereira ABCN, Sampaio Lacativa MC, Da Costa Pereira FFC, Alvarenga RMP. Prevalence of multiple sclerosis in Brazil: a systematic review. Mult Scler Relat Disord. 2015;4(6):572-9.
7. Vasconcelos CCF, Thuler LCS, Rodrigues BC, Calmon AB, Alvarenga RMP. Multiple sclerosis in Brazil: a systematic review. Clin Neurol Neurosurg. 2016;151:24-30.
8. Noseworthy JH, Lucchinetti C, Rodriguez M, Weinshenker BG. Multiple sclerosis. N Engl J Med. 2000;343(13):938-52.
9. Thompson AJ, Banwell BL, Barkhof F, Carroll WM, Cotzee T, Comi G, et al. Diagnosis of multiple sclerosis: 2017 revisions of the McDonald criteria. Lancet Neurol. 2018;17(2):162-73.
10. Lublin FD, Reingold SC, Cohen JA, Cutter GR, Sørensen PS, Thompson AJ, et al. Defining the clinical course of multiple sclerosis. Neurology. 2014;83(3):278-86.
11. Miller DH, Leary SM. Primary-progressive multiple sclerosis. Lancet Neurol. 2007;6(10):903-12.
12. **Paparrigopoulos T, Ferentinos P, Kouzoupis A, Koutsis G, Papadimitriou GN. The neuropsychiatry of multiple sclerosis: Focus on disorders of mood, affect and behaviour. Int Rev Psychiatry. 2010;22(1):14-21.**
    ⇨ Uma revisão que aborda aspectos neuropsiquiátricos importantes na esclerose múltipla.
13. **Murphy R, O'Donoghue S, Counihan T, McDonald C, Calabresi PA, Ahmed MA, et al. Neuropsychiatric syndromes of multiple sclerosis. J Neurol Neurosurg Psychiatry. 2017;88(8):697-708.**
    ⇨ Excelente revisão que aborda as seguintes desordens psiquiátricas: depressão, transtorno afetivo bipolar, psicose, desordens de ansiedade, uso de substâncias psicoativas e euforia.
14. Iacovides A, Andreoulakis E. Bipolar disorder and resembling special psychopathological manifestations in multiple sclerosis: a review. Curr Opin Psychiatry. 2011;24(4):336-40.
15. Chalah MA, Ayache SS. Psychiatric event in multiple sclerosis: could it be the tip of the iceberg? Rev Bras Psiquiatr. 2017;39(4):365-8.
16. **Turner AP, Alschuler KN, Hughes AJ, Beier M, Haselkorn JK, Sloan AP, et al. Mental health comorbidity in MS: depression, anxiety, and bipolar disorder. Curr Neurol Neurosci Rep. 2016;16(12):106.**
    ⇨ Descreve como as comorbidades psiquiátricas (foco em três desordens: depressão, ansiedade e transtorno afetivo bipolar) impactam na incapacidade e qualidade de vida dos pacientes.
17. Ayache SS, Chalah MA. Fatigue and affective manifestations in multiple sclerosis—a cluster approach. Brain Sci. 2020;10(1):10.
    ⇨ Uma revisão que descreve objetivamente a definição e os aspectos primários e secundários da fadiga na esclerose múltipla, além de desordens afetivas.
18. Feinstein A, Boulay G Du, Ron MA. Psychotic illness in multiple sclerosis. Br J Psychiatry. 1992;161:680-5.
19. Braley TJ, Boudreau EA. Sleep disorders in multiple sclerosis. Curr Neurol Neurosci Rep. 2016;16(5):50
20. Charcot J-M. Lectures on the diseases of the nervous system. Londres: New Sydenham Society; 1877.
21. Rao SM, Leo GJ, Bernardin L, Unverzagt F. Cognitive dysfunction in multiple sclerosis. I. Frequency, patterns, and prediction. Neurology. 1991;41(5):685-91.
22. **Sumowski JF, Benedict R, Enzinger C, Filippi M, Geurts JJ, Hamalainen P, et al. Cognition in multiple sclerosis. Neurology. 2018;90(6):278-88.**
    ⇨ Uma revisão que aborda disfunção cognitiva: domínios cognitivos afetados, tarefas e escalas cognitivas, correlação com neuroimagem.
23. Silveira C, Guedes R, Maia D, Curral Rosário, Coelho R. Neuropsychiatric Symptoms of Multiple Sclerosis: State of the Art. 2019;16(12):877-88.
24. Heesen C, Scalfari A, Galea I. Prognostic information for people with MS: Impossible or inevitable? Mult Scler. 2020;26(7):771-3.
25. Tintore M, Vidal-Jordana A, Sastre-Garriga J. Treatment of multiple sclerosis – success from bench to bedside. Nat Rev Neurol. 2019;15(1):53-8.
26. Doshi A, Chataway J. Multiple sclerosis, a treatable disease. Clin Med (Lond). 2016;16(Suppl 6):s53-s59.
27. Hunter SF. Overview and diagnosis of multiple sclerosis. Am J Manag Care. 2016;22(6 Suppl):s141-50.
28. Itagiba-Fonseca MC, Barroso SM. Luto e enfrentamento em portadores de esclerose múltipla: diálogo com a teoria de Kübler-Ross. Interação em Psicol. 2017;21(2):118-26.
29. Stathopoulou A, Christopoulos P, Soubasi E, Gourzis P. Personality characteristics and disorders in multiple sclerosis patients: assessment and treatment. Int Rev Psychiatry. 2010;22(1):43-54.
30. Naci H, Fleurence R, Birt J, Duhig A. Economic burden of multiple sclerosis. Pharmacoeconomics. 2010;28(5):363-79.
31. Dobson R, Giovannoni G. Multiple sclerosis – a review. Eur J Neurol. 2019;26(1):27-40.
32. Vukusic S, Hutchinson M, Hours M, Moreau T, Cortinovis-Tourniaire P, Adeleine P, et al. Pregnancy and multiple sclerosis (the PRIMS study): clinical predictors of post-partum relapse. Brain. 2004;127:1353-60.
33. Siroos B, Harirchian MH. Multiple sclerosis and pregnancy; What a neurologist may be asked for? Iran J Neurol 2014;13(2):57-63.
34. Airas L, Kaaja R. Pregnancy and multiple sclerosis. Obstet Med. 2012;5(3):94-7.
35. Tobin WO. Management of multiple sclerosis symptoms and comorbidities. Continuum (Minneap Minn). 2019;25(3):753-72.

8

Neuropsiquiatria da epilepsia

José Gallucci Neto
Inah Carolina Galatro Faria Proença
Lia Arno Fiore
Sigride Thome-Souza

Sumário

Introdução
Epidemiologia da epilepsia
Classificação e diagnóstico
Princípios gerais do tratamento da epilepsia
Prognóstico
Transtornos mentais associados à epilepsia
    Epidemiologia dos transtornos mentais associados à epilepsia
    Classificação dos transtornos mentais associados à epilepsia
    Depressão e epilepsia
    Psicose e epilepsia
    Crises não epilépticas psicogênicas
    Estratégia de tratamento dos transtornos mentais associados à epilepsia
Tratamento farmacológico
Considerações finais
Vinheta clínica
Para fixação
Para aprofundamento
Referências bibliográficas

Pontos-chave

- Ao contrário do que normalmente se pensa, três quartos das pessoas que desenvolvem epilepsia podem se tornar livres de crises por meio do uso de medicações antiepilépticas.
- O diagnóstico preciso e a correta classificação do transtorno mental em relação à epilepsia é o fator mais relevante no processo de tomada de decisão sobre tratamento da comorbidade psiquiátrica.
- A presença de crise não epiléptica psicogênica (CNEP) não implica a inexistência de epilepsia. As duas condições podem coexistir e confundir o diagnóstico. O risco de morte por CNEP é 2,5 maior do que na população geral e comparável ao risco de morte por epilepsia refratária.
- A estratégia de tratamento dos transtornos mentais associados à epilepsia leva em conta a necessidade de exclusão sequencial de estado de mal não convulsivo, transtorno mental iatrogênico por DAE, por outras condições médicas, por outras drogas e finalmente, transtorno mental peri-ictal.
- A escolha do psicofármaco adequado para o tratamento dos transtornos mentais associados à epilepsia deve levar em consideração os seguintes aspectos: adesão, risco de suicídio, interferência no limiar epileptogênico e interações farmacológicas.

INTRODUÇÃO

Epilepsia é o mais frequente transtorno neurológico grave. A presença de epilepsia é definida pela recorrência de crises epilépticas (pelo menos duas) espontâneas (crises epilépticas não sintomáticas agudas ou crises epilépticas não provocadas). Cinquenta milhões de pessoas são acometidos no mundo, 40 milhões de países em desenvolvimento. Pessoas de todas as raças, sexos, condições socioeconômicas e regiões são atingidas. Ela pode provocar consequências importantes como morte súbita, ferimentos, problemas psicológicos e transtornos mentais[1]. Também é acompanhada por problemas sociais e econômicos, podendo ser considerada um problema de saúde pública significativo.

EPIDEMIOLOGIA DA EPILEPSIA

As taxas de incidência anual de epilepsia na maioria dos estudos variam entre 40 e 70/100.000; nos países em desenvolvimento, elevam-se para 122 a 190/100.000. As altas taxas de incidência nos países em desenvolvimento são, em grande medida, atribuíveis a causas parasitárias (principalmente neurocisticercose), infecções intracranianas virais ou bacterianas, toco--traumatismo, TCE e doenças cerebrovasculares.

As taxas de prevalência pontual de epilepsia ativa na população geral, na maioria dos estudos internacionais, ficam entre 0,4 e 1%. As taxas de prevalência de vida variam entre 1,5 e 5%. Há estudos em países em desenvolvimento que acharam altas taxas de prevalência. Tratam-se, no entanto, de estudos em pequena escala, ou envolvendo populações isoladas ou selecionadas. Estudos em larga escala em países em desenvolvimento apontaram taxas de prevalência semelhantes às de países desenvolvidos[2-4].

A população estimada atualmente no Brasil pelo Instituto Brasileiro de Geografia e Estatística (IBGE) é de 177.450.609 pessoas[5]. Poderíamos então inferir aproximadamente 340.000 casos novos ao ano (estimativa de incidência anual de 190/100.000), 1.800.000 pessoas com epilepsia ativa (estimativa de 1% de prevalência pontual) e 9.000.000 pessoas que já apresentaram crises epilépticas alguma vez em suas vidas (estimativa de 5% de prevalência de vida).

CLASSIFICAÇÃO E DIAGNÓSTICO

Crises epilépticas e epilepsia são conceitos distintos. Crise epiléptica é uma ocorrência transitória de sinais e ou sintomas, devidos a uma atividade anormal ou excessiva da atividade neuronal do córtex. Por sua vez a epilepsia é uma doença neurológica caracterizada por uma predisposição duradoura a gerar crises epilépticas e pelas consequências neurobiológicas, cognitivas, psicológicas, e sociais desta condição[6].

A Liga Internacional Contra a Epilepsia (ILAE) lançou em 2017[7] uma nova classificação de tipos de crises epilépticas com uma versão básica e outra mais ampla.

As crises são em primeiro lugar classificadas de acordo com o local de início, em focais e generalizadas. As crises de origem focal têm origem em redes neurais limitadas a um único hemisfério cerebral. As crises de início generalizado têm início em algum ponto, com envolvimento rápido, de uma rede neural de distribuição bilateral. O termo crises de início desconhecido contempla crises cujo local de início ainda não definidos.

A classificação amplificada das crises focais depende do nível de percepção (*awareness*) que o indivíduo apresenta durante a crise quanto ao seu eu (*self*) e do ambiente externo, em crises (a) focais perceptivas e (b) focais disperceptivas (previamente denominadas de parcial simples e parcial complexa). Paralelamente as crises focais são classificadas de acordo com sua manifestação clínica em:

- Com início motor (ex.: fenômenos motores como clonias de um membro).
- Com início não motor (ex.: fenômenos não motores como "*dejá vu*").

A classificação amplificada das crises de início generalizado não depende do comprometimento da percepção, quase sempre presente, mas sim de manifestações clínicas:

- Não motoras (ex.: ausências).
- Motoras (ex.: tônico-clônicas).

O segundo nível de classificação, após a definição do tipo de crise, se o paciente receber o diagnóstico de epilepsia, é a classificação do tipo de epilepsia[8] em epilepsia focal, epilepsia generalizada, epilepsia focal e generalizada combinadas.

Existe ainda um terceiro nível de classificação das síndromes epilépticas, que são entidades diagnósticas tendo em comum fatores como tipo de crise, padrão do eletroencefalograma e achados de neuroimagem, que ocorrem em conjunto com características dependentes da idade (ex.: início da epilepsia), fatores desencadeantes das crises (ex.: hiperpneia), e prognóstico. As síndromes epilépticas podem apresentar comorbidades distintas como disfunção intelectual e psiquiátrica.

A classificação das epilepsias e síndromes epilépticas também incorpora a etiologia destas, que é subdividida em seis grupos, com implicações no potencial tipo de tratamento adequado, em etiologias de natureza estrutural (ex.: tumores intracranianos), genética, infecciosa, metabólica, autoimune e desconhecida.

PRINCÍPIOS GERAIS DO TRATAMENTO DA EPILEPSIA

A partir do momento que se toma a decisão de introduzir medicação antiepiléptica, existem algumas questões a serem respondidas, como por exemplo: qual a medicação de primeira escolha? Será bem mais fácil se conseguirmos identificar de antemão o tipo de crise ou a síndrome epiléptica e se há mais de um fármaco conhecido que seja efetivo para o tipo de crise epiléptica ou para a síndrome epiléptica; na escolha ainda devem ser considerados efeitos adversos, idade e sexo do paciente, assim como preferência. Existem estudos desenvolvidos, baseados em evidências, que podem orientar nas melhores escolhas (Tabela 1)[9].

Na Tabela 2, observamos a melhor indicação das drogas antiepilépticas (DAE) de primeira linha para os diferentes tipos de crise e para as principais faixas etárias.

PROGNÓSTICO

Aproximadamente três quartos das pessoas que desenvolvem epilepsia podem se tornar livres de crises por meio do uso de DAE. Aproximadamente dois terços das pessoas que obtiveram controle podem interromper o tratamento com DAE após um período aproximado de dois anos, continuando em remissão posteriormente[12].

TRANSTORNOS MENTAIS ASSOCIADOS À EPILEPSIA

A Organização Mundial da Saúde (OMS) inclui a epilepsia no capítulo dos transtornos mentais, pelo menos do ponto de vista de saúde pública. Esta inclusão está baseada nos seguintes argumentos: embora de maneira errada, epilepsia tem sido historicamente considerada uma doença mental e ainda é em muitas sociedades. Como aquelas que apresentam transtornos

Tabela 1 — Medicação antiepiléptica disponível

Fármaco	Dose inicial	Dose de manutenção/dia	Meia-vida (h)	Monitorização clínica/ Laboratorial
Medicação antiepiléptica de primeira geração				
Fenobarbital	3 mg/kg	3-6 mg/kg	24-140	Sedação, hemograma, FH e NS
Fenitoína	4 mg/kg	4-8 mg/kg	7-42	Hemograma, FH e NS
Ácido valproico	15 mg/kg	15-45 mg/kg	5-15	Hemograma e FH
Carbamazepina	10 mg/kg	10-35 mg/kg	25-65	Hemograma e FH
Etossuximida	15 mg/kg	15-40 mg/kg	30-40	Hemograma e FH
Medicação antiepiléptica de segunda geração				
Felbamato	15 mg/kg	15-45 mg/kg	20-30	Hemograma e FH
Gabapentina	10 mg/kg	25-50 mg/kg	4-7	Ganho de peso
Lamotrigina	0,15-0,5 mg/kg	5-15 mg/kg (titulação muito lenta)	6-11	*Rash* cutâneo, hemograma e FH
Levetiracetam	10 mg/kg	40-100 mg/kg	6-8	Comportamento
Oxcarbazepina	8-10 mg/kg	30-46 mg/kg	7-9	Perfil metabólico básico, hiponatremia
Topiramato	1-3 mg/kg	5-9 mg/kg	8-12	Peso, cálculo renal, cognição e pressão ocular
Zonisamida	2-4 mg/kg	4-12 mg/kg	63	Nenhuma
Medicação antiepiléptica de terceira geração				
Clobazam	5 mg	20-40 mg	36-42	Nenhuma
Lacosamida	1 mg/kg	2-8 mg/kg	13	Nenhuma
Perampanel	2 mg	8-12 mg/kg	105	Nenhuma
Rufinamida	10 mg/kg	45 mg/kg	6-10	ECG (intervalo QT)
Vigabatrina	50 mg/kg	50-150 mg/kg	5-9	Campo visual

FH: função hepática; NS: nível sérico.
Fonte: Sankaraneni e Lachhwani, 2015[10].

Tabela 2 — Classificação da primeira linha de tratamento nas crises epilépticas comuns – monoterapia de primeira linha baseada em evidências

Tipo de crise	Menor de 16 anos	Adultos
Focal	Nível A: oxcarbazepina Nível B: nenhum Nível C: carbamazepina, fenobarbital, fenitoína, topiramato, ácido valproico, vigabatrina Nível D: clobazam, clonazepam, lamotrigina, zonisamida	Adulto jovem (16 a 59 anos de idade) Nível A: carbamazepina, levetiracetam, fenitoína, zonisamida Nível B: ácido valproico Nível C: gabapentina, lamotrigina, oxcarbazepina, fenobarbital, topiramato, vigabatrina Nível D: clonazepam, primidona Adultos acima de 60 anos Nível A: gabapentina, lamotrigina Nível B: nenhum Nível C: carbamazepina Nível D: topiramato, ácido valproico
Generalizada Tônico-clônico bilateral Atônica Tônica	Nível A: nenhum Nível B: nenhum Nível C: carbamazepina, fenobarbital, fenitoína, topiramato, ácido valproico Nível D: oxcarbazepina	Nível A: nenhum Nível B: nenhum Nível C: carbamazepina, lamotrigina, oxcarbazepina, fenobarbital, fenitoína, topiramato, ácido valproico Nível D: gabapentina, levetiracetam, vigabatrina

(continua)

Tabela 2 Classificação da primeira linha de tratamento nas crises epilépticas comuns – monoterapia de primeira linha baseada em evidências (*continuação*)

Tipo de crise	Menor de 16 anos	Adultos
Mioclônica Mioclonia negativa Mioclônica-atônica	Nível A: nenhum Nível B: nenhum Nível C: nenhum Nível D: topiramato, ácido valproico	Nível A: nenhum Nível B: nenhum Nível C: carbamazepina, lamotrigina, oxcarbazepina, fenobarbital, fenitoína, topiramato, ácido valproico Nível D: gabapentina, levetiracetam, vigabatrina
Ausências Típica Atípica Mioclonias palpebrais Ausência mioclônica Mioclonias Mioclonia perioral	Nível A: etossuximida, ácido valproico Nível B: nenhum Nível C: lamotrigina Nível D: nenhum	Nível A: nenhum Nível B: nenhum Nível C: carbamazepina, lamotrigina, oxcarbazepina, fenobarbital, fenitoína, topiramato, ácido valproico Nível D: gabapentina, levetiracetam, vigabatrina
Focal/ generalizada Espasmos epilépticos	Tratamento otimizado não está bem definido; os pacientes devem ser tratados conforme a atividade epileptiforme observada, se focal ou generaliza, conforme especificações acima	

Liu et al., 2017[11].

mentais, as pessoas com epilepsia sofrem estigma e, quando deixadas sem tratamento, sofrem graves disfunções. O tratamento da epilepsia está frequentemente sob a responsabilidade de profissionais da saúde mental em decorrência da grande prevalência e à relativa ausência de serviços neurológicos especializados, especialmente em países em desenvolvimento. Além disso, muitos países têm leis que impedem os indivíduos com doenças mentais e os com epilepsia de assumirem certas responsabilidades civis[13].

Além dos argumentos apresentados pela OMS, devemos lembrar que epilepsia é um distúrbio do sistema nervoso central (SNC) e sua expressão clínica inclui sintomas cognitivos e psiquiátricos em concomitância com crises epilépticas. Como veremos a seguir, pacientes com epilepsia têm risco aumentado para desenvolver transtornos mentais.

Embora virtualmente qualquer transtorno mental possa ocorrer em associação à epilepsia, iremos abordar adiante os aspectos epidemiológicos, relevância e classificação destes transtornos e, de maneira específica, depressão, psicose e crises não epilépticas psicogênicas.

Epidemiologia dos transtornos mentais associados à epilepsia

Estudos epidemiológicos populacionais apontam uma prevalência de transtornos mentais de 28,6% para crianças com epilepsia (subindo para 58,3% quando há associação com outros problemas neurológicos) e de 19 a 52% em adultos. Estudos em clínicas gerais apontaram para uma prevalência de 29 a 48% em adultos com epilepsia[14,15]. A prevalência de pessoas com epilepsia em unidades de atendimento psiquiátrico é maior do que a sua prevalência na população geral: Boutros

et al.[16] encontraram uma prevalência aproximadamente nove vezes maior em unidades de atendimento psiquiátrico agudo.

Considerando a estimativa de 1.800.000 pessoas com epilepsia ativa (estimativa de 1% de prevalência pontual), poderíamos estimar algo entre 340.000 e 900.000 pessoas com epilepsia e algum transtorno mental associado no Brasil.

Classificação dos transtornos mentais associados à epilepsia

Os transtornos mentais associados à epilepsia apresentam uma variedade psicopatológica marcante e diferentes esquemas classificatórios foram propostos, sempre envolvendo controvérsias.

Os sistemas classificatórios de maior representação internacional, a CID-11 e o DSM-5, agrupam os transtornos mentais associados à epilepsia sob o rótulo de transtornos mentais "orgânicos" ou "devidos a condições médicas", com poucas especificações adicionais. A maioria dos autores (neuropsiquiatras interessados em epilepsia) concorda em que tais sistemas são claramente genéricos, insatisfatórios e clinicamente irrelevantes[17].

A classificação dos transtornos mentais associados à epilepsia poderia ser conceituada de acordo com uma perspectiva etiológica. Um exemplo seria a que os divide em transtornos mentais relacionados à epilepsia ou seu tratamento, transtornos mentais não relacionados à epilepsia ou seu tratamento e transtornos mentais relacionados à patologia de base (que causa tanto epilepsia como transtorno mental)[18]. Embora um sistema classificatório com perspectiva etiológica pudesse ser considerado como ideal, o nosso conhecimento dos aspectos causais dos transtornos mentais associados à epilepsia ainda pode ser considerado rudimentar, além de que no ambiente clínico, os transtornos mentais associados à epilepsia podem se originar de complexos causais multifatoriais, sendo impossível alocá-los em apenas uma categoria. A inclusão da perspectiva etiológica tem o mérito de possibilitar um tratamento não apenas sintomático, o que frequentemente tem como resultado o fracasso ou a piora do caso, mas o direcionamento deste tratamento para a o manejo das causas do transtorno mental.

Os transtornos mentais associados à epilepsia são tradicionalmente divididos em peri-ictais e interictais[1]. A característica principal dos transtornos mentais peri-ictais é a relação temporal estreita entre eles e as crises epilépticas, ocorrendo imediatamente antes, durante ou depois delas. Nos transtornos mentais interictais não há esta relação temporal. Os transtornos mentais peri-ictais em geral apresentam início agudo ou abrupto, curta duração (horas a dias) e remissão completa, com a possibilidade de recorrências. Também são mais frequentes alterações no EEG de base associadas a estes quadros. Os transtornos mentais peri-ictais são divididos em pré-ictais, ictais, pós-ictais, para-ictais e alternantes (Figura 1).

Os transtornos mentais pré-ictais se iniciam no período prodrômico das crises epilépticas, com a antecedência de algumas horas ou dias e normalmente melhoram ou se encerram após a sua ocorrência.

Os transtornos mentais ictais são a manifestação psicopatológica de estados de mal epilépticos não convulsivos (estados de mal de ausência, parcial complexo) e estados de mal parcial simples.

Os transtornos mentais pós-ictais se iniciam após a ocorrência de crises epilépticas, de maneira imediata, ou mesmo após um intervalo "lúcido" de algumas horas ou dias. Normalmente se encerram após algumas horas a dias.

Transtornos mentais para-ictais se iniciam em períodos de frequência de crises significativamente aumentada. Normalmente se resolvem com a volta das crises aos padrões habituais.

Transtornos mentais alternantes se iniciam alguns dias após a redução significativa ou interrupção completa de crises epilépticas, espontânea ou, o que é mais comum, provocada pelo uso de DAE. Podem ou não ser acompanhados por uma atenuação das alterações eletroencefalográficas de base, fenômeno denominado "normalização" forçada ou paradoxal. Normalmente remitem após o retorno das crises aos padrões habituais[19].

A classificação dos transtornos mentais associados à epilepsia de acordo com a relação temporal com as crises epilépticas (transtornos mentais peri-ictais e interictais) apresenta utilidade clínica, pois direciona aspectos significativos do tratamento. Presume-se que a causalidade dos transtornos mentais

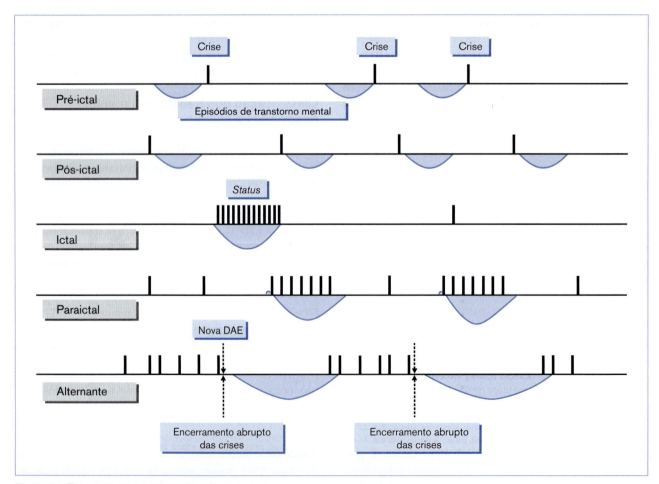

Figura 1 Transtornos mentais peri-ictais.

peri-ictais envolva atividade epiléptica sob a forma de fenômenos de ativação e/ou inibição neuronal agudos provocando disfunções neurofisiológicas e/ou neuroquímicas, enquanto os transtornos mentais interictais apresentariam causalidade complexa e multifatorial, ou mesmo poderiam envolver a possibilidade de associações ao acaso entre epilepsia e transtornos mentais "funcionais". O tratamento dos transtornos mentais peri-ictais é direcionado primariamente para o controle rigoroso das crises epilépticas, em algumas situações representando verdadeiras urgências médicas (é o caso dos transtornos mentais ictais). Os transtornos mentais interictais são abordados de uma maneira basicamente semelhante aos transtornos mentais "funcionais", embora com algumas especificidades.

A separação entre transtornos mentais peri-ictais e interictais é útil, mas apresenta limitações: a distinção diagnóstica pode ser difícil, as entidades diagnósticas ainda não foram plenamente validadas, há ainda diferentes perspectivas e a nomenclatura apresenta variações. Além disso, os transtornos mentais peri-ictais podem evoluir para transtornos mentais interictais, fenômeno reconhecido como transformação interictal[20-22], e há ainda transtornos mentais em que diferentes episódios ocorrem como peri-ictais e como interictais (o que chamamos de transtorno mental bimodal) o que torna a situação mais complexa[23] (Figura 2). Além disso, embora esta forma de classificação pudesse, à primeira vista, ser considerada sob uma perspectiva etiológica, a mera associação temporal entre mudança de frequência de crises não garante ligação de natureza causal. É o caso dos transtornos mentais pós-lobectomia temporal, quando este procedimento se acompanha de melhora significativa ou redução das crises epilépticas ou mesmo quando isto ocorre após adição de novas DAE. O que provoca o transtorno mental é a remissão das crises, ou um outro elemento deve ser considerado (como por exemplo, droga específica ou maneira de administração da droga)? As respostas, embora nem sempre conhecidas, implicariam em mudanças significativas de abordagem para estas situações.

Depressão e epilepsia

A depressão é o sintoma psiquiátrico mais frequente nos pacientes com epilepsia. Em um recente e amplo estudo epidemiológico nos Estados Unidos, Blum et al.[24] encontraram 29% de prevalência de depressão em pacientes com epilepsia contra 9% na população gera. Estima-se, atualmente, uma prevalência de 50% em centros terciários ou clínicas especializadas, contra 6 a 30% em estudos populacionais[25].

Por outro lado, um estudo de caso-controle desenvolvido na Suécia por Forsgren e Nystrom[26] encontrou entre os pacientes com epilepsia uma história de depressão precedendo a primeira crise epiléptica cerca de três vezes mais frequente do que nos pacientes do grupo controle. Quando a análise se restringiu a pacientes com crises parciais, uma história prévia de depressão foi 17 vezes mais comum entre os pacientes com epilepsia no que no grupo controle, o que demonstra uma relação bidirecional entre estas doenças, com possíveis mecanismos etiopatogênicos comuns.

Embora frequentes, os transtornos depressivos encontram-se subdiagnosticados entre os pacientes com epilepsia, como

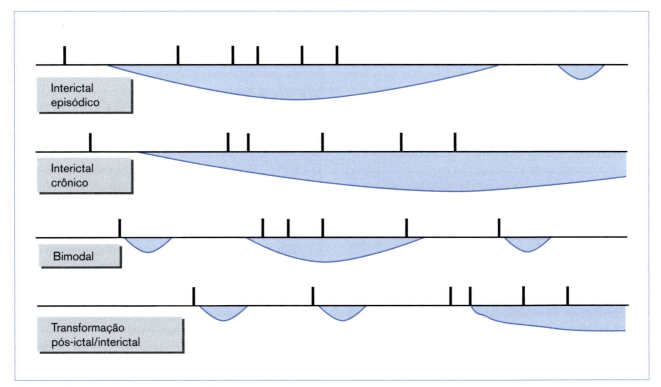

Figura 2 Transtornos mentais interictais e suas variantes.

mostra o estudo de Kanner et al.[27], em que 60% dos pacientes estavam sintomáticos por mais de um ano sem qualquer tipo de tratamento. Os fatores gerais envolvidos nesta lacuna diagnóstica já foram abordados anteriormente.

Geralmente, a depressão peri-ictal é pouco reconhecida pela falha e falta de treinamento médico em seu reconhecimento. Talvez em função disto, depressão interictal tem sido considerada bem mais frequente e importante clinicamente do que depressão peri-ictal, embora não existam estudos comparativos de prevalência.

A depressão interictal tem sido frequentemente considerada atípica, com cronicidade, intensidade moderada, mais sintomas psicóticos, mais ansiedade, mais irritabilidade e ou hostilidade, menos sintomas melancólicos[27], variabilidade e intermitência de sintomas e episódios de irritabilidade e ou euforia paroxísticas de curta duração.

Ainda há poucos fatores de risco para depressão interictal que possam ser considerados como indiscutíveis. Os fatores mais persistentemente relacionados são aspectos psicossociais, crises parciais complexas e epilepsia do lobo temporal e por último tratamento com DAE. Dentre os aspectos psicossociais, eventos vitais, dificuldade de adaptação às crises, estresse financeiro, desemprego e discórdia familiar foram considerados, embora outros autores não tenham encontrado qualquer associação entre depressão e estressores sociais. Crises parciais complexas e epilepsia do lobo temporal foram considerados por diferentes autores os principais fatores de risco para depressão interictal.

Quanto aos mecanismos, neuropatologia comum tem sido proposta apenas de maneira especulativa, porém sem evidências empíricas mais convincentes[28]. Também de maneira predominantemente especulativa têm sido mencionados mecanismos relacionados a epileptogênese crônica como o abrasamento (*kindling*). A teoria do desbalanço emocional inter-hemisférico (ou valência afetiva oposta dos hemisférios cerebrais) se relaciona com as evidências de associação de foco epiléptico à esquerda e depressão interictal. Segundo esta teoria, o hemisfério esquerdo envolve afetos positivos e o hemisfério direito afetos negativos. Hipofunção esquerda ou hiperfunção direita provocaria depressão. Aspectos consistentes com esta teoria são a localização esquerda da maioria das lesões cerebrais provocando depressão, estudos de neuroimagem funcional demonstrando hipofluxo sanguíneo em região frontal esquerda de pacientes deprimidos em geral, possível maior eficácia de ECT unilateral direito do que esquerdo.

Psicose e epilepsia

A prevalência de psicose parece estar aumentada em portadores de epilepsia. Estudos populacionais amplos apontam para uma prevalência de 2 a 7,1%. Estudos em centros de epilepsia refratária ou de cirurgia para epilepsia apontam para uma prevalência de 8,8 a 27%.

Assim como ocorre com os transtornos depressivos associados à epilepsia, psicoses peri-ictais (e em particular psicose pós-ictal, a mais importante delas) são pouco reconhecidas, possivelmente pela falha no treinamento médico. Talvez isto explique por que alguns autores estimam que a psicose pós-ictal é uma entidade clínica relativamente rara, enquanto outros acreditam que seja o evento psicótico epiléptico mais comum[29]. Esta discordância pode se dever à dificuldade de se diagnosticar este evento psiquiátrico transitório, à variabilidade de critérios diagnósticos e a eventual dificuldade de separá-lo de outras apresentações psicóticas associadas à epilepsia. Três estudos com 44[30], 140[21], e 111 pacientes[31] com crises refratárias a tratamento clínico encontraram prevalências de 18%, 7%, e 9%, respectivamente. Entre 808 casos de epilepsia aparentemente não refratária a tratamento clínico a prevalência foi de 4%[32].

A psicose pós-ictal geralmente ocorre após surto de crises parciais complexas, com ou sem generalização secundária. Normalmente os pacientes têm recuperação completa após essas crises e, após intervalo de lucidez de 24 a 48 horas, aparece o quadro psicótico. A apresentação é polimorfa: durante os episódios psicóticos os pacientes podem apresentar delírios persecutórios, frequentemente acompanhados por alucinações, sendo mais frequentes as auditivas do que as visuais[33]. Também podem ocorrer associações frouxas e maneirismos. Sintomas afetivos e alterações do humor são frequentes, de tipo depressivo ou maníaco. As mudanças do humor com uma apresentação hipomaníaca, e acompanhadas de religiosidade importante podem estar geralmente associados com uma atividade epiléptica no lado direito[34]. Confusão mental está tipicamente ausente, mas nos casos em que efetivamente ocorre não é proeminente. Na maioria dos casos ocorre uma remissão espontânea após alguns poucos dias. Kanner et al.[21] notaram uma duração média de 3 dias. Entretanto, alguns casos podem durar de algumas horas a 90 dias. A ocorrência de recorrências ao longo dos anos foi relatada em 50 a 70% dos pacientes[20]. Com as recorrências, pode ocorrer um aumento da duração da sintomatologia psicótica e eventualmente os episódios se fundem uns nos outros e acontece uma transformação num quadro psicótico interictal crônico. Esta transformação das psicoses pós-ictais em interictais foi notada por Slater et al.[22], que observaram que uma parcela de 24,6% dos seus casos de psicose interictal havia se iniciado sob a forma de episódios psicóticos pós-ictais recorrentes. Esta progressão atinge de 14 a 40% dos pacientes com psicose pós-ictais. O EEG pode mostrar um traçado com alentecimento leve difuso, ou ondas lentas aumentadas, ou ainda um aumento da atividade de ondas agudas e espículas no lobo temporal[35]. Atividade ictal não é vista[30].

Transtornos psicóticos interictais, principalmente os recorrentes ou de curso crônico, têm sido estudados de maneira mais persistente, por servirem como um modelo para o estudo da esquizofrenia, do mesmo modo que a psicose anfetamínica.

Na psicose interictal a consciência em geral está preservada, embora haja exceções bem incomuns. Os episódios psicóticos interictais em geral se iniciam de maneira insidiosa, cursam com delírios (em muitos casos religiosos ou místicos, de perseguição e ou de referência) alucinações, transtorno de pensamento (inabilidade de lidar com conceitos complexos, divagação, circunstancialidade, mas também um transtorno de pensamento mais tipicamente esquizofrênico com bloqueio de pensamento, neologismos e sintaxe perturbada), comportamento desorganizado, ausência relativa de sintomas catatônicos, oscilações de humor transitórias e intensas (mais frequentemente de humor depressivo e ou irritável), apragmatismo e embotamento afetivo (menos intenso do que o observado na esquizofrenia clássica, com preservação relativa do calor afetivo e da capacidade para relações sociais). De maneira geral evoluem com persistência de sintomas psicóticos, sequelas orgânicas, tentativas de suicídio, múltiplas internações e descenso funcional[20,22]. No Brasil, um estudo sobre psicose e epilepsia avaliou 38 pacientes ambulatoriais com epilepsia e psicoses associadas, de um hospital terciário na cidade de São Paulo. Observou-se que 39% dos pacientes com epilepsia e psicoses associadas realizaram pelo menos uma tentativa de suicídio. Uma parcela de 63% dos pacientes estava ocupada de forma regular com suas atividades profissionais. Este número caiu para 18% após o surgimento da psicose. No período pós-psicose, aproximadamente 58% dos pacientes permanecia sem ocupação e estava totalmente dependente de seus familiares[20].

A associação das psicoses interictais com a epilepsia do lobo temporal é reforçada pela presença de crises parciais complexas[20], crises de origem límbica, comorbidade com mudança de personalidade pela epilepsia do lobo temporal[22] e crises frequentes[36], particularmente quando a epilepsia do lobo temporal se deve a lesões de origem embriológica como hamartomas e disgenesias corticais ou esclerose mesial[37], e quando o processo patológico se situa no hemisfério cerebral esquerdo, conforme evidenciado por zona irritativa (EEG interictal) à esquerda, canhotismo ou esclerose mesial à esquerda. Outros estudos chamam a atenção para a contribuição de outros fatores como a duração da epilepsia entre 10 e 22 anos[22,29], o período em que as crises estão menos frequentes e o papel de drogas específicas, como a vigabatrina e o topiramato.

São estudados os seguintes mecanismos fisiopatológicos: supersensibilidade de receptores dopaminérgicos pós-sinápticos, distúrbios do ciclo vigília-sono, abrasamento e inibição ou hipofunção no foco epiléptico[19,38]. Mecanismos psicológicos para as psicoses interictais também foram considerados, tais como: o papel das vivências ictais psicologicamente anormais e dos aspectos psicossociais relacionados à epilepsia.

Crises não epilépticas psiccogênicas

As crises não epilépticas são crises, ataques ou acessos recorrentes que podem ser confundidos com epilepsia devido à semelhança das manifestações comportamentais, mas não são consequentes a descargas cerebrais anormais. Podem ter origem fisiogênica (CPEF) ou psicogênica (CPEP). As condições médicas que mais frequentemente se apresentam sob a forma de CNEF são a síncope, o sonambulismo e terror noturno, a enxaqueca, a hipoglicemia, a narcolepsia, o ataque isquêmico transitório e outros. Os transtornos mentais que mais frequentemente se apresentam sob a forma de crise não epiléptica

psicogênica (CNEP) são os transtornos dissociativos e conversivos, os transtornos somatoformes e o transtorno de pânico[39].

A prevalência das CNEP na população geral é estimada entre 2-33/100.000 e entre 10 e 58% dos pacientes avaliados em centros especializados de epilepsia[40]. A incidência anual das CNEP é 1,4-3/100.000[41]. Nesta direção, estima-se, que nos Estados Unidos, a população com diagnóstico de CNEP seja de 300.000 a 400.000, o que caracteriza um alto custo financeiro com atendimentos médicos, já que, na grande maioria das vezes, os pacientes com CNEP são tratados como portadores de epilepsia de difícil tratamento. Por exemplo, em 1995, nos Estados Unidos, o custo do tratamento ao longo da vida de um paciente portador de epilepsia refratária foi estimado em US$ 231.432[42].

Vários estudos apontam que o diagnóstico precoce e apropriado das CNEP, seguido por um tratamento adequado, pode levar a remissão em 19-52% dos casos ou melhora do quadro em 75-95% dos casos, o que implica em uma diminuição expressiva da utilização do sistema de saúde[43]. Um aspecto complicador do diagnóstico das CNEP é a alta prevalência da associação entre CNEP e epilepsia. Constatou-se em um estudo realizado em nosso meio que 50% dos pacientes com CNEP também eram portadores de epilepsia[44]. As CNEP acarretam graves consequências sociais e psicológicas. O paciente e a sua família enfrentam os mesmos problemas que os pacientes portadores de epilepsia: estigmatização, baixa escolarização, desemprego, dificuldades no relacionamento interpessoal e exclusão social. Do ponto de vista médico, os pacientes ficam expostos a procedimentos iatrogênicos, tal como o uso de doses elevadas de drogas antiepilépticas e a procedimentos invasivos, como punções venosas e entubação endotraqueal. Um estudo recém-publicado de Nightscales et al.[45] mostrou que risco de morte por CNEP é 2,5 maior do que na população geral e é comparável ao risco de morte por epilepsias refratárias. Além disso, a comorbidade com transtornos depressivos e ansiosos é alta e a qualidade de vida desses pacientes é pior que a dos pacientes portadores de epilepsia de difícil controle.

As CNEP e suas várias apresentações desafiam e confundem psiquiatras e neurologistas há vários séculos. A partir da década de 1980, os conhecimentos sobre as CNEP aumentaram em função do crescente uso da monitorização videoeletrencefalográfica, o vídeo-EEG. O vídeo-EEG permanece, até então, o "padrão-ouro" para o correto diagnóstico da CNEP[46]. Por sua vez, a validade e especificidade do diagnóstico através do vídeo-EEG dependem de uma série de fatores: uma formulação causal detalhada, o tempo de permanência do paciente no vídeo-EEG, a confirmação das CNEP pelos familiares e a possibilidade de indução por sugestão. Nesta direção, os erros mais frequentes cometidos são o de se considerar a presença de CNEP como evidência de ausência de epilepsia, realizar a monitorização por tempo insuficiente, fazer o diagnóstico de CNEP sem a confirmação do familiar e hostilizar o paciente pelo diagnóstico.

Goldstein et al.[47] publicaram em junho de 2020 um grande estudo controlado randomizado multicêntrico envolvendo 27 serviços de neurologia e psiquiatria na Inglaterra avaliando a terapia cognitivo comportamental (TCC) para tratamento de CNEP. O desfecho primário foi a frequência mensal de CNEP após 12 meses de acompanhamento em dois braços distintos (pacientes foram avaliados com 6 e 12 meses após a randomização). O primeiro braço, com 186 pacientes, recebeu a TCC (sessões de 1 hora de terapia) mais atendimento padrão ambulatorial enquanto o segundo, com 182 pacientes, recebeu somente atendimento padrão ambulatorial. Embora não houve diferença estatística na redução da frequência de crises (*outcome* primário) entre os grupos, em 9 dos 16 desfechos secundários a TCC mostrou benefícios, incluindo aumento no intervalo de tempo entre crises, redução de sintomas somáticos, melhora na qualidade de vida e melhora no funcionamento psicossocial.

Estratégia de tratamento dos transtornos mentais associados à epilepsia

A Figura 3 apresenta o algoritmo do manejo dos transtornos mentais associados à epilepsia, que se inicia com a realização de anamnese neuropsiquiátrica especializada, seguida por exames físico, neurológico, do estado mental e subsidiários, que levam ao diagnóstico neuropsiquiátrico multiaxial e formulação multicausal correspondente. O objetivo fundamental inicial é estabelecer a presença de transtorno mental. O passo seguinte é excluir a presença de estado de mal não convulsivo (transtorno mental ictal), que pela natureza grave implica em tratamento com DAE parenterais. São evidências nesse sentido o início agudo e/ou recente, história de retirada ou redução de DAE, a presença de insulto ao SNC ou distúrbio tóxico-metabólico, alterações da consciência ou cognitivas, apresentação cíclica, automatismos, sinais motores e EEG crítico. Em seguida deve-se excluir a presença de transtorno mental iatrogênico induzido por DAE. São evidências neste sentido a Introdução ou aumento recente destas drogas, a ocorrência de redução significativa ou remissão de crises (evidência de transtorno mental alternante induzido por DAE), "normalização" do EEG (normalização paradoxal ou "forçada"), sinais de intoxicação, nível sérico de DAE elevado, ou evidências epidemiológicas de que a DAE em questão se associa com a ocorrência de transtornos mentais. Nestes casos, deve-se reduzir ou retirar a DAE suspeita. Também deve ser excluída a possibilidade transtorno mental induzido por outra condição médica ou outra droga. Nestes casos, a resolução do problema implica no tratamento da condição suspeita ou retirada ou substituição da droga suspeita. Por último devem ser excluídos os transtornos mentais peri-ictais, notadamente os pós-ictais evidenciados pela presença

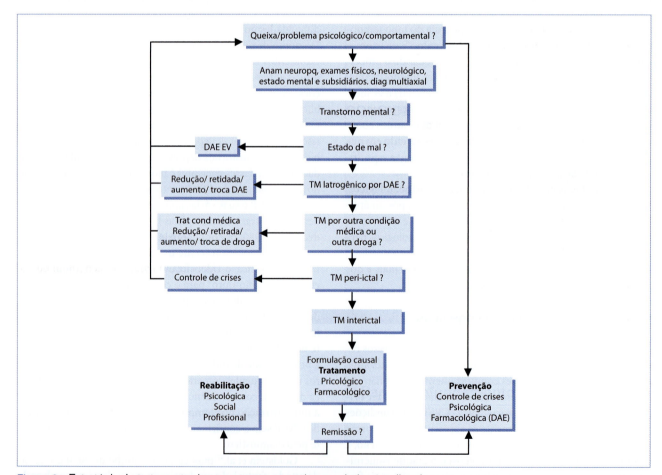

Figura 3 Estratégia de tratamento dos transtornos mentais associados à epilepsia.
TM: transtorno mental.

de relação temporal estreita e/ou persistente com crises as epilépticas, história de retirada ou redução de DAE, início agudo e presença de intervalo lúcido entre a ocorrência das crises e o início do transtorno. De maneira geral, transtornos peri-ictais requerem conduta agressiva voltada para o controle das crises epilépticas. Uma possível exceção podem ser os casos de transtorno alternante (por normalização paradoxal), em que a melhora pode não ocorrer, a não ser que se provoquem crises naturais (por redução de DAE) ou artificiais (induzidas por ECT). Episódios pós-ictais (*delirium*, estados crepusculares e psicoses agudas transitórias) podem requerer uma internação hospitalar curta e tratamento com antipsicóticos se o comportamento for disruptivo (o tratamento deve ser descontinuado após a remissão do quadro).

Transtornos mentais interictais estão associados a fatores causais múltiplos em associação complexa. Nestes casos, os procedimentos terapêuticos devem ser dirigidos em função da formulação multicausal individualizada. O tratamento será, em linhas gerais, semelhante ao das mesmas síndromes em pacientes não portadores de epilepsia, mas deve se levar em conta os fatores de vulnerabilidade e precipitantes envolvidos na causalidade e as particularidades devidas à epilepsia e ao seu tratamento.

TRATAMENTO FARMACOLÓGICO

Os princípios básicos do tratamento psicofarmacológico nos pacientes com epilepsia são semelhantes aos que se aplicam aos pacientes sem epilepsia. No entanto, três problemas se acrescentam: adesão, risco de suicídio, interferência no limiar epileptogênico e interações farmacológicas.

Para enfrentar problemas de adesão, a simplificação máxima do esquema medicamentoso deve ser a meta, não se dispensando o uso intensivo de esquemas escritos e o engajamento do acompanhante.

Deve-se ficar especialmente atento para o risco de suicídio em pacientes com epilepsia. Considerar o uso de psicofármaco com índice terapêutico elevado e a prescrição de apenas pequenas quantidades de DAE e psicofármaco.

Boa parte dos psicofármacos interfere no limiar epileptogênico, facilitando (por diminuição do limiar epileptogênico) ou dificultando (por elevação do limiar epileptoigênico) a ocorrência de crises. De uma maneira geral, deve-se ter o cuidado de escolher os psicofármacos que reduzam menos o limiar epileptogênico. É necessário cuidado na introdução dos psicofármacos que diminuem o limiar epileptogênico e na retirada de psicofármacos que aumentam o limiar epileptogêncio. Os psicofármacos que diminuem o limiar epileptogênico devem ser usados com especial cuidado quando o aumento da frequência de crises for um dos fatores precipitantes do transtorno mental. Quando ocorre o contrário (redução da frequência de crises precipitando o transtorno mental) o seu uso pode ser eventualmente privilegiado (particularmente quando se trata de psicoses crônicas). De maneira resumida podemos afirmar que o lítio e os antipsicóticos diminuem (fenotiazinas mais que butirofenonas e antipsicóticos atípicos) e os benzodiazepínicos aumentam

o limiar epileptogênico. Os antidepressivos geralmente diminuem o limiar epileptogêncio (tricíclicos mais que os ISRS e os IRSN), com a possível exceção dos inibidores da monoamino-oxidade (MAO). Os psicofármacos podem ser divididos em grupos de baixo, moderado e alto risco para uso em pacientes com epilepsia, de acordo com as suas propriedades epileptogênicas (Tabela 3), embora estas informações não devam ser consideradas dogmaticamente, nem como definitivas.

Tabela 3 Risco epileptogênico dos psicofármacos

Classe de medicação	Baixo risco	Risco moderado	Alto risco
Antipsicóticos	Flufenazina Haloperidol Olanzapina Pimozide Quetiapina Risperidona Sulpiride	Sertindole Tiorizadina Zuclopentixol	Clorprozamina Clozapina Loxapina Zotepina
Antidepressivos	Doxepina IMAO Reboxetina ISRS IRSN Triptofano	Mianserina Nefazodone Trazodone Tricíclicos (a maior parte) Venlafaxina	Amoxapina Maprotilina Bupropiona
Ansiolíticos e Hipnóticos	Benzodiazepinas Beta-bloqueadores Hidrato de Cloral Clometiazole Zolpidem Zopiclone	Buspirona	
Outros	Acamprosato Anticolinérgicos Dexanfetamina Metilfenidato	Dissulfiram Donepezil Rivastigmina	Lítio

Fonte: adaptada de Bazire, 1999[48].

A possibilidade de interações farmacológicas deve ser sempre considerada. Elas podem ser de natureza farmacocinética ou farmacodinâmica. Interações farmacocinéticas podem ocorrer em dois sentidos: DAE afetando psicofármaco (diminuindo eficácia por redução dos níveis séricos ou provocando toxicidade por elevação dos níveis séricos ou deslocamento proteico) e/ou psicofármaco afetando DAE (mais frequentemente provocando toxicidade por elevação dos níveis séricos ou deslocamento proteico). Interações farmacodinâmicas normalmente envolvem intensificação de efeitos neurotóxicos, como, por exemplo, sedação. Resumindo-nos às interações com os psicofármacos, pode-se afirmar de maneira breve que carbamazepina, fenitoína e barbitúricos diminuem os níveis séricos dos psicofármacos por indução enzimática; valproato de sódio eleva os níveis séricos dos psicofármacos por inibição enzimática não competitiva, podendo também apresentar interações por deslocamento proteico; antidepressivos tricíclicos apresentam efeitos inconsistentes sobre DAE, com potencial elevação dos níveis séricos das DAE (particularmente viloxazina); inibidores seletivos de recaptação de serotonina apresentam potencial para elevação dos níveis séricos das DAE (particularmente fluoxetina e fluvoxamina) e inibidores da MAO apresentam efeitos inconsistentes sobre DAE, com potencial aumento da sedação provocada por barbitúricos; e fenotiazínicos também podem provocar a elevação dos níveis séricos de fenitoína e de valproato de sódio. Quando se prescrever medicação psicotrópica para pacientes em tratamento antiepiléptico deve-se ficar atento para a possibilidade de interações medicamentosas. Introduzir psicofármaco lentamente e usar a menor dose eficaz possível. Deterioração do comportamento em seguida a introdução de psicofármaco pode significar intoxicação por DAE. Monitorização de dosagens séricas é particularmente importante. No tratamento farmacológico das epilepsias e transtornos mentais associados deve-se ficar especialmente atento ao que chamamos de "situações de tratamento farmacológico perversas", em que o terapeuta, ao implementar uma terapia, ao invés de obter o efeito esperado, obtém o efeito inverso, o que o leva a intensificar a sua ação anterior, o que piora ainda mais o resultado final. Tais situações são exemplificadas na Figura 4. Tais situações podem ocorrer por mecanismos complexos e o mais importante para se evitá-las é a atenção para a possibilidade da sua ocorrência.

A ECT tem as mesmas indicações que para pacientes sem epilepsia e, além disso, uma indicação adicional naqueles pacientes com depressão ou mesmo outros transtornos alternantes, em que a obtenção de uma crise convulsiva em condições seguras pode representar a única alternativa viável para uma melhora do estado mental do paciente. Este efeito, porém, nem sempre acontece. Em algumas ocasiões, o quadro clínico pode responder a crises espontâneas, porém não à ECT. Nestas condições extremas, pode ser cuidadosamente considerada uma redução das DAE, caso não haja uma opção melhor.

Alguns autores relatam que pacientes com epilepsia apresentam um limiar convulsivo paradoxalmente alto por ocasião da realização da ECT. De modo geral a ECT é um procedimento seguro em pacientes com epilepsia, embora ocasionalmente possa haver um aumento da frequência de crises epilépticas após a sua administração.

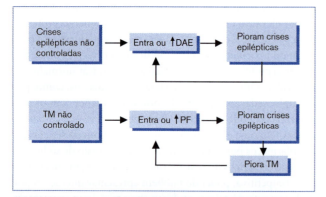

Figura 4 Situações de tratamento farmacológico "perversas".
PF: psicofármaco; TM: transtorno mental.

CONSIDERAÇÕES FINAIS

Epilepsia é o mais frequente transtorno neurológico grave e um importante problema de saúde pública. Sua incidência nos países em desenvolvimento é o dobro da dos países desenvolvidos. Embora seja um problema predominantemente tratável, nestes países a maioria dos pacientes permanece sem tratamento. Provavelmente uma das principais causas para isto seja o estigma que atinge as pessoas com epilepsia. Tal fato se agrava ainda mais quando à epilepsia se associam os transtornos mentais, que ocorrem com prevalência aumentada. Os pacientes com epilepsia e transtornos mentais sofrem o que chamamos de "duplo estigma", que frequentemente os deixa sem tratamento. A disseminação de conhecimentos sobre epilepsia e transtornos mentais a ela associados é um importante instrumento na luta contra o estigma e a lacuna de tratamento.

Vinheta clínica

Paciente do sexo masculino, 40 anos, é levado ao pronto-socorro por quadro de agitação psicomotora, insônia e discurso de que é o salvador do mundo. Tal quadro começou cerca de 5 horas após crise epiléptica. Esposa que o acompanha refere que o mesmo nunca apresentou sintomas ou fez tratamentos psiquiátricos. Relata convulsões febris dos 7 meses até 2 anos de idade, fazendo uso de fenobarbital nesse período. Ficou sem crises até os 18 anos quando começou a apresentar sensação epigástrica ascendente, seguida de perda de consciência e automatismos oromastigatórios com duração de 1 minuto. Apesar do tratamento medicamentoso e acompanhamento regular com neurologista, manteve escapes de crises semanalmente ao longo dos últimos 7 anos. Apresenta ressonância magnética com diminuição e aumento do sinal do hipocampo direito. Após passar em avaliação com neurologista e psiquiatra que estavam de plantão, recebeu o diagnóstico de epilepsia do lobo temporal por esclerose mesial temporal direita e psicose pós ictal.

Para fixação

- Epilepsia: recorrência de pelo menos crises epilépticas (pelo menos duas) espontâneas.
- Crise focal: origem em redes neurais limitadas a um único hemisfério cerebral.
  - Perceptiva: preservação da consciência.
  - Disperceptiva: rebaixamento parcial ou total do nível de consciência.
- Crise generalizada: início em algum ponto cortical com envolvimento rápido de uma rede neural de distribuição bilateral.
- Transtornos mentais peri-ictais: relação temporal estreita entre eles e as crises epilépticas, ocorrendo imediatamente antes, durante ou depois delas. Priorizar o controle adequado de crises para evitar a transformação interictal.

- Transtornos mentais interictais: não há relação temporal entre o surgimento do transtorno mental e as crises epilépticas. O paciente precisa do tratamento das duas condições em paralelo.
- CNEP: são crises que podem ser confundidos com epilepsia devido à semelhança das manifestações comportamentais, mas não são consequentes a descargas cerebrais anormais. O tratamento indicado é a terapia individualizada com base na TCC.

Para aprofundamento

- Marchetti RL, Proença ICGF (eds.). Manual prático de neuropsiquiatria de epilepsia. São Paulo: Elsevier; 2019.
  - ⇨ Único livro brasileiro a respeito do tema.
- Kanner AM, Schachter S (eds.). Psychiatric controversies in epilepsy. São Paulo: Elsevier; 2008.
  - ⇨ Referência americana para o tema de alterações psiquiátricas relacionadas a epilepsia.
- Trimble M, Schmitz B. The neuropsychiatry of epilepsy. Cambridge: Cambridge University Press; 2002.
  - ⇨ Referência europeia para o tema.

REFERÊNCIAS BIBLIOGRÁFICAS

1. Marchetti RL, Damasceno BP. Epilepsia: Psicopatologia e comportamento. In: Guerreiro CAM, Guerreiro MM, Cendes F, et al. (eds.). Epilepsia. São Paulo: Lemos; 2000.
2. Sander JWAS, Shorvon SD. Epidemiology of epilepsies. J Neurol Neurosurg Psychiatry. 1996;61:433-43.
3. Placencia M, Shorvon SD, Paredes V, Bimos C, Sander JW, Suarez J, et al. Epileptic seizures in an Andean Region of Equador: incidence and prevalence and regional variation. Brain. 1992;115:771-82.
4. Fernandes JG, Schimidt MI, Monte TL, Tozzi S, Sander JW. Prevalence of epilepsy: the Porto Alegre study. Epilepsia. 1992;33(Suppl 3):132.
5. Instituto Brasileiro de Geografia e Estatística (IBGE). Censo demográfico 2000. Sinopse preliminar. Disponível em: http://www.ibge.gov.br/ibge/estatistica/populacao/censo2000/default.shtm, 2003.
6. Fisher RS, Acevedo C, Arzimanoglou A, Bogacz A, Cross JH, Elger CE, et al. ILAE official report: a practical clinical definition of epilepsy. Epilepsia. 2014;55(4):475-82.
7. **Fisher RS, Cross JH, French JA, Higurashi N, Hirsch E, Jansen FE, et al. Operational classification of seizure types by the International League Against Epilepsy: position paper of the ILAE Commission for Classification and Terminology. Epilepsia. 2017;58(4):522-30.**
   - ⇨ Artigo da ILAE que explica a classificação atual das crises e síndromes epilépticas.
8. Scheffer IE, Berkovic S, Capovilla G, Connolly MB, French J, Guilhoto L, et al. ILAE classification of the epilepsies: position paper of the ILAE Commission for Classification and Terminology. Epilepsia. 2017;58(4):512-21.
9. **Bourgeois BFD. Initiating antiepileptic drug treatment and characteristics of drugs. Pediatric Neurology. 2013;719-25.**
   - ⇨ Artigo interessante sobre tratamento da epilepsia com dosagens e orientações para tipos de crise e faixa etária.
10. Sankaraneni R, Lachhwani D. Antiepileptic drugs: a review. Pediatric Annals. 2015;44(2):e36-e42.
11. Liu G, Slater N, Perkins A. Epilepsy: treatment options. Am Fam Physician. 2017;96(2):87-96.
12. Sander JWAS. Some aspects of prognosis in the epilepsies: a review. Epilepsia. 1993;34(6):1007-16.
13. World Health Organization. The World Health Report 2001. Mental Health: New Understanding, New Hope. Geneva: WHO; 2001.
14. Trostle JA, Hauser WA, Sharbrough FW. Psychologic and social adjustment to epilepsy in Rochester, Minnesota. Neurology. 1989;39:633-7.
15. Edeh J, Toone BK, Corney, RH. Epilepsy, psychiatry morbidity, and clinic patients and social dysfunction in general practice. Comparison between hospital clinic patients and clinic nonattenders. Neuropsychiatry Neuropsycholol Behav Neurol. 1990;3:180-92.
16. Boutros NN, Juo-Tzu J, Shehata M. Epileptic psychiatric patients, a special population. J Ment Health. 1995;1:79-83.
17. Krishnamoorthy ES. Neuropsychiatric disorders in epilepsy: epidemiology and classification. In: Trimble M, Schmitz B (ed.) The neuropsychiatry of epilepsy. Cambridge: Cambridge University Press; 2002.
18. McConnell HW, Duncan D. Treatment of psychiatric comorbidity in epilepsy. In: McConnell HW, Snyder PJ (eds.). Psychiatric comorbidity in epilepsy. Washington: American Psychiatric Press; 1997.
19. Wolf P. Acute behavioral symptomatology at disappearence of epileptiform EEG abnormality: paradoxical or "forced" normalization. In: Smith DB, Treiman DM, Trimble MR (eds.). Neurobehavioral problems in epilepsy, vol 55. New York: Raven Press; 1991.
20. **Marchetti RL, Marques AFH, Kurcgant D, Azevedo Jr D, Marie KN, Arruda PCV. Clinical aspects of epileptic psychosis in Brazil. Epilepsy Behav. 2003;4(2):133-41.**
    - ⇨ Artigo que aborda a classifiucação e características da psicose associada a epilepsia.
21. Kanner AM, Stagno S, Kotagal P, Morris HH. Postictal psychiatric events during prolonged video-electroencephalographic monitoring studies. Arch Neurol. 1996;53(3):258-63.
22. Slater E, Beard AW, Glitheroe E. The schizophrenia-like psychoses of epilepsy. Br J Psychiatry. 1963;109:95-150.
23. Adachi N, Kato M, Sekimoto M, Ichikawa I, Akanuma N, Uesugi H, et al. Recurrent postictal psychosis after remission of interictal psychosis: further evidence of bimodal psychosis. Epilepsia. 2003;44(9):1218-22.
24. Blum D, Reed M, Metz A. Prevalence of major affective disorders and maniac symptoms in persons with epilepsy: a community survey. Neurology. 2002;58(Suppl. 4):175.
25. Kanner AM. The complex epilepsy patient: Intricacies of assessment and treatment. Epilepsia. 2003;44(Suppl 5):3-8.
26. Forsgren, L, Nystrom, L. An incident case referent study of epileptic seizures in adults. Epilepsy Res. 1990;6:66-81.
27. Kanner AM, Kosak AM, Frey M. The use of sertraline in patients with epilepsy: is it safe? Epilepsy Behav. 2000;1:100-5.
28. Mendez MF. Disorders of mood and affect in epilepsy. In: Sackellares JC, Berent S (eds.). Psychological disturbances in epilepsy. London: Butterworth-Heinemann; 1996.
29. Trimble MR. Auras, ictal events, and peri-ictal psychoses. In: Trimble MR (ed.). The psychoses of epilepsy. New York: Raven Press; 1991.
30. Umbricht D, Degreef G, Barr WB, Lieberman JA, Pollack S, Schaul N. Postictal and chronic psychoses in patients with temporal lobe epilepsy. Am J Psychiatry. 1995;152:224-31.
31. Kanemoto K, Takeuchi J, Kawasaki J, Kawai I. Characteristics of temporal lobe epilepsy with mesial temporal sclerosis, with special reference to psychotic episodes. Neurology. 1996;47:1199-203.
32. Kanemoto, K, Kawasaki, J, Kawai, I. Postictal psychosis: a comparison with acute interictal and chronic psychoses. Epilepsia. 1996;37(6):551-6.
33. Savard G, Andermann F, Olivier A, Rémillard M. Postictal psychosis after partial complex seizures: a multiple case study. Epilepsia. 1991;32(2):225-31.
34. Byrne A. Hypomania following increased epileptic activity. Br J Psychiatry. 1988;153:573-4.
35. So NK, Savard G, Andermann F, Olivier A, Quesney LF. Acute postictal psychosis:a stereo EEG study. Epilepsia. 1990;31(2):188-93.
36. Mendez MF, Grau R, Doss RC, Taylor JL. Schizophrenia in epilepsy: seizure and psychosis variables. Neurology. 1993;43:1073-7.
37. Marchetti RL, Azevedo D, Botino CMC, Kurcgant D, Horvath AF, Marie SKN, et al. Volumetric evidence of a left laterality effect in epileptic psychosis. Epilepsy Behav. 2003;4(3)234-40.

38. Engel JR J, Bandler R, Griffith NC, Cadelcott-Hazard, S. Neurobiological evidence for epilepsy-induced interictal disturbances. In: Smith DB, Treiman DM, Trimble MR (eds.). Neurobehavioral problems in epilepsy: advances in neurology, vol 55. New York: Raven Press; 1991.

39. Gates JR. Epidemiology and classification of non-epileptic events. In: Gates JR, Rowan AJ (ed.). Non-epileptic seizures. 2ª ed. Boston: Butterworth-Heinemann; 2000.

40. Benbadis SR, Hauser AW. An estimate of the prevalence of psychogenic non-epileptic seizures. Seizures. 2000;9:280-1.

41. Szaflarski JP, Ficker DM, Cahil WT, Privitera MD. Four-year incidence of psychogenic nonepileptic seizures in adults in Hamilton County, OH. Neurology.2000;55(10):1561-3.

42. Begley C, Famulari M, Annegers JF, Lairson DR, Reynolds TF, Coan S, et al. The cost of epilepsy in the United States: an estimate from population-based clinical and survey data. Epilepsia. 2000;41:342-51.

43. Ettinger AB, Devinsky O, Weisbrot DM, Ramakrishna RK, Goya A. A comprehensive profile of clinical, psychiatric, and psychosocial characteristics of patients with psychogenic nonepileptic seizures. Epilepsia. 1999;40:1292-8.

44. **Kurcgant D, Marchetti RL, Marques AH, Marecquetti LB. Crises pseudoepilépticas: diagnóstico diferencial. BJECN. 2000;6(1):13-8.**
   ⇨ **Aborda como fazer o diagnóstico diferencial de CNEP e epilepsia.**

45. Nightscales, R, McCartney L, Auvrez C, Tao G, Barnard S, Malpas CB, et al. Mortality in patients with psychogenic nonepileptic seizures. Neurology 2020;95:e643-e652.

46. **Lafrance WC, Devinsky O. The treatment of psychogenic nonepileptic seizures: historical perspectives and future directions. Epilepsia. 2004;45(Suppl.2):15-21.**
   ⇨ **Fala sobre o tratamento e perspectivas da CNEP.**

47. Goldstein, LH, Robinson EJ, Mellers JDC, Stone J, Carson A, Reuber M, et al. Cognitive behavioural therapy for adults with dissociative seizures (CODES): a pragmatic, multicentre, randomised controlled trial. Lancet Psychiatry. 2020;7:491-505.

48. Bazire S. Psychotropic drug directory. Organon; 1999.

49. Wolf P, Thorbecke R, Even W. Social aspects of psychosis in patients with epilepsy. In: Whitmann SS, Hermann BP (eds.). Psychopathology in epilepsy: social dimensions. Oxford; 1986.

9 Neuropsiquiatria da enxaqueca e outras cefaleias

Marcio Nattan P. Souza
Thiago Viegas Gomes Lins

> **Sumário**
> Introdução
> Etiopatogenia
> Quadro clínico e diagnóstico
>   Migrânea
>   Cefaleia tipo tensão
>   Cefaleia em salvas
>   Diagnóstico diferencial
> Tratamento
>   Enxaqueca
>   Cefaleia tipo tensão
>   Cefaleia em salvas
> Considerações finais
> Vinheta clínica
> Para aprofundamento
> Referências bibliográficas

> **Pontos-chave**
> - Reconhecer e diagnosticar as cefaleias primárias mais frequentes, como a enxaqueca, a tipo tensão e a em salvas.
> - Sempre pesquisar a presença de sintomas psiquiátricos nos portadores de cefaleias primárias.
> - Estar atento aos sinais de alarme para cefaleias secundárias.
> - Identificar as principais causas de cefaleia secundária.
> - Conduzir o tratamento das principais cefaleias primárias, avaliando-se as indicações de profilaxia de crises.

INTRODUÇÃO

A enxaqueca, também chamada de migrânea, é uma desordem crônica marcada por múltiplas e recorrentes crises de dor de cabeça moderada ou severa, associadas a variados sintomas neurológicos e sistêmicos[1].

Ela se insere no grupo das cefaleias primárias, as quais não apresentam lesões identificáveis justificadoras de sua ocorrência, estando a emergência sintomática ligada a disfunções nos sistemas moduladores da dor. Já as cefaleias secundárias são decorrentes de patologias neurológicas ou sistêmicas, intra ou extracranianas, de forma que a queixa álgica se constitui como um dos sinais de um quadro clínico maior.

O início da enxaqueca pode acontecer na infância, mas geralmente se dá nas faixas de 10-14 anos e de 35-39 anos. Depois desse último período, as chances tendem a decair, particularmente em mulheres pós-menopausa[2].

Posicionada como a segunda doença no mundo causadora de anos vividos com incapacidade[3], a enxaqueca tem prevalências anual e de vida de 18 e 33% em mulheres, e de 6 e 13% em homens[1]; no Brasil, a estimativa é de 15,2% da população[4].

Transtornos psiquiátricos, como o depressivo, os ansiosos e o afetivo bipolar, estão relacionados à migrânea. O risco daqueles, inclusive, eleva-se com o aumento da constância das crises enxaquecosas e é maior nos indivíduos com migrânea crônica em relação à episódica. A prevalência de depressão, por exemplo, é de 57% nos portadores de migrânea (16% na população geral)[5] e as chances de ansiedade generalizada e de transtorno de pânico são 4-5 vezes maiores e 3-10 vezes maiores que as da população geral, respectivamente[6].

A seguir, serão abordados os principais pontos relativos à enxaqueca e a outras cefaleias.

ETIOPATOGENIA

A enxaqueca é uma doença neurobiológica caracterizada pela presença de cefaleia e de sintomas autonômicos e neurovegetativos, com manifestação recorrente ao longo da vida. Sua fisiopatologia ainda não é completamente compreendida, mas sabe-se que existe importante envolvimento dos centros regulatórios dos sistemas álgico e neurovegetativo, com destaques para o hipotálamo, gânglio esfenopalatino, núcleos do tronco encefálico (substância cinzenta periaquedutal, *locus ceruleus*, núcleo rostroventral do bulbo) e complexo trigeminovascular.

Nesse processo, alguns mediadores desempenham papel preponderante. É o caso do *calcitonin gene related pepitide* (CGRP), que apresenta maior acúmulo no gânglio trigeminal. Estudos evidenciam o aumento de sua concentração durante a crise migranosa e a sua redução com o tratamento efetivo à base de triptanos; também, a infusão de CGRP é capaz de desencadear uma crise em paciente com enxaqueca. Diante disso, foram desenvolvidos, inclusive, tratamentos com anticorpos monoclonais contra o CGRP e o receptor de CGRP, os quais se mostraram eficazes na profilaxia das enxaquecas episódica e crônica. Outros fatores fisiopatológicos importantes são a molécula *pituitary adenylate cyclase-activatign pepitide* (PACAP) e o fenômeno da depressão cortical alastrante (CSD)[7].

A CSD é presumida como substrato da aura enxaquecosa desde os anos 1940. Apesar do contínuo progresso em seu entendimento, as suas características em humanos e sua influência na migrânea ainda são questionáveis[8]. Ela se constitui como uma onda de atividade elétrica que se propaga lentamente pela superfície cerebral, suscitando, em paralelo, mudanças vasculares e metabólicas regionais. Tais modificações se refletiriam em sintomas físicos, especialmente sensoriais e visuais, precedentes à emergência da dor de cabeça.

Pesquisas da última década ainda apontam a enxaqueca como decorrente de conexões alteradas entre a substância cinzenta periaquedutal, posicionada no mesencéfalo, e o sistema límbico. A influência parece ser bidirecional: as vias límbicas modulando a atividade da substância cinzenta periaquedutal e gerando a crise enxaquecosa, enquanto aquela modificaria o funcionamento límbico. Assim, compreenderíamos mais facilmente a coexistência da migrânea com as desordens psiquiátricas (transtornos de humor e de ansiedade, fibromialgia, síndrome do intestino irritável), também consideradas de origem neurolímbica[9].

QUADRO CLÍNICO E DIAGNÓSTICO

O quadro clínico da enxaqueca se assenta na recorrência de crises de dor de cabeça moderada ou intensa, concomitante a sintomas neurológicos e/ou sistêmicos reversíveis.

Ela geralmente começa com sintomas premonitórios nas horas ou dias anteriores ao início da dor propriamente dita, sendo os mais comuns a falta de concentração, a rigidez no pescoço e a fadiga. Nessa fase, também podemos identificar lacrimejamento excessivo, náuseas, diarreia, aumento da micção e alterações emocionais (irritabilidade, tristeza, ansiedade)[10].

Cerca de um terço dos pacientes ainda apresenta a chamada aura, a qual precede a cefaleia (mas também pode ser simultânea a ela), dura de 5-60 minutos e é expressa por fenômenos de diferentes naturezas: sensoriais (hipoestesia, parestesia), visuais (*flashes* de luz, escotomas, teicopsia), motores e/ou de linguagem (afasia)[11].

Passado esse período, há a emergência da cefaleia, costumeiramente unilateral (60%), latejante (50%) e agravada por movimentos da cabeça e atividades físicas. A algia pode mudar de lado durante ou entre as crises e tende a alcançar o pico de intensidade em uma hora. Em associação, são frequentes as queixas de fotofobia (94%), fonofobia (91%), tonturas (72%), alodinia (70%), náusea, diarreia e hipersensibilidade a odores. A duração total do episódio varia de 4-72 horas em adultos e de 2-48 horas em crianças, com a possibilidade de permanência, por algumas horas, de sonolência, fadiga, prejuízos atencionais, irritabilidade, fotofobia e náusea[12].

O conhecimento da sintomatologia típica das cefaleias primárias, exemplificadas pela enxaqueca, é fundamental na identificação de sinais de alarme para cefaleias secundárias, as quais podem ter como base doenças graves demandantes de outras formas de investigação.

A população geral dispõe de um baixo grau de reconhecimento das cefaleias primárias. Não é raro observar indivíduos com longo histórico de cefaleia recorrente referindo um início agudo do quadro, quando, na verdade, trata-se da intensificação dos sintomas ou da dificuldade de controle com medidas anteriormente eficazes. Um estudo multicêntrico, inclusive, avaliou pacientes acompanhados por enxaqueca em centro terciário e verificou que apenas 28% demonstravam conhecimento do diagnóstico[13].

Na ausência de exames subsidiários que confirmem o diagnóstico das cefaleias primárias, a narrativa clínica é o passo mais importante da investigação. A obtenção de uma história detalhada, e não apenas do episódio que motivou a procura ao serviço de saúde, pode revelar outras crises consideradas "normais".

Com a anamnese redigida, deve-se partir para a classificação em um dos quatro padrões seguintes, o que auxiliará na definição da etiologia e da necessidade de investigação complementar[14]:

- Cefaleia nova de início agudo.
- Cefaleia recente e progressiva.
- Cefaleia recorrente.
- Cefaleia crônica diária.

Além do padrão de evolução, é preciso avaliar a presença de sinais de alarme que apontem para uma etiologia secundária[15], que estão listados na Tabela 1.

Mesmo os que exibem apenas algum sinal de alarme isolado, como o início da dor na gestação ou a presença de sintomas autonômicos necessitam de uma investigação neurológica, a despeito da possibilidade de ser uma cefaleia primária. Quando há a suspeita de doença cerebrovascular ou infecção do sistema nervoso central, a investigação deve ser realizada em regime de urgência. A tomografia computadorizada de crânio é o primeiro exame a ser realizado, pela facilidade de acesso e rapidez do resultado. Outros métodos de imagem também podem ser úteis, como: ressonância magnética de crânio, ultrassom Doppler transcraniano e estudos de vasos arteriais cranianos e cervicais, e venosos cranianos (que podem ser realizados por ressonância ou tomografia).

A grande maioria dos indivíduos que se queixa de dor de cabeça apresenta uma patologia de base primária, que pode ser

Tabela 1 Sinais de alarme para cefaleias secundárias

	Sintoma ou sinal	Causas potenciais
1	Sintomas sistêmicos	Infecção de tecidos adjacentes, meningite, meningoencefalite, síndrome carcinoide, feocromocitoma
2	História pessoal de neoplasia	Neoplasia primária do sistema nervoso central, metástase
3	Déficit neurológico focal	Doença cerebrovascular aguda, neoplasia, abscesso, meningoencefalite, crise epiléptica
4	Início súbito ou abrupto	Hemorragia subaracnóidea, vasoconstricção arterial reversível, trombose venosa cerebral e outros distúrbios cerebrovasculares
5	Início após os 50 anos	Arterite temporal, doenças cerebrovasculares, neoplasia
6	Mudança de padrão da dor	Doenças cerebrovasculares, neoplasia, infecção
7	Estreita relação com posição em ortostase	Cefaleia por hipertensão intracraniana ou por hipotensão liquórica espontânea ou provocada (p. ex., anestesia raquimedular)
8	Precipitada por espirro, tosse ou esforço físico	Malformação da fossa posterior, Chiari, dissecção arterial, vasoconstricção arterial reversível, hipotensão liquórica espontânea
9	Papiledema	Hipertensão intracraniana primária ou secundária a processo expansivo (infeccioso, neoplásico ou vascular)
10	Piora progressiva ou evolução atípica	Neoplasia e outras causas intracranianas de efeito de massa
11	Início na gravidez ou no puerpério	Doenças cerebrovasculares (arteriais ou venosas), pré-eclâmpsia, hipotireoidismo, anemia
12	Dor no olho e sintomas autômicos importantes	Patologias da fossa posterior, pituitárias e do seio cavernoso, síndrome de Tolosa-Hunt, glaucoma e outras causas oftalmológicas
13	Início após trauma cranioencefálico (TCE)	Hematoma subdural, cefaleia pós-TCE
14	HIV e outras patologia do sistema imune	Infecções intracranianas oportunistas
15	Uso excessivo de analgésicos ou introdução de nova medicação	Cefaleia por uso excessivo de analgésicos, cefaleia secundária a medicações

apontada pela história de recorrência, pelos exames clínico e neurológico normais e pela ausência de sinais de alarme. Uma vez determinada a natureza primária da cefaleia, é preciso identificar a etiologia provável para que se implemente um tratamento adequado. Os critérios para os diagnósticos das principais cefaleias primárias são enumerados pela Classificação Internacional de Cefaleias, atualmente em sua terceira edição (ICHD-3)[16].

Migrânea

A. Pelo menos cinco episódios preenchendo os critérios de B a D.

B. Episódios de cefaleia com duração de 4-72 horas (não tratada ou tratada sem sucesso).

C. A cefaleia tem, pelo menos, duas das quatro características seguintes:
1. Localização unilateral.
2. Caráter pulsátil.
3. Dor de intensidade moderada a grave.
4. Agravamento por ou causando evitação de atividade física de rotina (p. ex., caminhar ou subir escadas).

D. Durante a cefaleia, pelo menos um dos seguintes:
1. Náuseas e/ou vômitos.
2. Fotofobia e fonofobia.

E. Não melhor explicada por outro diagnóstico da ICHD-3.

Cefaleia tipo tensão

A. Pelo menos 10 episódios de cefaleia preenchendo os critérios de B a D.

B. A cefaleia dura desde 30 minutos a 7 dias.

C. A cefaleia tem, pelo menos, duas das quatro características seguintes:
1. Localização bilateral.
2. Qualidade em pressão ou aperto (não pulsátil).
3. Intensidade fraca ou moderada.
4. Não é agravada por atividade física de rotina, como caminhar ou subir escadas.

D. D. Ambos os seguintes critérios:
1. Sem náuseas e/ou vômitos.
2. Apenas um dos dois: fotofobia ou fonofobia.

E. Não melhor explicada por outro diagnóstico da ICHD-3.

Cefaleia em salvas

A. Pelo menos cinco crises preenchendo os critérios de B a D.
B. Dor forte ou muito forte, unilateral, orbital, supraorbital e/ou temporal, com duração de 15-180 minutos (quando não tratada).
C. Um dos dois ou ambos os seguintes:
  1. Pelo menos um dos seguintes sintomas ou sinais ipsilaterais à cefaleia:
     - Injeção conjuntival e/ou lacrimejamento.
     - Congestão nasal e/ou rinorreia.
     - Edema palpebral.
     - Sudorese frontal e facial.
     - Miose e/ou ptose.
  2. Sensação de inquietude ou agitação.
D. As crises têm a frequência de uma, em cada dia, a oito por dia.
E. Não melhor explicada por outro diagnóstico da ICHD-3.

Após a classificação de uma cefaleia como primária, obtida com a exclusão de sinais de alarme para causas secundárias, faz-se importante também categorizar o quadro conforme o perfil de recorrência em episódico ou crônico.

A anamnese do indivíduo com cefaleia crônica é um desafio que frequentemente gera diagnóstico errôneo. Devido ao baixo reconhecimento das cefaleias como doenças, os pacientes tendem a valorizar somente os dias de dor incapacitante. Entretanto, dias com dores leves também devem ser considerados na investigação clínica, gerando implicações na classificação, na terapêutica e no prognóstico.

Com a cronificação, é muito comum que alguns dos sintomas mais agudos e proeminentes dos episódios se tornem brandos. Nesse cenário, não é necessária a presença de todos os sintomas em conjunto, em todas as crises álgicas, para se chegar ao diagnóstico.

Define-se enxaqueca crônica pela ocorrência de 15 ou mais dias de cefaleia no mês, por 3 meses, sendo que, em ao menos 8 dias de dor, encontram-se as características da enxaqueca ou a resposta clínica ao uso de triptanos[16].

A cefaleia do tipo tensão crônica é estabelecida pela presença de dor de cabeça por 15 dias ou mais no mês, com características que atendem aos critérios internacionais da cefaleia do tipo tensão, conforme citados anteriormente[16]. A intensidade moderada ou grave, a exacerbação ao esforço e a concomitância com náuseas auxilia na diferenciação das cefaleias migranosa e do tipo tensão crônicas em favor da primeira.

Já a cefaleia em salvas é considerada crônica quando as crises ocorrem durante mais de um ano sem remissão ou com remissão por períodos de duração inferior a 3 meses[16].

Na história patológica dos portadores de cefaleias, em especial da enxaqueca, é bastante frequente o encontro de desordens psiquiátricas comórbidas, como os transtornos afetivos e ansiosos. A relação tende a ser bidirecional: a enxaqueca sendo fator de risco para a emergência de queixas psíquicas e vice-versa, o que gera implicações diagnósticas, terapêuticas, prog-

nósticas e até na compreensão dos mecanismos fisiopatológicos. A depressão e a ansiedade, por exemplo, associam-se ao aumento da assiduidade das crises migranosas e à progressão da enxaqueca episódica para crônica, tornando o doente mais disfuncional[5].

Desse modo, é imperativo que sejam feitas triagem e vigilância diagnósticas. A todos os portadores de enxaqueca, deve-se questionar a presença de sintomas mentais, principalmente depressivos (tristeza, falta de energia, alterações em sono e apetite, ideias suicidas) e ansiosos (medo, preocupação, inquietação); e aos que sofrem de patologias mentais, a procura de cefaleias precisa ser praticada.

Diagnóstico diferencial

O diagnóstico diferencial das cefaleias deve levar em consideração as variadas etiologias das formas primárias e secundárias. A história é o ponto fundamental de partida: duração longa, recorrência e estabilidade no padrão de apresentação tendem a revelar uma condição primária. Já a suspeição de causas secundárias se dá a partir de achados como: cefaleia nova ou com nítida mudança no padrão, início súbito e com forte intensidade (*thunderclap*), desencadeamento por manobra de Valsava, exacerbação em ortostase e presença de outros sinais neurológicos.

As causas secundárias de cefaleia podem ser divididas em quatro grupos: vasculares, infecciosas e inflamatórias, pós-traumáticas e secundárias a alteração da dinâmica pressórica intracraniana.

As vasculares comumente se apresentam com instalação aguda, em geral sob a forma de cefaleia em trovoada. As principais etiologias são a hemorragia subaracnóidea, o acidente vascular encefálico (hemorrágico e isquêmico), a trombose venosa cerebral e a vasoconstrição arterial reversível. Quando há indícios de uma cefaleia vascular, a investigação diagnóstica deve ser iniciada em caráter de urgência, podendo a tomografia de crânio ser o primeiro exame solicitado (em razão da facilidade e rapidez de execução). Nesses casos, um estudo de vasos também é fundamental (intracranianos e cervicais), seja através de ressonância magnética ou de angiografia por tomografia. Além dos arteriais, a avaliação dos venosos precisa ser considerada.

A meningite infecciosa é o grande representante do grupo de causas infecciosas e inflamatórias, caracterizando-se pela associação a sinais meníngeos no exame neurológico. A etiologia viral é a mais frequente e benigna, evidenciando-se como uma dor de cabeça nova, somada a sinais sistêmicos leves (febre e mialgia). Já a meningite bacteriana cursa com sintomas sistêmicos mais proeminentes, como febre e mal-estar, relacionada ou não a alteração do nível de consciência e lesões dermatológicas. Mediante a identificação de sinais neurológicos focais associados a cefaleia e manifestações sistêmicas, a suspeita é de uma encefalite. Na presença de sintomas de hipertensão intracraniana ligados a uma infecção do sistema nervoso central, os diagnósticos de abscesso e meningite por tuberculose devem ser apreciados.

A suspeita de meningite demanda investigação com a análise do líquor. Na ocorrência de déficit focal ou de sinais de hipertensão intracraniana (rebaixamento do nível de consciência, papiledema), um exame de imagem do crânio precisa anteceder a coleta liquórica. Por se tratar de causas potencialmente graves e ameaçadoras à vida, a apuração e o tratamento são urgentes.

Além das meningites infecciosas, existem etiologias inflamatórias com potencial de acometimento meníngeo, como a paquimeningite por IgG4. Outros exemplos de doenças inflamatórias do sistema nervoso central que podem cursar com cefaleia são as vasculites, a arterite de células gigantes (arterite temporal), a tromboencefalite por Sjögren e a neuralgia do trigêmeo secundária à esclerose múltipla.

As cefaleias pós-trauma, como o próprio nome indica, são aquelas precedidas por um traumatismo cranioencefálico recente. Antes de se confirmar esse diagnóstico, duas condições precisam ser excluídas: hemorragia epidural e hemorragia subdural. A primeira geralmente se instala agudamente, horas após o trauma, e, se não controlada, pode levar ao óbito em horas. A segunda tem evolução mais lenta e é capaz de se manifestar dias a semanas após o trauma, o qual, se não questionado ao paciente, pode nem ser referido. Na ausência dessas condições e com a história de traumatismo craniano acontecido até 7 dias antes do início de uma dor de cabeça contínua, conclui-se pela cefaleia pós-trauma.

A classe das cefaleias por alteração da dinâmica pressórica intracraniana é constituída pelas cefaleias por hipertensão e por hipotensão intracraniana. A causa mais comum de cefaleia por hipertensão intracraniana é o *pseudotumor cerebri* (hipertensão intracraniana idiopática), que acomete predominantemente mulheres jovens com obesidade. A instalação, na maioria das vezes, é subaguda, em semanas a meses, sendo frequente a combinação com sintomas visuais (perda de campo visual, turvação visual transitória, diplopia horizontal), zumbido pulsátil, cervicalgia e lombalgia. O fenótipo pode lembrar a enxaqueca, que também é mais rotineira na população feminina, e o diagnóstico deve ser suspeitado sempre que houver papiledema no exame do fundo de olho. Outra causa de hipertensão intracraniana de instalação subaguda é a neoplasia do sistema nervoso central, seja primária ou de implantação metastática. Extremamente rara na população geral, é uma complicação mais encontrada em pacientes com antecedente neoplásico conhecido. Por fim, a hipertensão intracraniana pode ser secundária a processos infecciosos e ao trauma cranioencefálico.

Já a cefaleia com padrão de hipotensão intracraniana é geralmente observada após a realização de punção lombar, executada para fins diagnósticos ou terapêuticos (anestesia subaracnóidea), e se caracteriza por uma evidente piora da dor em ortostase e alívio em decúbito. Uma forma diferente de apresentação é a hipotensão liquórica espontânea, que não é precedida de manipulação da dura-máter e também se manifesta com cefaleia em ortostase. Entretanto, esta raramente responde a medidas terapêuticas como o repouso em decúbito e a hidratação, muitas vezes demandando a realização do *Blood-Patch*. O diagnóstico desses casos é feito com a presença de sinais indiretos de hipotensão liquórica na ressonância de crânio de indivíduos com suspeita clínica.

TRATAMENTO

O tratamento das cefaleias deve ser direcionado à etiologia causadora. Além de buscar o alívio imediato da dor, é importante considerar a necessidade de uma terapêutica preventiva.

Devido ao baixo reconhecimento das cefaleias primárias como doenças crônicas passíveis de tratamento e melhora, a avaliação médica no contexto de uma crise aguda pode ser a única chance de orientação sobre a profilaxia, a qual é realizada por não mais do que 15% dos indivíduos com enxaqueca[17], por exemplo. No tratamento das cefaleias secundárias, além do controle da doença de base, pode-se prescrever analgésicos comuns e anti-inflamatórios, na ausência de contraindicação.

O plano terapêutico de uma cefaleia primária se assenta em três pilares fundamentais:

- Tratamento preventivo.
- Tratamento de crises.
- Medidas de estilo de vida (MEV) e controle de comorbidades.

Enxaqueca

A enxaqueca é considerada pela Organização Mundial de Saúde (OMS) uma doença subreconhecida, subdiagnosticada e subtratada. Apesar de ser a principal razão de consulta médica por um problema neurológico, haja vista a sua prevalência superior a 15%[4], uma pequena parcela da população busca tratamento. Um estudo estadunidense com 1.254 pacientes com enxaqueca evidenciou que apenas 40% destes passaram em consulta pelo problema, 10% tiveram o diagnóstico realizado e somente 4,5% obtiveram tratamento adequado[18].

O tratamento preventivo medicamentoso é oferecido a todo indivíduo que apresenta crises em frequência superior a 3 dias por mês por mais de 3 meses. Ele também pode ser estendido àqueles com crises menos frequentes, mas altamente incapacitantes ou refratárias à intervenção aguda.

Recomenda-se que a terapêutica seja realizada com dose e por tempo adequados, levando-se em conta a resposta e a presença de efeitos colaterais. No caso de medicamentos preventivos orais, é importante iniciar com doses baixas e realizar aumentos graduais até que se alcance a dose-alvo ou efeitos colaterais[19]. Atualmente, estão disponíveis três opções de tratamento preventivo: medicamentos orais, toxina botulínica e anticorpos monoclonais. Os medicamentos orais com comprovada eficácia são divididos em três grupos: anti-hipertensivos (betabloqueadores e antagonistas do receptor da angiotensina), antidepressivos (tricíclicos e inibidores da receptação da serotonina e da noradrenalina) e antiepilépticos (topiramato e ácido valproico). Destes, apenas o topiramato tem eficácia comprovada na profilaxia da enxaqueca crônica, assim como a toxina botulínica. Já os anticorpos monoclonais têm evidências tanto na forma episódica como na crônica. Os medicamentos com evidência na prevenção da enxaqueca estão listados na Tabela 2.

Tabela 2 Medicamentos com evidência na prevenção da enxaqueca

Medicamentos	Dose diária
Anti-hipertensivos	
Metoprolol	100-200 mg
Propranolol	80-240 mg
Candesartana	16-32 mg
Antiepilépticos	
Topiramato**	50-200 mg
Ácido valproico	500-2.000 mg
Antidepressivos	
Amitriptilina	10-200 mg
Venlafaxina	75-225 mg
Bloqueio neuroquímico	
OnabotulinumtoxinA*	155-195 Unidades
Anticorpos monoclonais anti-CGRP	
Erenumab**	70-140 mg via SC
Galcanezumab**	240 mg/120 mg via SC***
Fremanezumab**	625 mg trimestral ou 225 mg mensal via SC
Eptinezumab	1.000 mg via EV

*Indicação apenas para enxaqueca crônica.
**Indicação para enxaqueca episódica e enxaqueca crônica.
***Dose inicial de 240 mg, seguida de dose mensal de 120 mg.
EV: endovenosa; SC: subcutânea.

No tratamento agudo da migrânea, o objetivo é o alívio da dor e dos sintomas associados no menor tempo possível, de maneira completa e sustentada, e com o mínimo de efeitos colaterais. Para o controle álgico, considera-se o uso de um triptano, quando não houver contraindicação. Na escolha da droga, o tempo até o pico de ação e a meia-vida são ponderados, relacionando-os com a evolução da crise do paciente. Outras opções possíveis são os analgésicos comuns (dipirona, paracetamol) e os anti-inflamatórios não esteroidais. Uma recomendação importante é que se evite o uso de opioides no tratamento da enxaqueca[20]. Os medicamentos com evidência para o tratamento da crise enxaquecosa estão listados na Tabela 3.

Tabela 3 Medicamentos com evidência para o tratamento da crise enxaquecosa

Medicamentos	Dose
Analgésicos	
Paracetamol	1.000 mg VO
Anti-inflamatório não esteroidal	
Diclofenaco	50-100 mg VO, via IM
Ibuprofeno	200-400 mg VO

(continua)

Tabela 3 Medicamentos com evidência para o tratamento da crise enxaquecosa (continuação)

Medicamentos	Dose
Naproxeno	500-550 mg VO
Nimesulida	100 mg VO
Cetoprofeno	100 mg VO, EV
Triptanos	
Naratriptana	2,5 mg VO
Rizatriptana	10 mg VO
Sumatriptana	50-100 mg VO
Sumatriptana (*spray* nasal)	10 mg via intranasal
Sumatriptana (injetável)	6 mg via SC
Zolmitriptana	2,5-5 mg VO

EV: endovenosa; IM: intramuscular; SC: subcutânea; VO: via oral.

Medidas de estilo de vida promotoras de saúde devem ser orientadas e estimuladas a todos os pacientes. Dentre elas, as que encontram maior evidência na literatura são atividade física, higiene do sono e medidas de controle do estresse, como terapia cognitivo-comportamental e meditação *mindfulness*. Também, a avaliação de concomitância com desordens psiquiátricas é fundamental, como depressão e transtornos de ansiedade. Obesidade é um fator de risco para cronificação, assim como distúrbios do sono, especialmente a insônia. O controle das comorbidades pode determinar o sucesso terapêutico em longo prazo.

Cefaleia tipo tensão

O tratamento agudo da cefaleia tensional é realizado com analgésicos comuns ou anti-inflamatórios não esteroidais. Nos casos em que a frequência é alta e há impacto na qualidade de vida, indica-se profilaxia. A droga com maior nível de evidência é a amitriptilina. Outra opção é o uso de um inibidor de recaptação de serotonina e noradrenalina. Medidas não farmacológicas, como atividade física regular, podem auxiliar bastante na terapêutica.

Cefaleia em salvas

O tratamento da cefaleia em salvas deve contemplar três pilares: abortar as crises com triptano ou oxigênio, estabelecer um tratamento de ponte que auxilie na rápida redução das crises e instaurar a terapêutica preventiva. O período de prevenção é variável, conforme a duração e regularidade das salvas. Quando não é bem determinado, orienta-se manter por pelo menos 4 semanas após o controle completo dos sintomas e, então, iniciar a redução do medicamento. Os medicamentos com evidência para o tratamento da cefaleia em salvas estão listados na Tabela 4.

Tabela 4 Medicamentos com evidência para o tratamento da cefaleia em salvas

Tratamento da crise	
Oxigênio	10-15 L/min Concentração: 100% Máscara com reservatório não reinalante Duração: 10-15 min Posição: sentado
Sumatriptana	6 mg via SC 10 mg via intranasal (spray nasal)
Tratamento de ponte	
Bloqueio de nervo occipital maior	Metilprednisolona 80 mg + lidocaína 2%, sem vasoconstrictor, 2 mL
Prednisona	60-100 mg/dia, com redução posterior de 10 mg/dia até a retirada
Profilaxia	
Verapamil	240-960 mg/dia, divididos em 3 tomadas (Aumento gradual da dose, a cada 2 semanas, controlado com ECG)
Opções de segunda linha	
Tratamento da crise	Bloqueio de gânglio esfenopalatino com lidocaína Estimulador vagal
Profilaxia	Lítio Melatonina Topiramato

SC: subcutânea; VO: via oral.

CONSIDERAÇÕES FINAIS

O estudo da enxaqueca e de outras cefaleias é indispensável aos profissionais de saúde, tanto em sua formação como em sua trajetória profissional. As altas prevalências e os elevados prejuízos funcionais relacionados demandam a necessidade de se pesquisar mais sobre o tema, o que, em último grau, auxiliará na boa evolução dos pacientes.

Vinheta clínica

G.K., 38 anos, gênero feminino. Chega ao pronto-socorro com a queixa de dor de cabeça iniciada há 1 dia, de caráter latejante, lateralização esquerda, intensidade elevada e associada a vômitos e desconforto ao contato com a luz e barulhos. Na triagem, apresentou os seguintes sinais: FC = 90 bpm, FR = 14 rpm, Sat. O$_2$ = 99%, Tax = 36,2°C. Relata que fez uso de dois comprimidos de dipirona, 1 g, em casa, não obtendo alívio sintomático. No prontuário, observam-se recorrentes vindas ao hospital por quadro semelhante, sendo três nas últimas duas semanas. Quando questionada, afirma não saber qual o seu diagnóstico, demonstrando desesperança com o prognóstico. Após avaliação e afastamento de sinais de alarme para cefaleias secundárias, recebe o diagnóstico de enxaqueca. É conduzida à observação, com a prescrição de sumatriptana, 10 mg, por via nasal e dimenidrinato endovenoso. Sucedidos 60 minutos da administração das medicações, refere melhora completa dos sintomas. Como profilaxia de novas crises, decide-se pela amitriptilina diária, 25 mg, a qual, em longo prazo, impactou na redução de idas ao pronto-socorro e no aumento de suas funcionalidades social e laboral.

Para aprofundamento

- Leone M, May A (eds.). Cluster headache and other trigeminal autonomic cephalgias. 1. ed. Switzerland: Springer; 2020.
  ⇨ Este texto propõe um aprofundamento abrangente sobre a cefaleia em salvas e as demais cefaleias trigeminoautonômicas, desde aspectos epidemiológicos e fisiopatológicos até formas de tratamentos atuais e perspectivas futuras.
- Goadsby PJ, Holland PR, Martins-Oliveira M, Hoffmann J, Schankin C, et al. Pathophysiology of migraine: A disorder of sensory processing. Physiol Rev. 2017;97(2):553-622.
  ⇨ O entendimento da fisiopatologia da enxaqueca passou por grandes mudanças nas últimas décadas. Esta obra explora com profundidade os diferentes processos reconhecidos como fundamentais para a gênese da doença, tratando de forma detalhada os aspectos genéticos, moleculares, anatômicos e clínicos.
- Lipton RB, Silberstein SD, Saper JR, Bigal ME, Goadsby PJ. Why headache treatment fails? Neurology. 2003;60(7):1064-70.
  ⇨ Uma das mais importantes publicações científicas sobre cefaleia para o clínico, este texto nos conduz aos passos fundamentais a serem dados com aqueles pacientes que não respondem como esperado ao tratamento proposto. Explicando de modo sequencial, os autores perpassam pontos como a revisão do diagnóstico, a instauração de tratamento em velocidade, dose e tempo adequados, e medidas não farmacológicas importantes.

REFERÊNCIAS BIBLIOGRÁFICAS

1. **Dodick DW. Migraine. Lancet. 2018;391(10127):1315-30.**
   ⇨ Artigo de revisão publicado na revista *The Lancet* que aborda, de maneira atualizada e sucinta, aspectos epidemiológicos, fisiopatológicos, clínicos e terapêuticos da migrânea.
2. Charles A. Migraine. N Engl J Med. 2017;377(17):1698-9.
3. Stovner LJ, et al. Global, regional, and national burden of neurological disorders, 1990-2016: A systematic analysis for the Global Burden of Disease Study 2016. Lancet Neurol. 2019;18(5):459-80.
4. Queiroz LP, Peres MF, Piovesan EJ, Kowacs F, Ciciarelli MC, et al. A nationwide population-based study of migraine in Brazil. Cephalalgia. 2009;29(6):642-9.
5. Green MW, Muskin PR. The neuropsychiatry of headache. New York: Cambridge University Press; 2013.
6. Burch RC, Buse DC, Lipton RB. Migraine: Epidemiology, burden, and comorbidity. Neurol Clin. 2019;37(4):631-49.
7. **Karsan N, Goadsby PJ. Biological insights from the premonitory symptoms of migraine. Nat Rev Neurol. 2018;14(12):699-710.**
   ⇨ Artigo de revisão no qual se discutem as evidências atuais da literatura relativas à mediação de sintomas premonitórios na enxaqueca. A partir dessa investigação, inferem-se aspectos

neurobiológicos, cujo conhecimento pode ofertar novas alternativas terapêuticas à migrânea.

8. Charles AC, Baca SM. Cortical spreading depression and migraine. Nat Rev Neurol. 2013;9(11):637-44.

9. **Maizels M, Aurora S, Heinricher M. Beyond neurovascular: Migraine as a dysfunctional neurolimbic pain network. Headache. 2012;52(10):1553-65.**
   ⇨ **Artigo que postula uma visão alternativa acerca da fisiopatologia da enxaqueca, relacionando-a com uma potencial disfunção nas conexões entre os circuitos moduladores da dor e o sistema límbico. Assim, compreenderíamos a frequente relação entre a migrânea e as desordens psiquiátricas, as quais são consideradas de origem neurolímbica.**

10. Karsan N, Prabhakar P, Goadsby PJ. Characterising the premonitory stage of migraine in children: A clinic-based study of 100 patients in a specialist headache service. J Headache Pain. 2016;17:94.

11. Hansen JM, Goadsby PJ, Charles AC. Variability of clinical features in attacks of migraine with aura. Cephalalgia. 2016;36: 216-24.

12. Kelman L. Pain characteristics of the acute migraine attack. Headache. 2006;46:942-53.

13. Viana M, Khaliq F, Zecca C, Figuerola MDL, Sances G, et al. Poor patient awareness and frequent misdiagnosis of migraine: Findings from a large transcontinental cohort. Eur J Neurol. 2020;27(3):536-41.

14. Moisset X, Mawet J, Guegan-Massardier E, Bozzolo E, Gilard V, et al. French guidelines for the emergency management of headaches. Rev Neurol (Paris). 2016;172(6-7):350-60.

15. **Do TP, Remmers A, Schytz HW, Schankin C, Nelson SE, et al. Red and orange flags for secondary headaches in clinical practice: SNNOOP10 list. Neurology. 2019;92(3):134-44.**
   ⇨ **Artigo de revisão que detalha a lista SNNOOP10 como uma alternativa na investigação de causas secundárias para as cefaleias. Ao ser questionada durante a anamnese, ela reduziria as necessidades de investigação complementar e, consequentemente, os custos da avaliação.**

16. **Vincent M, Wang S. Headache classification committee of the International Headache Society (IHS). The International Classification of Headache Disorders. Cephalalgia. 2018;38(1):1-211.**
   ⇨ **A terceira edição da Classificação Internacional de Cefaleias enumera os critérios diagnósticos das cefaleias, servindo de referencial para a prática clínica e para pesquisas relacionadas ao tema.**

17. Parikh SK, Young WB. Migraine: Stigma in society. Curr Pain Headache Rep. 2019;23(1):8.

18. Dodick DW, Loder EW, Manack Adams A, Buse DC, Fanning KM, et al. Assessing barriers to chronic migraine consultation, diagnosis, and treatment: Results from the Chronic Migraine Epidemiology and Outcomes (CaMEO) Study. Headache. 2016;56(5):821-34.

19. Loder E, Rizzoli P. Pharmacologic prevention of migraine: A narrative review of the state of the art in 2018. Headache. 2018;58(Suppl 3):218-29.

20. American Academy of Neurology. Don't use opioid or butalbital treatment for migraine except as a last resort [internet]. 2013 [Acesso em: 11 mar. 2020]. Disponível em: https://www.choosingwisely.org/clinician-lists/american-academy-neurology-opioid-or-butalbital-treatment-for-migraine/.

10

Neuropsiquiatria na AIDS, sífilis e hepatite C

Leonardo Afonso dos Santos
Bruno Fukelmann Guedes

Sumário

Introdução
Neuropsiquiatria no HIV/AIDS
    AIDS: conceitos básicos e aspectos históricos
    Manifestações neurológicas e psiquiátricas
    Neuropatologia do HIV
    Transtornos neurocognitivos associados ao HIV (HAND)
    Crises epilépticas
    Depressão e transtornos ansiosos
    Psicoses
    Tratamento
    Crises epilépticas
    Depressão e transtorno ansioso
    Psicoses
    Dependência química
    Efeitos adversos psiquiátricos dos antirretrovirais
Sífilis
    Conceitos gerais
    Síndromes clínicas
    Diagnóstico
    Tratamento
Hepatite C
    Conceitos gerais
    Tratamento
Considerações finais
Vinheta clínica
Para aprofundamento
Referências bibliográficas

Pontos-chave

- Infecções são importantes causas orgânicas de transtornos psiquiátricos, em especial sífilis, HIV e hepatite C.
- Transtornos neuropsiquiátricos como demência, psicose e depressão são muito comuns em pessoas vivendo com HIV e outras IST – tanto mecanismos psicossociais como neurobiológicos contribuem para o quadro.
- Depressão e alterações cognitivas podem ser decorrentes também do tratamento, como no caso de antivirais no HIV e interferon na hepatite C.
- A principal medida terapêutica nos transtornos neuropsiquiátricos associados a IST é o controle da infecção.

INTRODUÇÃO

No início do século XX, Sir William Osler, considerado por alguns o "pai da medicina moderna", teria afirmado: "quem conhece a sífilis, conhece a medicina"[1]. Remetendo-se a essa mesma frase, H. Houston Merritt escreveu em 1946: "conheça a paralisia geral em todos os seus aspectos e conhecerá toda a psiquiatria"[2]. Ainda que hiperbólicas, mesmo para a realidade da primeira metade do século XX, tais declarações nos dão a dimensão da gama de manifestações possíveis relacionadas a determinadas doenças infecciosas, incluindo-se um grande espectro de manifestações neuropsiquiátricas.

Desde os tempos de Osler, muita coisa mudou. O advento e a disseminação dos antibióticos reduziram drasticamente os casos e as complicações relacionadas à sífilis. Assistimos na década de 1980 ao surgimento de uma doença infecciosa ainda mais assustadora: o HIV/AIDS. Hoje já conseguimos desvendar e controlar muitas das complicações relacionadas ao HIV, mas a diversidade de apresentações e manifestações relacionadas a essa doença são ainda um "universo" à parte, em toda a medicina. O escopo deste capítulo é abordar algumas das especificidades no campo da neuropsiquiatria relacionadas a essas patologias, focando-se essencialmente as três doenças sexualmente transmissíveis mais associadas a esse tipo de complicações: o HIV/AIDS, a sífilis e a hepatite C.

NEUROPSIQUIATRIA NO HIV/AIDS

Conceitos básicos e aspectos históricos

A história da AIDS se inicia nos primeiros anos da década de 1980. Em Los Angeles, no ano de 1981, publicou-se a ocorrência de cinco casos de pneumonia por *Pneumocystis carinii* (hoje classificado como *Pneumocystis jiroveci*), em contextos clínicos que sugeriam uma súbita e abrupta queda na normal condição imunológica[3]. No Brasil, os primeiros casos foram identificados em 1982, em pacientes com sarcoma de Kaposi, patologia muito incomum em pessoas jovens[4]. Em 1983, descobriu-se a verdadeira causa da doença: um retrovírus T-linfotrófico, batizado de vírus da imunodeficiência humana ou, simplesmente, HIV[3].

O fato de a maioria dos pacientes inicialmente diagnosticados ser de homens homossexuais, contribuiu para o estigma que acompanhou a doença por muitos anos, como a "praga gay". Com o avanço desta epidemia em todo o mundo, rapidamente notou-se não ser exclusividade de nenhum grupo étnico ou social, tornando-se um dos maiores problemas de saúde pública global. Somente em 1996, com o advento da terapia combinada com múltiplos antirretrovirais, surgiram as primeiras opções terapêuticas eficazes[5]. Hoje, a realidade dos pacientes infectados é diferente, com aumento significativo da qualidade e da expectativa de vida[6]. No entanto, mesmo com os avanços, sabe-se que ainda não existem perspectivas para o fim da AIDS com as ferramentas que temos hoje[7]. Estima-se que atualmente exista em torno de 36,8 milhões de pessoas infectadas pelo vírus HIV em todo o mundo[8]. E pode-se dizer que, hoje, esses pacientes apresentam demandas diferentes de décadas anteriores. O aumento da expectativa de vida vem acompanhado de uma necessidade de integração maior de diversas especialidades no manejo desses pacientes, incluindo neurologistas e psiquiatras (que muitas vezes podem ser os primeiros profissionais a receberem o paciente recém-infectado).

Manifestações neurológicas e psiquiátricas

A infecção pelo HIV está associada a uma ampla gama de complicações neurológicas, podendo ser resultado da ação de infecções oportunistas, do próprio vírus no sistema nervoso central (SNC), das medicações antirretrovirais utilizadas no tratamento ou, ainda, de mecanismos neuroinflamatórios complexos ainda pouco compreendidos[9]. As infecções oportunistas acometem o SNC preferencialmente em pacientes com doença avançada, sem tratamento e com profunda disfunção imunológica. São doenças causadas diretamente pela reativação ou replicação de vírus, bactérias e fungos, com apresentações clínicas bem conhecidas, como neurotoxoplasmose, meningite criptocócica, ventriculite associada ao citomegalovírus e leucoencefalopatia multifocal progressiva (LEMP – associada à infecção pelo JC vírus). Complicações sem relação com infecções oportunistas também são bastante comuns, como a polineuropatia periférica e a disfunção neurocognitiva associada ao HIV (HAND). A era das TARV foi capaz de reduzir drasticamente as complicações por infecções oportunistas e, apesar de também ter grande impacto na redução das formas graves de complicações por ação direta do vírus, paradoxalmente, contribuiu para o aumento da prevalência de formas mais leves de disfunções neurocognitivas com a cronificação da doença[10,11].

Manifestações psiquiátricas são muito comuns em pacientes HIV positivos. Alguns estudos sugerem taxas de comorbidade psiquiátrica em torno de 50% ou mais[12-14]. Além disso, as doenças psiquiátricas representam um risco para a aquisição do HIV, de modo que a própria infecção pelo HIV pode não apenas aumentar o risco de desenvolvimento, mas também agravar várias condições psiquiátricas[15]. A depressão é a patologia mais comumente encontrada, seguida dos transtornos ansiosos e dos transtornos relacionados ao uso de substâncias[12]. No entanto, para o escopo deste capítulo, serão focadas as patologias de maior interface neuropsiquiátrica, por acometimento do SNC.

A prestação de cuidados psiquiátricos a pessoas com HIV e AIDS é consideravelmente mais difícil, devido às múltiplas comorbidades possíveis, além da carga psicossocial e do estigma relacionado à doença, à alta prevalência de problemas psiquiátricos de difícil tratamento (como os distúrbios cognitivos), à alta prevalência do HIV em grupos marginalizados (como prisioneiros, pacientes com transtornos mentais, homossexuais, minorias étnicas), aos efeitos colaterais dos tratamentos e a possíveis interações entre medicamentos psiquiátricos e antiretrovirais.[14]

Neuropatologia do HIV

O HIV é capaz de atravessar a barreira hematoencefálica por um mecanismo do tipo "cavalo de Tróia", usando macrófagos infectados[16]. Uma vez no cérebro, ele tem como alvo as células da glia, das quais posteriormente secretará neurotoxinas que levam a dano e morte neuronais. Entende-se que a extensão desse dano neuronal esteja ligada ao nível de déficits neurológicos clínicos[16]. As estruturas subcorticais do cérebro, como os gânglios da base e a substância branca periventricular, são as mais afetadas[17,18].

A neuropatologia associada ao HIV recebeu maior atenção nos últimos anos por causa de dois fatores. Primeiro, o monitoramento da carga viral do HIV-1 demonstrou que o SNC é um santuário independente de replicação viral. Dessa forma, o SNC pode funcionar como um reservatório para o vírus, onde se mantém replicante durante o tratamento com TARV, impedindo resultados ainda mais contundentes com essas medicações. O segundo fator se refere ao reconhecimento de que os medicamentos antirretrovirais têm níveis diferentes de penetração no SNC. Antirretrovirais de baixa penetração podem tratar inadequadamente a infecção do SNC, apesar de serem eficazes na periferia. Por outro lado, acredita-se que drogas com alta penetração possam ter ação mais neurotóxica[19].

Transtornos neurocognitivos associados ao HIV (HAND)

Conceitos gerais

As manifestações neurológicas da ação direta do vírus HIV no SNC se destacam pela ação em funções cognitivas, comportamentais, motoras e autônomas, em geral de forma progressiva, tendendo a culminar em um quadro demencial. Nos anos de 1980, foram descritos os primeiros grupos de pacientes com encefalopatia progressiva na ausência de outros patógenos identificáveis. Snider et al. (1983) cunharam o termo *subacute encephalitis* (encefalite subaguda) pare descrever esse grupo de pacientes[20]. Vários outros nomes foram empregados na descrição desses pacientes. Termos como "complexo demência-AIDS"[21] e "encefalopatia no HIV"[22] foram usados em diversas ocasiões, de modo que os conceitos em torno da doença eram pouco padronizados. Em 1991, uma força-tarefa da American Academy of Neurology definiu o termo-consenso "*HIV-associated dementia complex*" (complexo HIV-demência)[23]. Nesta era pré-TARV, pacientes que mantinham alta carga viral por meses a anos desenvolviam quadros cognitivos limitantes, com extensas lesões e atrofia de SNC; em geral, associados a demência grave. O advento da TARV foi capaz de reduzir a incidência das formas demenciais mais graves, porém, paradoxalmente, formas mais leves de alterações neurocognitivas continuaram aumentando em prevalência, incluindo casos de disfunção cognitiva leve e alterações de humor, nos quais não há perda funcional incapacitante[24].

Considerando essa nova realidade clínica e epidemiológica, em 2007, pesquisadores indicados pelo National Institute of Mental Health (NIMH) e pelo National Institute of Neurological Diseases and Stroke (NINDS) propuseram uma nova classificação, cunhando o atual termo "*Transtornos Neurocognitivos associados ao HIV*" ou "HAND" (*HIV-associated neurocognitive disorders*)[25,26]. A classificação resultante é constituída por três condições (ver Tabela 1) que, por sua vez, dependem basicamente de duas variáveis: a avaliação neuropsicológica e a avaliação do impacto da doença nas atividades da vida diária[15].

Tabela 1 Classificação das alterações neurocognitivas associadas ao HIV (HAND)

Alteração neurocognitiva assintomática (ANI)	Alteração em ≥ 2 domínios cognitivos na avaliação neuropsicológica, sem interferência funcional nas atividades instrumentais da vida diária
Desordem neurocognitiva leve a moderada (MND)	Alteração em ≥ 2 domínios cognitivos na avaliação neuropsicológica, com interferência funcional nas atividades instrumentais da vida diária
Demência associada ao HIV (HAD)	Alterações graves em ≥ 2 domínios cognitivos, com marcada interferência funcional nas atividades da vida diária

Fonte: Brasil (Ministério da Saúde), 2018[15] e Antinori at al., 2007[26].

Os sintomas cognitivos das HAND são característicos da patologia subcortical-frontal e incluem comprometimento da velocidade do processamento psicomotor, função executiva e memória verbal. As potenciais manifestações comportamentais são amplas e incluem apatia, depressão, ansiedade, mania e psicose[18].

Estima-se que até 50% das pessoas vivendo com HIV apresentem alterações cognitivas compatíveis com HAND, a sua maioria na fase inicial (alterações neurocognitivas assintomáticas – ANI)[24]. Uma grande coorte sobre o tema, denominada estudo Charter, estimou prevalência de 2,4% de demência associada ao HIV (HAD), 11,7% de desordem neurocognitiva leve a moderada (MND) e 32,7% de alterações assintomáticas (ANI)[27]. Um fator importante que contribui para o aumento da incidência e para o agravamento das HAND é a comorbidade com abuso de substâncias[28].

Ainda que a TARV não seja totalmente eficaz em evitar as alterações neurocognitivas, os achados do estudo Charter sugerem que resultados mais favoráveis podem ser conseguidos estabelecendo-se a TARV mais cedo e monitorando os pacientes cuidadosamente para garantir a manutenção da supressão viral e imunocompetência[29].

Com relação ao diagnóstico das HAND, são pertinentes alguns apontamentos:

- Os pacientes com infecção pelo HIV apresentam uma alta prevalência de patologias ou comorbidades que podem explicar parcial ou completamente o déficit cognitivo e confundir o diagnóstico das HAND. Portanto, é fundamental avaliar e afastar possíveis doenças neurológicas e psiquiátricas e outras comorbidades, como infecções oportunistas, em especial leucoencafalopatia multifocal progressiva (LEMP), citomegalovirose e neurocriptococose. Em geral, deve-se solicitar exame de imagem (RM ou TC) e líquor que, no caso de HAND, apresentarão achados inespecíficos. O achado de exames de imagem mais frequente é a redução do volume encefálico (atrofia), em especial de núcleos da base e córtex. Outro achado comum é o de áreas confluentes e simétricas de alteração de sinal na substância branca cerebral, semelhantes às alterações observadas em pacientes com leucoaraiose. Essas alterações eventualmente se assemelham às alterações encontradas na LEMP. Provas específicas para os diagnósticos diferenciais, como PCR para JCV ou CMV, ou antígeno solúvel para *Cryptococcus neoformans* em amostras de LCR, devem ser usadas de forma liberal[15].
- Como a depressão é uma condição bastante prevalente e causadora de impacto na função cognitiva, é fundamental avaliar o paciente quanto a sua presença no momento da investigação das HAND. Há possibilidade de coexistência dos transtornos (depressão e HAND).
- Avaliação neuropsicológica formal é recomendável, embora nem sempre disponível. Ferramentas como o miniexame do estado mental (MEEM) ou o *Montreal Cognitive Assessment* (MoCA), assim como outros exames realizados à

beira-leito e direcionados à avaliação de disfunção executiva, comumente utilizados para triagem de demências corticais, podem ser utilizados; porém podem se apresentar normais. Testes de fluência verbal fonêmica, *trail-making*, e o teste do relógio são boas ferramentas. Uma opção para uma rápida triagem em casos de suspeita de HAND e em casos nos quais a avaliação neuropsicológica formal não é facilmente disponível é a *International HIV Dementia Scale* (IHDS), que demonstra melhor acurácia que MEEM ou MoCA para esse tipo de demência subcortical[25]. Além disso, a avaliação neuropsicológica deve ser preferencialmente complementada com ferramentas que avaliem a autonomia para atividades da vida diária, como a IADL – *instrumental activities of daily living* (ver Figura 1)[15,25].

Tratamento

A medida terapêutica mais importante em pacientes com HAND é o controle da infecção pelo HIV. Uma melhora significativa da cognição ocorre nos primeiros meses após o início do tratamento com TARV, em especial nos pacientes com disfunção mais grave[30]. Há dúvidas, no entanto, quanto ao melhor esquema de TARV em pacientes com HAND. Em pacientes com alta carga viral plasmática, mesmo em vigência de tratamento, é importante reavaliar a adesão e a eficácia do esquema, buscando adaptações. O papel de esquemas de alta ou baixa penetração em SNC, como estratégia de tratamento de HAND, ainda é motivo de debate. Quando há deterioração cognitiva mesmo com boa supressão viral sérica, pode ser interessante medir a carga viral no SNC – alguns pacientes têm replicação no LCR a despeito de carga viral suprimida na periferia. O uso de antirretrovirais com maior penetração e ação no SNC (neuroativos) leva à diminuição da carga viral liquórica[31], e, possivelmente, à melhora cognitiva[32,33].

Dessa forma, alguns *guidelines* como o da European AIDS Clinical Society, que é base para o protocolo clínico brasileiro divulgado pelo Ministério da Saúde, indicam, em casos de HAND estabelecida, o uso de antirretrovirais potencialmente neuroativos (ver Quadro 1 sobre definição de antirretrovirais potencialmente neuroativos). No caso de HAND sintomática (HAD ou MND), o Ministério da Saúde propõe o uso de dois antirretrovirais potencialmente neuroativos[15,34]. Na Tabela 2 é apresentado um *ranking* classificatório dos principais antirretrovirais de acordo com sua penetração e efetividade no SNC[25,35].

Uma variedade de substâncias não antirretrovirais, como minociclina, memantina, selegilina, lítio, valproato, lexipafant, nimodipina, psicoestimulantes, rivastigmina, entre outras, foi testada para o tratamento da HAND; porém nenhuma exerceu um efeito benéfico significativo[25]. Intervenções não farmacológicas que podem ter um efeito clínico positivo são o tratamento de doenças concomitantes (em especial transtornos depressivos e dependência química), mudanças no estilo de vida e reabilitação cognitiva, nos casos sintomáticos[15].

Crises epilépticas

Crises epilépticas e epilepsia são um sintoma ou sequela neurológica relevante em pacientes infectados pelo HIV. Em uma coorte de 2008, com 831 pacientes com HIV hospitalizados, 51 (6,1%) apresentaram crises epilépticas em algum momento. Destes, apenas 3 pacientes (6%) tinham crises anteriormente ao diagnóstico com HIV. Quatorze pacientes (27%) tiveram crises únicas ou poucas, apenas no cenário de alterações agudas (crises sintomáticas agudas). Os outros 38 pacientes (67%) acabaram desenvolvendo epilepsia[36]. Nos casos em que se pôde determinar as etiologias cerebrais subjacentes (ao momento da primeira crise), as etiologias mais frequentes foram: encefalopatia associada ao HIV (11 pacientes), leucoencefalopatia multifocal progressiva – LEMP – (7 pacientes) e toxoplasmose (7 pacientes). Na maioria dos casos (51%), as crises foram generalizadas, sem componente parcial definido.

Sendo assim, em pacientes HIV que desenvolvem crises convulsivas, uma investigação com eletroencefalograma (EEG), exame de imagem e punção liquórica é mandatória, em função da alta probabilidade de lesão estrutural associada, assim como alto risco de recorrência. A taxa de recorrência de crises é muito maior do que na população geral se aproximando de 70%. Portanto, é razoável iniciar o tratamento com anticonvulsivantes após uma primeira crise[37]. No entanto, a escolha da droga antiepiléptica, às vezes, pode ser um desafio, especialmente quando considerado o uso crônico. Fenitoína, fenobarbital, carbamazepina e ácido valproico, as quatro drogas mais comumente prescritas, apresentam contraindicações relativas. Fenitoína, carbamazepina e fenobarbital são fortes indutores do sistema hepático do citocromo P450. Os inibidores de protease, utilizados na terapia antirretroviral, são substratos e inibidores desse sistema, particularmente a CYP3A. Essa interação tenderá, portanto, a reduzir os níveis séricos dos antirretrovirais, podendo ocasionar falha terapêutica. Já o valproato, em estudos *in vitro*, mostrou-se capaz de estimular a replicação do HIV através de um aumento dependente da dose na atividade da enzima transcriptase-reversa; porém ainda não há evidências do mesmo *in vivo*. Além disso, há relatos de ocorrência de insuficiência hepática e multiorgânica quando usado com drogas antirretrovirais[37]. Vale lembrar também que muitos pacientes com HIV têm comorbidades que levam ao uso de antifúngicos e tuberculostáticos que, por sua vez, induzem o metabolismo e reduzem os níveis séricos de lamotrigina, carbamazepina ou fenitoína. Os medicamentos antiepilépticos preferidos para uso em pacientes HIV são: levetiracetam, lacosamida, gabapentina e pregabalina, além de benzodiazepínicos (estes em associação). Embora esses medicamentos sejam aprovados pelo FDA apenas para terapia adjuvante na epilepsia, é apropriado usá-los como monoterapia na população vivendo com HIV[38]. Em situações de limitação de recursos, como no Sistema Único de Saúde (SUS), muitas dessas drogas (gabapentina, lacosamida, levetiracetam) não estão amplamente disponíveis. Na experiência dos autores, valproato e lamotrigina podem ser usados com segurança, desde que os pacientes sejam monitorizados para

International HIV Dementia Scale

Registro de memória: mencione 4 palavras que o paciente deverá recordar (cão, chapéu, feijão, vermelho). Enuncie cada palavra em 1 segundo. Depois, peça para o paciente repetir as 4 palavras que você acabou de mencionar. Repita as palavras que o paciente não lembrou imediatamente. Explique ao paciente que você perguntará por essas palavras alguns minutos depois.

1. Rapidez motora: solicite que o paciente bata os dois primeiros dedos da mão não dominante tão ampla e rapidamente quanto possível.	Pontuação: 4 = 15 em 5 segundos 3 = 11-14 em 5 segundos 2 = 7-10 em 5 segundos 1 = 3-6 em 5 segundos 0 = 0-2 em 5 segundos	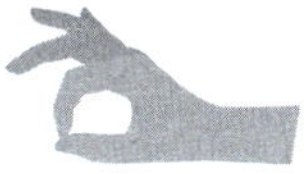
2. Rapidez psicomotora: o paciente deverá realizar os seguintes movimentos com a mão não dominante tão rápido quanto possível: 1. Apertar a mão em punho sobre uma superfície plana. 2. Colocar a mão sobre uma superfície plana com a palma para baixo. 3. Posicionar a mão perpendicularmente à superfície plana, sobre o lado do quinto dedo. Demonstrar e solicitar que o paciente pratique duas vezes esses movimentos.	Pontuação: 4 = 4 sequências em 10 segundos 3 = 3 sequências em 10 segundos 2 = 2 sequências em 10 segundos 1 = 1 sequências em 10 segundos 0 = incapaz de realizar	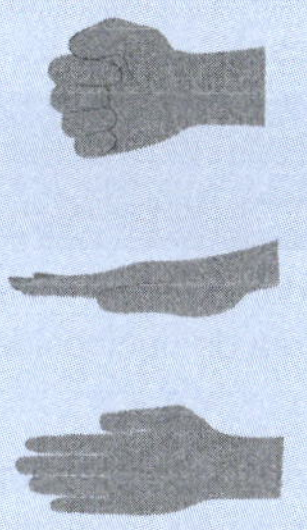
3. Memória: perguntar ao paciente pelas 4 palavras mencionadas ao início dessa parte da avaliação. Para as apalavras não recordadas, mencionar uma chave semântica, por exemplo: animal (cão), peça de roupa (chapéu), alimento (feijão), cor (vermelho).	Pontuação: 1 ponto para cada palavra lembrada espontaneamente 0,5 ponto para cada palavra lembrada após a pista semântica (máximo = 4 pontos)	
Pontuação total:		

Fonte: adapatado de Sackor et al., 2005.

Nota: o escore final consiste na somatória dos itens 1-3. O escore máximo é de 12 pontos. Pacientes com pontuações ≤ 11 podem sugerir HAD ou MND.

Escala instrumental para atividades da vida diária

[A] Em relação ao uso de telefone:	3 = recebe e faz ligações sem assistência 2 = necessita de assistência para realizar ligações telefônicas 1 = não tem o hábito ou é incapaz de usar o telefone
[B] Em relação às viagens:	3 = realiza viagens sozinho 2 = somente viaja quando tem companhia 1 = não tem o hábito ou é incapaz de viajar
[C] Em relação à realização de compras:	3 = realiza compras quando é fornecido transporte 2 = somente faz compras quando em companhia 1 = não tem o hábito ou é incapaz de realizar compras
[D] Em relação ao preparo de refeições:	3 = planeja e cozinha refeições completas 2 = prepara somente as refeições pequenas ou quando tem ajuda 1 = não tem o hábito ou é incapaz de preparar refeições
[E] Em relação ao trabalho doméstico:	3 = realiza tarefas pesadas 2 = realiza tarefas leves, precisando de ajuda nas pesadas 1 = não tem o hábito ou é incapaz de realizar trabalhos domésticos
[F] Em relação ao uso de medicamentos:	3 = faz uso de medicamentos sem assistência 2 = necessita de lembretes ou de assistência 1 = é incapaz de controlar sozinho o uso de medicamentos
[G] Em relação ao manuseio de dinheiro:	3 = paga contas sem auxílio 2 = necessita de assistência para pagar contas 1 = não tem o hábito de lidar com dinheiro ou é incapaz de manusear dinheiro, contas
Pontuação total:	

Fonte: Adaptado de Lopes dos Santos e Virtuoso Junior, 2008.

Nota: O escore final consiste na somatória dos itens A-G. O escore máximo é de 21 pontos. Classificação: dependência total ≤ 7; dependência parcial > 7 a < 21; independência = 21. Para pacientes que normalmente não realizam as atividades dos itens D-E, considerar o máximo escore possível de 15 e usar a seguinte classificação: dependência total ≤ 5; dependência parcial > 5 a < 15; independência = 15.

Figura 1 Duas escalas indicadas para triagem e abordagem diagnóstica de pacientes com suspeita de HAND. A IADL realiza avaliação da autonomia para atividades da vida diária e a IHDS é uma opção de triagem neurocognitiva para esses pacientes.
Fonte: Brasil (Ministério da Saúde), 2018[15].

Quadro 1 Definição de antirretrovirais potencialmente neuroativos

Fármacos antirretrovirais que simultaneamente:
- Provaram ter penetração no LCR, quando estudados em populações infectadas pelo HIV saudáveis (concentrações acima de IC90 em > 90% dos examinados).
- Provaram eficácia em curto prazo (3-6 meses) na função cognitiva ou descida da carga viral no LCR quando avaliados em monoterapia, em ensaios clínicos controlados, em revistas de referência.

Fonte: Brasil (Ministério da Saúde), 2018[15] e European Aids Clinical Society, 2017[34].

Tabela 2 *Ranking* de penetração e efetividade de antirretrovirais no SNC (CPE – *central nervous system penetration effectiveness*)

| Classe | CPE escore | | | |
	4	3	2	1
Inibidores da transcriptase reversa de nucleosídeo	Zidovudina	Abacavir Emtricitabina	Didanosina Lamivudina Estavudina	Tenofovir Zalcitabina
Inibidores da transcriptase reversa não nucleosídeo	Nevirapina	Delavirdina Efavirenz	Etravirina	
Inibidores de protease	Indinavir/r	Darunavir/r Fosamprenavir/r Indinavir Lopinavir/r	Atazanavir Atazanavir/r Fosamprenavir	Nelfinavir Ritonavir Saquinavir Saquinavir/r Tipranavir/r
Inibidores de entrada/fusão		Maraviroc		Enfuvirtida
Inibidores de HIV-integrase		Raltegravir		

CPE: indica eficácia na penetração do SNC; /r: associado a ritonavir; SNC: sistema nervoso central.
Pontuações maiores de CPE refletem estimativas de melhor penetração ou eficácia no SNC (p. ex., uma classificação de 4 indica a melhor penetração ou eficácia).
Fonte: Letendre, 2011[35].

toxicidade. Ajustes de doses devem ser considerados sempre que houver troca de esquema antirretroviral ou uso de antifúngicos ou tubercolostáticos.

Comorbidades psiquiátricas e gerais são comuns nos pacientes HIV positivos com epilepsia. Estima-se que quase 30% dos pacientes apresentem pelo menos duas e 20% apresentem três ou mais comorbidades[39].

Depressão e transtornos ansiosos

A depressão é o sintoma e diagnóstico psiquiátrico mais comum entre os pacientes com HIV-AIDS. A prevalência ao longo da vida de transtornos depressivos varia de 22-61% nessa população[40]. O transtorno depressivo maior (TDM) pode ocorrer no contexto da própria comunicação diagnóstica do HIV. Pode ainda estar associado a uma doença concomitante, ao estigma associado ao HIV/AIDS ou aos efeitos diretos do vírus no SNC, mediados pelo metabolismo alterado de citocinas e neurotransmissores[18]. A identificação e o tratamento da depressão são importantes para o manejo da doença em longo prazo, até porque a depressão prolongada está associada à menor adesão à TARV[40].

Na escolha do antidepressivo é importante levar em consideração as possíveis interações medicamentosas, comorbidades clínicas e psiquiátricas e a adesão ao tratamento. Consequentemente, antidepressivos que minimizam o potencial de interações medicamentosas emergem como agentes preferidos. Em

consenso da Organization of AIDS Psychiatry (OAP) de 2010, fluoxetina e paroxetina, dois antidepressivos com clara evidência de eficácia em ensaios controlados, foram relegados a uma segunda linha de tratamento nesses pacientes, devido à ação de inibição de enzimas do citocromo P450, em especial CYP2D6. Conforme o mesmo consenso, escitalopram e citalopram emergem como opções de primeira linha[14]. O uso de antidepressivos tricíclicos costuma ser menos tolerável nos portadores de HIV. Eles podem desencadear ou agravar alterações cognitivas e até mesmo quadros de *delirium*. O ressecamento das mucosas provocado por essas medicações pode facilitar o desenvolvimento de candidíase. Por outro lado, o uso destes pode melhorar a diarreia e a insônia[15].

Quanto aos ansiolíticos benzodiazepínicos, clonazepam, por não apresentar metabólitos ativos, e lorazepam são as opções de preferência. A Tabela 3 apresenta mais detalhes sobre o uso de psicofármacos em pacientes com HIV, de acordo com o consenso da OAP[14].

Psicoses

Dados de uma grande coorte dinamarquesa demonstraram que portadores de HIV têm um risco aumentado para o desenvolvimento de esquizofrenia, inclusive quando excluído dependência química concomitante (RR = 4,09, IC95% 2,73-5,83)[41]. Interessantemente, essa coorte também demonstrou que o risco de psicose aguda é maior no primeiro ano após o diagnóstico do HIV. O uso de TARV foi associado a um risco reduzido de esquizofrenia e psicose aguda.

Apesar disso, é importante ressaltar que quadros psicóticos nessa população são mais comumente secundários a outras patologias, como infecções oportunistas, encefalite, demência e *delirium*. A exclusão desses fatores é fundamental na avaliação do paciente HIV positivo com sintomas psicóticos[42].

O uso de antipsicóticos frequentemente se faz necessário. Considera-se que uma melhor opção para esses pacientes seja o uso de antipsicóticos atípicos, por apresentarem, em geral, um perfil de maior tolerabilidade e estarem associados a maior adesão ao tratamento[43]. Todavia, o uso de antipsicóticos típicos, como o haloperidol, também se mostra seguro e eficaz, sendo a primeira opção farmacológica em pacientes com *delirium*. O uso de clozapina, devido ao risco de discrasia sanguínea grave, demanda cautela[15]. Quando usada em combinação com antirretrovirais mielossupressores ou medicamentos para infecções oportunistas, pode haver toxicidade hematológica aditiva ou sinérgica. O mecanismo exato dessa sobreposição de toxicidade não é conhecido. Apesar disso, não se deve deixar de prescrever essa medicação nos casos refratários e com indicação precisa. Sugere-se apenas evitar o início dessa medicação ao mesmo tempo de nova medicação antirretroviral, para evitar confusão sobre a etiologia da granulocitopenia, caso ocorra, e manter a monitorização das células brancas no sangue[44].

Tabela 3 Indicação de uso de diferentes classes de psicofármacos em pacientes com HIV/AIDS, conforme pesquisa de consenso da OAP*

	Primeira linha	Segunda linha	Terceira linha
Antidepressivos	Escitalopram Citalopram	Sertralina Mirtazapina Bupropiona Venlafaxina Duloxetina Fluoxetina Paroxetina Nortriptilina	Desipramina Amitriptilina Fluvoxamina Inibidores de monoaminoxidase (IMAO)
Benzodiazepínicos	Clonazepam Lorazepam		Oxazepam Diazepam Alprazolam
Antipsicóticos	Quetiapina Risperidona Aripiprazol	Olanzapina Ziprasidona Antipsicóticos de primeira geração** Paliperidona	Clozapina

*O consenso em questão foi realizado com base em pesquisa com 62 especialistas filiados à Organization of AIDS Psychiatry (OAP). Consensos de especialistas têm como objetivo apenas fornecer um roteiro geral de tratamento, não podendo substituir dados abrangentes de ensaios clínicos bem projetados. Em muitos casos, mesmo os tratamentos de terceira linha podem ser apropriados e seguros e devem ser fortemente considerados se clinicamente indicados (p. ex., clozapina em psicoses refratárias).

**Em casos de *delirium* (não por abstinência de álcool ou benzodiazepínicos), haloperidol é o tratamento farmacológico de primeira linha.

Fonte: Freudenreich et al., 2010[14].

Dependência química

Existe uma forte relação entre a infecção pelo HIV e os transtornos por uso de substâncias (TUS); porém essa interação é complexa e permeada de fatores confundidores. Os indivíduos infectados pelo HIV são mais propensos que seus pares não infectados a sofrerem com transtornos por uso de substâncias, sendo que, alguns dos TUS, são importantes fatores de risco para a aquisição do HIV, seja pela administração intravenosa associada, pelo comportamento sexual de risco, ou ambos[45].

É importante ressaltar que os pacientes infectados pelo HIV dependentes químicos continuam a sofrer uma mortalidade desproporcionalmente alta, geralmente por causas não relacionadas diretamente ao HIV, como overdose, acidentes e suicídio[45].

Efeitos adversos psiquiátricos dos antirretrovirais

Nos últimos anos, dados de diferentes estudos de coorte de países europeus e do Canadá sugeriram que o inibidor de transferência da cadeia da enzima integrasse, dolutegravir (DTG), estaria associado a um padrão heterogêneo de eventos adversos neuropsiquiátricos. Os sintomas mais relatados são insônia e distúrbios do sono, tontura, ansiedade, depressão, cefaleia, parestesia, dor musculoesquelética, baixa concentração e lentificação do pensamento[46,47]. Considera-se que esses efeitos sejam responsáveis por cerca de 3,5% das causas de descontinuação da droga[46].

O efavirenz, em particular, é frequentemente associado a efeitos adversos neuropsiquiátricos. Resultados da coorte do estudo Charter demonstraram que, quando comparado a um regime com lopinavir/ritonavir, os usuários de efavirenz infectados pelo HIV tiveram pior desempenho em várias habilidades cognitivas[10].

SÍFILIS

Conceitos gerais

O *treponema pallidum* tem alto neurotropismo, de modo que sintomas neurológicos podem ocorrer em variadas fases da infecção. Manifestações neurológicas são classicamente divididas em cinco grupos: assintomático, meningite sifilítica, sífilis meningovascular, *tabes dorsalis* e demência/paralisia geral. As formas meníngea e meningovascular ocorrem em estágios mais precoces da doença, enquanto as formas parenquimatosas clássicas (*tabes dorsalis*, paralisia geral) ocorrem após muitos anos de infecção não tratada. Na era pós-penicilina, apresentações atípicas tanto no fenótipo (encefalite límbica) como no tempo de desenvolvimento de sintomas (demência rapidamente progressiva) têm se mostrado cada vez mais comuns[48]. Outro modificador moderno da história natural da neurossífilis foi o surgimento da infecção pelo HIV nos anos 1980, possivelmente em função da associação epidemiológica das doenças e da disfunção imune associada ao HIV[49].

Síndromes clínicas

Neurossífilis assintomática

Neurossífilis assintomática era comum em pacientes com sífilis em estágios variados de infecção na era pré-antibióticos, e hoje em dia está bastante associada à infecção pelo HIV. Consiste na presença de inflamação do SNC atribuível à sífilis (ver critérios diagnósticos a seguir) em pacientes assintomáticos. A maioria dos pacientes tem pleocitose discreta (< 100 células/mm³ LCR). Como regra geral, recomenda-se coletar LCR em imunocompetentes quando há sinais de sífilis terciária ativa, ou após a falha do tratamento de sífilis sistêmica[50].

Sífilis meníngea

O quadro clínico é bastante semelhante ao de outras meningites agudas não bacterianas/assépticas – cefaleia, febre e sinais meníngeos, frequentemente acompanhados de neuropatia craniana (paralisia facial ou oftalmoparesia). Pode ter apresentação mais insidiosa ao longo de semanas. Tipicamente, o LCR demonstra > 200 células/mm³, e proteínas > 100 mg/dL. Geralmente, ocorre no primeiro ano após a infecção primária e é incomum em fases tardias.

Sífilis meningovascular

Alguns pacientes desenvolvem, em associação com os achados e sintomas de meningite descritos na sífilis meníngea, complicações cerebrovasculares como acidente vascular encefálico isquêmico (AVEi), aneurismas e estenoses arteriais intracranianos. Nesses casos, os sintomas de meningite podem evoluir de forma mais lenta que na doença puramente meníngea, com a ocorrência de AVEi meses após o início dos sintomas. Classicamente, ocorrer anos após a infecção primária[51].

Tabes dorsalis

Mielopatia é uma complicação tipicamente tardia da infecção pelo *T. pallidum*, e costuma ocorrer na forma de *tabes dorsalis* – doença que acomete predominantemente o cordão posterior da medula, levando a ataxia sensitiva e disfunção autonômica. Geralmente, começa com alterações autonômicas (disfunção erétil, pupilas de Argyll Robertson, constipação), progredindo com ataxia sensitiva frequentemente muito grave e incapacitante, associada a dor neuropática. Disfunção do cordão posterior, com ataxia sensitiva, sinal de Romberg e hiporreflexia, são a marca da doença.

Demência (paralisia geral)

Muito conhecida na era pré-antibióticos, demência franca associada a neurossífilis é hoje manifestação incomum, mas relevante. Em um estudo realizado no Hospital das Clínicas da FMUSP, 41% dos casos de demência potencialmente reversíveis foram atribuídos à neurossífilis, perfazendo 3,3% do total de casos de demência nesse ambulatório de referência[52]. A clínica é bem diversa, mas alguns sintomas-chave são comuns em grande parte dos pacientes.

Um estudo de 1969 descreveu 91 pacientes com neurossífilis admitidos por psicose em 6 centros britânicos. A maioria dos pacientes tinha baixo nível socioeconômico. Nessa série, 20% dos casos se apresentaram como depressão com sintomas psicóticos, 20% como psicose associada a *tabes dorsalis* e 11% como mania. O tempo de duração dos sintomas até a admissão variou entre 24 horas e 5 anos, com cerca de um terço dos pacientes tendo mais de 1 ano de evolução. Somente 26,4% dos pacientes foi prontamente diagnosticado com neurossífilis; 30,8% dos pacientes foram inicialmente diagnosticados com depressão, dos quais dois terços foram submetidos à eletroconvulsoterapia. Ainda, 6,6% dos pacientes foram diagnosticados com esquizofrenia e 6,6% com hipomania[53].

Mais abrangente e realizado na era pós-HIV, o estudo de Zheng, realizado na China, avaliou sistematicamente dados de 116 pacientes com paralisia geral. A maioria dos pacientes eram camponeses e trabalhadores braçais. Virtualmente, todos os pacientes tinham alterações psiquiátricas, de modo que a prevalência de alterações psiquiátricas foi igual à de demência. A labilidade emocional foi um achado quase universal. Alterações de personalidade foram descritas em 88% dos pacientes. Ainda, 39% dos pacientes tinham delírios, na maior parte dos casos de natureza persecutória. Delírios persecutórios e de grandeza foram identificados em 87% e 29% dos pacientes, respectivamente. Alucinações, principalmente auditivas, também foram observadas, mas em uma proporção menor, em apenas 13% dos casos. A maioria dos pacientes tinha atrofia cerebral à ressonância magnética, mas apenas metade tinha pleocitose no exame de LCR. É interessante observar que mesmo nos anos 1990, 36% dos pacientes passaram por erro diagnóstico – esquizofrenia foi o diagnóstico atribuído a quase metade desses casos[54].

Encefalite aguda

Nas últimas décadas foram descritos muitos casos de neurossífilis se apresentando como encefalite límbica aguda, com comprometimento cognitivo de rápida instalação ao longo de dias, alterações comportamentais e crises epilépticas de difícil controle. Esses casos podem ser inicialmente diagnosticados como encefalite límbica autoimune, mas os pacientes têm painel de autoanticorpos negativo e imunologia positiva para *Treponema palidum* em soro e LCR, e respondem a antibióticos[48,55].

Diagnóstico

O diagnóstico de neurossífilis depende da demonstração de alterações laboratoriais sugestivas de inflamação atribuível ao *Treponema pallidum* em paciente com clínica sugestiva da doença. Todos os pacientes necessariamente têm ao menos um teste treponêmico positivo em soro e líquor (ELISA, FTA-ABS, hemaglutinação), e um exame negativo exclui a doença categoricamente. De forma semelhante, o exame de VDRL reagente em LCR confirma neurossífilis independentemente das características clínicas. O diagnóstico é mais difícil nos pacientes com VDRL negativo no LCR, nos quais depende da combinação de clínica e demonstração de inflamação do SNC, não atribuível a outras causas. O diagnóstico de neurossífilis está sistematizado na Figura 2.

Tratamento

O tratamento de escolha para neurossífilis, recomendado pelo Ministério da Saúde (2018), é a penicilina G cristalina endovenosa, na dose de 18-24 milhões de UI/dia (3-4 milhões de UI, de 4/4 h), por 14 dias. Essa é a modalidade terapêutica com eficácia mais claramente estabelecida. Na indisponibilidade de penicilina cristalina, ceftriaxona endovenosa, na dose de 2 g/dia, é um substituto razoável[50]. Doxiciclina oral deve ser usada com cautela, mas é uma alternativa que permite tratamento ambulatorial[57].

Após o tratamento, é importante manter monitorização clínica e laboratorial. O exame de LCR deve ser repetido 6 meses após o tratamento. Deve ser considerado retratamento quando há falha de resposta clínica, ou quando as alterações liquóricas e título de VDRL no LCR não melhoram[50].

HEPATITE C

Conceitos gerais

A infecção pelo vírus da hepatite C hoje é entendida como uma doença sistêmica, com manifestações que vão além da doença hepática. Comorbidades psiquiátricas pré-existentes são 4 vezes mais comuns em pacientes vivendo com hepatite C do que na população comum. A prevalência de depressão após infecção pode chegar a 50%, e está muito associada à diminuição da qualidade de vida. Ela poda ser em parte reativa ao impacto psicossocial da hepatite C, assim como da cirrose e suas complicações, mas mecanismos neurobiológicos específicos e toxicidade secundária ao tratamento podem estar relacionados, o que explica o predomínio de alterações neuropsiquiátricas em pacientes com hepatite C quando comparados com controles com hepatite B e cirrose não viral.

Tratamento

Tanto depressão quanto disfunção cognitiva podem responder ao clareamento viral, reforçando a importância da infecção

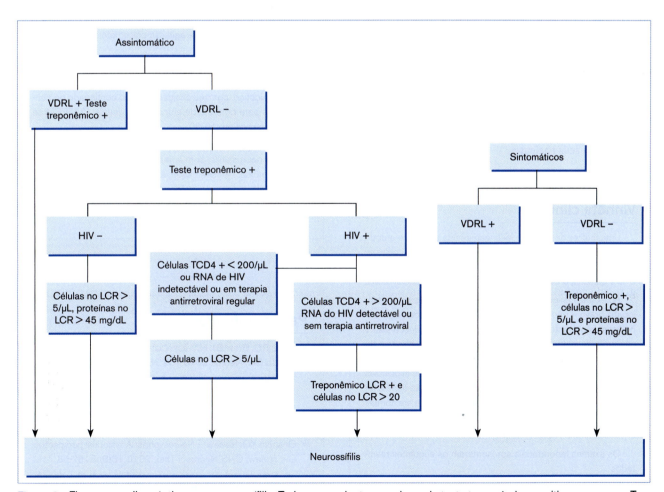

Figura 2 Fluxograma diagnóstico para neurossífilis. Todos os pacientes precisam de teste treponêmico positivo no sangue. Teste treponêmico e VDRL são realizados no LCR neste fluxograma.
Fonte: adaptado de Marra, 2015[56].

em si no desenvolvimento desses sintomas. A depressão oferece um desafio especial nos esquemas de tratamento baseado em interferon, é fortemente associado à depressão – taxas de até cerca de 40% foram observadas durante o tratamento[58]. Os esquemas modernos, baseados em antivirais de ação direta como o sofosbuvir, são muito melhor tolerados, e levam à melhora significativa na saúde mental e emocional[59]. Ainda assim, a depressão pode continuar mesmo meses após o tratamento[60].

CONSIDERAÇÕES FINAIS

Se podemos dizer que a medicina, nos últimos dois séculos, passou por uma enorme evolução, boa parte disso se deve às grandes inovações que ocorreram (e continuam ocorrendo) no campo da infectologia. As primeiras provas diagnósticas, as vacinas, a descoberta dos antibióticos, a implementação de quimioprofilaxia e, mais recentemente, o surgimento dos agentes antirretrovirais, todos esses são marcos significativos na história da Medicina e, por conseguinte, da própria humanidade.

A sífilis, que no passado já foi assunto para diversos capítulos em grandes obras de psicopatologia, como a *Psicopatologia geral*, de Karl Jaspers, hoje é, felizmente, na maioria das vezes, tratada antes de necessitar de intervenções neuropsiquiátricas. Já o HIV que antes tinha evolução rápida e inexorável, hoje se associa ao aumento da expectativa de vida, com consequente maior necessidade de suporte psiquiátrico e intervenções para melhora da qualidade de vida e da funcionalidade. Essa é a realidade hoje, mas não se pode dizer que será a mesma na próxima década. Estar atualizado com a evolução, as descobertas e as inovações no campo da infectologia é, portanto, papel de todo profissional de saúde que se propõe a oferecer tratamento adequado a seus pacientes.

Vinheta clínica

Uma mulher de 25 anos foi encaminhada ao pronto-atendimento com queixas de há 1 mês apresentar quadro de confusão mental, agressividade, alucinações visuais, delírios persecutórios e há 1 semana, crises convulsivas tônico-clônico generalizadas.

Ao exame clínico, a paciente apresentava sinais de encefalopatia grave – não mantinha atenção no examinador, com sonolência importante. Quando vigil, tinha discurso desconexo e não proferia sentenças inteiras e organizadas. O miniexame do estado mental (MEEM) de admissão foi de zero pontos, e foi muito prejudicado pela sonolência da paciente. Tinha mioclonias negativas generalizadas em tronco e membros. Não tinha alterações sensitivas ou motoras e o restante do exame era normal.

A RM de encéfalo revelou alterações de sinal típicas de encefalite límbica autoimune (Figura 3).

Os exames laboratoriais apresentaram os seguintes resultados:

- Teste treponêmico (Elisa) em soro: reagente.
- VDRL sérico: reagente, 1/32.

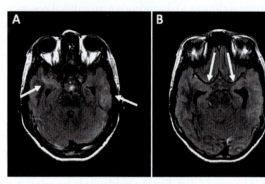

Figura 3 RM de encéfalo. Imagens em FLAIR mostram hipersinal na amígdala direita e polo temporal esquerdo (setas em A), assim como hipersinal e atrofia hipocampal bilateral (setas em B).

- Células (LCR): 24 células/mm³ (ref. 0-4).
- Teste treponêmico (TPHA) em LCR: reagente.
- VDRL em LCR: reagente, 1/4.

A paciente foi tratada com penicilina cristalina endovenosa por 2 semanas. Na internação, evoluiu com estado de mal epiléptico e teve recuperação apenas parcial. Recebeu alta com 3 drogas antiepilépticas para controle de crises convulsivas e risperidona para controle de agitação psicomotora e alucinações visuais.

Três anos após o tratamento, a paciente mostrou melhora importante dos sintomas, mas manteve limitação cognitiva e quadro psicótico, com necessidade de uso continuado de neurolépticos para controle de alucinações visuais. O MEEM se manteve estável em 16/30.

Este caso ilustra um fenótipo antigamente considerado atípico para neurossífilis, com apresentação compatível com encefalite límbica. Nesses casos, sintomas de paralisia geral se somam à alteração precoce do nível de consciência e a crises epilépticas de difícil controle, além da evolução ser mais rápida, em geral ao longo de dias a semanas.

Para aprofundamento

- Smail RC, Brew BJ. HIV-associated neurocognitive disorder. Handb Clin Neurol. 2018;152:75-97.
  - ⇨ Este é um dos capítulos do livro *Neurology of HIV Infection* (Brew, 2018), de publicação da Elsevier Science, que aborda de forma ampla as patologias do sistema nervoso e sua relação com o HIV. O capítulo traz uma revisão aprofundada sobre HAND.
- Ghanem KG. Review — Neurosyphilis: A historical perspective and review. CNS Neurosci Ther. 2010;16(5):E157-68.
  - ⇨ Grande revisão sobre a neurossífilis, com abordagem dos significativos aspectos históricos e o manejo da doença na atualidade.

- Brasil. Ministério da Saúde. Secretaria de Vigilância em Saúde. Protocolo clínico e diretrizes terapêuticas para manejo da infecção pelo HIV em adultos. Brasília/DF; 2018.
  ⇨ Protocolo brasileiro do Ministério da Saúde sobre o manejo do HIV; trata no Capítulo 19 das alterações neurocognitivas no HIV e no Capítulo 20 sobre a interface com a saúde mental.

REFERÊNCIAS BIBLIOGRÁFICAS

1. Shockman S, Buescher LS, Stone SP. Syphilis in the United States. Clin Dermatol. 2014;32(2):213-8.
2. Merritt HH, Adams RD, Solomon HC. Neurosyphilis. [S.l]: Oxford University Press, 1946.
3. Duro M. HIV/AIDS: A brief history of a new/old infection. Acta Farmacêutica Portuguesa. 2016;5:24-35.
4. Barros SG, Vieira-Da-Silva LM. The genesis of the AIDS policy and AIDS Space in Brazil (1981-1989). Rev Saúde Pública. 2016;50.
5. Ghosn J, Taiwo B, Seedat S, Autran B, Katlama C. HIV. Lancet. 2018;392(10148):685-97.
6. Teeraananchai S, Kerr SJ, Amin J, Ruxrungtham K, Law MG. Life expectancy of HIV-positive people after starting combination antiretroviral therapy: a meta-analysis. HIV Med. 2017;18(4):256-66.
7. Wilson D, Whiteside A. AIDS at 35: a midlife crisis. African Journal of AIDS Research. 2016;15(4):iii-vi.
8. GBD 2017 HIV collaborators. Global, regional, and national incidence, prevalence, and mortality of HIV, 1980-2017, and forecasts to 2030, for 195 countries and territories: A systematic analysis for the Global Burden of Diseases, Injuries, and Risk Factors Study 2017. Lancet HIV. 2019;6(12):E831-59.
9. Kranick SM, Nath A. Neurologic complications of HIV-1 infection and its treatment in the era of antiretroviral therapy. Continuum (Minneap Minn). 2012;18(6):1319-37.
10. Bhatia NS, Chow FC. Neurologic complications in treated HIV-1 infection. Curr Neurol Neurosci Rep. 2016;16(7):62.
11. Gelman BB, Endsley J, Kolson D. When do models of NeuroAIDS faithfully imitate "the real thing"? J Neurovirol. 2018;24(2):146-55.
12. Bing EG, Burnam MA, Longshore D, Fleishman JA, Sherbourne CD, London AS, et al. Psychiatric disorders and drug use among human immunodeficiency virus-infected adults in the United States. Arch Gen Psychiatry. 2001;58(8):721-8.
13. Adewuya AO, Afolabi MO, Ola BA, Ogundele OA, Ajibare AO, Oladipo BF. Psychiatric disorders among the HIV-positive population in Nigeria: a control study. J Psychosom Res. 2007;63(2):203-6.
14. Freudenreich O, Goforth HW, Cozza KL, Mimiaga MJ, Safren SA, Bachmann G, et al. Psychiatric treatment of persons with HIV/AIDS: an HIV-psychiatry consensus survey of current practices. Psychosomatics. 2010;51(6):480-8.
15. **Brasil. Ministério da Saúde. Secretaria de Vigilância em Saúde. Protocolo clínico e diretrizes terapêuticas para manejo da infecção pelo HIV em adultos. Brasília/DF; 2018.**
    ⇨ Protocolo brasileiro do Ministério da Saúde sobre o manejo da infecção por HIV.
16. Dube B, Benton T, Cruess DG, Evans DL. Neuropsychiatric manifestations of HIV infection and AIDS. J Psychiatry Neurosci. 2005;30(4):237-46.
17. Anthony IC, Bell JE. The neuropathology of HIV/AIDS. Int Rev Psychiatry. 2008;20(1):15-24.
18. Munjal S, Ferrando SJ, Freyberg Z. Neuropsychiatric aspects of infectious diseases: An update. Crit Care Clin. 2017;33(3):681-712.
19. Shah A, Gangwani MR, Chaudhari NS, Glazyrin A, Bhat HK, Kumar A. Neurotoxicity in the Post-HAART Era: Caution for the antiretroviral therapeutics. Neurotoxicity research. 2016;30(4):677-97.
20. Snider WD, Simpson DM, Nielsen S, Gold JW, Metroka CE, Posner JB. Neurological complications of acquired immune deficiency syndrome: Analysis of 50 patients. Ann Neurol. 1983;14(4):403-18.
21. Navia BA, Price RW. The acquired immunodeficiency syndrome dementia complex as the presenting or sole manifestation of human immunodeficiency virus infection. Arch Neurol. 1987;44(1):65-9.
22. Levy RM, Bredesen DE. Central nervous system dysfunction in acquired immunodeficiency syndrome. J Acquir Immune Defic Syndr. 1988;1(1):41-64.
23. American Academy of Neurology. Nomenclature and research case definitions for neurologic manifestations of human immunodeficiency virus-type 1 (HIV-1) infection. Report of a working group of the American Academy of Neurology AIDS Task-Force. Neurology. 1991;778-85.
24. Smail RC, Brew BJ. HIV-associated neurocognitive disorder. Handb Clin Neurol. 2018;152:75-97.
25. **Eggers C, Arendt G, Hahn K, Husstedt IW, Maschke M, Neuen-Jacob E, et al. HIV-1-associated neurocognitive disorder: Epidemiology, pathogenesis, diagnosis, and treatment. J Neurol. 2017;264(8):1715-27.**
    ⇨ Excelente artigo de revisão sobre HAND, sua classificação e seu manejo clínico atual.
26. Antinori A, Arendt G, Becker JT, Brew BJ, Byrd DA, Cherner M, et al. Updated research nosology for HIV-associated neurocognitive disorders. Neurology. 2007;69(18):1789-99.
27. Heaton RK, Franklin DR, Ellis RJ, Mccutchan JA, Letendre SL, Leblanc S, et al. HIV-associated neurocognitive disorders before and during the era of combination antiretroviral therapy: Differences in rates, nature, and predictors. J Neurovirol. 2011;17(1):3-16.
28. Chilunda V, Calderon TM, Martinez-Aguado P, Berman JW. The impact of substance abuse on HIV-mediated neuropathogenesis in the current ART era. Brain Res. 2019;1724:146426.
29. **Heaton RK, Franklin Jr DR, Deutsch R, Letendre S, Ellis RJ, Casaletto K, et al. Neurocognitive change in the era of HIV combination antiretroviral therapy: The longitudinal CHARTER study. Clin Infect Dis. 2015;60(3):473-80.**
    ⇨ Publicação dos achados do estudo Charter relacionados às alterações cognitivas em pacientes com HIV.
30. Cysique LA, Vaida F, Letendre S, Gibson S, Cherner M, Woods SP, et al. Dynamics of cognitive change in impaired HIV-positive patients initiating antiretroviral therapy. Neurology. 2009;73(5):342-8.
31. Cusini A, Vernazza PL, Yerly S, Decosterd LA, Ledergerber B, Fux CA, et al. Higher CNS penetration-effectiveness of long-term combination antiretroviral therapy is associated with better HIV-1 viral suppression in cerebrospinal fluid. J Acquir Immune Defic Syndr. 2013;62(1):28-35.
32. Winston A, Duncombe C, Li PC, Gill JM, Kerr SJ, Puls R, et al. Does choice of combination antiretroviral therapy (cART) alter changes in cerebral function testing after 48 weeks in treatment-naive, HIV-1-infected individuals commencing cART? A randomized, controlled study. Clin Infect Dis. 2010;50(6):920-9.
33. Cysique LA, Waters EK, Brew BJ. Central nervous system antiretroviral efficacy in HIV infection: a qualitative and quantitative review and implications for future research. BMC Neurol. 2011;11:148.
34. European Aids Clinical Society (EACS). Linhas orientadoras. 2017;9:101.
35. Letendre S. Central nervous system complications in HIV disease: HIV-associated neurocognitive disorder. Topics in Antiviral Medicine. 2011;19(4):137-42.
36. Kellinghaus C, Engbring C, Kovac S, Moddel G, Boesebeck F, Fischera M, et al. Frequency of seizures and epilepsy in neurological HIV-infected patients. Seizure. 2008;17(1):27-33.
37. Mullin P, Green G, Bakshi R. Special populations: The management of seizures in HIV-positive patients. Curr Neurol Neurosci Rep. 2004;4(4):308-14.
38. Siddiqi O, Birbeck GL. Safe treatment of seizures in the setting of HIV/AIDS. Curr Treat Options Neurol. 2013;15(4):529-43.
39. **Cattaneo D, Giacomelli A, Minisci D, Astuti N, Meraviglia P, Gervasoni C. Association of HIV infection with epilepsy and other comorbid conditions. AIDS Behav. 2020;24(4):1051-55.**
    ⇨ Importante estudo sobre a incidência e as implicações clínicas da epilepsia em pessoas vivendo com HIV.
40. Bhatia MS, Munjal S. Prevalence of depression in people living with HIV/AIDS undergoing ART and factors associated with it. J Clin Diagn Res. 2014;8(10):WC01-4.

41. Helleberg M, Pedersen MG, Pedersen CB, Mortensen PB, Obel N. Associations between HIV and schizophrenia and their effect on HIV treatment outcomes: a nationwide population-based cohort study in Denmark. Lancet HIV. 2015;2(8):E344-50.
42. Jonsson G, Joska J. Assessment and treatment of psychosis in people living with HIV/AIDS. Southern African Journal of HIV Medicine. 2009;10(3).
43. Bagchi A, Sambamoorthi U, Mcspiritt E, Yanos P, Walkup J, Crystal S. Use of antipsychotic medications among HIV-infected individuals with schizophrenia. Schizophr Res. 2004;71(2-3):435-44.
44. Nejad SH, Gandhi RT, Freudenreich O. Clozapine use in HIV-infected schizophrenia patients: a case-based discussion and review. Psychosomatics. 2009;50(6):626-32.
45. Bositis CM, St Louis J. HIV and substance use disorder: role of the HIV physician. Infect Dis Clin North Am. 2019;33(3):835-55.
46. Hoffmann C, Llibre JM. Neuropsychiatric adverse events with dolutegravir and other integrase strand transfer inhibitors. AIDS Rev. 2019;21(1):4-10.
47. Yombi JC. Dolutegravir neuropsychiatric adverse events: specific drug effect or class effect. AIDS Rev. 2018;20(1):14-26.
48. Xiang T, Li G, Xiao L, Chen S, Zeng H, Yan B, et al. Neuroimaging of six neurosyphilis cases mimicking viral encephalitis. J Neurol Sci. 2013;334(1-2):164-6.
49. Ghanem KG, Moore RD, Rompalo AM, Erbelding EJ, Zenilman JM, Gebo KA. Neurosyphilis in a clinical cohort of HIV-1-infected patients. Aids. 2008;22(10):1145-51.
50. **Brasil. Ministério da Saúde. Secretaria de Vigilância em Saúde. Protocolo clínico e diretrizes terapêuticas para atenção integral às pessoas com infecções sexualmente transmissíveis (IST). Brasília-DF: Ministério da Saúde; 2019.**
    ⇨ Protocolo do Ministério da Saúde para manejo das infecções sexualmente transmissíveis.
51. Ghanem KG. Review — Neurosyphilis: a historical perspective and review. CNS Neurosci Ther. 2010;16(5):E157-68.
52. Takada LT, Caramelli P, Radanovic M, Anghinah R, Hartmann AP, Guariglia CC, et al. Prevalence of potentially reversible dementias in a dementia outpatient clinic of a tertiary university-affiliated hospital in Brazil. Arq Neuropsiquiatr. 2003;61(4):925-9.
53. Dewhurst K. The neurosyphilitic psychoses today: a survey of 91 cases. Br J Psychiatry. 1969;115(518):31-8.
54. **Zheng D, Zhou D, Zhao Z, Liu Z, Xiao S, Xing Y, et al. The clinical presentation and imaging manifestation of psychosis and dementia in general paresis: a retrospective study of 116 cases. J Neuropsychiatry Clin Neurosci. 2011;23(3):300-7.**
    ⇨ Grande série de casos, com descrição detalhada dos achados cognitivos e psiquiátricos em pacientes com paralisia geral.
55. Marra CM. Update on neurosyphilis. Curr Infect Dis Rep. 2009;11(2):127-34.
56. Marra CM. Neurosyphilis. Continuum (Minneap Minn). 2015;21(6):1714-28.
57. Workowski KA, Bolan GA. Sexually transmitted diseases treatment guidelines. MMWR Recomm Rep. 2015;64(RR-03):1-137.
58. Raison CL, Borisov AS, Broadwell SD, Capuron L, Woolwine BJ, Jacobson IM, et al. Depression during pegylated interferon-alpha plus ribavirin therapy: prevalence and prediction. J Clin Psychiatry. 2005;66(1):41-8.
59. **Yeoh SW, Holmes ACN, Saling MM, Everall IP, Nicoll AJ. Depression, fatigue and neurocognitive deficits in chronic hepatitis C. Hepatol Int. 2018;12(4):294-304.**
    ⇨ Revisão da epidemiologia e fisiopatologia de transtornos neuropsiquiátricos associados à hepatite C.
60. Bonkovsky HL, Snow KK, Malet PF, Back-Madruga C, Fontana RJ, Sterling RK, et al. Health-related quality of life in patients with chronic hepatitis C and advanced fibrosis. J Hepatol. 2007;46(3):420-31.

11

Síndromes psiquiátricas e trauma cranioencefálico

Marina Flaborea Mazzoco
Yuri Tebelskis Nunes Dias
José Gallucci Neto

Sumário

Introdução
Definição, epidemiologia e fisiopatologia
Comorbidades neuropsiquiátricas pós-TCE
    Síndrome pós-concussional
    Apatia
    Transformações da personalidade: impulsividade, desinibição, irritabilidade e instabilidade afetiva
    Prejuízos de funções cognitivas
    Síndromes demenciais
Propostas de tratamento
Considerações finais
Vinheta clínica
Para aprofundamento
Referências bibliográficas

Pontos-chave

- Manifestações psiquiátricas e comportamentais são comuns após TCE.
- "*Head injury is for life*".
- Mesmo em TCE leves cerca de 10% dos casos têm prejuízo funcional permanente.
- A apresentação psicopatológica é variada e atípica.
- TCE deve ser visto como um processo fisiopatológico dinâmico.
- Momentos distintos exigem estratégias de tratamento e raciocínio clínico distintos.
- Trate o maior número de sintomas com o menor número de medicações.

INTRODUÇÃO

O traumatismo cranioencefálico (TCE) é uma das maiores causas de morte no mundo apresentando além de alta morbidade e mortalidade, grandes taxas de incapacidade e deficiência, inclusive em população economicamente ativa. É, portanto, tema de enorme relevância às especialidades médicas envolvidas em seu cuidado. A psiquiatria faz-se importante desde a atenção às intercorrências comportamentais como agitação, agressividade e prejuízos cognitivos ainda durante a internação, até, após semanas ou anos do evento, no tratamento ambulatorial de alterações comportamentais, apatia, desinibição ou quadros de transtornos psiquiátricos relacionados ao TCE.

O objetivo deste capítulo é oferecer ao médico psiquiatra uma visão breve sobre a prevalência e a natureza das alterações comportamentais agudas durante a internação, que podem se apresentar na prática clínica em pedidos de interconsulta e, a seguir, uma visão mais aprofundada sobre as sequelas cognitivas, executivas e a incidência de transtornos psiquiátricos associados ao TCE, momento em que o psiquiatra torna-se a pedra angular do cuidado.

É fundamental que para que um quadro psiquiátrico seja atribuído a uma sequela do TCE haja correlação temporal e causal do sintoma com a lesão. É imperativo investigar a funcionalidade e os padrões de comportamento do paciente prévios ao evento, identificar as alterações apresentadas após o trauma e instituir uma correlação entre o local da lesão e a função perdida. Exames de imagem (tomografia e ressonância magnética) e avaliação e exame neurológicos minuciosos são de grande valia neste processo. Por fim, vale lembrar que traumatismos cranioencefálicos podem estar associados a questões psicossociais bastante complexas, como situações de violência urbana, violência doméstica e maus tratos, principalmente em crianças, mulheres, idosos e populações marginalizadas. Situações como essas somam à lesão do trauma outros fatores de risco para o desenvolvimento de transtornos psiquiátricos.

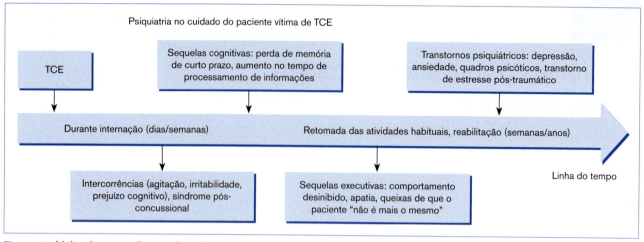

Figura 1 Linha do tempo ilustrando a abordagem da Psiquiatria no contexto do paciente vítima de traumatismo cranioencefálico (TCE). Múltiplos TCE por atividade laboral ou esportiva podem gerar a encefalopatia crônica traumática, que não está ilustrada na linha do tempo.

DEFINIÇÃO DE TCE, EPIDEMIOLOGIA E FISIOPATOLOGIA

Podemos definir TCE como lesão ao tecido encefálico, macro ou microscópica, que gera prejuízo de alguma função (nível de consciência, habilidade motora, cognição, sensibilidade etc.). Suas causas incluem: acidente automobilístico, violência, prática esportiva e quedas[1].

Segundo análise sistemática publicada em 2019 no Lancet Neurology, utilizando dados do Global Burden of Disease 2016, estimam-se 27,08 milhões de novos casos de TCE no ano estudado, com taxa de incidência padronizada por idade de 369 por 100 mil habitantes, enquanto, no Brasil, a mesma taxa é de 383 por 100 mil habitantes, com aumento de 5,6% entre 1990 e 2016[2].

A gravidade e a apresentação clínica dependem de fatores como:

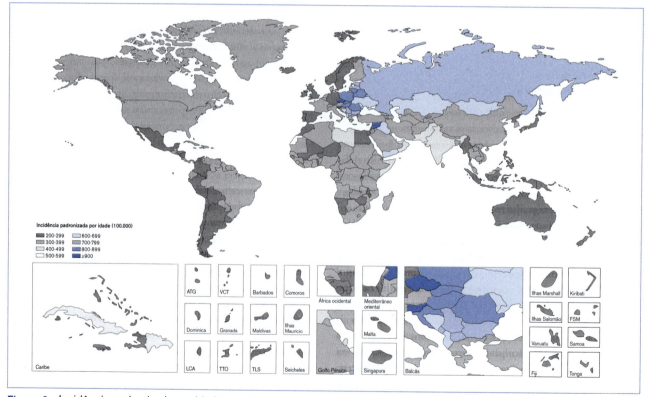

Figura 2 Incidência padronizada por idade ao redor do mundo.
ATG: Antígua e Barbuda; FSM: Estados Federados da Micronésia; Isl: Islândia; LCA: Santa Lúcia; TLS: Timor Leste; TTO: Triniade e Tobago; VCT: São Viente e Granadinas.
Fonte: GBD 2016 Traumatic Brain Injury and Spinal Cord Injury Collaborators, 2019[2].

- Energia do trauma: alta energia (acidente de moto x automóvel), baixa energia (queda da própria altura);
- Mecanismo de trauma: aceleração linear ou angular;
- Situação clínica da vítima: pessoas em extremos de idade ou substrato clínico desfavorável podem se apresentar mais graves mesmo em traumas de baixa energia.

Clinicamente, pode-se classificar um TCE como leve, moderado ou grave por meio da Escala de Coma de Glasgow (GCS), descrita em 1974 por Teasdale e Jennett[3]. Pacientes com TCE leve são aqueles com GCS 14 ou 15, moderados com GCS entre 9 e 13 e grave com valores inferiores a 9.

Lesões resultantes do trauma ainda são classificadas como abertas ou fechadas. As abertas são as que penetram o couro cabeludo e o crânio, e são, em geral, causadas por ferimentos contundentes. As fechadas resultam de trauma contra um anteparo e, usualmente, se dão por aceleração e desaceleração rápida. Neste último caso, além lesões no local de contato do trauma, como hemorragias, pode haver comprometimento em região oposta (por contragolpe), ou difusamente, nas lesões axonais difusas.[1]

É importante ressaltar que, após a lesão traumática, ocorrem eventos celulares e bioquímicos que propagam déficits secundários ao tecido, tais como a liberação excessiva de glutamato nas sinapses que ativam receptores NMDA e AMPA, gerando espécies reativas do oxigênio (ERO). A toxicidade dos ERO pode gerar danos celulares expressivos e fatais[4].

Sabendo que o sistema nervoso central possui uma relação íntima entre local e função, sendo uma complexa rede de comunicação entre sistemas funcionais relativamente autônomos[5], as lesões decorrentes de um TCE poderão se manifestar por meio de diversos sintomas dependendo da localização, sobretudo considerando a ampla atuação do SNC sobre os demais sistemas do corpo.

COMORBIDADES NEUROPSIQUIÁTRICAS PÓS-TCE

Assim como lesões nos núcleos responsáveis pelo sistema respiratório, por exemplo, podem gerar padrões anormais de respiração como bradipneia, respiração de Cheyne-Stokes e respiração apnêustica, lesões no lobo frontal, responsável por funções superiores e comportamento, podem gerar alterações cognitivas, executivas e de personalidade, como veremos adiante.

As alterações de comportamento após TCE podem ser vistas em até 62% dos pacientes[6]. Brooks et al.[7] reportam que queixas de que o paciente "não é mais o mesmo" chegam a 49% em familiares de vítimas de TCE grave após 3 meses, 60% em um ano e 74% em 5 anos[7]. Outra coorte, que acompanhou por um ano 196 indivíduos internados por TCE, apontou que 35% dos pacientes apresentaram irritabilidade, 15%, perda de iniciativa e 3%, desinibição social, levantando como fatores predisponentes baixa classe social, baixa escolaridade e menor pontuação na Escala de Coma de Glasgow[8].

Dada a alta incidência das alterações comportamentais pós-TCE e a ampla apresentação clínica psiquiátrica possível, uma metanálise de 2016 reuniu 299 artigos de 1990 a 2015 no sentido de agrupar e comparar a epidemiologia dessas alterações. Na Tabela 1 temos o resultado da apresentação e prevalência dos sintomas psiquiátricos e comportamentais pós-TCE[6].

Tabela 1 Apresentação clínica das alterações comportamentais pós-TCE propostas em metanálise

Apresentação	Prevalência	Fatores associados ou local da lesão
Agitação	11%-70%	Comum ao acordar do coma. Duração de 1 a 14 dias. Relacionada a sono inadequado, ambiente barulhento e dor.
Agressão (hetero, autoagressão, física e verbal)	25%-39%	Está relacionada a TCE grave e lesões na região orbitofrontal do córtex pré-frontal. Mais frequente no sexo masculino. Em geral, apresenta-se como rompantes. Incidência maior 24h após crise epiléptica.
Irritabilidade	29%-71%	Associada ao sexo masculino, idade entre 15 e 34 anos, desempregados, isolamento social.
Apatia (redução em comportamentos orientados a objetivos)	20%-71%	Associada a TCE grave. Pode ter apresentação tardia. Apresenta grande empecilho na reabilitação e retorno às atividades habituais. Correlação com déficits cognitivos.
Depressão	12%-76%	Prevalência média de 30% após TCE moderado e grave. Até 7,5 vezes maior que a população geral. Pode ser difícil de avaliar em sequelas graves.
Ansiedade	0,8%-24%	2,3 vezes maior que na população geral. Assim como Transtorno de Pânico, que é 5,8 vezes maior
Estresse pós-traumático	11%-18%	Pode apresentar-se como uma mudança de personalidade persistente. Difícil avaliação quando há depressão associada.
T. Obsessivo Compulsivo	1,2%-30%	2,6 vezes mais frequente que a população geral. Relacionado ao córtex orbitofrontal. Pode ter início dias após.
Psicose	0,7%	Mais frequente a partir do segundo ano pós-TCE.
Suicídio/tentativa	1%	3 a 4 vezes mais comum que na população geral mesmo após corrigir por transtorno psiquiátrico prévio.

Fonte: Stéfan et al., 2016[6].

Como dito anteriormente, em um TCE fechado o cérebro sofre ação inercial, chocando-se contra as protuberâncias e acidentes ósseos do crânio. As áreas inicialmente lesadas são aquelas de maior fragilidade, destacando-se as regiões e os lobos frontal e temporal. Além disso, em impactos nos quais a aceleração angular gera forças de cisalhamento ou compressão do tecido cerebral, ocorrem lesões nas regiões de menor resistência, tais como a transição entre substâncias cinzenta e branca e a região anterior cortical, como ilustrado na Figura 3. As áreas representadas são as de maior relevância nas principais sequelas neuropsiquiátricas descritas a seguir.

Síndrome pós-concussional

A síndrome pós-concussional (SPC) é a alteração clínica mais comumente apresentada pós-TCE e caracteriza-se por uma miríade de sintomas neuropsiquiátricos como cefaleia, tontura, vertigem, distúrbios do sono (usualmente insônia), alterações cognitivas, de memória e comportamentais não justificáveis por lesão cerebral direta. Quadros psiquiátricos como irritabilidade, ansiedade, sintomas depressivos, dificuldade de concentração e alteração de personalidade também foram relatados. Por possuir uma ampla gama de sintomas, muitos deles inespecíficos quando analisados isoladamente, é difícil precisar sua prevalência. Estima-se que cerca de 30 a 80% dos pacientes[9] que sofreram traumas leves a moderados apresentarão algum sintoma, sendo gênero feminino e idade avançada aparentes fatores de risco para o desenvolvimento do quadro[10]. Não há correlação direta entre mecanismo ou gravidade do trauma e SPC.

A fisiopatologia da síndrome não foi completamente elucidada, porém alterações neurobiológicas bioquímicas e estruturais associadas ao trauma parecem unir-se a fatores psicogênicos na gênese do quadro. Pacientes com comorbidades psiquiátricas ou predisposição para desenvolvê-las também podem ser mais suscetíveis[11], principalmente em se tratando de quadros persistentes.

Os sintomas tendem a apresentar-se logo após o trauma, sendo mais intensos nos primeiros 7 a 10 dias subsequentes. Grande parte dos pacientes apresenta recuperação parcial ou total dentro de um mês e a maioria cursa com resolução do quadro em três meses. Apenas cerca de 10% dos pacientes terá quadro persistente, com duração igual ou superior a um ano[12].

Não há tratamento farmacológico específico para a SPC. Em função de seu curso benigno, usualmente orientações gerais são suficientes para tranquilizar paciente e familiares até a resolução do quadro. No entanto, dependendo da gravidade e da disfuncionalidade gerada pela síndrome, sintomáticos podem ser utilizados, principalmente por curtos períodos de tempo. Cada caso deve ser avaliado de forma individual e o uso de medicações pode ser recomendado para o tratamento de sintomas mais severos, sobretudo em casos de cefaleia tensional, enxaqueca, insônia e irritabilidade. Dada a multiplicidade de apresentações e a grande taxa de remissão em curtos períodos de tempo, quadros persistentes devem ser investigados. Recomenda-se realização de exame de imagem (RNM), se esta não foi realizada na avaliação de trauma agudo, e anamnese detalhada, com avaliação da história psiquiátrica e psicossocial a fim de identificar possíveis comorbidades psiquiátricas prévias ou desenvolvidas após o trauma ou fatores reforçadores (ganhos primários ou secundários) que estão fortemente associados à perpetuação do quadro.

Apatia

Tudo que se refere à apatia representa um desafio à clínica psiquiátrica, desde sua definição até seu impacto individual e social e seu tratamento. Em geral, determinamos um termo médico por características presentes e perceptíveis, porém nesse caso aplica-se a regra contrária: a apatia é a patologia da ausência. Descrevendo-a de modo negativo a caracterizamos como falta de interesse, envolvimento, motivação e iniciativa, algo próximo da indiferença. Descrições clássicas, como a de Marin[13], caracterizam-na como a diminuição da capacidade de assumir comportamentos orientados para objetivos envolvendo aspectos cognitivos, emocionais e/ou motivacionais. Levy e Dubois[14] a conceituam como um comprometimento de processos de três subtipos: emocional-afetivos, cognitivos e de autoativação. A falta de acurácia em sua caracterização gera dificuldade no diagnóstico clínico do quadro, sendo com frequência confundido com outros sintomas neuropsiquiátricos, especialmente os depressivos e os demenciais. A possibilidade de haver sobreposição desses quadros em pacientes que sofreram traumatismo craniano torna ainda mais complexa a identificação. Uma anamnese psiquiátrica detalhada e relatos do paciente, familiares e cuidadores são essenciais para o diagnóstico, uma vez que a natureza do sintoma pode comprometer a percepção da magnitude das alterações psicopatológicas pelo próprio paciente.

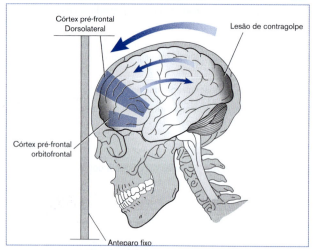

Figura 3 Mecanismo típico de trauma fechado apontando que as regiões do córtex mais suscetíveis são também acometidas em sequelas cognitivas e disexecutivas.
Adaptado de: Patrick J. Lynch, http://patricklynch.net Patrick J. Lynch, medical illustrator; C. Carl Jaffe, MD, cardiologist. http://creative.com. Figura sob Creative Commons Attribution 2.5 License 2006, sem restrições de uso.

Apesar de a inexatidão da definição prejudicar o levantamento de sua prevalência, estima-se que a apatia esteja presente entre 20 e 71%[15] dos quadros pós-TCE, colocando-a entre as formas mais comuns de sequelas neuropsiquiátricas. No âmbito individual, a apatia está associada à menor autonomia, pior qualidade de laços afetivos e maior risco de declínio cognitivo[16] e, no que tange o tratamento, correlaciona-se a piores prognósticos de reabilitação, recuperação e menor adesão.

Quadros apáticos estão relacionados a lesões pré-frontais mediais superiores (síndrome ou transformação de personalidade frontal-medial). As áreas corticais e subcorticais (amígdala, insula, *striatum*, caudado e hipocampo) dessa região são responsáveis pelo processo de iniciar e sustentar todo tipo de resposta cerebral não reflexa e, uma vez lesadas, acarretam disfunções extremamente variáveis, desde leves graus de apatia em acometimentos menores até quadros de mutismo acinético em lesões bilaterais (muitas vezes confundido com síndromes *locked-in*, o mutismo acinético cursa com preservação de funções sensoriais e motoras, mas total incapacidade de iniciar respostas que não as determinadas de forma reflexa).

A apatia tem como mais importante diagnóstico diferencial a depressão maior. O uso de escalas autoaplicáveis ou preenchidas por médicos e cuidadores (*Apathy Evaluation Scale*, por exemplo) pode ajudar na diferenciação dos quadros, porém na prática clínica a capacidade de mobilização de afetos, principalmente negativos, é mais presente nos quadros depressivos e tende a ajudar na distinção. O curso da doença e exames de imagem também são de grande utilidade para o diagnóstico diferencial de quadros demenciais.

Pode haver correlação entre severidade do trauma e desenvolvimento de quadros apáticos e há relatos de instalação tardia da condição. Como mencionado anteriormente, há dificuldade também no campo do tratamento[17]. Apesar de psicoestimulantes, como o metilfenidato, serem utilizados em casos de apatia relacionada a quadros demenciais, faltam evidências que corroborem sua eficácia para sintomas pós-TCE. Intervenções não farmacológicas, como psicoterapia e medidas comportamentais, são frequentemente empregadas para diminuir impactos individuais e sociais.

Transformações da personalidade: impulsividade, desinibição, irritabilidade e instabilidade afetiva

Como exposto anteriormente, alterações comportamentais são frequentes e podem atingir cerca até 62% dos pacientes que sofreram TCE[18]. Apesar das altas taxas de remissão nos primeiros meses subsequentes ao trauma, modificações perenes de personalidade, principalmente em relação a comportamentos de desinibição, impulsividade e irritabilidade, são frequentes e tendem a ter consequências dramáticas para o paciente e familiares. Mudanças ou, mais precisamente, transformações orgânicas da personalidade podem acontecer com diferentes matizes clínicos, variando de apatia à desinibição de acordo com a localização do insulto no córtex frontal. O exem-

plo mais célebre de alteração de personalidade é o caso de Phineas Gage[19], descrito na Vinheta Clínica deste capítulo.

A observação do caso de Gage[20] foi de vital importância para a descrição e o mapeamento das funções cerebrais e permanece como caso emblemático da alteração de personalidade pós-TCE. Como as outras disfunções apresentadas anteriormente, há enorme variação na apresentação clínica dos pacientes. As alterações estão relacionadas a lesões na região orbitofrontal cerebral (transformação dita frontal-orbital), e suas manifestações mais comuns são desinibição social, irritabilidade e desregulação emocional. Há também descrições de comportamentos sexuais inapropriados, hiperfagia, inadequação, perda de empatia, comportamentos criminais, dentre outros. Aparentemente, todas as alterações apresentadas compartilham uma mesma origem: distúrbios na capacidade cerebral de avaliação de possíveis desfechos e tomadas de decisão.

A avaliação clínica desses pacientes pode ser desafiadora e é de suma importância realizar uma anamnese psiquiátrica detalhada, com relatos do paciente, familiares e cuidadores, buscando investigar se a condição já existia previamente, a forma de instalação e se há relação causal temporal compreensiva com o TCE. A história psiquiátrica pregressa é, portanto, imprescindível para o diagnóstico diferencial com transtornos de personalidade e de impulso anteriores ao trauma. Também é necessário excluirmos causas demenciais ou neurológicas que não o TCE que possam gerar alterações semelhantes.

O uso de escalas para a avaliação pode ser bastante elucidativo. Apesar de as funções executivas estarem preservadas em caso de lesão restrita à região orbitofrontal, instrumentos como a *Frontal Behavioral Inventory* podem ser úteis ao avaliar sintomas como perseveração, obsessividade, acumulação, hiperoralidade, hipersexualidade, impulsividade etc. Métodos de avaliação da capacidade de antecipação de consequências de decisões, como tarefas com jogos de apostas, também mostram alterações substanciais: o prejuízo nessas funções leva a decisões de maior risco mesmo após repetidas perdas. Nesses pacientes, a impulsividade relaciona-se diretamente ao aumento do uso de substâncias e outros transtornos do impulso por parte deles.

De forma geral, as alterações de personalidade associadas ao TCE são classificadas pelo DSM-V como transtorno neurocognitivo maior ou leve devido à lesão cerebral traumática e pelo CID-10 como transtorno orgânico da personalidade. Não há consenso sobre o tratamento dessa condição pela ausência de estudos randomizados controlados sobre o tema, porém o uso de psicofármacos pode ser indicado, principalmente em casos graves, a fim de minimizar os impactos sociais da agressividade, por exemplo. Medidas comportamentais e psicoterapia podem ajudar no manejo ambulatorial, porém muitas vezes a crítica em relação ao estado mórbido dificulta a adesão ao tratamento.

Prejuízo de funções cognitivo-executivas

Déficits cognitivos e executivos iniciais e persistentes são queixas muito comuns após traumatismo craniano[21]. Apesar de a grande maioria dos quadros relatados imediatamente após o trauma remitir espontaneamente, lesões em regiões medial temporal e dorsolateral pré-frontal culminam em alterações permanentes relacionadas à memória, atenção e funções executivas.

O território pré-frontal dorsolateral esquerdo é responsável pelo que chamamos de *task setting* cerebral, uma configuração de tarefas. Aqui desenvolvem-se e implementam-se planos para realizarmos qualquer atividade cotidiana, como, por exemplo, ir ao mercado. Já na região oposta, a pré-frontal dorsolateral direita, realizamos o *monitoramento*, que é responsável por garantir que sejamos capazes de persistir na tarefa proposta e de realizar ajustes comportamentais para que ela possa ser concluída com sucesso: se a caminho do mercado uma rua está bloqueada, utilizamos outro caminho. Além das funções de *task setting* e monitoramento, as regiões dorsolaterais pré-frontais também são essenciais para a aquisição da memória de trabalho, nossa habilidade de reter e assimilar informações de forma consciente e a curto prazo. Lesões nesses territórios, portanto, podem acarretar prejuízos importantes tanto do que denominamos funções executivas (planejamento e execução de tarefas) quanto cognitivas (memória e aprendizagem).

A apresentação clínica das alterações cognitivo-executivas é muito variada e relaciona-se positivamente à extensão da lesão e negativamente ao repertório intelectual prévio ao trauma do paciente. Na avaliação clínica é fundamental obter informações sobre a funcionalidade anterior ao trauma a fim de identificar alterações sutis que podem passar despercebidas. Quadros mais graves, com total incapacidade para o planejamento de atividades simples ou de retenção de novas informações e memórias, são facilmente identificados. Porém, na maioria dos casos, as queixas podem ser menos explícitas: alguém que gostava de planejar viagens agora tem certa dificuldade, alguém que conseguia cozinhar e atender ao telefone se perde ao realizar ambas as tarefas etc. Shimamura[22] ilustra o déficit das funções executivas comparando-o a uma grande biblioteca sem bibliotecário: o conhecimento prévio, aqui os livros, existem e estão lá, porém o acesso a eles é dificultado e desorganizado.

Testes clínicos como MoCA, teste do relógio e fluência verbal podem ajudar no diagnóstico; não há, no entanto, evidência de fármacos que ajudem no tratamento. O uso de psicoterapia é importante, principalmente com abordagens cognitivas que ajudem no desenvolvimento de técnicas e aprendizados que minimizem sequelas na funcionalidade e possibilitem aumento da autonomia. Vale ressaltar que alterações cognitivas e executivas estritas não têm impacto sobre o comportamento emocional do paciente, estando restritas ao estabelecimento de uma estratégia e sua adaptação. No entanto, se associadas a outros tipos de lesões os quadros podem se sobrepor.

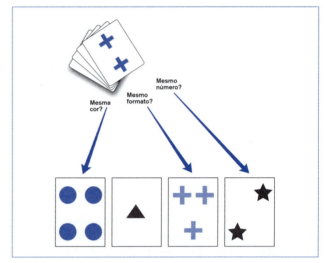

Figura 4 O teste de Winsconsin de classificação de cartas é utilizado para avaliar déficits cognitivos em casos de lesão em região de córtex pré-frontal dorsolateral. O paciente recebe um baralho e deve colocar a carta retirada próxima a uma das amostras da mesa, sendo informado apenas se a escolha foi correta ou incorreta. O paciente, sem receber informações do padrão que deve seguir, determina uma estratégia, podendo colocar a carta retirada próxima à carta com um mesmo número de símbolos, uma mesma cor ou um mesmo formato de símbolos, descobrindo a regra por tentativa e erro. O examinador muda a regra sem aviso prévio no decorrer do teste e observa a reação do paciente. Indivíduos sadios são capazes de alterar rapidamente a estratégia, adequando-se a nova regra enquanto indivíduos com lesão tendem a permanecer na regra antiga apesar dos reveses.

Tabela 2 Testes clínicos

Região cortical	Função	Apresentação clínica da lesão	Teste
Córtex pré-frontal dorsolateral	Controle cognitivo do comportamento e memória de trabalho.	Dificuldade em estabelecer uma estratégia e adaptá-la, como avaliado com boa sensibilidade no Teste de Wisconsin de classificação de cartas.	Teste de Wisconsin de classificação de cartas. Pacientes afetados apresentam perseverança em uma estratégia mal-sucedida mesmo após o examinador adverti-lo.
Córtex pré-frontal orbital-ventromedial	Controle emocional do comportamento. Está fortemente ligado ao hipotálamo e amígdala, por isso, recebe "inputs" motivacionais ligados às emoções e necessidades, como fome e sede.	Dificuldade em tomada de decisão. Podem ter desempenhos normais no Teste de Wisconsin de Classificação de Cartas.	Pode ser avaliado no Iowa Gambling Task (Tarefa de Jogo com Apostas), no qual, ao contrário de indivíduos saudáveis, persistem escolhendo cartas de baralhos ruins.

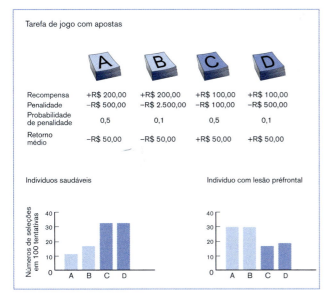

Figura 5 A tarefa de jogo com apostas é utilizada na avaliação de pacientes com lesão pré-frontal orbital. No jogo, a escolha de cartas dos montes A e B leva mais frequentemente a perdas e a dos montes C e D a ganhos. Indivíduos sem lesão nessa região apreendem essas informações após algumas jogadas, por tentativa e erro e fazem a maior parte das suas escolhas nos montes C e D. Indivíduos com lesão no córtex pré-frontal orbital (na porção ventromedial) possuem prejuízo na antecipação de consequências de decisões e portanto não ajustam sua estratégia, diminuindo sua recompensa.

Síndromes demenciais

Tratando-se de síndromes demenciais pós-TCE, é de extrema importância diferenciar TCE único de TCE repetitivo, este último relacionado, geralmente, a práticas esportivas como futebol americano, rugby e boxe. De acordo com revisão publicada no JAMA, em 2016,[23] incluindo dados de 7.130 pacientes, o TCE único, mesmo com perda de consciência, não apresentou correlação com o desenvolvimento posterior de demência, doença de Alzheimer e placas neuríticas, apesar de mostrar aumento na incidência de demência por corpúsculos de Lewy, progressão do parkinsonismo e da doença de Parkinson.

Os traumas crônicos, por sua vez, estão associados a um quadro demencial denominado encefalopatia traumática crônica (ETC), uma desordem de caráter neurodegenerativo que se desenvolve a partir de concussões ou subconcussões, ou seja, traumas leves e repetitivos ao longo da vida, levando a acúmulos de proteína *p-tau* em regiões perivasculares cerebrais[24].

A apresentação clínica da doença foi descrita em 1928 por Martland, que notou alterações comportamentais e de humor de caráter progressivo em lutadores de boxe aposentados. A disfunção permaneceu sem ser diferenciada de outras síndromes demenciais até 1973, quando Corselis et al. descreveram quinze casos do que denominaram "*dementia pugilistica*". Somente em 2005, após ser correlacionada a achados patológicos de autópsia em um jogador de futebol americano, a síndrome ganhou destaque científico e jornalístico[24]. A descoberta dos riscos associados ao esporte alarmou jovens atletas e impactou economicamente entidades esportivas.

Apesar de inicialmente descrita há quase um século, trata-se de uma doença ainda não bem compreendida tanto por conta da apresentação clínica variada, com grande sobreposição com outras síndromes demenciais (inclusive que cursam com acúmulo de *p-tau*, como a Doença de Alzheimer), quanto pelo fato de o diagnóstico ser histopatológico, inviabilizando sua performance *in vivo*.

Os sintomas clínicos e a frequência com a qual foram observados os casos de ETC confirmados em autópsia incluíram:

Não há critérios diagnósticos clínicos validados, apenas patológicos. A identificação depende de anamnese detalhada com história de exposição repetida a traumas na cabeça (mesmo sem concussão ou hospitalizações), e leva em consideração que quanto maior a exposição, maiores as chances de desenvolver a doença. É necessário também afastar outras hipóteses clínicas a fim de explicar melhor o déficit e o caráter progressivo dos sintomas, descritos na Tabela 4.[24]

No que tangem os tratamentos para a ETC, apesar de diversos estudos e protótipos em andamento, ainda não há tratamento clínico ou cirúrgico validados para essa patologia. O uso

Tabela 3 Sintomas encontrados em casos confirmados de encefalopatia crônica traumática

Prejuízo de memória	85%
Disfunção executiva	73%
Dificuldade de concentração	73%
Tristeza e depressão	64%
Falta de esperança	64%
Explosividade	58%
Problemas de linguagem	58%
Prejuízo das habilidades visuoespaciais	55%
Comportamento violento	52%
Sintomas motores	30%

Tabela 4 Caráter progressivo dos sintomas

Estágio da doença	Apresentação clínica
I	Cefaleia e prejuízo da atenção e concentração
II	Sintomas depressivos, labilidade emocional, explosividade, prejuízo da atenção e concentração, cefaleia e queixas relacionadas à aquisição de memória recente
III	Déficit cognitivo e queixas de memória mais prementes, perda de atenção e concentração, sintomas depressivos, explosividade e anormalidades visuoespaciais
IV	Demência com importante perda de memória recente, disfunções executivas, perda de atenção e concentração, explosividade, agressividade, sintomas depressivos, impulsividade, anormalidades visuoespaciais, parkinsonismo e alterações de discurso

de anticolinesterásicos e antidepressivos para controle dos sintomas, no entanto, tem ganhado força nos últimos anos.

A Tabela 5 reúne biomarcadores promissores para a ETC, segundo Turk & Budson[24], mas sem validação formal para a prática clínica.

PROPOSTAS DE TRATAMENTO

Embora a literatura médica seja escassa em relação a estudos controlados para tratamentos das síndromes psiquiátricas pós-TCE, existem evidências de que o uso de antidepressivos para sintomas de humor e fármacos específicos para determinados sintomas cognitivos pode ser efetivo. Há que se ter em mente que o paciente com TCE ou ETC carrega de forma perene maior risco para epilepsia (principalmente em traumas abertos, como fratura de crânio) e maior sensibilidade a fármacos anticolinérgicos e neurotóxicos. Dito isso, o uso de antidepressivos como bupropiona e tricíclicos deve ser avaliado com cuidado pela redução que promovem no limiar convulsivo. O lítio, pelo seu potencial neurotóxico em doses fora do limite superior da faixa terapêutica, também deve ser avaliado com cautela. O tratamento das afecções neuropsiquiátricas em TCE está baseado na prática do tratamento de sintomas, salvo em síndromes depressivas ou psicóticas inequívocas. Apesar disso, devemos procurar tratar o maior número de sintomas com o menor número de fármacos, evitando assim a polifarmácia e interações farmacológicas desnecessárias, muito comuns nessa situação. Quais sintomas devemos priorizar? A insônia deve ser o sintoma inicial priorizado, já que tem repercussão negativa imediata em todos os outros sintomas (memória, atenção, irritabilidade, cansaço) e na própria depressão, por exemplo. Evitar benzodiazepínicos deve ser uma normativa, já que estes têm impacto na memória, equilíbrio e habilidade motora. Antidepressivos como trazodona e mirtazapina são boas opções para insônia. O tratamento de sintomas cognitivos como desatenção, disfunção executiva, déficit mnéstico, fadiga mental e irritabilidade pode ser resumido na Tabela 6.

Sintomas como apatia são mais difíceis de tratar e costumam incomodar mais os familiares do que o próprio paciente. Não há evidência suficiente para fazer indicação específica de um fármaco para apatia. A irritabilidade pode ser abordada com o uso de buspirona (7,5-30 mg), inibidores seletivos de recaptação de serotonina, como escitalopram e sertralina, e propranolol em doses altas (300-640 mg). De fato, no momento, os betabloqueadores têm o melhor nível de evidência para tratar irritabilidade pós-TCE. Os antipsicóticos, apesar da ausência de estudos controlados nesse contexto, podem ser usados empiricamente em situações de irritabilidade e agressividade associados a quadros de mania, psicóticos ou refratariedade ao uso de outros fármacos.

CONSIDERAÇÕES FINAIS

O TCE é patologia prevalente em países em desenvolvimento com grave repercussão comportamental e na saúde mental dos pacientes. O percentual de casos que evoluem com perda de funcionalidade permanente pós-TCE varia de 10%, nos casos leves, até 50% a 80%, nos casos moderados e graves. A psicopatologia dos fenômenos psiquiátricos pós-TCE é atípica, com muitos sintomas cognitivos, apatia e irritabilidade. O tratamento desses casos deve levar em consideração os riscos da

Tabela 5 Biomarcadores promissores para a encefalopatia traumática crônica

Biomarcadores	Achados
Septo pelúcido	Septo pelúcido cavo ou com fenestrações na ressonância magnética (RM)
Proteína beta-amiloide no liquor	Valores normais. Ajudam a diferenciar da doença de Alzheimer, na qual tendem a se elevar.
Razão proteína p-tau/tau total no liquor	Razão aumentada para a idade.
Neuroimagem com marcação para proteína amilóide negativa	PET com marcação de proteína amiloide negativa ajuda a diferenciar da doença de Alzheimer.
Espessura cortical	Redução da espessura cortical na RM para a idade, consistente com processo neurodegenerativo.
Atrofia cortical	Atrofia cortical incompatível com a idade, sobretudo em regiões frontais, talâmicas, hipocampais e da amígdala.

Tabela 6 Medicações para sintomas cognitivos no TCE

Medicação	Classe	Dose	Alvo cognitivo
Amantadina	Antagonista NMDA e dopaminérgico	50-300 mg	Atenção, função executiva, irritabilidade
Bromocritpina	Agonista Dopaminérgico	2,5-90 mg	Memória de trabalho e função executiva
Donepezila	Inibidor Da Acetilcolinesterase	5-10 mg	Atenção, velocidade de processamento, memória declarativa e de trabalho
Dextroamfetamina	Estimulante	5-60 mg	Atenção, velocidade de processamento
Metilfenidato	Estimulante	5-60 mg	Atenção, velocidade de processamento, memória declarativa e de trabalho
Modafinil	Agente Promotor De Vigília	50-400 mg	Alerta
Rivastigmina	Inibidor Da Acetilcolinesterase	1,5-12 mg	Memória declarativa

Fonte: adaptada de Silver J, et al., 2018[25].

polifarmácia e vulnerabilidade a efeitos colaterais relacionados ao sistema nervoso central, já que na grande maioria dos casos uma abordagem psicofarmacológica direcionada a sintomas, e não a síndromes, é necessária.

> ### Vinheta clínica
>
> PG, 25 anos, operário de ferrovia, sofreu grave acidente de trabalho, tendo o crânio perfurado por barra de metal de cerca de um metro de comprimento e causando extensa lesão frontal. Até o acidente era descrito como um trabalhador amigável, solidário e persistente. Após a recuperação física, manteve acompanhamento com neurologista que reportou que após o acidente, PG apresentou alterações significativas em seu comportamento, revelando-se caprichoso, arrogante e impaciente com as ordens dos superiores. Adotou postura irreverente e socialmente desinibida, empregando com frequência linguagem obscena. Tornou-se impaciente, impulsivo, irresponsável e inconstante, vindo a perder seu emprego e apresentando deterioração social marcante. Não houve melhora do quadro após ou durante o acompanhamento. Faleceu aos 37 anos provavelmente em função de complicações do quadro de epilepsia desenvolvido após o acidente.

> ### Para aprofundamento
>
> - Silver JM, McAllister TW, Arciniegas DB. Textbook of traumatic brain injury, 3. ed. Washington: American Psychiatric Association Publishing; 2019.
>   ⇨ Livro-texto bastante didático compilando informações sobre TCE e suas consequências.
> - McDonald S, Togher L, Code C. Social and communication disorders following traumatic brain injury, 2. ed. Hove: Psychology Press; 2013.
>   ⇨ Revisão de disfunções e alterações das relações interpessoais após TCE.
> - *Um homem entre gigantes* (2015; direção: Peter Landesman; título original: *Concussion*).
>   ⇨ Este filme narra a história real do patologista nigeriano Bennet Omalu, primeiro médico a descrever a encefalopatia traumática crônica, que está associada a repetidos traumas de crânio

REFERÊNCIAS BIBLIOGRÁFICAS

1. Wilberger JE, Mao Gordon. Traumatismo cranioencefálico (TCE). Manual MSD Versão para profissionais da saúde. Disponível em: < https://www.msdmanuals.com/pt/profissional/lesoes-intoxicacao/trauma-cranioencefalico-tce/trauma-cranioencefalico-tce>. Acesso em 12 de ago. de 2020.
2. GBD 2016 Traumatic Brain Injury and Spinal Cord Injury Collaborators. Global, regional, and national burden of traumatic brain injury and spinal cord injury, 1990-2016: a systematic analysis for the Global Burden of Disease Study 2016. Lancet Neurol. 2019;18(1):56-87.
3. Teasdale G, Jennett B. Assessment of coma and impaired consciousness: a practical scale. Lancet. 1974;2:81-4.
4. Khatri N, Thakur M, Pareek V, Kumar S, Sharma S, Datusalia AK. Oxidative stress: major threat in traumatic brain injury. CNS Neurol Disord Drug Targets. 2018;17(9):689-95.
5. Kandel ER, Schwartz JH, Jessell TM. Princípios da neurociência. São Paulo: Manole, 2003.
6. **Stéfan A, Mathé JF; SOFMER group. What are the disruptive symptoms of behavioral disorders after traumatic brain injury? A systematic review leading to recommendations for good practices. Ann Phys Rehabil Med. 2016;59(1):5-17.**
   ⇨ Revisão sistemática sobre boas práticas no manejo de comportamento disruptivo pós-TCE.
7. Brooks N, Campsie L, Symington C, Beattie A, McKinlay W. The five year outcome of severe blunt head injury: a relative's view. J Neurology, Neurosurgery & Psychiatry. 1986;49:764-70.
8. Deb S, Lyons I, Koutzoukis C. Neurobehavioural symptoms one year after a head injury. Br J Psychiatry. 1999;174:360-365.
9. McCauley SR, Boake C, Pedroza C, Brown SA, Levin HS, Goodman HS, et al. Postconcussional disorder: Are the DSM-IV criteria an improvement over the ICD-10? J Nerv Ment Dis. 2005;193:540.
10. Bazarian JJ, Atabaki S. Predicting postconcussion syndrome after minor traumatic brain injury. Acad Emerg Med. 2001;8:788.
11. Hou R, Moss-Morris R, Peveler R, Mogg K, Bradley BP, Belli A. When a minor head injury results in enduring symptoms: a prospective investigation of risk factors for postconcussional syndrome after mild traumatic brain injury. J Neurol Neurosurg Psychiatry. 2012;83:217.
12. Iverson GL. Outcome from mild traumatic brain injury. Curr Opin Psychiatry. 2005;18:301.
13. Marin RS. Apathy: a neuropsychiatric syndrome. J Neuropsychiatry Clin Neurosci. 1991;3(3):243-54.
14. Levy R, Dubois B. Apathy and the functional anatomy of the prefrontal cortex basal ganglia circuits. Cereb Cortex. 2006;16:916-28.
15. Al-Adawi S, Dorvlo ASS, Burke DT, Huynh CC, Knight R, Shah MK, Al Husssiani A. Apathy and depression in cross-cultural survivors of traumatic brain injury. J Neuropsychiatry Clin Neurosci. 2004;16:435-42.
16. **Worthington A, Wood RL. Apathy following traumatic brain injury: a review. Neuropsychologia. 2018.**
    ⇨ Revisão sobre o sintoma apatia após TCE com principais apresentações clínicas.
17. **McAllister TW. Neurobiological consequences of traumatic brain injury. Dialogues Clin Neurosci. 2011;13(3):287-300.**
    ⇨ Quais são as consequências neurobiológicas cerebrais após um trauma de crânio? Ótima revisão sobre o tema.
18. **Henri-Bhargava A, Stuss DT, Freedman M. Clinical assessment of prefrontal lobe functions. Continuum (Minneap Minn). 2018;24:704-26.**
    ⇨ Como avaliar clinicamente ou à beiro do leito as funções pré-frontais cerebrais.
19. O'Driscoll K, Leach JP. "No longer Gage": an iron bar through the head. Early observations of personality change after injury to the prefrontal cortex. BMJ. 1998;317(7174):1673-4.
20. Harlow JM. Recovery from the passage of an iron bar through the head. Publ Mass Med Soc. 1868;2:327–347.
21. Pascual L, Rodrigues P, Gallardo-Pujol D. How does morality work in the brain? A functional and structural perspective of moral behavior. Front Integr Neurosci. 2013;7:65. Published 2013 Sep 12.
22. Shimamura AP. Dysexecutives syndromes. International Encyclopedia of the Social & Behavioral Sciences. 2001; 3911-3.
23. **Crane PK, Gibbons LE, Dams-O'Connor K, et al. Association of traumatic brain injury with late-life neurodegenerative conditions and neuropathologic findings. JAMA Neurol. 2016;73(9):1062-1069.**
    ⇨ Consequências cerebrais ao longo da vida de um cérebro submetido a trauma craniano.
24. Turk KW, Budson AE. Chronic traumatic encephalopathy. Continuum (Minneap Minn). 2019;25(1):187-207.
25. Silver JM, McAllister TW, Arciniegas MDDB. Textbook of traumatic brain injury. 3.ed. December 2018.

12

Neuropsiquiatria dos tumores cerebrais

Gilberto Ochman da Silva
Rafael Garcia Benatti

Sumário

Introdução e epidemiologia
Quadro clínico dos tumores cerebrais (fisiopatologia)
Avaliação clínica e radiológica
    Quando investigar um possível tumor cerebral no meu paciente psiquiátrico?
Manifestações neuropsiquiátricas
    Alterações cognitivas
    Transtornos de humor
    Transtornos de ansiedade
    Psicose
    Alterações comportamentais e de personalidade
Tratamento
Considerações finais
Vinheta clínica
Para aprofundamento
Referências bibliográficas

Pontos-chave

- A avaliação dos tumores do sistema nervoso central (SNC) pode seguir diferentes critérios, entre eles: localização, histologia, velocidade de crescimento, dimensão e alterações peritumorais.
- O quadro clínico frequentemente associa sintomas neurológicos, cognitivos e psiquiátricos mesmo no início da doença e pode depender de fatores diretos e indiretos relacionados ao tumor, além de aspectos psicossociais.
- Déficits cognitivos são relatados em 90% dos casos antes do início do tratamento. Cerca de 80% dos pacientes apresentam alterações psiquiátricas em alguma fase da doença, porém são infrequentes (18%) como primeira manifestação de tumores.
- Sintomas psiquiátricos não dependem, necessariamente, da localização topográfica, mas de vários fatores, entre eles o acometimento de vias neuronais específicas.
- O tratamento das manifestações neuropsiquiátricas deve ser individualizado, envolve equipe multidisciplinar especializada e pode contemplar diversas abordagens como neurocirurgia, radioterapia, quimioterapia, medicações psicotrópicas, reabilitação cognitiva e suporte social.

INTRODUÇÃO E EPIDEMIOLOGIA

Os tumores primários do sistema nervoso central (SNC) têm incidência de 9 casos em 100.000, enquanto os tumores metastáticos do SNC acometem 8,3 indivíduos em cada 100.000. Tumores primários são aqueles originados centro da caixa craniana, enquanto os secundários ou metastáticos são fruto da disseminação de tumores primários oriundos de outros órgãos ou sistemas.

A avaliação histopatológica fornece critérios indispensáveis para a classificação dos tumores cerebrais, sendo os gliomas os tumores primários mais frequentes na população adulta, correspondendo a 40-55% dos tumores do SNC. Os gliomas são classificados pela Organização Mundial da Saúde (OMS) em graus II a IV, sendo os de grau IV, os glioblastomas multiformes, os mais frequentes e agressivos, com sobrevida média de 12-14 meses[1].

Também merecem destaque os meningiomas, representando 20-30% dos tumores do SNC e sendo os mais frequentes dentre os tumores benignos cerebrais. Os adenomas de hipófise respondem por aproximadamente 15% e as metástases cerebrais 15-25%[2,3]. Craniofaringiomas, schwannomas, tumores epidermoides, dentre outros, também ocorrem no SNC com menor frequência.

Os tumores primários que mais frequentemente evoluem com metástases para o SNC em adultos são o carcinoma broncogênico (principalmente o carcinoma de pequenas células e o adenocarcinoma), o câncer de mama, o carcinoma renal, o melanoma e as neoplasias malignas do trato gastrointestinal, embora até 10% das metástases cerebrais tenham origem primária desconhecida[4].

QUADRO CLÍNICO DOS TUMORES CEREBRAIS (FISIOPATOLOGIA)

As manifestações clínicas dos tumores cerebrais são heterogêneas e marcadas por alterações neurológicas, cognitivas e psiquiátricas[1]. Os sintomas podem ser inespecíficos e resultantes do aumento da pressão intracraniana, ou específicos e derivados do comprometimento de determinada região do encéfalo.

O aumento da pressão intracraniana ocorre devido ao crescimento tumoral, ao edema peritumoral e à obstrução do trânsito liquórico pelo tumor, com consequente hidrocefalia. Nesses casos, são observados sintomas próprios do aumento da pressão intracraniana, como cefaleia de início recente com aumento progressivo da intensidade, náuseas, vômitos e alteração do nível de consciência.

Além dos sintomas de hipertensão intracraniana, podem ser observadas manifestações específicas e derivadas do efeito compressivo ou infiltrativo do tumor sobre o tecido cerebral adjacente. Dessa forma, os tumores cerebrais na região da hipófise que comprimem as vias ópticas poderão produzir comprometimento da visão, assim como diversas alterações hormonais e metabólicas por disfunção do hipotálamo e da hipófise. Já um tumor na região do córtex motor poderá refletir em déficit de força motora no hemicorpo contralateral, assim como um glioma na região opercular esquerda poderá produzir implicações na fala.

A manifestação clínica dos tumores cerebrais depende de fatores como dimensão, localização, velocidade de crescimento e tipo histopatológico do tumor. Fatores individuais do paciente, como faixa etária idosa, presença de antecedentes de doenças neurológicas cerebrais, hipertensão arterial sistêmica e diabetes *mellitus* mal controlados, tornam o cérebro mais vulnerável e susceptível aos efeitos deletérios produzidos pelo tumor.

Com relação à dimensão, quanto maior o tumor, maior seu potencial compressivo sobre estruturas encefálicas adjacentes e, consequentemente, maior o sofrimento neuronal imposto e o déficit neuropsíquico produzido. Nesse contexto, a velocidade do crescimento tumoral é determinante na ocorrência de manifestações clínicas, visto que tumores de crescimento rápido impedem que mecanismos adaptativos cerebrais se desenvolvam oportunamente e tendem a produzir sintomas mais intensos e precoces.

O mecanismo de lesão por compressão tumoral envolve o aumento da pressão local com comprometimento da transmissão neuronal regional, assim como isquemia por diminuição da circulação sanguínea tecidual local e por edema, além de alterações inflamatórias, as quais são variáveis em cada tipo de tumor cerebral.

Tumores que infiltram o tecido cerebral adjacente, como os gliomas, possuem maior capacidade de comprometimento de vias neuronais regionais do que tumores que normalmente não infiltram o tecido cerebral vizinho, como os meningiomas.

Dessa forma, a avaliação do tipo do tumor cerebral é importante na análise do sintoma neurológico produzido.

A localização do tumor é fundamental para a avaliação dos sintomas neurológicos, visto que parte dos tumores ocorre em áreas com representação funcional específica, permitindo localização topográfica do tumor com base nos sintomas manifestados. Por outro lado, em outras regiões do cérebro, como nos lobos frontais, a ocorrência de tumores não resulta em sintomas iniciais específicos, de forma que repercussões neurológicas serão observadas somente após os tumores atingirem grandes dimensões.

AVALIAÇÃO CLÍNICA E RADIOLÓGICA

A história clínica e a anamnese detalhada são essenciais na avaliação dos pacientes com tumores cerebrais, visto que sintomas e sinais próprios das doenças psiquiátricas podem estar associados a outros, de natureza neurológica, constituindo sinal de alerta quanto à possível ocorrência de tumor cerebral. A presença de déficits no campo visual associados a distúrbios alimentares de início recente, por exemplo, pode indicar a presença de um tumor acometendo o eixo hipotálamo-hipofisário.

Além da associação de sintomas psiquiátricos e neurológicos, o comportamento evolutivo atípico e a resistência ao tratamento medicamentoso habitual também levantam suspeita sobre a origem do quadro psiquiátrico.

A investigação radiológica é fundamental para a confirmação diagnóstica, sendo a ressonância magnética o exame mais sensível e específico para a identificação dos tumores cerebrais. A ressonância magnética permite a identificação e localização do tumor, a relação com estrutura encefálicas, a análise de suas características, assim como possibilita a avaliação do impacto regional de compressão, infiltração e de edema perilesional. A tomografia computadorizada com contraste também pode fornecer informações importantes, ainda que limitadas e menos precisas que as da ressonância magnética.

Quando investigar um possível tumor cerebral no meu paciente psiquiátrico?

Alguns estudos epidemiológicos procuraram investigar o risco de pacientes psiquiátricos desenvolverem tumor cerebral. Beyer et al. realizaram um estudo utilizando uma base de dados norueguesa e observaram que, dos 127 pacientes psiquiátricos especificamente encaminhados para avaliação de neoplasia de SNC, 7 (5,5%) tiveram o diagnóstico confirmado[5]. Já uma investigação de alterações em ressonância magnética em 2000 voluntários, 32 (1,6%) pacientes foram diagnosticados com tumores do SNC, sendo um deles com suspeita de malignidade[6].

Alguns estudos indicam risco discretamente aumentado de tumores cerebrais em pacientes admitidos em unidades psiquiátricas. Uma grande coorte populacional dinamarquesa demonstrou uma associação entre a primeira avaliação psiquiátrica e a taxa de incidência aumentada do diagnóstico de tumor cerebral nos 9 meses subsequentes[7].

Mesmo que a grande maioria dos pacientes da clínica psiquiátrica não tenham seus quadros clínicos decorrentes de tumores cerebrais, outras patologias neurológicas podem estar associadas às mais diversas manifestações neuropsiquiátricas. Há algumas recomendações para que esses pacientes sejam encaminhados para uma investigação com exames de imagem[8,9]:

- Condição neurológica prévia.
- História familiar de doença neurológica.
- Psicose de início recente.
- História de traumatismo cranioencefálico (TCE).
- Manifestação *delirium-like*.
- Mudança abrupta de personalidade.
- Anorexia sem sintomas de dismorfismo.
- Recorrência de sintomas psiquiátricos em pacientes previamente controlados.
- Pré-eletroconvulsionoterapia (ECT).
- Associação entre sintomas psiquiátricos e sintomas neurológicos recentes e progressivos, como cefaleia e crises epilépticas.

MANIFESTAÇÕES NEUROPSIQUIÁTRICAS

A literatura carece de estudos controlados avaliando sintomas neuropsiquiátricos em pacientes com tumores cerebrais. Atualmente, grande parte da informação disponível se resume a relatos e séries de casos. As maiores séries publicadas sobre o tema datam da década de 1930. Ao longo dos anos, observaram-se algumas dificuldades com as publicações da área devido a mudanças na nomenclatura psiquiátrica e de parâmetros clínicos, comprometendo a consistência diagnóstica e as avaliações estatísticas, evidenciando grandes intervalos nas estimativas de prevalência[10].

Pacientes com tumor cerebral têm alto risco para desenvolverem sintomas psiquiátricos. Keschner e Strauss relataram que 78% de 530 pacientes com tumor cerebral tinham sintomas psiquiátricos. Por outro lado, os autores também encontraram tais sintomas como a primeira manifestação clínica de tumor cerebral em 18% dos pacientes[11]. Gupta e Kumar encontraram, em análise retrospectiva, 21% de sintomas psiquiátricos como as primeiras manifestações de meningiomas em indivíduos a partir da quinta década de vida, destacando-se os sintomas de afetividade[12]. Há também correlação entre a intensidade do edema peritumoral e a presença de sintomas psiquiátricos nesses pacientes[13].

Entre as manifestações neuropsiquiátricas descritas nos portadores de tumores cerebrais, temos: depressão, apatia, psicose, alterações de personalidade, alterações cognitivas, distúrbios alimentares, assim como a combinação dessas manifestações.

Mais além, os sintomas psiquiátricos não refletem, necessariamente, o envolvimento de uma área específica do cérebro, mas de vias neuronais, de forma que sinais e sintomas psiquiátricos podem ocorrer diante de tumores localizados em diversas regiões do cérebro (Figura 1). Diversos fatores podem contribuir para a miríade de manifestações neuropsiquiátricas:

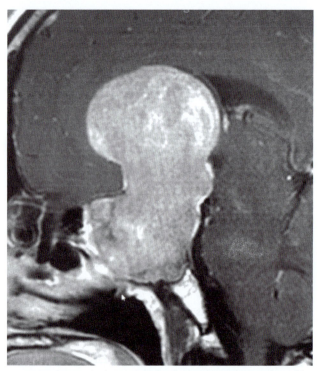

Figura 1 Ressonância magnética, corte sagital, após a administração de contraste evidencia grande lesão selar com expansão supraselar e frontal, compatível com macroadenoma de hipófise. O paciente apresentava alterações endocrinológicas, distúrbio alimentar e quadro depressivo de início recente.

características histológicas, localizações topográficas, diásquise e edema cerebral[1]. Portanto, os sintomas neuropsiquiátricos não devem ser utilizados, em princípio, como critério para a localização do tumor cerebral[12]. Algumas exceções merecerem ser mencionadas:

- Associação entre pacientes com sintomas alimentares anorexia-*like* sem dismorfismo corporal, visto que a maioria deles foram diagnosticados com tumores na região hipotalâmica[14].
- Tumores diencefálicos e da região hipofisária que podem resultar em alterações vegetativas, hiperfagia, hipersonia e depressão[13].

Além disso, o tratamento cirúrgico, radioterápico ou medicamentoso e as perspectivas prognósticas que cercam a evolução da doença oncológica também têm impacto na gênese das manifestações neuropsiquiátricas observadas durante o curso da doença.

Ainda que haja grande prevalência de sintomas psiquiátricos nos portadores de tumores cerebrais, poucas medidas são adotadas no sentido de identificar oportunamente tais ocorrências, impedindo a instituição de medidas terapêuticas pertinentes. Quadros de depressão e ansiedade em pacientes com tumores cerebrais são frequentemente subestimados e não diagnosticados, sendo atribuídos ao contexto diagnóstico e prognóstico da neoplasia, impedindo a abordagem adequada por profissional especializado em detrimento das necessidades vinculadas ao tratamento do tumor. Dessa forma, mesmo no pequeno grupo em que o quadro psiquiátrico é identificado, apenas parte receberá o tratamento adequado[9].

Fazer o diagnóstico de transtornos psiquiátricos nessa população pode ser desafiador. Frequentemente, os pacientes não são bons informantes, sendo necessário a presença de um acompanhante ou familiar para complementar com dados possivelmente relevantes. Avaliações neuropsicológicas podem trazer informações valiosas para um diagnóstico aprimorado, principalmente quando há alterações cognitivas sutis[15].

As manifestações psiquiátricas podem ocorrer em todas as etapas evolutivas da doença, desde antes do diagnóstico, mas também a partir do diagnóstico, devido a aspectos prognósticos da doença e à programação terapêutica. Da mesma forma, após o tratamento cirúrgico e durante eventual tratamento complementar com quimioterapia e/ou radioterapia é comum a ocorrência de distúrbios da esfera psiquiátrica. Assim, é fundamental que seja dispensada atenção às possíveis repercussões psiquiátricas durante a assistência aos pacientes com tumores cerebrais, permitindo identificação precoce e oportuna e, consequentemente, a indicação de uma terapêutica específica.

Como forma de organizar e facilitar a compreensão deste tema, serão abordadas a seguir as principais manifestações neuropsiquiátricas separadamente: disfunção cognitiva, transtornos do humor, ansiedade, psicose, alterações comportamentais e de personalidade.

Alterações cognitivas

As funções cognitivas são associadas aos processos de atenção, percepção, pensamento, memória e raciocínio, sendo conhecidas como funções cerebrais superiores, essenciais para a manutenção da autonomia para as atividades de vida diária.

A ocorrência de déficits cognitivos em pacientes com os mais variados tipos de tumores cerebrais é frequente, sendo reportada em cerca de 90% dos pacientes antes do início do tratamento[16,17].

Outros fatores, como o uso de anticonvulsivantes e corticosteroides, assim como os efeitos do tratamento neurocirúrgico, quimioterápico e radioterápico, também podem comprometer as funções cognitivas no curso da doença. Algum grau de comprometimento cognitivo, ainda que transitório, tanto inicial como tardiamente ao diagnóstico e ao tratamento da neoplasia cerebral, é verificado em cerca de 50-90% dos pacientes submetidos à radioterapia cerebral[9].

Transtornos de humor

A depressão é o principal diagnóstico psiquiátrico dentre os transtornos de humor em pacientes com tumor cerebral. A prevalência de depressão nessa população com tumor primário de SNC varia conforme os critérios utilizados e o ambiente da avaliação. Rooney et al. encontraram uma prevalência de 15-20%

de depressão em pacientes com glioma[18]. Já no estudo de Mainio et al. foi encontrada uma prevalência de 44% de depressão nos pacientes com tumor cerebral, tanto primário como metastático, em qualquer fase da doença. Esse tema assume grande relevância devido aos impactos significativos na qualidade de vida do paciente. A depressão foi associada a comprometimento da funcionalidade, disfunção cognitiva, diminuição na qualidade de vida e sobrevida reduzida[19].

Não há consenso sobre a frequência de ideação suicida nesses pacientes. Brinkman et al., em análise retrospectiva de pacientes adultos que sobreviveram a um tumor cerebral na infância, encontraram que cerca de 12% deles tiveram ideação suicida em algum momento da doença[20]. Pacientes diagnosticados com tumores do SNC têm um risco 8 vezes maior de cometer suicídio nas primeiras 12 semanas após o diagnóstico do que indivíduos de controle[21]. Assim como na população psiquiátrica geral, o risco de suicídio deve ser sempre avaliado e as devidas precauções tomadas prontamente.

As causas de depressão nessa população ainda não foram completamente elucidadas. Uma visão biopsicossocial parece ser a mais adequada para compreender essa questão. Tipo histológico, mediadores inflamatórios e tamanho do tumor devem ser levados em consideração. Há alguma evidência que tumores no lobo frontal estão mais associados com sintomas depressivos[22]. Além disso, depressão prévia, história familiar de transtornos psiquiátricos e comprometimento cognitivo parecem aumentar o risco de depressão nesses pacientes[22,23], da mesma forma que medicações anticonvulsivantes, quimioterapia e corticosteroides.

Não há, até o momento, nenhum instrumento específico utilizado para o diagnóstico de depressão em pacientes com tumor cerebral. Um estudo de revisão sugere a HADS (subscala de depressão) e PH-9 como *screening* inicial[24]. Litofsky et al. avaliaram 598 pacientes com glioma de alto grau e que foram submetidos à cirurgia. Cerca de 93% deles reportaram sintomas consistentes com depressão no pós-operatório nas escalas utilizadas, enquanto 22% dos pacientes foram classificados com o mesmo quadro pelos médicos que os atenderam[25]. Se houver qualquer suspeita de quadro depressivo, uma avaliação neuropsiquiátrica deve ser realizada.

O diagnóstico de depressão nesses pacientes nem sempre é fácil, visto que praticamente todos os sintomas que configuram o transtorno depressivo maior podem estar presentes. Rooney et al. observaram que pessoas próximas tendem a ver maior gravidade na depressão do que os próprios pacientes. Por outro lado, os acompanhantes podem ser mais confiáveis quando se trata de sintomas objetivos como sono, apetite, alterações na psicomotricidade e fadiga[26]. É importante lembrar que os cuidadores também devem ser avaliados e assistidos psicológica e emocionalmente, visto que podem ter inclusive prevalência maior de sintomas depressivos e ansiosos do que os próprios pacientes, impactando diretamente na qualidade do cuidado[27].

Não há, até o momento, ensaios clínicos randomizados para o tratamento de depressão em pacientes com tumor de SNC. Diante do excesso de intervenções a que esses pacientes estão submetidos (cirurgia, radioterapia, quimioterapia, corticosteroides, drogas antiepilépticas), recomenda-se o uso de medicações que interajam pouco com o citocromo P450 (CYP450). A maioria dos antidepressivos atuam como inibidores. É prudente escolher alguma medicação com pouca ação no CYP450, como por exemplo a sertralina[10]. Antidepressivos tricíclicos devem ser usados com cautela devido à sedação e aos efeitos colinérgicos, além de diminuírem o limiar convulsivo, tal como a bupropiona. O uso de estimulantes pode ser considerado. Um estudo aberto com poucos pacientes encontrou que o uso de metilfenidato pode ser efetivo na melhora do humor, na lentificação psicomotora e na disfunção cognitiva[28].

Há apenas dois estudos utilizando intervenções psicossociais com resultados positivos, principalmente na melhora de sintomas depressivos, ansiosos e na qualidade de vida[29], porém a própria autora reconhece a escassez de estudos que delineariam melhores intervenções.

Além do quadro depressivo, outras manifestações podem ocorrer. Há relatos de sintomas maniformes em pacientes com lesões no hemisfério cerebral direito[13]. Euforia e subestimação da doença foram relatados particularmente nos tumores do lobo frontal do mesmo lado[30].

Transtornos de ansiedade

Receber a notícia de um tumor cerebral é indiscutivelmente uma situação delicada. Além do diagnóstico em si, o início do acompanhamento pode trazer diversas inseguranças e incertezas enquanto se aguarda definições quanto ao tipo histológico, à localização do tumor e quais as consequências das mais diversas abordagens terapêuticas.

Apesar do decréscimo no estigma relacionado ao câncer nas últimas quatro décadas, ao se tratar de um tumor cerebral, essa questão pode estar presente diante das repercussões do diagnóstico, mudanças comportamentais pré e pós-tratamento e readequação social[31]. É importante lembrar que uma parcela considerável (20-40%) desses pacientes terá epilepsia associada[32], uma das doenças mais estigmatizadas da neurologia[33].

Alguns estudos avaliaram a prevalência de ansiedade nessa população. Devido diferenças metodológicas, as taxas variaram de 13-75% dos pacientes. Parece haver uma preponderância naqueles com tumores no hemisfério cerebral direito. Arnold et al.[34] encontraram prevalência maior de ansiedade no gênero feminino, naqueles com baixo nível educacional e tumores de baixo grau[34].

Aparentemente, há uma tendência na redução dos sintomas ansiosos após o tratamento (cirurgia ou radioterapia), demonstrando uma possível relação da natureza reacional com a sintomatologia ansiosa inicial[35].

Não há, até o momento, ensaios clínicos randomizados para o tratamento desses pacientes. Um pequeno estudo aberto demonstrou que a pregabalina pode contribuir para a redução de ansiedade, aumento de qualidade de vida e controle de crises convulsivas em pacientes com epilepsia associada ao tumor cerebral[36].

Os benzodiazepínicos podem ser uma opção terapêutica interessante, porém devem ser utilizados com cautela pelo risco de sedação excessiva, além de poder causar desinibição ou agitação nos pacientes com comprometimento cognitivo. O uso de antipsicóticos em baixa dose pode auxiliar no manejo da ansiedade, mas deve-se atentar ao risco de diminuição do limiar convulsivo, principalmente com clorpromazina e atípicos (p. ex., quetiapina e olanzapina). Esses últimos também podem causar alterações metabólicas significativas, especialmente se utilizados em conjunto com corticosteroides. Assim como para depressão, deve-se considerar medicação com pouco efeito no citocromo P450, sendo a sertralina uma boa opção terapêutica.

Psicose

Sintomas psicóticos podem ocorrer em cerca de 20% dos pacientes[13]. Tumores em diversas topografias cerebrais podem cursar com tais manifestações, principalmente glândula pituitária e lobo temporal. O que pode variar é a fenomenologia dos sintomas. No lobo temporal, a alucinação auditiva é uma manifestação relativamente frequente. Delírios e alterações formais de pensamento podem estar presentes; porém, diferentemente da esquizofrenia, geralmente não ocorrem alterações afetivas significativas.

É importante lembrar que pacientes com diagnóstico de primeiro surto psicótico devem realizar exames de imagem cerebral para investigação de organicidade, apesar da baixa incidência de tumor cerebral nessa população.

O manejo adequado é essencial para a qualidade de vida do paciente e seus acompanhantes, podendo ser utilizados antipsicóticos de primeira e segunda geração. Deve-se atentar para o risco de redução no limiar convulsivo e sedação, principalmente com clorpromazina, olanzapina, quetiapina e clozapina, além de problemas metabólicos.

Alterações comportamentais e de personalidade

Alterações comportamentais e de personalidade são frequentemente relatadas. No entanto, há uma grande dificuldade em definir tais alterações devido às mudanças constantes da nomenclatura e pouca sistematização dos instrumentos utilizados. A maior parte das descrições advém de relatos ou séries de casos. Mesmo assim, elas levam como base as alterações neurológicas provocadas por outras condições, como trauma ou epilepsia.

Inicialmente, as manifestações tendem a ser discretas e ficam mais evidentes conforme a progressão da doença. Além disso, pode haver uma exacerbação nos traços de personalidade pré-mórbidos[15].

Há uma alta prevalência dessas alterações nos pacientes com tumores do lobo frontal. Acompanhantes referem que as alterações de personalidade estão relacionadas à piora na qualidade de vida[38].

Em relação aos tumores de lobo frontal, deve-se especificar a qual região se está referindo, devido sua grande relevância no que é denominado comportamento social[39]. Pode-se dividir o córtex do lobo frontal em três topografias principais com manifestações características:

- Orbitofrontal – associado a labilidade afetiva, alterações de humor, impulsividade, comportamento social prejudicado e desinibição.
- Dorsolateral – alterações no humor, funções executivas, memória de trabalho e planejamento.
- Pré-frontal medial – questões motivacionais, principalmente apatia.

Tal discriminação é meramente didática pois, na prática, frequentemente há sobreposição entre essas manifestações (Figura 2).

Recentes avanços da neurociência têm questionado as antigas descrições de alterações comportamentais e de personalidade e sua associação com a localização do tumor. Sabe-se, por exemplo, que tumores do lobo temporal e região cerebelar podem cursar com manifestações típicas do lobo frontal. Provavelmente, isso ocorre em decorrência de lesões em circuitos subcorticais específicos. Outro ponto importante é a piora nas manifestações frontais com o uso de algumas medicações específicas, principalmente corticosteroides e anticonvulsivantes.

Uma abordagem psicoterápica e psicoeducacional para os pacientes e seus familiares pode contribuir para a resolução de problemas e auxiliá-los a lidar com a nova realidade. Antidepressivos e antipsicóticos podem auxiliar nos comportamentos disruptivos e agressivos. Se tal medida for contraindicada, propranolol já se mostrou eficaz em controlar a agitação e a agressividade nos pacientes com lesões cerebrais adquiridas[40].

TRATAMENTO

O tratamento dos tumores cerebrais produtores de sintomas psiquiátricos deve seguir os mesmos critérios empregados no tratamento habitual desses tumores, baseando-se nos achados radiológicos e na repercussão neurológica imposta. O tratamento neurocirúrgico pode envolver a ressecção exclusiva do tumor, ou procedimentos paliativos, como biópsias ou derivação ventrículo-peritoneal em casos nos quais haja hidrocefalia com sinais de hipertensão intracraniana.

O tratamento medicamentoso também pode ser empregado de forma exclusiva ou adjuvante ao tratamento cirúrgico, com quimioterápicos e corticosteroides. Da mesma forma, a radioterapia possui papel importante no tratamento de parte dos tumores cerebrais.

A abordagem do quadro psiquiátrico associado aos tumores cerebrais deve ser iniciada mesmo antes do tratamento cirúrgico, o que possibilita melhora adicional da qualidade de vida e maior aderência ao tratamento oncológico.

CONSIDERAÇÕES FINAIS

As manifestações neuropsiquiátricas dos tumores cerebrais proporcionam um grande desafio diagnóstico e de manejo clínico. O avanço dos métodos radiológicos, neurofisiológicos e de testes de avaliação neuropsicológica tem aprofundado o conhecimento sobre o funcionamento integrado das vias neuronais no SNC, proporcionando novas formas de avaliação e abordagens terapêuticas que poderão contribuir sobremaneira para melhorar a qualidade de vida dos pacientes e seus familiares. Devido à complexidade do tema, é imprescindível a articulação de uma equipe multidisciplinar para melhor seguimento dos pacientes e instituição de tratamento individualizado.

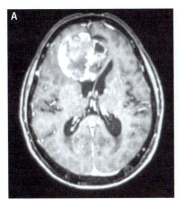
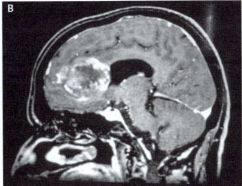
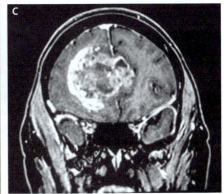

Figura 2 Imagens de ressonância magnética nos planos axial (A), sagital (B) e coronal (C) ilustram glioblastoma multiforme frontal e paciente com manifestações de apatia e alterações afetivas.

Vinheta clínica

Paciente de 32 anos, do gênero feminino, foi levada pela família a um pronto-socorro psiquiátrico em razão de alterações comportamentais nas últimas 2 semanas. Inicialmente, passou a se retrair, ficar isolada no seu quarto, ter pouco contato com familiares e autocuidado prejudicado. Após alguns dias, passou a dizer que se sentia perseguida por vizinhos, conseguia ouvi-los falando mal dela através da parede, estava extremamente irritada, reduziu ingesta alimentar, dormia poucas horas por noite e ameaçava constantemente a família pois não acreditavam nela.

Foi internada na ala psiquiátrica do hospital, com hipótese diagnóstica de primeiro surto psicótico e introduzido risperidona 2 mg à noite, além da solicitação de exames subsidiários. No primeiro dia de internação, apresentou subitamente crise tônico-clônica generalizada, sendo prontamente medicada com diazepam e hidantalizada e encaminhada para enfermaria clínica aos cuidados da neurologia. Os exames laboratoriais não apresentaram alterações significativas. A ressonância magnética de crânio encontrou tumoração frontal E, medindo 4,0 x 4,0 x 5,0 cm, com suspeita de glioma (Figura 3).

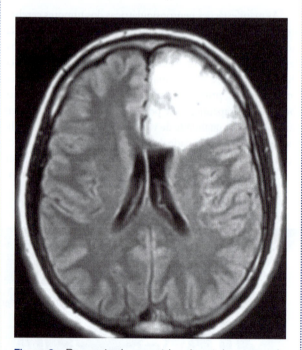

Figura 3 Ressonância magnética de crânio mostrando tumoração frontal E, medindo 4,0 x 4,0 x 5,0 cm, com suspeita de glioma.

A hipótese diagnóstica foi de psicose secundária a tumor cerebral. A paciente foi submetida à tratamento neurocirúrgico com ressecção total da lesão, como demonstrado na ressonância magnética pós-operatória da Figura 4.

A paciente apresentou boa evolução, recuperando-se bem da cirurgia. Houve resolução do quadro psicótico momentaneamente, tal como ausência de crises convulsivas. Em discussão multidisciplinar, optou-se por manter medicação antiepiléptica e risperidona, 2 mg, temporariamente para posterior reavaliação ambulatorial, além de seguimento com neuropsicologia para reabilitação cognitiva.

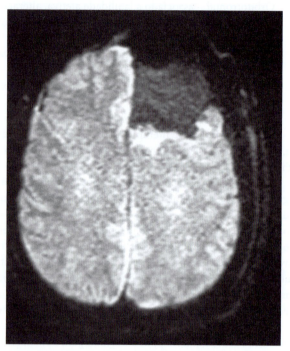

Figura 4 Ressonância magnética pós-operatória.

Para aprofundamento

- Madhusoodanan S, Ting MB, Farah T, Ugur U. Psychiatric aspects of brain tumors: a review. World J Psychiatry. 2015;5(3):273-85.
    ⇨ Revisão sobre as principais manifestações neuropsiquiátricas de pacientes com tumores cerebrais.
- Boele FW, Rooney AG, Grant R, Klein M. Psychiatric symptoms in glioma patients: From diagnosis to management. Neuropsychiatric Disease and Treatment. 2015;11:1413-20.
    ⇨ Diagnóstico e manejo de sintomas psiquiátricos em pacientes diagnosticados com glioma.
- Holland JC, Breitbart WS, Jacobsen PB, Lederberg MS, Loscalzo MJ, McCorkle R (eds.). Psycho-oncology. 2. ed. [S.l.]: Oxford University Press; 2010.
    ⇨ Primeiro livro publicado na área da psico-oncologia, continua sendo uma das principais referências da literatura mundial sobre o tema.

REFERÊNCIAS BIBLIOGRÁFICAS

1. Boele FW, Rooney AG, Grant R, Klein M. Psychiatric symptoms in glioma patients: From diagnosis to management. Neuropsychiatr Dis Treat. 2015;11:1413-20.
2. Hussin S, Yusoff SSM, Zin FM, Ghani ARI. Frontal meningioma with psychiatric symptoms. J Family Med Prim Care. 2018;7(1):252-4.
3. Cagney DN, Martin AM, Catalano PJ, Redig AJ, Lin NU, Lee EQ, et al. Incidence and prognosis of patients with brain metastases at diagnosis of systemic malignancy: A population-based study. Neuro Oncol. 2017;19(11):1511-21.
4. Santos AF. Metástases cerebrais. Revista Neurociências. 2001;9:20-26.
5. Beyer MK, Dalaker TO, Greve OJ, Pignatiello SE, Agartz I. A population study of Norwegian psychiatric patients referred for clinical brain scanning. BJPsych Open. 2018;4(3):149-56.
6. Vernooij MW, Ikram MA, Tanghe HL, Vincent AJ, Hofman A, Krestin GP, et al. Incidental findings on brain MRI in the general population. N Engl J Med. 2007;357(18):1821-8.
7. **Benros ME, Laursen TM, Dalton SO, Mortensen PB. Psychiatric disorder as a first manifestation of cancer: a 10-year population-based study. Int J Cancer. 2009;124(12):2917-22.**
   ⇨ Importante estudo populacional dinamarquês, evidência sintomas psiquiátricos como primeira manifestação de câncer, entre eles de SNC.
8. Rego T, Velakoulis D. Brain imaging in psychiatric disorders: Target or screen? BJPsych Open. 2019;5(1):E4.
9. Makale MT, McDonald CR, Hattangadi-Gluth JA, Kesari S. Mechanisms of radiotherapy-associated cognitive disability in patients with brain tumours. Nat Rev Neurol. 2017;13(1):52-64.
10. Arciniegas D, Yudofsky S, Hales R (eds.). Textbook of neuropsychiatry and clinical neurosciences. 6. ed. [S.l.]: The American Psychiatric Association Publishing; 2018.
11. Keschner MBM, Strauss I. Mental symptom associated with brain tumor: a study of 530 verified cases. JAMA. 1938:714-8.
12. Gupta RK, Kumar R. Benign brain tumours and psychiatric morbidity: a 5-years retrospective data analysis. Aust N Z J Psychiatry. 2004;38(5):316-9.
13. **Madhusoodanan S, Ting MB, Farah T, Ugur U. Psychiatric aspects of brain tumors: a review. World J Psychiatry. 2015;5(3):273-85.**
    ⇨ Trabalho de referência no tema e que sintetiza as manifestações psiquiátricas nos tumores cerebrais.
14. Madhusoodanan S, Danan D, Moise D. Psychiatric manifestations of brain tumors: Diagnostic implications. Expert Rev Neurother. 2007;7(4):343-9.
15. Holland JC, Breitbart WS, Jacobsen PB, Lederberg MS, Loscalzo MJ, McCorkle R (eds.). Psycho-oncology. 2. ed. [S.l.]: Oxford University Press; 2010.
16. Tucha O, Smely C, Preier M, Lange KW. Cognitive deficits before treatment among patients with brain tumors. Neurosurgery. 2000;47(2):324-33.
17. **Coomans MB, van der Linden SD, Gehring K, Taphoorn MJB. Treatment of cognitive deficits in brain tumour patients: Current status and future directions. Curr Opin Oncol. 2019;31(6):540-7.**
    ⇨ Considerações a respeito do tratamento de déficit cognitivo em pacientes com tumor cerebral.
18. **Rooney AG, Carson A, Grant R. Depression in cerebral glioma patients: a systematic review of observational studies. J Natl Cancer Inst. 2011;103(1):61-76.**
    ⇨ Revisão de estudos observacionais do tratamento de depressão em pacientes com glioma.
19. Mainio A, Hakko H, Niemelä A, Koivukangas J, Räsänen P. Depression in relation to anxiety, obsessionality and phobia among neurosurgical patients with a primary brain tumor: A 1-year follow-up study. Clin Neurol Neurosurg. 2011;113(8):649-53.
20. Brinkman TM, Liptak CC, Delaney BL, Chordas CA, Muriel AC, Manley PE. Suicide ideation in pediatric and adult survivors of childhood brain tumors. J Neurooncol. 2013;113(3):425-32.
21. Fang F, Fall K, Mittleman MA, Sparén P, Ye W, Adami HO, et al. Suicide and cardiovascular death after a cancer diagnosis. N Engl J Med. 2012;366(14):1310-8.
22. Wellisch DK, Kaleita TA, Freeman D, Cloughesy T, Goldman J. Predicting major depression in brain tumor patients. Psychooncology. 2002;11(3):230-8.
23. Starkweather AR, Sherwood P, Lyon DE, McCain NL, Bovbjerg DH, Broaddus WC. A biobehavioral perspective on depressive symptoms in patients with cerebral astrocytoma. J Neurosci Nurs. 2011;43(1):17-28.
24. **Pranckeviciene A, Bunevicius A. Depression screening in patients with brain tumors: A review. CNS Oncol. 2015;4(2):71-8.**
    ⇨ Revisão que avalia o screening de depressão em pacientes com tumor de SNC.
25. Litofsky NS, Farace E, Anderson F, Meyers CA, Huang W, Laws ER, et al. Depression in patients with high-grade glioma: results of the Glioma Outcomes Project. Neurosurgery. 2004;54(2):358-66.
26. Rooney AG, McNamara S, Mackinnon M, Fraser M, Rampling R, Carson A, et al. Screening for major depressive disorder in adults with glioma using the PHQ-9: a comparison of patient versus proxy reports. J Neurooncol. 2013;113(1):49-55.
27. Petruzzi A, Finocchiaro CY, Lamperti E, Salmaggi A. Living with a brain tumor: Reaction profiles in patients and their caregivers. Support Care Cancer. 2013;21(4):1105-11.
28. Meyers CA, Weitzner MA, Valentine AD, Levin VA. Methylphenidate therapy improves cognition, mood, and function of brain tumor patients. J Clin Oncol. 1998;16(7):2522-7.
29. Kangas M. Psychotherapy interventions for managing anxiety and depressive symptoms in adult brain tumor patients: a scoping review. Front Oncol. 2015;5:116.
30. Belyi BI. Mental impairment in unilateral frontal tumors: Role of the laterality of the lesion. Int J Neurosci. 1987;32(3-4):799-810.
31. **Chambers SK, Grassi L, Hyde MK, Holland J, Dunn J. Integrating psychosocial care into neuro-oncology: Challenges and strategies. Front Oncol. 2015;5:41.**
    ⇨ Integração dos cuidados psicossociais na área da neuro-oncologia.
32. Maschio M. Brain tumor-related epilepsy. Curr Neuropharmacol. 2012;10(2):124-33.
33. Baker GA, Brooks J, Buck D, Jacoby A. The stigma of epilepsy: a European perspective. Epilepsia. 2000;41(1):98-104.
34. Arnold SD, Forman LM, Brigidi BD, Carter KE, Schweitzer HA, Quinn HE, et al. Evaluation and characterization of generalized anxiety and depression in patients with primary brain tumors. Neuro Oncol. 2008;10(2):171-81.
35. Kilbride L, Smith G, Grant R. The frequency and cause of anxiety and depression amongst patients with malignant brain tumours between surgery and radiotherapy. J Neurooncol. 2007;84(3):297-304.
36. Maschio M, Dinapoli L, Sperati F, Pace A, Fabi A, Vidiri A, et al. Effect of pregabalin add-on treatment on seizure control, quality of life, and anxiety in patients with brain tumour-related epilepsy: a pilot study. Epileptic Disord. 2012;14(4):388-97.
37. Filley CM, Kleinschmidt-DeMasters BK. Neurobehavioral presentations of brain neoplasms. West J Med. 1995;163(1):19-25.
38. Gregg N, Arber A, Ashkan K, Brazil L, Bhangoo R, Beaney R, et al. Neurobehavioural changes in patients following brain tumour: Patients and relatives perspective. Support Care Cancer. 2014;22(11):2965-72.
39. Shany-Ur T, Rankin KP. Personality and social cognition in neurodegenerative disease. Curr Opin Neurol. 2011;24(6):550-5.
40. Fleminger S, Greenwood RJ, Oliver DL. Pharmacological management for agitation and aggression in people with acquired brain injury. Cochrane Database Syst Rev. 2006(4):CD003299.

13

Neuropsiquiatria dos transtornos psicogênicos

Daniela Kurcgant
Antonio Cesar Ribeiro Devesa da Silva
Inah Carolina Galatro Faria Proença

Sumário

Introdução e aspectos históricos
Classificação
Epidemiologia
Quadros clínicos e diagnóstico neurológico
    Crises não epilépticas psicogênicas (CNEP)
    Transtorno funcional do movimento (TFM)
    DNF com manifestações sensoriais e outros
Abordagem psiquiátrica e diagnóstico abrangente
Teorias psicológicas
Teorias neurobiológicas e estudos de neuroimagem
Tratamento
Considerações finais
Vinheta clínica
Para aprofundamento
Referências bibliográficas

Pontos-chave

- Os DNF estão presentes em até 15% dos pacientes encaminhados para os serviços de neurologia.
- Os DNF podem estar associados a doenças neurológicas, o que pode dificultar o seu diagnóstico.
- O diagnóstico de DNF depende de evidências clínicas positivas; não é um diagnóstico de exclusão.
- Os DNF têm tratamentos que melhoram os sintomas e, principalmente, reduzem as iatrogenias médicas e os impactos psicológicos e sociais.
- O melhor prognóstico dos DNF depende de um diagnóstico precoce e uma comunicação do diagnóstico bem realizada.

INTRODUÇÃO E ASPECTOS HISTÓRICOS

Os transtornos psicogênicos, também denominados distúrbios neurológicos funcionais (DNF) ou transtornos conversivos, são síndromes clínicas, motoras, sensoriais ou cognitivas que não são plenamente justificadas por uma condição médica ou neurológica reconhecida, e que trazem impactos psicológicos e médicos significativos aos pacientes; são de natureza involuntária e por isso devem ser diferenciadas dos transtornos factícios e da simulação. Os transtornos mentais atuais que mais frequentemente se apresentam sob a forma de DNF são os transtornos dissociativo-conversivos, os transtornos de sintomas somáticos e o transtorno de estresse pós-traumático. Na maioria das vezes, esses quadros não são diagnosticados na atenção primária e, mesmo em centros especializados, é comum encontrar pacientes com DNF sendo tratados, por anos, como portadores de doenças neurológicas. Cerca de 15% dos pacientes que procuram os médicos neurologistas apresentam esse distúrbio[1] que, no passado, foi denominado de histeria. A histeria tem uma longa história, mas o interesse maior ocorreu ao final do século XIX, com os neurologistas Jean-Martin Charcot (1825-1893), que introduziu uma concepção anátomo-clínica para a histeria, e Sigmund Freud (1856-1939), que constatou que os sintomas histéricos não obedeciam à distribuição neuroanatômica, mas que tinham um simbolismo próprio para cada paciente[2]. No início do século XX, as pacientes histéricas, que antes eram encontradas nos corredores dos manicômios, desapareceram; depois do advento do eletroencefalograma, a prevalência da histeria não alcançou mais as proporções "epidêmicas" de outrora.

As guerras mundiais trouxeram o ressurgimento da histeria em função da sintomatologia apresentada por soldados, oficiais e pessoas que sofreram os impactos emocionais das guerras[3]. Entretanto, na segunda metade do século XX, o interesse científico pela histeria e as publicações em periódicos especializados, seja no campo da psiquiatria, seja no campo da neurologia, foram interrompidos[4,5], inclusive na terceira edição do *Manual diagnóstico e estatístico de transtornos mentais* (DSM-III)[6], o termo histeria foi retirado e as síndromes histéricas foram desmembradas em diferentes diagnósticos: os transtornos conversivos, os transtornos somatoformes e os transtornos dissociativos. A partir dos anos 1980, com o advento das unidades de monitorização por vídeo-eletroencefalograma e, nos anos 1990, com a eclosão dos exames de imagem, houve um progressivo interesse pelos DNF, com um enorme aumento do número de publicações em periódicos da neurologia, mas que não foi acompanhado pela psiquiatria[4].

Atualmente, existe um reconhecimento da importância dos DNF, seja pelos impactos médicos e psicológicos[7], seja pelos custos econômicos e sociais[8]. As crises não epilépticas psicogênicas (CNEP) e os transtornos funcionais do movimento (TFM) são os DNF mais prevalentes[1]. O menor interesse clínico sobre os DNF e a ausência desse tema na formação médica e nos compêndios especializados acarretaram um prejuízo no desenvolvimento de pesquisas sobre os DNF e no conhecimento sobre esses pacientes. Os psiquiatras, em geral, consideram o transtorno psicogênico um diagnóstico ultrapassado, que deveria ser evitado em função dos preconceitos a ele associado; os neurologistas, por sua vez, aprenderam a ver os sintomas desses pacientes como exagerados ou irreais; os pacientes, por fim, acabam se sentindo pouco compreendidos e, na maioria das vezes, ficam sem tratamento adequado. Com a retomada do interesse pelos DNF, o termo "psicogênico" vem sendo progressivamente substituído por "funcional", termo cunhado, no final do século XIX, por William Gowers, para classificar as doenças do sistema nervoso que fossem transitórias e sem lesão evidente. A justificativa atual desta escolha está na neutralidade do termo "funcional", o que contrastaria com uma série de preconceitos e distorções associados com as palavras com o prefixo "psi"[1]; por outro lado, o risco de prescindir do termo "psicogênico" é restringir esse diagnóstico, sem levar em conta a psicopatologia e a compreensão psicológica desses pacientes, elementos fundamentais para a formulação de um diagnóstico abrangente e para a prescrição de um tratamento específico.

CLASSIFICAÇÃO

A CID-10[9] agrupou os transtornos conversivos e dissociativos sob uma única categoria, os transtornos dissociativos (conversivos), que contém, entre outras, as subcategorias: transtornos motores dissociativos, convulsões dissociativas e anestesia e perda sensorial dissociativas. Essa classificação está baseada na concepção de que ambos os transtornos teriam uma etiopatogenia em comum: a dissociação, que é um mecanismo psicológico que leva a alterações totais ou parciais da consciência. Uma proposta recente da CID-11[10] pretende trazer o distúrbio conversivo de volta ao domínio da neurologia. Essa mudança, segundo especialistas, encorajaria os neurologistas a terem uma maior responsabilidade clínica sobre esses casos, buscando sinais positivos para DNF, e não o tornando apenas um diagnóstico de exclusão[11]. O DSM-5[12] mantém como critérios para o diagnóstico de transtorno conversivo, também denominado transtorno de sintomas neurológicos funcionais, a presença de um ou mais sintomas de função motora ou sensorial alterada

e achados físicos que evidenciem a incompatibilidade entre o sintoma e as condições médicas ou neurológicas apresentadas. Diferente da versão anterior, não é mais necessário que a manifestação inicial do sintoma esteja associada, temporalmente, a um estresse ou trauma, embora o DSM reconheça que esses eventos tenham grande importância para o diagnóstico. Um outro aspecto relevante da quinta edição do DSM é que, embora o diagnóstico de DNF requeira que o sintoma não seja explicado por alguma doença neurológica, é preciso haver achados clínicos que demonstrem incompatibilidade com doença neurológica, ou seja, sinais positivos para DNF.

EPIDEMIOLOGIA

Estudos epidemiológicos sobre os DNF são complexos pela falta de uma definição clara do diagnóstico, e por serem, muitas vezes, subdiagnosticados pelos médicos[12]. Alguns estudos indicam que a incidência de DNF é 4-12 por 100.000 por ano[13], enquanto as CNEP têm uma incidência de 1,5-4,9 por 100.000 por ano[14,15]. A prevalência de DNF é estimada em cerca de 50 por 100.000[16] e de CNEP em 2-33 por 100.000[17]. Entre os pacientes em atendimento neurológico ambulatorial, a prevalência é cerca de 6%[18]. Um outro fator que pode dificultar o diagnóstico dos DNF é a porcentagem relevante de indivíduos que apresentam alguma comorbidade neurológica (10% dos casos), o que pode mascarar o componente funcional[19]. Ao realizar o diagnóstico de DNF, existe, sempre, uma preocupação clínica de tê-lo realizado equivocadamente, ou seja, do paciente ter, de fato, uma doença neurológica. Entretanto, evidências apontam que apenas 4% dos pacientes que receberam o diagnóstico de DNF desenvolveram alguma doença neurológica no período de 5 anos[20]. Os DNF são mais frequentes nas mulheres (60-75%), mas afetam crianças, adolescentes, idosos e homens em qualquer fase da vida[21].

QUADROS CLÍNICOS E DIAGNÓSTICO NEUROLÓGICO

O diagnóstico de DNF é baseado no quadro clínico como um todo, e não pode ser um diagnóstico de exclusão. Por esse motivo, as evidências positivas podem ser, em alguns casos, complementadas com investigações laboratoriais, de imagem, eletroencefalográficas e eletromiográficas. Os sinais positivos, para as diferentes síndromes neurológicas funcionais, vêm sendo, paulatinamente, estabelecidos; embora, ainda com problemas de sensibilidade e especificidade, em função da falta de um padrão-ouro e de estudos duplos-cegos[22]. Além disso, é importante levar em consideração que os pacientes com DNF podem apresentar alguma doença orgânica em comorbidade. Os DNF, em função da plasticidade dos sintomas, podem se apresentar sob uma diversidade de quadros clínicos, como dores, tontura, disfonia, fadiga crônica, o que requer a contribuição de outras especialidades médicas. Neste capítulo serão abordados as crises não epilépticas psicogênicas (CNEP), os transtornos funcionais do movimento (TFM) e as alterações sensoriais.

Crises não epilépticas psicogênicas (CNEP)

As crises não epilépticas psicogênicas, também denominadas crises dissociativas, crises funcionais ou ataques não epilépticos, são eventos paroxísticos semelhantes à crise epiléptica, mas que não é acompanhada de descargas epileptiformes durante a crise, e que são confundidos e, eventualmente, tratados como crise epiléptica[23]. Embora a CNEP possa ocorrer em 20% dos pacientes atendidos em serviços especializados de neurologia[17], o diagnóstico conclusivo de CNEP pode delongar até 8 anos[24], o que é um fator preditivo consistente de pior prognóstico. Além disso, de 5-50% dos pacientes com CNEP também apresentam o diagnóstico de epilepsia[25]. Uma apresentação clínica com quadro grave de crises, número elevado de crises, várias internações hospitalares, ausência de resposta às drogas antiepilépticas, melhoras espontâneas, exames complementares normais, história de abuso e presença de outros DNF levanta a suspeita clínica de CNEP. Com limitações metodológicas, alguns aspectos semiológicos das CNEP vêm sendo investigados na tentativa de diferenciar a CNEP da crise epiléptica, conforme o Quadro 1.

Quadro 1 Elementos semiológicos sugestivos de crises não epilépticas psicogênicas (CNEP) – padrão convulsivo

- Duração de crise maior que 3 minutos.
- Movimentos fora de fase.
- Movimentos assincrônicos.
- Movimento de lateralização da cabeça.
- Curso flutuante.
- Movimento pélvico (exceção em epilepsia frontal).
- Fechamento dos olhos durante a crise.
- Emissão de gritos durante a crise.
- Recuperação mnésica após a crise.

Fonte: adaptado de Avbersek e Sisodiya, 2010[26].

A monitorização por vídeo-eletroencefalograma é considerada o padrão-ouro de diagnóstico de CNEP, entretanto, como este exame nem sempre está disponível, foram estabelecidos pela International League Against Epilepsy (ILAE) os critérios mínimos para o diagnóstico de CNEP, assim como seus níveis de convicção[27], conforme a Tabela 1.

Tabela 1 Níveis de convicção do diagnóstico de crises não epilépticas psicogênicas (CNEP)

Nível de convicção do diagnóstico	Evento testemunhado	Achados eletroencefalográficos
Possível CNEP	Evento relatado pelo paciente ou observado por outra pessoa	Sem atividade epileptiforme interictal
Provável CNEP	Evento observado pelo médico ou registrado em vídeos caseiros	Sem atividade epileptiforme interictal

(continua)

Tabela 1 Níveis de convicção do diagnóstico de crises não epilépticas psicogênicas (CNEP) *(continuação)*

Nível de convicção do diagnóstico	Evento testemunhado	Achados eletroencefalográficos
CNEP clinicamente estabelecida	Evento ou vídeo caseiro observado por médico experiente – semiologia típica de CNEP	Sem atividade epileptiforme durante um evento ictal
CNEP documentada	Evento ou vídeo caseiro observado por médico experiente – semiologia típica de CNEP	Sem atividade epileptiforme durante um evento ictal registrado no vídeo-EEG

Fonte: adaptado de LaFrance et al., 2013[27].

Transtorno funcional do movimento (TFM)

As características clínicas sugestivas do TFM incluem, além do início agudo; o desaparecimento dos sintomas com a distração do paciente e, ao contrário, o aumento dos sintomas quando o paciente presta mais atenção. Em geral, os pacientes se queixam também de fadiga excessiva e demonstram fazer grande esforço durante o exame. O exame neurológico se mostra inconsistente, ou seja, existe uma mudança de padrão ao longo do tempo, e/ou incongruente; isto é, apresenta um quadro clínico incompatível com os padrões das síndromes neurológicas reconhecidas[28]. A Tabela 2 apresenta alguns elementos da história médica e do exame neurológico sugestivos de TFM. Recentemente, foi publicada uma escala de avaliação de sinais sensoriais e motores[29] que conta com testes bastante utilizados, como o teste de Hoover[30]. Embora com problemas metodológicos, esta escala pode ajudar no diagnóstico, diferenciando as DNF dos problemas orgânicos. Os quadros clínicos mais comuns são a fraqueza funcional, os tremores, os distúrbios de postura e marcha e as distonias funcionais.

Tabela 2 Elementos sugestivos de transtorno funcional do movimento (TFM)

História	Exame físico
Início abrupto	Movimentos inconsistentes - Variação ao longo do tempo - Distração reduz o movimento - Atenção aumenta o movimento - Incapacidade seletiva
Curso estável	Movimentos incongruentes com distúrbio orgânico de movimento - Movimentos mistos e bizarros - Movimentos abruptos - Movimentos deflagrados por sugestão
Remissões espontâneas	Movimentos exacerbados ou com lentificação deliberada
Sintomas paroxísticos (exceção nos casos de discinesias)	Perda de sensibilidade ou propagação não anatômica do movimento

Fonte: adaptada de Gupta e Lang, 2009[31].

Fraqueza e paralisia funcionais

A fraqueza funcional tem como característica uma variação de sua gravidade e do seu impacto ao longo do tempo, o que pode ser notado no seguimento das avaliações neurológicas, mas, também, durante um mesmo exame. A falta de força pode ser global ou limitada a um lado do corpo, imitando um derrame e, ainda, pode apresentar o sinal de Hoover positivo – fraqueza da extensão do quadril retorna à força normal com a flexão do quadril contralateral contra a resistência[32].

Tremor funcional

O tremor funcional é caracterizado por frequência e amplitudes variáveis ao longo do exame. O parksonismo funcional se manifesta, em geral, com a expressão de grande fadiga pelo paciente e lentidão para realizar os movimentos. É muito comum ocorrer uma resistência às manobras do exame e notar-se a ausência do sinal de roda denteada. Por outro lado, os movimentos, em um contexto mais espontâneo, como trocar de cadeira ou retirar os sapatos, ocorrem em uma velocidade normal[33].

Alterações funcionais de marcha e postura

Os transtornos funcionais de postura e marcha têm como características frequentes lentidão, astasia-abasia e flexão dos joelhos. Com baixa sensibilidade e alta especificidade, alguns sinais positivos para alterações funcionais da marcha podem ajudar no diagnóstico. Os sinais observados são: flutuações da postura e da marcha ao longo do tempo, lentificação ou hesitação, teste de Romberg com características psicogênicas, posturas pouco espontâneas, marcha com passos curtos e joelhos estendidos ("*walking on ice*"); e marcha com episódios de flexão súbita dos joelhos, não seguida de queda[34]. As alterações funcionais de postura podem incluir espasmos no tronco e, mais raramente, uma flexão anterior extrema da coluna dorsolombar[35].

Distonia funcional

A distonia funcional pode se manifestar em paroxísmos, ou de forma contínua, como no caso da flexão plantar fixa, com torção do pé. Em geral, o início é agudo e acompanhado de dor, o que é raro nas distonias orgânicas, com exceção das distonias cervicais. As distonias funcionais podem ocorrer também na região da cabeça, com contração da rima bucal, unilateral ou bilateral, com possível desvio do mento e da língua. Em geral, quando envolve o fechamento de um olho, ocorre a elevação do supercílio contralateral, e não o ipsilateral[32].

DNF com manifestações sensoriais e outros

Os sinais positivos para alterações funcionais de sensibilidade são menos confiáveis por seu caráter mais subjetivo. Chamam a atenção as avaliações que não são condizentes com os territórios definidos pelos dermátomos como, por exemplo, a perda sensorial nitidamente demarcada pela linha mediana ou pela virilha[36]. Distúrbios funcionais de visão podem apresentar resultados de testes incompatíveis como, por exemplo, o campo visual tubular[32]. Outros distúrbios funcionais incluem as vertigens e tonturas, os distúrbios da fala e os distúrbios cognitivos.

ABORDAGEM PSIQUIÁTRICA E DIAGNÓSTICO ABRANGENTE

De maneira geral, os pacientes com DNF apresentam um padrão de comunicação próprio, com uma falta de objetividade para descrever os seus sintomas. No caso da CNEP, os pacientes com epilepsia tendem a conceituar suas crises de forma mais precisa, enquanto os pacientes com CNEP têm relatos vagos, nos quais as CNEP são utilizadas como metáforas[37]. Outra característica dos pacientes com DNF é a forte crença na natureza orgânica dos seus sintomas, sem associá-los a possíveis fatores estressores, inclusive negando sintomas depressivos ou ansiosos[13]. Por este motivo, esses pacientes buscam pela confirmação de seu diagnóstico neurológico em prontos-socorros e consultórios médicos, correndo o risco de se exporem a algum tipo de iatrogenia médica. Muito frequentemente, esses pacientes não se sentem compreendidos, inclusive, pelos profissionais de saúde, que podem considerá-los simuladores[38].

Embora a classificação de diagnósticos psiquiátricos atuais procure diferenciar os transtornos dissociativos, transtornos conversivos, e transtornos de sintomas somáticos, a experiência clínica mostra que essas fronteiras não são tão distintas, e que os pacientes podem apresentar mais de uma manifestação funcional associada. No caso das CNEP, cerca de 70% dos pacientes apresentam outros sintomas conversivos, como paralisias, distúrbios de movimento e alterações de linguagem[39]. A comorbidade psiquiátrica nos pacientes com DNF é alta. Os quadros depressivos e ansiosos são estimados entre 20-40%[7]. No caso de CNEP, o déficit intelectual, e os transtornos de personalidade emocionalmente instável e histriônico são bastante relevantes.

Os fatores de risco predisponentes reconhecidos são: ser mulher jovem; apresentar algum transtorno de personalidade; coexistência de outros problemas de saúde; e dificuldades nas relações interpessoais[40]. A presença de trauma na infância é relatada em aproximadamente 90% dos pacientes com CNEP[41] e, também, relevante nos TFM[42]. Conhecer pessoas ou familiares com alguma doença neurológica é um fator de risco para TFM ou CNEP[43]. A negligência de cuidados ou doença na infância, a privação socioeconômica e o convívio com famílias disfuncionais podem ser consideradas, às vezes, situações traumáticas. Os fatores precipitantes contam com raros estudos epidemiológicos; entretanto, a observação clínica aponta que estressores graves como abuso, *bullying*, conflitos e dilemas insuportáveis para o paciente podem deflagrar os sintomas conversivos. Problemas prévios de saúde (síncopes, acidentes, cirurgias), problemas legais, problemas na escola e problemas no trabalho (sobrecarga, assédio) também são comuns.

Os fatores perpetuantes das DNF incluem as crenças na doença neurológica e a percepção de que os sintomas são graves e irreversíveis[44]. A incerteza do diagnóstico e o recebimento de benefícios sociais são bem importantes[45]. Outros fatores perpetuantes são a superproteção dos familiares, o abandono escolar, a restrição de atividades profissionais e sociais, além da dependência para as atividades da vida diária. A hostilização do paciente por parte dos familiares ou profissionais de saúde pode agravar a DNF.

O diagnóstico abrangente de DNF compreende, para além dos sinais neurológicos positivos, o diagnóstico do transtorno mental que se apresenta como DNF, as comorbidades psiquiátricas, os eventuais diagnósticos de transtorno de personalidade e déficit intelectual, o levantamento dos fatores psicossociais envolvidos e a compreensão psicológica de como esses fatores se relacionam com os sintomas dos pacientes, ou seja, seus ganhos primários e secundários. O tempo de doença, os impactos médicos e psicológicos e a gravidade do quadro também devem ser estabelecidos.

TEORIAS PSICOLÓGICAS

Diferentes teorias psicológicas contribuem para a compreensão dos fenômenos conversivos. A teoria psicodinâmica teve sua origem nas observações clínicas e na teoria psicanalítica do médico neurologista Sigmund Freud (1856-1939) que, ao tratar de pacientes com sintomas conversivos, observou que esses desapareciam, inicialmente, sob hipnose e, depois, quando a paciente falava livremente. Freud, então, teorizou que os sintomas seriam causados pelo afastamento de impulsos inaceitáveis à consciência, por meio da repressão, produzindo os sintomas conversivos. O objetivo da psicoterapia seria, então, trazer à consciência os pensamentos e sentimentos reprimidos e, por conseguinte, levar a um desaparecimento dos sintomas[46]. Para Freud, a "conversão" seria a "transformação da excitação psíquica em sintomas somáticos, tão característica da histeria". Atualmente, algumas das teorias neurobiológicas sobre DNF, baseadas em estudos de neuroimagem, corroboram a ideia de Freud, apontando para uma interação anormal entre emoção e atividade motora, o que justificariam os sintomas conversivos e a indiferença de alguns dos pacientes com relação aos sintomas[47]. Os conceitos de Freud de ganho primário e ganho secundário também têm importância na compreensão psicológica dos casos. O ganho primário é quando o sintoma conversivo atua como uma defesa psicológica contra algum conflito interno, de natureza inconsciente; enquanto o ganho secundário, que pode ser de natureza consciente, diz respeito às vantagens obtidas em estar doente, como a maior atenção dos familiares ou alguma ajuda financeira[48]. O modelo social de doença de Parsons chamou a atenção para alguns aspectos do papel de doente que é, em geral, eximido de suas responsabilidades sociais. David Mechanic demonstrou como os sintomas são influenciados pelas expectativas culturais, sociais e de gênero, além de serem modulados por experiências prévias de doença, fatores situacionais e necessidades adaptativas[48].

As formas de aprendizado também ajudam a compreender como se estabelecem os comportamentos e são a base das terapias cognitivo-comportamentais. Entre as principais teorias, destacam-se o condicionamento clássico de Ivan Pavlov (1849-1936), o condicionamento operante de B. F. Skinner (1904-1990)

e a aprendizagem social de Albert Bandura (1925-). De acordo com o condicionamento clássico, estímulos neutros, emparelhados repetitivamente com um estímulo incondicionado, ocasionam a mesma resposta obtida pelo estímulo incondicionado, tornando-se, assim, um estímulo condicionado[46]. Esse tipo de condicionamento pode justificar, em alguns casos, o surgimento da CNEP. Por exemplo, no caso de pareamento entre um episódio de síncope e um quadro de ansiedade, nas situações ansiogênicas subsequentes, o paciente apresentará CNEP. No condicionamento operante, as consequências de um comportamento podem determinar o aumento ou a diminuição de sua frequência[46]. Por exemplo, levar um paciente ao pronto-socorro, após ele ter apresentado uma CNEP, aumenta a chance de o paciente apresentar uma nova CNEP. Na aprendizagem social, o comportamento pode ser adquirido pela simples observação de outros indivíduos. Por exemplo, uma crise epiléptica pode servir de modelo para CNEP. Um outro elemento neuropsicológico importante nas DNF é a desregulação da atenção que, por provável disfunção de vias nervosas, observadas nos estudos de imagem, não possibilitam a integração entre as informações coletadas pelo sistema sensorial e o planejamento do movimento, o que gera noções equivocadas sobre o próprio corpo, além de alterações na percepção e nos movimentos[49]. Finalmente, um modelo mais integrativo propõe que fatores como as respostas às emoções, inerentes ou aprendidas, as crenças sobre doença e os modelos de doença possam contribuir para a formação do esboço de um sintoma que, no contexto de uma inibição deficiente, pode ser ativado por estímulos internos ou externos percebidos como ameaçadores. As evitações fóbicas, os distúrbios de humor e de ansiedade e a provável plasticidade do sistema nervoso são características que perpetuam os sintomas[50].

TEORIAS NEUROBIOLÓGICAS E ESTUDOS DE NEUROIMAGEM

Embora as teorias neurobiológicas que explicam os DNF tenham uma longa história, houve, no século XX, uma falta de interesse sobre o assunto, o que acarretou um menor conhecimento sobre as DNF, quando comparados a outros transtornos mentais e neurológicos. O uso de técnicas modernas, em particular, os exames de imagem funcional, possibilitam a investigação dos mecanismos subjacentes aos DNF; embora, ainda com um número reduzido de pacientes. Outro problema é o fato da maioria dos estudos não avaliar os pacientes antes e depois do tratamento[51]. No que concerne aos DNF, uma das primeiras questões a serem respondidas é o quanto os déficits motores funcionais, como, por exemplo, a paralisia funcional, são uma forma inconsciente de simulação, uma mera ausência de movimento voluntário ou um distúrbio mais específico do controle motor. Vários estudos, com diferentes técnicas e paradigmas, demonstraram padrões distintos de ativação cerebral entre os pacientes com déficits funcionais e pessoas que simulavam os mesmos déficits motores[52,53]. Constatou-se, então, que os pacientes com distúrbio neurológico funcional motor mostram um padrão de hipoativação das vias motoras

13 • NEUROPSIQUIATRIA DOS TRANSTORNOS PSICOGÊNICOS | 1103

corticais e subcorticais, sem o recrutamento das regiões pré-frontais e parietais; o que, possivelmente, indica uma alteração na integração sensório-motora e reflete uma percepção genuína dos pacientes de que eles não conseguem ter controle sobre os seus movimentos[54]. Uma série de outros estudos apontam para uma disfunção da integração sensório-motora. Um estudo com ressonância magnética funcional comparou a atividade cerebral durante uma ação motora voluntária (um tremor intencionalmente produzido) e um tremor funcional involuntário, e revelou, durante a apresentação do tremor funcional involuntário, uma hipoatividade da junção temporoparietal direita[55]. A junção temporoparietal direita é reconhecida por estar relacionada à noção de agência do movimento, ou seja, o estudo aponta para uma alteração da percepção de controle do próprio movimento.

Atualmente, existem evidências científicas que demonstram a associação entre história de traumas e abusos sofridos na infância e a presença de DNF. Entretanto, poucos estudos procuram responder o motivo pelo qual esses sintomas de DNF são produzidos e como eles são desencadeados por potenciais fatores emocionais. Vários estudos de imagem em pessoas adultas, com desregulação emocional, que tiveram história documentada de abuso e negligência na infância indicam uma alteração da atividade da amídala[56]. Além disso, estudos mais recentes[47,55] apontam para uma alteração da regulação límbica, com aumento da atividade da amígdala, mediadas pelo córtex pré-frontal mesial e estruturas subcorticais, incluindo os núcleos de base. Esses estudos indicam não somente para uma interação anormal entre as estruturas límbicas e o planejamento motor, mas também para a importância dos fatores psicológicos traumáticos sobre a fisiopatologia dos DNF[54].

TRATAMENTO

Existem evidências sobre a eficácia de intervenções psicológicas e reabilitação física, isoladas ou combinadas, para os DNF. Entretanto, novos estudos são necessários para determinar a intensidade e duração das intervenções terapêuticas, o valor da combinação de tratamentos e a melhor modalidade de tratamento para cada paciente[32]. No caso específico do tratamento das CNEP, estudos controlados apontam que a psicoterapia cognitivo-comportamental é eficaz no controle das CNEP, na redução do uso dos serviços de saúde e na melhora da qualidade de vida[57]. Uma vez que parte significativa dos pacientes com DNF apresentam curso crônico ou recorrente, propõe-se um conjunto de boas práticas clínicas para o manejo desses transtornos desenvolvidos pelo Projeto de Epilepsia e Psiquiatria do Instituto de Psiquiatria do Hospital das Clínicas da Faculdade de Medicina da Universidade de São Paulo (PROJEPSI-IPq-H-CFMUSP), cujos objetivos são:

- Remissão e controle das síndromes neurológicas funcionais.
- Redução das intervenções médicas desnecessárias.
- Reabilitação funcional e psicossocial.
- Melhora da qualidade de vida.

Essa abordagem envolve uma série de medidas que devem ser desenvolvidas junto aos pacientes e familiares, ao longo dos atendimentos, de maneira persistente e esperançosa. O médico que gerencia o caso estabelece um plano de tratamento individualizado, que envolve outros profissionais da saúde – psicólogos, fisioterapeutas, enfermeiros, terapeutas ocupacionais, assistentes sociais, fonoaudiólogos e educadores físicos – que trazem contribuições diferenciadas ao tratamento. Seguem as boas práticas clínicas para atendimento de pacientes com DNF:

1. Comunicação terapêutica do diagnóstico de DNF. Sabe-se que se a comunicação bem realizada pode reduzir os sintomas e a utilização do sistema de saúde, enquanto a comunicação pouco clara ou hostil reduz a chance de tratamento[58]. Os elementos da comunicação encontram-se no Quadro 2.

Quadro 2 Comunicação terapêutica de distúrbios neurológicos funcionais (DNF)

- Comunicar a ausência da doença neurológica, após retomar todo o processo de diagnóstico com o paciente e familiares.
- Validar a presença de diagnóstico de DNF como um problema real e verdadeiro.
- Enfatizar a natureza médica do problema.
- Ressaltar os aspectos positivos da DNF, como a menor necessidade de intervenções médicas urgentes e a possibilidade de cura.
- Checar com o paciente sua compreensão do diagnóstico.
- Ajudar o paciente na elaboração das emoções; podem ocorrer alívio e esperança; revolta pelos diagnósticos equivocados anteriores; às vezes, há culpa e vergonha junto aos familiares e médicos; e indiferença ou dúvidas.
- Recomunicação do diagnóstico em todas as consultas.
- Comunicação do diagnóstico para outras pessoas que saberão como agir diante dos sintomas, ajudando no tratamento.
- Convite ao tratamento, estimulando o paciente a realizar mudanças.

- Modelo conceitual de doença. Oferecer um modelo de doença que facilite a compreensão do problema; enfatizar que se trata de um diagnóstico médico, não provocado por lesão, tumor, ou inflamação do sistema nervoso (doença funcional do sistema nervoso), de natureza involuntária, com causa multifatorial e prognóstico mais benigno.
- Relação terapêutica e uniformização. Expressar respeito e interesse genuínos pelo paciente, com validação do sofrimento e demonstração de conhecimento pleno do caso e dos DNF. Todos os envolvidos no tratamento devem adotar o mesmo modelo conceitual de doença, utilizando os mesmos termos para nomeá-los.
- Somatização e redução de danos. O paciente deve realizar consultas frequentes com o médico que gerencia o tratamento e que estabelece as condutas para as situações emergenciais ou para o caso do surgimento de novos sintomas.
- Estratégias de controle dos sintomas específicos. O uso de diários ajuda na definição das situações precipitadoras dos

sintomas. O uso de técnicas de controle de estresse pode reduzir os sintomas. A meditação, por exemplo, conduz a estados mentais menos condicionados aos estímulos sensoriais e menos reativos às circunstâncias externas[59].

- Abordagem dos transtornos psiquiátricos, problemas psicológicos e trauma. Tratamentos psicofarmacológicos e psicoterapias específicas devem ser indicados quando necessário. A partir do vínculo de confiança, experiências traumáticas devem ser investigadas e o profissional de saúde deve estar preparado para lidar com as emoções decorrentes da revelação. No caso do diagnóstico de transtorno de estresse pós-traumático e reação aguda ao estresse existem indicações de tratamentos específicos.
- Manejo de problemas psicossociais. Muitos problemas de comunicação e relacionamento familiar podem ser abordados nas consultas médicas. Situações mais específicas podem ter indicação de psicoterapia, grupos de autoajuda e orientação do serviço social.
- Estimular a autonomia do paciente. A crença equivocada em uma doença neurológica faz com que muitas das atividades da vida diária do paciente (tomar banho, vestir-se, alimentar-se, dormir, andar na rua) sejam realizadas com ajuda ou sob supervisão. O grau de autonomia deve ser mapeado e um plano gradual de metas deve ser traçado. A reabilitação física deve ser progressiva e mais centrada no treino de movimentos funcionais e automáticos, como andar e sentar-se, e menos nos sintomas e nas queixas do paciente[32].
- Orientação de familiares e cuidadores. A crença equivocada na doença neurológica gera reações superprotetoras; por outro lado, não é incomum a culpabilização e a hostilização do paciente pelos familiares e cuidadores, o que podem piorar os sintomas.
- Mudanças de comportamento e crenças. Aos poucos, deve-se propor mudanças nas rotinas do paciente e dos familiares, envolvendo uma volta às atividades escolares, profissionais, esportivas e de lazer, além do convívio social.

CONSIDERAÇÕES FINAIS

O subdiagnóstico dos DNF, a comunicação do diagnóstico mal realizada e a falta de tratamentos adequados podem, ao longo do tempo, levar a uma piora dos sintomas e à incapacitação dos pacientes. Muitos pacientes, mesmo com um bom entendimento e aceitação do diagnóstico, podem continuar a apresentar sintomas, em função de conflitos de interesse que envolvem aspectos litigiosos ou financeiros. Atualmente, sabe-se que os fatores preditivos negativos para os DNF são o tempo de sintomas antes do diagnóstico correto e os transtornos de personalidade; enquanto melhores prognósticos estão associados com a idade de início mais jovem e um diagnóstico mais precoce. Por outro lado, mesmo em cenários pouco favoráveis, o tratamento pode reduzir a exposição dos pacientes às iatrogenias, reduzindo o impacto médico, psicológico, social e econômico.

Vinheta clínica

Paciente do gênero feminino, com 22 anos, estudante de veterinária, procurou atendimento especializado por apresentar crises diárias, com padrão convulsivo, que não responderam ao tratamento com duas drogas antiepilépticas. Recentemente, em função de uma crise que durou 30 minutos, a paciente foi internada no pronto-socorro, com diagnóstico de estado de mal convulsivo, mas não foi entubada. Há cerca de 1 ano, durante uma aula ao ar livre, a paciente teve um "apagão"; ela estava em pé, por bastante tempo, e desmaiou. Os exames cardiológicos realizados na época estavam normais. Desde então, a paciente passou a ficar mais preocupada com sua saúde, principalmente, porque ela estava com planos de morar em outra cidade, longe de sua família, para um estágio. Inicialmente, ela passou a apresentar crises de "desmaios" quando se sentia muito cansada, principalmente, antes das provas. Entretanto, há 1 mês, as crises passaram a ser diárias, com padrão convulsivo. A paciente e seus familiares estão muito preocupados; seu sono piorou e ela deixou de ir às aulas regularmente.

Exames realizados: exames laboratoriais, ressonância magnética de crânio e dois eletroencefalogramas normais. A paciente teve um desenvolvimento neuropsicomotor normal na infância, com exceção de dois episódios de crise febril. Sempre foi uma aluna dedicada, mas tímida e com poucos amigos. A paciente relatou também um episódio de abuso sexual na infância. Durante a monitorização por vídeo-eletroencefalograma, a paciente apresentou dois eventos, com padrão convulsivo, validados pela família. Após a avaliação neurológica e psiquiátrica, constatou-se que a paciente não apresentava atividade epileptiforme interictal ou ictal. Ela recebeu o diagnóstico de CNEP, no contexto de um transtorno conversivo, e transtorno de ansiedade generalizada. Na formulação causal, chamaram a atenção os traços de perfeccionismo e o abuso (fatores predisponentes), o episódio de síncope (fator precipitador) e a preocupação excessiva dos pais, além da redução de exigências da faculdade (fatores perpetuadores). A paciente está bastante ambivalente entre ir ou não para o estágio externo; entretanto, em função das crises, esta decisão foi adiada (ganho primário) e ela passou a receber mais atenção dos pais e colegas (ganho secundário). A partir do estabelecimento de uma relação terapêutica, foi realizada a comunicação do diagnóstico, que deixou a paciente e seus familiares bastante aliviados. Após 6 meses de tratamento, a paciente não foi mais ao pronto-socorro, parou de utilizar drogas antiepilépticas, voltou às aulas e apresentou redução significativa das crises, com o objetivo de zerá-las.

Para aprofundamento

- Ludwig L, Pasman JA, Nicholson T, Aybek S, David AS, Tuck S, et al. Stressful life events and maltreatment in conversion (functional neurological) disorder: Systematic review and meta-analysis of case-control studies. Lancet Psychiatry. 2018;5(4):307-20.

⇨ Metanálise que discute os fatores estressores nos DNF e corrobora as mudanças dos critérios de diagnóstico do transtorno conversivo do DSM-5, mas questiona os critérios da CID-11.

- Bègue I, Adams C, Stone J, Perez DL. Structural alterations in functional neurological disorder and related conditions: A software and hardware problem? Neuroimage Clin. 2019;22:101798.

  ⇨ Revisão sistemática sobre as alterações estruturais de neuroimagem em pacientes com DNF, com discussão sobre a fisiopatologia dos DNF.

- O'Neal MA, Baslet G. Treatment for patients with a functional neurological disorder (conversion disorder): An integrated approach. Am J Psychiatry. 2018;175(4):307-14.

  ⇨ Artigo de revisão que sobre a integração entre a psiquiatria e a neurologia no tratamento dos DNF.

REFERÊNCIAS BIBLIOGRÁFICAS

1. Hallett M, Stone J, Carson A. Preface. Handb Clin Neurol. 2016;139:ix-x.
2. Trillat E. Conversion disorder and hysteria. In: Berrios G, Porter R (eds.). A history of clinical psychiatry: The origin and history of psychiatric disorders. London/New Brunswick (New Jersey): The Athlone Press; 1995. p.433-41.
3. Palmer IP. War-based hysteria – the military perspective. In: Halligan P, Bass C, Marshall J (eds.). Contemporary approaches to the study of hysteria. Oxford: Oxford University Press; 2001. p.12-35.
4. Kurcgant D, Ayres JR. Crise não epiléptica psicogênica: História e crítica de um conceito. Hist Cienc Saude Manguinhos. 2011;18(3):811-28.
5. Stone J. Neurologic approaches to hysteria, psychogenic and functional disorders from the late 19th century onwards. Handb Clin Neurol. 2016;139:25-36.
6. American Psychiatric Association (APA). Manual diagnóstico e estatístico de transtornos mentais (DSM-III). 3. ed. Porto Alegre: Artmed; 1980.
7. Carson A, Stone J, Hibberd C, Murray G, Duncan R, Coleman R, et al. Disability, distress and unexployment in neurology outpatients with symptoms 'unexplained by disease'. J Neurol Neurosurg Psychiatry. 2011;82:810-3.
8. Magee JA, Burke T, Delanty N, Pender N, Fortune GM. The economic cost of nonepileptic attack disorder in Ireland. Epilepsy Behav. 2014;33:45-8.
9. Organização Mundial da Saúde (OMS). Classificação dos transtornos mentais e do comportamento da CID-10: descrições clínicas e diretrizes diagnósticas. Porto Alegre: Artmed; 1993.
10. World Health Organization. International classification of diseases 11th revision (ICD-11). Disponível em: https://icd.who.int/.
11. Stone J, Hallett M, Carson A, Bergen D, Shakir R. Functional disorders in the neurology section of ICD-11: A landmark opportunity. Neurology. 2014;83(24):2299-2301.
12. American Psychiatric Association (APA). Manual diagnóstico e estatístico de transtornos mentais (DSM-5). 5. ed. Porto Alegre: Artmed; 2014.
13. Stone J, Warlow C, Sharpe M. The symptom of functional weakness: a controlled study of 107 patients. Brain. 2010;133(Pt 5):1537-51.
14. Sigurdardottir KR, Olafsson E. Incidence of psychogenic seizures in adults: a population-based study in Iceland. Epilepsia. 1998;39(7):749-52.
15. Duncan R, Razvi S, Mulhern S. Newly presenting psychogenic nonepileptic seizures: incidence, population characteristics, and early outcome from a prospective audit of a first seizure clinic. Epilepsy Behav. 2011;20(2):308-11.
16. Akagi H, House A. The epidemiology of hysterical conversion. In: Halligan PW, Bass C, Marshall JC (eds.). Contemporary approaches to the study of hysteria: Clinical and theoretical perspectives. Oxford: Oxford University Press; 2001. p. 73-87.
17. Benbadis SR, Allen Hauser W. An estimate of the prevalence of psychogenic non-epileptic seizures. Seizure. 2000;9(4):280-1.
18. Stone J, Carson A, Duncan R, Coleman R, Roberts R, Warlow C, et al. Symptoms 'unexplained by organic disease' in 1144 new neurology ou-t-patients: how often does the diagnosis change at follow-up? Brain. 2009;132(Pt 10):2878-88.
19. Stone J, Carson A, Duncan R, Roberts R, Coleman R, Warlow C, et al. Which neurological diseases are most likely to be associated with "symptoms unexplained by organic disease". J Neurol. 2012;259(1):33-8.
20. **Stone J, Smyth R, Carson A, Lewis S, Prescott R, Warlow C, et al. Systematic review of misdiagnosis of conversion symptoms and "hysteria". BMJ. 2005;331(7523):989.**

    ⇨ Revisão sistemática sobre o diagnóstico de DNF que apontou que esse diagnóstico se mostrou correto em 96% dos casos, nos 5 anos subsequentes ao diagnóstico.
21. Carson A, Lehn A. Epidemiology. Handb Clin Neurol. 2016;139:47-60.
22. Gasca-Salas, Lang AE. Neurologic diagnostic criteria for functional neurologic disorders. Handb Clin Neurol. 2016;139:193-212.
23. Gates JR. Epidemiology and classification of non-epileptic events. In: Gates JR, Rowan AJ (eds.). Non-Epileptic Seizures. Boston: Butterworth-Heinemann; 2000. p. 3-14.
24. Kerr WT, Janio EA, Le JM, Hori JM, Patel AB, Gallardo NL, et al. Diagnostic delay in psychogenic seizures and the association with anti-seizure medication trials. Seizure. 2016;40:123-6.
25. Reuber M, Elgerba CE. Psychogenic nonepileptic seizures: Review and update. Epilepsy Behav. 2003;4:205-16.
26. Avbersek A, Sisodiya S. Does the primary literature provide support for clinical signs used to distinguish psychogenic nonepileptic seizures from epileptic seizures? J Neurol Neurosurg Psychiatry. 2010;81(7):719-25.
27. LaFrance Jr WC, Baker GA, Duncan R, Goldstein LH, Reuber M. Minimum requirements for the diagnosis of psychogenic nonepileptic seizures – a staged approach: A report from the International League Against Epilepsy Nonepileptic Seizures Task-Force. Epilepsia. 2013;54(11):2005-18.
28. Espay AJ, Lang AE. Phenotype-specific diagnosis of functional (psychogenic) movement disorders. Curr Neurol Neurosci Rep. 2015;15(6):32.
29. **Daum C, Gheorghita F, Spatola M, Stojanova V, Medlin F, Vingerhoets F, et al. Interobserver agreement and validity of bedside 'positive signs' for functional weakness, sensory and gait disorders in conversion disorder: A pilot study. J Neurol Neurosurg Psychiatry. 2015;86(4):425-30.**

    ⇨ Estudo preliminar sobre a confiabilidade de alguns sinais neurológicos como evidências positivas para o diagnóstico de DNF.
30. Stone J, Zeman A, Sharpe M. Functional weakness and sensory disturbance. J Neurol Neurosurg Psychiatry. 2002;73(3):241-5.
31. Gupta A, Lang AE. Psychogenic movement disorders. Curr Opin Neurol. 2009;22(4):430-6.
32. **Espay AJ, Aybek, S, Carson A, Edwards MJ, Goldstein LH, Hallett M, et al. Current concepts in diagnosis and treatment of functional neurological disorders. JAMA Neurology. 2018;75(9):1132-41.**

    ⇨ Artigo de revisão que apresenta as evidências científicas mais recentes sobre o diagnóstico e o tratamento dos DNF.
33. Jankovic J. Diagnosis and treatment of psychogenic parkinsonism. J Neurol Neurosurg Psychiatry. 2011;82(12):1300-3.
34. Lempert T, Brandt T, Dieterich M, Huppert D. How to identify psychogenic disorders of stance and gait: A video study in 37 patients. J Neurol. 1991;238(3):140-6.
35. Skidmore F, Anderson K, Fram D, Weiner W. Psychogenic camptocormia. Mov Disord. 2007;22(13):1974-5.
36. Stone J, Vermeulen M. Functional sensory symptoms. Handb Clin Neurol. 2016;139;329-41.
37. Reuber M, Micoulaud-Franchi JA, Gülich E. Comment ce que disent les patients peut nous renseigner sur leurs crises non épileptiques psychogènes. Neurophysiologie Clinique/Clinical Neurophysiology. 2014;44(4):375-88.
38. Marchetti RL, Valiengo LCL, Proença ICGF. Diagnóstico de crises não epilépticas psicogênicas: Aspectos psiquiátricos. In: Marchetti RL, Proença ICGF (orgs.). Manual prático de neuropsiquiatria de epilepsia. Rio de Janeiro: Elsevier; 2019. p. 107-13.
39. Reuber M. Psychogenic nonepileptic seizures: Answers and questions. Epilepsy Behav. 2008;12(4):622-35.
40. Creed FH, Davies I, Jackson J, Littlewood A, Chew-Graham C, Tomenson B, et al. The epidemiology of multiple somatic symptoms. J Psychosom Res. 2012;72(4):311-7.
41. **Beghi M, Cornaggia I, Magaudda A, Perin C, Peroni F, Cornaggia CM. Childhood trauma and psychogenic nonepileptic seizures: A**

review of findings with speculations on the underlying mechanisms Epilepsy Behav. 2015;52(Part A):169-73.

⇨ Revisão sistemática sobre a associação entre abuso na infância e CNEP que inclui estudo brasileiro.

42. Kranick S, Ekanayake V, Martinez V, Ameli R, Hallett M, Voon V. Psychopathology and psychogenic movement disorders. Mov Disord. 2011;26(10):1844-50.

43. Asadi-Pooya AA, Emami M. Demographic and clinical manifestations of psychogenic non epileptic seizures: the impact of co-existing epilepsy in patients or their family members. Epilepsy Behav. 2013;27(1):1-3.

44. Moss-Morris R, Chalder T. Illness perceptions and levels of disability in patients with chronic fatigue syndrome and rheumatoid arthritis. J Psychosom Res. 2003;55(4):305-8.

45. Hingray C, Maillard L, Hubsch C, Vignal JP, Bourgognon F, Laprevote V, et al. Psychogenic nonepileptic seizures: Characterization of two distinct patient profiles on the basis of trauma history. Epilepsy Behav. 2011;22(3):532-6.

46. Cordioli AV, Alves LPC, Valdívia L, Rocha NS. As principais psicoterapias: Fundamentos teóricos, técnicas, indicações e contraindicações. In: Cordioli AV, Grevet H (orgs.). Psicoterapias: Abordagens atuais. 4. ed. Porto Alegre: Artmed; 2019. p. 28-45.

47. **Aybek S, Nicholson TR, Zelaya F, O'Daly O, Craig TJ, David AS, et al. Neural correlates of recall of life events in conversion disorder. JAMA Psychiatry. 2014;71(1):52-60.**

⇨ **Artigo que discute possíveis correlações entre as concepções de Freud sobre repressão e conversão e os achados dos estudos de neuroimagem.**

48. Carson A, Ludwig L, Welch K. Psychologic theories in functional neurologic disorders. Handb Clin Neurol. 2016;139:105-20.

49. Edwards MJ, Adams RA, Brown H, Parees I, Friston KJ. A bayesian account of "hysteria". Brain. 2012;135(Pt 11):3495-3512.

50. Brown RJ, Reuber M. Towards an integrative theory of psychogenic non-epileptic seizures (PNES). Clin Psychol Rev. 2016;47:55-70.

51. Edwards MJ. Neurobiologic theories of functional neurologic disorders. Handb Clin Neurol. 2016;139:131-7.

52. Spence SA, Crimlisk HL, Cope H, Ron MA, Grasby PM. Discrete neurophysiological correlates in prefrontal cortex during hysterical and feigned disorder of movement. Lancet. 2000;355(9211):1243-4.

53. van Beilen M, Jong BM, Gieteling EW, Renken R, Leenders KL. Abnormal parietal function in conversion paresis. PLoS One. 2011;6(10):E25918.

54. Aybek S, Vuilleumier P. Imaging studies of functional neurologic disorders. Handb Clin Neurol. 2016;139:73-84.

55. Voon V, Gallea C, Hattori N, Bruno M, Ekanayake V, Hallett M. The involuntary nature of conversion disorder. Neurology. 2010;74(3):223-8.

56. Woon FL, Hedges DW. Hippocampal and amygdala volumes in children and adults with childhood maltreatment-related posttraumatic stress disorder: a meta-analysis. Hippocampus. 2008;18(8):729-36.

57. LaFrance WC, Reuber M, Goldstein LH. Management of psychogenic nonepileptic seizures. Epilepsia. 2013;54(Suppl 1):53-67.

58. Monzoni CM, Duncan R, Grunewald R, Reuber M. How do neurologists discuss functional symptoms with their patients? A conversation analytic study. J Psychosom Res. 2011;71:377-83.

59. Wielgosz J, Goldberg SB, Kral TRA, Dunne JD, Davidson RJ. Mindfulness meditation and psychopathology. Annu Rev Clin Psychol. 2019;15:285-316.

60. Stone J, Zeman A, Simonotto E, Meyer M. FMRI in patients with motor conversion symptoms and controls with simulated weakness. Psychosom Med. 2007;69(9):961-9.

14

Neuropsiquiatria da dor

Leandro da Costa Lane Valiengo
Gabriel Taricani Kubota
Luciana Mendonça Barbosa
Daniel Ciampi A. de Andrade

Sumário

Introdução
Classificação da dor
Epidemiologia da dor crônica
Abordagem do paciente com dor crônica
    Investigação da etiologia da dor
    Abordagem translacional da dor
Considerações gerais sobre o tratamento do doente com dor crônica
    O que fazer e o que não fazer
    Quando encaminhar para o médico especialista em dor?
    A influência de aspectos psiquiátricos na dor
    A relação da circuitaria neurológica da dor crônica com a dos transtornos psiquiátricos
Papel do psiquiatra
Principais quadros encontrados
Vinheta clínica
Para aprofundamento
Vinheta clínica
Referências bibliográficas

Pontos-chave

- O primeiro passo da avaliação do doente com dor crônica é a investigação de lesões ou doenças que podem tê-la provocado. Para tanto, anamnese e exame físico direcionados são fundamentais.
- Os principais mecanismos de dor ou síndromes dolorosas são: nociceptiva, neuropática, nociplástica ou nocidisplástica e mista.
- Além de atentar-se às possíveis interações farmacológicas entre as medicações para controle álgico e aquelas em uso pelo doente por outras razões, é interessante explorar o efeito das diferentes classes medicamentosas.
- Há situações complexas que requerem avaliação de profissionais especializados na abordagem da dor crônica

---

"A tristeza que não tem vazamento em lágrimas pode fazer os órgãos chorarem."
Henry Maudsley, 1963 (tradução livre)

INTRODUÇÃO

Apesar de ser um fenômeno corriqueiro e fundamental para a manutenção da integridade física, a dor é um conceito de difícil definição. Essa dificuldade é abertamente reconhecida pela comunidade científica desde ao menos o último século. Sir Tomas Lewis, proeminente cardiologista que viveu entre o final do século XIX e o início do século XX, escreveu no prefácio do sua monografia sobre o tema: "A reflexão me diz que eu estou tão longe de ser capaz de definir dor que a tentativa pode não servir a qualquer propósito útil". Grande parte desta dificuldade provém do amplo leque de significados, descrições clínicas e mecanismos fisiopatológicos que esse conceito compreende. Neste contexto, diversas definições para o termo foram descritas na literatura. À luz dos avanços científicos obtidos nas últimas décadas sobre este tópico, a Associação Internacional para Estudos em Dor (IASP) publicou em março de 2020 uma revisão da definição de dor que vinha sendo empregada por ela desde 1979. De acordo com essa revisão: "Dor é uma experiência sensitiva e emocional desagradável, associada, ou semelhante àquela associada, a uma lesão tecidual ou potencial".

Esta definição traz alguns elementos que devem ser apreciados com maior detalhe. Primeiramente, ele enfatiza o fato de que a dor não é simples sinonímia de nocicepção. De fato, a capacidade sensorial de perceber estímulos álgicos é apenas um de seus componentes. A dor também apresenta dimensões cognitivo-simbólica (na qual o indivíduo dá significado à percepção da dor de forma consciente ou inconsciente), afetiva-límbica (que compreende as fortes reações emocionais desencadeadas pela dor) e comportamentais (que inclui as modificações do comportamento do indivíduo, que podem aliviar, exacerbar ou prolongar a dor). Adiciona-se ainda a isso o fato de que a dor é uma experiência essencialmente subjetiva, construída a partir das vivências individuais e continuamente influenciada por aspectos biológicos, psicológicos e sociais. Torna-se evidente, portanto, a relevância que os processos psíquicos têm na gênese e percepção individual da dor.

CLASSIFICAÇÃO DA DOR

Primeiramente, deve-se diferenciar conceitualmente a dor aguda da crônica. A dor aguda é um fenômeno adaptativo, frequentemente associado a um dano tecidual, que sinaliza a presença de uma lesão real ou iminente e induz modificações dos comportamentos e atitudes do indivíduo. Dessa forma, ela permite evitar que a lesão se estabeleça ou, caso já tenha ocorrido, propicia a recuperação da integridade tecidual. Por outro lado, a dor crônica é um processo mal adaptativo que resulta do prolongamento da dor aguda em decorrência de anormalidades que ocorrem tanto nos tecidos periféricos quanto no sistema nervoso central (SNC), em função de um estímulo nociceptivo de longa duração. São essas anormalidades, denominadas em conjunto de processos de sensibilização central (quando ocorrem no SNC) e periférico (quando localizadas nos tecidos periféricos), que tornam a dor persistente mesmo após a resolução do dano tecidual original.

Levando-se em consideração o acima exposto, nota-se que a diferença entre a dor aguda e a crônica não é apenas temporal, mas também conceitual. A dor aguda geralmente comporta-se como sintoma de uma doença, já a dor crônica é uma entidade nosológica *per si*, que pode ter como substrato uma lesão tecidual crônica ou persistir mesmo após a recuperação da lesão inicial. Como o período de tempo para haver recuperação do dano tecidual é muito variável, é difícil estabelecer critérios temporais genéricos para distinguir-se a dor aguda da crônica. Para fins operacionais, a 11ª edição da Classificação Internacional de Doenças (CID-11) considera dor crônica aquela que é persistente ou recorrente, com duração maior que 3 meses. Ainda, conforme os critérios do CID-11, a dor crônica pode ser subclassificada em 7 tipos: (1) primária; (2) relacionada ao câncer; (3) pós-operatória ou pós-traumática; (4) neuropática; (5) cefaleia e dor orofacial; (6) visceral e (7) musculoesquelética[2].

EPIDEMIOLOGIA DA DOR CRÔNICA

A dor crônica é um problema de saúde pública, acometendo de 7 a 55% da população, segundo estudos de prevalência em diversos países. A grande variedade de prevalência observada decorre de diferenças nas definições e metodologias utilizadas, bem como nas populações e localizações da dor estudadas. Além de muito prevalente, a dor crônica resulta em grande impacto em diversos aspectos da vida dos pacientes, incluindo humor, sono, interação social e produtividade profissional. Ela também resulta em grande demanda por serviços de saúde e, portanto, significativo gasto direto e indireto para a sociedade. De fato, de acordo com o último estudo do *Global Burden of Disease* (GBD)[3], a dor lombar e as cefaleias primárias foram classificadas, respectivamente, em primeiro e segundo lugar entre as principais causas de anos vividos com incapacidade no mundo, logo à frente dos transtornos depressivos.

No Brasil, conforme inquérito populacional, mais de um terço da população julga que a dor crônica compromete suas tarefas habituais, e mais de três quartos a consideram limitante para atividades recreativas, relações sociais e familiares. A dor corresponde a um dos principais sintomas que motivam a procura por assistência médica. A cefaleia, especialmente a do tipo tensão e a enxaqueca, e a dor musculoesquelética, em particular a cervicalgia, a lombalgia e a disfunção temporomandibular, são os tipos de dor crônica mais comuns.

ABORDAGEM DO PACIENTE COM DOR CRÔNICA

Investigação da etiologia da dor

O primeiro passo da avaliação do doente com dor crônica é a investigação de lesões ou doenças que podem tê-la provocado. Para tanto, anamnese e exame físico direcionados são fundamentais. A presença de perda ponderal não explicada pode indicar quadro neoplásico subjacente; tremor e ansiedade, além de dores generalizadas, sugerem sintomas de tireotoxicose; quadros febris prolongados, associados a queda do estado geral e dores difusas podem estar associados a doenças infecciosas como neuroborreliose, hepatite C, HIV; sinais de rigidez matinal, com aumento de volume e temperatura nas articulações, de distribuição simétrica, levantam a suspeição de artrite reumatoide; nódulos de Heberden e Bouchard são observados na osteoartrite; assimetria de membros podem cursar com dor miofascial secundária; lombalgia associada a rigidez matinal, que é pior no repouso e melhora com exercício, pode sinalizar a presença de espondiloartropatias.

O alicerce da avaliação do doente com dor é essencialmente clínico, porém em certos casos, investigação complementar pode ser indicada. Essa investigação poderá incluir exames laboratoriais para diagnóstico de doenças infecciosas, metabólicas, tóxicas ou carenciais; exames de imagem ou testes neurofisiológicos. Enfatiza-se que a investigação complementar deve ser solicitada, de maneira direcionada, de acordo com a suspeição clínica da equipe assistente, com o intuito de evitar a realização de exames prescindíveis, os quais, muitas vezes, aumentam a morbidade e o sofrimento do doente.

A correta identificação e o tratamento da etiologia subjacente à dor, além de poder produzir grande impacto no prognóstico do doente, pode contribuir diretamente no tratamento da dor. Por exemplo, o tratamento da causa de uma neuropatia periférica dolorosa (como diabetes ou deficiências vitamínicas) contribui para melhora da dor neuropática. O tratamento do hipotireoidismo pode resolver o quadro de fraqueza, fadiga e dor difusa. A quimioterapia e a radioterapia podem reduzir a

14 • NEUROPSIQUIATRIA DA DOR | **1109**

dor em casos de compressões ou infiltrações de estruturas nervosas por afecções neoplásicas.

Deve-se lembrar, entretanto, que por definição nem sempre a lesão ou doença que levou à dor crônica ainda está presente. Ademais, há circunstâncias em que a dor crônica surge sem que o paciente tenha apresentado lesão tecidual estrutural em qualquer momento (vide dor nociplástica a seguir).

Abordagem translacional da dor

Os processos fisiopatológicos subjacentes à dor não são particulares às doenças de base do indivíduo. Um mecanismo de dor pode ser comum a diversas doenças, e vários mecanismos diferentes podem ocorrer em um mesmo doente. A correta identificação do(s) mecanismo(s) de dor pertinente(s) ao doente é fundamental, pois a sua estratégia de tratamento é definida a partir desses mecanismos e não da sua doença de base. Ou seja, a terapia da dor baseia-se no conceito translacional ou mecanístico. Os principais mecanismos de dor ou síndromes dolorosas são: nociceptiva, neuropática, nociplástica ou nocidisplástica e mista (Tabela 1). A seguir, descreveremos cada uma

dessas síndromes e as suas respectivas estratégias gerais de tratamento preconizadas.

Dor nociceptiva

A IASP define a dor nociceptiva como a que decorre da lesão real ou potencial do tecido não nervoso e resulta da ativação de nociceptores. Nesse tipo de dor não há comprometimento estrutural ou funcional das vias neuronais somatossensitivas periféricas ou centrais. A dor geralmente é descrita como aperto, peso, pontada, latejamento e/ou queimação. O exame neurológico das sensibilidades é normal, e pode ocorrer alodinia mecânica, hiperalgesia e hiperestesia na região onde a dor localiza-se. Essas alterações geralmente não respeitam o território de inervação de uma determinada estrutura nervosa específica, e resultam de processos centrais e periféricos de sensibilização neuronal[4].

A estratégia de tratamento da dor nociceptiva envolve o emprego de analgésicos simples (dipirona, paracetamol, viminol), anti-inflamatórios não esteroidais e, em circunstâncias específicas, os corticosteroides. Relaxantes musculares de ação central, antidepressivos tricíclicos ou duais e antipsicóticos devem ser

Tabela 1 Sinais e sintomas da dor neuropática, nociceptiva e disfuncional

	Dor neuropática	**Dor nociceptiva**	**Dor disfuncional**
Exemplos	Neuralgia do trigêmeo, dor neuropática central após acidente vascular cerebral, dor radicular, neuralgia pós-herpética	Dor miofascial, fascite plantar, osteoartrite, epicondilite lateral, síndrome do manguito rotador, artrite reumatoide, espondiloartropatias	Enxaqueca, fibromialgia, síndrome da ardência bucal, síndrome do intestino irritável
Descritores clínicos	Dor em queimação, formigamento, choque, agulhada, prurido, sensação de frio dolorosa. Pode ser desencadeada por estímulos tátil ou térmico	Dor em peso, queimação. Costuma estar associada a movimentação. Nas causas inflamatórias, como espondiloartropatias e AR, observa-se rigidez matinal e melhora da dor após movimentação. Na dor miofascial e osteoartrite observa-se piora com movimentação e alívio em repouso	Dor de difícil caracterização, com diferentes descritores (queimação, formigamento, peso, latejante), associada a sintomas em diferentes sistemas digestório, urinário, nervoso periférico e neurovegetativo, cognição sono e humor
Exame físico	Alterações encontradas no exame de sensibilidade no local da dor: hipoestesia mecânica ou térmica ao calor ou ao frio; hiperalgesia mecânica ou térmica ao calor ou frio, disestesia, alodinia mecânica estática ou dinâmica; alodinia térmica ao calor ou ao frio; hiperpatia	Dor miofascial: presença de pontos-gatilho* Dor osteoarticular: alterações biomecânicas e posturais, sinais de hipermobilidade, aumento de volume articular, presença de crepitações, dor à palpação, e, nas causas inflamatórias, aumento da temperatura, rubor	Sem alterações significativas
Potenciais fatores causais ou perpetuantes	Compressões nervosas, lesões nervosas químicas ou actínicas, toxicidade medicamentosa, traumas, infecções, hipotireoidismo, deficiência de vitamina B12, *diabetes melitus*	Dismetria de membros, escoliose, espondilose, osteoartrite, estresse mecânico postural relacionado ao trabalho, lesão por esforço repetitivo, síndrome de hipermobilidade	Traumas e estressores emocionais, infecções, depressão, ansiedade, catastrofismo, sedentarismo, privação de sono

*Pontos- gatilho: regiões musculares de bandas tensas, dolorosas quando palpadas, podendo desencadear a dor referida pelo doente, no caso de pontos-gatilho ativos.

adicionados ao tratamento quando a dor torna-se crônica. Opioides também podem ser utilizados quando ela torna-se refratária.

A dor nociceptiva é a síndrome dolorosa mais comum e inclui osteoartrite, insuficiência arterial e/ou venosa periféricas, metástases ósseas, tendinopatias, dentre outras afecções.

Dor neuropática

A dor neuropática (DN) decorre da lesão ou doença do sistema nervoso somatossensitivo periférico ou central. A DN não deve ser confundida com a dor nociceptiva presente nos doentes neurológicos, resultante da espasticidade ou rigidez.

A DN distribui-se no território de inervação específico da estrutura nervosa acometida e é frequentemente descrita como queimação, formigamento, frio doloroso, choque e/ou alfinetada. Sintomas associados como prurido, parestesias e dormência no local onde se localiza a dor sugerem o mecanismo neuropático. O exame físico pode revelar anormalidades sensitivas positivas ou negativas no território inervado. As positivas incluem a hiperalgesia (percepção aumentada da intensidade do estímulo doloroso), a hiperestesia (percepção aumentada da intensidade do estímulo não doloroso), a alodinia (dor evocada por estímulos habitualmente não dolorosos, como o toque leve de tecidos), a disestesia (percepção anormal estímulo sensitivo) e/ou hiperpatia (dor muito intensa evocada com estímulos dolorosos subliminares repetidos). As anormalidades negativas são representadas pela hipalgesia e hipoestesia térmica e/ou tátil. Anormalidades tróficas (lesões teciduais, amiotrofia, distrofia cutânea e ou dos anexos da pele, dos ossos, dos tendões e articulações) e anormalidades neurovegetativas (hiperemia) podem ser evidenciadas nas regiões acometidas.

O tratamento da DN consiste no uso de anticonvulsivantes analgésicos, antidepressivos tricíclicos ou duais, antipsicóticos, opioides e toxina botulínica, frequentemente combinados entre si. Além do tratamento farmacológico, há evidência de benefício para a psicoterapia, a terapia física e a reabilitação, a neuromodulação invasiva e a não invasiva, e aplicação tópica de anestésicos locais, a infiltração de nervos periféricos com anestésicos locais e a infusão intratecal de opioides.

Dor nociplástica

A dor é considerada nociplástica ou nocidisplástica quando não há evidência de lesão tecidual real ou potencial que ativa os nociceptores, nem de doença ou lesão do sistema somatossensitivo, ou seja, é aquela que não se encaixa nas definições de dor neuropática e de dor nociceptiva. Ela inclui diversas doenças, incluindo-se a migrânea e outras cefaleias primárias, a síndrome complexa da dor regional tipo I, a lombalgia inespecífica crônica e os transtornos dolorosos viscerais funcionais (síndrome do intestino irritável, vulvodinia, síndrome da bexiga dolorosa).

Apesar de agrupadas em um mesmo mecanismo de dor, cada uma dessas doenças têm características clínicas particulares. Por exemplo, doentes com migrânea frequentemente apresentam fenômenos neurovegetativos como náuseas e vômitos, além de hipersensibilidade a estímulos sensoriais (fotofobia, fonofobia e osmofobia). Já doentes com síndrome fibromiálgica podem apresentar obstipação, dispepsia, déficit cognitivo (*fibro fog*), sintomas urinários funcionais e fadiga.

As estratégias terapêuticas para cada uma dessas condições são variadas. Geralmente, utilizam-se de agentes farmacológicos com vários mecanismos de ação, como os antidepressivos tricíclicos ou duais, os gabapentinoides, os miorrelaxantes de ação central (ciclobenzaprina), os agonistas serotoninérgicos, os analgésicos simples e os opioides fracos (tramadol). A farmacoterapia isolada geralmente não resulta em melhora significativa. São as intervenções não farmacológicas que muito beneficiam estes doentes.

Dor mista

Como acima descrito, a classificação sindrômica das condições dolorosas possibilita estabelecer estratégias terapêuticas voltadas ao mecanismo gerador da dor. Mas a dor nociceptiva, neuropática ou nociplástica pura é incomum. Geralmente, na prática clínica mais de um mecanismo de dor ocorrem concomitantemente. Isto constitui a dor mista, ou seja, a dor decorrente da complexa sobreposição de variados tipos de síndromes dolorosas (nociceptiva, neuropática, nociplástica), em diferentes combinações, atuando simultânea e concomitantemente numa mesma região do corpo. Um dos mecanismos geradores da dor pode ser mais importante do que os demais. A participação e importância dos diferentes mecanismos geradores da dor mista podem variar ao longo do tempo. Ainda hoje, não se estabeleceram na literatura linhas de tratamento específicas para a dor mista. Na prática clínica, o tratamento é direcionado para o mecanismo que se considera predominante naquele momento para o doente.

Dor psicogênica

Em 1987, Magni[5] postulou que pacientes com dor sem evidência de depressão, lesões orgânicas, ou de qualquer processo fisiopatológico ao qual a dor possa ser atribuída, seriam diagnosticados como sofrendo de "dor indeterminada". O autor indicou a necessidade de explorar esse subgrupo de pacientes, nos quais os mecanismos da dor poderiam estar relacionados aos mecanismos da depressão, mesmo que os sintomas depressivos formais não fossem encontrados. Desenvolveu-se a partir daí o conceito de dor psicogênica, a saber, aquela não explicada por um fator orgânico ou por processos fisiológicos, mas que seria resultado de fatores comportamentais e psicológicos.

No entanto, o conceito de dor psicogênica tem sido amplamente questionado. Um primeiro ponto de discussão é que a dor crônica não exige a presença de uma lesão tecidual atual. Como já mencionado, a dor pode persistir mesmo após a cura do dano tecidual que a provocou, em função dos processos de sensibilização central e periférica. Ademais, há condições específicas (com características e fenótipos clínicos particulares) em que a dor surge na ausência de lesão tecidual (vide dor nociplástica), e é resultado de alterações do processamento neurológico da dor. Nesses casos, o exame físico e os exames complementares são habitualmente normais. Por outro lado, a gravidade das lesões teciduais nem sempre se correlaciona fortemente com a queixa de dor. Um exemplo frequentemente citado desse fato é a osteoartrite de joelhos, na qual há pequena correlação entre a intensidade relatada de dor local e a gravidade da artropatia avaliada por meio de métodos radiológicos. Nota-se, portanto, que frequentemente é difícil excluir causa orgânica para uma queixa álgica.

Ainda assim, como já discutido, o corpo de evidência atual sugere que há forte relação entre dor crônica, fatores comportamentais e psicológicos e doenças mentais. Porém, essa é uma relação complexa, bidirecional e influenciada por características hereditárias, cognitivas, afetivo-emocionais, ambientais e socioculturais. Nesse contexto, é possível que em alguns casos a queixa de dor seja produzida completamente ou em parte por processos psicológicos. É o caso do transtorno de sintomas somáticos com dor predominante (Quadro 1). Deve se ressaltar, entretanto, que mesmo nesses casos pode haver causa orgânica que provoque dor *de facto*, porém que não justifique a queixa álgica do doente como um todo. Entretanto, muito mais frequentemente na prática clínica o que se encontra são fatores psicológicos que afetam outras condições médicas (Quadro 2), no caso, o quadro álgico. Nesse caso, os fatores psicológicos não geram a dor, mas ampliam o sofrimento e a incapacidade provocada por ela.

Quadro 1 Critérios diagnósticos para transtornos de sintomas somáticos

Transtornos de sintomas somáticos – 300.82 (F45.1)
A. Um ou mais sintomas somáticos que causam aflição ou resultam em perturbação significativa da vida diária
B. Pensamentos, sentimentos ou comportamentos excessivos relacionados aos sintomas somáticos ou associados a preocupações com a saúde manifestados por pelo menos um dos seguintes: 1. Pensamentos desproporcionais e persistentes acerca da gravidade dos próprios sintomas.   2. Nível de ansiedade persistentemente elevado acerca da saúde e dos sintomas.   3. Tempo e energia excessivos dedicados a esses sintomas ou a preocupações a respeito da saúde.
C. Embora algum dos sintomas somáticos possa não estar continuamente presente, a condição de estar sintomático é persistente (em geral mais de seis meses)
Especificar se: Com dor predominante (anteriormente transtorno doloroso): Este especificador é para indivíduos cujos sintomas somáticos envolvem predominantemente dor.   Persistente: Um curso persistente é caracterizado por sintomas graves, prejuízo marcante e longa duração (mais de seis meses).
Especificar a gravidade atual: ▪ Leve: apenas um dos sintomas especificados no critério B é satisfeito.   ▪ Moderada: dois ou mais sintomas especificados no critério B são satisfeitos.   ▪ Grave: dois ou mais sintomas especificados no critério B são satisfeitos, além da presença de múltiplas queixas somáticas (ou um sintoma somático muito grave).

Fonte: American Psychiatric Association, 2013[6].

Quadro 2 Critérios diagnósticos para fatores psicológicos que afetam outras condições médicas

Fatores psicológicos que afetam outras condições médicas – 316 (F54)
A. Um sintoma ou condição médica (outro[a] que não um transtorno mental) está presente.
B. Fatores psicológicos ou comportamentais afetam de maneira adversa a condição médica em uma das seguintes maneiras: 1. Os fatores influenciaram o curso da condição médica conforme demonstrado por uma associação temporal próxima entre os fatores psicológicos e o desenvolvimento, a exacerbação ou a demora na recuperação da condição médica   2. Os fatores interferem no tratamento da condição médica (p. ex., má adesão).   3. Os fatores constituem riscos de saúde adicionais claros ao indivíduo   4. Os fatores influenciam a fisiopatologia subjacente, precipitando ou exacerbando sintomas e demandando atenção médica.
C. Os fatores psicológicos e comportamentais do critério B não são mais bem explicados por um transtorno mental (p. ex., transtorno de pânico, transtorno depressivo maior, transtorno de estresse pós-traumático).
Especificar a gravidade atual: 1. Leve: aumenta o risco médico (p. ex., adesão inconsistente ao tratamento anti-hipertensivo).   2. Moderada: agrava a condição médica subjacente (p. ex., ansiedade agravando a asma).   3. Grave: resulta em hospitalização ou consulta em emergência.   4. Extrema: resulta em risco grave potencialmente fatal (p. ex., ignora sintomas de infarto agudo do miocárdio).

Fonte: American Psychiatric Association, 2013[6].

CONSIDERAÇÕES GERAIS SOBRE O TRATAMENTO DO DOENTE COM DOR CRÔNICA

As condições complexas e incapacitantes da dor requerem frequentemente programas terapêuticos abrangentes, envolvendo interdisciplinaridade e abordagens de tratamento multimodal. Por exemplo, medidas físicas e tratamentos de reabilitação, acompanhados por fisiatras e fisioterapeutas, objetivam aliviar a dor, melhorar o desempenho físico, prevenir, tratar e minimizar anormalidades primárias e suas repercussões pela dor e imobilismo. Além de propiciar reabilitação adequada e mais eficaz aos doentes com incapacidades motoras e neurovegetativas, geram conforto, corrigem disfunções físicas, alteram as propriedades fisiológicas dos tecidos e reduzem os temores associados a mobilização ou imobilização dos segmentos do corpo. Destacam-se aqui a termoterapia, a massoterapia, os exercícios, a eletroanalgesia e a acupuntura.

Nesse contexto, atenção deve ser dada às diversas comorbidades que frequentemente acompanham o quadro de dor crônica e contribuem para sua perpetuação (Figura 1). O tratamento dessas comorbidades deve ser realizado precocemente dado

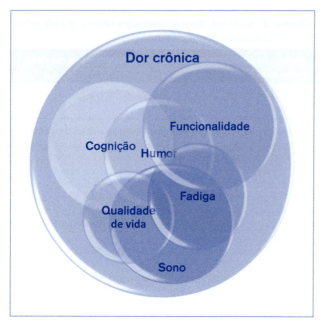

Figura 1   Dor crônica e condições inter-relacionadas.

que isso minimiza a sensibilização das vias nociceptivas e reduzem a expressão do comportamento doloroso. Caso o médico assistente acredite ser necessário, o envolvimento integrado de outros médicos especialistas e outros profissionais de saúde pode ser considerado.

As experiências emocionais, crenças e expectativas do paciente podem determinar o resultado do tratamento e devem ser enfatizadas no foco das intervenções de tratamento. Como exposto acima, distúrbios psiquiátricos comuns, incluindo depressão, ansiedade, transtornos do sono, sintomas somáticos, distúrbios relacionados a substâncias e transtornos de personalidade, acompanham e influenciam a experiência dolorosa. Certos padrões de comportamento e pensamentos disfuncionais também podem apresentar impacto negativo no curso do quadro doloroso, como: catastrofização, magnificação e alexitimia. A identificação e o tratamento dessas condições são fundamentais para obter bons resultados no tratamento do doente com dor crônica, sendo a terapia cognitivo-comportamental bastante utilizada para o tratamento de pacientes com dores crônicas.

O uso racional de múltiplas medicações, a exemplo dos antidepressivos anticonvulsivantes e analgésicos, possui grande importância no tratamento de pacientes com dor crônica. Além de atentar-se às possíveis interações farmacológicas entre as medicações para controle álgico e aquelas em uso pelo doente por outras razões, é interessante explorar o efeito das diferentes classes medicamentosas sobre condições comórbidas frequentes. Por exemplo, antidepressivos tricíclicos, como a amitriptilina e nortriptilina, são úteis no auxílio do controle da dor e de distúrbios do humor, possuem efeito miorrelaxante, além de contribuírem no tratamento de distúrbios do sono. Antidepressivos inibidores da recaptação de serotonina e noradrenalina podem ser usados com a vantagem de auxiliar no controle dos transtornos do humor em doses menores e mais bem toleradas, quando comparados aos tricíclicos. A gabapentina e pregabalina, utilizadas no tratamento da dor neuropática, possuem benefício de auxiliar no sono e na ansiedade, além de apresentarem menor interação farmacológica com outros medicamentos.

Por outro lado, recomenda-se evitar o uso de opioides em pacientes com dor crônica não relacionada ao câncer como primeira linha. Ao considerar seu uso, deve-se discutir o risco-benefício à luz das características individuais de cada paciente, do quadro álgico de base e do risco individual de desenvolvimento de transtorno de uso de substâncias. Deve-se ter em mente que não há estudos quanto à segurança do uso prolongado de opioides nesse contexto, e que esses medicamentos provocam mais efeitos colaterais quando comparados aos tricíclicos e aos gabapentinoides.

Além do tratamento farmacológico e medidas físicas tradicionais, o uso de neuromodulação não invasiva por meio da estimulação magnética transcraniana repetitiva tem se mostrado promissor, especialmente para quadros de fibromialgia, dor neuropática e síndrome de dor complexa regional. No tratamento da fibromialgia, por meio da estimulação do córtex motor, observou-se, além de efeitos analgésicos, principalmente nos componentes afetivos da dor em detrimento de suas dimensões discriminativas, melhora de parâmetros relacionados a catastrofismo, sono e fadiga. Destaca-se ainda como adicional o baixo índice de efeitos colaterais quando comparados ao tratamento medicamentoso[7].

O que fazer e o que não fazer

O que fazer

- Tratar a dor é tão importante quanto pesquisar a doença que a está desencadeando e, se factível, abordá-la com terapêutica adequada.
- Orientar o doente, os familiares e os cuidadores em relação às razões e aos mecanismos da dor, bem como às indicações e aos riscos dos procedimentos propostos para seu controle. Isso consolida a confiança na equipe de saúde e melhora a adesão à estratégia terapêutica proposta.
- O paciente deve sentir-se amparado por seus médicos e demais profissionais de saúde assistentes, porém não se deve reforçar a passividade diante da sua doença e tratamento. Ele deve ser responsabilizado por parte de seu tratamento e reconhecer a importância de participar de forma ativa.
- As orientações devem contemplar as expectativas do doente, a correção dos conceitos mal elaborados ou distorcidos a respeito da doença e do uso de medidas analgésicas, farmacológicas ou não.
- O planejamento das medidas analgésicas deve ser realizado em cooperação com o paciente.

O que não fazer

- Subestimar o sofrimento e a dor do doente quando não são encontradas lesões ou disfunções proporcionais às queixas apresentadas.

- Definir como dor de origem psicogênica todas aquelas sem etiologia evidente.
- Imputar ao diagnóstico sindrômico a etiologia da dor, sem a realização de investigação clínica e, quando necessária, de exames subsidiários.
- Supor que mudanças no padrão da dor sejam inerentes à condição dolorosa crônica, uma vez que podem sinalizar outros diagnósticos subjacentes.
- Considerar como parâmetro clínico somente os valores da escala visual analógica de dor (EVA). Avaliar a funcionalidade do paciente e seus ganhos é fundamental, em complementação à EVA, uma vez que esta pode trazer valores distorcidos decorrentes de diversos fatores, como capacidade de abstração, costumes, cultura, timidez, necessidade velada de valorizar a condição, temores.

Quando encaminhar para o médico especialista em dor?

A maioria dos doentes com dor crônica pode ser tratada por médicos generalistas, desde que os princípios acima citados de abordagem ampla e translacional do quadro clínico do doente e de tratamento interdisciplinar (incluindo farmacoterapia adequada, fisioterapia, psicoterapia e atividade física supervisionada, quando indicados) sejam observados. No entanto, não infrequentemente há situações complexas que requerem avaliação de profissionais especializados na abordagem da dor crônica. São algumas dessas:

- Pacientes que requerem uso crônico de opioides para controle de dor, especialmente aqueles que fazem uso diário ≥ 50 mg de morfina-equivalente.
- Pacientes com suspeita ou diagnóstico de abuso, uso inadequado e/ou dependência a opioides.
- Dúvida quanto à etiologia da dor crônica do doente ou à síndrome dolorosa que ele apresenta.
- Quando se considera que o doente possa ter indicação de procedimento ou cirurgia para tratamento da dor.
- Refratariedade terapêutica. Aqui se incluem os doentes com crises de agudização frequentes, necessidade de internação hospitalar para controle de dor ou incapacidade funcional significativa devido a ela, a despeito de tratamento inicial adequado por ao menos três meses.

A influência de aspectos psiquiátricos na dor

Associações epidemiológicas entre a dor crônica e transtornos psiquiátricos

É bem estabelecida na literatura a associação da dor crônica com transtornos de humor. Grueje et al. demonstraram que indivíduos com dor crônica têm chance quatro vezes maior de apresentar depressão ou ansiedade quando comparados aos sem dor. Outros estudos evidenciaram que transtornos de ansiedade são mais comuns em pacientes que sofrem de lombalgia, cervicalgia, artrite, cefaleia, dores orofaciais, fibromialgia e outras dores difusas ou síndrome do intestino irritável. Em particular, a prevalência da síndrome de estresse pós-traumático é estimada em 20,5% em portadores de dores generalizadas, 11,5% em doentes com cefaleia e 0,3% em pacientes com dor lombar. Por outro lado, observou-se que a dor crônica é também mais prevalente em pessoas com transtorno de ansiedade e depressão.

Entretanto, também há evidências da associação de quadros álgicos com outros transtornos psiquiátricos. Por exemplo, a prevalência de transtornos de abuso de substâncias em doentes com fibromialgia é estimada em 10 a 26%, sendo superior à encontrada na população geral. Ademais, estudos demonstraram que a prevalência de esquizofrenia entre pacientes com dor lombar crônica ou fibromialgia é de 2 e 1%, respectivamente.

É de se ressaltar ainda que ideações suicidas não são incomuns entre pacientes que buscam tratamento para dor crônica. Em revisão sistemática, a prevalência encontrada de ideações suicidas entre pacientes com dor crônica variou entre 5 e 50% e as taxas de tentativas de suicídio entre 5 e 14%. Os fatores de risco para suicídio identificados nessa população foram: maior intensidade e maior duração da dor, insônia, relato de sensação de desamparo e desesperança, catastrofismo, evasão e dificuldades de resolução de problemas.

Interação entre a dor crônica e transtornos psiquiátricos

O corpo de evidência atual vai além de demonstrar a simples associação epidemiológica da dor crônica com transtornos psiquiátricos, como foi acima exposto. De fato, dados sugerem que a ocorrência de transtornos psiquiátricos pode influenciar o risco de desenvolvimento de dor crônica bem como sua evolução, e vice-versa. Por exemplo, nos últimos anos, um número crescente de pesquisas têm analisado a relação entre a síndrome de estresse pós-traumático e a dor crônica. Os resultados destes estudos sugerem que a dor crônica e o estresse pós-traumático tendem a surgir juntos, com uma interação negativa no curso, tratamento e desfecho de cada uma dessas condições. Alguns autores sugerem que certos quadros de dor intensa seriam causa de estresse pós-traumático.

Essa relação, aparentemente bidirecional, produz maior incapacidade, pior prognóstico e menor resposta ao tratamento. De fato, é sabido que elementos psicológicos, como angústia, humor deprimido, catastrofismo e somatização se relacionam com maior risco de cronicidade da dor e incapacidade. Ademais, pacientes com transtorno depressivo maior têm mais frequentemente dor, doença física e redução no funcionamento físico, social e de papéis.

O substrato que pode justificar a interação entre essas condições pode ter natureza neurobiológica. Sabe-se que doenças mentais associam-se a alterações no processamento da dor e, por sua vez, a dor crônica pode comprometer funções cognitivas e emocionais. Por exemplo, há evidências de que o humor influencia a resposta a medicações analgésicas, a dor aguda e a vivência e expressão da dor crônica. De fato, demonstrou-se que a indução de humor deprimido ou negativo resulta em escores maiores de dor e menor tolerância à mesma. Em contrapartida, o humor feliz ou positivo tem o efeito inverso. Ademais, pesquisas translacionais sugerem grande sobreposição de estruturas anatômicas e da circuitaria cerebral envolvida em transtornos psiquiátricos e na dor crônica (como será descrito abaixo em maiores detalhes), além da integração e da mútua modulação de sistemas relacionados a emoções, recompensa, motivação.

Por outro lado, processos psíquicos também podem contribuir para a relação bidirecional entre dor e doenças mentais. Por exemplo, dor e depressão podem ser compreendidas sob diferentes perspectivas, a saber, a dor como um sintoma da depressão ou a dor como causa da depressão. Teorias psicanalíticas enfatizam o paralelismo entre dor mental e física, podendo ela transitar da primeira para a segunda. A dor seria vista, em alguns casos, como um sintoma de conversão, prevenindo o desenvolvimento de transtornos depressivos mais graves. Por outro lado, outras teorias sugerem que a modificação do comportamento provocado pela dor crônica produziria menos reforços positivos, favorecendo o desenvolvimento da depressão. Há ainda teorias sociológicas que sugerem que em muitas culturas a dor é mais tolerável que sintomas depressivos e a dor seria uma maneira de manifestar a depressão.

A relação da circuitaria neurológica da dor crônica com a dos transtornos psiquiátricos

Enquanto a fisiopatologia da dor aguda já é estabelecida, os mecanismos neurobiológicos que levam à dor crônica, por outro lado, ainda são motivo de estudo e debate na comunidade científica. Como já mencionado, admite-se que a dor crônica resulta de processos de sensibilização central, nos quais ativações constantes de neurônios periféricos afetam a neuroplasticidade cerebral. Esses processos envolvem uma grande quantidade de neurotransmissores inibitórios e excitatórios, como: ácido gama-aminobutírico (GABA), opioides, glutamato, noradrenalina, serotonina, substância P, óxido nítrico, glicina.

Tradicionalmente, a percepção da dor foi associada a respostas relacionadas ao córtex somatossensitivo primário e secundário e ao córtex parietal posterior. Todavia, com o surgimento de técnicas de avaliação funcional por meio da neuroimagem, constatou-se que outras áreas do sistema nervoso central estariam envolvidas, a exemplo do córtex pré-frontal, da ínsula anterior, do córtex pré-motor e do núcleo estriado. Ou seja, em adição ao sistema somatosensorial e autonômico, a experiência dolorosa inclui estruturas que determinam funções cognitivas e emocionais.

Os núcleos talâmicos projetam estímulos nociceptivos ao córtex e também afetam funções autonômicas e emoções por meio de suas projeções para o giro do cíngulo anterior e amígdala, regiões relacionadas a funções de medo e dor. Transtornos crônicos de estresse cursam com sensação prolongada de medo, estimulando ainda mais estruturas que caracterizam afetivamente a dor, possivelmente ocasionando modificações estruturais.

PAPEL DO PSIQUIATRA

Nejad et al.[8] definiram o papel do psiquiatra no encaminhamento do paciente com dor nas seguintes situações:

- Separar quadros funcionais de não funcionais: essa avaliação é bem difícil de ser feita, muitas vezes o médico encaminhador quer tentar retirar responsabilidade de quadros psicogênicos ao encaminhar esse tipo de caso.
- Ver inconsistências entre sintomas e achado físicos – dúvida entre um transtorno psiquiátrico e uma dor central, por exemplo.
- Avaliar o paciente por quadros comórbidos que pioram a dor como: depressão, ansiedade ou outros transtornos mentais.
- Avaliar o medo do médico encaminhador ou do paciente no uso inadequado de opioides .
- Para determinar se o uso de psicotrópicos podem aliviar a dor ou o sofrimento.
- Para satisfazer o desejo pessoal do médico encaminhador em punir um paciente muito "difícil ou chato".

O psiquiatra começa a entrevista vendo o motivo do encaminhando para fazer uma melhor avaliação, cria hipóteses iniciais e examina o paciente. O exame físico neurológico deve ser conhecido pelo psiquiatra e ajuda em várias situações: criar vínculo com o paciente, ajuda a eliminar a dicotomia mente-corpo e serve para ver sinais de transtornos conversivos e de transtornos dos sintomas somáticos. Se possível, a avaliação deve ser feita em conjunto com o médico encaminhador e equipe que está cuidando do paciente. Isso aumenta a chance da aceitação do paciente da avaliação psiquiátrica, melhora a sensação de ser cuidado e diminui a desconfiança em relação ao sintoma que ela apresenta não ser interpretado como uma mentira do próprio paciente. Importante dizer que o psiquiatra faz essas avaliações de forma rotineira nos pacientes com dor. Quando isso tudo é feito e o médico encaminhador se sente confortável com o serviço da psiquiatria, o paciente aceita o exame psiquiátrico de forma tranquila. Quando o contrário é feito, o psiquiatra é chamado no final de internação longa ou após múltiplas avaliações e o paciente geralmente não aceita essa avaliação.

O psiquiatra deve fazer algumas perguntas importantes ao avaliar um paciente com dor[7]:

- A dor é intratável devido a um estímulo noceptivo?
- A dor é mantida por estímulos não noceptivos (outros circuitos pioram a dor como medula, sistema límbico ou córtex)?
- A dor é primária como em depressão ou delírios?
- Existe um tratamento psicotrópico mais adequado?
- O comportamento ou a disfunção são mais importantes que a própria dor?

Essas perguntas respondidas vão orientar o psiquiatra a saber o seu papel na condução do caso e onde ele pode ajudar a aliviar o sofrimento do paciente. Por exemplo, ele pode fazer um diagnóstico de depressão que não está sendo bem tratada ou de abuso de opioides que mereça intervenção. Além disso, ele pode ajudar a otimizar as medicações ou fazer um diagnóstico de dor funcional que terá um tratamento específico. Além dessas perguntas, a entrevista psiquiátrica é de extrema importância na avaliação desses pacientes. A entrevista demanda grande atenção para o que o paciente diz, mas também para aquilo que ele não diz e seu comportamento durante a consulta. Geralmente esses pacientes têm uma longa história de dor e eles trazem toda uma odisseia sobre os vários tratamentos e profissionais que passaram ao longo desses anos. É importante tirar uma história detalhada, com linha temporal de todos os fatos importantes, incluindo todos os tratamentos realizados, como foram as relações dos pacientes com os médicos e equipe, ver flutuações dos sintomas ao longo do tratamento (as razões de melhora ou piora, ver se foi a medicação que ajudou ou outro fator), avaliar o passado psiquiátrico e psicológico prévio do paciente e também o histórico familiar e reconhecer quadros psiquiátricos comórbidos que mereçam ser tratados.

Principais quadros encontrados

Depressão

A depressão é encontrada em 25% dos pacientes com dor crônica e ela está presente entre 60 e 100% das vezes antes do início do quadro doloroso[8,9]. Muitas vezes o paciente nega qualquer transtorno mental e a depressão pode ser confundida devido a efeitos colaterais sedativos de muitas medicações usadas para o tratamento da dor crônica. Nesse sentido, o uso de perguntas objetivas é muito importante como: sono, apetite, atividades de lazer que mudaram, interesse nas pessoas, pensamentos de morte ou que seria melhor se matar e dificuldade de tomar decisões. O exame psíquico pode mostrar um humor deprimido e um afeto com dificuldade de modular para estímulos positivos. Lembrar que a dor crônica é um fator de risco para depressão e que o inverso também é verdadeiro, a depressão diminui o limiar de dor nos pacientes.

O tratamento deve ser pensado em tentar potencializar a dor e dar preferência para medicações como: venlafaxina, duloxetina e tricíclicos. Além disso, estimulação magnética transcraniana pode ajudar tanto na depressão como em alguns quadros de dor.

Ansiedade

Quadros de síndrome de pânico e de transtorno de ansiedade generalizada são os mais comuns em pacientes com dor. Ao todo 30% dos pacientes com dor crônica têm quadro de ansiedade. Perguntar sobre sintomas autonômicos como palpitações, angústia ou se a dor causa pânico quando pensa nela ajudam a formular o diagnóstico. O transtorno de uso de álcool é muito comum em associação com esses quadros de ansiedade. Como tratamento é importante pensar em usar medicações que podem ajudar na dor ao mesmo tempo como: tricíclicos, inibidores da receptação da serotonina e noradrenalina, mirtazapina, gabapentinoides e clonazepam. Lembrar que a terapia

cognitivo-comportamental ajuda bastante esses quadros de ansiedade e também nos quadros dolorosos.

Dores psicogênicas: transtorno dos sintomas somáticos, transtorno neurológico funcional, transtorno factício e simulação

Aqui vem a situação em que a causa da dor é de origem psiquiátrica. Apesar de separados por alguns autores, o transtorno dos sintomas somáticos, o transtorno neurológico funcional, assim como os quadros conversivos e dissociativos entram no mesmo quadro antigamente conhecido como histeria, no qual os pacientes têm os sintomas de forma inconsciente sem a intenção de produzi-los. Já no quadro de transtorno factício e simulação, o paciente produz os sintomas de forma intencional.

O transtorno dos sintomas somáticos ocorre em 5 a 15% dos pacientes com dores crônicas e os somatizadores contam com 48% os afastamentos nesses casos[10]. Esse transtorno será abordado em detalhes em outro capítulo desta seção, mas o paciente geralmente tem uma procura alta por serviços médicos e hospitalares com múltiplas queixas como: dor abdominal, epigástrica e pélvica[11]. Muitas das queixas são vagas e inespecíficas, o que acaba dificultando o diagnóstico. Lembrar que trauma ou abuso prévio ocorre em até 68% dos casos[12]. Lembrar que esses pacientes podem apresentar sintomas dissociativos (com alterações da consciência, desmaios ou da memória) e conversivos (paralisias, paresias, tremores entre outros) no decorrer da sua história de vida, o que ajuda a pensar no diagnóstico. Aqui é importante o diagnóstico diferencial com algumas condições como porfiria intermitente, dores viscerais e centrais.

O transtorno neurológico funcional pode se manifestar como uma síndrome dolorosa com uma grande disfunção na vida do paciente e isso pode mimetizar uma doença neurológica. Sintomas conversivos podem estar presentes como: parestesia, zumbido, cefaleia, crises não epiléticas, tontura, paresias, tremores e disfunção sexual. Fatores psicológicos geralmente são a origem do problema e deve ser buscada uma história compreensível que explique a origem dos sintomas com uma relação temporal entre esses fatores e a origem dos sintomas. O diagnóstico para ser confirmado deve ter evidente os ganhos primários e secundários pelo paciente. Não esquecer que deve haver um diagnóstico de exclusão de causas orgânicas para se fechar o diagnóstico. O tratamento do transtorno de sintomas somáticos e neurológico funcional se baseia em psicoterapia, técnicas de meditação e em algumas vezes fisioterapia, não havendo nenhuma medicação com evidência comprovada para esses quadros.

No transtorno factício o paciente produz ou finge os sintomas de forma consciente, assim como na simulação. A diferença entre as duas situações é que na simulação há um incentivo externo com ganho objetivo claro como: obter dinheiro, aposentadoria, drogas ou evitar trabalhar. No transtorno factício a causa é psicológica e geralmente cursa com sucessivas hospitalizações na infância pelo paciente por outros motivos. Assim, o paciente assume o papel de doente. As queixas mais comuns nesse transtorno consistem de: cólicas renais, dores abdominais e dor orofacial[8], muitas vezes escaras na pele com biópsia mostrando corpos estranhos fazem o diagnóstico. A suspeita clínica vem quando o paciente se recusa a fazer investigações, os exames só apresentam alterações quando realizados sozinho, não na presença de um profissional (exemplo, sangue na urina), mudança constante de hospitais, múltiplas hospitalizações com diferentes nomes, falta de história objetiva e desavenças com equipes constantes. Muitas vezes o paciente usa muitos detalhes técnicos para intrigar o investigador, muitas vezes usando pseudologia fantástica. Não há um tratamento específico e efetivo; na maior parte das vezes, quando descoberto o diagnóstico, o paciente acaba saindo do serviço e começando a procurar outro local. Se o paciente se convencer de que precisa de tratamento específico, a psicoterapia é o tratamento de escolha[8].

Na simulação, a manipulação consciente faz o paciente evitar quaisquer exames ou técnicas de entrevista ou testes neuropsicológicos que podem desmascará-los. Características do quadro envolvem: esconder informações, personalidade antissocial, exame físico inconclusivo, tratamento com pouca resposta e explicação vaga e incentivos externos[8].

> ### Vinheta clínica
>
> Paciente do sexo feminino, 32 anos, assistente social, casada, com quadro de dores difusas e enxaqueca, desde a adolescência, com piora gradual no último ano.
>
> Nos últimos três meses, tem se sentido tristeza e ausência de ânimo, que atribui a piora do quadro doloroso e receio de se tornar incapacitada. Apresenta dificuldades para realizar suas atividades laborais, necessitando anotar todas as suas atividades para conseguir recordar-se delas, atrapalha-se com prazos e sente-se incapaz e pouco preparada para o trabalho. Esposo tem observado falta de interesse em atividades de lazer e sociais e choro fácil.
>
> Queixa-se ainda de fadiga, sono não reparador e dificuldade para concentrar-se e memorizar alguns fatos recentes. Feito diagnóstico de depressão. Começou tratamento com sertralina, sem resposta até 150 mg ao dia, sendo trocado por duloxetina com melhora progressiva até 120 mg ao dia. Com a melhora dos sintomas depressivos, os sintomas de dores e fadiga desapareceram. As crises de enxaqueca ficaram numa frequência bem menor, 1x a cada 4 meses.

> ### Para aprofundamento
>
> - Teixeira MJ. Dor: manual para o clínico. São Paulo: Atheneu; 2019.
>   ⇨ Livro bastante completo sobre dor, com todas os quadros dolorosos, formas de tratamentos em detalhe, com uma parte para abordagem psicológica e psiquiátrica.
> - Williams C, Carson A, Smith S, Sharpe M, Cavanagh J, Kent C. Overcoming functional neurological symptoms: a five areas approach. London: CRC; 2011.
>   ⇨ Livro que explica quando suspeitar de quadros neurológicos funcionais e como fazer o manejo num guia passo a passo sobre essa condição.
> - Woolfolk RL, Allen LA. Treating somatization: a cognitive-behavioral approach, 1ª ed. New York: Guilford Press; 2006.
>   ⇨ Livro que mostra o passo a passo do tratamento da somatização usando a terapia cognitivo-comportamental, bastante embasado do ponto de vista de literatura médica.

REFERÊNCIAS BIBLIOGRÁFICAS

1. Merskley H, Bogduk N, International Association for the Study of Pain (IASP). Classification of chronic pain. Descriptions of chronic pain syndromes and definitions of pain terms. Pain Suppl. 2020. Livro que mostra os critérios de definição de nomenclatura para dor crônica.
2. Treede R-D, Rief W, Barke A, Aziz Q, Bennett MI, Benoliel R, et al. A classification of chronic pain for ICD-11. Pain. 2015;156(6):1003-7.
3. GBD 2017 Disease and Injury Incidence and Prevalence Collaborators. Global, regional, and national incidence, prevalence, and years lived with disability for 354 diseases and injuries for 195 countries and territories, 1990-2017: a systematic analysis for the Global Burden of Disease Study 2017. Lancet. 2018;392(10159):1789-858.
4. Raja SN, Carr DB, Cohen M, Finnerup NB, Flor H, Gibson S, et al. The revised International Association for the Study of Pain definition of pain: concepts, challenges, and compromises. Pain. 2020.
5. Magni, G. On the relationship between chronic pain anddepression when there is no organic lesion. Pain. 1987;31:1-21.
6. American Psychiatric Association. Diagnostic and statistical manual of mental disorders, 5th ed. (DSM-5). Washington: American Psychiatric Association; 2013. 947 p.
7. Mhalla A, Baudic S, Ciampi de Andrade D, Gautron M, Perrot S, Teixeira MJ, et al. Long-term maintenance of the analgesic effects of transcranial magnetic stimulation in fibromyalgia. Pain 2011;152:1478-85.
8. Nejad S. Pain patients. In: Stern T, Freudenreich O, Smith F, Fricchione G, Rosenbaum J. Massachusetts General Hospital handbook of general hospital psychiatry, 7ª ed. Philadelphia: Elsevier; 2017.
   ⇨ Capítulo de livro que mostra a relação e a importância da psiquiatria para a avaliação e manejo da dor crônica
9. Kleiber B, Jain S, Trivedi MH. Depression and pain: implications for symptomatic presentation and pharmacological treatments. Psychiatry (Edgmont). 2005;2(5):12-8.
10. Sigvardsson S, von Knorring AL, Bohman M, Cloninger CR. An adoption study of somatoform disorders. I. The relationship of somatization to psychiatric disability. Arch Gen Psychiatry. 1984;41(9):853-9.
11. McDonald JS. Management of chronic pelvic pain. Obstet Gynecol Clin North Am. 1993;20(4):817-38.
12. Walker EA, Katon WJ, Neraas K, Jemelka RP, Massoth D. Dissociation in women with chronic pelvic pain. Am J Psychiatry. 1992;149(4):534-7.
    ⇨ Artigo clássico mostrando o trauma e abuso como grande fator de risco para dor pélvica crônica
13. Bras M, Dordević V, Gregurek R, Bulajic M. Neurobiological and clinical relationship between psychiatric disorders and chronic pain. Psychiatr Danub. 2010;22(2):221-6.
    ⇨ Artigo que mostra a relação que existe os transtornos mentais e a dor crônica, tanto do vista clínico mas também mostrando as bases neurobiológicas e anatômicas em comum.
14. Clauw DJ. Fibromyalgia: a clinical review. JAMA. 2014;311:1547-55.
15. Courtney CA, O'Hearn MA, Franck CC. Frida Kahlo: portrait of chronic Pain. Phys Ther. 2017;97(1):90-6.

16. Felson DT, Lawrence RC, Dieppe PA, Hirsch R, Helmick CG, Jordan JM, et al. Osteoarthritis: new insights. Part 1: The disease and its risk factors. Ann Intern Med. 2000;133(8):635-46.

17. Felson DT, Zhang Y. An update on the epidemiology of knee and hip osteoarthritis with a view to prevention. Arthritis & Rheumatism. 1998;41(8):1343-55.

18. Finnerup NB, Attal N, Haroutounian S, McNicol E, Baron R, Dworkin RH, et al. Pharmacotherapy for neuropathic pain in adults: a systematic review and meta-analysis. Lancet Neurol. 2015;14:162-73.

19. AAPM. For the primary care provider: when to refer to a pain specialist [internet]. Disponível em: https://painmed.org/about/position-statements/for-the-primary-care-provider-when-to-refer-to-a-pain-specialist

20. **Garland EL. Pain processing in the human nervous system: a selective review of nociceptive and biobehavioral pathways. Prim Care. 2012;39(3):561-71.**
⇨ **Artigo sintético que explica as vias de processamento de dor**

21. Giesecke T, Gracely RH, Williams DA, Geisser ME, Petzke FW, Clauw DJ. The relationship between depression, clinical pain, and experimental pain in a chronic pain cohort. Arthritis Rheum. 2005;52(5):1577-84

22. Häusera W, Perrot S, Sommerd C, Shir Y, Fitzcharles MA. A diagnostic confounders of chronic widespread pain: not always fibromyalgia. 2 (2017) e598. Disponível em: www.painreportsonline.com.

23. Kolodny AL. Importance of mood amelioration. In: relief of pain: a controlled comparative study of three analgesic agents psychosomatics. 1963;4:230-3.

24. Kraychete DC, Siqueira JTT, Garcia JBS. Recomendações para uso de opioides no Brasil: Parte I. Rev. Dor. São Paulo 2013;14(4): 295-300.

25. Kraychete DC, Siqueira JTT, Zakka TRM, Garcia JBS, et al. Recomendações para uso de opioides no Brasil: Parte III. Uso em situações especiais (dor pós-operatória, dor musculoesquelética, dor neuropática, gestação e lactação). Rev Dor São Paulo. 2014;15(2):126-36.

26. Melloh M, Elfering A, Egli Presland C, Röder C, Hendrick P, Darlow B, et al. Predicting the transition from acute to persistent low back pain. Occupational Medicine 200;161:127-31.

27. Perissinoti DMN. "Dor psicogênica": Mito ou realidade? Ribeirão Preto (SP): DOL (Dor on line) Boletim elaborado pelo Núcleo de Pesquisa em Analgesia e Inflamação (NUPAIN) da Faculdade de Medicina de Ribeirão Preto da Universidade de São Paulo. São Paulo; 2003.[4p].Disponível em: http://www.dol.inf.br/htlm/Repensando/RepensandoDorPsicogenica.html. Acessado em: dezembro de 2017.

28. Siqueira JLD, Morete MC. Avaliação psicológica de pacientes com dor crônica: quando, como e por que encaminhar? Rev Dor São Paulo. 2014;15(1):51-54

29. Siqveland J, Hussain A, Lindstrom JC, Ruud T, Hauff E. Prevalence of posttraumatic stress disorder in persons with chronic pain: a meta-analysis. Front Psychiatry. 2017;8:164.

30. Speciali JG, Fleming NRMP, Fortini I. Primary headaches: dysfunctional pains Cefaleias primárias: dores disfuncionais Rev Dor. São Paulo, 2016;17(Suppl 1):72-74

31. Teixeira MJ. Epidemiologia clínica da dor. In: Dor: manual para o clínico. São Paulo: Atheneu; 2006;1-8.

32. Teixeira MJ. Fisiopatologia da dor. In: Alves Neto O, Costa CMC, Siqueira JTT, Teixeira MJ, organizadores. Fisiopatologia da dor. Porto Alegre: Artmed; 2009. 145-175

33. Velly AM, Mohit S. Epidemiology of pain and relation to psychiatric disorders. Prog Neuropsychopharmacol Biol Psychiatry. 2017. Disponível em https://doi.org/10.1016/j.pnpbp.2017.05.012.

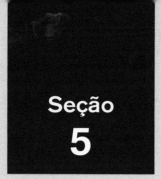

Seção 5

Interconsulta em psiquiatria

Editores de área

Renério Fráguas Júnior
Eduardo de Castro Humes
Marcio Eduardo Bergamini Vieira
Chei Tung Teng

1

Interconsulta psiquiátrica: conceitos

Renério Fráguas Júnior
Bruno Pinatti Ferreira de Souza

Sumário

Introdução
Interconsulta psiquiátrica, *consultation-liaison psychiatry* e *psychosomatic medicine*
Interconsulta psiquiátrica, *consultation* e *liaison*
Interconsulta psiquiátrica ambulatorial e em atenção primária
O campo da interconsulta
Interconsulta psiquiátrica como uma subespecialidade da psiquiatria
A Interconsulta no Brasil
Interconsulta psiquiátrica em outros países
Perspectivas
Referências bibliográficas

Pontos-chave

- A interconsulta psiquiátrica como denominada no Brasil se aproxima mais do conceito de *consultation liaison psychiatry* do que do de *psychosomatic medicine*.
- A denominação medicina psicossomática tem sido utilizada tanto para centros que praticam atividade semelhante à interconsulta psiquiátrica como centros que mantém a linha central da compreensão psicanalítica e incluem profissionais de outras áreas além de psiquiatras.
- A interconsulta psiquiátrica deve ocorrer em nível hospitar, ambulatorial/atenção secundária e atenção primária à saúde.
- A parte de ligação da interconsulta inclui ensino a médicos e profissionais de outras áreas.
- Diferente de vários países, a interconsulta ainda não é reconhecida como subespecialidade da psiquiatria no Brasil.

INTRODUÇÃO

Interconsulta psiquiátrica é a área da psiquiatria que cuida da interface da psiquiatria com outras especialidades médicas. Na literatura internacional a interconsulta psiquiátrica é encontrada principalmente sob a denominação *consultation-liaison psychiatry e psychosomatic medicine*, mas eventualmente também como *psychiatry in general hospital, liaison psychiatry, psychiatric consultation*. Em 1929, Henry publica o artigo "*Some modern aspect of psychiatry in general hospital practice*" no *American Journal of Psychiatry* e conclama todos os hospitais gerais a contratarem um psiquiatra para prover atividades didáticas.

Ebaugh e Billings, em 1939 no Colorado General Hospital utilizaram pela primeira vez a denominação *"Liaison Psychiatry"* para caracterizar a relação educacional do psiquiatra com os internos de hospital geral. Pouto tempo depois Billings estabeleceu o primeiro serviço de *consultation-liason*.

No Brasil adotou-se a denominação interconsulta, termo utilizado pelo Dr. Isaac Luchina em seu livro *Interconsulta médico-psicológica en el marco hospitalário*. O conceito de interconsulta utilizado no Brasil se aproxima mais da *consultation-liaison* do que da *psychosomatic medicine* (ver a seguir).

A interconsulta tem sua origem no hospital geral, entretanto a atividade passou a se estender para ambulatórios e atenção primária. Destaca-se na área o pioneirismo de Wayne Katon, incorporando serviço de saúde mental à atenção primária. Um exemplo de atuação é o cuidado colaborativo (*colaborative care*), que usa caminhos clínicos padronizados e a extensão do tempo dos psiquiatras pelos gerentes de cuidados. Os gerentes de cuidados prestam cuidados e monitoram os resultados sob supervisão psiquiátrica. O cuidado colaborativo permite que os serviços de atenção primária forneçam atendimento de alta qualidade baseado em evidências para um grande número de pacientes que podem ter doença psiquiátrica leve a moderada[1]. De acordo com a Profa. Sandra Fortes, no Brasil temos o Núcleo de Apoio de Saúde à Família (NASF) cuja proposta é trabalhar interdisciplinarmente em conjunto com a atenção primária à saúde, em ações de interconsulta, discussão de casos, consultas conjuntas e visitas domiciliares com os recursos comunitários[2].

Atualmente, portanto, a atividade da interconsulta psiquiátrica se estende de casos de síndrome mental orgânica em hospitais gerais ao treinamento de médicos não psiquiatras no tratamento de transtornos mentais comuns em atenção primária.

INTERCONSULTA PSIQUIÁTRICA, *CONSULTATION-LIAISON PSYCHIATRY* E *PSYCHOSOMATIC MEDICINE*

A medicina psicossomática tem em sua origem a psicogênese da doença, incluindo especificidade de conflitos desenvolvida por Franz Alexander e perfis de personalidade desenvolvida por Helen Flanders Dunbar. A concepção da psicogênese caracteriza a primeira fase de desenvolvimento da medicina psicossomática (1930-1960) e resultou no conceito de "doença psicossomática" (uma doença física como a úlcera péptica seria causada por fatores psicológicos). Apesar de criticada, a psicogênese atraiu grande número de seguidores, em função de seu poder explicativo. É desta fase da medicina psicossomática que surgiu a revista *Psychosomatic Medicine*.

Nos anos de 1970 houve o desenvolvimento de uma visão mais abrangente da medicina psicossomática, aceita até à atualidade. Medicina psicossomática diz respeito à visão holística da medicina que propõe ver o paciente, a pessoa do paciente e sua doença e não o paciente como uma doença. Como referência para sociedades de medicina psicossomática é o conceito desenvolvido por G. Engel da medicina biopsicossocial[3]. A concepção se aplica tanto na etiologia como no curso e tratamento. O estudo de cada doença deve incluir o indivíduo, seu corpo e seu meio ambiente. Os fatores psicossociais podem variar de um indivíduo para outro na mesma doença (e doenças não são entidades homogêneas).

Vários centros que trabalham com interconsulta psiquiátrica passaram a utilizar a denominação medicina psicossomática. Além disso, periódicos como *Psychosomatic Medicine, Psychosomatics, Psychotherapy and Psychosomatics* e *Journal of Psychosomatic Research* e sociedades internacionais como a The International College of Psychosomatic Medicine (ICPM) e The European Network on Psychosomatic Medicine (ENPM) utilizam a denominação psicossomática, mas são as referências para quem trabalha com interconsulta psiquiátrica.

Entretanto, é necessário pontuar a diferença entre medicina psicossomática e a interconsulta psiquiátrica. Se, por um lado, grupos que desenvolvem interconsulta adotaram o nome de medicina psicossomática, os mais centrados na medicina psicossomática não aprovam este uso da palavra psicossomática. De acordo com Christoph Herrmann-Lingen, presidente da American Psychosomatic Society, a pesquisa psicossomática e o atendimento ao paciente foram submetidos a especialização e heterogeneidade que seus pioneiros tão fervorosamente se opunham. Para ilustrar, cita a Academy of Psychosomatic Medicine que fornece uma plataforma para um grupo selecionado

de médicos, principalmente na área de psiquiatria de ligação e consultoria[4].

Diferente da interconsulta psiquiátrica, em vários países a medicina psicossomática pode ser exercitada por profissionais de qualquer área da medicina. Na Alemanha e no Japão, a atividade em psicossomática possui um *status* independente e se aproxima da medicina interna mais do que da psiquiatria[5].

Nos Estados Unidos, ao ser reconhecida como uma subespecialidade da psiquiatria, a interconsulta foi denominada medicina psicossomática. Essa denominação trouxe desconforto para aqueles que trabalhavam com consultation-liaison em parte pela denominação psychosomatic medicine ainda incluir por muitos de modo preponderante a visão psicanalítica de Alexander[6]. De acordo com as palavras do prof. Thomas Wise, um dos ícones da interconsulta psiquiátrica, o próximo obstáculo era o nome: medicina psicossomática. "Estava nos prejudicando o recrutamento de companheiros, soa muito 'hocus pocus', se você me permite".* Segundo o prof. Wise, a denominação de medicina psicossomática restringiu de modo significativo o desenvolvimento da interconsulta psiquiátrica. A partir de janeiro de 2018 a subespecialidade nos Estados Unidos mudou o nome *psychosomatic medicine* para *consultation-liaison psychiatry*.

INTERCONSULTA PSIQUIÁTRICA, *CONSULTATION* E *LIAISON*

Didaticamente, podem-se distinguir dois modelos de interconsulta, a consultoria e a ligação. A consultoria se caracteriza pela atuação episódica do interconsultor via pedido de interconsulta. O interconsultor não faz parte da equipe, mas atua junto a essa na medida em que sua presença é solicitada. De modo geral o consultor não prescreve, apenas emite o parecer. Do mesmo modo não faz intervenções psicoterápicas formais. A decisão sobre a conduta a ser estabelecida fica a cargo do médico responsável pela internação do paciente.

Dependendo da disponibilidade e proposta da equipe de interconsulta (ou do psiquiatra), do transtorno que o paciente apresenta e a deliberação do médico responsável pelo caso o psiquiatra pode passar de interconsultor para membro da equipe que está cuidando do paciente. Nesta função, o psiquiatra não atua como interconsultor e pode passar a prescrever diretamente no prontuário do paciente.

O termo psiquiatria de ligação (*liaison psychiatry*) foi descrito pela primeira vez por Ebaugh e Billings, em 1939 no Colorado General Hospital para caracterizar a relação educacional do psiquiatra com os internos de hospital geral. Além da parte educacional, na ligação, o psiquiatra fica vinculado a uma clínica ou departamento. Sendo integrante da equipe, participa ativamente na rotina e assistência dos pacientes. Por permanecer na própria clínica o psiquiatra de ligação acaba

---

* *"However, the next hurdle was the name: psychosomatic medicine. It was hurting us recruiting fellows, it sounds too 'hocus pocus' if you will." (https://smhs.gwu.edu/news/jerry-m-wiener-lecture-looking-future-consultation-liaison-psychiatry).*

se aprofundando nas reações de adaptação e problemas comportamentais e psicodinâmicos dos pacientes daquela clínica. O psiquiatra de ligação tende a ter uma formação também psicoterápica e atuar em modelos de intervenção preventiva além de psicoterápica. Ultimamente, o termo ligação passou também a ser utilizado para designar o aspecto educacional e facilitador do interconsultor. Por exemplo, levar ensinamentos e auxiliar o desenvolvimento de habilidades do médico não psiquiatra a entender, identificar e tratar transtornos mentais e intervir em situações em que exista dificuldade de relacionamento entre o paciente e equipe.

Pelo exposto, fica evidente que o interconsultor que trabalha com o modelo de consultoria precisa desenvolver estratégias para também garantir que as atividades consideradas de ligação sejam efetivadas. Nesse particular, no hospital geral, a presença da equipe de psicologia permite que a atuação em consultoria seja desenvolvida pelo psiquiatra interconsultor e a ligação pelo psicólogo.

A INTERCONSULTA PSIQUIÁTRICA HOSPITALAR

Os dois modelos de interconsulta acima descritos, a consultoria e a ligação, na prática se sobrepõem. Ao realizar uma consultoria em uma enfermaria o psiquiatra pode despertar o interesse daquela clínica pelos aspectos psiquiátricos, iniciar programas, pesquisas e cursos em parceria, desenvolvendo assim a atividade de ligação. Do mesmo modo, teoricamente, o psiquiatra de ligação atuando em uma unidade muito grande pode em alguns casos atuar mais como um consultor, realizando um parecer e deixando que o médico do caso tome as condutas necessárias.

A interconsulta psiquiátrica para o paciente hospitalizado deve cuidar de vários aspectos para que possa atingir sua plena efetividade. O primeiro aspecto mundialmente relatado é a desproporção entre a prevalência de transtornos mentais em pacientes hospitalizados, que varia de 10 a 30% e a taxa de pedidos de interconsulta que fica em torno de apenas 1,5% dos pacientes hospitalizados. Fatores relacionados ao interconsultor que podem contribuir para essa baixa demanda incluem o elevado tempo de demora para a resposta ao pedido de interconsulta, baixa resolutividade do atendimento, falta de integração com um serviço ambulatorial, falta de integração com um serviço de internação psiquiátrica, falta de integração com as demais especialidades médicas e falta de integração com serviços de psicologia hospitalar. A interconsulta psiquiátrica hospitalar, em vários países, tem se transformado em uma consultoria para situações mais emergenciais sem a estruturação e integração para lidar com o global e com as necessidades psicossociais e psiquiátricas dos pacientes com condições médicas muitas vezes complexas. Somente a atuação do interconsultor em psiquiatria de modo integrado ao serviço de psicologia e demais especialidades médicas e ao sistema de saúde permite o atendimento à real demanda de interconsulta bem como a perspectiva de intervenções preventivas.

O tempo para solicitação de interconsulta psiquiátrica está associado com a duração da internação no hospital geral; pedidos realizados mais precocemente estão associados a menor tempo de internação quando comparados com pedidos mais tardios[7-9]. Apesar de não haver dados definitivos sobre custo-benefício global da interconsulta psiquiátrica no hospital geral, a redução no tempo de internação é favorável neste sentido.

No Brasil, não se tem um levantamento do número de serviços de interconsulta psiquiátrica, a grande maioria encontra-se em hospitais-escola. Os serviços de interconsulta estão disponíveis em 86% dos hospitais gerais que contam com uma enfermaria de psiquiatria. A maior parte também é representada por hospitais universitários.

INTERCONSULTA PSIQUIÁTRICA AMBULATORIAL E EM ATENÇÃO PRIMÁRIA

A interconsulta psiquiátrica ambulatorial traz situações clínicas distintas do hospital geral. Por exemplo, pacientes com sintomas físicos inexplicáveis e uma variedade de transtornos depressivos e ansiosos. A interconsulta ambulatorial tem sido considerada experiência única de fornecer ligação e educação para provedores de saúde não mental[10].

A interconsulta psiquiátrica na atenção primária tem recebido atenção especial em vários países devido à subidentificação e subtratamento e/ou tratamento não adequado de transtornos mentais nesse contexto. Estudos europeus indicam que quase 50% dos pacientes com transtornos depressivos e ansiosos são subdiagnosticados e inadequadamente tratados. Pacientes mais jovens e do sexo masculino tendem a mais frequentemente ter o transtorno não identificado. Além desses fatores, aspectos ligados ao sistema de saúde, estigma e atuação do médico não psiquiatra contribuem para o problema. Superar essas deficiências tem levantado uma série de dúvidas sobre a melhor maneira de organizar os serviços de modo a viabilizar que o atendimento possa ser acessível, eficaz, eficiente e centrado no paciente.

Com a baixa efetividade de treinamento a curto prazo, especialistas em interconsulta psiquiátrica estabelecem um modelo de relação educativa contínua com toda a equipe de atendimento primário. A atuação da interconsulta psiquiátrica em cuidados primários varia em função de peculiaridades de cada programa.

A interconsulta permite potencializar a eficiência, porque a maior parte do tratamento é desempenhado pela equipe de atenção primária já em contato com o paciente e os benefícios da especialização estão disponíveis para lidar com casos difíceis e aumentar a eficácia quando os recursos terapêuticos da atenção primária não são suficientes.

De acordo com estudo de metanálise, existe alguma evidência de que a interconsulta psiquiátrica em atenção primária melhora a adesão por um período de 12 meses e a saúde mental até 3 meses após o início do tratamento, porém a evidência não se mantém entre 3 e 12 meses. A interconsulta psiquiátrica também melhorou a satisfação do consumidor e melhorou o tratamento do provedor de cuidados primários de fornecer tratamento adequado e prescrever tratamento farmacológico até 12 meses[11]. Entretanto, a interconsulta isolada não é tão eficaz como modelo mais amplo de tratamento ou cuidado colaborativo no que diz respeito aos sintomas de transtorno mental, deficiência, estado geral de saúde e fornecimento de tratamento[11].

No modelo colaborativo, a interconsulta se propõe a exercer pelo menos duas funções, a do contato direto com o paciente quando necessário e o trabalho educativo para profissionais da atenção primária. Isto distingue a intervenção na qual em alguns o psiquiatra apenas realiza supervisão ou ensino (denominado por alguns como psiquiatria de ligação) mas não consulta direta o paciente.

Vários países têm desenvolvido o modelo "colaborativo" (*colaborative care*), onde o psiquiatra atua muito próximo ao médico não psiquiatra, enfermeiro e equipe de atenção primária[12]. O enfermeiro passa a ter função ativa na detecção precoce de sintomas depressivos e ansiosos e no processo terapêutico. Médicos de família relatam estar mais satisfeitos com a atuação em programa colaborativo e esse modelo se mostrou ser mais eficaz que o tratamento padrão para diminuir a morbidade da depressão, tanto a curto como longo prazo[13].

Entretanto, a contínua atuação do interconsultor em psiquiatria é necessária para que se evite uma situação em que o processo de cuidado melhora, mas não se obtém como resultado a remissão do transtorno depressivo[14]. Qualquer modelo não pode prescindir da atuação presencial do psiquiatra interconsultor[15].

Contudo, a aplicação do modelo colaborativo com maior participação do psiquiatra encontra uma limitação. O acréscimo de pessoal especializado significa que a melhoria da efetividade está associada a aumento de custos. Esses serviços podem ser formalmente rentáveis devido aos ganhos de saúde que são obtidos. No entanto, são menos atrativos para os prestadores de serviços que têm que encontrar os fundos adicionais para implantar novos serviços. Isto significa que os modelos inovadores muitas vezes não continuam uma vez que o financiamento do modelo inicial, com frequência de natureza científica e de pesquisa, deixa de existir. Portanto, do suporte para o desenvolvimento de modelos colaborativos, o interesse em modelos mais eficientes permanece aquém do necessário, especialmente em contextos com menos recursos de saúde mental.

O CAMPO DA INTERCONSULTA

Além dessa relevância política e social, a interconsulta possui seu próprio corpo de conhecimentos e especificidades na formação. Atualizado em 2019, a Academy of Consultation-Liaison Psychiatry americana apresenta os tópicos de aulas teóricas em interconsulta para a formação do residente em psiquiatria (ver Quadro 1).

Quadro 1 O campo da interconsulta psiquiátrica

Psiquiatria de ligação e consultoria: modelos e processos
Agitação aguda
Psiquiatria cardíaca
Delirium
Depressão em ambientes médicos
Paciente "difícil"
HIV e Aids – síndromes neuropsiquiátricas
Consentimento informado e capacidade
Síndrome neuroléptica maligna e síndrome da serotonina
Psiquiatria perinatal – uma visão geral
Psiquiatria perinatal – transtorno bipolar
Psiquiatria perinatal – transtorno depressivo
Psiquiatria perinatal – transtorno por uso de opiáceos
Cuidado psiquiátrico do paciente renal
Psico-oncologia
Psicofarmacologia em pessoas com doenças médicas
Escrita científica
Transtornos somatoformes, transtorno dismórfico corporal, transtorno factício e simulação
Avaliação de risco de suicídio no hospital médico

Baseado na programação de aulas teóricas da Academy of Consultation-Liaison Psychiatry. Disponível em: https://www.clpsychiatry.org/residents-fellows/resident-curriculum/.

INTERCONSULTA PSIQUIÁTRICA COMO UMA SUBESPECIALIDADE DA PSIQUIATRIA

Vários aspectos consolidam a interconsulta como uma subespecialidade da psiquiatria. Em todos os continentes existem psiquiatras e serviços de psiquiatria especializados em interconsulta. Existe a necessidade de habilidades específicas para trabalhar com pacientes clínicos e cirúrgicos, pacientes com problemas médicos graves como os encontrados em unidades de cuidados intensivos, unidades de transplante, diálise renal, queimaduras, trauma, AIDS e câncer. Apresentações somáticas de distúrbios psiquiátricos, manifestações psiquiátricas de condições médicas, interações medicamentosas e opções de tratamento que levem em conta uma doença grave são áreas centrais na formação do interconsultor. Intervenções em situações de crise incluindo manejo de mecanismos de adaptação à doença, comprometimento da relação entre o paciente e o médico/equipe não psiquiatra, recusa e não adesão ao tratamento e tentativas de suicídio fazem parte da prática do interconsultor. Complementando, o interconsultor possui a necessidade de atualização constante em relação aos novos medicamentos, procedimentos e tecnologias das demais áreas médicas e suas repercussões cerebrais e psicológicas. Consolidando a subespecialidade e seu corpo de conhecimento, a interconsulta possui vários periódicos especializados, incluindo *Psychosomatic Medicine, General Hospital Psychiatry, Psychosomatics, International Journal of Psychiatry in Medicine, Psychological Medicine, Psychotherapy and Psychosomatics e, Journal of Psychosomatic Research,* dentre várias outras. Nos Estados Unidos, a Academy of Consultation-Liaison Psychiatry conseguiu o reconhecimento da interconsulta como uma subespecialidade da psiquiatria. Na Inglaterra, o Royal College of Psychiatrists trabalha em estreita colaboração com o Royal College of Physicians e a British Association for Accidents & Emergency Medicine para a produção de recomendações sobre os padrões para a organização e equipe de interconsulta. Em 2012 foi fundada na Europa a European Association for Psychosomatic Medicine com a fusão da European Association for Consultation-Liaison Psychiatry and Psychosomatic e a European Conference on Psychosomatic Research. A secção de Interconsulta do Royal Australian & New Zeland College of Psychiatrists também reconheceram a especialidade de interconsulta psiquiátrica.

Embora a interconsulta já seja reconhecida como uma subespecialidade em vários países e sua organização venha evoluindo, muito ainda há que se desenvolver em relação à formação do interconsultor e a consolidação da interconsulta como uma subespecialidade da psiquiatria.

A INTERCONSULTA NO BRASIL

Dois dos grandes marcos da interconsulta no Brasil foram o I Congresso Brasileiro de Psiquiatria e Medicina Interna em 1987 e o I Encontro Brasileiro de Interconsulta Psiquiátrica em 1989, ambos realizados pelo Departamento e Instituto de Psiquiatria do Hospital das Clínicas da Faculdade de Medicina da Universidade de São Paulo (IPq-HCFMUSP) sob a coordenação de Eurípedes C. Miguel Filho. O primeiro evento abordou temas de interface da psiquiatria com as várias especialidades e reuniu mais de 700 congressistas. O segundo evento reuniu especialistas em interconsulta de 18 serviços (Quadro 2) de diversos estados brasileiros para discutir e aprofundar as diretrizes e os limites da interconsulta no Brasil. Esse grupo de interconsultores constatou a existência de um expressivo número de psiquiatras dedicados ao estudo, trabalho clínico e ensino em interconsulta em diversas áreas do território nacional. Naquele encontro, o grupo concluiu que pela natureza e magnitude de sua atividade no Brasil a interconsulta psiquiátrica poderia desde então ser considerada uma subespecialidade da psiquiatria. Embora vários países já reconheçam oficialmente a interconsulta como uma subespecialidade médica, esse processo de oficialização ainda não foi realizado no Brasil.

Além de eventos científicos, a interconsulta brasileira passou a contar com vários livros, incluindo o *Psiquiatria e medicina interna* e o *Interconsulta psiquiátrica no Brasil,* originados dos eventos acima citados. Consolidando a atuação didática,

Fráguas e Figueiró publicaram o livro *Depressões em medicina interna e em outras condições médicas* em 2001 e Neury Botega publica a primeira edição de seu livro *Prática psiquiátrica no hospital geral* em 2002 – referência em interconsulta, o livro já está em sua quarta edição[16]. Além desses, vários outros interconsultores passaram a desenvolver trabalhos de investigação científica e livros didáticos.

Paralelamente à interconsulta psiquiátrica, houve o desenvolvimento de profissionais dedicados à medicina psicossomática. Neste particular, destaca-se Júlio de Mello Filho e seu livro *Concepção psicossomática: visão atual,* que já se encontra na décima

Quadro 2   Centros integrantes do I Encontro de Interconsulta Psiquiátrica no Brasil

Universidade Federal de Pernambuco
Serviço de Psiquiatria da Sociedade Beneficente (Santa Casa) de Campo Grande do Mato Grosso do Sul
Serviço de Saúde Mental da Faculdade de Ciências da Saúde da Universidade de Brasília
Departamento de Psiquiatria e Neurologia da Faculdade de Medicina da Universidade Federal de Minas Gerais
Departamento de Psiquiatria da Faculdade de Medicina da Universidade da Bahia
Departamento de Psicologia Médica da Faculdade de Medicina da Universidade Federal do Rio de Janeiro
Departamento de Psicologia Médica da Faculdade de Ciências Médicas da Universidade do Estado do Rio de Janeiro
Centro de Medicina Psicossomática da Santa Casa de Misericórdia do Rio de Janeiro
Setor de Psiquiatria Hospitalar do Hospital dos Servidores do Estado/INAMPS – Rio de Janeiro
Departamento de Neurologia e Psiquiatria da Universidade Júlio de Mesquita Filho (UNESP) – SP
Departamento e Instituto de Psiquiatria do Hospital das Clínicas da Faculdade de Medicina da Universidade de São Paulo – SP
Departamento de Psiquiatria da Faculdade de Medicina da Universidade de São Paulo –Ribeirão Preto
Serviço de Interconsulta Médico-Psicológica do Hospital e Maternidadae Celso Pierro –Pontifícia Universidade Católica de Campinas – SP
Departamento de Psiquiatria da Universidade Estadual de Campinas (UNICAMP) – SP
Departamento de Psiquiatria da Universidade Federal de São Paulo (UNIFESP)
Serviço de Psiquiatria e Psicologia Médica do Hospital do Servidor Público Estadual de São Paulo
Universidade Federal do Rio Grande do Sul
Pontifícia Universidade Católica do Rio Grande do Sul

primeira edição[17]. Mello Filho desenvolveu e disseminou a concepção psicossomática contemporânea mais abrangente do que a psicogênese, em que todos os fatores relacionados ao adoecer devem ser considerados. Integrantes da medicina psicossomática são representados pela Associação Brasileira de Medicina Psicossomática (https://psicossomatica.org.br/).

Em relação à residência em psiquiatria, o estágio em interconsulta está incluído no programa mínimo recomendado pela Comissão Nacional de Residência Médica a ser desenvolvido no segundo ano com pelo menos 10% da carga horária (https://www.secad.com.br/blog/psiquiatria/medico-psiquiatra-residencia/). Por outro lado, até o momento não existe a possibilidade do quarto ano adicional em interconsulta na residência em psiquiatria (R4), o que é possível para as áreas da psiquiatria da infância e adolescência, psiquiatria geriátrica, psicoterapia e psiquiatria forense. A interconsulta ainda não é reconhecida como subespecialidade da psiquiatria.

INTERCONSULTA PSIQUIÁTRICA EM OUTROS PAÍSES

Atualmente a principal associação de interconsulta dos Estados Unidos é a Academy of Consultation-Liaison Psychiatry (antiga Academy of Psychosomatic Medicine) que publica a revista *Psychosomatics*. Em 2003, a American Board of Psychiatry and Neurology (ABPN) oficialmente reconheceu a interconsulta psiquiátrica e adotou o termo *psychosomatic medicine* (medicina psicossomática) para designar a subespecialidade da Psiquiatria que cuida da interface da psiquiatria com as demais especialidades médicas[18]. Essa conquista foi em grande parte decorrente do empenho da então Academy of Psychosomatic Medicine. Em maio de 2008, a Accreditation Council for Graduate Medical Education (ACGME) e a ABPN com o suporte da então Academy of Psychosomatic Medicine estabeleceram competências para os programas de formação em medicina psicossomática. A primeira condição para a formação do especialista em medicina psicossomática nos Estados Unidos é a formação em psiquiatria. Em 2009 ficou estabelecido que para a realização do exame para obtenção do título de especialista em medicina psicossomática o psiquiatra necessariamente precisa realizar um programa de *fellowship* em medicina psicossomática em um dos programas credenciados pela ACGME. A denominação medicina psicossomática para uma subespecialidade da psiquiatria obviamente sofreu críticas. A primeira proposição do nome medicina psicossomática ao invés de psiquiatria de consultoria e ligação foi rejeitada pela ABPN em 1992. Por um lado, por psiquiatras que trabalham em hospital geral nos Estados Unidos, que se denominavam especialistas em consultoria e ligação (*consultation-liaison*) e não medicina psicossomática. Por outro lado, por médicos não psiquiatras e outros profissionais psicossomaticistas que deste modo ficaram excluídos da especialidade medicina psicossomática. Como a maioria dos próprios membros da Academy of Psychosomatic Medicine rejeitavam o termo, em 2017 esta associação mudou seu nome para Academy of Consultation-Liaison Psychiatry. Por

fim, em 2018 a ABPN reconheceu a troca do nome da subespecialidade para *Consultation-Liaison Psychiatry*[19].

A Inglaterra possuiu um programa integrado de serviços de atenção primária, ambulatoriais e hospitalares. A maioria dos hospitais possui serviço de interconsulta (79%) durante os 7 dias da semana, mas menos da metade dos hospitais tinha acesso 24 horas ao serviço e apenas um terço fornecia trabalho de ligação não aguda, incluindo clínicas ambulatoriais e *links* para serviços hospitalares especializados[20].

Na Alemanha, o médico não psiquiatra pode se especializar em medicina psicossomática e psicoterapia. Portanto, a medicina psicossomática é uma especialidade independente da psiquiatria geral e da psiquiatria da infância e adolescência. O especialista em medicina psicossomática de modo geral trabalha em prática privada. Quando atua em hospital terciário, o médico especialista em psicossomática atua preferencialmente com casos de ansiedade e depressão utilizando intervenções não farmacológicas. O psiquiatra pode se especializar em interconsulta (consultoria e ligação) e realizar formação em psicoterapia. Psiquiatras que fazem interconsulta são preferencialmente chamados via pedido de interconsulta para avaliar casos de *delirium* e demência e possuem uma formação mais voltada para a intervenção farmacológica. Pode-se dizer que o interconsultor realiza a atividade de consultoria e o especialista em medicina psicossomática a atividade de ligação (no item consultoria *versus* ligação, descrevemos aspectos que diferenciam as duas formas de atuação).

No Japão, um sistema de certificação para interconsultor em psiquiatria (*consultation-liaison psychiatry*), como uma subespecialidade da psiquiatria foi introduzido em 2001 pela Sociedade Japonesa de Psiquiatria do Hospital Geral (Japanese Society of General Hospital Psychiatry). Os pilares que sustentam a atividade do interconsultor naquele país incluem: a capacidade de tratar adequadamente pacientes com comorbidade física/psiquiátrica ou somatização, a capacidade de formar uma relação apropriada e adequada com os pacientes com doenças físicas e colaborar com médicos e cirurgiões, mantendo uma boa consciência social e ética da prática médica geral[21].

Em Portugal, de modo geral, adota-se a denominação psiquiatria consiliar e de ligação. O grupo citado como pioneiro na interconsulta é o Grupo de Estudos de Psiquiatria de Ligação de Lisboa, que promoveu vários encontros e seminários no início dos anos 1990. Em 1993, foi criada a Sociedade Portuguesa de Psicossomática que, a partir de 1995, passou a incluir um grupo de trabalho em psiquiatria de ligação. Existe atualmente o Grupo Português de Psiquiatria Consiliar/Ligação e Psicossomática (GPPC/LP ou C/L Portuguesa) que possui a *Revista de Psiquiatria Consiliar e de Ligação*. O grupo inclui psiquiatras e também outros agentes de saúde mental como pedopsiquiatras, psicólogos, enfermeiros especialistas de saúde mental e assistentes sociais de saúde, que fizeram formação C/L específica (https://www.psiquiatria-cl.org/pt/quem-somos).

O European Consultation-Liaison Workgroup (ECLW)[22,23] avaliou a organização de serviços de interconsulta em 11 países europeus. Embora o trabalho tenha sido publicado no ano de 2000, muitos dos problemas levantados pelo ECLW ainda são atuais. Dentre eles, destacamos o elevado e crescente número de pacientes com transtornos psiquiátricos que são atendidos e internados em hospitais gerais, a busca de um indicador do grau de complexidade do paciente, bem como de um instrumento para avaliar riscos e necessidades. Em função desses dados, o grupo declarou a necessidade do desenvolvimento de um modelo de gestão de qualidade em serviços de interconsulta.

PERSPECTIVAS

A principal perspectiva para a interconsulta é a realização da pesquisa translacional para preservar a visão da medicina psicossomática, preservar e integrar os conhecimentos da psicanálise, psiquiatria, psicologia, medicina comportamental e disciplinas médicas, evoluir integrando o *insight* oferecido pela outra especialidade e viabilizar o desenvolvimento e o teste de modelos assistenciais que contemplem efetividade e custo-benefício.

Para aprofundamento

- Fortes S, Menezes A, Athié K, Chazan LF, Rocha H, Thiesen J, et al. Psiquiatria no século XXI: transformações a partir da integração com a atenção primária pelo matriciamento. Physis: Revista de Saúde Coletiva. 2014;24:1079-1102.
- Herrmann-Lingen C. Past, present, and future of psychosomatic movements in an ever-changing world: presidential address. Psychosom Med. 2017;79:960-970.
- Botega NJO. Prática psiquiátrica no hospital geral: interconsulta e emergência. 4 º ed. Rio de Janeiro: Grupo A; 2017.

REFERÊNCIAS BIBLIOGRÁFICAS

1. Bourgeois JA, Michael S. Consultation-liaison psychiatry: the interface of psychiatry and other medical specialties. Psychiatric Times. 2020;37.
2. Fortes S, Menezes A, Athié K, Chazan LF, Rocha H, Thiesen J, et al. Psiquiatria no século XXI: transformações a partir da integração com a atenção primária pelo matriciamento. Physis: Revista de Saúde Coletiva. 2014;24:1079-1102.
3. eter H-C, Orth-Gomér K, Wasilewski B, Verissimo R. The European Network on Psychosomatic Medicine (ENPM): history and future directions. Biopsychosoc Med. 2017;11:3-3.
4. Herrmann-Lingen C. Past, present, and future of psychosomatic movements in an ever-changing world: presidential address. Psychosom Med. 2017;79:960-970.
5. Deter HC. Psychosomatic medicine and psychotherapy: on the historical development of a special field in Germany. Adv Psychosom Med. 2004;26:181-9.
6. Boland RJ, Rundell J, Epstein S, Gitlin D. Consultation-liaison psychiatry vs psychosomatic medicine: what's in a name? Psychosomatics. 2018;59:207-10.
7. Wood R, Wand AP. The effectiveness of consultation-liaison psychiatry in the general hospital setting: a systematic review. J Psychosom Res. 2014;76:175-92.
8. Sockalingam S, Alzahrani A, Meaney C, Styra R, Tan A, Hawa R, et al. Time to consultation-liaison psychiatry service referral as a predictor of length of stay. Psychosomatics. 2016;57:264-72.
9. Vulser H, Vinant V, Lanvin V, Chatellier G, Limosin F, Lemogne C. Association between the timing of consultation-liaison psychiatry interventions and the length of stay in general hospital. Br J Psychiatry. 2019:1-6.
10. Zimbrean PC, Ernst CL, Forray A, Beach SR, Lavakumar M, Siegel AM, et al. The educational value of outpatient consultation-liaison rotations: a white paper from the Academy of Consultation-Liaison Psychiatry Residency Education Subcommittee. Psychosomatics. 2020.
11. Gillies D, Buykx P, Parker AG, Hetrick SE. Consultation liaison in primary care for people with mental disorders. Cochrane Database of Systematic Reviews. 2015.
12. Katon W, Unutzer J. Collaborative care models for depression: time to move from evidence to practice. Arch Intern Med. 2006;166:2304-6.
13. Gilbody S, Bower P, Fletcher J, Richards D, Sutton AJ. Collaborative care for depression: a cumulative meta-analysis and review of longer-term outcomes. Arch Intern Med. 2006;166:2314-21.
14. Dobscha SK, Corson K, Hickam DH, Perrin NA, Kraemer DF, Gerrity MS. Depression decision support in primary care: a cluster randomized trial. Ann Intern Med. 2006;145:477-87.
15. Bower P, Gilbody S, Richards D, Fletcher J, Sutton A. Collaborative care for depression in primary care. Making sense of a complex intervention: systematic review and meta-regression. Br J Psychiatry. 2006;189:484-93.
16. Botega NJO. Prática psiquiátrica no hospital geral: interconsulta e emergência. 4 º ed. Rio de Janeiro: Grupo A; 2017.
17. Mello Filho J. Concepção psicossomática: visão atual, 10.ed. São Paulo: Casa do Psicólogo; 2005.
18. Worley LL, Levenson JL, Stern TA, Epstein SA, Rundell JR, Crone CC, et al. Core competencies for fellowship training in psychosomatic medicine: a collaborative effort by the APA Council on Psychosomatic Medicine, the ABPN Psychosomatic Committee, and the Academy of Psychosomatic Medicine. Psychosomatics. 2009;50:557-62.
19. Levenson JL. The American Psychiatric Association Publishing textbook of psychosomatic medicine and consultation-liaison psychiatry. 2019:1 online resource.
20. Walker A, Barrett JR, Lee W, West RM, Guthrie E, Trigwell P et al. Organisation and delivery of liaison psychiatry services in general hospitals in England: results of a national survey. BMJ Open. 2018;8:e023091-e023091.
21. Horikawa N, Kuroki N, Hosaka T, Nomura S, Nishimura H, Yamashita K, et al. Introduction of a board certification system for the Japanese Society of General Hospital Psychiatry. Seishin Shinkeigaku Zasshi. 2003;105:320-3.
22. Huyse FJ, Herzog T, Lobo A, Malt UF, Opmeer BC, Stein B, et al. European Consultation-Liaison Psychiatric Services: the ECLW Collaborative Study. Acta Psychiatr Scand. 2000;101:360-6.
23. Huyse FJ, Herzog T, Lobo A, Malt UF, Opmeer BC, Stein B, et al. Consultation-Liaison psychiatric service delivery: results from a European study. Gen Hosp Psychiatry. 2001;23:124-32.

2

Interconsulta psiquiátrica: funções, limites e dificuldades

Marcio Eduardo Bergamini Vieira
Ana Luiza Sagin Bornello
Eduardo de Castro Humes

Sumário

Introdução
Esclarecimento de objetivos do solicitante e coleta de informação
Esclarecimento de objetivos do paciente e coleta de história
A formulação diagnóstica
A formulação de uma proposta de manejo
Considerações finais
Perspectivas

Pontos-chave

- Considerar o papel do interconsultor na prática de interconsultas baseado na realidade que está presente.
- Refletir sobre os objetivos explícitos e implícitos de um pedido.
- Refletir sobre a melhor abordagem inicial em uma interconsulta.
- Estabelecer estratégias iniciais frente as dificuldades mais comuns em interconsultas psiquiátricas.

INTRODUÇÃO

A integração dos serviços de psiquiatria dentro dos hospitais gerais abriram caminho para que a psiquiatria pudesse ser reconhecida como uma disciplina médica pelos demais profissionais médicos[1]. A partir desta integração, começaram a surgir nestes hospitais as unidades de interconsulta em psiquiatria (*consultation-liason psychiatry*). O maior impulso para o desenvolvimento das atividades de interconsulta começou com o financiamento da Fundação Rockefeller, em 1933, para a contratação de professores de psiquiatria em tempo integral para seis centros médicos acadêmicos[2]. A experiência exitosa fez com que essa prática se multiplicasse e culminasse no aparecimento dos serviços de interconsulta psiquiátrica em hospitais gerais.

Mais de um terço dos pacientes clínicos e cirúrgicos internados em hospitais gerais apresentam comorbidades psiquiátricas e metade apresentam questões relacionadas à saúde mental[3,4] e mais da metade destes não são reconhecidos pelos profissionais médicos não psiquiatras. Esta situação compromete a qualidade do atendimento oferecido. Em muitos casos, a identificação e o correto manejo destas condições levam a uma diminuição do tempo de internação dos pacientes e uma melhora na qualidade do atendimento. Quando não identificadas, estas condições podem levar a um aumento no tempo de internação de até 2,5 vezes o tempo habitual de permanência hospitalar[3,5].

O atendimento em interconsultas psiquiátricas deve sempre levar em conta os diferentes modelos de atuação na interconsulta e as particularidades de cada serviço. O reconhecimento das funções, dos limites e das dificuldades geralmente enfrentadas são essenciais para o planejamento de serviços e, assim como o reconhecimento de situações específicas que podem emergir nas rotinas são essenciais para que os serviços possam prosperar.

É essencial sempre ter em mente que, na interconsulta, há dois polos de ação, dois "clientes": o paciente e a equipe solicitante. Mas além destes dois polos, o próprio interconsultor é um dos pontos que devem ser observados no processo, uma vez que a boa prática envolve o atendimento diligente com o reconhecimento de objetivos, coleta de informações, formulação diagnóstica e a criação de um plano de manejo para os dois polos de ação, preferencialmente complementar.

Alguns fatores podem influenciar na quantidade de pedidos de interconsulta para a psiquiatria. Chen e colaboradores apontam que contribuem para um aumento nos pedidos o fato de existir uma equipe dedicada às interconsultas no hospital e, principalmente, quando esta equipe consiste num trabalho integrativo como o que é observado nas equipes de psiquiatria de ligação, a especialidade de medicina interna, o desconforto da equipe solicitante em reconhecer e gerenciar questões em saúde mental, bem como quando os pacientes de suas clínicas apresentem história pessoal em psiquiatria, sejam jovens, estejam localizados em região urbana e apresentem psicose funcional. Como fatores que diminuem estas solicitações, apontam o contato pobre com a equipe de interconsultas (ou a falta de estrutura desta), a crença de que outros profissionais de saúde mental não médicos possam fazer esta avaliação de maneira equivalente, e um conhecimento limitado acerca dos transtornos mentais, além dos pacientes que apresentem psicose orgânica e que já tenham passado por alguma avaliação psiquiátrica prévia no mesmo hospital[6]. Fatores relacionados a uma tendência em negar a patologia psiquiátrica e que apenas reforcem os aspectos psicossociais também podem prejudicar o reconhecimento destes transtornos e negar a possibilidade de um tratamento adequado para os pacientes[7].

Nem todos os hospitais gerais têm condições de criar serviços de consultoria especializada. Em países onde esta situação de inexistência de consultoria seja uma realidade, temos os diagnósticos psiquiátricos em taxas muito abaixo das observadas em outros países, bem como um uso inadequado da psicofarmacologia, seja com dosagens altas de determinados fármacos (tais como o haloperidol em doses de início em 10 mg/dia) ou como a prescrição de benzodiazepínicos como monoterapia[8].

ESCLARECIMENTO DE OBJETIVOS DO SOLICITANTE E COLETA DE INFORMAÇÃO

Um primeiro passo para a realização adequada de uma interconsulta envolve a adequada compreensão dos fatores envolvidos na realização de um pedido de interconsultas. Pedidos podem apresentar características de palavras similares, com contextos diferentes. Assim, se o pedido é realizado para um psiquiatra que está mais próximo de uma equipe, funcionando mais próximo de um modelo de ligação, ele pode apresentar um significado diferente do pedido encaminhado em um contexto clássico de psiquiatria de consultoria. Se no primeiro caso, geralmente o conhecimento da rede de encaminhamento, dos processos despertados na própria equipe por alguns pacientes, entre outros fenômenos são mais reconhecidos, em contextos de psiquiatria de consultoria geralmente não é a realidade observada.

Assim não é raro que um pedido de interconsulta se baseie em um desejo para o encaminhamento ambulatorial adequado, um sentimento contratransferencial negativo (como raiva, impotência) que gera a busca pelo diagnóstico psiquiátrico no paciente ou comunicação inadequada entre equipe e paciente/família. O pedido não será direcionado a estas motivações e é papel do interconsultor reconhecê-las e buscar um equilíbrio entre dar a resposta a pergunta formulada e a questão subjacente. Antes que a avaliação seja realizada, deve haver uma clareza relacionada às questões que precisam ser respondidas pela interconsulta[9]. É de fundamental importância que a clínica solicitante seja capaz de relatar os sinais e sintomas observados e que seja capaz de formular uma hipótese diagnóstica inicial, que norteará todo o trabalho da equipe de interconsulta psiquiátrica[10]. O que observamos, na prática, é uma dificuldade

muito grande em se definir hipóteses preliminares, deixando para a equipe de interconsulta uma condição mental vaga e mal definida. Muitas vezes, os solicitantes das interconsultas compreendem que é trabalho do interconsultor "conversar" e "coletar a história do estado mental" com o paciente.

A coleta de informações sobre o objetivo e o paciente se iniciam na leitura cuidadosa do pedido, na busca ativa do solicitante para discussão, envolvendo a conversa com a equipe assistencial disponível (como a enfermagem, o serviço social) e dados de prontuário, incluindo histórico de admissão, prescrições e sinais vitais recentes, e de exames realizados. Tais conhecimentos são especialmente importantes frente a possibilidade de apresentações atípicas em situações de comorbidades clínicas (discutidos nesta seção em outros capítulos) e dos potenciais impactos cruzados entre os medicamentos psicotrópicos e doenças clínicas e medicações clínicas e sintomatologia psiquiátrica (discutidos na seção 10 do volume 3).

Em alguns contextos o colega que solicitou a interconsulta pode não estar disponível, seja por estar em um procedimento ou não estar na instituição. Nestas situações é importante tentar contatos outros com ele, incluindo ligações e trocas de mensagens eletrônicas, e conversar com eventuais substitutos. Quando a troca de informação é prejudicada a leitura cuidadosa do pedido e prontuário médico passa a ser ainda mais importante.

ESCLARECIMENTO DE OBJETIVOS DO PACIENTE E COLETA DE HISTÓRIA

Muitas vezes o paciente e a família encaram a interconsulta como uma possibilidade de um diagnóstico, do reconhecimento de um sofrimento e seu cuidado, ou de um espaço para reflexão conjunta, como o enfrentamento de diagnósticos percebidos como fatais, as reações de ajustamento. Mas elas podem envolver questões do paciente ou demandas de sofrimentos familiares não pertinentes a internação, como a busca de um profissional para discutir o adoecimento de terceiros. Cabe ao interconsultor nestas situações reconhecer a demanda e verificar se elas cabem ao contexto envolvido.

Entretanto, por vezes o paciente e sua família não foram adequadamente informados pela equipe assistencial do pedido de interconsultas. Estas situações denotam uma disfunção na relação equipe-paciente/família e podem ser acompanhadas por relações negativas por parte de pacientes e familiares. O interconsultor deve ter cuidado ao se apresentar para investigar se há o conhecimento do pedido de consulta, tentar reduzir preconceitos que podem impactar a avaliação e reforçar desenvolver como um objetivo de se submeter a uma avaliação, como uma estratégia para auxiliar o seu cuidado e reduzir potenciais sofrimentos.

Uma vez estabelecido o primeiro contato, é importante avaliar não apenas a queixa relatada pelo paciente e pelo colega que solicitou a avaliação, mas o paciente como um todo, incluindo sua relação com o adoecimento, sua percepção em relação a limitações que esteja enfrentando, mas também outros sintomas que podem explicar o sofrimento psíquico. É comum que frente ao preconceito social relacionado ao adoecimento psiquiátrico, pacientes, familiares e colegas não psiquiatras tendam a minimizar ou normalizar sintomas de adoecimento psíquico, o que está envolvido nas baixas taxas de diagnósticos de transtornos depressivos e ansiosos na população geral.

Frente ao adoecimento clínico, muitas vezes o uso de critérios operacionais formulados para a população geral não é adequado. Um paciente com insuficiência cardíaca congestiva (ICC) pode apresentar anergia, fadiga, alteração do padrão de sono, alteração do apetite, assim o uso destes critérios pode gerar um exagero diagnóstico em pacientes com ICC. A alternativa de exclusão de tais critérios, mantendo a necessidade de outros sintomas facilita novamente o subdiagnóstico. Assim, muitas vezes são usados outros sintomas para a realização do diagnóstico, como perspectiva de futuro, percepção da vida em relação a outras pessoas em situação similar, que, apesar de carecer de embasamento estatístico, favorece uma melhor condução dos casos e torna a investigação de sintomas e não apenas critérios diagnósticos mais importantes no contexto de interconsultas.

A intervenção em interconsulta pode, ainda, ajudar pacientes em cuidados paliativos a lidar com as perspectivas de morte e seus estágios de enfrentamento. A comunicação do diagnóstico e do prognóstico, suporte para o cuidado avançado em saúde mental e o encaminhamento adequado para os serviços especializados podem ajudar o paciente a ter uma evolução mais satisfatória[11].

Nesta perspectiva, é papel do interconsultor também explicar os limites de sua avaliação. Contextos mais delicados, tais como os de abuso e/ou violência sexuais, são difíceis de serem abordados na prática de interconsulta de uma única avaliação e podem vir a requerer múltiplas entrevistas com o paciente[9]. Outras condições como quadros de transtornos factícios podem ser difíceis de serem evidenciados pelo profissional de interconsulta e, muitas vezes, são melhor definidos pela observação atenta ao paciente por parte da clínica solicitante.

A FORMULAÇÃO DIAGNÓSTICA

A formulação diagnóstica deve levar em conta o contexto da solicitação realizada, não se atendo apenas a formulação de diagnósticos psiquiátricos, incluindo diagnósticos clínicos, dinâmicos e o funcionamento global, durante e antes da internação. O reconhecimento destes fatores é essencial para a formulação do plano terapêutico adequado.

Quando a interconsulta é demanda no contexto de um atendimento de consultoria, o foco principal deve ser a formulação diagnóstica do paciente para o qual a avaliação é realizada. Entretanto, é claro, aspectos das relações envolvendo médicos, equipe, familiares e paciente serão evidenciadas e uma sugestão sobre como conduzir o caso pode ser interessante.

Como discutido anteriormente a formulação de diagnósticos psiquiátricos muitas vezes deverá levar em conta a sobreposição de sintomas do adoecimento físico e psiquiátrico, sendo geralmente recomendada uma abordagem substitutiva.

Cabe aqui reforçar que é atribuição da clínica solicitante a formulação de uma hipótese diagnóstica preliminar, ainda que apenas sindrômica, no pedido de consultoria. Muitas vezes percebemos que existe uma discordância muito significativa entre o que foi observado e hipotetizado pela equipe solicitante e o que foi observado pelos interconsultores. Um trabalho realizado na Santa Casa de São Paulo encontrou que os diagnósticos mais discordantes foram os de transtornos ansiosos (63,3%) e os menos discordantes foram os de quadros psicóticos. As clínicas solicitantes também foram avaliadas e as discordâncias chegaram a 78,5% dentro da cirurgia geral e 77,5% na clínica médica. Todos as clínicas tiveram discordância de 50% ou mais, com exceção da clínica oftalmológica, que solicitou 15 avaliações e apenas 5 foram discordantes (33,3% de discordância)[10]. Os pontos que parecem explicar estas discordâncias estão focados em fatores relacionados ao estado psicológico do paciente que muitas vezes confundem as equipes solicitantes, o uso de informações por terceiros (procuração) e por conta das apresentações atípicas dos transtornos mentais, além de poder fazer parte de um diagnóstico multifatorial, com o qual as equipes não psiquiátricas não estão acostumadas a trabalhar. Fatores contextuais como sobrecarga de trabalho, limites de tempo e pressão organizacional também podem contribuir para essa discordância[10].

Importante ressaltar neste tópico que uma adequada nomenclatura se faz necessária para que as formulações diagnósticas possam ser realizadas e que os dois principais manuais estatísticos (CID-10, em atualização próxima, e o DSM-5) tentam convergir seus diagnósticos para conversarem melhor entre si. No Brasil, por definição, usamos a classificação da CID, editada pela Organização Mundial da Saúde.

A FORMULAÇÃO DE UMA PROPOSTA DE MANEJO

O papel do interconsultor é de sugerir condutas ao solicitante, que pode ou não acatar o que lhe é sugerido. O interconsultor em psiquiatria precisa ser resiliente para aceitar o fato de que suas proposições podem não serem aceitas, em parte ou em sua totalidade, pela clínica solicitante. Desta forma, a resposta ao pedido da interconsulta precisa ser clara e objetiva, mas ao mesmo tempo, conter todos os elementos necessários para fundamentar, de maneira que o não especialista possa compreender, o que é proposto como hipótese diagnóstica e conduta.

CONSIDERAÇÕES FINAIS

Os serviços de interconsulta psiquiátricas em hospitais surgiram da necessidade de uma atenção mais integral ao paciente. Muitos profissionais não especialistas não estão preparados para lidar com questões relacionadas à saúde mental e suas peculiaridades ou, tendo esse preparo, consideram o paciente com queixas voltadas para a saúde mental como poliqueixosos[12]. Estas limitações ficam ainda mais evidentes quando trabalhamos com especificidades como transtornos relacionados à infância e adolescência[13].

Os programas de formação e treinamento em interconsulta, tanto no Brasil quanto no restante do mundo, sofrem por falta de objetivos claros e pela falta de um consenso sobre as atividades a serem realizadas na prática. Além disso, existe uma grande heterogeneidade de programas voltados para esta área, as unidades de interconsulta não estão adequadamente estruturadas, os profissionais de interconsulta não estão voltados especificamente para esta prática e, consequentemente, não estão plenamente à disposição daqueles que estão em treinamento para a consultoria, sem contar a falta de clareza sobre o que é requerido aos supervisores para habilitá-los a esta prática. Como parte da necessidade de se aprofundar neste tema e tentar resolver estas dificuldades, a Associação Europeia de Interconsultas (Consultation-Liason Psychiatry and Psychosomatics) em Psiquiatria. criou um *guideline* para treinar os profissionais da psiquiatria nesta área[14]. O consenso aponta para a necessidade de todos os residentes em psiquiatria serem alocados para atividades em interconsulta durante sua pós graduação, com uma duração mínima de 6 meses em tempo integral (lembrando que alguns países europeus realizam um treinamento de apenas 3 meses em tempo integral, como é o caso de Portugal) ou até mais tempo, caso a atividade ocorra em tempo parcial, para uma formação básica. Recomendam também um treinamento mínimo de um ano em tempo integral para formações mais aprofundadas na área de consultoria. Esta formação recomendada deve compreender o adequado acesso e o gerenciamento de transtornos mentais ou de situações que envolvam sofrimento mental, tais como suicídio e auto lesão, dor crônica, somatização, entre outras condições, uma adequada intervenção da situação de crise, o gerenciamento da psicofarmacologia para o paciente fisicamente acometido, a habilidade de comunicação para lidar com pacientes severamente acometidos ou que estejam em cuidados paliativos, a promoção de coordenação de cuidados para os pacientes mais complexos que dependam de cuidados de equipes multiprofissionais e a organização de serviços de interconsultas em hospitais gerais.

Este consenso sugere que os objetivos dos treinamentos em interconsultas estejam focados em (adaptado de *European guidelines for training in Consultation-Liason Psychiatry*[14]):

- O local de treinamento mais adequado seja o hospital geral e que este hospital geral seja capaz de atender à maior diversidade de pacientes possível.
- A supervisão dos residentes deva ser realizada por um profissional especificamente designado para esta atividade e que a frequência e a duração destas supervisões estejam bem estabelecidas pelo programa.
- Que os residentes recebam adequada formação em medicina interna para que a avaliação do paciente seja a mais completa e abrangente possível.
- Que os residentes estejam atentos e que compreendam os diversos modelos teóricos de base para a prática profissio-

nal, tais como o modelo biopsicossocial, o modelo psicofisiológico e o modelo psiconeuroimunológico.
- Que compreendam as questões éticas e médico-legais da prática profissional voltadas tanto para a psiquiatria quanto para a medicina interna.
- Que sejam capazes de se comunicar de maneira adequada com os demais membros da equipe, sejam eles médicos da mesma especialidade ou de outras que assistam ao paciente, bem como com a equipe multiprofissional (dentro e fora do hospital), além do próprio paciente e de seus familiares.
- A habilidade de elaborar um plano de tratamento usando perspectivas biopsicossociais.
- A compreensão sobre a interação medicamentosa entre a psicofarmacologia e a farmacologia da medicina interna geral.
- A apresentação de casos psiquiátricos e a discussão sobre a interconsulta psiquiátrica nas reuniões de equipe médico-cirúrgicas, servindo como base de educação e formação dos profissionais não psiquiatras.

PERSPECTIVAS

Muitas condições psiquiátricas podem interferir na clínica do paciente e é fundamental que o médico não especialista em psiquiatria esteja atento a elas e tenha condições de gerenciá-las da melhor forma possível. Entretanto, nem todos os não especialistas estão preparados para reconhecerem estas condições e, ainda que estejam, nem sempre possuem um serviço de consultoria disponível e estruturado para um cuidado mais integral. A comorbidade física/psiquiátrica e a somatização são condições sérias e tratáveis, com uma alta prevalência na sociedade. Um tratamento e fetivo reduzem a morbidade como um todo e, provavelmente, a mortalidade, com implicação em diminuição de custos de tratamento em saúde[15].

Novas tecnologias estão surgindo na sociedade e estão sendo aproveitadas pela psiquiatria para um acesso mais abrangente ao paciente. Uma das tecnologias que ganhou uma importância muito significativa durante a pandemia de 2020 foi a teleconsulta em psiquiatria, também chamada de telepsiquiatria. Esta prática ocorre desde os anos 1990, mas tem crescido exponencialmente com a necessidade de se aproximar o profissional com conhecimento especializado para quem precisa dele, esteja ele onde estiver[16]. Para tanto, os avanços nas tecnologias de videoconferência, segurança de informações, confidencialidade e a potência das conexões de rede melhoraram em muito essa comunicação. Esta possibilidade de comunicação auxilia inclusive no atendimento a questões de urgência/emergência, já que em muitos destes serviços não existem psiquiatras de plantão para procederem com estas avaliações especializadas. Ressaltamos aqui que nem todos os profissionais hoje em dia possuem equipamentos capazes de garantir a segurança e a confidencialidade destas consultas e/ou orientações, e isto é fundamental para que esta prática possa ser mantida dentro dos preceitos éticos da profissão[17,18]. Uma recente meta análise demonstrou que a videoconferência em psiquiatria é tão eficaz quanto a realização da avaliação presencial para o manejo de quadros como depressão, autismo, déficit de atenção e hiperatividade, transtorno de estresse pós traumático e transtornos alimentares[19]. Até mesmo as consultas por telefone são possíveis em nossa prática, sem a necessidade do vídeo, para substituir ou complementar as consultas presenciais em triagem ou gerenciamento de diferentes condições agudas e crônicas, psicoterapia para depressão, aconselhamento para cessação do uso do tabaco, principalmente para pacientes que tenham dificuldades de sair de casa ou de se afastarem do trabalho para passar por uma avaliação presencial. Alguns limites para este tipo de comunicação podem ser observados e, nestes casos, a consulta presencial se torna necessária[20].

Outra possibilidade de perspectiva para os profissionais de interconsulta é a perspectiva de realização de segunda opinião em psiquiatria, onde ocorreria uma "revisão" do diagnóstico estabelecido anteriormente e/ou tratamento proposto. Este tipo de prática é comum nos Estados Unidos nos últimos 20 anos e tem sido estimulada, principalmente, por conta de questões econômicas, mas em psiquiatria isto raramente acontece por conta do estigma do diagnóstico psiquiátrico e de questões relacionadas ao vínculo entre paciente e o profissional médico[21]. Com a popularização da internet, muitos indivíduos em tratamentos com psiquiatras passaram a colocar em cheque os diagnósticos recebidos e a prática da segunda opinião poderia até ajudar na melhor adesão dos pacientes em seus tratamentos originais. Ainda que as informações da internet não se constituam em si numa segunda opinião, elas frequentemente abrem o caminho para este tipo de atendimento[21]. Podemos lembrar também que muitos diagnósticos em saúde mental envolvem diversos outros profissionais que não apenas os psiquiatras e, com isso, os pacientes não se sentem plenamente confortáveis com seus diagnósticos recebidos.

Para aprofundamento

- https://www.clpsychiatry.org/news-pubs/toolkit/.
    - Site da Academy of Consultation-Liaison Psychiatry onde é fornecido gratuitamente material para discussão sobre a importância da interconsulta em psiquiatria e seu papel em hospitais gerais.
- https://www.sciencedirect.com/journal/psychosomatics.
    - Site da revista *Psychosomatics*, importante revista científica em que são publicados diversos artigos sobre interconsulta em psiquiatria.
- https://uia.org/s/or/en/1100056963.
    - Página da Associação Europeia de Interconsultas em Psiquiatria, com publicações e informativos sobre o tema.

REFERÊNCIAS BIBLIOGRÁFICAS

1. Diefenbacher A. Psychiatry and psychosomatic medicine in Germany: lessons to be learned? Aust N Z J Psychiatry. 2005;39(9):782-94.
2. Kornfeld DS. Consultation-liaison psychiatry: contributions to medical practice. Am J Psychiatry. 2002;159(12):1964-72.
3. Oldham MA, Chahal K, Lee HB. A systematic review of proactive psychiatric consultation on hospital length of stay. Gen Hosp Psychiatry. 2019;60:120-6.
4. Triplett P, Carroll CP, Gerstenblith TA, Bienvenu OJ. An evaluation of proactive psychiatric consults on general medical units. Gen Hosp Psychiatry. 2019;60:57-64.
5. Vulser H, Vinant V, Lanvin V, Chatellier G, Limosin F, Lemogne C. Association between the timing of consultation-liaison psychiatry interventions and the length of stay in general hospital. Br J Psychiatry. 2019:1-6.
6. Chen KY, Evans R, Larkins S. Why are hospital doctors not referring to Consultation-Liaison Psychiatry? - a systemic review. BMC Psychiatry. 2016;16(1):390.
7. Menkes DB, Dharmawardene V. Anti-psychiatry in 2019, and why it matters. Aust N Z J Psychiatry. 2019;53(9):921-2.
8. Acharya B, Swar SB. Consultant psychiatrists' role in ensuring high-quality care from nonspecialists. Psychiatr Serv. 2016;67(7):816.
9. Leentjens AF, Boenink AD, Sno HN, Strack van Schijndel RJ, van Croonenborg JJ, van Everdingen JJ, et al. The guideline "consultation psychiatry" of the Netherlands Psychiatric Association. J Psychosom Res. 2009;66(6):531-5.
10. Otani V, Otani T, Freirias A, Calfat E, Aoki P, Cross S, et al. Predictors of disagreement between diagnoses from consult requesters and Consultation-Liaison Psychiatry. J Nerv Ment Dis. 2019;207(12):1019-24.
11. Trachsel M, Irwin SA, Biller-Andorno N, Hoff P, Riese F. Palliative psychiatry for severe persistent mental illness as a new approach to psychiatry? Definition, scope, benefits, and risks. BMC Psychiatry. 2016;16:260.
12. Butler DJ, Fons D, Fisher T, Sanders J, Bodenhamer S, Owen JR, et al. A review of the benefits and limitations of a primary care-embedded psychiatric consultation service in a medically underserved setting. Int J Psychiatry Med. 2018;53(5-6):415-26.
13. Shaw RJ, Rackley S, Walker A, Fuchs DC, Meadows A, Dalope K, et al. Core competencies for pediatric consultation-liaison psychiatry in child and adolescent psychiatry fellowship training. Psychosomatics. 2019;60(5):444-8.
14. Söllner W, Creed F. European guidelines for training in consultation-liaison psychiatry and psychosomatics: report of the EACLPP Workgroup on Training in Consultation-Liaison Psychiatry and Psychosomatics. J Psychosom Res. 2007;62(4):501-9.
15. Smith GC. The future of consultation-liaison psychiatry. Aust N Z J Psychiatry. 2003;37(2):150-9.
16. Butterfield A. Telepsychiatric evaluation and consultation in emergency care settings. Child Adolesc Psychiatr Clin N Am. 2018;27(3):467-78.
17. Hilty DM, Sunderji N, Suo S, Chan S, McCarron RM. Telepsychiatry and other technologies for integrated care: evidence base, best practice models and competencies. Internat Rev Psychiatry. 2018;30(6):292-309.
18. Ateriya N, Saraf A, Meshram V, Setia P. Telemedicine and virtual consultation: the Indian perspective. National Med J India. 2018;31(4):215-8.
19. Drago A, Winding TN, Antypa N. Videoconferencing in psychiatry, a meta-analysis of assessment and treatment. Eur Psychiatry. 2016;36:29-37.
20. van Galen LS, Car J. Telephone consultations. Bmj. 2018;360:k1047.
21. Heuss SC, Schwartz BJ, Schneeberger AR. Second opinions in psychiatry: a review. J Psychiatric Practice. 2018;24(6):434-42.

3
Emergências psiquiátricas no hospital geral

Daniel Kawakami
Gabriel Henrique Beraldi
Débora Luciana Melzer-Ribeiro
Chei Tung Teng

Sumário

Introdução
Sintomas psiquiátricos secundários a condições clínicas
    Medicina e psiquiatria
    Condições médicas com sintomas psiquiátricos
    Avaliação do paciente
    Exame neurológico
    Exames complementares
    Investigação das causas
Emergências relacionadas ao uso de substâncias
    Álcool: introdução
    Álcool: intoxicação aguda
    Álcool: síndrome de abstinência
    Álcool: encefalopatia de Wernicke
    Cocaína, crack e anfetaminas: intoxicação
    Cocaína, crack e anfetaminas: síndrome de abstinência
    Benzodiazepínicos: reação paradoxal
    Benzodiazepínicos: intoxicação
    Benzodiazepínicos: síndrome de abstinência
    Opioides: intoxicação
    Opioides: síndrome de abstinência
Para aprofundamento
Referências bibliográficas

Pontos-chave

- Emergências psiquiátricas atendidas no hospital geral necessitam que sejam excluídas doenças clínicas como causadoras de sintomas psíquicos. Deve-se considerar o fato de que pacientes com transtornos mentais apresentam maior índice de comorbidade clínica que a população geral.

- Dentre as causas clínicas que podem se manifestar com sintomas psíquicos estão doenças neurológicas, metabólicas, reumatológicas, cardiológicas, nefrológicas, entre outras, que devem ser descartadas antes que se assuma uma causa psiquiátrica primária.

- Outras causas que devem ser sempre descartadas quando o paciente se apresenta com sintomas psiquiátricos no pronto-socorro é o uso de substâncias psicoativas e os efeitos colaterais de medicações clínicas.

- As emergências relacionadas ao uso de substâncias podem ser divididas genericamente entre intoxicação, abstinência e transtornos mentais relacionados. Neste último grupo estão os diversos transtornos mentais induzidos, como psicose induzida por cocaína e a encefalopatia de Wernicke, no caso do álcool.

INTRODUÇÃO

Na prática psiquiátrica ambulatorial, uma situação bastante cotidiana é o atendimento de pacientes encaminhados por colegas de outras especialidades. Clínicos gerais ou cardiologistas comumente avaliam pacientes com transtorno de pânico, mas que os procuram se queixando de palpitação, sudorese, tremor, dispneia e precordialgia, além do medo de morrer ou de perder o controle. Via de regra, esses pacientes chegam ao psiquiatra já com a investigação clínica concluída, inclusive com a realização de exames laboratoriais (enzimas cardíacas, entre outros), eletrocardiograma e até mesmo de exames de imagem. O que se apresenta para nós então, é um paciente que manifestou sintomas neurovegetativos de pânico, e que já foi clinicamente avaliado, sendo constatada a ausência de causas não psiquiátricas para tais sintomas.

Pensemos agora em uma outra situação, muito menos confortável, na qual temos diante de nós um paciente sem antecedentes psiquiátricos, que apresenta alteração comportamental aguda e grave, em um serviço de emergências psiquiátricas e nós, psiquiatras, temos que nos certificar de que tais sintomas comportamentais são realmente psiquiátricos, ou seja, primários. Tal distinção é de extrema importância e deverá sempre guiar o nosso raciocínio clínico.

SINTOMAS PSIQUIÁTRICOS SECUNDÁRIOS A CONDIÇÕES CLÍNICAS

Medicina e psiquiatria

A psiquiatria, como um ramo da medicina, uma especialização médica, além de basear-se na biologia, também possui alicerces firmemente assentados nas ciências humanas, pois necessita de ambas para dar conta de sua tarefa, constituindo-se como uma disciplina híbrida por excelência. Neste sentido, do mesmo modo que o predomínio das ciências humanas de décadas atrás reduziu o aspecto biológico dentro da psiquiatria, entendemos que o predomínio de uma perspectiva apenas naturalista/biológica também pode levar ao prejuízo da própria clínica psiquiátrica, reduzindo-a a algoritmos e a uma simples pragmática prescritiva, deixando de lado aspectos da subjetividade e do sofrimento humano (Quadro 1)[1].

Isto posto, quando nós falamos de situações de emergências psiquiátricas que são atendidas nos prontos-socorros, devemos ter em mente que em nenhum outro lugar o lado biológico dos transtornos mentais terá maior importância. Nesta situação, nenhum outro psiquiatra deverá ser mais valorizado do que aquele que manteve suas habilidades de propedêutica clínica, com a prática do exame físico e de conhecimentos da terapêutica da medicina geral atualizados[2,3].

Condições médicas com sintomas psiquiátricos

O conhecimento sobre as inúmeras doenças que mimetizam sintomas psiquiátricos é imprescindível ao psiquiatra[5]. No entanto, foge do escopo deste capítulo a descrição detalhada de cada uma dessas patologias. O Quadro 2 descreve alguns dos os principais sinais e sintomas sugestivos de transtorno mental secundário, enquanto a Tabela 1 descreve de forma sucinta al-

gumas das condições clínicos mais frequentes que podem se apresentar através de sintomas psiquiátricos.

Diante do ambiente muitas vezes caótico dos serviços de emergência pode parecer difícil para o psiquiatra conseguir preservar a capacidade de raciocínio clínico e de diálogo com colegas de outras especialidades. Mas é justamente nesta situação crítica, na qual muitas vezes trabalhamos cruzando o limite do insalubre, é que devemos nos esforçar para que o trabalho em equipe com outras especialidades seja possível e viável, uma vez que é somente desta forma que os casos mais desafiadores e graves poderão encontrar uma melhor formulação diagnóstica e uma conduta adequada. Muitas vezes é do trabalho em equipe que surge a capacidade de discernir se determinado quadro psicopatológico é decorrente de processo primário/funcional psiquiátrico ou de causas orgânicas/secundárias a outras doenças.

Avaliação do paciente

Algumas questões que podem ser relevantes são as seguintes:

- A apresentação psiquiátrica dos sintomas é incomum?
- Há alguma condição médica ou uso de substância que podem estar temporalmente relacionados com o quadro?
- Os sintomas psiquiátricos são mais bem explicados por um transtorno mental primário?
- A apresentação psiquiátrica é uma consequência direta de uma doença primária orgânica ou do uso de substâncias?

Não existe nenhum teste, exame ou procedimento simples e único que possa diferenciar de modo fácil e eficaz a diferença entre uma condição primária ou secundária com base na psicopatologia do paciente. Apesar de alguns sinais e sintomas serem sugestivos de que podemos estar frente a um quadro secundário, não há nada específico que nos garanta isso e nos leve ao diagnóstico correto[7]. Com uma anamnese completa e exame físico, o médico deve procurar identificar possíveis cau-

---

Quadro 1 Transtornos mentais primários e secundários

A distinção de doença orgânica/não orgânica incentiva a estigmatização contínua dos doentes mentais, sugerindo que doenças "não orgânicas" como esquizofrenia e transtorno bipolar não são verdadeiras desordens médicas. O termo, portanto, prejudica o entendimento atual sobre transtornos mentais, sendo que a partir da DSM-IV, foi feita a reorganização da classificação dos transtornos mentais orgânicos. Assim, os distúrbios anteriormente referidos como "transtornos mentais orgânicos" foram renomeados como "transtornos secundários", se forem devidos a distúrbios médicos classificados fora da seção de transtornos mentais da Classificação Internacional de Doenças (CID) (p. ex., tumor cerebral, doença vascular, distúrbio metabólico) ou "distúrbios induzidos por substâncias" (por exemplo, distúrbio delirante por intoxicação por cocaína). Uma das vantagens desta eliminação do termo "transtornos mentais orgânicos" é que os distúrbios que antes eram referidos como "não orgânicos" agora podem ser chamados de "transtornos mentais primários". Isso resulta em uma tricotomia clinicamente útil que deve facilitar a comunicação entre o diagnóstico diferencial, como na pergunta: Esse comportamento maníaco é induzido por substância, secundário a um distúrbio não psiquiátrico ou primário?[4]

Fonte: Spitzer et al., 1992[4].

Quadro 2 Sinais e sintomas sugestivos de transtorno mental secundário

Sinais vitais anormais (p. ex., febre, taquicardia, taquipneia) ou alterações significativas ao exame físico (p. ex., dilatação ou contração da pupila, nistagmo, sinais de trauma físico)

Desorientação com obnubilação da consciência

Alucinações visuais

Alterações no exame do estado mental

Perda de memória recente

Exame neurológico alterado

Distúrbios de marcha, equilíbrio ou ambos

Incontinência esfincteriana de início recente

Fonte: adaptado de Keshavan e Kaneko, 2013[6].

Tabela 1 Sintomas psiquiátricos e quadros clínicos que podem causá-los

Confusão, *delirium* e desorientação	Lúpus eritematoso sistêmico (LES), infecção do sistema nervoso central (SNC) (p. ex., encefalite, meningite, toxoplasmose), crises parciais complexas, desidratação, intoxicação por substâncias psicoativas e medicamentos prescritos, distúrbios hidroeletrolíticos, febre, hipoglicemia, hipotermia, hipóxia, insuficiência hepática, lesão cerebral expansiva (p. ex., tumor, hematoma), insuficiência renal, sepse, distúrbios da tireoide (p. ex., hipotireoidismo), acidente vascular encefálico (AVE) e deficiência de vitamina.
Depressão	Tumor cerebral, medicamentos oncológicos, incluindo interferon, síndrome de Cushing, síndromes demenciais, doença de Huntington, hipotireoidismo, esclerose múltipla, doença de Parkinson, LES, apneia do sono, AVE e traumatismo cranioencefálico.
Euforia e mania	Esclerose lateral amiotrófica (ELA), tumor cerebral, abuso de estimulantes do SNC, doença de Cushing, síndromes demenciais, doença de Huntington, hipertireoidismo, esclerose múltipla, doença de Parkinson, AVE e traumatismo cranioencefálico.
Insônia	Distúrbios do ciclo sono-vigília, apneia do sono, doença do refluxo gastroesofágico (DRGE), hipertireoidismo, síndromes álgicas, transtorno do movimento periódico das pernas ou síndrome das pernas inquietas.
Irritabilidade	Esclerose múltipla, abstinência de opioides e deficiência de vitamina B12.
Prejuízo de memória	Abuso de álcool, doença cerebrovascular, criptococose, demências, HIV/Aids, doença de Huntington, hipercalcemia, hipotireoidismo, abuso de inalantes, esclerose múltipla, neurossífilis, deficiência de niacina e tiamina, doença de Parkinson, doenças priônicas, LES e traumatismo cranioencefálico.
Alteração na personalidade	Doença cerebrovascular, síndromes demenciais, epilepsia, HIV/Aids, hiperadrenocorticismo, hipoadrenocorticismo, hipotireoidismo, lesão cerebral em massa, esclerose múltipla, LES e traumatismo cranioencefálico.
Psicose (p. ex., alucinações, delírios)	Encefalites autoimunes, tumor cerebral, doença cerebrovascular, infecções do SNC, comprometimento do nervo óptico ou vestibulococlear, surdez, síndromes demenciais, epilepsia, distúrbios hidroeletrolíticos, doença de Huntington, medicamentos dopaminérgicos para doença de Parkinson, hipercapnia, hiperparatireoidismo, hipertireoidismo, hipotireoidismo, hipóxia, enxaqueca, esclerose múltipla, LES, abuso de substâncias e sífilis.

sas para os sintomas psiquiátricos do paciente. Aqueles que apresentam sintomas psiquiátricos pela primeira vez deverão receber uma avaliação médica completa, o que em geral inclui a realização de exame físico, laboratorial e de neuroimagem (Quadro 3).

Além da necessidade de exclusão de doenças clínicas como causadoras de sintomas psiquiátricos, temos que ter sempre em mente o fato de que pacientes com transtornos psiquiátricos possuem maior índice de comorbidade clínica que a população geral, além de possuírem um elevado risco de terem as suas queixas negligenciadas, pois os clínicos frequentemente presumem que os sintomas, sejam eles comportamentais ou não, são causados pela sua doença psiquiátrica[3].

Quadro 3 Componentes importantes da avaliação médica

Anamnese médica geral e psiquiátrica completa, buscando identificar sintomas sugestivos de doenças orgânicas
Exame físico direcionado
Revisão dos medicamentos em uso, buscando principalmente mudanças recentes do esquema terapêutico (doses e horários)
Exame do estado mental
Exames laboratoriais e de imagem

Apesar de não haver nenhuma dúvida quanto à importância da correta propedêutica médica na elucidação diagnóstica e etiológica dos sintomas, sejam comportamentais ou físicos do paciente, na prática psiquiátrica, no entanto, assim como em outras especialidades médicas, a implementação dessas técnicas que todos aprendemos na faculdade de Medicina foi relegada a uma posição secundária em detrimento da investigação e do tratamento psiquiátricos, que consomem a maior parte do tempo que passamos com o paciente. Tanto a Associação Americana de Psiquiatria quanto a Associação Mundial de Psiquiatria recomendam a incorporação do exame físico direcionado em toda avaliação psiquiátrica. Tal recomendação se faz ainda mais relevante em um serviço de emergência. Tal exame deve incluir, na maioria dos casos, a avaliação do aspecto geral, a aferição dos sinais vitais, o exame neurológico e a investigação dos diversos aparelhos quando relevante[8].

Exame neurológico

O exame neurológico ajuda a situar afeto, comportamento e cognição com outras funções do sistema nervoso central. Sugerimos a repetição de uma série de breves avaliações neurológicas para cada paciente: reflexo pupilar, mobilidade ocular extrínseca, tônus e reflexo muscular, além de coordenação motora.

Quando combinados com elementos do estado mental, achados anormais devem orientar o clínico a considerar o mau funcionamento de vias neurais específicas. Por exemplo, o exame oculomotor pode evidenciar disfunção dos nervos cranianos e regiões subcorticais que permitem o olhar conjugado (por exemplo, deficiência de tiamina levando à paralisia ocular), juntamente com efeitos de medicamentos nas vias cerebelares (por exemplo, nistagmo por toxicidade por fenitoína) ou sistemas inibidores que impedem a rápida oscilação (por exemplo, clone ocular com síndrome serotoninérgica), enquanto o exame pupilar fornece uma janela para atividades colinérgicas e simpáticas (por exemplo, midríase com toxicidade anticolinérgica).

A avaliação do tônus muscular nas extremidades superior e inferior pode revelar disfunção primária ou secundária dos gânglios da base (por exemplo, tremor sobreposto à rigidez ou "roda dentada", com uso de medicamentos antipsicóticos em altas doses) ou comprometimento da modulação frontal do movimento (por exemplo, paratonia de oposição na catatonia).

A disfunção cerebelar se manifesta na avaliação da marcha (por exemplo, marcha de base ampla e titubação truncal na degeneração relacionada ao álcool do vermis cerebelar) ou coordenação de movimentos alternados rápidos e fala (por exemplo, disartria e distaxia com toxicidade por lítio).

Reflexos primitivos fornecem evidências para comprometimentos da rede frontal (por exemplo, reflexo de preensão proeminente em demência frontotemporal avançada), enquanto a avaliação de reflexos tendinosos profundos pode apoiar a consideração de déficits nos neurônios motores superiores ou inferiores ou diferenciação entre toxidromes (por exemplo, hiperreflexia, como observado na síndrome serotoninérgica, mas não na síndrome neuroléptica maligna).

Exames complementares

Métodos auxiliares no diagnóstico de causas orgânicas devem estar disponíveis para o médico, assim como a possibilidade de solicitar interconsulta com colegas de outras especialidades (Quadro 4 e Tabela 2).

Investigação das causas

Como descrito anteriormente, a lista de condições clínicas que se manifestam através de sintomas comportamentais é vasta. É preciso guiar o raciocínio etiológico pela epidemiologia, ou seja, descartar as inicialmente as causas mais frequentes, seguido de manifestações raras de doenças comuns até finalmente se debruçar sobre hipóteses pouco prevalentes[6]. Citaremos algumas das principais causas que devem ser investigadas nesse contexto, lembrando que cada uma delas é descrita em detalhes em outros capítulos desta obra.

Delirium

O *delirium* é uma causa muito comum de alteração comportamental aguda que é vista nos prontos socorros, princi-

Quadro 4 Exames laboratoriais

- Hemograma completo
- Glicemia
- Função renal: ureia, creatinina e eletrólitos
- Função hepática: transaminases, bilirrubinas, albumina, coagulograma
- Função tireoidiana: TSH e T4 livre
- Dosagem sérica de medicações (p. ex. lítio, carbamazepina e ácido valproico)
- VHS e/ou PCR
- Sorologias: VDRL, HIV e hepatites
- Urina 1
- Toxicológico de urina

Tabela 2 Outros exames relevantes na investigação de sintomas psiquiátricos no serviço de emergência

Tomografia computadorizada	Paciente com sinais neurológicos focais, história de traumatismo cranioencefálico ou alterações do nível de consciência. Sintomas psiquiátricos em indivíduos previamente hígidos. Paciente com quadro psiquiátrico prévio com significativa modificação do quadro psicopatológico.
Punção de liquor	Pacientes com sinais meníngeos. Considerar em pacientes com febre, cefaleia, sinais neurológicos focais ou delirium, se tomografia computadorizada não revelar lesão cerebral expansiva.
Radiografia de tórax	Pacientes com dispneia, dessaturação, febre, tosse produtiva ou hemoptise.
Culturas de sangue e/ou urina	Pacientes com febre, *delirium* ou imunocomprometidos.
Eletrocardiograma	Pacientes com taquicardia, dor torácica, dispneia ou elevado risco cardiovascular
Dosagem de vitamina B12 e ácido fólico	Especialmente para pacientes que apresentam declínio cognitivo, sinais de desnutrição ou antecedente de cirurgia bariátrica.

palmente em idosos ou em pacientes com reserva funcional diminuída. A intoxicação por substâncias psicoativas de abuso e mesmo por medicações vendidas sem prescrição médica e também a abstinência dessas substâncias, infecções, desequilíbrios endócrinos, metabólicos, neurológicos, e cardiopulmonares também podem estar implicados na sua ocorrência.

Intoxicação por substâncias psicoativas

Diversas substâncias psicoativas podem provocar alterações comportamentais, seja por intoxicação, abstinência ou até mesmo por transtornos mentais induzidos, como psicose, mania, crises de pânico ou *delirium*. O álcool, a cocaína e os opioides são algumas das substâncias mais frequentemente implicadas em quadros de comportamentais encontrados tanto nos serviços de emergência clínica como psiquiátrica.

Usuários de álcool procuram mais frequentemente o pronto-socorro devido sintomas de abstinência ou são levados após intoxicação aguda.

Já usuários de cocaína queixam-se principalmente de crises de pânico decorrentes do uso e menos frequentemente de sintomas de abstinência.

A intoxicação por opiáceos causa a tríade clássica de depressão respiratória, miose e rebaixamento do nível de consciência[9]. A dietilamida de ácido lisérgico (LSD) e a fenciclidina (PCP) são as drogas alucinógenas e os pacientes podem apresentar com alucinações, comportamento violento, ideação suicida e *flashbacks*.

Ataques de pânico

Uma das condições mais comumente encontradas no pronto-socorro são indivíduos com crise de ansiedade ou ataque de pânico. Se apresentam com dor precordial, dispneia, náusea, sudorese e tremores. É imprescindível a investigação de causas cardiológicas e pulmonares a fim de não negligenciar um paciente com angina instável, infarto agudo do miocárdio ou pneumotórax espontâneo, por exemplo.

Catatonia

A catatonia é uma condição que deve ser considerada em todo paciente que se apresente no pronto socorro com lentificação psicomotora severa, associado a negativismo, rigidez muscular e abulia e que não apresente sinais neurológicos focais. Tais pacientes costumam ser passar por avaliação neurológica antes de serem encaminhados para avaliação psiquiátrica. Muitas vezes esses indivíduos já apresentam um diagnostico psiquiátrico de base, especialmente depressão, transtorno bipolar ou esquizofrenia, o que pode facilitar o diagnóstico de um quadro catatônico. Contudo, essa condição também pode decorrer de quadros orgânicos, como encefalites e distúrbios metabólicos e hidroeletrolíticos. Em casos de dúvida, além da investigação clínica, laboratorial e radiológica, pode-se realizar uma prova terapêutica com benzodiazepínicos (BZD), como lorazepam ou diazepam.

Efeitos colaterais psiquiátricos de medicações clínicas

Dentro da anamnese, um aspecto muito importante são as medicações utilizadas pelos pacientes, uma vez que várias delas podem induzir efeitos colaterais psiquiátricos (ECP) que mimetizam quadros psiquiátricos primários. Sabemos que aproximadamente 3 de 5% das admissões hospitalares são atribuídas a efeitos colaterais a drogas[10]. Os ECP podem ocorrer na retirada, na intoxicação e mesmo em doses terapêuticas. Dentre os medicamentos que podem causar sintomas depressivos, ansiosos e psicóticos estão corticosteroides isotretinoína, levodopa, mefloquina, interferon, esteroides anabolizantes e mesmo al-

guns medicamentos que são vendidos sem receitas. Os ECP geralmente são difíceis de serem diagnosticados e, por isso, bastante prejudiciais aos paciente[11].

Os fatores de risco para a ocorrência dos ECP estão relacionados tanto ao paciente quanto à medicação em uso, sendo que fatores de risco estão listados no Quadro 5.

Todo psiquiatra tem conhecimento dos possíveis efeitos colaterais psiquiátricos que as medicações de seu uso comum, ou seja as medicações psiquiátricas, podem causar. No entanto ele deve também conhecer as medicações fora de seu repertório, aquelas administradas por médicos de outras especialidades, para refinar sua capacidade diagnóstica. Além disso, para ajudar na detecção de possíveis ECP, devemos valorizar os seguintes fatores quando da realização da anamnese.[11]

- Cronologia da ocorrência dos sintomas psiquiátricos suspeitos de serem efeitos colaterais.
- Cronologia da primeira exposição à medicação, à sua retirada e reintrodução e seus efeitos nos sintomas.
- Histórico psiquiátrico prévio.
- Em caso de polimedicação as datas de introdução e/ou retirada das outras drogas.
- Cronologia de fatores de piora de comorbidades já existentes.
- Concentrações plasmáticas das medicações.

Na Tabela 3 temos uma lista de medicações que podem induzir quadros de depressão, mania, ansiedade e sintomas psicóticos. Trata-se de uma lista qualitativa que é importante termos ciência, sendo que a severidade e frequência desses possíveis ECP não estão indicados. Uma descrição mais apro-

Quadro 5 Fatores de risco para ocorrência de efeitos colaterais psiquiátricos

Relacionados a medicações
Polifarmácia
Altas doses
Vias de administração (p. ex., intravenosa ou intratecal)
Administração rápida (por qualquer via)
Relacionados ao paciente
Transtorno mental atual ou prévio
Insuficiência hepática, metabolizador lento ou outra condição metabólica
Permeabilidade aumentada da barreira hematoencefálica (p. ex., meningite ou porfiria)
Extremos de idade (muito jovem ou muito idoso)
Pós-parto
Outras situações de estresse (p. ex., UTI)

Fonte: adaptado de Tango, 2003[11].

Tabela 3 Aspectos clínicos que ajudam a diferenciar *delirium* de transtornos psiquiátricos

Característica	*Delirium*	Transtorno psiquiátrico
Idade	< 12 anos e > 40 anos	13-40 anos
Início	Agudo	Agudo ou insidioso
Curso	Flutuante	Constante
História médica pessoal	Abuso de substâncias psicoativas, doença médica	Histórico psiquiátrico prévio
História médica familiar	Não significativa	Antecedentes psiquiátricos familiares
Sinais vitais	Geralmente alterados	Raramente alterados
Orientação	Geralmente desorientado	Raramente desorientado
Atenção	Significativamente prejudicada	Normal ou pouco prejudicada
Alucinações	Principalmente visuais	Principalmente auditivas
Discurso	Lentificado, incoerente e disártrico	Geralmente coerente
Nível de consciência	Diminuído	Vigil

Fonte: adaptada de Sood e McStay, 2009[12].

Tabela 4 Possíveis efeitos colaterais psiquiátricos e medicações envolvidas

	Depressão	Mania	Ansiedade	Psicose
Amantadina	X	X	X	X
Aminoglicosídeos				X
Anfetaminas	X	X	X	X
Esteroides anabolizantes	X	X	X	X
Anestésicos		X		X
Anticolinérgicos	X		X	X
Anti-histamínicos	X	X		
Antituberculostáticos	X		X	X
Antivirais	X		X	X
Baclofeno	X	X	X	X
Barbitúricos	X	X	X	X
Benzodiazepínicos		X	X	X
Betabloqueadores	X	X	X	X
Bromocriptina		X	X	X
Cefalosporinas		X		X
Cloroquina	X	X	X	X
Clonidina	X	X	X	X
Corticosteroides	X	X	X	X
Digoxina	X	X		X
Dissulfiram	X	X	X	X
Interferon-alfa	X	X	X	X
Isotretinoína	X			X
Levodopa	X	X	X	X
Lidocaína	X	X	X	X
Mefloquina	X	X	X	X

continua

Tabela 4 Possíveis efeitos colaterais psiquiátricos e medicações envolvidas *(continuação)*

	Depressão	Mania	Ansiedade	Psicose
Metildopa	X		X	X
Metilfenidato		X	X	X
Metoclopramida	X	X	X	
Metronidazol				X
Opiáceos	X	X	X	X
Anticoncepcionais orais	X		X	
Procainamida	X	X	X	X
Pseudoefedrina			X	X
Quinidina			X	X
Quinolonas	X		X	X
Diuréticos tiazídicos	X			

Fonte: adaptada de Tango, 2003[11].

fundada acerca das diversas medicações propensas a causar ECP pode ser vista em outras seções desta obra.

EMERGÊNCIAS RELACIONADAS AO USO DE SUBSTÂNCIAS

Ao contrário do seu antecessor, o DSM 5 agrupou em um mesmo capítulo dois tipos de dependência: os transtornos relacionados ao substâncias e os transtornos aditivos (que inclui apenas o jogo, um tipo de dependência comportamental). Os transtornos relacionados a substâncias são classificados, então, em 2 grandes grupos. O primeiro, é o grupo dos transtornos por uso de substâncias (TUS), um conjunto de sintomas cognitivos, comportamentais e fisiológicos decorrentes do uso contínuo pelo indivíduo, associado a prejuízos significativos em diversas esferas da vida. Os TUS foram abordados em capítulo anterior e não serão abordados aqui. No contexto das emergências psiquiátricas, nos limitaremos ao segundo grupo de doenças, os chamados transtornos induzidos por substâncias. Eles compreendem um conjunto de reações decorrentes do uso, a saber: (1) intoxicação, (2) abstinência e (3) transtornos mentais induzidos por substância ou medicamento[12].

Álcool: introdução

O álcool, uma das drogas mais antigas e amplamente utilizadas pela humanidade, pois lícita e socialmente aceita, cobra um alto preço nos serviços de emergências, tanto psiquiátricos quanto nos não especializados. Suas ações no cérebro causam mudanças comportamentais tanto devido ao seu uso agudo, agindo de modo estimulante no início, mas logo seguido por efeito depressor, quanto de modo crônico, ao induzir mudanças comportamentais duradouras, incluindo o aumento da frequência de uso, a tolerância, a compulsão e por fim a dependência. Diversos fatores ambientais e genéticos contribuem para a etiologia de seus vários transtornos relacionados[13].

Mais do que um tópico muito importante relacionado aos atendimentos de emergências psiquiátricas, ele é também um grave problema de saúde pública, causador de inúmeros problemas sociais, familiares e no trabalho. Neste sentido, os atendimentos relacionados ou não ao uso de álcool em um serviço de urgência e emergência pode ser uma oportunidade importante para o início do tratamento de um quadro crônico de dependência ou de uso nocivo de álcool, uma vez que essa população dificilmente procura ajuda de modo espontâneo. Discutiremos, portanto, as principais situações psiquiátricas emergenciais relacionadas ao álcool, assim como a abordagem para início de tratamento.

Recente estudo populacional em nosso país indicou elevada prevalência de uso de álcool pela população e a sua ligação direta com violência, pois a prevalência de indivíduos reportarem que "destruiu ou quebrou algo que não era seu" sob efeito de álcool foi de 1,1% e 0,3%, respectivamente entre homens e mulheres, sendo que 4,4 milhões de pessoas reportaram ter discutido com alguém sob efeito de álcool nos 12 meses anteriores[14]. O uso de álcool é associado como uma das principais causas de morte entre os indivíduos com idades entre 12 e 20 anos, principalmente devido a lesões não intencionais, homicídios e suicídios[15,16]. A frequência de complicações psiquiátricas decorrentes do uso de álcool nos prontos-socorros é elevada, sendo que sabemos que a utilização desse serviço especialmente entre os jovens é muito comum. Desta maneira devemos ter alto grau de suspeição do uso de álcool como causa primária ou comorbidade no atendimento de emergências médicas, tais como a agitação psicomotora, alteração comportamental e rebaixamento do nível de consciência.

Álcool: intoxicação aguda

A apresentação de um paciente com intoxicação alcoólica no serviço de emergência médica, inicialmente não se tratar de um grande desafio diagnóstico, de maneira alguma poderá ser subestimada ou menosprezada como algo simples e corriqueiro do pronto-socorro. Como as visitas aos serviços de emergências médicas devido a intoxicação por álcool tem se tornado cada vez mais comuns, os médicos de emergência devem tomar cuidado para garantir a avaliação e o manejo seguro desse grupo de indivíduos, que possuem um alto risco de comorbidades clínicas e psiquiátricas. Distinguir intoxicação alcoólica não complicada da complicada por alguma doença grave, ou mesmo devido ao nível elevado de intoxicação deverá ser a prioridade nesses atendimentos. Estudos indicam que cerca de 1% dos quadros de intoxicação inicialmente considerados como não complicados, acabavam por agravar-se e por necessitar posteriormente de recursos de UTI. Embora isso possa parecer pouco frequente, quando são considerados as milhões de visitas de intoxicação alcoólica que ocorrem anualmente, esses casos representam um fardo importante para os serviços de emergência[17].

Quadro clínico

Em geral os sintomas da intoxicação alcoólica dependem de fatores como a quantidade ingerida, velocidade do consumo, ingestão concomitante de alimentos e tolerância aos efeitos do álcool. Os sintomas estão intimamente relacionados com a concentração alcoólica no sangue, a alcoolemia, sendo que em casos severos de intoxicação, a depressão respiratória e hipotensão arterial podem ser fatais, mas a dose fatal é extremamente variável, pois depende de metabolismo individual (Tabela 5)[18].

Por definição, uma dose corresponde a aproximadamente 12 g de álcool, quantidade presente em uma lata de cerveja, uma taça de vinho ou meio copo de uísque. Um adulto médio (homem, 70 kg ou mulher de 62 kg, em bom estado de saúde), consumindo duas doses, atingirá uma alcoolemia de 30-50 mg/dL[20]. O álcool potencializa a ação inibitória do ácido gama-aminobutírico (GABA) e suprime a neurotransmissão excitatória (glutamatérgica), que são os principais mecanismos fisiopatológicos para explicar os seus efeitos sedativos. Além disso, o álcool aumenta a liberação de dopamina no sistema de recompensa cerebral, interage com os sistemas mediados por serotonina e peptídeos opioides, que contribuem para os seus efeitos prazerosos[21].

Tratamento

O manejo de um paciente com sintomas de intoxicação alcoólica irá depender do nível de intoxicação, devendo sempre incluir o suporte clínico.

A desintoxicação tem três objetivos: promover a abstinência, reduzir os sintomas e complicações graves decorrentes dela e vincular o paciente ao tratamento. Após ela, tem início o tratamento de manutenção. Medidas específicas serão descritas no capítulo "Tratamento farmacológico das emergências psiquiátricas", no Volume 3 desta obra.

Álcool: síndrome de abstinência

A exposição ao uso crônico do álcool causa uma alteração no número de receptores[23], tendo como efeito final um aumento nos receptores glutamatérgicos e uma diminuição na atividade dos receptores gabaérgicos para manter um relativo equilíbrio homeostático entre neurotransmissão excitatória e

Tabela 5 Concentração sérica de álcool e sinais e sintomas clínicos correspondentes

Sinais e sintomas	Alcoolemia
Prejuízo na realização de tarefas que necessitam de habilidade	< 50 mg/dL (10,9 mmol/l)
Desinibição na fala	
Relaxamento	
Percepção alterada do ambiente	> 100 mg/dL (21,7 mmol/L)
Ataxia	
Hiper-reflexia	
Prejuízo da crítica	
Incoordenação motora	
Alterações no comportamento e humor	
Aumento do tempo de resposta	
Nistagmo	
Fala empastada	
Amnésia	> 200 mg/dL (43,4 mmol/L)
Diplopia	
Disartria	
Hipotermia	
Náusea	
Vômitos	
Depressão respiratória	> 400 mg/dL (86,8 mmol/L)
Coma	
Morte	

Fonte: adapatada de Vonghia et al., 2008[19].

inibitória. Quando o uso de álcool é interrompido, o estímulo do álcool nos receptores é perdido e o equilíbrio existente anteriormente entre excitação-inibição passa a tender para a excitação[24], pois a resposta compensatória aos efeitos depressivos do álcool continua a existir. Essa é a base para o entendimento da hiperatividade do sistema nervoso central na SAA, resultando em hiperatividade adrenérgica e necessidade de tratamento precoce.

Quadro clínico

Os sintomas de abstinência alcoólica aparecem em geral 6 a 12 horas após a interrupção da ingestão etílica e se caracterizam por tremor, insônia, náusea, vômitos, sudorese, taquicardia, aumento da pressão arterial, inquietação, irritabilidade, ansiedade. O aparecimento de crises convulsivas é sinal de maior gravidade, pois sugere evolução para *delirium tremens*. A diversidade de apresentações clínicas da abstinência alcoólica é reflexo da grande variabilidade de uso do álcool na população. A maioria dos pacientes com transtornos relacionados ao álcool moderado a severo, apresentará apenas um desconforto leve a moderado quando da cessação do uso, o que é condizente com uma SAA não complicada (aumento da ansiedade, inquietação, tremores finos e insônia). Uma SAA mais complexa, incluindo convulsões, alucinações, *delirium* e instabilidade autonômica, é visto em um grupo menor de pacientes[25]. Geralmente o quadro é autolimitado, remitindo em torno de cinco a sete dias. Em alguns casos, ele pode ter evolução mais grave, sendo que em 5% dos casos ocorre evolução para *delirium tremens*[21]. Na Tabela 6 temos algumas gradações da SAA.

Tratamento

O tratamento de escolha para a síndrome de abstinência alcoólica são os BZD. No entanto medicações de outras classes também podem ser utilizadas como adjuvantes, conforme as complicações associadas. Medidas comportamentais envolvem o suporte clínico e a monitorização de sinais vitais, inclusive para a identificação de potenciais agravamentos clínicos. Particularidades do manejo estão descritas no capítulo "Tratamento farmacológico das emergências psiquiátricas", no Volume 3 desta obra.

Álcool: encefalopatia de Wernicke

Carl Wernicke primeiramente descreveu a síndrome que agora leva seu nome originalmente como "*polioencephalitis he-morrhagica superioris*" em 1881, após a avaliação de resultados da autópsia em três pacientes. Embora o alcoolismo seja reconhecidamente o fator predisponente mais comum, a encefalopatia de Wernicke pode ocorrer em qualquer paciente com deficiência nutricional de tiamina (Quadro 6).

Quadro 6 Condições associadas com a encefalopatia de Wernicke

Abuso de álcool
Aids
Tumores malignos
Hiperêmese gravídica
Nutrição parenteral total prolongada
Pacientes pós-cirúrgicos, particularmente de *bypass* gátrico
Administração iatrogênica de glicose em qualquer paciente com predisposição para o quadro

Fonte: adaptado de Donnino et al., 2007[27].

Tabela 6 Classificação da síndrome de abstinência alcoólica

SAA	Tempo de início	Incidência	Manifestações
SAA não complicada	Início ~ 12 horas pós-cessação, pico ocorre entre 24-36 h	80%	▪ Leve: tremores, nervosismo, irritabilidade, náusea e vômito são os primeiros e os sinais mais comuns ▪ Sintomas mais graves com duração de 10 a 14 dias incluem tremores grossos (envolvendo extremidades superiores e língua), anorexia, náusea, vômito, tensão psicológica, mal-estar geral, hipertensão, hiperatividade autonômica, taquicardia, diaforese, hipotensão ortostática, irritabilidade, sonhos vívidos e insônia
SAA com convulsões	Início ~ 12 h após cessação, pico 12-48 h	5-15%	▪ Entre 5 e 15% dos pacientes apresentaram convulsões decorrentes da SAA. ▪ As crises epilépticas decorrentes da SAA são geralmente tônico-clônico generalizadas e ocorrem mesmo em indivíduos sem antecedente de epilepsia. ▪ Quanto maior a quantidade de álcool consumida, maior o risco de convulsões. ▪ Um terço dos pacientes experimentará apenas 1 crise, enquanto dois terços terá múltiplas convulsões, se não tratada a SAA. Apenas 3% dos pacientes evoluirão para estado de mal epiléptico.
Alucinose alcoólica	Início ~ 8 h após cessação, pico 24-96 h	~5%	▪ Consistem principalmente de alucinações visuais e táteis. Por definição, denomina-se alucinose a presença de tais sintomas na ausência de *delirium tremens*, ou seja, de sintomas cognitivos flutuantes que caracterizam o estado confusional agudo. ▪ A incidência parece estar relacionada à duração e quantidade de exposição ao álcool.
Delirium tremens (DT)	Geralmente aparecem 1-3 dias depois da cessação; pico de intensidade em 4-5 dias	~5%	▪ É caracterizado por sintomas flutuantes de desatenção, desorientação, amnésia e agitação, podendo incluir inversão do ciclo sono-vigília. Em outras palavras, o quadro clínico é idêntico ao estado confusional agudo, só que a causa orgânica subjacente é a SAA. Podem ocorrer alucinações auditivas, visuais ou táteis, com insetos ou pequenos animais, as chamadas microzoopsias. ▪ Em 80% dos casos, os sintomas remitem em até 72 horas. ▪ Quando os sintomas persistem por mais de 72 horas, a taxa de mortalidade pode chegar a 15%. No caso de pacientes com complicações clínicas, ela pode chegar a 20%.

Fonte: adaptada de Maldonado, 2017[29].

As informações sobre a prevalência da encefalopatia de Wernicke foram coletadas principalmente a partir de estudos retrospectivos de autópsia em pacientes hospitalizados, sendo que a prevalência da doença é muito elevada, aproximadamente 2%. Relatórios de autópsia revelaram que apenas 10% dos pacientes com Aids, 6% dos pacientes com transplante de medula óssea e 12,5% dos alcoolistas apresentavam encefalopatia de Wernicke. Infelizmente, apenas uma fração dos casos (aproximadamente 15%) é diagnosticada em vida. Ou seja a encefalopatia de Wernicke não é uma doença rara, mas sim um diagnóstico raro[26].

Etiologia

A encefalopatia de Wernicke é a encefalopatia mais importante decorrente da deficiência de uma única vitamina. A tiamina é um importante cofator de várias enzimas responsáveis pela manutenção da homeostasia energética cerebral[28]. A sua deficiência causa então diminuição da ação enzimática ocasionado lesão de tecido cerebral em áreas com elevado metabolismo e *turn-over* de tiamina. Isto leva ao acúmulo de intermediários tóxicos, tais como o lactato. Os etilistas são particularmente predispostos à deficiência de tiamina por causa da ingestão inadequada na dieta, redução da absorção gastrointestinal e diminuição do armazenamento hepático.

Quadro clínico

A encefalopatia de Wernicke é considerada uma emergência neurológica e se caracteriza pela tríade:

- Confusão mental.
- Oftalmoplegia.
- Ataxia cerebelar.

No entanto, é importante sabermos que a tríade completa pode estar presente em somente 10% dos casos. Por outro lado, sinais como hipotermia, disfunção vestibular e outras anormalidades oculares podem estar presentes. Na verdade, a alteração ocular mais comum é o nistagmo e não a oftalmoplegia. Desta maneira, se nos atermos apenas na constatação da existência da tríade clínica como único critério para o diagnóstico da doença, seremos levados inadequadamente ao seu subdiagnóstico.

Critérios que possibilitam uma maior acurácia diagnóstica são os critérios de Caine (Quadro 7)[29].

Sabemos que o componente mais constante da doença, quando determinado a partir de estudos retrospectivos de autópsia, é a alteração do estado mental, sendo que o grau e a natureza do comprometimento cognitivo podem variar de apatia ou confusão leve ao coma completo. Embora o coma seja uma apresentação rara, os pacientes em coma geralmente estão gravemente doentes e é provável que o diagnóstico não seja reconhecido[27].

A administração de glicose parenteral em pacientes etilistas sem administração prévia de tiamina é uma das causas de encefalopatia de Wernicke. A tiamina transforma-se em pirofosfato

Quadro 7 Critérios de Caine para diagnóstico da encefalopatia de Wernicke

Um diagnóstico de encefalopatia de Wernicke deve ser considerado em qualquer paciente com dois dos seguintes sintomas:
Deficiência nutricional
Prejuízo do estado mental ou memória alterada
Anormalidades oculomotoras
Disfunção cerebelar

Fonte: adaptado de Day e Del Campo, 2014[26] e Caine et al., 1997[29].

de tiamina, que é uma coenzima que desempenha papel importante na metabolização da glicose. Como usuários crônicos de álcool com frequência têm uma reserva baixa de tiamina, a administração de glicose leva a uma queda abrupta dos níveis dessa substância, resultando em micro-hemorragias cerebrais e instalação da encefalopatia de Wernicke. As lesões cerebrais são focais, comprometendo difusamente o córtex cerebral, além do tálamo, corpos mamilares, assoalho do quarto ventrículo, hipotálamo e cerebelo. Trata-se de uma condição clínica muito grave, com alta taxa de mortalidade e morbidade.

Síndrome de Wernicke-Korsakoff

Até 84% dos pacientes que apresentaram a encefalopatia de Wernicke poderão evoluir para a síndrome de Korsakoff, que se caracteriza por ser condição crônica, aonde há o comprometimento da memória recente, amnésia anterógrada e retrógrada, confabulação e desorientação temporal. Somente 16% dos pacientes com encefalopatia de Wernicke conseguem ter uma recuperação completa dos sintomas e a taxa de mortalidade pode chegar a 20%.[30]

Tratamento

Os detalhes do tratamento estão descritos no capítulo "Tratamento farmacológico das emergências psiquiátricas", no Volume 3 desta obra.

Cocaína, crack e anfetaminas: intoxicação

A cocaína é um estimulante do SNC, que atua principalmente nos neurônios dopaminérgicos, inibindo a recaptação desta monoamina. O crack é um análogo da cocaína na forma de pasta base, partilhas das mesmas propriedades farmacodinâmicas e é fácil de inalar se previamente aquecido[31].

A anfetamina é o estimulante sintético mais conhecido, seguida da metanfetamina. Novas formas de metanfetamina, por exemplo, *crank* e o *ice*, também tiveram suas ondas de popularidade[32]. Atualmente, psicoestimulantes sintéticos são utilizados no tratamento de algumas condições psiquiátricas, como a lixdesanfetamina e o metilfenidato são aplicados no tratamento do transtorno de déficit de atenção e hiperatividade (TDAH). Os estimulantes sintéticos são capazes de estimular a liberação e bloquear parcialmente a recaptação de catecolaminas no SNC. Isso é feito através da interação com os transportadores de dopamina, noradrenalina e serotonina, além do transportador de monoamina vesicular-2. A metanfetamina também atenua o metabolismo das monoaminas inibindo a monoamina oxidase, permitindo ainda o acúmulo de excesso de monoaminas na sinapse. De forma resumida, a cocaína e o crack estimulam os receptores dopaminérgicos pós-sinápticos no SNC, enquanto os estimulantes sintéticos estimulam a liberação pré-sináptica de dopamina e noradrenalina tanto no SNC como periférico[33].

Apesar de ser considerada uma droga de abuso e, consequentemente, de comercialização proibida, e os psicoestimulantes terem sua liberação controlada mediante notificação de receita, ainda é comum o aparecimento de indivíduos com intoxicação por estimulantes em serviços de emergência clínica e psiquiátrica. O resultado das ações farmacodinâmicas descritas anteriormente são sintomas físicos e psíquicos que variam em intensidade. Os sintomas físicos são mediados principalmente pela noradrenalina e compreendem a chamada síndrome adrenérgica, que pode se manifestar desde uma ligeira taquicardia até levar ao óbito caso haja importante comprometimento cardiovascular. Os sintomas psíquicos são mediados tanto pela dopamina como noradrenalina, e os sintomas variam de uma discreta hipervigilância até um franco episódio psicótico[34].

De maneira mais detalhada, a intoxicação por estimulantes acarreta sintomas psíquicos como ansiedade, ataques de pânico, comportamentos obsessivo-compulsivos, sintomas depressivos como anedonia ou elevação do humor, pensamentos de grandeza e discurso acelerado, além de agitação psicomotora, agressividade ou comportamento violento. Classicamente, os estimulantes são capazes de ativar o sistema dopaminérgico e induzir psicose, com delírios persecutórios e de autorreferência, além de alucinações auditivas e visuais. Em doses maiores, o uso de estimulantes é potencialmente letal, podendo desencadear comportamentos suicidas e violência física decorrentes dos sintomas psicóticos[32,35].

Dentre os sintomas físicos, prevalecem a hipertensão e taquicardia, com risco crescente de infarto agudo do miocárdio, dissecção da aorta, isquemia cerebral, rabdomiólise, além de lesões traumáticas aumentadas. É importante ressaltar que altas doses de cocaína podem causar convulsão. Além disso, provocam efeitos deletérios nos sistemas cardiovascular (crise hipertensiva, infarto agudo do miocárdio e taquiarritmias), muscular (tremor e outros movimentos involuntários anormais), termorregulatórios (aumento da temperatura corporal) e respiratórios (taquipneia e broncoespasmo)[32,36]. Em gestantes, a intoxicação por estimulantes pode desencadear o trabalho de parto prematuro[37].

Cocaína, crack e anfetaminas: síndrome de abstinência

A retirada dos estimulantes em indivíduos com transtorno pelo usa de alguma dessas substância provoca uma série de sintomas físicos e psíquicos. Dentre os sintomas psíquicos, destacam-se a irritabilidade e a fissura. A fissura, aliás, é particularmente muito intensa, sendo uma das maiores dentre as drogas de abuso[32]. A abstinência também pode precipitar ou piorar a sintomas depressivos, que são muito expressivos, o que dificulta ainda mais a interrupção completa do uso[34]. Sintomas ansiosos são mais raros, tanto que não constam entre os critérios do DSM 5 para abstinência de estimulantes (Tabela 7)[12]. Os sintomas físicos são também muito significativos e incluem fadiga, sonhos vívidos e pesadelos, alterações do sono (mais comumente hipersonia), aumento do apetite e alterações na psicomotricidade, mais comumente a lentificação psicomotora. Alterações nos sinais vitais, como bradicardia, podem também estar presentes[12].

A duração e a gravidade da síndrome de abstinência podem ser influenciadas pela idade (usuários mais velhos e com maior grau de dependência podem apresentar sintomas mais graves), comorbidades clínicas e psiquiátricas, grau de pureza e via de administração da droga e o uso concomitante de múltiplas substâncias[38].

A síndrome de abstinência por estimulantes parece se manifestar em dois picos. Os sintomas têm seu ápice 24 horas após o último uso, reduzindo drasticamente até o final da primeira semana de abstinência (fase aguda). Este período seria caracterizado pelo aumento do sono e do apetite, sintomas depressivos e, com menor intensidade, ansiedade. Após a fase aguda, a maioria dos sintomas permanece estável e em níveis baixos nas 2 semanas restantes de abstinência (fase subaguda)[39]. Sintomas psicóticos podem também estar presentes durante a retirada abrupta das metanfetaminas, mas, assim como os sintomas depressivos, desaparecem dentro de 1 semana nos indivíduos previamente hígidos. Já a fissura pode persistir por até 5 semanas[40].

Benzodiazepínicos: reação paradoxal

A chamada reação paradoxal ou reação de desinibição consiste em um efeito colateral relativamente raro dos BZD, ocorrendo em menos de 1% dos pacientes[41]. Ela consiste em sintomas psiquiátricos contrários ao esperado diante do uso desta medicação. Os pacientes podem apresentar ansiedade, euforia, aumento do fluxo do discurso, irritabilidade, agitação e comportamento agressivo. Destes, alguns poucos indivíduos irão apresentar sintomas depressivos e até mesmo ideação suicida concomitantes aos sintomas citados anteriormente. Sintomas físicos também podem estar presentes, como taquicardia e sudorese[31]. Apesar de sintomas brandos, a reação paradoxal constitui um desafio no contexto de anestesia pré-operatória, especialmente com uso de midazolam.

O mecanismo exato da reação paradoxal é desconhecido, mas as series de casos descritas na literatura sugerem se tratar de um sintoma idiossincrático. Ele já foi descrito tanto em adultos como em crianças e adolescentes. Alguns fatores foram associados ao aparecimento deste tipo de reação, como

Tabela 7 Critérios diagnósticos do DSM-5 para intoxicação e abstinência por estimulantes, o que inclui a cocaína, o crack e as anfetaminas[12]

(A) Intoxicação por estimulantes	(B) Abstinência de estimulantes
a. Uso recente de uma substância tipo anfetamina, cocaína ou outro estimulante.	a. Cessação (ou redução) do uso prolongado de substância tipo anfetamina, cocaína ou outro estimulante.
b. Alterações comportamentais ou psicológicas clinicamente significativas e problemáticas (p. ex., euforia ou embotamento afetivo; alterações na sociabilidade; hipervigilância; sensibilidade interpessoal; ansiedade, tensão ou raiva; comportamentos estereotipados; julgamento prejudicado) desenvolvidas durante ou logo após o uso de um estimulante.	b. Humor disfórico e duas (ou mais) das seguintes alterações fisiológicas, desenvolvidos no prazo de algumas horas a vários dias após o critério A: 1. Fadiga. 2. Sonhos vívidos e desagradáveis. 3. Insônia ou hipersonia. 4. Aumento do apetite. 5. Retardo ou agitação psicomotora.
c. Dois (ou mais) dos seguintes sinais ou sintomas, desenvolvidos durante ou logo após o uso de estimulantes. 1. Taquicardia ou bradicardia. 2. Dilatação pupilar. 3. Pressão arterial elevada ou diminuída. 4. Transpiração ou calafrios. 5. Náusea ou vomito. 6. Evidências de perda de peso. 7. Agitação ou retardo psicomotor. 8. Fraqueza muscular, depressão respiratória, dor torácica ou arritmias cardíacas. 9. Confusão, convulsões, discinesias, distonias ou coma.	c. Os sinais ou sintomas do critério B causam sofrimento clinicamente significativo ou prejuízo no funcionamento social, profissional ou em outras áreas importantes da vida do indivíduo. d. Os sinais ou sintomas não são atribuíveis a outra condição médica nem são mais bem explicados por outro transtorno mental, incluindo intoxicação por ou abstinência de outra substância.
d. Os sinais ou sintomas não são atribuíveis a outra condição médica nem mais bem explicados por outro transtorno mental, incluindo intoxicação por outra substância.	

história familiar de reação paradoxal e antecedente pessoal de abuso de álcool[41].

Benzodiazepínicos: intoxicação

De forma didática, podemos dividir a intoxicação por BZD nas formas aguda e crônica. Essa distinção é útil na medida em que o uso prolongado de medicações desta classe provoca tolerância. Essa tolerância é bem estabelecida em termos de efeito sedativo, ao passo que a tolerância ao efeito ansiolítico ainda está em discussão na literatura[31]. No contexto de emergências, importa principalmente a intoxicação aguda.

Indivíduos que dão entrada nos serviços de emergência após intoxicação aguda por benzodiazepínicos apresentam rebaixamento do nível de consciência e redução da frequência respiratória, que, em casos, extremos, pode levar a alterações cardíacas e ao óbito. Os critérios operacionais para o diagnóstico da intoxicação por BZD são apresentados na Tabela 7[12].

Em usuários de longa data de BZD, os efeitos severos se dão a partir da ingesta de grandes quantidades de medicação, como em tentativas de suicídio, por exemplo. Em indivíduos que iniciaram o uso recentemente, doses menores são capazes de induzir maior nível de sedação. A sedação pode ser ainda potencializada pelo uso concomitante de álcool e outras substâncias depressoras do sistema nervoso central (SNC), como barbitúricos ou tricíclicos[42].

Outros sintomas que estão presentes tanto na intoxicação aguda como na crônica são astenia, ataxia, amnesia anterógrada, cefaleia, diarreia, turvação visual, artralgia e dor torácica. Já na intoxicação crônica, os sintomas mais comuns são sonolência, comprometimento cognitivo (especialmente de memória) e sonolência diurna. Pode também causar quedas e fraturas, especialmente em idosos, além de acidentes de trabalho e automobilísticos[31].

Benzodiazepínicos: síndrome de abstinência

Apos a retirada abrupta dos BZD, podem ocorrer sintomas físicos e psíquicos em diferentes graus de intensidade, decorrentes da síndrome de abstinência. Dentre os sintomas físicos, estão tremor, sudorese, palpitação, mialgia, mal-estar e letargia. Em casos moderados, o paciente pode relatar anorexia, náusea e vômito. Casos graves podem cursas com convulsões. Os sintomas psíquicos também podem variar desde irritabilidade, desatenção e inquietação nos casos leves, até agitação psicomotora, delírios e alucinações nos casos mais graves. A retirada pode levar também ao retorno dos sintomas para os quais o BZD foi inicialmente indicado, como insônia ou ansiedade[43].

Por atuarem também em receptores gabaérgicos, os BZD apresentam uma síndrome de abstinência semelhante, até certo ponto, àquela provocada pelo álcool[31]. Nos casos graves, especialmente naqueles que cursam com alterações quantitativas ou qualitativas da consciência, é necessário descartar outros diagnósticos diferenciais como síndrome de abstinência do álcool, intoxicação por outras substâncias depressoras do SNC, epilep-

Tabela 8 Critérios diagnósticos do DSM-5 para intoxicação e abstinência por sedativos, hipnóticos ou ansiolíticos, o que inclui a classe dos benzodiazepínicos[15]

(A) Intoxicação por sedativos, hipnóticos ou ansiolíticos	(B) Abstinência de sedativos, hipnóticos ou ansiolíticos

a. Uso recente de um sedativo, hipnótico ou ansiolítico.
b. Alterações comportamentais ou psicológicas clinicamente significativas e desadaptativas (p. ex., comportamento sexual ou agressivo inadequado, humor instável, julgamento prejudicado) desenvolvidas durante ou logo após o uso de sedativos, hipnóticos ou ansiolíticos.
c. Um (ou mais) dos seguintes sinais ou sintomas, desenvolvidos durante ou logo após o uso de sedativos, hipnóticos ou ansiolíticos:
  1. Fala arrastada.
  2. Incoordenação.
  3. Marcha instável.
  4. Nistagmo.
  5. Prejuízo na cognição (p. ex., atenção, memória).
  6. Estupor ou coma.
d. Os sinais ou sintomas não são atribuíveis a outra condição médica nem são mais bem explicados por outro transtorno mental, incluindo intoxicação por outra substância.
	a. Cessação (ou redução) do uso prolongado de sedativos, hipnóticos ou ansiolíticos.
	b. Dois (ou mais) dos seguintes sintomas, desenvolvidos no prazo de várias horas a alguns dias após a cessação (ou redução) do uso de sedativos, hipnóticos ou ansiolíticos, descritos no critério A:
	  1. Hiperatividade autonômica (p. ex., sudorese ou frequência cardíaca superior a 100 bpm).
	  2. Tremor nas mãos.
	  3. Insônia.
	  4. Náusea ou vômito.
	  5. Alucinações ou ilusões visuais, táteis ou auditivas transitórias.
	  6. Agitação psicomotora.
	  7. Ansiedade.
	  8. Convulsões do tipo grande mal.
	c. Os sinais ou sintomas do critério B causam sofrimento clinicamente significativo ou prejuízo no funcionamento social, profissional ou em outras áreas importantes da vida do indivíduo.
	d. Os sinais ou sintomas não são atribuíveis a outra condição médica nem são mais bem explicados por outro transtorno mental, incluindo intoxicação por ou abstinência de outra substância.

sia, hemorragia intracerebral, acidente vascular encefálico, distúrbios metabólicos (por exemplo, como hipoglicemia, distúrbios hidroeletrolíticos ou alterações tireoidianas), ou outra causa orgânica ocasionando *delirium*. Também é preciso descartar causa psiquiátricas, como psicose, mania ou transtorno bipolar[43].

A maior parte dos pacientes apresentará apenas sintomas leves, mas essa intensidade varia de acordo com a dose diária e o tempo de uso. Outro fator relevante na intensidade dos sintomas é o tempo de ação das medicações. BZD com menor tempo de ação, como o alprazolam, lorazepam e midazolam, provocam sintomas de abstinência dentro de 2 ou 3 dias após a cessação, enquanto os BZD de longa duração, como o clonazepam e o diazepam, podem provocar sintomas apenas 5 a 10 dias após a retirada da medicação[44].

Opioides: intoxicação

Por opioides entendemos todas as substâncias naturais, sintéticas ou semissintéticas que atuam nos receptores β, μ, ϰ, δ, ε e ς, com o objetivo de analgesia, sedação ou antitussígena. São substâncias que usadas de forma crônica produzem rapidamente tolerância e dependência.

A intoxicação por opioides é considerada uma emergência médica. O paciente pode apresentar miose, xerostomia, euforia, desrealização, despersonalização, alucinações, constipação intestinal, taquicardia, hipotensão, arreflexia, euforia ou disforia, rubor e prurido facial, calor, sonolência e depressão respiratória.

O manejo da intoxicação por opioides está descrito no capítulo "Tratamento farmacológico das emergências psiquiátricas", no Volume 3 desta obra.

Opioides: síndrome de abstinência

A dependência de opioides é um quadro que se desenvolve rapidamente e o tempo para o surgimento dos sintomas de abstinência varia de acordo com o opioide usado, variando de 3 horas (no caso do fentanil) a até 72 horas no caso da metadona, por exemplo. Geralmente os sintomas de abstinência são o oposto aos da intoxicação, sendo os principais: midríase, sudorese, lacrimejamento, rinorreia, piloereção, fadiga, cefaleia, dores abdominais, alterações abruptas da sensibilidade a temperatura, taquicardia e taquipneia, náuseas e vômitos, dores musculares generalizadas, febre e insônia. O manejo da intoxicação por opioides está descrito no capítulo de tratamento farmacológico das emergências psiquiátricas.

> ### Para aprofundamento
> - Moreno RA, Cordás TA (orgs.). Condutas em psiquiatria: consulta rápida, 2ª ed. Porto Alegre: Artmed; 2018.
> - Forlenza OV, Miguel EC (eds.) Clínica psiquiátrica de bolso. Barueri: Manole; 2014.
>   ⇨ As duas referências acima constituem livros concisos, contendo tópicos de emergências psiquiátricas e pode ser facilmente consultado durante o manejo do paciente em ambiente de pronto-socorro.
> - Allen MH, Forster CP, Zealberg J, Currier G. Report and recommendations regarding psychiatric emergency and crisis services: a review and model program descriptions. APA Task Force on Psychiatric Emergency Services; 2002.

> Diferente de outras referências contidas neste capítulo, esta se trata de recomendações da Associação Americana de Psiquiatria para a criação e organização de serviços de emergência psiquiátrica, que requer recursos diferenciados para funcionar adequadamente.

REFERÊNCIAS BIBLIOGRÁFICAS

1. Marková IS, Berrios GE. Epistemology of psychiatry. Psychopathol. 2012;45(4):220-7.
2. Krummel S, Kathol RG. What you should know about physical evaluations in psychiatric patients. Results of a survey. Gen Hosp Psychiatry. 1987;9(4):275-9.
3. Lagomasino I, Daly R, Stoudemire A. Medical assessment of patients presenting with psychiatric symptoms in the emergency setting. Psychiatric Clin North Am. 1999;22(4):819-50.
4. Spitzer RL, First MB, Williams JB, Kendler K, Pincus HA, Tucker G. Now is the time to retire the term "organic mental disorders". Am J Psychiatry. 1992;149(2):240-4.
5. First MB. Medical assessment of the patient with mental symptoms: approach to the patient with mental symptoms. Merck manual; 2020.
6. Keshavan MS, Kaneko, Y. Secondary psychoses: an update. World Psychiatry. 2013;12(1):4-15.
7. Mckee J, Brahm, N. Medical mimics: differential diagnostic considerations for psychiatric symptoms. Mental Health Clinician. 2016;6(6):289-96.
8. Azzam PN, Gopalan P, Brown JR, Aquino PR. Physical examination for the academic psychiatrist: primer and common clinical scenarios. Academic Psychiatry. 2016;40(2):321-7.
9. Pereira MM, Andrade LP, Takitane J. Evolução do uso abusivo de derivados de ópio. Saúde, Ética & Justiça. 2016;2121(11):12-712.
10. **Testa A, Giannuzzi R, Daini S, Bernardini L, Petrongolo L, Getiloni Silveri N. Psychiatric emergencies (part III): psychiatric symptoms resulting from organic diseases. Eur Rev Med Pharmacol Sci. 2013;17(Suppl 1):86-99.**
    > Importante revisão da literatura sobre as mais variadas emergências psiquiátricas (terceira parte).
11. Tango RC. Psychiatric side effects of medications prescribed in internal medicine. Dialogues Clin Neurosci. 2003;5(2):155-65. Disponível em: < https://www.ncbi.nlm.nih.gov/pubmed/22034468 >.
    > Revisão da literatura sobre efeitos colaterais psiquiátricos de medicações clínicas.
12. American Psychiatric Association. DSM-5 Task Force. Diagnostic and statistical manual of mental disorders – DSM-5, 5th ed. Washington: American Psychiatric Association, 2013. xliv, 947 p.
13. Abrahao KP, Salinas AG, Lovinger DM. Review alcohol and the brain: neuronal molecular targets, synapses, and circuits. Neuron. 2017;96(6):1223-38.
14. Bastos FIPM, Vasconcellos MTL, De Boni RB, Reis NB, Coutinho CFS. III Levantamento Nacional sobre o uso de drogas pela população brasileira. Rio de Janeiro: Fiocruz/ICICT, 2017. 528 p. Rio de Janeiro, p.1-22. 2018
15. Zerhouni O, Begue Laurent, Brousse G, Carpentier F, Dematteis M, Pennel L, et al. Alcohol and violence in the emergency room: A review and perspectives from psychological and social sciences. Int J Environ Res Public Health. 2013;10(10):4584-606.
16. Hughes K, Anderson Z, Morleo M, Bellis MA. Alcohol, nightlife and violence: the relative contributions of drinking before and during nights out to negative health and criminal justice outcomes. Addiction. 2008;103(1):60-5.
17. Klein LR, Martel ML, Driver BE, Reing M, Cole JB. Emergency department frequent users for acute alcohol intoxication. Western J Emergency Med. 2018;19(2):398-402.
18. **Caputo F, Agabio R, Vignoli T, Patussi V, Fanucchi T, Cimarosti P, et al. Diagnosis and treatment of acute alcohol intoxication and alcohol withdrawal syndrome: position paper of the Italian Society on Alcohol. Intern Emerg Med. 2019;14(1):143-60.**
    > Diretrtizes para o diagnóstico e tratamento da síndrome de abstinência alcoólica.
19. Vonghia L, Leggio L, Ferrulli A, Bertini M, Gasbarrini G, Addolorato G, et al. Acute alcohol intoxication. Eur J Internal Med. 2008;19(8):561-7.
20. Adura FE, Leyton V, Ponce JC, Sabbag AF. Diretrizes em foco. Alcoolemia e direção veicular segura. Rev Assoc Med Bras. 2008;54(5):377-86.
21. Mcintosh C, Chick J. Alcohol and the nervous system. v. 75, n. Suppl III, 2004.
22. Kleber HD, Weiss RD, Anton Jr RF, George TP, Greenfield SF, Kosten TR, et al. Treatment of patients with substance use disorders, second edition. American Psychiatric Association. Am J Psychiatry. 2007;164(4 Suppl):5-123.
23. Chang PH, Steinberg MB. Alcohol withdrawal. Med Clin North Am. 2001;85(5):1191-212.
24. Kosten TR. Management of drug and alcohol withdrawal. p. 1786-1795, 2003.
25. Nisavic M, Nejad SH, Isenberg BM, Bajwa EK, Currier P, Wallace PM, et al. Use of phenobarbital in alcohol withdrawal management: a retrospective comparison study of phenobarbital and benzodiazepines for acute alcohol withdrawal management in general medical patients. Psychosomatics. 2019;60(5):458-67.
26. Day GS, Del Campo CM. Wernicke encephalopathy: a medical emergency. CMAJ. 2014;186(8):130091.
27. Donnino MW, Vega J, Miller J, Walsh M. Myths and misconceptions of Wernicke's encephalopathy: what every emergency physician should know. Ann Emerg Med. 2007;50(6):715-21.
28. Sinha S, Kataria A, Kolla BP, Thusius N, Loukianova LL. Wernicke encephalopathy: clinical pearls. Mayo Clinic Proceedings. 2019;94(6):1065-72.
29. Caine D, Halliday GM, Kril JJ, Harper CG. Operational criteria for the classification of chronic alcoholics: identification of Wernicke's encephalopathy. J Neurol Neurosurg Psychiatry. 1997;62(1):51-60.
30. Pearce JMS. Wernicke-Korsakoff encephalopathy. European Neurology. 2007;59(1-2):101-4.
31. **Testa A, Giannuzzi R, Sollazzo F, Petrongolo L, Bernardini L, Dain S. Psychiatric emergencies (part II): psychiatric disorders coexisting with organic diseases. Eur Rev Med Pharmacol Sci. 2013;17(Suppl 1):65-85. Disponível em: < https://www.ncbi.nlm.nih.gov/pubmed/23436669 >.**
    > Importante revisão da literatura sobre as mais variadas emergências psiquiátricas (segunda parte).
32. Ciccarone D. Stimulant abuse: pharmacology, cocaine, methamphetamine, treatment, attempts at pharmacotherapy. Prim Care. 2011;38(1):41-58. Disponível em: < http://dx.doi.org/10.1016/j.pop.2010.11.004 >.
33. Courtney KE, Ray LA. Clinical neuroscience of amphetamine-type stimulants: From basic science to treatment development. Prog Brain Res. 2016;223:295-310. Disponível em: < http://dx.doi.org/10.1016/bs.pbr.2015.07.010 >.
34. Farrell M, Martin NK, Stockings E, Borquez A, Cepeda JA, Degenhardt L, et al. Responding to global stimulant use: challenges and opportunities. Lancet. 2019;394(10209):1652-67. Disponível em: < http://dx.doi.org/10.1016/s0140-6736(19)32230-5 >.
35. Mcketin R, Leung J, Stockings E, Huo Y, Foulds J, Lappin JM, et al. Mental health outcomes associated with of the use of amphetamines: a systematic review and meta-analysis. EClinicalMedicine. 2019;16:81-97. Disponível em: < http://dx.doi.org/10.1016/j.eclinm.2019.09.014 >.
36. Kaye S, McKetin R, Duflou J, Darke S. Methamphetamine and cardiovascular pathology: a review of the evidence. Addiction. 2007;102(8):1204-11. Disponível em: < http://dx.doi.org/10.1111/j.1360-0443.2007.01874.x >.
37. Smid MC, Metz TD, Gordon AJ. Stimulant use in pregnancy: an under-recognized epidemic among pregnant women. Clin Obstet Gynecol. 2019;62(1):168-184. Disponível em: < http://dx.doi.org/10.1097/grf.0000000000000418 >.
38. Lee N, Johns L, Jenkinson R, Johnston J, Connolly K, Hall K, et al. Clinical treatment guidelines for alcohol and drug clinicians. No 14: Methamphetamine dependence and treatment. Fitzroy: Turning Point Alcohol and Drug Centre; 2007.
39. McGregor C, Srisurapanont M, Jittiwutikarn J, Laobhripatr S, Wongtan T, White JM. The nature, time course and severity of methamphetamine withdrawal. Addiction. 2005;100(9):1320-9. Disponível em: < http://dx.doi.org/10.1111/j.1360-0443.2005.01160.x >.

40. Zorick T, Nestor L, Miotto K, Sugar C, Hellemann G, Scanlon G, et al. Withdrawal symptoms in abstinent methamphetamine-dependent subjects. Addiction. 2010;105(10):1809-18. Disponível em: < http://dx.doi.org/10.1111/j.1360-0443.2010.03066.x >.
41. Mancuso CE, Tanzi MG, GABAY M. Paradoxical reactions to benzodiazepines: literature review and treatment options. Pharmacotherapy. 2004;24(9):1177-85. Disponível emç: < http://dx.doi.org/10.1592/phco.24.13.1177.38089 >.
42. **Botega NJ. Prática psiquiátrica no hospital geral: interconsulta e emergência. Porto Alegre: Artmed, 2000.**

⇨ **Livro de referência no Brasil para estudo de emergências psiquiátricas**
43. Soyka M. Treatment of benzodiazepine dependence. N Engl J Med. 2017;376(12):1147-57. Disponível em: < http://dx.doi.org/10.1056/NEJMra1611832 >.
44. Lader M, Kyriacou A. Withdrawing benzodiazepines in patients with anxiety disorders. Curr Psychiatry Rep. 201618(1):8. Disponível em: < http://dx.doi.org/10.1007/s11920-015-0642-5 >.

4

Interconsulta no paciente com risco de suicídio

Camila Siebert Altavini
Bruno Mendonça Coêlho
Yuan-Pang Wang

Sumário

Introdução
Pacientes atendidos em serviços de saúde
Avaliação do risco suicida
    Fatores de risco
    Como avaliar o risco
    Entrevista clínica
    Instrumentos psicométricos de avaliação de suicídio
Manejo clínico e tratamento
    Perspectiva biológica
    Perspectiva psicológica e social
    Perspectiva socioambiental
    Reações da equipe de de saúde
    A família do paciente suicida
Prevenção de suicídio
Planejamento de alta e encaminhamento
Considerações finais

Pontos-chave

- As três principais funções do interconsultor em relação ao comportamento suicida são: identificar o risco, proteger o paciente e tratar os fatores de risco.
- A avaliação do risco de sucídio deve ser um processo, e não um evento isolado.
- Uma boa entrevista clínica fornece informações suficientes para a avaliação de risco, dando oportunidade para estabelecimento de uma relação empática e de exploração dos fatores de risco e de proteção.
- A interconsulta em saúde mental possui como meta ideal não apenas tratar o paciente, mas realizar um diagnóstico situacional, considerando aspectos relacionais, ambientais, psicossociais e da própria doença física do paciente.
- O manejo do paciente com ideação suicida deve ser definido conforme a gravidade da situação.
- A indicação e manejo de tratamento farmacológico devem basear-se em uma avaliação cuidadosa, tendo em vista que o início do tratamento está comumente associado a um risco de novas tentativas.
- Durante o planejamento da alta do paciente, deve-se sempre reavaliar o risco de suicidio para definir os encaminhamentos a serem indicados.

INTRODUÇÃO

Suicídio é um fenômeno complexo e multicausal, permeado por diversas variáveis biopsicossociais que interagem entre si. No Brasil, foram registrados 55.649 óbitos por suicídio entre 2011 e 2015, observando-se uma taxa de mortalidade por suicídio de 5,7/100 mil habitantes[1]. No mundo, as taxas de mortalidade padronizadas por idade para suicídio diminuíram bastante desde 1990[2], mas o suicídio continua contribuindo significativamente para a mortalidade no globo. Contudo, a mortalidade por suicídio é variável entre os locais, os sexos e as faixas etárias. Estima-se que a taxa de suicídio em pacientes internados em hospitais gerais seja de 4 a 5 vezes maior que na população geral[3]. Assim, o suicídio é considerado atualmente um importante problema de saúde pública, no Brasil e no mundo. Estratégias de prevenção ao suicídio devem ser direcionadas a populações vulneráveis de acordo com a variação nas taxas de mortalidade.

Os serviços de saúde constituem os locais que os potenciais pacientes suicidas são abordados frequentemente[4]. Em revisões de literatura, estima-se que entre 44 a 45% das pessoas que cometeram suicídio tiveram algum tipo de contato com um profissional de saúde mental nos 30 dias anteriores ao ato suicida[5-7]. Muitas vezes, as tentativas de suicídio provocam quadros graves de saúde que ameaçam a vida, fazendo-se necessário um atendimento em serviços de emergência. Estudos apontam que é comum que o atendimento a pacientes após tentativas de suicídio se limite aos cuidados físicos e que, mesmo quando há serviço de saúde mental disponível na instituição, os encaminhamentos a esses profissionais não são realizados de forma rotineira[8]. Além disso, não é incomum o médico clínico e profissionais de saúde em saúde mental se depararem com um paciente internado ou em atendimento ambulatorial que relata ideação suicida, independente de sua doença primária[9].

A alta taxa de cognições e comportamentos suicidas que são observados nos serviços de saúde é preocupante, mas também configura uma oportunidade de intervenção. Para impedir efetivamente um desfecho fatal, a chave para evitar essas mortes desnecessárias é a sua detecção precoce, instituindo medidas de proteção e tratamento adequados após identificar o risco. A equipe multidisciplinar dos serviços de saúde deve indagar rotineiramente sobre a presença de ideação e comportamento associado à morte autoinfligida em diferentes populações. Tanto o interconsultor quanto a equipe de saúde devem estar atentos para os fatores associados à assistência hospitalar (tanto ambientais quanto relacionados ao tratamento) que podem contribuir para o risco aumentado de suicídio.

Os motivos declarados nas solicitações de interconsulta (IC) psiquiátrica são variados. Alguns estudos indicam que os comportamentos suicidas (tentativas, autolesão intencional, entre outros) estão entre as solicitações mais frequentes de IC psiquiátrica[10]. Em um hospital universitário, Sánchez-González et al.[11] observaram que a maior parte dos pacientes atendidos pelo serviço de IC psiquiátrica apresentaram contato prévio com serviços psiquiátricos, sendo que 12% dos pacientes também relataram uma história anterior de tentativa de suicídio. O principal motivo de solicitação de IC foi a depressão (21,3%), seguido por abuso de substâncias (19,6%). Apenas 3,9% dos pedidos de IC solicitaram especificamente para avaliar o risco de suicídio ou nova tentativa de suicídio. Outro estudo, realizado em diversos países europeus, mostra também a depressão como principal motivo de solicitação de IC psiquiátrica (17,7%), dessa vez seguida pelos comportamentos autolesivos intencionais (17%)[10]. Em nosso meio, há dados escassos que estimaram as solicitações de IC nos serviços de saúde.

No Brasil, alguns estudos estimaram que apenas um terço das pessoas que tentam suicídio é atendida em algum serviço de saúde[12]. Estes pacientes são levados ao serviço de emergência principalmente após a ingestão de pesticidas e medicamentos. Menos de um terço deles recebe algum tipo de encaminhamento para tratamento ou *follow-up* após a alta[8]. Em um estudo com pacientes internados em Hospital Universitário por doenças crônicas foi encontrado que 5% dos pacientes apresentavam alto risco de suicídio[13]. A maioria dos pacientes internados (60%) apresentaram algum adoecimento psiquiátrico, sendo que o diagnóstico mais frequente foi de transtorno depressivo maior (29,2%).

Os profissionais de saúde devem estar preparados para identificar e fazer uma avaliação inicial de pacientes com risco suicida. Entretanto, isso nem sempre ocorre. Muitos serviços de saúde relegam unilateralmente esta tarefa aos interconsultores psiquiátricos, desperdiçando a oportunidade de oferecer um atendimento holístico aos pacientes em risco. Quando falamos sobre o serviço de interconsulta (IC) psiquiátrica é possível encontrar na literatura diferentes formas de atuação do interconsultor, sendo classificadas de psiquiatria de consultoria ou psiquiatria de ligação. A primeira refere-se a uma atuação pontual, em que o profissional avalia e indica tratamento para pacientes de outra especialidade. A segunda abrange um leque mais amplo de atuação, mantendo um contato contínuo com os serviços do hospital geral, em que o profissional faz parte da equipe médica e sua avaliação se dá para além dos aspectos clínicos do paciente, mas aborda também aspectos da relação entre este, a equipe assistencial e a instituição[14]. Por vezes, a integração entre os aspectos físicos e emocionais dos pacientes em hospital geral ocorre por meio da disciplina de medicina psicossomática. Tendo em mente a abordagem recomendada de um atendimento biopsicossocial, a implementação de modalidade adequada de IC depende da taxa de procura dos pacientes, o fluxo do serviço, tipo de clínica e questões de custo-efetividade.

Esperamos, com esse capítulo, abordar cada etapa da atuação do interconsultor de psiquiatria frente a um paciente em risco de suicídio, bem como considerações a respeito de manejos possíveis para demais profissionais de saúde. O capítulo está estruturado conforme as etapas da atuação, desde a detecção do risco, passando pela avaliação do nível deste risco, manejos e intervenções possíveis, até a alta. Os achados na literatura ainda possuem algumavariação nas recomendações, buscamos aqui trazer as formas de atuação mais comuns na prática clínca, considerando também estudos robustos e evidências clínicas.

PACIENTES ATENDIDOS EM SERVIÇOS DE SAÚDE

Os serviços de emergência são, muitas vezes, a porta de entrada dos pacientes no sistema de saúde. O próprio paciente ou familiares e pessoas da rede de apoio costumam buscar ajuda após uma tentativa de suicídio que tenha causado danos à integridade física do indivíduo. Apesar de ser uma das principais portas de entrada, não é a única. Não é incomum clínicos de outras especialidades se depararem com ideações suicidas de seus pacientes na atenção primária, ambulatórios e enfermarias.

Nem todos os pacientes recebem um tratamento minimamente adequado em serviços de saúde. Muitos deles são liberados dos serviços médicos após uma tentativa de suicídio sem receber uma completa avaliação psiquiátrica, com recomendações adequadas. Outras vezes, os pacientes são liberados desacompanhados de familiares e/ou amigos. Infelizmente, ainda há uma crença errônea de que tais casos não evoluiriam para suicídio. Este conceito vem sendo revisto nas últimas décadas, havendo evidências claras de que a tentativa prévia constitui um dos principais fatores de risco para suicídio futuro[15].

Quando o paciente chega ao pronto-socorro após uma tentativa de suicídio ou ainda em crise, as primeiras medidas a serem tomadas deverão ter como principais objetivos a segurança e integridade física do paciente, evitando evasão e acesso a meios letais. Sempre que possível é recomendado que o paciente não fique sozinho e esteja ao alcance de visão dos profissionais de saúde. A avaliação de risco e intervenção psiquiátrica e psicológica normalmente serão realizadas após os cuidados imediatos para estabilizar a saúde física do paciente.

Em atendimentos ambulatoriais ou enfermarias hospitalares, quando o paciente manifesta desejo de morte ou intenção suicida é importante que o profissional de saúde ofereça apoio emocional e realize uma breve avaliação de risco (conforme alguns modelos descritos mais adiante) para quantificar a intensidade da intencionalidade letal do paciente. Mapeado o risco de suicídio do paciente, é possível o encaminhamento ao profissional de saúde mental – no caso de atendimento ambulatorial – ou a solicitação da IC – no caso de internações. A urgência da solicitação deste serviço se dará de acordo com a gravidade e iminência do risco de suicídio apresentado pelo paciente. Caso necessário, o profissional também poderá acionar a rede de apoio do paciente, especialmente no caso de atendimentos ambulatoriais, quando uma alta hospitalar sem uma pessoa responsável pelo paciente está contraindicado.

AVALIAÇÃO DO RISCO SUICIDA

Realizar uma boa avaliação de risco é um processo complexo e coloca uma grande carga de responsabilidade sobre o profissional que a conduz. Por ser um tema permeado de preconceitos e estigmas, nem sempre o paciente está disponível para compartilhar tais informações[16]. Estudos mostram que a maior parte dos pacientes que tentaram suicídio negaram apresentar ideação suicida na sua última comunicação com profissional de saúde[17]. Uma avaliação de risco deve identificar aspectos tratáveis e modificáveis do risco de suicídio, bem como fatores protetivos[18]. A avaliação de risco de suicídio é um processo, não um evento isolado e deve ser realizada sempre que houver alterações importantes no andamento clínico do caso, especialmente antes de uma alta[18,19]. Entre as informações a serem exploradas na avaliação de risco, deve-se então prestar especial atenção aos chamados fatores de risco e de proteção.

Fatores de risco

Quando falamos em fatores associados ao comportamento suicida, é possível destacar alguns atributos e circunstâncias que são os chamados fatores de risco. Tais fatores devem ser considerados no momento da avaliação de risco de suicídio, uma vez que a os mesmos podem estar ligados a um aumento na vulnerabilidade do sujeito para o comportamento suicida. Destaca-se ainda que há uma variação destes fatores quanto a sua natureza, podendo ser relacionados a característica sociodemográfica, fatores psicossociais, transtornos psiquiátricos, cognição/comportamento e outros (conforme Tabela 1). Dentre os fatores de proteção para comportamento suicida já conhecidos na literatura, a OMS[20] vê o papel das relações interpessoais,

Tabela 1 Fatores de risco aumentado para suicídio

Sociodemográficos	Saúde física
Sexo masculino	Doenças crônicas
Jovens (15-29 anos) e idosos	Dor de difícil manejo
Solteiros, viúvos e divorciados	Doenças incapacitantes
Grupos minoritários (étnicos, LGBTQ+, religiosos)	Mudança abrupta de condição de saúde
Psicossociais	**Cognição/afetos e comportamento**
Violência familiar/doméstica	Rigidez cognitiva
Desemprego/aposentadoria	Estratégias de *coping* desadaptativas
Perda importante recente	Pensamento dicotômico
Término de relacionamento recente	Baixa autoestima
Isolamento social	Dificuldade em buscar ajuda
Situação de vulnerabilidade social	Impulsividade
Trauma ou Abuso físico / sexual	Ideação ou planejamento suicida
Bullying / Discriminação	Desesperança
Exposição a situação de desastre, guerra e conflitos	Sensação de desamparo
Falta de suporte social	Desespero
Mudanças abruptas de condição social	Dor psíquica (*psychache*)
Psiquiátricos	**Outros fatores importantes**
Histórico de tentativas de suicídio e autoagressão	Acesso a meios letais
Transtornos de humor	Falta de adesão a tratamento
Abuso de substâncias	Relação terapêutica frágil ou instável
Transtorno de personalidade (principalmente borderline)	Efeitos adversos de medicamentos
Esquizofrenia	**Fatores Ambientais**
Comorbidade psiquiátrica	
Histórico familiar de transtorno mental e/ou de suicídio	Janelas em andares elevados e sem proteção
	Falta de preparo ou atenção da equipe
	Banheiros com trancas
	Aesso a medicações e a instrumentos perfurocortantes

Fontes: Adaptado de WHO, 2014[15]; Bertolote et al., 2010[21]; Botega, 2015[24].

crenças religiosas/espiritualidade, estratégias de *coping* e práticas de qualidade de vida (Quadro 1).

Outra definição importante para os fatores de risco é a diferenciação entre: fatores predisponentes e fatores precipitantes. Os fatores predisponentes ou "distais" são aqueles que possuem um efeito principalmente a longo prazo, eles "criam o terreno" para a ocorrência de comportamentos suicidas. Já os fatores precipitantes ou "proximais", também chamados de "gatilhos", são aqueles que desencadeiam o comportamento suicida[21].

Alguns autores[22] relatam que o comportamento suicida se desenvolve em um *continuum* de forma progressiva, evoluindo como pensamentos de morte → ideação suicida → planejamento → busca por meios letais → providências pós-morte → tentativa. No entanto, nem sempre esta progressão pode ocorrer numa sequência clara, especialmente em casos particulares de alta impulsividade. Há relatos de que o comportamento suicida pode ser vivenciado como algo flutuante, variando entre as etapas descritas ou até mesmo não passando por algumas delas[23]. O avaliador de um paciente suicida deve levar em conta a possibilidade de que o comportamento suicida possa ser flutuante, progredindo num processo dinâmico de risco. Na prática, é importante reavaliar o risco autolesivo do paciente, especialmente antes da alta hospitalar.

Quadro 1 Principais fatores de proteção para suicídio

Relações fortes e saudáveis
Religiosidade/espiritualidade
Resiliência/estratégias adaptativas de *coping*
Estabilidade emocional
Capacidade de buscar ajuda
Estilo de vida saudável (exercício físico, alimentação saudável, sono reparador)
Relação terapêutica positiva
Estar empregado
Presença de criança na família
Gravidez
Ausência de transtorno mental

Fonte: adaptado de WHO, 2014[15]; Bertolote et al., 2010[21].

Como avaliar o risco

Antes de partirmos para a avaliação de risco em si, é necessário considerar algumas possibilidades de diagnóstico diferencial, tendo em vista que diferentes pacientes podem apresentar comportamentos autolesivos e tentativas de suicídio. O primeiro diagnóstico diferencial que se deve ter atenção é o comportamento de autoagressão intencional sem ideação suicida. É comum que profissionais com menos experiência e treino em saúde mental possam associar a autoagressão a uma

tentativa de suicídio. Entretanto, nem sempre essa relação é verdadeira, sendo necessário avaliar inicialmente a intencionalidade e letalidade do ato. Outras possibilidades que chegam aos serviços de emergência por tentativas repetidas de suicídio são os pacientes com diagnóstico de transtorno de personalidade *borderline*, que muitas vezes precisarão de um manejo e encaminhamento diferenciados dos demais pacientes com risco de suicídio, que geralmente apresentam transtornos depressivos. Botega[24] propõe um auxílio mnemônico para a detecção e avaliação do risco de suicídio, a "regra dos Ds" (Quadro 2), que apresenta os transtornos mentais e estados afetivos comumente associados ao suicídio.

Quadro 2 Transtornos mentais e estados afetivos comumente associados a um maior risco de suicídio

Regra dos D's
Dor psíquica (*psychache*)
Desespero
Desesperança
Desamparo
Depressão
Dependência química
Delírio
Delirium

Fonte: adaptado de Botega, 2015[24].

As três principais funções do psiquiatra, em particular, e de todo o pessoal de saúde, no geral, em relação ao comportamento suicida, são: identificar o risco, proteger o paciente e remover ou tratar os fatores de risco[21]. Independentemente do diagnóstico psiquiátrico, devemos sempre lembrar que o objetivo inicial da equipe de saúde é a proteção à vida do paciente. Muitas vezes são pacientes que depositam uma grande carga emocional na equipe de saúde, que trazem consigo um grande estigma e que estão vulneráveis emocionalmente. A avaliação de risco é, então, de extrema importância na proteção deste paciente e prevenção de atos futuros, além de ser um momento de prestar apoio emocional a este indivíduo que está fragilizado.

Entrevista clínica

Uma boa entrevista fornece informações suficientes para fazer a avaliação inicial de risco, uma vez que ela dá a oportunidade de estabelecer uma relação empática, bem como explorar os fatores de risco e de proteção presentes. Um profissional treinado deve abordar tais pacientes de forma complacente e sem julgamentos, para que surja um vínculo de confiança, obter as informações necessárias para a avaliação de risco e oferecer apoio emocional[21].

Considerando o contexto de atuação do interconsultor, que pode muitas vezes ter o tempo limitado para a realização de uma entrevista adequada, consideramos também a utilização de instrumentos complementares à entrevista – pois o contexto hospitalar muitas vezes exige intervenções mais breves, para a manutenção de uma rotina de cuidados com o paciente ou até mesmo pela delicadeza do tema e dificuldade de manutenção da privacidade e sigilo nos serviços de emergência ou enfermarias. Dada essa dificuldade, propomos no Quadro 3 algumas sugestões de como realizar uma boa entrevista clínica para a avaliação de risco.

Quadro 3 Breve roteiro de entrevista de avaliação de risco

Objetivos da entrevista
1. Estabelecimento de vínculo – evitar julgamentos, falar de maneira calma e de forma empática.
2. Dar apoio emocional
3. Obter informações para um diagnóstico global. Algumas informações que são importantes: caracterização do ato (método, contexto, intencionalidade) fatores de risco predisponentes e precipitantes aspectos psicodinâmicos (conflitos, motivações, fantasias acerca da morte e morrer) antecedentes pessoais e familiares fatores de proteção (rede de apoio social, planos futuros, qualidade de vida, estratégias de *coping*…) informações clínicas (saúde física)
Como falar sobre suicídio?
Sempre falar de forma cuidadosa, porém aberta e claramente. Fazer perguntas de maneira progressiva de forma a obter as informações necessárias. Exemplos: Você se sente infeliz ou sem esperança? Você sente que sua vida é um fardo? Sente que a vida não vale mais a pena ser vivida? Você tem pensado em morte ultimamente? Você tem pensado em morrer? Tem pensado em acabar com a vida? Você pensa em como faria isso? Tem planos? Você possui (remédios, armas, ou outros meios)? Já pensou em quando fazer isso? É capaz de se proteger e retornar para a próxima consulta? Pode falar mais sobre isso? "É fundamental que as questões não sejam coercitivas, mas sim que sejam feitas de maneira suave, na tentativa de se criar a empatia entre o médico e o paciente"[21]
Estar atento a algumas falas do paciente, como... "Estou cansado de viver" "Gostaria de sumir deste mundo" "Esse tormento não tem fim" "Seria melhor se eu morresse" "Sou um fardo para os outros"

Fonte: adaptado de Bertolote et al., 2010[21]; OMS, 2000[25].

Em relação aos instrumentos estruturados para a avaliação do risco de suicídio, não existe uma escala que apresente um valor preditivo positivo suficientemente bom para substituir a entrevista de avaliação clínica por especialista como padrão ouro para o diagnóstico e gravidade de risco. Muitas ferramentas frequentemente utilizadas têm baixa sensibilidade e especificidade, com falsos-positivos associados a internações psiquiátricas desnecessárias e com algumas avaliações erroneamente classificadas como de baixo risco associadas à ocorrência de suicídio em pacientes que acabam indevidamente recebendo alta da emergência[26]. Na avaliação clínica, é possível identificar as incongruências da entrevista, como por exemplo a existência de planos futuros num paciente que se declara com ideação suicida.

Instrumentos psicométricos de avaliação de suicídio

Apesar de não haver evidências sobre a eficácia de escalas que isoladamente possam predizer o risco de suicídio, estas podem ser usadas de forma a complementar a entrevista clínica, seja para orientar as perguntas da entrevista clínica ou até mesmo para fins pedagógicos para profissionais não especializados em psiquiatria ou médicos em formação. Em nenhum momento esses instrumentos podem substituir a entrevista clínica para avaliação de risco[16,19,27-30]. Roos et al.[30] consideram ainda que ferramentas cognitivas de avaliação de risco se mostram promissoras para predição de comportamentos suicidas, mas também necessitam de mais estudos.

A dificuldade em se obter um instrumento eficaz de predição para suicídio se dá devido aos diversos fatores de risco que interagem entre si para o aumento ou redução de comportamentos suicidas, o que faz com que o risco de suicídio possa ter uma variação considerável em um período de tempo, especialmente após a alta hospitalar e se o paciente não estiver mais em acompanhamento por profissionais de saúde mental. Perde-se o controle das variáveis e a possibilidade de intervenção e prevenção. Algumas das escalas bastante utilizadas na literatura são elencadas na Tabela 2 como ferramentas existentes de avaliação de risco durante uma IC psiquiátrica.

Apesar de haver diversas pesquisas sobre instrumentos variados para avaliação de risco de suicídio, sua utilidade clínica tem limitações. As diretrizes da Associação Psiquiátrica Americana (APA) não recomendam o uso de escalas para estimar risco de suicídio[19]. Tais instrumentos devem servir de complemento à entrevista clínica. Como sugestão, selecionamos alguns instrumentos que possuam evidências psicométricas para a avaliação clínica e sejam amplamente utilizados e recomendados nacional e internacionalmente.

As escalas de autorrelato podem auxiliar no estabelecimento de uma comunicação aberta com o paciente acerca de sentimentos e experiências. Algumas escalas de classificação de risco, como a Escala de Ideação Suicida (BSI) e a Escala de Intenção Suicida (*Suicidal Intent Scale* – SIS) podem ser úteis para uniformizar a cobertura de uma entrevista que investiga a presença de suicídio e comportamentos suicidas[19].

Uma vez que a depressão em si é um dos principais fatores de risco para suicídio, recomenda-se realizar sistematicamente uma avaliação da presença e gravidade de sintomas depressivos[31]. Em termos gerais, as escalas de depressão também contribuem para uma avaliação de risco de suicídio. O popular Inventário Beck de Depressão (BDI-II), validado no Brasil[32], não apresenta escores para o risco de suicídio. Contudo, os itens 2 e 9 do BDI-II (sobre pessimismo e ideação suicida, respectivamente) são sinalizadores importantes para o risco de suicídio[16]. Outras escalas de depressão amplamente utilizadas internacionalmente são a *Hamilton Depression Rating Scale* (HAM-D) e *Patient Health Questionnaire* (PHQ-9), que assim como a BDI-II, possuem um item dedicado a medir comportamento suicida[19,33].

Outro grupo das escalas que possuem relação com a avaliação de suicídio são a Escala de Desesperança Beck (BHS) e a Escala de Ideação Suicida Beck (BSI)[34]. Há também instrumentos projetados especificamente para avaliação de risco de suicídio ou comportamentos autolesivos, que muitas vezes avaliam intencionalidade e/ou letalidade, como a *Columbia-Suicide Severity Rating Scale*[35], *Manchester Self-Harm Rule*[36], *ReAct Self-Harm Rule*[37], *Suicide Assessment Scale*[38], entre outras. No entanto, ainda faltam estudos de tradução e validação para o uso com a população brasileira. Segundo Roos et al.[30], as escalas propostas por Aaron T. Beck[39] constituem as ferramentas mais estudadas e com mais evidências de utilidade na avaliação de suicídio.

MANEJO CLÍNICO E TRATAMENTO

A IC psiquiátrica ou psicológica possui como meta ideal não apenas tratar o paciente, mas realizar um diagnóstico situacional, levando em consideração a relação médico-paciente, aspectos ambientais, psicossociais e da própria doença física

do paciente em questão. sendo assim, "a equipe de IC deve estar atenta para sua tarefa assistencial, pedagógica e de pesquisa"[14].

O interconsultor deve tomar decisões a respeito do manejo clínico deste paciente após a avaliação do paciente com risco de suicídio. A abordagem do paciente deve ser realizada de forma a dar suporte emocional e estabelecer vínculo com o mesmo. O manejo do paciente com ideação suicida deve ser definido de acordo com a gravidade da situação para que se possa então proteger o paciente, eliminar ou minimizar os fatores de risco e definir ações de curto, médio ou longo prazo[21].

Não há uma modalidade terapêutica única que possa adequar completamente às necessidades de um indivíduo potencialmente suicida. É importante que o manejo clínico seja realizado com o envolvimento de outros atores. É aconselhável, muitas vezes, envolver a família ou a rede de apoio social que o indivíduo possuir, bem como os demais profissionais envolvidos nos cuidados do pacinte – médicos, enfermeiros, fisioterpeutas, etc. e demais profissionais de saúde mental[21,29,44]. Estas informações devem ser consideradas durante a avaliação de risco de suicídio.

No Quadro 4 há diretrizes sobre a indicação de tratamento dos pacientes com risco suicida. O elemento principal das condutas envolve a gravidade das cognições e o comportamento suicida, para definir as condições favoráveis de tratamento em ambiente ambulatorial. Em casos agudos e graves, deve ser indicada uma internação psiquiátrica. Como as cognições e comportamentos suicidas constituem um fenômeno multidimensional, com a participação de componentes biológicos,

Tabela 2 Instrumentos sugeridos para avaliação de risco

Inventário Beck de Depressão (BDI-II)*	Consiste em 21 afirmações sobre a presença dos sintomas depressivos dos últimos 15 dias, os quais são classificados em uma escala ordinal de 0 a 3. Amplamente utilizada na clínica, validada e traduzida no Brasil[32]. Avalia a gravidade da depressão e os itens 02 (pessimismo) e 09 (ideação suicida) auxiliam na avaliação de risco de suicídio.
Escala de Desesperança Beck (BHS)*	Instrumento de autorrelato. Composta por 20 afirmações de verdadeiro ou falso que avaliam crenças negativas e positivas sobre o futuro na última semana. Há tradução para população brasileira[34].
Escala de Ideação Suicida Beck (BSI)*	Escala de 19 itens, projetada para quantificar a intensidade da ideação suicida em adultos. Existem estudos de versões modificadas para usos específicos. Há tradução para população brasileira[34]. As respostas podem ser usadas como um direcionamento para uma investigação mais detalhada[16].
Suicidal Intent Scale	Escala de 20 itens para quantificar as percepções e comportamentos verbais e não verbais de um paciente antes e durante uma recente tentativa de suicídio[39]. Nos estudos, o instrumento não foi capaz de distinguir entre aqueles que tentaram suicídio e aqueles que abortaram suas tentativas de suicídio, e nem prever a morte por suicídio. Não possui tradução para a população brasileira.
Suicide Behavior Questionnaire (SBQ)*	Instrumento de autorrelato para avaliação de ideação suicida, correlaciona-se bem com o BDI. Versão original consiste de 04 itens, leva menos de 05 minutos para aplicação. Há uma versão de 14 itens que inclui itens de ideação, tentativas futuras, ameaças anteriores, e possibilidade de morrer por suicídio no futuro[40].
The Reasons for Living Inventory[*, §, ¤]	Instrumento de autorrelato. Aproximadamente 10 minutos de aplicação. Composto de 48 itens do tipo Likert. Avalia crenças e expectativas que protegeriam o indivíduo de agir por ideias suicidas[41]. É capaz de diferenciar sujeitos em risco de tentativas de suicídio daqueles que apresentam apenas ideação. Pode ajudar o paciente a identificar forças pessoais e razões para viver[16].
SAD PERSONS *scale* [§, ¤]	Escala projetada com base em dez principais fatores de risco para suicídio, propõe avaliar a possibilidade de tentativa de suicídio. Indicada para uso educacional para avaliação de risco de suicídio[42].

* Instrumento listado nas diretrizes da Associação Psiquiátrica Americana, 2010[19].

§ Instrumento recomendado por Bech & Awata, 2009[33].

¤ Instrumento sugerido pela Registered Nurses Association of Ontario (RNAO), 2008[43].

Quadro 4   Diretrizes gerais para indicar o tratamento em pacientes com risco de suicídio ou comportamento suicida

Indicação geral de hospitalização, depois de uma tentativa de suicídio ou tentativa frustra

- Paciente psicótico
- Tentativa violenta, quase letal, ou premeditada.
- Precauções foram feitas para dificultar o resgate ou descobrimento
- Persistência do plano ou a clara presença de intenção
- Paciente com remorso de estar vivo ou sem remorso de ter tentado suicídio
- Paciente do sexo masculino, + 45 anos, com doença psiquiátrica de início recente, com pensamentos suicidas
- Paciente com limitação do convívio familiar, suporte social precário, incluindo perda da condição socioeconômica
- Comportamento impulsivo persistente, agitação grave, pouca critica, ou recusa evidente de ajuda
- Paciente com mudança do estado mental devido a alteração metabólica, tóxica, infecciosa ou outra etiologia que necessita a pesquisa da causa clínica.

Na presença de ideação suicida com

- Plano específico de alta letalidade
- Alta intencionalidade suicida

Indicação de hospitalização, às vezes necessária, depois de uma tentativa de suicídio ou tentativa frustra, exceto as circunstâncias acima indicadas

- Na presença de ideação suicida
- Quadro psicótico
- Transtorno psiquiátrico maior
- Tentativas anteriores de suicídio, particularmente com serias repercussões clínicas.
- Problemas clínicos preexistentes (transtorno neurológico, câncer, infecção, etc.)
- Falta de critica ou incapacidade para colaborar com a estrutura hospitalar, ou impossibilidade de acompanhar um tratamento ambulatorial
- Necessidade de ajuda de uma equipe para medicar ou realizar eletroconvulsoterapia
- Necessidade de observação constante, testes clínicos ou rastrear diagnósticos que necessitam de estrutura hospitalar
- Suporte familiar e social limitado, incluindo condição social precária
- Falta de uma boa relação médico-paciente que impossibilite do acompanhamento ambulatorial

Na ausência da tentativa de suicídio ou do relato da ideação suicida

- Planejamento e intenção de suicídio evidente pela evolução psiquiátrica do quadro e ou historias prévias que sugerem alto risco de suicídio, e um aumento recente dos fatores de risco para suicídio

Alta do serviço de emergência para ambulatório

Depois de uma tentativa de suicídio ou a presença de ideação suicida

- O evento evolvendo o suicídio foi uma reação a eventos precipitantes (exemplo: fracasso em uma prova, dificuldades em relacionamentos), particularmente se a visão do paciente frente a sua dificuldade tenha mudado após sua vinda ao serviço de emergência.
- Plano, método e intenção com baixa letalidade
- Paciente com suporte familiar e psicossocial estáveis
- Paciente é capaz de colaborar com recomendações para o acompanhamento ambulatorial, mantendo contato com seu médico, apresentado condições para um tratamento continuo ambulatorial

Tratamento ambulatorial

- Paciente com uma ideação suicida crônica e /ou autolesão sem repercussão clínica grave, apresentando suporte familiar e psicossocial estáveis, ou acompanhamento psiquiátrico ambulatorial já em andamento.

Fonte: Practice guideline for the assessment and treatment of patients with suicidal behavior, 2003[45].

psicológicos e socioambientais, uma abordagem personalizada de tratamento deve levar em conta todas estas perspectivas.

Perspectiva biológica

Os transtornos mentais constituem o principal fator tratável dos pacientes com suicídio. O interconsultor deve estabelecer o diagnóstico psiquiátrico do paciente, levando-se em conta os traços de impulsividade e o potencial iminente de suicídio. Com relação à medicação psiquiátrica, evidências sugerem que o tratamento em longo prazo com carbonato de lítio reduz os comportamentos de autolesão não fatais e fatais em pacientes bipolares, transtorno esquizoafetivo e depressão recorrente, mostrando um efeito antissuicídio específico ao lado da eficácia profilática. O mesmo ocorre no tratamento com clozapina o qual reduz significativamente o comportamento suicida em pacientes esquizofrênicos ou com transtorno esquizoafetivo, por melhorar a desesperança e a depressão nestes pacientes.

Controvérsias ainda existem em relação aos efeitos dos antidepressivos sobre os comportamentos suicidas. Evidências indicam que o aumento do uso de antidepressivos inibidores seletivos da recaptação da serotonina (ISRS) tem reduzido a taxa de suicídio em alguns países[46]. Adicionalmente, como a associação entre depressão e comportamento suicida tem uma grande importância populacional, isso indica fortemente a necessidade de tratamento adequado dessa população com risco de fatal. Os ISRS poderiam reduzir a predisposição traço-dependente aos comportamentos suicidas. A indicação precisa e o manejo correto da medicação dependem de uma avaliação cuidadosa, pois, muitas vezes, o início do tratamento de um paciente com ideação suicida está associado com um risco considerável de novas tentativas. Por exemplo, o paciente pode utilizar a medicação prescrita como método para suicídio ou tentar novamente o suicídio por apresentar uma melhora parcial da depressão, porém com persistência da ideação suicida. Vários estudos de prescrição que examinaram os testes toxicológicos *post mortem* de indivíduos que cometeram suicídio mostraram que menos de 20% deles estavam sendo tratados com antidepressivos na época em que o ato de autoeliminação ocorreu[47]. Esses dados sugerem que essa população recebia tratamento inadequado ou ineficiente. Similarmente, entre 812 pacientes suecos que cometeram atos deliberados de autolesão não fatal, 615 deles (76%) optaram pelo método de autoenvenenamento com drogas[48]. Nestes casos, as drogas antidepressivas foram encontradas em apenas 29 dos 812 pacientes suicidas (3,6%). Uma vez que as drogas utilizadas para envenenamento refletem a sua disponibilidade para o paciente, esses achados sugerem que o subtratamento de depressão é frequente entre os pacientes que cometeram autolesão não fatal.

A escetamina é a novidade do momento no tratamento da depressão. Esta substância antidepressiva foi aprovada em 2019 pela Food and Drug Administration (FDA), a agência reguladora norte-americana responsável pelo controle de medicamentos. O novo medicamento, que recebeu *status* de "terapia inovadora", é indicado para depressão resistente ao tratamento, ou seja, para aqueles pacientes que não respondem aos fármacos disponíveis até então. Este medicamento é a primeira a atuar sobre o glutamato, uma molécula da rede neural e reconhecida por estimular áreas do cérebro ligadas às emoções. Seu principal efeito é fortalecer e criar novas sinapses, as conexões entre os neurônios. Os efeitos da escetamina são rápidos, em menos de 24 horas após a aplicação nasal. Entretanto, esta substância não está indicada para todos os casos, muito menos substituirá as demais opções nas farmácias. Ela será prescrita inicialmente apenas na depressão resistente, quando o tratamento clássico não dá conta do recado. Espera-se também de que a escetamina sirva em breve para os quadros com alto risco de suicídio, em que é preciso obter uma resposta terapêutica quanto antes[49].

O uso de eletroconvulsoterapia (ECT) por corrente elétrica é uma modalidade biológica não farmacológica eficaz para tratamento de depressão e risco de suicídio. Atualmente, o seu uso em pacientes suicidas é restrito, visto que os protocolos de sua aplicação segura excluem a sua utilidade em situações emergenciais[50]. A estimulação magnética transcraniana é outra modalidade não farmacológica que ainda precisa estabelecer a sua eficácia e utilidade neste tipo de pacientes[51].

Perspectiva psicológica e social

É importante que o interconsultor considere, em sua atuação, os aspectos dinâmicos da relação doente-doença-médico-instituição, os quais interferem diretamente no adoecimento psíquico do paciente. Cerqueira[14] chama a atenção sobre os perigos do psiquiatra focar apenas nos aspectos orgânicos/biológicos do adoecimento, correndo o risco de uma "medicalização da saúde mental". Sendo assim, o manejo clínico psicológico e psicossocial pode ser realizado em conjunto entre psiquiatria e psicologia. Para suprir as demandas específicas do aspecto social, pode-se ainda contar com o suporte dos serviços de assistência social disponíveis.

Muitas das intervenções utilizadas para manejo de crise suicida no hospital provém da clínica tradicional, sendo então adaptadas para o *setting* em que está inserido, seja ele no serviço de emergência, na internação ou no ambulatório. Quando falamos do paciente suicida no ambiente hospitalar, a intervenção possui característica focal e breve. O profissional deve ter uma postura ativa e optar por intervenções mais diretivas, com o objetivo de proteção à vida do indivíduo. Estudos mostram que a intervenção breve pode ser parte importante e de baixo custo em programas de prevenção ao suicídio[52].

Algumas abordagens, como a terapia comportamental dialética (DBT), de Linehan, foram estudadas e validadas também em contextos de saúde, havendo alteração apenas do tempo de tratamento[53]. Outras abordagens já estudadas, com manuais baseados em evidências empíricas sobre sua efetividade com pacientes suicidas são, além da DBT: terapia baseada na mentalização, psicoterapia focada na transferência, terapia focada nos esquemas e terapia cognitivo-comportamental. Apesar de não haver evidência sobre quais estratégias fazem com que esses tratamentos sejam efetivos na redução de suicidalidade, há algumas estratégias e intervenções que são utilizadas e indicadas não apenas por essas abordagens especificamente, mas também por outros estudos sobre intervenção com paciente suicida[29].

Algumas dessas intervenções e estratégias podem ser de grande utilidade para o interconsultor que for atuar com esse tipo de paciente. Selecionamos, portanto, algumas indicações de intervenções (Tabela 3) que o próprio interconsultor pode lançar mão para um atendimento de suporte e proteção à vida.

Tabela 3 Intervenções e estratégias para suporte psicológico ao paciente suicida

Tratamento interdisciplinar	Favorecer o atendimento multimodal e interdisciplinar que visem colaborar para maximizar o tratamento do paciente.
Sessão psicoeducativa breve	Facilitar o reconhecimento acerca dos comportamentos suicidas e estratégias de *coping* adaptativas e acerca das possibilidades de tratamento e encaminhamento.
Plano de segurança	Tendo o conhecimento das informações acima citadas, é possível desenvolver com o paciente o plano de segurança para manejo de crises – que poderá auxiliá-lo em possíveis crises, mesmo após a alta. O processo de construção do plano de segurança pode auxiliar inclusive pacientes com traços de impulsividade a detectar gatilhos e sentimentos que antecedem uma crise.
Atenção ao afeto/ intervenções de apoio	Foco em emoções e sentimentos do paciente, especialmente os que contribuem para o risco de suicídio. Facilitar exposição de afetos, pensamentos e sentimentos ou pensamentos abivalentes. Validação de sentimentos e emoções.
Postura ativa do profissional	Mostrar explicitamente seu envolvimento no tratamento, por meio de atitudes e comportamentos. Sugestões diretas e indiretas sobre possíveis recursos e estratégias de *coping*.
Suporte ao terapeuta	Supervisão/intervisão regular em grupo ou individual
Follow-up	Quando possível, o contato de *follow-up* é um importante fator para favorecer a mudança de comportamento. Quando realizada de forma sistemática após a alta pode ter uma influência positiva na prevenção de desfechos fatais, por até 18 meses após a alta de serviços de emergência.

Fontes: adaptada de Weinberg, 2010[29]; Fleishmann, 2008[52]; Wyder, 2007[23].

Considerando-se que muitas vezes o tempo para atuação com o paciente no âmbito hospitalar é limitado, os problemas interpessoais levantados durante a avaliação não precisam ser resolvidos durante um atendimento emergencial, por exemplo. O acolhimento inicial e a noção de que o problema pode ser resolvido posteriormente com ajuda profissional, muitas vezes já incentiva a adesão ao tratamento e encaminhamento posterior.

Além das intervenções e recursos citados acima, o profissional de saúde também pode utilizar-se do contrato de não suicídio. O contrato de não suicídio é um acordo realizado entre profissional e paciente, em que este se compromete a não cometer nenhum ato de autolesão ou tentativa de suicídio. Pode ser realizado de forma verbal e/ou escrito, como costuma ser realizado. No contrato podem ser colocados detalhes como a duração do acordo ou um plano de contingência para caso o paciente se sinta incapaz de cumprir com o acordo.

É possível, na prática clínica, encontrarmos diferentes visões e formas de trabalhar com o contrato de não suicídio. As opiniões sobre sua eficácia são bastante divergentes. Alguns estudos inclusive afirmam que o contrato de não suicídio pode não apenas não ser benéfico, mas como trazer prejuízos, a depender de como se usa e da população atendida[54]. Apesar de recomendado pela OMS para profissionais de atenção primária[25], a Associação Psiquiátrica Americana (APA) não recomenda o seu uso, pois o contrato pode dar confiança ao profissional e acabar substituindo uma adequada avaliação de risco[19]. Drew (1999) reforça que o sucesso do contrato de não suicídio pode ser facilmente prejudicado por diversos fatores, como: relação terapêutica não estabelecida, avaliação de risco incompleta, se o discernimento ou controle de impulsos do paciente estiver prejudicado, sentimentos agudos de desesperança e isolamento, ou se o paciente tem tendência a agir por impulsos autolesivos uma vez que as barreiras ambientais e/ou humanas são relaxadas. McMyler e Pryjmachuk[54] afirmam em seu estudo que não há atualmente evidências sobre a eficácia deste instrumento para a redução do risco de suicídio, apresentando alternativas ao uso do contrato de não suicídio, como: manejo de fatores de risco, uso do plano de segurança, tratamento medicamentoso, hospitalização e outras formas de manejo e tratamento.

Perspectiva socioambiental

A atuação do interconsultor não se limita à detecção e tratamento de transtornos mentais, mas também envolve o treinamento e psicoeducação de profissionais de saúde para a prevenção de suicídio e da família do paciente. Diversos estudos apontam para a importância do aspecto educacional da IC psiquiátrica e de um treino adequado da equipe de saúde para uma triagem mais eficaz e primeiros atendimentos mais adequados para o paciente com risco de suicídio[14,55,56]. Reji[55] ainda considera a importância de estender este aspecto educacional da intervenção psiquiátrica ao paciente e sua família.

O manejo ambiental deve sempre ter como principal objetivo a proteção do paciente frente a crises suicidas e possíveis atos impulsivos. É necessário então que se identifique qual o risco imediato para suicídio. Caso o paciente tenha dado entrada em um serviço de emergência após uma tentativa ou no caso de paciente com risco de suicídio iminente, algumas precauções em relação ao ambiente são necessárias.

Em primeiro lugar o manejo ambiental deve reduzir ao máximo o acesso aos meios: remoção de objetos periogosos (perfurocortantes, cinto, cadarço, medicamentos etc.), proteção de janelas ou manter o paciente em andar baixo, manter o paciente em um local de fácil observação pela equipe de saúde. É importante também não deixar o paciente sozinho, manter um contato mais frequente como forma de apoio emocional, para que o paciente sinta-se cuidado pela equipe (deve-se cuidar para que o paciente não se sinta vigiado, pois isso poderá suscitar nele sentimentos de raiva e aumentar o risco). A restrição de acesso a possíveis meios letais é uma forte ferramenta para a prevenção do suicídio, muito eficazes quando combinadas com intervenções psicossociais[15].

Reações da equipe de saúde

É comum que o paciente suicida suscite na equipe de saúde sentimentos de raiva, ansiedade, frustração e até mesmo resistência, especialmente quando este chega ao pronto socorro apresentando agitação e hostilidade, durante uma crise suicida. É esperado que pacientes em crise suicida despertem essas emoções na equipe, devido não apenas à agitação e hostilidade, mas também em razão do fato de que seu comportamento autodestrutivo muitas vezes entrar em conflito com a religiosidade e crenças dos profissionais de enfermagem[21,57]. A atitude de resistência da equipe de saúde frente ao paciente suicida muitas vezes dificulta uma avaliação mais precisa do risco de suicídio[13].

É tarefa do interconsultor auxiliar a equipe na compreensão de fatores relacionados a esses pacientes, como a psicodinâmica relacionada à ambivalência do comportamento suicida. Muitas vezes o comportamento suicida é em si um pedido de ajuda, mas um pedido sobre o qual o paciente não é capaz de verbalizar. Pacientes em crise suicida normalmente estão com a cognição e percepção da realidade distorcidos e isso deve ser levado em consideração quando a equipe for lhe prestar assistência. Esses esclarecimentos à equipe de saúde podem preparar melhor os profissionais para lidar com esse tipo de paciente, facilitando a realização e manutenção de procedimentos de saúde necessários. Esse tipo de atuação do interconsultor pode ser realizado por meio de reuniões clínicas com a equipe de saúde envolvida nos cuidados do paciente[21,24]. O treino da equipe de saúde para manejo do paciente suicida deve envolver não apenas aquisição de conhecimento, mas mudança de atitude[57].

A família do paciente suicida

Em casos que a família é quem leva o paciente ao serviço de emergência, ela também poderá ser beneficiada de um acolhimento inicial, uma vez que a situação de acompanhar um familiar ao serviço de emergência após uma tentativa de suicídio pode gerar intensas emoções e ter efeitos traumáticos. Muitas vezes a família pode ser beneficiada com reuniões psicoeducativas, de forma a reduzir a ansiedade dos familiares e envolvê-los nos cuidados. É normal que família e amigos não saibam

como lidar com a situação. É tarefa do interconsultor abordar o tema de forma acolhedora e esclarecedora para que possam envolver-se nos cuidados do paciente e seguir as recomendações de medidas de proteção necessárias, especialmente no momento de alta[24,44].

PREVENÇÃO DO SUICÍDIO

É importante lembrarmos que o suicídio é evitável em muitos casos e que há recomendações de estratégias para a prevenção de desfechos fatais. Um importante fator para a prevenção do suicídio é a detecção precoce do paciente em risco e prosseguimento com as ações adequadas para seu tratamento. Quando a equipe possui informações e treino adequado para uma triagem inicial, favorece o encaminhamento aos serviços de saúde mental, funcionando assim como *gatekeepers* – pessoas com conhecimento e habilidades para identificar indivíduos em risco de suicídio, determinar o nível do risco e encaminhar para tratamento adequado[15]. O treino de profissionais da atenção primária e de clínicos gerais para triagem e manejos iniciais tem mostrado grande importância na prevenção de suicídios, sempre complementados por outras estratégias de prevenção[58,59].

Outra forma de prevenir o suicídio, como dito acima, é por meio de cuidados no ambiente em que os pacientes estão inseridos. Realizar um controle de medicações, proteger janelas e locais altos, utilizar chuveiros sem mangueiras (que não permitam enforcamento) são alguns exemplos. A restrição de acesso a meios letais é uma das formas mais eficazes na prevenção de suicídio[58,59].

Além de tais manejos, Zalsman et al.[59] menciona também, dentre seus achados, alguns estilos específicos de psicoterapias que têm se mostrado eficazes na prevenção de suicídios, como dito anteriormente. Algumas delas são: terapia cognitivo-comportamental, terapia comportamental dialética (algumas adaptações com menores custos têm se mostrado promissoras), terapia de resolução de problemas. Terapia familiar e terapias de abordagem multissistêmica que trabalhe com habilidades parentais, comunidade, escola e suporte entre pares e engajamento em atividades sociais têm sido associada a uma redução de tentativas de suicídio entre adolescentes.

PLANEJAMENTO DA ALTA E ENCAMINHAMENTO

A reavaliação sistemática do risco de suicídio entre 24 a 48 horas antes da alta tem se mostrado um importante meio para prevenção de suicídio[58]. Essa avaliação antes da alta permite uma comparação com a avaliação inicial, possibilitando avaliar se o risco reduziu o suficiente para embasar a alta[19]. A avaliação no processo de alta também permitirá tomar melhores decisões sobre encaminhamentos a serem indicados para o paciente.

Deve-se oferecer aos pacientes uma consulta de seguimento com retorno breve, preferencialmente com a pessoa que fez o primeiro atendimento quando possível. No caso de ser atendido numa unidade de emergência, é recomendável que, ao sair dela, o paciente já saiba quando, onde e, idealmente, com quem o seu seguimento será feito. Apresentamos na Figura 1, um fluxograma de atendimento ao paciente suicida. Cada etapa de avaliação, manejo e encaminhamento devem levar em conta o grau de risco de cada paciente particular, levando-se em conta os aspectos psiquiátricos, psicossociais e ambientais do paciente.

CONSIDERAÇÕES FINAIS

O ofício do interconsultor diante de pacientes com risco de suicídio não é simples. Envolve atuar em diversas frentes, junto ao paciente, à equipe e muitas vezes junto à família. A escolha de qual tipo de interconsulta – de ligação ou consultoria – dependerá dos recursos disponíveis, avaliando sempre a melhor relação custo-efetividade. O ideal é que o profissional de saúde mental possa atual como mediador da relação equipe-paciente, de forma a auxiliar a equipe a lidar com as questões complexas e carga emocional da assistência ao paciente em risco de suicídio. Neste âmbito, o interconsultor também deve auxiliar o paciente a compreender e expressar suas emoções, bem como a desenvolver estratégias de *coping* e definição de um plano de segurança – quando indicado – , com o objetivo final sempre de proteger a vida do paciente.

Quando o interconsultor é chamado a avaliar o risco de suicídio e indicar tratamento, sabemos que tal tarefa é complexa e consiste em um processo contínuo. Avaliar o risco de suicídio

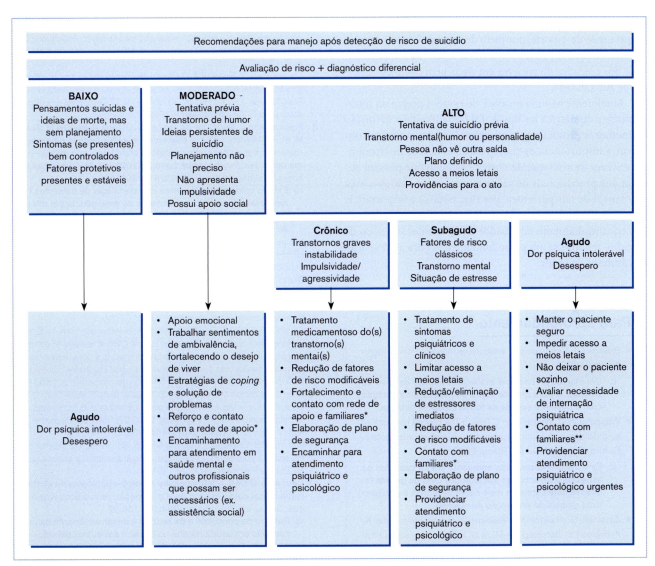

Figura 1 Fluxograma sugerido de atendimento ao paciente suicida.
*Sempre que contatar a família do paciente, é recomendável que se faça com o consentimento deste, para melhor adesão ao tratamento e manutenção do vínculo de cuidado.
**Em casos de risco iminente, deve-se avaliar a capacidade de decisão do paciente para dar tal consentimento, prezando sempre pela segurança do paciente. É importante que o paciente saiba do contato com a família, mesmo que não concorde.
Fonte: adaptada de OMS, 2000[25] e Botega, 2015[24].

envolve realizar entrevistas clínicas com o paciente, coleta de dados com familiares e rede de apoio, aplicação de instrumento – se necessário – e então a indicação de manejo e tratamento. Ao abordar o paciente é importante que o profissional tenha postura ativa e empática, de forma a construir uma aliança terapêutica que transmita confiança e esperança ao paciente.

Com objetivo final de manter o paciente seguro, o manejo deve ser decidido conforme o risco avaliado e pode envolver alterações ambientais, tratamento farmacológico, intervenções terapêuticas e de apoio emocional, entre outras possibilidades. É fundamental que se documente as informações da avaliação de risco e definição de manejo e tratamento, para que os profissionais envolvidos no cuidado do paciente possam acessá-las e para que se mantenha atualizado o histórico de tratamento e evolução do paciente.

Por ser um ofício de intensa carga emocional, é importante também que o profissional de saúde mental tenha sua própria rede de suporte, por meio de supervisões ou reuniões clínicas, em que se possa compartilhar o peso da responsabilidade dos cuidados do paciente em risco, bem como por práticas de autocuidado.

Atualmente há uma escassez de estudos acerca da interconsulta psiquiátrica no Brasil. Tal fato dificulta a definição de melhores protocolos de atuação. Também podemos observar a importância de mais pesquisas acerca instrumentos eficazes de avaliação de risco de suicídio que possam auxiliar aos profissionais de saúde mental nas decisões acerca do manejo de tais pacientes. Por fim, nota-se a importância do treino de profissionais da saúde acerca de triagem, manejo e encaminhamento adequados dos pacientes em risco de suicídio, sendo esse um passo fundamental para a prevenção nos âmbitos da saúde.

Para aprofundamento

- Botega NJ. Crise suicida: avaliação e manejo. Porto Alegre: Artmed; 2015.
  ⇨ Um manual prático para avaliação e manejo de crise de suicídio. A obra discute sobre os aspectos da atuação com o paciente suicida de forma bastante didática.
- Wasserman D, Wasserman C (eds.). The Oxford textbook of suicidology and suicide prevention: a global perspective. Oxford: Oxford University Press; 2009.
  ⇨ Este manual abrangente apresenta em 15 capítulos os aspectos relevantes de suicidologia. Livro de grande interesse para conhecer mais sobre as teorias e perspectivas globais de prevenção de suicídio.
- Zalsman G, Hawton K, Wasserman D, van Heeringen K, Arensman E, Sarchiapone M, et al. Suicide prevention strategies revisited: 10-year systematic review. Lancet Psychiatry. 2016;3(7):646-59.
  ⇨ Revisão sistemática sobre estratégias de prevenção de suicídio, que analisa as evidências acerca das diversas estratégias utilizadas e a relação entre estas na prevenção do suicídio.

REFERÊNCIAS BIBLIOGRÁFICAS

1. Ministério da Saúde. Suicídio. Saber, agir e prevenir. Boletim Epidemiológico; 2017. Disponível em: http://portalarquivos2.saude.gov.br/images/pdf/2017/setembro/21/2017-025-Perfil-epidemiologico-das-tentativas-e-obitos-por-suicidio-no-Brasil-e-a-rede-de-aten--ao-a-sa--de.pdf (acesso em 20 de maio de 2020).
2. Naghavi M; Global Burden of Disease Self-Harm Collaborators. Global, regional, and national burden of suicide mortality 1990 to 2016: systematic analysis for the Global Burden of Disease Study 2016. BMJ. 2019;364:l94.
3. Martelli C, Awad H, Hardy P. In-patients suicide: epidemiology and prevention. L'Encephale. 2010;36:D83-91.
4. Pirkis J, Burgess P. Suicide and recency of health care contacts: a systematic review. Br J Psychiatry. 1998;173:462-74. Disponível em: https://doi.org/10.1192/bjp.173.6.462.
5. Luoma JB, Martin CE, Pearson JL. Contact with mental health and primary care providers before suicide: a review of the evidence. Am J Psychiatry. 2002;159(6):909-16. Disponível em: https://doi.org/10.1176/appi.ajp.159.6.909.
6. Walby FA, Myhre MØ, Kildahl AT. Contact with mental health services prior to suicide: a systematic review and meta-analysis. Psychiatric Services. 2018;69(7):751-9. Disponível em: https://doi.org/10.1176/appi.ps.201700475.
7. Stene-Larsen K, Reneflot A. Contact with primary and mental health care prior to suicide: A systematic review of the literature from 2000 to 2017. Scandinavian J Public Health. 2019;47(1):9-17. Disponível em: https://doi.org/10.1177/1403494817746274.
8. **Fleischmann A, Bertolote JM, De Leo D, Botega N, Phillips M, Sisask M, et al. Characteristics of attempted suicides seen in emergency-care settings of general hospitals in eight low – and middle-income countries. Psychol Med. 2005;35(10):1467-74. Disponível em: https://doi.org/10.1017/S0033291705005416.**
  ⇨ Estudo epidemiológico sobre características de pacientes com tentativas de suicídio em serviços de emergência em diferentes países, incluindo o Brasil. Parte do projeto SUPRE-MISS, da Organização Mundial da Saúde.
9. Hauge LJ, Stene-Larsen K, Grimholt TK, Øien-Ødegaard C, Reneflot A. Use of primary health care services prior to suicide in the Norwegian population 2006-2015. BMC Health Services Research. 2018;18(1), 619. Disponível em: https://doi.org/10.1186/s12913-018-3419-9.
10. Huyse FJ, Herzog T, Lobo A, Malt UF, Opmeer BC, Stein B, et al. Consultation-liaison psychiatric service delivery: results from a European study. General Hospital Psychiatry. 2001;23(3):124-32.
11. Sánchez-González R, Rodríguez-Urrutia A, Monteagudo-Gimeno E, Vieta E, Pérez-Solá V, Herranz-Villanueva S, et al. Clinical features of a sample of inpatients with adjustment disorder referred to a consultation-liaison psychiatry service over 10 years. General Hospital Psychiatry. 2018;55:98-9. Disponível em: https://doi.org/10.1016/j.genhosppsych.2018.08.003.
12. Botega NJ, Barros MBA, Oliveira HB, Dalgalarrondo P, Marín-León L. Suicidal behavior in the community: prevalence and factors associated with suicidal ideation. Brazil J Psychiatry. 2005;27(1):45-53. Disponível em: https://doi.org/10.1590/S1516-44462005000100011.
13. Ferreira MH, Colombo ES, Guimarães PS, Soeiro RE, Dalgalarrondo P, Botega NJ. Suicide risk among inpatients at a university general hospital. Brazil J Psychiatry. 2007;29(1):51-4.
14. **Cerqueira ATDAR. A Interconsulta médico-psicológica no contexto institucional como espaço para a formação de médicos e psicólogos. Temas em Psicologia. 1994;2(2):189-97.**
  ⇨ Revisão de conceitos e da história e desenvolvimento da interconsulta em saúde mental no Brasil e em outros países.
15. World Health Organization (WHO). Preventing suicide: a global imperative. Geneva: WHO; 2014. Disponível em: https://www.who.int/mental_health/suicide-prevention/world_report_2014/en/ (acesso em 20 de maio de 2020).
  ⇨ Relatório da Organização Mundial da Saúde sobre suicídio e a importância da sua prevenção. Apresenta medidas práticas para diferentes países com base em seus recursos e contexto atuais para avançar na prevenção de suicídio.

16. Lotito M, Cook E. A review of suicide risk assessment instruments and approaches. Mental Health Clinician. Mental Health Clinician; 2015. Disponível em: http://doi.org/10.9740/mhc.2015.09.216.
17. Busch KA, Fawcett J, Jacobs DG. Clinical correlates of inpatient suicide. J Clin Psychiatry. 2003;64(1):14-9.
18. Simon RI, Hales RE. Textbook of suicide assessment and management. Washington: American Psychiatric Publishing; 2012.
19. **Jacobs DG, Baldessarini RJ, Conwell Y, Fawcett JA, Horton L, Meltzer H, et al. Assessment and treatment of patients with suicidal behaviors. APA Practice Guidelines. 2010;1-183.**
    ⇨ **Diretrizes da APA acerca de avaliação e manejo de pacientes com comportamentos suicidas. Desenvolvido pelo grupo de trabalho sobre comportamentos suicidas, da APA.**
20. **World Health Organization (WHO). Preventing suicide: a community engagement toolkit. Geneva: WHO; 2018. Disponível em: https://apps.who.int/iris/bitstream/handle/10665/272860/9789241513791-eng.pdf (acesso em 20 de maio de 2020).**
    ⇨ **Este documento da OMS sugere práticas de ações a serem tomadas para prevenção de suicídio. Embora sejam voltadas para ações comunitárias, as recomendações são útil para orientar ações institucionais.**
21. Bertolote JM, Mello-Santos C, Botega NJ. Detecção do risco de suicídio nos serviços de emergência psiquiátrica. Brazil J Psychiatry. 2010;32(Suppl.2):S87-S95. Disponível em: https://doi.org/10.1590/S1516-44462010000600005.
22. Paykel ES, Myers JK, Lindenthal JJ, Tanner J. Suicidal feelings in the general population: a prevalence study. Br J Psychiatry. 1974;124(0):460-9. Disponível em: http://doi.org/10.1192/bjp.124.5.460.
23. Wyder M, De Leo D. Behind impulsive suicide attempts: Indications from a community study. J Affect Dis. 2007;104(1-3):167-73.
24. Botega NJ. Crise suicida: avaliação e manejo. Porto Alegre: Artmed; 2015.
25. Organização Mundial da Saúde (OMS). Prevenção do suicídio: Um manual para profissionais da saúde em atenção primária. Genebra: OMS; 2000. https://www.who.int/mental_health/prevention/suicide/en/suicideprev_phc_port.pdf (acesso em 20 de maio de 2020).
26. Gaynes BN, West SL, Ford CA, Frame P, Klein J, Lohr KN, U.S. Preventive Services Task Force. Screening for suicide risk in adults: a summary of the evidence for the U.S. Preventive Services Task Force. Ann Intern Med. 2004;140(10):822-35. Disponível em: https://doi.org/10.7326/0003-4819-140-10-200405180-00015.
27. Quinlivan L, Cooper J, Davies L, Hawton K, Gunnell D, Kapur N. Which are the most useful scales for predicting repeat self-harm? A systematic review evaluating risk scales using measures of diagnostic accuracy. BMJ Open. 2016;6(2):e009297.
28. Runeson B, Odeberg J, Pettersson A, Edbom T, Jildevik Adamsson I, Waern M. Instruments for the assessment of suicide risk: A systematic review evaluating the certainty of the evidence. PloS ONE. 2017;12(7):e0180292. Disponível em: https://doi.org/10.1371/journal.pone.0180292.
29. Weinberg I, Ronningstam E, Goldblatt MJ, Schechter M, Wheelis J, Maltsberger JT (2010). Strategies in treatment of suicidality: identification of common and treatment-specific interventions in empirically supported treatment manuals. J Clin Psychiatry. 2010;71(6):699-706. Disponível em: https://doi.org/10.4088/JCP.08m04840blu.
30. Roos L, Sareen J, Bolton JM. Suicide risk assessment tools, predictive validity findings and utility today: time for a revamp?. Neuropsychiatry. 2013;3(5):483.
31. Mojtabai R. Universal depression screening to improve depression outcomes in primary care: sounds good, but where is the evidence?. Psychiatric Serv. 2017;68(7):724-6. https://doi.org/10.1176/appi.ps.201600320.
32. Gomes-Oliveira MH, Gorenstein C, Lotufo Neto F, Andrade LH, Wang YP. Validation of the Brazilian Portuguese version of the Beck Depression Inventory-II in a community sample. Brazil J Psychiatry. 2012;34(4):389-94. Disponível em: https://doi.org/10.1016/j.rbp.2012.03.005.
33. Bech P, Awata S. Measurement of suicidal behaviour with psychometric scales. In: Wasserman D, Wasserman C (eds.). The Oxford textbook of suicidology and suicide prevention: a global perspective. Oxford: Oxford University Press; 2009.
34. Cunha JA. Manual da versão em português das Escalas Beck. São Paulo: Casa do psicólogo; 2001.

35. Posner K, Brown GK, Stanley B, Brent DA, Yershova KV, Oquendo MA, et al. The Columbia-Suicide Severity Rating Scale: initial validity and internal consistency findings from three multisite studies with adolescents and adults. Am J Psychiatry. 2011;168(12):1266-77. Disponível em: https://doi.org/10.1176/appi.ajp.2011.10111704.
36. Cooper J, Kapur N, Dunning J, Guthrie E, Appleby L, Mackway-Jones K. A clinical tool for assessing risk after self-harm. Ann Emerg Med. 2006;48(4):459-66. Disponível em: https://doi.org/10.1016/j.annemergmed.2006.07.944.
37. Steeg S, Kapur N, Webb R, Applegate E, Stewart SLK, Hawton K, et al. The development of a population-level clinical screening tool for self-harm repetition and suicide: the ReACT Self-Harm Rule. Psychological Med. 2012;42(11):2383-94.
38. Stanley B, Träskman-Bendz L, Stanley M. The suicide assessment scale: a scale evaluating change in suicidal behavior. Psychopharmacology Bull. 1986;22(1):200-5.
39. Beck AT, Schuyler D, Herman I. Development of suicidal intent scales. In: Beck AT, Resnik H, Lettieri D (eds.). The prediction of suicide. Bowie: Charles Press; 1974, pp 45-56.
40. Brown GK. A review of suicide assessment measures for intervention research with adults and older adults. Rockville, Md, National Institute of Mental Health, 2002. Disponível em: http://www.nimh. nih.gov/research/adultsuicide.pdf (Acesso em 20 de Maio de 2020).
41. Linehan MM, Goodstein JL, Nielsen SL, Chiles JA. Reasons for staying alive when you are thinking of killing yourself: the reasons for living inventory. J Consult and Clin Psychol. 1983;51(2):276-86. Disponível em: https://doi.org/10.1037//0022-006x.51.2.276.
42. Patterson WM, Dohn HH, Bird J, Patterson GA. Evaluation of suicidal patients: the SAD PERSONS scale. Psychosomatics. 1983;24(4):343-9.
43. Registered Nurses' Association of Ontario. Assessment and Care of Adults at Risk for Suicidal Ideation and Behaviour. Toronto, Canada. Registered Nurses' Association of Ontario; 2008. Disponível em: https://rnao.ca/bpg/guidelines/assessment-and-care-adults-risk-suicidal-ideation-and-behaviour (Acesso em 20 de maio de 2020).
44. Fukumitsu KO. O psicoterapeuta diante do comportamento suicida. Psicologia USP. 2014;25(3):270-5. Disponível em: https://doi.org/10.1590/0103-6564D20140001.
45. Practice guideline for the assessment and treatment of patients with suicidal behaviors. Am J Psychiatry. 2003;160(11Suppl):1-60.
46. Hieronymus F, Lisinski A, Näslund J, Eriksson E. Good news regarding SSRI safety in Danish meta-analysis. Acta Neuropsychiatrica. 2020;32(1):54-56. Disponível em: https://doi.org/10.1017/neu.2019.42.
47. Henriksson S, Boëthius G, Isacsson G. Suicides are seldom prescribed antidepressants: findings from a prospective prescription database in Jämtland county, Sweden, 1985-95. Acta Psychiatrica Scandinavica. 2001;103(4):301-6. Disponível em: https://doi.org/10.1034/j.1600-0447.2001.00276.x.
48. Isacsson G, Wasserman D, Bergman U. Self-poisonings with antidepressants and other psychotropics in an urban area of Sweden. Ann Clin Psychiatry. 1995;7(3):113-8. Disponível em: https://doi.org/10.3109/10401239509149037.
49. Papakostas GI, Salloum NC, Hock RS, Jha MK, Murrough JW, Mathew SJ, Iosifescu DV, Fava M. Efficacy of esketamine augmentation in major depressive disorder: a meta-analysis. J Clin Psychiatry. 2020;81(4):19r12889.
50. Peltzman T, ShinerB, Watts BV. Effects of electroconvulsive therapy on short-term suicide mortality in a risk-matched patient population. Journal of ECT. 2020;10.1097/YCT.0000000000000665. Advance online publication. https://doi.org/10.1097/YCT.0000000000000665.
51. Griffiths JJ, Zarate CA Jr, Rasimas JJ. Existing and novel biological therapeutics in suicide prevention. Am J Prevent Med. 2014;47(3Suppl 2), S195-S203. Disponível em: https://doi.org/10.1016/j.amepre.2014.06.012.
52. **Fleischmann A, Bertolote JM, Wasserman D, De Leo D, Bolhari J, Botega NJ, et al. Effectiveness of brief intervention and contact for suicide attempters: a randomized controlled trial in five countries. Bulletin of the World Health Organization. 2008;86:703-9.**
    ⇨ **Estudo clínico sobre intervenção breve com pacientes que realizaram tentativas de suicídio em diferentes países, incluindo o Brasil. Parte do projeto SUPRE-MISS, da Organização Mundial da Saúde.**

53. Salsman N, Linehan MM. Dialectical-behavioral therapy for borderline personality disorder. Primary Psychiatry. 2006;13(5):51.

54. McMyler C, Pryjmachuk S. Do 'no-suicide'contracts work?. J Psychiatric and Mental Health Nurs. 2008;15(6):512-22.

55. Reji K, Sam SP, Thomas S, Varughese S, Geo J, Vijayan V, Kallivayalil RA. Consultation Liaison Psychiatry—Diagnostic concordance between referring physician and psychiatrist. Kerala J Psychiatry. 2019;32(2).

56. Pumariega AJ, Good K, Posner K, Millsaps U, Romig B, Stavarski D, et al. Systematic suicide screening in a general hospital setting: process and initial results. World Social Psychiatry. 2020;2(1):31.

57. Valente S. Overcoming barriers to suicide risk management. Journal of psychosocial nursing and mental health services. 2002;40(7):22-33.

58. Links PS, Hoffman B. Preventing suicidal behaviour in a general hospital psychiatric service: priorities for programming. Can J Psychiatry. 2005;50(8), 490–496. Disponível em: https://doi.org/10.1177/070674370505000809.

59. Zalsman G, Hawton K, Wasserman D, van Heeringen K, Arensman E, Sarchiapone M, et al. Suicide prevention strategies revisited: 10-year systematic review. Lancet Psychiatry. 2016;3(7):646-59.

60. Botega NJ. Comportamento suicida: epidemiologia. Psicologia USP. 2014;25(3):231-6. Disponível em: https://doi.org/10.1590/0103-6564D20140004.

61. Perlman CM, Neufeld E, Martin L, Goy M, Hirdes JP. Suicide risk assessment inventory: a resource guide for Canadian Health care Organizations. Toronto: Ontario Hospital Association and Canadian Patient Safety Institute; 2011.

5

Interconsulta em unidade de terapia intensiva

Marcio Eduardo Bergamini Vieira

Sumário

Introdução
Epidemiologia e quadros psiquiátricos em UTI
Ambiente
Cuidados adicionais em UTI
Suicidalidade
Terminalidade, luto complicado e familiares
Psicossomática
Considerações finais
Vinheta clínica
Para aprofundamento
Referências bibliográficas

Pontos-chave

- Compreender a unidade de terapia intensiva (UTI) como uma unidade crítica de tratamento dentro de um hospital.
- Compreender a rotina de uma UTI e seu funcionamento em plantões.
- Compreender a alta prevalência de estresse nestes ambientes e suas consequências.
- Compreender a sobrecarga emocional de pacientes, familiares e da equipe de assistência das UTI.

INTRODUÇÃO

A identificação de transtornos mentais dentro de uma unidade de terapia intensiva (UTI) nem sempre é uma tarefa fácil para os médicos intensivistas, acostumados a realizar diagnósticos baseados em marcadores biológicos bem estabelecidos e critérios nosológicos bem delimitados, já que nestas condições patológicas os marcadores biológicos são poucos e com baixa especificidade, além do limite nosológico entre as diversas condições psiquiátricas se apresentarem de maneira mal definida, sem falar do estigma relacionado ao portador de algum transtorno mental[1]. Devemos ainda lembrar que muitas unidade de atenção à saúde mental estão localizadas fora dos hospitais gerais, dificultando ainda mais a interação dos psiquiatras com os demais médicos[1]. A interconsulta em psiquiatria dentro de uma UTI visa a conexão entre corpo e mente, entendendo os aspectos biopsicossociais do paciente e compreendendo o sofrimento gerado pelo espaço de tratamento e pelas condições clínicas críticas que o paciente apresente, auxiliando o médico intensivista a obter o melhor tipo de tratamento possível e a redução do tempo de internação dos pacientes[2]. Por meio de abordagens focadas no paciente e em resolução de problemas, o psiquiatra interconsultor pode atuar como professor, orientando o médico solicitante da interconsulta por meio da generalização do caso avaliado, sem se esquecer de que cada paciente possui a sua especificidade e a sua individualidade[2]. A interação da equipe de UTI com o psiquiatra interconsultor pode se dar de diversas formas, sendo a interconsulta básica a mais frequente entre elas, mas desta interação pode surgir a psiquiatria de ligação, onde o psiquiatra passa a fazer parte desta equipe. Os serviços solicitantes e as equipes de psiquiatria podem também organizar reuniões para discussão de casos atendidos em conjunto, onde o foco de atuação está voltado para o desenvolvimento da conscientização sobre as questões psicobiológicas e psicossociais dos pacientes, por meio da potencialização das habilidades de entrevista psiquiátricas e da utilização dos dados obtidos para uma compreensão como um todo e a possibilidade de um tratamento combinado entre corpo e mente[2]. Na realidade de muitas UTI, este trabalho nem sempre é possível, já que a UTI costuma ter equipes de plantão e nem sempre há alguém fixo para a evolução dos pacientes. Alguns trabalhos apontam ainda a necessidade de se envolver a enfermagem nestes processos de reflexão sobre os pacientes em UTI, já que são estes os profissionais mais "permanentes" nas equipes de cuidado e aqueles que possuem o contato mais direto com os pacientes, além de defenderem a necessidade de cuidado direto com esta equipe, já que o estresse sofrido por parte desta equipe se compara ao de soldados servindo em uma equipe de elite de combate, ao enfrentarem diuturnamente os cuidados a um membro gangrenado, providenciando o conforto a um familiar internado e dando suporte psicológico direto a um paciente com condições de saúde não tão favoráveis[2].

EPIDEMIOLOGIA E QUADROS PSIQUIÁTRICOS EM UTI

A epidemiologia dos transtornos mentais na população em geral está bem estudada nas populações em geral, mas existem poucos trabalhos que descrevem sua prevalência nas populações de internados em unidades de terapia intensiva[3]. Apesar desta perspectiva, três cenários costumam se apresentar em UTI: a admissão decorrente da intoxicação por abuso de substâncias, a tentativa de suicídio e o transtorno mental como uma comorbidade. Estas condições podem se apresentar de maneira isolada ou em combinação, como por exemplo uma depressão que curse com abuso de substâncias e com tentativa de suicídio[3]. É importante salientar que o transtorno mental como comorbidade pode existir previamente à internação em UTI, podendo surgir como consequência das descompensações clínicas e ambientais decorrentes da internação neste espaço.

A prevalência de transtornos mentais pode ser descrita como 8 a 9,3%, se contarmos as causas psiquiátricas que justifiquem as internações e/ou as causas comórbidas que acompanhem o diagnóstico primário que tenha motivado a internação em UTI[1,3]. As motivações mais frequentes para solicitação de interconsulta foram depressão (16,4%), avaliação de risco de suicídio (11,5%) e transtorno psicótico (10,7%)[1].

Em um estudo prospectivo realizado na Índia, a condição de *delirium* foi avaliada em todos os pacientes acima de 16 anos de idade internados em UTI por meio de instrumentos de detecção do quadro e confirmadas por avaliação psiquiátrica, observando uma incidência de 59,6%. Entretanto, em estudo retrospectivo, apenas 1,71% dos casos de *delirium* foram encaminhados para a interconsulta psiquiátrica. A maior parte destes quadros era de *delirium* hipoativo. A literatura mundial acredita que a maior parte dos quadros de *delirium* seja desconsiderada pela equipe de saúde, em especial os quadros de hipoatividade. Uma outra possibilidade de explicação para esta diferença seria o fato da equipe assistente da UTI já medicar o *delirium* conforme a necessidade, mas este estudo indiano parece não corroborar com essa explicação, visto que os pacientes avaliados por eles não estavam, em sua grande maioria, em uso de medicações antipsicóticas[4]. *Delirium* deveria, por conta de sua prevalência e por ser um preditor independente de mortalidade, auto extubação, remoção de cateteres e longas permanências hospitalares, ser avaliado em todas as unidade de terapia intensiva, seja por avaliação profissional, seja pela utilização de instrumentos padronizados para detecção ou predição do quadro[4-8].

No que foi diagnosticado nestas avaliações de interconsulta psiquiátrica, depressão esteve presente em 21,3% dos pacientes avaliados, esquizofrenia ou outros transtornos psicóticos em 19,7% e transtorno bipolar do humor em 9,8%. Transtornos relacionados ao uso do álcool foram encontrados em 12% dos pacientes[1,8].

Quanto aos quadros de depressão, uma meta análise demonstrou que quase um terço dos pacientes que tiveram alta de uma UTI apresentavam sintomas depressivos importantes e que foram persistentes ao longo de um seguimento de 12 meses[9]. Interessante pontuar que idade, gênero, severidade dos sintomas clínicos e tempo de permanência na UTI não estiveram associados aos sintomas depressivos.

Quanto aos quadros de ansiedade, uma meta análise demonstrou que aproximadamente um terço dos pacientes que tiveram alta de uma UTI apresentavam sintomas ansiosos e que foram persistentes no primeiro ano pós-alta, dados semelhantes aos dos achados para depressão. Houve associação da ansiedade com transtornos psiquiátricos prévios à internação, bem como relacionados a experiências delirantes vivenciadas durante a internação. Assim como a depressão, severidade dos sintomas clínicos e tempo de permanência na UTI não estiveram associados aos sintomas ansiosos[10].

Estes achados mostram que a prevalência de transtornos mentais é mais elevada em pacientes internados em UTI do que as da população em geral[1].

AMBIENTE

As unidades podem ser abertas ou fechadas com vidros, portas e cortinas[2]. O ambiente de uma UTI lida com o conflito existente entre a observação e a monitorização constante do paciente e a possibilidade de privacidade e um ambiente que pudesse ser considerado mais acolhedor para o indivíduo. Um estudo realizado com mães de crianças internadas em UTI neonatal comparou as unidades de enfermaria aberta (OW) e as unidades familiares isoladas (SFR) e puderam constatar que as unidades familiares isoladas causavam muito menos estresse para o binômio mãe-criança do que as unidades abertas, percebendo uma facilidade maior na obtenção da alta hospitalar. Não houve, entretanto, diferença estatisticamente significativa entre os grupos nos quesitos depressão, distúrbios do sono, suporte enfermagem-pais e eficácia da amamentação[11].

Por conta de suas especificidades, muitos pacientes internados em UTI podem apresentar distúrbios do sono. Múltiplos fatores podem estar associados a este achado, tais como problemas de sono pré existentes, a condição patológica que tenha motivado a internação em UTI, as intervenções terapêuticas em UTI (inclusive as medicamentosas), levando a condições de fragmentação de sono, latência aumentada entre início do sono e o sono REM (movimento rápido dos olhos) e estimulações excessivas[8,12]. Os distúrbios de sono são frequentemente relatados como o segundo mais estressante evento de uma UTI, perdendo apenas para a capacidade de comunicação, relatada por aqueles pacientes que tenham sido submetidos a ventilação mecânica[8]. A adequada atenção aos fatores que dentro da UTI possam ser controlados para uma melhor qualidade do sono devem ser um dos objetivos da equipe assistencial do paciente. Alguns trabalhos sugerem que terapias baseadas em melatonina poderiam ajudar nesse espaço, mas os estudos ainda não são conclusivos[12].

Sintomas de estresse pós-traumático também podem aparecer em pacientes de UTI. Entubações, impossibilidade de comunicação e fala, dor e contenção física são muito recordadas por sobreviventes de internações em UTI e podem trazer sofrimento ao indivíduo no pós-alta[8,13].

CUIDADOS ADICIONAIS EM UTI

Os cuidados em UTI podem requerer diversos tipos de abordagens[2] por parte do interconsultor psiquiatra, como:

Avaliação da história psicofarmacológica, já que os médicos não psiquiatras costumam não ter muita familiaridade com as medicações psicotrópicas.

"*Ombudsman*" do paciente, onde o psiquiatria passa a "ouvir" o paciente em suas queixas e relatar estas situações para a equipe, sempre lembrando de orientar o paciente da melhor maneira possível (sempre se identificando, dizendo onde está e o que está fazendo/tratando, lembrando de colocar calendários e imagens de familiares do paciente para que este possa se sentir confortável, e lembrando sempre a equipe de que a conversa com o paciente é fundamental, mesmo que este esteja entubado e não possa responder verbalmente.

Avaliação da equipe, reforçando a ideia de que o ambiente de cuidados intensivos sobrecarrega os profissionais que lá estão inseridos e que estes também precisam de cuidados, encorajando que a equipe também possa relatar e trabalhar seus sofrimentos decorrentes desta assistência.

Ensinar, já que o profissional de interconsulta em psiquiatria pode observar quais os chamados mais frequentes e preparar a equipe solicitante para que eles mesmos possam dar continuidade à assistência integral do paciente, mesmo sem o suporte do interconsultor.

SUICIDALIDADE

A suicidalidade na UTI ultrapassa os conceitos de ideação e planejamento suicidas e compreende os conceitos de comportamento auto lesivo, tentativas de suicídio e suicídio completado. Abordado melhor em capítulo específico, o suicídio é a décima causa de morte para todos os grupos etários e as taxas vem em crescimento desde 2006[14]. De acordo com a Organização Mundial da Saúde, aproximadamente 98% das pessoas que completaram suicídio apresentavam um diagnóstico de transtorno mental. Estes diagnósticos estavam relacionados à presença de um transtorno do humor (20-35%), transtornos psicóticos (esquizofrenia, por exemplo, apresenta um risco de suicídio ao longo da vida de, aproximadamente, 5,6%), uso de substâncias psicoativas. Álcool, em 2010, foi encontrado no organismo de 33,4% dos sujeitos que cometeram suicídio. Mais de 40% dos pacientes que apresentavam transtornos relacionados ao uso de substâncias relataram uma história positiva para tentativas

de suicídio prévias. Transtornos de personalidade, principalmente aqueles atribuídos às personalidades do *cluster* B (histriônicos, emocionalmente instáveis/*borderlines*, antissociais e narcisistas) estão mais sujeitos a estes tipos de comportamento (em *borderlines*, por exemplo, o risco de tentativa de suicídio é de 60-70% e o de suicídio completo é de 5 a 10%)[14].

Especificamente em contexto de UTI, tão importante quanto abordar os fatores relacionados aos eventuais transtornos mentais prévios e os cuidados que já haviam sido tomados (se foram tomados), é acessar a vivência do paciente pós-tentativa de suicídio. Verificar se o paciente ainda apresenta a ideação suicida, se os fatores de risco para a tentativa ainda estão presentes, como ele experiencia a ideia de ter sobrevivido e se isto é algo positivo ou se apenas amplifica a sensação de fracasso que ele possa apresentar e seus planos para o futuro. Os relatos e sentimentos dos pacientes que passaram por este tipo de vivência costumam ser ambivalentes. Devemos observar com cautela os pacientes que tentaram suicídio de maneira importante a ponto de chegarem a uma unidade intensiva de tratamento e precisamos salvaguardar o indivíduo e observá-lo de maneira próxima e consistente, identificando e gerenciando seus fatores de risco da maneira mais breve possível[14].

Em ambiente de UTI, o uso de métodos invasivos de tratamento, a utilização de drogas potentes e administradas muitas vezes por via endovenosas, entre tantos outros processos, podem ser considerados de risco para pacientes com ideação suicida persistente. Entretanto, este mesmo ambiente possui um controle bem mais intensivo do que as outras unidades de internação e os pacientes tendem a ser mais bem observados nesses ambientes. Leitos que possam ficar mais próximos da linha de visão dos profissionais da UTI devem ser selecionados para este perfil de pacientes. A comunicação entre os profissionais assistentes deve ser bastante próxima e os psiquiatras precisam garantir que todos os envolvidos no cuidado ao paciente estejam cientes dos quadros apresentados e de seus potenciais riscos. As atitudes dos profissionais assistentes também precisam ser monitorizadas. Vários estudos apontam para atitudes negativas entre os profissionais da saúde quando realizam cuidados a pacientes que se auto lesionaram. O adequado treinamento da equipe para evitar atitudes preconceituosas e/ou negativas na assistência se faz fundamental[14].

TERMINALIDADE, LUTO COMPLICADO E FAMILIARES

Aproximadamente 22% de todas as mortes nos Estados Unidos ocorrem durante ou após uma internação em UTI[15,16]. Desta forma, o trabalho com as equipes assistentes das UTI em comunicação de terminalidade são fundamentais, entendendo que a comunicação as famílias e os médicos sobre introdução ou não de medidas de suporte avançado de vida, bem como suas eventuais retiradas são a regra nestes ambientes e não a exceção. Existe uma farta documentação sobre a dificuldade de se falar a respeito de terminalidade em UTI, evidenciando que 54% dos familiares de pacientes nestes ambientes pouco ou nada compreendem sobre as patologias e as intervenções realizadas, ainda mais se levarmos em conta o pouco tempo disponível para o contato com o médico, que geralmente não ultrapassa os 10 minutos, fazendo com que os médicos discutam a terminalidade de maneira impessoal e focada em procedimentos, sem qualquer tipo de individualização. Várias inadequações de comunicação podem ocorrer nesses processos e os exemplos incluem situações como o médico dizendo que um outro paciente precisava do leito do paciente, ou tratando da questão com uma cunhada do paciente que era enfermeira enquanto ignorava o familiar principal, ou até conversando sobre o assunto com a família ao lado de um paciente em ventilação assistida, onde os familiares não estavam certos se o paciente poderia ouvir/compreender a conversa que estavam tendo[15].

Estas comunicações parecem muito triviais para a equipe assistencial do paciente, mas tendem a ser muito delicadas por parte dos familiares. Apesar de não fazer parte do escopo tradicional do psiquiatra interconsultor, a ajuda no desenvolvimento de habilidade de comunicação com a família pode ser treinada com este profissional (principalmente se o psiquiatra for de ligação, isto é, fizer parte da equipe assistente da unidade). Mais recentemente, cresceu o número de especializações em cuidados paliativos voltados para intensivistas e esta necessidade tende a cair ao longo do tempo, mas ainda experimentamos todas as consequências da falta de treinamento para o desenvolvimento de habilidade de comunicação dentro das faculdades de medicina. É trabalho do profissional médico da UTI poder lidar com os conflitos dos familiares dos pacientes, entendendo que pode não haver consenso entre todos os entes envolvidos, bem como haver conflito quanto a questões religiosas, culturais e valores pessoais[15,16].

Em torno de 73% dos familiares dos pacientes internados em UTI apresentam níveis significativos de ansiedade e 35% de sintomas depressivos[15].

Dentro das estratégias para lidar com estas emoções está no desenvolvimento de uma atitude empática, que não precisa ser necessariamente inata, e pode ser dar por meio de comunicações verbais e não verbais, como postura, por exemplo. Validar o sentimento dos familiares pode ser um bom caminho para a aproximação. A abertura para ouvir e prover a família com repostas para suas dúvidas também parece ser essencial nestes casos. Estimular que os familiares possam pensar sempre em qual seria o melhor caminho para o próprio paciente, como "o que será que o paciente desejaria?". Outra estratégia para evitar dificuldades na comunicação é evitar termos que sejam direcionados para a perspectiva de não se oferecer algo ao paciente, tipo "não vamos realizar manobras de ressuscitação". Neste caso, preferir comunicações baseadas em perspectivas naturalísticas como "permitir uma morte natural" parece ter um resultado mais satisfatório, tendo a possibilidade de falar abertamente sobre a morte e o processo de morrer[15].

Entendemos o luto como uma reação normal do ser humano. Na grande maioria das vezes, ele não traz maiores consequências médicas e/ou psicológicas. Em algumas situações, essa barreira pode ser ultrapassada e a reação de luto passa para um luto complicado. Muitas vezes este luto complicado possui íntima relação com estas situações de pobre comunicação com a UTI enquanto o paciente ainda estava vivo e sob os cuidados dos intensivistas[17].

PSICOSSOMÁTICA

Como já discutido anteriormente, as internações em UTI geram o ônus de uma relação com doenças potencialmente graves, o contato com as condições estruturais específicas destas unidades e as características sociais do cuidado intensivo (o cuidado em unidades intensivas é padronizado, focados na unidade e não na pessoa do paciente, com uma assistência quase que mecânica). O estresse gerado por estas condições frequentemente precipitam uma sensação de desesperança, angústia, ansiedade, depressão e até estresse pós-traumático. Importante salientar que estes quadros todos descritos podem contemplar os parentes dos pacientes, bem como a equipe assistente da UTI[18]. As equipes assistenciais de UTI frequentemente são acometidas por quadros compatíveis com *burnout* e estresse pós-traumático.

Estratégias de enfrentamento e ampliação das capacidades individuais de resistir ao estresse são cruciais para o bem-estar destas pessoas. Estas estratégias variam de indivíduo para indivíduo e podem ser inatas, mas também podem ser desenvolvidas ao longo de um treinamento específico. Aparentemente, o uso de protetores auriculares e o uso de tampão para olhos não resultou em benefício para os pacientes, mas o trabalho em desenvolver uma maior resiliência nos pacientes, bem como a possibilidade de eles ouvirem música parece ter melhorado a condição destes frente ao estresse. Para as equipes de assistência, a possibilidade de diminuir o *burnout* parece ser a principal estratégia. Nas equipes de enfermagem, é fundamental o estímulo ao relacionamento adequado entre todos os membros da equipe, bem como a apreciação ao trabalho realizado. Para os médicos, a parte principal segue sendo a redução da carga exaustiva de trabalho. Para os familiares, como já mencionado, a interação da equipe assistente com eles de maneira focada no indivíduo e não focada na unidade acaba sendo de vital importância[18].

CONSIDERAÇÕES FINAIS

Em ambiente de UTI, as solicitações mais frequentes são as relacionadas a overdose intencional de substâncias. As intervenções mais praticadas foram as revisões de medicação e as avaliações de risco de suicídio.

Equipes de UTI devem ser encorajadas a investigar alterações mentais em seus pacientes, em especial as alterações presentes em quadros de *delirium*, que acabam sendo subdiagnosticadas em sua grande maioria. A prevenção deste quadro por meio de medidas comportamentais como calendários, iluminação, e principalmente pela orientação verbal ao paciente, são fundamentais para uma adequada evolução destes pacientes.

Vinheta clínica

Paciente de 53 anos de idade, advogado, portador de esclerose lateral amiotrófica, internado em UTI por conta de uma descompensação pulmonar, passa a demandar muitos cuidados de enfermagem, exigindo muita atenção da equipe e criticando com frequência os cuidados recebidos, o que gerou uma certa aversão por parte de seus cuidadores. Em pedido de avaliação para a psiquiatria, o médico intensivista relata que o paciente é "chato" e que não compreende a necessidade do tratamento e das propostas terapêuticas, levantando a hipótese de transtorno de personalidade (sem outras especificações). O interconsultor da psiquiatria tenta conversar com o paciente e este se mostra muito pouco disposto a falar, respondendo às perguntas apenas com monossílabos. Opta então por conversar com a esposa do paciente, que veio para visita. Esta conta que o paciente sempre foi muito alegre e muito gentil com todos, mas que também sempre foi uma pessoa independente e nunca gostou de ajuda para realizar suas atividades diárias, e que a compreensão da limitação imposta pela doença de base estava a modificar o comportamento do paciente. O psiquiatra identifica o ajustamento do paciente e sugere, em reunião com a equipe assistencial, que o paciente possa ser respeitado em sua tentativa de autonomia de cuidados, sempre que possível, e que a equipe tivesse mais paciência no cuidado, controlando melhor a contra transferência na relação com o paciente. Com o tempo, tanto paciente quanto equipe se mostram mais dispostos a interagir e o cuidado com o paciente passa a se desenvolver de maneira mais satisfatória.

Para aprofundamento

- Critical Care Clinics. Disponível em: https://www.journals.elsevier.com/critical-care-clinics. Revista especializada em cuidados em UTI.
- Critical Care Medicine. Disponível em: https://journals.lww.com/ccmjournal/pages/default.aspx. Revista especializada em cuidados em UTI.

REFERÊNCIAS BIBLIOGRÁFICAS

1. Devasagayam D, Clarke D. Evaluation of consultation-liaison psychiatry referrals from a critical care unit of an outer suburban hospital. Australas Psychiatry. 2016;24(2):168-72.
2. **Billig N. Liaison psychiatry: a role on the medical intensive care unit. Int J Psychiatry Med. 1981;11(4):379-86.**
   ⇒ Este texto fornece uma visão geral sobre a atividade da interconsulta em UTI.
3. **Badia M, Justes M, Servia L, Montserrat N, Vilanova J, Rodriguez A, et al. Classification of mental disorders in the Intensive Care Unit. Med Intensiva. 2011;35(9):539-45.**
   ⇒ Este texto oferece uma visão geral da epidemiologia dos transtornos mentais em UTI
4. Grover S, Sarkar S, Yaddanapudi LN, Ghosh A, Desouza A, Basu D. Intensive care unit delirium: a wide gap between actual prevalence and psychiatric referral. J Anaesthesiol Clin Pharmacol. 2017;33(4):480-6.
5. Azuma K, Mishima S, Shimoyama K, Ishii Y, Ueda Y, Sakurai M, et al. Validation of the prediction of delirium for intensive care model to predict subsyndromal delirium. Acute Med Surg. 2019;6(1):54-9.
6. Bienvenu OJ, Neufeld KJ, Needham DM. Treatment of four psychiatric emergencies in the intensive care unit. Crit Care Med. 2012;40(9):2662-70.
7. Vulser H, Vinant V, Lanvin V, Chatellier G, Limosin F, Lemogne C. Association between the timing of consultation-liaison psychiatry interventions and the length of stay in general hospital. Br J Psychiatry. 2019:1-6.
8. Hashmi AM, Han JY, Demla V. Intensive care and its discontents: psychiatric illness in the critically ill. Psychiatr Clin North Am. 2017;40(3):487-500.
9. Rabiee A, Nikayin S, Hashem MD, Huang M, Dinglas VD, Bienvenu OJ, et al. Depressive symptoms after critical illness: a systematic review and meta-analysis. Crit Care Med. 2016;44(9):1744-53.
10. Nikayin S, Rabiee A, Hashem MD, Huang M, Bienvenu OJ, Turnbull AE, et al. Anxiety symptoms in survivors of critical illness: a systematic review and meta-analysis. Gen Hosp Psychiatry. 2016;43:23-9.
11. Feeley N, Robins S, Genest C, Stremler R, Zelkowitz P, Charbonneau L. A comparative study of mothers of infants hospitalized in an open ward neonatal intensive care unit and a combined pod and single-family room design. BMC Pediatr. 2020;20(1):38.
12. Lewandowska K, Malkiewicz MA, Sieminski M, Cubala WJ, Winklewski PJ, Medrzycka-Dabrowska WA. The role of melatonin and melatonin receptor agonist in the prevention of sleep disturbances and delirium in intensive care unit: a clinical review. Sleep Med. 2020;69:127-34.
13. Jackson JC, Jutte JE, Hunter CH, Ciccolella N, Warrington H, Sevin C, et al. Posttraumatic stress disorder (PTSD) after critical illness: A conceptual review of distinct clinical issues and their implications. Rehabil Psychol. 2016;61(2):132-40.
14. **Garcia RM. Psychiatric disorders and suicidality in the intensive care unit. Crit Care Clin. 2017;33(3):635-47.**
    ⇒ Este texto oferece uma reflexão bastante aprofundada sobre suicidalidade em UTIs
15. **Levin TT, Moreno B, Silvester W, Kissane DW. End-of-life communication in the intensive care unit. Gen Hosp Psychiatry. 2010;32(4):433-42.**
    ⇒ Este texto enfatiza a comunicação sobre a terminalidade e suas consequências
16. Harman SM. Psychiatric and palliative care in the intensive care unit. Crit Care Clin. 2017;33(3):735-43.
17. Downar J, Sinuff T, Kalocsai C, Przybylak-Brouillard A, Smith O, Cook D, et al. A qualitative study of bereaved family members with complicated grief following a death in the intensive care unit. Can J Anaesth. 2020.
18. Abrahamian H, Lebherz-Eichinger D. The role of psychosomatic medicine in intensive care units. Wien Med Wochenschr. 2018;168(3-4):67-75.

6

Interconsulta no paciente com transtorno factício e transtornos somáticos

Bruna Bartorelli
Eduardo Genaro Mutarelli

Sumário

Introdução
Aspectos epidemiológicos
Etiopatogenia (fatores de risco, mecanismos fisiopatológicos)
Quadro clínico
    Transtorno factício autoimposto
    Síndrome de Munchausen
    Transtorno factício imposto a outro (por procuração)
Diagnóstico
    Semiotécnica
Diagnóstico diferencial
Tratamento
Considerações finais
Vinheta clínica
Para aprofundamento
Referências bibliográficas

Pontos-chave

- Pacientes com transtorno factício intencionalmente falsificam doenças físicas ou mentais por meio da produção deliberada de sintomas ou história falsa de doenças sem um ganho secundário evidente.
- Transtornos somáticos são caracterizados por sintomas físicos incapacitantes que levam a busca incessante por atendimento médico, preocupação exacerbada com os sintomas.
- Em ambos os casos pode haver condições médicas concomitantes porém a incapacidade e evolução estão fora do padrão esperado.
- Dados recentes mostram que 57% dos pacientes com transtorno factício são profissionais da área da saúde.
- Transtorno factício imposto a outro é uma forma grave de abuso infantil com até 33% de mortalidade e leva em média um ano para ser diagnosticada.
- A conduta principal no tratamento é evitar procedimentos desnecessários e potencialmente iatrogênicos.

INTRODUÇÃO

A partir de 2013, com a publicação do DSM-5, o transtorno factício (TF) passou a fazer parte do grupo dos transtornos somáticos e transtornos relacionados, que englobam os seguintes diagnósticos: transtorno de sintomas somáticos, transtorno conversivo (de sintomas neurológicos funcionais), transtorno de ansiedade de doença, fatores psicológicos que afetam outras condições médicas, transtorno factício autoimposto e transtorno factício imposto a outro[1].

O principal critério para o agrupamento destas condições é a presença de sintomas somáticos importantes que levam a prejuízo e sofrimento significativos. Neste capítulo abordaremos mais detalhadamente o transtorno factício *versus* os outros transtornos somáticos agrupados. O detalhamento de cada transtorno somático estará contemplado em um capítulo à parte.

A diferença entre TF e os outros diagnósticos deste grupo é que no primeiro caso os sintomas são intencionalmente provocados e nos transtornos somáticos os sintomas são manifestações inconscientes de conflitos psíquicos. Em ambas situações a intensidade e duração dos sintomas causa prejuízos significativos nas esferas funcionais dos pacientes.

Pacientes com transtornos somáticos e TF tendem a procurar serviços de saúde com frequência muito alta, demandando atendimento médico constante em inúmeros serviços e especialidades. O termo *doctor shopping* aplica-se a este comportamento contínuo de busca por cuidados médicos com realização de investigação diagnóstica, tratamentos e procedimentos muitas vezes desnecessários e dispendiosos.

Frequentemente o interconsultor psiquiatra é chamado para avaliar estes pacientes devido a dificuldades inerentes a estes tipos de diagnósticos, como comportamento conflituoso com equipe médica e de enfermagem, falta de resposta ao tratamento, sintomas incongruentes com achados de exames ou patologia de base. Normalmente há a expectativa de que o psiquiatra possa concluir o diagnóstico em uma avaliação e assumir o paciente integralmente. A tendência nestes casos é dar alta da clínica de origem e encaminhar para seguimento psiquiátrico devido às dificuldades e frustrações no tratamento destas patologias.

ASPECTOS EPIDEMIOLÓGICOS

Dados epidemiológicos são escassos mas estima-se que na população geral a prevalência de transtorno factício seja de 0,1% e de 1% nos pacientes hospitalizados. Em enfermarias psiquiátricas estudo de Catalina mostrou que a incidência é de 8%, com falsificação de sintomas psiquiátricos. É mais comum em mulheres, pessoas que tiveram atividade ocupacional relacionada com áreas da saúde, que sofreram violência física ou sexual na infância e tiveram doenças graves e hospitalizações frequentes quando jovens. A comorbidade com transtornos de personalidade é bastante comum, especialmente *borderline* e antissocial[2,3].

Revisão sistemática de 2016 realizada por Yates e Feldman[4] avaliou 455 casos de TF descritos na literatura e encontrou dados muito significativo: 66,2% eram mulheres, 57% profissionais da área da saúde, idade média 34,2 anos e 58,7% optaram em efetivamente provocar sintomas em si próprios. Este último dado revela a gravidade da doença e contradiz dados anteriores que consideravam a minoria dos casos como graves. Interessante notar que em somente 31% dos casos foi possível obter comprovação da fabricação dos sintomas e apenas dois pacientes confessaram fazê-lo.

O TF por procuração é raro, com incidência anual de 0,2 a 4 de cada 100.000 pais de crianças até 16 anos nos Estados Unidos. O American Professional Society on the Abuse of Children estima um mínimo de 600 novos casos por ano. Apesar de poder ocorrer até em adolescentes, o mais comum é que as crianças acometidas tenham menos de 5 anos, sendo que a média de idade é de 40 meses, sem diferença entre os sexos O transtorno leva de 7 a 15 meses para ser diagnosticado, com mortalidade de 10 a 33%. Até 55% destas crianças podem apresentar doença física comórbida não provocada e na história destas famílias é frequente a ocorrência de doenças graves e morte em outro filho[5].

A incidência de transtorno factício por procuração, envenenamento não acidental e sufocamento não acidental no Reino Unido é de pelo menos 2.8/100.000 crianças menores de 1 ano[6].

Estudo de Sheridan[7] encontrou mortalidade de 6% em 451 casos revisados, sendo que 7,3% destas crianças sofreram abusos por longos períodos ou ficaram com sequelas permanentes. Nesta amostra, 25% dos irmãos morreram e 61,3% tinham doenças semelhantes, sugerindo terem sido vítimas também de transtorno factício por procuração.

Em relação aos transtornos somáticos, estima-se que mais de 50% dos pacientes que procuram os serviços de saúde com queixa de origem física, não apresentem de fato uma condição que possua explicação médica. Segundo o manual diagnóstico anterior, no qual era necessário um número predeterminado de sintomas de grupos específicos e que fossem excluídas causas orgânicas para o diagnóstico de somatização, a porcentagem de indivíduos acometidos chegava a 17% nos serviços de saúde primária dos Estados Unidos e a 4% na população geral.

Na Europa, foi realizada uma metanálise que estimou uma mediana de prevalência em um ano de aproximadamente 6% na população geral. Um estudo brasileiro multicêntrico identificou taxas ao longo da vida que variam entre 2.8 e 8% nos três centros observados. Outro, realizado com indivíduos nas regiões da cidade de São Paulo, chegou à taxa de 6% de prevalência de transtorno somatoformes ao longo da vida na população estudada[8].

Cabe ainda ressaltar que aproximadamente 25% dos atendimentos ambulatoriais são devidos a casos de somatização e que os custos estimados para esse tipo de transtorno costumam ser entre duas e nove vezes maiores do que os gastos com o paciente médio. Além disso, os pacientes somatizadores apresentam risco de suicídio aumentado em relação à população geral.

ETIOPATOGENIA (FATORES DE RISCO, MECANISMOS FISIOPATOLÓGICOS)

Quais são os fatores que podem ser considerados benefícios em estar doente? Existem vários, desde se afastar por um tempo da escola ou trabalho, receber carinho e "mimos" de alguma pessoa querida, se livrar de todas as responsabilidades sem ser considerado preguiçoso ou folgado, empatia pelo sofrimento por que se está passando. Para a maioria das pessoas, estes ganhos tornam-se menos desejados conforme o quadro melhora, mas para alguns indivíduos existe uma necessidade em se perpetuar a posição de doente por meio da produção intencional de sintomas para continuar recebendo os benefícios emocionais de ser cuidado pelo outro, de preferência, um médico[9].

Os mecanismos fisiopatológicos são desconhecidos e faltam estudos sistemáticos com número significativo de pacientes. Várias teorias tentam explicar a etiologia do transtorno factício levando em consideração tanto fatores biológicos quanto psicossociais. Alguns autores consideram a hipótese de que uma disfunção cerebral possa estar envolvida, pois alguns pacientes apresentam atrofia cortical frontotemporal e alterações na avaliação neuropsicológica nas áreas de organização e processamento de conceitos complexos e julgamento[10].

A pesquisa da história de vida revela situações de abandono durante a infância, com presença de pais ausentes emocionalmente, incapazes de satisfazer as necessidades básicas da criança. São comuns divórcio ou morte de um dos pais, doenças crônicas de algum familiar ou da própria criança, mães envolvidas com relacionamentos instáveis e trocas sucessivas de companheiros. A consequência desta perda objetal precoce é o desejo persistente de ser dependente, no sentido de poder contar com os pais e, ao mesmo tempo medo da dependência por poder ser abandonado novamente. Nesta dinâmica, em que a comunicação verbal de sentimentos é muito pobre, tornar-se doente é uma maneira manipulativa de se relacionar, nos quais desejos e expectativas são expressos por meio de sintomas ao invés de palavras. Além disso, profissionais de saúde podem ser fantasiados como bons objetos maternos primários, pois idealmente têm o instinto de cuidar e estão disponíveis 24 horas e em qualquer lugar[11].

O transtorno factício apresenta semelhanças psicopatológicas e de comportamento com transtornos por uso de substância, transtornos alimentares, transtornos do controle de impulsos, transtorno pedofílico e alguns outros transtornos relacionados tanto à persistência do comportamento quanto aos esforços intencionais de ocultar o comportamento perturbado por meio de fraude (DSM-5). Muitas vezes o quadro se inicia com pequenas falsificações e mentiras menos graves que dão sensação de prazer e controle da situação. Porém não é raro, como nas patologias citadas acima, que o paciente perca o controle e passe a se infligir danos cada vez mais graves compulsivamente.

QUADRO CLÍNICO

Transtorno factício autoimposto

O paciente com transtorno factício produz sintomas físicos ou psicológicos intencionalmente, portanto conscientemente, com o fim de assumir o papel de doente. Apesar de ser um transtorno psiquiátrico, é mais comumente visto no hospital geral, por todas as especialidades médicas. A característica essencial do TF é a produção intencional de sinais ou sintomas físicos e/ou psicológicos sem um ganho secundário evidente. Os critérios diagnósticos encontram-se no Quadro 1.

A apresentação pode incluir a fabricação de queixas subjetivas (p. ex., queixas de dor abdominal aguda na ausência de qualquer dor desta espécie), condições autoinfligidas (p. ex., produção de abscessos por injeção subcutânea de saliva), exa-

Quadro 1 Critérios diagnósticos DSM-5 para transtorno factício autoimposto

a) Falsificação de sinais ou sintomas físicos ou psicológicos, ou indução de lesão ou doença, associada a fraude identificada.
b) O indivíduo se apresenta a outros como doente, incapacitado ou lesionado.
c) O comportamento fraudulento é evidente mesmo na ausência de recompensas externas óbvias.
d) O comportamento não é mais bem explicado por outro transtorno mental, como transtorno delirante ou outra condição psicótica. Especificar: • Episódio único • Episódios recorrentes (dois ou mais eventos de falsificação de doença e/ou indução de lesão)

gero ou exacerbação de condições médicas gerais preexistentes (p. ex., simulação de uma convulsão de grande mal por um indivíduo com história prévia de transtorno convulsivo) ou qualquer combinação ou variação destes elementos.

A falsificação de um quadro clínico com sintomas físicos pode envolver diferentes apresentações, em ordem crescente de gravidade: inventar história falsa de sintomas; simular alguma doença, por exemplo, crise convulsiva; agravar doença preexistente, por exemplo, infectar ferida cirúrgica com fezes ou saliva; e por último, provocar de fato uma doença em si próprio.

Quadros clínicos comuns incluem dor abdominal severa no quadrante inferior direito associada com náusea e vômitos, tonturas e perda da consciência, hemoptise maciça, erupções e abscessos generalizados, febre de origem indeterminada, sangramento secundário à ingestão de anticoagulantes e síndromes "tipo lúpus". Todos os sistemas orgânicos são alvos potenciais, limitando-se os sintomas apresentados apenas pelos conhecimentos médicos do indivíduo, sua sofisticação e imaginação[12]. Os quadros mais descritos na literatura são: anemia ferropriva, *rash* cutâneo, diarreia crônica, convulsões, febre de origem desconhecida, cálculos renais, hematúria, hipoglicemia, câncer e sangramento intestinal.

Os pacientes não têm um interesse específico em receber auxílio doença ou se livrarem de suas responsabilidades, mas muitos procuram este subsídio para manterem sua condição de doente. Costumam estimular e até mesmo exigir que exames invasivos e cirurgias sejam realizados[13].

SÍNDROME DE MUNCHAUSEN

O barão Karl Friedrich Hieronymus von Münchhausen (1720-1797) foi um herói de guerra que depois de se aposentar da cavalaria alemã, passou seus dias viajando pela Alemanha e deliciou ouvintes com histórias de grande efeito dramático sobre suas aventuras militares. De acordo com as histórias, recontadas por outros, os feitos incríveis do barão incluíam viagens em bolas de canhão, jornadas para a lua, e a fuga de um pântano ao puxar a si mesmo pelos próprios cabelos, ou pelo cadarço das botas, dependendo da versão.

Richard Asher[14], em 1951, introduziu o termo síndrome de Munchausen para nomear um quadro comum, visto pela maioria dos médicos, em que pacientes peregrinavam por hospitais apresentando algum quadro agudo e, assim como o barão, contavam histórias dramáticas e inverossímeis.

A síndrome de Munchausen muitas vezes é usada como sinônimo de transtorno factício, mas na verdade representa uma minoria de 10% dos casos, sendo um subtipo crônico e bastante severo da doença em que a meta de vida do paciente é fazer o papel de doente, forçando internações por meio da manipulação do corpo para falsificar ou induzir doenças. Existem inúmeros relatos de caso na literatura que descrevem quadros gravíssimos, com a falsificação de sintomas que exigem muita criatividade e conhecimento médico. Quanto maior o conhecimento na área médica, mais grave são os quadros. Alguns exemplos descritos na literatura que podemos citar são:

quadro falsificado de dissecção de aorta resultando em toracotomia de emergência[15], cegueira[16], indução repetida de parto prematuro[17], anemia[18], síndrome dolorosa regional complexa[19].

O paciente com síndrome de Munchausen costuma referir uma história dramática e floreada, sendo que a pseudologia fantástica ou mentira patológica é um aspecto marcante, no qual o paciente mente compulsivamente sem um motivo claro ou pelo simples prazer de fazê-lo. Nestes casos os pacientes respondem as perguntas sem titubear e parecem acreditar de fato em tudo que dizem; muitas vezes criam personagens e misturam fatos reais com fantasias. Existem três aspectos marcantes na pseudologia fantástica: a história contada deve ser plausível e manter alguma relação com a realidade, as aventuras imaginárias devem aparecer em várias situações diferentes e de forma crônica e, por último, o herói ou vítima destas histórias geralmente é o paciente que as conta[20].

Uma vez internados tornam-se muito difíceis de lidar, exigindo o tempo todo atenção especial, desobedecendo às regras do hospital para chamar a atenção e exigindo intervenções invasivas e medicamentos para aliviar suas queixas físicas. Mostram-se constantemente insatisfeitos com os serviços prestados e costumam queixar-se de terem sofrido previamente de erro médico. Quando o processo de investigação diagnóstica não conclui uma patologia genuína, costumam brigar e ameaçar processar a equipe, evadindo do hospital para iniciar este processo em outro serviço.

Transtorno factício imposto a outro (por procuração)

O termo Munchausen por procuração foi utilizado pela primeira vez em 1977, determinando uma forma extrema de abuso infantil em que as crianças são submetidas a exames e tratamentos médicos desnecessários devido a doenças falsificadas por seus pais. A doença também pode ser provocada em idosos e deficientes mentais e adultos sem transtorno mental pelos seus cuidadores[21].

Existe inúmeras maneiras de fazer uma criança adoecer, sendo as mais frequentes, sufocamento e envenenamento com medicações. As drogas mais usadas para intoxicar intencionalmente crianças são os anticonvulsivantes e, em segundo lugar, opioides[6]. É possível provocar sangramentos com warfarina, hipoglicemia com insulina ou hipoglicemiantes orais, vômitos e diarreia com comida estragada, alterar resultado de exames laboratoriais contaminando fezes e urina com sangue etc. A doença também pode aparecer em crianças com alguma patologia de base, sendo que neste caso o cuidador deixa de tratar adequadamente o quadro para procurar constantemente auxílio médico. Por exemplo, uma criança com alergia importante a alguma substância conhecida, é intencionalmente e de forma secreta colocada em contato com a mesma, para repetidamente ser levada a serviços de emergência com quadro de anafilaxia.

As características clínicas mais marcantes e que devem gerar suspeita de transtorno factício por procuração estão no Quadro 2.

Algumas características são comuns aos cuidadores que fazem adoecer as crianças sob seus cuidados: 90% são mulheres, mais de 75% são as próprias mães, 14 a 30% trabalham na área de saúde. A primeira impressão é a de que são cuidadoras exemplares, extremamente dedicadas e cooperativas com o tratamento, porém, após contato mais prolongado mostram reações pouco condizentes com a gravidade do quadro da criança e comportamentos condizentes com transtorno de personalidade narcisista e antissocial. Muitas têm história de sintomas físicos obscuros, transtorno factício ou transtorno somático, tratamento psiquiátrico prévio para depressão ou transtorno de personalidade[5].

Estudo em quinze famílias em que o pai provocava os sintomas encontrou casos mais graves, com maior probabilidade de

Quadro 2 Indícios de transtorno factício por procuração

História médica
■ Um ou mais sintomas que não respondem bem ao tratamento
■ Exame físico e resultado de exames não condizem com a história
■ Hipótese diagnóstica rara ou incomum
■ Sintomas desaparecem quando a criança é hospitalizada ou separada dos pais

Interesse médico do cuidador
■ Bom conhecimento médico
■ Interesse em detalhes do quadro clínico, prazer em estar no meio hospitalar
■ Prazer em contar a história médica e interagir com a equipe
■ Interesse em detalhes do quadro de outros pacientes
■ Profissional da área de saúde ou que demonstre interesse em atuar na área

Relacionamento do cuidador com a criança
■ Extremamente atencioso, reluta em se afastar da criança
■ Tendência a ser superprotetor
■ Satisfação quando a criança está doente ou internada
■ Sintomas não ocorrem na ausência do cuidador ou se agravam na presença dele
■ Relacionamento do cuidador com equipe médica
■ Mostra-se pouco preocupado frente à gravidade do quadro
■ Demanda mais intervenções, procedimentos ou opinião de diferentes médicos
■ Mudam constantemente de hospital para continuar investigação e tratamento

História familiar
■ História similar de doença ou morte em irmãos da criança acometida
■ História familiar de síndrome de Munchausen
■ Pais referem história similar de sintomas físicos inexplicáveis
■ Relato dramático de eventos fantasiosos
■ Depressão, tentativas de suicídio e trauma
■ Pai ausente ou com relacionamento distante com esposa

crianças morrerem. Nestes casos, a maioria dos pais tinha síndrome de Munchausem ou transtorno de somatização grave[22].

A origem psicopatológica para este comportamento parece estar associada a vivências relacionadas ao ser cuidado pelos pais durante a infância, influenciando inconscientemente a maneira como se procura por cuidados. Segundo estudo de Adshead[23], 55% das mães referiram história de abuso físico ou sexual e abandono na infância, 19% de violência doméstica ou estupro e 62% passaram por luto[23].

DIAGNÓSTICO

Pelos critérios do DSM-5 é necessário comprovar que o paciente está provocando seus sintomas, algo que raramente acontece na prática clínica. Provar que sintomas são produzidos voluntariamente é algo bastante difícil de ser feito na prática, pois pacientes tendem a provocá-los de maneira secreta e nos momentos que estão sozinhos. Muitas vezes é possível encontrar medicações usadas para provocar sintomas escondidas nos pertences do paciente, como anticoagulantes, diuréticos, insulina etc. Também é frequente o uso velado de medicações prescritas para algum familiar. Questões éticas e legais estão envolvidas na colocação de câmeras no quarto, revista de pertences ou outros modos de investigação. Em geral, quando o paciente é mantido sob vigilância contínua tende a ficar muito irritado e angustiado por não poder continuar a provocar sintomas em si próprio.

Suspeitas de que um aparente transtorno mental ou condição médica geral na verdade representam um transtorno factício devem surgir sempre que qualquer combinação dos seguintes fatores é percebida em um indivíduo hospitalizado: uma apresentação atípica e dramática que não se enquadra em uma condição médica geral ou transtorno mental identificáveis; sintomas ou comportamentos que estão presentes apenas quando o indivíduo está sendo observado; pseudologia fantástica; comportamento perturbador na enfermaria (p. ex., falta de obediência aos regulamentos do hospital, discussões excessivas com enfermeiros e médicos); extensos conhecimentos sobre a terminologia médica e rotinas hospitalares; uso velado de substâncias; evidências de múltiplos tratamentos (p. ex., cirurgias repetidas, repetidos ciclos de terapia eletroconvulsiva); uma história extensa de viagens; poucos ou nenhum visitante enquanto hospitalizado, e um curso clínico flutuante, com rápido desenvolvimento de "complicações" ou nova "patologia", uma vez que a investigação inicial se mostre negativa.

A anamnese é essencial no diagnóstico, devendo-se colher história minuciosa do paciente, procurar corroborar as informações dadas por familiares e outros especialistas que já o trataram. Apesar de existirem características bastante marcantes na biografia destes pacientes, o diagnóstico não pode ser baseado somente em um estereótipo, e sim na avaliação cuidadosa do comportamento, motivação e história clínica. Muitas vezes é necessária a disposição de um detetive para pesquisar dados em outros hospitais ou serviços, trocar informações com outros profissionais envolvidos no caso. Às vezes o diagnóstico é desvendado por alguém que reconhece o paciente de outro serviço e lembra sua história, revelando a natureza dos sintomas. Resultados de exames também podem auxiliar no diagnóstico, mostrando inconsistências com o quadro clínico ou resultados incomuns, como a presença de microrganismos raros em ferida cirúrgica que não cicatriza ou em uma hemocultura. Comumente pacientes trazem resultados de exames falsificados que não são confirmados ao serem repetidos[24]. Muitas vezes a avaliação física não corrobora as queixas do paciente ou os exames não são condizentes com o quadro clínico, sendo de suma importância o exame clínico minucioso. Geralmente o médico experiente acaba percebendo alguma incongruência que chama sua atenção e levanta suspeita.

Tabela 1 Indicativos de transtorno factício

Fatores	Descrição
Uso prévio de serviços de saúde	História de uso extenso do sistema de saúde; história confirmada de TF por outro profissional; peregrinação por vários serviços
Informação dada pelo paciente	Informação seletiva ou falsa dos dados biográficos; respostas evasivas; história médica dramática e pouco provável; dificuldade em corroborar as informações dadas; recusa em autorizar acesso a fontes externas de informação
Apresentação atípica	Sintomas acontecem predominantemente quando paciente não está sendo observado; evolução da doença é impossível, altamente improvável ou não segue a evolução natural esperada
Sintomas não confirmados por exames	Exames normais ou inconclusivos
Comportamento do paciente	Conhecimento da terminologia médica; demanda por procedimentos; atitude agressiva /defensiva com equipe médica; discordância do diagnóstico e má aderência às recomendações médicas; pseudologia fantástica; paciente se opõe a interconsulta com psiquiatra enquanto busca opções cirúrgicas/médicas
Evidência de falsificação de sintomas	Evidências da fabricação de sintomas por meio de revista ou vigilância; paciente pego no ato
Indícios de falsificação de sintomas	Investigação revela mecanismo de fabricação dos sintomas; etiologia orgânica é afastada; evidências contradizem informações fornecidas pelo paciente
Falha no tratamento	Aparecimento ou piora de sintomas ao longo do tratamento, especialmente se houver perspectiva de alta

Fonte: Yates e Feldman, 2016[4].

É um transtorno extremamente difícil de ser diagnosticado porque raramente o paciente admite a falsificação de sintomas e muitos profissionais acham desconfortável a posição de duvidar da palavra do paciente. No meio médico, supõe-se que o paciente é sempre honesto e conta tudo o que envolve o seu quadro, mas isto nem sempre é real. Além disso, alguns profissionais têm muita dificuldade em lidar com um comportamento autodestrutivo tão extremo que pode levar a mutilações e morte, preferindo continuar a investigação por causas orgânicas que justifiquem os sintomas.

Pela nossa experiência a observação cuidadosa do paciente, antes mesmo do exame clínico, é a que mais ajuda na suspeita diagnóstica. Certa vez, um dos autores, atendeu uma moça completamente paralisada, transferida de outro serviço, com o diagnóstico de polirradiculoneurite (síndrome de Guillain-Barré) que respirava e falava sem dificuldade, o que é muito improvável neste quadro. Como se não bastasse, foi flagrada usando o controle remoto da TV com a mão dita paralisada, confirmando a suspeita de estar falsificando sintomas neurológicos. Em nosso ambulatório de distúrbios de somatização temos duas pacientes com extrema dificuldade para falar por deficiência fonatória e articulatória que nunca se engasgam e nunca tiveram uma pneumonia aspirativa, por anos. São comuns pacientes sem doença orgânica que se apresentam com distúrbio fonatório e disártrico, como no caso das pacientes descritas acima. A manipulação destas pacientes é tamanha que as duas foram submetidas a procedimentos invasivos iatrogênicos, sendo que uma delas foi submetida à gastrostomia e a colocação de pinos nos côndilos mandibulares. É muito interessante a avaliação das duas pacientes. Estão sempre bem arrumadas, com maquiagem e adereços e as duas alegam sérias limitações para movimentar as mãos. As duas, por suas posturas e atitudes de que tudo está bem e que elas são felizes, são exemplos típicos da *belle indiference*. Uma delas ainda mantêm a fonação, porém ao pedirmos para emitir o som "aaaa..." ela o faz com rouquidão, que até então não tinha. São capazes de tossir o que só se faz com a adução das cordas vocais e a respiração das duas não está prejudicada ou obstruída demonstrando que suas cordas vocais estão abduzidas[25].

O exame neurológico é essencial para diferenciar um quadro neurológico funcional ou factício de um orgânico e, portanto serão descritas algumas técnicas específicas a seguir.

Semiotécnica

A fraqueza é variável, pois, é impossível se ter certeza da quantidade de força que exercemos, assim nas manobras de oposição (contrapor a força do examinador à do examinado, como numa queda de braço) ora o paciente resiste mais ora resiste menos. Além disso para deixar claro sua debilidade o paciente desiste de resistir, ou como alguns dizem "dar passagem", quando na fraqueza de origem orgânica o mais fraco vai cedendo terreno progressivamente, não em saltos ou de repente. É possível, também nas manobras de oposição avaliar a musculatura sinergista de determinado movimento e com isso

establecer se o paciente de fato está colaborando com o exame ou mesmo perceber força normal do músculo parético quando este está sendo examinado de maneira indireta, como sinergista do movimento. Como exemplo a perna fraca exerce força normal ou próxima ao normal quando se pede para o paciente, deitado na maca, abrir ou elevar a perna boa, e vice-versa: a perna boa, apesar de apta, não se esforça para movimentar a perna parética. O teste de Hoover consiste em pedir para o paciente, em decúbito dorsal, comprimir o calcanhar contra a maca. A perna fraca falha, porém ao se pedir para que o paciente eleve a perna boa, por sinergismo, a perna fraca comprime o calcanhar contra a maca. Já no paciente paraplégico ou tetraplégico o primeiro passo é observar o "pé caído", em seguida podemos colocar o paciente em posição para a realização das manobras deficitárias para pacientes que não colaboram (rebaixamento de consciência), como na posição de Barré ou Raimiste. Pode-se notar que em posição de equilíbrio o paciente, sem alteração orgânica, tende a facilitar a queda para um dos lados e desta maneira é possível perceber a contração muscular onde não havia qualquer movimento[26].

A falta de sensibilidade de um hemicorpo por doença orgânica nunca respeita exatamente a linha média, isto é, num paciente com hemianestesia orgânica o paciente passa a sentir um pouco antes de chegarmos à linha média. A simples e ingênua manobra de pedirmos para o paciente, de olhos fechado, dizer sim quando está sentindo e não quando não está sentindo demonstra que o paciente está sentindo o lado anestesiado, pois, ele responde sempre "não" no exato momento em que está sendo tocado. Por fim pode-se lançar mão da manobra de Bowlus e Currier em que com as mãos rodadas de maneira que os polegares estão apontando para baixo cruza-se os braços, entrelaça-se os dedos das mãos, mas, não os polegares e então roda-se os braços por dentro até que eles fiquem junto ao esterno do paciente (vide Figura 2) de maneira que os polegares estarão do lado contrário à sua origem e os outros dedos estarão em seus respectivos lados. Aí testa-se a sensibilidade: os somatizadores terão a chance de errar enquanto os factícios demonstrarão insegurança, falta de colaboração e lentidão na resposta que deveria ser imediata (não se precisa pensar para dizer se sente ou não).

Por sua natureza subjetiva e por ser muito difícil de constatar, a dor é um sintoma frequente em pacientes com transtorno factício. O sintoma doloroso sugere ser de natureza factícia por ser desproporcional a intensidade da dor referida ao estímulo que a provoque ou à possível lesão tecidual, além disso, paciente com dor verdadeira perde a função do membro doloroso por guarda, diminuição do movimento, retirada e, às vezes espasmo muscular, o que não acontece quando a dor não é orgânica. A natureza factícia da dor pode ser constatada pela ausência de reação autonômica como sudorese, taquicardia, hipertensão arterial e dilatação pupilar diante de um estímulo doloroso, o que nem sempre é fácil de constatar.

O paciente cego, mas, com a propriocepção (sensibilidade profunda) preservada deveria acompanhar com os olhos que não enxergam seu dedo movimentando-se a sua frente enquanto o paciente com transtorno factício não o faz. No paciente completamente cego não deveria ocorrer o nistagmo optocinético (o ato de seguir o poste de dentro de um trem em movimento para ao término da excursão os olhos pularem para o próximo poste, e assim por diante). Porém, ao colocar se à frente dos olhos do paciente com distúrbio factício uma faixa listrada em movimento, o paciente poderá apresentar o nistagmo optocinético demonstrando visão, pois, é difícil não fixarmos o olhar em um ponto. Caso a dúvida persista pode-se lançar mão do eletroencefalograma, normalmente o ritmo alfa occipital desaparece ao se abrir os olhos demonstrando a preservação da visão.

No paciente que alegue perda da visão de um olho com preservação do outro é possível demonstrar visão preservada no alegado olho cego usando o diafragma de Harman. Basta fazer um buraco numa folha de papel e colocá-la a meio caminho de uma linha horizontal de números ou letras, e uma vez que não temos consciência de qual olho estamos usando para olharmos por essa passagem, o paciente enxerga os dois lados da fileira, demonstrando a visão do olho cego. Outra manobra é a de se antepor um filtro vermelho à frente do suposto olho preservado e pedir que o paciente leia um texto com letras de diversas cores, inclusive a vermelha. Caso ele consiga ler, fica comprovada a preservação da visão do olho dito cego, uma vez que o filtro vermelho "apaga" as letras de mesma cor.

Pode-se desvendar a queixa de perda de parte do campo visual em paciente factício aproximando e afastando este de determinada cena que em geral ele não respeitará a perspectiva adequada da cena, isto é, o limite entre o que ele alega ver e a perda visual são fixos.

O diagnóstico do transtorno factício imposto a outro também é feito a partir de vários indícios como os relatados acima, sempre considerando-se inúmeros fatores.

DIAGNÓSTICO DIFERENCIAL

- Condição médica ou transtorno mental não associados a falsificação intencional de sintomas: o diagnóstico de transtorno factício não exclui a presença de uma condição médica "verdadeira" ou um transtorno mental, já que doenças comórbidas com frequência ocorrem no indivíduo com transtorno factício. Por exemplo, pessoas que podem manipular níveis sanguíneos de glicose para produzir sintomas podem também ter diabetes.
- Simulação: é a produção intencional de sintomas físicos ou psicológicos falsos ou amplamente exagerados, motivada por incentivos externos, tais como esquivar-se do serviço militar, fugir do trabalho, obter compensação financeira, evadir-se de processos criminais ou obter drogas". Alguns indícios indicativos de simulação encontram-se no Quadro 3.
- Hipocondria por procuração: mães que levam constantemente seus filhos ao médico por acreditarem que eles possuem alguma patologia que não foi corretamente diagnosticada. Mesmo sendo asseguradas pelos médicos de que a criança é saudável e que os exames não mostram alterações, não se convencem[27].

- Transtorno de sintomas somáticos. No transtorno de sintomas somáticos, pode haver busca excessiva por atenção e tratamento em função de preocupações médicas percebidas, mas não há evidência de que o indivíduo esteja dando informações falsas ou se comportando de maneira fraudulenta. Em geral a postura do paciente é bastante diferente com muita angústia e preocupação com os sintomas, diferente dos quadros factícios, nos quais vemos uma atitude despreocupada frente à gravidade do quadro.
- Transtorno conversivo (transtorno de sintomas neurológicos funcionais): o transtorno conversivo é caracterizado por sintomas neurológicos incompatíveis com a fisiopatologia neurológica. O transtorno factício com sintomas neurológicos é distinguido do transtorno conversivo por evidência de falsificação fraudulenta dos sintomas.
- Transtorno da personalidade *borderline*: a automutilação deliberada na ausência de intenção suicida também pode ocorrer em outros transtornos mentais, porém a intenção não é obter atenção médica alegando-se um corte ou queimadura acidentais.
- Movimentos involuntários também são frequentes em pacientes com transtornos somáticos, porém, são um pouco menos comuns em pacientes com transtorno factício. Estudo de Hallett[28] encontrou até 20% de distúrbios do movimento psicogênico em sua clínica. Os movimentos involuntários não orgânicos mais comuns são pela ordem decrescente de frequência: tremor
- Distonia; mioclonia e parkinsonismo. Alguns sinais de que a natureza dos movimentos involuntários não é orgânica são: início súbito, movimento bizarro, incongruência e inconsistência nos movimentos, normalização ou pelo menos diminuição do tremor com manobras de distração e, às vezes, resposta à sugestão do placebo[28].

TRATAMENTO

Geralmente, o psiquiatra é chamado para fazer a avaliação de um paciente internado em alguma outra clínica quando a hipótese de transtorno factício é altamente provável e a equipe

Quadro 3 Indicativos de simulação

Contexto médico legal de apresentação. Por exemplo, o paciente é encaminhado por um advogado para um exame médico
Acentuada discrepância entre o sofrimento ou deficiência apontados pelos pacientes e os achados objetivos
Falta de cooperação durante a avaliação diagnóstica e de aderência ao regime de tratamento prescrito
Presença de um transtorno de personalidade antissocial
Sintomas desaparecem assim que o objetivo é alcançado
Piora do quadro antes de perícias médicas, audiências etc.
Pacientes só aparecem para consulta em função das perícias

que o trata quer apenas uma confirmação. Uma vez confirmado o diagnóstico, as reações são bastante variáveis: alguns esperam que o psiquiatra assuma o paciente e delegam a confrontação, se cabível ao caso, a ele; outros sentem muita dificuldade em lidar com sentimentos contratransferenciais de raiva e acabam desmascarando o paciente de forma humilhante e, por último, há aqueles que conseguem trabalhar em parceria com o psiquiatra tentando evitar condutas prejudiciais enquanto se estabelece o vínculo do paciente com o terapeuta que continuará a atendê-lo.

O tratamento destes quadros deve focar em primeiro lugar a proteção do paciente contra procedimentos desnecessários e potencialmente iatrogênicos assim como o uso excessivo de medicamentos e lesões irreversíveis por desuso nos casos graves de queixas dolorosas ou quadros conversivos motores. Quanto mais precoce o diagnóstico, melhores são as chances de evolução mais favorável. A remissão dos sintomas não deve ser o foco e objetivo principal do tratamento, sendo que a manutenção e/ou recuperação da funcionalidade e preservação da integridade física e psicológica do paciente são o foco principal.

A primeira medida a ser adotada é evitar que novos procedimentos desnecessários sejam feitos, por mais que o paciente relate novas queixas e peça por exames e procedimentos invasivos. Não há um consenso quanto ao manejo destes casos, sendo que vários autores sugerem abordagens diferentes, alguns tendendo a confrontar o paciente, outros evitando a confrontação. Uma revisão sistemática do manejo do paciente com transtorno factício demonstrou que estes dificilmente se implicam no tratamento, tendendo a abandoná-lo. Deve-se estabelecer uma estratégia de longo prazo, com equipe multidisciplinar, mantendo-se boa comunicação entre o psiquiatra e outros especialistas que assistem o paciente para que a conduta tomada seja uniforme, sendo que, o principal desafio é engajar o paciente no tratamento. Uma vez firmado o diagnóstico, a responsabilidade pelo paciente não deve ser transferida para o psiquiatra[26]. Melhorar a comunicação entre hospitais, principalmente serviços de emergência, pode evitar procedimentos invasivos, caros e arriscados.

A opção do médico em dizer ao paciente que ele suspeita de transtorno factício não é mais controversa, sendo que vários autores adotam esta conduta, porém, sem insistir com que o doente aceite o diagnóstico. Parece que a confrontação é mais efetiva em pacientes menos graves do que naqueles com síndrome de Munchausen, devendo-se, antes de confrontar o paciente, levar em consideração a possibilidade de uma reação bastante negativa, resultando em abandono do tratamento, agressão, depressão, suicídio e processo contra o médico.

Como medida extrema, alguns pacientes são submetidos a internação involuntária de longa duração por colocarem em risco suas vidas e não aceitarem qualquer tipo de abordagem, como no caso da paciente descrita por Lau[29], que após 91 internações psiquiátricas e 175 visitas ao pronto socorro foi mantida internada contra sua vontade.

O contato com pacientes que deliberadamente mentem, mutilam-se, exigem condutas invasivas e manipulam toda a equipe gera sentimentos contratransferenciais de raiva, impotência e onipotência frente a este comportamento autodestrutivo. Estes sentimentos podem impedir a tomada de condutas racionais e levar o médico a desmascarar, humilhar e castigar o paciente. Primeiro é necessário aprender a lidar com estes sentimentos negativos e manter em mente que os pacientes não são capazes de deixar este comportamento de lado de uma hora para outra. Ser doente é um mecanismo adaptativo que só pode ser abandonado após ser substituído por outro, preferencialmente mais saudável. Esta é a meta do tratamento a longo prazo.

O aconselhamento jurídico é essencial assim que haja a suspeita diagnóstica de transtorno factício, pois quando confrontados, os pacientes podem tornar-se bastante agressivos e instituir processos legais contra seus médicos e hospitais. Como em qualquer quadro clínico, a documentação em prontuário é muito importante, mas deve-se ater a descrever os fatos e evitar interpretações, podendo-se priorizar a descrição de sintomas na ausência de completa constatação do diagnóstico. A alta deve ser justificada sempre com a ausência de doença presente que justifique a internação, já que é comum que estes pacientes retornem às unidades de pronto atendimento tão logo liberados para alta[13].

Sempre que houver suspeita ou confirmação de transtorno factício por procuração deve-se, em primeiro lugar, assegurar o bem-estar e segurança da criança ou idoso envolvidos. O cuidador deve ser confrontado e afastado, as autoridades competentes notificadas. A avaliação psiquiátrica da criança e do cuidador é indicada. Mesmo protegendo a criança de futuros lesões físicas, é provável que o trauma psicológico seja irreversível. São comuns distúrbios alimentares na infância, hiperatividade, abandono escolar, histeria e transtorno factício[30].

CONSIDERAÇÕES FINAIS

O transtorno factício é uma doença grave, mais comumente vista no hospital geral, que gera gastos enormes de recursos da saúde e leva a procedimentos altamente iatrogênicos. Parece que muitos casos passam despercebidos por falta de conhecimento de outros especialistas sobre o assunto, sendo importante a divulgação no meio médico, inclusive entre pediatras, já que o transtorno factício imposto a outro é uma forma grave de abuso infantil, com alta mortalidade. Não há um consenso quanto a melhor forma de tratar o transtorno factício, sendo que cada caso exige conduta diferenciada; na verdade, precisamos de tanta criatividade para tratar estes pacientes, quanto eles para falsificarem os sintomas. Para conseguir ajudar estes indivíduos é necessário empatizar com o sofrimento deles e tentar entender os motivos que os levam a ter de adotar o papel de doente para poderem viver. O objetivo do tratamento não deve ser a cura do transtorno, mas ajudar o paciente a expressar seus conflitos de outra forma, menos patológica. Este processo é lento e sujeito a recaídas; esperar que o paciente cesse totalmente com a falsificação de sintomas é frustração certa.

O papel do psiquiatra interconsultor é orientar a equipe que assiste o paciente quanto às condutas mais pertinentes a serem

Vinheta clínica

Paciente de 44 anos, separada, 1 filho de 10 anos, auxiliar de enfermagem afastada do serviço por doença. Serviço de interconsulta psiquiátrica foi chamado para fazer uma avaliação no pós-operatório de sua décima laparotomia exploradora. Paciente procurou PA desacompanhada, apresentando dor abdominal intensa com vômitos e omitindo cirurgias e condições médicas prévias. Como exames não demonstraram alterações e dor persistia a despeito da prescrição de opioides, paciente foi encaminhada para centro cirúrgico. Chamou a atenção durante procedimento inúmeras cicatrizes e aderências, além de nenhum achado patológico.

Durante entrevista paciente mostrou-se pouco cooperativa e nada preocupada com seu estado de saúde. Descreveu as inúmeras cirurgias, assim como outros problemas de saúde, com riquezas de detalhes, usando termos médicos e acusando médicos e serviços anteriores de erro e negligência. Quando sugeri chamar um familiar ficou irritada e passou a ameaçar processar o hospital. Afirmou que toda família a maltratava e que marido fugiu com seu filho há 5 anos e desde então estava à procura deles com a ajuda de um delegado de polícia conhecido.

Devido a inúmeros indícios de transtorno factício, foram procurados dados da paciente em outros hospitais e família foi contatada. Constatou-se que paciente é portadora de porfiria aguda intermitente e que passou por incontáveis cirurgias e internações nos últimos anos, sempre com sintomas de dor abdominal e vômitos provocados por ela mesma por meio do uso velado de anticonvulsivantes. Mãe também relatou que paciente perdeu a guarda do filho após os pediatras da criança de 3 anos suspeitarem de intoxicação por fenobarbital devido a atraso no desenvolvimento neuropsicomotor incompatível com qualquer patologia neurológica. A partir daí paciente passou a peregrinar de hospital em hospital e afastou-se da família.

Para aprofundamento

- Yates GP, Feldman MD. Factitious disorder: a systematic review of 455 cases in the professional literature. General Hospital Psychiatry. 2016;41:20-8.
  → Artigo traz detalhes importantes e atualizados acerca do quadro clínico e epidemiologia dos transtornos factícios.
- Bass C, Glaser D. Early recognition and management of fabricated or induced illness in children. Lancet. 2014;383:1412.
  → A leitura deste artigo é indispensável para qualquer profissional da saúde que atenda crianças e traz informações necessárias para o diagnóstico mais precoce.
- Eastwood S, Bisson JI. Management of factitious disorders: a systematic review. Psychother Psychosom. 2008;77:209-18.
  → Discute as possíveis condutas nos casos de diagnóstico de transtorno factício, em especial, a questão de se confrontar ou não o paciente quanto a produção deliberada de sintomas.

tomadas, mediar conflitos entre equipe e doente e tentar engajá-lo no tratamento psiquiátrico. Muitas vezes o psiquiatra é colocado em situação difícil, exigindo-se que feche o diagnóstico e assuma a responsabilidade pelo paciente imediatamente.

REFERÊNCIAS BIBLIOGRÁFICAS

1. American Psychiatric Association. Manual diagnóstico e estatístico de transtornos mentais DSM-5, 5. ed. Porto Alegre: Artmed, 2014.
2. Catalina ML, Macias VG, Cos A de. Prevalence of factitious disorder with psychological symptoms in hospitalized patients. Actas Esp Psiquiar. 2008;36(6):345-9.
3. Catalina ML, Ugarte L, Moreno C. A case report. Factitious disorder with psychological symptoms. Is confrontation useful? Actas Esp Psiquiatr. 2008;36(0):00-00.
4. Yates GP, Feldman MD. Factitious disorder: a systematic review of 455 cases in the professional literature. General Hospital Psychiatry. 2016;41:20-28.
5. Shaw RJ, Dayal S, Hartman JK, DeMaso DR. Factitious disorder by proxy: pediatric condition falsification. Harv Rev Psychiatry. 2008;16:215-24.
6. McClure RJ, Davis PM, Meadow SR, Sibert JR. Epidemiology of Munchausen syndrome by proxy, non-accidental poisoning, and non-accidental suffocation. Archives of Disease in Childhood 1996;75:57-61.
7. Sheridan MS. The deceit continues: an updated literature review of Munchausen syndrome by Proxy. Child Abuse & Neglect. 2003;27:431-51.
8. Andrade LHSG, Lolio CAD, Gentil V, Laurenti R. Epidemiologia dos transtornos mentais em uma área definida de captação da cidade de São Paulo, Brasil. Rev Psiquiatr Clin. 1999;26(5):257-61.
9. Hagglund LA. Challenges in the treatment of factitious disorder: a case study. Archives of Psychiatric Nurs. 2009;23(1):58-64
10. Feldman MD, Ford CV. Factitious disorders. In: Sadock BJ, Sadock VA, editors. Kaplan and Sadock comprehensive textbook of psychiatry VII. 7th ed. Philadelphia: Lippincott Williams & Wilkins; 1999. p. 1533-43.
11. Plassmann R. The biography of the factitious-disorder patient. Psychother Psychosom 1994; 62:123-8.
12. Bass C, Halligan PW. Illness related deception: social or psychiatric problem?. JR Soc Med. 2007;100:81-4.
13. Camargo ALLS, Brandt RA. Transtornos factícios: desafio ético. Einstein: Educ Contin Saúde. 2008;6(4):188-90.
14. Asher R. Munchausen' syndrome. Lancet. 1951;1:339-41.
15. Chambers E, Yager J, Apfeldorf W, Camps-Romero E. Factitious aortic dissection leading to thoracotomy in a 20-year-old man. Psychosomatics. 2007;48:355-8.
16. Feldman MD, Eisendrath SJ, Tyerman M. Psychiatric and behavioral correlates of factitious blindness. Compreh Psychiatry. 2008;49:159-62.
17. Feldman MD, Hamilton JC. Serial factitious disorder and Munchausen by proxy in pregnancy. Int J Clin Pract. 2006;60(12):1675-8.
18. Hirayama Y, Sakamaki S, Sagawa T, Takayanagi N, Chiba H, Matsunaga T, et al. Fatality caused by self-bloodletting in a patient with factitious anemia. Intern J Hematol. 2003;78:146-8.
19. Mailis-Gagnon A, Nicholson K, Blumberger D. Characteristics and period prevalence of self-induced disorder in patients referred to a pain clinic with the diagnosis of complex regional pain syndrome. Clin J Pain. 2008;24(2):176-85.
20. Newmark N, Kay J. Pseudologia fantastica and factitious disorder: review of the literature and a case report. Comprehensive Psychiatry. 1999;40(2):89-95.
21. Burton MC, Warren MB, Lapid MB, Bostwick JM. Munchausen syndrome by adult proxy: a review of the literature. J Hospital Med. 2015;10(1).
22. Meadow R. Munchausen syndrome by proxy abuse perpetrated by men. Arch Dis Child. 1998;78:210-16.
23. Adshead G, Bluglass K. Attachment representations in mothers with abnormal illness behavior by proxy. Br J Psychiatry. 2005;187:328-33.
24. Krahn LE, Li H, O'Connor MK. Patients who strive to be ill: factitious disorder with physical symptoms. Am J Psychiatry. 2003;160:1163-8.
25. De Jong RN. The neurologic examination. Philadelphia. Harper and Row; 1979.

26. Kanaan RAA, Wessely SC. Factitious disorders in neurology: an analysis of reported cases. Psychosomatics. 2010;51:47-54.

27. Moreira EC, Moreira LA. Hipocondria por procuração em crianças: relato de dois casos. J Pediatr. 1999;75(5):373-6.

28. Hallet M, Fahn S, Jankovic J, et al. Psychogenic movement disosrder: neurology and neuropsychiatry. Philadelphia: Lippincott Willians and Wilkins; 2006.

29. Lau B. Involuntary treatment of a patient with factitious disosrder: a paradox? Can J Psychiatry. 2003;48(4):284.

30. McGuire TL, Feldman KW. Psychologic morbidity of children subjected to Munchausen syndrome by proxy. Pediatrics. 1989;83:289-92.

31. Van den Bergh O, Witthoft M, Petersen S, Brown RJ. Symptoms and the body: taking the inferential leap. Neuroscience and Biobehavioral Reviews. 2017;74:185-203.

7

Interconsulta no paciente com dor

Letícia Maria Furlanetto
Shirley Moreira Burburan
Vanessa de Albuquerque Citero

Sumário

Definições e conceitos
Classificação
Fisiopatologia da dor
    Mecanismos e vias de condução da dor
    Sensibilização central e "memória da dor"
A interface da fisiopatologia da dor com a psiquiatria
    Fatores neurobiológicos envolvidos na conexão: dor, depressão e insônia
Mensuração da dor
Aspectos emocionais na dor aguda e na dor crônica
O pedido de interconsulta
    Descobrindo a real demanda do pedido
Condições que devem ser avaliadas
    Delirium
    Depressão
    Transtornos ansiosos x ansiedade existencial
    Transtorno de sintomas somáticos
    Transtorno por uso de substâncias
    Simulação
Princípios gerais no manejo de pacientes com dor
Abordagem farmacológica da dor
Farmacologia da dor e a psiquiatria
Manejo não farmacológico
    Conversando e escutando na interconsulta
Intervenções complementares
Manejo da "dor total" e da "ansiedade existencial"
Considerações finais
Vinheta clínica
Para aprofundamento
Referências bibliográficas

Pontos-chave

- Definir os tipos e entender a fisiopatologia da dor.
- Identificar e entender os aspectos emocionais no paciente com dor aguda e crônica.
- Diagnosticar os principais transtornos mentais encontrados nos pacientes com queixa de dor.
- Familiarizar-se com as intervenções farmacológicas e psicossociais para o manejo de pacientes com dor.
- Discutir com a equipe de saúde os aspectos da interface da psiquiatria com a clínica de dor.

INTRODUÇÃO

"É evidentemente impossível transmitir a impressão de dor pelo ensinamento, visto que ela só é conhecida daqueles que a sentiram. Além disso, nós somos ignorantes de cada tipo de dor antes que a tenhamos sentido.

Galeno (A.D. 129-199)

A dor é o sintoma mais antigo e prevalente na prática clínica, pois é a razão que mais frequentemente leva o paciente a buscar cuidados médicos. Nos primórdios, a dor era vista como causada por espíritos malignos. A partir de Hipócrates (460 a.C. a 377 a.C.) passou a ser vista como causada por enfermidades do corpo, enfatizando-se a necessidade da compaixão.

Existe uma forte associação entre transtornos mentais e dor[1]. Uma pesquisa brasileira feita na comunidade mostrou que idosos que se queixavam de dores tinham uma chance significativamente maior de terem um transtorno mental associado[2]. Pacientes psiquiátricos têm maior risco de evoluir com dor crônica[3]. Coronariopatas com dor torácica têm maior chance de evoluir com depressão e ansiedade[4]. Assim como, pacientes com dor crônica têm mais insônia e alterações de memória[5]. Evidências atuais revelam uma conexão entre dor, depressão e insônia do ponto de vista neurobiológico[6]. Também foi demonstrado como o simples sentimento de rejeição é capaz de ativar as mesmas áreas no cérebro que a dor física, modulando-a[7]. E mais, a magnitude dessa modulação neural dos circuitos da dor pelo sentimento de rejeição se associa à qualidade da experiência interpessoal na infância com seus cuidadores[7]. Além disso, pessoas com doença mental tendem a ter pior aderência ao tratamento da dor. Por outro lado, um estudo demonstrou que a interconsulta com o tratamento psiquiátrico, quando indicado, para pacientes de uma clínica de dor, contribuiu para a redução desta[8]. Por isso, é fundamental o treinamento do psiquiatra nesta área[9].

DEFINIÇÕES E CONCEITOS

A interconsulta psiquiátrica é uma subespecialidade da psiquiatria que se ocupa de responder pareceres, ensinar e fazer pesquisa na interface da psiquiatria com a medicina geral (vide capítulo específico).

Segundo a Associação Internacional para o Estudo da Dor, "a dor é uma experiência emocional, com sensação desagradável, associada à lesão tecidual real, potencial ou descrita em termos de tal lesão"[10]. Ou seja, a dor pode ocorrer sem lesão evidente. A Tabela 1 descreve alguns termos usados na clínica de dor.

CLASSIFICAÇÃO

Na prática clínica, pode-se distinguir dois tipos de dor: aguda e crônica.

- Dor aguda: é fisiológica, sendo deflagrada por lesões orgânicas agudas em geral. Tem função de alerta e defesa, contribuindo para a preservação da vida. Cursa com ativação do sistema nervoso autônomo, a ansiedade está comumente associada e sua relação de causa-efeito é bem definida, desaparecendo quando a causa é tratada. É vista como uma "dor boa e adaptativa" porque a aversão causada leva o indivíduo a agir para impedir lesão maior.
- Dor crônica: possui caráter patológico, a relação de causa-efeito nem sempre é bem definida e muitas vezes não se evidencia algo que a justifique. Insidiosa, com duração superior a 3 meses (alguns autores consideram 6 meses), não tem função de alerta ou defesa, podendo existir ou persistir na ausência de lesão real (a dor é a própria doença), produzindo alterações no comportamento emocional (ansiedade, medo, desespero, desesperança, depressão) e podendo levar à incapacidade permanente.

FISIOPATOLOGIA DA DOR

O conceito de dor vem evoluindo integrando os componentes sensorial, afetivo, emocional, cognitivo e influências genéticas, em uma complexa matriz neuronal gerando uma "neuroassinatura". Por meio dessa visão multidimensional seria possível entender a dor como uma experiência pessoal e única[11].

Tabela 1 Termos usados na clínica de dor e suas definições

Alodinia	Dor com estímulos que normalmente não a provocam (p. ex., leve toque causando dor).
Cinesiofobia	Medo de realizar determinados movimentos que estão associados com a sensação de dor.
Dependência fisiológica	Desenvolvimento de síndrome de abstinência quando a droga é descontinuada abruptamente ou um antagonista é administrado.
Disestesia	Sensação anormal, espontânea ou provocada, que é considerada desagradável.
Dor central	Dor oriunda do sistema nervoso central (SNC) (p. ex., infarto talâmico).
Dor neuropática	Causada por transtorno funcional ou alteração patológica em um ou mais nervos. Se associa a alterações sensoriais.
Dor nociceptiva	Dor decorrente da ativação de nociceptores, que são encontrados em todos os tecidos, exceto no SNC (p. ex., dor musculoesquelética, dor pós-operatória, inflamações, traumatismos).
Dor visceral	Dor decorrente da estimulação de terminações nervosas localizadas nas vísceras. Essas terminações normalmente respondem mais ao estiramento (p. ex., cólicas) do que a outras alterações (inflamação, traumatismos); a dor é geralmente difusa e mal localizada.
Dor total	Dor não só física, mas também mental, psicológica, emocional e espiritual.
Hiperalgesia	Redução do limiar de dor com resposta dolorosa exagerada a um estímulo provocador.
Hiperestesia	Redução do limiar de detecção (sensibilidade aumentada à estimulação); a definição exclui os sentidos especiais.
Neuralgia	Dor no trajeto de um ou mais nervos.
Pseudoadição	O indivíduo não tratado adequadamente para a dor continua pedindo mais medicação.
Tolerância	Necessita aumentar a dose da droga para obter o mesmo efeito.

Mecanismos e vias de condução da dor

A dor é deflagrada por estímulos intensos e potencialmente lesivos que ativam os nociceptores, lesam o tecido e desencadeiam uma reação inflamatória com consequente liberação de interleucinas 1 e 6 (IL-1 e IL-6) e fator alfa de necrose tumoral (TNF-α), além de mediadores químicos que desencadeiam alterações vasculares, imunológicas, inflamatórias e ativam os nociceptores ou reduzem seu limiar de excitabilidade, sensibilizando-os e permitindo que estímulos menos intensos passem a ativar esses receptores, constituindo a hiperalgesia primária. Um esquema representativo desse mecanismo periférico encontra-se na Figura 1.

Além da hiperalgesia primária, ao redor da zona de lesão observa-se também um segundo halo de hiperalgesia que é denominada hiperalgesia secundária. Ocorre como consequência da sensibilização espinhal, facilitando a condução do estímulo doloroso na medula e também o recrutamento de terminações nervosas que anteriormente não conduziam dor. Como resultado, há uma amplificação do estímulo doloroso e, em longo prazo, pode levar à cronificação da dor a nível periférico (sensibilização periférica).

Os impulsos neurais oriundos dos nociceptores são transmitidos até a medula espinhal ou ao tronco encefálico no caso dos nervos cranianos e, então, projetam-se para a formação reticular, o tálamo e o córtex. Informações nociceptivas e não nociceptivas oriundas do corno posterior da medula são levadas diretamente para estruturas diencefálicas como o hipotálamo pelo trato espino-hipotalâmico[12] (Figura 2).

Existe a modulação inibitória da dor a nível local, espinhal, assim como o sistema analgésico descendente (modulação suprassegmentar) (Figura 2).

Sensibilização central e "memória da dor"

A ativação repetitiva ou prolongada dos neurônios nociceptivos com a liberação contínua de substância P e glutamato pelas terminações aferentes espinhais acarreta a despolarização prolongada da membrana e o aumento dos disparos dos neurônios espinhais. Essas alterações resultam em alteração plástica neuronal, sendo duradouras e, muitas vezes, irreversíveis, tornando esses neurônios hipersensíveis e capazes de atividade espontânea, estabelecendo a "memória da dor", que acompanhará o indivíduo pelo resto de sua vida[12].

A INTERFACE DA FISIOPATOLOGIA DA DOR COM A PSIQUIATRIA

A condução da dor tem o seu componente sensorial no neocórtex somatossensorial (intensidade e localização) e emocio-

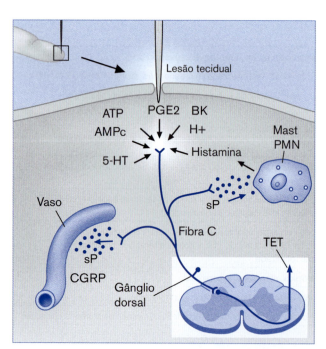

Figura 1 Mecanismo periférico da dor.
BK: bradicinina; CGRP: peptídeo geneticamente relacionado a calcitonina; 5-HT: serotonina; PGE2: prostaglandina E2; PMN: mastócito polimorfonuclear; sP: substância P; TET: trato espinotalâmico.

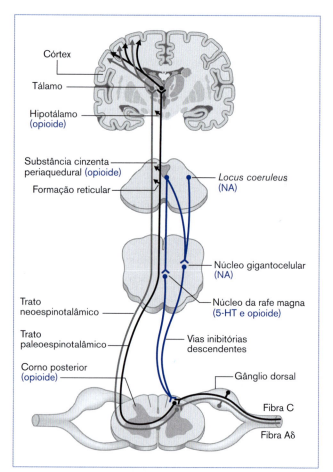

Figura 2 Vias nociceptivas e sistemas inibitórios descendentes. Vias nociceptivas ascendentes (preto e cinza); sistemas inibitórios em azul. 5-HT: sistema serotoninérgico; NA: sistema noradrenérgico.

nal no sistema límbico e na área pré-frontal, entre outras, onde ganhará um significado (p. ex., "há perigo" versus "não há perigo"; "é importante e merece atenção imediata" versus "não é importante"). Além disso, existem fibras que conduzem o estímulo doloroso diretamente ao hipotálamo, região envolvida com respostas autonômicas e endócrinas que regulam funções vegetativas (sono, apetite) e a resposta ao estresse. Sabe-se que o estresse mantido gera uma alteração no eixo hipotálamo-hipófise-adrenal (HHA) que acarreta atrofia do hipocampo. Essa atrofia está associada a várias alterações, entre elas a depressão e a sensibilização à dor. Uma região importante nessa interface (dor e emoções) é a amígdala. Ela contribui modulando o quanto e como o hipocampo guarda a informação da dor e, ao mesmo tempo, vem sendo considerada como um dos locais que teria a patologia molecular associada à depressão maior, em indivíduos geneticamente predispostos[13]. Pessoas deprimidas ao processar a dor, têm uma hiper-reatividade da amígdala, hipocampo e córtex pré-frontal, o que corresponderia clinicamente a uma reatividade emocional aumentada que dificultaria a habilidade de modular experiência da dor[6].

É interessante notar que mudanças no hipocampo de animais de laboratório são capazes de levar a alterações mantidas no comportamento e que essas mudanças podem ser revertidas quando os animais são colocados em um ambiente novo, interessante e com desafios[14]. Essas informações ajudam a entender como funcionam algumas técnicas (cognitivo-comportamentais, técnicas de visualização de imagens, etc.) que têm mostrado benefícios no manejo de pacientes com dor.

Algumas substâncias agem modulando tanto a dor quanto as emoções e o comportamento. A serotonina e a noradrenalina têm efeitos pronociceptivos ou antinociceptivos, dependendo do local ou do receptor em que atuam. Sua ação conjunta nas vias inibitórias descendentes explicaria o efeito antiálgico obtido com os antidepressivos tricíclicos e os duais (que são inibidores da recaptação da serotonina e da noradrenalina). Já na periferia, a serotonina (via receptor 5HT3) e a noradrenalina (via receptor α2-adrenérgico) seriam pronociceptivas, aumentando a dor. Outro efeito da noradrenalina seria a diminuição da liberação de substância P. Essa substância faz com que fibras que antes não conduziam dor passem a conduzi-la, levando a mais dor e inflamação, aumentando a motilidade intestinal, a ansiedade e o sofrimento psicológico. A dor leva à insônia, que por sua vez, causa aumento na liberação da substância P. Pacientes deprimidos têm níveis aumentados de citocinas pró-inflamatórias, envolvidas na modulação do sono e da dor[15].

Fatores neurobiológicos envolvidos na conexão: dor, depressão e insônia

Uma revisão recente sintetiza os correlatos neurobiológicos (alterações funcionais e estruturais) na dor, depressão e insônia[6]. A Figura 3 sintetiza esses achados. Os autores sugerem que estresse, sobretudo precoce (sofrido na infância), pode levar à disfunção do receptor de glicocorticoide, impedindo, ao longo da vida, o *feedback* negativo adequado, gerando ativida-

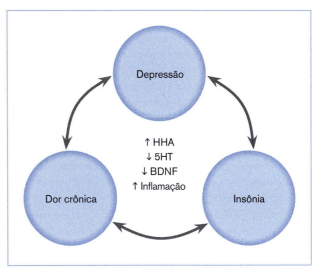

Figura 3 Correlatos neuroquímicos na dor crônica, depressão e insônia.
HHA: eixo hipotálamo-hipófise-adrenal; 5HT: 5 hidroxitriptamina; BDNF: fator neurotrófico derivado do cérebro; Inflamação: citocinas pró-inflamatórias.

de desenfreada do HHA, que, possivelmente, contribui para algumas das alterações acima. Apontam, também, que polimorfismos genéticos compartilhados levariam à associação destas 3 condições como uma via final comum[6].

MENSURAÇÃO DA DOR

A intensidade da dor deve ser avaliada de modo regular e é fundamental para o bom manejo desta. O método mais simples de mensuração é a escala numérica verbal, que consiste em solicitarmos ao paciente que atribua uma nota a sua dor em uma escala de 0 (nenhuma dor) a 10 (pior dor possível).

Existem também escalas visuais que são apresentadas ao paciente sob a forma de impressos ou réguas, como a escala visual analógica (EVA) que correlaciona descritores verbais (dor leve/moderada/intensa), números (0 a 10) e cores com as expressões faciais (de sorrindo feliz até zangada ou chorando) correspondentes ao grau de intensidade da dor. Essa escala é útil para a avaliação contínua da dor e possui validade psicométrica (Figura A no encarte colorido).

ASPECTOS EMOCIONAIS NA DOR AGUDA E NA DOR CRÔNICA

Quando temos uma dor aguda, esta funciona como um sinal de alerta e logo pensamos: "Há algo de errado". Tentamos descobrir a causa e aliviar a dor. Por exemplo, "Lembrei! Ontem carreguei muito peso... deve ser dor muscular". Quando descobrimos a causa da dor, ela começa a fazer sentido e é possível que a ansiedade já diminua, mesmo antes do seu alívio. Se, contudo, a dor persiste e aumenta de intensidade, apesar das medidas iniciais, pode haver um novo sentimento de alarme. Buscamos uma estrutura cognitiva que nos ajude a compreender a dor. Existem duas preocupações: "Será que é algo mais sério ainda não detectado?" e "Será que esta dor ficará fora de controle?" Desse modo, a ansiedade aumenta e buscamos ajuda com urgência. Essas são reações normais à dor aguda e há uma tendência a se achar que todas as dores são assim[16]. Contudo, na dor crônica é diferente. A dor até pode mudar de intensidade, mas nunca desaparece completamente. Ela não faz mais sentido como um "sinal de alerta", já que não pode ser evitada ou tratada. A dor passa a ser associada a um castigo: "Por que eu? O que eu fiz para merecer tanto sofrimento?" Essa falta de sentido e de controle da dor pode levar o paciente a ter sentimentos de desamparo, desespero, desesperança[16].

Percepções do paciente, tais como julgar que a doença teria consequências graves e uma percepção de baixo controle/cura desta, associam-se a maiores níveis de dor, independentemente de medidas físicas objetivas e dos níveis de depressão[17]. Pacientes crônicos com maiores níveis de "pensamento catastrófico" (amplificação e ruminação da dor), têm mais depressão e pior qualidade de vida[18]. A Figura 4 ilustra a complexidade que existe na modulação da dor do ponto de vista emocional.

O PEDIDO DE INTERCONSULTA

Quando a dor é aguda e se enquadra em um padrão fisiopatológico reconhecido, raramente é pedida uma interconsulta. Contudo, quando a dor é crônica, não responde ao tratamento, não tem um padrão fisiopatológico reconhecido ou se o paciente tem um comportamento diferente do esperado, pede-se interconsulta para elucidar se a dor é "psicológica" (implicitamente "se é de mentira") ou orgânica ("de verdade"). Outro motivo frequente para pedido de interconsulta é porque o paciente é sentido pela equipe como "poliqueixoso", "difícil", "agitado", "agressivo".

Independentemente do que esteja ocorrendo de fato, antes de começar a avaliar o paciente, enfrenta-se o desafio de não se deixar influenciar pela demanda de achar um "culpado" ou julgar quem está "falando a verdade". Dividir a dor nas categorias de dor exclusivamente mental ("é tudo coisa da cabeça do paciente") ou exclusivamente física ("é real, orgânica") confunde clínicos e pacientes e desvia os esforços do alvo, que é o tratamento. O mais importante é detectar fatores psicológicos/psiquiátricos do paciente e equipe, que possam estar influindo no quadro, e sugerir medidas que aumentem a eficácia do tratamento e a satisfação de ambas as partes.

Descobrindo a real demanda do pedido

Uma tática que ajuda é sempre conversar antes com a equipe (médico-assistente, enfermagem e outros profissionais envolvidos) para tentar entender "o real motivo" do pedido. Se possível, inclusive, avaliar o paciente junto com estes. O interconsultor estimula, assim, que tanto o paciente quanto a equipe ventilem suas dúvidas, preocupações e expectativas, aproximando-os.

CONDIÇÕES QUE DEVEM SER AVALIADAS

Na interconsulta o diagnóstico diferencial é muito difícil porque existe uma sobreposição de sintomas relacionados à internação, à doença de base e seus tratamentos e ao sofrimento pelos limites impostos pela dor. O interconsultor pode nortear seu raciocínio tentando responder algumas perguntas (Quadro 1).

Quadro 1 Perguntas que podem nortear o raciocínio clínico do interconsultor

A dor não melhora devido a um estímulo nociceptivo?
A dor é mantida devido ao sistema nervoso central (sensibilização)?
A queixa de dor pode ser completamente ou em parte explicada por um transtorno mental?
O comportamento de dor ou incapacidade se tornaram mais importantes do que a dor propriamente dita?
Existem aspectos da equipe ou família do paciente que podem estar influindo no quadro?
Existe um tratamento farmacológico eficaz?
Existem medidas não farmacológicas que podem ajudar a diminuir a dor ou a lidar melhor com ela?

É praticamente impossível "descartar" completamente causas físicas, psíquicas e sociais na gênese da dor dos indivíduos. Na maioria das vezes, o que encontramos é um somatório desses fatores, variando apenas o quanto cada um está influindo. Além de estar sempre aberto a alterações físicas ainda não detectadas que possam explicar a dor do paciente, o interconsultor deve avaliar algumas condições que podem estar associadas (Tabela 2).

Serão detalhadas a seguir peculiaridades das seguintes condições: *delirium*, depressão, ansiedade, transtorno de sintomas somáticos, transtornos por uso de substâncias e simulação. Vide as demais condições nos respectivos capítulos específicos.

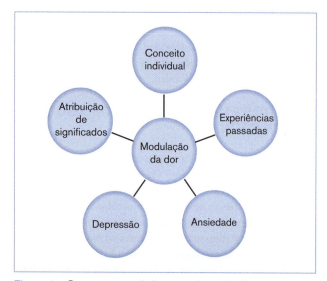

Figura 4 Componente afetivo-emocional da dor.

Tabela 2 Condições que devem ser avaliadas no paciente com dor

Transtornos mentais	Características
Delirium	Diminuição do nível de consciência
Psicose	Alteração da forma e do conteúdo do pensamento (delírios)
Depressão	Perda da capacidade de imaginar prazer com atividades antes prazerosas (p.ex. ver entes queridos, comer a comida predileta)
Transtornos ansiosos	Pânico, ansiedade generalizada, ansiedade antecipatória, que não melhoram mesmo após a analgesia
Transtornos de sintomas somáticos	Sintomas somáticos perturbadores associados a pensamentos, sentimentos e comportamentos anormais em resposta a esses
Transtorno sexual doloroso	Dor somente durante o ato sexual (dispareunia)
Transtornos dissociativos	Amnésia parcial, estreitamento da consciência
Transtorno do estresse pós-traumático	Pensamentos intrusivos, pesadelos, esquiva, alterações da cognição/humor e reatividade alterada, após evento traumático
Transtorno factício	Produzido intencionalmente para assumir o "papel de doente"
Transtornos de personalidade	Habilidade diminuída de ajustar-se à dor
Transtornos relacionados a substâncias psicoativas	Padrão compulsivo de uso de substâncias (passado ou atual)
Transtorno de ajustamento	Reação emocional em excesso após evento estressante. Não preenche critérios para outro transtorno mental
Outras condições	**Características**
Ansiedade existencial	Dor pela fragilidade e finitude do ser
Desmoralização	Perda da força moral pela condição desfavorável
Simulação	Produzido intencionalmente para obter vantagens

Delirium

Pacientes com prejuízo cognitivo têm dificuldade em reconhecer e expressar a dor. Destes, chamam especial atenção os pacientes com rebaixamento do nível de consciência (*delirium*). A apresentação desses pacientes é atípica e, na maioria das vezes, eles têm mais de uma fonte de dor. A interconsulta frequentemente é pedida porque o paciente está agitado, choroso ou não colabora com o tratamento. Cabe nesses casos sempre investigar a presença de dor, mesmo que o paciente não esteja podendo relatá-la (Quadro 2).

Quadro 2 Avaliação da dor nos pacientes com rebaixamento do nível de consciência

Dados objetivos
Lesões de pele e mucosas
Infecções
Retenção urinária
Constipação, impactação fecal
Irritação por catéteres, drenos
Comportamentos associados
Choro, gemidos
Respiração ruidosa
Alterações na mímica facial
Alterações no sono e apetite
Agitação psicomotora

Depressão

Deprimidos tendem a perceber mais dor e ter mais pensamentos catastróficos, independentemente da gravidade física[18,19]. Ao entrevistar deprimidos sobre dores no passado é importante estar atento para o "viés das lembranças", pois lembram somente fatos sombrios[20].

Em pacientes com depressão e fibromialgia, a depressão precedeu o diagnóstico de fibromialgia em cerca de 80% dos casos[21]. Por outro lado, pacientes com osteoartrite ou artrite reumatoide tiveram maior chance de deprimir após 3 anos, enquanto o inverso não ocorreu[22].

Sintomas leves de tristeza, choro, insônia, irritabilidade, preocupações e inapetência são comuns tanto no paciente que está com dor quanto nos deprimidos. Indivíduos com doenças físicas crônicas e incapacidade relatam um sentimento de "desmoralização" no sentido de perda da força moral, com redução da autoconfiança, da coragem e da capacidade de decisão, o que pode ser confundido com a doença depressão. Contudo, existem características que ajudam a discriminar a depressão nos pacientes que têm doenças físicas associadas, que são: história pessoal e familiar de depressão, perda de interesse pelas pessoas (sobretudo entes queridos) e incapacidade de imaginar ter prazer com atividades antes prazerosas (anedonia)[23]. Quando esses sintomas já têm intensidade moderada a grave, persistindo, na maior parte do tempo, quase todos os dias, de forma autônoma e independente da condição física e da dor, devem levantar a suspeita de um transtorno depressivo maior.

Existem sintomas depressivos em pacientes internados para tratar doenças físicas que merecem especial atenção por se associarem a maior mortalidade, independentemente da gravidade física, que são: anedonia, desesperança, sensação de fracasso, indecisão e insônia[24,25].

Uma entrevista cuidadosa com a pessoa que está doente para saber a constância dos sintomas, como eles flutuam em relação à dor e a explicação do porquê de cada sintoma ajuda a discriminar os deprimidos. Indivíduos internados com dor e sem depressão podem ter vários sintomas do tipo depressivo (insônia, inapetência, fadiga, etc.), mas conseguem explicar facilmente porque acordam durante a noite (p. ex., barulho do hospital, dor, incômodo pela doença), porque comem menos (p. ex., náuseas, comida do hospital, constipação), porque se isolam e ficam quietos (p. ex., medo da dor aumentar). Pacientes clínicos não deprimidos, mesmo quando gravemente doentes, ainda conseguem alegrar-se quando recebem visitas ou ao saber boas notícias sobre sua doença e quando há diminuição da dor[26].

O diagnóstico da depressão nesse grupo não deveria ser feito por exclusão. Como vimos, existem sintomas positivos e perguntas que ajudam a detectar e a discriminar a depressão, mesmo nos pacientes com dor e várias doenças físicas. Portanto, há que se ter cautela com o diagnóstico de "depressão mascarada", quando não se encontra prontamente uma causa física que justifique a dor. Muitos médicos pensam: "Eu não sei o que o paciente tem, então deve ser depressão". Esse raciocínio pode conduzir a erros e não ajuda o paciente. Muitas vezes o que ocorre não é um mascaramento da depressão e sim da nossa ideia do que seja a depressão[27].

Transtornos ansiosos x ansiedade existencial

Cerca de 30% dos pacientes com dores intratáveis apresentam algum transtorno ansioso. Pacientes com anemia falciforme e ansiedade relatam dor de maior intensidade, maior sofrimento e maior interferência da dor nas atividades, mesmo nos dias que estão sem crise pela doença física[28].

Outras causas de ansiedade nos pacientes com dor crônica incluem a desorganização das relações normais e a presença de limites impostos pela dor e pela doença de base. Os problemas existenciais aumentam porque a pessoa tem que reorientar expectativas e perspectivas sobre a vida. Isso é particularmente comum na dor associada ao câncer. Lidar com a finitude, a fragilidade do corpo e a incerteza do amanhã gera ansiedade existencial. O inconsciente não concebe a própria morte. Portanto, o indivíduo pode sentir como se todos os entes queridos fossem morrer ao mesmo tempo[29]. No Quadro 3 são relacionadas perguntas úteis para avaliar depressão, ansiedade e outros aspectos emocionais nos pacientes com dor.

Quadro 3 Perguntas para avaliar depressão, ansiedade e outros aspectos emocionais na pessoa com dor

"Tem dor há muito tempo?" "Quando começou?" "Como era a vida na época?"
"O que essa dor o impede de fazer?" "Como é isso para você?" "Algo mais o incomoda?"
"E quando está sem dor, consegue imaginar que se alegraria com o que gostava antes de adoecer?"

continua

Quadro 3 Perguntas para avaliar depressão, ansiedade e outros aspectos emocionais na pessoa com dor *(continuação)*

"Já teve depressão? Como foi a depressão?" Se teve: "Ainda tem sintomas?" "Alguém mais na família?"
Se não come e não dorme: "Por quê?" "O sono e o apetite melhoram quando você está sem dor?"
"Qual a sua comida predileta?" "Consegue imaginar que teria prazer de comê-la, se estivesse sem dor"?
"Acorda de noite com pesadelos e coração disparado?" Se sim: "O que vem à cabeça?" "Medos?"
"Às vezes, quando sofremos, pensamos em morrer?" "Acontece contigo?" "E quando a dor melhora?"
"Quais as suas preocupações quanto ao que acontece no presente?" "E no futuro?"

Transtorno de sintomas somáticos

O diagnóstico deve ser feito com base em sintomas positivos (sintomas somáticos perturbadores associados a pensamentos, sentimentos e comportamentos anormais em resposta a esses sintomas). Pode-se usar o especificador "com dor dominante", quando for o caso. Se a queixa de dor é completamente explicada como fazendo parte de um quadro depressivo (com queixas difusas e generalizadas de dor na presença de humor depressivo e anedonia), este diagnóstico não é feito.

São comuns neste grupo: história pregressa de abuso físico, relações pessoais de dependência, história familiar de alcoolismo e história pessoal de falha nas ligações afetivas. Pacientes com dor pélvica crônica têm história significativamente maior de abuso sexual na infância[30,31].

Transtorno por uso de substâncias

Os opioides apresentam fisiologicamente o fenômeno de tolerância (necessidade de aumentar a dose para obter o mesmo efeito) e, se retirados abruptamente após algum tempo de uso, ocorrem sintomas de abstinência, o que não caracteriza um transtorno mental. Contudo, caso haja a presença de um comportamento mal adaptado e problemático com o uso (abuso) ou de adição (com um padrão compulsivo de uso, em detrimento de todas as outras atividades), esse diagnóstico pode ser feito. Muitas vezes o que acontece é uma "pseudoadição". Ou seja, o indivíduo não tratado adequadamente para a dor continua pedindo mais medicação. Uma investigação cuidadosa de rotina antes da prescrição de opioides sobre hábitos e história médica pode ajudar no manejo mais seguro dessas medicações. Pacientes com história de abuso de substâncias, com doenças afetivas não tratadas adequadamente (p. ex., com hipomania) ou com resposta limitada a opioides no passado merecem atenção especial.

Como a comorbidade entre a dor crônica, insônia e sintomas depressivo-ansiosos é quase a regra, muitos pacientes usam benzodiazepínicos. Se por um lado, essas medicações ajudam a reduzir a ansiedade, dependendo da dose e do tempo de uso, podem estar relacionadas ao aparecimento de um transtorno induzido pelo seu uso com amnésia, fadiga e desânimo, dificultando o manejo da dor. Por isso, a importância de se perguntar se o paciente está usando benzodiazepínico e, sobretudo, como.

Simulação

Sempre há um ganho secundário com a dor e várias doenças graves têm sinais e sintomas que podem variar, confundindo. Como exemplo, citamos um pedido de interconsulta dizendo: "A paciente está simulando e querendo chamar a atenção. Chora de dor quando é examinada e quando fica deitada sozinha no quarto, para de chorar". Posteriormente, verificou-se que apresentava uma massa neoplásica no abdome que, quando a paciente estava sentada ou em pé, comprimia raízes nervosas e causava dor, mas quando deitava não havia essa compressão e a "dor passava". Por ser uma paciente idosa, muito crítica que dizia que só sairia do hospital quando estivesse curada e sem dor, as suas queixas eram vistas como "cobrança de mais atenção". O trabalho da interconsulta foi o de aproximar equipe/paciente/família para que pudessem baixar o preconceito e clarificar expectativas irreais das partes.

PRINCÍPIOS GERAIS NO MANEJO DE PACIENTES COM DOR

O primeiro passo para ajudar pacientes que relatam dor é levar a queixa a sério. Pessoas com dor crônica acabam se adaptando, podendo relatar dores agonizantes sem que tenham aparência de tal.

É importante que o médico não se deixe contagiar pelo desânimo e pela falta de crença do paciente no tratamento, devido a experiências passadas. Além de se tentar proporcionar, na medida do possível, alívio para a dor, é fundamental ajudar a pessoa a se sentir mais no controle, portanto menos vítima, ficando mais ativa, informada e participante durante todo tratamento médico[32].

ABORDAGEM FARMACOLÓGICA DA DOR

A terapia analgésica é um dos pilares fundamentais para o alívio da dor. Sempre que possível, além de se prover a analgesia adequada, deve-se tratar concomitantemente a causa da dor[12].

A dor aguda é geralmente de fácil controle e o uso de uma única droga muitas vezes é suficiente (p. ex., uso de anti-inflamatório no tratamento de uma lombalgia aguda). Já a dor crônica, de origem oncológica ou não, representa um grande desafio na prática clínica, pois além da monoterapia raramente se mostrar eficaz, muitas drogas utilizadas para analgesia são conhecidas por seus efeitos adversos, que são diretamente proporcionais à dose administrada. Nesses casos, o uso combinado de drogas, cuja ação é sinérgica, proporciona melhores resultados, permitindo o uso de menores doses de cada fármaco e minimizando a ocorrência de efeitos colaterais e toxicidade de cada uma das drogas isoladamente. A Organização Mundial da Saúde (OMS) elaborou uma escada analgésica para auxiliar na escolha do analgésico conforme a intensidade da dor (Figura 5). A Tabela 3 detalha essas medicações.

FARMACOLOGIA DA DOR E A PSIQUIATRIA

Diversas medicações usadas para tratar os transtornos mentais também têm efeito na diminuição da dor. Entre os antidepressivos, os mais eficazes na dor são os tricíclicos, que agem rapidamente (cerca de 2 a 3 dias) e em doses baixas. Os inibidores seletivos da recaptação da serotonina e noradrenalina (ISRSN), venlafaxina e duloxetina, com doses de pelo menos 150 e 60 mg, respectivamente, são uteis em algumas neuropatias periféricas[33]. Os inibidores seletivos da recaptação da serotonina (ISRS) não se mostraram eficazes na dor. Em relação aos anticonvulsivantes, a gabapentina, pregabalina e a carbamazepina são os mais usados para o tratamento da dor, enquanto o topiramato é utilizado na profilaxia das crises de enxaqueca.

Por outro lado, medicações usadas no tratamento da dor têm efeitos mentais. A incidência de síndromes psiquiátricas com o uso de corticoides é alta (podendo chegar a mais de 60%). Embora as alterações no humor, cognição, sono, comportamento, *delirium* e psicose sejam possíveis, os efeitos mais comuns com o uso de corticoides por curto período de tempo são a euforia e a hipomania[34]. Doses de prednisona equivalentes ou maiores que 40 mg/dia são associadas ao aumento da incidência de síndromes psiquiátricas. O tratamento, quando possível, consiste na redução ou retirada do corticoide. Há que se ter em mente o risco de abstinência ao corticoide com a retirada rápida, que pode precipitar depressão, ansiedade, fadiga e até mania e *delirium*. Além disso, pode ocorrer piora da dor com quadro de mialgias generalizadas. Mesmo após a retirada, a síndrome psiquiátrica pode demorar a desaparecer e o tratamento sintomático pode ser útil até a remissão do quadro[34].

Muitas vezes a agitação, os sintomas depressivos e ansiosos do paciente são decorrentes do tratamento inadequado da dor. Nesse sentido, cabe lembrar algumas diretrizes da OMS para o tratamento da dor, que são: 1) os analgésicos devem ser administrados em intervalos fixos e regulares (não esperar até que a dor volte para tornar a administrá-los); 2) a dose deve ser individualizada e ajustada conforme a necessidade (a dose correta é a que alivia a dor do paciente, que deve permanecer abai-

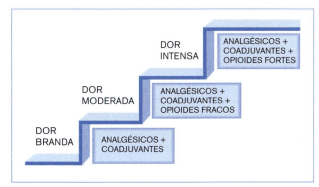

Figura 5 Escada Analgésica da Organização Mundial da Saúde.

Tabela 3 — Medicações usadas na clínica de dor

Medicação	Indicações
Analgésicos	
Dipirona	1 g de 6/6 ou até de 4/4 horas (dose máxima 6 g/dia).
Paracetamol	1 g de 6/6h - dose máxima 4 g/dia (acima disso há risco de hepatoxicidade).
AINEs	Úteis na dor nociceptiva aguda. Sem ação comprovada na dor neuropática. Evitar seu uso na dor crônica: toxicidade renal, risco de sangramento digestivo.
Corticoides	Utilizados nas dores reumáticas e oncológicas atuando na inflamação e no processamento da dor no nível espinhal.
Antidepressivos tricíclicos	Eficazes nas dores neuropáticas.
Amitriptilina	Doses baixas, de 12,5 a 25 mg (máximo até 100 mg/dia), são eficazes para analgesia, no sono e têm efeito imediato. NNT = 3,1. Também age na profilaxia das crises de enxaqueca (25 a 75 mg/dia).
Nortriptilina	Doses de 10 a 150 mg.
Antidepressivos duais (ISRSN)	Eficazes em algumas neuropatias periféricas.
Venlafaxina	Eficaz na polineuropatia diabética nas doses de 150 a 225 mg/dia. NNT = 4,6.
Duloxetina	Eficaz na polineuropatia diabética nas doses de 60 a 120 mg/dia. NNT = 5,2.
Anticonvulsivantes	Eficazes nas dores neuropáticas.
Carbamazepina	1ª escolha na neuralgia do trigêmio. Dose = 200 a 1.200 mg/dia. NNT = 2,6. Pode acarretar alterações hematológicas e hepáticas. Perfil de interação medicamentosa desfavorável.
Gabapentina	Dose = 900 a 3600 mg/dia.
Pregabalina	Dose = 75 a 600 mg/dia.
Topiramato	Usado na profilaxia das crises de enxaqueca. Dose = 50 a 200 mg/dia.
Opioides fracos (têm dose-teto)	A dose máxima é limitada por seus efeitos colaterais. Causam constipação intestinal, sedação, náusea, vômitos, prurido e depressão respiratória.
Codeína	Dose = 30 a 60 mg de 6/6 ou de 4/4h Dose máxima: 360 mg/dia. É uma pró-droga que é convertida em morfina pela enzima do citocromo P450 CYP2D6.
Tramadol	Dose = 100 a 400 mg/dia. Possui propriedades serotoninérgicas e noradrenérgicas. Deve ser usado com cautela em idosos.
Opioides fortes (não têm dose-teto)	A dose ideal é a que controla a dor do paciente. Causam constipação intestinal, sedação, náusea, vômitos, prurido e depressão respiratória.
Morfina	Biodisponibilidade variável (de 35 a 75%): a dose deve ser ajustada individualmente. Formulações de ação rápida e longa. Reduzir doses em pacientes hepatopatas e idosos. Libera histamina e deve ser usada com cautela em pacientes asmáticos.
Metadona	Meia-vida longa e variável. Antagonista NMDA, eficaz nas dores neuropáticas.
Oxicodona	Igual à morfina.
Fentanil	100 vezes mais potente que a morfina. Administrado por via transdérmica e intravenosa.
Relaxantes musculares de ação central	
Baclofeno, tizanidina	Possuem efeito sedativo e devem ser usados com cautela nos pacientes em uso de fluvoxamina, álcool, ansiolíticos, opioides e outros depressores do SNC.
Ciclobenzaprina	Derivado tricíclico. Potencializa a ação dos antidepressivos tricíclicos, apresentando os mesmos efeitos colaterais e perfil de interações medicamentosas.

NNT: número de pacientes que é necessário tratar para um obter efeito); AINEs: anti-inflamatórios não esteroides; ISRSN: inibidor seletivo da receptação da serotonina e noradrenalina; NMDA: N-metil D-aspartato; SNC: sistema nervoso central.

xo de 5, conforme a escala de dor; e 3) deve-se prevenir e tratar os efeitos colaterais das drogas analgésicas utilizadas (p. ex., uso de laxantes regulares). Pacientes em uso de opioides frequentemente têm constipação, que se não prevenida e tratada, pode levar à inapetência, mal estar e até *delirium*[35]. Além disso, pelo risco de dependência, deve-se tratar adequadamente as doenças mentais prévias e ter um único médico prescritor de opioides, que manterá acompanhamento rigoroso[35].

A maioria das drogas utilizadas na clínica é metabolizada por via hepática através das isoenzimas do citocromo P450.

Drogas indutoras enzimáticas aumentam a eliminação de outras, reduzindo os efeitos terapêuticos esperados. Já os inibidores enzimáticos proporcionam acumulação do fármaco que é seu substrato. E mais, às vezes é necessária essa via de metabolização para que se tenha o efeito da droga, através de seu metabólito. Um exemplo é a codeína, que é metabolizada em morfina através da enzima 2D6 do citocromo P450. Assim, medicamentos que inibem essa via (p. ex., fluoxetina, paroxetina, quinidina) podem levar à diminuição ou à anulação do efeito da codeína (Tabela 4).

Tabela 4 Drogas metabolizadas pelo citocromo P450

Enzima	Substrato	Inibidor
CYP 1A2	Paracetamol, clorpromazina, amitriptilina, imipramina,	Fluvoxamina, quinolonas
CYP 2C19	Fenitoína, amitriptilina, imipramina, diazepam, fenobarbital	Fluoxetina, fluvoxamina
CYP 2D6	Codeína, oxicodona, tramadol, clorpromazina, haloperidol, risperidona, nortriptilina, vortioxetina	Fluoxetina, paroxetina, bupropiona, quinidina
CYP 3A3/4	Amitriptilina, imipramina, alprazolam, midazolam, metadona, fentanil, carbamazepina*, fenitoína*, venlafaxina, corticosteroides	Norfluoxetina, fluvoxamina, quinolonas, cetoconazol, antibióticos macrolídeos

*Indutor enzimático.

Como vimos, o tratamento farmacológico da dor envolve a combinação de várias drogas que atuam em conjunto a fim de prover a melhor analgesia com os menores efeitos colaterais possíveis. Porém, a associação de drogas possibilita interações medicamentosas perigosas[36] (Tabela 5). E mais, cada indivíduo tem várias comorbidades físicas e respostas diferentes a essas medicações, sendo necessária uma otimização da prescrição, personalizando-a[37].

Tabela 5 Interações medicamentosas

Droga	Interage com	Efeito
ADTs	Metadona, clorpromazina, haloperidol, risperidona	↑ Níveis dos ADTs, ↑ QT, arritmias cardíacas
	Lítio	↑ Neurotoxicidade
AINEs	Lítio	↑ Toxicidade lítio
Carbamazepina	Fluoxetina	Síndrome serotoninérgica, ↑ toxicidade, parkinsonismo
	Lítio	↑ Neurotoxicidade
Ciclobenzaprina	Tramadol, IMAO	↑ Crises convulsivas
	ADTs	↑ Níveis ADTs
Codeína	Fluoxetina, norfluoxetina	Falha na ativação da codeína, ↓ efeito analgésico
Corticosteroides	Amitriptilina, imipramina, alprazolam, midazolam, metadona, carbamazepina, venlafaxina	Indução enzimática com ↓ nível das drogas
	Fenobarbital	↓ Efeito corticoide
Meperidina	IMAO	Síndrome serotoninérgica
	Fenobarbital, clorpromazina	↑ normeperidina, ↑ toxicidade
Metadona	Carbamazepina, fenitoína, rifampicina, antiretrovirais	Indução enzimática, ↓ efeito metadona, síndrome de abstinência
	Haloperidol, risperidona, clorpromazina, amitriptilina, fluoxetina	↑ QT, arritmias cardíacas
Morfina	ADTs, gabapentina, pregabalina, carbamazepina	↑ Efeito analgésico
	Benzodiazepínicos	↑ Depressão respiratória ↑ Sedação
	Haloperidol, clonazepam	↑ Depressão SNC, hipotensão arterial
Tramadol	ADTs, haloperidol, clorpromazina, risperidona	↑ Crises convulsivas
	Carbamazepina, fenitoína	↓ efeito analgésico
	ISRS, ISRSN, vortioxetina	Síndrome serotoninérgica

ADTs: antidepressivos tricíclicos; AINEs: anti-inflamatórios não esteroidais; QT: intervalo QT no eletrocardiograma; IMAO: inibidores da monoaminoxidase; ISRS: inibidores seletivos da recaptação da serotonina; ISRSN: inibidores seletivos da recaptação da serotonina e noradrenalina.

MANEJO NÃO FARMACOLÓGICO

Conversando e escutando na interconsulta

Os pacientes com dor crônica se sentem lesados não só na parte do corpo que dói, mas também na sua autoimagem e na "alma" (injúria narcísica). Por isso, o entrevistador deve deixar o paciente contar sua própria história. Um momento inicial de catarse é esperado e pode ajudar a reduzir a ansiedade e dar "pistas" de como lidar com a pessoa que sofre. Nesse momento, é aconselhável manter a neutralidade e ajudar a corrigir as expectativas não realísticas de cura ou a percepção de que os profissionais estão indiferentes ao seu sofrimento. Em essência, ser capaz de deixar o paciente com dor crônica falar sobre o que está causando raiva e medo é tão importante quanto falar sobre a insônia, a hérnia de disco ou os efeitos da medicação analgésica.

Naqueles pacientes em que o comportamento de dor ou a incapacidade se tornaram mais importantes do que a dor propriamente dita, é importante abrir espaço para serem ventilados fatores inconscientes que os impedem de largar este papel. O que a dor "impede" o indivíduo de fazer? Isso o protege de um mal maior? O paciente pode falar sobre histórias de abuso (sexual ou não), sentimentos de abandono, experiências infantis nas quais o papel de doente foi valorizado, sobre entes queridos com sintomas semelhantes ou quaisquer outros aspectos emocionais envolvidos.

Pessoas alexitímicas têm mais dificuldade de "ler" suas emoções, expressando-as no corpo preferencialmente. Etimologicamente, a palavra alexitimia é composta de "a" (não, privação) + "lex" (leitura) + "thi-mos" (glândula que era considerada responsável pelos sentimentos)[38]. A dor está expressando algum sentimento? O ditado "a boca cala, o corpo fala" ajuda a explicar e entender esse fenômeno. É facilmente entendido por todos e não tem conotação pejorativa.

Durante a interconsulta no hospital geral, nota-se que os profissionais da equipe muitas vezes também têm sentimentos desagradáveis e podem expressar ressentimentos e frustração em relação a um paciente que "não adere ao recomendado" e/ou porque este "não melhora da dor". O interconsultor tem um papel privilegiado em ajudar "cuidando de quem cuida". Neste contexto é imprescindível que o profissional "psi" seja humilde, entenda seu papel complementar e tenha uma visão sistêmica, sob pena de causar mais dano do que ajudar. Existem estratégias psicoterapêuticas que podem ser empregadas nesse contexto, que ajudam tanto a equipe quanto o paciente que está recebendo cuidados para uma doença física[39]. Ao escutar de forma neutra as queixas da equipe, permitindo que eles falem sobre o que não se pode falar normalmente, o interconsultor contribui para a diminuição do "mal-estar" em relação ao paciente. É importante que o profissional "psi" evite o uso de termos técnicos, julgamentos e rótulos psiquiátricos/psicanalíticos. O interconsultor terá mais sucesso nas suas ações se conseguir ficar quase "invisível", catalisando a aproximação de pacientes, famílias e equipe[39].

INTERVENÇÕES COMPLEMENTARES

Várias abordagens complementares no manejo de pacientes com dor trazem benefícios[40]. Intervenções psicológicas ajudam na redução da dor e de sintomas depressivos, com melhora na qualidade de vida[41], tendo um estudo mostrado, inclusive, redução na taxa de marcadores inflamatórios[42]. O principal foco das intervenções é o desenvolvimento de habilidades para lidar (*coping*, em inglês) com a dor, aumentando a sensação do indivíduo de ter algum controle sobre esta. Deve-se evitar estimular a "vitimização" ou "dourar demais a pílula" (p. ex., "agora, você viverá em função da sua doença"). Ajudam também: 1) estimular o indivíduo a buscar algo bom, mesmo dos acontecimentos ruins; 2) orientar a não guardar rancor, pois aumenta a tensão muscular e a dor; 3) explicar que viver é difícil mesmo, mas que a vida pode ser boa se respeitarmos nossos limites, não nos cobrando além de onde chega nossa mão; e 4) garantir que dá para ser feliz, só que de outro jeito.

Quando há algum exame de imagem alterado e, além disso, médicos e amigos dão informações alarmistas, há piora desse quadro. É como se o indivíduo se sentisse "condenado" a ter um papel de "deficiente" para sempre. Muitos sentem-se inseguros e têm medo de se movimentar (cinesiofobia). A terapia cognitivo-comportamental pode ser útil na modificação de cognições negativas reduzindo a depressão, que diminui a intensidade da dor percebida e a incapacidade gerada por ela[43]. Vide capítulo específico desta terapia.

Existem também terapias para o manejo do estresse e *sites* educativos com orientações que ajudam as pessoas com dor crônica a viver com mais qualidade (http://www.nationalpain-foundation.org/articles/561/living-with-chronic-pain).

A combinação de abordagens psicológicas com farmacológicas é mais eficaz do que somente uma das duas isolada[44].

As terapias físicas desempenham um papel fundamental no alívio da dor. Exercícios físicos, sobretudo os exercícios aeróbicos, acarretam liberação de opioides endógenos (endorfinas e encefalinas) que são capazes de inibir a substância P e o glutamato, diminuindo a excitabilidade das vias e terminais nociceptivos. Assim, além do alívio na dor, exercícios que envolvam tonificação e alongamento muscular devem ser indicados o mais precocemente e sempre que possível, pois são importantes instrumentos para a recuperação funcional dos pacientes com dor crônica.

Mostraram também benefício no controle da dor: acupuntura[45], massagem[46], yoga[47], hipnose[48], meditação[49], e visualização guiada de imagens prazerosas[50]. Características individuais (biológicas e emocionais), além das expectativas antecipadas sobre cada tratamento determinam quais medidas serão mais eficazes. Ou seja, funciona melhor aquele tratamento que o indivíduo acredita ser melhor[51]. Portanto, é fundamental "negociar" o tratamento com o paciente.

Também é muito importante orientar a família do paciente. Existe associação entre a dor, a falta de apoio social e a depressão[52]. Pacientes que estão satisfeitos com o apoio social recebido se esforçam mais e conseguem desenvolver melhor as habilidades para lidar com a dor[53]. Programas educativos e abordagens psicossociais que envolvam os cônjuges e cuidadores trazem benefício na dor e no sofrimento psíquico do paciente[54].

MANEJO DA "DOR TOTAL" E DA "ANSIEDADE EXISTENCIAL"

A dor persistente é vista como uma ameaça à sobrevivência. Em pacientes com doenças graves, estes conflitos e as incertezas são maiores ainda. O paciente pode estar falando de algo maior que a dor física. É a dor total, que tem a ver com a angústia existencial por perceber a fragilidade do corpo e a finitude do ser[55]. Nesse momento, reaparecem velhos conflitos e mágoas não resolvidos. A possibilidade de falar e "olhar de frente" essas dificuldades ajudam a elaborá-las. Em muitos casos, quando há uma doença fora de possibilidade terapêutica, não há o que dizer para o paciente. Uma escuta silenciosa e atenta sobre os medos, as expectativas e os sentimentos do indivíduo faz com que este se sinta aceito e respeitado, apesar de tudo, diminuindo sua dor, solidão e trazendo paz. A (re) aproximação do paciente com entes queridos e aspectos espirituais e religiosos também têm papel fundamental nesse momento. Ter bom senso, conhecimentos de medicina, dar tempo para "a pessoa", saber respeitar seus desejos e conseguir manter a esperança são ingredientes fundamentais no manejo de pacientes com dor.

CONSIDERAÇÕES FINAIS

Neste capítulo, foram abordados vários aspectos da interface da psiquiatria com a clínica de dor. Esses conhecimentos visam à formação de profissionais com habilidades clínicas para ajudar os indivíduos que sofrem de dor crônica a recuperar e a manter uma vida que tenha significado, vida esta que antes parecia sem esperança e vazia.

Vinheta clínica

Pedido de interconsulta: "Homem, 54 anos, com diagnóstico de mieloma múltiplo há 3 anos, agrediu fisicamente a enfermagem. Solicito avaliação psiquiátrica." A residente de clínica médica explicou que o paciente agrediu a técnica de enfermagem durante o plantão noturno. Quando perguntamos ao paciente o que tinha acontecido, ele explicou que na noite anterior estava começando a sentir dor e pediu a medicação analgésica prescrita para ser feita, se necessária. Disse que a técnica lhe falou para "esperar mais um pouquinho". Ele disse que foi ficando preocupado porque ela não escutou quando ele explicou para ela que já conhece sua dor e que "se não tomar logo a medicação, esta não funciona, ou demora muito mais para fazer efeito". Disse que na segunda vez que a técnica de enfermagem pediu para esperar mais um pouquinho, "perdeu a cabeça" e a agrediu. Ao exame psiquiátrico não foi possível detectar nenhum transtorno mental no paciente. A interconsulta consistiu em conversar com a residente sobre a indicação de analgesia em intervalos regulares. Com a equipe de enfermagem, a conversa foi sobre a fisiopatologia da dor. Não deveriam esperar se havia prescrição de analgésico SOS. A analogia seria entre "apagar um cigarro que caiu no tapete ou o fogo que já se alastrou na casa toda".

Para aprofundamento

- Botega NJ, ed. Prática psiquiátrica no hospital geral: interconsulta e emergência. 4 ed. Porto Alegre: Artmed; 2017.
- Furlanetto LM. Estratégias psicoterapêuticas em interconsulta. Rev Bras Psicoterapia. 2006;8(1):87-98.
- Ballantyne JC, Fishman SM, editors. Bonica' s management of pain. 4th ed. Philadelphia: Lippincott Williams & Wilkins; 2010.

REFERÊNCIAS BIBLIOGRÁFICAS

1. de Heer EW, Ten Have M, van Marwijk HWJ, Dekker J, de Graaf R, Beekman ATF, et al. Pain as a risk factor for common mental disorders. Results from the Netherlands Mental Health Survey and Incidence Study-2: a longitudinal, population-based study. Pain. 2018;159(4):712-8.
2. Blay SL, Andreoli SB, Dewey ME, Gastal FL. Co-occurrence of chronic physical pain and psychiatric morbidity in a community sample of older people. Int J Geriatr Psychiatry. 2007;22(9):902-8.
3. Shaw WS, Means-Christensen AJ, Slater MA, Webster JS, Patterson TL, Grant I, et al. Psychiatric disorders and risk of transition to chronicity in men with first onset low back pain. Pain Med. 2010;11(9):1391-400.
4. de Heer EW, Palacios JE, Ader HJ, van Marwijk HWJ, Tylee A, van der Feltz-Cornelis CM. Chest pain, depression and anxiety in coronary heart disease: consequence or cause? A prospective clinical study in primary care. J Psychosom Res. 2020;129:109891.
5. Bazargan M, Yazdanshenas H, Gordon D, Orum G. Pain in community-dwelling elderly african americans. J Aging Health. 2016;28(3):403-25.
6. **Boakye PA, Olechowski C, Rashiq S, Verrier MJ, Kerr B, Witmans M, et al. A critical review of neurobiological factors involved in the interactions between chronic pain, depression, and sleep disruption. Clin J Pain. 2016;32(4):327-36.**
   → Revisão crítica verificando todos os fatores neurobiológicos compartilhados entre a dor crônica, depressão e a insônia.
7. Landa A, Fallon BA, Wang Z, Duan Y, Liu F, Wager TD, et al. When it hurts even more: The neural dynamics of pain and interpersonal emotions. J Psychosom Res. 2020;128:109881.
8. Brinkers M, Rumpelt P, Lux A, Kretzschmar M, Pfau G. Psychiatric disorders in complex regional pain syndrome (CRPS): the role of the consultation-liaison psychiatrist. Pain Res Manag. 2018;2018:2894360.
9. **Elman I, Zubieta JK, Borsook D. The missing p in psychiatric training: why it is important to teach pain to psychiatrists. Arch Gen Psychiatry. 2011;68(1):12-20.**
   → Artigo que aborda aspectos importantes sobre a dor que deveriam ser ensinados no treinamento de psiquiatras.
10. Merskey H. Pain terms: a list with definitions and notes on usage. Recommended by the IASP Subcommittee on Taxonomy. Pain. 1979;6(3):249-52.
11. Melzack R. From the gate to the neuromatrix. Pain. 1999;Suppl 6:S121-6.
12. Ballantyne JC, Fishman SM, eds. Bonica' s management of pain. 4th ed. Philadelphia: Lippincott Williams & Wilkins; 2010.

13. Sibille E, Wang Y, Joeyen-Waldorf J, Gaiteri C, Surget A, Oh S, et al. A molecular signature of depression in the amygdala. Am J Psychiatry. 2009;166(9):1011-24.
14. Irvine GI, Abraham WC. Enriched environment exposure alters the input--output dynamics of synaptic transmission in area CA1 of freely moving rats. Neuroscience letters. 2005;391(1-2):32-7.
15. Raison CL, Capuron L, Miller AH. Cytokines sing the blues: inflammation and the pathogenesis of depression. Trends Immunol. 2006;27(1):24-31.
16. Sternbach RA. The experience of chronic pain. Pain Patients. New York: Academic Press; 1974. p. 5-11.
17. Groarke A, Curtis R, Coughlan R, Gsel A. The role of perceived and actual disease status in adjustment to rheumatoid arthritis. Rheumatology. 2004;43(9):1142–9.
18. Citero Vde A, Levenson JL, McClish DK, Bovbjerg VE, Cole PL, Dahman BA, et al. The role of catastrophizing in sickle cell disease: the PiSCES project. Pain. 2007;133(1-3):39-46.
19. Furlanetto LM, Bueno JR, Silva RV. Características e evolução de pacientes com transtornos depressivos durante a internação em enfermarias de clínica médica. J Bras Psiquiatr. 1998;47(12):609-17.
20. Pincus T, Pearce S, McClelland A, Isenberg D. Endorsement and memory bias of self-referential pain stimuli in depressed pain patients. Br J Clin Psychol. 1995;34 (Pt 2):267-77.
21. Arnold LM, Hudson JI, Keck PE, Auchenbach MB, Javaras KN, Hess EV. Comorbidity of fibromyalgia and psychiatric disorders. J Clin Psychiatry. 2006;67(8):1219-25.
22. van't Land H, Verdurmen J, Ten Have M, van Dorsselaer S, Beekman A, de Graaf R. The association between arthritis and psychiatric disorders; results from a longitudinal population-based study. J Psychosom Res. 2010;68(2):187-93.
23. Furlanetto LM. Diagnosticando depressão em pacientes internados em enfermarias de clínica médica. J Bras Psiquiatr. 1996;45(6):363-70.
24. Furlanetto LM, von Ammon Cavanaugh S, Bueno JR, Creech SD, Powell LH. Association between depressive symptoms and mortality in medical inpatients. Psychosomatics. 2000;41(5):426-32.
25. von Ammon Cavanaugh S, Furlanetto LM, Creech SD, Powell LH. Medical illness, past depression, and present depression: a predictive triad for in-hospital mortality. Am J Psychiatry. 2001;158(1):43-8.
26. Furlanetto LM, Brasil MAA. Diagnosticando e tratando a depressão no paciente com doença clínica. J Bras Psiquiatr. 2006;55(2):96-101.
27. Furlanetto LM. Depressão mascarada existe? Rev Bras Med Psicossom. 1997;1(3):141-3.
28. Levenson JL, McClish DK, Dahman BA, Bovbjerg VE, Citero VA, Penberthy LT, et al. Depression and anxiety in adults with sickle cell disease: the PiSCES project. Psychosom Med. 2008;70(2):192-6.
29. Pattison E. The experience of dying. Am J Psychother. 1967;21:32-43.
30. Paras ML, Murad MH, Chen LP, Goranson EN, Sattler AL, Colbenson KM, et al. Sexual abuse and lifetime diagnosis of somatic disorders: a systematic review and meta-analysis. JAMA. 2009;302(5):550-61.
31. Walker E, Katon W, Harrop-Griffiths J, Holm L, Russo J, Hickok LR. Relationship of chronic pelvic pain to psychiatric diagnoses and childhood sexual abuse. Am J Psychiatry. 1988;145(1):75-80.
32. Bouckoms AJ, Hackett TP. Pain patients. In: Cassem NH, Stern TA, Rosenbaum JF, Jellinek MS, editors. Massachusetts General Hospital Psychiatry. 4a ed. St. Louis: Mosby; 1997.
33. **Alles SRA, Smith PA. Etiology and pharmacology of neuropathic pain. Pharmacological Rev. 2018;70(2):315-47.**
    ⇨ Trata-se de uma revisão extensa abordando a etiologia, fisiopatologia e tratamento da dor neuropática.
34. Warrington TP, Bostwick JM. Psychiatric adverse effects of corticosteroids. Mayo Clin Proc. 2006;81(10):1361-7.
35. **Scarborough BM, Smith CB. Optimal pain management for patients with cancer in the modern era. CA Cancer J Clin. 2018;68(3):182-96.**
    ⇨ Revisão crítica sobre avaliação da dor no paciente oncológico, bem como o manejo farmacológico e não farmacológico.
36. Lynch T. Management of drug-drug interactions: considerations for special populations--focus on opioid use in the elderly and long term care. Am J Manag Care. 2011;17 Suppl 11:S293-8.
37. Pomes LM, Guglielmetti M, Bertamino E, Simmaco M, Borro M, Martelletti P. Optimising migraine treatment: from drug-drug interactions to personalized medicine. J Headache Pain. 2019;20(1):56.
38. Zimerman DE. Vocabulário vontemporâneo de psicanálise. Porto alegre: Artmed; 2001.
39. **Furlanetto LM. Estratégias psicoterapêuticas em interconsulta. Rev Bras Psicoterapia. 2006;8(1):87-98.**
    ⇨ Discorre sobre estratégias que o interconsultor pode usar no hospital geral que, apesar de todas as dificuldades inerentes ao contexto, ajudam a catalisar o bem estar da equipe/família e paciente, além de surtirem efeito psicoterapêutico.
40. Pujol LA, Monti DA. Managing cancer pain with nonpharmacologic and complementary therapies. J Am Osteopath Assoc. 2007;107(12 Suppl 7):ES15-21.
41. Hoffman BM, Papas RK, Chatkoff DK, Kerns RD. Meta-analysis of psychological interventions for chronic low back pain. Health Psychol. 2007;26(1):1-9.
42. Thornton LM, Andersen BL, Schuler TA, Carson WE 3rd. A psychological intervention reduces inflammatory markers by alleviating depressive symptoms: secondary analysis of a randomized controlled trial. Psychosom Med. 2009;71(7):715-24.
43. Glombiewski JA, Hartwich-Tersek J, Rief W. Depression in chronic back pain patients: prediction of pain intensity and pain disability in cognitive--behavioral treatment. Psychosomatics. 2010;51(2):130-6.
44. Holroyd KA, O'Donnell FJ, Stensland M, Lipchik GL, Cordingley GE, Carlson BW. Management of chronic tension-type headache with tricyclic antidepressant medication, stress management therapy, and their combination: a randomized controlled trial. JAMA. 2001;285(17):2208-15.
45. Manheimer E, White A, Berman B, Forys K, Ernst E. Meta-analysis: acupuncture for low back pain. Ann Intern Med. 2005;142(8):651-63.
46. Cherkin DC, Eisenberg D, Sherman KJ, Barlow W, Kaptchuk TJ, Street J, et al. Randomized trial comparing traditional Chinese medical acupuncture, therapeutic massage, and self-care education for chronic low back pain. Arch Intern Med. 2001;161(8):1081-8.
47. Sherman KJ, Cherkin DC, Erro J, Miglioretti DL, Deyo RA. Comparing yoga, exercise, and a self-care book for chronic low back pain: a randomized, controlled trial. Ann Intern Med. 2005;143(12):849-56.
48. Montgomery GH, David D, Winkel G, Silverstein JH, Bovbjerg DH. The effectiveness of adjunctive hypnosis with surgical patients: a meta-analysis. Anesth Analg. 2002;94(6):1639-45.
49. Grant JA, Rainville P. Pain sensitivity and analgesic effects of mindful states in Zen meditators: a cross-sectional study. Psychosom Med. 2009;71(1):106-14.
50. Fors EA, Sexton H, Gotestam KG. The effect of guided imagery and amitriptyline on daily fibromyalgia pain: a prospective, randomized, controlled trial. J Psychiatr Res. 2002;36(3):179-87.
51. Kalauokalani D, Cherkin DC, Sherman KJ, Koepsell TD, Deyo RA. Lessons from a trial of acupuncture and massage for low back pain: patient expectations and treatment effects. Spine (Phila Pa 1976). 2001;26(13):1418-24.
52. Marques CA, Stefanello B, Mendonça CN, Furlanetto LM. Associação entre depressão, níveis de dor e falta de apoio social em pacientes internados em enfermarias de clínica médica. J Bras Psiquiatr. 2013;62(1):1-7.
53. Holtzman S, Newth S, Delongis A. The role of social support in coping with daily pain among patients with rheumatoid arthritis. J Health Psychol. 2004;9(5):677-95.
54. Keefe FJ, Caldwell DS, Baucom D, Salley A, Robinson E, Timmons K, et al. Spouse-assisted coping skills training in the management of osteoarthritic knee pain. Arthritis Care Res. 1996;9(4):279-91.
55. Clark D. 'Total pain', disciplinary power and the body in the work of Cicely Saunders, 1958-1967. Soc Sci Med. 1999;49(6):727-36.

8

Interconsulta em doenças neurológicas

Renério Fráguas Júnior
Leandro da Costa Lane Valiengo
Luisa Terroni
Carla Cristina Adda

Sumário

Introdução
    Atribuições do(a) psiquiatra interconsultor(a)
Acidente vascular cerebral
    Aspectos epidemiológicos e clínicos
    Dados brasileiros
    Síndromes psiquiátricas associadas ao AVC
Doença de Parkinson
    Aspectos epidemiológicos e clínicos da doença de Parkinson
    Síndromes psiquiátricas associadas à DP
Esclerose múltipla
Aspectos epidemiológicos e clínicos da esclerose múltipla
Síndromes psiquiátricas associadas à EM
Medicamentos utilizados em neurologia que podem causar manifestações psiquiátricas
Considerações finais
Vinheta clínica
Para aprofundamento
Referências bibliográficas

Pontos-chave

- A presença de depressão entre os pacientes com doença neurológica é maior do que na população geral.
- A depressão é subdiagnosticada na maior parte das doenças neurológicas.
- O tratamento psicofarmacológico e psicoterapêutico é eficiente no tratamento da depressão comórbida.
- Além da depressão, outras complicações psiquiátricas e psicossociais podem ser comuns a estes pacientes como sintomas psicóticos, mudança no estilo de vida e alterações cognitivas.
- Saber identificar e tratar quadros psiquiátricos comuns em doença de Parkinson, acidente vascular cerebral e esclerose múltipla.
- Medicações utilizadas no tratamento da doença de Parkinson e da esclerose múltipla podem ser a etiologia da complicação psiquiátrica.

INTRODUÇÃO

A interconsulta em neurologia compreende assistência, pesquisa e ensino de aspectos psiquiátricos associados aos transtornos neurológicos. A assistência em interconsulta psiquiátrica visa auxiliar a equipe da neurologia no diagnóstico e tratamento de transtornos mentais, incluindo orientar envolvidos na situação (equipe de saúde, familiares e pacientes)[1].

Neste capítulo nos restringiremos à prática da interconsulta em manifestações psiquiátricas presentes no acidente vascular cerebral (AVC), na doença de Parkinson (DP) e na esclerose múltipla (EM). A escolha dessas doenças decorre de suas significativas frequências na clínica neurológica e por cursarem comumente em associação com síndromes psiquiátricas.

Transtornos psiquiátricos e problemas psicossociais são comuns nos pacientes com condições neurológicas internados e em ambulatório. A depressão, por exemplo, tem uma prevalência que varia de 23 a 60% no AVC, chega a 70% na DP e na EM varia de 27 a 54%[2]. Essas estimativas se encontram acima daquelas estimativas para a população geral de 16,2% ao longo da vida para a depressão maior e acima da prevalência anual para depressão que varia de 3 a 11%[3,4].

Atribuições do(a) psiquiatra interconsultor(a)

O (a) psiquiatra interconsultor (a), além do conhecimento sobre transtornos mentais como por exemplo esquizofrenia, depressão, transtorno afetivo bipolar e transtorno obsessivo compulsivo, deve conhecer as bases neurofisiopatológicas das alterações comportamentais presentes nas doenças neurológicas e suas eventuais implicações terapêuticas.

O(a) psiquiatra deve investigar a presença de transtornos mentais, incluindo fatores psicossociais e biológicos associados a ele; investigar adesão ao tratamento; mecanismos de adaptação à doença e tratamento; aspectos na relação paciente-equipe que possam prejudicar o tratamento. Cabe ainda ao(à) interconsultor(a) avaliar a indicação de exames subsidiários e avaliação neuropsicológica.

Uma vez detectado o transtorno, o(a) interconsultor(a) deve indicar a estratégia terapêutica. No tratamento farmacológico é necessário considerar interação farmacológica e também conhecer as características da doença neurológica que podem tornar os pacientes mais suscetíveis a desenvolver efeitos adversos. As orientações podem incluir eventuais mudanças no estilo de vida. A indicação de psicoterapia deve ser baseada nas peculiaridades do paciente e sua sensibilização para tal. A indicação deve considerar as especificidades do atendimento psicológico disponível.

Além da atenção direta ao paciente, o(a) interconsultor(a) deve disponibilizar tempo para discutir o caso com o(a) neurologista e outros membros da equipe.

Mesmo com o conhecimento referente às bases biológicas e comportamentais dos transtornos mentais como em esquizofrenia, depressão, transtorno afetivo bipolar, ansiedade e transtorno obsessivo compulsivo, as bases neurofisiopatológicas das alterações comportamentais presentes nas doenças neurológicas requerem uma noção particular da doença neurológica e de seu tratamento.

ACIDENTE VASCULAR CEREBRAL

Aspectos epidemiológicos e clínicos

O acidente vascular cerebral (AVC) possui elevada prevalência e causa significativo comprometimento funcional. De acordo com o *Longitudinal Aging Study Amsterdam* (LASA) a prevalência de AVC na população geral dentro da faixa etária de 55 a 85 anos de idade é 5,7%[5]. Nos Estados Unidos, a prevalência de AVC na faixa etária acima dos 65 anos é de 2,6%, acometendo 5.500.000 pessoas em 2003, sendo que a cada 45 segundos uma pessoa sofre um AVC e, a cada ano, 700.000 pessoas têm um novo AVC ou recorrência[6]. As taxas de incidência aumentam progressivamente nas faixas etárias mais avançadas. Cerca de 70% dos pacientes com AVC possuem idade acima dos 65 anos e sua incidência dobra a partir de cada década após os 55 anos[7].

Para aqueles que sobrevivem ao AVC, resta lidar com uma limitação do desempenho funcional, com consequências negativas nas relações pessoais, familiares, sociais e sobretudo na qualidade de vida[8]. As sequelas do AVC podem ser neurológicas, cognitivas e comportamentais. As limitações, entretanto, nem sempre se devem ao déficit neurológico em si.

Complicações psiquiátricas têm sido indicadas como fatores determinantes da incapacitação do paciente após o AVC, dificultar o grau de recuperação e prolongar o tempo e reabilitação destes pacientes[9,10]. Dentre as complicações psiquiátricas, a depressão é a mais prevalente e a que mais tem sido associada a um pior prognóstico[11,12]. Além da depressão abordaremos

aqui outras síndromes psiquiátricas que também podem estar associadas ao AVC.

Dados brasileiros

Considerando a população brasileira, um estudo da cidade de Matão (SP), Minelli et al.[13] encontraram uma incidência anual bruta para o primeiro AVC isquêmico de 108 por 100.000 pessoas por ano, com uma taxa de 136 para os homens e 80 para as mulheres. Outro estudo, de Joinville (SC), encontrou uma taxa de incidência de 61,8/100.000 habitantes/ano para AVC isquêmico, de 9,5/100.000 para AVC hemorrágico intraparenquimatoso, e de 5,6/100.000 para hemorragia subaracnóidea[14].

Embora menos frequente, o AVC também ocorre em pessoas mais jovens. Entre 1990 e 1994, cerca de 10% de 2445 admissões por AVC isquêmico, no Hospital Universitário de Ribeirão Preto, no Estado de São Paulo, eram de pacientes com menos de 40 anos de idade[15]. No Hospital das Clínicas da Faculdade de Medicina da Universidade de São Paulo, na cidade de São Paulo, os pacientes admitidos na enfermaria de neurologia provenientes do pronto-socorro do mesmo hospital, em 2004, eram mais jovens (média de idade de 53,5 anos), do que os atendidos no pronto-socorro mas não internados na enfermaria (67,7 anos). Para os autores, os pacientes com AVC isquêmico atendidos no pronto-socorro deste centro, de modo geral, apresentaram média de idade inferior às médias de países desenvolvidos, como observado em outros estudos na literatura que compararam a faixa etária de pacientes com AVC em países com diferentes graus de desenvolvimento social e econômico[16].

Além da significativa prevalência, o AVC se associa a uma elevada taxa de mortalidade e incapacidade funcional[17]. O AVC é a primeira causa de morte no Brasil, com uma taxa de mortalidade específica de 48,87 por 100.000 habitantes e, para o Estado de São Paulo a taxa de mortalidade é de 49,35 por 100.000 habitantes. O subtipo de AVC mais frequente é o isquêmico (em torno de 80% dos casos), seguido pelo hemorrágico e pela hemorragia subaracnoide[13,14,16].

Síndromes psiquiátricas associadas ao AVC

Depressão
Epidemiologia

Uma metanálise recente envolvendo 15.573 pacientes pós-AVC, encontrou uma prevalência pontual de transtorno depressivo maior (TDM) de 17,7% (IC 95%; 15,6% a 20,0%). A depressão foi examinada de 2 dias a 7 anos após o AVC (média de 6,87 meses, n = 33 na aguda, n = 43 na reabilitação e n = 69 na comunidade / pacientes ambulatoriais). Depressão menor estava presente em 13,1%, distimia esteve presente em 3,1% (IC9 5%; 2,1% a 5,3%), distúrbio de ajuste em 6,9% (IC 95%; 4,6 a 9,7%) e ansiedade em 9,8% (IC 95%; 5,9% a 14,8%). Qualquer transtorno depressivo estava presente em 33,5% (IC 95%; 30,3% a 36,8%). O risco relativo de qualquer transtorno depressivo foi maior após AVC no hemisfério esquerdo (dominante), afasia e entre pessoas com histórico familiar. Em metanálises anteriores os resultados indicaram prevalência conjunta de depressão em 10 anos de e 33%[18] e 29%[19]; e de 31% em 5 anos[20].

Considerando a taxa de incidência, um estudo com metanálise indicou incidência cumulativa de depressão variando de 39% a 52% em 5 anos após AVC[19]. A taxa de incidência de episódio depressivo maior numa coorte de 72 pacientes com AVC isquêmico admitidos na enfermaria de neurologia do Instituto Central do Hospital das Clínicas da Faculdade de Medicina da Universidade de São Paulo (HCFMUSP) e seguidos por 4 meses foi de 8,3% para o período de 5 a 25 dias após o AVC; de 14,9% para o período de 35 a 50 dias e, 21,2% para o período de 80 a 110 dias após o AVC (Figura 1)[21].

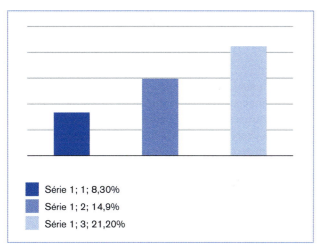

Figura 1 Taxa de incidência de episódio depressivo maior (EDM) durante 4 meses de acompanhamento de uma coorte de pacientes com primeiro AVC isquêmico. 1 = média de 12 dias após o AVC; 2 = média de 36 dias após o AVC; 3 = média de 92,3 dias após o AVC.
Fonte: Terroni et al., 2007[21].

Diagnóstico e características clínicas

A realização do diagnóstico da depressão pós-AVC pode ser complexa. Na prática clínica é difícil definir a origem dos sintomas depressivos durante a avaliação dos pacientes no período posterior ao AVC devido a sobreposição de sintomas do próprio quadro neurológico. A depressão é acompanhada com frequência por sintomas neurocognitivos e físicos que podem ser decorrentes do AVC. Sintomas como fadiga, lentificação psicomotora, diminuição da capacidade de concentração, insônia e diminuição do apetite fazem parte dos critérios diagnósticos do episódio depressivo e também são comuns às doenças clínicas, como o AVC[22].

Além disso, o perfil da sintomatologia da depressão pós-AVC não se encontra bem estabelecido. Lipsey et al.[23] encontraram que a sintomatologia depressiva apresentada pelos pacientes com AVC era similar à depressão funcional. Para estes autores as características da depressão pós-AVC são semelhantes às dos outros episódios depressivos, e os sintomas aparecem em três áreas distintas: afetiva, somática e cognitiva. Os sintomas afetivos incluem reatividade emocional diminuída, anedonia, isolamento social e tristeza. Os sintomas somáticos incluem fadiga, alterações do apetite, alterações do ritmo sono-vigília e diminuição da libido. As queixas cognitivas incluem: dificuldade de concentração, ideação de desesperança, de culpa e inutilidade. Já outro estudo encontrou que a depressão maior após o AVC possui um perfil distinto da depressão maior funcional[24].

Quanto aos sintomas que possam contribuir de forma mais significativa para o diagnóstico da depressão pós-AVC, o humor depressivo pareceu ser o melhor discriminador, seguido por apetite reduzido, ideias suicidas, lentificação psicomotora, ansiedade e fadiga[25]. Em um estudo que seguiu pacientes inicialmente admitidos na enfermaria de neurologia do HCFMUSP e, posteriormente, no ambulatório, pacientes com maior pontuação nos sintomas depressivos dos domínios de interesse/fadiga e de lentificação tiveram maior risco de apresentarem episódio depressivo maior. Os domínios dos sintomas de interesse/fadiga consistiam em adormecer precoce, dormir mais do que o habitual, cochilos, perda de interesse e trabalho, e sintomas somáticos; e o domínio de lentificação consistia em retardo psíquico, retardo motor e perda da libido[26].

Evolução

A evolução do quadro depressivo foi delineada em um estudo observacional que acompanhou pacientes por dois anos após AVC. Este estudo encontrou que o curso natural da depressão pós-AVC foi de aproximadamente um ano e, de modo geral, aqueles pacientes que estavam deprimidos no segundo ano pós-AVC não eram os mesmos pacientes com depressão no primeiro ano[27]. Deste modo, com o surgimento de novos casos de depressão ao longo do tempo após ao AVC, estudos tem mostrado que a prevalência tende a se manter estável ao longo do primeiro ano após ao AVC[19,20]. Em metanálise de estudos longitudinais foi encontrado um pico se sintomas depressivos nos 6 primeiros meses e outro pico no segundo ano após o AVC[28].

Impacto da depressão pós-AVC

A depressão pós-AVC pode agravar o prognóstico em várias áreas. A depressão pós-AVC está associada à disfunção cognitiva e ao agravamento do comprometimento funcional e, quando a depressão é tratada adequadamente, ambos tendem a melhorar[29]. A manutenção do nível de recuperação funcional adquirida pelos pacientes com depressão pós-AVC nos centros de reabilitação dura por menos tempo do que os pacientes sem depressão pós-AVC após a alta[30]. Uma metanálise avaliou 15 estudos prospectivos de coorte com 250.294 participantes e 139.276 casos, e períodos de acompanhamento de 1 a 15 anos. O risco de mortalidade pós-AVC por todas as causas foi de 1,59 maior para pacientes com depressão pós-AVC comparados com sobreviventes de AVC sem depressão[31]. Os autores não avaliaram a associação entre depressão pós-AVC e recorrência de AVC por insuficiência de estudos[31]. Um estudo britânico com 976 pacientes mostrou que o grupo de pacientes com depressão na terceira semana após o AVC apresentou 50% mais mortes em um ano em comparação com o grupo de não deprimidos[32]. Outro estudo americano[33] com 103 pacientes mostrou a associação de depressão pós-AVC e maior mortalidade em 10 anos (71% grupo depressão vs. 41% grupo controle). O risco relativo de morte para pacientes com depressão em comparação ao grupo sem depressão foi de 3,4 (p < 0,05) mesmo após o ajuste para os demais fatores de riscos, como déficit cognitivo e físico, idade, sexo, função social e tamanho e localização do AVC. Outro estudo britânico[34] realizado em 2001 com uma amostra de 448 pacientes acometidos por AVC, que os pacientes estavam no quartil mais elevado de pontuação segundo o *General Health Questionnaire – Depression* apresentaram um risco aumentado de morte em torno de duas a três vezes em 12 e 24 meses em comparação àqueles pacientes com pontuação no quartil inferior.

Conclusão e relevância

A depressão pós-AVC está associada a um risco significativamente aumentado de mortalidade em sobreviventes de AVC. Mais pesquisas são necessárias sobre a associação com a recorrência do próprio AVC.

A depressão pós-AVC também tem sido associada a um aumento de mortalidade[35]. A presença de sintomas depressivos no primeiro mês pós-AVC está associada a aumento de até duas vezes no risco de mortalidade nos dois anos subsequentes[34].

Possíveis mecanismos para explicar a associação

A etiologia da depressão pós-AVC é multifatorial. A ocorrência da depressão pós-AVC tem sido associada a vários fatores de risco tais como: sexo feminino, idade mais jovem, rede social precária, história de transtorno depressivo e história de acidentes vasculares prévios, fatores psicológicos decorrentes dos prejuízos provocados pelas sequelas neurológicas, fatores hormonais como alteração do eixo hipófise-hipotálamo-adrenal (HHA), déficits neuropsicológicos e localização do AVC[36].

A localização do AVC em hemisfério esquerdo e a localização da lesão no lobo frontal tendem a estar associados a maior frequência e gravidade da depressão[8,36]. No entanto, este é um tópico polêmico[37]. uma metanálise não conseguiu mostrar associação topográfica. Outra metanálise, que correlacionou a gravidade da depressão pós-AVC com a proximidade da lesão ao polo frontal esquerdo, achou umas correlação inversa significativa(lesões mais perto do polo frontal, apresentavam depressões mais graves) para pacientes com menos de 6 meses do AVC, contudo não foi demonstrada essa associação para pacientes com lesão no hemisfério direito[38].

Recentemente, foi descrita a associação entre localização esquerda de lesões e a ocorrência da depressão no pós-AVC[26,39]. Entre as áreas acometidas relacionadas à depressão destacam-se a região frontal esquerda e os gânglios da base (caudado, putâmen, pálido). Uma das hipóteses aventadas é a de que o acometimento do circuito prefronto-subcortical seria o responsável pela ocorrência do transtorno depressivo maior[11]. Lesões isquêmicas no circuito límbico-cortico-estriado-pálido-talâmico em hemisfério esquerdo, especificamente na região do córtex ventral e dorsal do cíngulo, no subículo e amígdala têm sido

relacionadas a incidência de depressão maior após o AVC[26]. Estudos com imagem funcional tem encontrado redução do fluxo sanguíneo cerebral no córtex temporal mesial correlacionado com a gravidade da sintomatologia depressiva[40]. Há evidências de que um desequilíbrio de resposta dos receptores de serotonina no córtex frontal em pacientes com AVC seria o mecanismo fisiopatológico relacionado à depressão pós-AVC[41].

Depressão como fator de risco para a ocorrência de acidente vascular cerebral

A relação entre acidente vascular cerebral e depressão é complexa, assim como a depressão pode decorrer do AVC, estudos com metanálise tem indicado que a depressão aumenta o risco para a ocorrência do AVC. A metanálise mais recente indicou um risco 1,45 maior para a ocorrência de AVC em indivíduos com depressão[42].

Tratamento
Medicamentoso

Estudos com metanálise têm indicado que medicamentos antidepressivos são eficazes para a redução da gravidade e remissão da depressão pós-AVC[18]. Entretanto algumas particularidades merecem atenção. Por exemplo, uma metanálise mais recente chama a atenção para a redução da eficácia quando estudos com baixa qualidade são excluídos (não duplo-cegos, não randomizados). Em estudos utilizando sertralina para a depressão pós-AVC, a redução de 6 pontos na gravidade da depressão mudou para 2 pontos quando apenas estudos de boa qualidade foram mantidos na análise[43]. Devido à sua elevada prevalência autores têm investigado o uso de ISRS para prevenir a pós-AVC. À semelhança do observado para a redução da gravidade, a metanálise investigando o uso preventivo da sertralina, encontrou diminuição do efeito protetivo com mudança do risco relativo para incidência de depressão daqueles utilizando sertralina de 0,48 para 0,57 quando apenas estudos de boa qualidade foram mantidos[43].

Na prática clínica a escolha do antidepressivo deve ser feita considerando as características individuais de cada paciente, suas comorbidades e possíveis interações medicamentosas. Os ISRS têm sido considerados como primeira escolha para o tratamento da depressão pós-AVC. Estudos têm investigado se existe diferença entre os antidepressivos em relação à eficácia para tratar a depressão pós-AVC. Uma metanálise não encontrou diferença na eficácia (ou incidência de efeitos colaterais) do citalopram em relação a outros ISRS, e inibidores de recaptura de serotonina e noradrenalina (IRSN) no tratamento da depressão pós-AVC, embora o citalopram tivesse apresentado uma melhora mais precoce do que outros ISRS[44].

A fluoxetina na dose de 20 mg/dia é superior ao placebo em relação a mudanças de pontuação na escala de HAM-D, no índice de Barthel (que mede atividades de vida diária) e no Mini-exame do Estado Mental. Sua eficácia já foi considerada equivalente à nortriptilina e superior à da maprotilina. Os efeitos colaterais mais relatados foram ansiedade, tontura, insônia, sintomas gastrointestinais e perda de peso[45]. A sertralina é considerada efetiva e bem tolerada nas doses de 50 a 100 mg/dia. Efeitos positivos da sertralina foram identificados para estresse emocional e qualidade de vida[46]. O citalopram mostrou melhor resultado, segundo as escalas de HAM-D ou de melancolia, em relação ao placebo na terceira e sexta semana de tratamento. Houve uma significativa redução na sub-escala específica para depressão ansiosa. A dose inicial foi de 20 mg/dia e para pacientes idosos, recomenda-se iniciar com 10 mg/dia. Os efeitos colaterais mais relatados foram náusea, vômitos e fadiga[47]. Uma metanálise de rede recente foi feita com intervenções agrupadas em placebo, SSRIs (citalopram, fluoxetina, paroxetina, sertralina), TCA (doxepina, imipramina, nortriptilina), SNRI (duloxetina) e trazodona[48]. O resultado de eficácia foi medido como a mudança média nos sintomas depressivos gerais, que foi avaliada como a mudança nas pontuações da escala de classificação de depressão (diferença nas pontuações da linha de base ao ponto final). A doxepina, a paroxetina e a nortriptilina foram consideradas mais eficazes do que o placebo. A paroxetina foi considerada mais aceitável do que a doxepina. Os resultados indicam que um dos tratamentos mais eficazes (doxepina) pode não ser a melhor escolha em termos de aceitabilidade e tolerabilidade geral. Além disso, a evidência para nortriptilina foi apenas de ensaios com tamanhos de amostra pequenos, o que pode resultar em um efeito de tratamento exagerado. A implicação clínica mais importante dos resultados apresentados aqui é que a paroxetina pode ser a escolha potencial ao iniciar o tratamento para depressão pós-AVC, porque parece ter um bom equilíbrio entre eficácia, aceitabilidade e tolerabilidade

O perfil mais seletivo do citalopram e escitalopram e sertralina garante boa tolerabilidade e por não inibir o citocromo P450 facilita o manejo terapêutico com segurança especialmente para os pacientes que usam vários medicamentos. A associação de drogas anticoagulantes (varfarina) e ISRS (fluoxetina) pode levar a um aumento do tempo de protrombina.

Entre os IRSN o uso da venlafaxina esteve associado à redução significativa dos escores de depressão e de déficits neurológicos. Foi utilizada na dose de 75 a 150 mg/dia. Os efeitos colaterais relatados foram leves: agitação, náusea e elevação de enzimas hepáticas[49]. Outros IRSN não foram bem estudados.

Os antidepressivos tricíclicos (ADT) têm mostrado eficácia no tratamento da depressão pós-AVC. A nortriptilina foi o primeiro antidepressivo utilizado em estudo controle de tratamento da depressão pós-AVC. Os pacientes tratados com nortriptilina tiveram uma melhora do humor significativamente maior que os do grupo placebo. Houve redução maior que 50% na escala de HAM-D e uma pontuação final da HAM-D abaixo de 10 pontos. A dose utilizada foi de 25 a 75 mg/dia. Em um estudo duplo-cego placebo-controle mais recente, a nortriptilina foi considerada mais efetiva no tratamento da depressão, dos sintomas ansiosos e na recuperação das atividades da vida diária, em comparação à fluoxetina e ao placebo. O efeito colateral mais relatado foi a sedação (Tabela 1)[50].

Entre os estimulantes, o metilfenidato teve resultado equivalente à nortriptilina na taxa de remissão dos sintomas

Tabela 1 Síndromes psiquiátricas em neurologia e tratamento

AVC	Depressão	Foi relatada eficácia para:
		▪ ADT: nortriptilina[45], doxepina[48]
		▪ ISRS: fluoxetina (cuidado com anticoagulantes), citalopram, sertralina[46,47], escitalopram[48]
		▪ ISRSN: venlafaxina[49]
		▪ Metilfenidato[51]
		▪ Trazodona[53]
		▪ Maprotilina[54]
		▪ Reboxetina[47]
		▪ EMT[55,56]
		▪ ECT[59,60]
		▪ Psicoterapia[61-63]
	Ansiedade	Benzodiazepínicos: cuidado com efeitos cumulativos em idosos. Recomendação para os de curta ação. Foi relatada eficácia para:
		▪ Nortriptilina[50]
		▪ ISRS
		▪ Buspirona
	Delirium	Foi relatada eficácia para haloperidol[64] Dar preferência para medicamentos sem atividade anticolinérgica
Doença de Parkinson	Depressão	ADT: nortriptilina (melhora com doses baixas, 75mg ao dia)[65] Eficácia foi relatada para:
		▪ ISRS (controvérsias): sertralina, fluvoxamina, citalopram, fluoxetina, paroxetina[2,66]
		▪ ISRN: reboxetina[67]
		▪ Eletroconvulsoterapia[65]
	Demência	Anticolinesterásicos: rivastigmina[68] (melhora cognitiva é pequena e risco de piora motora)
	Psicose	Avaliar possibilidade de reduzir ou suspender medicação antiparkinsoniana[69] Eficácia sem comprometimento exprapiramidal foi relatada para:
		▪ Clozapina
		▪ Pimavanserina[70]
		Outros podem ser usados com mais cuidado quanto a piora motora: ziprasidona, olanzapina, quetiapina[69,71]
EM	Depressão	ADT: amitriptilina, imipramina, nortriptilina ISRS: Sertralina, fluoxetina[2,72] Psicoterapia cognitiva[73] Psicoterapia cognitivo-comportamental[72,73] Psicoterapia em grupo[72]
	TAB	Litio, lamotrigina, acido valproico, topiramato[74]

depressivos, contudo com uma velocidade de resposta muito mais rápida, de dois a quatro dias[51]. Um estudo com uso de agomelatina com 40 pacientes, com idades entre 55 e 85 anos, com depressão pós-AVC, com dosagem de 25 mg por dia durante 3 meses. Os autores demonstraram alto efeito antidepressivo e a boa tolerabilidade da droga[52].

O tratamento com trazodona foi relacionado a uma melhora nas atividades da vida diária, mas não se pode afirmar se houve melhora significativa do humor em comparação ao grupo placebo. Foi utilizada na dose inicial de 50 mg/dia com um aumento de 50 mg a cada 3 dias até 200 mg/dia. Os principais efeitos colaterais foram sedação e desconforto ocular[53]. A maprotilina usada na dose de 150 mg/dia foi considerada superior ao placebo na melhora do humor. Os efeitos colaterais relatados foram sedação e convulsão[54]. A reboxetina um inibidor da recaptação da noradrenalina é considerada eficaz especialmente em pacientes com sintomas depressivos de lentificação (retardo psicomotor). Na dose de 4 mg/dia, os efeitos colaterais mais relatados foram boca seca, constipação e transpiração excessiva[47].

Técnicas de neuromodulação não invasiva têm sido muito usadas no tratamento da depressão pós-AVC. A mais utilizada é a estimulação magnética transcraniana, com pelo menos duas metanálises demonstrando eficácia com o uso de alta-frequência em córtex pré-frontal esquerdo[55,56]. Em relação dois ensaios clínicos, um com 40 e outro com 48 pacientes, demonstraram evidência de melhora utilizando a técnica[57,58].

Eletroconvulsoterapia (ECT)

Existem dois estudos retrospectivos relacionados a esta intervenção terapêutica. Murray et al.[59] relataram uma melhora do humor em 12 de 14 pacientes (86%). Currier et al.[60] relataram, em 20 pacientes com depressão pós-AVC tratados com eletroconvulsoterapia, boa tolerabilidade e efetividade em 95% dos casos. No entanto, evolutivamente, 60% dos pacientes apresentaram efeitos colaterais significativos: recaída mesmo em uso de antidepressivo na fase de manutenção e complicações médicas relacionadas à eletroconvulsoterapia, como confusão pós-ictal e amnésia.

Psicoterapia

Na literatura existem poucos estudos que avaliaram as intervenções psicoterapêuticas em pacientes com depressão pós-AVC. A maioria dos trabalhos publicados utilizam as seguintes linhas de atendimento: a terapia comportamental, a cognitiva comportamental (TCC) e a psicossocial. Um ensaio clínico recente avaliou a psicoterapia interpessoal com a farmacoterapia, sendo encontrado 28% de remissão da depressão; também encontraram que os tratamentos não diferiram entre si, sendo que todos os pacientes tiveram benefícios na redução da gravidade da depressão, na qualidade de vida e no suporte social[61].

Segundo Rabelo e Néri[62] as maiores dificuldades que o paciente acometido pelo acidente vascular cerebral enfrenta são as limitações funcionais impostas pela doença e a depressão. Assim, os tratamentos são destinados a reduzir a dependência física e atenuar os sintomas depressivos. O foco do atendimento psicológico é a reintegração do paciente à vida normal, que inclui desde o desempenho de habilidades voltadas para o autocuidado, como as relações sociais e, a capacidade para desenvolver atividades diárias e tomar decisões sobre a própria vida. Entretanto, para que isso ocorra é necessário primeiro que o paciente reconheça e aceite os comprometimentos físicos e cognitivos decorrentes do acidente vascular cerebral.

O enfrentamento do acidente vascular cerebral depende também do suporte social disponível, que auxilia na criação de estratégias de adaptação à incapacidade, além de amenizar o impacto estressante da doença através do conforto emocional[62]. Outro aspecto diz respeito ao ambiente físico, que deve estar adaptado às condições do paciente, promovendo o senso de autoeficácia, autonomia e independência[62]. A interação social e participação em grupo realizada através da prática de atividades físicas também beneficiam os aspectos emocionais dos pacientes no pós-AVC, melhorando a autoconfiança e a autonomia[63]. Além disso, é importante que o paciente consiga ter um propósito de vida, permitindo a visualização de novos projetos e objetivos a fim de superar crises e perdas vivenciadas pelo AVC.

Ansiedade
Prevalência

A ansiedade após o AVC é frequente, no entanto ela é mais comum como uma condição comórbida do que como uma apresentação clínica pura. Quando não se utiliza o critério de 6 meses para o diagnóstico pelo DSM para ansiedade generalizada chega-se a uma prevalência de 27%. Cerca de metade dos pacientes com depressão maior após o AVC manifestam ansiedade[8]. Por outro lado, a ansiedade pura é menos frequente, apenas 6% dos pacientes com primeiro AVC preencheram os critérios para transtorno de ansiedade generalizada. Um mês após o AVC apenas 3,5% dos pacientes apresentam ansiedade utilizando os critérios da CID-9.

Diagnóstico e características clínicas

A ansiedade que ocorre após o AVC é caracterizada por preocupação e ansiedade na maior parte do tempo por pelo menos 6 meses associada a três ou mais dos seguintes sintomas: alteração do sono, inquietação, dificuldade de concentração, irritabilidade, tensão muscular ou fadiga. Ela está associada a história de uso de álcool. Entre 3 e 24 meses após o AVC, cerca de 23% dos pacientes apresentam ansiedade. A ansiedade de início mais precoce tem uma média de duração de 1,5 meses enquanto a de início mais tardio, de 3 meses. A ansiedade comórbida à depressão pós-AVC está associada a maior duração da depressão em relação ao quadro depressivo sem ansiedade.

A ansiedade afeta negativamente a recuperação funcional destes pacientes mesmo após a alta. Pacientes com ansiedade têm pior desempenho em atividades de vida diária e funcionamento social no primeiro e segundo ano após o AVC. Isto não foi observado em pacientes hospitalizados, sugerindo a ansiedade seja decorrente do impacto da recuperação funcional e social decorrentes das sequelas do AVC.

Tratamento

Não se encontram muitos estudos sobre o tratamento da ansiedade nestes pacientes. Seguindo condutas tomadas para tratar a ansiedade em pacientes não acometidos por um AVC, o uso de benzodiazepínicos pode ser benéfico, no entanto deve-se evitar o efeito cumulativo e as limitações funcionais desta medicação na população mais idosa. Deve-se tomar cuidado com efeitos adversos de sedação, ataxia, desinibição e confusão mental após administração de benzodiazepínicos de ação curta. Os ADT podem ser usados cuidadosamente em doses pequenas. Dentro deste grupo, a nortriptilina mostrou rapidez e eficácia na redução da ansiedade em comorbidade com a depressão pós-AVC, assim como na ansiedade pura (Tabela 1)[50]. Os ISRS também podem auxiliar na redução da ansiedade. A buspirona tem sido considerada outra possibilidade terapêutica sem levar a sedação e tolerância como os benzodiazepínicos.

Delirium

Epidemiologia

O delirium ocorre em torno de 25% dos pacientes acima dos 65 anos que sofrem AVC.

Aspectos clínicos e diagnósticos

As alterações neuropsiquiátricas decorrentes do comprometimento direto do AVC, como alterações da memória, associadas a distúrbios da percepção e hiperatividade motora podem sugerir a presença de delirium. A avaliação de do rebaixamento do nível de consciência e déficit e flutuação da atenção são essenciais para a confirmação do diagnóstico. O delirium ocorre com mais frequência na fase aguda/primeira semana após o AVC, e no AVC hemorrágico. Alguns fatores são considerados predisponentes para o delirium tais como: idade avançada, comprometimento motor grave, lesões do hemisfério esquerdo, declínio cognitivo preexistente, complicações metabólicas e infecciosas, prejuízo da visão, delirium prévio, polifarmácia.

O delirium eleva a taxa de institucionalização e aumenta a taxa de mortalidade nos 6 a 12 meses posteriores ao AVC.

Tratamento

O tratamento do delirium neste grupo de pacientes não foi muito estudado. Os antipsicóticos típicos e atípicos têm sido considerados eficazes e bem tolerados no pós-operatório e em enfermidades clínicas de forma geral. O haloperidol parece ser o mais estudado na literatura[64]. Deve-se tomar cuidado com o desenvolvimento de sintomas extrapiramidais. Medicações com atividade anticolinérgica devem ser evitadas nestes pacientes (Tabela 1).

DOENÇA DE PARKINSON

Aspectos epidemiológicos e clínicos da doença de Parkinson

A síndrome parkinsoniana pode ter diferentes etiologias; neste texto, será abordada apenas a doença de Parkinson idiopática (DP). A DP é a segunda causa mais comum de doença neurodegenerativa. A prevalência aumenta com a idade sendo do aproximadamente de 1% nas pessoas com 60 anos ou mais e, 4% nos acima de 80 anos de idade[75]. Na DP há uma redução da atividade dopaminérgica e predomínio da atividade colinérgica decorrente de alterações nos gânglios da base[69]. Estudos anatomopatológicos encontram degeneração e perda de neurônios dopaminérgicos na substância negra. Sistemas não dopaminérgicos também estão envolvidos, incluindo neurônios colinérgicos e noradrenérgicos, neurônios serotoninérgicos da rafe e outros neurônios do tronco encefálico, além do sistema nervoso autônomo periférico.

A DP clássica é conhecida como uma doença da idade avançada. No entanto, pode ter início mais precoce antes dos 30 anos em 1% dos casos. Nestes casos podem ser encontradas formas genéticas em que há história familiar positiva. A distribuição da ocorrência da DP entre os sexos é similar. O quadro clínico tem as manifestações motoras representadas pela síndrome parkinsoniana constituído por bradicinesia, rigidez, tremor e instabilidade postural. Também, podem estar presentes alterações não motoras tais como: alterações cognitivas, sensitivas, psiquiátricas e autonômicas. As alterações autonômicas que podem estar presentes na DP são a obstipação intestinal, seborreia, hipotensão postural e alterações do esfíncter vesical.

A depressão é a manifestação psiquiátrica mais frequente podendo ocorrer em qualquer fase da DP. A demência com causalidade direta das consequências fisiopatológicas da DP pode estar presente em 30 a 40% dos casos em fase adiantada da evolução da doença. Delírios e alucinações podem ser decorrentes da DP ou de seu tratamento (neste último caso, referido como transtorno psicótico decorrente da DP)[69,75].

Síndromes psiquiátricas associadas à DP

Depressão

Prevalência

A depressão é o transtorno mental mais comum na DP. Sua prevalência é extremamente heterogênea em diversos estudos (de 1,86% a 70%). A prevalência pode variar de acordo com o rigor dos critérios usados para o diagnóstico da depressão uma vez que alguns sintomas, principalmente os somáticos, são comuns às duas condições. A depressão também tem sido diagnosticada antes das manifestações motoras da DP em 34 a 43% dos pacientes[2,76,77]. A inclusão de sintomas somáticos da DP nas escalas de autoavaliação, como sintomas depressivos tende a aumentar a prevalência, enquanto critérios mais rigorosos e o não reconhecimento de que os sintomas da DP também podem ser manifestações depressivas, tendem a ter efeito contrário[76].

Diagnóstico e características clínicas

A depressão associada à DP pode manifestar-se na forma da depressão maior, depressão menor ou distimia. Os sintomas da DP como retardo psicomotor, pobreza da expressão facial e cansaço podem mimetizar a depressão, o que dificulta o diagnóstico da depressão nestes pacientes. Os pacientes com

DP deprimidos apresentam disforia e pessimismo, irritabilidade, tristeza e ideação suicida, mas relativa falta de sentimento de culpa, sentimentos de fracasso e autopunição. Contudo, a presença de sintomas depressivos cognitivos é um forte indicador da depressão nestes pacientes. Alguns sintomas têm sido identificados como mais frequentes em pacientes com depressão associada à DP (Tabela 2)[76]. Na depressão na DP, sintomas como irritabilidade e disforia são mais frequentes do que na depressão maior não relacionados à DP, enquanto as tentativas de culpa, autoculpa e suicídio são menos comuns[78]. Outro aspecto psiquiátrico importante na DP é a prevalência de ideação suicida de aproximadamente 17 a 30% entre aqueles com DP, o que é duas vezes maior que a população em geral[79]. Os fatores de risco para suicídio são: homens, início generalizado de sintomas motores, depressão, transtorno psiquiátrico comórbido, dose mais alta de levodopa e presença de estimulação cerebral profunda (DBS) no núcleo subtalâmico[80].

Algumas condições parecem oferecer mais risco para a depressão na DP como: acometimento em idade mais jovem, história pessoal ou familiar de depressão, manifestação rígido-acinética e sexo feminino.

A depressão está associada a maior comprometimento cognitivo, principalmente para tarefas que dependem de atividades dos lobos frontais, e a maior risco para evolução demencial. A depressão leve tende a se correlacionar com a gravidade motora da DP. A depressão pode ser reativa ao prejuízo motor da DP e melhorar com a recuperação funcional do acometimento neurológico. Isto não ocorreria na depressão mais grave.

Tabela 2 Sintomas da depressão associada à doença de Parkinson

Sintomas mais frequentes	Disforia
	Pessimismo em relação ao futuro
	Ansiedade
	Ideação suicida
	Irritabilidade
Sintomas menos frequentes	Culpa
	Baixa autoestima
	Ideias delirantes
	alucinações

Possíveis mecanismos para explicar a associação entre a depressão e DP

Apesar de alguns relatos de baixa prevalência de depressão, evidências de neuroimagem, entre outros dados indicam que alterações neurofisiológicas da DP determinam a ocorrência de depressão. A destruição neuronal na DP da substância negra e da área tegmental ventral acarreta disfunção nas regiões das suas projeções como o estriado e áreas mesolímbicas e mesocorticais. Ocorre comprometimento dopaminérgico no caudado, putâmen, hipotálamo lateral e estruturas temporais mediais[22,77]. Consequentemente ocorre redução da noradrenalina (*locus ceruleus*, substância negra, núcleo *accumbens* e hipotálamo posterior) e da serotonina (núcleo caudado, hipocampo polos frontal e temporal). A serotonina, noradrenalina e em menor grau a dopamina são neurotransmissores reconhecidamente envolvidos na depressão. Estudos recentes indicam uma associação entre a depressão da DP e o 5HTTLPR (5HT *transporter gene-linked polymorphic region*). Encontra-se prevalência significativamente elevada de alelos curtos do 5HTTLPR nos doentes com depressão associada à DP. Outros dados indicam que redução de neuropeptídeos como a metaencefalina, leucoencefalina e substância P também estejam envolvidos na gênese da depressão da DP[77].

Estudos de neuroimagem funcional corroboram a associação entre alterações neurofisiológicas produzidas na DP e a ocorrência de depressão. Ocorre redução do metabolismo de glicose na região do caudado e área orbital-inferior do lobo frontal nos pacientes com depressão associada à DP, quando comparados com pacientes com DP não deprimidos[81]. Também há redução do fluxo sanguíneo cerebral no córtex anteromedial frontal e córtex do cíngulo em pacientes com DP deprimidos em relação a pacientes com DP não deprimidos e indivíduos saudáveis[82]. Estes achados também são encontrados na depressão não associada a uma condição médica.

Tratamento

A psicoterapia pode beneficiar o paciente e familiares na adaptação às mudanças provocadas pela DP e no tratamento específico da depressão, associada ou não a antidepressivos. O tratamento deve levar em consideração a avaliação das reações psicológicas à doença, estressores psicossociais e as causas iatrogênicas. Se há a suspeita de que a depressão esteja relacionada com a terapia de reposição de dopamina, a levodopa pode ser usada na menor dosagem possível.

Os ADT (imipramina, nortriptilina e amitriptilina) podem melhorar os sintomas motores como a rigidez e acinesia devido ao efeito anticolinérgico característico do perfil farmacológico destes antidepressivos. Os efeitos anticolinérgicos devem ser bem observados na população idosa. Em geral doses baixas têm sido eficazes na depressão associada à DP. A nortriptilina mostrou ser eficiente em doses iguais ou inferiores a 75 mg ao dia, ao deitar. Deve-se iniciar com doses baixas e aumento gradual lento. Este medicamento oferece menos risco de hipotensão ortostática do que outros do mesmo grupo medicamentoso (Tabela 1)[65,77].

Embora não estabelecido[66] e inexistência de evidências fortes os ISRS são eficazes na depressão associada a DP. Há evidências clínicas de bom resultado terapêutico para a fluoxetina, citalopram, sertralina e a fluvoxamina. Embora os ISRS possam produzir sintomas extrapiramidais, devido presumivelmente a sua atuação na retroalimentação dos sistemas dopaminérgicos por meio dos circuitos da serotonina originalmente nos núcleos da rafe, a paroxetina é eficaz no tratamento da depressão. Não se observou piora dos sintomas motores da DP com o uso desta medicação. Deve ser observado uma possível piora dos sintomas parkinsonianos[2]. O uso concomitante de ISRS e selegilina (antiparkinsoniano) possui potencial de levar a crises serotonérgicas.

A reboxetina, um inibidor seletivo da recaptação da norepinefrina (ISRN), é eficaz e bem tolerada, embora alguns pacientes apresentem inquietação, insônia e aumento da transpiração[67]. A eletroconvulsoterapia (ECT) tem mostrado eficácia, com melhora rápida principalmente dos sintomas motores e depressivos. Entretanto, a melhora dos sintomas parkinsonianos tem curta duração[65].

Há evidência de eficácia para os tricíclicos e inibidores da monoamina oxidase B (iMAO-B)[83]. Uma vantagem do iMAO-B é que eles também podem ajudar no tratamento dos sintomas motores da DP. Uma metanálise recente demonstrou eficácia dos antidepressivos para o tratamento de Parkinson em quase todas as classes de antidepressivos, mas com maiores medidas de efeito para os iMAO-B, seguido dos tricíclicos[83].

A estimulação magnética transcraniana (EMT) talvez tenha um potencial efeito terapêutico na redução parcial da sintomatologia depressiva e motora da DP, melhorando inclusive sintomas cognitivos, sem causar efeitos colaterais. As metanálises recentes[84,85] sugerem uma eficácia do HF-rTMS em sintomas motores parkinsonianos, especialmente se administrados bilateralmente sobre regiões corticais motoras.

Na abordagem da agitação devem ser consideradas as vantagens e os efeitos adversos da medicação a ser usada. Os hipnóticos e sedativos podem piorar confusão ou desinibição, facilitar quedas e fraturas. Os medicamentos de meia-vida curta podem evitar níveis sanguíneos elevados de acúmulo e de metabólitos, mas podem causar ansiedade aguda de rebote. Algumas alternativas para estes casos podem ser o propranolol, buspirona e anticonvulsivantes como ácido valproico. Os ADT podem ajudar na sedação e melhorar os sintomas motores devido o efeito anticolinérgico, mas podem agravar déficits de memória e quadros confusionais[2].

Demência
Prevalência

O prejuízo cognitivo pode variar do grau leve a grave, e está presente na maioria dos pacientes. Sua prevalência pode ser de 15 a 60%. O risco aumentado para demência está relacionado a idade avançada, parkinsonismo atípico e depressão[69,77].

Diagnóstico e características clínicas

Embora o padrão dos déficits cognitivos seja conceitualizado como primariamente subcortical, há sobreposição com alterações de funções executivas, visuoespaciais e de outras funções corticais. Os sintomas cardinais das alterações subcorticais são o tipo de comprometimento cognitivo, com lentidão dos processos de informação, apatia, déficits de memória e dificuldade de manipulação do conhecimento adquirido[69].

Há uma tendência a redução volumétrica do tálamo e do lobo occipital na demência associada à DP. Observa-se nas imagens funcionais uma redução do fluxo sanguíneo cerebral em região temporoparietal em comparação a pacientes com DP sem demência[69].

Possíveis mecanismos para explicar a associação entre a demência e DP

Os déficits cognitivos seguem processo degenerativo subcortical dos gânglios da base, tálamo e mesencéfalo. A destruição das projeções dopaminérgicas mesocorticais pode prejudicar particularmente funções executivas relacionadas ao córtex frontal. Já os déficits colinérgicos podem prejudicar a memória[69].

Tratamento

O comprometimento cognitivo pode ser remediado em algum grau com a terapia de reposição de dopamina na fase inicial da DP, mas na fase mais avançada da doença os anticolinérgicos e sedativo-hipnóticos podem agravar os déficits cognitivos e, então a intervenção deve ser a mínima possível[77].

O uso de anticolinesterásicos na demência associada à DP necessita de maiores estudos. Um estudo com rivastigmina e placebo encontrou uma melhora importante na disfunção cognitiva e na qualidade de vida. Foi usada dose média de 9 mg ao dia; alucinações e sintomas psicóticos também melhoraram, mas houve aumento do tremor em 10% dos pacientes. Este resultado é clinicamente benéfico para 15% dos pacientes[68].

Psicose
Prevalência

A prevalência dos sintomas psicóticos varia muito com o estágio da doença, ambiente, grau de comprometimento cognitivo e história de psicose no passado. A incidência pode variar de 20 a 40% sendo mais elevada nos pacientes que recebem tratamento dopaminérgico. Outra apresentação frequente é o *delirium* decorrente do uso de inúmeras medicações que estes pacientes precisam utilizar e pela vulnerabilidade do SNC em sofrer descompensações de várias causas (clínica, cirúrgica, tóxica)[75].

Aspectos clínicos e diagnósticos

Os sintomas psicóticos mais comumente presentes são os delírios e as alucinações. As alucinações visuais podem ser complicações comuns, principalmente em decorrência do uso de medicações antiparkinsonianas[77]. Podem ocorrer também pesadelos, sonhos vívidos e ideação paranoide. A paranoia não é tão sistematizada como na esquizofrenia. O ciclo sono-vigília pode estar alterado. Os sintomas psicóticos podem ocorrer com o sensório claro ou prejudicado, com ou sem demência. Inicialmente os pacientes podem manter o julgamento crítico quanto às alucinações, mas pode haver progressão para perda da capacidade de julgamento. Desorientação e confusão também podem estar presentes.

Os aspectos clínicos do *delirium* na DP podem incluir relativa rapidez de início (horas a semanas), confusão, nível flutuante de consciência, alteração do ciclo sono-vigília, e déficits cognitivo global. Pode haver agitação ou estado de *delirium* hipocinético. O *delirium* pode estar sobreposto a um quadro demencial preexistente ou a estados psicóticos. Os estágios iniciais podem ser caracterizados por um padrão noturno chamado de *sundowning,* no qual há uma piora noturna dos sintomas do *delirium.*

Possíveis mecanismos para explicar a associação entre a psicose e DP

A causa mais comum é a exposição à terapia dopaminérgica[77]. Os sintomas psicóticos podem ser decorrentes de várias alterações presentes simultaneamente, inclusive: desequilíbrio da neurotransmissão dopaminérgica inerente a DP, medicações utilizadas no tratamento para melhora da atividade dopaminérgica, da terapia anticolinérgica, demência e *delirium*. Teoricamente, a lesão da alça de retroalimentação mesocortical-cortical-subcortical pode interferir com a modulação cortical da atividade límbica e baixar o limiar para psicose. A causa mais comum de sintomas psicóticos é a terapia de reposição de dopamina, presumivelmente pela estimulação dos receptores pós-sinápticos D_2 na via mesolímbica.

Tratamento

Nestes casos recomenda-se inicialmente reduzir a medicação ou mesmo suspendê-la. Atualmente há relatos de boa resposta e boa tolerabilidade com remissão dos sintomas psicóticos e, inclusive manutenção das medicações dopaminérgicas com o uso de quetiapina e clozapina. A clozapina mostrou ser eficaz e mais bem tolerada em relação a olanzapina na condução do episódio psicótico por um período curto, sem agravamento dos sintomas motores (Tabela 1)[69,71,86]. A ziprasidona em doses baixas pode ser útil. A quetiapina precisa ser usada em doses acima de 100 mg ao dia, o que pode agravar a sintomatologia motora. É necessário avaliar melhora dos sintomas psicóticos e agravo do parkinsonismo mesmo com antipsicóticos atípicos[69]. A pimavanserina atua como um agonista inverso e antagonista nos receptores da serotonina 5-HT2A com alta afinidade de ligação nos receptores da serotonina 5-HT2C com menor afinidade de ligação, ela foi aprovado pelo FDA para o tratamento de alucinações e delírios associados à psicose da doença de Parkinson e está atualmente em ensaios clínicos para o tratamento de psicose na DA. Uma revisão sistemática encontrou apenas um ensaio clínico randomizado e controlado que avaliou o uso de pimavanserina para o tratamento de psicose em indivíduos com DA. Este ensaio de fase 2 resultou em duas publicações, a segunda das quais foi uma análise de subgrupo do estudo original. As evidências dessas duas publicações mostraram que a pimavanserina melhora os sintomas psicóticos entre os indivíduos com DA quando comparada ao placebo na semana 6[70].

O *delirium* é uma condição clínica reversível, mas, se não reconhecido, pode levar à morte. Devem ser realizados: exames físico e neurológico, avaliação bioquímica/metabólica, reavaliação das medicações, radiografia do tórax, tomografia ou ressonância magnética cerebral, exame de liquor. A primeira medida a ser tomada é a correção da causa do *delirium*. O uso de um antipsicótico na agitação pode ser indicado.

A intervenção não farmacológica pode ajudar. Deambulação, agitação, distúrbio do ciclo sono-vigília e, comportamento agressivo e hipersexualizado podem responder a rotinas familiares; sinais de esclarecimento e que facilitem a orientação do paciente para o tempo, lugar e situação; cuidadores especializados; e interação social. Os grupos de suporte aos cuidadores e pacientes são essenciais para manter a adesão.

ESCLEROSE MÚLTIPLA

Aspectos epidemiológicos e clínicos da esclerose múltipla

A esclerose múltipla (EM) é uma doença desmielinizante do SNC. Representa uma das principais causas de incapacidade neurológica crônica em adultos jovens, principalmente no sexo feminino. Sua prevalência e seus aspectos clínicos variam de acordo com o continente estudado, sendo mais frequente em caucasianos e em indivíduos jovens entre a terceira e a quarta décadas de vida. É mais frequente nos países de clima frio, com baixa insolação e alta latitude. Dados epidemiológicos sobre o Brasil demonstram que a prevalência é variável, sendo mais comum nas regiões sul e sudeste que no norte e nordeste. No Brasil, a frequência da EM é menor do que nos países temperados, sendo identificada em torno de 15 a 20 por 100.000 habitantes na região sudeste e na região nordeste em torno de 4-5 por 100.000 habitantes[77,87].

Em 85 a 90% dos casos, a doença se inicia com sintomas e sinais neurológicos na forma recorrente-remitente. As formas de apresentação da EM são: a) remitente-recorrente, b) secundariamente-progressiva, c) primariamente-progressiva, d) progressiva-recorrente. A doença cursa de modo crônico com surto, recidiva e recorrência. Cerca de 50% dos pacientes apresentam incapacidade locomotora após 10 anos de sintomas[77,87].

A EM se caracteriza por um processo inflamatório na substância branca do SNC. A bainha de mielina e oligodendrócitos do SNC sofrem agressão imune[77].

Um estudo descritivo e retrospectivo, baseado em pacientes com EM de um centro de atendimento especializado da cidade de São Paulo, delineou as características epidemiológicas, formas de apresentação, manifestações clínicas e evolução da doença. A média de idade dos pacientes foi 37,7 anos e a relação entre os gêneros foi 3,13 para o sexo feminino e 1 para o sexo masculino. A média de idade no início da doença foi 29,6 anos. Duzentos e oitenta e três pacientes eram brancos (94%), 15 negros (5%) e 4 amarelos (1%). Duzentos e vinte pacientes (72%) apresentaram forma clínica tipo remitente-recorrente. Oitenta e dois pacientes (28%) apresentaram a forma progressiva (50% forma secundária e 50% forma primariamente progressiva). Os sintomas iniciais mais comuns foram sensitivos (31,7%) e ópticos (26,8%). Em relação aos sintomas evolutivos predominavam os sintomas piramidais (72,5%) e os medulares (64,9%). O índice anual de surtos foi 0,45[88].

Síndromes psiquiátricas associadas à EM

Depressão
Prevalência

Estima-se que próximo a 50% dos pacientes com EM apresentam depressão em algum momento da doença, cerca de 2 a 3 vezes a prevalência estimada para a população geral[89]. De acordo com metanálise a prevalência para depressão foi de 30,5% para depressão e 35% para sintomas depressivos[90]. Em nosso meio a prevalência da depressão como sintoma na EM foi estimada em 17,9% entre 84 pacientes com EM remitente-recorrente e 36,6% de prevalência durante a vida[72,91-93].

Diagnóstico e características clínicas

A depressão associada com a EM faz parte da história natural da doença, incluindo os pacientes com formas muito leves da EM. Alguns autores encontraram associação com a gravidade da disfunção, enquanto outros não a confirmam. A relação da depressão com a duração da doença não se encontra bem estabelecida. Alguns estudos não têm encontrado relação entre depressão e sexo feminino nos pacientes com EM[72,92,93].

Na prática clínica é difícil definir qual o melhor método diagnóstico de depressão. A utilização de escalas de fácil aplicação e compreensão, rápidas e cujos itens não se confundam com a doença de base dos pacientes é fundamental. Nos pacientes com EM existe considerável sobreposição na sintomatologia dos transtornos neurológicos, cognitivos e psiquiátricos. A depressão assume características peculiares, confundindo-se com a sensação de fadiga (muito frequente nestes pacientes), alterações do sono e alterações cognitivas[94]. Fadiga ocorre em 70 a 80% dos pacientes, independente da evolução da doença e do grau de incapacidade[77].

Em um estudo realizado no nosso meio foi encontrado que a sintomatologia depressiva mais grave esteve correlacionada com maior incapacidade funcional e não esteve associada ao tempo de doença, ao sexo ou a idade dos pacientes[94]. A taxa de suicídio não está bem determinada. Em um estudo multicêntrico realizado no Canadá observou-se que a taxa de suicídio é 7,5 vezes maior que a da população geral para a mesma idade e a ideação suicida está presente em 28,6% dos pacientes com EM[77].

Possíveis mecanismos para explicar a associação entre a depressão e EM

A adaptação psicológica à EM pode resultar em sintomas depressivos ou mesmo desencadear um episódio depressivo maior. A depressão pode ainda decorrer do impacto da EM no sistema nervoso central incluindo:

- Disfunções sinápticas resultantes do processo inflamatório associado à EM, independente de regiões acometidas por lesões cerebrais e desmielinização[95]. A reação inflamatória no hipocampo, região particularmente vulnerável à inflamação, tem sido considerada como um dos mecanismos para explicar a depressão na ES[96]. O acometimento hipocampal influenciaria suas conexões funcionais com o córtex medial pré-frontal, amígdala, e região subgenual do cíngulo responsáveis pelo processamento do humor.
- Efeitos diretos da desmielinização na regulação do humor. Pacientes com EM que apresentavam sintomas de depressão apresentavam lesões predominantemente em lobo temporal direito, o que não era observado naqueles não deprimidos[94].

A associação entre a gravidade da depressão e a presença de lesões hipointensas em T1 em região frontal superior e parietal superior e temporal, assim como a atrofia frontal sugerem que a depressão na EM possa ser secundária a desconexão cortico-subcortical, com interrupção das vias de projeção do sistema límbico basal[77].

- Alterações metabólicas sistêmicas sobre o humor.

Tratamento da depressão

De acordo com estudo incluindo metanálise, a gravidade da depressão melhorou em 9 ensaios psicológicos A depressão nestes pacientes tem respondido bem à terapia cognitivo-comportamental, terapia cognitiva e psicoterapia em grupo[73]. Também tem auxiliado os familiares melhorando as habilidades em lidar com a imprevisibilidade e variável natureza da EM.

Relatos em relação ao uso dos ADT como a amitriptilina, nortriptilina e imipramina têm mostrado bons resultados. No entanto, o efeito anticolinérgico deste grupo limita o seu uso. Para pacientes com prejuízo do controle de esfíncter vesical, a imipramina tem sido indicada. Embora alguns estudos também relataram eficácia dos ISRS, como sertralina e a fluoxetina (Tabela 1)[2,72], a literatura mais recente é contraditória em relação à eficácia do tratamento com antidepressivo. Em uma metanálise a diferença com o placebo não atingiu significância estatística[97] enquanto outra metanálise concluiu que três ensaios farmacológicos demonstraram a eficácia de antidepressivos para tratar a depressão[98].

Ansiedade
Prevalência

Pouca atenção tem sido dada à ansiedade, detectada em 25 a 41% dos pacientes com EM[72,94]. Estas estimativas estão acima da taxas de ansiedade na população geral (25%). A ansiedade generalizada parece ser a mais comum. Pacientes com EM e ansiedade são mais frequentemente mulheres, com diagnóstico de depressão maior ou abuso de álcool ao longo da vida. Apresentam menos suporte social e maior risco de suicídio. Mais da metade destes pacientes não recebem tratamento[72].

Possíveis mecanismos para explicar a associação entre a depressão e EM

Uma explicação psicodinâmica sugere que os sintomas depressivos não resultam da atividade da doença, e sim do medo e apreensão frente ao diagnóstico e das perdas que advêm da evolução da doença. A associação entre a ansiedade e a depressão observada nos pacientes estudados aparentemente corrobora a teoria psicodinâmica. Embora existam evidências nos dois sentidos e os estudos não sejam conclusivos, alguns autores acreditam haver uma base multifatorial para a manifestação deste sintoma, com o envolvimento de fatores biológicos, psicológicos e genéticos[94].

Transtorno afetivo bipolar

Estudos epidemiológicos têm encontrado risco duas vezes maior de transtorno bipolar tipo I (TAB) em pacientes com EM em relação a controles saudáveis. Há sugestões de que as duas doenças dividam a mesma base genética. Há relatos de uma frequência de mais de 10% de TAB entre os pacientes com EM[72,74].

Pacientes com TAB podem se beneficiar do uso de lítio, lamotrigina, topiramato e ácido valproico[74].

Demência
Prevalência

Cerca de 40 a 65% dos pacientes exibem algum tipo de déficit cognitivo na avaliação neuropsicológica. A hipótese de demência subcortical na EM se baseia no impacto da atrofia talâmica na cognição. Demência subcortical se refere a uma síndrome caracterizada por lentidão cognitiva, transtornos de memória, dificuldades em atividades complexas como geração de estratégias e resolução de problemas, alterações visuoespaciais e transtornos do humor e afeto. O papel da atrofia do lobo temporal mesial na EM tem sido menos abordado, mas essa atrofia poderia explicar a variância no desempenho de memória[99].

Diagnóstico e características clínicas

O comprometimento cognitivo pode ocorrer precocemente durante o curso da EM. Este fator contribui de forma significativa para a retirada do paciente da vida profissional/ocupacional. O teste Miniexame do Estado Mental (MMSE) não é sensível para o comprometimento cognitivo causado pela EM.

Tratamento

É ideal que todo paciente com EM realize com frequência o exame neuropsicológico já na fase inicial, quando ainda é possível incrementar estratégias para lidar com os déficits cognitivos e para identificação daqueles que se beneficiem de intervenções terapêuticas. Na seleção de testes para compor a avaliação neuropsicológica em pacientes com EM devemos considerar a fadigabilidade e a incidência de problemas motores. Assim, têm sido desenvolvidos testes de maior aplicabilidade clínica para esses pacientes[100].

CONSIDERAÇÕES FINAIS

Entre as complicações psiquiátricas que podem ocorrer no AVC, na DP e na EM destaca-se a depressão. Cabe neste momento enfatizar a complexidade do diagnóstico da depressão nos pacientes com estas condições neurológicas.

A depressão é a condição mental mais frequente e por isto deve-se estar atento a alguns cuidados no seu diagnóstico, a saber:

- Não se deve considerar a depressão apenas como diagnóstico de exclusão.
- Para o diagnóstico da depressão é importante considerar sintomas de irritabilidade, despertar precoce, pensamentos de morte e perda de peso.
- A falta de prazer (anedonia) é o principal marcador de depressão.

Tabela 3 Medicamentos usados na neurologia e complicações psiquiátricas

Medicamentos mais comuns	Indicação	Risco para psiquiatria
Levodopa[77,101]	DP	Distúrbio do sono Alucinações visuais Delírios
Anticolinérgicos[77,101]	DP	Alucinações Confusão mental
Amantadina[77,101]	DP	Confusão mental Alucinações Insônia Pesadelos
Corticoide[72,77]	EM	Aumento da energia Redução do sono, Variedade de sintomas do humor como labilidade do humor, euforia e depressão Mania Sintomas psicóticos
Interferon beta[72,77]	EM	Depressão

DP: doença de Parkinson; EM: esclerose múltipla.

- Alguns fatores dificultam o diagnóstico de depressão associado a uma condição médica, tais como: semelhança entre os sintomas da depressão e sintomas da DP, EM e AVC; presença de uma depressão leve e subsindrômica; considerar sintomas depressivos como reações normais à condição médica; presença de irritabilidade e não de tristeza e, lentidão psicomotora e fadigabilidade.

O tratamento da comorbidade psiquiátrica deve ser instituído observando a especificidade da condição neurológica e/ou medicamentosa causadora da manifestação psiquiátrica naquele determinado paciente. Por exemplo: a levodopa pode causar delírios e alucinações; é recomendado utilizar um antipsicótico com menor afinidade por receptores D_2 para evitar piora dos sintomas extrapiramidais da DP.

Vinheta clínica

WS, 66 anos, motorista aposentado, sem trabalho atual, amasiado, com escolaridade até a 4ª. série, internado na enfermaria de neurologia após sofrer AVC isquêmico, sem história prévia de AVC, sem história pessoal pregressa de transtorno depressivo maior e/ou distimia. Com história pessoal de fobia social e específica. Sem antecedentes familiares para depressão maior.

Doze dias após o AVC, foi diagnosticado episódio depressivo menor; o paciente referia sentimento de desamparo, sentia-se tenso e um pouco irritado, estava preocupado com sua saúde, tinha dificuldade na concentração e reconhecia que não se sentia como habitualmente (Tabela 4). Um pouco mais de 1 mês, 40 dias após o AVC o paciente apresentou sintomatologia depressiva mais grave. Sentia-se triste e desamparado com piora vespertina, necessitava por parte das pessoas próximas que lhe transmitisse esperança, sentia-se inútil, tinha insônia inicial e intermediária, não tinha tanto interesse nas atividades. Observava-se lentidão durante a entrevista. O paciente apresentava apreensão tanto no discurso quanto pela expressão facial, relatava cefaleia, indigestão, perda do apetite e de peso, sentia peso no corpo; estava mais preocupado com sua saúde, reconhecia não estar bem e com depressão. Neste momento recebeu diagnóstico de episódio depressivo maior e foi encaminhado para tratamento.

Do ponto de vista neurológico nas primeiras duas semanas posteriores ao AVC, o paciente pontuou 8 na escala para acidente vascular cerebral do National Institute of Health (NIH), cujo valor maior é 42. Nesta escala, quanto maior a pontuação, mais grave o comprometimento neurológico. A avaliação do comprometimento das atividades de vida diária medido pelo Índice de Barthel o paciente pontuou 95 (máximo, 100 = nenhum comprometimento). O paciente evoluiu bem do ponto de vista neurológico (Tabela 4). Na imagem por ressonância magnética foi visualizada lesão no giro frontal inferior e médio à esquerda, junção têmporo-occipitoparietal esquerda, ínsula posterior esquerda e nas bordas do sulco intraparietal. Estas são lesões em áreas de fronteira entre o território das artérias cerebral anterior e média e, cerebral posterior e média, além de alguns ramos insulares da artéria cerebral média.

Neste primeiro mês após o AVC ao ser diagnosticado a depressão maior o paciente começou tratamento com metilfenidato 10 mg ao dia, com aumento da dose até 30 mg ao dia na segunda semana de tratamento. Na terceira semana o metilfenidato foi substituído por sertralina na dose de 50 mg ao dia. O paciente estava em uso de atenolol 100 mg ao dia, sinvastatina 20 mg ao dia e AAS 300 mg ao dia. Na avaliação psiquiátrica, 97 dias depois do AVC e cerca de 2 meses depois do início do tratamento foi alcançada remissão do episódio depressivo. Manteve-se o acompanhamento por mais 6 meses evoluindo sem recaída sintomatológica e com redução maior do restante dos sintomas depressivos (Tabela 4).

Cerca de 3 meses após o AVC ele foi submetido à avaliação neuropsicológica, com testagem das seguintes funções cognitivas: atenção, raciocínio e conceituação, linguagem (nomeação e fluência verbal), memória auditiva e aprendizagem (memória imediata, evocação tardia e evocação após 30'), visuoconstrução e função executiva. Neste período, já ocorria uma melhora do quadro depressivo com o tratamento iniciado. Do ponto de vista cognitivo apresentou déficits globais das funções avaliadas, destacando-se prejuízo maior para as funções: atenção, raciocínio, visuoconstrução e função executiva. Após 9 meses do AVC, ainda em tratamento e com redução maior da sintomatologia depressiva, o paciente foi novamente avaliado. Verificou-se melhora das funções de raciocínio, executiva e de atenção (Tabela 5).

Tabela 4 Acompanhamento do paciente

| Avaliação | Período do pós-AVC | | | |
	12 dias	40 dias	97 dias	9 meses
DSM	Depressão menor	Depressão maior	Sem depressão	Sem depressão
HAM-D 31	8	29	5	1
Índice de Barthel	95	100	100	- - - -
NIH	8	3	2	- - - -
Tratamento	Não	Metilfenidato 10 mg	Sertralina 50 mg	Sertralina 50mg

AVC: acidente vascular cerebral; DSM: Manual diagnóstico e estatístico de transtornos mentais; HAM-D: Escala para depressão de Hamilton; NIH: escala para acidente vascular cerebral.

Tabela 5 Avaliação neuropsicológica no 3° e no 9° mês após o acidente vascular cerebral (AVC)

Funções cognitivas	3 meses após o AVC	9 meses após o AVC
Atenção	Percentil 5	Percentil 15
Raciocínio	5 (média ponderada)	7 (média ponderada)
Linguagem: nomeação	15	30
Fluência verbal	19	10
Memória e aprendizagem:		
Memória auditiva imediata	0	1
Total	20	20
Interferência	3	3
Evocação tardia	1	0
Evocação após 30'	1	0
Visuoconstrução	2 (média ponderada)	4 (média ponderada)
Função executiva: Labirinto de Chapuis	Não Concluiu	168" c/ 5 erros
Miniexame do Estado Mental	16	19

Para aprofundamento

- Chaudhuri KR, Tolosa E, Schapira AHV, Poewe W (eds.). Non motor symptoms of parkinsons disease, 2.ed. Oxford: Oxford University Press; 2014.
  ⇨ Livro extremamente detalhado em sintomas não motores do Parkinson, com uma grande parte dedicada a sintomas psiquiátricos na doença de Parkinson
- Stern TA, Freudenreich O, Smith FA, Fricchione GL, Rosenbaum JF. Massachusetts General Hospital handbook of general hospital psychiatry, 7. ed. New York: Elsevier; 2017.
  ⇨ Livro bastante detalhado e com autores mundiais de referência sobre interconsulta em hospital geral. Os capítulos sobre neurologia são muito interessantes.
- Arciniegas DB, Yudofsky SC, Hales RE (eds.). The American Psychiatric Association publishing textbook of neuropsychiatry and clinical neurosciences, 6th ed.
  ⇨ Livro completo sobre neuropsiquiatria escrito por uma das pessoas que é referência mundial nessa área.

REFERÊNCIAS BIBLIOGRÁFICAS

1. Rossi L de. Gritos e sussurros: a interconsulta psicológica nas unidades de emergências médicas do Instituto Central do Hospital das Clínicas-FMUSP [Internet]. Universidade de São Paulo; 2008. Disponível em: https://www.teses.usp.br/teses/disponiveis/47/47133/tde-12022009-121121/en.php.
2. Rickards H. Depression in neurological disorders: Parkinson's disease, multiple sclerosis, and stroke. J Neurol Neurosurg Psychiatry. 2005;76(Suppl 1):i48-52.
3. Fleck MP de A, Lafer B, Sougey EB, Del Porto JA, Brasil MA, Juruena MF, et al. Guidelines of the Brazilian Medical Association for the treatment of depression (complete version). Braz J Psychiatry. 2003;25(2):114-22.
4. Kessler RC, Berglund P, Demler O, Jin R, Koretz D, Merikangas KR, et al. The epidemiology of major depressive disorder: results from the National Comorbidity Survey Replication (NCS-R). JAMA. 2003;289(23):3095-105.
5. Beekman ATF, B W J, Deeg DJH, Ormel J, Smit JH, Braam AW, et al. Depression in survivors of stroke: a community-based study of prevalence, risk factors and consequences [internet]. Social Psychiatry and Psychiatric Epidemiology. 1998;33:463-70. Disponível em: http://dx.doi.org/10.1007/s001270050080.
6. Correction to: Heart Disease and Stroke Statistics-2017 Update: A Report From the American Heart Association. Circulation. 2017;136(10):e196.
7. Kelly-Hayes M. Influence of age and health behaviors on stroke risk: lessons from longitudinal studies. J Am Geriatr Soc. 2010;58 Suppl 2:S325-8.
8. Aström M, Adolfsson R, Asplund K. Major depression in stroke patients. A 3-year longitudinal study [Internet]. Stroke. 1993;24:97-82. Disponível em: http://dx.doi.org/10.1161/01.str.24.7.976.
9. Chemerinski E, Robinson RG. The Neuropsychiatry of Stroke [internet]. Psychosomatics. 2000;41:5-14. Disponível em: http://dx.doi.org/10.1016/s0033-3182(00)71168-6
10. **Bilge C, Koçer E, Koçer A, Türk Börü U. Depression and functional outcome after stroke: the effect of antidepressant therapy on functional recovery. Eur J Phys Rehabil Med. 2008;44(1):13-8.**
    ⇨ Artigo que mostra que o tratamento da depressão no pós-AVC ajuda na recuperação funcional desses pacientes.
11. Pohjasvaara T, Vataja R, Leppavuori A, Kaste M, Erkinjuntti T. Depression is an independent predictor of poor long-term functional outcome post-stroke [internet]. Eur J Neurology. 2001;8:315-9. Disponível em: http://dx.doi.org/10.1046/j.1468-1331.2001.00182.x.
12. Robinson RG. The neuropsychiatry of stroke [Internet]. Contemporary Neuropsychiatry. 2001. p. 116-27. Disponível em: http://dx.doi.org/10.1007/978-4-431-67897-7_17.
13. Minelli C, Fen LF, Camara Minelli DP. Stroke incidence, prognosis, 30-day, and 1-year case fatality rates in Matão, Brazil [internet]. Stroke. 2007;38:2906-11. Disponível em: http://dx.doi.org/10.1161/strokeaha.107.484139
14. Cabral NL, Goncalves ARR, Longo AL, Moro CHC, Costa G, Amaral CH, et al. Incidence of stroke subtypes, prognosis and prevalence of risk factors in Joinville, Brazil: a 2 year community based study [Internet]. J Neurology, Neurosurgery & Psychiatry. 2009;80:755-61. Disponível em: http://dx.doi.org/10.1136/jnnp.2009.172098.
15. Siqueira Neto JI, Santos AC, Fabio SR, Sakamoto AC. Cerebral infarction in patients aged 15 to 40 years. Stroke. 1996;27(11):2016-9.
16. Conforto AB, de Paulo RB, Patroclo CB, dos Apóstolos Pereira SL, de Souza Miyahara H, da Fonseca CB, et al. Stroke management in a university hospital in the largest South American city [Internet]. Arquivos de Neuro-Psiquiatria. 2008;66:308-11. Disponível em: http://dx.doi.org/10.1590/s0004-282x2008000300004.
17. American Heart Association, American Stroke Association, eds. Heart disease and stroke statistics-update. Dallas: American Heart Association; 2006.
18. Hackett ML, Anderson CS, House A, Xia J. Interventions for treating depression after stroke. Cochrane Database Syst Rev. 2008;(4):CD003437.
19. **Ayerbe L, Ayis S, Wolfe CDA, Rudd AG. Natural history, predictors and outcomes of depression after stroke: systematic review and meta-analysis. Br J Psychiatry. 2013;202(1):14-21.**
    ⇨ Revisão com meta-análise demonstrando como a depressão afeta a mortalidade e recuperação funcional dos pacientes no pós-AVC.
20. Hackett ML, Pickles K. Part I: frequency of depression after stroke: an updated systematic review and meta-analysis of observational studies. Int J Stroke. 2014;9(8):1017-25.
21. Terroni L, Fraguas R, Mattos P, Yeh MS, Sobreiro M, Santos MI, et al. Scaff. Incidência do episódio depressivo maior após acidente vascular cerebral isquêmico. Revista de Psiquiatria Clínica. 2007;34(supl3): 238.
22. Fráguas R Jr, Ja F. Depressões secundárias: peculiaridades da depressão no contexto médico não psiquiátrico. Depressões em medicina interna e outras condições médicas Atheneu: São Paulo. 2001;3-9.
23. Lipsey JR, Spencer WC, Rabins PV, Robinson RG. Phenomenological comparison of poststroke depression and functional depression. Am J Psychiatry. 1986;143(4):527-9.
24. Gainotti G, Azzoni A, Marra C. Frequency, phenomenology and anatomical: clinical correlates of major post-stroke depression [internet]. Br J Psychiatry. 1999;175:163-7. Disponível em: http://dx.doi.org/10.1192/bjp.175.2.163.
25. Coster L de, de Coster L, Leentjens AFG, Lodder J, Verhey FRJ. The sensitivity of somatic symptoms in post-stroke depression: a discriminant analytic approach [internet]. Int J Geriatric Psychiatry. 2005;20:358-62. Disponível em: http://dx.doi.org/10.1002/gps.1290
26. Terroni L de MN, de Marillac Niro Terroni L, Fráguas R, de Lucia M, Tinone G, Mattos P, et al. Importance of retardation and fatigue/interest domains for the diagnosis of major depressive episode after stroke: a four months prospective study [internet]. Revista Brasileira de Psiquiatria. 2009;31:202-7. Disponível em: http://dx.doi.org/10.1590/s1516-44462009000300004
27. Robinson RG, Bolduc PL, Price TR. Two-year longitudinal study of poststroke mood disorders: diagnosis and outcome at one and two years [Internet]. Stroke. 1987;18:837-43. Disponível em: http://dx.doi.org/10.1161/01.str.18.5.837
28. Werheid K. A two-phase pathogenetic model of depression after stroke. Gerontology. 2015;62(1):33-9.
29. Kimura M, Robinson RG, Kosier JT. Treatment of cognitive impairment after poststroke depression: a double-blind treatment trial. Stroke. 2000;31(7):1482-6.
30. Sinyor D, Amato P, Kaloupek DG, Becker R, Goldenberg M, Coopersmith H. Post-stroke depression: relationships to functional impairment, coping strategies, and rehabilitation outcome [Internet]. Stroke. 1986;17:1102-7. Disponível em: http://dx.doi.org/10.1161/01.str.17.6.1102

31. Cai W, Mueller C, Li YJ, Shen W-D, Stewart R. Post stroke depression and risk of stroke recurrence and mortality: a systematic review and meta-analysis [internet]. Ageing Research Reviews. 2019;50:102-9. Disponível em: http://dx.doi.org/10.1016/j.arr.2019.01.013

32. Wade DT, Legh-Smith J, Hewer RA. Depressed Mood After Stroke [internet]. Br J Psychiatry. 1987;151:200-5. Disponível em: http://dx.doi.org/10.1192/bjp.151.2.200

33. Morris PL, Robinson RG, Andrzejewski P, Samuels J, Price TR. Association of depression with 10-year poststroke mortality. Am J Psychiatry. 1993;150(1):124-9.

34. House A, Knapp P, Bamford J, Vail A. Mortality at 12 and 24 months after stroke may be associated with depressive symptoms at 1 month. Stroke. 2001;32(3):696-701.

35. Burvill PW, Johnson GA, Jamrozik KD, Anderson CS, Stewart-Wynne EG, Chakera TM. Prevalence of depression after stroke: the Perth Community Stroke Study. Br J Psychiatry. 1995;166(3):320-7.

36. Robinson RG, Szetela B. Mood change following left hemispheric brain injury [Internet]. Annals of Neurology. 1981;9:447-53. Disponível em: http://dx.doi.org/10.1002/ana.410090506

37. Carson AJ, MacHale S, Allen K, Lawrie SM, Dennis M, House A, et al. Depression after stroke and lesion location: a systematic review. Lancet. 2000;356(9224):122-6.

38. Morris PL, Robinson RG, Raphael B, Hopwood MJ. Lesion location and poststroke depression. J Neuropsychiatry Clin Neurosci. 1996;8(4):399-403.

39. Vataja R, Leppävuori A, Pohjasvaara T, Mäntylä R, Aronen HJ, Salonen O, et al. Poststroke depression and lesion location revisited [Internet]. J Neuropsychiatry Clin Neurosci. 2004;16:156-62. Disponível em: http://dx.doi.org/10.1176/jnp.16.2.156.

40. Grasso MG, Pantano P, Ricci M, Intiso DF, Pace A, Padovani A, et al. Mesial temporal cortex hypoperfusion is associated with depression in subcortical stroke [internet]. Stroke. 1994;25:980-5. Disponível em: http://dx.doi.org/10.1161/01.str.25.5.980.

41. Mayberg HS, Robinson RG, Wong DF, Parikh R, Bolduc P, Starkstein SE, et al. PET imaging of cortical S2 serotonin receptors after stroke: lateralized changes and relationship to depression. Am J Psychiatry. 1988;145(8):937-43.

42. Li M, Zhang X-W, Hou W-S, Tang Z-Y. Impact of depression on incident stroke: a meta-analysis [internet]. Intern J Cardiol. 2015;180:103-10. Disponível em: http://dx.doi.org/10.1016/j.ijcard.2014.11.198

43. Feng R, Wang P, Gao C, Yang J, Chen Z, Yang Y, et al. Effect of sertraline in the treatment and prevention of poststroke depression [internet]. Medicine. 2018;97:e13453. Disponível em: http://dx.doi.org/10.1097/md.0000000000013453.

44. Cui M, Huang CY, Wang F. Efficacy and safety of citalopram for the treatment of poststroke depression: a metaanalysis [Internet]. J Stroke Cerebrovasc Dis. 2018;27:2905-18. Disponível em: http://dx.doi.org/10.1016/j.jstrokecerebrovasdis.2018.07.027.

45. Wiart L, Petit H, Joseph PA, Mazaux JM, Barat M. Fluoxetine in early poststroke depression [internet]. Stroke. 2000;31:1829-32. Disponível em: http://dx.doi.org/10.1161/01.str.31.8.1829

46. Murray V, von Arbin M, Bartfai A, Berggren A-L, Landtblom A-M, Lundmark J, et al. Double-blind comparison of sertraline and placebo in stroke patients with minor depression and less severe major depression. J Clin Psychiatry. 2005;66(6):708-16.

47. Rampello L, Chiechio S, Nicoletti G, Alvano A, Vecchio I, Raffaele R, et al. Prediction of the response to citalopram and reboxetine in post-stroke depressed patients [internet]. Psychopharmacology. 2004;173:73-8. Disponível em: http://dx.doi.org/10.1007/s00213-003-1698-1.

48. Qin B, Chen H, Gao W, Zhao LB, Zhao MJ, Qin HX, et al. Efficacy, acceptability, and tolerability of antidepressant treatments for patients with post-stroke depression: a network meta-analysis. Braz J Med Biol Res. 2018;51(7):e7218.

49. Dahmen N, Marx J, Hopf HC, Tettenborn B, Röder R. Therapy of early poststroke depression with venlafaxine: safety, tolerability, and efficacy as determined in an open, uncontrolled clinical trial [Internet]. Stroke. 1999;30:691-2. Disponível em: http://dx.doi.org/10.1161/01.str.30.3.691

50. Kimura M, Tateno A, Robinson RG. Treatment of poststroke generalized anxiety disorder comorbid with poststroke depression: merged analysis of nortriptyline trials [internet]. The American J Geriatric Psychiatry. 2003;11:320-7. Disponível em: http://dx.doi.org/10.1097/00019442-200305000-00009

51. Lazarus LW, Moberg PJ, Langsley PR, Lingam VR. Methylphenidate and nortriptyline in the treatment of poststroke depression: a retrospective comparison. Arch Phys Med Rehabil. 1994;75(4):403-6.

52. Bogolepova AN, Chukanova EI, Mlu S, Chukanova AS, Ilu G, Semushkina EG. The use of valdoxan in the treatment of post-stroke depression. Zh Nevrol Psikhiatr Im S S Korsakova. 2011;111(4):42-6.

53. Reding MJ. antidepressant therapy after stroke [internet]. Archives of Neurology. 1986;43:763. Disponível em: http://dx.doi.org/10.1001/archneur.1986.00520080011011.

54. Dam M, Tonin P, De Boni A, Pizzolato G, Casson S, Ermani M, et al. Effects of fluoxetine and maprotiline on functional recovery in poststroke hemiplegic patients undergoing rehabilitation therapy [internet]. Stroke. 1996;27:1211-4. Disponível em: http://dx.doi.org/10.1161/01.str.27.7.1211

55. Shen X, Liu M, Cheng Y, Jia C, Pan X, Gou Q, et al. Repetitive transcranial magnetic stimulation for the treatment of post-stroke depression: A systematic review and meta-analysis of randomized controlled clinical trials. J Affect Disord. 2017;211:65-74.

56. Liu C, Wang M, Liang X, Xue J, Zhang G. Efficacy and safety of high-frequency repetitive transcranial magnetic stimulation for poststroke depression: a systematic review and meta-analysis. Arch Phys Med Rehabil. 2019;100(10):1964-75.

57. An T-G, Kim S-H, Kim K-U. Effect of transcranial direct current stimulation of stroke patients on depression and quality of life. J Phys Therapy Sci. 2017;29(3):505-7.

58. Valiengo LCL, Goulart AC, de Oliveira JF, Benseñor IM, Lotufo PA, Brunoni AR. Transcranial direct current stimulation for the treatment of post-stroke depression: results from a randomised, sham-controlled, double-blinded trial. J Neurol Neurosurg Psychiatry. 2017;88(2):170-5.

59. Murray GB, Shea V, Conn DK. Electroconvulsive therapy for poststroke depression. J Clin Psychiatry. 1986;47(5):258-60.

60. Currier MB, Murray GB, Welch CC. Electroconvulsive therapy for post-stroke depressed geriatric patients. J Neuropsychiatry Clin Neurosci. 1992;4(2):140-4.

61. Finkenzeller W, Zobel I, Rietz S, Schramm E, Berger M. Interpersonal psychotherapy and pharmacotherapy for post-stroke depression. Feasibility and effectiveness. Nervenarzt. 2009;80(7):805-12.

62. Rabelo DF, Néri AL. Bem-estar subjetivo e senso de ajustamento psicológico em idosos que sofreram acidente vascular cerebral: uma revisão [internet]. Estudos de Psicologia (Natal). 2006;11:169-77. Disponível em: http://dx.doi.org/10.1590/s1413-294x2006000200006.

63. Costa A, Duarte E. Atividade física e a relação com a qualidade de vida, de pessoas com sequelas de acidente vascular cerebral isquêmico (AVCI). Rev Bras Ciên e Mov. 2002;10(1):47-54.

64. Lacasse H, Perreault MM, Williamson DR. systematic review of antipsychotics for the treatment of hospital-associated delirium in medically or surgically iii patients [internet]. Annals of Pharmacotherapy. 2006;40:1966-73. Disponível em: http://dx.doi.org/10.1345/aph.1h241

65. Cummings JL. Depression and Parkinson's disease: a review. Am J Psychiatry. 1992;149(4):443-54.

66. Miyasaki JM, Shannon K, Voon V, Ravina B, Kleiner-Fisman G, Anderson K, et al. Practice Parameter: Evaluation and treatment of depression, psychosis, and dementia in Parkinson disease (an evidence-based review [internet]. Neurology. 2006;66:996-1002. Disponível em: http://dx.doi.org/10.1212/01.wnl.0000215428.46057.3d

67. Pintor L, Baillès E, Valldeoriola F, Tolosa E, Martí MJ, de Pablo J. Response to 4-month treatment with reboxetine in Parkinson's disease patients with a major depressive episode. Gen Hosp Psychiatry. 2006;28(1):59-64.

68. Maidment I, Fox GC, Samuels M, Boustani M. Good practice in cognitive enhancer use in Parkinson's disease. J Neurological Sci. 2006. p. 324.

69. Rodríguez-Constenla I, Cabo-López I, Bellas-Lamas P, Cebrián E. Trastornos cognitivos y neuropsiquiátricos en la enfermedad de Parkinson. Rev Neurol. 2010;50(Supl 2):S339.

70. Ballard C, Youakim JM, Coate B, Stankovic S. Pimavanserin in Alzheimer's disease psychosis: efficacy in patients with more pronounced psychotic symptoms. J Prev Alzheimers Dis. 2019;6(1):27-33.

71. Poewe W, Seppi K. Treatment options for depression and psychosis in Parkinson's disease. J Neurol. 2001;248(Suppl 3):III12-21.

72. Chwastiak LA, Ehde DM. Psychiatric issues in multiple sclerosis. Psychiatr Clin North Am. 2007;30(4):803-17.

73. Beckner V, Howard I, Vella L, Mohr DC. Telephone-administered psychotherapy for depression in MS patients: moderating role of social support. J Behav Med. 2010;33(1):47-59.

74. Krishnan KRR. Psychiatric and medical comorbidities of bipolar disorder. Psychosom Med. 2005;67(1):1-8.

75. Chen JJ. Parkinson's disease: health-related quality of life, economic cost, and implications of early treatment. Am J Manag Care. 2010;16 Suppl Implications:S87-93.

76. Fraguas Jr R, Carvalho S. Depressões em doenças neurológicas. Revista de Psiquiatria Consiliar e de Ligação. 2003;5-22.

77. Martins MA, Carrilho FJ, Alves VAF, Castilho EA (eds). Clínica médica: doenças dos olhos, doenças dos ouvidos, nariz e garganta, neurologia, transtornos mentais, 2.ed. Barueri: Manole; 2016.

78. Burn DJ. Beyond the iron mask: towards better recognition and treatment of depression associated with Parkinson's disease. Mov Disord. 2002;17(3):445-54.

79. **Lee T, Lee HB, Ahn MH, Kim J, Kim MS, Chung SJ, et al. Increased suicide risk and clinical correlates of suicide among patients with Parkinson's disease. Parkinsonism Relat Disord. 2016;32:102-7.**
   ⇨ **Artigo que mostra a alta taxa de suicídio em pacientes com Parkinson e que o risco disso sempre deve ser investigado**

80. Voon V, Krack P, Lang AE, Lozano AM, Dujardin K, Schüpbach M, et al. A multicentre study on suicide outcomes following subthalamic stimulation for Parkinson's disease. Brain. 2008;131(Pt 10):2720-8.

81. Mayberg HS, Starkstein SE, Sadzot B, Preziosi T, Andrezejewski PL, Dannals RF, et al. Selective hypometabolism in the inferior frontal lobe in depressed patients with Parkinson's disease. Ann Neurol. 1990;28(1):57-64.

82. Ring HA, Bench CJ, Trimble MR, Brooks DJ, Frackowiak RS, Dolan RJ. Depression in Parkinson's disease. A positron emission study. Br J Psychiatry. 1994;165(3):333-9.

83. **Mills KA, Greene MC, Dezube R, Goodson C, Karmarkar T, Pontone GM. Efficacy and tolerability of antidepressants in Parkinson's disease: a systematic review and network meta-analysis. Int J Geriatr Psychiatry. 2018;33(4):642-51.**
   ⇨ **Meta-análise que mostra quais os principais antidepressivos com eficácia estudados na depressão em Parkinson.**

84. Chou Y-H, Hickey PT, Sundman M, Song AW, Chen NK. Effects of repetitive transcranial magnetic stimulation on motor symptoms in Parkinson disease: a systematic review and meta-analysis. JAMA Neurol. 2015;72(4):432-40.

85. Zanjani A, Zakzanis KK, Daskalakis ZJ, Chen R. Repetitive transcranial magnetic stimulation of the primary motor cortex in the treatment of motor signs in Parkinson's disease: a quantitative review of the literature. Mov Disord. 2015;30(6):750-8.

86. Cabo López I. Complicaciones motoras en la enfermedad de Parkinson: estudio prospectivo a 10 años. 2009; Disponível em: https://repositorio.uam.es/bitstream/handle/10486/3968/27621_cabo_lopez_iria.pdf?sequence=1.

87. Cardoso E, Fukuda T, Pereira J, Seixas J, Miranda R, Rodrigues B, et al. Clinical and epidemiological profile of multiple sclerosis in a reference center in the State of Bahia, Brazil. Arq Neuropsiquiatr. 2006;64(3B):727-30.

88. Moreira MA, Felipe E, Mendes MF, Tilbery CP. Multiple sclerosis: descriptive study of its clinical forms in 302 cases. Arq Neuropsiquiatr. 2000;58(2B):460-6.

89. Patten SB, Marrie RA, Carta MG. Depression in multiple sclerosis [Internet]. International Review of Psychiatry. 2017;29:463-72. Disponível em: http://dx.doi.org/10.1080/09540261.2017.1322555

90. Boeschoten RE, Braamse AMJ, Beekman ATF, Cuijpers P, van Oppen P, Dekker J, et al. Prevalence of depression and anxiety in multiple sclerosis: a systematic review and meta-analysis. J Neurol Sci. 2017;372:331-41.

91. de Cerqueira AC, Semionato de Andrade P, Godoy Barreiros JM, Teixeira AL, Nardi AE. Psychiatric disorders in patients with multiple sclerosis. Compr Psychiatry. 2015;63:10-4.

92. Costa D, Sá MJ, Calheiros JM. Efecto del apoyo social en los síntomas depresivos de pacientes portugueses con esclerosis múltiple. Rev Neurol. 2011;53:457-62.

93. Chruzander C, Johansson S, Gottberg K, Einarsson U, Fredrikson S, Holmqvist LW, et al. A 10-year follow-up of a population-based study of people with multiple sclerosis in Stockholm, Sweden: changes in disability and the value of different factors in predicting disability and mortality. J Neurol Sci. 2013;332(1-2):121-7.

94. Mendes MF, Tilbery CP, Balsimelli S, Moreira MA, Barão-Cruz AM. Depression in relapsing-remitting multiple sclerosis. Arq Neuropsiquiatr. 2003;61(3A):591-5.

95. Bruno A, Dolcetti E, Rizzo FR, Fresegna D, Musella A, Gentile A, et al. Inflammation-Associated Synaptic Alterations as Shared Threads in Depression and Multiple Sclerosis. Front Cell Neurosci. 2020;14:169.

96. Manning KJ. Hippocampal neuroinflammation and depression: relevance to multiple sclerosis and other neuropsychiatric illnesses. Biol Psychiatry. 2016;80(1):e1-2.

97. **Koch MW, Glazenborg A, Uyttenboogaart M, Mostert J, De Keyser J. Pharmacologic treatment of depression in multiple sclerosis. Cochrane Database Syst Rev. 2011;(2):CD007295.**
   ⇨ **Importante pois indica que o tratamento farmacológico antidepressivo não é eficaz na esclerose múltipla**

98. Fiest KM, Walker JR, Bernstein CN, Graff LA, Zarychanski R, Abou-Setta AM, et al. CIHR Team Defining the Burden and Managing the Effects of Psychiatric Comorbidity in Chronic Immunoinflammatory Disease. Systematic review and meta-analysis of interventions for depression and anxiety in persons with multiple sclerosis. Mult Scler Relat Disord. 2016;5:12-26.

99. Benedict RHB, Ramasamy D, Munschauer F, Weinstock-Guttman B, Zivadinov R. Memory impairment in multiple sclerosis: correlation with deep grey matter and mesial temporal atrophy. J Neurol Neurosurg Psychiatry. 2009;80(2):201-6.

100. Benedict RHB, Zivadinov R. Predicting neuropsychological abnormalities in multiple sclerosis. J Neurol Sci. 2006;245(1-2):67-72.

101. Weintraub D, Stern MB. Psychiatric complications in Parkinson disease. Am J Geriatr Psychiatry. 2005;13(10):844-51.

9
Interconsulta psiquiátrica em cuidados paliativos

Henrique Gonçalves Ribeiro
Eduardo de Castro Humes

Sumário

Introdução
A interface da psiquiatria com os cuidados paliativos
A interconsulta psiquiátrica em cuidados paliativos
Especificidades das comorbidades psiquiátricas em cuidados paliativos
    Depressão
    Ansiedade
    Delirium
Considerações finais
Vinheta clínica
Referências bibliográficas

Pontos-chave

- Os cuidados paliativos são parte essencial do tratamento em saúde a partir da perspectiva da medicina não apenas curativa.
- O médico psiquiatra, apesar de não ser parte regular das equipes de cuidados paliativos, pode contribuir para o cuidado ao paciente, seus familiares e equipe de saúde.
- O papel do psiquiatra pode ser desempenhado por meio de consultoria, mas é importante sua participação junto à equipe, funcionando como um profissional de ligação.

INTRODUÇÃO

Os cuidados paliativos surgem a partir da constatação de que as necessidades biológicas, psicológicas, sociofamiliares e espirituais dos pacientes portadores de doenças avançadas e com baixa possibilidade de cura não eram atendidas pelos métodos convencionais. Capitaneado por iniciativas individuais de Cecily Sounders, na Inglaterra e de Elisabeth Kubler Ross, nos Estados Unidos da América, o conceito de uma abordagem capaz de cuidar do sofrimento humano em suas múltiplas dimensões avançou pelas fronteiras geográficas de todo o mundo[1,2].

A definição da Organização Mundial da Saúde (OMS) para cuidados paliativos compreende uma abordagem multiprofissional capaz de prevenir e tratar de maneira impecável os sintomas físicos, psicossociais e espirituais dos pacientes portadores de uma condição que ameaça a continuidade da vida, assim como de seus familiares. Os cuidados paliativos podem ser realizados em diferentes níveis de atenção a saúde: em assistência domiciliar, ambulatorial, hospitalar, com equipes horizontais ou interconsulta em comunidades, enfermarias hospitalares, instituições de longa permanência ou *hospices*. A inclusão dos cuidados paliativos em políticas de saúde pública e seu financiamento constituem recomendações oficiais da OMS para um acesso democrático e justo aos serviços de saúde ao redor do mundo, sobretudo em países de baixa renda como o Brasil[3-5].

Em sua publicação mais recente, em 2018, a Associação Internacional para Hospice e Cuidados Paliativos (IAHPC) afirma que os cuidados paliativos são cuidados holísticos ativos, ofertados a pessoas de todas as idades que se encontram em intenso sofrimento proveniente de doença grave, especialmente aquelas que estão no final da vida (Quadro 1)[6].

Em 2018 a Academia Nacional de Cuidados Paliativos (ANCP) realizou um levantamento sobre a disponibilidade e distribuição de serviços de cuidados paliativos no Brasil. De acordo com esse relatório, o Brasil dispõe de 177 serviços de cuidados paliativos, portanto, temos um serviço para cada 1.180.000 pessoas, sendo que a maioria deles encontra-se na região Sudeste (58%), funciona exclusivamente em ambiente hospitalar (74%), atende pelo Sistema Único de Saúde (66%), sendo apenas 21% deles dedicados à população pediátrica[7].

Três resoluções do Conselho Federal de Medicina (CFM) marcaram importantes avanços dos cuidados paliativos no Brasil, a saber, Resoluções n. 1.805/2006, n. 1.995/2012 e n. 2.005/2012. A primeira delas, n. 1.805 de 2006, permitiu ao médico limitar ou suspender procedimentos ou tratamentos que prolonguem a vida do doente, em fase terminal, de enfermidade grave e incurável, respeitada a vontade do seu representante legal. Nessa mesma direção, uma nova edição do Código de Ética Médica, de 2010, reiterou tal resolução por meio do item XXII do Capítulo I, em que afirma "nas situações clínicas irreversíveis e terminais, o médico evitará a realização de procedimentos diagnósticos e terapêuticos desnecessários e propiciará aos pacientes sob sua atenção todos os cuidados paliativos apropriados", ressaltando em parágrafo único no artigo 41 que "é vedado ao médico abreviar a vida do paciente, ainda que a pedido deste ou de seu representante legal"[8-11].

Em 2012 o CFM reconheceu a medicina paliativa como especialidade médica por meio da Resolução n. 2005 em convênio firmado entre o CFM, a Associação Médica Brasileira (AMB) e a Comissão Nacional de Residência Médica (CNRM). Para a obtenção do título de especialista em Cuidados Paliativos é exigido como requisito o título de especialização em Anestesiologia, Cancerologia, Clínica Médica, Geriatria, Medicina de Família e Comunidade ou Pediatria. Paralelamente, cursos de pós-graduação e aprimoramento em cuidados paliativos surgiram por todo o país com a bandeira de instrumentalizar profissionais de saúde para a prática dos cuidados paliativos[12].

No mesmo de ano de 2012, a Resolução n. 1995 do CFM garantiu ao paciente o direito a autodeterminação referente ao seu tratamento, inclusive na ocasião em que ele estiver incapaz de manifestar sua vontade. Para isso, cria as Diretivas Antecipadas de Vontade (DAV), instrumento que assegura ao paciente adulto mentalmente competente o direito de conceder ou negar seu consentimento para qualquer exame diagnóstico ou terapia a ser realizada durante todo o curso de sua doença, incluindo no período final da vida. Assim, consolida-se a autonomia como princípio ético fundamental para assegurar ao paciente a dignidade e o direito à autodeterminação referente a sua saúde no momento em que estiver incapaz de manifestá-la.

A INTERFACE DA PSIQUIATRIA COM OS CUIDADOS PALIATIVOS

Tanto a psiquiatria quanto os cuidados paliativos pautam a sua abordagem na visão multidimensional do sofrimento humano, integrando mecanismos biológicos, psicológicos, sociofamiliares, espirituais e existenciais no diagnóstico e na intervenção terapêutica centrada no paciente, sua família e seus valores. Além disso, o trabalho multidisciplinar em suas equipes une expertises de diferentes áreas da saúde capazes de abarcar o cuidado do sofrimento em todas as suas dimensões, entre elas medicina, enfermagem, serviço social, psicologia, fisioterapia, terapia ocupacional, nutrição, fonoaudiologia, odontologia e capelania.

Em uma relação de mão-dupla, a psiquiatria oferece aos cuidados paliativos o seu amplo conhecimento em psicopatologia, clínica psiquiátrica, neurobiologia, psicofarmacologia, psicoterapia, comunicação, entrevista psiquiátrica, psiquiatria forense como recursos para aperfeiçoar o cuidado nas diferentes situações clínicas e sintomas presentes nessa interface e que desafiam as equipes de saúde. Por outro lado, os cuidados paliativos também possuem ferramentas valiosas para o manejo clínico de pacientes psiquiátricos portadores de transtornos mentais graves e crônicos, convocando a psiquiatria para a discussão de terminalidade, morte, suicídio, eutanásia psiquiátrica, distanásia psiquiátrica e cuidados paliativos psiquiátricos. (Tabela 1)[13-15].

Em diversas situações, as abordagens clínicas na psiquiatria moderna já podem ser consideradas paliativas, uma vez

Quadro 1   Objetivos dos cuidados paliativos

Prevenção, identificação precoce, avaliação integral e controle do sofrimento a partir de métodos baseados em evidências científicas
Estabelecimento de plano terapêutico por meio de comunicação facilitadora e eficaz
Aplicação durante todo o curso da doença de acordo com as necessidades do paciente
Oferecimento em conjunto com terapias específicas modificadoras da doença
Nem abreviar nem adiar a morte. Respeitar a vida e reconhecer a morte como um processo natural
Proporcionar apoio a família e cuidadores, contribuindo também com o processo de luto
Reconhecer e respeitar os valores e as crenças culturais do paciente e da família
Aplicação em todos os locais e todos os níveis de cuidados a saúde
Serem exercidos por profissionais com treinamento básico em cuidados paliativos

Fonte: adaptado de IAHPC, 2020[6].

Tabela 1   Situações clínicas de interface da psiquiatria com os cuidados paliativos

Raiva	Demência	Desesperança
Ansiedade	Negação	Insônia
Luto complicado	Dependência interpessoal	Solidão
Diagnóstico diferencial	Depressão	Dispneia
Otimização de comunicação	Pedidos de eutanásia	Náusea
Burnout	Suicídio	Dor
Cuidado com cuidadores	Dignidade	Problemas de personalidade
Recursos de enfrentamento	Estresse pós--traumático	Autocuidado da equipe
Delirium	Medo da morte	Decisões complexas
Sofrimento existencial	Uso/abuso de substâncias	Autonomia

que priorizam a melhora da qualidade de vida do paciente em detrimento da remissão ou modificação do transtorno mental, mudando o foco na doença para o foco na pessoa. Outrossim, uma abordagem psiquiátrica paliativa, assim como em outras clínicas, não significa desistir do paciente, mas uma redefinição dos objetivos do cuidado. No caso particular da psiquiatria, implica aceitar que o transtorno mental pode ser fatal, melhorando a qualidade do cuidado ao paciente que, por sua vez, acarreta menos pedidos por eutanásia e suicídio assistido. Internacionalmente há a discussão de inclusão de pacientes portadores de transtornos psiquiátricos graves e crônicos no acesso a eutanásia e ao suicídio assistido, daí reemergindo o debate ético no campo dos limites da autonomia humana sobretudo em pacientes portadores de transtornos psiquiátricos, a proporcionalidade dosimétrica da relação beneficência/não maleficência e o balizamento pelos dispositivos legais. Ressalta-se que no debate ético-jurídico acerca da eutanásia e do suicídio assistido, decisões juridicamente lícitas não são necessariamente éticas, conforme documento da Associação Médica Mundial. A inclusão dos cuidados paliativos no arsenal terapêutico da medicina, inclusive na psiquiatria, implicaria menos pedidos por eutanásia e suicídio assistido[16,17].

No que diz respeito ao ensino e treinamento de médicos psiquiatras acerca das necessidades técnicas para integração com cuidados paliativos há uma desproporção entre a percepção dessa demanda por parte dos médicos residentes, *fellows* e coordenadores pedagógicos dos programas de residência médica e a disponibilidade de rodízios clínicos obrigatórios ou eletivos capazes de abordar temas como controle de dor, especificidades do manejo clínico do fim da vida e discussões sobre diretivas antecipadas de vontade. Essa desproporção contrasta com o protagonismo de psiquiatras no desenvolvimento dos cuidados paliativos como Kubler Ross (psiquiatra suíça), Jamie Holland (psiquiatra norte-americana pioneira no campo da psico-oncologia), William Breitbart (criador da psicoterapia centrada no sentido de fundamentação existencial) e Harvey Chochinov (criador da psicoterapia da dignidade)[18-20].

A INTERCONSULTA PSIQUIÁTRICA EM CUIDADOS PALIATIVOS

A interconsulta da psiquiatria nos cuidados paliativos na modalidade consultoria servirá para agregar qualidade ao cuidado do paciente, de sua família e das equipes envolvidas na assistência. Inúmeras demandas podem existir de maneira concomitante numa única avaliação e caberá ao médico psiquiatra a elucidação diagnóstica e participação do planejamento terapêutico do paciente. É parte invariável da interconsulta incluir o mapeamento da rede de suporte sociofamiliar e eventuais disfunções vinculares evidenciadas por conflitos interpessoais do paciente com membros do círculo sociofamiliar, membros da equipe de saúde ou ambos.

Uma pesquisa eletrônica realizada nos Estados Unidos da América para avaliar o nível de envolvimento da psiquiatria com as equipes de cuidados paliativos evidenciou que 72% das equipes contam com algum nível de participação da psiquiatria em suas atividades, dos quais 43% possuíam um psiquiatra para as interconsultas, 65% utilizavam a equipe de interconsulta do serviço e 3% tinham um médico residente ou *fellow* de psiquiatria rodiziando no serviço. Destaca-se que apenas 10% dos serviços norte-americanos de cuidados paliativos contavam com um médico psiquiatra como membro efetivo da equipe, em regime de trabalho parcial ou total. Ao mesmo tempo, 71% dos serviços de cuidados paliativos relataram interesse de aproximar a psiquiatria de sua prática diária, identificando como principais barreiras a limitação financeira, dificuldade de encontrar psiquiatras interessados e a percepção de desconexão das disciplinas devido a ausência histórica da psiquiatria na rotina dos serviços de cuidados paliativos[21].

Outro importante ponto da presença do psiquiatra nos cuidados paliativos é trabalhar a favor da facilitação da comunicação entre paciente e equipe, entre paciente e família e entre diferentes equipes envolvidas no cuidado do paciente, em um trabalho que se aproxima mais do trabalho da psiquiatria de ligação. Diversos pontos centrais da atuação do psiquiatra são úteis aos profissionais que atuam com cuidados paliativos, em especial: identificação e adequado manejo da contratransferência, prática de escuta ativa e reflexiva, manutenção da neutralidade e como lidar com o silêncio durante os atendimentos e nomeação das emoções testemunhadas nos pacientes, familiares e colegas[14]. Para que o paciente possa tomar uma decisão acertada quanto ao seu tratamento, ele deve ser adequadamente informado com a verdade sobre os fatos envolvidos na sua escolha, como seu diagnóstico, suas possibilidades terapêuticas e prognósticas, sendo capaz de reproduzir as informações recebidas com suas próprias palavras. Além disso, deve ser capaz de fazer uma manipulação racional das informações, ponderando os prós e contras decorrentes de sua decisão e, por fim, estar apto para manifestar sua decisão. Ressalta-se que o principal interessado na decisão deve ser o paciente, cuja decisão final será aquela a ser levada em consideração ainda que frustre expectativas de familiares ou da equipe médica, fato esse assegurado pelas Diretivas Antecipadas de Vontade[9,22,23].

Diversos fatores aparecem como barreiras para um cuidado de excelência no fim da vida quando considerada a participação da psiquiatria nessa interface. Entre estes fatores destacam-se a ênfase nos sintomas físicos e suas sobreposições etiológicas aos sintomas psíquicos, dificultando o diagnóstico diferencial; o preconceito e o estigma relacionados a psiquiatria e aos transtornos mentais por parte dos pacientes, seus familiares e profissionais de saúde; a inadequação estrutural dos serviços de saúde quanto a disponibilidade de equipes de saúde mental integradas as práticas médicas; a limitação técnica dos profissionais em temas da área de saúde mental, incluindo manejo psicofarmacológico, muitas vezes agravada pela falta de treinamento desde a graduação. Esforços das agências governamentais, fundações privadas e associações profissionais são caminhos viáveis para derrubar tais barreiras, contribuindo para o financiamento, treinamento, aperfeiçoamento e implantação dos cuidados paliativos nos diferentes níveis de assistência em saúde[24].

ESPECIFICIDADES DAS COMORBIDADES PSIQUIÁTRICAS EM CUIDADOS PALIATIVOS

Depressão

No que diz respeito a depressão nos cuidados paliativos nota-se grande heterogeneidade na sua conceituação entre paliativistas, com uma importante confusão entre reações depressivas e o adoecimento psiquiátrico, além de frequentes discussões quanto a sua etiologia e as fronteiras do sofrimento psicoexistencial, psicoespiritual. Estas elaborações determinam dificuldade para realizar seu diagnóstico e muitas vezes os paliativistas priorizam o tratamento psicológico em detrimento dos recursos psicofarmacológicos, relacionada a pouca expertise em psicofarmacologia culminando em subutilização dos psicofármacos por medo de efeitos colaterais[25].

Entre outros motivos para o subdiagnóstico e subtratamento da depressão em cuidados paliativos encontram-se a ênfase em avaliação de sintomas físicos, o preconceito e o estigma por parte dos pacientes, família e equipe, além do pouco tempo investido nessa investigação e falta de treinamento dos profissionais em temas de saúde mental. Estes elementos determinam um viés compreensivo com tendência a normalizar a depressão no contexto de terminalidade da vida. A prevalência de transtornos de humor estimada em metanálises é de aproximadamente 40%, sendo a depressão o principal deles. Nestes pacientes, além do impacto na qualidade de vida, está associado a maior sensibilidade para dor, pior adesão ao tratamento, problemas de comunicação, maior *burnout* nos cuidadores, pior prognóstico clínico e maior taxa de internação hospitalar com aumento de pedidos por procedimentos abreviadores da vida, como suicídio assistido e eutanásia[26].

Entre os fatores de risco para depressão observados em pacientes recebendo cuidados paliativos, destacam-se: idade (mais prevalente em pacientes jovens), diagnóstico da doença em fase avançada, antecedente pessoal de depressão, pior *status* funcional do paciente, presença de dor e sintomas físicos não controlados e história familiar de depressão[27]. Há ainda um papel importante dos estressores psicossociais e correlatos imunometabólicos na fisiologia do sistema nervoso central[28]. O conceito de *sickness behavior*, caracterizando por lentificação psicomotora, tristeza, desânimo, perda de apetite, sonolência, aumento da sensação dolorosa e dificuldade de concentração, pode ser relacionado ao estado inflamatório, observado pela presença de níveis elevados de biomarcadores como interleucinas pró-inflamatórias e fator de necrose tumoral é esperado em situações clínicas de uma doença ativa e avançada sem perspectiva de controle[29]. Ainda, há as evidências sugestivas do efeito anti-inflamatório do tratamento com fármacos antidepressivos[30] e predição de resposta antidepressiva por meio de biomarcadores[31].

O estado nutricional do paciente implica alterações de micronutrientes e microbiota intestinal, que podem alterar a regulação do eixo microbiota-intestino-cérebro, acarretando disfunções absortivas, metabólico-inflamatórias e de permeabilidade da barreira hematoencefálica, implicando potenciais alterações psicopatológicas como a depressão. Um fator contributivo para a disbiose intestinal é o uso de antibióticos, frequente em situações clínicas de terminalidade da vida cujo resultado tem impacto na microbiota intestinal[32].

O hipogonadismo secundário ao uso de opioides, deficiência androgênica induzida pelo uso crônico em doses altas de opioides, é outra condição frequente nessa população e que mimetiza sintomas depressivos. Os sintomas de baixa energia, fraqueza, osteoporose, alterações de humor polarizadas para depressão e queda da libido devem ser investigados, nesses casos, com exames laboratoriais (testosterona livre/total, androstenediona, DHEA/DHEA-S) e tratados com reposição androgênica[33].

Instrumentos de rastreio e entrevistas estruturadas como SCID, Beck, Hamilton, PHQ-9 e HADS podem ser utilizados para a identificação de depressão em pacientes com doença avançada, porém duas perguntas mostrou 100% de sensibilidade e especificidade para o diagnóstico de depressão grave/moderada sem sintomas psicóticos de acordo com os critérios do CID-10: "No último mês você tem se sentido incomodado com sentimento de estar para baixo, depressivo ou sem esperança?" e "No último mês você tem se sentido incomodado com pouco interesse ou prazer ao fazer as coisas?"[34]. Uma investigação laboratorial capaz de avaliar o estado nutricional do paciente, eixo hormonal tireoidiano e gonadal, além da revisão da prescrição para detectar fármacos conhecidos por mimetizar sintomas depressivos (imunomoduladores, corticoides) deve ser realizada no esclarecimento diagnóstico.

O tratamento da depressão em pacientes com doença avançada consiste na combinação de medicações com psicoterapia, incluindo o tratamento da dor e dos sintomas físicos concomitantes. Aspectos farmacodinâmicos e farmacocinéticos, além de especificidades psicofarmacológicas, são de extrema importância na escolha de uma medicação segura e eficaz, considerando que pacientes com doença avançada frequentemente usam múltiplas medicações e apresentam condições clínicas limítrofes. A psicofarmacologia cuja nomenclatura é baseada em neurociência utilizada na psiquiatria de precisão deve ser a base do raciocínio psicofarmacológico na psiquiatria. Tendo em vista o alvo de otimizar qualidade de vida por meio de melhora sintomática em detrimento de remissão de sintomas, o uso de estimulantes, como o metilfenidato, glutamatérgico como cetamina e antidepressivos multimodais capazes de impactar simultaneamente em diferentes sintomas, como por exemplo a mirtazapina (depressão – antagonista NE pré-sináptico, insônia – antagonismo H2, inapetência – antagonismo H2/5HT2C, náusea – antagonismo 5HT3), devem ser utilizados com prudência e parcimônia[36].

Ansiedade

Os transtornos ansiosos apresentam prevalência elevada nos cuidados paliativos em torno de 50% quando utilizados os critérios padrão-ouro para diagnóstico, sendo maiores em fases mais avançadas da doença. Pacientes com antecedentes psiquiátricos de transtornos ansiosos apresentam maior risco para apresentar descompensação do quadro diante de uma condição de doença avançada e ameaça a continuidade da vida. Assim como na depressão, o subtratamento é uma realidade. Há dificuldade por parte dos profissionais de diferenciar a ansiedade normal, também chamada de eustresse, da ansiedade patológica, denominada distresse[26,37]. Além disso, a ansiedade é uma manifestação psicopatológica potencialmente secundária a condições orgânicas, a sintomas físicos ou a medicações em uso pelo paciente (Tabela 2). No que tange ao componente existencial, o termo "ansiedade existencial" é utilizado para conceituar a experiência de importante angústia associada a condição humana finita, aproximação da morte e da condição de não existência, fenômeno chancelado pelo constructo cognitivo-estrutural da cultura, onde a morte é uma condição que deve ser incansavelmente combatida e evitada[38].

Em uma perspectiva compreensiva, Ernest Becker, em seu livro *A negação da morte*, afirma "O temor da morte é natural e está presente em todos os indivíduos, que ele é o temor básico que influencia todos os outros, um temos ao qual ninguém está imune, por mais disfarçado que possa estar." Em um resgate histórico, psicológico e filosófico, Becker nos demonstra que a nenhum ser humano está livre do medo da morte e, portanto, diante de uma circunstância em que a morte se apresenta de maneira inexorável por meio de uma doença avançada e sem a perspectiva de cura, torna-se compreensível o aumento do sofrimento relacionado a essa experiência ansiosa[39].

Considerando a ansiedade de morte na psicopatologia, fundamentada nos escritos de Ernest Becker, foi proposta a "teoria de gerenciamento do terror" que considera a ansiedade da morte (*death anxiety*) um constructo transdiagnóstico da psicologia evolvido em diversos transtornos mentais, desenhado a partir de perspectivas existenciais, psicodinâmicas e evolucionárias para compreender a potente influência das preocupações acerca da morte e finitude no sentido do comportamento individual e social. Nessa teoria postula-se que a fonte de sofrimento do ser humano diante da morte reside num conflito entre a cultura (ou o que o indivíduo fez para atender as expectativas culturais) e a autoestima (ou o que esse indivíduo fez por sua própria estima para atender as expectativas individuais). No manejo dessas situações clínicas a afirmação "esperar pelo melhor e se preparar para o pior" é um ponto de partida para o enfrentamento do processo do viver e morrer e pode ser utilizado como elemento central no processo psicoterapêutico com base em intervenções cognitivo-comportamentais e existenciais[38].

Buscando uma fundamentação existencialista para a ansiedade da morte, por assim dizer, Heidegger, em sua obra *O ser e o tempo*, destaca que o medo humano relacionado a morte não reside propriamente no medo de deixar de existir, mas paradoxalmente, no medo de existir. Segundo o autor, "A angústia com a morte é a angústia com o poder ser mais próprio, irremissível e insuperável frente a possibilidade mais extrema de sua existência", ou seja, diante da constatação da finitude haveria uma abertura para uma existência mais plena, autêntica e livre, e essa seria a fonte do sofrimento[40].

Entre as ferramentas terapêuticas, além dos recursos psicofarmacológicos tradicionalmente utilizados para o controle da ansiedade, como os benzodiazepínicos, antidepressivos, antipsicóticos e anticonvulsivantes de alvos serotoninérgico e glutamatérgico/GABAérgico, encontram-se intervenções psicoterapêuticas especificamente desenhadas para o controle do sofrimento existencial, como a terapia centrada no sentido e a terapia de dignidade, que levam em consideração pressupostos existencialistas na sua fundamentação e que são capazes de reduzir sintomas ansiosos, depressivos, desejo por abreviamento da vida e melhoram o bem-estar espiritual do pacientes submetidos a ela. (MCP) Outros métodos como psicoterapias convencionais, técnicas integrativas de relaxamento, acupuntura, massoterapia, reiki, meditação, *mindfulness*, hipnoterapia também figuram entre recursos possíveis para controle da ansiedade em paciente sob cuidados paliativos[36,41-46].

Delirium

De todos os transtornos psiquiátricos, o *delirium* é o mais prevalente nos cuidados paliativos acometendo até 90% dos pacientes durante a progressão da doença até a morte. Partindo da definição de *delirium* como um transtorno mental orgânico caracterizado por alterações comportamentais, emocionais e cognitivas associadas a disfunções orgânicas, é compreensível que diante de doenças avançadas, ativas e sem perspectiva de reversão sua prevalência seja elevada, uma vez que em sua fisiopatologia identifica-se falência nos múltiplos sistemas de manutenção do funcionamento cerebral[47-49].

Diante de um quadro de *delirium* de um paciente sob cuidados paliativos cabe ao psiquiatra instrumentalizar a investi-

Tabela 2 Principais causas orgânicas e medicamentosas de ansiedade em cuidados paliativos

Metabólica	Distúrbios hidroeletrolíticos, porfiria, hipoglicemia, deficiência vitamínica, hipovolemia, sepse
Neurológica	Dor, hipertensão intracraniana, neoplasias do sistema nervoso central, trauma cranioencefálico, estados de mal (não) epileptiformes, vertigem, encefalite
Endocrinológica	Doenças pituitárias, adrenais, paratireoidianas, tireoidianas, feocromocitoma, síndrome carcinoide
Cardiovascular	Arritmias, insuficiência cardíaca, coronariopatias, anemia, valvopatias, miocardiopatias, desidratação/hipovolemia
Pulmonar	Hipóxia, embolia pulmonar, asma, doença pulmonar obstrutiva crônica, pneumotórax, edema pulmonar
Medicamentosa	Corticoides, broncodilatadores, antipsicóticos, tiroxinas, teofilina, agentes noradrenérgicos/serotoninérgicos, levodopa, psicoestimulantes, antibióticos, interferon, cafeína, cocaína, cannabis, abstinências (álcool, opioides, benzodiazepínicos)

gação diagnóstica e terapêutica do *delirium* junto da equipe clínica, assegurando adequada e proporcional utilização dos procedimentos diagnósticos e terapêuticos de acordo com as diretivas antecipadas do paciente. Além disso, é fundamental oferecer suporte familiar com a adequada psicoeducação acerca dos mecanismos neurofisiológicos e clínicos do *delirium*, além de ajudar a equipe médica a identificar os limites de suas intervenções a partir da discriminação das etiologias reversíveis e irreversíveis. Quando os tratamentos instituídos para as causas reversíveis não forem suficientes para controlar adequadamente os sintomas de *delirium*, deve-se cogitar uma evolução para um quadro de *delirium* terminal. Nesse caso, a sedação paliativa é mandatória para o controle de sintomas e o esclarecimento para a família do paciente de que tal procedimento visa exclusivamente a redução da consciência no sentido de garantir conforto diante de um quadro irreversível de etiologia clínica deve ser clarificada, uma vez que há confusão conceitual entre sedação paliativa e eutanásia, procedimento tipificado como homicídio no Brasil no qual há uma ação para causar a morte do paciente e que nada ter a ver com sedação paliativa[50].

Na abordagem farmacológica, deve-se atentar para rever a prescrição e suspender itens potencialmente deliriogênicos, reservando para quadros de agitação psicomotora e inversão de ciclo sono-vigília medicações antipsicóticas, por vezes associadas a doses baixas de benzodiazepínico. Medicações melatoninérgicas como rozerem ou melatonina manipulada podem ser utilizadas como primeira opção para pacientes sem agitação porém com inversão de ciclo sono-vigília. Em casos em que o controle de sintomas não ocorre de maneira adequada com os recursos disponíveis, preconiza-se proceder com sedação paliativa em alinhamento com a equipe de cuidados paliativos após adequado esclarecimento com a família. A sedação pode ser intermitente para que se tenha tempo de resposta ao tratamento instituído ou sedação contínua, quando não há mais possibilidade de reversão do quadro orgânico[51,52].

CONSIDERAÇÕES FINAIS

A interface entre psiquiatria e cuidados paliativos é extensa, inclui a psiquiatria de ligação e constitui uma via de mão dupla favorável para ambas as especialidades. O médico psiquiatra potencializa o cuidado ao paciente, seus familiares e equipe de saúde quando diante de uma situação de doença avançada que ameaça a continuidade da vida uma vez que detém habilidades técnicas para manejar situações de intenso sofrimento emocional, conflitos éticos e monitoramento do autocuidado no contexto de questões transferenciais.

Apesar da percepção acerca da necessidade de integração das especialidades, ainda são escassas oportunidades para treinamento de psiquiatras em cuidados paliativos. Iniciativas institucionais, políticas e associativas no sentido de ampliar o acesso ao ensino, pesquisa e assistência nessas áreas são imprescindíveis para o crescimento e aperfeiçoamento da psiquiatria e dos cuidados paliativos.

Vinheta clínica

Paciente J, 34 anos, casado com 3ª esposa, 6 filhos, aposentado, cristão. Apresenta quadro de carcinoma renal de células claras, obesidade, diabetes e hipertensão arterial sistêmica. Há 2 anos em tratamento oncológico com evolução da doença a despeito dos tratamentos de primeira e segunda linha instituídos pela equipe de oncologia. Há 3 meses em acompanhamento conjunto com equipe de cuidados paliativos. J. tem um histórico de 4 episódios depressivos ao longo da vida (todos tratados com ISRS sem psicoterapia) e período de extrema ansiedade no início do tratamento oncológico caracterizado como transtorno ansioso. No momento apresenta quadro de tristeza intensa, choro fácil, anedonia, insônia, inapetência, desesperança e evitação de contato interpessoal. Há relato de conflito familiar entre os filhos do paciente relacionados a divisão patrimonial que o paciente propôs em vida e, diante do quadro atual, um dos filhos está questionando a capacidade do paciente para tal decisão, buscando revogar o que foi definido pelo pai. Os sintomas de humor amenizaram após o controle dos sintomas físicos de dor e náusea, porém o paciente mantém quadro residual. Há aproximadamente 3 semanas o paciente apresentou temporariamente quadro de flutuação da consciência, inversão do ciclo de sono-vigília e períodos de confusão mental na vigência de uma infecção de vias urinárias, remitido após o tratamento com antibiótico. Após introduzir psicofarmacoterapia com sertralina 50 mg/d o paciente evoluiu com piora dos sintomas gastrointestinais e sem evolução favorável do quadro psicopatológico e a equipe solicitou avaliação da psiquiatria.

Para aprofundamento

- Kubler-Ross E. Sobre a morte e o morrer, 8. ed., São Paulo: Martins Fontes; 1998.
  ⇨ Livro seminal sobre o assunto onde a autora, psiquiatra referência na área, elabora diversos dos conceitos que são centrais em cuidados paliativos até hoje.
- Fairman N, Hirst JM, Irwin SA. Clinical manual of palliative care psychiatry. Arlington: American Psychiatric Publication; 2016.
  ⇨ Publicação da Associação Psiquiátrica Norte-americana direcionado para psiquiatras ou prestadores de cuidados paliativos focando nas dimensões psicossociais do sofrimento para o benefício de pacientes e suas famílias.
- Breitbart W. Psychosocial palliative care. Oxford: Oxford University Press; 2014..
  ⇨ Obra de William Breitbart, da psicoterapia centrada no sentido de fundamentação existencial, em que a intervenção do psiquiatra é discutida não apenas a partir da referência de diagnósticos psiquiátricos, mas também de aspectos psicossociais, além de elencar um conjunto de recursos para pacientes e outros profissionais envolvidos em cuidados paliativos.

REFERÊNCIAS BIBLIOGRÁFICAS

1. Saunders DC. Introduction Sykes N., Edmonds P.,Wiles J. Management of Ad-vanced Disease. 2004;3-8.
2. Kubler Ross E. Sobre a morte e o morrer, 8ª ed. São Paulo: Martins Fontes; 1998.
3. The Economist Intelligence Unit. 2015 Quality of death index. [Acessado online em 05/08/2020]. Disponível em: https://eiuperspectives.economist.com/healthcare/2015-quality-death-index
4. Knaul FM, Farmer PE, Krakauer EL, De Lima L, Bhadelia A, Kwete XJ, et al. Alleviating the access abyss in palliative care and pain relief-an imperative of universal health coverage: the Lancet Commission report. Lancet. 2018;391:1391-454.
5. Worldwide Palliative Care Alliance. 2014 Global atlas of palliative care at the end of life. [Acessado online em 05/08/2020]. Disponível em: http://www.who.int/nmh/Global_Atlas_of_Palliative_Care.pdf.
6. IAHPC Global Project – Consensus Based Definition of Palliative Care. [Acessado online em 05/08/2020]. Disponívem em: https://hospicecare.com/uploads/2019/2/Palliative%20care%20definition%20-%20Portuguese%20(Brazilian).pdf.
7. Academia Nacional de Cuidados Paliativos. Panorama-dos-Cuidados--Paliativos-no-Brasil. 2018. [Acessado online em 05/08/2020]. Disponível em: https://paliativo.org.br/wp-content/uploads/2018/10/Panorama-dos-Cuidados-Paliativos-no-Brasil-2018.pdf.
8. **Conselho Federal de Medicina. Resolução n. 1.805/2006. Disponível <https://sistemas.cfm.org.br/normas/visualizar/resolucoes/BR/2006/1805> Acesso 05 ago.2020.**
    ⇒ **Documento importante sobre a normatização ética do CFM acerca dos Cuidados Paliativos no Brasil.**
9. Conselho Federal de Medicina. Resolução n. 1.995/2012. Disponível em: < https://sistemas.cfm.org.br/normas/visualizar/resolucoes/BR/2012/1995>. Acesso 05 ago. 2020.
10. Conselho Federal de Medicina. Resolução n. 2.005/2012. Disponível em: <https://sistemas.cfm.org.br/normas/visualizar/resolucoes/BR/2012/2005> Acesso 05 ago. 2020.
11. Conselho Federal de Medicina. Código de Ética Médica. Resolução 1931/2009. Disponível em: < https://portal.cfm.org.br/images/stories/biblioteca/codigo%20de%20etica%20medica.pdf> Acesso em 05. ago.2020.
12. Diário Oficial da União. Resolução n. 41 de 31 de outubro de 2018. Disponível em: < https://www.in.gov.br/web/guest/materia/-/asset_publisher/Kujrw0TZC2Mb/content/id/51520746/do1-2018-11-23-resolucao-n-41-de-31-de-outubro-de-2018-51520710> [Acesso em 05 ago. 2020].
13. **Irwin AS, Ferris FD. The opportunity for psychiatry in palliative care. Can J Psychiatry. 2008;53(11):713-24.**
    ⇒ **Artigo para aprofundar o campo de intersecção da psiquiatria com os cuidados paliativos.**
14. Datta-Barua I, Hauser J. Four communication skill from psychiatry useful in palliative care and how to teach them. AMA J Ehtics. 2018;20(8):E717-723.
15. **Trachsel M, Irwin SA, Biller-Andorno N, Hoff P, Riese F. Palliative psychiatry for severe and persistent mental illness as a new approach to psychiatry? Definition, scope, benefits and risks. BMC Psychiatry. 2016; 16:260.**
    ⇒ **Artigo que traz o foco para o caminho inverso, ou seja, dos cuidados paliativos para pacientes psiquiátricos.**
16. Carvalho RT, Ribeiro HG, Dadalto L. Terminalidade da vida: psiquiatria e cuidados paliativos. In: Barros DM, Castellana GB. Psiquiatria forense: interfaces jurídicas, éticas e clínicas. 2ª edição. Porto Alegre: Artmed 2020
17. Kim SY, De Vries RG, Peteet JR. Euthanasia and assisted suicide of patients with psychiatric disorders in the Netherlands 2011 to 2014. JAMA Psychiatry. 2016;73(4):362-8.
18. Irwin SA, Montross LP, Bhat RG, Nelesen RA, von Gunten CF. Psychiatry resident education in palliative care: opportunities, desired training, and outcomes of a targeted educational intervention. Psychosomatics. 2011;52:530-6.
19. Tait GR, Hodges BD. End-of-life care education for psychiatric residents: attitudes, preparedness, and conceptualizations of dignity. Acad Psychiatry. 2009;33:451-6.
20. Meier DE, Beresford L. Growing the interface between palliative medicine and psychiatry. J Palliat Med. 2010;13:8030-6.
21. Petterson KR, Groom AR, Teverovsky EG, Arnold R. Current state of psychiatric involvement on palliative care consult services: results of a national survey. Journal of Pain and Symptom Management. 2014;47(6):1019-27.
22. Appelbaum PS. Assessment of patients' competence to consent to treatment. NEJM. 2007; 357:1834-40.
23. Forte DN, Kawai F, Cohen C. A bioethical framework to guide the decision-making process in the care of seriously ill patients. BMC Medical Ethics. 2018;19:78.
24. The APM's ad hoc Committee on End-of-Life Care. Psychiatric aspects of excellent end-of-life care: a position statement of the academy of psychosomatic medicine. J Palliative Med. 1998;(1)2:113-5.
25. Ng F, Carford GB, Chur-Hansen A. Palliative medicine practitioners' views on the concept of depression in the palliative care setting. 2013;16(8):922-8.
26. Mitchell AJ, Chan M, Bhatti H, Halton M, Grassi L, Johansen C, Meader N. Prevalence of depression, anxiety, and adjustment disorder in oncological, haematological, and palliative-care settings: a meta-analysis of 94 interview-based studies. Lancet Oncol. 2011;12(2):160-74.
27. Rayner L, Higginson IJ, Price A, Hotopf M. the management of depression in palliative care: european clinical guidelines. London: Department of Palliative Care, Policy & Rehabilitation/European Palliative Care Research Collaborative; 2010.
28. Milaneschi Y, Lamers F, Berk M, Penninx BWJH. Depression heterogeneity and its biological underpinnings: towards immunometabolic depression. Biological Psychiatry. 2020.
29. Miller AH, Raison CL. The role of inflammation in depression: from evolutionary imperative to modern treatment targets. Nat Rev Immunol. 2016;16(1):22-34.
30. Ardakani MT, Mehrpooya M, Mehdizadeh M, Beiraghi N, Hajifathali A, Kazemi MH. Sertraline treatment decreased the serum levels of interleukin-6 and high-sensitivity C-reactive protein in hematopoietic stem cell transplantation patients with depression; a randomized double-blind, placebo-controlled clinical trial. Bone Marrow Transplantation. 2020;55(4):830-2.
31. Cattaneo A, Ferrari C, Uher R, Bocchio-Chiavetto L, Riva MA, MRC ImmunoPsychiatry Consortium, et al. Absolute measurements of macrophage migration inhibitory factor and interleukin-1-β mRNA levels accurately predict treatment response in depressed patients. Int J Psychopharmacol. 2016;19(10):45.
32. Cardona-Morrell M, Kim J, Turner RM, Anstey M, Mitchell IA, Hillman K. Non-beneficial treatments in hospital at the end of life: a systematic review on extent of the problem. Int J Qual Health Care. 2016;28(4):456-69.
33. Smith HS, Elliott JA. Opioid-induced androgen deficiency (OPIAD). Pain Physician. 2012;15(3 Suppl):ES145-56.
34. Rao S, Ferris FD, Irwin SA. Ease of screening depression and delirium in patients enrolled in inpatient hospice care. J Palliative Med. 2011;14(3):275-9.
35. William LM. Precision psychiatry: a neural circuit taxonomy for depression and anxiety. Lancet Psychiatry. 2016;3(5):472-80.
36. Grassi L, Riba MB (eds.). Psychopharmacology in oncology and palliative care: a practical guide. Berlin: Springer-Verlag; 2014.
37. Kolva E, Rosenfeld B, Pessin H, Breitbart W, Brescia R. Anxiety in terminally ill cancer patients. Journal of Pain and Symptom Management. 2011;42(5): 691-701.
38. Iverach L, Menzies RG, Menzies RE. Death anxiety and its role in psychopathology: Reviewing the status of a transdiagnostic construct. Clin Psychol Rev. 2014;34(7):580-93.
39. Ernest B. A negação da morte, 8. ed. Rio de Janeiro: Record; 1991.
40. Heidegger M. Ser e tempo, 10. ed. Rio de Janeiro: Vozes; 2015.
41. Breitbart W, Pessin H, Rosenfeld B, Applebaum AJ, Lichtenthal WG, Li Y, et al. Individual meaning-centered psychotherapy for the treatment of psychological and existential distress: a randomized controlled trial in patients with advanced cancer. Cancer. 2018;124(15):3231-9.

42. Chochinov HM, Kristjanson LJ, Breitbart W, McClement S, Hack TF, Hassard T, et al. The effect of dignity therapy on distress and end of life experience in terminally ill patients: a randomized controlled trial. Lancet Oncol. 2012;12(8):753-62.

43. Plaskota M, Lucas C, Evans R. A hypnotherapy intervention for the treatment of anxiety in patients with cancer receiving palliative care. International Journal of Palliative Nursing. 2012;18(2):69-75.

44. Ando M, Morita T, Akechi T, Ito S, Tanaka M, Ifuku Y, et al. The efficacy of mindfulness-based meditation therapy on anxiety depression and spirituality in Japanese patients with cancer. J Palliative Care. 2009;12(12):1091-4.

45. Burden B, Herron-Marx S, Clifford C. The increasing use of reiki as complementary therapist in specialist palliative care. Internation J Palliative Care Nurs. 2005;11(5):248-53.

46. Mariano C. holistic integrative therapies in palliative care. In: Matzo M, Sherman DW. Palliative care nursing: quality care to the end of life. New York: Springer; 2015.

47. Seiler A, Schubert M, Hertler C, Schettle M, Blum D, Guckenberger M, et al. Predisposing and precipitating risk factors for delirium in palliative care patients. Palliative and Supportive Care. 2019;1-10.

48. Cunningham C, MacLullich AMJ. At the extreme end of the psychoneuroimmunological spectrum: delirium as a maladaptative sickness behaviour response. Brain Behav Immun. 2013;28:1-13.

49. Maldonado JR. Delirium pathophisiology: an update hypothesis of etiology of acute brain failure. Int J Geriatr Psychiatry. 2017;1-30.

50. Grassi L, Caraceni A, Mitchell AJ, Nanni MG, Berardi A, Caruso R, et al. Management of delirium in palliative care: a review. Curr Psyhicatry Rep. 2015;17(13):1-9.

51. Wu YC, Tseng PT, Tu YK, Hsu CY, Liang CS, Yeh TC, et al. Association of delirium response and safety of pharmacological interventions for the management and prevention of delirium: a network meta-analisys. JAMA Psychiatry. 2019;76(5):526-35.

52. Schur S, Weixler D, Gabl C, Kreye G, Likar R, Masel EK, et al. Sedation at the end of life – a nation-wide study in palliative care units in Austria. BMC Palliative Care. 2016;15(50):1-8.

10

Interconsulta em cardiologia

Renério Fráguas Júnior
Bruno Pinatti Ferreira de Souza
Anna Maria Andrei
Milena Gross de Andrade
Carlos Vicente Serrano Jr.
Mauricio Wajngarten

Sumário

Introdução
Dor torácica atípica
    Transtorno do pânico
Raiva, hostilidade, irritabilidade e sistema cardiovascular
    Mecanismos de associação entre raiva/hostilidade e sistema cardiovascular
    Depressão com raiva/irritabilidade/hostilidade: um subtipo depressivo com maior morbidade cardiovascular
Síndrome do coração partido – *takotsubo/broken heart*
    Epidemiologia
    Quadro cardíaco
    Quadro clínico
    Fator emocional
    Mecanismo da associação fator emocional – síndrome do coração partido
    Tratamento cardiológico
Doença das coronárias
    Depressão
    Ansiedade
Infarto do miocárdio
    Depressão
    Ansiedade
Insuficiência cardíaca
    Depressão
    Ansiedade
Arritmia cardíaca
    Bradiarritmias
    Taquicardias
    Depressão e ansiedade
Cirurgia cardíaca
    Depressão
    Ansiedade
    Delirium
Vinheta clínica
Para aprofundamento
Referências bibliográficas

Pontos-chave

- A coexistência de transtornos psiquiátricos e doenças cardiovasculares é alta e a investigação clínica é baseada no raciocínio de comorbidade e não de exclusão de organicidade.
- Paciente com transtorno do pânico apresentam um risco quatro vezes maior de desenvolver infarto do miocárdio do que aqueles sem o transtorno.
- A relação entre transtornos mentais e doenças cardiovasculares é multifatorial e inclui fatores comportamentais, inflamatórios, endócrinos, vasculares, neurológicos e psicológicos.
- A melhora da depressão permite a melhora do prognóstico cardiovascular.

INTRODUÇÃO

O campo da interconsulta em cardiologia é extenso, inclui desde os pacientes com dor torácica atípica ou com transtorno do pânico que procuram repetitivamente o cardiologista com a convicção de terem uma patologia cardíaca, até o paciente com infarto do miocárdio (IM) que evolui com depressão ou, o paciente que se submeteu a cirurgia cardíaca e evoluiu com *delirium* no pós-operatório.

Neste capítulo, iniciaremos discorrendo sobre a dor torácica atípica e o transtorno do pânico, condições que comumente surgem no cotidiano do cardiologista. Dentre os fatores mentais e comportamentais associados a um impacto no sistema cardiovascular, traremos dados sobre a hostilidade, raiva, irritabilidade, bem como sobre a depressão acompanhada de raiva como uma variante de depressão com maior impacto cardiovascular. Em seguida abordaremos os transtornos mentais em função de cada condição cardíaca como a doença coronariana, IM e insuficiência cardíaca (IC) com atenção especial à depressão e à ansiedade. Por fim discorreremos sobre o *delirium* associado a condições cardiovasculares.

DOR TORÁCICA ATÍPICA

A queixa de dor torácica não associada a comprometimento cardiovascular é comum na prática do cardiologista. Vários transtornos mentais podem cursar com dor precordial ou dor torácica atípica. Por exemplo, dentre os pacientes que procuram serviços de urgência médica por dor torácica, aproximadamente 20% apresentam sintomatologia compatível com síndrome do pânico (TP)[1]. Por outro lado, dor torácica foi relatada em 48% dos pacientes com ansiedade generalizada sem doença cardíaca, cerca de um quarto desses pacientes haviam procurado avaliação médica não psiquiátrica para explicar sua dor.

A presença da dor dificulta a valorização do quadro psiquiátrico associado. Em uma série de 18 casos com dor torácica não responsiva ao tratamento usual, detectamos depressão maior de acordo com entrevista psiquiátrica utilizando o *Schedules for Clinical Assessment in Neuropsychiatry* (SCAN) em 6 (33%) dos pacientes[2]. De relevância para a prática clínica, a utilização de antidepressivos tricíclicos (ADT) para tratar a dor nesses pacientes geralmente é subterapêutica para tratar a depressão e, uma melhora parcial da depressão pode eventualmente dificultar ainda mais o diagnóstico dos sintomas depressivos.

Tanto a farmacoterapia como a psicoterapia podem beneficiar pacientes com dor torácica atípica. A eficácia da sertralina e treinamento de habilidades para lidar com a dor isoladamente ou em combinação reduziram significativamente a intensidade da dor e o desconforto da dor[3]. Em estudo de metanálise, a psicoterapia se mostrou eficaz em reduzir os relatos de dor no peito nos primeiros 3 meses depois da intervenção; efeito que pode se manter por até nove meses depois; reduzir a frequência de dor no peito e maior número de dias sem dor no peito[4]. Devido à heterogeneidade nos estudos, a área ainda requer ensaios clínicos randomizados incluindo períodos de acompanhamento de pelo menos 12 meses[4]. Por exemplo, a terapia cognitiva breve pode reduzir a ida de pacientes com dor torácica não cardíaca por um período de três meses, mas o efeito se perde ao longo de um ano[5].

Transtorno do pânico

O transtorno do pânico se caracteriza pela presença de ataques de pânico, conforme descrito no Quadro 1. Além do medo de morte iminente, o paciente com ataques de pânico pode apresentar a vivência de perder o controle ou enlouquecer. Outras peculiaridades do transtorno de pânico que auxiliam o diagnóstico incluem a agorafobia, a ansiedade antecipatória e a evitação fóbica. A agorafobia se caracteriza pelo medo de situações ou locais onde seja difícil sair ou receber assistência caso tenha um ataque de pânico; por exemplo, viajar de avião ou um evento com muitas pessoas ou mesmo uma reunião. Na ansiedade antecipatória, o paciente passa a ter o medo de ter um novo ataque. Na evitação fóbica, o paciente passa a evitar as situações onde teme que o ataque venha a ocorrer. Por exemplo, o paciente passa a não mais viajar de avião por medo de ter um ataque no avião.

Pacientes com transtorno do pânico tendem a realizar consultas e exames repetidamente, com frequência não necessários, acarretando um incremento aos custos do sistema de saúde. Em um estudo observacional australiano que acompanhou 338 pacientes que deram entrada no pronto socorro com sintomas cardíacos, a prevalência de transtorno de pânico foi de 5,6%[6].

Descreve-se que o transtorno do pânico é quatro vezes mais prevalente em pacientes com doença das coronárias do que na população geral[1]. Alguns estudos indicam que essa associação pode decorrer do transtorno do pânico aumentar o risco cardiovascular. O transtorno do pânico já foi associado à hipertensão[7], isquemia cardíaca de pequenos vasos desenvolvimento de cardiomiopatia idiopática e cardiomiopatia idiopática dilatada. Em um estudo prospectivo com indivíduos de comunidade, aqueles com transtorno do pânico apresentaram um risco quatro vezes maior de desenvolver IM do que aqueles sem o transtorno[8]. Além disso, o transtorno do pânico foi associado em um estudo[9], embora não em outro, a maiores taxas de mortalidade cardiovascular.

É relevante ressaltar que pacientes com transtorno do pânico, em particular aqueles que realizam várias avaliações em serviços de emergência negativas para uma síndrome isquêmica, não estão isentos de em uma dessas consultas de repetição de fato estarem com um ataque cardíaco. Pelo contrário, conforme relatado acima, a associação entre transtorno do pânico e eventos cardíacos é grande e, o profissional de saúde deve sempre raciocinar com o conceito de comorbidade. Deste modo, devido à similaridade dos sintomas da síndrome isquêmica e do transtorno do pânico, diante do diagnóstico estabelecido de doença cardíaca o clínico deve considerar a comorbidade com o transtorno do pânico. O contrário é válido para o psiquiatra e psicólogo, diante de um paciente com repetidos ataques de pânico sempre considerar a possibilidade de uma síndrome isquêmica.

Quadro 1   Sintomas do ataque de pânico

Palpitações, coração acelerado ou taquicardia
Sudorese
Tremores ou abalos
Sensação de falta de ar ou sufocamento
Sensações de asfixia
Dor ou desconforto torácico
Náusea ou desconforto abdominal
Sensação de tontura, instabilidade, vertigem ou desmaio
Calafrios ou ondas de calor
Parestesias (anestesia ou sensações de formigamento)
Desrealização (sensações de irrealidade) ou despersonalização (sensação de estar distanciado de si mesmo)
Medo de perder o controle ou "enlouquecer"
Medo de morrer

Fonte: American Psychiatric Association, 2013[124].

RAIVA, HOSTILIDADE, IRRITABILIDADE E SISTEMA CARDIOVASCULAR

Meyer Friedman e Ray Rosenman, na década de 1950, definiram o padrão de comportamento do tipo A como um complexo emocional e comportamental caracterizado por um engajamento em uma luta crônica para obter um número ilimitado de metas em um curto período de tempo, contra situações e/ou pessoas[10]. Ao lado da elevada competitividade os autores incluíram no conceito a agressividade, impaciência, inquietação, estado de hiperalerta, tensão da musculatura facial, discurso explosivo e uma sensação crônica de urgência de tempo que leva à aceleração do pensamento e das ações. O estilo oposto de comportamento, caracterizado por ser relaxado, não apressado, tolerante e facilmente satisfeito, foi designado padrão de comportamento do tipo B.

A associação entre o padrão de comportamento do tipo A e doença das coronárias foi sustentada por vários estudos nas décadas de 1960 e 1970. Por exemplo, o *Western Collaborative Group Study*[11], avaliou 3.154 homens prospectivamente por oito anos e meio; aqueles com padrão de comportamento do tipo A apresentaram 2,37 vezes mais chance de desenvolver doença das coronárias do que aqueles com padrão de comportamento do tipo B. O *Framingham Heart Study*, avaliou prospectivamente 1.674 mulheres, aquelas com padrão de comportamento do tipo A desenvolveram duas vezes mais doença das coronárias e três vezes mais angina que as mulheres com padrão de comportamento do tipo B; do mesmo modo, homens com padrão de comportamento do tipo A apresentaram duas vezes mais doença das coronárias do que aqueles com padrão do tipo B. Um estudo realizado com 862 pacientes pós-IM mostrou que o padrão de comportamento do tipo A pode ser alterado com intervenções comportamentais. Essa modificação promoveu uma redução de 50% na taxa de recorrência de eventos cardíacos[10].

Embora estudos recentes ainda indiquem que o padrão de comportamento do tipo A aumenta o risco para a ocorrência de doença das coronárias, a partir da década de 1980, vários estudos encontraram que o padrão de comportamento do tipo A não aumenta o risco de eventos cardíacos. As controvérsias são em parte atribuídas a diferenças metodológicas e conceituais, principalmente na definição do constructo de padrão de comportamento do tipo A e sua avaliação ser realizada por entrevista ou autoavaliação. Entretanto, nas duas últimas décadas, evidências indicam que alguns aspectos, como a hostilidade e estados/traços correlatos incluindo raiva e irritabilidade, mas não todas as características do padrão de comportamento do tipo A são responsáveis pelo impacto negativo sobre o sistema cardiovascular.

Na década de 1980, níveis elevados de hostilidade, foram associados a um maior risco de ocorrência de doença das coronárias, de modo independente do padrão de comportamento do tipo A. A presença de hostilidade elevada foi associada a um risco relativo próximo a 1,5 vezes maior para ocorrência de IM ou morte por doença das coronárias. A associação com doença das coronárias foi descrita tanto para níveis elevados de hostilidade expressa, como para níveis elevados de hostilidade sentida ou experimentada (*experiential*)[12]. Além do excesso de hostilidade, a excessiva inibição da hostilidade também foi associada a um impacto negativo sobre o sistema cardiovascular. No *Framingham Heart Study* que incluiu 674 indivíduos avaliados prospectivamente por oito anos, aqueles que inicialmente apresentavam inibição para expressar a hostilidade (*suppressed hostility*) apresentaram risco significativamente maior de desenvolver doença das coronárias[13].

Além de aumentar o risco de ocorrência de doença das coronárias, níveis elevados de hostilidade também foram associados a uma maior morbimortalidade cardiovascular. Em um estudo prospectivo realizado na Finlândia com 3.750 indivíduos hipertensos, aqueles com elevados níveis de hostilidade tiveram um risco doze vezes maior de ocorrência de IM em um período de três anos, comparados com aqueles sem níveis elevados de hostilidade[14]. Níveis elevados de hostilidade foram associados a um risco em torno de duas vezes maior de ocorrência de IM em portadores de doença arterial coronária. Após a ocorrência de um evento cardíaco, indivíduos com elevada hostilidade apresentaram uma taxa de mortalidade cinco vezes maior que aqueles sem níveis elevados de hostilidade.

Para alguns autores, a hostilidade é consequência da doença das coronárias[15]. Embora essa via de associação possa ocorrer, pelo menos cerca de quarenta estudos que investigaram a associação entre hostilidade e doença das coronárias e uma metanálise indicam que a hostilidade aumenta o risco de doença das coronárias[16]. Outro aspecto que tem sido questionado é o tamanho do impacto clínico da hostilidade ser relativamente pequeno se considerada como um fator de risco independente dos demais fatores de risco. De qualquer modo, mesmo que a hostilidade aumente o risco cardiovascular via aumento de outros fatores de risco (via não independente) como hipertensão, colesterol, tabagismo, não aderência ao tratamento essa pletora de interações nocivas ao sistema cardiovascular indica que a hostilidade possui relevância clínica.

A raiva também tem sido associada a um impacto negativo sobre o sistema cardiovascular. Níveis elevados de raiva foram associados a um risco 3,17 vezes maior de ocorrência de IM ou morte por doença das coronárias em 1.305 indivíduos avaliados prospectivamente por sete anos[17]. Elevados níveis de raiva foram associados a um risco quatro vezes maior de apresentar níveis baixos de HDL-colesterol e um risco quase cinco vezes maior de apresentar níveis elevados de LDL-colesterol; o que, dentre outros mecanismos, pode explicar o impacto cardiovascular negativo da raiva (Figura 1)[18]. Cabe lembrar que a excessiva inibição da raiva (*supressed anger*) foi associada a um risco 1,7 vezes maior de ocorrência de doença das coronárias em um estudo realizado na Inglaterra com 2.890 indivíduos[19].

Diferente da hostilidade que se caracteriza por ser um traço, a raiva pode se manifestar também em ataques. O período em torno de uma hora após um ataque ou crise de raiva foi associado a um risco nove vezes maior de ocorrência de IM[20].

Cabe lembrar que se o excesso de raiva e hostilidade foi associado a um impacto cardiovascular negativo, a presença de raiva construtiva (com expressão verbal adequada) foi associada a menores níveis de pressão diastólica em repouso e, a maior presença de bom humor foi associada a um menor risco cardiovascular[21].

A associação raiva sistema cardiovascular foi confirmada por um estudo de metanálise. Os autores encontraram que apesar da heterogeneidade, todos os estudos confirmaram que, em comparação com outras momentos, houve uma taxa maior de eventos cardiovasculares nas 2 horas seguintes às explosões de raiva[22].

Mecanismos de associação entre raiva/hostilidade e sistema cardiovascular

A hostilidade pode aumentar a incidência de doença das coronárias por meio da associação com fatores de risco para doença cardiovascular ou diretamente na fisiopatologia do sistema cardiovascular (Figura 1). Níveis elevados de hostilidade e/ou raiva foram associados à: maior gravidade da aterosclerose coronária[23]; hipertensão arterial; responder ao estresse com níveis mais altos de pressão arterial; tabagismo, hipercolesterolemia e aumento do índice de massa corpórea; hipercolesterolemia[24]; baixos níveis de HDL-colesterol (associação com agressão)[25]; descontrole glicêmico e hipertrigliceridemia[25]; elevados níveis séricos de homocisteína[26]; disfunção endotelial[27] e aumento da frequência cardíaca. Deve-se notar que a inibição excessiva da expressão da hostilidade também foi associada a níveis mais elevados de pressão arterial[28]. Cabe lembrar que a associação por vezes é bidirecional; por exemplo a hostilidade pode levar a aumento de níveis de LDL colesterol enquanto baixos níveis de HDL podem favorecer ao comportamento agressivo.

Depressão com raiva/irritabilidade/hostilidade: um subtipo depressivo com maior morbidade cardiovascular

Determinadas características da depressão podem configurar um subtipo com maior associação com a doença cardiovascular. Esse subtipo se caracteriza pela presença de sintomas como raiva, irritabilidade, agressividade, hostilidade e maior ativação simpática. A presença dessa apresentação da depressão foi valorizada pelos trabalhos de Fava et al., ao relatarem que cerca de 40% dos pacientes com transtorno depressivo maior apresentam ataques de raiva[29]. Vários estudos indicam que a depressão com raiva/hostilidade possui características próprias quando comparada com a depressão sem raiva/hostilidade, incluindo diferenças no metabolismo cerebral[30], maior disfunção serotonérgica, níveis de interleucina 6 mais elevados, maiores taxas de tentativas de suicídio, maior prevalência de bipolaridade e maior prevalência de distúrbios de atenção em descendentes. De acordo com um estudo com gêmeos[31], de pressão, raiva e hostilidade possuem um determinante genético comum.

A relevância da irritabilidade em pacientes com doença das coronárias que apresentavam depressão foi por nós detectada em um estudo prospectivo com pacientes submetidos à cirurgia de revascularização do miocárdio (CRM). Naquele estudo 21% dos pacientes no pós-operatório e 22% dos pacientes no pré-operatório apresentaram depressão clínica. Irritabilidade, presente em torno de 70% dos pacientes com depressão foi significativamente mais frequente do que naqueles sem depressão, tanto no pré como no pós-operatório, sugerindo que a irritabilidade é uma característica da depressão desses pacientes[32]. Com a casuística do STAR*D (*Sequenced Treatment Alternatives to Relieve Depression)* pacientes com transtorno depressivo maior que apresentavam irritabilidade apresentaram significativamente mais doença vascular do que pacientes sem irritabilidade, confirmando a associação entre depressão com irritabilidade e sistema cardiovascular[33]. Cabe lembrar que a associação entre depressão com raiva/irritabilidade/hostilidade e sistema cardiovascular pode ser bidirecional. A depressão com raiva/irritabilidade/hostilidade pode tanto aumentar o risco cardiovascular como alterações vasculares serem a causa da depressão com raiva/irritabilidade/hostilidade.

Confirmando a relevância da raiva/irritabilidade/hostilidade na depressão para a associação com morbidade vascular, encontramos associação entre a gravidade de imagens hiperintensidade de substância branca em ressonância magnética em pacientes com depressão maior com a presença de ataques de raiva[34]. Estendendo a relevância da presença de ataques de raiva em pacientes com depressão para o sistema cardiovascular, encontramos uma correlação entre níveis séricos de homocisteína e gravidade da depressão em pacientes com depressão que tinham ataque de raiva, mas não em pacientes sem ataques de raiva[35]. Na avaliação pré-tratamento de 4.041 do estudo STAR*D depois do ajuste para idade, sexo, etnia, nível educacional e estado empregatício, os sintomas de ativação simpática e insônia no final da noite apresentaram significativa associação com a presença de doença cardíaca, sugerindo que esta peculiaridade sintomática pode indicar um subtipo de depressão com maior morbidade cardíaca[36]. A associação entre maior reatividade pressórica ao estresse em pacientes com depressão que tinham elevados escores para agressão verbal comparados com aqueles com depressão com baixos escores para agressão oferece suporte à existência de uma variante depressiva com maior morbidade cardiovascular.

SÍNDROME DO CORAÇÃO PARTIDO – *TAKOTSUBO/BROKEN HEART*

Descrita na década de 1990[37], a síndrome do coração partido (*broken heart)* ou *takotsubo* (TTS) foi inicialmente caracterizada como um quadro desencadeado por um estresse emocional, mimetizando um IM, mas sem obstrução das coronárias. Tem recebido grande atenção da comunidade científica; de 2000 a 14/06/2020 uma busca pelo tema no Pubmed apresentava 4.933 trabalhos, incluindo estudos originais, revisões, metanálises e mesmo painéis de consenso[38,39]. O coração sofre uma dilatação apical assumindo uma forma parecida com uma armadilha para pescar polvos utilizada no Japão denominada takotsubo, origem de sua denominação. Os estudos revelaram que além do estresse emocional, a síndrome pode ser desencadeada por estresse físico ou ambos e, em aproximadamente 1/3 dos pacientes pode ocorrer sem desencadeantes.

Epidemiologia

A prevalência é maior em mulheres do que em homens, respectivamente em torno de 5 e < 1% dos casos de suspeita de síndrome coronariana aguda. Ocorre preponderantemente na pós-menopausa.

Quadro cardíaco

O ventrículo esquerdo pode apresentar hipocinesia, acinesia ou discinesia ou anormalidades de movimento da parede. Caracteristicamente o acometimento é focal, transitório e se estende além de uma única distribuição vascular epicárdica. O eletrocardiograma (ECG) pode apresentar elevação do segmento ST, depressão do segmento ST, inversão da onda T e prolongamento do QTc. Geralmente ocorre alteração de biomarcadores incluindo elevação moderada de troponina e creatina quinase e elevação significativa do peptídeo natriurético cerebral. As alterações de ECG e biomarcadores cardíacos podem ser detectadas precedendo o surgimento do quadro clínico.

Quadro clínico

O quadro se caracteriza por uma dor no peito aguda acompanhada de dispneia e eventualmente síncope. Embora a evolução geralmente seja benigna, alguns pacientes podem apresentar complicações, como insuficiência cardíaca, edema pulmonar, acidente vascular cerebral, choque cardiogênico ou parada cardíaca e óbito.

Fator emocional

A síndrome do coração partido foi inicialmente caracterizada como sendo desencadeada por um estresse emocional. Entretanto estudos tem mostrado que estressores físicos são tão ou mais frequentes do que os emocionais particularmente em homens, enquanto estressores psicológicos são mais frequentes em mulheres. Os gatilhos físicos incluem acometimentos em outros órgãos (ex., acidente vascular cerebral/ataque isquêmico transitório ou convulsões). Quadros desencadeados por estresse emocional apresentam mais frequentemente dor no peito e palpitações do que aqueles desencadeados por estresse físico como doenças neurológicas.

O desencadeante emocional pode pertencer a várias categorias incluindo luto, conflitos interpessoais, situação de medo, situação de ansiedade, problemas financeiros ou de emprego, situações de constrangimento ou desastres naturais (exemplos na Tabela 1)[39]. O desencadeante emocional pode ter uma conotação positiva, como festa surpresa de aniversário, ganhar no jogo, entrevista de emprego positiva.

Diagnóstico psiquiátrico foi descrito em 42% de pacientes com síndrome do coração partido, sendo que em torno de metade desses o diagnóstico era depressão[40]. Com a evolução, a presença de transtornos psiquiátricos tende a aumentar, com depressão e ansiedade ocorrendo em até 78% dos casos[41].

Uma revisão recente de literatura identificou 15 estudos caso-controle investigando a associação entre aspectos psicológicos e síndrome do coração partido. Alguns estudos investigaram associação com personalidade outros eventos estressantes da vida e outros traumas[42]. Pacientes com a síndrome do coração partido apresentaram diferença de personalidade em relação a controles saudáveis, mas não em relação a pacientes com outros eventos cardíacos. As diferenças em relação a pacientes com outros problemas cardíacos foram maior emocio-

Tabela 1 Desencadeantes emocionais da síndrome do coração partido, negativos e positivos

Eventos negativos		Eventos positivos	
Tipo de evento	Exemplos	Tipo de evento	Exemplos
Conflitos interpessoais	Divórcio, distanciamento familiar	Relacionamentos interpessoais	Festa surpresa de aniversário
Problemas financeiros ou de emprego	Perda em jogos de azar, fracasso comercial, perda de emprego	Situações de trabalho ou ganho financeiro	Entrevista de emprego positiva, ganhar no jogo
Luto	Morte de pessoa querida, de animal de estimação		
Situação de medo	Roubo, assalto ou inundações		
Episódio de raiva	Discussão com um familiar		
Situação de ansiedade	Doença pessoal, cuidar de criança, perda de moradia		
Situações de constrangimento	Processos legais, infidelidade, prisão de membro da família, derrota em uma situação competitiva		
Desastres naturais	Terremotos		

Fonte: baseado em dados do Consenso Internacional sobre Takotsubo, 2018[39].

nalidade; maior prevalência de personalidade tipo D (*distressed*), que inclui isolamento social; e perfil disfuncional na competência emocional. Pacientes com síndrome do coração partido apresentaram história de sofrimento emocional por um longo período de tempo, não relacionada temporalmente com a síndrome. Cabe ressaltar que a maioria desses estudos utilizaram relato do paciente na admissão ou dados de prontuário. Estudos com instrumentos padronizados e compararam com grupo controle de pacientes com outros acometimentos cardíacos não encontraram associação da síndrome do coração partido com eventos estressantes. Para os autores os resultados não permitem concluir que exista uma característica de personalidade específica de pacientes com a síndrome do coração partido[42,43].

Mecanismo da associação fator emocional – síndrome do coração partido

Um dos mecanismos propostos para explicar esta associação é a preponderância de ativação simpática e menor tônus parassimpático. Esse estado provocaria espasmos de microcirculatória miocárdica, associada diminuição de micro-RNA 125a-5p e aumento de seu alvo receptores de endotelina tipo A.

A depressão apresenta uma resposta exagerada da noradrenalina ao estresse emocional, com uma parcela dos pacientes apresentando aumento de liberação e diminuição da recaptação de noradrenalina. Da mesma forma, pacientes com transtorno do pânico e ansiedade têm uma diminuição de recaptação de catecolamina devido a comprometimento do transportador de noradrenalina. Pacientes com síndrome do coração partido apresentaram conectividade reduzida

principalmente dentro do sistema límbico e em sub-rede de conectividade específica do sistema nervoso autônomo, incluindo amígdala esquerda, ambos hipocampos, para-hipocampo esquerdo giro, polo temporal superior esquerdo e putâmen direito[43].

Além da associação com o transtorno psiquiátrico em si, vários relatos de caso descrevem sua ocorrência da síndrome do coração partido após a aplicação de eletroconvulsoterapia (ECT)[44].

Tratamento cardiológico

Não existe tratamento específico para da síndrome do coração partido, são realizadas medidas se suporte e tratamento para insuficiência cardíaca de acordo com a indicação clínica.

DOENÇA DAS CORONÁRIAS

A doença das coronárias refere-se à falência da circulação coronária em suprir adequadamente o aporte sanguíneo necessário para o músculo cardíaco e tecidos circundantes. A principal causa desta falência é o depósito de placas de ateroma na luz destas artérias, mas outras causas também podem ser observadas, tais como estenose por vasoespasmo.

A aterosclerose continua sendo a maior causa de morte e incapacitação prematura nas sociedades desenvolvidas. A ate-

rosclerose das artérias coronárias comumente causa IM e angina de peito.

Dentro do leito arterial, a aterosclerose tende a ocorrer de maneira focal, geralmente em certas regiões predispostas. Na circulação coronariana, a artéria coronária descendente anterior esquerda proximal exibe uma predileção em particular para o desenvolvimento de doença aterosclerótica obstrutiva.

Depressão

A prevalência de transtorno depressivo maior corrente (no momento da avaliação) em pacientes com doença das coronárias é em torno de 18%[45], taxa significativamente maior do que a prevalência de 7% para o período de um ano encontrada na população geral. A taxa de depressão em pacientes com doença das coronárias é em torno de 18% mesmo para pacientes que tem a doença coronariana assintomática[46]. Essa elevada comorbidade é explicada pelo fato de pacientes com doença cardíaca serem mais propensos a desenvolverem depressão, pacientes com depressão terem maior probabilidade de desenvolver doenças cardíacas e, ainda ambas a doença cardíaca e depressão possuírem fatores genéticos em comum.

Depressão como um fator de risco para doença das coronárias

Inúmeros estudos prospectivos demonstraram que a depressão deve ser considerada um fator de risco independente para o desenvolvimento de doença das coronárias em pacientes sem doença das coronárias ou pacientes com suspeita de doença das coronárias. Pelo menos três estudos de metanálise já foram feitos sobre o tema. O risco para desenvolver doença das coronárias em relação àqueles sem depressão foi 1,64 vezes maior para aqueles com sintomas depressivos na metanálise publicada em 2003[47], de 1,9 para aqueles com depressão maior independente de outros fatores de risco na metanálise de 2006[48], e 1,48 para aqueles com depressão na metanálise de 2007[49]. A associação foi mais forte quando o diagnóstico foi feito por entrevista e não escalas de autoavaliação. Os estudos também confirmaram a existência do gradiente dose-resposta; a associação é maior para o diagnóstico de transtorno depressivo do que para a presença de sintomas depressivos sem configurar o diagnóstico e, quanto mais grave a depressão, maior o risco para desenvolver doença das coronárias.

Vários mecanismos explicam a associação entre depressão e maior risco cardiovascular (Figura 1). A depressão pode comprometer o sistema cardiovascular devido às repercussões fisiopatológicas da depressão ou indiretamente por aumentar comportamentos como tabagismo e sedentarismo.

Classicamente, a morbidade cardiovascular da depressão tem sido atribuída em parte às alterações fisiopatológicas da depressão no eixo hipotálamo-hipófise-adrenal e no tônus simpático/parassimpático. A depressão tem sido associada a um aumento da concentração de hormônio liberador de corticotropina (CRH) no liquor, achatamento da resposta do ACTH ao estímulo com CRH, ausência de supressão da secre-

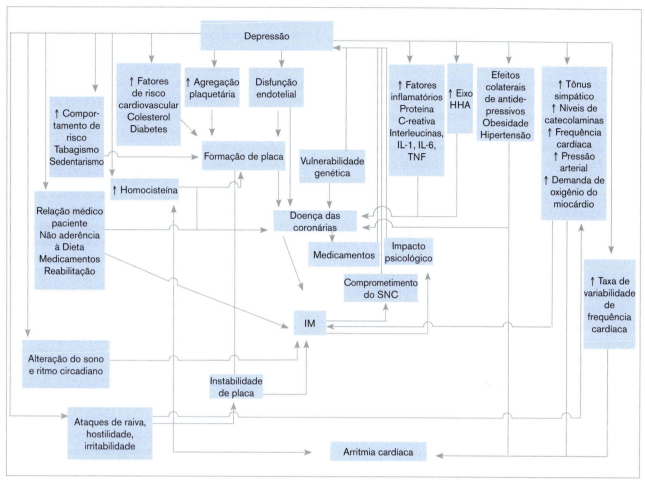

Figura 1 Mecanismos de aumento de risco cardiovascular pela depressão, raiva e hostilidade.
IM: infarto do miocárdio; SNC: sistema nervoso central; HHA: eixo hipotálamo hipófise adrenal; IL: interleucina; TNF: fator de necrose tumoral.

ção de cortisol após administração de dexametasona, hipercortisolemia, aumento da hipófise e das glândulas suprarrenais, bem como a aumento do número de neurônios hipotalâmicos produtores de CRH em tecidos necropsiados[50]. Ocorreria um defeito no mecanismo de *feedback* negativo do cortisol sobre a secreção de CRH, facilitando a manutenção dos níveis elevados de cortisol e a hiperatividade do eixo. A hipersecreção de CRH aumenta a liberação e o *turnover* de noradrenalina e dopamina em várias regiões do cérebro e, eleva também as concentrações extracelulares de serotonina no hipotálamo induzindo, dessa forma, a alterações comportamentais associadas à depressão.

A hiperatividade do eixo, por sua vez, está relacionada a vários fatores de risco como obesidade central, hipercolesterolemia, hipertrigliceridemia, aumento da pressão arterial e da frequência cardíaca. De fato, a presença de altas concentrações de cortisol no período da manhã foi correlacionada com aterosclerose coronária em homens jovens e de meia-idade. Além do cortisol, a desregulação do sistema simpático-adrenal pode levar ao aumento da liberação de catecolaminas pelas adrenais. Hipersecreção de noradrenalina em pacientes deprimidos tem sido demonstrada pelo aumento plasmático de noradrenalina e de seus metabólitos e pela concentração elevada de noradrenalina urinária. A hiperatividade simpática pode contribuir para o desenvolvimento da doença das coronárias mediante os efeitos das catecolaminas sobre o coração, vasos sanguíneos e plaquetas.

Mais recentemente tem-se identificado outras alterações da depressão com potencial efeito negativo para o sistema cardiovascular, incluindo alterações do sistema inflamatório, da agregação plaquetária, do endotélio celular e alterações do sono. A depressão tem sido associada a níveis elevados de fatores inflamatórios incluindo a proteína C-reativa[51] e interleucinas próinflamatórias como a interleucina 6 (IL-6)[52]. Esses fatores contribuem para a formação da placa ateromatosa nas coronárias. A depressão também tem sido associada à aumento da agregação plaquetária[50], fator que têm um papel central na hemostasia e no desenvolvimento da aterosclerose, trombose e de síndromes coronárias agudas, tanto por meio de sua interação com componentes subendoteliais dos vasos lesados, como pela ação sobre fatores plasmáticos de coagulação. A associação entre depressão e disfunção endotelial tem sido descrita por vários estudos, fator que agrava a perfusão e instabilidade da placa ateromatosa[53]. O comprometimento do sono e alteração do ritmo circadiano frequentes em pacientes com depressão também têm sido associados à maior risco para doença cardíaca[54].

Cabe lembrar ainda que fatores genéticos em comum podem predispor a uma maior vulnerabilidade para a ocorrência de depressão e doença das coronárias.

Depressão e maior morbimortalidade em pacientes com doença das coronárias

Além de atuar como um fator de risco para o desenvolvimento da doença das coronárias em pessoas saudáveis, a depressão também foi significativamente associada com maiores taxas de eventos cardíacos, morte por doenças cardíacas e mortalidade global em pacientes com doença das coronárias estabelecida.

Vários mecanismos explicam a associação entre depressão e maior morbimortalidade em pacientes com doença das coronárias já estabelecida (Figura 1). Em função do impacto no comportamento, pacientes com depressão tendem a ter uma menor aderência ao tratamento medicamento e à reabilitação[55].

A depressão via alterações no tônus do sistema nervoso autônomo, pode se associar à diminuição da taxa de variabilidade da frequência cardíaca, uma medida de autorregulação da atividade cardíaca; essa diminuição é um marcador de pior prognóstico cardiovascular[56] incluindo aumento das taxas de arritmia ventricular e morte súbita[57].

Níveis elevados de homocisteína também podem mediar a relação entre depressão e sistema cardiovascular. Em um estudo com 192 pacientes com episódio depressivo maior, detectamos uma correlação entre níveis séricos de homocisteína e gravidade da depressão em pacientes que tinham depressão com ataques de raiva. Esse aumento sérico de homocisteína nesse subgrupo de pacientes pode decorrer de uma limitação na formação de serotonina a partir da metionina e seu precursor n-acetil-cisteína; sendo que esse último ao ficar em excesso é transformado em homocisteína[35]. A homocisteína por sua vez tem sido associada à disfunção do endotélio, o que consequentemente aumenta a morbimortalidade cardiovascular.

A associação entre depressão e impacto cardiovascular pode decorrer do fato de alguns efeitos colaterais dos antidepressivos comprometerem o sistema cardiovascular. Antidepressivos tricíclicos podem causar hipotensão postural, efeitos anticolinérgicos, prolongamento da condução atrioventricular (semelhante à quinidina) e efeito pró-arrítmico.

Ansiedade

Transtornos ansiosos comprometem a qualidade de vida, aumentam a morbidade clínica e o uso de serviços de saúde. Como comentado no tópico sobre transtorno do pânico, pacientes com doença das coronárias possuem uma prevalência quatro vezes maior de transtorno do pânico do que a população geral[1]. Apesar de os autores chamarem a atenção para a heterogeneidade dos estudos e a impossibilidade de excluírem a causalidade reversa, uma grande meta-análise identificou que pacientes com pânico têm um risco 47%| maior de desenvolvimento de doença das coronárias[58]. A presença de ansiedade generalizada em pacientes com doença das coronárias tem sido associada à maior ocorrência de eventos cardiovasculares. Um estudo prospectivo encontrou que a presença de ansiedade generalizada aumenta o risco de ocorrência de eventos cardíacos adversos como revascularização de urgência, IM, parada cardíaca e morte cardíaca independente de outros fatores de risco cardiovasculares[59]. Também é observado uma maior mortalidade em pacientes com ansiedade e doenças das coronárias, sendo que esta mortalidade fica ainda maior quando a ansiedade e depressão ocorrem de forma concomitante[60]. Entretanto, a ansiedade generalizada também pode aumentar a morbidade cardiovascular por aumentar a ocorrência de fatores de risco cardiovasculares como o tabagismo, diabetes e, hipercolesterolemia. Assim como descrito para a depressão, a ansiedade pode aumentar o risco cardiovascular por aumentar o estado inflamatório. Por exemplo, foi descrito uma associação entre ansiedade e marcadores inflamatórios como a proteína C-reativa em pacientes com doença das coronárias[51].

INFARTO DO MIOCÁRDIO

O infarto do miocárdio é um dos diagnósticos mais comuns nos pacientes hospitalizados nos países desenvolvidos. Nos EUA, ocorrem aproximadamente 1,1 milhões de IM a cada ano. A taxa de mortalidade é aproximadamente 30% e, mais de metade dessas mortes ocorre antes de o indivíduo acometido chegar ao hospital. Embora a taxa de mortalidade após a admissão por IM tenha declinado em cerca de 30% nas últimas duas décadas, aproximadamente 1 de cada 25 pacientes que sobrevivem à hospitalização inicial morre no primeiro ano após IM.

Em até metade dos casos, um fator desencadeante parece estar presente antes do IM, como exercício físico intenso, estresse emocional ou uma enfermidade clínica ou cirúrgica. Dor é a queixa mais comumente apresentada pelos pacientes. A dor é profunda e visceral; geralmente, envolve a porção central do tórax e/ou o epigástrio. Outros sintomas incluem perda súbita de consciência, estado confusional, sensação de fraqueza intensa, aparecimento de uma arritmia, evidências de embolia periférica ou queda inexplicável de pressão arterial. A maioria dos pacientes está ansiosa e agitada, tentando sem sucesso aliviar a dor. Ocorre comumente palidez associada à perspiração e frieza das extremidades. A combinação de dor torácica subesternal persistindo por mais de 30 minutos e sudorese sugere fortemente um IM. Os exames laboratoriais de valor na confirmação do diagnóstico podem ser divididos em 4 grupos: ECG, marcadores cardíacos séricos, imagem cardíaca e índices não específicos de necrose tecidual e inflamação[61].

Depressão

Após o IM, cerca de 15 a 30% dos pacientes apresentam depressão maior, depressão menor pode ocorrer em até 65% dos casos. O impacto psicológico do IM contribui para essa elevada comorbidade. Entretanto, a associação é mais complexa. Indícios sugerem que o IM pode causar depressão por comprometimento do sistema nervoso central (SNC) e, existem evidências de que a depressão com frequência precede o IM e aumenta o risco deste e, uma vez presente no pós-IM, a depressão compromete o prognóstico cardiovascular do paciente com IM.

Uma linha de investigação tem revelado a ocorrência de comprometimento do SNC associado ao IM, atribuído a uma possível isquemia transitória e/ou uma resposta inflamatória. Nessa linha de pesquisa, níveis séricos da S100B estavam significativamente elevados em 48 pacientes na primeira semana pós-IM e esses níveis tenderam para uma associação com sintomas depressivos ao longo de um ano em 21 pacientes que tiveram o acompanhamento com o inventário de Beck para depressão[62].

Frasure-Smith e cols. em 1993 relataram uma mortalidade em 6 meses 4 vezes maior para pacientes com IM que apresentavam episódio depressivo maior do que aqueles com IM sem episódio depressivo maior, independente de outros fatores de risco tradicionais[63]. Vários estudos[64], embora nem todos, têm confirmado esse aumento da morbimortalidade da depressão após o IM. Essa maior mortalidade para aqueles com depressão pós-IM foi confirmada para períodos mais prolongados em estudo subsequente com acompanhamento de 18 meses após o IM. Constatou-se ainda um gradiente de dose resposta; quanto mais grave a intensidade dos sintomas depressivos maior o impacto cardiovascular após o IM[65]. A sobrevida em 5 anos para pacientes com pontuação menor ou igual a 5 no inventário de Beck foi de 95%; para aqueles com pontuação entre 5 e 10 foi de 75%; enquanto para aqueles com pontuação maior ou igual a 20 a sobrevida em 5 anos foi em torno de 65%[66]. Estudos mais recentes, como a metanálise de Wu and Kling, confirmam que a depressão aumenta o risco de IM e mortalidade[67].

Mesmo estabelecendo-se o ponto de corte em pelo menos 2 sintomas depressivos, o *Stockholm Female Coronary Risk Study* encontrou que mulheres acima desse limiar apresentaram um risco 1,9 vezes maior para a ocorrência de eventos cardíacos como IM, necessidade de revascularização e mortalidade cardiovascular em um período de 5 anos. De fato, uma metanálise de 22 estudos encontrou que a depressão pós IM se associa a um risco de 2 a 2,5 vezes maior de ocorrência de eventos cardíacos adversos[68].

Vários mecanismos (Figura 1) têm sido propostos para explicar a associação entre depressão pós-IM e morbimortalidade. Pacientes com depressão após o IM são menos propensos a seguir recomendações sobre a dieta, exercício e parada do tabagismo[69]. Alterações sistêmicas da própria depressão podem aumentar o risco de ocorrência de IM. A depressão aumenta níveis basais de catecolaminas circulantes e aumento exagerado dos níveis de catecolaminas durante o estresse. Os níveis de catecolaminas elevados foram associados à maior demanda de oxigênio do miocárdio, elevação da pressão arterial, elevação da frequência cardíaca e a um maior risco para a ocorrência e maior extensão do IM[70]. Do mesmo modo, como citado no item sobre doença das coronárias, a depressão pós-IM se associa à diminuição da taxa de variabilidade de frequência cardíaca, um marcador de morbidade cardíaca.

A associação entre depressão e IM pode ainda ser mediada via fatores genéticos em comum. Em pacientes com doença das coronárias o polimorfismo do alelo curto (S) para o gene transportador de serotonina (5-HTTLPR) foi associado à depressão, a níveis mais elevados de estresse e a ter maior excreção urinária de adrenalina do que aqueles homozigotos para o alelo longo. Mais do que isso o alelo curto S foi associado não apenas a sintomas de depressão como também previu eventos cardíacos subsequentes[71].

Estima-se que menos de 20% dos pacientes com depressão pós-IM tem sua depressão diagnosticada. Dentre vários fatores, peculiaridades da depressão podem contribuir para essa não detecção. Descreve-se que a depressão em pacientes pós IM seria com frequência caracterizada por hostilidade ou apatia e não tristeza[72]. Em estudo comparando pacientes com IM e pacientes com doença das coronárias, mas sem IM encontramos que pacientes com IM apresentavam significativamente mais irritabilidade do que pacientes com doença das coronárias, mas sem IM.

Parte significativa dos pacientes com depressão pós-IM apresentam história de episódio depressivo prévio ou a depressão pós-IM havia se iniciado antes do infarto. De fato, diversos estudos demonstraram que a depressão é um fator de risco para a ocorrência de IM. Pacientes com sintomas depressivos apresentam um risco em torno de 1,5 a 3,5 vezes maior de ter um IM do que aqueles sem sintomas depressivos. Para aqueles internados por depressão foi relatado um risco 2,3 vezes maior de IM do que controles, independente de outros fatores de risco cardiovascular[73].

Cerca de 40% dos pacientes com depressão um ano após o IM estão no primeiro episódio depressivo. De relevância clínica, o primeiro episódio após o IM mostrou ter maior impacto cardiovascular do que um episódio recorrente[74]. Além do antecedente de depressão e do impacto emocional causado pelo IM, fatores que têm sido associados à depressão pós-IM incluem tabagismo, hipertensão, sexo feminino, isolamento social, complicações médicas durante a internação aguda e uso de benzodiazepínicos. A depressão pós-IM tende a se manter por 4 a 5 meses e em torno de metade dos pacientes a depressão ainda está presente um ano após o IM.

Ansiedade

Pacientes hospitalizados por IM tendem a apresentar um pico de ansiedade nos primeiros dois dias com redução gradativa ao longo da primeira semana[75]. Pacientes que após o IM apresentam níveis mais elevados de ansiedade, após a alta hospitalar tendem a manter os níveis elevados e evoluem com pior qualidade de vida e maior utilização de serviços de saúde[76]. Embora alguns estudos não confirmem, a ansiedade após o IM foi associada à maior morbidade e mortalidade cardiovascular. Descreve-se uma associação entre níveis elevados de ansiedade e maior taxa de arritmias, reinfarto, insuficiência cardíaca e episódios de isquemia miocárdica intra-hospitalar. O IM, a vivência de hospitalização e ameaça à vida que a situação traz tem sido considerada como significativamente estressante e casos de estresse pós traumáticos tem sido descritos em até 16% de pacientes que passam por essa condição[77].

INSUFICIÊNCIA CARDÍACA

A insuficiência cardíaca (IC) é uma síndrome clínica complexa e progressiva. A prevalência aumenta com a idade. A apresentação clínica pode variar desde a forma assintomática (disfunção ventricular assintomática) até o edema pulmonar e o choque cardiogênico. Dispneia é o principal sintoma da insuficiência ventricular esquerda e comumente se apresenta com intensidade progressiva, inicialmente aos grandes esforços evoluindo até a ortopneia, dispneia paroxística noturna, dispneia de repouso e edema agudo de pulmão. Fadiga e astenia são sintomas também relacionados à diminuição da perfusão dos músculos esqueléticos. A noctúria pode ocorrer em fases iniciais da IC e prejudicar o sono. Em fases avançadas podem surgir sintomas gastrointestinais, como anorexia, náuseas, vômitos, plenitude pós-prandial, constipação ou diarreia e dor abdominal difusa.

O processo de instalação da disfunção ventricular pode ser iniciado por diversos mecanismos, principalmente o IM, porém outras causas devem ser lembradas como sobrecarga de volume, hipertensão arterial, valvopatias, anemia, doença tireoidiana, processos infecciosos ou inflamatórios e uso de medicamentos, como os anti-inflamatórios, por exemplo. Sendo uma condição comum entre idosos, a IC geralmente apresenta-se com várias comorbidades como insuficiência renal, distúrbios respiratórios, diabetes, apneia do sono, artropatias, neoplasias etc. As comorbidades dificultam o diagnóstico, a evolução e o tratamento. Um exemplo importante é o declínio cognitivo que pode ocorrer e piorar o autocuidado e o prognóstico.

Depressão

Depressão é descrita em torno de 13 a 42% dos pacientes com IC em acompanhamento ambulatorial e em torno de 14 a 78% dos hospitalizados[78]. Assim como na população geral, a depressão em pacientes com IC parece ser mais frequente em mulheres do que em homens, respectivamente 47 e 36%, embora a proporção não seja próxima a de 2 mulheres para 1 homem como o encontrado na população geral.

A depressão compromete significativamente o prognóstico do paciente com IC. A depressão e o isolamento social, independente de fatores clínicos foram associados a aumento da mortalidade em pacientes com IC. Idosos em tratamento ambulatorial com sintomas de IC e com depressão clínica de acordo com o *Mental Health Index Scale*, apresentaram mortalidade 3 vezes maior em um período de 6 anos de evolução, do que aqueles que não apresentavam depressão[79]. Pacientes com IC hospitalizados que apresentavam depressão também apresentaram maior taxa de mortalidade no ano seguinte à internação e, a presença da depressão foi associada a um risco 2,5 vezes maior de reinternação hospitalar durante o período de um ano.

Estudos indicam que a depressão pode piorar o prognóstico da IC por comprometer a taxa de variabilidade de frequência cardíaca, aumentar o estado inflamatório e por se associar com maior disfunção ventricular. A presença de depressão clínica, avaliada pela escala HAM-D-21 em pacientes com IC, foi associada à menor da taxa de variabilidade de frequência cardíaca, alteração essa que tem sido associada à maior mortalidade em pacientes com IC. Pacientes com IC e depressão clínica, avaliada pelas escalas de Zung e de Beck para depressão quando comparados com aqueles com IC sem depressão apresentaram níveis mais elevados de fator natriurético cerebral (BNP); um fator que tem sido reconhecido como um marcador de comprometimento de parede de ventrículo cardíaco. Além disso, a pontuação elevada na escala de depressão de Zung e níveis elevados de BNP apresentaram significativo valor preditivo para a ocorrência de eventos cardíacos adversos em um período de 6 meses de evolução[78].

Em um estudo realizado em nosso grupo por Andrei e cols., idosos com IC e depressão (DSM-IV) apresentaram níveis significativamente mais elevados de proteína C-reativa (PCR) do que idosos sem IC e sem depressão. A PCR de idosos com IC sem depressão não diferiu daquela dos idosos sem IC e sem depressão. Portanto, um estado inflamatório mais intenso poderia ser um dos meios pelos quais a depressão acarreta pior prognóstico aos idosos com IC[80].

Assim como a depressão compromete o prognóstico da IC, a IC pode contribuir para o início ou agravamento da depressão. Dois estudos realizados em nosso grupo oferecem suporte para essa última possibilidade. Alves et al. utilizando o SPECT encontraram uma associação entre sintomas depressivos e diminuição do fluxo sanguíneo cerebral em idosos com IC nas regiões anteriores do hipocampo e do giro para-hipocampal esquerdo e nas regiões posteriores do giro para-hipocampal e hipocampo direito[81]. Na mesma linha, Almeida et al., avaliando imagens de ressonância magnética em T2, encontraram uma correlação positiva entre a hiperintensidade de sinal na substância branca na região frontal periventricular e a pontuação na escala de Hamilton para depressão[82]. Sinais de hiperintensidade de substância branca têm sido associados a uma origem vascular. Os dois resultados indicam, portanto que a depressão associada à IC pode ter origem vascular, o que, entretanto requer estudos confirmatórios.

Ansiedade

Ansiedade clinicamente significativa foi descrita em 45% dos pacientes com insuficiência cardíaca[83]. O aumento do tônus simpático associado aos estados ansiosos, normalmente assimilado pelo sistema cardiovascular hígido, pode atingir relevância clínica para um paciente com insuficiência cardíaca. A ansiedade, via preocupação excessiva com uma sobrecarga física, pode inibir a atividade física e o engajamento em programas de reabilitação cardiovascular[84].

ARRITMIA CARDÍACA

Define-se como arritmia cardíaca qualquer ritmo que não seja o ritmo sinusal normal (com origem no nó sinoatrial), considerando-se a condução atrioventricular preservada. O ritmo sinusal normal em repouso varia entre 60 e 100 batimentos por minuto (bpm). As arritmias cardíacas podem ser classificadas em bradiarritmias e taquiarritmias.

Bradiarritmias

O nó sinoatrial (SA) é o marca-passo cardíaco dominante, porque sua taxa de descarga intrínseca é a mais elevada de todos os marca-passos cardíacos potenciais. Sua reponsividade às alterações do tônus do sistema nervoso autônomo é responsável pela aceleração normal da frequência cardíaca durante o exercício e pelo alentecimento que acontece durante o repouso e o sono. A disfunção do nó SA como um fenômeno isolado é encontrada com mais frequência no idoso.

Embora a bradicardia sinusal acentuada (menor ou igual a 50 bpm) possa causar fadiga e outros sintomas devido ao débito cardíaco inadequado, a disfunção do nó SA manifesta-se com mais frequência como tontura paroxística, pré-síncope ou síncope. Em geral, esses sintomas resultam de pausas sinusais abruptas e prolongadas causadas por falha na condução do impulso sinusal ou no bloqueio da condução de impulsos sinusais para os tecidos atriais vizinhos. Em ambos os casos a manifestação do ECG é um período prolongado de assistolia atrial. Os marca-passos permanentes são a base da terapia para pacientes com disfunção sintomática do nó SA.

O nó atrioventricular (AV) é inervado pelo sistema nervoso simpático e parassimpático e é sensível às variações do tônus autônomo. Várias doenças e fármacos podem influenciar a condução no nó AV. Incluem processos agudos, como o IM (principalmente inferior), espasmo coronariano, intoxicação digitálica, excesso de betabloqueadores e/ou de bloqueadores de cálcio e infecções agudas como a miocardite viral, febre reumática aguda e mononucleose infecciosa.

O bloqueio AV é classificado em bloqueio de primeiro, segundo ou terceiro grau, de acordo com o atraso de condução observado. A terapia farmacológica é reservada para situações agudas. O tratamento em longo prazo das bradiarritmias é mais bem empreendido por meio de marca-passos, que podem ser temporários ou permanentes.

Taquicardias

As taquicardias referem-se a arritmias com três ou mais complexos em frequências que superam 100 bpm; são mais frequentes em corações estruturalmente enfermos do que em corações normais. As taquicardias paroxísticas que são iniciadas por extra-sístoles atriais (ESA) ou ventriculares (ESV) são causadas por reentrada, exceto algumas das taquiarritmias induzidas por digital, que, provavelmente, são provocadas por atividade deflagrada. Se o paciente estiver hemodinamicamente estável, deve-se fazer uma tentativa para determinar o mecanismo e a origem da taquicardia, pois isso comumente levará a uma decisão terapêutica apropriada.

As taquicardias são classificadas em: taquicardia sinusal, fibrilação atrial, *flutter* atrial, taquicardia supraventricular pa-

roxística, taquicardia reentrante nodal AV, SA, taquicardia atrial não reentrante, taquicardia ventricular, *flutter* venricular e fibrilação ventricular. A frequência ventricular excessiva pode levar a hipotensão, congestão pulmonar ou angina, síncope, fadiga e ansiedade secundária. Há risco de embolização sistêmica, que ocorre mais comumente nos pacientes com cardiomiopatia reumática. Nos pacientes com disfunção cardíaca grave, pode produzir acentuada instabilidade hemodinâmica, resultando em hipotensão, síncope ou insuficiência cardíaca.

Depressão e ansiedade

A depressão pode aumentar o risco de arritmia cardíaca via aumento dos níveis de catecolaminas, os quais têm sido associados com o desenvolvimento de fibrilação ventricular em pacientes com isquemia miocárdica[70].

Ansiedade aguda e estresse emocional crônico têm sido associados à exacerbação da isquemia miocárdica silenciosa e desenvolvimento de arritmias ventriculares[85]. Embora um estudo não tenha encontrado maior mortalidade em pacientes com ansiedade, a presença de dois ou mais sintomas de ansiedade de acordo com o *Cornell Medical Index* foi associada a um risco quatro vezes maior de morte súbita no *Normative Aging Study*[86], um estudo epidemiológico de 2.280 homens.

O tratamento das taquicardias vai desde a terapia farmacológica antiarrítmica e terapia elétrica com marca-passos, cardioversão e desfibrilação até cardioversor/desfibrilador implantado e terapia ablativa para arritmias[61].

Níveis elevados de ansiedade são descritos em cerca de 10 a 15% dos pacientes com marca-passo. A implantação de um desfibrilador cardioversor traz dificuldades psicológicas para muitos pacientes. Próximo à metade dos pacientes apresenta níveis elevados de ansiedade e os níveis de ansiedade se associam com a frequência dos choques recebidos[87]. A presença do dispositivo em seu próprio corpo aumentava a percepção do risco de morte iminente, além da sensação de invasão e falta de controle. A utilização de abordagens cognitivas e comportamentais tem sido o método mais empregado para o enfrentamento desta situação.

CIRURGIA CARDÍACA

A cirurgia de revascularização do miocárdio, apesar do decréscimo provocado pela intervenção cardiológica percutânea, é ainda a principal intervenção realizada pelos centros de cirurgia cardíaca em todo o mundo desenvolvido para o tratamento da doença coronária aterosclerótica.

Esta cirurgia beneficia pacientes com angina não responsiva ao tratamento clínico. É indicada para indivíduos portadores de disfunção ventricular ou isquemia aos pequenos esforços. A melhora sintomática é atingida em cerca de 80-90% dos pacientes. O uso da artéria mamária interna apresenta patência de 90% após 10 anos, sendo superior à veia safena, com patência observada de 40% no mesmo período. A mortalidade intraoperatória é em torno de 3%.

Depressão

Em torno de 20 a 30% dos pacientes que se submetem a CRM apresentam depressão já no pré-operatório. A presença de depressão no pré-operatório de CRM aumenta o risco de complicações nos 6 a 12 meses após a cirurgia[88]. Uma recente metanálise identificou que depressão no período perioperatório está associada com maior mortalidade nos períodos pós--operatório precoce e tardio[89].

Ao redor de 25% dos pacientes que recebem transplante cardíaco apresentam depressão nos 3 anos após a cirurgia. Entretanto, elevadas taxas de depressão já se encontram no pré--operatório do transplante cardíaco e, a sintomatologia depressiva tende a permanecer do pós-operatório. A persistência de depressão após o transplante se associa a um maior risco de desenvolvimento de doença das coronárias[90]. Mesmo a depressão no pré-transplante se associa a maior mortalidade pós-transplante[91].

Ansiedade

Ansiedade com relevância clínica tem sido descrita em até 40% dos pacientes submetidos à CRM[92]. De modo geral, níveis mais elevados de ansiedade são observados no pré-operatório da CRM, existindo uma tendência para redução com a evolução no pós-operatório[93]. Além disso, a ansiedade no período perioperatório está associada com maior mortalidade no período pós-operatório tardio[89]. Níveis mais elevados de ansiedade no pré-operatório da CRM foram associados a pior adaptação psicossocial e pior qualidade de vida após a cirurgia[94]. Para alguns pacientes o processo de hospitalização e a recuperação em uma sala de cuidados intensivos no pós-operatório é vivida como extremamente estressante, de tal modo que casos de estresse pós traumático têm sido descritos em torno de 10% dos pacientes submetidos à CRM[95].

Depressão e ansiedade decorrente de medicamentos utilizados em cardiologia

Alguns medicamentos utilizados em cardiologia têm sido associados com a ocorrência de depressão (Quadro 2). Entretanto os estudos não são unânimes em comprovar essa associação. Em um estudo populacional transversal realizado no Canadá em 2001 com 2.542 pessoas, investigou a associação entre depressão e uso de medicamentos. Não foi observada maior taxa de depressão entre os indivíduos que faziam uso de betabloqueadores, inibidores da enzima conversora de angiotensina (iECA), digoxina e diuréticos. Entretanto, o mesmo não pode ser dito em relação aos bloqueadores de canais de cálcio, que foram significativamente associados à depressão maior, mas apenas no subgrupo de indivíduos mais jovens, denotando um maior comprometimento da saúde destas pessoas, com uso de grande número de medicações. Analgésico opioides foram associados à depressão apenas em homens. Já os corticoesteroides foram associados à depressão com ajuste para idade e gênero. Os betabloqueadores têm sido classicamente associados

Quadro 2 Medicamentos associados à depressão e ansiedade em pacientes com doenças cardíacas

Amiodarona (via hipotireoidismo)
Inibidores da enzima conversora de angiotensina
Metildopa
Betabloqueadores
Reserpina
Corticosteroides
Interferon
Benzodiazepínicos
Simpaticomiméticos
Hormônio da tireoide
Broncodilatadores
Psicoestimulantes
Bloqueadores de canal de cálcio

à depressão, entretanto, uma revisão sugere que essa associação seja mínima[96]. A amiodarona pode causar sintomas depressivos via indução de hipotiroidismo. Outros medicamentos envolvidos no desencadeamento da depressão incluem a metildopa e o interferon.

Tratamento dos transtornos depressivos
Tratamento farmacológico

Em recente estudo de coorte de 5.522 idosos australianos (70 a 89 anos) acompanhados por 12 anos, os resultados sugeriram haver uma redução no risco de eventos cardiovasculares com o uso de antidepressivos e os autores especulam se poderia ser pela capacidade dos antidepressivos melhorarem o humor[97].

Antidepressivos tricíclicos devem ser evitados em pacientes com distúrbio de condução cardíaca, principalmente bloqueio de ramo esquerdo e no período de 2 a 3 meses após o IM. Os tricíclicos podem prolongar a condução cardíaca e levar a um bloqueio átrio ventricular completo e, podem induzir arritmias em função do efeito pró-arrítmico no coração recém infartado, efeito similar aos antiarrítmicos do grupo IA. Além disso, um estudo de coorte em 2.302 participantes seguidos em média por mais de 8 anos sugeriu que os antidepressivos tricíclicos se associam a um maior risco de incidência de acidente vascular cerebral[98].

Os ISRS, de modo geral, têm um perfil de efeitos colaterais benigno em relação ao sistema cardiovascular. Os ISRS têm sido associados a uma taxa significativamente menor de eventos cardiovasculares adversos do que os ADT, por exemplo, o risco de IM em pacientes com depressão tratados com ISRS foi a metade daquele observado em pacientes tratados com ADT, independente de fatores clínicos. De fato, o uso de ISRS na depressão pós-síndrome coronariana aguda foi associado a uma maior taxa de variabilidade de frequência cardíaca do que aqueles tratados com placebo. Diminuição na taxa de variabilidade de frequência cardíaca é um marcador de pior prognóstico cardiovascular. Vários estudos com ISRS incluindo a fluoxetina, sertralina e citalopram, têm mostrado a segurança desses antidepressivos em pacientes com doenças cardíacas, tornando esses os medicamentos de primeira escolha para tratar a depressão nessa população.

Além de permitir melhora da qualidade de vida e do sofrimento pessoal, o tratamento antidepressivo pode melhorar o desempenho cognitivo associado à depressão. No estudo de Alves e cols. tratamos a depressão maior em 20 pacientes com idade acima de 60 anos e IC, a melhora da depressão se associou significativamente com melhora do desempenho cognitivo avaliado com a bateria do *Cambridge Mental Disorders of Elderly Examination*[99].

Eficácia de antidepressivos na depressão em pacientes com doenças cardíacas

O SADHART *(Sertraline Antidepressant Heart Attack Randomized Trial)* avaliou a segurança e eficácia da sertralina comparando com placebo de modo duplo-cego em 369 pacientes com angina instável ou pós-IM por 24 semanas em 40 centros ambulatórios de cardiologia e clínicas de psiquiatria nos Estados Unidos, Europa, Canadá e Austrália. A sertralina foi superior ao placebo de acordo com a escala de impressão clínica global, em toda a amostra, no grupo com depressão grave, e no grupo com pelo menos um episódio anterior de depressão. Entretanto de acordo com a escala de HAM-D-17 a sertralina foi superior nos dois últimos grupos, mas não apresentou superioridade estatisticamente significativa na amostra total[100].

O CREATE *(Canadian Cardiac Randomized Evaluation of Antidepressant and Psychotherapy Efficacy)* investigou de modo randomizado a eficácia do citalopram e psicoterapia interpessoal (TIP) por 12 semanas na redução dos sintomas depressivos em 284 pacientes com doença das coronárias e depressão maior em 9 centros acadêmicos no Canadá[101]. O braço que recebeu citalopram foi controlado de modo duplo cego com placebo. O citalopram foi superior ao placebo com taxas de remissão respectivamente de 35,9% e 22,5% na escala de HAM-D-24.

O MIND-IT *(Myocardial Infarction and Depression-Intervention Trial)* partiu da triagem de 2.177 pacientes no primeiro ano pós-IM, não encontrou diferença estatisticamente significativa entre a mirtazapina e placebo de acordo com escala de HAM-D-17 no tratamento de 209 pacientes com depressão maior ou menor, comparação realizada de modo duplo cego e randomizado na fase aguda de 8 semanas de tratamento[102,103]. Diferença favorecendo a mirtazapina foi encontrada na fase aguda nas avaliações feitas com o inventário de Beck para depressão, a escala de impressão clínica global e a SLC-90 em um grupo de 91 pacientes. Na avaliação realizada após 24 semanas de tratamento com 40 pacientes a mirtazapina foi superior ao placebo na HAM-D-17 e no Beck[104].

O ENRICHD *(Enhancing Recovery in Coronary Heart Disease)* investigou a eficácia do tratamento da baixa percepção de suporte social e depressão com a terapia comportamental cognitiva (TCC), e um inibidor seletivo da recaptação da serotonina (ISRS) quando indicado mostrou superioridade do ISRS em relação ao tratamento usual (ver mais detalhes no item sobre intervenções psicológicas)[105].

Em estudo duplo cego randomizado por 8 semanas com 37 pacientes idosos com IC e depressão maior encontramos uma tendência de superioridade do citalopram em relação ao placebo de acordo coma escala de MADRS mas não a HAM-D-17, A MADRS é mais centrada em sintomas cognitivos e psicológicos e a HAM-D-17 mais em sintomas físicos, o que sugere que alguns sintomas captados pela HAM-D-17 podem ser mais refratários ao tratamento ou que a MADRS capta mais seletivamente sintomas especificamente depressivos enquanto alguns sintomas captados pela HAM-D-17 podem ter pelo menos em parte a origem da condição cardíaca[106].

Com relação ao efeito de antidepressivos em pacientes com IC e depressão, uma revisão sistemática selecionou, considerando a qualidade da metodologia, apenas três entre 180 artigos. Basicamente, os estudos selecionados haviam utilizado sertralina. Os resultados mostraram boa tolerabilidade e não confirmou estudos anteriores que relataram aumento de mortalidade. Porém, os autores concluíram haver carência de evidências robustas dos possíveis efeitos dos antidepressivos em pacientes com IC, tanto na melhora da depressão como nos desfechos cardiovasculares[107].

Tratamento da depressão e prognóstico cardiovascular

Tendo em vista que a depressão é considerada um fator de risco cardiovascular, é razoável que se formule a hipótese de que o tratamento da depressão reduza o risco cardiovascular a ela associado. O ENRICHD e o MIND-IT foram desenvolvidos para investigar essa hipótese. As análises iniciais desses estudos não confirmaram que o tratamento da depressão permite melhorar o prognóstico cardiovascular. Entretanto, análises posteriores indicaram que a melhora da depressão permite a melhora do prognóstico cardiovascular.

Na análise secundária dos dados do MIND-IT, a incidência de eventos cardíacos em 18 meses foi de 7,4% no grupo de 43 pacientes que responderam ao tratamento (≥ 50% de redução na HAM-D-17 ou < 9 às 24 semanas) e 25,6% nos 27 pacientes não respondedores, um risco 2,9 maior de eventos para os não respondedores corrigido para fatores confundidores[108].

Na análise secundária dos dados o ENRICHD, pacientes que receberam antidepressivos apresentaram um risco de 0,63 para óbito ou IM corrigido para potenciais confundidores e um risco de 0,57 para óbito ou IM para aqueles que receberam ISRS, mas não se observou redução do risco para aqueles tratados com psicoterapia[105].

O SADHART foi desenvolvido para avaliar a segurança e eficácia, e não investigar o efeito do tratamento na morbidade e mortalidade cardiovascular. A sertralina não teve efeito significativo sobre a fração de ejeção do ventrículo esquerdo, sobre complexos ventriculares prematuros, sobre o QTc ou outras medicações cardíacas. A incidência de eventos cardíacos graves foi numericamente inferior nos pacientes que recebem sertralina, resultado que, entretanto não alcançou significância estatística. Entretanto, em uma análise secundária com 361 pacientes em um acompanhamento de 6,7 anos, os autores encontraram que 75 participantes (20,9%) morreram e o risco de mortalidade (*hazard ratio*) foi 2,30 maior em pacientes com transtorno depressivo maior mais grave na avaliação inicial e 2,39 maior em pacientes que não melhoraram com o tratamento, quer fosse com a sertralina, quer fosse com o placebo[109].

O CREATE descreveu uma associação entre o uso de citalopram e aumento de óxido nítrico. O óxido nítrico tem sido associado a uma melhor função endotelial, o que torna esse efeito potencialmente benéfico ao sistema cardiovascular[110].

Os ISRS têm sido ligados à inibição da ativação plaquetária, que poderia levar a sangramento pacientes com hemostasia deficiente ou sob tratamento com anticoagulantes. No entanto, em pacientes com DAC esse efeito poderia ser benéfico, especialmente após o implante de *stent*[111]. Além disso, um grande estudo populacional sugeriu que os antidepressivos que inibem fortemente a recaptação de serotonina poderiam estar associados a uma pequena diminuição na taxa de acidente vascular cerebral isquêmico[112].

Entre os ISRS, o citalopram chamou a atenção sobre eventuais efeitos sobre o intervalo QT e consequente potencial arritmogênico. Por essa razão foi recomendado pelo Food and Drug Administration evitar doses diárias maiores do que 40 mg[113].

Além dos ISRS, outros antidepressivos que também têm um perfil benigno em relação ao sistema cardiovascular incluem a bupropiona e a mirtazapina. A bupropiona é utilizada em pacientes com doença das coronárias principalmente por seu efeito no auxílio à interrupção do tabagismo. Em doses terapêuticas aceita-se que ela não tenha efeitos adversos sobre a pressão arterial, frequência cardíaca, ou outros parâmetros cardiovasculares, ficando como preocupação casos de exceção ou de sobredosagem. Em doses elevadas e em alguns pacientes, a bupropiona foi associada à hipertensão, taquicardia, alargamento do complexo QRS e parada cardíaca. A mirtazapina não possui efeitos negativos sobre o sistema cardiovascular, entretanto, está associada a ganho de peso em alguns pacientes, por um efeito anti-histamínico, o que pode aumentar o risco cardiovascular.

Inibidores de recaptação de noradrenalina e serotonina (IRNS) incluem venlafaxina, duloxetina, desvenlafaxina, agentes que inibem a recaptação da serotonina e da norepinefrina da fissura sináptica. A consequente maior atividade simpática predispõe a mais efeitos colaterais do que os ISRS, especialmente em altas doses. Portanto, é recomendável a monitoração da pressão arterial em pacientes que são tratados com os IRNS[114].

Tratamento farmacológico dos transtornos ansiosos

Embora os benzodiazepínicos sejam potencialmente associados à dependência, o uso intravenoso poder acarretar depressão respiratória e, o uso crônico pode comprometer a memória esse grupo de medicamentos ainda possui um relevante espaço no controle da ansiedade no hospital geral. Mesmo o uso intravenoso é considerado por alguns autores e o potencial de dependência é baixo em pacientes de hospital geral. Benzodiazepínicos são bem tolerados, permitem redução quase que imediata dos níveis de ansiedade, não possuem efeitos anticolinérgicos e são relativamente seguros. Ao lado dessas características e o longo tempo de disponibilidade no mercado fazem com que os benzodiazepínicos sejam os medicamentos mais prescritos para o controle da ansiedade.

De fato, alguns efeitos dos benzodiazepínicos podem ser favoráveis ao sistema cardiovascular. Benzodiazepínicos podem reduzir o tônus simpático e diminuir níveis de catecolaminas e mesmo reduzir a resistência vascular coronariana; podem inibir a agregação plaquetária e aumentar o limiar para fibrilação ventricular e seu uso em pacientes pós-IM foi associado a menores taxas de reinfarto. Contudo, estudo recente, de coorte observacional realizado no Japão, incluiu 826 pacientes hospitalizados por IC que estavam sendo tratados por insônia com BZD ou medicamentos Z (zolpidem, zopiclone). Os autores concluíram que nessa amostra a BZD se associou a um risco maior de reinternação por IC em comparação com os medicamentos Z. Esse achado poderia ser atribuído a efeitos negativos da BZD sobre: qualidade do sono, padrão respiratório, eixo neuro humoral, fatores inflamatórios e pleiotropicos[115].

Os ISRS são eficazes para a ansiedade generalizada, transtorno do pânico e estresse pós-traumático. De modo geral, atualmente são considerados como os medicamentos de primeira escolha para o tratamento dos transtornos ansiosos. Como o efeito sobre a ansiedade costuma ocorrer ao longo de duas a três semanas, pode-se inicialmente associar a prescrição de um benzodiazepínico.

Embora ainda não existam estudos controlados com o uso de antipsicóticos para o tratamento da ansiedade no hospital geral, alguns relatos sugerem que esses medicamentos também podem ser utilizados no controle de estados mais elevados de ansiedade.

Outros antidepressivos, incluindo inibidores de recaptura de serotonina e noradrenalina como a venlafaxina e a duloxetina também possuem eficácia para transtornos ansiosos. Recentemente, a pregabalina, um anticonvulsivante com eficácia para a fibromialgia também foi aprovado nos Estados Unidos para o tratamento da ansiedade. O divalproato e a gabapentina, outros anticonvulsivantes, também têm sido utilizados no tratamento da ansiedade. A literatura ainda carece de estudos sobre a utilização desses medicamentos no tratamento de pacientes com ansiedade associada a condições cardíacas.

Eficácia de intervenções psicológicas no tratamento da depressão e ansiedade em pacientes com cardiopatia

O diagnóstico de uma patologia cardíaca traz a tona uma série de emoções que devem ser acolhidas e elaboradas, tanto pelo paciente e por seus familiares, quanto pelos profissionais de saúde envolvidos no tratamento. O medo das incapacidades físicas, do sofrimento e da morte pode prejudicar muito a adesão ao tratamento e suscitar sentimentos negativos, como apatia, insegurança e desesperança. Além do adequado tratamento farmacológico, há evidências de que suporte social adequado e presença de crenças espirituais ajudam muito no enfrentamento do impacto da cardiopatia. Apesar desta constatação, raramente o paciente tem acesso a serviços de suporte social, e o familiar cuidador concentra todo o fardo. Dessa maneira, durante a consulta ou no momento da alta hospitalar, é muito importante, além do planejamento medicamentoso, englobar os aspectos psicológicos do paciente e dos cuidadores pensando no suporte social. Essa medida influencia positivamente o resultado do tratamento. O bem-estar do cuidador também deve ser levado em consideração.

Em relação às doenças das coronárias, desde o final da década de 1970 a maioria dos estudos foram conduzidos com amostras de população predominantemente masculinas, que até então eram o foco desta patologia. Entretanto, este quadro mudou e, atualmente muitas mulheres são acometidas pelo problema. Após enfrentar um evento cardíaco, as mulheres tendem a minimizar sua situação de saúde de maneira a não sobrecarregar a sua rede social. Apresentam maior estresse psicológico e redução de autoestima. Estudos apontam a necessidade da elaboração de medidas de cuidado psicológico específicas para o gênero feminino[116].

O ENRICHD investigou a eficácia do tratamento da baixa percepção de suporte social e depressão com a terapia comportamental cognitiva (TCC) e um inibidor seletivo da recaptação da serotonina (ISRS) quando indicado. Foi realizado com pacientes pós-IM em 8 centros clínicos, comparando de modo randomizado essa intervenção com o tratamento usual. Pacientes receberam em média 11 sessões de TCC em um período de seis meses, iniciando em média 17 dias após o IM. Pacientes com HAM-D maior que 24 ou que não apresentavam resposta à TCC após 5 semanas eram submetidos ao tratamento com ISRS. Os pacientes que receberam o tratamento do estudo apresentaram significativamente maior redução da sintomatologia do que aqueles que receberam o tratamento usual, respectivamente redução de 10,1 e 8,4 pontos na escala de HAM-D[105].

No CREATE, a terapia interpessoal não mostrou eficácia superior ao tratamento clínico usual[101]. Cabe lembrar que o tratamento clínico usual também não deixou de ter uma intervenção "psicoterápica", uma vez que os pacientes eram acompanhados e inquiridos sobre seu estado de saúde. No estudo duplo cego que realizamos para tratar a depressão maior em pacientes idosos com IC conforme citamos no item sobre a eficácia dos antidepressivos, os pacientes eram acompanhados semanalmente por um psiquiatra que ao final da avaliação de pesquisa esclarecia dúvidas dos pacientes e familiares. Nesse estudo, a taxa de remissão no grupo tratado com placebo foi 56%. Embora o psiquiatra não realizasse uma psicoterapia formal, esses dados sugerem que pelo menos em parte o efeito psicológico do atendimento e esclarecimentos pode viabilizar a melhora de parte significativa da sintomatologia depressiva[106].

De particular interesse para o consultor psiquiátrico há dados recentes que indicam que pacientes com CAD que usam um estilo repressivo de enfrentamento estão particularmente em risco de eventos cardíacos adversos e a morte[117]. Talvez porque essas pessoas apresentam níveis baixos de ansiedade e depressão, eles eram considerados como estando em baixo risco psicológico para eventos. No entanto, pensa-se agora que essas pessoas muitas vezes não conseguem detectar ou relatar traumas emocionais significativos, o que poderia contribuir para o seu risco aumentado de infarto do miocárdio e morte. O consultor deve estar particularmente atento a pacientes com apresentação excessivamente tranquila em desacordo com a gravidade da sua situação clínica.

O apoio social tem sido associado a melhores desfechos médicos em pacientes com depressão após o IM, portanto se o suporte social não existe, o consultor pode trabalhar com a equipe de tratamento e considerar opções para melhorar o suporte do paciente. Essas opções podem incluir a participação na reabilitação cardíaca, visitação de enfermagem e grupo de apoio.

Finalmente, cabe ressaltar que os programas de reabilitação cardíaca têm sido subutilizados, apesar de terem o potencial de trazer benefícios psicológicos e aumentar a adesão à medicação e ao estilo de vida sadio. Espera-se que novas abordagens possam superar barreiras à participação desses programas, como por exemplo, a utilização da tecnologia, incluindo aplicativos para smartphones e a internet, cada vez mais aceita pela população[118].

Delirium

Delirium pós-cirurgia cardíaca

No início do desenvolvimento das cirurgias de cardiotomia com coração aberto na década de 1960 se descrevia uma incidência de 30% de delirium no pós-operatório. Desde então, os recursos técnicos da cirurgia cardíaca evoluíram significativamente. Apesar de alguns estudos recentes relatarem menores taxas de delirium, o que seria esperado com a melhora da técnica cirúrgica, os resultados não são consistentes e as taxas tendem a variar entre 20% e 25%[121]. Prováveis explicações incluem a variedade de gravidade dos casos entre os estudos, por exemplo, pacientes com comorbidades clínicas, em uso de múltiplos medicamentos e com comprometimento do SNC possuem maior risco para o delirium.

Identificar fatores de risco para o delirium é fundamental para reduzir sua incidência e realizar sua detecção mais precocemente. Didaticamente pode-se dividir os fatores de risco em pré, intra e pós-operatórios.

Dentre os fatores de risco para o delirium no pós-operatório identificáveis no pré-operatório inclui-se: idade avançada, antecedente de acidente vascular cerebral, disfunção executiva, história de enfarte do infarto do miocárdio, diabetes, insuficiência aórtica, débito cardíaco diminuído, desidratação, desequilíbrio eletrolítico, uso de medicamentos anticolinérgicos. Não se tem evidência que o gênero em si se associe a um maior risco para delirium.

Os fatores intraoperatórios que têm sido associados ao delirium no pós-operatório são microembolia cerebral e uso de balão intra-aórtico. No pós-operatório, a privação de sono, excesso de estímulos como ruídos, cateteres, procedimentos, medicamentos como benzodiazepínicos, betabloqueadores, inibidores da enzima de conversão delirium.

Em estudo realizado por Santos et al. no Instituto do Coração do Hospital das Clínicas da Faculdade de Medicina da Universidade de São Paulo (InCor-HCFMUSP) encontramos delirium em 74 (33,6%) de 220 pacientes submetidos à CRM e os fatores identificáveis no pré-operatório foram idade e o índice cardiotorácico, hipertensão, tabagismo, relacionados ao intraoperatório foi a necessidade de reposição de sangue e no pós-operatório a ocorrência de fibrilação atrial, pneumonia e perdas sanguínea[121]. Em consonância com os dados da literatura, pacientes com delirium apresentaram um tempo de internação no pós-operatório significativamente maior do que aqueles sem delirum[121]. Em outro estudo brasileiro, realizado por Muttarelli et al., delirium ocorreu em apenas 7 de 118 pacientes e idade avançada e hipertensão arterial foram preditivas de complicações neurológicas[122].

Tratamento do delirium

Como mencionado anteriormente, a identificação e controle dos fatores de risco devem sistematicamente ser realizados no paciente com cardiopatia. Uma vez identificado, o tratamento deve incluir tanto a correção dos fatores etiológicos como o controle dos riscos e sintomas.

O delirium indica uma agressão ao SNC, a identificação e correção precoce dos fatores etiológicos é determinante para a redução de potenciais sequelas cognitivas. O delirium é multifatorial, a identificação de um fator não implica a inexistência de outros. A investigação deve considerar tanto os fatores relacionados à condição cardíaca como o paciente em sua totalidade. Devem-se considerar quadros comórbidos, alterações eletrolíticas, infecções, medicamentos e mesmo abstinência de medicamentos, álcool e outras drogas.

O controle dos riscos e sintomas implica em monitoração intensiva do paciente do ponto de vista clínico e comportamental. A intervenção terapêutica deve incluir tanto estratégias farmacológicas como não farmacológicas.

Dentre as estratégias não farmacológicas deve-se considerar a monitoração contínua da enfermagem, em relação ao risco de quedas, auto e heteroagressão, incluindo o uso de contenção física se necessário. A humanização do ambiente das unidades de terapia intensiva tem sido preconizada como uma medida que reduz o risco de delirium, incluindo janelas que permitam visualização do ciclo do dia, relógios que viabilizem a orientação temporal e presença de um familiar ou acompanhante que ofereça suporte ao paciente.

Em relação ao tratamento sintomático farmacológico, o haloperidol, antipsicótico de primeira geração tem sido o medicamento de escolha para os delírios, alucinações e sedação de pacientes com delirium. A via pode ser oral ou intramuscular. O haloperidol tem como vantagens não possuir efeito anticolinérgico, não deprimir a função respiratória, não ocasionar hipotensão e não possuir efeito significativo sobre a frequência cardíaca. A via intravenosa tem sido preconizada por alguns como sendo segura e associada a menos efeitos extrapiramidais. Entretanto, vários autores salientam o risco do uso intravenoso do haloperidol se associar à torsades de pointes, uma arritmia ventricular maligna. Além da via intravenosa, a arritmia foi associada à ao uso de doses acima de 35mg/dia, mas também foi descrita em doses baixas. Antes de se utilizar a via intravenosa deve-se investigar a existência de outros fatores que possam aumentar o risco de torsades de pointes, incluindo a hipocalemia e hipomagnesemia.

À exceção do delirium tremens, o uso de benzodiazepínicos em monoterapia não é recomendado em pacientes com delirium. Entretanto, a associação de lorazepam tem sido preconizada por alguns autores como uma estratégia para evitar doses mais elevadas se haloperidol, sem ocasionar um aumento do risco de rebaixamento do nível de consciência pelo benzodiazepínico.

Embora a literatura careça de estudos específicos com pacientes com doenças cardíacas, a eficácia para o delirium já foi descrita para vários antipsicóticos atípicos incluindo a risperidona, olanzapina, quetiapina e aripiprazol. De modo geral esses medicamentos são bem tolerados no tratamento do delirium, embora nenhum tenha mostrado eficácia ou benefício clínico superior ao haloperidol. Cabe lembrar que a quetiapina foi associada a hipotensão postural, e a olanzapina tende a possuir um efeito mais sedativo e eventualmente anticolinérgico.

Vinheta clínica

Paciente do sexo masculino, 42 anos, contador, casado, 2 filhos. Procura psiquiatra pois "perdeu a confiança" com o qual fazia tratamento.

Relata que devido a depressão econômica causada pela pandemia de coronavírus foi encarregado de providenciar a documentação para demissão de vários colegas de empresa. Como sempre foi muito racional sabia que as demissões eram inevitáveis, mas atualmente nota que havia ficado bastante angustiado com a situação dos colegas. Refere que sempre teve um perfil perfeccionista, preocupado com tudo e todos. Gaba-se de ser muito querido por amigos e colegas, "eles sabem que sempre estou lá quando precisam". Nesta situação não tinha o que fazer por eles.

Duas semanas após a demissões, em um final de semana apresentou uma crise com aperto no peito, sufocamento, sensação de que iria perder o controle, angústia e choro. Procurou um pronto socorro e quando chegou já estava um pouco melhor. Passou por exame físico e realizou um eletrocardiograma, ambos normais. O médico então referiu ser uma crise ansiosa e orientou procurar um psiquiatra.

Marcou consulta assim que possível com um psiquiatra, mas a data mais próxima era após dez dias. Dois dias antes da consulta teve nova crise. Voltou ao pronto socorro. Passou pela mesma avaliação e novamente estava tudo normal. Recebeu um diazepam de 5 mg com melhora nos sintomas. Na alta foi reforçado a necessidade de consultar um psiquiatra.

Na consulta com o psiquiatra este disse que seu diagnóstico é transtorno do pânico. Foi prescrito escitalopram 10 mg e alprazolam 0,5 mg se crise ansiosa. Como não havia dúvida do diagnóstico e as avaliações no pronto socorro foram normais, o psiquiatra disse que não deveria passar com um cardiologista. Mais exames e avaliações só iriam trazer mais preocupação desnecessária. O foco do tratamento deveria ser somente a medicação prescrita por ele e psicoterapia. O paciente, mesmo com receio de que poderia ser algum problema cardíaco, aceitou a orientação. Até porque julgava nunca ter estado tão saudável. Há 4 anos, após o nascimento do primeiro filho, realizou mudanças no estilo de vida. Parou de fumar, adotou dieta mais saudável e passou a participar de jogos de futebol com amigos aos finais de semana.

Na primeira semana de tratamento teve mais uma crise, mas conversou com o psiquiatra por telefone e melhorou com o uso de alprazolam. Após isso, refere apenas incomodo com o medo de voltar a ter crise, no demais estava bem.

Refere que 3 meses após a primeira crise ansiosa, boa parte dos colegas de trabalho demitidos já haviam sido recontratados. No âmbito familiar estava tudo bem. No entanto, durante um jogo de futebol com amigos teve nova crise. Os amigos, que não sabiam das crises previas, ficaram assustados e levaram para o pronto socorro. Coincidentemente o médico de plantão era o mesmo que havia atendido na primeira crise. Recorda-se de o médico dizer para seus amigos na entrada que já o conhecia e que não passava de uma crise ansiosa. Mas depois de fazer o eletrocardiograma a expressão do médico era bastante diferente. Foi informado de que desta vez não era uma crise ansiosa, mas sim um infarto.

Na consulta atual, 4 meses após o primeiro ataque de pânico, o paciente refere estar em uso de escitalopram 10 mg e fazendo psicoterapia. Desde o último mês fazendo seguimento com um cardiologista. Nega ataques de pânico e não demonstra alterações ao exame psíquico. Deseja dar seguimento ao tratamento, mas não se sente à vontade com seu psiquiatra. Acredita que as crises podem ter sido um prenuncio do infarto e que seu psiquiatra o privou de uma investigação precoce.

Para aprofundamento

- Shapiro PA. Psychiatric Aspects of Heart Disease (and Cardiac Aspects of Psychiatric Disease) in Critical Care. Crit Care Clin. 2017;33(3):619-34.
- Ghadri JR, Wittstein IS, Prasad A, Sharkey S, Dote K, Akashi YJ, et al. International Expert Consensus Document on Takotsubo Syndrome (Part I): clinical characteristics, diagnostic criteria, and pathophysiology. Eur Heart J. 2018;39(22):2032-46.

REFERÊNCIAS BIBLIOGRÁFICAS

1. Huffman JC, Pollack MH. Predicting panic disorder among patients with chest pain: an analysis of the literature. Psychosomatics. 2003;44(3):222-36.
2. Fraguas R, Nobre MRC, Wajngarten M, Cardeal MV, Figueiro JAB, Iosifescu DV, et al. Major depression in patients with non-cardiac chest pain - Who is going to treat? Rev Psiquiatr Clin. 2009;36:83-7.
3. Keefe FJ, Shelby RA, Somers TJ, Varia I, Blazing M, Waters SJ, et al. Effects of coping skills training and sertraline in patients with non-cardiac chest pain: a randomized controlled study. Pain. 2011;152(4):730-41.
4. Kisely SR, Campbell LA, Yelland MJ, Paydar A. Psychological interventions for symptomatic management of non-specific chest pain in patients with normal coronary anatomy. Cochrane Database Syst Rev. 2015(6):CD004101.
5. Mulder R, Zarifeh J, Boden J, Lacey C, Tyrer P, Tyrer H, et al. An RCT of brief cognitive therapy versus treatment as usual in patients with non-cardiac chest pain. Int J Cardiol. 2019;289:6-11.
6. Greenslade JH, Hawkins T, Parsonage W, Cullen L. Panic disorder in patients presenting to the emergency department with chest pain: prevalence and presenting symptoms. Heart Lung Circ. 2017;26(12):1310-6.
7. Balon R, Ortiz A, Pohl R, Yeragani VK. Heart rate and blood pressure during placebo-associated panic attacks. Psychosom Med. 1988;50(4):434-8.
8. Smoller JW, Pollack MH, Wassertheil-Smoller S, Jackson RD, Oberman A, Wong ND, et al. Panic attacks and risk of incident cardiovascular events among postmenopausal women in the Women's Health Initiative Observational Study. Arch Gen Psychiatry. 2007;64(10):1153-60.
9. Weissman MM, Markowitz JS, Ouellette R, Greenwald S, Kahn JP. Panic disorder and cardiovascular/cerebrovascular problems: results from a community survey. Am J Psychiatry. 1990;147(11):1504-8.
10. Friedman M, Thoresen CE, Gill JJ, Powell LH, Ulmer D, Thompson L, et al. Alteration of type A behavior and reduction in cardiac recurrences in postmyocardial infarction patients. Am Heart J. 1984;108(2):237-48.
11. Rosenman RH, Chesney MA. The relationship of type A behavior pattern to coronary heart disease. Act Nerv Super (Praha). 1980;22(1):1-45.
12. Meesters CM, Muris P, Backus IP. Dimensions of hostility and myocardial infarction in adult males. J Psychosom Res. 1996;40(1):21-8.
13. Haynes SG, Feinleib M, Kannel WB. The relationship of psychosocial factors to coronary heart disease in the Framingham Study. III. Eight-year incidence of coronary heart disease. Am J Epidemiol. 1980;111(1):37-58.
14. Koskenvuo M, Kaprio J, Rose RJ, Kesaniemi A, Sarna S, Heikkila K, et al. Hostility as a risk factor for mortality and ischemic heart disease in men. Psychosom Med. 1988;50(4):330-40.
15. Tennant CC, Langeluddecke PM. Psychological correlates of coronary heart disease. Psychol Med. 1985;15(3):581-8.
16. Miller TQ, Smith TW, Turner CW, Guijarro ML, Hallet AJ. A meta-analytic review of research on hostility and physical health. Psychol Bull. 1996;119(2):322-48.
17. Kawachi I, Sparrow D, Spiro A, 3rd, Vokonas P, Weiss ST. A prospective study of anger and coronary heart disease. The Normative Aging Study. Circulation. 1996;94(9):2090-5.
18. Rutledge T, Reis SE, Olson M, Owens J, Kelsey SF, Pepine CJ, et al. Psychosocial variables are associated with atherosclerosis risk factors among women with chest pain: the WISE study. Psychosomatic Medicine. 2001;63(2):282-8.
19. Gallacher JE, Yarnell JW, Sweetnam PM, Elwood PC, Stansfeld SA. Anger and incident heart disease in the caerphilly study. Psychosomatic Medicine. 1999;61(4):446-53.
20. Moller J, Hallqvist J, Diderichsen F, Theorell T, Reuterwall C, Ahlbom A. Do episodes of anger trigger myocardial infarction? A case-crossover analysis in the Stockholm Heart Epidemiology Program (SHEEP). Psychosom Med. 1999;61(6):842-9.
21. Clark A, Seidler A, Miller M. Inverse association between sense of humor and coronary heart disease. Int J Cardiol. 2001;80(1):87-8.
22. Mostofsky E, Penner EA, Mittleman MA. Outbursts of anger as a trigger of acute cardiovascular events: a systematic review and meta-analysis. Eur Heart J. 2014;35(21):1404-10.
23. Dembroski TM, MacDougall JM, Williams RB, Haney TL, Blumenthal JA. Components of Type A, hostility, and anger-in: relationship to angiographic findings. Psychosom Med. 1985;47(3):219-33.
24. Richards JC, Hof A, Alvarenga M. Serum lipids and their relationships with hostility and angry affect and behaviors in men. Health Psychology. 2000;19(4):393-8.
25. Chaput LA, Adams SH, Simon JA, Blumenthal RS, Vittinghoff E, Lin F, et al. Hostility predicts recurrent events among postmenopausal women with coronary heart disease. Am J Epidemiol. 2002;156(12):1092-9.
26. Stoney CM, Engebretson TO. Plasma homocysteine concentrations are positively associated with hostility and anger. Life Sci. 2000;66(23):2267-75.

27. Gottdiener JS, Kop WJ, Hausner E, McCeney MK, Herrington D, Krantz DS. Effects of mental stress on flow-mediated brachial arterial dilation and influence of behavioral factors and hypercholesterolemia in subjects without cardiovascular disease. Am J Cardiol. 2003;92(6):687-91.

28. Anderson SF, Lawler KA. The anger recall interview and cardiovascular reactivity in women: an examination of context and experience. J Psychosom Res. 1995;39(3):335-43.

29. Fava M, Rosenbaum JF, Pava JA, McCarthy MK, Steingard RJ, Bouffides E. Anger attacks in unipolar depression, Part 1: Clinical correlates and response to fluoxetine treatment. Am J Psychiatry. 1993;150(8):1158-63.

30. Dougherty DD, Rauch SL, Deckersbach T, Marci C, Loh R, Shin LM, et al. Ventromedial prefrontal cortex and amygdala dysfunction during an anger induction positron emission tomography study in patients with major depressive disorder with anger attacks. Arch Gen Psychiatry. 2004;61(8):795-804.

31. Raynor DA, Pogue-Geile MF, Kamarck TW, McCaffery JM, Manuck SB. Covariation of psychosocial characteristics associated with cardiovascular disease: genetic and environmental influences. Psychosom Med. 2002;64(2):191-203; discussion 4-5.

32. Fraguas R, Ramadan ZBA, Pereira ANE, Wajngarten M. Depression with irritability in patients undergoing coronary artery bypass graft surgery: The cardiologist's role. Gen Hosp Psychiat. 2000;22(5):365-74.

33. Perlis RH, Fraguas R, Fava M, Trivedi MH, Luther JF, Wisniewski SR, et al. Prevalence and clinical correlates of irritability in major depressive disorder: a preliminary report from the Sequenced Treatment Alternatives to Relieve Depression study. J Clin Psychiatry. 2005;66(2):159-66; quiz 47, 273-4.

34. Iosifescu DV, Renshaw PF, Dougherty DD, Lyoo IK, Lee HK, Fraguas R, et al. Major depressive disorder with anger attacks and subcortical MRI white matter hyperintensities. J Nerv Ment Dis. 2007;195(2):175-8.

35. Fraguas R Jr., Papakostas GI, Mischoulon D, Bottiglieri T, Alpert J, Fava M. Anger attacks in major depressive disorder and serum levels of homocysteine. Biol Psychiatry. 2006;60(3):270-4.

36. Fraguas R Jr., Iosifescu DV, Alpert J, Wisniewski SR, Barkin JL, Trivedi MH, et al. Major depressive disorder and comorbid cardiac disease: is there a depressive subtype with greater cardiovascular morbidity? Results from the STAR*D study. Psychosomatics. 2007;48(5):418-25.

37. Pavin D, Le Breton H, Daubert C. Human stress cardiomyopathy mimicking acute myocardial syndrome. Heart. 1997;78(5):509-11.

38. Ghadri JR, Wittstein IS, Prasad A, Sharkey S, Dote K, Akashi YJ, et al. International Expert Consensus Document on Takotsubo Syndrome (Part II): diagnostic workup, outcome, and management. Eur Heart J. 2018;39(22):2047-62.

39. Ghadri JR, Wittstein IS, Prasad A, Sharkey S, Dote K, Akashi YJ, et al. International Expert Consensus Document on Takotsubo Syndrome (Part I): clinical characteristics, diagnostic criteria, and pathophysiology. Eur Heart J. 2018;39(22):2032-46.

40. Templin C, Ghadri JR, Diekmann J, Napp LC, Bataiosu DR, Jaguszewski M, et al. Clinical features and outcomes of takotsubo (stress) cardiomyopathy. N Engl J Med. 2015;373(10):929-38.

41. Delmas C, Lairez O, Mulin E, Delmas T, Boudou N, Dumonteil N, et al. Anxiodepressive disorders and chronic psychological stress are associated with tako-tsubo cardiomyopathy- New Physiopathological Hypothesis. Circ J. 2013;77(1):175-80.

42. Galli F, Bursi F, Carugo S. Traumatic events, personality and psychopathology in takotsubo syndrome: a systematic review. Front Psychol. 2019;10:2742.

43. Hiestand T, Hanggi J, Klein C, Topka MS, Jaguszewski M, Ghadri JR, et al. Takotsubo syndrome associated with structural brain alterations of the limbic system. J Am Coll Cardiol. 2018;71(7):809-11.

44. Narayanan A, Russell MD, Sundararaman S, Shankar KK, Artman B. Takotsubo cardiomyopathy following electroconvulsive therapy: an increasingly recognised phenomenon. BMJ Case Rep. 2014;2014.

45. Bankier B, Januzzi JL, Littman AB. The high prevalence of multiple psychiatric disorders in stable outpatients with coronary heart disease. Psychosom Med. 2004;66(5):645-50.

46. Pratt LA, Ford DE, Crum RM, Armenian HK, Gallo JJ, Eaton WW. Depression, psychotropic medication, and risk of myocardial infarction. Prospective data from the Baltimore ECA follow-up. Circulation. 1996;94(12):3123-9.

47. Wulsin LR, Singal BM. Do depressive symptoms increase the risk for the onset of coronary disease? A systematic quantitative review. Psychosom Med. 2003;65(2):201-10.

48. Nicholson A, Kuper H, Hemingway H. Depression as an aetiologic and prognostic factor in coronary heart disease: a meta-analysis of 6362 events among 146 538 participants in 54 observational studies. Eur Heart J. 2006.

49. Van der Kooy K, van Hout H, Marwijk H, Marten H, Stehouwer C, Beekman A. Depression and the risk for cardiovascular diseases: systematic review and meta analysis. International journal of geriatric psychiatry. 2007;22(7):613-26.

50. Musselman DL, Evans DL, Nemeroff CB. The relationship of depression to cardiovascular disease: epidemiology, biology, and treatment. Arch Gen Psychiatry. 1998;55(7):580-92.

51. Bankier B, Barajas J, Martinez-Rumayor A, Januzzi JL. Association between major depressive disorder and C-reactive protein levels in stable coronary heart disease patients. J Psychosom Res. 2009;66(3):189-94.

52. Miller GE, Stetler CA, Carney RM, Freedland KE, Banks WA. Clinical depression and inflammatory risk markers for coronary heart disease. Am J Cardiol. 2002;90(12):1279-83.

53. Lesperance F, Frasure-Smith N, Theroux P, Irwin M. The association between major depression and levels of soluble intercellular adhesion molecule 1, interleukin-6, and C-reactive protein in patients with recent acute coronary syndromes. Am J Psychiatry. 2004;161(2):271-7.

54. Muller JE. Circadian variation and triggering of acute coronary events. Am Heart J. 1999;137(4 Pt 2):S1-S8.

55. Lane D, Carroll D, Ring C, Beevers DG, Lip GY. Predictors of attendance at cardiac rehabilitation after myocardial infarction. J Psychosom Res. 2001;51(3):497-501.

56. Carney RM, Blumenthal JA, Stein PK, Watkins L, Catellier D, Berkman LF, et al. Depression, heart rate variability, and acute myocardial infarction. Circulation. 2001;104(17):2024-8.

57. Follick MJ, Ahern DK, Gorkin L, Niaura RS, Herd JA, Ewart C, et al. Relation of psychosocial and stress reactivity variables to ventricular arrhythmias in the Cardiac Arrhythmia Pilot Study (CAPS). Am J Cardiol. 1990;66(1):63-7.

58. Tully PJ, Turnbull DA, Beltrame J, Horowitz J, Cosh S, Baumeister H, et al. Panic disorder and incident coronary heart disease: a systematic review and meta-regression in 1131612 persons and 58111 cardiac events. Psychol Med. 2015;45(14):2909-20.

59. Frasure-Smith N, Lesperance F. Depression and anxiety as predictors of 2-year cardiac events in patients with stable coronary artery disease. Arch Gen Psychiatry. 2008;65(1):62-71.

60. Watkins LL, Koch GG, Sherwood A, Blumenthal JA, Davidson JR, O'Connor C, et al. Association of anxiety and depression with all-cause mortality in individuals with coronary heart disease. J Am Heart Assoc. 2013;2(2): e000068.

61. Braunwald E, Fauci AS, Kasper LD. Harrison Medicina Interna. 15a edição ed: McGraw-Hill Interamericana do Brasil Ltda. ; 2002.

62. Tulner DM, Smith OR, de Jonge P, van Melle JP, Slomp J, Storm H, et al. Circulating cerebral S100B protein is associated with depressive symptoms following myocardial infarction. Neuropsychobiology. 2009;59(2):87-95.

63. Frasure-Smith N, Lesperance F, Talajic M. Depression and 18-month prognosis after myocardial infarction. Circulation. 1995;91(4):999-1005.

64. Frasure-Smith N, Lesperance F, Talajic M. Depression following myocardial infarction. Impact on 6-month survival. JAMA. 1993;270 (15):1819-25.

65. Bush DE, Ziegelstein RC, Tayback M, Richter D, Stevens S, Zahalsky H, et al. Even minimal symptoms of depression increase mortality risk after acute myocardial infarction. Am J Cardiol. 2001;88(4):337-41.

66. Lesperance F, Frasure-Smith N, Talajic M. Major depression before and after myocardial infarction: its nature and consequences. Psychosom Med. 1996;58(2):99-110.

67. Wu Q, Kling JM. Depression and the Risk of Myocardial Infarction and Coronary Death: A Meta-Analysis of Prospective Cohort Studies. Medicine (Baltimore). 2016;95(6):e2815.

68. van Melle JP, de Jonge P, Kuyper AM, Honig A, Schene AH, Crijns HJ, et al. Prediction of depressive disorder following myocardial infarction data from the Myocardial INfarction and Depression-Intervention Trial (MIND-IT). Int J Cardiol. 2006;109(1):88-94.

69. Welin C, Lappas G, Wilhelmsen L. Independent importance of psychosocial factors for prognosis after myocardial infarction. J Intern Med. 2000;247(6):629-39.

70. Dixon RA, Edwards IR, Pilcher J. Diazepam in immediate post-myocardial infarct period. A double blind trial. Br Heart J. 1980;43(5):535-40.

71. Nakatani D, Sato H, Sakata Y, Shiotani I, Kinjo K, Mizuno H, et al. Influence of serotonin transporter gene polymorphism on depressive symptoms and new cardiac events after acute myocardial infarction. Am Heart J. 2005;150(4):652-8.

72. Honig A, Lousberg R, Wojciechowski FL, Cheriex EC, Wellens HJ, van Praag HM. [Depression following a first heart infarct; similarities with and differences from 'ordinary' depression]. Ned Tijdschr Geneeskd. 1997;141(4):196-9.

73. Janszky I, Ahlbom A, Hallqvist J, Ahnve S. Hospitalization for depression is associated with an increased risk for myocardial infarction not explained by lifestyle, lipids, coagulation, and inflammation: the SHEEP Study. Biol Psychiatry. 2007;62(1):25-32.

74. Dickens C, McGowan L, Percival C, Tomenson B, Cotter L, Heagerty A, et al. New onset depression following myocardial infarction predicts cardiac mortality. Psychosom Med. 2008;70(4):450-5.

75. Crowe JM, Runions J, Ebbesen LS, Oldridge NB, Streiner DL. Anxiety and depression after acute myocardial infarction. Heart Lung. 1996;25(2):98-107.

76. Mayou RA, Gill D, Thompson DR, Day A, Hicks N, Volmink J, et al. Depression and anxiety as predictors of outcome after myocardial infarction. Psychosom Med. 2000;62(2):212-9.

77. Ginzburg K, Solomon Z, Bleich A. Repressive coping style, acute stress disorder, and posttraumatic stress disorder after myocardial infarction. Psychosom Med. 2002;64(5):748-57.

78. Parissis JT, Nikolaou M, Farmakis D, Bistola V, Paraskevaidis IA, Adamopoulos S, et al. Clinical and prognostic implications of self-rating depression scales and plasma B-type natriuretic peptide in hospitalized patients with chronic heart failure. Heart. 2007.

79. Johansson P, Dahlstrom U, Alehagen U. Depressive symptoms and six-year cardiovascular mortality in elderly patients with and without heart failure. Scand Cardiovasc J. 2007:1-9.

80. Andrei AM, Fraguas R, Jr., Telles RM, Alves TC, Strunz CM, Nussbacher A, et al. Major depressive disorder and inflammatory markers in elderly patients with heart failure. Psychosomatics. 2007;48(4):319-24.

81. Alves TC, Rays J, Fraguas R, Jr., Wajngarten M, Telles RM, Duran FL, et al. Association between major depressive symptoms in heart failure and impaired regional cerebral blood flow in the medial temporal region: a study using 99m Tc-HMPAO single photon emission computerized tomography (SPECT). Psychol Med. 2006;36(5):597-608.

82. Almeida JR, Alves TC, Wajngarten M, Rays J, Castro CC, Cordeiro Q, et al. Late-life depression, heart failure and frontal white matter hyperintensity: a structural magnetic resonance imaging study. Braz J Med Biol Res. 2005;38(3):431-6.

83. Friedmann E, Thomas SA, Liu F, Morton PG, Chapa D, Gottlieb SS. Relationship of depression, anxiety, and social isolation to chronic heart failure outpatient mortality. Am Heart J. 2006;152(5):940 e1-8.

84. MacMahon KM, Lip GY. Psychological factors in heart failure: a review of the literature. Arch Intern Med. 2002;162(5):509-16.

85. Reich P, DeSilva RA, Lown B, Murawski BJ. Acute psychological disturbances preceding life-threatening ventricular arrhythmias. JAMA. 1981;246(3):233-5.

86. Kawachi I, Sparrow D, Vokonas PS, Weiss ST. Symptoms of anxiety and risk of coronary heart disease. The Normative Aging Study. Circulation. 1994;90(5):2225-9.

87. Sowden GL, Huffman JC. The impact of mental illness on cardiac outcomes: a review for the cardiologist. Int J Cardiol. 2009;132(1):30-7.

88. Connerney I, Shapiro PA, McLaughlin JS, Bagiella E, Sloan RP. Relation between depression after coronary artery bypass surgery and 12-month outcome: a prospective study. Lancet. 2001;358(9295):1766-71.

89. Takagi H, Ando T, Umemoto T, Group A. Perioperative depression or anxiety and postoperative mortality in cardiac surgery: a systematic review and meta-analysis. Heart Vessels. 2017;32(12):1458-68.

90. Dew MA, Kormos RL, Roth LH, Murali S, DiMartini A, Griffith BP. Early post-transplant medical compliance and mental health predict physical morbidity and mortality one to three years after heart transplantation. J Heart Lung Transplant. 1999;18(6):549-62.

91. Zipfel S, Schneider A, Wild B, Lowe B, Junger J, Haass M, et al. Effect of depressive symptoms on survival after heart transplantation. Psychosom Med. 2002;64(5):740-7.

92. Hallas CN, Thornton EW, Fabri BM, Fox MA, Jackson M. Predicting blood pressure reactivity and heart rate variability from mood state following coronary artery bypass surgery. Int J Psychophysiol. 2003;47(1):43-55.

93. Koivula M, Tarkka MT, Tarkka M, Laippala P, Paunonen-Ilmonen M. Fear and anxiety in patients at different time-points in the coronary artery bypass process. Int J Nurs Stud. 2002;39(8):811-22.

94. Duits AA, Boeke S, Taams MA, Passchier J, Erdman RA. Prediction of quality of life after coronary artery bypass graft surgery: a review and evaluation of multiple, recent studies. Psychosom Med. 1997;59(3):257-68.

95. Stoll C, Schelling G, Goetz AE, Kilger E, Bayer A, Kapfhammer HP, et al. Health-related quality of life and post-traumatic stress disorder in patients after cardiac surgery and intensive care treatment. J Thorac Cardiovasc Surg. 2000;120(3):505-12.

96. Ko DT, Hebert PR, Coffey CS, Sedrakyan A, Curtis JP, Krumholz HM. Beta-blocker therapy and symptoms of depression, fatigue, and sexual dysfunction. JAMA. 2002;288(3):351-7.

97. Almeida OP, Ford AH, Hankey GJ, Golledge J, Yeap BB, Flicker L. Depression, antidepressants and the risk of cardiovascular events and death in older men. Maturitas. 2019;128:4-9.

98. Glymour MM, Gibbons LE, Gilsanz P, Gross AL, Mez J, Brewster PW, et al. Initiation of antidepressant medication and risk of incident stroke: using the Adult Changes in Thought cohort to address time-varying confounding. Ann Epidemiol. 2019;35:42-7 e1.

99. Alves TC, Rays J, Telles RM, Fraguas RJ, Wajngarten M, Romano BW, et al. Effects of antidepressant treatment on cognitive performance in elderly subjects with heart failure and comorbid major depression: an exploratory study. Psychosomatics. 2007;48(1):22-30.

100. Glassman AH, O'Connor CM, Califf RM, Swedberg K, Schwartz P, Bigger JT, Jr., et al. Sertraline treatment of major depression in patients with acute MI or unstable angina. JAMA. 2002;288(6):701-9.

101. Lesperance F, Frasure-Smith N, Koszycki D, Laliberte MA, van Zyl LT, Baker B, et al. Effects of citalopram and interpersonal psychotherapy on depression in patients with coronary artery disease: the Canadian Cardiac Randomized Evaluation of Antidepressant and Psychotherapy Efficacy (CREATE) trial. JAMA. 2007;297(4):367-79.

102. Velazquez C, Carlson A, Stokes KA, Leikin JB. Relative safety of mirtazapine overdose. Vet Hum Toxicol. 2001;43(6):342-4.

103. van den Brink RH, van Melle JP, Honig A, Schene AH, Crijns HJ, Lambert FP, et al. Treatment of depression after myocardial infarction and the effects on cardiac prognosis and quality of life: rationale and outline of the Myocardial INfarction and Depression-Intervention Trial (MIND-IT). Am Heart J. 2002;144(2):219-25.

104. Honig A, Kuyper AM, Schene AH, van Melle JP, de Jonge P, Tulner DM, et al. Treatment of post-myocardial infarction depressive disorder: a randomized, placebo-controlled trial with mirtazapine. Psychosom Med. 2007;69(7):606-13.

105. Berkman LF, Blumenthal J, Burg M, Carney RM, Catellier D, Cowan MJ, et al. Effects of treating depression and low perceived social support on clinical events after myocardial infarction: the Enhancing Recovery in Coronary Heart Disease Patients (ENRICHD) Randomized Trial. Jama. 2003;289(23):3106-16.

106. Fraguas R, Telles RMD, Alves TCTF, Andrei AM, Rays J, Iosifescu DV, et al. A double-blind, placebo-controlled treatment trial of citalopram for major depressive disorder in older patients with heart failure: The relevance of the placebo effect and psychological symptoms. Contemp Clin Trials. 2009;30(3):205-11.

107. Rajeswaran T, Plymen CM, Doherty AM. The effect of antidepressant medications in the management of heart failure on outcomes: mortality, cardiovascular function and depression - a systematic review. Int J Psychiatry Clin Pract. 2018;22(3):164-9.

108. de Jonge P, Honig A, van Melle JP, Schene AH, Kuyper AM, Tulner D, et al. Nonresponse to treatment for depression following myocardial infarction: association with subsequent cardiac events. Am J Psychiatry. 2007;164(9):1371-8.

109. Glassman AH, Bigger JT Jr., Gaffney M. Psychiatric characteristics associated with long-term mortality among 361 patients having an acute coronary syndrome and major depression: seven-year follow-up of SADHART participants. Arch Gen Psychiatry. 2009;66(9):1022-9.

110. van Zyl LT, Lesperance F, Frasure-Smith N, Malinin AI, Atar D, Laliberte MA, et al. Platelet and endothelial activity in comorbid major depression and coronary artery disease patients treated with citalopram: the Canadian Cardiac Randomized Evaluation of Antidepressant and Psychotherapy Efficacy Trial (CREATE) biomarker sub-study. J Thromb Thrombolysis. 2009;27(1):48-56.

111. Javors MA, Houston JP, Tekell JL, Brannan SK, Frazer A. Reduction of platelet serotonin content in depressed patients treated with either paroxetine or desipramine. Int J Neuropsychopharmacol. 2000;3(3):229-35.

112. Douros A, Dell'Aniello S, Dehghan G, Boivin JF, Renoux C. Degree of serotonin reuptake inhibition of antidepressants and ischemic risk: A cohort study. Neurology. 2019;93(10):e1010-e20.

113. U.S. Food and Drug Administration. FDA drug safety communication. Revised recommendations for Celexa (citalopram hydrobromide) related to a potential risk of abnormal heart rhythms with high doses. 30/08/2020.

114. Ho JM, Gomes T, Straus SE, Austin PC, Mamdani M, Juurlink DN. Adverse cardiac events in older patients receiving venlafaxine: a population-based study. J Clin Psychiatry. 2014;75(6):e552-8.

115. Sato Y, Yoshihisa A, Hotsuki Y, Watanabe K, Kimishima Y, Kiko T, et al. Associations of Benzodiazepine With Adverse Prognosis in Heart Failure Patients With Insomnia. J Am Heart Assoc. 2020;9(7):e013982.

116. Bjarnason-Wehrens B, Grande G, Loewel H. Gender-specific issues in cardiac rehabilitation: do women with ischaemic heart disease need specially tailored programmes? Eur J Cardiovasc Prev Rehabil.2007 Apr;14(2):163-71.

117. Denollet J, Martens EJ, Nyklicek I, Conraads VM, de Gelder B. Clinical events in coronary patients who report low distress: adverse effect of repressive coping. Health Psychol. 2008;27(3):302-8.

118. Kumar KR, Pina IL. Cardiac rehabilitation in older adults: New options. Clin Cardiol. 2020;43(2):163-70.

119. Ely EW, Gautam S, Margolin R, Francis J, May L, Speroff T, et al. The impact of delirium in the intensive care unit on hospital length of stay. Intensive Care Med. 2001;27(12):1892-900.

120. Alves TC, Rays J, Fraguas R, Jr., Wajngarten M, Meneghetti JC, Prando S, et al. Localized cerebral blood flow reductions in patients with heart failure: a study using 99mTc-HMPAO SPECT. J Neuroimaging. 2005;15(2):150-6.

121. Santos FS, Velasco IT, Fraguas R, Jr. Risk factors for delirium in the elderly after coronary artery bypass graft surgery. Int Psychogeriatr. 2004;16(2):175-93.

122. Mutarelli EG, Goncalves MM, Bonetti E, Auler Junior JO, Carvalho MJ, Menezes VL, et al. [Neurologic evaluation of 118 patients in the first postoperative period of cardiovascular surgery]. Arq Neuropsiquiatr. 1993;51(2):179-82.

123. Shapiro PA. Psychiatric Aspects of Heart Disease (and Cardiac Aspects of Psychiatric Disease) in Critical Care. Crit Care Clin. 2017;33(3):619-34.

124. American Psychiatric Association. Diagnostic and statistical manual of mental disorders, 5.ed. (DSM-5). Arlington: American Psychiatric Association; 2013.

11

Interconsulta em infectologia

Eduardo de Castro Humes
Luiz Teixeira Sperry Cezar
Klára Kapronezai Winstanley
Valéria Antakly de Mello

Sumário

Aspectos psiquiátricos da infecção pelo HIV/AIDS
    A infecção pelo HIV
    Saúde mental e infecção pelo HIV
Hepatites virais
    As infeções por vírus de hepatite
    Depressão e hepatites virais
    Mania e transtorno bipolar e hepatites virais
    Abuso e dependência de substâncias e hepatites virais
    Outras alterações psiquiátricas associadas às hepatites crônicas e ao interferon
Manifestações psiquiátricas da sífilis
    Etiologia e diagnóstico
    Aspectos psiquiátricos
    Tratamento
Manifestações psiquiátricas da neurocisticercose
    Etiologia e diagnóstico
    Manifestações psiquiátricas e tratamento
Manifestações psiquiátricas da encefalite herpética
    Etiologia e epidemiologia
    Diagnóstico e tratamento
    Aspectos psiquiátricos
Manifestações psiquiátricas da Covid-19
    Introdução
    Epidemiologia dos sintomas neuropsiquiátricos em casos de Covid-19
    Fisiopatologia e mecanismos psicológicos associados
    Apresentações clínicas
    Manejo
Considerações finais
Para aprofundamento
Referências bibliográficas

Pontos-chave

- Discutir a associação entre transtornos mentais e as principais doenças infectocontagiosas com correlação com a especialidade.
- Discutir aspectos específicos relacionados as manifestações de transtornos mentais em indivíduos com determinada doença infecciosa.
- Discutir sintomas psiquiátricos relacionados a tratamentos determinada doença infecciosa.
- Discutir o manejo dos transtornos mentais em indivíduos com determinada doença infecciosa

ASPECTOS PSIQUIÁTRICOS DA INFECÇÃO PELO HIV/AIDS

A infecção pelo HIV

Os primeiros casos de Aids foram descritos no começo da década de 1980, quando surgiram alguns relatos de doenças raras, a exemplo da pneumonia por *Pneumocystis carinii* e do sarcoma da Kaposi predominantemente entre homens homossexuais jovens e previamente saudáveis. Rapidamente evidenciou-se que esses indivíduos apresentavam uma deficiência da imunidade celular, secundária a uma diminuição do número dos linfócitos T CD4+[1]. Em 1982 foi criado, para a nova patologia, o termo *acquired immuno deficiency syndrome* (síndrome da imunodeficiência adquirida) – Aids[2]. Em 1983 foi publicado por um grupo francês liderado por Luc Montagnier um artigo que mostrou a associação desta síndrome com o vírus que ficou conhecido como HIV (*human immuno deficiency virus*), o causador da Aids[2].

A transmissão ocorre predominantemente através de relações sexuais (anal, vaginal e oral), transfusão sanguínea, uso de seringas infectadas, acidentes perfurocortantes, com o uso de objetos contaminados e da mãe para filho, durante a gravidez, o parto ou a amamentação (transmissão vertical).

O HIV é classificado como um retrovírus pertencente à família *retroviridae* e ao gênero lentivírus. A principal característica dos retrovírus é a sua capacidade de produzir DNA a partir do RNA, invertendo assim no fluxo da informação genética. Esse processo é conhecido por transcrição reversa e acontece por meio da ação de uma enzima viral denominada transcriptase reversa. O HIV é composto por um nucleocápside e por um envelope viral. O nucleocápside é constituído por uma fita dupla de RNA envolta por um material proteico no qual se encontra a proteína p24 e as enzimas transcriptase reversa, integrase e protease. O envelope é formado por uma camada bilipídica que contém várias proteínas de origem viral. A mais importante dessas é a gp120, que é uma glicoproteína, com afinidade pelo receptor celular CD4, presente em células do sistema imunológico humano[5].

As células infectadas pelo HIV são aquelas que apresentam o receptor CD4 em suas membranas. São elas, os linfócitos T CD4+, e as células que apresentam antígenos como os macrófagos e as células dendríticas[2]. O HIV se liga na membrana celular por intermédio de uma alta afinidade química entre a glicoproteína gp120 viral e os receptores CD4. Após essa ligação, o nucleocápside viral é internalizado na célula e seu material genético RNA é transformado em DNA através da ação da transcriptase reversa. Ele é então acoplado ao DNA da célula humana através da enzima integrase, onde pode permanecer inativo por um tempo variável[6].

Com a ativação das células imunológicas, ocorre também a ativação do DNA viral que passa a usar o arcabouço celular para se replicar e produzir proteínas para formação de novos vírus. Durante esse processo, acontece a ação de uma enzima chamada protease, que quebra grandes proteínas, transformando-as em unidades menores que formam, por fim, as proteínas virais descritas previamente. Com a finalização do processo, os novos vírus brotam pela membrana da célula ocasionando sua morte[5].

O curso da infecção pelo HIV é dividido em três fases – transmissão viral, infecção aguda e infecção crônica. A fase de transmissão tem como fatores de risco alta carga viral, comportamento sexual de risco, presença de infecções sexualmente transmissíveis ulcerativas, pênis não circuncisado, assim como outros fatores predisponentes do hospedeiro e fatores genéticos[13,14,18]. Na fase de infecção aguda, inicialmente os vírus infectam as células CD4+, principalmente os linfócitos, ocorrendo uma diminuição e uma redistribuição desses. O sistema imunológico consegue formar uma resposta imunológica celular específica contra o vírus, o que diminui a sua replicação. A fase aguda tem a duração de aproximadamente um mês e pode ser assintomática ou apresentar sintomas similares a uma mononucleose e eventualmente comprometer o sistema nervoso central, ocasionando, nesse caso, uma meningite viral. As manifestações clínicas da fase aguda são benignas e autolimitadas[2].

A fase de infecção crônica, após a transmissão viral, infecção aguda, e soroconversão, se dá inicialmente com uma rela-

tiva estabilização da carga viral[154]. O indivíduo infectado é assintomático, porém, alterações qualitativas e quantitativas ocorrem gradualmente no seu sistema imunológico. O vírus, nessa fase, localiza-se principalmente nos linfonodos. A replicação viral é baixa e a quantidade de linfócitos CD4+ se mantém estável. O organismo tenta manter uma homeostase, repondo as células destruídas pelo vírus.

Em determinado momento, a homeostase falha, e há declínio progressivo da contagem de linfócitos T CD4+. Na ausência de terapia antirretroviral, o tempo médio entre a aquisição do HIV e um nível de células CD4 abaixo de 200 células/microlitro é de 8 a 10 anos. É nesse estágio que ocorrem os primeiros sintomas de imunodeficiência como a candidíase oral, a febre, a diarreia persistente sem causa evidente, e a perda de peso. As infecções oportunistas passam a acontecer e, com a progressão da doença, a carga viral aumenta e o número de células CD4+ diminui.

A síndrome da imunodeficiência adquirida (Sida ou, em inglês, Aids) é a consequência clínica da infecção crônica por HIV e depleção de células CD4. Por definição, ocorre quando a contagem de células CD4 se encontra abaixo de 200 células/microlitro, ou na presença de qualquer condição definidora de Aids. Com o restabelecimento adequado da imunidade após introdução de terapia antirretroviral, ausência de doenças definidoras de Aids e contagem celular superior a 200, o paciente não é mais considerado portador de Aids, apenas portador do vírus HIV.

As condições definidoras de Aids são doenças oportunistas que ocorrem com mais frequência ou maior severidade por causa da imunossupressão. Entre elas estão principalmente infecções oportunistas, mas também certos tumores e outras condições sem etiologia esclarecida, como a síndrome consumptiva e encefalopatia (Tabela 1).

Tabela 1 Doenças definidoras de Aids, segundo o Centro para Controle e Prevenção de Doenças (CDC-EUA)[20]

Infecções bacterianas, múltiplas ou recorrentes	Candidíase dos brônquios, traqueia, pulmões ou esôfago
Câncer de colo de útero invasivo	Coccidioidomicose, disseminada ou extrapulmonar
Criptococose extrapulmonar	Criptosporidiose intestinal crônica, doença por citomegalovírus (além de linfonodos, baço ou fígado) a partir de 1 mês de idade
Retinite por citomegalovírus com perda de visão	Encefalopatia relacionada ao HIV
Úlceras crônicas, bronquite, pneumonite ou esofagite por herpes simplex	Histoplasmose disseminada ou extrapulmonar
Isosporíase intestinal crônica	Sarcoma de Kaposi
Linfoma de Burkitt	Linfoma imunoblástico

(continua)

Tabela 1 Doenças definidoras de Aids, segundo o Centro para Controle e Prevenção de Doenças (CDC-EUA)[20] *(continuação)*

Linfoma primário de sistema nervoso central	Doença disseminada ou extrapulmonar por micobactérias do Complexo *Mycobacterium avium* (MAC) ou *Mycobacterium kansasii*
Tuberculose pulmonar, disseminada ou extrapulmonar	Doença disseminada ou extrapulmonar por outras micobactérias
Pneumonia por *Pneumocystis jirovecii*	Pneumonias recorrentes
Leucoencefalopatia multifocal progressiva	Septicemia recorrente por *Salmonella*
Neurotoxoplasmose e síndrome consumptiva associada ao HIV	

A Organização Mundial da Saúde criou em 1990 os critérios de classificação clínica para divisão em estadios dos indivíduos infectados com HIV, revisados pela última vez em 2007[26].

Tabela 2 Critérios de classificação clínica para divisão nos diversos estádios da infeção pelo HIV[26]

Infecção primária pelo HIV	Assintomático
	Síndrome retroviral aguda
Estágio clínico 1	Assintomático
	Linfadenopatia persistente generalizada
Estágio clínico 2	Perda de peso moderada inexplicada (inferior a 10% do peso corpóreo)
	Infecções recorrentes do trato respiratório
	Herpes zoster
	Queilite angular
	Úlceras orais recorrentes
	Erupções papulares pruriginosas
	Dermatite seborreica
	Infecções fúngicas ungueais
Estágio clínico 3	Condições em que o diagnóstico presuntivo pode ser feito por sinais clínicos ou investigações simples: ▪ Perda de peso severa inexplicada (superior a 10% do peso corpóreo) ▪ Diarreia crônica inexplicada com duração superior a um mês ▪ Febre persistente inexplicada ▪ Candidíase oral persistente ▪ Leucoplasia oral ▪ Tuberculose pulmonar recorrente ▪ Infecções bacterianas severas – pneumonia, empiema, piomiosite, infecção óssea ou articular, ou bacteremia ▪ Estomatite, gengivite ou periodontite ulcerativa necrosante aguda.
	Condições em que a confirmação por testes diagnósticos é necessária: ▪ Anemia inexplicada (< 8 g/dL) e/ou neutropenia (< 500 células/microL) e/ou trombocitopenia crônica (< 50.000/microL) por mais de um mês

(continua)

Tabela 2 Critérios de classificação clínica para divisão nos diversos estádios da infeção pelo HIV[26] *(continuação)*

Estágio clínico 4	Condições em que o diagnóstico presuntivo pode ser feito por sinais clínicos ou investigações simples: ▪ Síndrome consumptiva por HIV ▪ Pneumonia por *Pneumocystis* ▪ Pneumonia bacteriana severa recorrente ▪ Infecção crônica por herpes simples ▪ Candidíase esofágica ▪ Tuberculose extrapulmonar ▪ Sarcoma de Kaposi ▪ Neurotoxoplasmose ▪ Encefalopatia por HIV
	Condições em que a confirmação por testes diagnósticos é necessária: ▪ Criptococose extrapulmonar, incluindo meningite ▪ Infecção micobacteriana disseminada ▪ Leucoencefalopatia multifocal progressiva ▪ Candidíase da traqueia, brônquios ou pulmões ▪ Criptosporidiose crônica (com diarreia) ▪ Isosporíase crônica ▪ Infecção visceral por herpes simples ▪ Infecção por citomegalovírus (exceto fígado, baço e linfonodos) ▪ Infecção fúngica disseminada ▪ Bacteremia recorrente por *Salmonella* ▪ Linfoma de SNC ou de células B não Hodgkin ou outros tumores sólidos associados ao HIV ▪ Carcinoma invasivo do colo do útero ▪ Leishmaniose atípica disseminada ▪ Nefropatia associada ao HIV sintomática ou cardiomiopatia associada ao HIV sintomática

Estima-se que existam 37,9 milhões de pessoas[3] vivendo com HIV/Aids no mundo, até o fim de 2018. Ao todo, desde o início da epidemia, foram 74,9 milhões de pessoas infectadas e 32 milhões morreram de doenças relacionadas à Aids[4]. A maioria concentra-se na África, com aproximadamente 1 em cada 25 adultos (3,9%) vivendo com HIV, o que totaliza mais de dois terços da população mundial vivendo com HIV. No ano de 2018 foram notificados 1,7 milhões de novas infecções pelo HIV no mundo.

No Brasil, a epidemia teve início nos primeiros anos da década de 1980. Em 1982, um boletim epidemiológico nacional descreveu dez casos de Aids, todos entre homens, e registrou dez óbitos. No período de 2002 a 2008, havia 15 casos de HIV em homens para cada dez casos em mulheres; no entanto, a partir de 2009, observou-se uma redução gradual dos casos de AIDS em mulheres e um aumento nos casos em homens, sendo 22 casos de Aids em homens para cada dez casos em mulheres em 2016, razão que se manteve em 2017. No ano de 2017, foram diagnosticados 42.420 novos casos de HIV e 37.791 casos de Aids[7].

O tratamento específico para HIV/Aids teve início em 1987 com o surgimento da zidovudina, também conhecida como

AZT, primeira droga que inibe a enzima transcriptase reversa análoga de nucleosídeo, com eficácia limitada. A partir de 1995 surgiu uma nova classe de drogas antirretrovirais, os inibidores de protease, e o uso combinado de medicações em um esquema de pelo menos três medicamentos, a terapia antirretroviral de alta potência (TARV). A TARV controla de modo mais efetivo a replicação viral, refletindo numa melhora clínica, imunológica e na limitação da progressão da doença[8].

O tratamento antirretroviral é indicado a todos os pacientes diagnosticados com infecção pelo HIV, independentemente de sua carga viral ou contagem de células CD4. O tratamento resulta na supressão mantida do RNA do vírus HIV, melhora da imunidade celular, redução da ativação do sistema imune causada pela presença do HIV (por exemplo, citocinas pró-inflamatórias, inflamação crônica e ativação de células T), e redução da chance de transmissão do HIV[37].

Atualmente estão disponíveis diversos medicamentos antirretrovirais, os quais são classificados de acordo com os seus mecanismos de ação. Há pelo menos 25 medicamentos entre sete categorias de ação. Para a maior parte dos pacientes, o tratamento consiste em uma combinação de duas medicações análogas de nucleosídeo mais um terceiro agente de uma classe diferente.

Tabela 3 Classes de medicamentos antirretrovirais e mecanismos propostos de ação

Classe	Mecanismo proposto de ação
Inibidores da transcriptase reversa análogos de nucleosídeos e nucleotídeos	inibem a enzima por meio de sua similaridade com as bases do DNA
Inibidores da transcriptase reversa não análogos de nucleosídeos	se ligam diretamente à enzima bloqueando o processo de transcripção reversa
Inibidores da protease	inibem diretamente essa enzima, central na replicação viral
Inibidores de fusão	bloqueiam a gp120, impedindo a entrada do HIV na célula[8]
Inibidores da integrase	Inibem a integrase que é a enzima responsável pela integração do DNA transcrito pela transcriptase reversa na célula hospedeira[38,39,47,49,57,58]
Antagonistas CCR5	inibem a entrada do HIV nas células por meio da inibição do correceptor quimocina 5, que é uma das moléculas usadas para a entrada do vírus na célula
Inibidor pós-fixação, ibalizumab-uiyk	anticorpo monoclonal, se liga ao receptor CD4 bloqueando a entrada do vírus na célula[59]. É indicada para indivíduos com histórico de múltiplos esquemas de tratamento e vírus HIV altamente resistentes a múltiplas drogas, em falha terapêutica.

A profilaxia pré-exposição (PrEP) é uma modalidade de prevenção da infecção por HIV e disseminação populacional do vírus por meio da administração contínua de agentes antirretrovirais à população de maior risco de infecção por HIV, mas que ainda não contraiu o vírus e que tenha as condições de tomar a medicação regularmente e manter acompanhamento médico. O esquema de PrEP utilizando tenofovir (TDF) e entricitabina (FTC) pode reduzir o risco da transmissão do HIV em mais de 90% para pacientes com alto risco de infecção por HIV, de acordo com a adesão medicamentosa[60,61].

De modo geral, candidatos a receber a PrEP são homens e mulheres com parceiro sorodiscordante com carga viral detectável; homens que fazem sexo com homens (HSH) e mulheres transgênero que fazem sexo com homens, em situação de alto risco; homens heterossexuais que têm relações sexuais sem uso de preservativos com parceiras mulheres de áreas com alta prevalência de HIV; e outros indivíduos com comportamento de alto risco para infecção por HIV (por exemplo, usuários de drogas injetáveis).

Faz parte da administração da PrEP o aconselhamento sobre outros métodos de redução de riscos, como o uso de preservativos (de modo a prevenir outras infecções sexualmente transmissíveis, além do HIV) e outras práticas seguras (uso de seringas descartáveis, individuais). Além disso, o acompanhamento médico dos pacientes que usam a PrEP inclui monitorização da adesão medicamentosa, testagem regular para HIV, rastreamento de outras doenças infecciosas, e monitorização da função renal.

Outra modalidade de prevenção, ainda, é a administração de agentes antirretrovirais após a exposição de um indivíduo a fluidos e secreções que possam transmitir o HIV. Isso pode ocorrer em acidentes com objetos perfurocortantes contaminados com sangue ou outros fluidos, exposição de pele não intacta ou mucosas a fluidos contaminados, ou mesmo após uma relação sexual desprotegida (na qual o *status* sorológico do parceiro é desconhecido ou positivo para HIV), seja ela consensual ou não.

Nessas ocasiões, a instituição de esquema antirretroviral nas primeiras 72 horas reduz significativamente a possibilidade de soroconversão do indivíduo exposto à situação de risco (geralmente não se inicia a PEP após 72 horas da exposição). A eficácia de prevenção é maior quanto antes for iniciada a terapia medicamentosa. A PEP não é iniciada se a fonte do material possivelmente infectante for conhecida e testada com resultado negativo para HIV, a menos que se suspeite de infecção aguda pelo vírus. O mesmo ocorre se o indivíduo exposto for previamente positivo para HIV[62-64]. O esquema medicamentoso da PEP consiste na associação de três medicações, sendo que o esquema preferencial inclui tenofovir, lamivudina e dolutegravir por 28 dias. Após o término da PEP, continua-se o acompanhamento do paciente com testagem sorológica para verificar se houve soroconversão[65].

Saúde mental e infecção pelo HIV

A infecção pelo HIV apresenta repercussões psíquicas significativas, por diversas razões além de ser uma doença crônica com complicações clínicas. O adoecimento físico, o acometimento do SNC, as rotinas de consultas e exames, as alterações na vida pessoal e de trabalho, e outros impactos sociais, constituem elementos importantes para um aumento do sofrimento psíquico[152].

Talvez um dos fatores mais importantes, em especial entre indivíduos de mais idade, seja o preconceito, o auto e o social, principalmente no ambiente familiar e no ambiente de trabalho. Diversos fatores de estresse funcionam como desencadeantes de reações de ajustamento ou de outros transtornos psiquiátricos: o impacto diagnóstico, o início do tratamento antirretroviral, os efeitos colaterais, o início de um novo relacionamento amoroso e vários outros. O conhecimento do diagnóstico, frequentemente traumático, coloca o indivíduo diretamente em contato com fatores internos muitas vezes inaceitáveis pelo mesmo e pela sociedade, ocasionando muitas vezes pensamentos de culpa e autopunição.

Os transtornos psiquiátricos associados ao HIV podem ser divididos em três grupos:

- Transtornos psiquiátricos secundários à invasão do HIV no sistema nervoso central, às infecções oportunistas no SNC e ao uso de medicamentos com efeitos colaterais neuropsiquiátricos.
- Transtornos psiquiátricos primários desencadeados ou exacerbados pelos fatores de estresse consequentes da vida com HIV/Aids.
- Reações emocionais e transtornos de ajustamento desencadeados pelas dificuldades de viver com HIV/Aids.

A presença de transtornos psiquiátricos, particularmente os episódios de depressão, ocasiona uma evolução mais rápida da doença, pior adesão medicamentosa, e consequentemente uma maior mortalidade. Logo, torna-se necessário e importante o diagnóstico e o encaminhamento à assistência especializada multidisciplinar em saúde mental. O tratamento adequado leva a uma melhora da qualidade de vida do paciente, ocasionando o retorno ao trabalho, a melhora dos relacionamentos interpessoais, a melhora da adesão ao tratamento e o menor risco de transmissão do HIV[9].

Transtornos neurocognitivos associados ao HIV

O HIV invade o sistema nervoso central (SNC) desde o início de infecção, cruzando a barreira hematoencefálica por meio de macrófagos infectados. Uma vez no SNC, o HIV infecta células da glia que, por sua vez, secretam as neurotoxinas que causam, por fim, o dano e a morte neuronal[10]. Exames neuropatológicos *post mortem* encontraram a presença do vírus em regiões corticais e subcorticais, como no lobo frontal, na substância branca subcortical e nos gânglios da base[11]. O principal achado histopatológico é a presença de células multinucleadas gigantes, principalmente na substância branca[12] além de nódulos de micróglia e infiltrados perivasculares (66-68). Os gânglios da base e estruturas nigroestriatais são afetados precocemente no desenvolvimento da demência, havendo perda neuronal difusa com 40% de redução do número de neurônios frontais e temporais. Algumas lesões mais sutis, como por exemplo uma redução do volume de matéria cinzenta cortical, podem ser encontradas ainda no primeiro ano de infecção, sem a ocorrência de um quadro típico de encefalite associada ao HIV[69].

Evidências recentes comprovam que a liberação de neurotoxinas por macrófagos periventriculares e por células da glia leva a ativação de citocinas que, por sua vez, mudam a arquitetura sináptica no córtex e induzem a apoptose (morte cerebral programada), mas além do dano causado pela própria infecção e ativação imunológica associada a ela, há outros fatores envolvidos. É importante levar em conta comorbidades como abuso de substâncias, comorbidades clínicas, efeitos próprios do envelhecimento que avançam mais rapidamente nos indivíduos com HIV, e a possibilidade de neurotoxicidade crônica da TARV[75].

A prevalência de déficits neurocognitivos graves (por exemplo a demência associada ao HIV) nos pacientes soropositivos diminuiu de forma acentuada após a popularização da TARV[71]. Dados de mais de 15.000 pacientes infectados com HIV, da coorte CASCADE (*Concerted Action on Seroconversion to Aids and Death in Europe*) mostrou um decréscimo na incidência de demência associada ao HIV de 6,49 por 1000 pessoas-ano antes da era TARV para 0,66 por 1000 pessoas-ano após sua disseminação, entre 2003 e 2006[72]. Essa condição geralmente ocorre em pacientes sem tratamento com infecção avançada pelo HIV.

No entanto, alguns estudos mostraram a manutenção de uma prevalência significativa de déficits cognitivos moderados a leves, mesmo em pacientes com supressão viral adequada - muitos pacientes apresentam atividade de biomarcadores que indicam ativação imune moderada no SNC, mesmo após anos de supressão da atividade viral[70]. De acordo com a coorte CHARTER (CNS HIV *Antiretroviral Therapy Effects Research*), o transtorno neurocognitivo assintomático foi o mais comum, ocorrendo em 33% dos pacientes, enquanto a demência associada ao HIV ocorreu em apenas 2% dos pacientes infectados com HIV. Entre os pacientes com demência, a maior parte fazia uso de TARV[73].

Na sua forma clássica, os transtornos neurocognitivos associados ao HIV são caracterizados por uma disfunção subcortical com apresentação de déficit atencional, sintomas depressivos e psicomotricidade alterada, de início subagudo. Entretanto estudos mais recentes mostram um padrão de déficits característicos de áreas corticais sensorio-motoras primárias, pré-motoras, e visuais[74,82]. Entende-se que a disseminação do uso da terapia antirretroviral de alta potência teve seu papel na mudança do padrão de déficits neurocognitivos observados, além do padrão de sintomas neuropsiquiátricos.

Com relação às classificações dos transtornos neurocognitivos associados ao HIV, uma das mais utilizadas, por vezes denominada "critérios de Frascati".

Tabela 4 Critérios de Frascati para classificação de transtornos neurocognitivos relacionados ao HIV[15]

Transtorno neurocognitivo assintomático	Alteração leve em pelo menos dois domínios cognitivos no exame neuropsicológico, sem alteração funcional
Transtorno neurocognitivo leve (transtorno cognitivo-motor menor)	Alteração leve, em pelo menos dois domínios cognitivos, no exame neuropsicológico e leve comprometimento funcional
Demência associada ao HIV	Alteração cognitiva de moderada a grave, em dois ou mais domínios no exame neuropsicológico e alteração funcional de moderada a severa, com dificuldade importante para trabalhar e até para cuidar de si próprio

O diagnóstico deve ser realizado por meio da anamnese e aplicação de testes neuropsicológicos que avaliem as funções executivas, a atenção, a memória verbal, o aprendizado, a fluência verbal, a memória visual, a orientação espacial e a velocidade motora fina. Exames de neuroimagem, como ressonância magnética nuclear de encéfalo, devem ser requisitados. Seus resultados, contudo, não são patognomônicos. O que se encontra na maioria dos casos é uma atrofia cerebral difusa, com predominância central e desproporcional para a idade[16].

Entre os diagnósticos diferenciais que excluem seu diagnóstico temos depressão maior, trauma cranioencefálico, deficiência mental, dependência de substâncias psicoativas, infecções oportunistas no sistema nervoso central, e outras doenças neurológicas que causam alterações cognitivas e aterosclerose[15].

Devido à alta prevalência de transtornos neurocognitivos em indivíduos com HIV/Aids frequentemente um instrumento de triagem é utilizado, sendo o principal o *International HIV Dementia Scale*, escala composta por apenas três itens e que não necessita ser aplicada por profissionais especializados. Cada item avalia respectivamente memória de fixação, velocidade motora e velocidade psicomotora e recebe pontuação de 0 a 4. A pontuação máxima é igual a 12 e quando o paciente pontua menos que 10 ele deve ser encaminhado para a realização de exame neuropsicológico completo[17].

A terapia antirretroviral de alta potência é o tratamento principal para os transtornos neurocognitivos associados ao HIV. Acreditava-se que, da mesma forma que esses transtornos ocorriam pela expressão e atividade viral no SNC por causa da baixa penetrência dos antirretrovirais nesse tecido, o tratamento adequado se daria com a utilização de antirretrovirais com maior penetrência. No entanto, estudos recentes mostram que pacientes com transtorno neurocognitivo de graus mais leves, sem prejuízo funcional, porém diagnosticados por meio de testes clínicos não têm benefício clínico comprovado do uso de antirretrovirais com maior penetração em SNC.

Nos casos de demência associada ao HIV, propõe-se que seja levado em conta o *ranking* dos antirretrovirais de penetração e efetividade no SNC para escolha terapêutica (Tabela 5). No entanto, estudos clínicos mais recentes não mostram melhores resultados neurocognitivos com esquemas terapêuticos escolhidos com base nesse *ranking*. Assim, recomenda-se utilizá-lo como ferramenta para avaliar o grau de exposição de um determinado paciente a diferentes esquemas terapêuticos, e não se deve deixar de levar em consideração outros aspectos, tais como potencial virológico e tolerabilidade.

O lítio, por suas propriedades neuroprotetoras, foi estudado como possível opção terapêutica para os transtornos neurocognitivos associados ao HIV, porém se mostrou ineficaz[77].

Delirium

Devido à complexidade da doença e suas múltiplas comorbidades, o *delirium* é altamente prevalente em indivíduos com HIV. É a complicação neuropsiquiátrica mais comum em pacientes hospitalizados com Aids. A prevalência de delirium em pacientes hospitalizados gira em torno de 14 a 24%, mas essa estimativa sobe para 30 a 40% em pacientes hospitalizados com Aids[83]. O diagnóstico diferencial inclui demência associada ao HIV, mania associada à Aids, desordem motora-cognitiva leve, depressão, transtorno bipolar, transtorno do pânico e esquizofrenia. Falam a favor do diagnóstico de *delirium* os seguintes

Tabela 5 Penetração no SNC de diferentes classes de medicações utilizadas no tratamento do HIV/Aids[76]

	CPE 1	CPE 2	CPE 3	CPE 4
Inibidor análogo de nucleosídeo	Tenofovir Didanosine	Lamivudina Stavudina	Entricitabina Abacavir	Zidovudina
Inibidor da Integrase		Elvitegravir-cobicistat	Raltegravir	Dolutegravir
Inibidor de protease	Saquinavir-ritonavir Nelfinavir-ritonavir Tipranavir-ritonavir	Boosted Atazanavir	Boosted darunavir Boosted lopinavir Indinavir-ritonavir Fosamprenavir-ritonavir	
Inibidor não análogo de nucleosídeo		Etravirina	Efavirenz Rilpivirina Delavirdina	Nevirapina
Inibidor de fusão /entrada	Enfuvirtida		Maraviroc	

fatores: instalação aguda, flutuação do nível de consciência e causa orgânica associada.

O manejo do delirium deve ser realizado de maneira similar a não portadores de HIV, mas deve ser dada especial atenção às diversas comorbidades e peculiaridades.

Transtornos depressivos

Sintomas depressivos e o diagnóstico de depressão maior são muito frequentes nos portadores do HIV, chegando a alcançar uma frequência de 1,99 vezes maior que a da população em geral[21]. Isso torna a depressão o diagnóstico psiquiátrico mais frequente entre as pessoas infectadas com HIV. A prevalência de episódio depressivo maior varia entre os estudos sendo em média 36% durante um ano[22]. Em uma pesquisa realizada no Serviço de Extensão ao Atendimento de Pessoas que Vivem com HIV/Aids (SEAP), da Clínica de Moléstias Infecto Parasitárias do Hospital das Clínicas da FMUSP, 60% de 120 mulheres avaliadas já haviam apresentado, ou estavam apresentando no momento da avaliação, pelo menos um episódio depressivo maior[23].

Entre os pacientes infectados com HIV, a depressão comórbida está associada à má adesão terapêutica[78]. Adicionalmente ao efeito de piora do prognóstico e aumento da chance de transmissão que a depressão exerce sobre os pacientes, ela torna pessoas previamente hígidas mais suscetíveis à infecção pelo vírus. Isso ocorre porque o transtorno depressivo maior está associado a comportamentos autodestrutivos, como intensificação do uso de substâncias, e exposição a atividade sexual de risco[79].

A depressão é muitas vezes subdiagnosticada na população que vive com HIV/Aids, pois os sintomas podem ser interpretados como uma "reação normal ao adoecer", ou confundidos com sintomas somáticos da própria patologia orgânica. Outros fatores de confusão para o diagnóstico são o isolamento social que a doença pode trazer, doenças neurológicas comórbidas, efeitos da medicação de alteração das funções mentais, e o abuso de substâncias comórbido[153].

Na avaliação do paciente, os sintomas afetivos e cognitivos da depressão devem ter um valor diagnóstico maior que os sintomas somáticos e neurovegetativos. São bons discriminadores certos sintomas, como a sensação de fracasso, a perda do interesse social, a sensação de estar sendo punido, a ideação suicida, a indecisão e episódios de choro muito frequentes. Em pacientes internados com Aids, verificou-se que a melhor forma de avaliação foi a de considerar os sintomas somáticos e neurovegetativos como provenientes de um quadro depressivo apenas quando não forem etiologicamente explicados por uma patologia orgânica[24].

A demência associada ao HIV e outras doenças que acometem o SNC relacionadas ao HIV podem produzir sintomas de apatia e achatamento emocional que são com frequência diagnosticados erroneamente como depressão. É importante levar em consideração os diagnósticos diferenciais na avaliação de pacientes HIV positivos que relatam sintomas depressivos. Entre esses diagnósticos, os principais são transtorno depressivo maior, distimia, demência, *delirium*, intoxicação, síndrome de abstinência, e doenças do SNC.

É necessário ainda levar em conta que alterações hormonais associadas ao HIV estão relacionadas a sintomas psíquicos tanto quanto físicos, como fadiga, diminuição de energia, e diminuição da libido.

De modo geral, muitos pacientes HIV positivos com depressão se apresentam às portas de entrada dos serviços de saúde queixando-se de uma variedade de sintomas inespecíficos, tais como cefaleia, distúrbios gastrointestinais, dores musculares ou viscerais, sintomas cardíacos, vertigem, fadiga e sensação de fraqueza. Portanto, é importante levantar a hipótese diagnóstica de depressão nessas situações clínicas, e avaliar de modo adequado o paciente, fazendo um rastreamento de sintomas depressivos.

A escala mais adequada para o rastreio de um episódio depressivo maior **é** o PRIME-MD "versão do paciente", indivíduos soropositivos para o HIV[25]. Esses pacientes podem apresentar quadros que cursam com maior ansiedade, irritabilidade, ou achatamento afetivo. É de fundamental importância investigar ideação e planejamento suicida nesses pacientes.

Algumas medicações antirretrovirais estão associadas a sintomas depressivos, como efavirenz e dolutegravir, além de outras drogas associadas para o manejo dos sintomas, como metoclopramida, propanolol, interferon, sulfonamidas, corticoesteroides e relaxantes musculares.

Várias pesquisas buscaram verificar a influência da depressão na imunidade de portadores do HIV, assim como na evolução da doença. Sintomas depressivos, o pouco suporte social, o cortisol sérico aumentado e a negação da doença estão associados à progressão mais rápida para a Aids e à maior mortalidade nessa população[9]. Há ainda associação entre o diagnóstico de depressão maior e a menor atividade de células *natural killer* (NK), e maior carga viral[27]. A resolução do episódio depressivo ocasionava uma normalização da atividade das células NK, previamente diminuída[28].

Além de afetar diretamente a imunidade, sintomas depressivos levam a uma menor adesão ao tratamento antirretroviral, contribuindo dessa forma para uma pior evolução da doença e maior mortalidade[9].

Diversas pesquisas foram realizadas com o objetivo de avaliar a eficácia e a tolerabilidade de antidepressivos em indivíduos soropositivos para o HIV. Porém, a maior parte delas foi do tipo de estudos abertos e não controlados, cujos resultados devem ser interpretados e aceitos com cautela.

Estudos recentes não mostram um antidepressivo em particular que seja superior no tratamento de pacientes HIV positivo com depressão. No entanto, os perfis das drogas em relação a seus efeitos colaterais devem ser sempre levados em conta, bem como o perfil de interação com agentes antirretrovirais. O componente mais importante no tratamento da depressão nestes pacientes é a adesão medicamentosa, e os efeitos colaterais dos antidepressivos devem ser tratados prontamente quando presentes. Foi demonstrado que a adesão ao tratamento antirretroviral é superior em pacientes deprimidos tratados do que em não tratados (por não receberem prescrição de antidepressivos ou por não serem aderentes ao tratamento)[80-82].

Existem diversos estudos com inibidores de recaptação de serotonina em indivíduos portadores de HIV. O uso dessas drogas parece ser seguro, eficaz e bem tolerado nessa população, sendo a droga mais estudada a fluoxetina[30,32-34]. O tratamento medicamentoso com IRSS associado à psicoterapia de grupo apresenta resultados terapêuticos superiores à realização da psicoterapia apenas [31].

Outros antidepressivos, como os inibidores da recaptação da serotonina e da noradrenalina, são uma boa opção, devido à boa eficácia e à menor incidência de efeitos colaterais, quando comparados com os tricíclicos, por exemplo. A mirtazapina mostrou-se eficaz na melhora de sintomas depressivos, com perfil de efeitos colaterais que podem ser vantajosos para pacientes, em especial o ganho de peso[35]. A bupropiona também parece ser eficaz, porém, seu uso pode ser limitado, pois alguns antirretrovirais interferem no metabolismo ao inibirem a porção 2B6 do citocromo P450, a principal via metabólica da bupropiona[36].

Os antidepressivos tricíclicos são usados apenas naqueles pacientes que não responderam a outros medicamentos que apresentam menos efeitos colaterais, pois apesar de efetivos no tratamento da depressão em pessoas vivendo com HIV/Aids, estão associados a efeitos colaterais que impactam em altos índices de descontinuação do tratamento[29].

O uso de psicoestimulantes como antidepressivos também foi pesquisado em pessoas vivendo com HIV. A dextroanfetamina e o metilfenidato demonstraram eficácia terapêutica em ensaios clínicos controlados[40,41]. Mais recentemente, um estudo aberto mostrou que o uso do modafinil resultou numa melhora significativa dos sintomas depressivos em 80% de um grupo de 30 pessoas portadoras de HIV[42]. Algumas limitações devem ser pontuadas em relação a esses ensaios clínicos citados. A maioria dos estudos foi realizada apenas com homens que fazem sexo com homens e o modo de aferição do episódio depressivo, assim como o estágio da infecção pelo HIV, foi variável.

Os antirretrovirais e os antidepressivos são metabolizados pelo complexo enzimático P450, logo, é importante avaliar possíveis interações medicamentosas antes de iniciar um tratamento para depressão em pessoas que usam TARV (Tabela 6). Como tanto os antidepressivos e os antirretrovirais são metabolizados pelo sistema enzimático P450, existe uma competição que pode ocasionar uma metabolização mais lenta, elevando a toxicidade e os efeitos colaterais das drogas. Os antirretrovirais e antidepressivos podem agir em diferentes porções da P450, tanto inibindo como estimulando seu funcionamento, ocasionando consequentemente uma alteração na concentração sérica das outras drogas que usam a mesma via para metabolização. São importantes inibidores ou indutores enzimáticos:

- Ritonavir, lopenavir/ritonavir: inibem fortemente a porção 3A4 do P450 aumentando dessa forma a concentração de outras drogas metabolizadas por essa via como vários antidepressivos de forma parcial.
- Fluoxetina: inibe fortemente a porção 2D6 e de forma moderada a porção 3A4 do P450, aumentando a concentração sérica de outras drogas metabolizadas por essas vias, como a maioria dos antirretrovirais. No entanto, seu uso tem sido considerado seguro[83].
- Paroxetina: inibe fortemente a porção 2D6 da P450. Não interage muito com os antirretrovirais, pois a maior parte deles sofre metabolização pela porção 3A4 da P450[43].
- *Hipericum perfuratum* (erva de São João): estimula a porção 3A4 que é uma importante via de metabolização da maioria dos antirretrovirais. Seu uso é totalmente contraindicado em pacientes que estejam recebendo TARV, pois ocasiona uma diminuição do nível sérico dos antirretrovirais, diminuindo assim sua ação[43].
- Amitriptilina, imipramina e clomipramina: são metabolizadas pelas enzimas da família CYP3A3/4 e devem ser usadas com cautela. A nortriptilina parece ser mais segura.

Tabela 6 Interações medicamentosas entre antidepressivos e antirretrovirais. Foram incluídos, nessa tabela, apenas os antirretrovirais e antidepressivos que apresentam interações entre si[43]

	Tricíclicos	Paroxetina	Fluoxetina	Sertralina	Citalopram	Venlafaxina	Bupropiona
Nevirapina	–	–	–	–	–	–	–
Efavirenz	–	–	Leve efavirenz	–	–	–	–
Indinavir	–	–	Leve indinavir	–	–	Venlafaxina	–
Ritonavir	Tricíclicos	Paroxetina	Fluoxetina	Sertralina	Citalopram	Venlafaxina	Bupropiona
lopinavir/r	Tricíclicos	Paroxetina	Fluoxetina	Sertralina	Citalopram	Venlafaxina	Bupropiona
Atazanavir	–	–	Leve atazanavir	–			–
Amprenavir	–	–	Leve amprenavir				Bupropiona
Darunavir	–	–	Leve darunavir				
Raltegravir	–	–	Leve raltegravir				
Enfuvirtida	–	–					

Citalopram, escitalopram, sertralina e mirtazapina parecem ser drogas seguras, devido ao seu baixo potencial de interação farmacológica.

Episódios de mania e transtorno afetivo bipolar

Os episódios de mania, em indivíduos vivendo com HIV podem ser primários, como as manifestações do transtorno afetivo bipolar, ou secundário, decorrente de doenças oportunistas, da ação do HIV no SNC e de efeitos colaterais de medicamentos[44]. Dentre esses, a neurotoxicidade do HIV tem sido postulada como a principal etiologia dos casos de mania secundária[44].

Os primeiros estudos que avaliam a prevalência de episódios de mania, em indivíduos vivendo com HIV, foram realizados antes do surgimento do TARV, sendo demonstrada uma maior prevalência de mania em pacientes com Aids (8%), em comparação aos indivíduos portadores assintomáticos (1,4%)[45]. Quando levamos em conta apenas episódios de mania secundária, a prevalência é de aproximadamente 1,2% em indivíduos portadores assintomáticos e de 4,3% em indivíduos com Aids[46].

Nos pacientes com CD4 abaixo de 200, irritabilidade, agressividade, comportamento inadequado e insônia foram observados em maior frequência que em indivíduos com CD4 acima de 200[48].

O tratamento dos sintomas maniformes em quadros secundários são similares ao tratamento padrão da mania no transtorno bipolar primário. Podem ser utilizados antipsicóticos, lítio ou anticonvulsivantes como o ácido valproico e carbamazepina.

O quadro de mania associado à Aids frequentemente responde ao tratamento exclusivamente com antipsicóticos. Os antipsicóticos atípicos, como a risperidona, olanzapina, quetiapina e ziprasidona, são considerados a primeira linha de tratamento por seu perfil de menores efeitos colaterais em comparação aos antipsicóticos típicos. Nestes pacientes, a possibilidade do uso do lítio deve ser feita com maior cuidado, em função das comorbidades como *delirium*, sintomas gastrointestinais ou poliúria, que podem levar a desidratação e ao desbalanço da litemia. Uma opção mais segura no tratamento dos pacientes em mania relacionada à Aids é o ácido valproico, que usualmente é bem tolerado, exceto nos casos em que há possibilidade de hepatotoxicidade (como nos pacientes com hepatite viral crônica, cirrose, ou prejuízo da função hepática por quadros infecciosos prévios).

Para o manejo de portadores de TAB, o lítio é bem tolerado e algumas pesquisas sugerem que seu uso pode levar a um melhor desempenho cognitivo, nos casos de déficits associados ao HIV[19]. Na vigência de antirretrovirais, o uso de divalproato de sódio é bastante seguro, não ocasionando um aumento da carga viral ao contrário de estudos prévios *in vitro*[50]. A carbamazepina interage com os antirretrovirais, tanto induzindo sua metabolização por meio da indução enzimática da porção 3A4 do complexo P450, como tendo sua metabolização inibida pelo ritonavir[43]. A iamotrigina em pacientes com uso concomitante do lopinavir/ritonavir apresentou redução da concentração, sendo necessário ajuste de dose[43].

Transtornos psicóticos

Transtornos psicóticos, em pessoas vivendo com HIV, podem ser classificados em "primários", como a esquizofrenia, o transtorno bipolar ou outras psicoses, e "secundários", cuja etiologia pode estar na ação do próprio HIV, em doenças oportunistas ou em efeitos colaterais de medicamentos no SNC[44].

Alguns estudos demonstram que o principal fator associado aos casos de psicoses secundárias em soropositivos é, provavelmente, a ação direta do vírus no SNC. Foi demonstrado que nesses indivíduos existe um maior declínio cognitivo em comparação àqueles sem sintomas psicóticos[51].

Além do tratamento da causa etiológica nos casos de psicoses secundárias, o uso de antipsicóticos atípicos é indicado. Há limitação de estudos para avaliar a eficácia e a tolerabilidade dessas drogas nessa população, baseando-se principalmente em relatos de casos e séries de casos[52]. Alguns cuidados devem ser tomados, contudo, ao se prescrever um antipsicótico a uma pessoa soropositiva:

- Os indivíduos com alteração neurocognitiva associada ao HIV, ou com doença oportunista no SNC, podem ser mais sensíveis a efeitos colaterais extrapiramidais. Assim deve ser dada preferência a antipsicóticos atípicos, em doses iniciais mais baixas com monitorização cuidadosa de efeitos colaterais[53].
- Assim como os antipsicóticos, os antirretrovirais estão associados a maior risco de dislipidemia e hiperglicemia, o que pode ser potencializado na coprescrição.
- A possível interação medicamentosa entre os antirretrovirais e os antipsicóticos também deve ser objeto de preocupação, conforme alguns relatos de casos[54,55].

Abuso de substâncias e outras comorbidades psiquiátricas

O abuso de substâncias é um fator predisponente para a transmissão do HIV, pois está associado a comportamentos de alto risco – exposição sexual desprotegida, compartilhamento de seringas para uso de determinadas drogas, prostituição. Frequentemente vem acompanhado de comorbidades psiquiátricas, como depressão e transtornos de personalidade. Além disso, predispõe a infecções tais como pneumonia, sepse, infecção de tecidos moles, endocardite, tuberculose, hepatites virais, HTLV e outras infecções sexuais transmissíveis.

O manejo é similar aos não portadores, devendo ser dado especial atenção ao potencial das interações entre as substâncias e os antirretrovirais e o impacto do abuso e da dependência na adesão ao tratamento.

Transtorno do estresse pós-traumático (TEPT)

A presença de trauma precoce na vida de um indivíduo e a apresentação de transtorno de estresse pós-traumático associado a ele está associado a comportamentos de risco que aumentam a chance de infecção pelo HIV – atividade sexual desprotegida e com múltiplos parceiros, uso de drogas, entre outros.

A presença de TEPT na vida de um indivíduo portador de HIV, da mesma forma, também está associada a comportamentos de risco e piora do prognóstico deste paciente. Por sua vez, a presença de comportamentos de risco aumenta a chance da exposição do indivíduo a eventos traumáticos e consequentemente, ao desenvolvimento de transtorno do estresse pós-traumático. O transtorno frequentemente existe simultaneamente a outros transtornos, como depressão e o abuso de substâncias, ambos fatores de risco para infecção pelo HIV.

Apesar de poucas evidências específicas para portadores do HIV, o manejo preconizado é similar aos não portadores, levando-se em conta as restrições relacionadas ao uso de antidepressivos já discutidas.

Transtornos de personalidade

Os transtornos de personalidade são mais prevalentes entre infectados com HIV, e indivíduos em risco de infecção pelo vírus, do que aqueles não infectados[84]. Dentre eles, o mais comum entre pacientes com HIV é o transtorno de personalidade antissocial, que por sua vez está associado ao aumento do risco de infecção por HIV. Não está claro se os transtornos de personalidade são primários ou reativos ao diagnóstico do HIV. O seu manejo, assim como em não portadores é baseado em psicoterapias, com respostas pouco expressivas.

Efeitos colaterais psiquiátricos dos antirretrovirais

Como mencionado brevemente acima, alguns antirretrovirais podem causar efeitos colaterais neurológicos e psiquiátricos por causa de sua penetração e ação no SNC.

A zidovudina ultrapassa a barreira hematoencefálica e causa, em 5% dos pacientes, sintomas de confusão mental, agitação e insônia[56]. Antes do surgimento da TARV, a dose utilizada da zidovudina era bem maior que a utilizada atualmente, o que ocasionava, em alguns pacientes, quadros de mania secundária, sendo necessária a diminuição da dose ou a interrupção do seu uso, com uma melhora completa dos sintomas[56].

O efavirenz também penetra no SNC e está associado a sintomas neuropsiquiátricos. Os sintomas mais frequentes incluem tontura, cefaleia, confusão mental, diminuição da memória e da atenção e despersonalização. Diferentemente da zidovudina, a diminuição da dose não leva a uma diminuição dos efeitos colaterais. Porém, após dois meses de uso regular, os efeitos adversos costumam melhorar e os indivíduos conseguem manter o tratamento com adesão e tolerabilidade. Efeitos colaterais psiquiátricos como sintomas depressivos intensos e ideias de suicídio podem acontecer e, dependendo da gravidade dos sintomas, uma suspensão do uso do efavirenz poderá ser necessária[56] (Figura 1).

HEPATITES VIRAIS

As infeções por vírus de hepatite

As hepatites virais são um grupo de doenças diferentes causadas por pelo menos cinco tipos distintos de vírus não relacionados, os vírus da hepatite A (HAV), B (HBV), C (HCV), D ou delta (HDV) e E (HEV). Os vírus A e E causam hepatites de evolução aguda e tem pouca relevância na clínica psiquiátrica. Já as hepatites B e C evoluem frequentemente com cronicidade, tendo alta comorbidade com transtornos mentais. A hepatite delta também apresenta forma crônica, mas geralmente está associada a tipo B, é rara e pouco estudada em relação ao impacto neuropsiquiátrico[85].

Estima-se que existam 248 milhões de indivíduos portadores de hepatite B crônica no mundo[86]. A hepatite B é transmitida principalmente por via parenteral e sexual, sendo considerada uma IST (Infecção sexualmente transmissível). Sêmen, secreção vaginal e leite materno contêm o vírus e podem se constituir fonte de infecção. A transmissão vertical (de mãe para filho) também é causa frequente de disseminação em regiões endêmicas. Apenas 30% dos infectados apresentam a forma ictérica da doença e de 5 a 10% dos infectados evoluem com cronificação. Cerca de 20 a 25% dos casos de hepatite B crônica evoluem para doença hepática avançada, com cirrose hepática e carcinoma hepatocelular, sendo que o carcinoma hepatocelular pode ocorrer mesmo na ausência de cirrose[87].

Estima-se que haja cerca de 100 milhões de indivíduos com evidência sorológica de contato com o HCV, e 70 milhões de indivíduos com infecção crônica por HCV no mundo (88). Apesar da taxa de novas infecções estar em declínio, a prevalência de cirrose por HCV tende a aumentar nas próximas décadas em decorrência da lenta progressão da doença e do grande número de indivíduos já infectados[89]. Essa tendência apresentou melhora significativa com a introdução dos novos esquemas te-

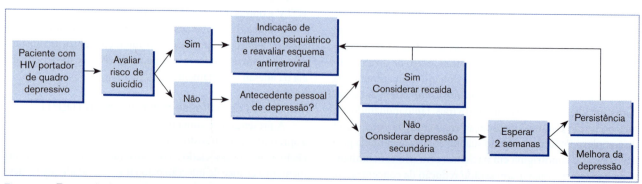

Figura 1 Estratégia proposta para sintomas depressivos associados ao tratamento antirretroviral.

rapêuticos com antivirais de ação direta. A transmissão ocorre principalmente por via parenteral, sobretudo por compartilhamento de seringas e agulhas entre usuários de substâncias. A transmissão sexual e vertical é mais rara.

Aproximadamente 15% dos indivíduos eliminam espontaneamente o vírus, 25% têm alguma sintomatologia leve e 60% evoluem para doença crônica progressiva. A cirrose é a principal complicação da hepatite C crônica e aproximadamente 20% dos pacientes evoluem para cirrose em um período que pode variar de 10 a 30 anos[90]. Cerca de 5% dos pacientes desenvolvem carcinoma hepatocelular, neste caso necessariamente associado à cirrose.

O diagnóstico das hepatites virais é sorológico, sendo que a janela imunológica para HBV é de 30 a 60 dias e para HCV é de 49 a 70 dias (com ELISA de 3ª geração). Quanto a hepatite C, um anti-HCV positivo indica contato prévio com o vírus, sendo que os testes de biologia molecular são usados para pesquisar se houve cronificação ou cura. Já a interpretação das sorologias de hepatite B é mais complexa, sendo muitas vezes necessária a interpretação dos resultados por um infectologista. Em geral, o anti-HBC IgG significa contato prévio com o HBV, HBsAg indica doença ativa e anti-HBs indica cura ou vacinação (Tabela 7)[87].

A evolução crônica da hepatite B, assim como o conhecimento de sua associação com cirrose e hepatocarcinoma, pode estar relacionada à maior prevalência de transtornos psiquiátricos, que ocorrem mesmo em portadores assintomáticos[91].

Outra questão fundamental refere-se ao uso de interferon alfa no tratamento tanto da hepatite B quanto da hepatite C. O uso de interferon está associado a diversas alterações psiquiátricas, que vem se tornando menos frequente pela presença de alternativas de tratamentos.

Depressão e hepatites virais

A principal comorbidade psiquiátrica dos pacientes com hepatite B crônica é com transtorno depressivo maior, mas a incidência de transtornos de ansiedade também é significativamente maior. No caso da hepatite C crônica os dados são mais conclusivos mostrando, além de transtornos do humor e ansiedade, associação importante com abuso e dependência de substâncias, em especial álcool.

Portadores de hepatite C crônica apresentam maior risco para depressão sugerindo uma correlação entre infecção por HCV e depressão[92-94]. A relação entre hepatite B e depressão apresenta menor quantidade de estudos e a associação parece não ser tão importante[93]. Entre as explicações HCV, ao contrário do HBV, é neurotrópico, podendo se replicar no sistema nervoso central. Pode infectar macrófagos, células endoteliais e células gliais, levando a subsequente morte neuronal, embora ainda seja incerto se há infecção neuronal direta[89,95].

Esta maior relação pode ser devida à reação de ajustamento causada pelo diagnóstico, em geral inesperado, dada a natureza silenciosa da doença, sendo que o diagnóstico de hepatite C está associado a estressor percebido maior que divórcio, perda de fonte de renda ou mudança para outra cidade[96]. Os pacientes recém diagnosticados têm pouco conhecimento quanto à evolução da doença, assim a educação é um componente fundamental para melhorar a adesão, facilitar a tomada de decisões efetivas e levar a desfechos favoráveis de uma maneira geral[97]. Outra questão importante é o estigma causado pela doença. Tanto pacientes portadores de hepatite B crônica quanto com hepatite C crônica referem sentir-se estigmatizados pela doença[98].

O tratamento da infecção crônica pelo vírus da hepatite C foi revolucionado com a introdução de agentes antivirais de ação direta, cujo alvo são proteínas não estruturais específicas do vírus (Tabela 8). Essas novas drogas impedem a replicação viral e progressão da infecção, e a combinação desses agentes é feita de acordo com a genotipagem do vírus (Tabela 9). Os novos esquemas terapêuticos têm mostrado maior eficácia em atingir a supressão da expressão viral e potencial cura da infecção, e menores efeitos adversos quando comparados à terapia com interferon.

Tabela 7 Interpretação dos resultados sorológicos para hepatite B

Interpretação	HBsAg	HBeAg	Anti-HBc IgM	Anti HBc-IgG	Anti-HBe	Anti-HBs
Suscetível	(–)	(–)	(–)	(–)	(–)	(–)
Incubação	(+)	(–)	(–)	(–)	(–)	(–)
Fase aguda	(+)	(+)	(+)	(+)	(–)	(–)
Fase aguda final ou hepatite crônica	(+)	(+)	(–)	(+)	(–)	(–)
	(+)	(–)	(–)	(+)	(+)	(–)
	(+)	(–)	(–)	(+)	(–)	(–)
Início, fase convalescente	(–)	(–)	(+)	(+)	(–)	(–)
Imunidade, infecção passada recente	(–)	(–)	(–)	(+)	(+)	(+)
Imunidade, infecção passada	(–)	(–)	(–)	(+)	(–)	(+) ou (–)*
Imunidade, resposta vacinal	(–)	(–)	(–)	(–)	(–)	(+)

* Com o passar do tempo o anti-HBs pode se tornar indetectável.

Tabela 8 Características e mecanismos de ação das drogas atualmente disponíveis para o manejo da HCV[99]

	Inibidores de Protease	Inibidores de polimerase	Inibidores de polimerase não nucleosídeo	Inibidores NS5A
Potência	Alta, varia com o genótipo do vírus	Moderada a alta, consistente em diferentes genótipos do HCV	Varia de acordo com o genótipo	Alta, contra diversos genótipos
Potencial de interações medicamentosas	Alto	Baixo	Variável	Baixo a moderado
Toxicidade	Rash, anemia, hiperbilirrubinemia	Toxicidade mitocondrial, interação com antirretrovirais utilizados no tratamento contra HIV e interação com ribavirina	Variável	Variável
Exemplos	Simeprevir	Sofosbuvir	Dasabuvir	Daclatasvir
Comentários	Inibidores de protease das últimas gerações têm menor potencial de gerar resistência e são eficazes para uma maior diversidade de genótipos.	Alvo único: ligação ao sítio ativo da polimerase.	Múltiplos alvos, ligação a sítios alostéricos	Múltiplos mecanismos de ação antiviral

Tabela 9 Esquema geral de tratamento do HCV de acordo com o genótipo viral[100]

Genótipo 1a	Genótipo 1b	Genótipo 2	Genótipo 3	Genótipo 4	Genótipo 5	Genótipo 6
Sofosbuvir + daclatasvir ± ribavirina1	Sofosbuvir + daclatasvir ± ribavirina	Sofosbuvir + daclatasvir ± ribavirina	Sofosbuvir + daclatasvir ± ribavirina	Sofosbuvir + daclatasvir ± ribavirina	Sofosbuvir + daclatasvir ± ribavirina	Sofosbuvir + daclatasvir ± ribavirina
Elbasvir/ grazoprevir	Elbasvir/ grazoprevir	Glecaprevir/ pibrentasvir	Glecaprevir/ pibrentasvir	Glecaprevir/ pibrentasvir	Glecaprevir/ pibrentasvir	Glecaprevir/ pibrentasvir
Ledipasvir/ sofosbuvir2 ± ribavirina1	Ledipasvir/ sofosbuvir2 ± ribavirina	Velpatasvir/ sofosbuvir ± ribavirina	Velpatasvir/ sofosbuvir ± ribavirina	Velpatasvir/ sofosbuvir ± ribavirina	Velpatasvir/ sofosbuvir ± ribavirina	Velpatasvir/ sofosbuvir ± ribavirina
Glecaprevir/ pibrentasvir	Glecaprevir/ pibrentasvir			Elbasvir/ grazoprevir		
Sofosbuvir/ velpatasvir ± ribavirina	Sofosbuvir/ velpatasvir ± ribavirina					

O esquema terapêutico medicamentoso deve ser escolhido conforme as condições clínicas do paciente, incluindo grau de cirrose e outras comorbidades.

Atualmente, o interferon alfa e principalmente o interferon peguilado (com meia vida mais longa, mas atividade antiviral preservada) têm sido utilizados apenas em contextos em que o paciente não tem acesso aos novos antivirais de ação direta. No Brasil, a disponibilização dos novos medicamentos para tratamento da hepatite C no sistema público de saúde foi regulamentada em um novo protocolo a partir de 2018. Por sua vez, a infecção crônica por hepatite B continua sendo tratada primariamente com interferon peguilado ou análogos de nucleosídeo, como o tenofovir e entecavir[101,102]. Para os pacientes infectados cronicamente com o vírus da hepatite B e HBeAg reagente, que não tenham contraindicações ao uso de interferon peguilado, este medicamento é a primeira escolha de tratamento[102].

Os efeitos adversos e risco do uso de interferon devem ser avaliados detalhadamente antes de se iniciar o tratamento. Entre os efeitos adversos estão anemia, leucopenia, depressão e outros sintomas psiquiátricos (que serão detalhados mais adiante), cardiotoxicidade, descontrole glicêmico em pacientes diabéticos, convulsões, e doenças imunomediadas. A base do tratamento com interferon consiste na sua atividade antiviral, antiproliferativa e imunomodulatória[98], sendo normalmente associado a outros antivirais, como lamivudina, adefovir, e entecavir para o tratamento da hepatite B; ou à ribavirina no tratamento da hepatite C[87]. O tratamento em geral tem duração 48 semanas e a administração de interferon é injetável, semanal, conferindo nível sérico constante.

Os sintomas de depressão maior acometem em média 30% dos pacientes tratados com interferon alfa peguilado. Os dados variam de 16 a 58% de acordo com o método utilizado, sendo em geral referentes a pacientes com hepatite C. Pacientes com hepatite B apresentam incidência de depressão muito mais baixa quando tratados com interferon, de 3 a 4%[103]. Estes sintomas levam à redução da qualidade de vida ou mesmo ao abandono do tratamento com interferon[104]. Esses sintomas abrangem cognição, afeto e comportamento, e não são facilmente distinguíveis entre si ou de um quadro depressivo[105].

O mecanismo que leva à depressão no tratamento com interferon está ligado a fatores neuroendocrinológicos, imunológicos e de neurotransmissão. O interferon leva ao aumento de diversas citocinas pró-inflamatórias. As citocinas, particularmente IL-6 e IL-8, assim como o próprio interferon, levam à indução de enzimas que degradam o triptofano, precursor da serotonina e consequentemente, de sua síntese. Citocinas podem também alterar o *feedback* inibitório pelos glicocorticoides endógenos e estimular o eixo hipotálamo-hipofisário, alteração já relacionada a transtornos de humor[106,107]. Além disso, o hipotireoidismo ou hipertireoidismo, que estão entre os efeitos adversos possíveis do interferon alfa, podem causar ou agravar sintomas neuropsiquiátricos[105].

A depressão induzida por interferon é considerada um transtorno de humor induzido por substância. Fatores predisponentes para depressão induzida por interferon são: altas doses de interferon, tratamento prolongado, presença de sintomas depressivos subclínicos prévios, presença de diagnóstico psiquiátrico prévio e baixo nível educacional[95]. Os sintomas depressivos surgem geralmente nas primeiras 12 semanas de tratamento e podem se instalar rapidamente, podendo incluir suicidalidade. Por ser uma complicação frequente e precoce do tratamento, é sugerido o uso de escalas clínicas de depressão para a detecção precoce de alterações.

Os sintomas de caráter neurovegetativo, em especial perda de apetite, fadiga, prejuízo da atividade sexual e sintomas psicossomáticos podem não responder de maneira efetiva ao tratamento com IRSS, sendo alternativas o uso de IRSN, bupropiona, metilfenidato ou modafinil[95,105,151]. O humor pode eventualmente se apresentar como irritável. Como o interferon também pode induzir estados de mania e hipomania, e psicose, deve-se prestar especial atenção quanto a este diagnóstico diferencial nestes casos[106].

Ideação suicida pode estar presente, devendo ser ativamente investigada quando sintomas depressivos forem detectados e ao longo de seu manejo. Eventualmente, em pacientes com ideação mais estruturada a suspensão do interferon está indicada.

No entanto, é consensual que a depressão induzida por interferon deve ser diagnosticada e devidamente tratada. Em geral os IRSS são os antidepressivos de escolha, em parte devido à evidência de que a depleção de triptofano e serotonina esteja envolvida na causa das alterações do humor, e pelo fato que sertralina, citalopram, fluoxetina e paroxetina demonstraram eficácia no tratamento da depressão induzida por interferon (Tabela 10)[108-111]. Além de sua ação antidepressiva os IRSS também reduziram sintomas de ansiedade e, em menor grau, o consumo de álcool[106].

Tabela 10 Medicações utilizadas no manejo de transtornos de humor induzidos por interferon

Antidepressivos		Dosagem	Comentários
IRSS	Citalopram	20-60 mg/d	ISRSs em geral podem causar náusea, cefaleia, agitação, disfunção sexual, hiponatremia e disfunção plaquetária. Citalopram, escitalopram e sertralina têm menor potencial de interação medicamentosa.
	Fluoxetina	20-80 mg/d	
	Paroxetina	20-80 mg/d	
	Fluvoxamina	100-300 mg/d	
	Escitalopram	10-20 mg/d	
	Sertralina	50-250 mg/d	
Outros antidepressivos	Bupropiona	150-300 mg/d	Eficaz no combate ao tabagismo Pode diminuir limiar convulsivo Não indicado em quadros de ansiedade
	Venlafaxina	37,5-300 mg/d	Pode causar hipertensão dose-dependente Relatos de hepatotoxicidade
	Mirtazapina	15-45 mg/d	Efeitos anti-histaminérgicos podem contrabalançar anorexia e insônia induzidas por interferon
Psicoestimulantes	Metilfenidato	5-60 mg/d	Pode ser útil para fadiga e déficit cognitivo Pode causar dependência
Estabilizadores de humor	Lítio	300-1.200 mg/d	Requer monitoramento de nível sérico
	Carbamazepina	200-1.600 mg/d	Risco de leucopenia e plaquetopenia
	Valproato	250-3.000 mg/d	Risco de hepatotoxicidade e plaquetopenia
	Olanzapina	5-20 mg/d	Pode causar hiperglicemia

Antidepressivos de outras classes tiveram também eficácia comprovada no tratamento da depressão induzida por interferon e podem ser úteis dependendo do tipo de sintoma referido pelos pacientes (Tabela 10).

Bupropiona apresenta propriedades estimulantes que podem reduzir sintomas de fadiga, lentificação psicomotora e déficit cognitivo secundário ao tratamento com interferon. Além disso a bupropiona auxilia no combate ao tabagismo, o que é importante uma vez que o uso de tabaco acelera o processo fibrótico na hepatite C. O risco de convulsões com bupropiona deve ser considerado, uma vez que o uso de interferon também diminui o limiar convulsivo[106].

Venlafaxina, um IRSN, apresenta importante eficácia no manejo de quadros depressivos e seu perfil de efeitos adversos é semelhante aos IRSS, além de risco para hipertensão em doses superiores a 150 mg/dia. Deve-se ter em mente que na literatura há relatos esporádicos de hepatotoxicidade. Mirtazapina aumenta a transmissão noradrenérgica e serotoninérgica e apresenta ação histaminérgica, pode causar sedação e ganho de peso. Esses efeitos podem ser benéficos naqueles pacientes que cursam com insônia e anorexia.

Antidepressivos tricíclicos e inibidores da monoamino-oxidase (IMAO) não são considerados tratamentos de primeira linha pelo seu perfil de efeitos adversos e potencial de interação medicamentosa.

O uso de psicoestimulantes como metilfenidato e lisdexanfetamina podem oferecer uma abordagem alternativa no tratamento da depressão induzida por interferon. Ambos podem ser utilizados em depressões secundárias a doença clínica e no tratamento de depressão refratária. Eles têm início de ação bastante rápido, com benefícios podendo ser percebidos em poucos dias, têm efeito principalmente nos sintomas de fadiga nas disfunções cognitivas e podem desencadear episódios de psicose, hipertensão e taquicardia, além de agravar eventuais sintomas de ansiedade.

Alguns autores sugerem que a associação de hidroxitriptofano poderia potencializar o efeito dos antidepressivos no tratamento da depressão induzida por interferon. No entanto, não há ensaios clínicos suficientes para sustentar esta hipótese[112].

Mania e transtorno bipolar e hepatites virais

Não parece haver associação entre transtorno bipolar e hepatite C[92] e hepatite B[91]. Existem casos relatados de mania e hipomania induzidas por interferon, inclusive em crianças. Além disso, há certa dificuldade em estabelecer se a irritabilidade apresentada por uma parcela dos pacientes em tratamento com interferon alfa é atribuível ao quadro depressivo e fadiga ou se caracteriza parte de um quadro de mania ou hipomania. A instalação normalmente ocorre de semanas a alguns meses após o início do interferon[106].

Geralmente sintomas maniformes requerem a suspensão do tratamento com interferon e intervenção psiquiátrica. Se o paciente estiver em uso de antidepressivo, deve ser suspenso imediatamente.

Os antipsicóticos atípicos parecem ser a primeira escolha na mania induzida por interferon, por sua praticidade, efetividade e tolerabilidade. A olanzapina é o mais estudado dos antipsicóticos atípicos, mostrando bons resultados em doses de 5 a 20 mg/dia. Quetiapina, risperidona e ziprasidona também podem ser utilizadas. O aumento do apetite que estas medicações podem desencadear pode ser útil ao contrabalançar a anorexia causada pelo interferon.

O risco de leucopenia pela carbamazepina, trombocitopenia pela carbamazepina e pelo valproato, e hepatotoxidade pelo valproato são especialmente preocupantes em portadores de hepatites virais. Em relação ao lítio, a presença de edema ou ascite pode representar dificuldade para alcançar níveis séricos de lítio estáveis.

Abuso e dependência de substâncias e hepatites virais

Considerando-se o modo de transmissão, é de se esperar uma forte associação entre hepatites crônicas e abuso de substâncias[92]. Apesar de o uso endovenoso de substâncias ser responsável pela grande maioria das infecções nos Estados Unidos, essa relação é menor no Brasil, devido à menor incidência do uso endovenoso de substâncias, em especial a heroína. Registros do Centro de Vigilância Epidemiológica dos Estados Unidos apontam as drogas injetáveis como responsáveis por 12,6% das infecções no período de 2008 a 2018.

Existem fortes evidências que sugerem que o uso de álcool não apenas acelera o processo de fibrose hepática como diminui a sobrevida dos pacientes com hepatite C. O uso de álcool definitivamente prejudica a resposta imune levando a uma maior replicação viral. Além disso, tanto o álcool quanto o HCV aumentam o estresse oxidativo, estimulando o processo fibrogênico hepático. As evidências são menores em relação à hepatite B. No entanto estudos clínicos demonstram que a ingestão de álcool por pacientes AgHBs positivos está associada com alterações necroinflamatórias e maior variação de marcadores hepáticos. Foi constatado também maior risco de cirrose e hepatocarcinoma nestes pacientes e, consequentemente, maior mortalidade[113].

O consumo de álcool também está associado a uma pior resposta ao tratamento com interferon e este efeito é dose-dependente. Estudos mostram que o uso contínuo de álcool em doses superiores a 30 g/dia está associado a má resposta terapêutica à combinação de interferon peguilado e ribavirina no antigo tratamento da hepatite C [114]. Mesmo assim o uso de álcool e drogas não é contraindicação absoluta para o tratamento, com antivirais de ação direta ou interferon peguilado[115].

Desse modo, é necessária a atuação em conjunto da equipe psiquiátrica e clínica com o intento de melhorar tanto os sintomas psiquiátricos como garantir a adesão e o próprio sucesso do tratamento clínico levando-se em conta as particularidades e especificidades do manejo destes pacientes (Tabela 11).

Tabela 11 Considerações no tratamento de dependência em portadores de hepatites crônicas

Compreender que a abstinência nem sempre é possível e recaídas podem ocorrer.
Estabelecer expectativas realistas quanto às responsabilidades do paciente e da equipe.
Trabalhar em conjunto com o paciente para estabelecer os objetivos e parâmetros do tratamento.
Identificar e corrigir barreiras imediatas ou possíveis para o tratamento.
Identificar e tratar rapidamente os efeitos adversos.
Providenciar integração entre equipe psiquiátrica, clínica, tratamento de dependência e serviço social.
Atentar à contratransferência da equipe em relação ao paciente.

Outras alterações psiquiátricas associadas às hepatites crônicas e ao interferon

Aproximadamente 10 a 20% dos pacientes submetidos ao interferon apresentam sintomas de ansiedade. No entanto é difícil definir se estes sintomas correspondem a uma síndrome à parte ou estão associados a alterações do humor, mais comum na clínica. A ansiedade induzida por interferon tem demonstrado boa resposta aos antidepressivos serotoninérgicos, embora outros antidepressivos também possam ser utilizados. Benzodiazepínicos são uma opção para resposta mais rápida, embora devam ser utilizados com cautela em pacientes com história prévia de dependência. A gabapentina e a pregabalina apresentam eficácia no manejo destes sintomas e também podem ser consideradas.

Há relatos de prejuízo cognitivo atribuídos à infecção pelo HCV. Avaliações neuropsicológicas demonstram resultados abaixo do esperado para memória visuoespacial, funções executivas e memória de curto prazo, inclusive em comparação com portadores de hepatite B[116]. Os dados devem ser analisados com cautela, pois a presença de comorbidades psiquiátricas e a ausência de uma avaliação prévia a soroconversão são variáveis de confusão importante. O tratamento por interferon também está associado a piora cognitiva em alguns casos, que geralmente remitem no momento em que se interrompe o tratamento com interferon[117].

MANIFESTAÇÕES PSIQUIÁTRICAS DA SÍFILIS

Etiologia e diagnóstico

A sífilis é uma doença sexualmente transmissível causada pelo *Treponema pallidum*, uma espiroqueta gram-negativa. Desde 2010, quando a doença se tornou de notificação compulsória, a taxa de detecção vem aumentando – em 2010 era de 2,1 por 100.000 habitantes, e em 2018 de 75,8 por 100.000 habitantes[118].

A sífilis se manifesta em 4 estágios: primário, secundário, latente e terciário. A fase primária é caracterizada pela lesão ulcerada, indolor chamada cancro duro, que surge no local da inoculação da bactéria, após cerca de 3 semanas. A fase secundária apresenta exantema papular, não pruriginoso, simétrico, podendo afetar palmas e plantas. Esta surge alguns meses após a fase primária e pode recorrer dentro de um ano. Após o final da fase secundária segue-se um período de latência, no qual a doença não manifesta sintomas clínicos, mas pode ser detectada por exames sorológicos. A sífilis terciária surge de poucos a até 20 anos após a infecção e pode acometer diversos sistemas (cardiovascular, neurológica, osteomuscular, oftálmica). Acomete cerca de um terço dos pacientes não tratados, podendo se apresentar na forma gomatosa (benigna), cardiovascular ou neurossífilis. O diagnóstico da neurossífilis em geral é sorológico com pesquisa de VDRL e FTA-ABS no sangue e VDRL no liquor[85].

Aspectos psiquiátricos

A neurossífilis pode ser assintomática, apenas com achados laboratoriais, ou ter diversas manifestações. Pode evoluir com meningite sifilítica, sífilis meningovascular, *tabes dorsalis* e paresia geral. Os primeiros quadros não costumam causar manifestações psiquiátricas muito intensas. Já a paresia geral está associada a sintomas psiquiátricos mais importantes, com início em geral de 10 a 20 anos após a infecção primária. Caracteriza-se patologicamente por meningoencefalite crônica, com reação inflamatória perivascular, espessamento de meninges, degeneração do parênquima cortical e espiroquetas abundantes nos tecidos. Sua prevalência vem caindo drasticamente nas últimas décadas, em virtude da terapia com penicilina.

Inicialmente os pacientes cursam com sintomas inespecíficos, como irritabilidade, fadiga, cefaleia, piora cognitiva; podendo ocorrer alterações da personalidade. Posteriormente há um agravamento do déficit cognitivo, perda de juízo e oscilações de humor. O quadro pode mimetizar qualquer síndrome neuropsiquiátrica, mais comumente demência com sintomas psicóticos (delírios ou alucinações) ou mania psicótica. Pode ocorrer concomitantemente perda de outras funções corticais, como paralisia e afasia. Com a progressão da doença, o paciente começa a apresentar hipotonia muscular, tremor de extremidades, disartria, convulsões, perda do controle de esfíncteres e, finalmente, morte. Se não tratada, a doença progride de forma insidiosa em um período de 3 a 4 anos. A sorologia de sífilis é fundamental no diagnóstico diferencial das demências e em outras alterações psiquiátricas que sugiram comprometimento neurológico. Sorologias positivas, mesmo que apenas com marcadores para contato, devem ser seguidas pela investigação de alterações no liquor[119].

Tratamento

Há boa resposta ao tratamento com penicilina se administrado precocemente, entretanto o manejo da neurossífilis deve envolver formas de penicilina que atravessem a barreira hematoencefálica, como a penicilina cristalina. Ceftriaxone pode ser utilizado em pacientes sensíveis à penicilina. Mesmo assim um terço dos pacientes evolui com quadro de degeneração neurológica progressiva sem resposta ao tratamento antibiótico.

Não há protocolos para o manejo das manifestações psiquiátricas da neurossífilis. Haloperidol, assim como risperidona, olanzapina[120] e quetiapina, têm sido utilizados em doses habituais para esquizofrenia ou menores[121].

MANIFESTAÇÕES PSIQUIÁTRICAS DA NEUROCISTICERCOSE

Etiologia e diagnóstico

A neurocisticercose é uma doença parasitária causada pela forma larvária de *Taenia solium*. Em regiões endêmicas, como África, Ásia e América Latina, é a principal causa de epilepsia adquirida. Os humanos são os hospedeiros definitivos do parasita, cuja forma adulta fica alojada no intestino delgado (levando à doença chamada teníase). Os suínos são hospedeiros intermediários da *T. solium*, desenvolvendo a forma cística da doença. A neurocisticercose ocorre quando humanos ingerem alimentos ou água contaminada com ovos de *T. solium*, tornando-se então hospedeiros intermediários no ciclo. Os embriões podem atingir qualquer órgão, mas mostram um grande tropismo pelo SNC. Uma vez instalado o cisto começa a se desenvolver, gerando intensa resposta inflamatória do hospedeiro, que pode determinar manifestações neuropsiquiátricas[122].

O diagnóstico de neurocisticercose é realizado através de exames de imagem, que evidenciam lesões múltiplas, císticas, muitas vezes apresentando calcificações, além de pesquisa de anticorpos no liquor, com alta especificidade para múltiplas lesões[124,125].

Manifestações psiquiátricas e tratamento

As manifestações clínicas da neurocisticercose podem variar, dependendo da quantidade de cistos e de sua localização, sendo que não existe um sítio encefálico preferencial de instalação[123]. A doença pode apresentar diversas apresentações, de assintomática a evoluções fatais, sendo classificadas de acordo com síndrome predominante em: hipertensiva, epilética, meningítica, psíquica ou mista.

A chamada forma psíquica da neurocisticercose pode apresentar sintomas neuropsiquiátricos isolados ou síndromes completas. Entre os sintomas foram relatados: confusão mental, dismnésia, alucinações, delírios e sintomas do humor e ansiosos, apresentando quadros que mimetizam quadros depressivos, de mania, ciclotimia, transtorno esquizoafetivo, pânico, ansiedade generalizada, entre outros[123].

A prevalência de demência nestes pacientes ainda carece de estudos; muitas vezes associada a infestação encefálica maciça. Seus achados neuropsicológicos diferem da doença de Alzheimer, caracterizando-se mais por déficits subcorticais (me-

mória, motivação, atenção) e relativa preservação das funções corticais, como linguagem praxias e gnosias[123].

A depressão é o transtorno psiquiátrico mais comumente encontrado na neurocisticercose, muitas vezes associada à hipertensão intracraniana, mas também às formas epiléticas[123,124]. Esta última é especialmente importante tendo em vista as similaridades entre crises parciais complexas e crises psicomotoras e quadros psiquiátricos primários, além do risco aumentado de transtornos psiquiátricos associado a epilepsia de difícil controle e às alterações pós-comiciais[123].

O tratamento da parasitose é preferencialmente com albendazol, e pode levar a uma melhora clínica em diversos casos[125]. O uso de anticonvulsivantes como carbamazepina e fenitoína pode também ser útil, tendo em vista que parte dos fenômenos está associado à epilepsia. Casos em que haja também hidrocefalia podem ter indicação de tratamento cirúrgico. Não há evidências sobre o manejo de quadros comportamentais associados a neurocisticercose, sendo seguidos os protocolos para pacientes com maior risco de crises convulsivas.

MANIFESTAÇÕES PSIQUIÁTRICAS DA ENCEFALITE HERPÉTICA

Etiologia e epidemiologia

O vírus do herpes simples (HSV) é o principal agente etiológico de encefalites virais súbitas e fatais. 90% dos casos são acometidos pelo HSV tipo 1, enquanto os outros 10%, em sua maioria recém-nascidos ou imunodeprimidos, são acometidos pelo HSV tipo 2. Trata-se de uma encefalite aguda necrosante que quase sempre se localiza assimetricamente e nos lobos orbitofrontais e temporais com envolvimento do giro do cíngulo e do córtex da ínsula[126].

Estima-se que a incidência de encefalite herpética é de 1 caso para um milhão de pessoas durante um ano. Apesar de rara, a doença é grave, tem alta mortalidade, chegando a 70% nos casos sem tratamento e tem grande chance de deixar sequelas neurológicas e psiquiátricas aos que sobrevivem.

Diagnóstico e tratamento

Os sintomas têm início abrupto e são típicos de encefalites, como febre, cefaleia, confusão mental e diminuição do nível de consciência. Sintomas relacionados ao acometimento frontotemporal ocorrem com frequência, como afasia, mutismo, alterações de personalidade e de comportamento e epilepsia com crises focais e generalizadas[126].

O diagnóstico é feito por meio do quadro clínico associados a propedêutica armada com exames de imagem, como a ressonância magnética, e exame de liquor, além de eventualmente eletroencefalograma (EEG). A ressonância magnética mostra geralmente um edema focal na região mesial do lobo temporal e superfície orbital do lobo frontal. O exame de liquor mostra uma pleocitose linfocitária (10-200 células/mm^3), glicose normal e aumento de proteína. Porém, o exame diagnóstico mais específico é a realização do PCR no liquor. Durante a primeira semana da infecção esse exame detecta a presença do HSV no liquor em 95% dos casos[126]. O EEG mostra inicialmente uma lentificação global inespecífica que evolui para o aparecimento de atividade epileptiforme em lobo temporal.

O tratamento deve ser iniciado sempre que houver suspeita diagnóstica e deve ser realizado com aciclovir. Quanto mais precoce o tratamento for iniciado, melhor, incluindo menor risco de sequelas de longo prazo[126]. O tratamento adequado impacta de maneira drástica na redução da mortalidade para aproximadamente 20% dos casos.

Aspectos psiquiátricos

Grande parte dos pacientes evoluem com sequelas neurológicas e psiquiátricas, em especial relacionadas ao acometimento do sistema límbico, que pode ocasionar alterações de comportamento, em especial agressividade, impulsividade, alterações de personalidade, ansiedade, oscilações de humor e sintomas psicóticos[127,128].

O manejo das sequelas psiquiátricas é complexo. Estabilizadores do humor, em especial a carbamazepina, podem ser usados para o manejo do comportamento agressivo, impulsivo e das oscilações de humor, além do uso de antipsicóticos, de preferência os atípicos[129].

MANIFESTAÇÕES PSIQUIÁTRICAS DA COVID-19

Introdução

A Covid-19 (*corona virus disease* 2019), ou doença do coronavírus, é causada pelo vírus SARS-CoV-2 (*severe acute respiratory syndrome coronavirus 2*) e foi notificada em dezembro de 2019 para a Organização Mundial da Saúde por médicos da cidade chinesa de Wuhan. Com a progressão global da doença, foi declarada uma pandemia em 11 de março de 2020(150).

A doença tem mostrado produzir quadros mais graves em pacientes idosos, com comorbidades como obesidade, hipertensão, pacientes com doenças pulmonares e imunossuprimidos. A maior parte dos casos manifestam-se com sintomas respiratórios, podendo incluir desde casos assintomáticos até síndrome respiratória aguda grave, insuficiência respiratória e óbito. Foi notada alta prevalência de sintomas como anosmia e disgeusia, além de tontura e cefaleia[130]. Outras possibilidades de manifestação da infecção pelo coronavírus são sintomas gastrointestinais, como diarreia, e eventos tromboembólicos, como infarto do miocárdio e AVC. Sintomas neurológicos e neuropsiquiátricos também são descritos.

Até o momento, o principal modo de transmissão conhecido envolve a emissão de gotículas e aerossóis contendo o vírus por indivíduos infectados. Medidas de distanciamento social foram implementadas em escala global, e o uso de máscaras, disseminado.

Diversos países criaram leis tornando o uso de máscara obrigatório, e nos momentos de pico de incidência da doença, alguns adotaram temporariamente o *lockdown*. Os novos hábitos e exigências, o isolamento social e o uso constante das máscaras, bem como reuniões feitas primordialmente de modo virtual, mudou o modo como os indivíduos relacionam-se entre si e com a sociedade. Reações de estresse agudo, transtorno de estresse pós-traumático, reagudizações de quadros depressivos e ansiosos, e descompensações de transtornos psiquiátricos prévios tornaram-se progressivamente mais frequentes com o avanço da pandemia. Essas reações justificam-se principalmente levando em consideração as consequências mais graves da pandemia – vivências de medo intenso, serviços de saúde sobrecarregados, perda de entes queridos de forma súbita e sem possibilidade de despedida, perda de empregos e insegurança financeira.

Epidemiologia dos sintomas neuropsiquiátricos em casos de Covid-19

Ainda há poucos dados epidemiológicos sobre a manifestação de sintomas neuropsiquiátricos em pacientes com Covid-19. Baseado em estudos de outras epidemias por coronavírus, estima-se que esses sintomas sejam muito prevalentes entre os pacientes[131,132]. Uma revisão sistemática da literatura de 60 estudos, incluindo mais de 2.500 casos de pacientes hospitalizados por SARS (*severe acute respiratory syndrome*) ou MERS (*middle east respiratory syndrome*)[133] mostrou que 20 a 40% dos pacientes apresentavam sintomas neuropsiquiátricos compatíveis com delirium; 42% apresentavam insônia; 38% com déficit atencional; 36% de ansiedade; 34% com déficit de memória; humor deprimido foi visto em 33% dos pacientes; 28% apresentavam confusão mental e 21% tinham estado de consciência alterado.

Diversos estudos realizados com pacientes hospitalizados com Covid-19 mostraram uma prevalência significativa de sintomas associados ao acometimento do sistema nervoso central. Esses sintomas incluem agitação psicomotora, alteração do nível de consciência, cefaleia, insônia, *delirium*, sintomas neurológicos característicos dos tratos corticoespinais, como hipertonia e hiper-reflexia sintomas essencialmente psiquiátricos foram humor deprimido e ansiedade.

Fisiopatologia e mecanismos psicológicos associados

Acredita-se que a Covid-19 possa cursar com sintomas neuropsiquiátricos tanto pela fisiopatologia da doença, afetando o sistema nervoso central, quanto por episódios relacionados à gravidade do quadro clínico.

No estudo do liquor, não foi evidenciada, a princípio, a presença do vírus. Por isso, entende-se que o acometimento do SNC se dá secundariamente ao processo inflamatório generalizado decorrente da doença, além dos eventos neurovasculares precipitados pelo estado de hipercoagulabilidade associado e das intervenções medicamentosas[134,135]. Nos pacientes foram encontrados altos níveis de proteína C-reativa, citocinas inflamatórias e redução da contagem de leucócitos[136].

Tem sido observado que a Covid-19 predispõe um estado de hipercoagulabilidade nos pacientes acometidos pela doença, além das evidências de vasculopatias (por exemplo, endotelite) em diversos órgãos. Associa-se a esse efeito a prevalência de eventos cardiovasculares e neurovasculares, aos quais o estado de sepse nos pacientes mais graves também predispõe. Assim, parte da sintomatologia neurospsiquiátrica que vem sido observada pode ser atribuída a este efeito indireto da infecção.

Além do impacto do adoecimento, há o potencial impacto das terapêuticas em uso para seu manejo. Por exemplo, a dexametasona, que tem sido objeto de estudo na terapia medicamentosa para a Covid-19 e até o momento da produção deste capítulo era a única medicação com evidência de impacto na evolução clínica do quadro, está associada a diversos sintomas psiquiátricos induzidos, como depressão, labilidade emocional, mania e psicose.

Dentre os fatores psicossociais que predispõe a manifestação de sintomas psiquiátricos pelos pacientes, está a experiência repleta de estressores fisiológicos e psicológicos que acompanham a necessidade de isolamento dos portadores destes quadros, associados a importantes protocolos de biossegurança, e à internação em unidades de terapia intensiva, na situação de uma apresentação crítica e severa da doença, além de outros fatores (Tabela 12). Estas experiências podem precipitar sintomas psiquiátricos, relacionados ou não a transtorno persistente[133,137].

Tabela 12 Outros fatores psicossociais relacionados ao maior risco de emergência de transtornos mentais em portadores de Covid-19[132,138,139]

Medo de infectar membros da família	Dificuldade de acesso à sistemas de saúde
Distanciamento social	Solidão
Medidas diretivas inconsistentes na saúde pública	Possível escassez de recursos básicos (produtos alimentícios e de higiene) e para profissionais de saúde
Instabilidade econômica	Acesso contínuo às mídias reportando continuamente dados sobre a pandemia
Preocupações sobre manutenção de vínculos de trabalho	Impacto da redução dos atendimentos ambulatoriais eletivos em tratamentos prévios
Exacerbação do uso de substâncias e transtornos relacionados	Transtornos psiquiátricos preexistentes

Entretanto é importante salientar que até o momento da confecção deste livro este vírus era conhecido há menos de um ano pela humanidade e muitos estudos ainda são necessários para que haja um maior entendimento da fisiopatologia da doença e especialmente seu comportamento no SNC e a produção de sintomas neuropsiquiátricos. Tal entendimento envolve ainda a caracterização das diferentes respostas imunológicas dos hospedeiros e os mecanismos genéticos envolvidos.

Apresentações clínicas

Em um estudo transversal feito no Reino Unido que avaliou 125 pacientes hospitalizados por Covid-19 e que tinham sintomas neuropsiquiátricos de início agudo, observou-se que 62% apresentavam um evento neurovascular, dos quais 74% tiveram um AVC isquêmico, 12% hemorragia intraparenquimatosa e 1% vasculite de SNC. É importante ressaltar que a média de idade dos pacientes analisados pelo estudo era de 71 anos, o que constitui um fator de risco importante para esses eventos e para manifestações mais graves da Covid-19.

Entre os pacientes não diagnosticados com evento neurovascular, 31% apresentavam alteração de estado mental, dos quais 23% foram diagnosticados com encefalopatia inespecífica, 18% com encefalite, e os demais 59% preenchiam critérios para transtornos psiquiátricos, sendo que 92% eram novos diagnósticos. Os quadros predominantemente envolviam psicose, síndromes similares a demência e transtornos relacionados ao humor, com sintomas ansiosos e depressivos. Os transtornos mentais associados ocorreram em casos de apresentação mais grave da doença e estavam associados a piores desfechos. Entende-se que o *delirium* e manifestações de sintomas psiquiátricos são comuns no contexto de admissão hospitalar em especial em pacientes idosos em unidades de terapia intensiva. Para a associação entre Covid-19 e sintomas psiquiátricos observou-se que estes sintomas eram desproporcionalmente mais comuns entre os pacientes mais jovens, e que os mais idosos apresentavam predominantemente eventos neurovasculares.

Pacientes com esquizofrenia podem apresentar maior dificuldade, especialmente se não adequadamente tratados, em tomar os cuidados necessários para a prevenção da infecção por coronavírus. Desse modo, estão em maior risco de infecção, e a alta prevalência de comorbidades clínicas nesses pacientes aumenta o risco para desfechos graves. Além disso, a própria infecção pelo SARS-CoV-2 está relacionada à manifestação de sintomas psicóticos, por um mecanismo imunomediado[140,141].

Manejo

O manejo dos sintomas psiquiátricos associados à Covid-19 é multidisciplinar e multifatorial, e deve ser planejado de acordo com a intensidade dos sintomas. Para que o adequado manejo possa ser realizado, o primeiro passo é o diagnóstico precoce, através do monitoramento dos sintomas psiquiátricos pelo médico generalista ou clínico.

Quadros leves devem receber orientação e estímulo, mesmo que à distância, de práticas de promoção e manutenção à saúde, contato social com amigos e familiares através de meios eletrônicos (telefone, mensagens de texto ou ligações por vídeo). Para a população geral é importante o estímulo a uma alimentação equilibrada e saudável, prática de atividades físicas dentro de casa, orientação sobre sinais e sintomas da Covid, com grande impacto na saúde mental. A manutenção de uma rotina de sono e trabalho, bem como a limitação do tempo passado nas mídias sociais e restrição das notícias assistidas sobre a pandemia, são também benéficos[142-144].

Nos casos com sintomas moderados a graves, indica-se a avaliação do psiquiatra para um manejo adequado. O contato do paciente com o psiquiatra preferencialmente deve ser feito de modo não presencial, por vídeo ou consulta telefônica, sendo que o contato por voz e/ou vídeo se mostrou superior a mensagens de texto ou e-mails[131]. Múltiplos estudos têm mostrado boa aceitação pelos psiquiatras e seus pacientes às consultas por vídeo e transição para a telemedicina, podendo ser usada inclusive em contextos hospitalares[145-148].

Para o tratamento medicamentoso dos sintomas e transtornos psiquiátricos que podem vir associados à Covid-19, tem se mostrado seguro o uso de antipsicóticos (por exemplo, olanzapina), antidepressivos (como o escitalopram), benzodiazepínicos e valproato. Essas medicações parecem não apresentar interação com agentes antivirais como interferon, lopinavir-ritonavir e ribavirina[149].

Para aprofundamento

- Gelman BB. The neuropathology of HIV. In: Portegies P, Berger JR (eds.). Handbook of clinical neurology. HIV/Aids and nervous system, vol. 85. Elsevier. Chapter 18; 2007. p. 301-17.
  - ⇨ O capítulo expõe os mecanismos fisiopatológicos de atuação do HIV no sistema nervoso central.
- Rifai MA, Gleason OC, Sabouni D. Psychiatric care of the patient with hepatitis C: a review of the literature. Prim Care Companion J Clin Psychiatry. 2010;12(6).
  - ⇨ Revisão da literatura que expões os principais sintomas neuropsiquiátricos associados à hepatite C e seus respectivos tratamentos.
- Rogers JP, Chesney E, Oliver D, Pollak TA, McGuire P, Fusar-Poli P, et al. Psychiatric and neuropsychiatric presentations associated with severe coronavirus infections: a systematic review and meta-analysis with comparison to the Covid-19 pandemic. Lancet Psychiatry. 2020;7:611.
  - ⇨ Revisão da literatura e meta-análise sobre os sintomas neuropsiquiátricos associados às infecções por coronavírus com alta gravidade clínica em comparação à pandemia de Covid-19.

REFERÊNCIAS BIBLIOGRÁFICAS

1. Fauci AS. HIV and Aids: 20 years of science. Nat Med. 2003;7:839-43.
2. Gallo RC. Human retroviruses after 20 years: a perspective from the past and prospect for their future control. Immunological. Reviews. 2002;185:236-65.
3. UNAIDS Brasil. Estatísticas. Brasília: UNAIDS; 2020. Disponível em: UNAIDS.org.br.
4. World Health Organization (WHO). HIV/Aids; 2020. Disponível em: https://www.who.int/hiv/data/en/ World Health Organization.
5. Ferguson MR. HIV-1 Replication cycle. Clin Lab Med. 2002;22:611-35.
6. Brelot A, Alison M. HIV-1 entry and how to block it. Aids. 2001;15:3-11.
7. Brasil. Ministério da Saúde. Secretaria de Vigilância em Saúde. Boletim Epidemiológico HIV/Aids. Brasília: Ministério da Saúde; 2018.
8. Gutierrez EB, Atomya AN, Segurado AC, Santos SS, Ho YL, Sartori AMC, et al. Infecção pelo vírus da imunodeficiência humana (HIV) e síndrome da imunodeficiência adquirida. In: Martins MA, Carrilho FJ, Alves VAF, Castilho EA, Cerri GG, Chão LW. Clínica médica, vol.7. Barueri: Manole; 2009.
9. **Leserman J. Role of depression, stress, and trauma in HIV disease progression. Psychosom Med. 2008;70(5): 539-45.**
    - ⇨ Como a depressão e outros sintomas psiquiátricos afetam a progressão da infecção pelo HIV.
10. **Dubé B, Benton T, Cruess DG, Evans DL. Neuropsychiatric manifestations of HIV infection and Aids. J Psychiatry Neurosci. 2005;30(4):237-346.**
    - ⇨ Exposição das diferentes amnifestações neuropsiquiátricas que estão associadas ao HIV e à Aids.
11. Aylward EH, Brettshneider OS, Mc Arthur JC, Harris GJ, Shlaepfer TE, Henderer JD, et al. Magnetic resonance imaging measurement of gray matter volume reductions in HIV dementia. Am J Psychiatry. 1995;152:987-94.
12. Gelman BB. The neuropathology of HIV. In: Portegies P, Berger JR (eds.). Handbook of clinical neurology. HIV/Aids and nervous system, vol. 85. Philadelphia: Elsevier; 2007. p. 301-17.
13. Dorak MT, Tang J, Penman-Aguilar A, Westfall AO, Zulu I, Lobashevsky ES, et al. Transmission of HIV-1 and HLA-B allele-sharing within serodiscordant heterosexual Zambian couples. Lancet. 2004;363:2137.
14. Gray RH, Brookmeyer R, Sewankambo NK, Serwadda D, Wabwire-Mangen F, Lutalo T, et al. Probability of HIV-1 transmission per coital act in monogamous, heterosexual, HIV-1-discordant couples in Rakai, Uganda. Lancet. 2001;357(9263):1149.
15. Heaton R, Antinori A, Goodkin K, Marder K, Marra C. Algorithm for classifying HIV-related neurocognitive disorders. NIMH conference on Definitional Criteria; 2005.
16. Curtis AG. Neuroimaging of HIC/Aids patient. In: Portegies P, Berger JR (eds.). Handbook of clinical neurology, vol. 85. Philadelphia: Elsevier. Chapter 16; 2007. p. 229-60.
17. Sacktor NC, Wong M, Nakasujja N, Skolasky RL, Selnes OA, Musisi S, et al. The international HIV-1 Dementia Scale: a new rapid screening test for HIV-1 dementia. Aids. 2005;19:1367-74.
18. Quinn TC, Sewankambo N, Serwadda D, Li C, Wabwire-Mangen F, Meehan MO, et al. Viral load and heterosexual transmission of human immunodeficiency virus type 1. Rakai Project Study Group. N Engl J Med. 2000;342(13):921.
19. Letendre Sl, Woods SP, Ellis RJ, Atkinson JH, Masliah E, van den Brande G, et al. Lithium improves HIV-associated neurocognitive impairment. AIDS. 2006;20(14):1885-8.
20. Selik RM, Mokotoff ED, Branson B, Owen SM, Whitmore S, Hall HI. Revised surveillance case definition for hiv infection - United States; 2014. MMWR Recomm Rep. 2014;63:1.
21. Ciesla JA, Roberts JE. Meta-analysis of the relationship between HIV infection and risk for depressive disorders. Am J Psychiatry. 2001;158:725-30.
22. Bing EG, Burman MA, Longshore D. Psychiatric disorders and drug use among immunodeficiency virus-infected adults in the United States. Arch Gen Psychiatry. 2001;58:721-8.
23. Mello VA, Segurado AA, Malbergier A. Depression in women living with HIV: clinical and psychosocial correlates. Arch Womens Ment Health. 2010;13(3):193-9.
24. Cockram A, Judd FK, Mijch A, Norman T. The evaluation of depression in patients with HIV disease. Austr NZ J Psychiatry. 1999;33:344-52.
25. Basu S, Chwastiak LA, Bruce D. Clinical management of depression and anxiety in HIV-infected adults. Aids. 2005; 19:2057-67.
26. WHO case definitions of HIV for surveillance and revised clinical staging and immunologic classification of HIV-related disease in adults and children. World Health Organization, Geneva, Switzerland, 2007. Disponível em: http://www.who.int/hiv/pub/guidelines/HIVstaging150307.pdf.

27. Evans DL, Ten Have TR, Douglas SD, Gettes DR, Morrison M, Chiappini MS, et al. Association of depression with viral load, CD8 T lymphocytes and natural killer cells in women with HIV infection. Am J Psychiatry. 2002;159:1752-59.

28. Cruess DG, Douglas SD, Petitto JM, Have TT, Gettes D, Dubé B, et al. Association of resolution of major depression with increased natural killer cell activity among HIV-seropositive women. Am J Psychiatry. 2005;162(11):2125-30.

29. Rabkin JG, Rabkin R, Harrison W, Wagner G. Effect of imipramine on mood and enumerative measures of immune status in depressed patients with HIV illness. Am J Psychiatry. 1994;151:516-23.

30. Rabkin JG, Wagner GJ, Rabkin R. Fluoxetine treatment for depression in patients with HIV and Aids: a randomized, placebo-controlled trial. Am J Psychiatry. 1999;156:101-7.

31. Zisook S, Peterkin J, Goggin KJ, Sledge P, Atkinson JH, Grant I. Treatment of major depression in HIV-seropositive men. J Clin Psychiatry. 1998;59:217-24.

32. Rabkin JG, Wagner G, Rabkin R. Effects of sertraline on mood and immune status in patients with major depression and HIV illness: an open trial. J Clin Psychiatry. 1994;55:433-9.

33. Ferrando SJ, Goldman JD, Charness WE. Selective serotonin reuptake inhibitor treatment of depression in symptomatic HIV infection and Aids. Improvements in affective and somatic symptoms. Gen Hosp Psychiatry. 1997;19:89-97.

34. Elliot AJ, Uldall KK, Bergman K. Randomized, placebo-controlled trial of paroxetine versus imipramine in depressed HIV-positive outpatients. Am J Psychiatry. 1998;155:367-72.

35. Elliott AJ, Roy-Byrne PP. Mirtazapine for depression in patients with human immunodeficiency virus. J Clin Psychopharmacol. 2000;20:265-7.

36. Currier MB, Molina G, Kato M. A prospective trial of sustained-release bupropion for depression in HIV-seropositive and Aids patients. Psychosomatics. 2003;44:120-5.

37. **Langford SE, Ananworanich J, Cooper DA. Predictors of disease progression in HIV infection: a review. AIDS Res Ther. 2007;4:11.**
    ⇒ **Artigo que discute os diferentes datores que influenciam no prognóstico e progressão da infecção pelo HIV.**

38. Hazuda DJ, Felock P, Witmer M, Wolfe A, Stillmock K, Grobler JA, et al. Inhibitors of strand transfer that prevent integration and inhibit HIV-1 replication in cells. Science. 2000;287:646.

39. Hazuda DJ, Felock PJ, Hastings JC, Pramanik B, Wolfe AL. Differential divalent cation requirements uncouple the assembly and catalytic reactions of human immunodeficiency virus type 1 integrase. J Virol. 1997;71:7005.

40. Fernandez F, Levy JK, Samley HR, Pirozzolo FJ, Lachar D, Crowley J, et al. Effects of methylphenidate in HIV-related depression: a comparative trial with desipramine. Int J Psychiatry Med. 1995;25:53-67.

41. Wagner GJ, Rabkin JG, Rabkin R. Dextroamphetamine as a treatment for depression and low energy in Aids patients: a pilot study. J Psychosom Res. 1997;42:407-11.

42. Rabkin JG, McElhiney MC, Rabkin R, Ferrando SJ. Modafinil treatment for fatigue in HIV patients: a pilot study. J Clin Psychiatry 2004;65:1688-95.

43. Repetito MJ, Petitto JM. Psychopharmacology in HIV-infected patients. Psychosomatic Med. 2008;70:585-92.

44. B Owe-Larsson, L Sall, E Salamon, C Allgulander. HIV infection and psychiatric illness. African J Psychiatry. 2009;115-28.

45. Lyketsos CG, Hanson AL, Fishman M, Rosenblatt A, McHugh PR, Treisman GJ. Manic syndrome early and late in the course of HIV. Am J Psychiatry. 1993;150(2):326-7.

46. Ellen SR, Judd FK, Mijch AM, Cockram A. Secondary mania in patients with HIV infection. Aust N Z J Psychiatry. 1999;33(3):353-67.

47. Yoder KE, Bushman FD. Repair of gaps in retroviral DNA integration intermediates. J Virol. 2000;74:11191.

48. Nakimuli-Mpungu E, Musisi S, Mpungu SK, Katabira E. Early-onset versus late-onset HIV: related secondary mania in Uganda. Psychosomatics. 2008;49:530-34.

49. Zhu K, Dobard C, Chow SA. Requirement for integrase during reverse transcription of human immunodeficiency virus type 1 and the effect of cysteine mutations of integrase on its interactions with reverse transcriptase. J Virol. 2004;78:5045

50. Ances BM, Letendre S, Buzzell M, Marquie Beck J, Lazaretto D, Marcotte TD, et al. Valproic acid does not affect markers of juman immunodeficiency virus disease progression. J Neurovirol. 2006;12:403-6.

51. Swell DD, Jeste DV, Atkinson JH, Eaton RK, Jusselink JR, Wiley C, et al. HIV-associated psychosis: a study of 20 cases. Am J Psychiatry. 1994;151(2):237-42.

52. Singh An, Golledge H, Catalan J. Treatment of HIV- related psychotic disorders with risperidone: a series of 21 cases. J Psychosom Res. 1997;42:489-93.

53. Hriso E, Kuhn T, Masdeu JC, Grundham M. Extrapiramidal symptoms due to dopamine blocking agents in patients with AIDS encephalopathy. Am J Psychiatry. 1998;44:791-4.

54. Kelly DV, Neique KC, Bowmer MI. Extrapyramidal symptoms with ritonavir/indinavir plus risperidone. Ann Pharmacother. 2002;36(5):827-30.

55. Penzac SR, Hon YY, Lawhorn WD, Shirley KL, Spratlin V, Jann MW. Influence of ritonavir on olanzapine pharmacokinetics in healthy volunteers. J Clin Psychopharmacol. 2002;22:366-70.

56. Glenn J. Treisman GJ, Kaplin AI. Neurologic and psychiatric complications of antiretroviral agents. Aids. 2002;16:1201-15.

57. Pommier Y, Johnson AA, Marchand C. Integrase inhibitors to treat HIV/Aids. Nat Rev Drug Discov. 2005;4:236.

58. Schafer JJ, Squires KE. Integrase inhibitors: a novel class of antiretroviral agents. Ann Pharmacother. 2010;44:145.

59. Emu B, Fessel J, Schrader S, Kumar P, Richmond G, Win S, et al. Phase 3 study of ibalizumab for multidrug-resistant HIV-1. N Engl J Med. 2018;379:645.

60. Fonner VA, Dalglish SL, Kennedy CE, Baggaley R, O'Reilly KR, Koechlin FM, et al. Effectiveness and safety of oral HIV preexposure prophylaxis for all populations. AIDS. 2016;30:1973.

61. Chou R, Evans C, Hoverman A, Sun C, Dana T, Bougatso C, et al. Preexposure prophylaxis for the prevention of hiv infection: evidence report and systematic review for the US Preventive Services Task Force. JAMA. 2019;321:2214.

62. Shih CC, Kaneshima H, Rabin L, Namikawa R, Sager P, McGowan J, et al. Postexposure prophylaxis with zidovudine suppresses human immunodeficiency virus type 1 infection in SCID-hu mice in a time-dependent manner. J Infect Dis. 1991;163:625.

63. Van Rompay KK, Marthas ML, Ramos RA, Mandell CP, McGowan EK, Joye SM, et al. Simian immunodeficiency virus (SIV) infection of infant rhesus macaques as a model to test antiretroviral drug prophylaxis and therapy: oral 3'-azido-3'-deoxythymidine prevents SIV infection. Antimicrob Agents Chemother. 1992;36:2381.

64. Martin LN, Murphey-Corb M, Soike KF, Davison-Fairburn B, Baskin GB. Effects of initiation of 3'-azido,3'-deoxythymidine (zidovudine) treatment at different times after infection of rhesus monkeys with simian immunodeficiency virus. J Infect Dis. 1993;168:825.

65. Brasil. Ministério da Saúde. Profilaxia pós-exposição (PEP) de risco à infecção pelo HIV, IST e hepatites virais. Brasília: Ministério da Saúde; 2018.

66. Masliah E, DeTeresa RM, Mallory ME, Hansen LA. Changes in pathological findings at autopsy in Aids cases for the last 15 years. Aids. 2000;14:69.

67. Langford TD, Letendre SL, Larrea GJ, Masliah E. Changing patterns in the neuropathogenesis of HIV during the HAART era. Brain Pathol. 2003;13:195.

68. Gray F, Chrétien F, Vallat-Decouvelaere AV, Scaravilli F. The changing pattern of HIV neuropathology in the HAART era. J Neuropathol Exp Neurol. 2003;62:429.

69. Ragin AB, Du H, Ochs R, Wu Y, Sammet CL, Shoukry A, Epstein LG. Structural brain alterations can be detected early in HIV infection. Neurology 2012; 79:2328.

70. Edén A, Price RW, Spudich S, Fuchs D, Hagberg L, Gisslén M. Immune activation of the central nervous system is still present after >4 years of effective highly active antiretroviral therapy. J Infect Dis. 2007;196:1779.

71. Monforte AA, Cinque P, Mocroft A, Goebel FD, Antunes F, Katlama C, et al. Changing incidence of central nervous system diseases in the Euro-SIDA cohort. Ann Neurol. 2004;55:320.

72. Bhaskaran K, Mussini C, Antinori A, Walker AS, Dorrucci M, Sabin C, et al. Changes in the incidence and predictors of human immunodeficiency virus-associated dementia in the era of highly active antiretroviral therapy. Ann Neurol. 2008;63:213.

73. Brew BJ. Evidence for a change in Aids dementia complex in the era of highly active antiretroviral therapy and the possibility of new forms of Aids dementia complex. Aids. 2004;18 Suppl 1:S75.
74. Robertson K, Liner J, Meeker RB. Antiretroviral neurotoxicity. J Neurovirol. 2012;18:388.
75. Letendre S. Central nervous system complications in HIV disease: HIV-associated neurocognitive disorder. Top Antivir Med. 2011;19:137.
76. Decloedt EH, Freeman C, Howells F, Casson-Crook M, Lesosky M, Koutsilieri E, et al. Moderate to severe HIV-associated neurocognitive impairment: A randomized placebo-controlled trial of lithium. Medicine (Baltimore). 2016;95:e5401.ae.
77. van Servellen G, Chang B, Garcia L, Lombardi E. Individual and system level factors associated with treatment nonadherence in human immunodeficiency virus-infected men and women. Aids Patient Care STDS. 2002;16:269.
78. Compton WM, Cottler LB, Ben-Abdallah A, Cunningham-Williams R, Spitznagel EL. The effects of psychiatric comorbidity on response to an HIV prevention intervention. Drug Alcohol Depend. 2000;58:247.
79. Yun LW, Maravi M, Kobayashi JS, Barton PL, Davidson AJ. Antidepressant treatment improves adherence to antiretroviral therapy among depressed HIV-infected patients. J Acquir Immune Defic Syndr. 2005;38:432.
80. Lima VD, Geller J, Bangsberg DR, Patterson TL, Daniel M, Kerr T, et al. The effect of adherence on the association between depressive symptoms and mortality among HIV-infected individuals first initiating HAART. Aids. 2007;21:1175.
81. Willig JH, Abroms S, Westfall AO, Routman J, Adusumilli S, Varshney M, et al. Increased regimen durability in the era of once-daily fixed-dose combination antiretroviral therapy. Aids. 2008;22:1951.
82. http://bvsms.saude.gov.br/bvs/publicacoes/protocolo_clinico_manejo_hiv_adultos.pdf
83. Johnson JG, Williams JB, Rabkin JG, Goetz RR, Remien RH. Axis I psychiatric symptoms associated with HIV infection and personality disorder. Am J Psychiatry. 1995;152:551.
84. Ott JJ, Stevens GA, Groeger J, Wiersma ST. Global epidemiology of hepatitis B virus infection: new estimates of age-specific HBsAg seroprevalence and endemicity. Vaccine. 2012;30:2212.
85. Goldman L, Ausiello D (eds.). Cecil: tratado de medicina interna. 22.ed. Rio de Janeiro: Elsevier; 2005.
86. World Health Organization. Web Annex B. WHO estimates of the prevalence and incidence of hepatitis C virus infection by WHO region, 2015. In: Global hepatitis report 2017. Disponível em: https://apps.who.int/iris/bitstream/handle/10665/277005/WHO-CDS-HIV-18.46-eng.pdf (Accessed on May 21, 2019).
87. Ministério da Saúde. Secretaria de Vigilância em Saúde. Departamento de Vigilância Epidemiológica. Hepatites virais: o Brasil está atento. 3.ed. Brasília: Ministério da Saúde; 2008.
88. Johnson ME, Fisher DG, Fenaughty A, Theno SA: Hepatitis C virus and depression in drug users. Am J Gastroenterol. 1998;93:785-9.
89. Crone CC, Gabriel GM, DiMartini A. An overview of psychiatric issues in liver disease for the consultation-liaison psychiatrist. Psychosomatics. 2006;47(3):188-205.
90. Araújo ES, Barone AA, Junior FL, Ferreira JS, Focaccia R. I Consenso da Sociedade Brasileira de Infectologia para o Diagnóstico e Manuseio da Hepatite B (e Delta). Braz J Infect Dis. 2007;11(1):2-5.
91. Atesci FC, Cetin BC, Oguzhanoglu NK, Karadag F, Turgut H. Psychiatric disorders and functioning in hepatitis B virus carriers. Psychosomatics. 2005;46(2):142-7.
92. el-Serag HB, Kunik M, Richardson P, Rabeneck L. Psychiatric disorders among veterans with hepatitis C infection. Gastroenterology. 2002;123(2):476-82.
93. Stumpf BP, Rocha FL, Proietti ABFC. Infecções virais e depressão. J Bras Psiquiatr. 2006;55(2):132-41.
94. Mathew S, Faheem M, Ibrahim SM, Iqbal W, Rauff B, Fatima K, et al. Hepatitis C virus and neurological damage. World J Hepatol. 2016;8(12):545-56.
95. Dieperink E, Willenbring M, Ho SB. Neuropsychiatric symptoms associated with hepatitis C and interferon alpha: a review. Am J Psychiatry. 2000;157(6):867-76.
96. Saunders JC. Neuropsychiatric symptoms of hepatitis C. Issues Ment Health Nurs. 2008;29(3):209-20.

97. Silberbogen AK, Ulloa EW, Janke EA, Mori DL. Psychosocial issues and mental health treatment recommendations for patients with hepatitis C. Psychosomatics. 2009;50(2):114-22.
98. Sociedade Brasileira de Infectologia. I Consenso da Sociedade Brasileira de Infectologia para o manuseio e terapia da hepatite C. São Paulo: SBI, 2008. p.119.
99. Chopra S, Pockros MJ, Bisceglie AMD, Bloom A. UpToDate: Overview of the management of chronic hepatitis C virus infection.
100. **Brasil. Ministério da Saúde. Protocolo clínico e diretrizes terapêuticas para hepatite C. Brasília: Ministério da Saúde; 2019.**
    ⇨ **Diretrizes atualizadas de tratamento da hepatite C e suas comorbidades.**
101. Lok ASF, Esteban R, Mitty J. UpToDate: Hepatitis B virus: Overview of management.
102. Brasil. Ministério da Saúde. Protocolo clínico e diretrizes terapêuticas para hepatite B. Brasília: Ministério da Saúde; 2017.
103. Himelhoch S, McCarthy JF, Ganoczy D, Medoff D, Kilbourne A, Goldberg R, et al. Understanding associations between serious mental illness and hepatitis C virus among veterans: a national multivariate analysis. Psychosomatics. 2009;50(1):30-7.
104. Kraus MR, Schäfer A, Schöttker K, Keicher C, Weissbrich B, Hofbauer I, et al. Therapy of interferon-induced depression in chronic hepatitis C with citalopram: a randomised, double-blind, placebo-controlled study. Gut. 2008;57(4):531-6.
105. Rifai MA, Gleason OC, Sabouni D. Psychiatric care of the patient with hepatitis C: a review of the literature. Prim Care Companion J Clin Psychiatry. 2010;12(6).
106. Crone CC, Gabriel GM, Wise TN. Managing the neuropsychiatric side effects of interferon-based therapy for hepatitis C. Cleve Clin J Med. 2004;71 Suppl 3:S27-32.
107. Saunders JC. Neuropsychiatric symptoms of hepatitis C. Issues in mental health nursing. 2008;29:209-20.
108. Maddock C, Baita A, Orrù MG, Sitzia R, Costa A, Muntoni E, et al. Psychopharmacological treatment of depression, anxiety, irritability and insomnia in patients receiving interferon-alpha: a prospective case series and a discussion of biological mechanisms. J Psychopharmacol. 2004;18(1):41.
109. Kraus MR, Schäfer A, Faller H, Csef H, Scheurlen M. Paroxetine for the treatment of interferon-alpha-induced depression in chronic hepatitis C. Aliment Pharmacol Ther. 2002;16(6):1091.
110. Hauser P, Khosla J, Aurora H, Laurin J, Kling MA, Hill J, et al. A prospective study of the incidence and open-label treatment of interferon-induced major depressive disorder in patients with hepatitis C. Mol Psychiatry. 2002;7(9):942.
111. Kraus MR, Schäfer A, Schöttker K, Keicher C, Weissbrich B, Hofbauer I, et al. Therapy of interferon-induced depression in chronic hepatitis C with citalopram: a randomised, double-blind, placebo-controlled study. Gut. 2008;57(4):531.
112. Loftis JM, Turner EH. Novel treatment strategies for depression in patients with hepatitis C. Psychosomatics. 2010;51(4):357-8. Artigo que expõe novas estratégias terapêuticas para o tratamento da depressão em pacientes com hepatite C.
113. Gitto S, Micco L, Conti F, Andreone P, Bernardi M. Alcohol and viral hepatitis: a mini-review. Dig Liver Dis. 2009;41(1):67-70.
114. El-Zayadi AR. Hepatitis C comorbidities affecting the course and response to therapy. World J Gastroenterol. 2009;15(40):4993-9.
115. Chopra S, Arora S, Bisceglie AM, Bloom A. Patient evaluation and selection for antiviral therapy for chronic hepatitis C virus infection; UpToDate; 2020.
116. Hilsabeck RC, Hassanein TI, Carlson MD, Ziegler EA, Perry W. Cognitive functioning and psychiatric symptomatology in patients with chronic hepatitis C. J Int Neuropsychol Soc. 2003;9(6):847-54.
117. Quarantini LC, Miranda-Scippa A, Batista-Neves S, Powell VB, Abreu N, Abreu KC, et al. A neuropsychological study comparing patients infected with HCV and HBV without psychiatric comorbidities. J Med Virol. 2009;81(7):1184-8.
118. Brasil. Ministério da Saúde. Secretaria de Vigilância em Saúde. Boletim epidemiológico da sífilis; 2019.

119. Vargas AP, Carod-Artal FJ, del Negro MC, Rodrigues MPC. Demência por neurossífilis: Evolução clínica e neuropsicológica de um paciente. Arq Neuropsiquiatr. 2000;58(2-B):578-82.

120. Turan S, Emul M, Duran A, Mert A, Ugur M. Effectiveness of olanzapine in neurosyphilis related organic psychosis: a case report. J Psychopharmacol. 2007;21(5):556-8.

121. Sanchez FM, Zisselman MH. Treatment of psychiatric symptoms associated with neurosyphilis. Psychosomatics. 2007;48(5):440-5.

122. Agapejev S. Apectos clínico-epidemiológicos da neurocisticercose no Brasil: análise crítica. Arq Neuropsiquiatr. 2003;61(3-B):822-8.

123. Caixeta L, Caixeta M, Almeida Neto J. Neurocisticercose: forma psíquica e demência. Rev Patologia Trop. 2004;33(1):33-44.

124. Forlenza OV, Vieira Filho AHG, Nóbrega JPS, Machado LR, Barros NG, Camargo CHP, et al. Psychiatric manifestations of neurocysticercosis: a study of 38 patients from a neurology clinic in Brazil. J Neurol Neurosurg Psychiatry. 1997;62:612-6.

125. Coyle CM, Tanowitz HB. Diagnosis and treatment of neurocysticercosis. Interdisciplinary Perspectives on Infectious Diseases. 2009.

126. Kennedy PGE, Chaudhuli A. Herpes virus encephalitis. J Neurol Neurosurg Psychiatry. 2002;73:237-8.

127. McGrath N, Anderson NE, Croxson MC, Powell NF. Herpes simples encephalitis treated woth acyclovir. Diagnosis and long term outcome. J Neurol Neurosurg Psychiatry. 1997;63(3):321-6.

128. Ramirez-Bermudez J, Soto-Hernandez SL, Gomes ML, Silva MM, Colin R, Serrano CC. Frequency of neuropsychiatric agents and symptoms in patients with viral encephalitis. Rev Neurol. 2005;41(3): 140-1.

129. Gaber TA, Eshiett M. Resolution of psychiatric symptoms secondary to herpes simplex encephalitis. J Neurol Neurosurg Psychiatry. 2002;73(3):237-8.

130. **Varatharaj A, Thomas N, Ellul MA, Davies NWS, Pollak TA, Tenorio EL, et al. Neurological and neuropsychiatric complications of Covid -19 in 153 patients: a UK-wide surveillance study. Lancet Psychiatry. 2020.**
⇨ Estudo que demonstra e compara as apresentações de sintomas neuropsiquiátricos em casos de Covid-19 de gravidade clínica variável.

131. Galea S, Merchant RM, Lurie N. The mental health consequences of Covid-19 and physical distancing: the need for prevention and early intervention. JAMA Intern Med. 2020.

132. Holmes EA, O'Connor RC, Perry VH, Tracey I, Wessely S, Arseneault L, et al. Multidisciplinary research priorities for the Covid -19 pandemic: a call for action for mental health science. Lancet Psychiatry. 2020;7:547.

133. Rogers JP, Chesney E, Oliver D, Pollak TA, McGuire P, Fusar-Poli P, et al. Psychiatric and neuropsychiatric presentations associated with severe coronavirus infections: a systematic review and meta-analysis with comparison to the Covid-19 pandemic. Lancet Psychiatry. 2020;7:611

134. Helms J, Kremer S, Merdji H, Clere-Jehl R, Schenck M, Kummerlen C, et al. Neurologic features in severe SARS-CoV-2 Infection. N Engl J Med. 2020; 382:2268.

135. Romero-Sánchez CM, Díaz-Maroto I, Fernández-Díaz E, Sanchez-Larsen A, Layos-Romero A, Garcia-Garcia J, et al. Neurologic manifestations in hospitalized patients with Covid-19: The ALBACOVID registry. Neurology. 2020.

136. Troyer EA, Kohn JN, Hong S. Are we facing a crashing wave of neuropsychiatric sequelae of Covid-19? Neuropsychiatric symptoms and potential immunologic mechanisms. Brain Behav Immun. 2020; 87:34.

137. Roy-Byrne P, Stein MB. PTSD and medical illness. In: Nemeroff CB, Marmar C (eds). Post traumatic stress disorder. New York: Oxford University Press; 2017.

138. Finlay I, Gilmore I. Covid-19 and alcohol-a dangerous cocktail. BMJ 2020; 369:m1987.

139. Sun Y, Li Y, Bao Y, Meng S, Sun Y, Schumann G, et al. Brief report: increased addictive internet and substance use behavior during the Covid-19 pandemic in China. Am J Addict. 2020;29:268.

140. Kozloff N, Mulsant BH, Stergiopoulos V, Voineskos AN. The Covid -19 global pandemic: implications for people with schizophrenia and related disorders. Schizophr Bull. 2020; 46:752.

141. American Psychiatric Association. Geller JL, Daou MAZ. Patients with SMI in the age of Covid-19: what psychiatrists need to know. https://www.psychiatry.org/psychiatrists/covid-19-coronavirus (Accessed on June 03, 2020).

142. Pfefferbaum B, North CS. Mental health and the Covid-19 pandemic. N Engl J Med 2020.

143. Razai MS, Oakeshott P, Kankam H, Galea S, Stokes-Lampard H. Mitigating the psychological effects of social isolation during the covid-19 pandemic. BMJ. 2020; 369:m1904.

144. World Health Organization. Mental health and psychosocial considerations during the Covid-19 outbreak; 2020. https://www.who.int/publications/i/item/mental-health-and-psychosocial-considerations-during-the-covid-19-outbreak (Accessed on July 01, 2020).

145. Wilkinson E. How mental health services are adapting to provide care in the pandemic. BMJ 2020; 369:m2106.

146. Uscher-Pines L, Sousa J, Raja P, Mehrota A, Barnett ML, Huskamp HA, et al. Suddenly becoming a "virtual doctor": Experiences of psychiatrists transitioning to telemedicine during the Covid-19 pandemic. Psychiatr Serv. 2020.

147. Yellowlees P, Nakagawa K, Pakyurek M, Hanson A, Elder J, Kales HC. Rapid conversion of an outpatient psychiatric clinic to a 100% virtual telepsychiatry clinic in response to Covid-19. Psychiatr Serv. 2020;71:749.

148. Krystal JH, McNeil RL Jr. Responding to the hidden pandemic for healthcare workers: stress. Nat Med. 2020;26:639.

149. Zhang K, Zhou X, Liu H, Hashimoto K. Treatment concerns for psychiatric symptoms in patients with Covid-19 with or without psychiatric disorders. Br J Psychiatry. 2020;217:351.

150. Stein MB, Roy-Byrne PP, Solomon D. Coronavirus disease 2019 (Covid-19): psychiatric illness. UpToDate.

151. Raison CL, Nezam MD, Afdhal H, Silver JM, Solomon D. Neuropsychiatric side effects associated with interferon-alfa plus ribavirin therapy: treatment and prevention. UpToDate.

152. Price RW, Bartlett JG, Bloom A. HIV-associated neurocognitive disorders: epidemiology, clinical manifestations, and diagnosis. UpToDate.

153. Pieper AA, Treisman GJ, Silver JM, Solomon D. Depression, mania, and schizophrenia in HIV-infected patients. UpToDate.

154. Sax PE, Wood BR, Hirsch MS, Mitty J. The natural history and clinical features of HIV infection in adults and adolescents. UpToDate.

12

Interconsulta em doenças respiratórias

Andre Russowsky Brunoni
Osvaldo Moreira Leal
Rodrigo Diaz Olmos
Táki Athanássios Cordás

Sumário

Introdução
Os sinais e sintomas respiratórios
   Dispneia
   Tosse
   Sibilância
Asma brônquica
   Introdução
   Transtornos ansiosos
   Transtorno do pânicoo
   Transtorno depressivo maior
Doença pulmonar obstrutiva crônica
   Introdução
   Transtorno depressivo maior
   Transtornos ansioso
   Prevalência
Dispneia na sala de emergência – considerações psiquiátricas
   Introdução
   Dispneia aguda
   Interface com a psiquiatria
Síndromes infecciosas pulmonares: tuberculose
   Aspectos históricos
   Interface com a psiquiatria
Fibrose cística
   Introdução
   Considerações psicológicas e psiquiátricas
Suporte ventilatório avançado – considerações psiquiátricas
   Introdução/aspectos históricos
   Transtorno de estresse pós-traumático
   Transtorno depressivo maior
Síndrome da apneia obstrutiva do sono
   Introdução
   Transtorno depressivo maior
Síndromes respiratórias funcionais
   Tosse psicogênica
   Disfunção de corda vocal
   Síndrome da hiperventilação
   "Dispneia suspirante" (*sighing dyspnea*)
Medicamentos utilizados em pneumologia que podem causar manifestações psiquiátricas
   Corticoides
   Teofilina
   Beta-agonistas
   Anticolinérgicos
Câncer de pulmão
Transtornos psiquiátricos ligados à pandemia de Covid-19
Considerações finais
Referências bibliográficas

Pontos-chave

- Introduzir a interface dos principais sinais e sintomas respiratórios com a psiquiatria.
- Conhecer prevalência, a incidência, a manifestação clínica, o diagnóstico diferencial, a conduta e o tratamento dos principais transtornos psiquiátricos que acometem os indivíduos portadores de patologias respiratórias.
- Conhecer a fisiopatologia que correlaciona a asma brônquica com o transtorno do pânico.
- Avaliar os principais sintomas respiratórios que serão a principal queixa dos pacientes portadores das doenças deste capítulo.

INTRODUÇÃO

Segundo o dicionário da língua portuguesa Houaiss[1], do radical latino *spir* derivam as palavras espírito, inspirar, respirar, transpirar e suspirar. O substantivo psique vem do grego *psykhe*, que significa "alma, mente, respiração e vida". Na tradição filosófica oriental, o primeiro princípio budista para a autoconsciência é o controle da respiração[2], enquanto, no ocidente moderno, as terapias cognitivo-comportamentais recomendam exercícios respiratórios para relaxamento, indução de sono e alívio da ansiedade[2]. Tais observações demonstram que, sob diferentes pontos de vista, a mente e a respiração estão interligadas.

Na medicina, observamos que há sintomas que podem ser encontrados tanto em doenças pulmonares quanto em transtornos psiquiátricos. A taquipneia (aumento da frequência respiratória) e a dispneia, por exemplo, são observadas na pneumonia, no tromboembolismo pulmonar, na asma, bem como em ataques de pânico e em transtornos ansiosos. A asma, uma das doenças respiratórias mais comuns, era entendida como um transtorno psicossomático até as primeiras décadas do século passado; o médico canadense Sir William Osler, fundador da residência médica e considerado um dos pais da medicina moderna considerava a asma uma "condição puramente mental"[2]. Outra condição respiratória bastante comum, a doença pulmonar obstrutiva crônica tem como principal fator etiológico o tabagismo, que ocorre em frequências maiores nos transtornos depressivos e ansiosos[3].

O psiquiatra atuará no campo das doenças respiratórias da seguinte maneira:

- Auxiliando no diagnóstico diferencial de quadros comuns a condições pneumológicas e psiquiátricas.
- Identificando transtornos psiquiátricos e condições psicológicas que agravam e/ou impedem o tratamento de doenças respiratórias.
- Auxiliando pacientes psiquiátricos no tratamento de condições respiratórias, atentando tanto para os efeitos adversos psíquicos do tratamento instituído quanto adequando o melhor psicofármaco para cada condição.
- Mais recentemente, auxiliando pacientes durante a pandemia de Covid-19 no período agudo e no acompanhamento.

Com o intuito de facilitar a compreensão e a abordagem das patologias discutidas, propomos a descrição sucinta da fisiopatologia das manifestações respiratórias mais frequentes. A intenção é oferecer um ponto de partida comum entre as diversas doenças arroladas neste capítulo e desenvolver um conhecimento básico útil na interpretação de sintomas, sinais e alterações laboratoriais apresentados pelos pacientes.

OS SINAIS E SINTOMAS RESPIRATÓRIOS

Antes de prosseguirmos na revisão das principais síndromes respiratórias, é prudente discutir, com maior detalhamento, os principais sintomas respiratórios que serão a principal queixa dos pacientes portadores das doenças deste capítulo.

Dispneia

A dispneia é uma sensação descrita pelos pacientes sob diversas formas, nem sempre de fácil caracterização, mas que revela a presença de desconforto para respirar. Pode ser referida como uma sensação de falta de ar, mas comumente é caracterizada como cansaço ou fadiga, o que pode determinar alguma confusão com a sensação de astenia ou fraqueza. A distinção, por parte do médico, muitas vezes se esclarece apenas com demais elementos da história, ou dados do exame físico.

Diagnóstico diferencial

Outras descrições da dispneia são possíveis, e o médico deve aprender a reconhecê-las, não só para correlacioná-las com dispneia, mas também com algum diagnóstico mais provável. Algumas dessas descrições foram relatadas na literatura médica em língua inglesa, e parecem estar de tal forma associadas a determinadas doenças que apontariam para, além do diagnóstico em si, a possibilidade de mecanismos fisiopatológicos diferentes entre essas doenças[4]. Por exemplo, "sensação de opressão ou aperto no peito" e "expiração incompleta" seriam próprios da asma, "fome de ar" na gravidez, "respiração rápida" na insuficiência cardíaca e na doença pulmonar de origem vascular, "aumento do esforço respiratório" na doença intersticial pulmonar. Sufocação, respiração superficial e respiração pesada são outros exemplos de como os pacientes podem descrever a dispneia.

Considerações fisiopatólogicas

Apesar da função primordial do sistema respiratório ser o controle dos gases e do pH sanguíneo, estes não são *sine qua non* para o diagnóstico da dispneia. Portanto, exames laboratoriais normais não afastam nem confirmam uma etiologia psíquica para dispneia. Na verdade, embora o mecanismo da dispneia não seja totalmente conhecido, acredita-se que tanto os quimiorreceptores (sensíveis à mudança de gases e pH sanguíneos) quanto os mecanoceptores da parede torácica, das vias aéreas e do parênquima pulmonar (sensíveis ao estiramento, à pressão intersticial e capilar, a estímulos táteis e tônus da musculatura brônquica) participam do controle da respiração. Os primeiros, como sinalizadores do *status* dos gases no sangue, enviam aferências ao sistema nervoso central (SNC), enquanto os últimos enviam aferências da tensão muscular da cavidade torácica, traduzindo portanto o volume pulmonar disponível para trocas. Fisiologicamente, o SNC recebe estas aferências e adequa a frequência respiratória a cada instante.

Neste contexto, a dispneia é explicada pela teoria do desacoplamento ou da dissociação eferente-aferente[5]; admite-se que haja uma inadequação, ou a não contrapartida (*mismatch*), entre o comando do SNC e a resposta na periferia, gerando a sensação de dispneia, cuja percepção pode ser amplificada, no próprio SNC, por fatores psicológicos, culturais ou contextuais, p. ex., situações de esforço ou repouso[5]. Neste modelo, pode-se entender sintomas de dispneia com gasometria normal, bem como observar variações na percepção da dispneia entre pacientes (ou no mesmo paciente em tempos distintos), ou, até mesmo, o porquê de pacientes conscientes intubados sentirem-se desconfortáveis mesmo com ventilação mecânica completamente adequada.

Diagnóstico

A dispneia pode ter origem no sistema respiratório (doenças pulmonares e das vias aéreas, pleurais, do diafragma e da caixa torácica), no sistema cardiovascular (insuficiência cardíaca esquerda, hipertensão pulmonar, tromboembolismo pulmonar), no sistema hematológico (anemia grave, hemoglobinopatias), ser de origem metabólica (uremia, cetoacidose diabética, drogas), neurológica (disfunção do SNC, *miastenia gravis*), por descondicionamento físico (sedentarismo) ou por causa psiquiátrica. Pode ser acompanhada por outros sintomas respiratórios comuns, que deverão ser igualmente investigados, porque podem apontar para uma causa mais provável, como tosse, expectoração, ortopneia, dispneia paroxística noturna e sibilos. O exame físico deve explorar principalmente os sistemas cardiovascular e respiratório, atentando-se para elementos que apontem para a natureza orgânica da dispneia, como a observação do padrão respiratório (padrões respiratórios de Kussmaul, ou hiperventilação, presente na cetoacidose diabética; Cheyne-Stokes, com pausas respiratórias seguidas de hiperventilação, nas doenças neurológicas e na insuficiência cardíaca grave; Biot ou padrão atáxico ou irregular, e a respiração paradoxal, como nos casos de insuficiência respiratória grave), da musculatura respiratória acessória (musculatura do pescoço e intercostal), de tiragens (de fúrcula, supraclavicular ou intercostal), da frequência respiratória e demais dados semiológicos pertinentes. Finalmente, exames radiológicos, espirometria, testes de broncoprovocação, endoscópicos e outros exames laboratoriais podem vir a ser necessários para o diagnóstico.

Tosse

A tosse é um fenômeno fisiológico que visa a retirada de muco, de outras secreções (pus, fluidos, etc.) e de partículas inaladas ou aspiradas presentes nas vias aéreas. Trata-se de uma inspiração, seguida de uma expiração forçada contra a glote fechada que se abre subitamente, de caráter explosivo por conta do alto fluxo de ar que lhe é característico. O reflexo da tosse é mediado por receptores mecânicos e quimiorreceptores presentes ao longo das vias aéreas, mas ausentes a partir de bronquíolos respiratórios[6], ativados por estímulos como gases, secreções, corpo estranho, inflamação ou temperatura[7]. Outros receptores são encontrados em locais diversos e, por esse motivo, a tosse pode decorrer de estímulos originados nesses locais: conduto auditivo externo, tímpano, seios paranasais, estômago, esôfago, pericárdio, pleura e diafragma[6]. A tosse pode ser modulada no córtex cerebral, tanto para a sua inibição quanto para a sua provocação voluntária, sendo, nesse último caso, indistinguível da tosse induzida, já que as vias motoras são as mesmas em ambas as situações[8].

Sibilância

A sibilância é a vibração de vias aéreas estreitadas, provocada pela passagem de um fluxo aéreo com uma velocidade crítica. Pode ocorrer, portanto, em diversas condições que propiciem a redução do calibre das vias aéreas, como o broncoespasmo, a presença de corpo estranho, a presença de tumores (intraluminais, ou que exerçam uma compressão extrínseca), secreções, outras condições estenosantes (estenose traqueal pós-intubação, laringomalácia), e mesmo em indivíduos normais ao realizarem uma expiração forçada (por compressão dinâmica das vias aéreas)[9]. Cabe aqui a distinção entre sibilo e estridor: ambos têm características físicas similares, porém, o último é mais audível no pescoço e predominantemente inspiratório, enquanto os sibilos são mais expiratórios (por maior estreitamento das vias aéreas nessa fase da respiração)[9]. Por isso, condições que acometam as vias aéreas superiores, como o edema de glote ou disfunções laríngeas, podem determinar tais sons.

ASMA BRÔNQUICA

Introdução

Asma brônquica é uma doença inflamatória de vias aéreas, em que participam diversos tipos celulares, com destaque para os eosinófilos e linfócitos CD4+, caracterizada por hiper-responsividade das vias aéreas e por limitação (obstrução) crônica e variável ao fluxo aéreo, reversível espontaneamente ou com tratamento[10], manifestando-se clinicamente por episódios recorrentes — isolados ou associados — de sibilância, dispneia, aperto no peito e tosse, particularmente à noite e pela manhã ao despertar, sendo pelo menos um desses sintomas relatados por mais de 90% dos pacientes. Pode ser grave e inclusive fatal, com mudanças estruturais irreversíveis conhecidas como remodelamento das vias aéreas, podendo ser muito difícil distingui-la da DPOC[10]. No Brasil estima-se que 5 a 10% da população tenha asma. A asma é responsável por 350 mil internações anualmente, o que corresponde a cerca de 3 a 4% das internações hospitalares do país, levando a aproximadamente 2.000 mortes ao ano.

Caracteristicamente, a asma é uma doença de crianças e adultos jovens, associada frequentemente a outros quadros alérgicos, especialmente a rinite. A hereditariedade é um fator comumente presente, sendo possível identificar outros familiares com asma, ou outras doenças alérgicas. A asma brônquica possui fatores desencadeantes comuns, como: infecções virais das vias aéreas, exposição a alérgenos (inalados, especialmente, mas também alimentares e medicamentosos, p. ex.), alterações climáticas, esforço físico, odores, além de fatores emocionais. A piora dos sintomas por exposição a fatores tão diversos pode ser entendida como a expressão clínica da hiper-responsividade brônquica, que é a marca dessa doença.

O diagnóstico de asma brônquica é eminentemente clínico e baseia-se nas informações descritas anteriormente. O exame físico pode ser completamente normal, fora das crises, destacando-se a sibilância (especialmente expiratória) à ausculta pulmonar, como o achado mais característico. A radiografia de tórax é normal na maior parte das vezes e detecta outras doenças respiratórias, ou complicações decorrentes da asma. A espirometria simples é o exame funcional mais solicitado e demonstra diversos resultados possíveis, a depender da gravidade da asma: padrão obstrutivo reversível, irreversível, ou completamente normal. Já o teste de broncoprovocação visa a demonstrar, por meio da ação de algum agente farmacológico, por exemplo: histamina ou metacolina, a presença de hiper-responsividade brônquica, por induzir a uma broncoconstrição com doses inferiores àquelas observadas em indivíduos normais, sendo alterado em todos os pacientes com asma e sintomas atuais[7]. Sua principal indicação é diagnosticar a asma com espirometria normal. Em que pese ser um exame de alto valor preditivo negativo, é de alto custo e restrito a alguns laboratórios, além de poder determinar desconforto nos pacientes, por induzir o broncoespasmo.

Pela sua alta prevalência, e pela possibilidade de a asma brônquica cursar com exames de rotina normais, a asma acaba sendo diagnóstico mais comumente aplicado aos quadros respiratórios, particularmente os que cursam com sibilância recorrente. O tratamento inclui, principalmente, técnicas de higiene ambiental e afastamento dos desencadeantes reconhecidos, enquanto a medicação prescrita dependerá do grau de gravidade clínica ou funcional observado, mas em geral envolverá a indicação de broncodilatadores de curta ação usados sob demanda (medicação de alívio), corticoides inalatórios e broncodilatadores de ação prolongada usados como medicações de base (medicação profilática) e corticoides sistêmicos usados nas exacerbações, ou como associação aos demais medicamentos, nas formas mais graves da asma. A falta de resposta clínica ao tratamento adequado, especialmente com espirometria e teste de broncoprovocação normais, sugere a possibilidade de outros diagnósticos, como por exemplo disfunção de cordas vocais. O principal diagnóstico diferencial de asma brônquica, em adultos, é a doença pulmonar obstrutiva crônica (DPOC).

Na interface entre a asma e os transtornos psiquiátricos, alguns autores sugerem que dois subgrupos podem ser diferenciados. Aqueles que apresentam formas leves da asma geralmente possuem transtornos ansiosos e têm um padrão de alta procura por serviços de saúde e percepção exacerbada de sua condição. Por outro lado, aqueles que apresentam formas graves da doença geralmente possuem também depressão e menor percepção de sua condição, o que leva a menor adesão terapêutica e a um aumento da morbidade e mortalidade. De qualquer maneira, pacientes com asma e comorbidades psiquiátricas apresentam, de maneira geral, maiores custos, menor resposta terapêutica e maior comprometimento da qualidade de vida.

Transtornos ansiosos

Prevalência

Os transtornos ansiosos são os transtornos mentais mais robustamente associados com a asma. Ansiedade e asma associam-se com um *odds ratio* de 1,5; enquanto os *odds ratio* são ainda maiores quando se diferencia para transtorno de ansiedade generalizada (TAG) (5,5), transtorno do pânico (2,6) e ataque de pânico (2,8)[11].

Alguns estudos encontram correlação de asma com transtornos do uso de álcool, mas essa correlação ainda carece de unanimidade ao passo que a associação de asma com transtornos alimentares (particularmente transtorno da compulsão alimentar mas não bulimia nervosa) tem ganho maior relevância. De fato, os transtornos ansiosos mais comuns que se manifestam com a asma são o transtorno do pânico e o transtorno de estresse pós-traumático e o transtorno de ansiedade generalizada e sendo uma prevalência de transtornos ansiosos pode ser encontrada em até 10% em pacientes com asma. Ainda, síndrome de pânico é um importante fator preditor de visita a serviços de emergência em pacientes com asma.

Quadro clínico

O quadro agudo de asma apresenta vários sintomas comuns a um ataque de pânico, como dispneia, desconforto torácico e sensação de desmaio, sendo às vezes difícil delimitar, tanto para o paciente quanto para o clínico, se se trata de uma crise asmática leve com um alto componente ansioso, ou de uma crise asmática mais grave, "adequada" para o nível de ansiedade apresentado. Diversas linhas de evidência apontam para a existência do subtipo respiratório do transtorno do pânico, que apresentam no ataque de pânico maior prevalência de taquipneia, sensação de sufocamento e cognição catastrófica, e menor prevalência de sintomas autonômicos. Uma hipótese é que estes indivíduos sejam "hiperpercebedores" da gravidade do quadro asmático, ou seja, atribuem uma gravidade da crise maior do que a de fato ocorre (quando comparado a medidas objetivas como o volume expiratório forçado). Na prática clínica, isto pode levar tanto ao supertratamento do quadro asmático quanto do quadro ansioso.

Tratamento

O tratamento farmacológico é feito da mesma maneira que em pacientes sem asma, apenas evitando-se o uso de benzodiazepínicos que podem alterar o limiar respiratório[11]. Nos últimos anos, tem ganhado espaço o uso da terapia cognitivo-comportamental nestes pacientes, uma vez que esta pode ajudar o paciente a identificar e diferenciar as crises de asma das crises de ansiedade e/ou pânico[12].

Transtorno do pânico

Quadro clínico

Transtorno do pânico e asma são transtornos que se apresentam na forma de crises, sendo que na maior parte das vezes não há anormalidades evidentes (psíquicas ou respiratórias) no período intercrises. Também se apresentam em faixas etárias mais jovens (nas duas primeiras décadas de vida na asma e entre a primeira e a terceira décadas de vida, no pânico) e também por vezes "desaparecem" com a maturidade do indivíduo. Finalmente, ambas apresentam sintomas cardinais em comum, como falta de ar, hiperventilação e sensação de medo/morte (ou necessidade de socorro médico) iminente.

Fisiopatologia

Há várias evidências que sugerem um "solo comum" para pânico e doenças respiratórias. Por exemplo, 11% dos pacientes encaminhados para testes de função pulmonar têm transtorno do pânico; 40% dos pacientes com transtorno do pânico tiveram história prévia, na infância, de asma ou bronquite; e parece ainda haver uma associação familiar entre asma e transtorno do pânico[13,14]. Ainda mais interessante, apesar de outras condições respiratórias (p. ex., DPOC e ICC) apresentarem alta prevalência de transtorno do pânico, é apenas entre asma e pânico que os sintomas se acompanham em gravidade. Por exemplo, em um estudo[15] foi demonstrado que o ataque de pânico era mais intenso naqueles pacientes com pior desempenho nas provas de função pulmonar; tais pacientes referiam mais sintomas do tipo sufocamento, tontura, formigamento nas mãos, sensação de medo/morte iminente, de perder o controle e de "ficar louco". Este estudo, entre muitos, levantaram hipóteses de um substrato fisiopatológico comum entre dispneia, ataque de pânico e crise asmática, que são explorados a seguir.

Teoria da hiperventilação

Em indivíduos com asma, a hiperventilação pode levar a uma retenção menor de pCO_2, o que levará a uma discreta alcalose respiratória. Várias regiões do tronco e do mesencéfalo, incluindo os sistemas monoaminérgicos (ou seja, o núcleo magno da rafe, que contém células serotoninérgicas; o *locus ceruleus*, com células noradrenérgicas; e o tegmento ventral, que contém células dopaminérgicas) são sensíveis a mudanças na relação CO_2/H^+. Em indivíduos predispostos, oscilações rápidas na acidemia podem disparar o sistema monoaminérgico, que com conexões ascendentes à amídala e outras áreas do sistema límbico podem deflagar ataques de pânico. Na verdade, esta teoria também é corroborada por uma série de estudos clássicos em que ataques de pânico foram induzidos experimentalmente em indivíduos suscetíveis (ou seja, com transtorno do pânico prévio) por meio da infusão de lactato, solução salina hipertônica, administração de cafeína, hiperventilação e outras formas.

A Figura 1 ilustra a relação fisiopatológica entre o transtorno do pânico e a asma.

Estudos subsequentes mostraram que as manifestações clínicas são diferentes mesmo em indivíduos com transtorno do pânico; por conta disso foi proposta a divisão do transtorno do pânico em um subtipo respiratório e um subtipo não respiratório. Observou-se que, durante um experimento com inalação de CO_2, 94% dos pacientes do subtipo respiratório tiveram ataques de pânico, contra 43% do subtipo não respiratório. Os pacientes do subtipo respiratório também se queixam mais de dispneia e referem mais frases como "minha respiração não termina", "preciso de mais ar" e "não consigo inspirar profundamente".

Para concluir, acredita-se que indivíduos com transtorno de pânico sejam especialmente sensíveis a mudanças no equilíbrio ácido-base no sangue. A teoria mais aceita é que tais indivíduos seriam "hiperventiladores crônicos", apresentando uma alcalose respiratória que, por ser crônica, é compensada por uma acidose metabólica. Assim, pequenos desequilíbrios na frequência respiratória, que não seriam percebidos por in-

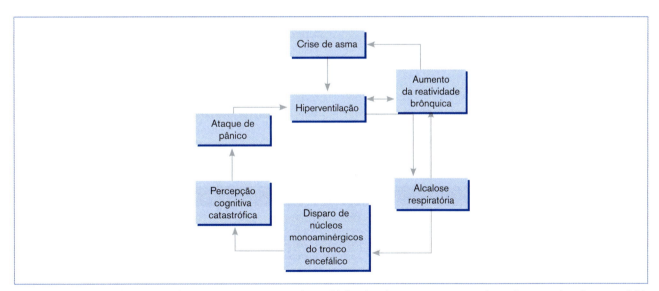

Figura 1 Teoria da dispneia/medo, que apresenta uma relação bidirecional entre o transtorno do pânico e a crise de asma. A hiperventilação, que pode ser causada por um início de broncoespasmo ou de um ataque de pânico (ou mesmo por exercícios físicos, ou induzida experimentalmente) levará a uma alcalose respiratória, aumentando tanto a hiper-reatividade brônquica quanto a percepção catastrófica da situação, devido ao disparo dos núcleos da rafe. A consequência é a precipitação/exacerbação tanto dos sintomas psíquicos quanto dos respiratórios. Pelo modelo de condicionamento clássico também se pode entender que a hiperventilação (estímulo não condicionado) da crise asmática (resposta não condicionada), quando associada a um ataque de pânico (resposta condicionada), torna-se um estímulo condicionado, precipitando ataques de pânico no futuro.

divíduos saudáveis, podem alterar rapidamente o equilíbrio ácido-base nestes pacientes e disparar núcleos no tronco. Isso explicaria por que tanto a hiperventilação (que diminui a paCO$_2$) quanto a inalação de CO$_2$ (que aumenta a paCO$_2$) induz experimentalmente ataques de pânico[55].

Teoria comportamental

No modelo cognitivo-comportamental de Clark para o pânico, acredita-se que haja uma interpretação catastrófica de algumas "sensações corpóreas desagradáveis", fazendo com que haja um aumento no nível de alerta no indivíduo, gerando uma retro-alimentação positiva que leva a um ataque de pânico. Na crise de asma, por outro lado, a dispneia é um sintoma em si. Do ponto de vista do condicionamento clássico, quando a dispneia (estímulo não condicionado) é pareada com as demais "sensações corpóreas desagradáveis" (estímulo condicionado), esta se torna também um estímulo condicionado da resposta (crise de pânico).

Marcadores biológicos do transtorno do pânico-asma

Consequentemente às teorias que relacionam respiração, dispneia e pânico, vários estudos procuraram demonstrar uma associação entre a presença e a gravidade de pânico com parâmetros respiratórios específicos, como frequência respiratória, pressão parcial de CO$_2$, volume corrente e volume-minuto. Em uma revisão recente, Niccolai et al.[14] revisaram 33 artigos que investigaram a associação de diversos parâmetros respiratórios com transtorno do pânico. Os resultados deste estudo estão resumidos na Tabela 1. De maneira geral, observou-se que de fato há uma alteração do desempenho respiratório em pacientes com transtorno do pânico, porém, os estudos são muito heterogêneos para se definir valores de corte específicos.

Transtorno depressivo maior

Prevalência

Sintomas depressivos são mais comuns em pacientes com asma do que na população geral, podendo chegar a 50%, e sen-do relativamente maior do que em pacientes com outras condições crônicas. O diagnóstico clínico de depressão (transtorno depressivo maior) e distimia também é mais comum em asmáticos. Um estudo multicêntrico com 17 países mostrou que asma e depressão estão associadas por um *odds ratio* de 1,7[11]. Em idosos, a asma associa-se mais com depressão do que com transtornos ansiosos, segundo alguns estudos. Ainda, pacientes deprimidos com asma utilizam mais serviços de saúde, e depressão se associa a pior controle de asma. Finalmente, o risco de morte súbita relacionada a asma parece ser maior na depressão, possivelmente pela aderência irregular ao tratamento.

Tratamento

O tratamento medicamentoso é feito com antidepressivos. Benzodiazepínicos devem ser evitados por diminuírem a função pulmonar (além de não serem recomendados no tratamento de longo prazo de quadros ansiosos). Tricíclicos têm efeitos anticolinérgicos e podem ter um benefício adicional em deprimidos com asma, porém, esta é uma observação apenas teórica (apesar de um pequeno ensaio clínico randomizado ter demonstrado uma melhora na função pulmonar em pacientes nessas condições). Bem como nos quadros ansiosos, as intervenções psicoterápicas são de particular relevância e incluem terapias de relaxamento (mentalização e controle da respiração), terapia cognitivo-comportamental e técnicas de *biofeedback*.

DOENÇA PULMONAR OBSTRUTIVA CRÔNICA

Introdução

A doença pulmonar obstrutiva crônica (DPOC) é uma enfermidade respiratória prevenível e tratável, que se caracteriza pela presença de obstrução crônica do fluxo aéreo, que não é totalmente reversível, mesmo após o tratamento. A obstrução é geralmente progressiva e associada a uma resposta inflamatória anormal dos pulmões à inalação de partículas ou gases tóxicos, causada primariamente pelo tabagismo[16], com participação destacada de neutrófilos e linfócitos CD8+.

Tabela 1 Relação entre parâmetros respiratórios e transtorno do pânico (TP)

Marcador pulmonar	Significado	Relação com o TP	Evidência de estudos
pCO$_2$	Pressão parcial de gás carbônico no sangue. Normal entre 35 e 45 mmHg	Pela hiperventilação, acredita-se que a pCO$_2$ seja menor nestes indivíduos	Em repouso: resultados controversos; nove estudos demonstraram que pCO$_2$ era menor no TP, enquanto 10 não evidenciaram associação. Durante uso de estressores (lactato, inalação de CO$_2$), a maioria dos estudos mostrou pCO$_2$ menor.
Frequência respiratória (FR)	Número de incursões respiratórias por minuto. Normal entre 8 e 12 ciclos	Pela hiperventilação, acredita-se que a FR seja maior no TP	Em repouso: apenas 2 de 15 estudos conseguiram mostrar que a FR era maior no TP do que nos controles. Uso de estressores (inalação de CO$_2$, lactato) não alteraram os resultados significativamente.
Volume corrente (VC)	Volume normal de ar usado entre uma inspiração e uma expiração. Normal 500-700 mL	Pela hiperventilação, acredita-se que seja maior no TP	Todos os estudos mostraram que o VC era maior ou igual em pacientes com TP *versus* controles.

Transtorno depressivo maior

Prevalência

A depressão maior é a principal comorbidade psiquiátrica da DPOC, alcançando altas taxas de prevalência (18-60%), de acordo com a gravidade do quadro. A prevalência parece ser 4 a 5 vezes maior do que a população não-DPOC, e 2 vezes maior do que populações com outras condições crônicas, como doenças ortopédicas degenerativas. A depressão no DPOC está associada a pior qualidade de vida, pior desempenho funcional, maior necessidade de hospitalizações e baixa adesão às recomendações médicas.

Relação bidirecional entre depressão e DPOC

Classicamente entendem-se as condições psiquiátricas (depressão, ansiedade, esquizofrenia) como fatores de risco para o desenvolvimento de DPOC, via tabagismo (pessoas com transtornos psiquiátricos fumam mais). Uma hipótese mais recente considera a DPOC como fator de risco para desenvolvimento de depressão, sugerindo que a hipoxemia crônica pode levar a uma menor produção de noradrenalina e dopamina, levando à depressão. A hipoxemia crônica também pode levar a menor oxigenação em regiões cerebrais subcorticais, levando a quadros neurocognitivos. Finalmente, fatores psicossociais que se observam em pacientes com DPOC, como baixa autoestima, isolamento e dependência podem contribuir para o desenvolvimento da depressão. A Figura 2 ilustra a relação bidirecional entre o DPOC e a depressão.

Tratamento

O tratamento é feito da mesma maneira que na depressão maior, ou seja, com antidepressivos e/ou psicoterapia. Recomenda-se evitar o uso de benzodiazepínicos, uma vez que estes podem levar à diminuição da capacidade respiratória, e sugere-se que exercícios de *biofeedback* e reabilitação pulmonar também possam ser úteis.

Transtornos ansiosos

Prevalência

A associação de DPOC com transtornos ansiosos também é importante: por exemplo, transtorno de ansiedade generalizada é três vezes mais comum na DPOC do que na população geral, atingindo uma prevalência de 10 a 16%. O transtorno do pânico é ainda mais importante: há uma prevalência de 8 a 34%. A presença de sintomas ansiosos na DPOC aumenta a morbidade da doença, bem como o número anual de procura a serviços de pronto-atendimento[3].

Relação entre DPOC e ansiedade

Aqui, muito do discutido em relação ao pânico/asma também é válido, ou seja, a ansiedade na DPOC amplifica a dispneia, bem como a dispneia na DPOC pode precipitar sintomas ansiosos e de pânico[17].

É uma condição que afeta cerca de 12% dos adultos com mais de 40 anos, produzindo, no Brasil, 290.000 internações/ano. É a quinta causa de internação hospitalar, variando de quarta a sétima causa de morte nos últimos anos (cerca de 20 mortes por 100.000 habitantes). A mortalidade na década de 1990 foi de 19,04 por 100.000 habitantes, muito acima da observada na década anterior (< 8 mortes/100.000). A prevalência aumenta com a idade, sendo maior que 10% em pacientes acima de 75 anos. Além da alta morbidade e mortalidade associadas ao diagnóstico, a DPOC é uma importante fonte de gastos do sistema de saúde e de gastos indiretos associados a dificuldades no trabalho (faltas, afastamentos, aposentadorias precoces), além de sofrimento familiar e social.

O diagnóstico é realizado por uma combinação de dados clínicos, espirométricos e radiológicos, embora o quadro clínico seja o principal componente (Quadro 1).

O exame físico pode ser pouco alterado, mas em geral observamos redução do murmúrio vesicular, podendo ocorrer sibilância. Pelo seu caráter crônico e progressivo, alguns pacientes apresentarão deformidade torácica (tórax em barril, por hiperinsuflação) e cianose central por hipoxemia. As alterações espirométricas devem demonstrar a presença de obstrução de vias aéreas, sem normalização ao longo do tratamento, embora alguma reversibilidade possa ser observada após o uso de broncodilatador. Pelas características clínicas e laboratoriais apresentadas, tem como diagnóstico diferencial mais comum em adultos a asma brônquica. Dados como idade de início dos sintomas, exposição a fatores de risco (tabagismo em especial), concomitância com outras doenças alérgicas, familiares acometidos e a evolução funcional podem ajudar a apontar para um ou outro diagnóstico, embora a distinção entre as duas doenças, ou mesmo a concomitância delas, seja possível[16].

Quadro 1 Indicadores fundamentais para a consideração de um diagnóstico de DPOC

- Tosse crônica:
  Presente de modo intermitente ou todos os dias. Presente, com frequência, ao longo do dia; raramente é apenas noturna. Pode ser improdutiva.
- Produção crônica de expectoração:
  » Qualquer forma de produção crônica de expectoração pode ser indicativa de DPOC.
- Exacerbações agudas:
  » Episódios repetidos.
- Dispneia, que é:
  » Progressiva (agrava-se com o passar do tempo).
  » Persistente (presente todos os dias).
  » Pior com exercício.
  » Pior durante infecções respiratórias.
- História de exposição aos fatores de risco:
  » Fumaça do tabaco (incluindo outras formas populares locais).
  » Poeiras e produtos químicos ocupacionais.
  Fumaça proveniente da cozinha domiciliar e do gás de aquecimento.

Adaptada do Consenso Brasileiro de DPOC[16].

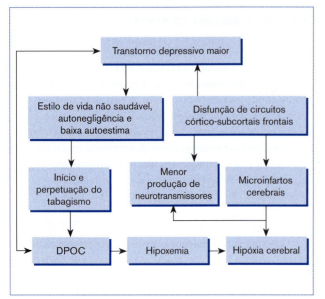

Figura 2 Relação bidirecional entre a depressão maior e a doença pulmonar obstrutiva crônica (DPOC). No modelo mais tradicional, entende-se a depressão como fator de risco para o DPOC, em um processo que leva em conta a maior prevalência de tabagismo em deprimidos, associado a um estilo de vida pouco saudável e baixa autoestima (seta descendente). Inversamente, também se entende que a DPOC pode levar à depressão por meio da hipóxia cerebral e da desregulação da atividade dos neurônios da rafe (devido à modificação do set-point respiratório nesta região). Na figura não estão ilustrados os problemas sociais e psicológicos da DPOC (restrição de locomoção, estigma da doença, dependência de oxigenoterapia), que, contudo, são igualmente importantes para o desenvolvimento da depressão.

Tratamento

Da mesma maneira que discutido em relação ao tratamento da depressão na DPOC e na asma brônquica, não há grandes estudos controlados aferindo a eficácia específica de farmacoterapia na DPOC. Dessa maneira, recomendam-se os antidepressivos usuais, da mesma maneira que psicoterapia e reabilitação pulmonar.

DISPNEIA NA SALA DE EMERGÊNCIA – CONSIDERAÇÕES PSIQUIÁTRICAS

Introdução

A dispneia na sala de emergência é uma situação muito comum vivida no pronto-socorro. É um sintoma que pode ser causado por um grande espectro de problemas clínicos, indo desde casos com alta mortalidade (p. ex., edema agudo de pulmão) até casos com alta morbidade, porém baixa mortalidade (p. ex., ataques de pânico), passando por uma gama de condições de variadas taxas de morbi-mortalidade como as crises de asma, as exacerbações agudas de DPOC, as descompensações agudas de insuficiência cardíaca, tromboembolismo pulmonar, distúrbios metabólicos e infecciosos, entre outros.

Dispneia aguda

A dispneia geralmente refere-se às sensações respiratórias desconfortáveis das quais se queixam os pacientes. Como é uma sensação subjetiva, ela pode ser percebida pelas pessoas de diferentes maneiras, como falta de ar, sufocamento, cansaço, sensação de aperto no peito ou dificuldade de encher os pulmões de ar.

Na avaliação da dispneia no pronto-socorro, particularmente no âmbito dos diagnósticos diferenciais, o reconhecimento de padrão tem uma utilidade muito grande. Uma história clínica sucinta, exame físico dirigido e uma oximetria de pulso podem fazer a maior parte dos diagnósticos diferenciais. Se incluirmos uma radiografia de tórax e um eletrocardiograma, e eventualmente uma gasometria arterial, poucos diagnósticos diferenciais deixarão de ser contemplados.

As principais causas de dispneia no pronto-socorro podem ser divididas em pulmonares, cardiovasculares, psiquiátricas e outras causas, como demonstrado na Tabela 2.

Tabela 2 Principais causas de dispneia no pronto-socorro

Etiologias pulmonares	Asma, DPOC, pneumonia, tromboembolismo pulmonar, doença pulmonar intersticial
Etiologias cardiovasculares	Insuficiência cardíaca
Etiologias psiquiátricas	Ataque de pânico, reação aguda ao estresse, transtorno de ansiedade generalizada, somatização, simulação
Outras causas	Cetoacidose diabética, descondicionamento físico, anemia, hipertiroidismo, anafilaxia

Interface com a psiquiatria

Todas as etiologias orgânicas acima descritas podem também se acompanhar de uma amplificação psicológica da sensação de dispneia, uma vez que são condições clínicas que podem causar medo e ansiedade. Assim, muitas vezes, mesmo pacientes mais idosos portadores de doenças sabidamente causadoras de dispneia, como DPOC e insuficiência cardíaca, podem se apresentar no pronto-socorro com uma dispneia de origem primariamente psiquiátrica, como um ataque de pânico ou um quadro ansioso. Nestes casos, ao contrário de pacientes jovens sem doença de base em que o reconhecimento de padrão associado a uma história clínica sucinta e exame físico dirigido podem ser suficientes para diagnosticarmos uma dispneia psicogênica, uma avaliação clínica mais completa aliada a exames complementares pode ser necessária para o diagnóstico correto da causa da dispneia.

A cetoacidose diabética, especialmente o primeiro episódio, é uma condição que pode mimetizar uma etiologia psiquiátrica da dispneia, já que se apresenta em pacientes jovens sem doença de base previamente diagnosticada e com um exame físico pulmonar e cardiovascular normais. Entretanto, a história de poliúria, polidipsia, polifagia e perda de peso, associados a desidratação e hálito cetônico, remete para o diagnóstico correto.

Da mesma maneira, o tromboembolismo pulmonar pode acometer jovens sem doença de base e pode ser confundida com alguma etiologia psiquiátrica. Neste caso, deve-se lembrar dos fatores de risco para o tromboembolismo pulmonar, como cirurgia recente, viagem prolongada, uso de anticoncepcional oral, tabagismo e história familiar de trombofilias. Na dúvida, a avaliação deve ser aprofundada com exames complementares.

A anafilaxia pode se apresentar apenas com sintomas respiratórios, tanto altos (edema de glote), quanto baixos (broncoespasmo). O reconhecimento de outras manifestações concomitantes, especialmente cutâneas (prurido generalizado, urticária ou angioedema), ou hemodinâmicas, em pacientes previamente sensibilizados e expostos a algum alérgeno, ou a substâncias reconhecidamente relacionadas a esse diagnóstico (contrastes iodados, por exemplo), facilita o diagnóstico. O paciente pode manifestar sensação de dispneia alta, sufocação, dificuldade de deglutição, além de sensação iminente de morte, o que pode ser facilmente confundido com um quadro de pânico. O tratamento deve ter, como princípio fundamental, a aplicação de adrenalina.

Geralmente a avaliação de pacientes com dispneia de origem psicogênica no pronto-socorro é realizada pelo próprio plantonista clínico, mas existem casos mais complexos em que a avaliação psiquiátrica pode ser necessária. Na maioria dos casos de dispneia psicogênica na emergência um benzodiazepínico administrado no PS é suficiente. Nos casos em que há recidiva dos sintomas, ou há uma suspeita de transtorno psiquiátrico, o encaminhamento para acompanhamento ambulatorial é necessário.

SÍNDROMES INFECCIOSAS PULMONARES: TUBERCULOSE

Aspectos históricos

No século XIX a tuberculose (TB) passou a ser associada a problemas sociais. Nessa época, do ponto de vista da saúde pública, a principal preocupação estava na eliminação dos cortiços, medida de forte caráter policialesco e normativo. Ainda nessa época, acreditava-se também que a tuberculose estava ligada à hereditariedade, uma vez que acometia várias pessoas da mesma família. No final do século XIX e início do século XX, a etiologia da tuberculose passou a ser vista e relacionada ao amor e à decepção, o que levava à boemia, ao uso do álcool e ao descuido com a saúde[18].

No final do século XIX e início do século XX, não havia tratamento para grande parte das doenças crônicas, sendo a institucionalização de longo prazo uma política de saúde. Tanto as doenças mentais quanto a tuberculose eram doenças bastante prevalentes nesta época, sem remédios disponíveis os pacientes com estas condições eram institucionalizados. É interessante notar que nesta época surge a palavra sanatório, que denominava tanto instituições para abrigo de pacientes com tuberculose quanto para aqueles com doenças mentais crônicas. Portanto, no início do século XX a tuberculose e as doenças mentais já estiveram intimamente associadas, havendo alta prevalência de TB em asilos mentais e vice-versa. Na verdade, desta íntima associação surgiram os antidepressivos inibidores da MAO, derivados da isoniazida, um antiTB desenvolvido na década de 1950, observando-se que havia melhora dos sintomas psiquiátricos nos pacientes com TB tratados com a droga[18].

Interface com a psiquiatria

Atualmente, a tuberculose está fortemente ligada ao abuso e dependência de álcool, além de outros transtornos psiquiátricos, uma vez que alguns estudos mostram que mais de 50% dos pacientes portadores de tuberculose apresentam depressão e/ou ansiedade[19]. A adesão ao tratamento, que é longo (mínimo de seis meses) e com muitos efeitos colaterais, também é prejudicada na presença de comorbidades psiquiátricas. Assim, a avaliação de pacientes com tuberculose deve levar em conta as possíveis comorbidades psiquiátricas (depressão, abuso de álcool, transtornos psicóticos), os aspectos sociais (muitos pacientes são moradores de rua, ex-detentos, desempregados com desagregação familiar) e as possíveis complicações psiquiátricas durante o tratamento. A interconsulta psiquiátrica é crucial, particularmente nos casos em que a não adesão ao tratamento pode estar ligada a sintomas psiquiátricos.

Ainda, as drogas utilizadas no tratamento antiTB podem levar a efeitos neuropsiquiátricos graves, e a interação dos psicofármacos com o tratamento antiTB é bastante delicada. No Brasil, o esquema-padrão é o rifampicina, isoniazida, etambutol e pirazinamida[20]. A isoniazida tem como efeito adverso a depleção de vitamina B6, levando a um quadro de parestesia em bota e luva além de alterações de comportamento e outros sintomas neuropsiquiátricos. Esta complicação só ocorre significativamente nos pacientes de risco para depleção de vitaminas do complexo B, como os pacientes que usam anticonvulsivantes (classe de droga frequentemente usada na psiquiatria). Ainda, a isoniazida pode induzir psicose esquizofreniforme – um quadro raro, porém grave[21,22]. Finalmente, a isoniaziada, sendo um inibidor fraco da MAO, não deve ser combinada com antidepressivos inibidores da MAO e deve-se ter cautela com doses altas de antidepressivos de outras classes. A rifampicina é uma droga indutora de diversas enzimas da superfamília do citocromo P450, inclusive das enzimas 2D6, 2C9, 2C19 e 3A/4, que metabolizam diversos psicofármacos. Portanto, a interação entre psicofármacos e rifampicina pode levar à diminuição da eficácia dos primeiros[20].

As drogas de segunda linha para tuberculose também não são isentas de considerações psiquiátricas. A cicloserina é a principal causadora de efeitos colaterais neuropsiquiátricos graves que podem incluir alucinações, ansiedade, euforia, depressão, transtornos de comportamento e ideação e/ou tentativas de suicídio. Esses sintomas foram relatados em 9,7 a 50% dos casos[23]. Também há relatos de alucinações e outros sintomas neuropsiquiátricos com outras drogas antiTB como etambutol e quinolonas[24].

A descrição dos principais efeitos colaterais encontra-se na Tabela 3.

FIBROSE CÍSTICA

Introdução

A fibrose cística (FC) é a doença hereditária (autossômica recessiva) mais comum entre a população caucasiana. A incidência da FC é variável de acordo com as etnias, variando de 1/2.000 a 1/5.000 caucasianos nascidos vivos na Europa, nos Estados Unidos e no Canadá. No Brasil, a incidência estimada para a região sul é mais próxima da população caucasiana centro-europeia, enquanto para outras regiões, diminui para cerca de 1/10.000 nascidos vivos. Uma alteração no gene da FC, localizado no braço longo do cromossomo 7, leva a alterações na estrutura e na função de uma proteína transmembrana reguladora de transporte iônico, causando uma redução da secreção de fluidos com aumento da concentração de macromoléculas, produzindo uma tubulopatia obstrutiva e levando, em última análise, a todas as manifestações clínicas da doença. Este defeito básico acomete as células de vários órgãos, porém, nem todos os indivíduos expressam respostas clínicas semelhantes. As manifestações clínicas podem ser muito variáveis e ocorrer precocemente, ou na vida adulta. O acometimento do trato respiratório associa-se com a maior morbidade e é causa de morte em mais de 90% dos pacientes. Tal acometimento é progressivo e de intensidade variável. O curso clínico é determinado por muco viscoso e *clearance* mucociliar diminuído, predispondo a sinusite, bronquite, pneumonia, bronquiectasia, fibrose e falência respiratória[25].

Considerações psicológicas e psiquiátricas

A fibrose cística é uma doença invariavelmente fatal, sendo que os pacientes geralmente morrem de pneumonias secundárias a um quadro de fibrose pulmonar. Apesar da expectativa de vida desses pacientes ter dobrado nos últimos anos, ela ainda não passa dos trinta anos de idade. Além disso, é uma doença debilitante que exige cuidados constantes. Do ponto de vista psiquiátrico, os pacientes com fibrose cística apresentam taxas mais altas de depressão, ansiedade e também de distúrbios alimentares, já que a doença também cursa com insuficiência exócrina do pâncreas e síndromes de má absorção intestinal[11].

SUPORTE VENTILATÓRIO AVANÇADO – CONSIDERAÇÕES PSIQUIÁTRICAS

Introdução/aspectos históricos

O relato de uma provável abordagem invasiva das vias aéreas remonta a milênios (2000 a.C.), a partir de uma descrição de origem hindu de cicatrização de uma incisão na garganta. Cabe aos egípcios o registro escrito de uma técnica similar à traqueostomia. Por volta do ano 100 a.C., a traqueostomia parece ter sido habitualmente praticada. Galeno (129-199 d.C.) observou o movimento torácico a partir da insuflação de ar através da traqueia de animais mortos, e Avicena (980-1037 d.C.) descreveu a intubação da traqueia com uma cânula de ouro ou prata. A partir da Idade Média, a traqueostomia passou a ser menos praticada, ressurgindo na Renascença e passando a ser descrita como uma medida salvadora. Em 1667, Robert Hooke demonstrou – ao contrário do que se imaginava – ser vital a troca de ar, e não simplesmente o movimento de tórax, ao manter cães vivos e ventilados após a retirada da caixa torácica. A primeira descrição de intubação endotraqueal ocorreu em 1788 (Charles Kite), para a ressuscitação de pessoas afogadas. Em 1888, O' Dwyer promoveu a ventilação em um paciente submetido à cirurgia pulmonar, através de um tubo endotraqueal de metal. Em 1942, Harold Griffith usou o curare para promover o relaxamento abdominal durante a ventilação em cirurgia[26].

A ventilação mecânica, ou suporte ventilatório, pode ser do tipo invasivo (se houver uso de cânulas ou tubos inseridos

---

Tabela 3 Principais efeitos adversos neuropsiquiátricos das drogas antiTB

Droga	Uso	Efeitos adversos neuropsiquiátricos	Interações desfavoráveis com psicofármacos
Rifampicina	Droga antiTB de 1ª linha	Toxicidade indireta, por induzir CYP450 e levar a interação medicamentosa com psicofármacos	Antidepressivos: diminuição do efeito. Haloperidol: diminuição do efeito.
Isoniazida	Droga antiTB de 1ª linha	Neuropatia periférica, por depleção de piridoxina, podendo levar também a sintomas neuropsiquiátricos centrais	Benzodiazepínicos: aumento da toxicidade. Anticonvulsivantes: aumento da toxicidade de ambos. Dissulfiram: quadros psicóticos graves.
Etambutol	Droga antiTB de 1ª linha	Neuropatia retrobulbar (diminuição da acuidade visual, cegueira para cores e restrição do campo visual) e neurite óptica	
Etionamida	Droga antiTB de 2ª linha	Depressão, diminuição do limiar convulsivo	
Cicloserina	Droga antiTB de 2ª linha	Psicose, mania, depressão, alterações de comportamento	
Quinolonas	Droga antiTB de 2ª linha	Depressão, euforia, diminuição do limiar convulsivo	Antidepressivos: aumento do efeito

Referência: Manual de padronização de condutas para tuberculose do Hospital das Clínicas da FMUSP[20].

na via aérea), ou não invasivo (baseado no uso de máscaras). É indicada para pacientes com insuficiência respiratória aguda ou crônica agudizada[27]. A modalidade invasiva pode ser aplicada, também, em pacientes com importante rebaixamento do nível de consciência, a fim de evitar complicações relacionadas à aspiração pulmonar. Baseia-se, comumente, na oferta de ar sob pressão positiva (superior à encontrada nos alvéolos pulmonares). A aplicação de drogas sedativas é comum na modalidade invasiva, tanto no início da intubação traqueal quanto na sua manutenção, objetivando o maior conforto do paciente, assim como a adequada ventilação por parte dos aparelhos.

Durante a internação na UTI e o uso de suporte ventilatório, a preocupação e o risco de morrer aumentam significativamente; portanto, transtornos psiquiátricos e psicológicos são muito comuns.

Transtorno de estresse pós-traumático

Apesar de poucos estudos sobre o tema, estima-se que a incidência de transtorno de estresse pós-traumático (TEPT) após uso de suporte ventilatório prolongado varie entre 40 e 60% dos sobreviventes. Semelhantemente ao TEPT que se desenvolve após guerras, catástrofes ou outros eventos, no TEPT pós-ventilação os pacientes persistem com sintomas psíquicos e rememorações da intubação muito tempo após a ocorrência do evento. Os fatores de risco mais comuns para o desenvolvimento de TEPT são: tempo de intubação, tempo de internação, faixas etárias mais novas e história psiquiátrica prévia. É controverso se o uso da sedação aumenta ou diminui a incidência de TEPT: provavelmente o uso de sedação durante a intubação orotraqueal previne TEPT, pela amnésia; porém o uso prolongado de sedação pode levar ao surgimento de falsas memórias e registros inconscientes de dor e desconforto, que favoreceriam o surgimento de TEPT.

Transtorno depressivo maior

A prevalência de depressão entre os sobreviventes da assistência ventilatória mecânica também é alta, de 12 a 43%. Em alguns estudos, mostrou-se que a incidência de depressão aumenta ao longo de seis meses após a alta hospitalar, em vez de diminuir. Além disso, a depressão nestes pacientes é pouco tratada. Em outro estudo, mostrou-se que apenas um terço dos pacientes com depressão pós-assistência ventilatória estava em tratamento.

SÍNDROME DA APNEIA OBSTRUTIVA DO SONO

Introdução

A síndrome da apneia obstrutiva do sono (SAOS) é uma patologia comum nos ambulatórios de diversas especialidades médicas (pneumologia, otorrinolaringologia, clínica geral, endocrinologia e cardiologia) e está associada fortemente à presença do ronco. A descrição de pausas respiratórias já ocorria entre os gregos antigos, mas só a partir de 1965 é que a apneia do sono se tornou cientificamente reconhecida[28].

O ronco acomete 30 a 40% da população com mais de 50 anos[28], enquanto a prevalência da apneia do sono é de 2 a 4% da população adulta, aumentando com a idade, mas ainda é provavelmente subdiagnosticada. Trata-se de quadro obstrutivo ao fluxo aéreo relacionado ao sono, decorrente do desabamento de tecidos orofaríngeos, e que determina o ronco (quando ainda existe algum fluxo aéreo) e a apneia (ao ocorrer a obstrução completa ao fluxo de ar). As alterações gasimétricas associadas ao período de apneia estimulam os quimiorreceptores a ativarem o centro respiratório, o que determina o aumento da atividade dos músculos respiratórios e o despertar[28]. A apneia cessa por superficialização do sono, quando melhora o tônus da musculatura que mantém a via aérea aberta. Essa superficialização do sono, em geral, não é percebida pelo paciente, mas determina um sono não reparador e a consequente sonolência diurna. Outras queixas possivelmente relatadas são sono agitado, noctúria e sensação de sufocação noturna.

Da esfera neuropsíquica, algumas queixas podem ser motivo de encaminhamento ao psiquiatra, como astenia, insônia terminal, dificuldade de concentração, déficit de memória, irritabilidade e depressão. Além disso, a apneia do sono é agravada pelo uso de agentes que diminuam o nível de consciência, como benzodiazepínicos, alguns antidepressivos e álcool.

A apneia do sono é mais frequente em pacientes com deformidade orofaríngea (retrognatas, p. ex.), em pacientes obesos (por aumento de deposição de gordura na região do pescoço) e em idosos. Além do quadro respiratório, que pode determinar hipoxemias graves no período noturno, existem alterações cardiovasculares e metabólicas associadas à ativação do sistema nervoso autônomo, que predispõem ao desenvolvimento de hipertensão arterial sistêmica, diabetes, fibrilação atrial e insuficiência cardíaca. Pacientes com apneia do sono têm também maior predisposição a acidentes vasculares cerebrais e à hipertensão pulmonar[29]. A morbiletalidade aumenta em pacientes com apneia do sono, não só pela associação com as patologias anteriormente descritas, mas também pela possibilidade de acidentes, especialmente automotivos, relacionados à sonolência diurna.

O diagnóstico deve ser cogitado em pacientes com ronco e sonolência diurna, especialmente se houver associação dessas queixas com fatores de risco (obesidade, idade, deformidades orofaríngeas), apneias presenciadas, ou associação com comorbidades (ver acima). Os principais dados do exame físico são o aumento da circunferência cervical (acima de 40 cm), ou a detecção de alguma alteração orofaríngea. A seleção adequada dos pacientes é importante, pois o exame de eleição para o diagnóstico, avaliação da gravidade e titulação de pressão do CPAP (ver adiante) – a polissonografia – é ainda de alto custo.

O tratamento principal da apneia do sono é a retirada do fator predisponente ao quadro obstrutivo (redução do peso e correção de deformidades naso-orofaríngeas). Enquanto isso não acontece, na apneia moderada a grave, especialmente, indica-se o uso do CPAP (*continuous positive airway pressure*). Esse aparelho determina um fluxo aéreo continuamente positivo, impedindo o colabamento das vias aéreas durante o sono.

O uso de aparelhos ortodônticos pode ser indicado em pacientes com apneia leve, e naqueles que não puderam utilizar ou tiveram intolerância ao uso do CPAP. Suspensão de substâncias sedativas e incentivo à posição lateral ao dormir são medidas gerais associadas ao tratamento[29].

Transtorno depressivo maior

Prevalência

A associação entre SAOS e depressão é bastante importante: 20% dos pacientes com SAOS apresentam depressão[30].

Quadro clínico e diagnóstico diferencial

O diagnóstico da depressão associada a SAOS apresenta dificuldades do ponto de vista metodológico e clínico, uma vez que há muitos sintomas que se sobrepõem, como insônia, ganho de peso, sonolência diurna, perda da libido, anergia, fadiga e dificuldade em se concentrar[31], o que dificulta o uso de algumas escalas psicométricas investigativas, como a de Hamilton, que pontua na maioria destes sintomas[32]. Do ponto de vista clínico, o psiquiatra deverá investigar se o paciente ronca durante a noite e se apresenta fatores de risco para SAOS, como idade > 50 anos, hipertensão, diabetes e tabagismo. O clínico não deverá atribuir sintomas como fadiga e anergia como causados pela SAOS e sim por depressão[33]. Neste contexto, vale a pena utilizar exames complementares como a polissonografia.

Tratamento

É interessante notar que, contrariamente ao demonstrado nas demais síndromes respiratórias aqui revistas, as evidências de que o tratamento da SAOS melhore a sintomatologia depressiva são mais robustas. Em um estudo placebo-controlado de três braços[34], houve melhora dos sintomas depressivos com o uso de pressão aérea positiva controlada (CPAP) e de CPAP + oxigênio em relação ao *sham*, porém, a melhora nos escores específicos para depressão ocorreu apenas no grupo que recebeu oxigênio, sugerindo que a fisiopatologia de depressão na SAOS está mais relacionada com a hipoxemia crônica do que com o padrão interrompido de sono, o que sugere também certa especificidade para este tipo de depressão. Contudo, mais estudos controlados são necessários para demonstrar esta hipótese.

SÍNDROMES RESPIRATÓRIAS FUNCIONAIS

Síndromes respiratórias funcionais são condições psiquiátricas que se apresentam com sintomas inespecíficos como tosse, chiado e sibilância, podendo mimetizar e muitas vezes confundir-se com asma. Além disso, pacientes com asma também podem apresentar esses sintomas fora do contexto de uma crise asmática. Apresentamos a seguir as síndromes respiratórias funcionais mais comuns[35].

Tosse psicogênica

A tosse psicogênica é um tipo de tosse crônica. A tosse crônica é definida como aquela com duração superior a 8 semanas e cujas causas mais comuns, desconsiderando o tabagismo, são a síndrome da tosse da via aérea superior (rinites, sinusites, p. ex.), a asma brônquica, a doença do refluxo gastroesofágico e a ação de medicamentos (inibidores da enzima conversora do angiotensina). O diagnóstico de tosse psicogênica implica na suspeita de relação dos sintomas com uma causa psíquica, em que não houve sucesso na detecção de outras causas identificáveis, mesmo as causas incomuns e as de "tiques" (portanto, é um diagnóstico de exclusão), mas com melhora observada após mudança de comportamento ou com terapias de sugestão e *biofeedback*. Não deve ser confundida com a categoria definida como "tosse de causa inexplicada", que pode cursar com depressão ou ansiedade (assim como outras categorias de tosse crônica), mas sem melhora com o tratamento psiquiátrico[36]. É mais comum em crianças e, embora a apresentação clínica de tosse seca, repetitiva, barulhenta e que cessa durante o sono (diferente das crises asmáticas, que também ocorrem na madrugada) possa ser comum, em geral não permite o diagnóstico definitivo de tosse psicogênica[37]. Obviamente, os exames complementares estão normais nestes casos. A principal complicação da tosse psicogênica é o absenteísmo da escola e o tratamento envolve tranquilização e reasseguramento da família e do paciente, além de terapias de sugestão e *biofeedback* em casos mais refratários[38]. Na suspeita de tosse psicogênica, devem ser avaliadas as possibilidades de distúrbios psiquiátricos como depressão e ansiedade, história de abuso sexual, violência doméstica ou negligência[37].

Disfunção de corda vocal

A disfunção de corda vocal, que é a adução paradoxal das cordas vocais na inspiração, também é conhecida como "estridor de Munchausen", "asma factícia" ou "estridor psicossomático", entre outras designações. Do ponto de vista da psiquiatria nosológica, estas denominações são errôneas, pois raramente a disfunção de corda vocal é factícia (ou seja, proposital e intencional). Existem duas formas principais: a paroxística e a desencadeada por exercício físico, podendo coexistir num mesmo paciente[35]. Além do exercício físico, outros desencadeantes são possíveis, como estresse, agentes irritantes inalados, refluxo gastroesofágico e secreções pós-nasais[7]. Sibilância, dispneia e tosse são as apresentações mais frequentes. O problema é mais comum em mulheres jovens, embora qualquer faixa etária possa ser acometida. Pode haver localização dos sintomas na região do pescoço, bem como de sibilância predominantemente inspiratória, e com ausculta mais intensa nessa mesma região, sendo mais bem caracterizado, portanto, como estridor. Os sintomas podem melhorar simplesmente com a mudança do padrão respiratório (respiração nasal, ou expiração lenta com os lábios semicerrados). Frequentemente os pacientes recebem e permanecem com o diagnóstico de asma durante muito tempo, recebendo associação de medicamento – incluindo corticoides sistêmicos – sem melhora clínica, mas com resultados funcionais normais ou próximos da normalidade. Esses dados clínicos, associados a espirometrias com curvas expiratórias normais, ou com achatamentos da curva inspiratória, devem alertar para a possibilidade desse diagnóstico. A associação com a asma brônquica e a DRGE também é possível[7].

O diagnóstico definitivo da disfunção de corda vocal se dá pela laringoscopia durante uma crise espontânea, após a indução por exercício, ou durante um teste de broncoprovocação, evidenciando a adução das cordas vocais durante a inspiração. É controversa a importância de aspectos psiquiátricos em sua etiologia. Por exemplo, alguns estudos mostraram que apenas 11% das pacientes com disfunção de corda vocal tinham diagnósticos psiquiátricos. Por outro lado, outros estudos mostram taxas de quase 80%. Além disso, os acessos de tosse tendem a terminar com manobras distratoras ou reasseguramento do paciente[39].

O tratamento por técnicas de fonoaudiologia é o mais recomendado para esses pacientes, mas pode haver indicação de tratamento psiquiátrico, do RGE e de afastamento de desencadeantes reconhecidos[7].

Síndrome da hiperventilação

A síndrome de hiperventilação tem seu pico de prevalência em mulheres jovens, e se caracteriza por taquipneia e ansiedade, sendo muitas vezes desencadeada por um ataque de pânico. É uma condição geralmente benigna, mas pode levar a alcalose respiratória, tetania e síncope se não for adequadamente manejada. O tratamento envolve reasseguramento do paciente e utilização de manobras distratoras. Pode-se também pedir que o paciente respire em um saco fechado, como manobra de controle e para evitar a alcalose respiratória[40].

"Dispneia suspirante" (*sighing dyspnea*)

A "dispneia suspirante" se caracteriza por acessos de dispneia e respirações profundas e marcadas, na ausência de outras causas fisiológicas. Ocorre com maior frequência em mulheres jovens e também apresenta caráter paroxístico. Como nas demais síndromes respiratórias funcionais, o quadro é limitado e o tratamento envolve reasseguramento e uso de manobras distratoras[41].

MEDICAMENTOS UTILIZADOS EM PNEUMOLOGIA QUE PODEM CAUSAR MANIFESTAÇÕES PSIQUIÁTRICAS

Corticoides

Indicações

Os corticoides, grupo de medicamentos que inclui a prednisona, prednisolona, dexametasona, hidrocortisona e outros, são fármacos que têm funções semelhantes ao cortisol, hormônio produzido pelas glândulas adrenais e que regula a ativida-

de renal, a atividade inflamatória, além de diversas outras funções. Pela atividade imunossupressora, são muito utilizados em diversas doenças respiratórias. Na asma e nos casos mais graves de DPOC, os corticoides inalatórios são uma parte fundamental do tratamento, tendo importante papel profilático. Nas crises de asma e de DPOC os corticoides orais e/ou parenterais são usados rotineiramente, em doses moderada a alta.

Interface com a psiquiatria

Os efeitos adversos neuropsiquiátricos dos corticosteroides são conhecidos e bem documentados. Uma grande série de casos de quase 30 anos atrás mostrou que de 676 pacientes hospitalizados tratados com corticoides, 3,1% deles desenvolveram reações psiquiátricas agudas, e que estes efeitos apresentavam uma relação dose-resposta[42]. Apenas 1,3% dos pacientes usando menos de 40 mg/dia de prednisona apresentaram tais reações, enquanto elas ocorreram em 18,4% dos pacientes recebendo mais de 80 mg/dia de prednisona[43]. Outras séries mais recentes mostram que sintomas psiquiátricos podem ocorrer em 5 a 18% dos pacientes utilizando corticoides[44]. Embora os efeitos psiquiátricos dos corticoides tenham sido descritos inicialmente como a "psicose do esteroide", estudos mais recentes mostraram que depressão (28-40%) e mania (28-35%) são as reações psiquiátricas mais comuns dos corticoides, seguidas de psicose (11- 14%), *delirium* (10- 13%) e quadros mistos de humor (8-12%)[45-48]. Estudos em crianças demonstraram alterações de humor e de memória associadas ao uso de corticoide[43].

A idade dos pacientes parece não estar relacionada ao desenvolvimento de efeitos psiquiátricos durante o uso de corticoides, embora as mulheres pareçam ser afetadas mais frequentemente. História pregressa de doença psiquiátrica não parece ser um fator de risco para os efeitos psiquiátricos dos corticoides, embora pacientes com história de transtorno de estresse pós-traumático tenham uma chance maior de apresentar depressão durante tratamento com corticoides[49,50]. Exposição prévia a corticoides sem manifestação de reações psiquiátricas não protege os pacientes de tais efeitos caso o corticoide seja utilizado novamente.

Conduta/manejo

A abordagem terapêutica das reações psiquiátricas induzidas pelos corticoides inclui o desmame do corticoide e o tratamento dos sintomas psiquiátricos. O desmame isoladamente leva à remissão dos sintomas psiquiátricos na maior parte dos pacientes, entretanto, a redução da dose ou a suspensão do corticoide nem sempre é factível ou desejável especialmente em pacientes com doenças clínicas graves e complicadas vistas por um psiquiatra interconsultor[46]. Sintomas de mania podem ser tratados com olanzapina, lítio, carbamazepina, haloperidol e quetiapina, embora somente para a olanzapina existam evidências de benefício provenientes de ensaio clínico[51]. O tratamento dos sintomas depressivos associados ao uso de corticoides pode ser realizado com uma ampla gama de antidepressivos, uma vez que não há ensaios clínicos comparativos e todas as evidências são provenientes de relatos de casos[52], embora em relação aos tricíclicos existam alguns relatos de piora dos sintomas psiquiátricos induzidos pelos corticoides. Relatos de casos dão suporte para o uso de haloperidol e risperidona para tratamento de sintomas psicóticos induzidos pelos corticoides[53,54]. Por último, vale a pena comentar a prevenção de sintomas psiquiátricos induzidos por corticoides. Embora não existam diretrizes ou evidências provenientes de ensaios clínicos de quando indicar ou iniciar um tratamento profilático, candidatos potenciais para pré-tratamento com lítio ou outras drogas seriam pacientes que desenvolveram sintomas psiquiátricos várias vezes após cursos repetidos de corticoide e pacientes sob alto risco caso reações psiquiátricas ocorram. Finalmente, o psiquiatra deve sempre verificar a dose, o tipo e tempo de uso dos corticoides, uma vez que o uso de corticoides inalatórios (*versus* orais) e de doses baixas de corticoides diminuem o risco de reações neuropsiquiátricas adversas, que, como vimos acima, muitas vezes são dose-dependentes.

Teofilina

Indicações

A teofilina e outras xantinas são consideradas drogas de terceira linha no manejo da asma e do DPOC, apesar de serem muito usadas pela população na forma de "xaropes", que são preferidos por preço e praticidade de uso às drogas inalatórias.

Interface com a psiquiatria

Vários estudos sobre os efeitos adversos da teofilina em crianças foram conduzidos, mas existem poucos estudos com adultos. Em crianças a teofilina está implicada, como mostram inúmeros relatos, com alterações neuropsiquiátricas, incluindo alterações de memória, comprometimento das habilidades motoras, déficit de atenção e dificuldades de adaptação escolar, embora a maioria dessas alterações sejam leves e muitas vezes encontradas em estudos abertos. Evidências provenientes de estudos cegos mostram poucos efeitos neuropsiquiátricos da teofilina, particularmente um discreto aumento da ansiedade. Em adultos, os efeitos parecem ser semelhantes, embora existam menos estudos.

Conduta/manejo

Vale a pena lembrar que, atualmente, a teofilina e a aminofilina são drogas de terceira linha no tratamento da asma e da doença pulmonar obstrutiva crônica, uma vez que são pouco efetivas. Assim, diante de uma reação psiquiátrica atribuída à teofilina, a suspensão da droga está absolutamente respaldada.

Beta-agonistas

Existem vários relatos isolados na literatura de psicoses e quadros alucinatórios associado à administração de beta-agonistas em particular salbutamol em asmáticos. Entretanto a maioria dos estudos não mostrou este tipo de complicação. Pode ocorrer estímulo transitório do SNC com sensação de ansiedade, taquicardia e tremores de extremidades[56].

Anticolinérgicos

Anticolinérgicos derivados da atropina, como o brometo de ipratrópio, administrados por inalação não estão associados a efeitos adversos psiquiátricos. Por outro lado, anticolinérgicos administrados via oral estão associados a profundas reações neuropsiquiátricas.

CÂNCER DE PULMÃO

Câncer de pulmão é a terceira forma de neoplasia mais comum nos Estados Unidos e a primeira causa de morte entre os diferentes tipos de câncer. Quadros depressivos e ansiosos estão presentes em pelo menos um terço dos pacientes diagnosticados com carcinoma de pulmão de não pequenas células e se associam a pior qualidade de vida, baixa adesão ao tratamento e pior prognóstico. Indivíduos com câncer de pulmão e depressão têm uma sobrevida média de menos 7 meses comparados com pacientes não deprimidos com o mesmo tipo de câncer pulmonar.

TRANSTORNOS PSIQUIÁTRICOS LIGADOS À PANDEMIA DE COVID-19

Rogers et al.[57] publicaram recentemente uma revisão sistemática sobre aspectos neuropsiquiátricos ligados à síndrome respiratória aguda, à síndrome respiratória do Oriente-Médio e à pandemia de Covid-19.

Durante a fase aguda aproximadamente um terço dos pacientes pode apresentar um quadro psiquiátrico: confusão mental, depressão, ansiedade, distúrbios mnésticos, fadiga, alterações do sono, mania (essa provavelmente decorrente do tratamento com corticosteroides). As causas aventadas incluem hipóxia, causas imunológicas, fenômenos tromboembólicos ou encefalite. Em indivíduos hígidos, o aumento de sintomas ansiosos pelo temor da infecção pode assumir o caráter de dispneia, exigindo o diagnóstico diferencial[57].

CONSIDERAÇÕES FINAIS

Neste capítulo, expomos a interface entre a psiquiatria e algumas doenças respiratórias que julgamos de especial interesse, seja pela sua prevalência (asma, DPOC, apneia obstrutiva do sono), por razões históricas (TB) por ser um tópico importante e específico (fibrose cística) ou por ter aspecto relevante no mundo atual tal qual a pandemia pelo Covid-19. Revimos também o diagnóstico diferencial de algumas síndromes respiratórias funcionais, considerando tanto etiologias psiquiátricas quanto clínicas, e os principais efeitos neuropsiquiátricos das drogas utilizadas na pneumologia. Finalmente, discutimos alguns aspectos fisiopatológicos e modelos biológicos para explicar a interface entre algumas doenças respiratórias e psiquiátricas que podem ser relevantes àqueles que desejam iniciar um estudo mais aprofundado sobre o assunto.

Acreditamos que este capítulo reflete o movimento de (re) aproximação da psiquiatria com as áreas clínicas, uma vez que, também para as doenças respiratórias, torna-se evidente que pacientes com ambas etiologias terão benefícios ao serem atendidos por profissionais que dialogam bem entre as áreas. Dessa maneira, por meio da construção conjunta deste capítulo, com especialistas das duas áreas, esperamos ter alcançado nosso objetivo.

Para aprofundamento

- Sher Y. Psychiatric aspects of lung disease in critical care. Critical Care Clinics. 2017;33(3)601-17.
    - ⇨ Este artigo de Sher oferece uma revisão bastante atualizada sobre os diferentes aspectos aqui revisados como comorbidade das diferentes doenças pulmonares e comorbidades psiquiátricas.
- Weinstein SM, Pugach O, Rosales G, Mosnaim G, Walton SM, Martin MA. Family chaos and asthma control. Pediatrics. 2019;144:(2)1-12.
    - ⇨ Este artigo avalia as interações familiares e padrões familiares e suas relações com aspectos clínicos das crises asmáticas em crianças
- Wagner EH, Hoelterhoff Chung MC. Posttraumatic stress disorder following asthma attack: the role of agency beliefs in mediating psychiatric morbidity. J Mental Health. 2017;26:(4)1-9.
    - ⇨ Neste artigo bastante atual, os autores passeiam rapidamente pelos outros transtornos ansiosos mas fixam-se na melhor compreensão do desenvolvimento de estresse pós-traumático em pacientes asmáticos.

REFERÊNCIAS BIBLIOGRÁFICAS

1. Houaiss A. Dicionário Houaiss da Língua Portuguesa. Rio de Janeiro: Objetiva, 2001.
2. Gregerson MB. The curious 2000-year case of asthma. Psychosom Med. 2000;62:816-27.
3. Brenes GA. Anxiety and chronic obstructive pulmonary disease: prevalence, impact, and treatment. Psychosom Med. 2003;65:963-70.
4. Mahler DA, Harver A, Lentine T, Scott JA, Beck K, Schwartzstein RM. Descriptors of breathlessness in cardiorespiratory diseases. Am J Respir Crit Care Med. 1996;154:1357-63.
5. Official.Statement.of.The.American.Thoracic.Society (1999) Dyspnea: Mechanisms, Assessment and Management: A Consensus Statement. Am J Respir Crit Care Med. 159: 321-340.
6. Irwin RS, Boulet LP, Cloutier MM, Fuller R, Gold PM, Hoffstein V, et al. Managing cough as a defense mechanism and as a symptom. A consensus panel report of the American College of Chest Physician Chest. 1998;114:133-181.
7. Consenso. II Diretrizes Brasileiras no Manejo da Tosse Crônica. J Bras Pneumol. 2006;32:403-46.
8. Canning BJ. Anatomy and Neurophysiology of the Cough Reflex. Chest. 2006;129:33-47.
9. Meslier N, Charbonneau G, Racineux JL. Wheezes. Eur Respir J. 1995; 8:1942-8.
10. Gina. Global strategy for asthma management and prevention; 2009
11. **Oh H, Stickley A, Singh E, Koyanag A. Self-reported asthma diagnosis and mental health: Findings from the Collaborative Psychiatric Epidemiology Surveys. Psychiatry Res. 2019;271:721-5.**
    - ⇨ Estudo epidemiológico bastante atual sobre as relações entre asma e comorbidade psiquiátrica.
12. Deshmukh VM, Toelle BG, Usherwood T, O'Grady B, Jenkins CR. Anxiety, panic and adult asthma: a cognitive-behavioral perspective. Respir Med. 2007;101: 194-202.
13. Freire RC, Perna G, Nardi AE Panic disorder respiratory subtype: psychopathology, laboratory challenge tests, and response to treatment. Harv Rev Psychiatry 18: 220-9.
14. Niccolai V, van Duinen MA, Griez EJ. Respiratory patterns in panic disorder reviewed: a focus on biological challenge tests. Acta Psychiatr Scand. 2009;120:167-77.
15. Asmundson GJ, Stein MB. Triggering the false suffocation alarm in panic disorder patients by using a voluntary breath-holding procedure. Am J Psychiatry. 1994;151:264-6.
16. Sociedade Brasileira de Pneumologia e Tisiologia. II Consenso Brasileiro sobre DPOC. J Bras Pneumol. 2004;30.
17. Livermore N, Sharpe L, McKenzie D. Panic attacks and panic disorder in chronic obstructive pulmonary disease: a cognitive behavioral perspective. Respir Med. 2010;104:1246-1253.
18. **Bayer R, Wilkinson D. Directly observed therapy for tuberculosis: history of an idea. Lancet. 1995;345:1545-8.**
    - ⇨ Um artigo de relevância histórica exibindo uma boa revisão do tratamento da tuberculose.
19. Vega P, Sweetland A, Acha J, Castillo H, Guerra D, Fawzy MCS, et al. Psychiatric issues in the management of patients with multidrug-resistant tuberculosis. Int J Tuberc Lung Dis. 2004;8:749-59.
20. Hospital das Clínicas – FMUSP. Tuberculose: Padronização de Condutas. São Paulo, 2006.
21. Pallone KA, Goldman MP, Fuller MA. Isoniazid-associated psychosis: case report and review of the literature. Ann Pharmacother. 1993;27:167-70.
22. Duggal HS, Nizamie SH. Novel antipsychotic drugs and INH-related psychosis. Aust N Z J Psychiatry. 200;34:343-4.
23. Lewis WC, Calden G, Thurston JR, Gilson WE. Psychiatric and neurological reactions to cycloserine in the treatment of tuberculosis. Dis Chest. 1957;32:172-82.
24. Feinberg SS. Fluoroquinolone-induced depression. Am J Psychiatry. 1995;152:954-5.
25. Ribeiro JD, Ribeiro MA, Ribeiro AF. Controvérsias na fibrose cística - do pediatra ao especialista. J Pediatr (Rio J). 2002;78:S171-S186.
26. Szmuk P, Ezri T, Evron S, Roth Y, Katz J. A brief history of tracheostomy and tracheal intubation, from the Bronze Age to the Space Age. Intensive Care Med. 2008;34:222-8.
27. Carvalho CRR, Junior CT, Franca SA. III Consenso Brasileiro de Ventilação Mecânica. J Bras Pneumol. 2007;33:54-70.
28. Silva GA, Giacon LAT. Síndrome das apnéias/hipopnéias obstrutivas do sono. Rev F Med Ribeirao Preto. 2006;39:185-94.
29. Epstein LJ, Kristo D, Strollo PJ, Jr., Friedman N, Malhotra A, et al. Clinical guideline for the evaluation, management and long-term care of obstructive sleep apnea in adults. J Clin Sleep Med. 2009;5:263-76.
30. Sateia MJ. Update on sleep and psychiatric disorders. Chest. 2009; 135:1370-9.
31. Sforza E, de Saint Hilaire Z, Pelissolo A, Rochat T, Ibanez V. Personality, anxiety and mood traits in patients with sleep-related breathing disorders: effect of reduced daytime alertness. Sleep Med. 2002;3:139-45.
32. Hamilton M. A rating scale for depression. J Neurol Neurosurg Psychiatry. 1960;23:56-62.
33. **Harris M, Glozier N, Ratnavadivel R, Grunstein RR. Obstructive sleep apnea and depression. Sleep Med Rev. 2009;13:437-44.**
    - ⇨ Uma boa revisão sobre os mecanismos da apneia e desencadeamento de comorbidade psiquiátrica.
34. 34. Bardwell WA, Ancoli-Israel S, Dimsdale JE. Comparison of the effects of depressive symptoms and apnea severity on fatigue in patients with obstructive sleep apnea: a replication study. J Affect Disord. 2007;97: 181-6.
35. Weinberger M, Abu-Hasan M. Pseudo-asthma: when cough, wheezing, and dyspnea are not asthma. Pediatrics. 2007;120:855-64.
36. Irwin RS. Unexplained cough in the adult. Otolaryngol Clin North Am. 2010;43:167-80, xi-xii.
37. Irwin RS, Baumann MH, Bolser DC, Boulet LP, Braman SS, Brighthing CE, et al. Diagnosis and management of cough executive summary: ACCP evidence-based clinical practice guidelines. Chest. 2006;129:1S-23S.

38. Linz AJ. The relationship between psychogenic cough and the diagnosis and misdiagnosis of asthma: a review. J Asthma. 2007;44:347-55.

39. Hicks M, Brugman SM, Katial R. Vocal cord dysfunction/paradoxical vocal fold motion. Prim Care. 2008;35:81-103, vii.

40. Sardinha A, Freire RC, Zin WA, Nardi AE. Respiratory manifestations of panic disorder: causes, consequences and therapeutic implications. J Bras Pneumol. 2009;35:698-708.

41. Homnick DN, Pratt HD. Respiratory diseases with a psychosomatic component in adolescents. Adolesc Med. 2000;11:547-65.

42. Danielson DA, Porter JB, Lawson DH, Soubrie C, Jick H. Drug-associated psychiatric disturbances in medical inpatients. Psychopharmacology (Berl). 1981;74:105-8.

43. Bender B, Milgrom H. Neuropsychiatric effects of medications for allergic diseases. J Allergy Clin Immunol. 1995;95:523-8.

44. Cerullo MA. Expect psychiatric side effects from corticosteroid use in the elderly. Geriatrics. 2008;63: 15-18.

45. Lewis DA, Smith RE. Steroid-induced psychiatric syndromes. A report of 14 cases and a review of the literature. J Affect Disord. 1983;5:319-32.

46. Sirois F. Steroid psychosis: a review. Gen Hosp Psychiatry. 2003;25:27-33.

47. Rundell JR, Wise MG. Causes of organic mood disorder. J Neuropsychiatry Clin Neurosci. 1989;1:398-400.

48. Naber D, Sand P, Heigl B. Psychopathological and neuropsychological effects of 8-days' corticosteroid treatment. A prospective study. Psychoneuroendocrinology. 1996;21:25-31.

49. Patten SB, Neutel CI. Corticosteroid-induced adverse psychiatric effects: incidence, diagnosis and management. Drug Saf . 2000;22:111-122.

50. Brown ES, Suppes T, Khan DA, Carmody TJ, 3rd. Mood changes during prednisone bursts in outpatients with asthma. J Clin Psychopharmacol. 2002;22:55-61.

51. Brown ES, Chamberlain W, Dhanani N, Paranjpe P, Carmody TJ, Sargeant M. An open-label trial of olanzapine for corticosteroid-induced mood symptoms. J Affect Disord. 2004;83:277-281.

52. Wada K, Yamada N, Suzuki H, Lee Y, Kuroda S. Recurrent cases of corticosteroid-induced mood disorder: clinical characteristics and treatment. J Clin Psychiatry. 2006;1:261-7. Uma revisão boa sobre o diagnóstico, reconhecimento e manejo de quadros psiquiátricos induzidos por corticosteroides.

53. Ahmad M, Rasul FM. Steroid-induced psychosis treated with haloperidol in a patient with active chronic obstructive pulmonary disease. Am J Emerg Med. 1999;17:735.

54. De Silva CC, Nurse MC, Vokey K. Steroid-induced psychosis treated with risperidone. Can J Psychiatry. 2002;47:388-9.

55. Sikter A, Frecska E, Braun IM, Gonda X, Rihmer Z. The role of hyperventilation-hypocapnia in the pathomechanism of panic disorder. Rev Bras Psiq. 2007;29(4):375-9.

56. Hall RC, Beresford TP, Stickney SK, Nasdahl CS, Coleman JH. Psychiatric reactions produced by respiratory drugs. Psychosomatics 1985;26(7):605-8, 615-6.

57. **Rogers PJ, Chesney E, Oliver D, Pollak TA, McGuir P, Fusar-Poli P, et al. Psychiatric and neuropsychiatric presentations associated with severe coronavirus infections: a systematic review and meta-analysis with comparison to the Covid-19 pandemic. Lancet Psychiatry. 2020;7(7):611-27.**
   ⇒ **Esse artigo traz descobertas importantes e atualizadas sobre as questões de consequências psiquiátricas da infecção por Covid-19.**

13

Interconsulta em doenças do sistema gastrointestinal

Eduardo de Castro Humes
Taís Michele Minatogawa-Chang

Sumário

Introdução
Síndrome do intestino irritável
    Aspectos epidemiológicos e clínicos da síndrome do intestino irritável
    Reações psicológicas à síndrome do intestino irritável e ao seu tratamento
    Síndromes psiquiátricas associadas à síndrome do intestino irritável
Doenças inflamatórias intestinais (DII): retocolite ulcerativa (RCUI) e doença de Crohn (DC)
    Aspectos epidemiológicos e clínicos das doenças inflamatórias intestinais
    Reações psicológicas às DII e aos seus tratamentos
    Síndromes psiquiátricas associadas às DII
Obesidade e cirurgia bariátrica
    Aspectos epidemiológicos e manejo da obesidade
    Indicação e contraindicações psiquiátricas para a realização da cirurgia bariátrica
    Síndromes psiquiátricas associadas à cirurgia bariátrica
Doença celíaca
    Aspectos epidemiológicos e clínicos da doença celíaca
    Reações psicológicas à doença celíaca e ao seu tratamento
    Síndromes psiquiátricas associadas à doença celíaca
Dispepsia funcional
    Aspectos epidemiológicos e clínicos da dispepsia funcional
    Síndromes psiquiátricas associadas à dispepsia funcional
Doença de Hirschsprung
    Aspectos epidemiológicos e clínicos da Doença de Hirschsprung
    Reações psicológicas à doença de Hirschsprung e ao seu tratamento
    Síndromes psiquiátricas associadas à doença de Hirschsprung
Doença do refluxo gastroesofágico (DRGE)
    Aspectos epidemiológicos e clínicos da DRGE
    Síndromes psiquiátricas associadas à DRGE

Hepatites virais
Cirrose e insuficiência hepática
Pancreatite
Medicamentos utilizados em gastroenterologia que podem causar manifestações psiquiátricas
    Medicamentos utilizados na síndrome do intestino irritável
    Medicamentos utilizados nas doenças inflamatórias intestinais
    Medicamentos utilizados em obesidade e cirurgia bariátrica
    Medicamentos utilizados na doença celíaca
    Medicamentos utilizados na dispepsia funcional
    Medicamentos utilizados na doença de Hirschsprung
    Medicamentos utilizados na doença do refluxo gastroesofágico
    Medicamentos utilizados nas hepatites virais
    Medicamentos utilizados na cirrose e na insuficiência hepática
    Medicamentos utilizados nas pancreatites
Considerações finais
Perspectivas
Vinheta clínica
Para aprofundamento
Referências bibliográficas

Pontos-chave

- A proporção de pacientes com doenças gastrointestinais que preenchem critérios diagnósticos para transtornos psiquiátricos de eixo I situa-se entre 40 e 94%.
- Os inibidores seletivos da recaptura de serotonina são eficazes no tratamento de transtornos psiquiátricos e doenças gastrointestinais funcionais.
- Pacientes com Síndrome do intestino irritável e doenças inflamatórias intestinais geralmente apresentam mais transtornos psiquiátricos comórbidos em comparação com pacientes com outras doenças clínicas ou gastrointestinais.

- A cirurgia bariátrica pode apresentar repercussões positivas em escores de sintomatologia psiquiátrica, mas deve ser acompanhada de perto, em função da possibilidade de resultados negativos.
- A doença celíaca é uma patologia pouco reconhecida por médicos em geral e seus sintomas podem incluir manifestações neuropsiquiátricas.
- Pacientes portadores de doença celíaca não aderentes à dieta apresentam piora nos escores de depressão. Não há consenso do mecanismo envolvido, mas as hipóteses envolvem má-absorção do triptofano e reações moduladas pela autoimunidade.
- Indivíduos com transtorno de pânico são quase 5 vezes mais propensos a apresentar sintomas da Síndrome do intestino irritável em comparação com aqueles sem diagnóstico psiquiátrico.
- As evidências para o uso de antidepressivos na dispepsia funcional são fracas ou inexistentes.
- Pacientes psiquiátricos representam uma população especial que apresenta maior prevalência de hepatites virais, em especial a hepatite C.
- Pacientes portadores de cirrose com comorbidade psiquiátrica devem ser medicados com medicações com menor parcela de metabolização e excreção hepática, que seja fraca inibidora do citocromo p450 e de baixo potencial hepatotóxico.
- Pacientes em insuficiência hepática estão em risco para encefalopatia hepática e a abordagem medicamentosa deverá ser especialmente cuidadosa.
- A pancreatite aguda secundária à desnutrição proteico-calórica tem sido descrita em transtornos alimentares ou, raramente, no transtorno depressivo.
- Diversas medicações utilizadas no manejo de transtornos gastrointestinais, em especial os corticoides e o interferon-alfa, estão associadas a sintomas psiquiátricos.

INTRODUÇÃO

Respostas fisiológicas intestinais apresentam estreita relação com estados emocionais, como tristeza, raiva e medo. A proporção de pacientes que preenchem critérios diagnósticos para transtornos psiquiátricos de eixo I situa-se entre 40 e 94%, com uma tendência à concentração na faixa superior[1]. Entretanto, ainda não se conhece a natureza dessa associação. Pesquisas apontam para os efeitos do estresse sobre a interação cérebro /intestino como uma hipótese para explicar essa estreita ligação[2,3]. Avanços em neurofisiologia evidenciaram o papel da serotonina e dos agentes moduladores de 5-HT no intestino. Acredita-se que a serotonina medeia respostas sensórias e reflexas a estímulos gastrointestinais. As ações periféricas da serotonina incluem o estímulo a neurônios intrínsecos, a contração e o relaxamento da musculatura lisa, resultando em reflexos peristálticos e secretores. Assim, a serotonina parece ser um denominador comum à motilidade intestinal e à regulação do hu-

mor[4]. Em concordância com essa hipótese, verifica-se que os inibidores seletivos da recaptura de serotonina são eficazes no tratamento de transtornos psiquiátricos e doenças gastrointestinais funcionais[4].

SÍNDROME DO INTESTINO IRRITÁVEL (SII)

Aspectos epidemiológicos e clínicos da síndrome do intestino irritável

A SII é uma doença funcional crônica que afeta 10 a 15% da população[5]. Os sintomas são mais comuns entre mulheres, em proporções de 2:1 a 3:1[3]. A comorbidade com transtornos psiquiátricos é muito frequente: esquizofrenia (17%), transtorno depressivo (27%), transtorno de ansiedade generalizada (37%) e transtorno do pânico (16 a 46%)[4].

Os principais sintomas que caracterizam a SII são desconforto e dor abdominais crônicos (Tabela 1).

Tabela 1 Critérios de Roma III para síndrome do intestino irritável

Dor ou desconforto abdominal recorrente por pelo menos 3 dias por mês nos últimos 3 meses, associado com 2 ou mais dos seguintes sintomas:
Melhora com a evacuação
Início associado a uma mudança na freqüência das fezes
Início associado a uma mudança na forma das fezes

Baseada em Longstreth et al., 2006[6].

Os mecanismos fisiopatológicos incluem hipersensibilidade visceral, desregulação do sistema nervoso autonômico, hiperreatividade da musculatura lisa (respostas exageradas da motilidade a diversos desencadeantes), anormalidades nos níveis de neurotransmissores ou nos receptores aos neurotransmissores e ativação mantida do sistema imune após uma infecção, estresse ou fatores psicológicos[7].

A síndrome do intestino irritável está frequentemente associada a condições comórbidas, por exemplo, fibromialgia (32-77%), síndrome da fadiga crônica (14-92%), dor pélvica crônica (29-79%) e disfunção da articulação temporomandibular (16-64%)[7]. Sintomas somáticos não relacionados ao sistema gastrointestinal também têm sido relatados, incluindo cefaleias (23-42%), lombalgias (28-82%), fadiga (36-63%), palpitações (10-44%) e alterações na frequência urinária (21-61%)[7]. Além disso, outras doenças gastrointestinais têm sido relatadas em comorbidade, como doença do refluxo gastroesofágico (47%), incontinência fecal (21%) e dor anorretal (34%)[7].

Reações psicológicas à síndrome do intestino irritável e ao seu tratamento

Vários estudos sugerem que os pacientes com SII apresentam uma tendência à angústia, ao pensamento negativo e à catastrofização[1]. Outro aspecto a ser considerado é a resposta comportamental e verbal às sensações e aos sintomas físicos. Uma resposta é anormal ou maladaptativa quando for excessiva ou abaixo do esperado para determinada situação. Evidências empíricas sugerem que pacientes com SII tendem a um limiar abaixo do normal para suportar a doença e buscam prontamente um tratamento[1,8].

O impacto para cada paciente em termos de visitas médicas, prejuízo à qualidade de vida ou intensidade da dor, é resultado da interação dos efeitos da fisiologia intestinal, dos sistemas nervoso central e entérico, além de aspectos perceptuais, cognitivos, emocionais e comportamentais (Figura 1).

A relação entre a fisiologia intestinal e os elementos psicossociais existe em um *continuum*. A maioria dos pacientes com SII tem uma forma leve da doença com características adaptativas e somente uma menor proporção apresenta dificuldades maladaptativas[1].

O tratamento de transtornos, como depressão e ansiedade, com antidepressivos e ansiolíticos pode reduzir o prejuízo associado com a doença intestinal e proporcionar o desenvolvimento ou o uso de recursos de enfrentamento para os pacientes lidarem com seu problema de saúde. Por tais motivos, os antidepressivos são recomendados para sintomas moderados a graves de SII. Em geral, administram-se doses baixas para se obter os efeitos neuromoduladores centrais e periféricos[1].

Além da abordagem psicofarmacológica, quatro modalidades de psicoterapias foram adequadamente avaliadas através de estudos controlados: terapia cognitivo-comportamental, hipnose, terapia psicodinâmica e treino em relaxamento.

Síndromes psiquiátricas associadas à síndrome do intestino irritável

Os transtornos psiquiátricos mais comuns em associação com a SII são os transtornos do humor (27-29%), transtornos ansiosos (17-46%) e esquizofrenia (19%)[5,9].

Os antidepressivos demonstraram um benefício terapêutico para os sintomas de SII com uma redução de 58% para os antidepressivos tricíclicos (ADTc) e 55% para os inibidores seletivos da recaptura de serotonina (ISRS)[10].

Depressão

Postula-se que mudanças nas características do microbioma e na permeabilidade do trato gastrointestinal secundárias à disfunção do sistema imunológico estejam implicadas na fisiopatologia da associação entre a SII e a depressão[11]. Apesar de o mecanismo fisiopatológico não ser completamente conhecido, a hipótese da influência do sistema imunológico traz à tona a possibilidade de novas abordagens terapêuticas, como o estudo do papel das interleucinas e dos "psicobióticos" (bactérias com efeitos positivos na saúde mental)[12].

Além disso, disfunções no eixo hipotálamo-hipófise-adrenal em resposta ao estresse comprometem a neuroplasticidade; a incapacidade do paciente de apresentar uma flexibilidade neural está envolvida no desenvolvimento da comorbidade entre depressão e SII[11].

Um estudo comparou grupos de portadores de SII divididos quanto ao padrão do hábito intestinal (constipação *versus* diarreia)[13]. O grupo com predomínio de constipação apresentou maior gravidade de sintomas depressivos, ansiosos e sentimentos de raiva. A principal hipótese relaciona os sintomas psiquiátricos com uma hipofunção serotoninérgica central e periférica que afetaria o humor e as funções gastrointestinais. Nesse sentido, os sintomas psiquiátricos podem ser considerados como específicos e integrantes à SII, e não como causas ou consequências da SII.

Os antidepressivos tricíclicos reduzem a sensibilidade à dor e melhoram a qualidade de sono. Entretanto, não são recomendados como tratamento de primeira linha para sintomas psiquiátricos em pacientes com doenças gastrointestinais funcionais. Os ISRS são a classe de escolha devido ao menor perfil de efeitos colaterais e maior janela terapêutica em doses efetivas[14].

Os IRSN, como a venlafaxina e a duloxetina, têm um lugar de destaque no tratamento da dor crônica associada com a depressão e podem ser uma opção terapêutica[14].

Ansiedade

Em uma reanálise do estudo *Epidemiologic Catchment Area* (n = 13.537), os participantes com Transtorno de Pânico foram quase 5 vezes mais propensos a ter sintomas de SII em comparação com aqueles sem diagnóstico psiquiátrico[15].

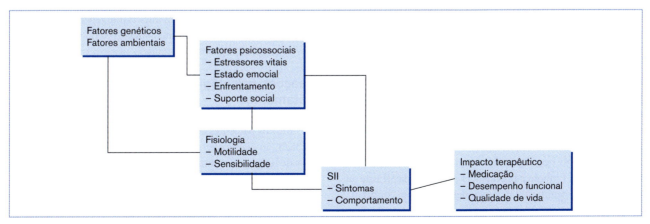

Figura 1 Modelo conceitual da síndrome do intestino irritável. Fonte: modificada de Palsson e Drossman, 2005[1].

A taxa de síndrome do intestino irritável entre as pessoas com transtorno do pânico parece ser o dobro daquela encontrada em indivíduos sem o transtorno. Até um terço dos pacientes com SII apresentam transtorno do estresse pós-traumático (TEPT); e abuso físico ou abuso sexual e TEPT são mais frequentes em mulheres com SII do que naquelas portadoras de outras doenças gastrointestinais e elevam a vulnerabilidade para o início ou a piora da SII[16].

A ansiedade relacionada aos sintomas gastrointestinais difere de sintomas ansiosos gerais e denota gravidade ao quadro da SII[17]. Tal especificidade envolve as cognições e comportamentos diretamente relacionados à sensibilidade visceral, tais como preocupação, medo, vigilância, sensibilidade e esquiva.

Uma frequência elevada de SII também foi relatada no transtorno obsessivo-compulsivo (35%) e no transtorno de ansiedade generalizada (37%)[5]. De maneira semelhante, os pacientes com SII apresentam altas taxas de comorbidade com transtornos ansiosos, por exemplo, o transtorno do estresse pós-traumático (36%)[5].

Transtorno de somatização

O transtorno de somatização é definido pelo relato de múltiplos sintomas em vários órgãos e sistemas, identificados ao longo do tempo, pois os pacientes geralmente não os queixam durante uma única vez ao entrevistador. Os sintomas característicos são formalmente definidos como queixas físicas que aparentam problemas médicos, mas que não se sustentam após uma avaliação clínica.

Em geral, o relato não se restringe a sintomas físicos de difícil explicação. A maioria dos pacientes refere vários sintomas de muitos transtornos psiquiátricos que não preenchem critérios diagnósticos. Uma observação interessante é que os pacientes com transtorno de somatização relatam mais sintomas depressivos, ansiosos e psicóticos do que aqueles que realmente sofrem com tais transtornos[18]. Durante a evolução, as queixas são mantidas ao longo do tempo em contraposição aos pacientes deprimidos que apresentam queixas inexplicáveis na vigência de um episódio depressivo, porém dificilmente na ausência da alteração de humor.

As taxas de prevalência do transtorno de somatização situam-se entre 15% e 48% dos pacientes com SII[18]. Em média, o transtorno de somatização é diagnosticado em um quarto a um terço dos pacientes com SII[7].

Como outros transtornos psiquiátricos e doenças funcionais, o transtorno de somatização não apresenta um marcador biológico e o diagnóstico baseia-se no relato de sintomas. A queixa envolve vários sintomas gastrointestinais e físicos, como neurológicos, sexuais, dolorosos e psiquiátricos. O diferencial entre SII e transtorno de somatização é muitas vezes dificultado pela frequente ocorrência de outras doenças funcionais em comorbidade[18]. Embora a prevalência específica da SII e de outras doenças gastrointestinais funcionais não sejam conhecidas para os pacientes com transtorno de somatização, existem evidências de que a maioria dos indivíduos com transtorno de so-

matização queixam-se de pelo menos dois sintomas gastrointestinais inexplicáveis[18].

Nenhum psicofármaco mostrou-se efetivo para o tratamento dos transtornos de somatização, sendo que os antidepressivos geralmente são utilizados no tratamento de comorbidades. Pacientes com transtornos de somatização apresentam mais reações adversas e maior probabilidade ao abuso[18].

DOENÇAS INFLAMATÓRIAS INTESTINAIS (DII): RETOCOLITE ULCERATIVA (RCUI) E DOENÇA DE CROHN (DC)

Aspectos epidemiológicos e clínicos das doenças inflamatórias intestinais

As DII são divididas em RCUI, DC e doença inflamatória intestinal não especificada. Clinicamente podem apresentar diarreia, dor abdominal, emagrecimento e febre, sendo geralmente diferenciadas através da endoscopia e da patologia, sendo que a doença de Crohn geralmente não está restrita ao cólon, como a retocolite.

Além das manifestações no trato gastrointestinal, as doenças inflamatórias podem apresentar manifestações em outros sistemas, em até 65% dos casos, que são mais frequentes quanto maior a extensão da doença no cólon[19]. Podemos observar manifestações urológicas (insuficiência renal, litíase renal, fístulas vesicoentéricas, nefroesclerose e nefrite, por exemplo), articulares (artralgia, sacroileíte, espodilite anquilosante), dermatológicas (eritema nodoso, pioderma gangrenoso, psoríase), vasculares (trombose venosa, vasculites), e oftalmológicas (uveíte, episclerite, vitreíte, amaurose, conjuntivite)[19].

As prevalências mundiais de DII são diversas, variando nos Estados Unidos entre 26 e 198,5 casos por 100.000 habitantes para DC e 37,5 e 229 para RCUI[20]. Em pesquisa realizada no nosso meio, a prevalência estimada de retocolite foi de 14,81 casos a cada 100.000 habitantes, 5,65 casos habitantes para a doença de Crohn e 2,14 casos por 100.000 habitantes para doenças inflamatórias intestinais não especificadas[21].

O início dos sintomas é mais frequente na população jovem e, como apresentam evolução longa e episódica, estão associados a importantes prejuízos, afetando diversas esferas do funcionamento individual, com importante repercussão na qualidade de vida, além de estarem associadas a maiores prevalências de neoplasias gastrointestinais[22].

Reações psicológicas às DII e aos seus tratamentos

Muitos pacientes apresentam reações similares ao luto associadas ao diagnóstico de uma DII, envolvendo os cinco estágios de Küber-Ross. Em especial entre crianças e adolescentes, podemos observar fenômenos como a redução da independência, da percepção de controle, alterações da autoimagem e da percepção de saúde, além de prejuízos nos relacionamentos com amigos e familiares[23].

Entre crianças e adolescentes estes prejuízos são modulados por aspectos do desenvolvimento físico (em função de desnutrição, por exemplo) e da severidade da doença (em função de dor, necessidade de hospitalização ou incontinência, por exemplo), além de aspectos ambientais, como reação familiar[23,24].

Podem também ser observadas frustração e raiva, sentimentos frequentemente externados em relação ao tratamento e aos diversos procedimentos diagnósticos aos quais estes pacientes são submetidos[25].

Síndromes psiquiátricas associadas às DII

Depressão

A DII, em especial a RCUI, está associada a maior prejuízo de qualidade de vida e maior prevalência de sintomas psíquicos, em especial depressão (prevalência de 15%), quando comparada a outras doenças crônicas[26].

Depressão e estressores ambientais ao longo da vida estão associados a pior prognóstico na evolução da DII e piora da qualidade de vida, com maior repercussão na esfera sexual[27,28]. Há ainda evidências que sugerem que pacientes com sintomas depressivos apresentam menor resposta a esquemas terapêuticos para doença de Crohn[29]. Alterações fisiológicas associadas à doença, como o próprio processo inflamatório e o tratamento com imunomoduladores, em especial corticosteroides, podem resultar em modificações em processos biológicos cerebrais, modificando a resposta afetiva e favorecendo respostas comportamentais adaptativas[23]. Estes achados são corroborados por observações que pacientes com formas sintomáticas mais agressivas da doença apresentam maior gravidade de sintomas depressivos em relação a pacientes assintomáticos[30].

Os inibidores seletivos de recaptura de serotonina ou os inibidores mistos de recaptura de serotonina e noradrenalina são escolhidos como primeira linha de tratamento e a bupropiona pode ser usada como primeira escolha, especialmente em pacientes com queixas de apatia e anergia[31].

Entretanto, muitos gastroenterologistas relataram ceticismo ao prescrever antidepressivos por não crerem em sua efetividade e não acreditarem que esta medida poderia causar impacto na qualidade de vida de seus pacientes[32].

A literatura apresenta alguns estudos sobre psicoterapia psicodinâmica ou terapia comportamental em pacientes com DII e, apesar de não apresentar impacto a evolução da doença, apresenta melhora de sintomas psíquicos, da qualidade de vida e da resiliência[33]. A intervenção psicoterápica associada ao ensino de técnicas de relaxamento favorece menor procura de serviços de saúde[34].

Estratégias de educação sobre a doença e grupos de pacientes são importantes ferramentas para melhorar a qualidade de vida e reduzir sintomas psíquicos de pacientes com DII[35,36].

Ansiedade

Segundo recente revisão sistemática, a prevalência de ansiedade é de 20%[26]. O manejo de sintomas ansiosos deve ser realizado com os inibidores seletivos da recaptura de serotoni-

na como primeira escolha. Pacientes com sintomas ansiosos podem se beneficiar da indicação de psicoterapias (psicodinâmicas ou comportamentais)[33]. Em um estudo realizado na Suécia, Larsson[35] e colaboradores observaram redução importante de escores de ansiedade através de estratégias de educação sobre a doença.

OBESIDADE E CIRURGIA BARIÁTRICA

Aspectos epidemiológicos e manejo da obesidade

A obesidade é definida pela CID-11 como o armazenamento anormal ou excessivo de gordura secundário a causas diferentes, incluindo desequilíbrio energético, drogas e distúrbios genéticos[37]. Nos últimos anos vem apresentando um aumento gradual de obesidade entre homens e mulheres, sendo que em 2016, aproximadamente 39% da população com mais de 18 anos apresentavam sobrepeso e 11% dos homens e 15% das mulheres eram obesas, o que corresponde a mais de meio bilhão de obesos mundialmente[38]. É esperado que até 2025 a obesidade acometa 18% nos homens e 21% nas mulheres, sendo que a obesidade mórbida ultrapassará 6% nos homens e 9% nas mulheres[39].

O diagnóstico é clínico, realizado a partir de diversos instrumentos sendo que o mais comumente utilizado, apesar de limitações, é o índice de massa corpórea (o IMC), sendo que o sobrepeso é definido por um IMC acima de 25 kg/m^2 e a obesidade por um IMC superior a 30 kg/m^2. Apesar das limitações relativas ao IMC, onde fatores como idade, massa muscular e etnia podem influenciar sua relação com a gordura corporal, sua facilidade de aplicação, sem a necessidade de outros dados mantém seu uso como referência.

O manejo da obesidade envolve a modificação do desequilíbrio entre o aporte energético e seu consumo, geralmente envolvendo reeducação alimentar e atividade física, eventualmente com o uso de medicações para facilitar a perda de peso. Entretanto para casos de obesidade de maior severidade (IMC superior a 40 kg/m^2, obesidade mórbida) ou presença de comorbidades clínicas (como síndrome metabólica) as diversas cirurgias bariátricas podem ser indicadas, sendo as duas principais utilizadas atualmente as cirurgias de by-pass gástrico e gastrectomia vertical, além da banda gástrica[40].

Indicação e contraindicações psiquiátricas para a realização da cirurgia bariátrica

A indicação da cirurgia bariátrica geralmente é dada pelo clínico geral ou o endocrinologista que está seguindo o paciente. Entretanto o psiquiatra muitas vezes é chamado, tanto para avaliar esta indicação ou avaliar da presença de comorbidades que potencialmente contraindiquem a realização do procedimento.

Na avaliação, é necessário não apenas compreender a motivação, mas verificar a capacidade de compreensão factual dos elementos envolvidos no ato, no programa pré-operatório e pós-operatório[41]. O conhecimento das dinâmicas do paciente, de potenciais elementos estressores, do sistema de suporte e das habilidades para o seu enfrentamento são importantes para verificar estratégias a serem desenvolvidas no seguimento psicoterápico que deve acompanhar estes indivíduos, mas que também tem que ter em mente a relação afetiva com a alimentação, quais objetivos do paciente e adequação das expectativas de perda de peso, como o tempo esperado para perda de peso, as diferenças entre a imagem corporal atual e a que deseja, o impacto esperado nos relacionamentos, no envolvimento com pessoas em geral, e nos relacionamentos profissionais, além do impacto nas habilidades físicas[41,42].

Entre as contraindicações por adoecimento psiquiátrico há a presença de diversos diagnósticos, entre eles: psicose ativa, bulimia nervosa, transtorno grave de personalidade, transtorno por uso de substâncias, distúrbio intelectual sem suporte social adequado e risco não adequado para tentativas de suicídio ou internações psiquiátricas[41].

Síndromes psiquiátricas associadas à cirurgia bariátrica

Depressão

O transtorno mental mais comumente diagnosticado entre pacientes que buscam cirurgia bariátrica é a depressão, estando presente em aproximadamente 19% dos candidatos[43]. As evidências sobre o impacto da sintomatologia depressiva prévia na perda ponderal pós-cirúrgica são controversas, aparentemente não apresentando impacto[43]. Na direção oposta há uma redução da sintomatologia depressiva e da prevalência de sintomas depressivos aparentemente relacionadas à redução de peso[44]. Chama ainda a atenção um subgrupo de paciente que experimenta novos episódios, por vezes mais graves, para os quais não parece haver marcador de risco e cujos novos episódios estão associados a risco de suicídio, realçando a necessidade do monitoramento regular do estado psíquico[45].

Ansiedade

Ansiedade é comumente associada ao ganho de peso, aparentemente há uma curva em U entre sintomatologia ansiosa e o IMC, ao contrário de uma curva linear que é mais facilmente observável[46], denota uma relação mais complexa entre estes dois fenômenos.

Aproximadamente 13% dos candidatos a cirurgia bariátrica apresentam algum transtorno ansioso[43], sendo que a cirurgia bariátrica reduz os escores de sintomas no longo prazo[44].

Transtornos alimentares

Entre os transtornos alimentares, o transtorno alimentar mais comumente associado a busca de cirurgia bariátrica é o transtorno da compulsão alimentar periódica (TCAP)[43]. Geralmente pacientes portadores de TCAP apresentam melhora dos sintomas após o procedimento cirúrgico, entretanto um subgrupo de pacientes, em especial aqueles com comorbidades psi-

quiátricas outras, apresentam um risco maior de reganho de peso e retorno de comportamentos patológicos alimentares[47].

Especificidades do manejo

Após a realização da cirurgia bariátrica, em especial nos casos submetidos ao by-pass gástrico, a absorção da medicação pode apresentar alteração, geralmente com redução, mas em alguns casos, como o lítio, com aumento da absorção[48,49]. Esta alteração, somada a alteração de peso corporal, em especial da gordura corporal, determina modificações individuais de farmacocinética que implicam na necessidade da revisão individualizada dos regimes terapêuticos pré-cirúrgicos.

Alguns estudos evidenciam que a presença de adoecimento psiquiátrico pré-mórbido está associada a pior prognóstico do peso pós-cirúrgico no longo prazo[50], após muitas vezes apresentarem melhores resultados no curto prazo.

Entre as intervenções não farmacológicas, as com maior impacto nesta população são terapia cognitiva-comportamental, com impacto em hábitos alimentares (em especial em portadores de TCAP e comer emocional) e funcionamento psicológico (principalmente relacionado à qualidade de vida, sintomatologia depressiva e ansiosa), com pouco impacto nos comportamentos alimentares e modificações de estilo de vida[51]. Aparentemente o momento ideal para a indicação destas intervenções seria logo no início do período pós-operatório, permitindo modificações anteriores a instalação de disfunções alimentares pós-cirúrgicas ou reganho de peso.

Alguns estudos sugerem que a função executiva apresente um impacto na evolução pós-cirúrgica, em especial a memória de trabalho previa a perda ponderal e o controle inibitório previa a adesão às recomendações alimentares[52].

É importante ainda lembrar que após a realização da cirurgia, muitos pacientes necessitarão novos procedimentos cirúrgicos para o excesso de pele resultante do emagrecimento, com impacto na qualidade de vida e autoimagem corporal[53]. Entre os principais fatores relacionados a falta de sucesso nos procedimentos a literatura a presença de dismorfia corporal atual, impulsividade, comportamentos compulsivos e sentimentos de inquietação corporal, reforçando a necessidade da participação do psiquiatra junto a equipe cirúrgica que atende a estes pacientes[54].

DOENÇA CELÍACA

Aspectos epidemiológicos e clínicos da doença celíaca

A Doença Celíaca é uma doença do intestino delgado em que a ingesta de glúten desencadeia um processo inflamatório. Este processo favorece sintomas inespecíficos associados à má--absorção intestinal, como sensação de distensão abdominal e diarreia crônica e, eventualmente, fadiga e dor abdominal[55]. Sua prevalência na assistência primária é de aproximadamente 2,4%, com prevalência maior entre portadores de outras doenças autoimunes (como tireoidites, diabete melito do tipo I), mas mui-

13 • INTERCONSULTA EM DOENÇAS DO SISTEMA GASTROINTESTINAL — 1277

tos portadores, que permanecem assintomáticos ou oligossintomáticos por anos, não são diagnosticados adequadamente[55].

O diagnóstico é realizado pela pesquisa de autoanticorpos, em especial, antigliadina, antirreticulina e antiendomísio, e confirmado pela biópsia de intestino delgado realizado por endoscopia digestiva alta.

Reações psicológicas à doença celíaca e ao seu tratamento

Mulheres, portadoras ou familiares de celíacos, apresentam com maior frequência relatos de desgaste emocional, presumivelmente relacionados a preocupações com a compra e o preparo de alimentos livres de glúten, assim como dificuldades financeiras e interpessoais decorrentes[56].

Síndromes psiquiátricas associadas à doença celíaca

Depressão

Pacientes com doença celíaca apresentam uma probabilidade significativamente maior de apresentar transtornos do humor, depressão, distimia e transtorno de ajustamento[57,58]. Entretanto, estes achados não se mantêm quando os pacientes estão submetidos a uma dieta livre de glúten[56]. Entre as explicações para uma maior prevalência de sintomas depressivos entre pacientes portadores de DCel, encontramos a má absorção intestinal, favorecendo um menor aporte de triptofano, e mecanismos relacionados a autoimunidade[57].

Estes mecanismos poderiam explicar a diferença entre as prevalências de transtornos psiquiátricos, em especial a depressão, entre crianças sensíveis ao glúten e adolescentes celíacos[59].

Outra evidência clara neste sentido foi obtida pelo seguimento de quatro anos de 53 pacientes celíacos, onde maior número de pacientes evoluiu com mais sintomas depressivos quando não aderiram adequadamente à dieta[58]. Neste estudo o número de pacientes limitado não permitiu uma significância estatística para diferenciar a evolução quanto a preencher os critérios para diagnóstico de depressão. Entre os pacientes que seguiram estritamente a dieta, os escores de qualidade de vida e os escores da escala BDI (*Beck Depression Inventory*), aproximaram-se aos valores dos controles no início do estudo.

Ansiedade

Pacientes com doença celíaca apresentam maiores prevalências de transtornos ansiosos de maneira geral e, em especial uma maior prevalência de transtorno do pânico, com um *odds ratio* de até 7,3 para esta comorbidade[57,60]. A maior prevalência também é observada em pacientes que estão assintomáticos por estarem em uma dieta livre de glúten, mesmo que em menor intensidade[56]. Entre os mecanismos propostos para explicar esta diferença em relação ao observado em pacientes com depressão, podemos citar aspectos relacionados a adaptação ao diagnóstico e dificuldades para participar de atividades sociais.

Outros diagnósticos

Uma recente revisão sistemática e metanálise apontaram para uma associação entre doença celíaca e risco aumentado para transtornos alimentares, transtorno do espectro autista e transtorno do déficit de atenção e hiperatividade, embora o mecanismo fisiopatológico ainda não esteja claro[61].

Especificidades do manejo

A doença celíaca é uma patologia pouco conhecida entre os médicos em geral e apresenta sintomas que podem mimetizar quadros puramente psiquiátricos ou os sintomas podem levar ao clínico a ignorar síndromes psiquiátricas subjacentes. Muitas vezes o portador de doença celíaca pode apresentar queixas que podem ser interpretadas como transtornos exclusivamente psiquiátricos, como quadros cognitivos de início precoce, ou sintomas de somatização como alertas de queixas psíquicas, como a associação entre fadiga e dor abdominal inespecífica.

DISPEPSIA FUNCIONAL

Aspectos epidemiológicos e clínicos da dispepsia funcional

Dispepsia funcional é um termo utilizado para se referir a um "desconforto abdominal recorrente e persistente localizado no abdômen superior"[62].

Fatores psicológicos, tais como doenças psiquiátricas e transtornos de personalidade, desempenham um papel no desenvolvimento de sintomas dispépticos. De fato, encontram-se maiores taxas de depressão e ansiedade em pacientes dispépticos[63]. Estes pacientes apresentam maiores níveis de sofrimento psíquico e somatização em comparação com os não dispépticos[64].

Além disso, estudos populacionais relatam que os indivíduos com sintomas dispépticos têm mais comorbidades psiquiátricas em comparação com uma população saudável[65]. A prevalência da dispepsia varia de 26% nos Estados Unidos para 41% na Inglaterra[66]. Apesar de apenas 20-25% dos indivíduos com dispepsia procurarem atendimento médico, o problema é responsável por 2-5% das visitas a serviços de assistência primária[66].

Eventos estressores parecem associar-se com o início ou exacerbação de sintomas dispépticos. Existe uma associação direta entre a gravidade dos sintomas dispépticos e a apresentação psicopatológica. Em particular, a presença de somatização, depressão e idade jovem associa-se a quadros graves de dispepsia[67].

As estratégias de enfrentamento diante de eventos estressores variam de acordo com a intensidade dos sintomas. Pacientes com dispepsia leve são menos propensos a comportamentos de esquiva, enquanto aqueles com sintomas dispépticos mais intensos utilizam-se da esquiva com maior frequência[67].

Entre os pacientes com desconforto epigástrico, os sintomas mais frequentes não relacionados com o trato gastrointestinal são: cefaleia (47%), tontura (36%), desconforto torácico (23%), palpitações (21%) e sudorese (17%). Tais sintomas são parecidos com os de pânico e merecem ser pesquisados na anamnese[62].

Síndromes psiquiátricas associadas à dispepsia funcional

Várias hipóteses, como anormalidades na secreção de ácido gástrico, distúrbios motores, causas psiquiátricas, hipersensibilidade visceral e intolerância alimentar - têm sido propostas para explicar a origem da dispepsia funcional. De acordo com a hipótese psiquiátrica, os sintomas da dispepsia podem ser atribuídos à ansiedade, depressão ou transtorno de somatização[68].

Diante de um quadro de difícil tratamento, especula-se que os sintomas possam manifestar um distúrbio psiquiátrico subjacente. Além disso, a redução dos sintomas devido a intervenções psicológicas, como o *biofeedback*, o controle do estresse, a psicoterapia interpessoal, a terapia cognitiva e o uso de antidepressivos, reforçam a hipótese psiquiátrica[68].

Os fatores psicológicos exercem considerável influência na percepção física da dispepsia funcional. Por exemplo, depressão e ansiedade explicaram aproximadamente 30% do componente psíquico e 10% dos sintomas físicos de pacientes com dispepsia funcional, enquanto as respectivas proporções foram de 20% e 5%, respectivamente, em portadores de hepatopatia crônica[69].

Os antidepressivos são usados no tratamento da dispepsia funcional com base em três proposições. Em primeiro lugar, os antidepressivos podem reduzir a gravidade dos sintomas psiquiátricos, que podem exacerbar os sintomas da dispepsia funcional. Em segundo lugar, alguns antidepressivos apresentam ação analgésica central e existem algumas evidências de disfunção do SNC, por exemplo, alterações do fluxo sanguíneo cerebral. Finalmente, essas drogas podem ter ações farmacológicas no intestino[70]. A escolha da medicação antidepressiva depende dos sintomas alvo, do quadro clínico geral (incluindo as comorbidades) e o perfil de efeitos colaterais.

Entretanto, as evidências para o uso de antidepressivos na dispepsia funcional são fracas ou inexistentes.

DOENÇA DE HIRSCHSPRUNG

Aspectos epidemiológicos e clínicos da Doença de Hirschsprung

A doença de Hirschsprung (DH) é definida pela ausência congênita de células ganglionares no cólon. Entre as crianças com DH, 16% apresentam algum transtorno psiquiátrico[71].

Reações psicológicas à doença de Hirschsprung e ao seu tratamento

As crianças com DH são submetidas a vários procedimentos para diagnóstico, cirurgia e internações hospitalares. Estes fatores podem representar uma ameaça ao bem-estar psicossocial dos pacientes.

Os resultados pós-operatórios em crianças com DH geralmente são satisfatórios. No entanto, algumas crianças com DH podem permanecer com algum grau de disfunção intestinal ao longo da vida. A sujeira provocada pela eliminação involuntária de fezes tem um grande impacto sobre o funcionamento psicossocial de crianças com DH. Isso ocorre porque a sujeira é constrangedora, causa vergonha e é socialmente inaceitável[72].

Síndromes psiquiátricas associadas à doença de Hirschsprung

O funcionamento psicossocial correlaciona-se com o grau de continência das fezes. A incontinência fecal provoca vergonha, constrangimento e isolamento social[71].

Comentários dos pais em forma de críticas também são significativamente correlacionados com a continência fecal. Especula-se que os adolescentes com DH, que permanecem incontinentes após a idade esperada para um maior controle fecal, evocam mais críticas devido às expectativas parentais sobre uma melhora dos sintomas[71]. Por tal motivo, o fato de que os pacientes com DH podem manter problemas de incontinência durante a adolescência deve ser levado em consideração no aconselhamento dos pais em relação às reais expectativas sobre o treino de defecação e higienização.

A motivação para o controle de fezes aumenta com a idade e um bom suporte familiar é importante para o funcionamento psicossocial[71]. Em geral, os pacientes com DH apresentam sintomas de internalização: baixa autoestima, esquiva, ansiedade e tristeza[71]. Um estudo demonstrou que a gravidade da depressão em crianças com malformações congênitas anorretais difere conforme a faixa etária[73]. Crianças com 12 anos ou mais apresentam sintomas depressivos mais graves[73].

Os adolescentes que crescem com uma doença crônica em geral apresentam um atraso no desenvolvimento global quando comparados com indivíduos saudáveis. Tal atraso pode ser considerado como um ponto desfavorável, pois a realização dos principais marcos do desenvolvimento é de grande importância para a adaptação para a vida adulta[74].

Os jovens que cresceram com uma doença crônica apresentam menos comportamentos de risco, como a busca por novas experiências. Embora isso possa ser considerado como fora do esperado para a faixa etária, o menor envolvimento em atividades arriscadas pode não ser tão desfavorável em virtude dos cuidados necessários que estes jovens devem ter com a saúde. Apesar do que se considera para as doenças crônicas em geral, os adultos jovens que cresceram com DH parecem ter um desempenho social compatível com a população em geral, aparentando uma capacidade para adaptar a sua doença à participação em atividades cotidianas[75].

DOENÇA DO REFLUXO GASTROESOFÁGICO (DRGE)

Aspectos epidemiológicos e clínicos da DRGE

A doença do refluxo gastro-esofágico, cujo principal sintoma é a queimação retroesternal, é relatada em cerca de 40% da população adulta dos Estados Unidos pelo menos uma vez ao mês, em 14% semanalmente e em 7% diariamente.

Os pacientes com DRGE apresentam uma alta prevalência de comorbidade com transtornos psiquiátricos[76]. Os mais frequentes são transtorno bipolar (19%), depressão (18%), esquizofrenia paranoide (18%), outras esquizofrenias (16%), dependência do álcool (9%), abuso de múltiplas substâncias (2%) e transtorno de personalidade borderline (1%)[77].

Síndromes psiquiátricas associadas à DRGE

Existem três possíveis mecanismos pelos quais o transtorno psiquiátrico pode exercer influência sobre o esôfago:

- Efeito de diferentes medicamentos psiquiátricos.
- Efeito psicológico intrínseco.
- Efeito indireto de maus hábitos de vida.

Apesar dos pacientes com transtornos psiquiátricos utilizarem psicofármacos e apresentarem maior prevalência de tabagismo, nenhum desses fatores parece significativo na etiologia da DRGE em comparação com a mera presença de um diagnóstico psiquiátrico[77].

Pacientes com DRGE apresentam mais sintomas de ansiedade e depressão em comparação com indivíduos saudáveis. Em um estudo populacional, 3.153 pacientes com DRGE foram avaliados quanto à presença de comorbidade psiquiátrica em relação a 40.210 sujeitos saudáveis78. Os indivíduos que relataram ansiedade sem depressão apresentaram um risco 3,2 vezes maior (IC 95%: 2,7-3,8) de refluxo. O grupo com depressão sem ansiedade tinha 1,7 vezes (IC 95%: 1,4-2,1) aumento do risco de refluxo. Já os indivíduos com ansiedade e depressão apresentaram 2,8 vezes (IC 95%: 2,4-3,2) aumento do risco de refluxo quando comparados com indivíduos sem ansiedade ou depressão.

Em relação aos traços de personalidade, indivíduos com um nível mais elevado de impulsividade e alta emoção expressa parecem mais propensos a reagir com um aumento na produção de ácido gástrico quando submetidos ao estresse em comparação com pacientes com baixo nível de impulsividade[76]. Na verdade, os indivíduos com baixo nível de impulsividade reagiram ao estresse com uma diminuição na secreção de ácido gástrico. O aumento da secreção de ácido gástrico tem sido observado em indivíduos com maior tendência para a instabilidade emocional[76].

O papel dos ansiolíticos e antidepressivos em pacientes com DRGE e comorbidade psiquiátrica ainda é desconhecido. Deve-se ter cautela, pois os pacientes com DRGE em uso de psicofármacos tendem a experimentar uma variedade de efeitos colaterais, incluindo boca seca, retenção urinária, turvação visual, constipação, sedação (em especial com antidepressivos tricíclicos), náuseas, diarreia, dor abdominal, disfunção erétil e alteração da libido (especialmente com ISRS).

HEPATITES VIRAIS

As hepatites virais são altamente prevalentes em nosso meio e, em especial, a hepatite B e a hepatite C, estão associadas a maior evolução para cirrose e hepatocarcinoma.

Estudo entre doadores voluntários de sangue brasileiros, uma população geralmente com hábitos de vida mais saudáveis, observou que a prevalência de sorologia positiva para contato com o vírus da hepatite B (anticorpo Anti-HBc positivo) é de aproximadamente 4,64% e infecção ativa (definida presença de AgHBs), de 0,35%, enquanto o contato com o vírus da hepatite C ocorreu em 0,58% dos doadores[79]. Diversos estudos sugerem maior prevalência destas infecções entre pacientes com doença mental[80]. Esta observação vai de encontro ao observado em outros países[81]. A associação oposta também é observada, com maior prevalência de transtornos mentais, inclusive transtorno afetivo bipolar e esquizofrenia, entre pacientes com hepatite C[82].

A presença de comorbidade de transtorno mental com a infecção pela hepatite C está altamente associada a piores escores de qualidade de vida, em relação a pacientes sem diagnóstico psiquiátrico estabelecido[83].

Entre as explicações propostas para a maior prevalência encontramos menor adesão a uso de preservativo, maior engajamento em outros comportamentos de risco, maior impulsividade, inclusive sexual e o comportamento de alguns pacientes dependentes químicos que trocam favores sexuais por drogas[80,81].

O manejo da infecção crônica pelos vírus B e C da hepatite não é realizado para todos os portadores, sendo necessária uma avaliação clínica, incluindo avaliação da função hepática e da realização de biópsias hepáticas para determinar se e quando será realizado. Envolve a administração da associação de ribaverina e interferon-alfa, sendo que este último está associado a uma ampla gama de efeitos neuropsiquiátricos, incluindo depressão, ansiedade, mania, psicose e *delirium*[84-91].

CIRROSE E INSUFICIÊNCIA HEPÁTICA

A cirrose e a insuficiência hepática raramente ocorrem, a exceção de quando induzidas pelo consumo de álcool, em especial quando em comorbidade com a infecção com o vírus da hepatite C, como uma condição secundária a um transtorno psiquiátrico, e raramente são observadas como efeito colateral de um psicofármaco[92].

A maioria dos psicofármacos apresenta metabolização hepática, principalmente através do sistema do citocromo P450. Assim, pacientes em insuficiência hepática devem ser medicados com especial atenção para o risco de encefalopatia hepática. Algumas medicações apresentam maior potencial de hepatotoxicidade e, portanto, devem ser indicadas em casos excepcionais, sendo realizada monitorização hepática próxima.

Os antipsicóticos são medicações pouco afetadas por alterações da função hepática e, quando presentes, devem ser iniciados e titulados de maneira lenta e gradativa A amisulprida é uma alternativa elegante, uma vez que praticamente não é metabolizada pelo fígado e tem excreção biliar mínima. A risperidona, clozapina e as fenotiazinas estão associadas à colestase, devendo ser utilizadas com maior cuidado[93].

Os antidepressivos inibidores da recaptura de serotonina são predominantemente metabolizados pelo fígado, devendo ser usados com cuidado, sendo que a paroxetina está associada a casos de hepatotoxicidade. A preferência é pelo escitalopram que apresenta menor inibição do citocromo p450. Os antidepressivos tricíclicos devem ser utilizados em doses baixas, observando a magnitude dos efeitos colaterais (em especial a sonolência). A trazodona e, em especial, a nefazodona estão associadas a lesões hepáticas[94].

O uso de benzodiazepínicos deve ser evitado, em função do potencial de sonolência, associado à sua metabolização errática em pacientes hepatopatas. Assim, quando da necessidade da prescrição destes, os benzodiazepínicos de meia-vida curta e que possuem menor número de passagens hepáticas (como o lorazepam) constituem a primeira opção[95].

Entre os estabilizadores do humor, o lítio, e também a carbamazepina e a oxcarbazepina, parecem ser opções seguras. Entretanto, as duas últimas, pelo potencial de alterações hepáticas menores, devem ser monitorizadas de perto. Os sais derivados do ácido valproico estão associados a um grande número de relatos de hepatotoxicidade (acima de 1/10.000 pacientes), especialmente em pacientes pediátricos[96].

PANCREATITE

Faltam estudos que relacionem possíveis alterações psiquiátricas secundárias à pancreatite. Porém, a literatura dispõe de relatos de pancreatite secundária a uso de psicofármacos[97,98] ou como uma condição secundária a um transtorno psiquiátrico, como em dependentes de álcool[92,99].

A pancreatite aguda secundária à desnutrição proteico-calórica tem sido descrita em transtornos alimentares[100] ou, raramente, no transtorno depressivo[99].

A fisiopatologia ainda permanece desconhecida. A desnutrição proteico-calórica provoca atrofia das células acinares, metaplasia epitelial e dilatação cística dos dutos no pâncreas. Há também aumento da liberação de grânulos de zimogênio e altos níveis de tripsinogênio. Em pacientes desnutridos, a terceira parte do duodeno é comprimida entre a aorta e a coluna vertebral posteriormente e o pedículo neurovascular da artéria mesentérica superior anteriormente devido à perda do coxim de gordura ao redor do feixe neurovascular da mesentérica superior. Esse fenômeno tem sido chamado de Síndrome da artéria mesentérica superior e pode causar íleo duodenal e, talvez, elevar a pressão do ducto pancreático. Este efeito é acentuado pela realimentação após um período de inanição[101].

A desnutrição proteico-calórica também está associada com um aumento de mediadores inflamatórios, como o fator de necrose tumoral alfa (TNF-alfa) e interleucinas (IL), IL-1 e IL-6, que parecem desempenhar um papel na pancreatite. Níveis de TNF, IL-1 e IL-6 são elevados no início e também pode causar progressão de pancreatite aguda por suas propriedades de ativação de leucócitos após a lesão inicial às células acinares[102].

Alterações na arquitetura pancreática, altos níveis de tripsinogênio e aumento das pressões no ducto pancreático podem finalmente levar à ativação de tripsinogênio a tripsina dentro do pâncreas e a subsequente ativação de outras proteases, desencadeando processos inflamatórios que levam à pancreatite. A pancreatite que ocorre diante de desnutrição proteico-calórica, anorexia e realimentação foi denominada "síndrome do caos alimentar".

MEDICAMENTOS UTILIZADOS EM GASTROENTEROLOGIA QUE PODEM CAUSAR MANIFESTAÇÕES PSIQUIÁTRICAS

Medicamentos utilizados na síndrome do intestino irritável

O tratamento envolve o uso dos antidepressivos, que podem provocar a piora inicial de angústia e sintomas depressivos ou ansiosos e mania[103,104].

O tratamento pode incluir ainda o uso de bactérias pró-bióticas, antiespasmódicos (como associações de hiosciamina e escopolamina) e antidiarreicos (como a loperamida)[103].

A escopolamina pode, em raros casos, estar associada à síndrome anticolinérgica, que em casos graves pode envolver confusão mental, agitação e alucinações[105]. Há relatos de caso de abuso de loperamida em pacientes com comorbidade de ansiedade e diarreia[106].

Medicamentos utilizados nas doenças inflamatórias intestinais

O manejo das doenças inflamatórias intestinais baseia-se no uso de corticosteroides e outros imunossupressores (como a azatioprina e a ciclosporina), salicilatos (como a sulfassalazina) e agentes quimioterápicos (como o metotrexate). Em especial, a doença de Crohn é tratada com o metronidazol, um antibiótico.

Há ampla literatura associada a alterações do humor desencadeadas pelo uso de corticoides, em especial, com episódios hipomaníacos e maníacos, mas também sendo observados episódios depressivos e estados mistos[107,108,109]. As alterações do humor são dose-dependentes; os sintomas maníacos costumam surgir com frequência durante as primeiras semanas de terapia, enquanto os sintomas depressivos estão mais associados ao uso de longo prazo[107,109].

O manejo envolve a possível redução ou suspensão do tratamento com corticoides e introdução de carbonato de lítio, lamotrigina ou antipsicóticos e, eventualmente, antidepressivos[107].

O metronidazol pode estar associado a psicoses e episódios depressivos e maníacos[110]. A ciclosporina apresenta diversos relatos de desencadeamento ou piora de sintomas psicóticos e emergência de sintomas depressivos e ansiosos[111,112].

As demais medicações, utilizadas como imunomoduladores ou antiinflamatórios, não estão regularmente associadas à emergência de sintomas psiquiátricos. Há relatos esparsos de ansiedade associada à azatioprina[113]. A sulfassalazina apresenta apenas relatos de casos de associação com depressão ou psicose[114,115]. O metotrexate está associado a alterações cognitivas, especialmente em crianças, e a disfunção erétil[116].

Medicamentos utilizados em obesidade e cirurgia bariátrica

O manejo da obesidade envolve a modificação do desequilíbrio entre o aporte energético e seu consumo, geralmente envolvendo reeducação alimentar e atividade física, eventualmente com o uso de medicações para facilitar a perda de peso. Entre as medicações tem destaque o orlistate, que não é absorvido sistemicamente, alguns antidepressivos (em especial sibutramina, bupropiona e fluoxetina), naltrexone (um antagonista opioide), estabilizadores do humor (em especial o topiramato) e diversas medicações com ação em receptores GLP-1, em especial a liraglutida e a exenatida[117,118].

Medicamentos utilizados na doença celíaca

O tratamento da doença celíaca é baseado na introdução de dieta adequada associada a conscientização do paciente e seus familiares sobre a necessidade de dieta.

Medicamentos utilizados na dispepsia funcional

O tratamento clínico é realizado pela administração de antidepressivos, principalmente inibidores da recaptura de serotonina, associados ou não a medicamentos pró-cinéticos, como a metoclopramida e domperidona[104].

A metoclopramida e a domperidona, antagonistas dopaminérgicos, estão mais frequentemente associadas ao surgimento de sintomas extrapiramidais, em especial acatisia, mas também há relatos de precipitação de sintomas de depressão, mania e ansiedade[119,120].

Medicamentos utilizados na doença de Hirschsprung

O manejo é eminentemente cirúrgico, sendo que o uso de medicamentos é, via de regra, sintomático.

Medicamentos utilizados na doença do refluxo gastroesofágico

O manejo é baseado em medidas comportamentais (emagrecimento, dieta, elevação de decúbito,), na administração de inibidores de bomba de prótons, ou bloqueadores dos receptores H2 e, excepcionalmente, de pró-cinéticos, como a metoclopramida e a domperidona. Há raros relatos de casos associado a administração ou a descontinuação de inibidores de bomba de prótons a *delirium*[121,122]. Assim como os bloqueadores de receptores H2 estão associados em relatos anedóticos a *delirium*, a sintomas depressivos e maníacos[123,124,125].

Medicamentos utilizados nas hepatites virais

O manejo da infecção crônica pelos vírus B e C da hepatite envolve a administração da associação de ribaverina e interferon-alfa. O interferon-alfa está altamente associado a transtornos psiquiátricos, principalmente observados entre a segunda e a décima sexta semanas, sendo que raramente se iniciam após 20 semanas[84,86,87].

O desenvolvimento de sintomas depressivos, eventualmente com ideação, planejamento e tentativa de suicídio, é amplamente descrito[84,85,86,87]. Ansiedade é observada regularmente, assim como aumento de irritabilidade[86,87]. Também são observados relatos de casos de psicose induzida por interferon, com casos breves ou crônicos[84,86,90], e mania[89,91].

Pacientes com sintomas leves a moderados devem ser tratados respeitando o potencial hepatotóxico de alguns psicotrópicos, e em casos graves ou persistentes, além do tratamento psiquiátrico, a redução da dose do interferon ou a descontinuação do tratamento deve ser discutida[84,86,87,90].

Durante a década de 1990, discutiu-se a realização de tratamento profilático com antidepressivos em pacientes eutímicos, mas este tipo de abordagem não é realizado, sendo preconizada, antes da introdução do tratamento para a hepatite, avaliação psiquiátrica e tratamento de eventuais sintomas presentes antes do tratamento, além do seguimento próximo durante o tratamento[84,85,126].

Medicamentos utilizados na cirrose e na insuficiência hepática

Não há tratamentos específicos para estas condições clínicas, devendo sempre haver cuidado quando da administração de qualquer medicação em função da alteração da metabolização e o risco de sobrecarga da função hepática, favorecendo a instalação de encefalopatia hepática.

Medicamentos utilizados nas pancreatites

A maioria dos pacientes tratados agudamente por pancreatite recebe apenas sintomáticos, antipiréticos, antieméticos e hidratação. Eventualmente podem ser submetidos a procedimentos cirúrgicos. O manejo de pancreatites crônicas envolve a abordagem do processo desencadeador e, algumas vezes a suplementação oral de enzimas pancreáticas, que não tem ação sistêmica.

CONSIDERAÇÕES FINAIS

As evidências disponíveis apontam para a importância em se reconhecer os transtornos psiquiátricos associados às doenças gastrointestinais, por isso a avaliação diagnóstica e o tratamento individualizado segundo a apresentação dos sintomas psiquiátricos são essenciais a uma abordagem bem-sucedida.

Como os sintomas gastrointestinais são geralmente inespecíficos, muitas vezes desencadeados por estresse ou outros eventos vitais, é crucial assegurar ao paciente que sua condição é benigna e apresenta opções de tratamento adequadas.

Na escolha do tratamento, o paciente deve estar ciente sobre os potenciais efeitos adversos associados com doses baixas de antidepressivos, usar cautelosamente agentes antidiarreicos e antiespasmódicos e receber orientações sobre a mudança no estilo de vida.

PERSPECTIVAS

Em relação à prática clínica, a detecção precoce e a intervenção em transtornos psiquiátricos devem ser incorporadas como elementos integrantes do manejo de pacientes com doenças gastrointestinais. Tal abordagem traria como implicações, a melhora na qualidade de vida e a redução na ocorrência de comorbidade entre os portadores de doenças gastrointestinais.

Quanto às estratégias de pesquisa, estudos futuros deveriam avaliar a população geral, pacientes da clínica geral ou sujeitos provenientes da assistência primária. Além disso, faltam avaliações sobre as condições comórbidas mais comuns em uma mesma amostra e o uso de critérios clínicos bem definidos para cada um dos transtornos avaliados.

Vinheta clínica

Paciente de 32 anos, mulher, apresenta queixa de fadiga, mal-estar geral, sensação de que sua barriga está inchada, obstipação, acorda regularmente durante a noite com cólicas, dificuldade para se concentrar, falta de energia e dificuldade para se animar e sentir prazer com atividades que antes eram prazerosas. Passou recentemente no seu endocrinologista que solicitou exame de tireoide (acompanha por tireoidite de Hashimoto, atualmente sem sintomas e com níveis hormonais normais). Nota que parte dos sintomas pioraram quando viajou para a Itália e teve episódios de diarreia, que associou ao tempero das massas que comia diariamente.

Diante do quadro clínico apresentado, as hipóteses diagnósticas a serem consideradas são Doença celíaca e depressão.

Com o objetivo de confirmar o diagnóstico da doença gastrointestinal, solicitou-se pesquisa de anticorpo antigliadina, anti-reticulina e antiendomísio, e endoscopia digestiva alta com biópsia.

Após o diagnóstico e o tratamento da doença celíaca por 6 meses, a paciente apresentou melhora da sintomatologia relacionada com o hábito intestinal e dor, mas persistiu com falta de energia e anedonia. Por isso, decidiu-se introduzir o escitalopram 10 mg/dia.

No acompanhamento após 1 mês de uso do antidepressivo, a paciente relatou que estava mais disposta e cada vez mais próxima de como se reconhece.

Para aprofundamento

- Drossman DA, Creed FH, Olden KW, Svedlund J, Toner BB, Whitehead WE. Psychosocial aspects of the functional gastrointestinal disorders. Gut. 1999;45 Suppl 2:II25-30.
  ⇨ Relevante artigo de revisão com taxa de citação relativa de 5.76. Esta taxa indica o desempenho relativo da citação de um artigo, quando comparado a outros artigos em sua área de pesquisa. Um valor acima de 1,0 mostra que uma publicação tem uma taxa de citação acima da média para seu grupo. A taxa de 5.76 evidencia a relevância deste artigo para o tema abordado.
- Kennis M, Gerritsen L, van Dalen M, Williams A, Cuijpers P, Bockting C. Prospective biomarkers of major depressive disorder: a systematic review and meta-analysis. Mol Psychiatry. 2020;25(2):321-38.
  ⇨ Recente revisão sistemática e metanálise sobre os fatores de neuroimagem, gastrointestinais, imunológicos, neurotróficos, hormonais e do estresse oxidativos possivelmente implicados na fisiopatologia da depressão.
- Wieërs G, Belkhir L, Enaud R, Leclercq S, Philippart de Foy JM, Dequenne I, et al. How probiotics affect the microbiota. Front Cell Infect Microbiol. 2020;9:454.
  ⇨ Revisão ampla e atual sobre um tema com crescimento exponencial nos últimos cinco anos.

REFERÊNCIAS BIBLIOGRÁFICAS

1. Palsson OS, Drossman DA. Psychiatric and psychological dysfunction in irritable bowel syndrome and the role of psychological treatments. Gastroenterol Clin North Am. 2005;34(2):281-303.
2. **Gracie DJ, Hamlin PJ, Ford AC. The influence of the brain-gut axis in inflammatory bowel disease and possible implications for treatment. Lancet Gastroenterol Hepatol. 2019;4(8):632-42.**
   ⇨ Relevante análise sobre o eixo cérebro-intestino na doença inflamatória intestinal e na síndrome do intestino irritável.
3. Mayer EA, Craske M, Naliboff BD. Depression, anxiety, and the gastrointestinal system. J Clin Psychiatry. 2001;62 Suppl 8:28-36.
4. Masand PS, Keuthen NJ, Gupta S, Virk S, Yu-Siao B, Kaplan D. Prevalence of irritable bowel syndrome in obsessive-compulsive disorder. CNS Spectr. 2006;11(1):21-5.
5. Gros DF, Antony MM, McCabe RE, Swinson RP. Frequency and severity of the symptoms of irritable bowel syndrome across the anxiety disorders and depression. J Anxiety Disord. 2009;23(2):290-6.
6. Longstreth GF, Thompson WG, Chey WD, Houghton LA, Mearin F, Spiller RC. Functional bowel disorders. Gastroenterology. 2006;130(5):1480-91.
7. Whitehead WE, Palsson O, Jones KR. Systematic review of the comorbidity of irritable bowel syndrome with other disorders: what are the causes and implications? Gastroenterology. 2002;122(4):1140-56.

8. Whitehead WE, Palsson OS, Levy RR, Feld AD, Turner M, Von Korff M. Comorbidity in irritable bowel syndrome. Am J Gastroenterol. 2007;102(12):2767-76.

9. Mikocka-Walus A, Knowles SR, Keefer L, Graff L. Controversies revisited: a systematic review of the comorbidity of depression and anxiety with inflammatory bowel diseases. Inflamm Bowel Dis. 2016;22(3):752-62.

10. Grundmann O, Yoon SL. Irritable bowel syndrome: epidemiology, diagnosis and treatment: an update for health-care practitioners. J Gastroenterol Hepatol. 2010;25(4):691-9.

11. Mudyanadzo TA, Hauzaree C, Yerokhina O, Architha NN, Ashqar HM. Irritable bowel syndrome and depression: a shared pathogenesis. Cureus. 2018;10(8):e3178.

12. **Foster JA, Rinaman L, Cryan JF. Stress & the gut-brain axis: regulation by the microbiome. Neurobiol Stress. 2017;7:124-36.**
    ⇨ **Artigo recente que aborda um tema atual: como a microbiota pode influenciar a neurobiologia do estresse.**

13. Muscatello MR, Bruno A, Pandolfo G, Micò U, Stilo S, Scaffidi M, et al. Depression, anxiety and anger in subtypes of irritable bowel syndrome patients. J Clin Psychol Med Settings. 2010;17(1):64-70.

14. Mayer EA, Tillisch K, Bradesi S. Review article: modulation of the brain-gut axis as a therapeutic approach in gastrointestinal disease. Aliment Pharmacol Ther. 2006;24(6):919-33.

15. Lydiard RB, Greenwald S, Weissman MM, Johnson J, Drossman DA, Ballenger JC. Panic disorder and gastrointestinal symptoms: findings from the NIMH Epidemiologic Catchment Area project. Am J Psychiatry. 1994;151(1):64-70.

16. Roy-Byrne PP, Davidson KW, Kessler RC, Asmundson GJ, Goodwin RD, Kubzansky L, Lydiard RB, Massie MJ, Katon W, Laden SK, Stein MB. Anxiety disorders and comorbid medical illness. Gen Hosp Psychiatry. 2008;30(3):208-25.

17. Jerndal P, Ringström G, Agerforz P, Karpefors M, Akkermans LM, Bayati A, et al. Gastrointestinal-specific anxiety: an important factor for severity of GI symptoms and quality of life in IBS. Neurogastroenterol Motil. 2010;22(6):646-e179.

18. North CS, Hong BA, Alpers DH. Relationship of functional gastrointestinal disorders and psychiatric disorders: implications for treatment. World J Gastroenterol. 2007;13(14):2020-7.

19. Mota ES, Kiss DR, Teixeira MG, Almeida MG, Sanfront FA, Habr-Gama A, et al. Manifestações extra-intestinais em doença de crohn e retocolite ulcerativa: prevalência e correlação com o diagnóstico, extensão, atividade, tempo de evolução da doença. Rev Bras Coloproct, 2007;27(4):349-63.

20. Loftus EV Jr, Sandborn WJ. Epidemiology of inflammatory bowel disease. Gastroenterol Clin North Am. 2002;31(1):1-20.

21. Victoria CR, Sassak LY, Nunes HRC. Incidence and prevalence rates of inflammatory bowel diseases, in midwestern of São Paulo State, Brazil. Arq. Gastroenterol. 2009;46(1):20-5.

22. Odes S. How expensive is inflammatory bowel disease? A critical analysis. World J Gastroenterol. 2008;14(43):6641-7.

23. Szigethy E, McLafferty L, Goyal A. Inflammatory bowel disease. Child Adolesc Psychiatr Clin N Am. 2010;19(2):301-318, ix.

24. Mamula P, Markowitz JE, Baldassano RN. Inflammatory bowel disease in early childhood and adolescence: special considerations. Gastroenterol Clin North Am. 2003;32(3):967-95, viii.

25. Akobeng AK, Suresh-Babu MV, Firth D, Miller V, Mir P, Thomas AG. Quality of life in children with Crohn's disease: a pilot study. J Pediatr Gastroenterol Nutr. 1999;28(4):S37- S39.

26. **Neuendorf R, Harding A, Stello N, Hanes D, Wahbeh H. Depression and anxiety in patients with inflammatory bowel disease: a systematic review. J Psychosom Res. 2016;87:70-80.**
    ⇨ **Revisão sistemática para atualizar os dados de prevalência de depressão e ansiedade entre os pacientes com doença inflamatória intestinal**

27. Cámara RJ, Ziegler R, Begré S, Schoepfer AM, von Känel R; Swiss Inflammatory Bowel Disease Cohort Study (SIBDCS) group. The role of psychological stress in inflammatory bowel disease: quality assessment of methods of 18 prospective studies and suggestions for future research. Digestion. 2009;80(2):129-39.

28. **Graff LA, Walker JR, Bernstein CN. Depression and anxiety in inflammatory bowel disease: a review of comorbidity and management. Inflamm Bowel Dis. 2009;15(7):1105-18.**
    ⇨ **Revisão sobre a prevalência de transtornos de ansiedade e depressão na SII, o papel desses distúrbios como fator de risco para o início da SII, o grau em que afetam o curso da SII e a contribuição do tratamento com corticosteroides para o início dos sintomas psiquiátricos.**

29. Persoons P, Vermeire S, Demyttenaere K, Fischler B, Vandenberghe J, Van Oudenhove L, et al. The impact of major depressive disorder on the short- and long-term outcome of Crohn's disease treatment with infliximab. Aliment Pharmacol Ther. 2005;22(2):101-10.

30. Szigethy E, Levy-Warren A, Whitton S, Bousvaros A, Gauvreau K, Leichtner AM, et al. Depressive symptoms and inflammatory bowel disease in children and adolescents: a cross-sectional study. J Pediatr Gastroenterol Nutr. 2004;39(4):395-403.

31. Mikocka-Walus AA, Turnbull DA, Moulding NT, Wilson IG, Andrews JM, Holtmann GJ. Antidepressants and inflammatory bowel disease: a systematic review. Clin Pract Epidemiol Ment Health. 2006;2:24.

32. Mikocka-Walus AA, Turnbull DA, Moulding NT, Wilson IG, Andrews JM, Holtmann GJ. "It doesn't do any harm, but patients feel better": a qualitative exploratory study on gastroenterologists' perspectives on the role of antidepressants in inflammatory bowel disease. BMC Gastroenterol. 2007;7:38.

33. von Wietersheim J, Kessler H. Psychotherapy with chronic inflammatory bowel disease patients: a review. Inflamm Bowel Dis. 2006;12(12):1175-84.

34. Deter HC, Keller W, von Wietersheim J, Jantschek G, Duchmann R, Zeitz M; German Study Group on Psychosocial Intervention in Crohn's Disease. Psychological treatment may reduce the need for healthcare in patients with Crohn's disease. Inflamm Bowel Dis. 2007;13(6):745-52.

35. Larsson K, Sundberg Hjelm M, Karlbom U, Nordin K, Anderberg UM, Lööf L. A group-based patient education programme for high-anxiety patients with Crohn disease or ulcerative colitis. Scand J Gastroenterol. 2003;38(7):763-769.

36. Oliveira S, Zaltman C, Elia C, Vargens R, Leal A, Barros R, Fogaça H. Quality-of-life measurement in patients with inflammatory bowel disease receiving social support. Inflamm Bowel Dis. 2007;13(4):470-4.

37. World Health Organization (WHO). International Statistical Classification of Diseases and Related Health Problems, 11th Revision (ICD-11). Geneve; 2018.

38. World Health Organization (WHO). Global Health Observatory (GHO) data - Overweight and obesity. Geneve; 2020. Disponível em: https://www.who.int/gho/ncd/risk_factors/overweight_text/en/.

39. Collaboration NCDRF. Trends in adult body-mass index in 200 countries from 1975 to 2014: a pooled analysis of 1698 population-based measurement studies with 19·2 million participants. Lancet (London, England). 2016;387(10026):1377-96.

40. Ruban A, Stoenchev K, Ashrafian H, Teare J. Current treatments for obesity. Clin Med. 2019;19(3):205-12.

41. Naguy A, Al Awadhi DS. A roadmap to the psychiatric evaluation of bariatric surgery candidates. Asian J Psychiatry. 2018;36:33-.

42. Cohn I, Raman J, Sui Z. Patient motivations and expectations prior to bariatric surgery: A qualitative systematic review. Obesity Rev. 2019;20(11):1608-18.

43. Dawes AJ, Maggard-Gibbons M, Maher AR, Booth MJ, Miake-Lye I, Beroes JM, et al. Mental health conditions among patients seeking and undergoing bariatric surgery: a meta-analysis. JAMA. 2016;315(2):150-63.

44. Gill H, Kang S, Lee Y, Rosenblat JD, Brietzke E, Zuckerman H, et al. The long-term effect of bariatric surgery on depression and anxiety. J Affect Dis. 2019;246:886-94.

45. Müller A, Hase C, Pommnitz M, de Zwaan M. Depression and suicide after bariatric surgery. Curr Psychiatry Reports. 2019;21(9):84-.

46. Haghighi M, Jahangard L, Ahmadpanah M, Bajoghli H, Holsboer-Trachsler E, Brand S. The relation between anxiety and BMI – is it all in our curves? Psychiatry Res. 2016;235:49-54.

47. Brode CS, Mitchell JE. Problematic eating behaviors and eating disorders associated with bariatric surgery. Psychiatric Clin North Am. 2019;42(2):287-97.

48. Roerig JL, Steffen K. Psychopharmacology and bariatric surgery. Eur Eating Dis Rev. 2015;23(6):463-9.

49. Dahan A, Porat D, Azran C, Mualem Y, Sakran N, Abu-Abeid S. Lithium toxicity with severe bradycardia post sleeve gastrectomy: a case report and review of the literature. Obesity Surg. 2019;29(2):735-8.

50. Müller M, Nett PC, Borbély YM, Buri C, Stirnimann G, Laederach K, et al. Mental illness has a negative impact on weight loss in bariatric patients: a 4-year follow-up. J Gastrointestinal Surg. 2019;23(2):232-8.

51. David LA, Sijercic I, Cassin SE. Preoperative and post-operative psychosocial interventions for bariatric surgery patients: A systematic review. Obesity Rev. 2020:10.1111/obr.12926.

52. Walø-Syversen G, Kvalem IL, Kristinsson J, Eribe IL, Rø Ø, Dahlgren CL. Executive function, eating behavior, and preoperative weight loss in bariatric surgery candidates: an observational study. Obesity Facts. 2019;12(5):489-501.

53. Song P, Patel NB, Gunther S, Li C-S, Liu Y, Lee CYG, et al. Body image & quality of life: changes with gastric bypass and body contouring. Ann Plastic Surg. 2016;76 Suppl 3(Suppl 3):S216-S21.

54. Pavan C, Marini M, De Antoni E, Scarpa C, Brambullo T, Bassetto F, et al. Psychological and psychiatric traits in post-bariatric patients asking for body-contouring surgery. Aesthetic Plastic Surg. 2017;41(1):90-7.

55. Catassi C, Kryszak D, Louis-Jacques O, Duerksen DR, Hill I, Crowe SE, et al. Detection of celiac disease in primary care: a multicenter case-finding study in North America. Am J Gastroenterol. 2007; 102(7): 1454-60.

56. Häuser W, Janke KH, Klump B, Gregor M, Hinz A. Anxiety and depression in adult patients with celiac disease on a gluten-free diet. World J Gastroenterol. 2010;16(22):2780-7.

57. Carta MG, Hardoy MC, Usai P, Carpiniello B, Angst J. Recurrent brief depression in celiac disease. J Psychosom Res. 2003;55(6):573-4.

58. Nachman F, Del Campo MP, González A, Corzo L, Vázquez H, Sfoggia C, et al. Long-term deterioration of quality of life in adult patients with celiac disease is associated with treatment noncompliance. Dig Liver Dis. 2010.

59. Ruggieri M, Incorpora G, Polizzi A, Parano E, Spina M, Pavone P. Low prevalence of neurologic and psychiatric manifestations in children with gluten sensitivity. J Pediatr. 2008;152(2):244-9.

60. Poloni N, Vender S, Bolla E, Bortolaso P, Costantini C, Callegari C. Gluten encephalopathy with psychiatric onset: case report. Clin Pract Epidemiol Ment Health. 2009;5:16.

61. **Clappison E, Hadjivassiliou M, Zis P. Psychiatric manifestations of coeliac disease, a systematic review and meta-analysis. Nutrients. 2020;12(1).**

    ⇨ **Revisão sistemática e metanálise que concluiu que a doença celíaca tem um risco aumentado para transtornos psiquiátricos específicos, provavelmente através de efeitos adversos indiretos na saúde mental e na vida social.**

62. Maunder RG. Panic disorder associated with gastrointestinal disease: review and hypotheses. J Psychosom Res. 1998;44(1):91-105.

63. Malt EA, Berle JE, Olafsson S, Lund A, Ursin H. Fibromyalgia is associated with panic disorder and functional dyspepsia with mood disorders. A study of women with random sample population controls. J Psychosom Res. 2000;49(5):285-9.

64. Lee S, Park M, Choi S, Nah Y, Abbey SE, Rodin G. Stress, coping, and depression in non-ulcer dyspepsia patients. J Psychosom Res. 2000;49(1):93-9.

65. Haug TT, Mykletun A, Dahl AA. The association between anxiety, depression, and somatic symptoms in a large population: the HUNT-II study. Psychosom Med. 2004;66(6):845-51.

66. Guz H, Sunter AT, Bektas A, Doganay Z. The frequency of the psychiatric symptoms in the patients with dyspepsia at a university hospital. Gen Hosp Psychiatry. 2008;30(3):252-6.

67. Mujakovic S, de Wit NJ, van Marrewijk CJ, Fransen GA, Laheij RJ, Muris JW, et al. Psychopathology is associated with dyspeptic symptom severity in primary care patients with a new episode of dyspepsia. Aliment Pharmacol Ther. 2009;29(5):580-8.

68. Fisher RS, Parkman HP. Management of nonulcer dyspepsia. N Engl J Med. 1998;339(19):1376-81.

69. Haag S, Senf W, Häuser W, Tagay S, Grandt D, Heuft G, et al. Impairment of health-related quality of life in functional dyspepsia and chronic liver disease: the influence of depression and anxiety. Aliment Pharmacol Ther. 2008;27(7):561-71.

70. Talley NJ, Herrick L, Locke GR. Antidepressants in functional dyspepsia. Expert Rev Gastroenterol Hepatol. 2010;4(1):5-8.

71. Diseth TH, Bjørnland K, Nøvik TS, Emblem R. Bowel function, mental health, and psychosocial function in adolescents with Hirschsprung's disease. Arch Dis Child. 1997;76(2):100-6.

72. Athanasakos E, Starling J, Ross F, Nunn K, Cass D. An example of psychological adjustment in chronic illness: Hirschsprung's disease. Pediatr Surg Int. 2006;22(4):319-25.

73. Funakosi S, Hayashi J, Kamiyama T, Ueno T, Ishii T, Wada M, et al. Psychosocial liaison-consultation for the children who have undergone repair of imperforate anus and Hirschsprung disease. J Pediatr Surg. 2005;40(7):1156-62.

74. Carter AS, Briggs-Gowan MJ, Davis NO. Assessment of young children's social-emotional development and psychopathology: recent advances and recommendations for practice. J Child Psychol Psychiatry. 2004;45(1):109-34.

75. Stam H, Hartman EE, Deurloo JA, Groothoff J, Grootenhuis MA. Young adult patients with a history of pediatric disease: impact on course of life and transition into adulthood. J Adolesc Health. 2006;39(1):4-13.

76. Mizyed I, Fass SS, Fass R. Review article: gastro-oesophageal reflux disease and psychological comorbidity. Aliment Pharmacol Ther. 2009;29(4):351-8.

77. Avidan B, Sonnenberg A, Giblovich H, Sontag SJ. Reflux symptoms are associated with psychiatric disease. Aliment Pharmacol Ther. 2001;15(12):1907-12.

78. Jansson C, Nordenstedt H, Wallander MA, Johansson S, Johnsen R, Hveem K, et al. Severe gastro-oesophageal reflux symptoms in relation to anxiety, depression and coping in a population-based study. Aliment Pharmacol Ther. 2007;26(5):683-91.

79. Nascimento MC, Mayaud P, Sabino EC, Torres KL, Franceschi S. Prevalence of hepatitis B and C serological markers among first-time blood donors in Brazil: a multi-center serosurvey. J Med Virol. 2008; 80(1): 53-57.

80. Guimarães MD, Campos LN, Melo AP, Carmo RA, Machado CJ, Acurcio Fde A; PESSOAS Project Network Group. Prevalence of HIV, syphilis, hepatitis B and C among adults with mental illness: a multicenter study in Brazil. Rev Bras Psiquiatr. 2009;31(1):43-7.

81. Kakisi OK, Grammatikos AA, Karageorgopoulos DE, Athanasoulia AP, Papadopoulou AV, Falagas ME. Prevalence of hepatitis B, hepatitis C, and HIV infections among patients in a psychiatric hospital in Greece. Psychiatr Serv. 2009;60(9):1269-72.

82. Himelhoch S, McCarthy JF, Ganoczy D, Medoff D, Kilbourne A, Goldberg R, et al. Understanding associations between serious mental illness and hepatitis C virus among veterans: a national multivariate analysis. Psychosomatics. 2009;50(1):30-7.

83. Batista-Neves S, Quarantini LC, Galvão-de Almeida A, Cardeal M, Lacerda AL, Paraná R, et al. Impact of psychiatric disorders on the quality of life of brazilian HCV-infected patients. Braz J Infect Dis. 2009;13(1):40-3.

84. Neri S, Pulvirenti D, Bertino G. Psychiatric symptoms induced by antiviral therapy in chronic hepatitis C: comparison between interferon-alpha-2a and interferon-alpha-2b. Clin Drug Investig. 2006;26(11):655-62.

85. Lotrich FE, Rabinovitz M, Gironda P, Pollock BG. Depression following pegylated interferon-alpha: characteristics and vulnerability. J Psychosom Res. 2007;63(2):131-5.

86. Quarantini LC, Bressan RA, Galvão A, Batista-Neves S, Paraná R, Miranda-Scippa A. Incidence of psychiatric side effects during pegylated interferon- alpha retreatment in nonresponder hepatitis C virus-infected patients. Liver Int. 2007;27(8):1098-102.

87. Evon DM, Verma A, Simpson K, Galanko JA, Dougherty KA, Fried MW. Psychiatric symptoms during interferon treatment for hepatitis C: experiences from a tertiary care hepatology centre. Aliment Pharmacol Ther. 2008;27(11):1071-80.

88. Myint AM, Schwarz MJ, Steinbusch HW, Leonard BE. Neuropsychiatric disorders related to interferon and interleukins treatment. Metab Brain Dis. 2009;24(1):55-68.

89. Ganeshalingam Y, Suleman S, Francis M. Psychotic mania induced by the withdrawal of pegylated interferon and ribavirin treatment. Br J Hosp Med (Lond). 2009;70(4):233.

90. Silverman BC, Kim AY, Freudenreich O. Interferon-induced psychosis as a "psychiatric contraindication" to hepatitis C treatment: a review and case-based discussion. Psychosomatics. 2010;51(1):1-7.

91. Lim C, Olson J, Zaman A, Phelps J, Ingram KD. Prevalence and impact of manic traits in depressed patients initiating interferon therapy for chronic hepatitis C infection. J Clin Gastroenterol. 2010;44(7):e141-146.

92. Testino G. Alcoholic diseases in hepato-gastroenterology: a point of view. Hepatogastroenterology. 2008;55(82-83):371-7.

93. Gaertner I, Altendorf K, Batra A, Gaertner HJ. Relevance of liver enzyme elevations with four different neuroleptics: a retrospective review of 7,263 treatment courses. J Clin Psychopharmacol. 2001;21(2):215-22.

94. Carvajal García-Pando A, García del Pozo J, Sánchez AS, Velasco MA, Rueda de Castro AM, Lucena MI. Hepatotoxicity associated with the new antidepressants. J Clin Psychiatry. 2002;63(2):135-7.

95. Peppers MP. Benzodiazepines for alcohol withdrawal in the elderly and in patients with liver disease. Pharmacotherapy. 1996;16(1):49-57.

96. Lackmann GM. Valproic-acid-induced thrombocytopenia and hepatotoxicity: discontinuation of treatment? Pharmacology. 2004;70(2):57-8.

97. Hussain A, Burke J. Mirtazapine associated with recurrent pancreatitis: a case report. J Psychopharmacol. 2008;22(3):336-7.

98. Nørgaard M, Jacobsen J, Gasse C, Pedersen L, Mortensen PB, Sørensen HT. Selective serotonin reuptake inhibitors and risk of acute pancreatitis: a population-based case-control study. J Clin Psychopharmacol. 2007;27(3):259-62.

99. Reddymasu S, Banks DE, Jordan PA. Acute pancreatitis in a patient with malnutrition due to major depressive disorder. Am J Med. 2006;119(2):179-80.

100. Wesson RN, Sparaco A, Smith MD. Chronic pancreatitis in a patient with malnutrition due to anorexia nervosa. JOP. 2008;9(3):327-31.

101. Adson DE, Mitchell JE, Trenkner SW. The superior mesenteric artery syndrome and acute gastric dilatation in eating disorders: a report of two cases and a review of the literature. Int J Eat Disord. 1997;21(2):103-14.

102. Azevedo ZM, Luz RA, Victal SH, Kurdian B, Fonseca VM, Fitting C, et al. Increased production of tumor necrosis factor-alpha in whole blood cultures from children with primary malnutrition. Braz J Med Biol Res. 2005;38(2):171-83.

103. Adeyemo MA, Chang L. New treatments for irritable bowel syndrome in women. Womens Health (Lond Engl). 2008;4(6):605-622; quiz 623.

104. Whitfield KL, Shulman RJ. Treatment options for functional gastrointestinal disorders: from empiric to complementary approaches. Pediatr Ann. 2009;38(5):288-90, 292-4.

105. Corallo CE, Whitfield A, Wu A. Anticholinergic syndrome following an unintentional overdose of scopolamine. Ther Clin Risk Manag. 2009;5(5):719-23.

106. Langlitz N, Schotte K, Bschor T. Loperamide abuse in anxiety disorder. Nervenarzt. 2001;72(7):562-4.

107. Brown ES. Effects of glucocorticoids on mood, memory, and the hippocampus. Treatment and preventive therapy. Ann N Y Acad Sci. 2009;1179:41-55.

108. Cerullo MA. Expect psychiatric side effects from corticosteroid use in the elderly. Geriatrics. 2008;63(1):15-18.

109. Warrington TP, Bostwick JM. Psychiatric adverse effects of corticosteroids. Mayo Clin Proc. 2006;81(10):1361-7.

110. Koul S, Bhan-Kotwal S, Jenkins HS, Carmaciu CD. Organic psychosis induced by ofloxacin and metronidazole. Br J Hosp Med (Lond). 2009;70(4):236-7.

111. Di Nuzzo S, Zanni M, De Panfilis G. Exacerbation of paranoid schizophrenia in a psoriatic patient after treatment with cyclosporine A, but not with etanercept. J Drugs Dermatol. 2007;6(10):1046-7.

112. Telarović S, Telarović S, Mihanović M. Cyclosporine-induced depressive psychosis in a liver transplant patient: a case report. Lijec Vjesn. 2007;129(3-4):74-6.

113. van der Hoeven J, Duyx J, de Langen JJ, van Royen A. Probable psychiatric side effects of azathioprine. Psychosom Med. 2005;67(3):508.

114. Rebrov VG, Lukomskiĭ MI. A case of depression in the treatment of nonspecific ulcerative colitis with sulfasalazine. Klin Med (Mosk). 1989;67(8):106.

115. Jajić Z, Jajić I. Acute psychoses in patients with psoriatic arthritis during treatment with sulfasalazine. Reumatizam. 1998;46(1):43-4.

116. Feagins LA, Kane SV. Sexual and reproductive issues for men with inflammatory bowel disease. Am J Gastroenterol. 2009;104(3):768-73.

117. Halpern B, Oliveira ESL, Faria AM, Halpern A, Melo MEd, Cercato C, et al. Combinations of drugs in the Treatment of Obesity. Pharmaceuticals (Basel, Switzerland). 2010;3(8):2398-415.

118. Patel DK, Stanford FC. Safety and tolerability of new-generation anti--obesity medications: a narrative review. Postgraduate Med. 2018;130(2):173-82.

119. Regan LA, Hoffman RS, Nelson LS. Slower infusion of metoclopramide decreases the rate of akathisia. Am J Emerg Med. 2009;27(4):475-80.

120. Kluge M, Schüssler P, Steiger A. Persistent generalized anxiety after brief exposure to the dopamine antagonist metoclopramide. Psychiatry Clin Neurosci. 2007; 61(2):193-5.

121. Heckmann JG, Birklein F, Neundörfer B. Omeprazole-induced delirium. J Neurol. 2000;247(1):56-7.

122. Bebarta VS, King JA, McDonough M. Proton pump inhibitor-induced rhabdomyolysis and hyponatremic delirium. Am J Emerg Med. 2008;26(4):519.e1-2.

123. Stocky A. Ranitidine and depression. Aust N Z J Psychiatry. 1991; 25(3):415-8.

124. Eisendrath SJ, Ostroff JW. Ranitidine-associated delirium. Psychosomatics. 1990;31(1):98-100.

125. von Einsiedel RW, Roesch-Ely D, Diebold K, Sartor K, Mundt C, Bergemann N. H(2)-histamine antagonist (famotidine) induced adverse CNS reactions with long-standing secondary mania and epileptic seizures. Pharmacopsychiatry. 2002;35(4):152-4.

126. Morasco BJ, Rifai MA, Loftis JM, Indest DW, Moles JK, Hauser P. A randomized trial of paroxetine to prevent interferon-alpha-induced depression in patients with hepatitis C. J Affect Disord. 2007;103(1-3):83-90.

14

Interconsulta em oncologia

Simone Maria de Santa Rita Soares

Sumário

Introdução
Interconsulta
Particularidades de quadros psiquiátricos em pacientes com câncer
    Depressão
    Transtornos ansiosos
    Disfunção cognitiva relacionada ao câncer (DCRC)
    Delirium
Dor
Abordagens terapêuticas
    Abordagens não farmacológicas
Para aprofundamento
Referências bibliográficas

Pontos-chave

- Depressão é o quadro psiquiátrico mais comum em pacientes oncológicos.
- Os pacientes oncológicos apresentam aumento do risco de suicídio, o que é mais comum nos primeiros meses após o diagnóstico.
- Os transtornos ansiosos são altamente prevalentes em pacientes oncológicos e trazem prejuízo à qualidade de vida e à maneira com que o paciente lida com o câncer e seu tratamento.
- O câncer e seu tratamento podem estar relacionados à disfunção cognitiva.
- A disfunção cognitiva relacionada ao câncer (DCRC) é um conjunto de alterações em várias esferas da cognição que ocorrem em decorrência do câncer e seu tratamento.

INTRODUÇÃO

O diagnóstico de câncer traz um impacto significativo na trajetória do indivíduo, por ser sentido como uma ameaça à vida. Medos, incertezas e desconfortos físicos causados pela doença e seu tratamento passam a ocupar lugar central na vida da pessoa acometida, interrompendo a existência como era conhecida até então.

O sofrimento relacionado ao câncer abrange diversas dimensões. Para descrever esse quadro o National Comprehensive Cancer Network (NCCN) usa o termo *distress*, definido como uma experiência multifatorial desagradável, de natureza psicológica (p. ex., cognitiva, comportamental, emocional), social, espiritual e/ou física que pode interferir na habilidade de lidar efetivamente com o câncer, seus sintomas físicos e tratamento[1]. O sofrimento pode ir desde a percepção da própria vulnerabilidade, tristeza, fantasias e medo ante o desconhecido, sendo considerado uma resposta natural da pessoa que vivencia a doença e seu tratamento, até reações mais intensas, levando a um distúrbio psiquiátrico diagnosticável[2]. É reportado que até 35% dos pacientes apresenta *distress* clinicamente significativo, na forma de depressão, ansiedade, transtornos de ajustamento, medo de recorrência e reações de estresse pós-traumático[3].

Além do sofrimento inerente ao *distress*, consequências como má aderência ao tratamento podem ocorrer, sendo fundamental sua detecção e tratamento.

Neste capítulo discutiremos aspectos relacionados à interconsulta psiquiátrica em oncologia bem como particularidades dos quadros psiquiátricos mais comuns nesse contexto.

INTERCONSULTA

Apesar de sintomas depressivos e ansiosos serem comuns entre pacientes oncológicos, é frequente que sejam negligenciados, uma vez que o foco principal do tratamento acaba recaindo sobre o câncer e sintomas associados. Isso leva a uma pior qualidade de vida e pobre controle de sintomas físicos, que se correlacionam de maneira bidirecional com o humor. Em um estudo com 1.538 pacientes com câncer deprimidos, 1.130 (73%) não estavam recebendo tratamento potencialmente eficaz[5].

Fatores implicados na pouca procura pelo suporte psíquico são baixo interesse do próprio paciente em discutir questões emocionais, dando ênfase apenas a sintomas somáticos, conhecimento insuficiente de qual tipo de apoio pode ser oferecido, medo de estigmatização e o paciente aguardar que o oncologista levante o tópico. Por outro lado, pode haver relutância do oncologista em discutir aspectos emocionais, receio em estigmatizar o paciente e por entenderem sintomas depressivos somáticos como secundários ao câncer[6,7]. Outro fator possivelmente implicado é o fato de sintomas de ansiedade e depressão serem considerados por muitos reações normais ao câncer, que não requerem um suporte específico[8]. A sensibilização dos profissionais que atendem o paciente oncológico sobre a importância dos cuidados psíquicos é um dos desafios da interconsulta psiquiátrica em oncologia. A equipe multidisciplinar deve ser orientada quanto à disponibilidade do atendimento, indicações de solicitação de interconsulta ou encaminhamento ambulatorial e serviços disponíveis, tanto psiquiátricos quanto de psicologia e serviço social.

Questões frequentemente levantadas nas solicitações de interconsultas são relacionadas a diagnósticos psiquiátricos, sintomas somáticos (p. ex. insônia e possibilidade de haver um componente psíquico da dor), questões relacionais do paciente, como estresse com familiares ou membros da equipe, não aderência a condutas propostas, questões psicológicas associadas a intervenções clínicas (p. ex. risco de abstinência no pós-operatório em pacientes alcoolistas) e avaliação da capacidade civil. Encaminhamentos inadequados podem conter informações incompletas, vagas ou trazer solicitações não pertinentes, como intermediação frente a uma recusa de tratamento por parte do paciente. Por outro lado, um encaminhamento bem feito auxilia o interconsultor, não apenas por levantar potenciais questões a serem endereçadas no contato com o paciente, mas também por elucidar dificuldades específicas daquele paciente, como relacionadas à interação médico-paciente, do paciente com familiares ou demais profissionais ou ainda relacionadas à questões clínicas, que podem interferir na conduta sugerida[9].

A dinâmica do atendimento em interconsulta é diferente de um acompanhamento ambulatorial, pois não se dispõe de muito tempo e as intervenções devem ser definidas e iniciadas rapidamente, uma vez que internações têm um período limitado e, em geral, são de curta duração. Portanto, uma escuta atenta e uma anamnese bem feita são fundamentais para um direcionamento adequado. Muitas vezes também não se dispõe de um local adequado para o atendimento, que pode ter que ser feito em um cenário desafiador como uma sala de aplicação de quimioterapia ou um pronto socorro, o que limita a privacidade. Essa situação deve ser abordada com o paciente, respeitando os limites individuais[9].

De maneira a aumentar a possibilidade de identificação de pacientes com necessidade de atendimento psico-oncológico, é possível fazer uma triagem utilizando instrumentos simples, como o *Distress Thermometer* (DT) e lista de problemas, reco-

mendado pelo National Comprehensive Cancer Network (NCCN), ou a *Patient Health Questionnaire-9* (PHQ-9), que podem ser aplicadas nos diversos setores em que os pacientes recebem atendimento. O DT tem baixa especificidade e sensibilidade se comparado a entrevistas estruturadas, mas pode ser usado como uma ferramenta de triagem, usando um *cutoff* de 5[10]. O *screening* se mostra útil quando a identificação dos pacientes com necessidade de suporte emocional é seguida por encaminhamento para o profissional adequado e as questões são adequadamente endereçadas.

PARTICULARIDADES DE QUADROS PSIQUIÁTRICOS EM PACIENTES COM CÂNCER

Depressão

Depressão é o quadro psiquiátrico mais comum em pacientes oncológicos, predispondo à dificuldade de comunicação com cuidadores, amigos e familiares, pior adesão ao tratamento oncológico, pior qualidade de vida e funcionalidade, aumento do estresse para pessoas próximas, internações mais frequentes e prolongadas, diminuição da sobrevida e maior intensidade dos sintomas físicos[6]. Além disso, está fortemente associada ao desejo por antecipação da morte (p. ex., suicídio, eutanásia, recusa frente a tratamentos)[11]. O diagnóstico e tratamento precoces devem ser priorizados, de maneira a melhorar a qualidade de vida desses pacientes.

Epidemiologia

A prevalência da depressão no contexto oncológico é estimada entre 8 a 24%, chegando a 47% nos pacientes internados e 49% em pacientes em cuidados paliativos[12,13]. Uma revisão sistemática com 59 estudos realizados em diferentes locais (diversos departamentos de hospitais, unidade oncológica, unidade de cuidados paliativos, *hospice* e unidades ambulatoriais) evidenciou uma prevalência de 2 a 56% de depressão[14]. A grande variação da prevalência nos estudos com população oncológica está relacionada ao critério e instrumento utilizados para avaliar a depressão, ao local aonde se dá o tratamento (ambulatorial ou internado), do sítio do câncer, estadiamento, tempo de evolução e modalidade de tratamento utilizada, dados que não são discriminados na maioria dos estudos.

Uma metanálise de 211 estudos mostrou uma prevalência entre 3% (pulmão) a 28% (cérebro), avaliado por entrevistas diagnósticas, e de 7% (pele) a 31% (gastrointestinal), por instrumentos de autoavaliação[15]. Em outro estudo, mais de 21.000 pacientes foram avaliados pela *Hospital Anxiety and Depression Scale* (HADS) e depois por aplicação da *Structured Clinical Interview for the Diagnostic and Statistical Manual of Mental Disorders, 4th Edition* (SCID), realizada por telefone[5]. A maior prevalência encontrada foi para câncer de pulmão (13,1%), seguido por ginecológico (10,9%), mama (9,3%), colorretal (7%) e genitourinário (5,6%). Entre esses grupos, os pacientes mais jovens, com maior isolamento social e, nos grupos de câncer colorretal e pulmão, sexo feminino, tiveram maior risco para depressão.

A depressão ocorre mais frequentemente no primeiro ano após o diagnóstico, tendendo a diminuir depois (embora se descreva um segundo pico no segundo ano), em especial naqueles com evolução favorável. Estádio mais avançado do câncer parece aumentar sua prevalência[14,16].

Os pacientes oncológicos apresentam aumento do risco de suicídio, o que é mais comum nos primeiros meses após o diagnóstico. Em um estudo com 4.722.099 pacientes com câncer, 2491 cometeram suicídio (1.719 homens e 772 mulheres) e o risco de suicídio foi 2,74 maior nos primeiros 6 meses após o diagnóstico. A razão padronizada de mortalidade geral para suicídio foi de 1,20. Os tipos de câncer com maior risco foram: mesotelioma (4,51), câncer de pâncreas (3,89), esôfago (2,65), pulmão (2,57) e estômago (2,20)[17].

Há muito se questiona se a depressão também pode levar ao desenvolvimento de um câncer. Os estudos mostram resultados controversos, porém uma metanálise joga uma luz sobre essa questão. Jia et al. avaliaram 25 estudos com 1.469.179 indivíduos e incidência de câncer em 89.716. Os pacientes com depressão apresentaram um risco 1,15 maior para desenvolver câncer em geral, 1,2 para câncer de fígado e 1,33 para câncer de pulmão. Não se encontrou risco aumentado para câncer de mama, próstata ou colorretal[18]. Entretanto fatores confundidores como álcool e tabagismo não foram sistematicamente abordados pelos estudos.

Etiologia

O câncer e a depressão compartilham algumas possíveis etiologias. Há um estado pró-inflamatório em pacientes oncológicos, no qual células tumorais, do estroma, macrófagos associados a tumores, células T infiltrantes produzem citocinas pró-inflamatórias que contribuem para a angiogênese tumoral e disseminação[19]. A depressão tem sido associada a um aumento de interleucina-6 (IL-6), fator de necrose tumoral alfa (TNF-alfa) e receptores solúveis de interleucina-2 (sIL-2R)[20]. Considerando a teoria inflamatória da depressão, o estado pró-inflamatório no câncer pode ser um dos mecanismos pelos quais o câncer acarreta maior risco para depressão.

Outra via possível de associação entre câncer e depressão é por meio do estresse crônico, que pode levar a um estresse oxidativo, associado a ambas doenças[21,22]. O câncer também pode interferir no sistema nervoso autônomo e no eixo hipotálamo hipófise adrenal (HPA), contribuindo para o desenvolvimento e manutenção da depressão[23].

Alguns tumores têm elevada correlação com quadros ansiosos ou depressivos, em especial os tumores de pâncreas e pulmão. Entre os pacientes com câncer de pâncreas, até 70% têm depressão, 50% ansiedade e 30% têm ambos os quadros. A depressão pode acontecer em qualquer momento da doença, inclusive antecedendo o diagnóstico do tumor (síndrome paraneoplásica), e ocorre pela liberação de citocinas. A gravidade da depressão é diretamente proporcional ao nível de interleucina-6 (IL-6) liberada pelo tumor. Já entre os pacientes com tumores de pequenas células de pulmão, 15% desenvolvem a síndrome de secreção inapropriada de hormônio antidiurético (SIADH), levando a uma alteração de humor secundária à hiponatremia. Outro exemplo de alteração de humor secundária ao câncer ocorre em tumores que podem produzir uma hipercalcemia maligna, por meio da liberação ectópica de peptídeo relacionado ao paratormônio. Isso pode acontecer em mieloma, sarcoma, carcinoma de pulmão não pequenas células, ginecológico, renal, mama, cabeça e pescoço e por metástases ósseas causada por diversos tumores[24].

Fatores de risco

Além dos observados na população geral, os pacientes com câncer apresentam fatores de risco adicionais para depressão, conforme o Quadro 1.

Quadro clínico

O diagnóstico de depressão em pacientes oncológicos pode ser difícil. É esperado que pacientes com câncer sintam tristeza frente à doença e suas consequências. Além disso, alguns sintomas de depressão podem se confundir com sintomas oncológicos somáticos.

Quadro 1 Fatores de risco adicionais para depressão em pacientes oncológicos

Relacionados à doença ou tratamento
Localização do câncer
Doença avançada
Fases críticas relacionadas ao diagnóstico (p. ex., recorrência, evolução da doença)
Limitação de tratamentos
Presença de sintomas físicos não controlados como dor, náuseas, fadiga etc.
Limitação funcional ou perda de autonomia
Relacionados ao tratamento
Imunoterapia (interferon, IL-2)
Hormonioterapia
Corticoterapia de longa duração
Certos anticonvulsivantes (p. ex., levetiracetam)
Quimioterapias neurotóxicas
Causas orgânicas
Neurológicas (p.ex., tumor cerebral)
Endocrinológicas (p.ex., hiper ou hipotireoidismo, insuficiência adrenal)
Desordens metabólicas (vitamina B12, deficiência de folato)

Fonte: adaptado de Dauchy et al., 2013[6].

No quadro reacional, não considerado patológico, apesar de o paciente sentir-se triste e ter momentos de desesperança, ainda é possível que se sinta conectado às pessoas, mantenha a esperança na maior parte do tempo, que a tristeza ocorra de maneira ocasional, sem anedonia e o paciente costuma manter o desejo de viver. Já na depressão os sintomas são mais intensos, sendo possível identificar anedonia, desesperança e/ou desespero, maior constância dos sintomas, tendência ao isolamento, sentimentos de inutilidade e culpa excessiva (frequentemente visto como culpa por ter feito algo que tenha ocasionado o câncer) e pode já haver ideação suicida.

O câncer, especialmente em estádios mais avançados, pode estar associado a sintomas como fadiga, apatia, perda de apetite, prejuízo da concentração, distúrbios do sono e lentificação psicomotora, também vistos em quadros depressivos. Sendo assim, é fundamental avaliar se os pacientes com esses sintomas apresentam também os sintomas psicológicos.

O tratamento da depressão em pacientes oncológicos segue os mesmos princípios da população geral, uma vez que não há estudos específicos em larga escala. No entanto, algumas particularidades devem ser observadas, o que será abordado adiante no capítulo.

Transtornos ansiosos

Os transtornos ansiosos são altamente prevalentes em pacientes oncológicos e trazem prejuízo à qualidade de vida e à maneira com que o paciente lida com o câncer e seu tratamento. Diversas são as situações geradoras de ansiedade para o paciente oncológico, incluindo o recebimento do diagnóstico ou de notícia de progressão da doença, a realização de exames, o tratamento (cirurgia, quimioterapia ou radioterapia), a piora da autoestima, o ato de dar a notícia a familiares e certos efeitos colaterais de tratamentos, como queda de cabelo, náuseas, vômitos e dor. Pacientes com dificuldade de comunicação com seus familiares, amigos e médicos estão mais propensos a desenvolver sintomas ansiosos[25].

Até 44% dos pacientes oncológicos relatam algum grau de ansiedade e 23%, apresentam ansiedade em nível significativo[26]. Uma metanálise[27] com 70 estudos e mais de 10.000 pacientes ambulatoriais em 14 países, tanto oncológicos como hematológicos, apontou taxas em torno de 10% para um transtorno ansioso.

Entre os acometidos, pacientes do sexo feminino, mais jovens, em estágios mais avançados da doença, com mais comorbidades, com diagnóstico de câncer de pulmão ou melanoma, que moram sozinhos, com pior condição socioeconômica e pior suporte sociofamiliar têm maior risco para desenvolver um quadro ansioso[10].

Em decorrência da complexidade clínica de seus quadros, os pacientes oncológicos podem exibir sintomas ansiosos de etiologia orgânica, como exemplificado na Tabela 1. Portanto, ao avaliar ansiedade nesses pacientes é importante levar em consideração esse diagnóstico diferencial.

Embora altamente prevalentes, os transtornos ansiosos em pacientes oncológicos recebem pouca atenção da literatura, à

Tabela 1 Causas orgânicas para ansiedade em pacientes oncológicos

Fator	Exemplos
Dor mal controlada	Medicação insuficiente
Condições clínicas	*Delirium*, embolia pulmonar, infecção, sangramento, hipóxia, hipoglicemia, insuficiência cardíaca, insuficiência coronariana, metástases cerebrais
Tumores secretores de hormônios	Feocromocitoma, tumores da tireoide e paratireoide, insulinoma, tumores produtores de corticotrofina
Medicamentos	Corticosteroides, antipsicóticos, tiroxina, broncodilatadores, estimulantes beta-adrenérgicos, anti-histamínicos, reação paradoxal a benzodiazepínicos
Outros	Síndrome de abstinência (álcool, nicotina, opioides, benzodiazepínicos, barbitúricos), sintomas de retirada (antidepressivos), dispneia (tumores pulmonares), síndrome paraneoplásica (antecedendo diagnóstico de câncer de pâncreas, p. ex.)

Adaptado de Massie, 1989[26].

exceção do transtorno de estresse pós-traumático, que trataremos em maiores detalhes a seguir.

Transtorno de estresse pós-traumático (TEPT)

Os pacientes com TEPT apresentam pior *status* funcional e pior qualidade de vida relacionada à saúde física e mental. Há também um maior prejuízo ocupacional e 18 meses após o diagnóstico de câncer há maior probabilidade de terem procurado atendimento psicológico[28].

Arnaboldi et al. avaliaram pacientes com câncer de mama e transtornos ansiosos e identificaram que as pacientes com sintomas de evitação e pensamentos intrusivos antes da cirurgia mantiveram os sintomas após 2 anos, levando inclusive a uma dificuldade de adaptação ao câncer[29].

Conforme abordaremos adiante, o câncer e seu tratamento podem estar relacionados à disfunção cognitiva. Hermelink et al. observaram em um estudo prospectivo com 166 casos e 60 controles que a disfunção cognitiva vista nesses pacientes até mesmo antes de iniciar o tratamento estava principalmente relacionada a sintomas de estresse pós-traumático após o diagnóstico de câncer. Esses sintomas contribuíram mais do que a quimioterapia na percepção subjetiva do déficit e impactaram significativamente na qualidade de vida, relacionamentos e comunicação com a equipe multidisciplinar[30].

O estresse relacionado ao câncer é multifacetado, crônico e varia de acordo com a evolução da doença, ao contrário do evento único que representa uma ameaça, habitualmente descrito como causador de TEPT. Adicionalmente, até mesmo após completar o tratamento oncológico, o paciente enfrenta o receio de recorrência da doença, o que requer monitorização, e o paciente pode nunca se sentir livre dessa ameaça[25].

O DSM 5 considera que uma doença que ameaça a vida pode ser considerada como um evento traumático que origina um TEPT. As alterações nos critérios diagnósticos de TEPT no DSM 5 devem ser cuidadosamente avaliadas a fim de se verificar a pertinência desse diagnóstico para pacientes oncológicos. No texto que explica o critério A, relacionado ao trauma, está especificado que uma doença que representa ameaça à vida não é necessariamente considerada um evento traumático, e para tal precisaria haver um incidente súbito e catastrófico, ou seja, alguma complicação aguda e grave. Se esse critério for preenchido, ainda é necessário que haja ao menos um sintoma de reexperimentação (critério B), um de esquiva/evitação (critério C), dois de alterações negativas persistentes em cognições e humor (critério D) e dois de excitabilidade aumentada (critério E), presentes por mais de um mês (critério F), causando prejuízo ou estresse significativo (critério G) e não pode ser causado pelos efeitos fisiológicos de uma substância (incluindo medicações) ou uma condição clínica (critério H). Há que se lembrar que o evento tem que ser passado, não podendo, por exemplo, ser pensamentos intrusivos relacionados ao medo de recorrência. Alterações neurocognitivas, como incapacidade de se recordar de parte do evento traumático ou alteração do humor podem ser consequência do tratamento oncológico. Em relação à excitabilidade aumentada, é comum entre esses pacientes prejuízo da concentração e insônia, por exemplo, não tendo necessariamente correlação com um evento traumático. Também é compreensível que esses pacientes sintam que sua vida pode ser abreviada, pensem mais na sua morte e questionem suas relações e valores. Portanto, é importante avaliar cada caso e se há relação causal, evitando a patologização de reações que podem ser consideradas normais[31].

É descrito também um quadro chamado de "crescimento pós-traumático", um construto multidimensional que se refere a mudanças positivas que ocorrem em decorrência de uma ameaça existencial. A pessoa passa a enxergar novas possibilidades, apreciar mais a vida, enxergar a si próprio e aos outros de maneira diferente e ter a sensação de encontro de significado e de espiritualidade[31].

Epidemiologia

A prevalência do TEPT em pacientes oncológicos varia muito de acordo com o instrumento utilizado. Em metanálise com 25 estudos (21 dos quais com pacientes com câncer de mama) e 4.189 pacientes observou-se que em estudos que usaram instrumentos de autoavaliação a prevalência variou entre 7,3 a 13,8% e em estudos que usaram uma entrevista estruturada, a prevalência foi de 6,4%[32]. Em outro estudo com pacientes com câncer de mama em pós-operatório, 2,4% das pacientes preencheu critérios para TEPT leve a moderado[33].

Se considerados apenas sintomas de estresse pós-traumático sem completar os critérios para TEPT segundo o DSM, a prevalência chega até 75%[29].

Em revisão sistemática com 24 estudos foi avaliada a prevalência de TEPT em sobreviventes de câncer infantil e seus pais. Nos estudos em que foi utilizada uma entrevista clínica estruturada, a prevalência nos sobreviventes de câncer foi de 4,7% a 20,8% e entre 6,2% a 25% nos pais. As mães apresentaram mais sintomas de TEPT do que os pais[34].

Um diagnóstico anterior de transtorno ansioso, de humor e uso ou dependência de substâncias parecem predispor a sintomas de estresse pós-traumático. Além do mais, pacientes com câncer de mama e TEPT têm mais chances de ter um episódio de transtorno do humor atual (OR = 8,44, 95% IC; 2,08-34,35) ou um transtorno ansioso (OR = 7,33, 95% IC; 1,37-39,18)[28].

Quanto ao momento do tratamento, a revisão de Swartzman indica que a maior prevalência de TEPT se dá durante a quimioterapia. Outro fator que influenciou foi o tempo desde o diagnóstico, sendo que quanto mais tempo, menor a prevalência[35]. Em relação à idade, quanto mais jovem maior é a prevalência, sendo que a cada aumento de um ano na idade do paciente, a estimativa de TEPT reduz em 0,3%[36].

Alguns estudos também indicam que esposas, filhos e irmãos de pacientes com câncer têm uma maior prevalência de TEPT, evidenciando a importância de cuidar também dos familiares dos pacientes[31].

Etiologia

Há poucos estudos sobre a correlação biológica entre TEPT e câncer. Em períodos de estresse aumentado, os níveis de cortisol sérico permanecem elevados de maneira crônica, o que parece estar implicado no desenvolvimento de alguns tipos de câncer[37].

Outro fator potencialmente implicado na etiologia tanto do câncer quanto do TEPT é o sistema imune. Citocinas pró-inflamatórias, como o fator de necrose tumoral (TNF-α), interleucina-1 (IL-1) e interleucina-6 (IL-6), podem atuar de maneira favorável no câncer melhorando a resposta imune e levando à morte celular do tumor, mas seu efeito crônico pode, de maneira paradoxal, levar à carcinogênse, crescimento tumoral e metástases. Através de atuação sobre o eixo HPA, as citocinas podem levar a uma resistência a glicocorticoides no sistema nervoso central (SNC) e nas células imunes, como os macrófagos, o que, por sua vez, pode causar um aumento de citocinas pró-inflamatórias. A sinalização de citocinas em nível periférico ativa uma resposta inflamatória no cérebro que leva a uma interação com substratos neurobiológicos, incluindo o eixo HPA e neurotransmissores monoaminérgicos, tanto na sua síntese quanto recaptura, o que induz a uma depleção da serotonina, que está relacionada à ansiedade. Em pacientes com TEPT foram encontrados desregulação no eixo HPA, elevação dos níveis de IL-6 e níveis reduzidos de 5-hidroxitriptamina (5-HT), tanto sérica quanto redução da densidade do sítio de captura de 5-HT plaquetária[38].

Fatores de risco

Os principais fatores de risco para desenvolvimento de TEPT em pacientes oncológicos estão listados no Quadro 2.

Há evidências de que os mecanismos de enfrentamento do paciente também têm correlação com os níveis de estresse, sen-

Quadro 2 Fatores de risco para TEPT em pacientes com câncer

| Diagnóstico prévio ou antecedente de trauma |
| Diagnóstico prévio ou antecedente de TEPT ou outra condição psiquiátrica |
| Baixa condição socioeconômica |
| Idade (jovem) |
| Baixo suporte social ou presença de suporte social permeado por conflitos |
| Doença avançada |
| Tratamento invasivo |
| Sintomas dissociativos relacionados ao câncer (p.ex., dificuldade de recordar discussões sobre prognóstico com seu médico) |
| Pensamentos intrusivos relacionados a reexperiência de eventos relacionados ao câncer (p. ex., relembrar de maneira repetida o anúncio da doença ou outra experiência angustiante) |

Adaptado de Cordova et al., 2017[31].

do que o uso de estratégias ativas de enfrentamento está relacionado a um nível menor de estresse. Um estudo de Lilliberg et al. mostrou que a incapacidade de lidar de maneira satisfatória com eventos estressores ocorridos nos 5 anos anteriores teve elevada correlação com o desenvolvimento de TEPT e câncer[39]. Separação conjugal, morte de parceiro, familiar próximo ou amigo são exemplos de eventos estressores. Outro estudo mostrou que estratégias negativas de enfrentamento, como preocupação ansiosa ou evitação cognitiva são preditores importantes de TEPT em pacientes com câncer[40]. Por outro lado, características como espiritualidade elevada e otimismo estavam fortemente correlacionadas com a capacidade de enfrentar eventos adversos em pacientes com câncer de mama[41].

Tendo em vista que a forma com a qual o diagnóstico, tratamento e prognóstico são informados muitas vezes é o evento estressor que pode desencadear um TEPT, é fundamental que a equipe multidisciplinar seja treinada quanto a estratégias de comunicação assertiva[29].

Intervenções

Administração precoce de terapia cognitivo-comportamental (TCC), com técnicas de dessensibilização e exposição foi mais efetiva do que psicoterapias suportivas para reduzir variados sintomas de TEPT em pacientes com tumor de cabeça e pescoço em avaliação após 12 meses de seguimento (67% *versus* 20% de melhora)[36].

Algumas estratégias que tem se mostrado promissoras para tratamento do TEPT em pacientes oncológicos são intervenção telefônica baseada em técnicas de TCC, dessensibilização e reprocessamento através de movimentos oculares (EMDR, de *eye movement desensitisation and reprocessing*), terapia suportiva expressiva em grupo, *mindfulness* e técnicas de enfrentamento[31].

Segundo estudo de Lindgren et al.[42], betabloqueadores reduziram em 32% os pensamentos intrusivos em pacientes recém-diagnosticadas com câncer de mama. A literatura é muito escassa em relação a tratamentos farmacológicos voltados para pacientes com TEPT relacionado ao câncer. Sendo assim, o tratamento medicamentoso segue os princípios utilizados para a população geral[31].

Disfunção cognitiva relacionada ao câncer (DCRC)

A disfunção cognitiva relacionada ao câncer (DCRC) é um conjunto de alterações em várias esferas da cognição que ocorrem em decorrência do câncer e seu tratamento. No passado era chamado de *chemobrain* ou *chemofog*, pois era atribuído aos efeitos deletérios da quimioterapia, mas percebeu-se que os déficits podem ser secundários também à radioterapia, terapia hormonal ou até mesmo ao câncer, o que levou à alteração para um termo mais abrangente[43].

Inicialmente, os prejuízos cognitivos vistos nesses pacientes eram considerados secundários às consequências diretas de um tumor do SNC ou a quadros psiquiátricos, como ansiedade e depressão, uma vez que os quimioterápicos supostamente não cruzam a barreira hematoencefálica. Com o aumento da sobrevida dos pacientes no decorrer dos últimos anos e consequente aumento de pacientes com DCRC, observou-se que essas duas etiologias não explicavam todos os casos, ficando evidente que outros mecanismos poderiam desencadear o quadro[44].

Dado interessante é que quando pacientes com câncer são comparados a um grupo controle sem câncer, 20 a 40% apresenta déficits no momento do diagnóstico. Uma hipótese para esse achado é o impacto do aspecto emocional relacionado ao diagnóstico recente de um câncer. No entanto, mesmo controlando para fatores emocionais e comorbidades, os prejuízos se mantém. Estudos de neuroimagem têm demonstrado diferenças estruturais e funcionais entre os cérebros de pessoas acometidas por câncer antes do tratamento e controles saudáveis, com alterações frontais relacionadas à atenção, funcionamento executivo e aprendizado[44].

O prejuízo cognitivo do paciente frequentemente não é evidenciado pela testagem neuropsicológica, pela equipe multidisciplinar e pelas pessoas que convivem com o paciente, o que pode trazer prejuízos nas esferas pessoal e profissional. A DCRC é citada como uma das razões pelas quais 13% dos sobreviventes de câncer param de trabalhar em até 4 anos após o diagnóstico[45]. Sendo assim, é recomendável fazer uma avaliação neuropsicológica, mesmo que simples (p. ex., realização de um mini-exame do estado mental [MEEM]) antes do início do tratamento, de maneira a identificar quais pacientes já tem algum prejuízo cognitivo basal, uma vez que eles estarão mais propensos a desenvolver uma DCRC[46].

Em crianças, o risco de haver um prejuízo cognitivo é ainda maior, pois o cérebro ainda está em desenvolvimento. A radioterapia craniana afeta negativamente o quociente de inteligência (QI) e pode interagir com os quimioterápicos, prejudicando outros aspectos da cognição. A realização de quimioterapia torna-

-se um dilema. Em um estudo com leucemia linfoblástica aguda, o aprendizado não verbal foi afetado pelo tratamento quimioterápico, principalmente nas meninas. Grandes coortes demonstraram que aproximadamente metade dos sobreviventes apresenta dificuldades cognitivas objetivas na vida adulta[44].

Fatores de risco para DCRC em sobreviventes de câncer infantil são sexo feminino, tratamento realizado antes dos 6 anos de idade, irradiação craniana e deficiência auditiva. Adolescentes e adultos jovens também têm risco aumentado para disfunção cognitiva, principalmente por apresentarem taxas elevadas de depressão e ansiedade[47].

Epidemiologia

O câncer de mama tem elevada prevalência, maior sobrevida e elevada incidência de DCRC relacionada aos quimioterápicos utilizados para seu tratamento, por isso a maior parte dos estudos sobre essa condição concentra-se nessa população.

A literatura reporta prevalência de DCRC de 17 a 75%, sendo mais frequente valores entre 15 a 25%. Entretanto, esses dados devem ser analisados com cuidado, pois como a maior parte dos estudos não realiza avaliação neuropsicológica prévia ao tratamento e não se sabe qual era a performance cognitiva basal dos pacientes incluídos[47].

A dificuldade em atribuir o declínio cognitivo ao câncer e seu tratamento é mais um fator para a variabilidade dos dados sobre prevalência, já que outros elementos comumente estão presentes e podem levar às mesmas alterações, como depressão, ansiedade, fadiga e interferência de doenças crônicas[44]. A discrepância entre medidas objetivas e subjetivas da disfunção cognitiva, bem como a avaliação dicotômica entre pacientes afetados ou não, definição essa que não é tão precisa, também contribuem para que os dados em relação à sua prevalência sejam tão díspares[48].

Quanto ao momento do tratamento, entre 65 a 75% dos pacientes começa a apresentar DCRC durante ou imediatamente após o tratamento ativo, estabilizando nos primeiros 6 meses após o tratamento e passando por um período de recuperação que varia entre 1 a 2 anos[44]. No entanto, até um terço dos pacientes persiste com os déficits a longo prazo, com relatos de casos na literatura com mais de 20 anos[49].

Etiologia

Vários mecanismos vêm sendo propostos para explicar a DCRC, mas ainda não há clareza sobre a etiologia. Acredita-se que seja multifatorial e algumas hipóteses são[50]:

- Efeito neurotóxico direto, por meio de quimioterápicos que cruzam a barreira hematoencefálica.
- Desregulação das citocinas, tanto como consequência do tratamento ou pela própria doença. As mais implicadas são IL-1, IL-6, IL-8, MCP-1 e TNF-α e níveis mais elevados delas podem ser detectados no hipocampo[51].
- Aumento do estresse oxidativo e dano mitocondrial.
- Alterações epigenéticas e envelhecimento precoce do DNA, com encurtamento dos telômeros, que está associado a apoptose neuronal.

Níveis diminuídos do fator neurotrófico derivado do cérebro (BDNF, do inglês *brain-derived neurotrophic factor*) foram encontrados tanto em pacientes com declínio cognitivo em outras desordens neuropsiquiátricas, como quadros demenciais, quanto nos que fizeram uso de cisplatina, um quimioterápico com potencial de causar DCRC. Polimorfismos do BDNF mostraram menor ativação na região do hipocampo em ressonância magnética funcional[46].

Fatores de risco

Em revisão com 23 estudos, os biomarcadores que se relacionaram a DCRC foram polimorfismos genéticos (portador do alelo E4 da apolipoproteína E e ser homozigoto para o alelo da valina no gene da catecol-O-metiltransferase [COMT]), níveis séricos aumentados de IL-6 e anemia durante quimioterapia. Níveis elevados de homocisteína e maior dose e duração da quimioterapia também são fatores descritos na literatura. Pacientes do como sexo feminino e idade maior que 65 anos estão mais predispostos a desenvolver DCRC[44,48].

Há poucos estudos sobre a toxicidade dos quimioterápicos, mas há evidências de que quimioterápicos que cruzam a barreira hematoencefálica têm maior neurotoxicidade, como o metotrexato, 5-fluoracil e ciclofosfamida. Deprivação hormonal também está relacionada à disfunção cognitiva, o que pode ser visto tanto como consequência de procedimentos cirúrgicos (p. ex., ooforectomia em pacientes com neoplasia ovariana, induzindo menopausa) como de terapias hormonais (p. ex., moduladores seletivos de receptores de estrógeno, como o tamoxifeno, usado para tratamento do câncer de mama)[44].

Depressão, ansiedade e fadiga interferem no desempenho cognitivo e podem somar-se aos prejuízos secundários ao câncer e seu tratamento. Como esses fatores são tratáveis, são considerados importantes alvos para intervenção.

O tratamento radioterápico também pode ter impacto na cognição. Após irradiação craniana, a consequência mais comum é prejuízo na memória de curto prazo, mas outros déficits podem ser observados até meses ou anos após o tratamento, como redução da atenção e alteração do processamento visual motor e relações espaciais. Os achados neuropsicológicos mostram principalmente disfunção hipocampal e a gravidade do acometimento está relacionada à dose de radiação no lobo temporal medial. Em casos mais graves, leucoencefalopatia ou necrose secundária à radiação podem ser encontrados, mas casos leves e moderados podem não ter correlato de imagem[52].

Quadro clínico

A DCRC em geral manifesta-se como um quadro de início súbito, durante ou logo após a intervenção que habitualmente melhora logo após o fim do tratamento. No entanto, o prejuízo pode permanecer por muitos anos. As áreas mais frequentemente afetadas são atenção e concentração, memória visual e verbal e velocidade de processamento. A disfunção parece ser mais compatível com subcortical[53].

Os pacientes podem referir dificuldade para aprender e reter novas informações em relação ao seu funcionamento basal, o que ocorre por uma diminuição da velocidade de pensamento e dificuldade de concentração, com consequente prejuízo atencional. É comum queixarem-se de dificuldade em realizar mais de uma tarefa por vez (multitarefa) e em alternar o foco da atenção de uma atividade para outra. Esquecimentos frequentes de nomes, palavras, compromissos assumidos e local onde colocou objetos são outros exemplos das implicações na vida diária[44].

A Tabela 2 correlaciona os domínios cognitivos mais afetados e como isso se traduz no cotidiano do paciente.

Os déficits habitualmente são leves ou moderados, mas prejuízos significativos também são vistos, impactando na qualidade de vida e funcionalidade do paciente. Isso é particularmente perceptível em indivíduos de alto funcionamento cognitivo, que se utilizam da elevada proficiência para o trabalho, ou, no extremo oposto do espectro de capacidades cognitivas, pessoas com menor habilidade, que têm prejuízo mesmo com perdas menores[44].

Diagnóstico

O diagnóstico de DCRC ainda hoje representa um desafio. Não há um método que diagnostique essa condição de maneira inequívoca. A testagem neuropsicológica é utilizada, mas não há consenso sobre uma bateria suficientemente sensível. As baterias existentes foram desenvolvidos para outras condições neurológicas, como Alzheimer, e podem não detectar as mudanças mais súbitas dessa condição. Fatores adicionais podem estar relacionados ao teste ser realizado em um ambiente controlado, diferente das situações da vida diária, e também porque especula-se que os pacientes consigam compensar parte das suas deficiências por modificação da atividade neural, mas apresentando maior dificuldade do que no basal[46].

Há uma diferença na detecção da DCRC em avaliações objetivas e subjetivas, com maior sensibilidade para as últimas, o que pode estar relacionado à própria natureza do quadro. Escalas de autoavaliação têm maior correlação com as queixas subjetivas dos pacientes, porém são consideradas um método menos confiável. A não detecção objetiva dos déficits pode levar a situações complexas como dificuldade em obter um benefício por incapacidade laborativa[54].

Considerando a necessidade de um diagnóstico mais preciso, a International Cognition and Cancer Task Force (ICC-TF) recomenda 3 testes com *cutoff* específico para essa condição: o *Hopkins Verbal Learning Test-Revised* (HVLT-R), *Trail Making Test* (TMT) e *Controlled Oral Word Association* (COWA) do exame multilingual de afasia, que avaliam aprendizado, memória, velocidade de processamento e função executiva[55].

Exames de imagem indicam a probabilidade de os prejuízos observados na DCRC se relacionarem com a redução da densidade da substância cinzenta nas regiões frontal, parietal e temporal, da integridade da substância branca no fascículo longitudinal superior, corpo caloso, fórceps maior e coroa radiada, além de alteração da conectividade em toda rede neuronal cerebral. Parece haver correlação moderada a forte entre piora cognitiva e alteração morfológica nas regiões cerebrais frontais[54]. Durante realização de tarefa que utiliza memória de trabalho observou-se aumento da ativação na área cingulada em RM e no giro frontal inferior do córtex pré-frontal e no cerebelo posterior em PET, além de redução do metabolismo na área parietal e no córtex visual contralateral primário quando comparados a controles sem disfunção cognitiva. O eletroencefalograma pode mostrar lentificação e alteração da amplitude em relação aos controles[53]. Até o momento, os estudos de imagem disponíveis têm amostras pequenas e problemas metodológicos, não permitindo traçar conclusões definitivas, sendo o diagnóstico eminentemente clínico. A realização de exames de imagem é fundamental na presença de déficits neurológicos focais e deve ser considerada quando há queixas vagas e marcadores tumorais indicando recorrência sem sítio aparente.

Diagnóstico diferencial

Quadros psiquiátricos como ansiedade e depressão, transtorno de ajustamento, metástases cerebrais, deficiências nutricionais, efeitos diretos de medicamentos (p. ex., opioides), anormalidades metabólicas, hematológicas ou hormonais e distúrbios do sono estão entre os diagnósticos diferenciais. Quadros demenciais também são um diagnóstico diferencial importante, mas diferenciam-se da DCRC em especial pelo seu

Tabela 2 Definições dos domínios cognitivos e alterações vistas na disfunção cognitiva relacionada ao câncer (DCRC)

Domínio cognitivo	Definição	Apresentação na DCRC
Atenção e memória de trabalho	Percepção focada em um objeto específico; memória imediata utilizada para manipular informações necessárias para tarefas cognitivas complexas	Descrição de estar "fora do ar", dificuldade de concentração, dificuldade para realizar mais de uma tarefa por vez (multitarefa), lembrar nomes, telefones etc.
Velocidade de processamento	Capacidade de realizar automática e fluentemente atividades motoras e cognitivas simples; medida de eficiência cognitiva	Levar mais tempo para realizar atividades simples e processar informações novas
Funcionamento executivo	Comando de todas habilidades cognitivas	Dificuldade para multitarefa, planejamento e organização
Aprendizado e memória	Capacidade de adquirir, reter e recuperar de maneira eficaz novas informações	Dificuldade para aprender coisas novas, esquecer nomes, eventos ou palavras

Fonte: adaptada de Vannorsdall, 2017[44].

início mais insidioso e pela ausência de uma correlação temporal com o início do tratamento oncológico.

Comportamento de doença (tradução livre de *sickness behavior*) é um estado de economia de energia cujos sintomas são hipersonia, febre, fraqueza, incapacidade de concentrar, anedonia e interesse reduzido no ambiente e nas interações sociais. Ocorre como uma resposta à doença e seu tratamento e está relacionado à liberação de citocinas pró-inflamatórias, sendo outro diagnóstico diferencial[56].

Abordagem

Abordagem não farmacológica

A reabilitação cognitiva é a técnica mais eficaz, já que o tratamento medicamentoso tem eficácia limitada. Pode ser realizada individualmente ou em grupo e as melhoras se dão tanto no aspecto objetivo quanto subjetivo. É feito um mapeamento das áreas de funcionamento prejudicado a fim de desenvolver estratégias compensatórias[44].

O emprego de programas computadorizados, por meio do uso de jogos e exercícios é uma estratégia eficaz, de baixo custo e acessível. mas não é claro se isso se traduz em melhora do funcionamento[57].

Estratégias como relaxamento melhoram a qualidade de vida mas não a cognição. A terapia cognitivo-comportamental (TCC) também mostrou benefícios em qualidade de vida, mas os resultados quanto à melhora cognitiva não são consistentes. Acupuntura apresenta resultados positivos em memória e estruturas cerebrais em pacientes com Alzheimer, visto na RM funcional e pode ser área para estudos futuros em DCRC[46].

Estudos em animais mostraram efeitos positivos de exercícios durante e após quimioterapia ou irradiação do SNC, tanto em alterações estruturais quanto fisiológicas e neuropsicológicas. Já os estudos em humanos são de baixa qualidade. Ioga tem eficácia em pacientes com câncer de mama durante e meses após o tratamento quimioterápico e vem apresentando resultados promissores em DCRC[46].

Abordagem farmacológica

A terapia medicamentosa tem se mostrado pouco eficaz até o momento. Modafinila foi o medicamento que mostrou resultados mais favoráveis, embora limitados a melhora em atenção e memória em pacientes durante quimioterapia[53]. Metilfenidato, *gingko biloba* e donepezila, entre outros, foram testados, sem resposta relevante.

Perspectivas futuras incluem estudos de inibidores de histona deacetilase (HDACi) e S-adenosil metionina (SAMe) na prevenção de alterações epigenéticas[51]. A melhora dos níveis de BDNF é outro caminho possível, mas ainda é um desafio para os estudos clínicos, porque apenas pequena quantidade do BDNF administrado perifericamente penetra a barreira hematoencefálica. Outra possibilidade de tratamento está relacionada ao envolvimento de citocinas na etiologia da DCRC, o que abre um leque de potenciais opções terapêuticas a serem estudadas, como anticorpos monoclonais, inibidores moleculares pequenos, minociclina, antagonistas de TNF-α e citocinas anti-inflamatórias (IL-4 e IL-10). Entretanto, a maior parte dos anticorpos anticitocinas não penetram de maneira eficaz na barreira hematoencefálica, apresentando concentrações no cérebro de um milésimo em relação às sanguíneas. Por isso, de maneira ideal, o foco deve ser preventivo, evitando que citocinas sejam produzidas ou liberadas perifericamente, o que ainda não é possível[58].

O tratamento de condições psiquiátricas comórbidas como depressão e ansiedade pode contribuir indiretamente para a melhora cognitiva.

Delirium

O interconsultor psiquiátrico se depara com frequência com solicitações para avaliar quadros de *delirium*, em especial se o subtipo é hiperativo.

A prevalência dessa condição em pacientes oncológicos varia muito de acordo com a população estudada, local, critérios diagnósticos e instrumento de avaliação utilizados, treinamento da equipe para realizar a avaliação e subtipo de *delirium*[59].

Em pacientes nas últimas horas ou semanas de vida foi reportada prevalência de até 88%[60]. Estudos que avaliaram a incidência de *delirium* de acordo com o local de atendimento, varia de 10% em pacientes com câncer avançado que procuram o pronto-socorro a 43% dos admitidos em uma enfermaria clínica. Entre pacientes com câncer ou neoplasias hematológicas admitidos em uma enfermaria, 16,5 a 18% apresentaram *delirium* no decorrer da internação e entre pacientes admitidos em uma unidade aguda de cuidados paliativos, 26 a 47% desenvolveram o quadro após a admissão[59]. O subtipo hipoativo é o mais comum entre pacientes oncológicos mas também é o mais subdiagnosticado. Sua ocorrência nos últimos meses de vida, assim como o subtipo misto, está associado a sobrevida mais curta[61].

Os estudos mostram que apenas 30 a 50% dos doentes com doença oncológica avançada têm reversão do *delirium*, tornando a detecção precoce e manejo dos fatores precipitantes e predisponentes fundamentais para melhorar as chances de recuperação[59].

Apesar de sua elevada prevalência em pacientes oncológicos, frequentemente o *delirium* não é identificado pela equipe que acompanha o paciente durante sua internação e os oncologistas podem cometer erros diagnósticos em até 37% dos seus pacientes[59]. Para reduzir esse risco, recomenda-se a realização de uma anamnese aprofundada com familiares e a utilização de instrumentos diagnósticos, como o *Informant Questionnaire on Cognitive Decline in the Elderly* (IQCODE). Não há consenso quanto ao melhor instrumento a ser utilizado no contexto oncológico. No Instituto do Câncer do Estado de São Paulo (ICESP) as escalas utilizadas, segundo protocolo institucional, são o CAM (*Confusion Assessment Method*) e RASS (*Richmond Agitation Sedation Scale*), de fácil e rápida aplicação pela equipe multidisciplinar. Devem ser aplicadas no paciente internado diariamente para fins de identificação precoce do quadro[62].

Os fatores precipitantes e predisponentes de *delirium* são os mesmos da população geral, mas alguns fatores predisponentes são particulares do contexto oncológico, como se observa no Quadro 3.

Quadro 3 Fatores predisponentes para delirium em pacientes oncológicos

Doença primária do SNC
Metástases meníngeas ou cerebrais
Síndromes neurológicas paraneoplásicas
Imunomoduladores: interferon, interleucinas, ciclosporina
Alteração cognitiva pós-quimioterapia: metotrexato, cisplatina, vincristina, procarbazina, asparaginase, citarabina (citosina arabinosídeo), 5-fluorouracil, ifosfamida, tamoxifeno (raro), etoposídeo (alta dose), compostos de nitrosoureia, agentes alquilantes (alta dose ou via arterial)
Relacionados à irradiação cerebral: encefalopatia aguda ou tardia
Medicações frequentemente utilizadas em oncologia, como dexametasona

Adaptado de Bush et al., 2018[59].

A investigação etiológica do *delirium* em pacientes oncológicos segue o modelo da população geral, mas alguns fatores precipitantes são específicos desse contexto, sendo eles[62]:

- Hipercalcemia: pode estar relacionada à doença de base (hipercalcemia da malignidade). É um sinal de mau prognóstico e a mortalidade em um mês é de 50%. Os tipos de câncer mais frequentemente associados são mama, pulmão, mieloma múltiplo e carcinomas espinocelulares em geral. Os sintomas mais comuns são confusão, náuseas ou vômitos, rebaixamento do nível de consciência, constipação, dor abdominal, hiporexia, poliúria e desidratação, astenia ou tontura, mas o quadro pode ser assintomático, pois depende da velocidade de elevação do cálcio[63].
- Síndrome da secreção inapropriada de hormônio antidiurético: principalmente associada ao tumor de pequenas células pulmonares, mas também ocorre em outros tipos de câncer. Pode ainda ser causada por diversas medicações, incluindo os quimioterápicos derivados da vinca e as platinas, anticonvulsivantes, antidepressivos, lítio e anti-inflamatórios não esteroidais (AINES).
- Hipomagnesemia: alguns quimioterápicos como cisplatina e cetuximabe podem causar hipomagnesemia em pacientes com câncer avançado. O quadro caracteriza-se por confusão, alucinações, irritabilidade, nistagmo, convulsões, contraturas e dor severa e pode ser revertido com reposição de magnésio.
- Terapêutica do câncer: principalmente com quimioterápicos que cruzam a barreira hematoencefálica, como capecitabina, topotecano ou ifosfamida, bem como com imunoterápicos. O quadro é de confusão associada a encefalopatia e pode reverter após suspensão do tratamento.
- Uso de opioides: deve-se atentar a sinais de intoxicação. A rotação de opioides é a troca de um opioide por outro quando a analgesia é insatisfatória e/ou os efeitos adversos re-

lacionados ao opioide são intoleráveis. A troca pelo equivalente a 30-50% da dose do primeiro opioide é uma estratégia usada clinicamente, ainda que com pouca evidência na literatura[64].

Outros fatores gerais são bastante comuns como etiologia de *delirium* nessa população, a citar[62]:

- Polifarmácia: fator frequentemente negligenciado, mais comum em pacientes idosos e frágeis. A pertinência de todas as medicações deve ser avaliada e considerada redução ou suspensão, caso possível. Os psicotrópicos podem desencadear *delirium*, mas sua retirada abrupta também pode, em especial se a medicação tiver potencial de dependência e se seu uso for prolongado. Avaliação criteriosa e individualizada deve ser realizada, considerando-se os riscos e benefícios da redução, incluindo tempo de uso, dose e efeitos adversos do tratamento. Caso a medicação tenha sido introduzida recentemente e possa estar relacionada ao desenvolvimento do quadro, deve ser suspensa.
- Hidratação: em pacientes com baixa ingesta oral, pode ser feita hidratação clinicamente assistida. A literatura ainda não é clara a respeito da sua realização de maneira sistemática, mas há evidências de que diminua a incidência de *delirium*.
- Infecções: etiologia frequente de *delirium*, pode levar a alterações neurológicas variando de letargia a coma em 70% dos casos quando há bacteriemia e alterações eletroencefalográficas em mais de 80% dos pacientes. Caso o foco infeccioso não esteja bem estabelecido, recomenda-se o uso de antibióticos de largo espectro e, após identificação do agente, redução do espectro.

O manejo do *delirium*, segundo o *guideline* da European Society for Medical Oncology (ESMO)[59], sugere as seguintes recomendações:

- Haloperidol e risperidona não são recomendados com quadros de *delirium* leve a moderado, pois há evidências de maior risco de efeitos colaterais extrapiramidais e pouca evidência de efetividade, além de eventual risco de piora.
- Olanzapina e quetiapina podem trazer algum benefício para o manejo do *delirium*, em especial o subtipo hiperativo, quando sedação pode ser desejada.
- Quando sedação não é necessária, o aripiprazol também pode ser usado.
- Benzodiazepínicos não são recomendados como primeira linha, porque podem ser causadores de *delirium* e aumentam o risco de quedas. No entanto, promovem sedação e melhora da ansiedade, podendo ser úteis no manejo agudo de pacientes com quadro muito sintomático, não tratável com outras opções. São considerados primeira linha apenas em casos de abstinência alcoólica ou de benzodiazepínicos. O lorazepam é habitualmente o mais usado em idosos, por ter meia-vida mais curta.

- As evidências ainda são limitadas, mas o metilfenidato pode ser útil para melhorar a cognição em pacientes com *delirium* hipoativo sem alterações da sensopercepção e sem causa identificável.
- *Delirium* no final da vida, também conhecido como inquietação terminal, é uma condição bastante frequente em pacientes com neoplasia avançada. A estratégia habitual de manejo deve ser seguida, mas em alguns casos o uso da clorpromazina intravenosa em baixas doses pode ser uma estratégia para atingir melhor controle sintomático. Ainda assim, esse quadro pode ser de difícil controle ou irreversível, devendo ser considerada sedação paliativa;

Outro aspecto que requer atenção é o estresse dos cuidadores, que muitas vezes presenciam situações angustiantes sem compreensão do que está acontecendo ou até mesmo da provável reversibilidade do quadro. Informação apropriada deve ser dada e sintomas de alteração da sensopercepção e agitação controlados o quanto antes.

DOR

A dor crônica frequentemente induz a um quadro depressivo, sendo que até 85% dos pacientes com dor crônica são afetados por depressão. Ambas estão fortemente correlacionadas em termos de ocorrência e interferem na severidade da outra condição. A depressão associada à dor crônica confere um pior prognóstico do que dor crônica isoladamente. Por outro lado, a persistência e piora da dor podem levar a desesperança e desejo por abreviação da vida[65].

O mecanismo patofisiológico da co-ocorrência de depressão e dor ainda não foi identificado, mas nos últimos anos vem se tornando conhecidas alterações relacionadas à neuroplasticidade e neurobiologia. As vias sensitivas dolorosas e de modulação do humor compartilham as mesmas regiões cerebrais, incluindo o córtex insular, córtex pré-frontal, córtex cingulado anterior, tálamo, hipocampo e a amígdala. Além disso, foi verificado que os volumes do córtex pré-frontal e do hipocampo são significativamente menores em pacientes com depressão, o que está relacionado à severidade do quadro. Em estudos *post-mortem* de pacientes deprimidos observou-se que há uma redução significativa no número de sinapses pré-frontais. Em paralelo nota-se uma atuação do córtex pré-frontal no desenvolvimento da dor, via núcleo *accumbens*, indicando que a depressão e a dor podem ter alterações semelhantes na neuroplasticidade. Alterações mal adaptativas na neuroplasticidade são observadas na dor crônica, através de modificações na via de condução sensitiva que conduz o impulso do sistema nervoso periférico para o central. Essas alterações comuns entre depressão e dor crônica indicam que ambas podem ter uma etiologia comum[65].

Uma vez que as duas condições estão correlacionadas, é necessário o tratamento de ambas para que se atinja um alívio sintomático. Assim como tem um substrato patofisiológico comum, muitos dos fármacos usados para tratar uma condição atuam na outra.

Os opioides são o padrão ouro para tratar dor crônica em pacientes oncológicos. Alguns estudos experimentais e clínicos indicam que eles podem atuar em sintomas depressivos, mas seu elevado potencial de dependência faz com que não sejam indicados para o uso em depressão. Ao contrário, pacientes deprimidos têm risco de usarem opioides pelo triplo do tempo de pacientes sem história de depressão, além de que pacientes em uso de opioides por longo prazo apresentam maior risco para desenvolvimento de depressão. Sendo assim, essa classe de medicações não deve ser considerada para tratamento da depressão, devendo-se priorizar fármacos sem potencial aditivo[65].

Os antidepressivos, em especial os tricíclicos (ADT) e os inibidores seletivos de recaptura de serotonina e noradrenalina (ISRSN), têm potencial para diminuir a dor crônica, bem como depressão, embora habitualmente sejam necessárias doses mais baixas para o controle da dor.

A cetamina, um antagonista de receptores N-metil-D-aspartato (NMDA), é utilizado como anestésico geral há muitas décadas e vem sendo administrado em doses subanestésicas como medicação adjuvante no tratamento da dor. Tem sido descrito um efeito inibidor da reabsorção de monoaminas no sistema nervoso central, o que lhe confere uma potente ação antidepressiva em doses subanestésicas. Entretanto, sua segurança e eficácia no tratamento da dor crônica ainda não é estabelecido[66].

ABORDAGENS TERAPÊUTICAS

Abordagens não farmacológicas

A trajetória de um paciente com câncer traz vivências dolorosas que expõem sua fragilidade. A psicologia positiva fala sobre reforçar aspectos positivos do indivíduo, como seus recursos ou feitos do passado, de maneira a melhorar seu funcionamento. No entanto, também é importante que os pacientes sintam que tem um lugar seguro e acolhedor para a escuta, onde podem falar sobre seus medos e dificuldades, validando suas angústias, sem pressão para que se mostre otimista[9].

As intervenções em psico-oncologia parecem auxiliar na aderência ao tratamento, mas é controverso quando se trata de aumento da sobrevida. Seu impacto é tido apenas como modesto em medidas objetivas, possivelmente porque muitos estudos não incluem pacientes mais graves.

Tipicamente, a psicoterapia nesse contexto é de curta duração, orientada para demandas específicas e pode ser realizada individualmente ou em grupo. O envolvimento da família pode ser benéfico em determinadas situações, aumentando o apoio para o paciente no contexto domiciliar[67].

A seguir abordamos algumas particularidades das abordagens utilizadas em pacientes com câncer[67,68]:

- Psicoeducação: aprendendo sobre sua condição, o paciente se sente mais fortalecido para lidar com a doença. Em pacientes sobreviventes de melanoma, levou a maiores taxas de autoexame e diminuição da recorrência.

- Terapia cognitivo-comportamental (TCC): é realizado treinamento cognitivo para pensamentos relativos à doença e seu tratamento, bem como comportamental, focando em estratégias de manejo. Estudos mostraram eficácia para melhorar sintomas ansiosos e depressivos, autoestima, função imune, otimismo, qualidade de vida, cooperação com o tratamento e redução em fadiga relacionada ao câncer, dor, náuseas e vômitos, insônia, *distress* e níveis de cortisol. Há diversas abordagens voltadas para pacientes com doenças crônicas, como a terapia de aceitação e compromisso (ACT, do inglês *acceptance and commitment therapy*), baseada nos conceitos de observar seus pensamentos e sentimentos, ao invés de tentar controlá-los, bem como de buscar investir em ações que estejam alinhadas com valores pessoais.
- Sistêmicas:
  » Terapia familiar focada no luto (TFFL): desenvolvida por Kissane[69], é uma intervenção preventiva que considera que a família será a cuidadora principal para o paciente terminal e que as relações nesse núcleo são fundamentais. Tem como foco melhorar os relacionamentos e o apoio mútuo em relação ao luto.
  » Terapia narrativa: focada na comunicação, pressupõe que a realidade é construída a partir das percepções do paciente e do coletivo e se concentra mais na maneira com que o paciente enxerga a situação (sua narrativa) do que em características do paciente. Auxilia a identificar crenças difundidas e elaborá-las, ampliando sua compreensão sobre a doença, como se sente e permitindo que adote novas posturas.
- Abordagens específicas voltadas para pacientes oncológicos: diversas técnicas foram desenvolvidas para esse contexto, como intervenções espirituais e terapias que utilizam novas tecnologias. A terapia da dignidade foi desenvolvida por Chochinov e tem como objetivo delinear questões físicas, espirituais e psicossociais dos pacientes em fim de vida com algum grau de comprometimento da dignidade[70]. Outra técnica bastante interessante é a terapia centrada no sentido (*meaning-centered therapy*), que foca nos significados antes e depois do diagnóstico de câncer. Foi desenvolvida por Breitbart e pode ser realizada individualmente ou em grupo, tendo um número específico de sessões com tópicos pré-definidos[71].
- Outras: hipnose (melhora ansiedade, em especial em crianças submetidas a procedimentos) técnicas de relaxamento, como *mindfulness* etc.

A escolha da técnica utilizada depende de uma série de fatores, como treinamento e disponibilidade de profissionais, necessidades de cada paciente, disponibilidade e características do espaço físico, custos etc. No entanto, ainda mais importante do que a técnica utilizada é a construção de um bom vínculo entre o paciente e o profissional que o atende. O estudo de Trevino et al. avaliou a correlação entre ideação suicida e aliança terapêutica (vínculo colaborativo e afetivo entre paciente e oncologista) em pacientes de 20 a 40 anos com câncer avançado. Ideação suicida estava presente em 22,6% dos pacientes. Observou-se que uma boa aliança reduz ideação suicida de maneira mais significativa do que intervenções da equipe de saúde mental (incluindo medicação)[72]. Sendo assim, a equipe multidisciplinar deve ser estimulada a construir um bom vínculo com seus pacientes.

Intervenções farmacológicas

O tratamento farmacológico em pacientes oncológicos é usado para tratamento de quadros psiquiátricos, mas também para outras condições comuns nesse contexto, como dor, náuseas, insônia e fogachos. O médico oncologista, que mantém contato frequente com o paciente e habitualmente é sua principal referência, deve ter um treinamento sobre o manejo das principais medicações psiquiátricas, seus efeitos colaterais e interações medicamentosas com os demais fármacos utilizados em oncologia[73].

Os antidepressivos tricíclicos (ADT) são frequentemente utilizados em baixas doses para controle álgico, mas devido a sua baixa tolerabilidade não costumam ser de escolha para quadros psiquiátricos, que geralmente requerem doses mais elevadas. Os inibidores seletivos de recaptura de serotonina (ISRS), os inibidores seletivos de recaptura de serotonina e noradrenalina (ISRSN) e a mirtazapina são considerados boas opções, por serem bastante seguros, terem baixa toxicidade e boa eficácia.

Características como segurança, eficácia em sintomas relacionados ao câncer ou seu tratamento, efeitos colaterais, potenciais interações medicamentosas, perfil de toxicidade da droga e condição clínica do paciente são norteadoras na escolha do fármaco.

Algumas particularidades devem ser levadas em consideração na escolha do tratamento antidepressivo para o paciente oncológico[24,74]:

- Fluoxetina e paroxetina têm elevado potencial de interação medicamentosa e via de regra não devem ser medicações de primeira escolha, pois são fortes inibidores do CYP2D6.
- Tamoxifeno, um antagonista do receptor de estrógeno utilizado para prevenir recorrência de câncer de mama, é metabolizado em endoxifeno, metabólito ativo mais potente do que a molécula original, pelo CYP2D6. Em uma coorte com 2.430 mulheres em uso de tamoxifeno e um ISRS concomitante foi verificado maior risco de mortalidade por recorrência do câncer com uso de paroxetina[75]. Em contraposição, outra coorte[76] com 2.946 pacientes que desenvolveram câncer de mama durante o período de estudo não encontrou correlação entre uso de paroxetina ou outro ISRS e recorrência do câncer de mama. No entanto, até que mais estudos sejam publicados a esse respeito, recomenda-se não usar paroxetina e evitar fluoxetina e ADT em concomitância com tamoxifeno.
- De acordo com seu perfil de inibição de CYP2D6, venlafaxina é uma excelente opção, por ser seguro e ter boa eficácia para redução de fogachos secundários ao uso de ta-

moxifeno. Outras boas opções são desvenlafaxina, citalopram e escitalopram. Bupropiona, sertralina e duloxetina são inibidores moderados dessa isoenzima, mas podem ser utilizados[77].

- Mirtazapina é um antidepressivo com perfil muito favorável, pois melhora sono e apetite, sintomas frequentes em pacientes oncológicos, além de ser bastante seguro em relação a interações medicamentosas. Ela ainda tem eficácia em náuseas, podendo ser útil para pacientes em quimioterapia, além de ter alguma ação analgésica.
- Os antidepressivos, em particular os de ação mista ou noradrenérgica, têm eficácia analgésica, em especial para dor neuropática periférica. Dado interessante é que a melhora da dor independe da melhora da depressão. A duloxetina costuma ser bem tolerada e é bastante útil nesses casos. É a única droga com evidência moderada para tratamento da neuropatia periférica induzida por quimioterapia segundo o *guideline* da American Society of Clinical Oncology Clinical[78].
- A bupropiona deve ser utilizada com muita cautela em pacientes oncológicos, em especial nos com maior risco de terem tumores cerebrais (primários ou metastáticos), porque pode favorecer a ocorrência de crises convulsivas.
- Antidepressivos podem aumentar o efeito analgésico da morfina.
- Evitar ISRS se houver plaquetopenia (risco de sangramento) e mirtazapina se houver comprometimento dos glóbulos brancos (risco de agranulocitose).
- Em pacientes fazendo uso de quimioterapias antifolato (como metotrexato e pemetrexede), a fluoxetina é uma boa opção.
- Tramadol, fentanila (opioides) e ondansetrona (antiemético) tem ação serotoninérgica, devendo ser observado risco de síndrome serotoninérgica em uso concomitante com antidepressivos de perfil serotoninérgico.
- A codeína é metabolizada via CYP2D6 em morfina, que é a principal responsável pelo efeito analgésico. Pacientes em uso de drogas inibidoras dessa isoenzima funcionam como metabolizadores lentos, precisando de doses mais elevadas de codeína. Essa compreensão é muito importante no momento da rotação de opioide, já que se for feita a conversão para uma dose equivalente de uma droga que não seja metabolizada pelo CYP2D6 pode ocorrer toxicidade.
- Atentar-se ao risco de hiponatremia em idosos frágeis (principalmente mulheres) com o uso de ISRS.
- Observar risco de aumento de QTc em pacientes em uso concomitante de ondansetrona e outras terapias moleculares específicas (principalmente o vemurafenibe) com psicotrópicos que aumentam QTc (como tricíclicos e quetiapina).
- Considerar suplementação de vitamina B12 em pacientes deprimidos pós-gastrectomia ou irradiação pélvica.
- Psicoestimulantes como o metilfenidato têm eficácia para fadiga e sedação associada ao uso de opioides, mas sua eficácia para melhora da depressão em pacientes terminais só foi verificada em estudos pequenos e de baixa qualidade.
- Ainda não há evidência robusta que aborde a eficácia e segurança do uso de cetamina nessa população. Assim como a neuromodulação, incluindo estimulação magnética transcraniana e eletroconvulsoterapia, deve ser considerada com cautela e apenas em situações de limitação das demais intervenções.

Os quimioterápicos podem apresentar interações farmacodinâmicas e farmacocinéticas com os psicotrópicos, conforme Tabelas 3 e 4.

Tabela 3 Potenciais interações farmacodinâmicas entre fármacos utilizados no tratamento do câncer e agentes psicotrópicos

Quimioterápico	Mecanismo	Psicotrópico	Desfecho clínico
Ciclofosfamida, ifosfamida, docetaxel, paclitaxel, vimblastina, vincristina, vinorelbina	Inibição CYP3A4 pelo psicotrópico	Fluvoxamina Fluoxetina	Toxicidade do quimioterápico
Tamoxifeno	Inibição CYP2D6 pelo psicotrópico	Fluoxetina Paroxetina	Redução da concentração do endoxifeno, metabólito ativo do tamoxifeno
Irinotecano	Inibição CYP3A4 pelo quimioterápico	Citalopram	Toxicidade pelo ISRS
Doxorrubicina, vimblastina	Inibição CYP2D6 pelo quimioterápico	Tricíclicos ISRS ISRSN Antispsicóticos	Aumento da concentração do psicotrópico
Ciclofosfamida, ifosfamida, sorafenibe	Inibição CYP2D6 pelo quimioterápico	Bupropiona	Toxicidade pela bupropiona
Dexametasona	Indução CYP3A4 pela dexametasona	Benzodiazepínicos, antipsicóticos de segunda geração	Redução da concentração dos psicotrópicos
Docetaxel, imatinibe, irinotecano, vincristina, paclitaxel	Indução CYP3A4 pelo psicotrópico	Carbamazepina	Redução da concentração dos quimioterápicos

Fonte: adaptado de Rustad et al., 2012[38].

Tabela 4 Potenciais interações farmacocinéticas entre fármacos utilizados no tratamento do câncer e agentes psicotrópicos

Quimioterápico	Mecanismo	Psicotrópico	Desfecho clínico
Procarbazina	Inibição da MAO	Tricíclicos ISRS ISRSN Mirtazapina	Risco de síndrome serotoninérgica Toxicidade de SNC
Tamoxifeno	Bloqueio do canal retificador de potássio	Tricíclicos Antipsicóticos de segunda geração	Risco de prolongamento de QTc
Doxorrubicina, epirrubicina	Bloqueio do canal retificador de potássio	Tricíclicos Antipsicóticos de segunda geração	Risco de prolongamento de QTc
Talidomida	Depressor de SNC	Benzodiazepínicos	Risco de depressão respiratória

Fonte: adaptado de Rustad et al., 2012[38]

Em pacientes com baixa expectativa de sobrevida, avaliar com cautela a pertinência de introdução de um antidepressivo, devido à latência inicial de resposta. Também pode ser difícil diferenciar sofrimento existencial de depressão. Em determinados casos, uma comunicação efetiva, que propicie uma elaboração do luto por parte do paciente e de seus familiares, pode ser de mais valia do que o uso de antidepressivos.

Para aprofundamento

- Bush SH, Lawlor PG, Ryan K, Centeno C, Lucchesi M, Kanji S, et al. Delirium in adult cancer patients: ESMO Clinical Practice Guidelines. Ann Oncol. 2018;29:iv143-65.
  ⇨ Artigo fundamental sobre diversos aspectos do *delirium* em pacientes oncológicos.
- Pearre DC, Bota DA. Chemotherapy-related cognitive dysfunction and effects on quality of life in gynecologic cancer patients. Expert Rev Qual Life Cancer Care. 2018.
  ⇨ Artigo que discorre sobre aspectos gerais do DCRC, incluindo comentário de um *expert* sobre perspectivas futuras.
- Breitbart W, Rosenfeld B, Pessin H, Kaim M, Funesti-Esch J, Galietta M, et al. Depression, hopelessness, and desire for hastened death in terminally ill patients with cancer. J Am Med Assoc. 2000;284(22):2907-11.
  ⇨ Estudo prospectivo que avalia motivos para que pacientes terminais com câncer manifestem desejo por antecipação da morte.

 REFERÊNCIAS BIBLIOGRÁFICAS

1. National Comprehensive Cancer Network. Disponível em: https://www.nccn.org/about/news/ebulletin/ebulletindetail.aspx?ebulletinid=1120.
2. Decat CS, Laros JA, Araujo TCCF de. Termômetro de Distress: validação de um instrumento breve para avaliação diagnóstica de pacientes oncológicos. Psico-USF. 2009.
3. Steginga SK, Campbell A, Ferguson M, Beeden A, Walls M, Cairns W, et al. Socio-demographic, psychosocial and attitudinal predictors of help seeking after cancer diagnosis. Psychooncology. 2008;17(10):997-1005.
4. National Comprehensive Cancer Network. Distress duringcancer care; 2020. Disponível em: https://www.nccn.org/patients/guidelines/content/PDF/distress-patient.pdf.
5. Walker J, Hansen CH, Martin P, Symeonides S, Ramessur R, Murray G, et al. Prevalence, associations, and adequacy of treatment of major depression in patients with cancer: A cross-sectional analysis of routinely collected clinical data. The Lancet Psychiatry [Internet]. 2014;1(5):343-50. Disponível em: http://dx.doi.org/10.1016/S2215-0366(14)70313-X
6. Dauchy S, Dolbeault S, Reich M. Depression in cancer patients. Eur J Cancer, Supplement. 2013.
7. Rodin G, Lloyd N, Katz M, Green E, Mackay JA, Wong RKS. The treatment of depression in cancer patients: a systematic review. Support Care Cancer. 2007;15(2):126-36.
8. Buchhold B, Arnold A, Lutze S, Jülich A, Winkler M, Bahlmann J, et al. Psychosocial distress and desire for support among inpatients with skin cancer. J Ger Soc Dermatology. 2017;15(8):791-9.
9. Deshields TL, Nanna SK. Providing care for the "whole patient" in the cancer setting: The psycho-oncology consultation model of patient care. J Clin Psychol Med Settings. 2010;17(3):249-57.
10. Yi JC, Syrjala KL. Anxiety and depression in cancer survivors. Med Clin North Am. 2017;101(6):1099-113.
    ⇨ Esse artigo dá uma visão geral sobre quadros ansiosos e depressivos em pacientes com câncer
11. Breitbart W, Rosenfeld B, Pessin H, Kaim M, Funesti-Esch J, Galietta M, et al. Depression, hopelessness, and desire for hastened death in terminally ill patients with cancer. JAMA. 2000;284:2907-11.
    ⇨ Estudo prospectivo que avalia motivos para que pacientes terminais com câncer manifestem desejo por antecipação da morte
12. Walker J, Holm Hansen C, Martin P, Sawhney A, Thekkumpurath P, Beale C, et al. Prevalence of depression in adults with cancer: a systematic review. Ann Oncol. 2013;
13. Caruso R, Nanni MG, Riba M, Sabato S, Mitchell AJ, Croce E, et al. Depressive spectrum disorders in cancer: prevalence, risk factors and screening for depression: a critical review. Acta Oncol (Madr) [Internet]. 2017;56(2):146-55. Disponível em: http://dx.doi.org/10.1080/0284186X.2016.1266090
14. Janberidze E, Hjermstad MJ, Haugen DF, EURO IMPACT, et al. How are patient populations characterized in studies investigating depression in advanced cancer? results from a systematic literature review. J Pain Symptom Manage. 2014;48:678-98.
15. Krebber AMH, Buffart LM, Kleijn G, Riepma IC, De Bree R, Leemans CR, et al. Prevalence of depression in cancer patients: a meta-analysis of diagnostic interviews and self-report instruments. Psycho-Oncology. 2014;23(2):121-30.
16. Caruso R, Nanni MG, Riba M, Sabato S, Mitchell AJ, Croce E, et al. Depressive spectrum disorders in cancer: prevalence, risk factors and screening for depression: a critical review. Acta Oncologica. 2017;56(2):146-55.
17. Henson KE, Brock R, Charnock J, Wickramasinghe B, Will O, Pitman A. Risk of suicide after cancer diagnosis in England. JAMA Psychiatry. 2019;76(1):51-60.

18. **Jia Y, Li F, Liu YF, Zhao JP, Leng MM, Chen L. Depression and cancer risk: a systematic review and meta-analysis. Public Health. 2017;149:138-48.**
   ⇨ Artigo que mostra correlação entre sintomas depressivos e desenvolvimento de câncer, especificando risco por sítio.
19. Schrepf A, Lutgendorf SK, Pyter LM. Pre-treatment effects of peripheral tumors on brain and behavior: Neuroinflammatory mechanisms in humans and rodents. Brain, Behavior, and Immunity. 2015;49:1-17.
20. Liu Y, Ho RCM, Mak A. Interleukin (IL)-6, tumour necrosis factor alpha (TNF-α) and soluble interleukin-2 receptors (sIL-2R) are elevated in patients with major depressive disorder: a meta-analysis and meta-regression. J Affect Dis. 2012;139(3):230-9.
21. Halliwell B. Oxidative stress and cancer: Have we moved forward? Biochemical J. 2007;401(1):1-11.
22. Jimenez-Fernandez S, Gurpegui M, Diaz-Atienza F, Perez-Costillas L, Gerstenberg M, Correll CU. Oxidative stress and antioxidant parameters in patients with major depressive disorder compared to healthy controls before and after antidepressant treatment: Results from a meta-analysis. J Clin Psychiatry. 2015;76(12):1658-67.
23. Bortolato B, Hyphantis TN, Valpione S, Perini G, Maes M, Morris G, et al. Depression in cancer: The many biobehavioral pathways driving tumor progression. Cancer Treatment Reviews. 2017;52:58-70.
24. Pitman A, Suleman S, Hyde N, Hodgkiss A. Depression and anxiety in patients with cancer. BMJ [Internet]. 2018;361:1-6. Disponível em: http://dx.doi.org/doi:10.1136/bmj.k1415
25. Ferrari MCC, Soares SMSR. Transtornos de ansiedade. In: Cordás TA, Soares SMSR, Fraguas Jr. R, editors. Prática psiquiátrica em oncologia. Porto Alegre: Artmed; 2020. p. 27–41.
26. Massie MJ. Anxiety, panic and phobias. In: Holland JC, Rowland J, editors. Handbook of psychooncology: psychological care of the patient with cancer. New York: Oxford University Pres; 1989. p. 3009.
27. Mitchell AJ, Chan M, Bhatti H, Halton M, Grassi L, Johansen C, et al. Prevalence of depression, anxiety, and adjustment disorder in oncological, haematological, and palliative-care settings: A meta-analysis of 94 interview-based studies. Lancet Oncol. 2011;12(2):160-74.
28. Shelby RA, Golden-Kreutz DM, Andersen BL. PTSD diagnoses, subsyndromal symptoms, and comorbidities contribute to impairments for breast cancer survivors. J Trauma Stress. 2008;21(2):165-72.
29. Arnaboldi P, Lucchiari C, Santoro L, Sangalli C, Luini A, Pravettoni G. PTSD symptoms as a consequence of breast cancer diagnosis: clinical implications. Springerplus. 2014;3(1):1-7.
30. Hermelink K, Voigt V, Kaste J, Neufeld F, Wuerstlein R, Bühner M, et al. Elucidating Pretreatment Cognitive Impairment in Breast Cancer Patients: The Impact of Cancer-Related Post-Traumatic Stress. J Natl Cancer Inst. 2015;107(7).
31. Cordova MJ, Riba MB, Spiegel D. Post-traumatic stress disorder and cancer. The Lancet Psychiatry. 2017;4(4):330-8.
32. Abbey G, Thompson SBN, Hickish T, Heathcote D. A meta-analysis of prevalence rates and moderating factors for cancer-related post-traumatic stress disorder. Psychooncology. 2015;24(4):371-81.
33. Mehnert A, Koch U. Prevalence of acute and post-traumatic stress disorder amd comorbid mental disorders in breast cancer patients during primary cancer care: a prospective study. Psychooncology. 2007;16(3):181-8.
34. Bruce M. A systematic and conceptual review of posttraumatic stress in childhood cancer survivors and their parents. Clin Psychol Rev. 2006;26(3):233-56.
35. Swartzman S, Booth JN, Munro A, Sani F. Posttraumatic stress disorder after cancer diagnosis in adults: a meta-analysis. Depression and Anxiety. 2017;34(4):327-39.
36. Kangas M, Henry JL, Bryant RA. Posttraumatic stress disorder following cancer: A conceptual and empirical review. Clin Psychol Rev. 2002;22(4):499-524.
37. Arnaboldi P, Riva S, Crico C, Pravettoni G. A systematic literature review exploring the prevalence of post-traumatic stress disorder and the role played by stress and traumatic stress in breast cancer diagnosis and trajectory. Breast Cancer: Targets and Therapy. 2017;9:473-85.
38. Rustad JK, David D, Currier MB. Cancer and post-traumatic stress disorder: diagnosis, pathogenesis and treatment considerations. Palliat Support Care. 2012;10(3):213-23.

39. Lillberg K, Verkasalo PK, Kaprio J, Teppo L, Helenius H, Koskenvuo M. Stressful life events and risk of breast cancer in 10,808 women: a cohort study. Am J Epidemiol. 2003;157(5):415-23.
40. Pérez S, Galdón MJ, Andreu Y, Ibáñez E, Durá E, Conchado A, et al. posttraumatic stress symptoms in breast cancer patients: temporal evolution, predictors, and mediation. J Trauma Stress. 2014;27(2):224-31.
41. **Shand LK, Cowlishaw S, Brooker JE, Burney S, Ricciardelli LA. Correlates of post-traumatic stress symptoms and growth in cancer patients: A systematic review and meta-analysis. Psychooncology. 2015;24(6):624-34.**
   ⇨ Artigo que descreve o fenômeno de crescimento pós-traumático
42. Lindgren ME, Fagundes CP, Alfano CM, Povoski SP, Agnese DM, Arnold MW, et al. Beta-blockers may reduce intrusive thoughts in newly diagnosed cancer patients. Psycho-Oncology. 2013;22:1889-94.
43. Hurria A, Somlo G, Ahles T. Renaming "chemobrain." Cancer Investigation. 2007.
44. Vannorsdall TD. Cognitive changes related to cancer therapy. Med Clin North Am. 2017;101(6):1115-34.
45. Short PF, Vasey JJ, Tunceli K. Employment pathways in a large cohort of adult cancer survivors. Cancer. 2005;103(6):1292-301.
46. Pearre DC, Bota DA. Chemotherapy-related cognitive dysfunction and effects on quality of life in gynecologic cancer patients. Expert Rev Qual Life Cancer Care. 2018;3(1):19-26.
47. Ahles TA. Brain vulnerability to chemotherapy toxicities. Psycho-Oncology. 2012.
48. Horowitz TS, Suls J, Treviño M. A call for a neuroscience approach to cancer-related cognitive impairment. Trends in Neurosciences. 2018;41(8):493-6.
49. Koppelmans V, de Groot M, de Ruiter MB, Boogerd W, Seynaeve C, Vernooij MW, et al. Global and focal white matter integrity in breast cancer survivors 20 years after adjuvant chemotherapy. Hum Brain Mapp. 2014;35(3):899-99.
50. Tannock IF, Ahles TA, Ganz PA, van Dam FS. Cognitive impairment associated with chemotherapy for cancer: Report of a workshop. J Clin Oncol. 2004;22(11):2233-9.
51. **Wang XM, Walitt B, Saligan L, Tiwari AFY, Cheung CW, Zhang ZJ. Chemobrain: a critical review and causal hypothesis of link between cytokines and epigenetic reprogramming associated with chemotherapy. Cytokine. 2015;72(1):86-96.**
   ⇨ Artigo que aprofunda discussão sobre possíveis etiologias para o desenvolvimento de DCRC.
52. Monje M. Cranial radiation therapy and damage to hippocampal neurogenesis. Dev Disabil Res Rev. 2008;14(3):238-42.
53. Vardy J, Tannock I. Cognitive function after chemotherapy in adults with solid tumours. Critical Reviews in Oncology/Hematology. 2007;63(3):183-202.
54. Li M, Caeyenberghs K. Longitudinal assessment of chemotherapy-induced changes in brain and cognitive functioning: a systematic review. Neurosci Biobehav Rev. 2018;92:304-17.
55. Wefel JS, Vardy J, Ahles T, Schagen SB. International Cognition and Cancer Task Force recommendations to harmonise studies of cognitive function in patients with cancer. The Lancet Oncology. 2011;12(7):703-8.
56. Myers JS. Proinflammatory cytokines and sickness behavior: Implications for depression and cancer-related symptoms. Oncol Nurs Forum. 2008;35(5):802-7.
57. Treanor CJ, Mcmenamin UC, O'Neill RF, Cardwell CR, Clarke MJ, Cantwell M, et al. Non-pharmacological interventions for cognitive impairment due to systemic cancer treatment. Cochrane Database Syst Rev. 2016;(8):CD011325.
58. Sepehry AA, Tyldesley S, Davis MK, Simmons C, Rauscher A, Lang DJM. RE: Elucidating pretreatment cognitive impairment in breast cancer patients: The impact of cancer-related post-traumatic stress. J Natl Cancer Inst. 2016;108(8).
59. Bush SH, Lawlor PG, Ryan K, Centeno C, Lucchesi M, Kanji S, et al. Delirium in adult cancer patients: ESMO Clinical Practice Guidelines. Ann Oncol. 2018;29:iv143–65.
60. Hosie A, Davidson PM, Agar M, Sanderson CR, Phillips J. Delirium prevalence, incidence, and implications for screening in specialist palliative

care inpatient settings: A systematic review. Palliat Med. 2013;27(6):486-98.

61. Kim SY, Kim SW, Kim JM, Shin IS, Bae KY, Shim HJ, et al. Differential associations between delirium and mortality according to delirium subtype and age: a prospective cohort study. Psychosom Med. 2015;77(8):903-10.

62. Gil Jr LA, Soares SMSR. Delirium. In: Cordás T, Soares SMSR, Fraguas Jr R, editors. Prática Psiquiátrica em Oncologia. Porto Alegre: Artmed; 2020. p. 43-57.

63. Mota JMSC. Emergências oncológicas - hipercalcemia da malignidade na emergência. Revista FMRP-USP. 2018. Disponível em: http://www.hcrp.usp.br/revistaqualidade/uploads/Artigos/174/174.pdf.

64. Pedro A, Silva MP. Manual de rotação de opioides. Laboratórios Vitória; 2017. Disponível em: https://aped-dor.org/images/diversos/documentos/manual_rotacao_opioides_3_edicao_mai2017.pdf.

65. Sheng J, Liu S, Wang Y, Cui R, Zhang X. The link between depression and chronic pain: neural mechanisms in the brain. Neural Plasticity. 2017;2017:9724371.

66. Tahamtani S, Sousa A, Cantinelli F. Dor e sua correlação com quadros psiquiátricos. In: Cordás T, Soares SMSR, Fraguas Jr R, editors. Prática psiquiátrica em oncologia. Porto Alegre: Artmed; 2020. p. 139-49.

67. Mehta RD, Roth AJ. Psychiatric considerations in the oncology setting. CA Cancer J Clin. 2015;65(4):299-314.

68. de Vries M, Stiefel F. Psycho-oncological interventions and psychotherapy in the oncology setting. Recent Results Cancer Res. 2014;197:121-35.

69. Kissane DW, McKenzie M, Bloch S, Moskowitz C, McKenzie DP, O'Neill I. Family focused grief therapy: a randomized, controlled trial in palliative care and bereavement. Am J Psychiatry. 2006;163(7):1208-18.

70. Chochinov HM, Hack T, Hassard T, Kristjanson LJ, McClement S, Harlos M. Dignity therapy: A novel psychotherapeutic intervention for patients near the end of life. J Clin Oncol. 2005;23(24):5520-5.

71. **Breitbart W, Rosenfeld B, Pessin H, Applebaum A, Kulikowski J, Lichtenthal WG. Meaning-centered group psychotherapy: an effective intervention for improving psychological well-being in patients with advanced cancer. J Clin Oncol. 2015;33(7):749-54.**
   ⇨ Artigo que descreve a terapia centrada no sentido, técnica interessante para uso com essa população

72. Trevino KM, Abbott CH, Fisch MJ, Friedlander RJ, Duberstein PR, Prigerson HG. Patient-oncologist alliance as protection against suicidal ideation in young adults with advanced cancer. Cancer. 2014;120(15):2272-81.

73. Caruso R, Breitbart W. Mental health care in oncology. Contemporary perspective on the psychosocial burden of cancer and evidence-based interventions. Epidemiol Psychiatr Sci. 2020;29:17-20.

74. Diz M, Soares SMSR. Particularidades da psicofarmacologia no paciente oncológico. In: Cordás T, Soares SMSR, Fraguas Jr R, editors. Prática psiquiátrica em oncologia. Porto Alegre: Artmed; 2020. p. 111-26.

75. **Kelly CM, Juurlink DN, Gomes T, Duong-Hua M, Pritchard KI, Austin PC, et al. Selective serotonin reuptake inhibitors and breast cancer mortality in women receiving tamoxifen: A population based cohort study. BMJ. 2010;340:c693.**
   ⇨ Estudo muito relevante em relação a interação medicamentosa levando a aumento de recorrência de câncer de mama.

76. Haque R, Shi J, Schottinger JE, Ahmed SA, Cheetham TC, Chung J, et al. Tamoxifen and antidepressant drug interaction among a cohort of 16 887 breast cancer survivors. J Natl Cancer Inst. 2015;108(3):djv337.

77. Irarrázaval O ME, Gaete G L. Antidepressants agents in breast cancer patients using tamoxifen: Review of basic and clinical evidence. Rev Med Chil. 2016;144(10):1326-35.

78. Hershman DL, Lacchetti C, Dworkin RH, Lavoie Smith EM, Bleeker J, Cavaletti G, et al. Prevention and management of chemotherapy-induced peripheral neuropathy in survivors of adult cancers. American Society of Clinical Oncology clinical practice guideline. J Clin Oncology. 2014;32(18):1941-67.

15

Interconsulta em doenças do sistema endocrinológico

Débora Luciana Melzer-Ribeiro
Taís Michele Minatogawa-Chang
Chei Tung Teng

Sumário

Introdução
Diabetes
    Aspectos epidemiológicos e clínicos do diabetes
    Reações psicológicas ao diabetes e ao seu tratamento
    Síndromes psiquiátricas associadas ao diabetes
Síndrome de Cushing
    Aspectos epidemiológicos e clínicos da síndrome de Cushing
    Reações psicológicas à síndrome de Cushing e ao seu tratamento
    Síndromes psiquiátricas associadas à síndrome de Cushing
Doença de Addison (hipoadrenalismo)
    Aspectos epidemiológicos e clínicos da doença de Addison
    Reações psicológicas à doença de Addison e ao seu tratamento
    Síndromes psiquiátricas associadas à doença de Addison
Hiperparatireoidismo
    Reações psicológicas ao hiperparatireoidismo e ao seu tratamento
    Síndromes psiquiátricas associadas ao hiperparatireoidismo
Hipoparatireoidismo
    Aspectos epidemiológicos e clínicos do hipoparatireoidismo
    Síndromes psiquiátricas associadas ao hipoparatireoidismo
Alterações tireoidianas
    Relação entre depressão e alterações tireoidianas
    Hipotireoidismo
    Hipertireoidismo
Acromegalia
Hiperprolactinemia
    Medicamentos que causam hiperprolactinemia
Obesidade
    Aspectos epidemiológicos e clínicos da obesidade
    Síndromes psiquiátricas associadas à obesidade
    Relações da obesidade com medicamentos utilizados na psiquiatria
Considerações finais
Perspectivas
Vinheta clínica
Para aprofundamento
Referências bibliográficas

Pontos-chave

- A comorbidade depressão-diabetes está associada a complicações do diabetes, incapacidade funcional, aumento da mortalidade e aumento dos custos para os serviços de saúde.
- A depressão é o transtorno psiquiátrico mais comum entre pacientes com síndrome de Cushing.
- As diretrizes médicas para a prática clínica, produzida pela Associação Americana de Endocrinologistas Clínicos, afirmam que o diagnóstico de hipotireoidismo subclínico ou clínico deve ser sempre considerado em todo paciente com depressão.
- O T4 plasmático, total e livre, apresenta-se normal ou aumentado em pacientes deprimidos, sendo que 20% a 30% têm níveis elevados.
- Devido as queixas do paciente com hipertireoidismo de nervosismo, hiperatividade, fala rápida, instabilidade emocional e tremores muitas vezes ele pode ser diagnosticado como um paciente com transtorno de ansiedade.

INTRODUÇÃO

Alterações comportamentais são frequentes e, em muitos casos, são as primeiras manifestações de distúrbios hormonais.

A identificação de anormalidades sutis, porém específicas da função endócrina em certas populações psiquiátricas indica que possa existir um continuum entre indivíduos com apresentações mais graves da disfunção endócrina e transtornos psiquiátricos[1]. Entretanto, isso não estabelece uma relação de causalidade entre as doenças endócrinas e os transtornos psiquiátricos.

DIABETES

Aspectos epidemiológicos e clínicos do diabetes

A Organização Mundial de Saúde estima que o diabetes afetará mais de 350 milhões de pessoas em todo o mundo até 2030. O aumento na incidência do diabetes entre jovens em todo o mundo amplia o impacto negativo da doença e suas complicações[2]. No Brasil, a prevalência situa-se em torno de 7,6% da população entre 30 e 69 anos[3].

Reações psicológicas ao diabetes e ao seu tratamento

Um estudo longitudinal, que acompanhou 506 pacientes com diabetes tipo 2 ao longo de 18 meses, identificou taxas elevadas de transtornos afetivos e ansiosos em comparação com a população saudável, assim distribuídas: 60% maior para transtorno depressivo, 123% maior para transtorno de ansiedade generalizada, 85% maior para pânico e 7% maior para distimia. Além disso, idade jovem, gênero feminino e a alta prevalência de comorbidades associam-se com a persistência dos transtornos psiquiátricos em pacientes com diabetes[4].

Fatores psicológicos indiretamente relacionados com o diabetes podem mediar a ocorrência de transtornos psiquiátricos. O diabetes pode representar um evento crítico que suscita múltiplos esforços de enfrentamento. O sofrimento psicossocial diante da doença física, a falta de suporte social e o prejuízo na autoestima podem desencadear alterações psicopatológicas e predispor a um risco de depressão no futuro[5].

O efeito do diabetes tipo 1 no cérebro em desenvolvimento é um tópico de interesse. Variações glicêmicas no cérebro podem causar lesão celular e estrutural e levar a alterações nos resultados neuropsicológicos. Esses resultados podem ser sutis em termos de cognição, mas parecem persistir na vida adulta. Uma história de cetoacidose diabética e hiperglicemia crônica parece ser mais prejudicial do que se suspeitava anteriormente, enquanto uma história de hipoglicemia grave é talvez menos prejudicial. Os déficits neurocognitivos se manifestam em vários domínios cognitivos, incluindo a função executiva e a velocidade do processamento de informações. O funcionamento executivo prejudicado cria um ciclo de falha no controle glicêmico, causando lesão cerebral, disfunção executiva e prejuízo à saúde mental, o que resulta em aderência abaixo do ideal e disglicemia adicional. Por isso, o clínico deve estar atento ao controle glicêmico precoce e as implicações neuropsiquiátricas de situações de alterações da glicemia[6].

Síndromes psiquiátricas associadas ao diabetes

Depressão
Prevalência

A depressão é comum entre pacientes com diabetes (tipo 1 e tipo 2), com uma taxa de prevalência anual entre 10 e 15%[7]

que é de três a quatro vezes a observada na população adulta em geral.

Estudos longitudinais fornecem fortes evidências de que a depressão aumenta o risco de desenvolver o diabetes8. A comorbidade depressão-diabetes está associada a complicações do diabetes, incapacidade funcional, aumento da mortalidade e aumento dos custos para os serviços de saúde.

Características clínicas

Alguns fatores sócios demográficos parecem associar-se com uma maior frequência de sintomas depressivos (Quadro 1)[9].

Indivíduos com diabetes apresentam mais sinto mas físicos de depressão, incluindo aumento do apetite e lentificação psicomotora. Além disso, um padrão de depressão atípica é mais frequente entre portadores de diabetes[9].

Além do impacto do diabetes na depressão, a depressão tem sido associada com baixa adesão ao tratamento do diabetes, difícil controle glicêmico e um risco aumentado para complicações diabéticas[10].

Possíveis mecanismos para explicar a associação de organicidade

O mecanismo subjacente e o possível nexo causal da associação entre distúrbios psiquiátricos e diabetes tipo 1 ainda são pouco conhecidos. Entretanto, existem evidências de que a depressão represente um fator de risco para o desenvolvimento do diabetes[11]. Adultos com transtorno depressivo ou sintomas depressivos graves têm um aumento de 37% no risco de diabetes tipo 2 em comparação com aqueles sem o transtorno ou com sintomatologia leve[11].

Algumas teorias têm sido propostas para explicar tal associação. A primeira hipótese envolve o aumento da atividade do eixo hipotálamo-hipófise-adrenal (HHA)[12]. A depressão estaria associada com o aumento da atividade do eixo HHA e do sistema nervoso simpático, resultando em um aumento da liberação de cortisol, adrenalina e noradrenalina. Sabe-se que o cortisol estimula a produção de glicose, aumenta a lipólise e ácidos graxos livres circulantes, reduz a secreção de insulina pelas células beta e diminui a sensibilidade à insulina. Por essas ações, postula-se que os níveis de cortisol cronicamente elevados, encontrados em cerca de 50% dos pacientes deprimidos, resulta em obesidade, resistência à insulina, e diabetes tipo 2[11].

Quadro 1 Fatores relacionados com maior frequência de depressão em indivíduos com DM

Gênero masculino
Idade avançada
Afrodescendentes
Desemprego
Menor nível de escolaridade
Baixa renda

Fonte: baseado em Bryan et al., 2008[9].

De maneira semelhante, a adrenalina parece interferir no metabolismo de glicose e gordura, resultando em resistência à insulina e diabetes tipo 211.

A segunda hipótese envolve um possível desequilíbrio do sistema imunológico na relação entre a depressão e o aumento do risco de diabetes tipo 2[12]. Tanto a depressão quanto o diabetes tipo 2 associam-se com uma elevação da proteína C reativa, TNF-α e citocinas pró-inflamatórias, incluindo IL-6[11]. Um dado interessante mostra que a depressão melancólica cursa com um aumento da atividade do eixo HHA e sem sinais de inflamação, enquanto pacientes com depressão não melancólica apresentam sinais de inflamação e atividade normal do eixo HHA[13].

Uma terceira hipótese propõe que uma baixa ingestão ou um distúrbio no metabolismo de ácidos graxos poliinsaturados ω-3 (AGPI) poderiam contribuir para depressão e diabetes tipo 2. Os AGPI ω-3 têm ações diretas e indiretas sobre a função cerebral e sua redução associa-se com transtornos psiquiátricos, como a depressão[14]. Embora menos robustas, existem evidências de que uma baixa ingestão de AGPI ω-3 esteja associada com um risco aumentado de diabetes tipo 2[15].

Finalmente, um conceito recente envolve a hipótese da depressão "vascular", que explica o aparecimento tardio de sintomas depressivos através das doenças cerebrovasculares, possíveis complicações tardias do diabetes[4].

Impacto da depressão no diabetes

Em um estudo populacional conduzido no Reino Unido, pessoas com diabetes foram mais propensas a sofrer de algum transtorno mental (*odds ratio* (OR) = 1,5; intervalo de confiança (IC) 95%: 1,1-2,2; p < 0,05), principalmente quadros mistos de ansiedade e depressão (OR: 1,7; IC 95%: 1,1-2,6; p < 0,05). Entre as pessoas com diabetes, os transtornos mentais foram significativamente associados com pior qualidade de vida, absenteísmo, baixa adesão ao tratamento e dificuldades com o autocuidado[16].

Por isso, recomenda-se a investigação de sintomas depressivos em todos os pacientes com diabetes e o encaminhamento para a assistência em saúde mental se for diagnosticada a depressão[17].

Peculiaridades, especificidades do tratamento da depressão no diabetes

O uso prolongado (> 24 meses) de antidepressivos em doses moderadas a altas associa-se com uma elevação do risco para se desenvolver diabetes (razão da taxa de incidência = 1,84, IC 95%: 1,35 a 2,52). A magnitude do risco é semelhante entre antidepressivos tricíclicos (ADT) e inibidores seletivos da recaptação da serotonina (ISRS). Por outro lado, o tratamento por períodos mais curtos ou com doses diárias menores não se associa com um aumento do risco[18].

O ganho de peso associado com o uso de antidepressivos pode ter um papel no aumento do risco de diabetes. Entretanto, é interessante notar que o risco permanece elevado mesmo após o controle estatístico do variável ganho de peso[19].

Assim, outros mecanismos, tais como os efeitos hiperglicêmicos da atividade noradrenérgica dos antidepressivos, podem representar uma hipótese para explicar o aumento do risco.

Outra possibilidade é que a depressão em si e não o antidepressivo aumente o risco de diabetes. Pacientes com depressão têm um aumento de 35% no risco de desenvolver diabetes, em comparação com indivíduos não depressivos[20].

Apesar das evidências apontarem para o aumento do risco de diabetes associado com o uso prolongado de doses moderadas e altas de ADT e ISRS, alguns dados sugerem que os ISRS podem induzir hipoglicemia, causando uma redução de 30% na glicemia de jejum[21]. A administração de 50 mg por dia de sertralina em um estudo aberto com 28 pacientes com diabetes insulinodependente e depressão maior promoveu uma melhora significativa nas Escalas de Hamilton e Beck e redução dos valores de hemoglobina A1c[22].

Em concordância com tais achados, estudos duplo-cegos, controlados e randomizados reforçam a ideia de que os ISRS, como a sertralina, prolongam o intervalo de tempo sem sintomas depressivos, principalmente entre indivíduos jovens, e se associam com a melhora dos níveis de hemoglobina A1c por pelo menos 1 ano[23,24].

A resposta ao tratamento antidepressivo é influenciada por um conjunto de fatores preditores. A presença de complicações clínicas relacionadas com o diabetes, a gravidade dos sintomas depressivos e fatores demográficos, como idade jovem, indicam pior prognóstico[25].

Alguns antidepressivos, incluindo mirtazapina, paroxetina e alguns ADT, estão associados a ganho de peso significativo e são menos adequados devido ao agravamento da resistência à insulina e ao controle glicêmico. Por outro lado, a bupropiona está associada à perda de peso. Além disso, diferentemente dos ISRS, ela não afeta a função sexual e, portanto, é mais vantajosa para as pessoas com diabetes[26].

Ansiedade
Prevalência

Uma revisão sistemática concluiu que sintomas de ansiedade estiveram presentes em 40% dos pacientes com diabetes que participaram de estudos clínicos[27]. Transtorno de ansiedade generalizada foi relatado em 14% dos pacientes com diabetes[27].

Os transtornos ansiosos específicos (transtorno de ansiedade generalizada, pânico/agorafobia, fobia social e transtorno de estresse pós-traumático ou TEPT) geralmente são menos prevalentes do que a depressão[2].

Características clínicas

Estudos recentes sugerem que os transtornos de ansiedade podem ser associados com um controle glicêmico inadequado em adultos com diabetes[28].

Transtorno bipolar

Pacientes com TB apresentam um risco 1,7 a 3,2 vezes maior de DM em comparação com controles pareados por idade e gênero. Pacientes com TB e DM tipo 2 comórbidos ou resistência à insulina têm maior morbidade, menor resposta ao tratamento, maior cronicidade e incapacidade, além de alterações mais importantes da estrutura cerebral[29].

Existe um risco aumentado de DM associado a antipsicóticos e o uso de "polifarmácia". Entretanto, um risco significativamente menor de DM foi associado a monoterapias de lítio, lamotrigina, oxcarbazepina e associações terapêuticas contendo bupropiona e um ISRS[29].

Transtornos alimentares

Os transtornos alimentares ocorrem em 20% dos pacientes com diabetes, sendo o transtorno da compulsão alimentar periódica (TCAP) o de maior prevalência, cerca de 10%[30].

Fatores relacionados ao diabetes podem explicar a sua associação com transtornos alimentares. As restrições alimentares e a preocupação com o peso associadas com o tratamento do diabetes predispõem à ocorrência de compulsão alimentar. Esta hipótese baseia-se na premissa de que os episódios de compulsão alimentar tendem a ocorrer em combinação com dietas restritivas. Outra hipótese é que transtornos alimentares concomitantes com diabetes podem representar a expressão de uma psicopatologia alimentar associada com outros transtornos psiquiátricos, como depressão e ansiedade, que são mais comumente encontrados em indivíduos com diabetes[30].

SÍNDROME DE CUSHING

A síndrome de Cushing envolve as manifestações clínicas induzidas pela exposição crônica ao excesso de glicocorticoides. Há três condições patológicas que podem resultar em uma superprodução crônica de cortisol: a mais frequente é a doença de Cushing em que o hormônio adrenocorticotrófico (ACTH) é produzido em excesso por um adenoma pituitário; raramente o ACTH pode ser produzido de maneira ectópica por um tumor não hipofisário; finalmente, o cortisol pode ser secretado por uma ou pelas duas glândulas suprarrenais devido a um tumor, benigno ou maligno[31].

O diagnóstico da síndrome de Cushing requer que o hipercortisolismo seja demonstrado através de testes laboratoriais.

A melhor opção de tratamento é a remoção completa do adenoma corticotrófico, preservando-se a função da hipófise anterior. Quando essa opção falha, todas as alternativas direcionadas para a hipófise (radioterapia), ou às suprarrenais (medicamentos ou cirurgia) apresentam inúmeros efeitos colaterais[32].

Aspectos epidemiológicos e clínicos da síndrome de Cushing

A maioria das revisões sistemáticas encontra distúrbios psiquiátricos em mais de 50% dos pacientes estudados, sendo que a psicose e/ou ideação ou tentativa de suicídio são evidentes em mais de 10% dos pacientes[1,33].

A maioria dos sinais marcantes, tais como obesidade, hipertensão, hipertricose e osteoporose, não são patognomônicos, pois em muitos casos o diagnóstico da síndrome de Cushing é laboratorial[1].

Como muitos pacientes com depressão grave apresentam anormalidades no eixo hipotálamo-hipófise-adrenal, nem sempre é possível discriminar aqueles com transtornos psiquiátricos que apresentam esses sinais e um paciente com sintomas leves ou "transitórios" da síndrome de Cushing. Nesses casos, a resposta do cortisol à hipoglicemia induzida por insulina e a administração de dexametasona em altas doses podem ser empregadas com sucesso no diagnóstico diferencial[1].

Uma condição que merece destaque é a síndrome de Cushing iatrogênica que tem sido frequentemente associada com transtornos mentais, principalmente após a administração de altas doses de corticoides[34].

Reações psicológicas à síndrome de Cushing e ao seu tratamento

Existe alguma evidência de que as características do transtorno do humor variam com o estágio da doença. Relatos de euforia e aumento da atividade motora são comuns no início do curso, enquanto sintomas crônicos de depressão, irritabilidade, distúrbios de concentração e memória e ansiedade ocorrem mais tardiamente[1,31].

Apesar de aparecerem geralmente em concordância com sintomas somáticos, as alterações no humor e cognição podem, em determinadas circunstâncias, iniciar de forma independente como as principais características da síndrome1. Em indivíduos com sintomatologia intermitente ou "transitória", as queixas somáticas podem ser leves em comparação com as alterações do humor.

Síndromes psiquiátricas associadas à síndrome de Cushing

Depressão
Prevalência

A depressão é o transtorno psiquiátrico mais comum, pode ocorrer em até 75% dos casos e acomete predominantemente o gênero feminino[33,35]. A depressão está significativamente associada com idade avançada, níveis elevados de cortisol urinário pré-tratamento e ausência de adenoma pituitário[35].

Características clínicas

Pacientes com doença de Cushing e depressão apresentam uma forma mais grave da doença, tanto em termos de distúrbios na produção de cortisol quanto em relação ao quadro clínico, em comparação com aqueles que não estão deprimidos[35].

Em um estudo clínico com 209 pacientes com síndrome de Cushing, a depressão esteve relacionada a estressores vitais, sendo que os sintomas depressivos parecem preceder o início de todos os sintomas e sinais de síndrome de Cushing em 12% dos casos. No momento do diagnóstico da síndrome de Cushing, verificou-se que a depressão esteve presente em 57% dos pacientes[33].

Especificidades do diagnóstico, peculiaridades, dificuldades

Pacientes com depressão endógena grave frequentemente apresentam marcadores bioquímicos de hipercortisolismo: elevação de cortisol plasmático e excreção urinária de esteroides, e não supressão no teste clássico com 2 dias de dexametasona em dose baixa[32].

Qualquer que seja o mecanismo fisiopatológico, o estado de hipercortisolismo que acompanha a depressão muitas vezes cria uma grande dificuldade no diagnóstico. Um paciente deprimido pode apresentar obesidade, hirsutismo discreto, hipertensão leve e moderada intolerância à glicose. Nessa situação, cabe considerar o diferencial entre a depressão com hipercortisolismo funcional transitório, ou a síndrome de Cushing associada com uma depressão secundária.

Na depressão, o estado de hipercortisolismo é clinicamente e biologicamente leve, a excreção urinária de cortisol quase nunca é superior a 3 vezes o limite normal e o padrão circadiano dos níveis plasmáticos de cortisol é pouco alterado.

A resposta do cortisol à hipoglicemia induzida por insulina está presente em pacientes deprimidos, em contraste com pacientes com Cushing. A resposta do ACTH ao CRH é atenuada em contraposição à resposta exagerada que ocorre na doença de Cushing[32].

No entanto, uma grande sobreposição é observada: a resposta do ACTH à desmopressina é negativa e exames imagenológicos podem não identificar nenhuma evidência de tumor na adrenal ou hipófise. Finalmente, durante o acompanhamento, o desaparecimento do hipercortisolismo com o tratamento bem-sucedido da depressão pode fornecer a resposta definitiva[32].

Possíveis mecanismos para explicar a associação de organicidade

A ocorrência de depressão na síndrome de Cushing pode ter diferentes explicações, por exemplo, distúrbios em neurotransmissores hipotalâmicos estão associados com as formas hipofisárias da doença, principalmente nos casos de doença de Cushing, pois não existe tumor da hipófise[35]. No entanto, a depressão ocorre em todas as formas de síndrome de Cushing (incluindo as de origem adrenal).

Outra possibilidade é que a depressão seja uma consequência direta dos níveis de cortisol. Os corticosteroides têm uma série de efeitos biológicos sobre o sistema nervoso central, incluindo a indução de alterações bioquímicas, eletrofisiológicas e anatômicas.

Os efeitos sobre a serotonina são particularmente relevantes. A liberação sustentada de cortisol promove a disfunção de 5HT1A e 5HT2. Supõe-se que a depressão na doença de Cushing resulte da hipofunção dos receptores 5HT1A e *upregulation* de 5HT2. Isto pode explicar por que a depressão na síndrome de Cushing ocorre independentemente da sua etiologia e responde à redução da produção de cortisol[35].

Uma terceira hipótese tenta integrar ambas as propostas anteriores (depressão como resultado de um fator supra hipofisário ou como consequência da superprodução periférica de cortisol) na patogênese da doença de Cushing. O estresse tem sido associado com uma hipersecreção de CRH em um modelo proposto para explicar as alterações agudas da depressão. A liberação de cortisol relacionada ao estresse, a ansiedade e a agressividade podem desencadear disfunções serotoninérgicas, que dessensibilizam receptores de glicocorticoides. Isso reduz a inibição do *feedback* do eixo hipotálamo-hipófise-adrenal pelo cortisol. Tais disfunções serotoninérgicas são importantes para a hipófise e as glândulas suprarrenais, onde os receptores 5HT2 foram identificados. Os inibidores da produção de esteroides são ferramentas para aumentar indiretamente a síntese de serotonina e a sensibilidade do receptor 5HT1A. No entanto, a disfunção da serotonina pode resultar na ocorrência de recidiva após um tratamento bem-sucedido, do mesmo modo em que a persistência de sintomas residuais e/ou marcadores biológicos, apesar da melhora clínica, indica uma maior probabilidade de recaída da depressão não endócrina[35].

Impacto da depressão na síndrome de Cushing

Testes neuropsicológicos indicam que cerca de dois terços dos pacientes que sofrem da síndrome de Cushing apresentam diferentes graus de disfunção cerebral difusa bilateral, com prejuízo na memória e nas habilidades de construção espacial, e que existem diversas correlações entre sintomas afetivos e disfunção cognitiva[36].

Dificuldades de concentração, raciocínio, compreensão e processamento de novas informações também foram relatadas. Queixas frequentes envolvem o esquecimento, principalmente para nomeações, nomes de pessoas, localização de objetos, datas importantes em suas vidas pessoais ou histórico médico e problemas com a execução das tarefas anteriormente familiares[36].

Peculiaridades, especificidades do tratamento da depressão na síndrome de Cushing

A maioria dos pacientes melhora dos sintomas depressivos após um tratamento bem-sucedido da síndrome de Cushing. Os antidepressivos parecem não ser efetivos para o manejo da depressão na síndrome de Cushing, ao contrário dos inibidores da produção de esteroides[36].

Ansiedade

A prevalência de sintomas ansiosos varia de 12 a 79%[33]; essa ampla variação indica possíveis problemas metodológicos na comparação entre os estudos.

Anorexia nervosa

A anorexia nervosa é associada com uma variedade de alterações neuroendócrinas, por exemplo, o hipercortisolismo. Aumento do cortisol urinário e ausência de supressão normal pelo teste clássico com dexametasona em baixa dose podem ser encontrados[32].

Alcoolismo

Pacientes com alcoolismo crônico podem apresentar características clínicas e bioquímicas compatíveis com o excesso de glicocorticoides, criando uma pseudo-síndrome de Cushing. A forma mais simples e mais eficaz de evitar um falso diagnóstico é considerar o alcoolismo e observar a diminuição e normalização dos índices de cortisol e testes de função hepática durante a abstinência de álcool em pacientes hospitalizados[32.]

Psicose

A associação entre síndrome de Cushing e esquizofrenia é raramente descrita na literatura[33-35].

DOENÇA DE ADDISON (HIPOADRENALISMO)

Aspectos epidemiológicos e clínicos da doença de Addison

Atualmente, a etiologia mais comum é a adrenalite autoimune, mas infecções (incluindo a tuberculose, fungos, sífilis e HIV), adrenoleucodistrofia, doença metastática e medicamentos também podem originar a doença de Addison.

Os sintomas e sinais dependem da extensão da destruição do córtex adrenal. A maioria dos pacientes tem destruição gradual da glândula adrenal durante meses ou anos. No entanto, a hemorragia adrenal bilateral ou infarto ou um estressor agudo podem se sobrepor a uma insuficiência adrenal crônica, resultando na destruição fulminante da glândula adrenal e precipitando uma crise adrenal.

Pacientes com insuficiência adrenal crônica podem ter início insidioso de fadiga, cansaço, mal-estar, fraqueza e perda de peso. A hipotensão postural pode causar tonturas e síncope. Os sintomas gastrointestinais, incluindo náuseas, vômitos, dor abdominal, constipação e diarreia são comuns. Mialgias e artralgias são frequentes. Diminuição da libido, afinamento dos pêlos axilares e pubianos, e amenorreia podem se desenvolver. A hiperpigmentação da pele e das mucosas é o sintoma mais característico da doença de Addison. É causada pela ação do hormônio melanócito-estimulante, que é co-secretado com ACTH em resposta ao reduzido nível de cortisol circulante.

O diagnóstico da doença de Addison é considerado diante de cortisol plasmático reduzido e ACTH elevado.

Reações psicológicas à doença de Addison e ao seu tratamento

Na maioria dos casos, os sintomas psiquiátricos precedem uma crise adrenal. As alterações mais frequentes são distúrbios leves no nível de consciência. A apresentação clínica consiste em apatia, sonolência, insônia, pesadelos e prejuízo cognitivo. Os sintomas mais graves incluem convulsões e perda de consciência.

Pacientes com doença de Addison apresentam altos níveis de ansiedade e medo, e também uma tendência ao isolamento social. Em relação aos traços de personalidade, os pacientes são geralmente mais sensíveis a fatores estressores e mostram uma tendência à esquiva. Além disso, verificam-se dificuldades com a competência social necessária para resolver situações de estresse, o que não colabora para o sucesso terapêutico[37].

Síndromes psiquiátricas associadas à doença de Addison

Os sintomas psiquiátricos são geralmente flutuantes, incluindo irritabilidade, sintomas depressivos, psicóticos e transtorno mental orgânico. Um estudo de coorte demonstrou que pacientes com doença de Addison apresentam 2,14 (IC 95%: 1,14-4,03) vezes mais transtornos afetivos, e 1,71 (IC 95%: 0,81-3,63) vezes mais depressão em comparação com a taxa do grupo controle[38].

A fisiopatologia dos sintomas neuropsiquiátricos na doença de Addison permanece obscura, entretanto várias teorias têm sido propostas[39].

Anormalidades eletrofisiológicas

Os registros do EEG são frequentemente anormais em pacientes com doença de Addison e sintomas neuropsiquiátricos, indicando uma possível encefalopatia. A anomalia mais comum é o alentecimento difuso. A presença da atividade EEG anormal após o tratamento e a resolução clínica da doença de Addison indicam que pode haver anormalidades cerebrais persistentes e disfunção cognitiva sutil.

Anormalidades eletrolíticas e metabólicas

A hiponatremia ocorre na maioria dos pacientes e pode contribuir para alterações cognitivas e encefalopatia, causando edema cerebral e aumento da pressão intracraniana. Encefalopatia hiponatrêmica e lesão cerebral ocorrem predominantemente em mulheres jovens, que podem desenvolver a hiponatremia sintomática com valores de sódio sérico próximos a 128 mEq/L.

A hipoglicemia grave é ocasionalmente verificada em pacientes com doença de Addison e pode precipitar alterações cognitivas e até coma.

Tem sido sugerido que a hipóxia secundária à hipotensão severa possa ser responsável pelas alterações do estado mental na doença de Addison. No entanto, a auto-regulação cerebral é geralmente capaz de compensar a hipotensão, mesmo se for grave.

Deficiência de glicocorticoides

A redução dos níveis de glicocorticoides subjacente às manifestações da doença de Addison parece contribuir para o desenvolvimento de sintomas neuropsiquiátricos. Uma diminuição de glicocorticoides resulta em um aumento na excitabilidade neuronal, levando à maior capacidade de detectar estímulos sensoriais, incluindo o paladar, olfato, audição e propriocepção. É razoável propor que, se os pacientes estão recebendo os sinais sensoriais anormalmente elevados, mas são incapazes de processar e integrar esses sinais corretamente, pode haver uma tendência a desenvolver alucinações e um baixo limiar para a psicose[39].

Aumento de endorfinas

Em resposta à diminuição da produção de glicocorticoides pelo córtex adrenal, a hipófise anterior sintetiza um polipeptídeo precursor, propiomelanocortina (POMC), que é clivado para liberar ACTH e endorfina ß. Uma associação entre as endorfinas e psicose tem sido sugerida com base em achados de endorfina elevada em pacientes com esquizofrenia e melhora das alucinações auditivas com naloxona[39].

HIPERPARATIREOIDISMO

O hiperparatireoidismo é comumente associado a alterações sutis na cognição e afeto. Fadiga generalizada, ausência de iniciativa e espontaneidade, depressão, redução da concentração, prejuízo da memória e, ocasionalmente, irritabilidade e paranoia são as principais características. Em alguns casos, ocorre uma psicose orgânica associada com desorientação, delírio e alucinações. Tais mudanças geralmente se desenvolvem ao longo de vários anos e parecem estar relacionadas ao grau da hipercalcemia[1].

O aumento do nível sérico de cálcio relaciona-se com uma piora dos sintomas psiquiátricos. Pacientes com níveis plasmáticos de cálcio de 12-16 mg/100 mL relatam fadiga e desânimo. A psicose orgânica aguda manifesta-se com calcemia de aproximadamente 16 mg/100 mL. Os níveis de cálcio entre 16 e 19 mg/100 mL associam-se com alterações na consciência; *delirium* não é incomum. Sonolência ou coma ocorre com níveis acima de 19 mg/100 mL[34].

Quando se obtêm níveis normais de cálcio, por exemplo, através de hemodiálise ou cirurgia, verifica-se uma melhora dos sintomas[34].

Após a remoção cirúrgica dos adenomas da paratireoide e normalização dos níveis de cálcio ocorre uma melhora total dos sintomas psiquiátricos. O tempo de recuperação não se relaciona com a duração da doença, a gravidade dos sintomas ou a idade do paciente. Portanto, a melhora clínica ocorre com a normalização da calcemia, apesar dos níveis de paratormônio continuarem elevados[34].

Reações psicológicas ao hiperparatireoidismo e ao seu tratamento

Avaliações neuropsicológicas indicam que as funções do hemisfério dominante, como memória verbal e lógica, são as mais susceptíveis a serem afetadas[1].

A remoção cirúrgica do adenoma da paratireoide em casos de hiperparatireoidismo primário e a redução dos níveis séricos de cálcio nas síndromes de outra etiologia geralmente resultam em melhora da função neuropsicológica e na resolução do distúrbio afetivo. Entretanto, deve-se ressaltar o possível desenvolvimento da psicose pós-paratireoidectomia que parece se relacionar com a rápida diminuição plasmática de cálcio[1].

O diagnóstico diferencial de hiperparatireoidismo e hipercalcemia inclui o uso do carbonato de lítio. A administração de lítio pode aumentar os níveis plasmáticos de paratormônio e de cálcio. Assim, pode-se descobrir um adenoma da paratireoide[1].

Síndromes psiquiátricas associadas ao hiperparatireoidismo

Depressão

A depressão no hiperparatireoidismo caracteriza-se por fadiga, falta de iniciativa e espontaneidade, por vezes combinadas com lentificação psicomotora e irritabilidade. Ideação suicida pode ser ocasionalmente observada. O comprometimento da memória e da concentração são sintomas menos comuns. A evolução da doença é lenta e progressiva.

Psicose

A psicose orgânica aguda caracteriza-se por desorientação, delírio paranoide e alucinações. O início geralmente é abrupto e exige correção rápida do hiperparatireoidismo.

HIPOPARATIREOIDISMO

Aspectos epidemiológicos e clínicos do hipoparatireoidismo

Tetania, convulsões, irritabilidade, tonturas, desmaios e prejuízo cognitivo são frequentemente observados no hipoparatireoidismo. Convulsões focais ou generalizadas são os sintomas mais frequentes entre pacientes jovens e geralmente assemelham-se a estados de grande mal. A diferença é a ausência de aura, inconsciência, trauma involuntário ou incontinência do esfíncter. A anormalidade característica ao EEG consiste em ondas lentas, 2-5 por segundo (isoladamente ou em série), com espículas intercaladas. A terapia com cálcio provoca melhora ou normalização no padrão do EEG[34].

Síndromes psiquiátricas associadas ao hipoparatireoidismo

Mais da metade dos pacientes com hipoparatireoidismo idiopático primário apresentam sintomas psiquiátricos.

A apresentação psiquiátrica associada com o hipoparatireoidismo pode ser dividida em cinco categorias[34]:

- Prejuízo cognitivo.
- Síndrome cerebral orgânica.
- Psicoses funcionais, incluindo a esquizofrenia e transtornos afetivos.
- Sintomas hipocondríacos.
- Depressão e/ou irritabilidade.

O prejuízo cognitivo é o sintoma mais frequente e parece ser decorrente de lesões cerebrais relacionadas com as convulsões. Na maioria dos casos, o déficit cognitivo apresenta melhora com o tratamento do hipoparatireoidismo[34].

Embora mais da metade dos pacientes com hipoparatireoidismo secundário (cirúrgico) apresente problemas psicológicos, a incidência é ligeiramente inferior em comparação com a doença idiopática. A síndrome cerebral orgânica é o quadro de maior frequência. Em contraste com o hipoparatireoidismo primário, a deficiência intelectual isolada parece ser um sintoma raro[34].

ALTERAÇÕES TIREOIDIANAS

A relação entre transtornos mentais e alterações tireoidianas vem sendo amplamente discutida desde o século XIX. Em 1949, Asher descreveu a associação entre hipotireoidismo e insanidade em 14 casos clínicos, denominando-os de ''loucura mixedematosa''. Este autor também foi o primeiro a alertar que o quadro depressivo melancólico, na vigência de hipotireoidismo, poderia ser revertido com a prescrição dos hormônios da tireoide. Este fato levou os clínicos a testarem a eficácia desses hormônios no tratamento da depressão, conduta utilizada ainda atualmente. Também já foi amplamente descrito o papel fundamental dos hormônios tireoidianos no desenvolvimento cerebral, sendo fundamentais para a maturação cerebral intra útero. Estes regulam a citoarquitetura neuronal, o crescimento neuronal e a sinaptogênese, e seus receptores encontram-se distribuídos em praticamente todo o sistema nervoso central[40-43].

Relação entre depressão e alterações tireoidianas

As diretrizes médicas para a prática clínica, definidas pela Associação Americana de Endocrinologistas Clínicos, afirmam que "o diagnóstico de hipotireoidismo subclínico ou clínico deve ser sempre considerado em todo paciente com depressão".

Não se sabe ainda o exato papel da função tireoidiana nas doenças depressivas. Embora existam algumas evidências de que discretas alterações tireoidianas predisponham a quadros de depressão, as anormalidades específicas envolvendo a tireoide e os quadros depressivos permanecem ainda pouco conhecidas. Em alguns casos de depressão com alterações laboratoriais, como aumento dos níveis de T4, resposta alterada do TSH pós-estímulo com hormônio liberador de tireotropina (TRH), presença de anticorpos antitireoidianos e concentração elevada de TRH (no LCR), há evidências de atividade alterada do eixo hipotálamo-hipófise-tireoide. Entretanto, a relação entre estas alterações com as principais monoaminas cerebrais e os subtipos de quadros depressivos é complexa e ainda não apresenta hipóteses diretas de compreensão.

Papel do T4

O T4 plasmático, total e livre, apresenta-se normal ou aumentado em 20 a 30% dos pacientes deprimidos. Mesmo quando dentro da faixa normal, os níveis de T4 acabam diminuindo com a remissão da depressão. Esposito e cols. acreditam que os níveis elevados de T4 são um indicador de possível resposta positiva ao tratamento medicamentoso nos pacientes deprimidos[40,41].

Pacientes deprimidos refratários aos antidepressivos tricíclicos (ADT) que apresentam níveis séricos normais baixos de T4 respondem melhor à potencialização com hormônios tireoidianos do que os pacientes com níveis séricos normais médios e altos[1].

Acredita-se que o aumento de T4 na depressão ocorra devido ao aumento de cortisol (hipercorticosolemia da depressão). É aventada a hipótese de que o cortisol conduza a uma ativação dos neurônios hipotalâmicos produtores do TRH e, consequentemente, da função tireoidiana. Já a hipercortisolemia da depressão deve-se provavelmente a um funcionamento prejudicado do hipocampo, o local de *feedback* negativo de glicocorticoide ao longo do eixo hipotálamo-hipófise-adrenal. Sendo assim, a desconexão entre o hipotálamo e outras áreas do cérebro pode suspender a influência inibitória do hipocampo em alguns quadros de depressão, favorecendo a hipercorticosolemia e, consequentemente, o aumento de T4[1].

Papel do TSH (tireotropina)

A dosagem de TSH é um exame fundamental para a avaliação da função tireoidiana. Pesquisas com pacientes deprimidos encontraram o nível de TSH sérico basal aumentado.

Sabemos que o TSH é influenciado pela somatostatina, que inibe a sua liberação pela hipófise. Alguns estudos mostraram redução da somatostatina no liquor de pacientes deprimidos[44,45] e isto pode contribuir para o aumento de TSH sérico nos quadros depressivos.

Também é encontrada uma resposta diminuída a TRH (terapia de reposição de hormônios de tireoide) nos pacientes deprimidos unipolares, dependentes de álcool, com transtorno de pânico e idosos do sexo masculino e aumentada nos pacientes deprimidos bipolares. A resolução do quadro depressivo costuma melhorar esta resposta[40].

Considerando que alterações discretas na função tireoidiana podem contribuir para a depressão em alguns casos, recomenda-se então atenção aos pacientes com resultados normais de TSH sérico entre 3,0 e 5,5 mIU/L, sugerindo a utilização do teste de desafio com TRH como o mais sensível para investigar as alterações tireoidianas que possam estar contribuindo com o quadro depressivo ou dificultando sua recuperação[40].

Relação com a serotonina (5-HT)

A serotonina é um neurotransmissor envolvido nos quadros depressivos e desempenha um papel fisiopatológico nas doenças tireoidianas. A síntese e o *turnover* da serotonina cerebral em ratos está diminuída no hipotireoidismo[40,46] e aumentada no hipertireoidismo[40,47]. Em animais com hipotireoidismo foi encontrado uma redução da sensibilidade dos receptores da serotonina e um aumento compensatório da densidade de receptores 5HT1A, secundário à redução dos níveis de serotonina sináptica[40,48]. Já em humanos, o nível plasmático de serotonina apresenta relação positiva com as concentrações de T3, mostrando-se aumentado no hipertireoidismo. Com a redução dos hormônios tireoidianos durante o tratamento, geralmente ocorre redução nos níveis séricos da serotonina[40,49-51].

Hipotireoidismo

Depressão
Prevalência

O hipotireoidismo subclínico varia com idade e sexo da população selecionada de 2,5% a 10,4% e, quando acompanhado de valores elevados de anticorpos antitireoidianos, o risco de progressão para hipotireoidismo clínico aumenta em 5% ao ano[40,49,52]. Apresenta incidência maior no sexo feminino, e em pacientes com mais de 60 anos de idade, podendo alcançar, nesta faixa etária, índices de 15%[40,49,50,53]. A evolução para hipotireoidismo clínico depende da causa e do grau de dano da função tireoidiana. Quando a causa é tireoidite de Hashimoto, a progressão é mais rápida, devido ao dano autoimune para a glândula tireoide de forma contínua[54].

Existe uma maior prevalência de transtornos psiquiátricos em pacientes com hipotireoidismo subclínico em comparação ao grupo eutireóideo (45,7% vs. 25,6%, p = 0,025), sendo os transtornos do humor os mais frequentes[55]. A prevalência de sintomas depressivos em pacientes com hipotireoidismo subclínico foi aproximadamente 2,3 vezes maior do que entre os eutireoidianos[55]. Mulheres com TSH > 10 mUI/mL apresentam chance três vezes maior de apresentar sintomas depressivos em comparação com aquelas com níveis normais de TSH[56].

Entretanto, o uso de levotiroxina entre pacientes com hipotireoidismo subclínico e depressão coexistente precisa ser individualizado. Isto é, não há indicação formal para a introdução de levotiroxina para estes quadros[57].

Características clínicas

Trata-se de uma condição comum, definida laboratorialmente através da elevada concentração basal de TSH na presença de níveis plasmáticos de T4 livre normais, e representa uma forma leve de hipotireoidismo com discretas manifestações somáticas de deficiência tireoidiana[51].

Os sintomas depressivos mais relatados são lentificação, anedonia e apatia, que costumam responder fracamente à terapia antidepressiva[54].

Os quadros depressivos costumam apresentar muitas vezes também o hipotireoidismo subclínico. Segundo Haggerty & Prange, a prevalência é de 15 a 20% dos pacientes deprimidos e estes costumam responder de maneira mais pobre à terapia antidepressiva. Em relação à depressão refratária, essas taxas são maiores. Howland encontrou a taxa média de 52% contra 8-17% em deprimidos não refratários. Este estudo concluiu que o hipotireoidismo subclínico está significativamente associado com os quadros de depressão refratária[40].

Peculiaridades, especificidades do tratamento da depressão no hipotireoidismo

Em pacientes jovens, o tratamento deve ser iniciado o mais breve possível e com doses de levotiroxina que alcancem a dose total de reposição em 60 a 90 dias. Já em idosos oligossintomáticos, mas com concentração sérica de TSH acima de 8 mUI/mL, presença de anticorpos antitireoidianos e concentração elevada de colesterol, inicia-se a terapia sempre após uma avaliação cardiológica, para excluir casos de arritmias e angina isquêmica, ou evitando a exacerbação destas patologias[52] devido ao aumento do consumo de oxigênio pelo miocárdio produzido pelos hormônios tireoidianos[46]. Inicia-se com doses baixas de levotiroxina (12,5 µg por dia) e aumenta-se a cada 6 semanas até alcançar a dose de reposição final em 4 a 6 meses. O objetivo é manter a menor dose para normalizar os valores de TSH. A dose média, em adultos jovens, é cerca de 1,6 µg por quilo por dia. Nos pacientes idosos, geralmente a dose fica em torno de 50 a 75 µg por dia.

A suplementação de selênio pode ajudar a reduzir a quantidade de anticorpos da tireoide e melhorar o bem-estar[58].

Além da correção da função tireoidiana, a abordagem da depressão associada com o hipotireoidismo envolve o uso de antidepressivos. Os ISRS mostraram-se seguros em um estudo prospectivo que avaliou os efeitos da fluoxetina e sertralina na função e na autoimunidade tireoidianas em pacientes com depressão e hipotireoidismo em comparação com indivíduos com depressão e função tireoidiana normal[59].

Por outro lado, uma recente metanálise apontou para evidências preliminares de que os ISRS diminuem ligeiramente a função da tireoide, mas a qualidade[60].

Psicoses
Prevalência

A "loucura mixedematosa" é um quadro severo, decorrente de uma forma grave e potencialmente fatal do hipotireoidismo chamada de coma mixedematoso, onde um paciente em hipotireoidismo exposto a algum fator precipitante, geralmente hipotermia, apresenta alterações vasculares e neurológicas, neste caso principalmente letargia, desorientação, eventualmente psicose, convulsões e coma. Apesar de raro, a literatura mostra que entre 5 e 15% dos pacientes com quadros de mixedema apresentam algum sintoma psicótico. Pacientes idosos com alucinações, déficits cognitivos e sintomas depressivos leves respondem melhor ao tratamento com hormônios tireoidianos do que pacientes jovens.

Peculiaridades, especificidades do tratamento dos quadros psicóticos no hipotireoidismo

O tratamento consiste em suporte clínico intensivo para reversão do quadro. A reposição de hormônios tireoidianos no caso da psicose mixedematosa também leva em consideração as mesmas condições da depressão e hipotireoidismo, onde a avaliação cardiológica e uma forma mais lenta de elevação dos hormônios dos pacientes mais idosos é fundamental pelo aumento do risco cardíaco causado pela reposição destes hormônios.

Em alguns casos pode haver necessidade do uso de antipsicóticos (haloperidol sendo a primeira escolha), mas em geral com a estabilização dos níveis hormonais este pode ser suspenso.

O diagnóstico diferencial do coma mixedematoso pode ser a síndrome do eutireoidiano doente, onde um paciente apresenta TSH normal ou diminuído, níveis normais de T4 e diminuição de T3, mas quadro clínico semelhante ao coma mixedematoso. Tal quadro ocorre por alterações no eixo hipotálamo-hipófise-tireoide associada a outra doença não relacionada á tireoide[33,51].

Hipertireoidismo

O hipertireoidismo, também chamado de tireotoxicose (termo que caracteriza hiperfunção da glândula, tireoidites e iatrogenias) é uma doença comum com prevalência em torno de 0,2 a 0,5%[46] que ocorre devido ao excesso de hormônios tireoidianos circulantes. Este excesso pode ser causado principalmente pela doença de Basedow-Graves (cerca de 70% dos casos de hipertireoidismo)[54], mas também pela doença de Plummer (bócio tóxico nodular ou multinodular). A incidência global de hipertireoidismo é estimada em 0,05 a 0,1% na população em geral. Ela ocorre em todas as idades, mas é mais comum em mulheres. Daqueles que têm hipertireoidismo, somente 1 a 2% poderão apresentar um quadro de tempestade da tireoide.

O paciente geralmente apresenta-se com queixas de nervosismo, fadiga, instabilidade emocional, tremores, emagrecimento, taquicardia, pele quente, calor e alguns com exoftalmia e/ou bócio. Um tremor de repouso ocorre frequentemente e pode ser o sintoma que leva alguns pacientes a buscar atendimento médico. Caracteristicamente, ele é um tremor fino rápido que está presente tanto em repouso como com o movimento. É exagerado, com os braços estendidos e os dedos afastados. O tremor também pode afetar os pés, língua, lábios e até músculos faciais. Hiperatividade e fala rápida também costumam estar presentes[51].

A crise tireotóxica é uma condição grave, em que o paciente apresenta sinais de hipertireoidismo exacerbados: febre acima de 40ºC, taquiarritmias, diarreia, agitação intensa, psicose e quando não devidamente tratada pode evoluir para coma e morte. Este quadro pode ser desencadeado por infecções, traumas e abandono repentino do tratamento antitireoidiano. Em geral, doença de Graves é a causa mais comum de tireotoxicose espontâneo, exceto nos idosos, onde o bócio nodular tóxico é mais comum do que a doença de Graves.

O iodo radioativo é o tratamento mais comum de hipertireoidismo em um paciente estável. No paciente com doença aguda, é suspeita de ter tempestade tireotóxica, o tratamento deve começar imediatamente. tratamento de primeira linha normalmente inclui o uso de PTU, iodetos inorgânicos e beta-bloqueadores, juntamente com cuidados de suporte.

Depressão

Quadros de hipertireoidismo podem simular apresentações psiquiátricas como depressão e ansiedade. O importante é discernir entre os sintomas do hipertireoidismo propriamente dito e do quadro psiquiátrico. Fadiga, alterações do sono, irritabilidade, dificuldades de concentração, perda de peso e sintomas ansiosos são comuns em ambos os quadros[61]. A avaliação da função tireoidiana é fundamental nos pacientes com quadros de depressão, para que sempre sejam excluídas possíveis alterações metabólicas[51].

Os ISRS e os IRSN devem ser utilizados no tratamento da depressão associada ao hipertireoidismo, pois antidepressivos tricíclicos ou antidepressivos tetracíclicos podem reforçar a ação anticolinérgica na tireotoxicose[51,58].

Ansiedade

Devido às queixas do paciente com hipertireoidismo de nervosismo, hiperatividade, fala rápida, instabilidade emocional e tremores muitas vezes ele pode ser diagnosticado como um paciente com ansiedade pura, justificando a necessidade de avaliação da função tireoidiana[62].

Psicose

A crise tireotóxica é uma exacerbação súbita das manifestações clínicas do hipertireoidismo com importante risco de *delirium*, coma e morte. A doença de Graves está tipicamente relacionada à crise tiretóxica, mas não é a única causa possível.

Devido a importante disfunção do sistema nervoso central o quadro pode cursar com psicose e agitação psicomotora graves. Nestes casos o tratamento, além de todo suporte clínico, consiste também em neurolépticos até a resolução do quadro.

Nenhuma relação psiquiátrica foi claramente especificada até então, entre quadros puramente psicóticos e hipertireoidismo. Parece que a tireotoxicose pode ser um desencadeante de psicose afetiva aguda[63]. É relatado que os níveis de hormônios tireoidianos podem estar bastante elevados em mais de metade dos pacientes com psicose. Não há um quadro clínico específico para a psicose no hipertireoidismo, mas os quadros com caracteristicas afetivas são mais comuns. Parece que a tireotoxicose pode ser um desencadeante de psicose afetiva aguda[63].

ACROMEGALIA

Em pacientes acromegálicos, o excesso de GH e do fator de crescimento (IGF-1) leva a uma série de condições mórbidas, tais como organomegalias, desfiguração facial, artropatias, doenças respiratórias, *diabetes mellitus*, hipertensão, insuficiência pituitária e uma variedade de complicações neurológicas, tais como síndromes de compressão nervosa. Entre essas, ainda não está claro se ocorre um aumento da taxa de transtornos mentais nos pacientes acromegálicos. As primeiras tentativas de caracterizar distúrbios neuropsiquiátricos em pacientes com acromegalia datam do século XIX, quando a doença foi descrita por Pierre Marie, Bleuler e Blickenstorfer, que tentaram descrever um padrão distinto de "personalidade" de pacientes com doenças da hipófise, como doença de Cushing e a acromegalia, criando o termo "psicossíndrome endócrina". Depois disso, há poucos estudos clínicos realizados para investigar a personalidade e psicopatologia dos pacientes com adenoma hipofisário e excesso hormonal[64].

Atualmente sabemos que há uma prevalência significativamente maior de transtornos afetivos, particularmente depressão maior e distimia nestes pacientes, apresentando taxas de prevalência superiores às taxas observadas em adultos com e sem doenças somáticas crônicas. Em comparação com indivíduos saudáveis somaticamente, as diferenças foram ainda mais acentuadas. O aumento do risco é limitado às síndromes depressivas, sendo que os transtornos de ansiedade como ataques de pânico ou transtorno do pânico não foram observados em uma amostra do paciente após a cirurgia, ou as taxas foram globalmente comparável a uma população sem doenças somáticas crônicas[64]. Em muitos casos, o diagnóstico dos transtornos mentais ocorria antes do diagnóstico de acromegalia[64].

Quando se compara os pacientes acromegálicos com pacientes com outras doenças somáticas, foi observado um pequeno aumento da morbidade psiquiátrica em pacientes com acromegalia e que isto está relacionado com efeitos inespecíficos como a desmoralização mediada pelo impacto de doenças crônicas desfigurantes como é a acromegalia. Os transtornos afetivos estão presentes principalmente neste grupo de doentes. Sintomas psicopatológicos podem ser alterados por diferentes modalidades de tratamento como a radiação[64].

Não diagnosticar e não tratar transtornos afetivos pode piorar a qualidade de vida já reduzida nos pacientes com acromegalia. Portanto, o diagnóstico psiquiátrico específico e psicoterapia podem melhorar os resultados do tratamento[64].

Um estudo recente analisou os fatores psicológicos associados com uma melhor qualidade de vida entre os pacientes com acromegalia. Concluiu-se que, além do adequado controle hormonal e bioquímico, a inclusão de práticas que abordem a aceitação da doença e o alinhamento de expectativas do paciente sobre o tratamento favorecem uma condução bem sucedida[65].

HIPERPROLACTINEMIA

A hiperprolactinemia é a alteração hipotálamo-hipofisária mais comum em endocrinologia clínica, observada em 20 a 30% dos pacientes jovens com queixa de amenorreia secundária. Já a hiperprolactinemia patológica é definida como elevação persistente dos níveis de prolactina na ausência de causas fisiológicas como lactação, gestação, estresse e estimulação mamaria. O aumento da prolactina secundária ao uso de medicamentos como os antipsicóticos é a causa mais comum de hiperprolactinemia patológica[54].

Dentre os medicamentos responsáveis por esta elevação estão: antagonistas dopaminérgicos (fenotiazidas e butirofenonas), alfa metildopa, estrogénos e reserpina[66].

A hiperprolactinemia tumoral (prolactinomas) é a segunda maior causa de aumento patológico de prolactina. Também o hipotireoidismo primário, cirrose, meningeomas, acromegalia, síndrome da sela túrcica vazia e insuficiência renal crônica podem ser causas de hiperprolactinemia.

Infertilidade e alterações do clínico menstrual, galactorreia e diminuição da libido são queixas comuns destes pacientes. Estudos recentes mostram também uma maior incidência de depressão, ansiedade e hostilidade em pacientes do sexo feminino com hiperprolactinemia. Além dos sintomas físicos de galactorreia e amenorreia, hiperprolactinemia em mulheres também está associada com sintomas psicológicos.

Um estudo mostrou que 54% dos pacientes com hiperprolactinemia idiopática tinham sintomas de ansiedade em comparação com 27% dos pacientes do grupo controle normoprolactinemico. Aqueles com tomografia de crânio normal eram significativamente mais propensos a apresentarem ansiedade (73% dos pacientes) do que aqueles com evidência na TC de um tumor da hipófise associado à hiperprolactinemia (41%), apesar de semelhantes níveis de prolactina. Não houve diferenças nos escores de depressão, mas ambos os subgrupos de pacientes com hiperprolactinemia pontuaram mais do que os controles normoprolactinêmicos para a hostilidade. Estes resultados confirmam a presença significativa de ansiedade em uma proporção de mulheres com hiperprolactinemia. As mulheres com hiperprolactinemia e nenhuma anormalidade no TC apresentam mais problemas psicológicos do que aquelas com determinada microadenomas hipofisários.

O tratamento da hiperprolactinemia é geralmente medicamentoso, realizado com agonistas dopaminérgicos, estas drogas também possuem um significativo efeito antitumoral, reservando então, o tratamento cirúrgico para os casos de resistência ou intolerância terapêutica a estas drogas. Já a radioterapia tem sido reservada também a alguns casos de resistência ao tratamento medicamentoso e em casos de macroadenomas de grandes proporções[67].

Medicamentos que causam hiperprolactinemia

Antipsicóticos são os medicamentos que mais se relacionam à hiperprolactinemia, sendo que os antipsicóticos típicos mais que os atípicos (Quadro 2). Existe uma relação com gênero e idade, sendo a hiperprolactinemia induzida por antipsicó-

Quadro 2 Medicamentos e hiperprolactinemia

Medicamentos que podem causar hiperprolactinemia
Reserpina, alfa metildopa, verapamil, cimetidina, ranitidina, verapamil, estrogénos, anticoncepcionais orais, IMAO, haloperidol, risperidona, olanzapina, sulpirida, clorpromazina, tioridazina, amitriptilina, clomipramina, sertralina, fluoxetina, paroxetina, buspirona, alprazolam, metoclopramina, dromperidona, morfina,
Antipsicóticos sugeridos para o uso em pacientes com tendência a hiperprolactinemia:
Clozapina, olanzapina, ziprasidona, aripiprazol e quetiapina.

Fonte: baseado em Madhusoodanan et al., 2010[68].

ticos mais prevalente nas pacientes jovens e do sexo feminino. Alguns estudos também sugerem que este paraefeito é dose dependente, um aumento da prolactina é observado em 40 a 90% dos pacientes em uso de clorpromazina[66].

Em relação aos antipsicóticos atípicos, a risperidona é o antipsicótico mais relacionado ao aumento dos niveis de hiperprolactinemia[68].

Os antidepressivos raramente causam hiperprolactinemia, embora os dados sejam controversos[55]. Ácido valproico, lítio, carbamazepina e benzodiazepínicos raramente provocam algum aumento da prolactina[66].

OBESIDADE

As evidências de ligação biológica entre sobrepeso, obesidade e depressão ainda são pouco claras. A obesidade pode ser vista como um estado inflamatório e os estados inflamatórios estão associados com depressão, sendo assim, a inflamação pode ser o mediador da associação.

Além disso, o eixo hipotálamo-hipófise-adrenal (eixo HPA) também pode estar associado, uma vez que a obesidade pode envolver a desregulação do eixo HPA, que por sua vez está envolvida com a depressão. Através de desregulação do eixo HPA, a obesidade pode estar associada ao desenvolvimento de depressão.

A obesidade leva a um aumento do risco de *diabetes mellitus* e resistência à insulina, que pode induzir alterações no cérebro e aumentar o risco de depressão.

A obesidade pode também estar associada a alterações dos padrões alimentares e a transtornos alimentares, além da dor física que pode ser uma consequência direta da obesidade, aumentando por sua vez o risco de depressão. Por outro lado, o estado depressivo leva a um estilo de vida menos saudável com diminuição da atividade física, aumento da ingestão de alimentos calóricos. Em muitos casos, o tratamento com antidepressivos, antipsicóticos e estabilizadores de humor está associado a ganho de peso. Portanto, a orientação do controle do peso nunca deve ser deixada de lado nos pacientes com ambos os quadros e principalmente quando coexistem em um mesmo indivíduo. Em pacientes com sobrepeso ou obesidade, mesmo sem história de transtorno de humor, o peso deve ser sempre monitorado. Estes cuidados podem auxiliar na prevenção, detecção precoce e aprimoramento dos tratamentos de ambas as condições. A obesidade tem sido repetidamente associada com níveis elevados de afetos negativos, além de outras alterações psicopatológicas. As explicações biológicas desta relação, no entanto, permanecem inexploradas[69].

Aspectos epidemiológicos e clínicos da obesidade

Quando a taxa de ganho de peso entre os adultos deprimidos e não deprimidos são comparadas, observam-se diferenças de acordo com o gênero. Homens jovens e deprimidos ganham mais peso quando comparados aos homens com a mesma faixa etária não deprimidos (4,2 kg *versus* 1,2 kg, respectivamente). Entretanto, as mulheres jovens ganham menos peso se estiverem deprimidas em comparação com pacientes deprimidas (1,4 kg *versus* 3,1 kg, respectivamente). A direção da mudança de peso e sua relação com depressão foram diferentes para os indivíduos com mais de 55 anos de idade. Os idosos perderam mais peso (1,6 kg *versus* 1,2 kg para os homens, 3,1 kg *versus* 1,6 kg para mulheres). Perdas involuntárias de apetite e de peso são sintomas da depressão unipolar melancólica[70-72]

Adiponectina

Adiponectina é um hormônio derivado do adipócito que possui propriedades anti-inflamatórias, antiaterogênicas e sensibilizadores de insulina, e foi associada diretamente com o fator depressivo na obesidade. Hipoadiponectinemia e estado de humor negativo em indivíduos obesos parecem estar interrelacionados, já que hipoadiponectinemia tem sido associada com estados de humor negativo mesmo em individuos magros saudáveis.

A adiponectina também pode influenciar vários aspectos do bem-estar psicológico. Os primeiros estudos epidemiológicos publicados em relação a esta alteração indicaram que os baixos níveis de adiponectina estão associados com um risco aumentado de depressão maior. Além disso, os níveis de adiponectina circulante têm mostrado correlação inversa com os escores de ansiedade. Além disso, a cefaleia é uma manifestação somática frequente de depressão em indivíduos obesos, e a adiponectina foi recentemente associada à enxaqueca. Sibutramina, droga que eleva a adiponectina plasmática em indivíduos obesos, pode exercer efeitos antidepressivos[70].

Síndromes psiquiátricas associadas à obesidade

Transtorno bipolar

O sobrepeso e a obesidade são mais prevalentes em indivíduos com transtorno bipolar (36% e 32%, respectivamente) do que na população em geral (19,8%). Estes dados mostram que os indivíduos com transtorno bipolar podem apresentar modestamente maiores taxas de sobrepeso e obesidade do que a população em geral[71,72].

Uma comparação entre obesos e não obesos com transtorno bipolar revelou que os pacientes obesos tinham significativamente mais episódios maníacos, episódios depressivos, e maior gravidade dos sintomas depressivos do que pacientes não obesos. Os pacientes obesos também tiveram respostas piores ao tratamento em relação aos não obesos, como evidenciado por uma maior percentagem de recidiva (54,3% *versus* 35,4%, respectivamente), e um menor tempo de recorrência de episódios depressivos. Não houve diferenças, no entanto, no que diz respeito à recorrência de episódios maníacos ou mistos[71].

Esquizofrenia

É descrita uma maior probabilidade de presença de sobrepeso ou obesidade em indivíduos com esquizofrenia em relação à população sem a doença. Allison et al.[71] usaram um IMC de 27 ou superior para definir obesidade e constataram que 42% das pessoas com esquizofrenia e 27% da população em geral eram obesos, com um percentual muito elevado de mulheres jovens com esquizofrenia e obesidade. Não foi possível determinar até que ponto este ganho de peso relacionado ao uso de medicamentos antipsicóticos. A esquizofrenia é associada a expectativa de vida 20% menor e maior frequência para diversas doenças, incluindo obesidade, diabetes, doença cardíaca coronária, hipertensão e enfisema[71,72].

Relações da obesidade com medicamentos utilizados na psiquiatria

As medicações antipsicóticas

Os medicamentos antipsicóticos utilizados no tratamento da esquizofrenia, transtorno bipolar e outras condições psicóticas estão associados com aumento de peso significativo. Um consenso foi desenvolvido por quatro associações médicas para alertar os profissionais de saúde para avaliar pacientes que recebem medicações antipsicóticas atípicas para o ganho de peso rápido e de efeitos metabólicos, incluindo o desenvolvimento de diabetes e dislipidemia[72].

Este consenso reiterou que os medicamentos antipsicóticos, principalmente os antipsicóticos de segunda geração (ASG), têm sido uma importante terapia para estados psicóticos e outros distúrbios psiquiátricos graves, como o transtorno bipolar, mas alertaram que vários ASGs têm sido associados com o ganho de peso e alterações metabólicas[71] (Tabela 1).

Allison e cols.[71] relataram em uma metanálise que APGs (antipsicóticos de primeira geração) e ASGs estavam associados a vários graus de ganho de peso nas primeiras 10 semanas de tratamento, sendo que o tratamento com placebo resultou em uma redução média de peso de 0,74 kg. Dos APGs, um ganho de 3,19 kg de peso foi relatado com tioridazina. Entre os ASG, os aumentos médios foram de 4,45 kg para clozapina, olanzapina para 4,15 kg, 2,92 kg para o sertindol, risperidona para 2,10 kg e 0,04 kg para a ziprasidona. O estudo em questão[57] não apresentou resultados relevantes para quetiapina e aripiprazol.

O Consenso sobre a associação entre drogas antipsicóticas e obesidade e diabetes declarou que, embora a neurobiologia do ganho de peso associada ao uso de ASGs ainda não era totalmente compreendida, já se podia afirmar que a fome e a sa-ciedade podem ser afetadas pelo uso destes medicamentos. Uma hipótese seria de que a ação dos ASGs nos receptores de dopamina, serotonina, noradrenalina e histamina-H1 estaria relacionada aos mecanismos envolvidos na regulação do peso, determinando alterações no padrão de ganho de peso. Assim, os mecanismos envolvidos no valor terapêutico destes medicamentos também podem estar envolvidos diretamente no desenvolvimento do aumento da ingestão de alimentos e ganho de peso em excesso[72].

Os riscos de desenvolver obesidade e outras complicações (tais como diabetes e dislipidemia) devem ser sempre considerados, juntamente com o diagnóstico do paciente e a resposta ao tratamento com medicação específica. Análise do potencial para o desenvolvimento da obesidade, diabetes e dislipidemia, porém, devem ser considerados quando uma medicação psicotrópica é escolhida para uma condição específica, como para o tratamento da esquizofrenia.

Os medicamentos antidepressivos

Alguns medicamentos antidepressivos também têm sido associados com o ganho de peso significativo. Inicialmente, foi observado com o uso dos antidepressivos tricíclicos como a amitriptilina, imipramina, clomipramina e nortriptilina.

Já no caso dos ISRS, a paroxetina leva os pacientes a um maior ganho de peso, pelo menos 7% em comparação com aqueles tratados com fluoxetina (6,8%) e sertralina (4,2%). Bupropiona e nefazodona são menos associados com o aumento de peso do que os ISRS. Bupropiona tem sido sugerida como um potencial tratamento para perda de peso em pacientes obesos que também têm sintomas depressivos, mas não preenchem critérios para transtorno depressivo maior[72].

Também no caso dos antidepressivos devemos dar atenção não só a resposta ao tratamento para a depressão, mas também a atenção para os aumentos de peso e IMC. Mudar para outro antidepressivo quando ocorre ganho de peso vai exigir atenção especial e cuidado com relação ao estado psiquiátrico do paciente deprimido e resposta clínica, mas muitas vezes deve ser cogitado.

Os estabilizadores do humor

Os estabilizadores do humor são muitas vezes uma alternativa fundamental para o tratamento para o transtorno bipo-

Tabela 1 Anormalidades metabólicas relacionadas ao uso de antipsicóticos de segunda geração

Droga	Ganho de peso	Risco para o diabetes	Piora do perfil lipídico
Clozapina	+ + +	+	+
Olanzapina	+ + +	+	+
Risperidona	+ +	D	D
Quetiapina	+ +	D	D
Aripiprazol	+ / -	-	-
Ziprasidona	+ / -	-	-

+ aumentam o efeito; -, nenhum efeito; D, resultados discrepantes.
Fonte: adaptada de Consensus Development Conference on Antipsychotic Drugs and Obesity and Diabetes, 2004.

lar. Vários desses medicamentos também podem ser associados com o ganho de peso, incluindo o ácido valproico, carbamazepina, lítio e os ASG. Pacientes com transtorno bipolar têm maior risco de sobrepeso e obesidade, e ganho de peso pode estar associado ao uso de medicamentos estabilizadores do humor.

O tratamento com lítio foi associado a ganho de peso, com variações médias de 10 kg, quando usado de 6 a 10 anos[72]. Topiramato, um anticonvulsivante muito usado no tratamento do TAB, e que não apresenta associação com ganho de peso, não é completamente eficaz no tratamento do transtorno bipolar na maioria dos casos. Lamotrigina é usada como um estabilizador de humor, com características antidepressivas, e não tem sido associada com o ganho de peso[58]. Programas de prevenção e tratamento para pacientes com transtorno bipolar podem incluir intervenções comportamentais para controle de peso. Estabilizadores de humor são importantes para o controle do transtorno bipolar, e o estado psiquiátrico dos pacientes sempre deve ser considerado antes de alterar a prescrição devido ao ganho de peso.

Pacientes com *diabetes mellitus* que utilizam medicamentos antiobesidade são mais frequentemente mulheres, jovens, com índice de massa corporal alto e com aconselhamento nutricional prévio[60]. Os pacientes que começam a usar drogas antiobesidade, como o orlistat, mostraram ser mais vulneráveis à morbidade psiquiátrica, principalmente a depressão[74].

Vinheta clínica

RZB, 57 anos, feminino.

Paciente fez tratamento com fluoxetina 60 mg/dia por 10 anos para tratar o transtorno depressivo recorrente com boa resposta. Após evento vital (falecimento da mãe), apresentou piora importante, com insônia, inapetência, perda de apetite. Seu psiquiatra optou pela associação com mirtazapina 30 mg no jantar para melhorar o sono e apetite da paciente e potencializar o efeito antidepressivo da fluoxetina. Paciente apresentava IMC (índice de massa corporea) de 26 kg/m e diabetes melito tipo II compensada com o uso de metiformina 850 mg 2 vezes por dia.

Ao retornar em consulta médica após 1 mês havia melhorado o humor, o padrão de sono, mas queixava de aumento do apetite, com um ganho de 7 kg naquele mês. A mirtazapina foi então suspensa e substituída por trazodona 50 mg, para melhorar o quadro ansioso e o sono, além de não apresentar importante potencial de ganho de peso.

Discussão: A mirtazapina é um antidepressivo com ação complexa em diversos sistemas de neurotransmissão, possui importante afinidade pelos receptores histaminérgicos, e apresenta importante potencial de ganho de peso. Deve ser evitado no caso de pacientes obesos ou que como a paciente em questão que apresenta *diabetes mellitus*, condição que pode piorar com o ganho de peso e descompensar clinicamente a saúde global da paciente.

CONSIDERAÇÕES FINAIS

Apesar da associação entre fatores psicológicos e doenças endócrinas ser cada vez mais difundida, os transtornos psiquiátricos ainda são pouco diagnosticados e, consequentemente, não tratados. A otimização da assistência ao paciente com doenças endócrinas deve incluir a investigação de sintomas ou transtornos psiquiátricos, pois seu tratamento implica em melhor aderência à conduta terapêutica direcionada para a doença somática.

PERSPECTIVAS

Apesar do impacto dos transtornos psiquiátricos na evolução das doenças endócrinas, faltam estudos longitudinais que investiguem o momento do aparecimento e o desenvolvimento dos sintomas psiquiátricos no curso da doença somática.

O avanço do conhecimento sobre a interface endocrinologia e psiquiatria fornecerá informações sobre as possíveis diferenças na recorrência dos sintomas psiquiátricos em indivíduos com doenças endócrinas em comparação com a população não portadora de doenças.

Para aprofundamento

- Chatzitomaris A, Hoermann R, Midgley JE, Hering S, Urban A, Dietrich B, et al. Thyroid allostasis-adaptive responses of thyrotropic feedback control to conditions of strain, stress, and developmental programming. Front Endocrinol (Lausanne). 2017;8:163.
  - ➪ Revisão sobre as bases moleculares da fisiologia e fisiopatologia das doenças da tireoide.
- Longone P, di Michele F, D'Agati E, Romeo E, Pasini A, Rupprecht R. Neurosteroids as neuromodulators in the treatment of anxiety disorders. Front Endocrinol (Lausanne). 2011;2:55.
  - ➪ Revisão sobre o papel dos neuroesteroides como moduladores do sistema nervoso central, atuando nos sistemas de serotonina, sigma-1, gaba, glutamato e translocação de proteínas, e a implicação no tratamento dos transtornos de ansiedade.
- Zorn JV, Schur RR, Boks MP, Kahn RS, Joëls M, Vinkers CH. Cortisol stress reactivity across psychiatric disorders: A systematic review and meta-analysis. Psychoneuroendocrinology. 2017;77:25-36.
  - ➪ Revisão sobre a reatividade ao estresse, mediada pelo cortisol, como fator de risco para o desenvolvimento de transtornos mentais.

REFERÊNCIAS BIBLIOGRÁFICAS

1. Reus VI. Behavioral disturbances associated with endocrine disorders. Annu Rev Med. 1986;37:205-14.
2. Lin EH, Korff MV, Alonso J, Angermeyer MC, Anthony J, Bromet E, et al. Mental disorders among persons with diabetes-results from the World Mental Health Surveys. J Psychosom Res. 2008;65(6):571-80.

3. Malerbi DA, Franco LJ. Multicenter study of the prevalence of diabetes mellitus and impaired glucose tolerance in the urban Brazilian population aged 30-69 yr. The Brazilian Cooperative Group on the Study of Diabetes Prevalence. Diabetes Care. 1992;15(11):1509-16.

4. Fisher L, Skaff MM, Mullan JT, Arean P, Glasgow R, Masharani U. A longitudinal study of affective and anxiety disorders, depressive affect and diabetes distress in adults with type 2 diabetes. Diabet Med. 2008;25(9):1096-101.

5. Petrak F, Hardt J, Wittchen HU, Kulzer B, Hirsch A, Hentzelt F, et al. Prevalence of psychiatric disorders in an onset cohort of adults with type 1 diabetes. Diabetes Metab Res Rev. 2003;19(3):216-22.

6. **Cameron FJ, Northam EA, Ryan CM. The effect of type 1 diabetes on the developing brain. Lancet Child Adolesc Health. 2019;3(6):427-36.**
   ⇨ **Artigo cuja relevância está na abordagem de efeitos do diabetes 1 em aspectos neuropsicológicos do cérebro em desenvolvimento. Contribui com evidências sobre a necessidade do estrito controle glicêmico como medida preventiva em relação a prejuízos cognitivos.**

7. Anderson RJ, Freedland KE, Clouse RE, Lustman PJ. The prevalence of comorbid depression in adults with diabetes: a meta-analysis. Diabetes Care. 2001;24(6):1069-78.

8. Mezuk B, Eaton WW, Albrecht S, Golden SH. Depression and type 2 diabetes over the lifespan: a meta-analysis. Diabetes Care. 2008;31(12):2383-90.

9. Bryan CJ, Songer TJ, Brooks MM, Thase ME, Gaynes BN, Klinkman M, et al. A comparison of baseline sociodemographic and clinical characteristics between major depressive disorder patients with and without diabetes: a STAR*D report. J Affect Disord. 2008;108(1-2):113-20.

10. Popkin MK, Colon EA. The interface of psychiatric disorders and diabetes mellitus. Curr Psychiatry Rep. 2001;3(3):243-50.

11. Knol MJ, Twisk JW, Beekman AT, Heine RJ, Snoek FJ, Pouwer F. Depression as a risk factor for the onset of type 2 diabetes mellitus. A meta-analysis. Diabetologia. 2006;49(5):837-45.

12. Bădescu SV, Tătaru C, Kobylinska L, Georgescu EL, Zahiu DM, Zăgrean AM, et al. The association between Diabetes mellitus and Depression. J Med Life. 2016;9(2):120-5.

13. Kaestner F, Hettich M, Peters M, Sibrowski W, Hetzel G, Ponath G, et al. Different activation patterns of proinflammatory cytokines in melancholic and non-melancholic major depression are associated with HPA axis activity. J Affect Disord. 2005;87(2-3):305-11.

14. Hallahan B, Garland MR. Essential fatty acids and mental health. Br J Psychiatry. 2005;186:275-7.

15. Pouwer F, Nijpels G, Beekman AT, Dekker JM, van Dam RM, Heine RJ, Snoek FJ. Fat food for a bad mood. Could we treat and prevent depression in Type 2 diabetes by means of omega-3 polyunsaturated fatty acids? A review of the evidence. Diabet Med. 2005;22(11):1465-75.

16. Das-Munshi J, Stewart R, Ismail K, Bebbington PE, Jenkins R, Prince MJ. Diabetes, common mental disorders, and disability: findings from the UK National Psychiatric Morbidity Survey. Psychosom Med. 2007;69(6):543-50.

17. **American Diabetes Association. comprehensive medical evaluation and assessment of comorbidities: standards of medical care in diabetes-2019. Diabetes Care. 2019;42(Suppl 1):S34-S45.**
   ⇨ **Diretriz clínica da Associação Americana de Diabetes com recomendações sobre a conduta em condições comórbidas, incluindo transtornos de ansiedade e depressão.**

18. Andersohn F, Schade R, Suissa S, Garbe E. Long-term use of antidepressants for depressive disorders and the risk of diabetes mellitus. Am J Psychiatry. 2009;166(5):591-8.

19. Rubin RR, Ma Y, Marrero DG, Peyrot M, Barrett-Connor EL, Kahn SE, et al.; Diabetes Prevention Program Research Group. Elevated depression symptoms, antidepressant medicine use, and risk of developing diabetes during the diabetes prevention program. Diabetes Care. 2008;31(3):420-6.

20. Knol MJ, Heerdink ER, Egberts AC, Geerlings MI, Gorter KJ, Numans ME, et al. Depressive symptoms in subjects with diagnosed and undiagnosed type 2 diabetes. Psychosom Med. 2007;69(4):300-5.

21. Goodnick PJ, Henry JH, Buki VM. Treatment of depression in patients with diabetes mellitus. J Clin Psychiatry. 1995;56(4):128-36.

22. Goodnick PJ, Kumar A, Henry JH, Buki VM, Goldberg RB. Sertraline in coexisting major depression and diabetes mellitus. Psychopharmacol Bull. 1997;33(2):261-4.

23. Lustman PJ, Clouse RE, Nix BD, Freedland KE, Rubin EH, McGill JB, et al. Sertraline for prevention of depression recurrence in diabetes mellitus: a randomized, double-blind, placebo-controlled trial. Arch Gen Psychiatry. 2006;63(5):521-9.

24. Williams MM, Clouse RE, Nix BD, Rubin EH, Sayuk GS, McGill JB, et al. Efficacy of sertraline in prevention of depression recurrence in older versus younger adults with diabetes. Diabetes Care. 2007;30(4):801-6.

25. Anderson RJ, Gott BM, Sayuk GS, Freedland KE, Lustman PJ. Antidepressant pharmacotherapy in adults with type 2 diabetes: rates and predictors of initial response. Diabetes Care. 2010;33(3):485-9.

26. Holt RI, de Groot M, Golden SH. Diabetes and depression. Curr Diab Rep. 2014;14(6):491.

27. Grigsby AB, Anderson RJ, Freedland KE, Clouse RE, Lustman PJ. Prevalence of anxiety in adults with diabetes: a systematic review. J Psychosom Res. 2002;53(6):1053-60.

28. Lloyd CE, Dyer PH, Barnett AH. Prevalence of symptoms of depression and anxiety in a diabetes clinic population. Diabet Med. 2000;17(3):198-202.

29. **Nestsiarovich A, Kerner B, Mazurie AJ, Cannon DC, Hurwitz NG, Zhu Y, et al. Diabetes mellitus risk for 102 drugs and drug combinations used in patients with bipolar disorder. Psychoneuroendocrinology. 2020;112:104511.**
   ⇨ **Revisão recente sobre a associação entre o risco de desenvolver diabetes e o uso de psicofármacos para o tratamento do TB.**

30. Papelbaum M, Appolinário JC, Moreira Rde O, Ellinger VC, Kupfer R, Coutinho WF. Prevalence of eating disorders and psychiatric comorbidity in a clinical sample of type 2 diabetes mellitus patients. Rev Bras Psiquiatr. 2005;27(2):135-8.

31. Pivonello R, Simeoli C, De Martino MC, Cozzolino A, De Leo M, Iacuaniello D, et al. Neuropsychiatric disorders in Cushing's syndrome. Front Neurosci. 2015;9:129.

32. Bertagna X, Guignat L, Groussin L, Bertherat J. Cushing's disease. Best Pract Res Clin Endocrinol Metab. 2009;23(5):607-23.

33. Kelly WF. Psychiatric aspects of Cushing's syndrome. QJM. 1996;89(7):543-51.

34. Smith CK, Barish J, Correa J, Williams RH. Psychiatric disturbance in endocrinologic disease. Psychosom Med. 1972;34(1):69-86.

35. Sonino N, Fava GA, Raffi AR, Boscaro M, Fallo F. Clinical correlates of major depression in Cushing's disease. Psychopathology. 1998;31(6):302-6.

36. Sonino N, Fava GA. Psychosomatic aspects of Cushing's disease. Psychother Psychosom. 1998;67(3):140-6.

37. Warmuz-Stangierska I, Baszko-Błaszyk D, Sowiński J. Emotions and features of temperament in patients with Addison's disease. Endokrynol Pol. 2010;61(1):90-2.

38. Thomsen AF, Kvist TK, Andersen PK, Kessing LV. The risk of affective disorders in patients with adrenocortical insufficiency. Psychoneuroendocrinol. 2006;31(5):614-22.

39. Anglin RE, Rosebush PI, Mazurek MF. The neuropsychiatric profile of Addison's disease: revisiting a forgotten phenomenon. J Neuropsychiatry Clin Neurosci. 2006;18(4):450-9.

40. Bahls S, Carvalho G A. A relação entre a função tireoidiana e a depressão. Rev Bras Psiquiatr. 2004;26(1):41-9.

41. Esposito S, Prange AJ Jr, Golden RN. The thyroid axis and mood disorders: overview and future prospects. Psychopharmacol Bull. 1997;33(2):205-17.

42. Cleare AJ, McGregor A, O'Keane V. Neuroendocrine evidence for an association between hypothyroidism, reduced central 5-HT activity and depression. Clin Endocrinol. 1995;43:713-19.

43. Howland RH. Thyroid dysfunction in refractory depression: implications for pathophysiology and treatment. J Clin Psychiatry. 1993;54:47-54.

44. Rubinow DR, Gold PW, Post RM, Ballanger JC, Cowdry R, Bollinger J, Reichlin S. CSF somatostatin in affective illness. Arch Gen Psychiatry. 1983;40:377-86.

45. Bissette G, Widerlow E, Walleus H. Alterations in cerebro-spinal fluid concentrations of somatostatin-like immunoreactivity in neuropsychiatric disorders. Arch Gen Psychiatry. 1986;43:1148-54.

46. Singal RL, Rastogi RB, Hrdina PD. Brain biogenic amines and altered thyroid function. Life Sciences. 1975;17:1617-26.
47. Atterwill CK. Effects of acute and chronic triiodothyronine (T3) administration to rats on central 5-HT and dopamine-mediated behavioural responses and related brain biochemistry. Neuropharmacol. 1981;20:131-44.
48. Tejani-Butt SM, Yang J, Kaviani A. Time course of altered thyroid states on 5-HT1A receptors and 5-HT uptake sites in rat brain: an autoradiographic analysis. Neuroendocrinology. 1993;57:1011-8. .
49. Cleare AJ, McGregor A, O'Keane V. Neuroendocrine evidence for an association between hypothyroidism, reduced central 5-HT activity and depression. Clin Endocrinol. 1995;43:713-19.
50. Bathla M, Singh M, Relan P. Prevalence of anxiety and depressive symptoms among patients with hypothyroidism. Indian J Endocrinol Metab. 2016;20(4):468-74.
51. Fukao A, Takamatsu J, Arishima T, Tanaka M, Kawai T, Okamoto Y, et al. Graves' disease and mental disorders. J Clin Transl Endocrinol. 2019;19:100207.
52. Targum SD, Greenberg RD, Harmon RL, Kessler K, Salerian AJ, Fram DH. Thyroid hormone and the TRH stimulation test in refractory depression. J Clin Psychiatry. 1984;45:345-6.
53. Henley WN, Koehnle TJ. Thyroid hormones and the treatment of depression: An examination of basic hormonal actions in the mature mammalian brain. Synapse. 1997;27:36-44.
54. Chacra AR. Endocrinologia. In: Prado FL, Ramos JA, Ribeiro do Valle J. Atualização terapêutica 2007: manual prático de diagnóstico e tratamento. 23. ed. São Paulo; 2007. p. 270-336.
55. Almeida C, Brasil MA, Costa AJ, Reis FA, Reuters V, Teixeira P, et al. Subclinical hypothyroidism: psychiatric disorders and symptoms. Rev Bras Psiquiatr. 2007;29(2):157-9.
56. Guimarães JM, de Souza Lopes C, Baima J, Sichieri R. Depression symptoms and hypothyroidism in a population-based study of middle-aged Brazilian women. J Affect Disord. 2009;117(1-2):120-3.
57. **Loh HH, Lim LL, Yee A, Loh HS. Association between subclinical hypothyroidism and depression: an updated systematic review and meta-analysis. BMC Psychiatry. 2019;19(1):12.**
⇨ **Metanálise que aponta para a importância da pesquisa ativa de sintomas depressivos entre pacientes com hipotireoidismo subclínico, pois uma intervenção precoce individualizada tem um impacto positivo na evolução.**
58. Siegmann EM, Müller HHO, Luecke C, Philipsen A, Kornhuber J, Grömer TW. Association of depression and anxiety disorders with autoimmune thyroiditis: a systematic review and meta-analysis. JAMA Psychiatry. 2018;75(6):577-84.
59. de Carvalho GA, Bahls SC, Boeving A, Graf H. Effects of selective serotonin reuptake inhibitors on thyroid function in depressed patients with primary hypothyroidism or normal thyroid function. Thyroid. 2009;19(7):691-7.
60. Caye A, Pilz LK, Maia AL, Hidalgo MP, Furukawa TA, Kieling C. The impact of selective serotonin reuptake inhibitors on the thyroid function among patients with major depressive disorder: A systematic review and meta-analysis. Eur Neuropsychopharmacol. 2020. pii: S0924--977X(20)30034-1.
61. Demet MM, Özmen B, Deveci A, Boyvada S, Adıgüzel H, Aydemir O. Depression and Anxiety in Hyperthyroidism. Arch Med Res. 2002; 33:552–6.
62. Fischer S, Ehlert U. Hypothalamic-pituitary-thyroid (HPT) axis functioning in anxiety disorders. a systematic review. Depress Anxiety. 2018;35(1):98-110.
63. Brownlie BE, Rae AM, Walshe JW, Wells JE. Psychoses associated with thyrotoxicosis - 'thyrotoxic psychosis.' A report of 18 cases, with statistical analysis of incidence.Eur J Endocrinol. 2000;142(5):438-44.
64. Sievers C, Dimopoulou C, Pfister H, Lieb R, Steffin B, Roemmler J, et al. Prevalence of mental disorders in acromegaly: a cross-sectional study in 81 acromegalic patients. Clin Endocrinol (Oxf). 2009;71(5):691-701.
65. Jawiarczyk-Przybyłowska A, Szcześniak D, Ciułkowicz M, Bolanowski M, Rymaszewska J. Importance of illness acceptance among other factors affecting quality of life in acromegaly. Front Endocrinol (Lausanne). 2020;10:899.
66. Torre DL, Falorni A. Pharmacological causes of hyperprolactinemia. Ther Clin Risk Manag. 2007;3(5):929-51.
67. Reavley A, AD Fisher, Owen D, FH Creed, JR Davis. Psychological distress in patients with hyperprolactinaemia. Clin Endocrinol (Oxf). 1997;47(3):343 -8.
68. Madhusoodanan S, Parida S, Jimenez C. Hyperprolactinemia associated with psychotropics--a review. Hum Psychopharmacol. 2010;25(4):281-97.
69. **Lau DC, Douketis JD, Morrison KM, Hramiak IM, Sharma AM, Ur E; Obesity Canada Clinical Practice Guidelines Expert Panel. 2006 Canadian clinical practice guidelines on the management and prevention of obesity in adults and children. CMAJ. 2007;176(8):S1-13.**
⇨ **Diretriz clínica abrangente sobre o manejo da obesidade.**
70. Yilmaz Y. Psychopathology in the context of obesity: the adiponectin hypothesis. Med Hypotheses. 2008;70(4):902-3.
71. Allison DB, Mentore JL, Heo M, Chandler LP, Cappelleri JC, Infante MC, et al. Antipsychotic-induced weight gain: a comprehensive research synthesis. Am J Psychiatry. 1999;156(11):1686-96.
72. Berkowitz RI, Fabricatore AN. Obesity, psychiatric status, and psychiatric medications. Psychiatric Clin North Am. 2005;28(1):39-54.
73. American Diabetes Association; American Psychiatric Association; American Association of Clinical Endocrinologists; North American Association for the Study of Obesity. Consensus Development Conference on Antipsychotic Drugs and Obesity and Diabetes. Diabetes Care. 2004;27(2):596-601..
74. Willemen MJ, Mantel-Teeuwisse AK, Straus SM, Leufkens HG, Egberts AC. Psychiatric and cardiovascular comorbidities in patients with diabetes mellitus starting antiobesity drugs. Obesity (Silver Spring). 2008;16(10):2331-5.

16

Interconsulta em doenças reumatológicas e musculoesqueléticas

Renério Fráguas Júnior
Bruno Pinatti Ferreira de Souza
Carlos Ewerton Maia Rodrigues
Jozélio Freire de Carvalho

Sumário

Introdução
Lúpus eritematoso sistêmico (LES)
    Reações psicológicas ao LES e ao seu tratamento
    Síndromes psiquiátricas associadas ao LES
Artrite reumatoide (AR)
    Aspectos clínicos
    Reações psicológicas à AR e ao tratamento
    Síndromes psiquiátricas associadas à AR
Espondilite anquilosante
Esclerose sistêmica
Osteoartrite (OA)
Fibromialgia
    Aspectos clínicos
    Fibromialgia e personalidade
    Transtornos mentais associados à fibromialgia
Considerações finais
Vinheta clínica
Para aprofundamento
Referências bibliográficas

Pontos-chave

- Manifestações psiquiátricas podem decorrer de alterações cerebrais causadas por uma doença reumatológica, em particular o lúpus eritematoso sistêmico (LES).
- Psicose e *delirium* fazem parte dos critérios para diagnóstico do LES.
- Depressão no LES, embora não faça parte dos critérios diagnósticos pode decorrer das alterações imunológicas.
- Ainda não se tem tratamento específico para os quadros psiquiátricos associados ao LES.
- A osteoartrite (OA) é a doença reumatológica mais prevalente, no entanto transtornos depressivos são menos frequentes na OA do que na artrite reumatoide (AR), em parte pelo acometimento do sistema nervosa central (SNC) na AR.
- A depressão em pacientes com fibromialgia foi associada a morar só, pior percepção das limitações funcionais, pensamentos não adaptativos e ausência de tratamento físico.
- No tratamento farmacológico da depressão em pacientes com fibromialgia deve-se considerar a utilização de um antidepressivo com ação noradrenérgica e serotonérgica, uma vez que essa classe de antidepressivos apresenta melhor atuação sobre os sintomas da fibromialgia.

INTRODUÇÃO

Neste capítulo será abordada a interconsulta psiquiátrica com enfoque no lúpus eritematoso sistêmico (LES), na artrite reumatoide e em outras doenças reumatológicas e musculoesqueléticas. Cientes de que não serão consideradas as doenças de relevância clínica, foram incluídas as doenças cujos transtornos mentais têm sido mais estudados e que são familiares aos autores deste capítulo. Procurou-se especificar aspectos clínicos, psicopatológicos, fisiopatológicos e terapêuticos, porém isso não foi possível para todas as doenças, pois para algumas ainda pouco se conhece sobre os transtornos mentais associados.

Este capítulo conta com a autoria de especialistas em psicologia hospitalar e reumatologia, além do interconsultor em psiquiatria. Somente a integração do conhecimento dessas áreas permite o verdadeiro conhecimento e a adequada avaliação, identificação e tratamento dos transtornos mentais no paciente com doenças reumatológicas.

LÚPUS ERITEMATOSO SISTÊMICO (LES)

O lúpus eritematoso sistêmico (LES) é uma doença autoimune, inflamatória crônica, multissistêmica, de causa desconhecida. Acomete principalmente mulheres jovens; a relação entre o sexo feminino e masculino é de 9:1, com uma prevalência estimada em 40 a 50 casos por 100.000 habitantes[1,2]. Vários fatores predisponentes têm sido identificados, como predisposição genética, fatores ambientais e medicamentos. Em torno de 10% dos pacientes têm parente de primeiro grau com LES.

O diagnóstico do LES, de acordo com a *European League Against Rheumatism/American College of Rheumatology classification criteria for systemic lupus erythematosus*, requer ANA (anticorpo antinúcleo) positivo como um critério de entrada, e critérios ponderados em sete domínios clínicos (constitucional, hematológico, neuropsiquiátrico, mucocutâneo, serosa, musculoesquelética, renal) e três domínios imunológicos (anticorpos antifosfolípides, complementos baixos, antiSmith [anti-Sm] e anti-dsDNA como anticorpos específicos para o LES). A pontuação de limiar de classificação é ≥ 10 (total teórico, máximo de 51).

De acordo com a classificação europeia de 2019, as manifestações neuropsiquiátricas do LES são *delirium*, psicose e convulsões[3]. Os autores optaram por restringir as manifestações neuropsiquiátricas para o diagnóstico àquelas com maior especificidade. Ou seja, embora depressão e alterações cognitivas possam decorrer do comprometimento cerebral pelo LES essas condições são consideradas não específicas, perdendo o valor para o diagnóstico de LES.

Além de quadros psiquiátricos decorrentes diretamente do acometimento cerebral, reações psicológicas são frequentes em decorrência das características clínicas e evolução do LES. O LES é caracterizado por manifestações clínicas polimórficas, com períodos de exacerbações e remissões. As principais manifestações clínicas incluem febre, adinamia, mialgia e artralgia, lesões de pele (*rash* malar, fotossensibilidade, vasculite) associadas a manifestações sistêmicas em órgão-alvo, como rins, coração, pulmão e sistema nervoso central (SNC). O comprometimento cutâneo é bastante comum, ocorrendo em 70 a 80% dos pacientes durante a evolução da doença e constituindo a manifestação inicial em cerca de 20% dos casos[2]. O comprometimento renal é um dos principais determinantes da morbimortalidade de pacientes com LES ao lado das complicações infecciosas que aumentaram significativamente com a utilização de terapêuticas com maior potencial imunossupressor[2]. Reações psicológicas não devem ser simplesmente consideradas normais, merecem atenção e o devido cuidado terapêutico.

Reações psicológicas ao LES e ao seu tratamento

Como descrito anteriormente, o LES apresenta grande complexidade em sua sintomatologia, envolvendo diferentes sistemas ou órgãos. Sua evolução e efeitos colaterais do tratamento podem acarretar reações de ajustamento não adaptativas ou transtornos mentais propriamente ditos, incluindo transtornos depressivos, ansiosos, cognitivos e com sintomas psicóticos. Além do comprometimento da qualidade de vida, o paciente com LES precisa lidar com uma doença crônica de prognóstico incerto, mudança em sua rotina, estilo de vida e projetos futuros. Em razão dessas peculiaridades, é de se esperar que pacientes com LES apresentem elevadas taxas de reações de ajustamento com humor depressivo e/ou ansioso. Entretanto, a literatura ainda carece de estudos que enfoquem especificamente esses quadros.

Outro aspecto psicológico relevante no LES está relacionado à imagem corporal. Um dos sintomas mais frequentes no curso dessa doença são lesões na pele e a síndrome de Cushing, decorrente do uso de corticoide. Os pacientes apresentam mudanças perceptíveis em sua aparência física (lesões faciais e erupções cutâneas) que variam de acordo com a atividade da doença. O corticoide pode levar ao acúmulo localizado de gordura com a formação da "face em lua cheia" e a "giba" (acúmulo de gordura na região dorsal), hirsutismo, queda de cabelos e acne. Estudos sugerem que pacientes que apresentam desfiguração facial ao longo de sua doença costumam vivenciar sentimentos de vergonha e baixa autoestima, que podem ter como consequência piora da adesão ao tratamento e dificuldade para o desenvolvimento de comportamentos saudáveis[4,5]. Hale et al.[6] estudaram, em mulheres com LES, o sofrimento psicológico decorrente das mudanças na aparência física. Uma queixa frequente das pacientes é não se sentirem compreendidas em sua doença pelas pessoas de sua convivência, apontando para a importância da educação da população geral sobre os sintomas do LES. Os autores também ressaltaram a relevância de que os profissionais da saúde, ao lidar com esses pacientes, reconheçam as alterações na aparência física como um fator que pode levar ao sofrimento psíquico[6]. Cabe lembrar ainda que esse sofrimento se associa à maior gravidade de sintomas depressivos[7].

A percepção que o paciente possui sobre sua doença afeta diretamente as estratégias que ele utilizará para lidar com o processo de adoecimento, podendo ter como consequência uma pior adesão ao tratamento. Esse aspecto aponta para a relevância de que o clínico identifique fatores que possam contribuir para uma distorção na percepção da doença. Aqui a identificação de sintomas depressivos é fundamental, pois a sintomatologia depressiva mais grave se associa com maior distorção da percepção da doença[8,9].

Descrevem-se também elevados traços de alexitimia em pacientes com LES[10]. A alexitimia, dificuldade de perceber e expressar as próprias emoções, pode contribuir negativamente para a qualidade de vida e adesão ao tratamento nesses pacientes. Já um estudo que avaliou o estilo de vinculação no LES observou que um estilo de vinculação inseguro estaria associado à maior atividade da doença e maior comprometimento orgânico irreversível. Por último, cabe lembrar que o estresse psicológico em pacientes com LES pode ainda contribuir para uma piora no desempenho cognitivo.

Tais achados, em relação aos aspectos psicológicos durante o curso do LES, chamam a atenção para que o clínico realize a precoce identificação e tratamento de sintomas e reações psicológicas não adaptativas visando à prevenção de quadros mais graves. No tratamento, o clínico deve considerar a necessidade ou não de encaminhamento para avaliação psicológica e/ou psiquiátrica. Cabe lembrar que orientações do tipo "não se estresse" ou "você precisa reduzir o estresse" de modo geral não auxiliam o paciente a reduzir o estresse; pelo contrário, podem aumentar a tensão, uma vez que os níveis elevados de ansiedade indicam a incapacidade do paciente de lidar com a situação de modo menos "estressante".

Síndromes psiquiátricas associadas ao LES

Transtornos mentais em pacientes com LES apresentam uma prevalência que pode variar entre 17 e 75%. Tal oscilação decorre em grande parte da variabilidade dos instrumentos utilizados para definir e detectar casos e da heterogeneidade clínica das amostras de pacientes[11].

O comprometimento do SNC é uma das mais importantes manifestações do LES. Em 1999, a American College of Rheumatology[12] definiu a síndrome neuropsiquiátrica do LES, ampliando assim o quadro dos transtornos do SNC associados ao LES. Nessa definição a ACR incluiu disfunções cognitivas, *delirium*, transtornos de ansiedade, transtornos de humor e psicose (Tabela 1)[11]. Em 2001, pequenas mudanças foram propostas por Ainiala et al.[13], mas a definição de 1999 ainda é a referência comumente citada para descrever todos os quadros neuropsiquiátricos associados ao LES.

Estima-se que 50 a 80% dos pacientes com LES apresentem a síndrome neuropsiquiátrica, e as manifestações mais prevalentes são cefaleia (28-46%), transtornos do humor (20-59%), disfunção cognitiva (19-37%), convulsões (9-16%) e doença cerebrovascular (8-19%)[14,15]. Essa diversidade de manifestações se associa a diferentes etiologias.

O acometimento difuso do SNC pelo LES é consequência da ruptura da barreira hematoencefálica. Um modelo para explicar essa ruptura inclui citocinas e outros fatores. Nesse modelo proposto por citocinas na circulação sistêmica como o TWEAK (*tumor necrosis factor-like weak inducer of apoptosis* – fator de necrose tumoral-símile fraco indutor de apoptose), um membro do fator de necrose tumoral (TNF) e componentes do complemento como C5a são centrais para a ruptura da barreira hematoencefálica, por meio da indução de ROS (*reactive oxygen speciese* – espécies reativas de oxigênio [ROS]), que são conhecidas por promoverem a remodelação do citoesqueleto, superexpressão de moléculas de adesão e aumento da produção de citocinas pró-inflamatórias.

Depressão

Prevalência, diagnóstico e características clínicas

A prevalência agrupada de depressão no LES, de acordo com metanálise de 69 estudos, representando 23.386 pacientes, foi de 35%, variando de 8,7 a 78,6%[17]. Essa variação decorre, em parte, a diferenças de metodologia, instrumentos para avaliar depressão e critério para realizar o diagnóstico. Estudos que utilizaram escalas semelhantes, como CES-D, BDI ou HAM-D encontraram prevalência semelhante[17].

Em relação à incidência, no maior estudo prospectivo investigando aspectos psiquiátricos, em 1.827 pacientes com LES, em um período de 4,7 anos de segmento, a depressão incidiu

Tabela 1 Síndrome neuropsiquiátrica do lúpus

Critérios do Colégio Americano de Reumatologia[12]	Revisão dos critérios por Ainiala et al.[13]
Sistema nervoso central	
▪ Meningite asséptica ▪ Doença cerebrovascular ▪ Síndrome desmielinizante ▪ Dor de cabeça (inclusive enxaqueca e hipertensão intracraniana benigna) ▪ Transtorno de movimento (coreia) ▪ Mielopatia ▪ Desordens de apreensão ▪ Estado confusional agudo ▪ Ansiedade ▪ Disfunção cognitiva ▪ Transtorno do humor ▪ Psicose	▪ Doença cerebrovascular ▪ Convulsões ▪ Mielopatia ▪ Meningite asséptica ▪ Distúrbio de movimento ▪ Síndrome desmielinizante ▪ Disfunção cognitiva (moderada ou grave) ▪ Psicose ▪ Estado confusional agudo ▪ Depressão grave
Sistema nervoso periférico	
▪ Polirradiculoneuropatia desmielinizante inflamatória aguda (síndrome de Guillain-Barre) ▪ Disfunção autonômica ▪ Mononeuropatia ▪ Miastenia grave ▪ Neuropatia craniana ▪ Plexopatia ▪ Polineuropatia	▪ Neuropatia craniana ▪ Mononeuropatia ▪ Polirradiculoneuropatia desmielinizante inflamatória aguda ▪ Miastenia grave ▪ Plexopatia ▪ Neuropatia autonômica ▪ Polineuropatia ▪ Neuropatia craniana

Fonte: adaptado de Jeltsch-David, 2014[16].

em 12,7% dos pacientes e, em 10 anos a incidência cumulativa foi de 17,7%[18].

A depressão é o transtorno psiquiátrico mais comum em pacientes internados em hospital geral. De modo geral, a prevalência é acima de 44% chegando a 57% em estudos com pacientes com LES internados[13,19].

Embora seja a exceção, cabe lembrar ao psiquiatra ou psicólogo que a depressão pode ser a primeira manifestação clínica do LES e o motivo para a procura do tratamento psicoterápico ou psiquiátrico. Em estudo brasileiro, Miguel et al. ressaltam a relevância de sintomas cognitivos e a associação de sintomas depressivos com o comprometimento do SNC[20]. O estudo de Nery et al.[19], também com casuística brasileira, sugere que pacientes com o LES em atividade apresentariam um risco mais elevado para desenvolver episódio depressivo maior e sintomas depressivos mais intensos.

Peculiaridades e especificidades da sintomatologia

Sintomas depressivos, mesmo sem o diagnóstico clínico de episódio depressivo maior, podem ser uma manifestação do comprometimento cerebral causado diretamente pela atividade do LES, bem como ser induzidos por uso de medicações, como a prednisona ou ainda ser uma reação de adaptação ao LES. Essa diversidade etiológica dificulta o diagnóstico e tratamento da depressão nesses pacientes, pois resulta em apresentações clínicas variadas e com frequência em superposição de transtornos. Por exemplo, cabe lembrar que o paciente com depressão pode, além dos sintomas depressivos, apresentar períodos de flutuação de consciência, indicando a presença de um *delirium* ou pré-*delirium*.

LES como um estresse que desencadeia a depressão

A literatura relata que eventos de vida estressantes estão associados com o início, a reincidência e a intensidade de episódio depressivo maior[21]. O paciente com LES vivencia experiências que devem ser consideradas como potenciais eventos estressores: recebimento do diagnóstico de doença grave, mudança em sua rotina, internações recorrentes, prognóstico incerto, entre outros fatores descritos anteriormente. Ou seja, o LES frequentemente funciona como um evento de vida estressor desencadeante de sintomas depressivos e outros transtornos psiquiátricos[23,24]. Por outro lado, os resultados do estudo de Nery et al.[19] sugeriram que tanto a presença quanto a intensidade da depressão não estariam relacionadas com maior ocorrência de eventos de vida estressantes nem com história de episódio depressivo prévio.

Depressão como fator de risco para pior prognóstico de LES

A relação entre depressão e LES envolve muitos aspectos, tanto o LES pode levar à ocorrência e agravamento do transtorno depressivo como a depressão pode comprometer a evolução do LES. A depressão compromete a qualidade de vida[25] e pode comprometer as atividades de vida diária[19], o que por si só já limitaria o lidar com o LES, bem como alterar a própria percepção dele. Pacientes com sintomas depressivos mais graves referem menor conhecimento sobre o LES e maior impacto negativo do LES em suas vidas[9]. Por último, é importante ressaltar que sintomas depressivos mais intensos se associam a maior dificuldade na adesão ao tratamento do LES[26].

Depressão orgânica: mecanismos para explicar a organicidade

Além do tempo de evolução e gravidade do LES, a atividade da doença tem sido associada à ocorrência e gravidade da depressão[19]. Evidências indicam que, além do estresse psicológico relacionado a esses aspectos, fatores orgânicos associados ao LES, suas comorbidades e tratamentos podem contribuir para o surgimento da depressão. Utilizando tomografia por emissão de pósitrons (PET-SCAN), a análise regional mostrou um metabolismo menor no giro frontal medial esquerdo e no giro frontal medial direito no grupo com depressão comparado com o sem depressão[27]. Os fatores orgânicos que podem originar sintomas depressivos no paciente com LES são: autoanticorpos, esteroides, leucoencefalopatia, linfoma e infecções no SNC. A avaliação com ressonância magnética de pacientes com LES neuropsiquiátrico indica a presença de vários padrões. Hiperintensidades focais de substância branca e substância cinzenta sugerem vasculopatia ou vasculite; enquanto hiperinten-

sidade difusa e confluente de substância branca pode indicar também hipoperfusão crônica; e lesões difusas em substância cinzenta cortical podem ser compatíveis com resposta autoimune ou comprometimento pós-crises convulsivas. Entretanto, em 42% dos casos neuropsiquiátricos do LES, a ressonância magnética não evidencia alterações[28].

Citocinas também podem contribuir para a depressão no LES. Citocinas pró-inflamatórias estimulariam a enzima indoleamina 2,3-dioxigenase (IDO), que converte TRP em quinurenina, posteriormente convertido em vários compostos, como ácido quinurínico e ácido quinolínico, e 3-hidroxiquinurenina que são compostos neurotóxicos[29].

Embora nem todos os estudos tenham encontrado associação entre depressão e anti-P[18,30]. Metanálise recente confirmou os achados iniciais[31] encontrando uma razão de chance 3 vezes maior de apresentar anti-P em pacientes com depressão comparados com pacientes sem depressão[32].

Receptores N-metil-D-aspartato (NMDA) são responsáveis pela maioria das sinapses excitatórias no SNC. Anticorpos antirreceptores NMDA tipo NR2a e NR2b foram associados a humor depressivo e comprometimento de memória no curto prazo em paciente com LES[33].

É relevante considerar que os fatores orgânicos podem contribuir para sintomas específicos e não para toda a manifestação depressiva. Por exemplo, o comprometimento de substância branca foi associado à fadiga em pacientes com LES[34]. Nesse particular, surge tanto a possibilidade de a fadiga ser tanto um sintoma independente como ser uma manifestação depressiva. Dentre os medicamentos, o corticoide é o que mais tem sido associado a sintomas depressivos.

Cabe considerar ainda que medicamentos utilizados no tratamento do lúpus, como o belimumabe, podem se associar com o surgimento de quadros depressivos[35].

Ansiedade

Prevalência, diagnóstico e características clínicas

Transtornos ansiosos ocorrem em 25,8% dos pacientes com LES, de acordo com metanálise recente de 38 estudos, representando 4.439 pacientes com LES[17]. Existe grande variação entre os estudos com prevalências de 1,1 até 71,4%; variação, em parte, decorrente das diferenças de metodologia, instrumentos para avaliar depressão e critério para realizar o diagnóstico. Níveis mais elevados de ansiedade foram descritos no início da evolução do LES, sugerindo a natureza reativa da ansiedade[36]. No estudo de Nery et al.[30], com casuística brasileira, a prevalência de transtornos ansiosos foi de 46,5% no mês anterior à avaliação e 52,1% durante toda a vida. Os transtornos ansiosos mais prevalentes foram fobias sociais e específicas, fato também relatado em outros estudos. A maior frequência de fobia social pode estar associada à ansiedade desencadeada pelas lesões de pele em períodos de atividade do LES, restringindo o contato social nesses pacientes. Elevada sintomatologia ansiosa também foi descrita em pacientes com LES que estavam afastados do trabalho[37]. Ansiedade mais intensa também foi associada à presença de enxaqueca em pacientes com LES[38]. De relevância para a prática clínica, pacientes com LES costumam não falar sobre seus sintomas ansiosos, evidenciando a necessidade de uma atitude proativa do médico na investigação de tais sintomas[39].

Embora sintomas ansiosos também possam ser secundários às alterações fisiopatológicas do LES, a literatura carece de estudos que investiguem especificamente esse tópico.

Tratamento da depressão e ansiedade no LES

Tratamento farmacológico dos transtornos depressivos e ansiosos

O tratamento da depressão e dos demais transtornos mentais associados ao LES deve sempre considerar os fatores etiológicos associados ao transtorno. Desse modo, comprometimento vascular do SNC, crises convulsivas, atividade lúpica e medicamentos que podem acarretar sintomas depressivos que devem ser investigados e tratados. O médico precisa considerar a realização de ressonância magnética cerebral, eletroencefalograma e exame de liquor em razão das características clínicas.

Uma vez identificado que os sintomas depressivos são secundários ao acometimento do SNC pelo LES, além de considerar o tratamento específico desses sintomas, deve-se investir no tratamento efetivo do LES e eventuais comorbidades. Em particular, é fundamental que se obtenha a adequada imunossupressão. Fong et al. recomendam inclusive considerar a depleção seletiva de células B e transplante autólogo de células tronco hematopoéticas[40]. Diante de uma síndrome antifosfolípede trombótica, a terapia antiagregante plaquetária deve ser realizada e monitorada adequadamente[41].

A literatura carece de estudos que investiguem a eficácia de antidepressivos para a depressão associada ao LES. O suporte à eficácia de antidepressivos, lítio e estabilizadores de humor no tratamento da depressão associada ao LES se baseia apenas em relatos de caso. Do mesmo modo, assim como para a depressão, não existem estudos sistemáticos controlados que investiguem o tratamento de transtornos ansiosos associados ao LES.

Tratamento psicoterápico dos transtornos depressivos e ansiosos

O tratamento psicológico em pacientes com LES deve levar em consideração a presença ou não da atividade da doença, o estresse causado por ela (impacto no trabalho, relações sociais e familiares) e, principalmente, os recursos psíquicos e eventual transtorno mental apresentados pelo paciente. Esses parâmetros são fundamentais para que se indique psicoterapia mais apropriada. Como regra geral, a psicoterapia e o tratamento medicamentoso são complementares e não excludentes.

Um estudo com metanálise incluindo seis ensaios clínicos, confirmou a eficácia da intervenção psicoterápica para reduzir sintomas depressivos e ansiosos em pacientes lúpicos[42].

A intervenção em grupo pode ser muito eficaz em casos de doença crônica, pois os pacientes podem se identificar entre si e, especialmente em doenças raras como o LES, o sentimento de exclusão e de se sentir incompreendido pela sociedade pode estar muito presente. O estudo de Navarrete et al.[43] avaliou a eficácia da terapia cognitivo-comportamental em grupo para pacientes com LES. Os autores verificaram uma redução nos sintomas depressivos e ansiosos, redução no nível de estresse diário e melhora significativa na qualidade de vida. Somente os parâmetros biológicos (dosagem de anticorpos, sintomas somáticos e atividade do LES) não apresentaram alterações significativas. Outros tipos de intervenções em grupo, incluindo terapia expressiva breve e modelos psicossociais, também podem trazer benefícios para esses pacientes, como melhor adaptação à doença, aumento da autoestima e melhora no funcionamento psicossocial[44,46]. No estudo de Haupt et al.[45], com a utilização de elementos de psicoterapia e psicoeducação, os pacientes apresentaram uma redução significativa nos sintomas depressivos e ansiosos e melhora na qualidade de vida.

Além da farmacoterapia e psicoterapia, atividade física tem se mostrado eficaz para redução de sintomas depressivos em pacientes com lúpus e também osteoartrite, artrite reumatoide e fibromialgia[47].

Transtornos psicóticos

Prevalência, diagnóstico e características clínicas

De acordo com DSM-IV, o episódio psicótico se caracteriza por ilusões, delírio e alucinações. Diante de um paciente que apresenta um quadro psicótico, deve-se sempre considerar a hipótese de psicose decorrente do uso de substância ou doença sistêmica (ou seja, uma síndrome mental orgânica). Os episódios psicóticos no LES caracteristicamente são consequência do uso de medicamentos (corticoide) ou do comprometimento do SNC pelo próprio LES ou suas comorbidades.

Em um estudo prospectivo multicêntrico com 1.826 pacientes com LES, em um período de acompanhamento de sete anos, ocorreram 31 eventos psicóticos em 28 (1,53%) pacientes. Na maioria dos casos, a psicose foi atribuída ao LES; geralmente, no ano anterior ou dentro de três anos após o diagnóstico de LES. Fatores associados à ocorrência de psicose foram sexo masculino, idade mais jovem no diagnóstico de LES e ascendência africana[48].

A prevalência de transtorno psicótico ao longo do curso do LES varia de 7 a 11,3%[13]. No estudo desenvolvido no Brasil por Appenzeller et al.[49], com 537 pacientes com LES, a prevalência de psicose foi de 11,3%. Em dez crianças e adolescentes com transtorno psicótico associado ao LES, delírio foi detectado em 70%, alucinações visuais em 60% e alucinações auditivas em 60%[50]. O fato de a manifestação psicótica ser um indicador de atividade da doença para aqueles com diagnóstico já estabelecido de LES é fundamental para a prática clínica.

De relevância para a prática clínica do psiquiatra e psicólogo, a sintomatologia psicótica pode ser a primeira manifestação da doença, naqueles ainda sem o diagnóstico de LES[51].

Psicose no LES: mecanismos para explicar a organicidade

Como exposto no tópico para depressão orgânica, vários fatores podem acometer o SNC do paciente com LES. A sintomatologia psicótica pode estar associada a vasculopatia, coagulopatia, autoanticorpos, além de medicamentos (corticoide), infecções do SNC ou mesmo, embora raro, linfoma do SNC.

O acometimento difuso do SNC associado a autoanticorpos pelo LES é consequência da ruptura da barreira hematoencefálica, como discutido acima. O comprometimento incluiria indução de ROS (*reactive oxygen species*; espécies reativas de oxigênio), alterações no citoesqueleto, modulação dos componentes TJs e AJs, superexpressão de moléculas de adesão e a produção aumentada de citocinas pró-inflamatórias[52].

Autoanticorpos têm sido associados ao acometimento do SNC no LES, incluindo anti-P, anticardiolipina, antineuronal, antiproteína ácida fibrilar glial, antifospolípede, antiendotelial[53] e antigangliosídio, entre outros[54]. O anti-P é o anticorpo que mais tem sido associado à psicose no LES. De acordo com estudo realizando metanálise, pacientes com psicose lúpica apresentaram uma razão de chance (*odds ratio* – OR) três vezes maior de ter o anti-RibP do que aqueles sem psicose[32]. Alguns mecanismos têm sido propostos para explicar a ação do anti-P no SNC. A ação parece ser difusa e não específica, podendo representar uma resposta imune a tecidos danificados, bem como uma ligação direta em receptores neuronais de superfície e indução de lesão. O anti-P tem como alvo o ribossomo citoplasmático e tem sido sugerido que o anticorpo anti-P pode ser um anticorpo antiendotélio e pode causar lesão vascular desencadeada por antígeno de superfície em células endoteliais. Estudos com camundongos têm mostrado que os anticorpos anti-P perturbam a transmissão glutamatérgica através da NSPA no hipocampo, prejudicando a plasticidade sináptica e memória espacial, mecanismo que pode explicar a disfunção do planejamento executivo e problemas de atenção em pacientes com lúpus[55].

Autoanticorpos reativos contra proteína murina da membrana neuronal (BRAAS) foram associados a psicose ou convulsão em pacientes com LES. Essa proteína com espectrometria de massa distinta das proteínas, até então conhecidas, poderia ter papel relevante na fisiopatologia da psicose associada ao LES[56]. Anticorpos contra a triose-fosfato isomerase (TPI) foram associados a manifestações neuropsiquiátricas no LES. A TPI é uma enzima glicolítica que catalisa a interconversão da dehidroxiacetona fosfato e D-gliceraldeído 3-fosfato. Sua deficiência causa anemia hemolítica e transtornos neurológicos. O anticorpo contra o inibidor alfa da dissociação da Rab guanosina difosfato (alfa-GDI) também foi associado ao acometimento do SNC no LES. O alfa-GDI é abundante nos neurônios e regula a exocitose da vesícula sináptica; em um estudo, estava presente em 4 de 5 pacientes com LES e psicose e em nenhum de 13 pacientes com LES sem psicose[57]. Anticorpos anti-Nedd5 também foram associados às manifestações psiquiátricas do LES, a Need5 é uma proteína intracitoplasmática da família septina.

Níveis séricos de antigangliosídio M1 mostraram, em estudo prospectivo, possuir valor preditivo para o surgimento de síndrome neuropsiquiátrica, em particular com disfunção cognitiva. Pacientes soropositivos para o anticorpo apresentaram risco 36 vezes maior de apresentar disfunção cognitiva[58]. Recentemente, estudos com proteômica têm investigado biomarcadores para a manifestação neuropsiquiátrica do LES. Nessa linha foi descrita redução de apolipoproteina AI (APOA1) e aumento de amiloide A (SAA) em pacientes com LES e manifestações neuropsiquiátricas comparando com pacientes com LES sem manifestações neuropsiquiátricas[59]. Mas nem todos os estudos encontraram diferença entre o LES com e sem manifestações neuropsiquiátricas[60]. Pacientes com LES neuropsiquiátrico apresentaram maior concentração no liquor de imunocomplexos de suprabasin do que pacientes lúpicos sem acometimento neuropsiquiátrico, com esclerose múltipla ou com hidrocefalia de pressão normal[61].

Outras afecções que podem acometer o SNC nos pacientes com LES são: síndrome da leucoencefalopatia, linfoma primário do SNC e infecções do SNC, incluindo bacterianas, como a micobactéria; virais, como o vírus JC; fúngicas, como pelo *criptococcus*; e parasitárias, como pela acantamoeba. Essas afecções podem causar sintomas diversos neuropsiquiátricos, incluindo sintomas psicóticos, embora não se tenha estudos sistemáticos que evidenciem a especificidade dessa associação.

Tratamento dos transtornos psicóticos

Tratamento farmacológico dos transtornos psicóticos

O tratamento dos sintomas psicóticos inclui o foco nos fatores etiológicos e a utilização de medicamentos antipsicóticos. O principal tratamento a ser considerado para a sintomatologia psicótica é o tratamento da atividade do LES, considerando-se a utilização de imunossupressores e demais procedimentos que se fizerem necessários. Em um estudo recente, a ciclofosfamida mostrou ser significativamente superior à metilprednisona no tratamento da síndrome neuropsiquiátrica do LES. Resposta do quadro neuropsiquiátrico a 24 semanas de tratamento foi obtida em 18 de 19 pacientes tratados com ciclofosfamida e em apenas 6 de 13 pacientes tratados com metilprednisona, o que resulta em um número necessário para tratar (NNT) de apenas dois pacientes[40]. Outros tratamentos que também têm sido considerados são terapia anti-células B e anticoagulação, se anticorpos antifosfolipídios estiverem presentes[62].

Antipsicóticos são eficazes para a sintomatologia psicótica associada ao LES, tanto os típicos os como atípicos. Em dez casos de crianças e adolescentes hospitalizados com LES e psicose, tratados com antipsicóticos, todos apresentaram melhora da sintomatologia e, em 40% a remissão foi completa no momento da alta hospitalar[50]. Embora a remissão dos sintomas psicóticos costume ser completa, cabe lembrar que em um estudo sintomas psicóticos residuais foram observados em 30% dos casos[63] e alguns pacientes podem permanecer com transtornos cognitivos leves nem sempre valorizados.

Tratamento psicológico dos transtornos psicóticos

O fato de o transtorno psicótico no LES possuir uma base orgânica identificável, não exclui a relevância dos fatores psicológicos. A orientação ao familiar e paciente é fundamental para a aceitação e tratamento dos sintomas psicóticos. Familiares precisam de esclarecimento sobre o fato de a sintomatologia ser decorrente da condição médica de base e sobre como lidar com as ideias delirantes e alucinações. Após a remissão do quadro, é importante trabalhar com os pacientes questões relacionadas ao estranhamento de ter apresentado alucinações e delírios, visando elaborar as angústias desencadeadas pelo aparecimento de um quadro psiquiátrico.

Transtornos cognitivos

Prevalência, diagnóstico e características clínicas

O comprometimento cognitivo no LES é detectado em até 85% dos pacientes[64,66]. Estudos indicam que a memória é a função mais frequentemente comprometida[67,69]. Prejuízos no desempenho cognitivo podem levar a uma pior qualidade de vida, dificuldades nas relações sociais e desenvolvimento de sintomas depressivos e ansiosos. De acordo com o estudo utilizando metanálise, o comprometimento da função cognitiva foi associado a maiores níveis de interleucina 6 (IL-6)[70].

O estudo desenvolvido no Brasil por Appenzeller et al. avaliou 167 pacientes com LES, investigando a relação entre prejuízo cognitivo e a situação no trabalho. Os resultados mostraram que o desemprego dos pacientes estava relacionado com maior prejuízo cognitivo, especialmente nas áreas de atenção, memória e função executiva[69]. Relevante para a prática clínica, apenas 45% desses pacientes com déficit cognitivo relataram espontaneamente tal prejuízo, indicando a necessidade de o clínico avaliar ativamente o comprometimento cognitivo nesses pacientes[69]. O comprometimento cognitivo pode ser a primeira manifestação do acometimento do SNC pelo LES, o que reforça a investigação ativa desse comprometimento por parte do clínico.

A presença do comprometimento cognitivo no paciente com LES obriga o clínico a sistematicamente investigar os potenciais fatores etiológicos, mesmo que possam ser raros. Em particular, cabe lembrar, além dos fatores já citados no tópico sobre psicose e depressão associados ao LES, a leucoencefalopatia multifocal progressiva, que costuma cursar com comprometimento cognitivo e lentificação de discurso. O quadro tem como agente etiológico o vírus JC, um tipo de poliomavírus, além de fraqueza.

Peculiaridades e especificidades da sintomatologia

Pacientes com quadros neuropsiquiátricos apresentam comprometimento cognitivo mais grave e mais frequente do que pacientes com LES sem comprometimento neuropsiquiátrico evidente. A presença do transtorno depressivo, entre outros fatores, provavelmente explica o maior comprometimento cognitivo nesse grupo. Contudo, o comprometimento ocorre mesmo em pacientes sem um quadro neuropsiquiátri-

co pronunciado[71], o que, como já mencionado anteriormente, requer a investigação ativa por parte do clínico.

O estresse também pode contribuir para a piora das funções cognitivas. Um estudo que avaliou por seis meses os efeitos do estresse diário nas funções cognitivas em pacientes com LES mostrou que independente de sintomas depressivos e ansiosos, o estresse nos pacientes se associou com prejuízo na memória visual, fluência verbal e atenção[72].

Embora pouco tenha sido relatado sobre a evolução para demência, pacientes com LES possuem risco mais elevado de hospitalização por essa patologia do que a população geral.

Delirium

O LES é a doença reumatológica com maior associação com *delirium*. De acordo com estudo recente incluindo toda a população da Suécia, hospitalizações por *delirium* foram 3,7 e 4,9 vezes mais frequentes para homens e mulheres com LES, respectivamente, do que na população geral[73]. Diante do diagnóstico de *delirium*, a investigação dos fatores etiológicos é essencial. No paciente com LES, deve-se sistematicamente considerar o comprometimento do SNC pelo próprio LES, medicamentos, infecções e distúrbios metabólicos. Os quadros infecciosos, além de febre, mesmo sendo baixa, podem cursar também com convulsões e cefaleia. Como agentes etiológicos, cabe lembrar o *criptococus* e a tuberculose. Causas mais raras incluem linfoma primário do SNC.

ARTRITE REUMATOIDE (AR)

Aspectos clínicos

A artrite reumatoide (AR) é uma doença autoimune de etiologia desconhecida, caracterizada por poliartrite periférica e simétrica, que acomete mais frequentemente os punhos, as articulações metacarpofalângicas, interfalângicas proximais das mãos, metatarsofalângicas, os ombros e os joelhos. O comprometimento articular inicia-se pelo processo inflamatório na membrana sinovial, que leva à deformidade e à destruição das articulações em decorrência da erosão óssea e da cartilagem.

Essa doença afeta três vezes mais mulheres do que homens e sua incidência aumenta com a idade. Embora possa se iniciar em qualquer faixa etária, ocorre mais frequentemente dos 30 aos 50 anos, e estimativas mostram aumento de sua prevalência até a sétima década[73,74]. Em geral, a AR acomete grandes e pequenas articulações em associação com manifestações sistêmicas como: rigidez matinal, fadiga e perda de peso. Além de uma história e um exame físico completos, associados à presença de critérios diagnósticos (Tabela 2), a avaliação inicial do paciente com AR deve documentar sintomas de atividade da doença, estado funcional, evidências objetivas de inflamação articular, problemas mecânicos articulares, presença de comprometimento extra-articular e de lesão radiográfica.

Com a progressão da doença, os pacientes com AR desenvolvem incapacidade para realização de suas atividades tanto de vida diária como profissionais, com impacto econômico e

Tabela 2 Critérios diagnósticos segundo American College of Rheumatology (ACR)/European League Rheumatism (EULAR) para artrite reumatoide

Envolvimento articular	Pontos
1 grande articulação	0
2-10 grandes articulações	1
1-3 pequenas articulações	2
4-10 pequenas articulações	3
> 10 articulações (pelo menos uma pequena)	5
Duração dos sintomas	**Pontos**
< 6 semanas	0
> 6 semanas	1
Reagentes de fase aguda (pelo menos um)	**Pontos**
Proteína C-reativa e velocidade de hemossedimentação normais	0
Proteína C-reativa ou velocidade de hemossedimentação acima do normal	1
Sorologia (pelo menos um)	**Pontos**
Fator reumatoide e antipeptídeo citrulinado cíclico negativo	0
Fator reumatóide ou antipeptídeo citrulinado cíclico positivo em baixos títulos (< 3x limite superior da normalidade)	2
Fator reumatoide ou antipeptídeo citrulinado cíclico positivo em altos títulos (> 3x limite superior da normalidade)	3

Fonte: adaptada de Aletaha, et al. 2010[12].

psicossocial significativo para o paciente e para a sociedade, sendo a segunda causa de aposentadoria por invalidez entre as doenças reumáticas, suplantada somente pela osteoartrite periférica e da coluna[2].

Reações psicológicas à AR e ao tratamento

Do ponto de vista psicológico, os pacientes com AR são confrontados com uma série de limitações decorrentes do quadro clínico que interferem no cotidiano e implicam prejuízos significativos na qualidade de vida, tendo a fadiga, a depressão e transtornos do sono como principais comorbidades.

Estudos longitudinais mostram que a presença de dor e depressão nos quadros de AR tende a ser preditiva uma da outra e juntas levam a um espiral descendente caracterizado por aumento dos transtornos do sono e fadiga e maior atividade da doença[75]. Além disso, a combinação da carga de estresse, dor e depressão aumentam a vulnerabilidade à doença e reduzem a capacidade de adaptação do paciente[75,76].

Em estudo comparando qualidade de vida em pacientes com doenças reumatológicas inflamatórias e voluntários saudáveis, aqueles com AR foram os que apresentaram os piores resultados para qualidade de vida nos domínios físicos do SF-36 (*Medical Outcomes Short Form-36*)[77]. Dados mais recentes tam-

bém confirmam o pior desempenho de pacientes com AR no SF-36 em comparação com pacientes com outras doenças físicas e também em comparação com os dados normativos do Reino Unido e Estados Unidos[78].

Apesar de a AR estar associada a mudanças perceptíveis na aparência física, a preocupação com a imagem corporal tem recebido pouca investigação empírica. Entretanto, tem sido demonstrado que as mulheres com AR apresentam níveis mais baixos de autoestima em comparação com mulheres saudáveis e maiores índices de insatisfação com a imagem corporal. A preocupação com a imagem corporal se dá com maior intensidade na parte do corpo mais afetada pela doença. Em estudo realizado por Monoghan et al.[7], verificou-se que tanto a aparência quanto a deficiência física são preditores de depressão, mas não de ansiedade, o que sugere que as preocupações com a aparência são importantes e relacionados à depressão, independentemente da deficiência.

Síndromes psiquiátricas associadas à AR

Depressão

Prevalência, diagnóstico e características clínicas

A prevalência de transtornos psiquiátricos entre os pacientes com AR é de 63%[76]. Segundo uma metanálise, a prevalência de transtorno depressivo maior é de 16,8%[78]; e segundo um estudo de coorte, pacientes com depressão apresentam chance de desenvolver AR 38% maior que pacientes sem depressão[79]. A prevalência da depressão pode variar em função da sobreposição de sintomas encontrados no quadro clínico e sintomas que podem ser atribuídos tanto à depressão como à AR, por exemplo fadiga e perda de energia. De qualquer modo, a depressão se associa com quadros mais graves de AR e maior gravidade da fadiga[80].

A depressão tem sido identificada como um problema para um número considerável de pacientes com AR. A maioria dos pesquisadores concluiu que os sintomas depressivos são identificáveis em um quarto ou mais de pessoas com AR. Contudo, as estimativas da prevalência do diagnóstico específico da depressão variam consideravelmente, dependendo da sobreposição de sintomas encontrados no quadro clínico: alguns sintomas como a fadiga e perda de energia, por exemplo, podem se apresentar como secundários à AR em si, podendo refletir depressão maior. Independentemente dos debates sobre as especificidades dos critérios diagnósticos, há um consenso geral de que os sintomas depressivos são comuns na AR e associados com os prejuízos no quadro clínico[60].

Peculiaridades e especificidades de sintomatologia

Pacientes mais jovens apresentam risco maior para desenvolver depressão, o que sugere uma maior dificuldade de adaptação psicológica à doença. A natureza autoimune e o potencial comprometimento do SNC na AR provavelmente contribuem para explicar a maior taxa de transtornos depressivos nessa doença, quando comparada com a osteoartrite, que, embora curse com dor, não acomete o SNC[81]. Confirmando essa concepção, Mella et al.[82], em estudo com casuística brasileira, relataram que a prevalência de sintomas depressivos foi de 53,2% na AR e 28,3% na osteoartrite[82]. Diversos estudos associam a depressão a uma pior resposta ao tratamento da AR[83-86]. Um ponto básico, mas sempre importante é que a sintomatologia depressiva acarreta em menor adesão ao tratamento de comorbidades clínicas e na AR não é diferente[87].

A redução de atividades, principalmente recreativas, é um importante marcador para risco de depressão. Redução em 10% dessas atividades se associou com um risco sete vezes maior de desenvolver depressão no ano seguinte[88]. A depressão compromete as habilidades para desempenho diário, além de comprometer a qualidade de vida compromete o modo do paciente lidar com a AR. Mesmo com um bom controle clínico da AR a presença de depressão pode levar o paciente a continuar a encarar a AR de modo negativo e pessimista.

Foi descrito associação entre BDNF (*Brain derived Neurotrophic fator* – fator neurotrófico derivado do cérebro) e depressão em pacientes com AR. O nível de BDNF foi significativamente menor em pacientes com AR com depressão comparado com aqueles sem depressão. A gravidade da depressão também se correlacionou com os níveis de BDNF, quanto mais grave a depressão, menor o nível de BDNF[80].

Embora raro, é possível que a AR evolua com significativa vasculite do SNC e leve a um transtorno mental secundário (orgânico). Um aumento na produção de interleucinas proinflamatórias, como a IL-6, pode explicar sintomas depressivos na AR; entretanto, estudos não têm confirmado aumento de interleucinas pró-inflamatórias em pacientes com AR e depressão[80]. Tanto os quadros de *delirium* como os quadros orgânicos do humor tendem a ter uma evolução benigna. Casos com evolução mais desfavorável podem ocorrer principalmente quando associados a um maior comprometimento do SNC por lesões isquêmicas.

Ansiedade
Prevalência, diagnóstico e características clínicas
Diferentemente da depressão, a literatura ainda não é tão precisa quanto a prevalência de transtornos ansiosos na AR. Hawley & Wolfe[89] observaram que a ansiedade é comum em indivíduos com AR, embora com níveis semelhantes aos de outras doenças reumatológicas (osteoartrite, lombalgia, fibromialgia). Em estudo com uma casuística brasileira, a prevalência de transtornos ansiosos e depressivos foi de 33,7%. A atividade de doença medida pelo DAS (*Disease Activity Score-28*) mostrou que pacientes com quadros psiquiátricos apresentavam, em média, maior atividade de doença. Ainda de acordo com esse estudo, observou-se que pacientes em remissão da AR não apresentavam diagnóstico psiquiátrico. Já um estudo chinês diagnosticou transtornos ansiosos em 13% de 200 pacientes em acompanhamento ambulatorial com AR[90].

Diversas condições clínicas associadas à AR (dor, fadiga, diminuição de movimentos) podem contribuir para a elevação dos sinais de ansiedade. O estudo de Wittchen et al.[91] revelou uma frequente sequência temporal com a ansiedade antes e o surgimento de um quadro depressivo posterior. Assim, uma vez que a ansiedade pode ser precursora de um transtorno depressivo, o clínico deve estar atento à intensidade dos sintomas depressivos apresentados pelo paciente com AR.

Tratamento psicológico da depressão e ansiedade em AR
O tratamento psicológico destinado a pacientes que apresentam doenças orgânicas não difere, em essência, daquele realizado em outro contexto, pois consiste em permitir que o paciente seja ouvido em sua subjetividade, apresente suas queixas a respeito de sua condição e, com isso, obtenha efeitos terapêuticos. Por outro lado, conhecer as especificidades do quadro clínico do paciente com AR e as principais vias de sofrimento psíquico pode contribuir com a utilização de intervenções psicológicas para áreas específicas e minimizar o impacto psicológico da doença[7].

Em estudo[92] de revisão realizado com 25 trabalhos que testaram tratamentos psicossociais para a AR, os resultados ressaltam a eficácia dessas abordagens no aumento da habilidade do paciente em se adaptar e reduzir a dor, melhora nas limitações físicas e redução de sintomas depressivos.

O tratamento farmacológico pode, em muitos casos, reduzir significativamente os sintomas da doença, tais como dor e limitações físicas. Para muitos pacientes com artrite reumatoide, a dor, estresse psicológico, fadiga e qualidade de vida prejudicada persistem apesar do tratamento[92].

No entanto, é intrigante notar que o risco de desenvolver AR em pacientes com depressão é menor nos que utilizam antidepressivos quando comparado com os que não usam[79].

Transtornos cognitivos
Transtornos cognitivos também têm sido descritos em pacientes com AR. Em um estudo brasileiro, Appenzeller et al.[93] observaram prejuízo cognitivo em 30% dos pacientes, com maior prejuízo em fluência verbal, memória lógica e memória de curto prazo. Os resultados não apresentavam associação significativa com o tempo de doença ou corticoterapia. Assim, de acordo com os autores, seriam necessários mais estudos para determinar o impacto clínico da disfunção cognitiva na AR.

ESPONDILITE ANQUILOSANTE

As espondiloartrites englobam um conjunto de doenças que apresentam características em comum, entre elas a dor axial inflamatória, artrite periférica, entesite e uveíte associada à sacroiliíte em indivíduos com predisposição genética. A espondilite anquilosante (EA) é uma doença inflamatória crônica que acomete preferencialmente a coluna vertebral, podendo evoluir com rigidez e limitação funcional progressiva do esqueleto axial. Geralmente se inicia no adulto jovem (2ª a 4ª décadas da vida), preferencialmente do sexo masculino (2-3:1), e em indivíduos HLA-B27 positivos. Inicialmente, o paciente queixa-se de dor lombar baixa de ritmo inflamatório, ou seja, melhora com o movimento e piora com o repouso, associada à rigidez matinal prolongada (Quadro 1)[94]. A evolução costuma ser as-

16 · INTERCONSULTA EM DOENÇAS REUMATOLÓGICAS E MUSCULOESQUELÉTICAS 1327

Tabela 3 Critério ASAS para classificação de espondiloartrite axial e periférica

Espondiloartrite axial Para pacientes com dor lombar há pelo menos 3 meses (com ou sem manifestações periféricas) e idade de início menor que 45 anos		Espondiloartrite periférica Para pacientes com manifestações exclusivamente periféricas
Sacroiliíte na imagem e pelo menos uma característica de EpA	ou HLA-B27 e pelo menos 2 características de EpA	Artrite*** ou entesite ou dactilite mais:
Características de espondiloartrite (EpA) ■ Dor lombar inflamatória* ■ Artrite ■ Entesite (calcâneo) ■ Uveíte ■ Dactilite ■ Psoríase ■ Doença de Crohn/retocolite ulcerativa ■ Boa resposta a anti-inflamatórios ■ História familiar de EpA ■ HLA-B27 ■ PCR elevado** Sacroiliíte na imagem ■ Atividade inflamatória aguda na RNM aumente su- gestiva de sacroiliíte associada a EpA ■ Sacroiliíte definida radiograficamente pelos critérios de Nova York modificados		**Pelo menos um dos seguintes:** ■ Uveíte ■ Psoríase ■ Doença de Chron/colite ulcerativa) ■ Infecção (urogenital ou intestinal) ■ HLA-B27 ■ Imagem de sacroiliíte **Pelo menos 2 dos seguintes:** ■ Artrite ■ Entesite ■ Dactilite ■ Passado de doença inflamatória intestinal ■ História familiar de EpA

* Doença lombar inflamatória (DLI) – suprindo 4 dos 5 critérios: 1) Idade < 40 anos; 2) Início insidioso; 3) Melhora com exercício; 4) Não melhora com repouso; 5) Dor noturna com melhora ao levantar. ** PCR elevado – apenas no contexto de DLI. ***Artrite – geralmente assimétrica e/ou com predomínio de membros inferiores.

Quadro 1 Critérios de New York modificados para espondilite anquilosante*

Critérios clínicos
Dor lombar e rigidez por mais de 3 meses que melhora com exercícios, mas não é aliviado com Repouso. Espondilite anquilosante é definida se a sacroiliíte bilateral for mínima ou unilateral, moderada a severa (esclerose ou fusão), associada à:
Limitação de movimentos da coluna lombar nos plano sagital e frontal
Redução da expansibilidade torácica, medida no quarto espaço intercostal < 2,5 cm, correlacionados para idade e sexo
Critérios radiológicos
Sacroiliíte grau ≥ 2 bilateralmente; ou grau 3 ou 4 unilateralmente

*A espondilite anquilosante é definida se o critério radiológico for associado a pelo menos um critério clínico. Fonte: adaptado de van der Linden[94].

cendente, acometendo progressivamente a coluna dorsal e cervical, podendo evoluir para "postura do esquiador", caracterizada pela retificação da lordose lombar, acentuação da cifose dorsal e retificação da lordose cervical (projeção da cabeça para a frente). Em nível articular periférico, pode surgir oligoartrite e entesopatias, em grandes articulações de membros inferiores, como tornozelos, joelhos e coxofemorais; ombros, articulações esternoclaviculares e articulações costocondrais (causando dor torácica) também podem ser acometidos. A manifestação extra-articular mais frequente é a uveíte anterior, aguda, unilateral, recorrente; observada em até 30% dos pacientes, estando geralmente associada ao HLA-B27 positivo, e raramente cursa com sequelas.

A positividade do HLA-B27 pode variar entre 80 e 98%, sendo mais elevada em populações brancas[95]. No Brasil, costuma ser encontrada em mulatos (em razão da influência da ascendência genética branca), mas é bastante rara em negros não miscigenados.

Pacientes com EA são mais propensos a desenvolverem transtornos depressivos, ansiosos e do sono[96] e há evidências de que sintomas psiquiátricos possuem correlação com a atividade da doença, capacidade funcional, dor e fadiga[97]. A prevalência de depressão nessa população é de 35%[42] e os seguintes fatores estão associados com sintomas depressivos: sexo masculino, estar empregado, baixa renda, baixa satisfação com a participação social e baixa sensação de controle sobre a doença e a própria vida[98]. O tratamento da espondilite com infliximab, um antagonista do TNF-alfa, foi associado a significativa redução da sintomatologia depressiva[99]. A melhora foi obtida em um tratamento com seis semanas e não se correlacionou com a atividade da doença avaliada pela proteína C reativa e taxa de sedimentação eritrocitária e o índice de Bath de atividade da espondilite. Fadiga pode ocorrer em torno de 50% dos pacientes com espondilite e está associada tanto à atividade da doença como à presença da depressão[100].

ESCLEROSE SISTÊMICA

A esclerose sistêmica é uma doença multissistêmica caracterizada por fibrose e espessamento da pele (esclerodermia), envolvendo órgãos internos e articulações. É mais comum em mulheres (3:1), entre 35 a 65 anos. É rara em crianças e em homens com menos de 30 anos de idade. É caracterizada pela fibrose que acomete pele e vísceras. O espessamento cutâneo representa o principal critério diagnóstico para esclerodermia (Quadro 2). Poliartralgia de ritmo inflamatório, fenômeno de Raynaud, dor musculoesquelética, fadiga, refluxo gastroesofágico associado à doença pulmonar restritiva e hipertensão pulmonar são outras manifestações clínicas dessa enfermidade. É uma doença de alta morbimortalidade, com uma sobrevida média de 60 a 70% em cinco anos e de 40 a 50% em dez anos[101]. Entre os fatores de mau prognóstico destacam-se o sexo masculino, acometimento cutâneo difuso, raça negra e presença de hipertensão pulmonar.

Embora seja pouco frequente, pacientes com esclerose sistêmica apresentam sintomas neurológicos secundários ao acometimento do SNC pela doença. Avaliações com neuroimagem mostram que pacientes com esclerose sistêmica apresentam calcificações cerebrais e sinais de hiperintensidade em substância branca em maior frequência do que a população geral. Comprometimento cognitivo também tem sido descrito em alguns pacientes, embora mais estudos sejam necessários para que possam ser associados a um acometimento do SNC pela esclerose sistêmica[102,103].

A literatura carece de estudos que investiguem a prevalência de transtorno depressivo maior em esclerose sistêmica com entrevistas estruturadas. Embora se tenha pouca evidência de acometimento do SNC, a esclerose sistêmica costuma ser acompanhada de quadros depressivos em até 36 a 65% dos casos. Apesar dessa elevada variação entre os estudos, decorrente da utilização de diferentes escalas e critérios para o diagnóstico, tal prevalência é maior do que a descrita em outras doenças crônicas[104]. Um recente estudo que analisou um banco de dados com 2.500 pacientes com esclerose sistêmica encontrou o diagnóstico de depressão em 16% dos casos, mas cabe a ressalva de que esse diagnóstico também não foi realizado segundo entre-

Quadro 2 Critérios de classificação da American College of Rheumatology para esclerodermia*

Critérios maiores
Esclerodermia proximal às articulações, metacarpofalangeamas e interfalangeanas proximais
Critérios menores
Esclerodactilia
Cicatrizes e ulcerações digitais
Fibrose pulmonar bibasal

*Um critério maior e dois critérios menores são necessários para o diagnóstico. Fonte: adaptado de American College of Rheumatology[12].

vistas estruturadas[105]. Já a prevalência de transtornos ansiosos ao longo da vida nesses pacientes chega a 64%[106]. O espessamento da pele com evolução desfigurante e a cronicidade com elevada morbidade do quadro sistêmico aumentam o risco de reações de ajustamento e o surgimento de quadros depressivos. Oferecendo suporte a essa concepção, um estudo encontrou associação da sintomatologia depressiva mais grave com aspectos de personalidade, adaptação psicossocial à doença, ser mais jovem, ulceração digital e maior comprometimento funcional[107].

OSTEOARTRITE (OA)

É a doença reumatológica mais prevalente, com o aumento crescente em virtude do envelhecimento populacional. É pouco comum antes dos 40 anos, sendo mais frequente após os 60 anos[108]. Aos 75 anos, 85% das pessoas têm evidência radiográfica ou clínica da doença[108]. Dados da previdência social mostram que a osteoartrite é responsável por 7,5% de todos os afastamentos do trabalho e a segunda doença entre as que justificam auxílio inicial, com 7,5% do total[108]. Pode ser idiopática ou secundária à desorganização da estrutura cartilaginosa, desorganização da estrutura óssea ou alteração do alinhamento articular.

É uma doença associada a defeitos da cartilagem articular, além de mudanças no osso subcondral. Os principais fatores associados ao desenvolvimento da osteoartrite é o sexo feminino, raça negra, obesidade, idade avançada, distúrbios genéticos relacionados ao colágeno tipo II, doenças articulares ou ósseas adquiridas, cirurgia articular prévia, ocupação, trauma articular importante e atividades esportivas. O quadro clínico é caracterizado por dor articular, principalmente na primeira articulação metatarsofalângica, joelhos, quadris, mãos, coluna lombar e cervical, associada a rigidez matinal menor que 30 minutos, alargamento articular, com dor e calor à palpação (nas crises). Ao exame físico evidencia-se crepitação articular, desvio articular, nódulos de Herbeden (interfalângicas distais) e Bouchard (interfalângicas proximais), associados a limitação funcional progressiva e deformidades.

A osteoartrite, por se tratar de um quadro crônico doloroso, possui vários aspectos a serem considerados na abordagem do paciente. Desse modo, o clínico deve considerar que ao avaliar a intensidade da dor, ela será influenciada por vários outros sintomas como fadiga, obesidade, aspectos psicológicos e psicossociais. Lembrando que todos esses aspectos estão entrelaçados, uma vez que a piora ou melhora de um acarreta consequências no outro, por exemplo, um paciente ansioso com tendência para um comer compulsivo, terá um aumento de seu peso e consequentemente irá apresentar uma piora no seu quadro doloroso.

A obesidade é comum em pacientes com osteoartrite, contribuindo para o desenvolvimento e má evolução da doença, que está diretamente relacionada com os aspectos emocionais do paciente. Em um estudo que avaliou comportamentos de autoeficácia para lidar com sintomas da artrite (p. ex., controle da dor) e autoeficácia para comer compulsivo em pacientes acima do peso e obesos com osteoartrite, os resultados apontaram para a importância de identificar pacientes que apresentem problemas para lidar com a comida[109].

De modo geral, transtornos depressivos são menos frequentes na OA do que na AR, em parte pelo acometimento do SNC na AR. Entretanto, transtornos ansiosos acometem pacientes com OA em taxas tão elevadas como as encontradas em pacientes com AR. No estudo brasileiro realizado por Mella et al.[82], sintomas de ansiedade estavam presentes em 48,4% dos pacientes com AR e em 50,0% dos pacientes com OA.

FIBROMIALGIA

Aspectos clínicos

A síndrome fibromiálgica se caracteriza por um quadro de dor crônica (duração de pelo menos três meses) com prevalência na população geral entre 1,3 a 4,8%[110] e até 10 vezes mais prevalente em pacientes do sexo feminino[111]. Sua etiopatogenia não está claramente elucidada. O quadro álgico frequentemente é acompanhado de alteração do sono, fadiga, cansaço, cefaleia crônica, transtornos mentais e distúrbios intestinais funcionais.

De acordo com a revisão de 2016[112], para se realizar o diagnóstico de fibromialgia dever-se ter:

- Dor generalizada pelo menos em 4, de 5 regiões.
- Os sintomas têm apresentado um nível semelhante por pelo menos 3 meses.
- Índice de dor generalizada > 7, e pontuação da escala de gravidade dos sintomas > 5 ou dor generalizada de 4-6, e gravidade de sintomas > 9.
- O diagnóstico de fibromialgia é realizado independente de outros diagnósticos.
- Não excluir a presença de outras doenças clinicamente importantes.

Estudos com neuroimagem funcional evidenciam diminuição da atividade em regiões cerebrais envolvidas no controle inibitório da dor indicando que esse é o mecanismo central da fibromialgia[113]. Alterações neurofisiológicas e neuroendócrinas que têm sido descritas na fibromialgia incluem elevação da substância P no liquor; intrusão de ondas alfa no sono não REM (*rapid eys movement* – movimentos oculares rápidos); hipotensão neuromediada no *tilt-test*; diminuição do cortisol das 24 horas, apesar de níveis matinais normais e de níveis do início da noite elevados e, secreção de cortisol em resposta ao hormônio adrenocorticotrófico (ACTH) reduzida; alterações de citocinas inflamatórias; alterações de peptídeos opioides, alterações de hormônios sexuais, alterações de fator de crescimento neural (NGF), insulto local de radicais livres e um desequilíbrio no sistema serotonérgico[114].

O tratamento para fibromialgia deve ser realizado com intervenções farmacológicas e não farmacológicas, podendo incluir uso de antidepressivos tricíclicos, antidepressivos inibidores de serotonina e noradrenalina e anticonvulsivantes (como a pregabalina e gabapentina).

Atividade física tem sido recomendada para pacientes com fibromialgia. Entretanto, a validade terapêutica dessa indicação tem se mostrado relativamente baixa e há pouca concordância entre o alívio da dor e a adesão às recomendações de exercícios[115].

Psicoterapia e intervenções psicológicas focando na mudança de estilo de vida (manejo da dor e estresse no cotidiano) e outras modalidades psicoterápicas em função da especificidade de cada caso.

Fibromialgia e personalidade

A questão da existência ou não de um traço ou perfil específico de personalidade em pacientes com fibromialgia há muito acompanha os pesquisadores e profissionais que atendem esses pacientes. Na literatura, são encontradas duas principais vertentes em relação a esse aspecto.

Alguns autores defendem a existência de um perfil psicológico específico ligado à doença. De acordo com esses estudos pacientes fibromiálgicos apresentariam traços de alexitimia[116], diminuição da capacidade de identificar e descrever emoções vivenciadas por si mesmos ou por outros; com perda da capacidade empática, prejuízo da consciência emocional, apego social e relacionamento interpessoal.

Por outro lado, outra linha de pesquisa aponta que pacientes com fibromialgia seriam um grupo heterogêneo em relação aos aspectos de personalidade, ou seja, dentro de um mesmo grupo haveria aqueles pacientes com traços alexitímicos e de neuroticismo e, haveria também pacientes com um funcionamento psicológico dentro da normalidade (de acordo com instrumentos como o *Minnesota Multiphasic Personality Inventory* – MMPI, por exemplo)[117]. Um estudo[118] desenvolvido com casuística brasileira e utilizando o Inventário de Temperamento e Caráter de Cloninger, observou que pacientes fibromiálgicas com depressão maior atual apresentariam traços de personalidade significativamente diferentes das pacientes sem depressão. Ainda dentro dessa linha de pesquisa, o estudo de Muller et al.[119] descreve quatro subgrupos psicológicos em pacientes com fibromialgia: um com alta sensibilidade dolorosa e sem comorbidades psiquiátricas; o segundo com fibromialgia e depressão, cuja dor estaria relacionada à depressão; um terceiro que apresentaria depressão e fibromialgia como comorbidades; e um quarto subgrupo no qual a fibromialgia seria considerada resultado de um processo de somatização[119].

A importância dessa visão é que para cada grupo de pacientes os mecanismos fisiopatológicos e, consequentemente, terapêuticos seriam diferentes. Assim, as alterações fisiopatológicas associadas ao processo álgico podem diferir entre aqueles com e sem depressão. Do mesmo modo, é importante identificar a presença de pacientes com fibromialgia e alexitimia e diferenciá-los daqueles sem essa característica, evitando-se generalizações.

Transtornos mentais associados à fibromialgia

Os transtornos depressivos e ansiosos são os mais frequentemente descritos em pacientes com fibromialgia, e sintomas depressivos podem muitas vezes anteceder o início do quadro doloroso.

Depressão

Prevalência, diagnóstico e características clínicas

A metanálise de onze estudos revelou uma prevalência de depressão de 25% e ao longo da vida de 65% em pacientes com fibromialgia com a utilização de entrevistas estruturadas. Com escalas de rastreamento a prevalência ponto foi de 45% para escalas de autoavaliação e 23% para escalas aplicadas por um investigador[120]. Apesar de inconsistências, esses dados não diferem tanto do estudo multicêntrico de Epstein et al.[121], publicado em 1999, no qual a ocorrência de transtorno depressivo maior atual foi de 22%. Em um estudo brasileiro desenvolvido com uma amostra de 47 mulheres com fibromialgia, a prevalência de depressão foi de 80%.

Para o diagnóstico de episódio depressivo em pacientes com fibromialgia, deve-se levar em conta que mesmo sintomas como fadiga, cansaço e falta de energia, descritos como pertencentes ao quadro clínico da fibromialgia, podem ser indicativos da presença de depressão. Assim, do mesmo modo como ocorre na comorbidade entre depressão e outras condições clínicas, o clínico deve avaliar ativamente outros sintomas depressivos. Desse modo, deve estar atento para os sintomas depressivos apresentados pelos pacientes, pois o que muitas vezes se considera como um "perfil fibromiálgico" pode ser a manifestação de um episódio depressivo maior.

Na prática clínica, observa-se que pacientes deprimidas e com fibromialgia apresentam maior dificuldade para aderir à atividade física, para desenvolver comportamentos de enfretamento em relação à dor e possuem maior dificuldade para comunicação de seus sintomas dolorosos. Um estudo mostrou que as pacientes fibromiálgicas com depressão apresentam maior dificuldade para aderir à atividade física, ficam mais fragilizadas emocionalmente por causa da depressão e sofrem mais com o impacto dos efeitos da doença no cotidiano[122]. Além de aumentar o impacto negativo sobre a qualidade de vida e capacidade laboral, a depressão em pacientes com fibromialgia também foi associada a déficit de vitamina D[123] e disfunções sexuais em mulheres[124].

Possíveis mecanismos para explicar a associação entre depressão e fibromialgia

Embora antidepressivos sejam eficazes para a fibromialgia, não se tem um modelo fisiopatológico definido para explicar a elevada associação de depressão com fibromialgia. Em um estudo recente, pacientes com fibromialgia apresentaram alteração na habituação de potências evocadas por estímulos dolorosos a *laser*, sugerindo alteração no processamento central da dor. Esse estudo encontrou uma correlação entre a gravidade da sintomatologia depressiva e a habituação do potencial evocado pelo estímulo doloroso. Os resultados oferecem suporte para a concepção de que a fibromialgia se caracteriza por um aumento generalizado na percepção da dor e menor habituação do córtex motor, sugerindo alterações na excitabilidade cortical. Essa disfunção seria facilitada pela presença de sintomas depressivos[125].

Cabe lembrar que não existem evidências de associação entre depressão e número de *tender points* e que a depressão em pacientes com fibromialgia foi associada ao fato de morar só, pior percepção das limitações funcionais, pensamentos não adaptativos e ausência de tratamento físico. Esses aspectos indicam que a depressão deve ser encarada dentro de um espectro mais amplo do que apenas o resultante da disfunção do SNC associada à fibromialgia.

Ansiedade

Prevalência, diagnóstico e características clínicas

A prevalência de transtornos ansiosos em pacientes com fibromialgia, de acordo com um estudo brasileiro[126], fica em torno de 63,8%. Em um estudo multicêntrico, observou-se fobia específica atual em 12% dos pacientes avaliados e síndrome do pânico atual em 16%[121].

O diagnóstico de transtornos ansiosos em fibromialgia pode ser influenciado pelo estresse vivenciado pelas pacientes no cotidiano, decorrente do quadro doloroso crônico, e pela instalação de um quadro de depressão maior. Por isso, a avaliação deverá ser cuidadosa em discriminar se o quadro apresentado pelo paciente trata-se de um transtorno ansioso em si, ou se são sintomas ansiosos decorrentes das situações já descritas.

Peculiaridades e especificidades da sintomatologia

Um estudo realizado para avaliar o déficit de vitamina D e sua associação com sintomas depressivos ou ansiosos observou que haveria uma correlação entre maior deficiência de vitamina D e maior intensidade de sintomas ansiosos[123]. Outro estudo, que avaliou o comprometimento cognitivo em pacientes com fibromialgia, apontou que uma das variáveis que estaria relacionada com pior desempenho cognitivo seria a intensidade de sintomas ansiosos. Assim, quanto maior o nível de ansiedade nos pacientes, maior a possibilidade de pior desempenho cognitivo[127].

Tratamento medicamentoso da depressão, ansiedade e dor

Antidepressivos têm sido os medicamentos de escolha para o tratamento tanto da depressão como de transtornos ansiosos. Os clínicos tradicionalmente prescrevem antidepressivos tricíclicos em baixas doses, como 25 a 50 mg de amitriptilina, para o tratamento da fibromialgia, independentemente da presença da depressão, por causa de sua eficácia no tratamento da dor. Estudos com metanálise têm confirmando a eficácia da duloxetina (antidepressivo inibidor duplo de recaptura de serotonina e noradrenalina – ISRSN) com risco relativo de aproximadamente 40% a mais de ter melhora de 50% da dor comparado com placebo[128]. A eficácia é obtida com 60 mg ao dia; dose de 120 mg ao dia se associou com maior frequência à descontinuação da duloxetina[128]. A duloxetina e o milnaciprano (antidepressivo que também possui ação noradrenérgica) foram aprovados pela agência americana de controle de medicamentos e alimentos (FDA) para o tratamento da dor na fibromialgia. Embora amitriptilina, duloxetina e milnaciprano tenham evidência de eficácia para dor, a duloxetina não tem mostrado eficácia para fadiga, nem o milnaciprano para o sono ou a amitriptilina em melhorar a qualidade de vida[129]. Embora tenham indícios positivos, estudos que avaliaram a eficácia da venlafaxina (outro ISRSN) no tratamento da fibromialgia tem sido com pequeno tamanho da amostra, dosagem inconsistente de venlafaxina, falta de controle com placebo e falta de cegamento[130].

Estudos com a mirtazapina não evidenciaram eficácia para alívio da dor de 50% ou mais, o benefício se mostrou apenas para alívio de 30% da dor ou mais e problemas de sono. Sonolência, ganho de peso e alanina aminotransferase elevada foram mais frequentes com mirtazapina do que com placebo[131].

Os ISRS são eficazes para reduzir a depressão e apresentam poucos efeitos colaterais. Entretanto, citalopram, fluoxetina e paroxetina, mostraram uma pequena diferença em reduzir pelo menos 30% da dor; 32,6% para os antidepressivos comparado a 22,8% para o placebo. Os ISRS também não reduziram estatisticamente ou clinicamente a fadiga, nem problemas de sono[132].

Como os antidepressivos tricíclicos são pouco tolerados em doses antidepressivas, cabe ao médico, utilizando o julgamento clinic, avaliar a possiblidade de substituir o tricíclico por um medicamento de nova geração. No caso do paciente não estar recebendo nenhum antidepressivo, na presença de depressão, deve-se considerar a utilização de um antidepressivo com ação noradrenérgica e serotonérgica, uma vez que dados da literatura sugerem que essa classe de antidepressivos apresenta melhor atuação sobre os sintomas da fibromialgia. A remissão sintomatológica deve sempre ser o objetivo do tratamento.

Além dos antidepressivos, a pregabalina e a gabapentina possuem ação anticonvulsivante e efeitos analgésicos e ansiolíticos. A ação analgésica das drogas é creditada ao seu efeito sobre o influxo de íons cálcio para neurônios hiperexcitados, reduzindo a liberação de neurotransmissores envolvidos da modulação da dor, incluindo glutamato e substância P.

Tratamento psicológico da depressão e da ansiedade

O tratamento psicológico para pacientes que apresentam a associação de depressão e fibromialgia tem sua eficácia aumentada quando integrado a um programa multidisciplinar. Segundo estudo de revisão[133], exercícios físicos associados com terapia cognitivo-comportamental são apresentados como as formas mais benéficas e aceitas de terapias não farmacológicas.

Apesar da importância do tratamento psicológico para pacientes com fibromialgia e outras comorbidades psiquiátricas (como depressão e ansiedade), um estudo levantou que eles ainda carecem de uma intervenção sistematizada. Ainda de acordo com os resultados desse estudo, intervenções multidisciplinares seriam usadas com mais frequência para os pacientes mais jovens[134].

Em levantamento da literatura, foi relatado que são escassos os estudos encontrados que utilizam intervenção psicológica focando somente os transtornos ansiosos. Os trabalhos são desenvolvidos visando conjuntamente a uma melhora no manejo da dor nos pacientes, à depressão e à ansiedade. Assim, um trabalho que avaliou os efeitos de psicoterapia breve cognitivo-comportamental em grupo na rotina dos pacientes observou uma redução de sintomas depressivos e ansiosos.

Transtornos cognitivos

Prevalência, diagnóstico e características clínicas

O desempenho das funções cognitivas em pacientes com fibromialgia ainda é pouco estudado e muitas vezes subestimado pelos profissionais que acompanham esses pacientes, mesmo sendo frequente a queixa de diminuição na memória e concentração. De acordo com o Miniexame do Estado Mental, pacientes com fibromialgia apresentam pior desempenho cognitivo do que pacientes com dor neuropática e dor mista, e também em relação à população geral[135].

Peculiaridades e especificidades da sintomatologia

Pouco se conhece sobre especificidades do desempenho cognitivo em pacientes com fibromialgia. Um estudo investigou a prevalência e o impacto em aspectos clínicos em pacientes com doenças reumatológicas com e sem fibromialgia; pacientes com fibromialgia apresentaram maior prejuízo de memória, da fluência verbal e maior presença de confusão mental. Pacientes com a combinação de prejuízo de memória e confusão mental relataram mais dor, rigidez, fadiga e distúrbios de sono quando comparados com aqueles que só apresentaram prejuízo de memória. Essa combinação de déficit cognitivo também estaria associada a pior percepção da doença e diminuição da saúde mental[136]. Esses resultados indicam a necessidade de estudos sobre o comprometimento e tratamento da cognição em pacientes com fibromialgia.

CONSIDERAÇÕES FINAIS

Doenças reumatológicas e musculoesqueléticas podem acarretar modificações no cotidiano, levando a reações psicológicas, mudanças nas relações interpessoais e piora na qualidade de vida. A comorbidade com transtornos mentais é elevada, tanto pelo estresse gerado por essas doenças como por alterações fisiopatológicas e mesmo medicamentos utilizados em reumatologia. O transtorno mental, além de comprometer a qualidade de vida, afeta a aderência ao tratamento e a morbidade da condição médica de base. A terapêutica deve incluir a identificação precoce dos sintomas mentais e a utilização de recursos farmacológicos e não farmacológicos. A intervenção farmacológica pode ser realizada pelo próprio clínico; entretanto, casos não responsivos devem incluir a avaliação psiquiátrica e psicológica.

Vinheta clínica

Paciente de sexo feminino, 63 anos, divorciada, 3 filhos, advogada, funcionária pública aposentada.

Encaminhada por um reumatologista com diagnóstico de fibromialgia e questionamento de transtorno afetivo bipolar.

Paciente inicia a primeira consulta relatando que já teve problemas com um dermatologista que atende no mesmo prédio. Diz que seria fácil processar esse dermatologista, pois é uma ótima advogada e seu antigo trabalho lhe proporcionou contato com muitas pessoas importantes. Muda de assunto drasticamente ao ver uma foto de uma família na tela do computador do psiquiatra. Sem mencionar a foto, diz ter muito orgulho dos filhos. Diz ter criado eles para o mundo e hoje eles são pessoas maravilhosas, muito inteligentes e bem-sucedidas. Já o ex-marido é muito rico, mas não vale nada. Por causa dele é que procurou um psiquiatra pela primeira vez há mais de 30 anos. Apesar de ser uma pessoa muito resiliente não conseguiu resistir a tantos desrespeitos. Já passou com pelo menos cinco psiquiatras, mas enfatiza muito já ter sido paciente do Dr X dizendo passagens como: "ele é bem conhecido, você deve saber quem ele é", "ele é chefe do hospital Y" e "ainda bem que não conhece, ele cobra um preço abusivo e nem é muito bom". Já usou fluoxetina durante muitos anos, mas parou porque perdeu o efeito. Escitalopram causava zumbido. Sertralina causou diarreia. Recentemente seu reumatologista passou amitriptilina, mas teve muito ganho de peso. Atualmente faz uso somente de bromazepam 6 mg todas as noites, diz que é o medicamento que seu corpo se adaptou melhor e consegue sem receita com um amigo. Já fez psicoterapia por 20 anos, mas agora está sem paciência para fazer. Durante a entrevista não foram identificados períodos prévios de mania ou hipomania. O psiquiatra prescreveu duloxetina 30 mg e quetiapina 25 mg. Além disso, a paciente foi claramente informada do quadro de dependência de bromazepam e da necessidade de redução gradual até a suspenção deste. Foi orientada sobre a necessidade de tratamento psicoterápico e atividade física, sendo frisada a importância das medidas não farmacológicas no controle da fibromialgia.

Na segunda consulta, a paciente está nitidamente depressiva. Com um olhar cheio de raiva para o psiquiatra queixa-se de que o reumatologista não entende que sente muita dor e que da forma que está não consegue fazer a atividade física que ele diz ser fundamental. Questiona se o psiquiatra conhece algum reumatologista que escute mais o paciente, pois pensa em trocar de médico. Quer um remédio que tire sua dor de forma rápida. Não gostou do efeito da quetiapina, diz que o efeito do bromazepam é muito melhor. Não percebeu melhora com duloxetina, mas admite que fez uso irregular depois de tomar 5 dias seguidos e não notar diferença na dor. Queixa-se da ausência dos filhos e não entende porque eles a evitam. Tem um sentimento de solidão muito intenso. Na última semana precisou aumentar bromazepam em mais meio comprimido durante o dia. Chora dizendo que não vê perspectiva na vida. O psiquiatra diz para a paciente que ela está com depressão e aumenta a dose de duloxetina para 60 mg. É enfático em dizer que se a paciente não fizer a sua parte nenhum tratamento irá funcionar e reitera as demais condutas da primeira consulta.

A filha da paciente entra em contato com o consultório do psiquiatra uma semana após a última consulta. No dia anterior, a paciente ligou para vários familiares. Deixou mensagens nas caixas postais deles chorando muito, com fala pastosa e discurso desconexo. A filha foi ao apartamento algumas horas após a ligação e encontrou a paciente desacordada. Havia várias cartelas de bromazepam na cabeceira da cama. Foi levada para um hospital onde passou por avaliação clínica e laboratorial. Constatado que o rebaixamento de nível de consciência foi por intoxicação de benzodiazepínico. A paciente passou por avaliação com o psiquiatra do hospital e recebeu alta com orientação de internação domiciliar e se consultar com seu psiquiatra o mais breve possível.

No mesmo dia após a alta hospitalar, a filha comparece com a paciente na consulta. A filha diz que a paciente sempre foi muito carente e que desde o diagnóstico de fibromialgia usa a dor como desculpa para tudo. Cobra os familiares para irem visitá-la dizendo que não consegue sair de casa. Liga constantemente para os filhos e o único assunto é que a dor não melhora. Em rodas de conversa parece fazer questão de que o assunto não fuja do seu sofrimento com a fibromialgia. A maioria dos familiares já está cansada desse comportamento e têm evitado contato com ela. A paciente continua com humor depressivo e chora durante o relato da filha. Diz que não queria se matar, tomou bromazepam mais do que o habitual, pois estava angustiada demais e não sabia o que mais poderia fazer. Sequer se recorda das ligações e sente muita vergonha.

Dessa vez, o psiquiatra prioriza o fato de que no momento a paciente não consegue ter adesão ao tratamento sozinha. Orienta a paciente e sua filha que nessa fase do tratamento é importante que um familiar controle os medicamentos e reforce medidas não farmacológicas. Realiza a mesma conduta da consulta anterior, mas nessa ocasião conseguiu o compromisso da paciente e do familiar.

Após um mês, a paciente retorna com a filha. Demonstra nítida melhora no humor. Tem feito uso regular de duloxetina 60 mg pela manhã e quetiapina 25 mg a noite. Conseguiu reduzir bromazepam para 3 mg a noite. Ainda se queixa da falta de ânimo e por vezes tem pensamentos de que tudo vai piorar. Iniciou psicoterapia há 1 semana. Faz uma curta caminhada com a filha duas vezes por semana e pretendem iniciar hidroginástica. Refere discreta melhora na dor.

Comentário

O caso ilustra a importância da remissão do quadro depressivo e doloroso, as duas condições precisam ser cuidadas, não adianta tratar uma condição isoladamente. Outro aspecto é a dose terapêutica, o psiquiatra deve na evolução avaliar se houve remissão e em não ocorrendo, continuar aumentando a dose de duloxetina até a dose máxima, caso não existam efeitos colaterais. Em relação ao benzodiazepínico, é importante que a redução ocorra em um momento no qual o paciente já esteja em remissão ou praticamente em remissão, reduzir o benzodiazepínico em um paciente sintomático não costuma ser efetiva. A psicoterapia é fundamental para o paciente, tendo papel importante na compreensão da dor e no relacionamento interpessoal.

Para aprofundamento

- Stojanovich L, Zandman-Goddard G, Pavlovich S, Sikanich N. Psychiatric manifestations in systemic lupus erythematosus. Autoimmun Rev. 2007;6(6):421-6.
    ⇨ Este artigo faz uma revisão das manifestações psiquiátricas do lúpus.
- Katz PP, Yelin EH. Prevalence and correlates of depressive symptoms among persons with rheumatoid arthritis. J Rheumatol. 1993;20(5):790-6.
    ⇨ Este artigo avaliou a presença de sintomas depressivos e as suas associações em pacientes com artrite reumatoide.
- Thombs BD, Taillefer SS, Hudson M, Baron M. Depression in patients with systemic sclerosis: a systematic review of the evidence. Arthritis Rheum. 2007;57(6):1089-97.
    ⇨ Este artigo foi uma metanálise que avaliou a presença de sintomas depressivos e as suas associações em pacientes com esclerose sistêmica.

REFERÊNCIAS BIBLIOGRÁFICAS

1. Petri M. Lupus and related autoimmune disorders. In: Imboden HJ, Stone J. Current Diagnosis & Treatment. Pennsylvania: McGraw Hill; 2007.
2. Carvalho MAP, Bertolo MB, Pinto MRC. Artrite reumatoide. In: Carvalho MAP, Lanna CCD, Bertolo MB. Reumatologia – diagnóstico e tratamento. 3 ed. Rio de Janeiro: Guanabara Koogan; 2008.
3. Aringer M et al. 2019 European League Against Rheumatism/American College of Rheumatology Classification Criteria for Systemic Lupus Erythematosus. Arthritis Rheum. 2019.
4. Gilbert P. The evolution of social attractiveness and its role in shame, humiliation, guilt and therapy. Br J Med Psychol. 1997;70(2):113-47.
5. Kellett S, Gilbert P. Acne: a biopsychosocial and evolutionary perspective with a focus on shame. Br J Health Psychol. 2001;6(1):1-24.
6. Hale ED, Treharne GJ, Norton Y, Lyons AC, Douglas KM, Erb N, et al. Concealing the evidence: the importance of appearance concerns for patients with systemic lupus erythematosus. Lupus. 2006;15(8):532-40.
7. Monaghan SM, Sharpe L, Denton F, Levy J, Schrieber L, Sensky T. Relationship between appearance and psychological distress in rheumatic diseases. Arthritis Rheum. 2007;57(2):303-9.
8. Groarke A, Curtis R, Coughlan R, Gsel A. The role of perceived and actual disease status in adjustment to rheumatoid arthritis. Rheumatology (Oxford). 2004;43(9):1142-9.
9. Philip EJ, Lindner H, Lederman L. Relationship of illness perceptions with depression among individuals diagnosed with lupus. Depress Anxiety. 2009;26(6):575-82.
10. Barbosa F, Mota C, Alves M, Alcantara C, Rossinol B, Patricio P, et al. Alexithymia in systemic lupus erythematosus patients. Ann N Y Acad Sci. 2009;1173:227-34.
11. Stojanovich L, Zandman-Goddard G, Pavlovich S, Sikanich N. Psychiatric manifestations in systemic lupus erythematosus. Autoimmun Rev. 2007;6(6):421-6.
12. Aletaha D, Neogi T, Silman AJ, Funovits J, Fleson DT, Bingham 3rd CO, et al. Rheumatoid Arthritis Classification Criteria: an American College of Rheumatology/Europpean League Against Rheumatism Collaborative Initiative. Artritis Rheum. 2010;62:2569-81.
13. Ainiala H, Loukkola J, Peltola J, Korpela M, Hietaharju A. The prevalence of neuropsychiatric syndromes in systemic lupus erythematosus. Neurology. 2001;57(3):496-500.
14. Abdel-Nasser AM, Ghaleb RM, Mahmoud JA, Khairy W, Mahmoud RM. Association of anti-ribosomal P protein antibodies with neuropsychiatric and other manifestations of systemic lupus erythematosus. Clin Rheumatol. 2008;27(11):1377-85.
15. Unterman A, Nolte JE, Boaz M, Abady M, Shoenfeld Y, Zandman-Goddard G. Neuropsychiatric syndromes in systemic lupus erythematosus: a meta-analysis. Semin Arthritis Rheum. 2011;41(1):1-11.
16. Jeltsch-David H, Muller S. Neuropsychiatric systemic lupus erythematosus: pathogenesis and biomarkers. Nat Rev Neurol. 2014;10(10):579-96.
17. Moustafa AT, Moazzami M, Engel L, Bangert E, Hassanein M, Marzouk S, et al. Prevalence and metric of depression and anxiety in systemic lupus erythematosus: A systematic review and meta-analysis. Semin Arthritis Rheum. 2020;50(1):84-94.
18. Hanly JG, Su L, Urowitz MB, Romero-Diaz J, Gordon C, Bae SC, et al. Mood disorders in systemic lupus erythematosus: results from an international inception cohort study. Arthritis Rheumatol. 2015;67(7):1837-47.
19. Nery FG, Borba EF, Hatch JP, Soares JC, Bonfa E, Neto FL. Major depressive disorder and disease activity in systemic lupus erythematosus. Compr Psychiatry. 2007;48(1):14-19.
20. Miguel EC, Pereira RM, Pereira CA, Baer L, Gomes RE, de Sa LC, et al. Psychiatric manifestations of systemic lupus erythematosus: clinical features, symptoms, and signs of central nervous system activity in 43 patients. Medicine (Baltimore). 1994;73(4):224-32.
21. Paykel ES. The evolution of life events research in psychiatry. J Affect Disord. 2001;62(3):141-9.
22. Ravindran AV, Matheson K, Griffiths J, Merali Z, Anisman H. Stress, coping, uplifts, and quality of life in subtypes of depression: a conceptual frame and emerging data. J Affect Disord. 2002;71(1-3):121-30.
23. Hugo FJ, Halland AM, Spangenberg JJ, Whitelaw DA, Rickman RC, Hewlett RH, et al. DSM-III-R classification of psychiatric symptoms in systemic lupus erythematosus. Psychosomatics. 1996;37(3):262-9.
24. Purandare KN, Wagle AC, Parker SR. Psychiatric morbidity in patients with systemic lupus erythematosus. QJM. 1999;92(5):283-6.
25. Mok CC. Towards new avenues in the management of lupus glomerulonephritis. Nat Rev Rheumatol. 2016;12(4):221-34.
26. Julian LJ, Yelin E, Yazdany J, Panopalis P, Trupin L, Criswell LA et al. Depression, medication adherence, and service utilization in systemic lupus erythematosus. Arthritis Rheum. 2009;61(2):240-6.
27. Saito T, Tamura M, Chiba Y, Katsuse O, Suda A, Kamada A, et al. Regional cerebral glucose metabolism in systemic lupus erythematosus patients with major depressive disorder. J Neurol Sci. 2017;379:127-30.
28. Luyendijk J, Steens SC, Ouwendijk WJ, Steup-Beekman GM, Bollen EL, van der Grond J, et al. Neuropsychiatric SLE: lessons learned from MRI. Arthritis Rheum. 2011;63(3):722-32.
29. Braga JCF, Campar A. Causas biológicas de depressão em doentes com lúpus eritematoso sistêmico: um estudo de revisão. Acta Sociedade Portuguesa de Reumatologia. 2014;39(2):218-26.
30. Nery FG, Borba EF, Viana VS, Hatch JP, Soares JC, Bonfa E, et al. Prevalence of depressive and anxiety disorders in systemic lupus erythematosus and their association with anti-ribosomal P antibodies. Prog Neuropsychopharmacol Biol Psychiatry. 2008;32(3):695-700.
31. **Bonfa E, Golombek SJ, Kaufman LD, Skelly S, Weissbach H, Brot N, Elkon KB. Association between lupus psychosis and anti-ribosomal P protein antibodies. N Engl J Med. 1987;317(5):265-71.**
    ⇨ Artigo clássico que revelou a associação clínica de psicose lúpica e o anticorpo anti-P ribossomal.
32. Choi MY, FitzPatrick RD, Buhler K, Mahler M, Fritzler MJ. A review and meta-analysis of anti-ribosomal P autoantibodies in systemic lupus erythematosus. Autoimmun Rev. 2020;19(3):102463.
33. Omdal R, Brokstad K, Waterloo K, Koldingsnes W, Jonsson R, Mellgren SI. Neuropsychiatric disturbances in SLE are associated with antibodies against NMDA receptors. Eur J Neurol. 2005;12(5):392-8.
34. Harboe E, Greve OJ, Beyer M, Goransson LG, Tjensvoll AB, Maroni S, Omdal R. Fatigue is associated with cerebral white matter hyperintensities in patients with systemic lupus erythematosus. J Neurol Neurosurg Psychiatry. 2008;79(2):199-201.
35. Minnema LA, Giezen TJ, Souverein PC, Egberts TCG, Leufkens HGM, Gardarsdottir H. Exploring the Association between Monoclonal Antibodies and Depression and Suicidal Ideation and Behavior: A VigiBase Study. Drug Saf. 2019;42(7):887-95.
36. Hawro T, Krupinska-Kun M, Rabe-Jablonska J, Sysa-Jedrzejowska A, Robak E, Bogaczewicz J, et al.. Psychiatric disorders in patients with syste-

mic lupus erythematosus: association of anxiety disorder with shorter disease duration. Rheumatol Int. 2010.

37. Utset TO, Fink J, Doninger NA. Prevalence of neurocognitive dysfunction and other clinical manifestations in disabled patients with systemic lupus erythematosus. J Rheumatol. 2006;33(3):531-8.

38. Omdal R, Waterloo K, Koldingsnes W, Husby G, Mellgren SI. Somatic and psychological features of headache in systemic lupus erythematosus. J Rheumatol. 2001;28(4):772-9.

39. Bachen EA, Chesney MA, Criswell LA. Prevalence of mood and anxiety disorders in women with systemic lupus erythematosus. Arthritis Rheum. 2009;61(6):822-9.

40. Fong KY, Thumboo J. Neuropsychiatric lupus: clinical challenges, brain-reactive autoantibodies and treatment strategies. Lupus. 2010;19(12):1399-403.

41. **Bertsias GK, Ioannidis JP, Aringer M, Bollen E, Bombardieri S, Bruce IN, et al. EULAR recommendations for the management of systemic lupus erythematosus with neuropsychiatric manifestations: report of a task force of the EULAR standing committee for clinical affairs. Ann Rheum Dis. 2010;69(12):2074-82.**
   ⇨ **Trabalho do EULAR com todas as recomendações de abordagem do paciente lúpico com manifestações neuropsiquiátricas.**

42. Zhang Z, Wei W, Wang CM. Effects of psychological interventions for patients with systemic lupus erythematosus: a systematic review and meta-analysis. Lupus. 2012;21(10):1077-87.

43. Navarrete-Navarrete N, Peralta-Ramirez MI, Sabio-Sanchez JM, Coin MA, Robles-Ortega H, Hidalgo-Tenorio C, et al. Efficacy of cognitive behavioural therapy for the treatment of chronic stress in patients with lupus erythematosus: a randomized controlled trial. Psychother Psychosom. 2010;79(2):107-15.

44. Edworthy SM, Dobkin PL, Clarke AE, Costa DA, Dritsa M, Fortin PR, et al. Group psychotherapy reduces illness intrusiveness in systemic lupus erythematosus. J Rheumatol. 2003;30(5):1011-6.

45. Haupt M, Millen S, Janner M, Falagan D, Fischer-Betz R, Schneider M. Improvement of coping abilities in patients with systemic lupus erythematosus: a prospective study. Ann Rheum Dis. 2005;64(11):1618-23.

46. Ng P, Chan W. Group psychosocial program for enhancing psychological well-being of people with systemic lupus erythematosus. J Soc Work Disabil Rehabil. 2007;6(3):75-87.

47. Kelley GA, Kelley KS, Hootman JM. Effects of exercise on depression in adults with arthritis: a systematic review with meta-analysis of randomized controlled trials. Arthritis Res Ther. 2015;17(1):21.

48. Hanly JG, Li Q, Su L, Urowitz MB, Gordon C, Bae SC, et al. Psychosis in systemic lupus erythematosus: results from an International Inception Cohort Study. Arthritis Rheumatol. 2019;71(2):281-9.

49. Appenzeller S, Cendes F, Costallat LT. Acute psychosis in systemic lupus erythematosus. Rheumatol Int. 2008;28(3):237-43.

50. Muscal E, Nadeem T, Li X, Mian A, Harris TB. Evaluation and treatment of acute psychosis in children with systemic lupus erythematosus (SLE): consultation-liaison service experiences at a tertiary-care pediatric institution. Psychosomatics. 2010;51(6):508-14.

51. Lateef A, Petri M. Unmet medical needs in systemic lupus erythematosus. Arthritis Res Ther. 2012;14(Suppl 4):S4.

52. Duarte-Delgado NP, Vásquez G, Ortiz-Reyes BL. Blood-brain barrier disruption and neuroinflammation as pathophysiological mechanisms of the diffuse manifestations of neuropsychiatric systemic lupus erythematosus. Autoimmun Rev. 2019;18(4):426-32.

53. Perricone C, Pendolino M, Conti F, Olivieri M. Neuropsychiatric manifestations associated with anti-endothelial cell antibodies in systemic lupus erythematosus. IMAJ. 2015;17(3):171-8.

54. Ho RC, Thiaghu C, Ong H, Lu Y, Ho CS, Tam WW, et al. A meta-analysis of serum and cerebrospinal fluid autoantibodies in neuropsychiatric systemic lupus erythematosus. Autoimmun Rev. 2016;15(2):124-38.

55. González DJC, Gómez-Martin D, Layseca-Espinosa E, Baranda L, Abud-Mendoza C, Alcocer-Varela J, et al. Analysis of the regulatory function of natural killer cells from patients with systemic lupus erythematosus. Clin Exper Immunol. 2018;191(3).

56. Tin SK, Xu Q, Thumboo J, Lee LY, Tse C, Fong KY. Novel brain reactive autoantibodies: prevalence in systemic lupus erythematosus and association with psychoses and seizures. J Neuroimmunol. 2005;169(1-2):153-60.

57. Kimura A, Kanoh Y, Sakurai T, Koumura A, Yamada M, Hayashi Y, et al. Antibodies in patients with neuropsychiatric systemic lupus erythematosus. Neurology. 2010;74(17):1372-9.

58. Mostafa GA, Ibrahim DH, Shehab AA, Mohammed AK. The role of measurement of serum autoantibodies in prediction of pediatric neuropsychiatric systemic lupus erythematosus. J Neuroimmunol. 2010;227(1-2):195-201.

59. Duarte-Delgado NP, Lujan TP, Arbeláex-Cortés A, García-Valencia J, Zapata A, Rojas M, et al. Identification of levels of serum amyloid a and apolipoprotein a1 in serum proteomic analysis of neuropsychiatric systemic lupus erythematosus patients. Autoimmune Dis. 2018;2018:6728541.

60. Chen C, Geng L, Xu X, Kong W, Hou Y, Yao G, et al. Comparative proteomics analysis of plasma protein in patients with neuropsychiatric systemic lupus erythematosus. Ann Transl Med. 2020;8(9):579.

61. Ichinose K, Sato S, Kitajima Y, Horai Y, Fujikawa K, Umeda M, et al. The efficacy of adjunct tacrolimus treatment in pregnancy outcomes in patients with systemic lupus erythematosus. Lupus. 2018;27(8):1312-20.

62. Kivity S, Baker B, Arango MT, Chapman J, Shoenfeld Y. Pharmacologic management of neuropsychiatric lupus. Expert Rev Clin Pharmacol. 2016;9(1):103-8.

63. Pego-Reigosa JM, Isenberg DA. Psychosis due to systemic lupus erythematosus: characteristics and long-term outcome of this rare manifestation of the disease. Rheumatology (Oxford). 2008;47(10):1498-502.

64. Carbotte RM, Denburg SD, Denburg JA. Prevalence of cognitive impairment in systemic lupus erythematosus. J Nerv Ment Dis. 1986;174(6):357-64.

65. Ginsburg KS, Wright EA, Larson MG, Fossel AH, Albert M, Schur PH, et al. A controlled study of the prevalence of cognitive dysfunction in randomly selected patients with systemic lupus erythematosus. Arthritis Rheum. 1992;35(7):776-82.

66. Hanly JG, Harrison MJ. Management of neuropsychiatric lupus. Best Pract Res Clin Rheumatol. 2005;19(5):799-821.

67. Yelin E, Cisternas MG, Pasta DJ, Trupin L, Murphy L, Helmick CG. Medical care expenditures and earnings losses of persons with arthritis and other rheumatic conditions in the United States in 1997: total and incremental estimates. Arthritis Rheum. 2004;50(7):2317-26.

68. Emori A, Matsushima E, Aihara O, Ohta K, Koike R, Miyasaka N, Kato M. Cognitive dysfunction in systemic lupus erythematosus. Psychiatry Clin Neurosci. 2005;59(5):584-9.

69. Appenzeller S, Cendes F, Costallat LT. Cognitive impairment and employment status in systemic lupus erythematosus: a prospective longitudinal study. Arthritis Rheum. 2009;61(5):680-7.

70. Wiseman SJ, Bastin ME, Hamilton IF, Hunt D, Ritchie SJ, Amft EN, et al. Fatigue and cognitive function in systemic lupus erythematosus: associations with white matter microstructural damage. A diffusion tensor MRI study and meta-analysis. Lupus. 2017;26(6):588-97.

71. Monastero R, Bettini P, Del Zotto E, Cottini E, Tincani A, Balestrieri G, et al. Prevalence and pattern of cognitive impairment in systemic lupus erythematosus patients with and without overt neuropsychiatric manifestations. J Neurol Sci. 2001;184(1):33-9.

72. Peralta-Ramirez MI, Coin-Mejias MA, Jimenez-Alonso J, Ortego-Centeno N, Callejas-Rubio JL, Caracuel-Romero A, et al. Stress as a predictor of cognitive functioning in lupus. Lupus. 2006;15(12):858-64.

73. Sundquist K, Li X, Hemminki K, Sundquist J. Subsequent risk of hospitalization for neuropsychiatric disorders in patients with rheumatic diseases: a nationwide study from Sweden. Arch Gen Psychiatry. 2008;65(5):501-7.

74. Alamanos Y, Drosos AA. Epidemiology of adult rheumatoid arthritis. Autoimmun Rev. 2005;4(3):130-6.

75. Field J, Tennen H, Reisine S, McQuillan J. Depression and the long-term risk of pain, fatigue, and disability in patients with rheumatoid arthritis. Arthritis Rheum.1998;41(10):1851-7.

76. Irwin MR, Davis M, Zautra A. Behavioral comorbidities in rheumatoid arthritis: a psychoneuroimmunological perspective. Psychiatr Times. 2008;25(9):1.

77. Salaffi F, Carotti M, Gasparini S, Intorcia M, Grassi W. The health-related quality of life in rheumatoid arthritis, ankylosing spondylitis, and psoriatic arthritis: a comparison with a selected sample of healthy people. Health Qual Life Outcomes. 2009;7:25.

78. Matcham F, Scott IC, Rayner L, Hotopf M, Kingsley GH, Norton S, et al. The impact of rheumatoid arthritis on quality-of-life assessed using the SF-36: a systematic review and meta-analysis. Semin Arthritis Rheum. 2014;44(2):123-30.

79. Vallerand IA, Lewinson RT, Frolkis AD, Lowerison MW, Kaplan GG, Swain MG, et al. Depression as a risk factor for the development of rheumatoid arthritis: a population-based cohort study. RMD Open. 2018;4(2):e000670.

80. Cheon YH, Lee SG, Kim M, Kim HO, Sun Suh Y, Park KS, et al. The association of disease activity, pro-inflammatory cytokines, and neurotrophic factors with depression in patients with rheumatoid arthritis. Brain Behav Immun. 2018;73:274-81.

81. Bagnato G, De Filippis LG, Caliri A, Bruno A, Gambardella N, Muscatello MR, et al. Comparison of levels of anxiety and depression in patients with autoimmune and chronic-degenerative rheumatic: preliminary data. Reumatismo. 2006;58(3):206-11.

82. Mella LF, Bertolo MB, Dalgalarrondo P. Depressive symptoms in rheumatoid arthritis. Rev Bras Psiquiatr. 2010;32(3):257-263.

83. Matcham F, Galloway J, Hotopf M, Roberts E, Scott IC, Steer S, et al. The impact of targeted rheumatoid arthritis pharmacologic treatment on mental health: a systematic review and network meta-analysis. Arthritis Rheumatol. 2018;70(9):1377-91.

84. Boer AC, Huizinga TWJ, van der Helm-van Mil AHM. Depression and anxiety associate with less remission after 1 year in rheumatoid arthritis. Ann Rheum Dis. 2019;78(1):e1.

85. Michelsen B, Kristianslund EK, Sexton J, Hammer HB, Fagerli KM, Lie E, et al. Do depression and anxiety reduce the likelihood of remission in rheumatoid arthritis and psoriatic arthritis? Data from the prospective multicentre NOR-DMARD study. Ann Rheum Dis. 2017;76(11):1906-10.

86. Kuriya B, Joshi R, Movahedi M, Rampakakis E, Sampalis JS, Bombardier C, et al. High disease activity is associated with self-reported depression and predicts persistent depression in early rheumatoid arthritis: results from the Ontario Best Practices Research Initiative. J Rheumatol. 2018;45(8):1101-8.

87. Vallerand IA, Patten SB, Barnabe C. Depression and the risk of rheumatoid arthritis. Curr Opin Rheumatol. 2019;31(3):279-84.

88. Katz PP, Yelin EH. Activity loss and the onset of depressive symptoms: do some activities matter more than others? Arthritis Rheum. 2001;44(5):1194-202.

89. Hawley DJ, Wolfe F. Anxiety and depression in patients with rheumatoid arthritis: a prospective study of 400 patients. J Rheumatol. 1988;15(6):932-41.
   ⇨ **Este é um artigo que revisa as manifestações psicológicas da artrite reumatoide.**

90. Lok EY, Mok CC, Cheng CW, Cheung EF. Prevalence and determinants of psychiatric disorders in patients with rheumatoid arthritis. Psychosomatics. 2010;51(4):338-338.e8.

91. Wittchen HU, Kessler RC, Pfister H, Lieb M. Why do people with anxiety disorders become depressed? A prospective-longitudinal community study. Acta Psychiatr Scand. 2000;406:14-23.

92. Astin JA, Beckner W, Soeken K, Hochberg MC, Berman B. Psychological interventions for rheumatoid arthritis: a meta-analysis of randomized controlled trials. Arthritis Rheum. 2002;47(3):291-302.

93. Appenzeller S, Bertolo MB, Costallat LT. Cognitive impairment in rheumatoid arthritis. Methods Find Exp Clin Pharmacol. 2004;26(5):339-43.

94. van der Linden S, Valkenburg HA, Cats A. Evaluation of diagnostic criteria for ankylosing spondylitis. A proposal for modification of the New York criteria. Arthritis Rheum. 1984;27(4):361-8.

95. Sampaio-Barros PD, Carvalho MAP, Azevedo VF, Campos WR, Carneiro SCS, Giorgi RD. Consenso Brasileiro de espondiloartropatias: outras espondiloartropatias. Rev Bras Reumatol. 2004;44:470-5.

96. Shen CC, Hu LY, Yang AC, Kuo BI, Chiang YY, Tsai SJ. Risk of psychiatric disorders following ankylosing spondylitis: a nationwide population-based retrospective cohort study. J Rheumatol. 2016;43(3):625-31.

97. Durmus D, Sarisoy G, Alayli G, Kesmen H, Çetin E, Bilgici A, et al. Psychiatric symptoms in ankylosing spondylitis: their relationship with disease activity, functional capacity, pain and fatigue. Compr Psychiatry. 2015;62:170-7.

98. Webers C, Vanhoof L, Leue C, Boonen A, Köhler S. Depression in ankylosing spondylitis and the role of disease-related and contextual factors: a cross-sectional study. Arthritis Res Ther. 2019;21(1):215.

99. Ertenli I, Ozer S, Kiraz S, Apras SB, Akdogan A, Karadag O, et al. Infliximab, a TNF-alpha antagonist treatment in patients with ankylosing spondylitis: the impact on depression, anxiety and quality of life level. Rheumatol Int. 2012;32(2):323-30. Epub 2010 nov 16.

100. Gunaydin R, Goksel Karatepe A, Cesmeli N, Kaya T. Fatigue in patients with ankylosing spondylitis: relationships with disease-specific variables, depression, and sleep disturbance. Clin Rheumatol. 2009;28(9):1045-51.

101. Neto JFM, Sampaio-Barros PD. Esclerose sistêmica. In: Carvalho MAP, Lanna CCD, Bertolo MB. Reumatologia – diagnóstico e tratamento. 3 ed. Rio de Janeiro: Guanabara Koogan; 2008.

102. Launay D, Baubet T, Cottencin O, Berezne A, Zephir H, Morell-Dubois S, et al. Neuropsychiatric manifestations in systemic sclerosis. Presse Med. 2010;39(5):539-47.

103. Khedr EM, El Fetoh NA, Gamal RM, Elzohri MH, Azoz NMA, Furst DE, et al. Evaluation of cognitive function in systemic sclerosis patients: a pilot study. Clin Rheumatol. 2020;39(5):1551-9.

104. Thombs BD, Taillefer SS, Hudson M, Baron M. Depression in patients with systemic sclerosis: a systematic review of the evidence. Arthritis Rheum. 2007;57(6):1089-97.

105. Bragazzi NL, Watad A, Gizunterman A, McGonagle D, Mahagna H, Comaneshter D, et al. The burden of depression in systemic sclerosis patients: a nationwide population-based study. J Affect Disord. 2019;243:427-31.

106. Baubet T, Ranque B, Taïeb O, Bérezné A, Bricou O, Mehallel S, et al. Mood and anxiety disorders in systemic sclerosis patients. Presse Med. 2011;40(2):e111-9.

107. Roca RP, Wigley FM, White B. Depressive symptoms associated with scleroderma. Arthritis Rheum. 1996;39(6):1035-40.

108. Seda H, Fuller R. Osteoartrite. In: Carvalho MAP, Lanna CCD, Bertolo MB. Reumatologia – diagnóstico e tratamento. 3 ed. Rio de Janeiro: Guanabara Koogan; 2008.

109. Pells JJ, Shelby RA, Keefe FJ, Dixon KE, Blumenthal JA, Lacaille L, et al. Arthritis self-efficacy and self-efficacy for resisting eating: relationships to pain, disability, and eating behavior in overweight and obese individuals with osteoarthritic knee pain. Pain. 2008;136(3):340-7.

110. Biewer W, Conrad I, Hauser W. Fibromyalgia. Schmerz. 2004;18(2):118-24.

111. Wolfe F, Smythe HA, Yunus MB, Bennett RM, Bombardier C, Goldenberg DL, et al. The American College of Rheumatology 1990 Criteria for the Classification of Fibromyalgia. Report of the Multicenter Criteria Committee. Arthritis Rheum. 1990;33(2):160-72.

112. Wolfe F, Clauw DJ, Fitzcharles MA, Goldenberg DL, Häuser W, Katz RL, et al. 2016 Revisions to the 2010/2011 fibromyalgia diagnostic criteria. Semin Arthritis Rheum. 2016;46(3):319-29.

113. Pamfil C, Choy EHS. Functional MRI in rheumatic diseases with a focus on fibromyalgia. Clin Exp Rheumatol. 2018;36(5):82-5.

114. Singh JA, Cleveland JD. Time-trends in opioid use disorder hospitalizations in gout, rheumatoid arthritis, fibromyalgia, osteoarthritis, and low back pain. J Rheumatol. 2020:jrheum.191370.

115. Álvarez-Gallardo IC, Bidonde J, Busch A, Westby M, Kenny GP, Delgado-Fernández M, et al. Therapeutic validity of exercise interventions in the management of fibromyalgia. J Sports Med Phys Fitness. 2019;59(5):828-38.

116. Alslman ET, Hamaideh SH, Hani MAB, Atiyeh HM. Alexithymia, fibromyalgia, and psychological distress among adolescents: literature review. Int J Adolesc Med Health. 2020;32(3).

117. Blasco Claros L, Mallo Cano M, Mencia Presa A, Franch Barcelo J, Casaus Sataman P, Pena Roca J, et al. Clinical profiles in fibromyalgia patients of the community mental health center: a predictive index of psychopathological severity. Actas Esp Psiquiatr. 2006;34(2):112-22.

118. Santos DM. Estudos dos traços de personalidade de pacientes com fibromialgia através do Inventário de Temperamento e Caráter de Cloninger. [Tese de doutorado]. São Paulo: Faculdade de Medicina da Universidade de São Paulo; 2010.

119. Muller W, Schneider EM, Stratz T. The classification of fibromyalgia syndrome. Rheumatol Int. 2007;27(11):1005-10.

120. Loge-Hagen JS, Saele A, Juhl C, Bech P, Stenager E, Mellentin AI. Prevalence of depressive disorder among patients with fibromyalgia: sys-

120. tematic review and meta-analysis. J Affect Disord. 2019;245:1098-105.

121. Epstein SA, Kay G, Clauw D, Heaton R, Klein D, Krupp L, et al. Psychiatric disorders in patients with fibromyalgia. A multicenter investigation. Psychosomatics. 1999;40(1):57-63.

122. Okifuji A, Turk DC, Sherman JJ. Evaluation of the relationship between depression and fibromyalgia syndrome: why aren't all patients depressed? J Rheumatol. 2000;27(1):212-9.

123. Armstrong DJ, Meenagh GK, Bickle I, Lee AS, Curran ES, Finch MB. Vitamin D deficiency is associated with anxiety and depression in fibromyalgia. Clin Rheumatol. 2007;26(4):551-4.

124. Kalichman L. Association between fibromyalgia and sexual dysfunction in women. Clin Rheumatol. 2009;28(4):365-9.

125. de Tommaso M, Federici A, Santostasi R, Calabrese R, Vecchio E, Lapadula G, et al. Laser-evoked potentials habituation in fibromyalgia. J Pain. 2010;12(1):116-24.

126. **Martinez JE, Ferraz MB, Fontana AM, Atra E. Psychological aspects of Brazilian women with fibromyalgia. J Psychosom Res. 1995;39(2):167-74.**

⇨ **Neste artigo, os autores avaliaram aspectos psicológicos de pacientes com fibromialgia do Brasil. Importante, pois são dados com validação interna (mulheres brasileiras).**

127. Munguia-Izquierdo D, Legaz-Arrese A, Moliner-Urdiales D, Reverter-Masia J. Neuropsychological performance in patients with fibromyalgia syndrome: relation to pain and anxiety. Psicothema.2008;20(3):427-31.

128. Lian YN, Wang Y, Zhang Y, Yang CX. Duloxetine for pain in fibromyalgia in adults: a systematic review and a meta-analysis. Int J Neurosci. 2020;130(1):71-82.

129. Häuser W, Petzke F, Üçeyler N, Sommer C. Comparative efficacy and acceptability of amitriptyline, duloxetine and milnacipran in fibromyalgia syndrome: a systematic review with meta-analysis. Rheumatology (Oxford). 2011;50(3):532-43.

130. VanderWeide LA, Smith SM, Trinkley KE. A systematic review of the efficacy of venlafaxine for the treatment of fibromyalgia. J Clin Pharm Ther. 2015;40(1):1-6.

131. Welsch P, Bernardy K, Derry S, Moore RA, Häuser W. Mirtazapine for fibromyalgia in adults. Cochrane Database Syst Rev. 2018;8(8):CD012708.

132. Walitt B, Urrútia G, Nishishinya MB, Cantrell SE, Häuser W. Selective serotonin reuptake inhibitors for fibromyalgia syndrome. Cochrane Database Syst Rev. 2015;2015(6):CD011735.

133. Casale R, Cazzola M, Arioli G, Gracely RH, Ceccherelli F, Atzeni F, et al. Non pharmacological treatments in fibromyalgia. Reumatismo. 2008;60(1):59-69.

134. Sauer K, Kemper C, Glaeske G. Fibromyalgia syndrome: prevalence, pharmacological and non-pharmacological interventions in outpatient health care. An analysis of statutory health insurance data. Joint Bone Spine. 2011;78(1):80-4.

135. Rodriguez-Andreu J, Ibanez-Bosch R, Portero-Vazquez A, Masramon X, Rejas J, Galvez R. Cognitive impairment in patients with fibromyalgia syndrome as assessed by the mini-mental state examination. BMC Musculoskelet Disord. 2009;10:162.

136. Katz RS, Heard AR, Mills M, Leavitt F. The prevalence and clinical impact of reported cognitive difficulties (fibrofog) in patients with rheumatic disease with and without fibromyalgia. J Clin Rheumatol. 2004;10(2):53-58.

17

Interconsulta em transplante

Vitor Breseghello Cavenaghi
Renério Fráguas Júnior

Sumário

Introdução
Interconsulta pré-transplante
Interconsulta pós-transplante
Transplante hepático
  Síndromes psiquiátricas associadas ao transplante hepático
Transplante cardíaco
  Síndromes psiquiátricas associadas ao transplante cardíaco
Transplante renal
  Síndromes psiquiátricas associadas ao transplante renal
  Outras manifestações psiquiátricas no transplante renal
Medicamentos utilizados em transplante e repercussões psiquiátricas
Período pós-transplante
  Interações medicamentosas
Considerações finais
Vinheta clínica
  Comentários sobre o caso clínico
Para aprofundamento
Referências bibliográficas

Pontos-chave

- Descrever os principais aspectos da interconsulta psiquiátrica nos períodos de pré e pós-transplante.
- Descrever os aspectos clínicos e epidemiológicos das síndromes psiquiátricas nos diversos tipos de transplante.
- Descrever aspectos práticos no tratamento de síndromes psiquiátricas associadas aos transplantes.
- Descrever parâmetros para orientar o tratamento farmacológico e psicológico dos pacientes com transtornos psiquiátricos.
- Descrever as reações psicológicas do transplante nos diferentes órgãos.

INTRODUÇÃO

O transplante é um procedimento geralmente cirúrgico que pode envolver órgãos, no caso de rim, fígado, coração, pâncreas e pulmão, ou tecidos, no caso de córnea, osso e medula óssea. Pode ainda envolver doador vivo ou falecido, ou mesmo ser o próprio doador o receptor. O Brasil ocupa o segundo lugar no mundo em números absolutos de transplante de rim e fígado, segundo dados de 2018, e em números absolutos foram realizados no Brasil 14.943 transplantes de córnea, 10.418 de osso, 6.283 de rim, 3.805 de medula óssea, 2.245 de fígado, 378 de coração, 173 de pâncreas e 104 de pulmão no ano de 2019, sendo que o estado de São Paulo (SP) concentra o maior número absoluto de transplantes no Brasil[1].

A lista de espera continua a concentrar grande número de pessoas esperando para receber um órgão. Dados de dezembro de 2019 indicavam 25.163 pessoas aguardando rim, 1.178 fígado, 276 coração e 187 pulmão. Portanto, para cada selecionado para receber um órgão haverá muitos outros que ainda vão continuar na lista e muitos que, inclusive, vão padecer na lista. Isso implica uma responsabilidade grande na escolha de candidatos adequados ao transplante, visando maximizar o sucesso da cirurgia e da adesão ao tratamento, e a psiquiatria tem o seu papel nisso.

A interconsulta psiquiátrica no contexto do transplante pode ser solicitada no momento pré-transplante ou pós-transplante e será detalhada mais adiante, ou mesmo para doadores vivos.

Para este capítulo vamos dar um enfoque maior para os transplantes de rim, fígado e coração por critério estatístico e de relevância psicopatológica, sabendo que cada um deles tem suas particularidades, entretanto tem em comum o fato de envolver um receptor doente, muitas vezes com comprometimento físico significativo, um procedimento de risco, seja pelo procedimento em si em paciente de risco e no uso de medicamentos potencialmente tóxicos para diversos órgãos e sistemas. Dessa forma, este capítulo tem como objetivo discutir as particularidades desses transplantes com foco em aspectos psiquiátricos que envolvem o procedimento.

INTERCONSULTA PRÉ-TRANSPLANTE

No período pré-transplante, a avaliação psiquiátrica pode acontecer no contexto de identificação de quadros psiquiátricos vigentes ou que podem ser agravados pelo transplante ou uso de medicação, capacidade de adesão ao tratamento, capacidade de compreensão, considerações medicamentosas devido à insuficiência orgânica e interações medicamentosas e suporte social/familiar (Quadro 1).

Na identificação de quadros psiquiátricos vigentes e/ou que podem ser agravados pelo transplante ou uso de medicação, é sabido que transtornos do antigo eixo I estão mais relacionados a piora do prognóstico do transplante enquanto transtornos do eixo II têm maior relação com má adesão ao tratamento.

Dessa forma, para essa avaliação deve-se levar em conta além da anamnese e avaliação psiquiátrica convencional, o motivo da falência orgânica do paciente, sabendo que condições psiquiátricas e/ou comportamentais podem levar a quadros como esse e devem ser levados em conta na avaliação do candidato ao transplante (Tabela 1).

A investigação sobre ideação suicida e tentativas prévias de suicídio deve receber atenção especial na avaliação pré-transplante, sabendo que o envolvimento de intoxicação com lítio ou paracetamol, por exemplo, podem ser causas de falência renal ou hepática, respectivamente. Ainda, a suicidalidade pode ser sintoma de um transtorno depressivo vigente, psicótico, como serão vistos adiante, ou mesmo de um transtorno de personalidade.

O uso de álcool, tabaco e outras substâncias também é um tópico relevante que merece especial atenção visto que pode a causa subjacente para a falência orgânica e a permanência deste transtorno pode reduzir a chance de sucesso do procedimento. Sabidamente, o uso crônico de álcool pode levar à cirrose e mesmo a uma miocardite alcoólica. É recomendado que se investigue, nesses casos, se o paciente está fazendo uso do álcool, quantidade, periodicidade, ou se está abstêmio e suas motiva-

Tabela 1 Relação de falência orgânica e condições psiquiátricas/comportamentais

Falência	Condição
Renal	Tentativa de suicídio com medicamento (ex.: lítio) Uso crônico de lítio Má adesão a tratamento de hipertensão arterial sistêmica, diabetes e dislipidemia
Hepática	Etilismo Tentativa de suicídio com medicamento (ex.: paracetamol) Contaminação viral por uso de drogas injetáveis (hepatite B, C) Obesidade
Cardíaca	Etilismo Obesidade e doença aterosclerótica Má adesão a tratamento de hipertensão arterial sistêmica, diabetes e dislipidemia
Pulmonar	Tabagismo

Fonte: adaptada de Potts, 2009[3].

ções para manter esta abstinência. Fala-se em 6 meses de abstinência para a realização de um transplante hepático, no entanto a gravidade de alguns pacientes não permite a espera desse período. Sugerimos nesse caso a avaliação psiquiátrica do paciente, que cada caso seja avaliado individualmente.

Ainda com relação ao uso de substâncias, apesar de menos prevalente no Brasil do que em outros países, o compartilhamento de seringas por usuários de substâncias injetáveis pode ser uma causa de contaminação pelo vírus da hepatite B e C, conhecidos causadores de cirrose.

O tabagismo também é conhecido fator relacionado à doença pulmonar obstrutiva crônica, cuja evolução pode ser a falência pulmonar e também tem sua relevância a investigação no período pré-transplante.

Com relação a comportamentos, a má adesão a tratamentos prévios pode ser um indicativo de insucesso do transplante visto que o mesmo exige uma rotina de exames, consultas e uso regular de medicamentos para aumentar as chances de sucesso do procedimento[2]. Essa má adesão pode inclusive ser a causa da falência atual.

Na avaliação da capacidade de adesão a tratamentos deve ser investigado o histórico de adesão a tratamentos médicos anteriores[3], como por exemplo a adesão à diálise pelo doente renal crônico, uma vez que isso pode ser um indicativo de como o paciente vai aderir ao tratamento pós-transplante. Dentro dessa capacidade, um adequado suporte social/familiar também favorecem uma boa adesão ao tratamento[2]. A adesão também vai ter uma relação com a capacidade de compreensão, que pode estar comprometida tanto pelo comprometimento orgânico, em situações reversíveis ou não, ou mesmo decorrente de transtornos psiquiátricos, e serão abordados de maneira mais detalhada nos tópicos respectivos.

As principais síndromes psiquiátricas que podem acontecer nesse período, seu diagnóstico e manejo serão abordados adiante. Considerações medicamentosas devido à insuficiên-

Quadro 1 Interconsultas no período pré-transplante

Interconsulta pré-transplante
• Identificação de quadros psiquiátricos vigentes e/ou que podem ser agravados pelo transplante ou uso de medicação
• Capacidade de adesão ao tratamento
• Capacidade de compreensão
• Considerações medicamentosas devido à insuficiência orgânica
• Interações medicamentosas

cia orgânica e interações medicamentosas com medicamentos imunossupressores também serão abordadas nos tópicos relacionados.

INTERCONSULTA PÓS-TRANSPLANTE

O período pós-transplante também tem suas particularidades e é motivo de participação e avaliação psiquiátrica. A interconsulta pode ser solicitada para avaliação de surgimento ou agravamento de sintomas psiquiátricos, que podem ocorrer imediatamente no pós-cirúrgico ou ao longo do acompanhamento, ou mesmo na avaliação de interações medicamentosas entre psicotrópicos e medicamentos imunossupressores.

Vale lembrar que esse período envolve uma série de adaptações. Se por um lado nos casos bem-sucedidos de transplante o paciente tem sua condição clínica melhorada, a partir de um órgão funcionante, uma série de adaptações a medicamentos, exames e consultas são necessários. É sabido, por exemplo, que somente cerca de metade dos pacientes que receberam transplante hepático retorna ao trabalho[4]; esses pacientes ainda vão experimentar um aumento no risco de doenças cardiovasculares e cerebrovasculares[5] e cânceres[5,6], preocupações essas que podem ser inclusive gatilhos para o surgimento ou agravamento de transtornos psiquiátricos prévios.

TRANSPLANTE HEPÁTICO

O primeiro transplante hepático foi realizado pelo cirurgião americano Thomas Starzl, em Denver, no ano de 1963, em uma criança com atresia biliar, que faleceu no intraoperatório. Em 1967, Starzl obteve sucesso no transplante a partir do uso de medicação imunossupressora. O primeiro transplante hepático intervivos foi realizado no Brasil pela equipe do Prof. Silvano Raia, no Hospital das Clínicas da Faculdade de Medicina da Universidade de São Paulo, em 1989, mas foi apenas em 1990 que o transplante intervivos foi realizado com sucesso pela equipe de Lynch e Strong, na Austrália.

O transplante hepático é um procedimento terapêutico indicado para pacientes com hepatopatias graves, crônicos e terminais. Os principais centros de transplante no mundo têm alcançado resultados altamente satisfatórios, com a taxa de sobrevida de 5 anos superior a 70%[7]. O uso de imunossupressores, o avanço das condições técnico-científicas e nos cuidados de terapia intensiva têm contribuído para os melhores resultados com o transplante hepático nas últimas 2 décadas. No entanto, ainda que o sucesso do tratamento implique o crescimento progressivo da demanda, a escassez de órgãos para o transplante é um problema que impede que as equipes atendem esta demanda, resultando em um número considerável de óbitos de pacientes na fila de espera. Além disso, o tempo de espera pelo órgão representa também o aumento de chances de complicações no estado geral do paciente e, por conseguinte, aumentam também o risco do procedimento.

Pacientes com insuficiência hepática candidatos a transplante normalmente apresentam quadros clínicos graves, seja devido à desnutrição, ao risco de sangramento de varizes esofágicas, ou a recorrentes episódios de encefalopatia[8].

No Brasi,l foram realizados em 2019 2.245 transplantes de fígado e em dezembro de 2019 havia 1.178 pessoas na lista para transplante[1,7].

Síndromes psiquiátricas associadas ao transplante hepático

Depressão no período pré-transplante hepático

A prevalência de depressão no período pré-transplante hepático é em média de 33%, variando entre 4,5% e 64% de acordo com a amostra estudada, sendo mais prevalente em mulheres, pacientes com hepatite C, alcoólicos e doentes com carcinoma hepatocelular, estando associada à piora da evolução clínica.

O diagnóstico de depressão é extremamente complexo em pacientes que estão em lista de espera, uma vez que, características clínicas da depressão como baixa energia vital, anorexia, insônia, entre outros, podem decorrer das condições médicas e não serem sintomas depressivos.

Ainda, a sintomatologia depressiva pode decorrer de um transtorno depressivo maior ou distimia, pode ser secundária à medicação, como por exemplo ao interferon, ou fazer parte de uma reação de ajustamento. Portanto, além de um transtorno depressivo primário, a depressão pode ser secundária a alterações fisiológicas provocadas por medicamentos e à condição médica associada ao transplante, mas também por fatores psicológicos decorrentes do impacto emocional do transplante na vida do paciente.

Depressão no período pós-transplante hepático

A prevalência de depressão no período pós-transplante tende a ser menor em relação ao pré-transplante, mas pode variar de 2,9% a 85%, sendo a média de 29,6%. A ocorrência de depressão após a cirurgia está associada ao comprometimento do funcionamento psicossocial do paciente.

De especial relevância no pós-transplante é o sintoma de fadiga. Esse sintoma tende a permanecer ao longo 1 a 2 anos após o transplante e sua presença compromete significativamente o funcionamento diário e a qualidade de vida.

Já sintomas como anedonia, culpa, desesperança e ideação suicida são indicativos de que a sintomatologia é de depressão e não de outros quadros. Entretanto, o quadro pode não ser evidente, por exemplo, a persistência de irritabilidade, ao invés de tristeza ou choro, pode ser uma característica da depressão nestes pacientes. Deve-se ficar atento às situações em que o paciente pode ser reticente ao queixar-se de sintomas depressivos. Após o transplante, acreditando que ele próprio não deveria sentir-se deprimido, o paciente pode não se queixar de seus sintomas depressivos, pois afinal recebeu um procedimento que salvou sua vida.

Muitos pacientes apresentam sintomas depressivos logo na primeira semana após o transplante, podendo estes remitir sem tratamento específico. Porém, situações como a piora do seu estado clínico, rejeição do enxerto e a morte de outro paciente transplantado podem deixar o paciente fragilizado e propenso a desenvolver sintomas depressivos. Assim, sentimentos como tristeza, raiva e hostilidade podem estar relacionados com a frustração das expectativas, a falta de independência e a dificuldade em aceitar mudanças corporais. Entretanto, é possível também que muitos dos sintomas sejam secundários ao uso da medicação imunossupressora, devendo por isso fazer-se um diagnóstico diferencial cuidadoso.

Sintomas depressivos como apatia, fadiga e comprometimento da memória podem interferir na capacidade de autocuidado do paciente e também na motivação para a adesão à medicação, exercícios e consultas clínicas. Ademais, sintomas depressivos podem complicar o tratamento da dor em particular, pois os pacientes podem solicitar aumento da dose de analgésicos para o alívio da dor, quando na verdade eles podem estar solicitando opioides para contar com algum efeito sobre o humor.

Tratamento da depressão no transplante hepático

A identificação de um estado depressivo é o primeiro passo do tratamento. O médico não psiquiatra, e não apenas o psicólogo ou psiquiatra, deve ativamente oferecer um espaço para que o paciente fale sobre eventuais conflitos relativos à situação do transplante.

Com relação aos uso de antidepressivos os inibidores seletivos da recaptura de serotonina (ISRS) e os inibidores da recaptura de serotonina e noradrenalina (IRSN) são geralmente seguros e bem tolerados em pacientes com doença hepática crônica e transplantados hepáticos[9]. De modo geral, a dose inicial pode ser a mesma, tendo cautela com sua titulação devido a aumento em seus níveis séricos, visando minimizar efeitos colaterais. A dose alvo deve ser cerca de 50% da dose de indivíduos saudáveis[9]. Outros cuidados que devem ser tomados são: evitar a associação de ISRS com anti-inflamatórios não esteroidais (AINE) ou antiplaquetários devido ao risco aumentado de sangramentos; monitorização de segmento QT com eletrocardiograma devido ao risco de prolongamento, sobretudo quando associado a outras medicações com esse potencial efeito[9]. Consideração especial é dada para paroxetina, fluoxetina e doses altas de sertralina que inibem o sistema P-450 2D6.

Caso seja necessário a administração de tricíclico, é recomendada a redução da dose inicial e alvo em 50% visando minimizar efeitos colaterais, além da monitorização de intervalo QT[9]. Estudo com a amitriptilina indica que os níveis séricos e a área sob a curva em pacientes com doença hepática aproximadamente triplicam.

A combinação com a psicoterapia é recomendada pois além de oferecer espaço para a expressão de conflitos despertados pela situação de transplante, visa auxiliar o paciente a lidar com medos, angústias e fantasias despertadas pela condição clínica e refletir sobre as decisões relacionadas ao tratamento. A intervenção deve considerar a história prévia de transtornos mentais e o suporte familiar, dois aspectos relevantes para o prognóstico da depressão.

Ansiedade no período pré-transplante hepático

Os transtornos ansiosos são comuns no pré e no pós-transplante, principalmente em pacientes com história prévia de ansiedade. No pré-transplante, a prevalência de ansiedade clinicamente significativa, de acordo com a escala HAM-A (*Hamilton Anxiety Scale*), foi descrita como ocorrendo entre 31 e 37% dos pacientes. Em um estudo recente sobre ansiedade em transplante hepático, os autores encontraram um grau de ansiedade mínimo em 55% dos pacientes, médio em 27% dos pacientes, moderado em 12% e grave em 7%. Ansiedade grave, entretanto, foi descrita em 27% dos pacientes com cirrose autoimune[8], o que sugere que a intensidade da ansiedade pode variar em função da etiologia da insuficiência hepática.

Os sintomas ansiosos podem configurar uma reação de ajustamento, um transtorno de ansiedade primário ou, então, serem secundários a medicações ou condições clínicas, como por exemplo um desequilíbrio eletrolítico. A presença de sintomas ansiosos pode se associar à diminuição da autoestima, comprometimento da memória e conhecimento adquirido, além de problemas na aceitação do tratamento e não cooperação com a equipe terapêutica[8], o que pode prejudicar o sucesso do procedimento.

A dificuldade em seu diagnóstico nesse período existe já que é um momento ansiogênico por diversos fatores e isso não necessariamente caracteriza um transtorno. Dentre esses fatores podemos citar a preocupação do paciente com sua a condição física, com os resultados da avaliação do transplante e se este realmente irá ocorrer. Outros pontos geradores de ansiedade incluem preocupação em relação ao funcionamento do enxerto, o fato de passarem a viver com o órgão de outra pessoa, possibilidade de rejeição e mesmo de morte.

Ansiedade no período pós-transplante hepático

Estudos indicam que no pós-transplante, a prevalência de ansiedade varia entre 10 e 65%. Durante este período, os sintomas ansiosos podem surgir devido ao estresse da internação, desajustes metabólicos, privação de sono, complicações pós-cirúrgicas, episódios de rejeição do enxerto e efeitos secundários de medicamentos. Além disso, o medo da perda do órgão transplantado, o receio de se afastar da equipe médica após a alta hospitalar, a insegurança quanto à capacidade em seguir em casa as orientações dadas, o desejo e as preocupações relacionados ao retorno à vida de família, trabalho e vida social são fatores ansiogênicos neste período, podendo ou não caracterizar um transtorno.

A ansiedade está diretamente relacionada com a evolução do estado clínico, sendo mais elevada na presença de complicações médicas. Sintomas como dispneia, taquicardia, náuseas e vômitos são comuns a outras condições clínicas, como tromboembolismo pulmonar, pneumonia, síndrome da resposta inflamatória sistêmica (SIRS), sepse, desidratação, íleo paralítico, o que dificulta o diagnóstico diferencial.

Tratamento da ansiedade no transplante hepático

Assim como no tratamento da depressão os ISRS e IRSN podem ser usados para os transtornos de ansiedade, com as considerações feitas no tópico "Tratamento para depressão". Benzodiazepínicos também fazem parte do arsenal terapêutico por trazerem um alívio sintomático mais agudo, entretanto podem intensificar o comprometimento cognitivo e favorecer a ocorrência do *delirium*. Ao se utilizar um benzodiazepínico, recomenda-se o lorazepam, que tem uma metabolização hepática mais simples, com tempo de tratamento criteriosamente limitado.

A psicoterapia também é uma aliada no tratamento de transtornos de ansiedade. Técnicas comportamentais e cognitivas podem viabilizar que o paciente controle sintomas ansiosos leves e moderados. Do mesmo modo, intervenções em grupo com terapia cognitivo-comportamental podem atuar de modo efetivo para condições específicas como depressão, ansiedade e passividade.

A antecipação cognitiva por meio de encontros com pessoas que já fizeram o transplante permite que a realidade do transplante possa modular de modo mais adequado às expectativas, motivações e atitudes relacionadas ao tratamento. Este espaço também é um veículo de informação geral sobre o tratamento, assumindo um papel importante na preparação psicológica e emocional do paciente, podendo atenuar o surgimento de sintomas ansiosos no período pré e pós-transplante.

Transtornos psicóticos no período pré-transplante hepático

Durante o período pré e pós-transplante pode ocorrer o aparecimento de sintomas psicóticos. Na maioria das vezes estes sintomas são decorrentes da agudização de transtorno psicótico primário e/ou da descontinuação abrupta de estabilizadores de humor.

Se por um lado a presença de sintomas psicóticos pode ser bastante evidente, diante da presença de quadros alucinatórios e agitação, algumas vezes esses sintomas podem se manifestar pela presença de um conteúdo psicótico discreto que no entanto pode impactar significativamente na compreensão e adesão ao tratamento, impactando no prognóstico pós-transplante.

Esses sintomas podem estar relacionados a transtornos mentais subjacentes, como por exemplo uma esquizofrenia, transtorno afetivo bipolar ou mesmo transtorno esquizoafetivo.

Transtornos psicóticos no período pós-transplante hepático

A prevalência no período pós-transplante hepático é de 3,2 a 15%, com média de 7,5%. O paciente transplantado com transtornos psicóticos pode vivenciar distúrbios de julgamento ou realidade quando confrontados com situações estressoras, com novas experiências ou com situações de falta de controle. Isto ocorre principalmente em unidades de terapia intensiva (UTI), cuja estimulação ambiental é excessiva e fatores estressores expõem a gravidade da doença, e nestas situações o paciente tem a percepção de perda de controle, precipitando, assim, sintomas psicóticos. Neste contexto, os pacientes podem tornar-se agitados, irritados, delirantes e paranoides, e podem vivenciar alucinações visuais ou auditivas que comprometem o cuidado médico.

Tratamento dos transtornos psicóticos no transplante hepático

O tratamento deve ser feito a partir do diagnóstico e envolve o emprego de antipsicóticos considerando seus potenciais efeitos colaterais e se necessário o uso de estabilizadores de humor, de acordo com a condição clínica. Não existem estudos controlados comparando a eficácia entre os antipsicóticos e tanto típicos como atípicos podem ser utilizados. Embora durante algum tempo a literatura oferecesse suporte para o uso intravenoso do haloperidol, relatos de arritmias ventriculares malignas restringem a indicação desta via, sendo preferível a via intramuscular e quando necessário o uso via parenteral. A utilização da apresentação oral dispersível de alguns antipsicóticos atípicos como a olanzapina pode ser preferível em casos mais leves a moderados. Cabe lembrar a necessidade de atenção para potenciais efeitos colaterais desses medicamentos, incluindo sintomas extrapiramidais, acatisia e síndrome neuroléptica maligna dos antipsicóticos típicos mais incisivos como o haloperidol e a hiperglicemia e dislipidemia dos antipsicóticos atípicos.

Transtornos cognitivos e delirium no período pré-transplante hepático

Durante o período pré e pós-transplante os pacientes comumente vivenciam redução no funcionamento cognitivo, que vão desde sintomas subclínicos leves até o *delirium*. O comprometimento do funcionamento cognitivo frequentemente resulta da função hepática terminal e suas repercussões fisiológicas. Confirmando essa concepção para uma casuística brasileira, no estudo desenvolvido por Miotto et al.[10] pacientes no pré-transplante com MELD $\geq$15 (*Model for End-stage Liver Disease* – índice que sintetiza a gravidade dos valores de bilirrubina, creatinina e atividade de protrombina) apresentaram pior desempenho cognitivo em relação ao QI estimado, memória episódica de evocação tardia e de reconhecimento visuoespacial e memória de curto prazo, quando comparados com aqueles com MELD <15[10]. Outros fatores que podem causar o comprometimento cognitivo no pré-transplante incluem comorbidades, como doença vascular da diabetes ou hipertensão; danos decorrentes de álcool e drogas; sequela de acidente vascular cerebral, efeitos secundários de medicações e traumatismo craniano.

Antes do transplante é fundamental diferenciar o curso flutuante de um *delirium*, que é potencialmente reversível, de um comprometimento cognitivo que pode representar um quadro demencial ou comprometimento cognitivo residual. A reversibilidade ou mesmo a progressão dos déficits podem, em parte, depender da idade, da reserva homeostática do cérebro para suportar fatores relacionados ao transplante (anestesia prolongada, flutuações hemodinâmicas e imunossupressores pós-transplante).

De fundamental importância é a avaliação cognitiva uma vez que seu comprometimento pode impedir a compreensão e o consentimento com o procedimento.

Transtorno cognitivo e *delirium* no período pós-transplante hepático

No período pós-transplante pode haver uma recuperação de eventual comprometimento cognitivo decorrente da insuficiência hepática, mas isso pode levar meses a anos. A piora da função cognitiva é um indicativo de complicações clínicas que devem ser investigadas, assim como o surgimento de *delirium* pode ser um alarme para alterações clínicas que devem ser investigadas.

Tratamento dos transtornos cognitivos e *delirium* no transplante hepático

Com relação a transtorno cognitivo decorrente da insuficiência hepática o transplante é o próprio tratamento. No caso do período pós-transplante condições clínicas devem ser investigadas e tratadas de acordo com a causa.

O tratamento do *delirium* deve incluir a investigação e correção dos fatores etiológicos, incluindo medicações. Com relação ao uso de antipsicóticos este deve ser feito pelo menor período possível (ver tópico "Tratamento dos transtornos psicóticos no transplante hepático").

TRANSPLANTE CARDÍACO

O primeiro transplante cardíaco com seres humanos foi realizado com sucesso no ano de 1967, na Cidade do Cabo, África do Sul, pelo cirurgião cardíaco sul-africano Dr. Christiaan Neethling Barnard. Nesta ocasião, diferentemente de outras tentativas realizadas no pós-operatório, o paciente recebeu imunossupressores como azatioprina associada a injeções de esteroides e algumas seções de radiação do coração transplantado a cada alteração eletrocardiográfica compatível com a rejeição do transplante. Apesar disso, o paciente faleceu poucos dias após a cirurgia. Em segunda tentativa com a mesma técnica o paciente sobreviveu 594 dias após o procedimento[11].

No Brasil, o cirurgião cardiovascular Euryclides de Jesus Zerbini realizou no início do ano de 1968 no Hospital das Clínicas de São Paulo o primeiro transplante cardíaco da América Latina, sendo do mesmo modo o pioneiro na tentativa de transplante cardíaco em pacientes com miocardiopatia chagásica. Muitas outras contribuições de cirurgiões cardíacos brasileiros foram também importantes, oferecendo um subsídio significativo para o progresso dos transplantes cardíacos, principalmente em relação ao suporte relacionado à tipagem residual e histocompatibilidade, e ainda no desenvolvimento de protocolos não invasivos para o diagnóstico precoce da rejeição cardíaca[11].

Atualmente, o transplante cardíaco enfrenta o grave problema da escassez de doadores. No ano de 2019 foram realizados 378 de transplantes de coração no Brasil, sendo que apenas em dezembro de 2019 havia 276 pessoas na fila de espera[1]. Estima-se que entre 10 e 40% dos pacientes em lista de espera em todo o mundo morrem em decorrência da falência circulatória progressiva. Para esses pacientes, a utilização de aparelhos de assistência circulatória mecânica é, muitas vezes, a única possibilidade de sobrevivência durante a espera do doador[12]. Já os resultados pós-transplante cardíaco têm sido favoráveis; de acordo com a UNOS 2001, a sobrevivência em 1 ano é de 85,1% e a sobrevida em 5 anos é de 68,5%.

O transplante cardíaco é indicado para pacientes com insuficiência cardíaca grave, ou seja, aqueles que têm sintomas mesmo em repouso e que não respondem mais às terapêuticas médicas conservadoras, sem possibilidades de tratamento cirúrgico convencional. A lista de espera do transplante cardíaco é baseada na necessidade clínica, portanto, pacientes que necessitam de apoio mecânico ou de cuidados intensivos têm prioridade sobre os pacientes capazes de esperar em casa.

As condições que podem levar ao transplante de coração incluem doenças coronarianas e miocardiopatias, sendo as principais isquêmica, viral, idiopática e pós-parto. Algumas malformações congênitas cardíacas podem também ser tratadas com transplante cardíaco em pacientes pediátricos.

As doenças cardíacas isquêmicas têm como principais fatores de risco comportamentos e atitudes do paciente, como uso do tabaco, alimentação com alto nível de gordura, estilo de vida sedentário e o abuso de álcool. Portanto, a maioria das doenças do coração poderiam ser evitadas, caso houvesse uma conscientização das pessoas em relação ao estilo de vida.

Síndromes psiquiátricas associadas ao transplante cardíaco

Depressão no período pré-transplante cardíaco

Há uma crescente evidência entre a associação de depressão e a doença cardíaca, e a literatura já tem demonstrado que a depressão maior está associada à elevada morbidade e mortalidade em pacientes com doença cardíaca. Assim, também no transplante cardíaco, a presença de depressão tem sido investigada por muito pesquisadores, entretanto, ainda não está clara qual a influência dos sintomas depressivos na evolução dos pacientes transplantados.

A depressão é o principal fator de risco para não adesão ao tratamento e consequentemente um pior resultado no pós-transplante, além de ser um preditor independente para doença cardíaca do enxerto.

Pacientes que aguardam em lista de espera frequentemente apresentam sintomas depressivos, com taxas de prevalência de depressão maior que 23 a 29%, além de um aumento significativo durante o período de espera[71]. Até 60% dos pacientes que aguardam em lista de transplante cardíaco preencheram os critérios de pelo menos um diagnóstico do eixo I (depressão e/ou ansiedade). Assim, depressão maior e ansiedade são os diagnósticos mais frequentes em candidatos a transplante cardíaco.

De modo geral, o diagnóstico diferencial de transtornos depressivos em pacientes com insuficiência cardíaca terminal por vezes é bastante complexo, pois a falência cardíaca causa sintomas como insônia, fadiga, diminuição da atividade psicomotora, dificuldades de concentração e inapetência. Nos pacientes deprimidos, queixas físicas como cefaleias e dores difusas são constantes e podem variar de intensidade e frequência de acordo com as oscilações da depressão. Assim, é necessário basear o diagnóstico em sintomas como perda da autoestima, desesperança, sentimentos de culpa, anedonia e ideação suicida, e não apenas nos sintomas vegetativos que podem ser decorrentes da condição clínica. Assim, é necessária uma avaliação clínica e exame físico com provas laboratoriais complementares de rotina que permitam a exclusão de causas físicas para assim estabelecer o diagnóstico diferencial.

Depressão no período pós-transplante cardíaco

Os sintomas depressivos pós-transplante podem sinalizar um ajustamento à situação devido ao luto pela perda do órgão e ao trabalho psíquico de elaboração do novo órgão, ser efeito colateral de medicações ou mesmo exacerbação de sintomas do pré-transplante ou um novo episódio depressivo.

A depressão no pós-transplante cardíaco tende a ter características diferentes e se manifestar mais com irritabilidade, agitação, comportamento exigente/solicitante, com menos sintomas de tristeza e anedonia[13].

A persistência desses sintomas em longo prazo em transplantados cardíacos pode representar uma importante origem de sofrimento psicológico e comprometimento da qualidade de vida durante todo o pós-transplante. Assim, muitos estudos têm investigado a prevalência de depressão nestes pacientes, e os resultados apresentam uma ampla variação, que depende dos diferentes aspectos culturais, da metodologia empregada na coleta de dados e dos critérios diagnósticos utilizados. Segundo um estudo, o risco de ocorrência de transtornos do humor é maior durante as primeiras 3 semanas após o transplante, ou seja, no período agudo pós-transplante[14], enquanto outros estudos mostram prevalência maior ao longo dos anos após o transplante. No primeiro ano a prevalência de depressão maior foi de 15 a 17% após o transplante, e este resultado pode ser decorrente da melhora da qualidade de vida e do bem-estar psicológico do paciente. Em outro estudo a taxa de prevalência de transtorno depressivo maior foi de 25,5% em 3 anos póstransplante. Já a prevalência de sintomas depressivos em pacientes que sobreviveram mais de 10 anos após o transplante cardíaco foi cerca de 22 a 32%.

Tratamento da depressão no transplante cardíaco

O tratamento da depressão tanto no pré-transplante quanto no pós-transplante cardíaco envolve o uso de antidepressivos de preferência em associação com psicoterapia. De modo geral, os inibidores seletivos da recaptura de serotonina (ISRS) são bem tolerados, com preferência para sertralina e escitalopram[15]. A sertralina pode ter um efeito cardioprotetor devido à vasodilatação de artéria coronária. A fluoxetina deve ser evitada em pacientes que têm programação ou já estão em uso de ciclosporina, devido a alteração em seu nível sérico. A fluvoxamina tem alto potencial de inibição de 3A4 e a paroxetina pode causar síndrome de descontinuação.

Com relação aos inibidores da recaptação de serotonina e noradrenalina (IRSN), a venlafaxina deve ser utilizada com muita cautela devido a elevação em nível pressórico e potencial de síndrome de descontinuação. Com relação aos antidepressivos tricíclicos, por causa de seus efeitos colaterais cardíacos devem ser utilizados com cautela, sendo reservados apenas para casos refratários. Já os inibidores da monoamino oxidase (IMAO) não devem ser utilizados devido ao potencial de crises hipertensivas e interações medicamentosas potencialmente tóxicas.

Ansiedade no período pré-transplante cardíaco

Os sintomas ansiosos são frequentes nas doenças cardíacas e podem ser consequência da condição clínica. Isto porque sintomas da doença cardíaca como angina, arritmia e insuficiência cardíaca aguda fazem com que o paciente sinta medo de sofrer injúria cardíaca, de ficar inválido ou morrer subitamente, mantendo um estado permanente de ansiedade.

A prevalência de ansiedade em pacientes no pré-transplante cardíaco foi de 52%, enquanto outros autores dão ênfase à frequência na qual esses sintomas podem ser ocultados pela negação.

Medos excessivos ou irracionais causados por sintomas ansiosos podem levar o paciente a evitar exames, tratamentos, hospitais e outras circunstâncias que comprometem o transplante. Assim, a ansiedade pode impactar negativamente a sua adaptação ao transplante. Sintomas de ansiedade no período pré-transplante também têm sido relacionados a alarmes falsos (chamadas que não levam ao transplante) e doenças coexistentes[74].

Ansiedade no período pós-transplante cardíaco

A prevalência de ansiedade no pós-transplante pode ser praticamente a mesma do período pré-transplante, sendo que alguns pacientes podem ficar até mais ansiosos. Enquanto o bem-estar geral, imagem corporal e satisfação conjugal costumam melhorar após a cirurgia. Medo da rejeição do enxerto, infecção e medo da própria morte são fatores ansiogênicos neste período.

O risco de ocorrência de um transtorno de ansiedade no transplante cardíaco é maior entre os pacientes idosos, com internações de longa duração, e também nos submetidos a transplante devido à cardiopatia isquêmica do que em pacientes com insuficiência cardíaca causada por outros fatores. Ainda complicações somáticas, drogas imunossupressoras e o medo de voltar para casa estão entre as principais causas de sintomas ansiosos no pós-transplante.

Tratamento da ansiedade no transplante cardíaco

Uma vez identificado um transtorno de ansiedade os ISRS são primeira linha para tratamento (vide "Tratamento da depressão"), de preferência com intervenção psicoterápica. O emprego de benzodiazepínicos pode também se fazer necessário, de preferência por um curto período.

A abordagem psicoterápica de apoio pode auxiliar os pacientes, assim como técnicas de relaxamento durante a hospitalização na UTI podem trazer bons resultados no controle de sintomas ansiosos, tanto no pré como no pós-transplante, tendo um efeito sinérgico com a medicação. Ainda, intervenções baseadas em *mindfulness* podem trazer benefícios por pelo menos 1 ano.

Transtornos psicóticos no período pré-transplante cardíaco

Existem poucos estudos envolvendo pacientes com psicóticos e transplante cardíaco. No entanto, esses pacientes podem ter falência do coração. Em estudo realizado com revisão de prontuário de 474 pacientes que foram avaliados pela psiquiatria em Yale apenas 1 era candidato a transplante cardíaco[16].

No período pré-transplante deve ser avaliado o controle de sintomas, as medicações em uso e a adesão ao tratamento, que costuma ser uma preocupação da equipe. Com relação às medicações em uso devem ser avaliadas potenciais interações entre medicamentos de uso vigente e programação imunossupressora no pós-transplante, buscando por possíveis interações deletérias, sabendo, por exemplo do prolongamento de QTc induzido pelo tacrolimo.

Transtornos psicóticos no período pós-transplante cardíaco

A literatura também carece de estudos com essa população no pós-transplante. No entanto, pacientes com histórico prévio de quadro psicótico podem descompensar e isso pode ser decorrente do próprio curso da doença. Caso aconteçam sintomas psicóticos em paciente sem histórico prévio deve ser afastado quadro de *delirium* e mesmo quadro psicótico induzido por medicação.

A avaliação da história psiquiátrica pregressa e esquema medicamentoso atual são fundamentais para a elaboração da estratégia farmacológica.

Tratamento de transtorno psicótico no transplante cardíaco

O tratamento quase sempre envolve o emprego de antipsicóticos. No entanto, são limitados os estudos com antipsicóticos em transplantados. Dentre eles, o haloperidol tem a vantagem de poder ser administrados por diferentes vias[17] embora a intravenosa esteja associada a maior potencial arritmogênico. Quetiapina, risperidona e olanzapina também são agentes úteis, porém estão disponíveis apenas em formulações orais. A quetiapina é metabolizada por 3A4 e seus níveis séricos podem ser afetados pela coadministração de imunossupressores[17].

Todos os antipsicóticos podem causar prolongamento do intervalo QTc, aumentando o risco de *torsades de pointes*[18] e isso deve ser levado em conta especialmente em pacientes utilizando outras medicações com esse potencial efeito, como tacrolimo, antibióticos, antifúngicos. Nesse contexto aripiprazol e lurasidona são os antipsicóticos que têm esse efeito mais atenuado[18].

Transtornos cognitivos e *delirium* no período pré-transplante cardíaco

A ocorrência de prejuízo cognitivo, avaliada por meio de avaliação neuropsicológica, foi extensivamente estudada em cirurgia de revascularização coronariana. Usando uma grande bateria de testes em uma série de 312 pacientes que fizeram a cirurgia de *bypass*, o autor constatou que 79% dos pacientes apresentaram comprometimento em pelo menos um subteste.

As habilidades cognitivas mais comprometidas foram atividade psicomotora, atenção e concentração, capacidade de novo aprendizado e memória auditiva de curto prazo. Essas mudanças foram sintomáticas em apenas 30% dos casos.

Em pacientes transplantados cardíacos a função cognitiva no pré e pós-operatório foi muito menos estudada. Isso ocorre porque geralmente a perfusão cerebral fica prejudicada em pacientes com doenças cardíacas terminais que necessitam de transplante. A disfunção cognitiva é mais provável de ocorrer com o aumento da idade, maior tempo de circulação e menor pressão de perfusão, além de estar correlacionada com altos escores de depressão.

Transtornos cognitivos e *delirium* no período pós-transplante cardíaco

Dois estudos com poucos participantes encontraram comprometimento da função cognitiva antes da cirurgia, que foi revertida quando os pacientes foram reavaliados no acompanhamento. Se por um lado a função cardíaca melhora com o transplante, o que pode melhorar o desempenho cognitivo, por outro lado o uso de medicações imunossupressoras pode influenciar o desempenho da função lógica em testes neuropsicológicos. Ainda, a presença de disfunção cognitiva nesse período deve ser diferenciada de outras condições psiquiátricas, por exemplo depressão e ansiedade.

Com relação ao *delirium*, em estudo retrospectivo foi encontrada uma incidência de 18% de *delirium* em 33 pacientes pós-transplante cardíaco. Entretanto, sabe-se que a incidência é mais alta quando a avaliação é baseada na avaliação clínica individual do que de maneira retrospectiva em prontuários médicos. Dados prospectivos apresentam incidências de 34,3%[19], 25,9%[20] e 20,5%[21]. A discrepância entre os resultados pode ser reflexo de diferentes metodologias, assim como fatores ambientais, metabólicos, cirúrgicos e farmacológicos que podem desempenhar um papel importante na determinação da ocorrência ou não do *delirium*.

Tratamento de transtornos cognitivos e delirium no transplante cardíaco

O próprio transplante já é um tratamento que pode reverter prejuízos cognitivos decorrentes do baixo débito cardíaco. Na persistência desses sintomas devem ser investigadas e tratadas outras causas potencialmente reversíveis, como depressão, ansiedade.

Com relação ao *delirium,* o tratamento envolve a identificação e o tratamento de condições clínicas associadas e o emprego ponderado de antipsicóticos (vide "Tratamento dos transtornos psicóticos").

TRANSPLANTE RENAL

O primeiro transplante renal bem-sucedido em longo prazo foi realizado por Joseph Murray em 1954. Foi feito entre gêmeos monozigóticos e o órgão permaneceu funcionante por 8 anos. Joseph Murray recebeu o prêmio Nobel de Medicina em 1990 por seu trabalho na área[22].

Desde então a técnica evoluiu, assim como a terapia imunossupressora, e o transplante renal é o maior em números absolutos de órgãos sólidos. No Brasil em 2019 foram realizados 6.283 transplantes de rim, e em dezembro do mesmo ano ainda havia 25.163 pessoas na fila de espera[23].

O transplante renal atualmente é considerado a melhor opção terapêutica para o paciente com insuficiência renal crônica terminal (IRCT) do ponto de vista clínico, social e econômico. O transplante renal é indicado quando a fase terminal da IRCT prevalece, estando o paciente em hemodiálise ou em fase pré-dialítica[24].

Dentre os principais fatores de risco para a IRCT estão hipertensão arterial sistêmica, diabetes, obesidade, tabagismo, uso de medicamentos nefrotóxicos (por exemplo lítio), doenças que podem ter sua parcela de contribuição comportamental e também em sua gênese já apresentar alguma interface com a psiquiatria.

Síndromes psiquiátricas associadas ao transplante renal

Depressão no período pré-transplante renal

A depressão é o transtorno mental mais comum em pacientes com doença renal terminal e com doença renal crônica. Estudos têm demonstrado que a depressão se associa à pior qualidade de vida tanto em relação a aspectos mentais como físicos. Além disso a depressão aumenta significativamente a morbidade e mortalidade em pacientes em estágio final da doença renal[25]. Vários estudos têm investigado a prevalência de depressão em pacientes em fase dialítica e pré-dialítica, entretanto pouco se sabe sobre a prevalência e as correlações da depressão em pacientes após o transplante renal[26].

A prevalência de depressão varia em função de vários fatores, incluindo o critério utilizado para se definir depressão. A depressão é subdiagnosticada em pacientes com IRCT e transplante renal. Vários fatores contribuem para essa subdetecção. Devido à natureza subjetiva dos sintomas, a depressão pode ser menosprezada pela percepção do paciente. Sintomas como indisposição, falta de energia e cansaço podem ser atribuídos exclusivamente à condição médica de base, inibindo que uma investigação mais cuidadosa para a depressão seja feita.

O rastreamento dos sintomas depressivos pode ser feito com instrumentos de autoavaliação, incluindo a escala de Zung, a HAD, o Inventário Beck para Depressão (BDI) e o Questionário de Saúde do Paciente-9 (PHQ-9) (Tabela 2). Estes questionários podem ser úteis para selecionar os pacientes que deverão ser entrevistados (escores do BDI=16 ou mais e PHQ-9 com pontuação de 10 ou mais), pois apresentam uma sensibilidade e especificidade de cerca de 90% em pacientes com doença renal terminal para o diagnóstico de depressão clínica[27,28]. No entanto, para efeitos de pesquisa, o uso de entrevista direta seguindo os critérios do DSM-5 é considerado o padrão para realização do diagnóstico de depressão maior[25,27].

Os fatores clínicos que têm sido associados à ocorrência de depressão em pacientes de transplante renal são (Figura 1): episódio de rejeição, uso de medicamentos que podem causar depressão como o tacrolimo, corticoide e ciclosporina, comorbidades como hiperparatireoidismo, o tipo de doador falecido ou vivo, filtração glomerular/nível de creatinina, uremia, retornar à diálise após o transplante[26,29-31]. Cabe lembrar também que apatia e lentificação, aparentando um estado de depressão, podem indicar descompensação da uremia e não quadro depressivo[32].

Depressão no período pós-transplante renal

Sintomas depressivos têm sido detectados em 22 a 39%[30,33,36] e, depressão clínica em torno de 10 a 22% dos pacientes com transplante renal[34,35,40]. De acordo com dados de 47.899 pacientes transplantados no sistema do *Medicare* dos Estados Unidos, a incidência cumulativa de depressão clinicamente diagnosti-

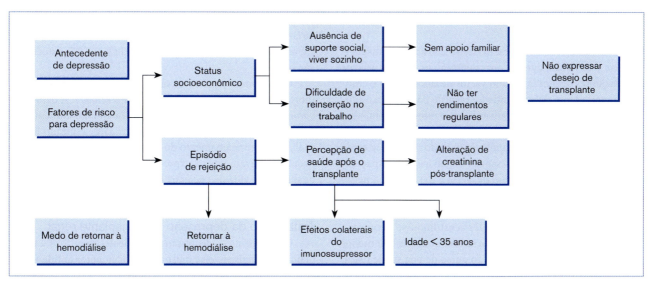

Figura 1 Fatores de risco para sintomas depressivos em pacientes transplantados renais.

Tabela 2 Instrumentos utilizados para quantificar sintomas depressivos em pacientes transplantados renais

Instrumentos diagnósticos	Prevalência	Estudo	Autores	Ano de Publicação
Inventário Beck (BDI)	39% sintomas depressivos	Transversal 4 m	G. Rocha et al	2001
CES-D (> 18 = depressão)	22% depressão	Prospectivo 5 anos	Novak et. al.	2010
Zung Self-rating Depression Scale	41,4% depressão	Retrospectivo	Tsunoda	2010
MINI e HAD	Depressão: antes > pós-transplante	Transversal (antes do transplante, 6 m e 1 ano após)	Baguelin-Pinaud A	2009
CES-D >18 e BDI (triagem)	Variou conforme fatores: socioeconômico, estado civil e comorbidades	Transversal	Szeifert et al.	2010
HAD	Depressão sem diferença	Caso-controle HD vs TX	Karaminia et al.	2007
Farsi (persa) DSM-5	Transtorno depressivo maior 2,8%	Transversal pós-transplante (crianças e adolescenties	Ghanizadeh	2009

cada após o transplante foi 5%, 7% e 9% respectivamente 1, 2 e 3 anos após o transplante[41]. Um estudo de coorte retrospectivo encontrou depressão em 41,4% dos pacientes transplantados renais, definida como pontuação maior ou igual a 50 na escala de Zung para depressão. Alguns dados sugerem que a prevalência de depressão em receptores de transplante tende a ser menor do que em pacientes em lista de espera. Como por exemplo, no estudo de Szeifert et. al.[26] a prevalência de depressão em pacientes transplantados foi de 22% e em pacientes com insuficiência renal aguardando o transplante foi de 33%. Do mesmo modo, um estudo mostrou que a taxa de transtorno depressivo maior após o transplante renal foi menor do que em outras doenças crônicas, como talassemia ou hemofilia. Entretanto, pacientes com transplante apresentaram elevada taxa de comportamentos suicidas.

De acordo com o estudo de Perez-San-Gregorio et al.[36], aumento de sintomatologia depressiva e ansiosa ocorre em dois períodos de tempo após o transplante, 0-12 meses e acima de 2 anos após o transplante. Diante desses resultados, os autores propuseram um modelo de adaptação intuitiva em três fases para explicar os estados psicológicos no transplante renal.

- A fase de alerta: durante o primeiro ano após o transplante e internação, durante a recuperação pós-operatória, os pacientes devem lidar com vários desafios físicos e emocionais como: de autocuidado; reajuste para rotina e situações da vida, as expectativas sobre o retorno ao trabalho com uma deficiência, o medo da rejeição do enxerto, novas situação da família após um período de ansiosa espera, entre outros. Esses desafios tendem a expor os pacientes a uma permanente fase de alerta e seu funcionamento psicológico pode ser afetado por essa situação.
- A fase de adaptação: desde o primeiro ano após o transplante, a maioria dos pacientes acostumou-se às prescrições médicas, adaptaram-se a seus empregos e têm menos medo de rejeição por causa do curso de boa saúde física. Além disso, muitas famílias recuperam-se psicologicamente para que eles possam apoiar o paciente. Todas essas mudanças podem facilitar que os pacientes encontrem formas satisfatórias de lidar com a sua situação atual.
- O estágio de exaustão: a partir de 2 anos após o transplante, pode haver um aumento de perturbações psicológicas. Isto pode ser devido ao ressurgimento do medo de falência do enxerto, quando a maioria dos pacientes percebe que, com o passar do tempo, a sobrevida do enxerto diminui. Além disso, os pacientes podem sentir-se cansados da sua situação, pois eles podem ficar desapontados quando perceberem que a vida não é normal, por precisarem de acompanhamento médico permanente.

Segundo os autores, alguns dados desse estudo apoiaram esse modelo intuitivo. Os pacientes do grupo 1 (1 ano após o transplante) e grupo 3 (acima de 2 anos após o transplante) consideraram que as suas relações sociais não foram bem-sucedidas, as pessoas não os respeitavam, ou que eles tinham se tornado desinteressantes fisicamente. Pensamentos como: algo arruinaria sua aparência, poderiam ser machucados, algo estava para acontecer a alguém próximo com quem se importava ou que estavam perdendo suas mentes. Esses pensamentos estariam relacionados à visão negativa de si e ideias catastróficas sobre sua própria saúde, sua autoestima física e sua autoaceitação do corpo.

Os sintomas depressivos são um preditor independente de mortalidade em pacientes transplantados renais[37]. A depressão compromete a adesão aos regimes de tratamento aumentando o risco de rejeição do enxerto. Por outro lado, segundo Rocha et al., o mau funcionamento do órgão pode potencialmente impactar negativamente na expressão do afeto e na percepção da qualidade de vida do paciente, levando o paciente deprimido a tornar-se menos aderente à terapia imunossupressora.

Tratamento da depressão no transplante renal

O tratamento da depressão nos pacientes com IRCT e transplantados renais envolve o uso de medicamentos antidepressivos. Vários antidepressivos têm mostrado eficácia no tratamento da depressão em pacientes com doença renal. Embora exista ainda a necessidade de estudos mais específicos e detalhados da interação entre a depressão e os estágios de doença renal[32] alguns aspectos relativos a potenciais interações medicamentosas merecem consideração.

Não existem estudos indicando restrição ao uso de tricíclicos, entretanto deve-se prestar atenção para hipotensão postural, sedação e efeitos anticolinérgicos que podem ser mais proeminentes no paciente com insuficiência renal. Outro aspecto a se considerar é a existência dos metabólitos dos ADT e esses possuírem eliminação renal, podendo, portanto acumular em pacientes com insuficiência renal.

Em relação à fluoxetina deve-se considerar a meia-vida de 1 a 2 semanas de seu metabólito ativo, a norfluoxetina. Em casos de depressão grave não responsiva, com sintomas catatônicos ou psicóticos, a eletroconvulsoterapia pode ser utilizada, embora os riscos anestésicos sejam aumentados.

Não se tem confirmação de eficácia de uma abordagem psicoterápica específica para a depressão em pacientes com transplante renal. Abordagens psicoterápicas efetivas para a depressão primária devem ser consideradas para o paciente com transplante renal que apresenta depressão, incluindo a terapia cognitiva, comportamental e a interpessoal[31]. Terapias em grupo também podem ser consideradas para pacientes transplantados renais com depressão, embora os resultados possam ser melhores com a psicoterapia individual.

Ansiedade no período pré-transplante renal

Poucos estudos têm direcionado o enfoque para os sintomas ansiosos no pós-transplante renal. Entretanto, níveis mais intensos de ansiedade podem comprometer a qualidade de vida e o funcionamento nas áreas social, emocional, física e financeira e devem ser investigados e tratados visando diminuir esses impactos.

Ansiedade no período pós-transplante renal

A maior intensidade de sintomas ansiosos logo após o transplante pode se associar com aumento de chances de aparecimento de transtornos de ansiedade e depressão em pacientes e familiares 1 ano após o transplante. Em indivíduos transplantados, a ansiedade mais grave foi associada a histórico de rejeição do enxerto, perda da função renal, realização do transplante antes dos 35 anos de idade e uso de corticoide e imunossupressores. Pacientes receptores de doador falecido têm uma expectativa maior em relação à rejeição e fantasias em relação ao órgão transplantado.

No Brasil, a expectativa em relação ao retorno ao trabalho e reinserção social no primeiro ano de transplante também pode ser um fator relevante para sintomas ansiosos, principalmente para aqueles pacientes que recebiam benefício do governo e possivelmente perderão o direito após 1 ano de transplante renal bem-sucedido. O fato de estarem muito tempo fora do mercado de trabalho devido ao longo percurso em hemodiálise assim como a própria atividade exercida, muitas vezes mais manual e pesada, também pode dificultar o planejamento e realização da atividade profissional.

Tratamento da ansiedade no transplante renal

Caso seja identificado algum transtorno de ansiedade deve-se iniciar o tratamento que envolve o uso de medicações, sobretudo os ISRS (vide "Tratamento da depressão") e associação com psicoterapia. Caso seja necessário o emprego de benzodiazepínicos deve-se programar o tempo de uso para evitar dependência, e a literatura recomenda lorazepam, oxazepam, com doses entre 1/2 a 2/3 das usadas normalmente[31].

A avaliação sistemática do estado mental e da adaptação psicológica à condição de saúde permite que já no pré-operatório o paciente possa receber eventual intervenção para lidar com sintomas ansiosos associados a pensamentos distorcidos, fantasias e medos. Intervenções acolhedoras em conjunto com familiares (cônjuges, por exemplo) podem ser efetivas para pacientes com sintomas leves e dificuldades de adesão ao tratamento.

Transtornos psicóticos no período pré-transplante renal

Pacientes com esquizofrenia e transtorno afetivo bipolar (TAB) apresentam um risco maior de desenvolverem doença renal devido a maiores taxas de doenças cardiovasculares, diabetes, hipertensão e dislipidemia, além do próprio uso de lítio[38]. No entanto, o medo dos clínicos em incluir pacientes com histórico psicótico em programas de transplante geralmente faz com que essa população seja sub-representada no grupo de pacientes transplantados e que se tenha poucos dados desse grupo de pacientes.

Transtornos psicóticos no período pós-transplante renal

Kofman et al.[39] realizaram um estudo retrospectivo que incluiu pacientes que foram submetidos a transplante renal. Um grupo de pacientes com TAB ou transtornos psicóticos foi comparado a um grupo de pacientes sem transtornos psiquiátricos. As taxas cumulativas de mortalidade assim como taxas de perda do órgão não foram significativamente diferentes entre os grupos. O grupo sugere que esses pacientes devem ser considerados para o transplante com devido acompanhamento psiquiátrico no pós-transplante.

Tratamento de transtornos psicóticos no transplante renal

O tratamento de transtornos psicóticos em pacientes com IRCT ou transplante renal deve ser feito com base no transtorno identificado. De modo geral, o emprego de antipsicóticos atípicos é preferível, como a risperidona, olanzapina, quetiapina, ziprasidona e aripiprazol, podendo a risperidona requerer um ajuste de dose renal[40].

Com relação ao uso de estabilizadores de humor, o uso de ácido valproico e carbamazepina são mais seguros para esse grupo de pacientes, sabendo que o ácido valproico é um indutor de 3A4 e pode diminuir os níveis inibidores de calcineurina[40]. Na literatura existem dois relatos do uso de lítio após o transplante; no primeiro[40] o lítio teve de ser descontinuado por possível intoxicação e no segundo[41] a dose teve de ser progressivamente diminuída devido a efeitos colaterais. Posto isso é recomendado que na programação do transplante, caso o paciente ainda faça uso de lítio, que seja feita a troca por outro estabilizador de humor cerca de 3 meses antes do transplante, a fim de se atingir doses adequadas e acessar possíveis efeitos colaterais[40]. O uso de lítio deve ser reservado para casos extremos e a decisão deve ser tomada em conjunto com o paciente, família, nefrologistas e cirurgiões, sabendo que não há evidência que suporte seu emprego.

Transtornos cognitivos e *delirium* no período pré-transplante renal

Condições clínicas associadas à doença renal crônica como uremia, distúrbios hidroeletrolíticos, juntamente a outras condições como uso de medicações, disfunções endócrinas, infecções, alterações cardiovasculares entre outras, podem levar a comprometimento cognitivo nos pacientes e mesmo a quadro de *delirium* e devem ser consideradas na avaliação deste grupo de pacientes. A anemia também pode ser considerada para diagnóstico diferencial devido aos sintomas de fadiga e perda de energia[31].

Transtornos cognitivos e *delirium* no período pós-transplante renal

O transplante renal normalmente conduz a melhora de fatores metabólicos associados à IRCT e consequentemente pode viabilizar a melhora no desempenho cognitivo. Entretanto, pacientes transplantados assim como aqueles com IRCT tendem a apresentar pior desempenho na memória verbal e habilidades de funcionamento executivo do que controles saudáveis. Alguns fatores limitam o desempenho cognitivo após a cirurgia, mesmo que esta tenha sido bem-sucedida. Por exemplo, transtornos depressivos prévios podem permanecer após o transplante e cursar com sintomas como agitação ou retardo psicomotor e dificuldade de concentração que comprometem o desempenho cognitivo. Outro aspecto são os potenciais efeitos sobre a cognição de medicamentos necessários para a imunossupressão após a cirurgia, incluindo ciclosporina, tacrolimo e prednisona. Doses diárias altas de corticoides podem ter um efeito sobre a degeneração do hipocampo e, portanto, resultar em diminuição da capacidade de memória declarativa.

Griva et. al. (2006) compararam pacientes em fase pré e pós-transplante e concluíram que, quanto maior o tempo de diálise antes de receber o transplante pior será a capacidade do paciente obter melhora em algumas tarefas. Ainda, os resultados sugerem que melhora significativa do pré para o pós só ocorrem em determinados domínios cognitivos. A área que obteve clara melhora na avaliação neuropsicológica foi a da memória. As funções de atenção e de velocidade de processamento podem ser menos suscetíveis à doença renal crônica e, consequentemente, podem melhorar com o transplante. Outro estudo mostrou que a capacidade cognitiva de inibição de resposta também foi melhor no pós-transplante do que no pré-transplante.

A literatura sobre o funcionamento cognitivo após transplante renal é baseada predominantemente em dados transversais ou estudos prospectivos que avaliaram amostras muito pequenas, com avaliações neuropsicológicas breves.

Com relação a quadro flutuante compatível com *delirium*, condições clínicas devem ser investigadas e o *delirium* sempre deve ser incluído nos diagnósticos diferenciais na avaliação psiquiátrica no pós-transplante uma vez que pode ser um sinal de alerta para condições clínicas potencialmente perigosas.

Tratamento de transtorno cognitivo e *delirium* no transplante renal

Fatores clínicos associados a comprometimento cognitivo e *delirium* devem ser investigados e tratados prontamente. O próprio transplante pode ser tratamento para algumas dessas condições e trazer melhora de funções cognitivas.

Com relação ao *delirium,* o emprego de antipsicóticos pode ser usado por um período curto de tempo, dando-se preferência para os antipsicóticos atípicos (vide "Tratamento dos transtornos psicóticos"). Formulação injetável por via IM de haloperidol pode ser útil em pacientes com agitação psicomotora.

Outras manifestações psiquiátricas no transplante renal

Disfunção sexual

Dentre os problemas psicopatológicos mais frequentemente encontrados em transplante renal é a manifestação de disfunção sexual. Alguns autores sugeriram que mulheres com doença renal da fase final (ESRD) apresentaram maior risco de disfunção sexual comparado a mulheres saudáveis, sendo que o transplante renal bem-sucedido pode melhorar a função sexual feminina[42].

Apesar de pouco abordada, a disfunção sexual em transplantados renais aparece na clínica e muitas vezes é confundida com efeitos colaterais dos imunossupressores. Conhecer a prevalência e entender o impacto da disfunção sexual após o transplante renal pode contribuir para a qualidade de vida dos pacientes.

Distúrbios do sono

Poucos estudos foram publicados sobre a qualidade do sono e/ou distúrbios do sono em pacientes transplantados renais, sendo desconhecida a sua influência na sobrevida do enxerto. Apesar de reduzida a prevalência de sintomas de insônia e síndrome das pernas inquietas em transplantados renais comparados a dialíticos e população geral, a síndrome da apneia do sono tem prevalência de cerca de 30%.

Um estudo caso-controle concluiu que pacientes transplantados com histórico de doença renal crônica secundária a hipertensão possuem pior qualidade do sono. Estudos subsequentes avaliaram a qualidade do sono associada a sintomas de depressão e ansiedade em transplantados renais revelando relação significativa entre sono, percepção da qualidade de vida, sintomas de depressão e ansiedade.

Existe uma hipótese de que há relação entre distúrbios do sono e sistema imune, especialmente entre receptores de órgãos transplantados. Investigar distúrbios do sono é de grande importância se considerados o impacto negativo sobre a qualidade de vida e também o aumento da mortalidade dos pacientes.

Transtorno relacionado ao uso de álcool e outras drogas

Estudos sobre álcool na população transplantada renal são escassos. Em estudo sobre o uso de álcool em transplantados renais por meio de autorrelato foi observado que o uso de álcool é menos prevalente em receptores de transplante renal do que na população geral.

A associação do álcool e drogas com o transplante renal foi pouco estudada e possivelmente, pode ser um preditor de não adesão ao tratamento no pós-transplante renal, fator esse que deve ser investigado no período pré-transplante. O abuso de álcool e drogas pode afetar as relações sociais do paciente e os aspectos cognitivos como memória e funcionamento psicomotor.

Obesidade

A obesidade no momento do transplante pode ser um grande fator de risco para as complicações pós-transplante. A obesidade está associada a doença cardiovascular e insuficiência renal[43]. O ganho de peso pós-transplante é uma complicação frequente, aumentando o risco de complicações relacionadas à obesidade anteriormente em pessoas com peso normal. A obesidade está associada com maiores taxas de complicações perioperatórias e no longo prazo a menores taxas de sobrevida.

A avaliação pelo cirurgião antes da cirurgia do IMC absoluto pode ser melhor preditor de complicações perioperatórias. Em decorrência das taxas de morte do paciente e de insucesso do transplante em pacientes com IMC de 30-35 kg/m^2 serem baixas, a obesidade não tem sido considerada critério de exclusão para o transplante renal. Dentre os fatores de risco para a obesidade no pós-transplante estão: idade jovem, sexo feminino, baixo nível socioeconômico, obesidade prévia, afro-americanos, uso de esteroides ou outros medicamentos imunossupressores, rejeições prévias, órgão de doador vivo[44].

MEDICAMENTOS UTILIZADOS EM TRANSPLANTE E REPERCUSSÕES PSIQUIÁTRICAS

Período pré-transplante

A seleção de medicamentos psicotrópicos para tratamento de pacientes em lista de espera para transplante requer considerações farmacocinéticas especiais. São comuns alterações na absorção das drogas, volume de distribuição e capacidade de depuração. A possibilidade de maior toxicidade decorre do aumento da biodisponibilidade, da redução da capacidade de ligação às proteínas plasmáticas, comum em condições como cirrose hepática, insuficiência renal e insuficiência cardíaca e da menor capacidade de depuração.

Na insuficiência renal, a volemia encontra-se expandida devido ao aumento de fluidos extracelulares, acarretando maior volume de distribuição. Por outro lado, a excreção de várias drogas encontra-se reduzida. Em relação às drogas psicotrópicas, essas modificações são importantes quando se prescreve sobretudo gabapentina e lítio.

Na insuficiência hepática, a síntese hepática das proteínas plasmáticas está muito reduzida, levando a menor ligação de vários medicamentos às proteínas, a maior volume de distribuição quando há ascite e a maior disponibilidade de várias drogas quando há *shunts* presentes (p. ex., antidepressivos tricíclicos). Na insuficiência cardíaca crônica, poderá haver menor volume de distribuição devido à vasoconstrição mediada pelo sistema nervoso simpático.

Em casos de insuficiência respiratória por fibrose cística, há relatos de aumento do *clearance* hepático de algumas drogas.

Período pós-transplante

O conhecimento da farmacologia das drogas imunossupressoras é de grande importância no manejo do paciente que recebeu transplante. A ocorrência de efeitos adversos potencialmente graves e de interações farmacológicas com outras drogas são aspectos que devem ser levados em consideração quando se propõe a prescrição de tratamentos concomitantes. Interações que reduzem os níveis séricos de imunossupressores podem afetar diretamente a sobrevida do paciente e do enxerto.

A terapia imunossupressora pode ser dividida em dois momentos: terapia de indução (inicial), que dura 3 meses e terapia de manutenção, após esse período.

Inibidores da calcineurina
Ciclosporina

A ciclosporina, também chamada de ciclosporina A (CyA) é um peptídeo de 11 aminoácidos, cíclico, obtido do fungo de solo *Beauvirea nivea* (antigo *Tolypocladium inflatum*). Sua introdução na prática clínica, no início dos anos 1980, representou um importante avanço no controle da rejeição do enxerto[45], permitindo um extraordinário aumento do número de transplantes. Atua por inibição da síntese da interleucina 2 (IL-2) ao se ligar à proteína citosólica ciclofilina, resultando na inibição da atividade da fosfatase calcineurina e impedindo a ativação de fatores de transcrição essenciais à indução da IL-2[45]. O bloqueio da entrada da célula T na fase S do ciclo celular resulta imunossupressão seletiva. A CyA é uma molécula hidrofóbica, dependente da emulsificação pelos sais biliares para sua absorção. A biodisponibilidade da CyA é influenciada pela quan-

Tabela 3 Alterações farmacocinética em disfunções orgânicas terminais

	Absorção	Distribuição	Metabolismo	Excreção
Rim	↓	↑	↑↓	↓
Fígado	↑↓	↑	↓	–
Coração	↓	↓	↓	↓
Pulmão	↓	–	↑↓	↓

tidade de bile, presença de alimentos no trato digestivo, uso concomitante de outras drogas, colestase e insuficiência hepática e pela motilidade gastrointestinal. Após a administração oral, a droga é absorvida pelo sistema linfático no jejuno proximal e alcança um pico no sangue em 2 a 4 horas. A presença do citocromo CYP3A4 no trato gastrointestinal representa um dos fatores mais relevantes para a biodisponibilidade irregular da CyA. O metabolismo é principalmente hepático e dependente do sistema do citocromo P450. A excreção é biliar e uma pequena parte é reabsorvida no ciclo êntero-hepático. Em menor escala, ocorre biotransformação da droga também na mucosa intestinal e no rim. As drogas que estimulam o citocromo P450 aumentam o metabolismo da CyA e consequentemente reduzem os seus níveis no sangue. Do mesmo modo, os fármacos que são metabolizados ou que inibem o P450 levam a aumento dos níveis da CyA, potencializando a sua toxicidade. A ocorrência de polimorfismo genético das isoenzimas do citocromo P450 torna essas interações ainda mais complexas e imprevisíveis. Os principais efeitos adversos são nefrotoxicidade, cefaleia, hipertensão arterial, dislipidemia, hirsutismo, hipercalemia, hiperglicemia, hipomagnesemia, hiperuricemia, hipertricose, hiperplasia gengival, neurotoxicidade (parestesias, tremores, cefaleia, confusão mental), síndrome hemolítico-urêmica, hepatotoxicidade, mialgia, artralgia, reações alérgicas e infecções oportunistas[45]. Muitos efeitos adversos, na verdade, estão associados à combinação de corticosteroides com a CyA.

Tacrolimo

O tacrolimo, antigamente chamado de FK 506, foi isolado em 1985 do *Streptomyces tsukubaensis,* é um antibiótico macrolídeo com potente ação imunossupressora[45]. Embora estruturalmente não relacionados, o tacrolimo e a ciclosporina apresentam ações semelhantes em nível celular e molecular, inibindo a ativação do linfócito T[45]. Entretanto, o tacrolimo apresenta potência maior. Dada a sua eficácia e simplicidade do esquema posológico, o tacrolimo tem sido a droga mais utilizada atualmente nos transplantes de órgãos, suplantando o uso da ciclosporina na maior parte das situações clínicas. De modo contrário à CyA, a sua absorção não é influenciada pelos sais biliares. A droga é metabolizada principalmente no fígado pelo sistema do citocromo P450 (CYP3A4). Menos de 1% da dose é eliminada na urina. Pelo menos 15 metabólitos são produzidos e eliminados pelas vias biliares. Em menor extensão, o tacrolimo é metabolizado no intestino, de modo semelhante ao que ocorre com a CyA. Portanto, qualquer droga que atue sobre o sistema de citocromos poderá interagir também com o tacrolimo. Muitos efeitos colaterais do tacrolimo são também comuns à CyA. Os principais são cefaleia, tontura, nefrotoxicidade, neurotoxicidade, complicações cardiovasculares, diabetes mellitus e infecções oportunistas[45].

Corticosteroides

Os corticosteroides fazem parte dos principais esquemas de imunossupressão, geralmente associados a outras drogas como a CyA ou o tacrolimo. Representam ainda uma droga de primeira escolha para tratamento da rejeição. Os mais utilizados são metilprednisolona, prednisolona e prednisona. São potentes drogas imunossupressoras e anti-inflamatórias, inibindo o recrutamento de todas as células inflamatórias e a resposta de células T a antígenos. Inibem ainda a síntese de citocinas como a IL-2 e o interferon gama, a secreção de IL-1 pelos macrófagos e suprimem a *up-regulation* de moléculas de HLA de classe II e de moléculas de adesão pelas células endoteliais[91]. Os corticosteroides são metabolizados pelo fígado e excretados pelo rim. Os corticosteroides possuem amplos efeitos adversos sistêmicos. Os mais importantes são hipertensão arterial e retenção de sódio e água, hiperglicemia, hiperlipidemia, hiperparatireoidismo secundário, gastrite, síndrome de Cushing, leucocitose, miopatia, osteoporose, necrose óssea asséptica, glaucoma, catarata, predisposição a infecções e sintomas psiquiátricos como euforia, alucinações, depressão, insônia e psicose. A tendência atual é limitar o seu uso, seja mediante a associação de múltiplos agentes em doses menores, seja sua interrupção precoce.

Azatioprina

A azatioprina é uma das mais antigas drogas imunossupressoras, geralmente usada em combinação com corticosteroides e CyA. Atualmente tem sido menos utilizada na imunossupressão primária, sendo o mofetil micofenolato mais empregado. É um composto análogo das purinas que inibe a síntese de nucleosídeos de purina e, consequentemente, a mitose e a proliferação celular. Embora a sua ação não seja seletiva, as células que se dividem rapidamente como os linfócitos são mais susceptíveis. A droga é rapidamente absorvida no trato gastrointestinal, 30% ligam-se às proteínas séricas e é hidrolisada a 6-mercaptopurina. O efeito adverso mais significante e comum é a depressão medular, que pode ocorrer em mais de 50% dos transplantados. Outros efeitos colaterais incluem náuseas, vômitos, diarreia, anorexia, alopecia, cólicas abdominais, úlceras em mucosas, pancreatite aguda, *rash*, febre, mialgia, artralgia, cefaleia, hepatotoxicidade (lesão endotelial, colestase, peliose e raramente doença veno-oclusiva) e aumento na incidência de neoplasias malignas. O uso concomitante de alopurinol aumenta o risco de toxicidade medular.

Mofetil micofenolato

O mofetil micofenolato (MMF), ou micofenolato de mofetila, primeiramente isolado do fungo *Penicillium glaucum*, que, após sua conversão no ácido micofenólico pelas esterases hepáticas, é capaz de inibir de modo não competitivo a enzima inosina monofosfato desidrogenase, que regula uma etapa importante da síntese de novo das purinas[45]. A consequência dessa inibição é uma imunossupressão mais seletiva sobre os linfócitos, que dependem da via de novo. A droga é rapidamente absorvida pelo trato gastrointestinal. No fígado, é convertida em micofenolato e conjugada a glicuronídeo, que é excretado na bile e pelo rim. Os efeitos adversos mais comuns são náuseas, vômitos, diarreia, anemia, plaquetopenia e leucopenia[45]. Uma grande vantagem da droga, além da imunossupressão mais seletiva que a obtida com a azatioprina, é o fato de que não interage com alopurinol, o que pode ser vantajoso em pacientes portadores de hiperuricemia.

Anticorpos antilinfocitários (policlonal e monoclonais)

Globulina antitimocítica

A globulina antitimocítica (ATG) é utilizada no transplante para prevenir ou tratar a rejeição de órgãos sólidos. Por sua composição policlonal, reduzem o número de linfócitos circulantes[45]. Cerca de 10% dos pacientes tratados apresentam efeitos colaterais como febre, fraqueza, dispneia, infecções oportunistas e reativação de infecções virais[45].

Muromonabe CD3

O muromonabe CD3 (OKT3) é um anticorpo monoclonal, da subclasse IgG2, anti-CD3, que está presente em todos os linfócitos T maduros. Após a suspensão da droga, pode ocorrer repopulação com linfócitos CD3 negativos, o que explica a atividade imunossupressora prolongada. O OKT3 está associado a efeitos adversos atribuídos à liberação de citocinas, que levam a febre, taquicardia, diarreia, náuseas e mialgias, edema pulmonar e possível quadro neuropsiquiátrico pelo edema cerebral. Infecções oportunistas e reativação de infecções virais também podem ocorrer[45].

Basiliximabe

O basiliximabe é um anticorpo monoclonal que se liga ao CD 25, a cadeia alfa do receptor da IL-2, produzindo um bloqueio da proliferação das células T e é utilizado para a prevenção de rejeição de transplantes[45]. Não tem capacidade de sinalização porque não se liga às demais cadeias, beta e gama, importantes para ativação da IL-2. Por esse motivo, não causa síndrome de liberação de citocinas. Do mesmo modo, não é útil para o tratamento da rejeição, se utilizado isoladamente, pelo fato de não inibir a IL-2.

Dentre seus efeitos colaterais estão calafrios, febre, erupção cutânea, fadiga, diarreia, náusea, dor de cabeça, anorexia, leucopenia e infecções[45].

Alentuzumabe

O alentuzumabe é um anticorpo humanizado anti-CD52 que pode ser utilizado em esquemas de indução. Efeitos colaterais comuns são: epistaxe, dor de cabeça, hipertensão, rinite, pele seca, dor nas costas, sangramento excessivo e erupção cutânea.

Inibidores de mTOR

Sirolimus e everolimus

Sirolimus e everolimus são da classe de inibidores de *mammalian target of rapamycin* (mTOR). Inibem a proliferação de células T, dependentes da IL-2, ligando-se às proteínas TOR-1 e TOR-2, associadas à progressão à fase G1 do ciclo celular. Têm sido utilizados para permitir a redução da dose de inibidores de calcineurina. Dentre os efeitos adversos estão ansiedade, depressão, fraqueza, tontura, supressão medular e *rash*[45].

Tabela 4 Principais agentes imunossupressores e seus mecanismos de ação

Ciclosporina e tacrolimo	Inibição da calcineurina, produzindo inibição da transcrição da interleucina 2
Corticosteroides	Inibição não seletiva da apresentação de antígenos, da produção de citocinas e da proliferação de linfócitos
Azatioprina	Inibição não seletiva da síntese das purinas
Mofetil micofenolato	Inibição da enzima inosina monofosfato desidrogenase, produzindo inibição da *síntese de novo* das purinas
Sirolimus e everolimus	Bloqueio da cinase mTOR e inibição da transdução do sinal de fatores de crescimento
Anticorpos policlonais (ATG)	Depleção de células T circulantes, modulação de receptores de membrana
Anticorpos monoclonais (OKT3)	Ligação do complexo CD3 – receptor de células T
Anticorpos quiméricos (basiliximab)	Anticorpos anti-CD25, bloqueando seletivamente o receptor da interleucina 2
Anticorpos humanizados (alemtuzumab)	Anticorpos anti-CD52

Interações medicamentosas

O tratamento de manifestações psiquiátricas em pacientes transplantados é possível, conforme discutido nos respectivos tópicos, apesar da escassez de estudos randomizados controlados. Com as devidas considerações feitas, com base nas modificações farmacocinéticas que ocorrem no período pré-transplante e no conhecimento das interações com os imunossupressores no pós-transplante, a maior parte das drogas disponíveis pode ser utilizada com ajustes de doses. A Tabela 5 mostra algumas dessas possíveis interações.

Tabela 5 Interações de medicamentos psicotrópicos potencialmente problemáticos em transplante de órgãos

Medicação	Antidepressivo
Varfarina	Fluvoxamina, modafinil, antidepressivos tricíclicos, inibidores da monoamina oxidase
Betabloqueador	Paroxetina, fluoxetina, bupropiona
Ciclosporina	Nefazodona, fluvoxamina, sertralina, fluoxetina, modafinil
Tacrolimo	Nefazodona, fluvoxamina, fluoxetina
Sirolimus	Nefazodona, fluvoxamina, fluoxetina
Antiarrítmicos	Paroxetina, fluoxetina, bupropiona, fluvoxamina
Antagonistas da angiotensina II	Fluvoxamina, modafinil
Inibidores da HMG-CoA	Fluvoxamina, nefazodona
Antagonistas de canais cálcio	Nefazodona

CONSIDERAÇÕES FINAIS

Nas últimas décadas a evolução da medicina permitiu que muitos pacientes com falência orgânica experimentassem um aumento na sobrevida com o transplante de órgãos. O transplante envolve uma série de questões que vão desde o orgânico, psicológico e social e cuja psiquiatria tem papel relevante. A avaliação psiquiátrica de candidatos e a identificação de síndromes psiquiátricas em paciente com falência orgânica e/ou em uso de medicamentos imunossupressores é complexa e envolve diagnósticos diferenciais clínicos. No estabelecimento de um tratamento devem ser consideradas todas as possíveis interações medicamentosas, pesados riscos e benefícios, sabendo que esse, quando feito, vai impactar de maneira significativa na qualidade de vida do paciente e na sobrevida do enxerto.

Vinheta clínica

Paciente de 52 anos submetido a transplante hepático há 3 dias por quadro de cirrose alcoólica. Equipe que solicita interconsulta afirma que paciente vem apresentando episódios de choro presenciados pela equipe. Paciente está em uso de prednisona, tacrolimo e mofetil micofenolato. Durante a avaliação clínica pacientes descartaram outras alterações clínicas ou laboratoriais.

Durante a avaliação psiquiátrica paciente refere que vinha esperando por esse transplante há muito tempo e agora que tinha conseguido não sabia como seria sua vida, não sabia se conseguiria voltar a trabalhar (trabalhava como marceneiro e estava há cerca de 3 anos sem trabalhar por conta da doença).

Ao exame psíquico, o paciente apresentava-se com barba por fazer em vestes hospitalares, tinha atitude colaborativa, apresentava-se consciente, com orientação auto e alopsíquicas preservadas, atenção espontânea e voluntária sem alterações, psicomotricidade algo lentificada, humor deprimido, afeto hipomodulado, ressoante, pensamento de curso lentificado, agregado, coerente, com conteúdo de desesperança e culpa, sem alterações evidentes na sensopercepção, não apresentava planejamento suicida mas manifestava no discurso que seria mais fácil se não estivesse vivo, prospecção prejudicada, com dificuldade em estabelecer planos para o futuro.

O paciente estava casado há cerca de 10 anos, era seu segundo casamento, tinha 3 filhos (sendo 1 do atual casamento), evangélico, natural da Bahia, estava em São Paulo há cerca de 30 anos. Referia em sua história episódio prévio de depressão há cerca de 15 anos, que foi tratado com Fluoxetina com melhora. Antecedentes familiares: pai etilista e mãe com depressão. Antecedentes pessoais: fazia ingestão de álcool desde os 15 anos de idade, está há 9 meses em abstinência, fazia uso de cerca de 1 garrafa de aguardente por dia e cerveja quando começou a apresentar complicações clínicas e percebeu que se não parasse de beber iria morrer.

Após a avaliação foi aventada a hipótese de episódio depressivo. Foi iniciado tratamento com sertralina 50 mg e iniciado psicoterapia. Solicitado ECG.

O paciente recebeu alta após 10 dias do início da medicação sendo encaminhado para o ambulatório de psiquiatria para acompanhamento. ECG durante a internação mostrava ritmo sinusal e intervalo QT dentro da normalidade. No momento da alta paciente apresentava melhora do humor e da prospecção, planejava se recuperar e retomar o trabalho como marceneiro, mas ainda se sentia culpado por ter "chegado a esse ponto". Foi mantida a dose de sertralina.

Paciente retornou para avaliação psiquiátrica 21 dias após a alta. Vinha frequentando semanalmente psicoterapia. Paciente apresentava queixa de fadiga e anedonia, não manifestava mais discurso de culpa ou desesperança, mantinha-se em abstinência e em uso regular das medicações. Foi optado por aumento na dose de sertralina para 100 mg/dia e solicitado novo ECG.

Paciente retornou para reavaliação após 30 dias. Paciente referia que estava ajudando o filho no trabalho (filho mais novo tinha uma marcenaria), frequentando a igreja e que estava se sentindo bem. Ao exame psíquico não apresentava alterações. ECG com ritmo sinusal e intervalo QT dentro da normalidade.

Comentários sobre o caso clínico

O caso acima trata-se um episódio depressivo em um paciente com transplante hepático recente. A manifestação dos sintomas aparentemente se deu após o transplante, sendo o mesmo possivelmente um gatilho biológico e psicológico para um episódio subclínico vigente.

Nesta primeira avaliação já haviam sido descartados condições clínicas ou laboratoriais que pudessem estar por trás da manifestação sintomática, como anemia, hipotireoidismo, desidratação e infecção. Ainda, o paciente estava na fase de indução do transplante, que nos primeiros dias pode envolver doses mais elevadas de corticosteroides, o que deve ser considerado diagnóstico diferencial para um episódio depressivo primário. Com relação ao tacrolimo e mofetil micofenolato, são drogas em geral com poucas manifestações psiquiátricas. Como o paciente vinha com sintomas de pensamentos de desesperança e culpa, prospecção prejudicada, ideação de morte, além de humor deprimido, foi feito o diagnóstico de episódio depressivo.

Optou-se pelo emprego de sertralina como tratamento medicamentoso, diante da disponibilidade da mesma e do fato do paciente já ter remitido em episódio prévio com ISRS. Não foi optado pela mesma fluoxetina devido ao fato de ser um potente inibidor de CYP2D6 e seu metabólito, norfluoxetina, ter um efeito inibitório moderado sobre CYP3A4, que metaboliza o tacrolimo. A sertralina tem um efeito mais moderado de inibição de CYP2D6.

A dose inicial foi a mesma comumente usada, já que o paciente estava internado com possibilidade de monitorizar efeitos adversos, lembrando que a dose alvo deve ser cerca de 50% da de indivíduos saudáveis.

Desde o princípio foi combinado à farmacoterapia o tratamento psicológico, sabendo que os aspectos psicológicos neste tipo de paciente são fundamentais de serem abordados e são parte importante do tratamento, visando inclusive minimizar necessidade de doses maiores de medicações.

Como após cerca de 30 dias após o início do tratamento o paciente ainda apresentava sintomas considerados dentro do quadro depressivo, sobretudo fadiga e anedonia, foi optado por otimização da sertralina para 100 mg, uma opção poderia ter sido tentar ajuste para 75 mg antes. Foi solicitado novo ECG para monitorizar sobretudo o intervalo QT.

Para aprofundamento

- Potts SG. Transplant psychiatry. J R Coll Physicians Edinb. 2009;39(4):331-6.
  ⇨ Excelente artigo, apresenta visão geral do papel da psiquiatria no transplante.
- Kim J, Phongsamran P, Park S. Use of anti-depressant drugs in transplant recipients. Prog Transplant. 2004;14(2):98-104.
  ⇨ Excelente artigo, oferece visão geral sobre o uso de antidepressivos no pós-transplante.
- 550- Registro Brasileiro de Transplantes. Ano XXV, n. 4; 2019.
  ⇨ Registro atualizado com as principais estatísticas de transplantes no Brasil.

REFERÊNCIAS BIBLIOGRÁFICAS

1. Registro Brasileiro de Transplantes. 2019;Num. 4. Jan/Dez de
2. Kalra G, Desousa A. Psychiatric aspects of organ transplantation. Int J Organ Transplant Med. 2011;2:9-19.
3. Potts SG. Transplant psychiatry. J R Coll Physicians Edinb. 2009;39:331-6.
4. Huda A, Newcomer R, Harrington C, Keeffe EB, Esquivel CO. Employment after liver transplantation: a review. Transplant Proc. 2015;47:233-9.
5. Watt KD, Pedersen RA, Kremers WK, Heimbach JK, Charlton MR. Evolution of causes and risk factors for mortality post-liver transplant: results of the NIDDK long-term follow-up study. Am J Transplant. 2010;10:1420-7.
6. Desai R, Neuberger J. Donor transmitted and de novo cancer after liver transplantation. World J Gastroenterol. 2014;20:6170-9.
7. European Liver Transplant Registry. 2020.
8. Santos GR, Boin IF, Pereira MI, Bonato TC, Silva RC, Stucchi RS, et al. Anxiety levels observed in candidates for liver transplantation. Transplant Proc. 2010;42:513-6.
9. Mullish BH, Kabir MS, Thursz MR. Dhar A. Review article: depression and the use of antidepressants in patients with chronic liver disease or liver transplantation. Aliment Pharmacol Ther. 2014;40:880-92.
10. Miotto EC, Campanholo KR, Machado MA, Benute GG, Lucia MC, Fraguas R Jr., et al. Cognitive performance and mood in patients on the waiting list for liver transplantation and their relation to the model for end-stage liver disease. Arq Neuropsiquiatr. 2010;68:62-6.
11. Rodrigues da Silva P. Cardiopulmonary and heart transplantation: 100 years of history and 40 years of existence. Rev Bras Cir Cardiovasc. 2008;23:145-52.
12. Tsao CI, Lin HY, Lin MH, Ko WJ, Hsu RB, Hwang SL, et al. Influence of UNOS status on chance of heart transplantation and posttransplant survival. Transplant Proc. 2004;36:2369-70.
13. DiMartini A, Crone C, Fireman M, Dew MA. Psychiatric aspects of organ transplantation in critical care. Crit Care Clin. 2008;24:949-81.
14. Pudlo R, Piegza M, Zakliczynski M, Zembala M. The occurence of mood and anxiety disorders in heart transplant recipients. Transplant Proc. 2009;41:3214-8.
15. Kim J, Phongsamran P. Park S. Use of antidepressant drugs in transplant recipients. Prog Transplant. 2004;14:98-104.
16. Zimbrean P, Emre S. Patients with psychotic disorders in solid-organ transplant. Prog Transplant. 2015;25:289-96. Ótimo artigo que descreve evolução após o transplante de pacientes com diagnóstico prévio de transtorno psicótico.
17. Sher Y, Zimbrean P. Psychiatric aspects of organ transplantation in critical care: an update. Crit Care Clin. 2017;33:659-79.
18. Beach SR, Celano CM, Noseworthy PA, Januzzi JL, Huffman JC. QTc prolongation, torsades de pointes, and psychotropic medications. Psychosomatics. 2013;54:1-13.
19. Freeman AM, 3rd, Folks DG, Sokol RS, Fahs JJ. Cardiac transplantation: clinical correlates of psychiatric outcome. Psychosomatics. 1988;29:47-54.
20. Kuhn WF, Myers B, Brennan AF. Psychopathology in heart transplant candidates. Journal of Heart Transplant. 1988;7:223-226.
21. Phipps L. Psychiatric aspects of heart transplantation. Can J Psychiatry. 1991;36:563-8.
22. **Merrill JP, Murray JE, Harrison JH, Guild WR. Successful homotransplantation of the human kidney between identical twins. J Am Med Assoc. 1956;160:277-82.**
    ⇨ Artigo clássico que apresenta a descrição de transplante renal que rendeu prêmio Nobel de Medicina a Joseph Murray.
23. Crone CC, Gabriel GM. Treatment of anxiety and depression in transplant patients: pharmacokinetic considerations. Clin Pharmacokinet. 2004;43:361-94.
24. Silva DS, Pereira LM, David-Neto E. Adesão ao tratamento imunossupressor no transplante renal. J Bras Nefrol. 2009;31:139-146.
25. Finkelstein FO, Wuerth D, Finkelstein SH. An approach to addressing depression in patients with chronic kidney disease. Blood Purif. 29:121-4.
26. Szeifert L, Molnar MZ, Ambrus C, Koczy AB, Kovacs AZ, Vamos EP, et al. Symptoms of depression in kidney transplant recipients: a cross-sectional study. Am J Kidney Dis. 55:132-40.
27. Hedayati SS, Finkelstein FO. Epidemiology, diagnosis, and management of depression in patients with CKD. Am J Kidney Dis. 2009;54:741-52.
28. Watnick S, Wang PL, Demadura T, Ganzini L. Validation of 2 depression screening tools in dialysis patients. Am J Kidney Dis. 2005;46:919-24.
29. Karaminia R, Tavallaii SA, Lorgard-Dezfuli-Nejad M, Moghani Lankarani M, Hadavand Mirzaie H, Einollahi B, et al. Anxiety and depression: a comparison between renal transplant recipients and hemodialysis patients. Transplant Proc. 2007;39:1082-4.
30. Akman B, Ozdemir FN, Sezer S, Micozkadioglu H, Haberal M. Depression levels before and after renal transplantation. Transplant Proc. 2004;36:111-3.
31. Alexander M Almeida AMM. Revisão: depressão e insuficiencia renal crônica. J Bras Nefrol. 2000;22:192-200.
32. Fabrazzo M, De Santo RM. Depression in chronic kidney disease. Semin Nephrol. 2006;26:56-60.
33. Rocha G, Poli de Figueiredo CE, d'Avila D, Saitovitch D. Depressive symptoms and kidney transplant outcome. Transplant Proc. 2001;33:3424.
34. Arapaslan B, Soykan A, Soykan C, Kumbasar H. Cross-sectional assessment of psychiatric disorders in renal transplantation patients in Turkey: a preliminary study. Transplant Proc. 2004;36:1419-21.
35. Fukunishi I, Sugawara Y, Takayama T, Makuuchi M, Kawarasaki H, Kita Y, et al. Psychiatric problems in living-related transplantation (I): incidence rate of psychiatric disorders in living-related transplantation. Transplant Proc. 2002;34:2630-1.
36. Perez-San-Gregorio MA, Martin-Rodriguez A, Galan-Rodriguez A, Perez-Bernal J. Psychologic stages in renal transplant. Transplant Proc. 2005;37:1449-52.
37. Novak M, Molnar MZ, Szeifert L, Kovacs AZ, Vamos EP, Zoller R, et al. Depressive symptoms and mortality in patients after kidney transplantation: a prospective prevalent cohort study. Psychosom Med. 2010;72:527-34.
38. Price A, Whitwell S, Henderson M. Impact of psychotic disorder on transplant eligibility and outcomes. Curr Opin Organ Transplant. 2014;19:196-200.
39. **Kofman T, Pourcine F, Canoui-Poitrine F, Kamar N, Malvezzi P, Francois H, et al. Safety of renal transplantation in patients with bipo-**

lar or psychotic disorders: a retrospective study. Transpl Int. 2018;31:377-85.

⇨ **Artigo apresenta coorte retrospectiva submetidos a transplante renal com diagnóstico de transtorno psicótico ou transtorno afetivo bipolar prévio.**

40. Moss MC, Kozlowski T, Dupuis R, Detwiler R, Lee RM, Deyo JC. Lithium use for bipolar disorder post renal transplant: is mood stabilization without toxicity possible? Transplantation. 2014;97:e23-4.

41. Beasley AK, Larson CC, Garcia-Pittman EC. Lithium rechallenge after renal transplant. Ment Health Clin. 2017;7:46-50.

42. Kettas E, Cayan F, Efesoy O, Akbay E, Cayan S. The effect of renal transplantation for end-stage renal disease on female sexual function and depression. J Sex Med. 2010;7:3963-8.

43. Glicklich D, Mustafa MR. Obesity in kidney transplantation: impact on transplant candidates, recipients, and donors. Cardiol Rev. 2019;27:63-72.

44. Potluri K, Hou S. Obesity in kidney transplant recipients and candidates. Am J Kidney Dis. 2010;56:143-56.

45. **National Institute of Diabetes and Digestive and Kidney Diseases. LiverTox: Clinical and Research Information on Drug-Induced Liver Injury Bethesda (MD); 2012(Transplant Agents. [Updated 2020 Feb 17]).**

⇨ **Ferramenta que oferece informações gerais sobre os principais imunossupressores.**

18

Interconsulta em unidades de queimados

Marcio Eduardo Bergamini Vieira

Sumário

Introdução
Epidemiologia
Aspectos psicológicos do tratamento
Diagnósticos psiquiátricos em unidades de queimados
Objetivos de tratamento
Considerações finais
Vinheta clínica
Para aprofundamento
Referências bibliográficas

Pontos-chave

- Compreender queimaduras secundárias a transtornos psiquiátricos.
- Compreender transtornos psiquiátricos secundários a queimaduras.
- Compreender o papel da família do paciente queimado.
- Compreender os mecanismos psicológicos envolvidos na queimadura.
- Compreender a equipe multidisciplinar envolvida no cuidado ao queimado.

IINTRODUÇÃO

A pele, como o maior órgão do corpo humano, é a primeira linha de defesa do corpo humano para a resposta imune[1]. Pacientes severamente queimados não somente perdem essa proteção, mas também perdem grande quantidade de calor, plasma e outros líquidos que, se não forem corrigidos rapidamente, causam hipotermia, choque hipovolêmico e insuficiência renal[2].

Queimaduras são queixas pouco comuns em serviços de urgência e emergência médica, mesmo nos hospitais terciários que referenciam atendimento a este tipo de pacientes. A maioria das queimaduras são pequenas e não necessitam de internação hospitalar[3].

Lesões por queimaduras severas frequentemente resultam em significativa dificuldade para o retorno ao trabalho, o que inclui contraturas das cicatrizes, amputações, fraqueza e algumas alterações psicológicas como preocupações com a imagem corporal, depressão e estresse pós-traumático[4]. Como o impacto do quadro psicossocial é bastante grande nesta população, as unidades de queimados têm constituído um grupo de trabalho que contemple a presença de profissionais da área de saúde mental para suporte ao queimado. Existem dois grandes aspectos a serem avaliados por esses profissionais: um deles é o portador de transtornos mentais que, em decorrência de sua descompensação, acabam se queimando (autoinfligido), e o outro é aquele que, por uma queimadura acidental, descompensa-se psiquicamente[5].

Vários estudos sugerem que a grande incidência de psicopatologia na população de queimados merece uma melhor avaliação psiquiátrica desta população. Observa-se que esta população requer tratamento psiquiátrico especializado para *delirium*, depressão, transtorno do estresse pós-traumático, abuso de substâncias e outros transtornos, incluindo transtornos do sono, dor crônica, psicose, transtorno do déficit de atenção e hiperatividade, demência e intervenções para minimizar o estigma da desfiguração pela queimadura. Muito do que é o quadro geral do paciente queimado, como distúrbios hidroeletrolíticos e dificuldades respiratórias, acabam limitando o uso de psicotrópicos e analgésicos, piorando a evolução psíquica destes pacientes[26].

EPIDEMIOLOGIA

As queimaduras respondem por cerca de 1% dos atendimentos de unidades de tratamento referenciado, sendo a quarta causa mais comum de trauma no mundo (acidentes com veículos, quedas e violência interpessoal são mais frequentes) e as internações decorrentes tendem a ser mais demoradas do que as de outras lesões[3,6,52]. As queimaduras autoinfligidas chegam a responder por cerca de 1% dos totais de queimados atendidos e estão ligadas a uma morbidade e mortalidade maior[3]. Tendem a ser mais frequentes em países não desenvolvidos e acredita-se que isto esteja ligado a uma limitação de infraestrutura (equipamentos contra incêndio inadequados, por exemplo) e questões culturais (principalmente falta de educação e de treinamento para lidar com incêndios)[52,53].

Ao longo dos anos, a ciência vem conseguindo reduzir cada vez mais a taxa de mortalidade neste grupo de pacientes. Por volta da década de 1930, uma criança com 30% de área corpórea total queimada correspondia mortalidade de 50%; com 40% de área queimada, a mortalidade subia para 90%. Em 1954, numa unidade pioneira de queimados no Reino Unido, a mortalidade de 50% dos pacientes era esperada para uma área corpórea total acometida de 50%. No final da década de 1990, a mortalidade dos pacientes queimados continua a cair, com a melhor compreensão de fisiopatologia e melhores modalidades de tratamento. Neste período, crianças com 91% a 95% de sua superfície corpórea queimada têm uma mortalidade de 50%[7].

Aproximadamente um terço dos pacientes queimados mostraram evidências de que um problema físico, psiquiátrico ou relacionado a álcool, bem como situações sociais precárias, poderiam predispô-los a este tipo de lesão[5]. No caso das queimaduras autoinfligidas, estudos mostram que elas frequentemente estão relacionadas a problemas mentais severos, como esquizofrenia e depressão, sendo o primeiro o problema mais comumente encontrado nessas pesquisas[8]. Além destes, outros quadros aparecem nessa categoria, como outros transtornos do humor, outros transtornos psicóticos, abuso de substâncias psicoativas, bem como os transtornos de personalidade e de conduta e os transtornos factícios. Muitos estudos evidenciaram que a queimadura proveniente de autoflagelação é mais comum entre certos grupos étnicos como mulheres asiáticas, a população da Índia e também em mulheres casadas de acordo com a lei tribal do Zimbábue em Harare[9,10,11,12]. Outros achados anteriores incluem uma taxa quase idêntica de distribuição entre os sexos[8]. Comparados com outros pacientes queimados, os que se autoinfligem tiveram uma porcentagem de área queimada maior, variando de 24 a 31,4%, contra 6 a 10% do grupo de queimados acidentais[13,14]. Alguns casos desses queimados foram provenientes de enfermarias de hospitais psiquiátricos, o que sugere que haja a necessidade de supervisão de pacientes que tenham acesso a fogo (fumantes, por exemplo), em especial os pacientes psicóticos descompensados[8]. Sabemos que a ocorrência de quadros psiquiátricos pós-lesão também aumentam, mas é importante salientar que existe um importante aumento da taxa de procura por tratamentos em saúde mental no período imediatamente antes das queimaduras, o que sugere que as intervenções precoces em saúde mental poderiam evitar muitas destas lesões[54]. Em comparação com os acidentados, pacientes autoinfligidos são mais jovens, solteiros, desempregados e sofriam com condições psiquiátricas prémórbidas[55].

ASPECTOS PSICOLÓGICOS DO TRATAMENTO

Muitos dos que sobrevivem a uma queimadura intensa por fogo, por exemplo, contam um surto extraordinário de energia que os impulsiona para fora do perigo e, neste momento, eles podem contemplar suas feridas e, além de observá-las, ainda sentir o inevitável cheiro de queimado. Aqueles que sobrevivem para contar a história, às vezes falam de suas feridas expostas, mas para a maioria, a memória traz as imagens das chamas e o cheiro de queimado, ao invés da sensação física dolorosa[5]. Os pacientes admitidos nas unidades de queimados apresentam uma gama de sentimentos e reações muito variadas: choque, ansiedade, confusão, tristeza, depressão, negação, medo, euforia por sobreviver, acompanhados por uma sensação de perda de independência e autoimagem. *Flashbacks* do episódio são muito comuns e outros eventos que lembram o estresse pós-traumático também o são. Contudo, o desenvolvimento de uma reação de estresse pós-traumático como um transtorno não é claro inicialmente, tomando várias semanas após a lesão ter ocorrido para ser estabelecida[15]. O paciente não é o único que desenvolve esse tipo de sofrimento. A família imediata do paciente também pode desenvolver reações semelhantes e, dependendo da situação, compartilhar sentimentos de culpa com o paciente. Logo que o paciente chega a uma unidade de queimados, o suporte emocional precisa ser oferecido a ele e seus familiares por todos os componentes da equipe.

Rivlin observou uma grande incidência de sentimentos de culpa, depressão e ansiedade em mães de pacientes pediátricos sobreviventes[16]. Se levarmos em conta que é o suporte dessa mãe que desempenha um papel fundamental na recuperação da criança queimada, poderemos pressupor que a criança não terá uma evolução favorável se essa mãe não receber também um suporte adequado. Em menor grau, podemos pensar que este mecanismo também possa se estender para queimados de qualquer idade. Como a família desempenha um importante papel na reabilitação desses pacientes, é fundamental que a equipe que assiste o paciente seja capaz de reconhecer o sofrimento familiar e também oferecer alternativas para contê-los adequadamente (com, por exemplo, aconselhamento e/ou acompanhamento psicológico em grupo)[5].

Um dos grandes problemas das famílias dos pacientes queimados é obter informação confiável sobre as consequências das lesões. Os profissionais das equipes médicas frequentemente "seguram" a totalidade das informações para proteger a família do sofrimento, pensando que talvez eles ainda não estejam preparados para colaborar. Sem dúvida, é importante avaliar sobre quanto e como a família consegue ajudar neste momento, mas não podemos esquecer que algumas pessoas se sentem chocadas por informações tardias também, podendo até reagir com raiva numa situação como esta. É importante ter a família envolvida no processo de tratamento e confiar nela. Entramos aqui numa questão delicada que é a capacidade dos profissionais em conseguir passar adiante informações "desagradáveis" sobre a evolução de um paciente. Nem todos os profissionais foram treinados adequadamente para isso.

Para o paciente, a descoberta de uma nova perspectiva também é bastante impactante. Se olhar com feridas, cicatrizes, cheiros diferentes, dores, impotência, entre tantas outras coisas que mexem com o indivíduo numa situação como esta. Como descrito por Scott, o paciente se encontra num "território estrangeiro"[17], sem qualquer tipo de familiaridade com a situação a ser vivenciada. Todo o movimento de descobrir essa nova situação precisa ser minuciosamente acompanhada de um suporte emocional. A presença de cicatrizes são a constatação de marcas definitivas e a perda de atratividade física.

DIAGNÓSTICOS PSIQUIÁTRICOS EM UNIDADES DE QUEIMADOS

Muitos dos diagnósticos observados em unidades de queimados por interconsultores em psiquiatria já estavam presentes nos pacientes queimados e frequentemente têm íntima relação com o acidente em si. Some-se a isso o aspecto psicológico da queimadura em si e de suas sequelas. Além de tudo isso, um outro aspecto importante de queimaduras é a ativação da cascata inflamatória em nível local e em outros órgãos periféricos, tendo muitos efeitos neuroendócrinos e em sistema nervoso central[27,28,29]. Como exemplo disto, as citocinas atuam em hipotálamo mudando a temperatura corpórea basal e induzem sonolência, anorexia, além de outras alterações neuroendócrinas, com repercussão sistêmica[30]. Outro padrão de resposta central é o de que, em resposta ao trauma, o sistema nervoso central ativa vias que aumentam a responsividade da amígdala em relação ao córtex pré-frontal medial, o que parece ser a base fenotípica para os sintomas do transtorno do estresse pós-traumático[31].

Delirium pode ocorrer em 10 a 50% dos pacientes queimados, especialmente entre os mais idosos[32,33]. Em pacientes queimados, o *delirium* pode estar relacionado à resposta inflamatória sistêmica, sepse e disfunção de múltiplos órgãos, que frequentemente acompanham os traumas por queimaduras. Nesses casos, os pacientes permanecem desestabilizados do ponto de vista médico por um período muito longo e tendem a passar por repetidas cirurgias, talvez mais do que qualquer outra situação médica, pois os desbridamentos e enxertias tendem a serem realizados várias vezes durante uma semana[26]. Uma avaliação laboratorial adequada destes casos incluem urina I, dosagem de vitamina B12, hemograma completo, bioquímica (incluindo dosagem de cálcio, magnésio e fósforo), função renal, ácido úrico, função hepática, litemia (ou outras dosagens séricas de droga, se o paciente tiver histórico de uso), TSH, troponina e prolactina (que muda após convulsões). Além disso, eletrocardiograma, radiografia de tórax, oximetria de pulso e sinais vitais são essenciais. Uma investigação mais extensa, como tomografia computadorizada de crânio ou ressonância magnética, eletroencefalografia, coleta de liquor, Doppler de membros inferiores (quando se suspeitar de trombose venosa profunda), gasometria arterial e estudo de perfusão pulmonar (quando se suspeitar de embolia pulmonar) devem ser solicitados caso haja condição clínica suspeita[26].

Muitos pacientes queimados manifestam resiliência e superam quadros como o estresse agudo severo por meio de suas habilidades, assim como por meio de muitos suportes terapêuticos fornecidos pelas equipes de queimados. Entretanto, para uma grande minoria, este estresse agudo prediz um futuro transtorno de estresse pós-traumático (TEPT)[34,35,36]. O transtorno do estresse agudo é caracterizado por sintomas de dissociação, *flashbacks*, esquiva e uma excitação aumentada em até 30 dias da queimadura. Além desses critérios de estresse agudo pelo DSM-IV-TR, alguns estados mentais ainda incluem um limiar reduzido para dor (hiperalgesia), transtornos do sono, angústia patológica e até depressão aguda suicida ou mania.

OBJETIVOS DE TRATAMENTO

O tratamento inicial ideal de um paciente significativamente queimado recai sobre o cirurgião de queimados, que se especializa neste tipo de paciente a partir da cirurgia geral ou da cirurgia plástica. Eles adquirem prática em cirurgia de queimados e cuidados intensivos. Este cirurgião é o líder de um grupo de profissionais que atuarão para a melhor evolução do quadro deste paciente. Além deste, uma equipe de enfermeiros especializados, anestesistas, fisioterapeutas (motor e pulmonar), terapeutas ocupacionais, nutricionistas e profissionais de saúde mental[5].

Dentre as alterações que mais incomodam inicialmente o paciente queimado, podemos destacar a dor e o prurido. A dor, além disso, é um dos fatores limitantes mais importantes para a adequada realização de procedimentos de reabilitação. A dor pode estar relacionada a procedimentos médicos ou não. Quanto à relacionada aos procedimentos, o uso de opioides são a base do tratamento. entretanto, alguns agentes anestésicos de curta duração como óxido nitroso, quetamina e propofol podem ser usados[18,19], inclusive em manobras para se evitar a contratura de cicatrizes, que limitam bastante a flexibilidade do paciente. para as dores não relacionadas a procedimentos (repouso), o uso de analgésicos de longa duração acaba sendo uma boa opção[20]. no contexto da dor, a ansiedade pré-procedimentos age de maneira bastante significativa, potencializando a primeira. Para isso, alguns sugerem a adição de medicações ansiolíticas juntamente com os opioides para reduzir a dor relacionada a procedimentos[19,20,21,22,23]. Pacientes queimados ficam muito ansiosos em relação à dor. Ainda que o ideal seja neutralizar toda e qualquer forma de dor, o gerenciamento desta é satisfatório quando o paciente autoavalia a dor em escala de 0 a 10 (0 para ausência de dor e 10 para dor máxima, lembrando que crianças pequenas a avaliação pode ser feita por profissionais de enfermagem ou pela avaliação dos pais), entre 3 a 5 ou menos ao repouso, ou de 5 a 7 ou menos durante procedimentos que envolvam manipulação das áreas afetadas[37]. O uso de morfina para a dor e do midazolam para a ansiedade relaciona a esta deve ser sempre acompanhada de suporte ventilatório, uma vez que depressão respiratória é muito frequente no uso destas medicações[26].

Risperidona oral e haloperidol parenteral são os agentes antipsicóticos mais comuns usados em adultos e crianças para a agitação que não pode ser gerenciada com benzodiazepínicos, particularmente durante o desmame do suporte ventilatório, quando os benzodiazepínicos precisam ser reduzidos para ativação respiratória. Os antipsicóticos para estes pacientes são utilizados em baixas dosagens para se evitar efeitos colaterais[26]. Nos queimados, os antipsicóticos são as drogas de escolha para o controle do *delirium* com agitação, a menos que a causa desse *delirium* seja a abstinência por benzodiazepínicos e/ou álcool, onde os benzodiazepínicos são a droga de escolha. O diagnóstico diferencial de insônia, ansiedade, agitação e *delirium* é fundamental, visto que para os primeiros, os benzodiazepínicos são as drogas de escolha. Em queimados adultos, o uso de haloperidol parenteral, começando com 0,5 a 2 mg e aumentando de 5 a 10 mg a cada 30 minutos até sedação leve, com monitorização, normalmente levam à contenção da agitação no *delirium* em alguns minutos a horas[38,39]. É importante ressaltar que o haloperidol é aprovado pelo FDA (United States Food and Drug Administration) para uso oral e intramuscular. O uso endovenoso deste medicamento não é aprovado, pelo risco de prolongamento de intervalo QT[40].

Hipnose para pacientes que são susceptíveis a indução hipnótica pode ser efetiva e prática para o gerenciamento da dor em pacientes queimados. Crianças são as mais susceptíveis ao método. Para as queimaduras menos severas, a hipnose é reconhecida como uma forma de prevenir a resposta inflamatória pós-queimadura[41].

Como prevenção de quadro de transtorno de estresse agudo e TEPT, a terapia cognitivo comportamental (TCC) tem mostrado resultados bastante positivos[42,43,44,45]. A prevenção do TEPT com medicação tem usa sólida base teórica[46], e as drogas podem ter efeito preventivo se usadas logo após o aparecimento dos primeiros sintomas de estresse. Drogas promissoras incluem propranolol, morfina, e alguns antidepressivos como os inibidores seletivos de recaptura de serotonina e os inibidores de recaptura de serotonina e noradrenalina. Ainda que haja poucos estudos em pacientes queimados[47], os inibidores seletivos de recaptura de serotonina são os medicamentos de primeira escolha para o tratamento do TEPT em outras populações de trauma[48,49,50]. Outras medicações como os tricíclicos e alguns anticonvulsivantes como a gabapentina não possuem evidência científica de resultados nessa população, mas seria interessante pensar nesse uso por conta de outros efeitos desse tipo de medicação, como melhora dos quadros de dor e uma certa sedação, corrigindo a insônia que frequentemente acompanham esses casos.

Como intervenção para outros transtornos psiquiátricos, o tratamento obedece às orientações tradicionais de tratamento dessas patologias, visto que não há estudos específicos em quantidade significativa para uma evidência científica adequada.

Outra preocupação bastante importante em pacientes em unidades de queimados é a polifarmácia. Muitas das medicações de uso psiquiátrico têm importante interação medicamentosa e estes pacientes são medicados com várias outras medicações para a sua completa estabilização.

Após a estabilização inicial do paciente, os cuidados deste passam da equipe de queimados agudos para a de cirurgia plástica e reconstrução. Os cirurgiões plásticos desenvolvem habilidades psicológicas na avaliação de pacientes queimados e podem precisar da interconsulta psiquiátrica para facilitar esse processo[51]. Intervenções focais usando TCC breve podem diminuir o estigma da desfiguração.

Uma das atuações da interconsulta em unidades de queimados é a de facilitar o retorno do paciente às atividades de trabalho. A meta de um programa de reabilitação para pessoas que estavam empregadas antes das lesões por queimaduras é o retorno ao mesmo tipo de trabalho que executavam previamente[4].

Mais de 30% das queimaduras em adultos ocorrem no ambiente de trabalho, frequentemente comprometendo as mãos destes e dificultando ainda mais o retorno destes a este trabalho novamente[4]. A média de afastamento do trabalho durante o período de tratamento e reabilitação foi de 17 semanas, sendo que os preditores de não retorno ao trabalho foram extensão da área comprometida, ter uma extremidade queimada e história psiquiátrica[4]. Em um estudo transversal realizado na Suécia, Dyster-Aas et al. encontraram durante um acompanhamento médio de 9 anos pós-lesão que 83% dos pacientes com queimaduras estavam empregados. Destes, 62% tinham o mesmo emprego que antes da lesão, mas 11% deles relataram alguma dificuldade no trabalho e 8% deles relataram estarem em funções piores ou menos qualificadas por conta de fatores relacionados às lesões[24]. Fauerbach et al. observaram uma tendência de altas taxas de desemprego entre aqueles com histórico psiquiátrico pré-lesão, como uso de álcool, ansiedade e transtornos do humor[25].

CONSIDERAÇÕES FINAIS

Em um espaço onde temos os transtornos psiquiátricos levando a queimaduras, e também sendo originados a partir do momento em que um indivíduo tenha queimaduras, a presença de profissionais de saúde mental dentro de uma unidade de queimados acaba sendo de vital importância. Estes profissionais têm o trabalho de reconhecer alterações psíquicas e de dar suporte tanto ao paciente, quanto para a família deste e demais membros da equipe. Várias são as circunstâncias presentes na vida do queimado (seu passado, sua experiência com a queimadura, dor, prurido, história social, entre outras) que influenciam sua evolução. Entendendo o transtorno mental como causa e como consequência das queimaduras, a aproximação do profissional de saúde mental com as unidades de queimados torna-se vital.

Vinheta clínica

Um garoto de 10 anos de idade, brincava com amigos próximo a uma grande fogueira, em época de festas juninas. Por descuido, acabou tropeçando num tronco de madeira e caiu dentro da fogueira, queimando aproximadamente 50% de sua superfície corporal. Levado imediatamente a uma unidade de queimados, após 10 dias de internação, em processo de desmame de sedação (estava intubado), passa a apresentar discurso desorganizado, agitação psicomotora e referências a alucinações visuais e auditivas, com flutuação do nível de consciência e febre. Em história colhida com familiares, não havia indício de transtorno mental prévio. Apresentava também grande labilidade emocional, limitação do apetite, insônia e pensamentos de culpa. Colhido hemograma completo que evidenciou leucocitose com desvio e hemocultura que evidenciou quadro infeccioso, que foi prontamente tratado com o antibiótico indicado no antibiograma. Após 4 dias de antibioticoterapia, passa a ficar mais organizado, sem produção psicótica, sem flutuação do nível de consciência, mas mantendo os demais sintomas. Ao longo de duas semanas, o quadro se soma a uma intensa anedonia e pensamentos de morte com ideação suicida.

Para a agitação psicomotora, o paciente recebeu risperidona 1 mg, evoluindo de maneira satisfatória. A pesquisa de todas as possíveis causas de *delirium* foram realizadas e devidamente corrigidas. O paciente foi diagnosticado com depressão e passou a fazer uso de antidepressivos, melhorando o humor em 5 semanas.

Para aprofundamento

- Journal of Burn Care Rehabilitaion (https://insights.ovid.com/burn-care-rehabilitation/jbcre).
  ⇨ Revista sobre cuidados e reabilitação em queimados.
- Journal Burns (https://www.journals.elsevier.com/burns).
  ⇨ Revista específica sobre lesões por queimaduras.

REFERÊNCIAS BIBLIOGRÁFICAS

1. Norris DA. Structure and function of the skin. In: Lee G, Dennis A, editors. Goldman: cecil medicine. 23rd edition. Philadelphia: Saunders Elsevier; 2007. Disponível em: URL: http://www.mdconsult.com/das/book/body/147376476-2/0/1492/1539.html?tocnode=54631761&fromURL=1539.html#4-u1.0-B978-1-4160-2805-5.X5001-0-section28_19961.
2. Evans EI, Purnell OJ, Robinett PW, Batchelor A, Martin M. Fluid and electrolyte requirements in severe burns. Ann Surg. 1952;135(6):804-17.
3. Chipp E, Walton J, Gorman DF, Naiem SM. A 1 year study of burn injuries in a British Emergency Department. Burns. 2008;34:516-20.
4. Esselman PC, Askay SW, Carrougher GJ, Lezotte DC, Holavanahalli RK, Magyar-Russel G, et al. Barriers to return to work after burn injuries. Arch Phys Med Rehabil. 2007;88(12 Suppl 2):S50-6.
5. Partridge J, Robinson E. Psychological and social aspects of burns. Burns. 1995;21(6):453-7.
6. Mashreky SR, Rahman A, Chowdhury SM, Giashuddin S, Svanström L, Khan TF, Cox R, Rahman F. Burn injury: economic and social impact on a family. Public Health. 2008;122:1418-1424.
7. Al-Mousawi AM, Mecott-Rivera GA, Herndon DN. Burn teams and burn centers: the importance of a comprehensive team approach to burn care. Clin Plastic Surg. 2009;36:547-554.
8. Mulholland R, Green L, Longstaff C, Horner B, Ross E, Myers S, Catalan J. Deliberate self-harm by burning: a retrospective case controlled study. J Burn Care Res. 2008;29:644-9.
9. **Kok LP, Lee ST. Psychiatric disorders associated with burns. Ann Acad Med. 1992;21:672-6.**
   ⇨ **Visão geral sobre os transtornos psiquiátricos associados às queimaduras.**
10. Sheth H, Dziewulski P, Settle JAD. Self-inflicted burns: a common way of suicide in the Asian population. A 10-year retrospective study. Burns. 1994;20:334-5.
11. Kumar V. Burnt wives: a study of suicides. Burns. 2003;29:31-5.
12. Mzezewa S, Jonsson K, Aberg M, Salemark L. A prospective study of suicidal burns admitted to the Harare burns unit. Burns. 2000;26:460-4.
13. Palmu R, Isometsa E, Suominen K, Vuola J, Leppavuori A, Lonnquist J. Self-inflicted burns: an eight year retrospective study in Finland. Burns. 2004;30:443-7.
14. Wallace KL, Pegg SP. Self-inflicted burn injuries: an 11-year retrospective study. J Burn Care Rehabil. 1999;20:191-4.
15. Perry S, Disede J, Musngi G, Frances A, Jacobs L. Predictors of post traumatic stress disorder after burn injury. Am J Psychiatry. 1992;149:931-5.
16. Rivlin E. The psychological trauma and management of severe burns in children and adolescents. Br J Hosp Med. 1988;40:210-5.
17. Scott S. Social and emotional problems associated with burns. In: Lawrence J, ed. Burncare. Hull: Smith and Nephew Medical; 1986. p.77-81.
18. Martin-Herz SP, Patterson DR, Honari S, Gibbons J, Gibran N, Heimbach DM. Pediatric pain control practices of North American burn centers. J Burn Care Rehabil. 2003;24:26-36.
19. Meyer W, Marvin J, Patternson D, Thomas C, Blakeney P. Management of pain and other discomforts in burn patients. In: Herndon D, editor. Total burn care. Philadelphia: WB Saunders; 2002.
20. **Faucher L, Furukawa K. Practice guidelines for the management of pain. J Burn Care Res. 2006;27:659-68.**
    ⇨ **Gerenciamento do paciente com dor em queimaduras.**
21. Tredget E, Anzarut A, Shankowsky H, Logsetty S. Outcome and quality of life of massive burn injury: the impact of modern burn care. J Burn Care Rehabil. 2002;23(Suppl):95.
22. Byers JF, Bridges S, Kijek J, LaBorde P. Burn patients' pain and anxiety experiences. J Burn Care Rehabil. 2001;22:144-9.
23. Carrougher GJ, Ptacek JT, Honari S, SchmidtAE, Tininenko JR, Gibran NS, et al. Self-reports of anxiety in burn-injured hospitalized adults during routine wound care. J Burn Care Res. 2006;27:676-81.
24. Dyster-Aas J, Kildal M, Willebrand M, Gerdin B, Ekselius L. Work status and burn specific health after work-related burn injury. Burns. 2004;23:341-4
25. Fauerbach JA, Lawrence JW, Stevens S, Munster AM. Work status and attrition from longitudinal studies are influenced by psychiatric disorder. J Burn Care Rehabil. 1998;19:247-52.
26. Stoddard Jr FJ, Levine JB, Lund KK. Burn injuries. In: Blumenfield M, Strain JJ, editors. Psychosomatic Medicine. Lippincott Williams & Wilkins; 2006.
27. Gabay C, Kushner I. Acute-phase proteins and other systemic responses to inflammation. N. Engl J Med. 1999;340:448-54.
28. Tracey KJ. The inflammatory reflex. Nature. 2002;420(6917):853-9.
29. Shin LM, Whalen PJ, Pitman RK, Bush G, Macklin ML, Lasko NB, et al. An MRI study of anterior cingulated function in posttraumatic stress disorder. Biol Psychiatry. 2001;50:932-42.
30. Laloe V, Ganesan M. Self-immolation: a common suicidal behavior in eastern Sri Lanka. Burns. 2000; 28:475-80.
31. Raleigh VS, Balarajan R. Suicide and self-burning among Indians and West Indians in England and Wales. Br J Psychiatry. 1992;161:365.
32. Blank K, Perry S. Relationship of psychological processes during delirium outcome. Am J Psychiatry. 1984;141:843-7.

33. Musselman DI, Hawthorne CN, Stoudemire A. Screening for delirium: a means to improve outcome in hospitalized elderly patients. Rev Clin Gerontol. 1997;7(3):235-56.

34. Saxe G, Chawla N, Stoddard F, Kassam-Adams N, Courtney D, Cunningham K, et al. Child stress disorders checklist: a measure of ASD and PTSD in children. J Am Acad Child Adolesc Psychiatry. 2003;42:972-8.

35. Fauerbach JA, Lawrence JW, Schmidt Jr CW, Munster AM, Costa Jr PT. Personality predictors of injury-related posttraumatic stress disorder. J Nerv Ment Dis. 2000;188:510-7.

36. Kassam-Adams N, Winston FK. Predicting child PTSD: the relationship between acute stress disorder and PTSD in injuried children. J Am Acad Child Adolesc Psychiatry. 2004;43:403-11.

37. Ballantyne J. The Massachusetts General Hospital handbook of pain management, 2nd ed. Philadelphia: Lippincott Williams & Wilkins; 2002.

38. Cassem NH, Murray GB, Lafayette JM, et al. Delirious patients. In: Stern TA, Fricchione GL, Cassem NH, et al., editors. Massachusetts General Hospital Handbook of general hospital psychiatry. 5th ed. Philadelphia: Mosby; 2004. p.119-34.

39. Findley JK, Park L. Psychiatry issues in trauma. In: Sheridan RL, editor. The trauma handbook of the Massachusetts General Hospital. Philadelphia: Lippincott Williams & Wilkins; 2004:662-81.

40. Information for Healthcare Professionals: haloperidol (marketed as haldol, haldol decanoate and haldol lactate). Disponível em: URL: http://www.fda.gov/Drugs/DrugSafety/PostmarketDrugSafetyInformationforPatientsandProviders/DrugSafetyInformationforHeathcareProfessionals/ucm085203.htm.

41. Ewin DM. Emergency room hypnosis for the burned patient. Am J Clin Hypn. 1983;26:5-8.

42. Solomon SD, Johnson DM. Psychosocial treatment of posttraumatic stress disorder: a practice-friendly review of outcome research. J Clin Psychol. 2002;58:947-59.

43. Bryant RA, Sackville T, Dang ST, Moulds M, Guthrie R. Treating acute stress disorder: an evaluation of cognitive behavior therapy and supportive counseling techniques. Am J Psychiatry. 1999;156:1780-6.

44. Bryant RA, Moulds ML, Nixon RV. Cognitive behavior therapy of acute stress disorder: a four year follow-up. Behav res Ther. 2003;41:489-94.

45. Bisson JI, Shepherd JP, Joy D, Probert R, Newcombe RG. Early cognitive-behavioral therapy for posttraumatic stress symptoms after physical injury: randomized controlled trial. Br J Psychiatry. 2004;184:63-9.

46. Pitman RK. Post-traumatic stress disorder, hormones, and memory. Biol Psychiatry. 1989;26:221-3.

47. Blaha J, Svobodova K, Kapounkova Z. Therapeutical aspects of using citalopram in burns. Acta Chir Plast. 1999;41:25-32.

48. Davidson J, Pearlstein T, Londborg P, Brady KT, Rothbaum B, Bell J, et al. Efficacy of sertraline in preventing relapse of posttraumatic stress disorder: result of a 28-week double-blind placebo-controlled study. Am J Psychiatry. 2001;158:1974-81.

49. Connor KM, Sutherland SM, Tupler LA, Malik ML, Davidson JR. Fluoxetine in posttraumatic stress disorder: randomized, double-blind study. Br J Psychiatry. 1999;175:17-22.

50. Brady K, Pearlstein T, Asnis GM, Baker D, Rothbaum B, Sikes CR, et al. Efficacy and safety of sertraline treatment of posttraumatic stress disorder: a randomized controlled study. JAMA. 2000;283:1837-44.

51. Goin JM, Goin MK. Changing the body, psychological effects of plastic surgery. Baltimore: Williams & Wilkins; 1981.

52. Nisavic M, Nejad SH, Beach SR. Intentional Self-inflicted Burn Injuries: Review of the Literature. Psychosomatics. 2017;58(6):581-91.

53. **James SL, Lucchesi LR, Bisignano C, Castle CD, Dingels ZV, Fox JT, et al. Epidemiology of injuries from fire, heat and hot substances: global, regional and national morbidity and mortality estimates from the Global Burden of Disease 2017 study. Inj Prev. 2019.**
    ⇨ **Revisão epidemiológica dos queimados e sua distribuição mundial**

54. Mason SA, Nathens AB, Byrne JP, Ellis J, Fowler RA, Gonzalez A, et al. Association Between Burn Injury and Mental Illness among Burn Survivors: A Population-Based, Self-Matched, Longitudinal Cohort Study. J Am Coll Surg. 2017;225(4):516-24.

55. Gueler JR, McMullen K, Kowalske K, Holavanahalli R, Fauerbach JA, Ryan CM, et al. Exploratory analysis of long-term physical and mental health morbidity and mortality: A comparison of individuals with self-inflicted versus non-self-inflicted burn injuries. Burns. 2019.

19
Interconsulta em dermatologia

Alexandre Jack Dwan
Douglas Motta Calderoni
Marcello Menta Simonsen Nico
Taís Michele Minatogawa-Chang

Sumário

Introdução
Dermatite atópica
    Epidemiologia
    Síndromes psiquiátricas associadas à dermatite atópica
    Tratamento psiquiátrico
Psoríase
    Epidemiologia
    Transtornos psiquiátricos associados à psoríase
    Tratamento psiquiátrico
Alopecia areata
    Epidemiologia
    Transtornos psiquiátricos associados à alopecia areata
    Tratamento psiquiátrico
Urticária
    Epidemiologia
    Transtornos psiquiátricos associados à urticária
    Tratamento psiquiátrico
Acne
    Epidemiologia
    Transtornos psiquiátricos associados à acne
    Tratamento psiquiátrico
Rosácea
    Epidemiologia
    Transtornos psiquiátricos associados à rosácea
    Tratamento psiquiátric
Hiperidrose primária
Dermatite seborreica
Prurido psicogênico
    Epidemiologia
    Transtornos psiquiátricos associados ao prurido psicogênico
    Tratamento psiquiátrico
Glossodinia
    Epidemiologia
    Transtornos psiquiátricos associados à glossodinia
    Tratamentos psiquiátricos
Vulvodinia
    Epidemiologia
    Transtornos psiquiátricos associados à vulvodinia
    Tratamento psiquiátrico
Delírio de infestação
    Primários
    Relacionados a outros transtornos psíquicos
    Relacionados com processos orgânicos de manifestação sistêmica
    Relacionados com condições neurológicas
    Epidemiologia
    Transtornos psiquiátricos associados ao delírio de infestação
    Tratamento psiquiátrico
Transtorno de escoriação
    Epidemiologia
    Transtornos psiquiátricos associados ao transtorno de escoriação
    Tratamento psiquiátrico
Tricotilomania
    Epidemiologia
    Transtornos psiquiátricos associados à tricotilomania
    Tratamento psiquiátrico
Transtornos factícios
    Dermatite artefata
Considerações finais
Perspectivas
Vinheta clínica
Para aprofundamento
Referências bibliográficas

Pontos-chave

- Conhecer a psicodermatologia, um campo de atividade que estuda a relação e interação entre psiquiatria e dermatologia.
- Conhecer os principais diagnósticos dermatológicos associados a transtornos mentais.

- Conhecer a prevalência de transtornos psiquiátricos em pacientes com doenças dermatológicas.
- Saber os princípios da abordagem ao paciente com psicodermatose.
- Entender sobre o uso de psicofármacos no tratamento das psicodermatoses.
- Conhecer o delírio de infestação.
- Aprender a identificar e como lidar com quadro dermatológico factício.

INTRODUÇÃO

A pele é o maior e mais extenso órgão do corpo humano e tem um importante papel na psiquiatria. Ela é uma interface do ser humano com o ambiente, desempenhando um papel fundamental no processo de socialização desde a infância e se mantendo durante a vida adulta[1,2]. A pele e o sistema imunológico interagem de formas significativas. Por ser uma barreira física entre o ambiente e os órgãos internos, a pele desempenha papel essencial na termorregulação e na proteção contra elementos potencialmente prejudiciais presentes no meio externo, participa da imunidade celular e humoral, além de produzir neurotransmissores e hormônios[3].

Há estreita relação entre transtornos psiquiátricos e dermatológicos. Por exemplo, é relatado que 10 a 50% dos pacientes com prurido sem erupção cutânea apresentam comorbidade com algum quadro não dermatológico e em 70% destes a comorbidade é psiquiátrica[4]. Essa estreita relação é explicada, em parte, porque a pele e o sistema nervoso têm sua origem no mesmo folheto embrionário. Ambos derivam da ectoderme, que durante o desenvolvimento dobra-se sobre si mesma, formando o tubo neural. A camada externa se diferencia na pele e fâneros, enquanto a camada interna forma o sistema nervoso.

A inter-relação pele-psiquismo foi notada por antigos dermatologistas. Falconer, em 1788, dissertou sobre o efeito das paixões na pele. Dalmon publicou seu livro *Neuroses cutâneas*, em 1868; Bloch criou o termo *neurodermite* em 1891; e em 1895, Kaposi escreveu também sobre as "neuroses da pele"[5,6]. Muitas alterações em sua fisiologia adquirem significações no campo das relações humanas, comportando a expressão de emoções: enrubescimento (vasodilatação), empalidecimento (vasoconstrição), pele arrepiada (piloereção), prurido (irritação em terminações nervosas), hiperidrose (sudorese excessiva) e outras. Desse modo, pode-se dizer que a pele situa-se na fronteira entre interior e exterior do organismo, atuando como via de mão dupla que comunica ambos os territórios e pode receber sinais de ambos.

Aproximadamente 30 a 40% dos pacientes dermatológicos também apresentam transtornos psiquiátricos diagnosticados pelo CID-10[7,8]. A prevalência de doenças psicossomáticas parece ser maior em pacientes dermatológicos do que naqueles tratados por outras especialidades médicas[7]. Estudos epidemiológicos apontam que 3% dos pacientes dermatológicos têm um transtorno psiquiátrico como diagnóstico primário; 8% dos pacientes dermatológicos têm o quadro cutâneo piorado por transtornos psiquiátricos e 17% dos pacientes dermatológicos sofrem por questões psicológicas associadas ao quadro cutâneo. Oitenta e cinco por cento dos pacientes dermatológicos relatam questões psicológicas como parte importante de seus problemas de saúde[9].

O dermatologista é o profissional mais procurado por pacientes com psicodermatoses, e na maioria das vezes permanece como médico de referência no tratamento. O encaminhamento ao psiquiatra encontra resistência com frequência, principalmente nos transtornos que cursam com prejuízo da crítica. Por isso, geralmente cabe ao dermatologista estabelecer um vínculo de aliança terapêutica com o paciente, que favoreça a adesão ao tratamento necessário.

Para esse fim, é fundamental que o profissional seja empático e autêntico. Contato visual e demonstrações de apoio são importantes. Manter atitude respeitosa e aceitar o sofrimento trazido pelas queixas favorece uma relação de confiança. O paciente com psicodermatose tem particularidades que demandam mais tempo de consulta, e é recomendável que seja alocado um intervalo adequado para esses casos. Na avaliação inicial deve-se obter um histórico detalhado e realizar um exame físico minucioso. As possíveis causas clínicas devem ser investigadas e tratadas. É importante o cuidado de não estabelecer um diagnóstico psiquiátrico primário de maneira precipitada, em detrimento de uma avaliação clínica adequada[10].

Há diferentes classificações das psicodermatoses. De modo geral, elas podem ser divididas em três grupos:

- Doenças dermatológicas primárias que são influenciadas por comorbidade psiquiátrica: são os quadros dermatológicos exacerbados pelo estado mental, como a dermatite atópica.
- Doenças dermatológicas primárias que afetam a saúde mental: são as condições dermatológicas que têm impacto na imagem corporal, causando diminuição da autoestima e sofrimento psicológico secundariamente, como ocorre em casos de acne grave e psoríase.
- Transtornos psiquiátricos com manifestações dermatológicas secundárias: são os transtornos mentais que induzem o indivíduo a lesar a pele, o que pode ocorrer por diferentes motivos. O transtorno de escoriação e o delírio de infestação são exemplos desse grupo.

DERMATITE ATÓPICA

Dermatite atópica, também conhecida como eczema atópico, prurigo disseminado e prurigo diastásico, é a principal manifestação cutânea da atopia. Resulta de predisposição hereditária a privilegiar reações de hipersensibilidade mediada por IgE, em resposta a antígenos comuns no ambiente[11]. Frequentemente o quadro se inicia com eritema, prurido e erupção maculopapular. Coçar é uma resposta ao prurido que leva a liquenificação, escoriação e a infecções. Inicia-se mais comumente na primeira infância ou na adolescência e é frequentemente associado com história pessoal ou familiar de dermatite atópica, alergia, rinite alérgica ou asma.

Quando não tratado adequadamente, o ato de coçar pode aumentar a resposta inflamatória, agravando os sintomas e piorando a qualidade de vida do paciente[12]. O papel dos alérgenos varia de acordo com a idade do paciente. Os alérgenos alimentares são importantes na primeira infância, enquanto ácaros e antígenos microbianos são mais relevantes na adolescência e na idade adulta[13].

Os principais objetivos do tratamento são: evitar o prurido e as lesões decorrentes do ato de coçar, a xerodermia e afastar agravantes (alérgenos).

Epidemiologia

A incidência da dermatite atópica vem crescendo, assim como a dos demais processos alérgicos: inúmeros fatores podem contribuir para esse aumento, como a exposição precoce a alérgenos e irritantes ambientais e a maior ingestão de alimentos industrializados. Em países desenvolvidos, o quadro atinge até 30% da população em idade pediátrica e 10% dos adultos. A prevalência também está relacionada a fatores que variam de acordo com a localização geográfica, condições climáticas, nível socioeconômico e poluição ambiental. A dermatite atópica é mais frequente nos países com maior latitude, possivelmente associada ao clima frio e seco[14]. No Brasil, a prevalência é de 10 a 15%[11].

Síndromes psiquiátricas associadas à dermatite atópica

É frequente a associação entre transtornos ansiosos e depressivos e dermatite atópica. Postula-se que ocorra a piora do comportamento de coçar ou que exista uma exacerbação da sensação de coceira. Em estudo realizado no Japão, a prevalência de ideação suicida em doentes com dermatite atópica leve, moderada e grave, com idade entre 15 e 49 anos, foi de 0,21%, 6% e 19,6%, respectivamente. Além disso, a prevalência de ideação suicida e homicida em mães ou pais dos pacientes (0 a 14 anos) com dermatite atópica leve, moderada e grave foi de 0,11%, 0,35% e 3,28%, respectivamente[15]. Outro estudo realizado com 146 pacientes portadores de dermatite atópica evidenciou que 2,1% deles tinham ideação suicida[16].

Tratamento psiquiátrico

O uso tópico de doxepina foi eficaz na redução do prurido, provavelmente em razão de seu efeito anti-histaminérgico. Trimipramina, antidepressivo com antagonismo histaminérgico, diminuiu a fragmentação do sono e reduziu o tempo do estágio 1, o que reduziu o ato de coçar-se durante a noite[17]. Há evidências de que o tratamento com bupropiona para pacientes com dermatite atópica diminuiu significativamente a área afetada pela doença ou até mesmo promoveu remissão total dos sintomas[18].

Técnicas de relaxamento e a terapia cognitivo-comportamental mostraram-se eficazes na redução de ansiedade e depressão[16]. Um ensaio clínico randomizado e controlado comparou a eficácia de intervenções psicológicas como psicoeducação, terapia de relaxamento e terapia cognitivo-comportamental para pacientes portadores de dermatite atópica. As avaliações de um ano evidenciaram que esses tratamentos levaram a uma melhora significativamente maior na condição da pele, acompanhada por reduções nos esteroides tópicos utilizados, quando comparados ao grupo controle, que recebeu apenas o tratamento dermatológico convencional[19].

PSORÍASE

Doença inflamatória crônica e recorrente, com etiopatogenia hereditária e multifatorial, caracteriza-se por hiperplasia epidérmica, ciclo evolutivo acelerado dos queratinócitos associados a uma ativação imune inapropriada. A doença é crônica, sendo comum ocorrerem fases de melhora e piora, possivelmente associadas a fatores emocionais[20].

Os fatores ambientais associados ao surgimento da psoríase são trauma físico, infecções estreptocócicas e virais, estresse, tabagismo, consumo de bebidas alcoólicas e alguns medicamentos como lítio, betabloqueadores, inibidores da enzima conversora de angiotensina, anti-inflamatórios não hormonais e bloqueadores dos canais de cálcio.

A forma mais frequente é a psoríase em placas, caracterizada pelo surgimento de lesões na pele de cor avermelhada e descamativas bem delimitadas e de evolução crônica. Essas escamas geralmente são esbranquiçadas e localizadas nos cotovelos, joelhos, couro cabeludo e tronco. As lesões de psoríase geralmente não têm sintomas, mas pode haver discreta coceira no local. Quando as placas regridem, costumam deixar uma área de pele mais clara no local afetado.

Epidemiologia

A distribuição é universal, com prevalência variando de 1 a 3%, dependendo da população em estudo. Há dois picos de incidência: um antes dos 30 anos de idade e outro aos 65 anos. É mais frequente na terceira década e quando ocorre antes dos 30 anos tem pior prognóstico[20]. No Brasil, a prevalência é estimada entre 0,92 e 1,88%[21].

Transtornos psiquiátricos associados à psoríase

A descrição de transtornos psiquiátricos em pacientes com psoríase foi de 10% em pacientes com idade inferior aos 18 anos de idade e, nessa mesma população, em 54% deles foi relatada a presença de estresse emocional[22]. Existe uma relação bidirecional entre a apresentação da psoríase e o desenvolvimento de estresse, causando intenso sofrimento emocional, com diminuição significativa da autoestima e completo isolamento social.

O risco de desenvolvimento dessa doença em pacientes que preencheram critérios para diagnóstico de depressão moderada ou grave é elevado[17]. Por outro lado, a comorbidade com depressão reduz o limiar para prurido em pacientes com psoríase[17].

Estudos controlados com pacientes com psoríase evidenciaram um alto nível de ansiedade e depressão, maior comorbidade com transtornos de personalidade e maior correlação com ideação suicida. Aproximadamente 10% dos pacientes diagnosticados com psoríase têm ideação suicida[23].

Em um estudo com 70 pacientes que sofrem de psoríase, foi aplicada entrevista clínica estruturada (SCID). Vários transtornos mentais foram encontrados em 90% dos pacientes que sofrem de psoríase. Os transtornos mentais mais frequentes foram: transtorno depressivo (19,2%), transtorno de estresse pós-traumático (17,8%), alcoolismo (16,4%), transtorno de adaptação do tipo ansioso (15,1%) e tipo depressivo (13,7%) e transtorno de ansiedade generalizada (9,6%).

A psoríase é a doença dermatológica mais associada com suicidalidade ao longo da vida (37,4% em comparação com 16,7% nas demais dermatoses), independentemente da gravidade dos sintomas dermatológicos[24].

A primeira descrição da associação de lítio com a psoríase foi de Carter, em 1972, e desde então diversos estudos de psoríase induzida ou exacerbada por lítio têm sido publicados. A incidência de psoríase secundária ao tratamento com lítio varia de 1,8 a 6%[25,26] e pode haver latência de até 12 meses entre a introdução da medicação e a manifestação de sintomas. Parte dos casos responde a tratamento com inositol e geralmente se resolvem após a descontinuação do lítio[27].

Tratamento psiquiátrico

A possível ligação entre o sistema nervoso central e a psoríase possibilitou o desenvolvimento de intervenções psicossociais. A terapia cognitivo-comportamental, controle de estresse e meditação, são conhecidamente eficazes na melhora de sintomas de depressão e ansiedade e também atuam na redução da atividade da psoríase[17]. Além disso, a exposição solar moderada favorece a melhor evolução do quadro cutâneo e do humor.

ALOPECIA AREATA

A alopecia areata caracteriza-se por perda rápida e completa dos pelos em uma ou mais áreas do couro cabeludo e, às vezes, de outras regiões do corpo, originando placas de pele lisa, sem sinais inflamatórios, geralmente circulares, com 1 a 5 cm de diâmetro. Apesar de sua etiopatogenia não estar totalmente esclarecida, fatores genéticos, autoimunes e estresse emocional podem estar implicados. Cerca de 30% dos pacientes relatam histórico familiar positivo de alopecia[28].

Epidemiologia

A prevalência global é estimada em 2%[29]. A incidência é igual entre homens e mulheres, com maior incidência entre a terceira e quinta décadas de vida[28].

Transtornos psiquiátricos associados à alopecia areata

A prevalência ao longo da vida de comorbidade psiquiátrica é estimada entre 66 e 74%. O transtorno de ansiedade generalizada é o diagnóstico psiquiátrico mais frequente (39 a 62%, principalmente na faixa entre 40 e 59 anos de idade), seguido de depressão (38 a 39%, com maior risco em pacientes com idade menor que 20 anos). Em 9,8% dos casos de alopecia em adultos, um evento estressor é identificado no início do quadro[30].

Em um estudo realizado com 32 pacientes com alopecia areata foi evidenciado que 66% dos pacientes apresentavam comorbidades psiquiátricas, principalmente transtorno de ajustamento, transtorno de ansiedade generalizada e episódio depressivo[31,32].

Tratamento psiquiátrico

A repercussão da alopecia na qualidade de vida dos pacientes é equivalente à da psoríase e da dermatite atópica. Em um estudo realizado com crianças, que avaliou a interferência na qualidade de vida, a alopecia teve pontuações semelhantes às de diabetes melito e foi a terceira doença dermatológica de maior impacto[31,33].

Um estudo duplo cego controlado com placebo com o uso de imipramina ao dia evidenciou crescimento capilar significativamente maior em comparação com o grupo que usou placebo[17].

URTICÁRIA

A urticária caracteriza-se pelo surgimento relativamente rápido de lesões pápulo-eritematosas em uma área de pele circunscrita, que desaparecem à pressão digital e que, caracteristicamente, acompanha o prurido. A urticária pode desaparecer rapidamente em uma ou duas horas ou também durar até 24 horas[34]. A maioria dos casos de urticária com duração menor do que 6 semanas responde rapidamente ao tratamento da causa de base, normalmente infecção ou intolerância a algumas drogas ou alimentos. Quando a urticária permanece ativa por 6 semanas ou mais é denominada urticária crônica, sendo frequentemente associada a comorbidades psiquiátricas.

Epidemiologia

Calcula-se que entre 15 e 20% da população tenha sofrido uma erupção de urticária em alguma etapa de sua vida, com pico de incidência entre os 20 e 40 anos de idade. A proporção entre os sexos é igual nas crianças, porém na fase adulta é mais frequente em mulheres[17].

Transtornos psiquiátricos associados à urticária

Pacientes com urticária crônica idiopática apresentam mais transtornos depressivos e ansiosos que a população em geral e mulheres tendem a ter mais comorbidades psiquiátricas que os homens[17]. Uma revisão sistemática da associação de urticária crônica com transtornos psiquiátricos identificou uma prevalência de 31,61%. As alterações mais frequentes foram distúrbios do ciclo sono-vigília (36,7%), transtornos de ansiedade (30,6%), transtornos do humor (29,4%), transtornos relacionados ao estresse (17,3%), transtornos somatoformes (17,2%), transtorno obsessivo-compulsivo (9,3%) e transtornos relacionados ao uso de substâncias (4%)[35].

Tratamento psiquiátrico

Há evidências de que tratamento psicoterápico, hipnose e técnicas de relaxamento reduzam o prurido[36]. Drogas antidepressivas são eficazes para o controle da urticária crônica idiopática. Doxepina foi mais eficaz que difenidramina, e nortriptilina foi estatisticamente mais eficaz que placebo para o controle dos sintomas[17].

ACNE

A acne é uma doença genético-hormonal, autolimitada, de localização pilossebácea, caracterizada pela formação de comedões, pústulas e lesões nodulocísticas[37].

Epidemiologia

A acne é a oitava doença de pele mais comum[38]. A prevalência global é de 9,38% quando incluídas todas as faixas etárias. É uma doença típica de adolescentes, que acomete tanto o sexo feminino (60%) quanto o masculino (70%). Embora mais precoce em adolescentes do sexo feminino (14 anos) em comparação com o sexo masculino (16 anos), são esses últimos que apresentam as formas mais intensas e graves de acne[37].

Um estudo realizado no Brasil com 452 adolescentes encontrou prevalência de 96%. Na amostra avaliada, todos os adolescentes com idade a partir de 14 anos foram diagnosticados com acne[39].

Transtornos psiquiátricos associados à acne

As complicações mais relevantes da enfermidade são cicatrizes físicas e sequelas psicossociais, que podem persistir após o desaparecimento das lesões ativas. A qualidade de vida entre os portadores de acne é mais afetada em pacientes do sexo feminino, com mais idade e nos portadores de quadros mais graves[38].

Mesmo pacientes com acne leve ou moderada apresentam sofrimento psicológico e preocupação com a imagem corporal. Tratamentos eficazes com a isotretinoína reduzem os níveis tanto de ansiedade como de depressão[17]. Entretanto, seu uso é associado a efeito adverso psiquiátrico em 4,3% dos pacientes expostos à medicação, sendo causa de abandono do tratamento em 0,5% dos casos[40].

Tratamento psiquiátrico

Há evidências de que tratamentos psicoterápicos reduzem a gravidade da acne. Um estudo controlado de pacientes com acne que estavam recebendo o tratamento dermatológico associado a tratamento psicológico demonstrou que técnicas de relaxamento e terapia cognitivo-comportamental reduziram significativamente a gravidade da acne quando comparados ao grupo controle, que recebeu apenas tratamento dermatológico[17].

ROSÁCEA

É uma doença inflamatória crônica, com episódios agudos, acometendo as convexidades da face. Caracteriza-se por ruborização frequente, eritema persistente, telangectasias, pápulas, pústulas e edema.

Epidemiologia

A prevalência é estimada entre 0,8 e 19% da população geral. Acomete principalmente mulheres, porém os homens são portadores de casos mais graves. A idade varia de 30 a 60 anos, sendo o maior pico de prevalência entre os 40 e 50 anos. A pele mais acometida é a clara. Há evidências de que ocorre predisposição genética para o desenvolvimento da doença, sendo que 30 a 40% dos pacientes apresentam histórico familiar positivo[41,42].

Transtornos psiquiátricos associados à rosácea

Fatores psicológicos são importantes na exacerbação e no aparecimento da rosácea. Uma revisão sistemática encontrou a depressão como comorbidade mais frequente, seguida por hipertensão, doença cardiovascular e transtorno de ansiedade[43].

Tratamento psiquiátrico

Em razão da maior prevalência de quadros depressivos e ansiosos, e sua influência no prognóstico da rosácea, é recomendável que seja realizada uma pesquisa ativa de sintomas sugestivos e o tratamento específico diante do diagnóstico.

HIPERIDROSE PRIMÁRIA

É o suor excessivo que tipicamente afeta as áreas das palmas das mãos, plantas dos pés e axilas. Pacientes que apresentam o quadro antes dos 20 anos de idade frequentemente têm histórico familiar positivo. Pode ser constrangedor e propiciar comportamentos de evitação. Alguns estudos com técnicas cognitivo-comportamentais de dessensibilização, hipnose e treinamento de assertividade se mostraram eficazes para o tratamento da hiper-hidrose primária[17].

DERMATITE SEBORREICA

Caracterizada por intensa produção de oleosidade (seborreia), descamação (caspa) e prurido. As manifestações ocorrem mais frequentemente no couro cabeludo. Atinge de 2 a 5% da população, ocorre mais frequentemente em pacientes do sexo masculino em dois picos de incidência: nos primeiros três meses de idade e da quarta à sétima década de vida. O agravamento do quadro clínico está relacionado com estresse emocional[17].

PRURIDO PSICOGÊNICO

O prurido é um dos sintomas mais comuns associados a doenças dermatológicas e sistêmicas entre elas doença renal crônica, doenças hepáticas, endocrinológicas, toxicidade a drogas, neoplasias e síndromes neurológicas. Quando o prurido ocorre na ausência de patologia dermatológica ou sistêmica pode ser classificado como essencialmente de natureza psicogênica[44].

Epidemiologia

Dados epidemiológicos são escassos. Um estudo epidemiológico estimou a prevalência de prurido psicogênico em 6,5% dos pacientes de uma clínica especializada[45].

Transtornos psiquiátricos associados ao prurido psicogênico

A depressão é a comorbidade mais comum em pacientes com prurido psicogênico, além de associação com transtornos ansiosos e psicóticos.

Tratamento psiquiátrico

A escolha da terapêutica depende da doença psiquiátrica associada. Pacientes com prurido generalizado psicogênico respondem bem ao tratamento com antidepressivos, antipsicóticos e ansiolíticos. Estudos mostram a eficácia superior da doxepina em relação ao placebo. É um potente antagonista dos receptores de histamina, tendo 56 vezes mais afinidade para receptores H1 em comparação com a hidroxizina e 775 vezes mais afinidade em comparação com difenidramina[46]. Os inibidores seletivos da recaptação de serotonina demonstram maior eficácia em comparação ao placebo. Nota-se que há uma indicação preferencial para pacientes com comportamentos compulsivos[36]. Antipsicóticos, incluindo a clorpromazina e tioridazina, são úteis para tratamento do prurido psicogênico. Podem ser eficazes para os pacientes cujo prurido tem predominantemente características impulsivas[44].

O tratamento comportamental visando interromper o ciclo de prurido e coceira mostra-se importante na prevenção de complicações, como o líquen simples crônico[17].

GLOSSODINIA

Conhecida também por glossopirose, língua dolorosa ou síndrome da boca ardente. É definida por dor ou queimação na cavidade bucal e lábios com a mucosa sem lesões e sem achados clínicos ou laboratoriais[47]. Alguns fatores pioram o quadro doloroso, como estados de ansiedade, cansaço, logorreia e certos tipos de alimentos, principalmente os condimentados e quentes. Costuma ocorrer piora ao longo do dia. Os pacientes

também descrevem xerostomia, salivação intensa, gosto metálico ou amargo e, mais raramente, prurido em região oral e língua e sensação de algo se movendo[48].

O diagnóstico é feito após avaliação clínica e laboratorial e devem ser excluídas diversas patologias em que os sintomas podem estar presentes (Tabela 1)[47].

Tabela 1 Possíveis causas de glossodinia

Sistêmicas	Locais
Deficiências: ferro, vitamina B, zinco e folato Anemia, estrogênio	Tratamentos dentários, restaurações ou próteses
Endócrinas: diabetes melito, hipotireoidismo	Bruxismo
Síndrome de Sjögren, síndrome de Sicca e colagenose	Neuropatias, neuroma acústico
Medicamentosa: inibidores da ECA, efavirenz, fluoxetina, sertralina e venlafaxina. Imunossupressores	Infecções
Refluxo esofágico	

Fonte: Zampese, 2009[47].

Epidemiologia

Há uma grande variação dos dados epidemiológicos oscilando entre 0,7 e 4,5%[41]. Acomete principalmente o sexo feminino, especialmente durante o climatério, com um pico entre 70 e 79 anos de idade[49].

Transtornos psiquiátricos associados à glossodinia

Os fatores psicopatológicos podem desempenhar um papel importante na etiopatogenia dessa síndrome. São frequentes os transtornos de ansiedade, depressão, fobias e transtornos de personalidade. Além disso, os pacientes com glossodinia têm uma maior tendência para a somatização[50].

Tratamentos psiquiátricos

As medicações mais utilizadas para tratar a glossodinia são os antidepressivos, antipsicóticos, anticonvulsivantes, analgésicos e protetores da mucosa oral. Os antidepressivos tricíclicos, como a amitriptilina e nortriptilina, em doses baixas são úteis, porém alguns autores contraindicam essa terapêutica por causa da xerostomia, o que pode agravar a doença[47].

Estudos realizados com amitriptilina, paroxetina e sertralina com duração de 8 semanas demonstraram eficácia. Entretanto, os inibidores seletivos de recaptação de serotonina são mais bem tolerados e igualmente eficazes[17]. Clonazepam também se mostrou eficaz[41]. Apesar de desempenhar um papel no controle da dor, a gabapentina teve pouco ou nenhum benefício no manejo da glossodinia[47].

A associação de tratamento psicoterápico – 2 sessões de uma hora por semana durante dois meses – e ácido alfalipoico foi significativamente mais benéfica do que esses tratamentos isolados[48].

VULVODINIA

Caracterizada por desconforto vulvar e perineal com duração maior que 3 meses, frequentemente descrito como ardência, "agulhadas" ou irritação, sem achado clínico ou doença neurológica que justifique esse sintoma. A causa é multifatorial, estando envolvidos fatores genéticos, imunes e psicológicos. A ressonância magnética funcional indica alterações no processamento central similares às encontradas em fibromialgia, dor lombar idiopática e síndrome do cólon irritável[50].

Epidemiologia

A vulvodinia acomete cerca de 1,5% de pacientes ginecológicos, sendo mais frequente no período peri ou pós-menopausa[47].

Transtornos psiquiátricos associados à vulvodinia

Pacientes com essa patologia apresentam maior incidência de transtorno depressivo, ansioso e somatoforme. Também relacionados com maior número de consultas médicas e relatos de disfunções sexuais[50].

Tratamento psiquiátrico

A terapia cognitivo-comportamental, por meio da abordagem direta dos fatores psicossociais envolvidos, mostra-se eficaz no aspecto funcional e na intensidade da dor vulvar[17]. A abordagem terapêutica deve ser multidisciplinar (Quadro 1).

Quadro 1 Tratamento da vulvodinia

Obter a história de dor e da vida sexual, avaliando o grau de sintomas e o impacto sobre a vida da mulher e identificar o tipo de disfunção sexual
Abordagem de equipe multidisciplinar: psiquiatra, terapeuta sexual, fisioterapeuta especializado
Informar adequadamente sobre o diagnóstico, tratamento e prognóstico
Considerar um tratamento anestésico local
Antidepressivos tricíclicos, gabapentina e pregabalina são opções de tratamento
Considerar a acupuntura
A disfunção do assoalho pélvico deve ser tratada em pacientes com dor relacionada à atividade sexual

Fonte: baseada em Mandal et al., 2010[51].

DELÍRIO DE INFESTAÇÃO

As características clínicas incluem história de um fator precipitante, história de exposição atual ou anterior a organismos contagiantes, com muitas visitas a profissionais médicos, sobretudo dermatologistas. Os pacientes se queixam de sofrer de parasitoses. Um grande número de casos não chega ao psiquiatra por recusa do paciente à sugestão de seu dermatologista[52].

Pacientes normalmente trazem materiais para o exame do médico acreditando que seja aquilo que o esteja parasitando, porém, geralmente trata-se de matéria orgânica, insetos não patógenos ou fragmentos de unha ou cabelo[52]. A descrição do parasita varia de termos imprecisos como "coisas", "bichos" até explicações mais elaboradas da aparência, comportamento e ciclo de vida dos organismos[53]. Pacientes frequentemente relatam isolamento social, perda de emprego e, em raros casos, apresentam ideação suicida decorrente da infestação.

O delírio pode ser compartilhado (*folie à deux*) e o medo de contaminação está geralmente presente. Os quadros de transtorno psiquiátrico induzido (*folie à deux*) são raros, porém, sua prevalência pode ser de 5 a 25% nos casos de delírio de infestação parasitária[5].

Os pacientes, apesar de carecerem de crítica, podem perceber que suas histórias suscitam espanto nos ouvintes. Diante disso, esses pacientes costumam relatá-las somente aos mais íntimos e aos médicos[53]. Não se tem um consenso geral sobre as causas do delírio parasitário, mas, academicamente, podemos considerar sua origem das seguintes formas (Tabela 2).

Tabela 2 Causas do delírio parasitário

Etiologia	Diagnóstico
Primário	Transtorno delirante, do tipo somático (DSM-5) Transtorno delirante (CID-11)
Relacionado a outro transtorno psiquiátrico	Esquizofrenia Depressão maior Transtorno afetivo bipolar
Relacionado a processo orgânico sistêmico	Tuberculose Sífilis Diabetes melito Linfoma maligno Policitemia vera Insuficiência cardíaca congestiva Insuficiência renal Hipotireoidismo Doença hepática Vitiligo Lúpus eritematosos sistêmico Uso de substâncias (álcool, cocaína, anfetaminas) Deficiência de vitamina B12 Deficiência de ácido fólico
Relacionado a condição neurológica	Demência Mal de Parkinson Doença de Huntington Tumores do sistema nervoso central Acidente vascular cerebral isquêmico

Primários

O DSM-5 considera o diagnóstico de transtorno delirante como um quadro de delírio com duração maior que 1 mês, com funcionamento e comportamento preservados à exceção do tema do delírio. Para que o diagnóstico seja apropriado, episódios de mania ou depressão, se tiverem ocorrido, devem ter sido breves em comparação com a duração do delírio.

A CID-11 estabelece um tempo mínimo de 3 meses, na ausência de episódio de mania, depressão ou episódio misto. Assim como o DSM-5, o delírio não deve ser manifestação de outro transtorno ou doença, e não deve ser consequência do efeito de substâncias exógenas.

Relacionados a outros transtornos psíquicos

Pode haver delírio de infestação, sobretudo na esquizofrenia e, menos frequentemente, nos transtornos afetivos. Nesse caso, o elemento primário seria uma alteração da percepção, com alucinações, táteis e sinestésicas e, mais raramente, visuais, e a ideia delirante de parasitose seria secundária.

Relacionados com processos orgânicos de manifestação sistêmica

Está associado a algumas doenças clínicas incluindo tuberculose, sífilis, diabetes melito, linfoma maligno, policitemia vera, insuficiência cardíaca congestiva, arteriosclerose, insuficiência renal, hipotireoidismo, doença hepática, doenças dermatológicas como vitiligo e lúpus eritematosos sistêmico. Ocorre também em quadros de uso de substâncias, sobretudo álcool, cocaína ou anfetaminas. Há também relação com processos metabólicos e carências, especialmente a deficiência de vitamina B12 ou ácido fólico[5].

Relacionados com condições neurológicas

Condições neurológicas associadas a delírios de infestação incluem demência, mal de Parkinson, doença de Huntington, tumores do sistema nervoso central e acidente vascular isquêmico. Quase sempre há algum grau de comprometimento das funções cognitivas superiores[5].

Epidemiologia

Os dados de incidência disponíveis apontam que: atinge igualmente ambos os sexos, em idades inferiores aos 50 anos e em uma proporção de três mulheres para cada homem após os 50 anos[54]. Suspeita-se que existam muito mais pacientes portadores dessa doença não detectados, pois, na maioria das vezes, são vistos por médicos generalistas e, sobretudo, por dermatologistas. Um estudo populacional realizado em Minnesota estima a incidência em 1,9 a cada 100.000 indivíduos-ano[55]. Em uma série de casos com 30 pacientes no Brasil, havia 22 do sexo feminino e 8 do sexo masculino[56].

Transtornos psiquiátricos associados ao delírio de infestação

Diversos transtornos psiquiátricos podem cursar com o aparecimento de delírios de infestação como parte da apresentação, entre eles depressão maior, transtorno afetivo bipolar e esquizofrenia. Podem também ocorrer após o uso crônico de anfetaminas, metilfenidato, inibidores da MAO, alguns anti-hipertensivos, cocaína, álcool e corticosteroides. O quadro clínico normalmente desaparece após a descontinuação do uso da substância[57].

Tratamento psiquiátrico

Os medicamentos de escolha são a risperidona e olanzapina, ambas mostrando eficácia em baixas doses. O tratamento deve durar pelo menos 6 meses. Há poucos estudos com antipsicóticos de terceira geração em casos de delírios de infestação[58].

TRANSTORNO DE ESCORIAÇÃO

O DSM-5 tem como principais critérios diagnósticos para o transtorno de escoriação o ato de beliscar a pele repetidamente causando lesão cutânea, tentativas repetidas de parar ou reduzir o comportamento, que causam sofrimento e prejuízos em áreas importantes de funcionamento. Os critérios diagnósticos são semelhantes aos da CID-11.

Também conhecida como escoriação neurótica e escoriações psicogênicas, são lesões causadas pelo próprio paciente que coça ou cutuca compulsivamente a pele. O paciente admite que causa as lesões, muitas vezes de forma involuntária, e que foge ao controle do impulso. As unhas das mãos são os agentes usuais e as lesões normalmente se encontram em áreas de fácil acesso ao paciente[17].

As escoriações têm geralmente menos de 1 cm de diâmetro e estão recobertas por crostas sanguíneas e apresentam bordas eritematosas. A resolução pode deixar uma cicatriz clara com bordas hiperpigmentadas e geralmente nos pacientes são percebidas lesões em todos os estágios, normalmente mais frequentes em antebraços, face, pescoço e ombros[2]. Uma forma especial de síndrome de escoriação neurótica é a *excoriee acne*. Na *excoriee acne* clássica, os pacientes realizam excessivamente apertos e arranhões em lesões inicialmente pequenas. A manipulação excessiva das lesões leva a escoriações, erosões ou ulcerações que às vezes se curam com cicatrizes estreladas em forma e distúrbios pigmentares[59].

Epidemiologia

Um estudo brasileiro encontrou prevalência de 3,4% em uma amostra com 7.639 indivíduos[60]. Outro estudo realizado nos Estados Unidos com 10.169 participantes estimou a prevalência em 3,1% ao longo da vida[64]. Há o predomínio de mulheres e a faixa etária mais atingida é entre os 30 e os 45 anos de idade[61].

Transtornos psiquiátricos associados ao transtorno de escoriação

Pacientes com esse diagnóstico são classificados como tendo traços compulsivos, visto que se trata de um comportamento repetitivo, ritualístico, com objetivo de redução de ansiedade e que os pacientes tentam resistir à realização do ato, mas que muitas vezes esse esforço é em vão. Pacientes frequentemente têm pensamentos obsessivos em relação a irregularidades de sua pele ou preocupação excessiva em ter a pele lisa e acabam se escoriando em resposta a esses pensamentos. Assim sendo, a comorbidade com transtorno obsessivo-compulsivo é frequente[62].

O comportamento de escoriação pode ter características de distúrbio do controle dos impulsos, o ato é automático e precedido de grande ansiedade antes do comportamento e com prazer momentâneo e alívio após. Assim, esses comportamentos podem abranger um espectro de compulsão-impulsividade que vai do obssessivo-compulsivo puro ao impulsivo puro com sintomas mistos entre eles[62]. Alguns estudos que avaliaram a comorbidade psiquiátrica de pacientes que sofrem com escoriações neuróticas acharam uma associação com transtornos depressivos e ansiosos (transtorno de ansiedade generalizada e transtorno de pânico) e também com transtorno afetivo bipolar[63,64].

Tratamento psiquiátrico

Estudos demonstraram boa resposta com o tratamento com inibidores seletivos da recaptação de serotonina e com terapia cognitivo-comportamental. Terapia de reversão de hábitos e terapia de aceitação e compromisso são duas modalidades que têm evidências de promover melhora dos sintomas.

A fluoxetina se mostrou superior ao placebo em alguns estudos. O escitalopram promoveu melhora dos sintomas em 72,4% de uma população tratada, ocorrendo remissão completa em 44,8% dos casos. Estudos abertos apontam taxas de respostas ao tratamento com sertralina de 68% e fluvoxamina de 100%. Os anti-histamínicos convencionais, como hidroxizina e doxepina, podem ser úteis, sendo que o último, além de ação sobre os receptores H1, tem ação antidepressiva. Faltam dados sobre outros medicamentos, como n-acetilcisteína e lamotrigina[65].

Os pacientes que apresentam sintomas de ansiedade poderão ser tratados com benzodiazepínicos ou antidepressivos dependendo da cronicidade do quadro[66].

TRICOTILOMANIA

A tricotilomania é o ato compulsivo de extrair os cabelos ou pelos de qualquer região do corpo. Segundo o DSM-5, a tricotilomania é um transtorno do espectro obsessivo-compulsivo e requer como principais critérios para diagnóstico o comportamento recorrente de arrancar os cabelos, resultando em perda capilar perceptível e tentativas repetidas de reduzir ou interromper o ato. O distúrbio não é mais bem explicado por outro transtorno mental, nem se deve a uma condição médica geral e causa sofrimento clinicamente significativo ou prejuízo no funcionamento social ou ocupacional ou em outras áreas importantes da vida do indivíduo.

Epidemiologia

A tricotilomania ocorre em crianças, adolescentes e adultos jovens, e sua incidência maior é entre os 4 e 10 anos de idade. Tem no couro cabeludo o local mais comum de acometimento, mas cílios, supercílios e pelos pubianos também podem ser afetados. Por vezes é acompanhada de tricofagia ocasionando o tricobezoar[62]. A prevalência ao longo da vida é estimada em até 3,5% e acomete principalmente mulheres, na proporção 9:1[67].

Transtornos psiquiátricos associados à tricotilomania

É comum, em estados de aumento de ansiedade, alguns indivíduos roerem unhas, arrancarem os cabelos ou morderem os lábios, o que não se traduz necessariamente em diagnóstico de dermatocompulsão. Deve-se realizar uma anamnese detalhada visando esclarecer aspectos da história de vida do paciente e personalidade pré-morbida para descartar outras patologias psiquiátricas como transtorno de ansiedade generalizada, transtorno obsessivo-compulsivo e depressão. Os transtornos psicóticos também devem ser descartados[62].

Tratamento psiquiátrico

A psicoterapia está indicada na maioria dos casos. Devem ser identificados fatores emocionais que levam ao hábito, os quais devem ser reduzidos ou amenizados. A terapia de reversão de hábitos tem evidência de ser eficaz.

Inibidores seletivos da recaptação de serotonina têm eficácia reduzida isoladamente, com melhores resultados quando associados à terapia. Há poucos estudos com antipsicóticos, apesar de resultados favoráveis com olanzapina, aripiprazol e quetiapina[67].

TRANSTORNOS FACTÍCIOS

Dermatite artefata

O DSM-5, assim como a CID-11, classificam o transtorno factício em dois subtipos: imposto a si mesmo e a outra pessoa. Em ambos os casos, ocorre a falsificação de sintomas físicos ou psicológicos sem ganho evidente secundário ao comportamento. Na dermatite artefata, também conhecida como factícia ou pantomímica, o paciente provoca lesões em sua pele utilizando diversos objetos como facas, pinças, agulhas ou produtos químicos ácidos ou abrasivos[2].

As lesões costumam surgir abruptamente, sem pródromos, em qualquer região do corpo, mas geralmente em locais de fácil acesso ao paciente. Diferentemente do transtorno de escoriação, as lesões geralmente estão no mesmo estágio de evolução, a história é vaga e inconsistente. O paciente geralmente está calmo e colaborativo apesar da extensão ou gravidade do quadro, como se estivesse falando sobre outra pessoa. Os pacientes muitas vezes não relatam qualquer dor associada com as lesões, como seria de se esperar. A família demonstra ansiedade e cansaço decorrente das diversas investigações realizadas, podendo inclusive demonstrar raiva dos médicos e a sensação de que estes são incompetentes[68].

A dermatite artefata geralmente está associada a um distúrbio emocional grave na história de vida do paciente. Esses sintomas podem ser interpretados como uma reativação de traumas anteriores e até mesmo como um pedido de socorro por parte do paciente, ou simplesmente como uma maior necessidade de chamar atenção e receber assim benefícios psicológicos e cuidado pelo fato de estar doente. O comportamento autoagressivo ocorre geralmente em segredo, algumas vezes em estado dissociativo com amnésia; dessa forma, o paciente pode não recordar suas ações, nem compreender o estado emocional relacionado[68].

Epidemiologia

A incidência do transtorno factício é difícil de ser estimada em razão da pouca colaboração desses pacientes e por poucos conseguirem fazer acompanhamento adequado. Estima-se prevalência de 1 a 5%, podendo ocorrer em qualquer idade, sendo mais comum na transição da adolescência para idade adulta, e mais comumente em mulheres na proporção de 3:1 a 20:1[68,69]. É comum o indivíduo ter conhecimento da área médica.

Transtornos psiquiátricos associados à dermatite artefata

A dermatite artefata é frequentemente associada a abuso de álcool, drogas ou medicamentos psicoativos[68]. Há uma forte associação com transtorno de personalidade *borderline* e transtornos dissociativos, bem como prevalência de 33% nos pacientes diagnosticados com anorexia e bulimia[70].

Tratamento psiquiátrico

O confronto direto deve ser evitado, devendo em primeiro lugar estabelecer-se uma relação de confiança com o paciente até que seja possível a indicação de um tratamento psiquiátrico sem que a relação médico-paciente seja rompida[68]. É comum que seja necessário o acompanhamento conjunto do dermatologista e do psiquiatra, a longo prazo.

Para a escolha terapêutica, deve-se tentar caracterizar o mecanismo das lesões. Por exemplo, no caso de pacientes impulsivos ou com características do espectro obsessivo-compulsivo, podem ser usados inibidores seletivos da recaptação de serotonina com bons resultados. Se houver sintomas psicóticos, há relatos de boa resposta com antipsicóticos principalmente pimozida e olanzapina[68,60].

A maioria dos pacientes se beneficia de tratamento psicoterápico[17]. Mesmo com os devidos cuidados, recaídas são frequentes, assim como a má adesão e o abandono do tratamento[71].

CONSIDERAÇÕES FINAIS

Existe uma relação estreita entre os transtornos psiquiátricos, principalmente a depressão, transtornos ansiosos e psicóticos e as doenças dermatológicas. Por um lado, o manejo efetivo das doenças dermatológicas requer a consideração dos fatores psicossociais envolvidos. Por outro lado, a identificação de lesões cutâneas em pacientes com transtornos psiquiátricos representa um sinal de alerta que também deve ser abordado no tratamento.

Os psicofármacos utilizados no tratamento das doenças psicodermatológicas são principalmente os antidepressivos e os antipsicóticos. Assim, é fundamental entender a fisiopatologia das lesões cutâneas identificadas para que se proponha a modalidade psicoterapêutica mais assertiva e se escolha o psicofármaco mais adequado. Outro aspecto relevante para a prática clínica é considerar que medicamentos usados na dermatologia podem apresentar efeitos adversos neuropsiquiátricos, embora menos frequentes que os eventos dermatológicos relacionados com os psicofármacos.

PERSPECTIVAS

Diante de evidências robustas sobre a conexão entre doenças da pele e sintomas psíquicos, a psicodermatologia tem evoluído e evidencia a congruência da dermatologia e da psiquiatria. Mais do que um problema cosmético, as doenças dermatológicas envolvem fatores psicossociais que afetam o paciente, a família e a sociedade.

Nesse contexto, um amplo entendimento sobre essas questões e a integração entre a equipe da atenção primária com os especialistas pode trazer benefícios à assistência ao paciente portador de lesões cutâneas.

Vinheta clínica

Mulher de 72 anos relata tratamento para transtorno depressivo há 22 anos. Relata sentir desânimo, tristeza, ter sono de qualidade ruim e aumento do apetite após o falecimento do marido há 22 anos. Já fez uso de vários antidepressivos por dose e tempo adequados, porém com resposta parcial. Atualmente em uso de sertralina 200 mg/dia.

Há dois anos, sente-se mais triste, fica em sua casa e realiza as atividades domésticas com dificuldade. Há um ano, relata piora da qualidade de vida. Diz que demora durante o banho, pois sente que o corpo está infestado por vermes. Há seis meses, aplicou inseticida nos braços e nas pernas com o objetivo de resolver o problema, porém não foi bem-sucedida em seu objetivo e foi levada para um pronto-socorro com sintomas de intoxicação.

Fez vários exames protoparasitológicos de fezes, cujos resultados foram negativos para parasitoses e tomou vermífugos por decisão própria, mas ainda sente os "bichos" andando embaixo da pele. A paciente queixa-se de prurido principalmente à noite, período em que os "bichos saem para andar".

Ao exame físico, foram observadas escoriações pelo corpo todo decorrente de comportamentos de coçar e lesões provocadas pelo uso de objetos pontiagudos na pele. Ao exame psíquico, a paciente apresenta pensamentos com ideias prevalentes sobre a infestação por vermes, humor deprimido, afeto congruente com o humor, sem crítica sobre a doença e pragmatismo prejudicado.

Não apresenta doença clínica que explique o quadro relatado.

A principal hipótese diagnóstica foi transtorno psicótico com delírio de infestação (síndrome de Ekbom) associada a transtorno depressivo recorrente.

Como conduta terapêutica, manteve-se a sertralina e introduziu-se a risperidona 1mg à noite. Ao longo de 2 meses, com a otimização do tratamento antipsicótico, a paciente teve remissão do delírio de infestação e melhora dos sintomas de humor, conferindo um benefício à sua funcionalidade.

Para aprofundamento

- Rivitti EA. Dermatologia de Sampaio e Rivitti, 4. edição. Artes Médicas; 2018.
    ⇨ Contém uma seção dedicada a afecções psicogênicas, psicossomáticas e neurogênicas, elaborada por um dos raros serviços de dermatologia com atendimento especializado em psicodermatoses.
- Krooks JA, Weatherall AG, Holland PJ. Review of epidemiology, clinical presentation, diagnosis, and treatment of common primary psychiatric causes of cutaneous disease. Journal of Dermatological Treatment. 2018;29:4:418-427.
    ⇨ Artigo científico focado nos transtornos psiquiátricos com afecções dermatológicas secundárias, levando em consideração as particularidades de cada especialidade.
- Pearson ML, Selby JV, Katz KA, Cantrell V, Braden CR, Parise ME, et al. Unexplained Dermopathy Study Team. Clinical, epidemiologic, histopathologic and molecular features of an unexplained dermopathy. PLoS One. 2012.
    ⇨ Uma iniciativa incomum mobilizada por demanda da população, ocorrida na primeira década dos anos 2000. Exemplo notável de uso do método científico na investigação de um fenômeno.

 REFERÊNCIAS BIBLIOGRÁFICAS

1. Dubreuil A. Dermatological diseases in psychiatry. Soins Psychiatr. 2010;(268):26-9.
2. Estellita-Lins C, Azulay DR, Azulay RD. Psicodermatologia, medicina psicocutânea e dermatologia. In: Azulay RD, Azulay DR. Dermatologia. 5. ed. Rio de Janeiro: Guanabara Koogan; 2008. p. 656-69.
3. **Jafferany MJ, Franca K. Psychodermatology: basics concepts. Acta Derm Venereol. 2016.**
    ⇨ Revisão recente sobre a Psicodermatologia, campo da Medicina cujo objetivo de estudo é a interface entre a Dermatologia e a Psiquiatria. O artigo introduz aspectos convergentes em relação a fisiopatologia, classificação diagnóstica e propostas de tratamento para as doenças psicodermatológicas.
4. Ferm I, Sterner M, Wallengren J. Somatic and psychiatric comorbidity in patients with chronic pruritus. Acta Derm Venereol. 2010;90(4):395-400.
5. Cordeiro Q, Corbett CE. Delusional parasitic infestation and folie à deux:case report. Arq Neuropsiquiatr. 2003;61(3B):872-5. Erratum in: Cordeiro Q. Arq Neuropsiquiatr. 2004;62(2A):375.
6. Psychiatry and the skin. Proc R Soc Med. 1950;43(11):797-804.
7. Picardi A, Abeni D, Melchi FC, Puddu P, Pasquini P. Psychiatric morbidity in dermatological outpatients: an issue to be recognized. Brit J Derm. 2000;143:983-91.
8. Gieler U. Psychodermatology. Eur J Dermatol. 2007;17(1):106-7.
9. **Marshall C, Taylor R, Bewley A. Psychodermatology in clinical practice: main principles. Acta Derm Venereol. 2016;Suppl 217:30-34.**
    ⇨ Texto que trata do papel das especialidades médicas envolvidas na assistência ao paciente e oferece recomendações baseadas na prática clínica.
10. Reichenberg JS, Kroumpouzos G, Magid M. Approach to a psychodermatology patient. G Ital Dermatol Venereol. 2018.
11. Cestari SCP, Azulay DR, Azulay RD. Eczemas e dermatites afins. In: Azulay RD, Azulay DR. Dermatologia.5. ed. Rio de Janeiro: Guanabara Koogan; 2008. p. 154-72.
12. Fleischer AB, Boguniewicz M. An approach to pruritus in atopic dermatitis: a critical systematic review of the tacrolimus ointment literature. J Drugs Dermatol. 2010;9(5):488-98.
13. Schmid-Grendelmeier P, Ballmer-Weber BK. Atopic dermatitis: current insights into path physiology and management. Ther Umsch. 2010;67(4):175-85.
14. Kolb L, Ferrer-Bruker SJ. Atopic Dermatitis. Statpearls. 2020.
15. Kimata H. Prevalence of suicidal ideation in patients with atopic dermatitis. Suicide Life Threat Behav. 2006;36(1):120-4.
16. Gupta MA, Gupta AK. Depression and suicidal ideation in dermatology patients with acne, alopecia areata, atopic dermatitis and psoriasis. Br J Dermatol. 1998;139(5):846-50.
17. Lesley M, Arnold MD. Psychocutaneous Disorders. In: Sadock BJ, Sadock VA, eds. Kaplan and Sadock's comprehensive textbook of psychiatry. 7. ed. Philadelphia: Lippincott Williams & Wilkins; 2000. p. 1818-27.
18. Modell JG, Boyce S, Taylor E, Katholi C. Treatment of atopic dermatitis and psoriasis vulgaris with bupropion-SR: a pilot study. Psychosom Med. 2002;64(5):835-40.
19. Ehlers A, Stangier U, Gieler U. Treatment of atopic dermatitis: a comparison of psychological and dermatological approaches to relapse prevention. J Consult Clin Psychol. 1995;63(4):624-35.
20. Carneiro SCS, Abulafia LA, Azulay DR. Dermatoses eritoescamosas. In: Azulay RD, Azulay DR. Dermatologia. 5. ed. Rio de Janeiro: Guanabara Koogan; 2008. p. 108-23.
21. Romiti R, Amone M, Menter A, Miot HA. Prevalence of psoriasis in Brazil – a geographical survey. International Journal of Dermatology. 2017;56(8):e167-e168.
22. Seyhan M, Coşkun BK, Sağlam H, Ozcan H, Karincaoğlu Y. Psoriasis in childhood and adolescence: evaluation of demographic and clinical features. Pediatr Int. 2006;48(6):525-30.
23. Oliveira MFSP, Rocha BO, Duarte GV. Psoriasis: classical and emerging comorbidities. An Bras Dermatol. 2015.
24. Wu JJ, Feldman SR, Koo J, Marangell LB. Epidemiology of mental health comorbidity in psoriasis. J Dermatolog Treat. 2018.
25. Jafferany M. Lithium and psoriasis: what primary care and family physicians should know. Prim Care Companion J Clin Psychiatry. 2008;10(6):435-9.
26. Jafferany M. Lithium and skin: dermatologic manifestations of lithium therapy. Int J Dermatol. 2008;47(11):1101-11.
27. Deepak MW, Balak EH. Drug induced psoriasis: clinical perspectives. Psoriasis (Auck). 2017.
28. Bakos L, Bakos RM, Azulay RD. Afecções dos pêlos. In: Azulay RD, Azulay DR. Dermatologia. 5. ed. Rio de Janeiro: Guanabara Koogan; 2008. p. 671-93.
29. Lee HH, Gwillim E, Patel KR, Hua T, Hastogi S, Ibler E, et al. Epidemiology of alopecia areata, ophiasis, totalis, and universalis: A systematic review and meta-analysis. J Am Acad Dermatol. 2020.

30. Villasante Fricke AC, Miteva M. Epidemiology and burden of alopecia areata: a systematic review. Clin Cosmet Investig Dermatol. 2015.
31. Ruiz-Doblado S, Carrizosa A, García-Hernández MJ. Alopecia areata: psychiatric comorbidity and adjustment to illness. Int J Dermatol. 2003;42(6):434-7.
32. Beattie PE, Lewis-Jones MS. A comparative study of impairment of quality of life in children with skin disease and children with other chronic childhood diseases. Br J Dermatol. 2006;155:145-51.
33. Buffon RB, Weber MB. Alopecias. In: Weber MB, Fontes Neto PTL (orgs.). Psicodermatologia. São Caetano do Sul: Yendis; 2009. p. 133-39.
34. Criado PR, Criado RFJ, Azulay DR. Pruridos, prurigos, urticária e afins. In: Azulay RD, Azulay DR. Dermatologia. 5. ed. Rio de Janeiro: Guanabara Koogan; 2008. p. 230-57.
35. Konstantinou GN. Psychiatric comorbidity in chronic urticaria patients: a systematic review and meta-analysis. Clinical and Translational Allergy. 2019.
36. Krishnan A, Koo J. Psyche, opioids, and itch: therapeutic consequences. Dermatol Ther. 2005;18(4):314-22.
37. Abraham LS, Abufalia LA, Azulay DR, Azulay RD. Acne e doenças afins. In: Azulay RD, Azulay DR. Dermatologia. 5. ed. Rio de Janeiro: Guanabara Koogan; 2008. p. 466-72.
38. Bonamigo RR. Acne. In: Weber MB, Fontes Neto PTL (orgs). Psicodermatologia. 1. ed. São Caetano do Sul: Yendis; 2009. p. 141-50.
39. Bagatin E, Timpano DL, Guadanhim LRS, Mussupapo V, Nogueira A, Terzian LR, et al. Acne vulgaris: prevalence and clinical forms in adolescents from São Paulo, Brazil. An Bras Dermatol. 2014.
40. Vallerand RT, Lewinson MS, Farris CD, Sibley ML, Ramien AGM, et al. Efficacy and adverse events of oral isotretinoin for acne: a systematic review. Br J Dermatol. 2018.
41. Abraham LS, Abufalia LA, Azulay DR, Azulay RD. Outras condições acneiformes. In: Azulay RD, Azulay DR. Dermatologia. 5. ed. Rio de Janeiro: Guanabara Koogan; 2008.p. 472-73.
42. Berg M, Linden S. An epidemiological study of rosacea. Acta Dermatol Venereol. 1989;69:419-23.
43. Haber R, El Gemayel M. Comorbidities in rosacea: a systematic review and update. J Am Acad Dermatol. 2018.
44. Shaw RJ, Dayal S, Good J, Bruckner AL, Joshi SV. Psychiatric medications for the treatment of pruritus. Psychosom Med. 2007;69(9):970-8.
45. **Weisshaar E, Szepietowski JC, Darsow U, Misery L, Wallengren J, Mettang T, et al. European guideline on chronic pruritus. Acta Derm Venereol. 2012.**
   ⇨ **Trabalho extenso que ilustra os desafios trazidos por um dos sintomas dermatológicos mais frequentes da prática clínica.**
46. Gupta MA. Evaluation and treatment of "psychogenic" pruritus and self-excoriation. J Am Acad Dermatol. 1995;32(3):532-3.
47. Zampese M, Beber AAC. Transtornos dolorosos em dermatologia. In: Weber MB, Fontes Neto PTL (orgs.). Psicodermatologia. São Caetano do Sul: Yendis; 2009. p. 41-70.
48. López-JP, Camacho-AF, Andujar-MP, Sánchez-SM,Gómez-GF. Burning mouth syndrome: An update. Med Oral Patol Oral Cir Bucal. 2010;15(4):562-8.
49. Dim H, Lin S, Thakkar J. Neuropathic pain and burning mouth syndrome: an overview and current update. Dent Clin North Am. 2020.
50. Haefner HK, Collins ME, Davis GD, Edwards L, Foster DC, Hartmann ED, et al. The vulvodynia guideline. J Low Genit Tract Dis. 2005;9(1):40-51.
51. Mandal D, Nunns D, Byrne M, McLelland J, Rani R, Cullimore J, et al. Guidelines for the management of vulvodynia. Br J Dermatol. 2010.
52. Koo J, Lee CS. Delusions of parasitosis. A dermatologist's guide to diagnosis and treatment. Am J Clin Dermatol. 2001;2(5):285-90.
53. Rey MCW. Delírio de parasitose e de cheiros. In: Weber MB, Fontes Neto PTL (orgs). Psicodermatologia. São Caetano do Sul: Yendis; 2009. p. 27-36.
54. Szepietowski JC, Salomon J, Hrehorów E, Pacan P, Zalewska A, Sysa-Jedrzejowska A. Delusional parasitosis in dermatological practice. J Eur Acad Dermatol Venereol. 2007;21(4):462-5.
55. **Bailey CH, Andersen LK, Lowe GC, Pittlekow MR, Bostwick JM, Davis MDP. A population-based study of the incidence of delusional infestation in Olmsted County, Minnesota, 1976-2010. Br J Dermatol. 2014.**
   ⇨ **Um raro trabalho populacional de delírio de infestação.**
56. **Martins ACGP, Mendes CP, Nico MMS. Delusional infestation: a case series from a university dermatology center in São Paulo, Brazil. International Journal of Dermatology. 2015.**
   ⇨ **Um trabalho que retrata a experiência de um dos maiores centros de dermatologia no Brasil.**
57. Lee CS. Delusions of parasitosis. Dermatol Ther. 2008;21(1):2-7.
58. Moriarty N, Alam M, Kalus A, O'Connor K. Current understanding and approach to delusional infestation. The American Journal of Medicine. 2019.
59. Harth W, Taube KM, Gieler U. Facticious disorders in dermatology. J Dtsch Dermatol Ges. 2010;8(5):361-72; quiz 373.
60. Machado MO, Köhler CA, Stubbs B, Nunes-Neto PR, Koyanagi A, Quevedo J, et al. Skin picking disorder: prevalence, correlates, and associations with quality of life in a large sample. CNS Spectr. 2018.
61. Arnold LM, Auchenbach MB, McElroy SL. Psychogenic excoriation. Clinicalfeatures, proposed diagnostic criteria, epidemiology and approaches to treatment. CNS Drugs. 2001;15(5):351-9.
62. Silveira VLB. Dermatocompulsões. In: Weber MB, Fontes Neto PTL (orgs.). Psicodermatologia. São Caetano do Sul: Yendis; 2009. p. 85-94.
63. Cyr PR, Dreher GK. Neurotic excoriations. Am Fam Physician. 2001;64(12):1981-4.
64. Grant JE, Chamberlain SR. Prevalence of skin picking (excoriation) disorder. J Psychiatr Res. 2020.
65. Lochner C, Roos A, Stein DJ. Excoriation (skin picking) disorder: a systematic review of treatment options. Neuropsychiatric Disease and Treatment. 2017.
66. Koblenzer CS. Neurotic excoriations and dermatitis artefacta. Dermatol Clin. 1996;14(3):447-55.
67. Pereyra AD, Saadabadi A. Trichotillomania. StatPearls. 2020.
68. De Stefani S, Razera F. Transtorno factício em dermatologia. In: Weber MB, Fontes Neto PTL (orgs.). Psicodermatologia. São Caetano do Sul: Yendis; 2009. p. 37-40.
69. Koblenzer CS. Dermatitis artefacta. Clinical features and approaches to treatment. Am J Clin Dermatol. 2000;1(1):47-55.
70. Gattu S, Rashid RM, Khachemoune A. Self-induced skin lesions: a review of dermatitis artefacta. Cutis. 2009;84(5):247-51.
71. Chandran V, Kurien G. Dermatitis Artefacta. StatPearls. 2020.
72. Connor CJ, Liu V, Fiedorowicz JG. Exploring the physiological link between psoriasis and mood disorders. Dermatology Research and Practice. 2015.
73. Devrimci-Ozguven H, Kundakci TN, Kumbasar H, Boyvat A. The depression, anxiety, life satisfaction and affective expression levels in psoriasis patients. J Eur Acad Dermatol Venereol. 2000;14(4):267-71.
74. Biljan D, Laufer D, Filaković P, Situm M, Brataljenović T. Psoriasis, mental disorders and stress. Coll Antropol. 2009;33(3):889-92.
75. Chung MC, Symons C, Gilliam J, Kaminski ER. The relationship between posttraumatic stress disorder, psychiatric comorbidity, and personality traits among patients with chronic idiopathic urticaria. Compr Psychiatry. 2010;51(1):55-63.
76. Ozkan M, Oflaz SB, Kocaman N, Ozseker F, Gelincik A, Büyüköztürk S, et al. Psychiatric morbidity and quality of life in patients with chronic idiopathic urticaria. Ann Allergy Asthma Immunol. 2007;99(1):29-33.
77. Gupta MA, Gupta AK, Chen SJ, Johnson AM. Comorbidity of rosacea and depression: an analysis of the National Ambulatory Medical Care Survey and National Hospital Ambulatory Care Survey-Outpatient Department data collected by the U.S. National Center for Health Statistics from 1995 to 2002. Br J Dermatol. 2005;153(6):1176-81.
78. Bonamigo RR. Rosácea. In: Weber MB, Fontes Neto PTL (orgs). Psicodermatologia. São Caetano do Sul: Yendis; 2009. p. 151-66.
79. Lehmann M, Cazzaniga S, Simon D, Perruchoud DL, Borradori L, Rammlmair A. Paterns among patients with chronic pruritus: a retrospective analysis of 170 patients. Acta Derm Venereol. 2020.
80. Petry V, Weber MG. Prurido psicogênico. In: Weber MB, Fontes Neto PTL (orgs.). Psicodermatologia. 1. ed. São Caetano do Sul: Yendis; 2009. p. 167-74.
81. Lepping P, Russell I, Freudenmann RW. Antipsychotic treatment of primary delusional parasitosis: systematic review. Br J Psychiatry. 2007;191:198-205.

20

Interconsulta psiquiátrica no paciente idoso

Jorge Augusto Alves Silveira
Fabio Armentano
Tânia Corrêa de Toledo Ferraz Alves

Sumário

Introdução
Avaliação do idoso
    Anamnese
    Antecedentes pessoais e familiares
    Revisão de sistemas
    Exame do estado mental
    Avaliação cognitiva e funcional
Quadros clínicos
    Delirium
    Depressão
    Luto
    Demências
    Insônia
Considerações finais
Vinheta clínica
Para aprofundamento
Referências bibliográficas

Pontos-chave

- A anamnese é o principal instrumento para coleta de dados e construção da relação médico-paciente.
- A adoção de medidas preventivas impacta positivamente na incidência do *delirium*.
- Os transtornos do humor são altamente prevalentes na população geriátrica, sendo muitas vezes pouco diagnosticados pela associação com outras comorbidades físicas.
- Pacientes com demência acabam sendo hospitalizados por agravamento dos sintomas cognitivos e comportamentais. Em algumas situações, a doença neurodegenerativa ou cerebrovascular sobrevêm por meio da investigação durante a internação.
- Quando a higiene do sono não atinge os objetivos, a escolha de qual fármaco será utilizado deve incluir avaliações quanto ao padrão de sintomas, objetivos de tratamento, resposta e reações adversas a drogas anteriores, comorbidades, e interações medicamentosas.

INTRODUÇÃO

A população idosa representa uma parcela cada vez maior da população no Brasil e no mundo, sendo estimado que o número de pessoas com mais de 60 anos irá aumentar 300% nos próximos 50 anos[1]. Em 2030 prevê-se que teremos cerca de 1 bilhão de idosos na Terra[2], sendo que estes representarão 13% da população brasileira[3].

Além disso, a Organização Mundial da Saúde (OMS) estabeleceu como política de saúde o conceito de envelhecimento ativo, que expressa a preocupação com saúde, participação e segurança em relação ao envelhecimento, permitindo não somente a longevidade mas também a manutenção da qualidade de vida[4]. A ideia de saúde passou a ser entendida como bem-estar físico, mental e social, gerando, consequentemente, mudanças de paradigmas de programas e políticas voltadas para promoção de saúde.

Neste contexto de um olhar amplo sobre o conceito de saúde e as perspectivas de envelhecimento da população, se faz necessário reconhecer as particularidades do atendimento do idoso. E um dos ambientes onde isso ocorre são os hospitais gerais (HG); seja nos pronto-atendimentos ou enfermarias.

Durante uma internação o idoso pode apresentar sintomatologia variada, podendo ser uma reação psicológica e emocional à doença, ao ambiente, a própria condição de ser cuidado, uma exacerbação/agudização de transtornos psiquiátricos primários, como depressão, ansiedade, transtornos de personalidade, ou alterações decorrentes de complicações orgânicas. Cabe ao psiquiatra interconsultor estar capacitado para o manejo e conduta desses casos, respeitando o paciente, o assistente, a equipe e a instituição.

Nesse capítulo serão apresentados alguns dos principais quadros que acometem a terceira idade e culminam em pedidos de avaliação do psiquiatra interconsultor em hospitais gerais.

AVALIAÇÃO DO IDOSO

Anamnese

É da boa prática clínica, aprendida desde os primórdios da graduação, que a anamnese é o principal instrumento para coleta de dados e construção da relação e do vínculo entre médico e paciente. Principalmente em se tratando de um idoso, obter uma história geriátrica e avaliar o estado mental podem tornar-se uma tarefa longa e complexa, pela potencial existência de diversas comorbidades clínicas e neurológicas[5].

A participação de membros da família e de outras pessoas de convívio próximo é, em geral, útil e deve ser encorajada. Isso favorece a coleta de informações, tais como sobre funcionamento e cognições anteriores a internação, relações interpessoais, doenças prévias e comórbidas, medicações de uso, estressores, entre outras. Além de que o idoso pode apresentar-se inquieto e impaciente, hostil, confuso ou com alteração em seu nível de consciência, o que demandará do entrevistador, bastante paciência e, por vezes, auxílio dos familiares.

Durante a entrevista, recomenda-se que os sintomas sejam documentados em uma sequência temporal de desenvolvimento (afetivos, cognitivos, comportamentais e físicos), buscando-se sempre estabelecer as possíveis relações entre estes e fatores externos (alterações ambientais, eventos de vida, estressores recentes). Além de considerarmos a possibilidade de declínio das funções cognitivas, por vezes minimizada ou compreendidas como comuns da idade por parte dos familiares. Para tal, é importante o questionamento sobre alterações, mesmo que discretas, em memória, atenção, linguagem, orientação, velocidade de pensamento e funcionalidade.

Antecedentes pessoais e familiares

Deve-se registrar a existência de doenças mentais prévias, suas evoluções ao longo da vida, relação com psicofármacos utilizados (respostas, dosagens, efeitos adversos), internações e ocorrência de agudizações. Isso é valido para quaisquer outros diagnósticos clínicos prévios e no momento da avaliação. Esta faixa etária é comumente acometida por condições como: hipertensão arterial, hipotireoidismo e hipertireoidismo, diabetes mellitus, dislipidemia, anemias, ataques isquêmicos transitórios e acidentes vasculares encefálicos, arritmias cardíacas, infartos miocárdicos, bloqueio cardíaco, hepatites, infecções urinárias, hiperplasia prostática benigna e neoplasias.

Neste momento se faz valer novamente as informações sobre os medicamentos utilizados, sejam eles prescritos ou não (vitaminas, minerais, suplementos alimentares, remédios populares, anti-inflamatórios, aspirina e anti-histamínicos), pelo risco aumentado de interações medicamentosas. Histórico familiar pode oferecer informações importantes para construção das hipóteses diagnósticas, especialmente de transtornos mentais (transtornos de humor, esquizofrenia e outras alterações comportamentais, transtornos de personalidade, abuso ou dependência de álcool e drogas, suicídio e demências).

Revisão de sistemas

Nesta etapa, buscam-se informações sobre aparelhos ou sistemas em que, até aquele momento, não surgiram quaisquer sintomas. Desta forma, esta etapa da revisão fica mais simplificada e racional. Mesmo assim, ela precisa ser realizada, pois ainda podem surgir dados importantes. Podem surgir déficits sensoriais, sintomas sequelares de acidentes vasculares prévios, além de quadros infecciosos (febre, calafrios, hipotensão, tosse e expectoração, náuseas, vômitos e alterações de hábito intestinal, disúria, polaciúria, lesões de pele, dor)[6].

Exame do estado mental

A aparência geral do paciente geriátrico pode sugerir o diagnóstico psiquiátrico subjacente. A postura, a feição e os movimentos (por exemplo: tremores) podem refletir distúrbios do humor ou do pensamento e podem ser afetados por diversas condições neurológicas e drogas psicotrópicas.

O pensamento do paciente pode ser avaliado através de seu discurso e neste mesmo momento as características de linguagem também devem ser observadas. As alterações mais comuns apresentadas em casos de alterações comportamentais agudas incluem lentificação ou aceleração do pensamento associado a prejuízo de estruturação do pensamento, ideias delirantes ou prevalentes (principalmente de cunho persecutório, religioso, de ciúmes ou roubo), parafasias ou afasias. O paciente também pode apresentar ideação suicida, que deve ser minuciosamente analisada.

As alterações sensoperceptivas podem ocorrer acompanhadas, ou não, de delírios, sendo de particular interesse a presença de alterações visuais da sensopercepção, sejam alucinações ou ilusões, devido a sua maior associação aos transtornos psicóticos de origem orgânica.

As funções afetivas devem ser notadas ao longo de toda a entrevista tendo em vista que os transtornos do humor são responsáveis por parcela significativa dos quadros psicóticos que adentram a sala de emergência. O juízo de realidade e a crítica de morbidez frequentemente encontram-se alterados ou até mesmo abolidos, o que dificulta bastante o manejo do paciente e prejudica a aderência e colaboração do paciente ao tratamento.

Exame físico

O psiquiatra interconsultor, ao atender pacientes idosos, muitas vezes precisará trabalhar em conjunto com outros especialistas e, certamente, ao se discutir um caso, deverá considerar um exame físico detalhado. Nesse sentido, a psiquiatria não pode e nem deve dissociar-se do restante da medicina. O exame físico deve receber por parte do psiquiatra a mesma atenção dispensada à coleta da anamnese e a análise do exame do estado mental[7].

A investigação segue, em geral, a mesma rotina utilizada na avaliação de um adulto jovem. A busca por síndromes clínicas que possam levar o paciente a apresentar problemas comportamentais agudos deve ser sistemática e incluir necessariamente sintomas sugestivos de alterações metabólicas e hidroeletrolíticas, de função tireoidiana, cardíaca, pulmonar, hepática e renal, deficiências vitamínicas e infecções[8]. A mesma regra aplicada ao exame físico deve ser posta em prática durante o exame neurológico, tendo em vista sua fundamental importância na formulação de diagnóstico diferenciais. A coordenação motora, marcha, força e tônus muscular devem se sempre avaliados (Quadro 1).

A fragilidade é um conceito fundamental para o interconsultor em psiquiatria geriátrica[9], que está associado a pior desfecho prognostico. A avaliação deve envolver força muscular e manejar as causas potencialmente reversíveis de sarcopenia, tais como depressão, anemia, deficiência vitamina B12 entre outras. Além disso avaliar todas as medicações em uso pelo paciente, que frequentemente preenche critérios de polifarmácia[9].

Avaliação cognitiva e funcional

É imprescindível ao psiquiatra interconsultor, frente à suspeita de um quadro de declínio cognitivo, proceder uma avaliação objetiva da funcionalidade e da cognição do paciente. Para tal, é importante estar familiarizado com alguns instrumentos de avaliação breve. É importante frisar que tais instrumentos não substituem a avaliação neuropsicológica, que deve ser realizada em momento posterior mais oportuno.

O Miniexame do Estado Mental (MEEM) é o instrumento de rastreio cognitivo mais difundido, principalmente devido à relativa facilidade de aplicação (mesmo à beira do leito) e razoáveis propriedades psicométricas. São 30 perguntas que avaliam orientação, memória, atenção, cálculo, linguagem, praxia e funções visuoespaciais. Existem diversos estudos que propõem diferentes pontuações para que o paciente seja considerado suspeito de ser portador de quadro demencial, sendo que um dos critérios mais adotados é o ponto de corte de 19/20 para idosos sem escolaridade e 23/24 para aqueles com 04 anos de escolaridade ou mais. O teste do relógio também é bastante utilizado devido à sua capacidade de avaliar funções cognitivas menos abordadas por ele, ais como as funções executivas, praxia e controle inibitório. Consiste em pedir para o paciente desenhar um relógio, com os números e os ponteiros marcando uma hora determinada[10].

Dentre os testes de avaliação funcional, alguns dos mais utilizados são o IQCODE, que visa comparar alterações de desempenho em um período de 10 anos e é respondido por alguém de convívio próximo ao paciente, o índice de KATZ para atividades básicas de vida diária (ABVD) (banhar-se, transferir-se do leito, alimentar-se, higienizar-se, vestir-se e controlar esfíncteres) e a escala de Lawton e Brody, que avalia a independência do paciente para atividades instrumentais de vida diária (AIVD) (usar telefone, fazer compras, lida da casa, lavagem de roupa, uso de transportes, administração das próprias medicações e gestão de dinheiro)[11].

QUADROS CLÍNICOS

Delirium

Queixas comuns são os quadros de alterações agudas de nível de consciência, confusão mental, por vezes com discurso delirante e agitação psicomotora (sendo esta última, em geral, a principal razão da solicitação de avaliação). Sempre que o profissional se deparar com um paciente idoso com tais alterações, recomenda-se que as potenciais causas clínicas sejam primariamente consideradas e alguns estudos sugerem que devem ser presumidos como manifestações de *delirium* até que se prove o contrário.

O *delirium* pode ser definido com uma síndrome mental de origem orgânica, cuja manifestação primordial é de alteração global da consciência e cognição, de rápida instalação e curso flutuante[12]. É altamente prevalente em pacientes hospitalizados, principalmente idosos, sendo considerado atualmente uma emergência médica por estar relacionado a um aumento significativo da morbimortalidade[13]. Nesta população, aqueles portadores de quadros demenciais são ainda mais propícios a desenvolver os sintomas. É responsável de forma direta e independente pelo aumento de duração das internações hospitalares, desfecho clínico desfavorável e piora de desempenho cognitivo e funcional a médio e longo prazo[14,15].

Essas evidências tornam-se ainda mais importantes ao ter-se a ciência de que o *delirium* é uma síndrome que, em alguns casos, pode ser prevenida. A identificação de pacientes com risco elevado para desenvolvê-lo e a implementação de estratégias que visam preveni-lo são as principais armas disponíveis, tendo em vista que o tratamento da síndrome não tem impacto significativo na mortalidade e no risco de institucionalização a longo prazo[16]. Quatro subtipos de *delirium* têm sido identificados, baseados nos sintomas motores apresentados pelos pacientes: hiperativo, hipoativo, misto e sem sintomas motores. O *delirium* hiperativo é caracterizado por agitação psicomotora, inquietação e, às vezes, agressividade. O tipo hipoativo apre-

---

Quadro 1 Doenças clínicas com sintomatologias psiquiátricas semelhantes

Doenças cardiopulmonares: cansaço, fadiga, falta de ar, palpitação, emagrecimento e dor torácica
Doenças dispépticas: dor torácica, alteração do apetite e perda de peso
Doenças de fragilidade: fadiga, fraqueza nos membros, falta de apetite e emagrecimento
Doenças oncológicas: fraqueza, diminuição do apetite, emagrecimento, apatia, dores

senta-se com sintomas lentificação psicomotora, apatia, morosidade da fala e aparente sedação. Nos subtipos *delirium* misto e *delirium* sem sintomas motores, como supõe a própria designação, há a combinação de sintomas das duas apresentações anteriores e a ausência de fenômenos motores com predomínio apenas de manifestações cognitivas, respectivamente. É importante ressaltar que o subtipo hipoativo costuma ser o mais frequente deles, mesmo que sua identificação seja mais difícil tendo em vista a ausência de sintomas comportamentais mais exuberantes e o fato destes pacientes serem percebidos como mais calmos e colaborativos[17].

A adoção de medidas preventivas impacta positivamente na incidência do *delirium*, tais como: protocolo de orientação temporoespacial e atividades de estímulo cognitivo; reconhecimento e intervenção precoce de déficits auditivos e visuais (próteses auditivas, óculos, iluminação adequada, livros com letras maiores); estímulo à deambulação precoce, evitando-se métodos de contenção prolongados; protocolo de identificação ativa e precoce de desidratação; melhora da qualidade de sono, com medidas principalmente não farmacológicas (massagem, musicoterapia, sessões de relaxamento, rotina de horários)[18].

O tratamento do *delirium* se baseia na resolução da causa clínica e no controle de fatores ambientais, o que em grande parte dos casos resulta em melhora do quadro confusional[19]. Geralmente é tido como um quadro transitório e reversível, porém estas características nem sempre correspondem à realidade e alguns pacientes podem apresentar uma melhora apenas parcial. Alguns estudos mostraram que a presença de declínio cognitivo prévio à instalação do *delirium* pode ser determinante para o tempo de recuperação e o prognóstico cognitivo e funcional destes indivíduos[20]. Outras estratégias de manejo medicamentoso são indicadas quando ocorre a manifestação de sintomas de alterações comportamentais graves, como agitação psicomotora e agressividade, com aumento do risco para a segurança do próprio paciente, da equipe de saúde e de outros pacientes, ou letargia e apatia importantes. A abordagem rápida é fundamental nestes casos, tendo em vista que representam aumento do risco de complicações, tais como aspiração, embolia pulmonar, quedas, lesões corporais osteomusculares (fraturas facilitadas pela osteoporose, no momento da contenção física) e redução de ingesta oral de líquidos e alimentos.

As opções farmacológicas mais utilizadas são os antipsicóticos típicos e atípicos, sendo o Haloperidol aquele com maior nível de evidência em estudos; os de baixa potência, como por exemplo a clorpormazina ou a perciazina são contraindicados pelo risco de rebaixamento do nível de consciência e efeitos colaterais anticolinérgicos[21]. Antipsicóticos atipicos como quetiapina, risperidona, ziprasidona e olanzapina apresentam menos efeitos colaterais em outras situações clínicas e em pequenos estudos aparenta ter eficácia similar ao haloperidol[22-24]. As principais limitações do uso dos neurolépticos são os problemas de tolerabilidade devido à ocorrência de efeitos colaterais extrapiramidais, tais como bradicinesia, rigidez muscular, tremores, acatisia, distonia e discinesia, sendo estes menos proeminentes nos atípicos. Todos os antipsicóticos podem induzir quadros

de hipotensão postural, o que pode levar a quedas e fraturas graves. A via de administração preferencial é a endovenosa ou a intramuscular, quando possíveis, já que a tranquilização rápida é recomendável para reduzir a chance de complicações.

Benzodiazepínicos tem uso limitado no contexto de *delirium*, sendo mais indicados para sedação em quadros de abstinência por álcool e drogas ou quando antipsicóticos são contraindicados. São mais associados a riscos de depressão respiratória e sedação excessiva. Alguns estudos sugerem que existe uma prescrição exacerbada desses medicamentos em quadros de *delirium*[25].

Depressão

Os transtornos do humor são altamente prevalentes na população geriátrica, sendo muitas vezes pouco diagnosticados pela associação com outras comorbidades físicas[26]. A depressão pode assumir caráter recorrente, sendo de 50% a chance de um novo evento após o primeiro episódio, 70 a 80% após os segundo e de aproximadamente 100% após o terceiro[27]. Quando o primeiro episódio do transtorno do humor ocorre já na pessoa idosa o profissional da saúde deve investigar outras doenças clínicas como alterações da tireoide, alterações cardíacas, doenças cerebrais orgânicas como tumores, ataque isquêmico transitório e acidente vascular cerebral, entre outras[28].

Em HG aproximadamente dois terços dos pacientes deprimidos não são detectados e tratados adequadamente[29]. Tal fato ocorre, ao menos em parte, pois a atenção da equipe é voltada para as condições físicas agudas. Além de que podem considerar os sintomas depressivos "adequados" e "compreensíveis" diante da situação de hospitalização, deixando de fazer o diagnostico de depressão. Os quadros depressivos em idosos quase sempre se apresentam mimetizando quadros clínicos graves, que tornam o paciente geriátrico praticamente acamado, sem uma causa clínica evidente. Cognições depressivas podem ser uma queixa pouco valorizada pelo assistente e demandam uma atenção prioritária na diferenciação do quadro anérgico e de fadiga com o quadro depressivo. Em geral o paciente geriátrico depressivo nega que tenha um quadro psiquiátrico, mas admite os sintomas depressivos como sendo compreendidos no contexto de uma doença grave não diagnosticada. As informações fornecidas pelos familiares e cuidadores são cruciais para a suspeita diagnóstica e implementação das condutas terapêuticas adequadas. Faz-se relevante a distinção entre os sintomas que são inerentes a uma condição orgânica e os que são secundários ao quadro psiquiátrico, pois idosos possuem múltiplas comorbidades com sintomatologia semelhante. O desafio se impõe pela dificuldade na distinção entre ambos, ou até mesmo pela concomitância entre distúrbios clínicos e psiquiátricos nessa população.

Os antidepressivos são considerados medicações de primeira classe para o tratamento. Pacientes com mais de 65 anos podem responder ao tratamento farmacológico de maneira diferente devido a maior sensibilidade a efeitos colaterais, mudanças fisiológicas, alterações na farmacocinética (absorção, distribuição, metabolismo e eliminação) e farmacodinâmica (resposta do organismo a droga em determinada concentração). Assim, é necessária a adoção de cuidados para o uso de antidepressivos nestes pacientes: avaliar potenciais interações medicamentosas, aguardar tempo para resposta, monitorar efeitos colaterais, iniciar com doses mais baixas e elevá-las paulatinamente até níveis terapêuticos ("*Start low, go slow, but go*"). Os critérios de escolha passam pela magnitude de interações medicamentosas, tempo de meia vida, perfil de efeitos colaterais e facilidade de posologia.

O tratamento do transtorno depressivo maior no idoso é principalmente farmacológico com inibidores seletivos da recaptação de serotonina (IRSS), principalmente sertralina, citalopram e escitalopram devido à baixa interação medicamentosa e meia-vida de curta duração (Tabela 1). Ainda de primeira linha os inibidores de dupla ação (IRNS) a venlafaxina e a mirtazapina, são boas opções, devendo-se estar atento a alterações na pressão arterial, sonolência e peso. Os antidepressivos tricíclicos apresentam índices de eficácia semelhantes aos anteriores, mas devem ser utilizados com cautela devido aos efeitos colaterais anticolinérgicos como sedação, constipação, retenção urinária e confusão mental e *delirium* em um grupo de pacientes já com uma maior tendência para desenvolver estas alterações; além disso, podem prolongar o intervalo QT em pacientes que possivelmente já tenham alterações cardíacas, podendo levar a taquiarritimias ventriculares ameaçadoras a vida como *torsade de pointes*. Inibidores da monoaminoxidase também devem ser utilizados com cautela devido às interações medicamentosas e dietéticas[30-32].

O transtorno depressivo maior com sintomas psicóticos difere da depressão sem sintomas psicóticos principalmente pela presença de delírios e alucinações. Caracteriza-se por ser um quadro grave que exige cuidado imediato, sendo as princi-

pais formas de tratamento a eletroconvulsoterapia (eficácia de 60-80% na população geriátrica) e o tratamento farmacológico combinado entre um antidepressivo e um antipsicótico, sempre com atenção especial a interações medicamentosas potencialmente danosas[33].

Luto

Embora a morte seja parte natural da condição de estarmos vivos, a maneira como lidamos com a nossa própria morte ou com a de entes queridos não é necessariamente natural, nem mesmo fixa. Este momento sofre influência de fatores culturais, suporte familiar, da proximidade do vínculo e dos significados que as pessoas dão sobre suas experiências de morte na vida[34]. Neste processo não é incomum que se tornem presentes sintomas depressivos como tristeza, insônia, dificuldade de concentração. Um dos fatores que contribuem para o surgimento de sintomas reativos (e também depressivos) está relacionado à tomada de consciência da mortalidade e das perdas, que contribui para um isolamento maior, ampliando a vivência da solidão, e guarda relação com a falta de perspectiva. Somado a isso, diversos aspectos de mudanças estão presentes nessa fase, incluindo aposentadoria, perda de *status* social, redução do círculo de amizades e dificuldades inerentes desse momento da vida[35,36]. O processo de luto gera um grande estresse, e o processo do luto ira depender das características inerentes das relações; podendo trilhar um caminho de um processo natural ou patológico.

Uma primeira reação geralmente de torpor, se associa com aspectos do choque da perda, no qual se observa um desligamento da realidade e uma negação emocional da perda. Podemos observar um comportamento de procura no qual a falta se faz presente, e por vezes episódios de grande desespe-

Tabela 1 Tratamento farmacológico da depressão em idosos

Recomendação	Tratamento	Evidência
Primeira linha	Duloxetina, mirtazapina, nortriptilina	Nível 1
	Bupropiona, citalopram/escitalopram, desvenlafaxina, sertralina, venlafaxina, vortioxetina	Nível 2
Segunda linha	Mudar para:	
	Nortriptilina	Nível 1
	Moclobemida, fenelzina, quetiapina, trazodona	Nível 2
	Bupropiona	Nível 3
	Combinar com:	
	Aripiprazol, lítio	Nível 1
	Metilfenidato	Nível 2
Terceira linha	Mudar para:	
	Amitriptilina, imipramina	Nível 2
	Associar:	
	ISRS ou IRSN com bupropiona ou ISRS	Nível 3

ro[37]. Neste momento queixas ligadas a experiência de falta de concentração, raiva, culpa, irritabilidade, ansiedade, tristeza e inquietação são frequentes. Com o passar das semanas a experiência de desorganização da sua base emocional vai tomando conta, falas como "mundo parece vazio e sem sentido" são comuns[38,39]. Kübler-Ross descreveu que os paciente terminais e em cuidados paliativos eram ainda mais desconsiderados e abandonados nos hospitais, apesar de seus desejos frequentes de vivenciar seus últimos dias na presença de entes queridos e em ambiente conhecido. Por meio da observação e do estudo de entrevistas, observou a existência de padrões de fantasias, comportamentos e ansiedades e defesas diante da morte (Quadro 2)[39,40]. Desta maneira, apontou os cinco estágios pelos quais os pacientes passam, desde o momento em que se firma seu mau prognóstico: negação, raiva, negociação, depressão e aceitação. Nem todos os pacientes atingirão essa última fase, ou mesmo algumas da anteriores. Será o apoio emocional que lhes permitirá chegar a ela, caso não tenham recursos próprios. Esse apoio somente poderá ocorrer se as instituições envolvidas permitirem ao paciente que faça tais escolhas. O médico interconsultor pode auxiliar a equipe nessa fase delicada de pacientes terminais idosos. E intervir quando identificar a presença de luto patológico quando não há elaboração do processo de luto, e desenvolvimento de quadro depressivo sobreposto[36].

Demências

Em geral, pacientes com demência acabam sendo hospitalizados por agravamento dos sintomas cognitivos e comportamentais. Todavia, em algumas situações, a doença neurodegenerativa ou cerebrovascular sobrevêm por meio da investigação durante a internação. Nesse contexto é fundamental a capaci-

Quadro 2 Estágios de Kübler-Ross e atitudes do médico e da equipe de saúde

Negação: acolher e buscar compreender. Não romper as defesas. A atitude empática do médico permite introjeção de confiança e recursos para lidar com a realidade.

Raiva: compreender e mostrar, quando possível, que a raiva é defesa contra a impotência, o desespero e a desesperança. Atitude firme não mostrando medo ou fraqueza. Nunca retaliar, atacando o paciente.

Negociação: nunca desqualificar o paciente por suas fantasias ou escolhas nas barganhas. Aceitar negociações na relação profissional de saúde-paciente se elas forem razoáveis.

Depressão: Acompanhar o sofrimento do paciente empaticamente. Evitar apoios ou conselhos maníacos ("não é nada"; "logo vai passar"). Identificar variações entre depressão persecutória (em que predominará raiva projetada ou autodestrutiva) e depressão elaborativa (que demanda solidariedade e tempo).

Aceitação: nunca abandonar o paciente. Observar e acompanhar regressões para estágios anteriores.

tação para o manejo das síndromes cognitivas e neuropsiquiátricas e familiaridade com as ferramentas clínicas essenciais para diagnóstico como entrevista clínica, exame dos domínios cognitivos e do comportamento e interpretação de exames laboratoriais e de neuroimagem.

Em sua última atualização do *Manual diagnóstico e estatístico de transtornos mentais* – DSM 5, "Demência" passa a ser designada como "Transtorno neurocognitivo maior"; tendo, como critério diagnóstico, a apresentação de declínio cognitivo em relação à capacidade de desempenho anterior (e não apenas memória) com prejuízo na independência para as atividades diárias[41]. Os subtipos mais prevalentes são a demência de Alzheimer e a demência vascular[42], seguidos pela demência por corpúsculos de Lewy e demência frontotemporal. Enquanto a demência de Alzheimer apresenta um curso insidioso e progressivo, a demência vascular caracteriza-se por um curso em tipicamente abrupto e em progressivos degraus de declínio cognitivo[43]. Uma associação destes dois subtipos caracteriza a demência mista[43].

A avaliação inicial desses pacientes tende a ser ampla e prolongada, considerando a longevidade e comorbidades dos mesmos. É essencial a entrevista com o paciente e com familiares e cuidadores (quando disponíveis), levando em conta a cronologia dos sintomas e déficits cognitivos e suas progressões. Deve-se estabelecer o prejuízo funcional para as atividades básicas da vida diária (ABVD) e instrumentais (AIVD)[44]. Outras informações adicionais incluem problemas de humor, histórico patológico prévio, medicações, histórico familiar. Caso ainda permaneça a dúvida sobre funcionamento da pessoa, pode ser indicada uma avaliação com terapeuta ocupacional.

Exames de imagem e laboratoriais auxiliam na exclusão de causas potencialmente tratáveis como tumores, hipovitaminoses, infecções, transtornos de humor, tireoidopatias, acidentes cerebrovasculares, entre outros. Além de excluírem alterações grosseiras de condições não degenerativas no sistema nervoso central (SNC), as neuroimagens evidenciam alterações que estão fortemente associadas a determinadas patologias, de modo a serem caracterizadas como biomarcadores de doenças neurodegenerativas. Ademais, correlacionar os achados da neuroimagem com a avaliação clínica é a base do diagnóstico diferencial dos transtornos cognitivos e comportamentais[45,46]. No tratamento das demências pode-se realizar uma abordagem comportamental e uma farmacológica[47]. A comportamental visa à orientação da realidade, sucintamente, através de calendários, relógios, correções de possíveis erros, integração com o meio (Quadro 3).

A abordagem farmacológica objetiva o retardo do declínio cognitivo através de inibidores da acetilcolinesterase[48]. As medicações atualmente disponíveis para uso na demência de Alzheimer e mista são: rivastigmina (oral e transdérmica), galantamina (oral) e donepezila (oral). Os efeitos adversos mais comuns são náuseas, vômitos, tontura, cefaleia, dor abdominal, anorexia, fadiga, sonolência. Em casos moderados/graves a associação da memantina, antagonista do glutamato (N-metil-D-aspartato) NMDA, auxilia no manejo comportamental[47]. Atual-

Quadro 3 Fatores desencadeantes e contribuintes de sintomas neuropsiquiátricos nas demências e sugestões de manejo

Associados ao paciente Mudanças da medicação, dor, exposição a tarefas inviáveis ao paciente, medo, insegurança, ócio, tédio, condições médicas gerais (infecções, desidratação, constipação), comorbidades psiquiátricas, perdas sensoriais, mã higiene do sono.
Associados ao cuidador Desconhecimento sobre a demência, comunicação rude e pouco objetiva, expectativas incoerentes com o estágio do declínio cognitivo, sobrecarga do cuidador, influências de familiares e culturais.
Associados ao ambiente Excesso de estímulos, falta de estímulos, falta de pistas visuais para orientação, mudanas frequentes de ambiente, falta de rotina, falta de acessibilidade, falta de atividades prazerosas adequadas.
Sugestões de manejo Reavaliar medicações Investigar e tratar dores e outras condições Otimizar tratamento para condições psiquiátricas Medidas de higiene do sono Adequar aparelhos auditivos e/ou óculos Orientar familiares e cuidadores sobre demência, alterações do comportamento e suas causas de base Sugerir revezamento de cuidadores Suporte psicológico para familiares e cuidadores Adequar comunicação Equilibras estímulos, adequando-os às capacidades e aos interesses do paciente.

Fonte: com base em Kales et al., 2024[51].

mente há apresentações na qual a donepezila e a memantina já estão associadas em diferentes concentrações.

O principal problema encontrado no hospital geral em pacientes com demência á a agitação psicomotora e alterações comportamentais[49]. O uso de antipsicóticos em pacientes com demência é largamente utilizado no objetivo de controlar alterações comportamentais, tais como, hostilidade, agitação, perambulação, alucinações e delírios. Muitas vezes utilizados de forma incorreta, deixam este grupo de pacientes suscetíveis aos efeitos adversos como: excesso de sedação, sintomas extrapiramidais, sintomas anticolinérgicos e hipotensão ortostática[50,51]. Dos antipsicóticos, a quetiapina, olanzapina e risperidona tem sido os mais empregados.

Insônia

O sono exerce uma função fisiológico essencial e vital para o bem-estar; perfaz cerca de um terço das nossas vidas. E o próprio envelhecimento é associado a maior frequência de distúrbios do sono, principalmente para iniciá-lo e mantê-lo adequadamente. Tais problemas podem acarretar queixas de sonolência e tontura diurnas, dificuldade de concentração e memorização, irritabilidade e desânimo, sensação de fadiga crônica e aumentam risco de quedas e acidentes[52,53]. A maior prevalência de distúrbios de sono nessa população se deve a diversos fatores como faixa etária, comorbidades médicas e psiquiátricas, tendência a polifarmácia, efeitos adversos de medicações, fatores psicossociais, entre outros. No entanto, queixas de sono ruim ou não reparador na maior parte dos dias, não representam um padrão de sono e deem ser valorizadas[54]. A prevalência de insônia na população geriátrica varia de 11% na comunidade ate 37% em pacientes hospitalizados[55].

Para o tratamento adequado é vital a identificação e o manejo de condições comórbidas que possam contribuir para a perpetuação das queixas, bem como o controle de fatores externos, tais como cochilos diurnos, uso de cafeína a tarde, tabaco ou álcool[56]. Assim sendo, a primeira atitude a ser tomada é a adoção de medidas de higiene do sono: evitar barulho (com tampão de ouvido), a luz (cortinas nas janelas) e a temperatura excessiva (cobertor/ar-condicionado) durante o período do sono; evitar, entre outras substâncias, a cafeína, a nicotina e as bebidas alcoólicas nas últimas 4-6 horas que antecedem o sono; e principalmente evitar cochilos durante o dia[56]. As medidas acima citadas são validas mesmo para pacientes que sejam diagnosticados com distúrbios específicos de distúrbios do sono, como: síndrome da apneia obstrutiva do sono (SAOS), distúrbios de ritmo circadiano (DRC), sonolência diurna excessiva, transtorno comportamental do sono REM (TCREM) e síndrome das pernas inquietas (SPI).

Quando a higiene do sono não atinge os objetivos, a escolha de qual fármaco será utilizado deve incluir, além dos critérios habituais do uso de medicações em idosos, avaliações quanto ao padrão de sintomas, objetivos de tratamento, resposta e reações adversas a drogas anteriores, comorbidades, e interações medicamentosas. Antidepressivos com ação mais sedativa (mirtazapina e trazodona) e agonistas melatonérgicos (agomelatina) são considerados medicações de primeira linha e bem toleradas pelos idosos[5]. Os benzodiazepínicos inicialmente são bastante efetivos, porém apresentam grande risco de tolerância e consequentemente dependência e necessidade de aumento da dose. Em relação aos hipnóticos não benzodiazepínicos (drogas "Z"): na população idosa deve-se tomar cuidado pelo risco de *delirium*, parassonias e dependência. Por outro lado, os antipsicóticos típicos de baixa potência (sedativos), tais como periciazina, clorpromazina e levomepromazina muito utiliza-

Tabela 2 Fármacos utilizados no tratamento para insônia

Nome	Meia vida (h)	Dose em idosos (mg/dia)
Alprazolam	12-15	0,25-3
Bromazepam	10-30	0,75-3
Clonazepam	18-56	0,5-4
Diazepam	20-60	2-20
Lorazepam	10-20	0,5-3
Midazolam	2,5	7,5-30
Zolpidem	2-5	2,5-10
Melatonina	1-2,4	1-3
Trazodona	5-9	50-150
Mirtazapina	20-40	15-30
Nortriptilina	17	25-50
Amitriptilina	9-25	25
Agomelatina	1-2	25
Quetiapina	7	25-50

Para aprofundamento

- Aprahamian I, Biella M, Cerejeira J, Alves TCTF (eds.). Psiquiatria geriátrica. Rio de Janeiro: GEN/Guanabara Koogan; 2019.
  ⇨ Essa referência foi selecionada pelo capítulo tratar de quadros psiquiátricos no paciente idoso. Capitulos sobre anamnese, particularidades tratamento do idoso e cuidados, emergência psiquiátrica, e *delirium*.
- Blazer DG, Schultz SK. Geriatric Psychiatry. Psychiatr Clin North Am. 2018;41(1):xiii-xv.
  ⇨ Esta referência traz os princípios da psiquiatria geriátrica.
- Ilango S, Pillans P, Peel NM, Scott I, Gray LC, Hubbard RE. Prescribing in the oldest old inpatients: a retrospective analysis of patients referred for specialist geriatric consultation. Intern Med J. 2017;47(9):1019-25.
  ⇨ Avalia relação entre fragilidade e polifármacia e escolha de medicamentos de acordo com sintomas para auxiliar na prevenção de complicações para o idoso.

dos na população jovem e adulta, devem ser evitados em pacientes idosos com insônia devido ao risco de hipotensão postural e, quedas. A quetiapina em doses baixas (25-50 mg) pode ser útil para o tratamento da insônia nos idosos. Finalmente, a melatonina (1 a 3 mg) pode ser útil, e funciona como um regulador endógeno do ciclo sono-vigília (Tabela 2)[5,57,58].

À exceção da SAOS, a maioria dos transtornos do sono devem ser focadas, se possível, no tratamento comportamental, a fim de que se evitem efeitos colaterais e os riscos inerentes a cada medicação e, se necessário, seja oferecida a menor dose possível para que efeitos adversos sejam minimizados.

Vinheta clínica

J.A, 78 anos, internado por cálculo vesical, foi submetido a procedimento cirúrgico sob anestesia. No 4º dia pós-operatório começou a apresentar sintomas alucinatórios visuais, agitação psicomotora, querendo sair da cama, e agressividade com a equipe. Ao longo do dia o paciente permanecia tranquilo e sonolento, sendo maior o quadro de agitação durante a noite. No exame psíquico apresenta desorientação e redução da atenção espontânea/ voluntária. O paciente não possuía antecedentes de doenças psiquiátricas, porém apresentava hipertensão arterial e diabetes como comorbidades clínicas. Foi feita hipótese diagnóstica de *delirium* hiperativo e indicado uso de risperidona 1 mg VO 12/12h, tendo sido obtido o controle da agitação. A investigação clínica revelou presença de infecção trato urinário, que foi tratada com antibiótico. Com a melhora do quadro de ITU, houve resolução do *delirium* e suspensão da risperidona.

CONSIDERAÇÕES FINAIS

Concluindo, no HG o atendimento de pacientes idosos tende a aumentar e a sintomatologia psiquiátrica apresentada pelos mesmos costuma ser variada, desde diretamente relacionada ao quadro de base como no *delirium*, passando por reação de ajustamento e processo de luto, ate quadros demenciais propriamente ditos. Uma internação hospitalar pode reagudizar quadros prévios, bem como ser um fator estressor e desencadeante de um novo transtorno psiquiátrico. Cabendo ao clínico e psiquiatra o manejo desta população, com os cuidados necessários de interação medicamentosa e mudanças na farmacodinâmica e farmacocinética das medicações.

REFERÊNCIAS BIBLIOGRÁFICAS

1. United Nations, Department of Economic and Social Affairs, Population Division. World population ageing. New York: United Nations, 2015.
2. World Population Prospects 2017 [internet]. United Nations. 2017. Disponível em: https://esa.un.org/unpd/wpp/.
3. Projeção da população do Brasil e das Unidades da Federação [internet]. Governo Federal do Brasil; 2017.
4. Mental Health of older adults. World Health Organization, 2017. Disponível em: https://www.who.int/news-room/fact-sheets/detail/mental-health-of-older-adults.
5. Jacob Filho W, Busse A. Envelhecimento: aspectos clínicos e fisiológicos fundamentais em psiquiatria geriátrica. In: Aphahamian I, Biella M, Cerejeira J, Alves TCTF. Psiquiatria geriátrica. Rio de Janeiro: GEN/Guanabara Koogan; 2019. p.11.
6. Blazer DG, Schultz SK. Geriatric psychiatry. Psychiatr Clin North Am. 2018;41(1):xiii-xv.
7. Fisher J, Teodorczuk A. Old age psychiatry and geriatric medicine: shared challenges, shared solutions?. Br J Psychiatry. 2017;210(2):91-93.
8. Thomas NA, Van Enkevort E, Garrett RK, Camp MME. Geriatric Psychiatry Inpatient Primer for Residents. Acad Psychiatry. 2019;43(6):585-9.

9. Dent E, Morley JE, Cruz-Jentoft AJ, et al. Physical Frailty: ICFSR International Clinical Practice Guidelines for Identification and Management. J Nutr Health Aging. 2019;23(9):771-787.

10. Aprahamian I, Martinelli JE, Neri AL, Yassuda MS. The accuracy of the Clock Drawing Test compared to that of standard screening tests for Alzheimer's disease: results from a study of Brazilian elderly with heterogeneous educational backgrounds. Int Psychogeriatr. 2010;22(1):64-71.

11. Ortega LFV, Aprahamian I, Borges MK, Cação JC, Yassuda MS. Screening for Alzheimer's disease in low-educated or illiterate older adults in Brazil: a systematic review. Arq Neuropsiquiatr. 2019;77(4):279-288.

12. Downing LJ, Caprio TV, Lyness JM. Geriatric psychiatry review: differential diagnosis and treatment of the 3 D's - delirium, dementia, and depression. Curr Psychiatry Rep. 2013;15(6):365.

13. Gonzalez M, de Pablo J, Fuente E, Valdes M, Peri JM, NomdedeuM, et al. Instrument for detection of delirium in general hospitals: adaptation of the confusion assessment method. Psychosomatics. 2004;45(5):426-31.

14. Yokomizo JE, Seeher K, Oliveira GM, Silva LSVE, Saran L, Brodaty H, et al. Cognitive screening test in primary care: cut points for low education. Rev Saude Publica. 2018;52:88.

15. Kawakami D, Teng CT. Emergência em psiquiatria geriátrica. In: Aphahamian I, Biella M, Cerejeira J, Alves TCTF. Psiquiatria geriátrica. Rio de Janeiro: GEN/Guanabara Koogan; 2019; p. 401.

16. Breitbart W, Alici Y. Agitation and delirium at the end of life: "we couldn't manage him". JAMA. 2008;300(24):2898-910.

17. van Velthuijsen EL, Zwakhalen SMG, Mulder WJ, Verhey FRJ, Kempen GIJM. Detection and management of hyperactive and hypoactive delirium in older patients during hospitalization: a retrospective cohort study evaluating daily practice. Int J Geriatr Psychiatry. 2018;33(11):1521-9.

18. Inouye SK, Westendorp RG, Saczynski JS. Delirium in elderly people. Lancet. 2014;383(9920):911-22.

19. Gareri P, Segura-García C, Manfredi VG, et al. Use of atypical antipsychotics in the elderly: a clinical review. Clin Interv Aging. 2014;9:1363-73.

20. Hshieh TT, Inouye SK, Oh ES. Delirium in the Elderly. Psychiatr Clin North Am. 2018;41(1):1-17.

21. Gilchrist NA, Asoh I, Greenberg B. Atypical antipsychotics for the treatment of ICU delirium. J Intensive Care Med. 2012;27:354.

22. Parellada E, Baeza I, de Pablo J, Martínez G. Risperidone in the treatment of patients with delirium. J Clin Psychiatry. 2004;65:348.

23. Skrobik YK, Bergeron N, Dumont M, Gottfried SB. Olanzapine vs haloperidol: treating delirium in a critical care setting. Intensive Care Med. 2004;30:444.

24. Hawkins SB, Bucklin M, Muzyk AJ. Quetiapine for the treatment of delirium. J Hosp Med 2013;8:215.

25. Carnes M, Howell T, Rosenberg M, et al. Physicians vary in approaches to the clinical management of delirium. J Am Geriatr Soc. 2003;51:234.

26. Ng TP, Niti M, Zaw MH, Kua EH. Depressive symptoms and incident cognitive impairment in cognitively well-functioning older men and women. J Am Geriatr Soc. 2009;57(6):1058-63.

27. Lépine J-P, Briley M. The increasing burden of depression. Neuropsychiatr Dis Treat. 2011;7(1):3-7.

28. Sadock BJ, Sadock VA, Kaplan HI (eds.). Kaplan & Sadock's comprehensive textbook of psychiatry, 8th ed. Philadelphia: Lippincott Williams & Wilkins; 2004.

29. Cigognini MA, Furlanetto LM, Diagnosis and pharmacological treatment of depressive disorders ina general hospital. Ver Bras Psiquiat. 2006;28(2):97-103

30. Alexopoulos GS, Streim J, Carpenter D, Docherty JP. Expert Consensus Panel for Using Antipsychotic Drugs in Older P. Using antipsychotic agents in older patients. J Clin Psychiatry. 2004;65(Suppl 2:5-99):discussion 100-4; quiz 3-4.

31. Taylor WD, Doraiswamy PM. A systematic review of antidepressant placebo-controlled trials for geriatric depression: Limitations of current data and directions for the future. Neuropsychopharmacology. 2004;29(12):2285-99.

32. MacQueen GM, Frey BN, Ismail Z, Jaworska N, Steiner M, Lieshout RJ, et al. Canadian Network for Mood and Anxiety Treaments (CANMAT) 2016 Clinical guidelines for the management of adults with major depressive disorder: sections 6. special populations. youth, women, and the elderly. Can J Psychiatry. 2016;61(9):588-603.

33. Kok RM, Reynolds CFI. Management of depression in older adults: a review. JAMA. 2017;317(20):2114-22.

34. Hedtke L, Winslade J. The crafting of grief – contructing asthetic responses to loss. New York: Routledge; 2017.

35. Silverstein M, Giarrusso R. Aging and family life: a decade review. J Marriage Fam. 2010;72(5):1039-58.

36. Gerino E, Rollè L, Sechi C, Brustia P. Loneliness, resilience, mental health, and quality of life in old age: a structural equation model. Front Psychol. 2017;8:2003.

37. Basso LA, Wainer R: Mourning and sudden losses: contributions of cognitive behavioral. Therapy Revista Brasileira de Terapias Cognitivas. 2011;7(1):35-43.

38. Singleton, J. Mourning, melancholia, and race now. Contemp Polit Theory. 2019;18:219-25.

39. Kübler-Ross E. Morte, estágio final da evolução. Rio de Janeiro: Record; 1975.

40. Kübler-Ross E. Sobre a morte e o morrer. São Paulo: Martins Fontes; 1998.

41. American Psychiatric Association. Diagnostic and statistical manual of mental disorders. 5th ed Washington: American Psychiatic Association; 2013.

42. Van Der Flier WM, Skoog I, Schneider JA, Pantoni L, Mok V, et al. Vascular cognitive impairment. Nat Rev Dis Primers. 2018;4:18003.

43. Rabin JS, Schultz AP, Hedden T, Viswanathan A, Marshall GA, Kilpatrick E, et al. interactive associations of vascular risk and beta-amyloid burden with cognitive decline in clinically normal elderly individuals: findings from the Harvard Aging Brain Study. JAMA Neurol. 2018;75(9):1124-31.

44. Cozzensa M. Disability relating to basic and instrumental activities of daily living among elderly subjects. Rev Saúde Pública. 2009;43(5):796-805.

45. Bertelson JÁ. Neuroimaging of dementia. Neurol Clin NA. 2014; 32(1):59-93.

46. Wattjes MP. Structural MRI. Int Psycogeriatr. 2011;(23 Suppl 2):S13-24.

47. Loi SM, Eratne D, Kelso W, Velakoulis D, Looi JC. Alzheimer disease: Non--pharmacological and pharmacological management of cognition and neuropsychiatric symptoms. Australas Psychiatry. 2018;26(4):358-65.

48. Harrison SL, Braldey C, Milte R, Liu E, O'Donnell LK, Hilmer SN, et al. Psychotropic medications in older people in residential care facilities and associations with quality of life: a cross-sectional study. BMC Geriatr. 2018;18(1):60.

49. Hongisto K, Hallikainen I, Selander T, Tormalehto S, Vaatainen S, Martikainen J, et al., Quality of Life in relation to neuropsychiatric symptoms in Alzheimer's disease: 5-year prospective ALSOVA cohort study. Int J Geriatr Psychiatry. 2018;33(1):47-57.

50. Green AR, Reifler LM, Boyd CM, Weffald LA, Bayliss EA. medication profiles of patients with cognitive impairment and high anticholinergic burden. Drugs Aging. 2018;35(3):223-32.

51. Kales HC, Gitlin LN, Lyketsos CG; Detroit Expert Panel on Assessment and Management of Neuropsychiatric Symptoms of Dementia. Management of neuropsychiatric symptoms of dementia in clinical settings: recomendations from a multidisciplinar expert panel. J Am Geriatr Soc. 2014;62(4):762-9.

52. Avidon AY, Alessi C, eds. Geriatric sleep medicina. New York: Informa Health Care; 2008.

53. Tsapanou A, Vlachos GS, Cosentino S, Gu Y, Manly JJ, Brickman AM, et al. Sleep and subjective cognitive decline in cognitively healthy elderly: Results from two cohorts. J Sleep Res. 2018.

54. Zdanys FK, Steffens DC. Sleep disturbances in the elderly. Psychiatr Clin N Am. 2015;38:723-41.

55. Isaia G, Corsinovi L, Bo M, Santos-Pereira P, Michelis G, Aimonino N, et al. Insomnia among hospitalized elderly patients: prevalence, clinical characteristics and risk factors. Arch Gerontol Geriatr. 2011;52(2):133-7.

56. Schutte-Rodin S, Bronch L, Buysse D, Dorsey C, Sateia M. Clinical guideline for the evaluation and management of chronic insomnia in adults. J Clin Sleep Med. 2008;4(5):487-504.

57. Schonmann Y, Goren O, Bereket R, Comaneshter D, Cohen AD, Vinker S. Chronic hypnotic use at 10 years-does the brand matter? Eur J Clin Pharmacol. 2018;74(12):1623-31.

58. Pottie K, Thompson W, Davies S, Grenier J, Sadowski CA, Welch V, et al. Deprescribing benzodiazepine receptor agonists: Evidence-based clinical practice guideline. Can Fam Physician. 2018;64(5):339-51.

21

Interconsulta em crianças e adolescentes

Adriana Regina Ferreira Marciano
Tania Yumi Takakura
Mauro Victor de Medeiros Filho

Sumário

Introdução
Histórico e atualidade da interconsulta psiquiátrica da infância e adolescência
Considerações sobre sintomas somáticos em condições clínicas pediátricas
Considerações psiquiátricas sobre doenças físicas específicas
Doenças respiratórias
    Asma
    Fibrose cística
Doenças endocrinológicas
    Diabetes melito insulino-dependente (Dmid) – diabetes tipo 1
    Diabetes melito não insulino-dependente – diabetes tipo 2
Doenças reumatológicas
    Artrite reumatoide juvenil
    Lúpus eritematoso sistêmico (LES)
Doenças oncológicas
Doenças infecciosas
Infecção pelo HIV
Doenças neurológicas
    Epilepsia
Psicofarmacologia na interconsulta pediátrica
Farmacocinética e farmacodinâmica
    Absorção
    Distribuição
    Metabolismo
    Excreção
Interações medicamentosas
Uso de medicações psicotrópicas em situações especiais
    Doença hepática
    Doenças gastrointestinais
    Doença renal
    Doença cardíaca
    Doenças respiratórias
    Doenças neurológicas, 1
Considerações finais
Referências bibliográficas

Pontos-chave

- Entender as noções principais de prática de interconsulta para crianças e adolescentes e o papel do interconsultor.
- Compreender a necessidade de promover serviços de saúde mental para pacientes pediátricos fisicamente doentes.
- Conhecer as considerações psiquiátricas sobre as principais doenças de crianças e adolescentes. Reconhecer os processos terapêuticos que buscam o melhor nível de adaptação emocional do paciente pediátrico.
- Entender as especificidades do manejo medicamentoso dos psicotrópicos na população pediátrica, considerando comorbidades clínicas pediátricas.

INTRODUÇÃO

A interconsulta para crianças e adolescentes pode ser considerada uma subespecialidade da psiquiatria da infância e adolescência que visa prover serviços de saúde mental para pacientes pediátricos fisicamente doentes. O objetivo deste capítulo é fornecer dados atuais baseados em evidência dessa prática para instrumentalizar os psiquiatras com noções principais da prática de interconsulta para essa faixa etária.

É função do interconsultor de crianças e adolescentes acessar o *status* mental de seu paciente em ambiente hospitalar pediátrico, sendo a natureza da doença de base, o estado nutricional, o estágio de desenvolvimento físico e psicológico, a dor e a ansiedade do paciente e sua família, fatores complicadores dessa avaliação[1].

O trabalho geralmente envolve tanto a avaliação de comorbidade coincidente (transtorno mental que não está diretamente relacionado à doença clínica) quanto de comorbidade causais (transtorno mental que está associado a doença clínica). Existem duas formas de associação neste segundo grupo. A primeira está relacionada a doenças psicossomáticas, quando o transtorno psiquiátrico leva a complicações clínicas, como urgências clínicas por tentativa de suicídio, risco clínico por anorexia nervosa ou investigação clínica relacionada a transtorno de sintomas somáticos. A segunda está associada a doenças somatopsíquicas, quando há manifestação psiquiátrica diante de diagnósticos clínicos e seus respectivos tratamentos, como em quadros de *delirium*, sintomas neurológicos do HIV, alucinações secundárias ao uso de medicações e reações de ajustamento associadas à doença clínica e procedimentos médicos[2,3].

Herzog e Stein[3] delinearam cinco principais objetivos para um serviço de interconsulta pediátrica: facilitar o reconhecimento e o tratamento precoce de transtornos mentais em crianças e adolescentes portadores de doenças físicas; ajudar na diferenciação dos transtornos mentais que se apresentam com sintomas físicos; ajudar a evitar exames e procedimentos médicos desnecessários; dar suporte ao paciente e sua família ao lidarem com a doença e seu tratamento e ajudar a equipe médica a entender as reações e os comportamentos de crianças e adolescentes doentes e suas famílias. O principal desafio do interconsultor é integrar as necessidades distintas – mas que se sobrepõem – da criança, de sua família e da equipe médica, no ambiente hospitalar, em benefício do paciente.

HISTÓRICO E ATUALIDADE DA INTERCONSULTA PSIQUIÁTRICA DA INFÂNCIA E ADOLESCÊNCIA

A atenção ao impacto dos fatores psicológicos sobre as doenças físicas e seu tratamento em crianças e adolescentes cresceu junto ao reconhecimento pela interconsulta em adultos, no início do século XX, de que a dicotomia mente-corpo era inadequada.

Em 1930, a primeira clínica psiquiátrica em um departamento pediátrico foi fundada na Johns Hopkins School of Medicine[4] e Leo Kanner, que mais tarde descreveria o autismo infantil, foi nomeado por Adolf Meyer psiquiatra interconsultor em tempo integral na Harriet Lane Home for Invalid Children e no Phipps Psychiatric Clinic a pedido do Dr. Edward Parks, professor de Pediatria da Johns Hopkins[5]. O enfoque na díade mãe-bebê como fonte de psicopatologia foi dando lugar à compreensão do impacto da doença na criança e em toda sua família.

As pesquisas atuais têm objetivado a mensuração do funcionamento adaptativo e de estratégias positivas de lidar com as doenças, identificando fatores protetores e de risco para diversas patologias[6]. O cuidado do paciente pediátrico, assim como o do adulto, têm se direcionado para estadias hospitalares curtas e uso de unidades de tratamento extra-hospitalares, mesmo para doenças mais graves e crônicas, como, por exemplo, as unidades de quimioterapia oncológica e tratamento ambulatorial – ou mesmo domiciliar – com antibioticoterapia para fibrose cística[2], e o atendimento em interconsulta deve se adaptar a essa nova realidade.

No Brasil, há poucos serviços de atendimento em interconsulta psiquiátrica para crianças e adolescentes. Geralmente são encontrados em hospitais escola, sendo o atendimento realizado por psiquiatra da infância e adolescência ou psicólogo. O modelo de atendimento multidisciplinar é mais raramente encontrado[4]. Por exemplo, em estudo no Rio Grande do Sul, no Hospital São Lucas da PUC-RS, embora dois terços das crianças admitidas na unidade pediátrica se beneficiassem de interconsulta psiquiátrica, somente 11% dos casos foram referenciados para atendimento[7].

Estudos em interconsulta pediátrica no Brasil são limitados em sua maioria a dados epidemiológicos, estudos de caso e descrição de modelos de atendimento[8]. No Serviço de Psiquiatria da Infância e da Adolescência (SEPIA) do Instituto de Psiquiatria do Hospital das Clínicas da Faculdade de Medicina da Universidade de São Paulo (IPq-HCFMUSP) de São Paulo, foi realizado estudo de levantamento de casos de solicitação de interconsulta por meio da avaliação de 83 pacientes de ambos os sexos com idade até 18 anos, internados nas diversas clínicas do HCFMUSP[5].

Nesse estudo, a idade média dos pacientes de 12,79 (± 3,05) anos se diferenciou das citadas por outros autores, como a média de 9,8 anos no estudo de Lai[9], 10,4 anos no de McFadyen[10], 11,9 no de Garralda[11].

Diferentemente de outros autores também, a principal fonte de encaminhamento de pedidos de interconsulta foi o pronto-socorro, embora a Pediatria em conjunto com a neuropediatria também apresentasse número considerável de encaminhamentos. Entretanto, mesmo considerável (19%), esse número não chegou a atingir os índices de 55%, referidos por McFadyen[10]. Talvez o fato de o Instituto da Criança (ICr) do HCFMUSP possuir um serviço de saúde mental com características próprias, capaz de atender parcialmente a demanda, possa explicar tal diferença.

Considerando-se as queixas dos encaminhamentos, verificou-se predomínio de sintomatologia somática associada a doenças físicas e alterações comportamentais associadas a sintomas psiquiátricos, como sintomas depressivos, risco e tentativa de suicídio, comportamentos agressivos e violentos e sintomas psicóticos. Quanto ao diagnóstico clínico, a amostra se caracterizou por doenças crônicas (epilepsia, lúpus), ou acidentes (traumas físicos ou elétricos, queimaduras), não se observando grande frequência de asma, diabetes ou paralisia cerebral, como em outros estudos[9]. Quanto aos diagnósticos psiquiátricos envolvidos, predominaram as síndromes mentais orgânicas agudas (21,7%), os transtornos depressivos (19,3%), as reações de ajustamento (12%), os quadros dissociativos (12%), e as reações de estresse pós-traumático (6%)[5].

O perfil de encaminhamento do estudo brasileiro é semelhante aos encaminhamentos de outros estudos[9-11]. Em 2016, Shaw et al. publicaram resultados de uma pesquisa que integra dados de 64 serviços de interconsulta em infância e adolescência nos Estados Unidos. Os resultados ressaltam que as causas mais comuns para encaminhamento psiquiátrico infantil são: avaliação de risco de suicídio, assistência em diagnósticos e manejo de sintomas clínicos não explicáveis, manejo do reações de ajustamento frente a doenças clínicas, avaliação para intervenção psicofarmacológica, *delirium*, manejo de pacientes sem aderência ao tratamento e manejo de crianças com indicação de internação psiquiátrica que aguardam transferência para ala psiquiátrica[12].

CONSIDERAÇÕES SOBRE SINTOMAS SOMÁTICOS EM CONDIÇÕES CLÍNICAS PEDIÁTRICAS

A investigação de sintomas somáticos que não são suficientemente explicáveis por condições clínicas pediátricas é uma das importantes demandas de encaminhamento na interconsulta[12]. Uma das principais hipóteses psiquiátricas associadas a estes quadros clínicos é o transtorno de sintomas somáticos. Para o diagnóstico ser válido, é preciso que os pensamentos, sentimentos e comportamentos sejam excessivos quando relacionados aos sintomas somáticos e sejam persistentes, ou seja, por mais que 6 meses. Exemplos disso são pensamentos desproporcionais acerca da gravidade dos sintomas, nível de ansiedade elevado acerca da saúde e sintomas e gasto de tempo e energia excessivos em torno dos sintomas e preocupações com a saúde[13]. É importante ressaltar que pelos critérios do DSM-5, os diagnósticos de transtorno de sintomas somáticos e uma doença médica concomitante não são mutuamente excludentes e por vezes ocorrem em conjunto. Assim, o fato de a criança possuir uma doença não exclui a hipótese de ela ter uma exacerbação sintomática que tenha uma compreensão psiquiátrica[13].

Na investigação e manejo de sintomatologia somática, a literatura atual orienta o envolvimento precoce do psiquiatra da infância e adolescência para avaliar diagnósticos diferenciais; integração interdisciplinar com comunicação diagnóstica e plano terapêutico específico diante da constatação diagnóstica e encaminhamento para serviços de reabilitação física e de saúde mental, conforme a especificidade do caso[14].

CONSIDERAÇÕES PSIQUIÁTRICAS SOBRE DOENÇAS FÍSICAS ESPECÍFICAS

Cada doença física traz seus próprios desafios. Quanto mais familiarizado com as limitações e frustrações associadas a uma determinada doença, maior confiança o interconsultor transmitirá para a família e para o paciente. Quando o interconsultor frequenta uma mesma unidade pediátrica rotineiramente, pode se familiarizar com as tecnologias, os protocolos de tratamento e as terminologias, o que facilita sua comunicação com a família. A combinação de conhecimento psicológico e médico é essencial para esse profissional[2].

DOENÇAS RESPIRATÓRIAS

Asma

A asma é a doença crônica mais prevalente na infância. Sua prevalência na infância e adolescência varia entre 10 e 15%, dependendo do país[15]. As formas mais graves de asma parecem ser predominantes entre os adolescentes[16]. A asma é a síndrome clínica caracterizada por obstrução variável, hiper-responsividade e inflamação celular das vias aéreas reversível, desencadeada por uma variedade de agentes imunológicos, infecciosos, fisiológicos e emocionais[17]. Há crescente evidência de componente genético para sua suscetibilidade[18] e sua expressão provavelmente envolve múltiplos *loci*. Entretanto, sua melhor definição ainda é a de uma síndrome com múltiplas origens etiológicas, com variáveis graus de interação entre processos físicos e psicológicos, sendo que a expressão intensa dos sintomas respiratórios pode estar relacionada tanto a gravidade da doença quanto a sintomas somáticos frutos de um quadro psiquiátrico[19].

De um ponto de vista epigenético, o surgimento da asma em uma criança geneticamente vulnerável é determinado pela interação complexa entre vulnerabilidade genética, exposição a infecções respiratórias, alérgenos, irritantes ou poluição ambiental e fatores psicológicos como o estresse materno e o da própria criança[20]. Diversos estudos evidenciam a ligação entre o estresse (crônico e agudo) e a depressão infantil com o desencadeamento de crises e/ou piora da atividade da asma, sendo o estressor mais significativo o ambiente familiar negativo[20].

Os dois mecanismos de comprometimento das vias aéreas na asma (imune/inflamatório e colinérgico/vagal) apontam para duas vias psicobiológicas possíveis associadas à atividade da asma:

- Psiconeuroimunológica, com a premissa de que o estresse alteraria a magnitude da resposta inflamatória a irritantes, alérgenos e infecções nas vias aéreas, via eixo hipotálamo-hipófise-adrenal e sistema simpato-adrenal-medular[21].
- Psicofisiológica (autonômica) num modelo focado no efeito do estado emocional depressivo sobre a função da via aérea, com preponderância da ativação vagal/parassimpática sobre a simpática, potencializando o efeito constritor das vias aéreas causado por irritantes, alérgenos infecções e estresse emocional[22].

Além da via psicobiológica direta, o estresse crônico, o trauma agudo e o comprometimento emocional da criança, dos cuidadores ou de toda a família também afetam o curso e prognóstico da asma por prejudicarem a aderência ao tratamento. Dessa maneira, o manejo desses casos requer pelo menos algum componente de intervenção familiar, além do atendimento da própria criança[22].

Fibrose cística

A fibrose cística se manifesta pela disfunção das glândulas exócrinas e está associada com excesso de viscosidade das secreções em quase todos os órgãos secretores de muco. É uma doença multissistêmica, mas o pulmão e o pâncreas são os principais órgãos afetados, contribuindo para sua alta morbidade e mortalidade. A doença pode cursar com atraso de crescimento, dificuldade de manutenção de peso saudável e variados graus de insuficiência respiratória e sintomas gastrointestinais como dor e desconforto.

Trata-se da doença letal geneticamente herdada mais comum na população caucasiana e é causada pela mutação no cromossomo 7 do gene codificador da regulação da condutância transmembrana da fibrose cística (Cftr), no tecido epitelial secretor e absortivo. Afeta aproximadamente 1 em cada 2.500 nascidos vivos no mundo[23].

No Brasil, não há estudos epidemiológicos ou de triagem neonatal abrangentes que permitam estimar a incidência da doença. A estimativa é de que menos de 10% do total anual de casos são diagnosticados[24].

Avanços em seu tratamento têm aumentado a expectativa de vida dos pacientes, sendo que atualmente a idade média de sobrevida nos Estados Unidos gira em torno dos 36,9 anos e mais de 40% dos 30.000 afetados nesse país tem 18 anos ou mais[25]. A sobrevida é influenciada por fatores genéticos (tipo de mutação), ambientais e pelo tratamento, sendo uma doença crônica e debilitante, com grande demanda de cuidados impostos aos pacientes e seus familiares.

Crescer com uma doença como a fibrose cística pode submeter crianças e adolescentes afetados a risco de ajustamento psicossocial, havendo alguma evidência de aumento da ocorrência de problemas psiquiátricos nessa população, como depressão, ansiedade, transtorno opositivo desafiante e transtornos alimentares, com impacto importante sobre o prognóstico dos pacientes afetados. Irmãos e pais de crianças afetadas também têm risco aumentado para problemas de comportamento, ansiedade e depressão[20].

Ao trabalhar com essas famílias, deve-se estar atento para o modo com que a fibrose cística afeta o funcionamento familiar e para como o funcionamento familiar influencia a adaptação da criança à doença e a adesão ao tratamento.

DOENÇAS ENDOCRINOLÓGICAS

Diabetes melito insulino-dependente (DMID) – diabetes tipo 1

A Dmid é uma das doenças crônicas mais comuns na infância, ocorrendo em aproximadamente 1 em cada 400-600 crianças. A Federação Internacional de Diabetes estima que mais de 1 milhão de crianças e adolescentes hoje vivem com a doença[26]. Trata-se de doença autoimune que cursa com destruição das ilhotas pancreáticas, resultando em deficiência permanente de insulina. Como a insulina é essencial para a sobrevivência, esses pacientes necessitam repô-la pelo resto de suas vidas, através de injeções diárias ou bomba de infusão. Atualmente, a causa exata da DMID é desconhecida, havendo hipóteses de fatores genéticos e ambientais para seu surgimento.

Seu tratamento envolve o controle da dieta (geralmente com contagem de carboidratos ingeridos), monitoramento da glicose sérica (através de glicemia capilar com picada no dedo), dosagem frequente da insulina injetadas ao dia, redução de estresse e cuidado com o excesso de atividade física. Quadros de hipoglicemia apresentam-se com mal-estar, náusea, fome, tremores, sudorese, confusão mental e até convulsões. Já a hiperglicemia pode cursar com fadiga, perda de consciência e cetoacidose, se não tratada. A criança precisa ser submetida a um regime de tratamento complexo para evitar essas complicações de curto prazo, que impõem risco à vida.

As complicações crônicas potenciais da doença (retinopatia, neuropatia, lesão cardíaca e falência renal) são sérias e constituem fonte de preocupação para o paciente e sua família.

No atendimento destas crianças, deve-se estar atento para sua adaptação à doença e à possibilidade do surgimento de transtornos mentais. Dados de literatura são controversos, com alguns estudos apontando para ajustamento adequado quanto ao funcionamento emocional e comportamental dessas crianças[27], enquanto outros sugerem risco aumentado para transtornos de ajustamento, ansiosos, depressivos e alimentares[28]. Fatores de risco identificados para esses problemas são a presença de transtorno de ajustamento logo após o diagnóstico da doença, conflitos familiares, sexo feminino, uma única figura parental, baixo nível socioeconômico, alto nível de controle materno, superproteção parental e estresse e depressão materna[29].

Atenção especial deve ser dada à possibilidade de desenvolvimento de transtorno alimentar. Supõe-se que a atenção dada à dieta e ao fato de o tratamento da doença levar ao ganho de peso esteja ligado a tal transtorno nessa população. Em especial, percebe-se que algumas adolescentes manipulam o tratamento para perder peso, com a diminuição ou omissão das doses diárias de insulina. A Associação Americana de Diabetes[30] chama a atenção para alguns sinais indicativos desse problema, que incluem atraso da menarca e flutuações de glicemia sem explicação aparente.

Outra preocupação do psiquiatra da infância e adolescência deve ser quantos às possíveis dificuldades cognitivas associadas à doença. Principalmente as crianças cuja doença teve início precoce ou as que têm hipoglicemia recorrente, têm maior risco para problemas de aprendizado, com dificuldades atencionais, de processamento da fala, memória de longa duração e funções executivas. Nesses casos, deve-se proceder a avaliação neurocognitiva e trabalhar com a escola um plano individualizado de aprendizado[29].

Intervenções psicossociais mostram bons resultados quando focadas na educação da família e do paciente sobre o manejo da doença, a melhora da aderência ao tratamento, intervenções psicossociais focadas para a criança e intervenções com base na família.

Diabetes melito não insulino-dependente tipo 2

A diabetes tipo 2 é o tipo mais comum de diabetes. É mais frequente em adultos e seu desenvolvimento deriva de um contingente de estilo de vida (tipo de dieta e sedentarismo) e obesidade. Era muito rara na infância, mas recentemente houve um aumento alarmante de crianças apresentando diabetes tipo

2, o que está diretamente relacionado ao aumento da obesidade infantil[31].

Em comparação com os indivíduos com diabetes tipo 1, crianças e adolescentes com diabetes tipo 2 têm maior chance de serem obesas, de minoria étnica e de baixo nível socioeconômico. Por isso, esses indivíduos ainda têm que lidar com problemas que vão além da sua doença como discriminação, dificuldade a acesso de recursos de saúde e depressão e baixa autoestima decorrentes da obesidade[32]. Estudos encontraram que quase 20% das crianças diagnosticadas com diabetes tipo 2 apresentavam algum quadro neuropsiquiátrico, como transtorno de déficit de atenção e hiperatividade, transtorno do espectro autista, transtorno bipolar e depressão, entre outros, quando do início da doença[33].

DOENÇAS REUMATÓLOGICAS

Dentre os distúrbios reumatológicos que afetam crianças e adolescentes, a artrite reumatoide juvenil e o lúpus eritematoso sistêmico (LES) destacam-se como os mais comuns e frequentemente associados a sintomas físicos e psicológicos que podem comprometer a qualidade de vida dos indivíduos afetados.

Artrite reumatoide juvenil (ARJ)

Também conhecida como artrite juvenil idiopática, a ARJ é a doença do tecido conectivo mais frequente na infância, correspondendo a 70% dos casos[34], e é considerada uma das doenças crônicas mais comuns nesta faixa etária. A prevalência estimada é de 0,7 a 4,0 em 1.000 crianças[35] e a incidência é de 15 a 30 novos casos em 100.000. Sua etiologia é desconhecida, mas pode envolver uma combinação de fatores ambientais (infecções, traumas, estresse), genéticos e processos autoimunes[36]. O quadro inflamatório tem início antes dos 16 anos de vida, apresenta curso crônico (6 ou mais semanas) e flutuante, e pode acometer até 4 articulações no subtipo oligoarticular, mais de 5 articulações no subtipo poliarticular, e associar-se ao comprometimento de múltiplos sistemas e rash ou febre no subtipo sistêmico[36].

O subtipo oligoarticular responde por mais de 50% dos casos de ARJ, sendo mais frequente antes dos 8 anos e em meninas. Acomete principalmente articulações maiores, e seu prognóstico é bom na maioria dos casos. O subtipo poliarticular ocorre em 30 a 40% dos casos, acomete principalmente as pequenas articulações, e pode incidir em qualquer idade, sendo mais comum em meninas. O subtipo sistêmico, também conhecido como Doença de Still, ocorre em 10 a 20% dos casos, podendo acometer igualmente meninos e meninas, principalmente na primeira infância. Em 25% dos casos a resposta ao tratamento é insatisfatória, e o prognóstico desse subtipo é mais reservado[37].

O quadro inflamatório da ARJ cursa com dor, restrição da mobilidade, destruição articular e retardo do crescimento, e as complicações articulares ocorrem precocemente no curso da doença. O quadro clínico e suas consequências, assim como o uso frequente dos equipamentos de saúde, resultam em restrição das atividades próprias da infância e no afastamento da escola. A ARJ não parece associar-se a prejuízo cognitivo, embora isto possa ocorrer pelo o uso de corticoides em seu tratamento[38].

O tratamento não é curativo e inclui farmacoterapia (anti-inflamatórios não hormonais, inibidores da COX2, corticosteroides e metotrexate, entre outros), suporte psicossocial focando o alívio e controle da dor, e fisioterapia e terapia ocupacional para preservar a função articular, promover a reabilitação motora, e para manejo da dor[37].

Embora os sintomas da ARJ, suas consequências e seu tratamento representem importantes fatores de estresse para os indivíduos acometidos e para sua família, a associação da doença com problemas de ajustamento psicossocial não é clara[39]. Os estudos que avaliaram fatores psicossociais associados à ARJ focaram-se no impacto na evolução da doença, e não em uma possível relação etiológica. Schanberg et al.[40] observaram em uma pequena amostra que o estado de humor e eventos estressores diários foram preditivos para os sintomas da ARJ, especialmente dor, cansaço, rigidez articular e interferência nas atividades diárias.

Fatores relacionados ao suporte familiar e social também podem influenciar o ajustamento à doença: ambientes familiares conflituosos têm sido associados a maiores problemas de ajustamento e sintomas depressivos nas crianças com ARJ[39].

Lúpus eritematoso sistêmico (LES)

O LES é a doença autoimune do tecido conectivo mais comum na infância. Geralmente se manifesta na adolescência, com predomínio no sexo feminino (80%) e na raça negra[41,42]. Trata-se de uma doença sistêmica cujo quadro clínico pode incluir lesões de pele e mucosas, artrite, inflamação de tendões e músculos, pericardite, pleurite, vasculites, anemia, linfoadenopatia, transtornos do sono, convulsões, alterações de personalidade, sintomas depressivos, fotossensibilidade, fadiga e perda de peso.

O acometimento do SNC no LES (por vasculites, efeitos adversos do tratamento e por processos autoimunes) pode levar a um declínio lento e gradual das funções cognitivas (como memória de curto e longo prazo, velocidade de processamento) em até 60% dos casos[43] e a alterações neurológicas e psiquiátricas (como cefaleia, convulsões, movimentos coreiformes, doença cerebrovascular, estados confusionais, transtornos de humor, transtornos ansiosos, sintomas psicóticos, etc.) em 20 a 95% dos casos[44]. Quadros psicóticos ocorrem em 12 a 40% dos casos, geralmente com características esquizofreniformes e sintomas alucinatórios visuais (na maioria dos casos de natureza ameaçadora). Quadros psicóticos induzidos por corticosteroides são raros; a presença de outros sintomas sugestivos de acometimento do SNC pelo LES pode afastar esta possibilidade. Dentre os transtornos de humor associados, o mais comum é a depressão, que pode ser de natureza orgânica ou reativa[44]. Embora o anticorpo antifosfolípide tenha sido implicado no envolvimento do SNC no LES em adultos, seu papel ainda não está definido na população pediátrica[45].

Sua apresentação e curso são variáveis, e podem estar associados a sofrimento e limitação funcional significativos, ou mesmo a quadros fatais.

O tratamento do LES não é curativo: objetiva o manejo dos sintomas e a prevenção de complicações sistêmicas e inclui corticoesteroides e imunosupressores. O tratamento pode causar sequelas físicas (ganho de peso, baixa estatura, características cushingoides) e psíquicas (alterações de humor). Fatores ambientais podem contribuir para prevenção e exacerbação dos sintomas, sendo recomendada higiene do sono, atividade física regular para evitar a atrofia muscular e manejo do estresse e evitar exposição à luz ultravioleta[42].

Os efeitos do quadro e de seu tratamento na aparência física dos adolescentes acometidos e a presença de sintomas depressivos (e distorções cognitivas associadas) parecem particularmente implicados aos problemas de ajustamento psicossocial[46]. Em um estudo de Tayer et al.[47], frequências elevadas de dor e vivências de impotência estiveram associadas, de modo independente, a taxas mais elevadas de sintomas depressivos em pacientes com LES. Isto pode ser de particular importância no manejo de adolescentes com LES, considerando a fase do desenvolvimento em que se encontram.

Os estudos apontam um papel protetor do suporte social, que esteve associado a níveis menores de sintomas depressivos e problemas de comportamento, e a um melhor ajustamento físico e psicossocial à doença[48,49].

DOENÇAS ONCOLÓGICAS

Segundo o Instituto Nacional de Câncer[50], no Brasil, estima-se que ocorrem em média mais de 370.000 casos novos de câncer ao ano, à exceção dos tumores de pele não melanoma. Como o percentual mediano dos tumores pediátricos observados nos Registros de Câncer de Base Populacional (RCBP) brasileiros encontra-se próximo de 2,5%, depreende-se, portanto, que ocorrerão cerca de 9.386 casos novos de câncer em crianças e adolescentes até os 18 anos.

O câncer infantojuvenil, até 18 anos, é considerado raro quando comparado com os tumores que afetam os adultos. Correspondem entre 1 e 3% de todos os tumores malignos na maioria das populações. Em geral, a incidência total de tumores malignos na infância é maior no sexo masculino. O Brasil possui uma população jovem, cerca de 38% da população brasileira encontrava-se abaixo dos 19 anos na estimativa populacional de 2007.

O câncer infantojuvenil deve ser estudado separadamente do câncer do adulto por apresentar diferenças nos locais primários, origens histológicas e comportamentos clínicos. Do ponto de vista clínico, os tumores pediátricos apresentam menores períodos de latência, em geral crescem rapidamente e são mais invasivos; porém respondem melhor ao tratamento e são considerados de bom prognóstico. Além disso, a associação entre câncer pediátrico e fatores de risco ainda não está totalmente bem estabelecida, na qual fatores de risco ambientais e comportamentais – como tabagismo, alcoolismo, alimentação, prática de atividade física regular, exposição ao sol, na criança e no adolescente entre outros – já estão bem descritos na literatura como associados a vários tipos de neoplasias na população adulta[51].

As taxas de sobrevida observadas em países em desenvolvimento são menores que as de países desenvolvidos. A sobrevida média cumulativa em cinco anos é considerada razoavelmente boa nos Estados Unidos, onde é em torno de 77%. Na Europa, a sobrevida observada é semelhante à dos Estados Unidos, variando de 77% (no Norte Europeu) a 62% (no Leste)[52].

Dos cânceres infantis, a leucemia é o tipo mais frequente na maioria das populações, correspondendo entre 25% e 35% de todos os tipos, com exceção da Nigéria, onde esse percentual é de 45%. Dentre todas as leucemias, a leucemia linfoide aguda (LLA) é de maior ocorrência em crianças de 0 a 14 anos. Os linfomas correspondem ao terceiro tipo de câncer mais comum em países desenvolvidos.

Já nos países em desenvolvimento correspondem ao segundo lugar, ficando atrás apenas das leucemias. Entre os linfomas, o mais incidente na infância é o linfoma não Hodgkin. Destes, o mais comum em crianças é o linfoma de Burkitt. Os tumores do sistema nervoso central (SNC) ocorrem principalmente em crianças menores de 15 anos, com um pico na idade de 10 anos. Estima-se que cerca de 8 a 15% das neoplasias pediátricas são representadas por esse grupo, sendo o mais frequente tumor sólido na faixa etária pediátrica.

Os tumores do sistema nervoso simpático (SNS) são responsáveis por 7,8% de todos os cânceres em crianças menores de 15 anos de idade, sendo o neuroblastoma o mais frequente. O retinoblastoma é responsável por cerca de 2 a 4% dos tumores infantis. Os tumores renais representam cerca de 5 a 10% de todas as neoplasias infantis, sendo que o mais frequente, cerca de 95%, é do tipo embrionário denominado nefroblastoma ou tumor de Wilms. Os tumores hepáticos são raros nas crianças, sendo o hepatoblastoma o mais frequente, e sua ocorrência é maior antes dos 5 anos de idade. Os tumores ósseos têm sua maior ocorrência nos adolescentes, sendo os mais frequentes o tumor de Ewing e o osteossarcoma. Os sarcomas de partes moles correspondem de 4 a 8% de todas as neoplasias malignas na infância, sendo o rabdmiossarcoma (RMS) o tipo mais frequente. As neoplasias de células germinativas, trofoblásticas e outras gonadais consistem em um grupo heterogêneo com diversas localizações e tipos histológicos, são tumores raros que correspondem de 2 a 4% de todos os tumores da infância. A ocorrência de carcinoma em crianças e adolescentes é rara, correspondendo a cerca de 2% dos casos[53].

O tratamento do câncer pediátrico geralmente inclui intervenções médicas, quimioterápicas, radioterápicas, cirúrgicas ou várias combinações destes, dependendo do tipo histológico e do estadiamento da doença. O impacto imediato sobre as crianças e suas famílias é de estranhamento e medo. Além disso, a maioria dos protocolos de tratamento envolve desconforto, dor e internação, com distanciamento da família, escola e amigos. Portanto, o ideal é a criança seja atendida num centro único, que ofereça todo o tratamento, contando também com intervenções psicossociais[54].

Agudamente, a criança e sua família têm que lidar com o impacto físico e emocional tanto da doença quanto do tratamento. Os sintomas da doença vão desde os mais comuns e "benignos" como hematomas, fadiga, perda de apetite e de peso, até os mais severos como convulsões, diplopia, confusão mental, paralisia, fraqueza e fraturas ósseas. Mas são os efeitos colaterais agudos do tratamento (dor, náusea, perda de cabelo, infecções e amputações) que trazem maior impacto para a criança[55].

O tratamento medicamentoso também traz efeitos colaterais psíquicos, como mostra Tabela 1[56].

Tabela 1 Efeitos colaterais de tratamentos medicamentosos

Classe medicamentosa	Efeito colateral
Antieméticos	Sedação, distonia aguda
Analgésicos (opiáceos)	Sedação
Anti-histamínicos (difenidramina, hidroxizina)	Sedação, alucinações, *delirium*
Imunossupressores (ciclosporina)	*Delirium*, encefalopatia
Corticosteroides	Instabilidade afetiva, psicose
Benzodiazepínicos (lorazepam, diazepam, clonazepam)	Sedação, lentificação cognitiva

A resposta imediata ao diagnóstico de câncer varia consideravelmente de acordo com a idade e o nível de desenvolvimento cognitivo da criança. Crianças menores entendem menos os termos médicos usados, mas ficam bastante atentas à seriedade dos médicos e ao comportamento dos pais. Considera-se a resposta emocional dos pais preditiva da resposta emocional da criança[57].

Os pais das crianças diagnosticadas tendem a apresentar altos níveis de estresse e conflitos familiares e conjugais. Relatam sentimentos de desesperança e medo extremo, muitas vezes atingindo estágios de sintomas de transtorno de estresse agudo ou de estresse pós-traumático, em níveis maiores do que seus filhos com a doença. Nos sobreviventes de câncer, os sintomas de transtorno de estresse pós-traumático são mais raros enquanto eles são ainda crianças ou adolescentes, emergindo, contudo, na idade adulta[58].

Suporte psicossocial é essencial no momento do diagnóstico e é parte fundamental dos programas de tratamento de câncer pediátrico. As intervenções devem ser de crise, focando a resposta aguda ao estresse. Psicoterapia familiar breve diminui sintomas de estresse pós-traumático e ansiedade e terapia cognitivo-comportamental para os pais visando resolução de problemas também é eficaz. A intervenção para irmãos focando diminuição de estresse e melhora de competências sociais e o aumento sobre o conhecimento sobre a doença e seu tratamento também é indicada[58].

O funcionamento acadêmico das crianças com câncer fica bastante prejudicado. Durante o tratamento, a elas podem permanecer afastada por semanas ou meses da escola e quando à frequentam, podem se sentir desconfortável quanto à sua aparência e ter que faltar constantemente devido à imunossupressão. Em longo prazo, até 40% dos sobreviventes de câncer infantil apresentam problemas neurocognitivos e de aprendizado[59].

Problemas de atenção, memória e processamento de informações, que ocorrem após o tratamento de cânceres do SNC, trazem impacto no ajustamento psicológico e na qualidade de vida[60]. O tratamento com metilfenidato tem mostrado, ao menos no curto prazo, alguma eficácia em sobreviventes de câncer com déficit de atenção[61].

Intervenções medicamentosas agudas para sintomas de estresse podem ser benéficas, mas a intervenção médica mais efetiva agudamente e em longo prazo para a prevenção de ansiedade e sintomas de estresse pós-traumático é o alívio adequado da dor[58].

DOENÇAS INFECCIOSAS

Infecção pelo HIV

No mundo, surgem cerca de 7.000 casos novos de infecção pelo HIV[62], embora esta taxa tenha apresentado queda progressiva desde meados da década de 90 em países desenvolvidos, principalmente pela eficácia das terapias antirretrovirais, métodos de detecção precoces e estratégias de prevenção do contágio.

A transmissão vertical é a principal via de contágio em crianças. Como resultado do tratamento antirretroviral em gestantes portadoras de HIV, prática de partos cesáreos e contraindicação do aleitamento materno, tal taxa encontra-se em nível muito reduzido em países desenvolvidos[62]. No Brasil, segundo dados do Datasus, no ano de 2019 foram registrados 525 novos casos de Aids entre crianças e jovens menores de 19 anos, sendo o maior grupo de incidência entre de 13 a 19 anos[63].

O acometimento do SNC em portadores do HIV pode de se dar de modo direto, pela ação do vírus no cérebro, ou indireto, associado às doenças oportunistas, neoplasias e doença cérebro-vascular. Nos estudos iniciais, a taxa de prevalência de doenças do SNC associadas ao HIV em crianças era estimada em 50 a 90%, enquanto os estudos realizados na década de 1990 estimavam taxas de 20 a 50%. Em um estudo brasileiro realizado na cidade de São Paulo, foram observadas alterações no exame neurológico em 67% das 173 crianças avaliadas: 25 expostas ao HIV durante a gestação e não infectadas (soro-revertidas); 54 definitivamente infectadas e que não apresentavam sinais ou sintomas da infecção (classificação clínica "N") ou apresentavam sinais e sintomas leves de infecção (classificação clínica "A") e 94 crianças infectadas pelo HIV com sinais e sintomas moderados (classificação clínica "B") ou graves (classificação clínica "C") da doença[64].

O quadro clínico da infecção primária do SNC pelo HIV é caracterizado pela tríade: atraso do desenvolvimento neuropsicomotor (DNPM), principalmente das habilidades motoras e de linguagem, microencefalia adquirida, e déficits do trato motor piramidal. Podem ser observadas disfunções motoras orofaciais e dos movimentos oculares (como nistagmo). Na população pediátrica, o quadro pode ser a manifestação inicial da infecção pelo HIV em até 18% dos casos, uma frequência muito maior que a observada em adultos[65].

A encefalopatia pode apresentar curso progressivo ou estático. Os quadros progressivos subagudos apresentam curso insidioso (semanas a meses) e ocorrem com maior frequência em bebês e crianças menores sem tratamento antirretroviral. O quadro cursa com perda das habilidades adquiridas (principalmente motoras e de linguagem) e disfunção motora progressiva (hipotonia, quadriplegia ou biplegia espástica), geralmente acompanhadas de apatia e prejuízo social. Nos quadros progressivos do tipo "platô", o DNPM é interrompido ou se torna lento, assim como o crescimento cerebral. O acometimento motor é comum, especialmente quadros de biplegia espástica. Os quadros estáticos se apresentam com déficits estáveis do DNPM, sem perda das habilidades adquiridas. O desenvolvimento se mantém, embora em velocidade reduzida, e as habilidades cognitivas são preservadas, embora com QI mais baixo. A disfunção motora é comum, mas não progressiva. Esta apresentação pode estar associada a outros fatores além da infecção viral, como intercorrências no período perinatal, exposição intraútero ao álcool, drogas e outros agentes infecciosos, fatores ambientais, genéticos, metabólicos, nutricionais, etc.[65].

Em geral, crianças menores de 3 anos e indivíduos em estado de imunossupressão avançado apresentam maior acometimento do SNC. A infecção intraútero aumenta o risco de alterações do DNPM, e crianças que manifestam precocemente (antes do 1º ano de vida) sintomas de acometimento do SNC apresentam perímetro cefálico e peso ao nascimento significativamente menores. Em crianças maiores, a encefalopatia pelo HIV apresenta curso semelhante ao observado em adultos[65].

As alterações tomográficas mais comumente encontradas são: alargamento de ventrículos atrofia cortical, atenuação de substância branca e calcificações em gânglios da base[66]. As alterações em gânglios da base ocorrem em crianças infectadas por via vertical ou por transfusão de sangue e derivados no período neonatal, o que sugere uma vulnerabilidade da região durante o período de desenvolvimento cerebral. Anormalidades mais graves estão associadas a um pior funcionamento cognitivo e da comunicação[67,68].

Crianças com menor comprometimento do SNC e funcionamento global preservado são classificadas como *HIV-related CNS compromise*. As alterações cerebrais podem se manifestar como desempenho abaixo do esperado em alguns testes neuropsicológicos, alteração em algum marco do DNPM, alteração no exame neurológico, ou como prejuízo cognitivo relativo, evidenciado por melhora do desempenho cognitivo ou motor após o tratamento antirretroviral.

Os indivíduos classificados como "aparentemente sem comprometimento cerebral" devem apresentar funcionamento cognitivo dentro do esperado para a idade, sem evidências de déficits neurológicos, declínio das habilidades adquiridas ou do funcionamento global.

As alterações neuropsicológicas mais frequentemente relacionadas ao HIV envolvem as funções de linguagem, atenção, memória e o funcionamento adaptativo (socialização, comportamento, qualidade de vida). Alguns déficits em funções executivas e velocidade de processamento foram descritas em crianças tratadas com antirretrovirais[69].

Adolescentes infectados por via sexual ou pelo uso de drogas podem apresentar alterações cognitivas semelhantes às observadas em adultos, e incluem prejuízos cognitivos incapacitantes progressivos (prejuízos de memória, lentificação psicomotora), geralmente acompanhados de disfunção motora (distúrbios de marcha, tremores, hiper-reflexia, distúrbios da coordenação motora fina e apraxia) e apatia. A avaliação neuropsicológica revela prejuízos nas funções do córtex frontal, na velocidade psicomotora e memória não verbal (demência subcortical).

Outros fatores relacionados à exposição ao HIV podem contribuir para o comprometimento do SNC: fatores socioeconômicos, nutricionais, exposição a outras doenças infecciosas, ao álcool e drogas, e outras condições ambientais e parentais adversas. Doenças oportunistas (como neurotoxoplasmose, infecção por citomegalovírus, *Candida* e *Aspergillus*), neoplasias (como linfoma) e doenças cerebrovasculares também podem afetar o funcionamento cognitivo dos pacientes.

A abordagem dos pacientes infectados pelo HIV que apresentam alguma alteração cognitiva ou distúrbios psiquiátricos deve partir da exclusão de causas orgânicas reversíveis ou tratáveis. Alguns sintomas como fadiga, déficit cognitivo, isolamento social e inapetência podem estar associados à resposta imunológica ao HIV e ao tratamento antirretroviral. Assim, deve-se avaliar a relação temporal entre o início dos sintomas e o uso das medicações, e se necessário, modificar o tratamento.

Os jovens infectados podem apresentar os mesmos transtornos mentais e do desenvolvimento observados na população geral, e a princípio, seu tratamento segue os mesmos protocolos. Deve-se considerar, porém, que alguns efeitos adversos dos psicotrópicos (como inapetência, insônia, neutropenia, hepatotoxicidade, etc.) podem ter maior impacto nestes pacientes. Outra consideração importante é o potencial de interação medicamentosa.

Dentre os antidepressivos, o citalopram e a mirtazapina são escolhas comuns por apresentarem baixo potencial de interação medicamentosa e serem bem tolerados. A mirtazapina pode ainda favorecer o ganho de peso e a melhora da insônia. O metilfenidato, embora possa prejudicar o apetite e o sono, pode ser útil no tratamento adjunto da dor (como potencializador do tratamento com opioides) e da depressão. Antipsicóticos típicos em doses baixas e antipsicóticos atípicos podem ser utilizados no tratamento do complexo Aids-demência.

DOENÇAS NEUROLÓGICAS

Pacientes com histórico de doenças neurológicas, tais como epilepsia, acidente vascular cerebral (AVC), trauma crânio-encefálico e tumores cerebrais, apresentam risco elevado para transtornos mentais agudos e crônicos. Contribuem para isto fatores clínicos e genéticos relacionados à doença e à sua etiologia, assim como fatores psicossociais associados.

Epilepsia

Trata-se de uma condição heterogênea, de etiologia variável, consistindo em diferentes síndromes e diferentes tipos de crises. Cerca 75% dos quadros têm início antes dos 20 anos de idade.

A epilepsia benigna rolândica.é a epilepsia parcial idiopática mais comum na infância. 80% dos casos têm início entre os 5-10 anos de vida, e 20-30% apresentam antecedente familiar do quadro. O EEG apresenta padrão característico de ondas agudas de grande amplitude em região centrotemporal uni ou bilateral, amplificadas durante o sono. O exame neurológico é normal, e as crises tipicamente cessam até o final da adolescência. A epilepsia mioclônica juvenil é uma síndrome idiopática que incide na 2ª década de vida e corresponde a 5-10% dos quadros de epilepsia. Os movimentos mioclônicos são abruptos, breves e simétricos, geralmente envolvendo os membros superiores. A síndrome de Lennox-Gastaut representa menos de 5% dos quadros de epilepsia na infância, sendo caracterizada por crises refratárias ao tratamento, deterioração das funções cognitivas, comportamento agressivo e hiperativo, e está associada a transtornos do espectro autista. A síndrome de Landau-Kleffner tem início geralmente entre os 3 e 8 anos de idade e é caracterizada por uma afasia epiléptica adquirida (afasia receptiva ou agnosia auditiva verbal com audição preservada), podendo associar-se a apraxia motora leve, hiperatividade, problemas atencionais e irritabilidade[70].

Comorbidades como déficits cognitivos, transtornos neuropsiquiátricos, e dificuldades sociais são comuns em crianças portadoras de epilepsia, e com frequência comprometem seu funcionamento de modo mais significativo que as próprias crises. Além disso, tais condições são fonte de estresse significativo para a família, podendo também comprometer o funcionamento de seus membros.

Os estudos epidemiológicos dos últimos 30 anos demonstraram que os transtornos de comportamento ocorrem em uma frequência 4,8 vezes maior que na população geral, e cerca de 2,5 vezes maior que em crianças com condições crônicas não envolvendo o SNC[71]. Alguns estudos demonstram taxas elevadas de transtornos psiquiátricos mesmo antes do diagnóstico de epilepsia, e sugerem a existência de fatores neurobiológicos comuns ainda não identificados associados à etiologia dos quadros[72].

Em geral, crianças com epilepsia apresentam mais problemas atencionais e transtornos internalizantes (principalmente transtornos depressivos e ansiosos), sendo os transtornos externalizantes menos frequentes. Problemas atencionais, distúr-bios do pensamento, e problemas sociais são relativamente específicos à epilepsia[73,74].

O risco de transtornos depressivos é maior em garotas mais velhas com QI mais baixo, déficits neurológicos e transtornos de aprendizado comórbidos[75]. O tratamento destes quadros envolve preferencialmente o uso de ISRS, devendo-se considerar a possibilidade de interação com as drogas anticonvulsivantes. Portadores de epilepsia apresentam risco elevado de suicídio quando comparados à população geral, não relacionado ao estresse psicossocial ou efeito adverso de medicações[76].

Embora poucos estudos tenham avaliado a relação entre epilepsia e o transtorno bipolar, as taxas de comorbidade não parecem elevadas[74].

Diferente do observado entre adultos, crianças portadoras de epilepsia geralmente não apresentam quadros psicóticos ictais ou pós-ictais, embora nos casos com crises parciais complexas não controladas se possa observar sintomas psicóticos interictais como alucinações, delírios e distúrbios formais do pensamento[77].

Portadores de epilepsia tendem a obter pior pontuação de QI e pior desempenho acadêmico. Uma maior frequência de crises está associada a QI menor, prejuízos atencionais e perda de habilidades de linguagem[78]. Além disso, os professores podem apresentar expectativas de desempenho menores, o que pode comprometer seu investimento no aprendizado destes indivíduos.

Déficits atencionais e impulsividade são os sintomas psiquiátricos encontrados com maior consistência em crianças recém diagnosticadas. O transtorno de déficit de atenção e hiperatividade (TDAH) ocorre com frequência estimada de até 38%, com tendência ao predomínio de desatenção, e em muitos os sintomas do quadro precedem o diagnóstico de epilepsia. Esta comorbidade é um forte fator preditivo do desempenho escolar[79]. Os fatores de risco para o TDAH em pacientes com epilepsia são: controle inadequado de crises, déficits neurológicos adicionais e algumas medicações anticonvulsivantes como o fenobarbital, benzodiazepínicos, topiramato, vigabatrina e zonisamida[80,81].

O comprometimento cognitivo do tratamento com drogas antiepiléticas (DAE) é mais significativo no seu uso combinado (politerapia), independente das medicações usadas. Dentre as DAE mais antigas, o fenobarbital apresenta efeitos adversos cognitivos mais significativos. Embora considerados seguros, o ácido valproico e a carbamazepina também apresentam efeitos cognitivos, em geral resultando em lentificação psicomotora leve; em doses terapêuticas, tais efeitos são comparáveis aos da fenitoína. Em relação às DAE mais novas, existem poucos dados sobre os efeitos da tiagabina, gabapentina, e levetiracetam. A oxcarbazepina parece comprometer a função cognitiva em adultos, mas seus efeitos em crianças ainda não foram estudados sistematicamente. Os estudos com a lamotrigina são mais numerosos, e demonstram um perfil favorável de efeitos cognitivos. O topiramato pode prejudicar as funções cognitivas (não apenas por efeitos da dose e da velocidade de titulação), com efeitos específicos na atenção e nas funções verbais[80].

Estudos comparativos com portadores de outras condições crônicas sugerem que as alterações psicopatológicas nas crianças com epilepsia podem ser atribuídas apenas em parte à cronicidade da doença[74]. Estas alterações parecem associadas a síndromes epilépticas sintomáticas e encefalopatias, retardo mental, e a crises resistentes ao tratamento, mas não a outros fatores relacionados à epilepsia, como idade de início, características e frequência das crises epiléticas e alterações eletroencefalográficas[82,83].

Os estudos são bastante consistentes ao demonstrar a associação de variáveis psicossociais relacionadas à família e problemas de comportamento da criança, embora a direção da relação não esteja definida, e os efeitos causais provavelmente sejam recíprocos. Em geral, maior estresse no ambiente familiar (incluindo transtorno mental na família), menos recursos adaptativos (ex.: baixo *status* socioeconômico, falta de suporte social, baixa autoestima, problemas de comunicação), percepções negativas sobre a doença (ex.: estigma), interações negativas entre a criança e seus pais, e má adaptação familiar estiveram associados a tais problemas[71].

PSICOFARMACOLOGIA NA INTERCONSULTA PEDIÁTRICA

A literatura disponível sobre este assunto é escassa, especialmente na população de crianças menores. Os estudos de segurança dos psicotrópicos excluem de suas amostras a população pediátrica, especialmente os indivíduos com alguma doença física.

Com frequência os sintomas apresentados pela criança enferma não preenchem critérios diagnósticos para um transtorno psiquiátrico, ainda que comprometam sua recuperação. Devem-se tratar inicialmente fatores clínicos que possam produzir os sintomas psiquiátricos, mas se pode considerar tratar tais sintomas farmacologicamente quando não se obteve resposta às intervenções psicossociais, quando oferecem risco ao paciente, ou quando comprometem seu funcionamento de modo significativo[84]. Dentre as queixas mais comuns que requerem tratamento farmacológico, podemos citar: agitação, ansiedade, desorientação, alterações de sensopercepção, insônia, fadiga, alteração de humor e dor.

Com menor frequência, há os casos de crianças ou adolescentes que já possuem algum diagnóstico psiquiátrico, estando ou não em uso de psicotrópico, que necessitam internação por alguma outra patologia clínica. Nesses casos, atenção especial deve ser dada a possíveis interações medicamentosas e à necessidade de ajuste de doses das medicações.

A escolha do tratamento deve considerar a disponibilidade de intervenções não farmacológicas, as especificidades farmacocinéticas e farmacodinâmicas da fase do desenvolvimento em que a criança se encontra, os possíveis efeitos adversos da medicação, e seu potencial de interação com outras medicações e com os processos fisiopatológicos da doença clínica.

A seguir, estão considerações sobre farmacocinética e farmacodinâmica, que auxiliarão nas tomadas de decisões quanto à conduta medicamentosa, quando esta for indicada.

FARMACOCINÉTICA E FARMACODINÂMICA

Absorção

A taxa de absorção de uma droga depende de sua formulação, de suas interações e da motilidade gástrica. Fatores que interferem na superfície de absorção, na função e integridade da mucosa, no pH gástrico e na vascularização local podem interferir nesse processo. Em geral, a absorção gástrica aumenta quando a droga é ingerida em jejum; medicações administradas por via oral sofrem efeito de primeira passagem hepática, o que pode ser minimizado pela administração sublingual, e reduzido em 50% pela administração retal. A via intravenosa proporciona uma biodisponibilidade de 100% e, em geral, um início de ação mais rápido.

Distribuição

A distribuição de uma droga é influenciada pelo pH sérico e por sua capacidade de ligação proteica, lipossolubidade e grau de ionização.

Com exceção de lítio, metilfenidato e venlafaxina, os psicofármacos em geral apresentam taxas de ligação às proteínas séricas (albumina ou α1-glicoproteína) em torno de 80 a 95%.

O divalproato de sódio e os barbitúricos tendem a se ligar à albumina, enquanto os antidepressivos tricíclicos, as anfetaminas e os benzodiazepínicos se ligam às globulinas. Uma redução na ligação proteica da droga aumenta sua fração livre – responsável pelo seu efeito –, o que pode oferecer risco de intoxicação, principalmente no caso de drogas com baixos índices terapêuticos, como o divalproato de sódio.

A ligação com a albumina se encontra reduzida em alguns quadros clínicos como cirrose, pneumonia, desnutrição, pancreatite aguda, insuficiência renal e síndrome nefrótica. No hipotireodismo, a ligação com a albumina pode estar elevada. A concentração sérica de α1-glicoproteína pode estar elevada em pacientes com doença de Crohn, insuficiência renal e artrite reumatoide, e nos que sofreram cirurgias, queimaduras ou traumas. Devem-se considerar ajustes de doses de medicações nesses casos.

Drogas lipofílicas apresentam maior volume de distribuição em indivíduos com maior porcentagem de gordura corpórea. A distribuição pode ser também afetada por alterações no débito cardíaco e pelo deslocamento de líquidos para meio extravascular, como observado em queimados e vítimas de traumas.

Metabolismo

As drogas hidrossolúveis são prontamente excretadas pelos rins, mas as lipossolúveis tendem a se acumular até serem convertidas em compostos hidrossolúveis ou inativos pelo fígado. Após serem absorvidas, as drogas sofrem metabolização de primeira passagem na parede intestinal e no fígado antes de entrarem na circulação sistêmica. O metabolismo hepático sofre influência de seu fluxo sanguíneo e da função de suas enzimas.

Embora o fluxo sanguíneo hepático possa estar alterado nos casos de *shunt* portossistêmico, doenças respiratórias crônicas, hepatites virais agudas, diarreia etc., na prática apenas nos casos de cirrose grave se observa comprometimento clinicamente significativo da vascularização hepática. Os processos metabólicos que ocorrem no fígado são divididos em:

- Reações de fase I: oxidação via enzimas do citocromo P450, redução ou hidrólise. Prepara a droga para excreção ou para os processos de fase II.
- Reações de fase II: conjugação com compostos hidrofílicos por glucuronidação, acetilação ou sulfatação. O metabolismo da lamotrigina, da morfna e do lorazepam depende principalmente dessas reações.

Embora algumas doenças hepáticas possam interferir nesses processos (p. ex., hepatites virais agudas podem limitar as reações de fase I), em geral seu efeito não é clinicamente relevante. Algumas drogas podem afetar o metabolismo hepático de modo significativo por meio de inibição ou indução enzimática.

Excreção

As drogas e seus metabólitos podem ser excretados na urina, na bile, nas fezes, no suor, na saliva ou em lágrimas. O lítio, a gabapentina e o topiramato são excretados na urina sem sofrer metabolização hepática. Condições clínicas e drogas que afetam a função renal podem provocar seu acúmulo e aumentar sua toxicidade. Alterações no pH urinário podem interferir na eliminação de algumas drogas (p. ex., antiácidos alcalinizam a urina e podem reduzir a excreção de anfetaminas e antidepressivos tricíclicos)[85].

INTERAÇÕES MEDICAMENTOSAS

As interações farmacocinéticas podem modificar a concentração plasmática da droga por meio de alterações em sua absorção, distribuição, metabolismo ou excreção, enquanto as interações farmacodinâmicas modificam a resposta farmacológica à droga por meio de alterações na ligação com os receptores celulares, na função destes receptores, e nos processos de segundos mensageiros.

No intestino, a glicoproteína P bombeia alguns fármacos para o lúmen intestinal, limitando, assim, a sua absorção. Na barreira hematoencefálica, retira-os do SNC provocando a sua eliminação. No fígado e nos rins faz o mesmo, promovendo sua eliminação. Assim, a inibição dessa proteína altera a biodisponibilidade de fármacos interferindo em seu transporte, como a carbamazepina. A ciclosporina A, a quinidina, o verapamil, o itraconazol, a claritromicina e o omeprazol são exemplos bem conhecidos de fármacos capazes de inibir a glicoproteína P, enquanto a rifampicina é capaz de induzi-la.

A maioria das interações medicamentosas farmacocinéticas envolve o efeito de uma droga no metabolismo de outra via citocromo P450. Um inibidor enzimático pode provocar a elevação da concentração plasmática de uma droga e, consequentemente, de seus efeitos tóxicos. Um indutor pode reduzir os níveis circulantes da droga, reduzindo seu efeito terapêutico, e aumentar a concentração plasmática de metabólitos tóxicos. Essas interações só têm importância clínica no caso de uma droga com baixo índice terapêutico e cujo metabolismo dependa primariamente de uma única enzima.

As enzimas mais comuns nas reações de fase II são as uridina-glucuronosiltransferase (UGT), que também podem ser alvos de substâncias indutoras e inibidoras (p. ex., os anti-inflamatórios não esteroides são inibidores competitivos do metabolismo do lorazepam)[85].

USO DE MEDICAÇÕES PSICOTRÓPICAS EM SITUAÇÕES ESPECIAIS

Doença hepática

Ajustes posológicos podem ser necessários em pacientes portadores de doenças hepáticas. Recomenda-se iniciar com doses mais baixas, e titular a dose de forma lenta. Considerar a administração parenteral de drogas com metabolismo hepático mais significativo reduz o efeito de primeira passagem pelo fígado, permitindo que a dose e o efeito sejam similares aos de pacientes com função hepática normal (Tabela 2).

Uma hepatopatia pode interferir na distribuição de uma droga por meio de alterações no fluxo sanguíneo hepático, na ligação com proteínas plasmáticas, e na volemia (nos casos que se apresentam com ascite peritoneal), podendo reduzir sua metabolização em nível hepático e elevar sua concentração sérica[86].

O fluxo sanguíneo hepático pode estar reduzido nos casos de *shunt* portossistêmico, e elevado em doenças respiratórias crônicas e hepatites virais agudas, porém, na prática, apenas nos casos de cirrose grave se observa comprometimento clinicamente significativo da vascularização hepática. A alteração da arquitetura hepática e consequente *shunt* portossistêmico observado nesses casos pode alterar o fluxo venoso portal em mais de 60%, reduzindo a metabolização de primeira passagem e o *clearance* das drogas[87-89].

Alterações do fluxo sanguíneo hepático podem causar maior impacto na distribuição de drogas com *clearance* hepático elevado, como haloperidol, paroxetina, sertralina, nefazodona, venlafaxina, antidepressivos tricíclicos e midazolam.

Alterações na ligação das drogas às proteínas plasmáticas podem modificar a taxa de droga livre circulante, ainda que a concentração sérica da droga esteja adequada. Assim, devem-se monitorar os efeitos da medicação, e não apenas seu nível sérico. A produção hepática de albumina e α1-glicoproteína pode estar reduzida nas doenças infecciosas e inflamatórias do fígado. A concentração plasmática dessas proteínas pode estar elevada em consequência de cirurgias, trauma ou cirrose. A bilirrubina tem forte afinidade pela albumina, podendo deslocar

Tabela 2 — Psicotrópicos e doença hepática

Classe	Impacto da hepatopatia na dose da medicação	Impacto potencial da medicação na função hepática
Antidepressivos (AD)	AD metabolizados por reações oxidativas de fase I: reduzir dose em ± 50% Bupropiona: não exceder 75 mg/dia se cirrose grave Trazodona: reduzir dose (clearance prolongado)	Elevações leves das transaminases são comuns e geralmente benignas ADTs: ação anticolinérgica pode exacerbar a encefalopatia hepática Nefazodona: contraindicada Sertralina: opção interessante (meia-vida mais curta e fraca inibição de CYP 2D6)
Antipsicóticos	Antipsicóticos atípicos metabolizados por reações oxidativas de fase I: reduzir dose	Clorpromazina: associada à colestase intra-hepática e doença obstrutiva hepática
Ansiolíticos hipnóticos	Benzodiazepínicos: meia-vida elevada Lorazepam: não necessita ajuste (metabolizado por reações oxidativas de fase II) Zaleplon e zolpidem: reduzir dose	Benzodiazepínicos: evitar se risco de encefalopatia hepática
Estabilizadores de humor	Carbamazepina, ácido valproico, lamotrigina e topiramato: reduzir dose e monitorar Gabapentina e lítio: não necessita ajuste	Ácido valproico: risco de insuficiência hepática em 1/40.000 casos Carbamazepina: risco de hepatite Carbamazepina e ácido valproico: contraindicados

Fonte: Beliles, 2000; Jacobson, 2002; Robson e Owen, 2005[90-92].

drogas que a ela se ligam, e pode estar elevada em hepatites virais agudas e na cirrose biliar primária.

Nas hepatites agudas, em geral, não é necessário ajustes posológicos, pois o metabolismo hepático sofre alteração leve e transitória. Contudo, deve-se considerar ajustar a dose de medicações nas hepatites crônicas e na cirrose, por conta da significativa destruição de hepatócitos observada nesses quadros.

Algumas drogas podem causar toxicidade hepatocelular, elevando as transaminases hepáticas (ALT AST). Pequenas elevações são comuns, e geralmente benignas; elevações 2 a 3 vezes acima do limite devem ser investigadas.

O ácido valproico pode comprometer a função hepática de modo desproporcional à lesão celular aparente. Assim, pacien-

tes com dano hepático induzido pelo fármaco podem apresentar níveis reduzidos de albumina, tempo de protrombina elevado e concentração elevada de amônia, sem elevação significativa das transaminases[88].

Outras drogas, como a clorpromazina, podem causar coléstase sem lesão hepatocelular ou elevação de transaminases signifcativa[87]. A investigação de coléstase em pacientes pediátricos deve incluir dosagens de γ-GT e bilirrubinas, uma vez que a fosfatase alcalina se encontra frequentemente elevada nessa fase, proveniente do tecido ósseo.

Doenças gastrointestinais

As doenças gastrointestinais interferem principalmente na absorção das drogas[90], como ocorre na doença celíaca, na síndrome do intestino curto, nas doenças que afetam a motilidade gastrointestinal, e após cirurgias que modificam a arquitetura do trato gastrointestinal (TGI). Doenças que afetam o cólon geralmente não interferem na farmacocinética das drogas, uma vez que a maioria delas é absorvida nas porções mais proximais do TGI.

Em geral, uma motilidade gastrointestinal mais lenta pode levar à maior absorção de drogas pouco solúveis, e vice-versa. A motilidade gástrica pode estar reduzida nos casos de diabetes melito, gastrite e estenose pilórica. Medicações como metoclopramida e cisaprida podem acelerar o esvaziamento gástrico.

Condições que reduzem o fluxo sanguíneo para o TGI, como insuficiência cardíaca congestiva e choque, também podem comprometer a absorção das drogas.

Medicações antiácidas podem reduzir a absorção gástrica; por outro lado, a diminuição de acidez pode aumentar a absorção de comprimidos revestidos por absorção entérica.

Medicações com ação anticolinérgica pode reduzir a motilidade do TGI, enquanto os ISRS podem acelerá-la. Os ISRS podem elevar o risco de sangramento do TGI, especialmente quando associados a anti-inflamatórios não esteroides (AINE)[93].

Drogas administradas por via oral podem ter sua distribuição comprometida em pacientes com síndromes de má absorção. Formulações líquidas e administração sublingual, intramuscular ou parenteral devem ser consideradas. Formulações de liberação prolongada ou controlada podem minimizar os efeitos gastrointestinais, principalmente nos casos em que os efeitos estão relacionados com a rápida elevação da concentração sérica da droga.

Doença renal

Condições que se apresentam com prejuízo da função renal são particularmente relevantes para drogas cujo *clearance* depende primariamente da excreção renal. Na insuficiência renal aguda, tal comprometimento é, em geral, transitório e reversível, mas, na insuficiência renal crônica (IRC), pode ser permanente.

Condições que afetem o fluxo sanguíneo renal (p. ex., desidratação grave) também podem comprometer sua função. A redução da concentração sérica de albumina observada na síndrome nefrótica pode alterar a concentração da fração livre de drogas com alta ligação proteica (Tabela 3).

Além da alteração do *clearance* renal, existem muitas evidências de que a absorção, o *clearance* extrarenal, a ligação proteica e o volume de distribuição das drogas se encontram alterados na IRC. Os níveis elevados de amônia podem comprometer a absorção das drogas, em virtude do seu efeito alcalinizante gástrico. O aumento do volume de distribuição das drogas hidrossolúveis ou ligadas às proteínas plasmáticas reduz suas concentrações séricas. Os efeitos da IRC na ligação proteica geralmente levam ao aumento da fração livre circulante das drogas; acredita-se que estejam relacionados a mudanças estruturais na albumina que alteram sua afinidade de ligação, ou à competição com toxinas urêmicas. Tais efeitos são parcialmente revertidos pela diálise. A IRC também parece diminuir o metabolismo de primeira passagem e influenciar o *clearance* hepático por inibição do citocromo P450. Estudos em animais demonstraram a presença de fatores inibitórios circulantes no plasma urêmico (possivelmente PTH e citocinas) que têm um efeito de *downregulation* (40-85%) no metabolismo do CYP hepático e intestinal. As reações de fase II (glucuronidação e acetilação) e os transportadores de membrana como a gli-

co proteína P (GpP) e o polipeptídeo transportador de ânions orgânicos (Oatp) também estão alterados.

Em pacientes com insuficiência renal, recomenda-se iniciar as medicações com doses reduzidas ou prolongar o intervalo entre as doses. Deve-se monitorar a concentração sérica das drogas, especialmente nos casos de baixo índice terapêutico. O lítio pode ser administrado aos pacientes transplantados renais, porém a ciclosporina pode reduzir sua excreção, elevando o risco de intoxicação.

A maioria dos psicotrópicos tem alta ligação com as proteínas plasmáticas e não é removida pela hemodiálise de modo significativo. Devem-se evitar drogas de baixo índice terapêutico. Pacientes em diálise apresentam maior risco de desidratação, e podem ser mais suscetíveis à síndrome neuroléptica maligna[95].

Doença cardíaca

As cardiopatias podem interferir na farmacocinética das drogas. A insuficiência cardíaca congestiva (ICC) pode reduzir a perfusão do TGI e do tecido muscular, interferindo na absorção de drogas administradas por via oral e intramuscular[95] (Tabela 4). Pacientes portadores de cardiopatias com frequência fazem uso de medicações, e deve-se atentar para possíveis interações com as drogas psicotrópicas. Os anticoagulantes (como a varfarina) apresentam alta afinidade pelas proteínas plasmáticas; drogas com forte ligação proteica podem deslocá-los, e devem ter suas doses reduzidas[96]. Agentes bloqueadores de canais de cálcio (como o verapamil e o diltiazem) podem atrasar a condução atrioventricular, e o uso concomitante de ADT pode aumentar o risco de eventos adversos.

Doenças respiratórias

Os benzodiazepínicos oferecem risco de depressão respiratória em pacientes com doenças pulmonares; os ISRS e a buspirona são alternativas mais seguras para o tratamento de quadros ansiosos. Bloqueadores $\beta1/\beta2$- adrenérgicos (como o propranolol) podem provocar broncoconstrição, e são contraindicados na asma (Tabela 5).

Doenças neurológicas

Os efeitos adversos dos psicotrópicos no SNC podem mimetizar sinais e sintomas de doenças neurológicas, assim como medicações de uso na clínica neurológica podem mimetizar sintomas psiquiátricos.

A taxa de comorbidade entre epilepsia e transtornos psiquiátricos é estimada em até 60%. Deve-se considerar a possibilidade de efeitos adversos comportamentais dos anticonvulsivantes na avaliação de pacientes portadores de epilepsia que se apresentam para avaliação de comorbidade psiquiátrica. Tais casos podem se beneficiar de alterações no esquema terapêutico anticonvulsivante, sem a necessidade de associação de um psicotrópico.

Tabela 3 Psicotrópicos e doença renal

Classe	Impacto da nefropatia na dose da medicação	Impacto potencial da medicação na função renal
Antidepressivos (AD)	ADTs, nefazodona e ISRS: não necessita de ajuste, exceto se insuficiência renal grave Venlafaxina: ↓ dose em 25-75%	ADTs: pacientes com insuficiência renal são mais sensíveis aos efeitos adversos, especialmente sedação e efeitos anticolinérgicos
Antipsicóticos	Risperidona: ↓ dose	Geralmente seguros
Ansiolíticos hipnóticos	BZD: meia-vida, necessita ↑ dose (principalmente clordiazepóxido) Lorazepam e oxazepam: opções preferenciais, por não apresentarem metabólitos ativos	Barbitúricos: evitar; risco de sedação excessiva
Estabilizadores de humor	Lítio, topiramato e gabapentina: ↓ dose em 50-75% Ácido valproico: não necessita de ajuste	Lítio: contraindicado na IRA; seguro na IRC (ajustar e monitorar a dose); ↓ se hemodiálise Lítio, topiramato e gabapentina: removidos pela hemodiálise; administrar após a diálise

Fonte: Beliles, 2000; Jacobson, 2002; Robson e Owen, 2005[90-92].

Tabela 4 Psicotrópicos e doenças cardíacas

Classe	Impacto potencial da medicação na função cardíaca
Antidepressivos tricíclicos (ADT)	Hipotensão ortostática; menos significativa com nortriptilina ↑ morbidade e mortalidade em virtude de arritmias Risco de atraso e bloqueio na condução cardíaca; risco de ↑ frequência cardíaca ↑ intervalo P-R, duração QRS e intervalo QTc Risco de *torsades de pointes* em distúrbios de condução preexistentes Síndrome de Wolff-Parkinson-White: risco de taquicardia ventricular ou fibrilação
Outros antidepressivos	ISRS e bupropiona: mais seguros Fluoxetina: relatos isolados de bradicardia e fibrilação atrial Citalopram e escitalopram: evitar se atraso de condução Trazodona: risco de hipotensão ortostática e instabilidade miocárdica
Antipsicóticos (AP)	Clozapina, quetiapina e AP de baixa potência: risco de hipotensão ortostática Pimozida, tioridazina, ziprasidona, mesoridazina, droperidol, sertindole e haloperidol IV: risco de ↑ intervalo QTc
Ansiolíticos hipnóticos	BZD e buspirona: seguros
Estabilizadores de humor	Lítio: risco de distúrbio do nó sinoatrial ou bloqueio AV de primeiro grau Carbamazepina: risco de distúrbio da condução atrioventricular Lamotrigina: risco de ↑ intervalo QTc Ácido valproico: seguro
Psicoestimulantes	Não recomendados em pacientes com cardiopatias estruturais ou outras doenças cardíacas graves Metilfenidato e anfetaminas: podem ser seguros em doses baixas; recomenda-se avaliação cardiológica

Beliles, 2000[90]; Robson e Owen, 2005[92].

Tabela 5 Psicotrópicos e doenças respiratórias

Classe	Impacto potencial da medicação na função respiratória
Antidepressivos	ADTs e ISRS: em geral seguros
	Monitorar efeitos anticolinérgicos
	Inibidores da MAO: risco de interação com medicações simpatomiméticas usadas na asma
Antipsicóticos (AP)	Risco de laringoespasmo
	Clozapina: risco de parada respiratória e asma alérgica
	Monitorar efeitos anticolinérgicos
Ansiolíticos hipnóticos	BZD: risco de depressão e insuficiência respiratória Lorazepam, oxazepam e temazepam: risco menor Buspirona, zolpidem e zaleplon: seguros

Fonte: Beliles, 2000; Jacobson, 2002; Robson e Owen, 2005[90-92].

CONSIDERAÇÕES FINAIS

O papel do psiquiatra interconsultor de crianças e adolescentes mudou muito nas últimas décadas. Atualmente, sua função vai além de ajudar o paciente a lidar com a doença e suas circunstâncias, visando também intervenções que envolvam os pais e outros membros da família, além do manejo psicofarmacológico. Esse profissional deve estar atento ao fato de que há múltiplos fatores de risco ambientais e psicológicos, que associados à genética de cada indivíduo, desencadearão ou agravarão uma doença. Desenvolver medidas de proteção e de intervenção precoce também deve fazer parte de seu trabalho.

Com o uso de formas multimodais e multidisciplinares de tratamento, espera-se que os sintomas psiquiátricos, antes não reconhecidos ou menosprezados, sejam identificados e tratados. A atenção ao manejo clínico e medicamentoso de pacientes que já estejam em tratamento para algum transtorno mental é também fundamental. A reabilitação não somente física como psicossocial é essencial para a qualidade de vida desses pacientes. Um objetivo que não deve ser deixado de lado é o de se obter o melhor nível de adaptação emocional possível, para os pacientes e suas famílias, mesmo que não se possa atingir a cura completa da doença ou de seus sintomas psiquiátricos e comportamentais subjacentes.

REFERÊNCIAS BIBLIOGRÁFICAS

1. Eisenberg, L. The social construction of the human brain. Am J Psychiatry. 1995;152:1563-75.
2. Rauch PK, Jellinek MS. Paediatric Consultation. In: Rutter M, Taylor E. Child and adolescent psychiatry 4.ed. Oxford: Blackwell; 2003. p. 1051-66.
3. Shaw JR, DeMaso DR. Pediatric psychosomatic medicine. In: Clinical manual of pediatric psychosomatic medicine: mental health consultation with

O uso de psicotrópicos em casos de comorbidade deve considerar seu potencial de interação com os anticonvulsivantes e de redução do limiar convulsivo. O risco de exacerbação das crises epiléticas deve ser avaliado principalmente com os antipsicóticos de baixa potência e a clozapina, com antidepressivos como a clomipramina, maprotilina e a bupropiona, e com os psicoestimulantes.

Pacientes com lesões cerebrais que se apresentam desnutridos e desidratados são mais susceptíveis à síndrome neuroléptica maligna, e deve-se ter cuidado com a prescrição de antipsicóticos e outros antagonistas dopaminérgicos, como a metoclopramida.

physically ill children and adolescent, 1st ed. American Psychiatric Publishing; 2006. p. 1-14.

4. Shaw RJ, Bassols AMS, Berelowitz M, Bowden M, Eapen V, Frank R, et al.; The Dutch Study Group on Pediatric Consultation/Liaison Psychiatry. Pediatric Psychosomatic Medicine. In: Shaw RJ, DeMaso D. Textbook of pediatric psychosomatic medicine. 1st ed. Washington: American Psychiatric Publishing; 2010. p.3-20.

5. Ferreira AR, Kuczynski E, Castillo ARGL, Assumpção Jr FB. Interconsulta psiquiátrica infantil: análise de um serviço. Pediatria Moderna. 2003;39(6):194-201.

6. Knapp P, Harris E. Consultation-liaison in child psychiatry: a reviewof the past 10 years. J Am Acad Child Adol Psychiatry. 1998;37:139-46.

7. Reckziegel L, Escosteguy N, Picon P. Consultoria psiquiátrica infantil no Hospital São Lucas-PUCRS: perfil dos pacientes (1993-1997). Revista de Medicina da PUC/RS. 1999;9:4-10.

8. Lai KYC, Wong CK. Patterns of referral to child psychiatry in Hong Kong. Aust N Zeal J Psychiatry. 1994. 28. 412-17.

9. McFadyen A, Broster G, Black D. The impact of a child psychiatry liaison service on patterns of referral. Br J Psychiat. 1991; 158:862-65.

10. Garralda ME. Hospital management of paediatric functional somatic symptoms. Acta Pediatrica. 2016;105(5):452-3.

11. Shaw RJ, Pao M, Holland JE, DeMaso DR. Practice patterns revisited in pediatric psychosomatic medicine. Psychosomatics. 2016;57:576-85.

12. Ibeziako P, Brahmbhatt K, Chapman A, De Souza C, Giles L, Gooden S, Latif F, et al. Developing a clinical pathway for somatic symptom and related disorders in pediatric hospital settings. Hosp Pediatr. 2019;9:147-55.

13. Bassols AMS, Chazan R, Lopes LR et al. Experiência em consultoria hospitalar do Serviço de Psiquiatria da Infância e da Adolescência do HCPA. In: 27ª. Semana Científica do HCPA, Porto Alegre. 2007. Revista do HCPA. 27 (supl). Rauch, Paula K; Jellinek, Michael S: Chapter 62 Paediatric Consultation. In: Rutter M, Taylor E (eds.). Child and adolescent psychiatry, 4th ed. Philadelphia: Blackwell; 2003.

14. Turkel SB, Trzepacz PT, Tavaré CJ. Comparing symptoms of delirium in adults and children. Psychosomatics. 2006;47: 320-4.

15. International Study of Asthma and Allergies in Childhood (ISAAC) Steering Committee: Worldwide variation in prevalence of symptoms of asthma, allergic rhinoconjunctivitis, and atopic eczema. Lancet. 1998; 351:1225-1232.

16. Solé D, Yamada E, Vana AT, Werneck G, Freitas LS, Sologuren MJ, et al. International Study of Asthma and Allergies in Childhood (ISAAC): prevalence of asthma and asthma-related symptoms among Brazilian schoolchildren. J Invest Allergol Clin Immunol. 2001;11:123-8.

17. Busse W, O'Byrne P, Holgate ST. Asthma pathogenesis. In: Yunginger J, Adkinson NJ, Busse W, et al. Middleon's allergy principles and practice. Philadelphia: Mosby; 2003. p. 1175-207.

18. Wills-Karp M, Ewart SL. Time to draw breath: asthma-susceptibility genes are identified. Nat Rev Genet. 2004;5:376-87.

19. Mrazek DA. Psychiatric aspects of somatic disease and disorders. In: Rutter, et al. Child and adolescent psychiatry-modern approaches. 3.ed. Oxford: Blackwell Science; 1995. p. 697-710.

20. Miller BD, Wood BL, Smith BA. Respiratory illness. In Shaw RJ, DeMaso DR. Textbook of pediatric psychosomatic medicine. Washington: American Psychiatric Publishing; 2010. p. 303-17.

21. Chen E, Miller GE. Stress and inflammation in exacerbations of asthma. Brain Behav Immun. 2007;21:993-9.

22. Miller BD, Wood BL, Lim J, Ballow M, Hsu C. Depressed children with asthma evidence increased airway resistence: "vagal bias" as a mechanism? J Allergy Clin Immunol. 2009;124:66-73.

23. Lewis PA. The epidemiology of cystic fibrosis. In: Hodson ME, Geddes DM. Cystic fibrosis. London: Arnold; 2000. p. 21-45.

24. Raskin S. Estudo multicêntrico das bases da genética molecular e da epidemiologia da fibrose cística em populações brasileiras [tese]. Curitiba: Universidade Federal do Paraná; 2001.

25. Cystic Fibrosis Foundation. Patient registry 2006 annual report, 2008. Disponível em: http://www.cff.org

26. International Diabetes Federation. Today's children to bear brunt of diabetes epidemic. Disponível em: http://www.idf.org.

27. Delamater AM. Psychological care of children and adolescents with diabetes. Pediatr Diabetes. 2007;8:340-8.

28. Kovacs M, Goldston D, Obrosky DS, Bonar LK. Psychiatric disorders in youth with IDDM: rates and risk factors. Diabetes Care. 1997;20:36-44.

29. Mullins LL, Wisniewski A, Fedele DA, Rambo PL. Endocrine and metabolic disorders. In: Shaw RJ, DeMaso DR. Textbook of pediatric psychosomatic medicine. Washington: American Psychiatric Publishing; 2010. p. 287-302.

30. American Diabetes Association. Diabetes and eating disorders. Diabetes Spectrum. 2002;15:106.

31. Alberti G, Zimmet P, Shaw J, Bloomgarden Z, Kaufman F, Silink M, et al. Type 2 diabetes in the young: the evolving epidemic. Diabetes Care. 2004;27:1798-811.

32. Puhl R, Brownell KD. Bias, discrimination, and obesity. Obes Res. 2001;9:788-805.

33. Levitt Katz LE, Swami S, Abraham M, Murphy KM, Jaward AF, McKinght-Menci H, et al. Neuropsychiatric disorders at the presentation of type 2 diabetes mellitus in children. Pediatr Diabetes. 2005;6:84-9.

34. Olson JC. Juvenile idiopathic arthritis: an update. Wis Med J. 2003;102:45-50.

35. Manners PJ, Bower C. Worldwide prevalence of juvenile arthritis: why doesit vary so much? J Rheumatol. 2002;29:1520-30.

36. Drotar D. Psychological interventions in childhood chronic illness. Washington DC: American Psychological Association; 2006.

37. Petty R, Laxer R, Lindsley C, Wedderburn L (eds.). Textbook of pediatric rheumatology. 7.ed. New York: Elsevier; 2015.

38. Feldmann R, Weglage J, Roth J, Foell D, Frosch M. Systemic juvenile rheumatoid arthritis: cognitive function and social adjustment. Ann Neurol. 2005;58:605-9.

39. Brown RT, Daly BP, Rinad SB. Rheumatology. In: Shaw RJ, DeMaso DR. Textbook of pediatric psychosomatic medicine. Washington: American Psychiatric Publishing;, 2010. p. 353-65.

40. Schanberg L, Sandstrom M, Starr K, Gil KM, Lefebvre JC, Keefe FJ, et al. The relationship of daily mood and stressful events to symptoms in juvenile rheumatic disease. Arthritis Care Res. 2000;13:33-41.

41. Ardoin SP, Schanberg LE. The management of pediatric systemic lupus erythematosus. Nat Clin Pract Rheumatol. 2005;1:82-92.

42. Kone-Paut I, Piram N, Guillaume S, Tran TA. Review: lupus in adolescence. Lupus. 2007;16:606-12.

43. Takada K. Cognitive dysfunction in lupus, 2008. Disponível em: http://lupusmd.org/docs/body-cognitive_dysfunction.html.

44. Benseler S, Silverman E. Neuropsychiatric involvement in pediatric systemic lupus erythematosus. Lupus. 2007;16:564-71.

45. Harel L, Sandborg C, Lee T, von Scheven E. Neuropsychiatric manifestations in pediatric systemic lupus erythematosus and association with antiphospholipid antibodies. J Rheumatol. 2006;33:1873-7.

46. Nery FG, Borba EF, Hatch JP, Soares JC, Bonfá E, Lotufo Neto F. Major depressive disorder and disease activity in systemic lupus erythematosus. Compr Psychiatry. 2007;48:14-9.

47. Tayer WG, Nicassio PM, Radojevic V, Krall T. Pain and helplessness as correlates of depression in systemic lupus erythematosus. Br J Health Psychol. 1996;1(3):253-62.

48. Bae SC, Hashimoto H, Karlson EW, Liang MG, Daltroy LH. Variable effects of social support by race, economic status, and disease activity in systemic lupus erythematosus. J Rheumatol. 2001;28:1245-51.

49. Jump RL, Robinson ME, Armstrong AE, Barnes EV, Kilbourn KM, Richards HB. Fatigue in systemic lupus erythematosus: contributions of disease activity, pain, depression, and perceived social support. J Rheumatol. 2005;32:1699-705.

50. Instituto Nacional de Câncer. Síntese de resultados e comentários, 2010. Disponível em: http://www.inca.gov.br/estimativa/2010.

51. American Cancer Society. Cancer facts and figures 2009. Atlanta: American Cancer Society; 2009. Disponível em: http://www.cancer.org/downloads/STT/500809web.pdf.

52. Little J. Introduction. In: Little J. Epidemiology of childhood cancer. International Agency for Research on Cancer: World Health Organization; 1999. p. 1-9.

53. Howlader N, Noone AM, Krapcho M, Miller D, Brest A, Yu M, et al. (eds). SEER Cancer Statistics Review, 1975-2017, National Cancer Institute. Bethesda, MD. Disponível em: https://seer.cancer.gov/csr/1975_2017/.

54. Stuber ML. Pediatric oncology. In: Shaw RJ, DeMaso DR. Textbook of pediatric psychosomatic medicine. Washington: American Psychiatric Publishing; 2010. p. 231-43.

55. Ladas EJ, Post-White J, Hawks R, Taromina K. Evidence for symptom management in child with cancer. J Pediatr Hematol Oncol. 2006; 28:601-15.

56. Shaw RJ, DeMaso DR. Clinical manual of pediatric psychosomatic medicine: mental health consultation with physically ill children and adolescents. Washington: American Psychiatric Publishing; 2006. p. 254.

57. Kazak AE, Baxt C. Families of infants and young children with cancer: a post-traumatic stress framework. Pediatr Blood Cancer. 2007; 49(suppl):1109-13.

58. Stuber ML, Shemesh E. Posttraumatic stress response to life-threatening illnesses in children and their parents. Child Adolesc Psychiatr Clin N Am. 2006;15:597-609.

59. Krull KR, Okcu MF, Potter B, Jain N, Dreyer Z, Kamdar K, et al. Screening for neurocognitive impairment in pediatric cancer long-term survivors. J Clin Oncol. 2008:26:4138-43.

60. Peterson CC, Drotar D. Family impact of neurodevelopmental late effects in survivors of pediatric cancer: review of research, clinical evidence, and future directions. Clin Child Psychol Psychiatry. 2006;11:349-66.

61. Mulhern RK, Khan RB, Kaplan S, Helton S, Christensen R, Bonner M, Brown R, et al. Short-term efficacy of methylphenidate: a randomized, double-blind, placebo-controlled trial among survivors of childhood cancer. J Clin Oncol. 2004;22:4795-803.

62. Piot P, Bartos M, Larson H, Zewdie D, Mane P. Coming to terms with complexity: a call to action for HIV prevention. Lancet. 2008;372:845-59.

63. DATASUS. Taxa de incidência de Aids segundo faixa etária no período de 2007. Disponível em: http://tabnet.datasus.gov.br/cgi/tabcgi.exe?idb2008/d0201.def.

64. Rocha C, Gouvêa A, Machado D, Cunegundes K, Beltrão S, Bononi F, et al. Neurological findings in a group of children and adolescents exposed and infected by HIV-1. Arq Neuropsiquiatr. 2005;63(3B):828-31.

65. Pao M, Bosk A. Infectious diseases. In: Shaw RJ, DeMaso DR. Textbook of pediatric psychosomatic medicine. Washington: American Psychiatric Publishing; 2010. p. 367-85.

66. DeCarli C, Civitello LA, Brouwers P, Pizzo PA. The prevalence of computed axial tomographic abnormalities in 100 consecutive children symptomatic with the human immunodeficiency virus. Ann Neurol. 1993; 34:198-205.

67. Brouwers P, DeCarli C, Civitello L, Moss H, Wolters P, Pizzo P. Correlation between computed tomographic brain scan abnormalities and neuropsychological function in children with symptomatic HIV disease. Arch Neurol. 1995;52:39-44.

68. Wolters P, Browers P, Moss H, Pizzo PA. Differential receptive and expressive language function of children with symptomatic HIV disease and relation to CT-scan brain abnormalities. Pediatrics. 1995;95:112-9.

69. Martin SC, Wolters PL, Toledo-Tamula MA, Ziechner SL, Hazra R, Civitello L. Cognitive functioning in school-age children with vertically acquired HIV infection being treated with HAART. Dev Neuropsychol. 2006;30:633-57.

70. Martini DR. Neurological disease. In: Shaw RJ, DeMaso DR. Textbook of pediatric psychosomatic medicine. Washington: American Psychiatric Publishing; 2010. p. 387-403.

71. Austin JK, Caplan R. Behavioral and psychiatric comorbidities in pediatric epilepsy: toward an integrative model. Epilepsia. 2007;48(9):1639-51.

72. Jones JE, Watson R, Sheth R, Koehn M, Hermann B. Psychiatric comorbidity in children with new onset epilepsy. Developmental Medicine & Child Neurology. 2007;49:493-7.

73. Caplan R, Siddarth P, Gurbani S, Ott D, Sankar R, Shields WD. Psychopathology and pediatric complex partial seizures: seizure-related, cognitive, and linguistic variables. Epilepsia. 2004;45:1273-81.

74. Rodenburg R, Stams GJ, Meijer AM, Aldenkamp AP, Dekovic M. Psychopathology in children with epilepsy: a meta-analysis. J Pediatric Psychology. 2005;30(6)453-68.

75. Caplan R, Siddarth P, Gurbani S, Hanson R, Sankar R, Shields WD. Depression and anxiety disorders in pediatric epilepsy. Epilepsia. 2005;46:720-30.

76. Plioplys S. Depression in children and adolescents with epilepsy. Epilepsy Behav. 2003;4(supl):S39-S45.

77. Caplan R, Arbelle S, Margharious W, Guthrie D, Komo S, Shields WD, et al. Psychopathology in pediatric complex partial and primary generalize epilepsy. Dev Med Child Neurol. 1998;40:805-11.

78. Plioplys S, Dunn DW, Caplan R. 10-year research update review: psychiatric problems in children with epilepsy. J Am Acad Child Adolesc Psychiatry. 2007;46:1389-98.

79. Williams J, Phillips T, Griebel ML, Sharp GB, Lange B, Edgar T, et al. Factors associated with academic achievement in children with controlled epilepsy. Epilepsy Behav. 2001;2:217-23.

80. Aldenkamp AP, De Krom M, Reijs R. Newer antiepileptic drugs and cognitive issues. Epilepsia. 2003;44(Suppl. 4):21-9.

81. Loring DW, Meador KJ. Cognitive side effects of antiepileptic drugs in children. Neurology. 2004;62:872-7.

82. Berg AT, Smith SN, Frobish D, Beckerman B, Levy SR, Testa FM, et al. Longitudinal assessment of adaptive behavior in infants and young children with newly diagnosed epilepsy: influences of etiology, syndrome, and seizure control. Pediatrics. 2004;114:645-50.

83. Freilinger M, Reisel B, Reiter E, Zelenko M, Hauser E, Seidl R. Behavioral and emotional problems in children with epilepsy. J Child Neurol. 2006;21:939-45.

84. Gleason MM, Egger HL, Emslie GJ, Greenhill LL, Kowatch RA, Lieberman AF, et al. Psychopharmacological treatment for very Young children: contexts and guidelines. J Am Acad Child Adolesc Psychiatry. 2007;46:1532-72.

85. Shaw RJ, Gosselin GJ, Guild D, et al. Psychopharmacology in the phisically ill child. In: Shaw RJ, DeMaso DR. Textbook of pediatric psychosomatic medicine. Washington: American Psychiatric Publishing; 2010. p. 449-74.

86. Beliles KE. Psychopharmacokinetics in the medically ill. Psychiatric Care of the Medical Patient. Oxford University Press: 2000;p. 272-394.

87. Bosch J. Vascular deterioration in cirrhosis: the big picture. J Clin Gastroenterol. 2007;41(supl):S247-53.

88. Bjornsson E. Hepatotoxicity associated with antiepileptic drugs. Acta Neurol Scand. 2008;118:281-90.

89. Velayudham LS, Farrell GC. Drug-induced cholestasis. Expert Opin Drug Saf. 2003;2:287-304.

90. Beliles KE. Alternative routes of administration of psychotropic medications. Psychiatric Care of the Medical Patient. Oxford University Press: 2000. p. 395-405.

91. Jacobson S. Psychopharmacology: prescribing for patients with hepatic or renal dysfunction. Psychiatric Times. 2002;65-9.

92. Robson MJ, Owen JA. Psychopharmacology. The American Psychiatric Press textbook of psychosomatic medicine. Washington: American Psychiatric Publishing; 2005. p. 871-922.

93. Loke YK, Trivedi AN, Singh S. Meta-analysis: gastrointestinal bleeding due to interaction between selective serotonin uptake inhibitors and non-steroidal anti-inflamatory drugs. Aliment Pharmacol Ther. 2008;27:31-40.

94. Dreisbach AW, Lertora JJL. The effect of chronic renal failure on drug metabolism and transport. Expert Opin Drug Metab Toxicol. 2008; 4(8):1065-74.

95. Kunishima Y, Masumori N, Kadono M, Tsukamoto T. A case of neuroleptic malignant syndrome in a patient with hemodialysis. Int J Urol. 2000;7:62-4.

96. Sayal KS, Duncan-McConnell DA, McConnell HW, Taylor DM. Psychotropic interactions with warfarin. Acta Psychiatr Scand. 2000;102:250-5.

97. Turkel SB, Tavaré CJ. Delirium in children and adolescents. J Neuropsychiatriy Clin Neurosci. 2003;15:431-5.

98. Eisendrath SJ, Shim JJ. Management of psychiatric problems in critically ill patients. Am J Med. 2006;119:22-9.

99. Schieveld JNM, Leroy PLJM, van Os J, Nicolai J, Vos GD, Leentjens AFG. Pediatric delirium in critical illness: phenomenology, clinical correlates and treatment response in 40 cases in the pediatric intensive care unit. Intensive Care Med. 2007;33:1033-40.

100. Schieveld JNM, van der Valk JA, Smeets I, Berghmans E, Wassenberg R, Leroy PLMN, et al. Diagnostic considerations regarding pediatric delirium: a review and a proposal for an algorithm for pediatric intensive care units. Intensive Care Med. 2009;35:1843-9.

101. Harrison AM, Lugo RA, Lee WE, Appachi E, Bourdakos D, Davis SJ, et al. The use of haloperidol in agitated critically ill children. Clin Pediatr. 2002;41:51-4.

102. Turkel SB, Lehman B, Jacobson JR, et al. The diagnosis and treatment of delirium in infancy. Poster presented at the 55th Annual Meeting of the Academy of Psychosomatic Medicine, Miami, FL, November 2008a.

103. Turkel SB, Munzig E, Jacobson JR, et al. Diagnosis and treatment of pediatric delirium. Poster presented at the 55th Annual Meeting of the Academy of Psychosomatic Medicine, Miami, FL, November 2008.

104. Jay S, Elliot C, Ozolins M, Olson R, Pruitt S. Behavioral managment of childrens distress during painful medical procedures. Behavioral Research and Therapy. 1985;23:513-20.

105. Kuttner L, Bowman M, Teasdale M. Psychological treatment of distress, pain and anxiety for young children with câncer. J Developmental and Behavioral Pediatrics. 1988;9:374-81.

106. Schechter N, Berde C, Yaster M. Pain in infants, children and adolescents. Baltimore: Williams and Wilkins; 1993.

107. Andersen A, Bowers W, Evans K. Inpatient treatment of anorexia nervosa. In: Garner DM, Garfinkel PE (eds.). Handbook of treatment for eating disorders, 2nd ed. New York: Gilford Press; 1997, pp. 327-353.

108. Meadow R. What is, and what is not, Münchausen syndrome by proxy? Arch Dis Child. 1995;72:534-8.

109. Lacey SR, Cooper C, Runyan DK, Azizkhan RG. Münchausen syndrome by proxy: patterns of presentation to pediatric surgeons. J Ped Surg. 1993; 28:827-32. 11.

110. Schreier HA. The perversion of mothering: Münchausen syndrome by proxy. Bull Menninger Clinic. 1992;56:421-37.

111. Rosemberg DA. Web of deceit: a literature review of Münchausen syndrome by proxy. Child Abuse Neglect. 1987;11:547-63.

112. Mehl AL, Coble L, Johnson S. Münchausen syndrome by proxy: a family affair. Child Abuse Neglect. 1990;14:577-85.

113. Meadow R. Non-accidental salt poisoning. Arch Dis Child. 1993;68:448-52.

114. Frederick V, Luedtke GS, Barrett FF, Douglas Hixson S, Burch K. Münchausen syndrome by proxy: recurrent central catheter sepsis. Pediatr Infect Dis J. 1990; 9:440-2.

115. Meadow R. Münchausen syndrome by proxy. Arch Dis Child 1982; 57:92-8.

116. Crouse KA. Münchausen syndrome by proxy: recognizing the victim. Ped Nurs 1992; 18:249-52.

117. Brasil. Estatuto da Criança e do Adolescente. Disponível em: http://bvs-ms.saude.gov.br/bvs/publicacoes/estatuto_crianca_adolescente_3ed.pdf.

118. McClure RJ, Davis PM, Meadow R, Silbert RJ. Epidemiology of Münchausen syndrome by proxy, non-accidental poisoning, and non-accidental suffocation. Arch Dis Child. 1996; 75:57-61.

119. Trajber Z, Murahovschi J, Candio S, Cury R, Gomide C, Klein E, et al. Síndrome de Münchausen por procuração: o caso da menina que sangrava pelo ouvido. J Pediatr (Rio J). 1996;72:35-9.

120. Farinatti F, Biazus DB, Leite MB. Síndrome de Münchausen por procuração. In: Farinatti F, ed. Pediatria social: a criança maltratada. Rio de Janeiro: Medsi; 1993. p. 228-40.

121. Sugarman M. Emergency ward evaluation and inpatient management of sexual abuse. In: Psychiatric aspects of general hospital pediatrics. In: Jellinek, MS, Herzog DB (eds.). Chicago: Year Book Medical; 1990. p. 315-23.

Índice remissivo

A

Abalos hípnicos 186
Abuso de substâncias 400, 1241
Abuso e dependência de álcool e outras substâncias 350
Abuso emocional 239
Abuso e negligência no idoso 959
Abuso físico 239
Abuso na infância 238
Abuso sexual 239, 717, 962, 963
Aceitação 507
Acidente vascular cerebral 920, 1006, 1190
Acne 1365
Acromegalia 1311
Acumulação 463
Adiponectina 1313
Adolescência 9
Afasia progressiva primária 841
Afeto pseudobulbar 1041
Agitação psicomotora 751
Agorafobia 114, 393, 399, 416, 425
Agressividade 689
AIDS 1069
Álcool 224, 627, 636, 1138
 intoxicação aguda 1138
Alcoolismo 679
Alopecia areata 1364
Alopecia traumática 963
Alterações comportamentais 1094
Alterações de personalidade 1094
Alterações do sono 1042
Alterações funcionais de marcha e postura 1101
Alterações tireoidianas 1309
Alucinações hipnagógicas recorrentes 185
Alucinações musicais 998

Alucinógenos 666
Alucinose 998
 peduncular 998
Amentia 308
Amnésia(s)
 após acidente vascular cerebral 1006
 após anóxia cerebral 1007
 após encefalite herpética 1007
 após traumatismo cranioencefálico 1006
 dissociativa 520, 523
 epiléptica transitória 1005
 global 1002
 global transitória 1004
 induzida por drogas psicoativas 1005
 orgânicas 997, 1004
 persistentes 1006
 pós-lobectomia temporal 1006
 psicogênica 1008
  global 1009
  situacional em criminosos 1008
  situacional e transtorno de estresse pós-traumático 1008
 temporárias 1004
Amor 504
Análise cromossômica por microarray 24
Anfetaminas 1141
Anorexia nervosa 157, 540
Anorgasmia 612, 613
Anóxia cerebral 1007
Ansiedade 373, 377, 761, 780, 968, 1020, 1026, 1115, 1194, 1199, 1208, 1273, 1276, 1304, 1321
 antecipatória 416
 existencial 1182
 social 409
Antiandrogênicos 721
Anticolinérgicos 1268

Antidepressivos 600, 933
Antipsicóticos 207
Antirretrovirais 1075
Apatia 1021, 1084
Apneia obstrutiva do sono 571, 891
Apolipoproteína E 851
Arritmia cardíaca 1222
Artrite reumatoide 921, 1324
 juvenil 1386
Asma 1384
 brônquica 1257
Ataque de pânico 398, 761, 1136, 1214
Ataques de raiva 402
Atividades da vida diária (ABVD) 828
Atividades instrumentais da vida diária (AIVD) 828
Atrofia cortical posterior 842
Attenuated Positive Symptoms Syndrome 341
Autolesão na infância e adolescência 250
Avaliação do nível intelectual 20
Avaliação do paciente agitado 752
Avaliação neuropsiquiátrica 978

B

Barganha 506
Bateria Breve de Rastreio Cognitivo 807
Beber pesado episódico (BPE) 638
Benzodiazepínicos 662, 1142
 síndrome de abstinência 1143
Beta-agonistas 1268
Biomarcadores 830
Blues 590
Bouffée délirante 308
Bradiarritmias 1223
Brief Intermittent Psychotic Symptoms 341
Broken heart 1216

C

Bruxismo 185, 574
Bulimia nervosa 160, 545

Cafeína 627
Camuflagem 279
Canabinoides 659
Câncer 1286
  de pulmão 1268
  infantojuvenil 1387
Cannabis 653
Capacidade crítica 442
Caráter 737
Cardiologia 1213
Cascata do amiloide 838
Catatonia 1012, 1136
Cefaleia 1061
  em salvas 1064
  tipo tensão 1063
Choque 506
Ciclagem rápida 350
Cigarro 671
  eletrônico 672
Cirrose 1279
Cirurgia bariátrica 551, 1275
Cirurgia cardíaca 1223
Cirurgias de afirmação de gênero 196
Ciúme 441
Classificação Internacional dos transtornos do sono 560
Cleptomania 693
Climatério 596
Clínica de dor 1177
Cocaína 645, 679, 1141
Cognição 350, 1026, 1042
Coma 988
Comportamento de camuflagem 279
Comportamentos aditivos na infância e adolescência 223
Comportamento sexual compulsivo 716
Comportamento suicida 209, 769
Compras compulsivas 696
Comprometimento cognitivo 854
  leve 825
  vascular leve 855
Compulsividade sexual 718
Consultation 1121
Consultation-liaison psychiatry 1121
Consumo de álcool 638
Contenção física 753
Controle de pensamento 443
Coreias 1025
Corpos de Lewy 861
Corticoides 1267

Covid-19 638, 777, 1249, 1268
  alterações neuropsiquiátricas 783
Crack 645, 1141
Crianças e adolescentes 1382
  considerações psiquiátricas sobre doenças físicas específicas 1384
  considerações sobre sintomas somáticos em condições clínicas pediátricas 1384
  farmacocinética e farmacodinâmica 1391
  interações medicamentosas 1392
  psicofarmacologia 1391
  uso de medicações psicotrópicas em situações especiais 1392
Crise de ansiedade 761
Crise dissociativa e conversiva 761
Crises epilépticas 1034, 1050, 1072
Crises não epilépticas psicogênicas (CNEP) 1055, 1100
Cuidador de idosos 967
  saúde mental 967
Cuidadores de crianças e adolescentes 257
Cuidados paliativos 1205
  especificidades das comorbidades psiquiátricas 1208
  objetivos 1206
  situações clínicas de interface da psiquiatria 1206
Cultura 505

D

Deficiência de ácido fólico 888
Deficiência de vitamina B12 888
Deficiência intelectual 18
  inclusão 25
  instrumentos para avaliar nível intelectual e comportamento adaptativo 19
  prevenção 26
Deficiência intelectual no adulto 264
  conduta sexual 269
  diagnósticos diferenciais 270
  graus e características da deficiência intelectual conforme a CID-11 267
Deficiências vitamínicas 887
Déficit no reconhecimento emocional 241
Déficits sensoriais 891, 956
Degeneração corticobasal 878
Delírio 326
  de infestação 1367
Delirium 816, 900, 901, 992, 1135, 1181, 1195, 1209, 1227, 1238, 1294, 1324, 1375
Demência(s) 835, 895, 931, 940, 995, 1076, 1197, 1378
  com corpos de Lewy 861, 995
  de Alzheimer 995

frontotemporal 874
na doença de Parkinson 861
paralítica 889
relacionada ao álcool (DRA) 886
  sintomas comportamentais associados 895
vascular 854, 995
Dependência(s)
  comportamentais 693
  de cocaína 649
  de drogas 627
  de jogos eletrônicos 695
  química 677, 1075
Depressão 230, 507, 597, 658, 781, 926, 931, 968, 1020, 1026, 1040, 1053, 1074, 1115, 1179, 1190, 1195, 1198, 1208, 1218, 1243, 1275, 1276, 1287, 1303, 1320, 1376, 1377
  bipolar 92, 349
  maior 364
  na gestação 589
  na infância e na adolescência 97
  pós-acidente vascular cerebral 919
  pós-parto 591
  subsindrômica 929
  unipolar 349
  vascular 928
Dermatite
  artefata 1369
  atópica 1362
  seborreica 1365
Dermatologia 1361
Desatenção 281
Descalonamento verbal 753
Desejo sexual hipoativo 611, 612
Desenho do relógio 808
Desenvolvimento na adolescência normal 9
  investimento e prevenção 15
Desenvolvimento na infância normal 2
Desenvolvimento neurocognitivo 11
Desenvolvimento socioemocional 12
Desinibição 1085
Desnutrição 963
Despertar confusional 184
Diabetes 1303
Diabetes melito insulino-dependente (DMID) 1385
Diabetes melito não insulino-dependente tipo 2 1385
Diabetes tipo 1 553
Diários de humor 94
Dificuldade de lubrificação 613
Disforia de gênero na infância e na adolescência 189
Disforia puerperal 590

INDICE REMISSIVO | **1401**

Disfunção cognitiva relacionada ao câncer 1291
Disfunção de corda vocal 1266
Disfunção erétil 611
Disfunções sexuais 603
Dismorfofobia 452
Dispareunia 613
Dispepsia funcional 1277
Dispneia 1256, 1262
  suspirante 1267
Dissociação 517
Distimia 359
Distonia funcional 1101
Distúrbio da falta de limites 177
Distúrbio de associação 177
Distúrbios da transição sono-vigília 186
Distúrbios do movimento 1033
Distúrbios do ritmo circadiano 180
Distúrbios dos movimentos rítmicos 186
Distúrbios neurológicos funcionais (DNF) 1103
Diversidade humana 189
Doença cardíaca 920, 1394
Doença celíaca 1276
Doença cerebrovascular 920
Doença coronariana 386, 1218
Doença de Addison 1307
Doença de Alzheimer 814, 825, 835
  continuum 837
  epidemiologia da demência 836
  tratamentos modificadores da doença 851
  variante comportamental/disexecutiva 842
  variantes 841 ———
Doença de Crohn 1274
Doença de Hirschsprung 1278
Doença de Huntington 1026
Doença de Parkinson 861, 921, 1018, 1195
Doença de Willis-Ekbom 573
Doença do refluxo gastroesofágico 1279
Doença hepática 1392
Doença pulmonar 920
Doença pulmonar obstrutiva crônica (DPOC) 385, 1260
Doença renal 1393
Doenças cardiovasculares 919
Doenças endócrinas 1302
Doenças endocrinológicas 1385
Doenças gastrointestinais 1271, 1393
Doenças infecciosas 1388
Doenças inflamatórias intestinais 1274
Doenças metabólicas 921
Doenças neurológicas 1390, 1394
Doenças oncológicas 1387
Doenças respiratórias 1384, 1394
Doenças reumatólogicas 1386
  e musculoesqueléticas 1318

Doenças tireoidianas 885
Dor 1107, 1176, 1296
  abordagem farmacológica 1183
  condições que devem ser avaliadas 1180
  influência de aspectos psiquiátricos 1113
  interações medicamentosas 1185
  interface da fisiopatologia com a psiquiatria 1178
  intervenções complementares 1186
  manejo não farmacológico 1186
  mensuração 1179
  papel do psiquiatra 1114
  pedido de interconsulta 1180
  princípios gerais no manejo de pacientes 1183
Dor aguda 1179
Dor crônica 920, 1108, 1179
Dor genitopélvica/penetração 613
Dor mista 1110
Dor neuropática 1110
Dor nociceptiva 1109
Dor nociplástica 1110
Dor psicogênica 1110, 1115
Dor torácica atípica 1214

E

Efeito das drogas no aparelho ginecológico 679
Efeitos adversos de medicações psiquiátricas 206
Efeitos colaterais
  associados a antipsicóticos 207
  psiquiátricos de medicações clínicas 1136
  psiquiátricos dos antirretrovirais 1242
Ejaculação precoce 611
Eletroconvulsoterapia 1008
Emaranhados neurofibrilares 839
Emergências psiquiátricas 750
  na infância e na adolescência 199
  no hospital geral 1132
  relacionadas ao uso de substâncias 1138
Encefalite 1031
  aguda 1076
  antirreceptor NDMA 1031
  autoimune 1031
  herpética 1007, 1248
Encefalopatia de Wernicke 887, 1140, 1141
Encefalopatia traumática crônica 1088
Encoprese 171
Entrevista psiquiátrica 755
Enurese 167
  noturna 185
Envelhecimento 794
  bem-sucedido 801
    e qualidade de vida 797

normal 800
  e patológico 800
patológico 802
populacional 915
Enxaqueca 1061
Epilepsia 386, 1005, 1034, 1048, 1390
  psicoses 1054
Episódio depressivo 349
Episódio de uso nocivo da cocaína 648
Episódio hipomaníaco 939
Episódio maníaco 347, 938
Escada Analgésica da Organização Mundial da Saúde 1183
Escala de atrofia medial temporal de Scheltens 844
Escala de coma de Glasgow 991
Escala de Richmond de agitação e sedação (RASS) 992
Escala FAST 814
Escala SAD PERSONS modificada 757
Esclerose múltipla 1039, 1198
Esclerose sistêmica 1328
Espiritualidade 505
Espondilite anquilosante 1326
Esquiva 442
Esquizofrenia 79, 230, 292, 316, 338, 600, 782, 900, 1313
  alterações cerebrais estruturais e funcionais 298
  critérios diagnósticos 295
  de início tardio 955
  diagnósticos diferenciais 301
  epidemiologia 296
  etiopatogenia 299
  evolução do conceito 292
  fases 303
  fatores de risco 298
  fenomenologia 293
  instrumentos de avaliação 340
  na infância e adolescência 79
  pródromo 338
  síndromes de risco 341
  subtipos 295
Estados mistos 348
Estados torporosos e comatosos 988
Estados vegetativos e de consciência mínima 992
Estágios do desenvolvimento normal 5
Estresse 397, 495
Euforia 1041
Evitação de danos 442
Exame Cognitivo de Addenbroke 809
Exame do estado mental 979, 1374
Exercícios físicos 254
Expressão de gênero 617

F

Fadiga 1042
Família do paciente suicida 1156
Fatores psicológicos influenciando outras condições médicas (FPM) 535
Fenômenos sensoriais 442
Fibrilação atrial 889
Fibromialgia 536, 1329
Fibrose cística 1264, 1384
Filosofia da mente 975
Fluência
em leitura 44
verbal semântica 808
Fobia 400, 421
de altura 425
de avião 425
específica 113
a sangue-injeção-ferimentos 424
situacional 424, 425
tipo deglutição 425
social 113
Fragilidade 918
Fraqueza e paralisia funcionais 1101
Freezing progressivo de marcha 879
Fuga psicogênica 1008
Funções cognitivo-executivas 1085
Fusão pensamento-ação 443

G

Genetic Risk and Deterioration Syndrome 341
Gestação 585
e transtornos afetivos 587
Glossodinia 1366

H

Hábitos de vida 1045
Hepatite C 1069
Hepatites virais 1242, 1279
Hidrocefalia de pressão normal 885
Hiperatividade 281
Hiperidrose primária 1365
Hiperparatireoidismo 1308
Hiperprolactinemia 1312
Hipersonia 179
idiopática 563, 565
Hipertireoidismo 1311
Hipervigilância a ameaças 241
Hipnóticos 662
Hipoadrenalismo 1307
Hipocondria 387
Hipomania 348
Hipotireoidismo 885, 1310

HIV/Aids 1069, 1233, 1388
Hormônios ovarianos e regulação de humor 598
Hormonização cruzada 196
Hostilidade 1215

I

Idade cronológica 801
Ideação homicida 758
Ideação suicida 658, 755, 769, 1020
Identidade de gênero 191, 616
Idosos 794, 801, 915, 926, 937, 946, 951, 959, 1373
abuso ou negligência 959
avaliação 1374
drogas e polifarmácia 916
psicofármacos potencialmente inapropriados 801
quadros clínicos 1375
suicídio 929
transtorno bipolar 937
transtornos de ansiedade 946
transtornos depressivos 926
transtornos mentais e cognitivos relacionados a doenças clínicas 915
transtornos psicóticos 951
Imigração 956
Impulsividade 281, 686, 1085
agressiva 689
Incompletude 442
Incongruência de gênero 190, 616
Incontinência urinária 919
Índice de Katz 812
Infarto do miocárdio 1220
Inibição da excitação 612
Insônia 176, 561, 1179, 1379
comportamental da infância 176
em crianças com quadros neurológicos e/ou psiquiátricos 177
Instabilidade afetiva 1085
Insuficiência cardíaca 1222
Insuficiência hepática 1279
Interação droga-droga 917
Interações farmacológicas 803
Interações medicamentosas 1185
Interconsulta psiquiátrica 1120, 1127, 1147, 1161, 1166, 1176, 1189, 1205, 1213, 1233, 1255, 1271, 1286, 1302, 1318, 1337, 1355, 1361, 1373, 1382
ambulatorial e em atenção primária 1122
cardiologia 1213
como uma subespecialidade da psiquiatria 1123
conceitos 1120

crianças e adolescentes 1382
cuidados paliativos 1205
dermatologia 1361
doenças do sistema endocrinológico 1302
doenças do sistema gastrointestinal 1271
doenças neurológicas 1189
doenças respiratórias 1255
doenças reumatológicas e musculoesqueléticas 1318
dor 1176
em outros países 1125
em unidade de terapia intensiva 1161
esclarecimento de objetivos do paciente e coleta de história 1128
esclarecimento de objetivos do solicitante e coleta de informação 1128
formulação diagnóstica 1129
funções, limites e dificuldades 1127
hospitalar 1122
infectologia 1233
no Brasil 1124
oncologia 1286
paciente idoso 1373
pós-transplante 1339
pré-transplante 1338
proposta de manejo 1129
risco de suicídio 1147
transplante 1337
transtorno factício e transtornos somáticos 1166
unidades de queimados 1355
Intervenção 246
Intolerância à incerteza 443
Intolerância a neurolépticos 1033
Intoxicação por substâncias psicoativas 1135
Irritabilidade 91, 1085, 1215
Isolamento social 956

J

Jogos de azar 702

L

Labilidade emocional 1041
Liaison 1121
Linguagem expressiva e compreensiva 44
Lobectomias unilaterais 1006
Lúpus eritematoso sistêmico 1318, 1386
Luto 504, 1377
complicado 504, 1163

M

Maconha 653

direção 658
gravidez 658
Mania 347, 1241, 1246
Maturidade psicomotora 44
Maus-tratos 210
    na infância 238
Medicamentos utilizados em gastroenterologia
        que podem causar manifestações
        psiquiátricas 1280
Medicamentos utilizados em pneumologia
        que podem causar manifestações
        psiquiátricas 1267
Medicamentos utilizados em transplante e
        repercussões psiquiátricas 1349
Medo 377
MEEM grave 809
Melancolia 505
Memória 1002
    da dor 1178
Menopausa 596
    ansiedade 600
    esquizofrenia 600
    transtorno afetivo bipolar 600
Método breve de avaliação de confusão
        (bCAM) 992
Migrânea 386, 1061
Mild behavioural impairment 829
Mindfulness 254
Miniexame do Estado Mental 805, 994
    grave 808
Montreal Cognitive Assessment (MoCA) 810
Movimentos periódicos dos membros durante
        o sono 185
Mulher usuária de álcool e outras drogas 677
Mutismo seletivo 112, 416

N

Narcolepsia 179, 563
Narrativa espontânea com ou sem apoio
        visual 44
Negação 506
Negligência 239
    na infância 238
Neurobiologia do suicídio 771
Neurocisticercose 1248
Neuroendocrinologia 218
Neurologia do comportamento 974
Neuropsiquiatria 974, 1069
    AIDS 1069
    da dor 1107
    da enxaqueca 1061
    da epilepsia 1048
    da esclerose múltipla 1039
    das encefalites 1031

dos transtornos psicogênicos 1098
dos tumores cerebrais 1090
hepatite C 1069
interações medicamentosas e polifarmácia 981
no Brasil e no mundo 982
planejamento terapêutico 981
sífilis 1069
Neurossífilis 889
    assintomática 1076
Nicotina 658, 671
Níveis de defesa observados em animais 377
Nojo 442

O

Obesidade 551, 1275, 1313
Oncologia 1286
Oniomania 696
Onirofrenia 308
Opioides 1144
    síndrome de abstinência 1144
Orientação afetivo-sexual 617
Ortorexia nervosa 554
Osteoartrite 920, 1328

P

Paciente agitado 202
Paciente homicida 758
Paciente idoso 800
Paciente suicida no pronto-socorro 754
Padrão nocivo de uso de cocaína 649
Pandemia de Covid-19 638, 778, 1249, 1268
    ações recomendadas aos psiquiatras 784
    evolução no Brasil 779
    particularidade em crianças 786
    particularidades em idosos 785
    profissionais de saúde 784
Pandemias 777
    impacto social 778
Papel de gênero 617
Parafilias 725
Parafrenia tardia 955
Paralisia do sono 185
Paralisia supranuclear progressiva 878
Paranoia 326
    tardia 956
Parassonias 182, 569
    do sono NREM 182, 570
    do sono REM 184, 569
Parkinsonismo
    atípico 1023
    secundário 1023
Patologia dual 632

Pelagra 887
Perda 504
    de memória 1002
    sensorial 918
Perimenopausa 597
Período perinatal e transtorno mental 585
Personalidade 382, 736, 956, 1044, 1094
Pesadelos 184
Pica 163, 549
Piromania 691
Planejamento familiar 1045
Poliusuário 632
População idosa brasileira 805
    avaliação cognitiva e funcional 805
Posvenção para os sobreviventes do suicídio 774
Primeiros socorros psicológicos (PSP) 762
Pródromos da esquizofrenia 338
Programa COMVC-19 785
Programa Equilíbrio 246
Projetos residenciais 271
Pronto-socorro psiquiátrico pediátrico 205
Proteína tau 851
Provas de compreensão 44
Provas de consciência silábica e fonológica 44
Provas de dominância e lateralidade 44
Provas de lecto-escrita 44
Prurido psicogênico 1366
Pseudodemência depressiva 884
Psicodermatologia 1361
Psicofármacos 1057
Psicose 79, 208, 230, 951, 1021, 1026, 1042,
        1054, 1074, 1094, 1307
    cicloide 308
    histérica 308
    ou transtorno esquizofreniforme 308
    puerperal 592
    reativa ou psicogênica 308
Psicoterapia 623
Psiquiatria da pandemia 779
Psoríase 1363
Psychosomatic medicine 1121
Puberdade 10
Puerpério 585, 589

Q

Quedas 918
Queimaduras 1355
Questionário de Atividades Funcionais
        (Pfeffer) 812
Questionário de mudanças cognitivas 814

R

Raiva 506, 1215

Rastreio Cognitivo-10 itens 810
Reabilitação social 747
Reatividade autonômica 218
Regulação neuroendócrina 240
Relação mente-cérebro 975
Resiliência 242
    familiar 259
Responsabilidade patológica 443
Resposta à recompensa 242
Resposta sexual 605
Ressignificação 507
Retocolite ulcerativa 1274
Risco de homicídio 758
Risco de suicídio 771
Rosácea 1365

S

SARS-CoV-2 777, 1249
Saúde mental 194
    do idoso 794
Sedativos 662
Sexualidade 189, 278
Sibilância 1257
Sífilis 1069, 1247
    meníngea 1076
    meningovascular 1076
Simulação 535, 1115, 1172, 1183
Sinais e sintomas respiratórios 1256
Sinal de Hoover 979
Síndrome amotivacional 658
Síndrome corticobasal 879
Síndrome da apneia obstrutiva do sono 1265
    na infância e adolescência 181
Síndrome da hiperventilação 1267
Síndrome das pernas inquietas 185, 573
Síndrome de abstinência 662, 1139
    alcoólica 1140
Síndrome de Charles Bonnet 998
Síndrome de Cushing 1305
Síndrome de Down 904
    demência 905
    envelhecimento 904
    transtornos cognitivos e comportamentais 904
Síndrome de Gastaut-Geschwind 999
Síndrome de Kleine-Levin 180, 563, 564
Síndrome de Korsakoff 1007
Síndrome demencial 719
Síndrome de Munchausen 151, 1168
Síndrome de Richardson 878
Síndrome de Tourette 72
Síndrome de Wernicke-Korsakoff (SWK) 887, 1141
Síndrome do comer noturno 550

Síndrome do coração partido 1216
Síndrome do intestino irritável 1272
Síndrome do sono insuficiente 562
Síndrome do X frágil 24
Síndrome extrapiramidal 1016
Síndrome frontal-comportamental espacial 880
Síndrome hiperemética associada 659
Síndrome neuroléptica maligna (SNM) 207, 759
Síndrome parkinsoniana 1022
Síndrome pós-concussional 1084
Síndromes demenciais 1087
Síndrome serotoninérgica 207, 208, 760
Síndromes geriátricas 918
Síndromes infecciosas pulmonares 1263
Síndromes mentais orgânicas 986
Síndromes psiquiátricas 1081
Síndromes respiratórias funcionais 1266
Sintomas neuropsiquiátricos 895
Sintomas psiquiátricos 1134
Sintomas somáticos 203
Sistema cardiovascular 1215
Sistema endocanabinoide 655
Skin-picking 469
Sobrecarga 968
Sobreviventes do suicídio 774
Somatização 387
    e dissociação na infância e adolescência 140
Sonambulismo 183
Sonilóquio 186
Sono 559, 1042
Substâncias ilícitas 224
Substâncias psicoativas 627
Subtipos depressivos 366
Suicidalidade 401
Suicídio 251, 508, 633, 754, 767, 782, 929, 1147
    avaliação do risco 1149
    fatores de risco aumentado 1149
    manejo clínico e tratamento 1152
    planejamento da alta e encaminhamento 1156
    prevenção 1156
Sundowning 899
Suporte ventilatório avançado 1264
Supressão ou bloqueio puberal 195

T

Tabaco 224, 671
Tabagismo 674
Tabes dorsalis 1076
Takotsubo 1216

Taquicardias 1223
Temperamento 397
    na infância e estilo de enfrentamento 141
Tensão pré-menstrual (TPM) 578
Tentativa de suicídio 250, 755
Teofilina 1268
Teoria da hiperventilação 1259
Teoria do apego 505, 746
Teoria do estresse 506
Teoria dopaminérgica da esquizofrenia 300
Teorias do desenvolvimento 4
Terapia cruzada de hormônios sexuais 623
Terminalidade 1163
Terror noturno 184
Testagem de cannabis na urina 657
Testagem de habilidades acadêmicas 44
Teste de Amnésia e Orientação de Galveston 1007
Teste de avaliação cognitiva de Montreal (MoCa) 996
Teste de memória de figuras 808
Teste de Winsconsin 1086
Timidez 416
Tiques 72
Tosse 1257
    psicogênica 1266
Transexualidade 189, 619
Transformação orgânica do lobo frontal 999
Transformações da personalidade 1085
Transformações orgânicas da personalidade 998
Transição menopausal 596
Transplante cardíaco 1342
Transplante hepático 1339
Transplante renal 1344
Transtorno afetivo bipolar 386, 400, 600, 1041, 1241
Transtorno alimentar 350, 539, 1276, 1305
    diabetes mellitus 553
    gestantes 552
    idosos 552
    na infância e na adolescência 157
    não especificado 551
    restritivo/evitativo 162, 425, 550
Transtorno ansioso 230, 658, 1041, 1074, 1182, 1258, 1261, 1289
Transtorno bipolar 345, 1246, 1313
    no idoso 937
Transtorno ciclotímico 349
Transtorno cognitivo ou comportamental 915
Transtorno comportamental do sono REM 184, 569
Transtorno conversivo 533, 761, 1166
Transtorno da comunicação 31
    comorbidades 36

consequências 35
intervenção 36
social (pragmática) 35
Transtorno da fala 34
Transtorno da fluência 34
Transtorno da linguagem 33
Transtorno de acumulação 463
Transtorno de ajustamento 495
Transtorno de ansiedade 74, 350, 600, 1094
   de doença 387, 532, 1166
   de separação 111, 403, 424
     no adulto 428
   generalizada 115, 373, 400, 948
   induzido por substância ou medicamento 387
   na infância e adolescência 108
   no idoso 946
   no período perinatal 586
   social 113, 386, 400, 403, 408, 425
Transtorno de arrancar cabelo 469
Transtorno de atraso de fase do sono 181, 567
Transtorno de autolesão não suicida 692
Transtorno de avanço de fase do sono 180, 567
Transtorno de compulsão alimentar 161, 548
Transtorno de conduta 213, 229
Transtorno de controle do impulso 1021
Transtorno de déficit de atenção e hiperatividade 58, 74, 87, 229, 351, 387
   em adultos 281
Transtorno de despersonalização/desrealização 523
Transtorno de eliminação 167
Transtorno de escoriação 469, 1368
Transtorno de estresse agudo 403, 495
Transtorno de estresse pós-traumático 387, 403, 484, 1008, 1265, 1289
   complexo 484
   na infância e adolescência 119
Transtorno de hipersonolência central 563
Transtorno de humor 365, 1093
   bipolar em crianças e adolescentes 86
Transtorno de insônia crônica 561
Transtorno delirante 326
   de início tardio 955
Transtorno de mudança rápida de fuso-horário (*jet-lag*) 567
Transtorno de oposição desafiante 213
Transtorno de pânico 114, 386, 398, 416
Transtorno de personalidade 351, 416, 735, 898, 1242
   antissocial 739
   borderline (ou fronteiriço) 254, 719, 740
   de esquiva 741

dependente 742
esquizoide 738
esquizotípica 738
histriônica 740
narcisista 740
obsessivo-compulsiva 742
paranoide 738
Transtorno depressivo 359, 400, 403, 416, 884, 1239
   em crianças e adolescentes 100
   maior 386, 1260, 1261, 1265, 1266
   no idoso 926
Transtorno de purgação 550
Transtorno de ruminação 164, 549
Transtorno desafiador de oposição 229
Transtorno de sintomas somáticos 206, 387, 527, 1111, 1166, 1182
Transtorno de somatização 1274
Transtorno de videogame 695
Transtorno devido ao uso de cocaína 648
Transtorno disfórico pré-menstrual 578
Transtorno dismórfico corporal 451
Transtorno disruptivo do comportamento 213
Transtorno dissociativo 516, 762
   de identidade 522
Transtorno do comportamento sexual compulsivo 716
Transtorno do controle do impulso 686
Transtorno do espectro autista 47, 74, 416
   epidemiologia 50
   etiopatogenia 48
   no adulto 274
     camuflagem 279
   quadro clínico 50
   tratamento 54
Transtorno do espectro obsessivo-compulsivo 74
Transtorno do estresse pós-traumático 781, 1241
Transtorno do humor 74, 316, 402
   bipolar 719
Transtorno do jogo 702
Transtorno do luto complexo persistente 504
Transtorno do masoquismo sexual 728
Transtorno do movimento 185, 1018
Transtorno do pânico 393, 1214, 1258
   subtipo noturno 397
   subtipo respiratório 397
Transtorno do ritmo circadiano 567
Transtorno do ritmo do sono-vigília
   não 24 horas 567
   irregular 567
Transtorno do sadismo sexual 728
Transtorno do sono 559

na infância e adolescência 175
Transtorno dos sintomas somáticos 1115
Transtorno específico da aprendizagem 40
Transtorno esquizoafetivo 316, 955
Transtorno exibicionista 728
Transtorno explosivo intermitente (TEI) 689
Transtorno factício 719, 1369, 1115, 1166
   autoimposto 1166, 1168
   imposto a outro (por procuração) 151, 1166, 1169
Transtorno fetichista 728
Transtorno frotteurista 728
Transtorno funcional do movimento 1027, 1100
Transtorno hipersexual 718
Transtorno mental 596
   interictal 1053
   na gestação e no puerpério 585
   nos cuidadores de crianças e adolescentes 257
   nos cuidadores de idosos 966
   parental 257
   peri-ictal 1052
   primário e secundário 1133
Transtorno misto de ansiedade e depressão 365
Transtorno neurocognitivo associado ao HIV (HAND) 1071
Transtorno neurológico 1189
   funcional 1115
Transtorno obsessivo-compulsivo 386, 400, 437, 781, 1026, 1041
   na infância e adolescência 128
   no período perinatal 586
Transtorno parafílico 719, 725
Transtorno pedofílico 728
Transtorno por uso de álcool e substâncias 782
Transtorno por uso de nicotina 658
Transtorno por uso de substâncias 1182
Transtornos psicogênicos 1098
   teorias neurobiológicas e estudos de neuroimagem 1102
   teorias psicológicas 1102
Transtornos psicóticos 657, 1241, 1322
   breves e agudos transitórios 307
   de início tardio 953
   no idoso 951
Transtornos psiquiátricos 900
Transtornos relacionados a abuso e dependência de drogas e fármacos na mulher 677
Transtornos relacionados ao medo 948
Transtornos relacionados ao uso de álcool 636

Transtornos relacionados ao uso de cocaína/crack 645

Transtornos relacionados ao uso de maconha 653

Transtornos relacionados ao uso de sedativos/hipnóticos e alucinógenos 662

dependência e síndrome de abstinência 664

Transtornos relacionados ao uso de substâncias 223

Transtornos relacionados ao uso de substâncias psicoativas 627

Transtornos relacionados ao uso de tabaco 671

Transtorno transvéstico 728

Transtorno voyeurista 728

Tratamento psicoterapêutico 254

Traumatismo cranioencefálico 1006, 1081

Tremor funcional 1101

Tricotilomania 469, 1369

Tuberculose 1263

Tumores 900

cerebrais 1090

U

Úlceras de decúbito 963

Unidade de terapia intensiva (UTI) 1161

epidemiologia e quadros psiquiátricos 1162

psicossomática 1164

suicidalidade 1163

Unidades de queimados 1355

Urticária 1364

Uso de álcool 636

e drogas 223

Uso de drogas 224

Uso de substâncias psicoestimulantes 719

Uso do tabaco 671

V

Variações de gênero 616

Videogame 695

Vigorexia nervosa 554

Violência 752

Vulvodinia 1367

Z

Zolpidem 665

Encarte

SEÇÃO 2 – AS GRANDES SÍNDROMES PSIQUIÁTRICAS NO ADULTO

Capítulo 6 – Transtorno esquizoafetivo

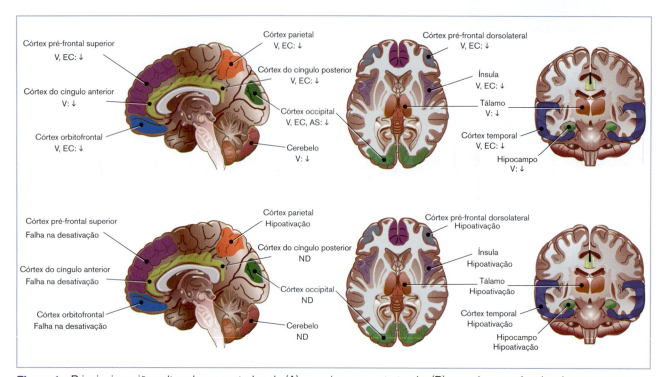

Figura 1 Principais regiões alteradas em estudos de (A) neuroimagem estrutural e (B) neuroimagem funcional no transtorno esquizoafetivo.
AS: área da superfície; EC: espessura cortical; V: volume.
A partir de: Madre M, Canales-Rodríguez EJ, Ortiz-Gil J, Murru A, Torrent C, Bramon E, et al. Neuropsychological and neuroimaging underpinnings of schizoaffective disorder: a systematic review. Acta Psychiatr Scand. 2016;134(1):16-30..

Capítulo 12 – Transtorno do pânico e agorafobia

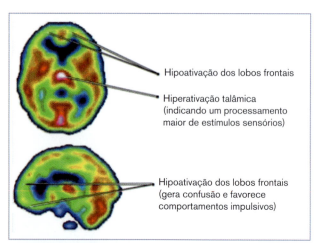

Figura 1 Tomografia computadorizada por emissão de fóton único (SPECT) – regiões encefálicas ativadas durante um ataque de pânico.

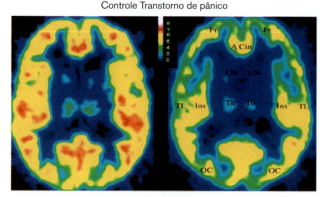

Figura 2 Tomografia computadorizada por emissão de pósitrons (PET-CT) comparando a densidade de receptores GABA-A entre controles e pacientes com TP.
A Cin: giro do cíngulo anterior; CN: caudado; Fr: frontal; Ins: ínsula; OC: córtex occipital; Th: tálamo; TL: córtex temporal lateral.
Fonte: Kim YS, Yoon BE. Altered GABAergic signaling in brain disease at various stages of life. Experimental neurobiology. 2017;26(3):122-31.

Capítulo 39 – Impulsividade e transtornos do controle do impulso

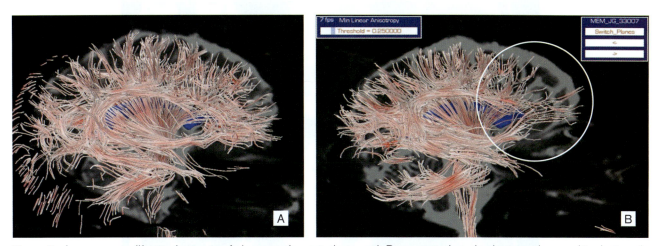

Figura 2 Imagens por difusão de tensão. A: imagem de controle normal; B: em portadora de cleptomania, a região destacada exibe rarefação e descontinuidade da matéria branca e em região frontal inferior decorrente de provável degeneração axonal.

SEÇÃO 3 – AS GRANDES SÍNDROMES PSIQUIÁTRICAS NO IDOSO

Capítulo 6 – Doença de Alzheimer

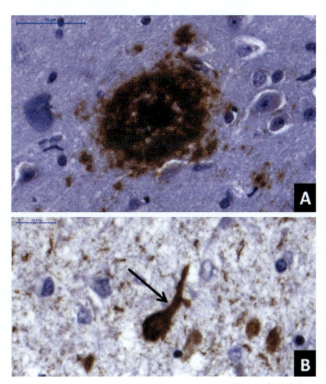

Figura 2 (A) Placa neurítica clássica marcada com anticorpo contra beta-amiloide (10D5), em córtex temporal. (B) Emaranhado neurofibrilar (seta) corado com anticorpo contra tau hiperfosforilada (PHF-1) em região CA1 do hipocampo.
Fonte: Cortesia da dra. Roberta D. Rodriguez.

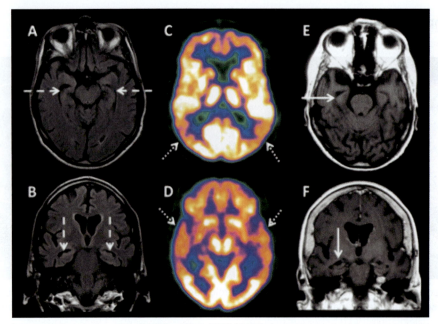

Figura 4 Ressonância magnética de encéfalo (A/B) e FDG-PET (C/D) de paciente de 64 anos com doença de Alzheimer de início pré-senil. Cortes axial (A) e coronal (B) em FLAIR, mostrando atrofia de lobos temporais mesiais (setas tracejadas). FDG-PET mostrando hipometabolismo em regiões parietais (C) e temporais (D) (setas pontilhadas). Ressonância magnética de encéfalo de paciente de 74 anos com doença de Alzheimer (E/F). Cortes axial (E) e coronal (F) em T1, mostrando atrofia de lobos temporais mesiais, mais significativa à direita (setas contínuas).

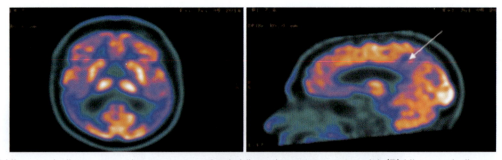

Figura 5 (A) Hipometabolismo nas regiões temporoparietais bilateralmente em corte axial. (B) Hipometabolismo no cíngulo posterior e pré-cúneo (seta).

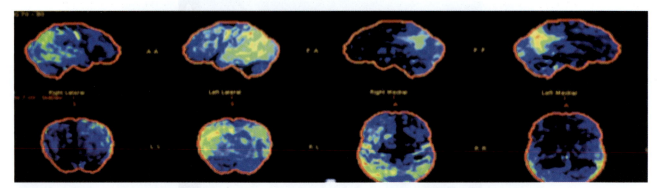

Figura 6 FDG-PET com análise comparativa com banco de dados, utilizando o método estatístico paramétrico (SPM). As áreas com cor verde, amarela e vermelha (nesta ordem) são as que apresentam menor metabolismo. Observe hipometabolismo mais acentuado nas regiões temporoparietais posteriores, cíngulo posterior e pré-cúneo, especialmente do lado esquerdo.
Fonte: cortesia do prof. Carlos A. Buchpiguel.

ENCARTE | E5

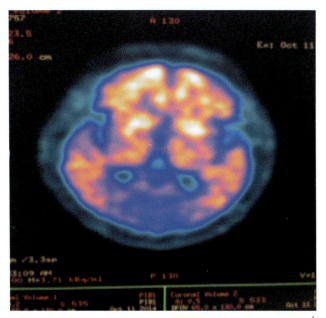

Figura 7 PET para amiloide com ¹¹C (PiB) em caso de DA. É importante observar a marcação predominante em regiões frontais.
Fonte: cortesia do dr. Artur Coutinho e do prof. Carlos A. Buchpiguel.

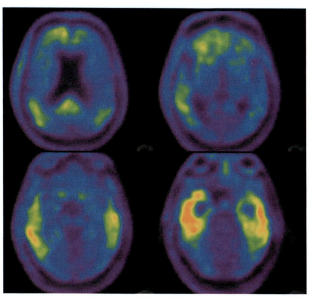

Figura 8 Tau-PET. Homem, 74 anos, doença de Alzheimer, escore de 22 no Miniexame do Estado Mental. Cortes axiais mostrando hipercaptação de 18F-flortaucipir nas regiões frontal, temporal, parietal e cíngulo posterior bilateralmente.
Fonte: cortesia da Dra. Silvia Vazquez, FLENI, Buenos Aires, Argentina.

SEÇÃO 5 – INTERCONSULTA EM PSIQUIATRIA

Capítulo 7 – Interconsulta no paciente com dor

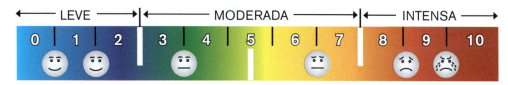

Figura A Escala visual analógica (EVA).